U0396674

当代麻醉学

CURRENT ANESTHESIOLOGY

（第二版）

主　编　杭燕南　王祥瑞　薛张纲
李士通　江　伟　连庆泉

上海科学技术出版社

图书在版编目(CIP)数据

当代麻醉学/杭燕南等主编. —2 版. —上海：上海科学技术出版社，2013.8

ISBN 978-7-5478-1730-8

Ⅰ.①当… Ⅱ.①杭… Ⅲ.①麻醉学 Ⅳ.①R614

中国版本图书馆 CIP 数据核字(2013)第 103949 号

上海世纪出版股份有限公司
上 海 科 学 技 术 出 版 社 出版、发行

(上海钦州南路 71 号 邮政编码 200235)

新华书店上海发行所经销

上海书刊印刷有限公司印刷

开本 889×1194 1/16 印张：83 插页：4

字数：2700 千字

2002 年 8 月第 1 版

2013 年 8 月第 2 版 2013 年 8 月第 2 次印刷

ISBN 978-7-5478-1730-8/R·585

定价：348.00 元

内容简介

《当代麻醉学》（第二版）是在《当代麻醉与复苏》及《当代麻醉学》（第一版）的基础上，参考国内外最新出版的麻醉学、循证麻醉与危重病医学等专著、有关的指南和专家共识以及近年专业期刊的相关论著，并汇集参编专家们的宝贵临床经验编写而成。本专著由国内著名的麻醉和围术期医学专家杭燕南、王祥瑞、薛张纲、李士通、江伟、连庆泉教授主编，北京、上海、浙江、江苏、广州、成都等地的专家参编。全书分16篇，116章，200多万字，内容新颖、实用，既有更新的基础理论，也有拓展的、丰富的临床实践内容，是一本麻醉学和围术期医学的高级参考书，对于指导麻醉学与围术期医学的临床实线和麻醉医师的培训、晋升考试均具有重要的参考价值。

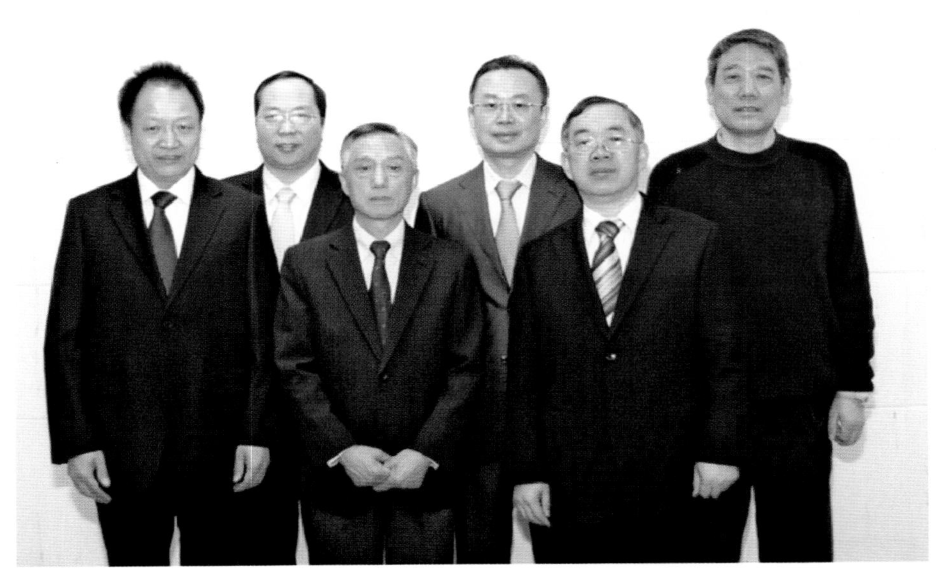

主　　编

杭燕南(前排中)　王祥瑞(前排右)　薛张纲(后排右)
李士通(前排左)　江　伟(后排中)　连庆泉(后排左)

主　　审

吴新民　于布为　刘　进

顾　　问

孙大金　庄心良　罗爱伦

审稿专家

黄宇光　徐建国　黄文起　邓小明　俞卫锋　朱也森　徐美英　石学银
陈　煜　Jian Hang　Renyu Liu　陈　杰　闻大翔　皋　源

主编助理

陈　杰　周仁龙

编写秘书

宋建钢　周姝婧

编者名单

（排名不分先后）

北京大学第一医院	吴新民
北京大学人民医院	杨拔贤　安海燕　冯　艺　张挺杰
北京协和医院	黄宇光　赵　晶　于春华
首都医科大学附属北京同仁医院	张炳熙　孙永兴
首都医科大学附属北京友谊医院	田　鸣　魏　威　张　晔
北京积水潭医院	杨庆国　许　莉
北京三博脑科医院	王保国
中国医学科学院阜外心血管病医院	龙　村　李立环
中国医学科学院整形外科医院	邓晓明
复旦大学附属中山医院	薛张纲　姜　桢　仓　静　朱　彪　罗　红　金　琳　张晓光
复旦大学附属华山医院	梁伟民　王海莲　徐振东
复旦大学附属肿瘤医院	缪长虹　陈万坤　孙志荣
复旦大学附属眼耳鼻喉科医院	李文献　张　旭
上海交通大学医学院附属瑞金医院	于布为　张富军　薛庆生　罗　艳　金善良
上海交通大学医学院附属仁济医院	孙大金　杭燕南　王祥瑞　陈　杰　王珊娟　曹建国　皋　源　闻大翔　何振洲　苏殿三　郑拥军　宋建钢　黄贞玲　周仁龙　肖　洁　赵延华　周　颖　王震虹　李　雯　何征宇　邓羽霄　邢顺鹏　黄　丹　黄　萍　怀晓蓉　赵贤元　马霄雯　周　洁
上海交通大学医学院附属新华医院	马家骏　王英伟　尤新民　陈锡明　陈　琦　彭元志
上海交通大学医学院附属第九人民医院	朱也森　姜　虹　徐　辉　孙　宇
上海交通大学医学院附属儿童医学中心医院	陈　煜　张马忠　孙　瑛　黄　悦
上海交通大学附属第一人民医院	庄心良　李士通　陈莲华　张　莹
上海交通大学附属第六人民医院	江　伟　王爱忠　王　莉　王学敏　刘金变　李颖川　张俊峰

上海交通大学附属胸科医院	徐美英　周　波
同济大学附属同济医院	张晓庆　郁　庆　刘健慧　谢书奇
同济大学附属第十人民医院	傅舒昆　李　泉
同济大学附属肺科医院	吕　欣　唐富东
同济大学附属第一妇幼保健院	刘志强
第二军医大学附属长海医院	邓小明　熊源长　朱科明　陈　芳
第二军医大学附属长征医院	石学银　袁红斌　宋哲明
第二军医大学附属东方肝胆医院	俞卫锋
浙江大学附属第一医院	祝胜美　吴　健
浙江大学附属邵逸夫医院	钟泰迪　周大春　何非方　张运龙
温州医科大学附属第二医院	连庆泉　上官王宁　陈小玲　林涵 刘华程　李　挺
南京军区总医院	徐建国　杨建军
南京医科大学附属第一人民医院	史宏伟
南京中医药大学附属江苏省中医院	崔苏扬
苏州大学第二附属医院	谢　红　倪　勇
苏州大学第三附属医院	洪　涛
四川大学附属华西医院	左云霞　李晓强　叶　菱
广州医学院附属第一医院	欧阳葆怡
中山大学附属第一医院	黄文起
广东省人民医院	赵国栋　王　庆　徐金东
广州市第一人民医院	佘守章　邹子林
新加坡 General Hospital	吕安祺
美国 Rapid Medical Center	Jian Hang
美国 Pennsylvania 大学医院	Renyu Liu

第二版前言

1994 年，为了迎接第六次全国麻醉学术会议在上海召开，我们组织编写了《当代麻醉与复苏》。1995 年和 1998 年上海交通大学医学院附属仁济医院、上海市第一人民医院、复旦大学附属中山医院和上海市第六人民医院共同进行上海市医学领先专业麻醉学重点学科建设，2002 年杭燕南、庄心良、蒋豪和徐惠芳教授主编出版了《当代麻醉学》。由于内容新颖实用、结合国际研究前沿进展，受到广大麻醉界同道的欢迎和好评，有部分省市把《当代麻醉学》作为晋升高级职称的必读参考书，许多麻醉界同道和读者希望再版，促使我们下决心编写《当代麻醉学》第二版。

光阴有限，学问无穷。10 年又过去了，麻醉和围术期医学已有蓬勃发展，手术患者逐年递增，上海市手术总量较 10 年前增加 5 倍。国内外麻醉新药不断问世，包括瑞芬太尼、舒芬太尼、顺阿曲库铵、右美托咪定等用于临床。监护仪、麻醉机和呼吸机也有更新，超声等可视技术及麻醉信息系统等现代化电子数字集成技术在麻醉和围术期医学中逐渐普及。随着麻醉方法和技术的改进，麻醉医师在实践中积累了丰富的临床经验。但是手术患者大量增多，同时给麻醉医师尤其是青年麻醉医师提出了新的挑战。为了适应临床第一线麻醉实践的需要，以及科技进步和学科发展的需要，在第一版的基础上，结合新的麻醉理论和近年发展的新技术，进行了大幅度修改和补充，我们编写了《当代麻醉学》第二版。

《当代麻醉学》第二版共有 16 篇，116 章，约 200 万字，由上海、北京、广州、浙江、江苏和四川等著名的麻醉学专家和优秀中青年麻醉学医师，以及 2 位美籍华裔麻醉医师和 1 位新加坡医师参编。第二版主要参考书为 Miller's Anesthesia, Yao & Artusio's Anesthesiology, Complications in Anesthesiology, Evidence Based Practice of Anesthesiology，2010～2012 年的 ASA 和 IARS 的知识更新，循证麻醉医学与危重病医学、国内外有关的指南和专家共识，以及近 5 年的国内外文献，努力做到内容新颖和实用。第二版在编写中还结合专家们的临床经验，力争成为一本麻醉和围术期医学的高级参考书。

在《当代麻醉学》第二版出版之际，我们感谢老一代麻醉学专家的大力支持，也感谢参与《当代麻醉学》第一版编写和作出贡献的老专家，同时我们深切怀念吴珏、金熊元、蒋豪和徐惠芳教授。

近十年来,我国麻醉学专业空前发展,麻醉医师的临床工作十分繁忙,《当代麻醉学》第二版的编写经历了3年时间。我们衷心感谢关心和支持本书编写的孙大金、庄心良和罗爱伦教授,为本书审阅的吴新民、于布为和刘进教授。另外,为了传承麻醉资深老专家的宝贵经验,感谢他们的卓越贡献,在《当代麻醉学》第二版中,我们续用了吴珏、谢荣、罗爱伦和金清尘教授为第一版作的序。同时也衷心感谢上海交通大学医学院附属仁济医院李卫平院长及德高望重的孙大金和庄心良教授为第二版写序。

在本书编写过程中,参编专家紧密合作,并得到上海交通大学医学院附属仁济医院麻醉科同道的帮助,以及上海科学技术出版社的大力支持,在此表示衷心感谢。尽管我们付出了艰辛的劳动,进行多次审校,但是难免发生错误,我们热忱欢迎读者们批评指正和提出建议,并将作为下一版编写的参考。

杭燕南　王祥瑞　薛张纲

李士通　江　伟　连庆泉

2013年元旦

第二版序一

1989 年 5 月，卫生部发布第 12 号文件，“关于将麻醉科改为临床科室”的通知，确定麻醉学的范畴包括临床麻醉、重症监测治疗、急救复苏和疼痛治疗四部分，促进了麻醉学科的发展。麻醉学科的医、教、研水平不断提高，尤其是近二十年来，随着许多现代化医院的建设和手术谱的发展，手术患者成倍增长，老年及危重患者越来越多，麻醉医师在医院发展中付出了艰辛劳动。

我在上海市卫生局任职期间，正逢 2009 年全国麻醉学术会议——庆祝中华医学会麻醉学分会成立三十周年大会在上海召开，我有幸代表上海市卫生局在开幕式上致祝贺词，我记得这次大会的口号是：“团结奋进，迎接挑战，将麻醉学科建设成为推动‘舒适医疗’发展的主导学科；保障医疗安全的关键学科；提高工作效率的枢纽学科；协调各科关系的中心学科；为将麻醉科建设成为社会熟知的重点学科而继续努力奋斗。”现今，麻醉学科的学术水平和社会地位已有显著提高。

我是妇产科医师，胎儿娩出后，妇产科医师要判断新生儿出生时的生理状态，即 Apgar 评分。而制定这个评分标准的是美国一位麻醉科女医师，美国专门发行了一枚纪念邮票，纪念她对人类社会文明发展作出的杰出贡献。因此，我深感麻醉的重要性，我院是上海市危重孕产妇抢救中心和产科妊娠合并心脏病监护治疗中心，多年来在医院危重患者抢救工作中，麻醉医师们发挥了积极作用。

杭燕南、王祥瑞、薛张纲、李士通、江伟和连庆泉教授主编的《当代麻醉学》（第二版），由国内多位麻醉学专家和医生倾力完成，内容丰富，深入浅出，既秉承了第一版理论联系实际的风格，又展示了当代国内外麻醉医学的最新进展。我相信《当代麻醉学》第二版将是一部深受广大麻醉医师欢迎的参考书。在新书即将出版之际，钦佩主编和作者们付出的辛勤劳动，并祝贺麻醉学科取得更大成绩！

上海交通大学医学院附属仁济医院院长 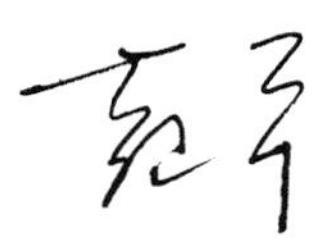

2013 年 5 月

第二版序二

1995年上海交通大学医学院附属仁济医院、上海交通大学附属第一人民医院、复旦大学附属中山医院和上海交通大学附属第六人民医院共建了上海市卫生系统医学领先专业麻醉重点学科。作为上海市麻醉学重点学科建设内容之一,在世纪交接的年代里,为了促进我国麻醉事业的进步,由杭燕南、庄心良、蒋豪和徐惠芳四位教授主编,孙大金教授审阅,编写了《当代麻醉学》第一版。

光阴如箭,10多年过去了,麻醉学科的地位明显提高,麻醉学和围术期医学又有了新的发展,新药、新技术和新理论需要增补和更新。同时,近年来新手术开展和技术提高,手术患者尤其是老年危重患者大量增多,给麻醉医师提出了新的挑战。此外,上海、北京等大城市实行了住院医师培训制度,青年麻醉医师不断增加,也需要有内容新颖的知识更新教材以充实理论知识和指导临床实践。鉴于形势发展的需要,在杭燕南教授组织下,王祥瑞、薛张纲、李士通、江伟和连庆泉等国内著名教授共同合作完成了《当代麻醉学》第二版的编写。

《当代麻醉学》第二版内容更加丰富新颖,理论结合实际,以麻醉学和围术期医学的临床实践为重点,参编的专家都具有丰富的临床实践经验,是一本麻醉学和围术期医学的高级参考书,我们相信新版的《当代麻醉学》对我国麻醉医学的发展一定会发挥积极的促进作用。我们热烈祝贺《当代麻醉学》第二版的出版!

上海交通大学医学院附属仁济医院教授

上海交通大学附属第一人民医院教授

2013年5月

第一版序一

当代麻醉学的写作,众望所归,全无异感,旨在普及与提高,报道时代概况和动态进展。

临床麻醉工作者的职责,已有公认,除了日常在手术室的操作管理外,还得担任急救复苏,重点监测诊疗和解除急慢性疼痛。一般性的术后镇痛、除躁和内稳态保持,亦已列入麻醉常规。

进入了二十一世纪,可能在预防措施,消灭轻减意外和合并症,加强抗炎的应激,以及保护脑、心、肺、肝、肾等功能,亦将重任在肩,职无旁贷,伴外科手术治疗、抢救、康复得更顺利和理想,发挥着麻醉学应有的作用。

怎能把麻醉学内容解释清楚,既概括全面、条理分明、重点突出,又能理论切合实践,把常规操作、监测描记、功能核计、演变预后,全无遗漏地申述明白,依此,初学者循序逐段逐句细读后,就可着手开展常规操作,信心倍增。即使是从事诊疗的外科同道们,按需审阅或简要浏览,使可知晓遇有哪些疑难,就得邀请专攻麻醉人员会诊协商。本书的选材和写作,按篇章目录,编纂细则,有鉴于前车,均补遗列举,循循善诱,在启蒙中重视着高瞻远瞩,足资称羡。

麻醉学在临床上按病人和病种的不同,事实上早有分工,小儿、妇产、矫形和心血管等外科,首先设置专业,继之神经、显微、创伤和器官移植等外科,既各有特点和擅长,又突飞猛进、光彩夺目,也成立了专门;本书对此悉心地计划了合理安排,深入浅出,陈述时代概况,兼及存在着的疑难,当然更重视实践中的理论性指导。

当代麻醉学提高的动力,颇足称道的,无疑是分子生物学,内容有遗传,免疫,延缓衰老,基因的结构、定位、变性,细胞因子的类别、性能,膜电位的活动,肽和酶等的功能,药物作用机制,药代和药效等的新知,受体的种类和活动等。此外,麻醉期间监测又日新月异,计算机和电脑信息的应用,图像学如断层、显微、核磁等造影,均事关麻醉学技巧的革新,有助于麻醉学质量的提高,本书亦均作有撮要性叙述,但从时代的危重医学进展的历程上说来,尚有待进一步努力。

总之,经深思熟虑,谨此诚恳地推荐本书给读者,更希望年资较高的麻醉同道们,通过切磋讨论,能提出高见,供本书下次再版改写,提高帮助,共襄盛举。

复旦大学附属中山医院学教授 吴珏

2001年8月4日

第一版序二

值此科学技术飞速发展的时代，任何专业以及从事该专业的人员都会感觉知识更新和技术改进的迫切需要。麻醉学作为医学中较年轻的专业，其本身内涵的变化和发展显然会较其他成熟专业者更为迅速和明显。也就由于学科年轻及其内容的迅速改变，麻醉专业者对于新知识的渴望和对于原有知识技术的更新的要求亦即更为积极。可喜的是，现今不仅各麻醉学杂志的信息量都已很丰富、内容也很精粹；更值得庆幸的是，包括《当代麻醉学》在内的、内容丰富的麻醉学专著也已逐渐出现。

《当代麻醉与复苏》出版内容之新颖和丰富已经予读者以深刻印象。鉴于出版以来学科内容的进展，编著者们现已对其进行重新编写，务必使其能与现代学科的发展相适应。

可以看出，新编写的《当代麻醉学》内容并未为理论所囿，而是始终使理论与临床紧密结合。书中各章节的分列细致有序，看来为的是给各撰稿人留有足够地发挥其专长的空间，同时也便于读者对各不同专题(或分专题)进行检索或选读。此次参与撰写的作者不仅人数显著增加，甚至延聘及海外专家。可见为了保证该书的质量，主编确已竭尽努力、用心良苦。据知各位撰稿人都对自己所承撰的专题既有深厚的理论造诣，又有丰富的临床经验和独到的见解。

综上所述，可知新编写的《当代麻醉学》确实是一本经过主编周密策划、精心组织并经过诸多作者通力协作而成的著作。这样的著作显然不致有负于“当代”的含义，当然也必能充分满足读者的求知愿望。

北京大学附属第一医院教授 [签名]

2001年10月1日

第一版序三

环顾麻醉学界,新人辈出,新作频频问世,国际交流日益频繁,学科研究范畴日新月异,与创业之初相比,诚不可同日而语矣。有此局面,固前辈奖掖之功,亦是麻醉界同仁同心同德、不断进取之结果。

近代麻醉学经过近一个世纪的发展,在医学科学中,已经是一门具有丰富基础理论研究和临床实践的学科。从某种意义上说,麻醉学的发展影响着其他学科发展的步伐。诸多疾病的诊治、医疗领域的拓展都与麻醉学的发展水平相关。尤其在近十年中,一方面麻醉学研究范围不断扩大,诸如疼痛治疗、急救复苏、重症监测等麻醉分支学科的陆续兴起,基础理论研究不断深入;另一方面麻醉新技术、新药物不断应用于临床,不仅麻醉学科自身得到了很大的发展,也为现代医学的发展起到了巨大的推动作用。

我国麻醉学相对于其他学科而言,起步晚,基础差。无论从设备仪器、人员配备、基础研究水平等方面都与发达国家存在差距。新中国成立以来,老一辈麻醉界同仁为普及和提高我国麻醉学整体水平不懈努力,艰苦创业,迄今取得了很大的成绩。1989 年卫生部正式把麻醉科列入临床学科,全国各地医院对麻醉科愈来愈重视,临床麻醉在世界范围内也具有一定特色。尤其在近十年,麻醉界同道同心协力,我国的麻醉学科建设取得了巨大的进步,新技术、新药物不断引起并应用于临床,麻醉学科业务范围不断扩大,新的麻醉专业著作、杂志不断问世,国际交流日益频繁,其欣欣向荣的景象与前比较已经不可同日而语。同时,麻醉医师队伍不断扩大,人员素质得到了很大提高。可以说,目前我国麻醉学的整体水平基本上已逐步接近发达国家。

在进入了新世纪的今天,如何让我国的麻醉学水平更上一层楼,是摆在我们面前的一项迫切任务。在普及的同时,提高也是发展我国麻醉学的一个重要课题。1994 年由杭燕南主编的《当代麻醉与复苏》一书,即以提高、更新麻醉学知识为目的,其内容大多涉及临床麻醉研究的动态进展,广受麻醉界中青年学者的欢迎。《当代麻醉学》在保持原有的求新、求精特点的基础上,其内容的涵盖性、系统性、完整性都有了很大程度的提高。所包括的临床麻醉、急救复苏、重症监测治疗和疼痛治疗四大部分内容基本上对现代麻醉学作了概括和说明,其介绍的电子技术和计算机在麻醉中的发展和应用,尤其是与时代紧密相关。有关分子生物学、药代学和药效学方面也为麻醉学基础理论研究提供了一定的参考和指导。从这方面意义上说，此书可望为提高我国麻醉学整体水平作出一定的贡献。

《当代麻醉学》由杭燕南、庄心良、蒋豪和徐惠芳著名教授主编，面向临床麻醉和 ICU 医师的知识更新教材，无论对于从事临床工作的麻醉医师，还是致力于麻醉基础研究的同道，《当代麻醉学》一书均是有益的参考书籍。希望读者能通过此书的阅读，获得启迪和帮助，在提高自身专业水平的同时，共同为我国麻醉学的发展和进步而努力。

中华医学会麻醉学分会　主任委员

中国医学科学院协和医科大学

附属北京协和医院教授

罗爱伦

2001 年 11 月 20 日

第一版序四

近20年来我国麻醉学取得飞速的发展,包括临床麻醉、危重病人的处理及疼痛治疗。由于我国经济的发展,频繁的国际及国内的学术交流,国内现在所用的麻醉机、监护仪及麻醉药等与国外几无差别。但要把麻醉做好,最关键的因素还是人,即麻醉医师的知识及技术。麻醉医师不仅要精通临床麻醉及监测的有关理论和技术,充分掌握各种麻醉药的药代及药效,还要对手术病人的生理状态、病理改变及手术对病人可能产生的各种影响有充分的理解。我们麻醉的病人,在年龄上,从新生儿到百岁老人;手术可涉及颅脑、胸心、腹腔及四肢等不同部位,手术病人还可能患有高血压、冠心病及糖尿病等并存症,并服用可能影响麻醉及麻醉药作用的各种药物,情况可以千变万化。愈是有经验的麻醉医师,愈感到知识的不足,要求不断更新。

由杭燕南、庄心良、蒋豪及徐惠芳等四位教授主编的《当代麻醉学》是麻醉医师知识更新很好的参考书。其特点为选题广泛、内容新颖,题目包括和麻醉有关的基础知识,麻醉药的药理、临床麻醉、危重病人处理及疼痛治疗,而且理论密切联系实际。相信本书对国内麻醉医师知识的更新和学术的提高会有积极的促进作用。

《中华麻醉学杂志》名誉主编

北京大学附属第三医院麻醉学教授 金清尘

2001年6月15日

目　录

第十一章　阿片受体激动剂、拮抗剂和激动-拮抗剂

第十二章　α_2受体激动药在临床麻醉中的应用

第十三章　肌松药的药理和临床合理应用

第十四章　麻醉辅助药

第十五章　心血管药的临床药理

第十六章　神经刺激器定位和超声引导下周围神经阻滞

第十七章　椎管内麻醉管理及并发症防治

第十八章　麻醉方法联合应用

第十九章　气管插管术及并发症防治

第二十章　围术期气道管理

第二十一章　喉罩临床应用

第二十二章 困难气道处理

第二十三章 动静脉穿刺、肺动脉置管测压和心排血量测定

第二十四章 精确麻醉和麻醉深度监测

第二十五章 体温监测与调控

第二十六章 脑、神经生理与脑保护

第二十七章 围术期颅内高压的处理

第二十八章 癫痫和帕金森病患者麻醉

第二十九章 颅后窝和脑干手术麻醉

第三十章 脑血管手术麻醉

第三十一章 颅脑外伤患者麻醉

第三十二章 颈椎外伤与颈髓手术麻醉

第三十三章　呼吸生理及功能监测

第三十四章　胸部手术麻醉

第三十五章　胸腔镜手术麻醉

第三十六章　肺隔离技术与单肺通气

第三十七章　气管手术麻醉

第三十八章　气道高反应性患者麻醉

第三十九章　肺移植麻醉

第四十章　心血管生理与功能监测

第四十一章　食管超声心动图在围术期应用

第四十二章　低温麻醉和低温治疗

第四十三章　体外循环与重要脏器保护

第四十四章　心脏瓣膜手术麻醉
505

第四十五章　冠状动脉旁路移植术麻醉
515

第四十六章　心脏移植术麻醉
528

第四十七章　心脏病患者施行非心脏手术的麻醉
540

第四十八章　血管手术麻醉
557

第四十九章　肝功能与肝保护
570

第五十章　腹部大手术麻醉
582

第五十一章　腹腔镜手术麻醉
592

第五十二章　肝脏患者手术麻醉
601

第五十三章　肝脏移植麻醉
619

第五十四章　肾功能与肾保护
629

第五十五章　泌尿外科手术麻醉
637

第五十六章 肾移植麻醉
642

第五十七章 围术期急性肾损伤
651

第五十八章 甲状腺和甲状旁腺手术麻醉
660

第五十九章 糖尿病患者麻醉和围术期处理
665

第六十章 肾上腺手术麻醉
672

第六十一章 肥胖及睡眠呼吸暂停综合征患者麻醉
679

第六十二章 眼科手术麻醉
685

第六十三章 咽喉部手术麻醉
694

第六十四章 口腔颌面手术麻醉
705

第六十五章 整形外科手术的麻醉
715

第六十六章 休克患者治疗
723

第六十七章　创伤患者的麻醉

733

第六十八章　脊柱和髋关节手术麻醉

745

第六十九章　烧伤患者麻醉

753

第七十章　妊娠生理与麻醉

757

第七十一章　剖宫产手术麻醉

763

第七十二章　高危妊娠患者剖宫产麻醉

768

第七十三章　妇产科其他手术麻醉

779

第七十四章　分娩镇痛

788

第七十五章　小儿解剖生理与麻醉

797

第七十六章　全麻药对神经发育的影响

808

第七十七章　小儿周围神经阻滞

814

第七十八章　小儿部位麻醉 828

第七十九章　小儿全身麻醉的实施 835

第八十章　新生儿和早产儿麻醉 848

第八十一章　小儿术中输液输血 858

第八十二章　小儿先天性心脏病麻醉 864

第八十三章　新生儿和小儿心肺复苏 880

第八十四章　小儿镇静 888

第八十五章　小儿疼痛治疗 896

第八十六章　老年解剖生理改变与麻醉关系 908

第八十七章　老年患者麻醉前准备和并存症处理 916

第八十八章　老年患者麻醉处理 923

第八十九章　全麻恢复期管理及并发症防治 929

第九十章　麻醉和围术期液体治疗
940

第九十一章　电解质和酸碱平衡
951

第九十二章　输血与血液保护
965

第九十三章　围术期凝血功能监测与抗凝治疗
981

第九十四章　机械通气和呼吸支持
997

第九十五章　麻醉和围术期过敏反应
1014

第九十六章　反流误吸与吸入性肺炎
1021

第九十七章　围术期急性呼吸衰竭防治
1028

第九十八章　急性肺损伤和呼吸窘迫综合征的治疗
1037

第九十九章　围术期高血压防治和控制性降压
1050

第一〇〇章　围术期心律失常治疗
1062

第一〇一章　围术期肺栓塞

第一〇二章　急性肺水肿

第一〇三章　围术期气胸的诊断和处理

第一〇四章　围术期急性心力衰竭的治疗

第一〇五章　术后中枢神经并发症

第一〇六章　术后认知功能障碍

第一〇七章　起搏、复律和除颤

第一〇八章　心肺复苏

第一〇九章　脑复苏

第一一〇章　疼痛的现代概念和急性疼痛的病理生理

第一一一章　针刺及相关技术在围术期的应用

第一一二章　非麻醉性镇痛药在围术期的应用

第一一三章　神经阻滞治疗顽固性疼痛
1197

第一一四章　手术室外的镇静与镇痛
1209

第一一五章　术后镇痛
1219

第一一六章　危重患者镇静与镇痛
1228

第一章 麻醉医学的发展和展望

自1842年3月30日，美国乡村医师Crawford Williamson Long成功实施了首例乙醚吸入麻醉，为了纪念他的功绩，1993年由布什签署总统令，把每年3月30日作为美国国家医师节（National Doctor's Day）。1846年10月16日，William T. G. Morton医生在美国麻省总医院公开演示乙醚麻醉获得成功（图1-1），从此，开创了现代麻醉的新纪元。现代麻醉学经历了170年的发展历程。虽然这之前的几个世纪，许多学者和医生经过数百次不懈努力，完成了大量的研究工作，作出卓越的贡献，但是1996年在澳大利亚悉尼召开的第11届世界麻醉医师学术会议上，认为现代麻醉学的发展史为150年。自古以来，人类始终与疼痛作不懈的斗争，试图寻找手术时止痛的方法。相传在古代印度、巴比伦、希腊等国家，曾经采用罂粟、莨菪碱、曼德拉草进行麻醉。在中世纪的欧洲有采用冰冻患部或患肢的方法，或作压迫神经、血管以达到局部感觉消失，甚至放血使患者昏迷而进行手术。这些人类与疼痛斗争的探索都是麻醉理念的萌芽，然而他们的共同缺点就是效果不够确切和安全性低。我国古代麻醉学如果从华佗算起就有1 800年的历史，祖国医学有记载，外科鼻祖华佗应用麻沸散后，使患者神志消失，进行剖腹手术，可惜未能被继承而失传。我国现代麻醉学从19世纪40年代西方医学传入开始，才有简单的麻醉方法。直至1949年新中国成立后，进步较快。特别是改革开放30多年来，通过从先进国家引进药物、仪器和技术，以及广泛的参观学习和学术交流，使我国麻醉学飞速发展。然而，中国地域辽阔、人口众多，全国各地经济差异较大，医学发展很不平衡，尤其是麻醉医学，由于长期以来，没有受到足够重视，与其他学科相比尚有差距。1989年5月，卫生部发布12号文件，“关于将麻醉科改为临床科室”的通知，确定麻醉学的范畴包括临床麻醉、重症监测治疗、急救复苏和疼痛治疗四部分，促进了麻醉学科的发展。我国各大城市的医院，特别是医学院校附属医院和教学医院，麻醉科的医教研水平不断提高，并逐步与国际接轨，近30年来取得了可喜的成绩。

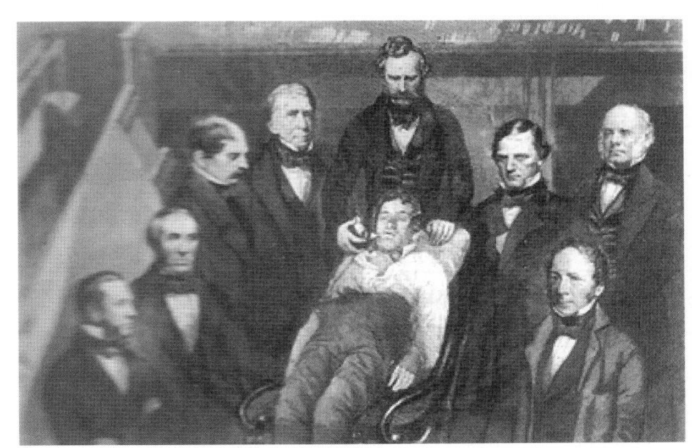

图1-1 1846年10月16日，William T. G. Morton医生在美国麻省总医院公开演示乙醚麻醉获得成功

第一节 世界麻醉学发展简史

通览世界麻醉学的发展历史，是十分错综复杂的进程，我们仅能根据文献报道作简要介绍。

一、麻醉药物的发明和应用

（一）吸入麻醉药（表1-1）

表1-1 吸入麻醉药

吸入麻醉药	时间（年）	研发或使用	事例
乙醚	1540	Valerius Cordus	制成
	1540	Paracelsusr	用混有乙醚的饲料使家禽入睡，后又安全醒来
	1842	Crawford W. Long, William E. Clark	乙醚用于患者

续 表

吸入麻醉药	时间(年)	发明或使用	事　例
乙醚	1846	William T. G. Morton	公开演示乙醚麻醉
	20世纪60年代早期		乙醚麻醉成为经典的全身麻醉
氧化亚氮	1772	Joseph Priestley	制成
	1798	Humphry Davy	首次提出氧化亚氮含有镇痛成分,并称"笑气"
	1844	Horace Wells	用于临床麻醉
	1868	Edmund Andrens	将氧化亚氮混以20%的O_2用于麻醉
氯仿	1831	Von Leibig	制成
	1847	Holmes Coote	首先用于临床
	1847	James Simpson	用于分娩镇痛
氟烷	1951	Charles Walter Soubeiran	制成(1956年用于临床)
甲氧氟烷	1956	Artusio Van Poznak	制成(1959年用于临床)
恩氟烷	1963	Ross Terrell	制成(1973年用于临床)
异氟烷	1965	Ross Terrell	制成(1979年用于临床)
七氟烷	1968	Bernard, Regan M. John, Longstreet C	制成(1984年在日本和1995年在美国用于临床)
地氟烷	1959	Ross Terrell	制成(1987年用于临床)

(二) 静脉麻醉药(表1-2)

表1-2　静脉麻醉药

药　物	时间(年)	研发或使用
硫喷妥钠	1903	Emil Fischer合成
	1934	Lundy使用
甲己炔巴比妥	1957	Lilly实验室合成
氯胺酮	1962	Stevens合成
	1965	Corssen临床应用
左旋氯胺酮	1999	临床研究
依托咪酯	1964	Godefroi合成
	1972	Doenicke临床应用
地西泮	1960	合成
	1965	Storner静脉麻醉
咪达唑仑	1976	Fryer合成
氯羟地西泮	1971	Andreson合成
丙泊酚	1970	Glen ICI合成
	1977	Kay临床研究
	1989	通过FDA审批

(三) 麻醉性和非麻醉性镇痛药

1. 麻醉性镇痛药　见表1-3。

表1-3　麻醉性镇痛药

药　物	时间(年)	合成或使用
将吗啡从阿片中分离	1803	Serturner
哌替啶(杜冷丁)	1939合成	
芬太尼*	1960合成(1968)	Janssen
舒芬太尼	1974合成	Janssen
阿芬太尼	1976合成	Janssen
瑞芬太尼**	1991合成	葛兰李·威廉
喷他佐辛	1967	
布托啡诺	1978	
丁丙诺啡	1981	
地佐辛	1978研发	1989年Wyeth-Ayerst FDA批准

注:*1991年芬太尼皮肤敷贴剂用于临床,方便、有效。
**选择性作用于阿片类μ受体,起效快、时效短,易调控。

2. 非麻醉性镇痛药　以曲马朵为代表。20世纪60年代由Grunea Htal公司合成,于80年代用于临床,镇痛作用为吗啡的1/10,但具有不抑制呼吸、无成瘾性等特点,适用于中度疼痛患者。近10多年来环氧化酶-2(COX-2)抑制剂上市(如1998年塞来昔布)。

(四) 肌肉松弛药(表 1－4)

表 1－4 肌肉松弛药

药物	时间(年)	研发或使用
右旋筒箭毒碱	1942	Griffth 用于临床外科手术
琥珀胆碱	1948	1952 年用于临床
潘库溴铵	1967	1980 年用于临床
维库溴铵	1980	用于临床
阿曲库铵	1982	用于临床
哌库溴铵	1980	用于临床
杜什溴铵	1991	用于临床
罗库溴铵	1989	1994 年用于临床
美库氯铵	1988	1992 年用于临床
顺阿曲库铵	1994	1996 年用于临床

(五) 局部麻醉药(表 1－5)

表 1－5 局部麻醉药

名称	时间(年)	研发或使用	名称	时间(年)	研发或使用
可卡因	1860	Niemann 提纯及命名	甲哌卡因	1956	Ekenstam 和 Egner 合成
	1884	Koller 首先临床应用于表面麻醉 Halsted 首先临床应用于神经阻滞		1957	Dhunér 应用于临床
普鲁卡因	1904	Einhorn 合成	丙胺卡因	1959	Lofgren 和 Tegner 合成
	1905	Braun 应用于临床		1960	Wielding 应用于临床
Stovaine	1904	Fourneau 合成(因毒性过大而弃用)	布比卡因	1957	Ekenstam 合成
纽泊卡因	1925	Meischer 合成		1963	Widman 和 Telivuo 应用于临床
	1930	Uhlmann 应用于临床	依替卡因	1971	Takman 合成
丁卡因 (邦托卡因)	1928	Eisleb 合成		1972	Lund 应用于临床
			罗哌卡因	1957	Ekenstam 合成
	1932	应用于临床	左旋布比卡因	1997	应用于临床
利多卡因	1943	Lŏfgren 和 Lundqvist 合成		1993	Majoit 报道心肌毒性小，用于臂丛神经阻滞
	1947	Gordh 应用于临床		1998	Cox 用于臂丛神经阻滞

二、麻醉方法和技术的发展

(一) 部位(区域)麻醉方法(表 1－6)

表 1－6 部位麻醉方法

麻醉方法	时间(年)	研发或应用	事例
蛛网膜下腔麻醉	1891	Quincke	成功实施蛛网膜下腔穿刺
	1898	Bier	首先用于外科手术
	1940	Lemmon	连续蛛网膜下腔麻醉
	1946	Adriani 和 Roman-Vega	鞍区阻滞
硬膜外腔阻滞(腰部)	1885	Leonard Coming	首先对犬硬膜外腔阻滞

续 表

麻醉方法	时间(年)	研发或应用	事例
硬膜外腔阻滞(腰部)	1921	Pagés	首先用于临床
	1931	Dogliotti	广泛用于外科手术麻醉
	1949	Curbelo	连续硬膜外腔阻滞
(骶管)	1901	Sicard, Cathelin	首先用于临床
	1942	Edwards and Hingson	连续骶管麻醉
星状神经节阻滞	1930	Labat	后径路
	1934	Leriche 和 Fontaine	前径路
	1954	Moore	气管旁径路
臂丛神经阻滞	1884	Halsted	在直视下注药阻滞
	1958	Burnham	腋径路阻滞
	1964	Winnie 和 Collins	锁骨下径路
	1970	Winnie	肌间沟径路
颈丛神经阻滞	1939	Rovenstine 和 Wertheim	
区域阻滞	1906	Sellheim	胸部椎旁阻滞
	1908	Bier	在两止血带间注药进行静脉内区域阻滞
	1912	Goyanes(西班牙)	在一止血带远段进行动脉内区域阻滞
	1926	Mandl	椎旁腰交感神经阻滞
	1931	Aburel	连续椎旁腰骶丛阻滞
神经阻滞用于镇痛治疗	1899	Tuffier	对下肢骨肉瘤疼痛进行蛛网膜下腔阻滞镇痛
	1903	Scholesser	三叉神经酒精镇痛
	1926	Swetlow	交感阻滞用于咽喉、胸部、腹部疼痛
	1941	Wertheim 和 Rovenstine	肩胛上局部封闭治疗肩痛
患者自控镇痛(PCA)	1976	佳士比公司	
超声引导下神经阻滞	1978	La Grange	锁骨上臂丛神经阻滞
神经刺激器神经阻滞	20 世纪 80 年代		

(二) 全身麻醉器械和方法(表 1-7)

表 1-7　全身麻醉器械和方法

全麻器械和方法	时间(年)	研发或使用
动物气管插管	1543	Vesalius
患者气管插管	1792	Curry
手引导气管插管	1800	Moeven
N_2O 吸入装置	1800	Davy, Clayfild Magill
喉镜及气管插管		Flgg
乙醚吸入器(单向非重复呼吸活瓣系统)	1846	Monton, Wrightmand, Gould
非重复呼吸乙醚面罩吸入	1847	John Snow
O_2 与 N_2O 混合吸入,并研制出压缩 O_2 和 N_2O,麻醉机	1868～1899 1862～1902	Adrews, White, Clover Johnston brothers
低温麻醉	1905 1952	Bigelow 犬全身体表降温 Cookson 用于小儿心内直视术
具有简单蒸发器,CO_2 吸入器及流量计麻醉机问世	1924	Waters

续 表

全麻器械和方法	时间(年)	研发或使用
CO_2来回吸收装置	1906	Dragerwerk
体外循环、血液降温	1951	Dolorme，Boerema
	1953	Gibbon 氧合器和滚柱泵
人工冬眠，强化麻醉	1951	Laborit，Huguenard
神经安定镇痛麻醉	1959	Decastro，Mendeleer

三、心肺复苏和重症监测治疗(表 1－8)

表 1－8 心肺复苏和重症监测治疗

器械和方法	时间(年)	研发或应用
人工呼吸		
口对口呼吸，用于新生儿复苏	1472	
用皮囊给婴儿人工呼吸	1503	Paracelsus
窒息患者复苏成功	1744	
手动气囊，人工呼吸机	1891	
气管插管人工呼吸机	1896	Georgo Fell
铁肺(负压人工呼吸室)	1904	O'Dweyer
正压人工呼吸机	1905	Sauerbruch
气管插管人工呼吸	1928	Brauer
自动铁肺	1929	Drinker 和 Show
人工呼吸机	1950	Magill
现代电子呼吸机发展	1960	
人工循环		
电除颤成功	1947	Beck
起搏器	1952	临床应用
胸外按压	1960	Kouwenhouren
主动脉囊内反搏(IABP)	1970	广泛应用
重症监测		
无创血压振荡监测技术	1890	Roy 和 Adami
听诊器进行心脏监测	1930	Guedel
描记器记录血管搏动	1946	Luding
桡动脉穿刺	1970	临床应用
Penaz 伺服指脉测压仪进行无创自动连续测压	1973	Penaz
	1980	制成商品(Finapres，Ohmeda)应用于临床
自动化无创间断测压仪	1979	只能测平均动脉压
自动化无创间断测压仪	1980	技术成熟
建立 ICU	1958	Safar
CVP 技术	1950～1960	临床应用
Swan-Ganz 导管	1970	Swan 和 Ganz 研制
混合静脉血氧饱和度	1973	Martin
光导纤维导管氧饱和度	1981	
直接式阻抗仪测定心阻抗	1966	Kubicek
无创连续心排血量测定(NCCOM)	1984	Sramek

四、疼痛治疗史(表 1－9)

表 1－9 疼痛治疗史

治疗方法	时间(年)	研发或使用
在埃及使用阿片	公元前 1500	
针刺疗法	公元前 475～221(春秋战国时代)	黄帝内经
天然阿片中分离出吗啡	1803	Serturner
合成并使用水杨酸制剂阿司匹林等	1828	Wohler
分离出其他阿片碱，如可待因等	1884	Koller
	1931	Dogliotti
Cocaine 滴眼，表面麻醉	1884	Bonica
酒精注入蛛网膜下腔使癌痛患者长期镇痛	1961	Bonica
疼痛临床中心神经阻滞镇痛	1962	山村秀夫
开展门诊疼痛治疗	1975	Bonica
在意大利召开第一届国际疼痛会议	1975	Bonica 建议，每 3 年 1 次

五、麻醉学会和学术会议(表 1－10)

表 1－10　麻醉学会和学术会议

时间(年)	麻醉学会或学术会议
1893	伦敦麻醉医师学会
1936	美国麻醉医师学会(ASA)(每年开会 1 次)
1992	欧洲麻醉医师学会(ESA)(每年开 1 次)
1956	第 1 届世界麻醉医师学术会议(每 4 年 1 次)
1962	亚澳地区麻醉学术会议(每 2 年 1 次)
1975	意大利第 1 届国际疼痛研究会(每年 1 次)

第二节　我国麻醉医学的发展

一、中国古代麻醉史简要考证

中国的麻醉历史,根据最早文献记载施行全身麻醉术者是春秋战国时代的扁鹊(公元前 386 年前后),他为两人医病令其饮药酒,迷死三日,据说剖腹探心而无疼痛,是中国针灸脉学与四诊技术(切脉、望脉、听声、写形)之创始人,可惜没有留下重要著作,他的医学成就多为后人所追记。堪称中国古代麻醉学家的是东汉末年至三国时期的华佗(生于公元 108 年,卒于 208 年),华佗的医学成就除针灸、诊断技术与防病养生外,主要是外科手术与全身麻醉术,他制作的"麻沸散"记录在《三国志・魏书・华佗传》,是世界最早应用全身麻醉的记载。据传口服麻沸散后便失去知觉,刮骨疗毒而并无疼痛,可见 1 800 多年前华佗就曾施行过全身麻醉。据考证,麻沸散的主要成分是中药曼陀罗、乌头、大麻、闹羊花(羊踯躅)、附子等。此后,历代医书中不断有中药具有麻醉与镇痛作用的记载,公元 652 年孙思邈著《备急千金药方》与公元 752 年王焘著《外台秘要》中都提到大麻用于镇痛,1337 年朱棣著《世医得效方》与 1381 年朱棣著《普济方》均载有草乌散,1578 年李时珍在《本草纲目》中介绍了洋金花的麻醉作用,1642 年张景岳的《资蒙医经》已有记载,其成分为川乌、草乌、闹羊花、乳香、没药等,1662 年王肯堂著《诊治准绳》与 1773 年祁坤著《外科大成》也记载有草乌、川乌、天南星、蟾酥等药组成的开刀药方。在明、清朝医学文献中也有不少关于中草药用于麻醉的记载,其中叙述较多的是洋金花。虽然明代伟大的药学家李时珍曾亲自实践,证明洋金花具有麻醉作用,但没有被广泛应用。

针灸在中国起源很早,公元前 386 年扁鹊(秦越人)即曾用砭石治疗疼痛,切开痈肿与抢救垂危患者。随着冶金术的发展,逐渐使用金属针。晋代皇甫谧总结秦汉三国以来针灸学的经验,约在公元 259 年著有《针灸甲乙经》;至宋代,王唯一铸造针灸铜人,刻有穴位名称及经脉网络,并在 1027 年著《铜人俞穴针灸图经》;1601 年明代杨继周汇集历代针灸经验,写成《针灸大成》一书,是针灸学的经典著作。发展至今,针灸治疗各种疾病越来越普遍,一些用现代医学难以治疗的疾病,用针灸治疗常能收到意想不到的效果。如果从华佗时代算起已有 1 800 多年,在麻醉、镇痛与急救复苏等方面的理论研究与实用技术均取得了卓越成就,对世界医学的发展作出了巨大贡献。

二、中国近代麻醉史

直至明末清初(1835)获得耶鲁大学神学及医学双学位的美国传教医生伯驾(Peter Parker),他在广州创办中国境内的第一所西医医院——博济医院,1847 年在中国首次引入乙醚全身麻醉,他为一位 35 岁的患者切除了右臂的脂肪瘤。1848 年他又引入氯仿麻醉以配合外科手术均获得成功,这是中国施行近代全身麻醉技术的最早记载。1844 年英国人在上海建立仁济医院,记载 1849 年应用氯仿麻醉施行外科手术。西方的医学科学知识传入中国,对中国现代医学发展进程,产生了深远的影响。进入 20 世纪,出现了许多用中文教学的医学院,如 1917 年建立的济南医药学院。值得一提的是,美国 John D. Rockefeller 成立的 Rockefeller 基金会对中国医学教育的资助,并于 1915 年 6 月建立了以西方模式教学的北京协和医学院(PUMC)。在这所学校中，麻醉专业的教学与美国 Johns Hopkins 大学及当时美国其他大学颇为相似。由低年资外科医生协助两名麻醉护士施行麻醉，当时主要用乙醚和氧化亚氮，氯仿有时也用于外伤患者。后来，又逐步使用局部及部位麻醉来替代全身麻醉。而我国现代麻醉学的发展起步较晚，20 世纪 30 年代和 40 年代几乎是空白。20 世纪 40 年代后期，一批医生远赴美国求学，力图进一步发展中国麻醉学事业。其中，吴珏、尚德延、谢荣等教授对中国现代麻醉学作出了卓越贡献。

新中国成立后，麻醉学才逐渐发展起来，经过老一辈麻醉学专家吴珏、谢荣、尚德延、李杏芳、谭惠英和王源昶等教授的艰苦奋斗，以及全国各地第二、第三代麻醉学专家和同道们的不懈努力，已初具规模，并取得巨大成就。本节仅列举一些重大代表性事件，从一个侧面反映我国麻醉学的发展历史。

20 世纪三四十年代，欧美医生来中国行医，多数是在外科医生指导下由护士施行麻醉，很少有专科麻醉医生，1938 年，北京协和医学院毕业的马月春医师被聘为协和医院专业麻醉医师，成为中国第一位华人专业麻醉医师。新中国成立前后，一些外科医师和几位麻醉学专家从国外留学回国，带来一些麻醉器械和药物。促进了麻醉学的发展。20 世纪 30 年代的中国，麻醉学科还没有住院医师培养制度，麻醉是由内科及低年资外科住院医师施行的。为了改变这种状况，一批医生被选派赴美接受培训，1938 年毕业于国立上海医学院的吴珏教授就在其中(图 1－2，图 1－3)。当时，他已在母校任药理学教师近 10 年。1947 年，他获得了政府一项留美麻醉学奖学金，到美国麦迪逊的威斯康星大学学习，为期 2 年，师从 Ralph Milton Water。之后，他又到犹他大学学习实践了一年，期间，他成为美国麻醉学会、国际麻醉与镇痛研究学会会员。1950 年，吴珏教授回国后在母校——上海第一医学院任药理学和麻醉学副教授。随后又先后就任附属中山医院麻醉科和华山医院麻醉科主任、教授及华东等医院的顾问；并历任国家科委发明评选委员会委员、卫生部学术委员会委员、中华麻醉学会副主任委员、中华医学会上海分会麻醉学专业委员会主任委员等职。吴珏教授学识渊博，学术造诣深厚，他为我国麻醉学事业的建设和发展倾尽心血。1954 年，吴珏教授在全国首先成立了麻醉学教研室，并编写了我国第一本中文麻醉学专著《临床麻醉学》。他介绍推广了许多麻醉新方法，如连续脊椎麻醉、硬膜外麻醉、长效与短效局麻药的混合使用、静吸复合麻醉以及单腔支气管麻醉等。他还建立了中国第一个血库，并参与设计制造了中国第一台呼吸机。吴珏教授先后发表了百余篇高质量的论文，其中用英文在国内外杂志上发表论文 10 余篇。他是《中华麻醉学杂志》、《临床麻醉杂志》、《新药与临床》等 6 本专业杂志的创办人或支持者。他爱好诗词，已积有 500 余首，分三册刊出。吴珏教授毕生致力于麻醉学教育事业，他先后培养了 9 名研究生和 150 余名麻醉专业医师，经他培养的麻醉专业医师遍布于全国各地，尤其是对我国南方及西南地区的麻醉学发展作出了重大贡献，在我国麻醉学事业发展中起着主导作用。吴珏教授无愧于在中国麻醉学发展历程中有杰出贡献的一位受人崇敬的学者。他于 2008 年 3 月逝世，享年 96 岁。

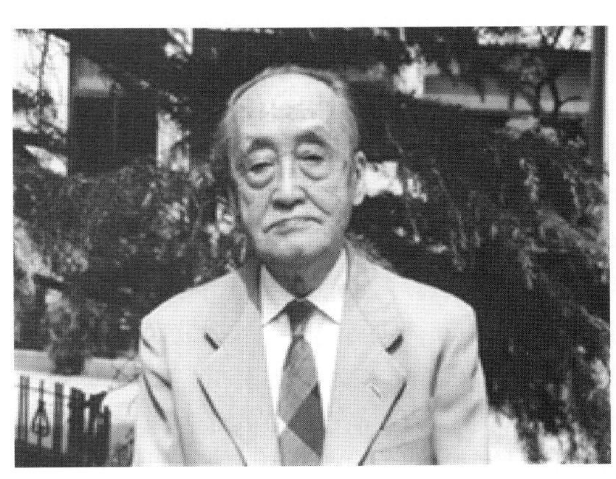

图 1－2　吴珏教授

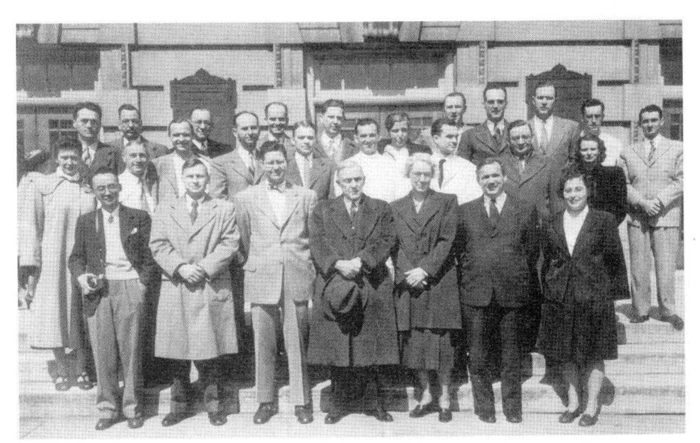

图 1－3　1947 年吴珏教授在美国麦迪逊的威斯康星大学学习

尚德延教授出生于沈阳，1937 年就读兰州大学，1942 年取得了医学学位。他先后熟练掌握了法、英、俄、德等国语言。毕业后，他在医学院中做了一名外科医生。当时在兰州还没有麻醉医生，年轻的尚德延教授受兰州中心医院的派遣，于 1948 年前往美国芝加哥的伊利诺斯大学医学院接受麻醉科住院医生培训，求学期间加入了美国麻醉医师学会。1949 年他回到中国，就职于国立兰州医院麻醉科，他是麻醉学兼职教授，并开始筹划心脏生理、急救药物和复苏方面的研究计划。20 世纪 50 年代他相继发表了多篇外伤麻醉处理的文章，包括脊麻、复苏和急性创伤的救治等内容。1954 年，在辽宁建立了创伤外科研究中心，后离开兰州到北京阜外医院任职。他开始着手研究心血管麻醉以及体外循环、心脏复苏、心血管手术患者的处理等课题。1957 年，开始进行创伤性心胸麻醉监测方法、心脏手术的控制性降压及其他复苏方面的研究，他的实验室还研制了第一台氧化亚氮合成仪器。他的研究范围日益扩展，还研制心血管麻醉中的糖、盐溶液及其他血浆代用品。尚德延教授除了培养本国医生外，还为第三世界国家培养了大批麻醉医生。在尚德延教授的努力下，中华麻醉学会于1979年成立，他被推选为主任委员。他于1985年逝世，享年67岁（图1-4）。

谢荣教授1946年毕业于同济大学医学院，后留学美国密歇根 Wayne State 大学附属底特律 Receiving 医院并研修麻醉学专业，又在宾夕法尼亚州的匹兹堡进一步深造。1950年，他回到中国，在北京医科大学任麻醉学讲师。1952年，谢荣教授回到家乡云南，在昆明开办麻醉学学习班，由此建立了云南地区规范的麻醉科医生培养体系，广泛实施了如静脉普鲁卡因麻醉、气管插管等临床实践。1956年谢荣教授回到北京开展工作。同年编写了专著《麻醉学》，为我国麻醉学发展奠定了理论基础。他发表了70余篇文章和7部著作。1957年就任北京医科大学副教授，1967年晋升为教授，1981年就任北京医科大学临床医学研究所副所长。谢荣教授是《中华麻醉学杂志》的第一至第四任主编，与吴珏、尚德延教授一起推动了中国麻醉学的发展，提高了麻醉学在中国医学界的地位。1984年至1994年当选为中华麻醉学会主任委员。谢荣教授德高望重，在2011年为庆贺他90华诞时，语重心长地对学生们讲："我们现在要想的不是荣誉，而是要想什么事还没有做好"（图1-5）。

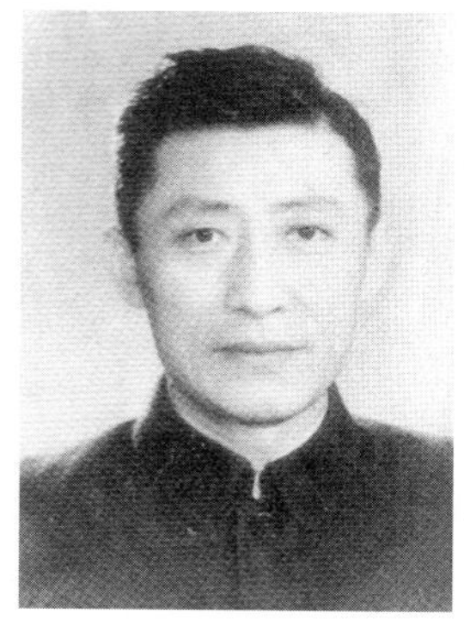
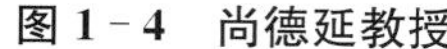

图1-4　尚德延教授

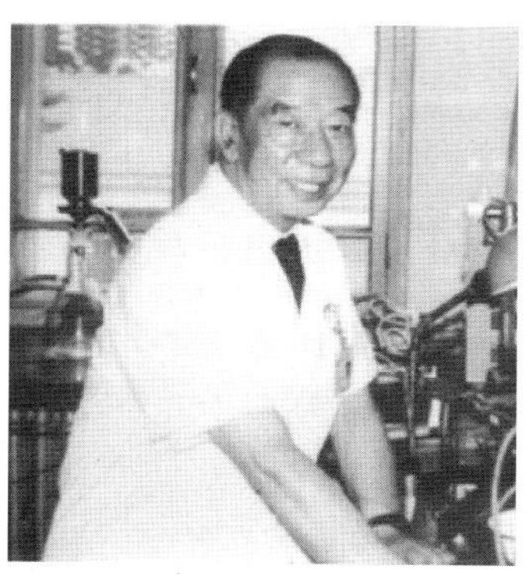

图1-5　谢荣教授

除了这三位麻醉界前辈的卓越贡献外，李杏芳、谭惠英和王源昶等教授（图1-6），以及全国各地第二、第三代专家和同道们不懈共同奋斗，使我国现代麻醉学科初具规模，并取得巨大成就。下面仅回顾一些重大代表性事件，反映我国麻醉学的历史。

20世纪50年代：吴珏、李杏芳和谢荣教授等先后留学回国，并在北京、上海等地举办学习班，为全国各地培养了一大批麻醉学专业医师，对提高当时的麻醉学水平起到了极大推动作用。20世纪50年代的全身麻醉药主要是乙醚和硫喷妥钠，局部麻醉药为普鲁卡因和丁卡因，麻醉方法：部位麻醉为蛛网膜下腔阻滞、

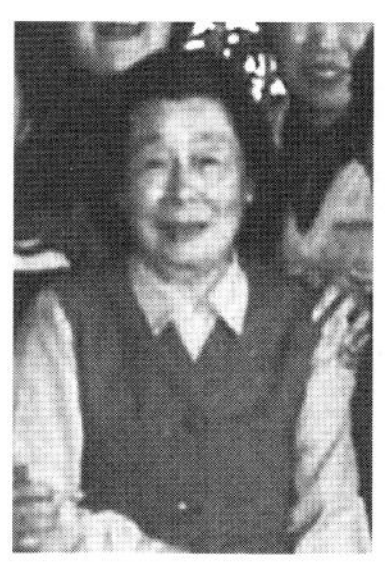
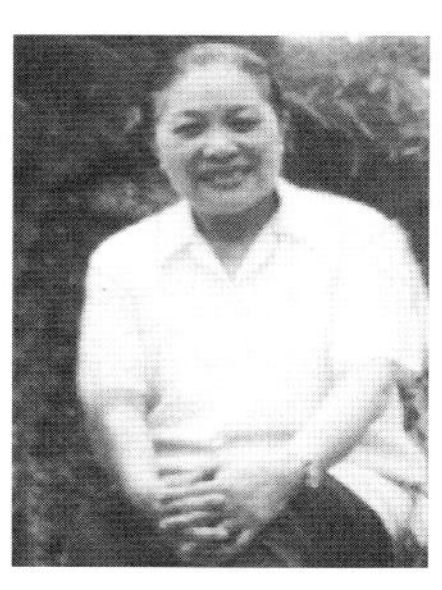
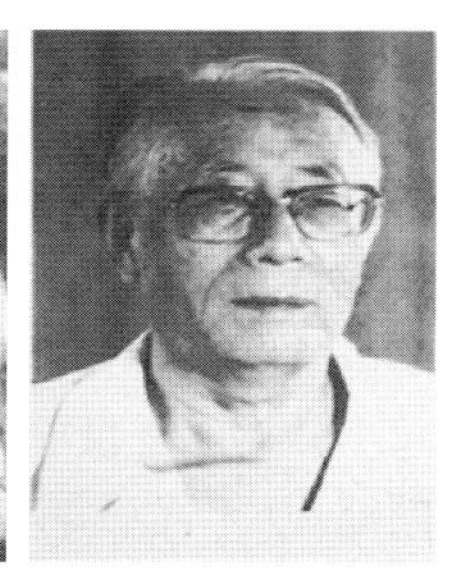

图1-6　李杏芳教授（左）谭惠英教授（中）王源昶教授（右）

锁骨上臂丛阻滞，至50年代中、后期开展单次硬膜外阻滞和气管内插管全身麻醉。1955年4月，王源昶医师应用胸外按压心跳停止患者复苏成功，1956年普鲁卡因复合麻醉在我国应用，成为以后30余年内中国全身麻醉的主要方法。同年在低温麻醉下施行腹主动脉瘤手术。1958年在上海开始针刺麻醉研究。同时随着心脏手术开展，1954年李杏芳教授进行了我国第一例心脏二尖瓣分离术麻醉，以后北京、上海等大城市等开展了低温麻醉和心内直视手术，以及开展体外循环心内直视手术的动物实验，为我国六七十年代普遍开展心脏手术麻醉打下基础。

自1954年香港麻醉学会成立以来，已经达到了麻醉学向专业化发展的基本目标，维护麻醉科医生的荣誉和地位，为他们提供适当的麻醉培训，并与世界麻醉学医师建立密切联系，将麻醉知识介绍给公众。50年内，香港麻醉在二元文化的影响下发展实用性的专业学科。50年之后的麻醉学已经成为香港医学领域的独立合格学科，专业范围扩展，包括疼痛治疗、重症监护、术后监护和管理、复苏和创伤处理。Lett 医生到香港后的30年里，作为麻醉学科的领导人员在实践中制定了专业标准和指南，以及建立专科医生考证的机制，保证专家为患者提供最佳治疗。确立了麻醉学科在香港医学界的地位。Lett 医生的工作成果影响了数代麻醉学领导人，推动香港麻醉学的进一步发展。

20世纪60年代：60年代的前5年，是我国麻醉学事业蓬勃发展的时期。1964年第一次全国麻醉学术会议在江苏省南京市举行，会上显示了新中国成立以来的麻醉学临床和实验研究的成就，如低温麻醉、控制性降压，体外循环心内直视手术麻醉、动脉和中心静脉置管测压以及头颅低温和脑复苏等。连续硬膜外腔阻滞的临床经验报道甚多，成为我国60、70、80年代的主要部位麻醉方法。50年代末和60年代初，我国自制103麻醉机，同时氧化亚氮和氟烷开始在临床应用，但是，乙醚麻醉和硫喷妥钠、普鲁卡因、琥珀胆碱静脉复合麻醉仍然是当时我国主要的全身麻醉方法。

20世纪70年代：由于众所周知的政治原因，使学科发展相对缓慢，麻醉学也不例外。而在这一时期对祖国医学的针刺麻醉和中药麻醉进行了大量的临床尝

试，曾引起世界医学界的广泛关注。针刺麻醉在针刺镇痛的基础上1958年首先在上海发展起来。针麻促进疼痛机制和麻醉生理的研究，在针麻临床和机制研究的基础上，为了进一步克服针麻存在的问题，开展针药复合麻醉的研究，包括辅助用药、针麻与硬膜外及针麻与全麻复合的研究。尽管针刺麻醉有许多问题没有解决，而且还持有不同观点和争议，但是在这段特殊历史时期开展的工作，在疼痛机制、麻醉和手术期间神经系统、循环和呼吸系统功能的研究，以及对继承和发扬祖国医学起到一定的促进作用。

1979年在黑龙江省哈尔滨市举行了第2次全国麻醉学术会议，并成立了中华医学会麻醉分会，尚德延教授任主任委员。

20世纪80年代我国麻醉医师开始走出国门，赴欧美和日本等发达国家学习，1981年后恩氟烷等吸入麻醉药及麻醉机、呼吸机和监护仪等药品和先进医疗设备进入中国市场，国外麻醉学和危重医学等专家被邀请到全国各地讲学和示范，学习交流气氛浓厚，技术进步日新月异。引进新药、新仪器和新技术，在麻醉和重症监测治疗方面如动脉直接测压、中心静脉压和肺动脉压及心排血量测定等逐步开展，以静、吸复合为主的全身麻醉比率也大幅度增多，麻醉安全性也大大提高。

中国的改革开放给我国麻醉学的发展提供了良机，并产生巨大影响。1983年和1987年分别在江西吉安共青城和广东省广州市召开了第3、第4次全国麻醉学术会议，谢荣教授任全国麻醉学会主任委员。1980年创办了《国外医学·麻醉与复苏分册》，后改名为《国际麻醉学与复苏杂志》，1981年4月《中华麻醉学杂志》创刊，1982年《临床麻醉学杂志》创刊，大大促进了麻醉信息的交流。1987年徐州医学院创办了麻醉学系，10多年来为我国培养了不少麻醉学专业本科医师，在这个历史时期，为改变我国麻醉学医师队伍医师短缺起到一定的积极作用。1989年5月，卫生部发出12号文件，“关于将麻醉科改为临床科室”的通知，使麻醉科的学科建设有法可依，提高了麻醉科医师的工作信心，并促进了我国麻醉学的发展。

20世纪90年代是20世纪我国麻醉学专业发展最快的10年，1990年在北京市，1994年在上海市，1997年在辽宁省沈阳市分别召开第5、第6、第7次全国麻醉学术会议。在第6和第7次全国麻醉学术会议上，金清尘和罗爱伦教授分别当选中华麻醉学会主任委员。1999年在浙江省杭州市举行了第8次全国麻醉学术会议。并决定今后每年举行一次全国麻醉学术会议。90年代的学术交流十分频繁和活跃，除了全国会议之外，有《国外医学·麻醉与复苏分册》编辑部举办的麻醉与复苏进展报告会，还有中日临床麻醉学术会议、疼痛治疗和ICU的专科学组学术会议，以及《中华麻醉学杂志》和《临床麻醉学杂志》的专题研讨会和各省市的麻醉学术年会等，这些会议上设有临床和实验研究论文报告及知识更新讲座，其数量之多和质量之高是前所未有的。此外，还有许多麻醉学专家参加世界或欧美的麻醉学术会议，这标志着中国的麻醉学开始走向世界，并逐渐与国际接轨。

1990年以后又有许多新药、新技术和新仪器引起，如全麻药：丙泊酚、七氟烷和地氟烷。肌松药：阿曲库铵、维库溴铵和罗库溴铵。局麻药：罗哌卡因。镇痛药：吗啡控释片和曲马朵等。麻醉方法上有静脉麻醉联合用药，全麻复合硬膜外阻滞及蛛网膜下腔和硬膜外腔联合阻滞等临床应用。脉率血氧饱和度及呼气末二氧化碳等监护仪常规应用，术后镇痛如硬膜外注药镇痛和患者自控镇痛（PCA）普遍开展，术后恢复室建立和麻醉科参与或主管ICU工作，进一步提高了麻醉质量和安全性。《实用疼痛学杂志》1993年创刊和《中国疼痛医学杂志》1995年创刊。

第三节 21世纪初叶我国麻醉学的发展

一、学术活动空前高涨

（一）21世纪初叶的全国麻醉学术年会（表1-11）。

自2000年开始，每年举行1次。

表1-11 全国麻醉学术年会

时间	城市	年会届次	委员会届次	主任委员
1964年5月	江苏南京	第一次全国麻醉学术会议	麻醉学会筹备会	
1979年8月	黑龙江 哈尔滨	第二次全国麻醉学术会议	首届委员会	尚德延

续 表

时 间	城 市	年 会 届 次	委员会届次	主 任 委 员
1984 年 11 月	江西共青城	第三次全国麻醉学术会议	第二届委员会	谢荣
1987 年 11 月	广东广州	第四次全国麻醉学术会议	第三届委员会	谢荣
1990 年 1 月	北京	第五次全国麻醉学术会议	第四届委员会	谢荣
1994 年 4 月	上海	第六次全国麻醉学术会议	第五届委员会	金清尘
1997 年 6 月	辽宁沈阳	第七次全国麻醉学术会议	第六届委员会	罗爱伦
1999 年 4 月	浙江杭州	1999 年全国麻醉学术年会		
2000 年 9 月	海南海口	2000 年全国麻醉学术年会		
2001 年 9 月	云南昆明	2001 年全国麻醉学术年会	第七届委员会	罗爱伦
2002 年 9 月	江苏南京	2002 年全国麻醉学术年会		
2003 年 9 月	湖北武汉	2003 年全国麻醉学术年会		
2004 年 9 月	北京	2004 年全国麻醉学术年会	第八届委员会	李树人
2005 年 9 月	广东广州	2005 年全国麻醉学术年会		
2006 年 9 月	河南郑州	2006 年全国麻醉学术年会		
2007 年 9 月	湖南长沙	2007 年全国麻醉学术年会	第九届委员会	吴新民
2008 年 9 月	陕西西安	2008 年全国麻醉学术年会		
2009 年 9 月	上海	2009 年全国麻醉学术年会		
2010 年 9 月	北京	2010 年全国麻醉学术年会	第十届委员会	于布为
2011 年 9 月	山东济南	2011 年全国麻醉学术年会		
2012 年 9 月	重庆	2012 年全国麻醉学术年会	第十一届委员会	刘进

(二) 2009 年全国麻醉学术会议 2009 年在上海市黄浦江畔,雄伟壮丽的国际会议中心举办了一届有史以来规模最大,参加人数最多和质量最高的中华医学会全国麻醉学分会全国会议。情系浦江,3 000 多名麻醉科医师共同欢庆祖国六十华诞,庆祝中华医学会麻醉学分会成立三十周年,与海内外同道研讨麻醉医学、危重症病医学和疼痛医学的发展,取得圆满的成功。吴新民教授代表中华医学会麻醉学会做三十年我国麻醉学历史回顾和工作报告。在全国麻醉学会议上上海市麻醉学专业委员会主任委员于布为教授当选为第十届全国麻醉学会主任委员。于布为教授提出团结奋进,迎接挑战,为推动建设"舒适医疗"发展的主导学科;保障医疗安全的关键学科;提高工作效率的枢纽学科;协调各科关系的中心学科;使麻醉科成为社会熟知的重点学科而继续努力奋斗。

(三) 2010 年和 2011 年全国麻醉学术年会在北京和济南召开

1. 成立了 9 个学组 疼痛医学组、重症医学组、神经外科麻醉学组、小儿外科麻醉学组、心胸外科麻醉学组、困难气道管理学组、妇科产科麻醉学组和器官移植麻醉学组,还成立了麻醉学青年委员会并积极开展学术活动。

2. 制订和完善指南和专家共识 包括:围术期输血指南、术后镇痛专家意见、小儿麻醉系列指南、产科临床麻醉指南、困难气道管理专家意见、麻醉废气管理指导意见、肌松药合理应用专家共识、肺动脉导管临床应用指南、防治术后恶心呕吐专家意见、睡眠呼吸暂停综合征患者围术期管理的专家共识、麻醉手术期间液体治疗专家共识、椎管内阻滞并发症防治专家共识、术中知晓预防和脑功能监测专家共识、糖皮质激素在慢性疼痛治疗中应用的专家意见。

3. 中华麻醉在线网站 www.csaol.cn 2007 年 8 月正式开通,至今注册会员 5 500 人,点击量 78 万次,4 800 次/d,包括学会信息发布,学习资料提供,热点专题报道和交流平台搭建等。

(四) 2012 年全国麻醉学术年会在重庆召开 刘进教授当选为中华医学会麻醉分会主任委员,熊利泽教授为候任委员。大会提出进一步加强国际交流,并扩大中国麻醉的国际影响。提高基层医院的麻醉质量,举办基层医院麻醉主任学习班,加强麻醉安全管理,同时提升我国麻醉学的整体水平。

二、我国麻醉学已经融入世界

经过我国麻醉学几代人的不懈努力,中华医学会麻醉学分会已经于 2004 年成为世界麻醉学医师协会联盟(World Federation of Societies of Anesthesiologists, WFSA)的正式成员,并已经派出正式代表,参加了在巴黎召开的 WFSA 代表大会。经过努力,2006 年在新加坡召开的

WFSA 亚澳地区分部(Asia Australia Region Section，AARS)会议上，中国成为 WFSA 亚澳分部副主席国，中华医学会麻醉学分会常委熊利泽教授成为 WFSA 亚澳分部副主席，并获得了 2018 年在北京召开 WFSA 亚澳地区的麻醉学术大会(AACA)；2008 年中国成为 WFSA 常委国家，熊利泽教授代表中国成为 WFSA 常委。这样我国麻醉学已经成为世界麻醉学大家庭中的重要一员，将在世界麻醉学的发展进程中发挥日益重要的作用，也必将加速我国麻醉学与世界接轨的步伐。

我国麻醉学已经取得了长足的发展，国际间学术交流日益增多，每年都有很多的中国麻醉科医师参加美国麻醉学医师协会(ASA)、欧洲麻醉学医师协会(ESA)、亚太地区(AAC)和亚洲麻醉学术年会，日渐增多的来自我国麻醉学论文壁报交流出现在 ASA 和 ESA 的学术年会上。我们麻醉学的论文送往国外杂志，特别是在 *Anesthesiology* 和 *Anesthesia & Analgesia* 杂志明显增加。同时，每年有相当数量的世界上麻醉学知名教授来华讲学，自 2004 年起，中华医学会麻醉学分会决定自己出资，将世界顶级麻醉学专家请来，为全国麻醉学学术年会的大会作特别演讲，直接获益。来华的这些世界知名教授，在全世界范围内讲述他们在中国的难忘经历和感受到中国麻醉学发展状况及麻醉学术年会的盛况，在 2004 年、2005 年、2006 年和 2007 年先后在北京和长沙成功地举办了 FRACTA 国际学术会议、中加心血管麻醉学术论坛、中加麻醉学术论坛、NATA 国际学术会议和中英麻醉学术论坛等，大大地提高了我国麻醉学科的水平和国际的影响。

由张立生教授发起并牵线联系，1986 年 11 月 8 日中华医学会麻醉学分会主任委员谢荣教授在日本国仙台市与日本临床麻醉学会小坂二度见教授签订了中日临床麻醉学术交流会备忘录，1987 年 9 月 23 日在北京举行了第一次中日临床麻醉学讨论会，以后每两年在各自国家举行 1 次，1989 年 11 月在日本国东京举行。但自 2003 年中断了中日临床麻醉学研讨会的召开。后经多年的合作与洽谈，2011 年 9 月在济南决定恢复研讨会的形式，进行两国间的学术交流。

为了将重症医学、疼痛医学和围术期医学的最新学说和最新技术，及时介绍给为世界上最多人口服务的中国麻醉科医师，以帮助他们正确地完成对患者的管理，向他们展示未来能够更好地管理患者的理念和方法，在我国日趋增多的学术论文送往国外麻醉学杂志的同时，世界麻醉学领域中的顶级杂志 *Anesthesiology*、*Anesthesia & Analgesia* 和 *British Journal of Anaesthesia*，先后在我国出版了相应的中文版，我国的麻醉学界将藉此更加迅速地融入世界麻醉学先进水平的发展潮流，加速我国麻醉学水平的提高。

2012 年上海市麻醉专业委员会把上海市的麻醉年会改为“东方麻醉和围术期医学大会”，面向全国和趋向世界，全国各地和欧美有许多麻醉学同道与专家参会，为发展中国的麻醉事业并融入世界开辟了先例。

中国麻醉学已经融入了世界，我们需要的是更加广泛、深入地与发达国家进行学术交流，我们必须去做的是更加全面、深入地吸取世界上最先进的知识，再经过几代人的不懈努力，我国的麻醉学科达到世界的先进水平。

第四节　我国麻醉学的现状和展望

一、临床工作

临床麻醉、疼痛治疗、外科重症治疗和急救复苏是麻醉学科医师承担的基本临床工作。我们有可观数量的临床病例，我国的麻醉科医师在颈丛和臂丛神经阻滞、椎管内阻滞、腰硬联合阻滞和全麻复合硬膜外腔阻滞等方面积累了丰富的临床经验。靶控输注全凭静脉麻醉，特别是瑞芬太尼等药靶控输注以及闭环靶控输注等方面，我们处于世界领先水平。我国某些重点医院建立的麻醉信息管理系统，能够自动采集术中患者的各项主要生命体征、记录麻醉管理信息、完成麻醉科临床资料的自动管理和实现麻醉学专家咨询系统在线服务，达到了临床麻醉的现代化管理水平。

但是，对于我国大量的临床麻醉资料，丰富的临床麻醉经验，还缺乏完整、系统和深入地总结和报道，更加缺乏多中心、大样本、循证医学指导下的临床麻醉研究。我们已经有基本临床麻醉操作、常见疾病麻醉、镇痛技术和疼痛治疗的规范，但是我们还没有覆盖面广、涵盖重症疾病、包括各种最新治疗手段的临床麻醉、疼痛治疗的相关指南，使得我国麻醉学的临床工作水平差异很大，从整体水平而言，与世界上发达国家相比，存在较大的差距。我国是世界上最大的发展中国家，人口众多，尤其是基层医院和边远地区医疗设施配备不足及医务人员缺乏，麻醉科则较其他临床各科相对落后，麻醉与围术期并发症和死亡率仍然较高。因此，我们要继续努力提高麻醉安全性，改善术后恢复质量和转归，最终为降低麻醉和围术期并发症和死亡率贡献力量。

中华医学会麻醉学分会第九届和第十届委员会已经努力制定、完善和推广我国临床麻醉、疼痛治疗及相关指南，今后我们将逐步建立和完善我国临床麻醉数据库，全面落实我国临床麻醉规范，全面制定我国临床麻醉及相关指南，为缩小我国麻醉学与世界先进水平的差距而努力。

二、教学和培训工作

我国医学院校建立麻醉学住院医师培训制度已有多年，培养了相当数量的麻醉学住院医师，他们已经成长为我国的麻醉学主治医师或副主任医师，承担着我国临床麻醉、疼痛治疗和外科重症治疗以及麻醉学教育的重任。但正规接受麻醉学住院医师培训的麻醉科医师，占我国从事临床麻醉医师的比例不大，远远达不到临床麻醉的需求，也就是目前在我国有相当部分从事临床麻醉、疼痛治疗的医师，并没有接受正规、系统的麻醉学住院医师培训，他们经历的是医学院校毕业后，师傅带徒弟、自学成才的成长之路。可喜的是近几年来成都、上海和北京等大城市已开始实行麻醉学住院医师2～3年的正规培训制度。

另一个普遍存在的问题是没有充分认识到临床麻醉、疼痛治疗和外科重症治疗是实践性很强的学科，对患者病情认识不清楚或不全面，差错或失误，都可能给患者造成伤害，甚至引起患者的死亡。目前将理工科培养人才的模式，机械地移植到麻醉学人才的培养之中，麻醉学住院医师和麻醉学研究生培训混为一体，毕业论文对他们似乎是更直接、更明确的考核项目，他们议论和思考的更多是如何在影响因子高的SCI期刊上发表研究论文。因此，他们在接受麻醉学住院医师培训和同时完成研究生学业时，很难全力以赴地去了解患者可能存在的合并症，钻研、掌握这些合并症对麻醉的影响以及围术期应该对其处置的原则，他们可能时时想的是实验和论文，很难让他们脑子里装满各类需要临床麻醉的患者，这样培养出来的麻醉学医师，难于承担起全面提升我国临床麻醉学水平，实现与世界全面接轨的重任。

临床麻醉的有创性和高风险性，要求对于每一位初学者认真培训、严格考核，否则不能够让他独立地处理患者。为此，发达国家建立了麻醉学模拟人培训中心，麻醉学住院医师在完成各阶段培训课程后，必须通过麻醉学模拟人考试，才算正式结业，取得麻醉学住院医师培训合格证。我国至今麻醉学模拟人培训中心还未建立或很不完善，与世界麻醉学先进水平存在相当的差距。

我们必须充分认识到我国在麻醉学医师培训方面存在的严重不足，在上级部门的直接领导、关心和支持下，尽快在全国范围内健全麻醉学住院医师培训基地，完善麻醉学住院医师培训内容和考核制度，建立麻醉学医师再认证制度，获得上级部门的理解和资金支持后，建立麻醉学模拟人培训中心，再经过几代人的不懈努力，提高麻醉学教学质量，全面提升我国临床麻醉、疼痛治疗和外科重症治疗的水平。

三、科研工作

在45th美国麻醉学医师协会年会上，Rovenstine Lecture的演讲者Reves教授介绍了美国麻醉学科从美国国立卫生院获得的研究经费是在众多医学学科中处于倒数第二位，仅强于全科医学。他分析形成这种状态与麻醉学科较为年轻、发展太晚有关；另外，与临床麻醉中主要问题和麻醉药物的毒性问题基本得到了解决有关；还与麻醉科医师临床工作量较大，麻醉科主任和主治医师对确定完成重大、系统麻醉学相关课题的研究，申请国家级科研经费重视不够等有关。我国麻醉学的科研工作，近几年里有了长足的发展，高质量的科学研究论文，陆续在世界知名杂志上发表。获得国家自然科学基金的研究项目数迅速增加。据统计自1999～2009年共获得250项国家自然科学基金，且11年中获资助项目数逐年上升。自1999～2008年中国大陆麻醉科医生发表SCI论文共1 143篇，且10年中发表论文数目迅速增长，分别发表在88种不同的期刊上，期刊影响因子从0.29到6.238。

但是，和其他学科相比，仍有较大的差距，还很少能承担国家重大科研课题。麻醉相关并发症和死亡率虽已经显著下降，由于麻醉失误引起术中患者死亡已属罕见，然而，手术后的并发症和死亡率仍然居高不下。我们在积极开展麻醉药物作用机制和器官保护研究的同时，应该积极努力，深入地开展对术后全身炎症综合征和术后认知功能障碍等手术后相关并发症的研究，充分认识手术后死亡的相关原因，竭尽全力为降低围术期并发症和死亡率而努力奋斗。

麻醉学科在医院中的重要作用以及在社会上的影响也日益增长。但是由于我国幅员辽阔，医疗单位星罗棋布，县级以上综合性医院就有16 000余所，发达地区和一般地区，教学医院、城市大医院和基层医院麻醉学发展很不平衡，医疗水平悬殊。而且大学本科毕业的麻醉科医师数量不够多，还有许多基层医院主要是大专医务人员从事麻醉工作，住院医师的培训也不规范。与世界先进国家相比，即使是大医院的研究工作也有很大差距，全国整体麻醉学水平尚需进一步提高，传承历史，发展未来，任重道远，任务还十分艰巨，仍需我们继续努力奋斗。

（杭燕南　吴新民　孙大金）

参考文献

[1] Byrd ML. History of Michigan Society of Anesthesiology, 1940-1985: 74.

[2] Hune EH. Peter Paker and the introduction of anesthesia into China. J History Med Allied Sci, 1946, 1: 671.

[3] Wu JJ. Lin Chuang Ma Zui Xue [Clinical Anesthesia]. HuaTung: Medical Scinece Publishers, 1951.

[4] Ferguson ME. China Medical Board and Peking Union Medical College. A chronic of fruitful collaboration, 1914-1951, New York, The China Medical Board, 1970: 13.

[5] Krantz JC Jr. Historical Medical Classics Involving New Drugs. Baltimore: Williams & Wilkins, 1970: 112.

[6] Bower JZ. Western medicine in a Chinese palace. Philadelphia, Josiah Macy Jr. Foundation, 1972: 137.

[7] Shieh Y. History of modern anesthesia in China, Anesthesia: Essays on its history. Edited by Rupert J, van Lieburg MJ, Lee JA, et al. Berlin: Springer-Verlag, 1982: 224.

[8] 谢荣. 麻醉学. 中国医学百科全书. 上海：上海科学技术出版社，1986.

[9] Book News (editorial). Chinese J Anesthesiol, 1990, 10: 354.

[10] Celebrating Professor Jone Wu's 80th birthday. Chinese J Anesthesiol, 1990, 10: 129.

[11] Shelh Y. Continued hard word to elevate the level of advanced clinical anesthesia. Chinese J Anesthesiol, 1990, 10: 8.

[12] Bacon DR, Ament R. Ralph Waters and the beginnings of academic anesthesiology: The Wisconsin TemPlate. J Clin Anesth, 1995, 7: 534.

[13] Boulton TB, Wilkinson. In: Healy TE, ed. A practice of anesthesia. The origins of modern anaesthesia in a practice of anaesthesia. 6th ed. London: Wylie and Churchill-Davidson's, 1995: 3.

[14] Bonica JJ. History of pain concepts and therapies. In: Bonica JJ, ed. the management of pain 2nd ed. London: Lea and Febiger, 1996: 2-17.

[15] Rushman GB, Davies NJH, Atkinson RS. A short history of anesthesia (the first 150 years). Oxford: Butterworth-Heinemann, 1996.

[16] 赵俊. 绪论. 现代麻醉学. 第2版. 北京：人民卫生出版社，1997: 1-86.

[17] Brow DL, Fink BR. The history of neural block and pain management. In: Cousins MT, Briswnbaugh PO, ed. Neural blockage. 3rd edn. New York: Lippincott-Roven, 1998: 1-27.

[18] 李德馨. 站在跨世纪的门槛上. 临床麻醉学杂志，2000, 16: 5.

[19] Orkin FK, Thomas SJ. Scope of modern anesthetic practice. In: Miller RD, Millers. Anesthesia 5th edn. New York: Churchill Livingstone, 2000: 2577-2585.

[20] Dajin S. The development of anesthesiology in China: A prominent pioneer professor Wu Jue. In: 12th World congress of Anaesthesiologists. Montreal, Canada, 2000: 414.

[21] Sim P, Du B, Bacon DR. Pioneer Chinese Anesthesiologists American influences. Anesthesiology, 2000, 93: 256.

[22] Vandam LD. History of anesthetic practice. In: Miller RD, Millers. Anesthesia 5th edn. New York: Churchill Livingstone, 2000: 21-11.

[23] Warters RD, Katz J, Szmuk P, et al. Development criteria for academic leadership in anesthesiology. Have they changed? Anesth Analg, 2002, 95: 1019-1023.

[24] Culley DJ, Crosby G, Xie Z, et al. Career National Institutes of Health funding and scholarship of chairperson of academic department of anesthesiology and surgery. Anesthesiology, 2007, 106: 836-842.

[25] Evers, AS, Miller RD: Can we get there if we don't know where we're going? Anesthesiology, 2007, 106: 651-652.

[26] Patrick P, Sim M L S. A Measure of Gold. Hong Kong Anesthesia 50. Anesthesiology, 2007, 170: 153-160.

[27] Reves JG. We are what we make: Transforming research in anesthesiology. The 45th Rovenstine Lecture. Anesthesiology, 2007, 106: 826-835.

[28] 2008年于布为教授在中华医学会麻醉学分会全国年会上的工作报告. 中华麻醉在线, 2008.

[29] 2009年吴新民教授在中华医学会麻醉学分会全国年会上的工作报告. 中华麻醉在线, 2009.

[30] 张立生. 中国古代的麻醉与镇痛历史. 实用疼痛学杂志，2009, 5(5): 395-399.

[31] 2010年于布为教授在中华医学会麻醉学分会全国年会上的工作报告. 中华麻醉在线, 2010.

[32] 许冬妮, 张立生. 伯驾医生与19世纪西医——在中国的传播在中国施行乙醚麻醉的第一人. 实用疼痛学杂志, 2011, 7: 316-320.

[33] 马丽，孙立，熊利泽. 中国麻醉学领域科研工作现状分析. 中华麻醉学杂志，2010, 30(6): 641-643.

[34] Li Z, Shi J, Liao Z, Wu FX, et al. Scientific publications in anesthesiology journals from mainland China, Taiwan, and Hong Kong: a 10-year survey of the literature. Anesth Analg, Mar, 2010, 110(3): 918-921.

[35] Kissin I. The development of new analgesics over the past 50 years: a lack of real breakthrough drugs. Anesth Analg, 2010, 110: 780-789.

[36] Miller RD, Eriksson LI, Fleisher LA, et al. Miller's Anesthesia. 7th ed. Philadephia: Churchill Livingstone Inc., 2009: 3-41.

第二章 麻醉安危和质量控制

麻醉安危(anesthesia safety)和麻醉质量(quality of anesthesia)是麻醉医师、患者和医院领导共同关心的问题,涉及麻醉医师的培训、素质教育、科主任的管理、设备条件和医院领导重视程度等诸多因素,但关键在于麻醉专业人员,需要我们从多方面共同努力,确保麻醉安全,提高麻醉质量。

第一节 麻 醉 安 危

一、麻醉安全性概况

当今的麻醉安全性与几年前比较可能感觉不到有太大差别,但是从事 30 年麻醉的医师都会认为今天的麻醉比 20 世纪 80 年代的麻醉安全性提高很多,至少灾难性事件和麻醉并发症更少。美国医疗索赔事件中麻醉相关事件以及麻醉医师职业保险费率的下降(或增加幅度低于其他专业医师)也说明今天的麻醉更安全。

传统的麻醉只是手术的辅助手段,而不是治疗手段,所以麻醉质量的评估只是用并发症和不良事件发生率来考评,质量改进的焦点也就聚焦在尽可能避免可预防的并发症。

并发症、死亡率等统计学数据下降是麻醉更加安全的一个方面,但是由于数据收集时采用的标准定义不同,有时很难集中统一分析并得出结论。

首先围术期麻醉死亡率(anesthesia mortality)如何定义就有较大差别。不同国家和地区麻醉死亡或麻醉相关死亡的定义还十分混乱,所以互相比较有很大困难。单从术后死亡率的统计时间来看,最短的为 24 h 内(南澳大利亚围术期死亡率委员会),最长的达到 30 d(美国外科学院)。麻醉死亡的范围有人主张所有术中和术后死亡都应统计为麻醉死亡,而更多的人认为应该统计纯粹由麻醉原因引起的死亡或者麻醉相关的死亡。

统计死亡原因时应该尽可能区分为直接的手术错误和并发症;还是直接的麻醉错误和并发症;手术相关问题(如肠穿孔后脓毒症);原有疾病(例如冠心病);原有病理状态(如 ICU 患者 ARDS);新发生的问题(如致命性术后肺栓塞)等。

1954 年 Beecher 和 Todd 报道,“麻醉为主要作用”的病死率为 1∶1 560。Lagasse 总结了 1966～1997 年 23 篇研究麻醉死亡的报道:围术期死亡率有 13 篇报道,结果为 1∶53～1∶5 417;麻醉相关死亡率有 22 篇,结果为 1∶3 88～1∶85 708(或 0 死亡);纯粹麻醉原因死亡率 7 篇,结果为 1∶9 090～1∶200 200(或 0 死亡);可能防止的麻醉死亡率有 6 篇,结果为 1∶1 707～1∶48 748(或 0,报道 0 死亡的是加拿大 4 家医院住院患者 27 184 例无麻醉死亡)。该作者还补充了他们大学系统内医院的资料,围术期死亡率 1992～1994 年为 1∶332,1995～1999 年为 1∶632(包括 ASA 分级为 5 级的患者 1∶4.6),麻醉死亡定义为由于麻醉人员人为错误起作用的 48 h 内死亡,死亡率分别为 1∶12 641 和 1∶13 322,没有纯粹麻醉原因死亡者。ASA 评分 3 级患者的麻醉死亡率 1∶6 883,4 级者 1∶2 005,5 级达到 1∶715。

美国的大体情况是 20 世纪 80 年代麻醉死亡率 1∶5 000,到 90 年代末降至 1/(20 万～30 万)。新西兰州 2001 年术后 24 h 死亡或脑损害 1∶1 072,麻醉相关者 1∶7 034,纯粹麻醉原因者 1∶124 000。挪威一家医院 5 年统计,术后死亡率1∶1 996,麻醉死亡1∶83 844。澳大利亚 20 世纪 90 年代中期麻醉相关死亡率 1∶62 500,法国 90 年代早期 ASA 1～4 级患者麻醉死亡率 1∶16 961。英国 1987 年 30 d 内麻醉相关死亡率 1∶1 351,纯粹麻醉死亡率1∶185 056。日本 1999～2002 年,术中死亡率 1∶1 461,直接麻醉死亡率 1∶96 384,ASA 1～2 级者 1∶25 万,ASA 1 级者 1∶72 万。2005 年 Warner 报道近 20 年的麻醉死亡率为 (0.05～10)/10 000,为何会有如此大的差距?与人员是否经过全面培训、麻醉人员配备是否足够、麻醉医师是否有疲劳工作和对于使用的仪器状态是否有充分的了解有关。

国内目前还缺乏相关的正式数据。

二、影响麻醉安全的因素

近20年来，麻醉安全性提高有很多原因。监测技术的进步，如脉搏血氧饱和度和呼吸二氧化碳，能早期发现潜在呼吸和循环意外的危险；标准监测项目的强制执行；包括住院医师培养在内的长期培训制度（师资，教材，模拟人等改进）；麻醉安全资料信息的完整收集和互相交流；麻醉安全和人为因素的科学研究；麻醉和辅助药物的进步；设备仪器的进步例如可视技术在气道管理和穿刺定位的应用；基于循证医学的标准、指南、规范的建立和推广应用，都从一定的角度帮助了麻醉安全性的提升。

但是，与过去相比，今天也有增加麻醉并发症和危及麻醉安全的情况出现，如手术指征扩大，复杂程度增加，手术时间延长；新生儿、老年、危重患者增多；麻醉工作环境扩展如门诊手术、诊断检查室；手术量增加和麻醉人力紧缺；周转加快和住院时间缩短等。

麻醉死亡率很难评价，主要与定义、原因分析、地点、时间范围和患者群体差别有关。麻醉死亡率总体在1∶13 000到1∶96 000，主要发生在ASA 4～5级患者。相对健康的患者直接麻醉死亡率1∶15万～1∶30万。不论麻醉灾难性事件和一般并发症，现在麻醉比以往更安全。

严重影响术后患者转归结果的因素有：ASA分级，已经存在的严重心、肺（包括吸烟）、肾、中枢神经疾病，急诊手术，输血大于4单位的手术，污染伤口，脓毒症，某些实验室检查结果异常等。研究发现不良麻醉后果与心衰和心肌缺血、高血压（可能）、手术性质（心血管和腹腔）、ASA分级、老年、肥胖、吸烟、男性患者等有关。长时间深度麻醉也是危险因素之一。心血管和颈内动脉疾病是引起围术期高并发症和死亡率最多见的原因。

评估围术期并发症和死亡率对于患者知情同意做出决定有非常重要的价值。围术期危险性的评估时除了考虑麻醉和围术期处理能力外，应该考虑患者日常生活中的体能状态、手术创伤大小和复杂程度、外科医生能力和医院综合水平，有很多的危险评分系统可以利用，虽然各不相同，但都有一定帮助。所有接受麻醉的患者均面对一定危险，风险预测因素是对于群体而言的，而不是针对个体患者。理想的危险度评分表应该简单易行、可靠、准确，并对进一步的检查和治疗有指导意义，尤其是能够预测术后并发症发生的危险性。但是目前仍缺乏较为公认的评估方法，一般用ASA分级进行比较笼统的评估。

第二节 麻醉质量控制

通过管理提高安全和效率是科学化和系统化医疗服务质量管理的重要体现。持续质量改进是遵循“计划-实施-评价”的循环管理模式。实施有效的持续质量改进计划的步骤为：① 通过群体调查确认严重事件和并发症，选择指标，设立质量管理目标；② 找出发生问题的原因；③ 制定相应的改进措施；④ 采取一定方法推进这些措施的实施；⑤ 监测实施改进措施后的结果。

实施持续质量改进的关键在于优化整个系统和程序，可能涉及麻醉科的结构管理、麻醉过程管理和麻醉质量的结果管理。质量改进必须成为麻醉医师每日日常工作的组成部分。

一、麻醉质量控制发展历史

质量就是满足消费要求的能力。提高医疗服务质量是以当代的知识和能力，最大限度地满足医疗消费者（患者及其家属）的要求。对接受医疗服务的消费者来说，医疗服务质量就是以最少的花费产生最好的医疗结果，承担最小的损害和并发症的风险。质量控制起源于工业生产，医疗质量控制是在工业质量控制的基础上发展起来的。1960年，由Donabedian和Codman将工业质量管理的理论应用于医疗质量管理。美国医疗机构认识到实行医疗质量管理的必要性，并且直接将相关的质量管理理论应用于现代医学领域。美国最主要的医疗质量管理组织是医疗机构评审委员会（Joint Commission on Accreditation of Healthcare Organizations，JCAHO）。JCAHO对质量管理的理念也经历了逐步发展和不断完善的过程。随着社会的发展和公众对麻醉要求的提高，从单纯的医疗质量考虑显然还不能满足当今医疗消费者的要求，因此，麻醉质量的评估要与医疗服务质量，尤其是患者的舒适度和满意度密切结合。

麻醉工作范围已不局限在临床麻醉，已扩展到急救、重症监护治疗、心肺脑复苏、疼痛治疗等，麻醉科已经发展为临床二级学科。随着麻醉工作范围的扩大，与麻醉学科发展密切相关的麻醉质量管理在越来越受到麻醉界、医疗行业乃至社会关注。

我国麻醉学科质量管理工作也是逐渐发展起来的。1989年浙江省最早成立麻醉质量控制中心，随后天津、上海、安徽、山东等省市相继建立了麻醉质控中心,至今卫生部也成立了全国麻醉质量管理和改进中心,各省市自治区也已经全部建立了麻醉质控中心。麻醉质控中心为提高麻醉质量和麻醉安全性,提高患者满意度和降低麻醉风险,起到了行业监管的积极作用,并进行了广泛的交流,以期在为患者提供更高水平的医疗服务和努力实现麻醉质量全面管理的同时,推动麻醉学科的整体发展。

二、建立有权威性的质控机构

权威性的质量管理机构是实行质量管理的必要条件。质量管理机构不仅要通过医疗行政主管部门授权和专家的学术地位获得管理的权威性,还应该通过定期发布公正的质控评审信息来巩固和发展管理机构的权威性。麻醉质控中心通过制定麻醉学科标准,发布麻醉质控信息,为麻醉医师和医院服务。这不仅有利于麻醉质量的提高,也有助于麻醉学科的发展。同时,对于高风险的麻醉学科来说,提高麻醉质量、增加麻醉安全和降低麻醉风险的受益者不仅仅是患者,也包括医院和麻醉医师。

麻醉质量控制中心的主要任务包括:① 制定麻醉规范,包括麻醉科人员结构、设备要求、操作规范和流程,促进麻醉技术水平的提高和学科的发展,通过适当的行政指令,完善麻醉学科建制。② 开展督察活动,实施标准化、规范化、科学化管理,开展室内、室间质控活动,进行科学评估。③ 加强麻醉科队伍建设,培训麻醉人员,开办专门学习班,提高麻醉医师的专业能力和综合素质,开展业务指导。④ 开展调查研究,收集相关数据资料,详细调查医院麻醉科的人员编制、科室建制、麻醉设备和麻醉工作统计等,并从调查结果分析中把握现状,针对薄弱环节,提出改善质量管理的计划。⑤ 领导和组织各医院的麻醉科参加麻醉工作的质量控制体系,建立质控网络,实行全面覆盖,应该充分利用现代信息技术,开发和推广麻醉质量管理软件系统。经过信息化处理获得的麻醉质量信息,将有助于全面提升麻醉质量管理水平。

麻醉质控中心需建立专家委员会,委员会要有权威性和广泛的覆盖面,设立办公室,并设专职或不脱产工作人员(如秘书等),以便进行日常工作。

各医院麻醉科须设立质量控制小组,麻醉科质量控制小组应有相应的工作制度,须制定年度工作计划,定期召开质量控制小组会议并有开展工作记录,开展麻醉质量评估,将麻醉并发症的预防措施与控制指标作为科室质量与安全管理与评价的重点内容。同时建立科室麻醉信息系统,并以此为麻醉科质量控制的技术平台。麻醉科质量控制小组应对涉及麻醉质量的相关结果指标建立年度统计档案,并对各项结果指标不断改进和提高。

三、麻醉质量控制环节

(一) 结构管理 结构指提供医疗服务的各种设置,通常包括人员、设备及其组织形式。麻醉学科的结构则包括麻醉科的建制、麻醉医师的数量和素质、开展的业务范围和工作量、麻醉仪器及监测设备、手术室和麻醉恢复室的规模设置、麻醉科的各项规章制度等。麻醉结构管理就是要求符合各项麻醉基本标准的管理,也是实施麻醉质量管理的基础。

实施结构管理的初期,要确定质量管理的对象和范围,进行基础调查,通常是对麻醉结构的内容进行调查。调查可根据不同的项目,采用不同形式如建立月报表或年报表的形式,定期调查有利于比较分析。对调查结果的分析并以此为依据,制定必要的计划和采取有针对性的措施。在实施计划的过程中要跟踪检查结果,使麻醉学科的结构建设不断完善。

1. 工作环境 实施麻醉及其相关的工作环境包括住院手术室和门诊手术室;在手术室外场所实施麻醉或镇静,包括内镜麻醉、无痛分娩、无痛计划生育手术、导管室、CT/MRI 检查室、放射治疗室、介入、MECT(无抽搐电休克治疗)、口腔科门诊内无痛诊疗操作等;麻醉科门诊主要工作内容有麻醉前患者体格检查,准备及风险评估,麻醉前会诊或咨询,出院患者麻醉后随访,麻醉相关并发症诊断和治疗;手术室内须设置麻醉后恢复室,承担患者麻醉后的恢复和监护管理工作。麻醉后恢复室应设置在紧邻手术区域,并靠近手术转运通道。麻醉后恢复室床位与手术台比例不低于 1∶3;在开展非住院手术的医疗机构,宜设置离院前恢复室,为患者离院做准备;有条件的医疗机构,应在手术室内设置麻醉前准备室,建立疼痛门诊和疼痛病房;此外须在手术室区域内设立专用的药品储存间、耗材储存间、专用设备储存间,以及办公室、值班休息室、教学示教或会议室。

2. 人员 麻醉科医师及相关人员的数量需与麻醉科开展业务范畴、手术台数、手术医生数量、年手术总量和手术台周转情况相适应。总体人员配备的最低要求应同时可满足手术室内麻醉、手术室外麻醉、麻醉科门诊、麻醉后恢复室、疼痛门诊、疼痛病房、体外循环、科研和教学工作对人员数量的需求,同时满足主治医师负责制的要求。手术室外麻醉、麻醉科门诊和疼痛门诊,至少配备有主治医师(含主治)以上麻醉科医师。麻醉后恢复室根据工作量应配有麻醉科主治医师、医师和护士。

从事临床麻醉及相关工作的医护人员资质要求必须具有相应的资格证书、执业证书;医技人员具有相应专业技术职称证书。独立从事临床麻醉工作的医师应为主治医师以上职称(含主治)的麻醉科医师。按照医疗机构的分级实行相应的麻醉科医师资格分级授权管理制度，并落实到每一位麻醉科医师。麻醉科医师资格分级授权管理必须严格执行、无超权限操作情况。定期对麻醉科医师执业能力进行再评价和再授权，并有相关记录。

3. 设备管理　所有麻醉相关设备须有准许证件，仪器设备应定期检查，按要求对设备进行定标和质量控制。有麻醉设备出现故障时的应急预案和措施，确保患者安全。每一个手术间、手术室外麻醉场所必须配备以下设备和设施：供氧装置、麻醉机、多功能监护仪（血压、心率、心电图、脉搏血氧饱和度）、气道管理工具、吸引器、简易人工呼吸器、应急照明设施等。全身麻醉需配备呼气末二氧化碳监测仪。婴幼儿、高龄、危重患者、复杂疑难手术应配备体温监测及保温设备。每一个麻醉治疗区域均须配备急救设备并保证功能完好，包括抢救车、困难气道处理工具、除颤仪等。

麻醉后恢复室须配备如下设备，麻醉机或呼吸机（至少一台）、吸引器、急救车、气道管理工具、简易人工呼吸器等。每张麻醉后恢复室床位须配备吸氧装置、监护仪。

根据开展临床麻醉特色、特殊手术和患者病情的实际情况，还需选择必要的专用设备，如有创血流动力学监测仪、心排血量监测仪、呼吸功能监测仪、体温监测及保温设备、肌松监测仪、麻醉深度监测仪、麻醉气体监测仪、血气分析仪、自体血回收机、出凝血功能监测、血细胞压积或血红蛋白测定仪、渗透压检测仪、血糖监测仪、超声定位引导装置、经食管心脏超声设备、神经刺激器、纤维支气管镜、处理气道困难的装置、转运危重患者专用转运呼吸机和监护仪、麻醉机专用消毒机等。

（二）过程管理　过程就是为了实现既定目标的工作程序，即医疗的活动顺序和相互协调。过程管理是对遵循指南或者诊疗常规实施麻醉工作的实际过程的监管。应该明确定义和详细说明所有的过程，并且将过程记录在科室的质量管理手册上。过程管理是整个质量管理中最为重要的环节。好的过程管理是获得好结果的必要保证。围术期不同层面的过程管理分为术前、术中和术后三大部分。① 术前管理包括：术前访视及病情评估、患者知情同意、麻醉实施方案制定、特殊准备和伴随疾病的处理等。② 术中管理包括：麻醉监测、麻醉实施和麻醉记录。③ 术后管理包括：麻醉后恢复、术后随访、并发症处理和重大事件讨论及报告等。

1. 麻醉科制度　重点制度应包括（但不限于），麻醉科医师分级授权管理制度、三级医生负责制、麻醉前访视与讨论制度、患者知情同意制度、麻醉风险评估制度、麻醉前准备和检查制度、病历书写规范与管理制度、麻醉操作管理制度、手术安全核查制度、麻醉交接班制度、死亡和重症病例讨论制度、麻醉科院内感染管理制度、麻醉不良事件无责上报制度、危重患者抢救制度、临床用血管理制度、人员培训和准入制度、仪器设备维修保养制度、麻醉用具消毒保管制度、药物器械准入制度、新技术和新项目准入制度、毒麻药品管理制度等。

建立科室突发事件和危机处理流程、制度和预案，及时有效处理各种意外事件。制定相应的逐层呼叫机制，科室成员需提供应急通讯方式。确保麻醉科应急预案与其他科室及医院应急预案的衔接。

2. 麻醉操作标准和指南　麻醉标准是实施麻醉时，对于麻醉医师、麻醉设备以及麻醉场所等提出的基本要求。麻醉指南是对各项具体麻醉工作的指导和建议。标准和指南的共同目的都是用来指导做正确的事情以及将正确的事情做好。标准和指南的根本区别在于：指南是应当执行的，而标准是必须执行的。

标准和指南的制定是以历史回顾和现状分析的信息为基础，根据需要和可能性，确定标准或指南的项目名称，再结合临床的效果评估和应用价值，制定出各项麻醉标准或指南。美国麻醉医师协会（ASA）在 1969 年发表第一本实用指南，并且在 1986 年出版了第一套严格的麻醉标准。这些标准包括：围术期最低限度的监测，手术室外麻醉场所的基本要求，仪器检验和麻醉后监护等。ASA 还出版了特殊领域的实用指南，如：围术期急性疼痛治疗，成分输血疗法，癌性疼痛治疗，困难气道处理，围术期经食管心脏超声，肺动脉插管，非麻醉医师实施镇静和镇痛的要求等。这些标准和指南特别强调围术期的生理监测并且已经对临床麻醉产生明显影响。随着社会的进步，标准和指南也需要不断发展。标准和指南的发展依据是标准和指南对临床作用的结果。必要时，就应该根据新的论证结果修订标准和指南。因此，ASA 的麻醉指南每年都在发展和更新。

国内安徽、江苏、上海等不少省市已经出版了麻醉诊疗常规或操作规范，卫生部目前正在组织编写麻醉操作技术规范。操作规范将涉及麻醉的准备和操作，全身麻醉（包括吸入麻醉、静脉麻醉和静吸复合麻醉）的诱导、维持和恢复，常用神经阻滞麻醉和椎管内麻醉的实施规范。各级人员须在技术规范指导下开展相关临床麻醉工作，建立技术规范的培训制度，并有相关培训记录。

3. 麻醉前质量控制

（1）麻醉安排需根据临床麻醉医师资格分级授权管理规定、手术种类、麻醉难易程度、患者状况、麻醉科医师的技术水平及业务能力予以合理安排。实施手术风险评估制度，于术前对患者进行评估，分析麻醉和围术期间可能发生的问题和防治方法，拟定麻醉方案，并填写术前访视评估记录。对患者全身情况和麻醉风险进行分级，可参考美国麻醉医师协会“ASA 体格情况分级”对患者进行评定。对择期疑难病例，手术科室应提前请麻醉科会诊或共同进行术前讨论。

(2) 知情同意是在医疗活动中医疗机构及其医务人员将患者的病情、医疗措施、医疗风险等如实告知患者或亲属并且得到患者或亲属认可同意和签名的过程。麻醉科医师应向患者或亲属说明拟定麻醉方法、监测方法、有创操作、术后镇痛方法、自费项目、可能发生的并发症和意外，以及所采取的预防措施和备选麻醉方案等。知情同意也包括患者需要在充分知情的情况下，对自己疾病的诊断、治疗做出选择，参与医疗决策。麻醉知情同意书应该特别强调：① 努力使患者亲属理解所有麻醉都有可能发生并发症和损伤，在极少情况下可能发生原因明确的或不明确的意外死亡；② 记录已经与患者或亲属充分讨论了麻醉的危险，以及改变麻醉方式的可能性。知情同意既体现了患者的应有权利，也是对医师职业的正当保护，有助于医生与患者的沟通，减少医疗风险。

(3) 术前访视患者时若发现特殊疑难情况，应有逐级上报和讨论制度。对高危或麻醉处理十分复杂的病例，应于术前向医疗管理部门报告。根据手术要求、患者身体状况、本单位设备条件并考虑患者权益，选择合适的麻醉方式，制定麻醉计划，包括意外情况处理预案。

(4) 麻醉设备准备要求每一例麻醉均应常规准备麻醉机、监护仪、氧气和吸氧装置、吸引器，并根据手术和麻醉的需求，可准备其他相关设备。设备按要求开机、检测，调整相关参数。对所有接受麻醉的患者全程监测脉搏血氧饱和度和心电图，无创或直接动脉血压。

(5) 建立手术安全核查与手术风险评估制度与流程，并确实履行“三步安全核查”。实施麻醉前、手术开始前和患者离开手术室前，麻醉科医师、手术医师和手术室护士对包括患者信息等安全事项进行三方核对，填写《手术安全核查表》。

4. 麻醉过程中质量控制　实施麻醉时，应严格执行诊疗规范和技术操作常规。任何情况下均须确保患者气道通畅和有效通气，包括自主呼吸和人工通气时。所有接受全身麻醉的患者必须辅助供氧。按照计划实施麻醉，变更麻醉方法需有明确的理由，并获得家属知情且记录于病历/麻醉单中。术中严密观察患者，关注手术进程，随时与术者保持有效沟通。按照要求填写麻醉知情同意书、麻醉术前访视记录、手术安全核查表、麻醉记录单和麻醉术后访视记录等医疗文书。出现并发症或意外情况，应按麻醉前准备的预案采取必要的救治措施，并及时汇报和求助，全力保证患者安全。

良好的医疗记录不仅是患者诊治过程的记载，也是医师的自我保护手段。医疗记录不当将导致难以预料的后果。麻醉医师术中的主要医疗记录是麻醉记录单。必要时，有些麻醉工作可以记录在病史的病程录中。麻醉记录单应按照病历书写规范记录，至少应包括：ASA 分级、每 5 min 的生命体征监测记录、使用的其他监测、使用的液体、药物的剂量和使用时间。如果麻醉过程中发生事件，应该以叙述形式记录发生的事件，发生的时间，处理的过程，处理的转归，以及在场的相关人员。各种记录应该内容相符。记录应该及时，不能涂改，记录如有错误可用附加说明的方式更正。

5. 麻醉后质量控制　要求所有患者麻醉后均应在适当场所进行恢复，严格麻醉恢复室管理，确保麻醉后恢复期患者安全，恢复室应有必要的监测设备、抢救设备和药品；应按床位数配备有资质的麻醉科医生和经过专业培训的麻醉科恢复室护士；建立健全麻醉恢复室各项规章制度；须有麻醉恢复室患者转入、转出标准与流程。在恢复室继续对患者进行生命体征监测，并根据情况给予氧气治疗，密切观察，预防和处理相关并发症，如意识和精神障碍、呼吸抑制、循环波动、疼痛、恶心呕吐、伤口出血等。患者在离开恢复室前，应由麻醉科医生进行评估。建立术后镇痛管理相关制度和规范，及时调整剂量，确保镇痛效果，同时，预防和处理相关并发症，尤其是对呼吸和循环的严密监测，早期发现问题和及时治疗并发症，加强麻醉恢复室管理，是确保麻醉安全的重要环节。

术后需要较长时间连续监测生命体征的患者应转送至重症监护室进行监护治疗。患者转入重症监护室由麻醉科医师、外科医师、手术室护士共同转送。患者进入恢复室应交班，交接内容包括血压、心率、脉搏血氧饱和度、呼吸、意识、术中情况等，并对患者入室情况进行共同评估。

术后根据不同情况对患者进行术后随访，重点关注麻醉并发症和恢复情况。

四、结果管理

结果管理是对反映结果的指标进行测量和分析，并经过反馈，进一步改进过程管理中存在的问题。

指标是测定一个机构功能、工作程序和结果的工具。指标也相当于提示需要进行质量改进评审的标志。指标通常以率来测量。对于发生率低的重大事件如硬膜外麻醉后的截瘫，只有通过大样本调查确定的发病率才有意义。发生率较高的指标如硬膜外穿破后头痛可以直接用率来表示。当采用发病率或死亡率作为测量指标来评估质量结果时，应该进行多因素分析，如：年龄、性别、ASA 分级、疾病严重程度和伴发疾病、手术时间(通常作为外科手术的严重程度)和急症状态。对于影响指标结果的临时变化因素[例如：不同患者数的变化、手术和(或)麻醉技术改变、麻醉操作者的类型]也须再评价。

结果测量中，质量项目的定义必须标准化，宜采用量化指标衡量结果。在结果管理中，建立数据库是非常必要的。数据库资料必须定义明确，采样合理。麻醉数据库收集的内容包括麻醉总量、麻醉种类、手术种类、急症手术、ASA评级分类、术后疼痛治疗、麻醉复苏室人数、术前访视率、知情同意率和术后随访率等统计资料，以及围术期死亡、各种不良事件等发生率。此类统计通常采用月报制度。通过数据库资料分析，可以跟踪质量变化。应该将麻醉指标跟踪逐渐引入麻醉质量的检查和评审过程中。各医院根据指标测量系统要求向数据库提供各指标的数据。数据库将向各医院提供相应的质量信息，包括从其他医院获得的比较数据，医院可以利用这些信息监控和改进自身医疗质量。常用麻醉质量管理与控制指标主要有：

1. 麻醉死亡率　是指由麻醉医师实施的麻醉，因麻醉药物、麻醉操作、麻醉管理不当和麻醉并发症导致的死亡。

$$麻醉死亡率=\frac{麻醉死亡人数}{同期麻醉总人次}\times 100\%$$

2. 术中死亡率　是指所有在手术中发生的死亡。

$$术中死亡率=\frac{麻醉下术中死亡人数}{同期麻醉下手术总人次}\times 100\%$$

3. 术中非预期心搏骤停发生率

$$术中非预期心搏骤停发生率=\frac{术中非预期心搏骤停发生例数}{同期麻醉人次}\times 100\%$$

4. 困难气管插管比率　是指正规培训过的麻醉医师3次气管插管未成功者。

$$困难气管插管比率=\frac{麻醉困难气管插管例数}{同期麻醉气管插管人次}\times 100\%$$

5. 麻醉后停手术发生率　是指已完成麻醉，但因各种原因而没有进行手术或操作。

$$麻醉后停手术发生率=\frac{麻醉后停手术发生例数}{同期麻醉人次}\times 100\%$$

6. 非预期改全麻比率

$$非预期改全麻比率=\frac{非预期改全麻例数}{同期计划非全麻人次}\times 100\%$$

7. 非预期麻醉气管拔管后再插管比率

$$非预期麻醉气管拔管后再插管比率=\frac{非预期麻醉气管拔管后再插管例数}{同期麻醉气管插管人次}\times 100\%$$

8. 全麻后苏醒延迟发生率　是指麻醉前清醒患者全麻后2 h内没有苏醒者。

$$全麻后苏醒延迟发生率=\frac{全麻后苏醒延迟发生例数}{同期全麻人次}\times 100\%$$

9. 麻醉不良事件　主要包括：喉镜引起的牙齿损伤；门诊麻醉患者非计划入院；非计划性术后入ICU；误吸胃内容肺炎；外周神经损伤；中枢神经损伤包括脑卒中伴功能障碍；非预期肺水肿；心肌梗死；心搏骤停；死亡。有人主张还应包括：部位麻醉失败；中心静脉插管气胸；角膜擦伤；麻醉后头痛；严重支气管痉挛；烧伤；全麻中知晓。

（李士通　庄心良）

参考文献

[1] Lobato EB, Gravenstein N, Kirby RR, et al. Complications in Anesthesiology. Philadelphia: Lippincott Williams & Wilkins, 2008: 3-14,42-62.

[2] Eravenstein N. Manual of Complications During Anesthesia. New York: Lippincott, 1991: 1-44.

[3] Juan X, Xinqiao F, Shanglong Y, et al. Availability of anesthesia equipment in Chinese hospitals: is the safety of anesthesia patient care assured? Anesth Analg, 2012, 114: 1249-1253.

[4] Benn J, Arnold G, Wei I, et al. Using quality indicators in anaesthesia: feeding back data to improve care. Br J Anaesth, 2012,109: 80-91.

[5] Gisvold SE, Fasting S. How do we know that we are doing a good job — can we measure the quality of our work? Best Pract Res Clin Anaesthesiol, 2011,25: 109-122.

[6] Ting PC, Chou AH, Yang MW, et al. Postoperative reintubation after planned extubation: a review of 137,866 general anesthetics from 2005 to 2007 in a Medical Center of Taiwan. Acta Anaesthesiol Taiwan, 2010,48: 167-171.

[7] Vimlati L, Gilsanz F, Goldik Z. Quality and safety guidelines of postanaesthesia care: Working Party on Post Anaesthesia Care (approved by the European Board and Section of Anaesthesiology, Union Européenne des Médecins Spécialistes). Eur J Anaesthesiol, 2009,26: 715-721.

[8] McIntosh CA, Macario A. Managing quality in an anesthesia department. Curr Opin Anaesthesiol, 2009,22: 223-231.

[9] Choy CY. Critical incident monitoring in anaesthesia. Curr Opin Anaesthesiol, 2008,21: 183-186.

第三章 麻醉与信息技术

目前人们公认的信息管理概念可以总结如下：信息管理是为实现组织目标，满足组织的要求，解决组织的环境问题而对信息资源进行开发、规划、控制、集成、利用的一种战略管理。同时，认为信息管理的发展分为3个时期：以图书馆工作为基础的传统管理时期，以信息系统为特征的技术管理时期和信息资源管理为特征的资源管理时期。信息管理已广泛应用于医院各学科的管理和临床医疗实践。

当今，计算机信息技术在麻醉学科中主要应用以下几个方面：麻醉资料的收集及统计分析、辅助教学及学术演示、麻醉监测系统、麻醉方法的制定（专家系统）、麻醉药物靶控输注技术（TCI）和疼痛治疗。今后随着物联网技术及智慧医疗的兴起，到处存在的传感器将会把病房中、手术室中、患者家中的生命体征数据通过网络传输至麻醉信息管理中心，麻醉医师从此可以承担起人类从出生至生命终止、从医院内至医院外的所有生命体征的监测及生命救护，这是物联网技术革命带给麻醉和围术期医学的又一次机遇与挑战！

第一节 医学中计算机及其运作

一、医院信息系统

现代医院信息系统组成部分包括管理、临床、档案、收费和商业系统。它是介于统一单独的综合系统和最佳模式组合的系统之间的系统。前者的优点是协同性良好，而后者在一些组件方面要好得多。近年，医疗信息技术越来越受政府调控、安全顾虑和标准的约束。标准对于系统间的协调作用至关重要，可确保各系统均使用统一的术语。HL7（health level 7）是美国医疗设备间通信的一套公认的规则和协议。全美医院2004年5月已全部使用HL7。

现代复杂的医疗信息系统将许多不同地点的分散的系统编排为一个扩展的“内联网”。例如，一个核心医院会与地理上相距很远的门诊或同一医疗系统内的多家医院同处于一个内联网内。有的部分是通过网络“主干”物理性相连的，而有的可能通过虚拟私人网络相连，使远程用户可以出现在同一网络内。

二、电子健康记录

电子记录还被称为计算机化医疗记录、计算机化患者记录、电子医疗记录和电子健康记录（electronic health record，EHR）很明显不同情形下需要完全不同的HER，而这些HER最终需要准确无误的进行交互。

HER核心功能有8类：① 管理患者健康信息与数据；② 提供患者检查的结果；③ 计算机化医嘱录入；④ 决策支持，可自动产生提示来为医生提供信息；⑤ EHR可装配通信工具；⑥ 可自动生成患者支持工具如描述疾病或出院指导的小册子；⑧ 管理程序可以整合入EHR内，包括排班系统、收费管理和保险确认；将报告系统整合入EHR内可以简化内部和外部报告的需求。

大型服务商如Microsoft和Google现在已经采用了更实用的一种方式，即在线提供患者医疗“库”，患者可对其进行读写和存取控制。

三、计算机化医嘱录入

计算机化医嘱录入（CPOE）系统在许多医院都已建立。广义上CPOE指基于计算机的医嘱系统，用以使医嘱过程自动化。使用CPOE可以给出符合医院处方规范的标准、完整和易读的医嘱，并将医嘱自动发送至药房。CPOE还经常配备决策支持系统（DSS）。

一个成功的CPOE系统的9个要素：第一是掌握所有执行CPOE所需的资源，包括政策的、地区的和内部的；第二是在执行CPOE过程中一直受到本单位领导阶层的支持；第三是CPOE系统在各方面都能得到资助，包括人员的培训；第四是能预先知道CPOE对体系中各部分工作流程会产生何种影响；第五是确保每位使用该系统的医务人员都能通过节省时间的措施得到“性价”比的升高；第六是选择恰当的部署策略，是一步到位还是逐步进行；第七是技术方面的问题，例如如何取代过时的旧系统；综合进行培训和支持是第八个要素；第九是在开展 CPOE 系统后设计一个持续质量改进的计划。

四、决策支持系统/人工智能

整合 EHR 和 CPOE 的决策支持工具可以提供现有的医学知识、最佳医疗实践、收费规范信息和管理功能的快捷入路，还有利于成本控制。决策支持系统(DSSs)是往往介于专家系统(由专业领域专家制定规范，将其用于决策支持)和自主系统(具有学习功能，对大型数据集合进行观察研究)之间。

临床医师对 DSS 的功能会有若干要求，例如能够进入已有的国家专家共识指南，在下医嘱时能同时显示患者相关的信息，智能报警，提醒进行患者特殊的处理(如免疫治疗)，能对自己的绩效与同时进行比较，这在某种程度上可以持续改进绩效。

五、HIPAA 和数据安全

健康保险流通与责任法案(health insurance portability and accountability act ，HIPAA)制订于 1996 年，最初适用于保护工作人员免于在换工作的过程中失去医疗保险(便携性)，并保护他们医疗信息完整性、机密性和可利用性(可说明性)。HIPAA 涉及自动化医疗信息的三个关键方面：隐私、通用编码格式和安全。

隐私的目标是那些需要保护的医疗信息，账单确保了患者控制该信息使用的权力，因为这些信息与医疗、医疗产业和研究都有关。HIPAA 要求生成通用编码系列，这些编码覆盖了疾病分类等内容，并提供了全国医务人员和患者的身份号。对后者有很多顾虑，阻碍了它的应用。法律安全方面主要涉及了患者医疗信息得到保护的物理和电子方法。

六、远程医学

远程医疗和远程医学是医疗服务跨越空间、时间、社会和文化障碍的应用，远程医学在许多工作学科都得到了应用，包括外科、急诊医学、心脏学、皮肤病学、眼科学、神经学、消化内科学、康复医学和重症医学。但是，尽管远程医学对患者获得医学信息已产生了巨大影响，仍然有许多因素阻碍着远程临床医疗的广泛应用，包括执照、证书、渎职和赔偿等问题。

远程医学有望让医疗水平低下地区得到医疗服务，向远程专家提供接触医疗信息的机会，让无需进行身体检查的患者在家中就医。此外，现在正在研发新技术，包括远程介入和远程呈现。远程介入使地理上分散的人们能够在一个虚拟空间内协作，而远程呈现系统通过视频和机械装置与传感器远程进行“看、摸和移动”物体。

现在已经有用腹腔镜和机器人装置来远程操作的远程手术示范项目上。在其他许多医学领域还有一大批项目在开展，赔偿部门也开始建立针对远程医疗的赔偿方法。此外，还有几项进行远程医学的商业化系统，包括远程放射线片解读，有些情况下是由世界范围内的执业放射线医师来进行恰当解读，以及远程重症监护，虚拟的 ICUs。

远程医学将最终在很多根本方面改变医学实践。同样可以确定的是技术发展的速度必将超过管理体制、赔偿制度以及立法的改进速度。

第二节 麻醉信息管理系统

麻醉信息管理系统(anesthesia information management system，AIMS)是一个以数学形式获取围术期相关信息的计算机系统。其中，术中麻醉相关信息的麻醉自动记录(auto-mated anesthesia record，AAR)是其重要组成部分。AAR 首先由杜克大学医学中心麻醉系于 1972 年开始研究，于 1980 年用于临床。AIMS 收集每一例要进行麻醉处理患者的信息，其信息的主要部分来自术中。麻醉医生在麻醉过程中工作环境常常是非常复杂的，需要同时接收多种信息并要对它们进行及时全面的分析，按照事情的轻重缓急做出适当的处理。传统的纸笔式麻醉记录单需要麻醉医生用大量的时间完成，难免分散麻醉医生对患者的注意力。AAR 的应用改变了纸笔记录手术患者术中信息的传统方式。

麻醉信息的主要内容是以患者在麻醉与围术期相关的所有医疗信息为核心，同时涉及麻醉工作流程中人员、手术、物品等相关内容。按信息流发生的顺序，我们可以把麻醉信息分为：术前信息、术中信息和术后信息等。也可根据麻醉科手术室内的不同对象所产生的信息流分为患者信息、员工信息、手术信息和物品信息。

麻醉信息管理系统应是医院信息管理系统的一部分，但在计算机技术高度发展的今天，医院信息系统(hospital information system，HIS)已经广泛应用，麻醉相关信息至今绝大多数单位仍游离于 HIS 系统之外，以人工记录为多，明显滞后于医疗领域其他信息的网络化。即便在美国"麻醉信息系统"已经使用了 20 多年,但是它的发展、推广仍十分缓慢,临床医师的认可程度也不尽如人意,造成这种局面的关键在于,人们怀疑麻醉信息系统可能会暴露更多的医疗问题而造成医疗纠纷。但是,在信息发展时代麻醉医生越来越重视信息资源的开发与利用,同时也越来越依赖信息化带来的便利。因此,研发、选用一套适用的 AIMS 来实现麻醉及围术期患者信息的处理、保存,加强麻醉质量控制,实现网络化管理已成为现代麻醉学科管理的必要手段。近十年来,许多医疗公司与各大医院手术室麻醉科联合开发了数字化手术室、麻醉工作站等信息系统,例如麦迪斯斯顿公司、易飞华通公司等。AIMS 是易飞华通公司的产品,且同时与心胸外科系统相联系,现将此系统为例,阐述信息技术在麻醉中及科室管理中的应用。

一、系统配置及功能

AIMS 硬件和软件的建设,配置如简图 3-1 所示。

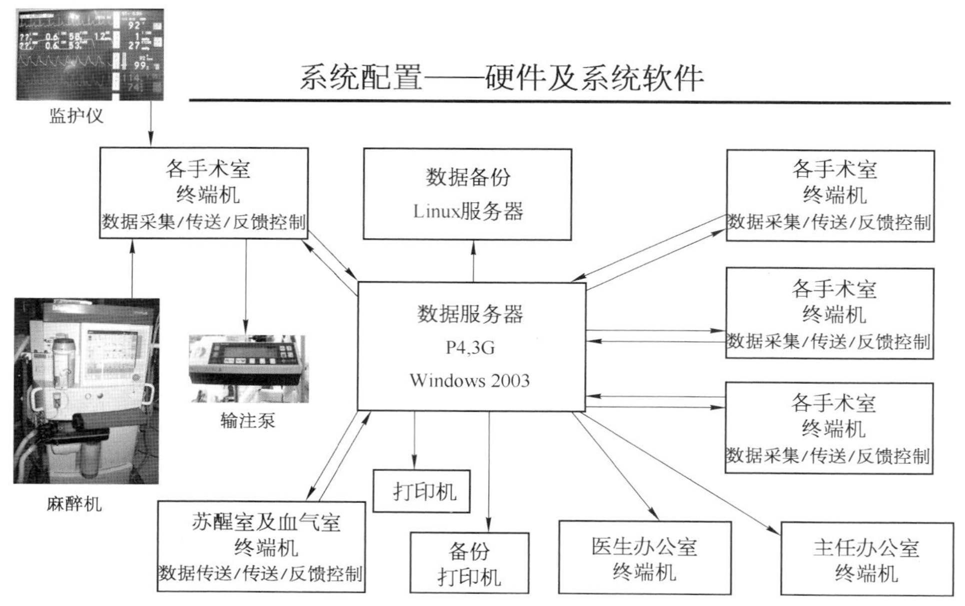

图 3-1 麻醉信息管理系统

二、系统功能的临床应用

(一) 术前应用 与 HIS 联动后,可以接受手术麻醉申请;麻醉科排班后,麻醉医生可以从 HIS 系统查看病史资料,制成术前访视单,然后更有针对性地进行访视、检查、评估患者,制定麻醉方案。

(二) 术中应用

1. 系统提示麻醉设备检查　系统启动后首先提示实施麻醉前的设备、药品等常规检查,确认无误后点击才能进入系统运行,检查结果显示在麻醉记录单上,达到了有操作就有记录的要求。

2. 数据的自动采集　系统可以每 5～10 s 自动采集监护仪、麻醉机等设备工作所产生的数据,包括脉搏、血压、血氧饱和度、呼气末二氧化碳分压、中心静脉压等各种压力、潮气量、通气量等,在本地和服务器端备份并自动记录、存储,根据预设的时间间隔自动描记趋势曲线并生成麻醉记录单。

3. 术中事件及术后小结的模板式录入　系统实现各类模板的定制功能,术中医生采取的每项措施,如所使用药品、输液、气管插管、各种有创操作、术中各类事件等都可以方便地记录到系统中。此外,根据心胸等各类专科麻醉的特点:① 选用适宜的术前评估方法,录入患者的重症计分;② 优化事件列表,加强菜单式选择,将术中有意义的事件诸如:过敏、大失血、支气管痉挛等事件予以选择记录,有助于快速输入和日后分析。

4. 术中费用的记录　根据麻醉所用药物、液体、操作等可以自动产生麻醉费用信息,与麻醉过程形成同步录入,更为客观地记录、实施收费,但系统支持授权检查补录和修改功能。

5. 实现血气分析结果的联网　根据心胸等专科麻醉需要经常性血气分析的特殊性,开发血气分析仪输出结果与系统相连,通过申请-检测-结果-发送的过程将血气分析结果及时、准确无误地传输到各个麻醉工作站并显示在麻醉记录单上,避免录入错误。

6. 系统提供专家支持系统及科室管理规范查询　专家支持系统及操作规范有助于医生在有困难时的随时学习与日常规范遵循。

7. 数据的中央监控和远程实时传输　上级医生可以在办公室中通过中央监控查看各个手术室内患者实时的系统记录,了解患者麻醉、手术的进程及情况,并可通过短信方式与麻醉医生交流、指导,便于质量控制与工作安排。

(三) 术后应用

1. 术后交接、术后镇痛、术后随访的形成　系统在手术结束、麻醉医生完成术中小结后自动形成术后交接、术后镇痛、术后随访单。这些单子上所需观察项目如生命体征、疼痛计分等预留空白供填写，对术后交接实施交、接医生双签名，与 HIS 连通后可方便术后随访单的记录。

2. 术后麻醉恢复室管理　监护数据采集同术中或采用人工输入的方法，治疗采用模板式录入。

3. 多功能管理检索功能　根据需求查询，可实现麻醉记录单、麻醉恢复室记录单再现，用于临床麻醉质量考核、总结、教学、科研；也可快速统计手术数量、麻醉种类、麻醉医生的工作量，并可根据重症得分计算出麻醉医生所承担风险在科内的份额。

三、系统优势

麻醉信息系统能保留了患者可贵的麻醉数据。尤其是麻醉过程出现威胁患者生命的情况时，信息系统使医生能够集中精力于患者的处理，更为有效地提高麻醉质量。另外，通过辅助程序的应用，可以有效提高科室的管理水平。包括手术麻醉安排、自动记录、耗材管理、术前资料、实验室随访、医疗随访、成本资料、患者随访以及质量评价等。

随着麻醉信息系统的不断完善与发展，为麻醉医生养成良好的工作习惯、规范麻醉医疗文书的撰写、提高医疗质量提供了良好的条件，为合理利用医疗资源、共享医疗资源创造了交流的平台。今后将有更多的医院应用各种麻醉信息系统。

四、实施中存在的问题

麻醉信息的开发和使用过程中，信息质量的管理是非常重要的，从维护信息资源质量的角度看，不论是规章制度、软件设计、管理流程还是数据监控等诸多方面都缺乏统一、规范、有效的手段。如果麻醉信息的质量问题得不到重视并缺乏行之有效的解决办法，将会制约 AIMS 的进一步发展，影响麻醉质量管理的落实，也会对 HIS 整体质量环境产生不良影响。

(一) 麻醉信息管理的首要问题　尽管 AAR 可以自动记录进行麻醉处理患者的大部分信息，这主要包括临床监测数据和检测数据。但对由手工输入数据信息的管理却没有引起足够的重视。核查制度的匮乏影响信息质量，数据采集过程中没有建立起相应的规章制度和核查监控机制，数据录入错误情况时有发生。因此，如何保证围术期患者数据的准确性关键在于数据源的准确无误。对于 AIMS 主要表现在麻醉过程中如何能有效地控制和监督各种麻醉数据的录入。

(二) 管理制度相对落后　尽管 2002 年国家卫生部对医院信息化建设制定了相应的规范《医院信息系统基本功能规范》(以下简称《规范》)，但在软件开发设计时国家或行业没有相对完善及统一的规定和标准，对一些涉及法律问题的内容更是缺乏详细的实施细则，这样就使得 AIMS 在临床使用过程中出现了标准不统一、操作不规范、管理不严格等缺陷。

(三) 软件设计存在误区　目前临床使用的 AIMS 都没有重视对人工录入数据的限制，更谈不上对各种录入数据的智能化识别。系统本身的不完善影响信息质量，系统缺乏信息自动核查、纠错功能，造成数据前后矛盾。如何能真正实现麻醉过程的真实记录是 AIMS 今后研究的重点内容。

(四) 信息标准化没有得到重视　信息标准化是实现医院信息化的重要条件。对于 AIMS 同样要解决相关标准化的问题，特别是与手术相关的医疗术语及编码标准。如在实施麻醉过程中，麻醉医生对药物、事件、干预、处理等多方面的描述没有统一的标准，这直接影响了信息数据的准确性、医疗质量的管理、信息数据的交换等诸多方面。

(五) AIMS 与管理流程脱节　当前临床使用的 AIMS 只是完成了对麻醉信息的采集、存储、传输的功能，而缺乏对人流、物流、财流的综合管理功能。目前 AIMS 都是面向功能型，只是用网络代替手术相关科室间以往纸和笔式的信息交换和传输，没有实现以信息流驱动流程，即采用工作流管理，实现信息与流程的密切融合。

(六) 数据监管不健全　信息化的灵魂在于信息，准确的信息将会推动医院信息化进程的实现，因此，信息的质量至关重要。然而，目前的 AIMS 只限于完成对各种数据包括原始数据的采集、整理、存储和对终端数据的分析统计，至于对原始数据采集过程中会出现什么质量问题并没有引起高度的重视，缺乏严格的监督机制，使得 AIMS 在临床使用过程中产生许多错误的、不完整的、非标准化的、重复的信息，即所谓的“垃圾数据”。

(七) 信息资源利用率不高　由于软件设计者缺乏相关的医学知识及临床实践经验，软件的设计主要模拟传统的手工记录麻醉过程的模式，缺乏创新意识，没有充分利用网络优势开发相关的信息资源及利用信息驱动工作流程。

五、麻醉信息质量管理体系的建立

质量管理制度化基于 AIMS 的临床实践，研究和总结麻醉信息管理系统中的薄弱环节，按照“以人为本”、“以患者为中心”的原则从软件技术和管理角度论证、分析，提出建立基于 HIS 和 AIMS 的麻醉质量管理体系的需求，建立和制定相关的 AIMS 的管理规定和实施细则。这些规定要紧密结合临床，在保证麻醉数据完整、安全、真实的前提下，既不能影响系统的功能开发和应用，也不能增加麻醉医生的工作量。具体包括：① 环节质量控制：在提高人员素质、完善AIMS设计的同时，要建立健全各项规章制度和措施，在“理顺数据流程，层层分工负责”的基础上，加强环节质量监控，确保信息质量。② 终末质量控制：在建立规范、统一的麻醉电子病历模式的基础上，采用三级检诊的模式，对已完成的麻醉记录由上级医生核查、修改、补充，最终再由上级医生提交归档。对于部分不能通过环节质量控制的缺陷数据，采用终末数据统一核查方法和病历检查方式，对数据进行有效监控，保证数据质量的完整性、真实性。③ 实时质量控制：通过建立麻醉医嘱制度，推行标准化的麻醉医嘱，实现麻醉收费的自动记录过程。同时，通过建立麻醉过程与麻醉收费的关联，对麻醉信息进行动态实时质量监控，发现问题及时反馈，纠正偏差，保证动态信息质量。④ 系统质量控制：完善系统的核查监控及纠错功能。包括逐步建立麻醉信息录入的限制条件，实现对录入过程的自动控制；建立麻醉信息相关的逻辑数据库，实现逻辑控制；对发现质量偏差或超出标准的，通过智能分析判断，设置警报提示，实现智能控制。

数据录入标准化将麻醉医嘱引入AIMS中，建立并完善麻醉医嘱的标准化。这主要包括：将HIS中的临床医嘱模式嵌入AIMS中、按照麻醉医嘱制度的规定将麻醉医生在实施麻醉过程中的行为按照医嘱的形式体现出来、对与麻醉相关的医疗术语按照有关规定标准化并编入数据公共库。

信息监督智能化《规范》第二章第一条规定：“医院信息系统是为采集、加工、存储、检索、传递患者医疗信息及相关的管理信息而建立的人机系统。数据的良好管理是医院信息系统成功的关键。数据必须准确、可信、可用、完整、规范及安全可靠。”第九章第四条《手术、麻醉管理分系统》运行要求：“手术、麻醉的实施手术、麻醉的实施事关患者健康，必须保证相关信息在录入及传输过程中的真实性，并在手术即将实施前仔细核实。”麻醉信息以围术期手术信息为主要信息流，我们可以按照工程控制论的概念，建立麻醉工作流程模式，在临床实践中不断模拟、优化，使之最终成为AIMS中的核心内容。在麻醉工作流程的基础上，利用HIS及网络优势，加强对麻醉数据的智能监控，包括从软件设计上完善手术申请、术前准备的检查、麻醉风险评估、术中各种数据的录入监管与麻醉相关的各种电子表格的填写、术后电子表格的归档等一系列环节的智能监控功能。

软件设计合理化在麻醉工作流程优化、稳定的基础上，对AIMS进行功能扩展，程序按照国际和国内的通用标准进行模块化扩展，如麻醉处方的电子化管理、手术器械物品的软件开发、麻醉医嘱与麻醉收费的链接，真正实现麻醉过程的电子化管理。

第三节　麻醉与物联网技术及智慧医疗

物联网(Internet of Things)即“物物相连的互联网”，是通过射频识别(radio frequency identification，RFID)、红外感应器、全球定位系统，激光扫描器等信息传感设备，按约定的协议，把任何物体与互联网连接，进行信息交换和通信，以实现对物体的智能化识别、定位、跟踪、监控和管理的一种网络。物联网的概念首先于1999年提出，2008年后，为了促进科技发展，寻找新的经济增长点，各国政府开始重视下一代的技术规划，将目光放在了物联网上。据报道2014年左右全世界将有一次物联网技术运用的高潮，医疗界也不例外，传统的医疗模式将可能发生变革。对麻醉医师来说，一些患者生命体征的管理例如日间手术患者院外管理、疼痛患者的管理、慢性疼痛的管理等将在家庭或社区完成，麻醉医生将在信息技术的带领下走出医院，走向更广阔的空间。

21世纪的城市是智慧城市，智慧医疗是智慧城市巨大系统中的一个组成部分，是以“医疗云”数据中心为核心，综合应用医疗物联网、数据融合传输交换、移动计算等技术，跨越原有医疗系统的时空限制，实现医疗服务的医疗体系。

在智慧医疗体系中，传感器无处不在，在病房，在手术室，在家里，甚至在服用的药品中。麻醉医师的专长就是监护各种生命体征，到处都有的传感器将会把病房中、手术室中、患者家中的生命体征数据通过网络传输至麻醉信息管理中心，麻醉医师从此可以承担起人类从出生至死亡、从医院内至医院外的所有生命体征的监护与救护!

一、麻醉与电子记录

电子健康记录(EHR)被称为计算机化患者记录、电子医疗记录和电子健康记录。是记录医疗过程中生成的文字、符号、图表、图形、数据、影像等多种信息，并可实现信息的存储、管理、传输和重现，不仅可以记录个人的门诊、住院等医疗信息，还可以记录个人的健康信息、例如免疫接种、健康体检、健康状态等。不同情况下需要不同的电子记录，例如麻醉医师需要患者的术前资料、实验室资料、过去的住院史或麻醉史等。这些不同的电子记录最终需要准确无误地进行交互。美国于2003年实施的医疗保险改革的法律条文(HIPAA)承认了电子病历的法律地位,但也详细规定了实现电子病历所必须遵循的法律准则与违法罚则,主要集中在信息的安全保密性,患者隐私权的保护和电子信息交换的标准化。生命体征的监护与管理是HER的主要组成部分之一,所以麻醉医师今后既是HER的使用者,又是HER的记录者及管理者。

二、麻醉医生工作站

麻醉医生工作站是方便麻醉医生学习、工作、科研和管理的信息系统,它可以是麻醉信息管理系统的一部分,也可以是麻醉医生的个人信息系统。有些网站上可以下载这些专业管理软件。

目前麻醉医生工作站信息系统的功能包括:① 查看及录入患者的基本情况,制定患者的探视访问提纲,确定麻醉方案。② 系统自动采集患者生命体征数据生成图表,实时刷新用药记录、输血及检验结果,记录术中发生的事件,如麻醉、手术开始时间,结束时间,术中用药、事件等,手术结束后能够生成标准的麻醉记录单。③ 手术过程中保存下来的生命体征数据可以进行时时回放,同时结合患者术中记录的事件资料进行麻醉总结,制定随访计划。还可以方便地生成麻醉记价单。④ 安排麻醉医师工作、学习、科研的具体日程,包括会诊与远程医疗。⑤ 参与智慧医疗中的快速救护系统或院内外生命体征管理系统等。

三、未来的麻醉医师

2005年,米勒教授用信息预测学描述了二十年后的麻醉专业,2025年可能会出现两个极端现象。第一,将来的手术室可能没有麻醉医生,所有的麻醉可能都通过计算机监测反馈系统进行遥控,重症监护病房将由呼吸科医生管理。第二,可能是2025年的医院仍拥有常规、普通病床,但都是重症监护室和外科。除了外科系统,麻醉医生将承担所有的医院医疗工作,麻醉专业将控制医院重症监护病房,实施疼痛治疗及承担生物恐怖袭击的应急保护职能,从而处于绝对优势。问题是:麻醉专业将来是日渐强盛还是日渐消亡?

随着物联网技术与智慧医疗的发展,麻醉医师将逐渐转型及分工。一部分麻醉医师将做院外生命体征与疾病的管理,比如术前评估将通过类似ATM的机器自助进行。患者只要在ATM型仪器上按下手指,实验室检查和ECG即可完成,这些信息可以传输至该患者的责任医生。另一部分麻醉医师会参与快速救护,当有人需要医疗紧急救助时,随身定位系统会迅速定位和通知患者附近1～2千米内的麻醉急救医师,以最快的速度处理病情以挽救患者生命。还有一些麻醉医师仍在医院内从事医疗工作。将来虽然所有手术麻醉将可能由计算机实施和监测,机器人可以完成气管内插管,但仍需要有一部分麻醉医师从事院内医疗,包括临床麻醉与重症监护。另外,在控制疼痛治疗、生物恐怖危机的应对以及太空生命的维持与监护方面,麻醉医生将成为主宰力量。关于受体、离子通道等分子生物学的研究、新型麻醉药物与麻醉方法的研究以及传感器方面的研究等将由相应学科科研人员继续攻关。

21世纪麻醉学的变化将由通信、传感器、分子生物和结果分析学来推动。例如将来的麻醉机可以是完全自动的,能自行施行麻醉,就像无人驾驶飞机一样。它有声音识别系统,可以告诉它要做什么,它将记录下所作的每一件事。再如,对于麻醉诱导过程,将可能有一个持续的感受器和离子通道应用于临床,每个患者将有其基因图谱,以至于让你了解患者对麻醉药物的变易性、反应大小和疼痛敏感程度及更多方面。只需在皮肤上放个传感器就可以知道氧供和代谢水平,让我们决定是否要输血。

由此可见,现在就应该升级或者重新定义麻醉学的知识基础来应对以后25年发生在麻醉医师身上的变化,麻醉医师将从事各项医疗服务并可能成为骨干,麻醉学在信息技术的引领下将成为一个医学内涵更全面的专业。

(洪 涛 徐美英)

参考文献

[1] 张晓峰,徐美英. 麻醉信息管理系统的临床应用与拓展. 中华医院管理杂志,2007,23:558-559.

[2] 邓小明,曾因明译. 米勒麻醉学第7版(医学信息学). 北京:北京大学医学出版社,2011:71.

[3] 刘海涛. 互联网技术应用(高枕无忧的智慧医疗). 北京:机械工业出版社,2011:149.

[4] 吴越,裘加林,程韧等. 智慧医疗(智慧医疗的基石). 北京:清华大学出版社,2011:38.

[5] 医院信息化工作领导小组办公室.《医院信息系统基本功能规范》,2002:11-13.

[6] 张殿勇,王炯,石学银等. 麻醉临床信息系统的设计与应用. 创新医学网,2010.

[7] Miller RD, Eriksson LI, Fleisher LA, et al. Miller's Anesthesia. 7th ed. Philadephia: Churchill Livingstone Inc., 2009: 69-79.

[8] Reich DL. Anesthesia information systems: How to choose and how to use. ASA Reflasher Course Lectures, 2012: 1-8.

第四章 麻醉监护设备及其安全使用

麻醉设备（anesthetic equipment）主要包括麻醉机和监护仪，是否能起到正确有效的监测和治疗作用，取决于使用医务人员的技术及仪器本身的性能，但现代化仪器结构操作较复杂，有的不够直观，虽有报警装置，如使用者不重视，思想混乱或注意力分散，或使用者没有经过正规培训，最后导致错误，甚至造成患者不良后果。文献报道临床应用中人为错误造成患者的并发症，甚至死亡较麻醉设备的故障高三倍。因此，如何正确合理地使用和维护麻醉设备，是确保手术麻醉患者安全的关键，应引起麻醉医师高度重视。以麻醉机（anesthesia machine）为例，1997 年 Caplan 统计麻醉意外 3 791 例，其中与麻醉机有关的 71 例、误操作错误 54 例、机械因素 18 例，由此可见，人为因素占重要地位。

1978 年，Cooper 等首先应用了 Flanagan 等提出的麻醉意外的概念，麻醉意外定义为：由于人为或机器故障（未能发现或未能及时发现）所导致的未预见的结果，从住院天数延长到死亡。该项研究调查了 139 位麻醉医生，1 089 项报道的意外，其中 30%与麻醉设备相关。

ASA 在 1997 年，Closed Claims Project（CCP）报道 2%的麻醉意外与麻醉设备相关，其中主要涉及呼吸回路（39%）、蒸发罐（21%）、通气机（17%）、吸附罐（11%）、麻醉机（7%）等。2003 年美国调查 5 803 例麻醉意外中 88 例与麻醉机有关。2009 年调查 8 496 例中有 108 例与麻醉回路的气体传送装置有关。1990～2003 年，发生麻醉机使用的意外事件 32 例中，供氧问题 4 例，麻醉机 8 例，蒸发器（蒸发器）4 例和回路系统问题 8 例。其中 34%导致严重后果，其中死亡 9 例，脑损害 2 例，气胸 7 例，术中知晓 8 例。麻醉机使用的意外事件 20 世纪 70 年代为 3%，80 年代为 2%，90 年代仅 1%，2000～2006 年也是 1%。2009 年调查 8 496 例中有 108 例与麻醉回路的气体传送装置有关。因此，麻醉机安全使用十分重要。

本章主要介绍麻醉仪器设备的使用注意事项及错误的预防和处理。为了安全合理地使用，需要考虑以下几方面：① 仪器所涉及的电能影响，如负荷过大等。② 仪器使用寿命，老化的问题。③ 几种仪器合用时相互影响，如电刀与起搏器，有创血压计与某些仪器合用产生微电击，电刀与某些仪器合用产生灼伤。④ 仪器的重量，单位面积承重，病房为 180 kg/m^2，手术室为 300 kg/m^2。⑤ 仪器的消毒，频繁使用的仪器易产生交叉感染。⑥ 仪器与连接管道，特别是接口处发生脱落或泄漏。⑦ 人为的仪器操作错误，这也是所有错误中最容易产生，又是最容易避免的项目。

第一节 麻醉机的使用与常见错误防范

一、回路系统的泄漏和阻塞

试验用于患者呼吸回路系统（breathing system）的完整性的测试，包括共同输出口至 Y 接口之间的所有部件。试验分为泄漏试验和活瓣功能试验两部分，均需在麻醉前完成。泄漏试验时，关闭放气阀，堵住 Y 接头，快速充氧使回路内压力达 30 cmH_2O，如有泄漏，压力将不能保持。进行活瓣功能试验时，取下 Y 接头，试验者分别通过吸气和呼气螺纹管进行呼吸。若活瓣功能正常，吸气螺纹管只能吸气不能呼出，而呼气管只能呼出不能吸入。最常见涉及通气回路的错误有：① 突发的管道脱落。② 传输气体压力过高。③ 管道漏气。④ 管道错误连接。⑤ 通气活瓣失灵。⑥ 机械动力失灵。麻醉期间应严密监测，及时发现并纠正，避免发生意外。

低压系统的泄漏可以引起患者缺氧或术中知晓。低压系统的泄漏试验主要检查流量控制阀至共同输出口之间的完整性。流量表的玻璃管和蒸发器及其衔接处是泄漏的常见部位。目前常用的 GE 和 Datex-Ohmeda 系列麻醉机的低压系统中均有止回阀，所以正压实验（图 4－1）有时不一定能检出泄漏，需要常规做压试验（图 4－2）。

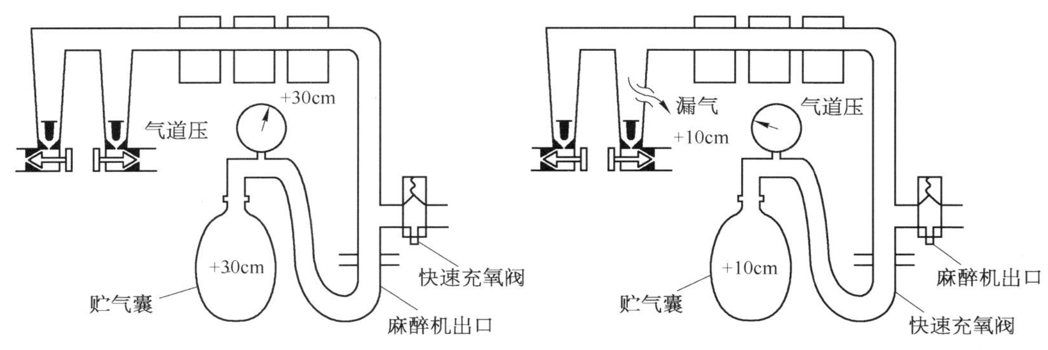

图 4-1 正压漏气试验

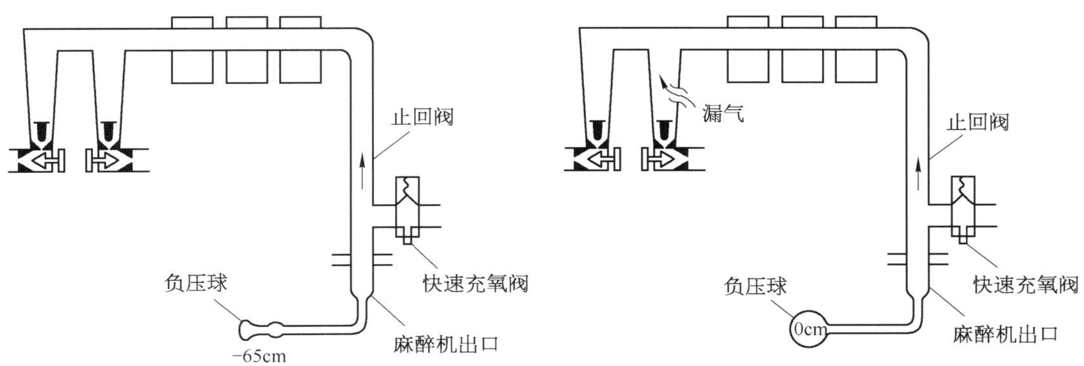

图 4-2 负压漏气试验

二、二氧化碳吸收罐

二氧化碳吸收罐(carbon dioxide canister)中的碱石灰与常用麻醉药接触并不产生毒性物质,但与三氯乙烯接触会产生很强的二氯乙烯和光气。此外,碱石灰能一定程度地分解七氟醚,分解速率与温度有关,虽然无明显的毒性作用,仍应引起注意。

吸入麻醉药与钠石灰作用可产生有毒的复合物 A(三氟甲基乙烯醚),有肾毒作用,与碱石灰接触产生 A-E5种化合物。已知化合物 A(乙烯醚 PIFE)对肾脏有毒性作用,其浓度与新鲜气流速呈反比。下列情况化合物 A 浓度升高:新鲜气流量低(<1 L/min),碱石灰过于干燥或碱石灰温度升高(>45℃),吸入七氟烷浓度过高(>2 MAC·h)、麻醉时间长及体温升高,干燥、高温(>45℃)。

地氟烷、恩氟烷和异氟烷含二氟甲基醚基团,在 CO_2 吸收剂催化下产生 CO。同等 MAC 时,CO 产生:地氟烷>恩氟烷>异氟烷。地氟烷 CO 中毒发生率 1/2 000~1/200。

预防毒性物质产生应用新鲜钠石灰,含水量 13% 时不会产生 CO 防止钠石灰脱水,如用 10 L/min 供气,48 h 后钠石灰含水量下降 4%,为防止 CO_2 吸收罐温度升高避免长时间吸入全麻药。因钡石灰与七氟烷相互作用可产热,温度高达 400℃以上,会燃烧爆炸,2004 年钡石灰已停止临床使用。

使用 CO_2 吸收罐的注意事项:① 必须装满碱石灰,可以提高碱石灰的使用寿命。② CO_2 吸收罐过热时,应及时更换并行降温处理。③ 碱石灰失效时应及时更换,以免造成 CO_2 蓄积。③ 碱石灰常以不同的指示剂来显示,但有指示剂发生颜色改变时,需要及时更换。④ 对于时间较长的手术,需要在术中予以更换,更换时可以人工气囊通气进行过渡。现代高档麻醉机有临时特殊通路通气,不需要人工呼吸过渡。

三、使用蒸发器的注意事项

蒸发器(vaporizer)又称挥发罐,麻醉机上可装有 2~3种不同吸入麻醉药的蒸发器,目前常用异氟烷、七氟烷和地氟烷,因有互连锁定装置,可以防止同时开启两种蒸发器。使用蒸发器注意事项:① 专用的蒸发器不可加错药液,不然其浓度不准确,且有危险;② 不可斜放,不然药液进行旁路,使蒸发浓度升高;③ 药液不能加入过多,超过玻璃管刻度批示;④ 气流太多或突然开启,可产生湍流,药液易进入呼吸环路;⑤ 倒流:是由于气流方向接错所引起,蒸发器入口和出口有标记,不应接错;⑥ 浓度转盘错位,导致浓度不准确;⑦ 漏气,应事先加强检查;⑧ 要深刻理解吸入浓度和肺泡浓度(MAC)等根据,以便掌握麻醉深度。

地氟烷蒸发器需要电加热并保持 39℃恒温,使蒸发室内的地氟烷蒸气压保持 200 kPa(2 个大气压)。新鲜气(O_2 和 N_2O)并不进入蒸发室,通过电路将地氟烷气流调节至与新鲜气流相同的压力,再经刻度转盘调节浓度后输出。新鲜气流增加，工作压力相应增加。在特定转盘刻度下，在不同新鲜气流时流入气流的比例不变，从而保证蒸发器输出的恒定。较新颖的蒸发器属于可变旁路、电子控制型蒸发器，Zuce 和 ADU 麻醉机能自动识别常用的 5 种吸入麻醉剂。流量传感器、压力传感器和一个温度传感器监测到的信息均汇总到中央处理器（CPU），调节蒸发室气体的流量，达到浓度控制转盘所设定的浓度。

四、使用麻醉呼吸机的注意事项

麻醉呼吸机有气动、电动电控和气动电控三种类型。气动电控型常以氧气或压缩空气驱动。由于氧气无尘埃和水分，对呼吸部件影响小，故优于压缩空气。电动电控型呼吸机无需驱动气体，节约氧气。使用麻醉呼吸机的注意事项包括：① 使用者应熟悉所用麻醉呼吸机的结构原理，特别是手动与机械通气的转换机制。② 根据个体情况，设置合理的机械通气参数，一般成人 V_T 8～10 ml/kg，V_E 90～100 ml/kg，RR12～16 次/min；小儿 V_T 10～12 ml/kg；V_E 100～120 ml/kg，RR 16～20 次/min；吸呼比一般均设置为 1∶1.5～1∶2。③ 麻醉前应先开机，观察呼吸机的活动情况，并进行报警上下限的设置。④ 使用机械通气后，应监测 SpO_2 和 $P_{ET}CO_2$，并根据 $P_{ET}CO_2$ 调整通气参数，较长时间机械通气或危重老年患者，应进行血气分析以指导通气参数的精确调整。Drager 麻醉机有新鲜气体隔离阀，在吸气时阻止新鲜气体进入回路，这样患者只接受来自活塞方面的气体，设定潮气量与呼出气潮气量之间相互关系就不受影响。而 GE 麻醉呼吸机在呼吸回路吸气端和呼气端各有一个流量传感器，随时调节并确保潮气量的正确。⑤ 及时处理报警信息，找出原因，合理解决。⑥ 麻醉机从手动通气转为机控通气时，如果对呼吸机结构及操作不熟练，错误的按压按钮等会造成人为操作错误；例如，部分机型在面板上按压机控按钮后，还需将 APL 阀转向机控方向，并应观察呼吸机工作情况，不然可能会引起患者窒息。⑦ 使用麻醉呼吸机，同时应在手边备好简易呼吸回路，以防万一断电、断气时进行人工呼吸。⑧ 有关气道压力，传统麻醉机在机器呼吸环路中安装有压力限制器，但有时也需要事先手动设置以维持压力低于临床极限。但有些麻醉机在气道压超出事先设定值时仅有报警而无限压装置，患者可由于吸气相使用快速充氧装置而发生气道高压的危险。各种麻醉机气道压力监测仪器的位置各不相同。压力监测设备多位于设备端与吸气阀处，也可位于 Y 型接头处。现在大多数 APL 阀都具有调节器，可提供 CPAP 通气，Dräger 机型能迅速地完全打开 APL 阀，及时释放气道压力，以免造成气压伤。PCV 通气时，通过给予减速吸气流速可以很快达到预期的气道压力。麻醉机最初应自动提供高流速气体，这样能快速达到预期压力设置；若预设的流速太低，可能达不到预期的压力水平。提供反比通气的机型，通过延长呼气相时间可增加气道平均压力。⑨ 有关麻醉呼吸机的通气模式详见第九十四章。

五、残气清除系统

残气清除系统（scavenging system）减少了手术室内污染，但也增加了麻醉机的复杂性和一定的特殊性，可能存在的主要问题是残气清除系统的管道堵塞引起正压或负压传到患者呼吸回路。排气管道的堵塞常使呼吸回路压力过高。常见原因有：① 麻醉机轮子压住了排气管；② 管道扭曲打折；③ 异物堵塞；④ 管道接错等。若未及时识别处理，可使患者肺部气压伤危险。现代麻醉机配备残气清除系统，由管道接到吊塔上的中心负后吸引系统，有时也会产生负压过大，主要是负压释放阀或开口因尘埃积聚或胶布、塑料袋等异物阻塞时，或者真空泵负压过大，可造成患者呼吸回路内气体被大量抽出，影响麻醉机的正常工作。

为避免残气系统故障，除工程师定期检查保养外，使用时重视机器和患者参数相当关键，特别是发现无法解释的气道压力变化，需要考虑残气系统可能的故障。

六、麻醉机的安全检查

开启麻醉机后，麻醉工作站会自动校验，但麻醉医师在每日的第一例麻醉开始前，应对麻醉机进行严格的、完整的安全检查，紧接的麻醉前亦应进行必要的安全检查。表 4－1 列出了 1993 年 FDA 推荐的麻醉机检查提纲，虽然该指南问世很早，但基本涵盖了麻醉机检查的核心内容。对于特定的麻醉机，可能有某些特定的检查步骤，应在使用前参考麻醉机的操作手术加以补充。

表 4－1　麻醉机的检查常规（1993 年 FDA 推荐）

（一）紧急通气装置
1. 确定备有功能完好的通气装置
（二）高压系统
2. 检查钢瓶氧气源
开启钢瓶阀门，证实钢瓶内至少有半筒的氧气容量。关闭阀门。
3. 检查中央管道供气系统
正确连接，压力在 4 kg/cm^2 左右
（三）低压系统
4. 检查低压系统的初始状态
关闭流量控制阀，关闭蒸发器。
蒸发器内药液在最高与最低水平线之间，旋紧加液帽。
5. 进行低压系统的漏气试验
麻醉机电源主开关和流量控制阀均关闭状态。

续 表

将专用的负压测试与共同(新鲜)气出口处相连。
挤压测试球,使之完全萎陷。
观察测试球维持萎陷状态至少 10 s 以上。
打开蒸发器浓度钮,重复③④步骤。
6. 打开麻醉机的主电源开关和其他电子仪器的开关
7. 流量表测试
将所有气体流量表开至满量程,观察浮标移动是否平稳,有无损坏。
有意调节输出缺氧性的 O_2/N_2 混合气,观察流量和报警系统工作是否正常。
(四) 残气清除系统
8. 检查残气清除系统
确保残气清除系统与可调压力限制阀(APL)和呼吸机的释放阀准确连接无误。
调整真空系统的负压(必要时)。
完全开大 APL 阀,堵住 Y 接头。
减少每分钟氧流量,残气清除系统的储气囊能完全萎缩。
按快速充氧钮,残气清除系统的储气囊能充分膨胀,而回路内压力<10 cmH_2O。
检查残气清除的排气管通畅,无扭曲堵塞现象。
(五) 回路系统
9. 氧浓度校正
进行 21%氧的空气校正。
试验低氧报警功能。
氧传感器插入呼吸环路,进行快速充氧充盈呼吸回路。
氧浓度监测仪显示>90%。
10. 检查呼吸回路的初始状态
设定手动呼吸模式。
呼吸回路完整无损、无梗阻现象。
确认二氧化碳吸收罐无误。
必要时安装其他部件,如湿化器、PEEP 阀等。
11. 进行回路系统泄漏试验
关闭气流到零(或最小)。
关闭 APL 阀,堵住 Y 接头。
快速充氧,回路内压力至 30 cmH_2O 左右。
确保压力维持至少 10 s。
打开 APL 阀,压力随之下降。
(六) 手控和自动通气系统
12. 检查呼吸机和单向阀
Y 接头接上另一贮气囊(模拟肺)。
设定相应的呼吸机参数。
设定为呼吸机模式。
开启呼吸机,快速充氧,使风箱充盈。
降低氧流量达最小,关闭其他气流达零。
证实风箱在吸气期能输出相应潮气量,而呼气期能自动充满。
将新鲜气流设定为 5 L /min。
证实呼吸机能使模拟肺充盈和相应放空,呼气末无过高的压力。
检查单向活瓣的活动正常。
呼吸回路的其他装置功能正常。
关闭呼吸机开关,转换为手控呼吸模型(Bag/APL)。
手控皮囊,模拟肺不张缩正常,阻力和顺应性无异常。

续 表

移去 Y 接头上的皮囊。
(七) 监测
13. 检查、标定各种监测仪,设定报警的上下限,包括:
呼气末二氧化碳。
脉率氧饱和度。
氧浓度分析。
呼吸机容量监测(潮气量表)。
气道压力监测(上下限报警)。
(八) 最后位置
14. 检查后麻醉机的状态
蒸发器置于关闭。
APL 活瓣开放。
呼吸模式置于手控模式。
所有流量表为零(或达最小)。
患者负压吸引系统水平合适。
患者回路系统准备妥当,待用。

在安全检查中氧浓度监测仪是评估麻醉机低压系统功能是否完好的最佳装置,用于监测流量阀以后的气体浓度的变化。将氧传感器置于空气中,进行 21%氧校正尤为重要。

七、麻醉机的监测设备

麻醉机呼吸回路系统监测指标应包括:压力、容量、呼气末 CO_2、呼吸气体及气体流量等,监测仪在使用前应检查和校验其功能和正确性。同时必须监测心电图、无创血压、脉搏氧饱和度及呼气末二氧化碳。

(一) 压力监测 现代麻醉机都有压力传感器,并有压力波形和数字吸气峰压(PIP)显示在屏幕上。一般机械通气时 PIP 成人为 20 cmH_2O,儿童为 12~15 cmH_2O。设置气道压力报警范围,低压为10 cmH_2O 和高压为(40 cmH_2O),压力低于或超过报警范围则发出报警声。低压报警说明回路有漏气,高压报警有回路阻塞或气体不能排出。

(二) 容量监测 在呼吸回路吸入端和呼出端均有流量传感器,测定吸气潮气量和呼气潮气量,如有少量漏气呼吸机可自动补偿。呼吸频率和吸呼比调节和监测,还可显示每分钟通气量。同时也可监测肺顺应性(压力容量环)。

(三) 吸入气体监测

1. 氧浓度监测 氧浓度监测非常重要,并设有高氧和低氧报警。监测氧浓度传感器目前主要分为氧电池传感器和顺磁式氧传感器,氧电池传感器较常用,一般使用 1 年左右需更换氧电池,不使用时将传感器脱离高浓度氧可延长使用时限。顺磁式氧传感器使用时限较长(详见第三十三章)。氧浓度监测的意义:① 为麻醉机和呼吸机输送合适浓度的氧提供保证,低氧时发出报警防止仪器故障和气源错误(如 O_2 与 N_2O 及 CO_2 错接),保障患者生命安全。② 输送精确浓度的氧,以适应治疗患者的需要和防止氧中毒并发症及防止激光手术用高氧引发燃烧。③ 测定吸入氧浓度(F_IO_2),计算患者 P_AO_2、呼吸指数等呼吸功能参数,为病情估计和预后提供有用指标。④ 测定吸入氧浓度和呼气末氧浓度差($F_{I-ET}DO_2$),可早期发现通气不足、氧供需失衡和缺氧。

2. 呼气末二氧化碳监测　是保障患者通气安全的不可缺少的重要设备。可及时发现呼吸意外和机械故障。如呼吸管道脱落、呼吸管道漏气、阻塞以及活瓣失灵时,CO_2波形变化或消失。同时可反映循环功能变化(详见第三十三章)。

(四) 麻醉气体监测　监测吸入气和呼出气中麻醉药浓度,可了解患者对麻醉药的摄取和分布,正确估计患者对麻醉药的耐受量和反应,在低流量、重复吸入或无重复吸入装置中,安全地使用强效挥发性麻醉药。

最低肺泡有效浓度(minimal alveolar concentration,MAC)是反映吸入麻醉药效能的指标,它是指在一个大气压下50%的患者对切皮无运动性反应的肺泡麻醉气体最低浓度。MAC 值越低,相对麻醉作用越强,两种麻醉药合用时,其 MAC 值相加(详见第七章)。MAC 系数计算方法:某吸入麻醉药麻醉 MAC 系数=呼气末浓度/1 MAC 时的浓度,如 1 MAC 异氟烷浓度为 1.3%,测得某一患者的呼气末异氟烷为 1.7%,则 1.7%/1.3%=1.3,该患者的麻醉药浓度相当于 1.3 MAC。

八、磁共振室的麻醉和监护仪器

磁共振由于其特殊性,一般要求金属物不能进入,所以在磁共振室使用的麻醉机和监护仪也都需要符合磁共振仪的相关要求,加之麻醉人员在磁共振检查过程中往往会在控制室,所以监护仪也需要能有患者生命信息的显示。目前已有多种品牌可用以磁共振室的麻醉机和监护仪,这些设备基本上可以满足一般的需求,但在需要注意各种不同类型的仪器可以使用的最大石磁场值是不同的,必须有相应的技术人员把关,以防发生意外。图 4-3 是无线网络磁共振工作站示意图,麻醉人员可以在控制室及时掌握患者的生命信息,同时,无线技术在 DSA 室等场所也得到广泛的应用。在磁共振室使用监护仪需注意:① 为避免磁性引力,监护仪放在离磁孔 3 之外。② 监护仪导线应完整无损,确保绝缘。③ 电源线和导联线呈直线,避免形成回路。④ 电源线不能接触患者皮肤。⑤ 电源线和传感器应远离扫描区,如胸部检查时氧饱和度探头放在足趾上。⑥ 避免射频能量过高,以免监测部位过热。⑦ ECG图形在静态磁场中可能有改变,T 波与 ST 段有类似高血钾 ECG 变化,这是由于导电的血液通过磁场,不表示实际的 ECG 改变。

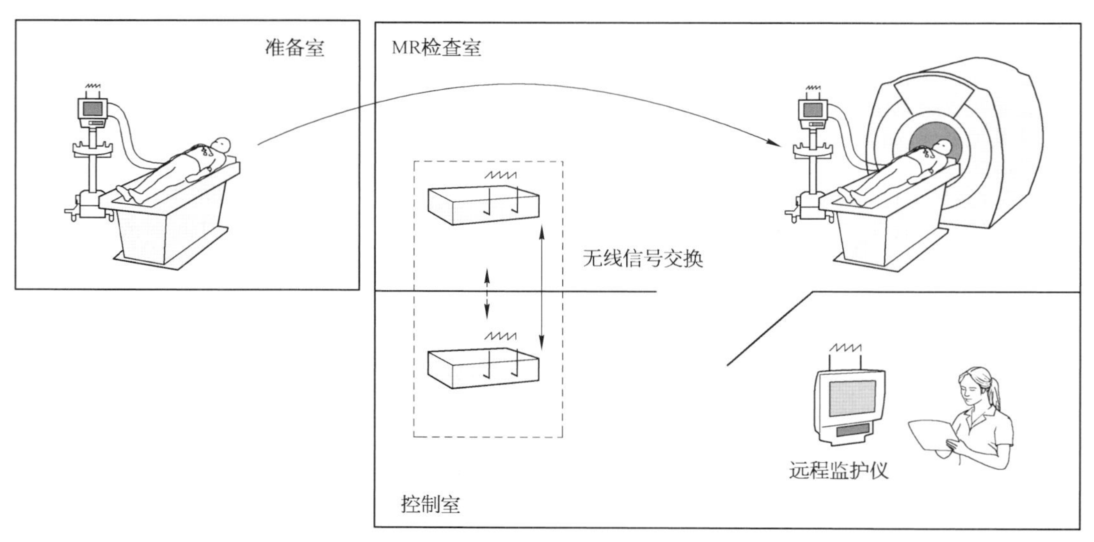

图 4-3　无线磁共振工作站示意图

九、麻醉工作站

现代麻醉机除了具有气路部分的基本构件外,还配备了电脑控制和精密监测仪器等设备,已发展成为一种高度集成化、高度智能型的麻醉装置——麻醉工作站。麻醉工作站为麻醉医师提供了更好的工作环境以及先进的操作界面,同时进一步提高了麻醉的安全性。新一代麻醉工作站是为现代麻醉的要求而专门设计的,它已经超出传统麻醉机的概念,它是麻醉机与现代微电子技术及电脑的完美结合,是高度一体化、集成化和智能化的一种麻醉工作平台。目前较有代表性的麻醉工作站包括:Drager 的 Zeus 和 Primus 及 GE 的 ADU 和 Aespire View。麻醉工作站的主要组成部分及特点如下:

(一) 一体化的麻醉机和操作界面　① 整个麻醉机具有一体化的气体、电源和通讯供应,无拖曳的管线及电缆。② 具有电子控制的完善、精确的气体输送系统，并带所有的安全装置。③ 所有的操作功能和参数通过一个用户界面可以直观进行观察、选择、调整和确认。④ 单个主机开关能迅速启动并进行全自动的整机自检和泄漏测试，所有传感器自动定标。⑤ 用同一主机键钮在控制版上调节蒸发器呼出气浓度和 MAC，以及配有静脉输注系统的靶控浓度。

（二）高质量的蒸发器 ① 具有良好的温度、流量、压力自动补偿功能，保证了蒸发器输出浓度的精准和恒定。② 具有吸入麻醉药自动识别系统，使吸入麻醉药的选择和调换更方便、安全。

（三）集成化的呼吸回路 ① 集压力、流量传感器、活瓣于一体，拆装方便，易于清洗和消毒。② 密闭性好，顺应性低，适合于低流量、微流量及小儿麻醉。③ 具有一体化的加热装置，能优化加温湿化，使患者更舒适。④ 呼吸回路中有新鲜气流隔离阀，保证潮气量不受新鲜气体流量的影响。

（四）功能齐全的麻醉呼吸机 ① 大多采用气动、电控或微机电动、电控型呼吸机，潮气量精准，最小潮气量可达 10～20 ml，适用于成人、小儿及新生儿等各种患者，无需更换皮囊。② 具有 IPPV、PCV、SIMV 和手动/自主等多种呼吸模式，适合不同患者需求。③ 具有自动的泄漏和顺应性补偿功能。④ 压力限制通气可限制过高气道压力，防止压力伤。

（五）完善的监测、报警及信息管理系统 ① 一体化的监测系统能监测所有与麻醉有关的参数及指标，并配有各种波形显示，包括：a. 呼吸系统：气道压力，潮气量，分钟通气量，频率，顺应性，吸入和呼出 O_2、CO_2、N_2O 及五种麻醉气体浓度。b. 循环系统：ECG、SpO_2、NIBP、IBP 及体温等。② 具有智慧性的分级报警系统，警报菜单自动显示。③ 所有监测的数据、清单和趋势均自动记录，并可储存或通过网络进行联网或传送。④ 部分工作站具备了“导航”功能及根据监护监测信息及时给予麻醉医师提醒和建议，调整或终止与其相连的药物推注设备。

第二节 围术期监护仪简介和使用注意事项

临床上围术期常用的监护仪主要包括循环方面的监护和呼吸功能的监护，也包括一些特殊的功能的监测和检测的设备。在临床工作中需要根据患者的病情程度，预计疾病的转归与预后等情况，选择合适可靠的监测设备，从而能够及时获取患者的生命信息，指导临床合理进行处理和治疗。

目前每间手术室和重症监护病床均应常规配备可以方便使用，其结构包括电传感器（如氧饱和度探头风压力换能器等）通过感应，电信号捕捉方法，将电信号传输至微电脑，并分析、放大和转换为电子数据传输，显示屏可显示波形和数据并记录。此外，监护仪还有限定、报警、抗干扰、信息储存和趋向显示功能。现代监护仪对于一般患者，血压等指标可采用间歇性获取，但对于危重患者，宜采用连续血压监测，而且在血压、ECG、脉搏氧饱和度、呼气末二氧化碳、体温监测以外，还应增加心功能指标、呼吸力学指标的实时监测。有条件还可监测镇静水平和肌松药作用监测。常规监测指标中，心电图最易受到电刀及其他电子仪器干扰，消除伪差和防止干扰，应采取以下各项措施：① 一次性使用电极，加用电极膏，皮肤用乙醇擦干净，减少皮肤电阻，干后电极紧贴皮肤，使用质量较好的氯化银电极。② 接紧各种接头，使电流传导良好。③ 暂时拔除其他各种电器插头。④ 接好 ECG 监测仪的地线。

其他需要配备包括床边 X 线检查机、B 超仪、彩色心脏超声仪、血气分析仪。这样可以在第一时间发现问题，及时进行处理。但对于麻醉科医生而言，如何熟练操作，准确地判读，需要进行相关的培训，并能够在手术室或 ICU 形成相对固定的使用人员。对于较大的医院应该具备一定的专业人员，定时检修维护监护仪器，进行校准。对于中小型医院也需要有相关具有资质的人员进行维护定标。

第三节 医 用 气 体

手术室内由于麻醉和手术的需要，往往储备或连接了各种气体，如氧气、氧化亚氮（笑气）、二氧化碳、氩气等。无论是管道接入或是钢瓶存储，都要有一定的规范，既要防止气源错误引起的意外，也要预防气体本身由于物理因素引起的灾难(爆炸、起火等)。

一、麻醉气源安全故障

现代麻醉机一般有氧、氧化亚氮以及空气的管道进气接口,通气硬质皮管与中心供气系统或压缩气筒连接。此外,还配备相应的接口,直接与小压缩气筒连接,以供紧急时备用。

在有些医院氧气、二氧化碳、压缩空气和氧化亚氮等气体均存放于压缩气筒内。压缩气筒由能抗物理因素和化学因素影响、耐高温的全钢制成,分为筒体、阀门和保护帽两部分。为便于识别各种气体种类,避免错用,在筒体肩部必须刻有标记,包括:管理机构代号、气体化学名称符号、钢筒自重、耐受压力、出厂日期、复检日期及制造工厂等。国内氧漆成浅蓝色、氧化亚氮为银灰色、二氧化碳为黑色等。筒体的顶端的气筒阀门有两种类型:① 隔膜型阀:适用于高压大气筒,为全开全关阀,必须与压力调节器连接,经减压后使用;② 直接顶压型阀:适用于低压小气筒,可通过调节阀形状的大小控制输出气流,常在运送患者过程中使用。

压缩气筒使用时应注意:① 应有完整的标签(气体种类、级别和日期)。② 阀门、接头、压力表等高压部分严禁接触油脂类物质。③ 高压气筒必须连接压力调节器后才能使用。④ 运输、贮存和使用应防震、防高温、禁忌接近火源或有导电可能的场所。

为杜绝接错气源,一般采用口径和轴针安全装置。更换气源时,应仔细核对,不得任意修改接口的安全装置,明显漏气时亦不得使用一个以上的垫圈,以防误用。

轴针安全系统:一般用于备用小气筒的接口处。其基本结构为:在气筒阀接头上增设两个大小不同"针突"。只有在轴眼与针突两者完全相符合时,才能相互连接,由此可保证连接绝对正确。按国际统一规定,每种麻醉气体有其各自固定的轴眼和针突,此即为"轴针指数安全系统",其划定标准为:从气筒接头出气口的中心点作一垂直纵线,再从中心点向右侧及向左侧各划一条呈30°的角线。在右侧角线上定出一个点,编号为:①点开始,向左在每隔12°的角线上取一个点,这样可定出6个点,顺序编号为①②③④⑤⑥点,此即为6个轴眼的规定位置。依同样方法,在麻醉机进气口接头上定出相应的6个点,作为针突的规定位置。然后,按统一规定,每一种气体从6个点中取其2个点作为它的固定不变的轴眼和针突位置,这样一共可组成10种不同的组合,例如氧气规定取②⑤点,氧化亚氮规定取③⑤点。

在中心医院或大的医疗机构,目前多采用中心供气系统,提供氧气、压缩空气、氧化亚氮。中心供气系统由气源、贮气装置、压力调节器、输送管道、墙式压力表和流量计组成。不同气源的接口应有明显的差别(口径安全系统),以防误接。

口径安全系统:为防止麻醉机的管道气源接口接错气源,一般采用不同的接口口径系统。不同气筒除了接口口径明显不同外,接头的内蕊长度也应不同。目前国内外临床使用的气源,无论来自压缩气筒或中心供气系统均采用口径安全系统。

即使配备了气体比例装置,若发生下列情况,麻醉机仍将输出低氧性气体,应引起注意。① 气源错误:流量表联动装置和氧比例监控装置只能感受和调节其内的气体压力和流量,不能识别氧源的真伪。氧浓度监测是防止这种错误的最好方法。② 气体比例装置故障:联动装置和比例监控装置的各部件可能损坏,出现故障,从而输出低氧气体。③ 其他气体的加入:目前麻醉机的气体比例装置只限于控制氧化亚氮和氧的比例,并未考虑其他气体的加入。因此,若加入氦、氮或二氧化碳等气体于麻醉气体中,则有可能产生低氧性的气体输出。此时,强调进行氧浓度监测。④ 流量计泄露:流量计的相对位置的安排对于可能发生的漏气所致的缺氧有重要意义。玻璃流量管出口处常因垫圈问题发生漏气。此外,玻璃流量管是麻醉机气路部件中最易破损的部件。若存在轻微裂痕不易被察觉,使输出气流量发生错误。若空气流量管泄漏,则部分氧气将从空气管中漏出,而 N_2O 流量管因处于下游位置泄漏较少,从而将导致共同输出口的 N_2O 浓度过高,使患者缺氧。即使氧流量计设为最下游处以保证安全。但若是氧流量计本身泄漏,缺氧的危险仍无法克服。

二、腹腔镜使用气体

腹腔镜手术为了充分暴露手术野,有利于手术医师操作,常需应用气体行人工气腹。理想的人工气腹的气体应有以下特性:① 无色;② 无爆炸;③ 无燃烧;④ 不吸收或吸收很少;⑤ 如有吸收对生理影响小且排泄快;⑥ 无助燃作用;⑦ 误入血管内气栓的发生机会小;⑧ 在血中溶解度高。到目前还没有一种气体能完全符合要求,常用的气体有氦气、氩气、氮气、空气、氧气、二氧化碳,尤其是二氧化碳使用比较广泛(表4-2)。为什么常用二氧化碳?主要由 CO_2 的理化性质决定,因为 CO_2 的溶解度是 O_2 的24倍,弥散容积是 O_2 的20.5倍,不仅可直接按比例通过膜弥散到水中,而更重要的是取决于压力阶差。CO_2 扩充腹腔也是根据这一原理,腹腔扩充程度与 CO_2 的压力和容量有关,同时很容易弥散到血浆间质及水中,CO_2 在37℃水中溶解度是0.03 mmol/(L·mmHg),但在全血中有含锌碳酸酐酶,催化 CO_2 与水生成 H_2CO_3,然后在肺泡中该化学反应逆转,再形成 CO_2,并经肺呼吸排出体外。

表 4-2 腹腔镜常用气体

氦气	无色无味的惰性气体，不爆炸、不燃也不助燃。气腹后对循环、呼吸功能影响小，不会发生呼吸性酸中毒，但血中溶解度比 CO_2 小，气栓发生的危险大，不常用
氩气	惰性气体，不爆炸，无燃烧，人体应用较少，在猪实验中发现氩气气腹后，对循环、呼吸功能稳定。血中溶解度比 CO_2 小，但价格较贵
氮气	对循环、呼吸功能影响小，但在血中溶解度比 CO_2 小，气栓发生率高
氧化亚氮	氧化亚氮的弥散性强，易引起肠管扩张，影响手术操作。注入血管易发生气栓，如腹腔镜手术损伤肠腔时肠腔气体与氧化亚氮相互作用有助爆的危险，氧化亚氮还可引起弥散性缺氧。临床不常用
空气	吸收后对人体生理影响小，有助燃和气栓发生的危险
氧气	氧的弥散性较差，易保留在腹腔，因而可产生良好的腹腔扩张及术野显露，但却限制了电灼器的使用
二氧化碳	CO_2 是气腹首选气体，理由是在血中溶解度高，使用电器和激光等也不爆，也不燃和助燃，吸收和排泄也快，很少发生气栓，且价格也低，最大的缺点是 CO_2 经腹膜吸收后可发生高碳酸血症

第四节 手术室用电安全

电力是现代社会的运行动力，在手术室中，更是无处不在的电线、插座、电器、照明等。带动仪器设备的"电"造福患者的同时，电的使用也存在着各式的危险，常见是失火、电灼伤及电击(如宏电击和微电击)。

关于术中失火主要的三个条件是氧气、燃烧剂和火源。与手术室火灾有关的用电安全问题常涉及火源，如手术无菌单与电火花或高温接触。火源也可能很复杂，如麻醉呼吸回路呼气活瓣处发生爆炸。在手术室内，麻醉医师必须注意防火问题，尽可能使火源远离可燃物，并能确定最近的灭火器的位置。每个手术间均应准备一个灭火器!

严重烧伤的原因通常是地线不合格、设备故障以及射频场引起的电流。有文献报道，体外心脏起搏器导致烧伤，神经肌肉刺激仪产生的直流电致使患者严重灼伤。幸运的是，现在电击致死的情况已不多见，尽管这曾经是公认的外科和手术室意外。

尽管很多现代设备看似与老设备不同，但是电流引起的损伤与过去类似或相同。手术室电气故障仍然会引起火灾和爆炸，刺激并损伤中枢和外周神经，刺激肌肉引起挛缩、组织灼伤、干扰起搏器以及重要设备突然断电。医用设备的安全标准已经大大提高，通过预防性设备维护、仔细注意与患者接触的带电物品、对报警信号做出正确反应等，大多数问题都能予以避免。对于麻醉医师来说，了解用电安全是尤为重要的职责，因为围术期的用电危险通常在导致患者医疗服务中断或损伤之前即可被发现。

一、电气接地

电路是否接地通常是安全用电问题讨论的核心。对临床医生来讲，电气接地就是指与插头的第三个插脚相连接的电线要插入墙壁电源插座。就一个电路来说，电气接地是指任何一个与电路相连的可以瞬间释放或接收任意量电荷的物体。

在医院，临床工作者并不需要明确了解接地的物体，但是必须清楚地知道自己、患者及有关设备是否接地。活体器官仅能耐受有限强度的电流。无意接触地线，有时会有极微量电流作用于心脏或神经组织，造成损伤，当有较大的电流贯穿机体时往往会很危险。幸运的是，手术室和手术设备均可设计安装报警装置，在形成错误电流前发出报警信号。

具有接地故障断路器的插座可允许使用者检测第三插孔是否安全接地。更有意义的是，接地故障断路器可在一根或两根电源线与大地意外相连时应急断开电路，从而提高用电的安全性。

手术室的电能来源于医院内与地方供电公司交流电站相连的初级电源(有些紧急情况下是由汽油发电机供能的初级电源)。电源接入手术室后，经过一个或多个大型隔离变压器的次级线圈调制、绝缘后分配给电源插座。因此，手术室内三相插座的连接与医院内其他地方的标准连接方法稍有不同。在手术室内，将两条火线中的一条与地线相连并不能构成完整的电路。

手术时患者可被液体打湿，从而使导电性增强，在这种情况下，通过液体就可建立一个低电阻错误电流通路，如从手术用的电气工具到心电图电极或手术台。手术室中常出现电源与大地之间的短路，通常因为生理盐水、血液或其他导电液体滴入手术台旁的接线板插座。所以,手术室用的接线板一般要有防水盖。如果接线板插座被打湿并导致报警,应及时更换。接入新设备时,如果突然报警,应立即断开该设备电源。

电流频率极高时所产生的对地电容耦合其阻抗小于低频率电流时。由于房间中任意两个导电物体存在一定的距离和一定的表面积,故而形成电容。任意两个物体都具有电容耦合,尽管通常情况下这种电容耦合并无什么意义,但在某些情况下当交流电频率为 60 转/s(Hz)时,就会产生作用了。电容耦合问题更多见于电刀,一般发生于较高频率时(通常每秒几十万到几百万赫兹)。电容耦合可使高频电流轻易通过,生产商常在以下两种连接中使用电容耦合:电刀和电刀头之间(如电切和电凝尖端);电刀和患者接触的大面积接地。同时,在低频电流时电容耦合通过增高阻抗还可阻止电刀头和分散电极板之间形成危险的通过患者接地的低频电流。

在腹腔镜和内镜手术时,避免单极电刀工具和邻近金属导体(如套管针的金属套管)间形成不必要的电容耦合是很重要的。源于电容耦合的杂散电流可导致肠和胆管等器官损伤。麻醉医师需要注意这类潜在的手术并发症,特别是可能错误地将其归因于麻醉时。

麻醉下行磁共振成像(MRI)检查时,电容耦合是常规脉搏血氧仪导致患者严重灼伤的原因。然而,即使不存在电容耦合或核磁环境所致的射频电流,使用有故障的脉搏血氧仪探头也可能导致患者灼伤。在此类灼伤事件中,患者位于故障电路之外,故障电路可导致探头(包括光电二极管的元件与患者相连)过热,从而灼伤组织。如果把错误型号的探头(如其他型号的仪器探头)与血氧仪控制板相连会导致这种灾难。

二、宏电击

宏电击是指高电压或大电流作用于机体,导致神经和(或)肌肉功能障碍。当宏电击作用于心脏附近就会出现问题,一位患者因心电监护导联与电源线意外接通而致命。但是,即使作用位置远离心脏,宏电击也可造成伤害。

如某人手臂意外接触电路终端,电流流经手臂时的反应与电流的振幅和频率有关。60 Hz 电流约达 300 μA 时即可被察觉,达到 1 mA 时可感到疼痛。如电流超过一定强度,人就不能自主摆脱带电物体,称为摆脱电流。摆脱电流的强度随频率而变化,且存在个体差异。50～60 Hz 的交流电达到各项指标所需的电流强度最低,说明此频率的交流电最危险。心肌对电击的反应亦取决于频率。论及安全问题,电流远较电压重要。

机体总电流持续达 0.1～2.5 A (约 10 倍于摆脱电流)可导致室颤。植入式心脏起搏器一次脉冲发出的电流强度为 0.1～10 mA。机体总电流中只有一小部分流过心脏并影响其功能。在植入式心脏起搏器导线附近使用电刀产生的电流强度很大,可导致微电击电流。除颤也常基于同样的原理,当皮肤表面有大电场时,该器官对内部小电场来讲是良好的绝缘体。胸外心肺复苏时,400 J 的电流传递给机体的能量与大口径手枪产生的能量相当。

表 4-3　60 Hz 电流经体表流经躯体的常见效应

电流(mA)(接触 1 s)	效　应
1	感知阈
5	可接受的最大无害电流
10～20	超过摆脱电流,继而肌肉持续收缩
50～100	疼痛,可能昏厥、虚脱,运动能力受损,心脏和呼吸功能存在
100～2 500	室颤,呼吸中枢未受影响
>6 000	心肌持续收缩,随后心律正常;暂时性呼吸麻痹;如电流密度过大出现烧伤(通常大于 100 mA/cm^{2}时出现)

三、微电击

微小的电流通过机体也可造成肌肉和神经系统功能紊乱。微电击是指很低的电压或电流直接作用于心脏,这经常是体外或体内心脏起搏器电极有意制造的。无意的微电击可造成室颤(引发室颤的阈值约为 100 mA),通常是很危险的。内镜和透析机短路曾引起意外微电击,可导致患者死亡。1980 年以前,动脉和中心静脉压力传感器曾是微电击的潜在危险来源,因为其电极接近肝素化生理盐水,而肝素化生理盐水接触血管腔,所以电流可能经过电极接触人体。目前多采用低电压电话电缆供电运行的一次性微型压力传感器。手术室仪器设备所能允许的最大漏电流是 10 μA。

四、电刀

在外科手术中使用不易燃材料很重要。曾经因为高度易燃的手术单过于靠近电刀而引起手术室起火。这种燃烧所产生的烟带有有毒物质。

电刀可以产生足够的电流引起大面积组织灼伤。正在进行外科手术的患者,可能通过血液、盐水、尿液或其他导电液体与手术台、地面或监护电极和外科牵开器等其他导体形成导电回路。这样就形成了具有潜在危险的电流通路,例如来自电刀的电流可以通过接地电极板进入患者体内,再通过一个或多个心电图电极回到电刀。在这种情况下,电刀产生的电流并未通过手术操作所用的电刀头,但也在患者身上产生了灼伤。

由于在潮湿环境中使用电刀存在一定的危险，尤其是在潮湿环境下可能会出现误接地，所以在现代手术室中配置了隔离变压器。

外科医师使用电刀对组织进行电切或电灼和电凝操作，其中单极电刀更常用。在使用单极电刀过程中，电流通过电刀头进入患者体内，然后通过患者身体传导至大面积的接地垫板。接地垫板涂满凝胶，贴在手术野之外。如果接地垫板过于干燥（如与患者接触的凝胶大部分脱落）或者接地垫板与患者接触不良时，患者的皮肤会出现灼伤。在这种情况下，电流在通过接地垫板时被集中在很小的表面积上，因此电阻很大。在接地垫板与皮肤接触面积很小的时候，电流会显著增高，电阻的增高就会导致皮肤的电灼伤。在接地垫板失灵时，心电监护的电极片就变成了高频电刀所产生电流的替代回路，所以在心电监护的电极片处也会产生皮肤灼伤。

某些部位的手术使用单极电刀极不安全。神经外科手术和装有植入式心脏起搏器的患者常遇到该问题，解决方法就是使用双极电刀。

与单极电刀一样，双极电刀的电流也是通过一个电极流入患者机体。但是，双极电刀的输入电流不通过机体流至远离手术室的弥散电极，而是流入距第一电极数毫米处的第二电极，两个电极外形相同。双极电刀头部呈镊状，两尖端为两个电极。电流仅通过手术部位两电极之间数毫米宽的组织。卵巢或输卵管手术常使用双极电刀。

植入式心脏起搏器患者常有需要使用电刀进行手术的情况。对于这样的患者应尽可能使用双极电刀。不过，在极偶然的情况下，起搏器也会受到干扰。这取决于患者体内起搏电极的种类（单极或双极）、起搏电路屏蔽是否完全以及电刀电流的强度和接近程度。也有安装起搏器的患者因手术需要使用单极电烧器的情况。所有安装心脏起搏器的患者，使用电刀时，接地垫板均需尽可能远离起搏器及其导线。电刀头与接地垫板之间的电流不应穿过起搏器。麻醉医师应随时准备将起搏器重新设置为非同步模式（规律地、不受抑制地发出起搏信号），故术前应详细咨询心脏电生理专家。

五、激光

激光的使用也常引起烧伤等发生。如喉和气道肿瘤激光手术既要在通气道进行手术，又要应用激光。为了避免燃烧，应用空气或氮气稀释吸入氧浓度使氧浓度小于 0.5。勿用 N_2O 稀释，因 N_2O 有助燃性能。由于激光直射或点着易燃物如气管导管均可造成烧伤，手术室应设置非燃烧的保护屏以降低激光的反射烧伤。红橡胶及聚氯乙烯透明气管导管均可被 CO_2、Nd-YAG 及 KTP 激光点燃，所以激光手术应用特制导管包有螺旋形的不锈钢套（如 Laser-FlexTM）导管或包有螺旋薄带（如 Laser Trach）导管可防止 CO_2 或 KTP 激光燃烧穿孔，由于气管导管套囊未能包裹，所以套囊充气时应加注射用水，一旦烧着有助于灭火。

第五节 静脉靶控输注系统

间断或持续静脉注射是我国静脉麻醉常用的方法，血药浓度波动大，注药最初阶段血药浓度波动等带来不必要的不良反应，随着新药研制和静脉给药装置的完善，尤其是微机技术，靶控技术越来越受到麻醉医生的青睐。

靶控输注系统（target control infusion, TCI）是微机控制的静脉输注系统，是利用智能化药物输注设备，快速达到医师设定的目标药物浓度（血药浓度或效应室药物浓度），并根据临床需要进行调节，其优点是能迅速达到预期的靶浓度，也能预测减少任一浓度的时间，增加静脉麻醉的可控性，TCI 可使麻醉诱导平稳，血流动力学稳定，按照需要达到一定的麻醉深度，一旦停止输液，患者可迅速清醒。

欲达到并维持某一麻醉药的预期血药浓度，必须使输注速率与分布和清除过程保持平衡，这就要求不但要知道药物的药代学特性，而且要有相应的软、硬件。TCI 的构成要素概括如下：① 符合药物特殊参数的药代学模型。② 控制输注速率的运算系统。③“中央控制器”的软件和微处理器。④ 输注泵。⑤“中央控制器”和输注泵之间的“传递”系统。⑥ 键入患者资料和靶浓度的用户接口。

微处理器的软件装入了一个药代学模型和所用药物的特殊药代学参数。微处理器不断地运算所需的预期血药浓度的不同输注速率，通过运算系统操纵输注泵，使输注速率自动改变以达到预期血药浓度。

药代学模型和输注控制运算系统是 TCI 系统的主要构成，即使选定的靶浓度相同，如果模型和运算系统不同，那么实测血药浓度也不相同。

1983 年 Schwilden 首次报道用计算机辅助输注依托咪酯和阿芬太尼，采用二室线性药代动力学模型。其原理主要根据 Krupger-Thiemer 提出的 BET（bolus elimination transfer）方案，即为达到既定的目标血药浓度，首次给予负荷剂量(bolus，B)，使中央室血药浓度迅速达到靶浓度，其后维持稳态血药浓度，必须补充因药物的消除(elimination，E)和药物向外固定转运(transfer，T)所引起的血药浓度下降。在输注过程中，如果需要更高的靶浓度，则追加一次新的负荷剂量，然后以合适的速率输注，如需降低的原靶浓度，则停止药物输注直至衰减到所需的靶浓度，再以一定的输注速度以维持其浓度。

静脉输注泵的应用为临床给药提供了极大的方便，但也存在一些不足，主要是控制性欠佳，于是人们研制了可预先设计靶浓度的微机控制输注泵。其主要原理是根据药物的药代动力学模型，由微机控制以一定速率输液药物，并以 10 s 或(5 s)间隔自动显示理论上所达到的血药浓度，临床医师根据临床药效学反应指标进行调节，使麻醉处于最佳状态，以使该系统能接近吸入麻醉的蒸发器作用。最终建立自动给药装置，即建立静脉输注反馈系统，微机中设置药物的血药浓度指标，控制药物输注，并接受来自机体的反馈信息，对原程序信息进行调控，使其更加合理指导临床合理用药，如硝普钠控制血压装置利用血压作为反馈信号，肌松药利用肌肉监测仪反馈信号，目前有人研究应用双频指数作为静脉全麻反馈信号，以取得平稳的麻醉状态。

随着靶控技术的逐步成熟，不仅在一般外科手术中可以开展，还可以应用于心胸外科手术、移植手术、神经外科手术，以及门诊手术和术后镇静与镇痛的患者。但在应用靶控输注前，需要麻醉医生深入掌握所用系统的操作和功能，了解所用药物的药代药效学特征和参数，特别需要注意的是“靶控”并不是“全自动”，即使使用闭环靶控系统进行靶控输注，仍需要麻醉医生严密观察患者生命体征和靶控系统的运行情况。

目前对于阿芬太尼、芬太尼、舒芬太尼、瑞芬太尼、丙泊酚、硫喷妥钠、依托咪酯、氯胺酮、咪达唑仑的靶控参数的研究已较深入，这些药物的临床靶控使用也渐增多。但对于中国麻醉医生而言，当选择国外已有参数时，需要特别注意是西方人的参数是否适用于国人。

第六节 可视技术

随着科技的发展，越来越多的临床操作由“盲态”向“明视”转化，这些技术的开展，使临床医生的眼睛可以看到既往无法触及的区域，使诊断治疗等操作的水平有了质的飞跃。本节主要介绍目前麻醉科所常用的一些可视化仪器设备。

一、纤维支气管镜

(一) 结构简介(图 4－4) 纤维支气管镜(简称纤支镜)是利用由几万根透光度很高的玻璃或丙烯树脂拉成很细的纤维所组成的导光束，来诊断支气管疾病的一种仪器。它的管腔很小，柔软可弯曲，导光能力强，亮度大，视野清晰，可以轻巧地由口腔或鼻腔进入气管直至各支气管段口，医生可在直视下观察气管、左右各叶支气管开口及黏膜情况，还可用很小的毛刷在可疑的黏膜处轻轻压刷几次，刷检物可以作涂片染色及培养检查；或注入少量生理盐水冲洗并抽取作涂片及培养检查。如有肉芽肿样病变需与肺癌相鉴别时可做活检病理检查。如怀疑肺癌，痰液、刷检物及灌洗液都可做脱落细胞(癌细胞)检查。

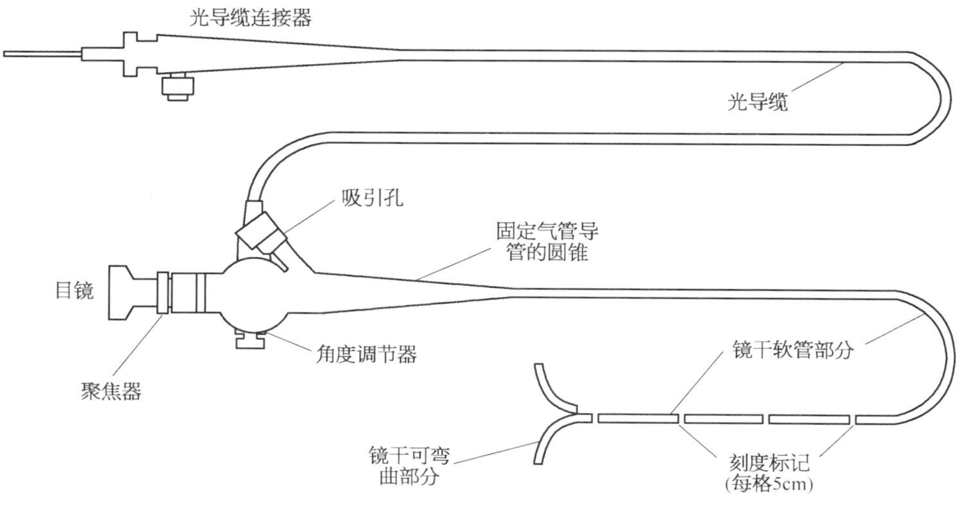

图 4－4 纤维支气管镜结构

检查气管、支气管和肺部疾病的专用工具，是一项内镜检查技术，临床应用范围很广，虽然操作简单，却可使许多隐藏在气管、支气管及肺内深部难以发现的疾病，在没有体表创伤的情况下得以诊断及治疗，可使许多患者免除开刀手术之苦。纤维支气管镜适用于肺叶、段及亚段支气管病变的观察，活检采样，细菌学、细胞学检查，配合 TV 系统可进行摄影、示教和动态记录，能发现早期病变，对于支气管、肺疾病研究是一种良好的精密仪器。

(二) 操作注意事项 首先在患者鼻腔内注入麻醉药物，打开电源，插上光缆线，光立即通过光缆传入镜身，然后将一根可弯曲的细管从鼻孔插入到气管直到支气管，医生一边操作，一边通过镜头透过明亮的尖端清晰地观看肿瘤、异物或其他的东西，镜头尖端可以上下 90°弯曲，镜身可以左右旋转，可以伸到肺部或气管的不同部位进行检测和治疗。如果肺部有肿瘤，将一根细钳子从镜身伸入到肺部抓一小块肿瘤，取活检做病理组织学分析检查，以明确肿瘤的性质，为下一步治疗作一个准确的判断。如果呼吸道或气管有异物，用钳子将异物完整取出。该仪器尤其适应于危重患者的紧急抢救，有好多老年人由于黏稠的痰液堵住了气道导致窒息、憋喘或呼吸困难，用纤维支气管镜旁边的吸引器可将痰液吸得干干净净，还能做细菌培养。纤维支气管镜还能发现及治疗长期气管切开或插管的并发症，如不同程度的喉损伤、气管损伤、出血、感染等。

(三) 适应证

1. 用于诊断

(1) 分辨刺激性咳嗽性质。

(2) 和 X 线片、CT、磁共振等明确肺部肿块性质。

(3) 围术期肺不张 为了明确原因，应进行纤维支气管镜检查。山东省胸科医院对 1 049 例肺不张患者进行纤维支气管镜检查，经活检、刷检、针吸、冲洗和培养等方法，确诊 1 008 例，总诊断率为 96.1%。在 1 008 例中，病因非常复杂，病种多达 22 种，其中各种肿瘤(包括良、恶性)占 70.5%。对不明原因的肺不张，应首选纤维支气管镜检查，它不但能明确诊断，而且也能起到治疗作用。

(4) 痰癌细胞或结核分枝杆菌阳性时进一步检查。

2. 作为治疗和辅助手段 ① 气管、支气管内异物取出。② 抽吸气管、支气管内分泌物及血块，治疗肺不张、止血，冲洗，引流脓液，局部注药治疗肺脓肿等。③ 抽吸气管、支气管内分泌物作病原微生物培养。④ 配合激光、微波、氩气刀、高频电刀等装置切除支气管内肿瘤或肉芽组织。⑤ 气管、支气管狭窄患者可施行扩张术或放置气管内支架。⑥ 了解支气管、肺部病变范围、确定外科手术方式，评价治疗效果等。⑦ 注射药物治疗肺部肿瘤；气管肺泡灌洗治疗弥漫性肺部疾病。⑧ 替代胸腔镜对胸膜腔疾病进行诊断和治疗。⑨ 引导气管插管和支气管插管定位，特别对于有气道解剖学变异的，或其他原因引起的插管困难。采用小号纤维支气管镜(直径小于 5 mm)，指引 DLT 插管及定位，是胸外科单肺通气技术中一大进步。Smith 报道采用一般 DLT 插管技术，其精确定位率仅 52%。而采用纤维支气管镜协助定位，则精确程度大大提高，具体操作方法如下：如使用左支型 DLT，在按常规方法插入后，再将纤维支气管镜引入气管腔，可见到隆凸部，蓝色的支气管气囊上缘正在隆凸之下见到，并无支气管气囊"疝"见到。然后纤维支气管镜通过支气管腔检查，应见到左上叶开口。当使用右支型 DLT 时，一定要注意右上叶开口，以保证右上叶通气。

二、视频喉镜

(一) 结构(表 4-4) 视频喉镜含有微型视频摄像机的新型气管插管装置，使操作者间接暴露声门。由于其设计与传统喉镜相似，所以麻醉医师无需特殊训练就可以很快掌握。

(二) 类型

1. 带有 Macintosh 镜片的视频喉镜 在标准喉镜片中包含摄像头，可以将咽喉部结构显示在镜柄连接的小屏幕或操作者身边的大型显示屏上。

2. 带有成角喉镜片的视频喉镜 此类喉镜片的弯角更大，操作者无法直接看到会厌和声门结构。优点是患者头部无需过度后仰，从而使"三线合一"，但置入的导管必须预先弯成和喉镜角度一致的形状，到位后由助手协助置入气管导管。

3. 带有气管导管引导通道的视频喉镜 气管导管预先装在引导通道上，从正中位置直接放入，无需推动舌头向一侧。

4. 光学喉镜 镜片含有两个平行通道，一个光学通道，一个气管导管引导通道，前端有加热元件，可以防止雾气产生。

表 4-4 常用视频喉镜的特征

视频喉镜	镜片形状	监视器	便携性	重复/一次性	型号	防雾
Storz V-MAC	标准麦氏喉镜片	8 吋 LCD	否	可重复	小儿，成人	无
Storz C-MAC	标准麦氏喉镜片	7 吋 LCD	是	可重复	2～4 号	有
GSVL	成角喉镜片	7 吋 LCD	否	可重复	2～5 号	有

续　表

视频喉镜	镜片形状	监视器	便携性	重复/一次性	型　号	防　雾
GSVL Cobalt	成角喉镜片	7 吋 LCD	否	一次性	1～4 号	有
GSVL Ranger	成角喉镜片	3.5 吋 LCD	是	可重复/一次性	重复 3～4 号，一次性 1～4 号	有
McGrath	成角喉镜片	1.7 吋 LCD	是	一次性	3 种成人镜片	无
Pentax-AWS	有引导通道结构的镜片	2.4 吋 LCD	是	一次性	仅有 1 种	无
Bullard 喉镜	解剖结构型喉镜片	外部显示器	否	重复	3 种镜片	无
Airtraq 光学喉镜	有引导通道结构的镜片	外部显示器	否	一次性	4 种镜片	有

注：GSVL，Glidescope video-laryngoscope.

(三) 临床应用　视频喉镜不仅可用以普通气管插管患者，也可用于示教中，最重要的是在头颈部活动受限、张口受限、声门位置较高等困难气道患者。视频喉镜对于喉部结构显露更好，能够降低喉部暴露分级Ⅰ～Ⅱ级，加之操作与传统喉镜接近，操作简易，成角设计也使显露喉部所用上提力明显较少，插管损伤更小。

三、超声技术

早期超声在围术期的应用，如便携式 B 超仪仅用于 SICU 中床边诊断和辅助治疗(引导抽取胸腔液或肝穿刺等)，也可用于动静脉穿刺定位，尤其是用于无法摸及动脉的患者中定位。食管超声心动图(TEE)技术是超声心动图领域中的一个重大进展，TEE 不仅用于手术室，而且用于术后 ICU 和病房。对诊断心脏疾病、判断手术效果以血流动力学监测具有重要意义。近年来在超声引导下进行外周神经阻滞，显示神经周围的动脉和静脉；准确定位神经，既提高神经阻滞的效果，又可减少误穿血管等并发症，并减少患者痛苦。

人耳的听觉范围有限度，只能对 20～20 000 Hz 的声音有感觉，20 000 Hz 以上的声音就无法听到，这种声音称为超声。和普通的声音一样，超声能向一定方向传播，而且可以穿透物体，如果碰到障碍，就会产生回声，不相同的障碍物就会产生不相同的回声，人们通过仪器将这种回声收集并显示在屏幕上，可以用来了解物体的内部结构。利用这种原理，将超声波用于诊断和治疗人体疾病。在医学临床上应用的超声诊断仪有许多类型，如 A 型、B 型、M 型、扇形和多普勒超声型等。B 型是其中一种，而且是临床上应用最广泛和简便的一种。通过 B 超可获得人体内脏各器官的各种切面图形比较清晰。B 超比较适用于肝、胆肾、膀胱、子宫、卵巢等多种脏器疾病的诊断。B 超检查的价格也比较便宜，又无不良反应，可反复检查。

(一) 仪器结构　超声诊断仪有各种类型，先进高档的仪器结构复杂，具有高性能、多功能、高分辨率和高清晰度等特点。其基本构件包括发射、扫查、接收、信号处理和显示等五个组成部分，分为两大部件，即主机和探头。

一个主机可以有 1～2 个或更多的探头，而一个探头内可以安装 1 个压电晶片(例如 A 型和 M 型超声诊断探头)，或数十个以至千个以上晶片，如实时超声诊断探头，由 1 个至数个晶片组成一个阵元，依次轮流工作、发射和接收声能。晶片由电致伸缩材料构成，担任电、声或声、电的能量转换，故也称为换能器。按频率有单频、多频和宽频探头。实时超声探头按压电晶片的排列分线阵、环阵、凸阵等，按用途又有体表、腔内、管内各种名称，有的探头仅数毫米，可进入冠状动脉内。

超声诊断主要应用超声的良好指向性和与光相似的反射、散射、衰减及多普勒(Doppler)效应等物理特性，利用其不同的物理参数，使用不同类型的超声诊断仪器，采用各种扫查方法，将超声发射到人体内，并在组织中传播，当正常组织或病理组织的声阻抗有一定差异时，组成的界面就会发生反射和散射，再将此回声信号接收，加以检波等处理后，显示为波形、曲线或图像等。由于各种组织的界面形态、组织器官的运动状况和对超声的吸收程度等不同，其回声有一定的共性和某些特性，结合生理、病理解剖知识与临床医学，观察、分析、总结这些不同的规律，可对患病的部位、性质或功能障碍程度做出概括性以致肯定性的判断。

超声诊断由于仪器的不断更新换代，方法简便，报告迅速，其诊断准确率逐年提高，在临床上已取代了某些传统的诊断方法。

(二) B 超类型

1. 普通 B 超　B 超经过了三个发展阶段，最早采用的是黑白超声诊断技术，也就是现在的普通 B 超。通过超声探头测得的图像是黑白的，只能观测到胎儿的组织结构，测量头有多大、身有多长。

2. 彩色B超　20世纪80年代在普通B超的基础上出现了彩色-多普勒超声波探测诊断技术，观测到的图像以红蓝两色为主，面向探头的呈现红色，反之为蓝色。这种技术能够观测到胎儿的血液流动情况，有利于及时发现胎儿的异常，例如胎儿颈部如有血流环，则意味着发生了可导致窒息死亡的脐带绕颈。

3. 三维B超　普通B超和彩色B超都是二维平面图像，目前这两种技术仍在使用，但由于观测效果较为依赖羊水量和胎儿体位，一旦在怀孕晚期羊水减少或者胎儿面向母亲的背部，观测效果就不太理想。而且，二维图像不能满足准妈妈们"看到"宝宝模样的愿望。因此，最近几年，随着计算机技术的发展，又出现了三维B超，也就是将二维图像合成模型，透过屏幕可从各个方位观察胎宝宝。

4. 四维B超　简称4D超声，是目前世界上最先进的彩色超声设备。第四维是指时间这个矢量。对于超声学来说，4D超声技术是新近发展的技术，四维超声技术就是采用三维超声图像加上时间维度参数。该技术能够实时获取三维图像，超越了传统超声的限制。它提供了包括腹部、血管、小器官、产科、妇科、泌尿科、新生儿和儿科等多领域多方面的应用。

（三）优缺点

1. 优点　① 超声的扫查具有连贯、动态观察脏器的运动和功能；可以追踪病变、显示立体变化，而不受其成像分层的限制。目前超声检查已被公认为胆道系统疾病首选的检查方法。② B超对实质性器官（肝、胰、脾、肾等）以外的脏器，还能结合多普勒技术监测血液流量、方向，从而辨别脏器的受损性质与程度。例如医生通过心脏彩超，可直观地看到心脏内的各种结构及是否有异常。③ 超声设备易于移动，没有创伤，对于行动不便的患者可在床边进行诊断。④ 价格低廉。B超也因此经常被用于健康查体。⑤ 超声对人体没有辐射，对于特殊患者（如孕妇）可以优先采用。

2. 缺点　① 比如B超在清晰度、分辨率等方面，明显弱于CT。② B超对肠道等空腔器官病变易漏诊。③ 气体对超声影响很大，容易受到患者肠内气体干扰等多方面因素影响检查结果。④ B超检查需要改变体位屏气等，对于骨折和不能配合患者不适用。检查结果也易受医师临床技能水平的影响。

（四）一般临床应用　B超可以清晰地显示各脏器及周围器官的各种断面像，由于图像富于实体感，接近于解剖的真实结构，所以应用超声可以早期明确诊断。例如：眼科诊断非金属异物时，在玻璃体混浊的情况下，可显示视网膜及球后病变。对心脏的先天性心脏病、风湿性心脏病、黏液病的非浸入探测有特异性，可代替大部分心导管检查。也可用于小血管的通畅度、血流方向和速度的测定。早期发现肝占位性病变的检出已达到1 cm水平。还可清楚地显示胆总管、肝管、肝外胆管、胰腺、肾上腺、前列腺等。B超检查能检出有否占位性病变，尤其对积液与囊肿的物理定性和数量、体积等相当准确。对各种管腔内结石的检出率高出传统的检查法。对产科更解决了过去许多难以检出的疑难问题。如既能对胎盘定位、羊水测量，又能对单胎多胎、胎儿发育情况及有否畸形和葡萄胎等做出早期诊断。

（五）围术期应用

1. 经食管超声心动图（TEE）　TEE是对心脏大血管进行检查的技术，通过超声探头从食管内发射和接受超声波，得到高质量的图像，与传统超声比较，有以下特点：① 超声束探测途径到达心脏前，不经过脂肪、肺组织及骨性结构干扰，由于降低了声阻抗，不需要很强穿透力，可使用较高频率的探头，成像更加清晰，组织对比度更佳。② 心脏水平，食管紧邻左心房后方，对于左心房、肺静脉、主动脉等的观察更清晰。③ 对于心脏人工机械瓣的观察，在二尖瓣位置更清楚。④ 先心病如缺损<3 mm的房间隔缺损（ASD），卵圆孔未闭，静脉窦性ASD，肺动脉异位等显示清晰。⑤ 在开胸手术是可持续监测而不会污染手术野。⑥ 探头位置易于保持稳定，可多次或持续进行监测。⑦ TEE可用于围术期血流动力学监测，有助于心脏及非心脏手术重围患者的诊断和治疗。

若麻醉前开始检查，需要禁食4～6 h，可以给予静脉或肌注一定的镇静药物，选用利多卡因等作咽部喷雾麻醉。患者放置侧卧位，躯体与病床垂直，颈部于中线微弯曲，臀部和弯曲的膝盖增加稳定程度，去掉假牙，超声前段涂抹耦合剂，探头插入需要保持咽及食管的中线位置，患者做吞咽动作配合。

虽然TEE属于侵入性检查，但目前临床应用证实相当安全。美国Mayo Clinic 6年中7 134例术中TEE结果并发症发生率为2.8%，主要包括一过性的高血压或低血压、一过性的心律失常如室性早搏，短阵室上速。但也有食管穿孔，甚至死亡的报道。故操作者一定要随时牢记可能发生的并发症，严密监测血压、心率、氧饱和度等生命体征，并且有必要的抢救措施。

TEE的绝对禁忌证包括吞咽困难、食管肿瘤、撕裂和穿孔、食管憩室、活动性上消化道出血、食管手术后早期等。相对禁忌证包括食管静脉曲张、严重的颈椎病变等。后者在考虑术中TEE监测时一定要权衡利弊，慎重为好。对拟行术中TEE监测的患者，术前探视时一定要仔细询问上消化道病史。

TEE系统检查有20个切面（图4-5），左心室核查有16节段模型（图4-6）。

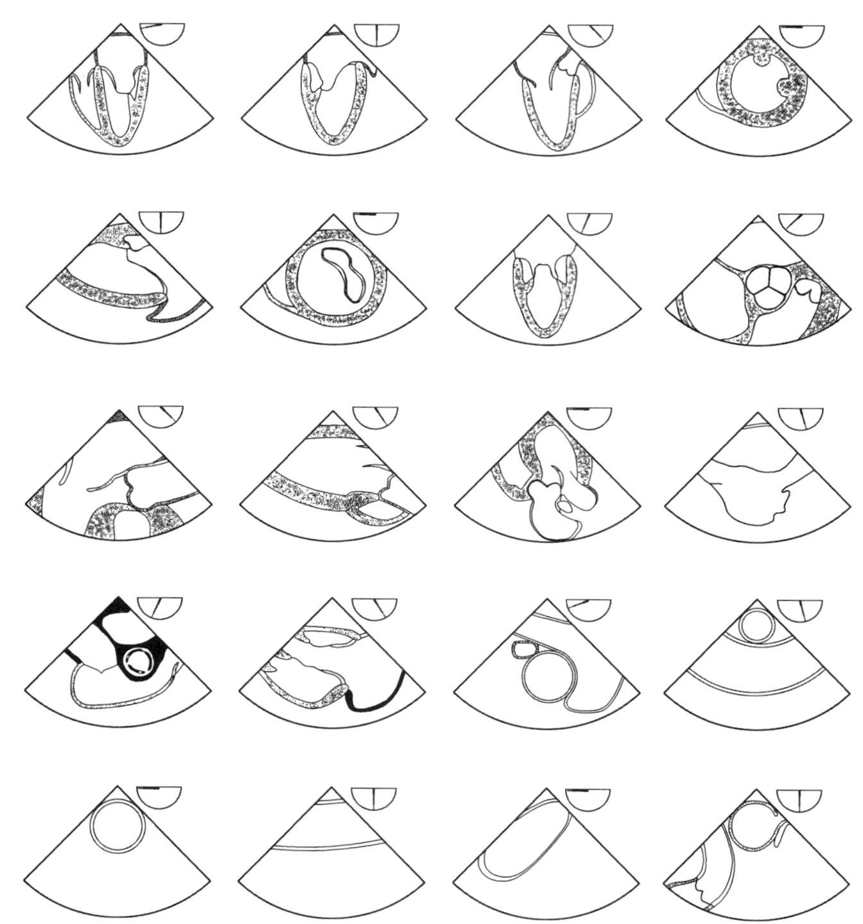

图 4－5　经食管超声心动图系统检查的 20 个标准切面

每幅图均有相应的多平面角度指示。

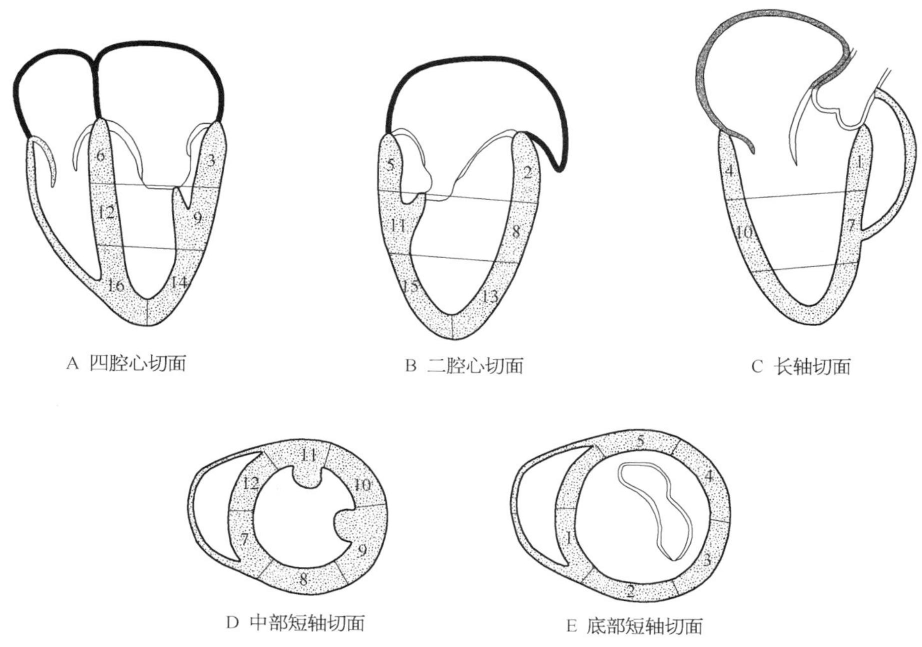

A 四腔心切面　B 二腔心切面　C 长轴切面

D 中部短轴切面　E 底部短轴切面

图 4－6　左室 16 节段模型

A. 四腔心切面：显示三个间壁和三个侧壁节段；B. 二腔心切面：显示三个前壁和三个下壁节段；C. 长轴切面：显示两个前间壁和两个后壁节段；D. 中部短轴切面：显示左室中段的全部六个节段；E. 底部短轴切面：显示位于底部的全部六个节段。

2. 超声引导下的神经阻滞　临床应用的超声频率为2.5～20 MHz，频率越高空间分辨率越好，但穿透性越差；频率越低穿透性越好，而空间分辨率会下降。采用脉搏波或多普勒技术可以清楚地区分血管及血管中的血流速度。已有的研究资料显示在神经阻滞中使用超声定位，可以有效地提高操作成功率和准确性，有时可缩短药物起效时间及减少药物使用量，有研究者甚至认为神经阻滞中应常规应用超声辅助。

1978年La Grange首次报道了超声在61例患者锁骨上臂丛阻滞中的应用，在其报道中，主要是在穿刺前以超声定位锁骨下动静脉，穿刺的成功率为98%，且无明显并发症。但随着超声设备影像水平不断提高而价格逐步下降，以及原来神经阻滞相对禁忌证（肥胖、创伤、肿瘤等引起的解剖变异，意识还清，无法合作，已经麻醉）的患者，超声会有更广阔的临床应用前景。

对于上肢部位超声辅助定位的研究，成功率为95%左右，几无并发症的发生。对于臂丛阻滞中超声的辅助定位中的探头位置所作的研究，提示在肌间沟部，锁骨上部及腋部超声均有很好的定位效果。在臂丛神经阻滞中，臂丛神经支并非完全固定，都有一定的变异性，特别是超声引导下探针与神经基本接触时，部分患者神经刺激器设定在1.5 mA电流下依然没有引出肌搐，这可能是神经刺激器造成神经损伤的原因。下肢三合一阻滞中，结果提示相对于神经刺激器辅助定位，作用起效时间，阻滞满意度均较高（95% vs. 85%）。另一组研究也支持超声辅助较神经刺激器对感觉神经阻滞效果更好（95% vs. 80%）。超声在小儿腰丛神经阻滞中的应用也有一定报道，提示超声在局部神经阻滞中有越来越广泛的应用。

3. 深静脉穿刺　利用超声定位，可以“明视”下行深静脉穿刺。对于肥胖、局部术后结构改变等患者的深静脉穿刺有很大的帮助。已有研究支持在超声引导下行深静脉穿刺，可以减少并发症的发生，减少插管失败次数，缩短颈内静脉插管时间。但对于锁骨下静脉插管尚无证据支持，是否能减少深静脉穿刺相关的感染也没有定论。此外，也可用于引导动脉穿刺置管。尤其是有解剖学异常或特殊体位下困难的动静脉穿刺，可以考虑借助超声定位技术来完成。

4. 疼痛治疗　有用于超声疗法、超声药物透入疗法等。应用超声引导定位神经阻滞进行疼痛治疗也逐渐增多。

5. 围术期其他应用　术前检查胃内容，有助于决定禁食时间，急症麻醉时了解是否饱胃，以便采用误吸反流的预防措施。另外，诊断膀胱充盈度可指导治疗。

第七节　激光的使用安全

手术的医用激光（medical laser）种类，主要有二氧化碳（CO_2）气体激光（波长10.6红外激光）及掺钕钇铝石榴石激光（Nd：YAG），波长1.06（红外激光），两种激光用于切割、凝固，后者可用于各种内镜下的治疗。激光已在临床上的应用越来越广，可用于多种肿瘤的切割等。由于激光的性质特殊，使用功率高，对人体有一定的危害性，因此必须强调激光手术器械使用的安全措施。

一、激光外科和安全系统

激光手术刀最常见的危害是眼和皮肤损伤。电击、有害物质产生、燃烧、爆炸、X线产生及噪声等。为了防止这些事故发生，手术时必须采用安全措施，如防护眼睛等，建立安全系统。安全系统包括事故情报收集、性质分析、体系化、措施研究、措施实施。安全系统规范可分为技术、管理和人的因素。

二、激光设备的管理及使用的注意事项

(一) 管理方法　① 医疗部门保管激光手术设备，选定管理人员正、副各1人。② 管理人员对激光管理区和激光保管、管理负有责任。③ 管理人员指定激光使用人员，并对其进行基本的和技术方面的指导。④ 激光刀使用者必须听从管理人员意见。⑤ 管理人员制定使用人员名册，并妥善保存。⑥ 使用人员必须是经过严格培训，并对激光全面了解、掌握激光刀的使用、安全管理法和危险防止法。

(二) 管理区　① 管理区由经营者选择设计，而且应标明“管理区标志”。② 管理区于显眼处悬挂警告标志，使用激光名称和管理、注意事项等。③ 进入管理区人员须经管理者许可，并认真听取管理者讲述管理区注意事项和保护措施后方可进入。④ 进入管理区人员前后应该进行视力检查，视力减弱者须加注意。

其他必要的安全措施：① 对高压电应注意触电时处理（复苏法）。② 装置用前准备及使用方法。③ 装置停止步骤。④ 工作性能不良时发生故障，装置使用限度规定。⑤ 保养、检查范围规定。

(三) 激光手术时的注意事项　① 戴防护眼镜。② 防止误伤、皮肤和气管保护。③ 操纵器和机头熟练

操作。④ 不用易燃性物质(尼龙盖物、麻醉气体)。⑤ 使用防止反射的器械[黑色镀金(铬)器械]。

(四) 激光手术室 激光刀一般使用高功率激光,必须具有高压电源,电动力装置的冷却水供应设备和具有安全设备的手术室及附属设施。激光手术室应具备各类激光设备,适合于各种手术。随着激光外科的发展,即使一种手术,想用一种激光进行理想的激光手术是不大可能的,有时需要 2～3 种激光组合使用,或与传统手术相结合。

激光手术室应宽敞,为 12～20 m^2,与普通型手术室邻接,有的可设立专门激光手术间。以供其他激光手术同时使用。激光手术室由器械室、器材室、各种测定仪器、激光手术器械等附属设施和激光管理区组成。激光手术装置(激光刀)必须用高压电源。一般情况下,CO_2 激光手术装置(功率 60 W)用 100 V、40A,需要时用 200 V、20 A。Nd:YAG 激光装置(功率 100 W)用三相电源,220 V、40 A。手术室电源应该用有双重绝缘变压器的非触地型电源,能防止电击事故。

激光手术装置的发电管及其外周容易发热,小型 CO_2 激光现在可用空冷式冷却装置冷却,但 Nd:YAG 或其他大功率激光需要循环水冷却装置。冷却 Nd:YAG 激光装置的冷却水流量 8 L/min。因而激光手术室必须设有冷水供给装置。有的冷却水装置比较先进,当冷却水供给装置不足的时候,激光装置内部温度上升至一定温度时激光动力系统自动终止。

激光作为一种医疗工具已被用于临床的许多领域。目前,已应用于眼科治疗视网膜疾病、耳鼻喉科治疗喉和气管肿瘤、皮肤科治疗皮肤病、外科用以切割止血和妇科治疗宫颈糜烂等。激光用于手术治疗的优点是:止血效果好;激光可以会聚成一束很细的光束,对病灶周围组织损害小;术后很少出现水肿和疼痛;愈合迅速,结疤甚少。缺点是:不能使用易燃麻醉剂;激光束可引起某些麻醉药分解,如三氯乙烯可分解为卤化物;当乳胶、橡胶、丝绸、硅或塑料导管接触激光束时,可立即起火,并可因 O_2 和 N_2O 的存在而加剧。

(周仁龙　闻大翔　杭燕南)

参考文献

[1] Cooper JB, Newbower RS, Kitz RJ. An analysis of major errors and equipment failures in anesthesia management: considerations for prevention and detection. Anesthesiology, 1984, 60(1): 34 - 42.

[2] Caplan R, Vistica M, Posner K, et al. Adverse anesthetic outcomes arising from gas delivery equipment: a closed claims analysis. Anesthesiology, 1997,87(4): 741 - 748.

[3] Kestembaum AD, Steuer M, Marano M. Doppler guided axillary block in a burn patient. Anesthesiology, 1990,73: 586 - 587.

[4] Kapral S, Krafft P, Eisenberger K, et al. Ultrasound-guided supraclavicular approach for regional anesthesia of the brachial plexus. Anesth Analg, 1994,78: 507 - 513.

[5] Güzeldemir ME, üstünsöz B. Ultrasonographic guidance in placing a catheter for continuous axillary brachial plexus block. Anesth Analg, 1995,81: 882 - 891.

[6] Perlas A, Chan VWS, Simons M. Brachial plexus examination and localization using ultrasound and electrical stimulation. Anesthesiology, 2003, 99(2): 429 - 435.

[7] Marhofer P, Schrögendorfer K, Koinig H, et al. Ultrasonographic guidance improves sensory block and onset time of three-in-one blocks. Anesth Analg, 1997,85: 854 - 857.

[8] Kirchmair L, Entner T, Kapral S, et al. Ultrasound guidance for the psoas compartment block: An imaging study. Anesth Analg, 2002,94: 706 - 710.

[9] Kirchmair L, Enna B, Mitterschiffthaler G, et al. Lumbar Plexus in children. Anesthesiology, 2004,101: 445 - 450.

[10] Yao FS, Fontes ML, Yao M. Artusio's Anesthesiology. 7th ed. Philadelphia: Wolters Kluwer/Lippincott Williams & Wilkins, 2012: 1270, 1326.

[11] Sandberg WS, Urman RD, Ehrenfeld JM. The MGH textbook of anesthetic equipment. Philadelphia: Elsevier Inc, 2011: 1, 10, 23, 41, 49, 127, 148, 207, 361.

[12] Miller RD, Eriksson LI, Fleisher LA, et al. Miller's Anesthesia. 7th ed. Philadelphia: Churchill Livingstone Inc, 2009: 667, 825, 3041.

[13] 尤新民,皋源. 围术期气道管理. 上海:世界图书出版公司, 2010: 259 - 299.

[14] 邓小明,曾因明. 2011 麻醉学新进展. 北京:人民卫生出版社,2011: 254 - 262.

第五章 循证医学在临床麻醉中的应用

循证医学(evidence-based medicine,EBM)是指准确、明智地应用当前所能获得的最好的临床研究证据,结合医生的专业技能和多年的临床经验,并考虑患者的选择,三者结合所做出的最佳治疗决策,使患者获得最好的临床疗效和生存质量。1992 年医学刊物 JAMA 杂志首次刊用 EBM 一词,并比拟循证医学是"临床科学的人类基因组计划……"《纽约时报》刊出循证医学是"震荡与影响世界的伟大思想之一"。1994 年由加拿大著名流行病学和循证医学专家 David Sackett 所出版的第一部循证医学专著,系统地介绍 EBM 意义及其应用和实践过程。临床上开展 EBM 相关工作最早开始于妇产科,1974 年 Cochrane 等就借助 EBM 率先进行了产科领域的系统评价,包括系统搜集产科专业的临床对照试验,并建立产科专业临床试验数据库。目前 EBM 在各个专业领域的应用都有了很大的发展。著名麻醉学家、循证医学先驱、斯坦福麻醉科创始人 John Bunker 教授是美国医疗费用系统缺陷早期研究发起者,2000 年人们开始论述 EBM 与麻醉学研究的相关内容。

一、为什么要开展循证医学

人们在研究中发现:① 一些理论上有效的疗法,但实际上无效或弊大于利;动物实验结果不能直接推广于人体;一些临床上行之有效的疗法却暂时无法从理论上解释清楚;临床疗效的判断,必须以临床试验来检验;有效的疗法长期得不到推广,而一些无效甚至有害的疗法在广泛使用,花费高额医疗费用实施没有证据证明有效的疗法,导致医疗费用上涨,而医疗质量并不提高。② 疾病的疗效判断需要依赖大样本随机对照试验(randomized control test:RCT)。需要消耗大量人力、财力和时间,多数单位没有条件实施。联合多个小样本 RCT 进行高质量的系统评价/分析,其结果类似于大规模多中心的 RCT,因而已被广泛接受,成为临床疗效评价的标准。③ 医学信息爆炸,必须借助计算机和互联网,尽量检索经二次加工的资料,否则短时间内不可能查出有用的信息,找出最好的证据。

(一) EBM 与传统医学的区别 两者区别主要体现在:① 证据采集:传统医学由于受到时间和条件的限制,不够系统全面,EBM 则强调系统全面;② 证据来源:传统医学主要来自动物实验、实验室研究、零散的临床研究和教科书,而 EBM 更注重临床上人体试验结果;③ 证据评价:传统医学不重视,但 EBM 很强调;④ 评价指标:传统医学注重中间指标的变化如实验室和影像学检查结果,而 EBM 则强调终点指标即患者的生存质量和最终结局;⑤ 治疗依据:传统医学注重基础研究或动物实验的推论和个人临床经验,EBM 强调当前所能获得的最佳临床证据;⑥ 临床决策:传统医学强调以疾病和医生为中心,而 EBM 是以患者为中心。

(二) EBM 基本特征 EBM 基本特征主要体现在其实践过程中所包含的四个步骤:① 提出有建设性的临床问题;② 检索出最相关的证据;③ 评价证据用于临床实践的真实性和适用性;④ 结合医生的临床经验和患者具体情况,将证据用于实践并评价和分析上述治疗措施的有效性,总结经验以提高医疗水平。

二、循证医学与麻醉学和危重医学

(一) 提出问题 在有关麻醉的基础与临床研究过程中,提出针对性强的问题是 EBM 应用的第一步,也是最关键的一步。通常一个有建设性的,可回答的问题应该包括以下四个重要部分:① 患者需要解决的问题;② 主要的干预措施如诊断性试验、治疗措施或预后因素;③ 对比因素;④ 与患者相关的临床结果。而在麻醉和危重医学方面大致可提出并归纳出三个方面问题,即:① 治疗:选择某种麻醉方法是否优于其他麻醉方法,如局部麻醉和全身麻醉哪种更具合理性?防止呕吐最有效的方法是什么?围术期如何保护肾功能?② 诊断:诊断性试验的选择,麻醉药物组合优化和药物品种筛选;③ 预后:指对已经存在的麻醉及危重患者治疗方法有关风险因素做出预测,如患者手术麻醉期间行机械辅助通气的风险。

(二) 检索证据 循证医学不是使用陈旧过时的证据。EBM 强调的是在证据、医师技能和患者价值三者结合的基础上,使用当前的最好证据。当今时代是"证据时代"(evidence era),证据包括三方面内容,即证据的标准、证据的综合分析方法、证据在不同社会文化背景中的应用。随着医学科学的迅速发展,临床实践也日新月异地在不断进步,每日都有大量医学论著发表,新证据源源不断产生，或填补证据的空白，或迅速的更正、替代原有的旧证据。临床医师所面临的困难是如何从新证据的浩瀚海洋中有效的搜索和归纳自己需要使用的最好证据，一旦停止这种搜索和归纳，医师个人的知识就难以保持更新、原先拥有的证据就难免过时。

有关麻醉学研究方面的文献见于各种医学期刊，包括全科医学、重症监护、麻醉学、儿科学和外科学、细胞学、休克和循环等。

1.《医学索引在线》(*Medline-Index Medicus Online*) 由美国国立医学图书馆制作，收录了自1964年以来的约11 000 000种参考文献，涵盖了5 000种期刊，是全球规模最大、应用最广泛的生物医学参考文献书目型数据库。其中2 000多种期刊是Medline独有的。

2. EMBASE数据库　EMBASE数据库全称ExcerptaMedica Database，由荷兰爱思唯尔(Elsevier)公司出版，是印刷型检索工具ExcerptaMedica(荷兰《医学文摘》)的电子版，也是最重要的生命科学文献书目型数据库之一。EMBASE. com是EMBASE与MEDLINE强强联合而成的生物医学与药理学信息专业检索引擎。EMBASE. com将1974年以来的EMBASE生物医学记录与1966年以来的MEDLINE记录相结合，囊括了70多个国家/地区出版的7 000多种期刊，覆盖各种疾病和药物信息，尤其涵盖了大量欧洲和亚洲医学刊物，是其他同类型数据库所无法匹敌的，从而真正满足生物医学领域的用户对信息全面性的需求。内容涵盖了整个临床医学和生命科学的广泛范围。主要特点：① 来自70个国家的7 000多种期刊，其中2 000种期刊是其独有的。② 1 800多万条EMBASE和MEDLINE文献记录(无重复，每年还在增长变化)，80%的记录有文摘。③ 强大的疾病检索和药物检索。④ 一部EMTREE生命科学辞典包含超过45 000条药物与医学术语、10 000条代码和大约200 000条同义词(完全集成MeSH术语)，令使用者在EMBASE和MEDLINE中轻松检索。⑤ 每日添加2 000多条记录，每年添加60多万条记录。

3. Cochrane协作网　为一国际性、非盈利性的民间学术团体，其实体是Cochrane图书馆，旨在通过制作、保存、传播和更新系统评价提高医疗保健干预措施的效率，帮助人们制定遵循证据的医疗决策，并将相关内容和参考资料以光盘形式每年四期向全世界发行。

4. 中国生物医学文献数据库　是目前检索中文文献应用最多的数据库。

5. 美国麻醉医师学会(American Society of Anesthesiologist，ASA)的循证临床资料来源　ASA的循证实践首先假设已有足够数量的科学文献而产生循证指南和临床建议。表5-1显示了各搜集证据的来源，资料收集后经判断确定是临床指南(clinical guidelines)还是专家建议或专家共识(expert consensus)。主要资料有三类：① 文献的描述性资料(如均数、范围、敏感度、特异性)。② 正规调查所得的一致意见。③ 有效的足够例数的随机对照研究，荟萃分析发现。

表5-1　循证临床资料的来源

证据来源	证据类型
随机对照研究	比较统计
非随机前瞻性研究	比较统计
对照观察研究	相关/回归
回顾性比较研究	比较统计
非对照观察研究	相关/回归/描述性统计
病例报告	无统计资料
顾问	调查显示/专家意见
ASA成员	调查显示/专家意见
邀请成员	专家意见
公开论坛评论	公众意见
因特网评论	公众意见

(三) 评价证据

1. 准则　评价证据应遵循证据的重要性和真实性相结合的原则。如果一项研究显示某种诊断性试验不准确或者某种麻醉方法对患者预后有负面影响，那么再去评价证据的真实性就没有必要了。评价证据的真实性包括内在真实性和外在真实性。内在真实性主要是从方法学上评价研究设计的科学性，从而推断其可靠性。例如：此项研究设计敏感性如何？在治疗性和预防性研究中患者的分组是随机的吗？统计学方法使用是否正确等。外在真实性则是指所获得的外部参考文献是否适用于所观察的研究对象。

2. 证据分级　EBM证据根据其质量和可信度大致可分为5级，一级：所有随机对照试验的系统评价/Meta分析；二级：单个样本量足够的RCT结果；三级：设有对照组，但未用随机方法分组；四级：无对照的病例观察；五级：专家意见。在治疗方面，国际公认大样本随机对照试验和RCT的系统评价/Meta分析结果，是证明某种疗法的有效性和安全性最可靠的证据(金标准)。

3. 系统评价　系统评价(systematic review)由Beecher等1955年最早提出，Glass等1976年首次命名，近十余年发展迅速，广泛运用于各医学临床领域。系统评价主要有两个内容，一是系统全面地收集所有有关的发表和未发表的临床研究，二是应用恰当的统计学方法对所收集的研究进行分析处理，并对其结果做出最后评定。类似于所包括的有建设性的随机临床试验，系统评价利用最准确、细致的描述，使误差最小化，为所得出的临床结论提供最有力的证据。系统评价可涵盖包括治疗、病因、诊断、预后等诸多方面。Cochrane 协作网的系统评价是当今最可靠的证据评价，现有系统评价组 51 个，建立麻醉评价组的构想最早是在 1997 年，麻醉评价组正式成立于 2000 年 2 月，工作内容涉及麻醉、重症监护、疼痛、急救与复苏等。

荟萃分析(Meta-analysis，又称汇总分析)是 EBM 中最常用的系统评价方法，它是汇总多个小样本 RCT 进行总体效应评价的一种方法，是对传统综述的一种改进。利用 Meta 分析，通过回顾和观察对多个研究结果间效应进行合并，增大样本含量和检验效能，并在现有资料基础上产生新知识的综合，针对某一问题的综合研究提供系统的临床实践标准，从而达到增加收益、减少风险和支出的目的。有人也持不同观点，认为临床标准的提出尽管有益，但仅可作为一项工具，而非绝对的准则。

当收集到与某一证据相关的足够数量对照研究后，对每一特别结果进行荟萃分析。包含连续数据的研究，使用基于整体方差分析或合并可能性检验的统计方法，对于定性资料，使用比值比进行统计。结论分析时，$P<0.01$(单尾检验)认为有统计学意义，同时计算有效样本大小。

麻醉相关文献报道的发现常用相同的测定结果，这提高了汇聚数据的相似性。我们期望分析的数据具有相似性，所以在分析开始时使用了固定效应的荟萃分析模型。如果发现某一证据相关的所收集文献具有异质性，则采用随机效应分析，探讨异质性产生的原因，并报道和讨论与证据相关的文献小结。

如果可能，采用一种以上的实验以尽可能评估所有相关的证据。例如，有一系列研究允许进行一项以上的荟萃分析(如使用连续数据和定性数据的研究)，分别进行荟萃分析，各分析的结果在某方面应该具有一致性结论。此外，这些分析应该与文献的直接评估及获得明确结论前已有的一致性意见相统一。如果有不同意见，在总结循证证据中完整报道，并在推荐相关的证据后，通常应提出警告或加以标注。

4. 临床应用　当评价了证据的真实性和重要性，就可以根据临床经验和专业技能决定是否可将其用于具体患者，麻醉医生必须判断实践和研究证据的差别程度、技术措施的可行性和具体的患者特征等是否影响收益和风险的估计，患者的价值观同时也将会影响可行性治疗的选择。

循证医学不是一门难以实践的医学。临床一线工作的临床医师早已开始不自觉地实践循证医学，利用难得的时间，有效和有选择地获取以患者为中心的临床研究证据。为保持知识更新、随时掌握最好的证据，国际 Cochrane 协作网的 Cochrane 图书馆资料库，正是为了解决这一实际问题而建立。Cochrane 图书馆是治疗研究证据的重要来源，是临床医学各专业防治方法的系统评价和临床对照试验的资料库。应用循证医学方法，致力于建立和发展循证指南和建议。

三、循证医学与麻醉系统评价

迄今为止，关于 EBM 与麻醉方面的系统评价内容相对于其他医学领域来说还是不多，主要有两个重要原因：一方面，麻醉学与其他学科在许多方面有相互重叠性；另一方面，麻醉学不像外科学或药物学等，它在很大程度上是属于非治疗性专业领域。因此，有关临床麻醉研究，一般仅以实验室检验结果、血压或者其他生理参数等中间结果作为终点指标，而对于疼痛治疗和重症监测治疗研究，则仍按照 EBM 要求，不仅选用中间指标，还应尽量使用与临床相关的终点指标。近十余年来，与麻醉相关的系统评价总体上呈递增趋势，总共有 80 多篇相关文章出现在麻醉专业文献中，内容大多涉及预防和治疗两个方面，如 PONV 防治、疼痛评分等。Choi 等最近概括了目前系统评价在麻醉学研究方面的应用情况。① Kranke 等通过 Meta 分析发现，可乐定 150 μg、多沙普仑 100 mg、哌替啶 25 mg 均可预防患者术后寒战发生。② 在急性疼痛治疗方面，Beattie 等认为术后硬膜外镇痛可减少术后心肌梗死的发生率。③ Rogers 等在总结多个随机对照实验研究的基础上进行 Meta 分析，发现硬膜外腔或蛛网膜下腔麻醉可明显减少术后患者死亡率和并发症(如深静脉栓塞、肺炎、肾衰等)的发生率。

四、循证医学存在问题

EBM 应用于麻醉学和危重医学研究实践虽十分有利，但也存在一些潜在的负面影响：一方面，EBM 的实施需要花费大量人力物力，这必将减少在其他方面的资金投入，以及使麻醉医生参加继续教育的时间减少，另一方面，EBM 所遵循的证据和由此所得出的结论，可能由于种种原因不能及时得到更新或更正。上述问题，麻醉医生在临床实际工作中应予以关注。

尽管 EBM 在麻醉学和危重医学领域的应用起步较迟，但发展很快，已经逐步融入到现代麻醉的实践中。EBM 是对经验医学的一场革命，随着它的理论体系不断发展成熟，人们预测 21 世纪将是 EBM 时代。

五、循证麻醉临床实例

(一) 术前常规检查是否影响患者预后　择期手术患者术前检查问题引起了很大的关注。因为术前检查问题关系千万例手术患者的安危及巨额的医疗开支。已经成为许多研究的焦点，也是许多指南制定的原因。其中最重要的两个指南是美国心脏病学会(ACC)/美国心脏协会(AHA)制定的心脏病患者非心脏手术指南和美国麻醉医师协会(ASA)制定的更通用的专家建议。

1. 提出问题　常规检查作为筛查疾病情况，在麻醉界引起了争议。不管是否有症状表现，常规进行筛查，发现危险因素，可在“亚临床”期发现严重的医学问题，从而能够进行早期干预，降低并发症发病率和死亡率。但是这一提议没有做任何研究确认其对预后有益，却很快被接受并奉为教条。传统的医学教学传授给学生和住院医师（还包括患者）这样的观念：检查越多就越保证有好的治疗，检查能替代病史和体检发现疾病的征象虽然大量反对常规检查的证据却迟迟触动不了专业和非专业人员的临床实践。循证医学的中心思想就是要证明在所涉及的范围内常规检查对预后能否产生有益的作用。包括临床对并发症率和死亡率的影响和管理方面提高效率或患者满意度的情况。在没有证据支持的情况下，就不应该实施常规检查。但是，术前常规检查已经成为标准执行了好几十年，这一改变将是非常深刻和震惊的，但符合科学的。

2. 文献循证

(1) Olsen 等最早在研究 1 972 个针对 574 个家庭中的成年人的检查报告中进行多相筛查。在术前常规进行的普通生化检查中，除了血糖的异常率为 8%外，其余的异常率均为 1%～3%。在这组有异常的患者中，不到 15%的患者需要治疗。这项报告提示常规健康筛查中使用大量检查的做法效益很低。

(2) 美国麻醉医师协会（ASA）对此专题进行了文献回顾，用严格的循证医学标准搜索到的证据得不出推荐需做哪项检查的意见，明确地显示常规检查不会带来好处。Kaplan 等对 2 000 例择期手术患者的实验室检查进行了回顾性研究。该组 2 236 项检查中 65.6%是没有指征的。发现的 96 项异常结果中只有 10 项是在缺乏指征组内，其中只有 4 项具有临床意义。所有这些病例均没有手术并发症。

(3) Kitz 等提出在缺乏明确的标准时检查方案可以五花八门，但对各类患者的预后都不会产生影响。一个自发的调查报告，评估了拟行关节镜和腹腔镜患者的检查。在这些手术被强制性地纳入门诊手术之前，这两组患者既有门诊手术也有住院手术，由外科医师或患者的意愿决定，与临床情况无关。结果由外科医师开的检查医嘱明显多于麻醉医师，各组患者都是如此，但预后两组没有区别。Narr 等回顾了 3 782 例健康 ASA 1 级患者的常规检查，发现只有 160 例（4%）有异常，其中 30 例异常应该在检查前能预料到。所有的异常都没有临床意义，患者都照常安全地进行了手术。在此基础上，梅约医学中心（Mayo Clinic）在 1991 年预示了更为普遍的发展趋势，对所有健康、无症状的择期手术患者暂缓检查。Wyatt 等对 4 058 例按照门诊手术规程进行标准化检查的患者研究，发现只有 1%的结果提示需要被迫延期或取消手术。

(4) 特殊检查方面同样缺乏能将没有指征就做检查与改善预后之间联系起来的证据。例如，Charpak 等对常规 X 线检查使用的分析报告，发现 3 866 例患者做的 1 101 次 X 线检查，只有 51 次（5%）对手术计划和麻醉管理有影响，且这些影响应该是能够从患者的病情和拟行的手术情况中得到预料的。同样的，Rucker 等对 905 例外科患者所做的 X 线检查进行分析，368 例无危险因素的患者中只有 1 例有阳性发现，且这些阳性发现不影响手术。其余 504 例有危险因素的患者中 114 例（22%）有异常，但都不是新发现的异常，均不需改变预先计划好的手术或麻醉处理方案。在尿液分析和肾功能检查也有同样情况。

(5) 老年患者 Dzankic 等在对老年人的研究报告中指出，重要的是疾病风险和手术风险，而不是常规检查。一份对 544 例 70 岁以上老年人择期手术进行的回顾性研究报告，发现有 6.8%的异常发生率，其中最多的是肌酐（12%）、血红蛋白（10%）和血糖（7%），与该年龄组的常规生理变化相吻合。当用多相回归分析查找与不良预后有关的危险因素时，只有 ASA 大于 2 级和美国心脏病学学会（ACC）/美国心脏协会（AHA）制定的手术风险等级是其中的危险因素，并具有预测预后的意义。Schein 等对白内障患者的一项研究，发现在这样一个小创伤的手术中无论患者基础健康状况如何，任何检查都对预后没有作用。年龄并不构成任何危险因素或检查指征。这一发现与 ASA 专题小组的发现一致，他们分析了心电图、胸部 X 线及其他检查，没有找到任何证据证明年龄是个独立的危险因素。

3. 争议部分

(1) 术前常规检查是否值得这个问题仍有争议，临床医生以及管理阶层尚有不同意见。关键的问题在于要通过对 ASA 专家建议的理解，来改变医生们对常规术前检查的看法。这个问题不在于麻醉是否对患者有风险，而是检查是否能降低风险。

(2) 关于成套检查。现在的检查技术使得成套检查变得经济有效。而分开使用化验试剂盒比简单地进行全套检查更昂贵。因而，对通过静脉抽血进行成套的检查。但问题是各需要检查？而一旦发现许多应该检查的理由中的任何一个理由，就要一个整套检查。

(3) 大多数的证据显示常规检查是不需要的。这一结论被用于指南的制定，经过术前门诊筛查系统的把关后检查减少了 55.14%，相应的手术取消率由 1.96%降到了 0.21%，减少费用 59.3%（188.91 美元比 76.82 美元）。Pollard 等在退伍军人医院也证实了在取消手术和检查方面有类似的下降。

4. 临床指南和专家建议　应该根据患者的病史、手术的性质和现有的症状等个体化临床状况，认为有需要时才进行有关检查。年龄本身不是任何检查的指征；但可能与年龄增长有关的特定情况应当予以辨认。除非手术本身可能导致较大的生理性应激和变化需要备案的术前生理状况基础值，接受择期手术的任何年龄组健康而无其他疾病的患者都不应当做任何检查。

进一步的检查应针对每一患者手术前 1 d 仔细的病史和体检情况而定。

5. 作者意见　根据循证医学和指南意见，接受择期手术的任何年龄组而无其他疾病的患者都不应当做任何检查。进一步的检查应针对每一患者手术前一天的仔细的病史和体检情况而定。但是这个理念尚未被大多数手术和麻醉医生接受或实施，尤其是我国的医患现状和医院管理情况。此外，全国各地医疗水平及医师培训存在很大差异，是否需要常规术前检查问题应进一步讨论，制定适合国情及个体化方案，并通过实践取得共识。

(二) 硬膜穿破后头痛的最佳治疗方法　尽管椎管内麻醉的设备和技术有了很大的提高，但硬膜穿破后头痛(post-dural puncture headache，PDPH)依然是长期存在的问题。在大多数病例中，患者头痛的程度较轻，持续的时间也较短，而且没有明显的后遗症。但是也有少数患者头痛的程度非常严重，以至于卧床不起，延长了住院的时间。有报道 PDPH 的症状可持续数月乃至数年。未治疗的 PDPH 可发展成永久性的脑神经麻痹，甚至颅内血肿。尽管在医生的理解中，PDPH 并非是很严重的并发症，但增加医疗费用和医疗诉讼。文献中报道了较多的有关 PDPH 保守的和有创的治疗方法，但有些方法缺乏充分的科学依据。有些是病例报道、观察性研究和个人经验。在 August Bier 第一次描述 PDPH 后一个世纪，何为 PDPH 的最佳治疗方法仍是一个未能回答的问题?

目前 PDPH 治疗可分为保守治疗和有创治疗。保守治疗主要包括：卧床休息、补液、俯卧位、绑腹带、咖啡因(口服或非胃肠道途径)、曲普坦类、促肾上腺皮质激素(ACTH)和皮质类固醇；有创治疗主要包括：鞘内注射生理盐水、鞘内置管、硬膜外注射生理盐水、硬膜外血补丁(epidural blood patch，EBP)、预防性硬膜外血补丁和硬膜外注射右旋糖酐。

1. 文献循证

(1) 卧床休息　卧床休息可缓解 PDPH 的症状。尽管如此，有一篇文献综述显示卧床休息并不能使硬膜穿刺后头痛发生的危险性降低，反而有增加头痛的趋势。没有证据表明增加卧床休息的时间可以减少硬膜穿刺后头痛的发生率。应鼓励硬膜穿破的患者早期下床活动；对于已确定有 PDPH 的患者，也应根据患者的情况尽量多地活动。

(2) 补液　尽管硬膜穿刺后采用静脉补液来预防或治疗 PDPH 在临床上普遍被应用，但仅有单个有关的研究。没有证据表明硬膜穿刺后补液能减少 PDPH 的发生率。

(3) 俯卧位　俯卧位能缓解部分 PDPH 患者的头痛症状，但是至今未有已发表的研究来支持这个常用方法。可能的机制是增加腹内压使脑脊液从脊髓部分转移至颅内腔隙。对于那些手术切口不会受到影响的 PDPH 患者，俯卧位值得去尝试。

(4) 腹带　一项研究提示绑腹带可以预防腰麻后头痛的发生，其缓解头痛症状的机理与俯卧位相同。同样，此方法不适用于有腹部切口的患者。

(5) 咖啡因(口服或非胃肠道途径)　一项对 41 位采用保守疗法无效患者进行的研究显示静脉注射 500 mg咖啡因可使 70%受试者头痛的症状得到永久的缓解。由于此项研究的样本量小，而且缺乏对照组，使得该方法的有效性受到怀疑。因为许多医院没有咖啡因的静脉制剂，因此建议用口服作为替代。与安慰剂相比口服咖啡因 300 mg 可显著降低头痛的程度，但作用时间短，而且也不减少需要进行血补丁治疗患者的百分比。

(6) 舒马普坦(sumatriptan)　血清素激动剂舒马普坦是用于治疗偏头痛的血管收缩药。一项研究报道皮内注射 6 mg 舒马普坦可使 6 位患者中的 4 位 PDPH 症状得到缓解。但后续的研究未能重复出相同的结果，因此这种治疗方法的效果未能得到证实。

(7) 皮质类固醇/促肾上腺皮质激素(ACTH)　许多病例报道都肯定了皮质激素和促肾上腺皮质激素的疗效。一个随机研究证明与安慰剂相比，大剂量的氢化可的松可减轻硬脊膜穿刺后头痛的程度。另一个随机研究则未能发现 ACTH 的此项作用。

(8) 鞘内注射生理盐水　意外的硬膜穿破后在鞘内注射 10 ml 不含防腐剂的生理盐水，可将头痛发生率从 62%降低至 32%。硬膜意外穿破后可在鞘内放置导管，通过导管注入生理盐水也可减少头痛的发生率，但由于这患者的数量非常少，以致无法得出统计学意义。

(9) 鞘内放置导管　硬膜外穿刺时意外穿破硬脊膜后，可将导管置入蛛网膜下腔，进行连续脊麻。一些研究表明此方法可减少 PDPH 的发生。但并不是所有研究的结果都是一致的，这可能与不同研究中的蛛网膜下腔置管持续时间不同有关。事实上，一项研究证实了分娩 24 h 后导管仍放置在蛛网膜下间隙，其头痛发生率确实降低的结果。如果蛛网膜下腔放置了导管，一定要严格保证导管的无菌。另外一个非常重要的问题是要让每一个给麻醉药的人都知道导管的位置，避免大剂量注入局麻药。

(10) 硬膜外间隙注射生理盐水　有报道显示硬膜外穿刺意外穿破硬膜后，在硬膜外腔连续注射生理盐水可预防或缓解 PDPH 的症状。但停止注射后，常常引起头痛的复发。这种方法可以用于那些不愿采用硬膜外血补丁治疗的患者，在硬膜上的穿刺孔愈合前缓解头痛的症状。

(11) 硬膜外血补丁　EBP 已经被建议作为 PDPH 治疗的金标准。早期报道 EBP 的成功率(永久及完全地缓解头痛)已高达 95%。但是，这些研究中的绝大多数都是非前瞻性研究，而且一项荟萃分析显示目前还缺乏 EBP 有效性的证据。另外，最近的许多报道显示 EBP 的成功率可能低于 65%。EBP 至少有望被成功用于硬膜穿刺孔较大的患者，这些患者往往头痛的程度较强，持续的时间也较长。对于进行 EBP 治疗后头痛又复发的患者，重复一次治疗通常会有效。如果第二次 EBP 仍无效，应考虑寻找其他可能引起头痛的原因。

有几个技术方面的因素关系到 EBP 的成功率。行 EBP 的硬膜外间隙应尽可能地靠近初次穿刺的间隙。不过，如果注射的血液量足够，血液可以从腰部的任一个间隙扩散到硬膜穿破的部位。如果在注射过程中未出现明显的腰痛，注射 15～20 ml 的自体血是最佳选择。注射完毕后，如果患者能保持仰卧位至少 1 h，最好是 2 h，那 EBP 的成功率将会提高。EBP 治疗后 48 h 内，患者应避免提重物或过度用力，因为用力时的 Valsalva 动作会使血补丁发生移位，导致头痛的复发。

是否选择 EBP 治疗还受其他一些因素的影响。EBP 禁用于菌血症患者，但低热特别是已经在使用抗生素治疗的患者则不是禁忌。尽管早期人们担忧感染人类免疫缺陷病毒（HIV）的患者进行 EBP 治疗会加速中枢神经系统受累，但没有证据证明这种观点的正确性，对于这些患者，EBP 并非是禁忌。

（12）预防性的 EBP　有报道认为硬膜穿破后通过硬膜外放置导管给予 EBP 治疗，可将 PDPH 的发生率由 70%降至 30%。最近的许多研究则显示 EBP 预防 PDPH 的效果被明显夸大了。也有证据显示虽然 EBP 预防头痛的效果有限，但可以减少头痛持续的时间。因为并不是所有硬膜穿破的患者都会出现头痛症状，所以相当一部分患者即使不采取预防措施也并不一定会出现 PDPH，而这些患者是为了预防并不一定会出现的并发症而接受了 EBP 治疗。因而完全地告知患者 EBP 可能产生的并发症非常重要，并且我们要尽最大努力防止并发症的发生，特别是感染。

（13）硬膜外注射右旋糖酐　对于那些由于发热不能做 EBP 治疗或由于宗教原因拒绝 EBP 的患者，硬膜外间隙注射右旋糖酐也有一些成功的报道。但由于从未进行过前瞻性研究，而且右旋糖酐可能会产生神经毒性和导致过敏反应，因此，硬膜外间隙注射右旋糖酐目前被认为是治疗 PDPH 非常规性的方法。

2. 争议部分

（1）药物干预　关于一些干预措施如咖啡因、舒马普坦和 ACTH 的研究结果并不明确，但是考虑到这些措施可能具有良好的疗效，是否有必要对这些药物进行研究？还是在 PDPH 的治疗过程中应该早期应用 EBP？

（2）意外穿破硬脊膜后鞘内放置导管　关于这项措施预防价值的证据非常地不统一，而鞘内置管潜在的危险（药物过量、感染）非常大，因此鞘内置管或在不同节段进行硬膜外置管的可行性均有待证明。

（3）神经影像　PDPH 的影像学特征与颅内静脉血栓形成有着较多的相似之处。在首次 EBP 失败后，是否应该在第二次 EBP 治疗之前进行神经影像学检查尚不明确。

3. 临床指南　美国神经病学会治疗和技术评价委员会做出结论：与使用较细的穿刺针一样，无创脊麻针可降低成年人 PDPH 的发生。美国麻醉医师协会产科麻醉医疗指南推荐使用笔尖式脊麻针代替斜切面脊麻针来降低发生 PDPH 的风险。

4. 笔者推荐　通过前面的讨论我们应该明确：PDPH 能造成严重的病理状态，同时也引起医疗诉讼。从 PDPH 复杂的后果来看，麻醉医生应该尽力通过优化那些可控因素即穿刺针的形状和大小，来降低发生头痛的风险。尽管我们尽了最大努力，但头痛依然将继续发生，我们也将继续被要求去给予治疗。不幸的是，虽然研究了很多年，我们仍然不清楚什么是 PDPH 的最佳治疗方法。下面所述的是治疗方法的建议，这个建议以文献为基础，同时也包括了个人经验。

对于发生脊麻后头痛的患者，下床活动不应受限，因为并没有证明卧床休息能减少脊麻后头痛的持续时间。因此，患者应在其可以耐受的范围内尽可能多地起床活动。尽管补充液体并不能在任何程度上增加脑脊液的生成，但脱水可使头痛症状加剧，因此对于那些不能经胃肠道摄取足够水分的患者可给予静脉补液。应该给患者口服镇痛药。如果头痛比较剧烈，可以使用麻醉性镇痛药，而且应该 24 h 连续给予基础量。

对于不愿或不能接受 EBP 治疗的患者，可考虑药物治疗，咖啡因是唯一始终有效的药物。如果有静脉通路，可静注 500 mg 苯甲酸咖啡因 1～2 次。如无静脉制剂，也可口服咖啡因 300 mg，q6 h。除非有更多支持的证据出现，舒马普坦不推荐作为常规用药。

笔者个人的经验是在头痛症状出现后等待24 h，然后再考虑是否要给予 EBP 治疗，因为部分患者的症状可在一段时间后消失。对于症状消失较快的患者，我宁愿等待而避免出现硬膜外自体血补丁的并发症。当然，也有例外的情况。硬膜外穿刺时意外穿破硬膜所造成的剧烈头痛，在短时间内快速自愈的可能性很小。对于这些患者，如果症状出现进展，应立即给予 EBP 治疗。要记住的是，在硬膜穿破后 24 h 内给予血补丁治疗效果较差。究竟是因为这时头痛的程度比较剧烈导致了 EBP 治疗的失败，或是早期给予 EBP 治疗其效果本来就比较差，原因还不是很清楚。

在处理硬膜外穿刺意外穿破硬膜时，由于发生头痛的可能性非常大，因此必须考虑给予预防性的措施。通过硬膜穿刺孔在鞘内放置导管能否降低头痛发生率的观点不一致，因此决定是否采用连续脊麻还应考虑到其他一些因素，比如患者是否有困难气道或病态肥胖。非常重要的是一旦采用了连续脊麻，务必让每一个参与医疗护理的人知道导管放置的位置，避免在蛛网膜下间隙注入相当于硬膜外腔给予的药物剂量。如果硬膜穿破后在硬膜外间隙放置导管并注入生理盐水(20～30 ml/h)通常能阻止头痛的发生。但是，一旦停止注射，头痛常常会出现。最后，从硬膜外导管即刻给予血补丁可能避免头痛的发生。当然，大约 50%硬膜被穿破的患者，即使使用的是 17 G Touhy 针也不会发生头痛，这些患者没有治疗的必要性。对于再次进行硬膜外穿刺存在技术上困难的患者，应立即给予硬膜外血补丁治疗。对于硬膜穿破放置硬膜外导管后就开始保持严格消毒状态的患者，也应立即给予血补丁治疗，因为通过被污染的导管注射血液将会给患者带来灾难性的后果。

（朱　彪　仓　静　薛张纲）

参考文献

[1] Guyatt G, Cairns J, Churchill D, et al. Evidence-based medicine a new approach to teaching the practice of medicine. JAMA, 1992, 268: 2420 - 2425.

[2] Sackett DL. Evidence-based medicine: how to practice and teach EBM. 2nd edition. Edinburgh: Churchill Livingstone, 2000.

[3] Fleisher LA. Evidence-Based Practice of Anesthesiology. 2nd Edition. Philadelphia: Saunders, 2009.

[4] Kranke P, Eberhart LH, Roewer N, et al. Pharmacological treatment of postoperative shivering: a quantitative systematic review of randomized controlled trials. AnesthAnalg, 2002, 94: 453 - 460.

[5] Beattie WS, Badner NH, Choi P. Epidural analgesia reduces postoperative myocardial infarction: a meta-analysis. AnesthAnalg, 2001, 93: 853 - 858.

[6] Fleisher LA, Beckman JA, Brown KA, et al. ACC/AHA 2006 guideline update on perioperative cardiovascular evaluation for non-cardiac surgery: focused update on perioperative beta-blocker therapy: a report of the American College of Cardiology/American Heart Association Task Force on Practice Guidelines. Circulation, 2006, 113: 2662 - 2674.

[7] 黄定九. 内科理论与实践. 上海：上海科学技术出版社，2009：6 - 11.

第六章 麻醉药的药代动力学和药效动力学基础

麻醉学家一直追求的麻醉效应是：术中患者无知觉、无痛、循环稳定，且能充分抑制反射性躯体运动；手术结束时患者迅速苏醒，无残留肌松药物作用，也无术后疼痛。然而，实际上术中诸如镇静、呼吸抑制等麻醉效应在手术结束时并不能理想地戛然而止，过度的麻醉效应此时便成为力求避免的药物不良反应。因此从药理学的角度看，麻醉医师所关注的是药物效应的时间进程，即时效学。这与药物的给药部位、体内分布、消除以及患者对药物的敏感性有关。只有量化了解各个影响因素，才能准确地预计药效的时间进程。

临床药代动力学(pharmacokinetics，PK)(简称药代学)和药效动力学(pharmacodynamics，PD)(简称药效学)的基本假设是药物的药理效应与其浓度有关。因而，数学模型被运用到药代学中，一方面试图定量阐述药物剂量和效应的关系，另一方面也为解释测得的体液中药物浓度提供框架。药-时过程数学模型一旦建立，影响个体差异的各种因素也都包括在模型中，由此可预测其他药物剂量，或者其他个体的药物效应和时间进程；反之，为取得预计血药浓度和预计效应，所需药物剂量、给药间期和输注速率也可由计算求得。因此，药代学的重要性就在于，它的原理可以指导选择和改良用药方案，从而使疗效得到提高。

第一节 药物代谢动力学

一、基本的药代动力学参数

(一) 清除率(clearance，CL) 机体从全血或血浆清除药物的能力。即单位时间内机体能将多少血浆容积中的药物清除。清除率的概念在临床药代学中极为重要，因为对于一个特定药物来说，在临床浓度范围内，其CL值恒定。这是因为机体用于代谢药物的酶和转运体通常是不饱和的，因此药物的绝对消除速率(ER)与血浆药物浓度呈线性函数关系。

$$\text{药物的清除速率(the rate of elimination, ER)} = \text{清除率} \times \text{血浆浓度} \quad (6-1)$$

大多数药物从体内消除符合公式6-1，按一级动力学消除。但如果一个已知药物的消除机制饱和了，这时药物就按照0级动力学消除，即单位时间内消除恒定量的药物。这种情况下，清除率将随药物浓度而变，公式如下：

$$CL = \frac{V_m}{(K_m + C)} \quad (6-2)$$

其中，K_m是消除速率为最大消除速率一半时的药物浓度(质量/体积)，V_m等于最大消除速率(质量/时间)。最简单的情况下，清除率等于所有途径消除药物的速率与某些体液中药物浓度的比值。

$$CL = \text{药物的清除速率}/C \quad (6-3)$$

因此，当清除率恒定时，药物的消除速率与药物浓度成正比。通常进一步分为血液清除率(CL_b)、血浆清除率(CL_p)，或者非结合药物清除率(CL_u)。各个器官的清除率需要累加，其结果等于系统(总)清除率：

$$CL_{肾} + CL_{肝} + CL_{其他} = CL \quad (6-4)$$

1. 肝脏清除率 多数药物经肝脏生物转化和肾脏排泄从体内清除，因而总清除率为肝脏清除率(hepatic clearance，CL_H)和肾脏清除率(renal clearance，CL_R)之和。实际上，除了高度亲水性药物，多数药物主要经过肝脏生物转化被清除。药物在肝脏的分解代谢率是流经肝脏的药物总量与肝脏分解代谢量之间的比例。有些药物(如丙泊酚)，几乎100%在肝脏分解代谢，清除率为1(即100%)。也就是说丙泊酚的清除率就是肝脏的血流量。因此，肝脏血流量减少时丙泊酚清除率明显下降，这些药物称为“血流依赖性药物”（flow dependent）。血流依赖性药物的优点是肝功能的变化不影响药物清除。但多数药物（如阿芬太尼）的分解代谢率小于1。清除率与肝脏分解代谢能力明显有关，这些药物称为“能力依赖性药物”（capacity dependent）。肝脏分解代谢能力的任何变化都会影响清除率，而肝脏血流量的变化对清除率几无影响。

肝脏清除率与肝血流量、肝血窦摄取及代谢以及药物随胆汁排泄消除密切有关。肝脏容积、肝血流量及肝脏的分解代谢能力随增龄而降低。吸烟、药物及环境中的某些物质会诱导肝酶生成，肝酶生成使吸收率低的药物清除率增加（如肝脏清除率低的药物）。老年人肝酶生成减少而致清除率降低，此为老年患者劳拉西泮（lorazepam）清除率降低的原因。此外，药物本身也影响肝脏血流，如吸入麻醉药氟烷（halothane）可使狗肝血流量下降60%。

药物首次通过肝脏时发生清除，到达系统循环的原形药物量减少，称为首过效应。首过效应的程度和临床意义取决于肝血流量、肝脏摄取药物的能力、药物浓度、肝功能状态及是否存在活性代谢产物等多种因素。

2. 肾清除率　肾脏清除药物包括肾小球滤过、肾小管细胞主动分泌和重吸收三个过程。在正常情况下，如药物只是从肾小管经过而不被重吸收，那么肾清除率就相当于肾小球滤过率，大约125 ml/min，相当于流经肾脏血流（600～700 ml/min）的20%；如发生重吸收，清除率即小于125 ml/min。如99%的药物被重吸收，则清除率接近1 ml/min；如药物可由肾小管迅速主动分泌，则通过肾脏的血浆中的所有药物分子被迅速清除，清除率为600～700 ml/min，即相当于流经肾脏的血流量。肾功能正常者药物清除与尿pH、血浆蛋白结合程度及肾血流量有关。肾脏血流量随增龄而减少。临床仅由肾小球滤过排泄的药物，通常用肌酐清除率作为药物清除率的指标，可据此调整肾功能受损患者的某些药物的给药方案。

$$\text{男性：肌酐清除率}\left(\frac{\text{ml}}{\text{min}}\right)=\frac{(140-\text{年龄})\times\text{体重(kg)}}{72\times\text{血清肌酐(mg\%)}} \qquad (6-5)$$

女性约为上式计算值的85%。由上式可见老龄患者即使血清肌酐正常，肌酐清除率也有所降低。肾清除率降低导致血药浓度显著升高，延缓药物排泄。临床使用的大多数静脉麻醉药，在肝脏的分解代谢远高于肾脏排泄。但肌松药潘库溴铵主要经肾脏排泄（约85%），老年人给予潘库溴铵时应减少剂量。此外，药物本身也会影响肾脏血流量，如吸入麻醉药会减少肾脏血流量，导致心排血量减少。

3. 分布清除率　分布清除率（distributionclearance）是药物在血液（或血浆）和外周组织间的转移（室间清除率）。这是组织血流的一个功能，即毛细血管壁的渗透性。外周组织快速吸收的药物，如丙泊酚，其分解代谢清除率和分布清除率的总和接近于心排血量。而在血浆中直接分解代谢的药物，如瑞芬太尼，分解代谢清除率和分布清除率的总和超过心排血量。

组织血流量是影响分布清除率的主要因素。组织血流量随心排血量变化，心排血量又随着疾病和药物不同而有所不同。虽然有研究显示心排血量与年龄有关，但如无高血压、冠心病、心瓣膜病或者其他心血管系统疾病，年龄并不会影响心排血量。药物会增加或减少心排血量，或者改变心脏血流的分布。值得注意的是，无论采取何种药物麻醉，麻醉本身都会使心排血量不同程度降低。心排血量降低会导致室间清除率降低。

清除率描述的是机体固有的能力，而不是药物的实际消除速率。比如，一种药物清除率为1 L/min，当血浆中无该药时则清除速率为0；如血浆浓度是1 mg/L，则清除速率为1 mg/L；当血浆浓度为100 mg/L时，则清除速率为100 mg/L。

（二）药物分布容积（volume of distribution, V_d） 是药代学的第二个基本参数，描述的是药物的分布过程。给予一定剂量某种药物后，测得血浆浓度，则药物分布容积等于药物剂量和血药浓度的比例常数，计算公式为：

$$V_d=\frac{\text{剂量}}{\text{血浆浓度}} \qquad (6-6)$$

药物分布容积也称表观分布容积，指一定剂量的药物在体内混匀后，所测得的血浆浓度理论上应占有的容积。表观分布容积不必与机体组织的生理容积相等。比如地高辛（digoxin）由于与组织广泛结合，表观分布容积高达650 L。事实上，地高辛优先分布到肌肉、脂肪组织及其特异受体（receptor），仅少量残留于血浆。对于那些广泛与血浆蛋白结合，而不与组织成分结合的药物其分布容积则接近血浆容积。相反，某些药物尽管大多结合于循环白蛋白，但分布容积仍很大，这是因为这些药物也分布在外周其他地方。

（三）浓度-时间曲线下面积（the area under the concentration time curve, AUC） 从时间0（给药后即刻）至无穷大（∞）所有时间区间（Δt）所清除的药物量（A）＝ER·Δt＝CL·C·Δt的集合。C·Δt是Δt区间内的浓度曲线下面积，则AUC是所有区间的C·Δt之和，可表达为：

$$AUC=\int_0^{\infty}C(t)\cdot dt \qquad (6-7)$$

因为，从0至无穷大的时间所消除的药量等于用药量

(dose),所以上述公式也可写为:

$$\text{Dose} = CL \cdot AUC \qquad (6-8)$$

由此,通过非房室的方法我们可以估算出:

$$\text{清除率 } CL = \frac{\text{剂量}}{AUC} \qquad (6-9)$$

$$\text{表观分布容积 } V_d = CL \cdot \frac{AUMC}{AUC} = CL \cdot MRT \qquad (6-10)$$

其中,AUMC/AUC 是每个药物分子在体内平均驻留时间(mean residence time, MRT);AUMC 即一阶矩时间曲线下面积(the area under the moment curve, AUMC),其计算类似公式 6-7,AUMC 的计算公式为:

$$AUMC = \int_0^{\infty} t \cdot C(t) \cdot dt \qquad (6-11)$$

非房室方法确定的基础药代参数,包括清除率、分布容积和平均驻留时间等,为评价其他方案确定指标的"金标准"。然而,单凭这些参数并不能达到药物及合理剂量选择的目的。下面将介绍房室模型的概念,图解机体对药物的代谢。

二、房室模型

(一) 一室模型 将一个容积和一个清除率合并起来便得到经典的"一室模型"。一室模型可看作是底部带水管的水箱,如图 6-1。

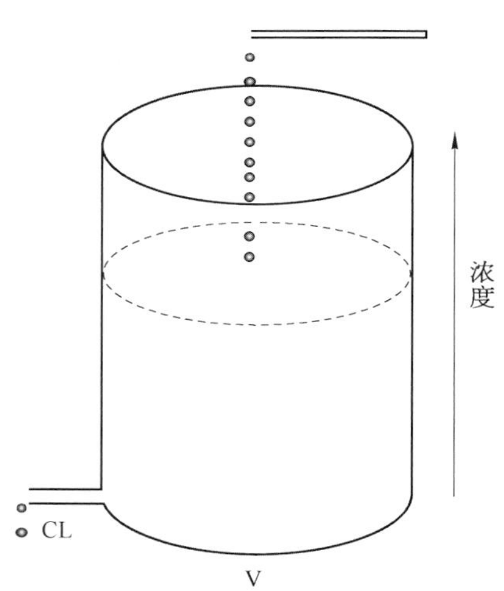

图 6-1 模拟一室药代动力学模型的液压模型图

图 6-1 所示的简单液压模型中,水平面越高,水压越大,则水流出的速度越快。水柱中的水压可类比为血浆药物浓度;排水管的大小相当于清除率;水箱的横截面对应于分布容积。例如,对于确定剂量的药物(水量),分布容积越大(横截面积),血药浓度越低(水高)。这时,药物的清除过程是一级过程,即与药物浓度成正比。因此,血药浓度下降的公式为:

$$C(t) = Ae^{-kt} \qquad (6-12)$$

这里,A 是初始浓度,t 是给药后的时间,k 是消除速率常数(k=CL/V,单位为时间$^{-1}$)。血药浓度或体内药量下降 50%所需时间为半衰期($t_{1/2}$)。对于一房室模型,$t_{1/2}=0.693/k$。单次注射给药,将血药浓度转换为对数值时浓度-时间关系为一条直线,如图 6-2。其斜率是−k,y 轴的截距是初始浓度 A。

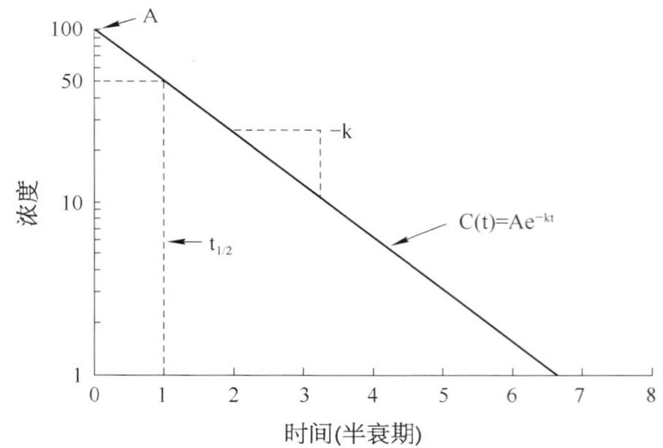

图 6-2 一室模型中单次注射后的浓度变化图

药物浓度的下降也可用液压模型直观表示,如图 6-3:药物浓度下降 50%需要 1 个半衰期;下降 75%需 2 个半衰期;下降 87.5%则需要 3 个半衰期。

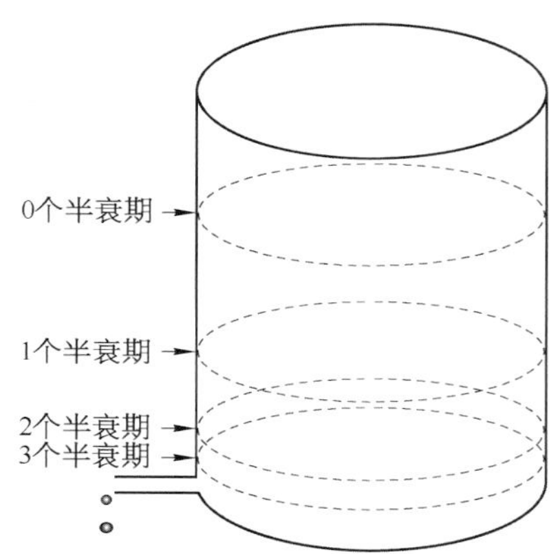

图 6-3 一室模型中单次注射后浓度变化液压模拟图

当静脉滴注给药时,血药浓度可描述为:

$$C(t) = \frac{R}{CL}(1 - e^{-kt}) \qquad (6-13)$$

这里 R 是输注速率,将血药浓度转为对数,与半衰期作图,两者表现为非直线关系,如图 6-4。

此时,液压模型(图 6-5)显示:经过 1 个半衰期血药浓度达到稳态浓度一半,2 个半衰期则为 75%。以此类推,经 4~5 个半衰期接近血浆稳态浓度,分别为稳态浓度的 94%和 97%。从前述公式 6-1 可知,恒速给药最终能达到稳态浓度(C_{ss}),这时消除的药物量等于输注速度。因此,当达到稳态时,分布容积不影响药物浓度。

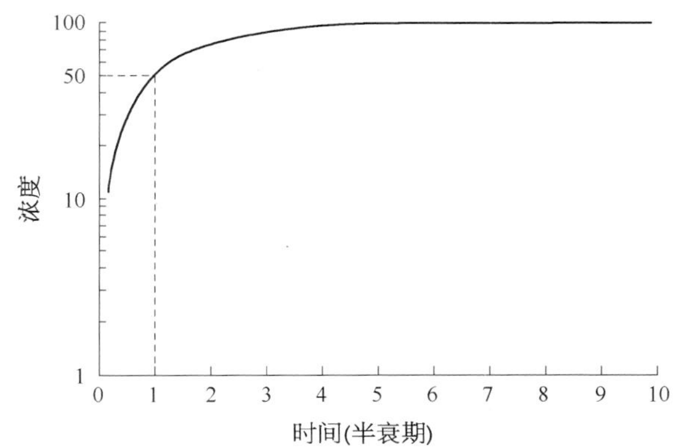

图 6-4　一室模型中恒速输注时浓度变化图

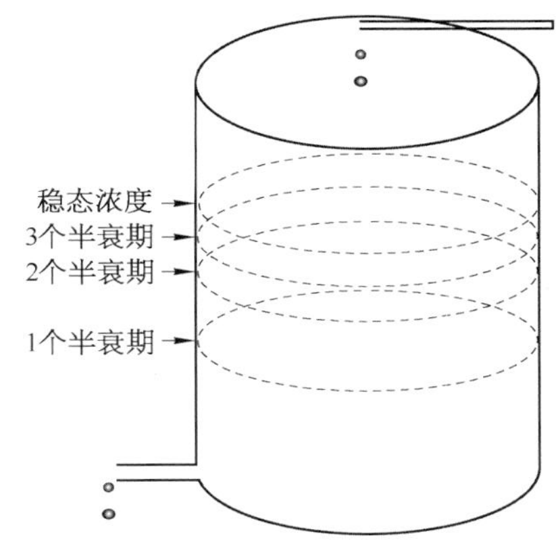

图 6-5　一室模型中恒速输注时浓度变化液压模拟图

稳态浓度的概念也可以扩展到间断给药(例如 200 mg/8 h)。在每个用药间隔内,药物浓度先升高后降低。当达到稳态时,药物浓度的波峰、波谷循环往复,波动幅度一致。图 6-6 描述了间断给药的稳态浓度。

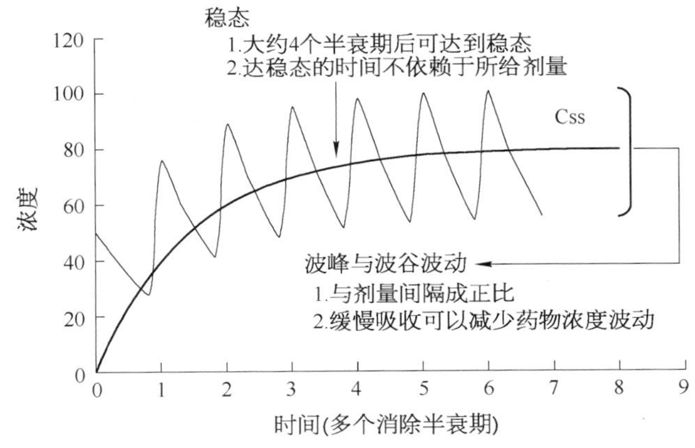

图 6-6　重复给药的基本药代动力学关系

对于一室模型药物,如欲获得恒定的目标血药浓度(C_T),只需一次给予 $C_T V$ 的药量,获得最初的药物浓度;之后,以 $C_T \times CL$ 的速率持续给药便可使初始血药浓度得到维持。这种负荷剂量加持续输注的方法已用于许多药物的临床应用。

(二) 多房室模型　如图 6-7,多数麻醉药更符合 2 室或 3 室模型。中央室(V_1)接受和消除药物,其余为周围室(V_2 和 V_3)。给药初期,药物进入中央室,随后进入周围室。V_2 是与血浆平衡快速的房室,称为“快速周边室”;V_3 则称为“慢周边室”;稳态分布容积 Vss 又称总分布容积,为 V_1、V_2、V_3 之和。离开中央室的管道代表系统清除率,也称为代谢性或消除性清除率(Cl_1);而连接周边室和中央室之间的管道为室间清除率或分布清除率(Cl_2 和 Cl_3)。房室间清除率是室间药物净流量与药物浓度梯度的比例常数。当药物分布符合三室模型时,此时水柱高度为表观浓度。正如分布容积并不等于实际生理容积,周边室的表观浓度也不必与实际浓度相等。例如,与其高脂溶性有关,舒芬太尼 V_3 非常大(476 L)。当药物分布达到稳态时,脂肪组织中(V_3)实际药物浓度比血浆中的药物浓度高许多,这是因为舒芬太尼亲脂性,优先进入脂肪组织。

药代学所计算的清除率、房室等参数有什么意义呢?中央室是指药物最初溶解于其中的组织,包括血液和血流丰富的组织。对于三房室模型,血流丰富的组织相当于快速平衡的第二房室(V_2);脂肪和血供稀少的组织相当于缓慢平衡的第三室(V_3)。需要说明的是,药物的周边室并非解剖结构的直接测量。对于人体来说,我们不能测 V_2 或 V_3,因为这需要收集许多组织样本。药物代谢模型所说的房室只是从描述血浆药物浓度随时间变化的公式中衍生的数学常数。

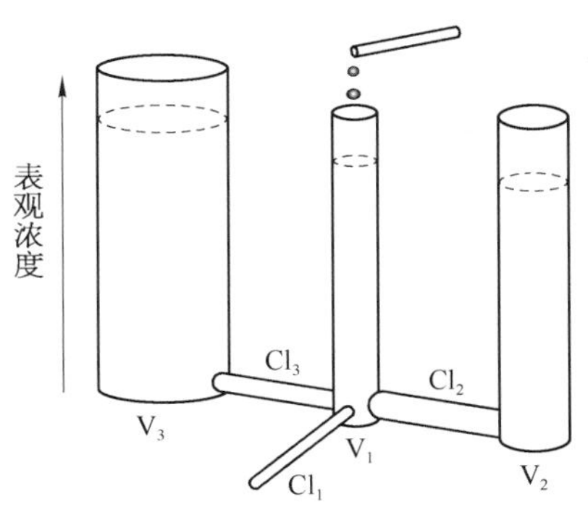

图 6-7　三室药代动力学模型液压模拟图

中央清除率可相对准确地测定。一房室模型的中央清除率代表药物从体内清除的所有过程的总和:包括肾排泄、肝代谢、血液中酶的代谢,或者其他有关的机制;多室模型的室间清除是指药物在房室间转运,这些清除率可能受血流量和毛细血管通透性的影响。同周边室,室间清除率也只是一个数学上的表达方式,用于解释血浆浓度随时间变化的时程。

三房室模型药物浓度经时变化可用三种数学方式描述:① 3 个房室,3 个清除率;② 5 个速率常数,1 个容积;③ 指数和。每种方式都有独特的意义,因此药代学研究结果通常给出三套参数。

图 6-8 示房室和清除率图解,可直观地感知药物的体内过程。药物的血浆浓度曲线将药物的三个不同

阶段区分开来：① 快速分布相(点线)，给药后立刻开始，此时，药物从血浆快速进入快速平衡组织；② 然后是缓慢分布相(细线)，这时药物开始进入慢平衡组织，并且绝大部分快速平衡组织中的药物开始回流入血浆(主要是那些第一阶段末与血浆达到平衡状态组织中的药物)；③ 终末相(虚线)，在半对数纸上可拟合为直线。药物的终末相也称消除相，因为终末相降低药物浓度的主要机制是药物从体内消除。此期药物也从第二房室和第三房室返回血浆，因而降低消除速率。事实上，消除在三个阶段都有发生，所谓“消除相”是一种误称。

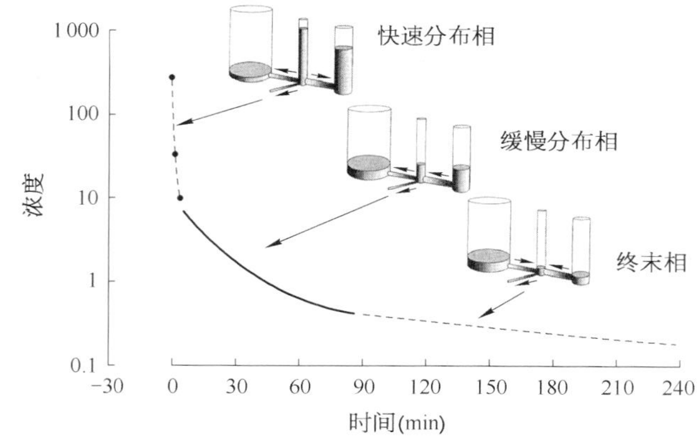

图 6－8　三室模型中单次注射后血浆浓度变化

图 6－9 用速率常数和容积方式表示的三房室药代学模型。速率常数 k_{ij} 是指药物从房室 i 转入房室 j 的速率。该系统由 5 个速率常数和一个比例因素 V_1 构成，V_2 和 V_3 不是独立的参数。该图解用不同公式描述药物在体内的运动，非常有用，据此编写计算机应用程序，可模拟药物在体内的作用方式。

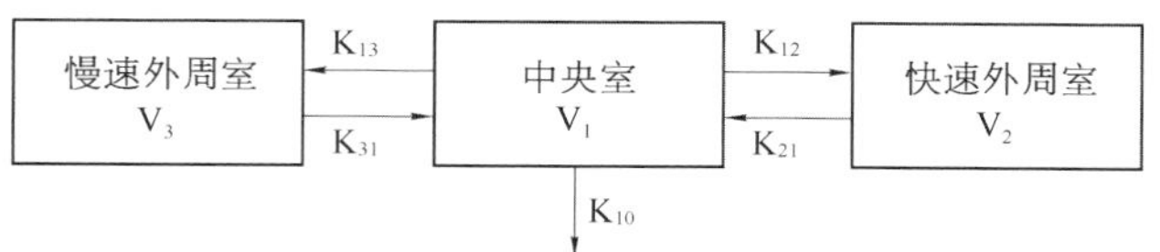

图 6－9　恒速/比例因子参数化中的三室模型

最简单、直接的描述给药后药物浓度变化的公式为：

$$C(t) = Ae^{-\alpha t} + Be^{-\beta t} + Ce^{-\gamma t} \qquad (6-14)$$

其中，C(t)是单次给药后不同时间的药物浓度，t 是用药后的时间，A、B、C 和 α、β、γ 可统称为混合速率指数。A、B、C 有时也称为 L_1、L_2 和 L_3；α、β、γ 有时也称为 λ_1、λ_2 和 λ_3。

图 6－10 描述了公式 6－14 中每个函数项在不同时间点的药物浓度(虚线)和这些时点的集合(实线)。时间为 0 时，该式可简化为 C(0)＝A＋B＋C。C(0)指浓度，因此 A、B、C 三个系数的和等于给药后即刻的血药浓度。指数通常有大小，常规是 α＞β＞γ。指数有特殊意义，比如给药后经过足够的时间，$Ae^{-\alpha t}$ 和 $Be^{-\beta t}$ 比 $Ce^{-\gamma t}$ 小许多。因此当药物浓度接近于 $Ce^{-\gamma t}$ 时，转换为对数浓度，此时浓度与时间的关系呈一条直线，其斜率为－γ。

三房室模型有三个半衰期，两个分布半衰期，计算方法分别为 0.693/α 和 0.693/β；一个终末半衰期，也称为消除半衰期，为 0.693/γ。除非特别注明，文献中半衰期都是指终末半衰期。正如 Shafer 和 Varvel 所述，终末半衰期用于预测单次或输注给药后浓度的下降意义不大。终末半衰期总是比浓度降低 50％所需时间长得多。当然，药物浓度下降的时间也与给药时间有关。

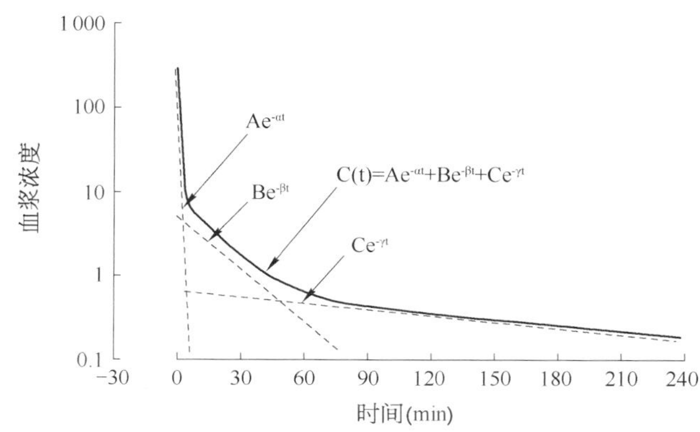

图 6－10　血浆浓度(实线)是三个单指数公式(点线)之和

特定药物文献可能报道数种药代学参数。随着对药代学的认识不断深入，为获得准确的结果，研究设计更为复杂。比如，延长取样时间有助于准确定义三室模型药物的第三相；除非取样恰在 0 时间点(此时药物尚处于从静脉注射部位向动脉取样点运行过程中)，单次给药后第一次取样越早，第一相定义越好；组织可能摄取部分药物，所以动脉血样提供的参数准确性高于静脉血样；另外，短期输注获得的药代学参数准确性高于单次给药。

(三) 血浆药物浓度的下降　因为麻醉效果与药物浓度有关，因此，麻醉期间麻醉医师特别关注给药后血浆浓度的下降速率。如前所述，终末半衰期是血药浓度下降一半所需的时间上限，但对于多房室模型，血药浓度降低一半所用的时间总是快于药物的终末半衰期。这种差异可用房室和清除率来解释。

如图 6－11 所示，单次注射芬太尼后血药浓度下降大部分发生在前两相；但持续输注 1 h 后，前两相影响明显减少。这是因为输注期间芬太尼从血浆再分布到 V_2 和 V_3，输注末期这些房室已被部分充填，因而输注结束时，仅很少药物再分布到这些房室，分布项影响较小。当连续输注达到稳态后，头两个阶段依然存在，尽管部分血药浓度的下降发生在终末期。图 6－11 中的点线代表血药浓度降低 50％。从图中可以看出，即使输注达到稳态后，药物血浆浓度下降 50％所用的时间，仍然短于终末半衰期。

终末半衰期缺乏血药浓度下降 50％相关的信息，因此 Hughes 等提出了“输注时间敏感性半衰期”(context-sensitive half time，CSHT)的概念。图

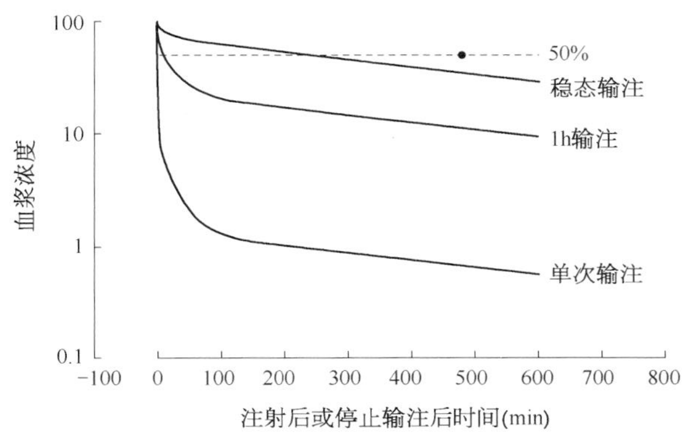

图 6-11　单次或输注稳定药物浓度时芬太尼在三室模型中血药浓度的变化

6-11 中浓度曲线与点线的交点代表不同给药方法血浆浓度降低 50% 的时间。图 6-12 示阿芬太尼和舒芬太尼的 CSHT，两药的终末半衰期分别为 2 h 和 9 h。尽管舒芬太尼终末半衰期较长，但稳态输注短于 10 h 时，其血药浓度下降快于阿芬太尼。充分说明了终末半衰期临床局限性。

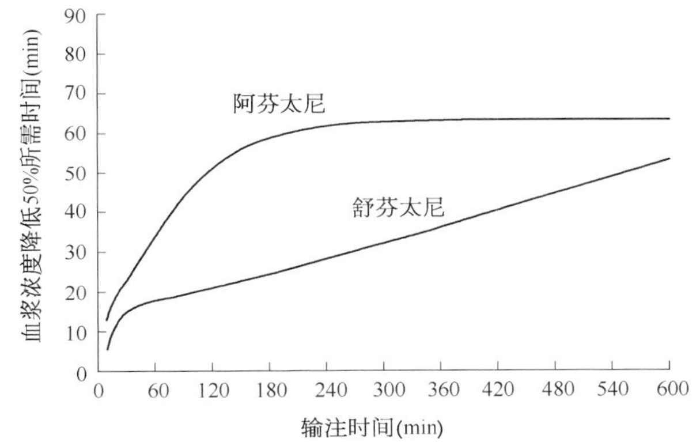

图 6-12　维持恒定浓度输注停药后血浆浓度下降一半所需的时间

三、非线性药代动力学

如药物消除速率与其房室浓度成比例，提示任意时刻药物浓度与剂量或输注速率线性相关。但对某些药物而言这种假设并不成立。线性的前提是药物消除和转运过程不饱和。但当清除药物的系统，如蛋白结合、肝脏代谢和肾脏转运等达到饱和时，药物的消除速率达到最大值，不再依赖药物浓度。一室模型非线性动力学的消除速率公式为：

$$ER = \frac{V_{max} \cdot C_u(t)}{K_m + C_u(t)} \qquad (6-15)$$

这里，C_u 是 t 时刻非结合药物浓度。K_m 是米氏常数，等于消除速率为最大速率一半时的药物浓度。有两种情况：① 当 C_u 远小于 K_m 时，消除未饱和，消除速率与浓度成比例，符合线性动力学；② 当 C_u 远大于 K_m 时，消除速率达最大，药物消除不再依赖浓度，为非线性动力学消除。公式 6-16 和 6-17 描述了这两种情况：

$$\text{如果 } C_u \ll K_m\text{，那么 } ER = \frac{V_{max}}{K_m} \cdot C_u(t) = CL \cdot C_u(t) \qquad (6-16)$$

$$\text{如果 } C_u \gg K_m\text{，那么 } ER = V_{max} \qquad (6-17)$$

如果药物也排泄入胆汁和尿液，房室模型更复杂，且有多个消除部位。有些药物的代谢产物具有临床活性，在这种情况下，需要建立一个能描述母体药物和代谢产物的房室，且需测量两种物质。其原理是部分母体药物转化为代些产物，代谢产物药代过程则按照它自己的药代模型来描述。如果利用交叉实验设计，给予同一个体纯代谢产物而非药物母体，则模型的精确性将大为提高。

第二节　药效动力学

药物效应动力学，简称药效学，是关于药物的生物化学效应和物理效应的研究，也是有关药物作用机制的研究。

一、药物作用的机制

蛋白质是药物受体的最主要构成，那些正常情况下作为内源性配体的受体尤为重要，如激素受体、神经递质受体等。药物与生理性受体结合后，模拟内源性信号分子的调节效应，称为激动剂；与内源性受体结合后，无调节效应，但阻止内源性激动剂与受体的结合，称为拮抗剂；与受体结合后，仅产生激动剂的部分效应，称为部分激动剂；与受体结合后使受体稳定在无活性形式的药物称为反向激动剂。

(一) 蛋白激酶受体　蛋白激酶受体是具有内源酶活性的最大一组受体，位于细胞表面，通过磷酸化多种效应蛋白发挥调节作用。大多数蛋白激酶受体都以酪氨酸为靶点，少数蛋白激酶受体可以使丝氨酸和苏氨酸磷酸化。

另有一组受体家族为功能性蛋白激酶。它们与蛋白激酶相连，本身不具备胞内酶功能区，但激动剂可使它们与胞质膜上的蛋白激酶结合并激活。嗜神经肽和T、B淋巴细胞多个亚单位的抗原受体属于这个家系。

(二) 离子通道 离子通道受体也称配体门控离子通道,存在于细胞质膜,受激动剂调节,选择性通透离子,通过改变细胞膜电位和离子成分,进行信号传导。这类受体包括烟碱样胆碱能受体、$GABA_A$受体、谷氨酸、天冬氨酸和甘氨酸受体等。

(三) G蛋白偶联受体 一种与三聚体G蛋白偶联的细胞表面受体。含7个跨膜区,是迄今发现的最大受体超家族,有1 000多个成员。与配体结合后促使GTP与所偶联的G蛋白结合,激活G蛋白,转而激活效应蛋白。这时G蛋白仍然处于激活状态,直至它将GTP水解为GDP。G蛋白包括一个与GTP结合的G_α亚单位和一个相连的二聚体$G-_\beta$和$G-_\gamma$亚单位。G_α被GTP激活后,一方面调节效应蛋白,另一方面促使$G_{\beta\gamma}$亚单位的释放,进而调节它们各自的效应基团。

一个细胞可以表达20种以上G蛋白偶联受体。每个G_α可调节一个或多个效应器。因此,多种配体的受体可以通过一个G蛋白进行信号整合。一种受体可以和多种G蛋白偶联,激活多种效应系统;也可同时和几种受体偶联或几种G蛋白与一种效应系统联系而使来自不同受体的信息整合于同一效应系统。因此,G蛋白受体效应系统是个复杂的网络,相互作用的生物信息在这里汇聚和分散,使细胞功能得到极为多样的调节。

(四) 雷帕霉素靶点(mTOR)依赖的突触形成 蛋白mTOR(mammalian target of rapamycin, mTOR,哺乳动物雷帕霉素靶蛋白)是控制人细胞内蛋白产生的一种"主调控因子(master regulator)",有助于正常细胞检测营养物并控制其生长和代谢。mTOR在人体是一种分子传感器,有助于细胞对有利或有害的环境做出反应。在正常条件下,它调控诱导细胞生长和分裂的基因。在极端条件下,如遭遇饥饿,mTOR关闭大多数制造蛋白的生产车间-核糖体,利于机体保存能量。

研究发现氯胺酮快速活化哺乳动物的mTOR途径,导致大鼠前额叶皮质突触信号蛋白增多、新突触数量和功能增加。另外,在抑郁模型阻断mTOR信号将完全中断氯胺酮诱导的突触发生和行为反应。研究表明氯胺酮的这些效应可拮抗因暴露于压力而出现的突触缺陷,并有助于促进氯胺酮的快速抗抑郁作用。

(五) 转录因子 一类可扩散并可与特异性配体结合的细胞内信号蛋白,存在于细胞质或细胞核内。常特指类固醇激素、甲状腺激素、视黄酸和维生素D_3等疏水性小信号分子受体。它们实际上是配体依赖性转录调节因子,与配体结合后可在细胞核内调节基因表达而使配体发挥作用。细胞核内,核受体借3种基本作用模式调节基因转录:① 核受体与其伴侣转录因子的二聚体受其配体亲脂性小分子激活后结合至靶DNA的靶序列从而调节转录;② 该二聚体受配体激活后招募其他转录因子,通过其他转录因子与靶DNA的靶序列结合调节转录;③ 该二聚体受到细胞表面受体或CDK蛋白激酶的激活而与靶DNA的靶序列结合调节转录。此外,新近研究发现核受体可与胞质蛋白相互作用,提示其可能有转录因子之外的功能。

(六) 胞质第二信使-环磷酸腺苷(cAMP) 业已阐明的第二信使有cAMP、cGMP、Ca^{2+}、磷酸肌醇、二酰甘油和一氧化氮(nitric oxide, NO)等,并且这份名单还在增加。

cAMP仍是理解大多数第二信使调节功能的好例子。至少有10种腺苷环化酶同工酶,均有其独特的调节反应模式,接受$G_{\beta\gamma}$亚单位的激活或抑制。有些同工酶也接受Ca^{2+}的刺激。cAMP主要通过激活cAMP依赖性蛋白激酶发挥作用。此外,cAMP也直接调节浆膜阳离子通道活性,这在嗅觉神经元尤为重要。

(七) 受体调节 受体不仅发挥生理和生化调节功能,其自身也受许多调节和平衡控制。激动剂的持续作用会导致受体脱敏,导致后续相同浓度的药物效应下降。如用β肾上腺素受体激动剂治疗哮喘,反复应用后支气管扩张效应降低。信号的反馈抑制往往限于被刺激的受体,这种情况称为同源脱敏,包括受体本身磷酸化、蛋白质水解、受体合成下降等;抑制也可扩展到享有共同通路的所有受体,即异源性脱敏。此时,可能由于一个或数个下游蛋白质发生抑制或消失,而影响共有信号通路的其他受体。与之相应,激动剂超敏现象常继发于突然中断慢性受体阻断剂给药后。如长期使用β肾上腺素受体拮抗剂普萘洛尔治疗的冠心病患者,突然停药可致患者心绞痛加剧、猝死危险增加。

(八) 受体分类和药物效应 传统药物受体的方法主要是根据效应和其选择性激动剂/拮抗剂的效应进行分类。如毒蕈碱刺激的乙酰胆碱效应,称为毒蕈碱样效应;烟碱刺激的乙酰胆碱效应称为烟碱样效应。前述效应分别由毒蕈碱样受体和烟碱样受体介导。受体亚型:随着药物多样性和选择性的提高,尤其是分子克隆技术的应用,多种受体的亚型已被阐明。蛋白重组表达也为开发亚型选择性药物提供了便利。当选择性配体尚未发现时,这时的受体亚型通常称为同工体。受体亚型可显示不同的信号输出机制。如M_1-和M_3-毒蕈碱受体激活G_q,启动Ca^{2+}信号;而M_2-和M_4-毒蕈碱受体激活G_i,启动其他信号。

二、受体药理学

受体药理学主要用于阐明和量化药物对生物体的效应。图6-13示受体药理学的剂量-反应曲线,描述了受体药物浓度和效应关系:图6-13A示所有受体被占领时效应接近最大值,将剂量反应曲线X轴的

药物浓度换算为对数，可得到形如图 6-13B 的剂量反应曲线。药物对受体作用包括两点：① 与受体结合；② 改变受体对宿主细胞系统的行为，前者取决于药物对受体的亲和力；后者取决于效价强度(potency)。

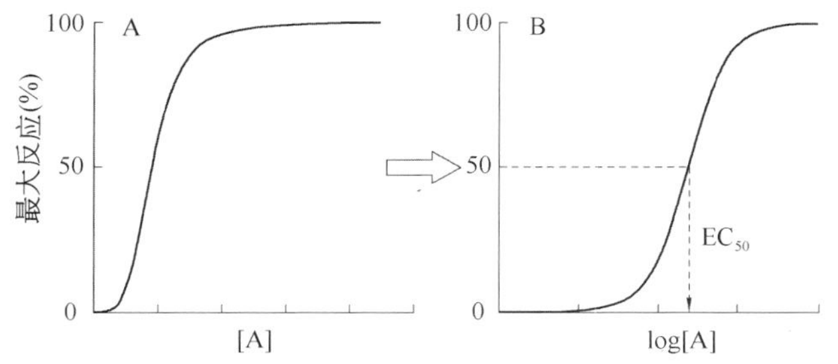

图 6-13 受体部位药物浓度作用的分级反应

Y 轴表示最大反应的百分数。

图 6-14 描述的是药物 A 与受体 R 结合，形成复合物 AR，细胞对相应信号进行处理，产生观测到的反应。亲和性可通过药物-受体平衡解离常数(K_d)测得。药物浓度和 K_d 值决定受体的占有量。内在效价强度(potency)是个比例常数(ε)，反映出药物引起反应的能力。药物占领、内在效价强度和受体总数三者共同决定受体所介导的系统反应。受体受到药物的刺激可以看作是初始信号，然后是细胞对信号的放大。

(一) 目标组织对受体刺激的传输 药物使受体激活产生初始信号，然后是细胞对信号的放大。不同的细胞有不同的放大特征；细胞的放大特征控制着药物-受体相互作用的结果。

A+R ⇔ AR → 刺激 → 反应

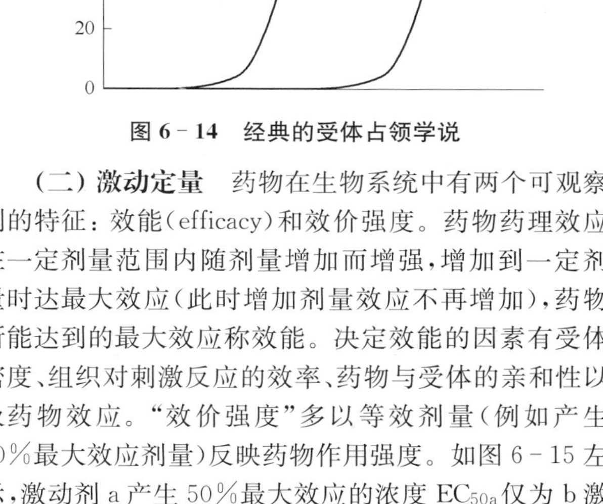
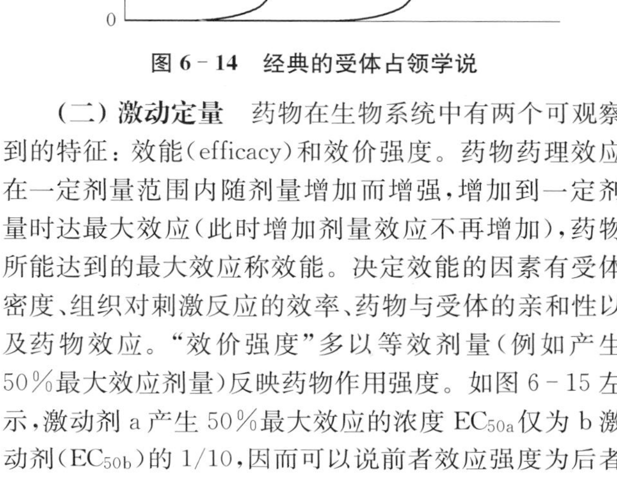

图 6-14 经典的受体占领学说

(二) 激动定量 药物在生物系统中有两个可观察到的特征：效能(efficacy)和效价强度。药物药理效应在一定剂量范围内随剂量增加而增强，增加到一定剂量时达最大效应(此时增加剂量效应不再增加)，药物所能达到的最大效应称效能。决定效能的因素有受体密度、组织对刺激反应的效率、药物与受体的亲和性以及药物效应。“效价强度”多以等效剂量(例如产生 50%最大效应剂量)反映药物作用强度。如图 6-15 左示，激动剂 a 产生 50%最大效应的浓度 EC_{50a} 仅为 b 激动剂(EC_{50b})的 1/10，因而可以说前者效应强度为后者的 10 倍(效价强度)；又如图 6-15 右，a 激动剂产生的最大效应仅 60%，而 b 可达 100%，显然 b 的最大效能大于 a。可见通常所说某药强度是某药的多少倍指的是“效价强度”，而非两药最大效能的比较。

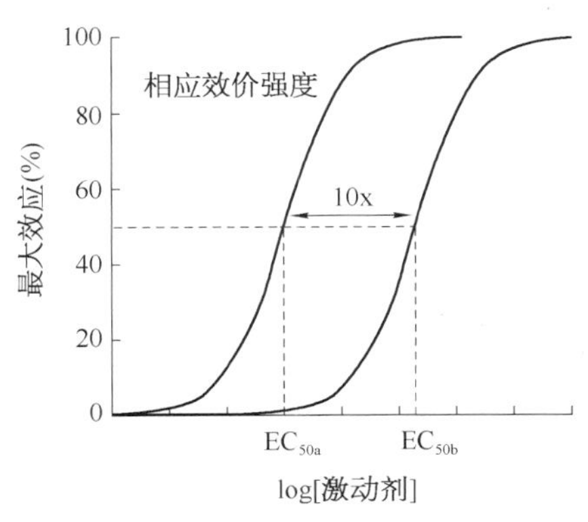

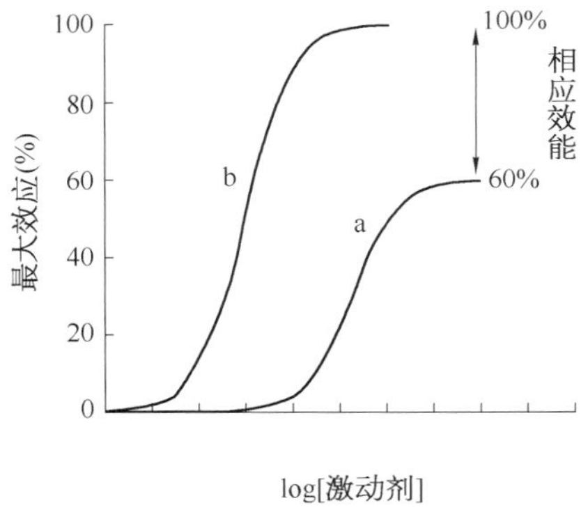

图 6-15 量化激动剂的两种方法

(三) 拮抗定量 拮抗剂的特征模式是对受体的阻止。

1. 竞争性拮抗剂 缺乏内在效应，但有亲和性，和激动剂竞争与受体结合的药物为竞争性拮抗剂。竞争性拮抗剂使激动剂的量效曲线右移，但不改变激动剂的最大反应；曲线右移幅度取决于拮抗剂的浓度和它对受体的亲和性。因此，如图 6-16A，竞争性拮抗剂与受体的亲和性决定于其剂量依赖性右移量效反应曲线的能力

2. 非竞争性拮抗剂 拮抗剂与激动剂虽不争夺相同的受体，但它与受体结合后可妨碍激动剂与特异性受体结合；或非竞争性拮抗剂与激动剂争夺同一受体，但由于共价键作用，与受体结合比较牢固，呈不可逆性，妨碍激动剂与特异性受体结合；如图 6-16B，与受体解离非常慢的竞争性拮抗剂，其作用实质是不可逆的。这种拮抗剂达到一定浓度，可抑制激动剂的最大

效应。

非竞争性拮抗也可以通过别构性拮抗剂产生。这类拮抗剂与激动剂结合于受体的不同的部位，可降低激动剂与受体结合的亲和力、内在活性，如图 6－16C。相反，某些别构效应则使激动剂的效应加强，如图6－16D。

3. *反向激动剂* 利用分子基因学技术，通过野生型受体的过度表达和结构型活性受体的突变，发现了反向激动剂。如前所述，受体可自发性地变为活性状态，产生细胞反应。通常，未被占领的活性状态的受体数量低下，因此无法观察到它们独立于激动剂的活性。但当受体表达水平异常增高，或者突变使受体平衡移向活性形态，这时组织的表现恰如激动剂存在一样。然而，反向激动剂能选择性与无活性的受体相结合，使平衡移向无活性状态，因此这类药物能够抑制独立于激动剂的活性结构性信号；但是，当系统不存在结构性活性时，反向激动剂的作用恰似竞争性拮抗剂。

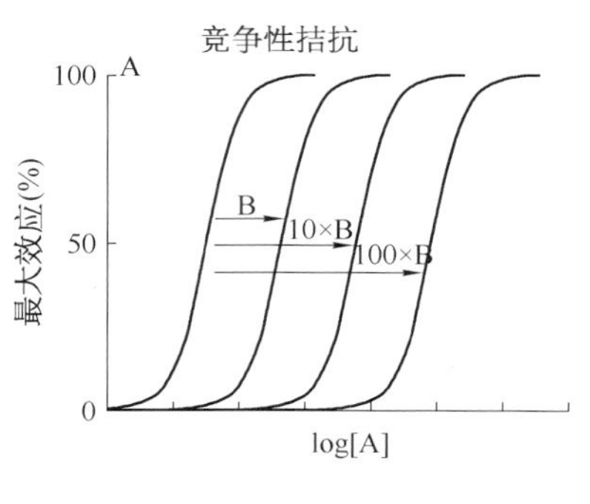

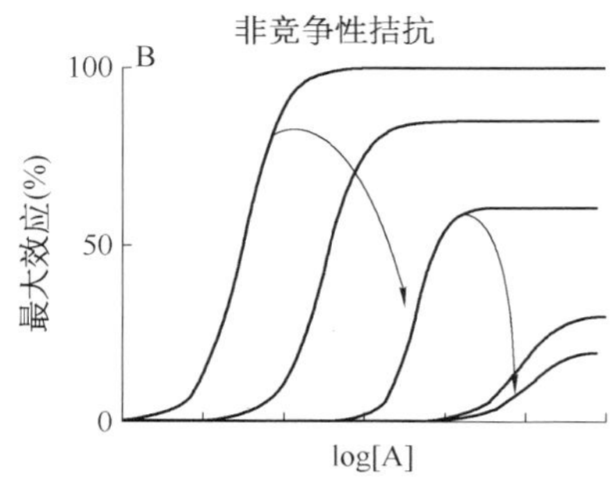

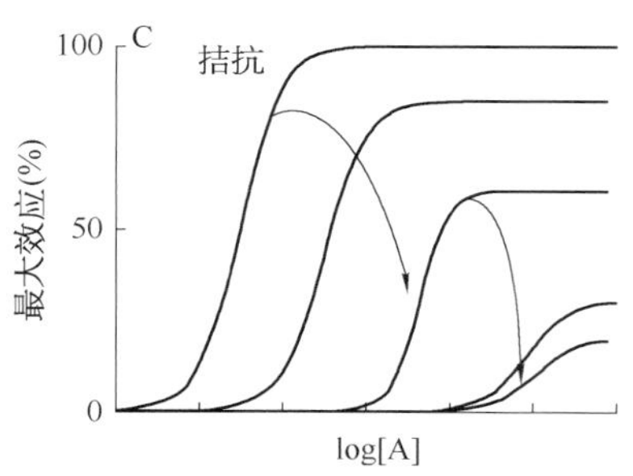

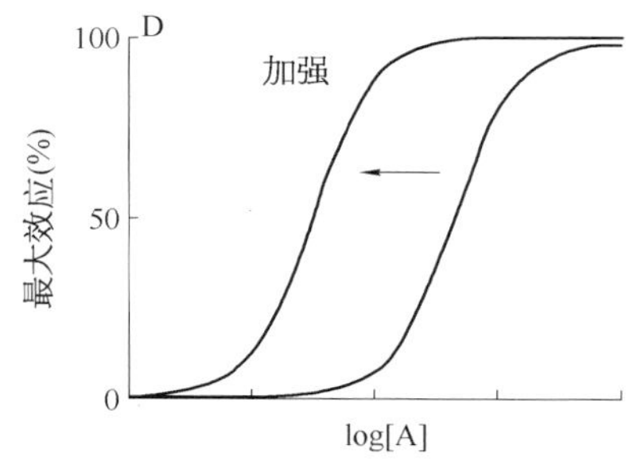

图 6－16 受体拮抗机制

三、药物的生物化学效应和物理效应

药效学是关于药物浓度和效应的关系。大多数药物效果可用最大反应方程进行描述描述：

$$E = \frac{E_{max}C}{EC_{50} + C} \qquad (6-18)$$

其中，E 是观察效应，C 是药物浓度，E_{max} 是最大效应，EC_{50} 是产生 50％最大效应时的药物浓度。公式 6－17 表现在坐标轴上是形如图 6－17 的 S 型最大反应曲线。

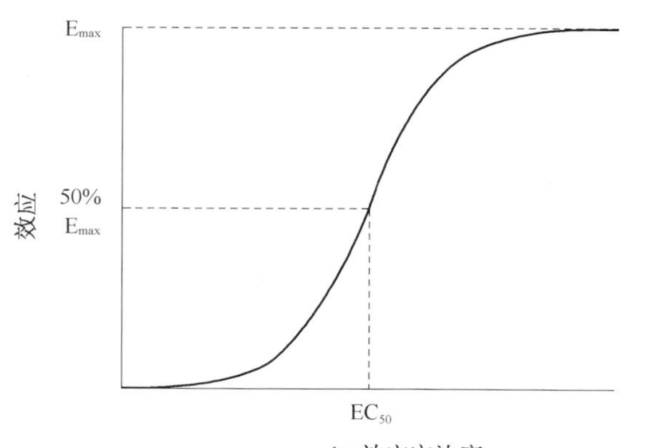

图 6－17 不同效应位点的效应

最大效应出现在药物效应不再随浓度增加之时。例如由受体介导的最大效应，出现于受体全部被占领的时候。当浓度为 0 时，无任何效应发生，当浓度是 EC_{50} 的时候，效应是最大效应的一半。更为复杂的药效学模式是 Hill 方程：

$$E = \frac{E_{max}C^{\gamma}}{E_{50}^{\gamma} + C^{\gamma}} \qquad (6-19)$$

这里 γ 是 Hill 系数，它描述的是曲线上升部分的陡峭程度(斜率)。如图 6－18，γ 值较高的药物(实线)，相对难以滴定，此类药物要么无效，要么效应快速达到最大，药物浓度的轻微变化会引起药物效应的较大变化(安全范围较小)。相反，药物效应随浓度逐渐升高的药物，其 γ 值则较小(虚线)，浓度轻微变化时效应的变化亦较小。

EC_{50} 是药物效价强度的指数，麻醉文献中也有称为 Cp_{50} 或 IC_{50}。图 6－19 显示了三个不同效价强度药物的浓度-效应关系。药物的效价强度低，达到既定药效所需的浓度就高。尽管效价强度通常是指剂量和效果之间的关系，但量效关系曲线也受药代学的影响。因此称之为浓度效应关系更为贴切。效价强度不应与效能相混淆。最大效应是药物的测量指标。最大效应低的药物，无论浓度多高，其产生特定效应的能力都较小。

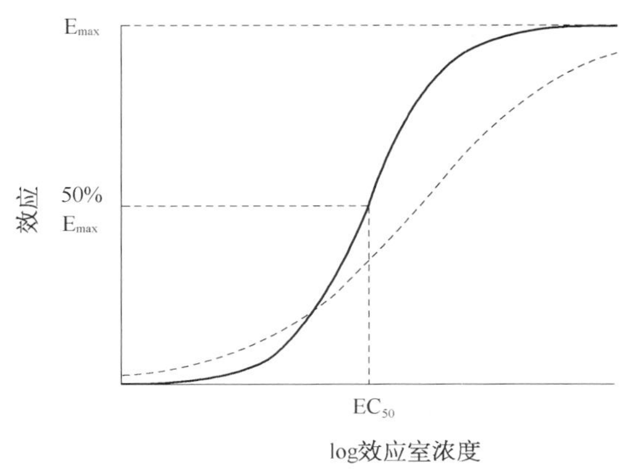

图 6－18　两种不同 γ 值的假想药物的浓度-效应关系曲线

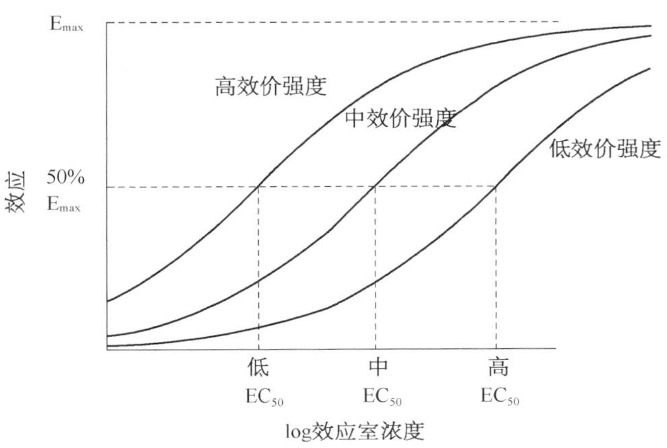

图 6－19　不同 EC_{50} 值的三种假想药物的浓度-效应关系

药物在人群中产生质反应效应概率的量效关系如图 6－20，该图为逻辑回归获得的阿芬太尼在全麻患者对插管、切皮和缝皮三种刺激无反应的概率曲线。处于曲线陡直部位的已知浓度，可使某些患者有反应，某些患者无反应。图中曲线斜率 γ 与观察人群的变异量有关，如浓度和效应之间变异性微小，则曲线坡度陡峭，γ 值大；反之，变异性大时，则坡度平缓，γ 值小。

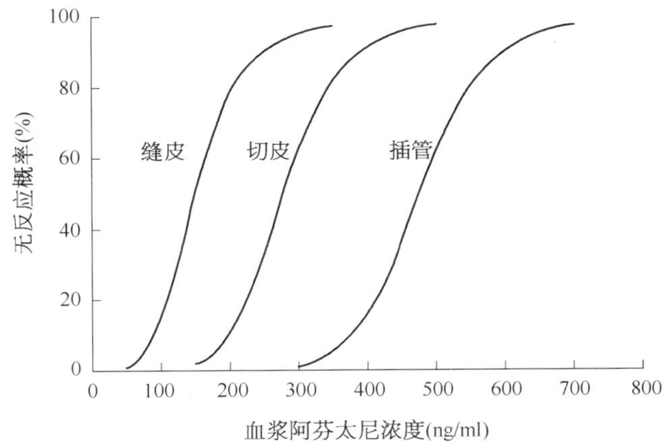

图 6－20　阿芬太尼浓度-反应曲线

这种药效学关系可用于确定治疗窗。如图 6－21，以丙泊酚为例，我们希望获得的镇静水平是 2 和 3，而水平 4 代表镇静过深，因而患者风险增加，可见丙泊酚轻度镇静的治疗窗在 0.5～1.0 μg/ml。了解药物浓度与所希望的效应和毒性效应之间的关系，我们就能确定治疗窗。在治疗窗范围内，绝大多数个体都能获得所希望的效应并少有毒性效应发生。

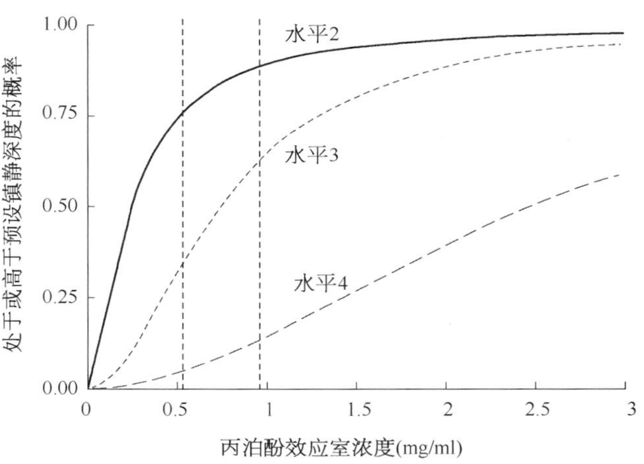

图 6－21　丙泊酚浓度-效应曲线

四、效应室的概念

至此，我们讨论的浓度-效应关系并未特别指明效应位(effect site，biophase，生物相)的药物浓度。实际上，尽管单次静脉给药后血浆浓度瞬间达到峰值，临床多数麻醉医生不会在给药后即刻插管或进行其他有创操作。这是因为血浆并非药物的作用部位，药物的血浆浓度峰值与其最大效应(峰效应)间存在一个时间差，此即药物效应和血浆浓度之间的延迟现象。如图 6－22，经典药代学三室模型中没有一个房室的药物浓度与其效应平行。

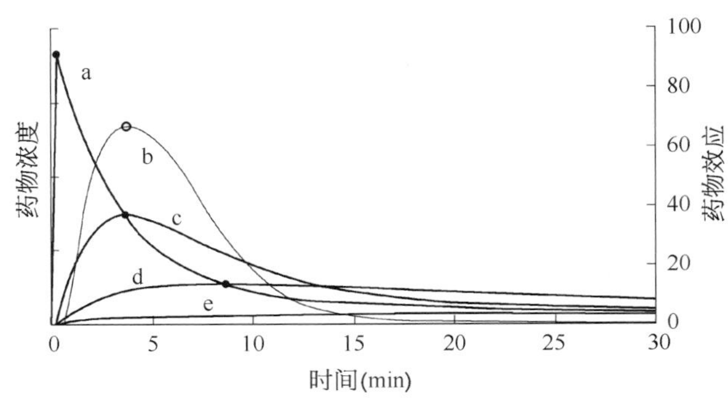

图 6－22　药代学模型中各房室药量与药物效应的关系

实心圆点：峰浓度；空心圆点：峰效应；a：中央室(血浆)浓度；b：药物效应，c：效应室浓度；d：外周室 2 浓度；e：外周室 3 浓度。外周室 3 在图示时间内尚未达峰，很显然药物效应仅与效应室浓度一致。

为解释药物峰效应滞后于血浆峰浓度的临床现象，Sheinner 等提出了效应室的概念。如图 6－23，效应室是经典药代学模型中除中央室和外周室之外的一个假想房室，容积为 V_E(通常可假设其容积为中央室容积的 1/10 000)，效应室绝对浓度实际上是药物作用受体周围环境的浓度，在人体或动物均无法测定，即使提取了动物组织样本并测定其浓度，这种浓度也不一定就是受体处该药的浓度，因而以目前的技术测量效应室浓度是不可能的，也是没有意义的。一般意义上的效应室浓度均意指“表观”浓度。效应室“表观”浓度定义为产生同样药物效应时的血浆稳态浓度，可通过药代学药效学同步分析(同时测定给药后的浓度和效应并用数学模型表达)，获得血浆效应位平衡速率常数(即 K_{e0})值并藉以计算效应位浓度。血浆浓度和效应室浓度之间有不平衡现象，这种不平衡与药物在血浆和效应室之间转运速率及给药速度有关，单次注射时，效应室滞后现象明显，而持续输注时血浆浓度和效应室浓度几乎同时达到峰值。

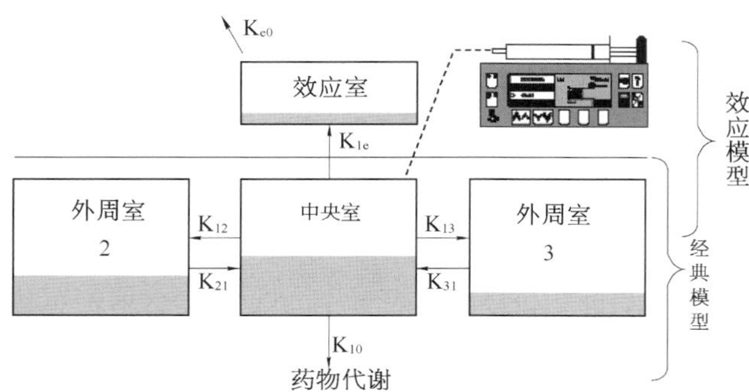

图 6-23　经典的房室模型和效应室模型

根据前述药代药效学同步分析方法，已经成功建立了芬太尼家族的药代学模型及其相关的 K_{e0} 值。如图 6-24，芬太尼、阿芬太尼和舒芬太尼单次注射后，血浆浓度迅速达峰(时间 0 min，浓度 100%)，随后迅速下降，但效应位浓度逐渐增加，其达峰时间三种药物各不相同，分别为 3.6 min、1.4 min 和 5.6 min。从图中我们也可以发现，效应位浓度的峰值也各不相同，其峰浓度分别为起始血浆峰浓度的17%、37%和20%。图 6-24 中的效应位浓度实际上类似于图 6-22 中的 c 曲线浓度，其变化与效应完全同步。

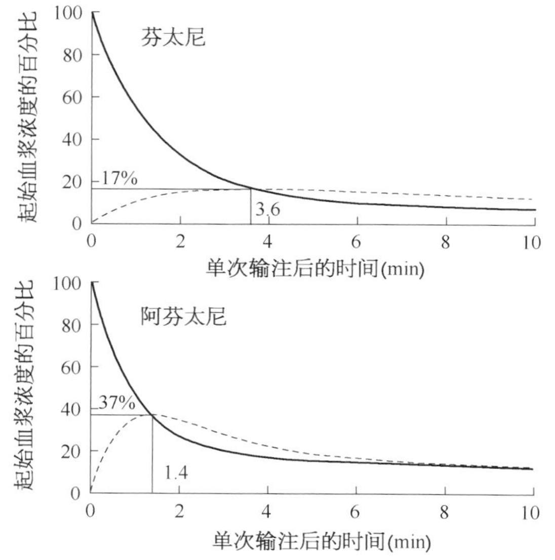

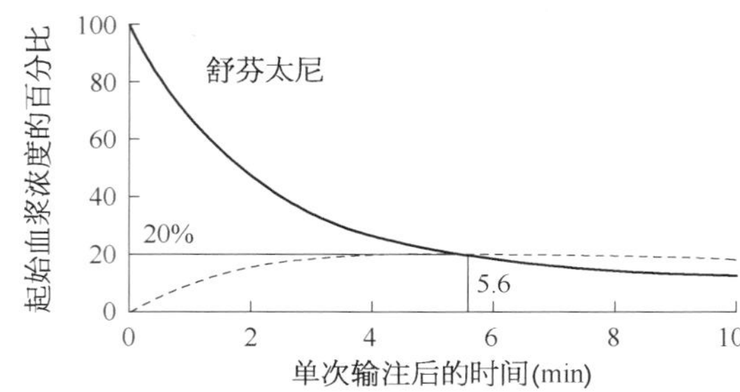

图 6-24　阿片类药物血浆浓度和效应位浓度的变化

五、给药方案的设计

(一) 负荷剂量的计算　形如图 6-1 的简单一室模型，计算单次给药方案非常简单，将目标浓度(C_T)与其容积 V 相乘即可，即剂量$=C_T\times V$。但对于图 6-23 所示的效应室模型，计算远非如此简单。这里，因为在药物单次注射后、效应位浓度达峰前，药物在体内存在再分布和消除，所以 V_1 太小；而如果使用 Vss(稳态分布容积$=V_1+V_2+V_3$)又太大，因为达稳态分布常需数小时以上的时间。

有一种简单的计算药物单次注射给药剂量的方法。如图 6-24，在临床使用剂量范围内，多数药物表现为线性特点(所谓线性即不饱和现象，也即药物剂量加倍时，其在血浆中形成的浓度亦加倍)，因而，任意药物单次给药后，其效应位峰浓度与起始血浆峰浓度的比例维持恒定，例如芬太尼、阿芬太尼和舒芬太尼的比例分别是 17%、37%和 20%。而且达到峰效应位浓度即刻，效应位浓度等于血浆浓度，因此，如果我们知道峰效应时药物的分布容积 $V_{峰效应}$ 即可计算单次给药剂量，由于药物在达到峰效应的过程中，体内消除持续进行，因而 $V_{峰效应}$ 也是一个理论上的容积，可依据前述效应位峰浓度与起始血浆峰浓度的比值确定(公式 6-20)，表 6-1 列出了临床常用麻醉药的 $V_{峰效应}$ 值，以及这些药物单次注射后效应达峰时间，这些时间也即临床单次用药后药物效应最大的时间。

表 6-1　计算单次给药剂量的 $V_{峰效应}$

药　　物	$V_{峰效应}$(L)	峰效应时间(min)
芬太尼	75	3.6
阿芬太尼	5.9	1.4
舒芬太尼	89	5.6
丙泊酚	24	2.0

例如，单次注射后芬太尼的峰效应时间是3.6 min，显然给药后 3.6 min 施行气管插管可达到最佳效应。随后，根据公式 6-21 计算负荷剂量，其中，C_T是目标效应位浓度。如表 6-1 所列，芬太尼的 $V_{峰效应}$ 为75 L，如欲

达到 4.0 μg/L 的峰效应位浓度，所需剂量为300 μg。

$$V_{峰效应} = V_1 \times \frac{C_{血浆,起始}}{C_{血浆,峰效应}} \qquad (6-20)$$

$$剂量 = C_T \times V_{峰效应} \qquad (6-21)$$

（二）持续给药方案 单次给药获得目标效应位浓度和希望的效应后，需要进一步维持效应位浓度以维持药物效应，为此，应在药效达峰时立刻开始输注给药。药物达到峰效应后瞬间，血浆浓度等于效应位浓度，此时及以后，为维持药物效应，输入的药物量应足以维持峰血浆浓度。对于一室模型药物，维持给药的滴注速率 $= C_T \times CL$，即药物进入体内的量等于排出量。多室模型药物（包括麻醉中使用的所有药物）进入外周组织的同时也从人体排出，输入药物的量必须与此匹配。进入组织的药物分布速率随组织浓度和血药浓度趋于平衡而变化。但外周组织的浓度与血药浓度达到平衡需数小时之久，只有平衡后上述维持给药的滴注速率 $= C_T \times CL$ 才适用，在此之前维持速率 $C_T \times CL$ 显然太慢。

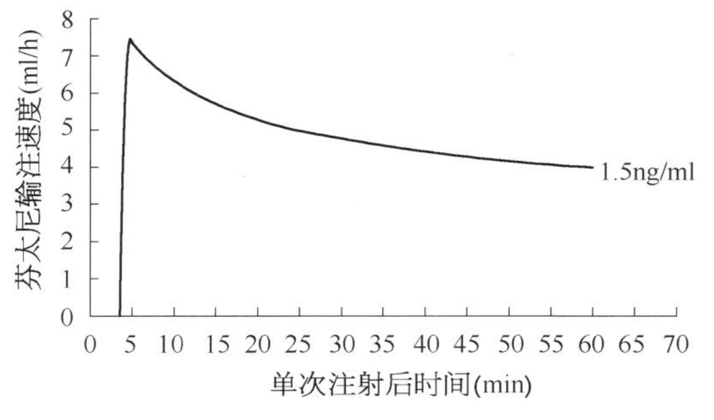

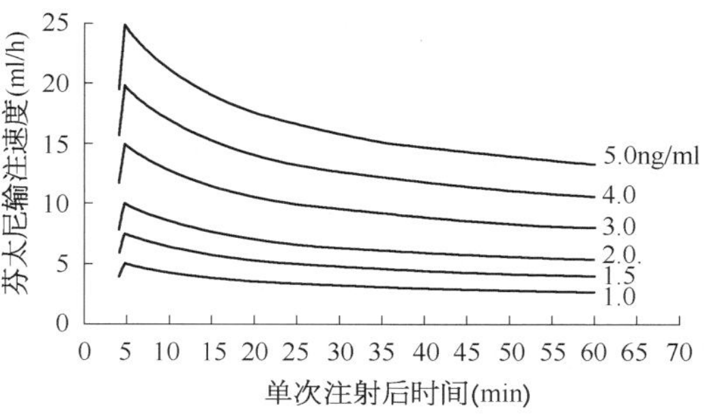

图 6-25 维持芬太尼不同浓度所需输注速度

如图 6-25（左）描述的是用芬太尼（给药浓度 50 μg/ml）使效应位浓度维持在 1.5ng/ml 所需输注速率。可见，基于目标浓度和 $V_{峰效应}$ 单次给药 112.5 μg 后即刻的输注速率为 0，直到达峰时（约 4 min）开始输注。起初速率较快约 7 ml/h，随后随着时间而递减。首剂后 30 min，滴注速率约 4 ml/h。少数麻醉医师在临床工作中根据具体情况调整给药剂量及滴注速率，但这需要有相当丰富的给药经验。最简单的办法是持续向下调整给药速率，防止给药过量，但精确度较差。图 6-25（右）显示了获得芬太尼不同效应位浓度所需给药速率。

比如，欲维持芬太尼浓度 1.5 ng/ml，负荷剂量后可按照下列方案给药：15 min 内 4.5 μg/(kg·h)，~30 min给予 3.6 μg/(kg·h)，~60 min 给予 2.7 μg/(kg·h)，~120 min给予 2.1 μg/(kg·h)，~180 min给予 1.5 μg/(kg·h)。也可从图 6-25 获得速率，根据临床具体情况调整给药速率的频率和时间，简单实用。另一个方法是使用电脑控制输液泵给药，即靶控输注（TCI）。从而维持任意血浆和效应位药物浓度。

（王 莉 张马忠）

参考文献

[1] Shafer SL, Varvel JR. Pharmacokinetics, pharmacodynamics, and rational opioid selection. Anesthesiology, 1991, 74: 53-63.

[2] Hughes MA, Glass PSA, Jacobs JR. Context-sensitive half-time multicompartment pharmacokinetic models for intravenous anesthetic drugs. Anesthesiology, 1992,76: 334-341.

[3] Sieghart W, Ramerstorfer J, Sarto-Jackson I, et al. A novel $GABA_A$ receptor pharmacology: drugs interacting with the α+β-interface. Br J Pharmacol, 2012,166: 476-485.

[4] Li N, Lee B, Liu RJ, et al. mTOR-dependent synapse formation underlies the rapid antidepressant effects of NMDA antagonists. Science, 2012,329: 959-964.

[5] Steinbach JH, Akk G. Use of concatemers of ligand-gated ion channel subunits to study mechanisms of steroid potentiation. Anesthesiology, 2011,115: 1328-1337.

[6] Kojima A, Kitagawa H, Omatsu-Kanbe M, et al. Sevoflurane protects ventricular myocytes from Ca^{2+} paradox-mediated Ca^{2+} overload by blocking the activation of transient receptor potential canonical channels. Anesthesiology, 2011, 115: 509-522.

[7] Petrenko AB, Yamakura T, Kohno T, et al. Reduced immobilizing properties of isoflurane and nitrous oxide in mutant mice lacking the N-methyl-D-aspartate receptor GluR (epsilon)1 subunit are caused by the secondary effects of gene knockout. AnesthAnalg, 2010,110: 461-465.

[8] Kilpatrick GJ, McIntyre MS, Cox RF, et al. CNS 7056: a novel ultra-short-acting Benzodiazepine. Anesthesiology, 2007,107: 60-66.

[9] Evers AS, Maze M, Kharasch ED, et al. Anesthetics Pharmacology. 2nd ed. London: Cambridge University Press, 2011: 1-71.

[10] White PF. Intravenous Anesthesia. Bailtimore: Williams & Wilkins, 1997: 10-26.

[11] Hardman JG and Limbird LE, eds. Goodman&Gilman's the Pharmacological Basis of Therapeutics. 10th edn. New York: McGraw-Hill, 2001: 3-29, 31-43.

第七章 吸入麻醉药的药理和脏器保护

吸入麻醉药(inhaled anesthetics)是指通过患者呼吸道和肺吸收入产生麻醉作用的药物,包括挥发性液体和气体吸入麻醉药。吸入麻醉药可以用于麻醉诱导和维持,是临床上复合麻醉的重要组成部分。一般认为理想的吸入麻醉药应该具备以下的标准:① 理化性质稳定,易于长期保存,无燃烧、爆炸性,与麻醉器械、碱石灰或其他药物接触不产生毒性物质。② 无臭味,对气道无刺激性。③ 在血和组织中溶解度低,诱导时间短,麻醉深度易于调节,可控性强。④ 麻醉作用强,可使用低浓度,以避免缺氧。⑤ 诱导和苏醒迅速、平稳、舒适。⑥ 有良好的镇痛、肌松、安定和遗忘作用。⑦ 能抑制异常应激反应,保持机体内环境的稳定。⑧ 在体内代谢率低,代谢产物无明显药理作用和毒性。⑨ 安全范围大,毒性低,不良反应少而轻,尤其是对循环、呼吸影响小,无致癌、致畸、致突变作用,无严重过敏反应,不污染空气,不损害手术室工作人员的健康。目前临床上常用的吸入麻醉药主要是异氟烷、地氟烷、七氟烷和氧化亚氮,与理想的吸入麻醉药还有一定的差距,但七氟烷和地氟烷是相对接近理想吸入麻醉药。本章主要叙述临床常用吸入麻醉药的相关药理、器官保护和神经毒性作用。

第一节 吸入麻醉药的临床药理

一、吸入麻醉药的理化性质

(一) 吸入麻醉药的一般理化性质 吸入麻醉药的一般理化性质见表 7-1。乙醚具有可燃可爆炸的特性,已不用于临床,临床应用的吸入麻醉药的理化特性见表 7-1。

表 7-1 吸入麻醉药的理化性质

	异氟烷	七氟烷	地氟烷	氧化亚氮
分子量	184.5	200	168	44.0
沸点℃(1 个大气压)	48.5	58.5	23.5	−88.0
蒸气压 20℃(mmHg)	240	156.9	670	39 000
潜热 20℃(kJ/mol)	—	7.90	—	18.2
液体比重(g/ml)	1.50	1.25	1.45	—
Antoine 常数(kPa)				
A	4.822	—	—	6.702
B	536.46	—	—	912.90
C	141.0	—	—	285.3
20℃每毫升液体产生的蒸气(ml)	196	—	—	—

(二) 分配系数 分配系数(partition coefficient)又名溶解度,是指麻醉药(蒸气和气体)在两相中达到动态平衡时的浓度比值。常用吸入麻醉药的分配系数见表 7-2。血/气分配系数即是在体温 37℃、相同部分压力下,吸入麻醉药在血中和肺泡气中达到动态平衡时的浓度比值。吸入浓度恒定时,血/气分配系数高,说明该药吸入肺泡后,经肺循环大量溶解于血液中,肺泡内分压上升缓慢,难以达到有效的麻醉水平,麻醉诱导时间长、苏醒慢;反之,血液中的溶解度低,诱导时间短、苏醒快。吸入麻醉药以扩散方式通过肺泡膜,它的摄取和分布很大程度上受肺循环和心排血量的影响。对于血/气分配系数大的麻醉药,心排血量的影响更大。诱导时静脉血将麻醉药转运至全身各组织,其分压低于肺泡内分压。当全身各组织、静脉血和肺泡内麻醉药分压差达到动态平衡时,摄取将趋于停止。

组织对麻醉药的摄取决定于麻醉药在组织中的溶解度,组织的血流量和动脉血-组织间的麻醉药分压差即为组织/血分配系数,是指体温 37℃、相同的分压下,吸入麻醉药在组织和血液中达到动态平衡时的麻醉药浓度比值。由于麻醉药的理化性质、组织生化特点不同,各种麻醉药在机体各组织的溶解度(组织/血分配系数)也不同。组织/血分配系数大,说明组织分压上升慢;反之则上升快。组织摄取能力=组织容积×组织/血分配系数。机体组织中,由于脂肪的容积较大;常用的吸入麻醉药中,除了 N_2O 和乙醚的脂肪/血分配系数较小,其他的吸入麻醉药脂肪/血分配系数均较大;脂肪的血流仅占心排血量的1.5%,因此脂肪组织对吸入麻醉药的摄取量最大,但分压上升慢,达到与动脉血分压平衡的时间长。尽管各种吸入麻醉药对同一组织的组织/血分配系数不同,但由于数值较小,差异并不显著(脂肪除外),故组织中麻醉药分压升高主要受组织血流的影响。

表7-2 吸入麻醉药的分配系数

药 物	血/气	脑/血	肝/血	肌肉/血	脂肪/血
异氟烷	1.4	1.6	1.8	3.4	52
N_2O	0.47	1.1	0.8	1.2	2.3
七氟烷	0.63	1.7	1.8	3.6	55
地氟烷	0.42	1.3	1.4	2.3	30
药 物	**水/气**	**油/水**	**油/油**	**橡胶/气**	**油/气**
异氟烷	0.61	70.7	162.2	62	94.0
N_2O	0.44	3.2	3.0	1.2	1.4
七氟烷					53.9
地氟烷					18.7

血流丰富的组织,如脑、心脏、肝脏、肾脏和肺脏的血流量占心排血量的75%,因此,组织分压上升快,达到与动脉血麻醉药分压平衡的时间短。如肌肉的容积大于脂肪,但肌肉/血分配系数小,对麻醉药的摄取量小于脂肪;肌肉的血流量占心排血量的18.1%,达到与动脉血麻醉药分压平衡的时间在脂肪与血流丰富组织之间。动脉血-组织间的麻醉药分压差随着麻醉时间的延长而缩小,组织对麻醉药的摄取也相应减少,直至两者达到动态平衡,摄取停止。吸入麻醉药的可控性与血/气分配系数的大小呈反比。如前所述,该系数越小,麻醉药在血液中的溶解度越低,则肺泡气与血供良好的神经系统内的浓度越容易达到平衡,也就越容易控制麻醉药在中枢神经系统中的浓度。

二、吸入麻醉药的药代动力学

吸入麻醉药的药代动力学主要包括药物的吸收、分布、代谢和排泄等。一般认为吸入麻醉药是按四室模型进行分布的,但目前有观点认为其是按五室模型进行分布的。吸入麻醉的麻醉深度取决于脑组织中吸入麻醉药的浓度。药物经呼吸从肺脏进入机体需要跨过多种生物膜,如:肺泡膜、毛细血管膜、细胞膜等,只有经过这些屏障,吸入麻醉药才能再分布到全身各个脏器和组织,进入中枢神经系统发挥麻醉作用。在此过程中,吸入麻醉药,扩散速度受到生物膜两侧的浓度差(分压差)、药物在组织中的溶解度(包括血浆)、药物的分子量、扩散面积、扩散距离和温度等因素的影响。其中,吸入麻醉药的血溶解度(血/气分配系数)、组织溶解度(组织/血分配系数)以及循环状况等是影响其吸收和分布的主要因素。

(一) 吸收和分布

1. *麻醉药向肺泡内的输送* 肺泡内麻醉药的分压直接影响脑内分压,可以作为麻醉深度和中止麻醉后清醒的指标,并可以用来测定肺泡气最低有效浓度。吸入浓度和肺泡通气量决定了麻醉药向肺泡内的输送:① 吸入浓度越高,则肺泡麻醉药浓度上升越快,称为浓度效应。② 同时吸入高浓度气体和低浓度气体时,低浓度气体的肺泡浓度及血中浓度提高的速度较单独使用相等的低浓度气体时快,称为第二气体效应。其原理是:高浓度气体被大量摄取后,肺泡体积缩小,第二气体的浓度升高;再次吸入混合气体以补充被摄取的体积时,第二气体的浓度升高。③ 对于易溶和中等溶解度的药物而言,分钟通气量增加,肺泡内吸入的浓度迅速增加,可以补偿血液摄取的药物。

2. *肺循环血液对麻醉药的摄取* 取决于麻醉药在血中的溶解度,心排血量和肺泡-静脉血麻醉药分压差(分配系数)。常用吸入麻醉药的分配系数见表7-2。吸入浓度恒定时,血/气分配系数高,说明该药吸入肺泡后,经肺循环大量溶解于血液中,肺泡内分压上升缓慢,难以达到有效的麻醉水平,麻醉诱导时间长、苏醒慢;反之,血液中的溶解度低,诱导时间短、苏醒快。吸入麻醉药以扩散方式通过肺泡膜,它的摄取和分布很大程度上受肺循环和心排血量的影响。当肺循环血流快或心排血量大时,吸入麻醉药快速被血液摄取,导致肺泡内麻醉药的分压上升缓慢,难以达到麻醉的有效浓度;在休克、心力衰竭等心排血量减少的情况下,血液对麻醉药的摄取减少,肺泡内分压上升快,能较快达到麻醉的有效浓度。对于血/气分配系数大的麻醉药,心排血量的影响更大。诱导时,静脉血将麻醉药转运至全身各组织,其分压大大低于肺泡内分压。当全身各组织、静脉血和肺泡内麻醉药分压差达到动态平衡时,摄取将趋于停止。

3. *组织对麻醉药的摄取* 取决于麻醉药在组织中的溶解度,组织的血流量和动脉血-组织间的麻醉药分压差即为组织/血分配系数是指体温37℃、相同的分压下,吸入麻醉药在组织和血液中达到动态平衡时的麻醉药浓度比值。由于麻醉药的理化性质、组织生化特点不同,各种麻醉药在机体各组织的溶解度(组织/血分配系数)也不同。组织/血分配系数大,说明组织分压上升慢;反之则上升快。组织摄取能力=组织容积×组织/血分配系数。机体组织中,由于脂肪的容积较大;常用的吸入麻醉药中,除了N_2O和乙醚的脂肪/血分配系数较小,其他的吸入麻醉药脂肪/血分配系数均较大;脂肪的血流仅占心排血量的1.5%,因此脂肪组织对吸入麻醉药的摄取量最大,但分压上升慢,达到与动脉血分压平衡的时间长。尽管各种吸入麻醉药对同一组织的组织/血分配系数不同,但由于数值较小,差异并不显著(脂肪除外),故组织中麻醉药分压升高主要受组织血流的影响。血流丰富的组织,如:脑、心脏、肝脏、肾脏和肺脏的血流量占心排血量的75%,因此,组织分压上升快,达到与动脉血麻醉药分压平衡的时间短。例如:肌肉的容积大于脂肪,但肌肉/血分配系数小,对麻醉药的摄取量小于脂肪;肌肉的血流量占心排血量的18.1%,达到与动脉血麻醉药分压平衡的时间在脂肪与血流丰富组织之间。动脉血-组织间的麻醉药分压差随着麻醉时间的延长而缩小,组织对麻醉药的摄取也相应减少,直至两者达到动态平衡,摄取停止。

4. 影响吸收和分布的因素

(1) 麻醉药的吸入浓度　吸入浓度与麻醉药在残气量中的浓度呈正相关,通过提高吸入浓度,可以增加肺泡气中麻醉药的浓度,从而增加脑组织内的麻醉药分压,加深麻醉。

(2) 分钟肺泡通气量　肺泡通气量越大,则单位时间内进入体内的麻醉药越多,麻醉药容易被"洗入"(wash in),从而可缩短诱导时间。功能残气量与肺泡通气量的比值越大,则肺泡内麻醉药越容易被稀释。

(3) 肺泡气麻醉药进入肺循环的能力　取决于麻醉药的物理性能:血/气分配系数。如上所述,吸入麻醉药的可控性与血/气分配系数的大小呈反比。

(4) 每分钟肺灌流量的大小　理想的肺通气/血流比值为0.82。对于血/气分配系数大的麻醉药来说,心排血量越大,吸收越多。心血管疾病如房缺、室缺,由于增加了肺血流,可以影响吸入麻醉药的诱导速度。

(5) 麻醉药在一定浓度下的作用时间　动静脉内麻醉药浓度与动静脉分压之差均决定于作用时间,当静脉和肺泡内的分压相近时,麻醉药的摄取接近停止。

(二) 吸入麻醉药的清除　常用的吸入麻醉药大部分从肺呼出而被清除;小部分在体内进行生物转化,主要通过肝微粒体酶进行氧化、还原、水解和结合,最终被排出体外;还有极少量经手术创面、皮肤、尿排出。上述麻醉药吸收和分布的相关因素,同样可以用来分析它们的清除速度。例如:通气量增加,则麻醉药容易被"洗出"(wash out);脂溶性越高,血/气分配系数、组织/血分配系数越大,则清除越慢;此外供血丰富组织的麻醉药的分压下降较快等。据此,吸入麻醉药的清除速度依次为:地氟烷>氧化亚氮>七氟烷>异氟烷>恩氟烷>氟烷>甲氧氟烷>乙醚。同理,麻醉时间的长短、肺通气/血流比值以及分压差的大小也都会影响到吸入麻醉药的清除。

三、吸入麻醉药的药效学

由于吸入麻醉药的药理作用机制不明,因此吸入麻醉药的药效动力学主要研究其量效关系,最直接反映吸入麻醉药量效关系的就是最低肺泡有效浓度。有关吸入麻醉药对各个系统的影响将在后文中进行描述。

(一) 最低肺泡有效浓度的定义　最低肺泡有效浓度(minimum alveolar concentration, MAC)是指在一个大气压下,能使50%的受试者对切皮刺激不发生体动反应时麻醉药的肺泡气浓度。MAC非常类似药理学中反映量-效曲线的ED_{50}的值,通过此指标可进行各种吸入麻醉药药效(或不良反应)的比较,而且还能以相加的形式来计算,即两种麻醉药的MAC均为0.5时,可以认为它们的总MAC为1.0 MAC。这个概念不但应用于临床麻醉,而且还可用于吸入麻醉药的基础研究。

(二) 影响MAC的因素

1. 无影响的因素　对MAC无影响的因素包括:① 男女性别儿无差别;② 麻醉时间的长短;③ 血红蛋白的高低;④ 甲状腺功能减低;⑤ $PaCO_2$在10～90 mmHg;⑥ PaO_2在40～500 mmHg;⑦ 等容性贫血和高血压(动物);⑧ 昼夜变化。⑨ 刺激强度:刺激达到一定的强度以后,再增大刺激强度对MAC无影响。

2. 升高MAC的因素　升高MAC的因素包括:① 体温升高时MAC升高,但42℃以上时MAC则减少(动物);② 使中枢神经系统儿茶酚胺增加的药物,如右苯丙胺等(动物);③ 电解质水平升高:如高钠可使狗的氟烷MAC增加43%,低钠时脑脊液钠的浓度下降,MAC随之减小。在试验中,钾离子浓度对MAC影响不大,钙离子的输入对狗的氟烷MAC无明显影响,而相对高浓度的钙离子阻断剂则能增加吸入麻醉药的强度。阴离子浓度的改变对MAC的影响轻微,如果在鞘内或脑池内注入药物阻断氯离子转运,可使动物的异氟烷和氟烷的MAC增加。临床上静脉输注甘露醇、高渗盐水等可以增加脑脊液中Na^+含量而升高MAC值;④ 长期饮酒者可增加异氟烷或氟烷MAC 30%～50%;⑤ 甲状腺功能亢进(动物);⑥ 静脉压:随着静脉压的增加,多种动物对麻醉药的需要量增加,此现象称为麻醉的压力逆转,但是有种族的差异。

3. 降低MAC的因素　降低MAC的因素包括:① $PaCO_2$>90 mmHg或$PaCO_2$<10 mmHg(动物);低氧血症,PaO_2<40 mmHg(动物);② 代谢性酸中毒;③ 贫血(血细胞比容在10%以下,血中含氧量<4.3 ml/dl);④ 平均动脉压在50 mmHg以下(动物);⑤ 年龄:在人类,随着年龄的增长,MAC逐渐减小,大约在6个月时的婴儿MAC值最大,而在80岁的时候,大约是婴儿时期的一半。随着年龄的增加,中枢神经系统对吸入麻醉药的敏感性亦有所增加。⑥ 使中枢神经儿茶酚胺减少的药物(如利血平、甲基多巴等,动物);⑦ 药物影响:巴比妥类及苯二氮䓬药物;麻醉药物,如氯胺酮或并用其他吸入麻醉药及局麻药。表7-3显示的是不同吸入麻醉药的在纯氧和在含N_2O时

的 MAC 值。表 7－4 显示的是一些麻醉药物对于患者 MAC 的影响。长期应用苯丙胺（动物）；胆碱酯酶抑制剂（动物）；α_2 激动剂（动物）；术前大量饮酒可以减少 MAC；某些药物（泮库溴铵、利多卡因、镁盐等）可以减少 MAC；⑧ 妊娠（动物）；⑨ 低体温：对于哺乳动物，随着体温的降低，MAC 亦随之减小，但是体温每降低 1℃ 各种麻醉 MAC 值随之而减小的量略有差别。体温每下降 1℃，氟烷 MAC 降低 5％。

表 7－3　不同吸入麻醉药的 MAC 值

	1 MAC（100％O_2）	1 MAC（70％N_2O）
异氟烷	1.16	0.56
地氟烷	7.3	2.83
七氟烷	1.71	0.8
N_2O	105	—

表 7－4　麻醉药物对 MAC 的影响

麻 醉 药 物	剂量或血药浓度	吸入麻醉药	麻 醉 监 测	吸入麻醉药用量下降（％）
芬太尼	0.5 ng/ml	异氟烷	MAC	50
	0.78 ng/ml	地氟烷	MAC	59
	3 ng/ml	七氟烷	MAC	61
	3.26 ng/ml	氧化亚氮	MAC	33
	2 μg/kg 硬膜外（T_9）	氟烷	MAC	58
	3 ng/ml	七氟烷	MAC-awake	24
	1.5 μg/kg IV	异氟烷	MAC-BAR	45
	1.5 μg/kg IV	地氟烷	MAC-BAR	60
	3 ng/ml	七氟烷	MAC-BAR	83
舒芬太尼	0.145 ng/ml	异氟烷	MAC	50
阿芬太尼	28.8 ng/ml	异氟烷	MAC	50
	50 ng/ml	异氟烷	MAC	25
	101 ng/ml	氧化亚氮	MAC	36
瑞芬太尼	1.37 ng/ml	异氟烷	MAC	50
	32 ng/ml	异氟烷	MAC	91
吗啡	0.75 mg 椎管给药	氟烷	MAC	43
	4 mg 硬膜外	氟烷	MAC	28
丁丙诺啡	4 μg/kg	氟烷	MAC	35
	4 μg/kg 硬膜外	氟烷	MAC	32
咪达唑仑	539 ng/ml	氟烷	MAC	70
地西泮	0.5 mg/kg IV	氟烷	MAC	43
利多卡因	3.2 μg/ml	氧化亚氮	MAC	33
可乐定	4.5 μg/kg PO	七氟烷	MAC	35
	4.5 μg/kg PO	七氟烷	MAC-awake	47
右美托咪定	0.6 ng/ml	异氟烷	MAC	47

注：IV，静注；PO，口服。

（三）MAC 的临床意义　麻醉强度与油/气分配系数有关，该系数越大，则最低肺泡有效浓度（MAC）越小，麻醉强度也就越大。在临床应用过的吸入麻醉药中，甲氧氟烷的 MAC 最小，为 0.16％；N_2O 最大，MAC 高达 105％，此值通过其油/水分配系数 3.2 而计算得来，并通过志愿者在 2 个大气压的高压氧舱内 MAC 为 52.5％而证实。吸入浓度高达 80％也难以达到手术所需要的麻醉三期一级，若加大浓度难免将导致缺氧。因此常压下单独使用 N_2O 难以达到满意的麻醉深度，所以通常与其他麻醉药联合使用。N_2O 的个体差异较大，部分患者吸入浓度达 30％使意识即丧失，而更多患者需吸入 80％N_2O 时意识才丧失。

MAC 在临床实践中是一个很实用的指标，但是，1 MAC所达到的麻醉深度大多不能满足麻醉的深度，在临床麻醉时，必须增加 MAC。事实上，很少单独使用吸入药物来进行麻醉，而是与其他药物合用，联合使用的药物通常是 N_2O、镇痛药、镇静催眠药及肌松药等。联合用药的结果可以使吸入麻醉药的 MAC 减小。不同的麻醉药在相同的 MAC 下可产生类似的中枢神经系统的麻醉效应，但对呼吸、循环等系统的影响不同。

MAC 提供了一种麻醉药效能的测量方法，不是麻醉深度的量-反应曲线，而是表示连续麻醉深度中一个设定的点，其他端点表示不同水平的麻醉深度。MAC 的各种扩展皆基于此原理。表 7－5 列出的是一些 MAC 的数值。

表 7-5 一些扩展 MAC 的数值

MAC_{95}(切皮无体动)	1.3 MAC
$MAC_{awake50}$	0.4 MAC
MAC EI_{50}	1.5 MAC
MAC EI_{95}	1.9 MAC
MAC BAR_{50}	1.6 MAC
MAC BAR_{95}	2.5 MAC
AD_{95}	1.3 MAC
ED_{99}	1.3 MAC

在临床中以下一些扩展使用的 MAC 值较为多用:① 半数苏醒肺泡气浓度(MAC $awake_{50}$),这是一个亚 MAC 水平,表示 50%患者对简单的指令能睁眼时的肺泡气麻醉药浓度。MAC $awake_{95}$ 则是指 95%患者对简单的指令能睁眼时的肺泡气麻醉药浓度,可视为患者苏醒时脑内麻醉药分压。② 是半数气管插管肺泡气浓度(MAC EI_{50}),指吸入麻醉药使 50%患者于咽喉镜暴露声门时,容易显露会厌,声带松弛不动,插管时或插管后不发生肢体活动所需要的肺泡气麻醉药浓度,而 MAC EI_{95} 是使 95%患者达到上述气管内插管指标时吸入麻醉药肺泡气浓度。在小儿气管插管较切皮的 MAC 高 30%。③ 阻滞肾上腺素能反应的肺泡气麻醉药浓度(MAC BAR_{50})是指 50%患者在皮肤切口时不发生交感、肾上腺素等内分泌应激反应(通过测定静脉血内儿茶酚胺的浓度)所需要的肺泡气麻醉药浓度,而 MAC BAR_{95} 是使 95%患者不出现此应激反应的浓度。④ 95%麻醉剂量(AD_{95})与 99%有效剂量(ED_{99}):AD_{95} 为 95%患者对手术刺激无反应时的麻醉药剂量,临床麻醉中两者剂量很接近。这两个概念与静脉麻醉药的 ED_{95} 及 ED_{99} 表示麻醉药物的作用强度基本相同。⑤ 0.65 MAC 是较常用的亚 MAC 剂量,大多是一种挥发性麻醉药与 N_2O 或其他静脉麻醉药、麻醉性镇痛药合用时,常采用的挥发性麻醉药浓度;⑥ 超 MAC:超 MAC 一般为 2 MAC,多用于确定吸入麻醉药的不良反应以及确定麻醉药安全界限,为动物实验时提出的参考指标。临床麻醉中在诱导期及手术刺激过大或饮酒患者时应用。

第二节 常用吸入麻醉药

一、氧化亚氮

氧化亚氮(nitrous oxide,N_2O)是气体麻醉药,俗称笑气。1972 年由 Priestley 制成。分子式:N_2O;分子量:44;沸点:−89℃。为无色、带有甜味、无刺激性的气体,在常温压下为气态,无燃烧性。但与可燃性麻醉药混合有助燃性,化学性质稳定。通常在高压下使 N_2O 变为液态贮于钢筒中以便运输,应用时经减压后在室温下再变为气态以供吸入。N_2O 无燃烧性,但与可燃性全麻药混合时有助燃性。N_2O 的化学性质稳定,与碱石灰、金属、橡胶等均不起反应。N_2O 在血液中不与血红蛋白结合,仅以物理溶解状态存在于血液中。N_2O 的血/气分配系数仅为 0.47,在常用吸入全麻药中最小。对 N_2O 的临床评价如下:

(一) 麻醉可控性 血/气分配系数 0.47,在常用的吸入麻醉药中仅大于地氟烷。麻醉诱导迅速、苏醒快,即使长时间吸入,停药后也可以在 1~4 min 内完全清醒。由于吸入浓度高,极容易被摄取入血,临床可见第二气体效应和浓度效应。

(二) 麻醉强度 油/气分配系数 1.4,MAC 为 105%,麻醉效能低,但 N_2O 有强大的镇痛作用,并且随浓度的增加而增加。20% N_2O 产生的镇痛作用与 15 mg吗啡相当,但可以被纳洛酮部分对抗;动物长期接触 N_2O 可以产生耐受性,一旦停药,其表现类似于戒断症状;N_2O 可以使动物脑脊液中内源性阿片肽的浓度增高,说明其镇痛作用与内源性阿片样肽-阿片受体系统相关。临床上常将 N_2O 与其他麻醉药合用,以加速诱导,降低合用麻醉药的 MAC,减少药物的用量,并可用于复合麻醉、神经安定麻醉。诱导时吸入浓度不超过 70%,维持吸入浓度不超过 50%。

(三) 心血管的抑制作用 ① 对血流动力学的影响:N_2O 通过抑制细胞外钙离子内流,对心肌收缩力有轻度的直接抑制作用,可增强交感神经系统的活动,收缩皮肤和肺血管,掩盖心肌负性肌力作用,因此,对血流动力学的影响不明显,可用于休克和危重患者的麻醉。② N_2O 可以改变其他麻醉用药的心血管作用:减轻含氟麻醉药的心血管抑制作用;增加吗啡类药物的心血管抑制作用。③ 心律失常:N_2O 很少引起心律失常,继发于交感兴奋的心动过速可增加心肌耗氧。临床有报道吸入 60%的浓度时,56%(5/9)患者发生房室交界性心律,认为与交感兴奋有关。N_2O 麻醉患者血和尿中的去甲肾上腺素浓度有增高趋势,但在临床麻醉时表现为心率较少增加。与氟烷合用时,由于 N_2O 增加儿茶酚胺的释放,氟烷增加心肌对儿茶酚胺的敏感性，易引起心律失常。

（四）对呼吸的影响　N_2O 对呼吸道无刺激，不增加分泌物，对呼吸抑制轻，通气量无明显变化。N_2O 与其他麻醉药或麻醉性镇痛药合用时，呼吸抑制可以增强。吸入 50%的 N_2O 时，机体对缺氧的反应性减弱，N_2O 还可增加肺泡氧分压和动脉血氧分压差。

（五）对运动终板的影响　N_2O 的肌松作用差，即使吸入 80%时骨骼肌仍不松弛。

（六）颅内压和脑电图的改变　N_2O 可使脑血管扩张，脑血流增加，颅内压升高，但脑血流量对二氧化碳仍有反应。与其他氟化麻醉药不同，N_2O 可增加脑代谢，这些作用可能与交感神经兴奋以及对脑血管的直接作用有关。最新的研究显示：氧化亚氮虽是吸入麻醉药，但它对 $GABA_A$ 受体的作用未得到证实。Jetovic-Todorovic 等通过电生理技术对海马神经元的研究证实，氧化亚氮与氯胺酮相似，是一个特异的 NMDA 拮抗剂，而对 $GABA_A$ 受体没有作用。与其他 NMDA 拮抗剂相似，它可破坏特殊的锥体细胞，而 GABA 能（如丙泊酚、巴比妥类）、抗毒蕈碱能（东莨菪碱）可完全阻断这种神经损伤。因此，临床上有必要对老年患者手术中氧化亚氮的应用重新评价，并适当地辅用其他药物保护神经系统。

（七）体内代谢　N_2O 性质很稳定，在体内几乎不分解，机体内的代谢率极低（0.004%），绝大部分以原形从肺脏排出，摄取快，排泄快，少量从皮肤排出，微量自尿和肠道气体排出。N_2O 对肝、肾无明显作用，也没有毒性。

（八）不良反应　N_2O 是已知的毒性最小的吸入麻醉药，主要不良反应有：① 缺氧：吸入浓度过高时，会发生缺氧，临床使用应低于 70%。停止吸入 N_2O 后的最初几分钟，为了防止体内储存的大量的 N_2O 稀释肺泡气中的氧气，应继续吸入纯氧 5～10 min，防止发生"弥散性缺氧"。② 闭合空腔增大：N_2O 在体内的弥散速度大于氮气，容易进入体内密闭性空腔，增大其容积，故不适宜肠梗阻、气胸、肺大泡、气腹及气脑造影等患者。给予 50%的氧化亚氮，最终肠腔内也可达到 50%浓度。若体腔壁可弹性扩张，则体腔可扩张 1 倍（假设没有气体丢失）。若体腔壁是不可扩张的，则在此情况下可使体腔压力增加到 380 mmHg。此外，氧化亚氮还可增加气管导管气囊、喉罩气囊及 Swan-Ganz 导管气囊内的容积和压力。氧化亚氮可增加气栓的容量从而产生致命的后果。但在坐位颅脑外科手术时，氧化亚氮似乎并不增加气栓的发生率。③ 骨髓抑制：长时间应用（50%，3～4 d）可干扰一些依赖维生素 B_{12} 的酶的活性，抑制 DNA 合成和血细胞的发育，引起贫血、白细胞和血小板减少。一般手术的短时应用并无明显影响，骨髓功能在停药后 12 h 内迅速恢复。当吸入时间大于 6 h，浓度大于 50%时，需在术中补充维生素 B_{12}。④ 温室效应：所有吸入麻醉药的温室效应估计很小，在 0.03% 浓度下与其他气体相当。吸入麻醉药中对温室效应作用最大的可能是氧化亚氮，但是从吸入麻醉中散发出的废气，相比来自人类活动和自然来源并不是重要部分。

（九）N_2O 的禁忌证　包括：① 气胸、空气栓塞、肠梗阻、颅腔积气患者，以及中耳、玻璃体或眼科手术。② 维生素 B_{12} 缺陷患儿和胎儿等。

二、异氟烷

异氟烷（isoflurane，forane）1965 年由 Terrell 合成成功，是恩氟烷的同分异构体。最初推广应用时，由于怀疑其有致癌作用而受阻，后经证实否定了上述结论，因此，直至 20 世纪 70 年代末异氟烷方在临床上正式应用。目前，异氟烷是临床上最常用的吸入麻醉药之一。

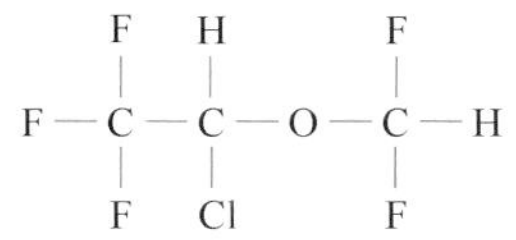

```
     F    H         F
     |    |         |
F — C — C — O — C — H
     |    |         |
     F    Cl        F
```

图 7-1　异氟烷的化学结构

异氟烷是一种接近理想状态的吸入麻醉药。结构式：$HCF_2—O—CHCl—CF_3$（图 7-2）；分子量：184.5；沸点：48.5℃。异氟烷是一种无色透明的液体，理化性质与恩氟烷相近，但在任何温度下蒸气压均大于恩氟烷。异氟烷微有刺激性气味，化学性质非常稳定，临床浓度不燃烧、不爆炸，暴露于日光或与碱石灰接触也不分解，不腐蚀金属，贮存 5 年未见分解产物，无需添加稳定剂。麻醉浓度易于调节，除微有刺激味外，理化性质接近理想。血/气分配系数为 1.4（37℃）。

异氟烷的优点可归纳为：理化和生物性质稳定；对心血管安全范围大；不影响心律的趋势；具有良好的肌松作用；对脏器无毒性，或影响很小；不干扰免疫防御功能，或影响很小；麻醉苏醒快而舒适。缺点归纳为：对呼吸道有刺激性，抑制呼吸，麻醉诱导期延长；部分患者可以出现心率增快，与其他吸入麻醉药相似，可引起低血压，可诱发恶性高热。对异氟烷的具体临床评价如下：

（一）麻醉可控性　血/气分配系数 1.4，是含卤素的吸入麻醉药中最小的，但因为有难闻的气味，限制其吸入，故诱导并不比氟烷、恩氟烷快。麻醉诱导时，常与静脉麻醉药合用。诱导期的并发症有：低血压（1.2%）、高血压（0.6%）、喉痉挛（1.1%）、支气管痉挛（0.4%）、心律失常（1.7%）、心肌缺血（0.06%）及其他（0.16%）。异氟烷麻醉深度易调节，麻醉后苏醒快。Buffington 分析 6 800 例资料结果后观察到异氟烷麻醉于术毕可以发生躁动（3.3%）、呕吐（4.1%）、恶心（5.7%）、分泌物增加（4.2%）、呛咳（6.4%）和寒战

(10.3%)等。麻醉苏醒过程有3.2%出现谵妄,并有随年龄减小,发生率增加的趋势。

(二)麻醉强度 油/气分配系数94.0,MAC为1.15%,与70%的N_2O合用时为0.5%,介于氟烷、恩氟烷之间,麻醉效能高,有中等的镇痛作用。临床常用浓度范围是0.5%~1.5%,麻醉诱导时可高达3%,维持浓度为1.2%±0.6%。影响维持浓度的因素除了与诱导有关的因素外,麻醉时间长短,术中体温、血压、辅助用药等因素对其也有影响,应综合考虑。

(三)心血管抑制作用

1. 对血流动力学的影响　麻醉不深时,血压常常较稳定。与恩氟烷相似,异氟烷浓度增加时,也可扩张血管,降低周围血管阻力,使血压下降,可用于控制性降压。血压下降是麻醉深度的主要依据。对心肌收缩力的抑制较其他卤素吸入麻醉药小,具有很大的心血管安全性,心脏麻醉指数(心衰时麻醉药的浓度/麻醉所需浓度)为5.7,大于甲氧氟烷(3.7)、恩氟烷(3.3)和氟烷(3.0)。由于异氟烷对迷走神经的抑制大于对交感神经的抑制,当每搏量减少时,心率增加,β受体阻滞剂可以减弱其心率加快作用,因此在1~2 MAC内心排血量无明显减少,可以保证重要脏器的灌注。异氟烷可以降低冠脉阻力,保持或增加冠脉血流量,降低心肌耗氧量。有报道指出,异氟烷可使冠心病患者正常冠脉供血增加,而狭窄冠脉供血减少,是否可能引起"冠脉窃血",至今尚未证实。

2. 心律失常　异氟烷不减慢希-浦纤维传导,不增加心肌对儿茶酚胺的敏感性,很少引起心律失常,麻醉后,房性、结性或室性心律失常发生率与术前相比无差异。肾上腺素诱发心律失常的剂量异氟烷>恩氟烷>氟烷,异氟烷可以合用肾上腺素,适用于嗜铬细胞瘤患者。

(四)对呼吸的影响 异氟烷对呼吸道有一定的刺激性,诱导时可出现咳嗽、屏气,但不至于造成诱导困难。

1. 呼吸抑制　对呼吸的抑制较恩氟烷轻,较氟烷、N_2O重。在1 MAC时,可使呼吸中枢对二氧化碳的通气反应减弱50%~70%;在2 MAC时,反应消失,呼吸停止。对缺氧反应的抑制更甚,0.1 MAC即可抑制50%~70%;1 MAC时反应消失。

2. 气管扩张作用　异氟烷降低正常人的功能余气量和肺的顺应性,增加气道阻力,但无临床意义。可以使收缩的支气管扩张,有利于慢性阻塞性肺疾患和支气管哮喘的患者。

(五)对运动终板的影响 与恩氟烷类似,异氟烷可影响中枢神经系统和神经肌接头,有明显的肌松作用,并且停药后肌松作用迅速消失,适用于重症肌无力的患者。异氟烷也可以明显增强非去极化肌松药的作用,大大减少肌松药的用量,甚至不用肌松药就可以达到满意的气管插管和手术的肌松效果,新斯的明不能完全对抗。用异氟烷麻醉诱导时,咽喉反射易消失,有利于气管插管。

(六)颅内压和脑电图的改变 异氟烷对中枢神经系统的抑制与吸入浓度相关。深麻醉时不出现类似恩氟烷的惊厥性棘波和肢体抽搐,即使二氧化碳分压低于正常值时也不会发生,可用于癫痫患者。异氟烷可以因为抑制呼吸而使二氧化碳分压增高,引起脑血管扩张,脑血流量增加,颅内压增加,但程度比恩氟烷、氟烷轻,并且低于1.1 MAC时并不出现。异氟烷虽然不能减少脑脊液的生成,但可以减少重吸收阻力。因此,异氟烷增高颅内压短暂而轻微,并可采用过度通气控制颅内压,而不会引发抽搐。因此,对颅内压升高的患者可谨慎使用。异氟烷麻醉时,由于手术所需的麻醉深度不影响循环功能,也不使颅内压增高;可以降低脑代谢率,保护脑组织;停止吸入异氟烷后10~18 min,患者即可苏醒;1.5 MAC时,机体仍可保持颅内压的自动调节,因此,异氟烷是颅脑手术较好的麻醉药物之一。应用异氟烷行颅脑手术的特点:手术过程无需深麻醉,麻醉开始时吸入浓度很少超过1.5%(与O_2—N_2O合用),维持浓度为0.7%~0.5%,钻颅骨时无需加深麻醉,牵引硬脑膜时需加深麻醉,分离脑组织是无痛的;头皮各层可用稀释的肾上腺素浸润以减少出血,而不会增加心律失常的发生率;坐位施行颅后窝和颈部手术时,为预防脑气栓和气脑,不宜与O_2—N_2O合用;可辅助用于控制性降压;麻醉恢复快,能立即进行神经功能检查(中断吸入9.6 min睁眼,12.8 min回答问话);小儿颅脑血肿常伴脑血流增加,可引起延迟性颅内压升高,不宜使用,成人颅脑血肿不伴脑血流增加,应用异氟烷效果良好;适用于老年、重症或有其他合并症的患者;术中过度通气有利于降低颅压。

(七)体内代谢 异氟烷的化学性质稳定,抗生物降解能力强,体内代谢率极低,仅为恩氟烷的1/10,几乎全部以原形自肺排出。主要经肝微粒体酶催化为氟化物,经尿排出。肝药酶诱导剂在机体内不能增加异氟烷的代谢。因此,异氟烷对肝、肾等实质脏器功能影响极小,毒性低于其他氟化麻醉药。

(八)其他 异氟烷的适应证很广,可以降低或保持儿童的眼压,降低成人的眼压,程度稍弱于恩氟烷,适用于眼科手术;不升高血糖,可用于糖尿病患者。

三、七氟烷

七氟烷(sevoflurane)是1968年由美国Baxter Laboratories的BM Regan合成的一系列氟化异丙基甲醚化合物之一。1971年Wallin等人最先报道并于1975年发表了有关七氟烷理化、药理学和毒理学的文章。1984年由池田和之等人进行一期临床试验,1986年完成三期临床试验,1990年在日本正式批准为临床使用。

七氟烷，化学名称为氟甲基-六氟异丙基醚，结构式：$CH_2F—O—CH(CF_3)_2$（图 7-2）；分子量：200.06；沸点：58.6℃。20℃ 时蒸汽压为 156.9 mmHg，25℃ 时为 197.0 mmHg。此药无色透明，具有特殊的芳香气味，无刺激性，可溶于乙醇、乙醚、氯仿石油联苯胺及汽油，难溶于水。在空气中无可燃性，在氧和 N_2O 混合气体中燃烧性小，临床使用安全。在光、热（50℃）、强酸下稳定，不需添加稳定剂。为安全起见，仍宜避光、密封保存。与 N_2O 合用可以增强镇痛效果，与静脉麻醉药复合可使麻醉更趋于平稳。

Hanaki 等在 120℃ 高温下，使钠石灰与七氟烷反应 3 h，钠石灰中的碱基可使七氟烷降解，最多分解出 5 种产物，按气相色谱中峰值出现的先后顺序，依次命名为 P1～P5：

P1：氟甲基二氟（三氟甲基）乙烯醚，为七氟烷的脱羟基氟化产物；P2：氟甲基甲氧二氟（二氟甲烯）乙醚；P3：氟甲基甲氧二氟（三氟甲基）乙醚；P4 与 P5：氟甲基甲氧二氟（三氟甲基）乙烯醚，有相同的质谱峰，可能为同一结构的顺式和反式。

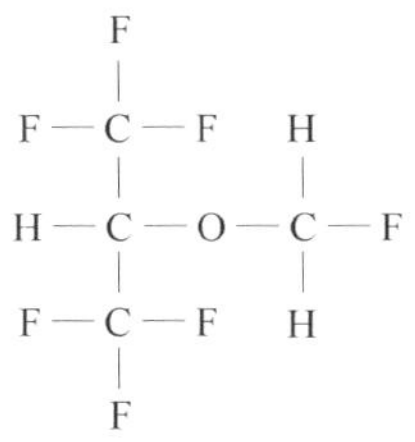

```
        F
        |
    F—C—F     H
        |         |
    H—C—O—C—F
        |         |
    F—C—F     H
        |
        F
```

图 7-2 七氟烷的化学结构

钠石灰分解七氟烷的过程推测如下：七氟烷水解时，碱（钠石灰）使七氟烷产生羧酸和乙醛。两个乙醛分子反应生成甲醇，甲醇在碱的作用下，与 P1 反应生成 P3（甲基化产物），P3 进一步水解氟化为 P2、P4 和 P5。

使用紧闭和半紧闭装置进行的研究表明，在紧闭条件下，随着麻醉时间的延长，P1 浓度将逐渐升高，达到坪值后不再增加并略有下降；而 P3 则呈线性升高。加入二氧化碳到装置中，可使产物浓度增加 2～3 倍。如果用半紧闭装置，则只有 P1 可被质谱仪测到。P1 的结构式为：$CF_2=C(CF_3)OCH_2F$，与七氟烷中的杂质成分相同，具有刺激性气味，有一定的毒性。临床七氟烷麻醉中的降解产物浓度尚未引起肝肾功能损害，可用于紧闭式麻醉。但使用时应注意：避免钠石灰温度过高；每次麻醉前应更换新的钠石灰，以免干燥的钠石灰使降解产物增加；吸入七氟烷的浓度不宜过高；慎用于肝肾功能不全的患者。

七氟烷的优点归纳为：血/气分配系数低，无刺激性，不燃不爆，麻醉诱导平稳迅速，维持平稳，苏醒快，麻醉深度易调控，合用肾上腺素不诱发心律失常，在小儿、齿科、门诊手术麻醉领域有独特价值。七氟烷的缺点主要有：对患有肝、肾功能不全，冠心病，先天性肌病，高热，颅内高压等疾病者，恶性高热易感者和肥胖者应慎用七氟烷。对七氟烷的具体临床评价如下。

（一）麻醉可控性 血/气分配系数 0.63，接近 N_2O 的 0.47，麻醉诱导、苏醒迅速平稳，很少有兴奋现象，恶心、呕吐不常见，偶见一过性躁动。七氟烷的麻醉深度易调节。麻醉后清醒时间成人平均为 10 min，小儿 8.6 min。对小儿麻醉、门诊手术麻醉、齿科手术麻醉以及做一些特殊检查时的患者更具有优越性。

（二）麻醉强度 油/气分配系数 53.9，MAC 为 1.71%～2.6%，与其他强效吸入麻醉药相比，麻醉效能稍弱。合用 N_2O 可使七氟烷的 MAC 显著降低。根据 Katoh 的结果，吸入 63.5% 的 N_2O，七氟烷的 MAC 从 1.71% 下降至 0.66%。诱导常用浓度 5%～8%，维持常用浓度 0.5%～2%。

（三）心血管抑制作用

1. *对血流动力学的影响* 降压作用较异氟烷弱，心率亦较异氟烷慢。七氟烷呈剂量依赖性抑制心肌收缩力，降低动脉压，扩张外周血管，由于此时压力感受器反射功能不像吸入氟烷时那样受抑制，所以对心率影响小，仅使每搏量和心排血量轻度减少。当交感兴奋使动脉压升高，心率加快时，七氟烷可抑制血管运动中枢。临床上在紧张、疼痛等应激状态及心力衰竭等交感神经兴奋的患者，应用七氟烷可以出现血压下降和心率减慢。另外，七氟烷与异氟烷具有几乎相同的冠状血管扩张作用，可使冠状血管的自我调节能力减弱。但当吸入 5% 七氟烷时又可以增加冠脉血流量与心排血量的比值，尽管冠脉灌注压降低，可以出现“过度灌注”的状态。

2. *心律失常* 吸入七氟烷时，对房室传导以及蒲肯野纤维传导的抑制作用与吸入异氟烷一样，因此，肾上腺素诱发性心律失常发生率较低。难以发生因折返心率产生的快速心律失常，以及因肾上腺素明显增加后负荷而产生的自主神经中枢功能亢进和心肌 α 及 β 受体的激活，可以用于嗜铬细胞瘤手术。七氟烷引起心律失常的阈值在氟烷和异氟烷之间，和硫喷妥钠合用时可降低阈值。

3. *与尼卡地平的相互作用* 双氢吡啶类钙离子拮抗剂尼卡地平有很强的末梢血管扩张作用及冠状动脉扩张作用，心肌收缩力减弱和收缩减慢作用较弱，与七氟烷合用时安全性高于其他同类药物。七氟烷可以抑制尼卡地平引起的血压下降及伴随的压力容量反射介导的收缩加速和收缩力增强作用，且尼卡地平能显著增加七氟烷原有的心肌收缩力减弱和收缩减慢作用。但同时尼卡地平强力的末梢血管扩张作用导致后负荷降低，在七氟烷负性收缩力作用下，心排血量反而增加。因此，在合适的麻醉深度下，七氟烷合用 10～15 μg/kg尼卡地平不会抑制心脏功能，并有减少心肌耗氧，解除冠脉血管痉挛的作用。

4. *左室功能对前、后负荷改变时的反应* 心脏在高浓度七氟烷麻醉时对前负荷的增大可以很好地调节，但在后负荷急剧增大时则出现明显的泵功能降低。从七氟烷对循环抑制的程度及其恢复速度来看，它是一种对循环系统调节性佳的麻醉药。

(四) 对呼吸的影响 七氟烷对呼吸道刺激较小，与氟烷一样可以平稳地进行面罩麻醉诱导。

1. 呼吸抑制　与氟烷不同的是：随着麻醉的加深，七氟烷可以使潮气量减少却不发生代偿性的呼吸次数增加，使得分钟通气量减少；另一方面，停止吸入七氟烷后，由于血/气分配系数低，呼吸抑制会很快恢复，这一特点有利于防止麻醉并发症。

2. 低氧性肺血管收缩　动物实验证明，七氟烷对麻醉时低氧血症相关的低氧性肺血管收缩无抑制作用。

3. 气管扩张作用　与氟烷、恩氟烷一样，随着用量的增加，七氟烷可以抑制乙酰胆碱、组胺引起的支气管收缩，对哮喘患者有效。

(五) 对运动终板的影响 七氟烷有一定的肌松作用，可以增加并延长非去极化肌松药的作用，大大减少肌松药的用量，并且这种作用在停止吸入七氟烷后会很快恢复原来的阻滞时间。这一特点有利于在手术结束时，只要暂时增加七氟烷的吸入浓度而不用追加肌松药，即可获得较好的肌松效果，并可以减少术后呼吸抑制的发生。

(六) 颅内压和脑电图的改变 由于七氟烷在麻醉诱导中血中浓度增加迅速，此时可出现正常状态下看不到的明显的慢波，应注意不要认为这是异常的脑电波。即使动脉血中麻醉药浓度相同，也可因麻醉诱导速度不同而出现不同的脑电波形，尤其是在动脉血药浓度上升最快的 1～3 min 时出现的节律性慢波。七氟烷是一种痉挛性麻醉药，但其痉挛诱发性极弱，相当于恩氟烷和异氟烷之间，略接近于恩氟烷。此外，七氟烷增加颅内压及降低脑灌注压的作用弱于氟烷。应用七氟烷时，脑血流量不增加，甚至减少，脑耗氧量下降，颅内压不增加，可用于神经外科手术。

(七) 体内代谢 七氟烷比其他挥发性麻醉药在血液和脂肪中的溶解度低，进入机体的麻醉药量小，虽然分解代谢率值较高，代谢产物的绝对量与其他麻醉药相差不多。七氟烷经尿排出的代谢产物有葡萄糖醛酸六氟异丙醇（几乎无毒性）和无机氟，尿无机氟排泄量是甲氧氟烷的 1/4～1/3。七氟烷对肝血流减少的倾向小，对肝组织细胞能量状态的影响也很小。与氟烷、恩氟烷等挥发性麻醉药相比，它对肝、肾的影响小，术后极少数病例发生肝功能损害、少尿，尿素氮、肌酐升高和肌红蛋白尿等，与七氟烷的关系尚有待于进一步调查。但对妊娠数周的患者；一个月以内接受过全身麻醉，且有肝损害者；对卤素麻醉药过敏，有恶性高热倾向者应慎用。

四、地氟烷

地氟烷（desflurane）1959 年至 1966 年 Terrell 等人共合成了 700 多种化合物，其中第 635 个即为地氟烷。由于合成时用氟元素有爆炸危险，并且地氟烷的蒸气压接近 1 个大气压，不能使用标准的蒸气罐，因此在当时并未能被推广使用。因为门诊以及一些特殊类型的手术要求术后快速苏醒，而地氟烷的血/气分配系数为 0.42，在现有吸入麻醉药中最小，所以近年来又对地氟烷进行了一系列的研究。1988 年 9 月在加州大学首次通过鉴定，1990 年初 Jones 首先在临床试用。

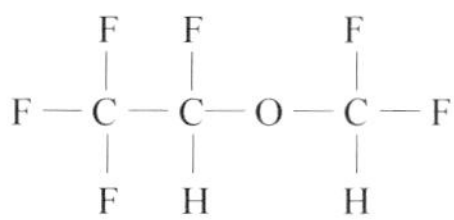

图 7-3　地氟烷的化学结构

地氟烷是一种新型的吸入麻醉药，结构式为：CHF_2—O—CHF—CF_3（图 7-3）；与异氟烷 CHF_2—O—CHCl—CF_3 相似，都是甲基乙醚的卤素化合物，只是在 α-乙基部分用氟替代了氯。氟的卤化作用可以降低血液和组织的溶解度，并且，氟化改变了地氟烷的沸点、蒸气压和稳定性，增强了地氟烷分子的稳定性，增强了其抗生物降解和抗碱性降解作用，如钠石灰或钡石灰。在 40～60℃，测不出地氟烷由钠石灰引起的裂解，在 80℃时有轻微的降解。相反，异氟烷在 60℃时可测出降解，在 80℃时每小时降解 12%。地氟烷无色透明，具有刺激性气味。分子量：168；沸点：22.8℃，较异氟烷的沸点（48.5℃）低得多，接近室温，蒸气压在 22℃时为 663.75 mmHg，因此需装在专用的蒸发器中使用。该蒸发器应具有电加温的直接读数，使蒸发器温度保持在 23～25℃，流量计上蒸气输出刻度单位为 ml/min。地氟烷蒸发器输出的浓度接近于蒸发器上所指示的刻度，不论室温如何或所用的气体流量如何。地氟烷理化和生物性质稳定，室温下，临床使用浓度的地氟烷不燃烧，不爆炸。

地氟烷是一种强效吸入麻醉药，它的优点可归纳为：血液和组织溶解度较低，可以迅速调节麻醉深度，麻醉诱导苏醒快，药物摄入和洗脱迅速，麻醉恢复质量高，体内代谢率极低，可迅速有效地控制血流动力学的变化，耐受性好，适用于低流量麻醉环路。地氟烷的缺点主要有：对呼吸道有刺激性，不宜作为小儿麻醉的吸入诱导药，可使非外科应激所致的短暂性白细胞计数升高，恶性高热易感患者应慎用地氟烷。对地氟烷的具体临床评价如下：

(一) 麻醉可控性 血/气分配系数 0.42，在现有吸入麻醉药中最小，也是地氟烷一个最突出的优点。麻醉诱导和苏醒均很迅速，可以精确地控制肺泡浓度，迅速调节麻醉深度。地氟烷麻醉的患者对命令反应的时间较异氟烷的患者约快一倍，这增加了麻醉的安全性。麻醉后早期和后期的恢复均较快，主观和客观测定的恢复结果均提示其恢复速度比异氟烷快2倍。术后心理活动和认知功能恢复快，主观功能(如嗜睡、笨拙、疲惫或模糊)受损轻。

(二) 麻醉强度 在一定范围内，麻醉强度随着分子量的增加而增大，因此，地氟烷的麻醉强度小于异氟烷，约为异氟烷的1/5。地氟烷的油/气分配系数是18.7，MAC随着年龄的增长而下降，并且与刺激方式有关。类似于其他强效麻醉药，体温降低以及使用其他抑制性药物如 N_2O、芬太尼或咪达唑仑能降低MAC。地氟烷麻醉效能虽然较低，但其MAC值仍允许使用高浓度氧气，即使同时使用 N_2O。清醒MAC是指50%患者或志愿者对命令有适当反应时的浓度。地氟烷的清醒MAC值在20～30岁的受试者中为2.5%，大约是同一年龄组MAC值的1/3。由于停止吸入麻醉后，脑分压降至清醒MAC水平以下，患者才会清醒，因此，清醒MAC与MAC的比值越小，所需的恢复时间越长。另外，研究显示，清醒MAC也是一个记忆消失的浓度(即分压，因为该浓度的定义为一个大气压时的百分比)，由以上两点，可以认为地氟烷是一种强效遗忘麻醉药，其遗忘强度是氧化亚氮的2倍。维持浓度常为3%～6%。

(三) 心血管抑制作用

1. 对血流动力学的影响 对机体循环功能影响较小。地氟烷抑制心血管功能和心肌收缩力的作用呈剂量依赖性，但较异氟烷为弱，可以使心肌顺应性、体血管阻力、每搏指数和平均动脉压下降。建议低血容量、低血压、重症和衰弱的患者使用地氟烷时应减量。地氟烷/N_2O复合麻醉有利于减轻对心脏和循环的抑制。与异氟烷相似，当每搏量减少时，心率增加，因此心排血量无明显减少，可以保证重要脏器的灌注，并且，当麻醉时间达到7 h以后，心血管系统可以产生耐受性。与异氟烷一样，地氟烷可以扩张冠脉，引起明显的舒张期冠脉血流速率增加，血管阻力下降，这主要是受代谢产物的调节，对冠脉的直接扩张作用很小，以维持心肌氧供需平衡。地氟烷是否存在引起“冠脉窃血”的潜在作用尚未被完全排除。

2. 对交感活性的影响 地氟烷对迷走神经的抑制大于对交感神经的抑制，存在明显的交感兴奋作用。高浓度吸入地氟烷或突然增加吸入浓度时，较异氟烷更易出现明显的交感活性增强，心率、血压短暂(2～4 min)而急剧升高，尤其在嗜铬细胞瘤手术中需引起注意。以下方法可阻止应激反应：① 初始浓度设置在2%～6%(合并使用 N_2O 时，浓度可以低于此值)；② 按每次0.5%～1%的幅度增加浓度；③ 在增加吸入浓度前静脉注射阿片类药物，如芬太尼；④ 预先给予短效的β受体阻滞剂。由于地氟烷对交感神经和自主神经抑制较异氟烷轻微，有助于术中维持稳定的血压和外周血管阻力；⑤ 心律失常：地氟烷麻醉时对心律的影响很小，并且不能增加血中儿茶酚胺的浓度，但在深麻醉时可以出现心律失常。研究证明：吸入1～1.3 MAC地氟烷的同时，给予低浓度的肾上腺素(7 μg/kg)不会诱发心律失常；给予高浓度的肾上腺素(7～13 μg/kg)则有25%以上的患者发生心律失常，如结性心律失常。

(四) 对呼吸的影响 单独吸入4%～11%地氟烷可以进行麻醉诱导，但由于对呼吸道有刺激作用，可以出现咳嗽、兴奋、屏气、分泌物增多、喉痉挛、呼吸暂停和低氧血症等不良反应，应合并使用芬太尼、咪达唑仑或丙泊酚等静脉麻醉药物以减轻呼吸道反射和刺激作用。儿童不宜使用地氟烷诱导。与氟烷、异氟烷相似，地氟烷可产生剂量依赖性呼吸抑制，使潮气量减少，并抑制机体对动脉血二氧化碳分压增高的通气反应，抑制程度与吸入浓度相关。

(五) 对运动终板的影响 地氟烷有显著的肌松作用，可以引起剂量相关性神经肌传递减少。神经肌肉阻滞作用较其他的氟化烷类吸入麻醉药强，能为各种操作提供满意肌松，利用地氟烷可以完成喉镜检查。地氟烷可以增加并延长非去极化肌松药的作用，使用时应减少肌松药的用量，其增强泮库溴铵与琥珀胆碱的程度与异氟烷相似。当地氟烷排出时，其加强肌松的作用消失，证实了使用肌松药的安全性。

(六) 颅内压和脑电图的改变 对脑血管的作用与异氟烷相似，地氟烷可使脑血管阻力和脑组织氧代谢率下降，脑血流量增加，颅压和脑脊液压力增加，其程度与剂量相关。0.5～1.5 MAC的浓度可以增加颅内压，抑制脑血管自动调节功能。地氟烷麻醉时的脑电图与异氟烷麻醉时相似，两药在低浓度(亚MAC)时均引起低电压-快波活动增强，在出现爆发性抑制的麻醉深度(大于或等于1.24 MAC)时变为高电压-慢波活动，深麻醉时(大于1.5 MAC)，爆发性抑制可能变为连续性(等电位脑电图)。因此，地氟烷不适用于有颅高压症状的颅内占位病变患者的麻醉。在深麻醉和低碳酸血症时，不具有致癫痫作用。并且，地氟烷在麻醉期间能维持脑血管对二氧化碳增高的反应性。

(七) 体内代谢 氟元素替代氯元素使得地氟烷理化性质更为稳定，在体内几乎无分解代谢，生物转化率仅为异氟烷的1/10(异氟烷的代谢率为0.2%)，是已知体内生物转化最小的吸入麻醉药。患者麻醉3.1 MAC·h或志愿者麻醉7.4 MAC·h，未发现血清无机氟化物增加。同样，尿中无机氟化物或有机氟化物变化也很小或无变化。地氟烷麻醉后测定血液和尿显示有微量三氟醋酸，与异氟烷相同，三氟醋酸与变态反应介导的氟烷肝毒性有关，但因为含量极低，发生肝损伤的概率几乎不存在。因此，地氟烷的肝、肾毒性极低或没有，对肝、肾功能损害的患者无需调整给药浓度。

（八）其他 与所有另外的麻醉药一样，非外科应激所致的短暂性白细胞计数升高已见报道；在易感的动物模型，地氟烷可以触发骨骼肌代谢亢进，导致氧耗增加，引起恶性高热的一系列临床症状，在人体尚未发现，但对于已知恶性高热易感者，不应使用地氟烷。

（九）地氟烷的优缺点 与其他挥发性吸入麻醉药相比地氟烷更加接近理想的吸入麻醉药。地氟烷的血气分配系数只有0.42，决定了其诱导和苏醒的速度最快。地氟烷在体内的代谢率为0.02%远低于七氟烷的5%和异氟烷的0.17%。地氟烷不与钠石灰发生反应。地氟烷的缺点在于其不良的气味，使得其不适合进行麻醉诱导。

一种新的吸入麻醉药要与现有的麻醉药竞争，除了需要具有现有麻醉药的特性，还应具有某些优点，更接近理想的吸入麻醉药。在过去的数十年中，麻醉药的开发集中在满足更好地调控麻醉的需求，包括要求麻醉苏醒更快。为了达到易于调控和快速恢复的目的，现代吸入麻醉药有赖于较有限的分布容积和（或）较快的再分布，因此，要求有较低的血/气和组织/血分配系数。吸入麻醉药与静脉注射药物在摄取和排出途径方面明显不同，吸入麻醉药确实有着特别的优点，尤其是新型的、溶解度较低的吸入麻醉药，如七氟烷和地氟烷。由于吸入麻醉药主要经肺排出，通过仪器测定麻醉浓度或通过蒸发器的输出浓度，可以精确地知道麻醉药的有效分压，从而调控麻醉深度，这些是静脉麻醉药所无法比拟的优点。未来的吸入麻醉药是氟烷类，作用强度稍弱，较易挥发，溶解度更小，稳定性更强，麻醉恢复迅速完全，术后监测时间缩短，更有利于患者的康复。

第三节 氙气吸入麻醉

氙（xenon，Xe）是和氦、氖、氩、氪、氡等元素一样的惰性气体，人们在50年前便认识到氙气的麻醉效应，近年来发现氙气具备理想吸入麻醉药的许多特性。1898年Ramsay和Travis发现氙气，并首先通过空气的分馏而纯化；1935年Berken发现氙气的麻醉属性；1946年Lawrence首次将氙气作为麻醉剂进行系统的研究；1951年Cullen和Cross等首次完成动物试验和人体试验研究；1980年Lachmann和Erdmann首次将氙气常规应用于临床麻醉；1995年Messer Medical、Dräger和一个氙麻醉学家组成的小组提出了"氙气麻醉方案"；1998年Messer Medical启动了氙作为吸入麻醉剂的研究过程；2001年氙气作为药物进入市场。氙气具有以下化学和药理学特点：① 高度的化学稳定性；② 不会与手术材料发生反应；③ 不燃不爆；④ 在血液和组织中的溶解度小；⑤ 无代谢产物；⑥ 组织器官毒性小；⑦ 氙在空腔器官聚集小于氧化亚氮。氙气作为麻醉剂具有以下特点：① 麻醉效能高；② 诱导和苏醒迅速；③ 具有镇痛效应；④ 对心功能无明显影响，血流动力学稳定；⑤ 不影响肺胸顺应性，对呼吸道无刺激性。

一、氙气理化性质

氙在元素周期表中为零族第54号元素，最外层电子轨道处于饱和状态，呈电中性，分子量为131.2，比重为5.887 g/L，约为空气的4倍，大气中含量为0.086 ppm，熔点−111.9℃，沸点−107.1℃，无色无味，化学性质稳定，不与其他物质发生反应，不燃不爆，几乎不在体内生物转化。血气分配系数为0.14，新近认为其血气分配系数为0.115。氙气在水中的溶解度为0.085～0.096 mg/L。

二、氙气麻醉作用机制

虽然氙是一种无活性的惰性气体，不会与其他的元素形成共价结构（特殊条件除外），但邻近的分子可使氙巨大的电子外壳极化和扭曲，这种电子轨道结构上的变形扭曲使氙气可与蛋白质结合或发生相互作用，例如肌红蛋白以及脂质双分子层，特别是脂质双分子层的极化端。氙气具有与细胞蛋白质和细胞膜结构相互作用的能力可能是其麻醉效应的基础。氙对细胞膜的作用类似于挥发性麻醉药，可抑制细胞膜 Ca^{2+} 离子泵，神经元 Ca^{2+} 浓度增加，兴奋性改变。氙还可通过抑制 *N*-甲基-天冬氨酸受体，抑制脊髓后角神经元对伤害性刺激的感受，临床使用时具有一定的镇痛效应。

三、氙气麻醉对机体的影响

（一）中枢神经系统 氙气的MAC为0.71，麻醉作用较笑气强，吸入低浓度的氙气即可提高患者的痛阈、延长对听觉刺激的反应时间，对中枢神经系统的作用表现为兴奋和抑制双重作用，其中枢抑制作用强于笑气。但当氙气吸入浓度>60%时，可使脑血流增加，禁用于有颅内高压症状的患者。

（二）循环系统 吸入氙气不改变心肌电压依从性离子通道，对肾上腺素诱发的心律失常无异化作用，动物试验和人体研究均表明，氙气吸入麻醉对心肌收缩性无影响，且由于氙的镇痛作用使应激反应降低，有利于心血管稳定，可减少术中镇痛药用量。氙气吸入对血管床的影响尚需进一步研究，但已有研究表明，氙气对肠系膜血管阻力无明显影响。

(三) 呼吸系统 对呼吸道无刺激性。气管插管后可用70%氙气+30%氧气维持麻醉，由于氙气血气分配系数低，排出迅速，自主呼吸恢复较快。吸入氙气对胸肺的顺应性影响小，用于老年人以及慢性肺疾病的患者具有一定的优越性。

(四) 其他 氙气性质稳定，几乎不在体内进行生物转化，对肝肾功能应无明显影响，对此尚需进一步研究。由于氙气能潴留与内脏中空器官、肠腔以及脂肪组织中，因而肠梗阻患者应禁止使用。

四、麻醉实施

采用循环紧闭式环路低流量麻醉可减少氙气的消耗，降低麻醉成本。氙气的利用效率很低，例如使用0.5 L/min的新鲜气流给患者吸入70%氙气2 h，输送到患者呼吸系统的氙气实际上不到20%，80%以上的氙气都被作为废气排到大气中。为减少浪费，麻醉期间最好采用电子监控系统持续监测呼吸回路中氙气浓度。需要注意的是由于氙气的密度较高，可能会降低某些呼吸流量计的准确性。

实际临床应用时，麻醉诱导期必须首先用高流量的纯氧洗出机体组织内的氮气，持续时间至少5 min，同时静脉使用芬太尼3 μg/kg、丙泊酚2 mg/kg和肌松剂。气管插管后，将导管与麻醉气体输送系统连接，1.5 min后使氙气浓度达到40%～45%的镇静催眠浓度，8 min后将浓度提高到60%～70%。在手术切皮前追加适量的芬太尼。

五、氙气麻醉的应用前景

氙气吸入麻醉药最大的缺点是代价昂贵，由于空气中氙的含量低且不能人工合成。世界氙气的年产量约600万L，其中可供临床麻醉使用的仅40万L，远不能满足临床麻醉的需要，因而氙气麻醉不可能获得广泛的应用。但如果能很好地解决氙气输送系统和再循环系统的技术问题，氙气麻醉在临床的应用前景将更为广阔。特别是对于心脏储备功能较差的患者，氙气可能是更好的可供选择的吸入麻醉药。

第四节 吸入麻醉药的脏器保护和神经毒性

目前临床上常用的吸入麻醉药氧化亚氮、异氟烷、七氟烷和地氟烷对于各个脏器的损伤作用几乎可以忽略，同时越来越多的研究证明，吸入麻醉药具有细胞水平的多脏器保护效应。研究最多的是心脏保护，最近也有研究显示，对于中枢神经系统、肝脏、肾脏和肺等也具有保护作用。吸入麻醉药诱发的脏器保护作用机制还不清楚，但已知并非是吸入麻醉药引起血流动力学变化的结果。本节主要叙述相关的临床研究结果。另外，近年来的研究更加重视吸入麻醉药的神经毒性，认为吸入麻醉药对于发育中的脑组织和老年脑组织具有一定的神经毒性，但是现有的临床研究还不足以得出确定性的结论。

一、心脏保护作用

吸入麻醉药心脏保护作用的定义是能预防或减轻缺血、再灌注后心肌坏死和(或)心肌功能障碍。1986年，Murry等首先发现并描述了缺血预处理的心脏保护作用，即反复短暂缺血可明显减轻后续长时间缺血/再灌注后的心肌损害。并认为是目前心脏保护最有效方法之一。很多实验研究证实，挥发性吸入麻醉药具有显著的心肌保护作用，并达到了缺血预处理同等保护效应，但临床研究所得出的结论并不令人满意。

(一) 临床研究结果 目前临床研究主要集中于体外转流的患者。首次临床研究是Belhomme等在1999年进行的，他们的研究方法是在体外转流前，通过氧合器给予2.5 MAC异氟烷5 min，10 min清洗期，接着阻断主动脉，结果异氟烷组PKC的活性增加，但术后MB激酶和肌钙蛋白和对照组相比无显著差异；另一项研究是在体外转流前10 min给予2.5 MAC七氟烷，结果尽管单独转流组和七氟烷预处理组的PKC和^{38}PMAPK均显著增加，但仅七氟烷组酪氨酸激酶显著增加，提示其效果优于单独体外转流组；体外转流前给予1.3%恩氟烷5 min，可有效加快术后左室功能的恢复，但和对照组相比，激酶MB和肌钙蛋白-Ⅰ不变。Tomai等给患者直接吸入1.5%的异氟烷15 min，10 min清洗期，再进行体外转流，结果发现，和对照组相比，两组术后心功能和肌钙蛋白的峰值含量无显著差异，但在心脏射血分数<50%的亚组，异氟烷预处理组术后24 h肌钙蛋白的含量稍低于对照组；30例瓣膜置换患者随机分为对照组(以芬太尼麻醉为主)，地氟烷组和异氟烷组分别于体外转流前吸入1～1.5 MAC地氟烷或异氟烷，持续累积时间不少于30 min。结果，与

对照组相比,地氟烷与异氟烷可显著降低血浆中肌酸激酶-MB(CK-MB)、cTnT(肌钙蛋白T)和丙二醛(MDA)升高幅度,阻止一氧化氮(NO)和超氧化物歧化酶(SOD)活性的下降,以地氟烷作用更明显。另外,冠状动脉搭桥手术的患者,CPB前吸入2.5 MAC异氟烷可有效地降低术后肌钙蛋白-Ⅰ及CK-MB的浓度。还有作者对比研究了吸入麻醉和全凭静脉麻醉两种麻醉方法对体外转流后心功能的影响,结果发现体外转流前,两组的血流动力学变化过程相似,体外转流后吸入麻醉组(七氟烷和地氟烷)心功能指标如心排血量,dP/dt_{max}等显著优于以丙泊酚为主的全凭静脉麻醉组,正性肌力药的需要量和血浆肌钙蛋白含量均小于全凭静脉麻醉组。

吸入麻醉剂对心肌的保护效应同样见于非停跳冠状动脉搭桥的患者,Conzen等对比研究七氟烷麻醉及全凭静脉麻醉对非停跳冠脉搭桥的影响,结果发现七氟烷组心功能的恢复优于丙泊酚组,其肌钙蛋白含量显著低于丙泊酚组。

总之,临床研究所得到的结论差异较大,可能与每次研究的样本量相对较小及干扰因素复杂有关;再者,不是所有的吸入麻醉剂临床上均表现心肌保护效应,氟烷甚至可能产生心肌抑制作用,故吸入麻醉剂对临床心肌缺血/再灌注损伤的影响还需进行深入广泛的研究。

(二)影响吸入麻醉药心脏保护的因素

1. 吸入麻醉药的浓度　麻醉药浓度大于1 MAC,可产生显著的心脏保护效应,0.5～0.6 MAC虽有心脏保护作用,但保护效能已显著下降。吸入麻醉药在一定浓度范围,是否与其心脏保护效应呈正相关尚需进一步研究。

2. 用药时机　心脏缺血前或缺血/再灌注期间用药,均可产生显著的心脏保护效应;预处理方式用药,即缺血前用药后,经历30 min左右的药物清除期,至心脏缺血时血液或细胞培养液中已无吸入麻醉药,产生同样的心脏保护效应。预处理方式与缺血/再灌注期间联合用药,或预处理用药与缺血预处理联合应用,心脏的保护效应并无进一步增强。再灌注期间给予吸入麻醉剂同样可以产生心肌保护效应,其机制可能包括抗炎症反应效应,如降低核因子-κB的活性、降低肿瘤坏死因子的表达、白介素-1、细胞间黏附因子、iNOS等。吸入麻醉剂再灌注期间给药的效果是否优于缺血前给药,有不同的结论。Varadarajan等发现无论缺血前或再灌注期给予七氟烷均可增加心肌的机械收缩和代谢功能,但缺血前给药的效果优于再灌注期给药。但Obal等则认为再灌注期给药的效果优于缺血前给药。

3. 用药时间　吸入麻醉药用药5 min,即可产生显著的心脏保护效应,延长用药时间15～20 min,甚至更长时间,心脏保护效应并无进一步增强。

虽然有众多的研究结果证明吸入麻醉药的心肌保护作用,但是临床更应该重视的是其可能造成的心肌抑制,这在临床麻醉可能更有意义。

二、脑保护作用

吸入麻醉药对脑保护的效应,因实验所采用的脑缺血模型不同而有差异,早期研究吸入麻醉药对局灶性脑缺血损害具有保护作用,往往是不同吸入麻醉药之间的比较,缺乏清醒对照,这种设计方案如果两种麻醉药用后结果相似,就无法解释是两种麻醉药的保护效应相似,还是两种药都无保护效应。近年从更好地控制实验条件,得出了吸入麻醉药七氟烷、氟烷和异氟烷等对局灶性、脑半球和全脑严重缺血均具有显著的保护作用,表现为减轻脑组织学损害、减少细胞死亡和脑梗死范围,降低实验动物死亡率,改善缺血后脑功能和行为表现。中脑终末动脉脑缺血模型的建立,能够在动物清醒状态下,比较不同吸入麻醉药的保护作用。脑保护作用的研究多停留在动物实验水平,目前还没有可靠的临床证据证明其保护效应。

三、肝脏保护作用

吸入麻醉药对肝脏的影响,过去研究大多集中在对肝脏的毒性作用,然而吸入麻醉药可诱发肝保护作用。在大鼠缺血/再灌注及培养肝细胞缺氧/复氧损害模型中,异氟烷、七氟烷和氟烷能减轻早期缺血/再灌注或缺氧/复氧损害。在离体肝灌注模型中,七氟烷对NADPH水平(反映细胞内氧化还原状态)的影响明显轻于氟烷。犬肝血流阻断后,异氟烷和氟烷增加氧供比例作用强于七氟烷,而在以靛青绿为指标的肝功能评价中,七氟烷和异氟烷的肝功能维持良好。在另一对比研究中,全肝缺血60 min,以肝脏的乳酸摄取率为指标,异氟烷和芬太尼较恩氟烷、氟烷或戊巴比妥麻醉的肝功能恢复更好。这些研究提示,吸入麻醉药具有明显肝保护作用,不同麻醉药之间存在差异,由于用于评价肝功能的指标不同,对于不同麻醉药之间保护作用的差异难以作出肯定结论。

四、肾脏保护作用

多年前认识到人体具有继发性的抗肾损害的能力,这种继发性抗肾损害有几种模式,但它们有几个共同的特征:① 继发性肾抗损害的作用是非特异性的;② 这一保护效应通常具有迟滞时间;③ 保护直接表现在近端肾小管水平;④ 保护具有广泛的基础。继发性肾细胞抗损害的机制还不清楚,一种可能的解释是亚细胞致死的损害因子,引起胞膜重构,重构的胞膜使细胞具有抗损害能力,即细胞膜改变后而降低膜的脂质过氧化和磷脂酶A2的脱酰作用,使细胞膜免于破坏。吸入麻醉药体内代谢产生的无机 F^-，其亚毒性浓度与高浓度的作用相反，高浓度可引起近端肾小管坏死，而亚浓度具有细胞保护效应。这就是人体继发性肾抗损害作用的一个例子。培养的人近端肾小管细胞，加入亚毒性浓度的氟化钠，可显著减轻肌红蛋白或 ATP 耗竭介导的肾小管细胞坏死。在大鼠甘油诱发肌红蛋白或 ATP 耗竭介导的肾毒性模型中，异氟烷能显著减轻甘油的肾毒性，而脱氟极少的地氟烷和无脱氟的戊巴比妥，对其损害则无明显保护作用，异氟烷的这种保护作用与肌肉坏死、溶血、急性肾血红素超负荷或血压的差异等无关，提示这是一种直接的肾脏细胞水平的保护效应。同样，由于缺乏相应的临床证据，吸入麻醉药的肾保护的作用还有待进一步证明。

五、吸入麻醉药的神经毒性

近年来的研究证明常用的吸入麻醉药均有不同程度的神经毒性作用，主要表现为对学习和记忆等认知功能的影响，尤其对幼龄和老年患者的神经功能影响。

（一）吸入麻醉药对幼年脑的神经毒性 全麻药物可能对神经元结构和神经认知功能的影响一直研究热点，早期的研究发现怀孕的大鼠长期暴露于亚麻醉剂量的氟烷导致出生的幼鼠突触形成延迟和脑功能异常。在动物实验方面，目前研究表明几乎所有临床应用的麻醉药（包括挥发性吸入麻醉药）和镇痛药均能引起发育未成熟脑的广泛性神经退行性变。七氟烷多用于小儿麻醉诱导和维持，有关七氟烷以及其他全麻药对幼年脑的神经毒性研究结果各不相同，因此很难得出确切的结论。

（二）吸入麻醉药对成年脑的毒性作用 临床研究发现中年人全麻术后出现早期认知功能障碍可以持续 1 周，但是术后 3 个月认知功能恢复。以往的动物实验表明全麻对认知功能的影响是与年龄相关的，也与吸入麻醉药的浓度和时间有关，全麻能增强青年和成年大鼠、小鼠的认知功能。挥发性吸入麻醉药氟烷、恩氟烷、异氟烷能增加年轻的成年小鼠的记忆力。但是临床研究证实手术室人员长期吸入低浓度的麻醉气体能损害神经行为学能力。目前有关吸入麻醉药对于成年脑组织的作用也无法得出确定性的结论。可以肯定的是成年脑组织对于吸入麻醉药造成潜在损伤的耐受能力明显高于老年和幼年个体。

（三）吸入麻醉药对老年脑的毒性作用 动物实验表明全麻药（包括吸入麻醉药）能引起老年大鼠学习记忆认知功能损伤。虽然并不能将动物实验的数据结果直接应用于人类临床研究，但这一解释与临床研究老年人全麻术后认知功能障碍（POCD）恢复的时间相一致，据国际术后认知功能障碍研究协作组 ISPOCD 研究报道 1 218 名 60 岁以上行非心脏手术的老年全麻患者，术后 1 周 POCD 的发生率为 25.8%，术后 3 个月发病率为 9.9%，然而术后 1～2 年 POCD 的发病率差异并无统计学意义。研究表明，老年是术后 POCD 发生的独立危险因素。

总之，吸入麻醉药诱导神经毒性目前还是一个具有高度争议的问题。尽管人类临床研究证据缺乏，但是大量的细胞实验和动物实验表明吸入麻醉药（尤其是异氟烷）能诱导细胞凋亡。但是，并不能说明吸入麻醉药后引起的认知功能障碍就是麻醉药诱导细胞凋亡的结果。发育未成熟的脑、老年脑和阿尔茨海默病脑可能对麻醉介导的毒性更敏感。

（苏殿三　王祥瑞）

参考文献

[1] Uemura E, Levin ED, Bowman RE. Effects of halothane on synaptogenesis and learning behavior in rats. Exp Neurol, 1985, 89: 520-529.

[2] Uemura E, Bowman RE. Effects of halothane on cerebral synaptic density. Exp Neurol, 1980, 69: 135-142.

[3] Chalon J, Tang CK, Ramanathan S, et al. Exposure to halothane and enflurane affects learning function of murine progeny. Anesth Analg, 1981,60: 794-797.

[4] Istaphanous GK, Loepke AW. General anesthetics and the developing brain. Curr Opin Anaesthesiology, 2009, 22: 368-373.

[5] Jevtovic-Todorovic V, Hartman RE, Izumi Y, et al. Early exposure to common anesthetic agents causes wide spread neurodegeneration in the developing rat brain and persistent learning deficits. J Neurosci, 2003,23: 876-882.

[6] Sanders RD,Xu J,Shu Y,et al. Dexmedetomidine attenuates isoflurane-induced neurocognitive impairment in neonatal rats. Anesthesiology, 2009, 110: 1077-1085.

[7] Stratmann G,May LDV,Sall JW,et al. Effect of hypercarbia and isofurane on brain cell death and neurocognitive dysfunction in 7-day-old rats. Anesthsiology, 2009, 110: 849-861.

[8] Stratmann G, Sall JW, May LD, et al. Isoflurane differentially affects neurogenesis and long-term neurocognitive function in 60-day-old and 7-day-old rats. Anesthesiology, 2009, 110: 834-848.

[9] Satomoto M, Satoh Y, Terui K, et al. Neonatal exposure to sevoflurane induces abnormal social behaviors and deficits in fear conditioning in mice. Anesthesiology, 2009, 110: 628-637.

[10] Loepke AW, Istaphanous GK, McAuliffe JJ 3rd, et al. The effects of neonatal isoflurane exposure in mice on brain cell viability, adult behavior, learning, and memory. Anesth Analg, 2009, 108: 90-104.

[11] Yon JH, Daniel-Johnson J, Carter LB, et al. Anesthesia induces neuronal cell death in the developing rat brain via the

intrinsic and extrinsic apoptotic pathways. Neuroscience, 2005, 135: 815 - 827.

[12] Slikker W Jr, Zou X, Hotchkiss CE, et al. Ketamine-induced neuronal cell death in the perinatal rhesus monkey. Toxicol Sci, 2007, 98: 145 - 158.

[13] Li Y, Liang G, Wang S, et al. Effects of fetal exposure to isoflurane on postnatal memory and learning in rats. Neuropharmacology, 2007,53: 942 - 950.

[14] 王祥瑞,邓小明,杭燕南. 吸入麻醉药. 上海:世界图书出版公司,2008.

[15] 赵国良,衡新华. 吸入麻醉药的神经保护机制研究进展. 现代生物医学进展,2009,9: 587 - 590.

[16] 袁华平,孙德凯. 吸入麻醉药预处理脑保护的研究进展,医学综述,2010,16: 2208 - 2210.

第八章 静脉麻醉药的药理和给药方法

静脉麻醉药静注后使患者保持安静、入睡，对外界刺激反应淡漠、听觉或视觉部分或完全消失、应激反应降低并产生遗忘。主要用于全麻诱导、复合麻醉及全凭静脉麻醉的维持，局麻或区域阻滞麻醉的镇静以及ICU患者的镇静。

理想静脉麻醉药的条件包括：① 水溶性强，组织无刺激，溶液化学性质稳定，可长期保存；② 麻醉诱导快（小于1个臂-脑循环时间）而平稳；③ 无过敏反应；④ 无呼吸循环抑制作用；⑤ 使主要器官代谢降低大于血流灌注减少；⑥ 清除快，代谢产物无活性或毒性，长时间用药无蓄积；⑦ 作用快，量效反应曲线陡，“麻醉深度”易调节；⑧ 亚麻醉水平有镇痛作用；⑨ 意识恢复迅速平稳，并有残留镇痛作用；⑩ 麻醉恢复期无不良反应。

目前尚未有理想的静脉麻醉药，除氯胺酮外均缺乏或仅有轻微的镇痛作用，不能单一用来进行麻醉和手术，只能用于全麻诱导，维持基础麻醉，诊断性检查和ICU患者的镇静、催眠和遗忘等作用。

第一节 静脉麻醉药的药理特性

静脉全麻药有几十种，按化学性质可分为丙泊酚、巴比妥类、苯二氮䓬类、苯环利定类（氯胺酮）、依托咪酯、α受体激动剂（右美托咪定）、氟哌利多等。各种静脉全麻药的药理学特性见表8-1，硫喷妥钠、依托咪酯、咪达唑仑和丙泊酚起效时间快，由于硫喷妥钠排泄慢，反复用药患者苏醒时间长，所以一般不用于连续静脉输注。

表8-1 常用静脉全麻药的主要特点

药　理	硫喷妥钠	丙泊酚	氯胺酮	依托咪酯
理化性质				
水溶性	+	−	+	+
溶液稳定	−	+	+	+
保存期长	−	+	+	+
注射痛	−	++	−	++
静脉血栓	+	−	+	−
药效学				
快速起效	+	+	−	+
诱导期				
兴奋	−	+	+	+++
呼吸合并症	−	+	−	−
呼吸抑制	++	++	+	−
循环抑制	++	+++	−	+−
镇痛	−	−	++	−
与肌松药作用	−	−	−	−
术后呕吐	−	−	++	+
苏醒期谵妄	−	−	++	−
药代学				
再分布	+	+	+	+
代谢		+		+
蓄积	++	−	−	−

静脉全麻药的药代动力学指标，可以指导药物的合理应用，提高疗效，减少不良反应。丙泊酚的清除率明显大于其他三种药物，更适合连续静脉滴注。

静脉全麻药对血流动力学均有明显影响，在等效剂量下，硫喷妥钠和丙泊酚降低血压作用最为明显，前者以抑制心肌收缩力为主，后者以外周血管扩张为主（表8-2）。

表 8-2 非巴比妥类镇静催眠药麻醉诱导后血流动力学变化

参数	硫喷妥钠	地西泮	依托咪酯	氯胺酮	劳拉西泮	咪达唑仑	丙泊酚
HR	0～36%	−9%±13%	5%± 10%	0～59%	不变	−14%±12%	−10%±10%
MBP	−18%～8%	0～19%	0～17%	0±40%	−7%～20%	−12%～26%	−10%～40%
SVR	—	−22%±13%	−10%±14%	0±33%	−10%～35%	0～20%	−15%～25%
PAP	—	0～10%	−9%±8%	+44%±47%	—	不变 d	0～10%
PVR	—	0～19%	−18%±6%	0±33%	不变	不变	0～10%
PAO	—	不变	不变	不变	—	0～25%	不变
RAP	—	不变	不变	+15%±33%	不变	不变	0～10%
CI	0～24%	不变	−20%±14%	0±42%	0±16%	0～25%	−10%～30%
SV	−12～35%	0～8%	0～20%	0～21%	不变	0～18%	−10%～25%
LVSWI	—	0～36%	0～33%	0±27%	—	−28%～42%	−10%～20%
dp/dt	−14%	不变	0～18%	不变	—	0～12%	下降

注：CI，心指数；HR，心率；LVSWI，左室每搏做功指数；MBP，平均血压；PAP，肺动脉压；PVR，肺血管阻力；PAO，肺动脉楔压；RAP，右房压；SV，每搏量；SVR，全身血管阻力，—，无数值。

常用剂量的静脉麻醉药除氯胺酮外，均可降低脑代谢率、脑血流量和颅内压，对呼吸有一定程度的抑制作用，对肝肾功能的影响较小(表 8-3)。

表 8-3 常用静脉全麻药对中枢神经和重要脏器的影响(%)

参数	硫喷妥钠	依托咪酯	咪达唑仑	丙泊酚
中枢神经				
CBF	−30	−30	−130	−20～−30
ICP	−30	−30	−10	−20～−30
$CMRO_2$	−30	−30	−10	−30～−40
呼吸	−30	−10	−20	−30
肾	—	—	—	—
肝	—	0	—	0
眼内压(%)	−4	−30～60	无资料	−30～−40

注：−，下降；0，无变化。

一、丙泊酚

丙泊酚(propofol)的结构与临床所用的静脉麻醉药完全不同。其配方为 1%丙泊酚，10%(W/V)豆油，1.2%纯化卵磷酸和 2.25%甘油，因为考虑到乳液有助于细菌生长，又加入 0.005%的 EDTA 起到抑菌的作用。此配方的乳剂 pH 为 7。也有 2%的浓度以及加入中长链甘油三酯的丙泊酚配方可供选择。需要低浓度静脉注射时，可用 5%葡萄糖溶液稀释。在 25℃保存，不宜冷藏。

近期研究比较热门的还有磷丙泊酚，是丙泊酚前体的磷酸化合物，其药代动力学和药效学与丙泊酚均不同。与丙泊酚乳剂相比，磷丙泊酚药效达峰时间稍长，药效维持时间也更长。

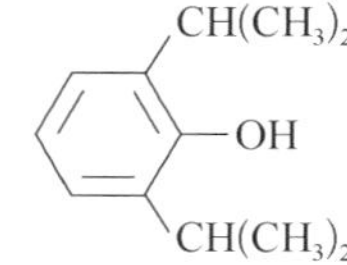

图 8-1 丙泊酚的化学结构

(一) 理化性质 丙泊酚化学名为 2,6-二异丙基苯酚(图 8-1)，分子量 178 Da，室温下呈乳白色油状物，难溶于水，借助增溶剂可溶于水中制成注射液，麻醉强度为硫喷妥钠的 1.8 倍，治疗指数相似，pKa 为 11。

(二) 药效学

1. 作用机制 丙泊酚是一种静注麻醉药，口服给药无活性，可能是由于胃肠道破坏所致。监测其电生理和生物化学方面的研究表明，丙泊酚可能与其他麻醉剂相似，通过激活 γ-氨基丁酸(GABA)受体-氯离子复合物，发挥镇静催眠作用。临床剂量时，丙泊酚增加氯离子传导，大剂量时使 GABA 受体脱敏感，从而抑制中枢神经系统，产生镇静、催眠效应，其麻醉效价是硫喷妥钠的 1.8 倍。起效快，作用时间短。丙泊酚也可能通过 α_2 肾上腺素能受体系统间接产生镇静作用。丙泊酚还可能通过调控钠门控通道对谷氨酸的 *N*-甲基-*D*-天冬氨酸(NMDA)亚型产生广泛的抑制，进而发挥其中枢神经系统的抑制作用。还有研究发现丙泊酚对脊髓神经元有直接抑制作用。丙泊酚可作用于急性分离的脊髓背角神经元的 GABA 受体和甘氨酸受体。

2. 中枢神经系统影响 该药对中枢神经系统的影响主要在皮质感觉区和运动区，主要作用是催眠、镇静、遗忘。在无刺激的情况下，静脉输注速度至少 2 mg/(kg・h)，血药浓度大于 2 μg/ml 时可达到遗忘效果。有报道即使更大速度输注丙泊酚仍可发生术中知晓。

静脉注射诱导剂量丙泊酚后连续输注时，脑电图初期为 α 节律增加，继之为 γ 和 θ 频率，快速输注后可出现暴发性抑制。丙泊酚血药浓度与BIS值相关性很好，呈血药浓度依赖性降低，在BIS值为63和51时，分别有50%与95%的患者对语言指令无应答。BIS值为77时，95%的患者无记忆。95%患者意识消失时，BIS值为50或略低。

丙泊酚降低颅内压和脑需氧量，在颅内压增高患者，其降颅压效果更为显著(降低30%～50%)，因此可能并非有益。对于急性脑缺血，丙泊酚具有脑保护作用，可降低脑氧代谢率。丙泊酚在体外循环的常温、低温和复温三个阶段均明显降低脑氧代谢率和输送。

丙泊酚还有抗惊厥作用，且为剂量依赖性。

若无其他药物，使患者对语言指令反应消失的丙泊酚稳态血药浓度(Cp_{50})为2.3～3.5 μg/ml。丙泊酚Cp_{50}为16 μg/ml时可防止切皮时体动。给予阿片类药物可显著降低丙泊酚Cp_{50}。术前给予苯二氮䓬类及术中复合氧化亚氮时，丙泊酚切皮时Cp_{50}为2.5 μg/ml。复合66%氧化亚氮后，小手术所需丙泊酚Cp_{50}为1.5～4.5 μg/ml，大手术所需丙泊酚Cp_{50}为2.5～6 μg/ml。血药浓度降至1.6 μg/ml以下时患者通常可清醒，1.2 μg/ml以下时可恢复定向力。

3. 循环系统影响　大剂量(2.5 mg/kg)静注可引起收缩压、舒张压和平均动脉压下降25%～40%，对心率影响不大。这种变化是由于外周血管扩张和直接心脏抑制的双重作用，且呈剂量与血药浓度依赖性。丙泊酚可抑制压力感受器反射，从而减弱低血压的心动过速反应，所以心率无明显变化或轻度减慢。此药对窦房结功能，房室传导与室内传导均无直接作用。丙泊酚可剂量依赖性减弱心率对阿托品的反应性。与等效剂量的硫喷妥钠相比，丙泊酚对心收缩力影响较小。但其对心血管的抑制作用与患者年龄和给药速度有关，老年人比较敏感。

丙泊酚维持麻醉时，心率可增快、减慢或不变。丙泊酚输注可显著降低心肌血流量和心肌耗氧量，从而维持心肌氧供需平衡。近期研究发现丙泊酚可保护大鼠离体心脏，减轻缺血再灌注损伤。丙泊酚也可减轻机械性心功能不全，减轻心肌组织损伤，改善冠脉血流以及减少代谢紊乱。

4. 呼吸系统影响　该药呼吸抑制作用明显，麻醉诱导后有25%～30%的患者出现呼吸暂停，需进行控制呼吸，自主呼吸恢复时间30～70 s。该药和芬太尼合用后，绝大部分患者会发生呼吸暂停，且呼吸暂停时间可达4～7 min。和等效剂量硫喷妥钠相比，呼吸抑制发生率较高。诱导剂量2.5 mg/kg可使呼吸频率显著减慢，持续2 min，且分钟通气量明显减少，持续4 min。静脉持续输注丙泊酚100 μg/(kg・min)时呼吸频率增加20%，潮气量减少40%，输注速度加倍时，呼吸频率无改变，而潮气量进一步减少。

5. 眼内压影响　该药降低眼内压的作用明显大于硫喷妥钠，可快速使眼内压降低30%～40%，尤其是已有眼内压增高的患者，因此可用于预防琥珀胆碱与气管插管时的眼内压升高。

6. 肝肾功能影响　丙泊酚对肝肾功能无影响，动物实验可见该药减少肝血流量，并与剂量相关，文献报道连续静滴丙泊酚7 d以上患者，未见肝肾功能损害。

7. 过敏反应　丙泊酚乳剂不刺激组胺释放，但也有报道指出丙泊酚可引起类过敏氧反应，与脂乳剂无关。

8. 止吐作用　丙泊酚可拮抗多巴胺D_2受体产生催吐作用，与吸入麻醉药相比，丙泊酚麻醉术后恶心、呕吐发生率明显减少，对癌症化疗引起的反应性呕吐也有效。使用小剂量(10～20 mg)丙泊酚可治疗术后恶心、呕吐，但作用短暂(30 min左右)。如果为丙泊酚麻醉，清醒后止吐作用能延续数小时。

9. 其他　丙泊酚单次注射或长时间输注不影响皮质醇合成以及机体对促肾上腺皮质激素(ACTH)的正常反应。乳剂配方的丙泊酚也不会影响肝脏、血液系统以及纤溶功能。亚催眠剂量的丙泊酚可用于缓解胆汁淤积性瘙痒，还可用于治疗椎管内阿片类药物引起的瘙痒，疗效与纳洛酮相同，其效应相当于2 μg/kg纳洛酮，并且降低术后疼痛发生率。丙泊酚可剂量依赖性降低血管收缩的体温调节阈值，但不影响出汗阈值。丙泊酚可降低多形核白细胞趋化性，但不影响其黏附、吞噬及杀伤作用。

(三) 药代动力学　丙泊酚单次静脉注射后，在体内迅速再分布，代谢及排泄，静脉注射诱导剂量2.5 mg/kg，98%与血浆蛋白结合，2 min后血药浓度达峰值，脑平衡半衰期2.6 min(图8-2)。丙泊酚一次冲击剂量后或输注终止后，可用三室开放模型来描述。初始和慢相分布半衰期分别为1～8 min和30～

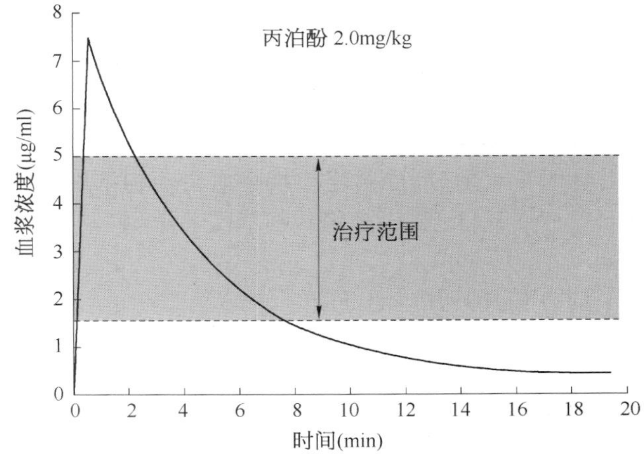

图8-2　丙泊酚诱导剂量2.0 mg/kg时血药浓度的时程变化

手术催眠和遗忘作用所需血药浓度为2～5 μg/ml，血浆浓度低于1.5 μg/ml时通常可清醒。

70 min,消除半衰期为4～23.5 h。丙泊酚分布广泛,丙泊酚中央室分布容积为20～40 L,稳态时分布容积为150～700 L。女性分布容积与清除率高于男性,但消除半衰期相似。老年人清除率低,但中央室容积小。儿童的中央室容积大,且其清除率高。在丙泊酚血药浓度为0.1～2.0 μg/ml范围内,有95%与蛋白结合。肝病患者的稳态分布容积与中央室容积可能较大,消除半衰期延长。丙泊酚清除率极高,为1.5～2.2 L/min。肝肾功能受损时丙泊酚的清除并不受影响,提示肝脏代谢丙泊酚能力较强,并存在肝外代谢途径。

当用丙泊酚维持麻醉时,血药浓度逐渐接近预设给药速率稳态值。当丙泊酚的输注速率在推荐范围内,其药物动力学是线性的。以每小时9 mg/kg连续静脉滴注,血药浓度在10 min开始迅速上升,随后上升速度明显缓慢,45 min后基本达到稳态,为6.12±0.8 mg/ml,全血清除率为1.58±0.08 L/min,长时间滴注有组织蓄积,肾衰对总清除率无明显影响。催眠作用最低血浆浓度为2.9 mg/L,较大手术(如腹部手术)时需达4.04 mg/L,苏醒时为0.9～1.0 mg/L,50%患者对放置喉镜和纤维支气管镜气管插管无效反应的丙泊酚血药浓度为10.9 mg/L和19.6 mg/L,合用芬太尼时所需丙泊酚浓度降低。

该药主要在肝脏代谢,在肝内与葡糖苷酸和硫酸盐结合,形成水溶性物质由肾脏排泄。以原型从尿中排出者不足1%,仅2%从粪便排泄。由于清除率大于肝血流量(1.1～1.8 L/min),提示除肝脏外,还有其他脏器(肺和肾)参与消除,停药后几分钟中央室的丙泊酚浓度迅速下降,主要是因为药物从中央室到周边室再分布及其药物的代谢消除的影响,当低于睡眠所需的血药浓度时,患者迅速清醒,之后当中央室的血药浓度低于周边室时,丙泊酚开始从周边室返回中央室,但速度非常慢,由于丙泊酚代谢速率高,使中央室的丙泊酚浓度维持在亚治疗水平,丙泊酚从体内完全消除需几小时到几天,丙泊酚的浓度减半半衰期为20～30 min,消除时间常数为14 min,一旦停药,血药浓度在10 min内就可以降低50%。连续输注丙泊酚8 h,其静脉输注即时半衰期(即静脉输注维持血浆药物浓度恒定时,任一时间停止输注,血浆药物浓度下降50%所需的时间)短于40 min。

(四) 临床应用

1. 麻醉诱导　大多数年龄小于55岁的成年患者,丙泊酚诱导剂量为1.0～2.5 mg/kg;超过该年龄需要量一般将减少;每10 s给药4 ml(40 mg),ASA 3级和4级患者的给药速率应更低,每10 s约2 ml(20 mg)。60岁以上老年人推荐为1 mg/kg(有麻醉前用药)或1.75 mg/kg(无麻醉前用药)。丙泊酚2.5 mg/kg的诱导剂量起效迅速(一次臂-脑循环),90～100 s达到最大效力,维持时间为5～10 min。儿童诱导时ED_{95}较高,为2.0～3.0 mg/kg

2. 麻醉维持　该药用作麻醉维持需同时应用镇痛药和肌松药。一般采取连续静脉输注,也可在诱导后每隔3 min追加25～50 mg维持麻醉。持续输注所需的给药速率在个体之间有明显的不同,成人每小时连续静滴4～12 mg/kg基本上可维持较满意的麻醉水平,但在刺激较强的手术仍需间断静注芬太尼。复合咪达唑仑、可乐定、吗啡、芬太尼、舒芬太尼、阿芬太尼或瑞芬太尼使用时,所需输注速度和血药浓度均降低。

3. 镇静　丙泊酚镇静可用于外科手术椎管内麻醉的辅助用药,也可作为重症监护室(ICU)患者的机械通气镇静药。连续输注丙泊酚镇静,深度易于调节,且输注时间无论长短,停药后苏醒均迅速而彻底。丙泊酚停止输注24 h和96 h患者苏醒的速度和血药浓度下降速度均相似。

健康患者椎管内麻醉辅助镇静,泵速为每小时1.8～3.6 mg/kg。如要使记忆消失,应达到每小时1.8 mg/kg,输注过程中应连续监测ECG、血压和SpO_2。丙泊酚减少术后躁动和呕吐。老年患者(超过65岁)以及病情较重的患者所需输注速度显著降低。

尽管有报道在ICU患者连续用药7 d以上仍未见严重不良反应,但在重危患者该药对循环功能影响,尤其是接受PEEP治疗的患者仍有待进一步研究。

丙泊酚的临床应用总结见表8-4。

表8-4　丙泊酚的应用及相应剂量

丙泊酚的应用及相应剂量	
全麻诱导	1～2.5 mg/kg静脉注射,随年龄增大减少剂量
全麻维持	50～150 μg/(kg·min)静脉输注,与氧化亚氮或阿片类药合用
镇静	25～75 μg/(kg·min)静脉输注
止吐	10～20 mg静脉注射,每5～10 min重复给药,或以75 μg/(kg·min)开始输注

(五) 不良反应

1. 丙泊酚的不良反应　① 剂量依赖性呼吸和循环功能抑制:并与注药速度呈正相关,动脉压和外周阻力下降较硫喷妥钠明显。② 注射部位疼痛:疼痛部位主要在手背和腕部小静脉给药时,前臂和肘窝等较大静脉注射时发生率较低。自同一静脉预先注射利多卡因20～40 mg或将其混合入药物同时注射能够有效的预防注射痛。③ 诱导后出现呼吸暂停:多超过30 s,合用阿片类药物还会进一步增加呼吸暂停的发生率,尤其延长呼吸暂停时间。④ 血压下降:合用阿片类药物会加重动脉压下降。⑤ 偶见诱导过程中癫痫样抽动:发生率约为1%。罕见小便颜色变化、血栓性静脉炎。

2. 丙泊酚输注综合征(propofol infusion syndrome, PRIS) 是比较罕见但可危及生命的综合征。在ICU中丙泊酚输注速度>4 mg/(kg·h)或输注时间>48 h可能发生。最早的报道见于儿童,之后也有成年危重患者的报道。丙泊酚输注综合征的临床表现有急性难治性心动过缓、心律失常、低血压和心力衰竭,甚至心脏停搏,且包括一种或多种下列症状:乳酸血症和代谢性酸中毒(碱缺失>10 mmol/L)、横纹肌溶解或肌红蛋白尿、酮尿。肾衰竭肌酐和尿素氮升高。其他特征还有心肌病合并急性心力衰竭、骨骼肌病、高钾血症、肝酶升高、肝肿大和高脂血症。心电图特征为:V_1~V_3,ST弓形向下抬高。现有证据表明该综合征可能是由于游离脂肪酸进入线粒体过程受抑以及线粒体呼吸链功能障碍引起游离脂肪酸代谢障碍所致。相关的理论有线粒体中毒、线粒体缺陷、组织氧合受损以及碳水化合物缺乏。最重要的危险因素可能是氧气输送不足、败血症、严重脑损伤以及丙泊酚用量过大。某些研究显示,可能是肝脏的脂质调节异常导致血脂升高,同时也与氧合不足或(和)葡萄糖缺乏有关。某些病例中,血脂升高是丙泊酚输注综合征的首发表现,所以血脂升高的症状不能忽视。PRIS的治疗是非特异性的,立即停用丙泊酚,进行呼吸和循环支持,碳水化合物的剂量为6~8 mg/(kg·min),必要时应用膜肺氧合(ECMO)和血透治疗。

(六) 相互作用 由于丙泊酚无明显镇痛作用,对心血管系统有较强的抑制作用,因此临床上常与强效镇痛药联合应用,麻醉前给予芬太尼100 μg和氟哌利多5 mg可使丙泊酚的诱导剂量减少至1.5 mg/kg。丙泊酚和阿芬太尼之间也可发生药效动力学方面的协同作用,两者合用比单独应用可产生更强的镇静和镇痛作用,而丙泊酚和芬太尼联合用于麻醉诱导仅有相加作用。丙泊酚与阿芬太尼伍用时的血药浓度比单独静注丙泊酚时,平均高21%。同样,在丙泊酚血药浓度为1 000 ng/ml的基础上再给阿芬太尼,阿芬太尼的血药浓度明显高于单独给阿芬太尼,因为丙泊酚可抑制细胞色素中P450的活性,从而降低了阿芬太尼的排泄。利多卡因和丁哌卡因可明显增强丙泊酚的作用。当静脉给予利多卡因3.0 mg/kg或丁哌卡因1.0 mg/kg,可分别减少丙泊酚催眠剂量的34.3%和39.6%。因此,若在用丙泊酚之前用过利多卡因或丁哌卡因,应酌情减少丙泊酚的用量。丙泊酚与常用吸入麻醉药及肌松药之间未发现有明显的协同作用。丙泊酚可增加心肌对肾上腺素的敏感性,在丙泊酚麻醉期间,应用肾上腺素容易引起心律失常。

动物和临床实验证实丙泊酚和吸入麻醉药(N_2O、恩氟烷、异氟烷)、肌松药配伍用,相互之间无相关作用,丙泊酚可增加氯胺酮的催眠和镇痛作用,拮抗氯胺酮的循环兴奋效应,而对氯胺酮的LD_{50}无明显影响,但对呼吸的抑制作用增强。

(七) 磷丙泊酚 磷丙泊酚钠(fospropofol disodium)是丙泊酚的一种水溶性前体药物。该前药静脉注射后在体内被内皮细胞表面的碱性磷酸酶代谢产生活性药物丙泊酚,其在大脑组织内迅速达到平衡,从而剂量依赖性的发挥镇静催眠作用。分布容积较小,分布较快,终末半衰期为40 min。磷丙泊酚的代谢产物丙泊酚的药代动力学和药效学与丙泊酚乳液不完全相同。前者的血浆浓度的下降速度较慢,曲线下面积较大。且其表观清除率和分布容积比丙泊酚乳液要高得多。磷丙泊酚的临床应用见表8-5。

磷丙泊酚达到最大浓度的时间为7 min,2 min时已达到最大浓度的70%。静脉推注磷丙泊酚后,患者对指令应答消失的时间和BIS值与等效的丙泊酚相似,但是BIS值下降时间较长,恢复时间也较长。两者最大浓度的不同以及非线性关系,所以剂量之间没有简单的换算方法。

磷丙泊酚注射痛较轻,但经常发生会阴区刺痛或不适。其不良反应见表8-6。磷丙泊酚的Ⅲ期研究主要针对需要支气管镜检查和小手术的患者,评价其镇静作用。已经通过FDA(美国食品与药物管理局)的审查,但只局限于中等程度的镇静,还未批准其进行深度镇静。

表8-5 结肠镜检查中应用磷丙泊酚的研究结果

指 标	磷丙泊酚 6.5 mg/kg	磷丙泊酚 2.5 mg/kg	咪达唑仑 0.2 mg/kg
镇静深度满意	87%*	26%	69%
需要追加镇痛	55%*	77%	未报道
术中觉醒	47.5%	55.9%	55.8
患者希望再次使用同种药物	95.6%	91.2%	92.3%
术者满意度(中位数)	9*	4	7

注:* 与磷丙泊酚2.5 mg/kg组比较,$P\leqslant 0.001$。

表8-6 磷丙泊酚常见不良反应(发生率在2%以上)

不良反应	结肠镜 (n=183)	小手术 (n=123)	支气管镜 (n=149)
感觉异常	74%	63%	52%
瘙痒	16%	28%	16%
低氧血症	2%	1%	11%
低血压	2%	3%	7%
恶心	0	4%	1%
呕吐	0	3%	0
头痛	1%	2%	1%
术中疼痛	0	0	2%

二、巴比妥类药物

(一) 巴比妥类的理化性质和作用机制 巴比妥酸由丙二酸与脲缩合而成，其钠盐可溶于水，本身并无镇静、催眠作用。当 C_5 上两个氢原子，N_1 上氢原子或 C_2 上的氧原子被替代后，才具有催眠作用(图 8-3)。临床最常用的是硫喷妥钠，如果以它的药理效应为 1，则美索巴比妥(甲乙炔巴比妥)为 2.3～3.0，硫戊巴比妥为 1.1，硫烯丙巴比妥钠为 0.5。可分为快效类(如硫喷妥钠 1～4 h，主要用于麻醉)、中效类(如异戊巴比妥 4～6 h，主要用于催眠)、长效类(如苯巴比妥 6～8 h，主要用于镇静)。

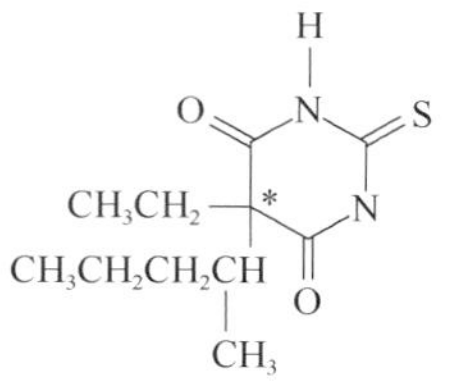

硫喷妥钠 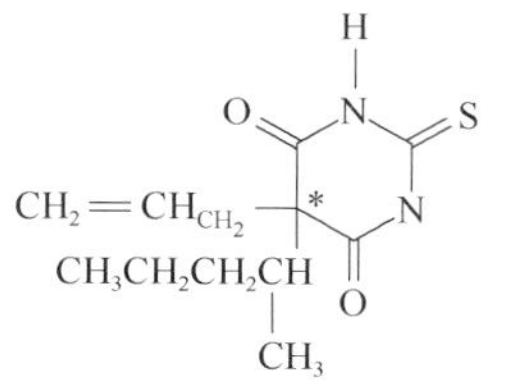　　硫戊巴比妥

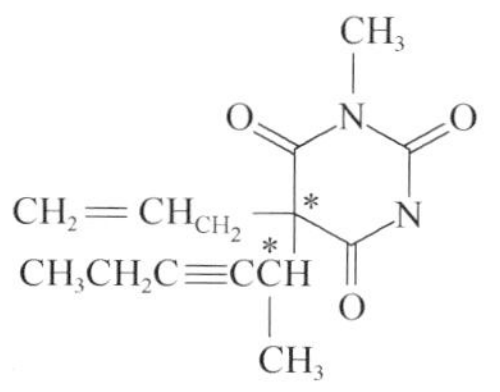

美索比妥

图 8-3　巴比妥类镇静药物的活性分子结构(硫喷妥钠，硫戊巴比妥，美索比妥)

* 不对称中心。

γ-氨基丁酸(GABA)是人体中枢神经系统内主要的抑制性神经递质。GABA 受体是一种低聚物的复合体，含有 GABA 受体及其相关的氯离子通道、苯二氮䓬类受体、巴比妥受体等，该受体激活和增加可使氯化物经过离子通道导电，产生高极化状态，产生突触后抑制。巴比妥类药物可作用于 GABA 受体，增加 GABA 与受体的亲和力，并延长氯离子通道开放时间。较高浓度的巴比妥类药物能直接激活氯离子通道，产生镇静和催眠作用，抑制兴奋性神经递质谷氨酸的敏感性。有巴比妥类的存在，皮质神经元对乙酰胆碱的反应也减弱。现已证明巴比妥类能阻抑突触的传导，但传入神经纤维的动作电位变化不大。这就与局麻药影响轴索膜不同。巴比妥类抑制兴奋性传递主要影响突触部位离子通道，所以就比局麻药更具有特异性。巴比妥类可提高大脑皮质神经元的兴奋阈，故有抗惊厥作用。

(二) 硫喷妥钠

1. 理化性质　硫喷妥钠(thiopental 或 thiopentone)，化学名为乙基(1-甲基丁基)硫代巴比妥酸钠盐，淡黄色非结晶粉末，其钠盐可溶于水，2.5%～5% 水溶液 pH 为 10.6～10.8，水溶液不稳定，生理盐水稀释后一般不超过 72 h，溶液混浊不透明者不宜再用。硫喷妥钠溶液的 pH 降低可因游离酸产生而致沉淀，故不能用乳酸钠林格氏液或其他酸性溶液稀释。

2. *药效动力学*

(1) 中枢神经系统　该药易通过血脑屏障，主要抑制大脑皮质的兴奋性，抑制网状结构上行激活系统，静注后 15～30 s 内意识消失，40 s 达高峰，持续睡眠 15～20 min后出现初醒，以后继续睡眠 3～5 h。硫喷妥钠降低脑氧耗量、脑血流和脑代谢率，并缓解脑水肿，降低颅内压，对脑缺氧有一定保护作用。影响巴比妥类对中枢神经系统作用的效果有四个方面：脂溶性、离子化程度、蛋白结合程度以及血浆药物浓度。大多数巴比妥类药物为非离子化形式、脂溶性高，所以通过血脑屏障快，起效迅速。只有未结合蛋白的药物才能通过血脑屏障，但绝大多数患者体内的蛋白质分子数远多于药物分子，因此肝硬化或慢性肾病并不会明显影响巴比妥类的起效速度。

(2) 心血管系统　硫喷妥钠对左心室收缩功能，延髓血管运动中枢有剂量依赖性抑制作用，同时具有外周血管扩张作用使心排血量减少，血压下降。深麻醉时，尤其伴有缺氧和二氧化碳蓄积时，血压降低并不一定随麻醉变浅而迅速回升，可维持较长时间的低血压状态。心肌耗氧量随心率增快而增加，当动脉血压相对不变时，冠状动静脉氧分压差维持正常。血压明显下降，冠状动脉血流减少，所以心肌供血不足或心动过速的患者慎用硫喷妥钠。硫喷妥钠对无论是否接受治疗高血压的患者其降压作用都较正常血压的人明显。

(3) 呼吸系统　硫喷妥钠抑制延髓呼吸中枢，其程度与剂量、注药速度、术前用药相关。浅麻醉时，呼吸中枢对二氧化碳的敏感性降低，深麻醉状态则呼吸完全停止。手术刺激时，可使呼吸加深、加快和肢体躁动，停止刺激则显示呼吸抑制，由于其无镇痛作用，单靠硫喷妥钠难以完成手术麻醉。

(4) 肝肾功能　临床剂量硫喷妥钠对肝肾功能无明显影响。但该药主要在肝脏代谢、肝功能不全患者用药后嗜睡时间延长，术中低血压可致肾血流量降低，出现尿量减少。

(5) 消化系统　使贲门括约肌松弛，容易引起反流，甚至误吸，随剂量增大，降低胃肠道平滑肌张力，胃液分泌减少。

(6) 其他　硫喷妥钠通过胎盘屏障，不影响妊娠子宫的肌张力，剖宫产静脉诱导剂量 6 mg/kg 时对胎儿无影响，但 8 mg/kg 时对胎儿有抑制，新生儿在一段时间内反应迟钝，四肢无力。该药降低眼内压，有利于内眼手术。硫喷妥钠深麻醉时可使外周血管扩张，基础代谢率减低，苏醒期可出现寒战反应。血浆皮质醇浓度降低。

3. 药代动力学　硫喷妥钠脂/血分配系数很高，也就是脂溶性高，起效快，易于透过血脑屏障，静注 3～4 mg/kg可在一次臂脑循环时间（10～15 s）内使患者意识消失，剂量与作用强度和时间呈正相关（图 8－4）。该药代谢率低，清除率为每分钟 1.6～4.3 ml/kg，几乎完全靠肝脏代谢，成人消除半衰期为 10～12 h，儿童为 6 h。

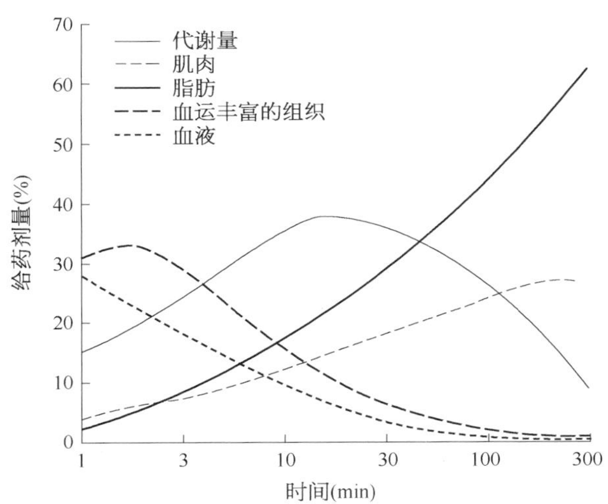

图 8－4　硫喷妥钠的剂量与作用强度和时间呈正相关

硫喷妥钠单次静注后，从血中分布至机体组织时，血中剩余的硫喷妥钠的比例迅速降低。组织浓度达到峰值所需时间与药物的组织容量及血流量有关。大多数硫喷妥钠首先被血运丰富的组织（VRG）所摄取，然后再分布至肌肉脂肪。在此期间，少量硫喷妥钠被肝脏代谢清除。图示代谢速度与早期脂肪的清除速度相等。早期脂肪清除与代谢的总和与肌肉的清除相同。

第一阶段，静注后迅速进入中央室，到达血流丰富的内脏器官，进入效应器官；第二阶段药物从高浓度脏器迅速分布到血流灌注少而缓慢而容量大的肌肉、脂肪等组织，脑内药物浓度迅速下降，30 min 后，可至峰值的 4%，患者出现初醒；第三阶段：注药 8 h 后，中央室与外周室药物浓度达到平衡后脂肪含 60%，内脏含 4%，除已代谢掉的外，其余潴留在肌肉等组织内。进入终末消除期，储存在脂肪中的药物再缓慢释放，使患者苏醒有较长时间的深睡眠。

常用剂量（4～5 mg/kg）的硫喷妥钠为一级动力学，即单位时间内药物从机体以恒速清除；但是极大剂量（300～600 mg/kg）时，则为零级动力学，即单位时间内从机体清除的药量恒定。因为女性患者分布容积略大，其消除半衰期较长。妊娠亦可增加硫喷妥钠的分布容积而延长消除半衰期。长时间较大剂量静注硫喷妥钠，药物消除动力学从一级速率转变为零级速率，消除半衰期明显延长，所以连续输注法容易过量，苏醒时间延长。

硫喷妥钠静注后 72%～86%与血浆蛋白结合，只有游离的硫喷妥钠分子才能通过生物膜而发挥作用，对某些疾病（如肝肾功能欠佳），血液严重稀释，配伍用与蛋白质亲和力强的药物如阿司匹林、吲哚美辛、保泰松等药物，使血浆中药物游离成分增多，则药效增强，不良反应增多。

老年人药代学参数较中青年人无明显变化，但老年人中枢神经系统对硫喷妥钠更敏感，因其肌肉/脂肪比值变化，使药物的分布容积增大，再分布减慢，消除半衰期可延长至 13～20 h，因此，老年人用药量应减量。

4. 临床应用

（1）麻醉诱导　常用 2.5%硫喷妥钠缓慢静注，可先静注小量（0.5～1 mg/kg）观察患者的耐受情况和反应，再增量至 3～4 mg/kg，一般不超过 6～8 mg/kg（成人静注 350～500 mg）。此间用面罩纯氧换气（去氮）2～3 min，使 PaO_2 达 400 mmHg，再静注肌松药后，完成气管内插管，硫喷妥钠注速不超过 25 mg/s 不致出现不良反应。ASA 1～2 级患者的诱导剂量从 2.8 mg/kg到 9.7 mg/kg 不等。血容量减少（休克、脱水）以及瘦体重降低（肥胖、老年人、女性）可分别减少稀释药物的容积和药物迅速分布的容积。静脉维持剂量为每 10～20 min 50～100 mg。

体质好的患者做短时间表浅小手术可单用硫喷妥钠静脉麻醉，用 2～2.5%溶液，每 10 s 注入 5 ml 左右，患者入睡，眼睑反射消失，眼球固定即可开始操作，并按刺激反应间断补充注药 2～3 ml，总量不超过 1 g 为度。需加强呼吸功能监测，准备好紧急气管插管用具。

静脉输注硫喷妥钠可用 5%葡萄糖稀释成 0.2～0.4%溶液，成人每分钟输注 2 ml 左右，总量也以 1.0 g 为限。病情还要求继续用药时，宜改用其他药物或改换麻醉方法，小儿不宜用持续静滴硫喷妥钠。

幼儿用 2.5%硫喷妥钠肌注作基础麻醉，每千克体重用 5～10 mg 作深层臀肌注射。以往曾用硫喷妥钠 15～30 mg/kg 直肠灌注作小儿基础麻醉，因为麻醉深浅不易掌握，现已不用。

（2）其他作用　硫喷妥钠能迅速控制局麻药中毒、破伤风、癫痫和高热等引起的痉挛或惊厥。又因此药有降低颅内压和保护脑缺氧的功效，文献报道心肺复苏后静脉注射 30 mg/kg 可用以防治缺氧性脑损伤。但这样大剂量的硫喷妥钠难免不抑制循环，小剂量的效果又不确切，故对此作用仍有待进一步研究。

5. 不良反应及注意事项

（1）神经系统　硫喷妥钠可致肌肉轻度兴奋性运动如肌张力亢奋、肌震颤或抽搐，以及咳嗽与呃逆等呼吸兴奋现象。

（2）抑制呼吸系统　该药有剂量依赖性的呼吸抑制作用，配伍用阿片类药物更能加重其对呼吸抑制作用。硫喷妥钠对交感神经抑制明显，副交感神经的作用占优势，喉头和支气管平滑肌处于敏感状态，有发生喉痉挛的倾向，支气管哮喘患者不宜用此药。

（3）循环系统　该药抑制心肌收缩力和延髓血管运动中枢，扩张外周血管，使心排血量减少，血压下降，一般患者可通过脑、肝、肾等内脏血管收缩和心率加快来代偿周围血管的扩张，血压尚可代偿，全身血管阻力不变甚至略有升高。但对于缩窄性心包炎、严重瓣膜狭窄、冠状动脉狭窄等心功能不全，以及严重高血压和血容量不足的患者，需慎用。

（4）局部并发症　呈强碱性，对静脉血管壁有刺激性。误注入血管外，可引起周围组织疼痛、红肿、红斑，甚至皮肤坏死。如误注入动脉，可引起化学性动脉内膜炎，并形成血栓和严重动脉痉挛，出现剧烈的烧灼性疼痛、皮肤苍白、脉搏消失、水肿、肢体青紫、坏死，严重者出现休克，甚至死亡。意外发生后，应尽早在原动脉部位注射普鲁卡因、罂粟碱或妥拉苏林，并做臂丛或星状神经节阻滞，以解除动脉痉挛，改善血液循环。肝素抗凝可防治血栓。

（5）过敏反应　静注硫喷妥钠后，可因抗原抗体反应，组胺等活性物质释放，引起过敏性休克，表现为血压下降、喉头水肿、支气管痉挛、皮肤红斑、腹痛、腹泻。应立即给血管活性药物和输液，面罩正压给氧，肾上腺皮质激素和抗组胺药。

（6）毒性反应　最严重的毒性反应主要发生在潜在性紫质症患者。该病由血卟啉异常所致。硫喷妥钠能刺激 δ-氨基乙酚丙酸合成酶（ALA 合成酶）的活性，使叶胆原和尿卟啉原增多。发作时表现为急性阵发性腹部绞痛、谵妄、昏迷，严重者死亡。

6. *药物间的相互作用*　吩噻嗪类药与硫喷妥钠合用增强对循环的抑制作用，持续时间较长。阿司匹林、吲哚美辛、保泰松、甲灭酸、萘普生及磺胺异噁唑等与硫喷妥钠竞争血浆白蛋白，使血浆中硫喷妥钠游离成分增多，作用增强。阿片类药物降低硫喷妥钠对二氧化碳反应的敏感性，增强呼吸抑制作用。硫喷妥钠使血清钾轻度降低，可减轻琥珀胆碱所致的高钾血症。中枢性抑制剂如乙醇、抗组胺药、异烟肼、单胺氧化酶抑制剂者，会增强硫喷妥钠的中枢抑制作用。

三、苯二氮䓬类药物

1965 年地西泮开始用作为静脉麻醉药，1971 年合成了劳拉西泮，1976 年合成了咪达唑仑，成为第一个水溶性苯二氮䓬类药物。

（一）咪达唑仑

1. *理化性质*　咪达唑仑（midazolam）是咪唑苯二氮䓬类衍生物，分子量 362，含融合咪唑环，在 2 位上有碱性氮（图 8-5），pKa 为 6.15，水溶液呈碱性，在酸性溶液中可形成稳定的水溶性盐，临床注射液为盐酸盐或马来酸盐，溶于水后缓冲至 pH 3.5 供静注或肌注，局部刺激小，也可加入 5%葡萄糖、生理盐水或乳酸钠林格液中。与吗啡、东莨菪碱及阿托品无配伍禁忌。

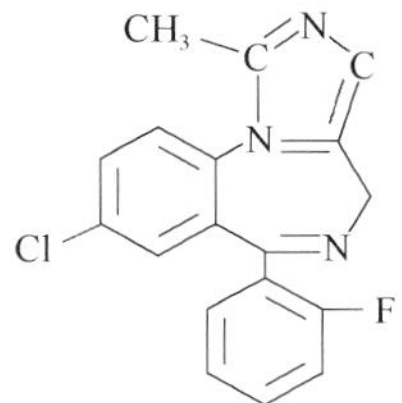

图 8-5　咪达唑仑的分子结构

2. *药效学*

（1）作用机制　该药有催眠、抗焦虑、解痉、肌肉松弛及顺行性遗忘的作用，药效为地西泮的 1.5～2 倍，时效比地西泮短 10 倍，作用部位在苯二氮䓬类（BZ）受体，与 BZ 受体的亲和力为地西泮的 3 倍，BZ 受体是 γ-氨基丁酸受体的一部分，咪达唑仑与 BZ 受体结合使 γ-氨基丁酸释放到突触间隙，激活突触后膜的氯离子通道，随之由 Cl^- 的内流导致突触后膜的过度极化，从而抑制了兴奋的传导。该药增加氯离子通道开放频率，因此增加 γ-氨基丁酸的效应，对氯离子通道的阈电位无影响。体内 γ-氨基丁酸缺乏时，咪达唑仑不能发挥作用。咪达唑仑与 BZ 受体结合数目越多，其药理作用也越强（表 8-7）。

表 8-7　咪达唑仑的效应与 BZ 受体结合数目的关系

作　用	受体结合百分数(%)
抗惊厥	20～25
抗焦虑	20～30
镇静	25～50
催眠	60～90

（2）脑代谢的影响　可引起脑血流降低，其主要原因为降低脑组织代谢率（$CMRO_2$），其次为直接的血管收缩反应，并有明显的剂量依赖性，这种量效关系到达平台效应时消失，可能为 BZ 受体饱和之故。该药降低大脑中动脉的血流速度，增加血管阻力，对颅内顺应性欠佳或颅内压增高的患者，给予 0.15～0.27 mg/kg 咪达唑仑对脑缺氧有保护作用。

（3）心血管影响　可引起血压下降，心率反射性增快，还使左室前负荷、肺毛细血管楔压和左室舒张末压降低。

（4）呼吸影响　该药有轻度的呼吸抑制作用，降低潮气量，增快呼吸频率，缩短呼气时间，但不影响功能残气量和剩余肺容量。咪达唑仑主要对呼吸中枢有抑制作用，对呼吸动力几乎无影响，因此和其他中枢抑制药合用时，对呼吸抑制有协同作用。麻醉诱导时呼吸暂停的发生率为 10%～77%。

3. 药代动力学　咪达唑仑脂溶性高，口服后吸收迅速，1 h 内血浆浓度达高峰，首关效应大，生物利用度仅 40%～50%，故口服剂量需增加到静注量的 2 倍才能获得相同的效果。静注后迅速进入脑脊液，数分钟内脑脊液和血浆药物浓度达到平衡，药物进入脑组织（图 8－6）。该药血浆浓度 40 ng/ml 时开始出现效应，80 ng/ml 表现催眠作用，100～200 ng/ml 出现最大效应，达到麻醉稳定状态为 400 ng/ml。单次静注后分布半衰期（$t_{1/2}\alpha$）0.30±0.24 h，相当于地西泮的 1/2，消除半衰期（$t_{1/2}\beta$）2.0±0.8 h，约为地西泮 1/10，老年人、肥胖者及肝功能障碍者 $t_{1/2}\beta$ 延长，小儿 $t_{1/2}\beta$ 比成人短，稳态分布容积（Vdss）为 0.68±0.51 L/kg，血浆清除率为 350 ml/min，相当于正常肝血流量的 1/3，故清除率受肝灌注的影响。

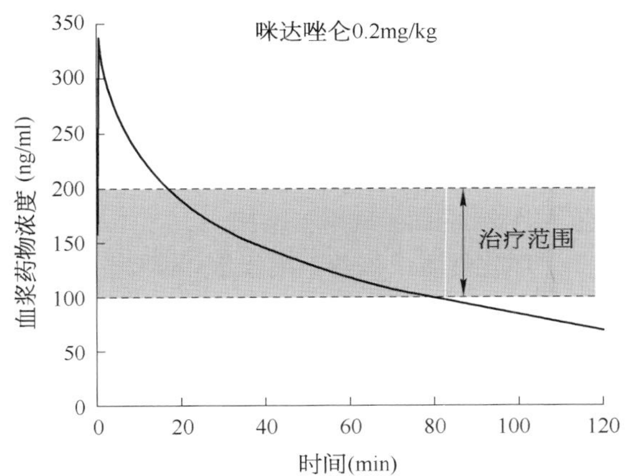

图 8－6　咪达唑仑 0.2 mg/kg 诱导剂量时血浆浓度时程变化的模拟图

手术时产生催眠和遗忘作用所需血药浓度为100～200 ng/ml，血浆浓度低于 50 ng/ml 时通常可清醒。

该药在人体代谢主要为肝微粒体氧化过程中的羟化作用，融合咪唑环被氧化，由细胞色素 P450 3A 酶代谢，钙通道阻滞药能抑制该酶，延长咪达唑仑的麻醉作用，主要代谢产物为 1－羟基咪达唑仑，这些代谢产物以葡萄糖醛酸结合物形式从尿中排出，12 h 排出 35%～43%，24 h 达 90%，尿中母体化合物仅占 0.5%，2%～4%从粪中排出。肾清除率对全部消除率的影响小，所以肾功能不全患者的清除率变化小。

咪达唑仑不同的剂量和血浆浓度产生不同的临床效应。静注 0.025～0.07 mg/kg，血浆浓度为 75～100 ng/ml，产生抗焦虑和镇静，和短暂顺行性记忆缺失，用于术前用药，诊断性检查和区域麻醉的镇静。静注 0.1 mg/kg，持续输注每小时 0.03 mg/kg，血浆浓度 250 ng/ml 左右，产生睡眠作用，用于 ICU 患者镇静。静注 0.15～0.2 mg/kg，血药浓度可达 500 ng/ml，出现意识丧失，用于麻醉诱导和维持。

4. 临床应用

（1）麻醉前给药　该药具有催眠和抗焦虑作用，口服、肌注、静注和直肠给药均有效。肌注 0.07～0.15 mg/kg，10～15 min 产生镇静效应，30～40 min 产生最大效应，60 min 作用逐渐消退，和地西泮相比，具有作用快，镇静作用强，无注射点痛等优点，与东莨菪碱合用，可增加其抗焦虑和遗忘作用，阿托品可增加咪达唑仑的不良反应（如心动过速等）。小儿可经直肠注入，剂量为 0.3 mg，最大量为 7.5 mg。口服 7.5 mg，患者即可迅速满意入睡，醒后可无困倦和嗜睡感。

（2）麻醉诱导　麻醉诱导可产生睡眠和遗忘，但无镇痛作用，与丙泊酚及阿片类镇痛药合用时，常用剂量为 0.05～0.07 mg/kg，老年及危重患者剂量应减小，大部分患者注药后 120 s 内可产生睡眠。

（3）麻醉维持　维持有效血浆浓度（250 ng/ml）可采用静脉分次给药或连续静脉输注。分次给药在麻醉有减浅时追加诱导量的 25%～30%，连续静脉输注剂量为 0.15 mg/kg 或先以每小时 0.68 mg/kg 输注 15 min，继之以每小时 0.125 mg/kg 维持。

（4）镇静作用　上消化道和肺的纤维内镜检查，在表面麻醉的基础上辅用咪达唑仑，可使患者减轻和消除咳嗽、呃逆、喉痉挛和呕吐等症状，提供良好的操作条件，0.07 mg/kg 即可产生满意的镇静效果。辅助局麻或区域阻滞麻醉时，咪达唑仑 0.1 mg/kg 产生遗忘作用，提高局麻药的惊厥阈值，对呼吸、循环无明显影响，如配伍用芬太尼等麻醉镇痛药，可明显抑制呼吸。

（5）ICU 患者镇静　ICU 机械通气患者，一般每小时 1～3 mg 即可获得稳态镇静与镇痛浓度。该药镇静作用强，能解除焦虑、紧张，具有催眠和遗忘效应，费用较低，适用于 ICU 患者长期镇静。

5. 不良反应及注意事项　无明显不良反应，麻醉后 24 h 恶心、呕吐发生率为 0～19%，静脉给药局部并发症发生率为 10%～78%，包括注射部位疼痛、血栓形成和栓塞性静脉炎，多半由溶媒引起。诱导剂量呼吸暂停发生率为 77%，仅次于硫喷妥钠（83%）。降解产物仍有一定药理作用，并能积蓄于脑中。该药通过胎盘屏障，注药后 5 min 内脐静脉血药浓度迅速达到峰值，新生儿有出现松软综合征的可能。

6. 药物相互作用　咪达唑仑与其他静脉全麻药有协同作用，如硫喷妥钠、丙泊酚、依托咪酯、芬太尼和阿芬太尼等。该药增强β受体阻滞药的降压效果，与氯胺酮配伍用有协同作用，并可减轻不良反应。同时可增强非去极化肌松药的作用，可能机制为：① 降低乙酰胆碱受体的敏感性；② 改变接头后膜对 Cl^- 通透性。

（二）氟马西尼　氟马西尼（flumazenil）于 1979 年合成，化学结构与咪达唑仑及其他经典的苯二氮䓬类药相似，但是其苯基被羧基取代（图 8－7）。性状为无色结晶状粉末，解离常数为 1.7，水溶性较弱，但可配制成水溶液。同其他苯二氮䓬类药一样，氟马西尼在肝脏代谢，并迅速从血浆清除。代谢产物有三种：*N*－去甲基氟马西尼、N-去甲基氟马西尼酸和氟马西尼酸。

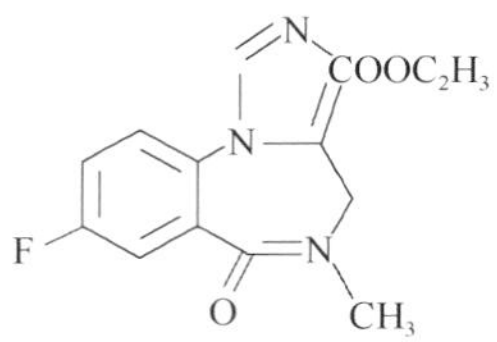

图 8-7 氟马西尼的分子结构

氟马西尼本身无药理作用,但和中枢神经系统有高度亲和力,通过竞争性机制抑制咪达唑仑与受体结合,消除其药理作用,对咪达唑仑的生物利用度和药代动力学均无影响。氟马西尼拮抗苯二氮䓬类药物的效应有明显的剂量依赖性,小剂量仅能拮抗催眠和镇静,大剂量才能拮抗 BZ 引起的抗惊厥和抗焦虑作用,其拮抗作用不依赖于咪达唑仑应用时间,应用 0.2~0.5 mg 氟马西尼就足以拮抗咪达唑仑引起的镇静及麻醉作用,对咪达唑仑过量的患者最大量可达 2 mg。

氟马西尼清除率高,消除半衰期最短。其血浆半衰期为 1 h,在麻醉使用的所有苯二氮䓬类药中是最短的。这意味着,随着拮抗剂被清除,如果受体部位残留的激动剂浓度足够高,可能发生再次镇静。为了维持长时间恒定的血药浓度,需反复给药或持续输注。输注速度可为 30~60 μg/min[0.5~1 μg/(kg·min)]。

氟马西尼是第一个被批准临床使用的苯二氮䓬受体拮抗剂。氟马西尼与苯二氮䓬受体亲和力大、特异性高,而内在活性低。氟马西尼同激动剂一样,也占领苯二氮䓬受体,与受体的相互作用呈血药浓度依赖性。由于氟马西尼是苯二氮䓬受体的竞争性拮抗剂,所以其拮抗作用是可逆、可竞争的。同所有受体的竞争性拮抗剂一样,氟马西尼并不是替换激动剂,而是在激动剂与受体解离时占领受体。受体-配体结合的半衰期仅为几毫秒至几秒,立即形成新的配体-受体结合物。激动剂或拮抗剂与受体的结合始终处于动态过程。

激动剂与全部受体的比值代表其药效,但是拮抗剂可改变其比值,变化的大小取决于拮抗剂的浓度和解离常数。氟马西尼亲和力较高,若剂量足够大,可替换亲和力较弱的激动剂。但是氟马西尼清除较快,因此激动剂占领受体的比例将增加,可能会发生再次镇静。但是在氟马西尼拮抗咪达唑仑时,由于咪达唑仑被清除较其他苯二氮䓬受体激动剂快,因此发生再次镇静的可能性很小。小剂量的氟马西尼可减轻中枢神经系统的深度抑制(意识消失、呼吸抑制),但对于受体占有率时的效应(催眠、遗忘)则不能逆转。相反,激动剂剂量较小时,大剂量的氟马西尼可完全逆转激动剂所有的作用。人体对苯二氮䓬受体激动剂产生躯体依赖,氟马西尼可加重戒断症状。在无苯二氮䓬受体激动剂时,氟马西尼几乎无任何中枢神经系统作用。

氟马西尼可以在激动剂给药前、给药期间及给药后应用,以阻断或拮抗激动剂对中枢神经系统的作用。临床上氟马西尼通常用来拮抗先前已给予的激动剂作用。氟马西尼可成功拮抗咪达唑仑、地西泮、劳拉西泮和氟硝西泮的作用。该药起效迅速,1~3 min 达到最大效应。

氟马西尼的作用时间取决于剂量和拮抗的激动剂类型及其剂量。

氟马西尼没有苯二氮䓬受体激动剂所具有的呼吸和心血管抑制作用。不同激动剂或剂量时,氟马西尼对呼吸抑制的拮抗作用持续时间也不同。氟马西尼对阿片类药引起的呼吸抑制无效。

用于拮抗苯二氮䓬类药物时,氟马西尼的剂量为 0.1~0.2 mg,反复给药(每 1~2 min 增加 0.1~0.2 mg),最多 3 mg。用于昏迷诊断时,每次 0.5 mg 反复给药,最多至 1 mg。

四、依托咪酯

依托咪酯(etomidate)又名甲苄咪唑,为强效、安全的非巴比妥类静脉催眠药,1964 年由 Godefroi 合成,1972 年 3 月 Doenicke 试用于临床。

(一) 理化性质 该药不溶于水,为咪唑的衍生物,极易溶于乙醇、甲醇、丙二醇(propylceneglycol)和聚乙醇(polyethyleneglycol),仅右旋体有镇静、催眠作用(图 8-8)。水溶液不稳定,24 h 将失效,临床现用制剂为溶于 35%丙二醇或制成乳剂,浓度为 2 mg/ml。

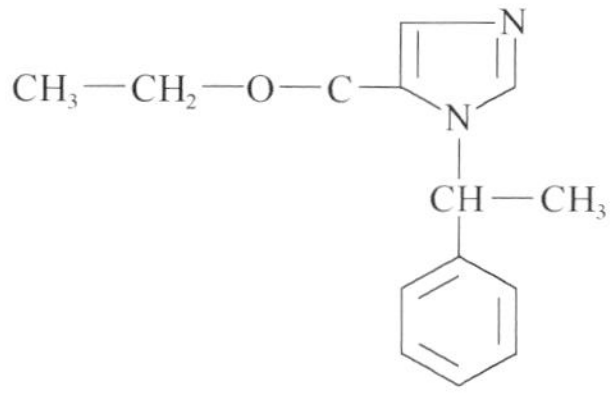

图 8-8 依托咪酯的分子结构

(二) 药效学

1. 中枢神经系统 诱导剂量 0.3 mg/kg 经过 1 次臂-脑循环即可产生催眠作用。无镇痛作用。该药作用类似于中枢性 GABA,GABA 拮抗剂可拮抗其作用。催眠量时产生皮质下抑制,出现新皮质样睡眠,脑干网状结构激活和反应处于抑制状态。

依托咪酯作用强度 4 倍于戊炔巴比妥钠,12 倍于硫喷妥钠。0.2~0.3 mg/kg 可减少 34%脑血流量,脑氧代谢率减少 45%,平均动脉压不变。依托咪酯引起脑电图爆发性抑制的剂量 0.7 mg/kg 可使颅内压升高的患者 ICP 急剧下降,最多降至 50%。对缺氧引起的脑损害有保护作用,并可制止脑缺氧引起的抽搐。

2. 心血管影响 依托咪酯与其他迅速起效的诱导药不同,其麻醉后血流动力学非常稳定,周围血管阻力和冠状动脉血管阻力明显降低，心指数增加。当剂量达 0.6 mg/kg 时，仅平均动脉压、左心室每搏指数有所下降。且与其他静脉麻醉药相比，依托咪酯不增加心肌耗氧量，可使左心室耗氧量降低。对单纯心脏瓣膜病变患者的血流动力学影响也较小，仅在主动脉瓣和二尖瓣联合病变时，血流动力学才有明显改变，表现为血压、肺动脉压、肺动脉楔压下降 11%～19%。依托咪酯诱导后持续输注，可使心肌血流量和氧耗减少 50%，冠状动脉窦血氧饱和度增加 20%～30%。

3. 呼吸影响　临床实验表明，依托咪酯对通气的影响较小，极少引起组胺释放。静注 0.3 mg/kg 后，只要不注射过快，对呼吸频率和幅度均无明显影响，但术前已给芬太尼、氟哌利多、阿托品或阿片类药的患者常发生呼吸抑制。依托咪酯诱导时可发生呃逆或咳嗽，发生率与甲乙炔巴比妥钠诱导相似。

4. 眼内压影响　静注 0.3 mg/kg，可使眼内压迅速降低 30%～50%，比硫喷妥钠、吸入麻醉药降低眼内压效果好，且循环功能影响小，适宜眼科手术和全凭静脉麻醉。单次注射后眼内压下降可持续 5 min，20 μg/(kg·min)速度持续输注可维持较低眼内压。

5. 内分泌系统　依托咪酯抑制线粒体 P450 同工酶，而此酶参与皮质醇合成的 11-羟基化反应。1984 年报道了 ICU 机械通气时使用依托咪酯 5 d 或以上的患者病死率增加 2 倍，认为与肾上腺皮质功能的抑制有关。而围术期诱导剂量的依托咪酯引起暂时性的肾上腺皮质抑制并无临床意义。因为依托咪酯经过数百万例的临床应用并未有不良后果的报道，依托咪酯诱导后皮质醇水平通常仍在正常低限范围，依托咪酯引起的暂时性肾上腺皮质功能抑制时间也较短，可因手术造成的高应激状态所抵消。

(三) 药代动力学　依托咪酯成人静注 0.3 mg/kg，lmin 内脑组织即达最高浓度，并从脑迅速分布到其他器官和组织，浓度可高于血浆，其脑内浓度与催眠效应呈直线关系，血浆浓度在 0.23 μg/kg 出现效应(图 8-9)。该药血浆蛋白结合率为 76.5%。

该药呈三室开放模型，即迅速到中央室(脑和血供丰富的器官)，然后到周围室，主要在肝内降解，排泄迅速。初始半衰期为 2.7 min，再分布半衰期为 29 min，消除半衰期为 2.9～5.3 h。分布容积为 2.5～4.5 L/kg。75%的依托咪酯与蛋白质结合。

该药在肝脏和血浆中主要被酯酶迅速水解，最初 30 min 内水解最快，以后速度减慢，6 h 水解仍完全，主要代谢产物 80%为混旋-(+)-(α 甲基苯)-5-咪唑羧酸酯，再经脱羧，氧化或(和)脱羟，而后与葡萄糖醛酸苷、扁桃酸和苯甲酸结合，转化降解产物 63.1%血浆蛋白结合，代谢产物无药理活性。第一日用药量 75%经肾随尿排出，其中 80%为水解产物，13%从胆汁排出。

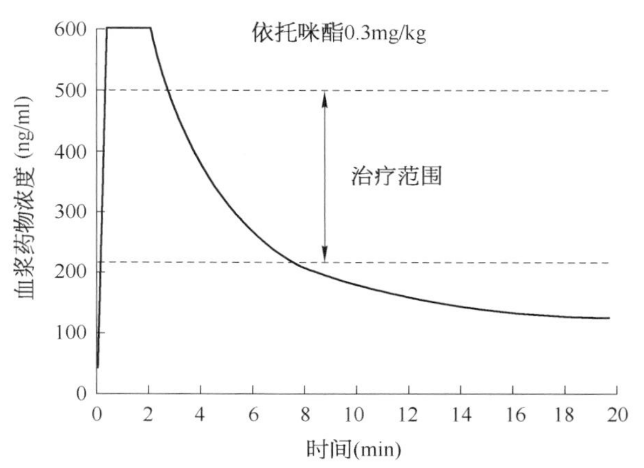

图 8-9　依托咪酯 0.3 mg/kg 诱导剂量时血浆浓度时程变化的模拟图

手术时产生催眠和遗忘作用所需血药浓度为 300～500 ng/ml，血浆浓度低于 225 ng/ml 时通常可清醒。

(四) 临床应用

1. 麻醉诱导　常用量 0.15～0.3 mg/kg，年老体弱和重危患者可减至 0.1 mg/kg，约 10 s 即可使眼睑反射消失而入睡，增大用量可减少或减轻气管插管时升压反应。

2. 麻醉维持　麻醉诱导后可连续每小时静滴依托咪酯 0.12～0.2 mg/kg，同时静注芬太尼、氟哌利多芬太尼合剂或恩氟烷。一次用药睡眠持续时间 3～15 min，平均 4～5 min，多次用药无明显蓄积，睡眠持续时间稍有延长。

3. 门诊手术麻醉　如内镜检查、扁桃体摘除、人工流产、电击除颤和拔牙等，患者苏醒早，无后遗作用。

4. 重危患者　对于心血管疾病、反应性气道疾病、颅高压或合并多种疾病的患者，最适合选择依托咪酯诱导，尤其是冠状动脉搭桥、瓣膜、主动脉瘤、神经外科和较难评估血容量手术的危重患者。

(五) 不良反应及注意事项　依托咪酯用于全麻诱导的不良反应有：① 注射部位疼痛：发生率约 20%，主要是由于药液偏酸，注药前 1～2 min 先静注芬太尼，或于药液内加少量利多卡因可减轻疼痛，乳剂注射部位疼痛轻，发生率也低；② 肌震颤或阵挛：发生率 0～70%，肌震颤时除血钾升高外，脑电图未见癫痫波，震颤程度与用药总量和静注速度有关，缓慢静注，术前用麻醉性镇痛药或苯二氮䓬类药可减少肌阵挛的发生；③ 局部静脉炎：注射后 48～72 h，注射用的静脉可发生浅表性血栓性静脉炎，通过较细的(21G)留置针给药时发生率可高达 20%，随用量增大而增高，可能与渗透压有关；④ 术后恶心、呕吐发生率为 30%～40%；⑤ 抑制肾上腺素皮质的应激反应。

(六) 相互作用　该药与任何可能引起血压下降的药物合用均应慎重，以免导致血压剧降，包括：① 中枢性抗高血压药。② 利尿性抗高血压药。③ 钙通道阻滞药。④ 中枢神经抑制药。⑤ 静注硫酸镁。⑥ 单胺氧化酶抑制药。⑦ 三环抗抑郁药。⑧ 氯胺酮。

五、氯胺酮

氯胺酮(ketamine)是一种苯环哌啶类衍生物,30多年前首次临床应用。该药具有镇静、镇痛、遗忘作用,曾广泛用于临床麻醉,由于其显著的不良反应和新型静脉麻醉药的研制,氯胺酮的应用明显减少,目前常与其他麻醉药复合使用。

(一) 理化特性 盐酸氯胺酮为白色结晶盐,解离常数7.5,易溶于水,pH 3.5～5.5,市售氯胺酮是S(+)氯胺酮和R(−)两对映异构体的消旋体,S(+)氯胺酮的麻醉、镇痛、催眠等作用比R(−)对映异构体强,而苏醒过程中的精神反应较少(图8-10)。

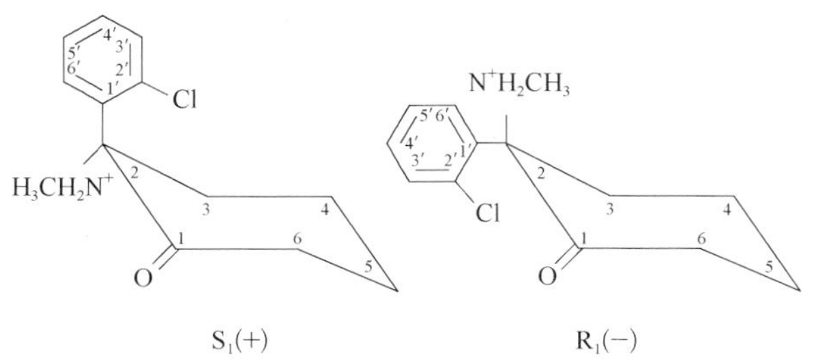

图 8-10 氯胺酮分子的立体异构体

(二) 药效动力学

1. 作用机制 氯胺酮对中枢神经系统有特异的抑制和兴奋双重选择性效果。与多个结合位点相互作用,包括*N*-甲类-*D*-天冬氨酸(NMDA)及非NMDA谷氨酸受体、烟碱和毒蕈碱和阿片受体等,并与Na^+、Ca^{2+}通道产生作用,从而表现出复杂的药理学特征。

(1) 对NMDA受体的拮抗作用 NMDA是谷氨酸受体类的一种,是与离子通道相结合的具有兴奋性特征的受体。离子通道对Ca^{2+}通透性较高,对Na^+和K^+通透性较低,需甘氨酸作为协同剂,被Mg^{2+}抑制。兴奋NMDA与该药的镇静、镇痛及神经毒性有关。

氯胺酮是NMDA受体Ca^{2+}通道非竞争性拮抗药,并与NMDA受体中的苯环己哌啶结合点相互作用,该结合点与Mg^{2+}结合点相重叠,从而抑制谷氨酸激活通道S(+)氯胺酮与受体的亲和力为S(−)氯胺酮的3～4倍,反映它们在镇痛和麻醉效能上的差异。

(2) 与阿片受体的相互作用 阿片受体为G蛋白耦联受体。氯胺酮与阿片受体的作用非常复杂,可能是μ受体的拮抗药,κ受体的激动药,兴奋κ受体可产生类似氯胺酮所致的精神症状,氯胺酮对阿片受体亲和力大小依次为$\mu>\kappa>\delta$,S(+)氯胺酮与μ和κ受体的亲和力比R(−)氯胺酮大2～4倍。在大脑导水管周围灰质是有μ受体而无κ受体,微量注入氯胺酮后并不产生镇痛作用,且纳洛酮不能逆转氯胺酮的镇痛作用,表明氯胺酮的镇痛作用不是通过μ受体介导的。

(3) 与单胺受体作用 3.0 μmol/L氯胺酮可使大鼠尾动潜伏期延长,表明该药产生脊髓镇痛,该种作用能被二甲麦角新碱(5-羟色胺拮抗药)、酚妥拉明和纳洛酮逆转,提示氯胺酮的抗伤害作用可能涉及下行性单元疼痛抑制机制。

氯胺酮抑制神经元摄取去甲肾上腺素,延长突触后膜反应时间,增加去甲肾上腺素向循环转移。多巴胺和5-羟色胺拮抗药的摄取同样受到氯胺酮的抑制,导致中枢多巴胺能活性增高,可能与氯胺酮引起呕吐有关。

(4) 毒蕈碱受体 氯胺酮作用能被抗胆碱酯酶药所拮抗。临床浓度下,氯胺酮抑制NMDA受体介导的乙酰胆碱释放,由于氯胺酮通过中枢神经作用增加肌张力,因而该药对骨骼肌烟碱样乙酰胆碱的突触后抑制无临床意义。S(+)氯胺酮对毒蕈碱受体的亲和力比R(−)氯胺酮大2倍,该药产生的抗胆碱能症状,如麻醉后谵妄、支气管扩张和拟交感作用,均可被抗胆碱酯酶药逆转,因此,氯胺酮可能是毒蕈碱受体拮抗药。氯胺酮与毒蕈碱受体的亲和力比NMDA受体小10～20倍,氯胺酮所引起的不良反应可能与胆碱能受体抑制有关。

(5) 局部麻醉作用 大剂量氯胺酮具有局部麻醉作用,1.35%氯胺酮注入狗蛛网膜下腔可产生和利多卡因相似的节段性麻痹作用,无明显意识障碍,与阻断神经元钠离子通道有关,有报道大于0.3%氯胺酮可产生交感、感觉和运动完全阻滞的静脉内区域麻醉。

2. 中枢神经系统 氯胺酮能选择性地阻断大脑联络径路和丘脑新皮质系统,临床出现痛觉消失而意识可能部分存在,睁开眼睛呈木僵状,对周围环境的变化无反应,同时出现肌张力增强、眼球震颤、肢体无目的活动等意识和感觉分离状态,以往称此种的麻醉状态为分离麻醉。苏醒过程中常出现精神运动性反应,表现为恶梦幻觉、谵妄、恐怖感等,成人较小儿更易发生。诱导剂量的氯胺酮可使患者的颅内压短暂增加1～6 mmHg,主要是通过降低脑血管阻力,增加脑血流量所致。

3. 心血管系统 该药对心血管系统有双重作用,既有对心肌局部起着负性变力作用,又兴奋交感神经中枢,增加血浆儿茶酚胺浓度,一般情况下兴奋作用胜于抑制作用,临床表现为血压上升,心率增快,但重危患者,尤其是交感神经活性减弱的患者,则主要表现心血管系统的抑制作用。单肺麻醉时,氯胺酮可以维持缺氧性肺血管收缩反应。临床上对重症脓毒血症、低血容量和心脏病患者注射氯胺酮,出现每搏量降低,肺动脉楔压升高,心排血量、平均动脉压、心指数降低。因此,氯胺酮对心脏储备能力欠佳的患者不一定能改变其心血管功能。但病程较长的危重患者,儿茶酚胺的储备可能已经耗竭,因此氯胺酮对循环的抑制作用更为敏感。

4. 呼吸系统 临床剂量氯胺酮，只要静注速度适当，对呼吸影响较小。如果注速过快或同时配伍用麻醉性镇痛药，呼吸变浅、变慢、潮气量明显减小，甚至呼吸停止，但一般在 3 min 内多可恢复。小儿和老年人呼吸抑制尤为明显。氯胺酮增加唾液腺和支气管的分泌。可保持咽喉气道反射，但术中仍需注意保护患者的气道，防止发生误吸。氯胺酮能明显降低气道阻力，扩张支气管，并对抗组胺、乙酰胆碱和 5-羟色胺引起的支气管收缩，因此可应用于支气管哮喘的患者。

5. 其他 妊娠早期氯胺酮（1～2 mg/kg）增加子宫的张力和子宫收缩的强度，止痛剂量的氯胺酮（0.2～0.4 mg/kg）对子宫无明显影响。产科急诊麻醉时可使用氯胺酮麻醉诱导，以维持血管张力，对急性出血患者可维持子宫的张力。氯胺酮 60～90 s 内通过胎盘，当剂量大于 2 mg/kg 时对胎儿抑制的发生率较高。

（三）药代动力学 氯胺酮进入循环后，很少与血浆蛋白结合，其脂溶性比硫喷妥钠大 5～6 倍，易透过血脑屏障、脑内峰浓度为血药浓度的 4～5 倍，由于在体内重新分布，脑内药物浓度迅速下降。静注 2 mg/kg 氯胺酮，15 s 即有意识模糊感，30 s 意识消失，作用时间 10～15 min（图 8-11）。注药 5 min 时，血药浓度 1 800 μg/L，5 h 为 150 μg/L。该药血药浓度 640 μg/L 具有镇痛作用，640～1 000 μg/L 产生麻醉作用。稳态分布容积约 3 L/kg，分布半衰期 7～17 min，消除半衰期 2～3 h，清除率为每分钟 18 ml/kg。氯胺酮的血浆清除可用二室模型来描述。氯胺酮主要在肝脏生物转化成去甲氯胺酮，再转化成羟基代谢产物，最后与葡萄糖醛酸结合后由肾脏排出。以原形排出小于 4%，去甲氯胺酮有镇痛作用，相当于氯胺酮的 1/3。

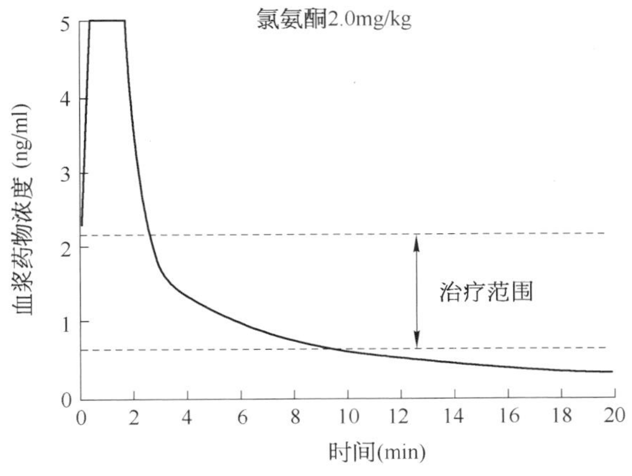

图 8-11 氯胺酮 2.0 mg/kg 诱导剂量时血浆浓度时程变化的模拟图

手术时产生催眠和遗忘作用所需血药浓度为 0.7～2.2 μg/ml，低于 0.5 μg/ml 时通常可清醒。

口服氯胺酮生物利用度为 16.5%，由于肝脏的首过作用，去甲氯胺酮含量高，故可作为小儿麻醉前用药，口服 300 mg 可使意识消失。小儿直肠灌注氯胺酮 10 mg/kg 加氟哌利多 0.0125 mg/kg，可达到较好的麻醉作用。

（四）临床应用

1. 临床复合麻醉 氯胺酮诱导适用于合并有呼吸系统和心血管系统疾病（排除缺血性心脏病）、麻醉风险高（ASA 4 级），尤其适用于支气管痉挛性气道疾病或因低血容量或心肌病（非冠心病）而导致血流动力学不稳定的患者。外伤患者，除非失血量很大，也可用氯胺酮快速诱导。配伍用丙泊酚、咪达唑仑时可用于瓣膜病及缺血性心脏病患者的麻醉。与苯二氮䓬类及舒芬太尼合用可减弱或消除其心动过速和高血压，以及术后的精神紊乱。对于不合作的小儿，肌注氯胺酮 4～5 mg/kg 可产生基础麻醉，用于诊断性操作。心脏压塞和缩窄性心包炎的患者可选用氯胺酮作为麻醉诱导用药，以维持交感神经张力，保护缺氧性肺血管收缩以减少肺分流，提高氧合能力，但氯胺酮可增加肺血管阻力，引起全身血流动力学变化。

氯胺酮可经静脉、肌注、经口、经鼻及直肠给药，无防腐剂的溶液还可硬膜外给药（表 8-8）。椎管内 1 mg 氯胺酮与 0.15～0.2 mg 吗啡合用，对癌症的镇痛效果与椎管内单独应用 0.4 mg 吗啡相当。

表 8-8 氯胺酮的应用及剂量

全麻诱导*	0.5～2 mg/kg IV 4～6 mg/kg IM
全麻维持	0.5～1 mg/kg IV prn，复合 50%氧化亚氮，15～45 μg/(kg·min) IV，复合 50%～70%氧化亚氮 30～90 μg/(kg·min) IV，不复合氧化亚氮
镇静及镇痛	0.2～0.8 mg/kg IV 2～4 mg/kg IM
超前/预防性镇痛	0.15～0.25 mg/kg IV

注：* 若咪达唑仑或硫喷妥钠作为辅助用药时，剂量应减小。

2. 辅助镇静与镇痛 小剂量氯胺酮（0.1～0.5 mg/kg）有一定的镇痛作用，并可减轻伤害性刺激传入至脊髓。小剂量氯胺酮可用于胸科手术后的术后镇痛，不抑制呼吸，镇痛效能与哌替啶相同。氯胺酮尤其合适于手术室外儿科患者的镇静，心导管手术、放射治疗、放射线检查、换药及牙科手术时均可用于镇痛。作为区域麻醉的辅助用药，可与地西泮、氧化亚氮和丙泊酚合用。

3. 哮喘 氯胺酮已成功地用于治疗哮喘持续状态，其解痉和抗炎作用可能在治疗哮喘中发挥作用，氯胺酮使气道松弛的机制仍不清楚。

(五) 禁忌证 因为氯胺酮增加颅内压,所以颅内压升高及颅内占位患者不应使用氯胺酮。开放性眼外伤或其他眼内压升高的患者也禁用氯胺酮。严重的高血压、动脉硬化、肺心病、肺动脉高压、心功能代偿不全、精神病史、甲状腺功能亢进及酒后不宜使用。

(六) 相互作用 氯胺酮的药理作用与巴比妥类及其他中枢神经抑制药不同,主要是阻断丘脑与皮质之间的通路,对丘脑内侧核有选择性抑制作用,引起意识障碍和镇痛效应。任何对中枢神经系统有抑制作用的药物,都可增强氯胺酮的麻醉效果,如氟哌利多、芬太尼等。阿片类药物与氯胺酮配伍用在镇痛方面有协同作用,但对呼吸的抑制也增强。氯胺酮与硫喷妥钠或咪达唑仑之间,在催眠和抗伤害反应等方面都有相加作用,但未见协同作用。可能与氯胺酮的作用机制与硫喷妥钠不同有关。氯胺酮常与丙泊酚用于麻醉诱导时,在催眠或麻醉作用上有相加作用;丙泊酚对呼吸的抑制作用并未因氯胺酮而改变,但有利于维持血流动力学的稳定。

因氯胺酮对交感神经系统有明显的兴奋作用,引起血压升高和心率增快。如果与具有轻度 α 受体阻断药或钙通道阻断药合用,可降低氯胺酮引起高血压的发生率。但与卤素类吸入麻醉药合用,可加重氯胺酮的心肌抑制作用,心脏指数和血压均下降。可能与吸入麻醉药能阻断氯胺酮的交感神经兴奋作用有关。

氯胺酮主要在肝脏内代谢,可通过细胞色素 P450 酶的作用进行生物转化。因此,肝微粒体酶的活性发生改变时,可影响氯胺酮的代谢和时效,细胞色素 P450 酶诱导剂可增加其代谢和消除。在长期使用苯巴比妥的大鼠中,氯胺酮的脑和血浆浓度可降低,其作用时间也缩短。此外,氟烷可抑制氯胺酮的 *N* 位去甲基作用,使其在脑及血浆内的半衰期延长,增强其药理效应。

六、右美托咪定

α_2 肾上腺素能受体激动剂具有镇静、抗焦虑、催眠、镇痛和交感阻滞作用。最早应用于麻醉的 α_2 肾上腺素能受体激动为可乐定。可乐定可以降低氟烷的最低肺泡浓度(MAC)。右美托咪定(dexmedetomidine)对 α_2 的选择性很高,为 α_1 受体的 1 600 倍。1999 年在美国开始应用于临床,FDA 批准可用于 ICU 机械通气成人患者的短期镇静(<24 h)。右美托咪定目前用于 ICU 以外的领域,如手术室内的镇静、诊断性检查如胃肠镜、支气管镜的镇静等(详见第十二章)。

第二节 静脉麻醉药的给药方法

静脉麻醉可采用间断静脉注射和连续静脉输注,前者仍是我国目前常用的方法,但该种方法血药浓度波动大,注药最初阶段血药浓度迅速上升,远超过治疗浓度,因而带来不必要的不良反应,随着药物在体内的重新分布和代谢,血药浓度常低于有效浓度,因此麻醉很难处于平稳状态。由于静脉给药装置的完善,尤其是计算机技术的应用,连续静脉输注研究和应用日趋增多,明显地提高静脉麻醉质量。

静脉给药有三种基本方法:① 单次给药(Bolus);② 持续输注(continuous infusion);③ 靶控输注(target controlled infusion,TCI)。从药代学和药效学观点,以靶控输注较为合理,能相对保持血浆中和效应室中药物浓度的稳定。

一、静脉给药的药代动力学基础

静脉麻醉药的作用受诸多因素影响,但临床上仍把药物消除半衰期($t_{1/2}\beta$)为最常用的药代动力学参数,它是指药物在体内被代谢或清除一半所需的时间。药物的消除半衰期是相对固定的,但病理生理状态和合并用药也可影响消除半衰期。$t_{1/2}\beta=0.693\times$表观分布容积/清除率。$t_{1/2}\beta$ 长为长效药物,如地西泮,$t_{1/2}\beta$短,则可认为是短效药物,如咪达唑仑。从理论上讲,静脉给药以相同剂量按半衰期时间重复给药或持续输注给药,经过 1 个半衰期时,血药浓度达到平衡浓度的一半,经过 5 个半衰期达到平衡浓度的 93%,最后达到稳态浓度。

(一) 单次给药 浓度是药物剂量与容积的比值。已知容积的条件下,达到预期药物浓度时所需的药量:

$$药量=C_T\times 容积$$

其中,C_T是预期浓度或靶浓度。许多教材都建议用此公式来计算达到预定浓度时所需的负荷剂量。麻醉药在应用中应考虑存在多种容积,如 V_1(中央室容积)、V_2、V_3(周围室容积)和 V_{dss}及稳态分布容积。通常,V_1远远小于 V_{dss}。这样,负荷剂量应介于 $C_T\times V_1$ 和 $C_T\times V_{dss}$之间。

举例说明。应用芬太尼合用硫喷妥钠来减弱插管时引起的血流动力学变化所需的剂量。与硫喷妥钠合用进行插管时,芬太尼的 C_{50} 约为 3.0 ng/ml。V_1 和

Vdss 分别是 13 L 和 360 L。根据上述公式，降低血流动力学反应时的芬太尼剂量在 39 μg(3.0 ng/ml×13 L)和 1 080 μg (3.0 ng/ml×360 L)之间。39 μg 的芬太尼单次注射后即可在血浆中达到预期浓度，但血药浓度随即下降至预期靶浓度之下，效应室浓度不会达到 3.0 ng/ml。1 080 μg 的芬太尼则达到过高的血药浓度，并可持续数小时。

前文所述的药物单次注射剂量的常规指导方案，是用来达到某一预期血浆浓度。但因为血浆并不是药物的效应室，所以根据预期血浆药物浓度计算初始注射剂量的方法并不科学。可以通过静脉麻醉药的 K_{e0} 来设定药物的剂量方案，以达到效应室的预期浓度。应选用使效应室达到预期峰浓度的注射剂量以防止药物过量。

血浆浓度下降至注射后初始浓度(药量/V_1)和峰效应室浓度之间，可以理解为是注射剂量分布到比中央室容积更大的容积中。这就引入了 Vd_{pe} 的概念：Vd_{pe}是达到峰效应时或血浆与药物效应室之间达到假性平衡时的表观分布容积。这个容积可通过如下观察进行简单计算，即达到峰效应时血浆浓度与效应室浓度相同。

$$Vd_{pe}=注射剂量/C_{pe}$$

其中，C_{pe}是峰效应时的血浆浓度。临床用药的目的是选择产生适当药效而且又不发生过量反应的药物剂量。所以重新转换以上公式，用 C_T(靶浓度：在峰效应时血浆与效应室的浓度相同)取代 C_{pe}来计算初始剂量。

$$负荷剂量=C_T\times Vd_{pe}$$

芬太尼的 Vd_{pe}为 75 L。为达到 3.0 ng/ml 的芬太尼效应室峰浓度，需要使用 225 μg 芬太尼，并在3.6 min内达到峰效应。这种药物剂量方案比先前推荐的在 39～1080 μg 之间选择药量的方法更为合理。表 8－9列出了芬太尼、阿芬太尼、舒芬太尼、瑞芬太尼、丙泊酚、硫喷妥钠和咪达唑仑的 V_1 和 Vd_{pe}。表 8－10 列出了常用麻醉药的 K_{e0} 和 $t_{1/2}K_{e0}$ 及达到峰效应所需时间。

表 8－9　达到峰效应时的分布容积

药　　物	V_1(L)	Vd_{pe}(L)
芬太尼	12.7	75
阿芬太尼	2.19	5.9
舒芬太尼	17.8	89
瑞芬太尼	5.0	17
丙泊酚	6.7	37
硫喷妥钠	5.6	14.6
咪达唑仑	3.4	31

注：V_1，中央室容积；Vd_{pe}，达到峰效应时的表观分布容积。

表 8－10　单次注射后达峰效应时间和 $t_{1/2}k_{e0}$

药　物	达峰效应时间(min)	$t_{1/2}k_{e0}$(min)
芬太尼	3.6	4.7
阿芬太尼	1.4	0.9
舒芬太尼	5.6	3.0
瑞芬太尼	1.6	1.3
丙泊酚	2.2	2.4
硫喷妥钠	1.6	1.5
咪达唑仑	2.8	4.0
依托咪酯	2.0	1.5

注：$t_{1/2}K_{e0}=0.693/K_{e0}$，药物由效应室转移到血浆中的速率常数。

(二) 静脉连续输注　以一室模型分布药物为例，假定以恒定速度 Ro 作静脉输注，Ro 为单位时间给药量，在任一时间，体内药量为 $Vd\cdot C_{(50)}$，达到稳态时，输入速率与消除速率相等：

$$Ro=K\cdot Vd\cdot Css$$

K＝消除速率常数，Vd＝表观分布容积，Css＝稳态血药浓度。

因此，维持稳态血药浓度所需给药速率为：

$$Ro=CI\cdot Css\quad Css=Ro/CI$$

稳态血药浓度由流入和流出速率所决定。假定恒速输注时，因流入速率恒定，那么流出或消除速率决定了总的浓度变化速率及相应的时间过程，而消除速率决定于消除速率常数 K。业已证明，静脉恒速输注时，在时间 t 时血药浓度达到稳态浓度的分数(Fss)与 Ro 无关。

$$Fss=1-e^{-kt}$$

稳态浓度的高低取决于输注速率，达到稳态浓度的时间与输注速率无关，只与 K 有关。因为 $K=0.693/t_{1/2}$，代入 $fss=1-e^{-kt}$式中可以求得达到 90%、95%、99%及 99.9%的浓度所需要的时间分别为 3.32、4.32、6.64 和 10 个半衰期($t_{1/2}$)。根据经验，任何药物取 5 个半衰期作为达到稳态所需的时间会得出较理想的计算结果。一旦停止输注，血药浓度一般按类似于单次快速静注后的时间过程下降。

由此可知，如果从一开始即以恒定速率静脉输注，在达到所期望的稳态血药浓度之前，需经过 5 个半衰期的输注时间，临床上常需要得到一个即时的治疗效应，因而必须在一开始(即零时间)给予一个较大的剂量，该剂量称为负荷剂量(DL)：

$$DL=Css\cdot Vd$$

以术中利多卡因治疗室性心律失常为例，一位

60 kg男性病例，相对于体重的表观分布容积为 0.70 L/kg，消除半衰期 $t_{1/2}$ 为 80 min，治疗有效血浓度为 2.0 mg/L。

理想输注速率 Ro＝K·Vd·Css＝0.639/80 ×(0.70 × 60)× 2.0＝0.73 mg/min

总体消除率 CI＝K·Vd＝0.639/80×0.70×60＝0.36 L/min

负荷剂量 DL＝Vd·Css＝(0.70×60) ×2.0＝84 mg

(三) 多次静脉推注 该种给药方法和连续静脉输注的差别在于不能精确地维持稳态浓度，而是在平均稳态浓度(Cav)上下波动，即处于最高稳态血药浓度(Css_{max})与最低稳态血药浓度(Css_{min})之间。

设给药的维持剂量为 Dm，给药间隔为 t，则给药平均摄取速率为 Dm/t。

平均稳态浓度(Cav)＝Dat/t·CI

那么，为维持 Cav 所需要的维持剂量。

DM＝CI·Cav·τ 或 DM＝K·Vd·Cat·τ

由上式可见，Cav 为所要维持的浓度，K 和 Vd 为常数，因而 Dm 与 τ 成正比，即 τ 较小，维持剂量就下降，浓度较小，维持剂量就下降，浓度波动性变小，给药安全性改善，反之亦然。临床常用镇静药药代动力学参数见表 8－11。

表 8－11　常用静脉麻醉药的药代动力学参数

药　物	消除半衰期(h)	清除率［ml/(kg·min)］	稳态分布容积(L/kg)
右美托咪定	2～3	10～30	2～3
地西泮	20～50	0.2～0.5	0.7～1.7
氟哌利多	1.7～2.2	14	2
依托咪酯	2.9～5.3	18～25	2.5～4.5
氟马西尼	0.7～1.3	5～20	0.6～1.6
氯胺酮	2.5～2.8	12～17	3.1
劳拉西泮	11～22	0.8～1.8	0.8～1.3
咪达唑仑	1.7～2.6	6.4～11	1.1～1.7
丙泊酚	4～7	20～30	2～10
硫喷妥钠	7～17	3～4	1.5～3

(四) 输注即时半衰期(context-sensitive half-time，$t_{1/2}$Cs) 单室模型药物，药物的消除是药物浓度下降的唯一途径，才可将消除半衰期视为药物作用时间的主要参数。由于多数静脉麻醉药属多室模式，其血药浓度的变化受分布效应的影响，比药物的效应更为重要。芬太尼、舒芬太尼和阿芬太尼长时间连续静注计算机模拟实验表明，超短效阿芬太尼用于 8 h 以上手术时，停止静注后，其作用部位的阿片药物浓度较术中迅速下降，其恢复快于舒芬太尼，但小于 8 h 的手术，舒芬太尼的恢复则比阿芬太尼更快，表明消除半衰期并不能预示静注后作用部位药物浓度下降的相对速率，因为多室模型药物，分布对血药浓度的影响，取决于各室间浓度梯度和方向、药物分布过程相对幅度、与各药间不同的消除速率。

$t_{1/2}$Cs 是指静脉输注维持血浆药物浓度恒定时，任一时间停止输注，血浆药物浓度下降 50%所需的时间。$t_{1/2}$Cs 可作为静脉连续用药后中央室药代动力学消除作用和预测恢复时间最有用指标之一，但以下情况则失去其临床意义：① 间断静脉注射或一次性用药；② 用药过量，在血药浓度高于所需浓度的几倍水平时，药物的下降并不确切等于药物作用的恢复。由于药物浓度与药物效应并非呈简单的线性关系，通过分析不同药物的浓度效应和剂量-效应关系，有利于选择最佳给药方案，合理指导临床用药。

为研究药物浓度和效应之间的关系，借鉴吸入麻醉药 MAC 概念，提出 Cp_{50} 的概念，即 50%患者对外界刺激，无体动反应的血浆药物浓度，由于效应室浓度和血药浓度存在滞后现象，因此 Cp_{50} 在血浆浓度和效应室浓度没有平衡时误差较大，如麻醉诱导时，静脉麻醉药最高血药浓度时，并非为插管最佳时机。

二、生理学模型

(一) 生理室 近年一些学者根据药物的组织分配系数，组织重量及组织血流量提出“生理室”(physiological compartment)，这种概念存在一些问题，例如怎样计算平均组织重量、平均器官血流量、健康人和患者之间的差异等。但在描述硫喷妥钠的特征方面证实其价值。该模型表明，硫喷妥钠离开中枢神经系统重新分布的最初阶段，肌肉、皮肤等组织的重要性远大于脂肪，虽然硫喷妥钠的血/肌肉分配系数小于血/脂肪分配系数，但肌肉占体重的 55%，而脂肪仅占 20%。硫喷妥钠的肝代谢、组织血流量、组织和血浆蛋白结合率等生理模型仍在研究中。

业已证明，镇静、催眠药不论间断静注或连续静脉输注，注速和疗效(麻醉质量)之间的关系不仅取决于血浆药物浓度，还取决于效应室或生物相(biophase)浓度。因为血浆浓度和有效室浓度并非呈完全对应关系，血浆药物浓度可存在有限滞后期，并因不同药物而异。

(二) 效应室 单次静脉麻醉药后，可出现药物作用滞后于血药浓度，称为药代药效分离(kinetic-dynamic dissociation)，为此有人提出效应室(effect compartment)概念，效应室是指药物发挥作用的部位。效应室与药代动力学中央室按一级动力过程相联系。Ke_0 是效应室消除常数，指药物离开效应室的速率常数，即药物从效应室移至其他组织，也是各时间点的血药浓度与药物反应之间的瞬间平衡。如果按恒定速率静滴某种药物，开始阶段血药浓度迅速增加，5个半衰期后血药浓度渐近稳态水平，血药效应室药物浓度水平最初增加很慢，而后迅速增加（直至稳态水平）。当停止静脉给药后，由于药物的分布与消除，血药浓度快速下降，但效应室的药物浓度仍然持续一定时间，然后才开始下降，该段时间与药物的代谢率等因素有关。因此同样的血浆浓度与其相对应的药物效应可以不同。

Ce_{50}为确定静脉全麻药作用强度（效应室浓度）的适宜指标，它表示半数患者对外界刺激无体动反应的效应室相应的表观浓度。当连续静滴药物5个消除半衰期以后，血浆与效应室浓度均达到稳态水平，此时血药浓度可以作为效应室浓度。

三、静脉给药方法

临床麻醉应维持恒定的生物相药物浓度，才能保证麻醉平稳。由于患者的年龄、性别、手术部位和不同的手术阶段（如切皮、牵拉肠管、缝皮等）对药物浓度均有不同的要求。因此静脉麻醉和吸入麻醉一样根据不同的情况调节泵速（表8-12）。

表8-12 不同情况下的血药浓度范围

药物*	切皮	刺激程度		自主呼吸	苏醒	镇痛或镇静
		大手术	小手术			
阿芬太尼(ng/ml)	200～300	250～450	100～300	<200～250	—	50～100
芬太尼(ng/ml)	3～6	4～8	2～5	<1～2	—	1～2
舒芬太尼(ng/ml)	1～3	2～5	1～3	<0.2	—	0.02～0.2
瑞芬太尼(ng/ml)	4～8	4～8	2～4	<1～3	—	1～2
异丙酚(μg/ml)	2～6	2.5～7.5	2～6	—	0.8～1.8	1.0～3.0
硫喷妥钠(μg/ml)	7.5～12.5（复合 N_2O）35～45（不复合 N_2O）	10～20	10～20	—	4～8	7.5～15.0
依托咪酯(ng/ml)	400～600	500～1 000	300～600	—	200～350	100～300
咪达唑仑(ng/ml)	—	50～250(联合一种阿片类药物)	50～250(联合一种阿片类药物)	—	15～200(当同时使用一种阿片类药物时减至20～70)	40～100
氯胺酮(μg/ml)	—	—	1～2	—	—	0.1～1
右美托咪定#(ng/ml)						0.1～0.6

注：*除非特殊注明，均指复合65%～70%氧化亚氮(N_2O)时的药物浓度。由于术前及术中用药不同，有效血药浓度可能会相差很大。

#右美托咪定在所列浓度时产生镇静及轻度镇痛作用。

合适的静脉麻醉给药方案应根据既定情况下的药动学参数及与临床效应之间的关系来确定。应记住的是增加输注速度不能缩短到达稳态浓度时间，只能增加药物的稳态浓度。因此，必须用不同的给药方法尽早到达稳态血药浓度。间断静注会产生较大的血药浓度波动，血药浓度下降主要靠药物清除而非分布，因此血药浓度下降较慢，苏醒延迟。连续静脉输注可使血药浓度保持在相对稳定而有效的范围内，其优点为：①血药浓度稳定，对血流动力学干扰较小。②减少用药量。③减少辅助用药和血管活性药物用量及术后呼吸支持。静脉输注装置包括手动输注和自动输注。

（一）恒定速率静脉输注 该法使血药浓度呈指数增加，除非药物排泄半衰期非常短，否则很难适用。因为要达到稳态药物浓度3～4个消除半衰期时间，对某些药物如硫喷妥钠、利多卡因、芬太尼等，$t_{1/2}$达数小时。当硫喷妥钠麻醉诱导时，加快滴速可在切皮时达到麻醉效果，但稳态血药浓度成倍增加，造成循环抑制和苏醒延迟。

（二）负荷剂量加恒速静滴 用给予负荷量的方式使分布容积迅速增加，以达到快速起效的目的。负荷剂量主要是根据静脉麻醉药的最初分布容积、稳态表观分布容积（Vdss）和排泄相表观分布容积（VB）来计算：即 DL=Css·Vd。

如应用稳态表观分布容积或排泄和表观分布容积，初始血药浓度高于稳态血药浓度，用最初分布容积，则在一段时间内实际血药浓度低于稳态血药浓度，因而患者处于亚麻醉水平。

负荷剂量的选择还受药物治疗窗影响，选择维持剂量的目的在于使血药浓度保持在有效浓度之上但低于毒性浓度。若Css_{min}为有效值，Css_{max}为毒性浓度值。则最大剂量(DM_{max})为：

$$DM_{max}=[Css_{max}-Css_{min}]Vd$$

$$负荷剂量(DL)=Vd \cdot Css_{max}$$

因此，治疗窗较宽的药物，如 $t_{1/2}$在 6～24 h，负荷剂量约为维持量的 2 倍，治疗窗较小的药物，负荷剂量应小。

给予负荷量的目的是获得需要的血浆浓度，由于血浆浓度与效应室浓度并非一致，理应根据效应室药物浓度设计所需浓度给药方案。假设分布容积的峰效应＝中央室分布容积×C 血浆初始/C 血浆峰效应＝中央室分布容积降低百分率。如果能测出任一起始血浆浓度和该血浆浓度达到峰值效应时的比率，则可计算出单次给药剂量在达到峰效应时的分布容积。因此，负荷量＝所需血药浓度×Vd 峰效应值。

维持稳定的血浆浓度(Css)，药物进入机体的速率应与药物离开机体的速率(CLs)相同，即维持输注率＝稳态血药浓度× CLs，在多室药代动力学模型中，药物一部分进入外周组织，一部分被机体代谢和排泄。药物进入各组织的速度随各组织浓度与血药浓度平行情况而变化，其维持速率为：维持速率＝Css × $V_1(K_{10}e^{-k21}+K_{13}e^{-k31}\tau)$。

开始输注时给予速率较大，当到达稳态水平时，输注率降低到 Vss V_1 K_{10}值。该方程需计算机进行计算，自动求出维持速率。

不同静脉麻醉药物的手控输注方案如下(表 8-13)。

1. 丙泊酚　丙泊酚是最常用的连续输注的静脉麻醉药。为了达到 3～4 μg/ml 的血药浓度，可以使用四步骤输注模式，即：负荷剂量是 20 s 内输注 1 mg/kg，其后 10 min 内静脉输注 170 μg/(kg·min)[10 mg/(kg·h)]，然后 10 min 内静脉输注 130 μg/(kg·min)[8 mg/(kg·h)]，最后以 100 μg/(kg·min)[6 mg/(kg·h)]的速度维持。更简化一些则是：负荷剂量 1～2 mg/kg，接着以 150～200 μg/(kg·min)的速度静脉输注，然后再减至 100 μg/(kg·min)静脉输注。对于时间短的小手术，一般需要更快的输注速度，但对于时间较长的手术，如果复合氧化亚氮时，输注速度为 100～150 μg/(kg·min)。

当丙泊酚合用某种镇痛药(而非氧化亚氮)作为全凭静脉麻醉中的一部分时，丙泊酚的输注速度与复合氧化亚氮时近似[即给予负荷剂量后，随后的输注速度为 100～150 μg/(kg·min)]。丙泊酚可以与阿芬太尼[负荷剂量 10～25 μg/kg；维持输注 0.5～1 μg/(kg·min)]、芬太尼[负荷剂量 2～5 μg/kg；维持输注 0.02～0.06 μg/(kg·min)]、舒芬太尼[负荷剂量 0.2～0.5 pg/kg；维持输注 0.005～0.03 μg/(kg·min)]和瑞芬太尼[负荷剂量 1 μg/kg；维持输注 0.05～0.4 μg/(kg·min)]复合用于全凭静脉麻醉。在麻醉实践中已证明丙泊酚的输注速度与年龄呈负相关，即年龄越大输注速度越慢。

对于局部和表面麻醉的镇静，首次剂量为 5 min 内 0.5 mg/kg，然后以 25～75 μg/(kg·min)维持。

丙泊酚用于重症监护患者的镇静可持续 2 周以上。对于危重患者，首次剂量可能不能达到满意效果，因此，可以以 25～50 μg/(kg·min)的速度开始静脉输注，然后调节速度直至获得满意的镇静效果。

2. 硫喷妥钠　硫喷妥钠很少以输注的方式应用于外科手术麻醉的维持，因为持续输注时，输注即时半衰期就会延长。硫喷妥钠与芬太尼配伍使用已成功应用于时间短的小体表手术，首次负荷剂量为 2～4 mg/kg，然后 20 min 内以 200～300 μg/(kg·min)的速度输注，最后以 30～70 μg/(kg·min)的速度维持。用于镇静，负荷剂量为 2～4 mg/kg，然后以 30～80 μg/(kg·min)的速度维持。当硫喷妥钠以输注的方式使用时，其代谢产物是戊巴比妥。然而，其代谢产物巴比妥盐是否具有临床意义现在还不能确定。

3. 依托咪酯　以输注的方式使用依托咪酯还存在争议。很多以依托咪酯输注进行全麻时，其血药浓度需 500 ng/ml。要达到这个浓度需要两步骤或三步骤的输注模式。在两步模式中，依托咪酯先在 10 min 内以 100 μg/(kg·min)的速度输注，随后是以 100 μg/(kg·min)的速度静脉维持。依托咪酯复合氧化亚氮时，通常是间断或持续地静注阿片类药。依托咪酯与芬太尼[负荷量 2～3 μg/kg；维持输注 0.02～0.06 μg/(kg·min)]或阿芬太尼[负荷量 10～20 μg/kg；维持输注 0.5～1.0 pg/(kg·min)]合用可作全凭静脉麻醉，一般在手术结束前 10～15 min 停止使用依托咪酯。依托咪酯静脉输注可用于心脏手术，首次负荷剂量(用于诱导)后以 20 μg/(kg·min)的速度维持，这样的用法可以使得血药浓度达到 550～900 ng/ml。依托咪酯禁用于长期镇静，但是可以用于短时间镇静(比如局麻)。镇静时负荷量是 10 min 内 15～20 μg/(kg·min)，然后以 2.5～7.5 μg/(kg·min)的速度维持。

4. 氯胺酮　氯胺酮虽同时具有镇痛、镇静作用，具有合适的药代动力学，但是并不常用于全麻维持，因为其外消旋体作用会产生精神不良反应。但术后，特别是小剂量镇痛又增加了它的使用。

当与苯二氮䓬类药物复合时，无论是否复合氧化亚氮，氯胺酮都能够满足麻醉要求。负荷剂量(诱导)1～2 mg/kg后以 10～50 μg/(kg·min)的速度维持输注。在不复合氧化亚氮和进行侵入手术时，维持速度有必要提高至 30～100 μg/(kg·min)。氯胺酮也可以以相似剂量输注应用于心脏手术。还可以用于镇痛或镇静，或同时镇痛镇静，负荷剂量可减少至 0.2～0.75 mg/kg，静脉维持速度为 5～20 μg/(kg·min)。氯胺酮已经成功地与丙泊酚合用作为全凭静脉麻醉，负荷剂量为 1～3 mg/kg，静脉输注为 5～20 μg/(kg·min)。丙泊酚的用量和它与氧化亚氮复合时相同。与阿芬太尼相似，氯胺酮与丙泊酚复合可用于全凭静脉麻醉。

5. 咪达唑仑　咪达唑仑可用于镇静或作为平衡麻醉中的镇静成分。阿片类药复合咪达唑仑能够起到协同作用，但不是意识的丧失和麻醉深度的加深。当与芬太尼(2～5 μg/kg)或舒芬太尼(0.8～1 μg/kg)复合时，咪达唑仑负荷剂量(诱导)减至 0.05～0.1 mg/kg。不管是与芬太尼[维持输注速度为 0.02～0.06/(kg·min)]或与阿芬太尼[维持输注速度为 0.5～1.5 μg/(kg·min)]合用，咪达唑仑用于外科麻醉可持续静注速度为 0.25～1 μg/(kg·min)。若加用氧化亚氮，咪达唑仑和阿片类药的剂量都要减少。对心脏手术，相近剂量的咪达唑仑可以和稍大剂量的阿片类药合用。用于镇静时，咪达唑仑负荷剂量 0.02～0.1 mg/kg，最好按 10 μg/kg 给予直至满意的镇静作用，然后以 0.5～1 μg/(kg·min)维持。当停止长期(几日)使用苯二氮䓬类药物时可能会出现戒断综合征。因此，要逐渐减量或必要时给予长效的苯二氮䓬类药物。

表 8-13　手动给药方案*

药　物	麻　醉		镇静或镇痛	
	负荷剂量 (μg/kg)	维持泵速 [μg/(kg·min)]	负荷剂量 (μg/kg)	维持泵速 [μg/(kg·min)]
阿芬太尼	50～150	0.5～3	10～25	0.25～1
芬太尼	5～15	0.03～0.1	1～3	0.01～0.03
舒芬太尼	0.5～1	0.01～0.05	0.1～0.5	0.005～0.01
瑞芬太尼	0.5～1.0	0.1～0.4	#	0.025～0.1
氯胺酮	1 500～2 500	25～75	500～1 000	10～20
丙泊酚	1 000～2 000	50～150	250～1 000	10～50
咪达唑仑	50～150	0.25～1.5	25～100	0.25～1
右美托咪定*			0.5～1 over 10 min	0.2～0.7

注：* 给予负荷剂量后，应先给予较高泵速以补偿药物的重新分布，之后逐渐调低泵速以维持足够的麻醉或镇静深度。当阿片类药物用于复合笑气的麻醉或心脏手术麻醉时，应按“麻醉”一栏给药方案输注。而当阿片类药物用于平衡麻醉时，应按“镇痛”一栏给药方案输注。

瑞芬太尼用于镇静或镇痛时，无需给予负荷剂量，因为其起效迅速，可能导致呼吸暂停或肌肉强直。

(三) 双重速率输注(double infusion)　由于负荷剂量可能导致明显的不良反应(如低血压、心动过缓)，有人提出最初快速输注和维持量输注，前者代替负荷剂量，后者根据需要的稳态血药浓度计算。其优点是降低在最初阶段超射(over shoot)幅度。

(四) 单次大剂量静注加两种以上速率输注(bolus-clmination-transfer, BET)　该种方法由三部分组成：① 单次静注使之达到有效血浓度，其剂量为稳态血药浓度乘初始分布容积。② 补充药物代谢和排泄的维持量(E)，E＝Css·Clp。③ 指数降低速度(T)，以补充药物从中央室输送到周围组织的量 $T = Css \cdot K_{12} \cdot e^{-k21t \cdot v1}$。

由于该种方案给药速率不是恒定的，而是按指数曲线变化，开始快，以后逐渐变慢，直到 $e^{-k21t \cdot v1}$ 达到使趋向于零时，给药速率基本恒定，计算过程复杂，只有应用计算机控制输入。

(五) 靶控输注系统(Target control infusion, TCI)　1968 年，Kruger-Thiemer 从理论上描述了药代动力学符合两室模型的静脉注射药物的输注方法，可以迅速达到并维持恒定的血药浓度，这个方法被称为 BET 方案。此方案首先给予负荷剂量(bolus, B)，使中央室血药浓度迅速达到靶浓度，其后按一定速度给药来补充因药物的消除(elimination, E)和药物从中央室向周围室转运(transfer, T)所引起的血药浓度下降。在 Krugel-Thiemer 发表经典理论 10 多年后，Schwilden 等将计算机通过接口连接到输液泵上实现了 BET 方案的临床应用。之后也演化出不同的算法及输注系统。1985 年 Alvis 等根据芬太尼三室药代动力学模型以血浆药物浓度为靶控目标设计了较为完整计算机控制输液泵系统(computer-assisted continous infusion system, CACI)。

1. 靶控输注系统的构成

(1) 靶控输注的概念　靶控输注系统是计算机控制的静脉输注系统，靶控输注利用智能化药物输注设备，快速达到医师设定的目标药物浓度(血药浓度或效应室药物浓度)，并根据临床需要进行调节，其优点是能迅速达到预期的靶浓度，也能预测减少任一浓度的时间，增加静脉麻醉的可控性，TCI 可使麻醉诱导平稳，血流动力学稳定，按照需要达到一定的麻醉深度，停止输注后，患者可迅速清醒。

(2) TCI 系统的构成要素　欲达到并维持某一麻醉药的预期血药浓度，必须使输注速率与分布和清除过程保持平衡，这就要求不但要知道药物的药代学特性，而且要有相应的软、硬件。TCI 的构成要素概括如下：① 符合药物特性的药代学模型。② 控制输注速率的运算系统。③“中央控制器”的软件和微处理器。④ 输注泵。⑤“中央控制器”和输注泵之间的“传递”系统。⑥ 键入患者资料和靶浓度的用户接口。

药代学模型和输注控制运算系统是 TCI 系统的主

要构成，即使选定的靶浓度相同，如果模型和运算系统不同，那么实测血药浓度也不相同。

(3) 闭合环路输注系统　TCI系统属于自动输注系统。自动输注装置分两种：基于模型的给药方式(开放式环路控制，open-loop control)和闭合环路系统(closed-loop systems)。所以TCI同样分为“open-loop”与“closed-loop”两种。麻醉药自动输注系统(图8-12)的最终发展方向是闭合环路系统(closed-loop)。前者无反馈装置，由麻醉医师根据临床需要设定目标浓度，麻醉维持中根据情况进行调节。目前研制的大多数微机控制输液泵属于这种。后者是指通过一定反馈信号自动调节的给药系统，因为肌松药和降压药的药效容易评估，所以“closed-loop”自动给药装置用于肌松剂和降压药上已获得满意的效果。当前由于监测麻醉深度的药效学指标还不完善，“closed-loop”系统用于麻醉给药控制仍受到限制，仅有少数研究报告。

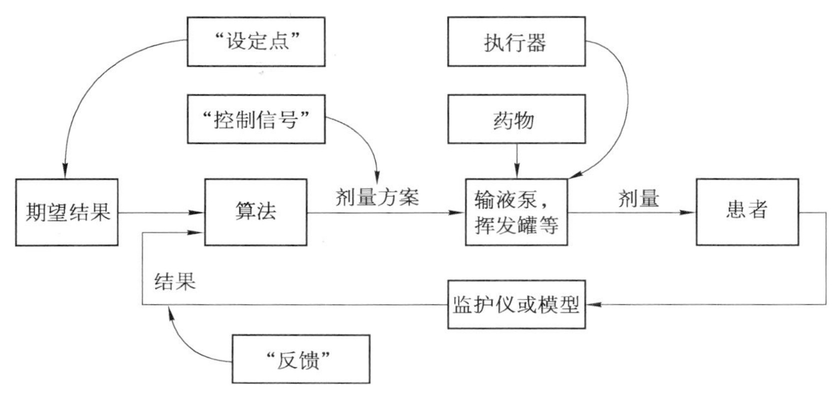

图8-12　麻醉药自动输注系统示意图

2. 靶控输注系统原理　靶控输注系统是将药代学模型和所用药物特有的药代学参数装入一个微处理器。微处理器将执行整合药物代谢动力学模型的程序。临床医师根据临床药效学反应指标进行调节，使麻醉深度满足需要。每9～15 s程序会实时计算靶浓度和所输注药物的药代动力学模型，并与当时的血浆或效应室药物浓度进行对比。微处理器会计算达到靶浓度所需的输注速度，并将调整后的输注速度传送至泵。输液泵会按指令的速度将药物泵入患者体内。

微处理器会确保输液泵按指定速度输注药物并检查输液泵反馈的异常情况(如管内有空气或药物已尽)。然后微处理器会计算在前一个时间间隔内输液泵的状态并按照给药情况更新内部的药物代谢动力学模型。微处理器计算出下一个时间间隔注射速度能达到靶药物浓度，并改变泵速后，就完成了一个循环。

同时微处理器会提供给麻醉医师所有的信息，包括模型状况、输液泵状况、输液泵反馈的问题、药物在患者体内排除的预期趋势、注射药物总量、当前注射速度等信息。

用于靶控输注的微机控制输液泵系统应满足以下要求：① 输液泵的速率范围比较大，麻醉诱导时应达到1 200 ml/h，麻醉维持0～300 ml/h。② 系统内有不间断电源，在停电或意外断电时自动切换，保证系统的正常运转和贮存资料不丢失。③ 操作简便，有防止误操作造成危险的安全系统。④ 电路硬件可靠、防水、抗干扰能力强。⑤ 输注速率误差小，尤其在低流量时不应使误差加大。⑥ 具有当前输液泵的安全系统，如注射器大小设定与识别、安放错误、阻塞、接近排空、电池不足等报警。⑦ 信息显示：目标药物浓度、输注运行与停止、速率、已给剂量等。⑧ 系统对药代动力学数学模型具有很好的运行能力，并且能够应用计算机通过接口控制。

3. 临床应用　TCI系统正日益广泛应用于静脉麻醉、ICU和门诊患者麻醉，除丙泊酚外，瑞芬太尼和阿芬太尼也适用于TCI开发系统。通过TCI丙泊酚可以达到浅镇静至深麻醉的各种不同状态。以药代动力学模型注射丙泊酚已经在除了北美以外的世界范围内得到了应用。这个系统包括已商品化的输液泵和包含控制运算法则的Dipriffusor软件。此方法在北美未得以施行的原因很复杂，但主要原因是FDA反对计算机控制输注系统。丙泊酚血药浓度1～2 mg/L时患者处于镇静状态；血药浓度3.4 μg/ml和4.3 μg/ml时分别使50%和90%患者意识消失，而14.3 μg/ml和20.6 μg/ml时则使50%和90%患者对切皮无反应。但是达到此麻醉程度的药物浓度常引起较大血流动力学波动，因此，临床建议丙泊酚输注和镇痛药联合应用。阿片类药物的血药浓度不要超过芬太尼2 μg/ml等效浓度。

(1) 门诊手术麻醉　早年多主张门诊患者采用吸入麻醉，其诱导快，苏醒快，但术后并发症较多，如麻醉后呕吐发生率为12%～22%，头痛发生率为10%～20%。近年将TCI技术用于门诊手术患者静脉麻醉，该技术操作简单，根据手术要求随时调节麻醉深度、术毕苏醒迅速，并发症少。麻醉诱导用阿芬太尼10～20 μg/kg或瑞芬太尼0.1～0.3 μg/kg，必要时咪达唑仑

1～2 mg，麻醉维持丙泊酚维持在 3～7 mg/kg，阿芬太尼 250 μg 静注或每小时 30 μg/kg 输注或瑞芬太尼每分钟 0.05 μg/kg 输注。

（2）神经外科手术 颅内手术患者麻醉的基本原则是维持颅内压稳定或降低升高的颅内压。丙泊酚抑制脑代谢率，收缩脑血管，减少脑血流量，对急性颅内压增高的患者十分有利，不会进一步引起颅内压增高。丙泊酚麻醉后恶心、呕吐的发生率极低，而恶心、呕吐可使颅内压急剧增高。Diprifusor 输注丙泊酚进行麻醉诱导，较少出现平均动脉压急剧下降（＜15％），也无短暂呼吸抑制，明显优于人工控制输注丙泊酚，诱导剂量也小于人工控制输注。

（3）患者自控镇静 患者自控镇静时，丙泊酚 TCI 的起始靶浓度为 1 mg/L，患者可通过连续按两次手动按钮使靶浓度每次增加 0.2 mg/L，锁定时间为 2 min，最大允许靶浓度为 3 μg/ml，如果患者在 6 min 内无用药要求，则系统自动将靶浓度减少 0.2 mg/L。

（4）镇痛药 TCI 最适合用于 TCI 的药物必须具有在血-脑之间快速平衡的特点。阿片类的镇痛作用对抑制 TIVA 期间伤害性手术刺激反射是必要的。阿片类的优点之一是对心肌收缩性影响很小，血流动力学稳定。阿片类药物的选择应考虑 TIVA 中输注时间的长短与停药后达到呼吸和意识恢复的时间。芬太尼和舒芬太尼的效应室与血浆平衡半衰期（$t_{1/2}K_{e0}$）是4～5 min，而阿芬太尼和瑞芬太尼仅 1 min，显然后者效应室的目标药物浓度调节的更快。10 min 左右的短时间输注维持麻醉，停药后阿芬太尼、芬太尼和舒芬太尼血药浓度以同样的速率下降。输注达 30 min 后，效应室药物浓度下降 50％所需时间在三药也相似。但输注时间进一步延长时，芬太尼的输注时间相关半衰期曲线迅速上升，因此芬太尼不适合较长时间的输注。对于 8 h 以内的输注，舒芬太尼效应室药物浓度下降仍较快，但输注 8 h 以上，阿芬太尼则呈现优势。因此，丙泊酚与阿芬太尼或舒芬太尼联合用于 TIVA 最为普遍。

瑞芬太尼的 K_{e0} 是 1.14 min，其 $t_{1/2}K_{e0}$ 仅 0.76 min，血浆与效应室的平衡速率非常快。瑞芬太尼的消除半衰期仅 10～20 min，恒速输注可以比较快达到稳态血药浓度。药物在血液中被酯酶水解，代谢清除率为 3 L/min，甚至在较高剂量时自主呼吸也能快速恢复。瑞芬太尼的输注时间相关半衰期不依赖于输注的持续时间，一直维持在 3～5 min，血药浓度降低 80％所需的时间不到 15 min。因此，从药代动力学的特点上看，瑞芬太尼更适合于长时间的靶控输注。瑞芬太尼因其药代学特点被认为是最适合用于 TCI 的镇痛药。不同阿片类药物满足一定靶浓度时的输注速率见表 8-14。

表 8-14 阿片类药物的输注速率

药 物	靶浓度（ng/ml）	负荷剂量（μg/kg）	输注率［μg/(kg·min)］
芬太尼（低剂量）	1	3	0.02
芬太尼（高剂量）	4	10	0.07
阿芬太尼（低剂量）	40	20	0.25
阿芬太尼（高剂量）	160	80*	1
舒芬太尼（低剂量）	0.15	0.15	0.003
舒芬太尼（高剂量）	0.5	0.5	0.01
瑞芬太尼（低剂量）	2	0.5～1*	0.06～0.1
瑞芬太尼（高剂量）	10	1～2*	0.3～0.5

注：* 在 1～2 min 内输注。

（于春华 黄宇光）

参考文献

［1］ Miller RD, Eriksson LI, Fleisher LA, et al. Miller's Anesthesia. 7th edn. Philadephia: Churchill Livingstone Inc, 2009, 719-768.

［2］ 王祥瑞.静脉麻醉药临床药理//杭燕南，庄心良，蒋豪等主编.当代麻醉学.上海：上海科学技术出版社，2002.

［3］ 张立生.巴比妥类与非巴比妥类镇静药//庄心良，曾因明，陈伯銮主编.现代麻醉学.第三版.北京：人民卫生出版社，2003.

［4］ 郑斯聚.镇静安定药//庄心良，曾因明，陈伯銮主编.现代麻醉学.第三版.北京：人民卫生出版社，2003.

［5］ Salengros E, Engelman E. Metabolic acidosis due to propofol infusion. Anesthesiology, 2005, 102: 698-699.

［6］ Rex DK, Cohen LB. Fospropofol disodium is effective and safe for sedation during colonoscopy [abstract]. Am J Gastroenterol, 2007, 102(suppl 2): S260.

［7］ Cohen LB, Rex DK, Kline J, et al. Patient and physician satisfaction with fospropofol disodium: results of a phase 3, randomized, double-blind trial evaluating fospropofol disodium for moderate sedation in patients undergoing colonoscopy [abstract]. Gastrointest Endosc, 2007, 65: AB367.

［8］ Gerlach AT, Dasta JF. Dexmedetomidine: An updated review. Ann Pharmacother, 2007, 41: 245-252.

［9］ Venn RM, Karol MD, Grounds RM. Pharmacokinetics of dexmedetomidine infusions for sedation of postoperative patients requiring intensive care. Br J Anaesth, 2002, 88: 669-667.

［10］ 王若松.静脉麻醉与药物输注//王若松，邓庆华.静脉麻醉与药物输注学.北京：人民军医出版社，2001.

［11］ White PF. Intravenous anaesthesia and analgesia: What is the role of target-controlled infusion? J Chin Anaesthesia, 1996, 8: 263-283.

麻醉药的联合应用及相互作用

现今临床麻醉很少能通过单一药物完成,因为没有一种药物能够单独实现麻醉要求的所有效果。而常用麻醉药具有明显的浓度效应关系,且治疗窗窄。因此,正确选择及合理的联合用药可能有助于获得最佳药效且避免严重不良反应的发生。全身麻醉常将镇静、镇痛、肌肉松弛作用的三类药物联合使用,以获得满意的麻醉深度,为麻醉及手术操作提供良好的条件,并维持患者血流动力学平稳;区域阻滞或术后疼痛治疗时,短效局部麻醉药与长效局部麻醉药联合使用,可以缩短麻醉起效时间,同时维持长时间术中麻醉及术后镇痛效果。麻醉实施过程中,常辅以具有遗忘、抗焦虑作用的镇静安定类药物、减轻注射痛的利多卡因以及抗应激反应的药物,使患者安静、合作,提高手术的舒适度及安全性。此外,麻醉药与拮抗药的配合使用也大大提高了麻醉安全性及可控性,为患者术后安返病房提供保障。由于麻醉药物的联合应用,使得麻醉期间所用的药物更为复杂。有报道,当患者接受 6～10 种药物时,因药物相互作用引起不良反应的发生率为 7%,若接受 10～20 种药物时,不良反应的发生率可高达 40%。这种相互作用有的对患者有益,有的可使药物效应部分或全部消失,有的甚至导致患者伤害。麻醉期间药物相互作用导致的严重不良可能危及患者的生命。因此,正确认识麻醉药物的相互作用,熟悉麻醉药物相互作用的效应,对于合理应用麻醉药物,利用其有益的一面,避免其危害的一面,对于保证患者麻醉期间的安全十分重要。

第一节 药物相互作用的基本机制

药物相互作用(drug interaction)是指同时或间隔一定时间内使用两种或两种以上药物时,一种药物的作用由于其他药物或化学物质的存在而受到干扰,结果使该药的效应发生变化,或产生药物的不良反应。相互作用的机制很复杂,但在麻醉期间发生的药物相互作用主要为药代动力学相互作用和药效动力学相互作用两方面。药物也可在体外发生相互作用。

一、药代动力学相互作用

药物进入机体后,在机体对药物的处理过程中容易发生药物相互作用。药代动力学过程包括药物的吸收、分布、代谢(即生物转化)和排泄四个环节。在这四个环节上都有可能发生药物相互作用,其结果是影响药物在作用靶位的浓度和效应。

(一) 药物吸收的相互作用 药物吸收的相互作用与给药的途径有关,多见于口服用药。但在局部浸润麻醉和硬膜外阻滞时,局麻药溶液中加入适量的肾上腺素或去氧肾上腺素,可减少其血液吸收,改变药物的再分布,增加到达神经纤维的药量,因而增加阻滞深度和作用时间,并可减少毒性反应的发生。但不同局麻药加肾上腺素后的效果也有不同,可能与局麻药的脂溶性及其对血管的作用不同有关。局麻药中加入大分子物质可延长局麻药的作用时间,短效局麻药丙胺卡因加右旋糖酐后可明显延长阻滞时间,但对布比卡因和依替杜卡因的效果影响不明显。右旋糖酐延长局麻药时效的原因有多种解释:有认为可能与其分子量及浓度有关;另有认为右旋糖酐可能与局麻药形成复合物,结果延长了局麻药的吸收时间;也可能与右旋糖酐或混合液的 pH 改变有关,右旋糖酐 pH 为 8.0 时可明显延长布比卡因的作用时间,而 pH 为 4.5～5.5 时则无明显效果。

(二) 药物分布的相互作用 药物吸收后随血液循环迅速分布到全身。这时的药物相互作用表现为相互竞争血浆蛋白结合部位,改变游离型和结合型药物的比例,或改变药物在组织的分布量,从而影响药物的消除。药物吸收入血液后,部分药物可与血浆蛋白发生可逆性结合,称为结合型,未与蛋白质结合者称为游离型。从药理学角度看,结合型药物无药理活性,不能通过血脑屏障,不被肝脏代谢,也不能被肾脏排泄。只有游离型药物才能起到药理作用。但不同药物的蛋白质结合率不同。当同时应用两种或两种以上药物时,则可能在蛋白质结合部位发生竞争性结合,使某些药物从蛋白质结合部被置换出来而变为游离型，增加游离型药物浓度。结果，在药物剂量不变的情况下，增强了该药的药理作用，其代谢和排泄速度也可能增加，半衰期缩短。此外，有的药物可改变其他药物在组织中的分布量。例如，单次静脉注射硫喷妥钠后，可引起血流动力学的改变，使心排血量降低，结果使药物的再分布减慢和靶位药物浓度降低。Crankshaw 的研究表明，两个相同剂量的硫喷妥钠相隔 80 s 分别注入静脉，第二次注入后血药浓度升高非常明显。应用 α_2 肾上腺能受体激动剂如可乐定可减少吸入及静脉全麻药的用量。分析认为，α_2 肾上腺能受体激动剂降低挥发性吸入麻醉药的 MAC 是药效学机制在发挥作用，而硫喷妥钠之间的相互作用则与药代动力学有关。因为 α_2 肾上腺能受体激动剂可减少硫喷妥钠抑制脑电图的用量，但效应部位的药物浓度并未改变，α_2 肾上腺能受体激动剂并不改变中枢对硫喷妥钠的敏感性。在 α_2 肾上腺能受体激动药的作用下，血压、心率和心排血量都降低，导致药物分布容积及不同房室的分布量也发生改变。

（三）药物代谢的相互作用　部分药物进入体内后在尿中以原形排出，但多数药物发生体内代谢（亦称生物转化），转化成脂溶性较小的化合物以利肾脏排出。部分药物可在血清、肾脏或肠道代谢，但绝大多数药物在肝脏进行代谢。肝脏是代谢药物的主要器官，肝微粒体酶是代谢药物的酶系，称为药物代谢酶，是一种混合功能氧化酶，其中的细胞色素 P450（cytochrome，P450）在药物的生物转化过程中起主要作用。药物可通过干扰酶系而影响其他药物的代谢。

1. 酶诱导　某些药物能刺激肝脏使药物代谢酶合成增加，即酶诱导（enzyme induction），导致另一药物的代谢加速，降低其血药浓度并影响其药理效应。发生酶诱导时肝细胞内质网数量增加，细胞色素 P450 也增加。有临床意义的强酶诱导剂有利福平、苯巴比妥、苯妥英钠、卡马西平等。由于大多数药物在体内经过生物转化后，其代谢产物失去药理活性，因此酶诱导的结果可使受影响药物作用减弱或时效缩短。有的药物代谢后可产生毒性代谢物，而酶诱导作用则可加重受影响药物的毒性作用。

2. 酶抑制　肝药酶的活性也可被一些药物所抑制，即酶抑制（enzyme inhibition），导致药物代谢减慢，并在体内蓄积，作用增强和时效延长。有临床意义的强酶抑制剂有氯霉素、甲氰咪呱、异烟肼、三环抗抑郁药、吩噻嗪类等药物。酶抑制作用的临床意义取决于该药清除减少的程度和药物稳态浓度。若血药浓度仍在治疗范围之内，相互作用可能有益；若血药浓度达到毒性浓度，则为不良相互作用。有些药物在体内通过各自的灭活酶而被代谢，当这些酶被抑制时，可加强相应药物的作用。正常情况下食物中的酪胺（tyramine）在吸收过程中被体内单胺氧化酶所灭活，但在服用单胺氧化酶抑制剂期间食用酪胺含量高的食物如奶酪，大量未被灭活的酪胺到达肾上腺能神经末梢，促进去甲肾上腺素大量释放，引起血压急剧升高。在静脉普鲁卡因复合全麻期间，加入琥珀胆碱混合应用时应慎重，因为两者均被胆碱酯酶所代谢灭活，可因竞争灭活酶而引起相互作用，琥珀胆碱的作用可能延长或发生Ⅱ相阻滞。

（四）药物排出过程中的相互作用　除吸入麻醉药外，大多数药物都经尿或胆汁排出，而肾脏是药物排出的主要器官。药物在肾脏的转运过程首先是肾小球滤过，游离型和小分子量药物可通过肾小球滤过进入肾小管管腔，而结合型药物则不能通过肾小球滤过；其次是肾小管分泌，当血液流经肾小管时，可通过酸性或碱性转运系统将药物或代谢产物分泌（排泄）到肾小管内。而肾小管又可通过主动和被动吸收机制，将管腔内部分药物再吸收，不能被肾小管再吸收的药物及代谢产物则由尿排出到体外。如果一种药物能干扰肾小管液的 pH、主动转运系统或肾血流，都可影响其他药物的排泄。

1. 改变尿液的 pH　排泄到肾小管内的药物可通过被动扩散方式被肾小管再吸收。解离型药物穿透肾小管细胞膜的能力差，不易被肾小管再吸收而从尿中排出；而非解离型药物穿透肾小管细胞膜的能力较强，易于被肾小管再吸收，尿中排出较少。可见，被动扩散吸收的量与药物的解离程度相关。而药物解离程度与其所处环境的 pH 有关，酸性药物在酸性环境，或碱性药物在碱性环境中，都不易解离，因而肾小管再吸收增加，尿中排泄减少；相反，酸性药物在碱性环境中，或碱性药物在酸性环境中，可促进药物由尿排出。因此，任何能改变尿液 pH 的药物，都可能影响到其他药物的排出量，而对其药效产生明显影响。

2. 改变肾小管主动分泌　作用于肾小管同一主动转运系统的药物可发生相互竞争。两种酸性或两种碱性药物同时应用，可竞争酸性转运系统或碱性转运系统，而影响其中某一药物向肾小管管腔内的分泌，并对其作用产生影响。

3. 改变肾血流量　在药物联合应用过程中，如果一种药物影响肾血流量，使肾血流量增加或减少，则可改变同时使用的其他药物的排泄速度，而对其血药浓度产生明显影响。

二、药效动力学相互作用

当一种药物的作用效果在其作用部位被另一药物所改变，称为药效动力学的相互作用。药效动力学相互作用常发生于药理作用相同的药物之间，即使它们的作用机制不尽相同，如催眠药或镇痛药。联合应用时，虽然各自的血药浓度不一定产生明显生理效应，但可改变药物在作用部位的效应，或对受体发生竞争性结合，或影响受体对另一种药物的敏感性，结果在受体部位干扰了药物的作用，产生相加、协同或拮抗等作用。麻醉医师常用联合诱导方法以达到减少药量或药物浓度而获得与单独用药相似的效果，并减少药物对生理的不良影响。在全麻诱导时，丙泊酚和阿芬太尼或芬太尼之间，都可产生明显的协同作用。阿芬太尼血药浓度从0增加到500 ng/ml时，50%患者睫毛反射消失时的丙泊酚血药浓度可从2.07 μg/ml降低到0.83 μg/ml；患者神志消失的血药浓度从3.62 μg/ml降至1.55 μg/ml。但由于阿芬太尼也可加强丙泊酚的循环抑制作用，即使丙泊酚诱导剂量有所减少，但诱导期间血流动力学的稳定程度并未增加。

药物在靶位上的相互作用主要为受体激动药和拮抗药之间的相互作用。如阿托品可拮抗M胆碱受体激动剂，β肾上腺能受体阻断剂普萘洛尔和艾司洛尔可拮抗β肾上腺能受体激动剂，酚妥拉明等α肾上腺能受体阻断剂可拮抗去甲肾上腺素对α受体的兴奋作用。某些抗生素与肌松药的相互作用也是发生于受体部位。氨基苷类和多黏菌类抗生素对神经肌肉传递有较弱的抑制作用，可能与阻断烟碱受体或减少乙酰胆碱释放有关。在单用时这种阻滞作用并不明显，而与非去极化肌松药合用时，可明显延长肌松药的作用。此外，一种本身没有明显药理作用的药物，可以影响另一药物在靶位的浓度，从而导致相互作用。例如，可卡因本身对循环的影响并不明显，但可增强去甲肾上腺素的作用。因为神经递质去甲肾上腺素(NE)的消除主要依靠再摄取过程，由位于突触前膜的特殊转运系统将释放到突触间隙的大部分递质主动转运进入神经末梢。而可卡因能抑制肾上腺能神经末梢对游离NE的摄取，结果使受体部位的NE浓度增加，作用增强，作用时间延长。单胺氧化酶抑制剂(如帕吉林)可防止NE在神经组织内的灭活，结果也引起NE在神经末梢内的大量蓄积，一旦交感神经兴奋，神经末梢释放的NE异常增加而引起循环功能的剧烈波动。

三、药物相互作用的结果

(一) 相加作用 在联合应用具有相同作用的药物时，其效果可能是相加，即主要的药理作用及其不良反应都可能相加。从药物效应上来说，相加作用(additive)是一种药物对另一种药物效应的补充，而不是增效，相加作用的结果产生单一药物全量的等同效应。吸入麻醉药的相互作用一般都认为是相加，即两种浓度各为0.5 MAC的药物联合应用时，其麻醉强度应等于1.0 MAC。有些抗生素，如链霉素、卡那霉素、多黏菌素B等，具有一定的肌松作用，在单独应用时其肌松作用并无临床意义。但由于这些抗生素的存在，可能发生肌松药的作用延长。与硫酸镁配伍用或用于有肌病者，也有可能发生骨骼肌麻痹的危险，应予以警惕。

(二) 协同作用 在两种药物联合应用时，其效应大于各药物单独应用时效应的总和，称为协同作用(synergism)。催眠镇静药与抗精神病药联合应用时，其中枢抑制作用可明显增强。在吸入全麻时应用非去极化肌松药，可明显延长肌松药的作用时间。这样可减少肌松药的用量，同时也可避免应用大量肌松药而带来的不良反应。

(三) 拮抗作用 两种药物合用后，如果引起药效降低，称为拮抗作用(antagonist)。产生拮抗的方式较多，但结果都是引起靶位的药物或递质浓度显著降低。新斯的明可以拮抗非去极化肌松药的作用，因为新斯的明可以抑制乙酰胆碱的代谢酶-胆碱酯酶，结果使神经末梢的乙酰胆碱含量增加，促进了神经肌肉传递功能的恢复。两种作用相反的药物可在同一受体或作用部位产生竞争性拮抗作用，这种竞争性拮抗作用与药物浓度及药物与靶位的亲和力相关。如非去极化肌松药可减弱琥珀胆碱的作用，因为非去极化肌松药可占据神经肌肉结合部的乙酰胆碱受体，并形成无活性的复合体，再注入琥珀胆碱则部分或完全不能与受体结合，结果琥珀胆碱的作用明显减弱或不起作用。纳洛酮也是在吗啡受体部位与吗啡类镇痛药发生竞争性拮抗作用，因为纳洛酮的化学结构与吗啡相似，并与吗啡受体有较强的亲和力。

(四) 敏感化作用 同时应用两种药物时，其中一种药物本身并无某种生物效应，但可使受体或组织对另一种药物的敏感性增加，结果增强另一种药物的作用。这种现象称为敏感化作用(potentiation)。例如，氟烷本身并不引起心律失常，但可使心肌对外源性儿茶酚胺的敏感性增加，当氟烷麻醉时同时应用肾上腺素或去甲肾上腺素等药物，有可能引起严重的心律失常。发生类似作用的药物还有：可卡因增强肾上腺素的作用；单胺氧化酶抑制剂优降宁与一些降压药配伍用时，血压不但不降，反而急剧升高。

四、药物相互作用性质的研究

药物相互作用可以用量-效关系曲线或脑内药物浓度来分析。如果两种分析方法都显示相同程度的协同作用，那么其相互作用是由于药效动力学机制所致。如果协同作用仅表现为量-效关系，其相互作用是因药代动力学机制所致。Kissin等研究了吗啡和地西泮之间的相互作用，发现以脑内药物浓度分析和量-效关系曲线是一致的，认为吗啡-地西泮之间存在药效动力学的相互作用。如果要确定药物相互作用的性质，通常可用以下两种方法来分析。

(一) 代数分析法 当两种药物A和B配伍用时，首先应确定各自单独应用时的作用强度，分别为D_A和

D_B(一般均以 ED_{50} 来表示)。然后确定联合应用时达到一定效应时,各自所需要的剂量,分别 d_A 和 d_B 表示。这样,即可根据以下公式计算相互作用指数,以确定这两种药物相互作用的性质:$d_A/D_A+d_B/D_B<1$(协同作用);$=1$(相加作用);>1(拮抗作用)。Kissin 等研究了地西泮和吗啡合用对鼠翻正反射抑制的作用。地西泮或吗啡单独使鼠翻正反射消失的 ED_{50} 分别为 14.9 mg/kg和 28.5 mg/kg。联合应用时使鼠翻正反射消失的地西泮 ED_{50} 为 1.2 mg/kg,吗啡为 4.7 mg/kg。代入上述公式计算相互作用指数:

$$1.2/14.9+4.7/28.5=0.24$$

因为相互作用指数小于 1,所以这两种药物在达到使鼠翻正反射消失时的相互作用为协同作用。但在另一实验中,以抑制鼠对夹尾反射为终点来研究地西泮和吗啡合用时的相互作用,结果计算的相互作用指数为 1.65,表明这两种药在消除夹尾反射时的表现为拮抗作用。因此,这两个实验结果揭示了药物相互作用分析方法中的一个重要问题,即药物相互作用的性质可因实验评判指标的不同而不同。

(二) 等效坐标图分析法　等效坐标图分析法(isobolographic analysis)也是一种常用的分析方法。为了确定两种药物合用时相互作用的性质,首先分别测定不同药物各自的量-效曲线,计算出单独应用时的 ED_{50}(分别以 ED_{50} A 和 ED_{50} B 表示)。将两种药的 ED_{50} 分别标在横坐标和纵坐标上(图 9-1),并将这两点连成一条直线(AB)。然后再测定联合应用时各自的 ED_{50},并在坐标图上标出。如果联合应用时 ED_{50} 在坐标图上的交点位于 AB 线的左侧(p),表示两药为协同作用;如在 AB 线右侧(q),表示两药为拮抗作用;如在 AB 线上(r),表示两药为相加作用。

(三) 响应曲面分析法(response surface methodology, RSM)　近年来常用于研究药物间相互作用机制的分析方法,是一种多维模型法,用于表述两个以上的自变量改变时,作为应变量的响应曲面发生变化的规律。代数分析法和等效坐标图分析法仅限于单一药效水平的药物相互作用(如 EC_{50}),如欲完整反映所有药效水平的药物相互作用规律,需要将一系列的等效曲线(从 EC_{01} 至 EC_{99})连接在一起,建成一个三维曲面,即响应曲面。响应曲面分析法最初由 Box 和 Wilson 等提出,Minto 等首次报道了应用响应曲面分析法研究麻醉药物相互作用的药效学模型。响应曲面由一个三维曲面构成,A 药、B 药的浓度(或剂量)和药效水平或药效出现的概率组成了该曲面的三个坐标轴。通过该曲面可以描述药物各种组合剂量、各种药效水平(从 EC_{01} 至 EC_{99})的药效学相互作用(图 9-2)。应用响应曲面分析法可以全面地描述研究范围内的反应模型,可以定量地分析相互作用的程度,可以帮助发现理想的反应范围。

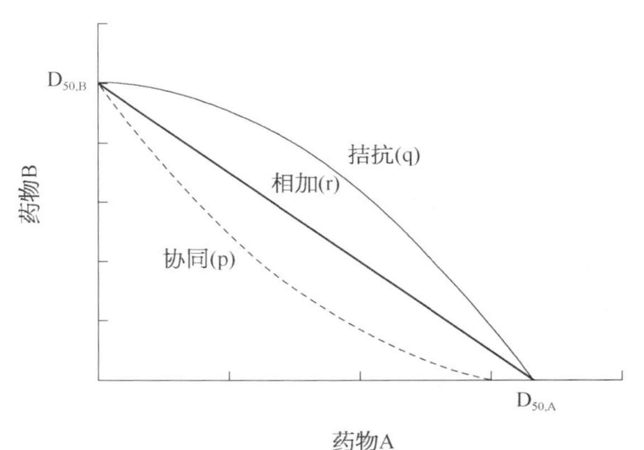

图 9-1　等效坐标图分析法

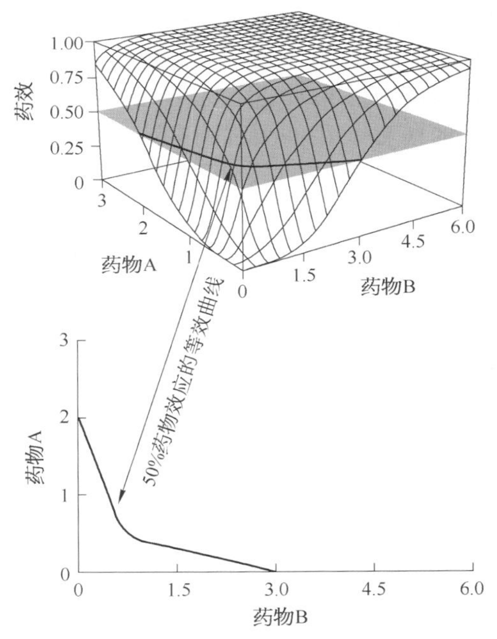

图 9-2　响应曲面与等辐射线的关系

第二节　静脉麻醉药的联合应用及相互作用

静脉麻醉药可通过作用于中枢神经系统的特殊受体而产生麻醉作用。受体介导作用与剂量相关,并可被相应的拮抗剂所逆转。静脉麻醉药包括巴比妥类、苯二氮䓬类、依托咪酯、氯胺酮和丙泊酚等,这些药都有特殊的受体结合部位。传统的麻醉理论认为,麻醉作用的机制具有单一性和非特异性,一种药物的作用可以被另一种药物所替代。因此,麻醉药的复合应用应该产生相加作用。这点在几种吸入麻醉药中已得到证实。近来的研究表明,静脉麻醉药的作用机制并非单一性,不同药物的作用机制也不尽相同,药物相互作用的结果也较复杂,可以是相加、协同或拮抗作用。对静脉麻醉药复合应用时的药代动力学和药效动力学的研究表明,麻醉期间的药物相互作用都与毒性相关。但在临床麻醉中,常常利用药物相互作用有益的一面,联合诱导、复合麻醉、平衡麻醉等,都是利用药物相互作用以达到相同临床效果而减少各种药物的用量、不良反应及其对生理的影响。因此,药物相互作用并不都是有害的。如果这种相互作用对临床有益,而且是可定量、可预测及可控制的,临床工作中可以完全利用这种相互作用。

合理的联合应用麻醉药物常能起到更好的麻醉效果。如利用不同镇静药物的特点联合应用进行麻醉诱导以获得足够的深度和血流动力学相对稳定;又如联合超短效阿片类药物瑞芬太尼和芬太尼或舒芬太尼以在不影响麻醉苏醒的同时获得更稳定的麻醉深度及更好的术后镇痛效果。除此之外,苯二氮䓬类药物及其拮抗剂、非去极化肌松药和抗胆碱酯酶药在不同时机的联合应用为麻醉的有效安全实施提供了条件。

一般来说,吸入麻醉药之间、吸入麻醉药与静脉麻醉药之间的相互作用,主要强调在药效动力学方面的作用;而静脉麻醉药之间的相互作用则在药代动力学方面的作用。

一、硫喷妥钠

硫喷妥钠是全麻诱导中常用巴比妥类药物。目前认为,巴比妥类药物作用的靶位是γ氨基丁酸(GABA)受体。GABA是中枢神经系统内主要的抑制性神经递质,GABA受体的激活可抑制突触后神经元。硫喷妥钠能增强和模拟GABA的作用,从而产生催眠镇静和麻醉作用。因此,具有相同作用机制的药物联合应用时,可以在受体部位产生明显的相互作用。动物实验和临床研究都提示,硫喷妥钠与咪达唑仑合用可发生协同作用:与单独应用硫喷妥钠比较,硫喷妥钠的催眠作用可增加96%;硫喷妥钠的量效曲线发生改变,ED_{50}明显左移;硫喷妥钠的ED_{90}降低49%,即从3.87 mg/kg降低到1.97 mg/kg。

硫喷妥钠进入血液循环后,72%~86%与血浆蛋白结合而暂时失去活性。如果同时使用高蛋白质结合率的药物,可使结合状态的硫喷妥钠数量减少而游离量增加,结果药物弥散加快,体内分布加速,血流分布较多的器官如心、脑内的药物浓度升高,使硫喷妥钠的作用增强和时效延长。磺胺异噁唑、阿司匹林等药的蛋白结合率都较强,可增强硫喷妥钠的作用,包括对中枢和循环系统的抑制作用。因此术前以上述药物治疗者,为避免硫喷妥钠麻醉诱导时对循环的影响,应酌情减量。此外,硫喷妥钠可降低吸入麻醉药的MAC,并可增强其对循环系统的抑制作用;与麻醉性镇痛药合用可进一步降低呼吸中枢对CO_2的敏感性,加重对呼吸的抑制作用;与非去极化肌松药合用可增强其肌松作用并延长作用时间。

二、氯胺酮

氯胺酮的药理作用与巴比妥类及其他中枢神经抑制药不同,主要是阻断丘脑与新皮层之间的通路,对丘脑内侧核有选择性抑制作用,引起意识障碍和产生镇痛效应。任何中枢神经系统抑制性药物,都可增强氯胺酮的麻醉效果,如氟哌利多、芬太尼等。阿片类药物与氯胺酮伍用在镇痛方面有协同作用,但对呼吸的抑制也增强。氯胺酮与硫喷妥钠或咪达唑仑之间,在催眠和抗伤害反应等方面都有相加作用,但未见协同作用,可能与氯胺酮的作用机制与硫喷妥钠不同有关,但硫喷妥钠可改善氯胺酮所致大脑血流增多。氯胺酮常与丙泊酚联合用于全凭静脉麻醉,将两者用于麻醉诱导时,在催眠或麻醉作用上有相加作用;丙泊酚对呼吸的抑制作用并未因氯胺酮而改变;但有利于维持血流动力学的稳定。

因氯胺酮对交感神经系统有明显的兴奋作用,引起血压升高和心率增快。如与具有轻度α受体阻断药(如氟哌利多)或钙通道阻断药(如维拉帕米)合用,氯胺酮所致高血压的发生率降低。但与卤素类吸入麻醉药合用,可加重氯胺酮的心肌抑制作用,心脏指数和血压都下降。可能与吸入麻醉药能阻断氯胺酮的交感神经兴奋作用有关。

氯胺酮主要在肝脏内代谢,通过细胞色素P450酶的作用进行生物转化。因此,肝微粒体酶的活性发生改变时,可影响氯胺酮的代谢和时效,细胞色素P450酶诱导剂可增加其代谢和消除。大鼠长期使用苯巴比妥时,脑和血浆氯胺酮浓度降低,其作用时间也缩短。此外,氟烷可抑制氯胺酮的*N*位去甲基作用,使其在脑及血浆内的半衰期延长,可增强其药理效应。

三、咪达唑仑

临床咪达唑仑常作为术前药或麻醉前用药。除其本身的镇静、遗忘作用外,联合其他麻醉药物时常可起到协同作用,减少丙泊酚等镇静药物的用量,增强阿片类药物的镇痛作用,但同时也会增加其呼吸抑制的发生率,需要加强监测。

动物实验和临床研究都认为,咪达唑仑与硫喷妥钠及戊巴比妥有协同作用。戊巴比妥可促进苯二氮䓬类药与其受体相结合,同时又相互竞争与血浆蛋白结合,而硫喷妥钠对咪达唑仑的增效作用是由于硫喷妥钠具有干预苯二氮䓬类受体的作用。研究表明，苯二氮䓬类药与戊巴比妥的协同作用是双向的，小剂量咪达唑仑 0.02 mg/kg 即可明显增强戊巴比妥的催眠作用，其效果如同戊巴比妥增强硫喷妥钠的催眠作用一样。硫喷妥钠与咪达唑仑合用与硫喷妥钠单独应用比较，其催眠作用可增加 96%。与咪达唑仑合用时硫喷妥钠的量效曲线发生移位，ED_{50}点明显左移。两者的协同作用使硫喷妥钠 ED_{90}降低 49%，即从 3.87 mg/kg 降低到 1.97 mg/kg。咪达唑仑与丙泊酚也有协同作用。单独应用丙泊酚使意识消失的 ED_{90} 为 1.88 mg/kg，当与咪达唑仑 0.02 mg/kg 合用后，丙泊酚 ED_{90}降至 1.03 mg/kg。这也提示，丙泊酚的作用部位可能与硫喷妥钠相同，都是在 GABA 受体。

咪达唑仑与阿片类药之间也有协同作用。实验研究发现，咪达唑仑与阿芬太尼在抑制离体脊神经对伤害性疼痛的传导有协同作用；临床麻醉中咪达唑仑可明显减少瑞芬太尼的用量，并与剂量相关。阿芬太尼诱导的 ED_{50}是 0.13 mg/kg，如在给予阿芬太尼前1 min注射咪达唑仑 0.02 mg/kg，诱导量可减少到0.027 mg/kg。阈下镇痛剂量的阿芬太尼(0.003 mg/kg)可明显增强咪达唑仑的催眠作用，其 ED_{50} 从 0.27 mg/kg 降低到 0.14 mg/kg。如果阿芬太尼用量为 20 μg/kg，咪达唑仑的 ED_{50}可降至 0.07 mg/kg，相当于术前用药的量。表明阿芬太尼与苯二氮䓬类伍用时也有较强的催眠作用。这种相互作用可能是 μ 阿片受体与 GABA 受体之间相互作用的结果。

四、丙泊酚

丙泊酚的药效学特点决定其常常与阿片类等镇痛药物联合使用。除药理作用互补外，丙泊酚与其他镇静与镇痛药物还具有协同作用，联合应用可减少各种药物的用量、不良反应及其对生理功能的影响。

丙泊酚可因其体内分布和排泄特点而导致其自身的药代动力学改变。随着丙泊酚血药浓度的升高，进一步影响血流动力学，使心排血量降低，结果使肝清除率和外周分布降低。随着静脉注射速度的增快，其血药浓度也越来越高。这不仅影响其自己的药理作用，不同药物之间相互作用也可发生。

研究表明，丙泊酚在中枢的作用部位可能与硫喷妥钠相同，都是在 GABA 受体。具有相同作用机制的药物伍用，或与中枢神经抑制药物伍用时，都有相互增效作用。丙泊酚与硫喷妥钠及咪达唑仑之间有协同作用。丙泊酚与硫喷妥钠或咪达唑仑配伍用时，可使硫喷妥钠 ED_{50}减少 55%，丙泊酚 ED_{50}减少 61%；小剂量咪达唑仑 0.02 mg/kg 可使丙泊酚的 ED_{50} 减少 31%。丙泊酚用于麻醉诱导时，与咪达唑仑 0.02 mg/kg 配伍用可使丙泊酚用量减少 49%；与阿芬太尼 0.02 mg/kg 配伍用有相加作用，可使丙泊酚的 ED_{90} 从 1.62 mg/kg 降低到 1.24 mg/kg；如果三种药联合应用，可使丙泊酚用量减少 86%。

由于丙泊酚无明显镇痛作用且对心血管系统的抑制作用较强，因此临床常与强效镇痛药联合应用。丙泊酚和阿芬太尼之间也可发生药效协同，两者合用比单独应用可产生更强的镇静和镇痛作用。而丙泊酚和芬太尼联合用于麻醉诱导仅有相加作用。Pavlin 等在自愿者研究表明，丙泊酚与阿芬太尼配伍用时的血药浓度比单独静注丙泊酚时，平均高 21%。同样，在丙泊酚血药浓度 1.0 μg/ml 的基础上给予阿芬太尼，后者血药浓度明显高于单独给药。其原因可能与药代动力学改变有关，丙泊酚可抑制细胞色素 P450 的活性，从而降低阿芬太尼的排泄。Mertens 等研究了丙泊酚对瑞芬太尼抑制临床疼痛刺激反应所需剂量的影响，并且基于已发表的丙泊酚和瑞芬太尼相关数据对其研究结果进行了评价。结果显示由于存在镇痛作用协同，丙泊酚降低了瑞芬太尼抑制喉镜检查、气管插管和腹腔外科等刺激所需剂量。丙泊酚浓度与患者恢复意识的时间相关。研究显示与瑞芬太尼合并应用，可通过协同作用方式减少丙泊酚的用药。利多卡因和丁哌卡因可明显增强丙泊酚的作用并与剂量相关。静脉给予利多卡因 3.0 mg/kg或布比卡因 1.0 mg/kg，丙泊酚催眠剂量分别减少 34.4%和 39.6%。因此，若在用丙泊酚之前用过利多卡因或布比卡因，应酌情减少丙泊酚的用量。

丙泊酚与常用吸入麻醉药及肌松药之间未发现有明显的协同作用。丙泊酚可增加心肌对肾上腺素的敏感性，在丙泊酚麻醉期间，应用肾上腺素容易引起心律失常。

第三节 吸入麻醉药与其他药物的联合应用及相互作用

一、吸入麻醉药间的相互作用

吸入麻醉药的联合应用包括两种或两种以上吸入麻醉药同时或连续应用。由于血气分配系数的差异，N_2O 常与异氟烷、七氟烷等联合应用，加快后一类药物的起效速度，增强麻醉效果。但相同类型的吸入麻醉药基本不会同时使用。

研究吸入麻醉药的相互作用时，某种药物对另一种药物效应的影响通常用 MAC 衡量。吸入麻醉药的相互作用一般都认为是相加作用，根据 Meyer-Overton 法则，麻醉效果主要取决于溶解于作用部位的分子数量，即两种浓度各为 0.5 MAC 的药物联合应用时，其麻醉强度应为 1.0。但是，以前多以临床效果为评判指标来研究药物相互作用；近来对挥发性麻醉药与氧化亚氮（N_2O）的相互作用进行了研究，以脑电图来衡量药物对中枢神经系统的抑制作用。结果表明，N_2O 可降低异氟烷维持 EEG 频率在 2 Hz 和 3 Hz 时的浓度。加用氧化亚氮可以减少强效挥发性麻醉药的需要量（吸入 65% 的氧化亚氮可以使挥发性麻醉药的 MAC 值减少近 50%）。Goto 等报道，氟烷和异氟烷都有剂量依赖性拮抗 N_2O 的镇痛作用；N_2O 也可拮抗挥发性麻醉药对中枢的抑制作用。同静脉麻醉药，吸入麻醉药的相互作用也可因评判指标（镇静、镇痛或两者）不同而异，可能与不同麻醉药在中枢神经的作用部位不同有关。

二、吸入麻醉药与静脉麻醉药的相互作用

全身麻醉时，吸入麻醉药和静脉麻醉药联合应用即静吸复合麻醉，可以明显减少两类药物的用量，使血流动力学更加平稳，并减小术中知晓的发生。临床常同时应用静脉和吸入麻醉药已达到作用快、恢复快、不良反应小的效果，静-吸复合全麻已成为常用的主要全麻维持方式之一。硫喷妥钠、氯胺酮、咪达唑仑及丙泊酚都可使吸入麻醉药的用量减少，MAC 降低。犬肌注氯胺酮 5 mg/kg 后 1～2 h，氟烷 MAC 降低 50%，5～6 h后可降低 14%。麻醉性镇痛药与吸入麻醉药之间的相互作用是以降低 MAC 的程度来衡量。芬太尼、阿芬太尼和舒芬太尼都可降低吸入麻醉药的 MAC，但并不能使 MAC 降低到零，提示镇痛药并不是一种完全的麻醉药，应该与静脉或吸入全麻药合用。瑞芬太尼使异氟烷 MAC 降低 50%的血药浓度为 1.37 ng/ml，当血药浓度达 50 ng/ml 时也只能降低异氟烷 MAC 的 91%。可见，瑞芬太尼也不是一种完全的麻醉药，只有与其他全麻药合用才能避免发生术中知晓，但其与吸入麻醉药可在镇静及镇痛有很强的协同作用。Ma 等研究了七氟烷和神经鞘内注射芬太尼在抑制伤害性作用方面的相互作用。结果表明，单独用芬太尼抑制 A_δ 和 C 纤维反射的 ED_{50} 分别为 35.6 μg 和 14.2 μg，单独吸入 1.5%七氟烷可抑制 A_δ 和 C 纤维反射的 15.2%和 27.5%。而在吸入 1.5%七氟烷的基础上以芬太尼抑制上述反射的 ED_{50} 分别为 8.5 μg 和 3.5 μg，即抑制反射的 76%和 75%。可见七氟烷与芬太尼在抗伤害性作用方面具有很强的协同作用。

第四节　肌松药与其他麻醉药物的联合应用及相互作用

一、肌松药联合应用及相互作用

（一）去极化肌松药与非去极化肌松药　琥珀胆碱具有起效迅速、维持时间短的特点，但不适于长时间反复应用。因此临床可联合去极化肌松药和非去极化肌松药来获得确切、稳定的肌松效果。在静脉快速序贯诱导时选择琥珀胆碱快速达到插管条件，插管后追加中长效肌松药来维持术中肌松。需要注意的是，琥珀胆碱与非去极化肌松药同时静注可产生明显的拮抗作用，肌松效果减弱，持续时间也缩短。但注入琥珀胆碱后 20 min 再注射非去极化肌松药（如维库溴铵、泮库溴铵、阿曲库铵），常有增强后者的作用，作用时间也可延长 30%～50%。但对哌库溴铵和阿库氯铵影响不明显。Erkola 等在临床研究了阿库氯铵与琥珀胆碱的相互作用。先注入琥珀胆碱 1 mg/kg，当 T_1 恢复到 5%时再注入阿库氯铵 0.15 mg/kg。结果与单独应用阿库氯铵组相比，阿库氯铵的起效时间 3.8±0.9 min 和最大阻滞效果 96.6%±7.2%均未见显著差异；而 T_1 的恢复时间较单独应用缩短；恢复指数和 TOF 恢复至 0.7 的时间，也无明显差异。故认为琥珀胆碱对随后给予的阿库氯铵肌松作用无影响。注入琥珀胆碱之前注射小剂量非去极化肌松药，可有效减轻或消除琥珀胆碱引起的肌颤，但可部分拮抗琥珀胆碱的作用，达到同样肌松条件所需琥珀胆碱剂量增加，并与非去极化肌松药的剂量相关，临床应增加琥珀胆碱剂量才能达到良好的气管插管条件。

（二）非去极化肌松药间的相互作用　作用时间不同的肌松药先后应用，可满足不同时长的肌松需要，但非去极化肌松药之间的相互作用较为复杂。有些非去极化肌松药联合应用可产生协同作用。Goetz 等在临床研究了泮库溴铵与阿曲库铵的相互作用，提示预注泮库溴铵可使阿曲库铵的起效时间缩短，维持时间延长，两者之间有协同作用。如果预注阿曲库铵，对泮库溴铵的作用无明显影响。预注 10%ED_{95} 维库溴铵后，再注入维库溴铵可显著缩短其起效时间。非去极化肌松药相互作用的机制仍有待于研究。一般认为，化学结构不同的苄异喹啉类和甾类肌松药合用可能产生协同作用，而结构相同的肌松药合用可产生相加作用。

二、肌松药与吸入麻醉药的联合应用及相互作用

吸入麻醉药可增强肌松药的效应，吸入麻醉达到一定深度时均可产生不同程度的肌松作用，因此联合应用吸入麻醉药，减少肌松药用量。其原因可能与多方面因素有关：吸入麻醉药对中枢的抑制作用可降低对外来刺激的敏感性，产生中枢性肌松作用；可在药代动力学上影响肌松药的作用。如异氟烷可增加骨骼肌的血流灌注，增加肌松药在神经-肌肉结合部的分布；影响肝、肾的血流灌注，减少肌松药的代谢或排泄；可降低突触后膜对递质乙酰胆碱（ACh）的敏感性，从而增强肌松药的作用。

Brett 等应用膜片钳技术发现，异氟烷减少乙酰胆碱受体通道开放时间，使终板电位幅度降低并加速其衰减，神经肌肉传导减弱。吸入麻醉药增强非去极化肌松药的作用很明显，但不同药物影响不尽相同且与用量相关。吸入麻醉药对非去极化肌松药的影响程度依次为：异氟烷＞七氟烷＞恩氟烷＞氟烷＞氧化亚氮。非去极化肌松药受吸入麻醉药影响的顺序为：筒箭毒碱＞泮库溴铵＞维库溴铵＞阿曲库铵。恩氟烷、异氟烷和氟烷的吸入浓度从 1.2 MAC 增加到 2.2 MAC，可使维库溴铵的 ED_{50} 分别降低 51%、33%和 18%。异氟烷和恩氟烷可增强美维松的肌松作用，延长其作用时间和恢复时间。

三、肌松药与局部麻醉药联合应用及相互作用

局部麻醉药也能增强肌肉松弛药的效能。静脉使用大剂量局麻药时，大多数局部麻醉药都能引起神经-肌肉传递阻滞；小剂量时肌松效应强度较弱，但它们可增强非去极化和去极化肌肉松弛药的效能。围术期这类相互作用容易被忽视，如术后静脉注射局部麻醉药用于治疗心律失常，可因肌肉松弛药残余作用的增强而导致患者出现严重的呼吸功能抑制。

四、肌松药与其他常用药物的相互作用

肌松药与麻醉性镇痛药、抗生素、心血管药等均可发生相互作用见表 9-1。

表 9-1　常用药物与肌肉松弛药的相互作用

药　物	相互作用	作用程度
阿芬太尼（alfentanil）	无	0
氨茶碱（aminophylline）	拮抗	++
抗生素（antibiotics）	增强	+++
抗惊厥药（anticonvulsants）	拮抗	+++
抑肽酶（aprotinin）	增强，琥珀胆碱作用延长	+++
阿司匹林（aspirin）	无	0
硫唑嘌呤（azathiopine）	拮抗	+
苯二氮䓬类（benzodiazepines）	无	0
β阻滞药（beta blockers）	增强	+
溴苄胺（bretylium）	增强	+
布比卡因（bupivacaine）	增强	++
丁酰苯类药（butyrophenones）	无	0
钙拮抗药（calcium antagonists）	增强	++
卡马西平（carbamazepine）	拮抗	++
头孢菌素类（cephalosporins）	无	0
氯丙嗪（chlorpromazine）	无	0
克林霉素（clindamycin）	增强	+++
黏菌素（colistin）	增强	+++
环氧抑制药（cyclo-oxygenous inhibitors）	无	0
环孢素（cyclosporin）	增强	+
丹曲林（dantrolene）	增强	++
地塞米松（dexamethasone）	拮抗	++
地西泮（diazepam）	无	0
丙吡胺（disopyramide）	增强	+
吗乙胺吡酮（doxapram）	增强	++
氟哌利多（droperidol）	无	0
依可碘酯（echothiopate）	增强	+++
恩氟烷（enflurane）	增强	+++
红霉素（erythromycin）	无	0
艾司洛儿（esmolol）	增强，琥珀胆碱作用延长	+，++
依托咪酯（etomidate）	轻度增强	+
芬太尼（fentanyl）	无	0
呋塞米（furosemide）	增强	+
神经节阻断药（ganglion blocker）	增强	+++
庆大霉素（gentamycin）	增强	+++
三硝酸甘油酯（glyceryl trinitrate）	无	0
氟哌啶醇（haloperidol）	无	0
六烃季铵（hexamethonium）	增强	+++
氢化可的松（hydrocortisone）	拮抗	++
免疫抑制药（immunosuppressants）	琥珀胆碱作用延长	++
卡那霉素（kanamycin）	增强	+++
氯胺酮（ketamine）	轻度增强	+
利多卡因（lidocaine）	增强	+

续 表

药　　物	相互作用	作用程度
酮咯酸(ketorolac)	无	0
林可霉素(lincomycin)	增强	+++
局麻药(local anesthetics)	增强	++
氯羟二氮䓬(lorazepam)	无	0
甘露醇(mannitol)	增强	0
美普他酚(meptazinol)	琥珀胆碱作用延长	+++
甲乙炔巴比妥(methohexitone)	轻度增强	+
甲硝唑(metronidazole)	无	0
咪达唑仑(midazolam)	无	0
吗啡(morphine)	无	0
新霉素(neomycin)	增强	+++
乙基紫苏霉素(netilmicin)	无	0
硝苯吡啶(nifedipine)	增强	++
硝酸甘油(nitrates)	无	0
氧化亚氮(nitrous oxide)	无	0
阿片类药(opioids)	无	0
青霉胺(penicillamine)	无	0
青霉素(penicillin)	无	0
戊酸吡啶(pentolinium)	增强	+++
哌替啶(pethidine)	无	0
酚噻嗪(phenothiazines)	无	0
苯妥英钠(phenytoin)	拮抗	+++
磷酸二酯酶抑制药(phosphodiesterase inhibitors)	拮抗	++

续 表

药　　物	相互作用	作用程度
多黏菌素(polymycin)	增强	+++
丙胺卡因(prilocaine)	增强	++
去氧苯比妥(primidone)	拮抗	++
普鲁卡因酰胺(procainamide)	增强琥珀胆碱作用延长	++ +++
普鲁卡因(procaine)	增强琥珀胆碱作用延长	++ +++
丙泊酚(propofol)	轻度增强	+
普萘洛尔(propranolol)	增强,琥珀胆碱作用延长	+,++
奎尼丁(quinidine)	增强	++
硝普钠(sodium nitroprusside)	无	0
肾上腺皮质激素(steroids)	拮抗	++
链霉素(streptomycin)	增强	+++
舒芬太尼(sulfentanyl)	无	0
四环素(tetracyclines)	增强	+
硫喷妥钠(thiopentone)	轻度增强	+
妥布霉素(tobramycin)	增强	+++
三甲噻芬(trimetaphan)	增强	+++
丙戊酸钠(valproate sodium)	拮抗	++
维拉帕米(verapamil)	增强	++
挥发性吸入麻醉药(volatile agents)	增强	+++

注:0,无作用;+,作用微弱,无临床意义;++,作用小,某些情况下有临床意义;+++,临床上作用明显。

(安海燕　杨拔贤)

参考文献

[1] Vuyk J. Drug interactions in anesthesia. Minerva Anestesiol, 1999, 65: 215 - 218.

[2] Kissin I, Brown PT, Bradley EL Jr, et al. Diazepam-morphine hypnotic synergism in rats. Anesthesiology, 1989, 70: 689 - 694.

[3] McLeod GA, Munishankar B, Columb MO. An isobolographic analysis of diamorphine and levobupivacaine for epidural analgesia in early labour. Br J Anaesth, 2007, 98: 497 - 502.

[4] Minto CF, Schnider TW, Short TG, et al. Response surface model for anesthetic drug interactions. Anesthesiology, 2000, 92: 1603 - 1616.

[5] Mertens MJ, Olofsen E, Engbers FHM, et al. Propofol reduces perioperative remifentanil requirements in a synergistic manner. Anesthesiology, 2003, 99: 347 - 359.

[6] 杨璐,杨拔贤,张利萍等. 静吸复合麻醉中瑞芬太尼靶控输注系统的性能评价. 中国微创外科杂志, 2007, 7: 973 - 975.

[7] 管峥,毕珊珊,卢炜,等. 响应曲面模型在麻醉药合用中药物-药物相互作用研究的进展药学学报, 2008, 43: 1171 - 1178.

[8] Mertens MJ, Olofsen E. Propofol reduces perioperative remifentanil requirements in a synergistic manner. Anesthesiology, 2003, 99: 347 - 359.

[9] Heyse B, Proost JH, Schumacher PM, et al. Sevoflurane remifentanil interaction: comparison of different response surface models. Anesthesiology, 2012, 116: 311 - 323.

[10] 庄心良,曾因明,陈伯銮. 现代麻醉学. 第三版. 北京: 人民卫生出版社, 2005: 718 - 760.

第十章 局麻药的药理和毒性反应防治

局麻药的基本化学结构是芳香环基-中间链-氨基，芳香环基是亲脂基结构，氨基是亲水基结构，中间链为羰基，根据其结构又可分为酯键或酰胺键，据此可将局麻药分为酯类和酰胺类。临床上常用的酯类局麻药有：普鲁卡因(procaine)、氯普鲁卡因(chlorloprocaine)和丁卡因(tetracaine)，常用的酰胺类局麻药有：利多卡因(lidocaine)、甲哌卡因(mepivacaine)、丙胺卡因(pilocaine)、依替卡因(etidocaine)、布比卡因(bupivacaine)以及罗哌卡因(ropivacaine)。化学结构的不同决定其生物学上的差异，酯类局麻药在血浆内水解或被胆碱酯酶分解，代谢产物对氨基苯甲酸可能引发过敏反应，酰胺类局麻药在肝内被酰胺酶分解，严重肝病患者应用酰胺类局麻药易发生不良反应。

甲哌卡因、布比卡因和罗哌卡因的分子中含有一个不对称的碳原子，因此具有左旋和右旋两种镜像立体异构。异构体的立体结构不同，其与受体或酶的结合也不同，药理学活性有一定差异。混旋异构体混合物中可能一种异构体起药理治疗作用，而另一种异构体不起作用甚至产生不良反应。布比卡因和罗哌卡因左旋异构体的时效长于右旋或混旋异构体，毒性也较低。

不同物理化学特性决定了局麻药的效能与时效，据此临床上又可将局麻药分为三类：① 低效能短时效局麻药：如普鲁卡因、氯普鲁卡因。② 中效能中时效局麻药：如利多卡因、甲哌卡因、丙胺卡因。③ 高效能长时效局麻药：如丁卡因、依替卡因、布比卡因和罗哌卡因。三组局麻药的起效时间也各不相同，组 1 中氯普鲁卡因起效较普鲁卡因快，组 2 中各药的起效时间相仿，组 3 中依替卡因起效最快而丁卡因起效最慢。

第一节 局麻药的作用机制

局麻药溶液沉积在神经附近，渗透过神经轴突膜进入轴突浆，这种渗透过程的速度和程度取决于药物的解离常数 pKa 以及亲脂基和亲水基的种类。

局麻药阻滞神经兴奋传导是通过抑制神经膜的电压依赖性钠通道的活性，而非影响静息电位或阈电位水平。钠通道是局麻药特异性受体，局麻药与之结合后抑制其构象的改变，神经冲动传导时不能使钠通道转变成允许钠离子流通的激活开放状态，抑制钠离子跨膜内流而使神经细胞去极化的速度和程度下降。进一步提高局麻药的浓度，钠离子内流的抑制作用增强，当细胞去极化程度降低不能达到阈电位水平，神经细胞的动作电位就不能产生和扩布，即发生传导阻滞。重复的高频刺激明显增强局麻药的阻滞作用，这一现象称为频率依赖性或位相抑制。可能的原因是局麻药与处于激活或失活状态的钠通道结合较静息状态更为容易和紧密，高频重复刺激加速通道的激活开放，钠通道更多地由静息状态转变为激活或失活状态，易与局麻药结合而产生传导阻滞。

在临床使用浓度下，局麻药也可抑制钾通道、钙通道、Na^+－K^+泵、磷脂酶 A_2 和 C 的功能，影响递质释放、突触后受体的功能、离子梯度和第二信使系统等，这些可能也是其阻滞神经传导的作用机制(图 10－1)。

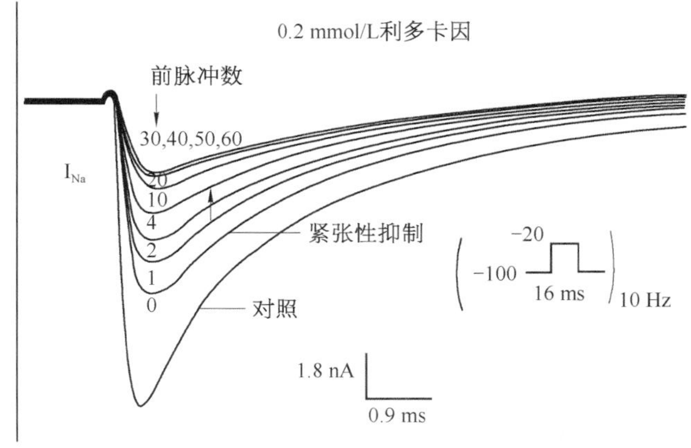

图 10－1 利多卡因钠通道阻滞特点

频率依赖性阻滞，刺激频率越快，钠通道阻滞作用越明显。

第二节　影响局麻药作用的因素

局麻药临床特性最重要的是其起效快慢、时效长短和药效强度。局麻药的药理特性以及一些非药理学因素均可影响局麻药的作用。

一、药理学因素的影响

（一）脂溶性　局麻药的脂溶性影响药效强度，神经膜是脂蛋白复合物，脂溶性高的物质易通过此膜，因此脂溶性高的局麻药如布比卡因、依替卡因和丁卡因等用于临床神经阻滞时较低浓度就有较好的效果，而脂溶性低的局麻药如普鲁卡因和氯普鲁卡因必须应用较高浓度才能有满意的效果。实验研究中，局麻药脂溶性与药效强度之间呈正相关，但在临床上局麻药的作用受多种因素的影响，其间的相关性较差。

（二）解离常数（pKa）　局麻药的解离常数影响起效速度。局麻药多为弱碱性的叔胺或仲胺盐，在生理pH范围内常离解为带阳离子电荷的铵基离子形式和不带电荷的胺基形式。带阳离子电荷形式的局麻药可溶于水而不溶于脂，而不带电荷胺基形式的局麻药可溶于脂而不溶于水，只有不带电荷胺基形式的局麻药能透过神经膜。

pKa是50%局麻药处于非解离状态时的pH，pKa越低的局麻药在近生理状态下（pH 7.4），胺基形式的分子越多，穿透力越强，起效就越快。甲哌卡因和布比卡因的pKa分别为7.6和8.1，甲哌卡因pKa较布比卡因低，起效较快。丁卡因和普鲁卡因的pKa较利多卡因高，起效较利多卡因慢。唯一例外的是氯普鲁卡因，pKa高但起效较快，这可能与氯普鲁卡因临床使用浓度较高，药量较大有关。虽然局麻药不带电荷的胺基形式对透过神经膜非常重要，但局麻药最终起作用的是带阳离子电荷的铵基离子形式与受体蛋白的结合，因此局麻药的两种形式对其神经阻滞作用均是重要的。

（三）蛋白质结合力　局麻药的蛋白质结合力影响时效长度。局麻药的蛋白质结合力越强，其与受体蛋白质结合时间就越长，时效延长。依替卡因和布比卡因约有95%与蛋白质结合，时效较长，而普鲁卡因仅6%与蛋白质结合，时效较短。

（四）组织弥散性　局麻药的组织弥散性越高，起效越快。氯普鲁卡因虽然pKa高，但起效快，原因除与临床用药浓度高、药量大外，另一可能原因是该药的组织弥散性较高。

（五）对血管平滑肌的作用　局麻药对血管平滑肌的作用影响局麻药的药效强度与时效长度。局麻药除可卡因外，对血管平滑肌的作用是双相的，极低浓度局麻药引起血管收缩，而在临床麻醉浓度一般致血管扩张。局麻药的扩血管作用使其吸收入血速度加快，局部药物浓度下降，与神经组织接触的时间缩短，从而降低了局麻药的药效，缩短时效。游离神经实验证明，利多卡因的药效强度和时效优于甲哌卡因，但临床研究表明两者作用几乎没有不同，可能的原因是利多卡因扩血管作用较甲哌卡因强所致。

二、非药理学因素的影响

（一）局麻药的药量　局麻药的药量决定局麻药起效、时效与药效。局麻药总量取决于浓度和容量，临床上常用增加局麻药浓度来增强药效、延长时效和缩短起效时间，增加局麻药容量来增加麻醉扩散范围。例如：等容量利多卡因，0.5%药液的起效、时效与作用的完善程度显然较0.125%药液好；等容量布比卡因，0.75%药液较0.5%药液不仅起效快，感觉神经阻滞时效长，且运动神经阻滞程度也较好；硬膜外麻醉时应用不同容量药液，1%利多卡因30 ml比3%利多卡因10 ml的阻滞平面要高4个节段。

（二）局麻药的复合应用　两种局麻药复合应用的目的是取长补短，缩短起效时间和延长时效，如起效快的普鲁卡因与时效长的丁卡因复合液做蛛网膜下腔阻滞，但临床研究发现局麻复合应用的实际效果并不如预期。如氯普鲁卡因与布比卡因合用，以期加快起效和延长时效，但进一步研究发现上述两药合用起效虽快，但不及单用氯普鲁卡因迅速，持续时间比单独应用布比卡因短，可能的原因是氯普鲁卡因pH较低，影响了布比卡因离解和胺基形式的药理作用。利多卡因与丁卡因合液用于硬膜外阻滞，时效仅较单用利多卡因稍有延长，可能的原因是两种局麻药复合应用使两药的浓度降低，影响各药的局麻作用。此外，动物实验证明两种局麻药复合后毒性相加，而不是协同。

（三）碳酸盐局麻药和局麻药的碱性化　早在20世纪60年代就发现利多卡因碳酸盐溶液用于硬膜外阻滞较利多卡因盐酸盐溶液起效快，感觉和运动神经阻滞效果好，原因可能是碳酸盐释放的CO_2能迅速透过神经膜，降低轴浆pH，使已进入细胞内的局麻药离解出更多的阳离子，阳离子不易透过神经膜而滞留在细胞内，与受体蛋白质结合而起到阻滞作用，结果使局麻药起效迅速和时效延长。但临床研究报道有相互矛盾的结果，如布比卡因碳酸盐作硬膜外阻滞较其盐酸盐起效迅速，而利多卡因碳酸盐作臂丛神经阻滞较其盐酸盐的局麻药效果并无明显不同。对临床研究相互矛盾结果的解释可能是：① 操作技术问题，局麻药碳酸盐溶液不稳定，开启时间长可使产生的 CO_2 弥散至空气中，使其效能降低。② 由于体内缓冲机制作用，碳酸盐局麻药释出的 CO_2 被迅速缓冲，不足以改变细胞内 pH 和增加局麻药的阳离子浓度，无法达到更快的起效和更长的时效。

在局麻药中加入碳酸氢钠也可缩短起效时间，如利多卡因中加入碳酸氢钠作硬膜外或臂丛神经阻滞，起效更加迅速。局麻药中加碳酸氢钠可使溶液的 pH 升高，增加局麻药胺基形式，而局麻药胺基形式易透过神经鞘和神经膜，使起效时间缩短，但是酰胺类局麻药胺基形式不溶于水，如果 pH 过高可能产生结晶沉淀。

（四）血管收缩药 局麻药的血管扩张作用使局麻药吸收入血速度加快，为延缓吸收，增加局麻药与神经接触时间，延长时效，和降低局麻药的血药浓度，减少不良反应，常在局麻药中加入血管收缩剂。常用的血管收缩剂有 1∶200 000 肾上腺素、去甲肾上腺素和去氧肾上腺素等。普鲁卡因、利多卡因、甲哌卡因与肾上腺素合用可延长局部浸润、周围神经阻滞以及硬膜外阻滞的时效，并降低血药浓度，但肾上腺素与布比卡因和依替卡因合用延长时效的作用有限，降低两药血药浓度的作用也不明显，在硬膜外阻滞时肾上腺素与两药合用可增强对运动神经的阻滞作用，由于依替卡因本身运动神经阻滞作用较强，所以加用肾上腺素并无必要。

血管收缩剂禁用于侧支循环差的部位（如手指、阴茎、足趾）的周围神经阻滞和局部静脉麻醉。严重冠心病、心律失常、未控制的高血压、甲亢和子宫胎盘功能低下者，也应慎用缩血管药物。

（五）给药部位 给药部位的局部血供影响局麻药起效、时效和药效。局麻药鞘内给药和皮下注射起效最快，但时效最短，臂丛神经阻滞起效最慢，但时效也最长。例如，鞘内注射布比卡因 5 min 内可以起效，作用时间 3～4 h，布比卡因臂丛阻滞起效时间为 20～30 min，作用时间可达 10 h。

这种麻醉起效时间和作用时间的差异，与注射部位的解剖结构有关，不同注射部位局麻药的弥散速率及经血管吸收的速率完全不同。例如局麻药鞘内注射，脊髓神经没有其他组织包绕，局麻药直接作用于神经组织，因而起效迅速，但脊麻局麻药用量较少，作用时间较短。行臂丛神经阻滞时，局麻药必须弥散穿透各层组织到达神经膜，因而起效时间较长，局麻药用量较多，作用时间也就较长。此外，局麻药进入臂丛神经鞘，被血管吸收缓慢，与作用时间延长有一定关系。

（六）神经纤维的差异性阻滞 周围神经可以根据粗细和功能分类。一般说来，细神经纤维较粗神经纤维更容易被阻滞，有髓鞘的神经纤维较无髓鞘神经纤维更容易被阻滞，因为局麻药只需作用于有髓鞘神经纤维的郎飞结即可。不同结构的神经纤维承担的功能不同（表 10－1），这可能是局麻药产生差异性阻滞的原因。临床上周围神经阻滞的顺序为：① 交感神经阻滞，引起外周血管的扩张和皮肤温度上升；② 痛觉和温觉丧失；③ 本体感觉丧失；④ 触压觉丧失；⑤ 运动麻痹。

表 10－1　周围神经纤维的分类

纤维种类	髓鞘	直径(μm)	功　能	局麻药阻滞易感性
A－α	＋＋	6～22	运动传出，本体感觉传入	＋＋
A－β	＋＋	6～22	运动传出，本体感觉传入	＋＋
A－γ	＋＋	3～6	肌梭传出，肌张力	＋＋＋＋
A－δ	＋＋	1～4	痛、温、触觉传入	＋＋＋
B	＋	＜3	自主神经节前纤维	＋＋
C	－	0.3～1.3	痛、温、触觉传入，自主神经节后纤维	＋

（七）温度 增加局麻药温度可缩短起效时间，这可能是温度升高使局麻药 pKa 降低所致。

（八）病理生理因素 ① 妊娠：孕妇的局麻药需要量较非妊娠妇女小，且周围神经阻滞、硬膜外阻滞和蛛网膜下腔阻滞起效也较快，动物实验证明这可能与妊娠期孕酮的作用有关。② 心排血量减少：可降低局麻药在血浆和组织中的清除率，血药浓度升高，毒性增加。③ 严重肝脏疾病：可延长酰胺类局麻药的作用时间。④ 肾脏疾病：对局麻药的影响较小。⑤ 胆碱酯酶活性：胆碱酯酶活性降低的患者（新生儿和孕妇）和胆碱酯酶缺乏的患者发生酯类局麻药中毒的可能性增大。⑥ 胎儿酸中毒：可使母体内局麻药容易通过胎盘转移入胎儿体内，使胎儿发生局麻药中毒的危险性增加。⑦ 脓毒血症、恶液质等情况：α_1 酸性糖蛋白浓度增加，使血浆游离状态局麻药浓度降低。

第三节 局麻药的药代动力学

(一) 吸收 局麻药从注射部位吸收入血,使局部作用部位的药液含量降低,最终限制了其神经阻滞作用的时效,并且吸收药液多少与局麻药全身性不良反应有关。局麻药的吸收受药液与组织的结合能力、剂量、容量、注射部位和有否加用血管收缩药等因素的影响,而且局麻药可直接扩张血管或由于交感阻滞作用使血管扩张,改变局部组织的灌流,从而影响局麻药的吸收。

局麻药的吸收呈双相,早期快速吸收相是局麻药在注射部位和血液之间浓度差较大的结果,而缓慢吸收相与局麻药和组织的亲和力有关。利多卡因和布比卡因硬膜外注药后,最初的快速吸收速率相似,而利多卡因缓慢吸收明显高于布比卡因,可能的原因是其组织亲和力低,容易吸收入血,因而时效较短。对于大多数局麻药而言,用药总量越大,吸收入血血药浓度的峰值越高。相同剂量时,较大容积稀释药液比较小容积药液更容易导致血药浓度升高。经不同途径给药,局麻药易吸收入血的部位依次为肋间神经、骶管、腰段硬膜外、蛛网膜下腔、臂丛、皮下。利多卡因和布比卡因蛛网膜下腔给药后,吸收较硬膜外腔给药小,这可能是由于蛛网膜下腔的血液灌流少,蛛网膜下腔阻滞用药剂量小,血管舒张作用也较小。局麻药溶液中加入血管收缩药能降低注射部位药物经血管的吸收速率,常用的是 1∶200 0000 肾上腺素。肾上腺素可显著降低利多卡因和甲哌卡因用药后血药浓度峰值,也可明显降低布比卡因和依替卡因臂丛神经阻滞后药物的吸收,但对两药硬膜外阻滞用药后血药浓度的变化影响轻微。

(二) 分布 局麻药的分布与组织血液灌流量有密切的联系,局麻药吸收入血后首先分布于血液灌流好的器官,如心、脑、肝脏和肾脏,随后以较慢的速率再分布到灌流较差的肌肉、脂肪和皮肤。局麻药在组织的摄取与组织-血 pH 梯度有关,组织的 pH 越低,局麻药的摄取越多。代谢性酸中毒使组织细胞内 pH 低于血液,局麻药的摄取增加。呼吸性酸中毒时组织和血液的 pH 相同,局麻药在组织的摄取未明显增加,但细胞内 pH 降低使局麻药的离子形式增加,毒性仍有所增高。

1. 肺的摄取 局麻药吸收进入体循环前首先通过肺循环,在肺部有较多的摄取,利多卡因在肺的首过摄取约为 60%。肺摄取局麻药的作用呈浓度依赖性,可迅速饱和。局麻药误注血管或实施局部静脉麻醉而止血带意外松解时,局麻药的血药浓度迅速升高,此时肺的首过摄取作用较为明显,使肺静脉中局麻药的血药浓度升高延迟,且明显低于肺动脉中的血药浓度。局麻药如果缓慢吸收入血,肺的摄取作用相对较小。

2. 心脏和脑的摄取 脑和心脏血液灌流丰富,缺乏弥散屏障,这些均使局麻药在脑和心脏中的摄取加快,局部药物浓度升高,心脏和脑因此成为局麻药不良反应的主要靶器官。

3. 胎盘转移 酯类局麻药在血中快速水解代谢,较少通过胎盘,而酰胺类局麻药可通过胎盘迅速转移至胎儿。局麻药与蛋白质的结合抑制了其向胎儿转移,布比卡因与蛋白结合率(95%)较利多卡因(70%)高,脐静脉/母体动脉血药浓度的比率为 0.32,明显低于利多卡因的 0.73。胎儿血中局麻药浓度低于母体,但胎儿有酸中毒时,局麻药向胎儿的转移增加,可导致局麻药积蓄和不良反应。

(三) 生物转化和清除 局麻药从血中的清除主要通过生物转化,水溶性代谢产物由肾脏排泄,以未降解形式从肾排泄较少,仅占 5%。酯类局麻药由血浆假性胆碱酯酶、红细胞和肝脏中的酯酶快速水解,氯普鲁卡因的水解速率大于普鲁卡因大于丁卡因。酯类局麻药的水解清除速度较快,但是局麻药血药浓度较高使酯酶饱和,或有遗传性酯酶活性缺陷时,代谢速率可明显减慢。酰胺类局麻药由肝脏微粒体内的酶代谢,丙胺卡因的代谢速率大于利多卡因、甲哌卡因大于布比卡因、依替卡因和罗哌卡因。酰胺类局麻药的生物转化较酯类局麻药慢,这可能是其较酯类局麻药易产生蓄积和血药浓度持续升高,导致局麻药不良反应的原因。

常用局麻药的药代动力学参数见表 10-2。

表 10-2 常用局麻药的药代动力学特点

种 类	血浆蛋白结合率(%)	脂溶性	分布容积(L)	清除率(L/min)	消除半衰期(min)
酯类					
普鲁卡因	6	0.6			
氯普鲁卡因	4	0.4			
丁卡因	76	80			
酰胺类					
利多卡因	70	2.9	91	0.95	96
甲哌卡因	77	1	84	0.78	114
丙胺卡因	55	0.9	261	2.84	90
依替卡因	94	141	133	1.22	156
布比卡因	95	28	73	0.47	210
罗哌卡因	94	147	41	0.44	108

第四节 常用局麻药的药理

一、酯类局麻

(一) 普鲁卡因 短时效局麻药，时效 45～60 min。pKa 高，在生理 pH 范围呈高度解离状态，扩散和穿透力均差。对血管有扩张作用，能从注射部位迅速吸收。适用于浸润麻醉、神经阻滞和蛛网膜下腔阻滞。

(二) 氯普鲁卡因 氯普鲁卡因与普鲁卡因相似，是短时效局麻药，时效 30～60 min。起效快，药效强度弱，硬膜外阻滞用 3%浓度，神经阻滞用 2%浓度。水解速度较普鲁卡因快 4 倍，因此毒性低。此药较少用于神经阻滞，而较多用于连续硬膜外阻滞，尤其是产科麻醉。

(三) 丁卡因 长时效局麻药，时效超过 3 h。起效时间 10～15 min，强度与毒性均为普鲁卡因的 10 倍，常用于表面麻醉、硬膜外阻滞和蛛网膜下腔阻滞。由于起效慢，用于硬膜外阻滞时常与起效快的局麻药合用。

二、酰胺类局麻药

(一) 利多卡因 中时效局麻药，时效 60～90 min。起效快，扩散和穿透力均强，临床应用浓度随不同麻醉而异，浓度范围自 0.5%～7.5%。毒性与药液浓度有关，0.5%浓度溶液的毒性与普鲁卡因相仿，2%浓度溶液的毒性较普鲁卡因大 1 倍。利多卡因对血管无明显扩张作用，4%～7%浓度溶液可用于表面麻醉，1%浓度溶液用于神经阻滞，1.5%～2%浓度溶液用于硬膜外阻滞，2%浓度溶液用于蛛网膜下腔阻滞。

(二) 甲哌卡因 药效与毒性均与利多卡因相似，但与利多卡因不同，不具有表面麻醉作用。常用于浸润麻醉、神经阻滞、硬膜外阻滞和蛛网膜下腔阻滞。甲哌卡因血药浓度较利多卡因高 50%，母体血药浓度的升高势必加快经胎盘向胎儿转移，胎儿/母体比率高达 0.65～0.70，因此不适用于产科麻醉。

(三) 丙胺卡因 丙胺卡因起效与药效较利多卡因稍差，时效稍长。常用于浸润麻醉、神经阻滞和硬膜外阻滞。丙胺卡因血管扩张作用较小，用于麻醉时可不加入肾上腺素，因此适用于使用血管收缩药有禁忌的患者。最大的优点是毒性比利多卡因小 40%，是酰胺类局麻药中毒性最低的，因此可用于局部静脉麻醉。缺点是可能诱发高铁血红蛋白血症，成人用量应控制在 600 mg 以下。

(四) 布比卡因 长时效局麻药，时效因阻滞部位的不同而异，产科硬膜外阻滞时效约 2 h，神经阻滞时效可达 16 h。常用于浸润麻醉、神经阻滞、硬膜外阻滞和蛛网膜下腔阻滞。布比卡因的特点是可通过改变药液浓度而产生感觉和运动神经阻滞的分离，0.125%～0.25%布比卡因阻滞交感神经而较少阻滞感觉神经，0.25%～0.5%溶液产生最大感觉神经阻滞而运动神经阻滞小，而 0.75%溶液则产生完善的运动神经阻滞。因此可单独或与麻醉性镇痛药复合用于术后或分娩镇痛。布比卡因毒性虽仅及甲哌卡因的 1/8，但心脏毒性较明显，误注血管可引起循环衰竭，严重的室性心律失常，且复苏困难。

现在临床上使用的布比卡因是由左旋(S 型)和右旋(R 型)镜像体 50∶50 组成的消旋混合物，研究发现从消旋混合物中单独提取制成的左旋布比卡因感觉与运动阻滞的起效时间、阻滞范围、阻滞深度与等量布比卡因相似。左旋布比卡因的优点是体内分布广，清除慢，故时效延长；游离血药浓度低，故中枢神经系统和心脏毒性较小，心律失常的阈值较高，临床安全范围较大。

(五) 依替卡因 长时效局麻药，蛋白质结合力及脂溶性均较布比卡因强 50%。优点是起效快，时效长，药效强度和运动神经的阻滞效果均较布比卡因好，甚至阻滞运动神经较阻滞感觉神经更好，临床上常用于神经阻滞与硬膜外阻滞，尤其是适用于对运动神经阻滞要求高的手术麻醉。

(六) 罗哌卡因 长效局麻药。临床上使用的罗哌卡因是纯的左旋光学异构体，而不像布比卡因是混旋异构体混合物，罗哌卡因左旋异构体的时效长于右旋或混旋异构体。罗哌卡因的物理化学性质与布比卡因相似，脂溶性较布比卡因差。与布比卡因相比，罗哌卡因起效稍快，时效短，运动神经阻滞的深度不及布比卡因。此药经动物实验和临床上广泛使用后证明与布比卡因相比具有五个优点：① 产生运动神经阻滞和感觉神经阻滞分离的程度大于布比卡因，可用于分娩镇痛和术后镇痛。② 心脏毒性较布比卡因低，引起心律失常的阈值高，心脏复苏的成功率高。③ 中枢神经的毒性较布比卡因低，致惊厥的阈值较高。④ 有血管收缩作用，因此药液中无需再加肾上腺素。⑤ 对子宫胎盘血流无影响，因此此药在产科麻醉中的应用备受注目。

临床适应证：① 硬膜外阻滞，浓度为 0.5%～0.75%。② 术后镇痛及分娩镇痛，浓度为 0.25%，也可用 0.125%溶液和麻醉性镇痛药联合应用。③ 神经阻滞，剂量越大，起效时间越短，常用浓度 0.5%～0.75%。

常用局麻药的药理特点见表 10－3。

表 10-3　常用局麻药的药理特点

种　　类	效　　能	起效	浸润麻醉时效(min)	浸润麻醉最大剂量(mg)	毒性反应血药浓度(μg/kg)	pKa
酯类						
普鲁卡因	1	快	45～60	500		8.9
氯普鲁卡因	4	快	30～45	600		8.7
丁卡因	16	慢	60～180	100		8.5
酰胺类						
利多卡因	1	快	60～120	300	大于 5	7.9
甲哌卡因	1	快	90～180	300	大于 5	7.6
丙胺卡因	1	快	60～120	400	大于 5	7.9
依替卡因	4	慢	240～480	300	大于 2	7.7
布比卡因	4	慢	240～480	175	大于 1.5	8.1
罗哌卡因	4	慢	240～480	200	大于 4	8.1

常用局麻药的浓度、剂量和用法见表 10-4。

表 10-4　常用局麻药的浓度、剂量与用法

局 麻 药	用　　法	浓度(%)	一次最大剂量(mg)	起效时间(min)	作用时效(min)
普鲁卡因					
	局部浸润	0.25～1.0	1 000		
	神经阻滞	1.5～2.0	600～800		
	蛛网膜下腔阻滞	3.0～5.0	100～150	1～5	45～90
	硬膜外腔阻滞	3.0～4.0	600～800		
丁卡因					
	表面麻醉	0.5～2.0	40～60	1～3	60
	神经阻滞	0.2～0.3	50～75	15	120～180
	蛛网膜下腔阻滞	0.33	7～10	15	90～120
	硬膜外腔阻滞	0.2～0.3	75～100	15～20	90～180
利多卡因					
	局部浸润	0.25～0.5	300～500	1.0	90～120
	表面麻醉	2.0～4.0	200	2～5	60
	神经阻滞	1.0～1.5	400	10～20	120～240
	蛛网膜下腔阻滞	2.0～4.0	40～100	2～5	90
	硬膜外腔阻滞	1.5～2.0	150～400	8～12	90～120
甲哌卡因					
	局部浸润	0.5～1.0	300～500		90～120
	神经阻滞	1.0～1.5	300～400	10～20	180～300
	硬膜外腔阻滞	1.0～2.0	150～400	5～15	60～180
丙胺卡因					
	神经阻滞	1.0～2.0	400	10～20	120～180
	硬膜外腔阻滞	1.0～3.0	150～600	5～15	
依替卡因					
	神经阻滞	0.5～1.0	300	10～20	360～720

续 表

局麻药	用法	浓度(%)	一次最大剂量(mg)	起效时间(min)	作用时效(min)
依替卡因	硬膜外腔阻滞	1.0～1.5	150～300	5～15	170
布比卡因					
	局部浸润	0.25～0.5	150		120～240
	神经阻滞	0.25～0.5	200	15～30	360～720
	蛛网膜下腔阻滞	0.5	15～20		75～200
	硬膜外腔阻滞	0.25～0.75	37.5～225	10～20	180～300
罗哌卡因					
	神经阻滞	0.5～1.0	200	2～4	240～400
	蛛网膜下腔阻滞	0.75～1.0	10～15	2	180～210
	硬膜外腔阻滞	0.5～1.0	100～150	5～15	

第五节 局麻药的临床应用

一、部位麻醉

(一) 表面麻醉 将渗透性能强的局麻药与局部黏膜接触所产生的无痛状态称为表面麻醉。常用的局麻药有：4%～10%的可卡因，1%～2%的丁卡因和2%～4%的利多卡因。可卡因具有血管收缩作用，减少术中出血和使术野清晰，用于表面麻醉具有独特的优点。普鲁卡因和氯普鲁卡因的穿透能力较弱，因此不适用于表面麻醉。利多卡因气道表面麻醉有轻微的气道扩张作用，并可预防气道激惹。局麻药可从黏膜迅速吸收入血，尤其是给药部位有感染时，丁卡因和利多卡因从气管黏膜吸收后的血药浓度可与静脉注射相仿。

完整的皮肤是局麻药弥散的有效屏障，只有含水量较高、高浓度、水溶性的局麻药才能穿透皮肤产生麻醉作用。EMLA是含高浓度利多卡因(2.5%)和丙胺卡因(2.5%)的乳化剂，两种局麻药混合后熔点降低，室温下即为液体，可弥散透过皮肤阻滞神经传导，产生麻醉作用。EMLA对皮肤无刺激性，局部应用血药浓度低，峰值出现时间迟，因而毒性较低。喷涂皮肤表面后可使静脉穿刺或置管无痛，但起效时间长，在穿刺前要涂擦45～60 min。也可用于植皮，穿透皮肤厚度可达0.53 mm，有效镇痛成功率达84%，持续时间1.5～7.6 h。TAC也是一种表面麻醉可选用的局麻药配伍，TAC含0.5%丁卡因，肾上腺素1∶2 000，10%～18%可卡因，成人最大安全剂量为3～4 ml，TAC对完整皮肤作用效果不明显，但可被黏膜迅速吸收。由于考虑到可卡因的毒性和滥用危险，陆续有不含可卡因的表面麻醉配方出现，利多卡因-肾上腺素-丁卡因(LET)同TAC一样有效，LET含4%利多卡因，肾上腺素1∶2 000，0.5%丁卡因。

(二) 局部浸润麻醉 沿手术切口分层注射局麻药，阻滞组织中的神经末梢，称为局部浸润麻醉。局部浸润麻醉局麻药种类的选择取决于麻醉所需的持续时间，利多卡因是进行局部浸润麻醉最常用的局麻药。局麻药剂量的选择取决于所要阻滞的区域面积，需要麻醉的面积较大时，应采用较大容积的稀释药物，以确保局麻药总量不超出安全范围。在局麻药中加入1∶200 000的肾上腺素可使阻滞时间延长，但在动脉末梢部位，如手指、耳、鼻部及阴茎根部，肾上腺素有使血管强烈收缩，组织缺血、坏死的可能，因此局麻药液中不宜加入肾上腺素。

(三) 局部静脉麻醉 在肢体手术区的近端缚止血带，充气后经静脉注射稀释的局麻药，产生迅速起效的镇痛和肌松作用，称为局部静脉麻醉。局部静脉麻醉的时效取决于止血带充气时间，放松止血带，局麻药迅速进入全身循环，麻醉作用即消失。局部静脉麻醉最常用的局麻药为利多卡因和丙胺卡因，常用0.5%利多卡因40 ml于前臂和手部手术，0.5%利多卡因70 ml于小腿和足部手术。丙胺卡因毒性比利多卡因小40%，是酰胺类局麻药中毒性最低的，因此适用于局部静脉麻醉，缺点是可能诱发高铁血红蛋白血症，成人用量应控制在600 mg以下。氯普鲁卡因有诱发血栓性静脉炎的可能，布比卡因和罗哌卡因的心脏毒性较大，因此均不宜用于局部静脉麻醉。

(四) 神经阻滞 将局麻药注射至神经干(或丛)

旁，暂时阻滞神经的传导功能，称为神经阻滞。由于神经是混合性的，不但感觉神经纤维被阻滞，运动神经纤维和交感、副交感神经纤维同时不同程度地被阻滞。神经阻滞的起效、时效和效果受多种因素的影响，如局麻药的脂溶性、解离常数、蛋白质结合力、组织弥散性以及对血管平滑肌作用等等，临床上应根据局麻药的药理特点、手术部位、时间等性质综合考虑，选择合适的药物和方法。

(五) 硬膜外阻滞 将局麻药注入硬膜外间隙，阻滞脊神经根，使其支配区域产生暂时性麻痹，称为硬膜外阻滞。多种局麻药可用于硬膜外阻滞，利多卡因的弥散性能较强；依替卡因麻醉效能好，阻滞运动神经甚至较阻滞感觉神经更好，适用于对运动神经阻滞要求高的手术麻醉；布比卡因的特点是可通过改变药液浓度而产生感觉和运动神经阻滞的分离；罗哌卡因产生运动神经阻滞和感觉神经阻滞分离的程度大于布比卡因，毒性也较布比卡因低，对子宫胎盘血流无影响，适用于术后镇痛和产科麻醉。局麻药中加入肾上腺素可延长硬膜外阻滞的时效，但肾上腺素与布比卡因和依替卡因合用除了增强对运动神经的阻滞作用，延长时效的作用并不明显。

(六) 蛛网膜下腔阻滞 将局麻药注入蛛网膜下间隙，使脊神经根、背根神经节及脊髓表面部分产生不同程度的阻滞，称为蛛网膜下腔阻滞。丁卡因、利多卡因和布比卡因是进行蛛网膜下腔阻滞最常用的局麻药。氯普鲁卡因由于其神经毒性较强而不适用与蛛网膜下腔阻滞。利多卡因脊麻后神经毒性的报道逐渐增多，限制了其在蛛网膜下腔阻滞中的应用，即使使用其剂量也应控制在60 mg以下。布比卡因鞘内给药效果与丁卡因相仿，丁卡因感觉阻滞时间稍长，运动阻滞时间稍长且效果较好，但有报道称布比卡因抑制止血带疼痛的作用较丁卡因更为明显。局麻药的比重对蛛网膜下腔阻滞平面的调节有较大的影响，局麻药以葡萄糖或注射用水稀释即为高比重或低比重液，亦可用脑脊液直接稀释配制成等比重液。加入血管收缩药可延长蛛网膜下腔阻滞时效，肾上腺素与丁卡因、普鲁卡因、布比卡因合用均可延长作用时效。

(七) 肿胀麻醉 肿胀麻醉是整形外科手术常用的麻醉方法。在吸脂过程中，向皮下注射大容量含有肾上腺素和其他成分的局麻药溶液，同时吸取含有脂肪碎片的肿胀液，手术过程中利多卡因的总剂量可能达到35～55 mg/kg。由于局麻药用量过大，患者病理生理变化，缺乏必要的监护和抢救措施等，时有实施肿胀麻醉整形手术过程中发生心搏骤停和死亡的报道。实施这种麻醉操作应非常谨慎，对肿胀麻醉中局麻药摄取和清除过程应进行更多的研究。

二、镇痛

静脉注射利多卡因和普鲁卡因有较强的镇痛作用，研究表明持续小剂量静脉注射利多卡因，使血药浓度维持在1～2 μg/ml，可减轻术后疼痛及减少镇痛所需的麻醉性镇痛药药量，而且无明显不良反应。利多卡因静脉注射也可降低吸入全麻药的用量，血浆利多卡因的浓度为1 μg/ml时，可使氟烷的MAC降低40%，但超过这一血药浓度，氟烷MAC无进一步降低，呈平台效应。利多卡因静脉注射还可用于围术期镇咳，抑制插管时的咳嗽反射。

三、治疗神经病理性疼痛

局麻药静脉或口服给药可用来治疗某些神经病理性疼痛。研究表明，创伤部位或其他部位发出的异位冲动可导致神经病理性疼痛，钠通道阻滞剂可抑制异位冲动的形成和扩布，而且抑制异位冲动所需的血药浓度是产生神经阻滞作用的1/100～1/50。值得注意的是，临床和实验研究均发现单次静脉注射局麻药治疗神经病理性疼痛，疼痛缓解的时间可持续数日、数周及以上，时间远超过局麻药作用半衰期，其机制尚不明确。

四、预防和治疗颅内压升高

静脉注射利多卡因1.5 mg/kg可有效防止插管时颅内压的升高，作用与硫喷妥钠相仿。利多卡因可提高颅内血管的阻力，使血流量减少，颅内压随之降低，利多卡因的镇咳作用也是可能的原因。与硫喷妥钠相比，利多卡因产生降颅压作用的同时，不抑制循环，无血压明显降低，也不影响插管时的心率，并可抑制反射性支气管痉挛。

五、抑制心律失常

静脉注射利多卡因可预防和治疗室性心律失常，提高室颤的阈值。

第六节 局麻药的不良反应

一、过敏反应

局麻药真正的过敏反应非常罕见，需要与局麻药和(或)肾上腺素误入血管的反应进行鉴别。酯类局麻药的代谢产物对氨基苯甲酸能导致过敏反应，磺胺类药物的化学结构与对氨基苯甲酸相似，磺胺类药物过敏的患者应用酯类局麻药易引起过敏反应。酰胺类局麻药很少引发过敏反应，但药液中如含有防腐剂对羟基苯甲酸甲酯，其化学结构与氨基苯甲酸相似，也有引发过敏反应的可能。另外需要鉴别的是局部超敏反应，表现为局部的红斑、荨麻疹、水肿或皮炎，或者全身超敏反应，表现为广泛的红斑、荨麻疹、水肿、支气管痉挛、低血压和休克，但患者体内并没有 IgE 产生，不能认为是过敏反应。

二、局部毒性反应

（一）组织毒性反应 局麻药肌内注射可导致骨骼肌损伤。通常长效和强效局麻药，如布比卡因和依替卡因，比短效和弱效局麻药，如利多卡因和丙胺卡因更容易导致骨骼肌损伤。骨骼肌损伤是可逆的，肌细胞可迅速再生，在局部注射 2 周后完全恢复，而且这种骨骼肌损伤不会导致明显的局部症状。

（二）神经毒性反应 临床上局麻药引起的局部神经组织损害并不常见，而且通常与过高的药液浓度、不合适的添加剂，以及通过细针或细的导管给药有关。

有报道氯普鲁卡因硬膜外或蛛网膜下腔阻滞后，可引起感觉和运动的长期缺失，这可能与该溶液 pH 过低、剂量过大、浓度过高和加入抗氧化剂次亚硫酸钠有关。用 EDTA 取代次亚硫酸钠作为抗氧化剂，可以减少这种不良反应的发生。但也有报道，使用大剂量含有 EDTA 局麻药可造成严重背部疼痛，可能的原因为 EDTA 螯合钙离子，引起脊椎旁肌肉的痉挛收缩所致。

通过微导管行连续脊麻可导致局麻药相关的神经毒性，患者表现为短暂甚至是长期的神经根刺激症状或马尾综合征。研究表明，通过微导管给药，局麻药不能充分扩散并被脑脊液稀释，骶神经根周围局麻药浓度过高，可能是发生神经毒性反应的原因。

有报道采用推荐剂量和浓度的局麻药行单次蛛网膜下腔阻滞，可发生短暂和局限性神经根刺激和一过性神经症状，通常表现为后背痛、大腿或臀部的放射状疼痛和感觉迟钝。利多卡因和甲哌卡因比布比卡因更易导致上述症状，原因不明。

应该强调的是，麻醉后的神经损伤也可能是由其他因素所致，例如穿刺针或导管的损伤、手术因素、患者的体位尤其是截石位等，术中严重低血压造成的脊髓缺血损伤和神经滋养血管灌注压降低等也不能排除。

三、全身性毒性反应

临床上局麻药的全身性不良反应主要是药量过大或使用方法不当引起血药浓度升高所致，主要累及中枢神经系统和循环系统，通常中枢神经系统较循环系统更为敏感，引起中枢神经系统毒性反应的局麻药血药浓度低于引起循环系统毒性反应的浓度。CC/CNS 剂量比布比卡因和依替卡因较利多卡因低，利多卡因 CC/CNS 剂量比约为 7.1，即引起心血管毒性的药量是引起惊厥的 7.1 倍，布比卡因和依替卡因 CC/CNS 剂量比为 3.7 和 4.4，有研究认为发生心血管毒性反应时，心肌中布比卡因和依替卡因的浓度明显高于利多卡因，表明心肌大量摄取强效局麻药可能是其心血管毒性较大的重要原因之一。心血管系统对局麻药的耐受性较中枢神经系统强，但往往症状严重且治疗困难。

（一）中枢神经系统毒性反应 局麻药能透过血-脑屏障，中毒剂量的局麻药引起中枢神经系统兴奋或抑制，初始症状包括口周麻木、局部肌肉跳动、紧张不安、烦躁、头晕目眩，进而视、听功能障碍，血药浓度更高可引起震颤和惊厥，也可能出现嗜睡、讲话不清、寒战以及定向力和意识障碍等，进一步升高局麻药血药浓度可引起整个中枢神经抑制而使惊厥停止、呼吸抑制，以及脑电图等电位。当局麻药的血药浓度迅速升高，例如局麻药误注血管，或已使用了其他中枢抑制药物，可能无明显的前驱症状，立即出现惊厥或严重的中枢抑制。

中枢神经系统兴奋症状是由于局麻药对大脑皮质抑制性通路的阻滞，以及兴奋性氨基酸，如谷氨酸释放增加所致。局麻药剂量增加，可导致兴奋性通路也被阻滞，谷氨酸持续释放使受体敏感性降低或递质缺失，最终导致中枢神经系统的抑制。

惊厥或严重的呼吸抑制可导致低氧血症、高碳酸血症和酸中毒，PCO_2 升高可扩张脑血管，脑血流增加，局麻药入脑更迅速，CO_2 弥散至神经细胞，使细胞内 pH 降低，使细胞内局麻药阳离子形式增加，不易透过神经膜，酸中毒降低局麻药的血浆蛋白结合率，游离的局麻药浓度增加，因此低氧血症、高碳酸血症和酸中毒可加剧局麻药的中枢神经系统毒性反应，形成恶性循环。

治疗：一旦发现局麻药中枢神经系统毒性反应早期征象就应立即停止注射局麻药，同时吸氧，如果发生惊厥影响了通气，应给予止痉药，如咪达唑仑、硫喷妥钠等，并行辅助或控制通气，必要时给予循环支持。

（二）心血管系统毒性反应 局麻药心血管系统毒性反应既是药物直接作用于心脏和周围血管，也是间接作用于交感或副交感自主神经系统所致。局麻药抑制心肌收缩力及扩张外周血管而使心排血量（CO）、心脏指数（CI）降低，左室舒张末期压（LVDP）上升，血压下降，直至休克。局麻药抑制心脏起搏组织冲动的产生，抑制传导，由于传导缓慢引起再折返心律失常。心电图表现为严重的窦性心动过缓，甚至窦性停搏，P-R 间期的延长，QRS 波增宽，高度的房室传导阻滞和室性心动过速、室颤。

低氧血症、酸中毒、低蛋白血症时，局麻药的心脏毒性增强。局麻药传导阻滞的效能与心脏毒性正相关，依替卡因、布比卡因与心脏钠通道结合紧密，因此心脏毒性比利多卡因、普鲁卡因强,且治疗困难。罗哌卡因与钠通道解离较快,心脏毒性相对较小。妊娠可增加局麻药的心血管毒性,动物实验中发现,布比卡因 CC/CNS 剂量比妊娠时为 2.7,非妊娠时为 3.7,发生循环衰竭时,妊娠动物布比卡因血药浓度较非妊娠动物低。

治疗:立即给氧,补液,并应用血管活性药物和正性肌力药物,必要时行生命支持治疗,包括维持气道通畅,保证通气和氧合,立即行心外按压,循环功能衰竭时肾上腺素是首选药物。室性心动过速需行电复律,胺碘酮治疗布比卡因引发的室性心律失常较利多卡因更有效。研究发现,脂肪乳剂(emulsion lipid)用于治疗布比卡因、罗哌卡因导致的难治性严重心血管不良反应有一定效果。这是近年来在局麻药不良反应治疗中取得的最显著进展。多篇文献报道了在治疗复苏困难的布比卡因、罗哌卡因和左旋布比卡因严重心血管毒性反应时,应用脂肪乳剂静脉注射取得了良好疗效。动物实验中,输注脂肪乳剂升高布比卡因静脉注射产生心脏停搏的阈值,增加相同剂量布比卡因中毒时的复苏成功率。

尽管脂肪乳治疗局麻药严重心血管不良反应的机制尚未完全阐明,目前认为可能包括:① 脂肪乳有利于改善细胞能量代谢。心肌有氧代谢的主要功能物质是脂肪酸,毒性剂量布比卡因严重抑制心肌线粒体脂肪酸转运,导致心肌能量代谢障碍。输注脂肪乳剂增加进入心肌细胞的脂肪酸,改善心肌细胞的能量代谢。② 重建局麻药在组织和血浆脂质之间的平衡,减少了局麻药与组织的结合。布比卡因在脂肪和血浆之间的分布系数是 12∶1。血浆脂肪乳浓度超过 500 μmol/L 能使血浆中局麻药浓度减少,提示脂肪乳间接通过增加血浆与局麻药结合而起作用。发生布比卡因和罗哌卡因引发的心血管系统毒性反应时,可立即给予 20% 脂肪乳剂 1.5 ml/kg,随后给予 0.25 ml/(kg · min)静脉输注,有助于提高复苏成功率。

四、高铁血红蛋白血症

丙胺卡因的代谢产物 *O*-甲苯胺可使血红蛋白转化为高铁血红蛋白,引起高铁血红蛋白血症。大剂量应用丙胺卡因时此不良反应的发生率增加,因此成人丙胺卡因用量应控制在 600 mg 以下。但近来有报道成人剂量达 400 mg 时发生高铁血红蛋白血症。也有丙胺卡因引起高铁血红蛋白血症的报道。新生儿和婴幼儿应用含丙胺卡因的 EMLA 有诱发高铁血红蛋白血症的可能,因此新生儿和婴幼儿 EMLA 的用量应严格按照标准执行。丙胺卡因引发的高铁血红蛋白血症可自行逆转或静脉给予亚甲蓝进行治疗。

(张　莹　李士通)

参考文献

[1] Sanchez V, Arthur GR, Strichartz GR. Fundamental properties of local anesthetics. I. The dependence of lidocaine's ionization and octanol: buffer partitioning on solvent and temperature. Anesth Analg, 1987, 66: 159 - 165.

[2] Catterall W. From ionic currents to molecular mechanisms. The structure and function of voltage-gated sodium channels. Neuron, 2000, 26: 13 - 25.

[3] Klein SM, Greengrass RA, Steele SM, et al. A comparison of 0.5% bupivacaine, 0.5% ropivacaine, and 0.75% ropivacaine for interscalene brachial plexus block. Anesth Analg, 1998, 87: 1316 - 1319.

[4] Pace NL, Stylianou MP. Advances in and limitations of up-and-down methodology: A précis of clinical use, study design, and dose estimation in anesthesia research. Anesthesiology, 2007, 107: 144 - 152.

[5] DiFazio CA, Carron H, Grosslight KR, et al. Comparison of pH-adjusted lidocaine solutions for epidural anesthesia. Anesth Analg, 1986, 65: 760 - 764.

[6] Bedder MD, Kozody R, Craig DB. Comparison of bupivacaine and alkalinized bupivacaine in brachial plexus anesthesia. Anesth Analg, 1988, 67: 48 - 52.

[7] Cohen SE, Thurlow A. Comparison of a chloroprocaine-bupivacaine mixture with chloroprocaine and bupivacaine used individually for obstetric epidural analgesia. Anesthesiology, 1979, 51: 288 - 292.

[8] Hoffmann AC, van Gessel E, Gamulin Z, et al. Quantitative evaluation of tourniquet leak during i. v. regional anaesthesia of the upper and lower limbs in human volunteers. Br J Anaesth, 1995, 75: 269 - 273.

[9] Liu S, Carpenter RL, Chiu AA, et al. Epinephrine prolongs duration of subcutaneous infiltration of local anesthesia in a dose-related manner. Correlation with magnitude of vasoconstriction. Reg Anesth ,1995, 20: 378 - 384.

[10] Galinkin JL, Rose JB, Harris K, et al. Lidocaine iontophoresis versus eutectic mixture of local anesthetics (EMLA) for IV placement in children. Anesth Analg, 2002, 94: 1484 - 1488.

[11] Tremont-Lukats IW, Challapalli V, McNicol ED, et al. Systemic administration of local anesthetics to relieve neuropathic pain: A systematic review and meta-analysis. Anesth Analg, 2005, 101: 1738 - 1749.

[12] Tucker GT. Pharmacokinetics of local anesthetics. Br J Anaesth, 2007, 58: 717 - 731.

[13] Katz JA, Bridenbaugh PO, Knarr DC. Pharmacodynamics and pharmacokinetics of epidural ropivacaine in humans. Anesth Analg, 1990, 70: 16 - 21.

[14] Tremont-Lukats IW, Challapalli V, McNicol ED, et al. Systemic administration of local anesthetics to relieve neuropathic pain: A systematic review and meta-analysis. Anesth Analg, 2005, 101: 1738 - 1749.

[15] Taniguchi M, Bollen AW, Drasner K. Sodium bisulfite: Scapegoat for chloroprocaine neurotoxicity? Anesthesiology, 2004, 100: 85 - 91.

[16] Clarkson CW, Hondeghem LM. Mechanism for bupivacaine

depression of cardiac conduction: Fast block of sodium channels during the action potential with slow recovery from block during diastole. Anesthesiology, 1985, 62: 396 - 405.

[17] Moller R, Covino BG. Cardiac electrophysiologic properties of bupivacaine and lidocaine compared with those of ropivacaine, a new amide local anesthetic. Anesthesiology, 1990, 72: 322 - 329.

[18] Lee LA, Posner KL, Domino KB, et al. Injuries associated with regional anesthesia in the 1980s and 1990s: A closed claims analysis. Anesthesiology, 2004, 101: 143 - 152.

[19] Eberhart LH, Morin AM, Kranke P, et al. Transient neurologic symptoms after spinal anesthesia. A quantitative systematic overview (meta-analysis) of randomized controlled studies. Anaesthesist, 2002, 51: 539 - 546.

[20] Persaud N, Strichartz G. Micromolar lidocaine selectively blocks propagating ectopic impulses at a distance from their site of origin. Pain, 2002, 99: 333 - 340.

[21] Weinberg GL. Current concepts in resuscitation of patients withlocal anesthetic cardiac toxicity. Reg Anesth Pain Med, 2002,27: 568 - 575.

[22] Weinberg G. Lipid rescue resuscitation from local anaesthetic cardiotoxicity. Toxicological Reviews, 2006, 25: 139 - 145.

[23] Litz RJ, M Roessel T, M Axel R, et al. Reversal of central nervous system and cardiac toxicity after local anesthetic intoxication by lipid emulsion injection. Anesth Analg, 2008, 106: 1575 - 1577.

[24] Vasters FG, Eberhart LH, Koch T, et al. Risk factors of plirocaine-induced methaemoglobinaemia following peripheral regional anaesthesia. Eur J Anesthesiol, 2006, 23: 760 - 765.

[25] Ash-Bernal R, Wise R, Wright SM. Acquired methaemoglobinaemia a retrospective series of 138 cases of 2 teaching hospital. Medicine, 2004,83: 265 - 273.

第十一章 阿片受体激动剂、拮抗剂和激动-拮抗剂

第一节 阿片受体的分型和作用

1973 年 Pert 和 Snyder 等学者相继发现在脑内和脊髓内存在有阿片受体（opioid receptors），1975 年 Hugnes 等又先后发现体内有几种内源性阿片样肽（内啡肽、脑啡肽、强啡肽）是这些受体的内源性激动剂，这 3 种内源性阿片肽具有共同的结构，即 *N* 端 4 个氨基酸残基均为 Tyr-Gly-Gly-Phe，其中第一位 Tyr 十分重要，更换后将丧失与阿片受体结合的能力。1976 年，Martin 等人首先提出存在阿片受体亚型。根据药理学实验的结果，人们提出了三种类型的阿片受体，将吗啡型命名为 μ 受体，酮基环唑新（ketocyclazocine）型命名为 κ 受体，SKF－10047（*N*-allylnormetazocine）型命名为 σ 受体。后来发现与 SKF－10047 相关的 σ 型综合征不能被普通阿片拮抗剂纳洛酮（naloxone）所阻断，因此 σ 型受体不再被认为是阿片受体家族的成员。此外，在豚鼠回肠和小鼠输精管内发现了一种对脑啡肽具有高度亲和力的受体，命名为 δ 受体。经过多年的实验室研究，阿片受体家族的 4 种不同类型的 cDNA 被分离出来，已证实其中三种与 μ、κ 和 δ 型受体的药理作用相关。第 4 种受体与阿片配体之间亲和力低，不能结合非选择性阿片受体拮抗剂纳洛酮，因此称其为阿片受体样受体（opioid receptor like－1，ORL1）。后来一种与强啡肽具有明显序列同源性的新型内源性阿片肽被分离出来，称为 FQ 孤啡肽或痛敏肽。FQ 孤啡肽或痛敏肽被认为是 ORL1 受体的内源性激动剂。ORL1 受体也被重命名为 NOP 受体（nociceptin/orphanin FQ peptide receptor，NOP）。μ、δ 和 κ 这 3 种受体称为“经典型阿片受体”，又可以分别将其分为 μ_1、μ_2；δ_1、δ_2；κ_1、κ_2、κ_3 几种亚型。

激动不同的阿片受体可产生完全不同的药理作用，阿片受体分型及各种受体激动后产生的效应，以及与其相应的内源性配体和激动药的代表，详见表11－1。

表 11－1　阿片受体分类及激动效应

受　体	μ	δ	κ	NOP
内源性配体	β-内啡肽 内吗啡肽	内啡肽 Met-脑啡肽	强啡肽	N/OFQ
激动剂	吗啡 芬太尼 哌替啶 DAMGO	DPDPE δ 啡肽	丁丙诺啡 镇痛新 U50,488	
拮抗剂	纳洛酮 纳曲酮	纳洛酮 那曲吲哚 （naltrindole）	纳洛酮	
激动效应	脊髓以上镇痛 呼吸抑制 镇静 欣快感 瘙痒 缩瞳 抑制胃肠蠕动 恶心、呕吐 依赖性 催乳素分泌	脊髓镇痛 呼吸抑制 缩瞳	脊髓镇痛 镇静 致幻作用 利尿	

临床上应用的阿片类药物就是根据其与阿片受体的关系而分成三大类：阿片受体激动剂、阿片受体激动-拮抗剂和阿片受体拮抗剂，详见表 11－2。

表 11－2　阿片受体类药分类

分　类	药　物
阿片受体激动剂	吗啡、哌替啶、苯哌利啶、芬太尼
阿片受体激动-拮抗剂	
以激动为主的药物	喷他佐辛、丁丙诺啡、布托啡诺、纳布啡 地佐辛
以拮抗为主的药物	烯丙吗啡
阿片受体拮抗药	纳洛酮、纳曲酮、纳美芬（nalmefene）

阿片受体激动药主要激动 μ 受体；阿片受体激动-拮抗药主要激动 κ 和 δ 受体，对 μ 受体有不同程度的拮抗作用；阿片受体拮抗药主要拮抗 μ 受体，对 κ 和 δ 受体也有一定的拮抗作用。

第二节　阿片类药作用机制及作用部位

一、阿片类药作用机制及作用部位

阿片受体属于 G 蛋白偶联受体（G-protein-coupled receptors，GPCRs）超家族，具有 7 个跨螺旋区（transmembrane helices，TM）。μ、δ、κ 和 NOP 四种阿片类受体的跨膜结构非常相似，这些结构的氨基酸序列也具有同源性。新近的研究揭示了这四种阿片受体与配体结合时的晶体结构。结构显示，阿片受体跨膜结构组成的结合口袋可分为两个不同的部位：结合口袋的下方在阿片受体中高度保守，负责识别配体所携带的信息；上方的氨基酸残基相异，决定阿片受体亚型的选择性。这为阿片受体药理学的“效应-选择”（message-address）模型提供了结构上的解释和证实。图 11-1 为 μ 受体的晶体结构，图 11-2 为 μ、δ、κ 三种受体的晶体结构。

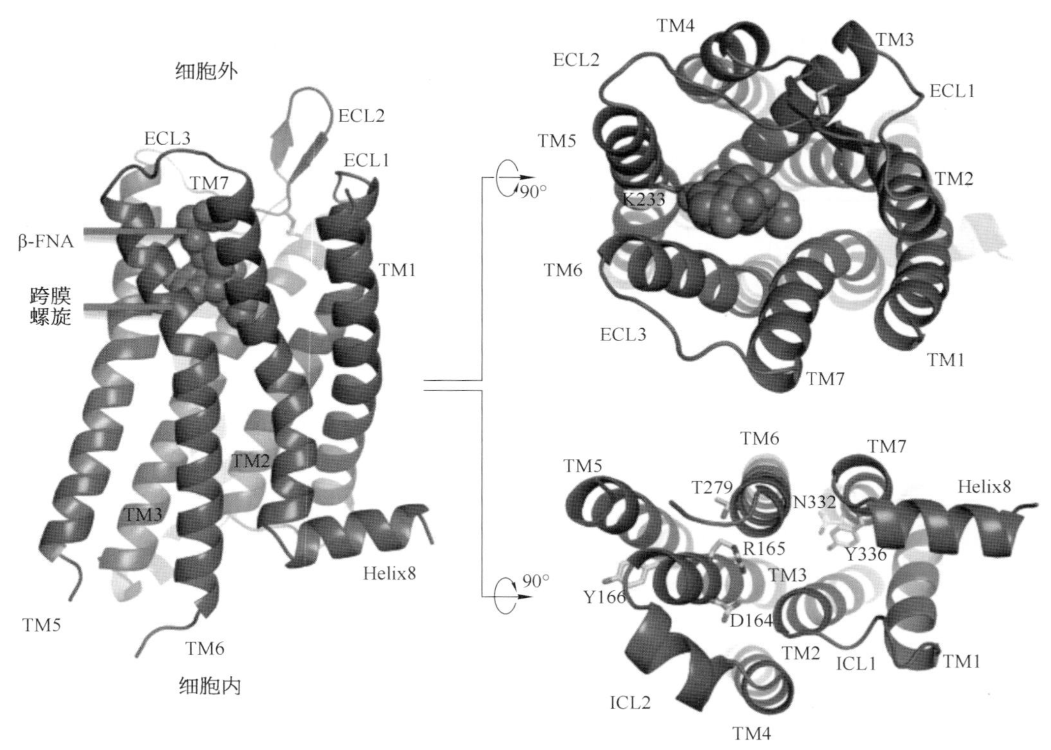

图 11-1　μ 受体的晶体结构

阿片激动剂与阿片受体结合，导致 G 蛋白激活，抑制腺苷酸环化酶活性，降低 cAMP 水平并且抑制电压依赖性钙通道活性，使 Ca^{2+} 内流减少，K^{+} 外流增加，导致神经节中传导痛觉信息的神经元兴奋性降低，从而抑制疼痛传递；或者进一步抑制包括 P 物质、谷氨酸在内的神经传导递质，而 P 物质、谷氨酸可激活脊髓伤害性刺激传导。

阿片受体广泛分布于脑和外周神经系统，它们主要分布在疼痛上行传导经路及疼痛调节的下行传导经路。在上行经路阿片类药作用部位为外周神经末梢、脊髓背角及丘脑，μ、κ 及 δ 受体在脊髓背角密度很高。在脑内，大多数阿片受体激动剂作用部位在疼痛调节下行传导经路，包括中脑导水管周围灰质、罗氏胶质区、蓝斑核，在这些部位通过抑制抑制性神经元激活下行传导经路。除此以外，大脑皮质、边缘系统的杏仁核及海马回、下丘脑、中丘脑、椎体外系都有阿片受体存在。另外在交感神经节前神经元处也有阿片受体存在，灰质比白质部位的受体多。

二、阿片受体激动剂

（一）体内过程　阿片受体激动剂指主要兴奋 μ 受体的药物，吗啡、哌替啶、芬太尼等是其典型代表。μ 受

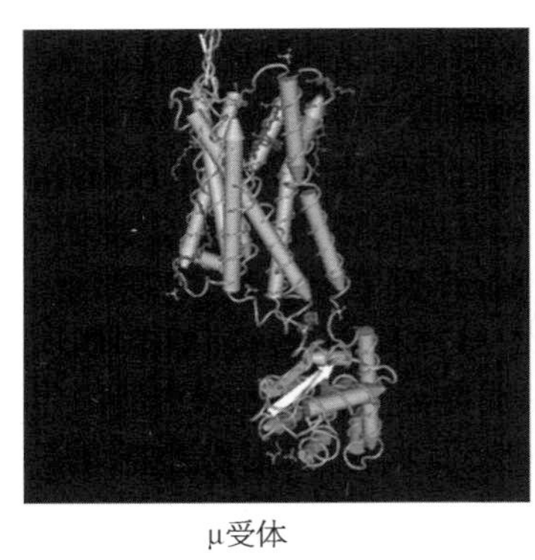
μ受体

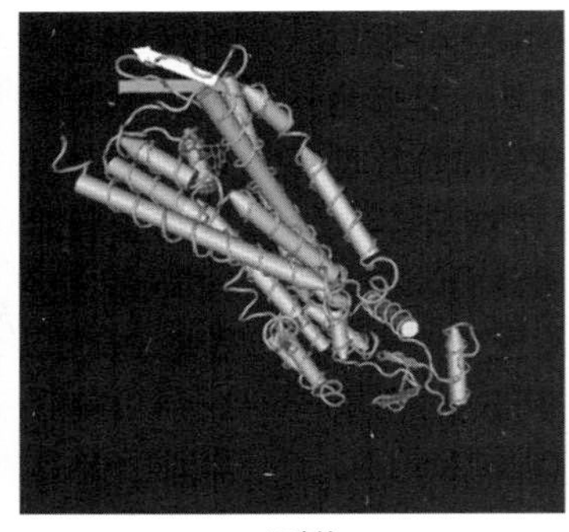
δ受体

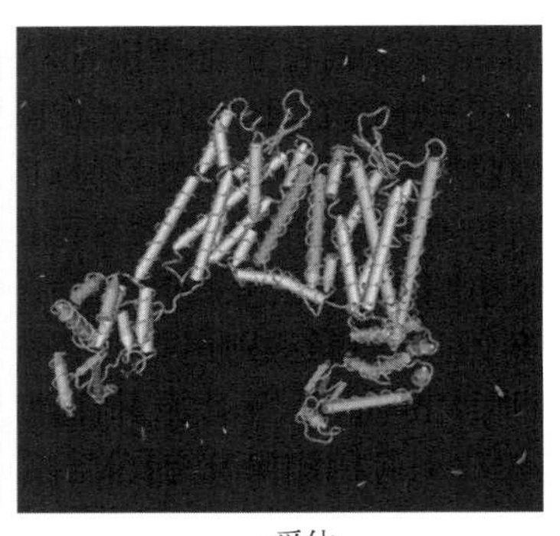
κ受体

图 11-2　μ、δ、κ 受体的晶体结构

体激动剂产生与剂量相关的镇痛和呼吸抑制作用，并抑制胃肠道运动引起恶心和呕吐。然而在不同制剂中，其作用强度、起效时间、作用持续时间和不良反应发生率均有所不同，这些差异主要同药物对受体的亲和力不同以及各种药物各自的 pKa、脂溶性，蛋白质结合率不同有关。其在体内药物代谢动力学参数见表 11-3。

表 11-3　阿片受体激动剂、激动-拮抗剂、拮抗剂的药代动力学

药　物	清除半衰期(h)	分布容积(L/kg)	清除率[mL/(kg·min)]	蛋白质结合率(%)	生物利用度(%)
激动剂					
吗啡	1.7～2.2	3～5	15～11	23～26	11
可待因	2～4	2.3～3.5	10～15	7～25	40～80
盐酸二氢吗啡酮	2.4～3	1.2～2.4	14～23	7～14	50～60
美哌利多	3～5	3～5	5～17	70	60
哌替啶	2.4～4.4	3.8	10～15	60	50
芬太尼	2～4	4.1	10～11	84	67
舒芬太尼	2.5	1.7	10～15	93	78
阿芬太尼	1.2～1.5	0.4～1.0	4～9	92	65
瑞芬太尼	0.1～0.6	0.3～0.4	40～60	70	无(未获资料)
激动拮抗剂					
丁丙诺啡	3	2.8	19	96	15～30
镇痛新	2～4	5	18	60～70	18
纳布啡	2.3～5	2.2～4.3	16～21	25～40	12～25
布托啡诺	2～4	5	40～67	80	17
地佐辛	2.4	10.1(4.7～11.1)	55(28～111)	88～94	97
拮抗剂					
纳洛酮	0.9～1.0	2.6～3	11～30	40	无(未获资料)
纳曲酮	3～9	16	11	11	5～60

年龄对阿片类药物代谢有重要影响。新生儿对所有的阿片类药物清除速率较成人均减慢。新生儿对吗啡类尤为敏感，容易透过血脑屏障，导致高的脑内浓度。低水平的 α-酸性糖蛋白使新生儿血中游离浓度增高，另外新生儿对吗啡清除率下降主要由于肝脏葡萄糖醛化过程减慢及不成熟的肾功能限制阿片类药物的代谢清除。然而婴儿出生后不久，阿片类药物的清除率可明显上升，从 26 周到 40 周其对吗啡的清除率可增加 5 倍；出生后 1 年内，新生儿对阿片类药物清除速率可正常化。同样，阿片类药代动力学在老年患者发生明显改变，肝脏清除率和分布容积均降低。血浆蛋白浓度下降、脂肪含量增加及肝血流下降均可延长其作用时间。

大部分阿片受体激动剂主要代谢途径在肝脏，如芬太尼和舒芬太尼，肝脏提取和内在清除率可大大高于肝血流。所以，这些药物的清除依赖于肝血流和影响肝血流量的因素，如心衰或休克患者肝血流减少，芬太尼作用时间就延长。但是，由于肝代谢酶有相当大的储备量，所以一般肝病患者对这类药物清除不会有明显的变化，除非肝功能已达严重衰竭。吗啡具有相当多的肝外代谢，所以肝脏衰竭相对并不改变其药代动力学，但肝血流减少可减慢血浆吗啡浓度下降的速度。同芬太尼和舒芬太尼相反，阿芬太尼的肝提取仅为 30%～50%，其代谢受肝血流和酶功能的双重影响，患者如同时使用红霉素（抑制代谢酶），此药清除将减慢，可引起术后患者呼吸恢复延迟。区别于其他阿片类药，瑞芬太尼药代动力学完全不受肝脏疾病的影响。其在肝外被非特异性血和组织脂酶水解，红细胞是瑞芬太尼主要的代谢部位，其超短效主要由于被酯酶快速分解所致而非再分布的结果。

对大部分阿片受体激动剂，肾脏的清除作用很小，但当存在肾脏疾病仍可影响药动学，主要继发于血浆蛋白含量和血管内外容量的改变。肾功能不全患者，对吗啡代谢产物吗啡-6-葡萄糖醛酸排出受损，该代谢产物具有药理活性，且对阿片受体有较高的亲和力，并能通过血脑屏障。由此提出肾脏疾患患者吗啡的作用时间延长与此有关。哌替啶的主要代谢产物去甲哌替

啶具有镇痛及中枢神经系统兴奋作用，这些代谢产物经肾排泄，因此，在肾衰时，哌替啶临床药理学有明显改变。肾衰竭对芬太尼同源物的临床药理学无明显影响。

血液 pH 改变可影响阿片类药物的药代动力学参数，呼吸性酸中毒和呼吸性碱中毒均可增加脑内吗啡等阿片类药物浓度，在术后可延长并加重阿片类药物所致的呼吸抑制。碱中毒增加吗啡的非离子化分数，从而增加对脂膜的渗透，降低吗啡的清除，当血二氧化碳由 40 mmHg 降至 11 mmHg，脑内吗啡浓度由 30% 增至 70%。酸中毒降低药物与血浆蛋白结合率、增加脑血流量，当 $PaCO_2$ 由 40 mmHg 增加至 70 mmHg，脑皮质吗啡浓度提高 11%，同时延长中枢神经系统的清除半衰期。

肥胖，尤其是病态肥胖常伴多个器官或系统功能的不正常，从而改变了机体对药物的代谢。和正常体重患者相比，肥胖患者进行颅脑手术，舒芬太尼的分布容积明显增加，清除半衰期延长，且其改变与肥胖程度成正相关。同样，阿芬太尼和瑞芬太尼的药代动力学也受体重影响，这说明临床上应用这些药物时剂量须按瘦体重标准校正。

(二) 临床应用 临床采用以阿片类受体激动剂为主的静脉复合麻醉始于 20 世纪 60 年代后期，又因芬太尼具有比吗啡作用强、毒性低，对循环影响轻，时效短（15～30 min），容易控制，术后自主呼吸恢复快等优点，故临床上广泛用芬太尼替代吗啡施行静脉复合麻醉，而过去单纯用大剂量芬太尼，（采用负荷剂量：50 μg/kg，继以 11～30 μg/min 输注）主要用于冠状动脉旁路和心脏瓣膜置换等复杂手术。其具有以下突出优点：血流动力学稳定，对心脏抑制轻微；除迷走神经外，不影响自主及传导神经：① 不增加心脏对儿茶酚胺的敏感性；② 保护脑、心脏及肾脏血流的自主调节；③ 不影响心脏的自主节律及心血管活性药物作用；④ 持续镇痛时可唤醒患者；⑤ 手术后镇痛；⑥ 抑制气管插管时心血管不良反应及应激反应；利于术后机械通气；⑦ 易拮抗；⑧ 无肝、肾及其他脏器毒性；⑨ 无诱发恶性高热的可能；⑩ 无环境污染和无致畸作用。然而其突出的优点正是其缺点所在，单纯用芬太尼麻醉在劈胸骨等强烈的伤害性刺激时常出现血流动力学亢进如高血压、心动过速等，因此在芬太尼和舒芬太尼麻醉基础上，吸入低浓度恩氟烷或异氟烷或辅以其他静脉麻醉药效果会更理想，血流动力学更稳定。所以，目前临床上常将阿片受体激动剂作用作为平衡麻醉或全凭静脉麻醉的镇痛成分，在给予一定剂量的负荷量或诱导量后予以持续输注应用更为合理，优点更突出，且可减少手术中阿片类药物的总量，缩短恢复时间和术后人工呼吸支持的时间，常见芬太尼族用于平衡麻醉或全凭静脉麻醉时负荷剂量、输注速率、单次剂量近似数值见表 11-4。

表 11-4 芬太尼族类用于全身静脉麻醉的负荷剂量、输注速率及单次剂量

药 物	负荷剂量 (μg/kg)	维持输注速率	单次剂量
芬太尼	4～11	2～10 μg/(kg·h)	25～100 μg
舒芬太尼	0.25～2	0.25～1.5 μg/(kg·h)	2.5～10 μg
阿芬太尼	25～100	0.5～2 μg/(kg·min)	5～10 μg/kg
瑞芬太尼	0.5～1.5	0.1～1 μg/(kg·min)	0.1～1.0 μg/kg

当然不同手术类型及大小对阿片受体激动剂需要量又不同，常见芬太尼族类药在不同大小手术进行全凭静脉麻醉时，其所需要血浆浓度近似值（瑞芬太尼为全血浓度）见表 11-5。

表 11-5 常见芬太尼族类药进行全凭静脉麻醉时所需血浆浓度近似值(ng/ml)

	芬太尼	舒芬太尼	阿芬太尼	瑞芬太尼
大手术	4～10	1～3	300～500	5～10
小手术	3～6	0.25～1	100～300	1～7
自主呼吸	1～2	<0.4	<110	0.5～4.0
镇痛	1～2	0.2～0.4	50～150	0.5～4.0

阿片受体激动剂是处理慢性、急性和手术后疼痛最常用的药物之一，尤其近年患者自控镇痛(PCA)的开展，使阿片受体激动剂在该方面的临床研究大大增加，静脉、硬膜外和鞘内注射是应用的主要途径，目前通常椎管内镇痛仍以吗啡为首选，其主要优点是镇痛作用时间长，1 次用药作用可持续 8～12 h 以上，不良反应主要是延迟性呼吸抑制，其发生率在硬膜外用药为 0.1%，蛛网膜下腔用药高达 0.4%。延迟性呼吸抑制的主要原因与吗啡的低脂溶性有关，使在脑脊液中吗啡易渐向呼吸中枢扩散。相反，高脂溶性药物更易向脂质丰富的脊髓内扩散，从而向呼吸中枢扩散的量就减少。高脂溶性药物如芬太尼、舒芬太尼一般并不引起延迟性呼吸抑制，用药后若发生呼吸抑制则发生在给药后不久，通常由于经血管吸收后产生高血药浓度，因此，目前国内外手术后静脉镇痛多采用芬太尼。此外，多见的不良反应有恶心、呕吐、瘙痒和尿潴留。瘙痒在鞘内注射更常见。加入小剂量局麻药可使硬膜外阿片受体激动剂作用更强，镇痛持续时间延长，并可使阿片受体激动剂用量减少，不良反应减轻。有人认为，在分娩镇痛经硬脊膜外注入舒芬太尼 10 μg 合用0.062 5%～0.125%布比卡因效果尤为理想，既减轻了疼痛，又不影响产程。

目前已肯定阿片类药物能影响机体免疫调节。阿片受体广泛分布于包括单核细胞、巨噬细胞以及 T、B

淋巴细胞在内的多种免疫细胞表面。分布在免疫细胞上的阿片受体具有相似的药理学特性。阿片类药物以NO依赖方式抑制由炎症刺激引起的NF-κB的激活是阿片类药物免疫抑制作用的可能机制。

临床应用阿片受体激动剂最常采用的途径为口服、肌内注射、皮下注射、静脉注射、硬膜外注射和鞘内注射。近年证实,在外周也存在阿片受体,因此在特殊情况为采用方便和有效的给药途径,提供了理论依据。经鼻给阿片类药正是为方便儿童术前镇静而应运而生,因为经鼻给氟哌利多有11%患儿感到有一点烧灼感,而绝大多数患儿对阿片类药却能很好耐受,和经鼻给咪达唑仑相比,经鼻给舒芬太尼仅28%患儿哭闹,而咪达唑仑达85%。患儿家长也证实,和肌内注射吗啡相比,经鼻给二乙酰吗啡更易接受,经鼻给药后血浆峰浓度时间,二乙酰吗啡为5 min、氧可酮为25 min,氧可酮经鼻给药后生物利用度为46%。经鼻给阿片类药物突出优点是并不需要患者的合作。至于经吸入给阿片类药,因吸收好坏相差很大,肺内有局部作用位点尚缺乏证据,故不太可能被广泛应用,但希望通过激活肺内外周阿片受体,采用吸入阿片类药能有效对抗呼吸困难。若以离子电渗疗法给阿片类药芬太尼,给药后出现峰血浆浓度远快于经皮给芬太尼,分别为2 h和4 h,其最大的优点系可用于经皮不能吸收的阿片类药如吗啡。

(三)阿片受体激动剂的不良反应

1. 呼吸抑制作用　呼吸抑制作用是阿片类药物最严重的不良反应。在人体,所有阿片受体激动剂通过对脑干呼吸中枢的直接作用产生剂量依赖性呼吸抑制,降低脑干呼吸中枢对二氧化碳的敏感性。使用阿片类药物后,呼吸周期中呼气时间延长,因此呼吸频率的降低比潮气量的减少更明显。大剂量用药患者呼吸抑制在术后可延续数小时。一般除了药物本身以外,不可忽视药物代谢产物在某些情况下也可引起呼吸抑制。如静脉给予吗啡30 min后,血浆中吗啡-6-葡萄糖醛酸浓度即可超过吗啡,而吗啡-6-葡萄糖醛酸是呼吸抑制剂,其呼吸抑制则大多是由于其代谢产物吗啡-6-葡萄糖醛酸而引起。芬太尼和舒芬太尼的代谢产物不产生呼吸抑制作用。老年人对阿片类药物的呼吸抑制较敏感,在应用吗啡后,老年人发生呼吸困难、上呼吸道梗阻者较多。新生儿或婴儿血脑屏障未发育完全,阿片类药物更容易进入脑组织,因而较成人易产生呼吸抑制。当同时应用其他中枢神经抑制药,如吸入麻醉药、巴比妥类、苯二氮䓬类药物时,可增强或延长阿片类药物的呼吸抑制作用;但氟哌啶醇、东莨菪碱和可乐定不增强阿片类药物的呼吸抑制作用。

2. 对心血管功能的影响　治疗剂量的吗啡对血容量正常者的心血管系统一般无明显影响。阿片类药物对冠状血管的舒缩和心肌代谢无明显作用,且不减弱冠状动脉对血管活性药的反应能力。对心肌收缩力没有抑制作用。有时可使心率减慢,可能与延髓迷走神经核受兴奋和窦房结受抑制有关。由于对血管平滑肌的直接作用和释放组胺的间接作用,可引起外周血管扩张而致血压下降,这在低血容量患者或用药后改为直立位时尤为显著。芬太尼族对心血管系统的影响轻微,不抑制心肌收缩力,一般不影响血压,芬太尼和舒芬太尼可引起心动过缓,此种作用可被阿托品对抗。小剂量芬太尼或舒芬太尼都可有效地减弱气管插管引起的高血压反应,其机制可能是孤束核以及第9和第10脑神经富含阿片受体,芬太尼或舒芬太尼与这些受体结合后可抑制来自咽喉部的刺激。

使用阿片受体激动剂时,可发生低血压。产生低血压的因素有以下几方面:吗啡和哌替啶可引起组胺释放,导致外周血管阻力下降;作用于中枢神经系统从而降低交感张力;通过迷走神经引起心率减慢;个别对心肌的直接抑制作用如哌替啶;直接抑制血管;呼吸抑制及肌肉僵硬产生CO_2蓄积、缺氧、胸内压增高所致心血管反应。芬太尼、阿芬太尼不引起血浆组胺增加,低血压发生较少。

3. 肌肉僵硬　肌肉僵硬是应用阿片受体激动剂过程中常见症状。其引起肌肉僵硬的发生率主要与以下因素有关:给药剂量及速度,是否同时应用氧化亚氮,是否同时应用肌肉松弛药,患者的年龄因素。健康的成年自愿者,静脉予以15 μg/kg芬太尼,50%出现肌肉僵硬。肌肉僵硬包括胸壁和腹壁肌肉,可引起肺动脉压、中心静脉压和颅内压上升,严重时妨碍患者通气,引起高碳酸血症、低氧血症,须用肌松药才能解除,纳洛酮可拮抗芬太尼引起的肌肉僵直。避免和减弱肌肉僵硬的最好方法系在予以芬太尼之前给小量的非去极化肌松剂,减慢静注速度和给予巴比妥类或苯二氮䓬类药物可减轻肌肉僵硬作用,合并应用氧化亚氮可加重肌肉僵硬,目前肌肉僵硬的确切机制尚不清楚。

4. 对消化系统的影响　除中枢神经系统以外,消化道是有高浓度阿片受体的部位。通常,阿片类药物对消化道的作用为引起食管下段括约肌松弛、抑制胃排空和胃肠道蠕动。其对胆道系统的作用是导致奥狄括约肌痉挛、胆道系统张力升高。除哌替啶外,其他阿片类药物增加胆道压力的作用均可被纳洛酮逆转。

恶心、呕吐是阿片受体激动剂常见不良反应,原因是刺激中枢化学感受器(CTZ)所致。在走动患者中催吐作用更常见,这是由于阿片受体激动剂促进前庭对CTZ的刺激。相反,增加阿片类药物血药浓度时,将对呕吐中枢抑制作用加强从而克服了对CTZ的刺激,这样,在第二次或随后的给药时,催吐作用就少见,在大剂量给药时,呕吐也少见。

5. 快速耐受性　近年来,人们认识到,对于动物和人,在急性应用阿片类药物后,可发生快速耐受性。有研究发现术中输注瑞芬太尼的患者，术后疼痛评分及吗啡需要量均增高，这提示出现了急性瑞芬太尼耐受性。相似的情况也出现在芬太尼和阿芬太尼使用中。但同时也有报道表明靶控输注阿芬太尼和瑞芬太尼并不引起阿片类耐受。已有报道氯胺酮能防止阿片类药物所致痛觉过敏以及随后的急性阿片耐受，这提示有 *N*-甲基-*D*-天冬氨酸(NMDA)受体的参与。

6. 配伍注意事项　为了减少术中的知晓和高血压发生率，以及为了减少阿片受体激动剂的总量及术后呼吸抑制，而配伍用各种辅助药。问题是复合用药无例外地丧失了单用阿片类药物所具有的循环稳定的优点。苯二氮䓬类与芬太尼合用，可抑制心肌收缩力，使血压、周围血管阻力下降、心率减慢，可能与药物伍用时发生了解除交感神经作用有关。有报道与氧化亚氮合用对心血管有明显的抑制作用和增加肺血管阻力。

(四) 吗啡　吗啡(morphine)静脉给药后，其分布呈二室或三室模型。其快速分布半衰期($t_{1/2}\pi$)为0.9～2.4 min，缓慢分布半衰期($t_{1/2}\alpha$) 10～11 min，游离吗啡迅速离开血液并被组织和脏器所摄取。吗啡为低脂溶性药物，可缓慢向中枢神经系统透入，其自血浆中的消失不平衡，此可能是药物作用时间长的原因之一。吗啡经肝脏代谢为吗啡-3-葡萄糖醛酸(75%～85%)和吗啡-6-葡萄糖醛酸(5%～10%)。这两种化合物都经肾脏排泄。吗啡-6-葡萄糖醛酸是一种强于吗啡的活性代谢产物，在肾衰时蓄积于体内。因此，对于肾功能不全的患者，更易发生呼吸抑制等不良反应，应用吗啡要格外小心。

静注小剂量吗啡 5～10 mg，可能引起低血压。静注麻醉剂量的吗啡 1～4 mg/kg 则低血压十分明显。引起低血压的原因有：吗啡引起剂量相关的组胺释放，降低外周血管阻力，动静脉血管扩张、血流旷置于内脏等，其主要特征是血浆组胺含量显著增高，使静脉扩张，回心血量减少，需输血补液才能使心室充盈压于正常范围。但吗啡引起的低血压并无显著的心肌抑制。

心血管手术时，吗啡麻醉患者可发生高血压。Arns 报道 2 mg/kg 吗啡行冠状动脉旁路手术，高血压发生率高达 36%，其原因是麻醉不充分导致反射性兴奋肾素-血管紧张素系统及交感肾上腺活动。

由于吗啡起效慢，作用延迟，故很难成为麻醉首选用药，更多用于术后镇痛。成年人镇痛的剂量为 0.1～0.2 mg/kg，稀释后缓慢静注或 5～10 mg 肌内或皮下注射；小儿为 0.01～0.02 mg/kg，稀释后缓慢静注或 0.1～0.2 mg/kg 肌内或皮下注射；成人椎管内镇痛为每次 2～4 mg。

(五) 哌替啶　哌替啶(pethidine)的血浆浓度分布呈二室模型，分布半衰期为 5～15 min。约 70%的哌替啶与 α_1-酸性糖蛋白结合，哌替啶的脂溶性比吗啡强，其分布容积约 4±1 L/kg，清除率为每分钟 10.4～15.1 ml/kg。主要代谢途径包括 *N*-脱甲基化和脱脂化。其活性代谢产物去甲哌替啶具有镇痛活性，可产生中枢神经系统兴奋症状及神经系统毒性如癫痫，其清除半衰期较哌替啶长。因此在有肾脏疾病的患者，反复给药易引起这种代谢产物蓄积，从而易引起癫痫发作。

使用哌替啶可引起组胺升高。大多数研究表明哌替啶降低心肌收缩力，甚至在小剂量(2～2.5 mg/kg)可引起动脉血压、外周阻力和心排血量的显著下降。与其他阿片类药物相反，哌替啶很少导致心率减慢，而是引起心动过速，这可能是由于哌替啶的结果和阿托品相似有关。由于本品心血管作用明显，一般不用于平衡麻醉。

(六) 芬太尼　芬太尼(fentanyl)的化学结构见图 11-3，血药浓度为开放三室模型，如同吗啡，其快速分布半衰期($t_{1/2}\pi$)为 1～3 min，$t_{1/2}\alpha$ 为 10～30 min，作用强度是吗啡的 50～100 倍。芬太尼与血浆蛋白的结合率为 80%。在正常 pH 时，游离型小于 10%。同吗啡比较，此药起效快，作用时间短，与其脂溶性大有关。芬太尼的清除同肝脏代谢有关。

大剂量使用芬太尼可导致术后呼吸抑制，这就限制其在一般患者中的大量使用。同吗啡相比，大剂量使用芬太尼后患者循环动力学稳定，几乎无组胺释放和静脉血管的扩张，低血压、高血压、心动徐缓和其他心血管并发症也较少见，临床常用剂量的芬太尼不影响心肌收缩力。

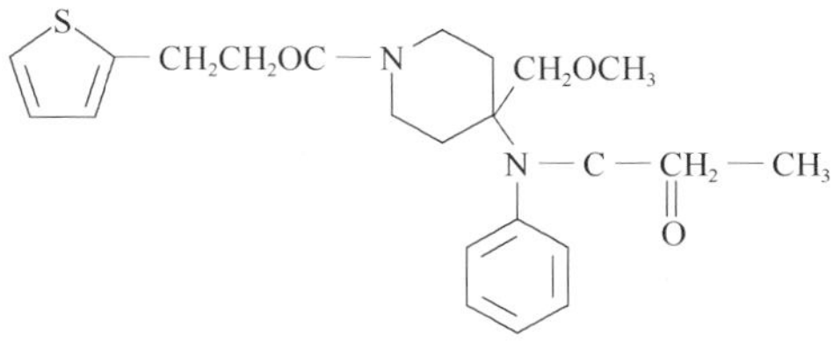

S　CH_2CH_2OC — N　CH_2OCH_3

N — C — CH_2 — CH_3

O

图 11-3　芬太尼的化学结构

大剂量使用芬太尼可产生肌强直，或伴有呼吸暂停和意识丧失。可在诱导时嘱患者进行深呼吸减少其发生。

(七) 舒芬太尼　舒芬太尼(sufetanil)是人工合成的阿片类药，化学结构见图 11-4，作用比芬太尼强 5～10 倍。其 $t_{1/2}\pi$ 为 1.4±0.3 min，$t_{1/2}\alpha$ 为 17.7±2.6 min。舒芬太尼蛋白结合率高达 92%，主要同 α_1-酸性糖蛋白结合，脂溶性高，起效很快。舒芬太尼在肝内经生物转化为代谢产物由肾脏和胆汁排出，肾功能不影响舒芬太尼的药代动力学。其消除半衰期为 2.7±0.7 h，且与年龄有明显相关，而肥胖患者的消除半衰期更长。

舒芬太尼作为麻醉辅助或主药，其心血管作用和芬太尼相似。大剂量舒芬太尼麻醉诱导更为迅速，在术中和术后能减轻高血压发作、降低左室搏功、增加心排血量。由于此药不引起组胺释放和儿茶酚胺升高，

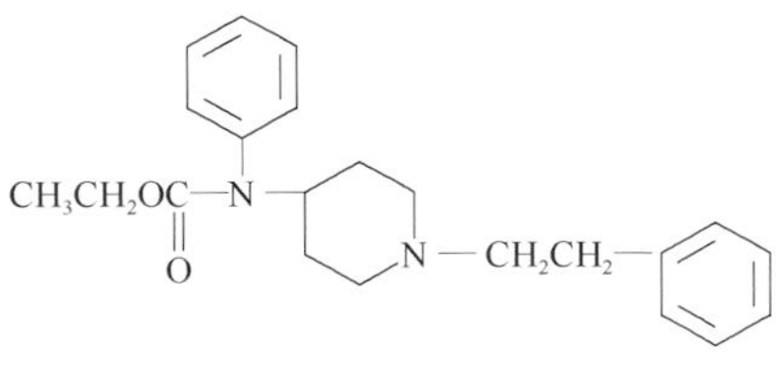

图 11－4　舒芬太尼的化学结构

因此在平衡麻醉中，舒芬太尼可使循环更稳定。舒芬太尼也可经鼻内给药，鼻内舒芬太尼的生物利用度是静脉用药的 78%。在成人，鼻内给予舒芬太尼 10～15 μg，11～40 min 后可产生中度镇静作用。

(八) 阿芬太尼　阿芬太尼(alfentanil)镇痛强度为芬太尼的 1/4，作用时间为芬太尼的 1/3。特点是作用快，静注后 1.5～2 min 作用达峰值，作用时间短，维持约 10 min。其脑电波作用峰值仅在血浆浓度峰值后 1 min，而舒芬太尼和芬太尼至少在 5 min。阿芬太尼的亲脂性较芬太尼低，与血浆蛋白结合率却较高，分布容积小，符合三室模型，经肝脏代谢失活后经尿排出。在犬用量为 169 μg/kg 时，循环稳定，用量达 5 μg/kg 时，引起一过性的心脏刺激，表现为左室收缩力升高，主动脉血流速度加快，心率、心排血量和外周血管阻力升高。在 ASA 2～4 级患者中，与芬太尼相比，用阿芬太尼诱导可出现明显的心率减慢和血压降低。阿芬太尼(25～50 μg/kg)和较小剂量的镇静-催眠药联合使用可以有效预防气管插管时的血流动力学波动。短小手术可使用阿芬太尼 0.5～2.0 μg/(kg·min)持续输注或间断 5～10 μg/kg 单次静注。为避免残余阿芬太尼的呼吸抑制作用，手术结束前 15～11 min，应减少阿芬太尼的输注或重复给药剂量。

(九) 瑞芬太尼　瑞芬太尼(remifentanil)的作用强度为阿芬太尼的 11～30 倍。其化学结构见图 11－5。消除半衰期非常短为 9.5 min，作用时间短，血浆与作用部位浓度达平衡半衰期($t_{1/2}$keo)为 1.0～1.5 min，其短效作用非再分布到外周所致，而是被红细胞及其他非特异性酯酶分解所致。

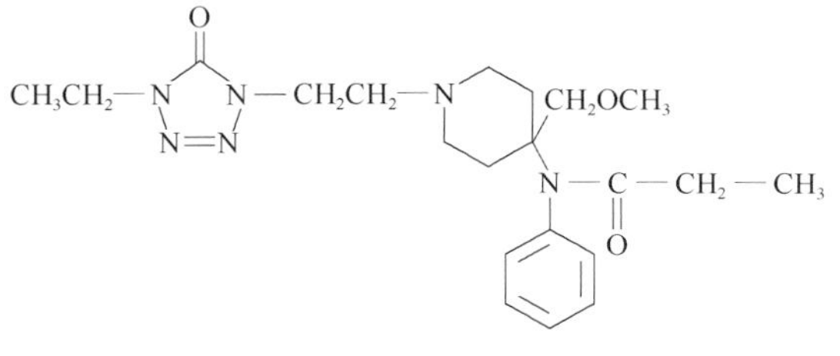

图 11－5　阿芬太尼的化学结构

在不使用肌松药的情况下，瑞芬太尼联合异丙酚诱导时，为保证合适的插管和肌松条件，瑞芬太尼的负荷量需达到 4 μg/kg(此时，成人效应室峰浓度约为 16 ng/ml)。如使用靶控输注，瑞芬太尼的靶浓度应超过 8～10 ng/ml，但在此浓度下会出现剂量相关性的血压和心率下降。如使用七氟烷复合瑞芬太尼诱导，在维持七氟烷呼出浓度为 2.5～3%且辅助通气几分钟后，可以使用 1 μg/kg 的负荷剂量，并以 0.25 μg/(kg·min)的速度输注瑞芬太尼，或者将瑞芬太尼靶控输注的靶浓度设为 3～4 ng/ml，从而获得满意的插管条件。在使用肌松药的情况下，使用 5～7 ng/ml 的靶浓度插管时的血流动力学波动较小。老年人和高血压患者在诱导时，需减少瑞芬太尼用量。

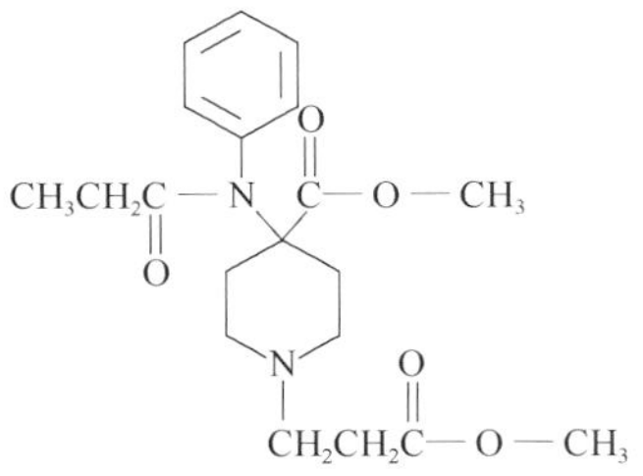

图 11－6　瑞芬太尼的化学结构

临床上瑞芬太尼主要用于平衡麻醉或全凭静脉麻醉的组成部分，它可明显降低静脉或吸入全麻药需要量，当瑞芬太尼以每分钟 0.4～0.5 μg/kg 输注时，吸入麻解药 MAC 下降近 50%。具体临床应用时应注意以下几方面：① 需用规定溶液(如 0.9NaCl，5%葡萄糖或右旋糖酐等)稀释。② 最有效的应用为连续输注，非气管插管患者，单次输注时间应控制在 30～60 s，以避免呼吸暂停或肌肉僵硬。③ 输注速率增加至一定程度，血浆浓度不再增加，即有封顶现象(ceiling effects)；区别于其他阿片类药物，瑞芬太尼需输注至手术结束前 10～15 min。④ 应用瑞芬太尼患者术后止痛，除了需要使用瑞芬太尼至缝皮结束，小手术气管插管拔除后立即给予长效阿片类药物，大手术在缝皮前 15～11 min 给予长效阿片类药物。另外，不管大小手术，需同时在伤口加用局部麻醉药及静脉注射非甾类抗炎药。⑤ 因和甘氨酸相结合不能在硬膜外及鞘内使用。⑥ 在心脏外科手术麻醉中，建立体外循环使瑞芬太尼分布容积增加 86%，且体温低于 37℃以下时，每下降 1℃，其清除率减少 6.37%，因此需适时调整瑞芬太尼输注速度。

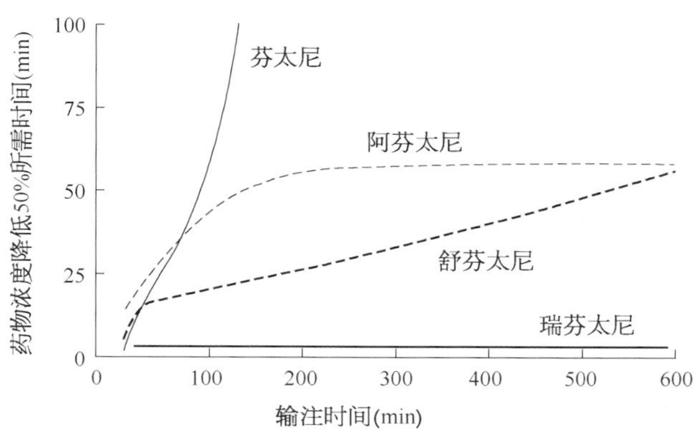

图 11－7　芬太尼、阿芬太尼、舒芬太尼及瑞芬太尼的“时量相关半衰期”

计算机模拟技术预测"时量相关半衰期",即在一个药物输注达到稳态时,在不同输注时间后停止给药,药物浓度降低50%所需要的时间。这种模拟技术为药代动力学提供了更具临床意义的参数,有助于临床医生合理选择阿片类药物。芬太尼、阿芬太尼、舒芬太尼及瑞芬太尼的"时量相关半衰期"见图11-7。由图可见,与其他阿片类药物不同,瑞芬太尼从输注结束到其效应室浓度下降50%的时间约为3.2 min,因此其药代动力学特点很适合持续输注给药。

第三节 阿片受体激动-拮抗药

阿片受体激动-拮抗药(opioid agonist-antagonists)是一类对阿片受体兼有激动和拮抗作用的药物。此概念最初应用于一组阿片类药物,对μ受体能产生拮抗作用,而同时对κ受体产生激动作用。但随后的研究发现,实际上许多药物能对一种以上的受体产生部分激动作用。部分激动剂是指某一配体与受体结合后产生的效应小于最大效应,向高浓度的纯受体激动剂中加入部分激动剂,就产生拮抗效应。加入的部分激动剂从受体将纯激动剂取代下来,而使整体阿片效应减弱。若向低浓度的纯激动剂中加入部分激动剂,由于并非所有阿片受体被占领,则整体阿片效应会加强。这是因为部分激动剂发挥了附加作用。因此,受体激动-拮抗剂的概念并不完全正确,因此有人提出应用部分激动剂的概念更为合适。此类药主要激动κ受体,对δ受体也有一定的激动作用,而对μ受体则有不同程度的拮抗作用。由于对受体的作用不同,这类药与纯粹的阿片受体激动药相比有以下一些区别:① 镇痛和呼吸抑制是通过κ受体,镇痛强度小,不能单独作为麻醉剂。② 通过α受体产生焦虑、精神障碍或幻觉。③ 很少引起欣快感,多无觅药行为和生理性依赖,因此很少有药物成瘾性。根据其拮抗程度不同,这类药中有些药物(如喷他佐辛、丁丙诺啡、布托啡诺、纳布啡等)主要用作镇痛药,另一些药物(如烯丙吗啡)主要用作拮抗药。

一、喷他佐辛

喷他佐辛(Pentazocine)又名镇痛新,为苯并吗啡烷类(benzmorphans)合成药通过κ受体激动作用而产生镇痛,镇痛强度约为吗啡的1/4～1/3,剂量与效应之间非呈直线正相关,存在"封顶"现象。剂量大于30～50 mg并不能使呼吸抑制加剧或镇痛作用加强。但随剂量加大,反可激动δ受体而产生焦虑、心理障碍、幻觉等表现,尤其在老年人大剂量(>60 mg)应用后,纳洛酮能逆转喷他佐辛的烦躁不安作用。由于它兼有弱的拮抗效应,其成瘾性小于吗啡,但长期应用也能导致生理性依赖。其药代动力学参数见表11-3。

喷他佐辛引起的心血管改变在心功能受损的患者特别明显,抑制心肌收缩力,引起体循环阻力升高,肺动脉压上升、左室舒张末压升高,导致心脏做功增加。还能升高血中儿茶酚胺水平。其确切机制目前尚不清楚,故禁用于急性心肌梗死时镇痛。对胃肠道的影响与吗啡相似,但较少引起恶心、呕吐,升高胆道内压力的作用较吗啡弱。没有缩瞳作用。

喷他佐辛主要用于镇痛。临床麻醉中与地西泮合用,可进行改良法神经地西泮镇痛,但由于此药可引起烦躁不安、血压升高、心率增快等不良反应,已很少应用。

二、地佐辛

地佐辛(dezocine)的分子式:$C_{16}H_{23}NO$,分子量:245.36。略带黏稠无色的澄明液体。化学结构与喷他佐辛相似,见图11-8。

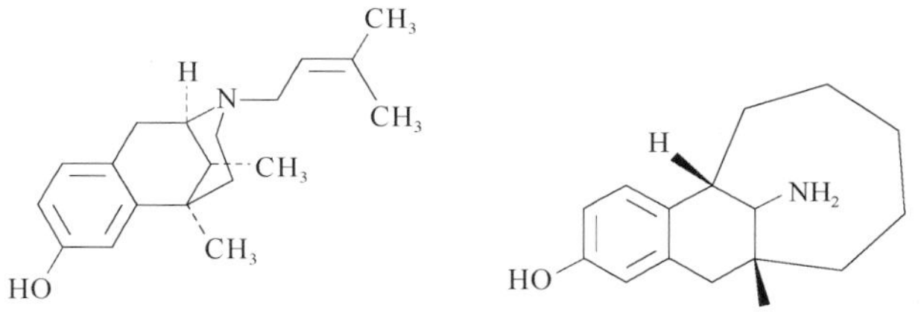

喷他佐辛　　地佐辛

图11-8　喷他佐辛和地佐辛的化学结构

地佐辛是一种强效阿片类镇痛药。主要通过激动κ受体产生镇痛作用,镇痛效果强,在人体内吸收、分布迅速,表观分布容积大、半衰期长、清除慢,所以地佐辛镇痛起效快、镇痛时间久。对μ受体具有激动和拮抗双重作用,使呼吸抑制和成瘾的发生率降低,且地佐辛对δ阿片受体活性极弱,不产生能缓解术后疼痛,其镇痛强度、起效时间和作用持续时间与吗啡相当。当稳态血药浓度超过5～9 ng/ml时,产生缓解术后疼痛的作用;当平均峰浓度达到45 ng/ml时则出现不良反应。出现最大镇痛作用的时间比血药浓度达峰时间晚11～60 min。肌注10 mg达峰时间为10～90 min,平均血药浓度为19(10～38) ng/ml。5 min内静注10 mg,平均终末半衰期为2.4 (1.2～7.4) h,平均分布体积为10.1 (4.7～11.1) L/kg,平均全身清除率为55(28～

111) ml/(kg·min)。剂量超过 10 mg 时，呈非线性代谢。静注 5 mg、10 mg，剂量与血药浓度呈正比，但静注 11 mg 后与 5 mg、10 mg 相比，血清浓度时间曲线下面积(AUC)大 25%，全身清除率低 11%。所用剂量的 2/3是由尿排泄，其中有 1%为原形药，剩余的是葡萄糖苷酸的共扼物。静注 10 mg 后肝硬化患者的全身清除率没有变化，但分布容积与半衰期比正常者增加 30～50%。因为地佐辛主要是以葡萄糖苷酸的共扼物由尿排泄，肾功能不全者应减量、谨慎使用本品。

地佐辛可用阿片类镇痛药治疗的各种疼痛。肌注：推荐成人单剂量为 5～11 mg，但临床研究中的初剂量为 10 mg。应根据患者的体重、年龄、疼痛程度、身体状况及服用其他药物的情况调节剂量。必要时每隔 3～6 h 给药 1 次，最高剂量 11 mg/次，一日最多不超过 111 mg/d。静注：初剂量为 5 mg，以后 2.5～10 mg/2～4 h。

地佐辛也可用于麻醉镇痛和术后镇痛，术后镇痛方案为术毕先静注地佐辛 2.5 mg，必要时可追加 2.5 mg，静脉 PCA 配方为地佐辛 50 mg/100 ml，持续输注1 ml/h，PCA 2 ml，锁定时间 2 min，可用 48 h。如适当减少地佐辛与非甾体类止痛药合用则效果更好。

主要的不良反应为：① 恶心、呕吐、镇静及注射部位反应发生率为 3%～9%。② 头晕发生率在 1%～3%。③ 单次用药组：轻度恶心发生率为 1.4%。④ 1 周用药组：轻至中度的呕吐、恶心和头晕发生率为 29.4%。⑤ 出汗、寒战、脸红、低血压、便秘、尿潴留、瘙痒、红斑等发生率<1%。未明确因果关系的不良事件有：碱性磷酸酶及血清谷丙转氨酶升高、打嗝、耳充血、耳鸣。

使用时注意事项：① 地佐辛含有焦亚硫酸钠，硫酸盐对于某些易感者可能引起致命性过敏反应和严重哮喘。② 具有阿片拮抗剂的性质，对麻醉药有躯体依赖性的患者不推荐使用。③ 对于脑损伤、颅内损伤或颅内压高的患者，如有呼吸抑制可能会升高脑脊液压力。④ 患有呼吸抑制、支气管哮喘、呼吸道梗阻的患者要减量。⑤ 经过肝脏代谢和肾脏排泄，肝、肾功能不全者应用本品应低剂量。⑥ 18 岁以下患者用药的安全性和有效性尚未确定。⑦ 老年人应减少最初剂量，随后剂量个体化。

地佐辛的主要优点是呼吸抑制较轻，另外呼吸抑制有封顶效应，当 70 kg 体重患者，使用 30 mg 时，呼吸抑制达到峰值。不良反应少，恶心呕吐，精神异常，便秘发生率很低。药物依赖性低。

三、布托啡诺

布托啡诺(butorphanol)的作用与喷他佐辛相似。其激动强度约为喷他佐辛的 11 倍，而拮抗强度约为其 10～30 倍。由于对 δ 受体的亲和力低，很少产生烦躁不安等不适感。镇痛强度中等，效能约为吗啡的 5～8 倍，经胃肠道外途径注 2～3 mg 产生呼吸抑制和镇痛作用与 10 mg 吗啡相仿。其起效时间、作用高峰和持续时间也同吗啡一致。此药与喷他佐辛相类似，其呼吸抑制、镇痛作用一般不随给药剂量的增加而增强。在犬，布托啡诺使恩氟烷的 MAC 下降 11%，剂量增加 40 倍并不使 MAC 进一步下降。给患者注 0.15～0.3 mg/kg仍能唤醒并对指令有适当的反应。尽管布托啡诺有镇痛"封顶"，但临床上仍有成功地与氧化亚氮或强效吸入麻醉药一起用于平衡麻醉的报道。布托啡诺的心血管作用与喷他佐辛类似，在与其他辅助药物合用时心肌抑制作用增强，对心功能不全患者表现更为明显。虽对 μ 受体有轻度拮抗作用，但用于吗啡样药物前后并不明显改变吗啡样药物镇痛或麻醉作用，但可部分拮抗芬太尼引起的呼吸抑制。布托啡诺的不良反应包括眩晕、大汗、恶心和中枢神经系统刺激症状，应用布托啡诺后可引起急性胆道痉挛，但胆道压力的升高比等效剂量的芬太尼或吗啡弱。其药代动力学参数见表 11-3。

布托啡诺的精神症状与喷他佐辛类似。由于布托啡诺对 μ 受体作用很弱，对吗啡类药依赖型患者并不产生戒断症状，其成瘾性低。此药主要用于术后镇痛。临床麻醉中可以替代喷他佐辛实施改良法神经地西泮镇痛，效果优于喷他佐辛。

四、纳布啡

纳布啡(nolbuphine)结构与羟氢吗啡酮(oxymorphone)和纳洛酮类似的激动-拮抗型镇痛药，激动 κ 受体，有弱的 σ 受体激动作用，并一定程度拮抗 μ 受体。

镇痛效能和作用时间类似吗啡，起效迅速(5～10 min)，作用持续时间为 3～6 h。然而，与其他激动-拮抗剂类似，其作用也有"封顶"。在犬，注 0.5 mg/kg 纳布啡使恩氟烷 MAC 下降 8%，而用 11 mg/kg 则并不使犬的 MAC 进一步下降。志愿者实验进一步证明其呼吸抑制和镇痛作用的"封顶"现象。外科手术时纳布啡用量达 3 mg/kg 并不能产生完全的麻醉而必须合用地西泮、氧化亚氮或氟烷才能完善。与喷他佐辛和布托啡诺不同，纳布啡不增加肺和体循环血管阻力，致幻发生率低，故在稳定型冠心患者和心肌梗死患者中应用均不使患者循环负担加重。

由于此药极少产生精神症状且用药后循环动力学稳定，已被认为是对抗 μ 受体激动剂引起呼吸抑制的有效药物。纳布啡可拮抗中等到大剂量芬太尼所引起的呼吸抑制。已报道在非心脏病患者用 0.1～0.3 mg/kg纳布非拮抗 μ 受体激动剂引起的呼吸抑制而无不良作用。在心脏手术后患者，纳布啡用量从 1～10 mg 逐步增加，使芬太尼用量达 111 μg/kg 患者的呼吸可获得逐步恢复，$PaCO_2$低于 50 mmHg，并保留适度的镇痛作用。尽管纳布啡对循环影响很小，虽然拮抗μ受体激动剂致不良反应远低于纳洛酮，但部分μ受体激动剂作用的快速翻转仍可引起儿茶酚胺的释放，因此，须按患者具体情况，采取逐步拮抗，以维持一定的镇痛，降低患者呼吸抑制，尤其在心脏储备功能低下者。另外，纳布啡本身有呼吸抑制作用，其镇痛作用也有"封顶"。所以对剧痛的控制不理想。

纳布啡极少产生精神方面不良反应，对吗啡依赖成瘾者可产生戒断症状，滥用可成瘾。

临床上纳布啡主要用于吗啡或芬太尼麻醉后，应用此药既可拮抗这些药物的呼吸抑制作用，又可利用其本身的镇痛作用，尤其适用于心血管手术患者。

纳布啡亦可用于监测麻醉中的清醒镇静或在平衡麻醉中作为镇痛追加药物，对于非重度疼痛的手术操作有效。同时还可以用于术后镇痛如硬膜外自控镇痛中。

五、烯丙吗啡

烯丙吗啡(nalorphine)又名 *N*-烯丙去甲吗啡(N-ally normorphine)。此药镇痛强度与吗啡相似，由于对δ受体有强的激动效应，不仅不产生欣快感，反可引起烦躁不安等不适感，故临床上不作为镇痛药使用。此药也有呼吸抑制作用，但程度较吗啡轻，持续时间较吗啡短。

烯丙吗啡可拮抗阿片受体激动作用，包括镇痛、欣快感、呼吸抑制、缩瞳等作用，但对镇痛作用拮抗不完全。其拮抗效价大体是烯丙吗啡 1 mg 拮抗吗啡 3～4 mg。对于麻醉性镇痛药成瘾者，烯丙吗啡可激发戒断症状，故可用于麻醉性镇痛药成瘾的诊断。对于喷他佐辛和其他阿片受体激动-拮抗药引起的呼吸抑制，烯丙吗啡不仅无拮抗作用，反可使之加重。对于巴比妥和全身麻醉药所致的呼吸抑制，烯丙吗啡也无拮抗作用，而且由于本身的呼吸抑制作用，还可使之加重。

此药临床上主要用于阿片受体激动药急性中毒的解救，以及全麻后拮抗阿片受体激动药的残余作用以恢复自主呼吸。一般先静脉注射 10 mg 或每分钟 150 μg/kg后再注射首次剂量的一半。

六、丁丙诺啡

丁丙诺啡(buprenorphine)为苯巴因的衍生物，除激动κ受体外，对μ受体也有部分激动效应。其镇痛强度约为吗啡的 30 倍。由于与受体结合慢，故起效慢，直到 3 h 才达到峰效应；但对μ受体亲和力强(约为吗啡的 50 倍)，从μ受体释出慢，故其作用持续时间长，至少维持 7～8 h。此外，由于对μ受体有很强的亲和力，可转换结合于μ受体的麻醉性镇痛药，从而产生拮抗作用。此药不引起烦躁、不安等不适感。

此药的呼吸抑制作用与吗啡相似，但出现较慢，肌内注射后 3 h 出现最大呼吸抑制效应，持续时间也较吗啡为长。对阿片μ受体的高亲和性和缓慢解离限制了纳洛酮对丁丙诺啡作用的逆转，故纳洛酮对其呼吸抑制只有部分拮抗作用。对心血管的影响与吗啡相似。药代动力学参数见表 11-3。

此药主要用于手术后镇痛，肌内注射 0.3 mg 可维持镇痛效果 6～8 h；由于高度脂溶性，可采用舌下含服，舌下应用丁丙诺啡后全身生物利用度是静脉给药的 50%。曾试用此药替代芬太尼施行复合全麻，但并无突出优点，故未能广泛应用。

第四节 阿片类受体拮抗剂

阿片受体拮抗药本身对阿片受体并无激动效应，但对μ受体有很强的亲和力，对κ受体和δ受体也有一定的亲和力，可替代与这些受体结合的麻醉性镇痛药，从而产生拮抗效应，认为是纯的拮抗剂。目前临床上应用的阿片受体拮抗药，主要是纳洛酮(naloxone)，其次是纳曲酮。纳美芬(nalmefene)是长效阿片受体拮抗药。其中纳洛酮是阿片受体拮抗的典型代表。

纳洛酮拮抗麻醉性镇痛药的强度是烯丙吗啡的 30 倍，不仅可拮抗吗啡等纯阿片受体激动药，而且可拮抗喷他佐辛等阿片受体激动-拮抗药，但对丁丙诺啡的拮抗作用较弱。静脉注射后 2～3 min 即产生最大效应，作用持续时间约 45 min；肌内注射后 10 min 产生最大效应，作用持续时间 2.5～3 h。此药亲脂性很强，约为吗啡的 30 倍，易透过血脑屏障。静脉注射后脑内药物浓度可达血浆中浓度的 4.6 倍，药代动力学参数见表 11-3。

此药是目前临床上应用最广的阿片受体拮抗药，主要用于：① 对疑有麻醉性镇痛药成瘾者，用此药可激发戒断症状，有诊断价值；② 用于拮抗全麻后麻醉性镇痛药残余作用；③ 用于大量阿片药中毒患者的复苏；④ 对娩出的新生儿因受其母体中麻醉性镇痛药影响而致呼吸抑制，可用此药拮抗。由于此药半衰期短，用于解救麻醉性镇痛药急性中毒时，单次剂量拮抗虽能使自主呼吸恢复，但在逆转长效阿片类药物时(如吗啡)，一旦作用消失，可再度陷入昏睡和呼吸抑制。故有效的方法是先予以负荷量 0.3～1.2 mg，然后再继以每小时 5～10 μg/kg，不仅如此，采用每小时 5～10 μg/kg 可抑制硬膜外及鞘内注射吗啡的不良反应。

应用纳洛酮拮抗大剂量麻醉性镇痛药后，由于痛觉突然恢复，可产生交感神经系统兴奋现象，表现为血压升高、心率增快、心律失常，甚至肺水肿和心室颤动。临床上时有报道，须慎加注意，故需小心缓慢给予。纳洛酮并非对所有中枢神经系统抑制药中毒都具有拮抗作用；大剂量应用具有全身弱兴奋作用。

(缪长虹　陈万坤)

参考文献

[1] Manglik A, Kruse AC, Kobilka T S, et al. Crystal structure of the micro-opioid receptor bound to a morphinan antagonist. Nature, 2012, 485: 321 - 326.

[2] Trescot AM, Datta S, Lee M, et al. Opioid pharmacology. Pain Physician, 2008, 11(2 Suppl): S133 - S153.

[3] Afsharimani B, Cabot P, Parat MO. Morphine and tumor growth and metastasis. Cancer Metastasis Rev, 2011, 30: 225 - 238.

[4] Lee M, Silverman SM, Hansen H, et al. A comprehensive review of opioid-induced hyperalgesia. Pain Physician, 2011, 14: 145 - 161.

[5] Wilhelm W, Kreuer S. The place for short-acting opioids: special emphasis on remifentanil[J]. Crit Care, 2008, 12 Suppl 3: S5.

[6] Wu H, Wacker D, Mileni M, et al. Structure of the human kappa-opioid receptor in complex with JDTic. Nature, 2012, 485: 327 - 332.

[7] Granier S, Manglik A, Kruse AC, et al. Structure of the delta-opioid receptor bound to naltrindole. Nature, 2012, 485: 400 - 404.

[8] Thompson AA, Liu W, Chun E, et al. Structure of the nociceptin/orphanin FQ receptor in complex with a peptide mimetic. Nature, 2012, 485: 395 - 399.

第十二章 α_2受体激动药在临床麻醉中的应用

近年来，α_2肾上腺素能受体激动药是发展最快的药物之一，并在临床麻醉中开始广泛使用。其早期的代表药为合成于1962年的可乐定(clonidine)。合成可乐定的最初目的是寻找作用时效长，治疗鼻炎、鼻充血的药物，但经临床试用后发现其有降压作用，并引起显著的心动过缓。1972年可乐定被确认为中枢性降压药。随后，人们又发现应用可乐定降压的患者可出现难以解释的嗜睡，部分患者长达24 h。通过对可乐定的作用及其机制的深入研究，证明可乐定是α_2肾上腺素能受体激动药，不仅有降压作用，还具有镇静、镇痛、抗焦虑、抗惊厥、抗休克等药理作用，可降低氟烷的MAC，除非用量过大，一般无呼吸抑制作用。20世纪末，Orion Pharma(芬兰)公司和Abott(美国)公司合作研制开发了新型α_2肾上腺素能受体激动药——盐酸右美托咪定(dexmedetomidin)注射液，于2000年3月在美国首次上市，其为α_2肾上腺素能受体激动药美托咪定的右旋异构体，与美托咪定及可乐定相比，对中枢α_2肾上腺素能受体的选择性更强、半衰期短、用量小，非常适用于临床麻醉与重症监护治疗患者。

第一节 α_2肾上腺素能受体分类及其效应

1948年，Ahlquist最早提出肾上腺素能受体学说，把位于交感神经节后纤维所支配的效应器细胞膜上能与肾上腺素和去甲肾上腺素结合的受体称为肾上腺素能受体。肾上腺素能受体又分为α和β肾上腺素能受体。1974年Langer根据解剖部位和生理功能，把α肾上腺素能受体分为α_1和α_2两个亚型。1988年Bylund等又将α_2亚型分为α_{2A}、α_{2B}、α_{2C}及α_{2D}四个异构受体(isoreceptors)。

α_1与α_2受体两者在药理学效应方面有所不同：① 外周α_1肾上腺素能受体主要位于神经末梢突触后膜，分布于全身的平滑肌上，包括血管、瞳孔开大肌、肺、胃肠道、子宫及膀胱括约肌，激活这些受体可增加细胞内钙离子浓度，从而引起肌肉收缩，表现为突触后肾上腺素能作用。激活α_1肾上腺素能受体最重要的心血管效应是引起血管收缩，可增加外周血管阻力、左心室后负荷与动脉血压；外周α_2肾上腺素能受体位于突触前膜，通过负反馈作用起到自动调节交感神经末梢释放去甲肾上腺素作用，同时也调节交感神经节后胆碱能神经释放乙酰胆碱；② 中枢神经系统α肾上腺素能受体广泛分布于动物和人体的大脑，包括皮质区、蓝斑核(locus coeruleus)的去甲肾上腺素能细胞体等的突触前与突触后。中枢α_1受体主要与去甲肾上腺素的释放、增加中枢肾上腺素水平等有关。中枢α_2受体位于突触前膜，主要抑制中枢去甲肾上腺素合成及通过负反馈作用自动调节去甲肾上腺素的释放，降低中枢神经去甲肾上腺素水平。随着研究的深入，人们发现α_2受体不仅存在肾上腺素能神经，也存在于5-羟色胺和乙酰胆碱能神经末梢，并已从牛和大鼠脑内分离出α_2受体的内源性配体，即内源性可乐定样物质(endogenous clonidine-like substance)。

α_2肾上腺素能受体由多肽单链组成，亚型之间有高度同源性，在415～480个氨基酸之间，它们共有一个长链以及7个跨膜疏水区。经放射免疫技术研究发现α_2肾上腺素能受体有4个跨膜区可以和内源性配体相结合，区别于α_1肾上腺素能受体主要取决于其结构而不是短的细胞质尾。α_2受体在膜表面浓度十分低(总细胞蛋白量小于0.001%)，通过放射性标记配对测定(radio label ligands)方法发现不同肾上腺素能受体膜内蛋白部分十分类似，并可与肾上腺素能递质-去甲肾上腺素发生效应，在胞质侧受体连结鸟嘌呤核苷酸结合蛋白(G蛋白)、糖蛋白(glycoprotein)和酪氨酸、半胱氨酸基质等。脑内有3种α_2异构受体，而且至少有4种不同的G蛋白与α_2肾上腺素能受体结合，从而在不同程度上影响越膜离子通道或细胞内第二信使。通常激活α_2肾上腺素能受体具有抑制腺苷酸环化酶活性，减少cAMP的生成与积聚，同时抑制前列腺素E_1对腺苷酸环化酶的激活，使突触后膜激动性降低，细胞兴奋效应降低，产生抑制性效应等作用。其他有关 α_2 肾上腺素能受体效应机制包括影响膜表面相应离子通道作用、抑制神经细胞 Ca^{2+} 内流、增加血小板 Na^+-H^+ 交换以及影响磷酸肌醇代谢。

根据对作用的肾上腺素能受体亚型选择性的不同，α 肾上腺素能受体激动药可分为：① α、β 肾上腺素能受体激动药，如肾上腺素、麻黄碱、多巴胺；② α_1、α_2 肾上腺素能受体激动药，如去甲肾上腺素、间羟胺；③ α_1 肾上腺素能受体激动药，如去氧肾上腺素；④ α_2 肾上腺素能受体激动药，如可乐定、右美托咪定。目前最常用的 α_2 肾上腺素受体激动药可乐定与右美托咪定亦有部分激动 α_1 肾上腺素能受体的作用，为部分选择性受体激动药，但对 α_2 肾上腺素能受体的选择性远远高于 α_1 肾上腺素能受体，可乐定的 α_2 ∶ α_1 选择性比例为220∶1，美托咪定 α_2 ∶ α_1 选择性为 260∶1，右美托咪定 α_2 ∶ α_1 选择性则为 1 620∶1，被认为是几乎完全的、强效的 α_2 受体激动药。从化学结构上来看，此两者均含有一个咪唑环，通过对咪唑啉(imidazoline)受体的干扰发挥药效(图 12-1)。常用 α_2 肾上腺素能受体激动药及拮抗药见表 12-1。

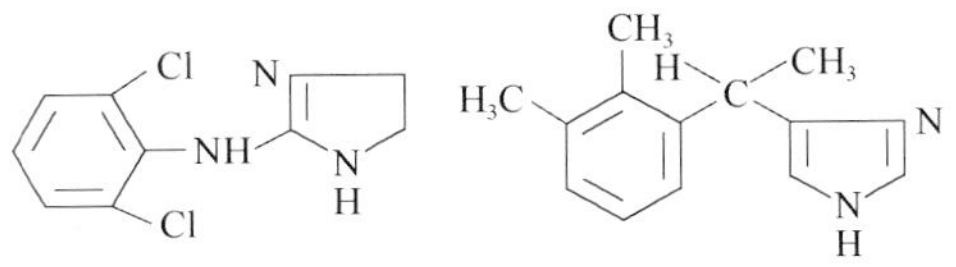

Cl NH N H Cl　　CH₃ H C CH₃ H₃C N N H

图 12-1　可乐定(左)与右美托咪定(右)的化学结构

表 12-1　α_2 肾上腺素能受体激动药和拮抗药

	α_2 和 α_1	$\alpha_2 > \alpha_1$	$\alpha_2 \gg \alpha_1$
受体激动药	肾上腺素(epinephrine) 去甲肾上腺素(norepinephrine)	可乐定(clonidine) α-甲基去甲肾上腺素(methylnorepinephrine) 美托唑啶(medetomidine) 胍乙啶(guanethidine) 胍那苄(guanabenz) 甲苯噻嗪(赛拉嗪，xylazine) 替扎尼定(tizanidine)	氮草克唑(azepexole) 右美托咪定(dexmedetomidine)
拮抗药	酚妥拉明(phentolamine) 妥拉苏林(benzazoline)	育亨宾(yohimbine) α-育亨宾(rauwolscine) 咪唑克生(idazoxan) 阿替美唑(atipamezole)	

第二节　药理学特性

α_2 肾上腺素能受体激动药具有镇静、抗焦虑、催眠、镇痛和解交感作用，临床上常用于增强麻醉药的作用、镇静、镇痛和稳定血流动力学。

一、镇静与对脑功能的影响

α_2 肾上腺素能受体激动药具有镇静与抗焦虑作用。其镇静作用机制与其他作用于 GABA 系统的镇静药不同。α_2 肾上腺素能受体激动药是通过内源性促睡眠通路发挥其催眠作用的。蓝斑核发出的去甲肾上腺素背束纤维调控皮质的觉醒反应。α_2 肾上腺素能受体激动药激动蓝斑核去甲肾上腺素能神经元突触前膜 α_2 受体(图 12-2)，使去甲肾上腺素释放减少，蓝斑投射到腹外侧视前核的活动减少，结节乳头核的 GABA 能神经递质和促生长激素神经肽释放增加，使皮质和皮质下投射区组胺的释放减少，从而产生镇静作用。此外 α_2 肾上腺素能受体激动药可抑制 L 及 P 型钙通道的离子电导，增强电压门控钙离子激活的钾通道电导。脑电图研究证实，使用 α_2 肾上腺素能受体激动药后可发生Ⅰ～Ⅱ期睡眠波(自然非动眼睡眠状态)。若将右美托咪定直接注射到清醒鼠蓝斑核，可产生剂量相关催眠反应。此外，α_{2C} 受体激动参与抗焦虑作用。应激、恐惧、兴奋、疼痛等所有增进内源性儿茶酚胺水平的情况下，α_2 肾上腺素能受体激动药减少兴奋性神经递质释放的作用减弱，镇静作用降低。若采用利血平耗竭去甲肾上腺素或用使用 6-羟基多巴胺毁损去甲肾上腺素神经末梢，α_2 肾上腺素能受体激动药的镇静作用消失。

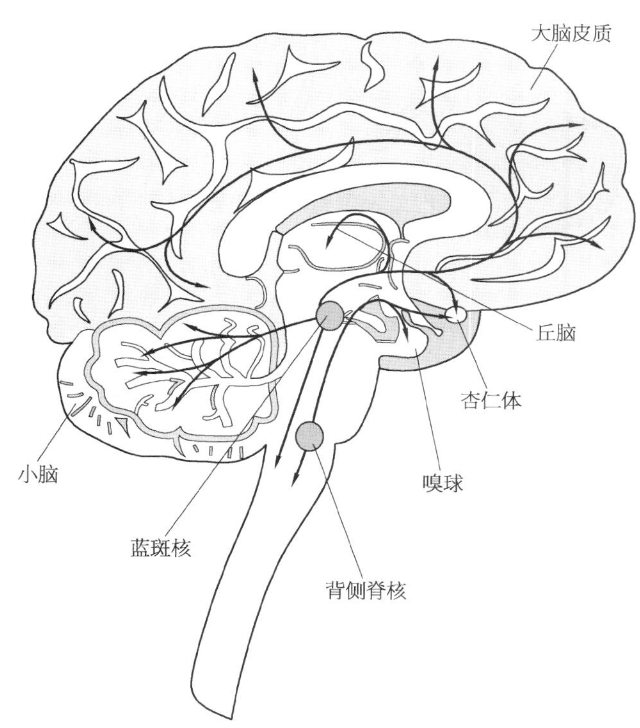

图 12-2　右美托咪定激动脑干蓝斑核去甲肾上腺素能神经元突触前膜 α_2 受体产生镇静、催眠和抗焦虑作用

α_2 肾上腺素能受体激动药具有剂量依赖性脑血流下降作用，但脑氧耗不变，并保持对二氧化碳的反应性和脑血管自主调节功能。右美托咪定在低血药浓度（402～530 pg/ml）和高血药浓度（542～732 pg/ml）时均可使志愿者的全脑血流量减少 30%，停止输注后脑血流量的减少还可持续至少 30 min。血容量正常时，即使在脑血管功能受损及过度通气情况下，右美托咪定对局部脑组织的氧合无不良影响。对重度脑损伤者，右美托咪定不影响颅内压和脑代谢，可降低脑灌注压。右美托咪定的血浆靶浓度为 600 ng/ml 时，不引起垂体手术患者的腰段脑脊液压力升高。

研究证实，α_2 肾上腺素能受体激动药具有明确的脑保护作用。不完全脑缺血再灌注的动物模型证实，右美托咪定可减少脑组织坏死，提高神经细胞存活率，改善神经系统预后。在兔的局灶性缺血模型，使氟烷 MAC 降低 50%剂量的右美托咪定可减轻皮层的神经元损害，优于单独给予等效 MAC 的氟烷。其机制复杂，主要包括：① 通过作用于 α_{2A} 肾上腺素能受体，抑制交感活性，减少兴奋性儿茶酚胺释放所致灰质与白质损伤，在缺乏 α_{2A} 肾上腺素能受体的个体，α_2 肾上腺素能受体激动药不仅对灰质无效，更可加重白质损伤；② 作用于星形胶质细胞 α_2 肾上腺素能受体，增加细胞内钙浓度，刺激谷氨酰胺酶活性，增加神经毒素谷氨酸盐氧化，减少其活性；③ 抑制引起细胞凋亡的线粒体通路，减少细胞凋亡的神经元死亡；④ 动物实验发现，α_2 肾上腺素能受体激动药可乐定与右美托咪定均可减少胎儿脑缺血再灌注损伤。

在大鼠惊厥模型中，右美托咪定有明显促进痉挛的作用，这与抑制中枢去甲肾上腺素能传导可易化惊厥表达的研究结果一致。但另一研究发现，它可以对抗卡英酸诱发大鼠产生的惊厥。目前还没有关于人体应用右美托咪定后发生惊厥的报道。

右美托咪定可剂量依赖性减弱记忆力。在临床镇静的血药浓度下，对图像卡片的记忆可保留，但浓度增高至 2 ng/ml 时，对图像卡片的回忆和识别能力大幅度减弱。

二、镇痛与抗阿片类药物戒断综合征作用

脑与脊髓的阿片受体和 α_2 肾上腺素能受体是疼痛调节的主要位点，α_2 肾上腺素能受体激动药的镇痛作用机制与 μ 受体激动药类似，两者可激活相同的信号传导通路，引起神经细胞膜钾通道开放，使突触后神经元细胞超极化，从而对伤害性刺激无应答，有效阻止疼痛通路的传导。此外，α_2 受体激动药还抑制脊髓 P 物质释放，并可与胆碱能、嘌呤能及 5-羟色胺疼痛系统相互作用。许多研究表明，全身和椎管内应用 α_2 受体激动药具有抗伤害性刺激作用，能减轻动物对强刺激的行为反应。脊髓中有肾上腺素能和 5-羟色胺能下行抑制系统，该抑制系统起源于脑干，其神经细胞体有下行轴索直达脊髓背角表面层，当激活时释放去甲肾上腺素。去甲肾上腺素主要激活突触后 α_2 肾上腺素能受体从而抑制伤害细胞的冲动释放（图 12-3）。实验证明椎管内应用可乐定能加强全身或椎管内应用阿片类药的抗伤害刺激作用，而纳洛酮仅能拮抗阿片类药物的镇痛作用，而对可乐定的镇痛作用无影响。同样在脊髓以上部位应用可乐定就不能产生抗伤害刺激或镇痛作用，由此说明，可乐定的镇痛作用局限于脊髓，且仅能用相应的 α_2 受体拮抗剂。在硬膜外腔注射可乐定后并不降低脊髓血流，因此，可乐定的镇痛作用与脊髓缺血无关。因此，将 α_2 肾上腺素能受体激动药用于治疗疼痛时，硬膜外和鞘内注射较静脉给药似乎更为可取。

与阿片类药物不同，右美托咪定不引起动物痛觉过敏，停药后也无异常疼痛。现有研究已发现，阿片成瘾者在戒断期间蓝斑核肾上腺素能神经元发放冲动速度加快，每次冲动引起的去甲肾上腺素释放量增加，去甲肾上腺素外溢也增加。可乐定能通过激活蓝斑核神经元突触前膜的 α_2 受体，反馈性抑制去甲肾上腺素释放，从而抑制高度活动的蓝斑核肾上腺素能神经元，使阿片戒断综合征得以安全有效治疗，而且无欣快感。因此，α_2 肾上腺素能受体激动药可用于阿片类药物快速脱毒、可卡因戒断症状以及长时间镇静引起的医源性苯二氮䓬类药和阿片类药物的耐受。

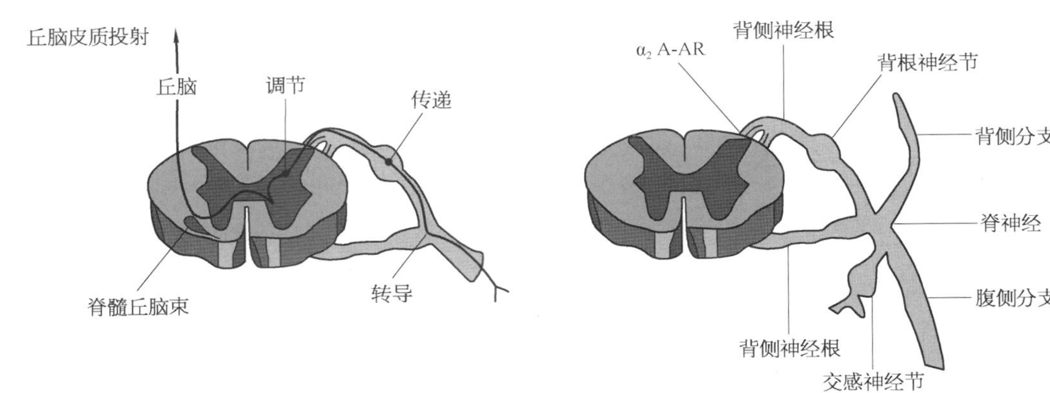

图 12－3　右美托咪定通过作用于脊髓及脊髓上，甚至外周的 α_{2A}－AR 及 α_{2C}－AR 产生镇痛作用

三、对心血管系统的作用

α_2肾上腺素能受体激动药通过对中枢和外周肾上腺素能受体的刺激，表现出明显的心血管作用，这一作用在心血管功能不稳定的患者身上表现更为明显。α_2肾上腺素能受体激动药对心血管系统的主要作用是减慢心率，心肌收缩力、心排血量和血压的降低，各文献报道全身血管阻力(SVR)的改变不一致，但总体偏向于重要器官血流保持不变，称为"平衡性"降压。高选择性的 α_2肾上腺素能受体激动药可降低心血管不良反应，最大限度地增强镇静、镇痛作用，是新型药物研发的方向。

人体单次注射可乐定与右美托咪定时，血流动力学常呈双相变化，一般先出现短时间升压，随后发生持久性降压，可降至低于基础值 15％左右。若以相同剂量口服、肌注或皮下注射，则没有初期的血压上升过程，仅出现持久的降压效应。静注 α_2肾上腺素能受体激动药后短暂升压作用是由于其激活外周 α 肾上腺素能受体，而此后的持久降压则是药物作用于心血管调节中枢的结果。α_2肾上腺素能受体激动药通过调节心血管中枢而维持血压的"预定点"(set point)来降低血压，通过降低交感神经紧张度，增加迷走神经冲动，调节压力感受器反射，从而使血压维持在新的预定点。如果动脉血压在此新预定点发生进一步降低或升高，则自主神经系统仍能进行适当地调节以恢复血压，表明此类药物降压时压力感受器反射对调节血压作用依然存在，从而可避免直立性低血压。

α_2肾上腺素能受体激动药激动中枢 α_2受体，产生中枢性降压作用，其确切作用部位尚不清楚。现已有实验证明在孤束核注入微量可乐定，降压作用远较注入其他部位为显著，表明在核内很可能存在着高密度的 α_2受体。极微量的可乐定注入椎动脉、小脑延髓池或脑室内均可以引起血压降低；而注入静脉或颈动脉内就没有降压效应。若事先用 α 肾上腺素能受体阻滞药如酚妥拉明直接注入这些部位，则能减弱可乐定的中枢降压效应；如用 6－羟基多巴胺损坏中枢肾上腺素能神经元后，可乐定中枢的降压效应也随之消失。外周交感神经末梢的突触前膜也存在 α_2受体和 β_2受体，主要功能是控制突触前膜对去甲肾上腺素的释放，突触前膜 α_2受体通过负反馈机制，抑制交感神经释放去甲肾上腺素而改变周围血管张力，而 β_2受体则通过正反馈机制，增强交感神经兴奋释放去甲肾上腺素。通常可乐定对交感神经突触前膜 α_2受体作用强于对突触后膜 α_1受体的激活作用许多倍，且起效慢、作用时间长、对 pH 和温度改变很敏感，因此交感神经张力降低也是可乐定引起降压的原因之一。

临床使用可乐定与右美托咪定均可引起心动过缓，部分患者可出现严重心动过缓(心率小于 40 次/min)，甚至窦性停搏，通常可自行缓解，也可使用抗胆碱药物治疗，无不良后果。α_2肾上腺素能受体激动药中枢作用的重要部位除孤束核外，还有蓝斑核、迷走神经背侧运动核和侧网状核咪唑啉受体等，涉及抑制交感神经分泌和增强副交感神经活性，即可表现为心动过缓。利用不能透过血脑屏障的 α_2受体拮抗剂 L659066 药可逆转美托咪定引起的血压反应，而对心率无任何影响，而利用能透过血脑屏障的 α_2受体拮抗剂阿替美唑(atipamezole)则能逆转美托咪定引起的心率减慢，说明产生心动过缓的主要作用部位在中枢。

随着 α_2肾上腺素能受体激动药血药浓度的升高，心排血量进行性下降，为 10％～50％。心排血量的下降在使用药物初期阶段最为明显，因此快速输注较大剂量的 α_2受体激动药对心血管储备功能受限患者是有害的。但对于急性心肌梗死、急性或慢性心衰，以及高血压心肌病患者，α_2肾上腺素能受体激动药可乐定对心排血量的影响不大。心肌离体实验研究表明，输注 α_2受体激动药引起心排血量降低，并非由于抑制内在心肌收缩作用，而是由于通过外周 α_2受体激动引起外周血管收缩，导致体循环血管阻力增加引起。

四、对呼吸系统的影响

α_2肾上腺素能受体激动药对呼吸功能影响较小，

通常是中枢神经系统抑制的副作用，主要变化是潮气量减少，而呼吸频率变化不大，且对阿片类镇痛药的呼吸抑制作用无协同效应。研究证实，当可乐定剂量增至300 μg、右美托咪定血药浓度达到具有显著镇静作用时，均可轻度降低每分通气量，二氧化碳通气反应曲线的斜率可维持在正常范围内。随着血药浓度增高，呼气末二氧化碳可能轻度增高，二氧化碳反应曲线右移并压低，动脉氧分压水平无明显改变。有研究证明右美托咪定即使达到推荐剂量的10～15倍，对动脉血气分析的各项指标无明显影响，且可以安全地用于婴幼儿。

此外，α_2肾上腺素能受体激动药可阻断组胺释放引起的支气管收缩。

五、肌肉松弛作用

α_2肾上腺素能受体激动药具有一定的肌肉松弛作用，此作用常与其镇静作用相伴随存在。肌肉松弛作用机理尚未完全明确，通常认为，与其作用于脊髓中间神经元，增强运动神经元的突触前抑制有关。右美托咪定可减轻大剂量阿片类药物引起的肌肉强直。新型中枢α_2肾上腺素能受体激动药替扎尼定（tizanidine）对骨骼肌纤维和神经肌肉接头没有直接作用，对单突触脊髓反射的作用弱，对多突触通路的作用最强，这些作用被认为与脊髓运动神经元的易化性降低有关，其可有效缓解中枢性损伤如脑血管意外、手术后遗症、脊髓小脑变性、多发性硬化症等、肌萎缩性侧索硬化症等造成的强直性痉挛。

六、对内分泌系统的影响

多项研究证明，α_2肾上腺素能受体激动药可减少围术期应激激素水平，减轻手术应激反应。右美托咪定作为麻醉前用药以达到平衡麻醉和减轻应激反应的目的正成为研究热点。

α_2肾上腺素能受体激动药，特别是甲苯噻嗪（赛拉嗪，xylazine），可明显抑制胰岛素分泌、刺激高血糖素释放，使血糖升高，但临床使用中并未发现应用可乐定、美托咪定或右美托咪定引起血糖升高，可能原因是甲苯噻嗪的α_1肾上腺素能受体激动作用较强。若在使用甲苯噻嗪的同时加用α_1肾上腺素能受体阻滞剂哌唑嗪（prazosin），甲苯噻嗪的升血糖作用消失。

动物实验证实α_2肾上腺素能受体激动药有利尿作用，其作用机制包括作用于下丘脑，抑制抗利尿激素（ADH）释放，阻碍抗利尿激素对肾小管的作用，增加肾小球滤过率、抑制肾素释放和增加心房利钠肽的释放。

静息状态下，右美托咪定可使志愿者生长激素的分泌呈剂量依赖性增加，但不影响其他垂体激素。

七、胃肠道系统

α_2肾上腺素能受体激动药可激活突触前与突触后α_2受体，减少唾液分泌，通过对迷走神经抑制作用降低胃壁细胞产生胃酸，但通常并不改变胃内容物pH，可降低胃和小肠运动并可用于治疗腹泻综合征。

八、其他作用

由于中枢抑制与中枢性肌肉松弛作用，使用α_2肾上腺素能受体激动药可提高低温所致的寒战阈。高浓度α_2肾上腺素能受体激动药可选择性通过刺激血小板的肾上腺素能受体使血小板聚集，低浓度时由于肾上腺素浓度降低，其净效应是降低血小板聚集。此外，α_2肾上腺素能受体激动药可释放NO，而抑制血小板聚集。故临床上应用α_2肾上腺素能受体激动药不仅不促进血小板聚集，反而可阻滞肾上腺素引起的血小板聚集。

α_2肾上腺素能受体激动药右美托咪定的优点是α_2受体选择性高，可用α_2受体拮抗剂阿替美唑进行拮抗。同其他肾上腺素能受体一样，长期应用也可产生耐受。但由于右美托咪定仅被批准用于短时间镇静，因此不会发生耐受、依赖性或成瘾。

第三节 临床麻醉中的应用

可乐定、胍乙啶、甲苯噻嗪、替扎尼定与右美托咪定等均为临床常用的α_2肾上腺素能受体激动药。其中右美托咪定是选择性较高的α_2肾上腺素能受体激动药，对α_2受体的选择性较α_1受体高1 600倍，是目前临床麻醉中使用最多，研究最多的α_2肾上腺素能受体激动药。本文以此药为代表，介绍α_2肾上腺素能受体激动药右美托咪定在临床麻醉中的应用。

右美托咪定为咪唑类衍生物，是美托咪定活性右旋立体异构体，是具有高度选择性的α_2肾上腺素能受体激动药，临床常用其盐酸盐，化学名为(+)-4-(S)-[1-(2,3-二甲基苯基)乙基]-1H-咪唑盐酸盐。盐酸右美托咪定的分子式为$Cl_3H_{16}N_2 \cdot HCl$，分子量为236.7.在pH 7.4的环境中，辛醇/水分配系数为2.89，在组织中的pH为4.5～7.0，pKa为7.1，在水中可溶性强。

一、药代动力学

(一) 吸收 该药具有广泛的首过效应,口服生物利用度很低,肌内或静脉注射生物利用度为73%,透皮贴剂生物利用度为88%。经皮下或肌内注射给药后快速吸收,达峰时间为1 h。

(二) 分布 静脉输注后,右美托咪定的血浆浓度曲线符合三室模型。右美托咪定对血流动力学影响较大,并可影响其自身的药代动力学,其大剂量时可引起显著的血管收缩,导致药物分布容积减少,其药代动力学基本上为非线性。快速分布相的分布半衰期($t_{1/2}$)大约为6 min,稳态分布容积(Vss)大约为118 L。与血浆清蛋白和α_1糖蛋白高度结合(95%),其全血和血浆的药物浓度比值为0.66。男性和女性的蛋白质结合率相似。与健康受试者相比,肝损伤受试者右美托咪定与血浆蛋白结合的功能明显下降。芬太尼、酮咯酸、茶碱、地高辛和利多卡因均无法改变右美托咪定血浆蛋白结合率。

(三) 时效 静脉输注右美托咪定后镇痛效应的起效时间为30 min,用药后15~30 min血浆肾上腺素水平达到最大程度降低,最大心血管效应时间为60~90 min。

作用持续时间:肌内注射右美托咪定后镇痛效应维持时间为2.5 h,静脉注射后降压与镇静作用持续时间达4 h。

(四) 代谢 右美托咪定几乎完全被生物转化,极少以原形从尿和粪便中排出。生物转化包括直接葡萄苷酸化和细胞色素P450介导的代谢。右美托咪定主要经肝脏代谢,其途径是直接*N*-葡萄苷酸化成非活性代谢产物;脂肪羟基化作用(主要由CYP2A6介导)产生3-羟基右美托咪定、3-羟基右美托咪定葡糖苷酸和3-羧基右美托咪定;右美托咪定*N*-甲基化产生3-羟基*N*-甲基右美托咪定、3-羧基*N*-甲基右美托咪定和*N*-甲基-*O*-葡糖苷酸右美托咪定。

(五) 清除 右美托咪定的终末清除半衰期($t_{1/2}$)大约为2 h,清除率大约为39 L/h。持续输注10 min的时量相关半衰期为4 min,输注8 h为250 min。肾功能受损者清除半衰期延长。静脉输注放射性标记的右美托咪定9 d后平均95%的放射活性物质从尿中回收,4%在粪便中。尿中可以检测到右美托咪定原形。输注本品后24 h内大约85%的放射活性物质从尿中排出。经肾清除的代谢终产物主要为甲基化和葡萄糖醛酸结合物。

(六) 特殊情况下的药代动力学 右美托咪定的药代动力学特性不随年龄而改变,青年(18~40岁)、中年(41~65岁)和老年(>65岁)受试者右美托咪定的药代动力学无差异。在不同程度肝功能损伤受试者(Child Pugh分级,A、B或C),右美托咪定的清除率均较健康受试者低。轻、中和重度肝功能损伤受试者的平均清除率分别为正常健康受试者的74%、64%和53%,游离药物的平均清除率分别为正常健康受试者的59%、51%和32%。患者术后应用右美托咪定镇静,其药代动力学与志愿者相似。

二、适应证与临床应用

(一) 清醒气管插管 清醒纤维支气管镜气管插管是处理困难气道的重要方法,而此法亦将引起患者极度的不适。在实施清醒气管插管时,麻醉医师一方面希望保持患者自主呼吸,以保证气道开放,避免由于呼吸抑制、反流误吸引起的相关不良事件发生;另一方面希望在操作过程中保证患者镇静、舒适,以配合麻醉医师操作,且避免血流动力学剧烈的波动。除了良好的局部麻醉外,苯二氮䓬类与阿片类药物都曾被用于清醒气管插管镇静,但此两者显著的呼吸抑制作用限制了用药量,增加了并发症的发生风险。右美托咪定具有镇静与中枢镇痛作用,其镇静状态不仅可被刺激或言语唤醒,且在产生镇静的过程中,能有效保持自主呼吸,无呼吸抑制。不仅如此,右美托咪定可减少唾液腺的分泌,能保持麻醉医师操作视野的干燥清晰。近期一项临床研究证明,静脉使用右美托咪定进行清醒气管插管,患者血流动力学平稳、氧合良好、呼气末二氧化碳监测未见呼吸抑制发生,所有患者均成功施行清醒气管插管术。目前推荐的用法用量为静脉输注,负荷量为1 μg/kg(输注10 min),维持量为0.5 μg/(kg·h)。

(二) 术前用药、局麻镇静与全麻的辅助用药 右美托咪定具有镇静、催眠、镇痛作用,可用于术前与术中镇静,减少全麻药用量,对抗阿片类药物引起的肌肉强直,减轻气管插管及拔管的应激反应,减少全麻恢复期的寒战、术后谵妄等不良反应。作为麻醉辅助药,右美托咪定可于麻醉诱导前45~90 min肌注给药,剂量为2.5 μg/kg,其镇静及抗焦虑效果与0.08 mg/kg咪达唑仑相当,但插管应激反应更轻,吸入麻醉药用量更少。若肌注2 μg/kg右美托咪定用于短小手术的镇静,可延长镇静时间,建议使用选择性α_2肾上腺素能受体拮抗剂阿替美唑50 μg/kg拮抗其作用,拮抗后,其苏醒较等效镇静剂量的咪达唑仑快。若静脉使用右美托咪定作为麻醉辅助用药,其用药量为0.2~2 μg/kg,于手术前15 min给药,可有效减轻低血压和心动过缓等心血管不良反应。右美托咪定可降低MAC,减少吸入麻醉药的用量,降低芬太尼需要量近60%,与2 μg/kg芬太尼相比,右美托咪定更可有效减轻气管内插管的血流动力学反应。用于麻醉维持时,右美托咪定的负荷剂量为1~2 μg/kg(输注10 min),维持剂量为0.4~0.8 μg/(kg·h),此法可使异氟烷的用量减少90%。但若使用右美托咪定为主要麻醉药物维持麻醉,此时的血药浓度(麻醉浓度)可引起明显的低血压和心动过缓，因此建议只作为麻醉辅助用药。右美托咪定减少围术期麻醉用药量，可明显改善麻醉苏醒过程，减少术后恶心，并有效防止术后寒战。

（三）眼科、神经外科、心脏外科手术中的应用 局麻下白内障摘除术患者，术前 60 min 肌注右美托咪定 1 μg/kg，可产生中度镇静作用，眼内压降低 32%，无显著血流动力学改变。全麻下白内障摘除术患者，若在麻醉前 10 min 静脉注射右美托咪定 0.6 μg（输注 10 min），眼内压降低 34%，血浆去甲肾上腺素降低 62%，并可防止气管插管引起的眼压增高，维持血流动力学稳定。研究证明，另一种 α_2 肾上腺素能受体激动药——可乐定通过直接收缩睫状肌传入动脉降低房水生成，并降低房水排出系统血管张力，从而降低青光眼患者的眼内压，加快眼科手术患者的康复。

右美托咪定是目前唯一可术中唤醒的镇静药，在神经外科手术中具有不可替代的作用。清醒开颅手术是神经外科手术麻醉中最具有挑战性的，术中不仅要求患者镇静、舒适、保持血流动力学平稳，而且要求患者保持清醒、能实时监测神经运动和神经认知功能，以便最大限度切除脑肿瘤、避免损伤脑部重要功能区，如语言区和运动区。以阿片类药物或丙泊酚为基础的清醒镇静麻醉最常见的副作用为呼吸抑制和高碳酸血症，后者可导致脑水肿与颅内压增高。而右美托咪定不仅具有镇静、镇痛与抗焦虑作用，对呼吸功能影响小，而且能有效抑制高碳酸血症引起的脑血管扩张，降低颅内压，对脑损伤患者具有脑保护作用。其可作为清醒开颅手术语言皮质定位技术的主要麻醉药物，或与其他药物联合用于脑动静脉畸形立体定向放射消融术麻醉。

深部脑刺激，即脑起搏器技术，是在脑内特定的神经核团植入电极，释放高频电刺激，抑制因多巴胺能神经元减少而过度兴奋的神经元的电冲动，以减低过度兴奋状态，可提高帕金森病、肌张力障碍、抑郁症、慢性疼痛综合征等慢性神经源性疾病患者的生活质量。深部脑刺激手术中需要患者配合进行简单动作，以便根据患者的感受和症状改善程度，进一步调整电极的位置和刺激强度，以取得最佳效果。0.3～0.6 μg/(kg·h)的右美托咪定可提高患者术中舒适度，不影响呼吸功能，不干扰微电极记录、对患者运动症状影响小。此外，右美托咪定有助于保持患者血流动力学平稳，易于维持目标收缩压低于 140 mmHg，以避免手术过程中脑内出血可能。

全身麻醉下行开颅手术时，麻醉管理的目标之一是避免动脉血压过高或过低，由于肿瘤周边与手术创伤部位脑组织脑血流自动调节功能常受损，血压过高可增加手术野出血或水肿，血压过低则增加脑缺血的可能。α_2 肾上腺素能受体激动药右美托咪定可减少麻醉插管与苏醒拔管时的高血压，增加血流动力学稳定性。

右美托咪定亦可用于心脏手术，使用剂量为术中 0.4 μg/(kg·h)维持，可通过交感反射和维持心肌氧耗的供应需求平衡以保护心脏，从而减少围术期缺血，有效改善预后。入 ICU 后减量为 0.2 μg/(kg·h)，可缩短气管拔管时间与 ICU 停留时间。一项 META 分析证明，α_2 肾上腺素能受体激动药可减少瓣膜手术后病死率和心肌梗死发生率。行二尖瓣置换术的肺动脉高压患者术中使用右美托咪定可减少芬太尼的用量，开胸后体循环与肺循环阻力增加，平均动脉压、平均肺动脉压与肺毛细血管楔压均下降。但对于冠状动脉重建手术，右美托咪定虽可降低术中交感张力，减轻麻醉插管与手术刺激引起的高血压，但增加低血压的发生率，此类患者使用时需谨慎。

（四）小儿麻醉中的应用 小儿麻醉中，右美托咪定可以达到令人满意的镇静、无体动效果，可替代其他全身麻醉药用于影像学检查时的麻醉。用于右美托咪定同时具有镇静、镇痛、抗焦虑和减少全麻药量的作用，若术中辅助使用右美托咪定，或在七氟烷吸入全身麻醉后继续使用右美托咪定镇静，可明显减少小儿苏醒期躁动。此外，右美托咪定可口服与经鼻使用，口服吸收率为 82%，耐受性佳，尤其适用于小儿患者。

（五）提高全麻苏醒期复苏质量

1. *术后谵妄* 术后谵妄发生率报道不一，10%～50%，其中心胸外科术后发生的风险较高；在监护病房的老年患者谵妄发生率高达 80%以上。术前存在的痴呆、抑郁症、认知功能障碍、高龄，使用阿托品、镇静催眠药物如苯二氮䓬类等均为术后谵妄的危险因素。术后谵妄的发生机制尚未明确，可能与氧化应激状态下神经递质功能紊乱，如胆碱和 γ-氨基丁酸（GABA）降低，多巴胺、去甲肾上腺素释放增加，导致基底节-下丘脑-皮质环路功能障碍有关。目前尚未有有效治疗术后谵妄的方法，右美托咪定在预防与治疗术后谵妄中的作用是值得进一步研究的新课题。研究认为，右美托咪定与 GABA 受体无相关性，通过减少去甲肾上腺素的释放，可延缓术后谵妄的发生发展。常用的负荷剂量为 0.5～1 μg/kg，维持剂量为 0.1～1 μg/(kg·h)，有报道使用的最大剂量为 2.5 μg/(kg·h)，可根据患者的年龄、血流动力学情况及术后谵妄的严重程度调整用药量。

2. *术后恶心呕吐* 术后恶心呕吐（PONV）是影响患者手术麻醉后的复苏、舒适度和早期康复的主要因素之一，其发生率在住院和非住院患者群中变化很大，有些研究发现恶心的发生率是 22%～38%，呕吐的发生率是 12%～26%。在术中和术后应用阿片类药物镇痛是必需的，但术中术后阿片类镇痛药物的使用会大大增加发生 PONV 的危险性。右美托咪定可以大大降低术中术后阿片类镇痛药物的用量，这应该是其能减低 PONV 发生率的主要因素之一。

3. 全麻苏醒期躁动　在对儿童用七氟醚时,全麻苏醒期躁动是一个常见的不良反应。七氟烷虽然由于麻醉诱导迅速、吸入诱导时耐受性好、肝毒性低、血流动力学稳定和全麻苏醒快而在儿科麻醉时被广泛应用,但全麻苏醒躁动是一个常见现象,有时可高达80%。而右美托咪定能抑制中枢及外周交感神经系统活性,还可减少苏醒期躁动和呛咳。

4. 寒战　寒战是术后常见的并发症,可能会增加眼内压、颅内压、加重伤口的疼痛,增加氧耗,甚至可能引起心血管意外事件。而研究发现,围术期给予 1 μg/kg 剂量的右美托咪定可明显降低术后寒战的发生率。

(六) ICU 气管插管机械通气患者的镇静　ICU 中长时间气管插管机械通气患者的有效镇静与镇痛是一项难题,完美的镇静药物应该同时具有镇静、镇痛、控制精神症状、易于唤醒等作用。如前所述,右美托咪定作为一种高选择性的 α_2 肾上腺素能受体受体激动药,通过激动中枢神经系统 α_2 受体最密集的区域-脑干蓝斑(负责调解觉醒与睡眠),引发并维持自然非动眼睡眠(NREM)状态,产生镇静、催眠作用,α_{2C}受体激动参与抗焦虑作用;通过作用于脊髓后角突触前和中间神经元突触后膜 α_2 肾上腺素能受体,使细胞超极化,抑制疼痛信号向脑的传导,并与脑干蓝斑的 α_2 受体结合,终止疼痛信号的传导,抑制下行延髓-脊髓去甲肾上腺素能通路突触前膜 P 物质和其他伤害性肽类的释放,产生镇痛作用;直接阻滞外周神经 C 纤维和 Aα 纤维,产生浓度依赖性的镇痛作用;高选择性激动位于中枢神经系统及外周的 α_2 肾上腺素能受体,降低交感神经活性,降低应激状态下异常增高的血压和心率,稳定血液动力学。因此,从药理作用看,右美托咪定是一种可用于 ICU 镇静的较为理想的药物。随着美国 FDA 批准用于气管插管机械通气患者的镇静(24 h)后,右美托咪定在 ICU 的应用逐渐成为研究热点。研究认为,右美托咪定可缩短患者呼吸机辅助时间,减少丙泊酚、咪达唑仑与阿片类镇痛药物的使用量,提高患者舒适度。但由于各个研究所使用的右美托咪定剂量并不完全一致,有部分研究使用了 1 μg/kg 的负荷剂量,维持剂量 0.1～1 μg/(kg・h)不等,使用时间短至 6 h,长至 120 h(FDA 批准药物临床试验),研究终点也不一致,因此目前尚未有右美托咪定用于气管插管机械通气患者的用药标准。

(七) 治疗戒断综合征　阿片类及苯二氮䓬类药物是 ICU 患者常用的镇静、镇痛药物,长期应用产生依赖性,若骤然停药,可出现戒断综合征。阿片类戒断综合征症状于停药后 5～6 h 出现,表现为强烈渴求阿片类药物,流涕流泪、肌肉疼痛或抽筋、胃肠痉挛、恶心、呕吐、腹泻、瞳孔扩大、反复寒战、心动过速、睡眠不安等;苯二氮䓬类戒断综合征出现于停药后 1～3 d,表现焦虑、恶心或呕吐、心慌、头痛、虚弱、失眠,严重者表现类似震颤、谵妄或癫痫发作。戒断综合征往往用逐渐减药的撤药方法难以戒除。多项研究表明,α_2 肾上腺素能受体激动药可乐定、右美托咪定与洛非西定(lofexidine)不引起痛觉过敏,使用后可达到平稳迅速撤药,无烦躁、高血压、心动过速等,可减少美沙酮的用量或替代美沙酮治疗。

(八) 治疗周期性呕吐综合征　对于 5～14 岁儿童,α_2 肾上腺素能受体激动药右美托咪定可成功治疗苯海拉明、氯丙嗪、劳拉西泮、雷尼替丁和恩丹西酮等治疗无效的周期性呕吐综合征。其用法为负荷剂量 0.25～0.5 μg/kg(输注 10 min),维持剂量 0.25 μg/(kg・h)持续使用 12～18 h。

三、禁忌证

对右美托咪定过敏者禁用。老年人、低血容量者、应用血管扩张剂或负性肌力药物者、高血压、心律失常或心血管疾病者、糖尿病、肝肾功能障碍者慎用。目前尚不清楚右美托咪定是否能够通过胎盘或对人类胚胎是否具有致畸作用,在哺乳期应用对婴儿的影响亦未达成共识,因此孕妇、哺乳期妇女慎用。

四、不良反应

机体对右美托咪定的耐受性良好,不良反应少且轻。

常见心血管不良反应包括低血压和心动过缓。使用右美托咪定镇静的患者中约 30%出现低血压、部分患者出现心动过缓,一般无需处理,必要时应补充血容量,可使用抗胆碱能药物如格隆溴铵与阿托品治疗。利用不能透过血脑屏障的 α_2 肾上腺素能受体拮抗剂L-659-066 可逆转右美托咪定引起的低血压,对心率无影响;利用能透过血脑屏障的选择性 α_2 肾上腺素能受体拮抗剂阿替美唑可逆转右美托咪定引起的心动过缓。

中枢神经系统不良反应包括疲倦、头痛、烦躁、头晕等。胃肠道不良反应包括恶心、口干。右美托咪定无明显呼吸抑制作用。

五、注意事项

(1) α_2 肾上腺素能受体激动药可掩盖浅麻醉征兆,如体动、出汗、流泪等,同时使血流动力学反应迟钝,因此判定麻醉深度时应综合考虑。

(2) 必须在有连续监测的条件下使用右美托咪定。由于右美托咪定可能引起低血压、心动过缓和窦性停搏,治疗包括减少或停止本品输注,增加输液速度、抬高下肢,使用升压药物,给予抗胆碱能药物(如格隆溴铵、阿托品)以减轻迷走神经紧张性。有明显心血管功能障碍者使用右美托咪定需谨慎,并做好复苏的准备。

(3) 右美托咪定与吸入麻醉药、静脉麻醉药、镇静催眠药和阿片类药物合用可能提高疗效,需减少使用剂量。

(4) 人体单次静脉注射右美托咪定时，血流动力学常呈双相变化，一般先出现短时间升压，随后发生持久性降压。暂时性高血压与右美托咪定的外围血管收缩作用有关，通常不需要治疗，降低负荷剂量的输注速度可有效降低高血压的程度。

(5) 当肝内右美托咪定的浓度为 100 nmol/L 时，即可发生明显的药物相互作用。右美托咪定是细胞色素氧化酶 P450 的强抑制剂，可抑制阿芬太尼、氯胺酮的肝微粒体代谢。右美托咪定与苯二氮䓬类药物在受体水平发挥协同催眠作用；与阿片类药物复合椎管内注射可产生协同性抗伤害性感受作用，增强镇痛作用，延长镇痛时间；可逆转大剂量阿芬太尼诱发的肌强直，不加重其心血管或呼吸抑制作用；不影响罗库溴铵与维库溴铵的神经肌肉阻滞效应；对氯胺酮、依托咪酯、丙泊酚麻醉时的血流动力学有一定影响。

(6) 连续使用右美托咪定超过 24 h 并且突然停药，可能导致与 α_2 肾上腺素能受体激动药可乐定相似的停药症状，包括紧张、激动和头痛，伴随或跟随着血压迅速升高和血浆中儿茶酚胺浓度升高。短期输注（<6 h）停药后则不出现停药症状。

(7) 由于右美托咪定的清除率随着肝脏损伤的严重程度下降，对于肝脏功能损伤的患者应该考虑降低剂量。

（金 琳 薛张纲）

参考文献

[1] 杭燕南，庄心良，蒋豪，等. 当代麻醉学. 上海：上海科学技术出版社，2002：309－317.

[2] 叶铁虎，李大魁. 麻醉药理学基础与临床. 北京：人民卫生出版社. 2011：464－480.

[3] Miller RD 主编. 邓小明，曾因明主译. 米勒麻醉学. 第 7 版. 北京：北京大学医学出版社有限公司，2011.

[4] Gavras I, Manolis AJ, Gavras H. The alpha2 - adrenergic receptors in hypertension and heart failure: experimental and clinical studies. J Hypertens, 2001, 19: 1124 - 1125.

[5] Gowing LR, Farrell M, Ali RL, et al. Alpha2 - adrenergic agonists in opioid withdrawal. Addiction, 2002, 97: 49 - 58.

[6] Carollo DS, Nossaman BD, Ramadhyani U. Dexmedetomidine: a review of clinical applications. CurrOpinAnaesthesiol, 2008, 12: 457 - 461.

[7] Mantz J, Josserand J, Hamada S. Dexmedetomidine: new insights. Eur J Anaesthesiol, 2011, 28: 3 - 6.

[8] Coursin DB, Coursin DB, Maccioli GA. Dexmedetomidine. Curr Opin Crit Care, 2001, 7: 122 - 126.

[9] Aantaa R, Jalonen J. Perioperative use of alpha2 - adrenoceptor agonists and the cardiac patient. Eur J Anaesthesiol, 2006, 23: 361 - 372.

[10] Sinclair MD. A review of the physiological effects of alpha2 - agonists related to the clinical use of medetomidine in small animal practice. Can Vet J, 2003, 44: 885 - 897.

[11] Szumita PM, Baroletti SA, Anger KE, et al. Sedation and analgesia in the intensive care unit: evaluating the role of dexmedetomidine. Am J Health Syst Pharm, 2007, 64: 37 - 44.

[12] Shukry M, Miller JA. Update on dexmedetomidine: use in nonintubated patients requiring sedation for surgical procedures. Ther Clin Risk Manag, 2010, 6: 111 - 112.

[13] Farag E, Argalious M, Sessler DI, et al. Use of α(2) - Agonists in Neuroanesthesia: An Overview. Ochsner J, 2011, 11: 57 - 69.

[14] Brummett CM, Hong EK, Janda AM, et al. Perineural dexmedetomidine added to ropivacaine for sciatic nerve block in rats prolongs the duration of analgesia by blocking the hyperpolarization-activated cation current. Anesthesiology, 2011, 115: 836 - 843.

[15] Patel A, Davidson M, Tran MC, et al. Dexmedetomidine infusion for analgesia and prevention of emergence agitation in children with obstructive sleep apnea syndrome undergoing tonsillectomy and adenoidectomy. Anesth Analg, 2010, 111: 1004 - 1010.

[16] Abdelmalak B, Makary L, Hoban J, et al. Dexmedetomidine as sole sedative for awake intubation in management of the critical airway. J ClinAnesth, 2007, 19: 370 - 373.

第十三章 肌松药的药理和临床合理应用

肌肉松弛药（muscle relaxant）简称肌松药，又称骨骼肌神经肌肉阻滞药或神经肌接头阻滞药（neuromuscular block agent），是主要作用于神经肌肉接头后膜上乙酰胆碱受体的药物，但对前膜上乙酰胆碱受体也有作用。阻滞了神经肌肉兴奋的正常传递，产生肌肉松弛作用。

1942年，由植物中提取的天然生物碱筒箭毒碱（d-tubocurarine）用于临床麻醉后，开创了全身麻醉的新时代，改变了靠加深全麻而获得肌肉松弛以满足手术要求的状态，并在适当较浅全麻下实施胸腹部等大手术，既能达到满意的肌肉松弛，又可维持血流动力学稳定，为老年、重危患者手术提供有利条件。同时，在ICU也用于消除患者对呼吸机抵抗而便于作机械通气，以及偶用于控制如破伤风及癫痫持续状态等疾病的肌痉挛和用于电休克治疗时防止肌肉强烈收缩产生的不良作用。随着全身麻醉的增多，肌松药应用越来越广泛，因此，更应注重肌松药的安全和合理应用。

第一节 肌松药的分类

一、根据化学结构

（一）甾类 泮库溴铵（pancuronium）、维库溴铵（vecuronium）、罗库溴铵（rocuronium）、哌库溴铵（pipecuronium）、杜什氯铵（doxacurium）、加拉碘铵（gallamine）、法扎溴铵（fazadinium）、瑞库溴铵（rapacuronium）。

（二）苄异喹啉类 阿曲库铵（atracurium）、顺阿曲库铵（cis-atracurium）、氯二甲箭毒（metocurine）和阿库氯铵（alecuronium）。

（三）胆碱酯类和非胆碱酯类 分子结构中含胆碱酯结构的有琥珀胆碱（succinylcholine，suxamethonium，scoline）、氨酰胆碱（hexcarbacholine，hexabiscarbacholine）、杜什氯铵和米库氯铵（mivacurium）等。

二、根据肌松药的时效

（一）超短时效 琥珀胆碱。

（二）短时效 米库氯铵。

（三）中时效 维库溴铵、罗库溴铵、阿曲库铵和顺阿曲库铵。

（四）长时效 泮库溴铵、哌库溴铵和杜什氯铵。

三、根据作用机制

（一）非去极化肌松药 目前在国内外临床上应用较多的非去极化肌松药（nondepolarizing muscle relaxant）是中时效的维库溴铵、罗库溴铵、阿曲库铵和顺阿曲库铵。长时效的泮库溴铵和哌库溴铵现已基本不用或已停用。而米库氯铵欧洲仍在临床使用。

（二）去极化肌松药 去极化肌松药（depolarizing muscle relaxant）有琥珀胆碱和氨酰胆碱（imbretil）。而琥珀胆碱是目前唯一还在临床麻醉中应用的去极化肌肉松弛药。

理想的肌松药应具备以下标准：属于非去极化肌松药；起效迅速；时效短；作用强；恢复快；无蓄积；无组胺释放；无心血管不良反应；代谢产物无药理活性；其作用可被抗胆碱酯酶药物或其他药物逆转。目前临床上应用的肌松药仍各有优缺点，尚无一种肌松药能够完全符合理想肌松药的要求。但罗库溴铵和顺阿曲库铵已接近理想肌松药的要求，一些新研发的肌松药也正在努力达到理想肌松药的标准。

第二节 肌松药的作用机制

肌松药的主要作用部位在神经肌肉接头后膜的乙酰胆碱受体，去极化肌松药和非去极化肌松药均具有与乙酰胆碱分子相似的结构，都可与乙酰胆碱受体α亚单位上的结合部位相结合，但两者的阻滞方式不同。随着分子生物学受体克隆技术的发展，利用膜片钳技术研究肌肉型乙酰胆碱受体，记录受体生物电活动，较为直观的反映肌肉型乙酰胆碱受体活动的全过程，这为研究肌松药对纯肌肉型乙酰胆碱受体的作用创造条件。

一、神经肌接头的解剖和分子结构

（一）接头后部分

1. 神经肌接头（运动终板） 运动终板是肌膜与运动神经末梢交联的特殊结构，两者间就是突触间隙（图13－1）。在终板区接头后膜形成许多皱褶，接头后膜上有密集的烟碱样乙酰胆碱受体（nAChR），乙酰胆碱从运动神经单位的突触囊泡内释放后必须经过这个距离才能到达运动终板的受体。80％的乙酰胆碱因被乙酰胆碱酯酶水解而不能到达乙酰胆碱受体。整个肌膜都分布有乙酰胆碱受体，在第二接头间隙的顶端最多。

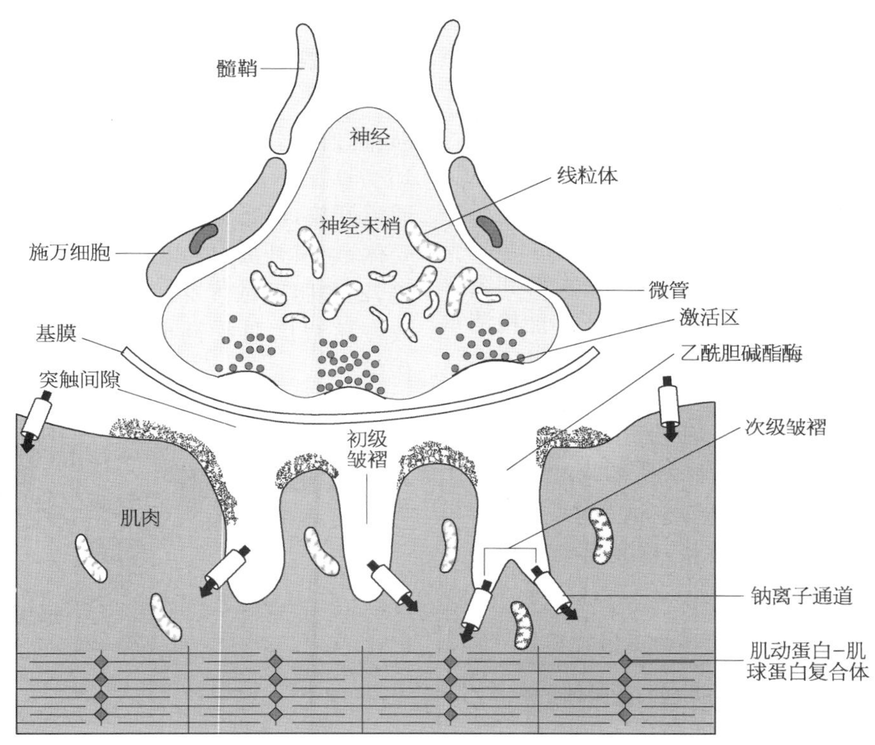

图13－1 神经肌接头（运动终板）

2. 烟碱样乙酰胆碱受体 每个烟碱样乙酰胆碱受体由5个蛋白亚基组成，排列成玫瑰状的管形结构，穿插入肌纤维膜间，突出并开口于肌纤维膜内外，受体的一半露出肌纤维膜表面，另一端露于细胞质内2 nm，5个蛋白亚基中有两个是α蛋白亚基，其余3个蛋白亚基为β、ε和δ蛋白亚基，而非成熟的受体和接头以外肌纤维膜受体没有ε亚基，而代之以γ亚基（图13－2）。5个亚基环绕细胞外孔道呈漏斗样延伸为中央离子通道。五角形体的每一个亚基都是一个四次跨膜蛋白，分子量约60 000，由437～501个氨基酸残基构成。由于这5个亚基中有2个亚基，所以五角形体并不对称。这种不对称使得乙酰胆碱受体对乙酰胆碱有不同的亲和力和略微不同的反应时间。这些亚单位相互作用形成一个跨膜的管道，和细胞外乙酰胆碱受体部位一样，

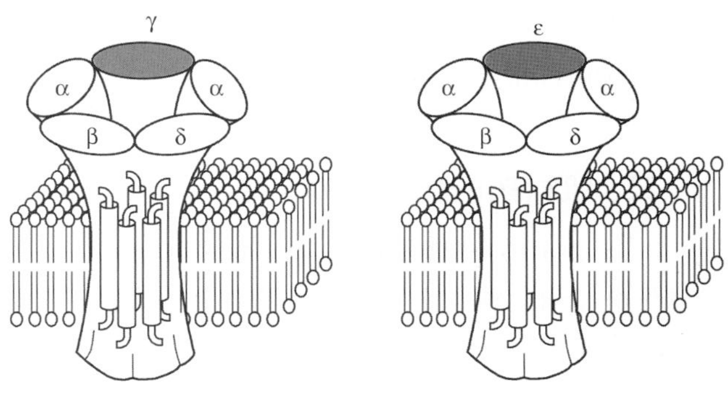

图13－2 乙酰胆碱受体亚单位（左：成熟型，右：未成熟型）

对作用激动剂与拮抗剂发生生物学功能。

每个亚单位的 M_2 跨膜结构区具有选择性的阳离子通道。乙酰胆碱或拮抗剂如箭毒的细胞外结合位点位于 αδ 亚单位或 αε 亚单位的 *N* 端，在乙酰胆碱或其他激动剂缺失的条件下，通道多处于关闭的状态下，只允许阴离子按电化学梯度通过。ε 与 γ 亚单位的功能在于稳定这种关闭的状态。在有两个单位乙酰胆碱分子结合到 nAChR 后，触发了其结构的改变，开放了关闭的通道。通道开放的过程长短，取决于两个结合的乙酰胆碱结合时程的长短。当通道打开时，钾离子流出细胞而钙离子和钠离子进入细胞，开始一次肌肉收缩。

胚胎期随着运动终板的形成，烟碱样乙酰胆碱受体进驻终板，并从全细胞膜分布的胎儿型乙酰胆碱受体(γ－nAChR)转化为只在终板区分布的成人型乙酰胆碱受体(ε－nAChR)(表 13－1)，该过程称为亚基转换。成年后在正常神经支配的肌肉上，只在运动终板区大量表达 ε－nAChR，γ－nAChR 无表达。但眼外肌较特殊，约 20%的眼外肌肌纤维上仍表达部分 γ 亚单位，也可能与一些重症肌无力患者表现出首发的和突出的眼部症状有关系。在衰老及病理情况下亦能检测到 γ 亚单位的表达。当肌肉失神经支配后，终板区会重新表达 γ－nAChR 并分布于全细胞膜，剩下的 ε－nAChR 约占总受体数量的 10%。同时终板外区也出现大量的 γ－AChR，表现为肌纤维全长都对乙酰胆碱敏感，称为超敏感现象。肌肉如能重新被神经支配，γ－nAChR 又会被 ε－nAChR 重新替换，恢复运动终板的正常结构。

表 13－1　两种乙酰胆碱受体的不同特征

成人型乙酰胆碱受体	胎儿型乙酰胆碱受体
ε 亚单位	γ 亚单位
位于终板区域	位于接头、接头间隙
寿命稳定(平均寿命为 2 w)	寿命不稳定(平均寿命约为 24 h)
大的单个通道	小的单个通道
开放时间短暂	开放时间长 2～10 倍
不易被激动药去极化	易被激动药去极化
更易被竞争性拮抗药物阻滞	不易被竞争性拮抗药物阻滞

二、肌松药的作用机制

(一) 非去极化肌松药的作用机制　运动神经冲动的动作电位到达神经末梢使乙酰胆碱释放，并与接头后膜的乙酰胆碱受体结合，产生骨骼肌收缩。非去极化肌松药与乙酰胆碱竞争乙酰胆碱受体，从而阻止受体与乙酰胆碱的结合，不引起膜通透性的改变，接头后膜处于极化状态而不能去极化，产生肌肉松弛作用。肌松效应取决于药物和乙酰胆碱的浓度和与受体的亲和力。一个受体的两个结合位点只有同时与两个乙酰胆碱分子结合后，通道开放从而使膜去极化。如果其中一个位点与非去极化肌松药结合即便另一个位点与乙酰胆碱结合，通道也不会开放。神经刺激引发释放的乙酰胆碱很快即被接头间隙的乙酰胆碱酯酶分解，因此一般没有机会再与受体结合，而肌松药则不同，其分解或代谢部位不在接头部位，从受体上脱落的肌松药分子仍可与受体再次结合，所以在竞争过程中，肌松药占优势，只有当肌松药因分解或代谢使血浆浓度降低，乙酰胆碱浓度占据优势时，神经肌肉传导逐渐恢复正常。

乙酰胆碱酯酶拮抗剂如新斯的明，使乙酰胆碱分解减少，让神经肌肉接头间隙的乙酰胆碱浓度增高，从而有利于和非去极化肌松药竞争结合位点(图 13－3)。由于肌松药与受体一个位点结合即可阻断通道开放，而乙酰胆碱需与两个位点结合才能激动受体，通道开放，所以当结合位点肌松药浓度增加 1 倍，乙酰胆碱浓度必须增加 4 倍，其竞争力才相等，故在高浓度肌松药时，胆碱酯酶拮抗药难以发挥作用。

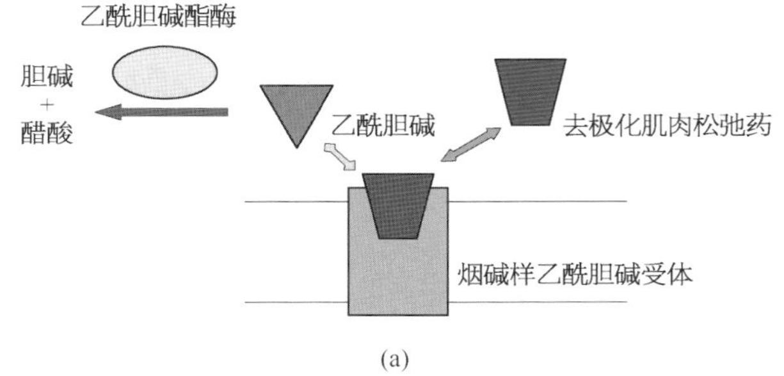

(a)

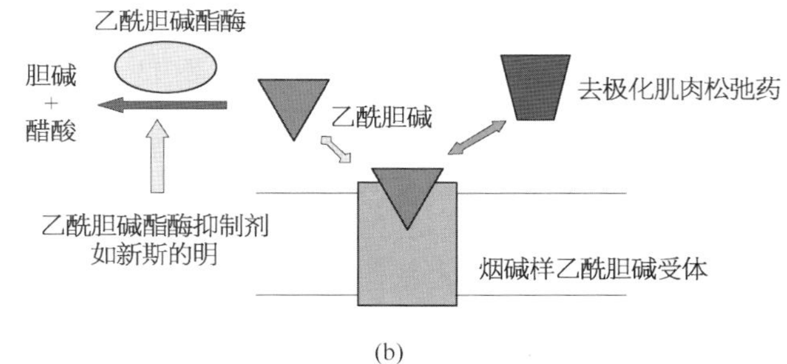

(b)

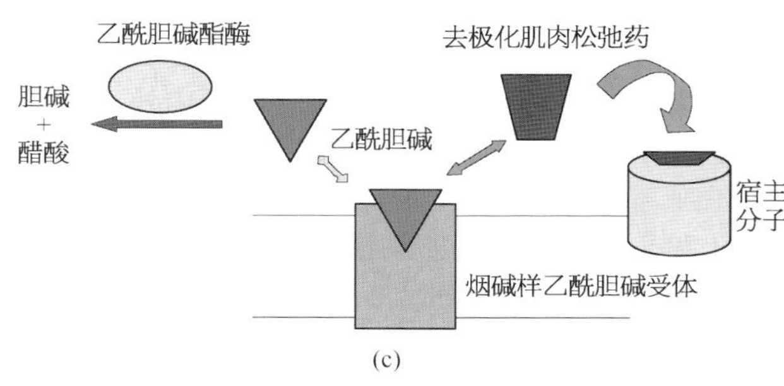

(c)

图 13－3　非去极化肌松药与乙酰胆碱竞争示意图

非去极化神经肌肉阻滞特征为：① 肌肉松弛前无肌震颤即肌纤维成束收缩（fasciculation）现象；② 强直刺激及“四个成串”刺激时出现衰减（fade）；③ 强直刺激后继以单刺激，出现强直后易化（post-tetanic facilitation，PTF）现象；④ 阻滞可被抗胆碱酯酶药所拮抗。

（二）去极化肌松药的作用机制 与乙酰胆碱受体结合后可产生乙酰胆碱样作用，接头后膜处于持续去极化状态，可见不同步的肌纤维成束收缩。由于接头后膜的持续去极化，使其对以后的神经兴奋所释放的乙酰胆碱不再发生反应而形成去极化阻滞，也称为Ⅰ相去极化阻滞。临床目前应用的去极化肌松药为琥珀胆碱。去极化神经肌肉阻滞特征为：① 肌松前出现肌纤维成束收缩；② 强直或“四个成串”刺激无衰减现象；③ 无强直后易化现象；④ 抗胆碱酯酶药可增强阻滞程度。

大剂量或多次重复应用去极化肌松药后，接头后膜神经肌肉阻滞的性质易发生改变，肌松时间延长，阻滞特征类似于非去极化阻滞。此时已由Ⅰ相去极化阻滞演变为Ⅱ相阻滞，称为双相阻滞或脱敏感阻滞。临床表现为呼吸抑制延长，可有不同程度的衰减和强直后易化现象。

去极化肌松药具有类似乙酰胆碱的受体激动作用。随后则产生受体阻滞作用。琥珀胆碱由两个和乙酰胆碱相似的分子组成。乙酰胆碱因很快被胆碱酯酶水解，终板又恢复到静息状态等待下次神经兴奋，但是，去极化肌松药对肌肉有双向作用，开始是肌肉收缩，接着是肌肉松弛。去极化肌松药在接头部位浓度降低依赖于其分解和排泄。去极化肌松药在接头部位的清除缓慢，可以不停地与受体解离后又结合，从而使终板持续去极化和通道开放。

去极化肌松药使肌细胞由兴奋收缩迅速转入松弛是因其使终板膜电位持续去极化，反而不能导致整个肌细胞的再次去极化。这是因为靠近终板周围的肌纤维膜上的钠离子通道结构也是柱状通道蛋白，但具有双重闸门，一为电压控制闸门，另一为时间控制闸门，只有当双重闸门同时开放时，钠离子才可进入细胞引起去极化。静息状态下时间控制闸门是开放的，当激动剂与受体结合时，终板去极化，近终板肌膜钠通道的电压控制闸门开放，离子流动引起去极化。即使电压控制闸门持续开放，时间控制闸门到达一定时间后即自行关闭。而时间控制闸门的再次开放必须等电压控制闸门关闭后才发生。去极化肌松药与受体结合，引起终板持续去极化，起初电压和时间控制闸门均开放，时间控制闸门按时关闭，没有电压控制闸门关闭的启动，时间闸门不能再次打开，所以离子通道随后又处于失活状态，终板去极化的信息不能传遍肌肉，表现为肌肉松弛（图 13-4）。

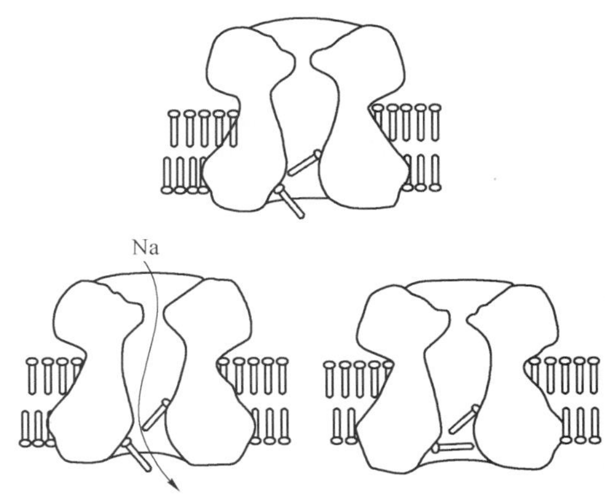

图 13-4 钠通道的电压和时间控制闸门

接头部位有去极化肌松药存在时，用抗胆碱酯酶药增加接头部位的乙酰胆碱，只能加重电压控制闸门的持续开放时间，增强去极化肌松药的肌松作用。因此不能用抗胆碱酯酶药（如新斯的明）拮抗去极化肌松药（如琥珀胆碱）的肌松作用。

肌松药及其他一些药物可通过与受体结合或者影响细胞膜而改变神经兴奋传递。这些药物可以改变受体动力学，受体开放或关闭时间延长，从而改变离子通道的电流及终板去极化。如普鲁卡因、氯胺酮和吸入麻醉药等能溶入肌细胞脂膜而改变通道开放和关闭的特性。非竞争性阻滞包括受体脱敏感阻滞和通道阻滞。

受体脱敏感阻滞是运动终板长时间受到乙酰胆碱或其他激动剂的作用，对激动剂开放离子通道的作用不再敏感。在正常情况下，静息态的乙酰胆碱受体无激动剂结合时通道是关闭的。如果两分子乙酰胆碱与受体 α 亚单位结合则受体构型改变，通道开放，离子通过。然而，当受体与激动剂结合后，构型无变化，通道也不打开，此时的受体称为脱敏感态，受体蛋白质中酪氨酸的磷酸化可能导致受体脱敏感。能引起乙酰胆碱受体发生脱敏感现象的药物很多，如氟烷、异氟烷、局部麻醉药、巴比妥类药、乙酰胆碱受体激动剂和抗胆碱酯酶药、钙通道阻滞药、多黏菌素 B 等。

一般受体可在静息态和脱敏感态间转换，琥珀胆碱可促进受体进入脱敏感态，与受体紧密结合，使受体很难转变回静息态，因而脱敏感受体比例增大，这也部分解释了琥珀胆碱使用后能增强在其后使用的非去极化肌松药的作用。受体对激动剂和拮抗剂的反应可能发生改变。这可能就是在给琥珀胆碱后受体对非去极化肌松药敏感性增加的原因之一，也是长时间应用去极化肌松药时效延长的原因之一。

受体发生脱敏感阻滞就损失了正常传递神经刺激的功能，脱敏感受体数量增加使具有正常去极化功能的受体总量减少，更容易被非去极化肌松药所阻滞，功能正常的受体所产生的终板膜电位达不到引起肌纤维收缩的阈值时，则就不再发生神经肌肉兴奋传递。

离子通道阻滞由于药物直接阻塞离子通道，非竞争性阻滞或影响离子通道的离子流通，使终板膜不能正常去极化，从而减弱或阻滞了神经肌肉兴奋传递。局麻药和钙通道阻滞药能阻断钠通道和钙通道的离子流动。同样临床的某些药物也可阻断乙酰胆碱受体的离子流动。离子通道阻滞分为关闭型阻滞和开放型阻滞，开放型阻滞较常见，是离子通道因乙酰胆碱激动剂激活开放后药物进入通道内，发挥其阻滞效应，其效应强弱取决于离子通道开放的多少和开放的频率。关闭型阻滞是药物分子阻塞在离子通道膜外开口部分，在离子通道关闭时或开放时均可发生阻滞，能阻断离子通过，减弱终板去极化，从而阻断或削弱神经冲动的传递。新斯的明和其他胆碱酯酶拮抗剂也具有增加通道阻滞的效应。局麻药、某些抗生素、可卡因、奎尼丁、三环类抗抑郁药、纳曲酮和纳洛酮等通过关闭性离子通道阻滞干扰神经肌肉兴奋传递。

所有的肌松药均含季铵阳离子或双季铵阳离子基团，在电化学作用力的吸引下进入离子通道，发挥机械性堵塞作用，阻止钠和钙离子的进入和钾离子的流出。肌松药通常进入通道，而不能穿过通道，这是因为离子通道的口部较大而内部较窄，但氨酰胆碱、琥珀胆碱等细长分子的肌松药例外，其可能进入肌细胞质，并有可能引起细胞损伤。各肌松药的主要作用部位不同，长期使用非去极化肌松药可能导致其分子进入并阻滞离子通道的比例增加，从而延长肌松药的作用时间，这可能是 ICU 患者长期使用肌松药后肌力恢复缓慢的原因之一。

Ⅱ相阻滞Ⅱ相阻滞是一个复杂的现象，当终板持续暴露在去极化肌松药的作用下即可发生。发生Ⅱ相阻滞后，肌松监测显示为非去极化表现，对强直刺激和TOF 的反应衰减，出现强直刺激后易化现象，可部分或全部被抗胆碱酯酶药拮抗。

Ⅱ相阻滞机制尚未完全明确，可能类似于脱敏感阻滞，激动剂使受体离子通道构型发生变化，使离子通道失活，接头后膜缓慢恢复到极化状态，但在肌松药长时间存在时，通道蛋白仍处于结构异常状态，接头仍不能正常传递。也可能与通道长时间开放引起钠离子和钙离子不停进入细胞，钾离子持续出胞，而使接头部位膜内外电解质浓度失平衡，最终干扰终板膜的功能，去极化肌松药分子不能使肌细胞膜去极化，而仅仅是占据受体部位，表现为Ⅱ相阻滞作用。

发生Ⅱ相阻滞的时间变异可从持续滴注琥珀胆碱后 42～280 min。通常认为应用琥珀胆碱后，TOF 比值(T_4/T_1)小于 0.5 即为发生Ⅱ相阻滞。Ⅱ相阻滞发生后神经-肌肉传导恢复正常的速度减慢，由于Ⅱ相阻滞的发生机制和影响因素极其复杂，用抗胆碱酯酶药拮抗其肌松的效果很难预测，所以一般不主张拮抗。

三、肌松药对接头外受体的作用

接头外受体是指位于终板区以外肌纤维膜上的受体，这类受体不受神经支配，正常人其数量很少，但其性质与胚胎受体十分相似，与成年人接头后膜上的受体不同(图 13－5)：① 接头外受体是不成熟受体，其合成与消失均快；② 接头外受体在去神经支配的肌纤维可迅速大量合成，其数量远远超过接头后膜受体；③ 接头外受体对去极化肌松药十分敏感，而对非去极化肌松药不敏感；④ 当接头后膜复极化后，由接头外受体控制的钠通道仍然开放，所以激动剂可致更大的去极化作用。在上、下运动神经元损伤、大面积烧伤、软组织损伤、感染以致肌纤维失出神经支配时，接头外受体增多，使用琥珀胆碱等去极化肌松药引起大面积肌纤维膜去极化，使大量Ⅱ相钾离子外流到细胞外液，高血钾状态可引起严重室性心律失常或心脏停搏。

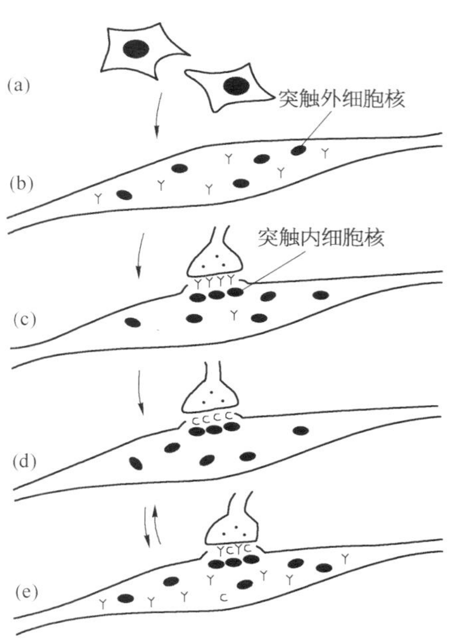

图 13－5　突触外受体

不受神经支配，是非熟受体，正常人很少，下列情况失去神经支配、胎儿、烧伤、败血症和肌肉蛋白分解疾病可大量合成。

四、肌松药对接头前膜受体的作用

接头前膜也有烟碱样乙酰胆碱受体，其生理作用是通过正反馈机制使神经肌肉组织能适应高频刺激(≥1 Hz)的需要，用高频刺激运动神经末梢，轴突分支末端释放的乙酰胆碱，既作用于接头后膜受体使膜去极化，又作用于接头前膜受体，促使神经递质的运转和释放，高频刺激可引起肌纤维强直收缩。非去极化肌松药作用于接头前膜受体，影响其正反馈机制，减缓乙酰胆碱由储存部向释放部运转，以致不能适应高频刺激，使此时的乙酰胆碱释放量减少，肌松药阻滞程度增加，肌力降低，即出现衰减。

接头前膜受体与接头后膜受体不同：① 两者的化学亲和力不同，激动剂和拮抗剂对两种受体的选择性和结合率均不相同；② 两种受体控制的离子通道不同，接头后膜受体控制的是非选择性的阳离子通道，而接头前膜受体的离子通道与神经系统乙酰胆碱受体的离子通道相似，是 Na^{+} 通道；③ 肌松药对接头前膜受体作用具有频率依赖性，在高频刺激时，此作用明显，而在低频刺激时(0.1 Hz)不明显，有较大的安全阈，低频刺激时此作用不明显；④ 乙酰胆碱对接头前膜受体作用有温度依赖性，低温影响乙酰胆碱转运，本身可引起衰减。

肌松药对接头前膜受体和接头后膜受体的选择性有一定的差别。十烃溴铵对接头前膜受体的亲和力较对接头后膜受体的大。箭毒、加拉碘铵、阿曲库铵与接头后膜受体结合速率较与接头前膜受体结合速率略快，泮库溴铵和维库溴铵对接头前膜受体结合缓慢，此外，去极化肌松药发展为Ⅱ相阻滞，其机制中可能有去极化肌松药对接头前膜受体的作用。

第三节 肌松药的药理

一、药代动力学

肌松药是含有季铵基的极性化合物，易溶于水而相对不溶于脂肪，因此肌松药不易透过血脑屏障和胎盘，在肾小管也不重吸收。其在体内的分布容积有限，接近于细胞外液容积，为 80～140 ml/kg。非去极化肌松药的分布半衰期多为 2～10 min，但消除半衰期各药差异较大，长时效的达 2 h。血浆白蛋白降低时，肌松药分布容积变小，作用增强。各种肌松药与白蛋白的结合率不同，如筒箭毒碱与血浆白蛋白结合率为 10%，泮库溴铵的结合率为 34%。结合率高者，分布容积也相应增大，神经肌肉接头的浓度降低。但已结合的药物游离后仍能与受体结合，并使肌松药的作用时间延长。非去极化肌松药的清除率在 2～5 ml/(kg·min)，米库氯胺因迅速被血浆胆碱酯酶分解其清除率在 60～100 ml/(kg·min)，消除半衰期约为 2.5 min(表 13-2)。

表 13-2 正常人肌肉药的药代动力学参数

药名	消除半衰期(min)	消除与排泄		
		经肾(%)	肝内代谢(%)	其他
琥珀胆碱	2～8			血浆胆碱酯酶水解
筒箭毒碱	90～150	40～60	40%经胆汁	
二甲箭毒	360	80～100		
加拉碘铵	180	100		
阿曲库铵	15～20	<5	<40	Hoffmann 消除及酯酶水解
顺阿曲库铵	24	10～15		80%为 Hoffmann 消除
米库氯铵	3～5	<10	少量经胆汁	血浆胆碱酯酶水解
杜什库铵	90～120	60～90	少量经肝	
泮库溴铵	110～127	60～80	15%～20%经胆汁及肝	
维库溴铵	50～60	10～20	50%～80%经胆汁	
哌库溴铵	90～120	60～90	5%经胆汁，3%经肝	
罗库溴铵	60	10～20	50%～60%经胆汁	

疾病和病理生理变化可改变肌松药消除的速率，并改变神经肌肉接头对肌松药的敏感性。肾衰竭严重影响肌松药的药代动力学。加拉碘铵全部经肾排出，二甲箭毒和筒箭毒碱、泮库溴铵、哌库溴铵也多从肾脏排出。肾功能障碍患者以选用维库溴铵和顺阿曲库铵为好。维库溴铵仅 10%～20%经肾排出，其余则以原形和代谢产物形式经胆汁排泄。顺阿曲库铵有两种分解途径。其一是霍夫曼(Hofmann)消除，即在生理 pH 和常温下通过盐基催化自然分解，是单纯的化学反应。其二是经血浆中酯酶进行酶分解(表 13-3)。

表 13-3 肌松药在体内消除

	排泄(%)		代谢
肌松药	肾	肝	
琥珀胆碱	1~2	—	胆碱酯酶分解(90%)
氯筒箭毒碱	40~60	10~40	—
氯二甲箭毒	40	2	—
杜什氯铵	60~80	10~20	<10%
阿曲库铵	10~40	—	霍夫曼消除和酯酶水解(60%~90%)
顺阿曲库铵	10~15	—	霍夫曼消除(80%)
米库氯铵	<5	—	胆碱酯酶水解(95%~99%)
泮库溴铵	70	30	肝(10%~20%)

从药代动力学上可以知道一些疾病和药物相互作用可以改变对肌松药的敏感性,以及脏器和代谢功能改变是怎样影响肌松药的时效,这些资料有助于理解肌松药产生的不同反应。但是不可能事先了解任何一个患者药代动力学和药效。因此对药代动力学和药效研究结果只能作为用于临床的指南,对每个患者的具体药量还应在用药过程中小心地根据患者对药物的反应来把握和调节药量。

二、肌松药的药效学

肌松药的药效按 95%有效剂量(ED_{95})计算,一般气管插管剂量为 $2ED_{95}$,追加为气管插管剂量的 1/3~1/2。正常人肌松药的药效学参数见表 13-4。

表 13-4 正常人肌松药的药效学参数

肌松药	ED_{95} (mg/kg)	气管插管量 (mg/kg)	起效时间 (min)	T_1 90%恢复时间 (min)	恢复指数 (min)
琥珀胆碱	0.5	1.0	1.0	6~12	
氯箭毒碱	0.3	0.6	4~5	80~100	40~60
泮库溴铵	0.07	0.07~0.1	3.5~4	120	30~40
维库溴铵	0.05	0.08~0.1	3	50~60	12
阿曲库铵	0.2	0.5	3~4	50~60	11~12
顺阿曲库铵	0.05	0.15	4~5	70~80	12~15
罗库溴铵	0.3	0.6	1.5	60~70	14
哌库溴铵	0.05	0.08	3.5~4	120	30~40
米库氯铵	0.07	0.2	3	30	6~7
杜什氯铵	0.03	0.05	6	120	40

三、肌松药的不良反应

肌松药也可不同程度地作用在位于神经节细胞的 N_1 乙酰胆碱受体和 M(毒蕈碱样)乙酰胆碱受体,通过兴奋或抑制周围自主神经系统产生心血管效应。某些肌松药还具有组胺释放作用,可导致血流动力学改变。如阿曲库铵等可促使肥大细胞释放组胺,引起血压下降,筒箭毒碱还兼有神经节阻滞作用。琥珀胆碱激动所有的胆碱能受体,可引起一过性心律失常,如窦性心动过缓、结性心律等。非去极化肌松药维库溴铵、罗库溴铵和顺阿曲库铵均无心血管不良反应(表 13-5)。

表 13-5 肌松药对自主神经的作用及组胺释放

药 名	自主神经节	心脏毒蕈碱受体	组胺释放
琥珀胆碱	+	+	+
筒箭毒碱	——	0	++
二甲箭毒	—	0	++
加拉碘铵	0	———	0
阿库氯铵	—	—	0
阿曲库铵	0	0	0,+
顺阿曲库铵	0	0	0
米库氯铵	0	0	0,+
杜什库铵	0	0	0
泮库溴铵	0	——	0
维库溴铵	0	0	0
哌库溴铵	0	0	0
罗库溴铵	0	0,—	0

注:+、++,轻度、中度兴奋;—、——、———,轻度、中度、重度抑制;0,无影响。

四、影响肌松药效应的因素

影响肌松药效应的因素:① 吸入性麻醉药具有肌肉松弛效能,能增强神经肌肉阻滞作用,延长肌松时效,与非去极化肌松药有协同作用,强度依次为:异氟烷>七氟烷>恩氟烷>氟烷>氧化亚氮。② 低温可延长非去极化肌松药的作用时间,从尿和胆汁中排泄延缓,用药量宜减少。新生儿和幼儿可能对非去极化肌松药敏感,而给老年人应用那些靠肾脏消除的肌松药时,其肌松作用明显延长。③ 胆碱酯酶琥珀胆碱和米库氯铵均被血浆胆碱酯酶所水解,胆碱酯酶量的减少和质的异常均可影响两药的代谢。血浆胆碱酯酶浓度下降可不同程度地延长琥珀胆碱的作用时间。④ 神经肌肉疾病重症肌无力患者对非去极化肌松药异常敏感,而对去极化肌松药有轻度拮抗。术前应用抗胆碱酯酶药治疗时,则更难以预料肌松药的作用。⑤ 肌肉失去神经支配如外伤性截瘫、挤压伤和烧伤等数周至半年之内,对琥珀胆碱十分敏感,有可能引起致命性高钾血症。⑥ 两类不同类型肌松药合用可能产生拮抗作用。⑦ 两种非去极化肌松药合用由于对接头前膜和后膜的亲和力不一样，可出现协同或相加作用。阿曲库铵和维库溴铵之间有协同作用，合用时剂量应减少。⑧ 局麻药能增强肌松药的作用。⑨ 抗生素增强肌松药的作用氨基糖苷类抗生素中以新霉素和链霉素抑制神经肌肉传递的功能最强，庆大霉素、卡那霉素等均可加强非去极化和去极化肌松药的作用。多黏菌素引起的神经肌肉传递阻滞作用可有接头前膜和接头后膜双重作用，不能用钙剂和新斯的明拮抗。林可霉素和克林霉素亦可增强非去极化肌松药的作用。

第四节 肌松药的临床应用

一、常用肌松药

(一) 琥珀胆碱(司可林) 琥珀胆碱有起效快、作用迅速完全和时效短等优点。琥珀胆碱迅速为血浆胆碱酯酶水解，其中间代谢产物琥珀单胆碱有弱的肌松作用，其强度为琥珀胆碱的 2%，但其时效比琥珀胆碱长。琥珀胆碱经肾脏排泄量不多，正常人为2%～5%。

琥珀胆碱，静注 0.5 mg/kg，起效时间 60～90 s。静注琥珀胆碱 1 mg/kg 后可维持呼吸暂停 4～5 min，肌力完全恢复为 6～12 min。琥珀胆碱反复静注或持续静滴可维持长时间肌松，静滴浓度为 0.1%～0.2%，静滴速度为 50～100 μg/(kg · min)。但静滴 30～60 min之后由于快速耐药产生，滴速可能要增加。琥珀胆碱可与 1%普鲁卡因或 0.5%利多卡因混合静滴，能显著增强此药的肌松作用，此时琥珀胆碱浓度可减低至 0.05%～0.07%。儿童对琥珀胆碱相对较成人不敏感，气管插管增加到 1.5 mg/kg。婴幼儿除静注外还可以肌注，此时琥珀胆碱用注射用水稀释至 10 mg/ml，用量 1.5～2 mg/kg。在紧急情况下琥珀胆碱还可气管内或舌下给药。

琥珀胆碱可能发生下列不良反应或并发症。其中一些并发症如恶性高热、过敏反应及严重高钾血症等虽然不常见，但可危及患者生命且可突然发生而无前驱症状。由于琥珀胆碱的分子结构与乙酰胆碱相似可以产生窦性心动过缓，伴有结性和室性逸搏，尤其在交感神经张力相对较高的婴幼儿更易发生，其前应用阿托品可以预防。

琥珀胆碱反复静注或静滴可发展为脱敏感阻滞。不易通过胎盘，是产妇全麻中首选的肌松药之一。严重肝脏疾病、营养不良、妊娠末期及产后期、慢性肾衰竭、甲状腺功能衰退等可能存在血浆胆碱酯酶浓度或活性较低。新斯的明、吡啶斯的明、普鲁卡因、氯胺酮、异丙嗪、氯丙嗪等药物，可减弱血浆胆碱酯酶的活性，无论是血浆胆碱酯酶浓度降低或活性减弱，均可延长或增强琥珀胆碱的作用。

静滴琥珀胆碱总量超过 1 g 容易发生Ⅱ相阻滞，如用量控制在 0.5 g 以下，则发生Ⅱ相阻滞机会较少。重症肌无力、电解质紊乱和血浆胆碱酯酶异常等患者容易发生Ⅱ相阻滞，恩氟烷和异氟烷麻醉可促使琥珀胆碱发生Ⅱ相阻滞。临床研究证明普鲁卡因或利多卡因与琥珀胆碱合用，也可促使琥珀胆碱发生Ⅱ相阻滞。

若发生Ⅱ相阻滞，最可靠的处理是维持控制呼吸，保证正常呼吸交换量为首要原则，直到阻断作用自行逆转。此间可输新鲜血和冰冻干血浆，以补充血浆胆碱酯酶。不宜盲目使用新斯的明，仅在脱敏感阻滞时方可谨慎试用。每次静注新斯的明 0.25～0.5 mg，间隔 5 min 静注 1 次。若注射 2 次仍无效，不应再用，需继续人工呼吸，直至自由呼吸恢复。

以下患者慎用或禁用：① 高钾血症或肾衰竭。② 眼内压、颅内压和腹内压增高患者，以及上消化道出血和饱食患者。③ 严重创伤如多发性骨折、四肢躯干组织广泛挫伤、大面积烧伤、严重腹腔感染等在伤后3～8 周内。④ 上、下运动神经元损伤或病变和脊髓病变如截瘫等失去神经支配的患者。⑤ 恶性高热、易感性和家属史、对琥珀胆碱过敏者。

(二) 泮库溴铵(本可松) 泮库溴铵是人工合成的甾类双季铵长时效肌松药。其强度为氯筒箭毒碱的 5 倍，时效较之短或相似。消除主要经肾小部分经肝排出，肝功能不全或肾功能不全时泮库溴铵的消除时间延长。阻黄患者的起效时间延长。有轻度迷走神经阻滞作用和交感兴奋作用，以及抑制儿茶酚胺在末梢吸收，可致心率增快、血压升高和心排血量增加，尤其是用大剂量 2～3 倍 ED_{95} 时更明显，因此高血压、心动过速及心肌缺血时应避免使用。

静注泮库溴铵 0.12～0.20 mg/kg 后可以作气管插管，临床肌松时间约为 80 min，总时效为 120 min。追加药量在神经安定镇痛麻醉为 0.015 mg/kg。吸入麻醉时可减至 0.007 mg/kg。重复用药则时效逐渐延长，出现蓄积作用。

(三) 哌库溴铵(必可松) 哌库溴铵是与泮库溴铵相比，其强度较强时效长。其消除主要经肾以原型由尿排出，少量随胆汁排出，肾衰竭明显延长其消除半寿期。

气管插管量 0.1 mg/kg，3～3.5 min 完全阻滞，临

床时效 70～110 min,追加维持量在神经安定镇痛麻醉为 0.06 mg/kg,吸入麻醉为 0.04 mg/kg。此药尤其适用于心肌缺血性疾病和长时间手术以及术后不需早期气管导管拔除的患者。单次静注哌库溴铵对成人和婴儿的作用较儿童强,老年人起效时间较慢,如无肾功能不全则不影响时效。

(四) 维库溴铵(万可松) 维库溴铵适用于气管插管麻醉。尤其适用于心肌缺血和心脏病患者。由于维库溴铵在临床剂量没有泮库溴铵的解心脏迷走神经作用。所以在术中应用迷走兴奋药、β-受体阻断药或钙通道阻断药时容易产生心动过缓,甚至可发生心搏停止。对该药或溴离子过敏史者禁用。阻塞性黄疸及肝硬化患者其消除减慢,时效延长,应减量使用或慎用。

气管插管量 0.07～0.15 mg/kg,其起效时间可缩短至 2.8 min,适用于禁用琥珀胆碱作气管插管患者,追加药量在神经安定镇痛麻醉为 0.02～0.05 mg/kg。重症患者维持机械通气可间隔 20～30 min 静注 1～2 mg/(kg·min)。持续静脉输注 0.8～1.0 μg/(kg·min),用于 60 岁以上成人及 1 岁以下婴幼儿其恢复时间增加。

(五) 罗库溴铵(爱可松) 罗库溴铵是至今临床上广泛使用的非去极化肌松药中起效最快的一个。3 倍 ED_{95}可在 60 min 内完成气管插管。对心血管影响轻微,无组胺释放。肾衰竭虽然血浆清除减少但并不明显影响其时效与药代动力学,而肝功能障碍可延长时效达 2～3 倍。老年人用药量应略减。氟烷麻醉下重复追加 3 次以上可能发生轻微的蓄积作用。

气管插管量 0.60 mg/kg,注药 90 s 后可作气管插管。临床肌松维持 45 min。如作快速气管插管用量增至 1.0 mg/kg,待 60～90 s 即可插管,临床肌松时效延长达 75 min。此药尤其适用于琥珀胆碱禁用时作气管插管。持续静脉输注为 9～12 μg/(kg·min)。

(六) 阿曲库铵(卡肌宁) 阿曲库铵是一合成双季铵酯型的苄异喹啉化合物。阿曲库铵在生理 pH 和体温下即能进行 Hofmann 消除,因此阿曲库铵应贮存在温度在 4℃和 pH 为 3 的条件下。

气管插管量为 0.4～0.5 mg/kg,时效维持 25～40 min,追加量在神经安定镇痛麻醉时为 0.1 mg/kg,而吸入麻醉时为 0.07 mg/kg。阿曲库铵剂量增大至 0.8 mg/kg时血中组胺浓度明显升高,可出现皮肤潮红及皮疹等反应,甚至于诱发支气管痉挛,低血压等不良反应,控制用量及给予 H1 和 H2 受体拮抗药可防治组胺释放反应。尤其适用于对其他肌松药有禁忌证者,如肝、肾功能不良者,重症肌无力患者及假性胆碱酯酶活性异常等患者,嗜铬细胞瘤手术、体外循环手术及短小手术如关节复位。对该药过敏者及严重支气管哮喘患者禁用。低温时阿曲库铵分解降低。持续静脉输注为 4～12 μg/(kg·min)。

用于 ICU 重症患者的机械通气,持续静脉输注剂量 0.3～0.5 mg/(kg·h)。儿童与老年人的恢复与成人一样,不因持续用药而要降低药量或延长注药间隔时间。

(七) 顺阿曲库铵 顺阿曲库铵(赛机宁)安全范围大,是阿曲库铵 10 个异构物中的一个,其强度时阿曲库铵的 4 倍,中时效肌松药。临床剂量时无解迷走神经的心血管效应。肌松作用易被抗胆碱酯酶药拮抗。适应证与阿曲库铵相同,没有组铵释放,更适用于老年、心脏及肝肾功能不全患者。低温及酸中毒时作用增强,宜减量。不宜与硫喷妥钠等碱性药物混合,该药需冷藏。

ED_{95}为 0.05 mg/kg,完全阻滞的起效时间为 7.5 min,比阿曲库铵长 2 min,时效 45 min,TOFr 恢复至 0.7 以上的时间为 67 min。顺阿曲库铵的量增至 0.2 mg/kg,起效时间为 2.7 min。顺阿曲库铵的恢复指数不受给药总量及给药方式的影响,其清除率约为 5 ml/(kg·min),消除半衰期约为 24 min。持续静脉输注为 1～2 μg/(kg·min)。

(八) 米库氯铵(美维松) 米库氯铵是苄异喹啉类非去极化肌松药,是三种异构体的混合物:反-反式、顺-反式和顺-顺式,其中,顺-反式和反-反式所占比例为 92%～96%。米库氯铵顺-反式和反式异构体的血浆半衰期很短,仅约 2 min,而清除率较高,分布容积很小,在体内被血浆胆碱酯酶迅速水解,其代谢产物无药理作用,最终随尿液和胆汁排出。

米库氯铵作用时间短,无蓄积作用,适用于静注或连续输注。该药对循环影响轻微,停药后需肌力迅速恢复,而不需要用抗胆碱酯酶药拮抗。肝和肾功均不良者,可影响米库氯铵分解血浆胆碱酯酶,应避免使用该药。血浆胆碱酯酶活性低下者时效延长,使用抗胆碱酯酶药的患者禁用。米库氯铵 ED_{95}为 0.07 mg/kg (0.06～0.09 mg/kg),2.5～3.0 倍 ED_{95}量因组胺释放可致一过性低血压及面部红斑。

气管插管量为 0.2～0.25 mg/kg,小儿 0.15 mg/kg,待 1.5 min 后可作气管插管,临床肌松维持 15～20 min。持续静脉输注给药速度维持在 3～15 μg(kg·min)。不论输注时间多长,肌颤搐从 5%恢复到 95%的时间约为 15 min,无蓄积趋势。小儿起效及时效较成人快,老年人起效稍慢,时效延长 20%～30%。此药尤其适用于停药后需肌力迅速恢复,而又不需要用抗胆碱酯酶药拮抗的患者、用于需气管拔管的短时间手术、喉罩麻醉以及小儿手术等。

二、肌松药在气管插管中应用

静脉诱导行气管内插管时多选用起效较快的肌松药或增加肌松药的插管剂量,缩短起效时间。3～4 倍 ED_{95}(1～1.5 mg/kg)琥珀胆碱起效时间在 1.0 min 以内;3 倍 ED_{95}罗库溴铵起效时间为 1.0～1.5 min;4～6

倍ED_{95}维库溴铵或顺阿曲库铵起效时间可缩短到2 min左右。但增加剂量同时肌松作用时间也将延长(短小手术患者不宜使用)。

缩短肌松药起效时间主要目的加快气管插管进程，减少发生缺氧和误吸机会。加快起效时间的方法：① 选择起效快、时效短的肌松药，如琥珀胆碱和罗库溴铵。② 少量静注咪达唑仑后，先注肌松药再用丙泊酚。③ 加大肌松药剂量。④ 肌松药预注。⑤ 改善循环功能。预注法虽可加快肌松药起效时间，然而如处理不妥则可致患者不适或缺氧。琥珀胆碱由于其不良反应较多，是否继续使用尚有争议，目前临床上多用中短效非去极化肌松药施行气管插管。

手术室外抢救患者行气管插管因患者的伤情或病情不同，是否需使用肌松药难以一概而论。呼吸衰竭的患者紧急气管插管时多数无需使用肌松药；但支气管哮喘患者常需肌松药进行插管，还有2003年"非典"患者救治时，为防止患者气管插管时呛咳造成病原随飞沫扩散，有建议气管插管时需使用肌松药。口咽部严重损伤出血有误吸和窒息危险的患者，在吸除分泌物和血液后，可以用肌松药后插管。但应认识在病房或急诊室，由于设备和有关条件较差，必须做好面罩通气或备用喉罩，确保氧合和通气。实施前需有家属谈话和签字。使用肌松药后有发生过敏反应的报告，尽管发生率不高，但麻醉科医师需高度重视，一旦出现过敏征象，立即采用各项有效抗过敏措施。对发生过敏现象的解释问题，应在气管插管的知情同意书中明确，并获得患者家属或医院管理部门的理解、同意和共识。

气道困难患者原则上不可用肌松药，尤其是面罩通气困难患者，绝对禁用肌松药。无面罩通气困难，咽喉显露Ⅱ～Ⅲ级者可考虑使用肌松药快速诱导，应用短效肌松药：琥珀胆碱或罗库溴铵。

三、麻醉维持如何应用肌松药

目前在麻醉与手术期间多选用中、短时效的肌松药，便于肌松程度的调节与阻滞后消退。我国常用中短效肌松药为维库溴铵、罗库溴铵及顺阿曲库铵，阿曲库铵有组铵释放，较少应用。肝、肾功能不全以及老年、有心脏病者和危重患者建议选用顺阿曲库铵较好。一般主张用单次静注，追加剂量为首次用量的1/5～1/2。间隔时间为30 min左右，但年老体弱及肝、肾功能不全者可适当延长间隔时间。如果没有肌力监测，则术中应密切观察，根据手术进程掌握最后一次肌松药追加时间，若离手术结束时间太近，则术后等肌松作用消退时间较长。缝合腹膜困难时，不主张用琥珀胆碱，建议静注同一种中短效非去极化肌松药。此外，持续静脉输注给药时应在肌力监测下调节剂量，以免用药剂量不足或过多。

四、肌松药在ICU中的应用

(一) ICU中使用肌松药的目的和作用 消除患者自主呼吸与机械通气对抗较高的气道压力可加重机械通气对心血管功能和器官血流的影响，并易致肺气压伤；ARDS及哮喘持续状态的患者，气道压力升高，常发生患者呼吸与机械呼吸对抗；胸部外伤患者(气管或支气管破裂等)适当减低胸内压也很重要，以免加重对呼吸和循环的影响。特别是在一些实施特殊呼吸治疗的患者中，例如"反比通气"、"可允许性高碳酸血症"等，指征尤为强烈。

在应用肌松药同时应注意去除气道压力升高的原因，若有低氧血症、代谢性酸中毒及肺顺应性降低等，经使用镇静药、镇痛药以及调整机械通气呼吸模式、潮气量和呼吸频率等参数后，在短期内仍不易纠正者，可使用肌松药，以便发挥机械通气的有效呼吸支持作用。

肌松药的使用可以降低机械通气相关性肺损伤(ventilator-associated lung injury，VALI)的发生率。VALI是机械通气因素和肺部原发病变共同作用所导致的肺组织损伤，指肺气压伤及慢性肺部弥漫性病变。肌松药可以通过消除主动呼气，使呼吸机更好的控制呼气末正压通气，从而降低不张性肺损伤的发生。由于肌松药使患者的呼吸肌群麻痹，很大程度上改善了患者与呼吸机的"对抗"现象，使机械通气的氧合和通气效果更好，降低了容量性及生物性肺损伤的发生率。

消除寒战和抽搐降低或减少氧耗和呼吸做功，改善氧合。研究证实减少了肺部及全身炎症反应(降低了生物性肺损伤发生率)。在注射顺阿曲库铵48 h后，检测出肺泡灌洗液中的白介素-8因子水平降低，同时血清中白介素-6及白介素-8因子水平也有所下降。从而解释了肌松药对呼吸系统的保护作用。

制动便于MRI和CT检查、气管插管、气管切开等操作，小儿或不合作患者等需要制动的检查和治疗，明确活动受限是关节粘连还是肌肉痉挛的原因等。解除喉痉挛和顽固性肌痉挛，控制严重局麻药中毒反应引起的惊厥和破伤风或脑缺氧导致的肌肉抽搐等。

(二) 影响ICU中使用肌松药的因素

(1) 脏器功能减退患者全身情况差，伴有水、电解质和酸碱紊乱，甚至多脏器功能衰竭，影响肌松药的药效学和药代学。难以清除药物及其有活性的代谢产物的患者，肾或肝功能不全的患者，停药后药物作用延长数小时到数日。一般与甾体类肌松药有关，因为甾体类肌松药大多主要经肝代谢和(或)经肾脏排泄，产生的代谢产物也有神经肌肉阻滞活性。如维库溴铵经肝代谢的三种中间产物有一定的神经肌肉阻滞活性，泮库溴铵70%需经肾脏排泄。

(2) ICU危重患者连续使用肌松药可出现耐药性，肌松药用量较手术时大，用药时间长，用量远超过临床安全用药范围。接受肌松药输注超过 72 h 的患者可能会出现快速耐药，因为继发于药理去神经化的受体增殖，即乙酰胆碱的释放长期减少使乙酰胆碱能受体增多，其中未成熟的受体增多对肌松药作用不敏感，耐药性更强。

(3) 危重患者的肌膜和血脑屏障受损时，持续应用的肌松药易进入细胞内，甚至进入中枢神经系统，从而引起骨骼肌损害和中枢神经毒性。

(4) ICU 患者的治疗用药种类繁多，如抗生素、激素等，与肌松药之间发生药物相互作用，影响药效且产生不良反应。一般认为皮质类固醇是主要因素。在一个多元性对数相关性研究中，肌病的发生仅与肌松作用持续时间显著有关联，而与皮质类固醇的剂量和类型无显著关联。也有一些肌病患者只接触了其中一种药物。少数患者甚至没有接触任何一种药物，这说明除了药物以外的其他因素也可能直接引起肌病，如败血症或严重全身性疾病。在 ICU 中应尽量避免肌松药和皮质类固醇同时应用。

(三) ICU 中使用肌松药的选择 首先要考虑的是该药的临床特性，尤其是时效、不良反应和消除途径。目前在 ICU 中常用的肌松药为顺阿曲库铵，也可用罗库溴铵，琥珀胆碱仅作为快速气管插管用。

顺阿曲库铵与阿曲库铵的区别主要有两点：① 肌松作用强，约为阿曲库铵的三倍，由于临床应用剂量明显低于阿曲库铵，所以劳达诺辛的生成量低，降低发生抽搐的危险性；② 组胺释放作用小，当剂量增加到 8 倍 ED_{95} 时，几乎不引起组胺释放。因个体差异，有患者单次注射 3～5 倍 ED_{95} 顺阿曲库铵后 5 min 内血浆组胺突然升高到 2 500～3 500 pg/ml。因此，对大剂量使用顺阿曲库铵有可能引起血浆组胺浓度大幅度升高应引起重视。ICU 患者对顺阿曲库铵的血浆清除率略高于健康人群。上述结果说明顺阿曲库铵较现有的肌松药更适合于在 ICU 中使用。

罗库溴铵是起效快的中时效甾类非去极化肌松药。罗库溴铵不释放组胺，消除主要经肝脏从胆汁排出，其次是肾脏排泄。ICU 中危重患者应用罗库溴铵可以间断静注或连续输注。

五、应用肌松药的注意事项

肌松药均可使肺通气量明显下降，用药后必须严密观察呼吸，加强呼吸管理（面罩吸氧和人工呼吸）。只有在保证充分给氧和有效的通气量前提下（如气管内插管）才可使用肌松药。

应根据病情（如肝肾功能）、手术种类和时间等选用适宜的肌松药。避免用药剂量过大，反复多次给药产生蓄积现象，使患者术终能及早恢复肌力。肌松药个体差异较大，为合理应用肌松药，必要时应用肌松监测仪监测肌松程度。

肌松药是全麻辅助用药，其本身没有麻醉和镇痛作用。在维持一定全麻深度的情况下才能使用肌松药。

两类肌松药配伍用时，一般先用短效的去极化肌松药，后用长效非去极化肌松药维持肌肉松弛。同时混合或次序颠倒应用可造成增强及延长神经肌肉阻滞。

应用了肌松药的患者，术毕已经苏醒，必须严密观察，待通气量、各种保护性反射、肌力恢复正常，排除残余肌松作用才能拔管回病房。

一般不主张拮抗Ⅱ相阻滞。主要靠维持人工通气待其自然恢复，同时输入新鲜全血或血浆，补充血浆胆碱酯酶制剂，注意纠正电解质及酸碱失衡。

骨骼肌对肌松药的敏感性不同部位的肌群对肌松药的敏感性存在很大差异。眼部、颜面部、咽喉部及颈部做精细动作的肌肉较易被松弛，其次为上下肢、肋间肌和腹部肌肉，膈肌最后松弛。肌力恢复的顺序与此相反，最后松弛的肌群最早恢复肌力，最先松弛的肌群则最晚恢复。如咽喉部的肌力恢复较慢，患者有可能发生误吸。

ICU 中使用肌松药的应注意：① 排除与机械通气对抗的原因，与镇痛药和镇静药配合使用。② 严格掌握适应证，正确选择肌松药的种类、调节剂量和使用方法（一般推荐间断给药）。③ 慎重使用肌松药当危重病患者同时接受激素治疗时尤其应该注意。④ 应用肌松药的患者必须注意眼保护、物理治疗和预防深静脉栓塞。防止压力性溃疡、褥疮和周围神经损伤。⑤ 每日停药，然后观察患者病情后决定是否再用。⑥ 长期应用肌松药可能引起严重肌病，以致使机械通气患者脱机后，自发呼吸不能维持最低的有效分钟通气量。多见于应用甾类肌松药的患者，苄异喹啉类肌松药也可引起，其发生原因除肌松药外，还可能与这类患者的病情复杂和长期卧床不动，依靠机械通气维持生命以及在治疗过程中可能使用多种对神经肌肉系统有影响的药等多种因素有关。

第五节 肌松药作用监测

一、肌松药作用监测的目的和适应证

① 决定气管插管和拔管时机。② 维持适当肌松，满足手术要求，保证手术各阶段顺利进行。③ 指导使用肌松药的方法和追加肌松药的时间。④ 避免琥珀胆碱用量过多引起的Ⅱ相阻滞。⑤ 节约肌松药用量。

⑥ 决定肌松药逆转的时机及拮抗药的剂量。⑦ 预防肌松药的残余作用所引起的术后呼吸功能不全。

二、适应证

除了常规监测之外，下列情况应加强肌松药作用的监测：① 术毕呼吸抑制延长：可区别呼吸抑制的原因，是全麻药作用或由于病变本身所致，如果是肌松药引起，则应使用拮抗药。② 特殊手术需要：如颅内血管手术、眼科或其他精细手术等。③ 肝、肾功能减退者，严重心脏疾病者，水与电解质紊乱者及全身情况较差者和极端肥胖者。④ 恢复室内患者尚未清醒。⑤ 血浆胆碱酯酶异常的患者。

三、肌松药作用监测方法

(一) 肌松药作用监测仪器

(1) 神经刺激器操作简单及安全可靠。脉冲宽度 0.2～0.3 ms，对腕部尺神经进行超强刺激，产生拇指内收和其余 4 指屈曲，凭视觉或触觉估计肌松程度。

(2) TOF－WATCH　应用加速度仪基本原理，测定时应用微型加速度换能器，用胶布粘贴在大拇指端腹侧，同时将其他 4 指和前臂用弹性绷带固定在木板上，将温敏电极置于大鱼际处(图 13－6)，监测体温不低于 32℃。另用两个一次性涂胶氯化银表面电极置于尺神经表面，刺激方法与神经刺激器相同，技术要求恒流 50～60 mA，阻抗小于 5 kΩ，脉冲时间 4.2～4.3 ms，TOF 定标应在 95%～105%范围内，重复刺激无危险。TOF－WATCH 的特点是：① 可与电脑连接。② 不用记忆卡。③ 可作为神经刺激器使用。④ 体积稍小，操作简便。实时 TOF 监测图像见图 13－7。

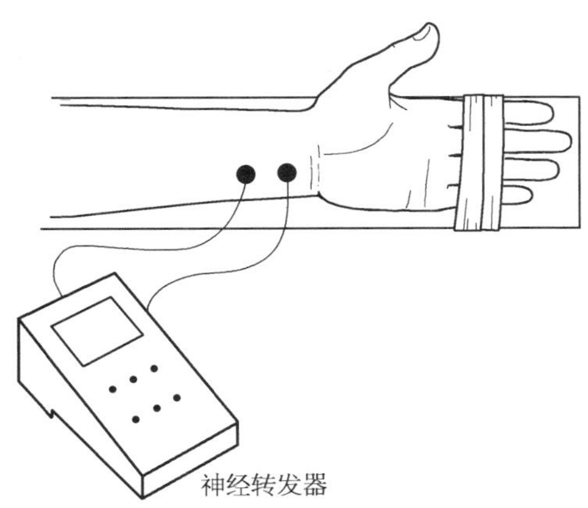

图 13－6　尺神经刺激时表面电极的贴放位置 远端电极放在距近端腕横纹 1 cm 尺侧屈腕肌桡侧，近端电极置于远端电极近侧 2～3 cm 处

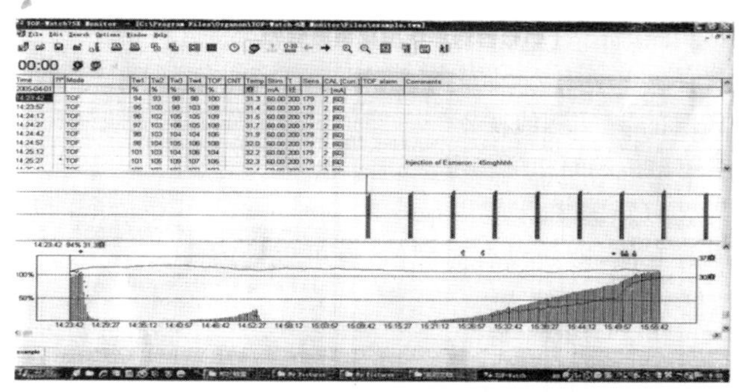

图 13－7　实时 TOF 监测图

(二) 电刺激的类型和方式

1. 单次颤搐刺激(single twich stimulation)　应用单次超强电刺激，频率 0.1～1.0 Hz，刺激时间 0.2 ms，一般每隔 10 s 刺激 1 次，以便使神经肌肉终板功能恢复至稳定状态。单次颤搐刺激需要在用肌松药前测定反应对照值，用药后测定值以对照值的百分比来表示神经肌肉功能的阻滞程度。其优点是简单及可用于清醒患者，并作反复测试。缺点是敏感性较差，终板胆碱能受体有 75%～80%被阻滞时，颤搐反应才开始降低，90% 受体被阻滞时才完全消失(图 13－8)。因此，单次颤搐刺激恢复到对照值水平时，仍有可能存在非去极化肌松药的残余作用。单次颤搐刺激可用于监测非去极化和去极化肌松药对神经肌肉功能的阻滞作用，特别适用于强直刺激后计数。

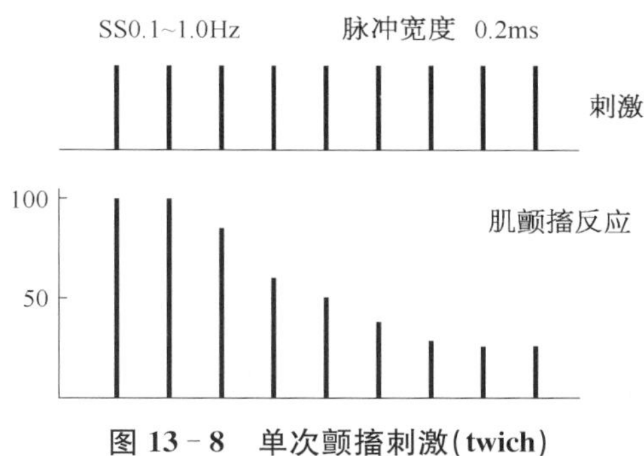

图 13－8　单次颤搐刺激(twich)

2. 四个成串刺激(train of four stimulation，TOF)　TOF 又称连续 4 次刺激，频率 2 Hz，每 0.5 s 1 次的 4 个超强刺激，波宽 0.2～0.3 ms，每组刺激是 2 s，两个刺激间相隔 12 s，以免影响 4 次颤搐刺激的幅度，在给肌松药前先测定对照值，4 次反应颤搐幅度相同(图13－9)，即 TOFr (TOF ratio，T_4/T_1)等于 1.0。用非去极化肌松药和琥珀胆碱引起的Ⅱ相阻滞时，出现颤搐幅度降低，第 4 次颤搐反应(T_4) 首先发生衰减，第 1 次颤搐反应(T_1) 最后发生衰减，根据 TOF (T_4/T_1)比值，判断神经功能阻滞类型和深度。T_4消失表明阻滞程度达 75%，T_3和 T_2消失阻滞程度分别达到 80%和 90%，最后 T_1消失，表明阻滞程度达到 100%。如 4 次颤搐反应都存在则表明阻滞程度不足 75%。去极化肌松药阻滞时，使 4 次颤搐反应同时降低(图 13－9)，不发生顺序衰减，如剂量过大，可发生Ⅱ相阻滞，TOFr<0.5，并有强直后增强现象。用神经刺激器对近腕尺神经行透皮 4 个成串刺激目测或触感评估拇内收肌诱发颤搐反应次数，是一种简单的定性监测方法，即 TOF 计数(TOF Count)。当出现 1 次颤搐反应时，TOF 的

T_1实测值在 5%左右,出现 2 次颤搐反应时,TOF 的 T_1实测值在 10%～15%左右,出现 3 次或 4 次颤搐反应时,TOF 的 T_1实测值在 20%～25%。可以作为追加肌松药或给予拮抗药时机的参考。

TOF 是临床应用最广的刺激方式,可在清醒时取得对照值,即使没有对照值,也可直接读 TOF。

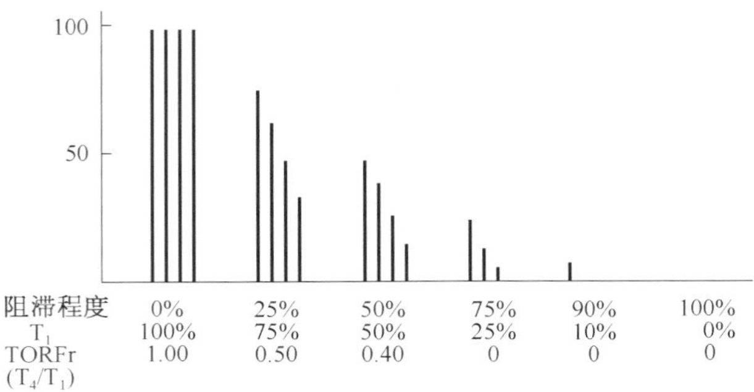

图 13－9 四个成串刺激(TOF)

3. 强直刺激(tetanic stimulation) 当刺激频率增加时,肌肉可以发生强直收缩,目前临床上采用 50 Hz 持续 5 s 的强直刺激(图 13－10),因为以 50 Hz 的频率进行强直刺激所诱发的肌肉收缩力相当于人类自主用最大力所能达到的肌肉收缩程度,大于 50 Hz 肌肉不能迅速作出反应。停止强直刺激后,乙酰胆碱的合成量增多,颤搐反应增强,称强直后增强(post-tetanic potenitation)。但在部分非去极化阻滞时,用强直刺激后,因乙酰胆碱的合成和消除率加快,肌颤搐幅度可增强一倍以上,即谓强直后易化现象(post-tetanic facillitation,PTF),PTF 的时间和程度取决于神经肌肉功能的阻滞深度,强直刺激通常在 60 s 内消失。因强直刺激能引起刺激部位疼痛,清醒患者难于忍受。

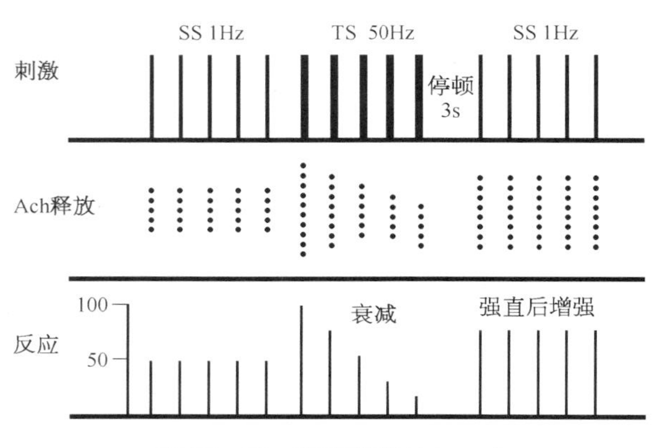

图 13－10 强直刺激(tetanus)

4. 强直刺激后计数(post tetanic count stimulation,PTC) 当肌松药作用使 TOF 和单次颤搐刺激反应完全消失时,在此无反应期间,先给 1 Hz 单次颤搐刺激 1 min,然后用 50 Hz 强直刺激 5 s,3 s 后用 1 Hz 单次刺激共 16 次,记录强直刺激后单次颤搐刺激反应的次数,称 PTC,每隔 6 min 进行 1 次(图 13－11)。PTC 与 T_1开始出现时间之间的相关性很好,可以预计神经肌肉收缩功能开始恢复的时间。

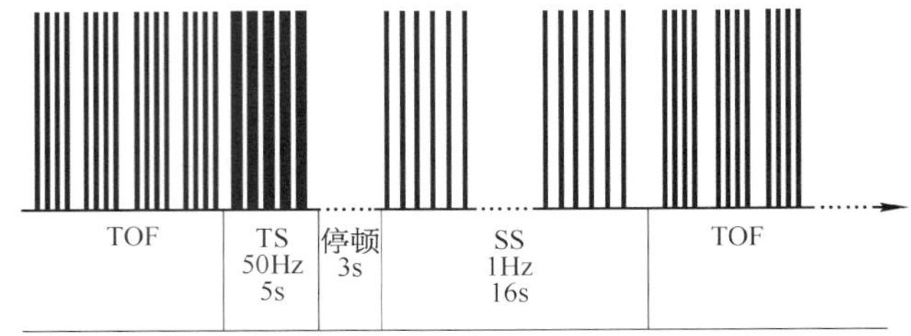

图 13－11 强直刺激后计数(PTC)

5. 双短强直刺激(double burst stimulation,DBS) 连续 2 组 0.2 ms 和频率 50 Hz 的强直刺激,每 2 次间相隔 20 ms,两组强直刺激间相隔 750 ms,如每次短阵强直刺激有 3 个脉冲,则称为 $DBS_{3,3}$(图 13－12)。但也有学者研究 $DBS_{3,2}$及 $DBS_{4,3}$。DBS 的衰减与 TOF 的比值密切相关,应用 DBS 的目的是便于临床在没有记录装置时能更敏感地用拇指感觉神经肌肉功能的恢复程度。

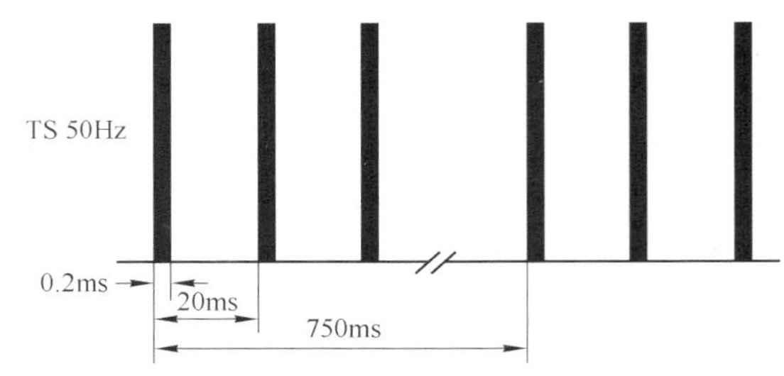

图 13－12 双短强直刺激(DBS)

(三) 肌松药作用监测的临床意义

1. 指示肌松程度 单次颤搐刺激单次颤搐刺激颤搐高度与肌松程度的关系见表 13－6。

表 13－6 颤搐高度与肌松程度的关系

与单次颤搐刺激比较	肌 松 程 度
100%	无肌松现象
50%	轻度肌松,VT 与 VC 减少
40%	轻度肌松,可施行不需充分肌松的手术
25%	中度肌松,腹肌松弛,可施行腹部手术
5%	横膈无活动,下颌及咽肌松弛,可施行气管插管
0	横膈活动完全消失,呼吸停止

2. 判断肌松消退情况 强直刺激后如不出现衰减,说明神经肌肉功能已经恢复,患者能抬头 5 s 以上、伸舌、睁眼及咳嗽,VC 及最大通气量已恢复至正常的 90%。非去极化神经肌肉功能阻滞,主要用 TOF 监测,一般从注药到 TOF 完全消失为起效时间,TOF 消失期间为无反应期,T_1消失为中度阻滞,注药到 T_4出现为 T_1高度 25%恢复,T_1高度 25%～75%的时间为恢复率或称恢复指数(RI)。TOF 仅有一次反应为

90%～95%阻滞，TOF 的 4 次反应都出现，指示神经肌肉功能 60%～95%恢复（表 13－7）。

应用肌松药后判断横纹肌收缩功能恢复的传统方法是患者能咳嗽、睁眼、伸舌和持续抬头 5 s。多数学者认为 TOFr 恢复至 0.7 时，未被肌松药分子占据的受体不足 30%，MIP 仅达到 15～25 cmH_2O，V_T 为 6～7 ml/kg，Vc 为基础值的 50%～70%，神经肌肉传递功能仍未能恢复到正常，所以用 TOFr 等于 0.7 作为神经肌肉阻滞的恢复标准是不安全的。只有当 TOFr 恢复到0.9 时，肌松药的残余作用基本消除，自主呼吸时 $PETCO_2$ 和 SpO_2 保持正常，握力已达到基础值的 83.3%，吸气负压达正常水平。因此，应把 TOFr 恢复标准提高到 0.9，确保应用肌松药后患者的安全。

表 13－7　TOFr 恢复与临床征象的关系

TOFr	临　床　征　象
0.25	T_4 出现，肌松作用开始恢复，可以用拮抗药
0.4	不能抬头和举臂
0.5	开始睁眼、伸舌
0.6	能咳嗽、抬头和举臂 3 s，Vc 及用力吸气负压仍低于正常
0.7	能咳嗽、完全睁眼和伸舌、抬头、举臂 5 s
0.8	Vc、用力吸气负压及呼气流速基本正常，神经肌肉功能恢复正常

3. 琥珀胆碱双相阻滞

（1）Ⅰ相阻滞　静注琥珀胆碱 0.5～1.5 mg/kg 后，产生典型的去极化神经肌肉功能阻滞（图 13－13）。TOF 和强直刺激反应没有衰减，无强直后易化现象。

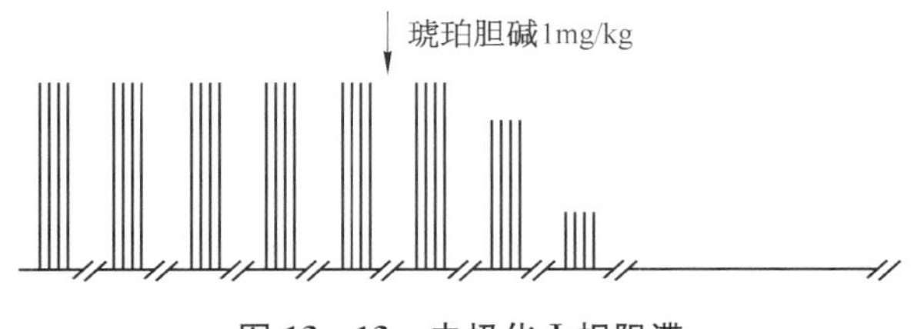

图 13－13　去极化Ⅰ相阻滞

（2）Ⅱ相阻滞　血浆胆碱酯酶异常，用小剂量琥珀胆碱及正常患者持续静滴琥珀胆碱过量，可发生非去极化Ⅱ相阻滞，又称脱敏感阻滞，TOF 及强直刺激反应发生衰减，并出现强直后易化现象。用琥珀胆碱持续静滴，TOF 监测可避免用量过多，胆碱酯酶正常的患者发生Ⅱ相阻滞，可谨慎地用新斯的明拮抗，但胆碱酯酶异常者拮抗无效。图 13－14 显示的是静注较大剂琥珀胆碱后发生的典型的去极化Ⅱ相阻滞，其肌松效应明显延长。

4. 强直刺激后计数的临床意义　强直刺激后计数的临床意义包括：① 判断非去极化肌松药的阻滞深度：一些复杂精细的外科手术和眼科手术，必须防止患者突然移动，应维持 PTC 等于 0，保证患者没有咳嗽和

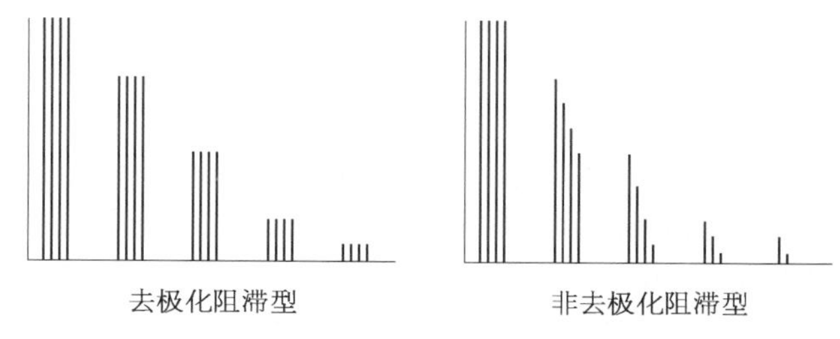

图 13－14　去极化Ⅱ相阻滞

呃逆，横膈肌完全麻痹。② 指导非去极化肌松药的连续输注：根据 PTC 的数目调节速度。PTC 数目减少表示神经肌肉阻滞深度增加，PTC 小于 10，TOF 消失，PTC 等于 5～10，可保证适当深度的阻滞。③ 了解肌松药作用的恢复时间：PTC 与第一次 TOF 反应出现时间的关系，可以了解神经肌肉功能阻滞的恢复时间，以便追加肌松药或应用拮抗药。

5. 肌松药作用监测的注意事项

（1）适当选用各种刺激方法麻醉诱导和气管插管时选用单次颤搐和 TOF，手术期间中度阻滞及恢复期用 TOF 监测，如深度阻滞采用 PTC，在恢复室患者应用 TOF 和 DBS（图 13－15）。

	诱导期			手术期			苏醒室
	诱导用药	超强刺激	气管插管	深度阻滞	中度阻滞	阻滞恢复	
单次颤搐时间		■	■				
4个成串刺激			■		■	■	■
强直刺激后计数				■			
双短强直刺激						■	■

图 13－15　围术期不同时期选用的刺激方法

（2）非去极化肌松药对不同肌群的作用由于非去极化肌松药对不同肌群的作用有所差别，因此不能单凭临床征象来判断肌松程度。① 膈肌：用膈肌肌电图或跨膈肌压的变化来判断膈肌收缩强度，并以 TOF 刺激尺神经，结果发现膈肌的 ED_{50} 和 ED_{90} 比拇内收肌大得多。这样的结果提示要达到同等阻滞强度，膈肌所需非去极化肌松药的剂量比拇内收肌所需的剂量大。非去极化肌松药对膈肌作用的起效时间比拇内收肌短，达到最大阻滞的时间仅为拇内收肌的 1/3，但达到最大阻滞程度基本相同，膈肌反应的速度亦比拇内收肌快得多。② 咬肌：咬肌达到最大阻滞比拇内收肌快，因此，监测拇内收肌反应如果已经达到最大阻滞程度时，提示

咬肌也已经达到相应的最大阻滞程度,这对选择气管内插管的时机有重要意义。③ 喉部肌群:维库溴铵、米库氯铵和罗库溴铵阻滞声带肌群的起效时间和 T_1 恢复时间都比拇内收肌早且快,但最大阻滞程度却比拇内收肌明显低,提示喉部肌群对非去极化肌松药的敏感性比拇内收肌低。在评估气管内插管条件时,应考虑到这个差异,以获得最佳插管状态。④ 其他:横纹肌腹直肌达到最大阻滞程度所需时间及恢复速度都比拇内收肌早且快,拇内收肌和趾短屈肌对非去极化肌松药的敏感性没有明显差异。综上所述,利用拇内收肌反应作为临床肌松监测指标时,应考虑与其他肌群敏感性差异,以便较好掌握气管插管时机,调整肌松药剂量及判断肌松恢复程度,拇内收肌反应与胫后肌反应相似,所以在特殊情况下,刺激尺神经有困难时,可改用刺激胫后神经。

(3) 熟悉肌松药作用监测仪性能多数情况下应用神经刺激器,目测和拇指感觉判断肌松程度,但需备有能记录神经肌肉功能分析仪,尤其适用于肝肾疾患和神经肌肉病变以及肌松药持续输注的患者。

(4) 电极安放部位必须正确皮肤表面先用乙醇擦净,并可涂电极胶,皮肤阻抗减小,刺激后可取得良好反应,使结果正确可靠。刺激神经以尺神经为最常选用,也可刺激胫后神经、腓总神经及面神经等,后者的负电极放在面神经额支表面,正电极置于前额。

(5) 先测定对照值在使用肌松药前先测定单次颤搐刺激和 TOF 反应的对照值,以便肌松程度及恢复期进行比较。

(6) 注意其他药物对肌松作用的影响对有可能发生神经肌肉功能阻滞延长的患者,应加强肌松作用监测,并注意全麻药、局麻药及抗生素等与肌松药的相互作用,排除其他影响因素,在监测结果指导下,正确使用肌松药拮抗药。

第六节 肌松药残余作用和拮抗

最新数据显示过去 20 年里,在 PACU 中肌松药残余作用(residual neuromuscular blockade)为临床常见的问题。由于没有做到常规监测和常规拮抗,肌松药残余作用还是威胁患者安全的问题,甚至影响患者预后。

肌肉松弛药的残余作用发病率在不同研究中有很大区别,大部分报道结果为 2%～64%。可能与应用不同种类肌松药、剂量和监测方法有关。Naguib 等进行一项 meta 分析,推测在最佳条件下,即给予中时效肌肉松弛药,并进行监测,根据 TOF 比率为 0.9 这个标准,肌松残余作用为 34.8%。

我国肌松药残余作用及其并发症和危害性尚缺乏资料和共识,术中是否需要肌松药作用监测和术后是否需要拮抗意见也不一致。我国也没有大样本的研究资料。虽然目前临床上常用罗库溴铵、顺式阿曲库铵、维库溴铵等中时效肌松药,但术毕仍存在肌松药残余阻滞作用,待其自然恢复,将会花费很长时间,过早拔除气管导管可导致术后呼吸功能不全。因此,应用拮抗肌松药残余阻滞作用的药物,使患者完全恢复骨骼肌的收缩功能和反射活动,是减少手术后患者并发症发生率和死亡率的重要措施。尽管临床上已广泛应用中、短时效肌松药,并对其药理作用的认识逐步深化,2009 年 9 月在上海召开中华医学会全国麻醉学术年会时,Miller 教授专题报告中曾提到一项纳入 869 483 例患者的大样本研究显示,术后积极拮抗肌松药残留作用能够有效降低麻醉风险。尤其是老年、肝肾功能障碍患者应加强监测并重视拮抗。

一、拮抗药的药理作用

肌松药的拮抗药(muscle relaxant antagonist)为抗胆碱酯酶药,主要包括新斯的明、溴吡斯的明和依酚氯铵(表 13-8)。仅适用于拮抗非去极化肌松药。当用抗胆碱酯酶药后,乙酰胆碱酯酶活性受抑制,乙酰胆碱存在时间延长,有足够时间可反复参与肌松药竞争受体,使终板电位总量增加,超过激发肌纤维动作电位的阈值,乙酰胆碱结合的受体超过一定阈值(25%～30%受体数),神经肌肉兴奋传递恢复正常。从而逆转非去极化肌松药的阻滞作用。但肌松药仍残留在神经肌肉接头内,其最终消失作用有赖于肌松药进入循环而被清除。

依酚氯铵借阳电荷氮原子与乙酰胆碱分子中阴电荷结合,从而防止乙酰胆碱酯酶与乙酰胆碱作用而起到拮抗作用。起效时间依酚氯铵最快小于 5 min,新斯的明 7～10 min,吡啶斯的明最慢 10～15 min。

表 13-8 抗胆碱酯酶药的临床药理

药　　物	剂　　量	最强拮抗时间(min)	拮抗持续时间(min)	消除方式	阿托品剂量(μg/kg)
依酚氯铵	0.5～1 mg/kg	1	40～65	70%经肾 30%经肝	7～10

续 表

药　物	剂　量	最强拮抗时间(min)	拮抗持续时间(min)	消除方式	阿托品剂量(μg/kg)
新斯的明	0.03～0.06 mg/kg 最大用量为 5 mg	7	55～75	50%经肾 50%经肝	15～30
吡啶斯的明	0.25 mg/kg	10～13	80～130	75%经肾 25%经肝	15～20

二、新斯的明拮抗和阿托品的使用方法

在 TOF 监测至少观察到出现 2 个反应(TOF Count = 2),或出现呼吸时进行肌松药作用拮抗。新斯的明剂量 0.04～0.07 mg/kg,一次最大量不应超过 5 mg。2 min 起效,7～15 min 达高峰,作用时间 2 h。阿托品的剂量 0.01～0.02 mg/kg。或为新斯的明的1/2量,临床上应根据心率快慢调整具体剂量。静注后 1 min左右起效,峰值效应时间 5～6 min。由于阿托品峰值时间在 47～65 s,而新斯的明显效时间为 6～10 min,用新斯的明-阿托品拮抗非去极化肌松药效应时,《专家共识》建议"须同一注射器给予阿托品"是由于按新斯的明和阿托品影响心率的作用起效时间分别注药可产生心率增快和减缓的大幅度变化,对稳定血流动力学不利。两药可以同时注射,或先与新斯的明同时静注 1/2 量的阿托品,3～4 min 后再追加剩余计算量的 1/2,可有效地拮抗新斯的明对窦房结的抑制作用。拮抗时如心率超过 100 次/min,可以单独给予新斯的明,但必须连续监测心率或脉率的变化,当心率或脉率有明显减缓趋势时,再按需静注阿托品,以稳定心率。老年人用量应酌减。

肌松药作用是否常规拮抗也有争议,有些医院常规拮抗,但也有医院基本不拮抗,我们主张常规拮抗,不管怎样一定要确保患者术后呼吸功能恢复正常,多数患者使用肌松药后需要常规拮抗。至于,新斯的明和阿托品的不良反应,只要掌握指征,加强监测是可以防治的。

三、禁用或慎用

(一) 新斯的明 ① 支气管哮喘。② 心律失常、心动过缓,尤其是房室传导阻滞。③ 机械性肠梗阻、尿路感染和尿路梗阻。④ 孕妇。⑤ 心肌缺血、瓣膜狭窄患者。⑥ 溴化物敏感者。⑦ 血压过低。⑧ 胃肠吻合术患者。

(二) 阿托品 ① 婴幼儿对阿托品的毒性反应敏感,特别是痉挛性麻痹与脑损伤的小儿,反应更强。环境温度较高时,因闭汗有体温急骤升高的危险,应用时要严密观察。② 老年人容易发生抗 M 胆碱样作用,如排尿困难、便秘、口干(特别是男性)。阿托品对老年人尤易致汗液分泌减少,影响散热,故夏天慎用。③ 脑损害,尤其是儿童。④ 心脏疾病,特别是心律失常,充血性心力衰竭、冠心病、二尖瓣狭窄等。⑤ 反流性食管炎、食管与胃的运动减弱、下食管括约肌松弛,可使胃排空延迟,从而促成胃内容物潴留,并增加胃-食管的反流。⑥ 青光眼患者。⑦ 溃疡性结肠炎。⑧ 前列腺肥大引起的尿路感染(膀胱张力减低)及尿路阻塞性疾病,可导致完全性尿潴留。

四、不良反应

包括:① 拮抗药剂量不足,仍有肌松药残余作用,可再发通气功能不全。② 心率减慢、支气管收缩和分泌物增多、胃肠蠕动增加和心律失常(心动过缓室性早搏、房性或结性心律、房室传导阻滞)等。③ 新斯的明逾量的症状:瞳孔缩小、唾液及支气管黏液分泌异常增多,低血压,甚至发生意识障碍、抽搐或阵挛。

五、注意事项

(1) 应用拮抗药前,应明确拮抗药只适用于周围性呼吸抑制而非中枢性呼吸抑制的患者。术毕肌力恢复不够,如苏醒患者面无表情、上睑下垂、下颌松弛、不能伸舌、抬头不能持续 5 s、每分通气量不足、TOFr<0.7 等均可应用拮抗药。

(2) 抗胆碱酯酶药应与抗胆碱药合用,如阿托品或格隆溴铵(glycopyrronium bramide),以消除抗胆碱酯酶药特别是新斯的明引起的毒蕈碱样(M 乙酰胆碱受体)不良反应,如心动过缓、瞳孔缩小、支气管收缩和分泌增多以及胃肠蠕动增快等。使用新斯的明必须连续监测心率或脉率的变化。

(3) 一般用拮抗药后肌力恢复时间直接取决于用拮抗药时的肌松程度。在非去极化阻滞恢复期,如对 TOF 或单刺激(0.1 Hz)无反应则不能用拮抗药。用拮抗药后神经肌肉阻滞的逆转率也与用拮抗药时肌颤搐的高度有关。一般于 TOF 出现 T_1 反应后给药,TOFr 达到 0.7 需 10～30 min;当 TOF 出现四次反应时用拮抗药,用药后 10 min 内 TOFr 即可达到 0.7%。因此,应恰当掌握给拮抗药的时机,不能在神经肌肉阻滞作用较强时给药,否则易导致"再箭毒化"的不良后果。

(4) 呼吸性酸中毒、代谢性酸中毒、低钾血症和高镁血症等酸碱和电解质失衡及低温可影响抗胆碱酯酶药的作用。

（5）拮抗抗生素引起肌松药作用增强的机制较为复杂。新霉素、链霉素、妥布霉素、庆大霉素的作用可为钙和抗胆碱酯酶药拮抗；钙和新斯的明只能部分拮抗林可霉素和克林霉素的非去极化肌松作用。多黏菌素所致的肌松作用不能用钙和新斯的明拮抗，用4-氨基吡啶有一定拮抗效果。考虑到有抗生素增强肌松作用的因素存在时，最好维持人工通气，使其自然恢复肌力。

第七节　进展和展望

一、新肌松药

（一）GW280430A（Gantacurium chloride, AV430A） GW280430A是一个全新的、起效快、超短效的非去极化肌肉松弛药，即不对称四氢异喹啉氯化延胡索酸盐，属于异喹啉类肌松药。结构上与米库氯铵相似，但存在结构上的不对称性，具有更大的效能和更小的心血管影响。可用于气管插管和麻醉维持，在手术中维持骨骼肌的松弛，能被半胱氨酸拮抗。这一最新的神经肌肉阻滞药在临床应用中具有更大的优势：像琥珀胆碱一样起效快且维持时间短；药物代谢不依赖体内脏器；且不良反应最小。目前16道工序合成的GW280430A已经顺利完成了第二阶段的临床实验，60 s气管插管成功率达到90%以上，患者耐受良好，且无严重不良反应。少数高敏患者可出现面色潮红，组胺释放作用，同时血压降低。

（二）CW002（AV002） CW002是与GW280430A结构相似的相关复合物，经许多动物实验证实是一个快速起效，中等作用时效，非去极化神经肌肉阻滞剂，通过内源性*L*-半胱氨酸灭活分子，快速拮抗神经肌肉阻滞作用，甚至在没有任何自发恢复时。狗中拮抗0.08 mg/kg CW002（9倍ED_{95}）最佳*L*-半胱氨酸剂量为50 mg/kg左右，这个浓度没有引起显著的心血管影响。高剂量（大于25倍ED_{95}），这个复合物可能产生微小、短暂、血流动力学改变，与任何呼吸机制或者伴随的组胺释放改变无关。关数据表明CW002可能是一个非常具有临床开发价值的目标。但目前尚无CW002的人体实验，对于其在气管插管、临床维持剂量，以及拮抗情况仍需进一步研究。因此在CW002应用于临床之前，尚需更多的动物实验和人体实验。总之，这一类新型肌肉松弛药值得研究者更进一步的探索和实验，有一定的临床应用前景。

二、新肌松拮抗药

（一）γ-环糊精（γ-cyclodextrins, Org 25969, sugammadex, 商品名Bridion） γ-环糊精是一种经修饰的γ-环糊精，结构上属于环糊精家族。γ-环糊精有高度水溶性和生物相容性，其亲脂内心能够结合外来分子（如罗库溴铵），形成宿主-外来分子融和复合物（即化学包裹），直接消除肌松药的作用，包裹了外来分子的γ-环糊精经肾脏排出。γ-环糊精能高度选择性地迅速消除罗库溴铵肌松效应，静注罗库溴铵0.6 mg/kg后TOF恢复到T_2出现时，给予γ-环糊精2 mg/kg，或重复给予罗库溴铵维持深肌松，当PTC等于1～2时给予γ-环糊精大于等于4 mg/kg，3 min神经肌肉传导功能能够恢复；静注罗库溴铵1.2 mg/kg后，即刻给予γ-环糊精16 mg/kg，能够立即扭转罗库溴铵的肌松作用。

γ-环糊精已经在我国进行临床注册验证，近期将会在国内临床麻醉中应用，这将扩大肌松药应用范围，罗库溴铵静注后气管插管时遇困难插管应用γ-环糊精后使肌松作用消失，此外，术后应用肌松药拮抗为临床麻醉的安全提供保证。

（二）半胱氨酸（cysteine） 血浆中GW280430A类相关复合物与半胱氨酸的自由基反应。这是一种Michael添加类型，即在苯甲基头部半胱氨酸（cysteine）取代氯离子以形成新的杂环，产生了一个明显无活性的添加产物，这也是GW280430A类肌松药失活的一种新的化学机制，在活体内给予外源性的半胱氨酸/谷胱甘肽（glutathione）能够显著加速拮抗作用，可使神经肌肉阻滞作用在60～120 s内消失。研究结果表明外源性的半胱氨酸/谷胱甘肽能够在3 min内拮抗3倍ED_{95}剂量的CW002引起的神经肌肉阻滞效应，并且临床剂量没有出现明显心血管不良反应。

（闻大翔　怀晓蓉　欧阳葆怡）

参考文献

[1] Mertes PM, Laxenaire MC, Alla F. Anaphylactic and anaphylactoid reactions occurring during anesthesia in France in 1999－2000. Anesthesiology, 2003, 99: 536－545.

[2] Adamus M, Gabrhelik T, Marek O. Influence of gender on the course of neuromuscular block following a single bolus dose of cisatracurium or rocuronium. Eur J Anaesthesiol,

2008, 25: 589 - 595.
[3] Kopman AF, Klewicka MM, Neaman GG et al. An Alternate Method for Estimating the Dose-Response Relationships of Neuromuscular Blocking Drugs. Anesth Analg, 2000, 90: 1191 - 1197.
[4] Eisenkraft JB, Mann SM, Book WJ, et al. Succinylcholine dose-response in myasthenia gravis. Anesthesiology, 1988, 69: A496.
[5] Saldien V, Vermeyen KM, Wuyts FL. Target-controlled infusion of rocuronium in infants, children, and adults: a comparison of the pharmacokinetic and pharmacodynamic relationship. Anesth Analg, 2003, 97: 44 - 49.
[6] Adamus M, Belohlavek R, Koutna J, et al. Cisatracurium*vs* rocuronium: A prospective, comparative, randomized study in adult patients under total intravenous anaesthesia. Biomed Pap Med Fac Univ Palacky Olomouc Czech Repub, 2006, 150: 333 - 338.
[7] Heier T, Caldwell JE. Rapid tracheal intubation with large-dose rocuronium: a probability-based approach. Anesth Analg, 2000, 90: 175 - 179.
[8] Della Rocca G, Pompei L, Coccia C, et al. Atracurium, cisatracurium, vecuronium and rocuronium in patients with renal failure. Minerva Anestesiol, 2003, 69: 605 - 611.
[9] Murray MJ, Cowen L, DeBlock H, et al. Clinical practice guideless for sustained neuromuscular blockade in the adult critically ill patient. Crit Care Med, 2002, 30: 142 - 156.
[10] Moore EW, Hunter JM. The new neuromuscular blocking agents: do they offer any advantages? Br J Anaesth, 2001, 87: 912 - 925.
[11] Gyermek L, Lee C, Cho YM, et al. Neuromuscular pharmacology of TAAC3, a new nondepolarizing muscle relaxant with rapid onset and ultrashort duration of action. Anesth Analg, 2002, 94: 879 - 885.
[12] Spence D, Domen-Herbert R, Boulette E, et al. A comparison of rocuronium and lidocaine for the prevention of postoperative myalgia after succinylcholine administration. AANA J, 2002, 70: 367 - 372.
[13] Murphy GS, Szokol JW, Marymont JH, et al. Residual paralysis at the time of tracheal Extubation. Anesth Analg, 2005, 100: 1840 - 1845.
[14] Baillard C, Bourdiau S, Le Toumelin P, et al. Assessing residual neuromuscular blockade using acceleromyography canbe deceptive in postoperative awake patients. Anesth Analg, 2004, 98: 854 - 857.
[15] Levy JH. Anaphylactic reactions to neuromuscular blocking drugs: are we making the correct diagnosis? Anesth Analg, 2004, 8: 881 - 882.
[16] Dhonneur G, Combes X, Chassard D, et al. Skin sensitivity to rocuronium and vecuronium: a randomized controlled prick-testing study in healthy volunteers. Anesth Analg, 2004, 98: 986 - 989.
[17] Kroigaard M, Garvey LH, Menne T, et al. Allergic reactions in anaesthesia: are suspected causes confirmed on subsequent testing? Bri J of Anaesthesia, 2005, 95: 468 - 471.
[18] Mertes PM, Laxenaire MC. Adverse reactions to neuromuscular blocking agents. Curr Allergy Asthma Rep, 2004, 4: 7 - 16.
[19] Beaussier M, Boughaba MA. Residual neuromuscular blockade. Ann Fr Anesth Reanim, 2005, 24: 1266 - 1274.
[20] Schreiber JU, Lysakowski C, Fuchs-Buder T, et al. Prevention of succinylcholine-induced fasciculation and myalgia — A meta-analysis of randomized trials. Anesthesiology, 2005, 103: 877 - 884.

第十四章 麻醉辅助药

围术期常用与麻醉处理密切相关的治疗药物，这些药物常对麻醉产生一定影响或与麻醉药有相互作用，合理使用麻醉辅助药对完善的麻醉处理具有重要意义。围术期麻醉辅助药种类较多，有些药物已在其他章节阐述，本章重点介绍抗胆碱能药、抗恶心呕吐药、抗组胺药和糖皮质激素等。

第一节 抗胆碱能药

一、胆碱能受体

(一) 胆碱能受体的分类和分布 胆碱能受体分为两大类：烟碱样受体和毒蕈碱样受体。毒蕈碱样受体主要分布于外周脏器，烟碱样受体分布于交感神经和副交感神经节细胞，以及骨骼肌的神经肌肉结合部。自主神经节上的烟碱样受体和运动神经终板上的烟碱样受体不同，它们被不同的药物所阻断。现已确定了5种毒蕈碱样受体(M1～M5)，M2受体主要分布在内脏器官，M2和M3受体存在于呼吸道平滑肌和呼吸道的上皮细胞。

(二) 胆碱能受体的效应 目前对自主神经节上烟碱样受体的认识还比较有限。神经肌肉结合部突触后膜的烟碱样受体属于受体闸门离子通道，由五个亚单位(α、β、α、ε、δ)构成，当两个α亚单位同时和乙酰胆碱结合后，离子通道开放，钠离子进入细胞内，引起细胞膜和细胞内内质网去极化，使胞质内钙离子浓度迅速增加并触发肌肉收缩。现已证实运动神经末梢上存在有两种烟碱样受体，一种(Nmob)与乙酰胆碱囊泡在运动神经中的移动有关，另一种(Nrep)在运动神经兴奋时，产生运动神经末梢重复后放电，使乙酰胆碱的释放量增加(详见第十三章)。

毒蕈碱样受体有多种信号传导机制，奇数受体(M1、M3、M5)主要是通过水解聚磷酸肌醇起作用，激活M3受体，使磷酸酯酶C活化，并催化磷酸酰肌醇二磷酸盐水解为三磷酸肌醇和二酰甘油。偶数受体(M2和M4)主要通过G蛋白调节腺苷酸环化酶起作用。毒蕈碱样受体和环化核苷酸或磷酸肌醇等第二信使耦联，第二信使调控离子通道，引起阳离子内流。如果出现钙离子或钠离子内流，产生细胞膜去极化，如果仅有钾离子外流，细胞膜出现超级化。钙离子内流除了引起细胞膜去极化外，还能够刺激细胞内相应的蛋白质，改变细胞的活性。激活心房毒蕈碱样受体，引起钾离子外流和细胞膜超极化，从而减慢传导并抑制或停止起搏细胞的活动。腺体的毒蕈碱样受体兴奋，钙离子及钠离子内流增加，激活细胞内生物效应，引起细胞分泌。钙离子及钠离子进入平滑肌细胞，导致平滑肌细胞收缩。因此，毒蕈碱样受体兴奋产生心脏抑制，呼吸道和内脏平滑肌收缩，内脏括约肌松弛及腺体分泌。突触前毒蕈碱样受体兴奋可能抑制节后副交感神经释放乙酰胆碱，而突触前烟碱样受体兴奋可能增加节后副交感神经释放乙酰胆碱。胆碱能神经作用见图14-1。

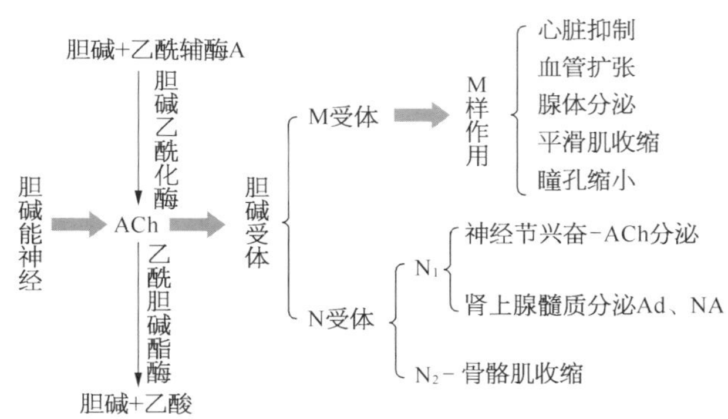

图14-1 胆碱能神经作用模式图

二、抗胆碱能药物

作用于胆碱能受体的药物称为胆碱能药物，胆碱能药物能够模拟、强化或抑制乙酰胆碱的作用，这类药物比乙酰胆碱的作用部位要少，比乙酰胆碱的作用更为专一，作用持续时间要长。此类药物的作用部位如下：作为受体协同剂兴奋胆碱能受体；作为受体拮抗剂抑制胆碱能受体，影响自主神经节；抑制乙酰胆碱的代谢，增强并延长乙酰胆碱的作用。能够兴奋胆碱能受体的受体协同剂以及能够影响自主神经节的药物，由于它们对机体能够产生有害的作用，因此限制了它们的临床应用。

毒蕈碱样受体阻滞药与乙酰胆碱相似，均可与毒蕈碱样受体的阴离子部分相结合，阻滞内源性乙酰胆碱或外源性毒蕈碱样受体兴奋剂对毒蕈碱样受体的作用。

(一) 药理特性 自然的毒蕈碱样受体阻滞药是由茄科植物中提取的，阿托品(atropine)、东莨菪碱(scopolamine)和山莨菪碱(anisodamine)是由托品酸与托品醇或莨菪醇结合成的酯，自然的生物碱是具有左旋和右旋光学特性化合物的混合物，而起毒蕈碱样受体阻滞作用的均系左旋生物碱。合成的毒蕈碱样受体阻滞药格隆溴铵(glycopyrrolate)是苯乙醇酸取代托品酸的结合物，自然的毒蕈碱样受体阻滞药均是叔胺化合物，因此能透过血脑屏障，作用于中枢神经系统，而合成的毒蕈碱样受体阻滞药含有季铵基，其口服吸收不好，且没有中枢神经系统作用，不易通过胎盘。

毒蕈碱样受体阻滞药阻断毒蕈碱样受体后，可引起心率增快，对血压无明显影响；能够引起支气管平滑肌松弛，唾液腺、汗腺和呼吸道腺体抑制，呼吸道分泌物减少，瞳孔散大，眼内压增加，视力调节障碍，胃肠道平滑肌松弛。毒蕈碱样受体阻滞药进入中枢神经系统，特别是剂量较大时，产生明显的兴奋作用，引起烦躁不安、幻觉多语、谵妄等症状。不同的毒蕈碱样受体抑制药对不同器官的毒蕈碱样受体的阻滞强度和时效不同，东莨菪碱与阿托品相比，东莨菪碱抑制唾液分泌和对中枢神经系统的作用强，此药一般剂量产生中枢轻度抑制，有明显的镇静效果，加大剂量引起中枢兴奋症状，而对心脏、支气管平滑肌和胃肠道平滑肌的作用较之阿托品弱。格隆溴铵对毒蕈碱样受体的阻滞作用较强，而且阻滞作用时间较阿托品长5～6倍。

阿托品可经胃肠道和其他黏膜而吸收。口服时胃十二指肠是其主要吸收部位，但围术期阿托品口服吸收并不理想，吸收率仅10%～25%。阿托品主要在肝脏代谢，其血浆蛋白结合率为50%，分布半衰期为1.0 min，消除半衰期为140 min，稳态分布容积大，50%以原型排出体外，并可部分经肾小管主动分泌而排出，有30%的阿托品经酶分解成无活性托品醇和托品酸再由尿排出，微量原型经汗腺和乳汁排除。东莨菪碱的消除半衰期为1.6～3.3 h，分布容积为1.2～2.7 L/kg，在体内主要经肝脏代谢，以仅1%以原型经肾脏排出体外。

(二) 临床应用

1. 术前用药　大多数麻醉药和某些麻醉操作都能够抑制交感神经系统，使迷走反射增强，这类药作为术前用药的主要目的是防止迷走反射引起的心率减慢以及镇静与减少唾液腺和呼吸道腺体分泌。东莨菪碱对网状激活系统的抑制作用较阿托品强100倍，对大脑皮层的其他部位也有抑制，从而能够产生镇静和遗忘作用。东莨菪碱和阿托品及格隆溴铵相比，镇静作用最强且时效长，小剂量东莨菪碱(0.3～0.5 mg)肌注有明显的镇静作用，而同样剂量的阿托品对中枢作用很小，格隆溴铵无镇静作用。东莨菪碱抑制唾液腺分泌作用较阿托品强3倍，格隆溴铵抑制唾液腺分泌较阿托品强两倍多，且作用时效长。毒蕈碱样受体阻滞药使呼吸道分泌减少、全麻诱导时喉痉挛的发生率降低，通气易于维持，但是当患者呼吸道分泌物过多时，给予这类药物后将使分泌物黏稠反而不易咳出，并可能增加气道阻力，甚至阻塞气道。

2. 治疗心动过缓　阿托品能够阻断心脏毒蕈碱样受体的作用，使心率增快。因此，阿托品常用来处理心动过缓，给予阿托品后心率增加的程度取决于用药前迷走神经的张力，阿托品使婴儿心率增快较儿童和成人明显。应该注意到，小剂量阿托品0.1～0.2 mg能兴奋延髓迷走中枢，有的患者可引起心率变慢，在这种情况下应该及时增加阿托品的剂量才可逆转心动过缓。东莨菪碱对心率的影响虽比阿托品小，但较格隆溴铵强。

3. 与胆碱酯酶抑制药联合应用　胆碱酯酶抑制药常规和毒蕈碱样受体阻滞药联合应用，以拮抗非去极化肌松药的残留肌松作用，这时应用毒蕈碱样受体阻滞药的目的是对抗胆碱酯酶抑制药引起的毒蕈碱样作用，确保神经肌肉传导功能恢复的同时不出现心动过缓等不良反应。

4. 其他　毒蕈碱样受体阻滞药对抗迷走神经兴奋引起的支气管平滑肌收缩，使支气管扩张，分泌物减少，气道阻力降低，使解剖死腔量和生理死腔量均增加。对支气管的扩张作用阿托品较东莨菪碱强，而与格隆溴铵近似，毒蕈碱样受体阻滞药降低气道阻力和增加死腔量与原来支气管平滑肌的张力有关，对哮喘和慢性阻塞性支气管炎患者其松弛作用更加明显。

阿托品降低胆道和输尿管平滑肌张力，可预防吗啡引起的平滑肌痉挛。在治疗肾绞痛时，阿托品常与吗啡合用，治疗剂量的阿托品使膀胱底部平滑肌松弛，而膀胱括约肌收缩，因此，可能引起尿潴留。阿托品术前用药并不影响胃液和胃酸的分泌，大剂量的阿托品才能抑制胃酸和胃液分泌，但给予大剂量后，副作用太多，尤其自H2受体拮抗剂应用于临床以来，如西咪替丁和雷咪替丁的抗胃酸作用好，且不良反应少，因此，现已不再用该类药来减少胃液和胃酸的分泌。

瞳孔括约肌及睫状肌均系第Ⅲ对脑神经的胆碱能纤维所支配，阿托品局部应用可使瞳孔扩大和睫状肌麻痹，使调节麻痹。阿托品的扩瞳和调节麻痹作用时间较长，可持续 7～14 d。东莨菪碱的扩瞳和睫状肌麻痹作用较阿托品强和迅速，其眼部作用的消退也较阿托品快。格隆溴铵的眼部作用最弱。

东莨菪碱能缓解运动所致的恶心和呕吐，药膜贴于耳后乳突部经皮肤以 5 μg/h 的速度缓慢吸收，可长达 72 h，维持长时间的抗恶心、呕吐的血药浓度，并能减少口干、调节麻痹和镇静作用等全身不良反应。东莨菪碱可以用来预防情绪障碍和术后恶心、呕吐，但是可能会伴有眼睛、膀胱、皮肤和精神方面的不良反应。

(三) 注意事项 毒蕈碱样受体阻滞剂的毒副作用是其阻断了外周和中枢神经系统毒蕈碱样受体的结果，外周阻滞作用可以抑制腺体分泌，这对于依赖汗腺分泌调节体温的小儿，可能会导致危险的高体温。老年患者可能不能够耐受毒蕈碱样受体被阻滞后出现的心脏、眼睛和尿道的症状。

增加阿托品或东莨菪碱的剂量，可以引起明显的精神障碍，从思维紊乱到幻想、妄想、谵妄以及严重的精神症状，这些症状能够持续数周。

甲状腺功能亢进和心动过速及高热的患者应避免使用阿托品，可用东莨菪碱替代。青光眼及有眼压升高倾向的患者禁用阿托品。如果一定要使用阿托品来处理心动过缓，必须同时眼睛局部给予胆碱能药物或胆碱酯酶抑制药。

三、常用药物

常用抗胆碱能药物有阿托品、东莨菪碱和格隆溴铵，近年戊乙奎醚应用逐渐增多。这些药物在麻醉过程中的临床应用与它们对心血管系统、呼吸系统、脑、胃肠道和其他器官的作用有关(表 14－1)。

表 14－1 抗胆碱能药物的药理学特性

	阿托品	东莨菪碱	格隆溴铵
心动过速	＋＋＋	＋	＋＋
支气管扩张	＋＋	＋	＋＋
镇静	＋	＋＋＋	－
抑制腺体分泌	＋＋	＋＋＋	＋＋＋
抗恶心、呕吐	＋	＋＋＋	?

注：＋＋＋，作用强；＋＋，作用中等；＋，作用弱；－，无作用。

(一) 阿托品 作为麻醉前用药，阿托品可经静脉或肌内注射，0.01～0.02 mg/kg，普通成人最高 0.4～0.6 mg。用于治疗严重心动过缓时，静脉可给予更大剂量，最高达 2 mg，可完全阻滞心脏迷走神经。

阿托品对心脏和支气管平滑肌的作用特别强，是治疗心动过缓最有效的抗胆碱能药物。患有冠心病的患者可能不能耐受阿托品引起的心肌需氧增加和氧供减少。阿托品的衍生物异丙托溴铵装入计量吸入器后，可用于治疗支气管痉挛，它的季铵类结构明显抑制了全身的吸收。异丙托溴铵(0.5 mg 溶于 2.5 ml)与β受体激动剂(如沙丁胺醇)联合应用时，对治疗慢性阻塞性肺气肿特别有效。即使这种叔胺可以迅速通过血脑屏障，常规剂量的阿托品对中枢神经系统影响很小。阿托品与术后轻微的记忆缺失有关，中毒剂量通常导致兴奋性反应。肌内注射 0.01～0.02 mg/kg，能够确切地抑制腺体分泌。阿托品应慎用于窄角型青光眼、前列腺肥大或膀胱颈梗阻的患者。

(二) 东莨菪碱 东莨菪碱抑制腺体分泌作用比阿托品更强，对中枢神经系统的作用也更强。临床剂量通常可导致瞌睡和健忘，也可能出现不安或谵妄。镇静可能是麻醉前用药期望的效果，但可能影响短时间手术的术后苏醒。另外东莨菪碱还有预防晕动病(motion sickness)的作用。脂溶性特点使之可以经皮吸收。因为东莨菪碱对眼的作用明显，最好避免用于闭角型青光眼患者。常用剂量成人为 0.3 mg 肌注，小儿 0.01 mg/kg。

(三) 格隆溴铵 格隆溴铵是四级结构，因此不能通过血脑屏障，通常对中枢神经系统和眼几乎没有活性。格隆溴铵作为麻醉前用药的主要原理是它能够暂时抑制唾液腺和呼吸道分泌。静脉注射后心率通常加快，但肌注后心率不会加快。格隆溴铵作用时间(2～4 h)比阿托品长(30 min)。术前静脉与肌内剂量为 0.2～0.4 mg。

(四) 戊乙奎醚(penehyclidine) 戊乙奎醚商品名为长托宁，选择性作用于 M1、M3 和 N1、N2 亚型受体，对于 M2 亚型无明显作用，能够通过血脑屏障进入脑内，作用于中枢神经系统。治疗剂量的戊乙奎醚能较好地拮抗有机磷毒物中毒引起的中枢中毒症状和外周的毒蕈碱样中毒症状，但是由于对 M2 受体无明显作用，因而无心率增快的不良反应。

戊乙奎醚常用于麻醉前以抑制腺体分泌，特别是呼吸道黏液分泌。用于有机磷(农药)中毒急救治疗和中毒后期或胆碱酯酶(ChE)老化后维持阿托品化。主要用于要求口腔、呼吸道分泌物减少的手术。青光眼、眼内压升高患者禁用，老年人慎用。

用量适当时常常伴有口干、面红和皮肤干燥等。如用量过大，可出现头晕、尿潴留、谵妄和体温升高等。一般不须特殊处理，停药后可自行缓解。儿童对本类药物较敏感，应慎用；伴有高热的患者更应慎用。对前列腺肥大的老年患者可加重排尿困难，用药时应严密观察。如与其他抗胆碱药(阿托品、东莨菪碱和山莨菪碱等)伍用时有协同作用，应酌情减量。

常用剂量和用法：术前 30 min 成人肌注剂量为 0.5 mg，或麻醉诱导前静注 0.3～0.5 mg。小儿 10 μg/kg。如剂量太大(>1 mg)则术后易发生躁动。

第二节 抗恶心呕吐药

恶心、呕吐是围术期常见的并发症之一，严重影响患者的舒适度，有时是严重并发症的起因。因此，围术期常应用抗恶心、呕吐药。抗呕吐药种类较多，如丁酰苯类药氟哌利多、多巴胺受体阻断药甲氧氯普胺、抗胆碱药东莨菪碱、5-羟色胺受体拮抗剂奥丹西隆等，本节主要介绍多巴胺受体阻断药和 5-HT_3 受体阻断药。

一、甲氧氯普胺(metoclopramide)

为多巴胺 2(D2)受体拮抗剂，同时还具有 5-羟色胺 4(5-HT_4)受体激动效应，对 5-HT_3 受体有轻度抑制作用。可作用于延髓催吐化学感受区(CTZ)中多巴胺受体而提高 CTZ 的阈值，具有强大的中枢性镇吐作用。本品亦能阻断下丘脑多巴胺受体，抑制催乳素抑制因子，促进泌乳素的分泌，故有一定的催乳作用。对中枢其他部位的抑制作用较微，有较弱的安定作用，较少引起催眠作用。对于胃肠道的作用主要在上消化道，促进胃及上部肠段的运动；提高静息状态胃肠道括约肌的张力，增加下食管括约肌的张力和收缩的幅度，使食管下端压力增加。阻滞胃-食管反流，加强胃和食管蠕动，并增强对食管内容物的廓清能力，促进胃的排空，促进幽门、十二指肠及上部空肠的松弛，形成胃体与上部空肠间的功能协调。这些作用也可增强本品的镇吐效应。甲氧氯普胺对小肠和结肠的传送作用尚不确定。

甲氧氯普胺易自胃肠道吸收，主要吸收部位在小肠。由于具有促进胃排空，故吸收和起效迅速，静脉注射后 1～3 min，肌注后 10～15 min，口服后 30～60 min 起效，作用持续时间一般为 1～2 h。本药口服有首过效应，生物利用度为 70%，直肠给药生物利用度为 50%～100%，鼻内给药的平均生物利用度为 50.5%，生物利用度及血药峰浓度有显著的个体差异。进入血液循环后，13%～22%的药物迅速与血浆蛋白(主要为白蛋白)结合。经肝脏代谢，半衰期一般为 4～6 h，根据用药剂量大小有所不同，肾衰竭或肝硬化患者的半衰期延长。本药经肾脏排泄，约口服量的 85%以原形及葡萄糖醛酸结合物形式随尿排出，也可随乳汁排泄。容易透过血-脑脊液屏障和胎盘屏障。

甲氧氯普胺围术期主要用于术后恶心、呕吐的预防，尤其在术后镇痛治疗中。可用于因脑部肿瘤手术、肿瘤的放疗及化疗、脑外伤后遗症、急性颅脑损伤以及药物所引起的呕吐。对于胃胀气性消化不良、食欲不振、嗳气、恶心、呕吐也有较好的疗效。可增加食管括约肌压力，从而减少全身麻醉时肠道反流所致吸入性肺炎的发生率；可减轻钡餐检查时的恶心、呕吐反应，促进钡剂通过；十二指肠插管前服用，有助于顺利插管。对糖尿病性胃轻瘫、胃下垂等有一定疗效；也用于幽门梗阻及对常规治疗无效的十二指肠溃疡。可减轻偏头痛引起的恶心，并可能由于提高胃通过率而促进麦角胺的吸收。本品有催乳作用，可试用于乳量严重不足的产妇。

用量用法：口服：每次 5～10 mg，一日 3 次，饭前 30 min 服用。儿童每次 1～2.5 mg，分 3 次服。肌注或静注：1 次 10～20 mg，静注宜慢。每日剂量不宜超过 0.5 mg/kg，否则易引起锥体外系反应。

甲氧氯普胺主要不良反应为镇静作用，可有倦怠、嗜睡、头晕等。其他有便秘、腹泻、皮疹及溢乳、男子乳房发育等，但较为少见。大剂量或长期应用，可能因阻断多巴胺受体，使胆碱能受体相对亢进而导致锥体外系反应(特别是年轻人)，主要表现为帕金森综合征，可出现肌震颤、头向后倾、斜颈、阵发性双眼向上注视、发音困难、共济失调等。可用苯海索等抗胆碱药治疗。注射给药可能引起直立位低血压。吩噻嗪类药物能增强甲氧氯普胺的锥体外系副反应，不宜合用。抗胆碱药(阿托品、溴丙胺太林、颠茄等)能减弱本品的止吐效应，两药合用时应予注意。可降低西咪替丁的口服生物利用度，两药若必须合用，服药时间应至少间隔1 h。能增加对乙酰氨基酚、氨苄青霉素、左旋多巴、四环素等的吸收速率，地高辛的吸收因合用本品而减少。

二、5-HT_3 受体拮抗剂

20 世纪 80 年代(1987 年)第一代短效 5-HT_3 受体拮抗剂应用于临床，2003 年第二代长效 5-HT_3 受体拮抗剂帕洛诺司琼(palonosetron)在临床应用。是目前防治化疗导致恶心、呕吐的主要药物，在围术期恶心、呕吐的防治中应用也较多。常用的短效 5-HT_3 受体拮抗剂有昂丹司琼、托烷司琼、格雷司琼、阿扎司琼、莫雷司琼等。它们有相似的化学结构、作用机理和临床应用范围，在药物代谢、作用时效、副作用等方面差异也不大，本节主要介绍短效 5-HT_3 受体拮抗剂昂丹司琼和长效 5-HT_3 受体拮抗剂帕洛诺司琼。

(一) 昂丹司琼

1. *药理特点* 昂丹司琼(ondansetron hydrochloride)，又名恩丹西酮、枢复宁。是强效、高选择性的 5-HT_3 受体拮抗剂，有强镇吐作用。化疗药物和放射治疗可造成小

肠释放5-HT,经由5-HT_3受体激活迷走神经的传入支,触发呕吐反射。昂丹司琼能阻断这一反射的触发。迷走神经传入支的激动也可引起位于第四脑室底部Postrema区的5-HT释放,从而经过中枢机制而加强。昂丹司琼对化疗、放疗引起的恶心、呕吐,系通过拮抗位于周围和中枢神经局部的神经元的5-HT受体而发挥止吐作用。手术后恶心、呕吐的作用机制未明,但可能类似细胞毒类致恶心、呕吐的共同途径而诱发。昂丹司琼尚能抑制因阿片诱导的恶心,其作用机理尚不清楚。由于昂丹司琼的高选择性作用,因而不具有其他止吐药的不良反应,如锥体外系反应、过度镇静等。另昂丹司琼不改变血浆催乳素水平。

口服吸收迅速,单剂量8 mg,t_{max}为1.5 h,C_{max}为30 ng/ml,口服生物利用度约为60%;Vd约为140 L,$t_{1/2}\beta$约3 h;血浆蛋白结合率为70%~76%。主要自肝脏代谢,代谢产物主要自粪和尿排泄,50%以内的本品以原形自尿排出。老年人由于代谢减慢,服用本品后消除半衰期延长(5 h),同时口服生物利用度提高(65%);严重肝功能障碍患者系统清除率可显著减少,消除半衰期可延长至15~32 h,同时口服生物利用度可接近100%。

2. 临床应用　围术期主要用于术后恶心、呕吐的防治,尤其在应用术后镇痛的患者。常用于治疗由化疗和放疗引起的恶心呕吐。

(1) 成人　给药途经和剂量应视患者情况因人而异。剂量一般为8~32 mg;作为术后呕吐的预防,一般可于麻醉诱导同时静脉滴注4 mg,或于麻醉前1 h口服8 mg,之后每隔8 h口服8 mg,共2次。已出现术后恶心、呕吐时,可缓慢静注4 mg进行治疗。可引起中度呕吐的化疗和放疗,应在患者接受治疗前,缓慢静注8 mg;或在治疗前1~2 h口服8 mg,之后间隔12 h口服8 mg。对可引起严重呕吐的化疗和放疗,可于治疗前缓慢静注本品8 mg,之后间隔2~4 h再缓慢静注8 mg,共2次;也可将昂丹司琼加入50~100 ml生理盐水中于化疗前静脉滴注,滴注时间为15 min。对可能引起严重呕吐的化疗,也可于治疗前将本品与20 mg地塞米松磷酸钠合用静脉滴注,以增强疗效。对于上述疗法,为避免治疗后24 h出现恶心呕吐,均应持续让患者服药,每次8 mg,每日2次,连服5 d。

(2) 儿童　化疗前按体表面积计算,每米2静注5 mg,12 h后再口服4 mg,化疗后应持续给予患儿口服4 mg,每日2次,连服5 d。

(3) 老年人　可依成年人给药法给药,一般不需调整。

(4) 肾衰竭患者　不需调整剂量、用药次数或用药途径。肝脏衰竭患者:由于昂丹司琼主要自肝脏代谢,对中度或严重肝功能衰竭患者每日用药剂量不应超过8 mg。

3. 不良反应　常见不良反应有头痛、头部和上腹部发热感、静坐不能、腹泻、发疹、急性张力障碍性反应、便秘等;部分患者可有短暂性氨基转移酶升高;罕见不良反应有支气管痉挛、心动过速、胸痛、低钾血症、心电图改变和癫痫大发作。曾有即时过敏反应的报道。偶见运动失调,癫痫发作。罕见胸痛、心律失常、低血压及心动过缓等。

(二) 帕洛诺司琼

1. 药理作用　帕洛诺司琼(palonosetron)为亲和力较强的5-HT_3受体选择性拮抗剂,对其他受体无亲和力或亲和力较低。5-HT_3受体位于延髓最后区的催吐化疗感受区中央和外周迷走神经末梢。化疗药物通过刺激小肠嗜铬细胞释放5-HT,5-HT再激活迷走传入神经的5-HT_3受体,产生呕吐反射。

体内帕洛诺司琼通过肾排泄和多种CYP酶参与的代谢两种途径进行消除。体外进一步研究表明,帕洛诺司琼既不是CYP1A2、CYP2A6、CYP2B6、CYP2C9、CYP2D6、CYP2E1和CYP3A4/5(CYP2C19未研究)的抑制剂,也不诱导CYP1A2、CYP2D6或CYP3A4/5的活性。

因此,与帕洛诺司琼产生明显的临床药物相互作用的可能性很低。健康志愿者单剂量静脉给予0.75 mg帕洛诺司琼,稳定期口服甲氧氯普胺(每日4次,每次10 mg)的研究中未发现明显的药代动力学影响。临床研究表明,帕洛诺司琼能安全地与皮质类固醇类、镇痛药、止吐药、解痉药和抗胆碱能药物一起使用。鼠肿瘤模型研究表明,帕洛诺司琼不会抑制所研究的五种化疗药物(顺铂、环磷酰胺、阿糖胞苷、阿霉素和丝裂霉素C)的抗肿瘤活性。

2. 不良反应　据国外临床研究报道1 374名成年患者参加了帕洛诺司琼预防由中度或高度致吐化疗引起的恶心、呕吐的临床研究。结果表明,帕洛诺司琼引起不良反应的发生率及严重程度与昂丹司琼或多拉司琼相似。

3. 剂量　帕洛诺司琼推荐剂量为化疗前30 min单剂量静脉注射0.25 mg,注射时间为30 s以上。

4. 注意事项　对于患有或可能发展为心脏传导间期延长的患者,尤其是Q-TC延长的患者应谨慎使用帕洛诺司琼。这些患者包括:低钾血症或低镁血症患者,服用利尿药而导致电解质异常者,先天性Q-T综合征患者,服用抗心律失常或其他药物导致Q-T间期延长的患者和给予累积高剂量蒽环类药物治疗者。

盐酸帕洛诺司琼注射液不能跟其他药物混合,故使用帕洛诺司琼注射液前、后均需应用生理盐水冲洗输注管路。尚未在妊娠期妇女中进行充分的随机对照临床试验,也没有妊娠期或分娩期妇女使用过帕洛诺司琼,因此对其对母亲及胎儿的影响并不清楚,故怀孕期间应慎用本品。帕洛诺司琼是否通过乳汁分泌尚不明确。鉴于多数药物均经人体乳汁排泄，对乳儿有潜在的严重不良反应，且在大鼠致癌作用研究发现有潜在致癌作用。因此，应充分考虑使用药物的必要性之后，来决定是否停止哺乳或停止用药。

老年用药：据文献报道：帕洛诺司琼在 1 374 名成年肿瘤患者的临床研究中，其中，316(23%)例≥65 岁，71 例(5%)≥75 岁。除某些老年个体较为敏感外，帕洛诺司琼用于老年患者与年轻患者在安全性和有效性方面无差别。因此，老年患者用帕洛诺司琼无需调整剂量和特殊监护。

第三节　抗组胺药

组胺(histamine)是广泛存在于人体组织的自身活性物质(autacoids)。组织中的组胺主要含于肥大细胞及嗜碱细胞中。因此，含有较多肥大细胞的皮肤、支气管黏膜和肠黏膜中组胺浓度较高，脑脊液中也有较高浓度。肥大细胞颗粒中的组胺常与蛋白质结合，物理或化学等刺激能使肥大细胞脱颗粒，导致组胺释放。组胺与靶细胞上特异受体结合，产生生物效应：如小动脉、小静脉和毛细血管舒张，引起血压下降甚至休克；增加心率和心肌收缩力，抑制房室传导；兴奋平滑肌，引起支气管痉挛，胃肠绞痛；刺激胃壁细胞，引起胃酸分泌。组胺受体有 H1、H2、H3 亚型。各亚型受体功能见表 14－2。组胺的临床应用已逐渐减少，但其受体阻断药在临床上却有重大价值。

表 14－2　组胺受体分布及效应

受体类型	所在组织	效　应	阻断药
H1	支气管，胃肠，子宫等平滑肌	收缩	苯海拉明异丙嗪及氯苯那敏等
	皮肤血管	扩张	
	心房，房室结	收缩增强，传导减慢	
H2	胃壁细胞	分泌增多	西咪替丁、雷尼替丁等
	血管	扩张	
	心室，窦房结	收缩加强，心率加快	
H3	中枢与外周神经末梢	负反馈性调节组胺合成与释放	Thioperamide

一、H1 受体阻断药

(一) 药理作用

1. 抗外周组胺 H1 受体效应　H1 受体被激动后即能通过 G 蛋白而激活磷脂酶 C，产生三磷酸肌醇(IP_3)与二酰甘油(DG)，使细胞内 Ca^{2+} 增加，蛋白激酶 C 活化，从而使胃、肠、气管、支气管平滑肌收缩。又释放血管内皮松弛因子(EDRF)和 PGI2，使小血管扩张，通透性增加。H1 受体阻断药可拮抗这些作用。如先给 H1 受体阻断药，可使豚鼠接受百倍致死量的组胺而不死亡。对组胺引起的血管扩张和血压下降，H1 受体阻断药仅有部分拮抗作用，因 H2 受体也参与心血管功能的调节。

2. 中枢作用　治疗量 H1 受体阻断药有镇静与嗜睡作用。作用强度因个体敏感性和药物品种而异，以苯海拉明、异丙嗪作用最强；阿司咪唑、特非那丁因不易通过血脑屏障，几无中枢抑制作用。苯茚胺略有中枢兴奋作用。它们引起中枢抑制可能与阻断中枢 H1 受体有关。个别患者也出现烦躁失眠。它们还有抗晕、镇吐作用，可能与其中枢抗胆碱作用有关。

3. 其他作用　多数 H1 受体阻断药有抗乙酰胆碱、局部麻醉和奎尼丁样作用。各种 H1 受体阻断药的作用特点见表 14－3。

表 14－3　常用 H1 受体阻断药作用的比较

药　物	镇静程度	止吐作用	抗胆碱作用	作用时间(小时)
苯海拉明	＋＋＋ ＋	＋＋	＋＋＋	4～6
异丙嗪	＋＋	＋＋	＋＋＋	4～6
吡苄明	＋＋	/	/	4～6
氯苯那敏	＋	－	＋＋	4～6
布可立嗪	＋	＋＋＋ ＋	＋	16～18
美克洛嗪	＋	＋＋	＋	12～24
阿司咪唑	－	－	－	10(d)
特非那定	－	－	－	12～24
苯茚胺	略兴奋	－	＋＋	6～8

注：＋＋＋，作用强；＋＋，作用中等；＋，作用弱；－，无作用。

(二) 临床应用

(1) 变态反应性疾病　本类药物对由组胺释放所引起的皮肤黏膜变态反应效果良好。对药疹和接触性皮炎有止痒效果。对慢性过敏性荨麻疹与 H2 受体阻断药合用效果比单用好。本类药物能对抗豚鼠由组胺引起的支气管痉挛，但对支气管哮喘患者几乎无效。因引起人类哮喘的活性物质复杂，药物不能对抗其他活性物质的作用。对过敏性休克也无效。

(2) 晕动病及呕吐苯海拉明、异丙嗪、布可立嗪、美克洛嗪对晕动病、妊娠呕吐以及放射病呕吐有镇吐作用。

二、H2 受体阻断药

以含有甲硫乙胍的侧链代替 H1 受体阻断药的乙基胺链,获得有选择作用的 H2 受体阻断药,它拮抗组胺引起的胃酸分泌,对 H1 受体无作用。H2 受体阻断药是治疗消化性溃疡很有价值的新药。当前临床应用的有西咪替丁(cimetidine)、雷尼替丁(ranitidine)、法莫替丁(famotidine)和尼扎替丁(nizatidine)。

(一) 药理作用 本类药物竞争性拮抗 H2 受体,能抑制组胺、五肽胃泌素、M 胆碱受体激动剂所引起的胃酸分泌。能明显抑制基础胃酸及食物和其他因素所引起的夜间胃酸分泌。用药后胃液量及氢离子浓度下降。用药 4 周,在内窥镜检查下,十二指肠溃疡愈合率为 77%~92%。晚饭时 1 次给药疗效与一日多次给药的疗效相仿或更佳。对胃溃疡疗效发挥较慢,用药 8 周愈合率为 75%~88%。雷尼替丁尼扎替丁抑制胃酸分泌作用比西咪替丁强 4~10 倍,法莫丁比西咪替丁强 20~50 倍。

(二) 临床应用 用于十二指肠溃疡、胃溃疡,应用 6~8 周,愈合率较高,延长用药可减少复发。卓-艾(Zollinger-Ellison)综合征需用较大剂量。其他胃酸分泌过多的疾病如胃肠吻合溃疡、反流性食管炎等及消化性溃疡和急性胃炎引起的出血也可用。

(三) 不良反应 发生较少,尤其是雷尼替丁、法莫替丁和尼扎替丁。静脉滴注速度过快,可使心率减慢,心收缩力减弱。

西咪替丁能抑制细胞色素 P450 肝药酶活性,抑制华法林、苯妥英钠、茶碱、苯巴比妥、地西泮、普萘洛尔等代谢。合用时,应调整这些药物剂量。雷尼替丁这一作用很弱,法莫替丁、尼扎替丁对其无影响。

第四节 糖皮质激素

糖皮质激素具有重要的生理作用,可影响糖、蛋白质、脂肪代谢及水和电解质代谢。另有广泛的治疗作用,如抗炎、免疫抑制、抗休克、抗毒素、增强机体应激能力等。作用与用药种类、剂量、时程等密切相关。应用不当会产生显著的不良效应。本节讨论围术期糖皮质激素的合理使用。

一、药理作用

(一) 抗炎作用 糖皮质激素有强大的抗炎作用,能对抗各种原因如物理、化学、生理、免疫等所引起的炎症。在炎症早期可减轻渗出、水肿、毛细血管扩张、白细胞浸润及吞噬反应,从而改善红、肿、热、痛等症状;在后期可抑制毛细血管和纤维母细胞的增生,延缓肉芽组织生成,防止糖连及瘢痕形成,减轻后遗症。但必须注意,炎症反应是机体的一种防御功能,炎症后期的反应更是组织修复的重要过程。因此,糖皮质激素在抑制炎症、减轻症状的同时,也降低机体的防御功能,可致感染扩散、阻碍创口愈合。

皮质激素抗炎作用的基本机制在于糖皮质激素(GCS)与靶细胞浆内的糖皮质激素受体(G-R)相结合后影响了参与炎症的一些基因转录而产生抗炎效应。糖皮质激素的靶细胞广泛分布于肝、肺、脑、骨、胃肠平滑肌、骨骼肌、淋巴组织、成纤维细胞、胸腺等处。各类细胞中受体的密度也各不相同。

(二) 免疫抑制作用 对免疫过程的许多环节均有抑制作用。首先抑制巨噬细胞对抗原的吞噬和处理。其次,对敏感动物由于淋巴细胞的破坏和解体,使血中淋巴细胞迅速减少;糖皮质激素对人也引起暂时性淋巴细胞减少,其原因可能与淋巴细胞移行至血液以外的组织有关,而不是淋巴细胞溶解所致。

(三) 抗休克作用 皮质激素可用于各种严重休克,特别是过敏性休克的治疗,一般认为其作用与下列因素有关:① 扩张痉挛收缩的血管和加强心脏收缩。② 降低血管对某些缩血管活性物质的敏感性,使微循环血流动力学恢复正常,改善休克状态。③ 稳定溶酶体膜,减少心肌抑制因子(myocardio-depressant factor,MDF)的形成。④ 提高机体对细菌内毒素的耐受力。保护动物耐受脑膜炎双球菌、大肠杆菌等内毒素致死量数倍至数十倍。目前认为感染性休克用常规剂量治疗。

(四) 其他作用 ① 血液与造血系统:皮质激素能刺激骨髓造血功能,使红细胞和血红蛋白含量增加,大剂量可使血小板增多并提高纤维蛋白原浓度,缩短凝血时间;促使中性粒细胞数增多,但却降低其游走、吞噬、消化及糖酵解等功能,因而减弱对炎症区的浸润与吞噬活动。对淋巴组织也有明显影响,在肾上腺皮质功能减退者,淋巴组织增生,淋巴细胞增多;而在肾上腺皮质功能亢进者,淋巴细胞减少,淋巴组织萎缩。② 中枢神经系统:能提高中枢神经系统的兴奋性,出现欣快、激动、失眠等,偶可诱发精神失常。大剂量对儿童能致惊厥。③ 消化系统:糖皮质激素能使胃酸和胃蛋白酶分泌增多,提高食欲,促进消化,但大剂量应用可诱发或加重溃疡病。

二、临床应用

(一) 常用糖皮质激素类药物 见表 14-4。

表 14-4 常用糖皮质激素类药物的比较

类别	药物	对受体的亲和力	水盐代谢(比值)	糖代谢(比值)	抗炎作用(比值)	等效剂量(mg)	半衰期(分)	半效期(小时)	一次口服常用量(mg)
短效	氢化可的松	1	1.0	1.0	1.0	20	90	8～12	10～20
	可的松	0.01	0.8	0.8	0.8	25	90	8～12	12.5～25
中效	泼尼松	0.05	0.6	3.5	3.5	5	>200	12～36	2.5～10
	泼尼松龙	2.2	0.6	4.0	4.0	5	>200	12～36	2.5～10
	甲泼尼龙	11.9	0.5	5.0	5.0	4	>200	12～36	2.0～8
	曲安西龙(去炎松)	1.9	0	5.0	5.0	4	>200	12～36	2.0～8
长效	地塞米松	7.1	0	30	30	0.75	>300	36～54	0.75～1.5
	倍他米松	5.4	0	30～35	25～35	0.60	>300	36～54	0.6～1.2
外用	氟氢可的松	3.5	125		12				
	氟氢松	1			40				

(二) 糖皮质激素临床应用的基本原则 糖皮质激素在临床广泛使用,主要用于抗炎、抗毒、抗休克和免疫抑制,其应用涉及临床多个专科。正确、合理应用糖皮质激素是提高其疗效、减少不良反应的关键。其正确、合理应用主要取决于以下两方面:一是治疗适应证掌握是否准确;二是品种及给药方案选用是否正确、合理。

1. 严格掌握糖皮质激素治疗的适应证 糖皮质激素是一类临床适应证尤其是相对适应证较广的药物,但是临床应用的随意性较大,未严格按照适应证给药的情况较为普遍,如单纯以退热和止痛为目的使用糖皮质激素,特别是在感染性疾病中以退热和止痛为目的使用。糖皮质激素有抑制自身免疫的药理作用,但并不适用于所有自身免疫病治疗。

2. 合理制订糖皮质激素治疗方案 糖皮质激素治疗方案应综合患者病情及药物特点制订,治疗方案包括选用品种、剂量、疗程和给药途径等。

(1) 品种选择 各种糖皮质激素的药效学和人体药代动力学(吸收、分布、代谢和排出过程)特点不同,因此各有不同的临床适应证,应根据不同疾病和各种糖皮质激素的特点正确选用糖皮质激素品种。

(2) 给药剂量 生理剂量和药理剂量的糖皮质激素具有不同的作用,应按不同治疗目的选择剂量。一般认为给药剂量(以泼尼松为例)可分为以下几种情况:① 长期服用维持剂量:2.5～15.0 mg/d;② 小剂量:<0.5 mg/(kg・d);③ 中等剂量:0.5～1.0 mg/(kg・d);④ 大剂量:大于 1.0 mg/(kg・d);⑤ 冲击剂量:(以甲泼尼龙为例)7.5～30.0 mg/(kg・d)。

(3) 疗程不同的疾病糖皮质激素疗程不同,一般可分为以下几种情况:① 冲击治疗:疗程多小于 5 d。适用于危重症患者的抢救,如暴发型感染、过敏性休克、严重哮喘持续状态、过敏性喉头水肿、狼疮性脑病、重症大疱性皮肤病、重症药疹、急进性肾炎等。冲击治疗须配合其他有效治疗措施,可迅速停药,若无效大部分情况下不可在短时间内重复冲击治疗。② 短程治疗:疗程小于 1 个月,包括应激性治疗。适用于感染或变态反应类疾病,如结核性脑膜炎及胸膜炎、剥脱性皮炎或器官移植急性排斥反应等。短程治疗须配合其他有效治疗措施,停药时需逐渐减量至停药。③ 中程治疗:疗程 3 个月以内。适用于病程较长且多器官受累性疾病,如风湿热等。生效后减至维持剂量,停药时需要逐渐递减。④ 长程治疗:疗程大于 3 个月。适用于器官移植后排斥反应的预防和治疗及反复发作、多器官受累的慢性自身免疫病,如系统性红斑狼疮、溶血性贫血、系统性血管炎、结节病、大疱性皮肤病等。维持治疗可采用每日或隔日给药,停药前亦应逐步过渡到隔日疗法后逐渐停药。⑤ 终身替代治疗:适用于原发性或继发性慢性肾上腺皮质功能减退症,并于各种应激情况下适当增加剂量。

(4) 给药途径 包括口服、肌内注射、静脉注射或静脉滴注等全身用药,以及吸入、局部注射、点滴和涂抹等局部用药。

3. 重视疾病的综合治疗　在许多情况下,糖皮质激素治疗仅是疾病综合治疗的一部分,应结合患者实际情况,联合应用其他治疗手段,如严重感染患者,在积极有效的抗感染治疗和各种支持治疗的前提下,为缓解症状,确实需要的可使用糖皮质激素。

4. 监测糖皮质激素的不良反应　糖皮质激素的不良反应与用药品种、剂量、疗程、剂型及用法等明显相关,在使用中应密切监测不良反应,如感染、代谢紊乱(水电解质、血糖、血脂)、体重增加、出血倾向、血压异常、骨质疏松、股骨头坏死等,小儿应监测生长和发育情况。

5. 注意停药反应和反跳现象　糖皮质激素减量应在严密观察病情与糖皮质激素反应的前提下个体化处理,要注意可能出现的以下现象。

(1) 停药反应　长期中或大剂量使用糖皮质激素时,减量过快或突然停用可出现肾上腺皮质功能减退样症状,轻者表现为精神萎靡、乏力、食欲减退、关节和肌肉疼痛,重者可出现发热、恶心、呕吐、低血压等,危重者甚至发生肾上腺皮质危象,需及时抢救。

(2) 反跳现象　在长期使用糖皮质激素时,减量过快或突然停用可使原发病复发或加重,应恢复糖皮质激素治疗并常需加大剂量,稳定后再慢慢减量。

(三) 围术期糖皮质激素的应用

1. 休克　休克是各种致病因素引起的组织灌注和细胞氧合不足的临床综合征,不论何种原因引起的休克,均有其共同的病理生理改变,即组织灌注不足导致的组织缺氧、无氧代谢、炎症瀑布反应激活和器官功能障碍。理论上,糖皮质激素能增强机体的应激能力,药理剂量的糖皮质激素具有抗炎、抗中毒、抗休克和抗过敏等作用,因而可用于各种原因的休克,有助于患者度过危险期;但休克的原发病多种多样、发病机制复杂,需要多环节综合治疗。

(1) 感染性休克(septic shock)　是由严重全身性感染导致的全身炎症反应综合征。当严重全身性感染具有明显急性微循环灌注不足时,即经过最初的液体复苏后仍持续低血压或血乳酸浓度≥4 mmol/L,应定义为感染性休克。① 对于液体复苏和(或)血管活性药物依赖的患者,可应用糖皮质激素治疗。② 糖皮质激素首选静脉用氢化可的松。每日糖皮质激素用量不大于氢化可的松 300 mg 或相当于 300 mg 氢化可的松的其他制剂。③ 如果未能获得氢化可的松,而采用无显著盐皮质激素活性的制剂时,可补充氟可的松50 μg/d,口服。④ 糖皮质激素疗程一般为 7 d。

(2) 过敏性休克(anaphylactic shock)　是由特异过敏原引起的、以急性循环衰竭为主的全身速发型过敏反应,需争分夺秒采取可靠抢救措施。立即平卧位,脱离可能的过敏原。立刻肌内注射 1∶1 000 肾上腺素 0.5～1.0 ml,必要时 5～10 min 后重复使用;可合用糖皮质激素治疗。糖皮质激素具有非特异性抗过敏抗休克作用,但起效缓慢,不可作为首选的抢救措施,但可与肾上腺素合用。需用糖皮质激素时,宜采用冲击剂量,一般用氢化可的松或地塞米松。

(3) 创伤性休克(traumatic shock)　是由于重要脏器损伤、大出血等原因引起的有效循环血量锐减所致,并有剧烈疼痛、恐惧等多种复杂因素参与。创伤性休克,糖皮质激素受体亲和力降低,早期应用糖皮质激素可因负反馈调节作用导致合成减少、亲和力进一步下降,影响预后,因此不建议应用糖皮质激素。

2. 哮喘发作　支气管哮喘是由多种细胞包括气道的炎症细胞和结构细胞(如嗜酸性粒细胞、肥大细胞、T 淋巴细胞、中性粒细胞、平滑肌细胞、气道上皮细胞等)和细胞组分参与的气道慢性炎症性疾患。此慢性炎症导致气道高反应性,通常出现广泛多变的可逆性气流受限,并引起反复发作性的喘息、气急、胸闷或咳嗽等症状,常在夜间和(或)清晨发作或加剧,多数患者可自行缓解或经治疗缓解。糖皮质激素是目前最有效的控制气道炎症的药物。哮喘的治疗目标是达到并维持哮喘控制。抗生素仅在有感染指征时使用。危重哮喘急性发作经规范药物治疗后仍无改善甚至持续恶化者,应及时给予呼吸支持治疗。

给药途径包括吸入、口服和静脉应用,急性哮喘发作可全身使用糖皮质激素。非应急治疗时吸入给药为首选途径。绝大多数慢性持续哮喘患者吸入小剂量糖皮质激素(相当于每日使用 400 μg 的布地奈德)即可较好地控制。一般中重度持续哮喘可选用吸入糖皮质激素和长效 β_2受体激动剂的联合制剂。在哮喘控制不理想时,需及时评估,上调治疗,症状急性恶化,可将吸入糖皮质激素增加 4 倍,连续应用 7～14 d。

哮喘轻中度急性发作可口服糖皮质激素。参考剂量为:泼尼松或泼尼松龙 20～40 mg/d,5～7 d,症状缓解后逐渐减量至停用,可根据病情的严重度适当调整剂量和疗程,也可以雾化吸入布地奈德混悬液 2～4 mg/d治疗。严重急性哮喘发作时,静脉及时给予琥珀酸氢化可的松(200～1 000 mg/d)或甲泼尼龙(40～160 mg/d),无糖皮质激素依赖倾向者可在短期内停药,有糖皮质激素依赖倾向者可适当延长给药时间,控制哮喘症状后逐渐减量。不推荐长期使用地塞米松。对未控制和急性加重的难治性哮喘患者,可先给予较大剂量的糖皮质激素控制症状,再逐渐减少剂量,用最低剂量维持治疗。此外,应同时给予大剂量吸入型糖皮质激素,以减少口服糖皮质激素维持剂量。

3. 感染性疾病　感染性疾病原则上不使用糖皮质激素治疗。糖皮质激素的使用可降低机体免疫功能,感染加重、扩散甚至危及生命,但在某些情况下,如严重感染导致休克、呼吸衰竭及严重炎症反应综合征等,可以适当应用糖皮质激素辅助治疗。某些细菌感染性疾病如中毒性细菌性痢疾、暴发型流行性脑脊髓膜炎、重型肺炎等，在有效抗感染基础上可加用糖皮质激素辅助治疗；病毒性疾病如急性肝衰竭、严重急性呼吸综合征（SARS）、重症流行性感冒肺炎呼吸衰竭等，也可用糖皮质激素辅助治疗。所有感染性疾病使用糖皮质激素皆应慎重并严格掌握适应证。

对于重症且达到急性肺损伤标准的病例，应及时规律地使用糖皮质激素，以减轻肺的渗出、损伤和后期的肺纤维化，并改善肺的氧合功能。

具备以下指征之一时可考虑应用糖皮质激素：① 严重中毒症状，持续高热不退，经对症治疗 5 d 以上最高体温仍超过 39℃。② X 线胸片显示多发或大片阴影，进展迅速，48 h 之内病灶面积增大＞50%且在正位 X 线胸片上占双肺总面积的 1/4 以上；③ 达到急性肺损伤或呼吸窘迫综合征（ARDS）的诊断标准。

4. 急性肺损伤和（或）ARDS　急性肺损伤和（或）ARDS 是严重感染、休克、创伤和烧伤等疾病过程中，肺实质细胞受损导致的急性进行性低氧血症和呼吸窘迫症候群，多为 MODS 的一部分。糖皮质激素因参与炎症反应的调节，而被引入治疗，但争议颇多，故应审慎。

急性肺损伤和（或）ARDS 首先控制病因因素，包括引流感染灶和有效的抗生素治疗等。其次调控炎症反应，糖皮质激素、前列腺素 E 等是目前可用的药物治疗。另外早期积极的呼吸支持。在进行机械通气时应采用肺保护性通气策略。避免循环容量过负荷。积极的肺外器官功能支持，以及营养代谢支持，防止 MODS 发生和发展。必要时可给予肺表面活性物质、体外膜肺等治疗。

急性肺损伤和（或）ARDS 不建议常规使用糖皮质激素治疗，在发生危及生命的低氧血症且其他治疗措施无效的情况下，可以考虑低剂量甲泼尼龙 1 mg/(kg・d）治疗。糖皮质激素治疗期间，每日评估动脉血氧分压/吸入气体氧含量（PaO_2/FiO_2）、肺顺应性、动脉血二氧化碳分压（$PaCO_2$）。若治疗 3 d 后仍无改善，则考虑糖皮质激素治疗无效；若有改善，可继续使用。虽然目前仍未知最佳持续时间，但 7 d 治疗时间足以提高氧合。对需持续糖皮质激素治疗者应进行风险和获益评估。应用糖皮质激素前需排除全身性感染，或保证感染已得到有效治疗；治疗中应严密监测潜在感染。对诊断明确 14 d 后，或需要或可能需要神经肌肉阻滞剂的患者，不应考虑糖皮质激素治疗。

5. 急性脑水肿　脑水肿是脑内水分增加导致脑容积增大的病理现象，常可致颅内高压、脑组织损伤。根据病理形态及发病机制分为 4 类，即血管源性脑水肿、细胞毒性脑水肿、间质性脑水肿和渗透性脑水肿。急性脑水肿多为血管源性脑水肿，细胞毒性脑水肿次之，前者易致脑疝而威胁生命，后者易发生脑功能改变。

颅内压急剧增高时，脱水治疗为首选的应急措施，常用方法有：① 渗透疗法：可静脉快速滴注甘露醇或甘油果糖等；② 利尿疗法：可静脉注射强利尿剂，增加钠水排出，减少细胞外积液。减压手术系解除重度颅内高压和防治脑疝的急救措施，并非常规治疗。梗塞性脑积水所致的间质性脑水肿，需及时行脑室分流术，术后脑水肿可很快消退。

急性脑水肿糖皮质激素治疗有争议。糖皮质激素可用于血管源性脑水肿，但脑缺血和创伤性脑水肿不建议使用；对细胞毒性脑水肿无益。首选盐皮质激素活性较弱的地塞米松，通常起始剂量 10 mg，静脉注射，后续 4 mg，6 h 1 次，可连续使用数日，逐渐减量至撤停。糖皮质激素治疗可暂时缓解脑水肿，但治疗过程中应注意观察，切勿延误术后出血和颅内血肿的诊断和治疗。

6. 器官移植排斥反应　免疫抑制剂治疗是预防和治疗器官移植排斥反应的主要措施。糖皮质激素是器官移植免疫抑制治疗方案的重要组成部分；但大剂量糖皮质激素尤其长期应用又具有明显不良反应，甚或影响器官移植受者的长期存活。

（1）肾脏移植排斥反应　肾移植手术后排斥反应分为 4 种类型：① 超急性排斥反应；② 加速性排斥反应；③ 急性排斥反应；④ 慢性排斥反应。糖皮质激素在肾移植受者排斥反应预防和治疗的联合用药方案中起较为重要作用。移植肾排斥反应治疗前需有充分依据并排除药物肾毒性反应、血管因素及尿路梗阻、溶血尿毒综合征（HUS）、病毒感染等，应将移植肾病理活检作为重要治疗依据。

糖皮质激素通常作为急性排斥的首选治疗药物。肾移植术中围术期应用：为预防肾脏移植后早期强烈排斥反应，通常在移植手术中即大剂量静脉滴注方案。通常的给药方案：肾移植术中（手术当日）静脉给予甲泼尼龙 250～1 000 mg（5～15 mg/kg）；术后次日每日 250～500 mg，共 2 d，后快速减量改为口服，术后 1 个月每日泼尼松（龙）口服维持量为 5～10 mg 或甲泼尼龙 4～8 mg。

移植后糖皮质激素早期快速减量应具备以下条件：① 移植受者不属免疫高危患者；② 围术期采用了抗体诱导治疗；③ 钙调磷酸酶抑制剂早期已达到目标血药浓度。④ 同时使用的抗增殖类药物（如霉酚酸酯或硫唑嘌呤）剂量充足。

急性排斥反应阶段糖皮质激素冲击治疗：① 急性排斥反应通常采用大剂量糖皮质激素冲击治疗。该方法可逆转约 75%的首次排斥反应。通常应用甲泼尼龙 250～500 mg/d 或 6 mg/(kg・d）静脉滴注，持续 30～60 min，连续 3～5 d。排斥反应较轻者也可酌情减少剂量，合并糖尿病者冲击剂量不宜过大，或直接采用抗体治疗。以后改为口服，逐渐递减到冲击前用量。② 甲泼尼龙冲击治疗结束后钙调磷酸酶抑制剂宜较原剂量增加20%左右,钙调磷酸酶抑制剂血药浓度应位于"目标治疗窗"范围近上限区域;若较长时间位于"目标治疗窗范围"以下,有诱发再次急性排斥反应的可能。③ 对抵抗糖皮质激素的难治性急性排斥反应,宜尽早改为抗胸腺细胞球蛋白(ATG)或单克隆抗体(OKT3)治疗;如移植肾穿刺活检病理证实为抗体介导的急性体液性排斥反应,可将ATG作为一线抗排斥治疗药物,并联合其他辅助治疗。

肾移植术后维持期应用:应注意急性排斥反应可发生在维持期。肾移植初始治疗或抗体诱导治疗期结束后即开始维持期治疗:① 糖皮质激素原则上低剂量维持,即泼尼松龙5～10 mg/d或甲泼尼龙4～8 mg/d口服。② 如发生急性排斥反应,依然首选甲泼尼龙冲击治疗,应用剂量及方法参照上文"急性排斥反应阶段皮质激素冲击治疗"。③ 如发生慢性排斥反应、蛋白尿或原肾小球疾病复发等表现,可上调糖皮质激素用量,但应注意不良反应的监测,权衡利弊。临床实践证明长期较大剂量糖皮质激素应用并未改善患者预后。④ 糖皮质激素撤除对移植肾存活的远期影响仍然存在争议,故维持期糖皮质激素停用应慎重,如临床病情需要停用,则应重新选择或设定更优化的免疫抑制剂方案。

(2) 肝脏移植排斥反应　肝脏移植是目前各种终末期肝病唯一有效的治疗手段。目前肝移植后急性排斥反应,通过药物治疗已能有效控制,预防原发病的复发是肝移植后长期存活的关键因素,而慢性排斥反应仍然是慢性移植物失去功能的重要原因之一。

急性排斥反应治疗前必须要有充分的诊断依据,移植肝病理穿刺活检应作为常规检查,并排除药物肝毒性反应、血管因素及胆道并发症、病毒感染等病变。

中重度急性排斥反应,糖皮质激素冲击治疗可作为首选;但对抵抗糖皮质激素的急性排斥反应,建议尽早改用ATG或OKT3治疗。

急性排斥治疗期间及治疗后应注意调整钙调磷酸酶抑制剂或霉酚酸酯的剂量,特别是调整钙调磷酸酶抑制剂的血药浓度,预防急性排斥的再次发生。

肝脏移植慢性排斥治疗较为困难,糖皮质激素冲击治疗对疗效无明显改善,又可增加其副作用。

肝癌术后长期应用糖皮质激素不利于肿瘤复发的预防,故肝癌患者通常在移植后应早期即快速减量,建议1个月停用。肝炎肝移植受者一般在移植术后3个月停用。肝癌肝移植患者术后无糖皮质激素方案可以作为推荐方案之一。

肝移植围术期应用:肝移植术中甲泼尼龙500 mg静脉推注,术后第一日240 mg,后每日递减40 mg。术后第七日改为泼尼松(龙)或甲泼尼龙口服给药。必要情况下,术后1个月后泼尼松龙5～10 mg/d(或甲泼尼龙4～8 mg/d)口服维持。

急性排斥反应治疗:目前各移植中心对急性排斥反应治疗无明确的冲击疗法标准。建议第一日甲泼尼龙500～1 000 mg静脉推注冲击,第二日始剂量递减,至5～7 d改为口服泼尼松20 mg/d维持,维持时间视病情而定。

7. 肾上腺皮质危象　原发性或继发性急性或慢性肾上腺皮质功能减退时,原本就不能产生正常量的皮质醇,应激时更不能相应地增加皮质醇的分泌,可出现肾上腺皮质激素缺乏的急性临床表现:高热、胃肠紊乱、循环虚脱、神志淡漠、萎靡或躁动不安、谵妄甚至昏迷,称为肾上腺皮质危象,诊治稍失时机将耽误患者生命。

肾上腺皮质危象时应积极抢救。当疑及本症不需等待检查结果,应即刻治疗同时留取血标本检测血皮质醇及ACTH。静脉滴注糖皮质激素。纠正脱水和电解质紊乱。预防和治疗低血糖。处理诱因:积极治疗存在的某种应激状态如感染及其他诱因等。病情危险期应加强护理。肾上腺皮质功能减退者对吗啡、巴比妥类药物特别敏感,在糖皮质激素治疗开始前,应禁用这类药物。预防:不可擅自停用或减用糖皮质激素,应及时适当加量。

8. 术后恶心、呕吐的防治　大量的文献显示术中或术后应用地塞米松能降低术后恶心、呕吐的发生率,常用剂量0.05～0.15 mg/kg,大剂量增加术后24 h以后出血风险。术后常与抗恶心、呕吐药昂丹司琼联合使用。临床中发现地塞米松不仅可以减少恶心、呕吐发生率,同时减少了吗啡的消耗量,增加了镇痛效果。Kardash等在全髋关节成形术前使用安慰剂和40 mg地塞米松双盲随机对照研究中发现地塞米松组术中丙泊酚用量增加、运动痛评分明显降低、C反应蛋白降低。作者认为地塞米松增加丙泊酚用量可能与地塞米松的中枢神经系统兴奋不良反应有关。

9. 疼痛治疗　地塞米松硬膜外腔注射,有术后镇痛作用。倍他米松与局麻药联合局部注射,具有消炎止痛作用。

10. 其他　临床上许多医师为了预防和治疗喉罩、气管插管、双腔支气管导管后咽喉疼痛常用小剂量激素。有研究显示地塞米松0.2 mg/kg具有降低双腔支气管导管插管后咽痛及声的发生率,并优于地塞米松0.1 mg/kg及对照组。

(四) 围术期常用糖皮质激素

1. 氢化可的松(hydrocortisone)

(1) 适应证　为短效糖皮质激素类药的一种,用于抢救时增强机体抵抗力、退热、解毒、抗炎、抗过敏、抑制免疫。能改变机体反应性,达到缓解症状、减轻机体对各种刺激性损伤所导致的病理性反应,加强机体对升压药的反应,提高机体对药物治疗的敏感性。还可用于急、慢性肾上腺皮质功能减退症,严重感染,自身免疫性疾病，抗休克，血液病和心肺复苏。

(2) 剂量和用法　① 大剂量突击疗法：静滴首剂200～300 mg，每日可大于1 000 mg；对休克严重患者有人主张每次静注1 g，每日4～6次；② 一般剂量：100～200 mg/次，静滴或静注，每日1～2次。术前长期使用糖皮质激素药物者，术前及术中加大剂量。关节腔内注射每次按需要25～50 mg摇匀后注射。

(3) 注意事项　① 应并用维生素C以保持肾上腺皮质功能和减轻变态反应作用；② 因激素可导致感染扩散，应用时应并用大量抗生素；③ 激素应用可影响伤口的愈合，并可诱发和加重胃肠道溃疡出血，血糖升高、骨质疏松、肌肉萎缩、精神失常等，应用时必须严密观察患者，突然停药可导致肾上腺皮质功能不全和反跳现象等；④ 限钠补钾：治疗中适当补充钾盐；⑤ 长期大量应用可导致类库欣综合征表现，出现水肿、高血压及肌无力等不良反应。

2. 地塞米松(氟美松，氟甲去氢氢化可的松，dexamethasone)

(1) 适应证　为长效糖皮质激素。强度为氢化可的松的25～30倍。对糖代谢作用强，对电解质作用弱，不产生钠滞留和钾丢失，对全身状况无明显影响。手术过程中用于急性病症，如肺水肿、支气管哮喘等。抢救患者时可提高机体抵抗力，增强机体对药物治疗的敏感性。在气管内麻醉或于气管内导管拔管前后，应用地塞米松可预防术后喉头水肿的发生，还有防治术后恶心呕吐作用。

(2) 剂量和用法　成人5～10 mg/次，皮下、肌注、静注、静滴、鞘内或硬膜外腔内用药。小儿1～1.5 mg/次。新生儿0.5～1 mg/次。口服1.5～3 mg，每晨1次或早、午2次分服。

(3) 注意事项　对孕妇应慎用，特别在妊娠3个月，以免造成胎儿和出生后婴儿的肾上腺皮质功能减退。

3. 泼尼松龙(prednisolone，强的松龙，去氢氢化可的松)

(1) 适应证　泼尼松龙为中效糖皮质激素。

(2) 剂量和用法　5～20 mg/次，3～4次/d，小儿1～2 mg/(kg·d)，分3～4次。10～25 mg/次加5%葡萄糖100～200 ml输注。

4. 泼尼松(强的松，去氢可的松，prednisone)

(1) 适应证　泼尼松为中效糖皮质激素。适应证同氢化可的松，但抗炎作用和对糖代谢的影响比氢化可的松强，水钠滞留作用弱。用途似氢化可的松，泼尼松5 mg与氢化可的松20 mg等效，为常用的口服糖皮质激素制剂。

(2) 剂量和用法　每次5～15 mg，每日3～4次；或将2 d的总量隔日早晨1次给予(隔日疗法)，次法对垂体-肾上腺皮质轴的影响较小。

(3) 注意事项　同氢化可的松。

5. 甲泼尼龙(methylprednisolone，甲基强的松龙)

(1) 适应证　为人工合成的糖皮质激素。除了具有糖皮质激素的药理作用外，与泼尼松龙相比，有更强的抗炎、免疫抑制及抗过敏活性和较弱的水、钠潴留作用。特别适用于需要使用作用强、起效快的激素治疗的疾病状态，如：① 常规疗法难以处理的严重的支气管哮喘、药物过敏反应等过敏状态、风湿性疾病(如风湿性或类风湿关节炎、强直性脊柱炎等)、胶原疾病(如系统性红斑狼疮等)、皮肤疾病(荨麻疹、剥脱性皮炎等)、眼部疾病(如虹膜炎、虹膜睫状体炎等)、胃肠道疾病(如溃疡性结肠炎等)和呼吸道疾病(如吸入性肺炎、与适当的抗结核化疗法合用于暴发性或扩散型肺结核)等的抗感染治疗。② 器官移植、血液病以及肿瘤等的免疫抑制治疗。③ 对常规治疗无反应的失血性、创伤性、手术性及感染性休克。④ 原发性或继发性肾上腺皮质机能不全的替代治疗。

(2) 剂量和用法　作为对生命构成威胁的情况的辅助药物时：推荐剂量为15～30 mg/kg体重，应至少30 min做静脉注射。根据临床需要，此剂量可在医院内于48 h内每隔4～6 h重复1次。冲击疗法：用于疾病严重恶化和(或)对常规治疗(如：非甾体类药，金盐及青霉胺)无反应的疾病。初始剂量从10 mg到500 mg不等，以临床疾病而变化。大剂量甲泼尼龙可用于短期内控制某些急性重症疾病，如：支气管哮喘、血清病、荨麻疹样输血反应及多发性硬化症急性恶化期。小于等于250 mg的初始剂量应至少用5 min静脉注射；大于250 mg的初始剂量应至少用30 min静脉注射。根据患者的反应及临床需要，间隔一段时间后可静脉注射或肌内注射下一剂量。皮质类固醇只可辅助，不可替代常规疗法。婴儿和儿童可减量，但依据应是疾病的严重程度及患者的反应，而不是年龄和体型。每24 h的总量不应少于0.5 mg/kg。

(3) 注意事项　① 用药数日后，必须逐步递减用药剂量或逐步停药。如果慢性疾病自发缓解，应停止治疗。长期治疗的患者应定期做常规实验室检查，如尿常规、饭后2 h血糖、血压和体重、胸部X线检查。有溃疡史或明显消化不良的患者应做上消化道X线检查，中断长期治疗的患者也需要作医疗监护。② 经多中心研究结果证明本药不应用于治疗创伤性脑水肿。③ 对属于下列特殊危险患者应采取严密的医疗监护并应尽可能缩短疗程：儿童：长期每日服用分次给予糖皮质激素会抑制儿童的生长，这种治疗方法只可用于非常危重的情况。糖尿病患者：引发潜在的糖尿病或增加糖尿病患者对胰岛素和口服降糖药的需求。高血压患者：使动脉性高血压病情恶化。有精神病史者：已有的情绪不稳和精神病倾向可能会因服用皮质类固醇而加重。④ 因糖皮质激素治疗的并发症与用药的剂量和时间有关，对每个病例均需就剂量、疗程及每日给药还是隔日给药来权衡利弊。⑤ 采用皮质类固醇治疗异常紧急状况的患者，在紧急状况发生前、发生时和发生后需加大速效皮质类固醇的剂量。⑥ 皮质类固醇可能会掩盖感染的若干症状，治疗期间亦可能发生新的感染。皮质类固醇可能会减弱抵抗力而无法使感染局限。⑦ 甲泼尼龙用于结核活动期患者时，应仅限于暴发性或扩散型结核病，皮质激素可与适当的抗结核病药物联用以控制病情，如皮质类固醇用于结核病潜伏期或结核菌素试验阳性的患者时，必须小心观察以防病情复发。此类患者长期服用皮质类固醇期间应接受化学预防治疗。⑧ 逐量递减用药量可减少因用药而产生的肾上腺皮质机能不全现象。这种相对机能不全现象可在停药后持续数月，因而在此期间一旦出现紧急情况应恢复服药；由于盐皮质激素的分泌也可能被抑制，应同时补充盐分和(或)给予盐皮质激素。⑨ 甲状腺功能减退和肝硬化会增强皮质类固醇的作用。⑩ 通常情况下应尽量缩短疗程。长期治疗后停药也应在医疗监护下进行(逐量递减，评估肾上腺皮质功能)。肾上腺皮质功能不全最重要的症状为无力、体位性低血压及抑郁。

6. 倍他米松(betamethasonum)

(1) 适应证　系长效糖皮质激素，为地塞米松的差向异构体，其作用与用途和地塞米松相似。抗炎作用较地塞米松强，且作用迅速、不良反应轻微，是糖皮质激素中抗炎作用最强的制剂。用于治疗活动性风湿病、严重支气管哮喘、急性白血病、红斑狼疮、关节炎、皮炎等。亦用于预防胎儿呼吸窘迫综合征及某些感染的综合治疗。

(2) 剂量和用法　口服成人开始 0.5～2 mg/d，分 2 次，维持量 0.5～1 mg/d。肌注 6～12 mg/次。静注 5～15 mg/次。常用商品名得保松，骶管内和关节腔内注射 2～5 mg/次。

(3) 注意事项　长期应用可导致类肾上腺皮质功能亢进，并加重感染，诱发加重消化道溃疡糖尿病、高血压、动脉粥样硬化、骨质舒松、抑制生长发育，可引起肾上腺皮质功能不全。

7. 布地奈德(Budesonide，又名布地缩松)

(1) 适应证　是具有高效局部抗炎作用的糖皮质激素。能增强内皮细胞、平滑肌细胞和溶酶体膜的稳定性，抑制免疫反应和降低抗体合成，从而使组胺等过敏活性介质的释放减少和活性降低，并能减轻抗原抗体结合时激发的酶促过程，抑制支气管收缩物质的合成和释放而减轻平滑肌的收缩反应。局部应用于支气管，其抗炎作用较可的松强约 1 000 倍。可有效减少口服肾上腺皮质激素的用量，有助于减轻肾上腺皮质激素的不良反应。适用于局部对抗非特异炎症和抗过敏，如非糖皮质激素依赖性或依赖性的支气管哮喘和哮喘性慢性支气管炎患者。

(2) 剂量和用法　布地奈德气雾剂的剂量应个体化。在严重哮喘和停用或减量使用口服糖皮质激素的患者，开始使用布地奈德气雾剂的剂量是：成人：一日 200～1 600 μg，分成 2～4 次使用(较轻微的病例一日 200～800 μg，较严重的则是一日 800～1 600 μg)。一般一次 200 μg，早晚各 1 次，一日共 400 μg；病情严重时，一次 200 μg，一日 4 次，一日共 800 μg。2～7 岁儿童：一日 200～400 μg，分成 2～4 次使用。7 岁以上的儿童：一日 200～800 μg，分成 2～4 次使用。干粉吸入剂成人：轻症 400～800 μg/d，重症 800～1 600 μg/d，分 2～4 次用。布地奈德鼻喷剂(雷诺考特)64 μg(120 喷)；用于过敏性鼻炎等喷雾，1～2 次/d。

(3) 注意事项　① 不应试图靠吸入布地奈德快速缓解哮喘急性发作，此时仍需吸入短效支气管扩张剂。② 以吸入治疗替代全身糖皮质激素用药，有时不能控制需全身用药才能控制的过敏性疾病，如鼻炎、湿疹。这些过敏性疾病需以全身的抗组胺药及(或)局部剂型控制症状。③ 肝功能下降可轻度影响布地奈德的清除。④ 肺结核及气道真菌、病毒感染者慎用。

(黄　丹　陈　杰)

参考文献

[1] Miller RD, Eriksson LI, Fleisher LA, et al. Miller's Anesthesia. 7th edn. Philadephia: Churchill Livingstone Inc., 2009: 595 - 632.

[2] Evers AS, Maze M. Anesthetic Pharmacology — Physiologic Principles and Clinical Practice. Churchill Livingstone, 2004.

[3] Morgan GE, Mikhail MS, Murray MJ. Adrenergic agonists & antagonists. In: Morgan GE editors. Clinical Anesthesiology. Chicago, IL: Lange Medical Books; 2006: 242 - 254.

[4] Khan ZP, Ferguson CN, Jones RM. Alpha-2 and imidazoline receptor agonists — Their pharmacology and therapeutic role. Anaesthesia, 1999, 54: 146 - 165.

[5] Herr DL, Sum-Ping ST, England M. ICU sedation after coronary artery bypass graft surgery: Dexmedetomidine-based versus propofol-based sedation regimens. J Cardiothorac Vasc Anesth, 2003, 17: 576 - 584.

[6] 杭燕南，庄心良，蒋豪等主编. 当代麻醉学. 上海：上海科学技术出版社，2002：213 - 221.

[7] 杭燕南，邓小明，王祥瑞主编. 围术期心血管治疗药. 上海：世界图书出版公司，2008.

[8] 中华人民共和国卫生部卫办医政发〔2011〕23 号. 糖皮质激素类药物临床应用指导原则(2011 年版).

第十五章 心血管药的临床药理

心血管治疗药物具有高度的选择性和特异性，种类甚多，药理机制复杂，个体差异较大，且易产生不良反应和并发症，治疗对象都是心血管疾病患者和老年重危患者，因此必须根据药代动力学、药效动力学和药物反应差异性的原则，正确掌握适应证、禁忌证和使用方法，并注意药物间相互作用，在严密监测下正确和谨慎用药，科学和合理用药，最大程度减少不良反应，使药物充分发挥治疗作用。

心血管药理在围术期心脏和心脏病非心脏手术患者处理中占重要地位。本章重点介绍围术期常用的增强心肌收缩药、血管收缩药、血管扩张药、β受体阻滞药及钙通道阻滞药等。

第一节 增强心肌收缩药

增强心肌收缩药又称正性肌力药(inotropic agent)，主要用于支持循环功能。理想的增强心肌收缩药应具备的条件为：① 增强心肌收缩力，提高心排血量(CO)和平均动脉压(MAP)，改善组织氧供，减轻酸中毒，增加尿量。② 不增加心肌氧耗，不引起心率增快和心律失常，并能维持舒张压，增加冠脉血流。③ 不产生耐药性。④ 可控性强，起效和排泄迅速。⑤ 可与其他药物配伍，无毒性。⑥ 效能和价格比合理。

正性肌力药通过激动不同的受体，引起相应的第二信使的活化，并产生一系列的反应，最终致 Ca^{2+} 升高，从而增加心肌的收缩能力。如β受体激动后，可以促使腺苷酸环化酶活化，从而使 cAMP 浓度升高，cAMP 浓度的升高则可以通过增加 Ca^{2+} 内流和内质网释放 Ca^{2+}，心肌细胞内 Ca^{2+} 浓度的增加最终引起心肌收缩的增强。

一、肾上腺素能受体激动药

肾上腺素能受体包括：① β受体：有 β_1、β_2、β_3 三个亚型。都可以通过腺苷环化酶和核苷酸调节蛋白(G蛋白)的作用，使 cAMP 浓度增加。在人类心脏，心室内 β_2 占β受体的15%，而心房则为30%～40%。当充血性心衰或长期儿茶酚胺刺激导致 β_1 受体下调时，β_2 受体有助于维持心肌对儿茶酚胺的刺激产生反应，引发正性肌力作用。晚期心衰患者和扩张性心肌病也不影响 β_2 受体，缺血性心肌病到了晚期才出现 β_2 受体下调。心房的 β_2 受体参与调节 HR。因此，β_2 受体激动药对心肌收缩和心率具有重要影响。② α受体：心室内 α_1 受体的密度较低，在心衰时没有变化，或稍有增多。人脊髓内为 α_2A 受体，前列腺内为 α_1A 受体。在人脑和配体内，α_2 受体的密度很高，在延脑的分布可以解释 α_2 受体激动药所引起的心动过缓和低血压。α_2 受体位于突触前和突触后。③ 多巴胺受体：有 DA_1 和 DA_2 两种受体。DA_1 受体位于突触后，分布于内脏、脾、肾、冠状血管的平滑肌。通过兴奋腺苷环化酶和增加 cAMP 浓度，扩张血管。此外 DA_1 也分布于肾小管，调控钠离子的排出(通过 Na^+-ATP 酶泵和 Na^+-H^+ 交换)。DA_2 位于突触前，其作用为抑制去甲肾上腺素(或乙酰胆碱)的释放。中枢神经的 DA_2 受体可能介导恶心、呕吐。

(一) 多巴胺(dopamine)

1. 药理作用　多巴胺是内生性儿茶酚胺，激动交感神经系统肾上腺素受体和位于肾、肠系膜、冠状动脉、脑动脉的多巴胺受体。其效应呈剂量依赖性。按估计的瘦体重计算，小剂量 0.5～2 μg/(kg·min) 时，直接兴奋内脏及肾脏的突触前2型和突触后1型多巴胺受体，使肾及肠系膜血管扩张，肾血流量及肾小球滤过率增加，尿量及钠排泄量增加；多巴胺还直接作用于肾小管上皮细胞，导致尿钠浓度增高。中剂量 2～5 μg/(kg·min)，能直接激动 β_1 受体及间接促使去甲肾上腺素释放，对心肌产生正性应力作用，使心肌收缩力及心搏量增加，最终使心排血量增加、收缩压升高、脉压可能增大，舒张压无变化或有轻度升高，外周总阻力无改变，冠脉血流及耗氧改善；较大剂量 5～15 μg/(kg·min) 时，激动α、β受体，导致心率增快，周围血管阻力增加，肾血管收缩，肾血流量及尿量反而减少。此时，多巴胺加速心率的作用强于多巴酚丁胺，并且有可能引起冠脉痉挛，加重缺血性心脏病患者病情，损害心脏收缩和舒张功能。对于伴有心肌收缩力减弱、尿量减少而血容量已补足的休克患者尤为适用。静注5 min内起效，持续 5～10 min，作用时间的长短与用量不相关。在体内很快通过单胺氧化酶及儿茶酚-氧位-甲基转移酶(COMT)的作用，在肝、肾及血浆中降解成无活性的化合物。一次用量的 25%左右，在肾上腺神经末梢代谢成去甲基肾上腺素。半衰期约为 2 min 左右。经肾排泄，约 80%在 24 h 内排出，尿液内以代谢物为主，极小部分为原形。

2. 围术期应用

(1) 低血压休克　多巴胺对于伴有心肌收缩力减弱、尿量减少而血容量已补足的休克患者尤为适用。也适用于心肌梗死、创伤、脓毒血症、心脏手术、充血性心力衰竭等引起的休克综合征。

(2) 低心排血量综合征　低血压并有少尿及心肌收缩乏力的患者，剂量不宜超过 10 μg/(kg·min)，如效果不佳时加用其他正性肌力药，尽量保留其兴奋 DA 和 β_1 受体的效应。由于心排血量及周围血管阻力增加，使收缩压及舒张压均增高。在相同的增加心肌收缩力情况下，致心律失常和增加心肌耗氧的作用较弱。

3. 剂量和用法　成人静脉输注常用量，开始时1～5 μg/(kg·min)，10 min 内以每分钟 1～4 μg/kg 速度递增，以达到最大疗效。慢性顽固性心力衰竭，开始静滴时，每分钟按体重 0.5～2 μg/kg 逐渐递增。

4. 禁忌证　下列情况应慎用：① 闭塞性血管病(或有既往史者)，包括动脉栓塞、动脉粥样硬化、血栓闭塞性脉管炎、冻伤(如冻疮)、糖尿病性动脉内膜炎、雷诺病等慎用。② 频发的室性心律失常。

5. 注意事项　① 当出现不明原因的心动过速或心律失常时，即使剂量在正常范围内，也应怀疑存在药物过量的可能。② 交叉过敏反应：对其他拟交感胺类药高度敏感的患者，可能对多巴胺也异常敏感。③ 严重败血症时产生的内毒素抑制多巴胺β-羟基化酶使多巴胺转化为去甲肾上腺素受到阻碍，可能降低其疗效，可追加少量去甲肾上腺素或肾上腺素即可恢复多巴胺效应。④ 剂量过大能出现心动过速、心律失常及肢体远端坏死。⑤ 多巴胺可增加肺动脉压，右心心力衰竭时应慎用。⑥ 与三环类抗抑郁药同时应用，可能增加多巴胺的心血管作用，引起心律失常、心动过速、高血压。⑦ 与单胺氧化酶抑制剂同用，可延长及加强多巴胺的效应；多巴胺是通过单胺氧化酶代谢，在给多巴胺前 2～3 周曾接受单胺氧化酶抑制剂的患者，初量至少减到常用剂量的 1/10。⑧ 与苯妥英钠同时静注可产生低血压与心动过缓。如必须用苯妥英钠进行抗惊厥治疗时，则须考虑两药交替使用。⑨ 用多巴胺维持血压的患者，一旦出现缺氧可使通气量减少促进呼吸衰竭，应注意呼吸的管理。⑩ 突然停药可产生严重低血压，故应逐渐递减剂量后停用。

6. 不良反应　一般不良反应较轻，偶有胸痛、呼吸困难、心律失常、无力、心绞痛、头痛、竖毛反应和血尿素氮升高。过量或静滴速度过快可出现呼吸加速、心动过速，甚至诱发心律失常。

7. 近年文献的不同观点　传统观念以 2～4 μg/(kg·min)治疗急性肾衰少尿期，尽管此剂量的多巴胺偶尔可以增加尿量，但尿量的增加并不能代表肾小球滤过率的改善。所以，目前不建议小剂量多巴胺 <4 μg/(kg·min)治疗急性肾衰少尿期。甚至有报道认为多巴胺对肾小管功能有损害作用，对多巴胺在危重病患者的抗休克作用也提出质疑。

(二) 多巴酚丁胺(dobutamine)

1. 药理作用　多巴酚丁胺是可以同时兴奋 α、β_1、β_2 受体的消旋混合物，(－)对映体是 β_1 受体激动剂，而(＋)对映体对 β_1 受体仅有非常弱的部分激动作用。本品与多巴胺不同，多巴酚丁胺并不间接通过内源性去甲肾上腺素的释放，而是直接作用于心脏。多巴酚丁胺作用于 β_1 受体，通过 G 蛋白激活鸟苷酸调节级联反应，从而增加腺苷酸环化酶活性，加速 ATP 向第二信使 cAMP 的转化。细胞内 cAMP 导致肌浆网的钙离子释放，增加心肌收缩力。对血管的作用，(－)对映体对 α 受体的兴奋被 β_2 受体兴奋的扩血管作用以及(＋)对映体的部分激动作用所抵消，这通常导致体循环血管阻力和静脉充盈压轻度降低。多巴酚丁胺对血压的总体作用依赖于血管张力以及心排血量的不同而不同。通常由于心功能改善，交感神经张力反射性下降，导致心率减慢。能降低心室充盈压，促进房室结传导。心肌收缩力有所增强，冠状动脉血流及心肌耗氧量常增加。由于心排血量增加，肾血流量及尿量常增加。

静脉注入 1～2 min 内起效，如缓慢滴注可延长到 10 min，一般静注后 10 min 作用达高峰，持续数分钟。表观分布容积为 0.2 L/kg，清除率为 244 L/h，半衰期约为 2 min，在肝脏代谢成无活性的化合物，代谢物主要经肾脏排出。

2. 心脏病患者和围术期应用　急性心肌梗死后或心脏手术中低心排血量性休克，或心脏病因心肌收缩力下降发展为心力衰竭，包括心脏直视手术后所致的低排血量综合征，作为短期支持治疗。对晚期心力衰竭患者，多巴酚丁胺优于多巴胺。由于适应证尚未明确界定，一般用在心肌抑制患者。与肾上腺素、米力农相比更易发生心律失常。不应常规使用多巴酚丁胺。

3. 剂量和用法　一般剂量 5～15 μg/(kg·min)，通常不超过 20 μg/(kg·min)。1～2 min 起效，血浆半衰期为 2 min。需注意大剂量仍然有可能加速心率并产生心律失常。

4. 注意事项

(1) 交叉过敏反应，对其他拟交感药过敏，可能对本品也敏感。

(2) 梗阻性肥厚型心肌病不宜使用，以免加重梗阻。

(3) 下列情况应慎用：① 心房颤动，多巴酚丁胺能加快房室传导，心室率加速，如须用本品，应先给予洋地黄类药；② 高血压、低血容量、室性心律失常可能使病情加重；③ 严重的机械梗阻，如重度主动脉瓣狭窄，多巴酚丁胺可能无效；④ 心肌梗死后，使用大量本品可能使心肌耗氧量增加而加重缺血；⑤ 用药期间应定时或连续监测心电图、血压、心排血量，必要或可能时监测肺毛细血管嵌入压。

5. 不良反应 ① 心血管系统 与其他儿茶酚胺相同，可使窦性心率加快(强于肾上腺素)或血压升高，尤其是收缩压升高和引发室性异位搏动，可诱致各种心律失常及心绞痛。② 个别患者用药后可致头痛、恶心、呕吐。注入皮下可致皮肤坏死。

(三) 肾上腺素(epinaphrine，adrenaline)

1. 药理作用 肾上腺素兼有α受体和β受体激动作用。α受体激动引起皮肤、黏膜、内脏血管收缩。β受体激动引起冠状血管扩张、骨骼肌、心肌兴奋、心率增快、支气管平滑肌、胃肠道平滑肌松弛。肾上腺素静脉滴注 1～2 μg/min 或 0.01～0.03 μg/(kg·min)，主要兴奋周围血管的 β_2 受体。4 μg/min 时兴奋 β_1 受体，出现强效的正性肌力作用，而不影响血管张力(因为这时 β_2 和 α_1 受体的兴奋作用处于平衡)。大于 0.03 μg/(kg·min)，α_1 受体的兴奋增强，其结果为正性肌力作用和血管收缩作用，收缩肾血管而使肾血流量进行性下降。大于 0.1 μg/(kg·min)，血管收缩作用显著，并且也使静脉容量减少。单次静注 2～8 μg，产生暂时性心肌兴奋，升高血压，持续时间约 1～5 min。常用剂量使收缩压上升而舒张压不升或略降，大剂量使收缩压、舒张压均升高。对各系统的具体药理作用包括：

(1) 心脏兴奋作用 主要是激动心肌、传导系统和窦房结的 β_1 受体，从而加强心肌收缩力、加速传导、加快心率、提高心肌兴奋性。激活冠状动脉的 β_2 受体，使冠状动脉舒张，改善心肌供血，且作用出现很快。能增加心肌代谢，使心肌耗氧量增加。

(2) 血管作用 主要作用于肾上腺素 α_1 受体密度较大的小动脉和毛细血管前括约肌，对静脉和大动脉的作用较弱。可使α受体占优势的皮肤和黏膜及内脏血管(尤其是肾动脉)明显收缩。使 β_2 受体占优势的骨骼肌血管扩张。脑血管收缩不明显，有时被动扩张。对冠状动脉的舒张作用除因激动β受体外，心肌兴奋时产生的腺苷有直接扩张冠状血管作用。

小剂量肾上腺素通过兴奋心脏使心排血量增加，收缩压中度升高，同时作用于骨骼肌血管床的肾上腺素 β_2 受体，使血管扩张，降低周围血管阻力而减低舒张压；较大剂量时作用于骨骼肌血管床α肾上腺素能受体使血管收缩，增加外周血管阻力，使收缩压及舒张压均升高。

(3) 松弛支气管平滑肌 通过作用于 β_2 肾上腺素受体以松弛支气管平滑肌，解除支气管痉挛；通过作用于α肾上腺素受体使支气管动脉收缩，消除充血水肿，改善通气量。抑制抗原所引起的组胺释放，直接对抗组胺导致的支气管收缩、血管扩张及水肿。

(4) 代谢作用 通过作用于β肾上腺素受体，增加肝脏及其他组织的糖原分解。通过作用于α肾上腺素受体，抑制胰腺对胰岛素的释放，减少周围组织对葡萄糖的摄取，因而升高血糖水平。还激动脂肪组织的β受体，促进脂肪分解，组织耗氧量增加。

(5) 眼部作用 肾上腺素作用于眼部，早期兴奋肾上腺素α受体，用药中期兴奋β受体，使房水生成减少而外流增多，降低眼压。

(6) 中枢神经系统影响 因不易透过血脑屏障，对中枢神经系统仅有较弱的兴奋作用。

2. 麻醉和围术期应用

(1) 抢救过敏性休克 皮下注射或肌注 0.25～1 mg，或 0.1～0.5 mg 用 0.9%氯化钠注射液稀释到 10 ml缓慢静注，如疗效不好，可改用肾上腺素持续输注。

(2) 心脏术后低心排血量综合征和心功能减退 肾上腺素升高心脏指数(CI)的作用大于多巴胺和多巴酚丁胺。有文献报道，当以上 3 种药在同等正性肌力作用的剂量时，引起心动过速的作用以肾上腺素最小。肾上腺素用于冠心病患者，曾顾虑可能引起心肌缺血或梗死，但临床显示用量为 0.06～0.16 μg/(kg·min) 时，患者可以耐受。但当剂量大于 0.12 μg/(kg·min) 时，可出现心律失常，ST 段压低和胸痛等不良作用。

(3) 抢救心搏骤停 用于复苏时最合适的用量是 0.02～0.2 mg / kg，单剂量一般推荐 1～2 mg 作为成人复苏的初剂量，若无效每间隔 3～5 min 以 2 mg、4 mg、8 mg递增法静脉注射，直至恢复窦性心律，同时进行心脏按压、人工呼吸、纠正酸中毒。对电击引起的心搏骤停，亦可用肾上腺素配合电除颤仪或利多卡因等进行抢救。

3. 禁忌证

(1) 慎用于器质性脑病、心血管病、青光眼、帕金森病、噻嗪类引起的循环虚脱及低血压、精神神经疾病、洋地黄中毒、甲状腺功能亢进、器质性心脏病、高血压、糖尿病。

(2) 与其他拟交感药有交叉过敏反应。

(3) 可透过胎盘。孕妇使用肾上腺素应考虑对胎儿影响。

4. 不良反应

(1) 心悸、头痛、血压升高、震颤、无力、眩晕、呕吐、四肢发冷。

(2) 有时可有心律失常，严重者可由于心室颤动而致死。

(3) 用药局部可有水肿、充血、炎症。

5. 注意事项

(1) 用于指、趾部局麻时，药液中不宜加用肾上腺素，以免肢端供血不足而坏死。

(2) 与洋地黄、三环类抗抑郁药合用，可致心律失常。

(3) 与麦角制剂合用，可致严重高血压和组织缺血。

(4) 与利血平、胍乙啶合用，可致高血压和心动过速。

(5) 与β受体阻滞剂合用，两者的β受体效应互相抵消，可出现血压异常升高、心动过缓和支气管收缩。

(6) 与其他拟交感胺类药物合用，心血管作用加剧，易出现不良反应。

(7) 与硝酸酯类合用，本品的升压作用被抵消，硝酸酯类的抗心绞痛作用减弱。

(四) 异丙肾上腺素

1. 药理作用

(1) 心脏　异丙肾上腺素激动 β_1 和 β_2 受体。正性肌力和正性频率作用，缩短心脏收缩期和舒张期。异丙肾上腺素的加快心率和加速传导较肾上腺素为强，对窦房结也有兴奋作用。

(2) 血管及血压　引起骨骼肌血管扩张，肾脏血管及肠系膜血管也有较弱扩张，也能扩张冠状动脉。静脉滴注时，由于心脏兴奋和外周血管扩张，使收缩压升高、舒张压下降，可使冠脉血流量增加。当静脉注射给药时，可见舒张压明显下降，冠脉血流量并不增加。

(3) 支气管平滑肌　使支气管平滑肌松弛。与肾上腺素比较，无支气管黏膜血管收缩，因此无消除黏膜水肿作用。此外，异丙肾上腺素还具有抑制组胺等过敏性物质释放。

(4) 其他　可引起组织耗氧量增加，也可升高血中游离脂肪酸水平。还有一定的升高血糖作用。

2. 心脏病患者麻醉和围术期应用　由于异丙肾上腺素可使心率增快和血压升高，因此易发生心肌耗氧增加而导致缺血。仅适用于高度或完全房室传导阻滞、病窦综合征等。严重心动过缓时，如阿托品无效，可单次静注异丙肾上腺素剂量为 2～10 μg，持续静滴可用 5%葡萄糖液稀释，剂量为 2～10 μg /min。不良反应有头痛、眩晕、震颤、皮肤潮红、恶心、心绞痛加重、快速心律失常。

二、洋地黄类药

(一) 去乙酰毛花苷(cedilanid-D)

1. 药理作用　作用迅速，静脉注射可迅速分布到各组织，10～30 min 起效，1～3 h 作用达高峰，作用持续时间 2～5 h。蛋白质结合率低，为 25%。半衰期为 33～36 h。3～6 d 作用完全消失。在体内转化为地高辛，经肾脏排泄。

治疗量时的药理作用：① 正性肌力作用：选择性地与心肌细胞膜 Na^+-K^+-ATP 酶结合而抑制该酶活性，使心肌细胞膜内外 Na^+-K^+ 主动偶联转运抑制，心肌细胞内 Na^+ 浓度升高，从而减少了由 Na^+-Ca^{2+} 交换体导致的 Ca^{2+} 外流，使细胞浆内 Ca^{2+} 增多，激动心肌收缩蛋白，增加心肌收缩力。② 负性频率作用：由于心排血量增加，血流动力学改善，消除交感神经张力反射性增高，增强迷走神经张力，因而减慢心率、延缓房室传导。负性频率作用，使舒张期相对延长，增加心肌血供；大剂量(通常接近中毒量)则可直接抑制窦房结、房室结和希氏束而呈现窦性心动过缓和不同程度的房室传导阻滞。③ 心脏电生理作用：通过对心肌电活动的直接作用和对迷走神经的间接作用，降低窦房结自律性；提高浦肯野纤维自律性；减慢房室结传导速度，延长其有效不应期，可减慢房颤或房扑的心室率；缩短浦肯野纤维有效不应期。

2. 适应证　适用于急性心功能不全或慢性心功能不全急性加重的患者。亦可用于控制伴快速心室率的心房颤动、心房扑动。

3. 禁忌证　① 与钙剂合用；② 任何强心苷制剂中毒；③ 室性心动过速、心室颤动；④ 梗阻性肥厚型心肌病；⑤ 预激综合征伴房颤或房扑。慎用：① 低钾血症；② 不完全性房室传导阻滞；③ 高钙血症；④ 甲状腺功能低下；⑤ 缺血性心脏病、急性心肌梗死、心肌炎；⑥ 肾功能障碍。

4. 剂量与用法　用葡萄糖注射液稀释后缓慢静注 0.2～0.4 mg。每 2～4 h 可重复 1 次。全效量 1～1.6 mg，于 24 h 内分次注射。必须指出，强心苷的需要量因人而异，不能机械地使用“标准剂量”，而应按照患者的效应确定治疗剂量。

5. 不良反应

(1) 心血管系统　缺血性心脏病患者应用洋地黄可伴发运动性心绞痛，长期应用易发生心律失常。洋地黄中毒的常见表现为室性早搏、阵发性或非阵发性交界性心动过速、阵发性房性心动过速伴房室传导阻滞、窦性心动过缓、心房纤颤、心房扑动、房室传导阻滞、心室颤动等。室性心动过速及所谓的双向性心动过速是洋地黄中毒的特征性表现。

(2) 神经系统　出现无力、嗜睡、谵语、昏迷、呆痴、失语、欣快、抑郁、不安、易激动、眩晕、持久呃逆、幻觉、错觉、定向障碍、抽搐等。

(3) 消化系统　洋地黄中毒时约半数患者有胃肠症状。

(4) 泌尿系统　在治疗期间可发生尿量急剧减少，

同时或以后出现洋地黄中毒反应，继而心力衰竭加重。

(5) 造血系统　可引起血小板减少，可有洋地黄毒苷特异性抗体。

6. 注意事项

(1) 不宜与酸碱类配伍。与两性霉素B、皮质激素或失钾利尿剂如布美他尼(bumetanide，商品名丁尿胺)、依他尼酸(ethacrynic Acid，利尿酸)等同用时，可引起低血钾而致洋地黄中毒。

(2) 与抗心律失常药、钙剂、可卡因、潘库溴铵、萝芙木碱、琥珀胆碱或拟肾上腺素类药同用时，可因作用相加而导致心律失常。

(3) 与β受体阻滞剂同用，有导致房室传导阻滞发生严重心动过缓的可能。

(4) 与奎尼丁同用，可使本品血药浓度提高约一倍，即使停用地高辛，两药合用时应酌减地高辛用量1/3～1/2。

(5) 与维拉帕米、地尔硫䓬、胺碘酮合用，由于降低肾及全身对地高辛的清除率而提高其血药浓度，可引起严重心动过缓。

(6) 螺内酯可延长洋地黄类药物半衰期。

(7) 血管紧张素转换酶抑制剂及其受体拮抗剂使去乙酰毛花苷血药浓度增高。

(8) 与肌松药拮抗剂依酚氯铵合用可致明显心动过缓。

(9) 吲哚美辛(消炎痛)可减少洋地黄类药物的肾清除，使之半衰期延长。

(10) 与肝素同用，可能部分抵消肝素的抗凝作用，需调整肝素用量。

(11) 洋地黄化时静脉用硫酸镁应极其谨慎，尤其是静注钙盐时，可发生心脏传导阻滞。

(12) 疑有洋地黄中毒时，应作地高辛血药浓度测定。

7. 药物过量　在伴随低血钾、低血镁或甲状腺功能低下、缺血性心肌病、淀粉样心肌病、迷走神经活性增高、肾功能异常时，对洋地黄类药的敏感性增强。治疗可用：① 氯化钾静脉滴注，对消除异位心律往往有效。② 苯妥英钠能与强心苷竞争性争夺$Na^{+}-K^{+}-$ATP酶，因而有解毒效应。成人用100～200 mg加注射用水20 ml缓慢静注。③ 利多卡因，对消除室性心律失常有效，成人用量50～100 mg静脉注射。④ 阿托品用于缓慢型心律失常者。成人用0.5～2 mg静脉注射。⑤ 心动过缓或完全房室传导阻滞有发生阿斯综合征的可能时，可安置临时起搏器。异丙肾上腺素，可以提高心率。⑥ 依地酸钙钠与钙螯合的作用，也可用于治疗洋地黄所致的心律失常。⑦ 对可能有生命危险的洋地黄中毒可经膜滤器静脉给与地高辛免疫Fab片段。⑧ 注意肝功能不良时应减量。

(二) 地高辛(digoxin)

1. 药理作用　同“去乙酰毛花苷”。

2. 适应证　同去乙酰毛花苷。地高辛常用于手术前准备，包括心脏病患者心脏手术和非心脏手术。主要用于心瓣膜病，也可用于冠心病，慢性心功能不全，心室率较快或伴有房颤的患者。术前按心室率快慢调整地高辛剂量，改善心脏功能。

3. 禁忌证　同“去乙酰毛花苷”。

4. 剂量与用法

(1) 治疗急性或慢性心力衰竭　缓慢洋地黄化时，0.125～0.5 mg，每日1次，共7日；急性心力衰竭可用静脉注射快速达到全效量：快速洋地黄化，总量0.75～1.25 mg，首次静脉注射0.5 mg，2～4 h后再注射0.25～0.5 mg。静脉给药时，地高辛注射的时间不应少于15 min，以避免产生血管收缩反应。地高辛肌注的吸收效果很难确定，并引起局部疼痛，一般不采用。

(2) 治疗心房颤动、心房扑动、室上性心动过速　0.25～0.5 mg，用5%葡萄糖注射液稀释后缓慢注射，以后可用0.25 mg，每隔4～6 h按需注射，但每日不超过1 mg；维持量0.125～0.5 mg，每日1次。

5. 注意事项和不良反应　同“去乙酰毛花苷”。

三、磷酸二酯酶抑制药

(一) 氨力农(amrinone)

1. 药理作用　氨力农为二氢吡啶衍生物，抑制磷酸二酯酶，升高心肌细胞内cAMP含量，具有正性肌力作用和血管扩张作用。增加心力衰竭患者的心排血量，对心率无影响，一般不引起心律失常。心力衰竭时，由于氨力农使心室容量和压力下降，导致室壁张力降低，心肌耗氧减少。此外，氨力农使左室舒张末压(LVEDP)降低，舒张期冠状动脉血流增多。用于进行性心肌缺血患者需慎重，没有心力衰竭和左室功能不全者不能应用。用于治疗急性心肌梗死并发左室衰竭、体外循环心内直视术后低心排血量综合征和辅助停用人工心肺机均获得了满意的效果。

2. 适应证　适用于慢性心力衰竭、急性心梗后心源性休克、心脏术后低心排血量综合征和肺高压。围术期的应用指征为：① 患者术前有心室功能减退或肺动脉高压。② 在体外循环时，心功能减退准备停机前。③ 停体外循环后，发生低心排血量综合征。④ 患者围术期突发左右心力衰竭。⑤ 在ICU内，心室充盈压已符合要求，并用儿茶酚类药支持，但仍有低心排血量综合征时。

3. 禁忌证　禁忌：① 过敏者；② 对制剂中的其他任何成分过敏者，如亚硫酸盐。慎用：① 肝肾功能损害者；② 严重的主动脉瓣或肺动脉瓣狭窄患者、急性心肌梗死或其他急性缺血性心脏病者；③ 低血压患者；④ 室上性或室性心律失常患者。

4. 临床应用　负荷量：在5～10 min缓慢静脉注射0.5～1 mg/kg，继续以5～10 μg/(kg·min)静脉输

注。应用期间不增加洋地黄的毒性,不增加心肌耗氧量。

5. 不良反应　① 少数有轻微胃肠道反应,如食欲减退、恶心、呕吐等。② 可有心律失常,低血压等心血管反应。③ 大剂量长期应用时可有血小板减少,常于用药后 2～4 周出现,但减量或停药后即好转。④ 可有肝损害。⑤ 其他包括头痛、发热、胸痛、过敏反应等。

6. 注意事项　① 用药期间应监测心率、心律、血压,必要时调整剂量。② 不宜用于严重瓣膜狭窄病变及肥厚性梗阻性心肌病患者。急性心肌梗死或其他急性缺血性心脏病患者慎用。③ 合用强利尿剂时,可使左室充盈压过度下降,需注意水、电解质平衡。④ 对房扑、房颤患者,因可增加房室传导作用导致心室率增快,宜先用洋地黄制剂控制心室率。⑤ 氨力农不能和葡萄糖溶液合用或用葡萄糖液稀释,否则可使其作用在 24 h 内丧失 11%～13%,并且氨力农溶液中,不能静注其他药物(如呋塞米等)。⑥ 肝肾功能损害者慎用。⑦ 尚无用于心肌梗死、孕妇、哺乳妇女及儿童的经验,使用时应慎重。

(二) 米力农(milrinone)

1. 药理作用　米力农是选择性磷酸二酯酶抑制药第二代产品,作用机制与氨力农相同。具有正性肌力作用和血管扩张作用,可降低肺血管和体循环血管阻力。其正性肌力作用为氨力农的 10～30 倍。米力农能改善充血性心力衰竭患者心脏的舒张作功指数,使左室顺应性改善,并且其压力容量关系向下移动。米力农的心血管效应还与剂量有关,小剂量时主要表现为正性肌力作用,但当剂量加大,其扩张血管作用增强,临床剂量下的严重低血压少于氨力农,很少引起血小板减少和肝功能损害。此外,米力农还对膈肌具有正性肌力作用。

2. 临床应用　各种原因引起的急性心力衰竭,慢性心力衰竭急性加重期的短期治疗。静脉给药,负荷量为 25～75 μg /kg,以后以 0.25～1.0 μg /(kg·min) 维持。每日最大剂量不超过 1.13 mg/kg。

3. 注意事项　禁忌:① 对米力农或氨力农过敏者;② 急性心肌梗死患者。慎用:① 低血压;② 心动过速;③ 肾功能障碍;④ 心房颤动或扑动;⑤ 电解质紊乱;⑥ 药物性心律失常;⑦ 肾脏疾病;⑧ 严重主动脉或肺动脉瓣疾病,如肥厚性主动脉瓣下狭窄等患者。

4. 不良反应　米力农发生过敏反应较氨力农多。可有气道阻力增加、低血压、心动过速等。少数有头痛、室性心律失常、无力、血小板计数减少等。近年文献报道 2 808 例Ⅲ/Ⅳ期心衰,与安慰剂比较,长期使用病死率增加 28%。可能与诱导心肌细胞凋亡有关。

四、钙剂及其临床应用

(一) 钙的药理作用　钙(calcium)是维持血液凝固性的重要因子,也是调节神经、肌肉和心血管正常功能的重要阳离子。血浆钙浓度为 2.5 mmol/L,其中 40% 与蛋白质结合,10% 与阴离子结合,其余呈离子状态,只有离子钙(Ca^{2+})才具有生理活性。血 Ca^{2+} 浓度为 1～1.5 mmol/L(4～5 mg/100 ml)。急性低钙血症常见于脓毒血症和低心排综合征。此外,呼吸性和代谢性碱中毒,纠正乳酸酸中毒以后,快速输入枸橼酸血时,以及血液透析的患者都可以发生血钙下降。高血钙症的主要原因是静脉注射钙剂。成人静注氯化钙 5～7 mg/kg,可使血钙增加 0.1～0.2 mmol/L。注射后 2 min,Ca^{2+} 达峰值,3～15 min 内浓度下降,但并未降至注射前的基础水平。

儿茶酚胺(肾上腺素、去甲肾上腺素)和 α、β 肾上腺素能受体结合后,促使钙离子内流,以及细胞内贮存钙离子释放,其结果为细胞内可利用的钙离子增多,最后导致血压升高和心排血量增加。使用钙剂时对上述儿茶酚的作用的影响很复杂,主要基于被兴奋受体类型和血钙的水平。临床上观察的结果也并不一致。

(二) 麻醉和围术期应用　在围术期,钙剂可用于输血、心内直视手术、心肺复苏和休克等。补钙虽然可以纠正生化异常,并且因之使心血管功能得以改善。但另一方面,Ca^{2+} 也可能进入细胞内过多,造成超负荷,有引起细胞损害的潜在危险。因而对钙的临床应用仍有争议。

1. 输血　在肝、肾功能损害时,可以发生低钙血症。此外,血 Ca^{2+} 的减少也和输血速度有关。大量输血后是否用钙目前的意见仍不一致。一些报道提出大量输血后的低血钙可使心肌收缩功能减弱,尤见于原有心肌病者,此时,应使用钙剂;成人快速输血(每分钟 1.5 ml/kg,超过 5 min)就应补钙;小儿大手术失血多时,一般每输 100 ml 全血,补给葡萄糖酸钙 100 mg。低钙血症时,β 受体阻滞药对心肌的抑制作用增加,已用 β 阻滞药的患者,即使输入适量的枸橼酸血,也应考虑使用钙剂。首量可用氯化钙 5～7 mg/kg,必要时可根据血 Ca^{2+} 测定决定再次用量。

2. 心内直视手术　在停止体外循环前后,使用钙剂的目的:① 拮抗心停跳液中的高钾;② 纠正低血钙症,增强心肌收缩,心肌缺血患者伴有中度和重度的低钙血症时,应补充钙剂;③ 拮抗鱼精蛋白对心血管功能的抑制作用。体外循环时,血 Ca^{2+} 可以正常、升高或降低,受预充液内含钙量的影响。血 Ca^{2+} 下降主要由血液稀释造成。停止体外循环后,用钙剂对心血管功能的影响,文献报道互相矛盾。赞同者认为用钙可以升高血压,增加心排血量和左心室每搏功指数(LVSWI),改善心肌做功,并且增加右室的射血分数,而不影响肺循环阻力。反对者提出于纠正低血 Ca^{2+} 后,并不能发生血流动力学明显变化;并且,钙的正性肌力作用也不优于儿茶酚胺,相反,钙能减弱正性肌力药的作用；此外，钙还可对心肌顺应性产生不良影响，以及加重再灌注损害。文献报道，体外循环刚开始时，血 Ca^{2+} 下降，但于结束时，已恢复正常。另有报道停止体外循环前 15 min，用氯化钙常导致高血钙（大于 1.3 mmol/L），且其上升幅度较大（从 1.35～2 mmol/L）。有作者发现心肌再灌注后，于短时间内用钙，心室功能减退，并且和剂量相关，若于 15 min 后再用，则可以改善心功能。因为当再灌注时，大量 Ca^{2+} 流入心肌细胞，可以导致收缩功能下降，即心肌顿抑。所以，认为体外循环后，影响钙剂作用的主要因素是使用的时间。停止体外循环前后，钙剂不应常规用药，而是根据测定血钙的浓度决定是否使用钙剂。

3. 脓毒血症和休克　脓毒血症时，低血钙患者的死亡率也增加。乳酸酸中毒时，血钙水平和酸中度呈负相关。细胞内可以发生钙积蓄，超钙负荷。心血管功能的变化为心肌收缩力和血管张力减退，并且低钙的程度和血压下降及低心排血量相关。导致心功能下降的机制复杂，低血钙不是其唯一原因。地尔硫䓬可以防止细胞内的钙积蓄。脓毒血症时也不宜常规使用钙剂。低血容量休克时，主张用钙，以改善其血流动力学的作用。

4. 其他　肝移植和烧伤患者可以有持续的低血钙，低血钙可引起心肌抑制，用氯化钙可以纠正。

（三）制剂、用量与并发症　围术期应用的静注钙剂有氯化钙和葡萄糖酸钙。其中 Ca^{2+} 含量 10%的氯化钙为 680 mmol/L，10%葡萄糖酸钙为 225 mmol/L，后者对酸碱平衡的影响较氯化钙小。氯化钙的用量为 7～15 mg/kg，一般认为葡萄糖酸钙提高血钙的剂量是氯化钙的 3～5 倍，且其分解需经过肝脏，作用比氯化钙慢，故常用氯化钙。

静脉注射钙剂可以引起心动过缓，房室分离和结性心律等心律失常。其安全性取决于钙剂用量、注射速度、Ca^{2+} 的生物利用度以及最初的分布容积等。血浆内 Ca^{2+} 浓度的绝对值和变化速度决定了是否发生心脏的节律和传导异常。为了安全起见，用量应掌握适当，静注速度应缓慢（10 min 以上）或于 20～30 min 内静脉滴入。已经洋地黄化的患者，再注钙剂引起心律失常的危险性显著增加，并且可以加重洋地黄苷的毒性，尤其是低血钾患者其可能性更大，应慎用。静脉输注钙剂时，可刺激血管壁，渗入皮下则引起组织坏死。新生儿经脐动脉插管注入 10%葡萄糖酸钙后，已有发生臀部皮肤损害和颅顶盖皮肤坏死的报道。此外钙剂不可在输血器的管道内同时注射。

五、钙增敏剂——左西孟旦(levosimendan)

左西孟旦可使 Ca^{2+} 与肌钙蛋白的亲和力增高，从而提高心肌收缩蛋白对钙的敏感性，增强心肌收缩力，故称钙增敏剂，是现有钙增敏剂中作用最强的一种，兼有 PDEⅢ 作用。静脉注射 6～24 μg/kg 后以 0.05～0.2 μg/(kg·min)的速度持续输注 24 h，血浆药物浓度可达到 10～100 ng/ml(0.035～0.35 μM)的治疗浓度。

（一）药理作用

1. 血流动力学的作用　能增加心肌收缩力而不增加心肌耗氧量。另外，还激活 ATP 依赖性钾离子通道而产生血管扩张作用，降低心脏的前、后负荷。左西孟旦仅促进收缩期 Ca^{2+}-肌钙蛋白结合，而对舒张期 Ca^{2+}-肌钙蛋白结合没有影响。能够显著改善心功能，使肺动脉压、肺毛细血管楔压、总外周血管阻力下降，每搏量、心排血量增加。而心率、心肌耗氧无明显变化。研究发现对于低排血量的心力衰竭患者使用左西孟旦[0.1～0.2 μg/(kg · min)]能使心排血量增加 1.09 L/min，肺毛细血管楔压降低 7 mmHg，而多巴酚丁胺分别增加心排血量 0.80 L/min 和降低 PCWP 3 mmHg。

左西孟旦能够产生剂量依赖性的心率增加，特别是在快速推注后的 1 h 内。早期产生的心率增快可能跟血管扩张引起的压力感受器反射有关，持续性输注(24 h)停药后心率仍然增加提示可能与其的代谢产物 OR-1896 有关。OR-1896 半衰期长达 70～80 h，并且具有和左西孟旦相似的药理作用。但是在给予推荐剂量或者口服给药时，几乎没有增加心率的作用。

2. 抗心肌缺血作用　能够扩张冠状动脉血管，冠状动脉血流量却增加，同时氧耗量减少。但给予 0.6 μg/(kg·min)时，可增加室性心律失常的发生。提示在临床应用时需要注意用药的剂量。

3. 正性肌力作用

(1) 增加肌丝对 Ca^{2+} 敏感性　左西孟旦增加心肌收缩力是与心肌细肌丝上 Tnc 的氨基酸结合，增加了复合物的构象稳定性。Tnc 与 Ca^{2+} 结合后，原肌凝蛋白的分子构象发生改变，解除了他对于肌纤蛋白和横桥相互结合的阻碍作用。横桥与细肌丝的结合，肌丝出现扭动，心肌纤维收缩。另外，与其他的钙增敏剂不同，左西孟旦与 Tnc 的结合呈 Ca^{2+} 浓度依赖性，所以在收缩期的作用最强，舒张期的作用较弱，因此可防止或减轻可能的舒张功能损害。近年有报道可用于治疗舒张性心力衰竭。

(2) 抑制磷酸二酯酶Ⅲ的活性　左西孟旦还能抑制心脏的磷酸二酯酶Ⅲ，使 Ca^{2+} 内流增加，心肌收缩加强，心排血量增加。但是，在浓度在≥0.3 μmol/L 时才发挥此作用，临床推荐使用的剂量范围(0.03～0.3 μmol/L)内并未出现。而且与磷酸二酯酶抑制剂不同，他不会发生 cAMP 依赖的肌钙蛋白Ⅰ的磷酸化所引起的肌丝对 Ca^{2+} 敏感性降低。

4. 扩张血管作用　左西孟旦能够扩张冠状血管、肺血管、脑血管等许多组织血管。目前认为可能的主要机制是激活了血管平滑肌的 ATP 敏感的 K^+ 通道，尤其是小阻力血管。激活ATP敏感的K^+通道,K^+通道的开放使得细胞膜超级化,抑制钙离子内流,同时激活钠钙交换,促进钙排出,使得细胞内钙减少,导致血管扩张。另外,有研究显示细胞内钙离子的减少与血管平滑肌收缩力的降低不成比例,可能是降低平滑肌细胞的收缩功能蛋白对钙离子的敏感性。

(二) 麻醉和围术期应用

1. 急性失代偿心力衰竭的治疗　欧洲心脏病协会将左西孟旦写进了心力衰竭的治疗指南,建议对没有低血压和血容量不足的心力衰竭患者可以选用左西孟旦治疗。目前,两个重要的大规模的REVIVE Ⅱ和SURVIVE研究结果表明,虽然对心力衰竭患者有益,但是并没有达到预期的效果,因此认为没有理由在所有的心力衰竭患者应用,但是对需要进行增强心肌收缩的患者仍然是很好的选择。

2. 心肌缺血后对心脏收缩功能的支持　研究左西孟旦的安全性、有效性和不同剂量对患者死亡率的随机、双盲、多中心的RUSSLAN研究表明,对于左心衰竭合并心肌梗死的患者,应用0.1～0.2 μg /(kg・min)的剂量比应用更大剂量要好。尽管如此,对于严重冠状动脉狭窄和局部心肌缺血的患者,仍然需要谨慎,因为有可能导致冠状动脉窃血现象的发生。

3. 心肌顿抑的治疗　心肌顿抑的发生主要是由于心肌细胞内的钙超载,肌丝的损耗和肌丝对钙的敏感性降低所致。研究表明ATP敏感的K^+通道在缺血再灌注和心肌顿抑心肌细胞功能受损中起重要作用。因此,设想可以应用左西孟旦治疗心肌顿抑引起的心肌收缩力下降和心排血量的减少。有一项对经皮冠状动脉成形术后发生心肌顿抑的患者应用左西孟旦的随机对照试验表明左西孟旦能够改善顿抑心肌的收缩功能,同时不会损害舒张功能。

4. 体外循环心脏手术　左西孟旦(18～36 μg/kg)静注后以0.2～0.3 μg/(kg・min)持续输注6 h,发现患者心功能得到很好的改善,对氧合作用和围术期的心律失常没有影响。但是研究中发现给药后心率持续增快,1 h后该作用消失。还有一项对不停跳冠状动脉搭桥术患者使用左西孟旦的随机对照研究,高剂量(24 μg/kg)和低剂量(12 μg/kg)的药物均能显著增加心排血量和左心室的射血分数,但是小剂量的血流动力学反应更好。

5. 右心功能不全　由于左西孟旦降低肺毛细血管嵌入压,所以可以用于可逆性肺血管压力升高和有右心功能不全的患者的治疗。在一项随机对照双盲试验中,对心功能3～4级的心力衰竭患者持续输注左西孟旦18 μg/kg静注,然后0.3 μg /(kg・min)输注,通过心导管和超声心动图发现右心功能显著改善。

六、增强心肌收缩药的临床应用思考

(一) 严密监测,及时调控　重危患者应用增强心肌收缩药治疗时,应在血流动力学监测下调整剂量,常用增强心肌收缩药对血流动力学的影响见表15-1。

表15-1　常用增强心肌收缩药对血流动力学的影响

药　物	心排血量	每搏量	心率	收缩压	肺毛细血管楔压	心肌氧耗
多巴酚丁胺	++	++	+	0	−	++
多培沙明	++	++	++	0	−	++
异丙肾上腺素	+++	++	++	0	−	+++
去甲肾上腺素	+++	+++	++	++	0	+++
多巴胺	++	++	++	++	0	++
氨力农	++	++	+	0	−−	+
米力农	++	++	+	−−	−−	0
地高辛	+	+	−	0	−	+

注:+,增加;−,降低;0,无改变。

(二) 联合用药,增强药效　增强心肌收缩药联合应用的目的是为了减少用药剂量,发挥最佳效能,减少不良反应。常用选择:PDEⅢ抑制剂 + 儿茶酚胺类药物。联合用药的机制包括:两类药物作用机制不同,联合应用有协同或互补作用,疗效增加,β受体下调的慢性心衰患者,联合用药可促进β受体反应性的恢复。PDEⅢ抑制剂呈剂量依赖性,但其扩血管作用也更为明显。单独应用可致MAP下降和反射性HR增快,需用儿茶酚胺类药预防或纠正。儿茶酚胺类衍生物和磷酸二酯酶抑制剂联合使用时正性肌力作用强于两者单独应用,其原理主要是儿茶酚胺类通过对β肾上腺素能受体的刺激增加细胞内cAMP水平,而磷酸二酯酶抑制剂则可抑制cAMP的分解,这对于CPB后左室功能衰竭治疗尤为有利。

多巴胺和米力农单独和联合应用对重症冠脉旁路移植术(CABG)后低心排血量患者血流动力学和氧动力学影响的研究,方法为66例体外循环下行单纯CABG术,术后发生低心排血量的患者随机分为3组:A组持续予输注多巴胺[5 μg/(kg・min)]治疗;B组持续予以米力农[0.5 μg/(kg・min)]治疗;C组联合予以多巴胺[5 μg/(kg・min)]和米力农[0.5 μg/(kg・min)]治疗。结果显示三组相对于治疗前,治疗后心指数(CI)均较用药前显著升高,治疗后A组HR、MAP、外周血管阻力指数(SVRI)、肺血管阻力指数(PVRI)和平均肺动脉压(mPAP)无显著变化,B、C两组SVRI、PVRI和mPAP均显著降低,通过该研究可知重症CABG术后低心排血量综合征时应用正性肌力药可促进心肌收缩功能的恢复,并可提高全身组织的氧供给,而对氧耗无明显影响,但对β受体激动剂反应性降低,联合用药优于单独用药。

第二节 血管收缩药

围术期低血压的发生率非常高。为了维持循环功能的稳定，保护重要脏器功能，及时合理地使用血管收缩药(vasoconstrictor)至关重要。

一、去甲肾上腺素(norepinephrine)

(一) 药理作用 去甲肾上腺素可非选择性激动α、β受体，对心脏β_1受体的效应较弱，对β_2受体更弱，其通过激动肾上腺素α受体，引起血管强烈收缩，使血压升高，冠状动脉血流增加；通过激动β受体，使心肌收缩力增强，心排血量增加。α受体激动所致的血管收缩的范围很广，以皮肤、黏膜血管和肾小球最明显，其次为脑、肝、肠系膜、骨骼肌等，这有利于血液分布于脑和心脏等生命重要器官。继心脏兴奋后心肌代谢产物腺苷增多，腺苷能促使冠状动脉扩张。α受体激动主要是心肌收缩力增强、心率加快、心排血量增高。血压上升过高可引起反射性心率减慢，同时外周总阻力增加，而心排血量反可有所下降。

去甲肾上腺素激动冠状血管β_2受体，所以对冠状血管产生舒张作用。去甲肾上腺素也可激动心脏β_1受体而增强心肌收缩力使心排血量增加。但用量过大时，仅外周阻力过高，加重心脏后负荷即可使心排血量降低，所以抗休克治疗时应当控制用量，最初每分钟以0.05 μg/kg为宜。

临床上采用静脉注射，持续用药采用泵注，起效迅速，作用时效维持1～2 min，主要在肝内代谢成无活性的代谢产物。经肾排泄，仅微量以原形排泄。

(二) 麻醉和围术期应用

1. 抗休克　危急病例用0.1～0.3 mg稀释到10～20 ml，缓慢静注，同时根据血压以调节其剂量，血压回升后，再用静脉持续输注维持，按需要调节速度，控制于0.01～0.1 μg/(kg·min)。

2. 治疗低血压　适用于急性心肌梗死、体外循环、嗜铬细胞瘤、中枢运动神经抑制、出血及心搏骤停复苏后等引起的低血压。

3. 禁用　① 脑动脉硬化患者；② 缺血性心脏病者；③ 少尿或无尿者；④ 孕妇：易通过胎盘，使子宫血管收缩，血流减少，导致胎儿缺氧，并可兴奋妊娠子宫而引起流产；⑤ 可卡因中毒。

(三) 剂量与用法 成人常用量：开始以8～12 μg/次，维持量为2～4 μg/min。小儿常用量：0.02～0.1 μg/(kg·min)泵注。

(四) 不良反应

(1) 药液外漏可引起局部组织坏死。

(2) 强烈的血管收缩可以使重要脏器器官血流减少，肾血流锐减后尿量减少，组织供血不足导致缺氧和酸中毒；持久或大量使用时，可使回心血流量减少，外周血管阻力升高，心排血量减少，后果严重。

(3) 应重视静脉输注时沿静脉径路皮肤发白，注射局部皮肤发绀、发红。

(4) 个别患者因过敏而有皮疹、面部水肿。

(5) 在缺氧、电解质紊乱、器质性心脏病患者中或逾量时，可出现心律失常；血压升高后可出现反射性心率减慢。

(6) 以下反应如持续出现应注意：焦虑不安、眩晕、头痛、皮肤苍白、心悸、失眠等。

(7) 逾量时可出现严重头痛及高血压、心率缓慢、呕吐、抽搐。

(8) 泌尿系统　剂量过大时，可使肾脏血管剧烈收缩，产生无尿和肾实质损伤致急性肾衰竭，故用药期间尿量至少保持在25 ml/h以上。

(五) 注意事项 去甲肾上腺素慎用于：① 缺氧：缺氧时用去甲肾上腺素易致心律失常，如室性心动过速或心室颤动；② 闭塞性血管病(如动脉硬化、糖尿病、闭塞性脉管炎等)，可进一步加重血管闭塞；③ 血栓形成，无论内脏或周围组织，均可促使血供减少，缺血加重，扩展梗死范围。

用药过程中必须监测动脉压、中心静脉压、尿量、心电图。孕妇应权衡利弊慎用。小儿应选粗大静脉注射并需更换注射部位。老年人长期或大量使用，可使心排血量减低。

二、去氧肾上腺素(phenylephrine)

(一) 药理作用 去氧肾上腺素为α受体激动药。为直接作用于受体的拟交感胺类药，但同时也间接通过促进去甲肾上腺素自贮存部位释放而生效。作用于α受体(尤其皮肤、黏膜、内脏等处)，引起血管收缩，外周阻力增加，使收缩压及舒张压均升高。随血压升高可激发迷走神经反射，使心率减慢，由此可治疗室上性心动过速。收缩血管的作用比肾上腺激素或麻黄碱为长，在治疗剂量，很少引起中枢神经系统兴奋作用；可使肾、内脏、皮肤及肢体血流减少，但冠状动脉血流增加。肌注一般10～15 min起效，持续30～120 min；静注立即起效，持续15～20 min。

(二) 围术期应用 用于治疗休克及麻醉期间的低血压。也用于治疗室上性心动过速。但高血压、冠状动脉硬化、甲亢、糖尿病、心肌梗死者禁用，近两周内用过单胺氧化酶抑制剂者禁用。

(三) 剂量与用法

1. 升高血压　静注 1 次 0.05～0.5 mg,按需每隔 10～15 min 给药 1 次。

2. 阵发性室上性心动过速　初量静注 0.5 mg,20～30 s 注入,以后用量递增,每次加药量不超过0.1～0.2 mg,一次量以 1 mg 为限。

3. 严重低血压和休克　包括与药物有关的低血压,5%葡萄糖注射液或氯化钠注射液每 500 ml 中加去氧肾上腺素 10 mg(1∶50 000 浓度),用药剂量 20～50 μg/min,必要时浓度可加倍,根据血压而调节去氧肾上腺素用量。

(四) 不良反应

(1) 胸部不适或疼痛、眩晕、易激怒、震颤、呼吸困难、虚弱等。

(2) 持续头痛以及心率缓慢,呕吐,头胀或手足麻刺痛感,提示血压过高而逾量应立即调整用量;反射性心动过缓可用阿托品纠正。

(五) 注意事项

(1) 交叉过敏反应　对其他拟交感胺如苯丙胺、麻黄碱、肾上腺素、异丙肾上腺素、去甲肾上腺素、奥西那林、异丙肾上腺素过敏者,可能对本药也异常敏感。

(2) 下列情况慎用　严重动脉粥样硬化、心动过缓、高血压、甲状腺功能亢进、糖尿病、心肌病、心脏传导阻滞、室性心动过速、周围或肠系膜动脉血栓形成等患者。

(3) 治疗期间持续监测血压。

(4) 防止药液漏出血管,出现缺血性坏死。

(5) 妊娠晚期或分娩期间使用,可使子宫的收缩增强,血流量减少,引起胎儿缺氧和心动过缓。故孕妇在非必要时应避免使用。

(6) 老年人慎用,以免引起严重的心动过缓或心排血量降低,应适当减量。

三、血管加压素(vasopressin,AVP)

血管加压素是由下丘脑合成的九肽化合物,对于渗透压的调节、心血管系统调控以及内稳态的维持起着非常重要的作用。同时也是促肾上腺皮质激素的促分泌剂,并影响人的认知、学习和记忆。AVP 受体有三个亚型,V_1、V_2和 V_3。V_1受体分布于多种细胞包括血管平滑肌细胞,V_1受体的激活引起血管收缩;肾集合管细胞有受体表达,V_2介导水的潴留;尿崩症可以使用 V_2 受体激动剂去氨基精加压素治疗。去氨基精加压素也可以增加Ⅷ因子及 vWF 因子的浓度,减少出血。V_1受体主要分布于中枢神经系统,特别是垂体前叶,V_1受体的激活调节促肾上腺皮质激素的分泌。

(一) 药理作用

1. 调节渗透压　当细胞外环境渗透压升高时,向血液中释放血管加压素。在肾脏,血管加压素通过 V_1受体作用于集合管细胞,增加水的重吸收,降低血浆渗透压。

2. 调控心血管系统功能　神经体液血管加压系统完好,内源性血管加压素对血流动力学的稳定作用不大,但是,当其他系统功能受损时,如全麻和硬膜外联合麻醉情况下或有体位性低血压和自主神经功能不全的患者,即使是血浆中血管加压素很小量的增加(>2 pg/ml),也可以通过增加外周血管阻力维持血压。严重低血压情况下 AVP 增加,说明血管加压素在严重血流动力学不稳定状态时的重要作用。

3. 促肾上腺皮质激素分泌和 AVP 的中枢调节功能　CRH 和 AVP 都可以和垂体前叶细胞结合,调节促肾上腺皮质激素的释放,且两种激素的联合作用远远超过单个激素作用的简单相加。血管加压素通过 V_1受体(以前称为 V_1b 受体)作用于垂体前叶细胞。他对体温调节、认知、记忆以及行为调节均有影响。

4. 止血作用　氨基精加压素(DDAVP),属于选择性 V_2 受体激动剂,可以增加血浆中凝血因子Ⅷ和 vWF 因子的浓度。不良反应少,推荐在围术期给予 DDAVP 以增加因子Ⅷ和 vWF 因子的浓度。

(二) 麻醉和围术期应用

1. 麻醉期间顽固性低血压　全麻和绝大多数麻醉药物都会影响心血管系统的调节,导致交感神经活性下降,血管平滑肌张力降低。另外,越来越多的患者使用血管紧张素转化酶抑制剂(ACEI),有时还联合使用β受体拮抗剂,使血压维护受到损害。有病例报道服用血管紧张素Ⅱ受体拮抗剂(ARB)的患者在麻醉过程中出现低血压,给予 3 次肾上腺素或去氧肾上腺素后仍无反应,而给予血管加压素 V_1 受体激动剂特利加压素 1 min 之内血压显著升高,且维持时间较长。冠心病禁忌使用特利加压素。

当出现术中低血压对儿茶酚胺反应不佳时,特利加压素一次给药 1 U 是较好的治疗方法,特别是使用肾素-血管紧张素系统抑制剂的患者。特利加压素静脉给药后转化成赖氨酸加压素,产生的血管加压作用可持续8 h。但是,特利加压素减少内脏血流灌注及氧的输送,应用时应谨慎,特别是有动脉闭塞性疾病的患者。

2. 在感染性休克中的应用　感染性休克患者血液中血管加压素浓度降低。这种血管加压素相对不足可能是由于下丘脑 AVP 储备的早期耗竭。血管扩张性休克患者容量负荷的心肺传入信号受到抑制或高的儿茶酚胺浓度也可以引起血管加压素水平下降。

感染性休克患者输注 AVP(0.01～0.04 U/min)在给药后数分钟增加外周血管阻力和动脉血压。如果患者治疗前没有出现无尿,使用血管加压素治疗后其尿量和肌酐清除率均有显著增加。但是应当限制剂量,以免出现不良后果。大剂量 AVP(超过 0.1 U/min)可能引起肠系膜及肾脏缺血和心脏指数、氧输送和氧摄取的减少。输注 AVP 的其他不良反应包括血小板严重减少,肝酶升高,胆红素升高等。也有报道称血管加压素外渗可造成局部皮肤严重缺血坏死。严重的血管扩张性休克患者使用低剂量 AVP(0.01～0.07 U/min)联合去甲肾上腺素可以用于稳定心血管系统功能。

3. 难治性失血性休克　在难治性失血性休克后期，血管加压素与儿茶酚胺类药物合用，其效果优于单一药物。失血性休克发展到晚期，对容量治疗及儿茶酚胺类药物均不敏感，这可能是持续的血管扩张和酸中毒引起的结果。在这类患者中血管加压素是很有效的辅助治疗药物。但最佳给药时间与最合适剂量需要观察疗效进行调整。

4. 在血管扩张性休克中的应用　心肺转流后休克或血流动力学不稳定的患者，心肺转流后发生低血压，需要使用血管加压药治疗。已发现这些患者血浆 AVP 浓度偏低(<10 pg/ml)。转流后低血压和血浆 AVP 浓度过低的危险因素包括射血分数偏低和使用 ACEI 治疗。接受左室辅助装置的患者，给予 AVP 由于外周阻力增加而心脏指数保持不变，可使血压快速、显著地升高。同样，AVP (0.1 U/min) 对心脏移植后的血管扩张性休克也有效。心脏手术后的儿童患者使用 AVP[0.000 3～0.002 U/(kg · min)]也有效。AVP 还可治疗心衰患者磷酸二酯酶抑制剂引起的低血压。

在严重过敏性休克患者血管扩张、毛细血管通透性增加及相对低血容量引起心血管性虚脱。有研究报道数例过敏性休克患者，使用儿茶酚胺类药物无效时，应用血管加压素仍可维持血压。

5. 血管加压素在心肺复苏中的应用　心搏骤停患者当使用肾上腺素进行 CPR 不成功时，血管加压素可以增加部分患者的冠脉灌注压，有抢救成功的报道(详见第一百〇八章)。

6. 在出血患者的应用　液体复苏是抢救失血性休克的标准疗法。但是失血性休克时间较长的患者，由于持续血管扩张、酸中毒以及受体下调和(或)一氧化氮(NO)释放，对液体容量及儿茶酚胺类血管加压药物治疗的反应很差。研究表明 AVP 作为辅助血管加压药用于治疗失血性休克导致的难治性低血压，有助于恢复血循环。但是各研究的给药时间以及剂量相差很大，通常用 0.04 U/min 连续输注。

四、血管收缩药应用小结

(一) 注意事项

1. 加强用药前后的血压监测　收缩压<90 mmHg 或高血压患者低于原血压 30% 为低血压，<70 mmHg 脏器血流减少，<50 mmHg 心肌血流锐减，易发生心搏骤停。严重低血压时须用桡动脉穿刺置管，连续监测动脉血压。

2. 治疗引起低血压的原因　低血压的原因包括麻醉前纠正低血容量、降低麻醉药对心血管的影响、术中减少失血、减轻机械性刺激，以及对心脏和大血管的压迫。老年患者心血管代偿功能不足，也易发生低血压。根据 CVP 测定结合血压、心功能监测，决定乳酸钠林格液或胶体液的输注容量和速度，只有在补足血容量的基础上，应用血管收缩药才能维持循环功能稳定。

3. 纠正水电解质紊乱和酸血症　低钾血症和酸中毒时，升压药的效果较差。因此，在应用血管收缩药同时必须维持水电解质和酸碱平衡。

4. 注意血管收缩药的使用方法　按低血压的严重程度选择血管收缩药，确定用药剂量及途径。① 升压药的应用，应结合病情而异，不应无限盲目增加剂量。② 从专用的输液通路输注血管收缩药。③ 多数情况下应用输液泵进行定量恒速静脉连续输注，以每分钟每千克体重计算用药量，并根据临床血压变化及时进行调控。④ 防止输注速度时快、时慢，以免发生血压波动，在更换输液皮条及搬动和转运患者时须加倍注意。

5. 联合应用　联合用药的目的是增强药效，减轻不良反应。包括：① 两种血管收缩药联合应用，如小剂量缩血管作用强的去甲肾上腺素与间羟胺合用。② 血管收缩药与增强心肌收缩药合用：如治疗感染性休克时不推荐去甲肾上腺素与小剂量多巴胺合用预防肾功能不全。推荐去甲肾上腺素与多巴酚丁胺合用增加心排血量。③ 血管收缩药与小剂量扩血管药联合应用，血管收缩药与肾上腺皮质激素合用。

6. 正确选择和合理使用血管收缩药

常用血管收缩药的药效学属性比较　血管收缩药主要包括纯 α_1 激动剂，如甲氧胺、去氧肾上腺素和混合性 α_1 和 β 肾上腺素能激动剂(表 15-2)。

表 15-2　常用血管收缩剂的药效学属性比较

通用名	受体活性			起效	作用时间	成人剂量
	血管		心脏			
	α	β_2	β_1			
甲氧胺	++++	0	0	++	+++	静注 0.2～0.5 mg
去氧苯肾上腺素	++++	0	+	++	++	静注 0.05～0.5 mg，连续输注 20～50 μg/(kg · min)

续 表

通用名	受体活性			起效	作用时间	成人剂量
	血管		心脏			
	α	β_2	β_1			
去甲肾上腺素	+++	0	++	++++	+	输注 0.05～0.15 μg/(kg・min)
麻黄碱	+++	+	++	++	++++	静注 5～15 mg

第三节 血管扩张药

一、硝普钠(sodium nitroprusside，SNP)

硝普钠是亚硝基铁氰化钠，为红棕色结晶，易溶于水。使用时应以5%葡萄糖溶液稀释，溶液为淡橘红色，性质不稳定，易见光分解。避光保存时在配制后24 h内可保持性质稳定。如果溶液变成普鲁士蓝色，提示药液已分解破坏，不能使用。

（一）药理作用 硝普钠是为NO的前体药物(prodrug)，通过直接降解产生NO，由cGMP途经通过蛋白激酶降低血管平滑肌细胞内的钙离子浓度，松弛血管平滑肌，产生扩血管作用。

对动脉及静脉均可产生明显的扩张，在降低体循环血压的同时也扩张容量血管。由于压力感受器刺激导致的反射性交感神经兴奋，常伴有心率加快及心肌收缩力增强。在左心功能不全患者，硝普钠可降低体循环与肺循环血压，而对心排血量的影响取决于原先的左房舒张压力。硝普钠降压时对肾血流的影响可能导致肾素-血管紧张素活性的增高，因此停药后较易出现反跳现象。硝普钠可能增加正常心肌血流，加重梗死周边部分心肌缺血即“窃血”现象的发生，此外硝普钠使动脉舒张压明显下降也可能与加重心肌缺血有关。

扩张脑血管的作用可使颅内压增高，但颅内压升高的程度与给药速度及降压程度有密切关系。快速降压较缓慢降压(>5 min)更易导致颅内压升高；血压降低<基础值30%时颅内压可能升高，但血压降低>基础值30%时颅内压升高的可能不大，甚至可能降低。

可抑制缺氧性肺血管收缩(HPV)的机制，对原先肺功能正常患者的影响尤为明显。

较大剂量输注>3 μg/(kg・min)时，可抑制血小板凝聚功能，可能与细胞内cGMP的增加有关。当硝普钠剂量过大，可因高铁血红蛋白产生过多形成高铁血红蛋白血症。

（二）麻醉和围术期应用

1. 控制性降压 在扩血管药物中，相对而言，硝普钠对脑血流量的干扰较少。用于控制性降压时，起始剂量通常为0.3～0.5 μg/(kg・min)，然后逐渐加大剂量将血压调节至所需水平，输注速度不应超过2 μg/(kg・min)。当短时间使用，速度为10 μg/(kg・min)时，维持时间应小于10 min。此外，当降压效果不佳时，应考虑合并使用其他药物。

2. 高血压危象 硝普钠适用于高血压危象的早期处理及缓解，如有后续降压药物，硝普钠应尽早撤除。对于短暂手术或操作刺激引起的高血压，可以单次静注硝普钠0.3～1.0 μg/kg，对脑血流影响不大。

3. 心功能不全 硝普钠适用于改善因二尖瓣或主动脉瓣反流引起的心功能不全患者心功能，当左心室前负荷增加时其作用尤为明显，对心率也无显著影响。

硝普钠还适用于主动脉手术以及体外循环心脏手术中的降压与扩容。临床应用从极小剂量开始0.01～0.02/(kg・min)或2～5 μg/min，根据血压逐渐调整输注速度。

（三）不良反应及注意事项

1. 氰化物中毒的危险因素 如硝普钠的输注速度大于2 μg/(kg・min)，或者在短时间使用速度为10 μg/(kg・min)、严重肝、肾功能紊乱时、家族遗传性视神经萎缩(leber optic atrophy)及烟草性弱视(tobacco amblyopia)患者等均易引起中毒。由于可能导致胎儿氰化物中毒，孕妇应慎用此药。

2. 氰化物中毒的征象 对硝普钠产生快速耐药性；由于组织氧利用障碍，混合静脉血及动脉血氧饱和度升高，伴有代谢性酸中毒；患者可出现疲乏、恶心、直至出现抽搐或昏迷；偶可出现甲状腺功能减退。

3. 氰化物中毒的治疗 立即停止给药，行纯氧通气。可给予碳酸氢钠纠正代谢性酸中毒。轻、中度中毒者可给予硫代硫酸钠150 mg/kg于15 min左右静脉输注完毕，将氰离子转化为硫代硫酸盐。重度中毒者可缓慢静脉注射 5 mg/kg 的亚硝酸钠。此外还可给予羟钴维生素(维生素 B_{12} a) 25～100 mg/h，将氰离子转化为维生素 B_{12}。

4. 硫氰酸盐中毒　硝普钠滴速 2～5 μg/(kg·min)，持续 7～14 d 可产生中毒。硫氰酸盐可与碘离子结合，影响甲状腺对碘的摄取引起甲状腺机能减退。透析可消除过多的硫氰酸盐。

5. 高铁血红蛋白血症　大剂量使用硝普钠可出现高铁血红蛋白血症，但导致的不良后果很少见，必要时可使用亚甲蓝 1～2 mg/kg 静脉缓慢注射予以逆转。

6. 其他　硝普钠可抑制缺氧性肺血管收缩(HPV)，引起肺内分流增加；还可引起心肌“窃血”，进一步减少缺血心肌的氧供；此外，快速耐药性与突然停药后引起的血压“反跳”现象等也较为明显。

二、硝酸甘油(nitroglycerin, NTG)

(一) 药理作用　硝酸甘油通过生成 NO，由 cGMP 途经通过蛋白激酶降低血管平滑肌细胞内的钙离子浓度，松弛血管平滑肌。与硝普钠直接降解产生 NO 不同的是，硝酸甘油必须在有硫化物存在的条件下，由谷胱甘肽途径生物转化间接产生 NO。

硝酸甘油扩张静脉容量血管的作用强于动脉阻力血管，其舒血管作用能有效降低左、右心室的舒张末压力，减轻心脏前负荷。在心绞痛心肌缺血时，硝酸甘油通过使左心室舒张末期压力和室壁压力下降，有利于血液对缺血部位的心内膜下区域的灌注，并且降低心肌氧耗。心肌梗死患者应用硝酸甘油有利于缩小早期心肌缺血的范围，而此效应未见于硝普钠，可能与硝普钠更容易引起反射性心率加快、心肌“窃血”以及硝普钠对舒张期血压的降低更明显等因素有关。目前尚无证据表明硝酸甘油能预防尚未发生的心肌缺血。

对于急、慢性心功能不全的患者，硝酸甘油通过扩张血管，减轻心室前负荷、改善心肌氧供、扩张体循环及肺循环血管等作用，能有效提高心排血量，对心率改变不大或轻度增加。对于无心功能不全的患者，硝酸甘油由于降低了心室充盈使心排血量降低，并且血压下降引起的交感神经兴奋可使心率加快，心肌氧耗反而增加。

硝酸甘油主要扩张容量血管，对体循环血压的影响很大程度上取决于血容量是否充足。相对于硝普钠，硝酸甘油对体循环阻力的影响相对较小，但是却能够有效地作用于肺血管，其降低肺循环阻力的作用优于硝普钠。

硝酸甘油除了血管舒张作用外，还可舒张许多内脏平滑肌，如气道、胃肠道及胆道平滑肌等，偶尔可使 Oddi 括约肌痉挛对心绞痛的鉴别造成干扰。此外与硝普钠一样，硝酸甘油也能轻度抑制血小板凝聚功能。

(二) 麻醉和围术期应用

1. 控制性降压　硝酸甘油可用于控制性降压、缓解高血压危象，以及便于手术中扩容、复温。起始降压或需要紧急降压时可以静注 1～2 μg/kg，持续输注剂量为 0.3～0.6 μg/(kg·min)，根据血流动力学反应适当调整，多可将血压降至所需的水平。如果效果不佳不宜单一加大剂量，在围术期可考虑辅以静脉或吸入麻醉药以及其他扩血管药物。

2. 缓解心绞痛发作　心绞痛发作时可给予硝酸甘油 0.3～0.6 mg 舌下含服，或将硝酸甘油软膏涂于胸腹部皮肤。心前区使用 5～10 mg 的硝酸甘油贴剂更为方便有效。

3. 急、慢性心功能不全　硝酸甘油能有效降低心肌氧耗，减少失代偿心脏的前、后负荷，改善心功能。初始剂量多由 0.1～0.2 μg/(kg·min)开始，逐渐增加，适当调节至血压不下降或轻度下降，外周血管舒张，心排血量增加，剂量太大可使心室充盈不足，心肌灌注减少，心率代偿性加快，氧供需平衡失代偿。

(三) 不良反应及注意事项

(1) 头痛及面部潮红是常见的不良反应，多由外周血管扩张引起。

(2) 易产生快速耐受性，多在较大剂量持续使用时发生，间断停药可降低其发生率。

(3) 可能增高颅内压，在潜在颅内压增高的患者，在硬脑膜开放之前应谨慎使用。

(4) 避免长时间输注超过 7～10 μg/(kg·min)，以免出现高铁血红蛋白血症，必要时可使用亚甲蓝 1～2 mg/kg静脉缓慢注射予以逆转。

三、酚妥拉明(phentolamine)

(一) 药理作用　酚妥拉明是非选择性的肾上腺能 α 受体阻滞药。该药既有突触前 α_2 阻滞作用，又有突触后 α_2 阻滞作用，并且还能够竞争性拮抗 5-羟色胺受体，对动、静脉均有扩张作用。酚妥拉明静脉注射后对阻力血管的扩张作用大于容量血管，使外周与肺血管阻力降低，肺动脉压与体循环血压下降，伴有心室充盈压的轻度降低。

由于反射性的交感兴奋加之阻断了突触前 α_2 受体导致去甲肾上腺素释放，酚妥拉明在降低血压时可使心率加快，心肌收缩力增强，心排血量增加和微循环改善。偶可出现心动过速、多源性室性心动过速等心律失常。

静脉注射 2 min 血药浓度达峰值，作用持续 15～30 min。静脉注射半衰期($t_{1/2}$)约 19 min。给药量的 13%以原形自尿排出。

(二) 麻醉和围术期应用　① 嗜铬细胞瘤的诊断以及嗜铬细胞瘤高血压危象的治疗，单次静注 5～10 mg，维持剂量 1～20 μg/(kg·min)，根据血压下降程度进行调整。② 治疗左心衰竭伴左室充盈压升高的患者,可增加心肌收缩力,降低前后负荷,增加心排血量。当血压过低时应及时补充血容量,或用α肾上腺素能兴奋药物拮抗。③ 辅助小儿心脏体外循环手术中的温度及血压调控。

(三) 不良反应与注意事项 由于血压降低导致的交感兴奋或是由 α_2 阻滞作用引起,易引起心动过速、心律失常及心肌缺血。偶可出现副交感亢进症状,如肠道蠕动增强、腹痛、腹泻、低血糖、胃酸分泌过多等,胃肠道溃疡患者应予注意。

四、腺苷(adenosine)

(一) 药理作用

(1) 腺苷是一种内源性核苷,通常作为三磷酸腺苷的代谢产物存在于细胞内,当腺苷在冠状动脉内浓度升高时,能有效降低心肌氧耗,舒张冠脉血管,抑制心肌收缩与节律传导,对于心脏氧供需平衡有重要的自我调节意义。正常水平为 0.03～0.3 μgmol/L。

(2) 激活血管平滑肌上的特异性嘌呤受体,引起钾通道的开放,导致细胞膜超极化与血管舒张。此外腺苷也能通过刺激内皮细胞释放 NO 产生扩血管作用。

(3) 通过激活腺苷受体(A 受体),该受体有 A_1、A_2a、A_2b、A_3 几个亚型,在心房、窦房结及房室结中,腺苷通过与 G 蛋白偶联的 A 受体而激活 ATP 敏感性钾通道,使钾外流增加,促进窦房结自律细胞超极化,提高去极化阈值,起到抑制其自主活性的作用。在心室细胞中则没有相关腺苷敏感的钾通道存在。

(4) 明显增加 cGMP 水平,并通过 cGCP 拮抗 cGCP 对钙通道的活化而减弱钙电流,延长房室结的不应期和减慢传导,抑制交感兴奋或异丙肾上腺素所致的早后、晚后除极而发挥其抗心律失常作用,腺苷还具有扩张血管、抑制缺血区细胞钙内流、增加能量产生等作用。

(5) 腺苷在脑内起着抑制性调质作用,可抑制某些神经递质如谷氨酸的释放,并具有神经保护功能。

(6) 腺苷生成后迅速失活降结为次黄嘌呤核苷,被红细胞摄取,因此作用短暂,消除半衰期仅 0.6～1.5 s。

(二) 麻醉和围术期应用

1. 控制性降压　在降低血压方面腺苷比维拉帕米轻。腺苷主要扩张动脉血管,用于控制性降压时起效极快,体循环阻力显著下降,同时伴有负性肌力作用。控制性降压时的给药速度约 200 μg/(kg·min)对心脏传导系统尚无显著影响。即使连续输注 2 h 也无快速耐药性发生,停药后作用迅速消失,且无反跳现象。

2. 室上性心动过速　腺苷为急性治疗室上性心动过速如房室连接区心动过速、房室结或房室折返的药物。可用于治疗对维拉帕米无效的室上性心动过速。常用剂量成人为 5 mg 静注,如果无效可以 10 mg 再次重复。儿童剂量为 0.2 mg/kg。能终止一过性心动过速的最小有效剂量为 2.5 mg。

3. 腺苷对儿童患者有效及可判断旁道切除术的有效性。

(三) 不良反应及注意事项 ① 腺苷具有组胺释放作用,可导致呼吸不畅,面部潮红及胸痛,可能诱发支气管痉挛,因此具有气道高敏感性的患者应慎用。② 心脏移植患者由于对腺苷敏感性增高,用量应予减少。③ 腺苷使用时必须进行心电监护并拥有除颤设备。如果没有人工起搏设备,腺苷不应用于Ⅱ度、Ⅲ度房室传导阻滞或病窦综合征患者。④ 腺苷用于控制性降压时可使尿酸水平上升 10%～20%,对于伴有嘌呤代谢疾病(如痛风)的患者应谨慎使用。⑤ 双嘧达莫(潘生丁)与腺苷具有协同作用,两者合并使用时腺苷的剂量应予减少。

五、乌拉地尔(urapidil)

(一) 药理作用 乌拉地尔是苯哌啶取代的尿嘧啶衍生物,具有外周和中枢双重作用。外周作用为阻滞突触后 α_1 受体,使血管扩张,外周阻力下降,并有轻度 α_2 受体阻断作用。中枢作用主要通过激活 5-羟色胺受体降低延髓心血管中枢的交感反馈调节作用。乌拉地尔在降压时不引起反射性心动过速,心排血量保持不变,对于心功能不全的患者,能使心脏负荷减轻,增加每搏量与心脏指数。

(二) 麻醉和围术期应用 围术期高血压及高血压危象的控制多采用静脉制剂,0.2～0.6 mg/kg,常用 12.5～25 mg,5～10 min 后可再次重复,静脉维持时初始速度可由 2 mg/min 开始,加大剂量血压并不会过度下降,安全范围较大。不良反应与注意事项:① 个别病例可能出现头痛、头晕、恶心、呕吐、出汗、烦躁、乏力、心悸、心律失常、上睑部压迫感或呼吸困难等症状,其原因为降压过快所致,多可在数分钟内消失,无需停药。血压过低时应抬高下肢并补充血容量。② 过敏反应(如瘙痒,皮肤发红,皮疹等)少见。③ 乌拉地尔不能与碱性液体混合,因其酸性性质可能引起溶液混浊或絮状物形成。④ 使用中应注意与其他扩血管药物的协同作用。

六、脑利钠肽(brain natriuretic peptide, BNP)

(一) 脑利钠肽(BNP)的生理作用及其与心功能的关系 脑利钠肽又称β型利钠肽或奈西立肽,正常成人心脏组织和血液中存在少量 BNP,是肾素-血管紧张素-醛固酮系统的天然拮抗激素,在一定程度上可以拮抗交感神经系统的活性,同时具有抑制缩血管活性肽产生、促进血管松弛、利钠、利尿等作用。当心肌损伤或心功能不全时，其循环中 BNP 的分泌代偿性增加，参与扩张血管、维持血压动态平衡、促进尿钠排泄和利尿等调节作用，在维持心脏代偿状态，延缓疾病进程方面起重要作用。

BNP 浓度升高与心室容积的扩张及充盈力的增加有关，故 BNP 水平的检测主要应用于心力衰竭的临床诊断和治疗，是反映左室舒张压或左室收缩不良的生化指标，与心衰的严重程度呈正相关。血浆 BNP 在心衰、左室功能不全和非心衰患者的浓度分别为(675±450)pg/ml、(346±390) pg/ml 和(110±225) pg/ml，结果差异有统计学意义。根据美国组约心脏病学会(NYHA)标准将心功能不全分为四级(1～4 级)，BNP 浓度分别为(244±286) pg/ml、(389±374) pg/ml、(640±477) pg/ml 和(817±435) pg/ml，是心力衰竭的定量指标。研究发现如果 BNP 的含量大于385 pg/ml 患者，预示心脏术后并发症多且病死率高，将会明显延长患者住院的时间。另有文献报道 BNP 的含量对心功能评估有重要作用，临床上可以根据 BNP 的含量对心功能不全的非心脏和心脏手术麻醉患者的心功能作出相对准确的判断。

(二) 奈西立肽与 BNP 的关系　在心力衰竭阶段，虽然内源性 BNP 水平明显升高，但仍有水钠潴留和心室充盈压的明显升高，说明可能存在内源性 BNP 相对不足和(或)BNP 抵抗。因此，给予外源性 BNP 可能对心力衰竭患者有益。

脑钠肽是利钠肽类的一种肽类激素，具有利钠、利尿和扩张血管的效应。奈西立肽(国内制剂为新活素)是利用重组 DNA 技术从大肠杆菌中获得的合成型人类脑钠肽，与人内源性 BNP 具有相同的氨基酸序列、立体构型及作用机制。其于 2001 年 8 月经美国 FDA 批准用于心力衰竭的临床治疗。由于其独特的扩血管和促进尿钠的排泄，有望成为治疗心力衰竭效果较为理想的药物。

(三) 药理学特点　奈西立肽静注后，药物按照二房室模型快速分布，15 min 内即可产生药理学效应。BNP 通过与其受体结合，使第二信使 cGMP 水平升高，从而介导一系列生理学效应，包括抑制肾素-血管紧张素-醛固酮的分泌、增加尿液生成和钠离子排泄，使肾脏对钠、尿的排泄增加；对全身小动脉和小静脉具有明确的扩张作用；可显著降低肺毛细血管锲嵌压、右房压、心肌张力降低，增加心脏指数，快速改善患者呼吸困难、乏力等症状。奈西立肽主要与利钠肽 C 型受体相结合后通过吞饮作用，在细胞内被溶酶体分解代谢，小部分从肾脏排出。

(四) 心力衰竭治疗中的应用　奈西立肽适用于急、慢性心力衰竭患者。奈西立肽静注后，起效快，更适用于围术期急性心力衰竭患者。文献报道 498 例严重失代偿性心力衰竭患者，随机分为对照组、奈西立肽组和硝酸甘油组。主要观察给药后肺毛细血管楔压(CWP)的变化、对呼吸困难和全身状况的改善以及其安全性。结果发现，与硝酸甘油治疗组相比，奈西立肽组治疗后 3 h 和 24 h 的 PCWP 均显著降低，右房压和心脏指数等指标也有明显改善。在呼吸困难改善方面，奈西立肽组、硝酸甘油、一般治疗组分别为 77%、74%和 65%。与此同时，奈西立肽组 75%的患者整体情况改善，而硝酸甘油组和一般治疗组分别为 67%和 65%。奈西立肽组和硝酸甘油组半年病死率无差别。研究还观察到用药后 1 月内奈西立肽组 7%患者因急性心力衰竭而再入院，而硝酸甘油组为 13%。研究发现，用常规的治疗无效后低心排血量综合征改用奈西立肽能提高心排血量、降低肺动脉压，迅速缓解症状。在冠脉搭桥的患者中使用奈西立肽能增加患者的尿量，并有保护肾功能的作用，同时能减少患者总的住院时间，降低第 180 天的病死率。

奈西立肽的推荐临床使用剂量是首先以 2 μg/kg 静注，然后再以 0.01 μg/(kg·min)静脉输注维持 1～2 d；如患者病情较重，给予推荐剂量不能有效缓解症状，可以在密切临床监测下，每 3 h 给予 1 μg/kg 静注，并适当增加维持剂量，每次增加 0.005 μg/(kg·min)，直到 0.03 μg/(kg·min)最大维持剂量；用药期间须密切监测血压，如果患者收缩压相对偏低(低于 90～100 mmHg)，剂量应减小或停用。在手术中，由于大多数麻醉药都有扩血管、降血压的作用，因此在使用奈西立肽时应常规剂量减半，并根据血流动力学的改变随时调整剂量。由于来自奈西立肽的辅助增强作用，通常可用小剂量利尿药。ACEI 类和 β 受体阻滞药等也可继续使用，但应减少剂量，以免血流动力学改变。

(五) 不良反应　奈西立肽最常见的不良反应为剂量依赖性低血压。在推荐剂量下，有症状性低血压的发生率为 4%(硝酸甘油为 5%)，奈西立肽引起有症状性低血压时的平均持续时间(2.2 h)。对低血压、瓣膜狭窄、肥厚梗阻型心肌病、限制型心肌病、缩窄性心包炎、心包填塞等不宜使用奈西立肽。妊娠和哺乳期妇女慎用。

奈西立肽的其他不良反应有头痛和剂量依赖性的胃肠道反应(腹痛、恶心、呕吐等)。奈西立肽引起心律失常的概率较小(室性心动过速 3%，心动过缓 1%，房颤 2%)。

目前奈西立肽对肾功能和病死率的影响还有争议。有报道指出，该药物可能存在肾脏毒性。引起血肌酐升高的机制以及对远期肾功能的影响目前还不明确。作为一种新型的控制心力衰竭的药物，其独特扩血管和促进尿钠排泄等优点已得到充分肯定，同时其在降低肺动脉压，提高心排血量，改善呼吸困难的潜在作用也正被逐渐认识，对围术期心功能不全的患者具有很好的疗效。但在治疗心衰患者的肾功能方面尚缺乏大规模的前瞻性随机对照研究。此外，该药物利钠作用是否会对患者造成潜在的伤害?是否影响患者病死率?尚待更长时间、更深层面的研究以便更客观、全面地评价该药在围术期心力衰竭防治方面的地位和作用。

第四节 β受体阻滞药

一、艾司洛尔(esmolol)

(一) 药理作用 为超短效β受体阻滞药。主要作用于心肌的β_1肾上腺素受体,大剂量时对气管和血管平滑肌的β_2肾上腺素受体也有阻滞作用。在治疗剂量下无内在拟交感作用或膜稳定作用。可减慢心率,对抗异丙肾上腺素引起的心率增快。其降血压作用与β肾上腺素受体阻滞程度呈相关性。静脉注射停止后10~20 min β肾上腺素受体阻滞作用即基本消失。电生理研究提示艾司洛尔降低窦房结自律性,延长窦房结恢复时间,延长窦性心律及房性心律时的AH间期,延长前向的文式传导周期。研究提示,在0.2 mg/(kg·min)的剂量下,可减慢静息态心率、收缩压、心率血压乘积、左右心室射血分数和心脏指数。停药30 min后血流动力学参数即完全恢复。

艾司洛尔β受体阻滞作用的特点为:① 作用迅速、持续时间短。分布半衰期约2 min,消除半衰期约9 min。经适当的负荷量,继以0.05~0.3 mg/(kg·min)的剂量静点,5 min内即可达到稳态血药浓度(如不用负荷量,则需30 min达稳态血药浓度)。② 选择性地阻断β_1受体,艾司洛尔心脏选择性指数为42.7,普萘洛尔仅为0.85。③ 作用强度弱。④ 无内源性拟交感活性。⑤ 无α阻滞作用。

艾司洛尔在围术期应用较其他β受体阻滞药有更多的优点,主要用于室上性心动过速、心绞痛、心肌梗死和高血压等的治疗。

1. 减少气管插管的心血管反应 艾司洛尔500 μg/(kg·min),4 min后以300 μg/(kg·min)维持,同时静注麻醉诱导药,完成气管插管。结果表明,不论是相对健康的患者或缺血性心脏病患者,插管后心率和血压均无显著变化,即使增高,其幅度也显著低于对照组,停滴后10~15 min,心率和血压恢复到基础水平。和芬太尼相比,而艾司洛尔不仅可减慢心率增快反应,而且可保持心肌灌注压。静脉输注艾司洛尔可降低吸入麻醉药的MAC。

2. 治疗室上性心动过速 艾司洛尔50~300 μg/(kg·min)用于控制室上性心动过速,停药后心率迅速恢复正常,艾司洛尔和地高辛合用会提高治疗房颤的有效率。

3. 心肌缺血的防治 静滴艾司洛尔100~150 μg/(kg·min),持续15 min,和对照组相比,用药组心肌梗死面积和再灌注损伤明显减少,对再灌注所致的心动过速也有明显的抑制作用。但在临床上是否能减少急性心肌梗死面积尚无明确报道。

4. 高血压的治疗 冠状动脉旁路术后约42%患者发生高血压,高血压可能威胁到新吻合的血管,并增加心肌耗氧量而引起严重并发症。目前多采用硝酸甘油处理,但这些药物可产生心动过速而增加心肌耗氧量。研究结果表明,艾司洛尔的疗效确切,主要适用于围术期中度高血压,尤其伴有高动力状态者。

(二) 适应证 主要适应证有心房颤动、心房扑动时控制心室率,围术期高血压,窦性心动过速、室上性心动过速等。

(三) 禁忌证 支气管哮喘或有支气管哮喘病史;严重慢性阻塞性肺病;窦性心动过缓;Ⅱ、Ⅲ度房室传导阻滞;难治性心功能不全;心源性休克;过敏者。

(四) 用法用量

1. 控制房颤、房扑 成人先静注负荷量:0.5 mg/(kg·min),约1 min,随后静脉维持量:自0.05 mg/(kg·min)开始,4 min后若疗效理想则继续维持,疗效不佳可重复给予负荷量并将维持量以0.05 mg/(kg·min)的幅度递增。维持量最大可加至0.3 mg/(kg·min)。

2. 围术期高血压或心动过速 即刻控制剂量为:0.5~1 mg/kg,30 s内静注,继续予0.15 mg/(kg·min)输注,最大维持量为0.3 mg/(kg·min)。

(五) 不良反应

1. 心血管系统 低血压是最常见于术后、心房颤动及老年患者。

2. 中枢神经系统 出现头昏、嗜睡、头痛、精神错乱和激动。

3. 消化系统 可出现恶心,少数可出现呕吐。

4. 呼吸系统 可引起支气管痉挛、肺水肺、喘息、呼吸困难、干啰音和鼻充血,可引起哮喘患者或慢性气管炎患者哮喘发作。

(六) 注意事项 高浓度给药(>10 mg/ml)会造成严重的静脉反应,包括血栓性静脉炎,20 mg/ml的浓度在血管外可造成严重的局部反应,甚至坏死,故应尽量经大静脉给药。

艾司洛尔酸性代谢产物经肾消除,半衰期约3.7 h,肾病患者则约为正常的10倍,故肾衰患者使用本品需注意监测。糖尿病患者应用时可掩盖低血糖反应。支气管哮喘患者应慎用。用药期间需监测血压、心率、心功能变化。

(七) 药物相互作用 ① 与交感神经节阻断剂合用,有协同作用,应防止发生低血压、心动过缓、晕厥。② 与地高辛合用时,地高辛血药浓度可升高 10%～20%。③ 与吗啡合用时,稳态血药浓度会升高 46%。④ 与琥珀胆碱合用可延长琥珀胆碱的神经肌肉阻滞作用 5～8 min。⑤ 与维拉帕米合用于心功能不良患者可导致心脏停搏。药物过量时会出现心动过缓、低血压、电机械分离、意识丧失和心脏停搏。

二、美托洛尔(metoprolol)

(一) 药理作用 美托洛尔对心脏的作用减慢心率、抑制心收缩力、降低自律性和延缓房室传导时间。其对血管和支气管平滑肌有收缩作用,美托洛尔也能降低血浆肾素活性。

静注后分布半衰期大约是 12 min。在健康人志愿者静注本品大约在 20 min 达到最大药效。静注 5 mg 和 15 mg 产生心率减慢最大幅度分别是 10%和 15%。对心率的影响两个剂量同样速度与时间直线下降,5 mg和 10 mg 剂量对心率的影响分别在 5 h 和 8 h 消失。

(二) 适应证 用于治疗高血压、心绞痛、心肌梗死、肥厚型心肌病、主动脉夹层、心律失常、甲状腺功能亢进、心脏神经症等。近年来用于心力衰竭的治疗,但应在有经验的医师指导下使用。

(三) 禁忌证 低血压、显著心动过缓(心率<45次/min)、心源性休克、重度或急性心力衰竭、末梢循环灌注不良、Ⅱ度或Ⅲ度房室传导阻滞、病态窦房结综合征、严重的周围血管疾病。

(四) 不良反应

1. 心血管系统 心率减慢、传导阻滞、血压降低、心衰加重、外周血管痉挛导致的四肢冰冷或脉搏不能触及、雷诺现象。

2. 神经系统 因其脂溶性及较易透入中枢神经系统,产生不良反应。疲乏和眩晕占 10%,抑郁占 5%,其他有头痛、多梦、失眠等。偶见幻觉。

3. 胃肠道反应 腹泻多见,恶心、胃痛、便秘少见。

(五) 注意事项

(1) 须注意用胰岛素的糖尿病患者在加用β受体阻滞药时,其β受体阻滞作用往往会掩盖低血糖的症状如心悸等,从而延误低血糖的及时发现。但在治疗过程中选择性 β_1受体阻滞药干扰糖代谢或掩盖低血糖的危险性要小于非选择性β受体阻滞药。

(2) 长期使用时如欲中断治疗,须逐渐减少剂量,一般于 7～10 d 内撤除,至少也要经过 3 d。尤其是冠心病患者骤然停药可致病情恶化,出现心绞痛、心肌梗死或室性心动过速。

(3) 用于嗜铬细胞瘤时应先行使用α受体阻滞药。

(4) 慢性阻塞性肺部疾病与支气管哮喘患者应慎用美托洛尔。

(5) 对心脏功能失代偿的患者应在使用洋地黄和(或)利尿剂治疗的基础上使用美托洛尔。

(6) 不宜与维拉帕米同时使用,以免引起心动过缓、低血压和心脏停搏。若静注β受体阻滞药导致严重的不良反应如房室传导阻滞,严重心动过缓或低血压时,可应用β受体激动剂异丙肾上腺素 1～5 μg/min 治疗。

(六) 剂量和用法 ① 治疗高血压口服 12.5～50 mg/次,一日 1～2 次,维持心率 65～70/min。② 静脉注射美托洛尔 2.5～5 mg/次(2 min 内)。③ 心力衰竭时,应在洋地黄和利尿剂等抗心衰的治疗基础上使用美托洛尔。

三、拉贝洛尔(labetalol)

(一) 药理作用 拉贝洛尔又名柳胺苄心定,竞争性地阻断 β_1、β_2和α受体作用。降压效应主要通过阻断α受体引起外周血管扩张所致。对 α_1 受体的阻断作用约为酚妥拉明的 1/10～1/6,具有扩张支气管平滑肌和冠脉作用。对心脏β受体的阻断作用为普萘洛尔的 1/4,对血管及支气管平滑肌的作用为后者的 1/11 左右。该药本身的α与β受体阻断作用之比在静注时为 1∶3,口服时为 1∶7。降压效应中肾素不起主要作用,但对原是高肾素或高血管紧张素Ⅱ患者,给药后使血浆肾素及血管紧张素水平显著降低。本药的降压效应还可能与兴奋血管平滑肌 β_2受体有关。静注 1 min 出现作用,10 min 达峰值,分布相半衰期为 18 min。

(二) 适应证

1. 控制性降压 对易出血手术行控制性降压者,该药能在短时间内使血压降至所要求的水平。

2. 降低气管插管的心血管反应 诱导前静注拉贝洛尔 0.1～0.3 mg/kg,气管插管时患者的心率和平均动脉压均无明显波动,可减轻和消除气管插管过程中的循环反应。

3. 心脏病患者非心脏手术 对心绞痛有明显治疗作用,尤适用于高血压伴有心绞痛患者,该类患者术前常规β受体治疗时,冠脉血流可因血压下降而减少,术中应用拉贝洛尔,阻断 α_1受体,降低外周血管阻力,增加冠脉血流。劳累型、变异型以及精神紧张等因素诱发心绞痛时,都可因α受体激活而诱发血管收缩,使用拉贝洛尔既可抵消冠状动脉阻力增高,防止心律失常,又同时阻断 β_1受体,减慢心率,减少心肌耗氧量。

(三) 注意事项 常见不良反应有头昏、体位性低血压、疲乏、男性性功能紊乱,少数患者可见谷草转氨酶升高,Ⅰ度房室传导阻滞。使用过程中如发生严重低血压和心动过缓，可应用大剂量 α 或 β 受体兴奋药，如去甲肾上腺素、去氧肾上腺素、异丙肾上腺素静脉输注。支气管哮喘和各种缓慢型心律失常患者不宜使用拉贝洛尔。

(四) 剂量和用法 剂量宜个体化，缓慢静注成人 5～20 mg 或 0.1 mg～0.5 mg/kg，必要时 15 min 后重复。静脉输注，0.5～2 mg/min，根据反应调整剂量，总量可达 300 mg。麻醉期间用药可静注 5～10 mg/次，根据治疗效果调整剂量。

四、麻醉和围术期应用

(一) 抗心律失常 用来控制快房颤时的心室率、室上性心动过速、有症状性室性心律失常。对多种原因引起的快速型心律失常有效，如窦性心动过速，全身麻醉药或拟肾上腺素药引起的心律失常等。不同的 β 受体阻滞药的抗心律失常作用谱各异，有些药物具有第Ⅰ类或第Ⅲ类药物的作用特性。

1. 第Ⅱ类药的抗心律失常作用 心脏组织同时存在 $β_1$ 和 $β_2$ 受体，通过 $β_1$ 和 $β_2$ 受体来调节心率和心肌收缩力。然而在病理状态或处于应激状态的心脏，血浆去甲肾上腺素水平上升，可能会引起 $β_1$ 受体选择性功能下调，此时 $β_2$ 受体的功能与心律失常有关。

2. 第Ⅰ类药的抗心律失常作用 β 受体阻滞药有局麻和膜稳定作用，这种奎尼丁样作用属于第Ⅰ类抗心律失常药的特性。其余部分抗心律失常效应归因于对膜的直接稳定作用。

3. 第Ⅲ类药的抗心律失常作用 索他洛尔化学上属苯氧丙醇胺类，可延长人的动作电位时间和有效不应期，与他们微弱的 β 受体拮抗作用无关。动作电位推迟复极化过程是第Ⅲ类药的特征。

(二) 抗心绞痛和心肌梗死 β 受体阻滞药对心绞痛有良好的疗效。对静息型或严重劳力型心绞痛，要取得满意疗效，剂量必须达到有明显的 β 受体阻滞作用，如心率减慢和心肌收缩性能降低，尤其运动时减低心肌需氧量，从而延缓心绞痛的发作。对心肌梗死，两年以上的长期应用可降低复发和猝死率，用量比抗心律失常的剂量要大。

(三) 抗高血压 β 受体阻滞药具有明显的降压作用，可能机制为：① 抑制心脏兴奋，降低心排血量，使血压下降；② 抑制肾素释放，降低血管紧张素和醛固酮水平，去甲肾上腺素分泌受抑制；③ 拮抗突触前膜的 β 受体，后者有正反馈功能，兴奋时促使去甲肾上腺素释放，从而加强交感神经活动。β 受体拮抗肾上腺素的作用，产生降压作用；④ 可能对中枢的 $β_1$ 和 $β_2$ 受体的作用，减弱以肾上腺素为递质的神经元释放递质。

(四) 心力衰竭的治疗 β 受体阻滞药治疗心衰的机制可能为：① 心肌保护作用：高浓度儿茶酚胺对心肌细胞有毒性作用，儿茶酚胺代谢产物形成的自由基对心肌细胞有直接损伤作用，并使冠状动脉痉挛引起心肌缺血、缺氧，从而加重心脏的损伤。β 受体阻滞药通过阻断 β 受体而减轻这些损伤。② 改善心室舒张功能：β 受体阻滞药阻断儿茶酚胺诱发的心动过速作用，有效地减慢心率、降低心肌耗氧量，使舒张期延长，改善左室充盈压和舒张末期容积，并改善心肌缺血和心肌活动不均匀性，从而改善心室舒张功能。β 受体阻滞药还能直接干预心肌代谢，减少心肌耗氧和能量代谢，有利于衰竭心肌的恢复。③ 消除儿茶酚胺对外周血管的不良影响：β 受体阻滞药可以降低血浆肾素，精氨酸加压素水平，降低心脏后负荷，减轻体内水钠潴留，有助于心功能恢复。④ 使下调的 β 受体上调：心衰时心肌细胞膜 β 受体下调及功能失耦联是心肌的一种保护机制，但长期下去，会严重影响心肌对儿茶酚胺的反应性，加重心衰。但不同的 β 受体阻滞药对心衰时心肌受体的影响不同，无内源性拟交感活性药物如普萘洛尔、索他洛尔使已减少的 β 受体作用上调，美托洛尔、阿替洛尔仅使心肌 $β_1$ 受体数目增加，具有内在性的药物如吲哚洛尔、稀丙洛尔则使 β 受体进一步下调，其下调的程度因内在活性的强弱而异，因此，在不同的病理状态下选用不同的 β 受体阻滞药。

第五节 钙通道阻滞药

一、维拉帕米(verapamil)

(一) 药理作用 维拉帕米具有明显的负性频率、负性传导及负性肌力作用。其降低慢反应组织的舒张期自动去极化速率，使窦房结的发放频率减慢。过高浓度甚至可使窦房结和房室结的电活动消失。抑制慢反应动作电位的上升速率，使传导减慢，此作用在房室结表现较明显，减慢房室传导是其治疗室上性心动过速的机制所在。研究表明，该药能使心电图的 P－R 间期延长，且呈剂量依赖性。维拉帕米扩张冠状动脉，增加冠脉血流量。实验性冠状动脉结扎后，维拉帕米可增加结扎处远端(缺血区)的血流量。提高细胞外 Ca^{2+} 浓度可使维拉帕米的扩血管作用减弱或完全消失，而 β 受体阻断药或迷走神经切除则对其无影响。维拉帕米对外周血管具明显的扩张作用，使外周阻力降低，平均动脉压下降，继而心脏氧耗降低，对冠心患者是有利。明显抑制非血管平滑肌的收缩活动。

维拉帕米静注后1～2 min，房室传导时间开始延长，持续6 h。静注后抗心律失常的作用5 min出现，持续6 h。扩张血管作用5 min时达高峰，持续30 min。以上结果说明维拉帕米易被房室结摄取和结合。静注0.075～0.15 mg/kg后，有效血浆浓度为125 μg/ml，静注后其血浆浓度变化为二室模式、$t_{1/2\alpha}=3.5$ min，$t_{1/2\beta}=110.5$ min。药物在肝中被代谢成多种代谢产物，其中去甲基维拉帕米(norverapamil)为活性代谢产物，作用强度约为原药的20%。总清除率很大程度上取决于肝血流及功能，严重肝病(如肝硬化)需减少用量。该药可通过胎盘屏障，也可经乳腺分泌。约70%以代谢物形式经肾排泄，以原形排泄的药物不足4%。维拉帕米是肝P450 3A4的强抑制剂。

(二) 麻醉和围术期应用

1. 室上性心律失常　包括房颤、房扑、阵发性室上性心动过速，但预激综合征除外。推荐使用静脉缓慢注射，用维拉帕米2～4 mg稀释后每隔1 min缓慢静注1 mg或静脉输注。围术期应用时特别注意监测心率和血压，达到治疗目的后或心率、血压下降时停药。

2. 高血压　用药前血压水平越高，维拉帕米的降压作用越好，所以较适用于老年高血压患者，在治疗顽固性高血压的联合用药方案中，维拉帕米也作为可选药物之一，不宜与β受体阻滞药合用时。

3. 心绞痛　可用于各种心绞痛，用量与治疗高血压时相同。治疗高血压和心绞痛可选用缓释片。

(三) 药物相互作用　增加强心苷的血药浓度，减少奎尼丁的环孢素A的清除，肝药酶诱导剂可降低维拉帕米的生物利用度。维拉帕米可能与α_1和α_2受体结合，此可解释其与某些药物的相互作用(如奎尼丁，氯丙嗪，α受体阻断药)，苯巴比妥可加速维拉帕米代谢。

(四) 不良反应与禁忌证　维拉帕米易引起房室传导阻滞加重。主要禁忌证为：低血压、心源性休克、晚期心衰、病窦综合征、Ⅱ～Ⅲ度房室传导阻滞。治疗心绞痛时突然停药，可使病情更加恶化。

不良反应主要为：便秘、胃部不适、恶心、眩晕、头痛和神经痛等。静脉注射时，由于其负性肌力作用，可出现短暂而轻度的降压作用，如静脉注射速度过快可引起心动过缓、房室传导阻滞、低血压及诱发心力衰竭，多见于与β受体阻断滞药合用或近期内用过此药的患者，应立即停药，根据病情静注阿托品、钙剂或异丙肾上腺素。对低血压及心力衰竭者可用多巴胺或多巴酚丁胺治疗。禁用于病窦综合征及Ⅱ、Ⅲ度房室传导阻滞、心力衰竭、心源性休克者。对高龄患者，尤其心、肾功能不良者应慎用或减量使用。

二、地尔硫䓬(diltiazem)

(一) 药理作用　又名硫氮酮或恬尔心，对心脏表现为轻度的负性肌力和负性频率作用。地尔硫䓬的心脏电生理效应与维拉帕米类似，直接减慢心率的作用较强，阻断除极化的心浦肯野纤维的自发放电，抑制房室传导及延长不应期。

地尔硫䓬对大的冠状动脉和侧支循环均有扩张作用。在冠脉阻塞后，地尔硫䓬使血流重新分配而改善缺血心肌灌流，使抬高的S-T段有所降低并改善心功能，抑制室性早搏，延长存活时间。临床证明，地尔硫䓬可使患者冠脉扩张，心排血量、静脉回流量及心率均下降。本药对变异性和劳累型心绞痛都有显著效果。地尔硫䓬扩张外周血管，降低全身血管阻力，降低血压。在降低血压的同时对脉压无明显影响，提示本品同时降低收缩压和舒张压。由于其能明显地降低心脏负荷，尽管对心脏做功略有抑制，但还不至于使充血性心衰症状进一步恶化。

(二) 麻醉和围术期应用　治疗室上性心律失常、典型心绞痛、变异性心绞痛、高血压和肥厚性心肌病。治疗室上性心律失常时，第一次静脉注射量0.25 mg/kg，2 min注完，约75%的患者可转复为窦性心津，小剂量0.15 mg/kg常起不到良好的作用。如需要，15 min后，再给0.35 mg/kg，若需继续给药，则用量因人而异，视心率而定。

(三) 禁忌证　禁用于有窦房结功能不全及高度房室传导阻滞者；对有Ⅱ度以上房室阻滞或窦房阻滞者以及孕妇不能用；严重的低血压及充血性心力衰竭；有严重心肌疾患以及对本品有过敏史的患者禁用。

(四) 药物相互作用　与某β受体阻断药如美托洛尔合用，可使后者的清除率降低，从而可能引起心动过缓。与硝苯地平合用，相互抑制彼此在肝脏的代谢，使血浆药物浓度增加。H2受体阻断药可增加地尔硫䓬的血药浓度。常规使用环孢素A的肾移植患者，合用地尔硫䓬60～80 mg/d，可减少环孢素A的用量，并可明显减轻环孢素A的肾毒性。

(五) 不良反应与注意事项　地尔硫䓬对外周和心脏的作用居于硝苯地平和维拉帕米之间，不良反应的发生率约4%，是三者中最低，主要表现为头昏、头痛、面红及胃肠不适。注射可能出现房室传导阻滞，有的患者可出现药疹。心功能不全者应避免与β-受体阻断药合用。老年人、肝、肾功能不全者，剂量酌减。与降压药合用时，应十分谨慎会增加降压作用，与β阻滞剂、利血平类合用可能加剧心动过缓。

三、尼卡地平(nicardipine)

(一) 药理作用　尼卡地平对冠脉和外周血管具有强的扩张作用，对外周血管的扩张作用类似硝苯地平，但扩张冠脉的作用更强,对脑血管也有较好的扩张作用。对心脏的抑制作用为硝苯地平的 1/10,即血管选择性更高。用尼卡地平后,对射血分数和心排出量选择性更高。因此,用尼卡地平后,射血分数和心排血量增加,而对心脏传导无影响。在Ⅲ和Ⅳ度心衰患者中,尼卡地平治疗 9 d,心脏指数增加 28%,左室舒张末压减少 18%。

(二) 麻醉和围术期应用 用于治疗高血压和心绞痛,也用于脑血管疾病,如蛛网膜下腔出血后处理、脑缺血性卒中、脑动脉硬化症等。在处理高血压危象时,静注尼卡地平 5 mg/h,每 15 min 增加 1～2.5 mg,最大可用至 15 mg/h。麻醉和围术期用于治疗高血压和控制性降压。

(三) 不良反应 轻微不良反应的发生率高(54%～63%),均因扩张外周血管所致,往往于用药过程中消失。其他不良反应的发生率较硝苯地平和维拉帕米低。在治疗心绞痛和高血压时,最常见的不良反应为踝部水肿、眩晕、头痛、无力、面红、心悸,总发生率<10%。急性期颅内出血患者、颅内高压者、孕妇、哺乳期妇女禁用。药物相互作用与硝苯地平相似。

四、钙通道阻滞剂在心脏病患者麻醉和围术期应用

(一) 抗心律失常

1. 阵发性室上性心动过速(PSVT) 首选维拉帕米,能减慢房室结内传导,延长其有效不应期,在静脉用药时,有迅速消除 PSVT 的作用。剂量为 0.075～0.15 mg/kg,或小儿 1～2 mg,成人 2～4 mg,稀释后缓慢静注,或静脉持续输注,同时监测血压、ECG,其即时有效转复率为 80%～100%,必要时 30 min 后再用 1 次。是目前治疗由 A-V 前向传导折返引起的窄 QRS 波 PSVT 的首选药物。对自律性增高所致的 PSVT 和其他类型的折返性 PSVT 也都有治疗效果。静滴量为每分钟 5 μg/kg。静注地尔硫䓬 0.15～0.25 mg/kg 亦能终止窄 QRS 波的 PSVT。对多源性房性心动过速,维拉帕米的效果不佳。法利帕米(falipamil)对儿茶酚胺引起的窦速效果良好。

2. 心房纤颤和心房扑动 房颤房扑患者静注维拉帕米后可以减慢室率(多见于新近发生的房颤),个别患者能转为窦性心律。其起效时间较强心苷短。为安全起见,宜小剂量缓慢注射每次 1 mg,间隔 1 min 重复给药,给药过程中应严密监测血压和 ECG。房颤合并预激征者,禁用维拉帕米。

(二) 防治心肌缺血 钙通道阻滞剂可减慢心率,减少心肌耗氧;扩张冠状血管,解除冠状动脉痉挛,增加心肌供氧和缺血区的血流量;以及减少血小板的集聚。具有防治心肌缺血的作用。尼卡地平的扩血管作用最强,硝苯地平次之,维拉帕米和地尔硫䓬最小。钙通道阻滞药可以降低围术期心肌梗死的发生率和缩小梗死面积。术前已用钙通道阻滞药者不应停药,应继续用至术晨或术前,以防止术中发生冠状动脉痉挛。

(三) 防治高血压 钙通道阻滞药的降压作用,主要是通过舒张小动脉,作用起效快且肯定,SVR 下降,不减少心排血量,不产生体位性低血压,无快速耐药性,无支气管哮喘的禁忌证,可用于 COPD 患者。可用于防治围术期的高血压和高血压危象。

尼卡地平用于重度高血压和围术期高血压等高血压急症患者,能安全地控制血压,起效快(1～5 min),疗效高(显效率 100%),作用时间短,便于调节,并且副作用小。静脉负荷量(10～30 μg/kg,1～2 mg)后,1 min 后血压开始下降,收缩压和舒张压可以下降约 20%～30%,并且安全性大,未出现严重低血压,于作用消失后,无血压反跳现象,药效维持约 20 min 左右,需在 20～30 min 后给予静脉滴入,以维持降压效果。全身麻醉诱导时,静注尼卡地平 30 μg/kg,可以防止和降低由于气管插管所引起的血压升高。对于高血压患者其效果尤为显著,并且使其周围循环阻力在插管期间显著降低,心功能指数明显增加,且不增加心肌耗氧量。尼卡地平维持剂量为开始每分钟 2～6 μg/kg,以后根据血压变化调节。尼卡地平用于术中控制性降压每分钟 6～12 μg/kg 滴注,可于 5～10 min 内将血压稳定控制于较低水平(收缩压 80 mmHg)。心内直视手术,体外循环血压升高时,尼卡地平每分钟 4 μg/kg 滴注,可使 MAP 下降至 70 mmHg,减少滴入量后,控制 MAP 于 70±5 mmHg,效果满意,且停机后没有出现心率增快现象,尿量较多,认为其效果优于硝酸甘油和硝普钠。

(四) 脑复苏和缺血性脑血管疾病 心跳停止后,缺氧可影响跨细胞膜正常钙离子浓度梯度的维持,导致大量钙流入神经细胞(至少有 200 倍)内。钙通道阻滞药可以防止再灌注损害,并且能防止或解除脑血管痉挛,有利于脑皮质供血,有明显的减轻脑损害的效果。尼莫地平为高度脂溶性,易于进入中枢神经系统,可以穿过血脑屏障,故用于脑内疾病。他主要扩张直径为 70～100 μm 的小动脉,对小静脉的影响很小,剂量小于 60 μg/kg,对心率、节律和心肌收缩力无明显抑制。同时,SVR 和血压下降,使心脏在增加心排血量同时并不增加心脏做功。

尼卡地平选择性扩张脑血管,改善缺血区域血供,并且能增加脑对缺氧的耐受力,对脑细胞有保护作用,可用于各种缺血性脑血管疾病的预防和治疗,减少脑卒中发生率。尼卡地平 0.01 mg/kg 可以使患者脑血管阻力下降 22%,脑血流量上升 15%,并能使脑血管疾病患者缺血区血流量升高。高血压卒中恢复期患者,尼卡地平有降低血压和同时增加脑血流量的效应;对急性缺血性脑卒中患者,应用尼卡地平治疗有效。

(五) 麻醉药的相互作用

1. 氟类吸入麻醉药　可以阻滞心肌和血管平滑肌的钙通道，妨碍细胞外的钙内流，且与剂量相关。这是导致其负性肌力作用和直接扩张血管的重要原因。其中以恩氟烷的影响最大，氟烷次之，异氟烷最轻。恩氟烷与维拉帕米同用，不仅严重抑制心功能，还显著抑制血浆肾上腺素和去甲肾上腺素浓度的升高。钙通氟类吸入麻醉药合用对心肌抑制的相加作用可以部分被氯化钙拮抗。但使 P－R 间期延长的作用不受影响。维拉帕米和氟烷合用，使 SVR 下降，并与剂量相关，但和恩氟烷、异氟烷合用时 SVR 变化不明显。氟类麻醉药和钙通道阻滞药合用降低冠状动脉灌注压，但冠状血流却没有变化。异氟烷和尼卡地平合用使平均动脉压下降，而冠状血流增多。氟类麻醉药和钙通道阻滞药合用，对心脏传导系统的抑制有相加作用，钙通道阻滞药可增强氟类麻醉药的麻醉效能，维拉帕米 0.5 mg/kg 能使氟烷的 MAC 降低 25%。

2. 静脉麻醉药　硫喷妥钠可加重维拉帕米对心肌的抑制。临床上，硫喷妥钠、地西泮、芬太尼静脉麻醉时，通常可以使用钙通道阻滞药。上述麻醉药同用，其相互的作用有益于维持血流动力学稳定。但长期口服硝苯地平的冠状动脉旁路术患者，用大剂量芬太尼麻醉时，对心肌有显著抑制。

3. 其他　维拉帕米有较强的局麻作用(为普鲁卡因的 1.6 倍)，能增加局麻药的心脏毒性。钙通道阻滞药对所有去极化、非去极化肌松药均能增强其肌松作用。用钙通道阻滞药治疗的患者，应用常规剂量新斯的明拮抗肌松药的残余效应，效果不佳。对已用肌松药的患者，待呼吸恢复后，若再给钙通道阻滞药，也有可能出现呼吸肌再次麻痹的潜在危险，应予注意。用维拉帕米时，给予小量的含钾液(氯化钾液，库血)就可以出现高钾血症。钙通道阻滞药可以使地高辛的血浆浓度升高，还能够影响由钙介导的血小板功能。

(杭燕南　陈　杰)

参考文献

[1] Zipes BP, Libby P, Bonow RO, eds. Brauwald's Heart Disease. 7th ed. Michigan: W. B. Saunders, 2005.

[2] Bayram M, De Luca L, Massie MB, et al. Reassessment of dobutamine, dopamine, and milrinone in the management of acute heart failure syndromes. The American Journal of Cardiology 2005,96: 47G－58G.

[3] Toller WG, Stranz C, Levosimendan, a new inotropic and vasodilator agent. Anesthesiology, 2006,104: 556－569.

[4] 张七一，宋文宣，屈彦. 心血管病合理用药. 北京：人民卫生出版社，2004: 80.

[5] 杭燕南，庄心良，蒋豪等主编. 当代麻醉学. 上海：上海科学技术出版社，367－383.

[6] Garcia GMJ, Dominguez RA. Pharmacologic treatment of heart failure due to ventricular dysfunction by myocardial stunning: potential role of levosimendan. Am J Cardiovasc Drugs, 2006,6: 69－75.

[7] Nagisa YA, Shintani SN. The angiotensin Ⅱ receptor antagonist andesartan cilexetil (TCV2116) ameliorates retinal disorders in rats. Diabetologia, 2001, 44: 883－888.

[8] Sharshar T, Carlier R, Blanchard A, et al. Depletion of neurohypophyseal content of vasopressin in septic shock. Crit Care Med, 2002, 30: 497－500.

[9] Bucher M, Hobbhahn J, Taeger K, et al. Cytokine-mediated downregulation of vasopressin V(1A) receptors during acute endotoxemia in rats. Am J Physiol Regul Integr Comp Physiol, 2002, 282: R979－984.

[10] Patel BM, Chittock DR, Russell JA, et al. Beneficial effects of shortterm vasopressin infusion during severe septic shock. Anesthesiology, 2002, 96: 576－582.

[11] Sharma RM, Setlur R. Vasopressin in hemorrhage shock. Anesth Analg, 2005, 101: 833－834.

[12] 苏定冯. 心血管药理学. 北京：科学出版社，2001: 214－225.

[13] London MJ, Zaugg M, Schaub M, et al. Perioperative β-adrenergic receptor blockade: Physiologic foundations and clinical controversies. Anesthesiology, 2004, 100: 170－175.

[14] Devereaux PJ, Yusuf S, Yang H, et al. Are the recommendations to use perioperative (beta)-blocker therapy in patients undergoing noncardiac surgery based on reliable evidence? CMAJ, 2004, 171: 245－247.

[15] Liebson PR. Calcium channel blockers in the spectrum of antihypertensive agents. Expert opin pharmacother, 2006, 7: 2385－2401.

[16] 30 Opie LH, Yusuf S, Kubler W. Current status of safety and efficacy of calcium channel blockers in cardiovascular diseases: a critical analysis based on 100 studies. Prog Cardiovasc Dis, 2000, 43: 171－196.

[17] 杭燕南，邓小明，王祥瑞主编. 围术期心血管治疗药. 上海：世界图书出版公司，2008.

[18] George R. Gordonl, Schumann R, et al. Nesiritide for treatment of perioperative low cardiac output syndromes in cardiac surgical patients: an initial experience. J Anesth, 2006, 20: 307－311.

[19] Mentzer Jr. Effects of Perioperative Nesiritide in Patients With Left Ventricular Dysfunction Undergoing Cardiac Surgery. JACC, 2007, 49: 716－726.

[20] Hines R L. Cardiac pharmacology: a new look at clinical indications and application. annual Refresher Course Lectures American Society of Anesthesiologists, 2009, 230(1－4).

[21] Tsukamoto O, Fujita M, Kato M. Natriuretic peptides enhance the production of adiponectin in human adipocytes and in patients with chronic heart failure. J Am Coll Cardiol, 2009, 53: 2078－2079.

第十六章 神经刺激器定位和超声引导下周围神经阻滞

满意的神经阻滞必须具备三个条件：① 穿刺针正确达到神经附近；② 足够的局麻药浓度和容量；③ 局麻药有充分时间作用于需阻滞神经的神经膜上的受体。虽然现有罗哌卡因等效果较好的局麻药，但是单纯依靠解剖和异感定位，很难定位穿刺针是否已达到需阻滞的神经附近，只有用神经刺激器定位和声引导下的神经阻滞，才能提高神经阻滞的成功率和满意率，而且，便于住院医师培训和降低并发症的发生。

第一节 神经刺激器定位

神经电刺激长期以来都是外周神经阻滞的金标准。第一个神经刺激器是 von Perthes 在 1912 年发明的。

一、原理简介

神经细胞静息电位为－90 mV，电刺激使膜电位升高而引起去极化，产生动作电位。不同类型的神经纤维对电刺激的敏感性不同，时值可用于测定特定诱发动作电位的阈值，不同神经的时值和基电流都不同。表 16－1 比较了不同神经纤维的特征和脉冲宽度。疼痛感觉纤维（Aα 和 C 纤维）在最小电流时需要更长的脉冲，而用短脉冲（100 μs）刺激混合外周神经并不会引发疼痛的感觉，刺激纯感觉神经的脉冲要长一些（0.3～1.0 ms）。较低强度时，持续时间较长脉冲宽度电流会引起更强的运动反射和不适感。但是，似乎在 0.1～0.5 mA 时，较长脉冲并不会引起显著的不适，而强运动反射更易产生不适感。

表 16－1 外周神经纤维时值

神经纤维	直 径	髓 鞘	传导速率(m/s)	功 能	时值(μs)
C	小	无	0.5	感觉	400～500
Aδ	中	有	6～30	感觉/运动	100～200
Aα	大	有	60～120	感觉/运动	50～100

由于负极靠近神经时，刺激神经和肌肉收缩所需要的刺激会小很多，所以现代神经刺激器都是将负极连接到针头上。

二、神经刺激器和绝缘穿刺针

神经刺激器的输出电流 0.2～10.0 mA，频率1 Hz。用周围神经刺激器产生单个刺激波，刺激周围神经干，诱发该神经运动分支所支配的肌纤维收缩，并通过与神经刺激器相连的绝缘针，直接从绝缘针内注入局麻药，达到神经阻滞的目的。目前临床使用的神经刺激器都具有较大可调范围的连续输出电流，电流极性标记清晰（图 16－1）。

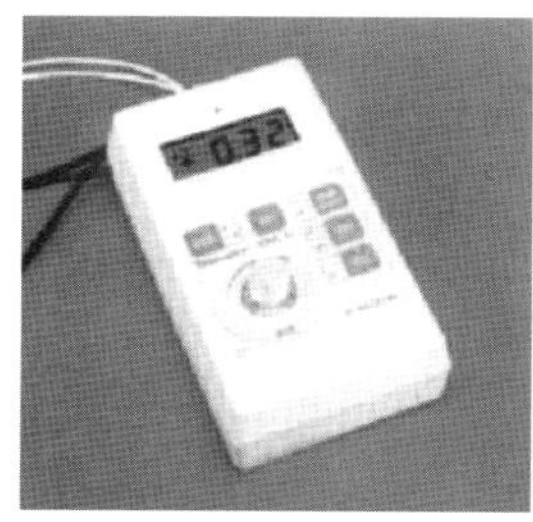

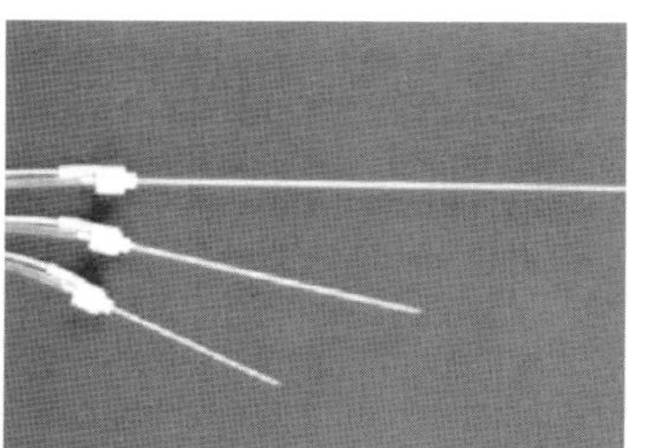

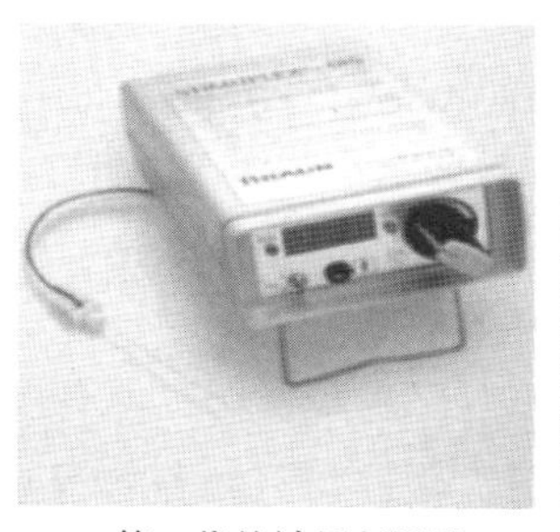

第一代的神经刺激器

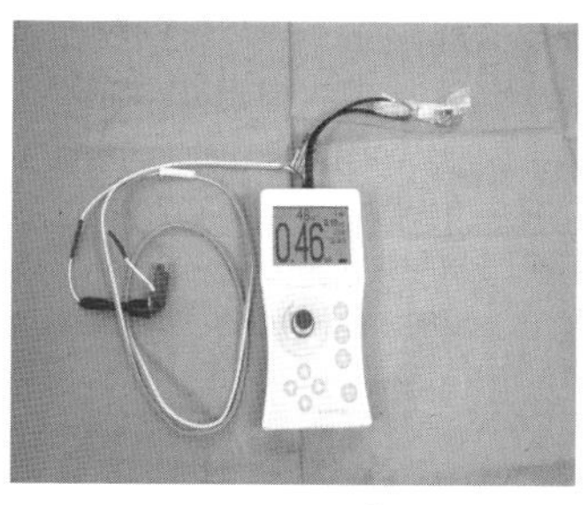

Stimuplex HNS Ⅱ型神经刺激器

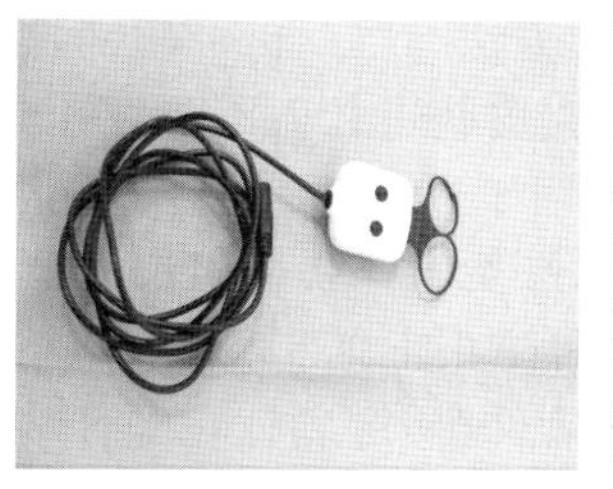

单人操作装置

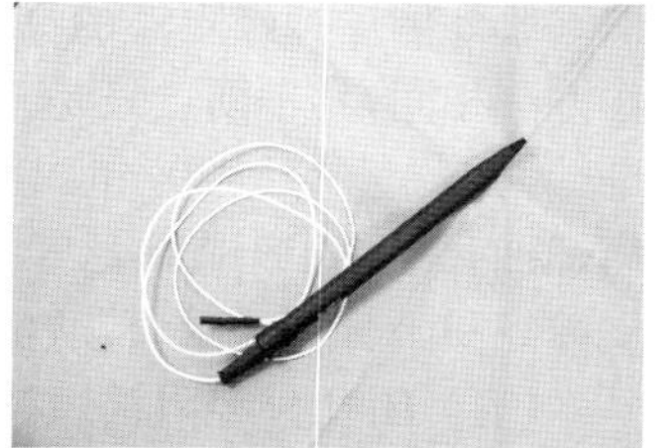

"神经刺激笔"

图 16－1 神经刺激器和绝缘的神经穿刺针

与神经刺激器相连的是绝缘穿刺针，穿刺针的选择尽可能选用细的穿刺针，最好用 22 G。选用 B-斜面(19°)或短斜面(45°)的穿刺针。上肢神经阻滞通常选用 5 cm 穿刺针，腰丛和坐骨神经阻滞选用 10 cm 穿刺针。需一次注入大剂量局麻药时，用大容量的注射器与穿刺针相衔接，以确保在回吸和注药时针头位置稳定。

三、神经刺激器的使用方法

将周围神经刺激器的正极通过一个电极与患者穿刺部位以外的皮肤相连，负极与消毒绝缘针连接。先设置电流强度为 1～1.5 mA，刺激频率为 2 Hz。该强度下局部肌肉收缩程度最小。穿刺针靠近神经时，减少刺激器的输出电流至最低强度(0.3～0.5 mA)时仍能引起肌颤搐，可认为穿刺针尖最靠近神经，注入 2～3 ml局麻药，肌肉收缩立即消除。此时，增加电流至 1 mA，若无肌肉收缩发生，逐渐注完余下的局麻药。否则，应退后穿刺针重新调整位置及方向。

四、上肢神经阻滞

用神经刺激器刺激运动神经分支，观察其支配肌肉的运动有助于精确定位，在进行臂丛神往阻滞时，刺激正中神经、尺神经、桡神经后，肌肉收缩的运动反应见图 16－2。

使用周围神经刺激器定位无需患者诉说异感，可用于意识不清或儿童等不合作患者，提高阻滞成功率，减少并发症发生。但刺激神经仍有可能引起神经损伤。

五、下肢神经阻滞

(一) 腰神经丛阻滞(腰大肌阻滞) 由于腰丛神经和坐骨神经的部位较深，至今，超声技术未能清晰辨认腰丛神经和坐骨神经，因此，神经刺激器仍是腰丛神经和坐骨神经后路阻滞的常用方法。神经刺激器可用于下肢神经的定位。患者侧卧，髋关节屈曲，手术侧向上。髂嵴连线距中线 4～5 cm 处为进针点(图 16－3)。刺针垂直皮肤进针，如触到 L_4 横突，针尖再偏向头侧，用神经刺激器引发股四头肌颤搐及髌骨上下移动，即可确认腰丛神经，注药 30～40 ml。

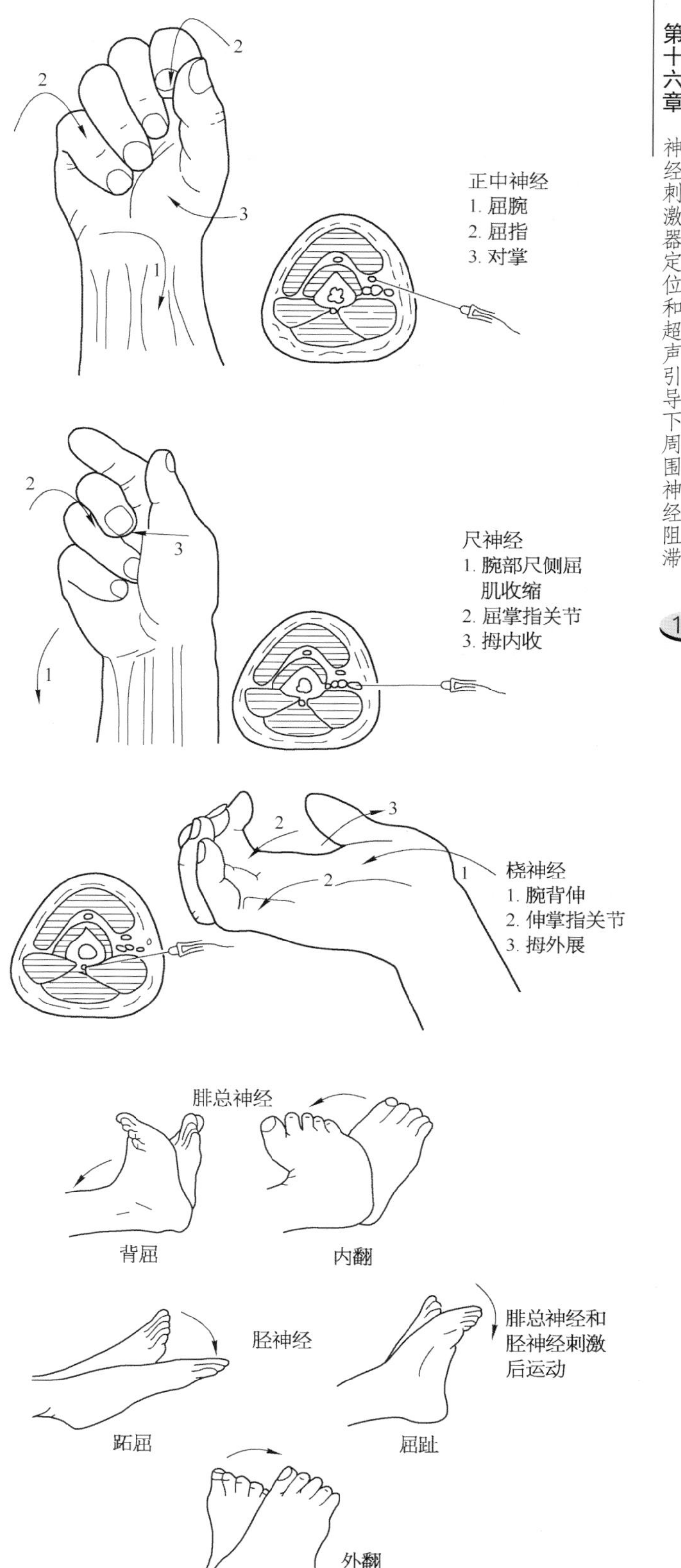

图 16－2 刺激正中神经、尺神经、桡神经、腓总神经和胫神经后的运动反应

单独阻滞腰神经丛大腿前部感觉消失，可施行浅表手术，如大腿前内侧取皮等。如使全部下肢麻醉，必须同时阻滞腰丛和骶神经丛。适用于老年、危重患者需行下肢手术如截肢术等。另外，还可作为全身麻醉

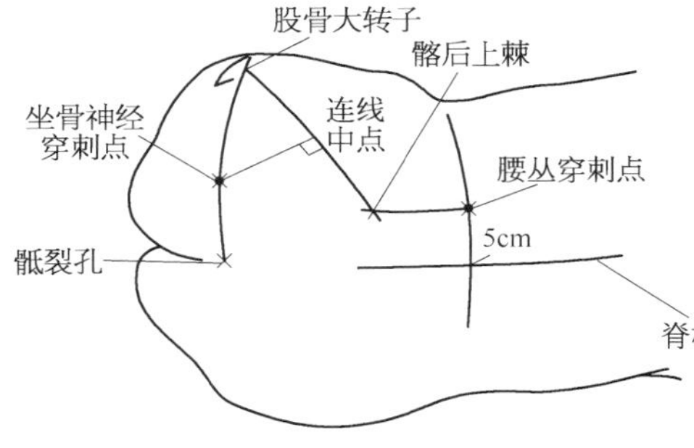

图 16-3　腰神经丛阻滞定位方法

的辅助措施用于术后镇痛。由于局麻药注入腰大肌中，被肌膜包裹而可麻醉全部腰神经丛，可在静脉镇静或喉罩通气下用于髋部手术。

腰丛神经阻滞的并发症包括：① 局麻药毒性反应。② 刺伤血管，局部形血肿。③ 神经损伤至术后神经功能障碍。④ 误入硬膜外腔，发生率 3%～10%。

(二) 三合一阻滞　患者仰卧，穿刺针在腹股沟韧带稍下方股动脉外侧 2 cm，45°向头侧进针，直至引发股四头肌颤搐。注入局麻药 30～40 ml，同时在穿刺点远端加压。适用于大腿前内侧部的手术，联合阻滞股神经和坐骨神经可用于膝关节手术。

(三) 髂腹股-髂腹下神经阻滞　穿刺针从髂前上棘内 3 cm 处垂直略向外侧进针。触到髂前上棘后，边退针边注入局麻药 10～15 ml。可用于腹股沟手术。

(四) 股外侧皮神经阻滞　穿刺针从髂前上棘下内方各 1.5 cm 处，稍向外上方进针。在髂前上棘内下方触到髂骨，注入局麻药 5～10 ml (图 16-4)。可用于皮肤移植供皮区的麻醉；行股外侧皮神经和股神经联合阻滞可用于大腿前部的手术。

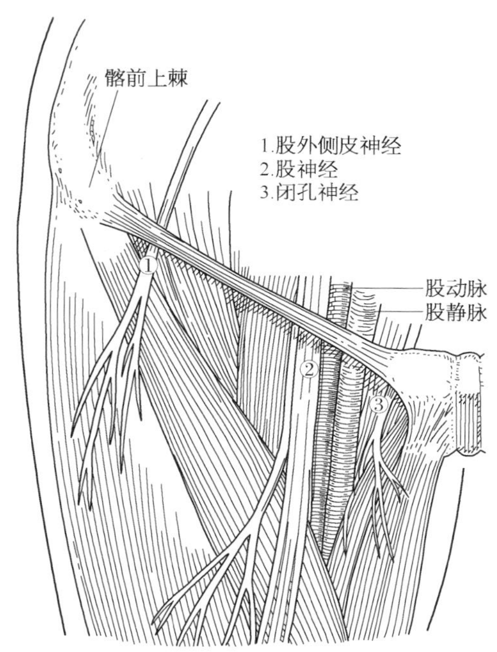

图 16-4　股外侧皮神经、股神经和闭孔神经的解剖标志

股外侧皮神经阻滞的操作方法与“三合一”阻滞操作方法相同，其不同点只是垂直皮肤进针而不是以 45°进针，注药量 15～20 ml。适用于股骨干骨折术后止痛、股四头肌成形或髌骨骨折修复术。联合阻滞外侧皮神经和坐骨神经阻滞，通常可防止止血带疼痛。

(五) 闭孔神经阻滞　患者仰卧，穿刺针在耻骨结节处下 1.5 cm 和外侧 1.5 cm 处进针，触到耻骨后，稍退针并稍向外及向下进针 2～3 cm 直至闭孔。回吸无血后，扇形注入局麻药(图 16-5)。

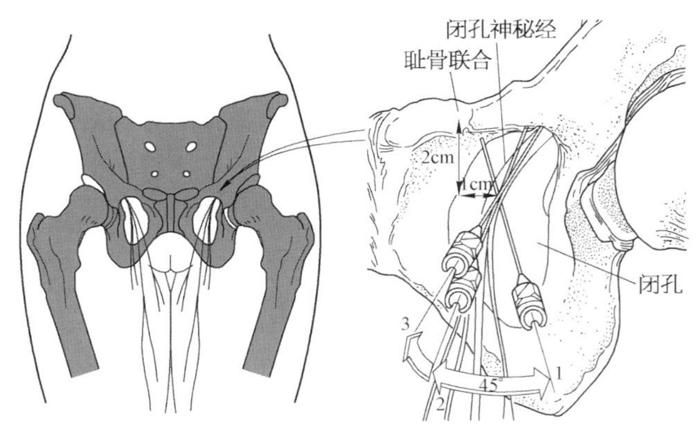

图 16-5　闭孔神经阻滞

(六) 坐骨神经阻滞　传统坐骨神经阻滞后侧入路，操作时置患者于 Sims 位(侧卧，阻滞侧下肢在上，屈膝屈髋，图 16-6)。在髂后上嵴和股骨大转子之间作一连线，此连线中点的正下方 3～4 cm 处为穿刺点。穿刺针垂直皮肤进针，并与神经刺激器相连，初始电流 1.0 mA 可引发坐骨神经支配区的运动反应(腘绳肌腱或腓肠肌收缩，足背屈或跖屈)。如臀肌收缩表明刺激了臀上或臀下神经，需改变穿刺针方向。当出现正确的运动反应后，逐步减小刺激电流，以确定反应的阈值。继续进针或改变进针的角度，直至刺激阈电流低于 0.3～0.4 mA，给予 3 ml 试验量后，注入局麻药 20～30 ml，每注药 5 ml 回吸 1 次。

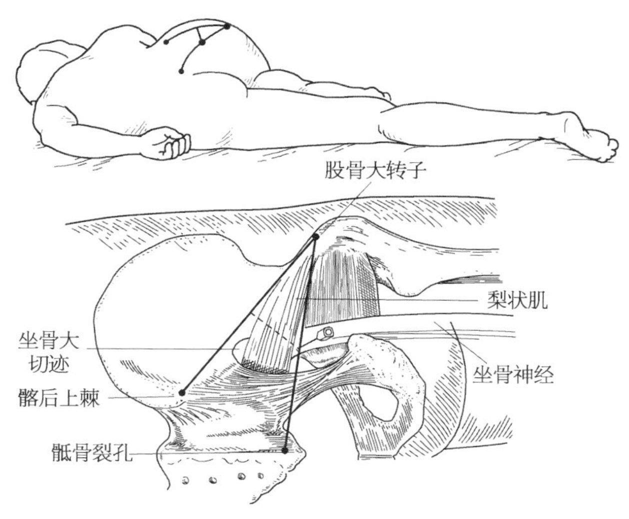

图 16-6　坐骨神经后路阻滞

坐骨神经联合：股神经、股外侧皮神经和闭孔神经阻滞，用于膝关节手术；膝部(腘窝)坐骨神经阻滞：患者俯卧位，膝关节屈曲 30°，显露腘窝边界，其下界为腘窝皱褶，外界为股二头肌长头，内侧为重叠的半膜肌腱和半腱肌腱。作一垂直直线将腘窝分为两个等边三角形，穿刺针从此线的外 1 cm 和膝关节皱褶上 7 cm 交点处进针(图 16－7)。借助神经刺激器定位后，注入局麻药 30～40 ml。同时行隐神经阻滞，用于小腿手术足和踝关节手术。

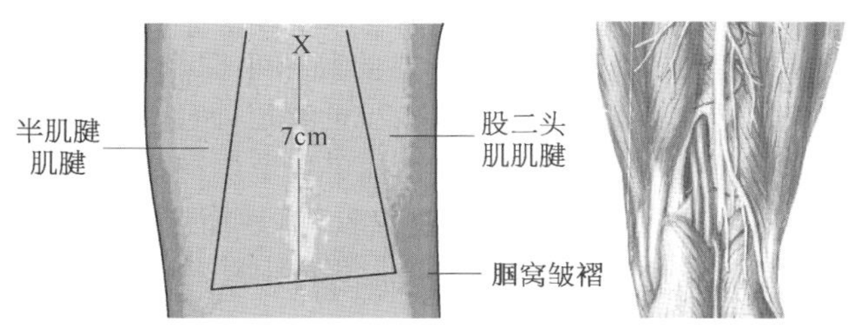

图 16－7　腘窝坐骨神经阻滞

(七) 隐神经阻滞　隐神经可在踝关节或在膝关节处阻滞。若在膝关节处阻滞，如局麻药 10 ml 注入皮下组织，其范围从胫骨深部的内侧表面至半腱肌和半膜肌的重叠肌腱。

(八) 踝关节阻滞　支配足的 5 条神经均可在踝关节阻滞。用枕头将足抬高以便踝部两侧操作。在踝部的上界，腓深神经位于胫前肌腱和母长伸肌腱之间，足背屈和第一跗趾外伸时很易触到。穿刺针在胫前动脉外侧及上述两肌腱之间进针，直至触到胫骨，边退针边注入局麻药 5～10 ml。然后从内踝到外踝在胫前皮下注入局麻药 10 ml，如此可阻滞外侧的腓浅神经和内侧的隐神经。从内踝的后方进针，指向胫后动脉的下界，足底可有异感。针尖触到骨质后退针 1 cm，扇形注入局麻药 5～10 ml，可阻滞胫后神经。从跟腱和外踝间中点进针，针尖指向外踝的后表面，触到骨质后稍返针并注药 5 ml，可阻滞腓肠神经图 16－8 可用于足部手术如足跖骨截趾术。

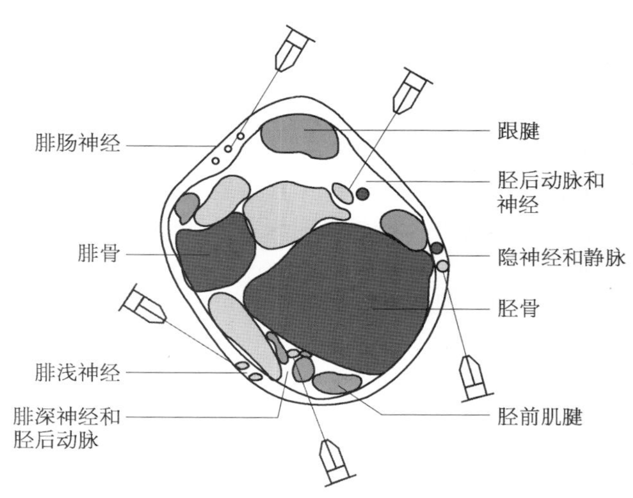

图 16－8　踝部神经阻滞(右足)

第二节　超声引导下的神经阻滞

1978 年，La Grange 等首次将超声技术用于引导神经阻滞。在进行锁骨上臂丛阻滞时，他们用多普勒超声血流监测仪定位锁骨下动脉来判断神经的位置。由于当时超声技术的限制，未能引起很大的反响。近十年来，随着高频超声技术的发展，显著提高对表浅组织的分辨率，能比较清楚地显示表浅的神经结构。超声可实时地观察目标神经的局部结构、穿刺针的行进路线、局麻药的扩散，实现了神经阻滞的直视化。超声技术几乎可用于任何患者，甚至全麻肌松状态下也可实施。但实施超声引导神经阻滞技术需要更细致的培训，充分掌握局部解剖和超声知识，才能保证患者安全和阻滞效果。

一、超声技术基础

(一) 超声波的物理特性　超声波是声源振动的频率大于 20 000 Hz 的机械波，临床常用的超声频率在 2～10 MHz。超声波有三个基本物理量，即频率(f)，波长(λ)，声速(c)，它们的关系是：c＝f·λ 或 λ＝c / f。波长决定图像的极限分辨率，频率则决定了可成像的组织深度。低频探头(1～6 MHz)成像的极限分辨率为 0.75～0.1 mm，可成像的组织深度 6～20 cm；高频探头(6～15 MHz)成像的极限分辨率为 0.1～0.05 mm，可成像的组织深度小于 6 cm。当目标结构表浅时，应选用高频探头，反之应选用低频探头。超声波在介质中传播时，遇到不同声阻的分界面，会产生反射。当超声波垂直于不同声阻抗分界面入射时，可得到最佳的反射效果。随着传播距离的增加，超声波在介质中的声能将随之衰减。根据图像中灰度不同，可分为强或高回声，中等回声，低或弱回声，无回声。

(二) 不同器官组织成分的显像特点　皮肤呈线状强回声；脂肪回声强弱不同，层状分布的脂肪呈低回声；纤维组织与其他成分交错分布，其反射回声强；肌肉组织回声较脂肪组织强，且较粗糙；血管形成无回声的管状结构，动脉常显示明显的搏动；骨组织形成很强的回声,其后方留有声影;实质脏器形成均匀的低回声;空腔脏器其形状、大小和回声特征因脏器的功能状态改变而有不同,充满液体时可表现为无回声区,充满气体时可形成杂乱的强回声反射。大部分外周神经的横截面呈蜂窝状,纵截面为致密高回声,有小部分外周神经则呈现低回声结构。

(三) 超声仪简介 麻醉科使用超声引导的神经阻滞时,对超声仪的要求:① 图像清晰,特别是近场的分辨率要高;② 操作简单容易掌握;③ 携带方便;④ 能实时储存图像或片段。目前市场上有多种专为麻醉科设计的便携式超声。超声仪操作步骤如下:

1. 选择和安装超声探头 根据目标神经血管选择探头。一般 6～13 Hz 的线阵探头可满足大部分要求。坐骨神经前路、腰丛一般选择凸阵探头。锁骨下臂丛神经、臀下水平以上的坐骨神经根据患者的胖瘦选择其中一种。线阵探头几乎适合儿童的各个部位。

2. 开机 机器有电源插头和可充电的备用电源。按电源开关开机。

3. 输入患者资料和更换检查模式 按患者信息输入键,出现患者信息输入屏幕,输入患者信息并选择适当的检查模式。检查模式有神经模式、血管模式、小器官模式和乳腺模式四种。

4. 选择超声模式 超声模式有二维模式、彩色模式、多普勒模式和 M 模式四种。神经阻滞用二维模式,鉴别血管时用彩色模式、多普勒模式。

5. 调节深度、增益 根据目标结构的深浅调节深度,并根据图像调节近场、远场和全场增益使目标结构显示清楚。

6. 存储和回放图像 欲储存图像时,先按冻结键冻结此图像,再按储存键储存。也可实时储存动态片段。按回放键可回放储存的图像。

7. 图像内测量和标记 按测量键可测量图像内任意两点的距离。按 Table 键可输入文本。

二、超声引导下外周神经阻滞的准备

(一) 环境和抢救器械的准备 虽然神经阻滞可以在手术室进行,但在术前准备室开辟一个专门的空间十分必要。因为神经阻滞起效需要一定的时间,且起效时间因不同的患者、不同的目标神经和不同的局麻药物等因素而有较大变化。麻醉医师可从容地不受干扰地完成操作和效果评估。

可用屏风或帘子围住 5 m×5 m 大小的地方,这样创造一个光线相对暗的环境,更容易看清超声屏幕显示,同时也有利于保护患者隐私。必须备常规监护设备、供氧设备、抢救设备和药物。

(二) 患者的准备 择期手术需禁食 8 h,常规开放一外周或中心静脉通路。监测心电图、血压和脉搏氧饱和度。可给予咪达唑仑 0.02～0.06 mg/kg,芬太尼 1～2 μg/kg 进行镇静,对于小儿患者,可静注 0.5～1 mg/kg 氯胺酮。对于呼吸障碍的患者使用镇静药物应谨慎。穿刺过程最好鼻导管或面罩吸氧。

(三) 探头的选择和准备 对于表浅的神经(<4 cm),应选用 7～14 MHz 的探头,对于深度>6 cm的目标神经,应选用 3～5 MHz 的探头。对于(4～6 cm),应选用5～7 MHz 的探头。对于极为表浅的结构,可选用类似曲棍球棒的高频小探头。表浅的神经应选用线阵探头,图像显示更清楚,而深部的神经应选用低频率凸阵探头,可增加可视范围,有利于寻找目标神经。探头要先涂上超声胶,然后用已灭菌的塑料套或无菌手套包裹,并用弹性皮筋扎紧。

(四) 其他用品 消毒液(碘伏、酒精)、无菌的胶浆、不同型号的注射器和穿刺针。最好准备一支记号笔,可根据解剖标志,大致标记目标结构的位置,有助于减少超声图像上寻找目标结构的时间。

(五) 识别超声图像的基本步骤

1. 辨方向 将探头置于目标区域后,透过移动探头或抬起探头一侧,辨清探头和超声图像的方向。

2. 找标志结构 辨清超声图像方向后,移动探头,寻找目标区域的标志性结构。如股神经阻滞时,先确定股动脉;锁骨上臂丛阻滞时,先确定锁骨下动脉。

3. 辨目标神经 根据目标神经和标志性结构的解剖关系(如股神经在股动脉的外侧)和目标神经的超声图像特征,确定目标神经。

三、超声探头、穿刺针与目标神经的相对位置关系

(一) 超声探头与目标神经的相对关系 当超声探头与目标神经的长轴平行时,超声图像显示神经的纵切面,当超声探头与目标神经的长轴垂直时,超声图像显示神经的横切面,当超声探头与目标神经的长轴成角大于 0°且小于 90°时,超声图像显示目标结构的斜切面。当超声束和目标结构垂直时,目标结构显示最清楚。

(二) 超声探头与穿刺针的相对关系 当穿刺针与超声探头排列在一条直线上时,穿刺针的整个进针途径就会显示在超声图像上,这种穿刺技术被称为平面内穿刺技术(图 16－9)。当穿刺针与超声探头排列垂直时,在超声图像上仅能显示穿刺针针干的某个横截面,这种穿刺技术被称为平面外穿刺技术(图 16－10)。

(三) 超声探头、穿刺针及目标结构三者的相对关系 根据超声探头、穿刺针及目标结构三者的相对关系,超声引导下的神经阻滞可分为长轴平面内技术、短轴平面内技术、长轴平面外技术、短轴平面外技术(图

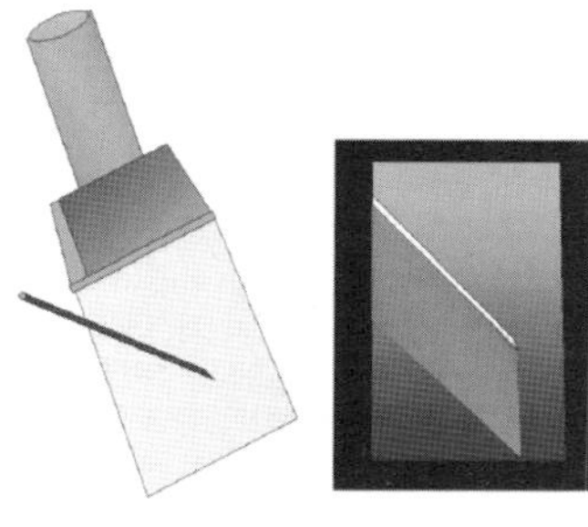

图 16-9 平面内技术示意图

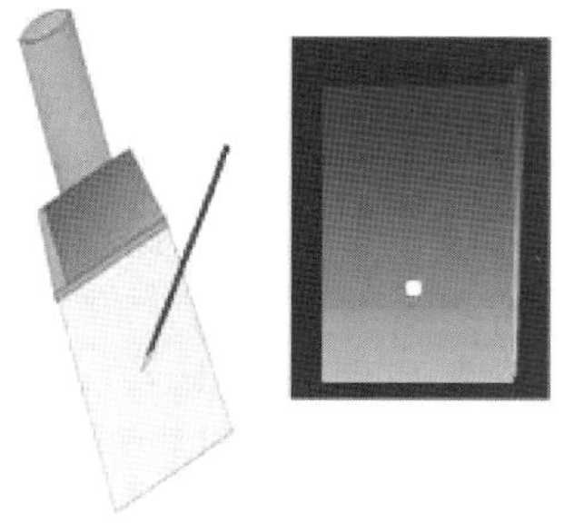

图 16-10 平面外术示意图

16-11）。当然也可在超声图像上显示目标结构的斜面后，再使用平面内或平面外技术进行阻滞或穿刺。大部分超声引导下的神经阻滞使用短轴平面内技术和短轴平面外技术。

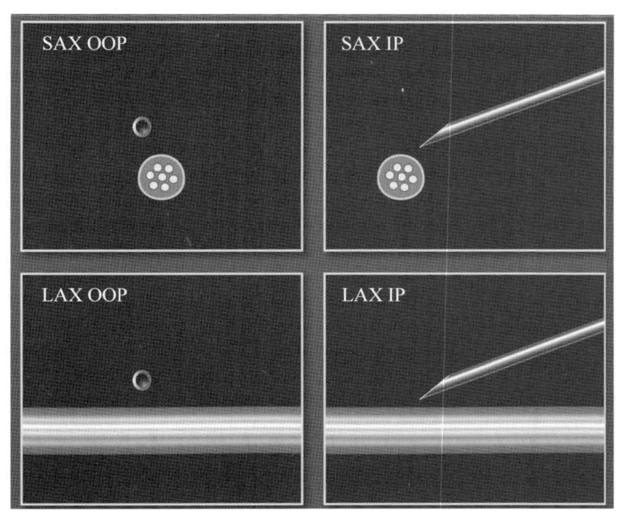

图 16-11 超声探头、穿刺针及目标结构三者的相对关系示意图

四、超声引导下的臂丛神经阻滞

（一）肌间沟臂丛阻滞

1. 超声图像 选择频率在 6～13 MHz 的高频线阵超声探头。将超声胶涂在探头上，无菌手套包裹探头。在环状软骨水平将探头横置于颈部中央，然后向外侧移动，从内向外依次可以看到气管、甲状腺、颈总动脉、颈内静脉、前斜角肌、臂丛和中斜角肌（图 16-12）。在超声图像上颈总动脉和颈内静脉最易辨认，是寻找臂丛位置的重要标志。在肌间沟的中间水平，臂丛的上中下干截面显示圆形或类圆形低回声结构（图 16-13）。在肌间沟底部，臂丛神经表现为一串类似蜂窝状的回声组织（图 16-14）。

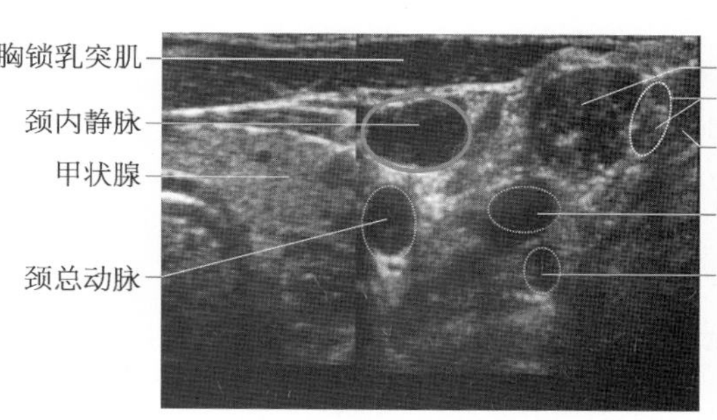

图 16-12 颈部肌间沟水平超声图

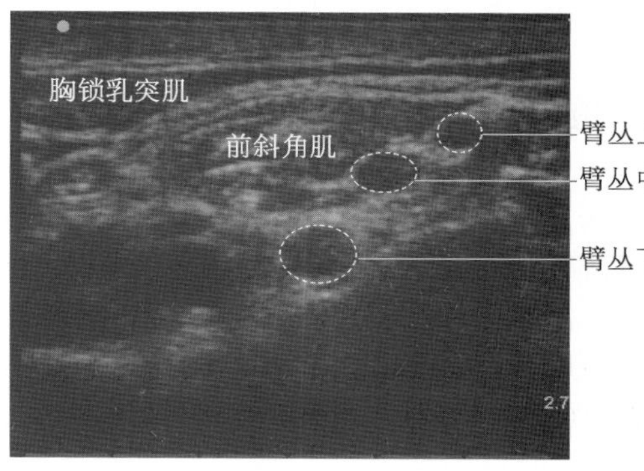

图 16-13 典型的臂丛三干超声图

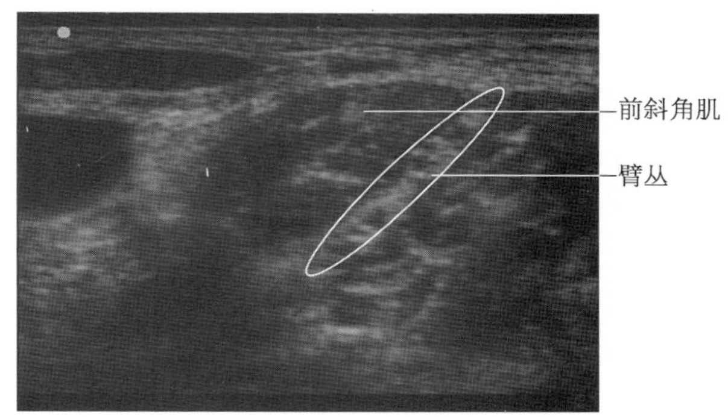

图 16-14 肌间沟处蜂窝状臂丛影像

2. 操作 患者头偏向健侧。常规颈部消毒。常选用短轴平面内技术：垂直颈部放置探头，在超声图像上确定臂丛神经及其周围结构。移动探头，使臂丛的影像显示在适当位置（图像的中间）。在超声探头的外侧部位皮肤处穿刺，经中斜角肌推进，使针头位于臂丛的深部，回抽无血后注射局麻药 10～15 ml，可观察到局麻药的扩散，臂丛神经向前上移位。将针退至皮下，调节进针角度，将针尖推进至臂丛的上前方，回抽无血后再注射局麻药 10～15 ml。观察麻药的扩散情况，可在臂丛周围的任何部位追加局麻药，直至臂丛完全被液性暗区包围（图 16-15）。穿刺针进入血管的征象：注射局麻药时血管内有雪花状回声，并且神经周围无液

体扩散征象。遇到这种情况，停止注射，调换针尖位置。

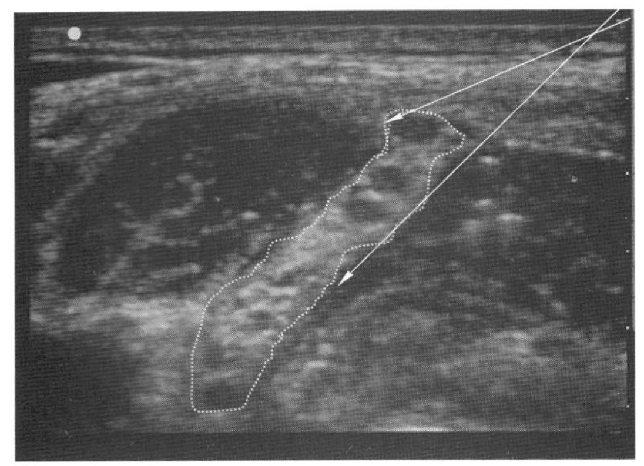

图 16-15 臂丛神经阻滞后的超声图像
箭头示进针方向和针尖位置。

(二) 锁骨上臂丛阻滞

1. 超声图像 选择频率在 6～13 MHz 的高频线阵超声探头。以锁骨上锁骨中点为中心放置超声探头，探头长轴基本与锁骨平行。在超声图像上寻找锁骨下动脉。在动脉外上方可见臂丛神经，此处神经呈葡萄串状，可在臂丛神经和锁骨下动脉深部见到第一肋骨和胸膜(图 16-16)。如需获得进一步证实可向颈部滑动探头，可见图像逐渐转变为肌间沟处臂丛的表现。

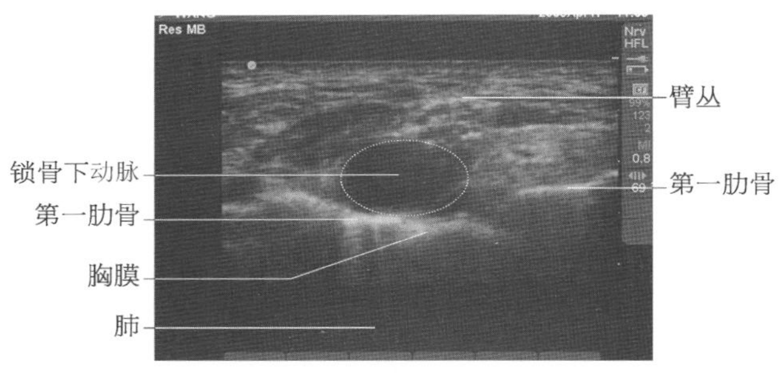

图 16-16 锁骨上径路臂丛超声图像

2. 操作 采用短轴平面内技术：患者头偏向健侧。常规包裹探头和颈部消毒，在超声图像上确认臂丛神经后，采用 22 G 针，针尖从探头外侧穿刺，方向与皮肤呈 30°～50°角，当针尖到达臂丛外下方时，注射 10～15 ml 局麻药。调节进针角度，将针尖放置在臂丛的前上方，再注射 10～15 ml 局麻药(图 16-17)。在注射过程中应观察局麻药的扩散情况，如扩散不加，应调节针尖位置，避免局麻药中毒。在穿刺过程中，保持穿刺针行进轨迹始终在超声图像之中，避免针尖进入锁骨下动脉或穿过第一肋水平，造成气胸。

(三) 锁骨下臂丛阻滞

1. 超声图像 和其他臂丛阻滞入路相比，锁骨下臂丛位置最深，但对于大部分患者仍可选择高频线阵超声探头。少部分肥胖患者则需用低频凸阵超声探头。置患者于平卧位，头转向对侧。探头一端在锁骨中点外侧 1～2 cm 处的锁骨下部位，另一向足侧，尽量把探头和腋动脉垂直。这个位置相当于腋动脉第二段水平。首先找到腋动脉，在图像的足端侧可见腋静脉，血管的图像可采用彩色多普勒超声进一步证实，三束臂丛神经呈半月形围绕着腋动脉，分别是外侧束、后束和中间束。在神经的浅层可见胸大肌和胸小肌，在深层可见到胸膜腔，内侧可见到腋静脉(图16-18)。

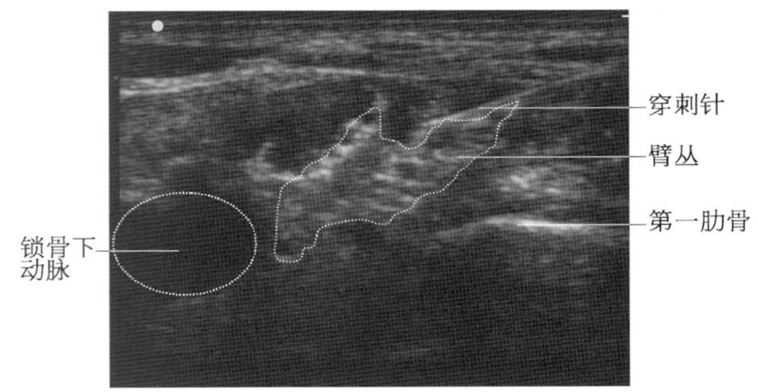

图 16-17 短轴平面内技术锁骨上径路臂丛阻滞超声图

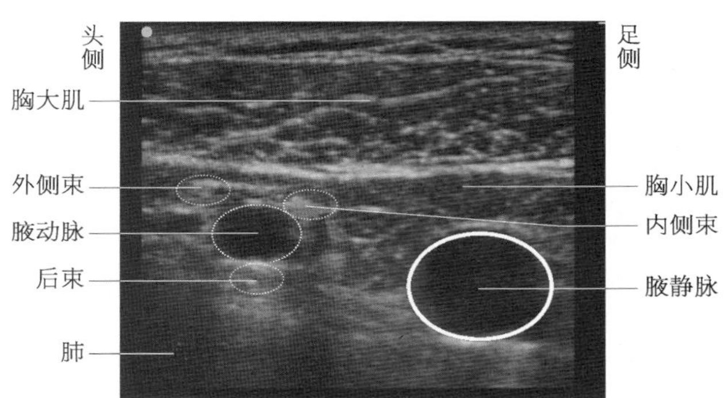

图 16-18 锁骨下入路臂丛横截面超声图

2. 操作 采用短轴平面内技术：患者阻滞侧手臂伸直放于躯干侧，头偏向健侧。常规包裹探头、消毒。将超声探头放置于锁骨下喙突水平，探头长轴与锁骨垂直，先找到腋动脉和腋静脉，然可调节穿刺针的方向分别阻滞穿刺各束神经，每束神经周围注药 5～10 ml。阻滞后束时避免进针过深损伤胸膜和肺脏。

(四) 腋窝臂丛阻滞

1. 超声图像 选择频率在 6～15 MHz 的高频线阵超声探头。置患者于平卧位，阻滞侧上肢外展 90°即可。在胸大肌和肱二头肌交界处，超声探头长轴与腋动静脉垂直放置。首先寻找腋动脉、腋静脉。以腋动脉为中心，各束神经分布大体可分为外侧的正中神经，深部的桡神经和内侧的尺神经。在腋动脉外侧偏下方稍远处还可见到半月形或梭形的高回声结构(中间混有少量低回声区)，此为肌皮神经(图 16-19)。

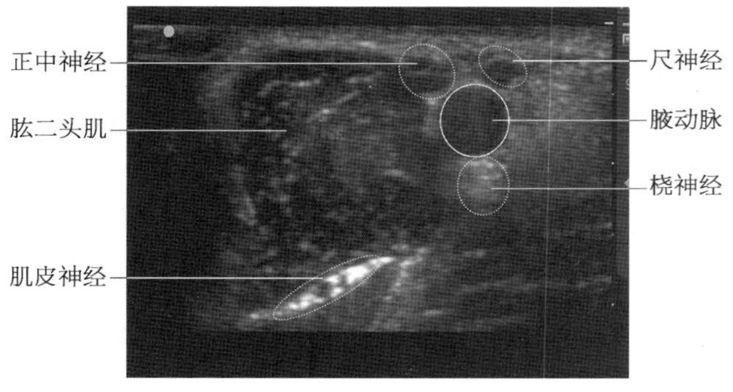

图 16-19 腋路臂丛横截面超声图像

2. 操作 采用短轴平面内技术：患者头偏向健侧，患肢外展，探头在腋窝部横跨腋动脉。加压探头，使腋静脉闭合。调整进针方向，分别阻滞此 4 个神经。每束神经周围注药 5～10 ml。

五、超声引导下的腰丛阻滞

腰丛位于腰大肌间隙内，由 T_{12} 神经前支的一部分、$L_{1\sim3}$ 神经前支 L_4 神经前支的大部分组成。有时 L_5 神经前支的小部分也会加入。腰大肌间隙的前壁是腰大肌；后壁是 $L_{1\sim5}$ 横突、横突间肌和横突间韧带；外侧为起自全部腰椎横突上的腰大肌纤维和腰方肌；内侧是 $L_{1\sim5}$ 椎体、腰椎间盘外侧面及起自椎体的腰大肌纤维。腰大肌间隙上界平第 12 肋，向下沿腰骶干至骨盆的骶前间隙。从腰丛发出股神经（L_1 神经上支和 $L_{2\sim4}$），股外侧皮神经（$L_{2\sim3}$）、闭孔神经（$L_{3\sim4}$）、生殖股神经（$L_{1\sim2}$）、髂腹下神经和髂腹股沟神经（T_{12}～L_1）。

在成人选用低频凸阵探头，深度调至 7～10 cm。儿童可用线形探头，深度调至 3～6 cm。腰丛的位置深，图像在成年人有时难以清楚分辨，但可根据周围的结构确定其位置。腰丛不是单一神经，不能用长轴和短轴进行描述。只能根据超声探头和脊柱的方向，以横截面和纵截面表示。

（一）横截面

1. 超声图像 在 L_2 或 L_3 横突上端水平将超声探头和脊柱的方向垂直放置，探头的一端置于背正中。稍向头侧移动，就可看到横突影像。然后向足侧平移，显示横突中间水平的影像。上部的肌肉是竖脊肌，其外侧为腰方肌。两肌肉交界处下方为腰大肌。在 $L_{1\sim2}$ 水平，腰大肌的外侧为肾脏。腰大肌的内侧低回声（黑色）为椎体。椎体和腰大肌之间为腰大肌间隙。股外侧皮神经、股神经和闭孔神经向前外下穿越腰大肌。这些神经和腰大肌分界不清（图 16-20）。

2. 操作 平面内技术：患者侧卧位，患侧朝上。将低频凸阵探头和脊柱垂直放置。确定腰大肌间隙后，采用 10 cm 长的穿刺针，从探头外侧穿刺，针尖到达横突表面下 1～1.5 cm 深度。回抽无血和脑积液，注射局麻药 20～30 ml。根据手术需要可进行 $L_{2\sim4}$ 单个横突间隙水平腰丛阻滞，也可从两个横突间隙水平穿刺。单个间隙阻滞注射 20～30 ml 局麻药，两个间隙阻滞时每个间隙注射 15～20 ml。

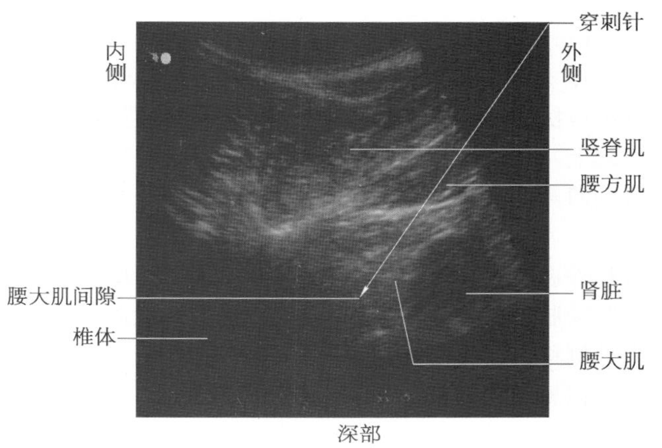

图 16-20 腰部横截面超声图

（二）纵截面

1. 超声图像 以 $L_{2\sim3}$ 或 $L_{3\sim4}$ 腰椎棘突间隙为中心，将超声探头平行于后背中线放置。超声探头距后背中线 3～4 cm。$L_{2\sim4}$ 横突显示为“城垛样”图形。腰丛的位置在横突之间，距离横突表面 1～1.5 cm 处（图 16-21）。

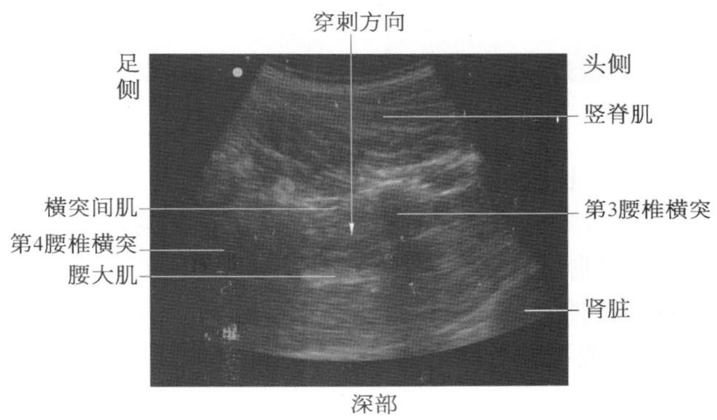

图 16-21 腰椎旁 3～4 cm 纵截面超声图

2. 操作 平面外技术：患者侧卧位，患侧朝上。将低频凸阵探头在背中线外侧 3～4 cm 和脊柱平行放置。从骶侧向头侧移动探头，可以依次确定 L_5、L_4、L_3、L_2 横突。确定要穿刺的横突间隙后，将此间隙调整到图像中间。采用 10 cm 长的穿刺针，从探头外侧中点进针，针尖到达横突表面下 1～1.5 cm 深度。回抽无血和脑积液，注射局麻药 15～30 ml。根据手术需要可进行 $L_{2\sim4}$ 单个横突间隙水平腰丛阻滞，也可从两个横突间隙水平穿刺。单个间隙注射 20～30 ml，两个间隙注射时每个间隙注射 15～20 ml。此方法的优点是容易辨认图像（横突显示明显），缺点是不容易确定针尖位置。

六、股神经阻滞

股神经从腰大肌穿出后进入腹股沟，随即分支。此处股神经位置不深，可用高频线阵探头。短轴面比长轴面更容易辨认股神经。

(一) 短轴面

1. 超声特征　选择频率在 6～13 MHz 的高频线阵超声探头。将超声探头平行腹股沟韧带置于于腹股沟之上，找到股动脉。在股动脉的外侧 1～1.5 cm，可看到回声稍高的股神经截面(图 16－22)。

2. 操作　短轴平面内技术：患者平卧，患侧髋关节稍外展。常规包裹探头、消毒。在腹股沟处将探头和股动脉走行垂直放置，先找到股动脉和股静脉，然后向外侧移动探头，确认股神经。从探头外侧进针，针尖穿破包裹股神经的筋膜，到达股神经表面。神经周围注药 10 ml，注药时观察局麻药在神经周围的扩散情况，如股神经没有被完全包围，可调换针尖位置再行注射。

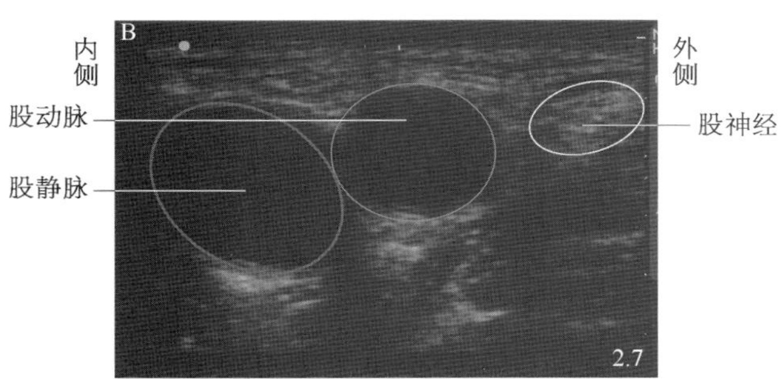

图 16－22　股神经短轴面超声图

(二) 长轴面

1. 超声特征　将超声探头平行股动脉的走行方向置于股动脉之上，然后平行向外侧移动 1～1.5 cm，即可看到股神经长轴面(图 16－23)。由于筋膜和神经回声相似，股神经长轴的辨认比较困难，单次阻滞时很少应用。

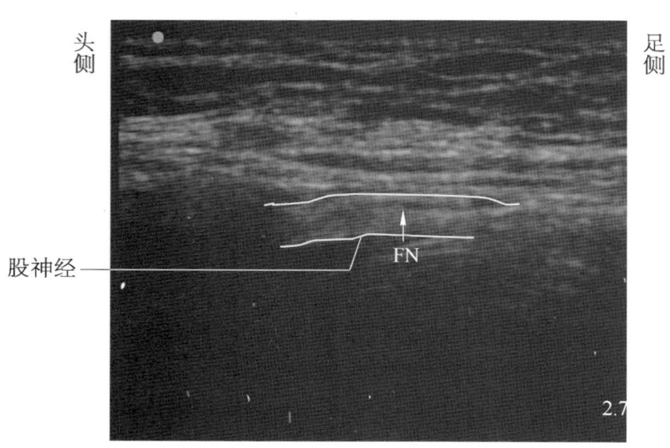

图 16－23　股神经长轴面

2. 操作　长轴平面内方法用于连续股神经阻滞。先用短轴平面内方法在神经周围注射 10 ml 生理盐水或局麻药。然后确定股神经长轴面，从探头的远端进针，针尖达到股神经表面时，插入导管，导管尖端超出针尖 3～7 cm。

七、坐骨神经阻滞

(一) 骶旁坐骨神经阻滞

1. 超声图像　坐骨神经在骶髂关节下骶骨外缘和髂骨的髂后下棘之间向外下走行进入坐骨大孔。骶骨外缘和髂骨的髂后下棘之间的坐骨神经是超声能看到坐骨神经的最高处，其内侧有股后皮神经和臀下神经。选用低频凸阵探头，将探头和脊柱垂直放置，探头的中点为髂后上棘。探头平行向下移动，开始图像显示内浅外深的一条骨线(骶髂关节的后方，内侧为骶骨，外侧为髂骨)，当探头移到骶髂关节的后下方时，即骶骨外缘和髂骨的髂后下棘之间时，图像中的骨线显示一个裂口，并在裂口处看到团状组织，即坐骨神经(图 16－24)。此处阻滞的优点是可同时阻滞股后皮神经和臀下神经。

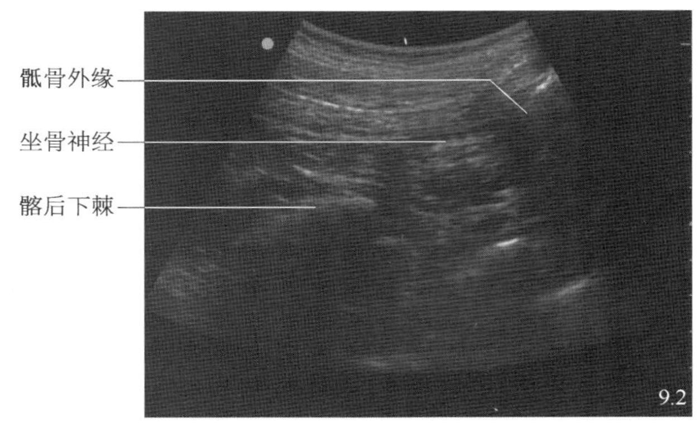

图 16－24　骶旁坐骨神经超声图

2. 操作　选用低频凸阵探头。患者侧卧，阻滞侧朝上。标记髂前上棘的位置。常规包裹探头和消毒。将探头以髂后上棘为中点和脊柱垂直放置。向足侧平行移动探头 4～6 cm，内浅外深的骨线就出现一个缺口，坐骨神经位于缺口之中。用平面内技术，10 cm 长穿刺针从探头的外侧进针，针尖到达神经表面时注射局麻药 20～30 ml。

(二) 坐骨大孔处坐骨神经阻滞

1. 超声图像　坐骨神经出坐骨大孔后，在坐骨的背面走行。此处坐骨神经的深度一般在 4 cm 左右，大多数患者仍可用高频线阵探头，只有少数肥胖患者需要用低频凸阵探头。最好先标好坐骨神经的大致位置。在股骨大转子与髂后上棘之间作连线，过其中点作此连线的垂直线。此垂直线与股骨大转子和骶裂孔连线的交点，即为坐骨神经的位置标记。将探头和坐骨神经的走向垂直放置，坐骨神经的位置标记在探头中间，即可在超声图像上显示坐骨神经的横截面，通常表现为1～2 cm索状高回声区，其表层为臀大肌，深层为上孖肌，内侧为臀下神经和股后皮神经（图16－25）。

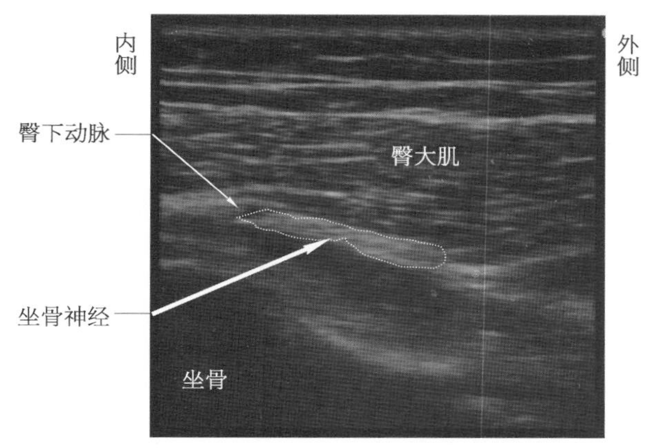

图16－25　坐骨大孔处坐骨神经横截面超声图

2. 短轴平面内技术　获得坐骨神经的横截面超声图后，可从探头的内侧或外侧进针，当针尖到达坐骨神经位置时，注射20～30 ml局麻药。臀下神经和股后皮神经通常一并被阻滞。

（三）坐骨结节和股骨大转子水平坐骨神经阻滞

1. 超声图像　此处坐骨神经位置最深，为4～6 cm。但大部分患者仍能用线阵探头显示坐骨神经。位于坐骨结节和股骨大转子连线中部或偏内。坐骨神经横截面呈椭圆形，其表层仍为臀大肌，内外侧分别为坐骨结节和股骨大转子（图16－26）。

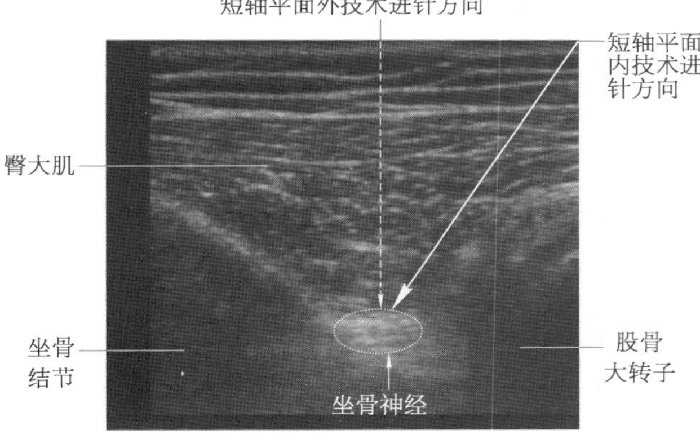

图16－26　股骨大转子水平坐骨神经横截面超声图

2. 操作　可采用短轴平面内或短轴平面外技术。① 短轴平面内技术：可从探头的内侧或外侧进针，先将针尖置于坐骨神经的内下方或外下方，注射10～15 ml局麻药，然后将针尖移到神经的上方，再注射10～15 ml局麻药。② 短轴平面外技术：在耻骨结节水平获得坐骨神经的横截面图像后，将神经影像调整到图像中间。从探头的侧方中间几乎垂直进针，通过注射少量局麻药判断针尖位置。当针尖接近坐骨神经表面时，注射20～30 ml局麻药。

（四）臀下入路坐骨神经阻滞

1. 超声图像　坐骨神经粗大，在此处走行直，位置较浅，因而横截面和纵截面在超声上都容易显示。一般选择6～13 MHz的线阵式探头即可。① 横截面超声图：在臀大肌下缘至腘窝上端之间，坐骨神经在股二头肌深面走行。将探头和坐骨神经走向垂直放置，即可获得坐骨神经横截面超声图。其横截面呈类圆形或椭圆形，回声较周围肌肉组织稍高，浅部为股二头肌（图16－27）。② 纵截面超声图：在臀大肌下缘至腘窝上端之间水平将探头和坐骨神经走向平行放置，向内侧或外侧移动探头，寻找坐骨神经。此段是显示坐骨神经纵截面的最好阶段。其纵截面呈索状，回声较肌肉组织稍高，浅部为股二头肌，深部为大收肌（图16－28）。在收肌腱裂孔以上，坐骨神经没有血管伴行，所以在臀大肌下缘和收肌腱裂孔之间阻滞，一般不会发生意外的血管内注射。

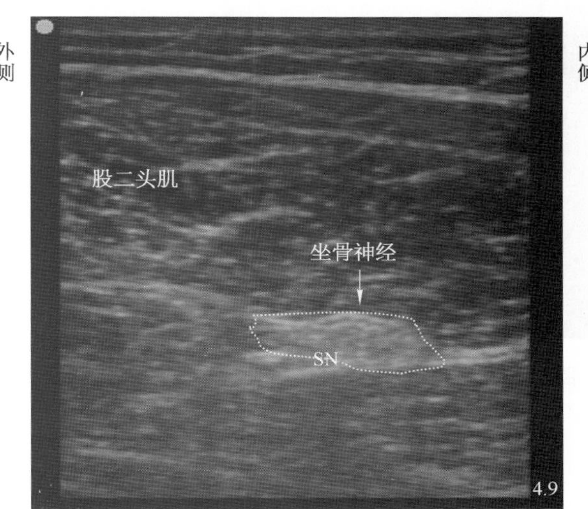

图16－27　臀下路坐骨神经横截面超声图

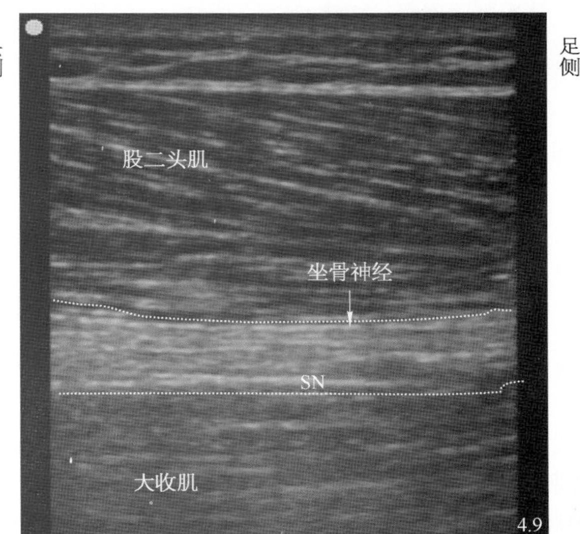

图16－28　臀下路坐骨神经纵截面超声图

2. 操作 ① 短轴平面内技术：获得坐骨神经的短轴超声图像后，从探头内侧或外侧进针，针尖到达神经表面时，注射 20 ml 局麻药。为了获得好的阻滞效果和快的起效时间，可在神经周围多点注射。图 16－29 为阻滞后的坐骨神经横截面超声图。② 短轴平面外技术：获得坐骨神经的短轴超声图像后，将坐骨神经影像调至屏幕中间。在探头中间几乎垂直进针，可注射少量局麻药判断针尖位置。③ 长轴平面内技术(图 16－30)：获得坐骨神经的长轴超声图像后，从探头的近侧或远侧进针。针尖到达神经表面时，注射 20 ml 局麻药。缺点是只能在神经表面注射，不宜刺穿神经在神经深部注射。

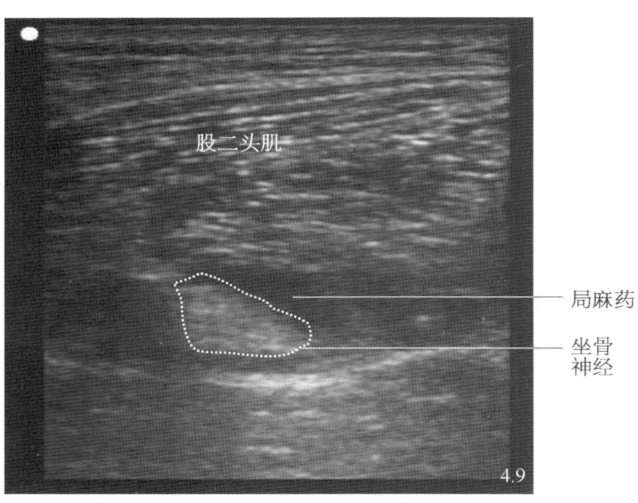

图 16－29 臀下区单次坐骨神经阻滞后横截面超声图

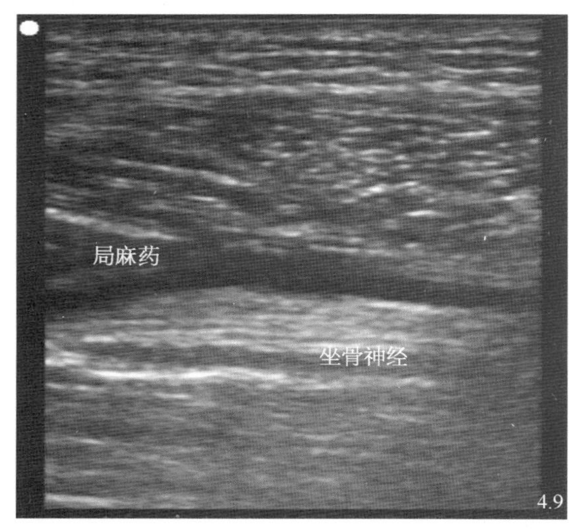

图 16－30 臀下入路坐骨神经阻滞后纵截面超声图

(五) 前路坐骨神经阻滞

1. 超声图像 在臀下和腘窝之间，坐骨神经大部分在股骨的后方走行，只有邻近股骨小转子的一小段坐骨神经在股骨内侧走行。因此在前面用超声只能观察到股骨小转子的一小段坐骨神经。前路坐骨神经阻滞时，因位置较深(6～9 cm)，需用低频凸阵探头。将探头在股骨小转子水平横置于股骨前内侧，获得前路坐骨神经超声图。图像的外侧浅部有股动脉，外侧部有股骨小转子。股动脉、股骨小转子和坐骨神经横截面构成一个等腰三角形，坐骨神经是三角形的顶点(图16－31)。

2. 操作 常用短轴平面内技术。获得前路坐骨神经超声图后，从探头外侧进针，在股动脉、股骨小转子之间，把针尖推进至坐骨神经表面。注射 20 ml 局麻药即可。

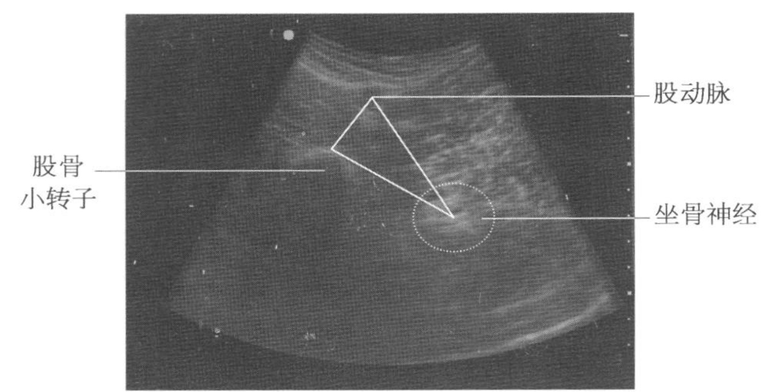

图 16－31 前路坐骨神经超声图

(六) 腘窝区坐骨神经阻滞

1. 超声图像 选用 6～13 MHz 线阵式探头，深度调整为 4 cm 左右。常用短轴截面。在腘窝的上部，腓总神经和胫神经距离较近。其浅部为股二头肌长头，外侧为股二头肌短头，内侧为半腱肌、半膜肌，深部为腘静脉和腘动脉(图 16－32)。当探头平行向足侧移动时，可以观察到两神经逐渐分离，腓总神经向外并且向浅表走行(图 16－33)。

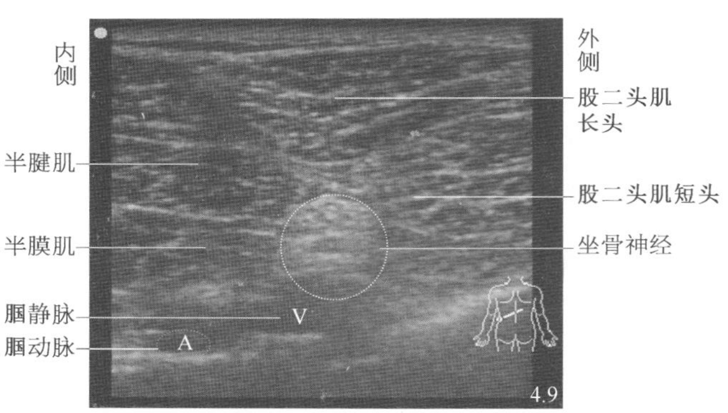

图 16－32 腘窝上端坐骨神经横截面超声图

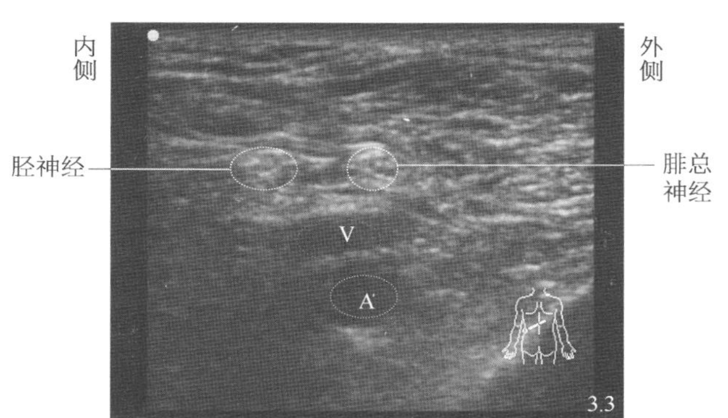

图 16－33 腘窝下段坐骨神经横截面超声图

2. 操作 短轴平面内技术：将探头横置于腘窝水平，显示短轴截面。从探头的内侧或外侧进针，针尖到达神经表面时，注射局麻药 10～20 ml。当探头在腘窝下部时，应分别阻滞胫神经和腓总神经。

（王爱忠 杭 键 江 伟）

参考文献

[1] Koscielniak-Nielsen ZJ, Frederiksen BS, Rasmussen H, et al. A comparison of ultrasound-guided supraclavicular and infraclavicular blocks for upper extremity surgery. Acta Anaesthesiol Scand, 2009, 53: 620 - 626.

[2] Fredrickson MJ, Patel A, Young S, Chinchanwala S. Speed of onset of "corner pocket supraclavicular" and infraclavicular ultrasound guided brachial plexus block: a randomised observer-blinded comparison. Anaesthesia, 2009, 64: 738 - 744.

[3] Chan VW. Applying ultrasound imaging to interscalene brachial plexus block. Reg Anesth Pain Med, 2003, 28: 340 - 343.

[4] Tran de QH, Muñoz L, Zaouter C, et al. A prospective randomized comparison between single and double-injection, ultrasound-guided supraclavicular brachial plexus block. Reg Anesth Pain Med, 2009, 34: 420 - 424.

[5] Tran de QH, Russo G, Muñoz L, et al. A prospective, randomized comparison between ultrasound-guided supraclavicular, infraclavicular, and axillary brachial plexus blocks. Reg Anesth Pain Med, 2009, 34: 366 - 371.

[6] Tran DQH, Clemente A, Tran DQ, et al. A comparison between ultrasound-guided infraclavicular block using the B double bubble sign and neurostimulation-guided axillary block. Anesth Analg, 2008, 107: 1075 - 1078.

[7] Craig RG, Hunter JM. Recent developments in the perioperative management of adult patients with chronic kidney disease. Br J Anaesth, 2008,101: 296 - 310.

[8] Tyagi A, Bhattacharya A. Central neuraxial blocks and anticoagulation: a review of current trends. Eur J Anaesthesiol, 2002,19: 317 - 329.

[9] Hirabayashi Y, Hotta K, Suzuki H, et al. Combined block of femoral, sciatic, obturator nerves and lateral cutaneous nerve block with ropivacaine for leg amputation above the knee. Masui, 2002, 51: 1013 - 1015.

[10] Marhofer P, Chan VW. Ultrasound-guided regional anesthesia: current concepts and future trends. Anesth Analg, 2007, 104: 1265 - 1269.

第十七章 椎管内麻醉管理及并发症防治

长期以来,尤其是 20 世纪 60 和 70 年代,椎管内麻醉(neuraxial anesthesia)包括蛛网膜下腔阻滞(subarachnoid block ,spinal block)和硬膜外阻滞(epidural block),是我国主要的麻醉方法,并且积累了丰富的临床经验。本章重点叙述椎管内麻醉的管理和并发症的防治。

第一节 蛛网膜下腔阻滞的麻醉管理

一、阻滞平面的确认

阻滞平面是指皮肤感觉消失的界限,可以用针尖轻刺皮肤,测试阻滞的平面。如果患者表述不清,可与上臂的感觉相对照。观察运动阻滞的情况,也有助于测定阻滞范围,如骶神经被阻滞,足趾不能活动。腰神经被阻滞,不能屈膝等。一般运动神经阻滞平面较感觉神经阻滞平面低两个脊神经节段。注入局麻药后 10 min,患者阻滞部位感觉和运动均无变化,表明没有局麻药注入蛛网膜下间隙,需重新穿刺。

二、影响蛛网膜下腔阻滞的因素

影响蛛网膜下腔阻滞的因素包括:① 局麻药的特性:不同局麻药,其扩散性能不同,阻滞平面固定时间不同。如利多卡因扩散性能强,阻滞平面广。普鲁卡因平面固定时间约 5 min,丁卡因 5~10 min,布比卡因和罗哌卡因甚至长达 15~20 min 平面才固定。② 局麻药剂量越大,阻滞平面越广,反之阻滞平面越窄。③ 局麻药容量越大,在脑脊液中扩散范围越大,阻滞平面越广,重比重药液尤为明显。④ 局麻药的比重和患者的体位,重比重液一般用 5%葡萄糖配制,比重达到 1.024~1.026,注药后向低处移动。注药后调节患者的体位,可用来调节麻醉平面,利用体位调节平面应在平面固定之前进行,如超过时间,平面已固定,则改变体位对平面影响不大。等比重液一般用脑脊液配制,在脑脊液中扩散受体位影响较小,如加大剂量,对延长阻滞时间的作用大于对阻滞平面的扩散作用。轻比重液用注射用水配制,但由于难以控制平面,目前较少应用。⑤ 穿刺部位:脊柱有四个生理弯曲,平卧时腰 3 位置最高,如果经 $L_{2\sim3}$ 间隙穿刺注药,药液将沿着脊柱的坡度向胸段移动,使麻醉平面偏高;如果经 $L_{3\sim4}$ 或 $L_{4\sim5}$ 间隙穿刺注药,药液会向骶段移动,使麻醉平面偏低。⑥ 注药速度缓慢,阻滞平面不易上升,注药速度过快或采用脑脊液稀释局麻药时,容易产生脑脊液湍流,加速药液的扩散,阻滞平面增宽。一般注药速度 1 ml/(3~5) s。⑦ 腹腔内压增高,如孕妇、腹水患者,下腔静脉受压使硬膜外静脉回流受影响,静脉扩张,脑脊液的容量减少,药液在蛛网膜下间隙容易扩散。

三、操作时注意事项

操作时注意事项:① 应熟悉蛛网膜下间隙解剖和生理特性:脊髓由内而外由三层脊膜包裹即软膜、蛛网膜和硬膜。93%成人其末端终止于 L_2,终止于 L_1 及 L_3 各占 3%。出生时脊髓末端在 L_3,到 2 岁时,其末端接近成人达 L_2。蛛网膜下腔位于软膜和蛛网膜之间,上至脑室,下至 S_2。腔内含有脑脊液、神经和血管。脑脊液为无色透明的液体,其比重为 1.003~1.009。② 穿刺针进入蛛网膜下腔而无脑脊液流出,应等待 30 s,然后轻轻旋转穿刺针,如仍无脑脊液流出,可用注射器注入 0.5 ml 生理盐水以确保穿刺针无堵塞。缓慢稍退针或进针,并同时回抽脑脊液,一旦有脑脊液抽出即刻停止退针或进针。如果仍无脑脊液流出,需重新穿刺。③ 穿刺针有血液流出,如血呈粉红色并能自行停止,一般没问题。如果出血呈持续性,表明穿刺针尖位于硬膜外间隙静脉内,只需稍稍推进穿刺针进入蛛网膜下腔便可。④ 患者述说尖锐的针刺或异感,表明穿刺针偏离中线,刺激脊神经根,需退针,重新定位穿刺。⑤ 穿刺部位疼痛,表明穿刺针进入韧带旁的肌肉组织。需退针,重新定位穿刺。⑥ 直入法穿刺中无论如何改变穿刺针的方向,始终遇到骨骼,可改为旁正中法或更换间隙穿刺。

四、术中管理

具体管理要点：① 术中是否应用镇静药：尽管蛛网膜下腔阻滞非常完全，但不能完全消除牵拉反应，此外，有些紧张和焦虑的患者，应适当应用镇静药。② 气道管理：对于有潜在通气障碍的患者，一旦发生阻滞平面过高（超过 T_4）、全脊麻或手术操作引起呼吸困难，需准备好气管插管和呼吸支持的设备。③ 与全麻联合应用：当阻滞效果不完全时，或使用镇静药后患者仍然紧张焦虑，可与全麻联合应用，减少全麻药的用量。④ 及时处理低血压等并发症。

第二节　硬膜外阻滞的麻醉管理

1945 年硬膜外阻滞开始广泛应用于临床麻醉。目前硬膜外阻滞主要用于下腹部和下肢手术，上腹部以上手术已逐渐减少。硬膜外阻滞具有许多优点，由于阻断了外周伤害性刺激的传入，减少手术刺激引起的应激反应。镇痛和良好的肌松，硬膜外阻滞后血压稍低可减少手术出血。硬膜外阻滞避免了全麻药对呼吸、循环的抑制作用，减少全麻时反流、误吸和恶性高热的发生，又可避免气管插管可能发生的并发症。硬膜外阻滞对某些特殊患者具有独特的优点，如门诊手术患者可迅速清醒出院，糖尿病患者术中保持清醒可早期发现低血糖等。硬膜外阻滞术后可用于镇痛，有效的镇痛可减少心肌缺血从而降低与此有关的心肌梗死的发生率；术后良好镇痛可降低机体的耗氧量，使膈肌的活动增加，功能残气量恢复正常，减少低氧血症、肺不张和感染等肺部并发症；此外术后镇痛可改善术后高凝状态，降低深部静脉血栓的形成和移植血管内血栓的发生率，促进术后胃肠道功能的恢复。硬膜外镇痛减少呼吸循环并发症，促进患者的术后恢复，降低围术期发病率和病死率的作用在进行胸腹部手术的高危患者尤其明显。

硬膜外阻滞虽有上述优点，但技术操作难度大，一旦误将大量局麻药注入蛛网膜下间隙可导致全脊麻，如阻滞不完全而使用过多的镇静、镇痛辅助药可产生呼吸循环抑制，这些都是选择或使用硬膜外阻滞时应注意的问题。

一、影响硬膜外阻滞的因素

（一）穿刺部位　等量局麻药在胸段扩散范围最广，颈段次之，腰段最小，胸部硬膜外间隙比腰部的硬膜外间隙小，因此胸部硬膜外间隙药物剂量比较小，其阻滞范围与穿刺间隙密切相关。腰部硬膜外间隙较大，注药后往头尾两端扩散，尤其 L_5 和 S_1 间隙，由于神经较粗，阻滞作用出现的时间延长或不完全。因此不同部位的硬膜外阻滞，其阻滞每一节段局麻药的需要量有差异，如骶管、腰段和胸段阻滞每一节段需 2%利多卡因分别为 2.0 ml、1.2～1.5 ml 和 1.0～1.2 ml。

（二）导管的部位与插入方向　硬膜外间隙易插入导管的其药液的扩散范围可能稍大。无论导管向头侧或是向尾侧插入，药液总是易向头侧扩散，但导管向尾侧插入，药液有向尾侧扩散增加 1～2 个节段的趋势。

（三）体位　体位对局麻药在硬膜外间隙内扩散影响较小，注药后改变体位对扩散范围几乎没有影响，而注药前改变体位，则注药后局麻药有向体位低的一侧多扩散多 1～2 个节段的趋势。但临床实践表明，由于药物比重的关系，坐位时低腰部与尾部的神经容易阻滞。侧卧位时，下侧的神经容易阻滞，也可能该侧的阻滞效果较好。

（四）局麻药剂量　通常需要 1～2 ml 容量的局麻药阻断一个椎间隙。一般较大剂量的低浓度局麻药能产生较广平面的浅部感觉阻滞，但运动和深部感觉阻滞作用较弱，而高浓度局麻药肌松较好。持续硬膜外阻滞，追加剂量通常为初始剂量的一半，追加时间为阻滞平面减退两个节段时。追加注药量可增加其沿纵轴扩散范围。

（五）注药方式　等容量的局麻药快速一次注入与间隔一定时间分次缓慢注入，前者弥散广、阻滞平面高，但快速注入局麻药在硬膜外间隙内分布可能不均匀，易产生阻滞不全影响麻醉效果。分次重复给药扩散范围较一次注药局麻药扩散范围小 1～2 个节段，但局麻药在硬膜外间隙分布均匀，发生阻滞不全相对较少。

（六）年龄、身高和体重

1. 年龄　随着年龄的增长，硬膜外间隙变窄，局麻药所需剂量减少。临床资料表明，青年期局麻药在硬膜外间隙内的扩散范围最小，所需药量最大。20～30 岁每阻滞 1 个神经节段约需 2%利多卡因 1.5 ml，而从 20～40 岁硬膜外阻滞所需药量随年龄增加而逐渐减少，至 70～80 岁每阻滞 1 个神经节段所需的药量较 20～30年龄段几乎减少一半，这是由于老年人椎间孔狭窄致药液经椎间孔向椎旁间隙扩散减少及老年人的硬膜变薄使药液易透过硬膜等因素所致。

2. 身高　与剂量相关。身材较矮的患者约需 1 ml

容量的局麻药可阻滞一个节段，身材较高的患者需1.5～2 ml阻滞一个节段。但硬膜外阻滞所需局麻药量与身高的相关性不及其与脊椎长度的相关性大。

3. 体重　与局麻药的剂量关系并不密切。肥胖患者可能由于硬膜外间隙内脂肪组织增加，使硬膜外间隙的容量减小，以致等容量的局麻药扩散范围较正常人增加，其所需药量减少。

4. 孕妇　由于腹腔内压升高，加之下腔静脉受压增加了硬膜外静脉丛的血流量，硬膜外间隙变窄，用药剂量需减少。其他如腹腔内肿瘤、腹水患者也需减少用药量。

(七) 局麻药pH　大多数局麻药偏酸性pH在3.5～5.5。在酸性溶液中，局麻药的理化性质稳定，不利于细菌的生长。但由于局麻药的作用原理是以非离子形式进入神经细胞膜，在酸性环境中，局麻药大多以离子形式存在，药理作用较弱。如在局麻药使用前加入7.5%～8.4%的碳酸氢钠(每10 ml利多卡因或氯普鲁卡因加碳酸氢钠0.5 ml，每10 mg布比卡因或罗哌卡因加碳酸氢钠0.05 ml)，碱化局麻药液，有利于局麻药穿透细胞膜，可缩短起效时间约三分之一，增加阻滞时效。

(八) 血管收缩药　局麻药中加入血管收缩药减少局麻药的吸收，降低局麻药的毒性反应，并能延长阻滞时间，但布比卡因中加入肾上腺素并不延长作用时间。

(九) 阿片类药物　局麻药液中加芬太尼2 μg/ml能缩短起效时间，且明显增加时效，提高阻滞效果，延长局麻药的作用时间，减少内脏牵拉痛。可能的原因为芬太尼选择性作用于脊髓背角神经元阿片类受体的作用，调控疼痛的传导，与局麻药产生协同作用。

二、注意事项

(一) 穿刺时遇到骨质　应让患者尽可能的屈曲身体以便拉开椎间隙，或者改变体位、改换间隙或用旁正中法穿刺。应避免反复穿刺。

(二) 穿刺针内出血　表明穿破硬膜外间隙血管，应退针重新定位穿刺，或者换一个间隙穿刺。

(三) 放置导管困难　将穿刺针稍退出、进入或稍旋转穿刺针改变斜面方向，再置管。如不成功，表明穿刺针可能偏向侧间隙，或不在硬膜外间隙内。此时，将穿刺针与导管同时退出。切不可单独拉出导管，以免导管被针尖割断。

(四) 液体从穿刺针中滴出　可能是穿刺时使用过生理盐水，几秒钟后会停止。如发现液体回流较多，这时要排除针尖或导管可能进入蛛网膜下腔。鉴别回流液是否是脑脊液可用下列方法：① 观察回流液量，注液至硬膜外间隙，在重复回吸时回流出的液量逐次减少。② 测定回流液理化特性，脑脊液pH为7.28～7.32，温度接近体温，脑脊液中有蛋白质和葡萄糖。而局麻药的pH<6.0，温度接近室温，不含蛋白质和葡萄糖。③ 给药试验，如果注入数毫升局麻药后产生迅速而足够的阻滞，这可能是蛛网膜下腔给药。试验药量可用利多卡因50 mg、布比卡因7 mg、罗哌卡因8 mg或氯普鲁卡因60 mg。硬膜外阻滞给药均先注试验量，其局麻药量大小是根据病情决定，万一是误注蛛网膜下腔，也不致引起全脊麻。

(五) 置导管时少数患者有一过性的触电感　如果呈持续性触电感，针与导管须一同退出。并放弃硬膜外阻滞。

(六) 置导管后有血液从导管中流出或回抽有血液　表明导管误入硬膜外静脉，退出导管1 cm后，出血仍不止时，则应放弃硬膜外阻滞。怀疑穿刺针或导管在静脉内时可作下列试验：① 肾上腺素试验：在导管内注入肾上腺素15 μg，如果导管误入静脉内，给药后可使心率加速超过30次/min，持续时间约30 s，患者可能有心悸、头痛、面色苍白等症状。② 局麻药试验：单次注入利多卡因100 mg观察症状和体征，如患者出现耳鸣、口中有金属味感、口周麻木和刺痛感、肌肉颤动和全身异常感觉等，提示系静脉内给药。

(七) 达不到预期的阻滞范围　硬膜外间隙注药后30 min仍不能达到预期的阻滞范围，需重新穿刺或改全麻。

(八) 硬膜外阻滞效果不佳　效果不佳或术中牵拉反应及不适，应避免大量或多次重复使用辅助药，以免抑制呼吸、循环。

(九) 加强呼吸管理　硬膜外阻滞手术中应吸氧。尤其中、高位硬膜外阻滞时，肋间肌和膈肌可能不同程度麻痹，应加强呼吸管理。

(十) 骶管阻滞的注意事项　包括：① 严格无菌操作，以免感染。② 穿刺针位于正中线，不可太深，以免损伤血管或穿破硬膜。③ 试验剂量3～5 ml。④ 预防局麻药进入蛛网膜下间隙或误注入血管。⑤ 骶管先天畸形较多，容量差异也大，阻滞范围很难预测。

三、硬膜外阻滞失败原因探讨

硬膜外阻滞失败包括以下几种情况：① 硬膜外阻滞范围过窄或单侧阻滞，达不到手术要求；② 阻滞不全，患者有痛感或肌松不满意；③ 完全无效；④ 硬膜外阻滞后患者的呼吸循环严重抑制而被迫放弃硬膜外阻滞。其主要原因包括下列三个方面：

(一) 麻醉选择欠妥或反应异常　麻醉选择欠妥见于：① 患者脊柱畸形、退行性变使椎间孔狭窄、韧带钙化、过度肥胖穿刺点定位困难，均可导致穿刺失败或引起局麻药液在硬膜外间隙内扩散的异常。② 多次硬膜外阻滞或有脊柱部位的手术史，可使硬膜外间隙出现粘连，局麻药扩散受阻，使硬膜外阻滞作用不完全或在穿刺时增加穿破硬膜和操作失败的可能性。③ 术前未全面了解病情和手术性质，对手术操作的部位和范围估计不足，或临时改变手术范围，延长切口，以致阻滞范围不能满足手术需要。④ 硬膜外阻滞是阻滞脊神经，不能阻滞迷走神经，且阻滞平面达不到阻滞膈神经水平，因此腹腔内脏器手术时可能出现牵拉内脏疼痛或牵引反射，以及涉及膈面的手术，如探查或牵拉膈肌时常引起不适，使患者难以配合手术。某些矫形手术需肌肉极度松弛，而硬膜外阻滞肌松较脊麻差，偶尔也有因肌松不良不能满足手术操作需要而改变麻醉方式。⑤ 术前评估欠全面，患者不能耐受硬膜外阻滞，如心功能差、失血、脱水、血容量降低、呼吸衰竭等，硬膜外阻滞使循环呼吸受到明显抑制，不得不放弃硬膜外阻滞。⑥ 患者难以合作，不能耐受长时间体位固定和硬膜外阻滞后麻木、乏力等不适感，使硬膜外阻滞维持困难。⑦ 患者对局麻药异常敏感或有过敏反应。⑧ 如低浓度局麻药总量过多或浓度偏高易发生局麻药中毒。

（二）硬膜外阻滞操作不当　硬膜外阻滞操作不当有以下几方面：① 患者体位不当，硬膜外穿刺定位和操作失误，均可使穿刺失败。② 穿刺时误伤血管、神经或多次穿破硬膜，不宜继续施行硬膜外阻滞。③ 穿刺针误入椎旁肌群或其他组织而未被察觉，注入局麻药后无麻醉效果。④ 硬膜外导管过软或与穿刺针不匹配，使导管插入困难。⑤ 导管插入硬膜外间隙长度过短或固定不牢，在拔针或患者改变体位时脱出硬膜外间隙，注药后无麻醉平面。⑥ 导管误入蛛网膜下腔。⑦ 导管在硬膜外间隙未能按预期方向插入，误入静脉或进入椎间孔。导管误入静脉，注入局麻药后会出现毒性反应，导管穿出椎间孔最多只能出现几个脊神经根阻滞。⑧ 硬膜外间隙内的后纵韧带异常致密，导管插入一侧致单侧硬膜外阻滞。⑨ 导管扭折、受椎板挤压或被血块阻塞，无法注入局麻药。⑩ 在测试穿刺针是否进入硬膜外间隙过程中，注入过多空气或液体，影响局麻药的扩散和分布。

（三）硬膜外阻滞管理不佳　硬膜外阻滞管理不佳，影响阻滞效果见于：① 选用的局麻药效能差，弥散和穿透能力弱，影响硬膜外阻滞效果，尤其是肌松效果。② 局麻药用量不足，如浓度过低、容量过小，使局麻药在硬膜外间隙的扩散围小，阻滞作用差，对运动神经的阻滞效果犹差。而用药过量或未能认识到妊娠、老年等特殊患者的病理生理特点，给予相对过量的局麻药，使麻醉范围过广，严重抑制呼吸和循环功能，也是硬膜外阻滞失败的原因之一。③ 给药方式不当，如诱导期过短，手术开始时麻醉作用仍不完全；快速一次注入局麻药过多，阻滞平面高，但局麻药在硬膜外间隙内分布可能不均匀，易产生阻滞不全影响麻醉效果；分次追加局麻药的间隔时间过长，前次注入的局麻药的作用已消退，追加剂量的麻醉效果未及时出现。④ 辅助用药使用不当，使用过多的辅助用药，严重抑制患者的呼吸和循环功能，或者使患者失去配合手术的能力。⑤ 病情较严重，硬膜外阻滞期间又未能及时有效地预防和处理硬膜外阻滞的不良反应，如已有严重低血压和呼吸抑制而阻滞范围及阻滞深度尚不能满足手术需要，造成追加药液与循环呼吸功能改变之间的矛盾，不能有效地解决而被迫放弃硬膜外阻滞。

第三节　蛛网膜下腔和硬膜外间隙联合阻滞

蛛网膜下腔和硬膜外间隙联合阻滞简称腰硬联合麻醉。腰硬联合麻醉（combined spinal-epidural anesthesia，CSEA）是脊麻与硬膜外麻醉融为一体的麻醉方法，既有脊麻起效迅速、效果确切、局麻药用量小的优点，又有硬膜外麻醉可连续性、便于控制平面和可作术后镇痛的优点，已成功地应用于下腹部及下肢手术麻醉及镇痛，但腰硬联合麻醉也不可避免地存在脊麻和硬膜外麻醉的缺点。

一、操作方法

（一）穿刺针　常用的为蛛网膜下腔与硬膜外间隙联合阻滞套管针，其硬膜外穿刺针为 17 G，距其头端 1～2 cm 处有一侧孔，蛛网膜下腔穿刺针可由此通过。蛛网膜下腔穿刺针用 25～26 G 的笔尖式穿刺针为宜（图 17－1）。

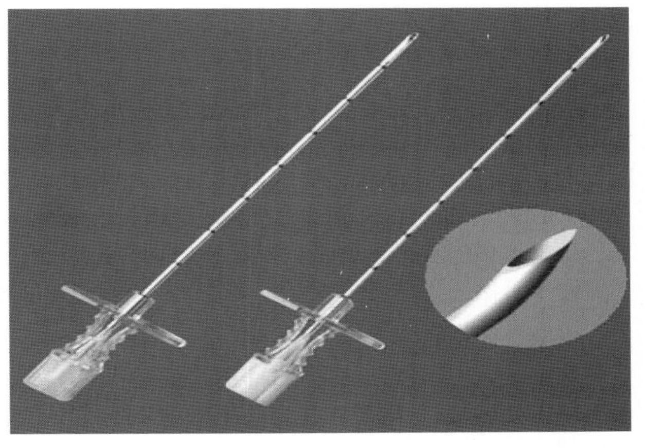

图 17－1　蛛网膜下腔与硬膜外间隙联合阻滞套管针

（二）穿刺方法　穿刺间隙为 $L_{2\sim3}$ 或 $L_{3\sim4}$。先用硬膜外穿刺针行硬膜外间隙穿刺后，再经硬膜外穿刺针置入 26 G 的蛛网膜下腔穿刺针，穿破硬膜时有轻轻的突破感，拔出针芯后有脑脊液缓慢流出。蛛网膜下腔穿刺针的开口一般朝向患者头端，有利于脑脊液的流出。在蛛网膜下腔内注入局麻药后，拔出蛛网膜下腔穿刺针，然后置入硬膜外导管，留置导管 3～4 cm，退针，固定导管。

(三) 用药方法　蛛网膜下腔注药，脊麻作用起效后，才根据临床实际需要开始硬膜外间隙注药。因此，无法观察硬膜外试验剂量及其效应，一般采用分次注药方法或持续注药方法（4～6 ml/h）。同时严密观察是否有全脊麻的征象，及局麻药毒性反应。

二、注意事项

注意事项包括：① 硬膜外导管可能会误入蛛网膜下腔，有脑脊液从导管内流出。因此每次硬膜外间隙注药时，须回抽无脑脊液后再注药。② 蛛网膜下腔与硬膜外间隙的局麻药用药剂量均较小，但阻滞平面容易扩散。可能有一部分局麻药经硬膜破孔渗入蛛网膜下腔(称为渗漏效应)，以及注入局麻药后硬膜外间隙的压力改变，使蛛网膜下腔的脑脊液容积相应减少，局麻药在蛛网膜下腔容易扩散(称为容量效应)。多数研究认为容量效应是腰硬联合麻醉平面容易扩散的主要原因。③ 实施 CSEA 在蛛网膜下腔注入局麻药后，如出现硬膜外导管置入困难，会导致蛛网膜下腔注药后恢复仰卧体位延迟。如果患者侧卧头低位，重比重液将向头侧移动，使阻滞平面过高，可能发生严重低血压，应严密监测并及时处理。如侧卧头高位，重比重液将向尾侧移动，使阻滞平面较低。④ 穿刺成功后，患者转平卧位测试和调整阻滞平面，同时注意监测血流动力学变化，低血压和心动过缓应及时处理。脊麻布比卡因剂量控制在 10 mg 之内，待蛛网膜下腔阻滞作用固定，根据手术需要，经硬膜外导管注入局麻药行硬膜外阻滞。

第四节　椎管内麻醉并发症的防治

椎管内阻滞并发症是指椎管内注射麻醉药及相关药物引起的生理反应、毒性作用以及技术操作所致的不良影响。

一、低血压和心动过缓

一般认为低血压的定义是收缩压低于 90 mmHg，以及收缩压或平均动脉压的下降幅度超过基础值的 30%。椎管内麻醉中低血压的发生率为 8%～33%。心动过缓一般指心率慢于 50 次/min，其发生率为 2%～13%。椎管内麻醉后血管扩张，血液重新分布、心室充盈不足，副交感神经活动增强及交感神经活动减弱，导致血压明显降低，严重的低血压和心动过缓可能导致心搏骤停，应引起高度警惕。

(一) 发生机制　由于阻断了交感神经节前纤维，使阻滞范围内容量血管扩张，回心血量减少，外周血管阻力降低，血压下降，影响心脏的前后负荷，每搏量减少，心率增快或减慢，心排血量降低或维持在正常水平。阻滞范围以外的血管反射性地收缩进行代偿。

硬膜外阻滞范围越大，对血流动力学的影响也越大。硬膜外阻滞的部位也有影响，由于躯干和下肢的血管容积大，而胸、上肢和头颈部的血管容积小，因此中下胸段的硬膜外阻滞对血流动力学影响较颈、上胸段硬膜外阻滞的影响大。一般 T_4 以上高平面阻滞，阻断心脏加速神经纤维(发自 $T_{1\sim4}$ 水平)，抑制心交感神经使心率减慢，心肌收缩力也减弱，进一步削弱了心脏对血流动力学改变的代偿能力。硬膜外阻滞影响血流动力学的程度与血容量也有密切的关系。动物实验证明，低血容量犬硬膜外阻滞后循环代偿能力差，平均动脉压下降幅度大而迅速，外周血管阻力明显下降，肝肾血流量也有下降的趋势。硬膜外阻滞后在体位变动时更易发生低血压。

硬膜外阻滞与脊麻比较，只要阻滞部位和范围相同，两者对血流动力学的影响是一样的，但是硬膜外阻滞的起效时间长，有较多的时间充分进行代偿，因此其影响相对较小和较缓慢。

冠心病患者实施胸段硬膜外阻滞，使血压下降和心率减慢，心脏的前后负荷下降，心肌耗氧量降低，同时可使狭窄的冠状动脉扩张，心内膜与心外膜的血流比例增加，缺血区血供改善，并可逆转或减轻心肌缺血时的 ST－T 段改变，使心肌梗死范围缩小。临床研究表明，胸部硬膜外阻滞有助于缓解心绞痛，改善心功能，降低心肌梗死范围和减少心律失常的发生。但广泛的胸部硬膜外阻滞使血压下降，有降低冠状动脉灌注压的危险，所以用于冠心患者治疗时应注意控制平面并应权衡利弊。需注意的是，冠心病患者行腰段硬膜外阻滞虽也使心脏的负荷降低，但阻滞范围以外的交感活性增强，可能使心率加快，冠状动脉收缩，不利于心肌氧供需平衡，应避免使用。

(二) 防治措施

1. 预防措施

(1) 警惕和消除引起低血压的危险因素　① 广泛的阻滞平面。② 原有低血容量。③ 原有心血管代偿功能不足、心动过缓，高体重指数、老年。④ 术前合并应用抗高血压药物或丙嗪类药物。⑤ 突然体位变动可发生严重低血压、心动过缓，甚至心搏骤停。⑥ 椎管内阻滞与全身麻醉联合应用。

(2) 警惕和消除引起心动过缓的危险因素　① 广泛的阻滞平面。② 应用β受体阻滞剂。③ 原有心动过缓或传导阻滞。

(3) 警惕和消除引起心搏骤停的危险因素　① 脊麻心搏骤停发生率高于硬膜外间隙阻滞。② 进行性心动过缓。③ 老年人。④ 髋关节手术。

(4) 麻醉前开始预充或补充血容量　输入晶体或胶体液 500～1 000 ml。

(5) 控制麻醉平面　阻滞范围广泛或脊麻平面超过 T_6 易发生低血压。因此，硬膜外阻滞应分次小剂量注药，避免广范围阻滞，局麻药剂量不应太大，控制阻滞平面在 T_6 以下。

2. *治疗方法*　一旦发生低血压可静注麻黄碱 5～10 mg，伴心动过缓时用阿托品 0.5 mg。严重低血压，必要时，可静注去氧肾上腺素 0.1～0.3 mg 或间羟胺 0.5～1 mg，如无反应立即静注小剂量肾上腺素(5～10 μg)。

研究表明麻黄碱和甲氧胺虽然均可使外周血管阻力和每搏量升高，血压恢复到阻滞前水平，但麻黄碱在升压的同时其心率增加或变化较小，使心排血量恢复到阻滞前水平，而甲氧胺升压时心率明显减慢，反而使心排血量下降，不利于组织的血液灌注。这说明硬膜外阻滞时血管扩张，血管床与血容量之间比例发生变化，引起血容量相对不足，因此治疗时应选用α受体激动药收缩血管，使血管床缩小，恢复其与血容量之间的正常匹配关系，但硬膜外阻滞如同时也阻滞了心交感神经，使心率减慢，心脏对前负荷增加的代偿能力降低，因此应用β受体兴奋药也是有益的。用拟交感胺治疗硬膜外阻滞时的低血压，使平均动脉压恢复到阻滞前水平，有利于脏器的血流灌注，但同时总外周血管阻力和肝、肾血管阻力同时也升高，不利于脏器血流灌注，此时脏器的血流灌注取决于两个因素的平衡。研究表明，多巴胺、去氧肾上腺素和麻黄碱使肝血流量增加，多巴胺和甲氧胺增加肾血流量，而去甲肾上腺素明显升高肾血管阻力，可使肾血流量降低。用拟交感胺治疗，平均动脉压可恢复近正常水平，而肝肾血流量仍有可能低于正常，故应重视纠正低血容量，进行综合治疗，而用拟交感胺仅是综合治疗中的一种暂时性应急措施。

二、呼吸抑制

临床研究表明脊麻或硬外阻滞麻醉平面高于 T_8，由于肋间神经被阻滞即可影响呼吸功能，引起呼吸困难，平面越高影响越重。若平面高达 C_3 时，可导致呼吸停止。呼吸功能不全患者在应用椎管内阻滞时容易出现呼吸功能失代偿；上胸部高平面阻滞、高浓度局麻药或合并使用抑制呼吸的镇痛药和镇静药，可引起严重呼吸抑制。因此，应避免阻滞平面过高；适当选择局麻药的浓度、剂量及给药方式。高节段阻滞时，应用低浓度局麻药(如利多卡因低于 1%)。此外，凡辅助应用镇痛药和镇静药者，必须严密监测呼吸功能，直至平面减退和镇静与镇痛药物作用消失。发生高平面阻滞呼吸抑制时，应给予患者吸氧，必要时面罩加压吸氧，或用喉罩或气管插管扶助或控制呼吸。

三、局麻药中毒

局麻药过量或硬膜外导管误入硬膜外静脉时，可产生局麻药中毒，因此注药之前须回抽无血。局麻药中毒轻者耳鸣、唇和舌麻木、头痛、头晕、视力模糊，严重时出现肌肉抽搐、意识不清、昏迷甚至呼吸心跳停止。出现轻度中毒症状时，停止给局麻药后，中毒症状一般能自行缓解。如果出现严重症状，给予镇静、抗抽搐治疗如咪达唑仑、硫喷妥钠或丙泊酚。必要时支持呼吸和循环功能。

四、全脊髓麻醉

全脊髓麻醉简称全脊麻，硬膜外阻滞时意外穿破硬膜的发生率为 1%～2%。穿刺针或硬膜外导管误入蛛网膜下腔又未能及时发现，而致注入相对过量的局麻药，阻滞全部脊神经；局麻药上行经过延脑，再进入第四脑室，使呼吸循环迅速抑制；微量局麻药作用于脑室壁细胞，使神志立即消失，称全脊麻。临床表现为呼吸困难、低血压、缺氧、意识消失甚至呼吸心跳停止。全脊麻持续时间与使用的局麻药有关，利多卡因可持续 1～1.5 h，而布比卡因持续 1.5～3.0 h。

处理原则是维持呼吸和循环功能。面罩吸氧并辅助呼吸，快速扩容，静注麻黄素 10～30 mg，如严重低血压或测不到血压，应静注肾上腺素 8～10 μg，或加大剂量纠正低血压。呼吸停止应立即气管插管人工通气直到局麻药的作用完全消失。如心跳停止则进行心脏复苏。应注重预防全背麻的发生，关键是遵循规范化操作，必须常规使用试验剂量，并严密观察患者。硬膜外阻滞是一种盲探性穿刺，所以要求熟悉有关椎管解剖，操作应轻巧从容，穿刺针应仔细检查，弃掉不合用的穿刺针及过硬的导管。对于那些多次接受硬膜外阻滞、硬膜外间隙有粘连者或脊柱畸形有穿刺困难者，不宜反复穿刺以免穿破硬膜。老年人、小儿的硬膜穿破率比青壮年高，所以穿刺时尤其要小心。一旦穿破硬膜，改换其他麻醉方法，如全麻或神经阻滞。穿刺点在 L_2 以下，手术时间 2 h 以内，手术区域在下腹部、下肢或肛门会阴区者，可谨慎改行脊麻。

五、脊麻后头痛和硬膜穿破后头痛

脊麻后头痛(spinal headache)一般发生在手术后1～3 d,极少数患者持续时间较长,甚至达1个多月之久。头痛多发生在前额,也可位于顶、枕部,并伴有颈项牵紧感。头痛与体位有关,坐位或直立时加重,平卧位可缓解。其发生率受多种因素影响:① 穿刺针粗细:穿刺针越细头痛发生率越低,16 G、20 G和25 G穿刺针术后头痛发生率约分别为7.5%,5%和1%～3%。25 G穿刺针虽头痛发生率低,但针较细软,穿刺时不易控制进针方向,容易造成穿刺困难。② 穿刺针种类:穿刺针头部呈笔尖形的Whiteacre针,笔尖上有一侧孔,穿透硬膜和蛛网膜时呈扩张型,不切割膜纤维,穿刺孔比较小且易闭合。手术后头痛的发生率约1%,低于传统的头部呈斜面形的穿刺针(Quincke针)。③ 性别和年龄:女性、青年、产妇和精神紧张患者头痛发生率高。④ 其他:原有头痛病、脱水和血容量不足的患者,脊麻后头痛发生率高。治疗措施包括:① 饮用含咖啡因的饮料,如茶、咖啡、可口可乐等。② 维生素C 500 mg和氢化可的松50 mg加入5%葡萄液500 ml静脉滴注,连续2～3 d。③ 必要时静脉输注低渗盐水。④ 口服解热镇痛药,也可用治疗神经病理性疼痛药物如加巴喷丁或普瑞巴林(pregabalin)。⑤ 严重而上述治疗无效者,可在穿刺部位行硬膜外间隙注入生理盐水或自体血10～20 ml,以堵塞硬膜上的穿刺孔。一般有效率可达90%以上,必要时少数患者可重复1次。

硬膜外穿刺针穿破硬膜,立即有脑脊液流出,易辨认。常导致术后较严重的低压性头痛,其表现和治疗与脊麻后头痛相同。

六、腔神经损伤

腔神紧损伤较罕见,发病原因与脊麻后头痛相似。由于脑脊液外漏,颅内压降低,脑组织因重力关系而下垂,使颅神经受压和牵拉,常累及外展神经,临床表现为斜视、视力模糊或复视。如听神经受累,表现听力减退或耳聋。预防和治疗与脊麻后头痛相同。

七、拔管困难和导管折断

(一) 拔管困难　硬膜外导管拔管困难时不可用力硬拔。应让患者再处于原穿刺体位,慢慢拔管。如椎旁肌群强直,可采用热敷或在导管周围注入局麻药,这些措施有助于导管拔出。也可在导管内插入钢丝管芯,钢丝尖端不可进入硬膜外间隙,试行拨管。必要时使用镇静药或全麻肌松状态下拔管。

(二) 导管折断　有两种情况可能发生导管折断:① 硬膜外导管质量较差,韧性及强度不够,拔管困难时用力拔出而折断。② 操作不当,导管在硬膜外穿刺针内退管,引发导管折断而留置在硬膜外间隙,尤其是新穿刺针或针头端尖锐易割断导管。是否需要手术取出,根据患者及折断导管的具体情况而定。如导管断在皮下,易于取出,或有感染及神经刺激症状则应手术取出。

八、背痛

主要是由于脊神经阻滞时,腰骶部肌肉处于松弛状态,脊椎的生理弧度改变,平卧时间较长后易发生。也可能为多次反复穿刺损伤局部软组织,或穿刺针致椎板骨膜分离,形成骨膜下血肿,后者疼痛持续时间较长。疼痛严重时,可口服解热镇痛药,但应区别是体位引起或是穿刺损伤所致,此外需排除局部感染。

九、感染

(一) 硬膜外间隙感染　硬膜外间隙脓肿是极其罕见的严重并发症。患者常有隐性的血源性感染、穿刺部位皮肤感染、硬膜外镇痛留置导管感染或穿刺过程中污染。临床表现为背部疼痛、局部肿胀、局部叩击痛、发热和白细胞升高。磁共振有助诊断。治疗包括大剂量使用抗生素、紧急椎板切除减压术。如诊断和处理及时,神经系统的并发症较少。

(二) 脑膜炎　脊麻和硬膜外阻滞后均有发生脑膜炎的报道。有体内感染病灶,硬膜外或骶管注射激素时偶尔可发生,预防应严格遵循无菌操作。

十、硬膜外血肿(epidural hamatoma)

(一) 发生率　常规穿刺置管硬膜外间隙血管损伤率为2.8%～11.5%。在美国部位麻醉学会(ASRA)指南出版之前,蛛网膜下腔血肿发生率为1∶10 000,硬膜外间隙血肿发生率为1∶1 000。ASRA指南出版后,由于加强了操作的规范性,发生率分别下降为1∶220 000和1∶150 000。

(二) 早期诊断依据　硬膜外间隙有丰富的静脉丛,当穿刺或置导管和拔导管损伤静脉时,在有凝血功能障碍或服用抗凝剂的患者中可发生大血肿,进而压迫脊髓,如不能及时发现和解除压迫,甚至会产生截瘫。早期诊断依据:麻木、肌无力、根性背痛,其中肌无力占46%、38%和14%的患者分别出现背痛和感觉障碍。Kreppel等报道约85%的患者出现背痛,个别发生膀胱或(和)肠道功能紊乱。临床上应注意在麻醉平面消退后,又重新出现麻木及下肢活动障碍,应警惕有发生血肿的可能,应加强术后随访,此外,还需注意硬膜外镇痛患者,可掩盖血肿产生的疼痛。一旦发现神经症状或截瘫,应立即进行CT或MRI检查,椎管内麻醉拔除硬膜外导管后出现新的神经功能障碍,也应立即行MRI检查,如确诊有血肿压迫,则尽早急诊手术(8 h之内效果较好),清除血肿和椎板减压。

(三) 硬膜外血肿的处理 确诊硬膜外血肿后应立即行外科手术，取出血肿和椎板减压。对于伴有神经障碍的硬膜外血肿，通常需要紧急外科手术，据报道，椎管内血肿的患者，如 8 h 内清除血肿和椎板切除减压，77%患者可痊愈或恢复部分神经功能，如果延误超过 24 h，只有 15% 患者能恢复部分神经功能。Kreppel 报道，在症状出现 12 h 内行外科手术，2/3 的患者能够完全或较好地恢复神经功能，症状发作后 13～24 h 行手术治疗，几乎 2/3 的患者其神经症状不能改善，神经功能极少能恢复。

(四) 预防措施 硬膜外血肿预防措施包括：① 凝血功能异常(血小板<7.5 万患者)禁用硬膜外阻滞、镇痛。② 停用阿司匹林连续 7 d，可行硬膜外阻滞。③ 应用新抗血小板药塞氯吡啶(ticlopidine)、血小板膜 GPⅡb/Ⅲa 抑制药，停药 14 d 后才能用硬膜外阻滞。④ 溶栓治疗 10 d 内不宜行硬膜外阻滞，如已置导管，每 2 h 作神经功能评估。停治疗后 24 h 才能拔管。⑤ 长期服用华法林者术前 4～5 d 停药，PT 正常或 INR<1.5 可行硬膜外阻滞。Parvizi 等报道全膝置换术 1 030 例，手术当日用华法林，48 h 后拔除硬膜外导管，保持 INR 为 1.54 (0.93～4.25)没有一例发生硬膜外血肿。⑥ 用皮下注射肝素 5 000 U，用药前 2 h 可行脊麻及硬膜外穿刺置管；最后 1 次用肝素后 4 h，血小板计数正常才能行脊麻及硬膜外穿刺置管；硬膜外阻滞后使用肝素，必须在肝素作用消失后 2 h 才能拔管，拔管后 2 h 才能再用肝素。⑦ 用低分子肝素(enoxaparin)30 mg，至少 12 h 后才能穿刺置管，大剂量需 24 h 后，血小板计数正常才能施行硬膜外阻滞，拔管 2 h 后才能再用肝素。⑧ 香豆素：长期使用者应待 INR 正常后才能行硬膜外阻滞，INR<1.5 才能拔导管。⑨ 中草药：某些中草药如活血化瘀药如丹参、红花等影响凝血功能，术前应询问服药史，并引起注意，术前应停用大蒜 7 d，银杏 36 h，人参 24 h。

尽管上述多中心或循证医学研究结果对临床有重要指导意义，但临床实践中还应根据患者具体情况，谨慎行事，非急症患者待校正后实施，有疑问时不要勉强，以改用全麻为上策(详见第九十三章)。

十一、神经系统并发症

椎管内麻醉后神经系统并发症文献报道较多。2004 年瑞典 Moen 等报道(1990～1999)脊麻 260 000 例，神经并发症发生率为 1∶20～1∶30 000，硬膜外阻滞 450 000 例，其中包括 200 000 例硬膜外无痛分娩，发病率为 1∶25 000，神经并发症 127 例(血肿 33 例、马尾综合征 32 例、脑膜炎 29 例、硬膜外脓肿 13 例及其他 20 例)，永久性神经损害 85 例，骨质疏松、骨关节炎是以往被忽略的危险因素。永久性神经损害发生率为 0.02%～0.07%，因此椎管内麻醉后的下肢疼痛和麻木应引起重视。硬膜外间隙注入大量局麻药，或长时间的硬膜外阻滞，局麻药的酸性、高渗透压、浓度偏高及其本身的神经毒性等因素，可能会产生潜在性的神经损伤(如马尾综合征)。此外，穿刺可直接损伤神经。

(一) 神经并发症产生原因

1. 局麻药的神经毒性作用

(1) 局麻药均具有脊神经毒性，其毒性利多卡因＝丙胺卡因＞丁卡因＞布比卡因＞罗哌卡因＞甲哌卡因。临床报道 0.5%利多卡因鞘内注射后发生马尾综合征和短暂性神经综合征(transient neurologic syndrome，TNS)，常与关节镜手术、截石位及使用细针或笔尖形针有关，具体原因尚不完全清楚。交感干神经节对局麻药毒性最为敏感，中枢神经敏感性中等，周围神经最不敏感。

(2) 局麻药毒性与浓度、剂量及暴露时间的关系呈正比，浓度高、剂量大及暴露时间长则神经损害重。

(3) 与局麻药对脊髓和脊神经血流的影响有关，蛛网膜下腔注入利多卡因、布比卡因、甲哌卡因、丁卡因可引起血管扩张，增加脊髓血流，罗哌卡因和布比卡因引起浓度依赖性脊髓血管收缩，降低脊髓血流。局麻药中加用肾上腺素的质疑：① 肾上腺素延缓局麻药吸收不是椎管内血管收缩的结果。② 可推迟峰浓度出现时间，但不能降低其浓度，可能是肾上腺素全身作用使心排血量增加，药物分布容积变大所致。③ 肾上腺素减少局麻药中毒目前还无大样本数据支持。④ 有动物实验证实肾上腺素可增加局麻药的神经毒性。商业用肾上腺素含有亚硫酸盐防腐剂，可能与神经损害有关。另有报道 11 574 例椎管内局麻药复合应用去氧肾上腺素，其 TNS 的发生率为 16.7%，也有出现马尾神经综合征的病例。建议不作为常规，如需要，严格控制浓度小于 1∶400 000～1∶500 000 (2.0～2.5 μg/ml)。禁忌证：① 糖尿病，动脉粥样硬化，肿瘤化疗患者。② 神经损伤，感染或其他病理性改变。③ 术中体位，器械牵拉挤压神经。④ 严重内环境紊乱，如酸碱平衡失衡等。

2. 操作引起的神经损伤

(1) 脊麻和硬膜外阻滞 穿刺针及导管直接损伤神经根，直接损伤脊髓较少见，也可引起神经血肿。Vandermeulen 对 1990～1994 年 61 例硬膜外或蛛网膜下腔麻醉相关的脊髓血肿的研究发现，42 例(68%)与患者自身凝血功能有关，25 例与患者静脉或皮下使用肝素有关，15 例与穿刺和置管困难有关。

(2) 脊髓神经缺血 脊髓血液供应来自脊髓前动脉和脊髓后动脉，在脊髓表面吻合成网并穿透入脊髓(图 17-2)。脊髓神经缺血的原因包括：① 脊髓前动脉综合征主要是由于脊髓前动脉栓塞引起。诱发原因为低血压，局麻药中加肾上腺素浓度高(＞1∶200 000)、用去甲肾上腺素或去氧肾上腺素，血管痉挛，糖尿病血管病变等。② 硬膜外间隙注射大量空气或局麻药一次注入容量过多而压迫绕脊髓的血管。③ 严重低血压。上述因素均可能引起脊髓前动脉的血流障碍,脊髓前侧角缺血坏死和空洞形成,导致患者运动功能障碍。脊髓后动脉综合征可出现感觉障碍。

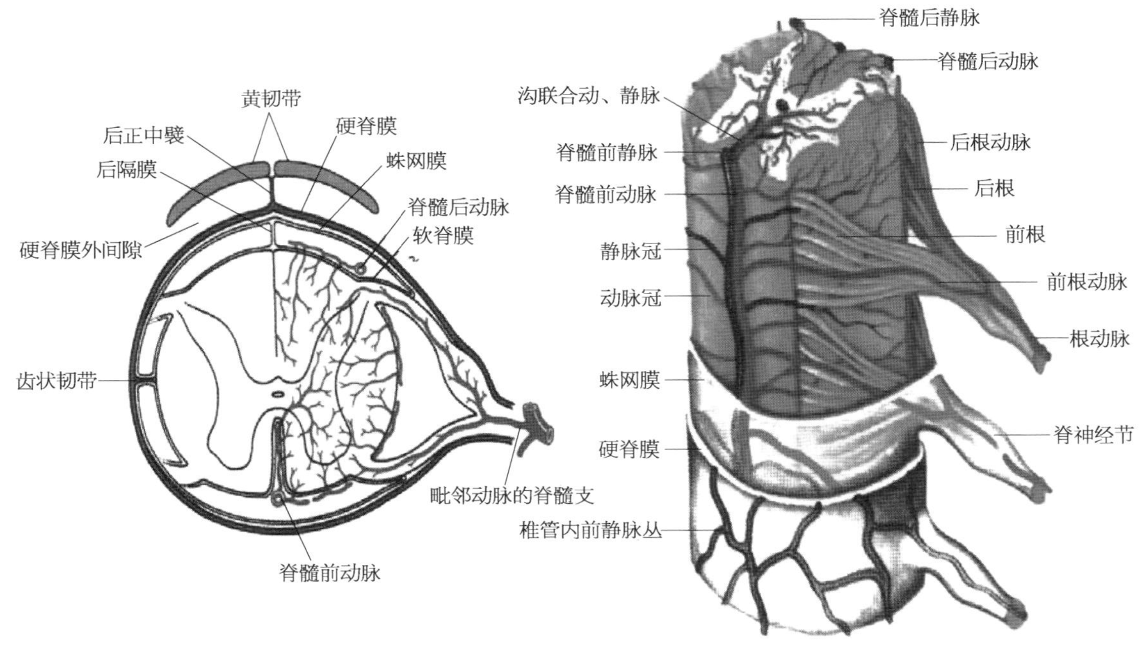

图 17-2 脊髓的血供

3. 患者并存的神经疾患 脊膜炎、脊动静脉瘘、血管畸形、血管瘤、椎间盘突出、吉兰-巴雷综合征、多发性硬化症、脊髓血肿、肿瘤转移和珠蛋白生成障碍性贫血等。

4. 其他药物的神经毒性

(1) 吗啡等麻醉性镇痛药不宜超常规剂量给药,晚期癌性疼痛患者椎管内长期、大剂量应用吗啡,需注意其神经毒性损害。瑞芬太尼因含甘氨酸对神经有毒性,不可用于硬膜外或鞘内给药。

(2) 椎管内给予可乐定、新斯的明(含或不含防腐剂)、咪达唑仑,没有足够的临床资料说明其无神经毒性。最近实验研究证明右美托咪定注入硬膜外间隙对局部神经髓鞘有损害。

(3) 椎管内注射氯胺酮,如其含氯化苄甲乙氧胺等杀菌或防腐剂,可引起部分动物脊髓或神经根、星状神经节细胞脱髓鞘损伤、空泡形成、变性、坏死,肢体感觉及运动障碍,人体椎管内应用此药麻醉或镇痛,神经毒性损害相关的研究目前报道甚少。

(4) 葡萄糖的神经毒性可能与其高渗透压及比重有关,临床应用浓度不宜超过 7.5%。

(5) 由于误注药液可引起化学性刺激或细菌感染导致脑膜炎、蛛网膜炎、脊髓炎和马尾综合征。

(二) 症状和诊断

1. TNS 发病率 4%~33%,原因尚不完全清楚,可能与下列因素有关:① 局麻药的脊神经毒性,特别是利多卡因脊麻,利多卡因刺激神经根引起的神经根炎。② 穿刺损伤。③ 神经缺血。④ 手术体位使坐骨神经过度牵拉。⑤ 穿刺针尖位置或添加葡萄糖使局麻药分布不均。⑥ 患者早期活动。临床表现:有人把 TNS 称为亚临床神经毒性的表现,在脊麻后 4~5 h 出现腰背痛向臀部、小腿放射或感觉异常,通常为中等度或剧烈疼痛,查体无明显运动和反射异常,持续 3~5 d,1 周之内可恢复。无后遗运动感觉损害,脊髓与神经根影像学检查和电生理无变化。应用激素、营养神经药、氨丁三醇或非甾体抗炎药(NSAIDs)治疗有效。有研究发现,1 437 例利多卡因脊麻后发生 TNS 120 例,15 d 后疼痛消失,与布比卡因、左旋布比卡因及罗哌卡因相比有显著差异,浓度高(5%)和剂量大则危险增加。

2. 马尾综合征(cauda equina syndrome) 相关危险因素包括:① 患者原有疾病,脊髓炎症、肿瘤等。② 穿刺或导管损伤。③ 高血压、动脉硬化、脑梗死及糖尿病等。④ 局麻药的浓度过高或局麻药的神经毒性。⑤ 脊髓动脉缺血。⑥ 椎管狭窄、椎间盘突出。临床表现以 $S_{2\sim4}$ 损伤引起的症状为主,如膀胱、直肠功能受损和会阴部知觉障碍,严重者大小便失禁;当 L_5S_1 受累时可表现为鞍区感觉障碍;进一步发展可能导致下肢特别是膝以下部位的运动障碍,膝跳反射、足底反射等也可减弱或消失。

3. 延迟性骶神经感觉障碍 有可能比马尾神经综合征发病率更高,主要表现为会阴部感觉异常,病程可能迁延,即使用常规剂量的局麻药,发病率比预想的要多很多。

4. 吉兰-巴雷综合征(Guillain-Barre syndrome, GBS) 为急、慢性脱髓鞘多发性神经炎(AIDP),是一组神经系统自身免疫性疾病。多起病急,症状逐渐加重,在 1~2 周内达到高峰。80%以上患者首先出现双下肢无力，继之瘫痪逐渐上升加重。严重者出现四肢瘫痪、呼吸麻痹而危及生命。多数在2～4周开始恢复，程度和快慢个体差异较大。约1/3患者可遗留有后遗症状。如双下肢或（和）双上肢无力或肌肉萎缩、肌肉酸痛和足下垂。患肢有主观感觉异常，如麻木、蚁走感、针刺感和烧灼感，检查可见四肢远端"手套-短袜"型感觉减退或缺失。部分患者遗留有面瘫、吞咽困难、构音障碍、呛咳和咳痰困难。一些患者自主神经功能障碍可见手足少汗或多汗，肢端皮肤干燥，或有大小便潴留或失禁。该综合征与椎管麻醉的关系尚不清楚，有待进一步明确。

（三）防治

（1）按指南正规操作，减少穿刺针与操作不当引起的损伤。预防感染，严格无菌技术。预防因局麻药引发的神经毒性，尤其应控制适当的浓度和剂量。严格掌握适应证和禁忌证。有些疾病相对禁忌，如老年病患者伴发高血压、动脉硬化、糖尿病和椎管狭窄及椎间盘突出，有明显下肢疼痛与麻木，或肌力减弱，均应慎用或不用椎管内麻醉，以免造成不良后果或不必要的医疗纠纷。

（2）药物治疗　①肾上腺皮质激素：大剂量冲击疗法。②维生素和神经营养药：弥可保等。③消炎镇痛药和三环抗抑郁药。

（3）神经阻滞疗法　椎管内或局部类固醇注射疗法，交感神经或周围神经阻滞。

（4）高压氧治疗、康复治疗　包括电刺激、穴位电刺激、激光、自动运动和被动运动疗法等。

（张　莹　杭燕南　庄心良）

参考文献

[1] 吴新民，王俊科，庄心良，等. 椎管内阻滞并发症防治专家共识，中华麻醉在线，中华医学会麻醉学分会，2009.

[2] 刘万枫，王珊娟，杭燕南. 椎管内麻醉后的神经并发症. 临床麻醉学杂志，2009，25：85-87.

[3] Liu SS, Carpenter PL, Neal JM. Epidural anesthesia and analgesia: examining their role in postoperative outcome. Anesthesiology, 1995, 82: 1474.

[4] Ballantyne JC, Carr DC, deFerranti S, et al. The comparative effects of postoperative analgesic therapies on pulmonary outcome: cumulative meta-analyses of randomized, controlled trials. Anesth Analg, 1998, 86: 598-612.

[5] Vandermeulen EP, Van Aken H, Vermylen J. Anticoagulants and spinal-epidural anesthesia. Anesth Analg, 1994, 79: 1165.

[6] Cousins MJ, Veering BT. Epidural neural blockade, from Neural Blockade in Clinical anesthesia and Management of Pain, 3rd edition, edited by Cousins MJ, Bridenbaugh PO, J. B. Philadephia: Lippincott-Raven, 1998: 243-332.

[7] 童传耀，庄心良，陆惟俊，等. CT观察药液在硬膜外间隙内扩散的实验研究. 临床麻醉学杂志，1990，6：81-83.

[8] 徐国辉，庄心良，童传耀，等. 麻黄碱纠正硬膜外阻滞低血压前后的血流动力学改变. 中华麻醉学杂志，1994，14(1)：14.

[9] 庄心良，华惠娟，王珍娣，等. 麻黄碱和甲氧胺治疗硬膜外阻滞所致低血压前后的血流动力学改变. 中华麻醉学杂志，1984，4：133-136.

[10] Kreppel D, Antoniadis G, Seeling W. Spinal hematoma: a literature survey with meta-analysis of 613 patients. Neurosurg Rev, 2003, 26: 1-49.

[11] 史宏伟，鲍红光，朱建明. 联合腰麻-硬膜外麻醉时硬膜外注药升高阻滞平面机制的探讨. 临床麻醉学杂志，2000，16：364.

[12] Moen V, Dahlgren N, Irestedt L. Severe neurological complication after central neoraxial blockades in Sweden1990-1999. Anesthesiology, 2004, 101: 950-959.

[13] Brull R, McCartney CJ, Chan V, et al. Neurological after complications after regional anesthesia: contemporary estimates of risk. Anesth Analg, 2007, 104: 964-974.

[14] Cameron CM, Scott DA, McDonald WM, et al. A review of neuroaxial epidural Morbidity: experience of more than 8000 cases at a single teaching hospital. Anethesiology, 2007, 106: 997-1002.

[15] Joseph MN. Effects of epinephrine in local anesthetics on the central and peripheral nervous systems: neurotoxicity and neural blood flow, Reg Anesth Pain Med, 2003, 28: 113-124.

[16] Hebl JR, Kopp SL, Schroeder DR. Neurologic complications after neuraxial anesthesia or analgesia in patients with preexisting peripheral sensorimotor neuropathy or diabetic polyneuropathy. Anesth Analg, 2006, 103: 1294-1299.

[17] Ruppen W, Derry S, McQuay H. Incidence of epidural hematoma, infection, and neurologic injury in obstetric patients with epidural analgesia/anesthesia. Anesthesiology, 2006, 105: 394-399.

[18] Martin S, Smaranda A, Archilla J. Neuraxial hematoma after combined regional anesthesia: conservative resolution. Rev Esp Anestesiol Reanim, 2005, 52: 433-437.

[19] Vandermeulen E. Guideline on anticoagulants and the use of locoregional anesthesia. Minerva Anestesiol, 2003, 69: 407-411.

[20] Konakci S, Adanir T, Yilmaz G, et al. The efficacy and neurotoxicity of dexmedetomidine administered via the epidural route. Eur J Anaesthesiol, 2008, 25: 403-409.

[21] YaDeau JT, Liguori GA, Zayas VM. The incidence of transient neurologic symptoms after spinal anesthesia with mepivacaine. Anesth Analg, 2005, 101: 661-665.

[22] Leidinger W, Meierhofer JN, Ullrich V. Unusual complication after combined spinal/epidural anaesthesia. Anaesthesist, 2003, 52: 703-706.

[23] Horlocker TT. Complications of spinal and epidural anesthesia. Anesthesiol Clin North America, 2000, 18: 461-485.

[24] Faccenda KA, Finucane BT. Complications of regional anaesthesia Incidence and prevention. Acta Anaesthesiol Scand, 2002, 46: 1171-1174.

[25] Pavón A, Anadón Senac P. Neurotoxicity of intrathecal lidocaine Rev Esp Anestesiol Reanim, 2001, 48: 326-336.

[26] Abramovitz S, Beilin Y. Thrombocytopenia, low molecular weight heparin, and obstetric anesthesia. Anesthesiol Clin North America, 2003, 21: 99-109.

第十八章 麻醉方法联合应用

麻醉方法的联合应用是指在手术中同时采用两种不同的麻醉方法，保持其各自优点，克服彼此不足，既能满足手术需要，又有利于围术期患者生理功能调控的麻醉方法。早在20世纪70年代就有关于硬膜外阻滞复合全身麻醉（epidural block combined with general anesthesia）和硬膜外阻滞联合蛛网膜下腔阻滞简称腰硬联合麻醉（combined spinal-epidural anesthesia, CSEA）临床应用的报道。近年来，超声技术和神经刺激器在神经阻滞定位中的广泛应用，使得神经阻滞的成功率大大增加，并发症也相应减少。在重新认识神经阻滞技术作用的同时，神经阻滞联合全身麻醉也得到了越来越广泛的应用。本章节主要介绍硬膜外阻滞复合全身麻醉、神经阻滞技术复合全身麻醉及腰硬联合麻醉。

第一节 硬膜外阻滞复合全身麻醉

良好的硬膜外阻滞可获得充分的镇痛和肌肉松弛效果，若辅以适量的镇静与镇痛药即可完成下肢、下腹部和部分中上腹部手术。与单纯全身麻醉相比，硬膜外阻滞能减少手术和麻醉给患者生理造成的干扰，使手术区域的传出和传入神经得到充分阻滞，从而降低了交感神经紧张性。然而，硬膜外阻滞毕竟是一种不完善的麻醉，不能消除手术探查所引起的内脏牵拉痛、呃逆、恶心和呕吐，不仅造成患者严重的不适，而且影响手术操作甚至造成并发症的危险。硬膜外阻滞复合全身麻醉充分发挥了两种方法联合使用时对循环和呼吸系统的效应，有利于围术期患者生理功能的调控。同时，由于硬膜外阻滞的效应，使得在较浅的全麻状态下仍然保持良好的麻醉效果，避免了因全麻过深所导致的循环呼吸抑制以及术后苏醒延迟。

一、硬膜外阻滞复合全身麻醉对生理功能的影响

（一）循环系统

1. *血流动力学影响* 硬膜外阻滞复合全身麻醉对患者血流动力学的影响与多种因素有关。除了单纯硬膜外阻滞或全身麻醉时影响血液动力学的一般因素外，其特有的影响因素包括硬膜外阻滞的扩散平面、诱导前硬膜外给药量和硬膜外阻滞与全身麻醉的协调配合。此外，患者原有心血管病变的严重程度、患者的一般情况和外科手术情况如手术时间的长短、创伤大小、术中失血量和液体损失量等均对术中血流动力学的变化有较大的影响。如果硬膜外穿刺平面较高，而且在全麻诱导前又经硬膜外导管给予较多的局麻药，则全麻诱导阶段尤其是气管插管前常可发生显著的低血压，严重者甚至造成循环虚脱。如全麻诱导前适当扩充血容量或静脉注射小剂量麻黄碱或去氧肾上腺素等，则可以避免诱导后插管前的低血压，血流动力学的维持更加平稳。

硬膜外阻滞复合全身麻醉对患者的苏醒尤为有利，主要原因：① 全麻药量减少使患者术毕清醒速度明显加快；② 硬膜外阻滞良好的镇痛作用使患者苏醒阶段更加舒适，苏醒质量提高；③ 由于硬膜外阻滞阻断了应激反应所必需的传出神经，因而削弱了应激反应的心血管效应，从而保护了患者的心脏功能，避免高血压和心动过速的发生。

2. *冠脉灌注和心肌氧耗* 心脏和冠状血管受发自$T_{1\sim5}$的心交感神经纤维支配，胸段硬膜外阻滞（TEA）有效地阻断了其传入和传出通路，增加狭窄的心外膜冠状动脉节段的管径而不引起冠状小动脉的扩张，增加缺血区心肌侧支循环，提高心内/外膜血流比例，改善左室功能，降低心肌氧需要量，改善心肌氧供/需比例，减轻心绞痛的症状，减少术中、术后心肌缺血和心肌梗死的发生率。研究发现在胸骨劈开时单纯全麻组的全身血管阻力、心大静脉血流量及局部心肌耗氧量均显著增加，而TEA则明显减弱了该反应，且无一例出现心肌缺血的代谢（乳酸升高）或心电图征象。肌钙蛋白T是心肌损伤的高度特异性蛋白，用于评估术后

心肌缺血是否发生远较传统的 CK - MB 敏感，它的释放为 TEA 所减弱。动物实验还发现 TEA 使冠状动脉阻塞后的心肌梗死面积缩小。

3. 肝血流量的影响　动物实验结果显示，硬膜外腔注射局麻药后，体循环血压和心排血量均有下降，肝动脉血流量不变而门静脉血流量和肝脏的氧供有显著减少。全麻诱导后吸入恩氟烷或异氟烷，肝动脉血压下降，肝动脉血流量亦下降，肝脏的氧供和氧耗同步下降，肝脏的氧供需平衡得以维持。静脉丙泊酚维持全麻时亦存在相似的结果。

4. 肺血管外肺水　硬膜外阻滞复合全身麻醉时，为了保持血流动力学稳定，常在全麻诱导前给予液体治疗，扩充血容量。研究表明，硬膜外阻滞复合全身麻醉患者在全麻诱导前快速扩容，给予乳酸钠林格液10 ml/kg加羟乙基淀粉 10 ml/kg，与单纯全麻相比，胸内血容量(ITBV)和肺血管外肺水量(EVLW)均无显著性差异。说明硬膜外阻滞复合全麻时，若诱导前适当扩容，不仅能在全麻诱导时保持血流动力学稳定，而且不增加 EVLW 和 ITBV。可能的原因是硬膜外阻滞后，外周血管扩张，增加的容量部分分布在外周血管。一旦肺血管内的水渗透到肺间质，肺淋巴引流量将增加10～20 倍，以引流过多的间质液；还有部分液体经气道外排，使肺间质的压力不至于过度增加。只有当血管内的静水压过高，超过机体的防御能力，同时伴有左心功能不全时，才有可能发生肺水肿。

硬膜外阻滞复合全身麻醉在诱导前输入一定的液体量较容易保持插管前后和整个手术中的血流动力学稳定。在一定范围内增加的补液量并没有导致血管外肺水的增加，因此与全麻相比，没有增加引起术后肺部并发症的风险。相反能使患者术后康复加快，减少肺部并发症。值得注意的是老年或心功能不全的患者，在术后因硬膜外阻滞作用消失，外周扩张的血管收缩，导致回心血量明显增加，可能引起一系列的循环及呼吸系统并发症，术毕适当使用小剂量的利尿剂排出过量液体可预防并发症的发生。

(二) 应激反应　硬膜外阻滞复合全身麻醉使插管时儿茶酚胺浓度降低，平均动脉压下降。硬膜外阻滞平面在 $T_{4\sim12}$时，阻断相关部位交感神经兴奋功能并显著抑制许多应激性激素的增高，从而降低了交感神经紧张性，进一步减轻了气管插管及术中的儿茶酚胺分泌，致平均动脉压下降。此外，阻滞区域的容量血管扩张效应使患者血压比麻醉前有不同程度的降低，同时副交感神经亢进，心率减慢，此心血管抑制作用也部分抵消了气管插管时由于交感兴奋所导致的心血管不良反应。

二、硬膜外阻滞复合全身麻醉的优缺点

硬膜外阻滞复合全身麻醉用药灵活，若掌握恰当的指征，则可以充分利用硬膜外阻滞和全麻各自的优点，取长补短，减少麻醉不良反应的发生。但若指征掌握不当或用药和管理不善，也可出现相应的麻醉不良反应。

(一) 优点　① 全身麻醉和硬膜外阻滞的协同作用使全麻药和硬膜外局麻药的用量均明显减少，局麻药的浓度也明显降低。② 有利于控制气管插管和外科手术创伤所产生的应激反应，避免高血压和心动过速。③ 患者苏醒迅速和完全，苏醒时无疼痛，因而比较舒适，避免了单纯全麻时的高血压和躁动。④ 硬膜外阻滞促使肠管收缩，有利于手术野的显露。⑤ 良好的硬膜外镇痛，有利于术后早期活动，减少术后并发症。⑥ 在血管外科手术时，有利于维持术中血流动力学稳定。⑦ 有利于术后呼吸功能的维护，减少了呼吸系统的并发症。⑧ 术中维持心肌氧供需平衡，对冠心病患者有利。

(二) 缺点　① 操作比较费时，有增加创伤和发生硬膜外阻滞并发症的可能。② 诱导期间虽然高血压的发生率降低，但如果全麻诱导前硬膜外局麻药用量掌握不当，则全麻诱导期间低血压的发生机会增加。③ 麻醉期间液体用量增加，有造成水钠潴留的可能。④ 如硬膜外阻滞和全身麻醉的配合不当，或术中过度追求“浅全麻”，则患者有发生术中知晓的可能。⑤ 与术后静脉镇痛相比，硬膜外镇痛虽然效果更好，但低血压的发生率明显高于前者。

三、硬膜外阻滞复合全身麻醉的适应证和禁忌证

一般而言，凡是能够在单纯硬膜外阻滞下完成的手术，如腹部手术、下肢手术和盆腔手术等，均为硬膜外阻滞复合全身麻醉的适应证。一些不能单独在硬膜外阻滞下完成的手术如胸腔内手术，则可以在全身麻醉的基础上，配合硬膜外阻滞和硬膜外镇痛，不仅能够满足手术的需要，而且取得了良好的效果。

(一) 硬膜外阻滞复合全身麻醉的适应证　① 胸部及以下手术，如胸外科手术、血管外科手术、腹部外科手术和盆腔手术等。② 老年患者。③ 合并有冠心病、高血压、风湿性心瓣膜病变、慢性心功能不全等心脏疾病的患者行非心脏手术。④ 合并慢性呼吸功能不全患者的手术。⑤ 需要进行控制性降压的胸部以下的外科手术。

1. 腹部手术　腹部手术是硬膜外阻滞复合全身麻醉良好的适应证。术中可充分利用硬膜外阻滞的优点，发挥其镇痛和肌松作用。硬膜外阻滞后肠管收缩有利于手术野的暴露，同时由于全身麻醉的效应，避免了单纯硬膜外麻醉时容易出现的恶心、呕吐、呃逆及内脏牵拉痛和肩部放射痛等不适。全身麻醉和硬膜外阻滞的协同作用使术中麻醉性镇痛药和全麻药的用量明

显减少,因而术毕患者苏醒速度加快,苏醒质量提高。

2. 胸外科手术　胸部手术后采用硬膜外给予局麻药和麻醉性镇痛药行术后镇痛有利于循环功能和呼吸功能的维护。国外文献报道胸部手术采用硬膜外阻滞配合术后硬膜外镇痛,围术期心肌缺血和心力衰竭的发生率降低。国内的一项研究观察65岁以上的老年胸外科患者术后硬膜外镇痛对呼吸功能的影响。研究表明虽然与静脉镇痛相比,患者术后肺功能没有明显改善,但术后完善的镇痛效果使患者咳嗽和排痰能力提高,且使患者的主观感觉和术后配合明显改善,因此有利于防止术后肺部并发症的发生。亦有研究表明与全身麻醉相比,采用硬膜外阻滞复合全麻后可使胸外科手术后机械通气支持的时间显著缩短。硬膜外镇痛使术后24 h时患者的吸气力量和呼气流速有所提高,术后痰液潴留导致肺部感染和低氧血症的发生率明显降低,纤维支气管镜吸痰的机会显著减少。

3. 血管外科手术　20世纪80年代中期,Yeager等将硬膜外阻滞复合全麻用于腹主动脉手术,以控制主动脉阻断时的高血压。随后,两种麻醉方法的联合就成为腹主动脉乃至胸降主动脉手术首选的麻醉方法。

大血管手术患者常合并冠心病、高血压、慢性阻塞性呼吸功能不全、肾功能不全和糖尿病等。冠状血管病变以及由此而引起的围术期心肌缺血、心肌梗死、急性心力衰竭和心律失常等循环系统并发症是引起围术期死亡和术后并发症的主要原因。

硬膜外阻滞复合全麻对大血管手术有多方面的益处。在硬膜外阻滞复合全麻下进行胸降主动脉以下部位的血管手术时,硬膜外阻滞引起血管扩张,使心脏前负荷和后负荷降低,有利于主动脉阻断时的心脏保护,同时减少扩血管药物的用量,维持循环稳定。胸段硬膜外阻滞还可增加病变冠状动脉的内径,抑制过度的应激反应。硬膜外镇痛可改善术后高凝状态,降低血管(冠状动脉和深静脉)栓塞的发生率,其循环和呼吸系统并发症低于单纯全麻和术后静脉镇痛的患者。

4. 老年患者的手术　冠心病、心肌缺血和心肌梗死是老年患者围术期并发症和死亡的重要原因。此外,慢性呼吸系统病变和术后急性呼衰也是老年患者围术期死亡的主要原因。由于心脏病患者进行非心脏手术和呼吸功能不全患者进行外科手术时,均适合采用硬膜外阻滞复合全麻,因此,多数老年患者也适合选用硬膜外阻滞复合全麻。此外,两种麻醉方法联合应用时各自所需的药量都明显减少。尤其当吸入全麻药、静脉全麻药、麻醉性镇痛药和肌松药用量减少时,患者术后苏醒明显加快,呼吸支持时间缩短,可以达到早期拔管的目的。术后硬膜外镇痛有利于老年患者早期活动,减少术后并发症。

5. 心脏病患者的非心脏手术　研究表明,硬膜外阻滞和全身麻醉的结合,能够保持心脏病患者围术期血流动力学的稳定。在冠心病患者,胸部硬膜外阻滞能够增加狭窄的冠状动脉的直径而不引起冠状小动脉的扩张;同时,由于心脏交感神经被阻滞,心率减慢,血管扩张而心脏的前、后负荷均减少,因此,心肌氧消耗减少。如冠状血管的灌注压能够保持,则增加了心内膜和心外膜的血流,从而改善了局部心肌血流的分布。心脏氧供需改善有利于冠心病患者避免围术期心肌缺血和心脏并发症的发生。然而,硬膜外阻滞复合全麻如掌握不当,也会对冠心病患者的心脏产生负面影响。当患者有潜在血容量不足或硬膜外阻滞平面较高时,一方面使回心血量减少,心脏前负荷降低,另一方面还可以扩张动脉。而高平面硬膜外阻滞了心交感神经,使心肌收缩力减弱,两者均可使动脉压降低并最终影响冠状动脉的灌注压而发生心肌缺血。

对于慢性心脏瓣膜病变的患者,由于硬膜外阻滞后动脉扩张,使外周阻力和心脏的后负荷下降;静脉扩张后回心血量减少,心脏的前负荷降低,同时肺血管的压力也相应降低。因此,只要血容量和血管阻力调节得当,将有利于围术期心功能的维护。

6. 呼吸功能不全患者的麻醉　慢性呼吸功能不全是临床上比较常见的老年性疾病之一。患者术前即已经存在小气道阻塞、残气量增加、肺泡及肺血管床结构破坏和纤维化导致肺顺应性降低、通气-血流比例失调和死腔通气增加以及呼吸动力的减退。上腹部和胸腔内手术将使此类患者的肺功能遭受进一步的打击,使已经处于代偿边缘的肺功能极易出现失代偿,导致急性呼吸衰竭和其他肺部并发症的发生。

麻醉因素对术后肺部并发症的发生有多方面的影响。全身麻醉可以使FRC下降10%;FVC下降20%～50%;肺容量减少伴小气道萎陷;支气管黏膜纤毛功能异常增加了术后肺部感染的机会;气管插管有潜在的增加呼吸道分泌物和支气管痉挛的危险;通气-血流比例(V/Q)失调导致肺泡-动脉氧分压差(A－a gradient)增加以及全麻药、肌松药和麻醉性镇痛药的残留作用使膈肌运动失调和呼吸中枢驱动力降低。上述因素皆可增加术后肺部并发症的发生。低位椎管内麻醉因无需气管插管和使用大量全麻药、肌松药及麻醉性镇痛药,因而较少影响患者的呼吸功能。但上腹部手术需要中胸段的硬膜外阻滞,当使用高浓度局麻药且阻滞平面达到T_4时,可造成肋间肌麻痹,严重削弱患者的通气功能;而腹肌收缩功能的丧失使患者产生胸腔负压的能力减退,影响患者的咳嗽和排痰。

硬膜外阻滞复合全身麻醉用于呼吸功能不全患者的临床效果争议颇多。Baron等比较单纯全麻和联合麻醉用于腹主动脉手术患者,若术后无硬膜外镇痛,则两组患者肺部并发症的发生率无显著性差异。同样应用于主动脉手术,Mason等支持硬膜外阻滞复合全麻使高危血管手术患者术后肺部并发症减少的观点。

复旦大学附属中山医院麻醉科薛张纲等对24名中度以上呼吸功能减退的慢阻肺(COPD)患者的前瞻性研究结果表明,硬膜外阻滞复合全麻组患者术后苏醒迅速,苏醒质量明显高于单纯全麻组,拔除气管导管的时间也明显缩短。由于采用硬膜外阻滞复合全身麻醉的患者术中全麻药、麻醉性镇痛药和肌松药的用量明显减少,残留的药物对膈肌和呼吸中枢驱动力的影响减轻,局麻药浓度降低对呼吸肌肌力影响减少,因此,对COPD合并呼吸功能减退的患者是有利的。此外COPD患者静脉镇痛后常出现嗜睡,不仅影响呼吸中枢驱动力,同时抑制咳嗽反射,妨碍术后有效的咳嗽排痰;由于静脉镇痛难以在保持患者清醒的同时又做到深呼吸和咳嗽时无痛,因此,术后肺功能测定低于术后硬膜外镇痛的患者。术后采用硬膜外自控镇痛的患者以硬膜外低浓度局麻药注射为主加入少量吗啡,不仅明显减少全身吗啡的用量,而且改善了镇痛质量,多数患者即使用力咳嗽依然无痛感,保证患者术后有充足的体力和信心排除呼吸道分泌物。因此,可以认为硬膜外阻滞复合全身麻醉用于伴有呼吸功能不全的老年COPD患者,可以减少各种全麻药物的用量,消除药物残留作用对呼吸功能的不良影响,术后苏醒速度和质量提高,术后镇痛更加完善。

7. 心脏手术　虽然国内外均有将硬膜外阻滞复合全麻用于非体外冠脉旁路手术的报道,但其在心脏手术中的应用充满争议。胸段硬膜外阻滞改善了心肌缺血区的血供,抑制了心交感反应;术后患者早期复苏,有较好的血流动力学稳定性,良好的术后镇痛使患者能有效地呼吸和咳嗽,改善肺功能,使早期拔管得以实现,从而缩短ICU逗留时间和住院时间。但胸段硬膜外阻滞同时也可能造成术中低血压,降低冠脉灌注压,因而增加了升压药和正性肌力药的用量。在低血压和麻醉深度不够同时存在时,硬膜外阻滞是冠状动脉痉挛的一个触发因素。而心脏手术中肝素的使用也存在发生硬膜外血肿等严重并发症的危险。这些因素使得硬膜外阻滞复合全身麻醉在心脏手术中的应用受到了限制。

(二) 硬膜外阻滞复合全身麻醉的禁忌证　绝对禁忌证同硬膜外阻滞,而相对禁忌证则包括各种短小手术,不必采用复杂的硬膜外阻滞复合全麻。① 患者不愿接受硬膜外阻滞。② 有硬膜外穿刺置管禁忌的患者,如局部感染、凝血功能障碍、椎管畸形或脊柱手术后的患者等。③ 患者伴有不适合采用硬膜外阻滞的病理生理改变,如严重的低血容量和各种休克患者等。

四、硬膜外阻滞复合全身麻醉的实施

(一) 基本原则

(1) 硬膜外阻滞和全身麻醉联合使用时应符合全麻的基本要素,即意识丧失、良好的镇痛和足够的肌肉松弛。

(2) 硬膜外穿刺点的选择和硬膜外阻滞平面的调节应满足外科手术镇痛的要求。

(3) 应注意硬膜外阻滞和全身麻醉之间的配合,既要充分发挥硬膜外阻滞的作用,同时又要避免硬膜外局麻药过量,造成阻滞平面广泛,引起严重的循环抑制。当术中出血量较大,出现循环血容量不足时,应推迟甚至避免硬膜外追加局麻药。

(4) 硬膜外阻滞和全身麻醉的配合及用药必须做到个体化,并在术中随时调整。

(二) 硬膜外阻滞和全身麻醉的协调配合　为了更好发挥硬膜外阻滞和全麻各自的优点,避免低血压和术中知晓等并发症的发生,需要两者的协调和配合,扬长避短。具体包括硬膜外用药时机和用药剂量、全麻诱导方式和药物选择、全麻维持以及麻醉并发症的及时发现和处理。

1. 硬膜外阻滞的管理

(1) 硬膜外腔的穿刺和置管应满足外科手术的需要。

(2) 在硬膜外阻滞和全麻联合应用时,局麻药的浓度应酌情降低。胸部手术因对肌松要求较低,局麻药的浓度可进一步降低至满足镇痛要求即可。

(3) 诱导前不应注入过多的局麻药,以免诱导时发生严重的低血压。若患者有潜在低血容量,虽不属硬膜外阻滞复合全麻的绝对禁忌,但应注意在全麻诱导前避免硬膜外给药,可在诱导完成,补足血容量后谨慎地小剂量分次给予局麻药。

(4) 局麻药的首次剂量应少于单纯硬膜外阻滞,一般比单纯硬膜外阻滞的局麻药用量减少1/3～1/2。

(5) 首次剂量(即局麻药初量)给予患者后,何时追加局麻药应根据药物的作用时效、患者对局麻药的反应和手术进程等综合判断,如选用布比卡因或罗哌卡因时,一般应间隔1～1.5 h后加药。而老年患者和术中有出血的患者应延长加药间隔时间,甚至完全避免加药。

(6) 追加局麻药量应根据患者的临床表现综合判断。术中应特别注意区分局麻药作用消失或全麻药量不足造成的麻醉过浅。两者的共同点是患者都会出现血压升高和心率增快。局麻药作用消失常发生在较长时间未追加局麻药时,部分患者可出现肌肉紧张。而全麻药量不足时患者泪腺和唾液腺分泌旺盛,甚至可恢复自主呼吸。术中脑电双频谱指数(BIS)和听觉诱发电位(AEP)等麻醉深度监测有助于临床判断。

2. 全身麻醉的管理　由于硬膜外阻滞的辅助作用,全身麻醉维持期间麻醉性镇痛药和肌肉松弛药的用量明显减少。术毕患者苏醒迅速而完全,苏醒过程比较平顺,拔除气管导管前后通常血流动力学比较平稳。术中较常见的并发症是低血压和术中知晓。

(1) 低血压　低血压是硬膜外阻滞复合全麻实施过程中常见的并发症。为了预防全麻诱导过程中出现严重的低血压,应采取一定的防范措施。① 避免全麻诱导前硬膜外局麻药用量过大。一般诱导前只给予试验剂量,确定硬膜外导管的位置即可。② 全麻诱导前充分补充血容量。③ 全麻诱导时可根据血压下降的情况静脉给予麻黄碱 0.1 ～ 0.2 mg/kg 或苯肾上腺素 0.05～0.1 mg。④ 全麻诱导的药量应注意个体化。

(2) 术中知晓　术中知晓是硬膜外阻滞复合全身麻醉时可能出现的另一并发症。硬膜外阻滞复合全麻时术中知晓发生率增加的原因有:① 片面追求"浅麻醉",导致全麻过浅。② 患者术中血流动力学波动,导致全麻药用量减少,麻醉转浅。③ 硬膜外未能及时加药,导致硬膜外阻滞平面消退,不能满足外科手术的需要,患者出现痛觉。④ 全身麻醉管理不当,或间断使用短效静脉全麻药,而且没有吸入全麻药的有效配合;或全麻停药过早,手术尚未结束而患者已经苏醒。

与单纯全身麻醉相比,硬膜外阻滞复合全麻所发生的术中知晓常为"无痛性知晓",其后果一般没有单纯全麻时发生的术中知晓严重。但是在临床工作中,仍然应该避免此类知晓的发生。至于硬膜外阻滞平面消退,患者已经恢复痛觉并伴有术中知晓,则更应严加防范,杜绝发生。

为了避免出现术中知晓,可采取以下措施:① 全麻维持阶段应持续给予全麻药物。如持续吸入 N_2O 和其他挥发性吸入全麻药的混合气体或持续输注静脉全麻药等,并将吸入全麻药或静脉麻醉药维持在适当的浓度。② 经常评估硬膜外阻滞的效果,及时追加硬膜外局麻药,避免阻滞平面的消退。③ 全麻诱导时或术中追加咪达唑仑、右美托咪定等可以帮助消除患者的记忆,预防术中知晓的发生。

五、研究进展

(一) 对术后慢性疼痛的影响　慢性疼痛是手术后最严重的并发症之一,不仅引起患者生理上的极度痛苦,常导致患者出现抑郁或焦虑的心理问题、社会和家庭适应障碍或睡眠障碍等,严重影响患者的日常生活。慢性疼痛发生的可能机制之一是手术创伤刺激改变了中枢神经系统的敏感性,导致术后机体对轻度的伤害性刺激产生剧烈的疼痛或出现与刺激无关的持续性疼痛。而硬膜外阻滞及术后镇痛能阻断伤害性刺激的神经冲动向中枢传导,从而防止了中枢神经系统的痛觉敏化,减少了慢性疼痛的发生。Senturk 等发现胸外科手术中采用硬膜外阻滞复合全身麻醉及硬膜外镇痛,术后慢性疼痛的发生率明显低于单纯全麻及术后静脉镇痛。但将硬膜外阻滞和术后镇痛用于截肢手术的研究发现该方法并不能减少术后幻肢痛的发生率。

(二) 对术后肿瘤转移和复发的影响　研究发现手术刺激可抑制细胞免疫,全麻和手术还可抑制自然杀伤细胞的活性,临床剂量的阿片类药物也可促进肿瘤的生长。因此,手术和麻醉可能是促进肿瘤转移和复发的重要因素之一。而硬膜外阻滞和术后镇痛减少了术中全麻药和阿片类药物的用量、阻断手术引起的伤害性刺激向中枢的传导,而其本身还具有促进促肿瘤物质释放的作用,因此,硬膜外阻滞及镇痛有可能在抑制术后肿瘤的复发和转移中发挥一定的积极作用。Christopherson 等比较了在结肠癌手术中分别采用单纯全麻和硬膜外阻滞复合全身麻醉,结果表明术前未发生肿瘤转移的患者中采用单纯全麻患者术后 1.46 年中的死亡风险是硬膜外阻滞复合全身麻醉患者的 4.65倍。在对前列腺癌根治术患者回顾性分析中,Biki 等发现硬膜外阻滞复合全身麻醉比单纯全麻肿瘤复发率低 57%。虽然初步的研究提示术中硬膜外阻滞及术后硬膜外镇痛对抑制术后肿瘤的复发和转移具有一定作用,但其可靠性及作用的程度仍有待于大量的大样本随机对照研究来证实。

第二节　神经阻滞复合全身麻醉

近年来,随着超声引导、神经刺激器等神经定位技术的发展,神经阻滞复合全身麻醉的应用日趋广泛,特别是在椎管内麻醉有禁忌的患者如术前使用抗凝剂、循环不稳定及心肺功能较差的患者中,神经阻滞复合全身麻醉具有一定的优势。

常用的神经阻滞技术包括肋间神经阻滞、椎旁阻滞、臂丛神经阻滞、股神经阻滞、腰丛和坐骨神经阻滞等,联合全身麻醉可用于胸外科、骨科和血管外科等手术。

与硬膜外阻滞一样,神经阻滞同样可减少术中全麻药和镇痛药的用量,减轻术中应激反应,同时由于是单侧阻滞,减少了对循环和呼吸的抑制作用。而两种麻醉方法的协同作用,又可降低神经阻滞局麻药的用量和浓度,减少了局麻药中毒及对神经损害的风险。神经阻滞用于术后镇痛既提高了镇痛效果,也减少了术后对阿片类药物及其他镇痛药的需求。近年来研究表明,神经阻滞及镇痛可能在抑制术后肿瘤的转移和复发中起到有益的作用。Moriarty 等在乳腺癌手术中分别采用了单纯全麻和全麻联合椎旁阻滞,结果显示两组患者术后 36 个月的成活率分别为 77%和 94%。在预防术后慢性疼痛的发生中,神经阻滞可降低其发生率。Kairaluoma 等对乳腺切除术患者术后进行 12 个月随访发现,采用椎旁阻滞比安慰剂组术后慢性疼痛的发生率明显降低。

神经损伤是外周神经阻滞的并发症之一,其危险因素包括神经缺血、穿刺或置管损伤、感染及局麻药的毒性作用,而体位放置不当、石膏固定或绷带包扎过紧造成的神经受压及手术损伤也是导致神经阻滞后神经损伤的重要因素。采用超声和神经刺激器等技术可增加神经定位的准确性,减少由于反复穿刺和神经内注射所带来的神经直接损伤。避免应用大剂量和高浓度局麻药,重视围术期出现的各种神经功能障碍,对减少永久性神经损伤亦有重要意义。

第三节 腰硬联合麻醉

腰硬联合麻醉(CSEA)是将硬膜外阻滞和蛛网膜下腔阻滞结合使用的麻醉技术。该方法既能通过蛛网膜下腔用药产生迅速有效的麻醉,又可通过硬膜外置管灵活提供麻醉平面及足够的阻滞时间和术后镇痛。

一、适应证

目前,腰硬联合麻醉广泛应用于分娩镇痛、剖宫产手术、骨科下肢手术及泌尿外科手术。在下肢血管外科手术中,由于抗凝药及抗血小板药物的应用,该方法的使用受到了一定的限制。但在有适应证且未使用抗凝药及抗血小板药物的患者中,腰硬联合麻醉依然值得应用。

分娩镇痛中应用腰硬联合麻醉技术,既可在产妇分娩中迅速产生镇痛效果,又可在第二产程保持产妇足够的产力。有研究表明在产程早期单独蛛网膜下腔注射初始剂量的阿片类药物不影响产妇的活动,同时可加快宫口的扩张。而在后续的分娩镇痛或剖宫产手术中,通过置入的硬膜外导管单纯注入局麻药或联合阿片药发挥镇痛及麻醉作用。

低血压是剖宫产椎管内麻醉常见的并发症,也是剖宫产手术中应尽量避免的情况。采用腰硬联合麻醉技术在蛛网膜下腔使用小剂量局麻药,而麻醉平面下降和手术时间较长时通过硬膜外补充给药,不仅减少了低血压的发生,同时保证了足够的麻醉时间和镇痛效果。

二、常用的穿刺方法

目前常用的穿刺技术包括两点穿刺法和单点穿刺法。Curelaru 于 1979 年首次报道了两点穿刺技术(double-segment technigue, DST),即在腰段的不同间隙分别实施硬膜外穿刺置管和蛛网膜下腔阻滞。随着穿刺针设计和制作技术的改进,单点穿刺技术(single-segment technigue,SST)于 1982 年应用于临床,该方法即在硬膜外穿刺针到达硬膜外腔后,将蛛网膜下腔穿刺针置入硬膜外穿刺针内并向前推进,穿破硬脊膜后到达蛛网膜下腔。两种方法各有其优缺点,一点穿刺法方便易行,减少了两次穿刺所带来的损伤。而两点法则避免了在硬膜外腔注药时将局麻药经硬脊膜穿刺孔注入蛛网膜下腔的危险性。临床应用时,可根据操作的熟练程度和患者具体情况选用不同的方法。

三、腰硬联合麻醉的优点

腰硬联合麻醉具有以下优点:① 经硬膜外穿刺针引导置入腰麻针,保证了蛛网膜下腔阻滞的成功率,避免了腰麻针在穿刺过程中遇到骨面导致针尖变钝。② 减少了术中局麻药的用量,降低了局麻药的血药浓度。③ 蛛网膜下腔阻滞起效快、效果确切,保证了手术的及早进行。术后采用连续硬膜外镇痛,提高了镇痛效果并减少全身使用阿片类药物的副作用。④ 产妇分娩时,可先通过蛛网膜下腔注入阿片类药物,有需要时再经硬膜外导管追加镇痛药物,既起到镇痛作用又可使产妇保证足够的产力。⑤ 蛛网膜下腔应用小剂量局麻药,减少了药物对患者生理的影响。当手术时间较长及蛛网膜下腔阻滞平面下降时,可通过硬膜外导管注入局麻药,以满足手术的需要。

四、腰硬联合麻醉的禁忌证

凡有硬膜外阻滞和蛛网膜下腔阻滞禁忌证的患者都不适合采用腰硬联合麻醉,硬膜外阻滞和蛛网膜下腔阻滞禁忌证见第十七章。

五、腰硬联合麻醉的风险和并发症

(一) 蛛网膜下腔或硬膜外阻滞失败 导致蛛网膜下腔阻滞失败的原因包括:① 腰麻穿刺针过短,不能进入蛛网膜下腔，此类情况常发生在一点穿刺法时；② 将注入硬膜外腔的生理盐水误认为脑脊液；③ 脑脊液回流困难；④ 穿刺针损伤神经根；⑤ 穿刺技术不熟练，判断不准确。硬膜外阻滞的失败率低于腰麻，但比单纯硬膜外阻滞的失败率高。其原因：① 硬膜外导管置管困难。但在操作中选择合适的穿刺点及采用侧入法将提高穿刺置管的成功率。CSEA 时建议一般应在蛛网膜下腔注药后的 3～4 min 内完成硬膜外腔置管，否则易出现单侧阻滞、腰麻平面不够或过高；② 硬膜外导管误入血管。当判断蛛网膜下腔或硬膜外阻滞失败时，应根据具体情况进行处理，或改用其他麻醉方法。

(二) 阻滞平面异常广泛 CSEA 的阻滞范围较一般腰麻或硬膜外阻滞范围广，其原因：① 注入硬膜外腔的局麻药经硬脊膜破损处渗入蛛网膜下腔；② 硬膜外腔的负压消失，促使脑脊液中局麻药扩散；③ 硬膜外腔注入局麻药液容积增大，挤压硬脊膜，使腰骶部蛛网膜下腔压力增加，促使局麻药向头端扩散，阻滞平面可增加 3～4 个节段；④ 脑脊液从硬脊膜针孔溢出，使硬膜外腔的局麻药稀释、容量增加及阻滞平面升高；⑤ 局麻药在蛛网膜下腔因体位改变而向上扩散；⑥ 为补救腰麻平面不足，经硬膜外导管注入局麻药量过多。

由于阻滞平面过广易引起患者循环不稳及呼吸抑制，临床上应尽量避免此类情况的发生，建议：① 如蛛网膜下腔阻滞平面能满足整个手术需要，则术中硬膜外腔不需用药，仅作为术后镇痛；② 硬膜外腔注药应在腰麻平面完全固定后再给予；③ 避免硬膜外腔一次注入大量局麻药，应分次给予。每次注药后都应测试阻滞平面，根据阻滞平面的高低决定是否继续注药及药量；④ 密切监测患者的生命体征，必要时加快血容量补充并适当应用升压药。

(三) 全脊麻 硬膜外导管误入蛛网膜下腔是引起全脊麻的主要原因，其可能途径：① 单点穿刺法时，硬膜外导管经腰麻穿刺孔误入蛛网膜下腔。② 部分操作者在腰麻后置入硬膜外导管前为避开硬脊膜上的穿刺点，常将硬膜外穿刺针适当旋转。而硬膜外腔镜检查发现，与直接置管相比，旋转者硬脊膜损伤发生率由 3%升至 17%。③ 使用顶端封闭的硬膜外导管，可能仅导管末端或一个侧孔进入蛛网膜下腔，回抽试验无法抽到脑脊液，注药后则出现全脊麻。因此，硬膜外腔注药时应先注入试验剂量，在确认无全脊麻后再分次注药。同时，硬膜外用药后应密切观察麻醉平面的变化，仔细进行生命体征监测，一旦发生全脊麻要立即进行相应处理。

(四) 循环呼吸系统并发症 主要与麻醉平面过高有关。蛛网膜下腔注入局麻药后，如阻滞平面过高，交感神经受到广泛阻滞，易引起低血压，严重者导致心搏骤停。当腰麻平面过高，尤其是肋间肌和膈肌出现麻痹时，将引起患者严重的呼吸抑制甚至呼吸停止。这种情况多因腰麻作用已开始，而硬膜外置管困难，阻滞平面已经升高，麻醉医师又没能及时发现所致。对老年、身体状况不佳或有相对血容量不足的患者后果更为严重。因此，在 CSEA 操作过程中，一定要加强生命体征监测，合理应用局麻药，及时调控腰麻平面。若硬膜外腔置管困难，应及时放弃硬膜外置管并拔除硬膜外穿刺针。

(五) 神经系统并发症 近年来关于腰硬联合麻醉后并发神经损伤的报道增多，包括马尾综合征、短暂神经症及穿刺时直接损伤神经根或脊髓等。

1. 马尾综合征(Cauda equine syndrome，CES) 是以脊髓圆锥以下神经根受损为特征的临床综合征，主要表现为不同程度的大便失禁及尿道括约肌麻痹、会阴部感觉缺失和下肢运动能力减弱。引起该综合征的主要原因包括：① 局麻药的鞘内神经直接毒性，与注入局麻药的剂量、浓度、种类及加入的高渗葡萄糖液和血管收缩药有关，而其中局麻药的剂量和浓度为最重要的因素。国外有大量蛛网膜下腔应用 5%利多卡因后引起马尾综合征的报道。② 压迫型损伤，如硬膜外血肿或脓肿。③ 操作时损伤。由于马尾综合征目前尚无有效的治疗方法，因此预防尤为重要。预防措施包括：① 采用能够满足手术要求的局麻药最小有效剂量。② 选用最低局麻药有效浓度，局麻药注入蛛网膜下腔前应适当稀释。③ 注入蛛网膜下腔的葡萄糖液最终浓度不得超过 8%。

2. 短暂神经症(Transient neurologic symptom，TNS) 表现为以臀部为中心向下肢扩散的钝痛或放射痛，部分患者同时伴有背部的疼痛，活动后疼痛可减轻，体格检查和影像学检查无神经学阳性改变。症状常出现在腰麻后的 12～36 h，2 d 至 2 周内可缓解，非甾类抗炎药能有效缓解 TNS 引起的疼痛。目前病因尚不清楚，可能与注入蛛网膜下腔的局麻药剂量和浓度、穿刺时神经损伤以及手术体位等因素相关。

3. 穿刺时直接的神经根或脊髓损伤(第十七章) 针对该并发症强调操作时严格遵守操作规范，避免反复穿刺，穿刺过程中一旦硬膜外穿刺针刺到神经根或脊髓应立即放弃椎管内阻滞，改用其他的麻醉方法。

(六) 硬脊膜穿破后头痛(postdural puncture headache，PDPH) 见第十七章。

腰硬联合麻醉因其独特的优点目前在临床上得到广泛应用，但仍要注意其可能的风险及并发症。因此，在操作时强调严格掌握适应证及操作规范，术中加强麻醉管理和监测，合理应用局麻药，及时发现及治疗并发症。

随着各种中短效麻醉药物的成功研发、各种微创手术方式在临床上的广泛应用以及围术期监测和管理的不断完善，术后并发症的发生率也在日益降低。因此，区域阻滞或镇痛与单纯全麻对术后转归影响之间的差距逐渐缩小。加之近年来由于国民法律意识提高，医疗纠纷逐年增多，区域阻滞复合全麻在临床上的应用受到了影响。但不可否认的是区域阻滞和镇痛可减少术中全麻药和阿片类药物的用量，有利于围术期循环、呼吸、凝血、胃肠功能的恢复及对应激反应的抑制，特别是在大手术和高危患者中能明显降低心血管和呼吸系统的并发症。因此临床上应充分比较麻醉方法的选择给患者带来的益处和弊端，选择合适的麻醉方法。

（仓　静　薛张纲）

参考文献

[1] 薛张纲，白浪，蒋豪. 硬膜外阻滞复合全身麻醉用于慢性阻塞性肺病患者的临床效果. 上海医科大学学报，2000，27：302－305.

[2] 曹建国，张马忠，杭燕南，等. 老年患者上腹部手术硬膜外阻滞复合静脉全麻中的比较. 中华麻醉学杂志，1999，19：688－690.

[3] 王明洁，张马忠，王珊娟，等. 老年患者硬膜外阻滞复合全麻心率变异性的变化. 上海第二医科大学学报，2000，20：77－79.

[4] Baron J-F, Bertrand M, Barre E, et al. Combined epidural and general anesthesia versus general anesthesia for abdominal aortic surgery. Anesthesiology, 1991, 75: 611－618.

[5] Mason RA, Newton GB, Cassel W, et al. Combined epidural and general anesthesia in aortic surgery. J Cardiovasc Surg (Torino), 1990, 31: 442－447.

[6] Jayr C, Thomas H, Rey A, et al. Postoperative pulmonary complications. Epidural analgesia using bupivacaine and opioids versus parenteral opioids. Anesthesiology, 1993, 78: 666－676.

[7] Ballantyne JC, Carr DB, deFerranti S, et al. The comparative effects of postoperative analgesic therapies on pulmonary outcome: cumulative meta-analyses of randomized, controlled trials. Anesth Analg, 1998, 86: 598－612.

[8] Slinger P, Shennib H, Wilson S. Postthoracotomy pulmonary function: a comparison of epidural versus intravenous meperidine infusions. J Cardiothorac Vasc Anesth, 1995, 9: 128－134.

[9] Loick HM, Schmidt C, Van Aken H, et al. High thoracic epidural anesthesia, but not clonidine, attenuates the perioperative stress response via sympatholysis and reduces the release of troponin T in patients undergoing coronary artery bypass grafting. Anesth Analg, 1999, 88: 701－709.

[10] Olausson K, Magnusdottir H, Lurje L, et al. Anti-ischemic and anti-anginal effects of thoracic epidural anesthesia versus those of conventional medical therapy in the treatment of severe refractory unstable angina pectoris. Circulation, 1997, 96: 2178－2182.

[11] Her C, Kizelshteyn G, Walker V, et al. Combined epidural and general anesthesia for abdominal aortic surgery. J Cardiothorac Anesth, 1990, 4: 552－557.

[12] Senturk M, Ozcan PE, Talu GK, et al. The effects of three different analgesia techniques on long-term postthoracotomy pain. Anesth Analg, 2002, 94: 11－15.

[13] Nikolajsen L, Ilkjaer S, Christensen JH, et al. Randomised trial of epidural bupivacaine and morphine in prevention of stump and phantom pain in lower-limb amputation. Lancet, 1997, 350: 1353－1357.

[14] Fischer B. Benefits, risks, and best practice in regional aanesthesia. Reg Anesth Pain Med, 2010, 35: 545－548.

[15] Christopherson R, James KE, Tableman M, et al. Long-term survival after colon cancer surgery: a variation associated with choice of anesthesia. Anesth Analg, 2008, 107: 325－332.

[16] Exadaktylos AK, Buggy DJ, Moriaty DC, et al. Can anesthetic technique for primary breast cancer surgery affects cancer recurrence or metastasis? Anesthesiology, 2006, 105: 660－664.

[17] Kairaluoma PM, Bachmann MS, Rosenberg PH, et al. Preincisional paravertebral block reduces the prevalence of chronic pain after breast surgery. Anesth Analg, 2006, 103: 703－708.

[18] Liu SS, Block BM, Wu CL, et al. Effects of perioperative central neuraxial analgesia on outcome after coronary artery bypass surgery: a meta-analysis. Anesthesiology, 2004, 101: 153－161.

[19] Coates MB. Combined subarachnoid and epidural techniques. Anesthesia, 1982, 37: 89－90.

[20] Tsen L. Is combined spinal-epidural analgesia associated with more rapid cervical dilatation in nulliparous patients when compared to conventional epidural analgesia? Anesthesiology, 1999, 91: 920－925.

[21] Wong C. The risk of cesarean delivery with neuraxial analgesia given early versus late in labor. N Engl J Med, 2005, 352: 655－665.

第十九章 气管插管术及并发症防治

气管内插管术(endotracheal intubation)是指借助各种器械将特制的气管导管经口腔或鼻腔插入患者气管或支气管内以维持气道开放的方法,可用于全身麻醉、心肺复苏、新生儿窒息、各种原因引起的气道塌陷或梗阻,以及各种需要机械通气治疗的患者,是麻醉医师必须掌握的一项基本操作技术。气管内插管不仅为围术期呼吸管理提供安全保障,而且可为危重患者的生命救治创造有利条件。

第一节 气管内插管术的适应证和禁忌证

一、适应证

(一) 绝对适应证 用于不采用气管内插管就无法保证患者安全的手术或抢救过程中保证气道通畅和控制通气,主要有:① 全麻颅内手术;② 胸腔和心血管手术;③ 俯卧或坐位等特殊体位的全麻手术;④ 可能影响呼吸道通畅的手术(如头面部和颈部全麻大手术);⑤ 有呕吐误吸危险的患者(如饱胃、肠梗阻);⑥ 术中需施行特殊处理的患者(如低温麻醉、控制性降压等);⑦ 术中需使用肌松药的全麻手术;⑧ 严重肥胖患者全麻手术;⑨ 急诊科抢救患者(如心搏骤停、颅脑损伤、复合伤、呼吸功能衰竭、心血管意外等)。

(二) 相对适应证 取决于麻醉医师的技术经验和设备条件,为方便麻醉管理提高安全而选用(如时间长于 2 h 的任何全麻手术,头面部和颈部全麻中小手术等)。

二、禁忌证

(一) 绝对禁忌证 有些情况除紧急抢救外,不能施行气管内插管,否则可能引起危及生命的后果,如喉头水肿、急性喉炎、喉头黏膜膜下血肿等。

(二) 相对禁忌证 严重气管畸形或移位,应慎重气管内插管,避免插管失败时反复操作造成喉头和气管损伤;凝血功能障碍并有出血倾向者,插管创伤可能诱发上呼吸道出血或血肿,造成急性气道梗阻而危及生命;胸主动脉瘤压迫气管者,可能因插管反应导致动脉瘤破裂者,如需插管,动作需轻柔、熟练,避免呛咳、挣扎造成意外;鼻道不通畅、鼻咽部纤维血管瘤、鼻息肉或有反复鼻出血者,禁用经鼻气管内插管;对插管基本知识和技能未掌握者,设备不完善也不能盲目施行气管内插管。

第二节 气管内插管的解剖基础和器械

一、解剖基础

解剖学上以喉部环状软骨下缘为界,将呼吸道分为上、下呼吸道。上呼吸道包括鼻、鼻窦、鼻泪管、鼻咽部、咽部(pharyngeal)、耳咽管、喉部(laryngeal);下呼吸道包括气管、支气管、毛细支气管、肺以及肺门、纵隔、胸膜、胸廓等结构。气管内插管主要经过的解剖结构有鼻腔/口腔、咽部、喉部、气管、支气管。

喉位于 $C_{4\sim6}$ 椎体水平,是气管的入口,由 9 块软骨及其附近的韧带和 9 条肌肉组成。软骨中 3 块成单,即环状软骨、会厌软骨和甲状软骨;3 块成双,即杓状软骨、小角状软骨和楔状软骨。环状软骨是气管上端第一软骨,是分割喉腔和气管的界限,位置相当于 C_6 水平,环状软骨的前面与甲状软骨前下缘之间有膜状韧带相连,为环甲膜,常用作紧急气道处理的途径(图 19-1)。

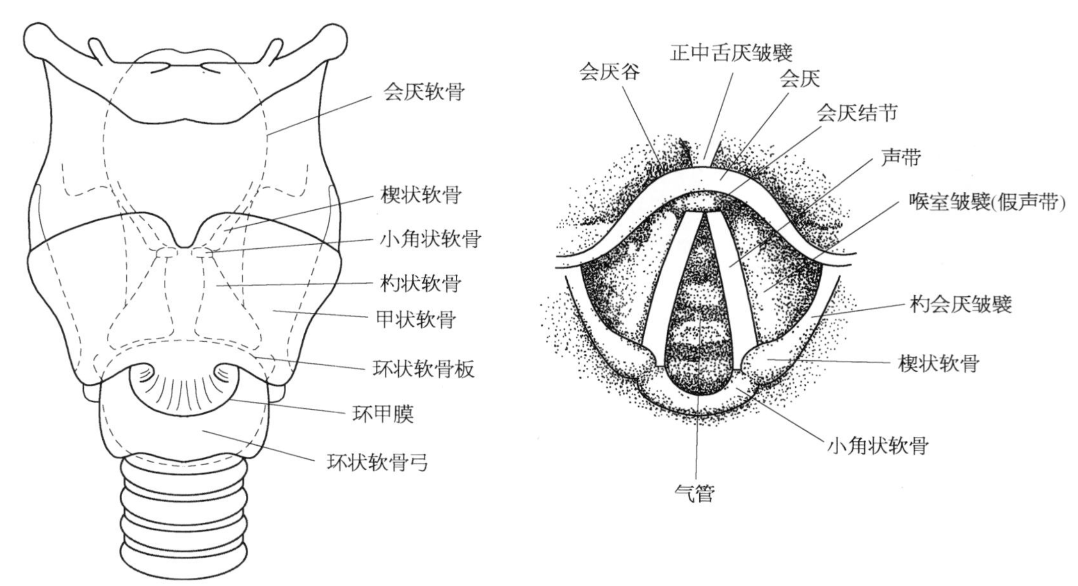

图 19-1 喉部和声门解剖结构示意图

喉腔是会厌至环状软骨下缘之间的腔隙，平均长 4～6 cm。双侧声带(vocal cord)之间的裂隙形成声门裂，其前 2/3 由膜状组织构成，后 1/3 由杓状软骨声带突组成。声门裂是气管内插管的必经之处，在成人和较大儿童是整个呼吸道最狭窄的部位，而婴幼儿呼吸道最狭窄部位则位于环状软骨。

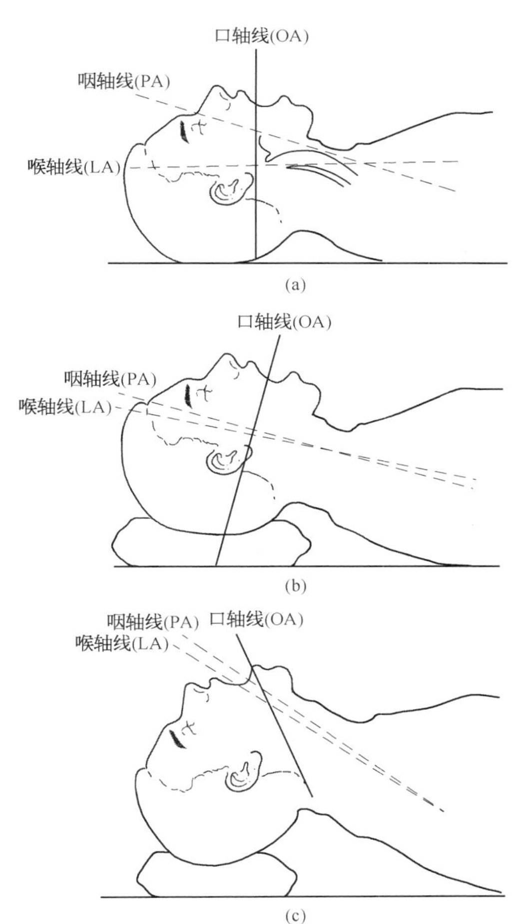

图 19-2 口、咽、喉轴线示意图

气管(trachea)相当于 C_7～T_5 椎体水平，全长约 10～14 cm，上端起始于环状软骨，下端于隆突处分为左右支气管。右总支气管长约 2 cm，与气管构成20°～25°角，内径较粗；左总支气管较细长，约 5 cm，与气管成 40°～50°角；因此气管内插管易进入右总支气管。

自口腔(或鼻腔)至气管之间可划为三条解剖轴线，彼此相交成角：口轴线即从口腔(或鼻腔)至咽后壁的连线；咽轴线即从咽后壁至喉头的连线；喉轴线即从喉头至气管上段的连线。气管内插管时，为达到显露声门的目的需使这三条轴线重叠，若三条轴线不能重叠，无法显露声门，则可发生气管内插管困难(图 19-2)。

二、常用器具

(一) 喉镜

1. 一般喉镜　喉镜(laryngoscope)为最常用的气管内插管器械，主要用途是显露声门并进行照明。喉镜有多种类型，镜片有弯形和直形两种，其头端或上翘或笔直，镜片与镜柄间连接也有锐、直、钝三种不同角度。临床上最常用的喉镜为弯形 Macintosh 镜片，与镜柄呈 90°角连接。

2. 杠杆喉镜(levering laryngoscope)　特别设计了一个装铰链的头端，可由镜柄末端的控制杆操作，头端可上翘 70°，通过挑起会厌改善喉部视野，便于插管(图 19-3)。如 McCoy 喉镜，属于 Macintosh 喉镜的改良型，能提供更好的适应性和可控性，尤其在喉部显露困难者(张口度减小、头颈部活动受限)。具体应用时，通过操作者向后抬起喉镜以提升会厌，并可减少牙齿的损伤。插管期间如果必要可利用杠杆控制末端位置变化(70°范围)，以抬起会厌、改善声门暴露效果。

(二) 气管导管　标准的气管导管(endotracheal tube)，管腔内径(internal diameter, ID)为 2.5～11 mm

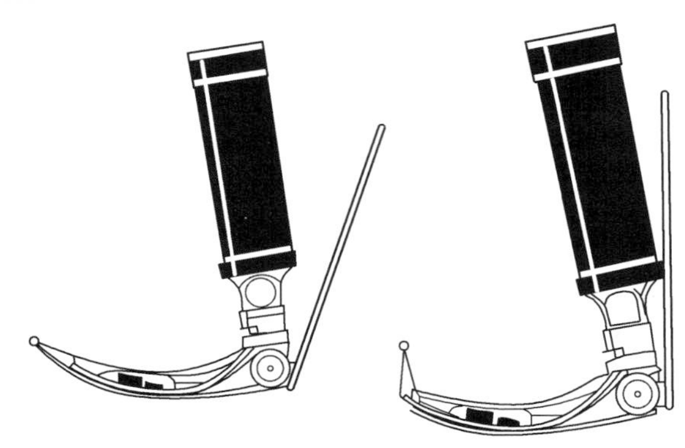

图 19-3　McCoy 喉镜

(±0.2 mm),每间隔 0.5 mm 设定为不同型号,不同型号导管的最小长度均有统一规定。

1. 管径和长度的选择　一般男性成人应选用 ID 为 7.5～8.5 mm、长度(不小于门齿至气管中段的距离)为 25 cm 的导管;女性成人应选用 ID 为 6.5～7.5 mm、长度也为 25 cm 的导管;儿童的气管导管内径需根据年龄和发育大小来选择(表 19-1),或根据以下公式进行推算:导管内径(mm)=年龄(岁)/4+4;导管插入长度(cm)=年龄(岁)/2+12。必须注意的是,经鼻气管内插管选用导管的管径应较经口腔插管小 0.5～1 mm ID,长度则较经口腔插管长 1～2 cm。

表 19-1　小儿气管导管的选择

小儿年龄	导管内径(mm)
新生儿	3.0
6 个月	3.5
19 个月	4.0
3 岁	4.5
5 岁	5.0
6 岁	5.5
8 岁	6.0
12 岁	6.5
16 岁	7.0

2. 充气套囊的使用　目前大多采用高容量低压型充气套囊,容量可达 30 ml 以上,能保证 30 mmHg 以下的囊内压基本不漏气。套囊注气应以刚好不漏气为佳,一般不超过 8 ml,压力一般不超过 20～25 cmH_2O,气囊内压过高可能压迫气管黏膜造成气管损伤。

3. 种类及用途　可根据手术需要选择不同种类的气管导管:① 异形气管导管:外露的近端向下或向上弯曲,能最大限度地暴露手术野,常用于颅脑、颌面及颈部手术中;② 钢丝螺纹导管:弯曲后不变形,用于头位常需变动的手术中,可避免导管发生折叠、闭塞;③ 特制的喉显微手术导管:较标准型导管管径小,可最大限度地减少导管妨碍手术操作视野;④ 激光手术导管:在制作材料中含有箔、不锈钢、铝等金属成分,使导管耐受激光烧灼,避免在喉、气管激光手术中发生导管熔化、断裂及燃烧;⑤ 喉切除术导管:可直接经气管造口插入气管,外露的近端向下弯曲,置于手术野外,可避免影响喉部手术操作;⑥ 气管切开术导管:长度较短,直接经气管切口处插入气管,其远端开口呈圆形,可减少气管黏膜的损伤。

(三) 其他插管用辅助器具　常用的有导管芯、插管钳、牙垫(口塞)、局麻喷雾器、面罩、口/鼻咽通气道、吸痰管和吸引器等。

第三节　气管内插管术的分类

根据插管途径分类、根据插管前的麻醉方法分类和根据是否显露声门分类等三种分类法见表 19-2。其中临床常规的插管方法是明视经口腔插管法,其他方法应该按照手术途径需要和患者情况酌情选用。

表 19-2　气管内插管方法的分类

根据插管途径	经口腔插管法	经口明视气管内插管法
	经鼻腔插管法	经鼻明视气管内插管法
	经气管造口插管法	
根据插管前的麻醉方法	诱导插管法	慢诱导气管内插管法
		快速诱导气管内插管法
	清醒插管法	清醒经口或鼻明视插管法
	半清醒插管法	镇静半清醒明视插管法
根据是否显露声门	明视插管法	直接喉镜明视插管法
		纤维光导喉镜引导插管法
	盲探插管法	经鼻盲探气管内插管法
		经口手指探触引导插管法
		经气管逆行细导管引导插管

第四节　气管内插管的途径

一、经口腔插管法

是借助喉镜在直视下显露声门后，将气管导管经口腔插入气管内的方法，是临床最常用的气管内插管法，可以在全麻肌松药作用下实施操作，也可以在镇静状态下或清醒气管内表面麻醉下完成。

1. 导管的选择　插管前必须准备好合适型号的气管导管，需常规准备预计型号的导管以及大一号和小一号的导管各一根，在喉镜下直视声门大小，再最后选定内径最适合的导管用于插管；小儿如使用不带气囊的导管，在 20～25 cmH_2O 气道压力下不出现漏气，可以认为是恰当内径的导管，如果在气道压力＜10 cmH_2O 时即出现漏气，提示需要更换较大 1 号的导管。

2. 插管时的头位　插管前安置适当的头位，以使口腔、咽和喉三轴线重叠成一条轴线。经典的头位称为“嗅物位”(sniffing 体位)：头垫高 10 cm，肩部贴于手术台面，这样可使颈椎呈伸直位，颈部肌肉松弛，门齿与声门之间的距离缩短，咽轴线与喉轴线重叠成一线；在此基础上再后伸寰枕关节，利用喉镜将舌根上提，即可使口腔与咽轴线、喉轴线三条轴线重叠成一线而显露声门(图 19－4)。

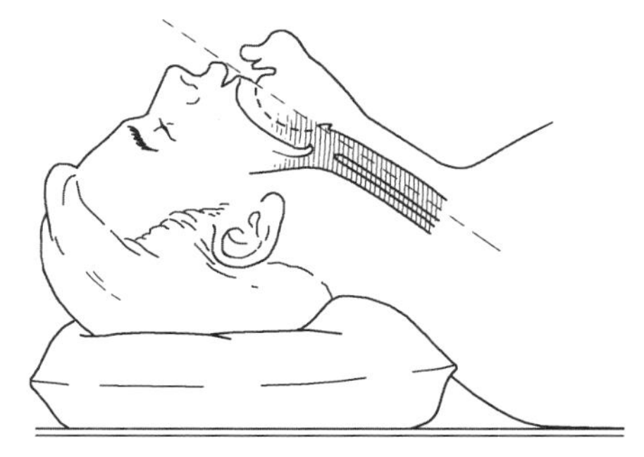

图 19－4　气管内插管“嗅物位”头位，口、咽和喉三轴线重叠成一条轴线

3. 置入喉镜的方法　喉镜片有直型与弯型两种，两种喉镜的操作法略有不同。最常用的是弯型喉镜，具体操作者站在患者头端，患者头位置于相当于操作者剑突水平。将右手拇指深入患者口腔内的下臼齿部位，握住下颌向前推并向上提起下颌，尽可能张开患者口腔，同时拨开口唇；左手握住喉镜镜柄靠近镜片的位置，将喉镜片轻轻地从患者口腔右侧进入，用镜片的凸缘将舌推向左侧，避免碰到嘴唇、牙齿和牙龈，对于有松动牙齿的患者应当使用一些保护牙齿的措施(如：套上护牙套或垫好纱布)；喉镜显露声门必须逐步深入，连续观察口腔结构，首先看到腭垂，继续深入可看到会厌的游离边缘，继而为双侧杓状软骨突的间隙，最后把弯曲的镜片头端置入会厌谷(舌与会厌之间的空间)，上提喉镜，即可看到声门裂；在颈部轻压环状软骨或甲状软骨可以更好的显露声门。必须注意的是：应使用“上提”喉镜的力量来达到显露声门的目的，切忌以上门齿作为喉镜片的着力点，用“撬”的力量去显露声门，易造成门齿脱落损伤(图 19－5A)。直型喉镜片操作方法不同于弯型喉镜片之处在于：看到会厌边缘后，继续推进喉镜，将镜片远端置于会厌的喉面之下，然后上提喉镜，用镜片挑起会厌的方式显露声门(图 19－5B)。

4. 气管导管插入方法　右手握毛笔的手势持气管导管，从口腔右侧进入，导管斜口端对准声门裂，在直视下将导管插入声门裂(图 19－6)；如果患者自主呼吸尚未消失或有所恢复，应在患者吸气末(声带外展使声门裂达最大时)顺势将导管送入声门；如果使用导管芯，在导管斜口进入声门 1 cm 时，要及时抽出导管芯。

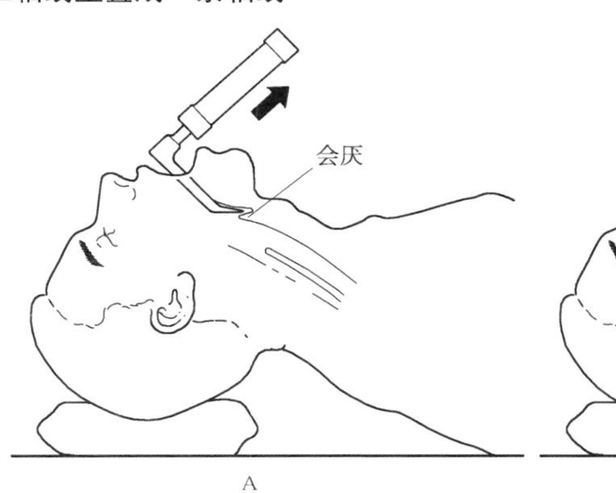

图 19－5　喉镜片操作示意图

A. 弯型喉镜片；B. 直型喉镜片。

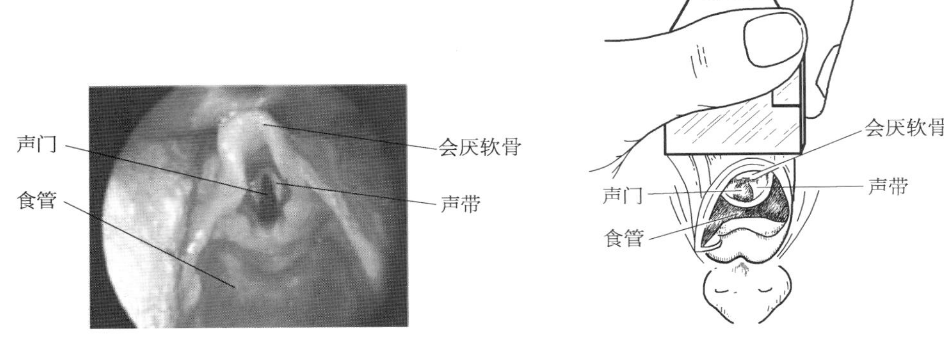

图 19-6　喉镜显露声门示意图

5. 气管导管插入的深度　成人气管导管前端的位置应该相当于气管的中段位，在气管隆突之上 4～5 cm 处。一般导管套囊进入声门下即可。但导管的位置容易受头位的影响，颈过伸位时可向咽喉方向移动约 1.9 cm，颈过屈位时可向隆突方向移动，颈侧转时也可向咽喉方向移动约 0.7 cm。一般导管插入气管内的深度以导管顶端至切牙的长度计算，成年男性为23 cm，成年女性为 21～22 cm，经鼻插管的深度以导管顶端至鼻孔的长度计算，成人按照经口插管的长度加3 cm。导管过深会导致支气管内插管，过浅套囊从喉头脱出或卡在喉头上造成损伤。小儿气管长度随年龄而变化，导管更容易受头位的影响。尽管小儿插管深度可根据年龄用公式计算(经口插管深度：12＋年龄/2；经鼻插管深度：15＋年龄/2)，但是最可靠的方法是听诊双侧肺以及喉头的呼吸音以确定导管的合适位置。具体做法是：一边听诊双侧肺呼吸音，一边往外退气管导管，直到恰好双侧呼吸音对称，再听诊喉头有无漏气声，如果只听到一侧肺呼吸音表明导管插入过深(支气管内插管)，如果喉头有漏气声提示导管有脱出声门可能。

6. 套囊充气与导管固定　一般成人均选择有套囊的导管，小儿可能使用无套囊导管。恰当的导管内径非常重要，如导管过粗，可能损伤喉或气管，导致术后声嘶、喉或气管狭窄等并发症；如导管过细，套囊充气不足或无套囊则出现严重漏气，套囊内注入大量气体则形成高压套囊而造成气管壁压迫影响毛细血管血流灌注；过细的导管还会增加气管导管阻力，从而增加呼吸做功。导管插入气管后，退出喉镜，充气导管的套囊，确定导管在气管内后，将导管固定在嘴角边，并立即加深麻醉。必须注意的是：插管后一定要仔细听诊双侧呼吸音，观察呼气末二氧化碳波形，警惕导管误插入食管或导管插入过深或过浅，固定导管后还要再次检查导管深度、有否扭曲或受压，必要时可以使用纤维支气管镜确认导管位置。

7. 确诊导管在气道内的方法　可以采用手控通气，通过呼吸囊挤压气体入气管导管，同时观察胸廓活动和听诊，必须达到三个指标都正常：① 观察胸廓起伏活动，双侧应均匀一致；② 听诊腋窝下和胸前区的肺呼吸音，双侧应完全一致；③ 观察呼气末二氧化碳($P_{ET}CO_2$)数值和波形，应该显示正常的数值和波形。

二、经鼻腔插管法

气管导管经鼻腔插入气管内，适用于某些特殊情况，如：颈椎不稳定、颌面骨折、颈部异常、颞颌关节病变、口咽感染或口底肿物、拟行口腔或颌面手术需要不受妨碍的术野时；需长期留置气管导管时；也常用于处理困难气道时实施盲探或纤支镜引导下的经鼻插管。经鼻腔插管操作较经口腔插管的难度大，创伤也较大，可引起鼻腔或鼻咽部黏膜损伤和鼻出血；有明视经鼻腔插管法和盲探经鼻腔插管法两种方法；其中明视经鼻腔插管法可借助插管喉镜在直视下暴露声门，也可使用纤支镜明视下插管。

1. 插管前准备　气管插管前应准备好插管用具，包括喉镜、插管钳、气管导管、固定胶布、滴鼻用 1%麻黄碱溶液；插管前检查患者鼻孔通畅程度，先对通气相对更通畅的一侧鼻腔行局麻药鼻腔内表面麻醉并滴入几滴 1%麻黄碱液体，使鼻腔黏膜麻醉和血管收缩；选择比口腔插管小 0.5～1 mm ID 的导管，导管前端涂以滑润油。

2. 明视经鼻腔喉镜下插管法　如果只是因为外科手术区域问题决定经鼻插管，可常规麻醉诱导，使用插管喉镜在直视下暴露声门行经鼻气管内插管，基本方法(包括插管时头位、置入喉镜)与明视经口腔插管法相同，只是置入导管的方式不同于经口腔插管法(图 19-7)，具体操作步骤如下：① 麻醉诱导面罩通气后，按照导管沿下鼻道推进的操作手法将导管经鼻腔插入，即将导管与面部作垂直的方向插入鼻孔，沿鼻底部出后鼻孔至咽腔，过鼻后孔时会有一个突破感，切忌将导管向头顶方向推进；② 当导管进入口咽部后开始用喉镜显露声门，方法与经口腔插管相同；③ 用左手持喉镜显露声门后，右手继续推进导管入声门，如导管达会厌上方不能直接推进声门，可用插管钳夹持导管前端将导管送入声门，由助手协助推动导管会更方便导管置入，一般成人导管插入气管内的深度为 4～5 cm；④ 插管后导管位置的检查同经口腔插管法，然后将导管固定在患者的鼻面部。

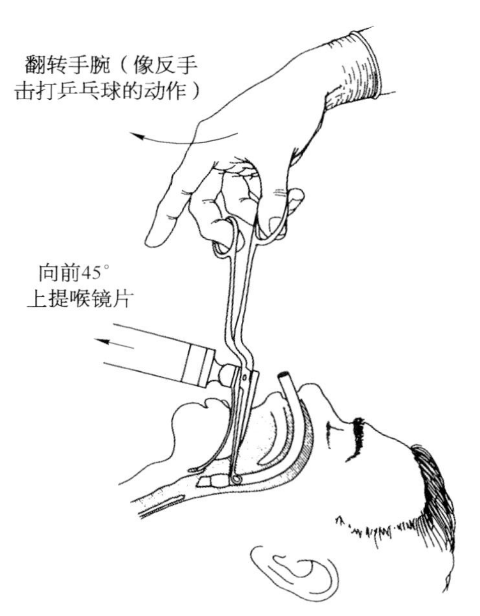

图 19－7　使用插管钳引导鼻插管示意图

3. 盲探经鼻腔插管法　适用于张口度小，无法置入喉镜的患者，基本方法：① 采用清醒插管或半清醒，尽可能保留较大通气量的自主呼吸。② 依靠导管内的呼吸气流声音判断导管斜口端与声门之间的位置和距离；导管口越是正对声门，气流声音越响；越偏离声门，声音越轻或全无。此时术者一边用左手调整患者头位并触诊患者颈前区的皮肤以了解导管前端的位置；一边用右手调整导管前端的位置，同时用耳倾听气流声响，当调整至声响最强的部位时，缓缓推进导管入声门。③ 推进导管中如遇阻挡，同时呼吸气流声中断，提示导管前端已触及梨状窝、或误入食管、或进入舌根会厌间隙，有时还可在颈前区皮肤感触到导管端，此时应稍退出导管并调整头位后再试插。

4. 明视经鼻腔纤维支气管镜（简称纤支镜）下插管法　由于鼻咽部弧度使纤支镜插入角度自然朝向声门，因而比经口插管容易，具体步骤：① 通过纤支镜的工作通道或用硬膜外导管经纤支镜工作通道对咽喉和气管内实施表面麻醉，或使用喷雾器和滴管行咽喉声门上表面麻醉同时经环甲膜穿刺行气管内表面麻醉。② 可酌情给予吸入 2%～5% 七氟烷或微泵输注丙泊酚 150～250 μg/(kg · min)复合瑞芬太尼 0.05～0.15 μg/(kg · min)或右美托咪定 1 μg/kg 静脉输注 10 min。③ 将适当型号的气管导管套在纤支镜上，先将纤支镜经鼻腔沿下鼻道推进至声门，可参照鼻翼至耳垂的距离相当于鼻孔至咽后腔的距离来估计推进程度，调整纤支镜角度，边调整边推进，始终将声门至于镜下视野的正中，直至纤支镜进入气管可见到气管软骨环，并推进见到气管隆突处，沿纤支镜将气管导管推入气管；4.9 mm 以上口径的纤支镜一般不会发生镜干进入气管而导管无法推进的情况，但小口径纤支镜送导管时必须小心。④ 将气管导管推进入气管后，退出纤支镜，连接麻醉机呼吸回路，导管位置的检查同经口腔插管法，然后将导管固定在患者的鼻面部。

5. 经鼻腔插管的禁忌证　经鼻插管与经口插管不同，容易造成鼻腔或鼻咽部黏膜损伤出血，鼻腔内细菌入血可能导致菌血症，在有脑脊液漏者容易导致颅内感染，在颅底有薄弱部位者可能发生导管插入颅内的危险，因此经鼻插管禁用于颅底骨折、脑脊液漏、正在使用抗凝药、出血倾向、鼻腔闭锁、鼻骨骨折、菌血症倾向（如心脏置换或瓣膜病可能并发细菌性心内膜炎）等患者。

三、经气管造口插管法

有紧急气管造口插管、择期气管造口插管和术中气管切开插管三种情况：择期气管造口术后，一般均已放置气管套管，有塑料和金属两种，金属套管选择比经口腔气管内插管的气管导管大 0.5 mm ID 以减少通气时漏气，多数塑料套管的内径与气管导管的内径一致，外径略粗一些，插管时应将气管导管替换气管套管；紧急气管造口插管时气管导管必须及时经气管造口插入，或由经口腔气管内插管换成经气管造口插管；术中气管切开插管，必须将气管导管从经口腔或鼻腔气管内插管换成经气管切开口插管。

1. 择期气管造口术后的插管步骤　① 吸干净喉咽部和气管内分泌物，纯氧充分通气，给予镇静剂和气管内表面麻醉有利于减轻患者痛苦；② 静脉或吸入麻醉诱导，如果使用的是不带套囊的气管套管，可将一根较细的气管导管插入气管套管内同时用较大的氧流量行控制通气；如果使用的是带套囊的气管套管，则将麻醉机呼吸回路直接连接套管即可行控制通气；③ 达足够麻醉深度和肌肉松弛程度后，拔出气管套管，经气管造口处插入适当型号的气管导管。

2. 紧急气管造口术的插管步骤　① 一些严重呼吸困难患者需在经口腔气管内插管后行气管造口术；在插管失败的情况下，喉罩通气可以作为一种紧急的通气手段；在极度插管困难和喉罩置入困难的情况下，使用面罩通气完成气管造口术也是一种选择。② 在患者肩下放置一个垫肩，头后仰充分暴露颈部手术区，气管造口一般位于第二和第三气管软骨环之间，气管造口步骤见外科气管切开术。③ 气管壁切开后，由手术医师将一根无菌气管导管经气管壁切口插入气管内。

3. 术中气管切开插管　一般已行气管内插管，手术医师切开气管壁时，麻醉医师应将气管导管缓慢向外拉，但切不能将导管完全拔出，而应使导管的末端恰好位于气管造口的上缘，由手术医师将另一根无菌气管导管经气管切开口插入气管后，麻醉医师方可将经口气管导管完全拔出。

4. 注意事项 ① 经气管造口插入气管导管后，必须听诊证实通气时两肺呼吸音对称，并通过 $P_{ET}CO_2$ 监测确认气管导管进入气管内。② 从气管造口到气管隆突的长度较从前切牙到气管隆突的长度短得多，气管导管容易插入过深，手术操作也可能将导管推入一侧支气管内，因此术中必须反复检查双肺呼吸音、连续监测 $P_{ET}CO_2$ 和气道阻力，如气道阻力明显增大提示单侧肺通气或导管扭曲、受压、阻塞等。③ 对于近期行气管造口术(1 周之内)的患者，经气管造口插管时应警惕造口周围组织塌陷的危险，必须在有经验的外科医师在场并准备好所有手术器械条件下进行经造口气管内插管，同时麻醉医师也应做好经口气管内插管的准备。④ 最紧急的意外是无法把气管导管及时插入气管造口、误插入皮下组织或纵膈内，导致通气障碍和严重低氧血症，处理方法是：已有气管内插管者，不要把气管导管过早完全拔出，一旦在经气管造口插入气管导管过程中发生障碍，仍然可以将导管向前推进超越气管造口处而维持正常通气；无气管内插管者，可暂时将小号的气管导管经气管造口插入气管内维持通气，待危机解除后再换成正常型号的气管导管，或紧急经口腔气管内插管。

第五节 气管内插管的麻醉方法

一、诱导插管法

在全麻达到一定深度后进行气管内插管操作，使用这种插管方法患者比较舒服，心血管应激反应轻，但需要操作者拥有熟练的插管技术并具备呼吸管理技能。

(一) 插管前准备 麻醉前必须对患者气道进行全面评估以明确是否可以安全地接受麻醉状态下的插管(见第二十二章)；诱导前应强调常规应用面罩施行纯氧吸入“去氮”操作至少 3 min，以提高体内氧的储备量和肺内氧浓度，纠正潜在的低氧血症，缓冲插管“无通气期”的缺氧，延长插管期呼吸停止的时限，提高插管的安全性；对于麻醉前评估存在“困难气道”危险因素的患者，严禁采用快速诱导插管，以免一旦失去对气道的控制可能导致灾难性后果。

(二) 诱导药物的选择 麻醉诱导方案大多数采取联合用药，以使患者达到能耐受插管的状态，并尽可能减轻药物或插管引起的心血管反应。一般首选快速起效的静脉麻醉药实施快速诱导插管法，最常用的有丙泊酚或依托咪酯，复合麻醉性镇痛药(芬太尼或瑞芬太尼)、咪达唑仑、氯胺酮等。预计有困难气道需保留自主呼吸下插管的患者常选择慢诱导插管法，可以使用吸入麻醉药诱导，过去主张使用低浓度吸入麻醉(0.5 MAC起始)，然后每 3～4 次呼吸增加一定浓度，直到麻醉深度满足静脉置管或呼吸道处理的需要；但随着吸入麻醉药七氟烷的临床应用，上述方法已被逐渐代替，目前主张使用高氧流量(8 L/min 以上)高浓度(8%吸入浓度)的七氟烷经面罩吸入诱导，此法尤其适用于小儿。对于不合作的成人或小儿可在麻醉诱导前肌注氯胺酮、口服由黏膜吸收的芬太尼或咪达唑仑镇静。

(三) 肌松药的使用 尽管麻醉插管可以在静脉或吸入麻醉下完成，但大多数麻醉医师都使用肌松药以提供更好的插管条件，因为没有足够肌松程度的插管较困难且有诱发气道痉挛的危险。去极化肌松药琥珀酰胆碱，由于其不良反应较多现已很少使用，近年来常规使用中短效非去极化肌松药进行气管内插管，其中罗库溴铵起效快，3 倍 ED_{95} 的剂量 60～90 s 内完成气管内插管操作，尤其是特异性拮抗药 sugammadex(商品名布瑞亭，Bridon)的问世，使得罗库溴铵用于气管内插管更得到青睐，但 sugammadex 价格昂贵，很难常规广泛使用。对于麻醉前评估存在潜在的困难气道者，除非有禁忌证(如：高钾血症)存在，否则仍然使用琥珀酰胆碱。

(四) 插管期间的气道管理 在麻醉诱导期间保证患者气道通畅至关重要，从静脉麻醉或吸入麻醉诱导开始直至置入喉镜实施插管操作之前均应该持续有效的面罩通气，如发生面罩通气困难，应立即使用声门上气道工具(如：口咽或鼻咽通气道、喉罩等)维持气道通畅，只有在确保能够维持面罩通气时才能使用肌松药。麻醉医师必须严格掌握插管操作的时机。对于饱胃或存在误吸风险的患者，可不遵守这一规则而施行快速序贯诱导法，即自主呼吸情况下面罩吸氧，注入静脉麻醉药、麻醉性镇痛药和琥珀胆碱后不行辅助呼吸就直接插管。

(五) 插管期间循环功能监测 由于麻醉药对于循环功能有明显抑制作用，因此整个麻醉诱导期都要严密观察生命指征(BP、ECG、SpO_2)。休克、心肺功能不全或大出血患者应避免使用对循环抑制作用强的丙泊酚诱导，可选择对循环抑制作用相对较弱的依托咪酯，尽可能避免发生低血压。

二、清醒插管法

（一）适应证和禁忌证 患者在清醒状态下，使用咽喉气管内表面麻醉施行气管内插管操作。适应证包括：① 存在全麻诱导期胃内容物反流误吸危险者（如：消化道梗阻、急诊创伤或临产妇等饱胃患者）；② 口腔或咽腔有炎症水肿；③ 气道梗阻（如咯血、大量脓痰、颈部肿块压迫气管等）；④ 存在全麻诱导期面罩通气困难危险因素者；⑤ 存在各种可能导致插管困难的危险因素或既往有困难气管内插管史的患者（④和⑤详见困难气道技术）；⑥ 老年、休克、垂危等血流动力学不稳定麻醉风险极大者。禁忌证主要有：小儿（新生儿例外），高度紧张或神志不清或估计无法合作者，局麻药过敏者，频发支气管哮喘者。

（二）插管前准备 插管前要对患者做好适当的解释，重点说明采用清醒插管的必要性及需配合的事项，尽量争取患者的理解合作。使用适当的麻醉前用药，可以不用镇静剂或麻醉性镇痛剂，但应该使用抗胆碱能药物阿托品或东莨菪碱以减少呼吸道分泌物，有利于提供清醒插管时清晰的视野。为减轻气管导管进入气道时的呛咳、憋气等反应，插管前必须进行完善的上呼吸道黏膜表面麻醉，主要方法有：咽喉及声门上黏膜表面麻醉、气管内黏膜表面麻醉。也可行喉上神经阻滞，但随着各种新型气道工具的问世，这种方法目前已很少用。

（三）气道表面麻醉 全面完善的咽喉气管黏膜表面麻醉（topical anesthesia）是保证清醒插管成功的关键，最常用的局麻药是 2%～4%利多卡因或 1%丁卡因，但必须控制使用量以免局麻药吸收过快造成中毒反应，成人 2%利多卡因总量不应超过 4 ml，1%丁卡因总量不超过 6 ml，小儿一般使用 2%利多卡因总量不超过 4 mg/kg。

1. 咽喉黏膜表面麻醉 掌握循序渐进和分 3 次喷雾的程序，先喷舌背后半部及软腭 2～3 次；隔 1～2 min 后，嘱患者张口发“啊”声，作咽后壁及喉部喷雾；再隔 1～2 min 后，用喉镜片轻提舌根，将喷雾器头对准喉头和声门，在患者深吸气时作喷雾；三次喷雾所用局麻药总量不超过 2～3 ml。

2. 气管黏膜表面麻醉 有经环甲膜穿刺注药法和经声门注药法两种方法。① 经环甲膜穿刺注药法操作步骤：在完成咽喉黏膜表面麻醉后，患者取头后仰位，用示指和中指在甲状软骨与环状软骨之间摸出环甲膜，用 22 G 穿刺针从环甲膜的正中线作穿刺，按垂直方向刺过环甲膜进入气管内至有明显落空感，并有畅通空气回抽，嘱患者深呼吸，在呼气末快速注射局麻药，气管内注药时患者往往都有呛咳，这样有利于局麻药在气管内播散但容易使针尖刺伤气管后壁黏膜，因此必须注意环甲膜穿刺进针深度不要过深并在注药后迅速退针。此法禁用于凝血功能障碍或怀疑声门下有病灶（如肿瘤）的患者。② 经声门注药法操作步骤：在完成咽喉黏膜表面麻醉后，术者用左手持喉镜轻轻显露声门，右手持连接喉气管喷洒导管的注射器，在直视下将导管经声门送入气管直至近隆突处；然后边退出注射器边缓慢注射局麻药，喉气管喷洒导管前端有很多小孔能均匀喷洒局麻药于气管壁，可获得从气管隆突至声门下及会厌喉面黏膜完美的表面麻醉；本法的优点在于避免环甲膜穿刺注药所引起的呛咳和支气管痉挛等不良反应，但不适用于喉镜显露声门困难的困难气道患者。

3. 鼻腔黏膜表面麻醉 用于经鼻清醒插管时，最好用兼有局部血管收缩作用的可卡因，4～5%浓度 1 ml 滴鼻，再用可卡因棉片填塞鼻后腔；也可用 0.5%～1%丁卡因与 3%麻黄碱混合液，按上法施行表麻；也可用局麻药做鼻腔直接喷雾。

（四）清醒插管技术 清醒插管经口或经鼻选择取决于鼻腔或口腔的条件、操作者的经验及可使用的设备条件。主要包括：直接喉镜下经口腔气管内插管、间接喉镜指引下经口腔气管内插管、经口腔盲探气管内插管、经鼻腔盲探气管内插管、逆行气管内插管、光导纤维支气管镜引导插管等。

三、半清醒插管法

在清醒插管实施过程中，患者难免出现紧张和恐惧，易诱发恶心、呕吐和呛咳等反应，偶尔患者因痛苦难忍而拒绝接受插管。如果在清醒插管时辅以静脉适量应用神经安定类药物或麻醉性镇痛药，可以使得患者在镇静、镇痛、镇吐和遗忘状态下接受气管内插管，这种插管方法与单纯清醒插管有区别，故称之为“半清醒插管法”或“神经安定镇痛遗忘插管法”。

（一）半清醒插管法的药物选择 ① 芬太尼：是最常用的麻醉性镇痛药，其起效较慢（5 min），个体差异也较大（50～500 μg），应该从小剂量开始缓慢增加，直到效果满意才置入喉镜；芬太尼有呼吸遗忘作用，常需呼唤提醒患者呼吸以确保足够的通气量；使用芬太尼的最大优势是可以用纳洛酮拮抗呼吸抑制；有误吸风险而选择清醒插管的患者慎用。② 瑞芬太尼：是由非特异性酯酶代谢的强效、超短效阿片样受体激动剂，其作用特点是起效迅速、消失极快且与用药总量和时间无关，阿片样作用不需要药物逆转；小剂量瑞芬太尼 0.05～0.15 μg/(kg·min)静脉输注有良好的镇静与镇痛作用；瑞芬太尼复合丙泊酚联合输注有协同镇静效应；但是有剂量依赖性的低血压、心动过缓和呼吸抑制作用，使用时必须严密监测呼吸循环功能。③ 氟哌利多：可以提供镇静而无呼吸抑制作用，氟哌利多与芬太尼组成氟芬合剂(氟哌利多 5 mg+芬太尼 0.1 mg)分 2～3 次静脉注射，每次间隔 5 min，可使患者处于闭目安静、镇痛、降低恶心呕吐敏感性，而同时又能被随时唤醒，并能高度配合的半清醒状态。④ 咪达唑仑：起效和消除均较快，尤其是具有顺行性遗忘作用，在成人 0.5 mg就可以产生充分的遗忘效应，0.03～0.05 mg/kg 复合芬太尼 0.05～0.1 mg 能维持可靠的镇静效果，因而是最受青睐的镇静药；缺点在于与麻醉性镇痛药合用可以加重呼吸抑制，经常表现为呼吸暂停，并且会引起意识丧失，不能言语交谈，因而不能保证患者在插管时对指令具有反应的能力，过量时可以用氟马西尼逆转。⑤ 丙泊酚：起效迅速，苏醒快而完全；丙泊酚镇静、麻醉深度与血浆浓度密切相关，轻度镇静、深度镇静和麻醉所需的血浆浓度分别是 0.5～1.0 mg/L、1.0～1.5 mg/L、3～16 mg/L，可使用静注 0.2～0.7 mg/kg负荷量后以 0.3～4 mg/(kg·h)维持镇静作用；但该药有明显呼吸抑制作用，且与剂量和输注速度相关，多呈一过性呼吸抑制。⑥ 右美托咪定：选择性 α_2 肾上腺素受体激动剂，通过激动突触前膜 α_2 受体，抑制去甲肾上腺素的释放，终止疼痛信号的传导；与脊髓内 α_2 受体结合产生镇痛作用时，可导致镇静及焦虑缓解，因而具有抗交感、镇静和镇痛作用；取 1 μg/kg 药液稀释成 10 ml，以 1 ml/min 速率静脉输注；优点是能很好地保留自主呼吸，缺点是通过激动突触后膜受体抑制交感神经活性引起剂量依赖性的血压下降和心率减慢。

(二) 半清醒插管法的缺点 ① 插管操作耗时较长；② 在全身情况差的患者可能引起循环抑制；③ 容易引起呼吸抑制或呼吸暂停。④ 镇静药、阿片类药以及喉气管表面麻醉都降低气道保护性反射，因而可能增加饱胃患者反流误吸的风险。因此必须严格控制用药量并严密监测患者生命指征；对于饱胃患者更应严格掌握指征，或选用纤支镜引导下清醒插管。

第六节 气管导管拔管术

全麻手术结束后需要恢复患者自主呼吸，拔出气管导管。正确的拔管(extubation)必须严格掌握拔管的指征和时机，谨慎操作，以避免可能发生的拔管后窒息意外事故。关于拔管的时机，有两种观点，一种认为应该在肌松药作用消除并且患者有满意的自主呼吸频率和潮气量后，在较深的麻醉状态下拔管；而另一种观点认为应当在患者接近完全清醒时拔管。持清醒前拔管观点的人认为，清醒拔管不良反应大且易发生喉痉挛，而清醒前拔管的好处是可以减少导管刺激引起的咳嗽，从而减少喉、气管损伤，较少不良反应。但是插管时通气满意并不意味着肌肉有足够力量维持气道通畅，如果患者存在面罩通气困难、插管困难、误吸风险或外科手术可能导致的气道水肿等情况，深麻醉下拔管可能造成拔管后对气道失去控制的状态，而且在患者拔管后的清醒过程中，也可能会发生喉痉挛和咳嗽。事实上，喉痉挛最容易发生的是深麻醉和清醒之间的浅麻醉状态下，现代麻醉技术已经完全能做到在足够的镇痛、镇静状态下的清醒，因而愈来愈多的人倾向于清醒拔管的时机。

一、全麻后拔管指征

手术结束停止麻醉后，满足下列条件时方可以安全拔管：患者神智恢复，有指令性动作，循环功能稳定；自主呼吸恢复，呼吸频率达 14～20 次/min，吸空气时，$SpO_2>95\%$；肌松药残余作用消失，呼吸运动正常，两侧呼吸音对称，胸、腹式呼吸运动平稳；必要时测定潮气量(V_T)、$P_{ET}CO_2$、动脉血气分析，吸入空气 10 min 后，PaO_2 和 $PaCO_2$ 在正常范围内或接近术前水平。

二、拔管操作时注意事项

采用无菌吸引管行气管内吸引，每次吸引前后都应该吸氧，尽可能减少刺激，避免发生持续呛咳和发绀，拔出导管前先将套囊放气，并在导管内插入输氧管，以利于肺充氧。传统的拔管操作是先将吸引管留置在气管导管前端之外，然后边吸引边缓慢拔管，现已不用，因为此举对预防误吸无效，且可能擦伤声带、诱发喉痉挛等并发症；在小儿更会降低肺泡内氧浓度，因此小儿应该由助手行正压通气几次然后拔管。当导管拔出遇到困难时不能硬拔，应该仔细分析原因，常见的原因有：套囊未放气，患者将导管咬住，甚至在颌面口腔手术中可能发生缝线误将导管缝牢等。拔出气管导管后应继续面罩吸氧，并再次吸引口、鼻、咽腔分泌物。拔管后即刻可能出现呛咳或喉痉挛，在拔管前 1～2 min静脉注射利多卡因 50～100 mg，有助于减轻呛咳和喉痉挛但可能会延长苏醒时间；一旦发生喉痉挛，应在保证通气的基础上吸氧并加深麻醉，多数患者能够迅速解除喉痉挛，如无效可予以小剂量琥珀胆碱(1～2 mg/kg)静脉注射快速解除喉痉挛。饱胃患者必须完全清醒，头低位偏向一侧拔管。

三、延迟拔管指征

① 术前有明显呼吸功能障碍,或手术和麻醉对呼吸功能有明显影响者。② 手术时间过长或手术创伤严重者。③ 术前或术中循环功能不稳定者。④ 苏醒延迟,难以保证呼吸道通畅者。⑤ 老年情况较差的手术患者

第七节 气管内插管并发症及防治

气管内插管可能引发多种并发症,可发生在插管期间、插管后和拔管期的任何时候。

一、气管内插管即刻并发症

指在气管内插管操作期间或完成插管后当时就发生的并发症。

(一) 组织损伤 由于气管内插管操作时,喉镜片或导管对组织的挤压、摩擦造成的损伤,主要原因为:操作粗暴、患者存在喉镜显露或气管内插管困难而反复尝试气管内插管;主要发生对牙齿、呼吸道黏膜的损伤,如牙齿碎裂、松动、脱落,口、鼻及咽部黏膜出血血肿,喉及声带水肿等。处理:以预防为主,注意操作规范,放置面罩吸氧前,先检查牙齿,对缺牙、牙齿松动等做好记录,松动的牙齿用一细线扎好用胶布固定在面颊上,以免脱落进入气道。应该术前气道评估,对于估计有插管困难的患者不要盲目采取强行插管。

(二) 插管后呛咳 发生在气管导管插入声门和气管时,轻微的呛咳引起短暂的血压升高和心动过速,剧烈的呛咳可能引起胸壁肌肉强直和支气管痉挛而导致通气量不足。原因主要为麻醉过浅、表面麻醉不完善或插管过深至导管触及气管隆突所致。处理:轻微呛咳不需特殊处理,加深麻醉或静脉注射小剂量利多卡因即可;胸壁肌肉强直可用肌松药解除,并继以控制呼吸;支气管痉挛可加深吸入麻醉,必要时予以激素;如果系导管触及隆突而引起,则将气管导管退出致气管的中段部位。

(三) 心血管反应 为气管插管应激反应,表现为喉镜和插管操作期间发生血压升高和心动过速反应,严重者可诱发心律失常。这是一种多突触反射,呼吸道受到刺激后,神经末梢产生的感受性信号通过迷走神经和舌咽神经纤维传入中枢,经脑干和脊髓整合处理后,大量的神经冲动由心加速神经和交感神经纤维传出,从而引起全身性自主神经反应,其中包括:交感神经末梢去甲肾上腺素的释放和肾上腺髓质肾上腺素的分泌。一般正常患者能很好地耐受气管内插管时的心血管反应,但在心血管和脑血管疾病患者,此不良反应则可能带来一系列严重的并发症,如:心肌缺血、心肌梗死、严重心律失常(如多源性室性早搏和室性心动过速等)、急性心功能衰竭、动脉瘤破裂等。预防和处理:① 插管时必须达到足够的麻醉深度,插管前适量应用麻醉性镇痛药(最常用的药物是芬太尼);② 尽量缩短喉镜操作时间;③ 呼吸道表面麻醉可显著减轻插管引起的心血管反应;④ 在放置喉镜前静注利多卡因 1 mg/kg 可有效抑制喉部反射,显著减轻插管引起的心血管反应,可能与利多卡因加深全麻和抑制气管反射的作用有关;⑤ 在气管内插管操作前适量应用一些血管活性药物(详见第九十九章)。所有的预防措施中最重要的是插管时足够的麻醉深度和注意喉镜操作轻柔。

(四) 气管导管误入食管 尽管在气管内插管完成后采用切实有效的措施可迅速发现和立即纠正这种失误,但仍有少部分意外食管内插管未能被及时发现而发生严重缺氧继而演变为心搏骤停、脑损伤或者死亡,处理成功的关键在于能否迅速做出识别。气管导管误插入食管的第一征象是施行正压控制通气时患者胸廓不抬起、两肺听不到呼吸音、胃泡区出现气过水声,胃区呈连续不断的隆起。目前认为,监测呼气末 CO_2($P_{ET}CO_2$)是判断气管导管在气管内的最有效和最可靠的方法,有时食管插管可短暂出现 $P_{ET}CO_2$ 波形,但在 5 次呼吸后其波形快速下降,直至消失,因此插管后 $P_{ET}CO_2$ 监测必须持续进行,如果多次呼吸均出现 $P_{ET}CO_2$ 记录波形方可确认气管导管正确插入气管内。某些情况下,如严重支气管痉挛或无 CO_2 输送至肺时(如心搏骤停),$P_{ET}CO_2$ 监测也不能够准确判断气管导管的正确位置,需要结合其他征象综合判断。脉搏血氧饱和度(SpO_2)反应患者氧合的状态,通常要滞后30~60 s甚至数分钟才出现变化,发绀的出现则更要滞后。一旦发现气管导管误入食管,必须立即拔出导管,实施面罩正压通气,积极供氧排除二氧化碳后再重新插管。

(五) 喉痉挛(laryngospasm,图 19-8A)和支气管痉挛 喉痉挛是一种由迷走神经介导的保护性反射,是由于喉部横纹肌突然的痉挛性收缩导致的双侧声带内收而声门紧闭。轻度喉痉挛可表现为轻微吸气性喘鸣,重度可造成完全性上气道梗阻。喉痉挛本身具有保护性意义可防止异物进入气管与支气管,但持续不解除的喉痉挛可导致低氧血症、高碳酸血症、负压性肺水肿,甚至更严重的后果。支气管痉挛(bronchospasm) 原因类似于喉痉挛,是由于各种刺激诱发的支气管和细支气管平滑

肌持续性收缩所致，表现为呼气相哮鸣音及呼气相延长；在婴儿多与细支气管炎有关，在儿童和成人多与哮喘病史有关。喉痉挛和支气管痉挛可以发生在气管插管任何阶段，麻醉深度不足、气道分泌物、气道异物及气道内操作包括气管内插管、喉气管内镜检查等均可以成为诱因，尤其易发生在气道高敏患者。

预防原则：如术前肺部听诊有明显的哮鸣音，择期手术应延迟。患者应接受 1～2 周的吸入性支气管扩张药、吸入性激素或口服激素治疗；如症状轻微而手术必须进行，应在术前 30 min 给患者吸入支气管扩张药作为预防性治疗。

麻醉诱导期发生喉痉挛的处理原则：注意气管内插管轻柔操作，保持气道内无唾液、血液等可减少喉痉挛的发生，气管内插管前喉气管内喷洒利多卡因行表面麻醉是预防喉痉挛的有效措施，但必须在达到足够的麻醉深度时进行，在麻醉深度不足时喷洒液对气道的刺激反而可能诱发喉痉挛。一旦发生，首选措施是面罩纯氧正压辅助通气，如麻醉深度不够，在面罩辅助通气的同时加深麻醉，如以上措施没有迅速起效，小剂量氯化琥珀胆碱（1～2 mg/kg）静注可快速解除喉痉挛，但在小儿有可能诱发心率减慢。在紧急处理的同时必须明确病因，必要时直接喉镜下去除病因。

术中发生支气管痉挛的处理原则：对于无气管内插管的患者，实施面罩纯氧正压辅助通气，同时增加吸入麻醉药浓度或静脉注射丙泊酚以尽快加深麻醉深度；如果以上措施不能改善患者情况，则应静脉注射丙泊酚和肌松药，实施气管内插管。对于有气管内插管的患者，纯氧正压机械通气下提高吸入麻醉气体浓度以加深麻醉，并通过呼吸环路应用支气管扩张剂。预防和治疗支气管痉挛的药物有：① β_2受体兴奋性喷雾剂（沙丁胺醇等），具有快速短效的扩张支气管功能；左旋沙丁胺醇喷雾剂是近几年开始使用的制剂，其作用与沙丁胺醇一样，优点是对心率影响小。② 吸入性激素类，作用缓慢但持续时间长。③ 口服β_2受体兴奋剂，扩张支气管效能可以持续 12 h。④ 激素制剂：如口服氢化可的松龙及静脉注射甲泼尼龙等。⑤ 皮下注射的药物有硫酸叔丁喘宁及肾上腺素。⑥ 在严重病例，静脉注射肾上腺素（0.5～1 μg/kg）是最快和最有效的药物。

拔管后喉痉挛或支气管痉挛的处理原则：关键在于掌握正确的拔管时机，原则上是越清醒越好，但不能有拔管时躁动；其他措施包括拔管前患者的潮气量和每分通气量应恢复或大于正常；在较深的麻醉状态下尽可能吸出咽喉部和气管内分泌物或血液；拔管时尽量减少对气道的刺激；清醒拔管时患者肌张力完全恢复可以用力将残留的分泌物或血液咳出。一旦发生喉痉挛，首选措施是面罩纯氧正压辅助通气，大多数患者可以缓解，如没有迅速起效，小剂量琥珀胆碱（1～2 mg/kg）静注可快速解除喉痉挛，但在小儿有可能诱发心心减慢；在紧急处理的同时必须明确病因，必要时直接喉镜下去除病因；在尚未足够清醒的患者，可以用静脉麻醉药重新气管内插管，彻底清理呼吸道分泌物或血液，尽可能洗脱吸入麻醉药残留，待患者完全清醒后拔管多不会再次发生喉痉挛。如果在拔管后或在麻醉复苏室发生支气管痉挛，应该在面罩纯氧通气的同时给予雾化吸入支气管扩张剂，如不能维持正常的 SpO_2 或伴有明显二氧化碳蓄积，应立即气管内插管并做进一步处理。

（六）误吸胃内容物　容易诱发胃内容物反流和误吸的因素很多，常见的原因有部分呼吸道梗阻、面罩通气时气体入胃、麻醉药的药理作用、喉防御反射尚未恢复前拔管等。孕妇、肥胖、饱胃以及胃肠道梗阻的患者是发生误吸的高危人群，气管内插管时常使用清醒插管或快速诱导插管法来降低误吸的风险，Sellik 手法（即左手插入喉镜片提起会厌后，右手将甲状软骨往脊柱方向压迫，以压扁食管上口）也是有用的防止措施，但可能将部分呼吸道梗阻变成完全性呼吸道梗阻，对于有呕吐高危情况的患者采用清醒插管不是可取的方法。误吸也可以发生在拔管时，由于积聚在咽喉部的分泌物、血液或患者的呕吐物进入呼吸道而致，尤其在幼儿、老年人或麻醉未完全苏醒患者，气道反射功能未恢复易发生误吸，拔管前要充分吸净口腔及导管内分泌物，以防误吸。

（七）颅内压升高　气管内插管可引起颅内压升高，对已有颅内高压者可能造成危险，最常见的原因是由于插入直接喉镜和气管内插管操作引起，其他包括：去极化肌松药琥珀胆碱的肌束颤动、芬太尼引起的胸壁僵硬、插管时无通气时间过长导致高碳酸血症和缺氧、麻醉深度不足时导管进入气道诱发咳嗽等。预防措施包括：① 面罩通气充足的"给氧去氮"，弥补插管时无通气导致的缺氧；② 足够的麻醉深度减轻插管时应激反应；③ 达到完全肌肉松弛后再插管避免咳嗽；④ 插管前给静注利多卡因或利多卡因气雾剂喉部喷雾预防插管反应；⑤ 高危患者麻醉诱导选择不增加脑血流和颅内压的药物，如：丙泊酚或依托咪酯；麻醉性镇痛药芬太尼；非去极化肌松药等。

二、导管留存气管期间并发症

（一）气管导管扭曲、折叠和滑脱　气管导管通常固定方法是将导管和牙垫一起用胶布缠绕粘贴在患者面颊部，但因外科医生手术操作、患者体位变动、麻醉过浅致患者躁动、呛咳等都可能会引起气管导管扭曲、折叠和滑脱，如未及时发现可造成通气不足甚至无通气的严重后果。对于非平卧位的患者，可使用带钢丝的气管导管以减少导管扭曲和折叠的发生；对于头面部手术患者可采用脐带"绕颈式固定法"固定导管，即在气管导管平门牙水平用线绳扎牢，然后将线绳绕至颈后扎紧，也可使用缝线将导管固定于门牙或缝于口角固定。如发生导管脱出应立即采用面罩通气，重新气管内插管；对于经气管造口插管的患者导管滑脱是极其危险的情况，可能因造口周围组织塌陷而无法迅速经造口处重新插入导管，此时唯一有效的措施是面罩通气的同时与外科医师联合尽可能迅速扩大气管切开口重新插入气管导管。

（二）气管黏膜缺血损伤 导管气囊充气压力过大、导管滞留时间过长和经常移动导管都可能因为对气管壁的压迫和摩擦造成气管黏膜的缺血损伤，经气管导管吸痰时负压过大也可造成黏膜损伤，严重者可能形成气管壁缺血性黏膜溃疡或坏死，因此应当注意气囊充气不要过大及导管位置固定牢固。目前大多采用高容量低压型充气套囊，容量可达 30 ml 以上，能耐受 30 mmHg 以下的囊内压。套囊注气应以刚好不漏气为佳，一般不超过 8 ml，压力不超过 20～25 cmH_2O。

（三）导管误入一侧主支气管 插管后没有仔细检查导管位置，或手术中由于外科医生手术操作或患者体位变动、固定胶布被分泌物弄湿或脱落，都可能将导管滑入气道过深。摆放手术体位过程中可能会随着患者头部的俯仰而改变位置。气管导管端部在完全后仰到完全弯曲颈部的过程中可向气管前平均移动 3.8 cm（最大可有 6 cm）。因此，改变体位后应常规听诊检查左右膀呼吸音，当发现支气管插管时，应当退出气管导管及充分的肺充气以扩张肺不张区域。导管误入一侧主支气管可造成单侧肺通气，通气不足的后果除了低氧血症还有吸入麻醉药吸收受影响而使得麻醉过浅，在严重肺部疾病患者还可能造成肺部大泡破裂气胸；这种情况易发生于头面部手术，导管被手术铺巾遮盖或颈部手术经气管造口插管时，前者不易被发现，后者导管位于手术野易受干扰。因此，术中要严密监测气道压、$P_{ET}CO_2$ 和 $PaCO_2$，若发现导管固定胶布被分泌物弄湿或导管露在口外的刻度较插管后即刻增加，均应重新核对导管深度，必要时将导管向外拔至气管内重新牢靠固定。

（四）神经损伤 导管或气囊压迫也可能造成喉部神经损伤，主要受影响神经是喉返神经、舌下神经及舌神经，大多数是暂时性的，几日内可以完全恢复。

三、拔管后即刻或延迟性并发症

一般发生在麻醉恢复期，气管导管拔出后即刻或几小时内。

1. 咽喉痛（sore throat） 是气管内插管后最常见的并发症。导管套囊压迫气管黏膜时间过长或插管时损伤喉部黏膜都容易引起咽喉痛的发生，一般在 72 h 内可缓解，无需特殊处理

2. 舌后坠（glossocoma） 是拔管后经常发生的并发症。主要原因是麻醉药的残留或肌松药残余作用，咬肌和下颌关节松弛，使舌根后坠，尤其易发生于体重超重者或短脖子体型及小儿；舌下坠可阻塞咽喉通气道，造成呼吸道部分或完全梗阻。处理措施：手法托起下颌或放置口咽通气道，使舌根不紧贴咽后壁。

3. 喉头水肿（laryngeal edema）和声带水肿（图 19-8B、图 19-8C） 可因插管操作粗暴、困难插管、导管多次移位损伤黏膜或导管过粗引起，也可因长时间留置导管引起，据报道喉水肿和黏膜溃疡可发生在几乎所有气管内插管 4 d 以上的患者，是拔管后再插管的主要原因，女性多于男性。成人喉头水肿一般只表现为声嘶喉痛，2～3 d可自愈，但婴幼儿气管管腔狭窄，易发生窒息；一般于拔管后 30 min 出现喉鸣音，主要为吸气相，2～3 h 后可出现呼吸困难；水肿同样也可发生在腭垂、杓状软骨后、声门上或声带；严重者可发展成声带肉芽肿或溃疡，一般位于声带后联合，因为此处受到气管导管压力最大。处理原则包括吸氧、雾化保湿气道、静脉注射地塞米松或甲泼尼龙减轻水肿，必要时气管切开。

4. 低氧血症 多由于麻醉药和肌松药的残余作用，患者通气功能尚未完全恢复或呼吸遗忘引起，也可发生于舌后坠、喉头水肿、喉痉挛、支气管痉挛等造成通气障碍；大多数患者给予面罩吸氧或鼻导管吸氧，氧流量 3 L/min，呼唤患者用力呼吸 1～5 min 后均能够改善；拔管后应密切观察患者呼吸运动、频率和幅度、SpO_2、皮肤颜色等，必要时观察血气分析指标。

5. 负压性肺水肿 又称为“拔管后肺水肿”或“阻塞后肺水肿”，是一种非心源性的肺水肿，发生在麻醉复苏期，据报道发生率<0.1%，易发生于年轻人。常发生于上气道梗阻时，患者用力呼吸，此时胸腔负压可由正常的－2～－5 cmH_2O 增加至－50～－100 cmH_2O，使肺毛细血管开放的数量和流入的血流量均增多，滤过面积和滤过系数增加；低氧血症引起肺血管收缩，使肺毛细血管静水压升高，结果是液体从肺血管向间质的转移超过了淋巴转运能力，导致肺间质内水分积聚，单侧或双侧肺均可发生肺水肿。呼吸道梗阻突然解除后，肺静脉回流增加，可能反而会进一步加重肺水肿。拔管后发生负压性肺水肿的最常见原因是喉痉挛，其他危险因素有：肥胖、鼾症、鼻咽部填塞等。临床特点：数分钟内突发呼吸困难、心动过速、低氧血症、高碳酸血症、粉红色泡沫痰等，加上有上气道梗阻表现。处理措施：绝大多数需要再次气管内插管，气管内插管的目的是解除气道梗阻，保证通气氧合，必要时可予以短效肌松药解除喉痉挛有利于控制通气；行纯氧持续气道内正压或呼气末正压通气，给予利尿剂或血管活性药物，一般预后良好，处理后能及时消退水肿，不需要长时间气管内插管呼吸支持。但是也必须警惕可能会继发胃内容物误吸、ARDS、心力衰竭、肺栓塞等严重致命的并发症。

6. 声音嘶哑（hoarseness） 由于气管导管套囊压迫喉返神经导致的损伤，单侧喉返神经损伤表现为声音嘶哑，双侧损伤可引起吸气相呼吸困难和气道阻塞，较少见；也有可能是插管时操作不当导致杓状软骨脱位，表现为持续性声音嘶哑、咽喉痛及吞咽痛。有怀疑

时应该请耳鼻喉科专家会诊明确原因，喉返神经损伤可以通过神经传导检查确诊，杓状软骨脱位需要特定的CT检查才能明确诊断；一般多为暂时性损伤，极少数需手术治疗或闭合复位。

7. 气管炎症　导管摩擦可导致气道黏膜充血水肿，引起术后咽喉炎、气管炎，表现为咽喉不适感、咳痰等；一般能够自愈，必要时可使用抗感染治疗。

8. 气管损伤　多发生于长时间气管内插管后，据报道发生率在单腔气管导管为0.005%，双腔0.05%～0.19%。其中，最常见的是气管裂伤，其他罕见的有：气管伪膜形成(图19-8D)、气管周围脓肿等。常见原因是气管导管送入气道过程中擦伤气管黏膜，最容易受伤部位在气管后壁；其次原因是气囊充气压力过大(一般认为>30 mmH_2O)，造成气管黏膜缺血损伤；也有认为是插管时酸性胃内容物带入气道，损伤气管黏膜造成；少见气管黏膜先天性缺陷。气管裂伤的临床症状轻者表现为皮下气肿，严重者可发生纵隔气肿或气胸；最初出现的症状为颈部或胸部捻发感，重者发展为呼吸困难，SpO_2下降，发绀甚至危及生命；轻度皮下气肿可以自行吸收，严重纵隔气肿必须及时行引流挽救生命。气管伪膜系损伤的黏膜遭遇细菌、病毒或霉菌感染而形成环绕气管壁的纤维样组织，临床表现主要是进行性呼吸困难，吸气性喘鸣，可伴有发热，严重者造成气管腔狭窄，如果不及时处理，会导致严重呼吸困难甚至致死；目前最有效的处理方法仍然是硬质支气管镜下取出伪膜，可以完全治愈。气管周围脓肿最初的表现可以是气管导管漏气，严重者发生脓毒血症或气管塌陷，处理方法只有手术切开引流，预后极差。预防措施：选择恰当型号的气管导管，插管时注意操作手法，对于困难气道的气管内插管选择合适的插管工具，尽量避免使用创伤性插管方式，控制气囊压力<30 mmH_2O，并间歇性抽掉气囊内气体以解除对气道黏膜的压迫。

9. 气道狭窄(Airway narrowing)　气道狭窄病因有先天性和获得性之分，先天性主要是气管发育异常，而获得性气道狭窄最常见的原因就是长时间不适当的气管内插管(图19-8E)。尤其是20世纪60年代以后，气道狭窄发病率迅速增加，原因主要是随着医学的进步，低体重新生儿成活率提高，重症监护病房中呼吸支持的患者成活率提高。气道狭窄的病理发展过程分三期：Ⅰ期，初始损伤期：气管内插管压迫黏膜，缺血、坏死、纤毛运动减弱、感染；Ⅱ期，创伤后愈合期：炎症、肉芽组织增生；Ⅲ期，瘢痕组织形成期：组织收缩和再塑型。临床表现主要为：气急、呼吸困难，在体力活动或呼吸道内分泌物增多时加重；随着狭窄程度加重，呈现进行性呼吸困难，吸气时出现喘鸣；狭窄程度严重者吸气时锁骨上窝、肋间软组织、上腹部同时凹陷(三凹征)。气管切开术是治疗气道狭窄的第一步，目的是提供通畅的呼吸通道，但如果不进一步处理患者会终身带气管套管，面临经常气道感染或可能发生套管意外的危险。其他治疗措施有：气管镜清除肉芽组织或切开气管在直视下刮除肉芽组织；腔内气道扩张成形技术；环形中心切除病变行对端吻合术；气管狭窄部位放置支撑体或支撑架等；但这些都仅适用于狭窄范围较为局限，正常气管有足够长度的患者。严重气道狭窄必须施行气管重建手术。

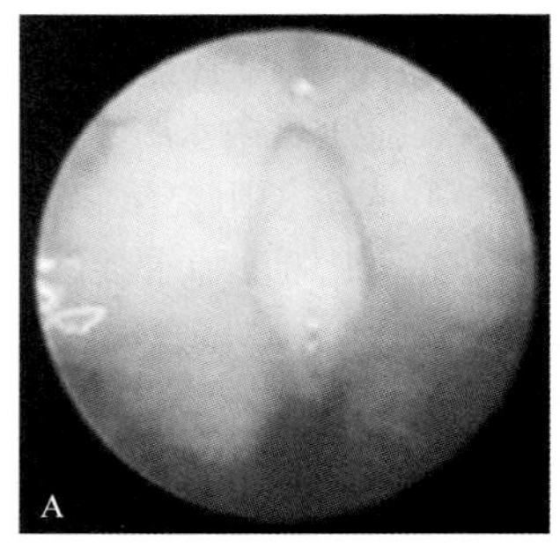

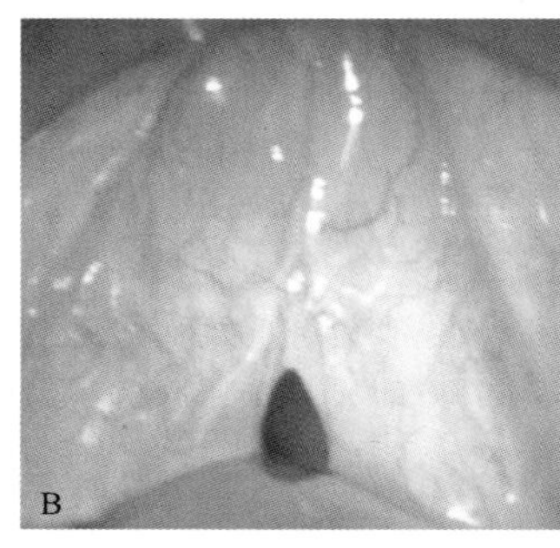

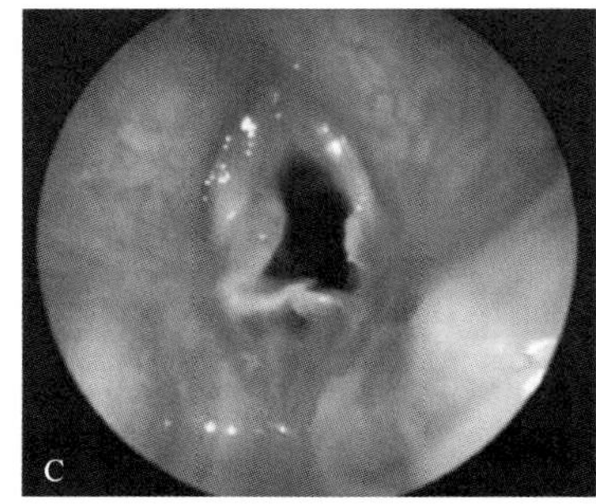

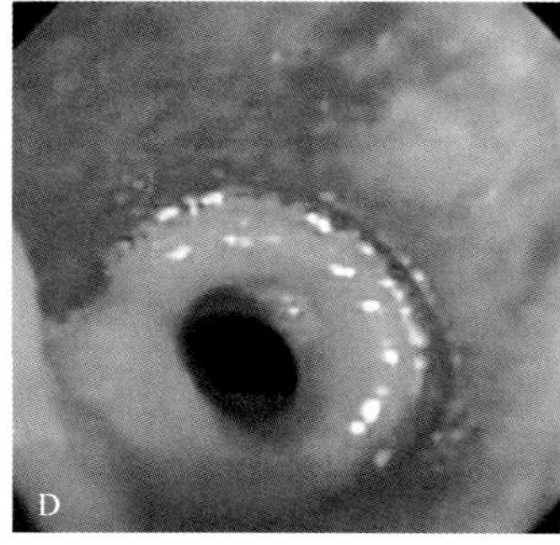

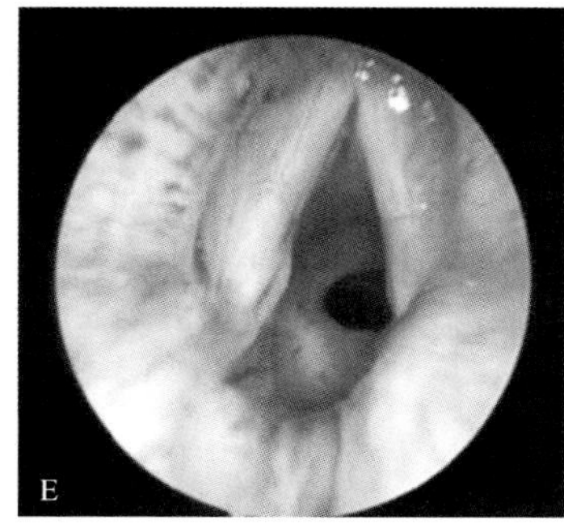

图19-8　拔管后并发症

A. 喉痉挛；B. 喉水肿；C. 声带水肿；D. 气管伪膜；E. 气道狭窄。

(陈莲华　李士通)

参考文献

[1] Fathil SM, Mohd Mahdi SN, Che'man Z, et al. A prospective study of tracheal intubation in an academic emergency department in Malaysia. Int J Emerg Med, 2010, 3: 233－237.

[2] Wittekamp BH, Van Mook WN, Tjan DH, et al. Clinical review: post-extubation laryngeal edema and extubation failure in critically ill adult patients. Crit Care, 2009, 13: 233－241.

[3] Pathak V, Rendon IS, Ciubotaru RL. Recurrent Negative Pressure Pulmonary Edema. Clin Med Res, 2011, 9: 88－91.

[4] Conti M, Pougeoise M, Wurtz A, et al. Management of postintubation tracheobronchial ruptures. Chest, 2006, 130: 412－419.

[5] Rice BL, Culver DA, Santacruz JF, et al. Obstructive fibrinous tracheal pseudomembrane. Ann Thorac Surg, 2011, 92: e115－117.

[6] Neupane N, Schmidt MF, Gulati N, et al. Pretracheal abscess following two weeks of endotracheal intubation. Yale J Biol Med, 2011, 84: 9－13.

[7] Grillo HC, Donahue DM, Mathisen DJ, et al. Postintubation tracheal stenosis: treatment and results. J Thorac Cardiovasc Surg, 1995, 109: 486－492.

第二十章 围术期气道管理

气道是维持患者呼吸功能最主要的部分，如果不能保证呼吸道的充分畅通，任何麻醉都是不安全的。麻醉期间最易发生急性气道阻塞，长时间不解除可导致呼吸衰竭，特别是当出现完全性气道阻塞时，如不能立刻解除阻塞原因，则可危及生命，因此麻醉医师应十分重视围术期气道管理(perioperative airway management)，确保患者气道通畅，维持满意的氧合和通气。

1874 年，Heiberg 提出应用头后仰及推开下颌的方法来解除全身麻醉期间上气道阻塞。19 世纪 80 年代，Howard 研究了麻醉期间上气道阻塞的原因和处理方法，他提出头颈部向后伸展，将舌外推使舌根部自咽后壁上提可保持气道通畅，此方法在临床上被推广应用并为设计声门外通气道装置解除上气道阻塞提供了理论基础。

英国麻醉医师 Clover 应用鼻咽通气道实行麻醉，从此诞生了第一个声门外通气道装置。1908 年 Hewitt 设计的口咽通气道解决了舌后坠问题。1902 年，Kuhn 设计的气管导管成为现代气管导管的雏形，随后橡胶气管导管、带套囊的气管导管、双腔气管导管、聚乙烯气管导管相继问世，随着材料和技术的不断改进和完善，气管导管的设计更能满足临床需求，气管插管并发症明显减少。

气道管理技术的发展是艰难和曲折的，虽有较大进展，但都不是十全十美的，气道管理既需要先进的器械，更需要医生和护士们的临床经验。气道问题至今尚未完全解决，每年仍有惨痛教训发生，尤其是全麻诱导期和恢复期(详见第八十九章)，我们必须高度警惕和重视，不断研究学习，研制和改进气道管理设备，提高气道管理和技术水平，确保围术期患者的气道安全。

第一节 麻醉前气道及呼吸功能评估

麻醉前对气道的评估是十分重要的，应成为麻醉前访视患者的常规内容。麻醉医师需要评估患者气道是否存在插管困难，以便选择适当的导管型号、插管途径及适于插管的麻醉方法。如麻醉前并存慢性肺部疾病，需行胸部和上腹部手术时增加呼吸管理的困难，且呼吸意外的发生率显著增高。如能术前充分评估，给予适当药物治疗及胸部理疗，有利于麻醉中呼吸管理，降低围术期并发症的发生率及病死率。

一、麻醉前对气道的评估

(一) 一般视诊 根据先天性或后天性气道异常的常见病因，对气道是否异常、是否会引起气管插管操作困难等问题，进行有次序的视诊检查，以便获得初步印象。

(二) 鼻腔 拟经鼻插管者，需测试每侧鼻道在捏住对侧鼻孔后的通气状况，有无阻塞或不通畅，有无鼻中隔偏歪、鼻息肉或鼻甲肥大等病理改变，过去是否有鼻外伤史、鼻出血史、鼻病变史、鼻呼吸困难史以及鼻咽部手术史。

(三) 牙齿 有无松动牙齿，或新近长出的乳齿或恒齿，其齿根均浅，缺乏周围组织的有力支持，易被碰落。在 6～12 岁期间的小儿正处于乳、恒牙交替期，要特别重视保护牙齿。牙周膜炎可致齿槽骨疏松和牙龈萎缩，由此会导致牙齿松动，原则上均应于手术前拔除。对松动的牙齿在插管前用丝线扎牢，以避免脱落时掉入口腔，甚至掉入气管内。有无固定牙冠或牙桥，注意其部位，多数用瓷釉制作，质地较脆易碎，操作喉镜时要重点保护。有无活动性牙桥或假牙，术前应摘下。有无异常牙齿，如上门齿外突或过长、上下齿列错位、缺牙碎牙或断牙等，注意其部位。异常牙齿易在喉镜操作过程中遭损伤(松动、折断或脱落)，应注意避免。如有牙齿的缺陷，麻醉前因告知患者及家属，说明气通管理过程中，可能脱落，以免术后发生医患纠纷。

(四) 张口度 正常最大张口时，上下门齿间距界于 3.5～5.6 cm，平均 4.5 cm(相当于 3 指宽)；如果仅 2.5～3.0 cm(2 指宽)，为Ⅰ度张口困难，但一般尚能置入喉镜接受慢诱导或快速诱导插管；如果为 1.2～2.0 cm(1 指宽)者，为Ⅱ度张口困难；小于 1 cm 者，为

Ⅲ度张口困难。Ⅱ度以上张口困难者，见于颞颌关节病变（炎症、强直）；颌面部瘢痕挛缩（炎症、外伤或烧伤后遗症）；颌面、舌或口内肿瘤以及先天性疾病（如巨舌小颌症小颌伴小口畸形）等。此类患者无法置入喉镜，明视经口插管均属不可能，多数需采用经鼻盲探或其他方法插管。

（五）颈部活动度　正常人颈部能随意前屈后仰左右旋转或侧弯。从上门齿到枕骨粗隆之间划连线，取其与身体纵轴线相交的夹角，正常前屈为165°，后仰大于90°。如果后仰不足80°，提示颈部活动受限，插管可能遇到困难，见于颈椎病变（类风湿关节炎、颈椎半脱位或骨折、颈椎椎板固定术后等）；颈部病变（颈部巨大肿瘤、瘢痕挛缩、颈动脉瘤等）；过度肥胖（颈粗短、颈背脂肪过厚）或先天性疾病（斜颈、颈椎骨性融合等）。此类患者可有正常的张口度，但不能充分显露声门，多采用盲探或其他插管方法。

（六）咽喉部情况　咽腔炎性肿物（扁桃体肥大、扁桃体周围脓肿、咽后壁脓肿）；喉病变（喉癌、喉狭窄、喉结核、声带息肉、会厌囊肿、喉外伤、喉水肿）及先天性畸形（喉结过高、喉蹼、喉头狭窄、漏斗喉）等患者，可有正常的张口度和颈部活动度，但因插管径路的显露有阻挡，无法经声门做气管插管，需考虑先做气管造口后插管。

（七）甲颌间距　颈部完全伸展时，甲状软骨切迹至颌凸的距离。如果甲颌间距大于6.5 cm，不会发生插管困难；如果甲颌间距为6.0～6.5 cm，插管会有困难；如果甲颌间距小于6.0 cm，不能经喉镜插管。

（八）Mallampati分级　检查方法：让患者取正坐位姿式，头居正中位，检查者的视线与口处于同一水平位，嘱患者尽量张口并伸舌，发“啊”声，然后直接观察咽部结构及舌体遮住咽部的程度，一般可分为4级（详见第二十二章）。

Mallampati分级：Ⅰ级患者的气道通畅程度为99%～100%；Ⅱ级患者的气道通畅或部分通畅者占90%，其中约10%患者存在气道异常。一般Ⅰ、Ⅱ级的患者，其气管插管多数无困难。Ⅲ、Ⅳ级患者多数存在气道异常或完全不通畅，提示可能存在插管困难。此项检查方法简单、无创，但可因患者发“啊”声，或拱起舌背，或检查者视线的方向不正确而影响检查结果，故不完全可靠。

（九）颈部后仰度　患者取坐位，嘱患者尽量后仰头部，测量上门齿前端与身体纵轴线相交的角度。正常值为90°以上；小于80°者，提示颈部后仰受限，插管可能遇到困难。

插管前对上述九方面问题进行常规检查的目的主要在掌握插管的难易程度。气管插管困难是指声门不能完全显露或无法完成常规插管的情况。如果因估计不足而遇到困难，不仅会因插管失败而使某些手术无法进行，更有威胁患者生命甚至死亡的潜在危险。因此，插管前应仔细检查，客观估计插管难易程度具有重要意义。

有学者介绍一种简单易行的估计分类法：让患者端坐，嘱其张口伸舌观察咽部，根据能看到的咽部结构，判断插管的难易程度。其分类标准详见（表20－1）。对Ⅰ、Ⅱ类患者一般不存在插管困难；口咽结构为Ⅲ、Ⅳ类的患者提示有发生插管困难的可能。

表20－1　气管插管难易程度的简易分类法

	能见到的咽部结构	实际能显露声门的程度
Ⅰ类	软腭、咽峡弓、腭垂、扁桃体窝、咽后壁	声门可完全显露
Ⅱ类	软腭、咽峡弓、腭垂	仅能见到声门后联合
Ⅲ类	软腭、腭垂根部	仅能见到会厌顶缘
Ⅳ类	软腭	看不到喉头任何结构

二、并存肺疾病的评估及防治

（一）并存肺疾病的术前评估　麻醉医师应重视麻醉前物理检查，麻醉前访视及诱导前，应常规检听诊。

（1）了解不同程度的咳嗽、咳痰、咯血及有否吸烟史。

（2）发绀的出现需要还原血红蛋白在50 g/L以上，贫血患者不易显示，所以发绀不是低氧血症的可靠征象。

（3）恶病质或营养不良患者可减弱呼吸驱动力，麻醉后易出现呼吸抑制。

（4）呼吸困难表现在膈肌或呼吸辅助肌参与协调，呈呼吸急促，如有气胸、肺炎，肺实变可显示胸壁不对称扩张，如有多发肋骨骨折或膈肌麻痹可显示反常呼吸，均可导致低氧血症。

（5）听诊可发现呼吸音异常，阻塞性气道疾病可听到喘鸣，上气道梗阻，可听到喉鸣。

（6）胸部X线如显示气胸、肺气肿性大泡不宜用氧化亚氮，气管狭窄或移位影响气管、支气管插管，胸膜渗出、肺纤维化、肋骨骨折可限制通气。肺实变、肺不张或气胸可显示V_A/Q不匹配及低氧血症。

（7）心电图P波如显示高而尖波、右室肥厚或右束支传导阻滞，说明有肺动脉高压及肺心病体征。

（二）并存肺疾病的术前治疗　麻醉前对并存肺部疾病进行积极有效的干预可促使麻醉过程平顺，降低肺部并发症发生率。

（1）麻醉前24～48 h戒烟可降低碳氧血红蛋白含量，促进组织氧的输送。戒烟4周以上还可改善纤毛功能、减少气道分泌物及刺激性。

（2）控制急性感染，应根据痰革兰染色培养结果用药，近期有病毒性呼吸道感染，特别在儿童麻醉时易激发支气管痉挛或喉痉挛。急性上呼吸道感染患者的择期手术应推迟。即使哮喘停止发作,也应在 1～2 周后进行选择性手术。

(3) 麻醉前胸部理疗(加强自主深呼吸锻炼、叩胸、胸部震动加体位引流及吸入湿化气体),有助于分泌物排出及增加肺容量。

(4) 药物治疗支气管痉挛,通常选用选择性 β_2 受体激动最强的沙丁胺醇吸入,对难治性支气管痉挛应考虑静脉注射具有 β_1 和 β_2 激动药,如应用小剂量肾上腺素或异丙肾上腺素。抗胆碱药可阻碍 cGMP 形成而直接扩张支气管,当 COPD 患者吸入该类药时可提高 FEV_1,常用异丙托溴铵雾化吸入。哮喘患者或 COPD 患者常长期口服氨茶碱,应继续用到手术日早晨。皮质激素通常用于对支气管扩张药不起反应的患者,特别当持续支气管哮喘发作,可静脉输注氢化可的松,术后逐日减低剂量。

第二节 麻醉和手术对呼吸功能的影响

一、麻醉和手术对呼吸功能的影响

(1) 高位硬膜外麻醉或脊椎麻醉阻滞肋间神经或膈神经,抑制了辅助呼吸肌的驱动,降低了通气量。全脊椎麻醉可出现呼吸停止,一般 20 min 左右。

(2) 全身麻醉降低肺容量,促使肺 V_A/Q 不匹配,且吸入麻醉药、巴比妥类药及阿片类药也减弱了患者对高二氧化碳和低氧的通气反应,导致术后发生肺不张和低氧血症。

(3) 正压通气使上部肺通气充分,而血流量因重力作用使下胸部血流增加,导致生理无效腔量增加使 V_A/Q 不匹配。

(4) 手术部位及体位对呼吸的影响,俯卧头低位可使肺胸顺应性降低 35%,而截石位时可增加顺应性 8%。手术操作对顺应性影响更大,开腹时用拉钩压迫肝区,使肺、胸顺应性降低 18%,开胸手术压迫肺脏或放置胸廓开张器,即可不同程度减少肺胸顺应性,且术终肺胸顺应性也较术前减低 14%左右。

二、常用麻醉药对呼吸功能的影响

术中及 ICU 内的患者的气道管理,除了呼吸支持等有效手段之外,常需使用镇静药、镇痛药、肌松药。镇静和镇痛药可维持患者舒适,必要时应用肌松药可维持气道通畅和最佳机械通气。但随着药物作用增强,可能产生不良反应。因此,需要对患者进行严密监护,确保患者安全。

镇静药常用于治疗焦虑、谵妄和躁动,轻度镇静是指患者可对语言和指令刺激做出适当的反应,深度镇静是指对语言刺激无反应,但对触摸、疼痛或其他伤害性刺激有反应。镇痛药可减轻或消除患者对疼痛或恶性刺激的感觉。镇静与镇痛药的联合应用可以抑制危重患者的应激反应。疼痛可刺激疼痛区周围肌肉的保护性反应、全身肌肉僵直或痉挛等限制胸壁和膈肌运动进而造成呼吸功能不全。有效的镇痛可消除患者的肺部并发症。肌松药的应用可以消除患者自主呼吸与机械通气的对抗,控制抽搐和胸壁僵直,消除寒战、降低呼吸做功和减少氧耗,降低颅内压。

三、术中常用呼吸功能监测

具体监测项目包括:① 一般呼吸功能测定利用麻醉机的呼吸功能测定装置可监测潮气量、气道压、呼吸频率、吸呼比等。② 脉搏氧饱和度(SpO_2)测定主要应用荧光光度计测量不同血红蛋白光的吸收。可以提示氧的输送已达测定部位,但不能提示输送的氧量。同时应注意测量的伪差:如亚甲蓝、靛胭脂染料可降低 SpO_2 数值;碳氧血红蛋白(COHb)可使血氧饱和度升高;正铁血红蛋白对 940 nm 红外线吸收率大于 Hb 和 HbO_2,所以大量正铁血红蛋白存在时,接近 85%;蓝色指甲油也可降低测值。另外应注意 SpO_2 91%相当 PaO_2 60 mmHg,所以应作为临界值。正常 SpO_2 应为 92%～96%,相当 PaO_2 64～82 mmHg,SpO_2 低于 90%,根据氧离曲线图,氧分压急剧下降。由于无创应用非常方便,所以常规监测。麻醉患者如在吸纯氧情况下,SpO_2 下降较为缓慢。当 SpO_2 下降至 90%时,提示已发生严重低氧血症,因此需特别提高警惕。③ 呼气末二氧化碳分压($P_{ET}CO_2$)监测是非常重要的无创性监测,反映二氧化碳产量和通气量是否充分以及发现病理状态(如恶性高热、肺栓塞)。如 V_A/Q 不匹配时,$P_{ET}CO_2$ 就不能正确反映 $PaCO_2$,麻醉中气管插管如误入食管,$P_{ET}CO_2$ 迅速降至 0,所以是鉴别误入食管最确切的方法,也是呼吸管理中重要的监测项目。④ 麻醉气体分析监测应用麻醉气体分析仪,可连续测定吸气、呼气时氧、二氧化碳浓度及吸入麻醉药气体浓度(分数),便于调控麻醉深度及通气。⑤ 血气分析取肝素化动脉血用血气分析仪可较正确地测定血氧和二氧化碳分压、血氧饱和度和酸、碱代谢的变化,有的分析仪还包括离子及乳酸量,更有利于呼吸及循环调控。常用于复杂或危重患者的手术。

第三节 非气管导管性通气装置

临床麻醉中常用的非气管导管性同气装置包括麻醉面罩(facemask)、口咽通气管(oral airway)、鼻咽通气管(nasal airway)、喉罩通气道(laryngeal mask airway, LMA)等。

一、面罩通气

橡胶或塑料麻醉面罩(facemask)常用于非插管患者通气,成人最常用的是解剖学面罩。面罩通气时,手指应置于骨性表面,拇指和示指向下用力扣紧面罩,其余三指将下颌托起,防止舌后坠引起的上呼吸道梗阻。必要时,可用双手用力将下颌骨上抬,此时需要助手挤压呼吸囊通气;若无助手,可使用呼吸机进行正压通气。

肥胖、肿瘤、炎症及免疫系统紊乱的患者可能发生面罩通气困难。对于老年无牙的患者,保持面罩的密闭性非常困难,此时可采用义齿保持原位、使用纱布垫或助手将患者脸颊上抬等方法。除了不能提供稳定的通气外,面罩通气还可能导致误吸及眼部损伤等并发症。

二、口咽通气道

口咽通气道(oral airway)作为一种常规的通气工具,适用于紧急或非紧急状态下舌后坠引起的呼吸道梗阻的患者。因安置容易,很少引起损伤和出血,所以麻醉诱导前面罩通气时、麻醉期(非气管插管患者)及麻醉拔除气管导管后发生舌后坠时常首选口咽通气道。口咽通气道也可在气管内插管后插入,作为牙垫使用,以防止患者咬扁气管导管。插入口咽通气管也有助于安置食管听诊器、利于吸引咽喉腔存留的分泌物。咽喉创伤、出血、炎症、肿瘤或解剖畸形的患者,禁忌使用口咽通气道。在浅麻醉状态下置入口咽通气道不易被患者所接受,容易引发咳嗽、呕吐、喉痉挛甚至支气管痉挛。长时间使用,可因压迫黏膜引起舌水肿。放置不当时,可加重呼吸道梗阻。

操作时先将通气管外口指向头的方向(即弯面向上)插入口腔,然后一边旋转通气管 180°、一边推进通气管直至咽腔。此时,舌背恰好躺卧于通气管的弯度之中。

三、鼻咽通气管

当托起下颌不能完全解除舌后坠时,除放置口咽通气外,还可选择放置鼻咽通气道(nasal airway),以防止舌根紧贴咽后壁。在紧急情况下以选用鼻咽通气管较适宜,因鼻咽通气道质地较软,患者耐受较好,恶心、呕吐和喉痉挛反应较少,特别适用于咬肌痉挛的患者。鼻咽通气管禁忌用于凝血机制异常、颅底骨折、鼻咽腔感染或鼻中隔偏移解剖畸的患者。

女性选用 F28～30,男性用 F32～34 的鼻咽通气管,小儿用更细的柔软导管,长度应等于从鼻尖到外耳道的距离。一般仅作短时间使用。插管前应使用血管收缩药如麻黄碱滴鼻扩大鼻腔,将通气管与面部表面呈垂直的方向经一侧鼻孔置入咽腔。

四、喉罩通气道

喉罩通气道(laryngeal mask airway, LMA),简称喉罩,是安置于喉咽腔,用气囊封闭食管和喉咽腔,经喉腔通气的人工呼吸道。喉罩既可选择性的用于麻醉,也可用于急症困难气道。喉罩部分的介绍详见第二十一章。

第四节 特殊患者及手术的气道管理

一、小儿气道管理

(一) 小儿气道解剖和生理特点 婴幼儿头大、颈短,舌体相对较大,容易阻塞气道。婴儿的喉头位置较高,会厌粗短,可妨碍气管内插管时暴露声门,必要时应采用直型喉镜片,声门前倾成角,气管导管盲插不易成功。婴儿的喉部呈漏斗状,最狭窄处在环状软骨平面,故婴幼儿一般不需用带套囊的气管导管。婴幼儿胸小、腹部膨隆使膈肌上升,肺活量小主要靠腹式呼吸。

新生儿出生时支气管树虽完整,但肺泡数目少,新生儿肺泡面积约为成人的 1/3,但代谢率约为成人的两倍,故新生儿呼吸储备有限,围麻醉期容易发生低氧血症。新生儿潮气量(V_T)小,6～7 ml/kg,生理无效腔量约占潮气量的30%,因此麻醉期间,应尽量避免增加机械通气无效腔量和气道阻力。新生儿主要通过增加呼吸频率(而不是容量)来满足高代谢的需要,故婴儿呼吸频率较快。新生儿与成人呼吸的比较见表20-2。

表20-2　新生儿与成人呼吸的比较

	新生儿	成人
肺泡通气量[ml/(kg·min)]	100～150	50
潮气量(ml/kg)	6	7
无效腔气量(ml/kg)	2.2	2.2
无效腔气量/潮气量	0.3	0.3
呼吸频率(次/min)	40	20
功能余气量(ml/kg)	30	34
余气量(ml/kg)	20	14
功能余气量/肺总容量	0.48	0.40
余气量/肺总容量	0.33	0.20

(二) 小儿气道管理特点　麻醉期间,应将患儿头偏向一侧并轻度后仰,以利于气道开放保持呼吸通畅;必要时可在肩部垫上薄枕,以充分伸展颈部。轻度头低位有利于防止呕吐物、分泌物阻塞气道。麻醉或意识消失后,咽喉部肌张力降低,舌后坠,容易造成气道阻塞,用力吸气时产生胸外负压加重阻塞;此时在后仰头部的同时往往需要托起下颌,使舌根部离开咽后壁,保持上呼吸道通畅。经口腔插管时,应防止导管插入深度。

二、老年人气道管理

(一) 老年人气道解剖和生理特点　老年人气管由于各层组织的退变、萎缩、弹性降低,致使气道内径增大,以横径增大为主。而小气道鳞状细胞数量增多,分泌亢进,黏液滞留,部分管腔变窄、气流阻力增大,容易引起呼气性呼吸困难。

由于呼吸肌和胸廓的改变,导致老年人残气量和功能残气量增加,最大通气量减少,呼吸功能储备减少,肺活量减少,气体交换受限。因此,任何增加呼吸肌负担或降低其能量供应的因素均可使老年人受到呼吸衰竭的威胁。

(二) 老年人气道管理特点　老年人术后呼吸代偿能力差,易导致缺氧和二氧化碳蓄积,胸部手术和上腹部手术对肺功能影响较大,易于产生术后并发症。因此强调术前肺功能评定,可估计术后发生肺部并发症的危险。尤其注意以下几方面:年龄、吸烟史、过度肥胖、肺部疾病、有无活动后呼吸困难。

椎管内麻醉时阻滞平面最好控制在T_8以下,一般不超过T_6为宜。全身麻醉时,老年人由于牙齿脱落,口腔内失去牙齿的支撑,诱导时面罩易出现漏气现象,可在双面颊部放纱布垫减少漏气,或用口腔支撑器,使面罩密闭性更好,防止漏气。诱导前应充分给氧,插管时动作轻柔,勿使头过度后伸。机械通气时,通气不宜过大,以防止胸内压增高,心排血量减少、血压下降、冠脉血流量和脑血流量减低等不良反应。一般采用潮气量为8～10 ml/kg,调整呼吸频率使呼气末二氧化碳保持在35～40 mmHg,SpO_2>95%,气道压<30 cmH_2O。老年人呼吸储备差,易发生低氧血症,应严格掌握单肺通气的指征,尽量缩短单肺通气的应用时间。术中还应注意及时清除气道分泌物。术后应加强呼吸功能监测,给予足够的呼吸支持,待通气量和咳嗽、吞咽反射恢复正常、肌松药作用消失、呼之能应、心血管功能稳定后才能拔除气管导管。

三、肥胖患者的气道管理

体重指数即体重(kg)/身高(m^2)≥30称为肥胖,体重超过正常100%以上者即为病态肥胖,5%～10%可出现肥胖性低通气量综合征(OHS),即高度肥胖、嗜睡、肺泡低通气量及高二氧化碳血症、低氧血症、继发性细胞增多症、肺动脉高压、右心衰及右室肥厚等。常出现睡眠中呼吸暂停综合征(SAS),即入睡后出现舌后坠阻塞上气道,继而因缺氧及二氧化碳蓄积促发患者唤醒而恢复呼吸。入睡后再现舌后坠,如此周期发作呼吸暂停,使夜间不得安眠,白天嗜睡不止。所以在局麻或区域麻醉时应慎用镇静药,同时应准备麻醉机和面罩及插管用具。

肥胖患者由于颈短,下颌和颈椎活动受限,多存在气管插管困难,应充分准备各种型号喉镜。诱导时为了维持气道通畅,防止误吸,至少应有2人协助压迫环状软骨挤压呼吸囊等,以便麻醉者双手托起下颌压紧面罩。纯氧去氮后停止通气SpO_2较正常下降快,应尽快插入气管导管。值得警惕的由于肥胖患者胸壁过厚,气管插管误入食管,有时很难鉴别,甚至因此导致窒息死亡,如能采取$P_{ET}CO_2$监测,则能及早准确地发现误入食管。全麻时肥胖患者常不能维持满意的氧合,特别在俯卧位时,所以肥胖患者应加强呼吸监测,适当调整各项呼吸参数,维持满意的氧合。术后应重点处理和防治低氧血症(详见第六十一章)。

四、颅脑手术麻醉的气道管理

颅脑损伤或颅脑占位性疾病患者,常并发颅内高压损伤脑干出现昏迷、误吸及呼吸过缓现象,一旦出现脑疝可很快导致心跳呼吸停止,所以应尽早进行气管插管,保持气道通畅。气管插管及拔管过程应警惕和预防呕吐、反流和误吸。麻醉前用药应慎用或小剂量应用,避免应用阿片类镇痛药,以免降低呼吸频率和深度,增加$PaCO_2$扩张脑血管,促进颅内高压。应避免选用升高颅内压的麻醉药。偏瘫患者禁用琥珀胆碱,以免发生心搏骤停意外。为了降低颅内压，麻醉中多采用过度通气，降低 $PaCO_2$ 达 20 mmHg，可以缩脑血管降低颅内压，开颅后恢复正常通气。

颅脑手术部位如额叶接近框面，牵拉显露术野时因额叶和丘脑、下丘脑有关联，可影响到自主神经系统的功能，呼吸、血压和脉搏均可发生变化。颅后穹肿瘤如听神经瘤切除时，因手术部位邻近生命中枢及其他脑神经，如伴有血压下降、呼吸紊乱则提示有脑干损伤。坐位手术又可能发生气栓意外。由于麻醉中应用肌松药及机械通气，常掩盖呼吸变化的征象，更应格外注意气道压及心率、血压变化，及时与术者互通信息。总之，颅脑手术麻醉时呼吸管理关键是维持气道通畅，防止颅内压升高及密切观察手术操作对呼吸循环的影响。

五、胸外科麻醉的气道管理

胸外科手术对呼吸的干扰最大，侧卧、开胸、手术探查及单肺通气均可改变 V_A/Q，导致低氧血症。气管重建手术术中还要改变气道通气。

(一) 单肺通气的气道管理 为了便于开胸手术操作或防止患侧肺咯血或脓痰流入健侧，经常采用双腔导管插管进行单肺通气，严重影响 V_A/Q。因为流经未通气侧肺的血流量是决定动脉血含量的最重要因素，如缺氧性肺血管收缩可使肺内分流有所代偿，侧卧位因重力作用减少病肺的血流也可减少肺内分流。开胸后也可要求术者压缩病肺，以减少血流量，改善 V_A/Q。

单肺通气时应停用 N_2O，吸入纯氧可避免低氧血症，同时靠床侧肺吸入高浓度氧可以扩张肺血管，接受更多的来自非通气侧肺血流进行氧合。通气频率应使 $PaCO_2$ 保持在双肺通气时水平约 40 mmHg，不应采用过度通气，以免增加靠床侧肺血管阻力，潮气量维持在 10 ml/kg 为宜，吸气末气道压应保持在 30～35 cmH_2O，气道压过高时应检查导管位置有否不当或分泌物过多。从双肺通气转换到单肺通气时，可行手法控制呼吸使机体迅速适应肺顺应性变化，并有助于肺隔离的评估。一旦明确了通气量和顺应性并观察到肺萎陷，可重新进行机械通气。

单肺通气时管道较窄，稍有分泌物即使阻力增加，故应不断清除分泌物。一旦脉搏氧饱和度低于 90%即应提高吸入氧浓度或加用 PEEP10～15 cmH_2O 通气，必要时对非通气侧肺施行 CPAP，在直视下将萎陷肺稍加压并维持在 5～7.5 cmH_2O 水平。如持续低氧血症上述处理无效时，应通知术者，将术侧肺充氧，暂时恢复双侧通气，必要时请术者压迫术侧肺动脉以改善 V_A/Q。纠正低氧血症后再重新萎陷及手术。当单肺通气回复到双肺通气时，手法通气几次延长吸气时间，有助于萎陷肺泡重新膨胀。如分泌物过多时，术终还应更换单腔导管，充分清除分泌物。

(二) 气管重建的气道管理 气管和主气道手术常要中断通畅的气道或已狭窄的气道造成完全梗阻，加重麻醉的危险性。

如果气道极度狭窄，应在诱导过程保持自主通气，因为呼吸停止，无法面罩通气。最好使用挥发性麻醉药保持自主呼吸，勿用肌松药。插管时应达到较深的麻醉深度，年老衰弱患者常需用去氧肾上腺素支持血压。如已有气管造口，可静脉快速诱导，经造口插入气管内导管，术中由术者更换无菌导管。

如果气管导管不能通过狭窄处，中断气管后在远端放置灭菌的气管导管及螺旋管进行控制呼吸，待切除气管狭窄处或肿瘤后与近端气管缝合，同时拔出远端气管导管，再将原近端气管延伸插入远端气管，套囊充气后恢复通气。同样在隆突切除时，术中用灭菌导管插入单侧总支气管，套囊充气后维持通气，也可用喷射通气维持通气，同时辅助静脉麻醉，待切除后与气管近端缝合时再更换近端气管导管延伸至总支气管。术终应从下颏到前胸放置一粗的缝线使颈屈曲头部垫高，减轻气管缝合线张力。在搬运、苏醒及拔管过程均要保持前曲位。总之保持气道通畅是最主要目标。

六、喉、气道肿瘤激光手术的气道管理

喉、气道肿瘤手术既要在通气道进行手术，又要应用激光。麻醉及呼吸管理很棘手。麻醉选择尽量应用丙泊酚静脉输注，便于及时清醒，又不干扰通气。气管插管选用稍细的导管(<ID6 mm)有利于再插硬支气管镜进行激光操作。为了避免燃烧，应用空气或氮气稀释吸入氧浓度使氧浓度小于 0.5。勿用 N_2O 稀释，因 N_2O 有助燃性能。由于激光直射或点着易燃物如气管导管均可造成烧伤，手术室应设置非燃烧的保护屏以降低激光的反射烧伤。红橡胶及聚氯乙烯透明气管导管均可被 CO_2、Nd－YAG 及 KTP 激光点燃，所以激光手术应用特制导管包有螺旋形的不锈钢套(如 Laser Flex™)导管或包有螺旋薄带(如 Laser Trach)导管可防止 CO_2 或 KTP 激光燃烧穿孔，由于气管导管套囊未能包裹，所以套囊充气时应加注射用水，一旦烧着有助于灭火。同时应准备灭火注射器。

七、ICU 患者的气道管理

ICU 气道管理非常复杂，有效的气道管理技术可减少并发症的发生。本章将讨论 ICU 患者气道管理的一些特点问题

(一) 气管导管和气管造口导管的维护

一般处理包括：① 吸引：插管患者需吸引以清除咽部及气管内分泌物。② 套囊压力应保持在 30 cmH_2O以下，且常规监测。阻塞压升高提示需更换大号导管或大套囊同型号导管。③ 导管保护：如需要时应更换胶带或导管支架。经口气管导管应避免压迫

口唇。经鼻插管的患者应定期检查有无鼻窦炎、中耳炎或鼻孔坏死。

(二) 气管内导管和气管造口导管的常见问题

1. 套囊漏气　正压通气时,可于套囊周围听见咽部气流向前方流出。大的漏气需迅速重新插入导管。然而通常向套囊中在注入少量气体就可密封。套囊持续漏气的原因包括:① 套囊位于声门上:套囊充分充气却无法密封气道,其位置可能位于声带处或声带以上。可摄X线胸片或喉镜检查以确定套囊位置。将套囊放气,推进导管再重新确认导管在气管中的位置。② 套囊受损:套囊无法充气,可能需立即更换。缓慢漏气可允许一定时间进行估测。小的漏气可发生于套囊-导管交界处。③ 气管扩张:是持续漏气的原因,摄X线胸片能协助诊断。套囊充气后胸片上可见组织-气体界面则提示气管扩张。可更换较大的导管或带有较大容量套囊的导管。

2. 气道梗阻　是一种紧急情况。容量通气中高压限报警,或压力通气中低容量报警均可预报气道梗阻,应迅速评估气道。导管扭折时可手法通气,但吸引管无法通过。调整头颈位置可暂时增加通过扭折导管的气体。如不能手法通气,则应立即更换导管。

3. 导管的更换　更换气管内导管的指征是导管机械性故障或需改变导管型号、位置(如经口或经鼻)。更换导管常用的方法包括:① 喉镜直视。② 支气管镜下换管:将新导管套在纤支镜上,然后将纤支镜送至声带。在咽部及声门上区域吸引后,由助手松开旧导管的套囊,将纤支镜通过声门送入气管内,操作者保持纤支镜的位置,助手缓慢拔出旧导管,将新导管沿纤支镜送入气管。该方法在置喉镜禁忌或困难的患者尤其适用。③ 特制的可塑性长管芯(更换用导管)可用于盲插或直视下更换导管。从旧导管插入一长管芯后拔出导管,注意不要将管芯带出,然后沿管芯将新导管滑入气管。许多更换用导管有空腔以便供氧。④ 当更换经鼻气管导管时,通过经口插入导管作为过渡步骤,而不是试图两侧插入经鼻气管导管。

(三) 气道湿化　人工气道的建立使上呼吸道丧失对吸入气体进行加温、湿化、过滤清洁和保水作用,干冷气体直接进入下呼吸道,可损伤气道黏膜上皮细胞,黏膜黏液分泌和纤毛活动受影响,气道自净能力降低或消失;影响咳嗽功能;气道失水增多(800～1 000 ml/d),分泌物易变黏稠而形成痰栓阻塞气道,影响通气功能;肺泡表面活性物质受到破坏,肺顺应性下降,引起或加重炎症、缺氧;易诱发支气管痉挛;易发生肺部感染等。因此人工气道必须充分湿化保持湿润,维持分泌物的适当黏度,才能维持气道黏液-纤毛系统正常的生理功能和防御功能,防止相关并发症的发生。

1. 湿化、温化方法

(1) 加热蒸汽温化、湿化(heated humidified water, HHW)　将无菌水加热,产生水蒸气,与吸入气体进行混合,从而达到对吸入气体进行加温、加湿的目的。为保证温化、湿化效果,则应提高加热蒸发器的温度、缩短通气管道、提高室内温度,或在吸气管道中置入加热导丝以保持吸入气温度。吸入气体温度以32～35℃为宜。因此加热器内的水温应维持在60℃左右,但吸入气体温度不应超过40℃,否则影响纤毛活动,出现体温升高、出汗,严重者出现呼吸道烧伤。若吸入气体温度过低,则失去湿化、温化效果。

(2) 雾化加湿　利用射流原理将水滴撞击成微小颗粒,悬浮在吸入气流中一起进入气道而达湿化气道的目的。与加热蒸汽湿化相比,雾化产生的雾滴不同于蒸汽,水蒸气受到温度的限制,而雾滴则与温度无关,颗粒越多,密度越大。气体中的含水量越多,湿化效率越高。现今临床上开始使用一种加热蒸汽湿化与雾化湿化两用的湿化装置,可根据需要自由切换,临床应用效果较好。

(3) 温湿交换器(HME)　俗称“人工鼻”,通过呼出气体中的热量和水分,对吸入气体进行加热和加湿,因此在一定程度上能对吸入气体进行加温和湿化,减少呼吸道失水。但它不额外提供热量和水分,但若HME能保持吸入气体温度在34℃,则可与加热蒸汽温化、湿化一样应用于长期机械通气的患者。但使用HME的患者在使用机械通气72 h后咳痰能力降低,但由于不额外提供热和水分,对脱水、呼吸道分泌物黏稠患者来说不是理想的湿化装置,同时气道高阻力患者也不宜使用。

(4) 超声雾化　利用超声发生器产生的超声波把水滴击散为雾滴,与吸入气体一起进入气道而发挥湿化作用。具有雾滴均匀、无噪声、可调节雾量等特点。对重症吸入性损伤的患者,行超声雾化吸入的同时吸氧3～5 L/min,雾化喷嘴与气管切口距离6～8 cm,超声雾化时间为15～20 min,效果最为理想。

(5) 气泡式湿化器　是临床上常用的湿化装置,氧气通过筛孔后形成小气泡,可增加氧气和水的接触面积,筛孔越多,接触面积越大,湿化效果越好。当气流量为2.5 L/min时,湿化后的气体湿度为38%～48%,气流量增至10 L/min时,气体湿度为26%～34%,说明气流量越大,氧气与水接触时间越短,湿化效果越差。

2. 湿化量　正常人每日从呼吸道丢失的水分约300～500 ml,建立人工气道后,每日丢失量剧增。成人以每日200 ml为最低量,确切量应视临床情况而定。对于机械通气早期而言,宜增加湿化量。

3. 湿化效果的判定　湿化效果归为以下三种:① 湿化满意:痰液稀薄,能顺利吸引出或咳出;导管内无痰栓;听诊气管内无干鸣音或大量痰鸣音;呼吸通畅,患者安静。② 湿化过度:痰液过度稀薄,需不断吸引;听诊气道内痰鸣音多;患者频繁咳嗽,烦躁不安。③ 湿化不足:痰液黏稠,不易吸引出或咳出;听诊气道内有干鸣音;导管内可形成痰痂;患者可出现突然的吸气性呼吸困难、烦躁、发绀及脉搏氧饱和度下降等。

人工气道的湿化对于维持呼吸道的正常功能和防止各种相关并发症的发生尤为重要。在没有禁忌证(如咯血或需要大的分钟通气量)的患者中,建议使用温湿交换器。每周更换1次。

第五节　围术期气道并发症

一、气道阻塞

(一) 舌后坠　重度镇静、昏迷患者或全麻后咬肌及下颌关节松弛,当平卧时常导致舌根后坠不同程度紧贴咽后壁使气道完全或部分阻塞,后者还出现鼾声而不能像睡眠中间断消除,应即托起下颌解除梗阻。深麻醉下也可置入口咽通气管或喉罩解除梗阻。浅麻醉下宜置入鼻咽通气管,以免诱发严重喉痉挛。

(二) 误吸和窒息　全麻状态或基础麻醉下常抑制保护性气道反射,一旦胃内容物反流或呕吐易误吸入气管,可引起支气管痉挛或淹溺、缺氧、肺不张、呼吸增快、心动过速、低血压,严重时可导致窒息死亡,特别在肠梗阻或饱食患者诱导时更易发生。大咯血也可导致溺死。

预防及处理:择期患者术前8 h禁食,婴幼儿术前4 h禁食,术前2～3 h应进糖水。诱导前应取下活动义齿,以防麻醉后脱落误吸窒息。分泌物过多患者应给以阿托品或东莨菪碱肌注。诱导时头低位使分泌物或反流物流至鼻咽腔便于吸除,同时声门处于最高位避免误吸。有误吸危险的急诊患者应先下胃管抽吸并充分准备吸引器及吸痰管,有管芯的气管内导管或双腔导管(大咯血或湿肺患者),不同型号喉镜片。再采用快速顺序诱导及诱导前面罩给氧3～5 min去氮后,静脉注入硫喷妥钠或丙泊酚等,随后注入琥珀胆碱,同时请助手用示指压迫环状软骨,防止反流物进入咽部的危险,轻度挤压呼吸囊后行快速气管插管,并充气套囊。拔管前应自胃管排空胃内容物。以往对有误吸危险的患者多行清醒插管,实际如表面麻醉阻滞气管黏膜(如环甲韧带穿刺)同样消除保护性反射,不能防止误吸,且表面麻醉不确切,反易引起强烈呕吐动作。所以清醒插管并非最安全的措施。大咯血或湿肺患者必须采用双腔导管隔离两肺。

(三) 喉痉挛　喉痉挛是功能性上气道梗阻,也是麻醉中防止异物侵入气道的一种防御反射。其发生的原因均在麻醉过浅,未用肌松药及气管插管或用硫喷妥钠、氯胺酮等药诱导使咽喉部应激性增高状态下,直接刺激咽喉或间接刺激远隔部位引起喉痉挛,如早年应用开放滴醚、喉镜置入或口咽通气管直接刺激咽喉或间接牵拉直肠、肛门引起神经发射激发喉痉挛,在缺氧和二氧化碳蓄积时更易促成喉痉挛。

1. *轻度喉痉挛*　吸气时声带紧张、声门裂变窄,发出高亢的喉鸣声。多发生于刺激性吸入麻醉药或静注氯胺酮时刺激咽喉。加压面罩供氧多能解除。

2. *中度喉痉挛*　由于保护性反射,呼气时假声带也紧张,气流受阻而发出粗糙的喉鸣,吸气时可有三凹体征。应立即托起下颌并用面罩加压供氧。

3. *严重喉痉挛*　咽喉部肌肉皆进入痉挛状态,声带、假声带和勺状会厌襞完全内收,使气道完全梗阻,出现三凹体征及严重发绀,应立即静脉注入琥珀胆碱及面罩加压给氧或气管插管等,紧急时可先用16号粗针穿刺环甲韧带,解除梗阻,挽救生命。

现在普遍应用肌松药及气管插管,已避免喉痉挛的发生。但未用气管插管的吸入或静脉麻醉的患者或病儿仍应警惕喉痉挛的发生并准备面罩给氧或气管插管用具。

(四) 支气管痉挛　支气管痉挛是一种保护性反射,有哮喘病史或过敏体质的患者,细胞内环磷腺苷(cAMP)水平往往低于环磷鸟苷(cGMP),以致不能抑制组胺等化学介质释放,促使支气管痉挛。这类患者,气道反应性也较正常人高,一旦麻醉过程接触变应原,即可激发支气管痉挛,呈现可逆性呼气梗阻及喘鸣,人工呼吸挤压呼吸囊阻力很大,甚至不能进气呈现下呼吸道阻塞,也可并发大量黏稠痰液。出现哮喘严重状态时,1 s用力呼吸量(FEV_1)及最大呼气流率往往分别小于35%及20%的预计值。$PaCO_2$急剧上升。

急性支气管痉挛的处理:首先应用面罩给氧,争取支气管插管间断加压给氧。已插管患者应用吸痰管排除气道机械梗阻诱发支气管痉挛。核查气管插管位置勿触及隆突,然后应用扩支气管药及控制支气管炎症药。通常加深吸入麻醉药如异氟烷等多能减轻痉挛,当通气严重障碍时,可静脉注入氯胺酮通过内源性儿茶酚胺释放扩张支气管,同时静脉输入氢化可的松2～4 mg/kg,3～4 h后改为0.5 mg/(kg·h)。也可用甲泼尼龙60～160 mg静脉注入1/6 h。扩支气管药多应用在上述治疗效果不显著时采用,多用β激动药,激活β_2受体即兴奋腺苷环化酶导致细胞内cGMP增加,促进气管平滑肌扩张，首选选择性β_2激动药可减轻β_1兴奋副作用。最常用的是沙丁胺醇（salbutamol）气雾剂，每次深吸2～3回（0.1～0.2 mg）。对严重难治性支气管痉挛应考虑静脉注入小剂量肾上腺素（0.25～1.0 μg/min）以显示β_2效应，并有β_1兴奋作用，必要时也可应用小剂量异丙肾上腺素（0.2～1.0 μg/min），但多出现心动过速不良反应。

二、呼吸停止

呼吸停止系指患者呼吸动作完全消失，在全麻过程经常遇到。由于麻醉中呼吸停止不一定为呼吸衰竭所引起，且麻醉中经常应用肌松药有意识地使呼吸停止，有利于机械通气及降低患者代谢，所以麻醉中出现呼吸停止不一定是“并发症”或意外。问题是应明确呼吸停止的性质。首先必须除外心搏骤停引起的呼吸停止，以免耽误心肺复苏时间。

全麻药及麻醉性镇痛药均不同程度抑制呼吸中枢，吸入麻醉药加压通气加深过快，多先出现呼吸停止，如不停止麻醉药吸入，必将导致心肌抑制及心脏停搏。同样静脉麻醉药注入速度过快较剂量更影响呼吸停止，如硫喷妥钠缓慢输入1～2 g不一定引起呼吸停止，如快速静脉注入0.3 g即可引起呼吸暂停，通过颈动脉的缺氧通气反应，可很快恢复呼吸，如同时面罩给氧控制呼吸，抑制缺氧通气反应，可延长呼吸暂停，有利于气管插管。大剂量芬太尼静脉麻醉必然出现较长时间呼吸停止，由于对心血管抑制很轻，很受心外手术欢迎。

吸入麻醉诱导时，如应用刺激性吸入麻醉药时，可能出现患者主动屏气现象。

浅麻下手术操作的机械刺激也可引起反射性呼吸暂停，如牵拉内脏刺激腹腔神经丛，甲状腺手术牵拉颈动脉窦，均可出现呼吸暂停，往往同时出现心动过缓、脉压变窄。切骨膜时出现呼吸暂停数秒钟。这类呼吸停止多能自行恢复，局部用0.25%普鲁卡因阻滞也可防止此反射。有时还需静脉注入麻黄碱提升血压。

麻醉过程中如二氧化碳蓄积过久，一旦二氧化碳排出过快也可出现呼吸暂停，往往同时出现血压下降等二氧化碳排出综合征。

三、通气不足及交换障碍

麻醉期间通气不足和交换障碍也不少见，特别并有呼吸系统疾病的患者更为常见。麻醉药或麻醉性镇痛药对呼吸中枢的抑制使潮气量减少，而无效腔量不变，虽通过增加呼吸频率维持每分通气量，但有效肺泡通气量[（潮气量－无效腔量）×呼吸次数]明显减少。仰卧位使功能残气量减少，同时膈肌被腹腔内容物挤向头侧，缩小了胸腔容量。如用肌松药施行间断正压通气时，上部肺通气大于下部肺通气，而肺血流分布取决于重力，因此下部肺血流增加导致V/Q不匹配，增加生理无效腔量和分流量，必将导致缺氧和二氧化碳蓄积，持续过久而不予纠正同样可以发生严重后果。所以麻醉过程不能只观察呼吸的“有”、“无”及呼吸次数，更要观察呼吸的深浅、发绀与否，近年来已普遍应用脉搏氧饱和度（SpO_2）及呼吸末二氧化碳分压（$P_{ET}CO_2$）监测，及时纠正通气不足及交换障碍。

局部麻醉、区域阻滞和椎管内麻醉不抑制呼吸中枢，似乎不影响呼吸。如并用镇痛药或麻醉性镇痛药同样可影响通气量。而高位硬膜外麻醉如阻滞颈及上胸段（C_2～T_6）平面脊神经，可使大部分肋间神经及部分颈神经受阻滞，导致副呼吸肌、肋间肌及膈肌麻痹，出现呼吸乏力，呼吸储备量及静息通气量均显著降低。甚至潮气量可减少70%左右，血氧分压下降。一旦呼吸频率较麻醉前增速30%以上时说明静息通气功能已明显受损，二氧化碳分压甚至大于50 mmHg，必须用密闭面罩行扶助呼吸。所以呼吸功能障碍的患者选用高位硬膜外麻醉，呼吸管理常不如气管内全麻容易维持呼吸功能。

麻醉后手术体位对通气量的影响不容忽视。如俯卧头低位及侧卧位加腰桥的患者胸腹受压降低通气量最为显著。必须适当调整固定位置，如俯卧位利用支架使胸腹架空，侧卧位腋下垫枕，尽量减少胸腹扩张活动的限制，可显著减轻通气量的降低，否则单纯靠扶助呼吸也难以奏效。

手术操作对通气量的影响也应重视，如开腹手术损伤胸膜出现气胸，严重降低通气量，应及时通知术者开大胸腔或排气后闭锁胸膜。开胸手术应用单侧支气管麻醉需用扶助呼吸或控制呼吸纠正，一旦术中出现粉红色泡沫样痰时说明有急性肺水肿，必须施行呼吸末正压通气。对麻醉中有严重通气不足及交换障碍的患者除连续监测SpO_2及$P_{ET}CO_2$外，还应间断监察血气分析及酸碱系列，才能有效地管理呼吸。

四、换气功能障碍

麻醉期间换气功能障碍主要是急性肺水肿和急性呼吸功能障碍，均需要谨慎的呼吸管理。

（一）急性肺水肿　肺水肿是肺血管外液异常增加，超过了肺淋巴系统所能吸收的速度造成间质水肿，进而进入肺泡，使呼吸道出现血性分泌物，导致严重的生理紊乱。近年来麻醉期间急性肺水肿发生率有所增加，接近心搏骤停的发生率。应引起麻醉者重视。

单纯因麻醉因素引起急性肺水肿尚不多见。往往患者先有发生肺水肿的潜在因素，再加上麻醉因素才能发生。如中度二尖瓣狭窄患者，麻醉前用药不当以致精神过度紧张，入手术室后，心动过速，极易诱发血流动力型或心源性肺水肿。又如冠心病患者静脉注入氯胺酮后使肺动脉压及左房压升高，可发生肺水肿。又如气胸患者排气或胸腔积液患者放水过急使萎陷肺迅速膨胀，出现肺再扩张性肺水肿。心内手术纠正畸形后不能适应，可能出现心源性肺水肿，如严重肺动脉瓣狭窄切开后，肺血流突然增加，肺毛细血管液体静力压增加而诱发肺水肿。左右心室不等大，术后也易诱发肺水肿。重症嗜铬细胞瘤患者切除肿瘤前，常因麻醉或手术剥离肿瘤，使大量儿茶酚胺释放入血，收缩周围血管，大量血液移入肺血管导致肺动脉高压诱发肺水肿。颅脑创伤患者损伤下丘脑，容易导致神经源性肺水肿。还有全肺切除术、食管癌切除术广泛清除淋巴结及小儿手术对输液极为敏感，稍一过量即可出现血流动力型肺水肿，此外，革兰阴性杆菌感染所致的脓毒症患者误吸胃内容常可引起通透性肺水肿。所以麻醉者对术前评估非常必要。

麻醉期间呼吸道涌出粉红色泡沫痰时诊断并不困难，但已为晚期。清醒患者常先有呼吸困难，呼吸增快，潮气量减少、发绀及听诊有喘鸣或小水泡音结合病史即应疑有肺水肿。全麻患者并用肌松药常可掩盖呼吸系统症状。麻醉者在辅助呼吸时突然感到阻力增加或机械通气时气道压突然增加到 30 cmH_2O 以上，SpO_2 下降在 90%以下，应怀疑有急性肺水肿，应立即处理。

处理首先应间断正压给氧通气纠正低氧血症及降低静脉血回流，使左室充盈压下降。如吸入纯氧后动脉血氧分压仍低于 50 mmHg，大量泡沫痰不断涌出淹没肺泡时，应立即采用持续正压呼吸(CPPV)或采用呼吸末正压呼吸(PEEP)，务使动脉血氧维持正常或 $SpO_2 \geqslant 91\%$。由于正压通气可增加功能残气量，降低气道阻塞，增加氧弥散量及改进肺泡通气的分布，因此可以降低肺内分流及提高氧分压，减少肺血流及静脉血回流，有利于切断肺水肿缺氧的恶性循环。同时应快速利尿静脉注射呋塞米 40 mg。用扩血管药降低前、后负荷如静脉滴入 0.2%～0.4%酚妥拉明、0.001%硝酸甘油或 0.001%硝普钠，低血压时还应静脉注入正性变力药如多巴胺 2～10 μg/(kg・min)或肾上腺素 0.1～0.5 μg/(kg・min)(参见第九十二章)。

(二) 急性呼吸窘迫综合征(ARDS)　ARDS 为多种病因引起的急性呼吸衰竭综合征。主要症状为严重低氧血症，动脉氧分压(PaO_2)/吸入氧分数(FiO_2)≥200 mmHg，双肺有弥漫性肺间质实变及非心源性肺水肿的 X 线表现。应尽量选用限压式呼吸机进行呼吸末正压通气(5～10 cmH_2O PEEP)，设定压力控制≤20～25 mmH_2O，潮气量(V_T)≅500～600 ml 即 7～8 ml/kg，以减轻肺损伤，调控呼吸频率使 $PaCO_2$ 和 pH 接近正常或轻度呼吸性酸中毒。逐步增加 PEEP，每 20～30 min增加 2.5 mmH_2O，使 SpO_2 和 V_T 增加或保持不变。如 PEEP 总值和压力控制设定≥35 cmH_2O，应积极治疗原发疾病，控制感染及支持其他脏器功能(详见第九十四章)

五、导管留存气管期间的并发症

(一) 气管导管固定不牢　气管插管成功后，导管和牙垫一般都可用胶布将其一并固定在面颊部皮肤。手术中因导管固定不牢而脱出气管，可发生窒息危险。因此，必须重视气管导管的固定措施。手术中因口腔分泌物众多；取俯卧、坐位、头过度屈曲或深度头低脚高位体位；手术者需要经常改变患者体位或头位者，都应在沾胶布之前，先将面颊唇局部的皮肤用安息香酊(benzoin tincture)擦拭干净后再粘贴，还可加用脐带绕颈式固定法(即先在气管导管平齐门牙的水平处扎以线绳，然后再将线绳绕至颈后加以扎紧)。对颌面部手术可加缝线固定法，即先将导管用缝线扎紧，然后再将缝线固定于门牙或缝于口角部。同样，对鼻腔导管也需要重视牢固固定导管的措施。

(二) 导管过深　导管误插过深可致支气管内插管。导管插入过深有时可因头位改变过屈、深度头低脚高体位等引起。

预防：导管插过声门进入气管的长度，必须避免盲目施行，必须在直视下插入，可避免过深或过浅。一般以导管前端开口位于气管的中部为最佳位置，成人约为 5 cm 长，小儿为 2～3 cm。

六、拔管后即刻或延迟性并发症

(一) 喉水肿、声门下水肿　主要因导管过粗或插管动作粗暴引起；也可因头颈部手术中不断变换头位，使导管与气管及喉头不断摩擦而产生。喉水肿较为常见，一般对成人仅表现声嘶、喉痛，往往二三日后可以自愈。由于婴幼儿的气管细、环状软骨部位呈瓶颈式缩窄，因此一旦发生喉水肿和声门下水肿，往往足以引起窒息致命。小儿拔管后声门下水肿，主要表现为拔管后 30 min 内出现，先为轻度喉鸣音，2～3 h 后逐渐明显，并出现呼吸困难征象。因小儿声门裂隙细小、水肿，呼吸困难征象发生较早，大多于拔管后即出现，如果处理不及时，可因严重缺氧而心搏骤停。关键在于预防，包括恰当选择气管导管尺寸、避用套囊插管、插入过程掌握毫无阻力的原则、手法轻巧温柔。一旦发生，应严密观察，并积极处理：① 吸氧。② 蒸汽雾化吸入，每日 3 次。③ 静脉滴入地塞米松(氟美松)2.5～10 mg或氢化可的松 50～100 mg。④ 应用抗生素以预防继发性肺部感染并发症。⑤ 患者烦躁不安时，可酌情应用适量镇静药，使患者安静，以减少氧耗量。如肌注哌替啶 0.5～1 mg/kg，或地西泮 0.2 mg/kg。⑥ 当喉水肿仍进行性加重，呼吸困难明显、血压升高、脉率增快、大量出汗或发绀等呼吸道梗阻时，应立即做气管切开术。

(二) 声带麻痹　插管后并发声带麻痹的原因尚不清楚。单侧性麻痹表现为声嘶；双侧性麻痹表现为吸气性呼吸困难或阻塞,系松弛的声带在吸气期向中线并拢所致。大多数的声带麻痹原因不清楚,通常都是暂时性麻痹。套囊充气过多可能导致喉返神经分支受压,被视作为一个诱因。

(三)感染、气管炎 鼻腔插管后可发生颌窦炎和咽壁脓肿。经鼻插管后出现菌血症者,较经口插管者为常见。

(四)咽喉痛 咽喉痛是气管插管后最常见的并发症,有时很严重,于头颈部手术后的发生率最高。喉头炎表现为声嘶和咽喉痛,但均为暂时性的,恢复良好,一般无需特殊处理。

(张 晔 田 鸣 尤新民)

参考文献

[1] 尤新民,皋源. 围术期气道管理,上海:世界图书出版公司,2010.

[2] 徐启明. 临床麻醉学. 第二版. 北京:人民卫生出版社,2006.

[3] 张励才. 麻醉解剖学. 第二版. 北京:人民卫生出版社,2005.

[4] 宋德富. 气道处理与呼吸管理学. 上海:科学技术文献出版社,2008.

[5] 杭燕南. 当代麻醉手册. 上海:上海世界图书出版公司,2011.

[6] Miller RD, Eriksson LI, Fleisher LA, et al. Miller's Anesthesia. 7th edn. Philadephia: Churchill Livingstone Inc., 2009, 1573 - 1610.

[7] Liman Rs, Weissend EE, Shibata D, et al. Developmental changes of laryngeal dimensions in unparalyzed, sedated children. Anesthesiology, 2003, 98: 41 - 45.

[8] Janssens JP, Pache JC. Physiological changes in respiratory function associated with ageing. EurRespir J, 1999, 13: 197 - 205.

喉罩临床应用

1981 年由英国的麻醉学家 Archie Brain 发明了喉罩(laryngeal mask airway，LMA)，首次应用于 40 岁男性患者施行疝修补术，在氟烷麻醉下，盲插 LMA 进入喉部，气道通气良好，麻醉顺利，术后患者恢复良好。他发现应用 LMA 不仅气道通畅，患者可以自主呼吸，并且还可以通过手法辅助通气。

随后 LMA 迅速在临床普及应用，喉罩的类型也不断改进。目前，在世界范围的使用已超过 5 亿次。喉罩实用且独具特点，既可选择性地用于麻醉，又可用于急救及困难气道的处理。喉罩的临床应用给麻醉管理带来了新的选择和新的思路。近年来，有些国家和地区在全麻中使用喉罩的比例已经多于气管插管，而且 LMA 的应用减少了困难通气和气管插管。

第一节 喉罩的类型与特点

一、喉罩的类型

喉罩的分类没有明确的规定，根据现有的喉罩归纳以下几种类型。

(1) 单管型喉罩 ① 普通型(经典型 Classic LMA，C－LMA，1988 年正式生产上市)；② SLIPA 喉罩(2007 年)。

(2) 气道食管双管型喉罩 ① ProSeal LMA (P－LMA，2000 年)；② Supreme LMA(S－LMA，2007 年)；③ i-gel 喉罩(2008 年)；④ 美迪斯喉罩(Guardian LMA，2010 年)。

(3) 可曲型喉罩(Flexible LMA，F－LMA，1993 年)。

(4) 插管型喉罩(Intubation LMA，I－LMA，1997 年)。

(5) 可视喉罩(Viewer LMA，V－LMA，2004 年)。

(6) 罩囊充气(C－LMA、F－LMA、P－LMA、S－LMA、I－LMA、Guardian LMA)与免充气喉罩(SLIPA 喉罩、i-gel 喉罩)。

二、各类喉罩的特点

(一) 单管喉罩

1. 普通喉罩(C－LMA) Brain 发明 C－LMA 由医用硅橡胶制成，不含胶乳(Latex)。由通气管、通气罩和充气管三部分组成(图 21－1)。喉罩的结构类似一个被连接在一根大口径气管导管末端的非常小的麻醉面罩，是一种特殊类型的通气道，在其通气导管的前端衔接一个用硅橡胶制成的扁长凹形套囊，其大小恰好能盖住喉头，因此在许多方面可以认为它是介于气管内导管和面罩之间的气道用具。

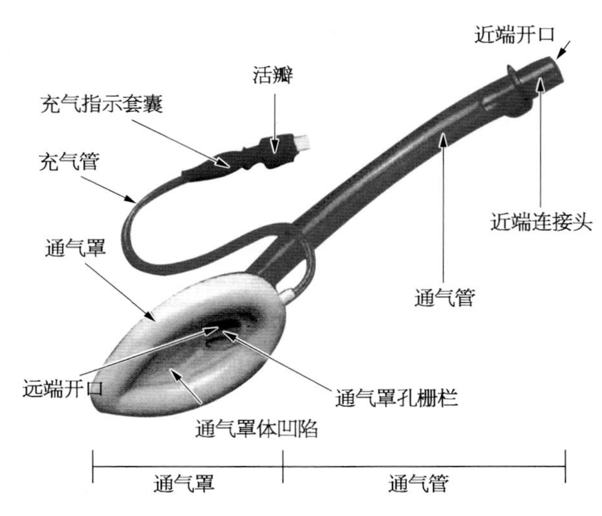

图 21－1 C－LMA 的结构

通气管形状与气管导管相似，轻度弯曲以适应口腔解剖，通气管硬度适当有利于置入喉罩而无损伤，通气管呈半透明，如有任何异物清晰可见。通气管近端开口处有连接管，可与麻醉机或呼吸机相连接。远端开口进入通气罩，开口上方垂直方向有两条平行，有弹性的索条(栅栏)，可预防会厌软骨堵塞开口。该索条不影响吸引管或器械(气管导管、纤维气管镜)通过通气管。通气管开口与通气罩背面以 30°角附着，有利于气管导管置入。通气管后部弯曲处有一纵形黑线，有助于定位和识别通气导管的扭曲。通气罩呈椭圆形，近端较宽且圆，远端则较狭窄。通气罩由充气气囊和后板两部分组成，后板较硬，凹面似盾状，气囊位于后板的边缘，通过往充气管注气使气囊膨胀。充气后，罩的前面(面向喉的一面)呈凹陷，可紧贴喉部。充气管有指示气囊，并有单向阀。C－LMA 的气道密封压为 20 cmH_2O。

最初 C－LMA 只有 4 种型号，即 1、2、3、4 号。目前有 8 种型号，分别用于新生儿、婴儿、儿童和成人。现将各种 C－LMA 的型号(图 21－2)和规格特点列于表 21－1，供应用时参考。

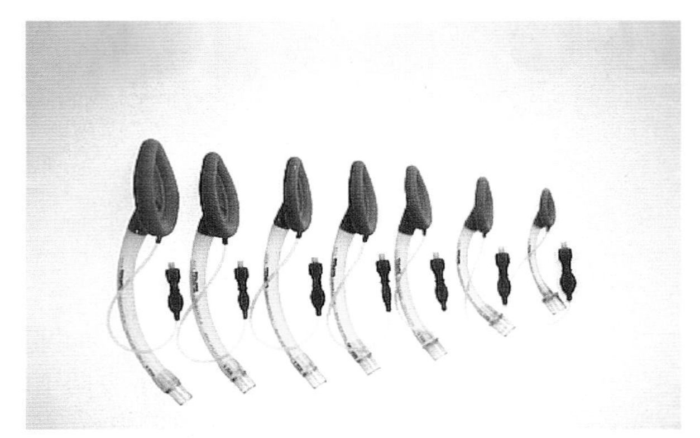

图 21－2　C－LMA 的型号

表 21－1　C－LMA 规格和特点

喉罩型号	体重(kg)	内径(mm)	外径(mm)	通气管长度(cm)	通气管厚度(mm)	气囊最大容积(ml)	气囊厚度(mm)	最大气管导管内径(mm)	最大纤镜(外径 mm)
1	<5	5.25	8.0	10	1.50	4	0.46	3.5	2.7
1.5	5～10	6.1	9.6	11.5	1.75	7	0.46	4.3	3.0
2	10～20	7.0	11.0	13	2.00	10	0.50	4.5	4.7
2.5	20～30	8.4	13.0	14.5	2.30	14	0.60	5.0	5.3
3	30～50	10	15.0	18	2.50	20	0.64	6.0 有气囊	7.3
4	50～70	10	15.0	18	2.50	30	0.71	6.0 有气囊	7.3
5	70～10	11.5	16.5	20	2.50	40	0.80	7.5 有气囊	8.7
6	>10	11.5	16.5	20	2.50	50	0.90	7.5 有气囊	8.7

2. SLIPA 喉罩(图 21－3)　SLIPA 喉罩系特殊材料吹制塑形而成，外形简洁，一次使用。虽然没有充气罩，但在使用中仍然能够获得良好的呼吸道密封，可用于正压通气和自主呼吸。从整体上看，SLIPA 喉罩气道导管就像是一只人脚，但在足尖、足背和足跟处有不同形状的突起。为了尽可能降低反流误吸的风险，SLIPA 喉罩的前部设计有一个可容纳 50 ml 反流液体的空腔，所以其前端突起就像是“足趾”一样。当 SLIPA 喉罩位于正确位置时，其前端突起正好位于食管开口内，从而可起到一定的阻隔作用。连接 SLIPA 喉罩前部和后面导管的桥接部分，也就是在“足背”处也有一个突起，其设计目的是密封舌根组织，以获得足够的呼吸道密封压。在 SLIPA 喉罩后端，即“足跟”的位置有另外一个突起。这个突起的作用是使 SLIPA 喉罩稳定在鼻咽和食管之间。由于 SLIPA 喉罩形状完全符合咽腔内表面结构，所以无需充气罩即可获得足够的呼吸道密封性。足趾处的突起小于桥接部分(足背处)的突起，在两个突起之间有一个明显的凹陷。研究证实，该凹陷部位与舌骨尖的位置相一致。该设计的目的是减小此易损解剖部位的压力，可预防因压迫所致的舌下神经损伤。另外，由于 SLIPA 喉罩无充气囊并且外形符合咽部解剖结构，所以亦可预防扩张食管上端而导致喉返神经损伤。

SLIPA 喉罩有 47、49、51、53、55、57 等 6 种型号，以适应不同年龄和体型患者的咽部解剖结构，从而获得可靠的呼吸道密封性并实施正压通气。最常用前 4 种，47 用于≤40kg、49 用于≤60kg、51 用于≤70kg、53 用于≥70kg。

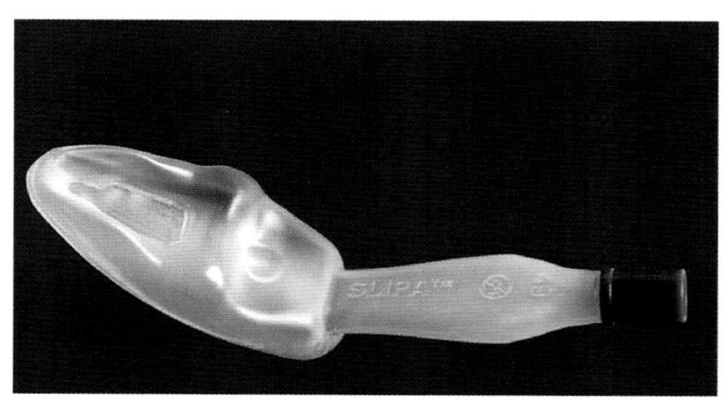

图 21－3　SLIPA 喉罩的结构

SLIPA 喉罩主要特点：① 反流误吸保护：独创的反流液体收集腔，可容纳 50 ml 液体，将误吸风险降到最小；② 无需充气：没有罩囊，无需充气，没有 N_2O、CO_2 弥散引发的罩囊压力增大的风险；③ 密封性佳：其解剖形状设计正好与咽喉部的弹性组织相吻合，在尺寸选择正确的情况下能达到平均 25 cmH_2O 以上的气道密封压；④ 不损伤舌下神经：形状设计独特，没有过度充气而导致损伤舌下神经的风险；⑤ 准确定位：SLIPA 置入到位后有明显顿挫感，且位置固定，一般无需固定；⑥ 通气时长：无需充气，无气体弥散，可获得更长的手术通气时间；⑦ 方便而快捷地置入：材料特性，有一定的硬度且保持弹性，方便置入；⑧ 单次使用。

（二）气道食管双管型喉罩的特点

1. P－LMA（图 21－4） 由于 C－LMA 咽部的漏气压平均为 20 cmH_2O，用于正压通气时，一方面通气量不能保证，另一方面存在胃胀，反流和误吸的危险。为了使通过喉罩进行正压通气更为有效和安全，避免胃胀。Brain 特设计气道食管双通型喉罩 P－LMA，于 2000 年开始应用于临床与普通型喉罩相比，其通气有效性和安全性明显提高，并在许多情况下可替代气管内插管，而且有逐渐取代普通型喉罩的趋势。

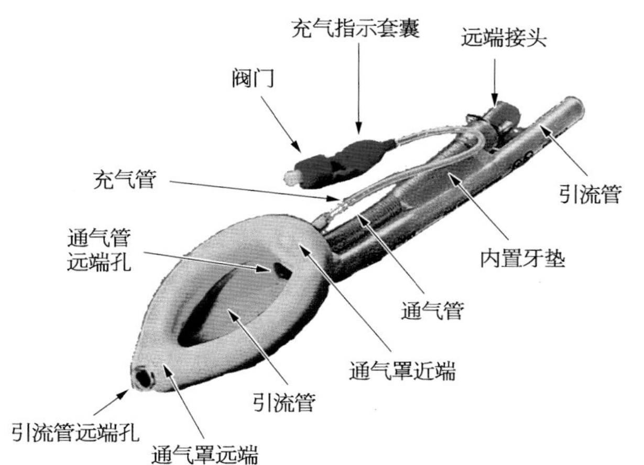

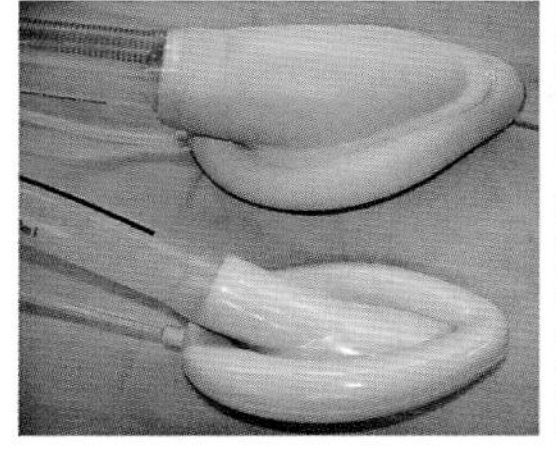

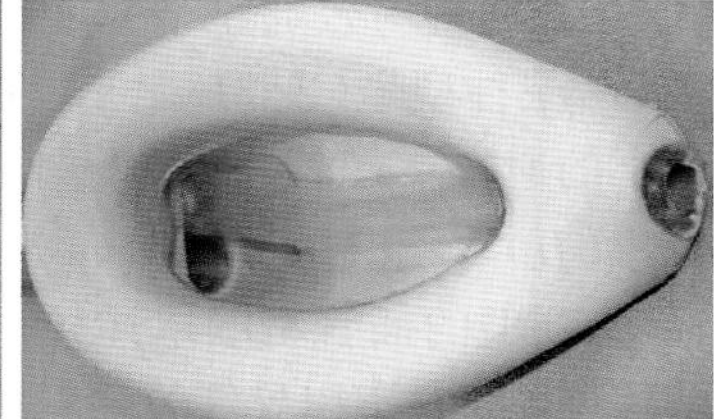

图 21－4 气管食管双管型结构

P－LMA 由医用硅胶制成，可反复使用。P－LMA 的结构比普通型喉罩有如下的改进：① 改进密闭性：通气罩背侧增加了第二个充气囊，当背侧第二充气囊充气时，第二充气囊紧贴咽后壁，将通气罩推向前，与喉周围的结构紧紧地贴在一起；通气罩面积增加，使其与喉周围的结构接触面积增加，通气罩远端呈圆锥状，与下咽部的解剖结构相似，圆锥状气囊可与食管上括约肌开口上方的结构紧紧地贴在一起；通气罩所形成的碗状空间加深。② 增加引流管：引流管是与通气管平行的一个管腔，穿过通气罩，远端开口于通气罩尖部并呈斜面，开口处有一硬硅胶称保护环，为防止通气罩在通气时引流管远端被挤压。③ 其他：通气管道使用钢丝螺纹管，中间一段变硬，具有保护管腔和起到牙垫的作用。由于引流管道具有保护会厌作用，P－LMA 在通气管和通气罩连接处没有栅栏。小儿用的 P－LMA 不是成人用的缩小，其背部无套囊，但有一个相对较大的引流管。P－LMA 型号和适用范围见表 21－2。

表 21－2 P－LMA 型号和适用范围

喉罩型号	适用范围（体重 kg）	通气罩最大充气量（ml）	引流管可通过的胃管外径（mm）	引流管长度（cm）
1.5	5～10	7	3.3(10F)	18.2
2	10～20	10	3.3(10F)	19
2.5	20～30	14	4.6(14F)	23
3	30～50	20	5.3(16F)	26.5
4	50～70	30	5.3(16F)	27.5
5	70～100	40	6.0(18F)	28.5

2. S－LMA S－LAM（图 21－5）是根据 P－LAM 的原理研制而成的一次性喉罩，有通气管和引流管使通气道和消化道有效的隔离，可减少胃胀、反流、误吸的发生，为正压通气提供更大的有效性和安全性，S－LAM 增加了引导柄和弯曲弧度，也增加了导管硬度，形状类似插管型喉罩 S－LAM 导管的弯曲弧度更符合咽喉部的生理解剖曲度，插入时可不用咽喉镜暴露喉头使用更方便。

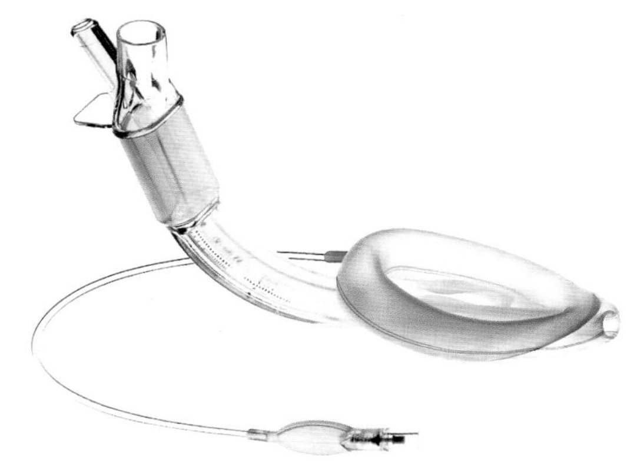

图 21－5 S－LMA 的结构

3. i-ge 喉罩（图 21－6） i-gel 喉罩是不用充气的喉罩，其由一种特殊的医疗热塑性弹性体制造而成，与 SLIPA 喉罩结构大体相似，由一个罩体连接一根导管，但增加了胃管引流管，具有双管结构，可方便放置胃管引流，其罩体是已定型的弹性实体，易放置到正确位置。气道密封压可达 30 cmH_2O。

4. Guardian LMA（图 21－7） Guardian LMA 带压力指示器喉罩采用美国道康宁医用硅胶制成，密封效果更好（气道密封压可达 32 cmH_2O），无需放置牙垫，增加食管引流管使手术更安全，有压力指示器，可支持长时间手术，更贴合人体口腔生理曲线。可用于磁共振。型号有：1＃、1.5＃、2＃、2.5＃、3＃、4＃、5＃、6＃。

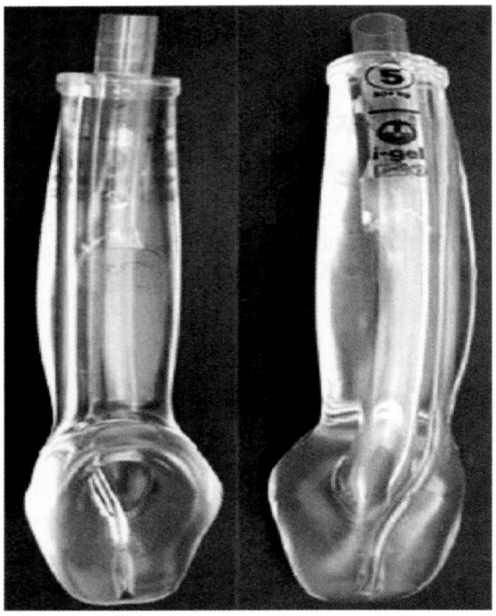

图 21-6 i-ge 喉罩的结构

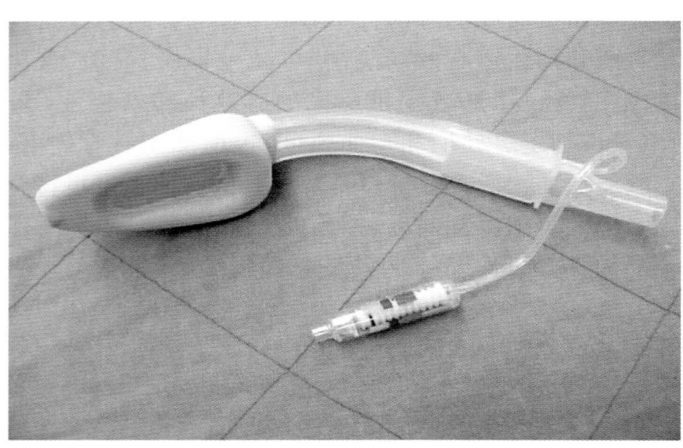

图 21-7 美迪斯喉罩(Guardian LMA)

(三) F-LMA(图 21-8) 由 Brain 设计,主要应用于口腔、咽喉、头、颈、上身等手术。F-LMA 可改善手术进路,防止导管扭曲、梗阻、气囊移位等。它包括 C-LMA通气罩连接一个可曲的钢丝加强管,后者比 C-LMA细而长,长度延长允许麻醉呼吸管道远离手术区域。导管直径减小,口腔内手术操作空间更大,利于手术,钢丝加强能防止导管打折。与 C-LMA 相比的优缺点见表 21-3。

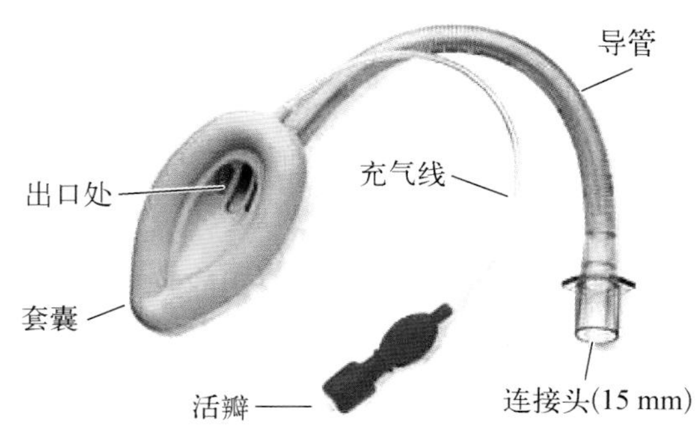

图 21-8 可曲型喉罩

表 21-3 F-LMA 与 C-LMA 优缺点比较

特 征	优 点	缺 点
管腔直径小	口内空间更大利于手术操作	气流阻力大
导管长	麻醉呼吸回路可远离脸部	气流阻力大,不宜用于困难气道
可曲,加强管	适合任何体位 防止打折和压瘪	软管不易推进,插管较困难 通气罩不易准确到位

(四) I-LMA(图 21-9) 由 Brain 根据生物医学工程学原理设计,可以用来气道置管,克服普通型喉罩的局限性,目的是为了解决困难气道患者的气管插管问题。I-LMA 用医用硅和不锈钢制成,可重复使用。与普通型喉罩相比有以下不同和改进之处:① 一个宽短有导引手柄的坚硬而有解剖曲度的通气导管。② 导管由薄的医用不锈钢制成,可以提供最大的硬度。③ 导管插入硅鞘中,防止对牙齿的损伤。④ 导管弯曲度更好,以适应中间位时的口咽解剖结构。⑤ 导管在背面每隔 1 cm 有标记,以提供放置深度的相关信息。⑥ 导管与一个医用不锈钢制成的鞋拔形状的导引手柄相连,可以调整在咽部的位置而不用手指插入。⑦ 由一个可移动的会厌提升板替代两个面罩栅栏,防止会厌突入导管,减少阻挡气管导管的发生率,在插管时抬高会厌。⑧ 远端孔外侧弯度处的 V 形导引斜坡,在插管时保持气管导管的中间位,导向进入声门入口。通气罩、充气管与普通型喉罩相同。目前 I-LMA 有 3、4、5 号三种型号(表 21-4)。在不同的型号中,有相应大小的通气罩,气管导管的号码和形状则相同。

(五) V-LMA(图 21-10) V-LMA 由 Brain 设计,为新型的插管型喉罩连接一显示器,充分利用喉罩的优势并直视下引导气管导管插管,克服常规喉罩应用中遇到的技术困难。喉罩的金属轴可以容纳最粗直径 8.5 mm 的气管导管插入。除此之外,轴的长度也缩短了,这样对那些颈项较长的患者就不需要加长气管导管。插管过程中监视咽喉部结构并能观察气管内插管过程,是专为困难插管设计,也可作为普通喉罩使用。

基本结构:① 显示器:完全无线,可卸装,携带方便;监视器可以调节焦距,调整图像,显示器电池可提供 30 min 不间断监视,也可以充电。显示器重约 250 g。② 预塑形的金属通气导管。③ 手柄:调节前后左右方向,帮助插管。④ 可视喉罩的通气导管粗,可以通过无创特殊专用导管。⑤ 标准通气罩:通气罩内仅有一个类似三角形的活动性栅栏,当气管导管通过时,能相当容易地将它向上推开,有利于气管导管顺利通过而进入声门口。通气罩末端开口处有两束纤维光束,提供光源和不间断传输图像到监视器。

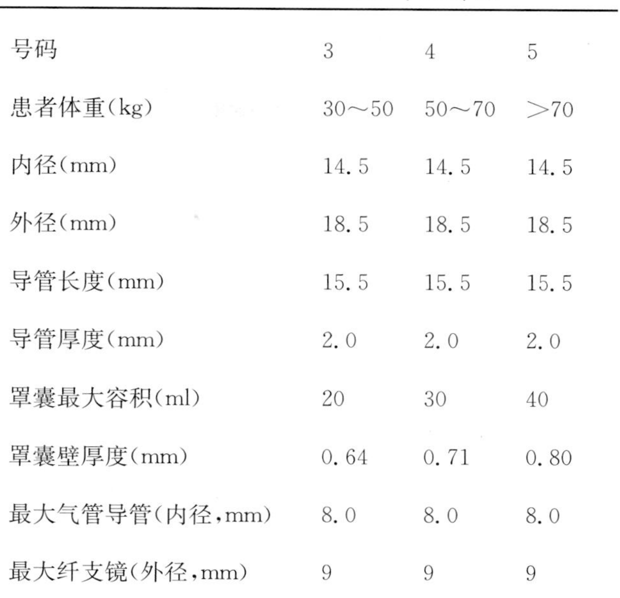

表 21-4 I-LMA 的型号及特点

号码	3	4	5
患者体重(kg)	30～50	50～70	>70
内径(mm)	14.5	14.5	14.5
外径(mm)	18.5	18.5	18.5
导管长度(mm)	15.5	15.5	15.5
导管厚度(mm)	2.0	2.0	2.0
罩囊最大容积(ml)	20	30	40
罩囊壁厚度(mm)	0.64	0.71	0.80
最大气管导管(内径,mm)	8.0	8.0	8.0
最大纤支镜(外径,mm)	9	9	9

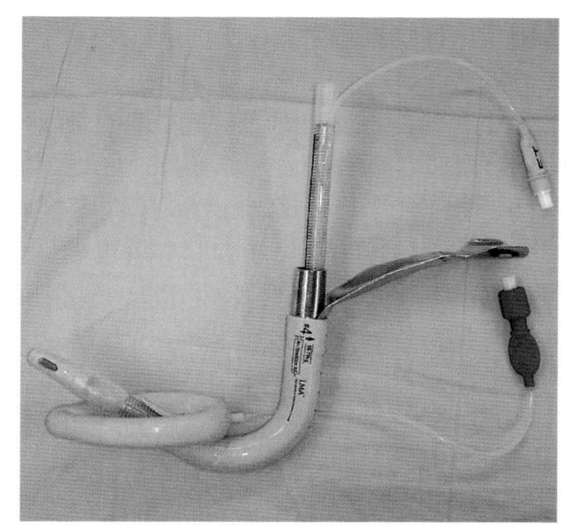

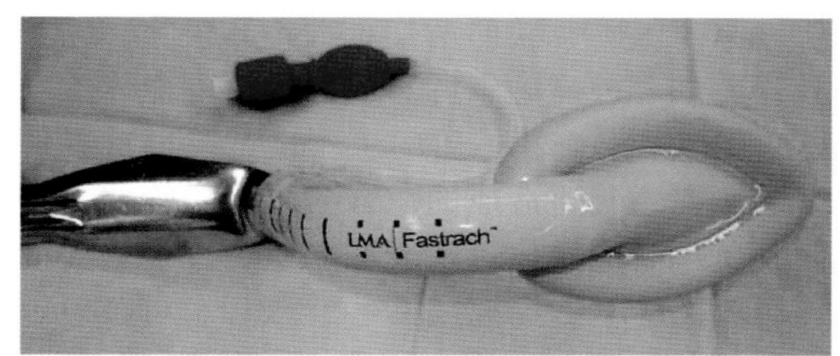

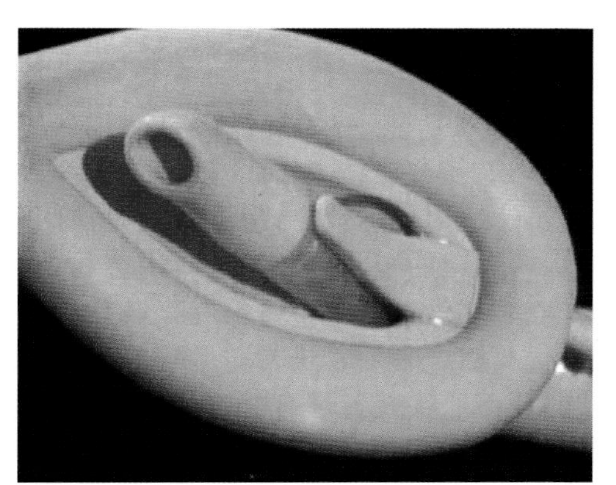

图 21-9 插管型喉罩

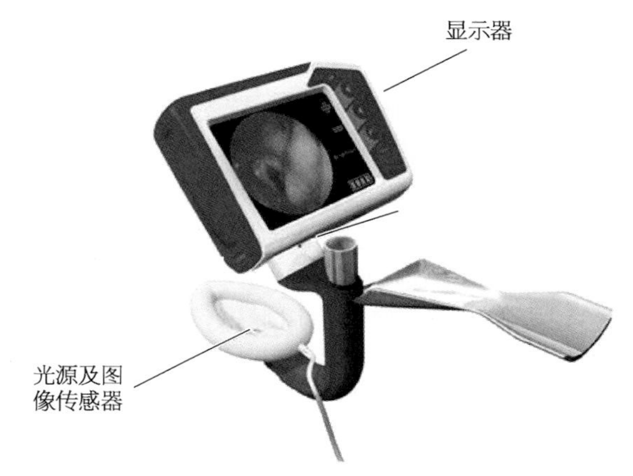

图 21-10 可视喉罩

第二节 喉罩的优缺点、适应证和禁忌证

一、喉罩的优缺点

(一) 喉罩的优点 喉罩具有安全、有效、微创、舒适的优点。喉罩的置入无需喉镜,易学易操作,置入迅速,对颈部活动度无严格要求,在下颌松弛的情况下不使用肌松药即可置入。喉罩对患者刺激小,插管的反应轻,如心血管反应和眼内压的改变较小,在恢复期患者易耐受,适合于高血压、冠心病等患者。喉罩没有气管内插管时误入食管或主支气管的问题,术后喉痛发生率低,几乎不引起咳嗽,引发喉部病损的可能性很小,用喉罩替代气管导管能避免术后喉部水肿的发生。用喉罩通气代替传统的面罩通气,可以避免面罩影响术者的操作。可弯曲型喉罩能在嘴部形成任何角度,防止扭曲和避免脱位,适合口腔、头面部手术的麻醉。在某些情况下,可以置入喉罩创建紧急气道,如困难面罩通气时喉罩成为首选的工具,另外在侧卧位或俯卧位时喉罩置入较气管插管容易。当椎管内麻醉的阻滞效果不佳而需要复合浅全麻时喉罩是一个理想的工具。喉罩可以为困难气管插管的患者建立气道,还可以提供一个通道,辅助纤维支气管镜的置入,有研究表明,经喉罩的纤维支气管镜辅助插管非常容易。更重要的是,当同时出现面罩通气和气管插管困难时,喉罩

几乎成为一种最主要的气道支持设备，是一种救命的通气措施。

(二) 喉罩的缺点　随着喉罩应用的增多，出现的问题也越来越多。由于喉罩没有插入气管，其套囊的密封不如气管内导管的可靠性强，因而有误吸的可能。同样的原因使喉罩在通气时不耐气道高压，在肺顺应性降低或气道阻力增高的患者，由于平台压的增高引起漏气，会造成通气不足。

二、适应证和禁忌证

(一) 适应证

(1) 无呕吐反流危险的短小手术最为适宜，手术时间 1～2 h，应<4～6 h，尤其是气管插管困难病例。对困难插管病例在应用标准面罩呼吸囊不能维持有效通气的场合，可用 LMA 作为紧急而有效的通气工具使用。

(2) 当困难插管而被迫使用喉罩以后，喉罩可用作为气管内插管的向导，即先将一根气管导管导引管或纤维支气管镜插入喉罩进入气管内，然后再套入气管导管顺势推进气管内。

(3) 通过喉罩可施行纤维光束支气管镜激光烧蚀声带、气管或支气管内小肿瘤手术。

(4) 对颈椎不稳定患者施行气管内插管需移动头部有较大顾虑时，最适宜使用喉罩通气，因无需对头颈部施行任何移动操作。

(5) 眼科手术适宜于使用喉罩，较少引起眼压增高，术后较少咳呛、呕吐，喉罩拔除反应较轻，眼内压波动幅度小，利于保证眼科手术的疗效，尤其利于闭角型青光眼患者，喉罩可列为首选。

(6) 腹腔镜检查或手术。因气腹致膈肌抬高而影响呼吸，插入喉罩有利于患者通气。腹腔镜检查的时间一般较短，使用喉罩较少引起呕吐反流。

(7) 急救复苏(CPR)时置入喉罩较简单，使用方便，效果可靠，能争取分秒的宝贵时间。据统计，在使用喉罩下施行心肺复苏术，86%患者可获得满意的通气效果，为电击除颤前创造通气良好的效果。

(8) 适用于不需要肌肉松弛的体表、四肢全麻手术，也适用于面部烧伤患者。

(二) 禁忌证

1. 绝对禁忌　① 未禁食及胃排空延迟患者。② 有反流和误吸危险：如食管裂孔疝、妊娠、肠梗阻、急腹症、胸腔损伤、严重外伤患者和有胃内容物反流史。③ 气管受压和气管软化患者麻醉后可能发生的呼吸道梗阻。④ 肥胖、口咽病变及 COPD。⑤ 张口度小，喉罩不能通过者。

2. 相对禁忌　① 肺顺应性低或气道阻力高的患者：如急性支气管痉挛，肺水肿或肺纤维化，胸腔损伤，重度或病态肥胖；此类患者通常正压通气(24～30 cmH_2O)，常发生通气罩和声门周围漏气和麻醉气体进入胃内。② 咽喉部病变：咽喉部脓肿、血肿、水肿、组织损伤和肿瘤的患者。喉部病变可能导致上呼吸道梗阻。③ 出血性体质的患者也是应用喉罩的禁忌证，出血对主气道造成的危害与气管插管并无很大区别，因为两者的操作过程均可能使患者引起大量出血。④ 呼吸道不易接近或某些特殊体位：如采用俯卧、侧卧和需麻醉医师远离手术台时。因 LMA 移位或脱出及呕吐和反流时，不能立即进行气管插管和其他处理。⑤ 喉罩放置如果影响到手术区域或者是手术可能影响喉罩功能，例如耳鼻喉科、颈部以及口腔科手术等。

喉罩虽然适用范围较广，但喉罩仅是声门外的通气道，对保持气道的密闭性和防止胃内容物反流误吸方面不如气管插管。喉罩不可能完全替代气管插管，更不能替代双腔气管导管进行单肺通气，对喉罩的评价要适当，任何通气装置都有一定的局限性和适用范围。喉罩也有适应证和禁忌证，喉罩不能用于张口受限的患者，更是众所周知的事实，对于需要高度气道密闭进行人工通气和防止胃内容物反流的患者，喉罩是相对禁忌的。

临床经验提示，作为声门外通气道的喉罩和声门内通气道的气管插管是互为补充的气道管理方法，应该从患者的实际情况考虑选择何种气道管理方法(喉罩或气管插管)，一切应以患者利益为出发点，这样才能保证患者安全。

第三节　喉罩使用前的准备

一、喉罩的选择

首先选择适当尺寸和类型的喉罩。男性一般选择 4 号，女性一般选择 3 号，同时应根据体重准备更大或更小 1 号的喉罩，如 90 kg 的男性应同时准备 5 号喉罩。小儿则根据体重选择相应型号。

喉罩类型要根据术中通气方式及手术类型来选择。如果麻醉中维持自主呼吸，因其气道压不高，可选普通型喉罩；如果机械控制通气，特别是腹腔镜手术，术中气道压较高，建议选择双管型喉罩；如果辅助气管插管,则选择插管型喉罩;对于某些头面部手术,为有利于术野操作,可选用可弯曲型喉罩。

二、喉罩使用前准备

使用前准备包括对患者的评估和喉罩的准备等,以确保喉罩使用中的安全。

(一) 应用前评估 与喉罩应用有关的病史和一些特殊检查,包括有无误吸危险、喉罩置入的难易程度以及喉罩置入后的通气效果等。

1. 误吸的危险 误吸的危险因素是确定是否使用喉罩和选择喉罩种类的决定性因素。询问病史时应着重注意患者是否有胃肠道疾病及其他可能有反流危险的因素,包括禁食时间、抑制胃动力药物的应用、手术部位、手术体位和手术时间等。

2. 气道异常 对异常气道的估计是决定能否行喉罩麻醉和喉罩置入后功能是否完善的重要步骤。

(1) 声门上异常 如张口受限、牙齿尖利、上腭高耸、腭上的异常突起、舌过度肥厚、口腔肿瘤或创伤、巨大的扁桃体、会厌囊肿、咽部肿瘤或创伤、颈强直、颈椎不稳定、肥胖以及某些先天性畸形都会影响到喉罩的置入和置入后的功能。

(2) 声门及声门下异常 如喉软化,声带肿瘤或损伤,声门下狭窄或声门下区肿瘤,肺纤维化,哮喘急性发作期,急性呼吸困难综合征和张力性气胸等。这些异常虽然不影响喉罩的置入过程,但可能严重影响喉罩的通气功能。而慢性阻塞性肺疾病和哮喘静止期对喉罩通气功能影响较小。

3. 气道检查 气道方面的检查和插管类似,主要包括以下一系列的评估:张口度决定喉罩能否顺利进入口腔,过小的张口度(如<3 cm)可能会影响较厚的喉罩(如 P-LMA)的置入。舌和口腔的解剖变异或肿物可能会影响喉罩是否能准确地抵住上腭。尖的牙齿可能会损坏喉罩,松动的牙齿和牙套在喉罩置入和拔出时有牙齿脱落的危险。颈椎活动度一般不影响喉罩置入,但如果合并了张口度或舌体过大等其他问题,对于颈椎活动度差的患者喉罩可能不能进入其最佳位置。其他预测插管困难的检查如 Mallampati 评分、寰枢关节活动度和甲颏距离等,也可用于预测喉罩通气状况,对于插管条件差的患者,喉罩置入也存在相对的困难,建议进行充分的工具准备,并由操作熟练的麻醉医生进行置入。

(二) 喉罩的准备 对重复使用的喉罩应检查喉罩的外观、完整性和密闭性,确认通气管和通气罩无损坏和无异物。检查通气管的弯曲度,将通气管弯曲到 180°时不应有打折梗阻,但弯曲不应超过 180°,避免对喉罩的损伤。用手指轻轻地检查通气罩腹侧及栏栅,确保完好。用注射器将通气罩内气体完全抽尽,使通气罩壁变扁平,相互贴紧(图 21-11)。然后再慢慢注入气体,检查通气罩是否完整、活瓣功能是否完好和充气管、充气小囊是否完好无损。

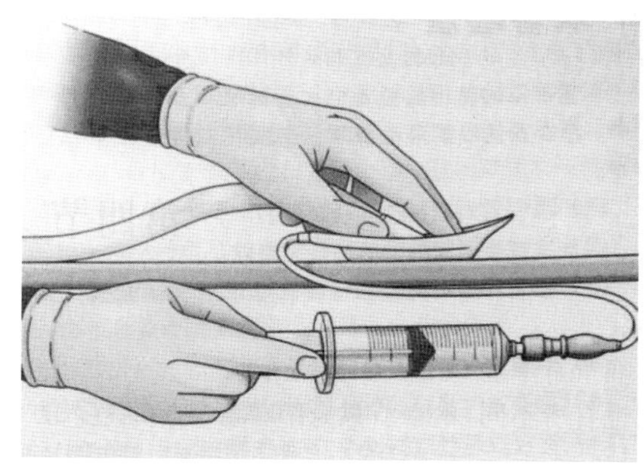

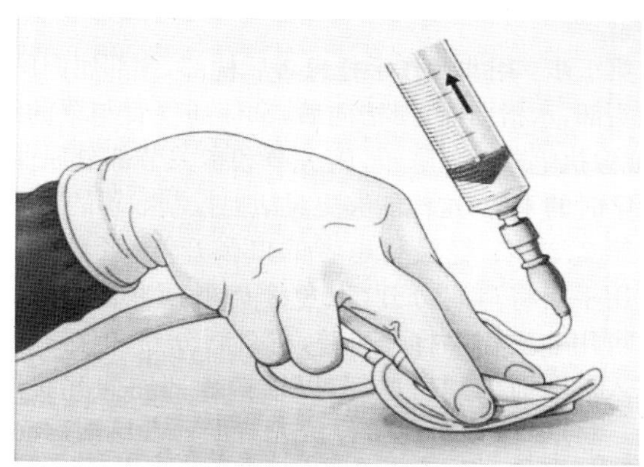

图 21-11 喉罩使用前的准备

最好用水溶性润滑剂,润滑时,将气囊中的气体完全抽空,润滑喉罩的背面。只有这样,才能使罩体末端挤压口咽弯曲部时压力不至于集中在一点上。而罩体部分充气则不能达到此目的,其原因是喉罩罩体柔软的远端很容易向后反折,导致罩体尖部擦伤上颚组织。罩体部分放气后沿上颚曲线下滑时会有同样的损害,而且可能更显著。最后,插入充满气体的罩体体积过大,牙齿可能会撕破罩体,而且如同吞咽过大食团一样可能会引起呕吐反射。

润滑是准备过程中的关键步骤。由于喉罩罩体要滑过上颚,所以在插入喉罩前要在罩体背面远端的中空部位涂上一团润滑剂。水溶性啫喱状润滑剂适用于口腔。但是不必把润滑剂涂布在喉罩整个表面。

三、喉罩的麻醉诱导

由于刺激的模式和强度不同,喉罩置入需要的麻醉深度和其他通气装置不同。喉罩置入时需达到的麻醉深度比带气囊的口咽通气道深,而比喉镜直视下气管插管浅。

(一) 丙泊酚静脉诱导 面罩给氧去氮,静注丙泊酚诱导,推荐剂量为 2~2.5 mg/kg,只要下颌松弛即可置入喉罩,可用或不用肌松药。辅以少量阿片类药物和(或)肌松药,则可减少丙泊酚用量至1～1.5 mg/kg,也能达到同样的置入条件。禁用硫喷妥钠静脉诱导,因极容易引起严重喉痉挛。浅麻醉下置入喉罩,也容易发生喉痉挛,应在有适当深麻醉,待喉反射消失后再置入喉罩。

(二) 吸入全身麻醉 在吸入七氟烷诱导至咽喉反射消失、下颌松弛后即可置入喉罩,可保留自主呼吸,但需注意麻醉不能过浅,建议MAC值应大于1.0。

第四节 喉罩的置入方法

喉罩有单管型、双管型、插管型等多种类型,置入方法也有所不同,本章节只介绍单管型标准置入方法。

一、单管喉罩标准置入步骤(图21-12)

第1步:用非操作手托患者后枕部,颈部屈向胸部,伸展头部,示指向前,拇指向后,拿住通气管与罩的结合处,就像执笔式握住喉罩,腕关节和指关节部分屈曲,采取写字时的手势,这样能够更灵活地控制喉罩的运动。

第2、3步:轻轻将患者的口张开,或者让助手帮忙。用手指将口唇分开,以免牙齿阻挡喉罩进入。必要时可用非操作手打开口腔,将口唇分开,但必须在喉罩进入口咽前回到后枕部,以维持颈部屈曲和头部的伸展。将通气罩贴向硬腭,在进一步置入口咽部时,必须托住枕部伸展头部。影响置管的因素包括:患者牙齿的位置、张口度、舌的位置和大小、硬腭的形状以及喉罩气囊的大小。

操作者从正中将涂了润滑剂的气囊放入口中并紧贴硬腭。有两种置管方法:① 通气罩的末端抵在门牙后沿着硬腭的弧度置管;② 笔直将整个通气罩置入口中,再调整入位。在操作时必须小心,防止气囊在口中发生皱褶。一旦确定抵住了硬腭,就无需握着导管,仅靠示指抵住气囊边缘。在这一阶段,只有在松开示指的时候才需要固定导管。另外,示指应该从侧面移开,以免损伤下牙槽的牙齿。在进一步推送喉罩时,必须小心检查唇是否卡在导管和牙齿之间。

第4步:当患者的头、颈和通气罩的位置正确后,把喉罩沿着硬腭和咽部的弧度向前推进。在推进的时候,应该用中指抵住腭部,轻施压力,并轻轻转动调整位置。如果需要,也可以用不置管的手轻推导管。当喉罩无法再向前推进时,抽出手指,并给通气罩注气,为了防止移动喉罩,应握住通气管末端,直到手指出口腔。通常在置入的过程中容易将舌根部下推而影响对位,可以轻轻地上下来回滑动几次(up-down手法),以便在喉罩插入过程中将舌根部带回到罩体的上方。影响置管的因素包括:患者牙齿的位置、张口度、舌的位置和大小、硬腭的形状以及喉罩气囊的大小。通气罩置入正确,在通气罩充气时,导管可以从口中向外伸出1 cm。如果通气罩是部分充气或在置入前已充气,这一现象不明显。

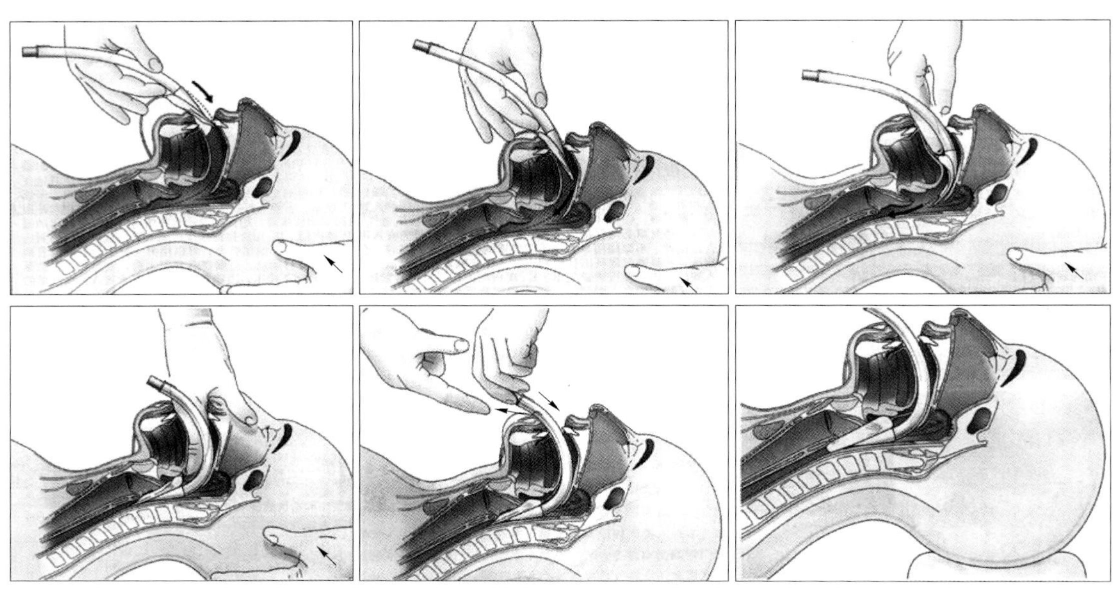

图21-12 单管喉罩标准置入方法

二、通气罩充气和导管固定

(一) 通气罩充气

1. 充气 “恰当密闭容量”是指通气罩充气后能保持呼吸道和胃肠道密闭所需要的最小的气体容量。通过给通气罩充气后再放气时出现口咽部轻微漏气后再充气,至漏气正好消失得到呼吸道密闭且可进行正压通气。喉罩的充气量初步可按(喉罩号码+1)×5(ml)计算,有经验者根据外端的指示气囊压力充气。一般成人3号喉罩充气15～20 ml,最多35 ml,4号喉罩为24～30 ml,最多60 ml。胃肠道的适当密闭容量为最大推荐容量的24%。少充气或过度充气都会引起临床问题。

2. 过度充气 过度充气牵涉到对呼吸道和消化道的密闭效果;增加咽喉部的发病率;干扰部分外科视野;扭曲局部解剖;降低食管括约肌张力;激活气道防御反射。① 呼吸道的密闭效果:最有效的密闭容量是最大推荐容量的三分之一或三分之二。当充气量超过这一范围时,会少量增加封闭效果但有时却会产生减小。如果通气罩持续充气超过最大推荐容量时,最终会从咽部溢出。② 消化道的封闭效果:最有效的消化道密闭是给予比呼吸道密闭更高容积的气体。当充气量超过最大推荐量时,胃胀气的风险性增高。③ 咽喉部的发病率:咽痛和吞咽困难的发病率会随着通气罩容积的增大而增加。可能与通气罩压迫黏膜有关。④ 干扰外科手术野:如果通气罩过度充气,其近端接近扁桃体,将会干扰扁桃体手术。⑤ 局部解剖变异:如果通气罩过度充气会压迫颈静脉;颈内静脉置管困难;外科误诊;病理解剖学上的移位。⑥ 减少食管括约肌张力:通气罩容量不会影响食管下括约肌张力,但可以减少食管上括约肌的收缩性。⑦ 引起气道防御反射,通气罩注入常用容量的气体一般不会影响。

3. 充气不足 通气罩充气不足可能使气道充分的密闭;易发生胃胀气和反流误吸。当通气罩压力降到22 cmH_2O时,自主呼吸的潮气量没有影响,但完全放气后将会减少潮气量。当通气罩密闭压力小于10～15 cmH_2O时,将不能使用正压通气。小于15 cmH_2O时,通气罩对气道漏气的防御作用将丧失。通气罩容量小于最大推荐容量的1/4时,就不能封闭食管上括约肌。

通气罩应该充气至最大推荐容量2/3,然后调整至恰当密闭容量。通气罩充气量不应该超过最大充气容量,也不应该小于最大推荐容量四分之一。

4. 通气罩内压 N_2O容易扩散进入硅酮材料制成喉罩的通气罩中,引起麻醉维持期间通气罩压力逐渐升高。体外试验时发现,将通气罩暴露在含66% N_2O的氧中仅5 min,通气罩压上升超过240%。100例患者使用普通型喉罩的患者吸入66% N_2O,手术结束时,通气罩压从最初的45 mmHg上升到100.3 mmHg。因此N_2O麻醉期间必须间歇抽出部分通气罩内气体,避免使用N_2O防止通气罩内压升高。降低术后喉痛等并发症的发生率。

5. 防咬装置 理想的防咬装置是:① 防止导管闭合和牙齿损伤;② 便于放置和取出;③ 对患者没有刺激和损伤;④ 不影响喉罩的位置和功能。最常用的是圆柱形纱布。将其放在臼齿之间的合适位置,露出足够的长度用于带子或胶布固定。双管型喉罩质硬可防咬。

(二) 喉罩固定 理想的位置是罩体末端的中心腔室罩在喉的入口处,同时喉罩套囊的尖型末端塞住食管上端的开口,而套囊的其余部分位于下咽部与两侧的梨状隐窝和会厌的喉面接触,能围绕喉的入口产生一个不漏气的密封圈,起到了密闭喉咙的作用。为保持这种压力,要在患者一侧上颌骨上贴上胶带,在导管上绕一圈后贴在另一侧上颌骨上,之后再行充气。这种固定方式保证了喉罩的稳定性,并在发生反流时给予最大限度的保护,减少正压通气时误吸的发生概率。同时,此时的固定也可使喉罩罩体在充气时倾向于向下延展,防止充气时回弹。

一次性喉罩和气道食管双通型喉罩都相似。理想的固定应很好地满足患者和外科手术的要求。高强度的粘胶带也应用于麻醉医师不能接近头颈或是侧卧位和俯卧位的手术。胶带应该有2～3 cm宽,一端粘于上颌骨上然后绕住导管和防咬装置的下方伸出在撕断前固定于另一侧的上颌骨。导管的近端应固定于离颏前下方5 cm处。再用一条胶布对称地压喉罩通气管,并固定在两侧的下颌。重要的是不能完全包裹导管,应留出一部分导管用于观察液体反流情况。在喉罩置入过程没有口腔后壁的阻力;通气罩可顺利地滑入咽喉近端;感受到咽喉部远端特征性的阻力,通常喉罩置入的解剖位置是正确的。如阻力来自咽喉近端,有可能是舌或会厌入口发生阻塞。如果没有特征性的阻力出现,可能喉罩没有插到足够的深度。

三、喉罩位置判断及调整

喉罩的成功置入能提供正常的自主通气和氧合,在常见的气道正压情况下,能进行控制通气,因此置入喉罩并固定、充气之后,首先用手动通气方式测试是否通气良好。只有通气良好才是判断喉罩置入成功的最终指标,当通气不良时必须分析、判断和调整。通过监测呼气末二氧化碳、听诊和观察导管内气体运动,可进一步确定罩体放置是否正确和是否出现由于会厌向下脱位而引起的气道梗阻。正确位置参见图21-13。

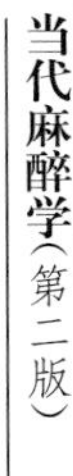

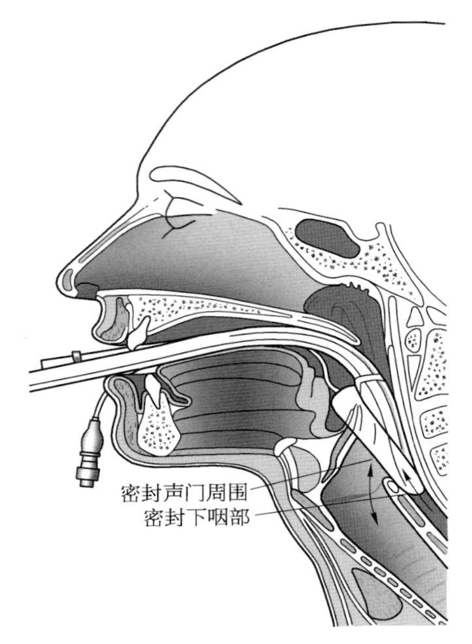

图 21－13　喉罩的位置

测试喉罩位置还可采用 2 倍潮气量法，即把机控潮气量设为常规值的两倍，观察此时喉罩是否漏气以及此时的气道压。如果通气良好，说明此时的喉罩位置可满足术中常规潮气量的通气条件。只要术中的气道压不高于此时压力值，就可保障正常通气。

另一种测试方法为测量喉罩的密封压，方法是将喉罩与麻醉回路连接，手控方式做几次正常通气后，关闭麻醉机的可调节压力阀(APL)，开大氧气流量，观察呼吸囊的膨胀和回路气压表的改变，当压力上升至平台时能从口边听到持续的漏气声，此时的平台压力即是密封压。位置适当时普通型喉罩的密封压大于 20 cmH_2O，加强型双管喉罩大于 30 cmH_2O。

喉罩的位置还可通过纤维支气管镜在直视下进行判断(图 21－14)。将气管镜润滑后从喉罩通气管内伸入，当镜头进入罩体空间后，可从视野内声门暴露的情况判断喉罩位置是否良好，类似于直接喉镜声门暴露分级(C～L 分级)，Ⅰ级：能看到全部声门；Ⅱ级：能看到部分声门和会厌的腹面；Ⅲ级：能看到声门后壁和会厌的背面；Ⅳ级：不能看到声门。

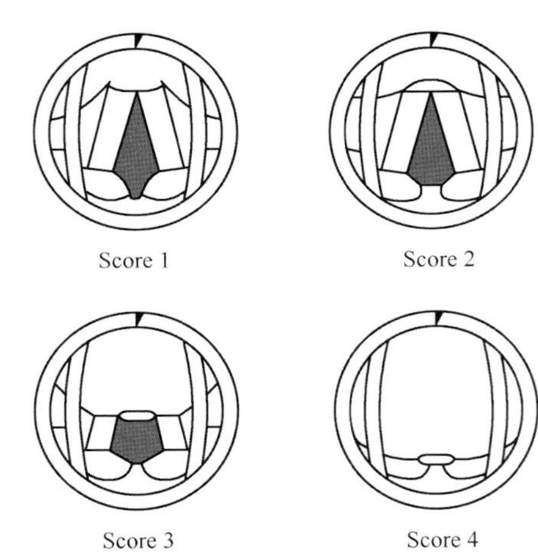

图 21－14　纤维支气管镜直视下声门暴露分级

双管喉罩除了增加了气囊的厚度而加大了密封压外，还增加了一个可以插入胃管的引流管道，内置了牙垫，使得对喉罩置入位置是否正确有了新的判断指标。双管型喉罩还可通过以下临床指标判断其正确位置(图 21－15)。

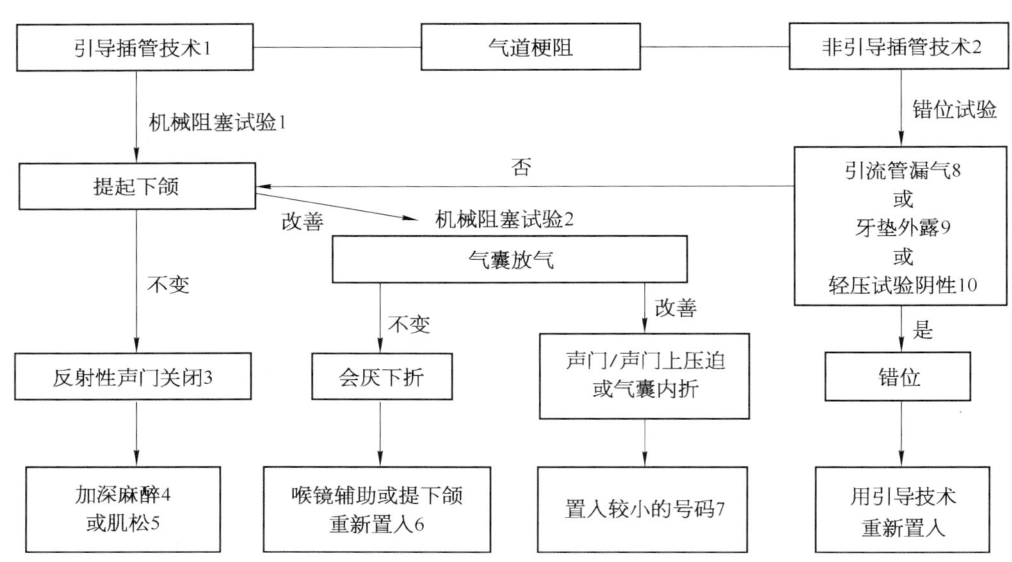

图 21－15　双管喉罩应用过程中判断和处理气道梗阻的流程图

1：探条或胃管在喉镜引导下；2：示指或引导器；3：喉痉挛或暂时的声门关闭；4：优先采用静脉麻醉；5：静脉麻醉无效时给肌松药；6：优先采用引导技术；7：如果通气不当；8：通气时大量气体从引流管漏出；9：牙垫中部从口内突出；10：轻压胸骨上凹时引流管近端的润滑液不移动。

(一) 双管型喉罩牙垫的位置 牙垫上端距离上唇的距离是判断喉罩置入深浅或尺寸是否合适的指标之一,通常情况下,应有 1/4～1/3 的牙垫露在唇外。

(二) 漏气试验 由于在喉罩尖端有引流管的开口,如果置入过浅,通气时引流管外口就会漏气,此时应调整喉罩的位置,直至不再漏气。

(三) 胸骨上凹轻压试验 在向引流管外口注入凝胶润滑剂后,压迫胸骨上凹可见凝胶随之波动,提示喉罩尖端置入到足够的深度。

(四) 引流管置入胃管的情况 将双管喉罩固定并充气后,可向喉罩的食管引流道内试置胃管。如果置入顺利,说明喉罩的位置良好,而且胃管可起到胃肠减压的作用,减少反流误吸的发生率。

四、置管存在的问题

(一) 置管存在的问题 ① 喉罩不能正确到位时,易致麻醉不平稳或肌松不满意,多数与喉罩在咽后壁至下咽腔之间的旋转度不能达到规定的 90°有关。② 喉罩的型号选择不恰当,会厌被推向声门,引起呼吸道部分阻塞,自主呼吸完全受阻。③ 喉罩可能覆盖部分食管口,致正压通气时出现胃膨胀和反流现象。对于出现的问题,可通过调整头颈位置、调整气囊充气量、增加麻醉深度、应用小量肌松药等方法改善。维持良好通气是调整喉罩的目的,所以如果多次调整之后仍然不能进行正常通气,那么就需改用其他气道管理方式。

(二) 置入失败和通气失败

1. 置入失败的原因 ① 麻醉深度不够;② 技术操作失误;③ 解剖结构异常。充气失败的原因有:① 充气管被咬或在喉罩栅栏条上打折;② 充气管被牙撕裂;③ 充气管活瓣被异物堵塞。处理可加深麻醉解和除置入时的机械原因,或用需用其他方法置入。

2. 通气失败的原因 ① 气道阻塞:气道异物阻塞、被咬闭和通气罩疝。② 唇、牙齿、软腭、腭垂、扁桃体、咽喉、会厌软骨、杓状软骨和声带等的口咽部损伤和异常。③ 通气罩和咽喉部的位置不符。④ 通气罩与声门位置不正确。⑤ 通气罩在咽部受压。⑥ 严重的会厌软骨反折。⑦ 声门关闭。⑧ 肺顺应性降低。

五、喉罩的通气方式

使用喉罩时,在麻醉维持阶段,可选择自主通气或机械通气,这主要是根据患者自主呼吸程度及手术方式决定的。

在体表手术或其他无需肌松且刺激相对较小的手术中,如患者呼吸良好,可保留自主呼吸,或行同步间歇指令通气(SIMV)。使用 SIMV 可在避免人机对抗的同时对患者的通气进行足够的补偿。在气道通畅的情况下喉罩自主呼吸与面罩自主呼吸的作功相似,但喉罩的低氧发生率低于面罩。但是,婴幼儿采用喉罩自主呼吸时气道方面的并发症明显高于面罩。

机械通气的方式可根据患者的气道压选择,一般选择容量通气模式。呼吸参数应根据压力-容量环(P－V LOOP)反映的气道顺应性的实际情况进行设定,一般潮气量用 6～8 ml/kg,呼吸频率 10～14 次/min,同时根据呼气末二氧化碳分压来做上下微调。如果正常潮气量条件下压力过高,超过喉罩密封压而导致漏气,则可考虑使用压力通气模式,平台压设定值可根据测得的密封压为参考,以不超过密封压为准。

六、喉罩拔除

通常情况下应待患者清醒后拔除喉罩。在拔除之前应去掉固定带,并判断患者苏醒程度是否达到拔管指征。拔除时将气囊部分放气,以减少对患者的损伤,同时达到将分泌物带至口外的目的。拔除后应检查口腔组织是否损伤。若非一次性喉罩,应尽快清洗并消毒。

七、使用喉罩的注意事项

① 优选标准技术:失败后,换用其他方法。② 适当麻醉深度:抑制气道保护性反应。③ 调整通气罩容积:增加(或较少见的减少)通气罩容积可以改善密闭效果;通气罩充气后边缘柔软,便于进入咽喉部;如通气罩错位,充气和放气后,通气罩可能到位;如远端通气罩位于声门入口,放气可以改善气流。④ 机械性故障:如通气罩的远端向后发生折叠,充气和放气可能松开折叠。⑤ 调整头颈部位置 置入失败和气道梗阻引起的通气失败也可采田嗅花位纠正。喉罩封闭不佳可用颏-胸位纠正。⑥ 提颏或推下颌:通过提高会厌软骨以及增加咽的前后径纠正置入失败。提起和(或)减少声带的压力纠正因气道梗阻引起的通气失败。⑦ 压迫颈前部:适当压迫颈前部的方法可使通气罩紧贴舌周组织并插入咽部周围的间隙,可纠正因密闭不佳引起的通气失败。⑧ 退回或推进通气罩:需退回,因太小的喉罩能进入咽的深部并使近端的通气罩与声门入口相对。置入容易但出现气道梗阻,导管在口腔外很短时,将导管退回儿厘米会有所改善。然后应考虑更换大一号的喉罩。置入深度不够或喉罩太大需推进,远端通气罩可能处于声门入口或进入声门。再堆进或更换小一号喉罩。喉罩在置入时如遇阻力,不应强行用力以免引起损伤。退回和推进:退回和推进通气罩大约 5 cm,常用于纠正发生会厌折叠时,成功率很高。⑨ 重置喉罩:重置喉罩纠正置入失败通气失败。⑩ 更换不同类型的喉罩:不同的喉罩有很多不同点,应依据失败的原因选择备用喉罩。⑪ 注意通气效果,尤其是 $P_{ET}CO_2$。密切倾听呼吸音,以便及时发现反流误吸。

正压通气时，气道内压不宜超过 20 cmH_2O，否则易发生漏气或气体入胃。手术结束后，麻醉尚未完全转浅时，可吸引罩内积存的分泌物，但需注意吸痰管不能直接接触喉头，因易诱发喉痉挛。

第五节　喉罩通气的并发症

一、对位不佳或术中移位

喉部受压、拖拉喉罩导管、通气罩充气过度等原因均可能导致喉罩移位，表现为喉罩向外突出和气道不通畅。使用喉罩时，应密切注意患者状态和手术进程，因为术中体动、气道压变化、手术操作误碰喉罩、体位改变等事件可能会导致喉罩位置发生变化，从而影响通气，甚至导致通气失败。麻醉过浅时，患者的吞咽动作会使喉罩移位，此时应密切注意压力-容量环，及时对症处理。喉罩移位处理可将喉罩推回原位或者拔出后重新插入。如果胃管尚在位，气道食管双管喉罩很容易重新恢复到正常位置。

二、气道梗阻

原因为 LMA 位置不当通气罩折叠、会厌下垂部分遮盖、声门通气罩充气过度。也可是通气罩旋转、通气导管扭折、异物、喉痉挛和声门闭合等引起。喉罩通气导管被咬、扭曲、异物可能引起通气导管阻塞。扁桃体手术时常发生开口器压迫喉罩通气导管导致阻塞。螺纹钢丝加固的可曲型喉罩和气道食管双管型喉罩较少发生导管阻塞。如不能解除应立即拨出喉罩后重新插入。

三、反流误吸

喉罩不能有效防止误吸，因此禁用于误吸风险高的患者。反流发生率可高达 33%，但是，具有临床意义的误吸发生率仅为 1/240 000～1/9 000。新型双管喉罩极大地降低使用喉罩时发生误吸的风险。可以引流出食管内逆行的气体或液体，降低其对喉周产生的压力，当喉周压力小于喉罩气囊的密封压时就不易发生误吸。而且，与传统喉罩相比，双管喉罩可以更可靠地施行正压通气。

四、通气罩周围漏气

发生率为 8%～20%，多由通气罩型号、位置或充气量不合适所致。头颈部移动或通气罩内充气减少使通气罩密闭性下降。临床表现为无气道压升高的情况下出现明显漏气。按原因分别处理。将头颈部恢复至原始位置，通气罩加注气体，调整喉罩位置，拔出喉罩后重新插入。

五、胃胀气

正压通气时气道内压力超过下咽部的密闭压，气体经食管进入胃引起胃胀气。发生率<3%左右。反复吞咽活动也可能引起胃胀气。气道食管双管型喉罩发生气道部分阻塞时也可能引起胃胀气。处理包括调整喉罩位置，降低吸气峰压，改用自主呼吸，以防止胃胀气加剧。反复吞咽活动者可加深麻醉深度。必要时在喉罩置入后插入胃管减压，插胃管失败者应改用气道食管双管型喉罩或气管内插管。

六、口-咽-喉并发症

任何异物进入气道都可能有并发症。喉罩从口进入并占据下咽部。声门外可能发生损伤的结构有牙齿、扁桃体、口腔黏膜、咽喉部软组织、唾液腺、颈部的神经血管、喉软骨和颈椎。损伤后通常表现是口干和咽痛。损伤一般都会很快恢复，没有后遗症。但是也有出现严重并发症的报道，如舌下神经和舌神经麻痹、会厌和喉部损伤、构音困难、发声困难、舌血管受压导致的舌发绀等。为了尽可能避免发生这种并发症，应该选择合适大小的喉罩，保证囊内压不高于 60 cmH_2O。气道损伤和咽痛、吞咽困难可由于插入时损伤和黏膜肌肉的持续受压，与操作的熟练程度、LMA 大小、通气罩注入空气的多少有关。

喉罩的广泛临床应用，现已成为诊断性与微创手术操作的首选，很多患者是在日间手术中心接受治疗，使接受各种手术与麻醉的患者获益匪浅。许多现代外科技术与传统外科手术相比创伤更小。在不同类型困难气道的患者中，喉罩的作用非常有效。新一代的插管型喉罩更可以和气管导管在术中按需互换，最大限度地改善了患者的舒适度，降低了围术期气道并发症。喉罩的使用已经成为每个麻醉医师必须掌握的技术。选择好适应证，正确的置入方法，及时判断其位置，预防和处理各种并发症，充分发挥喉罩微创、舒适、恢复快的作用，降低困难气道的发生率，从而提高麻醉质量和患者的满意度。

（田　鸣　魏　威　尤新民）

参考文献

[1] Brain AIJ. The laryngeal mask-a new concept in airway management. Brit J Anesth, 1983, 55: 801－805.

[2] Brimacombe JR. Laryngeal Mask Anesthesia, Principle and Practice Ind ed. Elsevier: Singapore, 2005.

[3] 尤新民，韩玲，赵璇，等. 气管插管型喉罩通气在困难气管插管中的应用. 中华麻醉学杂志，2003，23: 930－931.

[4] 史东平，祝义罩，封卫征，等. 食管引流形喉罩在腹腔镜胆囊手术麻醉中的应用. 临床麻醉学杂志，2006，22: 511－513.

[5] 季晓燕，尤新民. 双腔 Supreme 喉罩与 ProSeal 喉罩用于腹腔镜胆囊切除术气道管理的比较. 上海医学，2010，10: 561－563.

[6] 林洁，魏新川，李运福，等. SLIPA 喉罩与经典喉罩的临床应用观察. 临床麻醉学杂志，2011，9: 551－553.

[7] 段宏军，贾瑞芳，时迎斌，等. i-ge 喉罩用于腹腔镜胆囊切除手术患者气道管理的效果. 中华麻醉学杂志，2010，7: 805－807.

[8] 华震，左明章，段宏军，等. 妇科手术患者 Guardian 喉罩与 Supreme 喉罩气道管理效果的比较. 中华麻醉学杂志，2010，11: 1340－1342.

困难气道处理

困难气道(difficult airway)是引起麻醉相关死亡和伤残的最重要原因。约有30%的麻醉死亡事件与气道管理失误有关。美国麻醉医师协会索赔分析显示，在21%的麻醉相关索赔案中，主要原因是医务人员没有正确的实施气道管理。值得警惕的是，气管插管困难不会威胁生命，而通气失败则可致命!

第一节 困难气道的定义

一、美国麻醉医师协会的定义

1993年，美国麻醉医师协会建议作如下定义：① 困难气道是指在经过常规训练的麻醉医师的管理下患者发生面罩通气和(或)气管插管困难；② 面罩通气困难是指在面罩给予纯氧和正压通气的过程中出现通气不足，致使麻醉前SpO_2>90%的患者无法维持SpO_2>90%以上；③ 喉镜暴露困难是在常规喉镜暴露下无法看到声门的任何一部分；④ 气管插管困难是指常规喉镜下插管时间大于10 min或尝试3次以上插管失败。

二、中华医学会麻醉学分会的定义

2009年，中华医学会麻醉学分会颁布的《困难气道管理专家共识》对困难气道的定义是：具有5年以上临床经验的麻醉医师在面罩通气或气管插管时遇到了困难(上呼吸道梗阻)，或两者兼有的一种临床情况。

(一) 面罩通气困难 麻醉医师在无他人帮助的情况下，不能维持患者正常的氧合和(或)合适的通气，使面罩纯氧正压通气的患者无法维持SpO_2在92%以上。

(二) 气管插管困难

(1) 困难喉镜显露使用常规喉镜，经过多次努力后仍不能看到声带的任何部分(Cormack-Lehane喉镜显露分级Ⅳ级)。

(2) 困难气管插管无论存在或不存在气管病理改变，气管插管需要多次努力，更换喉镜片或调换操作者(Cormack-Lehane喉镜显露分Ⅱ～Ⅲ级，发生率1%～18%)。

(3) 插管失败在多次插管努力后未能插入气管导管(Cormack-Lehane喉镜显露分级Ⅲ～Ⅳ级，发生率0.05%～0.35%)。

第二节 困难气道的发生因素

自口腔(或鼻腔)至气管之间可划为三条解剖轴线，彼此相交成角(详见第二十章)。气管插管时，为达到显露声门的目的需使这三条轴线重叠。正常情况下，通过调整头位，在喉镜暴露下能使上呼吸道三条轴线重叠。当声门显露不佳时，还可采用外部按压喉结的方法以帮助显露声门。若三条轴线不能重叠，无法显露声门，则可发生气管插管困难。通常，发生气道困难的因素大致包括气道解剖变异、局部或全身性疾患影响、创伤后致解剖结构畸形等几个方面。

一、气道解剖生理变异

主要指先天性或出生后发育过程中出现的解剖生理异常，表现为短颈、下颌退缩、龅牙、口咽腔狭小、高腭弓、上颌骨前突、错位咬颌、下颌骨增生肥大、会厌过长或过大等，这些因素均使暴露声门困难，导致插管困难。例如，先天性唇腭裂患儿中常见的Pierre Robin综合征，具有小颌、腭裂和舌后坠等畸形特征，另一种常见的Klippel Feil综合征可因脊柱融合术后造成颈部后仰严重受限。颌骨发育异常造成龅牙、下颌退缩(鸟嘴)可导致麻醉后通气不畅和插管困难。

二、局部或全身性疾患

引起气道困难的局部或全身性疾患有肌肉骨骼病、内分泌病、炎症和肿瘤等。肌肉骨骼病主要有颈椎强直、颞下颌关节强直、弥漫性骨质增生和茎突舌骨韧带钙化等。颈椎强直(常见于强直性脊柱炎)可使喉镜的置入和暴露发生困难。双侧颞下颌关节强直因伴有张口严重受限而引起插管困难。患弥漫性骨质增生的患者,由于出现骨赘和韧带钙化可造成颈椎强直。茎突舌骨韧带钙化的患者则因无法挑起会厌和舌骨而致插管困难。易发生气道困难的内分泌病主要有肥胖、肢端肥大症、甲状腺肿大和糖尿病等。肥胖患者可因口咽部组织肥大、咽腔相对缩窄。睡眠呼吸暂停综合征的患者术前已有潜在的呼吸道梗阻存在。肢端肥大症的患者多伴有上呼吸道的形态结构异常,如巨舌、声带组织增厚、声带固定、会厌和喉室皱襞肥大、环状软骨弓宽度减少和复发性喉神经麻痹等。坏疽性口炎的患者可出现大面积溃疡、口周瘢痕挛缩和颞下颌关节强直,扁桃体周围脓肿、会厌炎、喉水肿等也可影响到气管插管。上呼吸道或邻近部位如咽喉、会厌、舌体、舌根、口底和颌面部的肿瘤往往造成气管插管困难,甚至可出现面罩通气困难。此外,咽喉、颈部或上胸部肿瘤放射治疗及手术后瘢痕等引起气道与周围解剖结构改变也可造成困难气道。

三、创伤后致解剖结构畸形

创伤后致解剖结构畸形也是造成气道困难的重要原因。口腔颌面部创伤会引起上呼吸道出血、异物阻塞、颌骨骨折甚至移位等。约10%的口腔颌面创伤患者还同时伴有颈椎损伤,需保持头位制动,从而增大插管操作难度。下颌骨骨折患者多因发生舌后坠、牙列错位和牙关紧闭而致气道困难。头面部手术后发生口腔、咽喉、颌面部组织缺损、移位以及瘢痕粘连挛缩等均可引起插管困难,而那些多次接受放射照光治疗的患者会因咽喉组织广泛粘连固定而引起通气或插管困难。头面部烧伤患者创面愈合后瘢痕增生出现小口畸形、颏胸粘连,也可造成十分严重的插管困难。

四、其他因素

此外,一些生理病理方面的变化如饱食、妊娠、循环功能不稳定、呼吸功能不全等,因气道解剖发生改变或麻醉诱导药物使用受限可潜在地增加气道管理的难度。饱食患者易发生胃内容物反流引起窒息。产妇体内的高雌激素水平引起舌体、咽喉充血肿胀,造成喉镜下暴露困难。

第三节 困难气道的评估

麻醉前气道评估十分重要,有助于选择合适的麻醉诱导方法和气管插管技术,尽可能地降低发生气道困难的风险。传统上,人们往往对预计有直接喉镜气管插管困难的患者进行气道评估。事实上,对预计有面罩通气、放置喉罩和其他后备措施困难的患者进行气道评估同样重要。目前预测气道困难有多种方法,但是即使是最严格、周密的预测也不能完全检测出每一例气道困难病例。

一、面罩通气困难

面罩通气需要做到严密地覆盖口鼻并且打开气道。与面罩通气困难有关的因素有:年龄>55岁;体重指数(body mass index,BMI)>26 kg/m^2;打鼾史;络腮胡子;牙齿缺损(同时满足以上两项就有>70%的敏感性和特异性)。此外还有颌面部异常;下颌后缩或前突;阻塞性睡眠呼吸暂停。

二、气管插管困难

1. 病史　手术前访视患者和阅读病史非常重要,是早期估计潜在性困难气管插管和避免发生严重意外的最好方法。在手术前访视中,需重点了解患者既往有无困难气管插管等情况。如果患者曾有过困难气管插管的病史,在查阅病历和询问病史时应特别注意以下四个重要问题,以弄清困难气管插管的性质、程度和处理方法:① 气管插管的困难程度及所采用的解决办法;② 直接喉镜操作期间患者的体位;③ 气管插管所用的器械;④ 操作者对患者既往所采用的气管插管方法是否熟悉。

2. 一般体检　导致气管插管困难的解剖学特征有小口、下颌肥大、头颈僵硬、病态肥胖和乳房肥大。还要注意头面部和颈部的烧伤、肿瘤、脓肿、放疗损伤和限制性瘢痕。机械性限制比如张口度减小、下颌前移和颈椎活动受限。牙齿情况差比如蛀牙、缺牙和龅牙等。某些骨科、神经外科和正颌装置比如牵引器、外固定支架和箍牙器等。经鼻气管插管要检查鼻腔通畅情况。有时络腮胡子会掩盖某些困难气道的解剖学特征,需引起重视。

3. 特殊检查

(1) 切牙间距　切牙间距是指最大张口时上下门齿间的距离。正常值应大于或等于3 cm(2指);小于3 cm,有插管困难的可能;小于2.5 cm则喉罩置入困难。

(2) 甲颏间距　甲颏间距是指患者头部后仰至最

大限度时,甲状软骨切迹至下颌骨颏突间的距离。甲颏间距大于或等于 7.0 cm,插管无困难;在 6～6.5 cm 间,插管有困难,但可在喉镜暴露下插管;小于 6 cm(3 指),则 75%无法用喉镜进行插管。甲颏间距过短时,患者喉头位置较高,下颌骨间隙相对较小,直接喉镜下舌体易遮挡视线而造成声门暴露困难。联合使用 Mallampati 试验(<7.0 cm 以及 3～4 级)显著增加特异性(97%),但是降低了敏感性(18%)。

(3) 颈部活动度　可用颈部屈伸度和颈部关节伸展度来衡量。颈部屈伸度是指患者作最大限度地屈颈到伸颈的活动范围。正常值大于 90°,从中立位到最大后仰位可达 35°;小于 80°,插管有困难。颈部关节伸展度可通过拍摄 X 线侧位片、CT 和 MRI 检查来进行测量。颈部活动度减小时,直接喉镜暴露下需用更大的力量上提舌部以暴露声门,易造成插管困难。

(4) Mallampati 试验　Mallampati 提出的一个简单的气道评估,成为当今临床广为采用的气道评估方法。患者坐在麻醉医师的面前,用力张口伸舌至最大限度(不发音),根据所能看到的咽部结构,给患者分级。Mallampati 分级愈高插管愈困难,Ⅲ级,特别是Ⅳ级属困难气管插管。该分级是一项综合指标,其结果受到患者的张口度、舌的大小和活动度以及上腭等其他口内结构和颅颈关节运动的影响(图 22-1)。

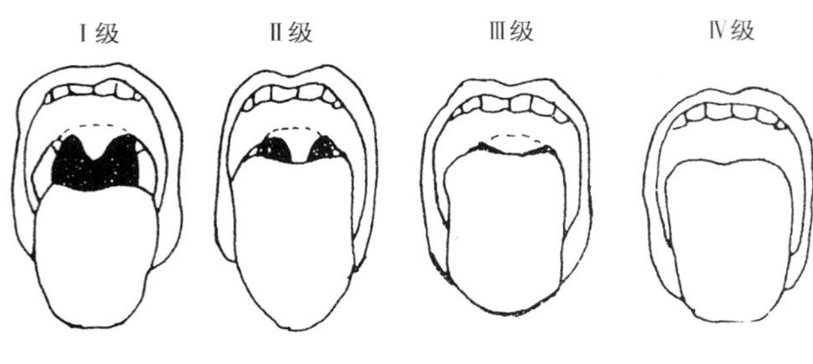

图 22-1　Mallampati 试验

(5) 下颌前伸度　下颌前伸度是下颌骨活动性的指标。如果患者的下门齿前伸能超出上门齿,通常气管内插管是容易的。如果患者前伸下颌时不能使上下门齿对齐,插管可能是困难的。下颌前伸的幅度越大,喉部的显露就越容易,下颌前伸的幅度小,易发生前位喉而致气管插管困难。

(6) Wilson 危险评分　Wilson 等把体重、颈部活动度、下颌活动度、下颌退缩和龅牙作为 5 个危险因子来评估气道,每个因子都有 0、1、2 三种评分,总分为 0 至 10 分。≥2 分则有 75%的困难插管可能,此外还有 12%假阳性的可能。

(7) Cormack-Lehane 喉镜显露分级　是根据直接喉镜暴露下喉头结构的可见度进行分级:Ⅰ级,声门完全显露;Ⅱ级,仅见声门的后半部;Ⅲ级,仅见会厌;Ⅳ级,未见会厌。其中Ⅲ、Ⅳ级往往有气管插管困难(图 22-2)。

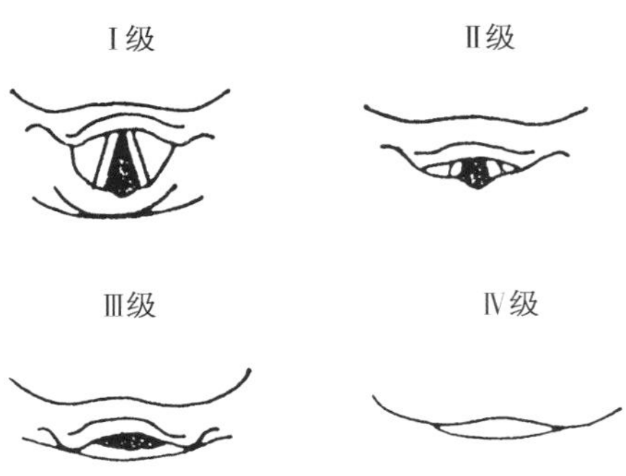

图 22-2　Cormark-Lehane 喉镜显露分级

Yentis 和 Lee 在 Cormack-Lehane 的基础上又建立了改良 Cormack-Lehane 喉镜显露分级。其中,Ⅱb往往预示着气管导管通过声门困难。目前,改良 Cormack-Lehane 喉头显露分级已被越来越广泛应用(表 22-1)。

表 22-1　改良 Cormack-Lehane 喉镜显露分级

原来 Cormack-Lehane 喉头分级	Ⅰ 完全暴露声门	Ⅱ 仅见声门的后半部	Ⅲ 仅见会厌	Ⅳ 未见会厌	
直接喉镜所见	E Li				
改良 Cormack-Lehane 喉头分级	Ⅰ 完全暴露声门	Ⅱa 见部分声门	Ⅱb 见杓状软骨和声带后部	Ⅲ 仅见会厌	Ⅳ 未见会厌

(8) 影像学技术　影像学检查预测困难气管插管:① 需拍摄颈部和胸廓出口的前后位和侧位 X 线片,不仅能显示有无喉或呼吸道的偏移或狭窄,而且还能显示颈椎有无异常。② 评估寰枕关节的活动度:可拍摄头颈部的侧位 X 线片,首先需在头部处于正中位时进行拍摄,即让患者闭口和两眼平视前方,然后再拍摄头部在寰椎上尽量后仰时的 X 线片,两者对照即可显示寰枕关节的伸展度。③ X 线片上模拟口、咽和喉三条

轴线能够达到相互重叠的程度。正常人头部在寰枕关节上尽量后仰时，口轴和咽轴能达到几乎重叠的程度，即两线的成角接近 180°。此时若再进一步屈曲颈部，将使口、咽和喉三条轴线相互重叠，从而有利于气管插管操作。④ 下颌骨舌骨间距：在 X 线头影测量图上，下颌骨下缘至舌骨切迹间的距离，即为下颌骨舌骨间距。女性为 26.4±16.4 mm，男性为 33.8±21.4 mm。困难气管插管容易发生在下颌骨舌骨间距较长的患者。⑤ 颅面角和线的异常：在 X 线头影测量图上，后鼻嵴至咽后壁垂直距离代表咽腔直径，数值减小，容易出现困难气管插管；另外，前颅底长度、上下颌骨与颅底的关系角、上下颌骨的关系角的异常也均会导致鼻咽腔、口咽腔气道容积的变化而造成困难插管。⑥ 软组织因素：CT 和 MRI 检查着重于测量鼻咽、咽腔、喉腔和气管等部位的软组织。利用三维 CT 重建气道，不仅可以预测是否会出现困难气道，而且还能通过图像模拟插管路径，明确出现困难气道的部位，寻找可行的插管方法。

三、后备方案困难

1. 喉罩置入困难喉罩　已成为插管失败后常规后备方案之一。张口小于 2.5 cm 时喉罩置入困难，张口小于 2.0 cm 时无法置入；口腔和咽喉部肿块（比如双侧扁桃体肿大）等也影响喉罩置入。

2. 环甲膜切开和气管切开困难　如果考虑环甲膜切开或气管切开就要仔细检查患者喉与气管的解剖情况。根据患者的肥胖程度、是否有颈前部肿块、气管是否偏移、颈后仰度、放射治疗史以及是否有外固定支架的影响判断环甲膜切开或气管切开的可行性。

第四节　困难气道的建立

一、非插管建立气道

(一) 面罩　任何时候都要牢记“通气第一原则”。无论气道条件如何给每个患者面罩供 100%纯氧同时向上级医师求助。使患者的头部和颈部处于“嗅花位”。双人面罩通气（一人托住患者下颌并压住面罩，另一人挤压呼吸囊）。建议使用口咽或鼻咽通气道时动作轻柔，以免出血。面罩通气失败最主要的原因是无法打开上呼吸道，此时可考虑置入口咽或鼻咽通气道。

(二) 喉罩　喉罩是过去 20 年气道装置中最重要的发明之一。作为介于面罩和气管插管之间的一种通气道被普遍用于全身麻醉术中呼吸道的管理，可以保留自主呼吸也可行正压通气。置入合适的喉罩将有效保证>90%患者的通气和供氧，在美国麻醉医师协会困难气道管理指南中有 5 处标明使用喉罩的情况，包括使用喉罩困难插管。

(三) 食管气管联合导管 (esophageal tracheal combitube, ETC)　ETC 是一兼有食管封堵器和常规气管导管特征的一次性双腔导管（图 22-3），是一种在紧急状态下使用的通气工具。术者一只手撑开患者口，另一手持导管，弯曲度与咽部的自然曲线一致。轻轻向前推进直至导管上的标志线与牙齿平齐。分别向大气囊和远端小套囊充气。向蓝管通气，若肺部无呼吸音而胃有充气时，提示导管插入食管[图 22-3(a)]。若无胃内充气音时，提示导管插入气管内，立即改用白管通气[图 22-3(b)]。研究表明，使用食管气管联合导管通气患者的氧合、通气功能与使用气管导管的患者相似，但是食管气管联合导管具有较高的失败率和并发症发生率。

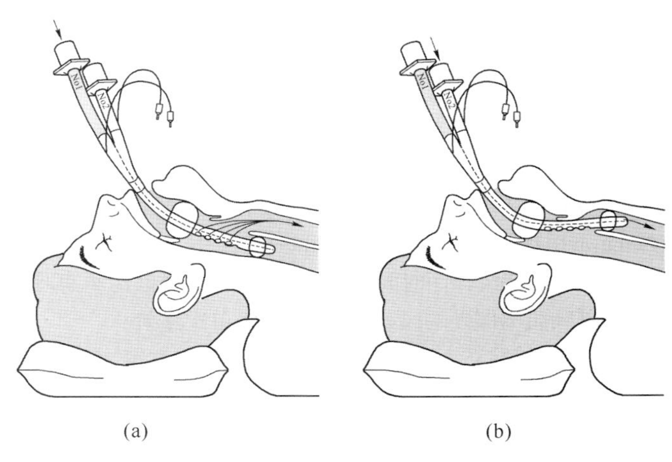

图 22-3　食管气管联合导管

二、困难气管插管术

(一) 插管方式

1. 手术与非手术　一般来说，非手术方式插管具有成功率高、风险性小和操作简便的优点，常被作为建立气道管理的首选方法。但是，某些情形下如上呼吸道脓肿、喉部创伤、因疾患或创伤致口咽部严重畸形和急症气道存在，可考虑选择手术方式，施行气管切开术或环甲膜切开术。

2. 清醒与非清醒　预计有困难气道时须考虑采用清醒插管，对于不合作或同时患有颅内高压、冠心病、哮喘的患者，则应权衡插管困难与清醒插管的风险，给予全面考虑。清醒插管法具有以下优点：① 保留自主呼吸，维持肺部有效的气体交换；② 气道反射不被抑制,降低了误吸引起窒息的危险;③ 保持肌肉的紧张性,使气道解剖结构维持在原来位置上,更有利于气管插管操作;④ 不需要使用吸入麻醉剂和肌松药,在某些高危患者中可避免这些药物引起的不良反应。清醒插管没有绝对的禁忌证,除非患者不能合作(如儿童、精神迟缓、醉酒及好斗的患者),或者患者对所有局部麻醉药有过敏史。

(二) 麻醉前用药

1. 苯二氮䓬类　苯二氮䓬类药物具有很好的缓解焦虑、遗忘、镇静和催眠作用。由于咪达唑仑易于调控剂量,成为最常使用的药物。咪达唑仑起效迅速,作用时间短,此药除镇静及解除焦虑作用外还有良好的遗忘功效,临床较为常用。如与芬太尼合用可作为需清醒气管插管操作时麻醉诱导用药,方法为清醒插管前静脉注射咪达唑仑 0.025～0.05 mg/kg 和芬太尼 0.05～0.1 mg 可减轻患者因插管操作导致的不适及应激反应,并在术后可遗忘插管的过程。但用药后需密切检测血压及呼吸的状况,以防不测。

2. 阿片类药物　这类药物有良好的镇静作用,达到一定的血浆浓度时具有良好的镇咳作用,可以抑制咽喉反射,有助于预防气道操作时发生的咳嗽和干呕。同时引起呼吸减慢有助于清醒插管时气道解剖结构的暴露和固定,然而增加了患者低氧血症和高碳酸血症的发生。

芬太尼静脉注射 1～2 μg/kg 后 2～3 min 起效,持续时间 0.5～1 h,是困难插管最常用的药物。瑞芬太尼是一种超短效的麻醉药,由血浆和组织的酯酶代谢,半衰期 9 min。在 0.05～0.3 μg/(kg・min)的使用范围内起效时间为 1 min,持续作用时间为 5～10 min。由于该药具有呼吸抑制和肌肉僵硬的风险,不建议用于单次注射。

3. 抗胆碱药　尽管有很多种联合用药方案,但一致目的是干燥气道。分泌物过多会导致以下两个问题:不管是用直接喉镜还是纤维支气管镜都可能模糊视野;在气道表面麻醉时由于一层分泌物的存在还会阻止局部麻醉药到达相应的部位,影响局部麻醉药的效果。

临床以阿托品及东莨菪碱较为常用。阿托品用药后可有口干不适,在慢性阻塞性肺部疾病患者使痰液干稠,不易排出,并可促使小儿体温升高。东莨菪碱对老年人易引起谵妄等不良反应(可能需要 3～7 d 完全康复),限制了它的临床应用。格隆溴铵 0.1～0.2 mg 静脉或肌注给药,起效迅速,持续时间 2～4 h,不良反应少。由于抗胆碱药能阻断分泌物的释放,但无法清除已经聚集的分泌物,因此最好在麻醉前 1 h 给药。

4. 鼻黏膜血管收缩药　鼻咽部和鼻黏膜的血管分布很丰富。当一个患者需要经鼻插管时,鼻咽部的充分表面麻醉以及相应区域的血管收缩十分必要。常用的药物是 4%的可卡因或 2%利多卡因与 1%去氧肾上腺素混合液,这些药物涂抹于鼻咽部后可产生良好的局部麻醉和血管收缩的作用。此外还可以用呋麻滴鼻液收缩鼻黏膜血管。

(三) 人员和设备

1. 人员　在准备开始诱导之前,先与患者做言语交流以帮助其克服恐惧。需要至少一名专业人员可以作为助手参与困难气道管理。对于高危患者建议有一名熟悉外科建立气道的医师在场,当患者处于紧急情况时,能及时实施气管切开或环甲膜切开。

2. 监护设备　在麻醉诱导过程中要常规监护心电图、无创血压、脉搏氧饱和度、呼气末二氧化碳波形。心电图可以连续显示患者的心脏活动(如心率和心律变化、心脏传导阻滞和心肌缺血)。脉搏氧饱和度监测可以早期发现低氧血症。二氧化碳波形图出现连续 5 个波形则证实气管插管在气管内。

3. 困难气道设备车　每个麻醉科均应配备困难气道设备车。困难气道设备车是一个便于移动的配有专门处理困难气道设备的单元。内容包括可视喉镜、纤维支气管镜和光棒等各种插管工具、各种型号和分类的气管导管、各种紧急通气设备、环甲膜或气管切开包和简易呼吸器。另外还需备有各种型号注射器、无菌敷料包、消毒剂、胶布等。设备车应由专人负责,定期检查并补充和更换设备,使各种器具处于备用状态并有明显的标记。

(四) 气道表面麻醉

1. 鼻咽和口咽部位麻醉

(1) 喷雾技术　将局部麻醉药加入喷雾器中,与氧气源(流量 8～10 L/min)相连。具有长喷头的喷雾器可以将局部麻醉药喷到咽喉和声门区。每次喷雾操作持续不超过 10 s,间隔 20 s 后再进行下一次喷雾,交替 20 min左右。口腔内剩余药物也必须吸出,以避免被胃肠道吸收导致中毒。另外,黏膜雾化装置(mucosal atomization device, MAD)是一种操作简单的乳化装置,配有合适的注射装置,里面装有一定量的局部麻醉药,可以很快变成雾状向口咽部喷洒。7%利多卡因喷雾剂(商品名利舒卡)也比较常用,临床效果也很好,方法如下:① 患者张口,发"啊——"音,用利舒卡作舌背、软腭、咽喉部喷雾;② 置入喉镜片,轻轻提起舌根,在患者深吸气时,用喷雾器对准喉头作喷雾,可施行会厌及声门区的麻醉;③ 经鼻盲探插管时,可经气管导管插入一根细导管,在患者深吸气时作喷雾,以施行咽喉部、声门以及气管黏膜的麻醉。

(2) 雾化技术　超声雾化器装入 4%利多卡因 5 ml 连接氧气(6～8 L/min)。喷雾的大小依赖于氧流量和雾化器的型号。超声喷雾的优点是便于操作和使用安全,尤其适用于颅内压增高、眼部受伤和严重冠心病的患者。

若无特殊设备,还可采用以下方法:患者保持坐位,用血管钳把浸润 5%可卡因 2 ml 的纱条填充入两侧鼻孔。然后口底滴入 2%利多卡因 4～6 ml 乳胶,患者含漱液在口咽部回荡。大约 1 min 后,轻柔置入吸引导管至咽后壁，吸出多余的胶体并同时评价呕吐反射是否减弱。如果需要可再滴入2～4 ml乳胶。

2. 经喉注射麻醉(环甲膜穿刺) 经喉麻醉的理想体位是颈部过伸的仰卧位。在这种体位下很容易暴露颈部侧面的肌肉，使环状软骨及其上下的结构可以很容易触及。首先确定环甲膜位置，无菌准备后，用1%利多卡因浸润皮肤及皮下组织。持22号套管针(后连接5 ml针筒装有2%～4%利多卡因4 ml)刺入环甲膜。向后尾部方向推送，用空气抽吸实验来验证穿刺针位置是否已进入气管内。一旦证实穿刺针前端位于气管内，再向前推进外套管同时拔除穿刺针和针筒。外套管上重新连接针筒进行空气抽吸试验，确定外套管的正确位置。要求患者深吸气，在吸气末注入2%～4%利多卡因4 ml，随后嘱患者充分咳嗽，有助于局部麻醉药扩散。

经喉注射麻醉的并发症和禁忌证类似于逆行插管。潜在的并发症是出血(皮下和气管内)、感染、皮下气肿、纵隔气肿、气胸、声带损伤和食管穿孔。禁忌证包括颅内压和眼内压增高，伴有严重心脏病、颈椎骨折未固定的患者。

三、常用的困难气管插管设备

目前用于困难气管插管的装置有数十种之多，按照插管原理大致可分为三类：气管导管引导装置、声门上通气设备和可视喉镜(表22-2)。

表22-2 困难气管插管装置的分类

气管导管引导装置：① 弹性探条 Eschmann，Frova，Aintree
② 可视光导芯 Shikani Optical Style，光棒 Trachlight™ Bonfilsfibrescope，FOB
声门上通气设备：① 各种插管喉罩 LMA CTrach™，LMA Fastrach™
② 喉管气道 Cobra PerilaryngealAirway™
可视喉镜：① 有引导通道 Pentax Airway Scope®，Airtraq®
② 无引导通道 GlideScope®，McGrath laryngoscope®，Bullard Elite

(一) 气管导管引导装置

1. 弹性探条橡胶弹性探条(gum elastic bougie，GEM) 在英国已成为辅助插管的首选装置，在美国也十分流行。Eschmann探条60～70 cm长，5 mm外径，前端弯成35°呈"J"型。当患者咽喉入口不能完全暴露时，橡胶探条能帮助插管。保持探条向前，到达中线附近避免其进入食管或梨状窝。当探条进入气管沿气管软骨环滑行时有咯喇感(click sign)；当探条进入直至遇到阻力(hold sign)，说明探条前端抵达隆突或总支气管，刻度约20～40 cm。最后在探条引导下插入气管导管，将气管导管逆时针旋转90°有助于插管成功。最后确诊无误退出弹性探条。Frova探条是最新设计的中空的导管引导装置，不仅可用于插管，还可用于更换气管导管。其末端呈角状，有两个侧孔。包装中有与之配套的套管，连接标准接头可用于机械通气。Aintree气道转换导管(aintree intubation catheter，AIC)为中空的通气/交换探条，允许直接内置纤维支气管镜。探条内径4.7 mm，56 cm长，尖端3 cm允许纤维支气管镜外露，便于定位引导。操作时先插入喉罩，再通过喉罩置入内置纤维支气管镜的AIC，纤维支气管镜定位后推入AIC至声门下，然后拔出纤维支气管镜和喉罩，在AIC引导下插入气管导管。

2. 可视光导芯类 可视光导芯的发展经历了2个阶段。1979年出现了带有目镜的硬质光导芯，但需要配合普通喉镜使用。1983年出现了纤维光导芯喉镜，此后便得到快速推广和发展。Shikani Optical Stylet喉镜具有普通纤维支气管镜的优点，又具有一定硬度和可塑性，操作简单，尤其适用于不熟悉气管插管的医师。Flexible Airway Scope Tool是一种与Shikani Optical Stylet相类似的可视光导芯系统，其柔韧性更强，使经鼻插管成为可能。Bonfils fiberscope采用5 mm光导芯，通过磨牙后途径置入患者喉腔。使用该装置只要轻微调整会厌位置即可将6.5 mm以上气管导管直接置于声带前。Bonfils fiberscope适用于颈椎病及张口受限患者。

3. 纤维支气管镜(fiberoptic bronchoscopy) 体细且柔软，可随意弯曲，对周围组织刺激性小，插管成功率高，纤维支气管镜处理气管插管困难的成功率在92%～98.5%之间，是现在困难气管插管处理中最可行的方法之一。把清醒纤维支气管镜插管按径路分为经鼻气管插管和经口气管插管两种，详细的实施过程和注意事项如下。

(1) 纤维支气管镜经鼻插管开始鼻腔置镜，确定下鼻甲位置，纤维支气管镜的前端向下沿鼻底部送入。推进纤维支气管镜并保持前端于视野空间中央。出后鼻孔进入口咽部时，嘱患者深呼吸或伸舌以打开视野空间。纤维支气管镜的前端尽可能的接近会厌，此时助手从硬膜外导管中喷洒利多卡因。确定在喷入局部麻醉药时负压吸引通路是关闭的，直到喷注后至少30 s方可接通吸引管路。喷注的局部麻醉药到达黏膜就会引起患者呛咳，此时视野暂时受影响。纤维支气管镜的前端沿会厌下方进入，大约30 s可看到声门。再次喷洒局部麻醉药，此时可直接对声门喷射利多卡因，可能需要两次到三次直到声带运动减弱。推送纤维支气管镜进入声门，如果可能控制在吸气相时进入较理想。见到气管环后，朝着气管隆突的方向继续推进纤维支气管镜，小心不要碰到气管壁，以免影响视野。再次喷射局部麻醉药以麻醉气管壁和气管隆突。这时经鼻腔放置纤维支气管镜完成。引导插入气管导管的过程是整个纤维支气管镜操作过程中感到最不舒服的环节，所以在插管开始前追加镇静药物。涂抹润滑胶于导管与鼻的接口处，不要涂抹整根导管以避免滑过影响操作。通常要告诉患者在导管进入时可能的不适感。从鼻咽部沿纤维支气管镜干轻柔推送气管导管,在进入声门前导管逆时针旋转90°可避免导管的前端顶在声带或杓状软骨上。

(2) 纤维支气管镜经口插管需应用气管插管专用通气道(比如Ovassapian通气道)或由助手用直接喉镜推开舌根,将镜干放于正中线,可明显缩短插管操作时间,提高患者的安全性。用5%利多卡因软膏涂抹在通气道的表面,缓慢放置通气道至口底。在开始前进行轻柔的吸引。然后穿过通气道推进纤维支气管镜。当纤维支气管镜的前端超出了通气道时即进入口腔。看见会厌,继续推进纤维支气管镜,直到前端通过声门进入气管。如果气道表面麻醉不充分,可以逐步喷洒利多卡因完善表面麻醉。轻柔地通过通气道插入气管导管,手指边旋转导管边前进(不要在导管外周或手指上涂抹润滑,否则旋转会困难),沿镜干推送导管直到通过声门进入气道。当导管的前端到达隆突上2~3 cm处时,退出纤维支气管镜和专用通气道(图22-4)。应用纤维支气管镜可窥视到气管环及气管隆突,通常退出纤维支气管镜时可同时确定导管的位置。

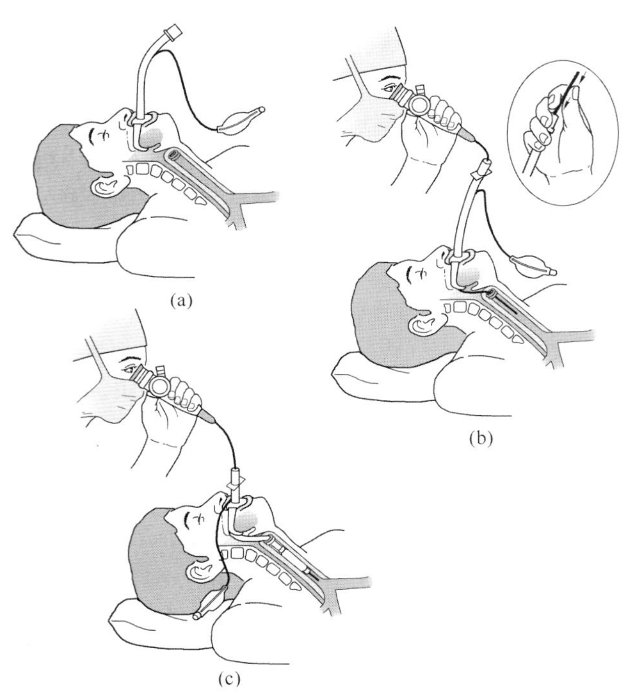

图22-4 纤维支气管镜引导经口气管插管

纤维支气管镜插管失败的原因有以下几种:① 缺少培训和经验;② 分泌物或血的存在;③ 物镜和聚焦镜积雾;④ 局麻不完善;⑤ 会厌偏大、口咽部肿瘤水肿或炎症、颈椎严重弯曲畸形等;⑥ 肿瘤、感染、放疗或外伤、手术引起的气道解剖变异;⑦ 气管导管推入气管困难的原因有局麻不佳、镜干与导管内径的差距过大、气管移位或异常;⑧ 镜干退出困难:镜干误入导管的侧孔、导管偏细与镜干紧贴而润滑不足。

4. 光棒 光棒(light wand)透视技术用于气管插管早在20世纪50年代就有报道。Trachlight™由手柄、光棒、导芯组成。光棒是一根可弯曲的导管,前端装有灯泡。操作者手持手柄,将气管导管套在光棒上,置入患者喉部,可在患者颈前部见到明亮光点下移,为盲探插管提供了一个可视指标,因而能有效地提高困难插管的成功率。在有咽喉部结构明显异常、过度肥胖、颈部瘢痕的患者中,Trachlight™的使用受到了限制。Trachlight™技术仍属于盲探技术,但对于无法使用纤维支气管镜(如急救室、救护车或气道内分泌物和血液较多)时尤为有用,且操作简单。

5. 各种插管型喉罩 喉罩作为一种常用的通气工具在临床上应用已十分广泛,在紧急或非紧急状态下,它都可被用于气道困难的患者中。喉罩可在患者的喉口周围形成一个封闭圈,能有效地克服上呼吸道梗阻,维持自主或正压通气。用LMA Classic盲探插管成功率不高,可通过喉罩插入一根ID6.0 mm的气管导管或弹性探条,再以探条作引导插入内径更大的气管导管。此外,还可联合使用纤维支气管镜和喉罩将探条插入气管,再引导气管导管。此后,各种插管型喉罩不断被开发。插管型喉罩商品名LMA-Fastrach™[图22-5(a)]是专门为盲探插管或纤维支气管镜引导插管而设计的喉罩,由LMA Classic改良而来。其管道设计成弯曲状,更符合气道的解剖。前端还连有15 mm的标准接头和金属手柄,有助于人工通气和插管。LMA-Fastrach™导引经口气管内插管成功率为95%~97%。视频插管型喉罩,商品名LMA-Ctrach™[图22-5(b)]则在插管型喉罩基础上加了一个可拆卸的液晶显示屏,操作的方式类似于LMA-Fastrach™,据报道能显著增加插管成功率,但往往由于需要调整喉罩位置以获得理想声门部图像,插管时间却较LMA-Fastrach™更长。

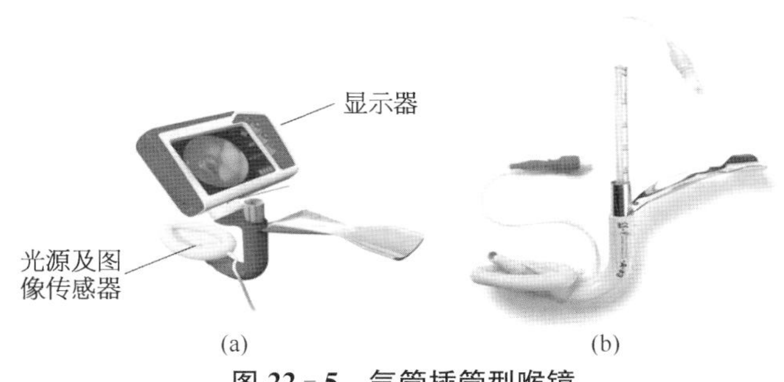

图22-5 气管插管型喉镜

(a) 气管插管喉镜LMA-Fastrach™;(b) LMA-Ctrach™可视喉镜。

(二) 视频喉镜(indirect videolayngoscops) 视频喉镜对传统直接喉镜进行改良,并整合了视频系统。视频喉镜无需直视(non-line-of-sight)声门,能有效克服当前的困难气道问题,如张口受限、颏胸粘连、小口、强直性颈椎疾患等，是过去几十年另一项重大的发明，也常用于常规气管插管，操作简便、更易暴露声门、插管成功率高，可减轻心血管反应和咽喉损伤。视频喉镜根据有无气管导管引导通道可分为两类。

1. 无引导通道的视频喉镜　GlideScope® 视频喉镜(便携式)是其中的代表。GlideScope® 是 Saturn Biomedical System 公司生产的视频喉镜。将传统的喉镜片整合入双色光源和摄像头，整个系统分为视频喉镜和监视器两部分。GlideScope® 镜片仅 1.8 cm 厚，前端 60°成角，有利于显露声门，在监视器图像引导下使气管插管操作更加容易(图 22-6)。

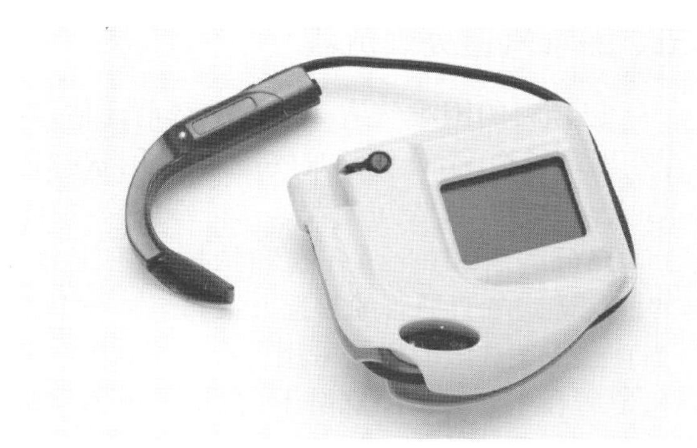

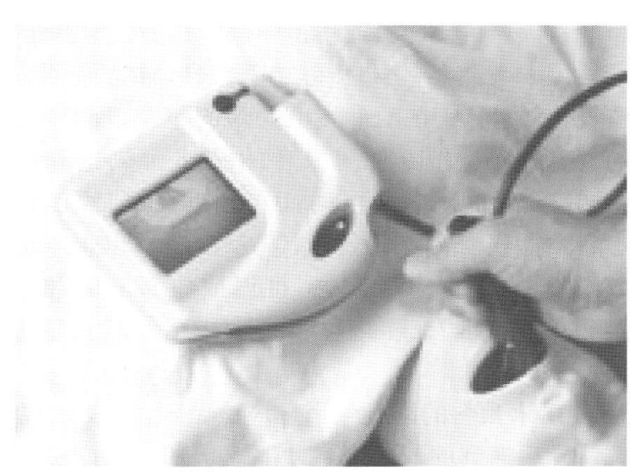

图 22-6　GlideScope 间接视频喉镜(便携式)

2. 有引导通道的视频喉镜　Pantax Airway Scope® AWS-S100(图 22-7)　是新近开发的便携式的视频喉镜。整合了液晶屏和一次性使用的弯曲镜片。其主要特点为弯曲镜片一侧具有气管导管引导通道。操作时，根据液晶屏显示的声门图像，将气管导管由通道内送入气管即可。由于具有气管导管引导通道，因而操作可单人完成。Pantax Airway Scope® 显著提高了传统直接喉镜 Cormack-Lehane Ⅲ级以上的插管成功率。

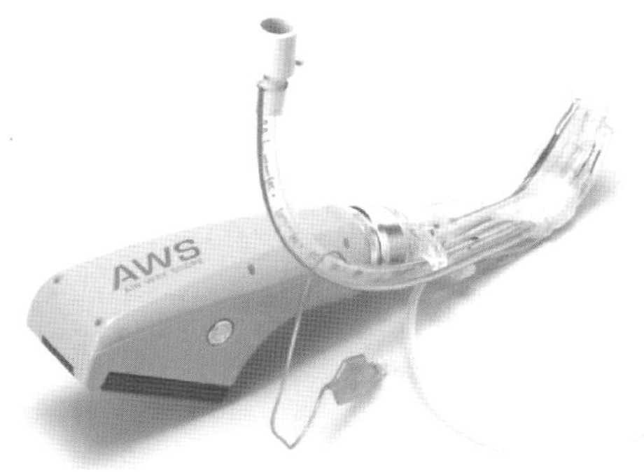

图 22-7　引导通道的视频喉镜(Pantax Airway Scope® AWS-S100)

(三) 逆行引导插管(retrograde guided intubation)　已被成功运用于临床多年，尤其在那些患有严重颌面创伤、颞颌关节强直和上呼吸道肿块的插管困难患者中十分有用。操作方法：① 清醒插管者给予镇静药和舌、咽喉和气管内局部麻醉，全麻或常规诱导插管失败者继续面罩通气；② 用适当粗细的薄壁针，针尖向头倾斜 30°，经环甲膜或环气管膜刺入气管，斜面向上，抽得空气；③ 经穿刺针置入引导钢丝或塑料细管(可用连硬导管)；④ 经口或鼻拉出引导钢丝(或硬膜外导管)；⑤ 将引导管缚在导管尖端的侧孔上，一手拉紧引导管，一手送气管导管入气管内(图22-8)。Freund 等人把一根较硬的中空探条通过逆行导引管，从口或鼻引导进入气管，然后拔除逆行导引管，以此中空探条来引导气管插管，它的优点在于可为气管导管的进入提供一条

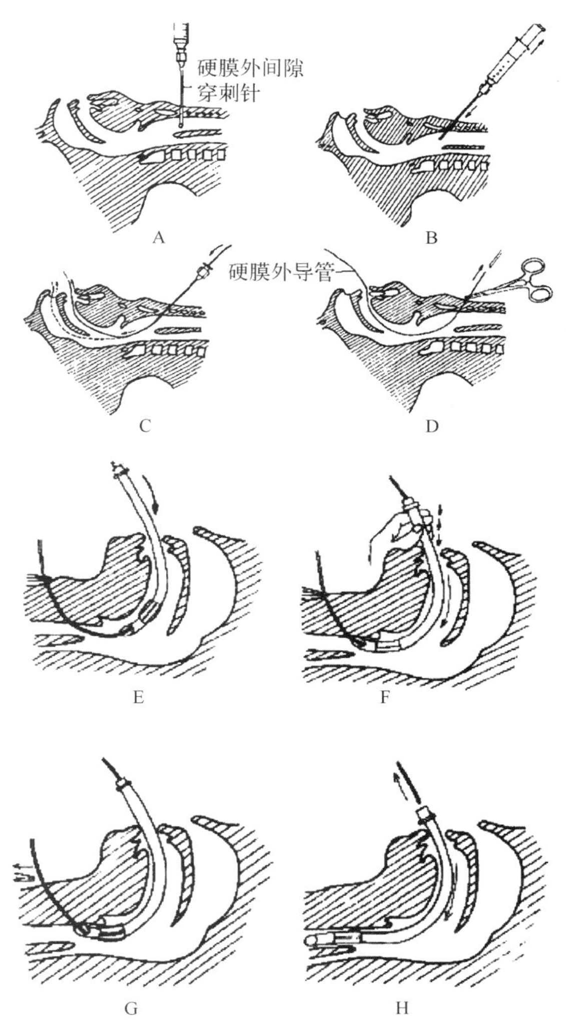

图 22-8　逆行引导插管

更直接的通路。一种改良的逆行插管法是在环状软骨水平下方进行气管穿刺，使得气管导管更易被牵拉进入气管，还可避免出血、声带损伤等并发症的发生。Cook 公司设计了成套的逆行引导插管装置，可用于内径 5 mm 以上的气管导管。

四、外科建立气道

(一) 环甲腔穿刺高频通气　是处理面罩或喉罩通气困难最简便的方法，当通气困难及氧饱和度急骤下降的紧急情况下，应用环甲膜穿刺套管针穿经环甲膜方刺入气管，留置套管在气管内，接上手控高濒通气机进行通气，暂时缓解缺氧和二氧化碳潴留，然后再做气管切开等进一步处理。

(二) 环甲膜切开通气　在无法插管，无法通气的情况下，将导致进行性氧饱和度下降。这时必须紧急开放患者气道。紧急情况下，环甲膜切开比气管切开更为简便、迅速，并发症更少。推荐使用微创环甲膜切开术，当无法获得微创环甲膜切开装置时，则应考虑外科环甲膜切开术。12 岁以下的小儿术后声门下狭窄的发生率显著增高，因此环甲膜切开术被列为禁忌。

(三) 经皮扩张气管切开　1985 年 Ciaglia 等首先将经皮扩张气管切开术(percutaneous dilational tracheotomy，PDT)应用于临床，起初其使用多个直径不同的组织扩张器，从小型号开始依次扩张颈前组织，完成扩张气管造口费时较长。在随后的几年里在应用过程中不断改进，愈加方便快捷。目前，根据扩张方法和器具的不同可分为单步经皮旋转扩张气管切开术、改良单步扩张技术、导丝扩张钳技术等，其中最常使用的是导丝扩张钳法。经过大量实践，我们的体会是经皮扩张气管切开术具有操作简单、并发症少、术后颈部瘢痕不明显等优点，是一种适合麻醉医师操作的微创手术。

导丝扩张钳法气管切开包(图 22－9)主要包括一把气管切开刀、一个气管穿刺针(似 14 号的静脉套管针大小)、一根钢丝、一个中空的扩张器、一把内设有凹槽可夹持钢丝并能在钢丝上滑动的特制扩张钳和一个导管芯内有管道能通过钢丝的气管切开导管。通常，选择第 2～3 或第 3～4 气管软骨环间作为切口。操作时，用刀切开皮肤，在切口处置入穿刺针深达气管内，再把钢丝通过穿刺针插入气管，拔出穿刺针并留置钢丝，然后，经钢丝插入扩张器在气管软骨环间作初步扩张，以使特制的扩张钳能顺着钢丝插入气管软骨环间作进一步的横向扩张，最后，经钢丝引导插入气管切开导管。

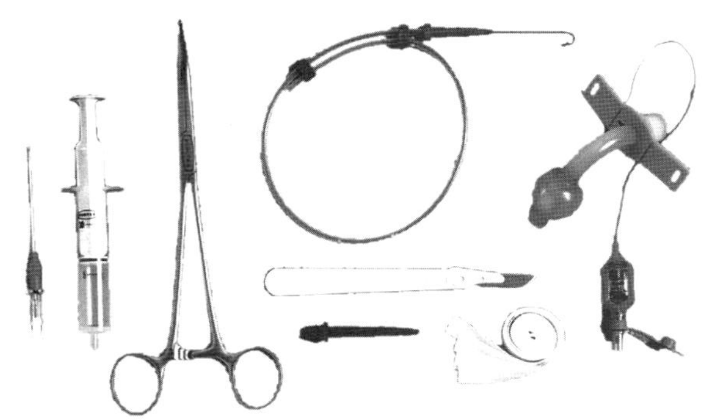

图 22－9　导丝扩张钳法气管切开包

五、困难气道处理流程

(一) 已预料的困难气道　通过麻醉前评估，判断患者存在困难气道时，分析困难气道的性质，选择适当的技术，应该做到：① 告知患者这一特殊风险，使患者及其家属充分理解和配合，并在知情同意书上签字；② 麻醉前应确定气管插管的首选方案和至少一个备选方案，当首选方案失败时迅速采用备选方案；③ 在轻度的镇静、镇痛和充分的表面麻醉下(包括环甲膜穿刺气管内表面麻醉)，面罩给氧，并尝试喉镜显露；④ 能看到声门的，可以直接插管，或快诱导插管；⑤ 显露不佳者，尽量采用本人熟悉的技术和气道器具，首选微创方法清醒气管插管；⑥ 在困难气道处理的整个过程中要确保通气和氧合，密切监测患者的脉搏血氧饱和度变化，当其降至 90％时要及时面罩辅助给氧通气，以保证患者生命安全为首要目标；⑦ 反复 3 次以上未能插管成功时，为确保患者安全，推迟或放弃麻醉和手术也是必要的处理方法，待总结经验并充分准备后再次处理。

(二) 未预料的困难气道　应该做到：① 对于全身麻醉诱导后遇到的通气困难，应立即寻求帮助；② 同时努力在最短的时间内解决通气问题如面罩正压通气(使用口咽或鼻咽通气道)，置入喉罩等声门上通气设备改善通气；③ 如果通气氧合情况良好，可以尝试一些特殊的设备如可视喉镜、插管喉罩等设备协助插管；④ 如果插管失败，切勿反复尝试，考虑唤醒患者后选择清醒气管插管；⑤ 如果通气氧合情况恶化，立即外科建立气道，以保证患者生命安全。

中华医学会麻醉学分会专家共识关于困难气道处理流程见图 22－10。

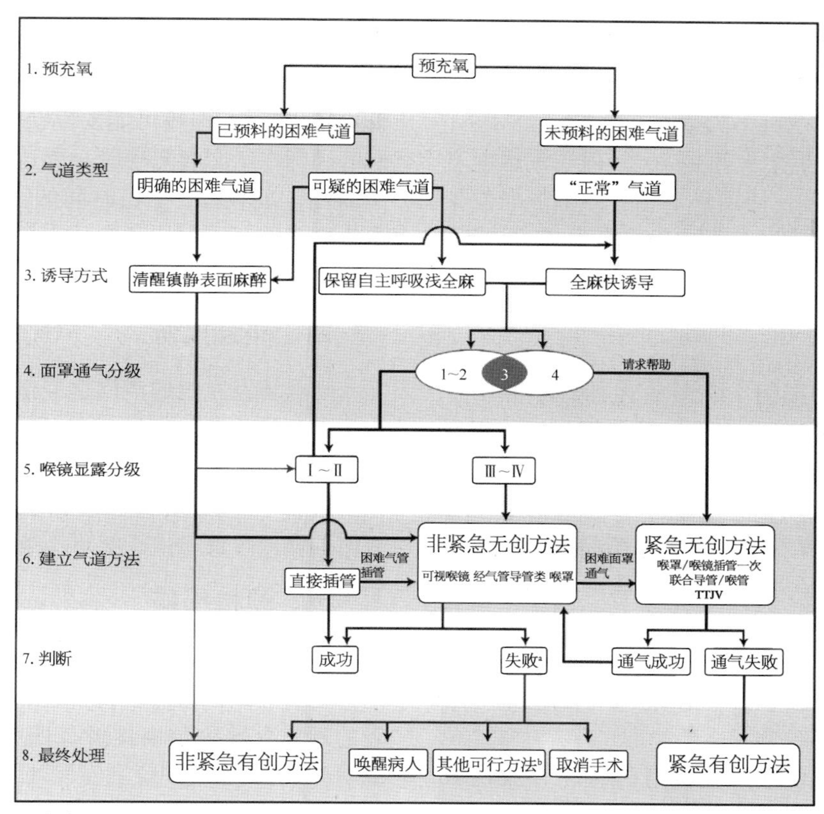

失败a：多次尝试气管插管均告失败；
其他可行方法b：面罩或喉罩通气下行麻醉手术，局麻或神经阻滞麻醉下手术。

图 22－10　困难气道处理流程图

第五节　困难插管并发的损伤

困难插管很容易转变为创伤性插管。困难插管（声门暴露差）时，操作者常加大提起咽喉镜片的力度，会导致口内软组织甚至牙齿断落和骨质的损伤，将困难插管变成为创伤性插管。操作力度加大还可能引起组织水肿、出血、穿孔，进一步导致插管越来越困难，最终导致无法插管甚至无法通气。因此，数次插管尝试失败后就应该考虑使用其他气道管理技术。

一、口腔损伤

嘴唇损伤包括撕裂伤、水肿、血肿和擦伤。这通常是由于缺乏经验的操作者的疏忽引起的。虽然会给患者造成不便，但这些损伤通常是自限性的。麻醉相关的牙齿损伤发生概率约为 1∶4 500。上颌中切牙是最易损伤的。50％的牙齿损伤发生于使用咽喉镜时，23％继发于拔管，8％发生于紧急状况时，5％与局部麻醉下插管有关。牙齿的损伤也与喉罩和口咽通气道的使用有关。损伤常发生于儿童、有牙周病或固定牙齿中的患者、困难插管的患者。有牙齿相关病理改变的患者（上切牙突出、龋齿、牙周病或牙周炎）麻醉插管前应进行仔细检查，同时应告知患者牙齿损伤可能。虽然牙套会阻碍视线，但在此类病例中是建议使用的。

如果在事故中患者有整颗牙齿脱落，应找到牙齿并用纱布包裹或浸于生理盐水中保存（通常脱落 1 h 内的牙齿可以植活）。一旦牙齿掉入气管内，可导致严重的并发症，可能需要使用支气管镜取出牙齿。

气管插管后巨大的舌部水肿或巨舌在成人或儿童患者中都有报道。虽然巨舌与血管紧张素转化酶抑制剂有关，但也有部分病例发生于插管时颈部屈曲同时口内有牙垫时。舌部感觉丧失可能是由于使用咽喉镜、喉罩过度充气或气囊位置错误压迫舌神经引起。舌味觉减退或黄萎病可由于喉罩号码过大、喉罩过度充气或气囊位置错误压迫舌动脉引起。

腭垂损伤可能由于使用了气管内导管、鼻咽或口咽通气道、喉罩、各种声门上通气装置或吸痰管的过度使用。咽喉痛、吞咽痛、咳嗽、异物感甚至威胁生命的气道阻塞都有报道。

二、咽喉部损伤

(一) 咽喉痛 发生率大约是40%,但当气道上有血时其发生率可>65%。使用喉罩患者的咽喉痛发生率为20%~42%,面罩通气患者中发生率为8%。幸运的是吞咽痛的持续时间一般不会超过24~48 h。局部麻醉下插管并不会减少此类并发症的发生,反而可能增加其发生概率。

(二) 喉和声带的损伤 在气管内插管中并不少见。这与插管人员的经验和技术以及插管的困难程度有关。在一个大样本研究中显示,有6.2%的患者发生严重的损伤,4.5%患者出现声带血肿,1%的患者出现声门上血肿,1%的患者发生声带黏膜撕裂或瘢痕。通过保护性治疗通常可以迅速好转,虽然声嘶可能会持续2周以上。肉芽形成一般继发于插管过程持续时间长,但也可发生于短过程的插管后。喉部肌肉和悬韧带的损伤也有可能发生。有声嘶的患者术前应请五官科专家检查。

(三) 勺状软骨脱位或半脱位 勺状软骨脱位或半脱位很少发生。影响因素包括创伤性和困难插管、反复的插管尝试、光棒引导插管、逆行插管、使用McCoy喉镜等。然而此类并发症也可发生于插管顺利的患者。勺状软骨脱位或半脱位的早期诊断和治疗十分重要,因为持续脱位48 h后可能发生纤维化和关节僵硬。

(四) 声带麻痹 有许多研究者报道声带麻痹发生于无明显损伤的患者。声带麻痹可能是单侧(声嘶)或双侧的(呼吸道阻塞)。最可能的原因是气管导管套囊位置不正压迫喉返神经。除了头颈部手术的患者,插管引起的喉上神经损伤可导致最多3%的患者发生永久性的声音改变。插管后的声带麻痹通常是暂时性的。避免套囊的过度充气、气管导管插入声门下15 mm以上可降低其发生率。声带麻痹也可能有中枢性的原因。损伤的声带可能发生粘连,最终需要手术矫正。

三、气管支气管损伤

气管支气管损伤的案例有许多。损伤可能是由于气管导管套囊过度充气、气管导管选择不合适、导管端口异位、喉镜的暴露、气管导管内芯、导管转接口或其他相关器械造成的。诱发因素包括解剖学的异常、盲探或紧急的插管、体位摆放不充分、插管视野不清,或者更多情况下是由于插管技术不熟练造成的。拔管后气管内水肿会导致气管内径减小从而增加了气道的阻力。小儿患者最可能出现这种状况;1~3岁的儿童内有将近4%在气管内插管后会出现哮鸣。也有报道紧急插管后气管破裂。更有报道在气管导管转接口应用后出现继发的支气管破裂。

气管导管套囊充气的压力若大于毛细血管压就会压迫气管黏膜导致溃疡、坏死及完整结构的破坏。在低血压患者中,溃疡可能发生在更低的套囊压力之下。麻醉医师在给套囊充气时只要达到足够的通气密封效果即可。如果在一个长时间的手术中应用一氧化氮,那么套囊的气压须用套囊压力检测仪器检测。套囊的气压不能高于25 cmH_2O。

四、神经损伤

咽喉镜及充气的声门上气道工具会引起暂时的或永久的神经损伤。置喉镜后舌头暂时的出现乏力、麻木或瘫痪可能是由于压迫了喉神经和舌下神经。困难插管过程中损伤喉上神经内支会导致喉表面的麻痹。暂时的瘫痪可能是由于喉罩压迫舌下神经及舌神经。

五、颈椎损伤

气道管理技术中的提颏、托颌及直接喉镜对颈椎的传动会导致颈椎的损伤。过分拉伸强直性脊柱炎患者的颈部会导致颈椎骨折及四肢瘫痪。对于颈椎C_1或C_2骨折的患者须特别谨慎,因为任何角度的拉伸都可能损伤颈椎功能。许多情况,诸如唐氏综合征、Arnold-Chiari综合征及类风湿关节炎都会有寰枢椎不稳定。还有老年患者以及那些病理性脆弱的患者,如结缔组织病、溶骨性骨肿瘤及骨质疏松症等都应谨慎插管。时间允许的条件下,以上情况均应考虑用纤维支气管镜清醒插管。

六、颞颌关节损伤

颞颌关节损伤是一种少见但严重的并发症。这类损伤出现在喉镜置入过程中为了取得更好声门暴露而施加力量,结果出现张口受限、颞颌关节疼痛、下颌骨侧移(单侧脱臼情况下)、下颌骨突出、牙关紧闭症。绝大多数颞颌关节损伤案例并非发生在困难气道中。

七、经鼻气管插管损伤

经鼻气管插管存在潜在的危险。在有颅底骨折或特定的骨折(如LeFort Ⅱ或Ⅲ型骨折),气管导管会无意间置入颅顶。曾有报道一例简单的经鼻气管插管,导管置入眼眶后发生心搏骤停。严重的面部创伤、有颅底骨折迹象的患者通常是这类技术的禁忌证。鼻气管导管还有可能进入咽后壁中。经鼻气管插管还能造成鼻黏膜撕裂、出血。鼻出血很常见但也较易预防,插管前的鼻黏膜预先应用缩血管药(0.5%去氧肾上腺素)是非常重要的。为减少损伤,用小口径气管导管,涂润滑剂并预浸于热水中(增加其韧性)。如果鼻出血发生,推荐将经鼻气管导管留在鼻腔内并给予套囊充气以压迫止血。其他经鼻插管的并发症包括鼻息肉或鼻甲移位、鼻中隔损伤及梨状窝或会厌谷的穿透伤。如果损伤到梨状窝，可能会累及喉上神经内支（支配会厌及咽喉部的软组织）或喉上血管。迟发并发症包括咽炎、鼻炎、鼻中隔和下鼻甲粘连。由导管所致的鼻孔变形可发展为缺血、皮肤坏死或鼻粘连。

经鼻气管插管的禁忌证是伴有脑脊液鼻漏的颅底前部骨折、鼻内脓肿或脓肿伴鼻内肿物、后鼻孔闭锁、扁桃体肿大、有难以控制的鼻出血倾向和凝血功能疾病。

八、食管及咽后脓肿破裂

有几个案例报道了食管及咽后脓肿的破裂。这类情况最可能出现在新手处理紧急插管的过程中（如上述案例）或当插管遇到困难或存在食管病变时。皮下气肿、气胸、发热、蜂窝织炎、发绀、喉痛、纵隔炎、积脓症、心包炎或死亡都有可能发生。

第六节 困难气道麻醉恢复期管理

一、气管导管护理

麻醉中意外拔管可能发生于扁桃体切除术及患者头位改变时，其导致的后果为缺氧、高碳酸血症、误吸、肺内分泌物滞留、心律失常、心动过速等。此类患者的重新插管可能会非常困难，尤其是对于首次插管即有困难者。麻醉医师应充分认识到这种可能性，并保持与外科医师的不断沟通，共同避免意外拔管的发生。

在记录导管距门齿的刻度后应该将导管牢固的固定，以防导管意外滑出。使用胶带将导管粘在上颌处的皮肤上是最常用的方法。因为该部位的活动少，不会使导管在气道内发生明显移位，而且导管紧贴上颌而较少受舌头的干扰。将胶带的两端绕颈一周可以加固导管，但有影响静脉回流的风险。另一种可靠的方法是用胶带缠绕导管后固定在门齿上或用外科缝线固定于口角处。经鼻插管的固定可以用缝线缠绕导管与鼻中隔缝扎在一起。

二、困难气道患者的拔管术

插管困难患者或颈部手术可能损伤喉返神经或有气管塌陷危险者的拔管必须谨慎，拔管后有可能再度出现呼吸困难而需要再次插管，将会面临更加严重的困难气道；由于术后的水肿、颜面部结构的改变以及术后的包扎使得面罩通气几乎不可能实施。由于担心会破坏修补后口咽和鼻咽的解剖，通气道可能也无法使用。为了确保拔管安全，麻醉医师应考虑以下两个问题。第一，套囊放气后导管周围是否漏气？第二，如果患者在拔管过程中出现气道梗阻，紧急通气包括外科建立气道是否可行？如果以上问题已有充分准备则可尝试拔管。

充分供氧并吸尽患者气道分泌物和胃内容物。必要时可以应用少量气管扩张剂和短效 β_1 受体阻滞剂如艾司洛尔有助于改善患者呼吸和循环情况。拔管前可静脉注射地塞米松并将患者头抬起可能缓解气道水肿。确认患者已完全清醒并且没有残留肌松作用，潮气量和每分通气量基本正常，SpO_2 维持 95%以上。只要没有禁忌，拔管时可让患者半卧，这样能最大限度增加功能残气量和减少气道梗阻。如果拔管后有舌后坠的可能应先将舌牵出并用缝线固定。应采用通气引导管拔管，如喷射通气管（Cook 气道交换导管）或纤维支气管镜。这样，拔管后保留的通气引导管还可保证供氧又能随时再次引导插管。用鼻胃管或光索等作为引导管也可起到相应效果。拔管动作要轻柔，先试将气管导管退至声门上，观察有无气管狭窄或塌陷，然后再将气管导管缓慢拔除。若无特殊情况则最后将通气引导管拔出。如出现舌后坠可尝试口咽通气道、鼻咽通气道或喉罩。少数患者可能出现喉水肿或喉痉挛，通过加压供氧、肾上腺素雾化吸入等处理，症状一般都能缓解。如症状持续加重甚至出现呼吸困难应考虑再次插管或气管切开。

三、并发症的处理

拔管时可能会出现与插管时相同的反应。心血管反应可能更强烈。拔管时最严重的并发症是急性气道梗阻。意识降低，呼吸中枢的抑制，肌张力的减低，舌体的阻碍，会导致吸气性或呼气性的喘鸣，呼吸困难，发绀，心动过速，高血压，烦躁，大汗淋漓。

（一）血流动力学改变　血流动力学的改变，大多数患者拔管时会出现心率和血压增高 20%。患者有心脏病，妊娠高血压，颅内压的升高，可能会导致危及生命的缺血性心肌梗死。控制血流动力学改变的方法主要为合理应用血管活性药物。

（二）喉痉挛　喉痉挛是由迷走神经引起的保护性反射，是气管插管后气道梗阻最常见的原因之一，其诱发因素包括宫颈牵拉、疼痛、咽喉部分泌物刺激以及当患者处于浅麻醉状态时突然受到较大的刺激。严重喉痉挛必须争分夺秒，稍有贻误即可危及患者的生命。

应立即吸除声门和会厌附近的分泌物，然后可进行如下处理：① 用100%氧进行持续气道正压(CPAP)，同时应注意将下颌托起，以除外机械性梗阻因素，直至喉痉挛消失。② 小剂量的丙泊酚(20～50 mg)加深麻醉，直至喉痉挛消失。③ 如果上述处理无效，可应用短效肌肉松弛药来改善氧合或协助进行气管插管，一般主张给予小剂量的琥珀胆碱(0.1 mg/kg)，不仅可使喉痉挛得到迅速缓解，而且对自主呼吸的干扰轻。亦可应用较大剂量的琥珀胆碱(1 mg/kg)，并气管插管。若无静脉通路也可以肌注或舌部注射(3 mg/kg)。对于喉痉挛，采取措施预防其发生更胜于治疗。当患者处于浅麻醉状态时应避免任何唾液、血液及胃内容物对于声门的刺激。对于预计可能会发生喉痉挛的患者可选择在深麻醉状态拔除气管导管。紧急时可采取头低位以确保声门处无分泌物。由于仅对口咽部位的吸引不足以完全清除声门处的分泌物，因此最好选择在正压呼吸时拔管。此项也适应于儿童。近期的研究显示，选择在深麻醉状态下，如七氟烷 1.5 MAC 下拔管对于儿童是安全的。Larson 提出了治疗喉痉挛的措施：在下颌骨和乳头之间施加压力使其紧张，此项措施也被称为"Larson 方法"。此法在几乎所有的喉痉挛中都是有效的，它可刺激患者保持深呼吸，保持分钟通气量并利用氧交换。

(三) 误吸 对于饱胃患者及术后呕吐的患者均存在胃内容物误吸入肺的风险。声门结构的改变至少存在至拔除气管导管后的 4 h。咳嗽反射减弱以及麻醉药物残留使得几乎所有患者在拔管初面临误吸的风险。误吸的发生率事实上可能比我们所知的高，因为大多数的误吸症状轻微，不影响患者的术后恢复。置入胃管吸尽胃内容物，使患者头偏低，侧位可以有效保护患者防止误吸。

(四) 气道梗阻 拔管后迅速增大的气管旁血肿压迫气道可以导致气道梗阻。此类情况最常发生于颈动脉内膜剥脱术后，必须在其造成气管完全梗阻前迅速诊断并予以处理。这是即刻行再次探查术的指征，必须特别谨慎对待。

此外，口腔颌面和颈部手术后也有拔管后气道梗阻的风险，通常建议保留气管插管，以及应用预防性气管切开等措施加以预防。

(姜 虹 孙 宇 朱也森)

参考文献

[1] American Society of Anesthesiologists: Practice guidelines for management of the difficult airway. *Anesthesiology*, 1993, 78: 597 - 602.

[2] 朱也森，姜虹. 口腔麻醉学. 北京：科学出版社，2012：108 - 129.

[3] 姜虹，朱也森，张志愿. 围术期气道困难的识别与处理. 上海口腔医学，2003，12：147 - 149.

[4] 姜虹，朱也森. 气管插管困难综合预测系统的建立. 中国口腔颌面外科杂志，2004，2：73 - 76.

[5] Domino KB. Closed malpractice claims for airway trauma during anesthesia. ASA Newsl, 1968: 32.

[6] Mayhew JF. Airway management for oral and maxillofacial surgery. Int Anesthesiol Clin, 2003, 41: 57 - 65.

[7] Rincon DA. Predicting difficult intubation. Anesthesiology, 2006, 104: 618 - 619.

[8] Leung YY, Hung CT, Tan ST. Evaluation of the new viewmax laryngoscope in a simulated difficult airway. Acta Anaesthesiol Scand, 2006, 50: 562 - 567.

[9] Lee A, Fan LT, Gin T, et al. A systematic review (meta-analysis) of the accuracy of the mallampati tests to predict the difficult airway. Anesth Analg, 2006, 102: 1867 - 1878.

[10] Sethuraman D, Darshane S, Guha A, et al. Arandomised, crossover study of the Dorges, McCoy and Macintosh laryngoscope blades in a simulated difficult intubation scenario. Anaesthesia, 2006, 61: 482 - 487.

[11] Biro P, Battig U, Henderson J, et al. First clinical experience of tracheal intubation with the SensaScope, a novel steerable semirigid video stylet. Br J Anaesth, 2006, 97: 255 - 261.

[12] Kurola J, Pere P, Niemi-MurolaL, et al. Comparison of airway management with the intubating laryngeal mask, laryngeal tube and CobraPLA by paramedical students in anaesthetized patients. Acta Anaesthesiol Scand, 2006, 50: 40 - 44.

[13] Duncan JA. Intubation of the trachea in the conscious patient. Br J Anaesth, 1977, 49: 619 - 623.

[14] van Zundert A, Al-Shaikh B, Brimacombe J, et al. Comparison of three disposable extraglottic airway devices in spontaneously breathing adults: the LMA-Unique, the Soft Seal laryngeal mask, and the Cobra perilaryngeal airway. Anesthesiology, 2006, 104: 1165 - 1169.

[15] 姜虹，朱也森，张志愿. 微创气管切开术的临床应用与评价. 口腔颌面外科杂志，2003，13：207 - 210.

[16] American Society of Anesthesiologists Task Force on Management of the Difficult Airway. Practice guidelines for management of the difficult airway. Anesthesiology, 2003, 98: 1269 - 1277.

[17] Henderson JJ, Popat MT, Latto IP, et al. Difficult Airway Society guidelines for management of the unanticipated difficult intubation. Anaesthesia, 2004, 59: 675 - 694.

[18] 中华医学会麻醉学分会. 困难气道管理专家共识. 临床麻醉学杂志，2009，25：200 - 203.

[19] Martin F, Buggy DJ. New airway equipment: opportunities for enhanced safety. Br J Anaesth, 2009, 102: 734 - 738.

[20] Oczenski W, Krenn H, Dahaba A, et al. Complications following the use of the combitube, tracheal tube and laryngeal mask airway. Anaesthesia, 1999, 54: 1161 - 1165.

[21] Warner ME, Benefeld SM, Warner MA, et al. Perianesthetic dental injuries: frequency, outcomes, and risk factors. Anesthesiology, 1999, 90: 1302 - 1305.

第二十三章 动静脉穿刺、肺动脉置管测压和心排血量测定

动静脉穿刺、肺动脉置管测压和心排血量测定是血流动力监测的重要手段，麻醉和围术期正确实施和充分利用上述方法，对提高麻醉质量和安全性、指导重危患者治疗和降低围术期并发症与病死率具有重要意义。

第一节 动脉穿刺测压

动脉穿刺测压是经动脉穿刺置管后直接测量血压（有创血压，invasive blood prssure，IBP）的方法，能够瞬时反映每一个心动周期的血压变化。尤其在需要快速测定血压的情况，如体外循环心脏手术、控制性低血压、血管手术需钳闭大动脉、严重心血管疾病、血流动力学不稳定、快速和大量失血、失液等。除了能持续监测血压，动脉穿刺置管便于收集血样，避免多次行动脉或静脉穿刺采血。特殊情况下，如病态肥胖、肢体烧伤或休克，无法行无创测压或测压可能不准确，可选择动脉穿刺测压。

一、适应证

动脉穿刺置管测压的适应证包括：① 严重创伤和多脏器功能衰竭；② 各类休克（低容量、心源性和感染性休克等）；③ 心脏大血管手术（体外循环心内直视手术等）；④ 脑膜瘤等可能有大出血的手术；⑤ 低温麻醉和控制性降压；⑥ 严重高血压和重危患者；⑦ 急性呼吸衰竭需经常做血气分析者；⑧ 嗜铬细胞瘤手术；⑨ 心肌梗死和心力衰竭抢救时；⑩ 无法用无创法测量血压的患者。

二、动脉穿刺途径

动脉穿刺常用桡动脉，也可选用尺动脉、肱动脉、腋动脉、股动脉和足背动脉。

1. 桡动脉　桡动脉是动脉穿刺的首选途径，因其位置表浅并相对固定，手部的侧支循环丰富，穿刺易于成功且便于管理。尽管 Allen 试验经常用于确定患者桡动脉置管后缺血并发症的高危性，其预测价值仍受到质疑。一些发生持续缺血并发症的病例，在置管前 Allen 试验正常。相反试验异常者桡动脉置管后并没有问题。大部分患者的手部血供以桡动脉为主，但桡动脉完全阻塞并不会影响远端灌注。通过 Allen 试验来避免严重预后不良后果的发生并不可靠，重要的是应加强桡动脉穿刺置管的管理，尽量减少由于动脉压监测引起的远端明显缺血。

2. 其他穿刺途径　当桡动脉穿刺失败或不适合进行压力监测时，可选择其他部位进行穿刺：① 尺动脉：特别是经 Allen 试验证实手部供血以桡动脉为主者，选用尺动脉穿刺可提高安全性，但由于位置较深，穿刺成功率低。② 肱动脉：常在肘窝部穿刺，肱动脉的外侧是肱二头肌肌腱，内侧是正中神经。肱动脉与远端的尺、桡动脉之间有侧支循环，遇有侧支循环不全，肱动脉的阻塞会影响前臂和手部的血供。③ 腋动脉：可作为长期动脉压监测的部位，其优点包括舒适、不影响活动、接近中心动脉压力波形。腋动脉穿刺的并发症不多见，与桡动脉、股动脉穿刺的并发症发生率相似。④ 股动脉：位于腹股沟韧带中点的下方，外侧是股神经，内侧是股静脉。血管搏动清楚，穿刺成功率高，但管理不方便，潜在的感染机会较大，不适宜于较长时间保留导管。⑤ 足背动脉：是下肢胫前动脉的延伸，并发症少，但该动脉较细，有时难以触及。

三、动脉穿刺方法

动脉穿刺置管一般选用左桡动脉，容易成功，需注意一些操作细节：① 腕关节轻度背屈，固定不动，手腕放置在折叠的柔软毛巾或海绵垫上予以保护。应避免腕部过度背屈，以防减弱搏动并且易因过度牵拉而损伤正中神经。② 操作者左手中指摸清动脉搏动，示指

在其远端轻轻牵拉，穿刺点在搏动最明显处的远端约0.5 cm。③ 用酒精或碘酊消毒皮肤，局麻药浸润不可以保证穿刺过程无痛和减少穿刺引起的血管痉挛。④ 成人选 20 G 套管针，套管针与皮肤呈 30°～45°角，于腕横线桡骨茎突旁桡动脉搏动最清楚处朝着动脉行走向心方向进针，感到穿入动脉时的突破感并见鲜红血液回流，表明套管针芯已进入动脉。也可选择贯穿技术进行动脉置管。⑤ 适当压低穿刺针和皮肤的角度，再进针约 2 mm，如果有持续鲜红的动脉回血，表示外套管已进入动脉内；此时可略退或固定针芯，仍见持续鲜红回血，则轻柔地置入外套管；置入外套管无阻力，拔除内芯后有搏动性血流自套管射出，表明穿刺成功。当导管完全推进到血管腔内后，在穿刺点的近心端压迫桡动脉后拔出针芯，将测压管道与动脉导管紧密连接，然后在腕部进行局部固定以防滑出。⑥ 动脉压监测过程中，可以用软的托手板将手腕置于自然解剖位，但应避免手腕过度背伸以防止正中神经损伤。⑦ 如动脉搏动扪不清或遇穿刺困难，可用超声技术引导动脉穿刺置管。

四、动脉测压方法

1. *动脉测压系统的组成部分* 动脉压力监测系统包括置入动脉内的导管、延长管、三通开关、采血装置、持续冲洗装置、压力传感器、连接床边监护仪和示波器的电线。

(1) 持续冲洗装置 能持续而缓慢地用生理盐水冲洗(1～3 ml/h)监测系统，预防动脉导管内血栓形成。葡萄糖溶液不应作为冲洗用液。冲洗溶液中加入低浓度肝素(1～2 U/ml 生理盐水)有助于减少导管内血栓形成。冲洗装置可以持续而缓慢的冲洗测压管道，还通过带弹簧的阀门间断地进行高压快速冲洗。

(2) 压力传感器 ① 调零：三通开关使传感器与大气相通，按下监护仪上对零键，以此确定参考零点，即传感器通过三通开关与大气压相通。同时，应将传感器位置与患者的特定位置齐平。当压力出现显著改变时，应再次校对零点。在极少情况下，传感器、导线或监护仪出现问题会造成零点漂移，必须要排除问题，避免测压不正确而诊断失误。如与压力传感器、导线或监护仪有关，应检查并更换定位。② 定位：压力传感器需放置在患者的适当位置。当患者处于仰卧位时，传感器应放置在胸骨后 5 cm 的位置，可消除静水压对心脏充盈压测定的影响，有助于准确测定左室压和动脉压。体位改变时，应注意调整传感器位置在心脏水平，以免血压偏高或偏低。当压力传感器固定到静脉输液架时，手术床高度改变，传感器水平也要相应调整。患者侧卧位进行压力监测时，需要正确理解传感器归零和定位的区别以及无创和有创测压的不同(图 23-1)。如果患者处于侧卧位，则一侧上肢的位置较心脏高，另一侧上肢较心脏低。只要压力传感器的位置与心脏位置齐平，无论哪侧上肢直接动脉压监测都没有区别。但无创袖带测压就会有所不同，下侧手臂所测的血压偏高，上侧手臂所测的血压偏低。应该注意的是，有创动脉测压，如果将传感器固定在手臂上而不是与心脏位置齐平，则与无创测压的数值就相同，都是下侧手臂的血压偏高于上侧手臂(图23-1)。

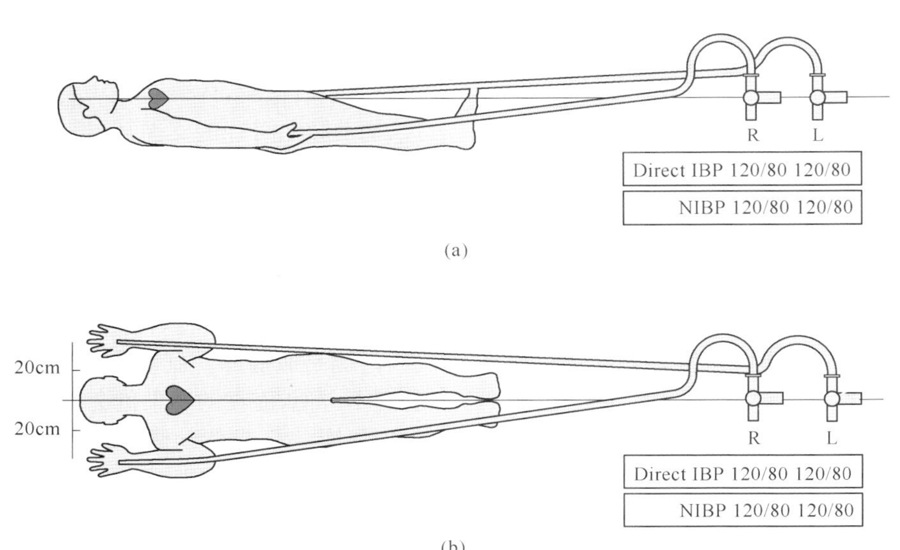

图 23-1 患者体位对直接动脉压(IBP)和间接无创血压(NIBP)之间关系的影响

(a) 患者处于仰卧位，两种测压方法在左右两侧上肢所测的血压是相同的；(b) 患者处于右侧卧位，只要压力传感器放置在心脏水平，右侧和左侧桡动脉直接所测 IBP 维持不变。但右上肢所测 NIBP 较高，而左上肢所测 NIBP 较低。上肢相对于心脏的位置改变决定了所测 NIBP 的差别，其差值等于心脏与测压袖带所在上肢之间高度差所造成的静水压差。高度相差 20 cm 可产生 15 mmHg 的压差。

2. 动脉测压系统的工作原理　直接动脉监测系统是欠阻尼二阶动态系统。该系统内充满液体，其工作原理与弹簧系统相同，均表现为简单谐波运动，依赖于3个物理特性：弹性、质量和摩擦力。这3个特性决定系统工作的特征，称为频率响应或动态响应，即系统参数：自然频率(f_n，w)和阻尼系数(ζ，Z，α，D)。自然频率是反映系统如何快速振荡的指标，阻尼系数是反映作用于系统的摩擦力的指标，使系统能快速回到静息状态。两个参数都可在床边估计或测定，可明显影响所记录的压力波形。

动脉血压波形是随时间周期性变化的复杂波形，可以通过傅里叶(Fourier)法进行分析。Fourier分析法通过一系列不同幅度和频率的简单正弦波，将动脉血压波形再现为原始的复杂压力波形。原始压力波形有特征性的周期，称为基本频率，该频率等于脉率。但脉率的单位为次/min，而基本频率的单位是周期/s或赫兹(Hz)。例如，60次/min的脉率等于1次/s或1周期/s或1 Hz。

总和复杂波的正弦波有自己的频率，该频率是基本频率的整倍数或谐波。原始的动脉波形显示为收缩上升支、峰值和重搏切迹等，可由两个正弦波即基本频率和第二谐波重新构成，而且有一定的准确性(图23-2)。如果原始的动脉压力波形频率快，收缩期上升部分陡峭，就需要高频正弦波(和更多谐波)来真实地重建其原始压力波形。一般的规律是，真实重建动脉波形需要6～10个谐波。因此，若患者的脉率为120次/min(2个周期/s或2 Hz)，需要动态响应为12～20 Hz的监护系统来准确监测血压。心率越快和收缩期上升支越陡，需要动态响应越大的监护仪。

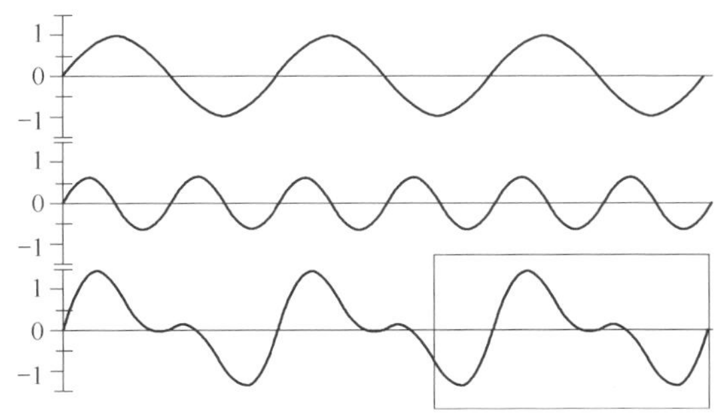

图23-2　由正弦波整合而成的动脉压波形

基础波(最上面的波形)与63%的第二谐波(中间的波形)叠加，形成的压力波(最下面的波形)类似于动脉压力波形(方框中的波形)。

当监护系统的自然频率太低，监测到的压力波形频率就会与监护系统的自然频率相叠加。因此，系统会产生共振，而记录在监护仪的压力波形会放大动脉内真实压力的幅度(图23-3)。这种现象常见于动脉压波形，显示为超射、回声或共振。此时收缩压高于动脉内真实压力。

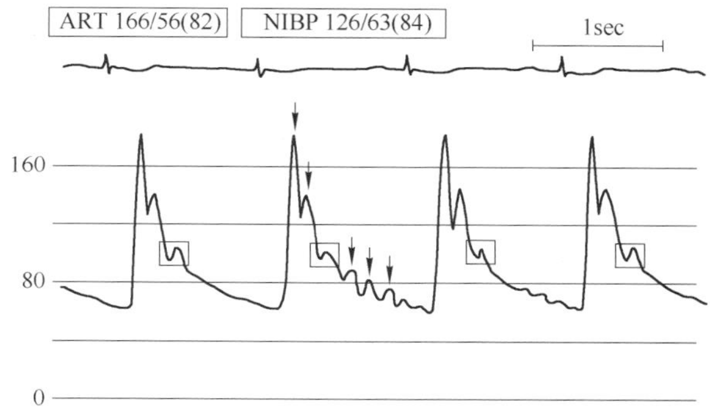

图23-3　阻尼不全的动脉压力波形

收缩压过高，多余的小的非生理压力波(箭头所示)使波形失真，难以辨别降中峡(方框所示)。直接动脉压(IBP166/56 mmHg，MAP 82 mmHg)和无创血压(NIBP 126/63 mmHg，平均压84 mmHg)的区别就是由阻尼不全造成的。

床边监护系统除了要有非常高的自然频率，还必须有适当的阻尼系数。过度阻尼的动脉压波形表现为收缩上升支变钝，没有重搏切迹以及细节的信息。但严重过度阻尼的压力波形可错误显示为脉压差减小，尽管MAP可能仍相对正确(图23-4)。相反，阻尼不全的压力波形显示为收缩压过高，其中包含由测定系统产生的外来干扰，这部分波形并不是血管内真实压力波形。由于监测系统阻尼不全而产生的干扰波形，没有生理意义。

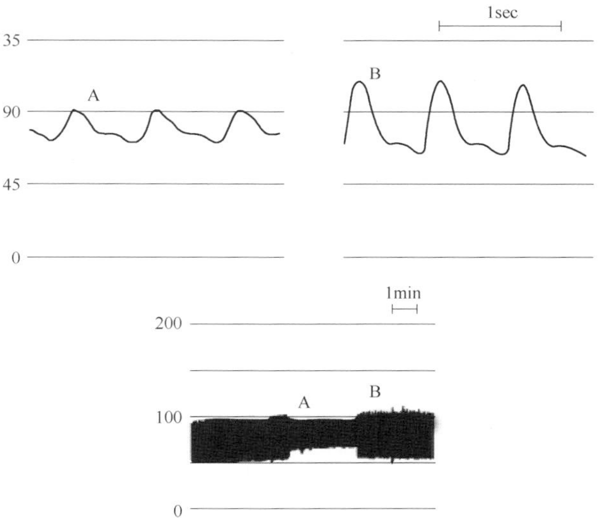

图23-4　阻尼过度的压力波形

过度阻尼的压力波形(A)与正常波形(B)相比，脉压减少。本图的下半部分是对动脉压力的慢速记录，其中3 min时间为阻尼过度的动脉压力。尽管如此，这段时间内平均动脉压并没有改变。

大部分导管-传感器系统都存在阻尼不全的情况，但自然频率超过12 Hz，在可接受范围。如果自然频率低于7.5 Hz，压力波形通常会失真，阻尼调节不能将监测的压力波形恢复到足以模拟原始波形。另一方面，如果自然频率可增加到足够大(如24 Hz)，阻尼对监测波形的影响就很小，容易得到令人信服的血管内压力波形(图 23-5 和图 23-6)。也就是说，监测系统的自然频率越低，能保证获得可信动脉压波形或合适动态响应的阻尼系数范围越狭窄。如果监测系统的自然频率为 10 Hz，为了准确显示动脉压波形，阻尼系数必须为 0.45～0.6。若阻尼系数太低，监护系统就会出现阻尼不全而产生共振，显示为动脉压增加。相反，若阻尼系数太高，系统会被过度阻尼，收缩压会错误地降低，压力波形不能显示一些细节信息。

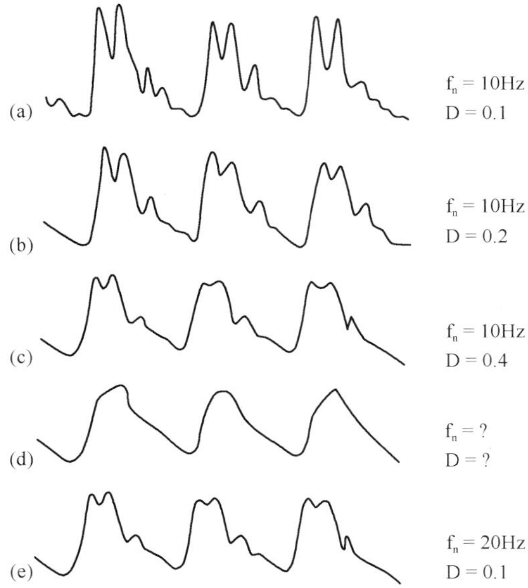

图 23-5　阻尼系数(D)和自然频率(f_n)在压力波形显示上的相互作用

(a) 阻尼不全的压力波形(f_n = 10 Hz，D = 0.1)有小的干扰波形，但收缩压过高；(b) 阻尼系数 D(0.2)有所增加，可减少这些干扰；(c) 尽管 f_n 仍很低，临界阻尼系数(D=0.4)能提供准确的压力波形；(d) 过度阻尼引起压力波形精细变化部分缺失，不能确定 f_n 或 D；(e) f_n 增大(20 Hz)，即使 D 较低 (0.1) 对压力波形形态仅产生较小影响。注意波形(c)和(e)的相似性。

出于这些考虑，如果自然频率足够高，压力监测系统会有一个最佳的动态响应。理论上，可以通过缩短压力管道长度并减少三通开关和其他部件的数目来实现。存在于三通开关和其他连接部件的血块和气泡对系统的动态响应有不利影响。一般来说，在监测系统中增加气泡并不会改善其动态响应，因为系统阻尼增加常会引起自然频率减低。相反，监测系统的共振会增加，从而使收缩压更高(图 23-7)。

快速冲洗试验是确定监测系统动态响应的简便方法，即短时间内开放冲洗阀，然后分析压力波形中由冲洗引起的干扰。监测系统的自然频率与振荡波两个相邻峰值之间的时间成反比。自然频率的计算：1 cycle/1.7 mm × 25 mm/s = 14.7 cycles/s 或 14.7 Hz(图 23-8)。注意振荡越密集，自然频率越高。

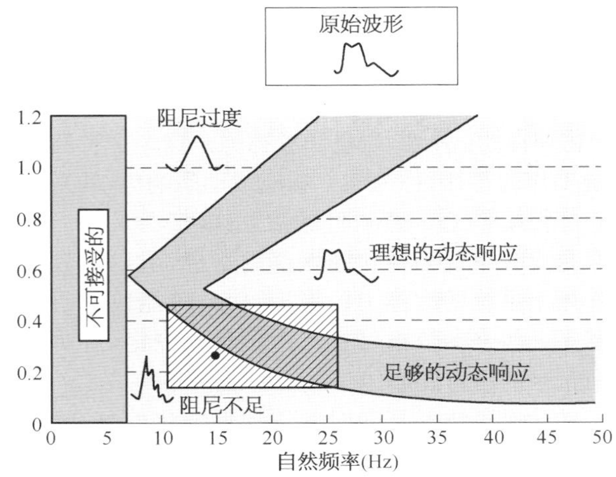

图 23-6　阻尼系数和自然频率之间的相互作用

根据这两个系统参数，导管-传感器系统分成五个不同的动态响应范围。最佳动态响应的系统会如实记录血压波形，而恰当动态响应系统会准确记录临床所见的大多数压力波形。过度阻尼和阻尼不足的系统受技术局限性会出现人工干扰波形。自然频率低于 7 Hz 的系统不适合用于记录压力波形。图中斜线划出的矩形阴影显示的是临床上血压监测系统的阻尼系数和自然频率的范围。方框中的黑点是由 Schwid 记录的 30 个传感器系统的平均值。

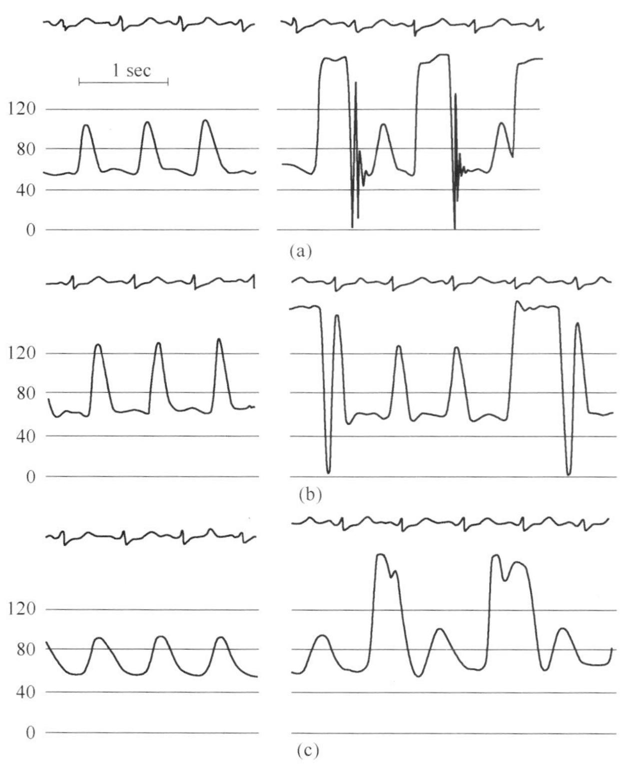

图 23-7　动脉测压系统中小气泡的影响

图中所示，动脉压力波形以及快速冲洗引起的方波干扰。(a) 监测系统最初有足够的动态响应(自然频率为 17 Hz，阻尼系数为 0.2)；(b) 监测系统中加入 0.1 ml 的小气泡会引起动脉血压增加，注意监测系统的自然频率有所降低；(c) 0.5 ml 的大气泡进一步降低动态响应，产生动脉低血压假象。

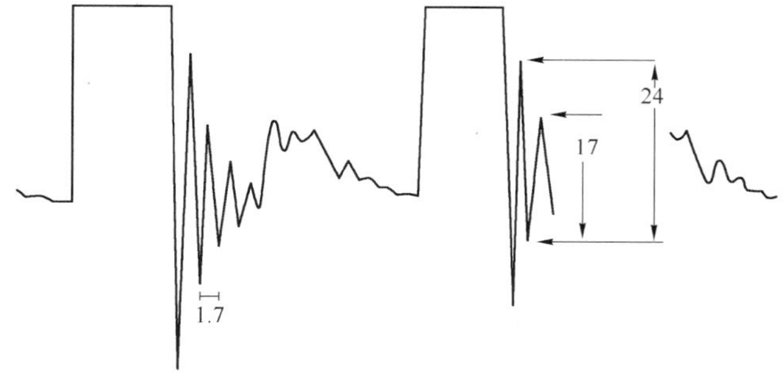

(a)

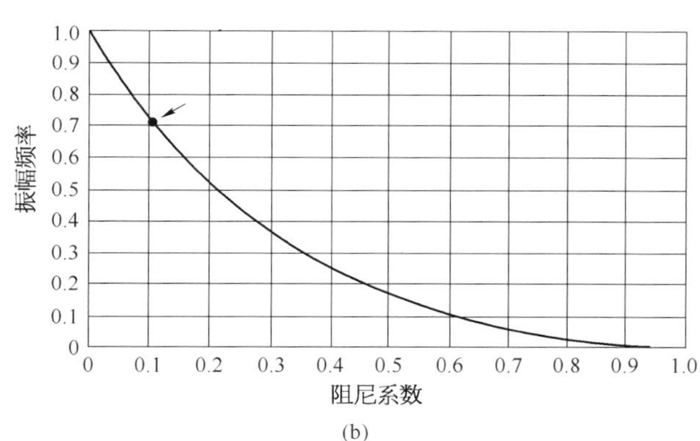

(b)

图 23-8 自然频率和阻尼系数的临床测定

(a) 用标准图纸(每格 1 mm,走纸速度 25 mm/s)记录压力波形,其中有两个快速冲洗造成的方波。通过测定相邻峰值(相距 1.7 mm)的时间差来计算自然频率,通过测定相邻峰值的高度(17 mm 和 24 mm)来计算阻尼系数。计算得出,自然频率为 14.7 Hz 和振幅比值为 0.71;(b) 振幅比值和阻尼系数的关系。图(a)快速冲洗试验确定的振幅比值,所对应的阻尼系数为 0.11。

阻尼系数与振荡波的振幅有关。振幅比值可提示监测系统回复到静止状态的速度。低振幅比值对应高阻尼系数,或系统能快速归于静止。相反,高振幅比值对应低阻尼系数。阻尼系数可用数学方法来计算,但是通常可以利用压力波形图得出振幅比值。例如,两个相邻振荡波的振幅分别为 24 mm 和 17 mm,振幅比值为 17/24 或 0.71,对应的阻尼系数是 0.11(图 23-8)。注意这里列出的监测系统有足够的自然频率(大约 15 Hz),但阻尼不全(阻尼系数为 0.11)。在这样的系统中可见到收缩压过高。

尽管已清楚了准确测定动脉压的技术要求,但在常规临床监测中通常不能满足这些要求。Schwid 测定了常规重症监护中用于桡动脉监测的 30 个导管-传感器系统的频率响应。自然频率(14.7±3.7 Hz,均数±标准差)和阻尼系数(0.24±0.07),与实验室条件下测得的数据相比较差,反而属于 Gardner 所规定的阻尼不全范畴。而且,频率响应范围(10.2～25.3 Hz)和阻尼系数范围(0.15～0.44)提示,动脉波形失真特别是阻尼不足的监测系统造成的收缩压过高是临床常见现象(参见图 23-6)。

五、动脉压监测的并发症

有创动脉压监测广泛应用在麻醉和重危患者,大量临床研究表明桡动脉穿刺置管后长期并发症的发生率很低,特别是远端缺血的危险性极小,发生率低于 0.1%。动脉置管后也可发生其他严重并发症,包括动脉栓塞、假性动脉瘤、出血、局部感染甚至脓毒血症等。

(一) 血栓形成与动脉栓塞 尽管桡动脉置管引起的动脉栓塞发生率很低,但是某些因素会增加其风险,包括:① 置管时间较长;② 导管过粗或质量差;③ 穿刺技术不熟练或血肿形成;④ 重症休克和低心排血量综合征。防治方法:① Allen 试验阳性或并存动脉病变者,避免用桡动脉穿刺插管;② 严格无菌操作;③ 减少动脉损伤;④ 排尽空气;⑤ 发现血块应及时抽出,严禁注入;⑥ 测压肢体末梢循环不良时,应及时更换测压部位;⑦ 导管妥善固定,避免移动;⑧ 定时用肝素盐水冲洗;⑨ 发现血栓形成和远端肢体缺血,应立即拔除测压导管,必要时可手术取血栓,以挽救肢体。

(二) 动脉空气栓塞 严防动脉空气栓塞,换能器和管道必须充满肝素盐水,排尽空气,应选用袋装盐水,并且使用加压冲洗装置。

(三) 渗血、出血和血肿 多见于凝血功能障碍的患者。

(四) 局部或全身感染 动脉置管期间严格无菌和局部消毒,置管时间最长 1 周,如需继续应更换测压部位。

第二节 中心静脉穿刺测压

中心静脉穿刺主要经颈内静脉和锁骨下静脉,将导管插入到上腔静脉,也可经股静脉或肘静脉,用较长导管插入到上或下腔静脉。目前在心脏和重危患者中应用较多,一般较为安全,但如果操作者技术不熟练,也可能发生气胸和出血等并发症。

一、适应证

中心静脉穿刺插管测压常用于脱水、失血和血容量不足、各类重症休克、心力衰竭和低心排血量综合征、体外循环心内直视手术等心脏大血管手术和其他重危患者。其用途包括:① 监测中心静脉压(central venous pressure，CVP)；② 静脉输液、给药；③ 静脉高营养疗法；④ 抽取静脉血、放血或换血；⑤ 插入肺动脉导管及经静脉放置起搏导管；⑥ 经静脉抽吸空气及急诊血液透析。

二、穿刺插管方法

中心静脉导管插入到上、下腔静脉与右房交界处，常用的方法是采用经皮穿刺技术，将特制的导管通过颈内静脉、锁骨下静脉或股静脉插入至上述部位。

(一) 颈内静脉

1. 解剖特点　颈内静脉(internal jugular vein)从颅底颈静脉孔内穿出，颈内静脉、颈动脉与迷走神经包裹在颈动脉鞘内，与颈内和颈总动脉伴行，先位于颈内动脉后侧，然后在颈内与颈总动脉的外侧下行，最后在锁骨下静脉汇合处，颈内静脉在颈总动脉的外侧稍偏前方。颈内静脉上段在胸锁乳突肌胸骨头内侧，中段在胸锁乳突肌两个头的后方，下端位于胸锁乳突肌胸骨头与锁骨头构成的颈动脉三角内。该静脉末端后方是锁骨下动脉、膈神经、迷走神经和胸膜顶，在该处颈内静脉和锁骨下静脉汇合，汇合后右侧进入右头臂静脉，左侧进入左头臂静脉。右胸膜圆顶较左侧低，右侧颈内静脉的穿刺点到乳头的连线，几乎与颈内静脉的走向平行，容易穿刺，更不会穿破胸导管，所以右颈内静脉是常选择的途径。

2. 穿刺途径　临床上常用中间径路。在胸锁乳突肌三角顶点穿刺进针，必要时使患者抬头，则三角容易显露清楚，肥胖和颈部粗短患者不易准确定位，可先摸到胸骨上切迹，然后沿锁骨外移确定锁骨头，在三角顶点定位时，左手示指可触及颈动脉，以便进针时可以避开。

3. 操作技术(图 23-9)

(1) 平卧、去枕、头后仰，头转向穿刺对侧，必要时

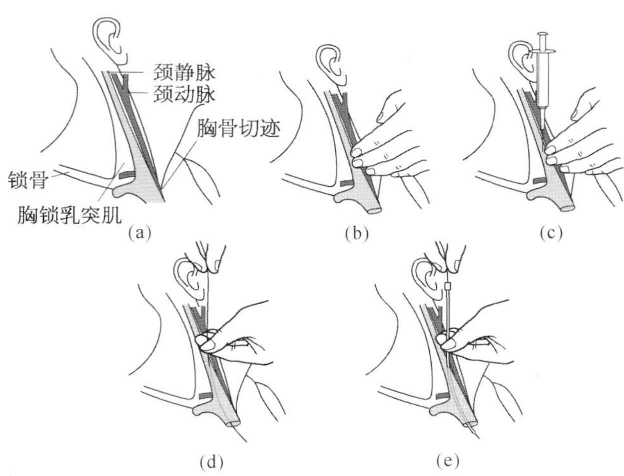

图 23-9　右颈内静脉穿刺置管

(a) 确定重要的体表标记；(b) 触摸颈内动脉的走行；(c) 胸锁乳突肌两个头的三角顶点朝向同侧乳头的方向进行颈内静脉的穿刺；(d) 通过薄壁的穿刺针将导引钢丝置入静脉内；(e) 顺着导引钢丝置入中心静脉导管，导引钢丝突出于导管的外面并由操作者控制。

肩后垫高。助手将患者轻度头低位，使颈内静脉扩张。在血容量过多或者呼吸困难的患者，这一步可以省略。

(2) 良好的无菌技术。消毒铺巾后，再次确定解剖标志，尤其是颈动脉走向。颈内静脉位于胸锁乳突肌的胸骨头和锁骨头之间的三角形沟内，多数情况下位于颈动脉的前外侧。很多患者的三角形沟内可以直接看到颈内静脉的搏动，从而确定静脉穿刺点。如果患者清醒，穿刺点用 1% 利多卡因局部麻醉。

(3) 以胸锁乳突肌三角顶点环状软骨水平定位，此点部位较高，且偏离颈动脉，较为安全。左手指轻轻放在颈动脉搏动处，右手持针，进针方向与胸锁乳突肌锁骨头内侧缘平行穿刺，与皮肤呈 30°，针尖指向同侧乳头。可以先用细针探测颈内静脉的位置，以增加穿刺的安全性。在进针处呈小扇形探查。只要颈动脉搏动仍可触及，那么用探针在其外侧寻找静脉是很安全的。如果几次都未触及静脉，那么将针拔出，重新确定解剖位置，使穿刺点靠近颈动脉外侧数毫米，注意针尖方向一定不能偏向中间或左侧，否则会增加误伤颈动脉的风险。当细针探到颈内静脉后，左手固定局部皮肤，右手轻轻退针。然后用带注射器的中心静脉穿刺针沿相同方向进针，注意进针部位和深度。进针时颈内静脉可能被压瘪，从而同时穿透静脉的前后壁。因此，穿刺针稍微超过预计深度后，就应该缓慢边回抽边后退。退针时，突然有暗红的静脉血进入针筒，标志穿刺针进入静脉。轻轻回抽血流通畅，以确定其位于颈内静脉内。

(4) 旋转取下注射器，从 18 G 穿刺针内插入导引钢丝，导引钢丝的头端为 J 形或柔软可弯曲的直形，置入时不应遇到阻力，有阻力时应调整穿刺针位置，包括角度、斜面方向和深浅等，或再接上注射器回抽血液直至通畅为止，然后，再插入导引钢丝后退出穿刺针，压迫穿刺点，同时擦净钢丝上的血迹。穿刺过程应持续进行心电监测，导引钢丝置入过深触及右房或右室壁时易引发心律失常。

(5) 将导管套在导引钢丝外面，导管尖端接近穿刺点，导引钢丝必须伸出导管尾端，用手拿住，右手将导管与钢丝一起部分插入，待导管进入颈内静脉后，边退钢丝，边插导管。恰当的置管深度是使其头端位于上腔静脉内与右心房连接处的上方，经右颈内静脉置管的深度一般为 12～13 cm。置管成功后，导管通过螺旋接头与监测管道或输液管道连接，并缝针固定。用灭菌纱布或透明敷贴包扎。穿刺部位不应使用抗菌药膏，因为这可能会增加多重耐药菌和念珠菌属在导管处定植的风险。

4. 优缺点

(1) 优点　① 技术熟练穿刺易成功，在重危患者

静脉可快速输血、补液和给药，导管位于中心循环，药物起效快，并可测量 CVP；② 并发症少，相对较安全，出现血肿可以作局部压迫，穿破胸膜机会少；③ 一侧失败可经对侧再穿刺；④ 可经导管鞘插入漂浮导管。

（2）缺点　颈内静脉插管后颈部活动受限，固定不方便。

（二）锁骨下静脉（subclavical vein）　是中心静脉穿刺的重要部位。尤其适用于紧急容量治疗、需要长期经静脉治疗或透析，而不是短时间内用于监测。

1. 解剖特点　锁骨下静脉是腋静脉的延续，成人长 3～4 cm，直径 1～2 cm，起于第一肋骨外侧缘，于前斜角肌的前方，跨过第一肋骨，前斜角肌厚 1.0～1.5 cm，将锁骨下静脉与位于该肌后侧的锁骨下动脉分开。静脉在锁骨下内 1/3 及第 1 肋骨上行走，在前斜角肌内缘与胸锁关节后方，与颈内静脉汇合，右侧形成右头臂静脉，左侧形成左头臂静脉。左侧较粗的胸导管及右侧较细的淋巴管在靠近颈内静脉的交界处进入锁骨下静脉上缘，右侧头臂静脉在胸骨柄的右缘下行，与跨越胸骨柄后侧的左头臂静脉汇合。

2. 操作技术

（1）患者轻度头低位，双臂内收，头稍偏向对侧。在两肩胛骨之间放置一个小卷，以完全显露锁骨下区域。常规消毒铺巾，穿刺点用 1%利多卡因局麻。

（2）在锁骨中、内 1/3 段交界处下方 1 cm 处定点，右手持针，保持注射器和穿刺针与额面平行，左手示指放在胸骨上切迹处定向，穿刺针指向内侧稍上方，紧贴在锁骨后，对准胸骨上切迹进针，进针深度一般为 3～5 cm（图 23-10）。

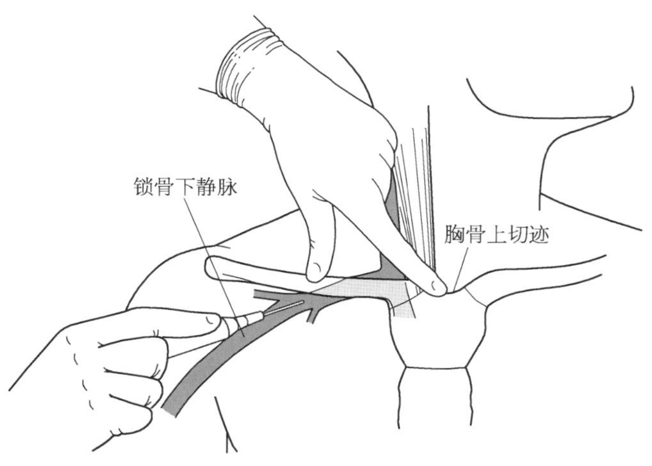

图 23-10　右锁骨下静脉穿刺

（3）如果第一次没有探到，将针退出，调整针方向，略偏向头侧，使针紧贴锁骨背侧面继续穿刺，避免增加穿刺针向下的成角。穿刺针进入静脉后，即可抽到回血，旋转针头，斜面朝向尾侧，以便导管顺利地转弯，通过头臂静脉进入上腔静脉，其他操作步骤与颈内静脉穿刺插管相同。

（4）锁骨下静脉的位置较深，用 18 G 套管针行锁骨下穿刺时很容易打折，从而影响对静脉穿刺成功的判断以及导引钢丝的置入。深静脉穿刺针比 18 G 套管针更便于穿刺和置入导引钢丝。如果两三次穿刺失败后，不宜再多次穿刺。锁骨下静脉穿刺点并发症特别是气胸和误及锁骨下动脉，与穿刺的次数有直接关系。应尽量避免双侧锁骨下静脉穿刺，因为可能会发生严重并发症包括双侧气胸、误伤锁骨下动脉后难以及时发现和压迫止血。与颈内静脉穿刺相比，锁骨下静脉穿刺的安全性更大程度上有赖于操作者的经验。操作者越有经验，并发症的发生率越低，气胸的发生率低于 2%，而误及动脉的概率低于 5%。

3. 优缺点

（1）优点　相对颈内静脉和股静脉其感染率较低，头颈部活动受限的患者容易操作，舒适度增加，特别适用于需要长期留置导管者。

（2）缺点　并发症较多，易穿破胸膜，出血和血肿不易压迫止血。

（三）颈外静脉　颈外静脉收集面部和耳周围静脉血流，在颈根部回流到锁骨下静脉，容易穿刺插管，成功率可达 85%～95%。

1. 操作技术

（1）穿刺时患者取头低位，手指压迫颈根部可使颈外静脉明显充盈。

（2）多数情况下，最好应用 18 G 套管针直接穿刺，轻轻牵拉皮肤，针与皮肤呈 30°角，在明显看到静脉处进针，轻轻抽到血后，置入套管。

（3）也可用钢丝导引，J 形头导引钢丝比直头导引钢丝更容易经过锁骨下成功进入中心静脉。有时导丝并不如预期那样进入上腔静脉，而是偏向外侧进入锁骨下静脉，此时将同侧肩膀外展 90°有助于导丝顺利进入中心静脉。此外，还可以采用以下方法，将患者手臂内收，由助手向骶尾侧轻轻牵拉肩膀，使颈外静脉走行变直，以便于导丝置入。然后再沿导引钢丝置入中心静脉导管。

2. 优缺点

（1）优点　颈外静脉位置表浅，因此几乎没有误及动脉和气胸的风险，双侧均可做为中心静脉穿刺的安全部位。对出血性疾病患者也是较好的选择途径，若皮下出血比较容易控制。

（2）缺点　颈外静脉走行弯曲度较大，常需要反复调整导引钢丝的方向使其进入上腔静脉。在颈部静脉暴露困难、难以穿刺和不能成功置管的情况，会妨碍颈外静脉用于 CVP 监测。

（四）股静脉　股静脉是下肢最大静脉，位于腹股沟韧带下股动脉内侧，外侧为股神经。在无法行颈静脉和锁骨下静脉穿刺的情况下，如烧伤、外伤或者手术区域位于头颈部、上胸部等，可行股静脉穿刺。

1. 操作技术

(1) 穿刺点在腹股沟韧带下方 2～3 cm,股动脉搏动的内侧 1 cm,针与皮肤呈 45°角,如臀部垫高,则穿刺针与皮肤呈 30°角。

(2) 低位股静脉穿刺:腹股沟韧带下 10 cm 左右,针尖对向股动脉搏动内侧穿刺,便于消毒隔离和固定,注药护理方便,值得推荐使用。

(3) 股静脉置管既可在心电监护或荧光镜引导下将长的导管(40～70 cm)置入到下腔静脉接近心房的位置,也可将一根较短的导管(15～20 cm)置入到髂总静脉。

2. 优缺点

(1) 优点　即使是肢动脉搏动微弱或摸不到的情况下也易穿刺成功,迅速建立输液径路。股静脉穿刺可以避免很多中心静脉穿刺常见的并发症特别是气胸,但是会有股动脉损伤甚至更罕见的股神经损伤的风险。

(2) 缺点　易发生感染,下肢静脉血栓形成的发生率也高,不宜用于长时间置管或高营养治疗。还可能有血管损伤从而引起腹腔内或腹膜后血肿。另外,股静脉置管会影响患者恢复期下床活动。

(五) 腋静脉　大面积严重烧伤的患者,其腋下区域常可幸免,既可用于动脉压监测也可用于静脉压监测。触及腋动脉,在其内侧旁开 1 cm,将长 20 cm 的标准导管置入腋静脉以监测上腔静脉压力。

(六) 其他外周静脉　经外周静脉置入中心静脉导管(PICCs)已经普遍替代经中心静脉置管,用于需要长期静脉内治疗的患者。PICCs 的静脉通路通常选择肘前静脉,其中贵要静脉更为多见,因其走向较直,置管成功率高于头静脉。多数情况下留置 PICCs 导管是为了长期药物治疗(如化疗或胃肠外营养),使用的是非常柔软的抗凝硅胶导管。少数情况下也可以采用长 40 cm的聚乙烯标准导管,从外周置入到中心静脉位置,短期内用于输注血管活性药物或监测 CVP 和 PAP。

应注意的是如果将这种长导管从肘前静脉置入,当患者手臂外展时导管尖端可能会进入心脏,从而增加心脏穿孔或心律失常的风险。此外,如果已经置入了 PICCs 导管,再要放置另一条中心静脉导管时应该加以注意,因为可能会有割断 PICCs 导管的风险。PICCs 的优点包括:可在局麻下床边操作,静脉置管相关并发症的发生率极低。

三、中心静脉导管和穿刺位置的选择

(一) 中心静脉导管的选择　中心静脉导管的长度、型号、材料和管腔数目有所不同。根据置管的目的和预计放置时间的长短,选择不同的导管。选择的关键在于既要满足需求又要减少并发症。7F－20 cm 的多腔导管既可监测 CVP,同时又可用于输注药物和液体,因此临床上应用最为普遍。此外,必须注意的是经外周静脉置入短而粗的静脉导管,更有利于快速补液。因为中心静脉导管尽管有多个管腔,实际上每个管腔的管径较细,而且管道较长,会显著影响补液速度。根据产品说明,7F－20 cm 标准中心静脉导管 16 G 管腔的最大流速仅为 16 G－3 cm 外周静脉导管最大流速的四分之一。

管腔较大的导管鞘常可替代多管腔的中心静脉导管,以进行中心静脉置管。这种导管鞘有一个 T 形侧路,可用于输注多种药物。另外还可通过尾部的止血阀置入单腔导管,以持续监测 CVP。使用这种管径较大的导管鞘并不会避免并发症的发生,但是有利于快速置入起搏导线或肺动脉导管(PAC)。

(二) 穿刺位置的选择　选择安全有效的静脉穿刺位置,需要考虑置管目的(用于压力监测还是用于给药或补液)、患者的病情、临床情况、操作者的技术和经验。如果患者严重凝血障碍,那么最好选择容易区分动静脉,并容易压迫止血的部位,此时选择颈内或颈外静脉要优于锁骨下静脉。如果患者有严重肺气肿或者并发气胸会导致严重后果,那么选择颈内静脉要优于锁骨下静脉,因为后者并发气胸的概率较大。如果紧急情况下需要经静脉置入心内起搏器,应首选右颈内静脉,因其更接近右心房。颈部外伤的患者,需要硬颈托制动,应该选择股静脉或锁骨下静脉进行置管,如果已经放置了胸腔引流管,那么后者更安全。临床医师要了解不同穿刺部位置入导管的深度,以保证导管尖端到达上腔静脉。与右侧颈内静脉相比,左侧颈内或颈外静脉的置管深度多 3～5 cm。操作者本身的经验和技术水平是影响选择中心静脉置管最安全部位的重要因素,尤其是在紧急情况下。

自 20 世纪 60 年代后期,右侧颈内静脉经皮穿刺首次应用于临床以来,麻醉科医师广泛应用此项技术行中心静脉置管。其原因包括颈内静脉的解剖位置固定、变异少、容易确认、体表标识明显、离上腔静脉距离短。颈内静脉置管适用于绝大多数的外科手术,而且穿刺成功可达 90%～99%。

四、超声定位下行中心静脉置管

1984 年,超声引导技术被证实在很多场合中包括重症监护室和手术室,可以协助中心静脉置管。在超声二维图像的引导下成功穿刺中心静脉所需的试穿次数较少,而且穿刺所需时间缩短,成功率提高,并发症减少。超声引导技术在颈内静脉比锁骨下静脉或股静脉、没有经验的操作者比有经验的操作者、成人患者比小儿患者有更明显的优势。

超声引导中心静脉穿刺置管有多种方法,可以利用多普勒效应将流动的红细胞反射的超声波转化为放大的声学信号从而定位动脉和静脉，也可以利用二维超声图像对血管进行定位后再行常规穿刺置。另外，利用超声技术实时引导穿刺过程，这种方法正在替代单次超声成像方法。

实时二维超声引导下行颈内静脉穿刺常使用7.5～10 MHz的超声探头，穿刺过程中需要用无菌保护套进行防护。操作者左手持超声探头探寻要穿刺的血管，在二维超声图像中动静脉呈两个黑色的环状结构，静脉可以通过解剖定位和可被压瘪的特性来确定。二维超声图像中可见到动脉搏动(图23－11)。超声引导静脉穿刺时，可以在横切面观(短轴)也可以在纵切面观(长轴)下进行穿刺。总的来说，横切面容易识别，可以同时确定动脉和静脉，而纵切面则可以全程显示穿刺针尖的位置，从而减少穿透静脉的后壁。当颈内静脉的图像位于屏幕的正中，可以直视下用18 G穿刺针进行穿刺，然后按照前文所述的标准流程完成穿刺过程。但是在置入中心静脉导管前，应该利用超声的纵切图像确定导引钢丝确实位于中心静脉内。

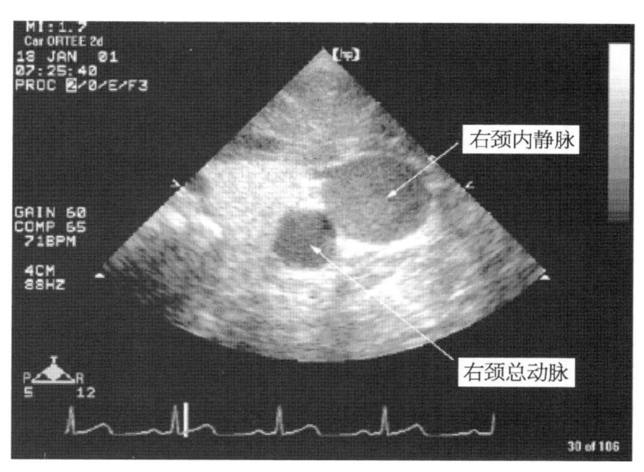

图23－11 颈内静脉的超声图像

横切面超声图像显示的是右颈内静脉及其典型的解剖位置，即右颈总动脉的前外侧显示和记录数据、波形。

锁骨下血管超声成像较困难，常受患者体型和探头规格的影响。使用超声引导锁骨下静脉穿刺置管时，探头应放置在锁骨中外1/3交界处的锁骨下肌沟，在腋动脉和静脉穿出锁骨和第一肋骨所形成的骨管部位，可以看到其超声图像。动脉最常见位于动脉的头侧方向，其特性是不易被压瘪，血管径不会随呼吸而发生改变。横切面和纵切面图像均可获得，用于指导静脉穿刺。另外在小儿患者进行常规的锁骨下穿刺径路时，可以将超声探头放置锁骨上以获得锁骨下静脉的纵切面图像。

五、中心静脉压的监测

用一直径0.8～1.0 cm的玻璃管和刻有cmH_2O的标尺一起固定在盐水架上，接上三通开关，连接管内充满液体，排除空气泡，一端与输液器相连，另一端接中心静脉穿刺导管，标尺零点对准腋中线右心房水平，阻断输液器一端，即可测CVP(图23－12)，这种测量CVP装置可自行制作，操作简易，结果准确可靠。有条件的单位也可用心血管系统监护仪，通过换能器、放大器和显示仪，显示和记录数据、波形。

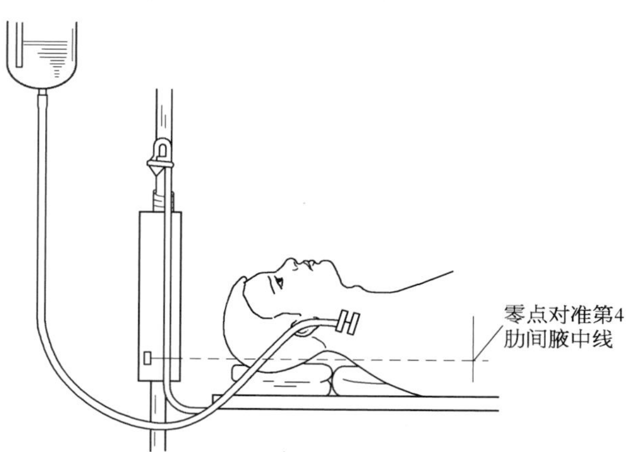

图23－12 测量CVP的装置

六、并发症

中心静脉穿刺和导管留置过程中有时会出现一些并发症，主要包括机械性损伤、血栓形成和感染等。中心静脉穿刺的并发症与操作者的熟练程度有很大关系。训练有素、经验丰富的临床医师操作过程中，很少发生严重并发症，但是常见感染，这可能会导致发病率和死亡率明显上升。

(一) 机械性并发症 中心静脉置管的机械并发症主要包括血管损伤、心律失常、血气胸、神经损伤、心脏穿孔等，其中最为常见的是意外穿刺动脉。

1. 出血和血肿 颈内静脉穿刺时，穿刺点和进针方向偏内侧时易穿破颈动脉，进针太深可能穿破颈横动脉、椎动脉或锁骨下动脉，在颈部可形成血肿，凝血机制不好或肝素化后的患者更易发生，如两侧穿刺形成血肿可压迫气管，造成呼吸困难，故应尽量避免穿破颈动脉等。

穿刺时可摸到颈动脉，并向内推开，穿刺针在其外侧进针，并不应太深，一旦发生血肿，应做局部压迫，不要急于再穿刺。锁骨下动脉穿破可形成纵隔血肿、血胸或心脏压塞等，所以需按解剖关系准确定位，穿刺针与额状面的角度不可太大，力求避免损伤动脉。

2. 心律失常 此为常见并发症，主要原因为钢丝或导管刺激引起。应避免钢丝或导管插入过深，并防止体位变化所致导管移动，操作过程应持续监测ECG，发生心律失常时可将导管退出1～2 cm。

3. 血气胸 主要发生在锁骨下静脉穿刺时，国外文献报道气胸发生率为1%左右，国内也有报道。因胸膜圆顶突起超过第一肋水平以上1 cm，该处与锁骨下静脉和颈内静脉交界处相距仅 5 mm，穿刺过深及穿刺针与皮肤角太大较易损伤胸膜。所以操作时要倍加小心，有怀疑时听两侧呼吸音，早期发现，并及时应用胸腔引流和输血补液等措施，以免危及生命。

为了减少气胸和血胸发生，应注意以下事项：① 没有经验者必须在有经验的上级医师的指导行下锁骨下静脉穿刺；② 慢阻肺(COPD)或肺大泡或机械通气使用较高 PEEP 的患者穿刺过程应注意避免进针过深；③ 在穿刺过程中应吸氧，如发生呼吸困难，必须停止操作，并检查原因。

4. 神经和淋巴管损伤　中心静脉穿刺置管也能造成神经损伤，包括臂丛神经、膈神经、颈交感干、喉返神经和迷走神经等。此外，也可能导致慢性疼痛综合征。损伤胸导管可并发乳糜胸。

5. 血管和心脏穿孔　中心静脉置管并发症中最致命的是急性心脏压塞，其原因包括心包内上腔静脉、右心房或右心室穿孔导致心包积血，或静脉补液误入心包内。导管造成心脏穿孔从而引起急性心脏压塞时，起病急骤，发展迅速。因此，放置中心静脉导管的患者出现严重低血压时，应该高度怀疑是否出现心脏压塞。该并发症的临床表现一般出现较迟(穿刺后 1～5 d)，这说明与穿刺操作本身相比，中心静脉导管的留置使用与该并发症的发生更有关系。

心脏穿孔的原因可能为：① 导管太硬而插入过深；② 穿刺导管被针尖切割而损坏，边缘锐利；③ 心脏收缩时，心脏壁与导管摩擦；④ 心脏原有病变，心腔壁薄脆。预防方法包括：① 导管顶端位于上腔静脉与右心房交界处，不宜太深；② 妥善固定导管，尽量不使其移位；③ 导管不可太硬，用硅化聚乙烯导管者未见并发心脏穿孔。

(二) 栓塞性并发症　除了血栓引起的栓塞，导管、导引钢丝或气泡也可引起栓塞性并发症。这种情况的发生总是与器材使用不当，因此必须对相关的医师和护士进行正确的教育与培训。

1. 血栓形成和栓塞　与导管相关的血栓并发症发生率与导管置入的位置相关，股静脉明显高于锁骨下静脉。中心静脉导管置入右心房则更易引起血栓，这可能与导管对心内膜的机械刺激有关。血栓形成与长期置管和高营养疗法有关，应注意液体持续滴注和定期用肝素生理盐水冲洗。

2. 气栓　中心静脉在吸气时可能形成负压，穿刺过程中更换输液器、导管或接头脱开时，尤其是头高半卧位时，容易发生气栓。预防方法是穿刺和更换输液器时应取头低位，避免深呼吸和咳嗽，导管接头脱开应立即接上或暂时堵住，穿刺置管时应尽可能不使中心静脉与空气相通。

(三) 感染性并发症　感染是中心静脉穿刺置管后较晚期最常见的主要并发症，包括局部感染和血源性感染，特别是后者会明显增加住院费用和死亡率。

防止感染的首要条件是严格执行无菌操作。如需长时间放置中心静脉导管，最好选择锁骨下静脉，因为颈内静脉或股静脉部位发生感染的风险较高。双腔导管由于其功能较多，有时临床上必须要使用双腔导管，但是它比单腔导管发生感染的风险更大。导管可由硅酮、聚四氟乙烯树脂、聚氯乙烯、聚丙烯等不同材料制成。而且，相同材料由于制作工艺的不同，导管表面会有差别，从而影响细菌在导管表面的黏附情况。有肝素涂层的中心静脉导管可以减少与导管相关的血栓和感染的发生。另外，导管的制作过程中在其表面涂以抗微生物的药物如洗必泰和磺胺嘧啶银或米诺环素和利福平，可减少细菌定植率以及血源性感染的发生。中心静脉导管放置时间越短越好，并每日加强护理，一般 1～2 周应更换导管，如有发热必须拔除。

第三节　肺动脉压监测

1970 年 Swan 和 Ganz 首先研制成肺动脉导管(pulmonary artery catheter，PAC)，又称 Swan-Ganz 漂浮导管。导管顶端带有气囊，从大静脉置管，导管随血流，经右心房、右心室和肺动脉，进入肺小动脉，将导管气囊充气后所测压力，称肺小动脉楔压(PAWP 或 PAOP)，又称肺毛细血管嵌入压(PCWP)。该项监测可在床旁操作，成功率高，插管后能测得中心静脉压(CVP)、右房压(RAP)、右室压(RVP)、平均肺动脉压(PAP)、肺动脉收缩压(PASP)、肺动脉舒张压(PADP)以及 PAWP 或 PCWP。临床各科用于心脏病等重危患者或心血管手术。PAC 临床应用已有 40 年，近 20 年来对该项监测技术能否降低危重患者的死亡率存在争议，因此临床应用逐年减少。近来文献报道，5 051 例应用 PAC 的危重患者，其中 1/2 是外科患者，认为对死亡率和住院时间没有影响。

一、适应证和禁忌证

(一) 适应证　由于 PAWP 是一项创伤性监测方法，有一定的并发症和危险性，且所耗材料费用和监测仪器价格昂贵。适应证比较严格，一致的意见是不应将其列入心脏大血管手术常规监测项目，应有选择地应用，尤其是重症患者(表 23-1)。

表 23-1 PAC 监测适应证

1. 左心功能不全[EF<40%或 CI<2.0 L/(min·m²)]
2. 心源性休克、低血容量性休克、感染性休克或多脏器功能衰竭
3. 近期心肌梗死或心绞痛不稳定
4. 心脏大血管手术估计伴大出血或大量体液丧失
5. 右心力衰竭、肺高压、严重腹水和慢性阻塞性肺疾患
6. 血流动力学不稳定需用强心药或 IABP 维持
7. 主动脉手术需钳闭主动脉者

(二) 禁忌证

1. 绝对禁忌证 绝对禁忌证指 PAC 操作困难或可能发生严重的并发症，甚至引起死亡。① 三尖瓣或肺动脉瓣狭窄：PAC 不能通过狭窄的瓣膜，即使偶尔通过狭窄部位，也可加重妨碍血流通过；② 右心房或右心室内肿块(肿瘤或血栓形成)：插管时不慎，可致肿块脱落而引起肺栓塞或阵发性栓塞；③ 法洛四联症：右心室流出道十分敏感，PAC 通过肺动脉时，常可诱发右心室漏斗部痉挛而使发绀加重。

2. 相对禁忌证 ① 严重心律失常患者插管过程中可引起严重心律失常，此类患者是否选用 PAC 需权衡其利弊；② 经大静脉穿刺插管时可能会发生出血、血肿，手术患者伴凝血异常者应慎用；③ 施行 PAC 插管或拔管时可不慎将起搏导线脱落，近期置入起搏导管者应慎用。

二、穿刺插管器材和操作方法

(一) 穿刺插管工具

1. Swan-Ganz 漂浮导管 常用的是四腔管，成人用 F7 或 F7.5，小儿用 F4 或 F5 不透 X 线。F7 导管长 100 cm，从顶端开始每隔 10 cm 有一黑色环形标记，作为插管深度的指示。每根导管有 3 个腔和一根金属导线，导管顶端开口供测量肺动脉压和取血标本。导管近端开口(距离顶端 30 cm)，用于测量 RAP 或 CVP，以及供测量心排血量时，注射生理盐水。第 3 个腔开口于靠近导管顶端的气囊内，气囊的充气容量为 1.25～1.5 ml，充气后有助于导管随血流向前推进。金属导线终止于导管顶端近侧 3.5～4.0 cm 处，与热敏电阻相连，另一端接上心排血量计算机。不同厂商生产的 Swan-Ganz 漂浮导管仅略有差别，目前国内常用 ARROW 和 BAXTER 的产品，两者相互通用。

2. PAC 经皮穿刺的器材

(1) 导管鞘长 9 cm，是专供插入漂浮导管的外套管，近端可与旁路输液管及漂浮导管保护外套连接，内有单向活瓣，进入静脉后防止血液流出。

(2) 静脉扩张器长 17 cm，随导引钢丝插入静脉内，以利较粗的导管鞘进入静脉。

(3) 旁路输液管供液体连续滴入静脉内，导管鞘内不易形成血栓而产生堵塞。同时可以给药和输液。

(4) 漂浮导管保护外套保护插入体内的一段漂浮导管，免受污染。

(二) 操作方法

1. 插管途径

(1) 颈内静脉 右颈内静脉是插入漂浮导管的最佳途径，导管可直达右心房，从皮肤到右心房的距离最短(表 23-2)，操作方法也易掌握，并发症少。

表 23-2 PAC 不同径路进入右心房的深度

插管途径	右颈内静脉	肘前静脉	股静脉
导管深度(cm)	15～20	左 60 右 50	70

(2) 贵要静脉 一般经静脉切开后插入导管，经左腋静脉和锁骨下静脉达上腔静脉和右心房。

(3) 股静脉 也用于穿刺插管，达右心房的距离较长，经导管感染的机会增多。

2. 操作技术

(1) 由两人操作，术者常规消毒铺巾，助手准备工具，检查器材是否备全，测试气囊有否漏气，用肝素生理盐水冲洗所有导管，操作过程用 ECG、压力等监测。

(2) 颈内静脉穿刺，导引钢丝插入后，将 F8.5 导管鞘套在静脉扩张器外面，皮肤进针处用尖刀挑开，皮下用蚊式钳轻轻扩张，然后通过导引钢丝插入静脉扩张器，待其进入静脉后，拔出导引钢丝，扩张器尾端可抽到回血，再将导管鞘沿静脉扩张器插入到静脉内，拔除静脉扩张器，装上旁路输液管，同时可在此抽到静脉血。

(3) F7 漂浮导管装上保护外套，助手扶住其远端，通过导管鞘，将漂浮导管插入到颈内静脉。

(4) 漂浮导管插入 15～20 cm，即可进入右心房，示波器上显示 RAP 波形，给气囊部分充气，以利导管向前推进。

(5) 导管通过三尖瓣进入右心室后，压力突然升高，下降支又迅速回到零点，出现典型的平方根形 RVP 波形，舒张压较低。此时，使气囊完全充气，F7 充气 1.2～1.5 ml，F5 充气 0.6～0.75 ml，充气后即可减少导管顶端对右心室壁的刺激，减少心律失常的发生，又使导管容易向肺动脉推进。若导管碰到右心室壁，见 RVP 波形后，再充气向前插入。

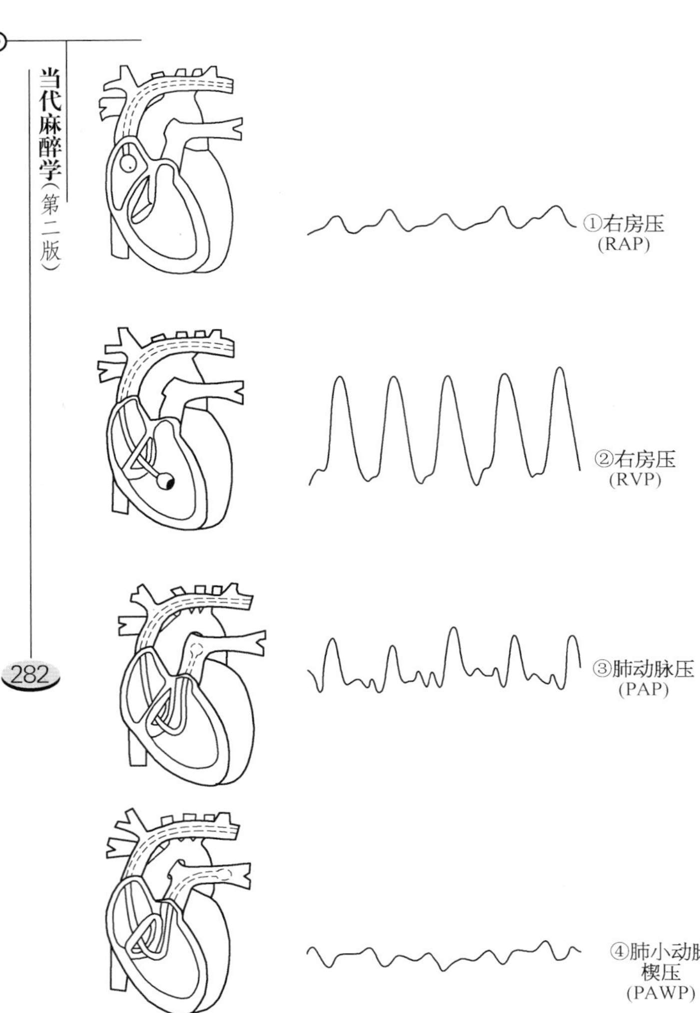

图 23－13　肺动脉置管过程右心房、右心室及肺动脉的压力波形

(6) 当导管插入肺动脉时，收缩压改变不大，而舒张压显著升高，大于右心室舒张压，呈肺动脉压(PAP)波形。有重搏切迹，舒张期下降支逐渐下降。再继续向前置管，导管即可嵌入肺小动脉分支，最佳嵌入部形呈平台，波幅减低，则应将气囊放气，退出导管 1～2 cm，直至见到典型的位于在左心房水平的肺动脉第一分支，并出现 PAWP 波形(图 23－13)。若波幅极小，a 波和 v 波受阻，或呈直线，则表示、嵌入部位太深，应调整导管位置。导管已达满意嵌入部位的标准是：① 冲洗导管后，呈现典型的肺动脉压力波形。② 气囊充气后出现 PAWP 波形，放气后又再现 PAP 波形。③ PAWP低于或等于 PADP，PADP － 0.23 kPa (1.69 mmHg)＝PAWP。

3. 注意事项

(1) 漂浮导管尖端应位于左心房同一水平，可摄胸部侧位片确定导管的位置。因为导管顶端远侧的肺血管必须充满血液，PAWP 才能准确反映 LAP。若导管高出左心房水平，或用 PEEP 时，PAWP＞LAP。

(2) 漂浮导管的最佳嵌入部位应在肺动脉较大分支，充气时进入到嵌入部位，放气后又退回原处。若位于较小的动脉内，特别是在血管分叉处，气囊可发生偏心充气，或部分充气后导管尖端提前固定。当导管尖端碰到肺动脉壁时，PAP 波形呈平线，或呈较 PAP 高逐渐上升的压力波形，为假楔压(图 23－14)。加压和偏心充气易造成处于收缩状态的肺血管破裂，遇此情况，应在气囊放气后退出 1～2 cm。

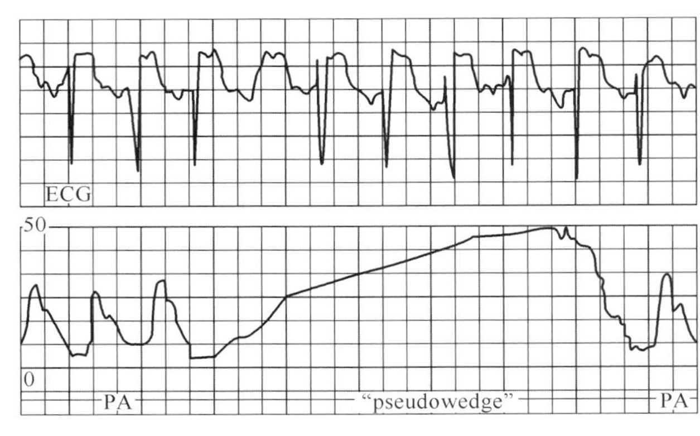

图 23－14　气囊充气时所记录到的假楔压曲线

(3) 自发呼吸在吸气时，胸内压变负值，深吸气时测 PAWP 明显低于呼气期。而机械通气时，胸内压是正值，PAWP 可假性增高。因此，自发呼吸和机械通气患者，均应在呼气终末测量 PAWP。此外，用 PEEP 每增加 5 cmH_2O，PAWP 将升高 1.3 cmH_2O。而且 PEEP 使血管内压升高，还与肺顺应性有关，顺应性差者 PEEP 使 PAWP 的改变不明显，而肺顺应性好的患者，PAWP 随 PEEP 的增加而明显升高。

四、并发症及防治

PAC 是一项创伤性监测技术，在中心静脉穿刺过程、插入导管以及导管留置过程中，可发生一些并发症。PAC 或 CVP 置管期间的并发症大多相同，但 PAC 经过右心室和肺动脉可能导致特殊的并发症如气囊破裂、肺动脉破裂等。

(一) 心律失常　当导管顶端通过右心时，易发生房性或室性心律失常，尤其见于导管裸露的顶端触及心内膜，故导管插入心房后，宜将气囊充气覆盖导管顶端。同时，插管中碰到阻力不可用力。在 EKG 监测下，以室性早搏为最常见，可吸氧和静注利多卡因进行防治。

(二) 气囊破裂　多见于肺动脉高压和重复使用气囊的患者，应注意检查和保护气囊：① 导管储藏的环境不宜＞25℃，在高温中乳胶气囊易破裂。② 从盒内取出及剥开塑料外套时需轻柔。③ 充气容量不要＞1.5 ml，间断和缓慢充气，同时拔出导管时宜缓慢轻柔。当发现向气囊内注气阻力消失，放松注射器的内栓，其不能自动弹回，常提示气囊已破。当发现气囊破裂后不应再向气囊注气并严密监测有无气栓的发生。

(三) 血栓形成和栓塞 导管周围的血栓形成，可堵塞静脉，出现上肢水肿、颈部疼痛和静脉扩张的患者，提示有深静脉血栓形成和栓塞，低血压和高凝状态及抽取血标本后没有冲洗则易发生。栓子进入肺循环可引起肺栓塞。应注意经常用肝素生理盐水冲洗，保持导管通畅。

(四) 肺栓塞 多见于导管插入较深，位于肺小动脉分支内，气囊过度膨胀或长期嵌入，血管收缩时气囊受压及导管周围血栓形成。所以应持续监测肺动脉压力和波形，充气不可>1.5 ml，必要时摄胸片，检查导管顶端的位置及气囊充气情况。

(五) 导管扭曲、打结、折断 出现导管扭曲时，应退出和调换。退管困难时，可注入冷盐水 10 ml。打结的处理更困难，可在 X 线透视下，放松气囊后退出。若不能解除，由于导管的韧性较好，能将打结拉紧，然后轻轻退出。退管时气囊必须排空，不然易损伤心内结构。导管折断较罕见，主要是导管放置太久，塑料老化，多次使用，可能折断，插管前需仔细检查导管质量。

(六) 肺出血和肺动脉破裂 气囊充气膨胀直接损伤肺小动脉引起破裂出血，多见于肺动脉高压的患者。主要的预防方法是应注意导管的插入深度，避免快速、压力过高向气囊充气。当肺动脉压力波形变成楔压波形时，应立即停止注气，并应尽量缩短 PAWP 的测定时间。

(七) 感染 可发生在局部穿刺点和切口处，也能引起细菌性心内膜炎。所以操作过程必须严格遵守无菌原则，防止接触污染。尽量缩短漂浮导管的留置时间，因长期监测可能发生栓塞和感染，穿刺插管的皮肤开口处需每日消毒和更换敷料，定期用肝素冲洗，全身用抗生素治疗。

第四节 心排血量监测

心排血量(cardiac output，CO)的监测方法有无创和有创监测两大类，两类方法在测定原理上各有不同，临床应用适应证、要求条件也不同，同时其准确性和重复性亦异。

一、无创伤性心排血量监测

(一) 胸部生物阻抗法(thoracic electrical bioimpedance，TEB)

1. 原理及方法 TEB 是利用心动周期中胸部电阻抗的变化来测定左心室收缩时间和计算心搏量的。其基本原理是欧姆定律(电阻=电压/电流)。早在 1907 年 Gramer 发现心动周期中有电阻抗的变化，1940 年 Nyboer 首先采用四电阻法在人体胸部通过高频电流，记录到与心动周期一致的阻抗变化，同时计算出 CO。1966 年 Kubicek 采用直接式阻抗仪测定心阻抗变化，推导出著名的 Kubicek 公式：

$$V = \rho \times \left(\frac{L}{Z_0}\right) 2 \times dz/dt_{max} \times LVET$$

其中 ρ=电阻率 135～150 Ω/cm，L=电极 E2～E3 之间的垂直距离，Z_0 基础阻抗，dz/dt_{max}=左室峰值射血速率，LVET=左室射血时间。1981 年 Sramek 观察到肺水肿患者的基础阻抗下降，但应用 Kubicek 公式测搏出量(SV)却明显升高，这显然与临床表现不符，故 1981 年 Sramek 提出对 Kubicek 公式加以修正。修正后的公式为：

$$SV = \frac{Vept.\ T.\ \Delta Z/\sec}{Z_0}$$

式中 *Vept* 是高频低安培通过胸部组织的容积，*T* 为心室射血时间。Sramek 将该数学模式储存于计算机内，研制成 NCCOM 1～3 型(BOMed)。NCCOM 操作简单：8 枚电极分别置于颈部和胸部两侧，即可同步连续显示 HR、CO 等参数的变化。它不仅能反映每次心跳时上述各参数的变化，也能计算 4 s、10 s 的均值。但易受患者呼吸、手术操作及心律失常等的干扰。

近几年诞生了更先进的阻抗监测仪，利用修正的 Kubicek 公式及微机联机的 Rheo 心排血量监测仪，其主要改进之处在于通过对生理阻抗和心电信号的同时分析使左心室有效射血时间(ELVET)测定的准确性提高。其体型更轻盈，使用更方便。它共有 6 个电极，两个电极粘于颈部两侧，两个电极粘于剑突水平两侧腋中线，另两个电极分别粘于前额和左下肢膝下。测量周期为 10 s，测量准确性和重复性都较佳。上海交通大学医学院附属仁济医院麻醉科对 16 名冠脉搭桥患者进行 CO 监测，并与有创 CO、部分重吸气体中 CO_2 测量 CO(RBCO)进行比较，相关系数分别为 0.85(n=180)和 0.87(n=118)。

新近在增加呼吸过滤器、程序数字化及加快测量速度的基础上又诞生了一种新型的阻抗监测仪(BioZ System，version 1.3，Cardiodynamics International Corporation，San Diego，CA)。操作方法为两对双向电极分别黏附于颈根部，另两对分别黏附在剑突下两侧。测量周期为 15 s。75 例健康受试者的测量结果表明：其精确性及重复性均较好，但所测的 CI(每平方米 2.0～7.2 L/min)略大于温度稀释法测定值，提示计算公式有待改进。

另一个由 Renaissance Technologies(Newton, PA)设计完成的 TEB 测定仪，采用 11 个电极，其中两个置入性电极放在颈根部两侧，另两个置入性电极放在下胸部两侧，4 个电极黏附在置入性电极 5 cm 以内处，3 个心电图电极分别放在心脏周围及左肩。对 209 例危重患者进行 CO 测定，结果与温度稀释法相比：$r^2=0.74$；精确性及偏差分别为每平方米 0.75 L/min，每平方米 −0.124 L/min。

另外有一种生物阻抗监测仪 ECOM(ConMed, Utica, NY)采用一种新方法，通过在气管插管末端置入电极来监测生物阻抗信号，而不是采用传统的颈部和胸腔电极。该类新监测仪的可靠性尚有待临床验证。

2. 临床应用及评价　TEB 操作简单、费用低并能动态连续观察 CO 的变化趋势。但由于其抗干扰能力差，尤其是不能鉴别异常结果是由于患者的病情变化引起，还是由于仪器本身的因素所致，另外计算 CO 时忽略了肺水和外周阻力的变化，因此，在危重病和脓毒症患者与有创监测 CO 相关较差，在一定程度上限制了其在临床上的广泛使用。

(二) 经食管超声心动图(transesophageal echocardiography, TEE)　TEE 有助于麻醉医师围术期血流动力学监测和处理，其对血流动力学估计有定性和定量两方面：定性是描述心脏大小和形状，而定量是测定血流速度和容量、压力阶差、瓣膜面积和心腔内压力等。

早在 1983 年，Beaupre 等首先报道用二维 TEE 监测心血管麻醉和术中患者左心内径的改变，以估计前负荷的影响。他们将用 TEE 所获的左室短轴面积变化与用飘浮导管所测肺小动脉楔压变化和热稀释法所测结果同步进行比较，发现 91%的患者从左室短轴面积的改变所计算的每搏量与热稀释法所测结果一致。目前新的超声技术如自动边缘识别系统(ABD)，可连续显示每一心动周期中瞬时心腔面积及面积的变化速率，为术中自动监测左心功能提供了新的方法。

只要超声探头在食管内的位置合适，该类仪器可用作 CO 趋势监测并且快速检测 CO 变化，这在麻醉或重症患者监测治疗性干预如液体治疗时很有用。TEE 测量心排血量主要有两种方法：一种取食管下段四腔心和两腔心切面，手动描记或采用心内膜自动描记法描记左室腔的心内膜。Simpson 法计算出左室舒张末容积(LVEDV)和收缩末容积(LVESV)，两者相减即为每搏量(SV)，SV 乘以心率即得 CO，SV/LVEDV×100%即为射血分数(EF)。另一种方法为取主动脉瓣口，二尖瓣瓣口或右室流出道的血流频谱，计算时间速度积分，乘以各瓣口的截面积即得每一心动周期跨瓣的血流量，也即 SV，再乘以心率即可得 CO。两种计算结果均与血管造影和热稀释法相关良好。但第一种方法测得的 CO 绝对数值明显小于血管造影测得的数值，其原因主要在于超声对左室长轴的低估。对 EF 的测量各种方法数值接近，相关良好。除了以上两种 EF 的计算方法外，还可取胃底左室乳头肌短轴水平测量舒张末面积(EDA)和收缩末面积(ESA)，计算短轴缩短率(FAC)，FAC=(EDA−ESA)/EDA，FAC 数值的大小可以反映 EF 的变化。另外，在术中连续从不同的切面观察到心室的整体收缩运动和局部室壁运动也有助于粗略地判断心室射血功能。

近年新应用的三维超声心动图(RT-3D-TEE)能更快速、实时和正确测定心室收缩末和舒张末容量、EF 和 SV，用于计算 CO，估计左右心室功能，与其他方法比较精确度很高。

二、有创性心排血量监测

(一) Fick 法

1. 原理及测量方法　Fick 于 1870 年首先提出由于肺循环与体循环的血流量相等，故测定单位时间内流经肺循环的血量可确定心排血量。当某种物质注入流动液体后的分布等于流速乘以物质近端与远端的浓度差。直接 Fick 法是用氧耗量和动、静脉氧含量差来计算 CO 的，具体公式为：

$$CO=\frac{\dot{V}O_2}{CaO_2-C\bar{v}O_2}$$

其中 $\dot{V}O_2$ 为氧耗量，$C\bar{v}O_2$ 为混合静脉血氧含量，CaO_2 为动脉血氧含量。监测氧耗量需要一个特殊的设备进行计算，$C\bar{v}O_2$ 需要插入肺动脉插管采集血样进行测定，CaO_2 需抽取动脉血进行血气分析。

2. 临床应用及评价　直接 Fick 原理被认为是测量 CO 的金标准。只要样本收集分析正确，患者状态稳定，无明显动、静脉分流，很少出错。但由于测氧耗时需收集一定时间呼出的气体于气囊中，而从麻醉环路中收集呼出气体困难，加之要求患者情况稳定，故不适宜麻醉手术患者使用。

在实际应用中，直接 Fick 法也有一定的误差。如导管尖端的位置不当，或者是存在左向右分流时肺动脉采血的氧含量不能完全代替实际的混合静脉血氧含量。况且机体正常情况下就有一部分静脉血流绕过肺泡经支气管静脉和心内最小静脉直接流入左心室与体循环(即右向左分流)。这部分血流占 CO 的 20%。故肺循环血量不能完全代替体循环血量。研究表明采用这种方法测出的 CO，平均误差范围为 2.6%～8.5%。

(二) 指示剂稀释法

1. 锂稀释法(LiD) 比较成熟的指示剂稀释法为锂稀释法。这种测定法的大致过程为：从中心静脉注入氯化锂(LiCl)，然后在外周动脉处通过锂敏感探头(LiDCO, Ltd., London, UK)测锂离子引起的电压变化，通过公式计算 CO 值。从目前的研究结果来看，这种方法简单、易行、准确性高，有望在临床推广使用。

(1) 测定原理及方法 由于正常人体内无锂离子分布，锂离子具有不与肺组织、血浆蛋白吸附及迅速从肾脏以原形排泄的优点，故有人选择 LiCl 作为指示剂进行 CO 监测。其具体做法为：经颈内静脉将导管置入右心房，从桡动脉处插入动脉导管接三通，从三通接口处接一个微输液泵及锂敏感电极(电极表面涂一层由聚氯乙烯组成的半透膜，这层膜只允许锂离子通过)。使用之前先对探头进行校正：将探头置入盐水中，然后再置入含 1 mmol/L LiCl 的盐水中，观察电压变化。再从深静脉导管注入 0.15～0.3 mmol 的 LiCl，微蠕动泵以 4 ml/min 的速度向探头内输注血液，血中的锂离子通过探头膜表面时引起微弱的电压变化，这种电压变化通过计算机被放大后绘制时间-浓度曲线，计算曲线下面积。用 Nernst 公式 CO＝LiCl ×60/面积×(1－PCV)计算 CO。式中 LiCl 为注入的锂剂量；60 是将 L/s 秒换算成 L/min；面积为浓度-时间曲线下面积；PCV 为填充于测量小室内的容积，其数值可通过血红蛋白浓度(g/dl)除 33 得到，式中“×(1－PCV)”是因为锂分布于血浆中，故要换算成全血的浓度。

(2) 优点及局限性 采用指示剂稀释原理测 CO，结果准确可靠。锂具有不黏附于导管，通过肺组织不吸收，不与血浆及组织蛋白结合的优点，故是目前为止丢失最少的指示剂。锂在体内不代谢，几乎全部以原形从尿中排出。LiDCO 仅需中心静脉插管及动脉插管，故操作简单，耗时短，费用低，避免了肺动脉插管所带来的危害。目前的研究结果表明其准确性较高。但由于锂探头中的膜对钠、锂的选择性较低，故在使用之前要在钠溶液中进行校正，测量过程中也易受钠离子的干扰。锂从室温迅速转移到血中，可引起电压不稳，故要等电压平稳后测量，结果方可靠。非肝素血可加快探头损坏，提示探头的工艺有待改进。碳酸氢钠、维库溴铵和潘库溴铵能引起短暂的电压上升，故建议在给完这些药后不要立刻测 CO。临床上碳酸锂常用来治疗感染性疾病，常用剂量为 600～1 200 mg(33.2～66.4 mmol)，分次口服。其血浆浓度可达 0.5～0.8 mmol /L。给 0.6 mmol LiCl 静脉注射后，血浆浓度最高可达 1.3 mmol /L。研究发现累计静脉给药达 1 mmol时，患者并无不适主诉。但尽管如此，锂静脉注射的药代学及短时多次给药的急性副作用仍需研究，以便确定安全给药的极限。另外，由于每测一次 CO 损失 2.6 ml 的血液，故希望能制造出小的探头或血标本能够回收。

2. 温度稀释法(thermodilution, TD)

(1) 原理及方法 温度稀释法也沿用了指示剂稀释法的原理，所用的注射液能引起下游可检测的血液温度的变化。经肺动脉导管(PAC)采用温度稀释技术可测定 CO。通过 PAC 末端的热敏电阻单臂电桥阻抗可探测肺动脉血流温度的变化，通过计算机算出温度稀释曲线下面积，结合注入液体的容积可推算出 CO。温度稀释法再循环量很小(约为曲线峰值的 4%)，故可基本排除再循环所产生的影响。其计算公式为：

$$CO = V_1(TB - T_i)k_1k_2/\Delta TB(t)dt$$

其中 V_1 为注入溶液的容积，TB 为血液温度，T_i 为注入液体的温度，k_1 为密度因子(即比热乘以注入液体的比重除以血液比重和比热的积)，k_2 为计算常数。公式的特点为血液温度变化与时间呈函数关系，并与温度稀释曲线下面积相当。

临床常用 0～3℃或 25℃(室温)的 5%葡萄糖或生理盐水作为指示剂。成人一般每次注入 10 ml。小儿用 1～5 ml。按体重计算，指示剂剂量(ml)＝10/70×体重(kg)。将溶液从肺动脉漂浮导管头端 30 cm 开口于右心房的管腔内快速注入，溶液随之被血液稀释，同时温度随之由低而升高，经在离管端 4 cm 处的热敏电阻连续测定，记录温度-时间曲线，同时在仪器中输入常数，以及中心静脉压、肺动脉压、平均动脉压、体表面积，仪器可很快报出 CO 及其他血流动力学指标，一般要连续做 3 次，取其平均值。

(2) 临床应用及评价 TDCO 监测可广泛应用于重症心脏病患者术后、内科的严重心肌缺血、严重外伤以及心搏骤停等的心功能监护，具有测量结果快速易得和临床操作简便的特点。对受试者无特殊严格的要求，导管插入后，可根据压力图形及心腔内心电图而正确定位，不需要 X 线透射定位。导管尖端热敏电阻在肺动脉主干或分支，并不影响测定结果的准确性，并且结果准确可靠。用本法无需动脉插管及抽血测定血氧含量。对危重患者，尤其是婴幼儿术后的监护，更为方便有利。

但 TDCO 监测也存在一定的误差。首先是技术误差。TDCO 的误差有可能由于公式中任何一项变数的不够准确所致。① 注入溶液温度：冰溶液对干扰比值可提供信号，但是部分冷温经导管壁丢失；注射前在摆弄注射器时温度稍升高。以手握住 10 ml 注射器，则每 13 s 能增加 1℃。而每升高 1℃，估算 CO 将增大 2.9%。使用室温的注射溶液就不必在注用前冷却注射器。摆弄注射器以及导管壁改变温度的影响也较小。但需注入较大容积才能感应热敏器。这对须严格限制输液总量同时又要连续测定 CO 的患者非常不利。② 注入液的容积：所用容积越大，信号干扰的比值越佳,尤其是用室温注入液就更好。通常每次用 10 ml,如果少于原定量,则测得 CO 将出现假象升高(曲线下面积减小)。③ 注入时间:肺动脉温度的基线水平随呼吸而变化。这是由于在呼吸不同时期从上腔静脉和下腔静脉反回心脏血量的比例不同所致。随呼吸而变化的肺动脉温度有赖于吸入气体的温度、湿度及流速。若注射与通气周期中某一点同步,则 CO 值变化范围在 6.7%以内。如果注射时间与呼吸不同步,如超过周期一半时,CO 值变化可高达 14%。故有人建议将注射时间固定在呼吸周期中的某一点。另外,补液速度过快,致肺动脉温度过低,曲线下面积增加,估计出的 CO 值比实际值低,故要保持等同的注射速度或停注 30 s,再测 CO 值。电灼器产生的干扰也是影响肺动脉温度的一个因素。

再次是病理状态。需要注意的是 TDCO 测量的是右心排血量,即肺血流量,而不是全身的血流量,正常患者中两者相等,但存在心脏或大血管的右向左或左向右分流时却并非如此。如患者存在左向右分流,所测的 CO 包括肺血流量加分流血量。而在右向左分流时,某些注入液不通过热敏器直接进入主动脉,算出的 CO 值可能出现假性升高。在低排状态下,由于注入液丧失明显等原因而出现误差。但肺动脉瓣闭锁不全时,所测的 CO 较准确。

3. 连续心排血量(continuous cardiac output,CCO)

(1) 原理及方法　连续心排血量(CCO)也是以温度稀释法为原理,只是用自动加热的方法代替用冷生理盐水单次推注的方法。将传统的肺动脉导管进行改进,在相当于右心室部位装入一热释放器,热释放器在安全范围内连续地、按非随机双序将热能释放入血,经右心室血稀释后,随右心室收缩,血液流到导管顶端,由于该处被稀释后血温下降而使传感顺产生一系列电位变化,形成与冷盐水相似的温度稀释曲线,从而计算出肺动脉血流速度和心排血量。

装入肺动脉导管的温度释放器有“开”和“关”两种状态,在“关”的状态没有热能释放入血,而在“开”的状态,温度释放器以 7.5 W 的能量释放热量。“开”和“关”状态轮流交换,仪器内有自动监控释放温度装置并自动进行调节。因此监测心排血量不需人工校正。

(2) 临床应用及评价　由于 CO 的变化往往发生在平均动脉压(MAP)等的变化之前,故对危重患者来说,连续动态观察 CO 能及早发现病情变化,采取措施,阻止其进一步发展。CCO 监测适应范围包括心脏压塞、冠心病合并心肌梗死、心力衰竭和低心排血量综合征、危重患者行大手术、肺栓塞、ARDS、严重创伤和脓毒性休克、心脏手术及指导心血管用药、选择药物和调节计量等。

CCO 不仅可动态显示 CO,而且同时输入 MAP、CVP、肺小动脉契压(PAWP)等时可进行计算,从而获得全套血流动力学指标。由于 CCO 还可连续显示混合静脉血氧饱和度($S\bar{v}O_2$),因此可判断呼吸功能。用于麻醉期间呼吸管理,调节最佳 PEEP 等。同时输入 PaO_2,则可计算氧输送(DO_2)、氧消耗(VO_2)、氧摄取率(O_2ER)等氧供需平衡指标。上海交通大学医学院附属仁济医院在对 20 例重症心脏手术患者的研究表明 CCO 与 TDCO 相关系数为 0.932,机器所测的 $S\bar{v}O_2$ 与血气的 $S\bar{v}O_2$ 相关系数为 0.954。

CCO 测定心排血量准确可靠(与 TDCO 比较:相关系数在 0.85～0.98)。减少了仪器定标和注射盐水带来的许多影响,同时由于它应用随机或扩展光谱信号技术,有效地减轻噪声、温度基线漂移和呼吸、心动周期不规则对测定 CO 的影响,在临床上有较大的实用价值。被认为是血流动力学监测的里程碑。但由于 CCO 系统操作比较复杂,仪器和导管价格昂贵,在一定程度上限制其在临床上的广泛使用。

(3) 注意事项　开机前先预热 20～30 min,肺动脉导管必须正确地位于肺动脉内,特别是肺动脉压力增高的患者,术中要不断观察肺动脉压力波形,如有疑问应调整导管位置,同时患者置头高位。开机后 3～5 min即可显示 CCO,每 30 s 显示 3～6 min 的平均值,若导管紧贴肺动脉管壁、肺动脉分叉或瓣膜均会出现较高或较低的值。特别遇到 CO 报告低于 1 L/min 时,即应考虑到这些问题,予以及时纠正。监测过程中应经常用肝素稀释液冲洗,保持管道通畅。当 CPB 开始降温,体温低于 31℃或各种原因导致血温高于 41℃时,CCO 无法测定。

4. 脉搏轮廓分析连续心排血量测定　脉搏轮廓分析连续心排血量测定(pulse continuous cardiac output,PiCCO 或 PCCO),利用动脉压力波形分析进行连续心排血量测量并能对心脏前负荷以及血管外肺水进行监测。

(1) 原理与方法　PiCCO 采用的方法结合了经心肺温度稀释技术和动脉脉搏波形曲线下面积分析技术。该方法采用热稀释方法测量单次的心排血量,并通过分析动脉压力波形曲线下面积来获得连续的心排血量。

PiCCO 的测定需要一根特殊的动脉导管,该导管通常置于股动脉或腋动脉,小儿只能置于股动脉。动脉导管带有特殊的温度探头,用于即时测定动脉内的血液温度变化,从而利用温度稀释法测定心排血量。通过该导管,可连续监测动脉压力,从而通过分析动脉压力波形曲线下面积来获得连续的心排血量。除动脉导管外,尚需一条常规的深静脉导管用于注射冰盐水,通常深静脉导管置于上腔静脉或右心房。

该方法需要利用热稀释法测量单次的心排血量,以用于校正 PCCO。通常需要测定 3 次心排血量,求其平均值来校正 PCCO。

(2) 监测指标　PiCCO 技术从中心静脉导管注射室温水或冰水，在大动脉(通常是股动脉)内测量温度-时间变化曲线，可相对全面地反映血流动力学参数与心脏舒缩功能的变化，包括动脉压(IBP)、外周血管阻力(SVR)、全心舒张末期容积(GEDV)、胸腔内血容量(ITBV)、血管外肺水(EVLW)等。ITBV 已被许多学者证明是一项可重复、敏感且比肺小动脉楔压(PCWP)、右心室舒张末期压(RVEDV)、中心静脉压(CVP)更能准确反映心脏前负荷的指标。

(3) 优点　① 损伤更小，只需利用一条中心静脉导管和一条动脉通路，无需使用右心导管，更适合儿科患者；② 各类参数结果更直观，便于临床应用；③ 连续监测心排血量，治疗更及时；④ 导管放置过程简便，无需行胸部 X 线定位，容易确定血管容积基线，避免了仅凭 X 线胸片判断是否存在肺水肿引起的争论；⑤ 使用简便，结果受人为干扰因素少；⑥ 导管留置可达 10 d，有备用电池便于患者转运。

(4) 缺点　其缺点是导管价格昂贵。PiCCO 技术禁用于股动脉移植和穿刺部位严重烧伤的患者，患有严重外周血管疾患者因有血栓栓塞的风险也应禁忌股动脉导管的置入。对存在心内分流、主动脉瘤、主动脉狭窄者及肺叶切除和体外循环等手术易出现测量偏差。当中心静脉导管置入股静脉时，测量 CO 过高，偏差可达 75 ml/min。

三、心排血量监测的新进展

2005 年，一种新的微创血流动力学监测系统面世，包括 FloTrac 传感器和 Vigileo 监护仪。该装置与外周动脉导管相连，对动脉搏动波形进行分析，结合患者的个人资料来计算心排血量。也可监测血氧饱和度、血压和血容量。用于监测危重病、心血管功能障碍、创伤或大手术的患者。与肺动脉导管相比，该监测系统的创伤小，只需外周动脉置管。

(一) 原理

1. 心排血量的生理学原理　动脉压与每搏量(SV)成正比，与主动脉顺应性成反比。SV 的增加导致动脉压升高；反之亦然。血管张力是每搏量与动脉压之间关系的主要决定因素，动脉压力波形的形态特征与每搏量的变化相关。因此可以通过分析动脉压力波形来计算每搏量。FloTrac/Vigileo 系统根据这一原理，利用血流动力学模型和动脉压波形分析技术，分析动脉压和血流量的关系，计算每搏量(SV)。根据公式 CO＝HR×SV，从而测定 CO。

2. FloTrac/Vigileo 系统的逻辑算法　SV 的计算可以分为两个部分：① σAP 为一定时间内动脉压的标准差，SV 与 σAP 具有相关性；② 血管阻力和顺应性对 SV 的影响，以单一变量 χ 表示。

因此：$CO = HR \times \sigma AP \times \chi$；

利用动脉压的特征可以推导出 χ，用多元回归方程(M)表示。

$\chi = M(HR, C(p), MAP, \sigma AP, BSA, \mu 3AP, \mu 4AP)$；

χ＝(波型形态分析函数)血管张力检测；HR＝心率；C(p)＝Langewouters 主动脉顺应性，与患者的性别、年龄、身高、体重和体表面积有关；MAP＝平均动脉压；σAP＝动脉压标准差；BSA＝体表面积；$\mu 3AP$＝动脉压波形的偏斜度；$\mu 4AP$＝动脉压波形的峭度。

对波型形态的详细分析，可以连续反映血管张力对流量的特定效应。该逻辑算法考虑了动脉压力的平均值、动脉压标准差(σAP)、偏斜度(skewness)以及峭度(kurtosis，即波峰和波谷的特征)。这些参数与血管张力对流量的效应有关，并反映在波型形态上。

根据采样数据计算动脉压标准差(σAP)，随着 SV 的增加，σAP 成比例增大；反之亦然。

(二) 方法　基于动脉压力的心排血量(APCO)是一种从桡动脉或股动脉导管获得动脉波型并连续分析的心量监测方法。与经肺动脉导管(PAC)的热稀释心排血量监测法(ICO)和持续心排血量监测法(CCO)相比较，该技术损伤更小，并且不需要手工校准。

FloTrac/Vigileo 系统对动脉波形进行分析，包括波形的上升支和下降支等 8 个不同的特征。对每个波形分别分析，然后与前后的波形进行比较。一般需要 20 s 时间，以标准差的形式给出平均的波形。通过计算 SV×HR，可以确定 CO。其数值每 20 s 更新一次。该系统具有滤波器，可以消除过高的收缩压和房颤的影响。因此，该方法用实时的动脉波形分析测定 CO，而其他测定 CO 的技术则根据曲线下面积或 Stewart-Hamilton 公式。

FloTrac/Vigileo 系统包括传感器(FloTrac, Edwards LLC)和监护仪(Vigileo, Edwards LLC)。

FloTrac 传感器连接动脉监测导管，它的独特设计可以为 Vigileo 监护仪提供计算每搏量所需的高度真实的动脉压力信号。FloTrac 传感器对信号预处理后传输到心血管功能监护器和 Vigileo 监护仪。Vigileo 显示器的体积小，只有 2.1 kg，可以放在支架上。可显示心排血量(CO)、心指数(CI)、每搏量(SV)、每搏量指数(SVI)、每搏量变异(SVV)。如果有颈内静脉导管，数据也可显示到 Vigileo 监护仪，用于计算 SVR、SVRI。若中心静脉导管能测定混合静脉血氧饱和度($ScvO_2$)，还可提供连续的 $ScvO_2$ 数值。

FloTrac/Vigileo 系统的使用方法：将 FloTrac 传感器与动脉测压导管连接，并连接到 Vigileo 监护仪。输入患者的个人资料，包括性别、年龄、身高和体重。检查动脉波形的准确度，校准零点后开始测定 CO。系统每 20 s 计算并更新血流动力学的数值。

(三) 临床应用评价　FloTrac/Vigileo 系统是一项

用于测定心排血量的新技术。一些研究认为该方法简便，与以往测定心排血量的方法相比具有相关性。

在一项对心胸手术后患者应用该系统测定心排血量。心排血量为2.77～9.60 L/min时所测结果与肺动脉导管温度稀释法（ICO）的结果密切相关，偏倚度为0.55 L/min，精确度为0.98 L/min。同样与连续温度稀释法（CCO）的测定结果也密切相关，偏倚度为0.06 L/min，精确度为1.06 L/min。由股动脉和桡动脉获得的CO有很好的一致性，偏倚度为0.15 L/min，精确度为0.56 L/min。也有研究对FloTrac/Vigileo系统和PiCCO进行比较，发现两者具有相关性。

Cannesson等对11名CABG手术术后的患者进行扩容治疗，分别用肺动脉导管温度稀释法测定CO和FloTrac/Vigileo系统测定CO。两者的测定结果具有显著相关性（$r=0.662$，$P<0.001$），一致性为$-0.26+/-0.87\ L\cdot min^{-1}$。扩容治疗后CO显著增加，变化的幅度也具有显著相关性（$r=0.722$，$P=0.01$）。但是FloTrac/Vigileo系统的准确性和临床应用的价值还没有完全肯定，有待于进一步的验证。

（四）优缺点 该系统用于测定心排血量，无需定标。而且对机体的创伤性小，只需放置短的桡动脉导管，而PiCCO则需要靠近中心位置如股动脉、腋动脉放置导管，或者在桡动脉放置较长的导管。该系统由于具有简单快速的特点，适用于急诊室、重症监护室、手术室、创伤中心、内科/外科监护室等。

1. FloTrac/Vigileo系统的优点 ① Vigileo监护仪能持续监测必要的血流动力学指标，具有微创快速的优点。与Flotrac传感器相连，可以测定并显示血流的参数。如果使用适合的Edwards氧监测导管，也可显示混合静脉血氧饱和度（SvO_2）。② 可以提供即时的血流动力学信息。FloTrac传感器可方便快速地与已有的动脉导管连接。③ 只需输入患者的年龄、性别、身高和体重，即可开始连续心排血量的测定，不需另外的导管或化学指示剂。④ 波形分析具有补偿功能，可以消除不同患者之间血管差异、血管张力实时变化以及动脉导管位置不同对结果的影响。

2. FloTrac/Vigileo系统的缺点 与其他方法利用动脉波形分析测定心排血量的方法如PiCCO相比，不能提供心脏射血功能其他的信息，如收缩期和舒张期容积、射血分数（EF）。

3. FloTrac/Vigileo系统的其他问题 主动脉反流、外周血管剧烈收缩、血流动力学剧烈波动、心律失常等情况下动脉波形有干扰，仪器校正反应时间跟不上外周阻力的快速变化，尤其是危重手术患者，不能准确反映心排血量。应用动脉搏动波测定心排血量的方法均存在上述问题，即监测变化趋势的能力较差，因为不能根据循环改变如外周阻力的变化进行补偿。而在FloTrac/Vigileo系统中由于计算的是20 s的动脉波形，应该可以部分抵消干扰的影响，但是有待证实。

FloTrac/Vigileo系统的费用与肺动脉导管大致相等。利用该系统能否在没有PAC、CVP监测的情况下，早期发现并指导临床血流动力学异常的处理，并且降低发病率和病死率，有待进行研究。

（赵延华 王祥瑞）

参考文献

[1] 佘守章. 临床监测学. 广东：广东科技出版社，1997：1-74.

[2] 杭燕南，邓小明，王祥瑞. 围术期心血管治疗药. 上海：上海世界图书出版公司，2008.

[3] Opdam HI, Wan L, Bellomo R. A pilot assessment of the FloTrac cardiac output monitoring system. Intensive Care Med, 2007, 33: 344-349.

[4] Manecke GR. Edwards FloTrac sensor and Vigileo monitor: easy, accurate, reliable cardiac output assessment using the arterial pulse wave. Expert Rev Med Devices, 2005, 2: 523-527.

[5] 姚泰. 生理学. 第二版. 北京：人民卫生出版社，2010：8.

[6] 王祥瑞，杭燕南. 循环功能监测学. 北京：人民军医出版社，2005：8.

[7] 孙大金，杭燕南，王祥瑞. 心血管麻醉与术后处理. 第二版. 北京：科学出版社，2011：39-63.

[8] 杜斌主译. 麻省总医院危重病医学手册. 北京：人民卫生出版社，2009：2.

[9] Dupont MVM, Drăgean CA, Coche EE. Right ventricle function assessment by MDCT. Cardiopulmonary Imaging, 2011, 8: 77-86.

[10] Myers MG. Recent advances in automated blood pressure measurement. Curr Hypertens Rep, 2008, 10: 355-358.

[11] Hombach V, Merkle N, Bernhardt P. Prognostic significance of cardiac magnetic resonance imaging: Update 2010. Cardiology Journal, 2010, 6: 549-557.

[12] Miller RD, Eriksson LI, Fleisher LA, et al. Miller's Anesthesia. 7th edn. Philadephia: Churchill Livingstone Inc, 2009: 1267-1328.

[13] 王祥瑞，孙大金. 连续温度稀释法心排血量的测定. 国外医学麻醉与复苏分册，1995，16：169.

[14] Sageman WS. Reliability and precision of a new thoracic electrical bioimpedance monitor in a lower body negative pressure model. Crit Care Med, 1999, 27: 1986-1990.

[15] 王奎荣，陈庆廉. 经食管超声多普勒心排血量测定的原理和应用. 国外医学麻醉学与复苏分册，1998，19：329.

[16] Laupland KB, Bands CJ. Utility of esophageal Doppler as a minimally invasive hemodynamic monitor. A review. Can J Anaesth, 2002, 49: 393-401.

[17] Odenstedt H, Aneman A, Oi Y, et al. Descending aortic blood flow and cardiac output: A clinical and experimental study of continuous oesophageal echo-Doppler flowmetry. Acta Anaesthesiol Scand, 2001, 45: 180-187.

[18] Breukers RM, Sepehrkhouy S, Spiegelenberg SR, et al. Cardiac output measured by a new arterial pressure waveform analysis method without calibration compared with thermodilution after cardiac surgery. J Cardiothorac Vasc Anesth, 2007, 21: 632 - 635.

[19] Cannesson M, Attof Y, Rosamel P, et al. Comparison of FloTrac cardiac output monitoring system in patients undergoing coronary artery bypass grafting with pulmonary artery cardiac output measurements. Eur J Anaesthesiol, 2007, 24: 832 - 839.

[20] Button D, Weibel L, Reuthebuch O, et al. Clinical evaluation of the FloTrac/Vigileo system and two established continuous cardiac output monitoring devices in patients undergoing cardiac surgery. Br J Anaesth, 2007, 99: 329 - 336.

[21] Sakka SG, Kozieras J, Thuemer O, et al. Measurement of cardiac output: a comparison between transpulmonary thermodilution and uncalibrated pulse contour analysis. Br J Anaesth, 2007, 99: 337 - 342.

[22] Opdam HI, Wan L, Bellomo R. A pilot assessment of the FloTrac cardiac output monitoring system. Intensive Care Med, 2007, 33: 344 - 349.

[23] Manecke GR. Edwards FloTrac sensor and Vigileo monitor: easy, accurate, reliable cardiac output assessment using the arterial pulse wave. Expert Rev Med Devices, 2005, 2: 523 - 527.

[24] Mackensen, GB. Non-invasive cardiac output monitoring: Ready for prime-time? Review Course Lectures, 2012 Annual Meeting of the RISA, 24 - 27.

[25] Concha MR, Mertz WF, Cortínez LI, et al. Pulse Contour Analysis and Transesophageal Echocardiography: A Comparison of Measurements of Cardiac Output During Laparoscopic Colon Surgery. Anesth Analg, 2009, 109: 114 - 118.

[26] Wallace AW, Salahieh A, Lawrence A, et al. Endotracheal cardiac output monitor. Anesthesiology, 2000, 92: 178 - 189.

[27] Bajorat J, Hofmockel R, Vagts DA, et al. Comparison of invasive and less invasive techniques of cardiac output measurement under different haemodynamic conditions in a pig model. Eur J Anaesthesiol, 2006, 23: 23 - 30.

[28] Boucaud C, Bouffard Y, Dumortier J, et al. Transoesophageal echo-Doppler vs. thermodilution cardiac output measurement during hepatic vascular exclusion in liver transplantation. Eur J Anaesthesiol, 2008, 25: 485 - 489.

[29] Boyle M, Steel L, Flynn GM, et al. Assessment of the clinical utility of an ultrasonic monitor of cardiac output (the USCOM) and agreement with thermodilution measurement. Crit Care Resusc, 2009, 11: 198 - 203.

第二十四章 精确麻醉和麻醉深度监测

麻醉学作为现代外科学发展的三大支柱之一，不仅促进了手术治疗学和相关临床学科的发展，更为重要的是麻醉学科的建立与发展还维护了患者的尊严，促进了人类社会的文明进步。

21世纪初，医学的发展模式进入4P时代：前瞻性、预防性、参与性和个体化，是当代临床医学发展的主流。针对个体化医疗模式，美国医学行政管理部门在2011年提出了“精确医学(precision medicine)”的新概念。认为今后医学的发展，尤其是药物学发展必须遵守个体化的诊断和治疗方案，除了传统的症状和体征外，还需要根据分子病理机制，结合基因的变异程度，通过基础研究到临床医疗的转化医学模式，寻找具有靶向的治疗药物，实现个体化医疗。疼痛的基因治疗即是精确医学应用于麻醉学领域的生动实例。

个体化医疗是精确医学的理论基础，同样也一直是临床麻醉奉行的实践原则。相对于精确医学的新概念而言，“精确麻醉(precision anesthesia)”理论的形成则相对较早些，虽然两者在具体的关注内容和实践方法上有差别，但是精确麻醉和精确医学的共同之处在于它们都是以靶目标的寻找和控制作为各自的实践策略。

精确作为修饰词，大多被用于监测方法、数据或操作技术的描述，它不同于“准确”的概念，更强调测量方法和技术的可重复性。2010年3月，上海交通大学医学院附属瑞金医院于布为教授结合已经建立的“理想麻醉状态”理论和实践，在“中华医学会麻醉学分会麻醉深度监测技术亚洲培训中心”成立仪式上率先提出“精确麻醉”的概念，以精确来描述、评价、界定临床麻醉的质量和标准。此后，精确麻醉的理念和实践内容得到不断的充实和阐述，其在降低围术期麻醉相关并发症发生率，促进患者术后转归和加速康复外科学的发展，以及客观评价麻醉质量等方面的价值，得到中国麻醉学界的广泛认可。

第一节 精确麻醉

精确麻醉的目标是：通过监测的靶向控制管理模式和规范化的技术操作，实现理想麻醉状态要求，提升麻醉管理的内在标准和信息化水平，在保证患者安全的基础上，降低围术期麻醉相关并发症发生率，最大程度的改善和提高患者的术后转归质量，促进舒适化医学的发展。

一、精确麻醉的内涵

精确麻醉的内涵包括监测目标的控制管理内容和技术操作标准，要求注重麻醉的规范操作和细节管理。细节不仅是精确麻醉的目标管理要素，更是提升患者术后转归质量的保证，细节管理的成功是建立在规范操作的基础之上的。

(一) 精确麻醉的监测项目和目标控制管理内容

精确麻醉的临床实施方案是通过完善的临床监测，根据患者和手术特征，设定与麻醉管理和患者脏器功能相对应的靶向监测，确立各项监测应当达到的目标数值，并实时调整，实现靶向监测项目的目标控制管理。

在实施精确麻醉时，临床监测内容主要包含以下方面：麻醉镇静深度、伤害性感受及其反应程度、肌肉松弛程度、有效循环血容量和血流动力学、机体和组织的氧供耗状态、心肺功能、血液和凝血功能、水电解质酸碱平衡等内环境指标、重要组织脏器功能、体位和体温等。

1. *麻醉镇静深度的监测和目标管理*　在麻醉镇静深度监测方面，已经建立了多种监测方法和指标，如脑电双频指数(bispectral index，BIS)、熵指数(entropy)、narcotrend指数、脑功能指数等，根据这些监测建立的有效目标数值需要满足全身麻醉的要求：无意识、无知晓、无回忆。随着手术学科的发展，无意识和无知晓的标准可能会在一些特殊手术(如术中唤醒手术)和(或)人群中有所突破，但是无回忆，即不发生显性记忆的术中知晓，是目前所有全身麻醉必须达到的最基本要求。

对采用BIS监测麻醉镇静深度而言，美国ASA推荐的反映全身麻醉的标准范围（即40～60为有效麻醉状态，认为不会发生术中知晓）在一些特殊人群中可能存在不足，如对于个别术中知晓高危人群而言，55～60范围也可能会产生显性记忆。因此为了确保术中无知晓，术后无回忆，采用BIS监测的全身麻醉镇静深度应该维持在BIS<40～50的水平。

近年来，多项回顾性研究发现，过低的脑电镇静深度数值可能与老年患者术后不良转归相关，但是这种老年患者脑电镇静深度过低也可能与患者自身状态和疾病发展程度相关，尤其是同时合并低血压和仅需使用低吸入麻醉药物浓度的患者。这些研究结果提示，全身麻醉管理期间，维持正常范围的麻醉镇静深度和脑电监测数值非常重要，脑电监测参数过高和过低均不利于高危患者的转归。

对于目前不具备脑电镇静深度监测条件者，也可以通过其他体征监测，间接反映麻醉深度，这里主要是眼征、流泪、出汗、体动反应以及心血管系统的指标（如血压、心率等），这些指标由于受到其他药物效应的干扰，可能无法精确反映麻醉镇静深度。

对于手术室外短小的检查治疗所提供的镇静麻醉术，可以通过改良的清醒/镇静评分（MOAA/S）来评价麻醉镇静深度，但是这种评价方法容易受到主观因素的干扰，且具有滞后性，以及需要患者的配合。

全身麻醉药物的药效动力学参数也是实现精确麻醉的重要内容。如采用吸入麻醉维持，为避免术中知晓的发生，呼气末吸入麻醉药物浓度不应低于0.6 MAC，而对于术中知晓高危患者而言，呼气末吸入麻醉药物浓度不应低于0.7 MAC。当采用静脉麻醉方式时，如使用丙泊酚，其麻醉维持期间的丙泊酚血浆靶浓度设定值需以患者意识消失时丙泊酚效应室浓度为有效参考指标。

这些反映意识消失的药理学参数都是群体药效学数据，严格意义上说并不适合个体化麻醉的要求，因此在使用的时候，必须结合麻醉诱导期间患者意识消失时的药物浓度数值，并且密切观察用药反应来确定适宜的浓度，对于高度怀疑的术中知晓事件，可以通过及时给予遗忘性效应较强的咪达唑仑达到缓解或消除的目的。

总之，为了实现精确麻醉目标管理方案，应该采用麻醉镇静深度监测系统和（或）全身麻醉药物浓度实施评价记录仪器，观察药物的临床效应，并据此调整麻醉药物的用量，这对于那些术中知晓高危人群的麻醉手术、长时间手术、大型手术、特殊类型手术，以及老人、小儿、肥胖人群的麻醉手术尤显重要。

2. 伤害性感受的监测和目标管理　精确麻醉管理的另一个重要内容是伤害性感受监测，以评价麻醉手术期间伤害性感受和抗伤害性感受之间的平衡变化。

对处于麻醉状态的患者而言，外界伤害性刺激或是非生理性刺激均会表现为伤害性感受，在意识存在时表现为疼痛感受。这些伤害性感受会在患者的体征和监测指标中表现出来。重要且容易实现的伤害性感受监测是指血压、心率、心电图的ST段分析、外周指脉搏氧饱和度波形分析（灌注指数）等。熵指数中的状态熵、听觉诱发电位、心率变异性等指标也能够反映伤害性感受的程度，此外，血糖、乳酸、血气pH、血浆儿茶酚胺类的激素水平等也是间接反映伤害性感受效应的应激程度的指标。

精确麻醉要求控制伤害性感受向中枢的传递，和由此引起的效应器官过度反应和应激水平过度升高。在监测方面，要求血压、心率平稳，麻醉手术期间控制在基础值的±25%以内，或者是收缩压在90～110 mmHg，舒张压在60～80 mmHg，心率55～80次/min，心电图ST段波动<0.2 mV（对于有高血压、糖尿病、脑卒中等病史的患者，还是以维持生理代谢的基础值为标准），指脉波波形分析：波形宽大，波幅高是一个重要的判断标准，这里也可以参考患者在麻醉手术前充分镇静且无严重非生理刺激条件时或麻醉诱导后及手术开始前的指脉波波形。术中血糖和乳酸水平控制在正常范围内，没有酸中毒、组织脏器的灌注良好等也是伤害性感受控制满意的重要指标，是评价精确麻醉质量的重要参考内容。

3. 肌肉松弛的监测和目标管理　肌肉松弛虽然不是全身麻醉效应的主要成分，但其是支撑了“理想麻醉状态”的一项外延标准，即满足手术医师要求的重要指标。肌肉松弛不仅能够提供满意的外科手术条件、降低患者的氧耗、增加组织氧含量、降低颅内压、抑制过度的应激效应，充分的肌肉松弛也能够减少围术期困难气道的发生率，提供有效的通气和氧疗条件。术后充分的肌松拮抗和避免肌松残余效应也是麻醉手术后患者快速恢复和消除相关并发症，促进患者转归的重要保证。因此，美国麻醉医师协会（American Society of Anesthesiologist，ASA）的麻醉后苏醒室医疗规范推荐监测患者的肌肉松弛程度。近两年来，国际多位麻醉学专家也建议在ASA的标准监测内容内增加肌肉松弛程度的常规监测项目。

肌松监测的主要目的是术中合理使用肌肉松弛药物，避免术后肌松残余效应。对于一般腹部手术而言，术中肌松的要求是肌松监测的肌颤搐抑制90%或4个成串刺激（TOF）保持出现1～2个肌颤搐，对于需要膈肌活动消失或避免突然发生体位活动和呛咳的手术，要求用强直刺激后单刺激肌颤搐计数PTC监测，维持计数1～2次，但是应当避免手术期间强制刺激的完全抑制。TOF出现3或4次反应可以作为术中追加肌松药或给予肌松拮抗药时机的指标。对于术后或肌松拮抗后未能达到 TOF≥0.9 者，应当给予或再次追加给予肌松拮抗药物，否则会出现肌松残余效应的危险。

4. 有效循环血容量和血流动力学的监测和目标管理　精确麻醉强调有效循环血容量和血流动力学的实时连续监测。对于老年、高血压、糖尿病、心脏病等特殊患者更应该重视有效的血容量和血流动力学监测，并且确定麻醉管理目标。麻醉诱导期采用高容量液体填充方式，可有效纠正有效循环血容量的不足，维持适度平稳的麻醉深度、降低血液黏滞度、扩张外周血管、增加组织灌注和重要脏器的代偿储备功能、降低心肌的耗氧量、纠正或改善疾病本身带来的病理损伤，促进患者术后转归(如降低全身麻醉手术后的恶心呕吐发生率，缩短心脏手术患者术后早期拔管和 ICU 停留时间等)。

在容量治疗方面，采用外周桡动脉穿刺置管的微创方法实施连续心排血量监测以及心搏出量变异指数(SVV)监测，根据 SVV 和心指数指导液体治疗的新型目标指导个体化液体治疗策略(individualized goal-directed fluid therapy, IGDT)可以精确的达到液体治疗效果，增加组织灌注和氧供。通常将 SVV 的值设定在 10%～13%范围内，作为开始容量填充治疗的控制目标。近期的研究支持在大型手术中开展连续心排血量的监测，这对于提高麻醉管理质量，促进患者术后转归均具有积极的意义。

全身麻醉过程中，通过观察正压通气影响外周血氧饱和度波形程度的趋势分析也可以评价血容量的充裕与否。进一步采用 Valsalva 手法，增加气道压力至 30 mmH_2O 维持 10 s，通过计算手法前后动脉压力波或血氧饱和度波形的变化率，从而评价患者的肺动脉楔压或左心室舒张末容积，这也是简单便捷地评价患者循环血容量及其与心脏功能相关性的有效方法。

由于许多患者术前存在心血管系统的慢性疾病，血流动力学目标的设定需要根据患者的具体情况和手术方式而定，不能简单机械的按照所谓正常值来管理，了解其在日常生理状态下的血压、心率等血流动力学数值，并将这些数值作为麻醉手术过程中的参考目标，这样更符合个体化和有效性的原则。

5. 氧供耗的监测和目标管理　精确麻醉中评价患者氧供耗关系是反映麻醉管理质量和关系患者术后转归的重要内容，也是开展麻醉治疗效果的客观指标，循证医学的证据已经明确地指出术中氧疗能够促进患者的术后转归。

氧供耗包括机体全身以及重要脏器的氧供和氧耗。中心静脉血氧饱和度可以替代从肺动脉获得的混合静脉血氧饱和度，便捷有效的提示全身的氧供和氧耗关系，动态观察其变化趋势对于老年患者及大型手术的麻醉管理非常重要。局部脑组织血氧饱和度或者是从颈内静脉出颅处测定的血氧饱和度也反映了脑组织的氧供耗关系，胃黏膜 pH 值反映了最易受缺血影响的外周脏器氧供耗关系，这些全身和局部的血氧饱和度数值及其变化趋势的测定与分析是评价大型手术及特殊患者麻醉管理与患者术后转归的重要指标。临床单中心研究发现术中脑局部血氧饱和度数值较基础值降低大于 11%，会增加老年患者全髋术后一周发生认知功能障碍的危险。

6. 心肺功能监测和目标管理　监测并优化调整患者的心肺功能是实现精确麻醉的重要内容。

在心脏功能方面需要评估并维持组织氧供和机体代谢所需的最佳心排血量，降低心肌氧耗，增加冠状动脉的血流、改善心脏功能储备，这里的监测除了传统的血流动力学指标外，心电图 ST 段变化趋势、连续心排血量、混合静脉血氧饱和度、经食管心脏超声心动图等都是有效的评价指标。

在肺功能方面，因地制宜地采用保护性肺通气策略，降低气道压力、减少闭合容量、增加功能残气量储备，纠正麻醉、手术以及体位因素导致的通气血流比例失调，改善肺泡氧合功能。监测设定的目标管理指标包括气道阻力、肺顺应性、吸入和呼出气体的氧浓度、二氧化碳分压等内容。

7. 血液及凝血功能监测与目标管理　血液及凝血功能方面，重要的是有效监测评估出血量、血红蛋白浓度和(或)血细胞比容、血小板功能以及凝血功能等指标。评估并设定麻醉手术期间能够维持组织氧供且患者能够耐受的血红蛋白浓度下限，可以达到合理用血的目的，避免不合理输血给患者带来的不良反应甚至是恶性转归。目前临床能够实现连续无创地监测患者血红蛋白浓度。

血液除了实现机体氧供需要外，还具有免疫、凝血功能、维持一定的渗透压、神经内分泌激素和因子分泌、参与机体生理调节功能等重要作用，因此手术期间的输血指标不能简单地取决于血红蛋白或血细胞比容。血小板的数量和功能、出凝血功能以及凝血因子的监测在大型手术以及特殊患者麻醉管理中非常重要，精确麻醉需要在上述指标上设定管理目标。

应当指出的是，凝血功能不单纯是血液系统的功能，还受到伤害性刺激、应激、氧供、代谢等多种因素影响。凝血功能的调整也需要着眼于相关因素的同步优化，才能达到事半功倍的效果。

8. 水电解质酸碱平衡等内环境指标监测和目标管理　水电解质酸碱平衡是机体内环境的重要内容，由于手术麻醉等伤害性刺激，以及患者疾病病理性变化，麻醉手术期间的水电解质酸碱平衡容易出现紊乱。实施精确麻醉需要积极监测并合理维持其数值的稳定，制定合理的容量管理和液体复苏策略，改善保障机体生理功能的内环境指标，这也是达到麻醉治疗效应的主要途径。

9. 重要组织脏器功能监测和目标管理　组织脏器功能事关患者术后能否获得优质的转归，回归社会和家庭的重要内容，因此，精确麻醉强调维护重要组织脏器的功能。手术医师多是针对单一的组织脏器，但是疾病本身和手术的伤害性刺激对于绝大部分组织均会产生潜在的风险，尤其是重要的组织脏器功能。

目前除了心肺功能外、临床麻醉非常关注的是围术期脑及神经认知功能、胃肠道、血液和凝血系统、肾功能、免疫系统等，通过设定这些重要组织脏器功能的管理目标，保护其围术期功能，降低或避免术后的脏器功能损害或功能不全，对于预防和治疗术后谵妄、认知功能障碍、恶心、呕吐、疼痛、肠麻痹、吻合口瘘、切口感染、术后出血导致的再次手术、急性肾功能损害、肿瘤的复发和转移等并发症的均有重要价值。

由于这些组织脏器功能损害的特效标志物和早期诊断标准尚未确定，因此，目前的精确麻醉管理主要是针对其高危因素的识别和预防，如评价可能存在的术前认知功能损害，减轻可能引起术后谵妄的疼痛和引流管的刺激不适感，避免阿片类药物的痛敏效应，高危患者的多模式镇吐，促进术后胃肠道功能恢复的快速康复外科策略，维持麻醉手术过程中的充足尿量 1～2 ml/(kg・h)，合理输血，成分输血以及外周神经阻滞的联合使用等，这些因素都是已经被循证医学证明能够促进患者术后转归的麻醉管理策略，也是精确麻醉的实践内容。

10. 体温和体位的监测和目标管理　体温检测是全身麻醉的基本监测内容，但是在临床实践中也是最容易被忽略的监测项目。全身麻醉会导致患者体温调定点的阈值降低 2～3℃，麻醉药物和手术以及手术室的环境会导致绝大部分患者受到低体温的威胁，麻醉状态下，体温从中心向外周的再分布也是低体温的主要因素。研究证实，即便是降低 1.5～2℃ 的轻度低体温也会严重增加患者的术后不良转归，使得患者术后心脏并发症事件和手术切口感染的风险增加 3 倍，同时增加异体输血的比例，延长苏醒时间和住院时间。

对于手术时间长于 30 min 的手术，应当强调体温监测的重要性。维持中心体温在 36℃ 以上。

随着手术治疗学的发展，手术体位的变化对于麻醉医师的挑战也越来越重要。尤其是新型长时间腔镜手术、特殊体位手术等大量开展，增加了麻醉管理的难度和风险，也给患者带来了新的并发症，有些甚至是致命的。麻醉医师应当了解特殊手术体位对患者的循环和脏器功能的潜在风险，加强保护和监测，及时调整体位，避免发生不可逆的组织神经损伤。

(二) 精确麻醉的实施方法　除了麻醉质量的目标管理内容外，精确麻醉在实施方法上采用简洁、有效、袭扰小、转归佳的麻醉技术和方法，可以针对设定的麻醉目标和治疗靶向，使用精确的监测指标，联合有效实用的技术方法。

1. 可视化技术的应用　是当代麻醉学发展在技术领域最为突出的成就。视频喉镜技术使大量被认为临床棘手甚至影响患者生命安危的困难气道成为了过去时。超声定位技术复活了局部麻醉技术，使得外周区域神经阻滞和多模式镇痛技术得到了广泛的发展。可视化技术也降低了麻醉技术操作的创伤性，促进了患者的术后良好转归。

可视化技术能够达到精确定位、精准操作的要求，因此精确麻醉在技术层面主张在全身麻醉消除患者主观不适的基础上，有效地联合可视化技术，尽可能减少气管插管、血管穿刺、神经阻滞所带来的创伤，尽可能多的消除手术应激刺激，以降低全麻药物的不合理使用、达到术后少痛甚至无痛、促进快速康复外科学的发展。采用可视化技术基础下的多模式镇痛技术，如外周神经阻滞、椎旁阻滞、腹横肌平面阻滞技术等都是值得研究发展推广的热点领域。

需要指出的是，全身麻醉与可视化技术的联合使用的前提是需要了解掌握各种麻醉方法的优点，更重要的是熟悉其不足之处，切忌多种技术方法的盲目联合应用，更不能将不同种类的不良反应或技术的缺陷相互叠加。可行的规范和可信的证据是多种不同麻醉技术联合使用、实现精确麻醉的保证。

2. 准确有效的监护　准确且具有重复性的监测指标也是达到精确麻醉的必要条件。能够反映麻醉镇静深度的脑电图指标，反映伤害性感受和心肌氧供耗的 ST 段分析，反映有效循环血容量的指脉搏波形和动脉血压波形，反映全身组织氧供耗的混合静脉或中心静脉血氧饱和度、血气分析和乳酸，以及其他反映循环、呼吸、凝血、体温、重要脏器功能等指标监测，对于实现精确麻醉都是至关重要的条件。

二、精确麻醉的发展方向

精确麻醉的部分内容作为临床措施或方法已经在麻醉管理中被广泛使用，但是其重新梳理，整体作为一种理念和策略还只是刚刚被临床麻醉所接受和采纳。精确麻醉在麻醉管理上强调个体化和准确性，在麻醉质控上注重提升品质和可复制性，其目标、内容和技术方法都是符合当代麻醉学发展和医学发展的方向，因此值得在临床麻醉实践中推广和完善。

(一) 降低麻醉和手术的死亡率　随着麻醉学科的发展，麻醉死亡率在发达国家已经低于二十万分之一，在发展中国家也从万分之一向十万分之一的水准进步，但是手术患者的院内病死率依然停留在 1%～5%。2012 年柳叶刀杂志发表的研究调查显示，欧洲的手术患者院内病死率是 4%，麻醉死亡率和手术患者的病死率数值之间巨大的悬殊提示，麻醉学科的进一步发展需要以降低手术患者的院内病死率和促进术后转归来建立标准和要求。循证医学的证据已经证实,术中脑电监测、持续循环指标监测、氧疗、外周神经阻滞、多模式镇痛等监测和技术对于改善患者术后转归具有积极的意义,而上述监测和技术也是精确麻醉的重要内容。因此精确麻醉管理策略也应该在改善患者术后转归,降低手术病死率,促进术后康复方面发挥更加重要的作用。

(二) 防治重要脏器功能损害 麻醉质量目标管理要素的科学化和便捷化是精确麻醉进一步发展的学术基础。目前对全身麻醉的机制了解还不够深入,对临床麻醉深度各项指标的监测还不够普及,尤其是有效的应激反应指标的确定和高度特异性与灵敏性的伤害性感受监测方法仍需要进一步的探究。发展精确麻醉需要在围术期重要脏器功能损伤的早期诊断与防治指标的建立方面取得实质性的进展。

(三) 规范麻醉操作方法 规范化的麻醉操作技术和切实可行的临床指南和管理策略是精确麻醉进一步发展的制度保证。精确麻醉包含多种新型复杂技术操作,这些都需要建立可执行的操作规范,以及相关的制度来监督实施。精确麻醉所采纳的许多目标管理标准尚未成为临床指南的内容,需要完善这方面的证据和临床经验,使之成为临床指南的依据。在临床麻醉管理策略上,检查表格(Checklist)制度的建立和推广能够确保精确麻醉的安全实施。如建立预防术中知晓、预防围术期脑卒中、应对困难气道的 checklist 等,这方面的临床制度需要不断的建立和完善。

(四) 信息化管理 数据的智能化分析、储存与评价系统和麻醉医师与监测仪器的信息化互动模式是精确麻醉进一步发展的创新领域。随着人体功能和疾病病理机制的研究深入,实施精确麻醉需要了解掌握更多的细节,而这些细节要素也会相互影响、互为因果。快速判断和早期干预是麻醉医师的职业特征,因此需要创立临床数据的信息化智能分析评价软件,为麻醉医师的临床判断和决策提供帮助。同时需要建立能够整合多种监测信号、适合在不同种环境下工作(如手术室外、ICU 等)的高性能监测仪器,创建人机互动的对话操作系统,这些都是精确麻醉今后发展的创新领域,它代表麻醉学的未来。目前在国外初步建立的自动化麻醉系统和自动气管插管系统均是该领域发展的雏形,麻醉监护仪器研究人员也着重这方面的软件开发。变化是永恒的主题,信息通讯和人工智能系统的发展成就应该得到临床麻醉医师的高度关注。

精确麻醉的建立和发展是当代麻醉学在规范化和信息化方面取得的突出成就。麻醉学科正在转型成为围术期医学科,麻醉管理的评价体系正在更多的关注患者的术后转归、患者和社会对于加速康复外科学发展的需求,精确麻醉主导的临床麻醉管理策略将会在上述领域中发挥更加突出的作用和价值。

第二节 麻醉深度监测

麻醉深度监测一直是临床麻醉的热点和挑战,一方面它应当受到科学合理的监测和解释,另一方面目前还无法建立能够受到广泛认可的标准麻醉深度监测指标,而更多的困惑来自对麻醉深度监测概念的模糊认识,其根本原因在于全身麻醉机理研究的匮乏和滞后。

麻醉的传统概念是感觉的阻断和短暂解除,这里通常是全或无的差别,并没有深度和分级。但是随着临床医学的发展,也逐步形成了麻醉的医学解释:即指药物诱导的可逆性的遗忘、无痛、制动、肌肉松弛和(或)应激反应能力的降低,或上述效应的全部,随着麻醉临床定义的明确,麻醉深度的概念也应运而生。从最早的 John Snow 于 1847 年提出的乙醚麻醉镇痛 5 等级,以及 1937 年 Guedel 确定的乙醚麻醉 4 等级的麻醉深度概念,到 1987 年英国麻醉医师 Prys-Roberts 建立的强调伤害性刺激的全新麻醉深度级别,麻醉深度也从由单一药物提供多种临床效应的时代,发展到根据不同的靶目标和效应,使用作用机制完全不同的多种药物,达到临床需要的实际麻醉深度,以避免药物剂量不足或者过量带来的不良反应,并成为实现精确麻醉的重要内容。

麻醉深度不是一个指标或者是一句话描述就能够全部涵盖的,它是由对应于全身麻醉的每个效应的多个监测内容共同构成,任何一个效应指标都不能代替其他监测内容,因此麻醉深度监测是多个指标构成的综合概念。随着当代麻醉定义的进一步清晰细化,无意识、无记忆和抑制伤害性感受成为全身麻醉最基本的临床要求。由于记忆的形成绝大部分需要意识的客观存在,因此评价意识和伤害性感受的监测指标也是麻醉深度监测的两个最基本的内容,本文在麻醉深度监测中也重点介绍意识水平和伤害性感受的监测。当然随着麻醉定义的进一步发展和全身麻醉原理的基础研究的不断深入,麻醉深度监测的内容和要素也会被不断地完善和更新。麻醉深度监测的主要内容是意识水平的监测和伤害性感受的监测。

一、意识水平的监测

既往的科学研究证实，记忆的形成需要意识的客观存在，尤其是临床麻醉重点关注的能够形成术中知晓的显性记忆。因此，麻醉学界一直以为术中无意识就能够保证术后无知晓，至少不会发生显性记忆。但是神经生物学研究提示，形成或分管记忆和意识的中枢神经区域并不完全重叠，前者主要是海马和杏仁核（和手术疾病相关的情绪记忆），后者则在皮质区域。解剖定位的差异决定了记忆和意识是可以分离的。此外，还是存在无意识下的记忆。临床现象也证实了该理论，即术中存在意识，术后也会遗忘无记忆（如术中唤醒手术）。但是临床麻醉中患者会发生隐性记忆，有些甚至能够被认知量表方法验证，此外，病例报道也证实存在脑电图监测方法证实无意识状态下发生的术后显性记忆。因此，有临床和基础的学者质疑目前的意识水平的监测是否能够完全避免术中知晓的发生。随着基础研究的发展和临床个案效应的放大，该疑问也许会成为麻醉学和医学中的一个亟待解答的困境。客观而言，临床麻醉镇静深度和全身麻醉药物的剂量效应通常首先是镇静遗忘，而后是催眠和无意识。因此无意识能够保证不发生术中知晓。

由于意识的存在主要是受皮质功能决定的，因此临床多采用皮质脑电图记录分析的方法来评价意识的存在与否和水平判断。然而，局部脑电图是否能够客观、实时、真实地反映意识水平也存在争论，这也是临床麻醉存在多种脑电图记录分析系统来评价意识水平和麻醉镇静深度的客观原因。从目前的科学发展和人类的认识以及临床实用性而言，脑电图记录分析系统依然是评价意识水平的最为科学有效便捷的方法，循证医学的证据也证实术中实时的脑电记录监测能够降低术中知晓的发生。目前的研究成果均提示，脑电监测对于麻醉药物的合理使用、麻醉质量的提升和患者的术后转归都会发挥积极的作用。

（一）意识水平和脑电镇静深度监测的价值 关于意识水平监测作用和临床价值的研究多是以脑电的麻醉镇静深度监测为主要的方法。

1. 降低术中知晓的发生率 术中知晓的概念并非单纯字面意思，而是指患者全身麻醉手术后对于麻醉手术过程中事件的显性记忆。目前世界公认的术中知晓发生率是0.1%～0.2%，而在一些高危患者和小儿、心脏、产科等特殊手术中发生率会增加5～10倍。术中知晓的危害在于其可能会演变成为创伤后应激障碍(post trauma stress dysfunction，PTSD)，给患者的心理和生活造成巨大的创伤和后遗症。ASA调查证实术中知晓是患者对麻醉最担心的5个顾虑之一，也是医疗投诉及高额赔付的主要原因。术中知晓甚至被认为是一种医疗失误而影响麻醉医师的职业生涯。

我国大型医院多中心调查显示术中知晓的发生率在0.41%，而全凭静脉麻醉的术中知晓发生率是1%。因此，随着我国全身麻醉的普及和接受人群的扩增，术中知晓将会成为一个越来越重要的临床挑战和医学话题。

既往大量的研究证实，麻醉镇静深度监测能够降低术中知晓的发生，尤其是术中知晓高危患者的发生率。应用BIS监测预防知晓的研究表明，该监测可以将术中知晓率降低77%，对于有术中知晓风险的患者，BIS监测可以使术中知晓率下降82%。通过大量的临床资料证实，Narcotrend监测并将NT数值控制在30～42之间，可以避免术中及术后显性记忆和可以测量的隐性记忆的发生。

但是近两年来，这方面的研究结果也受到了临床个案和两个回顾性研究的结果的挑战。病例报道证实，在BIS实施监测时也会发生术中知晓。美国华盛顿大学回顾性研究发现，BIS监测和呼气末麻醉气体浓度监测(0.7～1.3 MAC)对预防术中知晓的作用无统计学差异，甚至是呼气末麻醉气体浓度监测较BIS监测更能够降低术中知晓的发生率。这些研究也提示对于BIS监测和其临床指标范围需要进一步的评价和修正。

术中知晓的发生可能与患者疾病、手术种类有关，也可能与麻醉管理和麻醉药物的使用有关。对于术中知晓的预防应当是全身麻醉管理的重要内容。其预防策略也需要从围术期的管理角度出发，全面考量，才能切实减低乃至避免术中知晓的发生。

在术前访视患者的时候需要明确患者是否是术中知晓的高危人群，是否存在术中知晓史、困难气管插管病史、药物滥用史、饮酒史、过度焦虑等。在术中需要使用正确的麻醉方法，检查并确保麻醉仪器的正常功能，加强监测，使用脑电麻醉镇静深度监测技术。在术后需要及时回访，询问并证实患者是否出现术中知晓，对于存在术中知晓患者，需要给予正确的解释，严重者需请心理医师参与治疗，确保不发生由此所致的PTSD等严重后遗症。

2. 影响患者的术后转归 意识水平的脑电麻醉镇静深度监测对于患者术后转归的影响主要体现在长期和短期转归，前者关系到患者的术后病死率和严重并发症发生率，后者主要有术后的恶心呕吐、术后谵妄等，而术后认知功能障碍是贯穿短期和长期转归的一种重要的术后神经系统并发症。

麻醉镇静深度监测与术后转归的相关性研究始于2005年Monk率先发表的回顾性分析研究结果，该研究指出，累计低BIS值持续时间是非心脏大手术患者术后1年死亡率的独立预测因子。随后的多个临床回顾性研究证实，术中持续的低BIS数值就是心脏手术患者和非心脏手术患者术后死亡的危险因素。虽然这方面的研究结果也受到其他回顾性研究数据的挑战，但是美国克利夫兰医学中心于2012年发表在《Anesthesiology》杂志上的论著为这方面的争论给出了很好的解释，就麻醉手术期间的"三低"(低血压、低BIS、低MAC)患者术后30 d内的死亡率是非"三低"患者的4倍。这些研究结果提示，过低的脑电镇静深度监测数值与患者体质和脏器灌注功能低下互为因果关系。麻醉手术期间维持过深的麻醉镇静深度对于老年和(或)高危患者的术后转归不利。对于高危人群的手术麻醉，需要实施镇静深度监测，并及时调整，以避免长时间的深度镇静。

脑电镇静深度监测对患者术后认知功能障碍(post-operative cognitive dysfunction，POCD)的影响也是当代麻醉学临床科研的新成果和炙热点。随着人口的老龄化，POCD，尤其是老年患者的POCD及其危害越来越为临床和社会所重视。既往基础研究发现，吸入全身麻醉药物会加剧阿尔海默病(Alzheimer's disease，AD)的病理机制(β-淀粉样蛋白的聚集和神经细胞过度凋亡)，由于POCD和AD在病理机制和临床表现上具有相似性，并且POCD患者罹患AD的风险显著增加，因此，有学者推测全身麻醉可能会影响POCD，以及AD的发生和发展。但是这方面的推测一直没有临床研究的证据支持。

目前的研究更多的支持POCD是一种多因素的术后并发症，患者自身因素(年龄、性别、术前贫血、受教育程度等)、手术、麻醉等多种因素均参与了POCD的形成，其病理机制主要表现为中枢神经系统的神经炎症反应及其程度。随着疾病的治疗和病情改善，神经系统炎症消退后，患者的认知功能是可以恢复的。这也是老年患者POCD的术后一周发生率在30%～50%之间，而术后3个月的发生率<10%，术后一年的发生率可能在1%左右的原因之一。因此，控制神经炎症反应对POCD的预防和治疗应该具有重要的价值。麻醉深度监测在这方面能够发挥一定的作用。研究显示，术中维持相对较深的麻醉镇静深度(BIS维持在30～40)和术中维持相对较浅的麻醉深度(BIS维持在55～65)相互比较，对于神经外科手术患者术后一周POCD的影响，较深麻醉镇静深度水平的患者POCD发生率更低。虽然这类的临床研究结果也存在较多的争议，但是从控制中枢神经炎症反应的途径降低老年患者POCD发生率的研究新成果而言，麻醉镇静深度对于POCD的预防效果值得期待。

脑电镇静深度监测对于患者术后转归的影响还在于麻醉手术期间合理的全身麻醉药物使用，术后睁眼时间和气管导管拔除时间，以及出麻醉后苏醒室的时间都缩短。术后恶心呕吐的发生率降低。这些对于患者术后短期转归均具有积极的作用。

3. 提高临床麻醉管理质量　麻醉镇静深度监测一方面能够降低术中知晓的发生，另一方面也可以避免过深的麻醉状态，规范合理的临床麻醉用药和促进患者术后转归。因此，普及麻醉镇静深度监测能够提升临床麻醉管理质量。既往曾对麻醉医师进行盲法的脑电监测评价，发现只有60%的麻醉医师的麻醉镇静深度管理能够达到规范要求，接近40%的麻醉医师所实施的麻醉镇静深度过浅或者是过深，甚至是深浅交替。因此麻醉镇静深度监测对于临床麻醉的管理质量提升具有促进价值。应当指出的是：术中麻醉深度或者是药物浓度的剧烈波动是产生术中知晓的重要因素，在吸入麻醉管理中显得尤为突出。

4. 促进新型手术的开展，提高心肺脑复苏患者的救治成功率　皮质脑电图是脑细胞基础生理功能和代谢活动的综合反映，其脑电信号的强弱与脑组织的氧供水平密切相关，因此脑电镇静深度监测系统能够用于一些特殊手术的安全开展，如颈动脉内膜剥离术、心脏和大血管手术、特殊体位手术等存在脑缺氧损伤的手术操作。

临床急救和心肺脑复苏过程中，床旁持续的脑电图监测能够实时客观评价患者的脑功能恢复程度和治疗效果，指导调整治疗方案，提高早期救治的成功率。2012年发表的最新研究也证实持续脑电图监测可以早期预测心脏停搏复苏后患者的转归，因此有学者主张在ICU开展床旁的连续EEG监测。

(二) 意识水平监测的方法　意识水平监测的方法主要有脑电信号记录分析监测、临床体征监测、药物效应浓度监测等多种方法。

脑电信号记录分析系统分为原始脑电信号记录分析和诱发脑电信号的记录分析两种。前者在临床通常使用的代表性监测指标有BIS、Narcotrend、熵指数等，后者主要是听觉诱发电位。

1. 脑电双频指数(bispectral index，BIS)　双谱分析是在功率谱分析基础上加上脑电相干函数谱分析，双谱分析包含脑电波的线性成分和非线性成分。由此衍生出双频指数，其范围从0(等电位脑电图)到100(完全清醒)。BIS的算法是随原始脑电图的样本量的增加而不断更新的。BIS是美国食品和药品管理局(FDA)认证的第一个用于评价麻醉镇静深度监测的EEG测量系统，并于1996年用于临床麻醉管理。其推荐的麻醉状态数值为40～60。

大量的临床研究证实BIS监测能够显著的减少术中知晓的发生率，合理使用全身麻醉药物，缩短患者术后睁眼、气管导管拔除和定向力恢复的时间。并且临床已经出现了根据BIS指导的闭环自动麻醉输注系统和机器人麻醉管理系统。

BIS监测虽然能够降低术中知晓的发生，但是并不能完全避免术中知晓。这可能是由以下多方面原因造成的。

BIS研发者推荐的麻醉状态数值范围存在不足。

BIS指导的麻醉安全范围是40～60，该指标的设定并没有充分考虑隐性记忆的形成问题。研究发现BIS预测志愿者意识消失的50%和95%把握度分别是67和50。急诊创伤患者的麻醉镇静深度控制在BIS为40～60之间，其仍然可以处理听觉信息，产生隐性记忆。临床病例报道也证实，BIS在55～60范围内仍然可以产生显性记忆。

BIS数值分析和对应的原始脑电图存在时间的滞后性。BIS数值也会受到术中多种因素和药物的干扰，如体位、低温、麻黄素、肾上腺素、肌肉松弛药物等。最新的研究发现，麻醉诱导期和麻醉恢复期参与的中枢神经系统通道是不一致的，因此BIS在评价意识消失和意识恢复方面的预测能力存在差异。

BIS监测报警与麻醉医师的及时发现和有效处理之间非直接等号关系。临床干扰因素的排除和麻醉医师的经验判断能力也是影响术中知晓发生率的重要因素。上述原因同样存在于其他脑电监测意识评价系统。

2. 脑电熵指数(entropy)　熵的概念最早起源于物理学，用于度量一个热力学系统的无序程度。在信息论里面，熵是对不确定性的测量，熵越高，则能传输越多的信息，熵越低，则意味着传输的信息越少。熵在生态学中是表示生物多样性的指标。由于脑电显示的信号是非线性状态，也是混乱状态，因此熵的理论也适合脑电图信息的描述分析。

脑电信号的熵，有多种计算方法。有近似熵、Shannon熵、频谱熵等。2003年GE公司开发了熵监测模块，使得熵指数成为临床麻醉镇静深度监测众多手段的一种。

熵指数模块有两个指标：状态熵(state entropy，SE)和反应熵(response entropy，RE)。SE分析的频率范围是0.8～32 Hz，主要包含脑电成分的变化，反映皮质脑电活动；RE分析的频率范围是0.8～47 Hz，包含了脑电图和面部肌电活动的数值，反映皮质和皮质下的脑电活动。因此，当肌电活动消失时，SE和RE应该是相同的。但是当面部肌电活动增加时，RE和SE之间的差值增加。SE的数值标准是从0～91；RE的数值标准是从0～100。熵指数与BIS在反映麻醉状态的数值范围是相同的，其麻醉状态均为40～60。当SE的数值>60，应当对麻醉镇静药的剂量进行调整；如果SE数值在该标准范围内，但RE比SE高10个数值，则需要增加镇痛药剂量。研究证明熵指数可以有效地预测麻醉意识成分的变化，并且与BIS有良好的相关性。同时其数值变化能够及时反映伤害性刺激和感受，预防术中患者知晓。关于RE对于反映伤害性感受和抗伤害性感受的敏感度方面，还存在研究结果上的争议，也有文献认为其在肌松药物使用后对于气管插管、切皮等伤害性刺激的预测效率降低，这也许与伤害性刺激的程度和阿片类镇痛药物的使用有关。

3. Narcotrend指数(Narcotrend index，NI)　Narcotrend指数是德国汉诺威大学医学院研制的麻醉/脑电意识深度监测系统，2000年用于临床。Narcotrend将患者原始脑电图进行自动分析，并且按照睡眠脑电波的形态特点，根据α、β、θ、δ波的比例，来分级描述患者的麻醉镇静深度。其测定方法源于1937年Loomis等对人类睡眠期间脑电变化的系统描述，将脑电的变化分为A～E的5个级别。2000年德国Schultz等学者开始使用带有亚级别的分级系统对不同吸入和静脉麻醉药下的脑电图进行视觉分析分类，并把这种分级称为Narcotrend分级。后来又发展了Narcotrend脑电自动分级系统，其数值为类似BIS的一个无量纲的数值，范围为0～100，称为Narcotrend指数(NI)。Narcotrend监测仪通过计算NI对意识状态和麻醉镇静深度进行分级，共分A～F 6个级别，表示从觉醒到深度麻醉，再到脑电爆发抑制期间脑电信号的连续性变化。其中B、C、D、E级又各分为0、1、2三个亚级别，B、C级表示浅和深度镇静，D、E级表示浅和深度麻醉，F为过深麻醉，脑电爆发抑制，直至出现等电位。每个级别均对应于一定的数值(NI)。德国学者通过大样本人群的显性和隐性记忆研究推荐手术麻醉过程中NI维持在D2～E1(46～20)范围内。在开始Narcotrend监测之前，需要输入患者的生日信息，这是由于该监测对于不同年龄范围的人群采用的脑电图计算分析模式是不同的。因此也适用于老年患者和儿童中的脑电和麻醉镇静深度评价。

过去的研究表明，NI与BIS值的相关性良好，可作为丙泊酚、瑞芬太尼以及吸入麻醉期间评价麻醉镇静状态的可靠指标。Narcotrend分级和BIS同样不能反映麻醉深度中的镇痛成分，这是和熵指数的显著不同之处。Narcotrend对于苏醒期的意识恢复判断也同样具有优势，能够很好地预测判断患者睁眼和定向力恢复的时机。

Narcotrend在使用方面具有成本低廉、电极位置可移动、操作简便、数据可存储再现等优势，因此更适合临床麻醉的推广使用。

2010年3月，中华医学会麻醉学分会Narcotrend麻醉深度监测技术亚洲培训中心在上海交通大学医学院附属瑞金医院麻醉科建立，通过3年来每个月1次的培训，已经有300多位全国各地和港澳台及新加坡的麻醉医师了解学习了麻醉镇静深度监测的基本原理和临床实践技术，同时联合国内多个医疗中心与德国的医学中心麻醉科共同开展了Narcotrend指导的丙泊酚输注在不同人种患者的药效学差异的比较研究。

4. 患者状态指数(patient state index，PSI)　PSI是一种新型的麻醉镇静深度评价指标，用于临床麻醉管理和危重医学中。其计算原理主要是依据麻醉诱导和唤醒期间意识发生改变时，脑电信号枕叶向额叶发生的空间变化，以及两侧大脑半球的同步性变化，采用对称放置的4个电极记录4条通道的脑电图，通过其功率、频率和位相的定量脑电图计算而获得的麻醉深度指数。其数值和BIS相同，其范围也是0～100，其中25～50为麻醉状态。已有的研究证实其对于麻醉手术中的意识状态变化具有较好的预测能力。

5. 脑状态指数(cerebral state index，CSI)　CSI是一种新型的评价麻醉镇静催眠深度的指标，其能够每秒钟测量2 000次脑电活动，将数个脑电图的子参数结合在自适应的神经模糊推论系统，用0～100之间的数字反映麻醉镇静深度，数值越小，镇静程度越高，40～60为适合的麻醉镇静深度。它对脑电图信号的α率、β率、β-α率和爆发抑制的四种子参数进行计算。研究证实CSI在反映麻醉镇静深度方面和BIS和OAA/S评分具有很高的相关性，能够体现患者的麻醉镇静深度变化。CSI也能够反映丙泊酚靶控输注的药物浓度。其电极放置的部位分别是前额正中、左额部和左乳突，可以使用普通的心电图电极片。

6. SNAP指数　SNAP指数是一个单通道脑电图装置，通过对原始脑电图信号分析采集和特定的计算，分析低频(0～20 Hz)和高频(80～420 Hz)脑电信号，得出SNAP指数。其范围同样是0～100，随着镇静深度的增加，数值逐渐降低。与BIS相比，麻醉中SNAP指数的适宜范围是50～65，大约是BIS的1.3倍。SNAP也是全球第一个应用手持计算机技术开发的脑电监测产品，于2006年面世。研究证实其能够反映麻醉镇静深度和患者的意识变化。

7. 中潜伏期听觉诱发电位(middle latency auditory evoked potentials，MLAEP)　脑电诱发电位不同于上述的自发脑电记录，它是通过声音、光线等外界刺激诱发大脑神经中枢产生的脑电活动，被用于评价麻醉镇静深度。在临床使用较多的诱发电位监测为中潜伏期听觉诱发电位。

听觉刺激产生的脑听觉诱发电位(AEP)包括短潜伏期、中潜伏期和长潜伏期AEP。MLAEP发生于脑皮层特异的感觉区，属原始听皮质，受到麻醉药物的影响，适用于麻醉深度监测。研究证实发生术中知晓的患者麻醉中MLAEP的典型波形Pa波和Nb波对听刺激保持反应，而未发生术中知晓的患者，其Pa波和Nb波对听刺激失去反应。

A-line监测仪能够计算生成听觉诱发电位指数(auditory evoked potential index，AEPI或AAI)，与BIS数值一样的是其指数的范围是从100(清醒状态)到0(深镇静状态)，但是不同的是其推荐的手术麻醉期间AAI指数变化范围为15～25。

(三) 临床体征的分析监测系统　临床征象的分析评价方法是麻醉镇静深度监测或意识水平监测最常用的技术，也一直被麻醉医师常规使用。其中临床使用比较多的方法是观察患者的体动反应，语言流利程度，是否存在目光凝视，有无眼球运动、眼睑下垂，呼吸频率和幅度、发汗、流泪等。也有麻醉医师将患者的血压心率等血流动力学监测指标作为麻醉镇静深度评价的方式，但是由于其在麻醉手术中受到众多干扰因素影响较大，因此，目前认为这些血流动力学参数不能准确反映或提示患者的麻醉镇静深度。

临床征象的评价方法虽然被广泛采用，但是其评价效能会受到许多因素的干扰，因为这些方法都是定性的，全或无的观察；其次患者的个体差异较大，不可能每个征象都会明显的表现；此外，临床征象具有滞后性，有些需要患者的配合，评价者的主观判断也会影响评价的准确性，各种麻醉药物的作用效果不同，以及合并用药的干扰，这些都会导致临床征象的评价方法在临床上容易出现较大的偏倚。但是由于其简便和容易理解，作为定性方法和辅助手段，临床征象的观察用于麻醉镇静深度的评价尚有一定的实用价值。

1. 警觉镇静评分(observer's assessment of alertness/sedation，OAA/S)和改良警觉镇静评分(modified observer's assessment of alertness/sedation，MOAA/S)　OAA/S在麻醉诱导期和手术室外的监测下的麻醉管理中(monitor anesthesia care，MAC)被大量采用，能够评价患者意识从有到无的变化过程，常用来观察对比药物的输注浓度和脑电监测数据的准确性。其具体的内容如下：① 5级：完全清醒，对正常呼名的应答反应正常；语速正常，面部表情正常，眼睛正常，没有眼睑下垂。② 4级：对正常呼名的应答反应迟钝；语速减慢且声音变粗，面部表情轻度松弛，凝视或者是轻度的眼睑下垂(下垂面积小于眼睛的一半)。③ 3级：对正常呼名无应答反应，对反复大声呼名有应答反应；言语不清，面部表情明显的松弛，凝视或者是明显的眼睑下垂(下垂面积超过眼睛的一半)。④ 2级：对反复大声呼名无应答反应，对轻拍身体才有应答反应；言语不清，极少有听懂的单词。⑤ 1级：对拍身体无应答反应，但对伤害性刺激有应答反应。

对伤害性刺激无反应视为麻醉。OAA/S评分需要患者的理解与合作。并且具有一定的滞后性。

MOAA/S主要分为6级，随着药物浓度的增加，或者是麻醉镇静深度的加深，依次出现下述变化：① 5级：对正常音调的呼名应答反应正常；② 4级：对正常音调的呼名应答反应迟钝；③ 3级：仅对反复大声的呼名有应答反应；④ 2级：仅对轻拍或摇晃身体才有应答反应；⑤ 1级：仅对疼痛性的挤压斜方肌刺激有应答反应；⑥ 0级：对疼痛性的挤压斜方肌刺激没有应答反应。

MOAA/S评分在临床麻醉中患者的意识评价和镇静深度分级中被广泛采用。并且常常作为主要指标评

价脑电镇静深度评价指标的有效性和准确度。

2. Ramsay 评分　该评分多用于 ICU 患者的镇静与镇痛。也可用于手术室外麻醉的清醒镇静术和(或)监测麻醉管理术(monitored anesthesia care，MAC)。① 1级：清醒，患者焦虑、不安或烦躁；② 2 级：清醒：患者合作，定向力良好或安静；③ 3 级：清醒：患者仅对命令有反应；④ 4 级：睡眠：患者对轻叩眉间或强声刺激反应敏捷；⑤ 5 级：睡眠：患者对轻叩眉间或强声刺激反应迟钝；⑥ 6 级：睡眠：患者对轻叩眉间或者强声刺激无任何反应。充分镇静：Ramsay 评分 2、3 级。诊断和治疗操作：Ramsay 评分 5、6 级。

(四) 药物浓度监测的麻醉镇静监测系统　与脑电监测和临床体征监测的麻醉镇静检测系统相比，药物浓度监测更具有普遍性和群体性的特点，吸入麻醉药和静脉麻醉药物具有各自的药物效应浓度，对应于患者镇静、催眠、意识消失或抗伤害性感受的各种临床效应而需要不同的药物浓度。但是作为群体药效学指标，对于麻醉个体的患者而言可能会出现误差，因此临床更多的是结合脑电监测和临床征象分析来判断预测有效的麻醉药物浓度。

1. 静脉全身麻醉药　静脉全身麻醉药具有非常确切的镇静催眠效应，但是没有抗伤害性感受和肌肉松弛作用。与吸入麻醉不同，静脉麻醉无法实时连续监测药物浓度。但是由于靶浓度控制输注给药系统(target controlled infusion，TCI)的发明，使得静脉麻醉药物效应浓度的实时连续监测成为可能，也为麻醉医师控制麻醉镇静深度提供了依据，甚至据此发明了自动化麻醉系统。

应当指出的是，TCI 的药物浓度只是通过数学公式模型计算获得的，并非患者的真实血药浓度。近年来学者们尝试通过质谱仪分析呼出气气体中丙泊酚浓度来指导麻醉管理和药物使用，这可能会成为今后静脉麻醉药物浓度效应实施监测的一项革命性进展。

2. 吸入全身麻醉药　吸入麻醉药除了镇静遗忘效应外，还有抗伤害性感受和肌肉松弛以及抑制过度应激反应的全面的麻醉效应。在临床使用的时候通常采用最低肺泡有效浓度(MAC)的概念，以及由此而衍生出的一系列药物效应剂量。如苏醒 MAC 值(MACawake)，气管插管 MAC(MAC - intubation)，切皮的 MAC(MAC - skin incision)，消除自主反应 MAC(MAC - BAR)等。需要指出的是这些 MAC 数值均是正常成人获得的群体效应的半数有效剂量，在临床具体实践上需要调整，并且对于老年、小儿、休克、特殊手术的患者，联合使用其他麻醉药物或阿片类药物可能会改变上述 MAC 数值。最新的回顾性研究发现，对于术中知晓的高危患者而言，避免术中知晓的术中吸入麻醉药物浓度应维持最低有效浓度大于 0.7 MAC。

3. 阿片类药　阿片类药本身的镇静作用弱于其抗伤害性感受效应，但是新型的阿片类药如瑞米芬太尼和舒芬太尼均具有较强的镇静效应，尤其是联合静脉和(或)吸入全身麻醉药的共同使用。在达到相同脑电镇静水平，随着瑞芬太尼浓度的增加，异丙酚或异氟烷、地氟烷等吸入麻醉药的药物浓度均会显著降低。

4. 其他药物　临床使用的咪达唑仑和新型的 α_2 受体特异性激动剂——右美托咪定也具有一定的镇静效应，尤其是咪达唑仑能够发挥强力的遗忘效应。但是它们对于患者意识水平的影响还是相对较弱，临床常规剂量的单独使用很难达到意识消失的效应，在联合其他全身麻醉药物的时会促进后者的麻醉镇静作用。

(五) 伤害性感受和抗伤害性感受的监测系统　手术和麻醉、检查等外界的伤害性刺激通过外周和中枢的伤害性感受传导通道抵达脊髓和(或)上传至大脑，产生机体的逃避、激惹、应激等反应，对于麻醉及意识消失的个体而言称为伤害性感受，对于意识存在的个体表现为疼痛的主观反应。机体为了抵御外界伤害性刺激会产生过度的应激反应，对应产生抗伤害性感受，如肌肉收缩、血压升高、心率增快等，以保证组织脏器生理功能的稳定。因此麻醉管理的一项重要内容就是在消除不必要的伤害性刺激的同时，尽可能维持机体伤害性感受和抗伤害性感受的平衡，维护机体正常的生理功能。因此，对于伤害性感受和抗伤害性感受的监测是麻醉深度监测的一项重要内容。

伤害性刺激导致的伤害性感受表现为多种效应器官的多样反应，并且随着刺激程度和形式的不同，以及麻醉种类和麻醉药物剂量的不同，而出现不同的表现形式，如轻到中度的伤害性刺激可以表现为血压心率等循环指标的波动、出汗反应等；中到重度的伤害性刺激不仅出现上述变化，甚至会表现代谢、内分泌功能、麻醉镇静深度的改变，隐性记忆形成、组织器官的缺血损伤，有些也可能是术后长期慢性疼痛形成的原因。因此，目前的伤害性感受监测在技术上还存在局限性，尤其是伤害性感受和抗伤害性感受之间关系的评价仍然存在不足。

1. 伤害性感受的临床体征监测　对于意识存在或是麻醉镇静深度较浅的患者，外周伤害性刺激可能会产生肌肉收缩、肢体运动、皱眉、咳嗽、吞咽反应、瞳孔扩大、毛发竖立、出汗等现象，但是这些体征会受到肌肉松弛药、自主神经系统药等作用的影响而不明显甚至无反应。

2. 伤害性感受的循环指标监测　伤害性刺激，或者是伤害性和抗伤害性感受平衡失调的情况下，表现为患者的血压升高、心率增快，这些循环监测指标如果超过基础值的 25%～30%，并且持续 3 min 以上，提示需要增加抗伤害性感受的药物，如阿片类药物和(或)血管活性药(降压药和或 β 受体阻滞剂等)。

在循环指标监测中,末梢指脉搏波形和心电图的ST段分析能够客观准确地反映伤害性刺激及其强度。研究发现,对于气管插管、切皮和手术操作等伤害性刺激,末梢指脉搏波形的形态和波形曲线下面积,以及ST段分析都能够及时反映伤害性刺激的强度,并且与阿片类药物使用剂量存在明显的相关性。

根据末梢指脉搏波形的变化特点,国内已有将脉搏波转变成一个0～100的具体数值,即称为灌注指数(PI)。研究发现,当机体受到伤害性刺激时,灌注指数降低,并与肾脏灌注改变有一定的相关性。灌注指数与传统的心率、血压、BIS、心率变异性(HRV)相比,能更迅速有效地反映伤害性刺激,灌注指数小于25时,可认为伤害性刺激增强或应激明显;灌注指数大于40时,可认为伤害性刺激降低或应激较小,当然其变化和基础值的对比更能够提示伤害性刺激的程度。国外学者也建立了末梢灌注指数(tip perfusion index,TPI)的新型指标,并被用于反映机体的应激状态。其数值也是0～100的指数,将TPI与反映心脏交感神经张力的指标HRV经加权综合形成新的指数,能够更准确地反映自主神经的张力,称为手术应激指数(surgery stress index,SSI)。

心率变异性(heart rate variability,HRV)是指逐次心跳之间的微小时间差异。正常窦性心律,心搏间期之间存在几十毫秒的时程差异。心率变异性产生于心脏自主神经系统对窦房结自主节律性的调节,反映自主神经系统的张力和均衡性。当机体受到伤害性刺激时,导致交感神经系统兴奋性的改变,产生心率变异性变化。麻醉药可作用于患者的自主神经系统导致交感/副交感功能和HRV的改变。伤害性刺激可对自主反射介导的HRV产生明显作用。因此,HRV可动态、定量评估麻醉药及伤害性刺激对自主神经系统的影响,HRV稳定即表明镇痛充分。

心率变异性测定和分析的方法主要有两种,即时域分析法和频域分析法。频域分析对交感和迷走神经功能状态分析的更具体。频域分析中超低频功率谱成分(VLF,0.004～0.04 Hz)反映温度和内分泌活动;低频功率谱成分(LF,0.04～0.15 Hz)反映交感和副交感活动;高频功率谱成分(HF,0.15～0.40 Hz)仅反映副交感活动。

3. 伤害性感受的内分泌指标监测　伤害性感受的内分泌指标监测主要是血糖、乳酸、血浆应激激素水平(肾上腺素、去甲肾上腺素、醛固酮等)的测定。这些内分泌指标能够一定程度的反映伤害性感受,但是作为应激指标的内容,也受到其他因素的影响,并且存在滞后性,因此临床价值有待进一步研究证实。

二、麻醉深度监测的发展方向

随着临床和基础研究对于麻醉概念的不断深化,以及手术谱和患者疾病谱的不断变化,麻醉深度监测的内容和价值也将不断的更新,其临床重要性也愈显重要。随着全身麻醉技术的普及和技术更新,对于麻醉药物用量过多和或过少所导致并发症的深入认识,以及麻醉深度监测指标的完善发展,麻醉深度监测也将成为临床麻醉的一项基本监测内容。

今后的临床麻醉会向精确、规范、智能方向发展,尤其是标志智能麻醉技术的机器人麻醉系统即闭环麻醉药物输注系统的开发应用,麻醉深度监测指标指导的麻醉管理方案将会极大提高目前临床麻醉质量参差不齐的局面。提供更加良好的麻醉服务,促进患者的术后转归。

今后的麻醉深度监测指标将会更细化,在个体化、准确性、精确性、前瞻性、特异性、实用性方面进一步完善,结合电子信息处理和远程控制的发展成果,纳入自动化麻醉体系,提供安全、优质的麻醉服务,在精确麻醉、围术期医疗和远程医疗方面发挥重要的作用。

(薛庆生　于布为)

参考文献

[1] 庄心良,曾因明,陈伯銮主编. 现代麻醉学(第三版). 北京:人民卫生出版社,2003:1867－1899.

[2] 杭燕南,庄心良,蒋豪等主编. 当代麻醉学. 上海:上海科学技术出版社,2002:1149－1157.

[3] Miller RD, Eriksson LI, Fleisher LA, et al. Miller's Anesthesia. 7th edn. Philadephia: Churchill Livingstone Inc., 2009: 1229－1265.

[4] David Drover, H. R. (Rick) Ortega Patient state index. Best Practice Research Clinical Anaesthesiology, 2006, 20: 121－128.

[5] Manach YL, Hofer CK, Lehot JJ, et al. Can changes in arterial pressure be used to detect changes in cardiac output during volume expansion in the perioperative period? Anesthesiolgy, 2012, 117: 1165－1174.

[6] Bainbridge D, Martin J, Arango M, et al. Perioperative and anaesthetic-related mortality in developed and developing countries: a systematic review and meta-analysis. Lancet, 2012, 380: 1075－1081.

[7] Cloostermans MC, Meulen FB, Eertman CJ, et al. Continuous electroencephalography monitoring for early prediction of neurological outcome in postanoxic patients after cardiac arrest: a prospective cohort study. Critical Care Medicine, 2012, 40: 2867－2875.

[8] Mashour GA, Shanks A, Tremper KK, et al. Prevention of intraoperative awareness with explicit recall in an unselected surgical population. Anesthesiology, 2012, 117: 717－725.

[9] Sessler DI, Sigl JC, Kelley SD, et al. Hospital stay and mortality are increased in patients having a "triple low" of low

blood pressure, low bispectral index, and low minimum alveolar concentration of volatile anesthesia. Anesthesiology, 2012, 116: 1195-1203.

[10] Monk TG, Saini V, Weldon BC, et al. Anesthetic management and one-year mortality after noncardiac surgery. Anesthesia Analgesia, 2005, 100: 4-10.

[11] Avidan MS, Jacobsohn E Collaborators. Prevention of intraoperative awareness in a high-risk surgical population. N Engl J Med, 2011, 365: 591-600.

[12] Monk TG, Weldon C. Anesthetic Depth Is a Predictor of Mortality. Anesthesiology, 2010, 112: 1070-1072.

[13] Xu L, Wu AS, Yue Y. The incidence of intra-operative awareness during general anesthesia in China: a multi-center observational study. Acta Anaesthesiological Scandinavia, 2009, 53: 873-882.

[14] 于布为. 理想麻醉状态与麻醉深度监测. 现代临床医学生物工程学杂志, 2006, 12: 305-307.

[15] 薛庆生, 于布为. 术后认知功能障碍的研究进展. 中国继续医学教育杂志, 2011, 3: 1-5.

[16] 张琳, 薛庆生, 王燕等. 灌注指数对兔伤害性刺激反应的评价及该指数与肾脏血流量变化的关系. 上海医学, 2010, 33: 119-122.

第二十五章 体温监测与调控

体温是围术期的重要监测项目,1895 年 Harvey Cushing 首次在麻醉期间记录患者的体温。此后,在监测技术、方法和术中调控等方面有明显的发展。

人体体温调节系统通过产热和散热保持体温动态平衡,从而维持中心体温在 37℃±0.4℃。然而,围术期体温变化较大,麻醉状态下抑制了患者的体温调节,在手术过程中容易引起体温降低,低体温可导致多种并发症,围术期积极采取保暖措施,可以避免低体温并发症的发生。围术期也有可能体温升高,恶性高热是最严重的并发症之一且病死率很高。因此,了解正常体温调节、围术期体温下降及升高的原因、体温变化对人体生理功能的扰乱以及积极采取调控体温的措施,对预防和处理与体温有关的并发症至关重要。

第一节 正常体温调节

一、产热和散热

体温分为中心(深部)体温及外周(表层)体温,中心温度指内脏温度,以直肠或食管温度为代表。外周温度指皮肤温度,人体中心体温应恒定在 37℃±0.4℃,而皮肤温度仅 27～32℃。

机体的总产热量主要包括基础代谢、食物特殊动力作用和肌肉活动所产生的热量。体内进行新陈代谢产生热量,每克脂肪产热 37.62 kJ,每克碳水化合物产热 16.74 kJ。基础代谢是机体产热的基础。基础代谢高产热量多;基础代谢低,产热量少。正常成年男子的基础代谢率在安静状态下约为 170 kJ/(m^2·h),成年女子约 155 kJ/(m^2·h)。机体产热量一般比基础代谢率增高 25%,这是由于维持人体姿势时肌肉收缩所造成的。食物特殊动力作用可使机体进食后额外产生热量。骨骼肌的产热量变化很大,在安静时产热量很小,运动时则产热量很大。轻度运动如行走时,其产热量可比安静时增加 3～5 倍,剧烈运动时,可增加 10～20 倍。

人在寒冷环境中主要依靠寒战来增加产热量。寒战是骨骼肌发生不随意的节律性收缩的表现,其节律为 9～11 次/min。寒战的特点是屈肌和伸肌同时收缩,所以基本上不做功,但产热量很高,发生寒战时,代谢率可增加 4～5 倍。产热量大大增加,这样就维持了在寒冷环境中的体热平衡。内分泌激素也可影响产热,肾上腺素和去甲肾上腺素可使产热量迅速增加,但维持时间短;甲状腺激素则使产热缓慢增加,但维持时间长。新生儿无寒战反应,通过棕色脂肪以化学方式产生热量。棕色脂肪由交感神经支配,寒冷时交感神经兴奋,去甲肾上腺素释放,刺激脂肪代谢,使三酰甘油水解而产热。

人体散热主要是物理过程,体热自皮肤、呼吸道及大小便三处消散,而以皮肤散热最主要,皮肤散热以辐射、对流、传导和蒸发四种方式进行:① 辐射散热:表现为释放红外线。在媒介环境中,人体与另外的物体相比需要释放或吸收大量红外线时就有体温下降或升高。患者 60%以上的散热通过这种机制,辐射散热是受皮肤血管舒张程度的影响。② 传导散热:是热量传导到手术台,毛毯或患者接触的其他物体,只占散热的较小部分(<3%),因为这些物体的温度很快上升,在一个良好静止的环境中患者传导热量至周围空气的情况也是如此。另外,人体脂肪的导热度也低,肥胖者皮下脂肪较多,女子一般皮下脂肪也较多,所以,他们由深部向表层传导的散热量要少些。皮肤涂油脂类物质,也可以起减少散热的作用。水导热度较大,根据这个道理可利用冰袋、冰帽给高热患者降温。③ 对流散热:对流散热是指通过气体或液体交换热量的一种方式。人体周围总是绕有一薄层同皮肤接触的空气,人体的热量传给这一层空气,由于空气不断流动(对流),便将体热发散到空间。对流是传导散热的一种特殊形式。通过对流所散失热量的多少,受风速影响极大。风速越大,对流散热量也越多;相反,风速越小,对流散热量也越少。当热的空气移动而冷的空气代之再通过传导散热于冷空气中。在手术室中通过这种方式散出

的热量约占人体散热的12%。④ 蒸发散热：是指机体水分蒸发常称为不感失水。每克水分蒸发可释放2.427 kJ热量。人体 24 h 的不感蒸发量为 400～600 ml。婴幼儿的不感蒸发的速率比成从大，因此，在缺水时婴幼儿更容易造成严重脱水。当室温在 23～25℃时，体热通过皮肤辐射、对流、传导散热占 70%，蒸发散热占 4.5%，呼出气散热占 7.5%。当室温 31～32℃时，出汗蒸发成为主要散热方式。

由于体热的消散主要在皮肤进行，皮肤血管扩张，血流加速，表面温度上升，散热加快；皮肤血管收缩、表面温度减低，散热即减慢。空气的温度、湿度及流速与热消散也有关，皮肤蒸发速度与室温成正比，而与温度呈反比，手术室内相对温度过高，蒸发散热减弱，并影响对流及传导，故手术室应保持室温 23～25℃，相对湿度 60%～70%。

二、体温调节

体内有体温调节系统，包括下视丘、脊髓、深部中心组织、皮肤均参与体温调节(图 25－1)。

体温调节信息的过程分三组：传入温度感觉、中枢调节及传出反应。图 25－1 示体温调节控制机制，来自不同组织温度传入的结合即平均体温，当平均体温低于对寒冷反应的阈值时引起血管收缩，非寒战性产热及寒战。平均体温超过高温阈时产生血管扩张及出汗。平均体温在此两阈之间(阈间范围)时，无体温调节反应。

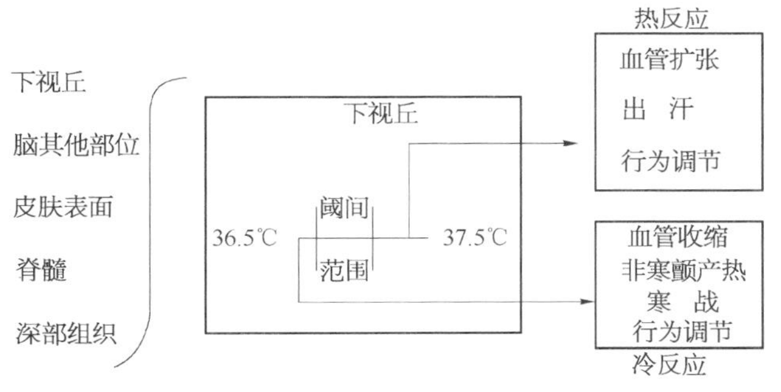

图 25－1　体温调节机制图解

自全身温敏感细胞获得体温信息，冷信号主要通过 Aσ 神经纤维传至下视丘及其他中枢结构，而热信息则由无髓鞘的 C 纤维传递，大部分上行温度信息由脊髓视丘束传递。由于温度大部分来自深腹部、胸组织、脊髓及脑，因此，没有一种组织能称作“标准温度”。但中心组织温差很少超过 0.2℃，故可测量鼓膜、食管或肺动脉温度。

下视丘对来自皮肤表面、神经轴及深部组织的冷热阈的输入进行综合比较，从而调节温度。当输入温度超过阈值时，即产生反应以维持合适的体温。输入温度与阈温度之差是此反应的增益，最低热与最高冷阈之差可提示系统的温敏感性，阈间范围保持在 0.4℃，热感受器及脑易于发觉这一范围的温度改变，但在达到一定的阈值前，这种改变并不触发调节反应，其关系见图 25－2，图中斜线代表不同的反应，横线指中心温度，斜线与温度线相交点是阈值，斜度指示该反应的增益。体温调节的敏感性以冷首先反应(血管收缩)和热首先反应(出汗)之间的距离表示，在此范围内的温度不引起体温调节代偿。麻醉期间冷反应阈可降至 34.5℃，而热反应阈能增至 38℃。

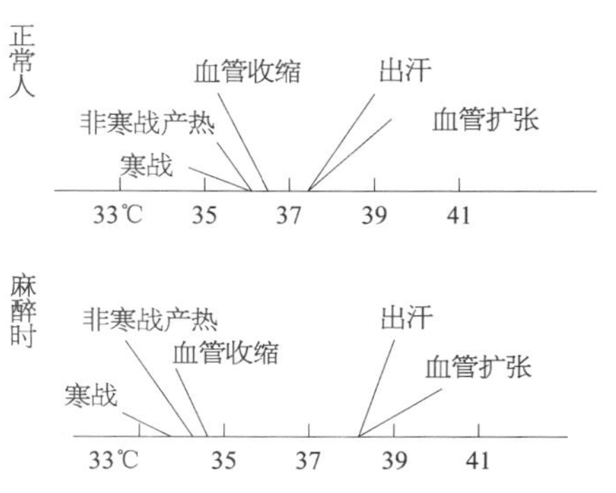

图 25－2　正常人和麻醉时体温调节反应的阈值和增益

机体怎样决定温度阈值的机制尚不清楚，但每日阈值有改变，24 h 改变 1℃，女性每月改变 0.75℃。运动、进食、感染、甲状腺功能低下或亢进、麻醉、药物(乙醇、镇静药、烟碱)冷及热适应均改变温阈，婴儿时期中枢调节已完整，但老年、危重患者可能受损。体温容易受外界因素影响。下视丘通过反应机制增加代谢产热或改变环境的热丧失来调节体温，正常人不论环境温度改变均可使中心温度维持于 37℃。当药物使体温调节反应受抑制时，中心温度可受环境温度影响而改变。

行为调节(合适的穿着、环境温度改变、自主运动等)是最重要的效应机制。皮肤血管收缩通过皮肤表面的对流和辐射减少失热。指皮肤血流分为毛细血管和调节体温的动静脉分流两部分，动静脉分流解剖上限于指、趾、鼻等部位，功能上与供应其他部位的毛细血管明显不同。在中性温度环境下，此分流开放，而毛细血管减少至仅能满足皮肤营养需要。突触前肾上腺神经末梢释放的去甲肾上腺素使分流的血管收缩。非寒战产热增加代谢产热，由于是通过棕色脂肪氧化产热，故不产生机械功。婴儿非寒战产热增加产热 100%，而成人仅轻度增加。成人寒战增加代谢产热 200%～600%，但因肌肉代谢时血流至外周组织增加，随之散热增加，故寒战产热的净效应要比预期的少。出汗由交感神经节后胆碱能纤维控制，受训练的运动员出汗可达 2 L/h，是休息时代谢率的 10 倍，环境温超过中心温度时，只能通过出汗散热。

第二节 围术期体温监测技术

一、体温监测装置

(一) 热敏电阻和热敏电偶 目前最常用热敏电阻和热敏电偶电子温度计。热敏电阻体温测定仪其原理是把金属(如铜、镍、锰、锌)氧合半导体放置在探头的尖端,半导体电阻随温度变化而变化。当温度升高时其阻值下降;反之亦然。由于半导体半径小于0.1 mm,电容很小,因此变化迅速。热敏电阻仪在5～45℃范围内精确度很高,可保持数年不变。

热敏电偶仪是由两种不同金属构成的一个环路,利用温差电现象来测定温度。环路中的两个电极接在不同温度中,一端接测温处,另一端接固定温度,产生电动力。产生电流的大小与温度差成正比。经过校准,可由电表指针直接读数,使用方便。

热敏电阻与热敏电偶测温仪具有测量精确,可直接连续读数、远距离测温的优点,并可用一个电路显示器和多个探测电极,同时测量几个部位体温,因此是麻醉手术期间最好的测温仪。

(二) 液晶测温计 液晶测温计是一条可以黏附于患者皮肤(常用额头)上的液晶贴带。液晶带由胆固醇组成,颜色随体温变化而读出温度,液晶带与其他单纯测量皮肤温度方法不同。由于外周温度常不能反映中心温度,所以必须考虑测温的部位。液晶带测温计具有价廉、非创伤性、能较理想地反映体温变化的趋势,然而当皮肤血管收缩时,尤其对恶性高热患者不能精确反映中心温度,虽然液晶带测温是一项新技术,其可靠性仍在研究之中。

(三) 红外线传感器 红外线温度探测器外观上像个圆镜,可用来探测鼓膜温度,由于鼓膜温度与中心体温有较好的相关性,这种探头已逐渐普遍使用,表面有一层经过处理的塑料膜减少了患者之间交叉感染的机会。这种探头有以下缺点:① 只能作不同时间段的测量;② 探头需准确放置于鼓膜处,如置于耳道处,其测量值可能偏低。

(四) 玻璃管型汞温度计 玻璃管型汞温度计是常用于诊断的温度计,使用简便,其缺点是精确性差。若使用前汞柱未甩至适当水平之下,测温时患者有张口呼吸、测温前有饮冷热食物,或测温时间不够等,均易引起误差。测量腋下温度时,若上臂未能紧贴胸壁,腋下有空气流通,则所测体温偏低。经肛门测直肠温度时,若有粪便存留,也影响测温准确性。且汞温度计为玻璃制品,易破碎,有汞吸收中毒的危险。因此,除非无其他测温仪,目前一般不用于麻醉手术期间测温。

二、测温部位

人体各部的温度并不一致。直肠温度比口腔温度高0.5～1.0℃,口腔温度比腋窝温度高0.5～1.0℃。体表各部位的皮肤温度差别也很大。当环境温度为23℃时,足部温度为27℃,手为30℃,躯干为32℃,头部为33℃。中心温度比较稳定。由于测量部位不同,体温有较大的变化。在长时间手术、危重及特殊患者的体温变化更大。因此,围术期根据患者需要可选择不同部位连续监测体温。

(一) 耳鼓膜 鼓膜温度可反映脑的温度,因鼓膜有丰富的动脉血供,来自颈外动脉分支的耳后及颈内动脉,可表示脑内血流温度,实验证明鼓膜温度与血管运动反应、心率有密切关系。和其他测试中心温度的方法比较,误差很小,操作并不复杂,患者可耐受。但需有特殊和粗细适宜的电极,轻轻地放入外耳道,当电极触及鼓膜,温度即刻上升。缺点是可能导致外耳道损伤出血,尤其对肝素化的患者更易出血,罕见有鼓膜穿孔。

(二) 鼻咽和深部鼻腔 将测温探头置于鼻咽部或鼻腔顶部,都是监测体温常用部位。易受吸入气流温度的影响。如吸入冷空气,测得温度偏低;若吸入加热雾化的气体,鼻咽部温度可升高。由于鼻咽部黏膜血管丰富,操作时必须轻柔,以免损伤黏膜而出血。

(三) 食管 食管内测温与探头放置深浅关系较大。测温探头放置在食管上段,易受呼吸道气体温度的影响,所以不准确。探头正确放置的部位应在喉下24 cm,左心房和主动脉之间。可以反映中心体温或主动脉血液的温度。而且能迅速显示大血管内血流的温度。因此,心脏手术人工降温和复温过程中常监测食管温度,特别是对体表和中心温度的温差较大或终止体外循环后体温续降的判断很有用,尤其是观察复温是否恰当,以便根据温度测定结果采取相应措施,有实际意义。

(四) 直肠 是测量体内温度常用部位,特别适用小儿。为防止直肠穿孔,新生儿不宜采用。测温探头成人应超过肛门6 cm,小儿2～3 cm。放置过浅在用降温毯降温和电热毯升温时,可直接影响测温结果,也受腹腔灌洗液及膀胱镜检查等的影响。人工降温或复温过程中,体温迅速改变时,直肠温度变化较慢,应引起注意。

(五) 膀胱 将探头放入膀胱测温比直肠测温能更好地反映中心体温。经常受尿液流速、泌尿、生殖器手术操作的影响,因此不常用。

(六) 口腔 将玻璃管水银温度计置于舌下即可测得,方法简单,但常受食物、高流量通气等因素影响。不适用于昏迷、不能合作及危重患者需连续监测体温。

(七) 腋窝 测温时必须将上臂紧贴胸壁使腋窝密闭,同时探头应放在腋动脉部位,测出的温度接近中心温度。受测量血压及静脉输液用药的影响。

(八) 皮肤 皮肤温度能反映末梢循环状况,在血容量不足或低心排血量时,外周血管收缩,皮肤温度下降。皮肤各部位温差很大,受皮下血运、出汗等因素影响。记录皮肤温度图可确定交感神经阻滞的平面,也可区别外周神经急性期与慢性期损伤。

(九) 肌肉 恶性高热发作前,肌肉温度的升高往往先于其他部位的温度。目前已设计细针测温装置,可刺入三角肌连续监测肌肉温度,凡有特殊指征的病例可以选用。

(十) 肺动脉 应用肺动脉导管插入肺动脉测定混合静脉血温度是中心体温和血液温度最好的指标。因为这项监测技术创伤性大,一般与热稀释法测定心排血量同时使用。

总之,麻醉期间常用的测温部位为鼻咽、直肠、食管和鼓膜。但前两者易受干扰,影响准确性。鼓膜温度虽能反应下丘脑温度,但易损伤耳道,因此常用于研究工作。目前食管下段被广泛接受为最佳体温监测部位,由于与主动脉相邻,基本上可代替大血管内血液温度(即中心温度)。

第三节 低体温对生理功能的影响

低体温(hypothermia)主要是降低氧耗量(VO_2),体温每下降1℃,VO_2下降约7%,有利于神经外科和主动脉内膜剥离术等手术的开展;低体温有利于脑复苏和移植器官的冷却保存,低体温可预防恶性高热发生,如一旦发生恶性高热也可显著减轻其严重并发症。

低体温可引起意寒战、心肌缺血、凝血紊乱、伤口感染、药物作用时间延长以及苏醒延迟等的影响。寒战是麻醉期间患者低体温最常见的临床症状,全身麻醉可使血管收缩和寒战的阈值下降2~3℃。在全身麻醉下,机体对于体温降低的反应一般表现不明显。待麻醉减浅至恢复期,代谢增强,交感神经功能亢进,机体代偿低体温的反应就明显表现出来,最突出的征象为寒战和血管收缩。此时VO_2明显增加,可达静息时的4~5倍,如供氧不足,易出现低氧血症,造成混合静脉血氧饱和度显著下降,还可能出现心血管功能的不稳定和酸中毒。剧烈寒战可致伤口裂开,增加出血,颅内压和眼压升高而发生意外。苏醒患者对寒冷敏感,寒战可明显引起全身不适,不少患者认为寒冷、寒战是手术后记忆最深和印象极差的回忆。新生儿寒战时因肺血管阻力的增加,致血液流经未闭的卵圆孔或动脉导管形成右向左分流。新生儿或早产儿的皮下脂肪中含熔点较高的固体脂肪酸较多,可因体温下降而并发硬肿症。

低体温也是心血管系统并发症的常见原因,低体温可使血中去甲肾上腺素浓度增加3倍,增强心肌和血管收缩,老年患者发生血管系统并发症是正常体温者的3倍。最常见是心肌缺血和心律失常,严重者致心室颤动。

低体温时血液黏滞性增高从而增加了低灌注的危险。低体温使氧离解曲线左移,主要是由于低体温下血红蛋白对氧的亲和力增加,体温每降低1℃,血红蛋白对氧的亲和力约增加5.7%;由于低体温下pH值增高,导致血红蛋白对氧的亲和力进一步增加,此时体温每降低1.0℃,血红蛋白对氧的亲和力约增加1.7%,少量溶解于血中的氧也被血红蛋白吸附,此作用主要依赖于血氧饱和度水平,因此容易造成组织缺氧。

血小板功能、凝血因子和纤维溶解蛋白的活性增强是造成低体温诱导凝血障碍的三种常见机制。低体温不直接影响血小板数量,但血小板功能会受到严重损害。低体温时合成凝血因子的能力不足,出血时间延长,体温每降低1℃增加出血量280 ml,围术期输血量增加20%。

许多麻醉相关药物的药代动力学在低体温时会延缓。许多代谢药物的酶对于温度非常敏感。会受到低体温的影响,这些药物包括吸入麻醉药、肌松药和静脉麻醉药。低体温时吸入全麻药MAC降低,体温每下降1℃MAC下降5%。吸入全麻药组织可溶性是增加的,造成机体摄取更多,因而需要更长排出时间,如不注意易致麻醉过深。体温过低也易引起术后苏醒延迟。低体温时内脏血流减少,肝功能降低,依赖于肝脏代谢、排泄的药物半衰期明显延长;肾血流及肾小球滤过率减少,依赖于血浆清除的药物神经肌肉阻滞时间延长,患者体温下降2℃时维库溴铵的作用时间几乎是原来的两倍;患者体温下降3℃时,阿曲库铵的作用时将增加60%。温度每降低1℃,丙泊酚和芬太尼静脉给药浓度约增加10%和5%。

低体温引起与伤口愈合欠佳相关的并发症。其发生机制为：① 低体温引起血管收缩。血管收缩使氧向皮下组织扩散的压力降低，这与伤口愈合直接相关。② 轻度低体温损害了正常的免疫系统，尤其是T细胞介导而产生的抗体和中性粒细胞的氧化杀菌活性。在血管收缩和低氧区域依赖氧气而产生的氧自由基显著减少。

创伤患者的死亡率增高与体温过低有关，术后低体温与负氮平衡及低血钾有关。低体温可使一些病情加重，如镰形红细胞性贫血、雷诺氏病等，含冷凝集素患者及显微血管整形患者也须避免低体温。

归纳低体温对人体生理功能的影响见表25-1。

表25-1 低体温对人体生理功能的影响

组织系统	低体温影响
心血管	34℃ 血管收缩，心脏后负荷增加
	32℃ 抑制心肌应激性
	31℃ 传导异常
	30℃ J波、心室游走节律
	28℃ 室性纤维颤动
	（心肌缺血、心绞痛后负荷增加，复温后血管扩张）
呼吸	削弱低氧性血管收缩
	降低 CO_2 产生（高流量机械通气致呼吸性碱中毒）
	通气减少可产生低氧和高 CO_2 血症
	氧离曲线左移，组织缺 O_2
神经	34℃ 脑代谢降低
	33℃ 反应迟钝，麻醉苏醒延迟
	30℃ 昏迷、瞳孔扩大
	20～18℃ 脑电波呈一直线
血液	体温每下降1℃，血液黏度升高2.5%～5%
	（淤血、低灌注、缺血、血栓形成）
	血小板及凝血因子减少
	凝血机制受损，出血时间延长
代谢	高血糖（儿茶酚胺释放，胰岛素释放受抑）
	甲状腺素、促甲状腺激素释放增加
肾脏	肾血流量减少
	多尿（Na^+ 重吸收增加）
肝脏	代谢率、清除率降低
	麻醉药蓄积或作用延长

第四节 围术期低体温的原因

围术期体温低于36℃称低体温。当体温在34～36℃时为轻度低体温，低于34℃为中度低体温。其发生率报道不一，为60%～80%，老年和小儿的发生率更高。虽然多数情况低体温并不构成生命威胁，但由于需氧增加，对于心血管功能储备不足的患者，可致其并发症和死亡率显著增加。严重低体温治疗无效，可发生室颤、心搏骤停，后果严重。因此，麻醉医师必须有充分的认识，除非手术时间短于30 min。有条件都应连续监测体温。

麻醉期间体温下降可分为三个时相，第一时相表现典型，发生早与快，通常发生在麻醉诱导后40 min内，中心体温下降近1℃。主要原因为麻醉后发生血管扩张，机体热量中心向外周再分布的结果，但尚无热量丢失。第二时相是以后的2～3 h有一个较慢的温度下降过程，约每小时丢失0.5～1.0℃，是由于热量丢失到周围环境中。第三时相是患者体温与环境温度达到平衡状态时的相对稳定阶段，中心体温趋于稳定，冷热丧失达到最小。常见围术期低体温的原因如下。

一、术前体温丢失

患者术前外科手术区域皮肤用冷消毒液擦洗，如裸露皮肤的面积大，时间长，通过皮肤的蒸发，辐射丢失热量。

二、室温

室温对患者的体温影响较大，当室温21℃时，患者散热明显增加。其原因是患者通过皮肤，手术切口、内脏暴露以及肺蒸发增加，使热量丢失占15%～30%；通过患者的热量传导到冷手术台或其他接触物上丢失热量占20%～35%；通过冷空气对流患者热量丢失占15%～30%；通过辐射形式使患者热量丢失占30%。

三、麻醉作用

麻醉对体温调节机制有影响，全麻时下丘脑调节机制、血管运动、寒战及其他反射均遭抑制，同时代谢率降低。热储留及消散均与正常不同。全麻使体温调节的阈值改变，冷反应自37℃降至34.5℃，热反应则自37℃增至38℃，阈间范围增大。但超过此范围，体温调节反应丧失。在此间范围内(34.5～38℃)患者依据体热的再分布和代谢产热和向环境散热而改变体温，即体温随环境温度而改变，呈变温性(poikilothermy)。

麻醉抑制了机体对温度改变的行为反应，包括有意识地增减衣服或离开过热过冷的环境。健康成人用氟烷可降低外周血管收缩阈值2.5℃，异氟烷降低血管收缩阈值为1%异氟烷降低3℃；异氟烷-氧化亚氮麻醉对体温调节影响更大。恩氟烷和异氟烷也产生一定程度的肌肉松弛，并抑制产热。芬太尼、舒芬太尼和阿芬太尼抑制机体对低体温的交感反应。婴儿氟烷或异氟烷麻醉时血管收缩的阈值比成人差别小，但伴有氧耗量增高。肌松剂的应用由于降低肌肉张力和抑制寒战，促使热量丢失。局部阻滞麻醉也可导致热丢失。由于阻滞区内肌肉松弛，热量生成减少，而阻滞区内血管扩张，热丢失增加。蛛网膜下腔或硬膜外腔注入局麻药或镇痛药可降低脊髓温度调节中枢作用。末梢温度感受区亦能被局部或区域阻滞麻醉所阻断。已显示硬膜外腔注入舒芬太尼可抑制寒战和降低体温。

四、产热不足

危重患者失去控制热丢失和产生热量的能力，极度衰弱的患者，往往体温过低，则死亡率增加。严重创伤患者有发生低体温，且创伤程度和中心体温呈负相关。休克时伴有体温过低死亡率明显升高。当皮肤的完整性受到损害如严重烧伤、剥脱性皮炎等使皮肤温度感受器受损、截瘫、尿毒症、糖尿病均明显的是患者对寒冷刺激敏感，热量丢失增加。黏液性水肿、肾上腺功能不足导致产热减少。

五、年龄

老年患者体温调节功能较差，其原因包括肌肉变薄，静息的肌张力较低，体表面积/体重之比增大、皮肤血管收缩反应能力降低及心血管储备功能低下。20～40岁，平均产热生成是每小时167.4 kJ/m^2，而60岁以上减少到每小时125.5 kJ/m^2。麻醉后第一时相体温下降大于1.1℃。

早产儿及低体重的新生儿体温失调更易发生，过多的热量丢失是由于体表面积/体重之比较大，呼吸水分丢失较多，代谢率低，皮下组织较少及缺乏寒战反应。足月新生儿在受到冷刺激时能通过棕色脂肪的无寒战产热作用使代谢率加倍，而在早产儿是缺乏棕色脂肪的，因此，早产儿更易发生低体温。

六、术中输血补液

通常输入1 L室温晶体液体或一个单位4℃库血可使体温下降0.25℃。当大量快速输血，以每分钟100 m 14℃库血连续输注20 min，体温可降至34～32℃，对患者相当不利。在经尿道前列腺电切除术(TURP)时，需大量灌注液冲洗膀胱，如灌注液不加温也可使患者体温降低。在老年患者可发生严重低体温。另外，如用大量室温液体冲洗胸腔或腹腔也可使体温下降。肝移植术时冷灌注液冲洗后供肝植入及大量输血均可使体温降低。

七、术后热量丢失

术后将患者从手术室运送到麻醉后苏醒室或病房，热量会丢失，其影响程度与保温措施有关。目前认为一个重要的现象即所有手术后引起患者体温下降的原因已不存在时，而患者的中心体温仍在继续下降称迟发性体温下降。

第五节 体温调控措施

围术期低体温发生率高，对人体生理功能影响较大，严重低体温可危及生命。目前我国麻醉医师对其认识不断增加，但对术中体温监测还不够重视，主要表现在除心血管、移植等大手术外，还没有做到围术期常规监测体温，预防体温降低的措施不足，一旦发生低体温，复温也较难。因此，应加强围术期保温，维持患者体温平衡，减少低体温引起的并发症。

虽然围术期有多种预防低体温的方法，然而单一的方法往往不能达到预期的效果。多种方法的结合应用是可以有效地预防低体温。

体温管理可通过被动加温(主要通过减少皮肤散热)或主动加温(通过给身体加热)的方法。

一、被动加温

术前根据患者的病情、年龄、手术种类、胸脏或腹腔内脏暴露的面积、手术时间以及皮肤的完整性(如烧伤、皮炎、皮疹、褥疮)等来评估手术期间是否有体温下降的可能以及其下降的程度,并制定保温措施,记录基础体温。寒冷天气患者从病房运送到手术室,推车和被服预热保持暖和,不让患者有寒冷感觉,更不能发生寒战。手术室安装空调,手术室温度应维持在22～23℃。手术床垫被,覆盖毯子以及帽子也应预热,尽量减少体温丢失。

由于代谢产生的热量大部分是通过皮肤丢失,因此,有效的无创性保温可降低皮肤热丢失。穿过皮肤的热量大部分是通过皮肤温度确定的,但热损耗不能简单地直接通过皮肤温得以计算。此外,确定热量传导只能通过中枢体温的变化,该温度受温度调节反应的影响,并在体内进行热量的再分布。

通过辐射散热丢失的热量是整个围术期丢失热量的60%,手术室内温度决定了代谢热量丢失的速度,通过辐射、对流散热和手术创面蒸发散热而完成。所有手术室内的温度应维持在23℃,是患者正常体温需要的最低室温。通过增加手术室内温度来保持手术患者的体温是不切实际的方法。

大部分手术室很容易获得的隔热物品有棉毯、手术巾、塑料膜、太空被等。每一层这些隔热物品大约可以减少30%热量丢失,而且隔热作用没有太大差别,被动加温可以减少围术期患者丢失热量,但是不会给患者加热。

二、主动加温

(一) 对流加温 充气加温是围术期最常用的方法。好的充气加温系统不会导致代谢热的丢失,而且可以通过皮肤给患者加温。即使在大手术中,充气加温通常也可以使患者保持正常体温,而且其效果比垫在患者下面的循环水加热更好。

然而,对一些特大的手术,充气加温也不能维持患者体温正常,特别是在肝移植、非体外循环下冠脉搭桥术、多发性创伤、截石位腹部大手术等。

Bair Hugger 200型压力空气加热器是由空气注入用塑料/纸制作的间隙中,使患者体表周围形成一个暖空气外环境。成人型压力空气加热器有“低”(≈33℃)、“中”(≈38℃)、“高”(≈43℃)三档。低中档和循环水毯可使体表热损耗减至接近零,可使具有正常基础代谢率的术后患者的平均体温增加约1℃/h。“高”档是最有效的加热手段,可使患者平均体温增加近1.5℃/h。Bair Hugger压力空气加热器内的温度不可过高,以免皮肤烫伤。

红外线辐射器应放在近患者约70 cm处,对成人很少有用,因其暴露于红外线辐射范围内的体表面积相对小,而且设备庞大,造成手术人员不便。然而对小儿保温有效,目前国内常用于剖宫产新生儿的保温。

(二) 传导加温 放在患者身上或周围的循环水加温垫几乎可以完全阻断热量丢失。常用54 cm×15 cm可流动的循环水毯,水温可调控在40℃,循环水毯一条覆盖在患者身上,另一条垫在手术台上,患者就像“三明治”,能产生有效的保温作用。但手术开始后覆盖的面积减少,同时垫在手术台上的水毯,由于人体重力作用压迫毛细血管使其保温作用减弱,但垫在手术台上的循环水毯仍然是目前最常用的术中保暖措施之一。最近研制的循环水服,如Allon体温调节系统和ArcticSun胶垫温度控制系统通过扩展加热面积或通过易导热的材料来增加传入热量。可重复使用的耐热电热毯通过碳纤维加热,效果可以和充气加温系统相媲美。

(三) 血管内加温 因为是直接向身体的中心部位传输热量,血管内加温可能是热量传输的最佳方法。血管内加温系统包括一个热量交换器,通常通过股静脉插入下腔静脉和一个控制器。可以向体内或体外传输热量的功率在400～700 W,因此是给患者加温或降温效果极佳的方法。但是这种方法是有创的,且极为昂贵,一般用于传导加热效果不佳的患者身上,如大面积创伤的患者。

三、术中预防热量丢失

皮肤消毒液及冲洗液应加热,手术期间应用热盐水纱布垫盖在暴露的浆膜面上。切口手术巾的血液及时吸引并用干暖纱布覆盖,切口周围保持干净。

给患者用冷而干燥的气体通气,使呼吸道热量丧失增加,气体加温及湿化后吸入,可预防经呼吸道失热,用面罩或气管插管提供温暖气体能通过纵隔和气管黏膜传递热量。呼吸蒸发能传递高达40～46℃的吸入气体,而不引起黏膜热损伤,温热气体均能减少深部温度的进一步下降。

液体和库血的患者都应加温后再输入,最简单的方法是将输液器通过加热至38～40℃的水中,对低流速输入有效,高流速输入效果有限。目前各种血液加温器效果较好,尤其是可调控的血液加温器温度,对高流速输入时效果也肯定,但价格较贵。经血液加温器输入的液体和血只能预防因输液或输血导致的低体温,但不能改变已发生的低体温。胸、腹腔冲洗液,老年前列腺电切术膀胱灌注液都应加温后应用。

第六节 围术期体温升高

围术期高体温(hyperthermia)后新陈代谢相应增高,体温每升高1℃,新陈代谢增高10%;而新陈代谢增高,体热产生也增加,体温更升高,两者互为恶性循环。体温升高使氧耗量增高,产生呼吸性及代谢性酸中毒,呼吸和心脏做功增加,同时由于蒸发出汗过多,造成血容量减少和电解质紊乱。由于上述病理生理,组织极易缺氧,尤其是心脑等重要器官缺氧,可产生低血压、面肌抽搐、惊厥等征象,严重缺氧可引起不可逆组织损害,甚至死亡。恶性高热病死率更高。故麻醉手术期间应作体温监测,如有体温升高,必须积极采取措施降温。

围术期引起体温升高的因素很多,主要有:① 手术室温度及湿度过高:室温高妨碍辐射传导和对流散热,湿度高影响蒸发散热,因而患者可有体热潴留,引起体温升高,在小儿手术较多见。随着手术室空调设备的配置,夏季也可保持室温在23℃,相对湿度60%~70%,因室温高而导致体温升高已少见。② 手术时消毒巾覆盖过多,使皮肤辐射、传导、对流散热均难以进行,只能通过蒸发出汗散热。长时间手术灯光的辐射热可使患者体温升高,胸腹腔手术用热盐水灌洗或盐水纱布热敷,均可使体温升高。③ 麻醉影响:抗胆碱能药物如阿托品抑制汗腺分泌,影响蒸发散热。全麻时诱导不平稳或麻醉浅,使肌肉活动增加产热增多。气管导管过细或未作控制呼吸,使呼吸肌做功增加。气管导管插入过深单肺通气、使CO_2潴留等都可使体温升高。④ 患者情况:术前有发热、感染、菌血症、脱水等,均使体温升高。脓毒血症可引起低血压和全身血管扩张,细胞因子介导的炎症引起全身炎症反应同时存在高热。⑤ 内分泌代谢异常包括儿茶酚胺过量,如嗜铬细胞瘤、甲状腺功能亢进手术中如发生甲状腺危象、肾上腺皮质危象等体温可显著升高。⑥ 中枢神经系统源性高热,包括创伤、指下丘脑损伤导致体温调定点的上调、脑器质性病变、脑外科手术在下视丘附近部位操作也可出现体温升高。⑦ 骨髓腔放置骨水泥可因化学反应引起体温升高。输入不相容的血制品引起免疫相关的输血反应如发热、溶血和白细胞凝集反应。⑧ 保温和复温过度。⑨ 恶性高热。

围术期高热的防治原则:① 正确连续测温可做到早期发现体温升高,是预防术中高温的先决条件;② 术前根据患者的病情、年龄、麻醉及手术方式,合理选用抗胆碱能药物,术前已有发热的患者,应针对病因进行相应处理后再麻醉;③ 不管是炎热的夏天还是寒冷的冬天手术室温度应控制在22~23℃,不应过度保温和复温;④ 麻醉诱导及维持力求平稳,不至麻醉过浅。维持正常的呼吸和循环功能,避免由于气管导管、呼吸机条件等原因引起的缺氧,尤其是CO_2潴留;⑤ 不过度保温,术中胸、腹腔各种冲洗液、输血补液及吸入气体的加温应适度;⑥ 由于脱水、输血补液反应等引起的高热作相应的处理;⑦ 一旦发生高热首先要确定原因,在病因治疗的同时应用退热药物及体表物理降温,术中常用冰水湿敷体表物理降温,湿敷于前额及大血管处(颈部、腹股沟、腋窝等)或头下置冰袋。亦可用75%酒精擦浴,物理降温时加深全麻深度,清醒患者需镇静或冬眠治疗。

第七节 恶性高热

恶性高热(malignant hyperthermia,MH)是一种罕见的染色体显性遗传性疾病。主要是由吸入性麻醉药或去极化肌松药(琥珀胆碱)所诱发的一种骨骼肌异常高的代谢状态。体温持续快速升高(每5 min升高1℃),二氧化碳大量生成,产生严重的呼吸性和代谢性酸中毒,高钾血症的典型临床综合征。其原因是细胞内钙离子水平的调节失衡和随之产生的严重的骨骼肌代谢亢进,进一步发展为横纹肌溶解。以前MH的病死率为70%,近年由于早期诊断和丹曲林(dantrolene)的应用,其病死率降至低于5%。目前临床上较少使用琥珀胆碱,诊断MH意识提高、呼气末CO_2的早期监测、使用不易激发MH的麻醉药和治疗性药物,MH的发病率呈下降趋势。1987~2006年北美地区291例恶性高热中心搏骤停8例(2.7%),死亡4例(1.4%)。2006年我国北京协和医院麻醉科王颖林等总结了从1978年到2004年国内文献报道的34例MH病例,病死率为73.5%。在美国,2000~2005年恶性高热的病例数从372例增加至521例,发病例介于1:5 000~1:10 000,丹曲林问世后,使恶性高热病死率从70%~80%降至6.5%~16.9%。

一、病理生理

MH是临床症状不明显的肌病，以细胞内钙离子的调节失常为特点。近年来分子遗传学的研究发现：某些恶性高热家族第19对染色体长臂有遗传缺陷，而恶性高热动物肌浆网状质罗纳丹受体（ryanodine receptor）有异常，已经证实罗纳丹受体1（ryanodine receptor 1，RYR1）基因突变是导致MH发病的主要致病因素。在诱发因素的作用下，肌浆网上钙离子通道持续开放，肌细胞质内钙离子浓度迅速升高，引起肌肉持续收缩，ATP大量消耗，产热急剧增加，体温迅速升高。同时产生大量乳酸和二氧化碳，出现酸中毒、低氧血症、高血钾、心律失常等一系列变化。然而，一些研究表明，第二信使和钙离子释放调节因子如脂肪酸、磷脂酰肌醇均与恶性高热的发生有关。最近的研究还发现，在恶性高热的患者肌肉中的特异性钠通道α亚单位SKM_2水平降低可使其对恶性高热的易感性增高，在某些促发因素如麻醉药物的刺激下，即可导致恶性高热发生。

细胞内钙离子突然增加机制为：① 钙在肌浆网中不能积聚；② 钙在线粒体中不能积聚；③ 肌细胞膜通透性改变，使细胞外离子被动内流；④ 儿茶酚胺依赖性神经支配的过分增加，产生多种间接影响细胞内钙浓度的作用；⑤ 肌原纤维中三磷酸腺苷酶对钙的敏感性降低，很可能有多个机制交错作用。

肌浆钙离子增加（大于5×10^{-7} M）可引起病理生理改变有：① 激活磷酸化酶，使糖原分解为丙酮酸和乳酸，再代谢为水和CO_2，这些反应均产热并消耗氧。② 激活肌浆球蛋白ATP酶，使ATP水解成ADP、无机磷、能量和热量。③ 肌浆钙离子与原凝蛋白（troponin）结合成复合体，导致肌浆球蛋白与肌动蛋白结合成肌动球蛋白，引起肌肉收缩，产热增加。④ 过多的肌浆钙离子进入线粒体，引起继发性氧化磷酸化障碍，使ATP生成减少，而CO_2和热量产生增加，肌肉内ATP下降后，肌纤维膜ATP酶失去作用，细胞内外离子及分子即根据其浓度递差而经纤维膜转移，钾、镁离子外渗，钙离子则内渗，后期大分子如肌酸磷酸激酶（CPK）、肌红蛋白也向外渗，更加重了原已存在的病理生理变化，形成恶性循环。

二、症状和诊断

爆发型MH是少见的，常见的无症状发作可通过呼气末CO_2水平增加、进展性心动过速或肌肉僵硬来快速检测。MH一旦发生，进程就很快。当患者出现临床体征，如呼气末CO_2分压升高、肌肉僵硬、心动过速和发热，可诊断为MH。但MH症状并不固定，早期以心动过速、皮肤潮红、发热、出汗较多见。典型症状是经硫喷妥钠静注及琥珀胆碱诱导，但下颌肌紧张而不松弛，气管插管困难，以后在吸入氟烷或恩氟烷过程中逐渐发生全身肌强直，随即突发高热（约全麻后20～40 min），体温升高速度很快，最高可升至45～46℃。呼气末CO_2分压可超过100 mmHg。高热时出现心动过速、呼吸增快、血压下降、发绀等，其征象见表25-2。

表25-2　恶性高热征象

心动过速*	代谢性酸中毒*
呼吸增快*	呼吸性酸中毒
发热*	中心静脉去氧饱和*
肌强直*	中心静脉去CO_2增高*
心律失常	呼气末CO_2浓度增高*
发绀	高钾血症
皮肤斑影	肌红蛋白血症
咬肌强直	肌酸磷酸激酶增高
出汗	血压不稳定

注：* 主要症状。

上述征象并非每一恶性高热患者均出现，据统计出现率体温增高100%，肌强直75%，心动过速75%，发绀40%，对琥珀胆碱异常反应33%，呼吸增快30%，其他征象根据病情而发生。呼气末CO_2浓度增高是MH最敏感的征象，凡呼气末CO_2超过基础值38 mmHg，应考虑是否有MH，当然应先排除引起呼气末CO_2增高的其他原因，如CO_2产生增加（发热、麻醉过浅）、各种原因所致的通气不足（呼吸抑制、呼吸道阻塞、误吸、气胸、气管插管错误以及监测误差等）。对每小时体温升高2℃应仔细观察。但要排除与其他原因的高热及心动过速的鉴别诊断。

1. 环境影响　覆盖过多或环境温度过高。

2. 设备功能差或误用　体温测定不正确，加温毯>40℃，气道加热器>43℃，辐射加热器太靠近病。

3. 产热增加　甲状腺功能亢进、嗜铬细胞瘤、成骨不全、感染、静注液体污染、输血反应。

4. 中枢神经系　下视丘损伤（缺氧、水肿、损伤），前列腺素E_1，5-羟色胺。

5. 药物反应　神经安定恶性综合征、单胺氧化酶抑制药、苯丙胺、可卡因、阿托品、氟哌利多、甲氧氯普胺、左旋多巴（停用后）、氯胺酮、抗抑郁药。

6. MH　血气分析呈呼吸性及（或）代谢性酸中毒，如伴有血钾增高，肌酸激酶（CK）值增加，血及尿肌红蛋白增加可确定诊断。其他化验可发现低氧血症、高血钙、乳酸、丙酮酸增高。患者常有血容量减少及少尿，后期骨骼肌及心肌内原有的酶如CPK、醛缩酶经细胞膜大量释出，故血浆中这些酶均增高，尿中出现大量肌红蛋白，引起急性肾衰竭。由于红细胞膜及血小板膜也有缺陷，可引起溶血、消耗性凝血病及DIC，临床表现为广泛性出血。如处理不及时，最终因高热缺氧、脑水肿、心肌强直而心跳停止。

三、预防和治疗

(一) 预防 MH 重在预防，全麻期间测温有助于早期发现高热，应测中心温度，因 MH 时皮肤血管收缩，皮肤温度下降。凡家属有 MH 病史，患者前次全麻发生不能解释的高热，应用琥珀胆碱后发生肌痛均应避免用氟烷及琥珀胆碱，已知恩氟烷、异氟烷、七氟烷、地氟烷均可引起恶性高热。阿托品、单胺氧化酶抑制药、抗抑郁药、酰胺类局麻药(利多卡因、卡波卡因)、地高辛、咖啡因均应避免应用。

术前访视注意患者有无肌肉疾病，部分恶性高热患者伴有肌病如先天性肌强直、营养不良性肌强直、全身肌无力、睑下垂、斜视、脊柱后侧突、疝、肌抽搐以及自发性关节脱位等，对上述患者手术麻醉时应考虑 MH 的可能。

对疑有易患 MH 患者，最好不用全麻，而采用部位麻醉，先用酯类局麻药(普鲁卡因、丁卡因)、利多卡因理论上可增高细胞内钙，过去不用，但最近动物实验发现酰类局麻药不致触发 MH，且瑞典临床应用 30 万例酰类局麻药并无 MH 患者可谨慎应用。如手术必须在全麻下进行，首先应用新鲜气流冲洗用过吸入麻醉药的麻醉机通常需要较长时间(文献报道 10～104 min)，如在麻醉机吸入端和呼出端必须用吸附器，活性炭可有效吸附吸入麻醉药，可以须缩短时间。全麻药可选用静脉复合麻醉、硫喷妥钠、氟哌啶、地西泮、咪达唑仑、依托咪酯、丙泊酚可安全用于此类患者，麻醉性镇痛药，非去极化肌松药如潘库溴铵、维库溴铵、阿曲库铵、杜仕溴铵、美维松、抗胆碱酯酶药以及氧化亚氮也属安全，可以应用。

(二) 治疗 MH 应早期诊断，立即紧急治疗，可采取以下措施。

1. 终止手术　立即停止手术及麻醉操作，停用所有触发恶性高热的麻醉药物，如吸入麻醉药和琥珀胆碱，更换新的麻醉机和钠石灰。如手术不能立即停止，继续用安全的药物。

2. 充分供氧　用 100%纯氧高流量过度通气，排出过多的 CO_2。

3. 药物治疗　① 丹曲林(Dantrolene)2.5 mg/kg 立即静注，每 5 min 的总量为 10 mg/kg(曾有给总剂量达 29 mg/kg)，直至征象恢复正常后用丹曲林 1 mg/kg 静滴维持 q6 h。② 根据血气分析 pH 值静滴碳酸氢钠 1～2 mmol/kg 纠正代谢性酸中毒，必要时追加用量。③ 大剂量地塞米松、氢化可的松或甲泼尼龙。

4. 积极降温　① 使用冰液体、冰被或降温毯体表降温。② 静脉滴入冰盐水 15 ml/kg，1 次 10 min，共 3 次。③ 冰盐水体腔灌洗(胃、膀胱、直肠、腹腔、胸腔)。④ 必要时采用体外循环降温。体温降至 38～39℃时应停止使用降温措施，防止意外出现体温过低。

5. 治疗高钾　高钾血症不必急于治疗，因为降低血钾离子水平最有效的方法是应用有效剂量的丹曲林逆转 MH。应严格监测血浆钾水平。必要时可用 10 U 胰岛素加入 50%葡萄糖溶液 50 ml 中静滴控制高血钾，对于持续性高血钾症，钙剂、碳酸氢钠和强心苷是抢救药。

6. 抗心律失常　如心律失常持续存在，用相应的抗心律失常药。

7. 维持尿量　维持尿量每小时＞2 ml/kg 防止肾功能不全，可用甘露醇、呋塞米。

8. 监测　ECG、SpO_2、血压、CVP、动脉血气、静脉血气(中心静脉或肺动脉)、尿量、中心体温、$P_{ET}CO_2$、血 K^+、血 Ca^{2+}、血糖、乳酸盐、CK、尿肌红蛋白、凝血酶原时间、部分凝血活素时间。

9. 病情稳定后转送至 ICU。

10. ICU 观察　稳定 24～48 h，监测 MH 复发和晚期并发症。

丹曲林是乙酰脲类的水溶性衍生物，能直接作用于骨骼肌而使之松弛但不使其完全麻痺。其确切的作用形式尚不完全清楚。一些离体和体内的正规研究，证明丹曲林能阻止肌浆网对钙的释放；此种作用的正常人和有 MH 易感遗传体质者，均可见到。其作用机制尚不确定，可能直接或间接作用于肌浆网。间接作用的机制可能是抑制了启动钙释放因素或横管系统与肌浆网之间兴奋-收缩耦联的中间过程。骨骼肌的基建外，似乎有一些丹曲林高亲和力的联接部位。在肌浆网和线粒体上，已证实有低亲和力的联接部位。如果对骨骼肌的这种作用是丹曲林主要的和有益的效能，其抑制肌浆网释放钙的作用，亦将存在于对其他类型的肌细胞。特别是已证明其对家兔心房有负性肌力作用；对某些平滑肌的松弛作用也有报道。

丹曲林口服后，70%可被吸收，血浆浓度 6 h 达到峰值，但血药浓度变化很大，尤其在儿童。因此在预防性给药的报道中，有一部分失败的病例。静脉注射 2.5 mg/kg时，血浆药物浓度达 4.2 μg/ml，可得到最大肌松效果(抑制颤搐 75%)。消除半衰期为 12 h；但静注后可维持 5 h 的稳定血浆浓度，至第 24 h 仍有较高的残留浓度，因此常有轻微肌肉乏力现象。儿童以 10～12 min静注 2.5 mg/kg，血浆浓度于注射完毕后 1 min 达到峰值，其后稳定维持 60～240 min，在此剂量下有效血浆浓度大于 3 μg/ml 平均维持 5 h，但其离散度颇大，最短 1 h，最长超过 7 h。消除半衰期为 9.8 h。儿童的血浆清除率较高，故维持血药浓度平台所需重复注射的间隔时间应比成人短。

MH 的治疗要及时，否则导致死亡。MH 复发率接近 50%，常发生在 6.5 h 内。丹曲林可降低钙自肌浆网状质释放，可很快逆转 MH，有救命意义。钙拮抗剂和交感神经拮抗剂的使用属无效辅助治疗。钙拮抗剂与丹曲林相互作用产生高血钾症，也不增加存活率。

对 MH 的研究已揭示 MH 代谢生理学和骨骼肌肉基因紊乱的生物学，但仍然面临多种挑战，包括鉴别引起人类 MH 的所有基因突变，阐明接触激发药物后继发钙离子运动失控的机制，研发检测易感性的无创和无破坏性试验方法，以及明确丹曲林发挥作用的模式。

（尤新民）

参考文献

[1] 杭燕南，庄心良，蒋豪. 当代麻醉学. 上海：科学技术出版社，2002：1172－1186.

[2] Miller RD, Eriksson LI, Fleisher LA, et al. Miller's Anesthesia. 7th edn. Philadephia：Churchill Livingstone Inc.，2009：1181－1190，1533－1556.

[3] 余守章，岳云. 临床监测学. 北京：人民卫生出版社，2005：403－415.

[4] Cattaneo CG，Frank SM，Hesel TW，et al. The accuracy and precision of body temperature monitoring methods during regional and general anesthesia. AnesthAnalg，2000，4：938－941.

[5] Young CC，Sladin RN. Tempreture monitoring. IAC，1996，34：149－174.

[6] Just B，Trevien V，Delva E，et al. Prevention of intraoperative hypothermia by preoperative skin surface warming. Anestheiology，1993，79：214－218.

[7] Patel N，Smith CE，Pinchak AC. Comparison of fluid warmer performance during simulated clinical conditions. Can J Anesth，1995，42：636－642.

[8] Sladin RN，Berend JZ，Sessler DI. Rewarmming and sweating during cardiopulmonary bypass. J Cardiothorac Vasc Anesth，1994，8：45－50.

[9] Sessler DI，Moayeri A. Skin surface warming：heat flux and controltemperature. Anesthesiology，1990，73：218－224.

[10] 王颖林，郭向阳，罗爱伦. 我国大陆恶性高热病例的分析. 中华麻醉学杂志，2006，26：107－109.

[11] Heier T，Caldwell JE. Impact of hypothermia on the response to neuromuscular blocking drugs. Anesthesiology，2006，104：974－977.

[12] Lee A. Fleisher，MD. 循证临床麻醉学. 杭燕南，周大春主译. 第 2 版. 北京：人民卫生出版社，2010：195－200.

[13] Larach MG，Brandom GC，Gronert GA，et al. Cardiac arrests and death associated with malignanthyperthimia in north America from 1987－2006. Anesthesiology，2006，108：864－872.

[14] Roesero EB，Adesanya AO，Timaran CH，et al. Trends and outcomes of malignant hyperthermia in the United States. 2000 to 2005. Anesthesiology，2009，110：98－94.

[17] Birgenheier N，Stoker R，Westenskow D，et al. Activated charcoal effectively removes inhaled anesthetics from modern anesthesia machines. Anesth Analg，2011，112：1363－1370.

第二十六章 脑、神经生理与脑保护

围术期脑缺血损伤会产生术后神经功能的不可逆性损害，造成患者极大的痛苦及个人、家庭和社会的沉重经济负担，因此这是临床麻醉与复苏所关注的热点问题之一。本章首先简单介绍脑及神经生理，然后综述脑缺血再灌注损伤的机制，最后重点阐述脑保护(brain protection)的研究进展。

第一节　脑、神经细胞功能

(一) 脑血流

1. 正常值及其意义　成人脑组织约重 1 350 g，占体重 2%，脑血流(cerebral blood flow，CBF)平均每分钟为 50 ml/100 g，占每分钟心排血量 12%～15%，其中脑灰质占 80%，而白质占 20%。临床上 CBF 减少可发生脑缺血，CBF 每分钟<20～25 ml/100 g 可引起脑损害，脑电图(EEG)呈慢波；CBF 每分钟 15～20 ml/100 g，EEG 呈等电位；CBF 每分钟<10 ml/100 g，则发生脑细胞不可逆性损害。

2. 影响 CBF 的因素　脑血管由于有自身调节机制，当平均动脉压(MAP)在 70～150 mmHg 范围内(也有文献报道下限为 MAP＝50 mmHg)，CBF 变化较小；脑灌注压降低，则脑血管扩张，脑灌注压升高，则脑血管收缩，可保持 CBF 恒定。PaO_2、$PaCO_2$、MAP 的变化与 CBF 的关系见图 26－1。自身调节机制包括化学调节、肌源性调节和神经调节三个方面，具体影响如下。

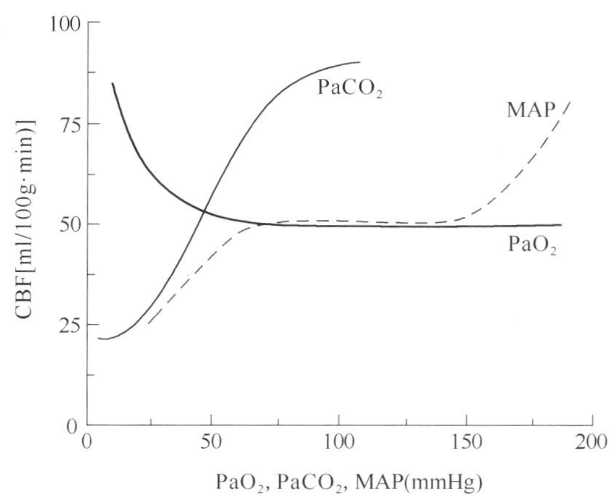

图 26－1　PaO_2、$PaCO_2$、MAP 的变化与 CBF 的关系

(1) 脑代谢率(CMR)　伴随神经元活动的增加，相应脑区的脑组织代谢率也随之升高，这称之为 CBF 与 CMR 的"偶合"现象，其确切机制尚未明了。但可能与局部代谢产物的堆积，一氧化氮合成及释放的增加，血管活性肠肽、神经肽 Y、P 物质等肽类神经递质的参与及胶质细胞的纽带作用相关。

(2) 二氧化碳分压($PaCO_2$)　在生理范围内，$PaCO_2$每变化 1 mmHg，CBF 每分钟相应增减 1～2 ml/100 g，这种反应在 $PaCO_2$<25 mmHg 时减弱。CBF 对 $PaCO_2$变化的敏感程度与静息状态下的 CBF 水平呈正相关。静息 CBF 高时，$PaCO_2$降低引起的 CBF 的下降幅度大；反之亦然。$PaCO_2$引起 CBF 的改变取决于脑细胞液中的 pH，一氧化氮与前列腺素均为此反应的重要介质。因为二氧化碳能够自由通过脑血管内皮细胞而氢离子却不能透过血脑屏障，所以调节 $PaCO_2$能够迅速引起 CBF 的改变，而代谢性酸中毒时 CBF 的变化较慢。

(3) 氧分压(PaO_2)　PaO_2在 60～300 mmHg 范围内对 CBF 没有影响，<60 mmHg 时，CBF 增多，但低氧引起血管扩张的机制尚不明确，可能与化学调节、神经因素影响、乳酸中毒及对血管直接作用有关。PaO_2升高时，CBF 轻度降低。在 1 个大气压下吸纯氧时 CBF 下降约 12%。

(4) 自身调节　指平均动脉压在 70～150 mmHg 范围内变化时(也有文献报道下限为 MAP＝50 mmHg)，脑循环通过调整其血管阻力而维持 CBF 的恒定。超出此范围时，CBF 与脑灌注压(CPP)呈正比。其确切机制不明，但可能是由于 CPP 直接引起血管平滑肌张力的改变。

(5) 神经因素　脑血管有丰富的神经支配，包括胆碱能、肾上腺素能及5-羟色胺能系统。神经的分布密度随血管的管径减小而减少。休克时交感神经活性增加,CBF下降,自动调节曲线向右下移位。

(6) 血液黏度　当血细胞比容在33%～45%这一正常范围内变化时,CBF的改变轻微,如超过这一范围则CBF变化显著。红细胞增多症患者的CBF较正常人减少1/2,而贫血患者的脑血管阻力(CVR)降低,CBF增多。血液稀释使脑缺血区的CBF增多,维持血细胞比容在30%～34%范围内较为合适,能够获得最理想的供氧效果。

(7) 血管活性药物　全身扩血管药物如硝酸甘油、硝普钠、肼苯达嗪及钙通道阻断剂可扩张脑血管,并依赖MAP来增加CBF。血管收缩药如去氧肾上腺素、去甲肾上腺素、肾上腺素和多巴胺对脑循环无直接作用,而是通过MAP发挥间接调节作用。即当MAP低于自身调节低限时,血管收缩药升高血压(如去氧肾上腺素),从而增加CBF;当血压在自身调节范围内,则对CBF无影响。

(二) 脑代谢

1. 脑代谢(cerebral metabolism)正常值及其意义　脑氧代谢率($CMRO_2$)的正常值每分钟为3.0～3.5 ml/100 g。脑总氧耗为13.5×3.5=47 ml/min,占全身氧利用的20%。脑静脉分压(PvO_2)=35～40 mmHg。脑能量的消耗60%用于支持电生理功能,包括去极与复极的脑电活动,离子阶差恢复与神经递质合成运送和再摄取,剩余的能量供应脑细胞内环境平衡活动,如神经元的膜稳定作用等。

2. 影响因素　麻醉药、血管活性药、体温及神经系统功能可影响$CMRO_2$。体温对$CMRO_2$的影响与麻醉药不同,体温降低时,不仅与神经细胞功能抑制有关,而且能量利用减少,使$CMRO_2$降低。体温每降低1℃,$CMRO_2$下降6%～7%,20℃时EEG呈等电位,18℃时$CMRO_2$小于对照值的10%,37～42℃时,CBF和$CMRO_2$升高,而42℃时$CMRO_2$减少,提示蛋白质可能变性。

(三) 颅内压

1. 颅内压(intracranial pressure,ICP)正常值及其意义　清醒仰卧位ICP的正常值为10 mmHg,>15 mmHg为中度颅高压,机体尚可代偿。脑灌注压(CPP)=MAP-ICP,正常值为75～95 mmHg。当CPP<50 mmHg时,EEG呈慢波,而30 mmHg为临界值,CPP达到26～40 mmHg时EEG趋向平坦,<25 mmHg时产生不可逆的脑损伤。

2. 影响因素　由于颅腔是骨性组织,颅内容量取决于脑组织(80%)、血液(12%)及CSF(8%)三方面因素。脑脊液(CSF)主要由侧脑室脉络膜丛产生,少量是室管膜细胞分泌,经大脑导水管到第四脑室及小脑延髓池,流至蛛网膜下腔,最后被蛛网膜颗粒吸收。CSF总量150 ml,每小时流量21 ml,每日500 ml。除脑组织外,CBF和CSF变化可引起ICP的改变。ICP主要代偿机制:① CSF从脑室流至蛛网膜下腔。② CSF吸收增多。③ CSF产生减少。④ CBF(主要是静脉)减少。

影响ICP的因素包括:① 低碳酸血症。$PaCO_2$降低,pH上升,脑血管收缩,ICP降低,CBF减少,甚至发生脑缺血及脑损害。② 高碳酸血症。脑血管扩张,CBF增多,ICP升高。③ 低氧血症。PaO_2<50 mmHg,CBF增多,ICP升高,如缺氧合并$PaCO_2$升高,可致脑水肿。④ 血压超过自身调节机制范围(MAP=70～150 mmHg)。也有文献报道下限为MAP=50 mmHg,ICP随血压升高而增加。⑤ 中心静脉压(CVP)通过颈、胸椎及硬膜外腔静脉影响脑静脉压,CVP升高,ICP也增加。⑥ 机械通气。IPPV及PEEP通过CVP影响ICP。⑦ 体位。头仰位ICP增加。气管插管、咳嗽、喷嚏及恶心均升高ICP。⑧ 体温。每降低1℃,ICP降低5.5%～6.7%。⑨ 药物。吸入麻醉药及氯胺酮使ICP升高。

第二节　脑缺血及再灌注损害

脑缺血(cerebral ischemia)性损伤是由多种因素共同作用而引起的一系列复杂的病理生理变化过程,其病理生理机制是一种损伤性级联反应,可引起一系列神经化学、蛋白质与核酸代谢的改变。其发生过程涉及多种因素参与,诸如兴奋性氨基酸毒性作用、钙超载、氧自由基增加、炎症因子及细胞凋亡等。

一、兴奋性毒性

(一) 脑血流减少　导致神经中枢内氧和葡萄糖的耗竭,能量供应不足以至于无法维持细胞内外正常的离子梯度,从而导致膜的去极化、增加突触前谷氨酸的释放,而后激活电压门控Ca^{2+}通道,并且干扰星形胶质细胞对谷氨酸的再摄取,导致突触间隙谷氨酸堆积,持续的大量的谷氨酸受体激活导致神经元暴发性死亡,称为谷氨酸神经毒性或兴奋性毒性。

(二) 缺血周边区去极化　缺血周边区去极化(peri-infarct depolarization,PID)是从缺血核心区传导至缺血半影区的自发性电流,由能量耗竭时释放的谷氨酸、钾及钙离子所触发。虽然缺血核心区的神经元最终将死亡,但是缺血半影区的神经元却可以去极化、复极化，随着去极化神经元数量的增加梗死灶将进行性增大。这一现象不仅存在于动物模型中，在临床上也有类似现象，研究表明减少去极化神经元数量就能够使梗死灶缩小。

（三）钙超载及钙离子依赖的蛋白激酶 细胞内钙超载与缺血性脑损伤之间有明显关系，Ca^{2+}作为独立的胞内第二信使，在细胞内信号转导过程中起着重要作用。许多胞外信息（如生长因子）是通过与钙离子偶合将信息传递至胞内，进而通过胞质内游离钙浓度的变化而引发一系列的生物效应。静息状态下神经元胞质中游离Ca^{2+}的含量极低（100 mmol/L），而细胞外Ca^{2+}浓度约为1～2 nmol/L。缺血缺氧将导致能量耗竭，增加钙的释放和内流，干扰ATP依赖的Ca^{2+}排除和再分布，最终导致神经元内游离钙超载。通过NMDA受体内流的Ca^{2+}占绝大部分，因为NMDA受体拮抗剂能够阻断神经元OGD损伤后Ca^{2+}的内流和聚集。Ca^{2+}还有促进囊泡释放谷氨酸的作用，这样就形成了一个不断加强的损伤过程，最终导致细胞死亡。细胞内Ca^{2+}长时间的增加激活了Ca^{2+}依赖的效应蛋白，导致一些关键分子的分解及神经元不可逆死亡。

1. calpains 是一族Ca^{2+}依赖的半胱氨酸蛋白酶，由80 kD接触反应亚单位及一个30 kD亚单位组成。活化的calpains能够分解重要蛋白，如spectrin、fodrin、Ca^{2+}－ATPase、protein kinase C和nuclear factor kappa B。这会导致树突重构，干扰细胞膜及胞质转运，影响基因表达，使神经元发生退行性变。在缺血损伤或激活谷氨酸受体后，calpain Ⅰ被激活。calpain Ⅰ的选择性抑制剂能够在一定程度上减少NMDA、AMPA、KA介导的兴奋性毒性，减少短暂性全脑缺血、局灶性脑缺血、缺氧后的脑损伤。

2. Ca^{2+}依赖蛋白激酶（Ca^{2+}－dependent protein kinases） 谷氨酸激活NMDA受体导致皮质、海马中Ca^{2+}/钙调素依赖的蛋白激酶（calcium/calmodulin protein kinase Ⅱ，CaMK Ⅱ）活化。抑制CaMK能够缩小短暂性及永久性脑缺血的梗死体积。Song等发现CaMK Ⅱ使Syn－GAP（synaptic GTPase-activating protein）磷酸化，而后者是神经元内Ras-GTPase活化蛋白（RasGAP），可以激活Ras信号转导途径从而产生神经保护作用。CaMK Ⅳ能够促进神经元存活并且抑制其凋亡（apoptosis），这是由于CaMK Ⅱ及CaMK Ⅳ能够活化CREB，而后者又能够调节Bcl－2的表达，CaMK抑制剂降低CREB的活化及Bcl－2的表达。

（四）PSD95 postsynaptic density－95（PSD95）是连接谷氨酸NMDA受体及其下游nNOS信号途径的蛋白分子，抑制PSD95的表达并不影响NMDA受体数量及功能，PSD95转基因动物中NMDA受体介导的钙超载无变化。采用融合蛋白肽段或小分子化合物阻断PSD95与其他蛋白之间的相互作用能够使神经元兴奋性毒性反应减轻，并缩小局灶性脑缺血后的梗死灶、改善神经功能评分，相类似的治疗策略已用于临床。

二、氧化应激

目前认为自由基在脑缺血再灌注损伤中发挥重要作用，甚至有人认为自由基与钙超载是多种情况下中枢神经系统损伤后细胞死亡的最后共同途径。在脑缺血时，由于ATP生成减少，细胞色素氧化酶系统功能失调，黄嘌呤氧化酶形成增多，游离脂肪酸增加等原因，再灌注时可以生成大量自由基。另外，NMDA受体过度兴奋可以触发Ca^{2+}内流，不仅使线粒体去极化，而且导致线粒体Ca^{2+}超载和形成反应性中间产物；由Ca^{2+}内流触发的胞质内生化级联反应也可以增加反应性中间产物及其他自由基的形成。自由基作用于细胞磷脂膜多价不饱和脂肪酸，发生过氧化反应；诱导DNA、RNA、氨基酸和蛋白质发生氧化和交联；促进多糖分子聚合和降解，从而引发脂质过氧化瀑布效应，破坏神经元，使蛋白质变性，DNA多核苷酸主链断裂，细胞膜屏障功能、离子转运功能受损，并且自由基还可以导致谷氨酸进一步释放，形成恶性循环，加重神经元兴奋性毒性死亡。此外，氧化应激还能够激活细胞内包括MAPKs在内的信号转导途径而使细胞内稳态恶化。

三、炎症反应

（一）神经血管单位 神经血管单位（neurovascular unit）由微血管内皮细胞、星形胶质细胞、神经元及细胞外基质组成，是维持正常脑功能所必需的结构单位，包括两个重要的解剖结构——血脑屏障及基底膜。构成血脑屏障最主要的是微血管内皮细胞，而内皮细胞之间形成紧密连接（tight junctions）使液体存留于血浆中。缺血性脑损伤后血脑屏障遭到破坏并导致紧密连接的功能障碍及基底膜的降解。而基质金属蛋白酶MMP（matrix metalloproteinases）－2及MMP－9与缺血性脑损伤时基底膜的降解有关，导致星形胶质细胞的丢失，内皮细胞完整性破坏，并使缺血性损伤向出血性损伤转变。无论是在动物模型还是在临床中风患者中，MMPs在缺血性及出血性中风后数小时内升高。MMP的抑制剂及MMP－9的中和抗体均对缺血性脑损伤具有保护作用。血脑屏障完整性的破坏触发了白细胞的聚集、黏附及迁移，而后者则能够激活一系列炎症级联反应，产生大量炎症介质，造成组织的进一步损伤。而且，神经血管单位任何一部分的破坏将使炎症细胞及炎症因子从血管内渗出，并最终导致神经元的损伤。

（二）细胞因子 细胞因子TNFα、IL－1β、IL－6是缺血性脑损伤后调节炎症反应的重要因子。IL－1为研究最广泛的细胞因子，根据基因序列的不同有IL－1α和IL－1β两种类型。研究表明，短暂性或永久性脑缺血后IL－1在小胶质细胞、星形胶质细胞及神经元中的表达增加。IL－1的作用可能包括：增强NMDA介导的神经损害，增加小胶质细胞的浸润，增加花生四烯酸的释放，刺激NO的合成，刺激血管内皮细胞黏附分子的合成及增加中性粒细胞的组织浸润等。侧脑室注射IL－1β使MCAO后脑水肿加重，脑梗死体积增加，中性粒细胞浸润增多。

TNFα与受体结合后可激活一系列蛋白，如蛋白激酶C、酪氨酸激酶、促分裂素激活蛋白激酶、磷脂酶A2和磷脂酰胆碱特异性的磷脂酶C等。TNFα信号传导的第二步是在核内，通过激活几种转录因子如核因子-κB(NF－κB)，使其由胞质转移到核内，从而激活黏附分子和其他细胞的启动。局灶性脑缺血后TNFα的mRNA水平升高，临床上缺血性中风患者脑脊液中TNFα增高。而且，采用TNFα结合蛋白阻断TNFα的作用能够减少局灶性脑缺血后的神经元损伤。与TNFα和IL－1β的研究相比，IL－6的研究要少得多。一项研究阐明，IL－6的mRNA水平升高在缺血后3 h即升高，于12 h达到峰值，然后持续至少24 h。

此外，诱导性酶COX－2与iNOS在生理条件下不表达但在缺血损伤发生时被诱导而迅速表达，二者在炎症反应中发挥了重要作用。COX－2催化花生四烯酸氧化，最终生成一系列前列腺素，实验证明抑制COX－2能够减轻脑缺血时神经元的损伤。iNOS能够使损伤后的组织产生大量的NO并且不依赖于细胞内钙离子。而NO将抑制产生ATP所必需的酶，导致能量代谢障碍进一步加剧，还能够与氧自由基反应产生过氧化亚硝基(peroxinitrite)，使一些酶亚硝酰化(nitrosylates)而失去活性。研究表明，基因敲除iNOS或使用iNOS抑制剂能够对缺血性损伤的神经元产生保护作用。

(三) 黏附分子 大量研究表明，缺血后炎症反应介导了缺血性脑损伤。在脑缺血再灌注期间有大量炎症细胞特别是中性粒细胞在微血管出现、集聚乃至堵塞微血管而使血流中断，这是由于微血管内皮细胞能够表达特异性黏附分子，而后者可以与炎症细胞发生黏附反应。细胞黏附分子是由细胞合成，存在于细胞膜上或胞外，促进细胞黏附的一大类分子的总称。与中性粒细胞-血管内皮细胞黏附有关的黏附分子主要为整合素(integrins)、选择素(selectins)和免疫球蛋白基因超家族(主要为ICAM－1和VCAM－1)三种蛋白质。

近年来，对缺血再灌注损伤时细胞间黏附分子－1(ICAM－1)变化的研究较多。脑缺血再灌注时，大量白细胞在微血管内贴壁、嵌塞，阻塞血管腔使局部血流动力学环境发生改变，被激活的白细胞游离出血管外，释放氧自由基和蛋白水解酶，造成局部组织损伤；活化的白细胞还释放大量炎症介质和细胞因子，吸引更多白细胞进入组织，形成恶性循环。在这一过程中，ICAM－1起到了介导白细胞和血管内皮细胞间黏附的重要作用。正常情况下，血管内皮细胞表面仅有少量ICAM－1黏附分子表达，白细胞和内皮细胞间的黏附很少而且短暂，不会引起机体的病理损伤；而在脑缺血等病理情况下，ICAM－1分子的数量和功能明显上调，一旦缺血区域血流恢复，ICAM－1即可作为配基与白细胞上表达的淋巴细胞功能相关抗原－1(LFA－1)和巨噬细胞活化趋化因子－1(Mac－1)结合，使大量白细胞与微血管内皮细胞发生黏附，进而引起一系列的病理变化，导致再灌注损伤。总之，ICAM－1的表达可能是多途径的，与多种因子有关，阻断其表达或表达后与白细胞的结合，可达到抑制白细胞浸润，缩小梗死体积，减轻神经元损伤的治疗目的。缺血再灌注损伤后内皮细胞及白细胞中的选择素上调，促使中性粒细胞聚集，进一步加剧脑损伤。采用抗体或抑制剂阻断P－选择素、E－选择素能够减少白细胞浸润、缩小脑梗死体积、改善神经功能及脑血流。

四、细胞凋亡

近年来的研究表明，缺血性脑损伤引起的神经元死亡可分为坏死与凋亡(apoptosis)两种方式。脑缺血时根据脑血流的降低程度可以将损伤区分为缺血核心区及缺血半影区(缺血周边区)。在缺血核心区中，神经元的死亡是以坏死的方式，而在缺血半影区，凋亡是神经元死亡的主要方式，尤其是迟发性神经元死亡。目前认为，脑缺血再灌注损伤后细胞凋亡的触发机制可能与自由基及TNF的产生、神经生长因子及营养因子的不足、DNA损伤、p53的诱导作用及细胞色素c的释放有关。经典的细胞凋亡通路包括线粒体介导的胞内途径及死亡受体家族所介导的胞外途径。

(一) 线粒体介导的细胞凋亡(胞内途径) 线粒体对于细胞凋亡产生重要的调节作用，这是由于线粒体中含有一系列调控凋亡的因子，包括细胞色素c、Smac/DIABLO (second mitochondria-derived activator of caspases/direct IAP-binding protein with low pI)、AIF (apoptosis inducing factor)、核酸内切酶G及procaspases 2、3、8、9。线粒体介导的细胞凋亡途径又称为胞内途径，包括caspase-dependent及caspase-independent途径。

1. caspase-dependent途径 caspases家族为半胱氨酸蛋白酶家族，大致可分两大类：一类是调节其他caspases活性的caspase 1、2、4、5、8、9；另一类是参与执行功能的caspases，有caspase 3、6、7、10。caspases的活性与细胞凋亡的触发及执行密切相关。凋亡信号使线粒体释放细胞色素c，后者与Apaf 1、procaspase 9及ATP形成凋亡小体，激活caspase 9进而激活caspase 3。caspase 3是caspase-dependent信号通路中的执行

caspase,对特定底物进行酶切,激活核纤层蛋白、肌动蛋白等蛋白酶及核酸内切酶等,抑制 DNA 修复酶,从而破坏细胞骨架蛋白和核蛋白,使染色体断裂成小片断,这些不可逆转的改变导致细胞凋亡。研究发现,在脑缺血的动物模型及中风患者中 caspase 3 的活化增加,而 caspase 抑制剂对于脑缺血后由凋亡介导的神经元损伤具有保护作用。

Bcl-2 家族与细胞凋亡关系密切,它包括 Bcl-2、Bcl-x1 等抗凋亡因子及 Bax、Bid 等促凋亡因子,抗凋亡和促凋亡成员间的平衡影响着凋亡的发生。Zhao 等发现过表达 Bcl-2 能够抑制细胞色素 c 在胞质中的聚集及 caspase 3 的活化,并且在梗死周边区转染 Bcl-2 能够抑制 AIF 的入核而促进神经元的存活。重组 Bcl-x1 融合蛋白使缺血神经元中 caspase 3 的活化降低,并能抑制 caspases 及 AIF 从而减轻神经元的损伤。当脑缺血时,Bax 从胞质中迁移至线粒体中,并且其分布与线粒体释放细胞色素 c 及 caspase 9 相一致。Bax 还能够使线粒体膜通透性增加,触发细胞色素 c 的释放。Yin 等发现 *Bid* 基因敲除的小鼠脑梗死体积缩小、caspase 3 活化降低。

2. caspase-independent 途径　凋亡诱导因子(AIF)是一种存在于线粒体内膜上的凋亡效应分子,AIF 途径是 caspase-independent 途径之一。当有凋亡信号刺激时,AIF 分子从线粒体释放到细胞质,再通过其核定位信号转位到细胞核中,直接引起染色体凝集和 DNA 大片段(~50 kb)断裂,导致细胞凋亡。AIF 最早在再灌注 1 h 后即进入核内,并且与细胞色素 c 从线粒体中释放相一致。将 AIF 中和抗体微量注射入 *Apaf-1* 基因敲除的神经元中能够减轻神经元损伤,并且低表达 AIF 的转基因小鼠的脑损伤减轻。

(二) 死亡受体家族介导的细胞凋亡(胞外途径) 死亡受体存在于细胞表面,是属于肿瘤坏死因子受体(TNFR)家族的跨膜蛋白,它们都包括一个称为死亡结构域(death domain,DD)的胞内区。目前比较清楚的是 Fas 介导的细胞凋亡途径。Fas 的配体 FasL(Fas ligand)与 Fas 结合后,Fas 三聚化使胞内的 DD 区构象改变,然后与接头蛋白 FADD(fasassociated death domain)的 DD 区结合形成 DISC (death-inducing signaling complex),而后 FADD 的 N 端 DED 区(death effector domain)就能与 caspase 8(或 10)前体蛋白结合,引起 caspase 8、10 剪切激活,从而启动 caspase 的级联反应,使 caspase 3、6、7 激活,这几种 caspase 可降解胞内结构蛋白和功能蛋白,最终导致细胞凋亡。Fas 介导的细胞凋亡途径在缺血后神经元死亡中发挥重要作用。

五、胶质细胞在缺血性脑损伤中的作用

缺血性脑损伤能够使小胶质细胞增生、趋化,发生巨噬细胞样变化,并产生许多炎症因子。抑制小胶质细胞的活化及增生能够对缺血性脑损伤产生保护作用,这或许与增强血脑屏障的完整性有关。除了中枢内固有的小胶质细胞之外,在脑卒中后 14 d 内血源性单核细胞会迁移进入脑内并分化为小胶质细胞,约占总量的 1/3。

星形胶质细胞与缺血后炎症反应密切相关,它既能分泌促炎因子,又能够产生起神经保护作用的物质,如 erythropoietin、TGF-β1 及 metallothionein-2。星形胶质细胞是中枢内数量最多的胶质细胞,它为神经元提供了代谢及营养支持,调控细胞内与细胞外间隙的液体流动,摄取谷氨酸、参与正常神经递质的代谢,并构成血脑屏障。此外,星形胶质细胞中含有脑内最高浓度的抗氧化物质,从而对神经元起到保护作用。在脑缺血的慢性期,星形胶质细胞分泌包括生长因子在内的分子促进神经元再生。在再灌注早期缺血核心区内的星形胶质细胞仍然保持其活力及代谢活性,说明星形胶质细胞较神经元对应激的耐受性更强。星形胶质细胞参与胶质瘢痕的形成,而后者能够分隔并保护损伤区残留的存活细胞。但星形胶质细胞的功能及神经元的存活取决于缺血损伤的时间及严重程度。

六、缺血性脑损伤后激活的信号转导通路

缺血性脑损伤后,神经元中调节细胞存活与死亡的信号转导通路被激活,主要包括:MAPK 信号转导通路、转录因子 NF-κB 的信号转导通路等。

(一) MAPK 信号转导通路在缺血性脑损伤中作用 目前认为缺血性脑损伤后 MAPK 的 3 条主要信号转导通路 ERK(extracellular signal-regulated kinase)、p38 和 JNK(c-Jun N-terminal kinase)都被激活,并且对于缺血性损伤后神经元的存活起到了明显调节作用。

研究发现 ERK 可以激活电压门控钾通道 Kv4.2,再激活 NMDA 受体或电压门控性钙通道,调节钙内流,并调控锥体神经元的兴奋性,提示 ERK 通路可反馈性抑制神经元的兴奋性毒性。JNK 通路在细胞应激反应中起重要作用,可被多种应激信号激活,因此 JNK 也被称为应激活化蛋白激酶(SAPK)。JNK 通路激活后,应用 JNK 通路的特异性阻断剂可抑制凋亡,起到细胞保护作用;而阻断 ERK 通路的激活则促进细胞死亡;表明 JNK 通路是细胞应激反应诱导细胞凋亡的主要信号转导途径之一,而 ERK 通路激活在细胞应激反应中起了一定的保护作用。

p38 通路的关键酶包括 MAPKKK 类的 TAK、ASK、MLK 及 MAPKK 类的 MKK3、MKK6。TAK 被 TAK 结合蛋白(TAB)激活,前者又激活 MKK4,进而活化 p38。p38 激活后发生核转位,并对许多蛋白激酶和转录因子具有磷酸化和激活的作用。MAPK 激活的蛋白激酶-2(MAPKAP-2,M2)和 MAPKAP-3(M3)是 p38 的主要生理性底物,两者均为丝氨酸蛋白激酶。

激活的 M2 和 M3 可磷酸化各种不同的底物,包括热休克蛋白 27(HSP27)、淋巴细胞特异性蛋白 1(LSP1)、环磷酸腺苷反应元件结合蛋白(CREB)、ATF1、SRF 和酪氨酸羟化酶等。p38 对一些转录因子具有磷酸化和激活的作用,包括转录因子-2(ATF-2)、ATF-1、ELK-1、转录因子 CHOP10(生长停滞和 DNA 损伤诱导基因 153,或称 GADD153)、C/EBPβ、肌细胞增强因子 2C(MEF2C)、MEF2A、SRF 附属蛋白-1(Sap-1)和 p53。此外,p38 通路在细胞凋亡过程中可能在 caspase 上游和下游均起作用,因此 p38 信号通路既参与炎症反应,也参与细胞凋亡。有研究表明抑制 p38 能够对缺血性脑损伤产生保护作用。

(二) NF-κB 信号通路在缺血性脑损伤中的作用

NF-κB 的亚基有 5 种: p50、p52、c-Rel、RelA(p65)和 RelB,这 5 种亚基形成同二聚体或异二聚体。NF-κB 通过与其抑制蛋白——IκB 的相互作用而留存于胞浆中。NF-κB 活化的经典途径: IKK2(inhibitor of kappaB kinase, IKK)活化使 IκB 的第 32 和 36 位丝氨酸磷酸化后,随即被泛素连接酶复合体 SCFβTrCP 泛素化,最终被 26S 蛋白酶体降解。IκB 降解后,NF-κB 迁移入核激活基因转录。大量研究表明脑缺血时 NF-κB 被激活,其中主要是在神经元中,而内皮细胞、星形胶质细胞及小胶质细胞中也有活化。NF-κB 活化包括 RelA、p50 亚单位的入核,p50 同二聚体及 RelA/p50 异二聚体与 DNA 的结合增强。在 MCAO 模型中,120 min缺血、再灌注 30 min 后 NF-κB 与 DNA 结合增强,这意味着 NF-κB 的活化。以依赖于 κB 的 β 球蛋白为观察指标发现,无论是在小鼠全脑缺血还是在局灶性脑缺血后 NF-κB 的转录活性均增加。一些研究阐明 *p50* 基因敲除的小鼠在暂时性或永久性缺血性脑损伤后梗死灶减小,这说明 NF-κB 在脑缺血中发挥了促进脑损伤的作用。p50 既能抑制也能活化某些基因的转录,这取决于与之形成二聚体的另一个亚单位。当采用腺病毒使小鼠 IκBα 第 32 和 36 位的丝氨酸突变为丙氨酸时,NF-κB 的活化受到抑制,再给予 120 min MCAO,动物缺血后 24 h 的脑梗死体积缩小、神经功能改善。对于神经元的存活来说,NF-κB 的 5 个亚单位可能发挥着不同的作用。*RelA* 基因敲除后动物的脑梗死体积缩小,但敲除 *p52* 和 *c-Rel* 则无此作用。然而,野生型小鼠脑缺血后 4 h 的 ELISA 检测发现,所有 NF-κB亚单位都已入核。由此可见,NF-κB 在缺血性脑损伤中发挥着双重调节作用,即在短暂的、非致死性脑缺血期间,NF-κB 抗凋亡作用占主导地位,而当长时程缺血期间 NF-κB 则发挥其促损伤的作用。

除此之外,缺血性脑损伤后 PI3K/Akt 信号转导通路,JAK/STAT 信号转导通路也被激活。总之,缺血性脑损伤是一个多因素、多环节、多途径的复杂过程(图 26-2),其具体机制及发生过程尚不十分清楚,各种可能机制在其中所占的比重以及相互关系也有待于进一步研究阐明。

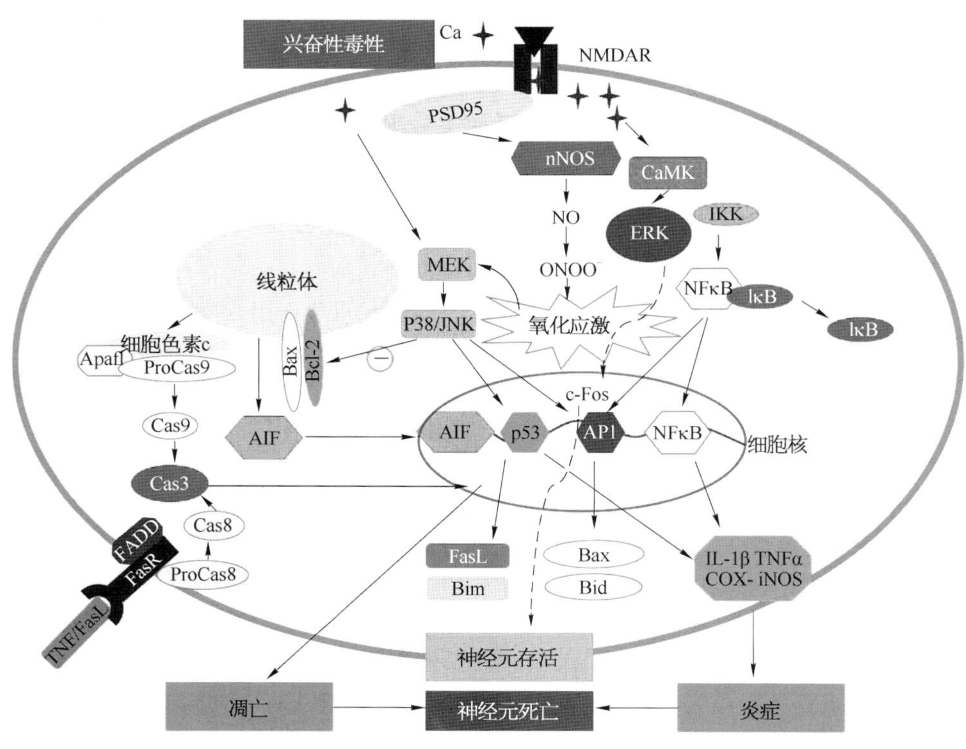

图 26-2 脑缺血性损伤机制示意图

第三节 脑保护及其进展

神经保护(neuroprotection)是指在相关的治疗策略及药物的干预下,尽量减少中枢神经系统急性损伤(缺血、中风、心搏骤停及外伤)及慢性神经退行性疾病(阿尔茨海默病、帕金森病、多发性硬化及精神分裂症)造成神经细胞的凋亡、退行性变等变化,尽可能保存神经组织的结构和功能。神经保护包括脑保护及脊髓保护,其中急性缺血缺氧性脑损伤是围术麻醉期关注的热点。这些治疗策略包括缺血预处理,亚低温,控制血糖、动脉二氧化碳分压及氧分压等生理指标,采用包括麻醉药在内的神经保护剂。根据干预的时机,可以分为预处理和后处理;根据保护作用的持续时间,可分为短期保护(≤1 周)和长期保护(>1 周,持续至 1 个月)。脑缺血可分为全脑缺血及局灶性脑缺血,前者由心搏骤停引起,而后者多由中风、脑外伤造成。在局灶性脑缺血中,有缺血半影区(ischemic penumbra)的概念,如果缺血后能够及时恢复再灌注或使用神经保护剂,缺血半影区中的神经细胞能够避免坏死或凋亡的命运而恢复其功能,这也是脑保护措施的作用部位。本节主要围绕围术麻醉期急性缺血性缺氧性脑损伤的保护策略及其机制加以阐述,而慢性神经退行性疾病的神经保护作用未列入讨论范围。很多神经外科操作可为脑和脊髓带来损伤和缺血的风险,如头颈部手术、心脏手术、血管外科手术及脊柱矫形手术等。因此,围术期脑保护是麻醉学领域的研究热点之一。

一、麻醉药

如前所述,缺血性损伤对神经元的初始影响是造成能量的耗竭,从而引发一系列的反应造成神经元损伤。而临床剂量的麻醉药,包括静脉麻醉药(intravenous anesthetics)和吸入麻醉药(inhalational anesthetics)能降低脑代谢,增加神经元对缺血缺氧的耐受性。

(一) 静脉麻醉药

1. 巴比妥类药　目前有许多动物实验和离体试验表明巴比妥类药对于缺血性脑损伤具有保护作用,但不推荐将其应用于心搏骤停造成的全脑缺血。降低脑代谢,包括促进蛋白的合成、增强 GABA 能神经元活性及抗氧化是其产生脑保护作用的可能的机制。此外,腺苷诱导的对兴奋性突触传递抑制作用与上述机制相关。巴比妥类药物抑制腺苷转运体对腺苷的再摄取,使腺苷在细胞外间隙聚集,减少兴奋性神经递质的释放,从而抑制兴奋性神经突触的传递。这反过来又抑制突触后敏感性并通过腺苷 A1 受体及腺苷相关的神经调质抑制神经元的兴奋性。并且,由于 ATP 敏感的钾离子通道(ATP-sensitive potassium channels)与脑保护机制紧密相关,一项研究表明高于临床剂量的巴比妥类药能够抑制大鼠黑质中的 ATP 敏感的钾离子通道,而后者能够被细胞内 ATP 耗竭所激活。

戊巴比妥与硫喷妥钠是临床上最常用的巴比妥药物。戊巴比妥可有效地控制严重颅脑外伤患者的难治性颅高压,并能够对红藻氨酸(kainic acid)诱导的神经元毒性产生保护作用,使动物的行为学表现得到改善。从最初在缺血缺氧脑损伤动物模型中发现硫喷妥钠的脑保护作用到将其应用于脑血管手术患者的神经保护,硫喷妥钠作为脑保护剂的研究已有二十多年的历史。研究发现硫喷妥钠无论对于 NMDA 诱导或是缺氧导致的神经元损伤都具有保护作用,在临床上将其应用于控制严重颅脑外伤患者的颅内压,但由于各项研究中患者的病情及所采用的硫喷妥钠剂量的不同,目前还没有达成共识,也尚未将其作为常规治疗手段应用于临床。

2. 丙泊酚(propofol)　丙泊酚是一种起效快、作用时间短的强效镇静催眠药,因而广泛应用于临床麻醉及重症监护室内机械通气患者的镇静。丙泊酚能够降低脑组织对氧的需求,直接激活 GABAA 受体,抑制 NMDA 受体,并且通过减慢钙离子通道的传递而调控钙离子内流。这些药理学作用部分解释了丙泊酚对缺血性脑损伤的保护作用。丙泊酚的神经保护作用多验证于动物实验或培养细胞系中,临床上还不能作为单独的脑保护剂,而仅作为脑保护策略中的一个环节,与维持脑灌注、控制体温、预防感染及控制血糖等综合措施考虑。

3. 氯胺酮(ketamine)　氯胺酮是谷氨酸盐能 NMDA 受体的非竞争性拮抗剂,许多研究表明其具有脑保护作用。氯胺酮能够增强神经元及胶质细胞的活性,保持神经元的结构完整,降低细胞肿胀程度,保持细胞的能量储备及 ATP 的产生。进一步的研究表明,氯胺酮能够明显改善疼痛诱发的新生大鼠行为学改变,并且抑制内毒素诱导的 NF-κB 在脑细胞中的表达。此外,氯胺酮还能够通过抑制转录因子 c-Jun 的活性对谷氨酸诱导的神经元损伤产生保护作用。也有一些研究得到相反的结论,再加上对氯胺酮增加脑代谢率、升高颅内压等不利因素的顾虑,目前很少将其应用于脑缺血的患者的治疗。

(二) 吸入麻醉药

1. 异氟烷　许多研究表明异氟烷预处理能够减少

缺血性损伤造成的小脑浦肯野细胞的死亡及谷氨酸受体活化诱发的浦肯野神经元的损伤，并能产生长时程的脑保护作用。这些保护作用可能与异氟烷激活缺氧诱导因子(hypoxia inducible factor－1α)、可诱导一氧化氮合成酶(inducible nitric oxide synthase)，ERK1/2(extracellular signal-related kinases)及ATP调节的钾离子通道有关。此外，在缺血再灌注期给予异氟烷干预仍能够产生脑保护作用，延缓和改善卒中动物在缺血性损伤后7 d内的脑组织损伤及神经功能，但其机制仍未阐明。在这些研究中，组织损伤和神经功能的评价是与"清醒"、其他吸入或静脉麻醉剂进行比较;但也有相当数量的实验发现异氟烷对局灶性或全脑缺血几乎无神经保护作用，甚至使之恶化。现有研究表明，异氟烷剂量、缺血性脑损伤时间及严重性是决定其神经保护作用的关键因素，即较低浓度的异氟烷能够在较短的损伤时间内对中度的缺血损伤产生保护作用。

目前异氟烷对于围术期卒中及缺血性脑损伤保护作用的临床研究结果尚不明了，一些小规模的研究发现氟烷及异氟烷对于接受颈动脉内膜剥脱术、冠脉搭桥手术及神经外科手术的患者具有保护作用，其中以异氟烷的保护作用更为显著。研究发现在异氟烷麻醉下接受冠脉搭桥手术患者与术前及丙泊酚麻醉相比，其S－100b蛋白水平较低，而后者是神经元损伤及血脑屏障通透性增加的早期标志。但是一些大规模的临床研究则未得出相应的结论，这可能是由于一些研究者对于实验研究结果的误解，导致其在临床实验设计时采用了不具有代表性的临床研究系统，并且没有严格控制对治疗结果产生影响的血压、血糖、$PaCO_2$及pH等生理指标。此外，这些研究所采用的评价指标不能充分评估患者神经功能，如EEG、脑氧饱和度等，而非组织学指标及缺血后神经功能测试。还有一些研究缺乏恰当的统计学方法以至于过度解释其结果，在样本量不足的情况下无法准确判断缺血性或外伤后脑损伤的神经功能改善。

2. 七氟烷　七氟烷广泛应用于临床，尤其是神经外科患者的麻醉。七氟烷预处理对于局灶性和全脑缺血均具有神经保护作用，并且其对OGD诱导的大鼠脑片损伤的保护作用已被证实。单独采用七氟烷或与氙气联合预处理能够产生长期的脑保护作用，这或许与其增强CREB(cyclic adenosine monophosphate response element binding protein)信号途径，下调肿瘤坏死因子α、白细胞介素－1β及其信使RNA表达有关。此外，七氟烷不仅具有早期预处理作用，还能够对缺血性神经元损伤产生延迟预处理作用，这与其对炎症因子、MMP及其上游转录因子NF－κB的抑制作用有关。即使在缺血损伤发生后进行七氟烷干预仍可以产生有益的作用，这至少部分是由于其对兴奋性毒性的抑制作用和减少了过氧化物的产生。对这些初步研究结果有待于进一步探索，以确定七氟烷对于不同缺血程度的缺血性脑损伤保护作用的最佳剂量及其持久性。

3. 地氟烷　研究表明地氟烷对于局灶性脑缺血的大鼠及深低温循环停止的新生猪都有神经保护作用，并且与其剂量无明显相关性。研究还发现给予地氟烷麻醉的新生猪在低流量心肺转流术后其神经功能有所改善，神经元损伤减轻。两项临床试验表明地氟烷能够对人的缺血性脑损伤产生保护作用，表现为增加脑组织氧合，减轻缺血性酸中毒及pH值的降低。

4. 其他吸入麻醉药　氧化亚氮(nitrous oxide)与氙气(xenon)不同于挥发性吸入麻醉剂，它们对中枢$GABA_A$受体几乎没有作用，而能够强效抑制谷氨酸能NMDA受体，尤其是含有NR1α/NR2D亚单位的受体。此外，烟碱型乙酰胆碱受体与TREK(two-pore-domain potassium channel)超家族也是氧化亚氮与氙气可能的作用靶点。由于氧化亚氮的麻醉效能低且在某些情况下具有神经毒性作用，较少有研究关注其脑保护方面的应用。一些实验结果显示氧化亚氮对缺血性脑损伤具有保护作用，但也有研究发现联合应用其他静脉或挥发性吸入麻醉剂时，氧化亚氮反而减弱前者的脑保护作用。在各种脑缺血动物模型中，如心肺转流、心搏骤停诱导的全脑缺血，大脑中动脉栓塞造成的局灶性脑缺血及新生大鼠缺氧缺血性脑病等，氙气都具有脑保护作用，不仅减少脑组织的损伤，还能够改善神经功能的缺失。而且无论是损伤前、中或损伤后给予氙气都能够发挥保护作用。alteplase是目前唯一被批准应用于临床治疗缺血性脑中风的丝氨酸蛋白酶。研究表明，在缺血发作期间给予alteplase，然后联合使用氙气能够增强前者的脑保护作用，因为氙气具有抗蛋白溶解作用，能够阻断兴奋性毒性作用及降低alteplase对蛋白过度降解导致出血的风险。此外，将氙气与氦气、七氟烷及亚低温技术联合应用也在动物实验中取得一些令人感兴趣的结果。但目前尚无大规模、多中心的临床试验来支持氙气的脑保护作用。

二、低温

(一) 低温治疗的"剂量"、持续时间及治疗时间窗　目前对低温治疗(hypothermia therapy)的程度与持续时间尚未达成共识，但有一点公认的原则是低温治疗应在缺血性脑损伤发生后越早开展，效果越好。低温脑保护作用的主要机制被认为是降低$CMRO_2$，浅低温在实验动物中可提供明显的和长时间的保护作用。根据低温治疗程度分为：轻度低温＞32℃，中度低温28～32℃，深度低温20～28℃，重度低温5～20℃和极度低温＜5℃。由于深度至极度低温会产生许多并发症，并且难以维持温度恒定，目前临床上倾向于采用轻度至中度低温治疗。并且研究表明体温在25～34℃之间其脑保护效能无明显差别。

对于缺血性脑损伤发生后低温治疗持续时间的研究还未有明确的结果。一些研究者采用持续时间为0.5～5 h的短时程低温治疗，而另一些研究则采取12～48 h的长时程低温治疗，结果表明都具有脑保护作用。但也有研究表明1～3 h的低温治疗有效而0.5～1 h治疗则无效。虽然长时程低温治疗对临床上中风患者可以产生脑保护作用，但考虑到随着治疗时间的延长，相关并发症发生率增高，因此需全面权衡其利弊。

关于低温治疗时间窗的动物实验结果表明在缺血损伤发生过程中或是在恢复再灌注后最短的时间(0.5～1 h)内进行低温治疗能够取得最好的脑保护作用。在脑缺血再灌注后数小时再采用低温治疗仍有效，但低温治疗需持续至少数小时之久。有研究者在缺血再灌注6个月以后评价动物的组织学损伤和神经功能，发觉低温治疗仍有益处，但其缺血后的低温治疗需24 h以上。

(二) 低温的脑保护机制 低温能够降低$CMRO_2$、促进缺血后神经元对葡萄糖的利用。在局灶性脑缺血的情况下，非缺血区域$CMRO_2$降低，从而CBF降低，而缺血半影区的血管已经扩张至最大程度，其CBF相应增加，增加这一区域神经元的存活率，改善神经功能预后。但这并不能完全解释低温治疗的脑保护作用。因为在缺血损伤发生后数分钟内神经元内能量即耗竭，而有研究表明在脑缺血后数小时给予低温治疗同样能够产生保护作用。

脑缺血损伤后，细胞外的谷氨酸急剧升高，激活NMDA受体引起钙离子内流，从而启动了兴奋性毒性的级联反应，最终导致细胞的死亡。低温可抑制谷氨酸的释放，减少钙内流和抑制谷氨酸受体持续激活。

低温对氧化应激及凋亡的影响。缺血损伤后尤其在再灌注期，大量过氧化物产生，导致脂质过氧化和DNA损伤。低温能遏制缺血脑内的NOS活性，减少脂过氧化产物的蓄积。低温还能够增加内源性抗凋亡蛋白Bcl-2的生成，减少DNA的片段化，抑制细胞色素c的释放及caspase的活化。

如前所述，炎症反应在缺血性脑损伤机制中发挥了重要作用，而低温可以通过减少组织中的中性粒细胞、抑制小胶质细胞的活化而产生抗炎作用。研究发现低温可以阻止血液中的白细胞与内皮细胞结合，下调内皮黏附分子、细胞间黏附分子的表达，从而减少血液中白细胞向脑组织的浸润。而且，低温还能够减少一氧化氮等炎症调节因子及细胞因子并抑制其上游信号转录因子NF-κB的活化。这一现象不仅存在于脑缺血损伤动物中，在脑炎症模型中也有相似的发现。同样，低温能够抑制卒中患者外周血单核细胞中炎症因子的产生，降低血浆中IL-6的水平。

在缺血性脑损伤的病理情况下，血脑屏障(blood brain barrier，BBB)受损可导致血浆成分和大分子物质的外渗而形成血管源性脑水肿，与此同时白细胞的渗出、浸润及其后炎症因子的活化，进一步加重BBB的损伤，并且激活基质金属蛋白酶(matrix metalloproteinases，MMPs)，后者能够进一步破坏BBB及细胞外基质成分。目前的初步研究表明低温治疗不仅能够减轻脑缺血损伤后BBB的破坏及脑水肿，还能够减少MMPs的产生及内源性纤溶，后者参与了MMPs的活化过程。由于低温能够减轻脑水肿、收缩脑血管，所以能够明显降低脑损伤后的颅内压。

此外，低温还能够通过上调细胞存活信号通路发挥脑保护作用。例如，低温在心搏骤停诱发的脑损伤模型中增高了神经营养因子GDNF(glial-derived neurotrophic factor)、BDNF(brain-derived neurotrophic factor)及neurotrophin的水平。而且，低温能够上调抗凋亡蛋白Bcl-2水平并增强Akt活性以减少神经元凋亡。

(三) 低温脑保护的临床应用 目前低温治疗对于心搏骤停患者脑复苏的益处在两项临床试验中得到证实。在患者入院前用体表降温技术将其体温降至33℃，持续12 h再被动复温；而另一项较大规模研究则在患者入院后采用体表降温技术将其体温降至32～34℃，持续24 h再被动复温，6个月后评价患者的神经功能，结果发现低温治疗具有明显的益处。同样，低温治疗对于卒中患者也有脑保护作用。在脑卒中后6～14 h内给予32～33℃的低温治疗，持续3～6 h，与正常体温组相比能够改善患者的神经功能。随着低温技术设备的发展，在临床上可以有效、迅速地降低患者体温并维持在恒定状态，便于将低温治疗应用于卒中患者。但也有一些临床试验并未发现低温治疗的益处，目前也没有相关明确的低温治疗指南，尚需大规模、多中心临床研究的支持。

三、其他脑保护药物

针对脑损伤机制的各个环节，脑保护药物的治疗策略是：减少缺血时程、阻断钠离子通道或钙离子通道、清除氧自由基、抑制凋亡、抑制继发性炎症反应及促进组织生长和修复。目前在动物及离体实验中发现许多药物具有脑保护作用(表26-1)，但在临床试验中却未有突破性进展，甚至一些研究结果自相矛盾，也尚未有脑保护剂能够进入三期临床试验阶段。

表26-1 脑保护剂的实验室研究与临床试验结果比较

药物分类	卒中		脑外伤	
	实验室研究	临床研究	实验室研究	临床研究
抗炎药物	+	－	+	ND
NMDA受体拮抗剂	+++	－	+++	－
APMA受体拮抗剂	+	－	++	ND

续 表

药物分类	卒中		脑外伤	
	实验室研究	临床研究	实验室研究	临床研究
Dexanabinol	++	—	++	—
钠离子通道阻滞剂	++	—	++	ND
TRH	+	ND	+++	ND
生长因子	++	—	++	ND
糖皮质激素	+	—	+	—
Caffeinol	+++	ND	+	ND
阿片受体拮抗剂	+	—	++	ND
抗凋亡因子	++	ND	++	ND

续 表

药物分类	卒中		脑外伤	
	实验室研究	临床研究	实验室研究	临床研究
自由基清除剂	++	±	+	—
促红细胞生成素	++	—	++	ND
钙通道阻滞剂	+	—	+	—
硫酸镁	++	—	++	—
他汀类药物	++	±	++	ND

注：ND,表示无相关研究；+、++、+++,分别代表轻微、中度及显著的脑保护作用；—,表示无脑保护作用；±,表示有相矛盾的实验结果。

（王海莲　梁伟民）

参考文献

[1] Miller RD, Eriksson LI, Fleisher LA, et al. Miller's Anesthesia [M]. 7th ed. Philadephia: Churchill Livingstone Inc, 2009, 305 - 339.

[2] Suresh LM, Namratta M, Ram R. Molecular targets in cerebral ischemia for developing novel therapeutics [J]. Brain Research Review, 2007, 54: 34 - 66.

[3] Ohta K, Graf R, Rosner G, Heiss WD. Calcium ion transients in peri-infarct depolarizations may deteriorate ion homeostasis and expand infarction in focal cerebral ischemia in cats [J]. Stroke, 2001, 32: 535 - 543.

[4] Wen W, Wang W, Zhang M. Targeting PDZ domain proteins for treating NMDA receptor-mediated excitotoxicity [J]. Curr Top Med Chem, 2006, 6: 711 - 721.

[5] Chan PH. Reactive oxygen radicals in signaling and damage in the ischemic brain [J]. J Cereb Blood Flow Metab, 2001, 21: 2 - 14.

[6] Hawkins BT, Davis TP. The blood-brain barrier/neurovascular unit in health and disease [J]. Pharmacol Rev, 2005, 57: 173 - 185.

[7] Gidday JM, Gasche YG, Copin JC, et al. Leukocyte-derived matrix metalloproteinase-9 mediates blood-brain barrier breakdown and is proinflammatory after transient focal cerebral ischemia [J]. Am J Physiol Heart Circ Physiol, 2005, 289: H558 - H568.

[8] Fukuda S, Fini CA, Mabuchi T, et al. Focal cerebral ischemia induces active proteases that degrade microvascular matrix [J]. Stroke, 2004, 35: 998 - 1004.

[9] Huang J, Upadhyay UM, Tamargo RJ. Inflammation in stroke and focal cerebral ischemia [J]. Surg Neurol, 2006, 66: 232 - 245.

[10] Schifilliti D, Grasso G, Conti A. Anaesthetic-Related Neuroprotection Intravenous or Inhalational [J]. CNS Drugs, 2010, 24: 893 - 907.

[11] Sullivan BL, Leu D, Taylor DM, et al. Isoflurane prevents delayed cell death in an organotypic slice culture model of cerebral ischemia [J]. Anesthesiology, 2002, 96: 189 - 195.

[12] Kudo M, Aono M, Lee Y, et al. Effects of volatile anesthetics on N-methyl-D-aspartate excitotoxicity in primary rat neuronal-glial cultures [J]. Anesthesiology, 2001, 95: 756 - 765.

[13] Yu Q, Wang HL, Chen J, et al. Neuroprotections and mechanisms of inhala tional anesthetics against brain ischemia [J]. Frontiers in Bioscience E2, 2010, 1275 - 1298.

[14] Sasaki R, Hirota K, Roth SH, et al. Anoxic depolarization of rat hippocampal slices is prevented by thiopental but not by propofol or isoflurane [J]. Br J Anaesth, 2005, 94: 486 - 491.

[15] Toner CC, Milne AJ, Blatchford KL, et al. An assessment of the cerebroprotective potential of volatile anaesthetics using two independent methods in an in vitro model of cerebral ischaemia. Brain Res, 2002, 958: 390 - 398.

[16] Wang HL, Lu SD, Yu Q, et al. Sevoflurane preconditioning confers neuroprotection via anti-inflammatory effects [J]. Frontiers in Bioscience E3, 2011, 1: 604 - 615.

[17] Yu Q, Chu M, Wang HL, et al. Sevoflurane preconditioning protects blood-brain-barrier against brain ischemia [J]. Frontiers in Bioscience E3, 2011, 1: 978 - 988.

[18] Haelewyn B, Yvon A, Hanouz JL, et al. Desflurane affords greater protection than halothane against focal cerebral ischaemia in the rat [J]. Br J Anaesth, 2003, 91: 390 - 396.

[19] Tsai SK, Lin SM, Hung WC, et al. The effect of desflurane on ameliorating cerebral infarction in rats subjected to focal cerebral ischemia-reperfusion injury. Life Sci, 2004, 74: 2541 - 2549.

[20] Kurth CD, Priestley M, Watzman HM, et al. Desflurane confers neurologic protection for deep hypothermic circulatory arrest in newborn pigs [J]. Anesthesiology, 2001, 95: 959 - 964.

[21] Ma D, Yang H, Lynch J, et al. Xenon attenuates cardiopulmonary bypass-induced neurologic and neurocognitive dysfunction in the rat [J]. Anesthesiology, 2003, 98: 690 - 698.

[22] Homi HM, Yokoo N, Ma D, et al. The neuroprotective effect of xenon administration during transient middle cerebral artery occlusion in mice [J]. Anesthesiology, 2003, 99: 876 - 881.

[23] Ma D, Wilhelm S, Maze M, et al. Neuroprotective and

neurotoxic properties of the "inert" gas, xenon [J]. Br J Anaesth, 2002, 89: 739-746.

[24] Wilhelm S, Ma D, Maze M, et al. Effects of xenon on in vitro and in vivo models of neuronal injury [J]. Anesthesiology, 2002, 96: 1485-1491.

[25] Jungwirth B, Gordan L, Blobner M, et al. Xenon impairs neurocognitive and histologic outcome after cardiopulmonary bypass combined with cerebral air embolism in rats [J]. Anesthesiology, 2006, 104: 770-776.

[26] Abraini JH, David HN, Lemaire M. Potentially neuroprotective and therapeutic properties of nitrous oxide and xenon [J]. Ann NYAcad Sci, 2005, 1053: 289-300.

[27] David HN, Leveille F, Chazalviel L, et al. Reduction of ischemic brain damage by nitrous oxide and xenon. J Cereb Blood Flow Metab, 2003, 23: 1168-1173.

[28] Faden AI, Stoica B. Neuroprotection: Challenges and Opportunities. Arch Neurol, 2007, 64: 794-800.

[29] Mantz J, Degosb V, Laigle C. Recent advances in pharmacologic neuroprotection [J]. Eur J Anaesthesiol, 2010, 27: 6-10.

第二十七章 围术期颅内高压的处理

颅内高压见于多种神经系统疾病，是一种综合征，几乎是所有颅内手术均可遇到的一个共性问题，也是神经外科麻醉医师关注的焦点。其重要性是因为脑位于容积固定的颅腔内，当超过机体调定点时，颅内容量轻微增加即会导致颅内压力迅速升高。颅内压增高会降低脑组织的血流灌注，还可引起脑疝，危及生命；当开放颅腔后，颅内高压可能导致脑组织肿胀、移位，突出到术野，影响手术操作。因此，围术期颅内高压的控制和处理，是神经外科麻醉(neuroanesthesia)领域中一个非常重要的课题。本章将介绍颅内高压的病理生理、麻醉药物与颅内压之间的关系，以及颅内高压的围术期处理。

第一节 颅内高压的原因和诊断

一、颅内压的生理

成人的颅腔是由颅骨构成的半密闭体腔。颅腔容积固定不变。颅腔内有四种内容物：细胞(神经元、胶质细胞)、体液(细胞内液、细胞外液)、脑脊液(CSF)和血液(动脉血和静脉血)。细胞及体液通称为脑组织。内容物的体积与颅腔容积相适应，使颅内保持着稳定的压力，即称为颅内压(ICP)。通常以脑脊液(CSF)压力为代表，通过直接脑室穿刺或侧卧位腰椎穿刺测定。正常的ICP范围为7～20 cmH_2O或5～15 mmHg。ICP持续>20 cmH_2O或15 mmHg时称为ICP增高。

二、ICP增高的原因和机制

引起ICP增高的原因一般分为两大类，一类是与颅内正常内容物有关，另一类是颅内病变占据颅内空间或使颅腔容积变小。

(一) 脑脊液增多

1. 高压性脑积水　脑脊液增多主要是由于脑脊液循环障碍引起，即脑脊液的形成与吸收的平衡失调。

2. 正常压力脑积水　由慢性脑积水引起，在早期有持续ICP增高，以后脑脊液的吸收与形成达到新的平衡，ICP恢复正常，但仍可出现间断性的ICP增高。

(二) 颅内血容量增加　严重脑外伤后24 h以内常发生脑血管扩张、脑血流自动调节受损、ICP增高。当ICP较长时间>40 mmHg，脑灌注压(CPP)常<60 mmHg，脑血流量严重不足，阻力血管麻痹，失去自动调节功能，脑血管呈扩张状态，脑血流增多，ICP更加增高。动脉和静脉血压升高都可使颅内血管的血容量增加而引起ICP增高，静脉压的影响尤为明显。

(三) 脑容积的增加　过多水分积蓄于脑实质内导致脑容积增大称为脑水肿。脑水肿是ICP增高的最常见因素。目前将脑水肿分为血管源性、细胞毒性、渗透压性和间质性脑水肿。

(四) 颅内占位性病变　颅内肿瘤(包括肉芽肿)、颅内血肿和脑脓肿是ICP增高的常见原因。其引起ICP增高的机制有三方面。

1. 颅内容积增多　由于颅内容积代偿有限，仅为整个颅腔的5%～10%，颅内占位的体积超过这一范围就出现ICP增高。

2. 脑脊液循环障碍　位于脑室系统、脑组织中线附近及后颅凹的占位病变，容易引起脑脊液循环通路的阻塞而伴发高颅压性脑积水。

3. 伴发灶周的脑水肿　绝大多数脑瘤、脑内血肿与脑脓肿均伴有不同程度的灶周脑水肿。

(五) 颅腔狭小　如狭颅症、颅底陷入症，以及颅脑外伤导致的骨折片内陷等。按照ICP增高的原理不同，还可以区分出两种不同的类型。一种是弥漫性ICP增高，在颅内各处没有明显的压力差及脑移位，压力解除后神经功能恢复较快。临床所见的蛛网膜下腔出血、弥漫性脑炎等都属于这一类型。另一种是局限性ICP增高，颅内的不同部位有明显的压力差及脑移位，病变所在区压力最高，并构成压力源。局限性ICP增高的调节功能较差，超过一定时间后，虽然解除压力，但神经功能恢复较慢。各种颅内病变都属此类型。识别不同的 ICP 增高的原理，有助于临床诊断和选择治疗方案，且有利于估计预后。

三、ICP 增高的病理生理

（一）颅内的容积代偿 颅脊腔是一个不能伸缩的容器，脑组织、CSF 和血液三种内容物均不能压缩，任何一种体积的增加均需其他两种内容物体积的缩减来代偿，从而使 ICP 维持在相对平稳的状态。人体颅内容积代偿功能的发挥对生命的维持是非常必要的，否则像生理（如咳嗽、用力）或病理情况下（如脑水肿或新生物），颅内容积变化均可导致 ICP 急剧增高。但颅内容积的代偿是有一定限度的，脑组织在整个颅腔中所占容积最大，估计为 80%，而对容积的代偿最有限，CBF 约占颅内容积的 10%，血液则依据流量的变化占总容积 2%～11%，理论上允许最大的颅内体积增加约为 10%，临床上实际允许增加的颅内临界体积约为 5%，在此范围内 ICP 增加缓慢，超过此范围可引起严重的 ICP 增高。

1. 颅腔内容物在容积代偿中的作用 CSF 在容积代偿中起着主要作用，主要通过：① CSF 吸收加快和分泌减少；② CSF 被排挤出颅腔，蛛网膜下腔与脑室被压缩。血液在容积代偿中的作用主要是颅内静脉系统的血液被排出颅外，以及颅内阻力血管的收缩等。脑组织仅能在较长时期受压的情况下发生萎缩及少量的水分减少，因此脑组织本身在容积代偿中起很有限的作用。

2. 不同 ICP 状态的容积代偿 ①“稳定状态”ICP：是在一段时间内 ICP 处于平衡的稳定状态。ICP 的维持取决于 $ICP = I_f \times R_0 + P_0$，式中 I_f 为脑脊液的生成率，R_0 为脑脊液的吸收阻力，$I_f \times R_0$ 仅起 10% 的作用；P_0 是矢状窦的压力，起 90% 的作用，因此保持颅内静脉回流的畅通对控制 ICP 是非常重要的。②“瞬息状态”ICP：是指因颅内容积突然变化致使原平衡稳定的 ICP 发生突然变化，以后又逐渐恢复到稳定状态的水平。主要取决于颅脊腔内软组织的可塑性与弹性，及脑脊液与血液在颅脊腔的流动情况。

3. ICP 力容积关系 ① ICP 力容积曲线：颅内容积增大的早期，由于颅内容积代偿功能较强，ICP 不增高或增高不明显；随着容积的逐渐增大，代偿功能逐渐减弱，发展到一临界点时，此时如患者用力排便、咳嗽、呼吸道不畅、躁动不安或体位不正等均可以引起血压升高或颅内静脉回流受阻而导致颅内容积增加，即使容积很小，有时也足以令患者 ICP 急剧上升，发生颅内高压危象（图 27－1）。② 颅内顺应性与回缩性：顺应性是指单位 ICP 变化所产生的容积变化，用 $\Delta V/\Delta P$（容积的变化/压力的变化）表示；回缩性指单位容积的变化所产生的压力变化，用 $\Delta P/\Delta V$ 表示。③ 影响颅内容积代偿的其他因素：压力容积曲线的临界点不仅取决于向颅内增加容积的量，也取决于颅内容积增加的速度，颅内容积增加越快，ICP 增高越快，即曲线的陡峭部分左移，因为颅内容积代偿需要一定时间。

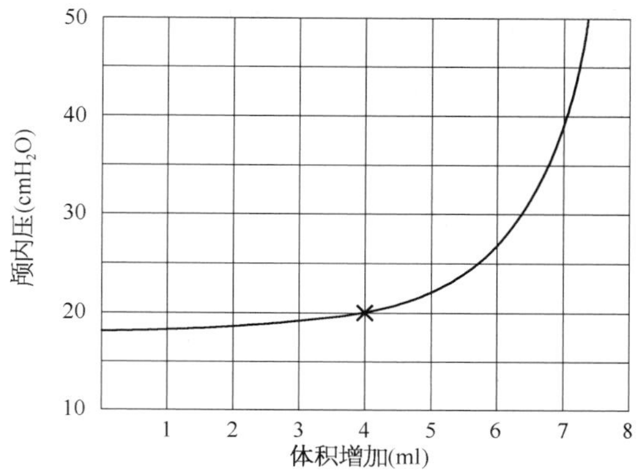

图 27－1 颅内压力-容积关系曲线

×处为临界点，再增加体积颅内压力将迅速上升。

在有脑疝情况下，颅内顺应性也会明显降低。整个颅脊腔顺应性的分布情况在幕上为 50%，幕下为 20%，脊髓腔为 30%。

（二）ICP 对脑血流量自动调节的影响 正常状态下，全身动脉血压增高时脑阻力血管收缩，脑血流量（CBF）减少；血压下降时脑阻力血管扩张，CBF 增加。因而平均动脉压（MAP）在 50～150 mmHg 范围内可保持恒定的脑血流量。脑灌注压（CPP）正常值为 70～90 mmHg。CBF 与 CPP 成正比，与脑血管阻力（CVR）成反比，表示为 CBF＝CPP/CVR。临床上一般以平均动脉压（MAP）－ICP＝CPP。

ICP 的高低影响 CPP 的升降，ICP 增高时，CPP 降低，脑小动脉扩张，CVR 减少，CBF 仍维持正常范围；反之亦然。ICP 较长时间＞40 mmHg 或 CPP＜50～60 mmHg时，脑血流量严重不足，阻力血管麻痹，失去自动调节功能；平均动脉压＜50 mmHg 或＞150 mmHg 时，突破了阻力血管的舒缩能力，自动调节功能也会丧失（图 27－2）。脑血管麻痹，血管极度扩张，CBF 增加，引起更严重的脑水肿和更高的 ICP，导致严重后果。

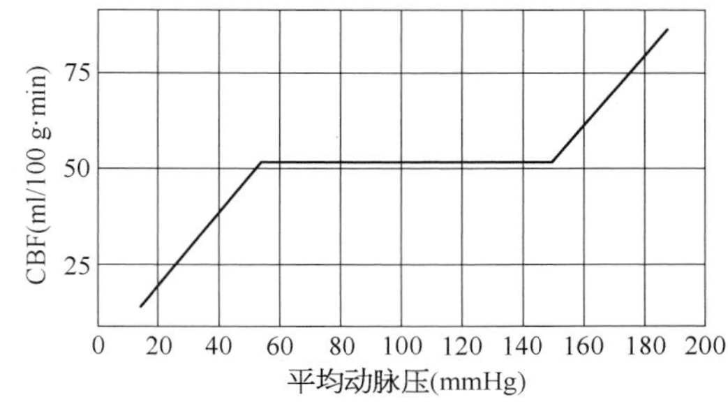

图 27－2 脑血流自动调节曲线

MAP 在 50～150 mmHg 之间波动时，脑血管通过自动调节机制维持 CBF 恒定。

(三) 颅内高压引起的后果 颅内高压导致严重脑功能损害主要有两种机制：① ICP 达到危险水平时影响脑血流，致使脑缺血、缺氧。② 天幕疝或枕骨大孔疝致使脑干受压、移位与缺血，出现呼吸循环改变。

颅内高压可影响脑的代谢而引起脑水肿，使脑的体积增大，进而加重 ICP 增高。另外可以引起胃肠功能的紊乱，发生呕吐和消化道出血。还可以导致神经源性肺水肿和 Cushing 反应等。

四、颅内高压的诊断

(一) 临床症状和体征

1. 头痛　最常见的症状。部位多在额部及两颞，也可位于枕部向前放射至眼眶部。头痛程度随 ICP 增高的程度进行性加重。

2. 呕吐　典型的颅内高压引起的呕吐为喷射性，常发生于头痛剧烈时。但是喷射性呕吐在颅内高压患者中发生的比例不高。

3. 视神经乳头水肿　视神经乳头水肿是颅内高压的客观体征之一。早期常有一过性黑矇，长期视神经乳头水肿引起视力进行性下降，严重颅内高压视力可急剧下降。

(二) ICP 监测 成人平卧时的 ICP 正常上界为 15 mmHg，咳嗽和躁动可使 ICP 突然暂时升高，甚至高达 100 mmHg，这种升高仅在持续 1 min 以上才有病理意义。

临床上根据 ICP 高低将颅内高压分为三组：15～20 mmHg 为轻度 ICP 增高；20～40 mmHg 为中度 ICP 增高；40 mmHg 以上时，会严重影响脑血流量的自身调节，使中枢神经系统缺血缺氧，但应认识到 ICP 增高引起的脑移位(如脑疝)比 ICP 水平的高低影响更严重。良性 ICP 增高和交通性脑积水，ICP 有时高达 75 mmHg患者尚能短期耐受。

第二节　全麻用药对 ICP 的影响

一、吸入麻醉药对 ICP 的影响

所有吸入麻醉药都引起剂量相关的脑代谢率(CMR)下降，进而减少 CBF。但对脑血管却有程度不同的扩张作用，增加 CBF 和脑血容量，因此升高 ICP。其扩张脑血管的顺序依次是氟烷＞恩氟烷＞异氟烷≥地氟烷＞七氟烷。吸入麻醉药还对两个生理机制有影响：脑血管自动调节机制和 CO_2 - CBF 偶联机制。随着吸入麻醉药浓度的增加，脑血管正常的自动调节机制逐渐消失，CBF 变成血压依赖性。血压升高时，CBF 增加，脑血管扩张。相反，血压下降时，通过降低脑血管阻力维持脑血流的机制不再起效。吸入麻醉药对 CO_2 - CBF 相关性也有影响，使关系曲线左移。即使用麻醉药物时，低二氧化碳血症仍可降低脑血流，进而对抗药物的血管扩张作用。但若 CO_2 升高时，CBF 的增加比不用吸入麻醉药更快。

1. 氧化亚氮(N_2O)　与卤族全麻药降低 CMR 不同，N_2O 可增加 CMR，增加 CBF。N_2O 引起 ICP 增高已在人类和动物反复证明。预先给予硫喷妥钠、地西泮、吗啡或过度通气能减弱 ICP 的增高。尽管在一些动物研究中低碳酸血症并不能预防 CBF 和 ICP 的增加，但是吸入 N_2O 时宜过度通气和(或)使用脑血管收缩的药物，特别是在颅内顺应性降低的患者麻醉诱导时。当颅内存在空气时，N_2O 也可使 ICP 增高。空气中的主要成分为氮气(78%)，氮气在血中溶解度很小，血/气分配系数仅为 0.013，甚难弥散；N_2O 在血中溶解度虽小，但比氮气高得多，血/气分配系数约为氮气的 35 倍，因此 N_2O 弥散入颅内的速度远快于氮气弥散出的速度，造成 ICP 增高。在这种情况下，应避免使用或立即停止使用 N_2O，以免出现致命的颅内高压。颅内积气，常见于气脑造影、颅底骨折和开颅术后颅内气体未被完全排出。因此，神经外科手术患者特别是颅脑外伤患者应慎重使用 N_2O。

2. 氟烷　都呈剂量相关地增加 ICP，ICP 增加与 CBF 增加正相关。但是，0.5 MAC(最小肺泡内浓度)或更低的氟烷对 ICP 影响很小。氟烷所致的 ICP 增加，常出现在血压降低时，造成脑灌注压降低，可增加脑缺血的危险。颅内高压时，用氟烷进行降压，ICP 可因脑灌注压降低致 CBF 减少而有所降低，但如果用血管活性药再使血压提高，ICP 将出现大幅升高。吸入麻醉药中，与恩氟烷和异氟烷比较，氟烷升高 ICP 的作用最明显。再用血管活性药维持血压时脑膨出更严重。过度通气(麻醉药吸入前)或巴比妥药可减轻 ICP 升高，但 ICP 已很高或所有脑血管对 CO_2 失去反应时低碳酸血症无此作用。

3. 恩氟烷　对正常颅压的动物 ICP 增加较少，而对高颅压动物的 ICP 增加显著。恩氟烷和异氟烷麻醉的脑膨出都较明显。恩氟烷增加 ICP，不只是与脑血容量有关，可能部分地因为增加了脑脊液的产生和吸收阻力。对正常 ICP 影响小，而对颅内占位患者 ICP 增加明显，特别在使用高浓度恩氟烷时。

4. 异氟烷　通常用于神经外科麻醉，异氟烷麻醉使 ICP 升高，过度通气或巴比妥药可以预防或部分控制其升高 ICP 的作用。但即使是轻度低碳酸血症，异氟烷也增加颅内占位患者的 ICP，有报道异氟烷吸入浓度增加到 1.5% 时 ICP 才增加。此外，异氟烷虽不减少脑脊液的产生，但可降低脑脊液的吸收阻力。表明异氟烷麻醉升高 ICP 的作用较弱。异氟烷可以降低脑代谢率，与其他挥发性麻醉药相比，扩血管作用较轻。

5. 地氟烷　Muzzi 等报道 1 MAC 地氟烷麻醉的幕上占位患者，尽管已进行过度通气，还是引起脑脊液压升高。另有研究幕上占位患者，先进行过度通气，用 0.5 MAC 的地氟烷和 50%的 N_2O 麻醉，对腰部脑脊液压没有影响。Artru 在狗的研究中发现，地氟烷和异氟烷都增加脑脊液压和矢状窦压，不增加颈静脉压；过度通气地氟烷麻醉 2 h 脑脊液压增加与异氟烷相似；$PaCO_2$ 维持正常地氟烷麻醉 2 h 时脑脊液压增加比异氟烷多；地氟烷麻醉 4 h，脑脊液压增至 30 mmHg，比异氟烷增加至 20 mmHg 更明显。这可能是地氟烷麻醉增加了脑脊液容积，呈逆向脑脊液矢状窦压力梯度。Artru 研究还发现地氟烷和异氟烷降低正常脑脊液压时的颅内顺应性，因而增加 ICP。

6. 七氟烷　与异氟烷的作用相似，使 CBF 和 ICP 轻到中度的增加。1 MAC 的七氟烷时 CBF 增加 35%，而吸入 1 MAC 的氟烷时 CBF 增加 63%。临床研究也显示，七氟烷对脑血管扩张作用比异氟烷弱，对脑代谢的影响则与异氟烷相似。对脑血管自动调节和 CO_2 - CBF 偶联机制的影响相对较小。七氟烷可以降低脑代谢，改善脑氧合，清除自由基，具有较好的脑保护性能，目前七氟烷潜在的脑、神经保护作用备受关注。加之七氟烷的血/气分配系数低，使得在较长时间手术后，患者仍能迅速苏醒，便于神经功能的及时评估。因此七氟烷较异氟烷更适合神经外科麻醉。上海复旦大学附属华山医院对七氟烷在神经外科麻醉的应用积累了丰富的经验。60 名择期行开颅大脑半球胶质瘤切除术的患者，年龄 18～60 岁，ASA 1～2 级，简单随机法分组：异氟烷组 30 例，包括 0.5 MAC 组（$n=10$），1.0 MAC组（$n=10$），1.5 MAC 组（$n=10$）；七氟烷组 30 例，也分为 0.5 MAC 组（$n=10$），1.0 MAC 组（$n=10$），1.5 MAC 组（$n=10$）。分别测定脑脊液压力（CSFP）、颈内静脉球部血乳酸含量（Ljv）、颈内静脉-动脉血乳酸含量差（AVDL）、乳酸生成率（CLP）、动静脉氧含量差（$Da-jvO_2$），七氟烷组与异氟烷组比较均有显著差异，提示七氟烷麻醉可降低脑氧代谢和改善脑氧代谢。

7. 氙气　是一种惰性气体，有学者认为是一种最接近理想的吸入麻醉药。有几项研究发现，吸入 30%～35%的氙能够增加 CBF，类似吸入高浓度 N_2O 的作用。但另有研究则得到相反的结果，给清醒的猴吸入 33%的氙却降低了 CBF。Schmidt 等做了一项动物实验，发现对于 ICP 已升高以及颅内顺应性降低的猪，吸入 75%氙，并没有进一步增加 CBF 和 ICP。

二、静脉麻醉药对 ICP 的影响

一般地说，静脉麻醉药使脑血流和脑代谢率降低。但是，绝大多数静脉麻醉药引起的 CBF 降低似乎是麻醉对脑代谢抑制的结果。静脉麻醉药中氯胺酮可能是唯一的引起 CBF 和脑代谢增加的药物。

1. 巴比妥类　能够降低 CMR 和 CBF，可以有效降低已经升高的 ICP。因此可治疗脑外伤患者的 ICP 升高，也用于颅内顺应性降低的患者麻醉诱导。巴比妥类药减弱由其他麻醉药如 N_2O 和氯胺酮引起的脑血管扩张。但是 ICP 增高的患者使用大剂量的硫喷妥钠时应谨慎，因其可以引起血压明显下降，降低脑灌注压；此外还有蓄积作用，使患者苏醒延长。

2. 依托咪酯　可以有效地降低 ICP 而不降低脑灌注压。严重脑外伤患者，依托咪酯对存在皮质电活动的患者降低 ICP，而对皮质电活动已被最大抑制的患者无效。这表明，在人类，依托咪酯降低 ICP 可能是因其抑制了脑代谢，从而降低 CBF。也有研究认为其在降低脑代谢之前就有直接的脑血管收缩作用。与硫喷妥钠等相比，依托咪酯最大的优点就是降低 ICP 的同时不引起平均动脉压的降低。

3. 丙泊酚　可以降低 CBF、CMR 和 ICP。由于降低全身血管阻力和心排血量，丙泊酚可引起血压下降，应警惕其对 CPP 的影响。对于 ICP 正常的患者，丙泊酚可使 CPP 轻度下降（10%）而减低 ICP（35%），对于 ICP 升高的患者，则可显著降低 CPP 进而降低 ICP（30%～50%）。这对机体可能并非有益。但是，发现丙泊酚麻醉诱导时腰部脑脊液压降低 32%，同时平均动脉压也降低，CPP 仍在 70 mmHg 以上。动物实验发现丙泊酚和过度通气对降低颅内高压有相互增强的作用。丙泊酚持续输注下，脑血管对 CO_2 的反应及其自主调节功能不受影响。

4. 氯胺酮　对于水肿或占位病变引起 ICP 升高的患者，氯胺酮的作用与其他静脉麻醉药相反，可增加 CMR、CBF 和 ICP。氯胺酮增加 ICP 的作用可被过度通气、硫喷妥钠或苯二氮䓬类药等阻断或减弱。但也有研究结果发现没有此作用。因此，氯胺酮不宜用于神经外科患者麻醉，特别是 ICP 升高或颅内顺应性降低的患者。

5. 苯二氮䓬类　也能降低 CMR 和 CBF，呈剂量相关性。但其作用不像巴比妥类药物那样肯定。0.25 mg/kg的地西泮不影响 ICP。咪达唑仑对升高的 ICP 降低而对正常 ICP 无影响。应该注意的是，苯二氮䓬类受体竞争性拮抗药氟马西尼在拮抗咪达唑仑的镇静作用时，也拮抗其对 CBF 和 ICP 的作用，因此在颅内顺应性降低的患者应慎重使用。

6. 氟哌利多　如果控制呼吸时避免 $PaCO_2$ 升高，

氟哌利多单独或与芬太尼联合使用都不增加 ICP。

7. 羟丁酸钠　Plangger 在实验性脑水肿的鼠，用 400 mg/kg 的羟丁酸钠，显著降低 ICP，而增加平均动脉压和 CPP。ICP 的降低可能与其降低 CMR 和葡萄糖利用率和减少 CBF 有关。Stolkarts 在 30 例颅内肿瘤患者用羟丁酸钠作麻醉诱导，ICP 降低 34.5%，同时脑灌注压增加。因此，羟丁酸钠适合用于神经外科手术患者，特别是 ICP 升高或颅内顺应性降低的休克外伤患者。

8. 右美托咪定　是高度选择性的 α_2 受体激动剂，目前在功能神经外科麻醉中很受重视。右美托咪定对 ICP 和 CBF 的影响目前所知不多。有报道其对脑和脊髓动脉有收缩作用，有的则报道是舒张作用。这些相反的结论可能与动物种属、药物剂量以及实验环境等不同有关。但在健康志愿者的人体试验中发现，右美托咪定确实可降低 CBF。Prielipp 等通过 PET 脑血流灌注显像发现，仅静脉输注 0.2 mg/(kg·h) 剂量的右美托咪定 30 min，CBF 即降低 30% 左右。Drummond 等在健康志愿者身上发现，右美托咪定同时降低 CMR 和 CBF。

三、麻醉性镇痛药对 ICP 的影响

麻醉性镇痛药对 CBF 和 ICP 的影响报道不一，这种差异似与所用的背景麻醉药有关。当背景麻醉药扩张脑血管时，镇痛药都收缩脑血管；当背景麻醉药收缩脑血管或不给麻醉药时，镇痛药对 CBF 没有影响甚至可增加 CBF。

1. 吗啡　Lauer 等给脑外伤的患者吗啡静滴 4 h，ICP 没有增加。

2. 芬太尼　对正常 ICP 的患者，芬太尼镇痛麻醉不升高或轻度降低 ICP。对 ICP 升高的患者，芬太尼单独或与氟哌利多联合应用不引起 ICP 显著改变。对严重脑外伤患者用芬太尼静滴 4 h，没有发现 ICP 增加。对幕上占位行择期开颅术的患者研究，在头架钉插入前静注芬太尼 4.5 μg/kg，血流动力学变化由去氧肾上腺素和(或)阿托品纠正，脑脊液压保持不变。但是，有人报道尽管进行了过度通气，芬太尼(和舒芬太尼)增加脑外伤患者的 ICP。

3. 舒芬太尼　幕上肿瘤行择期手术，舒芬太尼引起脑脊液压显著增加而脑灌注压降低。研究证明舒芬太尼使严重脑外伤患者 ICP 增加，其机制不清。但是，另有报道舒芬太尼、N_2O 和异氟烷联合用于开颅手术脑松弛更好，这意味着舒芬太尼可能有脑血管收缩活性。舒芬太尼静滴 4 h，ICP 没有增加，0.8 μg/kg 的舒芬太尼静注脑脊液压保持不变。

4. 阿芬太尼　有人证明对幕上肿瘤患者，阿芬太尼增加腰部脑脊液压，降低平均动脉压和脑灌注压。而对一组幕上开颅患者研究后发现，在异氟烷和 N_2O 麻醉下，$PaCO_2$ 维持在 30 mmHg 以下，10 μg/kg 和 20 μg/kg阿芬太尼静注没有显著升高 ICP，平均动脉压呈剂量依赖的降低。对儿科脑积水患者，背景麻醉为异氟烷和 N_2O，阿芬太尼不增加 ICP。

5. 瑞芬太尼　用 1% 的异氟烷和 50% N_2O 麻醉狗，测量的 ICP 作为基础值，然后输入 0.5 和 1.0 μg/(kg·min) 的瑞芬太尼各 30 min，结果 ICP 和血压都显著降低，但停药 30 min 又都升高到基础值以上。在幕上手术中用异氟烷和 N_2O 麻醉，$PaCO_2$ < 30 mmHg，瑞芬太尼 0.5 μg/kg 和 1.0 μg/kg 静注，ICP 没有显著升高而平均动脉压剂量依赖地降低。

总之，如果保持 $PaCO_2$(和 PaO_2)在正常范围内并且预防肌肉僵直，镇痛药对 ICP 的影响很小甚至微不足道。

四、骨骼肌松弛药对 ICP 的影响

(一) 去极化肌松药　目前临床还在使用的去极化肌松药只有琥珀胆碱。大量的动物研究已经证明，琥珀胆碱升高 ICP。Lanier 等发现，1 MAC 氟烷麻醉的狗琥珀胆碱引起的 ICP 增加，是与肌纤维成束收缩、EEG 唤醒和 CBF 增加相伴发的。后来的研究证明，肌梭传入活动增加与 CBF 的增加平行。颈部肌肉成束收缩，造成颈静脉血郁积，可能也是促进 ICP 增加的一个因素。用小剂量的泮库溴铵预处理并不阻断肌肉的传入活动或 CBF 反应。ICP 的增加也不被硫喷妥钠预处理所阻断。临床研究表明，不管颅内有无占位，琥珀胆碱都使人的 ICP 显著增加。但是在对机械通气的脑外伤患者的观察研究中，并未发现琥珀胆碱引起患者 ICP、CPP 以及脑皮质电活动的异常。一般认为预先给予利多卡因、非去极化肌松药，或者深麻醉，可预防或减弱琥珀胆碱增加 ICP 的作用。在急诊以及需要快速控制气道情况下，可考虑使用。

(二) 非去极化肌松药　关于非去极化肌松药的研究，结果均认为对 CBF 和 ICP 无明显的不良影响。只发现当给予大量的右旋筒箭毒碱后，患者的脑容量和 ICP 会增加，这可能与其组胺释放作用有关。一般对于神经外科手术的患者，在麻醉诱导和维持期应使用非去极化肌松药，但应避免使用组胺释放的药物，如右旋筒箭毒碱、甲筒箭毒碱、阿曲库铵和美库氯铵等，若使用则需少量分次给药。顺式阿曲库铵在应用剂量范围内几无组胺释放作用，可以安全用于神经外科麻醉。

甾体类肌松药，如维库溴铵、罗库溴铵、泮库溴铵和哌库溴铵等，对 CBF 和 ICP 等无直接影响。但泮库溴铵因由解迷走作用，引起心率、血压的上升，可能对自主神经调节不良患者的 ICP 有一定影响。较大剂量的罗库溴铵(0.9 mg/kg)也有轻度解迷走作用，增快心率，但对 ICP 一般无明显影响。

五、利多卡因对 ICP 的影响

利多卡因对中枢神经系统的作用取决于其血药浓度，低浓度起镇静作用，高浓度引起抽搐。动物实验研究静注利多卡因低剂量 1.0 μg/(kg · min)，0.5 mg/kg后；中剂量 3.0 μg/(kg · min)，1.5 mg/kg 后；高剂量 9.0 μg/(kg · min)，4.5 mg/kg 后对脑脊液产生率和吸收阻力的影响，结果利多卡因引起脑脊液产生率呈剂量、时间依赖的降低，而对吸收阻力没有显著改变。

静脉内 1.5 mg/kg 的利多卡因有效地预防气管插管和开颅术切皮引起的 ICP 升高，也预防气管内吸痰诱发的 ICP 升高。在因上头架或切皮而引起 ICP 增高的患者，分别静注利多卡因(1.5 mg/kg)和硫喷妥钠(3 mg/kg)，结果利多卡因组的 ICP 从 30 mmHg降到 15 mmHg，平均动脉压无影响；硫喷妥钠组的 ICP 由30 mmHg降到 18 mmHg，同时平均动脉压也降低。

第三节 血管活性药对 ICP 的影响

一、硝普钠

硝普钠是一种强有力的、直接作用的脑血管扩张药，扩张动脉和静脉的效力大致相同，能引起脑血容量和 ICP 增加。大多数文献已经证明，硝普钠增加动物和人的 ICP。给狗输入 5 μg/(kg · min)的硝普钠，脑血管阻力降低，脑脊液压在输入 20 min 增加到基础值的 146%，CBF 保持不变，停药后 5 min 脑脊液压降到基础水平。ICP 的增加归因于容量血管的扩张，导致脑血容量增加。有 ICP 升高危险的患者，过度通气、利尿药和巴比妥类药治疗可以有助于预防不可接受的 ICP 增加。

二、硝酸甘油

硝酸甘油对静脉容量血管有显著扩张作用，远强于扩张动脉。在动物和人类，硝酸甘油都增加 ICP。ICP 的增加可能因为容量血管扩张而致脑血容量增加。给狗输入 5 μg/(kg · min)硝酸甘油，脑脊液压在 5 min 增加到基础值的 168%，CBF 没有显著改变，停药后脑脊液压迅速降到基础水平。硝酸甘油和硝普钠均降低颅内顺应性，应限制其在脑膜切开前使用，即使硬膜开放后，两种硝酸盐也都增加 CBF，有加剧脑肿胀的危险。因为硝酸甘油诱发 ICP 升高的作用比硝普钠强，对青壮年患者的降压作用又不太可靠，不宜用于神经外科患者作控制性降压。

三、磷腺苷和腺苷

腺苷三磷酸(ATP)和腺苷都是强有力的血管扩张药，ATP 降血压实际上是其降解产物腺苷的作用。有报道颅内顺应性降低，ICP 增加，有学者认为颅内占位患者在硬膜切开前不宜用 ATP 降压。临床上没有相关报道。

四、作用于肾上腺素受体的药物

酚妥拉明升高 ICP 而降低 CPP 和 CBF；去氧肾上腺素(对 α_1受体的激动作用远大于 α_2)、肾上腺素(α/β 受体激动药)和去甲肾上腺素(α/β 受体激动药)都增加 CPP、CBF 和 ICP；异丙肾上腺素(β 受体激动药)降低 CPP 和 CBF 而对 ICP 没有影响。这些结果是因药物的作用超过了脑血管自动调节的上下限所致。

普萘洛尔降低鼠的 CPP、CBF 和 ICP。拉贝洛尔的β 受体阻滞作用大于 α 受体阻滞作用，在狗用戊巴比妥和芬太尼麻醉，拉贝洛尔剂量达到使平均动脉压降低约 45%，CBF 也没有显著变化。在神经安定镇痛麻醉中，给有或没有颅内高压的狗注入拉贝洛尔，尽管平均动脉压降低 27%～38%，ICP 没有显著改变，这提示拉贝洛尔不改变颅内顺应性和回缩性。动静脉畸形和动脉瘤的术后患者，给予拉贝洛尔可改善 CPP，降低 ICP。艾司洛尔对 CBF 和 ICP 没有显著影响。由于拉贝洛尔和艾司洛尔不扩张脑血管，不加快心率，不引起低血压反跳，无毒性代谢产物，因此适合用来控制神经外科患者的血压。

五、钙通道阻滞药

钙通道阻滞药阻滞钙内流，使血管平滑肌舒张。对动脉舒张明显，对静脉作用较弱。这类药物可以升高 ICP。因对缺血、缺氧动物模型的脑组织有保护作用和防治颅脑术后动脉痉挛，钙通道阻滞药适用于开颅术的控制性降压。对没有颅内病变的患者进行研究，发现 0.01 mg/kg、0.02 mg/kg 和 0.03 mg/kg 的尼卡地平显著地增加腰部脑脊液压，分别由 8 mmHg 增加到 16 mmHg、12 mmHg 和 13 mmHg，尼卡地平注射后脑脊液压在 1～2 min 内增加到最大值，然后逐渐回到对照水平。在戊巴比妥钠麻醉的狗，比较 CD－832(一种新的钙通道阻滞药)、硝苯地平和地尔硫䓬对 ICP 的影响，结果除 CD－832 外都显著增加 ICP、椎动脉和颈总动脉血流量。Gueugniaud 对 39 例心搏骤停后复苏成功的患者,一组患者持续输入尼莫地平 5 d,另一组不给任何钙通道阻滞药,结果尼莫地平组的最高和平均 ICP 都低于对照组。这可能与尼莫地平改善患者脑缺血,降低脑水肿程度有关,而非尼莫地平本身的作用。在幕上占位的高血压患者缓慢静注维拉帕米 5 mg,4 min内 ICP 由 18 mmHg 增加到 27 mmHg,脑灌注压降低 33%,但过度通气和利多卡因(1.5 mg/kg)能快速抑制 ICP 的升高。钙通道阻滞药能明显降低脑血管对 CO_2 的反应性。

第四节　围术期颅内高压的处理

颅内高压的处理,除治疗引起 ICP 增高的原发病外,控制 ICP 和维持正常的脑血流与代谢、预防脑缺血是治疗的目的。麻醉医师在处理围术期颅内高压上承担着重要作用,但需认识麻醉能发挥的作用是有限的,还需要和外科医师一起采取综合措施来控制颅高压。

颅腔内有四种内容物:细胞、体液、CSF 和血液。ICP 的调控主要就是围绕着这四种成分进行的,并应具体分析原因。① 细胞部分:主要由外科医师负责,如肿瘤切除、血肿清除等。麻醉医师也应注意帮助鉴别分析原因。临床上有时在肿瘤手术中或血肿清除后,颅压仍然很高,且有组织疝出,在排除麻醉等因素后,要高度怀疑颅内血肿或对侧血肿发生。② CSF 部分:减少 CSF 的主要方法还是靠引流。有些前中颅底肿瘤手术,由于暴露困难,手术开始前需先行腰穿并留置引流。③ 体液部分:主要靠类固醇激素和利尿剂。④ 血液部分:麻醉医师最为关注也是能够调控的内容。必须保证静脉回流良好;并通过药物、技术等调控血压影响 CBF。

一、颅内高压的一般治疗原则

对急性 ICP 增高的患者必须尽快处理可能危及生命的紧急情况,慢性 ICP 增高主要是针对原发病进行必要的检查和诊断。目前需要积极处理的 ICP 水平还存在争议,但是多主张 ICP 持续升高在 15～25 mmHg 水平时应进行治疗。

(一) 直接降低 ICP

1. 减少脑脊液　主要用于各种原因的脑积水。脑积水的永久性治疗方法为除去致病原因或脑脊液分流术。对紧急或脑疝患者,可作脑室外引流。对脑脊液分泌过多,可行腰椎穿刺放液治疗。对阻塞性脑积水、脑挫伤性水肿等不可施行腰穿放液,以免因椎管内压力下降而引起枕骨大孔疝。

2. 减少脑体积　用于脑水肿。主要用高渗性利尿剂和肾上腺皮质激素等。

3. 减少颅内血容量　主要以人工过度通气使脑血管收缩来减少血容量。对脑外伤后脑血容量增加所致的急性脑肿胀效果最好。

4. 脑减压　对颅内血肿和肿瘤等占位病变,最根本有效的降颅压方法是手术清除血肿或切除肿瘤。内和(或)外减压术常被用于不能完全切除的肿瘤或术终有重度脑肿胀者。

(二) 原发病变的治疗　任何颅内高压的患者,必须及早确定有无颅内占位病变,不能盲目地施行降压措施,特别是急性外伤性颅内血肿,如未准备手术而使用高渗性脱水剂可使血肿迅速扩大,ICP 急剧增高,造成致死的后果。此外,应尽可能在 ICP 监测下降颅压,避免降颅压药物的滥用。

二、药物性降颅压

(一) 渗透性脱水药　高渗性溶液(50%葡萄糖、40%果糖)溶液和尿素溶液因不良反应多,已不再用。这些高渗性溶液由静脉输入后,使 ICP 降低,但可进入脑细胞,当药物被代谢或被排出体外而血液渗透压降低后,脑组织的渗透压较血清为高(渗透压逆转),血液中的水分被吸入脑内(脑细胞内和细胞外间隙),使脑容积增加,ICP 再度升高超过用药前水平,形成压力反跳现象。

当前效力最好、不良反应最少、应用最广的高渗性降颅压药物首推甘露醇,其次为甘油。山梨醇的作用与甘露醇类似,临床上已为甘露醇代替。近来有人试把高渗盐水和羟乙基淀粉用于治疗顽固性的颅内高压。

1. 甘露醇　甘露醇为缩小脑容积和降低 ICP 的强力脱水利尿剂,降颅压作用迅速,效果明显而持久,是目前应用最广的降颅压的高渗性脱水剂。

(1) 作用机制　静脉内输入高渗性(20%)甘露醇溶液后,迅速使血清渗透压增高,在血液和脑实质(脑细胞和细胞外间隙)的液体之间造成渗透压差,将脑组织中的水分吸入血液中,并通过利尿作用排出体外,从而缩小脑的容积和降低 ICP。甘露醇在体内基本不被代谢而由肾脏排出,其渗透力全部用于组织脱水。甘露醇不进入细胞,无渗透压差逆转,基本不引起压力反跳。一般认为,高渗性脱水剂降颅压吸取的是血脑屏障(blood brain barrier, BBB)完整的正常脑组织中的水分，因此甘露醇只对正常的脑或细胞中毒性脑水肿(BBB完整)有脱水降压的效果，而对血管源性脑水肿(BBB损害)无效。

(2) 甘露醇降颅压的速度、程度和持续时间 一般在甘露醇输入后10～15 min ICP开始下降，30～45 min达到高峰。中等剂量(1.5～2 g/kg)的甘露醇可使ICP降低50%～90%，约持续1 h，然后逐渐回升，在用药后4～6 h回升到用药前的高度，其后约10%的患者出现轻度压力反跳。在重度ICP增高的患者达不到上述降颅压效果，甚至没有降压作用。

一般用药后比用药前降颅压程度>10%为药物有效，<10%为无效。甘露醇降颅压程度和维持时间不完全取决于用药剂量和方法，ICP越高，效果越差甚至无效，连续用药4～5次后，降颅压作用也逐渐减退。限制静脉输入量可延长甘露醇降颅压持续时间，并能减少其用量和避免压力反跳。

(3) 剂量和用法 一次量0.5～3 g/kg，常用剂量为1～2 g/kg。以20%的溶液静脉内滴注，15～45 min内输完；用量大者延长滴注时间至60～90 min。可6～8 h重复一次，>48 h应减少每日给药次数。对重度ICP增高，甘露醇并非都有效，两次给药无明显效果即不宜再用而改用或加用其他降颅压方法。

小剂量(<1 g/kg)甘露醇也有效，但降压效果报道不一；大剂量(>2 g/kg)甘露醇有增加渗透压过度失衡的危险，宜少用。1～2 g/kg的效果是肯定而明显的。对ICP在25～50 mmHg，持续静脉滴入20%甘露醇也效果良好，其优点是降颅压平稳可靠，避免血清渗透压的剧烈变化；ICP>50 mmHg无效，持续滴入2 h无降压效果应停止用药。

比较甘露醇和甘油的降压效果后提出，甘露醇最适合ICP突然增高的单次冲击治疗，而甘油最适合ICP增高的基础治疗。甘露醇利尿后应适当限制液体补充，例如根据患者的年龄和体重，可在第一次输入甘露醇后补充2 h的基础需要量，其后每小时补充与前1 h的尿量等量的液体，可增强降颅压作用。用药期间婴儿每8 h，年长儿童和成人每12 h检查血清电解质和渗透压。

(4) ICP监测 高渗性药物降颅压最好在持续ICP监测和血清渗透压检查指导下施行，以防药物滥用和渗透压过高。一些临床症状很重的脑外伤患者可能并没有ICP增高，反复应用甘露醇不但无益反而增加血清渗透压。血清渗透压>340 mOsm/L将危及生命，血清渗透压>375 mOsm/L时即超过血脑屏障对甘露醇的阈限，甘露醇进入脑脊液和脑细胞内并将水带入而使ICP增高，因此反复滥用甘露醇有潜在的重大危险，还可导致急性肾功衰竭。

ICP监测可降低脱水剂的用量，避免电解质紊乱。ICP监测还有协助诊断、判断病情、评估治疗效果、指导治疗以及判断预后的作用。

在脑外伤患者ICP监测过程中，压力突然持续明显增高，常提示颅内血肿发生；ICP升至16～24 mmHg即应进行有效的降颅压，其效果明显优于ICP升至20～25 mmHg才进行降颅压的患者。因此，在排除颅内病变后ICP>15 mmHg并持续10 min以上，即可给予甘露醇、呋塞米或利多卡因。

(5) 适应证 ① 颅脑损伤：在颅压监测下，凡持续昏迷、CT扫描有重度脑水肿及脑室压缩或中线移位、病情危重的颅内血肿及；术中清除血肿后仍有ICP增高，均需用甘露醇。② 颅内肿瘤：对有脑疝的肿瘤患者，术前应用甘露醇制止脑疝发展，为紧急诊断和手术争取时间；术中应用甘露醇使脑容积缩小，松弛硬脑膜，避免切开硬膜时脑组织膨出和破裂，利于手术区显露和操作，避免或减少脑损伤；术后特别是手术时间长，脑组织受压严重，脑水肿和ICP增高明显可继续以甘露醇治疗。③ 无ICP增高的患者施行开颅术：甘露醇使脑组织缩小而易于显露，减少脑组织的手术创伤。④ 脑脓肿：在急性化脓阶段应用甘露醇控制ICP以待包膜形成，术中术后也可按需要应用。⑤ 非占位病变所致的ICP增高，如良性ICP增高、中毒性脑病、脑炎、子痫、铅中毒、窒息或心搏骤停后脑缺氧、脑血管病及伴脑水肿的急性病变。

(6) 禁忌证 ① 颅脑外伤未排除颅内血肿的存在。② 颅内活动性出血只能在手术中使用。③ 慢性硬膜下血肿未确诊时，除术前ICP很高危及生命可用甘露醇为紧急诊断和手术争取时间外，术中术后禁用以妨碍脑的膨胀。④ 较重的肾功能障碍、重度肝脏病和心力衰竭。

(7) 不良反应 甘露醇的不良反应很少也不严重。输入较快时清醒患者可出现暂时性头痛、视力模糊、眩晕及寒战感，注射处偶有微痛。多数患者有暂时血压增高和血容量增加，除较重的心脏病外不致引起循环负担过重。重度ICP增高而有脑血管自动调节障碍，血压增高可增加脑血流量，将增高而非降低ICP。甘露醇大量多次应用可引起急性肾功衰竭，极个别患者用甘露醇后可出现一过性血尿。

2. 甘油 甘油为水溶性三价酒精。降压机制主要是使血清渗透压增高，在血液与脑脊液和脑组织之间形成渗透压差，使脑和脑脊液的水分进入血液并由肾脏排出，从而起到缩小脑容积和降低ICP的作用。甘油降颅压一般多用口服，常用剂量为每次0.5～1 g/kg，每日可达5 g/kg。首次剂量可用1.5 g/kg，以后每4 h用0.5～0.7 g/kg，以生理盐水配成50%甘油溶液，口服或经胃管注入。静脉给药以10%葡萄糖溶液或林格溶液制成10%甘油溶液，每次用量0.5～0.7 g/kg，30～45 min内输入，其后可用0.5～0.7 g/kg，每6～12 h一次。与甘露醇比较，甘油降颅压的主要优点是口服给药简便,可长期服用,无或很少有 ICP 反跳,血压不或轻微升高,脑血流增加缓慢而轻微,多次应用时血液电解质损失不明显,能补充热量。最大的缺点为静脉给药后可发生血尿(浓度<10%基本无血尿发生)。另外颅压降低程度较小,口服有恶心呕吐,静脉输入偶发静脉炎。20%的甘油果糖可用于糖尿病患者,由于制剂中有果糖,减少了甘油的溶血不良反应。

3. 高渗盐水(HS) HS 用于降低 ICP 已有较久的历史,后来因发现其作用并不持久,且有 ICP 反跳作用,渐渐淡出视野。由于甘露醇一些不良反应也逐渐显现。因而近年来 HS 重又引起临床的重视。研究发现,HS 有良好的降颅压作用,对于高颅压危象和甘露醇无效的颅高压患者效果良好。HS 通过多种机制降低 ICP。同甘露醇一样,HS 的一个主要作用机制也是渗透性脱水作用,减轻脑组织水肿,同时使组织间液的水分进入血管内,改善脑灌注,而且 HS 更不易通过完整的血脑屏障。HS 可以提高并维持平均动脉压,升高血压的同时可提高 CPP,降低 ICP,使受损脑组织获得更好的灌注,减轻继发性损伤。HS 还可调节血管痉挛、改变脑组织的神经化学及免疫活性等。

Vialet 等研究包括 20 例颅脑损伤患者,均接受了复苏、过度通气及监测 ICP 等处理,然后随机分为接受 20%甘露醇或 7.5% HS 治疗,结果发现甘露醇组 ICP 增高的次数更多,需要更多的干预,而 HS 组发生顽固性高颅压的次数较少,但两组预后无差别。Cooper 等作了一项大型的临床研究,用 7.5% HS 作脑外伤患者的院前急救,同安慰剂组比较,并未发现 HS 可以改善患者预后。在新的颅脑外伤治疗指南中,HS 也没有作为重型颅脑损伤中推荐的一级治疗措施,甘露醇的地位仍然难以撼动。

HS 的不良反应可能有静脉炎、充血性心力衰竭、低钾血症、代谢性酸中毒,血清钠和渗透压的迅速变化产生昏迷、抽搐、中枢性脑桥脱髓鞘、ICP 反跳等不良反应。大量 HS 输入可损害内皮细胞和血小板的功能。

(二) 利尿药 因其利尿脱水作用,使血液渗透压增高,与脑组织间形成渗透压差,脑组织脱水而缩小脑容积和降低 ICP。其优点在于不必同时输入大量液体,缺点是降压效果差,易引起电解质紊乱。

1. 呋塞米 呋塞米的剂量为每次 20 mg,肌内或静脉注射,每日 2～3 次,但不宜多日反复应用。静脉注射后 30 min ICP 开始明显下降,可持续 5～7 h 以上。肌内注射后 6 h ICP 开始下降,可持续 10 h。此药平均可使 ICP 降低 41.7%。不良反应是血压下降 10 mmHg 左右,血清钾暂时轻度降低。

2. 乙酰唑胺 为碳酸酐酶抑制剂,既有抑制碳酸盐经肾小球再吸收而引起利尿的作用,又有减少脑脊液产生的作用。口服常用于各种原因的脑积水。降颅压效果较弱,不能达到紧急降颅压目的。

高渗性脱水药与利尿药适当联合应用,可提高降颅压效果,减少不良反应。例如甘露醇与利尿药合并应用可延长降压时间,减少压力反跳发生。如先用呋塞米,后用甘露醇,不减轻或消除甘露醇快速静滴后血容量和 ICP 的一过性升高。

(三) 类固醇激素 动物和临床研究表明对预防和治疗脑水肿都有明显的效果,虽有不同意见,但已广泛用于临床。对于成人的颅脑外伤,在 2006 年的颅脑外伤治疗指南中已经明确指出糖皮质激素不能改善预后,也不能降低 ICP。

(1) 降颅压的作用机制 加强和调整血脑屏障功能,降低毛细血管通透性。脑的细胞外间隙只占脑容积的 3%～5%,脑容积的增加主要是细胞内水肿所致,类固醇影响脑细胞的电解质代谢,可使脑细胞从血液中摄取钠的过程减慢,细胞内钠减少,从而减轻脑水肿;类固醇还有明显的抗炎作用,使脑毛细血管对蛋白质等的通透性降低,防止或减轻间质性脑水肿的发生;其还有减少脑脊液产生的作用。

(2) 剂量和用法 类固醇中以地塞米松抗炎作用最强而钠、水潴留的不良反应最弱,为治疗脑水肿的首选药,其次为泼尼松龙和甲泼尼龙,前者较后者作用强 5 倍。地塞米松常用剂量为,口服 2～4 mg,每日 3～4 次;肌内或静脉注射 5～10 mg,每日 2～3 次;在重症或紧急情况下,先静注 10 mg,其后每 6 h 静脉或肌内注射 5～10 mg,泼尼松龙,口服 5～20 mg,每日 3 次;静注 40～80 mg,每日 3 次。

类固醇的降颅压作用在 8～48 h 开始显效,无立刻降压作用,其预防脑水肿较消除脑水肿的作用强,因此凡有适应证应及早用药。如要预防术后可能发生的脑水肿,应于术前 1～2 d 用药。长时间用类固醇者应在较长时间(1～2 周以上)逐渐减量而后停药,突然停药可使 ICP 急性增高和症状迅速恶化。

(3) 适应证 ① 脑肿瘤伴有明显的瘤周水肿。② 无ICP 增高的患者为预防术后脑水肿。③ 垂体瘤和鞍区肿瘤常有垂体和肾上腺功能障碍,类固醇可预防术后脑水肿和减少下丘脑的损伤反应。

(4) 不良反应和并发症 ① 长期用药可使体重增加和血压升高,重度高血压禁忌长期用药。② 可出现轻度低钠血症,钾的排出也常增多。③ 长期用药可因钠、水潴留于细胞外间隙出现肢体水肿。④ 溃疡病患者可使溃疡活动或出血、穿孔,宜口服西咪替丁、氢氧化铝凝胶和抗胆碱药预防。⑤ 长期服用可抑制促肾上腺皮质激素的产生,使肾上腺皮质萎缩和功能减退。

(四) 促肾上腺皮质激素(ACTH) ACTH 促使肾上腺皮质分泌大量皮质醇而起到与类固醇相同的作用,但不会导致继发性肾上腺皮质萎缩和停药后发生急性 ICP 增高。参与神经细胞的蛋白质合成和能量产生，保护脑细胞免受缺氧的损害，促进受损害脑细胞的恢复，还有抗水肿、抗炎、保护和恢复脑细胞功能。静脉滴注每次 25～50 mg，加入 5%葡萄糖 500 ml 内，8 h 滴完，每日 1 次；肌内注射 25 mg，每日 2 次。主要不良反应和并发症有：ACTH 有储钠排钾作用，可致上消化道出血，静脉注射 ACTH 时应避免同时输血或血浆，以免被血中多肽酶破坏而失效。

(五) 巴比妥类昏迷疗法 用于降颅压的巴比妥类药物为硫喷妥钠和戊巴比妥，所用剂量为达到全身麻醉作用的较大剂量。

(1) 作用机制 ① 降低脑的代谢，减少脑对氧和能量的需要，从而减少脑血流量。② 供氧障碍时保护脑细胞，稳定溶酶体膜、干扰游离脂肪酸释放、减少缺血脑组织细胞内钙含量和减少缺血时神经介质的释放。③ 抑制水肿形成的速度，减轻脑水肿的作用。④ 可清除脑缺血或损伤时产生的自由基和抑制过氧化时儿茶酚胺的产生。⑤ 抑制癫痫发作，有利于人工过度通气，减轻脑和全身的应激反应。⑥ 增加脑血管阻力，减少脑血流。

(2) 剂量和用法 硫喷妥钠和戊巴比妥用量相同，前者作用时间较短。首剂可用 50～100 mg(大剂量可用 2～5 mg/kg)，加入适量生理盐水或葡萄糖溶液中，20～30 min 静脉滴入。然后以 2 mg/(kg・h)的速率持续滴注。

巴比妥类昏迷疗法不良反应较多，必须在 ICP、血压和血药浓度监测下由经验丰富的医护人员施行。治疗时间一般为 48～72 h，一般都需要同时给予甘露醇、人工过度通气和人工冬眠疗法。

停止巴比妥类昏迷疗法的时间，意见不一，可按如下标准进行：① 颅内容积/压力反应恢复正常：经脑室测压管注入 1 ml 液体，ICP 增高不超过 3 mmHg。② ICP稳定地降至 15 mmHg 以下。

(3) 适应证 凡重度脑外伤患者，经人工过度通气、人工冬眠和甘露醇等积极治疗而 ICP 仍持续增高达 5.3 kPa(40 mmHg)以上并持续 15 min 以上，或脑灌注压<50 mmHg，都适用巴比妥昏迷疗法；ICP 的降低常较迅速而明显。

回顾性研究了一组其他方法不能控制的颅内高压患者，巴比妥类昏迷疗法使 67%的患者 ICP 得到控制，巴比妥治疗 ICP 的患者存活 71%，而非治疗的患者存活 14%，两者有显著差异。动物比较研究过度通气和过度通气加巴比妥治疗颅内高压的效果，联用巴比妥并不比单用过度通气治疗颅内高压更有效。此疗法不适用于老年患者和已有心脏循环疾病患者，也不能用于预防目的。

(4) 不良反应和并发症 ① 扩张外周血管，抑制心肌收缩，引起血压降低和心动过速，特别是在用量较大或用药时间长(48 h 以上)及心肌复苏后脑缺血的患者。② 肺炎、神经系统感染和抗利尿激素分泌异常综合征。

此外，氨丁三醇(THAM)能通过血脑屏障，改善脑脊液和脑组织酸中毒，恢复缺血再灌注后的脑血管张力，抑制脑肿胀，保持缺血损害区脑血流和降低 ICP。动物实验提示脑血管收缩药如二氢麦角胺和吲哚美辛具有降颅压作用，并在临床上有治疗成功的个例报道。二甲亚砜(DMSO)降颅压效果迅速，下降幅度大，作用时间短。东莨菪碱可解除小动脉痉挛改善微循环，可减轻血脑屏障的通透性，儿科常用于治疗脑水肿获得满意效果。尼莫地平对缺血性脑水肿治疗较有效。

三、生理性降压

(一) 过度通气 在过去 50 多年的时间里，过度通气一直是神经外科麻醉中最重要的一个部分。但是近些年来，人们认识到过度通气的一些潜在危害，如过度通气下的脑血管收缩效应，某些情况下可能导致脑缺血，其降低 CBF 的效应不是持续不变的。在《重症颅脑外伤管理指南》中已提出，重型颅脑损伤的最初 24 h 内，应避免使用过度通气($PaCO_2 \leqslant 35$ mmHg)，如 ICP 正常，避免长期持续过度通气治疗。实际上，目前过度通气在神经外科手术中还是较为广泛使用，因为适度的过度通气确实可以降低 ICP，使“脑松弛”。2008 年 Gelb 等进行了多中心的研究，是关于过度通气能否改善幕上肿瘤手术的条件。275 例成年患者随机分为两组：过度通气后正常通气组和正常通气后过度通气组，结果发现过度通气明显降低 ICP 及脑肿胀的程度。

(1) 作用机制 ① 过度通气使 $PaCO_2$ 降低而使脑血管收缩，减少脑血流量和脑血容量，使 ICP 降低。为达降颅压目的需将 $PaCO_2$ 降至 25～30 mmHg，每降低 1 mmHg，约使脑血流量减少 2%。② 过度通气使正常脑血管收缩而脑梗死区周围血管麻痹不受 $PaCO_2$ 影响，血液由正常脑区“分流”到梗死区(逆行盗血)，改善梗死区供血。

(2) 适应证 过度通气最常用于脑外伤后 ICP 增高，特别适用于治疗脑血管扩张和脑血容量增加。用于开颅手术中松弛脑内组织的一种辅助手段。过度通气引起的低碳酸血症还可缓解脑的乳酸中毒。

(3) 不良反应和注意事项 持续过度通气可使乳酸产生增多而可能加重脑水肿；过度通气以前脑血流已降低者，CO_2 急性减少可使局部缺血加重；机械通气可抑制全身循环及降低心排血量和血压；过于延长的过度通气可破坏血脑屏障。蛛网膜下腔出血(SAH)的患者，不应过度通气，以避免进一步降低 CBF。此外，过度通气只在脑血管对 CO_2 存在完整反应性的情况下才有效。因此，过度通气不能列为神经外科手术麻醉的一项常规。

(二) 高压氧疗法 高压氧可使脑血管收缩，脑血流减少,减少脑血液容积使 ICP 降低。2 个大气压的高压氧可使 PaO_2 增加到 1 000 mmHg,迅速使 ICP 降低 30%。高压氧引起脑血流减少仅为过度通气的 1/3,所以降 ICP 效果较弱。过多或过久高压氧治疗可引起氧中毒,引起支气管痉挛,损害肺泡,脑血流降低可加重脑缺血。

(三) 气管内气体吹入法(TGI) 颅内高压伴成人呼吸窘迫综合征(ARDS)的通气处理比较困难,治疗颅内高压需要降低血中 CO_2 和肺内压力,而治疗 ARDS 需要较高的 CO_2 和使用呼气终末正压(PEEP)。为提高 ARDS 患者氧分压,常使用反比通气(吸呼比>1)和较快的呼吸频率。为降低 ICP 而不增加气压伤,方法是在气管导管内放一细管(内径 1.1 mm)距隆突 2 cm,持续给予 4 L/min 的氧,1 h 内 ICP 就出现持续降低而 $PaCO_2$ 仍在 50 mmHg 以上。过度通气的降低 ICP 作用 6 h 后减弱,而 TGI 能持续降低 ICP 的机制不清。

(四) 低温疗法 低温可降低代谢率,体温每降低 1℃,脑耗氧量较正常降低 5%,同时脑血流量减少,使脑容积减少和 ICP 降低。低温还降低脑细胞的通透性从而减轻脑水肿。用于临床治疗的低温称为临床低温(32~35℃)。

施行临床低温时须先给予冬眠药物,以控制机体对低温的不良反应,然后用物理方法降温。物理降温可使用变温毯和冰袋放置于四肢大动脉处,头部戴冰帽,使体温降至预定温度。低温最适用于严重脑外伤患者,低温可增加未被破坏脑细胞对缺氧的耐受力,伤后 3 h 内开始低温疗法效果最好;此外心肺复苏后,脑缺氧及继发改变成为主要的病理改变,低温具有重要的治疗价值。Shiozaki 在限制液体输入、过度通气和大剂量巴比妥治疗下,给严重脑外伤患者轻度降温(34℃)能显著降低脑血流、动静脉氧含量差和脑氧代谢率,并增加成活率和减少病残率。但是另一项大型临床研究没有发现轻度低温对脑外伤患者有任何益处。

低温治疗中应避免寒战发生,寒战将增加全身耗氧,升高血压和 ICP;复温过程应注意复温休克(rewarming shock)发生,它是复温时血管扩张而导致的血压降低。

(五) 脑室外引流 抢救严重颅内出血、颅内高压、脑疝形成、阻塞性脑积水等严重疾患重要方法,引流管高度宜在 180~200 mm,过低易导致脑室塌陷而出现颅内血肿。

(徐振东　梁伟民)

参考文献

[1] 周良辅. 现代神经外科学[M]. 上海: 复旦大学出版社,2001.

[2] Miller RD, Eriksson LI, Fleisher LA, et al. Miller's Anesthesia [M]. 7th ed. Philadelphia: Churchill Livingstone Inc. 2009,305 - 339.

[3] Morgan GE, Mikhail MS, and Murray MJ, editor. Clinical Anesthesiology [M]. 4th ed. New York: McGraw-Hill, 2006.

[4] Barash PG, Cullen BF, Stoelting RK. Clinical Anesthesia [M]. 5th ed. Philadelphia: Lippincott Williams & Wilkins, 2006.

[5] Longnecker DE, Brown DL, Newman MF, et al. Anesthesiology [M]. 3th ed. New York: Mcgraw-Hill, 2008.

[6] Brain Trauma Foundation: Guidelines for the management of severe traumatic brain injury [J]. 3th ed. J Neurotrauma, 2007, 24 (Suppl) 1: S1 - 106.

[7] Artru AA, Powers K, Doepfner P. CSF, sagittal sinus, and jugular venous pressures during desflurane or isoflurane anesthesia in dogs [J]. J Neurosurg Anesthesiol, 1994, 6: 239 - 248.

[8] Cooper DJ, Myles PS, McDermott FT, et al. Prehospital hypertonic saline resuscitation of patients with hypotension and severe traumatic brain injury: a randomized controlled trial [J]. Jama, 2004, 291: 1350 - 1357.

[9] Dinsmore J. Anaesthesia for elective neurosurgery [J]. Br J Anaesth, 2007, 99: 68 - 74.

[10] Drummond JC, Dao AV, Roth DM, et al. Effect of dexmedetomidine on cerebral blood flow velocity, cerebral metabolic rate, and carbon dioxide response in normal humans [J]. Anesthesiology, 2008, 108: 225 - 232.

[11] Gelb AW, Craen RA, Rao GS, et al. Does hyperventilation improve operating condition during supratentorial craniotomy? A multicenter randomized crossover trial [J]. Anesth Analg, 2008, 106: 585 - 594.

[12] Gueugniaud PY, Gaussorgues P, Garcia-Darennes F, et al. Early effects of nimodipine on intracranial and cerebral perfusion pressures in cerebral anoxia after out-of-hospital cardiac arrest [J]. Resuscitation, 1990, 20: 203 - 212.

[13] Lanier WL, Iaizzo PA, Milde JH. The effects of intravenous succinylcholine on cerebral function and muscle afferent activity following complete ischemia in halothane-anesthetized dogs [J]. Anesthesiology, 1990, 73: 485 - 490.

[14] Lauer KK, Connolly LA, Schmeling WT. Opioid sedation does not alter intracranial pressure in head injured patients [J]. Can J Anaesth, 1997, 44: 929 - 933.

[15] Lee MW, Deppe SA, Sipperly ME, et al. The efficacy of barbiturate coma in the management of uncontrolled intracranial hypertension following neurosurgical trauma [J]. J Neurotrauma, 1994, 11: 325 - 331.

[16] Marko NF. Hypertonic saline, not mannitol, should be considered gold-standard medical therapy for intracranial hypertension [J]. Crit Care, 2012, 16: 113.

[17] Muzzi DA, Losasso TJ, Dietz NM, et al. The effect of desflurane and isoflurane on cerebrospinal fluid pressure in humans with supratentorial mass lesions [J]. Anesthesiology, 1992, 76: 720 - 724.

[18] Plangger CA. Effect of gammahydroxybutyrate on intracranial

pressure, mean systemic arterial pressure and cerebral perfusion pressure in experimentally induced brain oedema of the rat [J]. Acta Neurochir Suppl (Wien), 1990, 51: 404 - 406.

[19] Prielipp RC, Wall MH, Tobin JR, et al. Dexmedetomidine-induced sedation in volunteers decreases regional and global cerebral blood flow [J]. Anesth Analg, 2002, 95: 1052 - 1059.

[20] Schmidt M, Marx T, Armbruster S, et al. Effect of xenon on elevated intracranial pressure as compared with nitrous oxide and total intravenous anesthesia in pigs [J]. Acta Anaesthesiol Scand, 2005, 49: 494 - 501.

[21] Shiozaki T, Sugimoto H, Taneda M, et al. Selection of severely head injured patients for mild hypothermia therapy [J]. J Neurosurg, 1998, 89: 206 - 211.

[22] Vialet R, Albanese J, Thomachot L, et al. Isovolume hypertonic solutes (sodium chloride or mannitol) in the treatment of refractory posttraumatic intracranial hypertension: 2 mL/kg 7.5% saline is more effective than 2 mL/kg 20% mannitol [J]. Crit Care Med, 2003, 31: 1683 - 1687.

[23] 李彩霞,徐振东,梁伟民.七氟醚对不同肌肉记录的经颅电刺激运动诱发电位监测的影响[J].复旦学报(医学版),2010,37: 172 - 175.

[24] 李彩霞,徐振东,梁伟民.七氟醚、异氟烷和地氟烷对神经外科手术患者经颅电刺激运动诱发电位的影响[J].中华麻醉学杂志,2010,30: 1409 - 1411.

[25] Wise-Faberowski L, Raizada MA, Sumners C. Sumners Desflurane and sevoflurane attenuate oxygen and glucose deplivation-induced neuronal cell death [J]. J Neurosurg Anesthesiol, 2003, 15: 193 - 199.

第二十八章 癫痫和帕金森病患者麻醉

癫痫和帕金森病的病情特殊，麻醉医师应了解其临床表现和病理生理病化与麻醉关系，以及手术特点和要求，治疗药物与麻醉药的相互作用，以便正确选用麻醉药和麻醉方法，并加强相应对的麻醉管理。

第一节 癫痫患者的麻醉

癫痫（epilepsy）是神经系统常见疾病之一。我国的患病率约为 0.46%，发病率约为每年 37/10 万。癫痫是多种病因引起的综合征。其特点是大脑神经元反复、过度地超同步化发放（discharge），引起一过性和发作性的脑功能障碍，由此产生的症状称为发作（seizure）。发放（指一过性神经元异常电活动）是发作的病理生理基础，而发作并不一定都是癫痫。

一、癫痫的发病机制

任何个体受到过强的刺激均可诱发惊厥发作，如电休克。但癫痫患者的惊厥阈值低于正常人，以至对健康人无害的刺激也可诱发癫痫患者发作。癫痫的发病机制尚未完全清楚，可能与以下因素有关。

（一）胶质细胞功能障碍 胶质细胞具有调节神经元离子环境的作用。当胶质细胞功能障碍时，神经元的钙离子内流增加，发生持续去极化和爆发性发放。

（二）中枢神经递质异常 在中枢神经系统，兴奋性递质和抑制性递质的平衡和协调保证了神经元功能的正常运行。主要的抑制性递质为 γ-氨基丁酸（GABA），与其受体结合可使 Cl^- 向神经元的内流增加，提高静息电位水平，因而减弱突触对兴奋性传入的反应。正常人脑内 GABA 的浓度为 2～4 μmol/g，如降低 40%即可导致惊厥发作。癫痫患者脑内和脑脊液内的 GABA 含量均低于正常，其降低的程度与发作持续的时间和强度相关。提高 GABA 的含量或强化其作用均可抗癫痫。兴奋性神经递质与癫痫的发生也有一定的关系。兴奋性递质与其受体结合，可激活相关钙通道而钙离子内流增多，使神经元膜电流产生爆发性发放。

（三）免疫学机制 癫痫灶中存在突触后膜的破坏，释放自身脑抗原，产生脑抗体。脑抗体可封闭突触的抑制性受体，使神经冲动容易扩散。癫痫患者脑自身抗体的检出率为 26.4%～42.3%。

（四）电生理异常 以上的机制最终表现为电生理异常。采用神经元内微电极技术观察到癫痫灶内的神经元有爆发性去极化偏移（paroxysmal depolarization shift，PDS）现象，即神经元反复去极化，引起高频（500 Hz）、高波幅（70～85 μV）、持续时间长达 0.5～1 ms的发放。广泛同步性 PDS 合并成棘波发放，可在皮质表面或头皮记录到。神经元的同步化发放是癫痫电生理异常的一个重要形式。同步化现象起源于皮质下，胼胝体也起一定的作用。同步化发放达到一定的程度和扩散至一定范围，就可表现为脑电图的爆发和临床发作。

二、疾病特点

（一）癫痫的分类 根据病因的不同，癫痫可分为原发性和继发性两大类。原发性癫痫又称特发性癫痫，是指以目前的诊断技术尚不能找到明确病因的癫痫。随着医学诊断技术的提高，原发性癫痫会越来越少。继发性癫痫指有明确病因的癫痫，又称症状性癫痫或获得性癫痫。脑部的炎症、肿瘤、外伤、血管病、寄生虫等中枢神经系统各类疾病均可引起或诱发癫痫发作。全身中毒性疾病、心血管疾病、代谢内分泌疾病及妊娠中毒症等也可造成大脑皮质某些部位兴奋性过高，导致该部位神经元突然放电，发生一过性脑功能异常而出现肢体抽搐、意识丧失等。高热、缺氧、低血糖、低血钙、低血镁及某些感觉性刺激而致神经原兴奋性过高，产生异常高频发放，并向正常脑组织扩散，导致脑组织的广泛兴奋，从而出现特有的惊厥症状。

（二）癫痫发作的临床表现 癫痫发作的临床表现多种多样，过去习惯性分为大发作、小发作、局限性发作和精神运动性发作四类。1981 年国际抗癫痫联盟分类及命名委员会把癫痫发作分为部分性发作(首发的临床症状和 EEG 异常表明最初的神经元异常活动限于一侧半球的局限范围内,不伴有意识障碍称为单纯部分性发作,若伴有意识障碍称为复杂部分性发作)、全身性发作(首发的临床症状和 EEG 异常均表明为双侧性的)和不能分类的发作。常见的发作表现如下。

1. 全身性强直阵挛发作　为临床最常见的类型。是“大发作”的主要形式。发作时意识突然丧失,全身痉挛性抽搐,多持续数分钟,可间歇数周或数月一次,也可以一周数次,每次发作过程可以分为先兆、惊厥和惊厥后状态三个阶段。

(1) 先兆　是惊厥发作前的一种躯体、内脏或特殊感觉体验,常见肢体麻刺感和上腹部不适,持续数秒至数十秒钟。先兆是发作的一部分,约 57%的患者有先兆,1/4 表示其先兆难以用语言形容。先兆可以提示发放的起源点,并且预示惊厥的来临。服用抗癫痫药后有时仅有先兆发作而不发生惊厥。

(2) 惊厥　先兆后数秒即可发生惊厥,分为强直和阵挛两期。典型的过程为:先兆→意识丧失,尖叫,骨骼肌持续收缩,四肢伸直,颈和躯干反张,双眼上翻,牙关紧闭,可咬破舌尖,呼吸道梗阻,呼吸暂停,面色青紫或淤血,大小便失禁;强直期持续 10～30 s,四肢末端逐渐出现细微震颤,震颤幅度增大并延及全身;进入阵挛期→头强而有力地抽动,四肢屈肌痉挛和松弛交替出现,呼吸深大,口吐白色或血色泡沫,可大汗淋漓;阵挛间隔逐渐延长、减弱,最后停止,阵挛期持续数十秒至数分钟。临床上可见到仅有强直发作而无阵挛发作,或无强直发作而仅有阵挛发作的情况。

(3) 惊厥后状态　惊厥后全身肌肉松弛,昏睡数小时或立即清醒。有的患者发作后出现头痛、全身肌肉酸痛、无力数小时。个别患者出现精神异常,也可发生一过性偏瘫。

2. 失神发作　多见于儿童,表现为毫无先兆的突然意识丧失,语言或动作中断,双眼凝视,并不跌倒,持续 5～20 s,突然恢复,可继续原来的谈话或动作。常合并节律性眼睑阵挛或轻微的肌阵挛,面色苍白,流涎。发作虽短暂但频繁,每日发作数十至数百次,智力很少受影响。有时失神发作可能不典型。

3. 失张力发作　突然肌张力低下,头下垂,下颌松弛而张口,上肢下垂,甚至倒地,可伴有短暂意识障碍。也可以为一侧肢体或单一肢体的局限性肌张力低下。

4. 局部性阵挛发作　任何部位的局部肌肉阵挛,无扩散,持续数秒至数分钟,神志清楚。

5. 扩散性阵挛发作　肌肉阵挛起源于局部,逐渐扩散到一个肢体或一侧肢体,神志清楚。如果扩展至全身,则称为部分性发作继发全身发作。

6. 复杂部分性发作　多见于成人和 5 岁以上的儿童,表现形式多样化,如自动症、情感障碍、记忆力障碍、知觉异常、梦样状态、冲动行为等,由于发作时有程度不同的意识障碍,发作后可以自知“犯病”,但对发作内容多不能记忆。

7. 感觉发作　可表现为痛、针刺、麻木等本体感觉异常,或嗅、视、听、味觉等特殊感觉异常。

8. 自主神经-内脏发作　较为罕见。以眩晕、麻木、疼痛等感觉症状伴有暴怒、恐惧、恶心、呕吐、心悸、寒战、发热等为主要表现。

9. 癫痫持续状态　为特殊的发作形式。包括强直阵挛持续状态、部分性运动发作持续状态和非惊厥持续状态。

(1) 强直阵挛持续状态　指强直阵挛多次发作,两次发作间意识障碍不恢复>30 min,或发作持续 30 min 以上。发生率占癫痫的 2%～6%,占癫痫持续状态的 85%,死亡率高达 10%～20%。反复惊厥可以导致:① 神经元过度兴奋,脑代谢率持续增加,氧和葡萄糖供需失衡,发生脑缺氧,细胞毒性物质蓄积,破坏神经元的结构和功能。② 大量 Ca^{2+} 进入神经元内,激活 Ca^{2+} 依赖性蛋白酶,造成神经元不可逆损害。③ 大量兴奋性氨基酸释放,造成神经元水肿。④ 脑血流自动调节功能障碍,脑缺血和脑损害加重。这些因素综合作用,使相关神经元发生不可逆损害。另外,惊厥持续发作对全身也产生许多负面影响,如呼吸道梗阻、通气量不足、机体耗氧量增加、低氧血症、酸中毒、高钾血症、心律失常、重要脏器功能受损等,所以要积极防治。其发生诱因包括饮酒、突然停用抗癫痫药、合并感染等。

(2) 部分性运动发作持续状态　持续性局限性或一侧肌肉抽搐,意识可清楚或障碍,多见于急性脑栓塞、脑损伤、颅内炎症或肿瘤等。

(3) 非惊厥持续状态　意识障碍与失神发作相似,有复杂的自动症表现,如言语、咀嚼、吞咽、解扣脱衣、搬东西、游走奔跑、唱歌等,并有肢端震颤。

(三) 癫痫的治疗　可分为药物控制发作、病因治疗、外科治疗和预防几个方面。

1. 药物控制发作　癫痫患者需要较长时间地使用抗癫痫药物来控制发作,并且需要间断检测血药浓度,以保证有效的治疗效果。

(1) 抗癫痫药物的作用机制　① 稳定细胞膜:带负电荷的抗癫痫药物可以稳定细胞膜,阻断神经元的反复放电。② 影响离子转运系统:抗癫痫药可影响细胞膜对钠、钾离子的通透性,降低细胞外钾离子浓度,提高细胞膜的稳定性。③ 作用于神经递质:通过不同途径增加 GABA 的浓度或活性,或抑制兴奋性神经递质及其受体的活性达到控制发作的目的。④ 影响细胞内的代谢过程:如干扰突触部位的磷酰化过程,影响递质的合成。

(2) 常用的抗癫痫药　① 巴比妥类：对全身性发作和部分性发作有效，对失神发作无效。常用苯巴比妥，有效血药浓度 10～30 μg/ml。硫喷妥钠静脉注射常用于癫痫持续状态。② 苯妥英钠：对全身性发作和部分性发作有效，也可用于复杂部分性发作和自主神经性发作。对失神发作无效，偶可诱发失神发作。有效血药浓度 10～20 μg/ml。对认知功能有明显影响。③ 乙琥胺：对失神发作有效，也可用于肌阵挛发作，对其他类型发作无效。有效血药浓度 35～50 μg/ml。对骨髓有抑制。④ 安定类：常用硝西泮和氯硝西泮，适用于肌阵挛发作、失张力发作、失神发作，对复杂部分性发作也有效。⑤ 卡马西平(酰胺咪嗪)：对复杂部分性发作效果好，对失神发作和全身性发作也有效。有效血药浓度 3～8 μg/ml。⑥ 丙戊酸类：常用丙戊酸钠，对各类发作均有效，对全身性发作更好。有效血药浓度 40～90 μg/ml。⑦ 氨己烯酸(vigabatrin)：为 GABA 转氨酶的抑制剂，阻断 GABA 的分解，提高脑内 GABA 的浓度，达到控制癫痫的目的。对部分性发作效果较好，对失神和肌阵挛发作效果差，甚至可加重发作。⑧ 拉莫三嗪(lamotrigine)：抑制谷氨酸释放，稳定过度兴奋的神经元。对部分性发作和继发性全身发作有效。⑨ 托吡酯(topiramate)：电压敏感性钠通道抑制剂，可降低神经元重复放电，对部分性发作和继发性全身发作有效。⑩ 其他新药：加巴喷丁(gabapentin)、奥卡西平(oxcarbazepine)等。

2. 外科治疗　对于颅内占位性病变的继发性癫痫和部分用药物难以控制的原发性癫痫需要外科手术治疗。手术治疗的机制为：① 切除癫痫灶；② 破坏癫痫发电的扩散通路；③ 强化脑内抑制系统。手术前的重要步骤是准确定位。脑电图(头皮 EEG、硬脑膜外 EEG、皮质 EEG、24 h 持续 EEG 等)、神经影像(CT、MRI、SPECT、PET、功能 MRI 等)、诱发电位、脑磁图等方法均有助于癫痫的定位。外科治疗的方法主要包括以下几种。

(1) 癫痫灶切除术　① 脑回切除；② 脑叶切除；③ 多脑叶切除；④ 大脑半球切除。

(2) 传导通路切断术　① 胼胝体切开术；② 立体定向 Forel－H 区破坏术；③ 立体定向破坏杏仁核术、穹隆破坏术、内囊破坏术等。

(3) 多处软脑膜下横纤维切断术　切断皮质分子层和外颗粒层的横向树突联系不但可以抑制癫痫放电的传播，控制癫痫的发作，而且可以保存皮质的功能。用于难治性全身发作、失神发作以及癫痫位于大脑主要功能区不能做病灶切除术者。

(4) 大脑皮质烧灼术　用双极电凝将有癫痫起源的大脑皮质分区烧灼，可以在一定程度上控制癫痫的发作。

(5) 慢性小脑刺激术和迷走神经刺激术　将电极放置在小脑表面或迷走神经外，用体外遥控的方法给予一定的电刺激，通过抑制性传导通路而抑制癫痫兴奋灶，达到治疗的目的。疗效可达 70%～80%。

三、癫痫患者非癫痫手术的麻醉

癫痫并非手术禁忌证，当患有其他疾患需手术治疗时，应给予适当的麻醉。

(一) 术前评估　长时间使用抗癫痫药的患者，对其器官功能有一定的特殊性影响，术前应该有所了解。

(1) 抗癫痫药物多数是肝代谢酶促进剂(酶促)，长时间使用后肝药酶的活性增加，药物在肝内的代谢增多，使以原形发挥作用的药物其有效作用减弱、持续时间缩短，而使以代谢产物发挥作用的药物其有效作用增强、持续时间可能延长，不良反应增加。在选用麻醉药时需要注意。

(2) 抗癫痫药物多为中枢抑制药，与麻醉性镇痛药和镇静药有协同作用。

(3) 可能存在肝脏功能不全，应了解其程度。严重功能不全时，要注意麻醉药对循环影响，以免发生肝功能损害。

(4) 抗癫痫药物对造血功能有一定的抑制，术前应查全血象、凝血功能。

(5) 癫痫患者可能合并其他疾患，特别是由于获得性因素而发现的症状性或继发性癫痫，常伴有原发病的各种不同症状。

(二) 麻醉前准备　癫痫患者常伴有精神和性格上的异常。术前恐慌、焦虑、激动、失眠或劳累均为癫痫发作的诱因，麻醉前必须稳定患者情绪，做好解释工作，术前数日应使患者有充分的休息和睡眠，避免烟酒等刺激物。抗癫痫药物应服药至术前一日晚，必要时加用镇静药。麻醉前应全面了解治疗癫痫所用的药物及其用药效果，特别注意在意外打击时是否能有效控制大发作，做到心中有数。若手术当日麻醉前有癫痫发作者应延期手术，除非是抢救性急症手术。

为了防止围术麻醉期癫痫大发作，麻醉前用药的镇静药剂量宜适当加大，但要避免过量中毒。安定或丙嗪类药有预防癫痫发作的功效，可以选用。对于心率较慢或呼吸道分泌物较多者，可加用阿托品或东莨菪碱，以利于术中、术后保持气道通畅，预防反射性低血压或心律失常，减少恶心、呕吐、呼吸道分泌等不良反应。

(三) 麻醉方法选择　由于患者无法自主控制癫痫发作，以全身麻醉为首选，尤其是癫痫发作较频繁者。某些下腹部、四肢等中小手术也可选用蛛网膜下腔阻滞、硬膜外阻滞、神经丛(干)阻滞或局部浸润麻醉。

(四) 麻醉注意事项

1. 全身麻醉　麻醉诱导宜采用静脉诱导，可选用硫喷妥钠或咪达唑仑。丙泊酚和依托咪酯小剂量时可引起脑电棘波，若用于诱导，宜加大剂量。麻醉维持可采用异氟烷、七氟烷或地氟烷吸入麻醉，也可采用静吸复合麻醉。易致惊厥的氯胺酮、羟丁酸钠、普鲁卡因和恩氟烷等应禁忌单独使用，若与地西泮、巴比妥或冬眠药复合使用，其使用指征可适当放宽。肌松药以去极化肌松药为首选，因不存在与抗癫痫药之间的协同作用。如使用非去极化肌松药剂量宜加大。首都医科大学附属北京三博脑科医院研究表明抗惊厥药物可以明显缩短维库溴铵神经肌肉阻滞作用的时效，而且服用抗惊厥药物时间越长，对非去极化肌松药影响就越大。所以对围术期服用抗惊厥药物的患者，手术中肌松药的需要量增加，追加用药的次数也应增多，最好持续监测神经肌肉的阻滞效果，指导合理临床用药。麻醉期间特别要重视避免缺氧、二氧化碳蓄积和体温升高等易诱发癫痫发作的病理因素。在麻醉苏醒期，要密切注意癫痫发作的可能。必要时在手术结束时预防性给予抗癫痫药。术后患者恢复进食后要及早恢复术前的抗癫痫治疗。

2. 部位麻醉　选择局麻、椎管内麻醉或其他神经阻滞麻醉时，要强调麻醉前禁饮禁食适当时间，以免术中呕吐误吸。为防止术中癫痫突然发作，术前镇静药的剂量要加大。术中备抗癫痫药物以及吸氧、气管插管、人工呼吸等急救器具。局部麻醉药过量或误入血管均可能诱发癫痫大发作，应严格按局麻常规操作，或在巴比妥类药物充分的作用下施行局麻。

四、癫痫手术的麻醉

随着神经外科手术、影像学及麻醉学科的发展，癫痫外科治疗方法成为治疗难治性癫痫的重要手段。

(一) 术前评估　癫痫外科手术术前评估的主要目的是为了确定致痫灶和定位脑重要功能区。

MRI(1.5 T以上)具有较高的空间分辨率，能够发现细微的颅内病变，通过增强扫描能够发现绝大多数的颅内结构性异常。MR血管成像可以判断颅内的血管性异常；海马容积测量与FLAIR扫描是判断海马萎缩的有效方法；磁共振波谱分析(MRS)通过检测中枢神经系统中神经递质与代谢产物，能够发现局灶性神经元损害与功能障碍，有助于定位致痫灶，也常用于海马硬化和萎缩的判断。影像学检查发现的损害区并不等于癫痫灶，是否为癫痫的责任病灶应结合临床表现和电生理检查来确定。

脑电图检查是癫痫灶定位的金标准，对于癫痫术前评估而言，32导以上长程视频脑电图更具有诊断价值。癫痫灶术前定位应该高度重视发作期的脑电图改变，发作期异常放电的起始区是定位癫痫灶的重要依据。对于术前评估的患者，应有3～5次的发作期脑电图。对于颞叶癫痫的诊断，脑电图记录应加用蝶骨电极或卵圆孔电极。颅内电极脑电图是一种有创的检查手段，包括硬膜外电极、硬膜下电极、深部电极脑电图和立体定向脑电图。颅内电极脑电图的监测时间一般为7～10 d，无感染情况下，监测时间可延长至3～4周，应获得3次以上的惯常发作记录。颅内电极脑电图可以不受头皮与颅骨的干扰，具有更高的敏感性与准确性。

脑磁图是近年发展起来的一种无创性脑功能检测手段，它是利用低温超导来检测脑内微弱的生物磁信号。由于脑磁图探测的是神经元突触后电位产生的磁场变化，不受头皮、软组织与脑脊液的影响，具有极高的时间分辨率(达到1 ms)与空间分辨率。脑磁信号主要分为自发脑磁信号和诱发脑磁信号两大类，脑功能区定位多采用诱发脑磁图技术，当在机体某一特定部位给予适宜刺激时，通过电子计算机平均叠加技术，在中枢神经系统相应部位检出的与刺激有锁时关系的磁场变化。根据刺激种类与方法的不同，诱发脑磁又分为听觉诱发磁场、视觉诱发磁场、体感诱发磁场、运动诱发磁场、事件相关磁场等。利用偶极子原理根据记录到的磁场分布可以计算出磁场信号源的空间位置，通过计算机软件融合功能，在磁共振解剖像上可以标记出磁场信号源的位置，得到功能区的二维与三维图像。主要应用于癫痫灶定位与功能区定位，可以检测直径<3 mm的癫痫灶。对于大脑皮质起源的癫痫灶检出率高，对于深部起源的癫痫灶定位不够敏感。

Wada试验是一种有创的优势半球定位技术，目前多经股动脉插管，在颈动脉注射60～200 mg的异戊巴比妥钠(目前多用丙泊酚5～10 mg替代)通过选择性的麻醉一侧大脑半球，来判断该侧半球在语言、记忆、运动、感觉等方面的功能。一侧检查后30 min，再检查对侧半球，通过比较两侧的检查结果来确定优势半球。

术前抗癫痫药物原则上必须停用，由于EEG会受药物的影响，尤其是抗癫痫药可抑制癫痫波的发放，影响术中对病灶部位的判断。对癫痫发作频繁者也应逐渐停药，避免突然停药导致癫痫持续状态，如果手术当天有癫痫发作，应延期手术。

(二) 麻醉方法　癫痫手术治疗首选全身麻醉。安定类、巴比妥类药物对癫痫波有明显的抑制作用，不宜用于癫痫患者。丙泊酚在小剂量时可诱发广泛的棘波，在大剂量时抑制棘波，但由于其作用时间较短，常用于麻醉诱导。首都医科大学附属北京三博脑科医院常用的诱导方法为芬太尼2 μg/kg、丙泊酚2 mg/kg、维库溴胺0.1 mg/kg静脉快速诱导气管插管。

癫痫患者行手术治疗时，术中常需行脑电图监测，通过对棘波出现频率和波幅变化的观察来确定癫痫源灶、指导切除范围及判断手术效果。麻醉的重要原则为要求所使用麻醉药及方法既不抑制病理性棘波，又不诱发非病理性的棘波样异常波。为了避免颅骨和头皮对脑电信号的衰减，术中常放置硬脑膜外或大脑皮质电极，监测脑电图的变化。

恩氟烷不但强化致痫灶的病理性电活动，而且可诱发非病变部位的棘波，在临床上较难区分哪些是病理性的或非病理性的，所以癫痫患者不宜使用恩氟烷麻醉。异氟烷和七氟烷在吸入浓度合适时对病理性影响较小。动物实验证实，异氟烷具有抗惊厥作用，但对于脑灰质化脓性损害者无效，在动物中未见诱发癫痫。在人类异氟烷可用于控制癫痫持续状态，偶有特异性体质者在用异氟烷麻醉时表现出癫痫倾向。有人对15例癫痫手术患者用异氟烷复合50%的 N_2O 维持麻醉，术中采用皮质脑电图监测，在异氟烷呼出气浓度为0.25%～0.75%时，棘波出现的频率无明显变化；当异氟烷呼出气浓度为1.0%时，有2例患者棘波完全抑制；异氟烷呼出气浓度为1.25%时，有10例患者的棘波被完全抑制。

首都医科大学附属北京三博脑科医院对比观察了不同呼气末异氟烷浓度时癫痫及非癫痫患者硬脑膜外脑电图及棘波的变化。对14例癫痫需行手术治疗及10例非癫痫开颅手术患者，以0.7 MAC的异氟烷维持麻醉，术中置入硬膜外电极后，调整蒸发器刻度，分别控制呼气末异氟烷浓度于0.7 MAC、1.0 MAC、1.3 MAC及1.5 MAC，各稳定15 min后，描记脑电图。结果表明癫痫患者1.0 MAC异氟烷时棘波的频率与0.7 MAC时相比无明显变化，而1.3 MAC和1.5 MAC时棘波的频率明显少于0.7 MAC时。非癫痫患者在0.7 MAC、1.0 MAC及1.3 MAC异氟烷时均无棘波出现，于1.5 MAC时有1例出现棘波。随着呼气末异氟烷浓度的升高，所有患者的α和β波逐渐减少，而δ波增多。虽然笔者的研究没能观察到异氟烷麻醉浓度<0.7 MAC时的脑电图，但由于对照组患者于0.7 MAC时均无棘波出现，因此可以推断癫痫组患者于0.7 MAC时出现的棘波为病理性棘波。所以笔者认为癫痫患者采用异氟烷维持麻醉时，将异氟烷麻醉浓度维持于0.7～1.0 MAC较为合适，最好于手术切除病灶前后保持异氟烷麻醉于同一深度，以排除异氟烷对棘波的影响，保证癫痫源灶定位及手术切除范围的正确。

癫痫手术结束时常规使用抗癫痫药，以防发生惊厥。

（三）唤醒麻醉 术中唤醒麻醉是指在手术过程的某个阶段要求患者在清醒状态下配合完成某些神经测试及指令动作的麻醉技术，主要包括局部麻醉联合镇静与唤醒全麻技术。唤醒麻醉可以保证合适的镇静与镇痛深度、稳定的血流动力学与安全的气道管理，使患者可以在清醒状态配合完成运动、感觉与语言功能的测试，这项技术在脑功能区手术中应用广泛。技术要点如下。

(1) 为了方便患者在开颅后能快速苏醒，多采用短效麻醉药丙泊酚与瑞芬太尼做全身麻醉的诱导，插入喉罩或气管导管，维持血浆靶控药物浓度：丙泊酚2～3 μg/ml、瑞芬太尼2～4 ng/ml。近年报道在唤醒麻醉中使用右美托咪定具有许多优点（详见第十四章）。

(2) 术前不用长效镇静药，术中注意保暖，以减少患者清醒后寒战发生。

(3) 运动与感觉功能定位时患者采取平卧位或侧卧位。语言功能定位时，一般采用右侧卧位，头略后仰，头架固定。

(4) 在切皮、分离骨膜和硬膜时，应予以充分的局部浸润麻醉，以保证术中镇痛效果。

(5) 皮质暴露后，调整麻醉血浆靶控浓度：丙泊酚0.5 μg/ml、瑞芬太尼0.8 ng/ml，直至患者清醒。根据需要决定是否拔除气管插管（语言功能测试需要拔除气管插管，运动功能定位可不拔除）。

(6) 患者清醒程度满意后，进行皮质电刺激功能区定位。唤醒时间10～50 min。待皮质电刺激完成后，可加深麻醉，再次插入气管插管或喉罩。

（四）皮质电刺激脑功能区定位 皮质电刺激多采用双极刺激器。刺激参数：方波双极脉冲200 ms，脉冲间隔0.5 ms，脉冲频率50 Hz，电流强度3～15 mA，采用串脉冲刺激，刺激时间2 s，刺激器尖端距离5 mm。刺激强度一般从3 mA开始刺激，最大刺激电流为15 mA。随着电流强度的增加，在脑电图上可以看到后放电（after discharge activity，AD）。AD多在刺激结束后5 s内出现，将此时的刺激电流减少2 mA作为功能区皮质确定的刺激电流。皮质电刺激可以激活或抑制刺激区的神经功能，包括兴奋表现与抑制表现，对于语言任务而言，不会出现兴奋性现象，只会出现抑制性表现。

1. 运动区功能定位　运动区功能定位可以在麻醉状态下进行，也可在唤醒状态下进行。当皮质受到电流刺激时，出现肢体、面部的肌肉抽动，常提示该处皮质为运动区。当患者处于运动状态时，电流刺激引起运动停止，常提示该区域为运动前区。

2. 感觉区功能定位　当电流刺激感觉皮质时，患者常能描述相应部位出现异常感觉。

3. 运动性语言区功能定位　在唤醒状态下，执行图片命名、数数字与朗读等任务，当皮质电刺激引起以下特征性变化时，认为是阳性区域：发声停止、发声不能、音调变化、声音变小、含糊、计数错误、断续、重复、命名停止、命名不能、命名错误等。

4. 感觉性语言区功能定位　在唤醒状态下，执行图片命名、计算与语言理解等任务，当皮质电刺激引起以下特征性变化时，认为是阳性区域：命名停止、命名不能、命名错误、计算错误、回答错误、回答延迟等。

皮质电刺激时，随着电流增大，部分患者会出现癫痫发作，遇到此种情况时，可应用冰林格液冲洗皮质，消除发作。刺激间隔不应<1 s，避免同一点多次刺激。一般来说，当后电位出现而功能流畅时，提示该区域无功能。对于所确定的阳性功能区要经过至少3次有间隔的验证来确认。

第二节 帕金森病患者的麻醉

帕金森病(Parkinson's disease)又称"震颤麻痹",由于在1817年最早由英国内科医师James Parkinson在他的《震颤麻痹》小册子中对该病第一次进行了系统性描述而得名。帕金森病是一种常见于中老年的神经系统退行性疾病,多在60岁以后发病,主要表现为患者动作缓慢,手足或身体的其他部分震颤,身体由于失去了柔软性而变得僵硬。帕金森病是老年人中较为常见的神经系统疾病,在中国患有帕金森病的患者有200万之多,大约占55岁以上人口总数的1%左右,而在65岁以上的老人中帕金森病的患病率增加到1.7%,在年龄>40岁的人群中其发病率为0.4%,在儿童期或青春期偶发此病,发病率男性略高于女性,由此可见,帕金森病是严重威胁老年人群健康的一种常见疾病。

一、帕金森病的病因及发病机制

很多学者认为,帕金森病是一种独立的疾病。迄今为止,原发性帕金森病的病因仍不十分清楚,一般认为主要与年龄老化、遗传和环境等因素有关。大量研究发现,帕金森病的病变部位在人的中脑部位,即黑质-纹状体系统发生改变。纹状体的乙酰胆碱和多巴胺的作用失调而引起的。乙酰胆碱是一种兴奋性神经传递介质,多巴胺则是一种抑制性神经传递介质。两者平衡失调,多巴胺相对减少时则导致震颤麻痹,患者就会表现出帕金森病的震颤和麻痹症状。

更进一步的研究发现,大脑黑质的神经细胞发出细长的神经纤维连接到大脑半球的深层灰质,这些深层灰质被称为皮质纹状体,大脑黑质细胞产生的多巴胺沿着神经纤维上行到大脑纹状体,传递一种化学信号。当大脑黑质的细胞受到损害或由于某种原因不能产生和储存多巴胺的时候,大脑纹状体中多巴胺的含量下降。多巴胺的含量下降到一定程度,便会出现帕金森病的症状。

二、帕金森病的临床表现

帕金森病的初期表现没有典型症状和体征,在发病初期,有时患者的站姿会发生变化,有时走路时一条腿显得僵硬,或者是有一些动作如走路时胳膊肘弯曲贴在身体的一侧。

多数情况下,这个阶段帕金森病的显著性特征症状还没有表现出来,很难做出帕金森病的诊断。

随着病情的逐步发展,患者会意识到身体真的出了问题,如持续的疲劳、疼痛和身体的不适感,自觉精力不济,情绪紧张和易激动,导致工作效率降低,过去曾经非常容易做的工作现在做起来非常吃力。这一阶段的帕金森病只有一些模糊的不适感和一些非特异性的症状。患者会让这些"无名"的症状弄得非常烦躁,他们到处求医,希望能够得到一个准确的诊断和说明,但是这一阶段要诊断为帕金森病还有困难。上述所有的症状表现是非特异的,过度疲劳、睡眠不足、焦虑症、抑郁症、关节炎以及不好的饮食习惯都可以引发上述症状,并且比帕金森病更为常见。

病情继续发展,患者便会体会到更多的帕金森病的特异性表现,如手臂发酸,手麻木无力,震颤,腿的僵硬感,行动变得吃力,说话的声音低沉。不同患者的表现各有不同。医师不能仅仅根据一种表现作出帕金森病的诊断,只有当帕金森病的三组症状(震颤、僵直和行动迟缓)都出现的时候,帕金森病的诊断变得非常容易。震颤往往首先出现,开始可能很轻微并且常在患者疲劳和激动时才会出现。如果患者写字的手出现震颤,其笔迹会受到明显的影响,甚至每一个字的笔画上都可以看出震颤的痕迹。通常书写的文字会越来越小,这称作小写症。在患者书写的每一页甚至是每一段,文字都在逐渐变小。

一部分患者初期很少或者根本不出现震颤,僵直和行动迟缓是他们的初期症状,手和腿有一种无力感并且精细动作出现障碍,如难以扣纽扣或者是系鞋带。对那些需要精细的手工工作的人来讲,他们会发觉一定程度上的劳动能力丧失。不出现震颤的患者更难以诊断,典型的帕金森病是很容易确认的。

除了震颤以外,患者还会出现身体某些部位的僵硬感。严格讲,僵直并不是患者感到的一种症状,更多的是医师在检查患者运动状态时的一种感觉。医师在让患者放松的情况下把患者的手臂弯曲和伸直,感觉患者接受这种被动运动时肘部的阻力。其他部位例如腕关节、膝关节和踝关节都可以发现这种类似的阻力,这种阻力感是特征性的,即使要求患者刻意去模仿也难以做出。患者的感觉不只是一种肌肉的僵硬感,还会有酸痛、乏力和痉挛感。如果头颈部出现这种感觉可能会让人感觉为头痛。这种感觉主要集中在头颈后部、肩膀和太阳穴。脊柱肌肉群的僵硬还会引起背痛,当前倾站立的时候这种疼痛会加重。前倾站立使脊柱的肌肉群处于一种机械性的紧张状态,帕金森患者经常会有这样的站姿,以致会经常出现背痛的现象。患者还会感到小腿和足部的肌肉僵直引起的痉挛性的疼痛。胸部和肩膀的肌肉僵直还会引起胸部的疼痛，如果这种疼痛发生在左侧，有可能会被误以为是心脏病，而在用左旋多巴制剂治疗后，胸痛会消失。

肌肉僵直显然会影响运动。行动迟缓的一个显著的表现就是自主运动的减少，这些运动通常自动发生。正常人对此会毫无意识，比如走路时手的自然摆动，眨眼、吞咽唾液，还有身体姿态的微小调整等。正常人即使是坐着时身体也不会完全不动，一分钟之内眼睛会自然地眨眼很多次，而这些人们通常都注意不到，其发生也不需要意识的参与。坐位时还会自然地活动身体，如两腿交叉，用脚敲击地板或是用手指拍打椅子的扶手等，头部也会自然地扭动，眼睛不自觉地环视四周，还有清嗓子，咳嗽，这些都是无意识的动作。帕金森病患者行动迟缓的一个显著特征便是这些动作比正常人显著地减少。眨眼次数的明显减少会让患者看起来总像有瞪眼的表情。眨眼动作可以遮挡风沙，清除眼睛上的尘埃。眨眼次数的减少会使眼睛变得非常容易受到刺激，眼睑干燥、发红并且皮肤粗糙。患者的眼睛还会出现烧灼性的痛感，用适当的洗眼液清洗眼睛可以有效地缓解症状。吞咽动作的明显减少会使唾液在喉部淤积，严重时会表现为流涎。曾经认为帕金森病患者分泌的唾液量增加，但实际上是他们吞咽唾液的次数减少，而唾液的分泌并没有显著的变化。患者可能出现自主运动障碍、排尿困难、抑郁症和限制性肺部疾病，吞咽和流涎等咽部功能障碍可能导致吸入性肺炎，喉部功能障碍可能在麻醉镇静时发生喉痉挛。病程较长者可发生痴呆。

三、帕金森病的临床分级

帕金森病的临床分级仍旧采用1967年Margaret Hoehn和Melvin Yahr首先建立的量表，即Hoehn-Yahr分级，根据患者病情的轻重分为五级。

Ⅰ级：单侧身体受影响，功能减退很小或没有减退。

Ⅱ级：身体双侧或中线受影响，但没有平衡功能障碍。

Ⅲ级：受损害的第一个症状是直立位反射，当转动身体时出现明显的站立不稳或当患者于两脚并立，身体被推动时不能保持平衡。功能方面，患者的活动稍受影响，有某些工作能力的损害，但患者能完全独立生活。

Ⅳ级：严重的无活动能力，但患者仍可自己走路和站立。

Ⅴ级：除非得到帮助，否则只能卧床或坐轮椅。

四、帕金森病的治疗

帕金森病的治疗包括内科药物治疗和脑深部电极植入术治疗两大类。

(一) 药物治疗　药物治疗大致分成六类。

1. 多巴制剂　包括左旋多巴和复方左旋多巴，目前主要采用后者，例如多巴丝肼(美多巴)、信尼麦控释片(息宁)等。左旋多巴本身无药理活性，可转化为多巴胺或去甲肾上腺素后发挥作用。不良反应有心律失常、恶心呕吐、直立性低血压及精神错乱、抑郁和狂躁等，多巴胺常与外周多巴胺脱羧酶抑制药(卡比多巴)合用减少不良反应。

2. 多巴胺受体激动剂　如溴隐亭、吡贝地尔(泰舒达)、α-二氢麦角隐亭(克瑞帕)、普拉克索、罗匹尼罗、卡麦角林和罗替高汀等，这类药物不受黑质细胞持续减少的影响，可以选择性作用于特异的多巴胺受体，理论上还能减少自由基的产生。

3. 抗胆碱能药　主要是苯海索、丙谷胺等。由于帕金森患者纹状体中多巴胺的含量降低，胆碱功能占优势，因而抗胆碱能药物通过纠正多巴胺与乙酰胆碱的失衡而起治疗作用。

4. B型单胺氧化酶抑制剂　例如司来吉兰和雷沙吉兰。此类药物可以阻断自由基的生成及阻断外源性神经毒素MPTP的转化，还可以选择性地抑制多巴胺降解成高香草酸，增加多巴胺的蓄积。

5. 儿茶酚氧位甲基转移酶(COMT)抑制剂　包括托卡朋和恩他卡朋。此类药物可以增加脑内多巴胺浓度并减少多巴胺分解所产生的自由基，减少左旋多巴的用量。

6. 金刚烷胺　能够降低左旋多巴在外周的降解，促其进入脑循环；促使残存的多巴胺能神经元合成释放多巴胺；抑制多巴胺的再摄取；金刚烷胺还能直接激动多巴胺受体。

由于上述各种药物的作用机制各不相同，长时间服药后对患者的肝肾功能影响较大，因此提倡在医师指导下进行个体化服药，但是药物治疗只能改善症状。

(二) 立体定向神经外科手术　治疗帕金森病目前常用的方法有脑深部刺激(deep brain stimulation, DBS)。DBS最先只是应用于顽固性疼痛的治疗。在20世纪50年代，脑立体定向神经外科开展的初期，神经外科医师就在术中采用电刺激技术对脑深部结构进行电生理学定位，获得了电刺激对患者影响的临床资料，发现对伴有震颤的运动障碍性疾病，低频刺激可诱发或加重震颤，当刺激频率>100 Hz时则可抑制震颤及运动障碍。60年代以后，脑深部组织电极埋藏刺激系统研制成功。法国Benabid医师在作丘脑切开术前用高频刺激(100～180 Hz)来测定手术毁损范围时，发现高频刺激可使帕金森病症状改善，从此开创了立体定向神经外科手术治疗帕金森病的先河。新近研究提示，帕金森病患者有自底丘脑核至苍白球间的纤维兴奋过强的现象，因此认为高频刺激底丘脑核或苍白球也将对帕金森病治疗有效，可以改善帕金森病的所有症状，且能扭转左旋多巴引起的不良反应，并可大大减少左旋多巴的用量。目前，电刺激术基本可代替经典的射频毁损性手术，在帕金森病的治疗方法中占据着重要的地位。

五、帕金森病手术的麻醉管理

（一）左旋多巴不能停用　左旋多巴的半衰期极短（一般 1～3 h），精确合理用药，不停用抗 PD 药物，术中循环仍可控制在安全水平。左旋多巴的血药浓度不稳定使病情加重，增添手术麻醉的难度，术前一般要继续服用抗 PD 药物，为了使患者围术期保持体内稳定的左旋多巴血药浓度，并考虑到在手术中补液输血可能会使药物的血药浓度稀释以及围术期带来的胃肠功能吸收不良，可以在术中经鼻胃管给予加倍剂量的美多巴，并维持到术后 2 d。术前患者应该插胃管，亦能防止患者的反流误吸。

（二）麻醉用药注意事项

1. 吸入麻醉药　恩氟烷提高天门冬受体（NMDA）介导的多巴胺（DA）释放，可能导致脑电图出现暴发性抑制，产生惊厥性棘波，也可导致面颈部、四肢肌肉强直性或阵挛性抽搐，加重帕金森综合征的临床症状。

2. 静脉麻醉药　氯胺酮在理论上因其可以增强交感神经反应性而禁忌用于帕金森病患者。丙泊酚消除震颤可能会使深部脑刺激患者术中的神经功能评估更加复杂。丙泊酚能够抑制多巴胺转运体的功能从而使脑内的多巴胺含量增加。依托咪酯可引起小肌肉抽搐及氟哌利多可致术后肌强直，不宜用于帕金森病。

（三）不宜使用以下药物　麻黄碱、利血平、氟哌啶醇、氯丙嗪等药物。因麻黄碱可间接促进多巴胺的释放；利血平能阻止多巴胺能神经末梢囊泡对多巴胺的储存；氟哌啶醇、氯丙嗪对突触后多巴胺能受体阻断。某些钙拮抗剂（氟桂嗪或氟桂利嗪等），可诱发或加重 PD 症状。要注意单胺氧化酶抑制剂（MAOI），主要用于治疗帕金森病、高血压和抑郁症，MAOI 与肾上腺素（AD）、去甲肾上腺素（NA）合用时，对升血压的作用增强，由于相互作用温和，可在严密监护下合用，MAOI 与 α 受体激动剂苯甲唑啉合用时，会出现高血压危象，应禁止合用。各类 MAOI 都不能与哌替啶合用，相互作用会产生激动、抽搐、高热和惊厥等中枢兴奋症状。MAOI 与左旋多巴合用，由于抑制外周的 MAO，使多巴胺代谢减少、外周的多巴胺积聚而引起血压开高、心率加快，应禁止合用。

（四）麻醉方法　脑深部电刺埋藏治疗帕金森病的过程包括三个过程。① 安装调试头架，并进行头部 MRI 扫描；② 调试埋藏植入电极；③ 埋藏电刺激器。该系统由植入电极、连接导线和电刺激器三部分组成。由于帕金森病的患者多为老年患者，整个手术过程中绝大部分是在局部浸润麻醉下完成，除非患者非常不配合时才适用全身麻醉。

立体定向头架的安装和调试通常在头皮浸润麻醉下完成。局麻药物主要以 1%～2% 的利多卡因为主，也可以应用长效局麻药如罗哌卡因。但是由于单纯的罗哌卡因起效时间长，而神经外科医师多在局麻后立即安装头架，患者往往疼痛难忍，可把罗哌卡因与利多卡因配成 1∶1 的局麻药混合溶液，即 1% 利多卡因＋0.5% 罗哌卡因混悬液进行头皮局部浸润，发挥利多卡因起效迅速、罗哌卡因作用时间长的特点而让患者长时间耐受立体定向头架。安装完立体定向头架后，患者即到神经放射科进行头颅 MRI 扫描。

头颅 MRI 扫描后，患者进入手术室在局麻下进行颅骨钻孔，在立体定向仪引导下将电极植入到刺激的靶点，并将电极暂时固定于颅骨骨孔处，与皮下接收器、导线及电刺激器相连接。术中先进行试验性刺激，观察效果，调整刺激参数，直到震颤完全消失。术后 3～5 d 连续调整刺激参数，直至效果稳定为止。

以上两个过程有关麻醉操作主要由神经外科医师实施，而麻醉科医师更重要的工作是患者生命体征的监测与维护。由于是微创操作，着重避免术中血压过高而导致颅内出血。轻度镇静复合降压药物是维持循环稳定的关键，常静脉给予 1～2 mg 咪达唑仑、50～80 μg 芬太尼即能起到满意的镇静效果。由于患者头架限制了麻醉医师对患者的气道管理，并且电极刺激效果的判断要求患者处于清醒、依从和配合状态，以便准确比较判断电刺激和平时使用药物后对症状缓解程度，所以应该避免中度和重度的镇静。

电刺激器通常埋藏在同侧的锁骨下窝，两者之间的连接导线还需要在头皮下以及颈部打通皮下隧道，手术刺激较大，因此通常在全身麻醉下完成。熟练的神经外科医师完成电刺激器埋藏手术，整个过程通常不会＞1 h。喉罩全麻和气管插管全麻都能够满足手术的需要。由于患者通常为老年人，喉罩由于对呼吸道刺激较小，更适合使用。

麻醉诱导用丙泊酚 1～2 mg/kg＋芬太尼 2～5 μg/kg，或舒芬太尼 0.3～0.5 μg/kg＋维库溴铵 0.08～0.1 mg/kg，或罗库溴铵 6～8 mg/kg，均可满足置入喉罩或气管插管。帕金森病患者多为老年久病患者，体质较弱，术前禁食禁水，焦虑状态及前两步手术测试影响，全麻后患者出现苏醒延迟的可能性明显增加，采用短效镇痛药瑞芬太尼诱导联用喉罩可以有效地避免这一问题的发生。麻醉维持由于手术时间短，丙泊酚复合瑞芬太尼全凭静脉麻醉（TIVA）或靶控输注（TCI）可满意完成手术。此外，应着重指出：① 由于该类患者常有颈部活动受限或僵硬，头后仰困难，可造成气管插管困难,术前应有充分评估和气道困难准备。② 帕金森病患者常有吞咽功能减弱,易发生误吸,除术前严格禁食外,尤其是全麻恢复期应加强气道管理。

(王保国)

参考文献

[1] Al-Ghanem SS, Al-Oweidi AS, Tamimi AF, et al. Anesthesia and electrocorticography for epilepsy surgery: a Jordanian experience [J]. Middle East J Anesthesiol, 2009, 20: 31.

[2] Cheng MA, Tempelhoff R. Anesthesia and epilepsy [J]. Curr Opin Anaesthesiol, 1999, 12: 523.

[3] Davidson AJ. Anaesthesia for paediatric epilepsy surgery [J]. J Clin Neurosci, 2004, 11: 280.

[4] Kurita N, Kawaguchi M, Hoshida T, et al. The effects of sevoflurane and hyperventilation on electrocorticogram spike activity in patients with refractory epilepsy [J]. Anesth Analg, 2005, 101: 517.

[5] Kuruvilla A, Flink R. Intraoperative electrocorticography in epilepsy surgery: useful or not? [J]. Seizure, 2003, 12: 577.

[6] Oda Y, Toriyama S, Tanaka K, et al. The effect of dexmedetomidine on electrocorticography in patients with temporal lobe epilepsy under sevoflurane anesthesia [J]. Anesth Analg, 2007, 105: 1272.

[7] Petkar S, Cooper P, Fitzpatrick AP. How to avoid a misdiagnosis in patients presenting with transient loss of consciousness [J]. Postgrad Med J, 2006, 82: 630 - 641.

[8] Sarang A, Dinsmore J. Anaesthesia for awake craniotomy — evolution of a technique that facilitates awake neurological testing [J]. Br J Anaesth, 2003, 90: 161.

[9] Sarco DP, Burke JF, Madsen JR. Electroencephalography in epilepsy surgery planning [J]. Childs Nerv Syst, 2006, 22: 760 - 765.

[10] Schwartz TH. MRI-negative temporal lobe epilepsy: is there a role for PET? [J]. Epilepsy Curr, 2005; 5: 118.

[11] Skucas AP, Artru AA. Anesthetic complications of awake craniotomies for epilepsy surgery [J]. Anesth Analg, 2006, 102: 882.

[12] 王保国,韩如泉主译. 神经外科麻醉手册[M]. 北京:人民卫生出版社,2009: 212 - 232.

[13] 王恩真,薛富善,熊利泽主编. 神经外科麻醉学[M]. 第二版. 北京:人民卫生出版社,2012: 600 - 756.

[14] Teoh CY, Lim FS. The Proseal laryngeal mask airway in children: a comparison between two insertion techniques [J]. Paediatr Anaesth, 2008, 18: 119.

[15] Cook TM, Gibbison B. Analysis of 1000 consecutive uses of the ProSeal laryngeal mask airway by one anaesthetist at a district general hospital [J]. Br J Anaesth, 2007, 99: 436.

[16] 陈惠荣,李军,刘永勤. 小儿脑立体定向术的麻醉处理[J]. 立体定向和功能性神经外科杂志,2004,17: 298.

第二十九章 颅后窝和脑干手术麻醉

颅后窝和脑干手术的术野暴露困难、手术精细复杂、患者体位特殊及易发生呼吸循环功能紊乱等，因此，对麻醉要求较高。应高度重视体位及围术期呼吸和循环监测和管理。

第一节 颅后窝手术的麻醉

一、麻醉方法

颅后窝手术麻醉的原则包括：① 维持血流动力学平稳；② 避免颅压增高；③ 维持脑灌注和脑氧合；④ 确保术野静止不动；⑤ 易于外科手术显露肿瘤；⑥ 易于神经电生理监测脑功能和神经功能；⑦ 及时补充血容量，积极预防和治疗凝血功能障碍；⑧ 麻醉苏醒平稳、安全、快速，便于术后早期神经功能评估；⑨ 术后加强通气道管理。

(一) 麻醉诱导 麻醉诱导应力求迅速平稳，既要对心血管功能抑制较轻，又应避免呛咳、屏气等升高颅压的因素。常用的药物组合为芬太尼 3～5 μg/kg(或舒芬太尼 0.3～0.5 μg/kg)、维库溴铵 0.1～0.12 mg/kg(或罗库溴铵 0.6～1 mg/kg)、丙泊酚 2～2.5 mg/kg (或依托咪酯 0.3～0.5 mg/kg)，显露声门后，咽喉及气管内喷雾 1%丁卡因或 2%利多卡因 2 ml 表面麻醉，然后行气管插管。应避免暴力托枕部及头过度后仰，否则有延髓过度受压的危险。

(二) 麻醉维持 原则是通过降低脑氧代谢($CMRO_2$)、脑血流(CBF)来降低脑部张力，维持最佳的颅内环境。低浓度(0.5～0.8 MAC)吸入麻醉药与小剂量静脉镇静催眠药及镇痛药复合，可以取长补短，常用于颅后窝手术的麻醉。

(1) 吸入麻醉药可选用异氟烷或七氟烷，对脑血管扩张作用较弱，麻醉效能好，便于调控，又有降低脑代谢率和脑保护作用。但应避免吸入浓度过高，当吸入浓度>1～1.5 MAC 时，CBF 呈剂量依赖性降低，同时伴自身调节功能的减弱或丧失，易引起脑血管扩张、脑血流量增加，颅压升高。由于脑血管对 CO_2 的反应性仍存在，因此，可通过适当的过度通气对抗吸入麻醉药扩张脑血管的作用。

(2) 静脉麻醉药常用丙泊酚，有良好的降低 $CMRO_2$、CBF 及脑保护的作用，采用微量泵持续输注或靶控输注，维持适当麻醉深度，血浆靶控浓度常维持在 2.5～3.5 μg/ml。

(3) 后颅窝手术要求术野绝对静止，需用肌松药维持肌松，机械通气控制呼吸。术中进行神经电生理监测，避免使用肌松药时，可以辅助持续输注或靶控输注瑞芬太尼或舒芬太尼，有很好的抑制呛咳反射的作用，有助于保证手术的安全。

(4) 手术前应用长效局麻药(如 0.5%罗哌卡因)进行头皮神经阻滞和(或)切口浸润，可减少上头架、术中、术后阿片类药物用量，有助于维持循环稳定。

(三) 术中管理

1. 气道管理 颅后窝手术时为了更好地暴露术野，通常会拉伸或扭曲颈部，这样会使气管内导管进入主支气管或者使气管内导管在咽后部打折。因此一定要在体位固定好后再次确认导管位置及是否通畅。胸骨切迹处的听诊对确定导管的位置很有帮助，使用钢丝加强导管可以避免气管导管打折。

2. 呼吸管理 呼吸的变化(频率和潮气量的改变)对于脑干部位的操作比血流动力学改变更敏感。因此，有些学者主张保留自主呼吸，以便术中观察手术对脑干功能的影响。但是，在全麻状态下保留自主呼吸使 $PaCO_2$ 很难控制，$PaCO_2$ 增高或降低对脑血流量和颅压也产生不利影响；保留自主呼吸增加术中咳嗽、躁动的发生率；呼吸本身存在耗能和应激反应；静脉空气栓塞的并发症在自主呼吸时也明显增加。随着显微外科的发展，操作技术的改进和神经监测水平的提高，需权衡利弊，脑干及相邻区域的手术选择控制呼吸更安全。手术中保持气道通畅极为重要。为使颅压下降，常采用适当的过度通气，使 $PaCO_2$ 维持在 30～40 mmHg，同时还可抵消异氟烷、七氟烷扩张脑血管的作用。

3. 循环管理 心率及心律的变化在排除体温升高、缺氧、CO_2蓄积及血容量不足等因素外，常见的原因为牵拉脑干引起，如果停止牵拉即可复原，一般不需要使用抗心律失常药。

必要时可应用格隆溴铵、阿托品和麻黄碱对症处理。术中严重的高血压通常见于手术刺激脑神经时。手术过程中可采用控制性降压以减少术野出血。

4. 液体管理 目标是维持正常的血容量和血管张力；输液应首选平衡盐液，按 10 ml/(kg・h)的速率输入，维持尿量 2 ml/(kg・h)的安全水平。输液可采用胶体液和乳酸林格液，按 1∶2 比例输注，忌用葡萄糖液，以免透过血脑屏障增高颅压，特别是脑缺血后，高血糖会使患者预后更差。颅后窝手术出血多，应及时补充血容量，积极预防和治疗凝血功能障碍。进颅前可静滴 20%甘露醇，渗透性利尿药降低脑容积和颅压，利于手术显露肿瘤。

二、体位的影响

颅后窝手术常用的体位包括侧卧位、俯卧位和坐位。无论选择哪种体位均应保证颅内静脉回流、避免神经和组织压伤、对呼吸影响小。

1. 侧卧位 由于肺循环及肺泡换气受到影响，对心脏功能差，体弱及有神经麻痹，呼吸交换量差的患者要严密观测。在变换体位时要轻巧，缓慢进行。如血压偏低时，应纠正低血压后再搬动，否则会加剧血压下降。

2. 俯卧位 应特别注意有效通气量的监测。变换体位前必须准备好所有垫枕，注意胸腹部股动脉、股静脉及眼球不能受压。禁用俯卧头高位，这对患者非常不利，常可导致休克发生。

3. 坐位 常用于颅后窝、延脑和颈髓手术，容易发生空气栓塞，低血压、气脑、硬膜下血肿、周围神经压迫性损害、四肢麻痹、口腔分泌物反流误吸等并发症，目前已较少采用。但坐位有其优点，如手术视野暴露好，静脉回流好，利于脑脊液引流和降低颅压，术者舒服和减少手术失血。因此仍有神经外科医师采用坐位手术。坐位对血流动力学的影响较大，对神志清楚的患者心排血量可减少 18%，对心血管储备能力降低的患者可减少 50%，应维持 MAP>60 mmHg，对术前有心力衰竭史、严重冠状动脉硬化或脑血管阻塞性疾病患者，取坐位手术属相对禁忌证。

颅后窝手术，如小脑上幕下入路有时使用坐位。坐位的主要并发症包括气体栓塞，低血压和术后紧张性气颅。坐位下行神经外科手术的患者中，气栓的发生率为 9%～43%。由于坐位下气栓的高风险，所有拟行开颅术的患者在术前应接受超声心动图检查排除卵圆孔未闭。心前区多普勒超声检查、二氧化碳图形监测、右心导管及超声多普勒检查有助于发现气体栓子，术前应迅速置入心导管。如果考虑到气体栓塞，避免使用氧化亚氮。

第二节 脑干肿瘤手术的麻醉

一、脑干肿瘤的特点和临床特征

脑干分为延髓、脑桥和中脑。脑干内部有诸多神经核团，上、下行传导束及网状结构，均参与呼吸和循环重要生命功能的调节。网状结构包括呼吸中枢、循环中枢、内脏活动中枢及内分泌活动中枢等重要功能区。

脑干肿瘤(brain stem tumor)发生率占颅内肿瘤的 3%。小儿占脑干肿瘤发生率的 7%～15%。脑干内肿瘤组织的浸润性生长，常使脑干体积增大、变形和移位。脑神经核或神经干及传导束受压或破坏，易早期出现局灶性症状，而颅压增高症的出现则较晚。临床特征如下：① 中脑肿瘤可产生病变侧的动眼、滑车神经麻痹；对侧肢体的上神经源性瘫痪和偏身感觉障碍。若病变累及红核黑质，则病变对侧肢体有强直、震颤、手足徐动、舞蹈等锥体外系症状。若在中枢背侧导水管附近损害了结合臂，则对侧肢体呈现小脑性共济失调。② 脑桥肿瘤病变侧三叉、外展、面、听神经麻痹和对侧肢体的感觉、运动障碍，同侧肢体的共济失调。③ 延髓肿瘤常表现为双侧脑神经麻痹，若迷走神经受累，可有呼吸、心率等内脏运动障碍。若呼吸中枢、血压调节中枢受累可影响呼吸和循环功能。迷走神经、舌咽神经损害时，患者的咽反射消失，吞咽困难，易引起吸入性肺炎和营养不良。

二、脑干肿瘤手术的麻醉

由于脑干为重要生命中枢所在，过去手术以减压为目的，脑干肿瘤的死亡率极高。近年来，由于显微手术技术的发展，脑干肿瘤手术切除配合放射治疗日渐增多，特别是麻醉方式的改进、围术期脑干功能保护措施的提高，以及术后并发症的防治，使患者生存率得到了明显提高，部分患者可以完全治愈。

(一) 麻醉前准备和用药 颅内高压患者表现的头痛、呕吐、血压升高、脉搏和呼吸缓慢等症状易掩盖循环血容量不足、严重脱水等体征，易造成麻醉用药相对过量，尤其是麻醉诱导期。脑干肿瘤累及迷走和舌咽神经核时，患者常有吞咽困难、饮水呛咳，易造成误吸或吸入性肺炎。术前宜常规进行肺部CT检查，并应注意体温、白细胞数和血气的变化。呼吸中枢功能不全，通气不足，对 $PaCO_2$ 敏感性降低，应警惕麻醉用药易致呼吸停止，如有呼吸抑制应尽早进行辅助呼吸。循环中枢受损表现为血压波动大、心率快及窦性心律失常。应及时予以纠正，维持循环平稳。

麻醉前用药应遵循以下原则：① 小量用药。② 禁用麻醉性镇痛药，如哌替啶、芬太尼、吗啡等，因其易致呼吸抑制及意识程度降低。一般阿托品用量为0.5 mg，儿童减半。苯巴比妥钠 0.1 g，术前 30 min 肌内注射。目前更倾向于不用术前药。

（二）麻醉管理

1. 麻醉选择　选择应以降低颅内压、减少脑氧耗量、同时又有利于维持患者呼吸循环功能为原则。常用的静脉麻醉药有丙泊酚、依托咪酯、羟丁酸钠等，但应注意注射速度及剂量。硫喷妥钠因其对循环呼吸功能抑制明显，干扰对患者生命体征的监测，现已不用。

2. 麻醉诱导　术前全身情况良好，且估计脑肿瘤较小，脑神经损害较轻的患者可选用快速诱导气管插管。但对于麻醉性镇痛药的应用需严格控制，根据呼吸抑制程度及时间减量应用或不用。对于术中拟采取自主呼吸的患者，诱导中应禁用长效非去极化肌松药，如泮库溴铵和哌库溴铵，选用超短效和短效类，如琥珀胆碱（禁用颅内高压患者）或米库氯铵。

对于术前已有明显呼吸抑制，强迫头位，尤其是延髓实质肿瘤患者，应采用保留自主呼吸的慢诱导方式。此方法存在诱导时间长，患者反射较活跃，循环系统干扰明显和体氧耗增加等缺点。可以在患者入室后首先面罩吸氧，口腔、咽喉、气管内作充分表面麻醉。麻醉诱导常用羟丁酸钠，利用其不影响脑血流，不增加颅内压，使咽喉反射迟钝、气管反射减弱、咀嚼肌和下颌松弛，不抑制呼吸且能保持呼吸中枢对 CO_2 变化敏感性等特点，配合氟哌利多及丙泊酚完成气管插管。一般情况下，患者应激反应轻，循环、呼吸干扰小。另外，气管插管时还应注意保持自然头位，禁止过度后仰，以免加重对脑干的损伤。

3. 麻醉维持　以全静脉复合麻醉为主，可以选用丙泊酚 3～8 mg/(kg・h)持续输注，间断静注芬太尼和非去极化肌松药，根据血流动力学及呼吸指标，调整用药剂量。丙泊酚可有效收缩脑血管，降低颅内压，增加脑血管阻力，降低脑血流、脑代谢及脑氧耗，有利于患者术中脑功能的保护。最近研究表明，氯胺酮不仅可使脑血流下降，而且在缺血后再灌注损伤中有脑保护作用。麻醉中也可考虑应用氯胺酮，患者无术中知晓，镇静、镇痛完全，自主呼吸干扰小，监测脑耗氧量下降，术毕患者清醒快，生命体征平稳，能满意耐受气管插管，有利于术后患者神经功能的恢复。术中也可应用静吸复合麻醉，异氟烷或七氟烷的吸入浓度≤1 MAC。

4. 通气方式　由于手术操作及麻醉药对呼吸中枢功能的抑制，致使通气量减小，易造成二氧化碳蓄积。高碳酸血症可增加血脑屏障的通透性，因而增加脑组织的含水量，易产生脑水肿。又因 pH 下降使脑血管扩张，脑血流量增加，颅内压力也明显增加，从而造成脑灌注压下降，引起脑缺氧。所以，神经外科手术中要求维持 $PaCO_2$ 在 30～37 mmHg，而机械控制通气有利于降低颅内压，减少脑水肿的发生。

为了减少手术对脑干功能的损伤，过去多数学者仍主张以观察自主呼吸变化，作为指导术者操作的监测指标及判断患者预后的依据。现在由于术中电生理监测的开展，外科医师多不需要靠术中呼吸的变化来指导手术操作，多选择控制呼吸。

（三）围术期注意事项　由于手术取瘤牵拉脑干，可严重干扰生命中枢功能，表现为呼吸不规律、变慢甚至停止；如影响循环中枢，可导致血压骤升，心律失常，应及时提醒术者停止手术操作，同时应用血管扩张药及纠正心律失常。术中严密监测呼吸、循环功能变化。心率急骤减慢也可作为脑干缺血的重要指标。

术毕搬动患者、改变体位要注意保持头部不过分转动，以免发生脑干移位导致呼吸停止。为保证氧供及呼吸道通畅，应保留气管插管，并送ICU监护治疗。

第三节　术中特殊监测的应用

颅后窝和脑干手术常用的监测包括心电图、脉搏、氧饱和度、直接动脉压、气体监测、体温、尿量、血气分析、肌松监测。是否置入中心静脉导管须依据患者的具体情况、肿瘤大小和病理、估计可能的出血量和静脉空气栓塞的可能性。

在颅后窝和脑干手术中为保留正常神经功能，术中常用一些特殊的神经电生理监测。

一、感觉诱发电位

感觉诱发电位（sensory evoked potentials，SEPs）是对于特定刺激如正中神经电刺激的时间锁定、事件相关和传导路特异性脑电图活动反应。感觉诱发电位可记录刺激任何感觉神经、脑神经和外周神经的反应。临床上常用的诱发电位形式有体感诱发电位(somatosensory evoked potentials, SSEPs)、视觉诱发电位(visual evoked potentials, VEPs)和脑干听觉诱发电位(brain stem auditory evoked potentials, BAEPs)。其中,视觉诱发电位极易受吸入麻醉药影响,所以很少用于术中监测。刺激正中神经、尺神经和胫后神经后的体感诱发电位用来监测各自神经至皮质的特异性传导路的完整性,如可能引起脊髓损伤的脊柱手术(脊柱侧凸畸形矫正术)的常规监测。脑干听觉诱发电位包括一系列使用插入式耳机发出重复性的"滴答"声刺激听神经产生的 7 个短潜伏期的峰,每个神经发生器产生一个峰,以罗马数字排列。检查不同的峰之间的潜伏期间隔可以定位损伤部位。听神经瘤手术中监测脑干听觉诱发电位有助于保护听神经的完整性。虽然脑干听觉诱发电位的神经发生器是专为听神经设计的,它也可用在颅后窝手术中反映脑干的总体功能。体感诱发电位对静脉麻醉药耐受性强。

尽管可能出现轻度波幅降低和潜伏期延长,在大剂量巴比妥诱发的昏迷出现脑电图等电位时仍可记录到体感诱发电位。相反,吸入麻醉药引起剂量依赖性的波幅降低和潜伏期延长,使用高浓度时记录不到体感诱发电位。N_2O 对体感诱发电位的波幅抑制效应很强,尤其是与吸入麻醉药合用时,因此在进行体感诱发电位监测时应避免联合使用 N_2O 和吸入麻醉药。术中体感诱发电位监测时应使用静脉麻醉或低浓度的吸入麻醉(<1 MAC)。阿片类药物对体感诱发电位的影响可以忽略不计。氯胺酮和依托咪酯可提高体感诱发电位的波幅。与体感诱发电位不同,听觉诱发电位对麻醉药物的影响耐受性强,即使在高浓度吸入麻醉时仍可记录。

二、运动诱发电位

体感诱发电位只能监测感觉传导路的完整性,因此理论上不能监测出那些只影响运动传导路而不影响感觉传导路的损伤,因此临床上应用运动诱发电位(motor evoked potential, MEP)监测补充体感诱发电位监测。运动诱发电位基本上是皮质运动区去极化后在手或足部肌肉记录到的肌电电位。运动诱发电位监测时不能使用任何肌松药。

三、脑神经功能

监测颅后窝和低位脑干手术有导致脑神经损伤的风险,使用肌电图监测含有运动成分的脑神经如Ⅴ、Ⅶ、Ⅸ、Ⅹ、Ⅺ、Ⅻ有助于保护它们的完整性。可记录自发和诱发两种类型的电位。测量自发电位可监测损伤,提示意外的手术失误,使用电刺激诱发电位有助于识别和保护脑神经。尽管理论上部分神经肌肉阻滞时也可测到肌电图,但在脑神经监测时最好避免使用任何肌松药。

第四节　并发症的预防和处理

一、空气栓塞

坐位手术时,头高于心脏水平,重力作用使静脉压力低于大气压,术野的静脉内压降低,空气易从损伤颈静脉、颅骨静脉窦或颅内静脉丛的破口进入形成血气栓,重者可引起急性肺气体栓塞症甚至肺动脉梗塞、死亡。坐位手术时空气栓塞的发生率可高达 25%。① 空气进入静脉系统,随血液进入右心房,或呈泡沫状充满右房,或随右心室舒张,泡沫状血液进入右心室,引起肺动脉口与右室之间的闭锁或进入肺动脉引起肺动脉或肺血管栓塞。② 当空气在肺循环时,肺血管阻力、肺动脉压和右心房压增加。③ 血管阻塞增加了机械通气的无效腔,导致了呼气末二氧化碳分压和动脉血二氧化碳分压的增加,这就是空气栓塞的特征,另外呼出气中会出现氮气。④ 肺血管的部分阻塞和血管活性物质的释放导致出现低氧血症。⑤ 右心衰和(或)左心室灌注的减少使心排血量下降。

预防空气栓塞的措施包括:① 神经外科坐位手术必须在气管插管全麻下进行,控制呼吸的气道压需适当提高。② 在改体位为坐位之前必须先下肢裹弹力绷带,尽早补充足够的液体及血液,以提高中心静脉压。③ 应避免使用 N_2O 麻醉。④ 颈部压迫结合颈内静脉上球部留置导管以连续监测 $SjVO_2$,并维持颈内静脉压力在轻度正压状态,则对预防气栓更安全有效。⑤ 取坐位手术的患者需常规安置颈内静脉穿刺置入导管于右心,术前需选定导管置入的最佳位置,这对保证患者有效循环血量和治疗空气栓塞并发症,具有重要的临床意义。

发生空气栓塞后的治疗:包括在术中立即通知术者,压迫静脉破口或用盐水灌满术野;停吸 N_2O,调整麻醉深度,增加氧流量,保证氧供;改变患者体位(左侧卧位、头低足高);提高静脉压(如加快输液、进行持续正压通气或 PEEP 机械通气、头低位、间歇压迫颈静脉);经右心房导管抽吸空气;严密监测各项生命体征,必要的心血管支持。术后措施包括:吸氧;ECG 检查、胸透、头部 CT;间断查血气;如果怀疑有动脉栓塞,应做高压氧治疗。

二、术后呼吸功能障碍

由于颅后窝手术的解剖和病理生理改变的特殊性，手术时间长，麻醉药物容易蓄积，苏醒延迟，不宜过早拔管。拔管前需排除麻醉因素的干扰，综合评估患者情况，包括术前神经功能评估、术中是否发生不良事件、麻醉插管是否顺利、术前是否合并后组脑神经受损的症状。术后如自主呼吸良好，潮气量＞300 ml，频率＞14 次/min，咳嗽、吞咽反射恢复，SpO_2＞97%，生命体征平稳可考虑早期拔管。

长时间的手术术后会出现上呼吸道黏膜水肿，特别是坐位手术。这种情况在儿童身上更为明显。气管导管气囊放气后患者可以通过导管周围进行呼吸，证明呼吸道水肿已经消失才能拔除气管导管。如果呼吸道水肿存在，必须保留气管导管，必要时给予镇静。将2%消旋肾上腺素雾化吸入能够减轻局部呼吸道黏膜水肿，从而缓解呼吸道梗阻。巨舌症患者发生上呼吸道水肿会引起呼吸道完全梗阻。环甲膜穿刺术、气管切开术和置入喉罩是此时最快的保护气道的方法。

脑干损伤患者术后无法恢复意识或者自主呼吸，并伴有心血管系统异常，如心动过缓和高血压或低血压。脑干肿瘤或后组脑神经损伤的患者术后如不能维持足够的通气量和保持呼吸道保护反射，常需要气管造口或插管，以保证呼吸道通畅，便于排痰，以降低肺部感染。排除麻醉因素的影响，持续 SpO_2 监测发现低氧血症者，需机械呼吸支持和血流动力学治疗等生命支持疗法。脑干肿瘤，术后呼吸障碍常见，表现为慢而浅，甚至呼吸暂停，需要监测呼吸、血氧饱和度，加强吸痰、叩背，及时给予呼吸兴奋剂。术前即有吞咽困难者术后往往加重，昏迷患者及吞咽困难者，极易误吸造成呼吸道感染，因此适时进行气管切开、持续吸氧，有助于患者康复。术前存在术后仍然咽反射差者，昏迷且预计 3 d 内不能清醒者，均应尽早气管切开。

三、颅内压增高

颅内压增高可压迫脑干呼吸中枢或者出现脑疝而危及生命。脑疝可能向下出现枕骨大孔疝或者向上突出小脑幕，主要常见于延颈交界区肿瘤。脑干受压主要表现为意识障碍、呼吸循环功能障碍。控制颅压的措施应该持续至术后，包括抬高床头、积极预防和治疗高血压、治疗疼痛、恶心、呕吐、预防和治疗寒战、维持足够通气和氧合。术后意识水平下降和呼吸循环功能障碍需引起重视，及时请外科医师会诊。

四、气颅

颅骨切除术后，特别是坐位手术后常发生气颅。外部气体由于某种原因进入颅腔即为气颅。气体量较多而引起颅内压增高，出现神经功能缺失或术后难以解释的意识障碍时，称为张力性气颅。张力性气颅多出现在巨大占位病变切除后或术前合并梗阻性脑积水患者。发生原因是由于手术过程中长时间开放脑室，使 CSF 大量流失，大剂量使用脱水剂，脑室引流及过度换气等使脑组织体积缩小而增大了硬膜下间隙，以及体位、重力作用，使颅腔内暂时处于负压，为达到内外压力平衡，气体经手术切口进入颅内，积存于脑室及硬膜下间隙而形成张力性气颅。术后短时间内出现进行性颅内压增高、神经功能缺失或术后难以解释的麻醉清醒延迟是张力性气颅主要的临床表现。一旦确诊，应立即行前额部单侧或双侧钻孔或锥颅排气治疗。如气体量不多，也可吸入纯氧使积气逐渐吸收。只要处理及时，预后良好。

五、肠胃道出血

肿瘤一经被切除，延髓的灌注压突然趋于正常，出现水肿，甚至出血，如同脑动静脉畸形手术切除或血管内栓塞术后并发正常灌注压突破现象，因而使迷走神经核的功能障碍加重，患者易出现呼吸障碍、应激性溃疡、咽反射减低等一系列并发症，甚至危及生命。消化道出血多在术后 3～5 d 出现，由于胃黏膜血管广泛扩张渗血所致，顽固性病例可以多次出现失血性休克。术前如能行肿瘤供血动脉栓塞，减少肿瘤供血，术中可减少出血，术后可能有助于减轻正常灌注压突破现象，防止或减少胃肠道出血。可用抗酸和保护胃黏膜药物。

六、术后恶心呕吐

术后恶心呕吐(PONV)是神经外科术后常见并发症，可高达 50%以上，尤其是脑干手术。在清醒早期发生，可持续数小时至数天。应重视 PONV 的治疗，应用抗恶心呕吐药，如小剂量氟哌利多或昂丹司琼等。

（王保国）

参考文献

［1］ 王保国，韩如泉，主译. 神经外科麻醉手册［M］. 4 版. 北京：人民卫生出版社，2009.

［2］ 王恩真，薛富善，熊利泽等主编. 神经外科麻醉学［M］. 2 版. 北京：人民卫生出版社，2012.

［3］ Miller RD, Eriksson LI, Fleisher LA, et al. Miller's Anesthesia［M］. 7th ed. Philadelphia: Churchill Livingstone Inc, 2009: 2045 - 2087.

［4］ Drumond JC. Neuroanesthesia: pharmaclogy and physiology that really matters［G］. ASA Reflasher Course Lecture, 2012: 1 - 5.

第三十章 脑血管手术麻醉

脑血管疾病是由各种病因引起的脑部血管的疾病，发病年龄多在中年以后，通常分为两大类，一类是缺血性脑血管病，是因脑动脉本身的病变如脑动脉硬化，致使局部脑动脉管腔变窄或完全阻塞，或形成血栓，造成该部脑血流供应减少或中断。另一类是出血性脑血管病，是由于长期血压升高，脑部硬化的小动脉形成了粟粒大小的瘤样扩张(称为微动脉瘤，图 30-1)，当血压升高时，可以引起微动脉瘤破裂，于是发生脑出血(图 30-2)。脑出血又称脑溢血，也包括蛛网膜下腔出血。

常见的脑血管手术包括颅内动脉瘤夹闭或切除术、脑血管畸形切除术、颈动脉内膜剥脱术、颈动脉外膜剥脱术、颅内外血管搭桥术或贴附术、脑血管畸形或动脉瘤栓塞术等。对麻醉管理各有特殊要求。

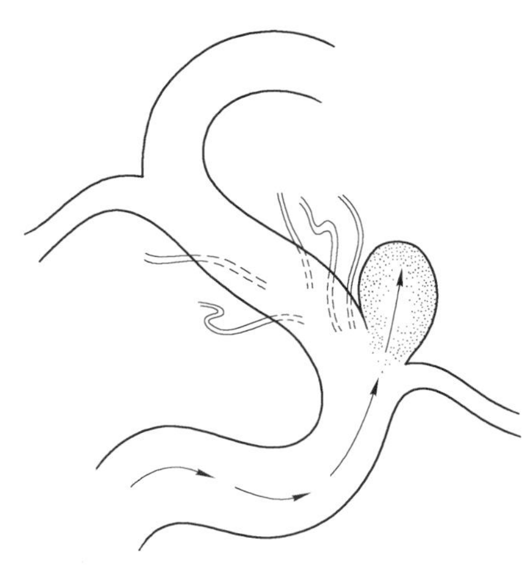

图 30-1 动脉瘤形成的血流动力学机制

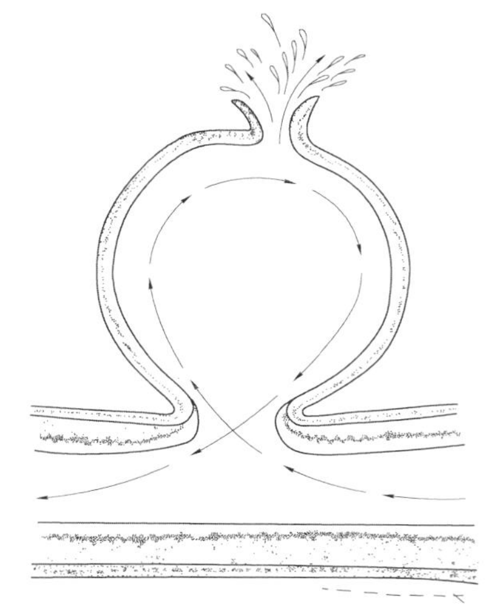

图 30-2 动脉瘤破裂示意图

第一节 脑的血液供应

脑的血液供应由颈内动脉系统和椎-基底动脉系统两大系统供血。

(1) 颈内动脉系统 又称前循环。右侧的颈总动脉起自头臂干动脉，左侧的颈总动脉直接起自主动脉弓。颈动脉系统的主血管为颈总动脉，每侧 1 根，分别为一侧颅脑供血。分为颈内动脉和颈外动脉。颈外动脉分支供应头皮、颅骨、硬膜及颌面部器官。颈内动脉则向上走行穿颅骨进入颅内，分支供应垂体、眼球及大脑等，其主要延续性分支为大脑前动脉和大脑中动脉。颈总动脉的分叉部是最容易发生粥样硬化狭窄的部位，狭窄严重时就会造成脑供血不足。人的大脑分为左右半球，两半球之间的血液供应既相对独立，又有互相的吻合系统。每一侧的半球都有 3 根主要的供血动脉，分别为大脑前动脉、大脑中动脉和大脑后动脉。

(2) 椎基底动脉系统 又称后循环。起自锁骨下动脉。主要分支：小脑前下动脉、小脑上动脉、其末端发出双侧大脑后动脉。

(3) Willis 动脉环 在脑的底部，颈动脉和椎-基底动脉由交通动脉相连，组成了一个动脉环，称之为 Willis 动脉环。大脑前动脉、大脑中动脉和大脑后动脉从 Willis 环发出，供应脑的各个部分的血液(图 30-3)。由于这个动脉环的存在，如果一条动脉发生阻塞，那么其他动脉就可以通过动脉环来补充相应部位的血液供应，从而防止了严重损害的出现。图 30－4 显示颈动脉闭塞后的 Willis 环血液供应。

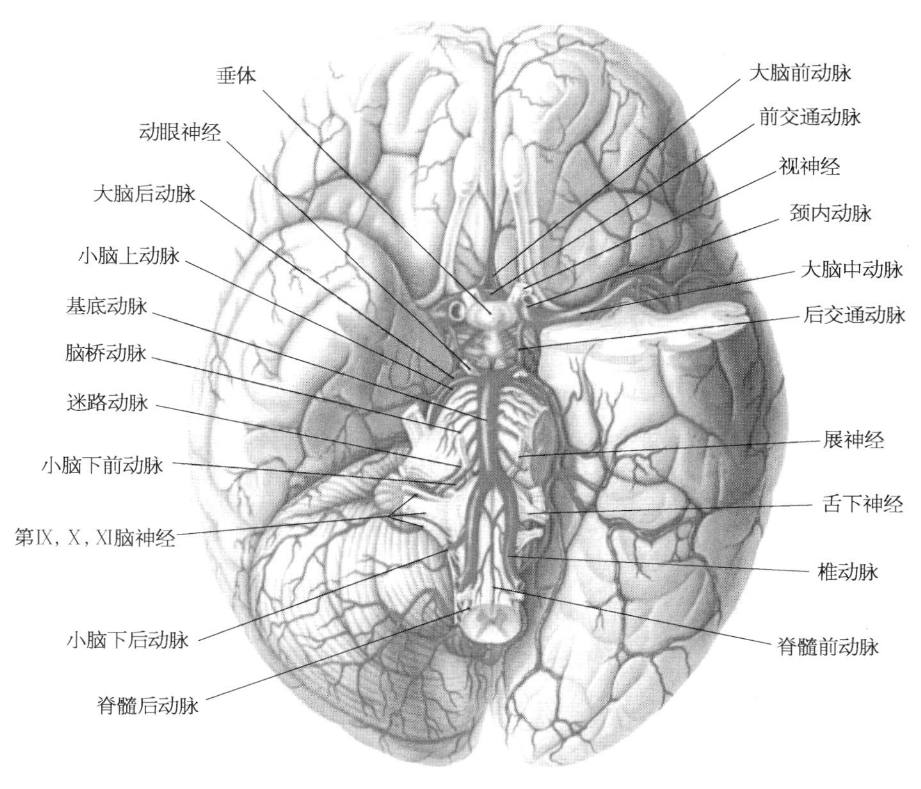

图 30－3 脑的正常血液供应

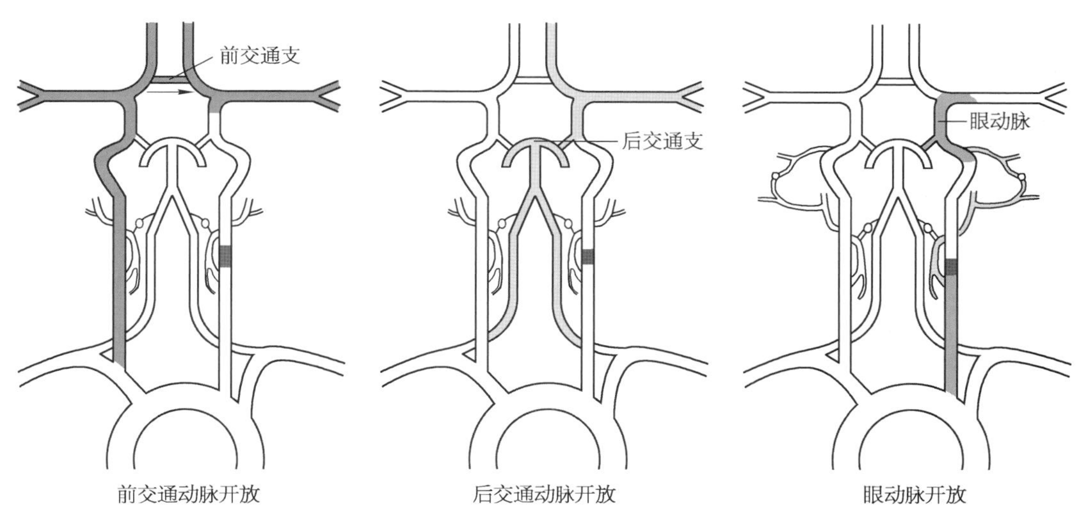

图 30－4 颈动脉闭塞后的 Willis 环血液供应

第二节 出血性脑血管病麻醉

一、颅内动脉瘤手术麻醉

（一）疾病特点 颅内动脉瘤系指脑动脉壁的异常膨出部分，病因多为先天性畸形，其次是感染和动脉硬化。发病的高峰年龄在 50～54 岁，女性发病率比男性略高。是引起自发性蛛网膜下腔出血（subarachnoid hemorrhage, SAH)的最常见原因。脑动脉瘤主要在近心端颅内动脉,其中35%~40%在前脑动脉,30%在内颈动脉,20%~25%在中脑动脉,10%在后部循环(图30-5,图30-6)。动脉瘤性蛛网膜下腔出血(SAH)多见于中年女性(图30-7),病情的凶险程度取决于出血的速度和量及患者的心血管功能状态。若出血量大,患者除了剧烈头痛外,可因颅内压急剧升高而出现精神障碍、血压升高、心律失常,如果患者现有心血管疾病,可能失代偿而危及生命。所以,1/3患者没来得及手术便很快死亡。手术患者,术后约2/3恢复良好,1/3死亡或留下严重缺陷。即便是恢复良好者,若进行详细的神经系统功能检查,约有一半的患者也留有程度不同的行为、精神或记忆障碍。再出血和脑血管痉挛是SAH致残致死的主要原因。

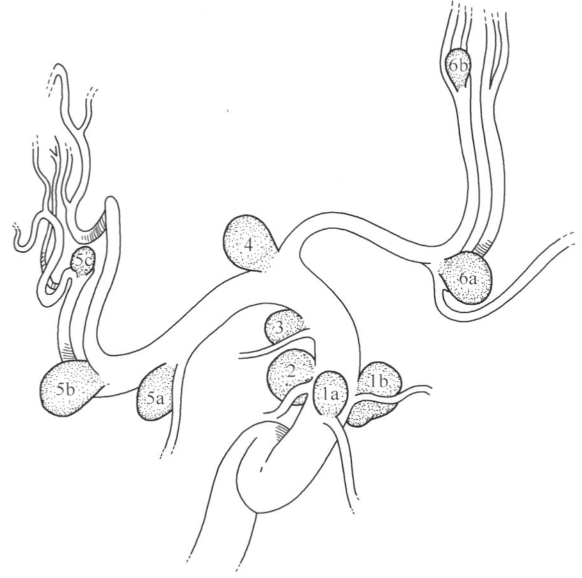

图30-5 脑动脉瘤常发部位

1a:眼动脉瘤;1b:垂体上动脉瘤;2:后交通动脉瘤;3:脉络膜前动脉瘤;4:颈动脉分叉段动脉瘤;5a:中动脉主干动脉瘤;5b:中动脉分叉段动脉瘤;5c:中动脉远端动脉瘤;6a:前交通动脉瘤;6b:大脑前动脉远端动脉瘤。

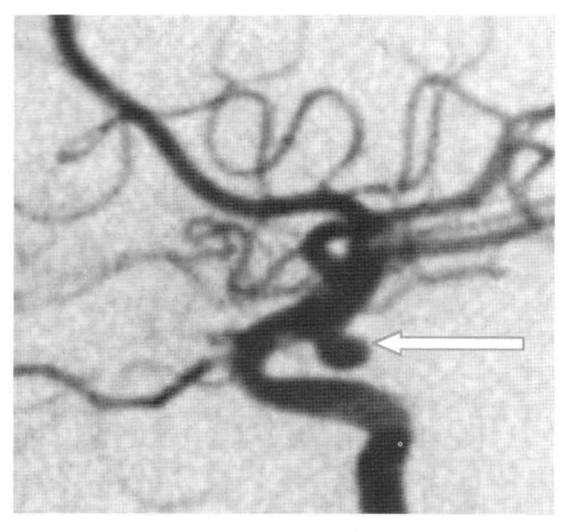

脑动脉瘤(箭头所示)

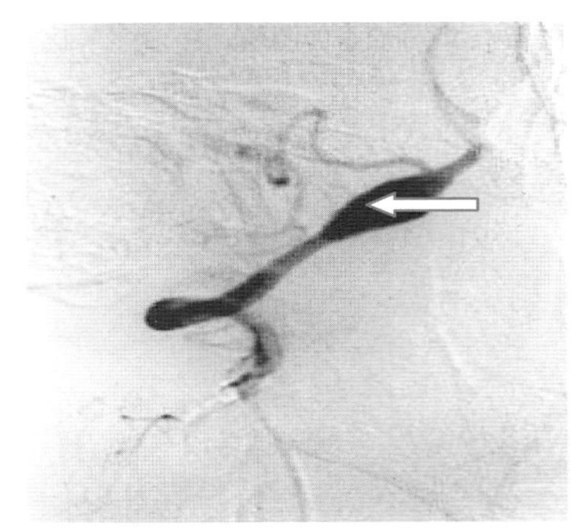

椎动脉夹层动脉瘤(箭头所示)

图30-6 脑动脉瘤脑血管造影图

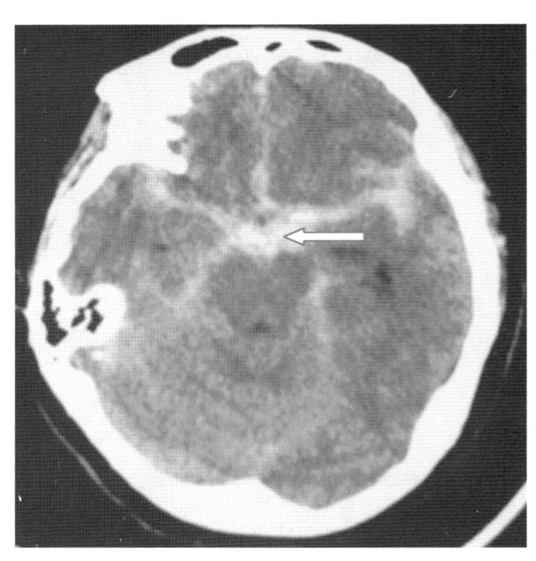

图30-7 蛛网膜下腔出血CT表现(箭头所示)

(二) 术前评估和处理

(1) 神经外科诊断主要依靠MRI、CT和血管造影,以及翻阅病史和体格检查(包括神经外科查体)和神经功能状态的判断。常用的SAH患者病情分级方法有Hunt & Hess法、Botterell法、合作研究分级和世界神经外科医师联合会(World Federation of Neurological Surgeons)标准等(表30-1)。以上分级标准的共同特点为级别越高,功能损害越重。

表30-1 蛛网膜下腔出血的临床分级标准

分级系统	级别	临床表现
Botterell分级系统	1	神志清醒,伴有或无SAH的脑膜刺激征
	2	思睡,但没有明显的神经功能缺损
	3	思睡,伴有神经功能缺损和脑内凝血块
	4	脑内凝血块较大,神经功能缺损明显而加重;或虽然神经功能缺损不是很严重,但伴发有脑血管疾病的年老患者
	5	生命中枢衰竭和伸肌僵直的濒死患者

续 表

分级系统	级 别	临 床 表 现
Hunt & Hess 分级系统	0	没有破裂的动脉瘤
	1	动脉瘤破裂，但无症状或轻度的头痛和轻微的项部僵直
	2	中到重度的头痛，项部僵直，但除了脑神经麻痹外没有神经功能缺损
	3	思睡，意识模糊，或轻微的局灶性神经功能缺损
	4	昏呆(stupor)，轻至重度的偏瘫，去大脑僵直的早期，自主神经功能紊乱
	5	深昏迷，去大脑僵直，濒死
合作研究分级系统	1	无症状
	2	轻度症状(头痛，脑膜刺激征，复视)
	3	明显的神经功能缺损，但患者反应完全
	4	神志状态受损，但对伤害性刺激有反应
	5	对伤害性刺激反应迟钝，但生命体征平稳
	6	对声音或摇动无反应，对伤害性刺激无目的性反应，且生命体征不平稳
世界神经外科医师联合会分级系统	1	Glasgow 昏迷程度评分(Glasgow Coma Scale, GCS)总分 15 分，无运动缺陷
	2	GCS 14～13 分，无运动缺陷
	3	GCS 14～13 分，有运动缺陷
	4	GCS 12～7 分，有或无运动缺陷
	5	GCS 6～3 分，有或无运动缺陷

(2) 评估液体及电解质平衡情况　大多数患者(30%～50%)在 SAH 后容易发生低血容量，且程度与临床分级和颅内高压程度相关。原因包括卧床、负氮平衡、高颅压脱水治疗、红细胞生成减少、医源性血液丢失(较多的抽血化验等)、自主神经系统调节不良等。术前等待时间越长，低血容量的可能性及程度越大。另外，SAH 患者可能存在中枢性盐丢失综合征(central salt wasting syndrome)，肾排钠异常增高，导致低容性低钠血症。低容性低钠血症会增加脑缺血和脑梗死的发病率，术前应尽可能纠正，治疗包括输注等渗或高渗(3%)盐水以改善脑灌注。50%～70%患者发展为低钾血症和低钙血症，需对症处理，高血糖也必须纠正。

(3) 根据心脏病史及心电图，决定是否需要进一步行超声心动图、心肌酶和心脏核素扫描检查。50%～100%患者 SAH 后出现心电图异常。最常见为 T 波倒置和 ST 段压低。其他一些改变包括出现 U 波、Q-T 间期延长、出现异常 Q 波。这些改变与心肌缺血或心肌梗死时心电图的改变类似，甚至可以引发致命的心律失常，应引起注意。另外，低钾血症是诱发心律失常的高危因素，应及时纠正。心脏损伤程度与 SAH 后神经功能损伤程度有关，通过心脏同工酶或超声心动图评价心肌缺血程度是决定是否急诊行外科手术治疗的重要因素之一。预防性应用肾上腺素能受体阻滞剂可改善一部分患者心肌损伤的预后。

(4) SAH 患者一定要绝对卧床休息，同时给予镇静、止痛治疗。合理控制血压，既要防止动脉瘤破裂或者再出血，又要维持足够的脑灌注压。SAH 后因颅内压的升高，为维持脑灌注压，高血压是代偿性反应，处理高血压反而有害。只有在收缩压>160 mmHg 时才考虑使用降压药物。降压药可以使用钙离子通道阻断剂如尼莫地平或β受体阻滞剂如拉贝洛尔。硝普钠可使血管扩张而增加脑血流，有危险后果，不推荐使用。

(三) 麻醉管理

1. *麻醉前用药*　目的是消除患者的紧张情绪及由其引起的血压升高，防止动脉瘤再破裂。给予镇静药、催眠药、抗焦虑药和麻醉药时应注意不要抑制患者的呼吸以及掩盖神经外科症状。对一般情况较好的患者可在严密监测下静脉给予小剂量镇痛药(吗啡 1～4 mg；芬太尼 25～50 μg)或苯二氮䓬类药物(咪达唑仑 1～2 mg)。一般情况较差的患者一般不给予术前给药，除非带气管导管的患者需要肌松、镇静和控制血压者。

2. *麻醉监测*　基本监测包括心电图、无创或(和)有创动脉血压、脉搏血氧饱和度、体温、尿量等。为了能够在术中动脉瘤破裂后快速输液及监测中心静脉压，应在麻醉后手术开始前放置中心静脉导管。对于心功能较差者，必要时考虑放置动脉导管。无创性心排血量测定，如经食管或气管超声多普勒、心阻抗血流图等，用于指导治疗也很有价值。脑电图(EEG)在动脉瘤手术中的应用价值尚不肯定。体感诱发电位可以判断手术对传导通路的影响，但首先要排除麻醉药物对其造成的影响。

3. *麻醉诱导和气管插管期*　关键问题是预防动脉瘤破裂，诱导过程要保持平稳，抑制气管插管时的呛咳反射及其引起的高血压，保证足够的脑灌注压，降低动脉瘤跨壁压的变化。除了氯胺酮和琥珀胆碱不宜使用外(因为有可能引起短暂突然升高的颅内压)，其他常用静脉麻醉药都可以应用。常用的药物组合为丙泊酚 2 mg/kg 或依托咪酯 0.3～0.4 mg/kg，罗库溴铵 0.6～0.9 mg/kg 或维库溴铵 0.1～0.12 mg/kg，芬太尼 6～8 μg/kg，肌肉完全松弛放置喉镜时静注艾司洛尔0.5～1 mg/kg，显露声门后，咽喉及气管内喷雾 1%丁卡因或 2%～4%利多卡因，然后行气管插管。力争整个插管过程在 20 s 内完成，因为持续时间越长，心血管副反应越重。如果插管困难，每次操作不要>20 s。需要时加用艾司洛尔 30～50 mg 和尼卡地平 0.5 mg，防止血压

升高和心率增快。必要时考虑光导纤维喉镜辅助插管。诱导时,分级较好的患者由于脑组织的弹性较好,不需要过度通气($PaCO_2$ 35～40 mmHg),对于分级差的患者建议采用中度过度通气,维持 $PaCO_2$ 在 30 mmHg。

4. 麻醉维持　包括联合应用丙泊酚、麻醉性镇痛药、非去极化肌松药和(或)联合 0.5 MAC 的吸入麻醉药。维持一定的麻醉深度,调控血压,降低脑组织张力。所有的吸入麻醉药均扩张脑血管,可能增加颅内压,但复合过度通气后($PaCO_2$ 28～30 mmHg)对颅内压影响不大。地氟烷和七氟烷苏醒迅速,利于术后早期神经功能评估。颅骨钻孔前可静注芬太尼 2 μg /kg。

5. 术中脑保护

(1) 液体治疗　SAH 患者全身循环血量减少,因此应在诱导前补充等张晶体液以保证脑灌注。动脉瘤夹闭后应保持适当高血容量。由于高血糖可加重局部或全脑缺血损伤,因此应选用无糖晶体液。对于血脑屏障受损的患者选用生理盐水和等张溶液优于选择乳酸林格液,因为后者渗透压低于血浆渗透压,可透过受损的血脑屏障造成脑水肿。输血或血制品以维持血细胞比容 30%以上,输注中分子羟乙基淀粉 130/0.4 不宜>500 ml,以免对凝血功能产生影响。

(2) 控制性降压　在显微镜进行动脉瘤操作期间,用硝普钠、艾司洛尔、尼卡地平、异氟烷进行控制性降压,可降低动脉瘤壁张力,有利于手术操作,降低动脉瘤破裂的机会。

(3) 临时夹闭期间的麻醉　临时夹闭动脉时间估计<120 s 时,可以不采取保护措施。如果>120 s,应采取以下保护措施:① 吸入氧浓度增加到 100%;② 静注硫喷妥钠减少脑代谢和氧耗,EEG 处于爆发抑制状态,③ 同时给予 25～100 μg 的去氧肾上腺素预防低血压;保持血压在基础值 20% 以上;④ 夹闭时间>5 min的患者术后常需要机械通气和镇静;⑤ 预计夹闭时间>10 min 的患者,可以考虑使用轻中度低温;⑥ 对巨大动脉瘤及复杂椎基底动脉瘤用深低温停循环。

(4) 低温　体温每降低 1℃,脑代谢率降低 7%。亚低温(32～34℃)即明显降低脑氧代谢,减少谷氨酸、甘氨酸和多巴胺的释放,抑制蛋白激酶 C,降低自由基诱发的磷脂过氧化,进而提高动物对半球或局灶性脑缺血的耐受性。一些单位也将其用于术中脑缺血时的脑保护,中度低温(28～32℃)和深低温(20～28℃)因对心脏影响大而在手术中的应用受限。

6. 麻醉苏醒　应特别注意避免呛咳、屏气、二氧化碳升高和高血压。一般情况较好的患者手术结束后可在复苏室拔除气管导管。在拔管时要特别预防血压升高,较常用的方法为气管拔管前静注利多卡因 1～2 mg/kg或(和)艾司洛尔 0.5～1 mg/kg 加尼卡地平 0.5 mg。术后维持适当高容量和相对血液稀释状态。术后患者持续 2 h 意识不恢复或出现新的神经功能损伤症状,在排除麻醉残留作用和其他影响因素(如缺氧或低钠血症)后应及时行 CT 扫描检查是否存在血肿、脑积水及脑梗死等。

7. 围术期脑血管痉挛的预防　脑血管痉挛的发生机制与血红蛋白、氧自由基、前列腺素、血管紧张素、组胺、儿茶酚胺和血清素有关。

(1) 脑血管平滑肌内钙离子浓度增高是各种原因引起血管痉挛的共同途径。因此,应用钙离子拮抗剂尼莫地平(nimodipine)或硝苯地平(nifedipine)阻断钙离子通道,可防止细胞外钙离子进入胞质,从而防止血管收缩。据此,术前 2～3 周口服尼莫地平 60 mg,每4 h 1 次;术中按 0.5 μg/(kg・min)静脉输注,能有效缓解脑血管痉挛。

(2) 蛛网膜下腔出血后 30%～40%患者的脑血管内膜有损伤,血小板在损伤处凝集,释放血管收缩物质和血栓烷 A_2(thromboxaneA_2, TXA_2),由此可引起血管痉挛。前列环素(prostaglandin I_2, PGI_2)的作用与 TXA_2 相反,因此,具有抗血小板凝集和扩张血管的作用。目前 α 受体阻滞剂(酚妥拉明),5-羟色胺拮抗剂(甲麦角新碱),磷酸二酯酶抑制剂(氨力农、米力农),以及各种血管平滑肌扩张剂(硝普钠、硝酸甘油、前列地尔等)已广为临床应用,而钙通道阻滞剂也正在临床逐渐试用。

(3) 高血压、高血容量和血液稀释(3H)治疗　成功的关键是要在轻度脑缺血进展为脑梗死前实施。但再出血率高达 19%,所以,应用升高血压和扩容疗法要慎重。3H 治疗可能引发的其他颅内不利改变有:梗死区出血、加重脑水肿、升高颅内压。全身并发症有:心肌梗死、肺水肿、凝血性病理改变、稀释性低钠。在手术或介入治疗前,如收缩压>160 mmHg,则需要降压。SAH 后脑血流自动调节曲线右移,正常灌注压并不能保证足够的脑血流。在 SAH 或有血肿占位效应时,必要时要使用去氧肾上腺素、多巴胺或去甲肾上腺素等药物维持血流动力学的稳定。SAH 确诊后应立即开始尼莫地平治疗,为预防尼莫地平引起的低血压,必要时可以使用去氧肾上腺素等。术后脑血管痉挛的预防:低风险的患者,保持收缩压在 110 mmHg 以上;中度风险患者为 130～140 mmHg;高度风险患者保持在140～160 mmHg。必要时可以使用去氧肾上腺素、多巴胺、去甲肾上腺素等。

(4) 血管成形　如患者病情危重,3H 治疗无效可以通动脉导管在动脉痉挛段内置入球囊扩张痉挛血管。但可能并发症是动脉破裂。

(5) 动脉内罂粟碱或尼卡地平灌注　由于大脑前动脉近段,大脑后动脉及大脑中动脉远段等区域扩张球囊不能放入,经动脉内灌注高浓度罂粟碱数小时后可以使某些痉挛血管缓解。但此法复发率高，只有在其他方法失败后使用。

(6) 颈交感神经阻滞或星状神经节阻滞　可以减轻脑痉挛，减轻由此引起的神经症状。

二、颅内动静脉畸形手术麻醉

(一) 疾病特点　颅内动静脉畸形(arteriovenous malformation, AVM)是一种先天性非肿瘤性的血管异常。其发病部位幕上远比幕下为多；供应动脉以大脑中动脉分布区为最多(占50%左右)，其次为大脑前动脉分布区。发病无明显家族史，年龄最多在20～30岁之间，绝大部分在40岁以前发病。主要危险为病变中的小血管破裂出血，其他症状有抽搐、癫痫、脑实质出血伴脑萎缩、头痛、智力减退、面瘫、共济失调等，婴儿巨大AVM可引起心脏扩大及心力衰竭。手术治疗AVM能杜绝再出血，并阻止脑窃血，从而改善脑组织血供。AVM在重要功能中枢者不宜手术，可用血管内栓塞术。

(二) 术前评估　AVM的最大危险性是出血、癫痫和神经功能缺损。手术后的恢复程度与AVM的大小、位置、供血动脉的多少、血流速度的快慢、静脉引流情况、是否毗邻重要功能区(大脑皮质的感觉区、运动区、语言中枢、视听中枢、丘脑、下丘脑、内囊、脑干、小脑深部核团、小脑脚等)、周围脑组织的缺血程度等因素有关。目前较多采用的是Spetzler & Martin评级标准(表30-2)。级别越高，表示危险性越大，预后越差。

表30-2　颅内动静脉畸形Spetzler & Martin评级系统

内　容	分　值
AVM的大小	
小(<3 cm)	1
中(3～6 cm)	2
大(>6 cm)	3
是否毗邻重要功能区	
否	0
是	1
静脉引流情况	
表浅静脉	0
深部静脉	1

注：级别=上述三方面的分值总和，在1～5之间。

(三) 麻醉管理　AVM患者麻醉管理要点：① AVM切除或栓塞前要保持血流动力学平稳，防止破裂出血。② AVM切除中要严密监测出血量，给予控制性降压，减少出血，及时补充血容量，纠正水、电解质和凝血功能的紊乱。③ AVM切除或栓塞后要注意预防和治疗正常灌注压突破综合征(normal perfusion pressure breakthrough syndrome, NPPBS)。

AVM切除术中出血较多，尤其是供血丰富的巨大AVM。所以在手术开始前要放置好各种监测管道和仪器。开放2条外周静脉，保证输液通畅；放置中心静脉导管，监测CVP；动脉置管监测血压和取血化验；留置尿管监测尿量；必要时放置漂浮导管监测PCWP和心排血量；也可采用无创法测定心排血量；监测鼻咽温度和凝血功能。

麻醉多选用全麻，麻醉诱导和维持与颅内动脉瘤相似，尤其是伴有动脉瘤的AVM，要按动脉瘤的麻醉处理。

采取各种措施减少术中出血，包括避免损伤血管，适度的血液稀释，术区局部浸润含肾上腺素的盐水或局麻药，合理使用控制性降压技术，需要时应用止血药物，必要时自体血回输。

术中注意脑保护。

(1) 全凭静脉或静-吸复合麻醉可以很好控制血压。硫喷妥钠具有脑保护作用，其机制是多方面的，包括降低脑代谢，改善局部脑血流的分布，抑制惊厥，减少儿茶酚胺释放，抑制神经冲动传入，降低颅内压，减少脑血流，清除自由基，稳定细胞膜，阻断钙离子内流，改变脂肪酸的代谢等。一般维持脑电图出现爆发性抑制即可，应避免硫喷妥钠剂量过大而致循环抑制和苏醒延迟。

(2) 尼莫地平对脑血管有选择性扩张作用，对心肌抑制轻，用药后心排血量反而增加，停药后无反跳现象，对预防术后心脑血管痉挛尤其有效，在脑血管手术中已被列为首选预防药，需严密监测血流动力学、血气、酸碱平衡等。

(3) 因动静脉瘘致血流短路，可形成静脉动脉化和动脉静脉化改变，久之可引起心脏肥大、脉搏增快、循环时间缩短、血容量增多，血管畸形处脑组织更缺氧，有14%～30%患者出现智力障碍。所以，术中必须充分吸氧，维持脑灌注压，降低颅内压，以减少颅内窃血现象。由于畸形血管周围的脑组已处于缺氧状态，故慎用过度通气。

(4) 由于较大的AVM的供血相当丰富，而造成其周围的脑组织呈慢性低灌注状态，此现象称为AVM的窃血现象。当AVM切除或栓塞后，已适应低灌注且对血压、二氧化碳等变化自主调节能力受损的周围脑组织供血恢复，尽管灌注压在正常范围，但仍呈现充血、水肿，甚至出血，被称为正常灌注压突破(NPPB)。NPPB的治疗包括降低颅内压(脱水、利尿、激素、头高位、脑脊液引流等)、术中和术后给予巴比妥类药物、亚低温等。有充血并发症的患者与无充血发生的患者良好预后比例分别是46%和92%，麻醉苏醒期控制血压是非常重要的，所以预防术后充血是非常必要的，最好将血压波动控制在基础水平以下10%之内。对于术后

出血形成血肿者,应再次开颅清除血肿并彻底止血。

(5) 头位置正确,尽可能减少屈曲和旋转,脑脊液引流,利尿或渗透性利尿,预防脑血管过度扩张,轻度低碳酸血症。

(6) 温度管理采用可以忍受的轻度低温,防止术后高体温。

三、高血压脑出血手术麻醉

(一) 疾病特点 高血压脑出血(hypertensive intracerebral hemorrhage)患者发病急,病情重,常伴有高血压、高颅压及不同程度的意识障碍,患者年龄偏大,因长期高血压病而伴有其他脏器功能障碍,或有长期服药史。对条件适合的高血压脑出血病例,往往主张早期或超早期手术。高血压脑出血手术的目的主要在于清除血肿,降低颅内压、解除脑疝,使受压的神经元有恢复的可能,防止和减轻出血后一系列继发性病理改变,阻断危及生命的恶性循环。

(二) 术前评估 高血压脑出血患者多为突然发病急诊入院手术,麻醉前准备不充分,过去病史往往不能全面了解。应着重了解主要脏器的功能及服药史,若时间及病情允许,应立即检查心、肺功能。

(三) 麻醉管理

(1) 多数患者有高血压病史及长期服用降压药物。麻醉诱导应慎重用药,为了减少药物对心血管功能的抑制及喉镜刺激引起的颅内压升高和心血管反应,宜选用快速静脉诱导。用药方法参见动脉瘤手术的麻醉。对术前已昏迷且饱食的患者,宜保留自主呼吸状态下行气管内插管。

(2) 在患者生命体征稳定的前提下,尽量保证脑组织氧供,减少脑组织氧耗,降低颅内压,减少继发性损害,为术者提供良好手术条件。麻醉时气管插管、拔管等刺激以及手术本身的刺激均可激发交感神经系统,使血压升高,心率增快,对高血压脑出血患者极为不利。高血压脑出血患者血压升高的原因除原发疾病外,颅内高压和手术应激反应也可以使血压继发性升高,因此控制性降压非常必要,可以选用乌拉地尔行控制性降压。

(3) 尽量保持血压、心率稳定,维持一定的麻醉深度,以尽量减少脑组织氧耗,防止屏气呛咳。过度通气虽然可以降低颅内压,但会减少脑血流量,加重脑缺氧的危险,应慎用,一般要以脱水降颅内压为主。控制性降压也会加重脑缺血,所以降压幅度不应超过麻醉前水平的30%。

(4) 麻醉苏醒期应尽量保持患者安静,避免躁动和呛咳,必要时可以辅以镇静药物。

(5) 术后给予适当的脑保护治疗。

第三节 缺血性脑血管病麻醉

一、烟雾病的麻醉

(一) 疾病特点 烟雾病(moyamoya disease)是原发性颈内动脉末端狭窄和闭塞、脑底出现异常血管扩张网所致的脑出血性或缺血性疾病。因脑底异常血管网在脑血管造影时显示“烟雾状”或“朦胧状”(日文moyamoya)而得名。目前对其病因尚不十分清楚,部分与细菌、病毒、结核和血吸虫感染有关。发病年龄在10岁以内,或在40~50岁成人。在蛛网膜下腔出血的原因中,烟雾病约占6.2%。基本的病理部位在双侧对称性颈内动脉末端、大脑前动脉和大脑中动脉主干,表现为狭窄,乃至闭塞,呈进行性发展。由于长期缺血,使Willis动脉环及其周围主干动脉与周围大脑皮质、基底节、丘脑和硬脑膜形成有广泛的侧支代偿血管,构成脑底广泛的异常血管网。病变的血管腔内呈结缔组织增生、内膜增厚、内弹力板重叠和破坏、平滑肌细胞变性、坏死;脑内其他血管(如眼动脉、大脑后动脉、基底动脉及脑底血管网)、颈外动脉系统(如颞浅动脉和脑膜中动脉)等处均有上述病理变化,但程度轻。代偿性形成的侧支循环新血管,由于不能耐受异常的血流动力学压力,可构成微小动脉瘤、假性动脉瘤和真性动脉瘤,一旦破裂即可引起脑出血。微小动脉瘤和假性动脉瘤多位于脑实质内;真性动脉瘤常引起蛛网膜下腔出血。儿童患者主要表现脑缺血症状,如短暂性脑缺血发作(transient ischemic attack, TIA)、缺血性脑卒中和脑血管性痴呆等;成人患者多表现为脑出血症状,常为脑内出血、脑室内出血或蛛网膜下腔出血,表现头痛、昏迷、偏瘫及感觉障碍。本病的诊断主要依靠脑血管造影、CT扫描和MRI检查。对脑缺血患者,内科治疗和手术治疗的预后相同,故目前对出血灶较小者倾向于内科治疗,应用抗生素、激素、血管扩张剂和低分子右旋糖酐等。手术治疗主要用于出血灶较大、有脑压迫、或有脑室内出血者。

(二) 麻醉管理 全麻重点是降低脑氧代谢率,维持脑血流正常,尽可能降低增加脑氧代谢率的因素。

(1) 监测必须包括ECG、IBP、SpO_2、$P_{ET}CO_2$,以及体温和尿量。尿量是液体容量状态的良好指标,与临床预后密切相关,有明显脑缺血发生的患者术中尿量

明显减少。

(2) 要求麻醉浅而平稳，镇痛完善。脑血管扩张药物在烟雾病患者可以引起颅内窃血。吸入麻醉药物和 N_2O 可以扩张脑血管，不宜使用。丙泊酚、依托咪酯、硫喷妥钠可以减少脑的氧代谢和脑血流，不会发生脑窃血，可以安全应用于烟雾病手术。

(3) 维持循环稳定，保证脑灌注压，严防麻醉过深引起血压剧烈波动。主要是维持近似正常的血压和保持充足的血容量，诱导前可给予负荷剂量乳酸林格液 500 ml。仅在手术必要时方可使用甘露醇。不宜使用靶控输注给药，靶控输注血浆浓度需数秒钟内高速注入大量的药物，易引起血流动力学指标不稳定。轻、中度血液稀释有利于减少血液黏滞度，防止吻合血管栓塞。术中或术后出现低血压的患者围术期脑缺血的发生率明显增高。

(4) 术中采用机械通气，加强监测，严格防止缺氧和二氧化碳蓄积，维持 $PaCO_2$ 正常或轻度增高，以利于扩张组织微血管和血管吻合口血流通畅；过度通气会引起患者出现脑缺血症状。在小儿，合理的术前用药、平稳的静脉诱导、良好的术后镇痛对预防患儿哭闹引起的过度通气非常必要，可以在静脉通路建立前口服咪达唑仑 0.5 mg/kg。当然也要避免过度镇静带来的高碳酸血症。因为高碳酸血症可以引起正常脑血管的扩张，导致缺血区的脑血流进一步减少。所以保持正常的 $PaCO_2$ 是相当重要的。苏醒期要平稳，无寒战、躁动，以免影响手术效果。术后需要良好的镇痛，避免应激反应的发生。维持正常的血压、血容量、$PaCO_2$ 和体温是非常必要的。

(5) 体温下降可能诱发脑血管痉挛，引起脑缺血的发生，所以维持正常的体温是非常必要的。可以使用变温毯等设备在术中或术后维持体温。

(6) 术中需用肝素，以局部使用为妥，尽量避免全身应用。

(7) 术中需应用利尿脱水药以减轻脑水肿，避免"脑搏动性膨出"，可采取头高位、控制心率和血压、降低通气压力和潮气量，必要时采用高频喷射通气来减少脑随呼吸的搏动等措施。

(8) 术后拔管不宜过晚，过浅麻醉下拔管常引起剧烈呛咳，可致吻合血管痉挛。一般在通气量、咳嗽和吞咽反射恢复正常后即予拔管，不必等待患者完全清醒。

(9) 术后给予适量镇痛、镇静和止吐药物，苏醒期尽可能平稳；术后保证血运畅通，注意移植组织保暖，根据需要应用扩血管药，如罂粟碱和山莨菪碱。

二、颈动脉内膜剥脱术麻醉

颈动脉内膜剥脱术(carotid endarterectomy, CEA)不仅存在脑缺血的危险性，且大多为高龄，常伴有高血压、冠心病、糖尿病和肾功能不全等疾病。因此术前仔细评估患者情况和术中正确处理十分重要。

(一) 术前评估及准备

1. 脑血管疾病　患者的神经系统症状是决定手术指征、手术效果和手术危险性的重要因素。如近期有否渐进性神经系统功能障碍的临床体征，有无频繁的短暂性脑缺血发作，以及多次脑梗死而造成神经系统功能障碍。麻醉医师应知晓手术侧颈动脉病变，同时了解对侧颈动脉、椎动脉以及其他脑血管尤其是侧支循环情况。颈动脉狭窄通常发生在颈内、外动脉分叉处。若造影发现对侧颈动脉狭窄阻塞、颈内动脉狭窄、颈动脉广泛粥样斑块坏死并伴有血栓等，均提示手术属高危，颈动脉内膜剥脱术围术期病残率和死亡率与脑血管疾病的严重程度相关。依据患者术前状况可分为无症状颈动脉狭窄、短暂性脑缺血发作、轻度脑卒中、严重脑卒中。有明显神经损害的急性颈动脉阻塞的患者，行急诊颈动脉内膜剥脱，围术期病残率和死亡率相当高，应权衡利弊，考虑是否采用手术治疗。一般认为，由颈动脉疾病引起的急性脑卒中患者，应进行积极的内科治疗 2～6 周后，若病情稳定，情况良好，无明显神经系统残留障碍，手术指征确切则可考虑手术。

2. 心血管病　冠状动脉病变常与颈动脉内膜剥脱术预后有明显的相关。在心肌梗死后 3～6 个月内或伴有充血性心力衰竭的患者施行颈动脉内膜剥脱术死亡率颇高，若无特殊情况，手术应延期并进行合理治疗，待病情稳定和情况改善后才能进行手术。有文献报道将 1 546 例颈动脉内膜剥脱患者分为三组：Ⅰ组患者无冠状动脉病变史或症状；Ⅱ组患者有症状性冠状动脉病变，如心绞痛、心衰或严重室性心律失常；Ⅲ组患者有症状性冠状动脉病变，但在颈动脉内膜剥脱术前或同时施行冠状动脉旁路术。结果表明上述三组在行颈动脉内膜剥脱术后，Ⅱ组患者心肌梗死、短暂性脑缺血发作和脑卒中发生率及手术死亡率明显高于Ⅰ组和Ⅲ组患者。根据大量资料分析颈动脉内膜剥脱术患者围术期引起死亡的原因，发现心肌梗死明显比脑出血或脑缺血、脑梗死所导致的死亡率高。由于颈动脉内膜剥脱术患者 50%～70%患有高血压，术后发生高血压机会更常见，不仅有潜在脑卒中的危险，也会加重心脏负担，影响心肌氧供需平衡和引起心律失常、心肌缺血或心肌梗死等。因此高血压患者术前应控制血压＜180 mmHg/100 mmHg 为宜，术前在不同体位下多次测定患者两上臂的血压以及患者清醒和静息时的血压，以确定患者一般情况下的血压范围，此对确定术中和术后可耐受的血压范围极为重要。若术前两上臂血压存在差别，术中和术后采用血压较高值一侧的上臂测定血压似能更好地反映脑灌注压。

3. 其他疾病　颈动脉内膜剥脱患者大多为老年患者，通常手术危险性与围术期病残率和死亡率随年龄增长而增加。由于半数患者可合并有糖尿病，因此对患糖尿病者应在术前制订适当的用药方案,控制血糖于适当水平。吸烟者常伴有慢性支气管炎、不同程度的气道阻塞、闭合容量增加、分泌物增加以及肺功能不全等表现,术后肺部并发症机会增多,故术前应停止吸烟,使用支气管扩张药和预防性使用抗生素,并教会患者呼吸锻炼。颈动脉内膜剥脱术的目的是减轻临床症状,预防脑卒中,增进生活能力和延长寿命。患者有以下情况者有手术指征:① 近期有再发栓塞引起短暂性脑缺血发作。② 可逆性缺血性神经障碍而用抗凝治疗无法良好控制。③ 短暂性脑缺血发作。④ 可逆性缺血性神经障碍伴有颈动脉杂音。⑤ 陈旧性脑卒中而出现新症状。

由于患者术前常服用多种药物如抗血小板、抗高血压、脑血管扩张药,因此要了解患者用药史。抗血小板药目前临床上常用阿司匹林肠溶片和双嘧达莫(dipyridamd)以降低血小板凝集,尤以前者为常用,且以小剂量为宜。由于血小板凝集受抑制,出血时间可延长,应引起重视。至于抗高血压与其他心血管方面用药,术前要了解用药类型、品种、剂量以及与麻醉之间可能发生的药物相互作用,原则上各种治疗用药均应持续至术日晨,不要随便停药,可按情况适当减量,以保持病情稳定。

(二) 麻醉

1. 术前用药　目的是使患者镇静,防止因焦虑而引起血压升高,心率加速和心律失常等。但不主张应用大剂量术前药,尤其是阿片类药,一般可选用咪达唑仑 3～5 mg 术前 30 min 肌注。术前未应用β受体阻滞剂者,则可在术前 2 h 口服美托洛尔 12.5～25 mg,缓和全麻诱导和气管内插管时心血管系统的应激反应。

2. 麻醉选择　麻醉期间总的原则是保持良好平稳的麻醉,保持正常通气,维持正常或稍高的血压,轻度抗凝及正常血容量。常用麻醉方法如下。

(1) 颈丛神经阻滞　颈动脉内膜剥脱术可采用单侧颈丛神经阻滞,通常浅颈丛用 1%利多卡因加 0.1%丁卡因混合液或 0.375%罗哌卡因 10～15 ml(不加肾上腺素),以及用 1%利多卡因加 0.1%丁卡因混合液或 0.375%罗哌卡因 8～10 ml,经 C_4 脊神经一点法作深颈丛神经阻滞,待阻滞完全后才开始手术。术中显露颈动脉鞘后由术者在直视下作颈动脉鞘内浸润阻滞,预防由于手术操作引起反射性心动过缓和血压下降。面罩吸氧,并按需静注芬太尼 0.05 mg 和氟哌利多 1.25～2.5 mg 作辅助。由于操作简单、方便,患者可在清醒状态下接受手术,可反复测定神经系统功能,并保持良好的血流动力学,围术期发生心肌梗死少见。患者意识均保持清醒,术者在作颈动脉内膜剥脱术前常规作颈动脉钳夹试验,阻断颈动脉 3～10 min,密切观察意识水平,是否有意识消失、嗜睡、对答及计数迟钝和对侧手握力减退等,以决定是否需要建立临时性旁路分流。若患者能良好地耐受此夹闭试验,可接受颈动脉切开内膜剥脱。于颈丛阻滞下手术需要患者充分合作,遇有阻滞不全、长时间体位不适,以及外科医师操作等因素常会造成患者不合作,为保证手术进行必然增加辅助用药机会,由此造成意识不清,失去对脑缺血评判依据。但对重症、CEA 术后再狭窄患者,全麻仍不失为一种安全的麻醉方法。

(2) 全身麻醉　是颈动脉内膜剥脱术常用的麻醉方法。目前尚无确切的证据可以证明何种麻醉技术、麻醉方法以及麻醉药会显著地影响结局。目前多采用小剂量咪达唑仑和丙泊酚诱导,可降低脑代谢、脑组织的氧耗,同时可降低脑血流和颅内压,对脑缺血可能有保护作用。为缓和气管插管时的应激反应可加用芬太尼 3～4 μg/kg 或艾司洛尔 0.5 mg/kg,可改善因气管插管应激反应引起的血压升高、心率增快以及心肌收缩性的改变。临床实践证明气管插管前用小剂量β阻滞剂可使因气管内插管造成的应激反应性心肌缺血发生率从 28%降至 2%。麻醉维持用异氟烷对脑缺血有保护作用,异氟烷麻醉时,脑血流降低至 8 ml/(100 g・min)时脑电图才显现脑缺血改变,而氟烷、恩氟烷当脑血流降至 47 ml/(100 g・min)即发生脑缺血改变。但有报道在 2 196 例颈动脉内膜剥脱患者分别采用氟烷、恩氟烷和异氟烷,围术期心肌梗死的发生率并无差别。目前大多认为可采用静-吸复合麻醉,维持较浅麻醉,吸入麻醉药可选用异氟烷或七氟烷,浓度<1 MAC,结合小剂量丙泊酚、麻醉性镇痛药和中短效肌松药以保证血流动力学稳定。此外,采用颈丛神经阻滞加上良好的气管内表面麻醉基础上,配合气管插管全麻,操作并不复杂,不仅能维持术中血流动力学平稳且可减少全麻药用量,术毕清醒早,有利于神经功能评判。

(三) 术中处理

1. 控制血压　控制和维持适当的血压对颈动脉内膜剥脱术患者颇为重要。由于缺血区域的脑血管自身调节作用已减退或丧失,平均动脉压与脑血流相关曲线右移,缺血区的脑血管发生代偿性极度扩张,因此脑血流仅与脑灌注压有关。虽然临床上可设法使手术期间血压维持比基础血压高 10%～20%以增加缺血区的脑血流,但如果侧支循环差,血压升高并不能有效地改善缺血区的脑血流灌注。因此积极预防和正确治疗低血压就显得很重要,除调整体液容量和麻醉深浅外,若出现低血压而心率基本正常时,可采用去氧肾上腺素 0.05～0.2 mg 静注,用药量小,作用时效短,可按需使用。当低血压同时伴心动过缓可用麻黄碱 5～10 mg 静注,需要时可用多巴胺 4～8 μg/(kg・min)泵注。手术中发生持续高血压多见于颈丛神经阻滞不完全,患者体位不适,而增加辅助用药可能导致意识抑制,可选用静注拉贝洛尔(柳胺苄心定)首剂 5 mg。若历时 5 min无效则可追加 10～20 mg,也可采用艾司洛尔负荷量 0.5～1 mg/kg，接着 0.1～0.2 mg/(kg・min)维持，必要时可用硝普钠或硝酸甘油控制血压。

2. 氧合和通气　颈丛阻滞麻醉下保持自主呼吸，应充分吸氧，使 SpO_2 维持在 100%，$PaCO_2$ 保持正常范围，给予辅助用药，但须加强监测，不应抑制呼吸，必要时采用面罩供氧或插入喉罩进行辅助通气。全麻使用机械通气，应调节潮气量和呼吸频率，维持 $PaCO_2$ 于正常水平或稍低。因为 CO_2 有强烈的脑血管扩张作用，改变 $PaCO_2$ 可显著改善脑血流。$PaCO_2$ 增高可引起脑血管扩张，但由于缺血区的脑血管已极度扩张，因此 $PaCO_2$ 增高，其结果使非缺血区域的脑血流增加而发生脑内窃血现象。此外，高 $PaCO_2$ 可增强交感神经活动，心率增快，血压升高，增加心肌氧耗，诱发心律失常等。相反，降低 $PaCO_2$ 可引起脑血管收缩，理论上可降低脑正常区域的血流而使缺血区域脑血流增加。

3. 输液、输血　按患者具体情况输液量可适当放宽，除非出血量过多，通常无需输血。主要以晶体液为主，一定程度的血液稀释对脑缺血患者是有益的。手术期间应控制血糖，必须限制含葡萄糖液体的输入。动物实验证明在脑损伤期间输注过量葡萄糖可造成高血糖的动物脑对缺血性损伤更为敏感。脑血管意外患者同时伴有高血糖者神经系统后遗症更为严重。这提示颈动脉内膜剥脱术患者围术期对葡萄糖的应用要有所限制，并随时监测血糖，尤其是伴有糖尿病的患者更应预防高血糖。但出现严重低血糖时也同样不利。总之，应维持正常循环血容量，降低血液黏度，保持适当尿量，可输入一定量的 6%羟乙基淀粉或无糖血液代用品。

4. 脑保护　麻醉的基本原则是防止脑缺血，除保持血流动力学稳定，维持适当通气外，阻断颈动脉前静注肝素 20 mg 可减少脑血栓形成。硫喷妥钠可降低脑代谢率，还可降低颅内压，抑制氧自由基，减轻脑水肿及钠通道阻滞等，具有一定的脑保护作用。但临床上在颈动脉阻断前单次注射硫喷妥钠对脑缺血的保护作用仍有争议，主要是预先应用巴比妥类药并不能确切地降低围术期脑卒中的发生率和严重性，并认为术中阻断颈动脉引起的脑缺血卒中最主要的原因是由于栓塞所致。此外，使用硫喷妥钠后特别是较大剂量，使脑电波变成低平甚至等电位，对心血管功能影响明显，甚至发生低血压，还会影响及时升高血压和(或)采用分流措施的实施。严重颈动脉狭窄时侧支循环供血不足，当作试探性颈动脉阻断时，若立即出现脑电图波幅降低和减慢时应立即解除阻断，并单次静注硫喷妥钠可能有益。丙泊酚呈剂量依赖性脑血流减少，可使脑代谢明显降低，且苏醒快可能也是有利的。钙通道阻滞药尼莫地平对脑保护有益。综上所述，寻找临床上确实能有效保护脑缺血的药物或措施还需更多的研究。

5. 分流　当颈动脉阻断时，血液供应到同侧大脑皮质主要取决于通过 Willis 环的侧支血流，若侧支循环血流不足就会引起脑缺血和神经功能障碍。为预防起见，有主张常规在颈动脉内膜剥脱区远近端暂时性放置分流导管。但至今对患者是否使用分流保护措施意见尚不一致。选择性地按需采用分流术，主要依据监测脑电图、诱发电位和颈动脉阻断后远心端动脉压力而作决定。

有下列情况应考虑作分流：① 术前对侧颈动脉闭塞，或颈内动脉颅内段严重狭窄，术前已有神经损害症状，或有明显基底动脉缺血表现。② 术中颈内动脉远端回血差，或估计手术较困难，需较长时间阻断颈内动脉血流。③ 在麻醉状态下颈动脉阻断后远心端动脉压<50 mmHg。④ 颈动脉阻断后，脑监测显示脑缺血，或脑血流监测发现局部脑血流<47 ml/(100 g・min)。采用分流术时特别应注意由于手术操作引起粥样斑块物质脱落进入脑循环而引起栓塞的危险。

6. 监测　颈动脉内膜剥脱术的监测主要是心血管和神经系统两方面：心血管方面主要取决于术前患者情况，由于手术本身对心血管方面影响较小，也无大量体液丧失和转移，一般出血也不多，可常规采用 ECG 或改良胸导联、NIBP、SpO_2 监测等。全麻时增加 $PaCO_2$ 监测。由于手术操作会影响颈动脉压力感受器引起心率与血压改变，以及术前存在高血压，血压波动大，可采用动脉穿刺置管测压，便于及时调控血压。一般不必作中心静脉或肺动脉压力监测，除非术前有心肌梗死、心功能不全或伴其他严重的夹杂症。如果需要穿刺对侧颈内静脉，尽可能避免误穿颈动脉，也可选用对侧锁骨下静脉。虽然在颈动脉内膜剥脱术患者监测脑灌注颇为重要，但至今仍无切实可行、绝对准确的方法能及早发现脑缺血和预测术后神经合并症。值得指出的是术中和术后许多神经系统合并症通常不是由于颈动脉阻断后的缺血，而是由于术中、术后栓塞或血栓形成所引起，目前尚无灵敏的可供临床发现脑血管小栓子的有效方法和措施。脑缺血相关的监测有 EEG、SSEPs、TCD、颈动脉夹闭后残余压力(stump pressure)和观察清醒患者的神经功能状态，还可以进行血氧定量和颈静脉氧分压监测。脑缺血监测有很大的变异性。监测指标评价如下：① 对清醒患者神经功能状态监测虽然可能是个金标准，但缺乏足够的数据来证明它的优势。② EEG 与神经病学改变相关联，但是用 EEG 来辨别缺血有相当高的假阳性，另外 EEG 不能监测深部脑组织的缺血，并且对于原有或者有不稳定的神经功能受损患者存在假阴性，但在全麻下仍不失为一个好指标。③ SSEPs 的功效与 EEG 相当，但是较复杂，对于皮质下缺血可能更有价值。④ 残余压力缺乏灵敏度和特异度。⑤ TCD 在检测夹闭引起的低灌注状态是有用的，同时在评定分流、栓子情况和过度灌注

综合征方面起主要作用,但可靠性不佳。⑥ 颈静脉氧分压的灵敏度、特异度和临界域值不能确定。

(四) 术后问题

1. 血流动力学不稳定　术后高血压多见于既往有高血压史,手术前血压控制不理想,术中有脑缺血性损伤,颈动脉窦压力感受器功能失调以及术后疼痛等,通常血压＞180 mmHg /100 mmHg。高血压可能通过加剧高灌注综合征引起大脑内出血而使神经学预后变差。高灌注更可能发生在高度狭窄的患者(在手术后脑血流量可以增加 100%以上)、没有控制高血压的患者和合并有对侧颈动脉狭窄的患者。由于高血压可引起手术部位出血、心肌缺氧、心律失常、心力衰竭、颅内出血和脑水肿等,应寻找原因,可采用艾司洛尔、硝普钠、硝酸甘油以及拉贝洛尔等药物治疗。术后低血压可由于低血容量、残余麻醉药对循环的抑制、心律失常和心肌梗死等,应及时寻找原因进行纠正。文献报道颈动脉内膜剥脱术后心肌梗死发生率为 1%～2%。

2. 术后呼吸功能不全　常见原因为喉返神经损伤导致声带麻痹,喉返神经损伤发生率为 12.5%,一般并不多见,多数可完全恢复。局部血肿可压迫气管影响呼吸,应提高警惕,及时处理气道梗阻。此外空气经伤口进入纵隔和胸膜腔导致气胸也可引起呼吸功能不全。

3. 神经并发症和功能异常　脑血管意外。高灌注的体征和症状包括单侧头痛、癫痫发作或局部性神经功能缺失。为了使出血可能最小化,在手术后有高灌注风险的患者必须尽可能维持血压正常。部分患者术后可发生过度灌注综合征,由于术前颈动脉狭窄,脑血流减少,脑血管自动调节功能失调,而于术后脑灌注压恢复正常,脑血流骤增可发生过度灌注综合征,患者主诉头痛,甚至发生脑出血。颈动脉内膜剥脱术患者,围术期卒中发生率大约为 3%,若患者术后出现新的神经功能损害,应立即进行脑血管造影,以确定是否在手术部位形成内膜瓣,如果立即切除此瓣可减轻神经损害的程度。若检查发现手术侧颈动脉已再阻塞,则大多由于栓塞或有技术缺陷,应及早进行手术探查。当患者有突发的症状和难以控制的高血压,怀疑有脑出血的可能时,再探查时间最好在 1～2 h 内。颈动脉内膜剥脱术后可发生神经精神功能紊乱,术后第一日发生率为 28%,术后 1 个月表现认知障碍为 9%～23%。

第四节　脑血管疾病介入治疗麻醉

一、介入性神经放射学

血管内栓塞具有侵袭性小,对不适合手术的患者成功率高、并发症少等优点,为动脉瘤的治疗又开辟了一条新途径。介入性神经放射学(interventional neuroradiology, INR)治疗一般包括对动静脉畸形、动脉瘤或血管瘤的栓塞治疗,还包括静脉血管瘤硬化治疗、脑血管痉挛球囊扩张成形和急性血栓栓塞溶栓治疗。INR 的发展包括颅内血管支架安放术、血管内超声检查以及新的动静脉畸形和动脉瘤栓塞物的使用。INR 治疗可以择期也可以在急诊情况下实施。由于这些中枢神经系统疾病的本身特点、手术操作的较高技术要求及其潜在危险性和治疗过程可能时间冗长和不舒适,因此除对患者进行心肺和神经学监测外,通常还需要给予镇静或麻醉。INR 治疗对麻醉医师的要求较高,因为需要在放射科实施麻醉,而且这些患者通常合并复杂的内科或神经学疾病。麻醉医师职责是保持患者安静不动,维持生理状态稳定,调控局部血流变化,提供最佳抗凝水平,处理相关并发症,组织对患者的安全运输以及进行快速复苏以利于术后神经学评估。

二、麻醉方法选择

用于 INR 治疗的麻醉方法一般有局部麻醉、神经安定麻醉和全身麻醉三种。采取神经安定麻醉可以对患者的神经状态进行全面而有效的监测,也更适用于伴有系统性疾病的患者。而在 INR 治疗过程中使用全身麻醉的原因,包括需要患者保持静卧的时间长短以及一些放射学技术例如数字减影示踪需绝对安静(包括控制呼吸幅度)的要求。

(一) 局部麻醉　脑血管疾病血管内介入治疗时,不但需要较完善的局麻,通常还要求患者保持一定程度的镇静以减轻患者的应激反应,但又能配合医师动作,以便医师了解患者栓塞前、中、后的神经功能状态。同时又需要适当降压,以防止栓塞时血管破裂及一些高血流量患者栓塞后过度灌注综合征。

(二) 神经安定麻醉　接受 INR 治疗的患者可给予氟哌利多 2.5～5 mg,芬太尼 0.05～0.1 mg 静注,复合局麻行股动脉穿刺置入微导管,术中面罩给氧,并予硝普钠进行控制性降压。神经安定麻醉最大优点是循环系统稳定,重危患者耐受良好,更适合老年和危重患者。氟哌利多具有 α 肾上腺素能阻滞作用,可使血管适度扩张，有利于微导管置入造影和栓塞，不抑制心肌，防止心律失常和抗休克，血流动力学改变轻微，意识影响小；与芬太尼并用，可降低基础代谢，含有使氧耗量减少，对心排血量无明显影响。与控制性降压共用，可明显减少其用量，使降压平顺，平均动脉压(MAP)维持稳定。由于术中易发生脑血管破裂、心律失常、血栓形成、血管梗塞等并发症，所以应积极准备急救。另外对颅内动脉瘤微导管血管内介入治疗患者实施患者自控镇静复合控制性降压，也能取得满意介入性神经放射学效果。具体方法：所有患者不用术前药，常规静脉输液，导尿后进入 DSA 室，入室后先用咪达唑仑 0.05 mg/kg缓慢静脉滴入。采用患者自控制镇痛(PCA)泵实施患者自控镇静，泵内装有 1%丙泊酚。设定丙泊酚每次给药量为 10 mg(1 ml)，每次给药所需时间为0.33 min，锁定时间 1 min，丙泊酚 5 min 最大给药量为30 mg。指导患者根据自己焦虑情况挤压 PCA 泵，使自己处于合适的镇静状态。同时持续输入 0.5～3 μg/(kg·min)硝普钠控制性降压，维持血压较术前下降 15%～25%，血管栓塞时血压下降到术前 2/3 左右。高血流量患者术后在病房内继续控制性降压，保持血压较术前稍低。患者自控镇静(patient controlled sedation, PCS)复合控制性降压用于颅内动脉瘤微导管血管内介入治疗安全有效，无明显不良反应，而且可以使患者根据自己需要的镇静水平给药，使患者具有主动参与感，能较好地解决患者的焦虑、紧张和恐惧，增强自信心，避免过度镇静或镇静不足，做到给药个体化，从而使镇静用药更加合理。PCA 泵及短效的药物如咪达唑仑和丙泊酚的应用是实施患者自控镇静的重要条件。丙泊酚的显著特点是超短效，具有好的可控性，一般在停药数分钟就可以完全清醒且有抗呕吐作用。但丙泊酚也存在明显的注射痛等缺点。丙泊酚遗忘作用较弱，而咪达唑仑遗忘作用较强，为了加强丙泊酚的遗忘作用，但又不失去其恢复快的特点，可以在手术开始前单次给予一定量的咪达唑仑。

(三) 全身麻醉 尽管 INR 手术需要在清醒下对患者进行神经学评估，但是目前大多数神经放射学家更倾向于全身麻醉以达到最佳成像。因为接受 INR 治疗的患者必须能够在平而硬的手术台上保持仰卧，在造影过程中，长时间处于这种体位，患者任何动作都将会严重影响成像质量。所以最佳选择是行气管内插管。气管内插管或喉罩下的气道控制可以更好地给氧和麻醉管理以及维持患者安静不动。

脑动脉瘤疾病可以分为三种类型：① 未破裂，无症状；② 未破裂，巨大，无症状；③ 已破裂，伴或不伴血管痉挛。其中最不稳定的是蛛网膜下腔出血，可以发生再出血、脑水肿、血管痉挛等，从而导致高死亡率。对急性蛛网膜下腔出血患者，全身麻醉是首选的麻醉方法。脑动静脉畸形的栓塞治疗最好在全身麻醉下进行，这样能够更好地进行控制性降压、脑保护和制动。可采用快速诱导方法，依次静注咪达唑仑 2～3 mg，丙泊酚 1.5～2 mg/kg、芬太尼 5 μg/kg、罗库溴铵 40 mg，顺利气管插管后接麻醉呼吸机行机械通气，潮气量 10～12 ml/kg，频率 12～16 次/min，通气峰压控制在 20 cmH_2O 以内，手术开始前静注芬太尼 2 μg/kg。术中用丙泊酚 25～75 μg/(kg·min)，维库溴铵 1 μg/(kg·min)维持麻醉。全麻是适宜的麻醉方式，尤其是病情较重和小儿不能合作者，在发生严重并发症的情况下，因为拥有安全气道，同时可对潜在致命性并发症进行快速处理。

三、麻醉管理

(一) 术前评估 患者术前如果正处于一个慢性发病过程，病情可能相对较稳定；但如果是急诊入院，病情则可能极度不稳定，要特别关注患者的神经学评估和潜在心血管系统损伤。患者术前的神经学缺损应该引起麻醉医师的警惕，如果平均动脉压降低，则可能发生了脑缺血。正确判断患者的神经功能状态有利于合理选择麻醉方式、麻醉药物及管理、预测患者的恢复程度。应正确评估心功能状态，纠正血容量不足和电解质紊乱。除常规麻醉前评估外，麻醉医师还应该注意患者既往的造影史、抗凝药物使用或凝血功能障碍史、鱼精蛋白过敏史和类固醇激素使用情况。碘或贝类食物过敏史尤其重要，需要认真关注和准备。其他如呼吸循环系统疾病和肾功能不全也应该给予评估。此外，因为抗凝是手术步骤之一，凝血功能情况必须认真考虑。

(二) 术前准备 除常规麻醉前处理外，该类手术麻醉尚须特别注意以下方面：手术在 DSA 室进行，要检查所有设备如用于连接电源、氧、吸引器和废气排放器的接口是否取之可得，功能是否完好，复苏设备及必要的抢救药物亦应备齐，尤其是行神经安定术者。麻醉医师不能与患者同处一室，通气环路各接口必须牢固，监护仪宜选用彩显屏幕便于远处观察；为避免呼吸抑制及颅内压高，病重患者通常不用术前镇静药，术中存在出血危险如血肝素化、动脉瘤破裂等，术前宜置中心静脉导管便于快速扩容及监测中心静脉压，术前桡动脉置管测压可为控制性降压提供及时、准确的数据。

(三) 术中监测 由于麻醉医师要远离患者，只能通过房间里的各种监护仪器和影像设备来了解患者情况。所以要加强术中监测，加强管理。INR 室内麻醉监测标准应该与手术室相同。术中监测的使用程度取决于患者病情及手术对中枢神经系统的潜在危险性及其复杂程度。患者用布带固定四肢，常规或连续监测血压、脉搏、心率、心电图；进行血气分析及出凝血功能检查；常规导尿，防止膀胱充盈，影响镇静效果。严密监测患者神经功能状态，随时了解意识状态、语言功能、运动功能及瞳孔的变化。神经生理学监测，尤其体表感觉诱发电位（SSEPs），可以用于脊髓栓塞术。颅内压监测被证实对伴蛛网膜下腔出血患者行脑室切开引流术有用。在实施镇静术时，必须对患者进行标准无创血压监测。必要时对INR手术实施有创监测。要对尿量进行测量和评估，因为造影剂通常会导致渗透负荷从而出现多尿。对于有系统性血压改变或准备实施控制性降压的患者，必须给予有创动脉监测。如果要求进行精确的体液评估和术后血流动力学维持，那么还应该包括中心静脉置管。

(四) 术中管理 麻醉基本目标是遗忘、制动、控制颅内压（ICP）和脑灌注压，尽可能提供术终快速复苏和拔管。全麻患者诱导力求平稳，插管操作时间宜短，可适当行过度通气，使 $PaCO_2$ 维持在25～30 mmHg利于降颅压。股动脉插管通常在INR过程中刺激性最强，所以麻醉剂需要量通常较多。手术结束时要求快速复苏，尽量早拔管，但不主张催醒。非全麻患者应保持患者意识清醒以配合术者行神经系统检查。出现栓塞并发症或神经系统功能恶化须行开颅手术者，必须紧急行气管插管，并积极维持循环稳定。

麻醉技术应该做到术中和复苏过程平稳，避免过多呛咳和躁动。高血压应该加以控制，以预防潜在脑水肿和股动脉穿刺点出血。术后，患者可能有极小的疼痛，但必须保持仰卧一段时间。大多数患者应该在ICU病房进行监护以观察其突然神经病学改变。蛛网膜下腔出血的快速诊断治疗和神经学问题早期处理，对于预防意外死亡和达到神经学最佳恢复十分关键。

INR治疗强调控制性降压的重要性。术中适当行控制性降压有利于手术操作和减少动脉瘤破裂的概率。通常要求在手术开始时即平稳降压，栓塞时血压降至术前2/3左右。对有颅内高血流病变栓塞后的患者，在术后2～3 d内继续使用控制性降压，以防止过度灌注综合征的发生。血压剧烈变化时可使用血管活性药物，尽量选用对循环干扰小且利于控制ICP的麻醉药物，潜在ICP升高和脑缺血是术中要经常注意的问题，达到最佳颅内动力学状态。根据需要，选择硝普钠0.5～3 μg/(kg・min)进行血压调控。

(五) 防治术中并发症 基本原则是任何紧急情况的处理都要与介入操作者协商解决，如造影剂反应、微粒栓塞、动脉瘤穿孔、生理性动脉消失和颅内出血等，在血管内治疗期间，两种最严重的潜在并发症是脑梗死和蛛网膜下腔出血，对动脉瘤性蛛网膜下腔出血患者必须考虑到颅内压升高、跨壁压的改变和脑出血的可能性。术中动脉瘤破裂多因导丝或导管前端在动脉瘤内操作不慎，刺破动脉瘤壁引起，如不及时处理可导致灾难性后果。通常伴有平均动脉压急剧升高，处理包括停止抗凝和尽可能快地置入更多的弹簧圈以封闭裂口，必要时需行脑室切开引流术以降低和监测颅内压。如遇栓塞术中动脉瘤破裂，立即给予镇静剂，保持呼吸道通畅，迅速中和肝素等措施，并继续用弹簧圈填塞动脉瘤，第一个合适的弹簧圈安置妥当后，出血多能停止，并顺利完成全部栓塞过程，患者情况迅速好转。术前常规使用尼莫地平，操作轻柔、规范化，妥善的神经安定镇痛麻醉，则脑血管痉挛发生率相对较低。一过性脑血管痉挛一般经可微导管推注罂粟碱等治疗后缓解。血栓栓塞应给予患者输液及肝素化加以预防，如已发生脑栓塞，应及时经微导管行超选择性动脉内溶栓或经静脉溶栓治疗。为了保证动脉瘤远端的脑组织有充分的血液灌注，术后必须抗凝同时扩充血容量，必要时升高血压，可有效地避免并发症。栓塞治疗可能会导致血压的突然变化从而出现充血性并发症。脑水肿和出血也可以是静脉栓塞的结果。手术过程中可发生急性重度颅内出血，多是因为导引钢丝和（或）导管穿破供应血管，或者继发于充血性并发症，较多的血流通过原先低灌注区也可导致围术期脑水肿和出血，其处理依赖于病因解除。微小的穿孔可以保守治疗不需要马上介入，而在许多情况下，导管本身就可以用于阻塞破孔。对于术中并发症麻醉医师应充分了解并积极配合和处理。

（周　颖　王珊娟）

参考文献

[1] S Lakhani, A Guha, HC Nahser. Anaesthesia for endovascular management of cerebral aneurysms [J]. European Journal of Anaesthesiology, 2006, 23: 902-913.

[2] J Priebe. Aneurysmal subarachnoid haemorrhage and the anaesthetist [J]. Br J Anaesth, 2007, 99: 102-118.

[3] Jerey J, Pasternak, William L, et al. Neuroanesthesiology Review-2007 [J]. J Neurosurg Anesthesiol, 2008, 20: 78-104.

[4] Logvinova AV, Litt L, Young WL, et al. Anesthetic concerns in patients with known cerebrovascular insufficiency [J]. Anesthesiol Clin, 2010, 28: 1-12.

[5] Jerey J, Pasternak, William L, et al. Neuroanesthesiology Update [J]. J Neurosurg Anesthesiol, 2010, 22: 86-109.

[6] Cole CD, C ottfri-iod ON, Gupta DK, et al. Total intravenous anesthesia: advantages for intracranial surgery [J]. Neurceurgery, 2007, 61: 369-378.

[7] Dutta B. Anaesthetic management of a parturient with moyamoya disease [J]. Singapore Med J, 2011, 52: 108-110.

[8] Augoustides JG. Advances in the management of carotid artery disease: focus on recent evidence and guidelines [J]. J Cardiothorac Vasc Anesth, 2012, 26: 166-171.

[9] Varma MK, Price K, Jayakrishnan V, et al. Anaesthetic considerations for interventional neuroradiology [J]. Br J

Anaesth，2007，99：75－85.
[10] Young WL. Anesthesia for endovascular neurosurgery and interventional neuroradiology [J]. Anesthesiol Clin，2007，25：391－412.
[11] 王保国，韩如泉，主译. 神经外科麻醉手册[M]. 4 版. 北京：人民卫生出版社，2009：158－201.
[12] 王均炉，任秋生. 脑血管病的麻醉进展[C]//浙江省医学会麻醉学术年会论文集，2007：66－77.
[13] 张马忠，黄咏磊，王珊娟，等. 烟雾病的麻醉处理[J]. 中华麻醉学杂志，2004，24：781－782.
[14] 张庆国，许睿，陈茵，等. 脑血管病神经介入治疗的麻醉体会[J]. 实用医学杂志，2006，22：2408－2409.
[15] 常立华，王桂平，白广. 脑血管病介入手术的麻醉管理[J]. 当代医学，2011，17：17－18.

第三十一章 颅脑外伤患者麻醉

颅脑外伤(traumatic brain injury, TBI)是指外力作用于头部导致颅骨、脑膜、脑血管和脑组织的机械形变,损伤类型取决于机械形变发生的部位和严重程度。原发性脑外伤包括神经组织和脑血管的损伤,继发性脑外伤包括脑缺血、脑血肿、脑肿胀、脑水肿、颅内压升高等。颅脑外伤多发生于儿童和青壮年人,若没能得到及时救治,致死率和致残率极高。颅脑外伤患者的病情紧急严重,常伴有其他器官系统的损伤,而且多为饱胃患者,反流误吸风险高。正确的麻醉和围术期管理对改善患者的预后至关重要。

第一节 颅脑外伤分型和临床特点

一、颅脑外伤的临床分类

临床上通常以颅脑外伤部位和损伤的病理形态改变为颅脑外伤的临床分类基础。即依据硬脑膜是否完整分为:开放性颅脑外伤和闭合性颅脑外伤。开放性颅脑外伤的特点是硬脑膜破裂,脑脊液外流,颅腔与外界交通;闭合性颅脑外伤根据病因分为原发性颅脑损伤(primary brain injury)和继发性颅脑损伤(secondary brain injury)。原发性颅脑损伤在外伤即刻发生,是对颅骨和脑组织的机械撞击和加速减速挤压引起的颅骨骨折和颅内损伤,主要有脑震荡、弥散性轴索损伤、脑挫裂伤和原发性脑干损伤等。继发性颅脑损伤发生于伤后数分钟、数小时或几天后,表现为起源于原发性损伤的一系列复杂过程,主要有脑缺血、缺氧、脑水肿和颅内血肿,后者按血肿的来源和部位又分为硬脑膜外血肿、硬脑膜下血肿和脑内血肿等(图 31-1),加重损伤的因素还包括缺氧、高碳酸血症、低血压、贫血和高血糖,这些因素大多都是可以预防的。伤后数小时或数天若出现癫痫、感染和败血症会进一步加重脑损伤,必须及时防治。

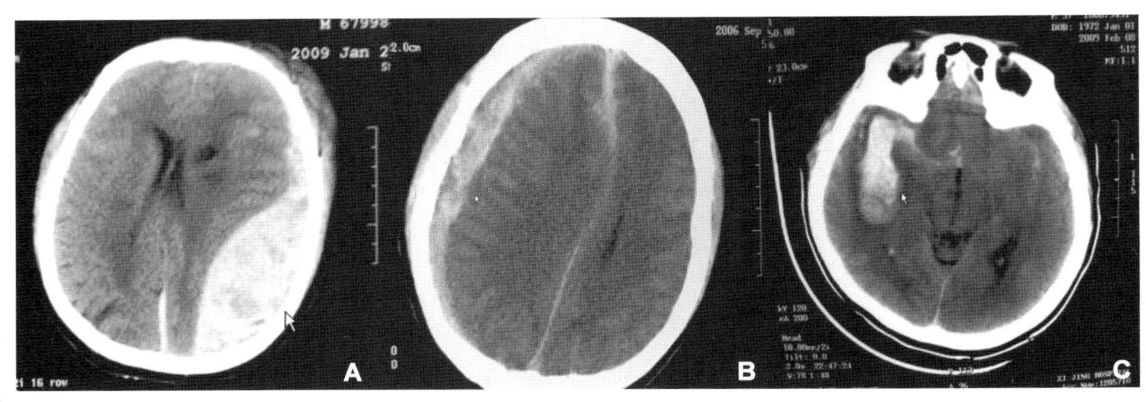

图 31-1 颅脑外伤

A. 硬膜外血肿;B. 硬膜下血肿;C. 脑内血肿。

硬膜外血肿通常由车祸外伤引起,原发创伤撕裂脑膜中动静脉或硬脑膜窦,可导致昏迷。受损血管发生痉挛和血栓时出血停止,患者可重新恢复意识,在接下来的几个小时血管再次出血,特别是动脉出血时,病情会迅速恶化,应立即开始治疗,常需要紧急清除血肿。静脉出血性的硬膜外血肿发展相对比较缓慢。

急性硬膜下血肿的临床表现差异较大,轻者无明显表现,重者出现昏迷、偏瘫、去大脑状态和瞳孔放大,也可有中间清醒期。若 72 h 内出现症状称为急性,3~15 d 者为亚急性,2 周后为慢性。亚急性或慢性硬膜下血肿多见于50岁以上患者，有可能没有头部外伤史。这些患者临床上可表现为局部脑功能障碍、意识障碍或器质性脑综合征，急性硬膜外血肿多伴有颅内压升高。在血肿清除前后都需要积极治疗以纠正颅内压升高和控制脑水肿和肿胀。

脑内血肿患者轻者无明显症状，重者可深度昏迷。根据脑损伤的程度，脑内血肿患者需要积极治疗以控制颅内高压和脑水肿。撞击伤通常会导致脑挫伤和脑出血，一般情况下不需切除挫伤脑组织，但偶尔会切除挫伤的额叶或颞叶的脑组织以控制水肿和预防脑疝。

二、颅脑外伤的临床特点

(一) 神经系统　颅脑外伤后临床表现为颅内血肿形成、脑血管自主调节功能障碍、颅内压升高和脑血流减少。创伤局部脑血流减少导致脑细胞缺血缺氧，引起细胞毒性脑水肿，而颅脑外伤又常常伴发不同程度的血脑屏障破坏，并发血管源性脑水肿。由于颅腔是一个几乎封闭的结构，颅内血肿和脑水肿的形成都会导致颅内压升高，这时机体会启动代偿机制抑制颅内压的增加，初期以减少颅内脑脊液容量为主，后期全脑脑血流进一步降低，形成缺血-水肿恶性循环，最终导致脑疝。

(二) 循环和呼吸系统　脑外伤对全身多个系统产生影响，使治疗复杂化。包括循环和呼吸系统，如反流误吸导致气道阻塞、低氧血症、急性呼吸窘迫综合征等，引起神经源性肺水肿、心电图改变，甚至休克；血液系统如弥散性血管内凝血；内分泌系统如垂体功能障碍、尿崩症及抗利尿激素分泌综合征，甚至引起非酮症高渗性糖尿病昏迷；消化系统如应激性溃疡、消化道出血等。

吸入性肺炎、液体超负荷和外伤相关的急性呼吸窘迫综合征是脑外伤患者肺功能障碍的常见原因。神经源性肺水肿主要表现为肺循环显著充血、肺泡内出血和蛋白水肿液，特点是发病迅速，与下丘脑病变、α受体拮抗剂和中枢神经抑制密切相关。现认为创伤后颅内高压造成交感神经强烈兴奋而导致神经源性肺水肿。传统的心源性肺水肿的治疗方法常常对此无效，结果往往是致命的，其治疗包括药物或手术解除颅内高压、呼吸支持和液体管理。

绝大多数颅脑外伤患者伴有不同程度的低血容量，这与不同程度的出血、呕吐和脱水利尿治疗等有关，但临床上患者多表现为高血压，是机体为了维持脑血流的代偿性反应，高血压反应又会引起反射性地心动过缓。当创伤累及心血管运动中枢时会出现各种心律失常，当心电图出现高P波、P-R和Q-T间期延长，以及深U波、S-T段和T波改变、严重的室性早搏或传导阻滞时提示预后不良。

(三) 血液系统　脑外伤患者可能存在凝血异常，缺氧性脑损伤后发生弥散性血管内凝血，可能是由于脑组织凝血活酶释放入循环引起。对症治疗通常会使凝血障碍自然恢复，偶尔需要输入冷沉淀新鲜冷冻血浆、浓缩血小板和全血。

(四) 内分泌系统　脑外伤后容易出现垂体后叶功能障碍，颅面部创伤和颅底骨折后可出现尿崩症，临床表现为多尿、烦渴、高血钠、高渗透压和尿液稀释，创伤后尿崩症通常是暂时的，治疗主要是基于液体治疗。如果患者不能维持体液平衡，可补充外源血管加压素。抗利尿激素分泌综合征与低钠血症、血浆和细胞外液低渗透压、肾脏钠排泄、尿渗透压大于血浆渗透压、正常肾脏和肾上腺功能相关，患者出现水中毒表现，包括厌食、恶心、呕吐、烦躁、性格改变、神经系统异常等。这种综合征通常出现于伤后3～15 d，若治疗得当一般不超过10～15 d，治疗包括限制液体，可考虑输入高渗盐水。

神经外科患者易患非酮症高渗性糖尿病昏迷，病因如类固醇的应用、长期甘露醇治疗、高渗性鼻饲、苯妥英钠和液体摄入不足。非酮症高渗性糖尿病昏迷的诊断标准是高血糖、尿糖、无酮症、血浆渗透压＞330 mOsm/kg、脱水和中枢神经系统功能障碍。高血糖通常对小剂量的胰岛素反应良好，对于患有2型糖尿病或有肾功能损害的老年患者可间断使用呋塞米预防脑水肿。

颅脑外伤患者的预后与入院时格拉斯哥评分(Glasgow Coma Scale，GCS，见表31-1)、脑CT表现、年龄、循环呼吸状态、继发性颅脑创伤的救治等相关，重度脑创伤(GCS≤8)患者死亡率可达33%，轻度(GCS 13～15)和中度(GCS 9～12)脑创伤患者约50%可能后遗致残和认知功能障碍。格拉斯哥昏迷分级法采用睁眼(eye opening)、语言(verbal responses)、运动(motor response)三方面能力进行记分。判定患者昏迷的标准包括：① 不能睁眼；② 不能说出可以理解的言语；③ 患者不能按吩咐动作去作(GCS评分＜8)。但判定前应排除患者有酗酒、服用大量镇静剂或癫痫持续状态所致的昏迷。

表31-1　Glasgow昏迷量表

检查项目	反应	评分
睁眼活动	自动睁眼	4
	呼唤睁眼	3
	刺痛睁眼	2
	从不睁眼	1
言语反应	语言切题	5
	语不达意	4
	含糊不清	3
	唯有叹气声	2
	无语言反应	1

续 表

检查项目	反应	评分
运动功能	遵命动作	6
	定位动作	5
	肢体回缩	4
	屈曲性姿势	3
	伸直性姿势	2
	无运动反应	1

注：根据分值可将患者脑神经状态分级：轻度昏迷：13～15；中度昏迷：9～12；重度昏迷：3～8；植物状态：≤3。记录形式为：GCS9＝E2V4M3，代表GCS9分：睁眼活动2分＋言语反应4分＋运动功能3分。

三、根据患者病情轻重分类

根据颅脑外伤患者的病情轻重分为轻型、中型、重型和特重型四类。

(一) 轻型颅脑外伤　主要包括单纯性脑震荡，可伴有或无颅骨骨折。

(1) 伤后昏迷时间0～30 min。

(2) 有轻微头痛、头晕等自觉症状。

(3) 神经系统和CSF检查无明显改变。

(二) 中型颅脑外伤　主要包括轻度脑挫裂伤，伴有或无颅骨骨折及蛛网膜下腔出血，无脑受压者。

(1) 伤后昏迷时间12 h以内。

(2) 有轻微的神经系统阳性体征。

(3) 体温、呼吸、血压、脉搏有轻微改变。

(三) 重型颅脑外伤　主要包括广泛颅骨骨折、广泛脑挫裂伤及脑干损伤或颅内血肿。

(1) 伤后昏迷12 h以上，意识障碍逐渐加重或再次出现昏迷。

(2) 有明显神经系统阳性体征。

(3) 体温、呼吸、血压、脉搏有明显改变。

(四) 特重型颅脑外伤

(1) 原发脑损伤较重，伤后昏迷深，有去大脑强直或伴有其他部位的脏器伤、休克等。

(2) 已有晚期脑疝，包括双侧瞳孔散大，生命体征严重紊乱或呼吸已近停止。

轻度颅脑外伤患者大多迅速恢复且不会有后遗症。如果没有意识丧失史，无恶心或遗忘，神经学检查正常，帽状腱膜下肿胀较轻，患者可在其他人监护下回家观察。中度颅脑外伤患者一般可遵从指令，但可能出现迅速病情恶化，应留院密切观察。重度颅脑外伤患者需要充分的心肺方面的生命支持，大多需手术治疗。但并不是所有的严重颅脑外伤患者都需要手术治疗，多数患者都存在脑水肿和脑挫伤，突发脑栓塞或充血可引起弥漫性脑肿胀。原发损伤24 h后脑白质可出现细胞外间隙水肿。弥漫性脑水肿的非手术治疗包括过度通气、使用甘露醇或呋塞米、巴比妥类药物。

凹陷性颅骨骨折，急性硬膜外、硬膜下和脑内血肿通常需要开颅手术。慢性硬膜下血肿往往通过颅骨钻孔引流。凹陷性颅骨骨折复位应在24 h内清创，以减少感染的风险。在急诊室不要处理碎骨片和贯穿物，因为它们可能引起静脉窦或硬脑膜窦填塞。

根据美国脑外伤基金会对颅脑外伤的院前治疗指南，急救人员应遵循颅脑创伤救助指南，优先开始初级复苏(气道、呼吸和循环)、评估和治疗，维持呼吸道和血压。在转运患者之前急救人员应进行合理评估和采取措施稳定病情，对于重度创伤患者建议直接运至具有放射学检查条件和实施开颅手术的医院，最好能在伤后2～4 h内行血肿清除术。

第二节　颅脑外伤的麻醉管理

颅脑外伤患者外伤的严重性与受伤当时神经损伤的不可逆程度以及有无继发损伤有关。继发损伤包括：① 全身情况：低氧血症、高碳酸血症或低血压；② 有无形成硬膜外、硬膜下、脑内血肿或血肿增大；③ 持续的颅内高压症状。麻醉的管理主要是防止继发损伤的发生。

一、麻醉前评估和准备

(一) 神经系统检查　神经系统检查是麻醉前评估的重要内容。包括患者的神志、肢体活动度和瞳孔对光反射。辅助检查如CT、MRI(磁共振成像)检查，可以判断颅脑外伤的严重程度，有无脑水肿、脑积水或是脑疝等(图31-2)，这样就可以了解手术的风险及困难程度，对围术期可能发生的问题作出判断，并做好准备。

(二) 其他系统检查　包括检查有无其他脏器损伤存在，避免暴力搬动患者，对于怀疑可能伴随颈椎损伤的患者在搬运时注意固定和保护颈椎。在未能明确排除颈椎损伤之前，所有患者都应视为存在颈椎损伤(颈椎损伤发生率达10%)，因此在处理呼吸道时应该保持头部线性稳定，维持头正中位。

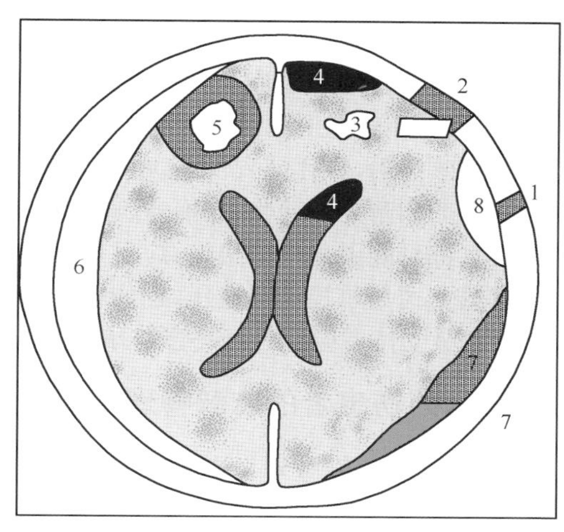

图 31-2　常见头颅和脑外伤 CT 模式图

1：线样骨折；2：凹陷骨折；3：金属密度异物；4：蛛网膜下腔和脑室内积气；5：脑挫伤血肿伴水肿；6：急性硬膜下血肿；7：慢性硬膜下血肿并有再出血；8：硬膜外血肿。

(三) 水和电解质的变化　颅脑外伤患者常伴有脱水和电解质紊乱。可能由下述原因引起。

(1) 神经调节功能紊乱。

(2) 医源性限水。

(3) 神经内分泌异常。

(4) 呕吐。

(四) 评估气道　颅脑外伤患者呼吸道阻塞和通气不足最为常见，70%的头部外伤患者有低氧血症。引起低氧血症的原因有肺挫伤、脂肪栓塞或神经源性肺水肿等。由于交感神经系统兴奋引起全身和肺动脉显著高血压，从而导致神经源性肺水肿。在对患者进行气道和通气功能评估时，要给予充足的氧气供应。对明显的通气不足、无咳嗽反射或 GCS 评分持续<8 分的患者要及时进行气管插管和过度通气；其他患者要严密观察病情变化。建立通畅的气道时要防止反流误吸。术前用药以不抑制呼吸功能、不增加颅内压为原则。

二、麻醉药和麻醉方法

(一) 麻醉药的选择　麻醉药物应选择对颅内压、脑血流量、脑代谢率、脑灌注影响较小，而且使用安全、有效，诱导苏醒迅速，对呼吸道无刺激，对呼吸循环无明显抑制，苏醒后无恶心、呕吐的药物。

1. 吸入麻醉药　异氟烷、七氟烷是目前颅脑手术最常用的吸入麻醉药。吸入麻醉药导致脑血流增加，不同吸入麻醉药对脑血流影响的顺序为：氟烷>地氟烷>异氟烷>七氟烷。

2. 静脉麻醉药　除氯胺酮外，其他静脉麻醉药均可增加脑血管阻力，降低脑血流、脑代谢及颅内压，可用于治疗颅内高压和脑容量增加。目前用于神经外科进行全凭静脉麻醉的静脉麻醉药有：丙泊酚(麻醉诱导快，苏醒迅速完全)，咪达唑仑(术后可用特异性拮抗药氟马西尼拮抗，使患者苏醒迅速)。

3. 骨骼肌松弛药　神经外科患者紧急插管时肌松药的选择一直是多年来争议的问题，氯化琥珀胆碱可以增加颅内压，然而在急性呼吸道阻塞、饱胃、需要插管后进行神经学检查的患者，快速起效和清除的琥珀胆碱的优势要超过短暂颅内压升高带来的风险。传统观点认为琥珀胆碱引起的肌颤可升高胃内压，增加反流的概率，但实际上其增加食管下段括约肌张力的作用更强，并不会增加误吸的发生率。虽然琥珀胆碱可引起颅内压升高，但程度较轻且持续时间短暂，在需要提供快速短暂的骨骼肌松弛时仍可选择。阿曲库铵等可引起组胺释放，导致脑血管扩张，引起脑血流和颅内压的升高，而全身血管扩张又会导致血压降低，进一步降低脑血流，所以不主张用于颅脑外伤患者。甾类非去极化肌松药维库溴铵和罗库溴铵对脑血流和颅内压无直接影响，适用于颅脑外伤患者。维库溴铵、罗库溴铵和顺阿曲库铵几乎不引起组胺释放，对血流动力学、脑血流和颅内压均无直接影响，尤其罗库溴铵是目前临床上起效最快的非去极化肌松药，静脉注射 1.0 mg/kg 后约 60 s 即可达到满意的插管条件，尤其适用于琥珀胆碱禁忌时的快速气管插管。

4. 阿片类镇痛药　目前临床上最常用于颅脑外伤的芬太尼、舒芬太尼和瑞芬太尼，对颅内压无明显影响。

(二) 麻醉方法的选择

1. 局部麻醉　适用于头皮及表浅部位损伤的短时手术，如头皮外伤清创等。

2. 全身麻醉　多数颅脑外伤均可在全麻下完成，临床多采用静吸复合麻醉或全凭静脉麻醉。全身麻醉一般选用快诱导，如咪达唑仑＋丙泊酚＋芬太尼＋罗库溴铵。诱导前备好大口径吸引器，以防呕吐物流出。必要时气管切开或环甲膜穿刺建立气道。围术期实施有创动脉血压监测，有利于维持术中患者血流动力学平稳。

(三) 麻醉实施

1. 麻醉诱导　对所有的颅脑创伤患者都应视为饱胃状态(浅昏迷患者可引起躁动和恶心、呕吐，深昏迷者可发生反流)，给予麻醉诱导的原则是快速建立气道，维持循环稳定，麻醉深度恰当和避免呛咳，维持最佳氧合和通气，避免低氧血症和高碳酸血症。具体方法为给药前先吸入 100%氧气数分钟，静脉注射丙泊酚或依托咪酯和(或)咪达唑仑后立即给予插管剂量的肌松药，饱食患者不可加压通气，待自主呼吸停止即进行气管插管。在置入喉镜前 90 s 静脉注射利多卡因 1.5 mg/kg，可减轻气管插管引起的颅内压升高反应。除非明确排除颈椎损伤，插管过程中应保持头部中立位，助手持续环状软骨压迫直到确认导管位置正确并立即套囊充气。

严重颅脑外伤患者常伴有深昏迷，出血较多者发生低血容量和低血压，有高压患者常有心动过缓，这类患者使用丙泊酚会引起明显的低血压，严重者甚至可发生心搏骤停，可选依托咪酯或咪达唑仑小剂量缓慢静注，严密监测，及时应用升压药，循环衰竭患者可不使用任何镇静药，迅速气管插管，并进行呼吸和循环支持。

2. 麻醉维持　麻醉维持的原则是不增加颅内压（<25 mmHg）、脑血流和脑代谢率，维持恰当的血压和脑血管阻力，提供一定深度麻醉。静脉麻醉药除氯胺酮外都可收缩脑血管，而所有的吸入性麻醉药都可引起不同程度脑血管扩张和颅内压升高，因此当颅内压明显升高时，宜采用静脉麻醉为主的方法，若使用吸入麻醉药应<1 MAC，一般应避免使用氧化亚氮。

临床剂量的阿片类药物对颅内压、脑血流和脑氧代谢率影响较小，可提供满意的镇痛并减少吸入麻醉药的用量，对于术后需保留气管插管的患者，阿片类药物的剂量可适当加大。头皮神经阻滞或手术切口使用局部麻醉药有助于减轻手术刺激引起的血压和颅内压的突然增高，避免不必要的深麻醉。

血糖宜维持在 4.4～8.3 mmol/L（80～150 mg/dl），>11.1 mmol/L（200 mg/dl）时应积极处理。应定期监测血浆渗透压并控制在 320 mOml/L 以内，常规使用抗酸药预防应激性溃疡。颅脑外伤患者术后有可能出现惊厥，如果需要并没有禁忌证，可考虑在术中预防性应用抗惊厥药如苯妥英钠。

颅脑外伤患者液体复苏的目标是维持血浆渗透压和循环血容量，避免胶体渗透压明显下降，尽早防治低血压。目前多数使用等渗晶体液恢复血容量，应避免输入含糖液。动物和人体实验都提示高血糖症不利于缺血脑组织的转归。失血量大时应输入新鲜全血，血细胞比容至少应维持在 30%～33%，以保证氧供。

如病情需要，可插入颅内压监测探头以指导液体复苏和预防颅内压的剧烈升高，常用的控制颅内压的方法如下。

（1）头部处于中立位，并抬高 15°以利于颅内静脉和脑脊液回流。

（2）静脉注射甘露醇 0.25～1 g/kg 可快速降低颅内压，也可考虑使用高渗盐水。

（3）插管后给予肌松药，通过机械通气使 $PaCO_2$ 维持在 35 mmHg。如有脑疝表现应使 $PaCO_2$ 达到 30～35 mmHg，以降低颅内压。

（4）巴比妥治疗和脑脊液引流。

（5）合理监测，避免低血压和低氧血症。

3. 麻醉恢复　术前意识清楚，手术顺利的患者术后可考虑早期拔管，拔管期应避免剧烈的呛咳和循环波动。术前意识障碍的患者宜保留气管导管，待呼吸循环状态良好、意识恢复时再考虑拔管，为了抑制气管导管引起的呛咳反射，在手术结束后可在监测下追加小剂量的镇静药和阿片类药物，高血压、咳嗽或气管导管引起的屏气都可能引起颅内出血，应尽量避免，可选用拉贝洛尔或艾司洛尔控制高血压，创伤程度重，预计需要长时间呼吸支持者应及时行气管切开术。

三、颅脑外伤患者的麻醉管理

（一）呼吸管理　颅脑外伤患者多为饱胃，常合并颅底骨折、呼吸道出血和通气不足等。在气管插管前应评估重度颅脑创伤患者的神经功能状态和创伤情况。大约 2%入院时诊断为闭合性头部外伤的患者合并有颈椎骨折，对此类患者进行气管插管操作有导致脊髓损伤的风险，因此除非有影像学已经明确排除颈椎损伤，在插管过程中所有患者都应进行颈椎保护。临床上对于饱胃、颈椎损伤和预计困难气道患者常常采用纤维支气管镜清醒插管法，但脑外伤患者通常不能合作而难以实行。

在怀疑颅底骨折、严重面部骨折和有出血倾向时要避免经鼻插管。出现中耳腔出血、耳漏、乳突和眼周瘀斑时强烈怀疑颅底骨折，颅底骨折时经鼻腔插管有可能将污染物直接带入脑组织，因此应尽量避免。目前认为仍应以经口插管为主。插管时由助手用双手固定患者头部于中立位，保持枕部不离开床面可以维持头颈部不过度后仰，颈部下方放置颈托也有助于保护颈椎。颈椎固定后增加了喉镜暴露和气管插管的难度，而颅脑外伤患者对缺氧的耐受性很差，必须事先准备好应对插管困难的措施，如训练有素的助手和各种插管设备等，紧急时应迅速行气管切开。

应维持 PaO_2 在 60 mmHg 以上，对于合并肺挫伤、误吸或神经源性肺水肿的患者需要呼气末正压通气（PEEP）改善氧合，应尽量避免过高的 PEEP，以免发生低血压。通过机械过度通气使 $PaCO_2$ 达到 25～30 mmHg一度是脑创伤救治的常规，认为过度通气可通过引起脑血管收缩、减少脑血容量而达到降低颅内压的目的，但胸腔内压力的上升会影响脑静脉回流和增加颅内压。近年过度通气的应用价值受到了质疑，临床研究表明脑外伤患者在伤后 24 h 内处于脑缺血状态，过度通气会进一步减少脑血流和加重脑缺血，所以美国颅脑创伤基金会指出在颅脑外伤后 5 d 内，尤其是重度颅脑创伤后最初 24 h 内进行预防性过度通气，应使 $PaCO_2 \leqslant 35$ mmHg。在难治性颅脑外伤应用过度通气控制颅内压时，$PaCO_2$ 应维持在 30～35 mmHg 范围内，以降低脑缺血相关风险。另外过度通气的缩血管效应时效较短，研究发现其降低脑血流的效应仅能维持 6～18 h，所以不应常规长期应用。目前的指南建议在过度通气时应进行连续颈静脉球血氧饱和度或脑血流监测以指导治疗。而且不可使 $PaCO_2$ 降至 25 mmHg 以下。对颅脑外伤患者是否采用过度通气应综合颅内压和脑松弛等方面个体化应用，且尽量短时间使用，当患者临床情况不再需要或已有脑缺血的表现时，应及时将 $PaCO_2$ 恢复正常，但也应逐步提高，快速升高 $PaCO_2$ 也同样会干扰脑生理。

(二) 循环管理 颅脑外伤患者，常表现为高血压、心动过速和心排血量增加，有时伴有心电图异常和致命性心律失常。脑外伤后肾上腺素水平的剧烈升高可能是引起循环高动力学反应和心电改变的主要原因，可使用拉贝洛尔和艾司洛尔控制高血压和心动过速。严重的颅内压升高会引起高血压和心动过缓，称为 Cushing 三联征，在循环方面表现为高血压和心动过缓，是机体为了提高脑灌注的重要保护性反射(脑灌注压＝平均动脉压－颅内压)，所以此时不可盲目地将血压降至正常水平，颅内压升高的患者若伴有低血压会严重影响脑灌注。如心率＞50 次/min，一般无需处理。抗胆碱药宜选用格隆溴铵；阿托品可通过血脑屏障，可能引起中枢抗胆碱综合征(central anticholinergic syndrome)，表现为烦躁、精神错乱和梦幻，甚至可出现惊厥和昏迷，应避免用于颅脑外伤患者。

颅脑外伤患者出现心动过速和持续低血压提示伴有其他部位出血，应采取积极的输液和输血治疗，必要时应用心血管活性药。

早期颅脑外伤脑血流大多明显降低，然后在 24～48 h 内逐步升高，颅脑外伤后脑组织对低血压和缺氧十分敏感，多项研究证实轻度低血压状态就会对转归产生明显不利影响，所以目前认为对颅脑外伤患者应给予积极的循环支持。

正常人平均动脉压在 50～150 mmHg 范围内波动时，通过脑血管自主调节功能可使脑血流量保持恒定，而颅脑外伤患者这一调节机制受到不同程度破坏，有研究表明约 1/3 颅脑外伤患者的脑血流被动并随脑灌注压同步改变，所以此时维持脑灌注压在 60 mmHg 以上，对改善脑血流十分重要。

对于无高血压病史的颅脑外伤患者，为保证脑灌注压 60～70 mmHg，在骨瓣打开前应将平均动脉压至少维持在 80～90 mmHg 以上。血压过高也会增加心肌负担和出血风险，应给予降压治疗，但降压药一定要小剂量分次应用，谨防低血压的发生。手术减压后(打开骨瓣或剪开硬膜)颅内压降为零，此时脑灌注压＝平均动脉压，同时脑干的压迫缓解，Cushing 反应消失，很多患者会表现为血压突然降低和心率增快，在此期应维持平均动脉压＞60～70 mmHg，可通过使用血管收缩药和加快输液提升血压。由于骨瓣打开后血压降低的程度很难预料，所以不提倡预先预防性给予升压药。

(三) 液体治疗 常规的开颅手术多提倡适当地限制输液以减少脑水含量和提供脑松弛，但此原则不适用于颅脑外伤患者。颅脑外伤患者多伴有不同程度的低血容量，但往往被代偿性的高血压状态所掩盖，所以此时液体治疗不要仅以血压为指导，还要看尿量和中心静脉压(CVP)等的变化，往往需要输入较多的液体，尤其是伴有其他部位出血时。

液体复苏时的顾虑是加重脑水肿，动物实验证明血浆总渗透压是影响脑水肿形成的关键因素。当血浆渗透压下降时，无论是正常还是异常脑组织都会出现水肿，这主要是因为钠离子不能通过血脑屏障。输入低于血浆钠离子浓度的含钠液会使水进入脑组织，增加脑水含量，因此，与 0.9%氯化钠溶液相比，0.45%氯化钠溶液和乳酸林格液更容易引起脑水肿。使用大量等渗晶体液进行液体复苏时可引起胶体渗透压下降，导致外周组织水肿，然而在这方面脑和其他组织表现不同，动物实验发现在正常脑组织和某些脑外伤模型中即使血浆胶体渗透压大幅下降也不会引起脑水肿。由于血脑屏障的独特结构，胶体渗透压对于脑水的移动的影响小于总渗透压。

关于颅脑外伤手术中晶体液和胶体液的选择方面一直存在争议。一项随机对照研究比较了在重症创伤患者应用 4%白蛋白和 0.9%盐水的效果，结果发现盐水组患者的预后明显优于白蛋白组，提示在重度颅脑外伤患者的液体复苏方面，生理盐水优于白蛋白。目前认为对于出血量不多者无需输入胶体液，但需要大量输液时应考虑加入胶体液。胶体液可选择明胶和羟乙基淀粉等，而大量使用胶体时会影响凝血功能，要注意颅脑外伤本身即可引发凝血异常。必要时输注血浆或全血。

近年来文献报道高渗盐水(3%或 7.5%)用于颅脑外伤患者的效果较好，尤其在多发创伤患者的急救方面。高渗盐水可降低颅内压、升高血压，还可能改善局部脑血流，在脑创伤患者的低容量复苏中作用极大。高渗盐水对脑组织可产生与其他高渗溶液如甘露醇相似的渗透性脱水作用，但一项随机对照研究结果显示，与传统液体复苏方法相比，高渗盐水没能起到显著改善预后的效果。在某些情况下，如难治性颅内压升高、提供脑松弛和维持血管内容量方面，高渗盐水可能优于其他利尿药。长期使用高渗盐水的顾虑是血浆渗透压升高引起的生理紊乱，如意识障碍和惊厥等，需要进一步研究以确定其剂量-效应关系和安全性。

根据文献报道和上海交通大学医学院附属仁济医院的最近期研究，重症颅脑损伤患者术中应用高渗氯化钠羟乙基淀粉 40 注射液(霍姆)，有利于维持患者血流动力学稳定，减少术中输注晶体液量，同时降低颅内压效果好，应用甘露醇的概率和输注量较少。高渗氯化钠羟乙基淀粉 40 注射液没有影响重症颅脑损伤患者的酸碱平衡，也不加重此类患者的代谢性酸中毒；升高了患者血浆钠离子和氯离子浓度，但尚在正常范围内。可以安全地应用于重症颅脑损伤患者。高血糖状态与不良的神经系统预后密切相关，所以应尽量避免单纯使用含糖溶液。

甘露醇和呋塞米都可以用来降低脑组织细胞外液容量，甘露醇起效快且效果强，对于血脑屏障破坏严重的患者使用甘露醇有加重脑水肿的顾虑，但目前临床上仍将其作为脱水治疗的首选。然而，近期有研究报道“推荐甘露醇用于脑外伤患者管理的证据不足”。荟萃分析研究了甘露醇和颅内压的量效关系，发现使用甘露醇后，初始颅内压＞30 mmHg 的患者颅内压降低的程度大于初始颅内压＜30 mmHg 者，但没能提供甘露醇剂量-效应曲线的具体信息，两者只表现出很弱的线性关系，这可能是由于各研究之间的标准不同造成的，也说明对于这个重要问题需要设计更完善的研究。甘露醇的常用剂量为 0.25～2.0 g/kg，使用后可有效地降低颅内压或提供脑松弛时可考虑继续应用，而无效或血浆渗透压已经＞320 mOsm/L 时则不推荐继续使用。

围术期应将红细胞比容维持在 30%以上，不足时应输入浓缩红细胞，闭合性脑创伤可进行自体血回输。小儿本身血容量就很少，单纯的帽状腱膜下血肿和头皮撕裂即可引起相对大量的失血，不可忽视，应及时输血。

四、颅脑外伤患者的术中监测

(一) 标准监测 除了 ECG、无创血压、脉搏血氧饱和度、呼气末 CO_2、体温和尿量等常规监测外，还应定期进行血气、血细胞比容、电解质、血糖、血浆渗透压和凝血功能监测，急诊手术患者都应行有创动脉压监测。术中需大量快速输液者应考虑深静脉穿刺置管，此时股静脉穿刺具有操作成功率高，且不影响手术医师对患者头部操作的优点，缺点是无法进行准确的 CVP 监测，而且增加了深静脉血栓的发生率，锁骨下静脉优于股静脉，较少影响手术医师对患者头部消毒等，在实际工作中应根据具体情况综合考虑应用。

(二) 特殊监测

1. 脑电图(electroencephalogram，EEG) 脑血流和脑氧饱和度显著降低都可导致 EEG 活动的抑制和特征性改变，是诊断脑缺血的敏感指标，但要注意大多数麻醉药物都剂量依赖性地抑制 EEG，另外低温也通过降低脑代谢使 EEG 频率减慢。

2. 脑血流监测 临床上常用的经颅多普勒超声(transcranial Doppler，TCD)是监测相对脑血流的方法，可以连续无创性地测量 Willis 环大血管的血流速度，测量脑血流的相对变化，TCD 的波形还可以定性的评估颅内压、脑灌注压、脑血流自动调节和二氧化碳反应性。

3. 颅内压监测 监测方法包括脑室切开术、蛛网膜下腔螺栓法、硬膜外腔探头和纤维光束脑实质内监测法，其中纤维光束脑实质内监测法还可同时监测脑温。

4. 感觉诱发电位(sensory evoked potentials，SEPs) 缺血缺氧可引起诱发电位的传导抑制，由于可监测到皮质下缺血，所以理论上 SEPs 较 EEG 有优势。低温和麻醉药物也影响皮质诱发电位，和 EEG 不同的是，SEPs 对静脉麻醉药耐受性较强。

5. 脑组织氧合 将微型电极置于脑实质内可对颅脑外伤患者进行脑组织氧分压监测，有助于评估氧供和氧耗的平衡，缺点是只能反映局部而不是全脑的氧合水平。

6. 脑氧饱和度监测(regional cerebral oxygen saturation，rSO_2) 近红外光谱仪可以非常灵敏地监测局部脑氧饱和度，但易受到颅内外不确定因素的影响，如吸氧浓度、血液 pH、脉氧饱和度、PCO_2、血压等都可影响 rSO_2。与其他脑监测相比，近红外光谱仪可以完全不受低温低灌注的影响，即使在深低温停循环(DHCA)手术期间也能提供脑氧代谢和氧耗的连续监测。

7. 颈静脉球血氧饱和度($SjvO_2$)监测 组织氧合监测可提供脑组织局部信息，而 $SjvO_2$ 监测可以连续或间断地评估全脑的氧供和氧耗的平衡，有助于诊断术中脑灌注不足和过度通气导致的脑缺血，目前在许多神经重症医疗中心已经成为常规。

五、脑保护

颅脑外伤后创伤核心区发生严重脑缺血，极短时间内即出现脑细胞坏死，治疗时间窗极其有限，而核心区周围的缺血半影区脑缺血程度相对较轻，如果局部脑血流得到恢复，脑细胞坏死的程度和速度会明显改善，所以及时恢复缺血半影区的脑血流是临床上进行脑保护的关键，在此过程中，血压、$PaCO_2$、血糖和体温管理等对 TBI 患者的转归起到重要影响。

低温可使脑血流减少，脑代谢率下降，仅在特殊情况下用于部分手术的脑保护。低温可降低脑氧代谢率、减少兴奋性氨基酸和自由基释放等发挥脑保护作用，大量的动物实验证实浅低温(32～34℃)即可明显减轻脑和脊髓缺血后的神经功能损害，临床研究也发现 24～48 h 的低温治疗可能改善颅脑外伤患者的转归。尽管一些临床实验得出了令人鼓舞的结果，但都没能取得统计上的显著改善。一项术后脑创伤后亚低温治疗的多中心研究发现正常体温组和亚低温组的死亡率没有差异，而且亚低温组还出现了更多的并发症，因此该实验被其安全监督委员会终止。低温治疗对临床经验和仪器设备的要求较高，期间应进行严密的监护以避免副作用的发生，例如低血压、心律失常、凝血功能障碍和感染等，而且复温应缓慢进行，复温不当时反而会加重脑损害，所以目前不推荐将低温作为一种常规治疗方案。围术期体温升高会严重影响预后，必须积极处理。

颅脑外伤围术期常发生高血压，会较多使用控制性降压，主要目的是为了减少手术出血和降低颅内压。

颅脑外伤后低血压状态是导致预后不良的重要因素，必须积极纠正，α 受体激动剂去氧肾上腺素提升血压的同时不引起脑血流的降低，是较为合适的选择。

葡萄糖在缺氧状态下会引起乳酸性酸中毒，加速脑细胞坏死，所以必须积极防治颅脑外伤患者的高血糖状态，可以通过输入含胰岛素的葡萄糖液调控血糖。对于将血糖控制到何种程度尚无定论，目前一般认为应将其维持 4.4～8.3 mmol/L(80～150 mg/dl)的范围内。治疗期间应加强血糖监测，随时调整胰岛素用量，避免血糖过低。

糖皮质激素可减轻肿瘤引起的脑水肿，以前也大量应用于颅脑外伤患者，以期减轻脑水肿。但研究报道显示成人脑外伤患者早期输注(48 h 内)甲泼尼龙并不能改善患者预后，接受糖皮质激素组伤后 2 周内的死亡率和致残率都高于对照组，由此得出结论不再常规推荐糖皮质激素用于颅脑创伤的治疗。

颅脑外伤后惊厥会加重脑缺氧，应积极地采取防治措施。苯二氮革类药、巴比妥类药、依托咪酯和丙泊酚等都可快速处理惊厥，需长期抗惊厥治疗时考虑苯妥英钠等。

尽管大量的动物实验支持钙通道阻滞剂、自由基清除剂和甘氨酸抑制剂等具有明确的脑保护作用，但无一能在临床上得到有效验证。药物脑保护主要是通过降低脑氧代谢率，巴比妥类药是唯一证实具有这种保护作用的药物，使用大剂量的巴比妥类药物可降低脑组织间液乳酸盐和兴奋性氨基酸含量，有助于难治性颅内高压患者的颅内压控制，但要注意其循环抑制作用。目前认为颅脑外伤后药物的脑保护作用是十分有限的，更应该将治疗的重点放在维持足够的脑灌注压、合理使用过度通气、积极控制血糖、避免体温升高和惊厥等治疗措施。

（肖　洁　王祥瑞）

参考文献

[1] Piyus M. Patel. Perioperative neuroprotection: there is no magic bullet. What do I do in my daily practice, and where are we going? Cerebral ischemia-physiologic management [G]. 100th American society of anesthesiologists annual meeting refresher course lectures. 2005.

[2] Miller RD, Eriksson LI, Fleisher LA, et al. Miller's Anesthesia [M]. 7th ed. Philadephia: Churchill Livingstone Inc, 2009: 2045 - 2081.

[3] Hertle D, Beynon C, Zweckberger K, et al. Influence of isoflurane on neuronal death and outcome in a rat model of traumatic brain injury [J]. Acta Neurochir Suppl, 2012, 114: 383 - 386.

[4] Roberts DJ, Hall RI, Kramer AH, et al. Sedation for critically ill adults with severe traumatic brain injury: a systematic review of randomized controlled trials [J]. Crit Care Med, 2011, 39: 2743 - 2751.

[5] Grände PO. The Lund concept for the treatment of patients with severe traumatic brain injury [J]. J Neurosurg Anesthesiol, 2011, 23: 358 - 362.

[6] Farahvar A, Huang JH, Papadakos PJ. Intracranial monitoring in traumatic brain injury [J]. Curr Opin Anaesthesiol, 2011, 24: 209 - 213.

[7] Huang X, Wen L. Technical considerations in decompressive craniectomy in the treatment of traumatic brain injury [J]. Int J Med Sci, 2010, 7: 385 - 390.

[8] Moppett IK: Traumatic brain injury: Assessment, resuscitation and early management [J]. Br J Anaesth, 2007, 99: 18 - 31.

[9] Andriessen TM, Jacobs B, Vos PE. Clinical characteristics and pathophysiological mechanisms of focal and diffuse traumatic brain injury [J]. J Cell Mol Med, 2010, 14: 2381 - 2392.

[10] Sande A, West C. Traumatic brain injury: a review of pathophysiology and management [J]. J Vet Emerg Crit Care, 2010, 20: 177 - 190.

[11] 齐波，苏殿三，於章杰，等. 高渗氯化钠羟乙基淀粉 40 注射液对创伤性脑损伤患者酸碱平衡的影响[J]. 实用医学杂志，2009，25：4147 - 4149.

[12] Kamel H, Navi BB, Nakagawa K, et al. Hypertonic saline versus mannitol for the treatment of elevated intracranial pressure: a meta-analysis of randomized clinical trials [J]. Crit Care Med, 2011, 39: 554 - 559.

第三十二章 颈椎外伤与颈髓手术麻醉

颈椎手术(cervical spine surgery)是外科手术中的一个难点,而颈髓损伤(cervical spinal cord injury)的保护和急救处理等方面对麻醉同样具有特殊的要求。随着颈椎外科诊疗理念与手术技术的发展,很多20世纪不能开展的手术在21世纪成为临床常规的诊疗内容,随之而来一系列与麻醉相关的问题如脊髓保护、气道管理、术中大量失血、长时间的麻醉和术后疼痛治疗等,需要麻醉医师面对和处理。同时,颈椎手术患者特别是颈椎外伤患者,往往伴有其他系统疾病或者其他创伤,如严重的心血管系统或呼吸系统功能不全、肺损伤等,使麻醉和整个手术期的管理面临挑战。

颈椎脊髓损伤约占钝性创伤的2%,多发于交通事故、高处坠落等,年轻人多见。其发生率在两种情况下明显增加:Glasgow昏迷分级评分<8或者有局灶性神经缺失。其他病因的颈髓手术数量近年来也逐渐增加,手术的范围也相当广泛。患者可以是成人或者小孩,可以是择期手术也可以是急症手术。手术原因:① 创伤,如不稳定性椎体骨折;② 感染,如结核、脓肿;③ 恶性疾病,转移性或原发疾病使得脊柱不稳;④ 先天性或特发性疾病,如类风湿病;⑤ 退行性疾病。

患者数量的不断增加,年龄跨度的不断增大,手术难度与风险的增高,对围术期管理的认识与实践,都给颈椎外科手术的临床麻醉工作提出了更高的要求。术中麻醉医师的任务是提供满意的手术条件,同时确保大脑、脊髓有充足的氧合并监测和预防二次神经损伤。当然,由于近年来麻醉与围术期处理的理念更新与技术进步,也使麻醉医师能够为颈椎手术的开展创造更安全和良好的手术条件。

第一节 麻醉相关的病理生理

一、颈脊髓功能损伤

(一) 脊髓休克(spinal shock)与心血管功能 颈椎外伤患者常在脊髓休克期行脊柱固定术,脊髓休克期发生在创伤的同时并持续3周左右。恶性肿瘤疾病的患者常有不同程度的脊髓功能损伤,这类患者也需行脊柱固定术,手术效果取决于脊髓损伤的程度。损伤脊髓节段以下会出现生理学上的交感阻断,由此引起动脉和静脉血管的扩张可能出现低血压。T_6节段及以上的脊髓损伤低血压的发生率高,因为内脏血管床已失去交感张力。由于损伤节段高于支配心脏的脊髓段($T_{2\sim6}$),往往会出现心动过缓,而通常副交感不会被阻断。横断性颈髓损伤会出现更严重的低血压,因为交感神经完全被阻断。

在受损节段以上的交感神经功能被保留时,下部肢体循环阻力较少引起低血压而上部肢体的血管床出现血管收缩同时会有心动过速。静脉内扩容治疗对脊髓损伤引起的低血压效果较差,有可能引起肺水肿,缩血管升压药是较好的选择;引起低血压的原因还需排除创伤引起的大量失血。另外,这类患者在缺氧或气道操作时常可出现严重的心动过缓;潮气量过大可引起显著的低血压。

颈椎外伤手术患者麻醉诱导前应常规监护心电图,当心率<60次/min时,应用阿托品使其增至70次/min以上方可进行麻醉诱导。脊柱手术或严重创伤发生失血性休克时常常并不伴有代偿性心动过速,心率常在40~60次/min。高位截瘫患者心血管代偿能力减弱如果单纯以补充液体治疗脊髓休克时,由于心血管系统没有能力对液体负荷作代偿性反应,将有可能会导致肺水肿。同样这类患者对失血的耐受力较低,骤然变化体位也可能导致严重低血压。因此,自主神经稳定性差的高位截瘫患者手术过程中应及时合理地使用直接作用于血管的收缩药、扩张药和正性或负性心脏频率药物,而间接交感神经激动剂或拮抗剂临床应用预见性差,最好避免使用。重大脊柱脊髓损伤手术治疗时有条件应置肺动脉导管进行监测,指导用药和补液的合理性。

(二) 自主神经不良反射 脊髓受损后3~6周会出现自主神经不良反射(automatic dysreflexia),是慢性脊髓损伤的一种综合征。典型表现是过度的自主反射，例如刺激受损脊髓病灶以下的神经出现高血压和心动过速。触发这种不良反射的刺激部位有皮肤、本体感受器和内脏(如扩张膀胱或直肠)。但是该综合征的发生率与脊髓损伤平面有关，受损节段超过 T7 的患者有 85% 的概率会引起心血管功能障碍。产生神经不良反射的主要机制是大量交感神经的传出得不到正常情况下来自高级中枢的拮抗，同时增加副交感神经作用的压力感受器又被激活(主要传导神经是迷走神经)。临床上可表现为损伤平面以下的皮肤血管明显收缩，其平面以上的皮肤血管亦明显扩张而潮红。

不良自主神经反射的治疗包括去除伤害性刺激(如留置导尿管以避免膀胱过度充盈扩张)、加深麻醉和应用有直接扩张血管作用的药物。如果该综合征得不到充分的认识和正确的治疗可能产生高血压危象，引起惊厥、心肌缺血和脑出血。围术期要避免不良自主神经反射的发生，尽管脊髓损伤患者手术范围内已没有感觉和运动功能，但手术时还必须实施麻醉，阻滞触发该综合征感受器的功能，部位麻醉和全身麻醉同样有效。椎管内阻滞中脊麻优于硬膜外阻滞，主要原因是脑脊液的自然流出保证阻滞的成功率。

(三) 呼吸功能的改变 呼吸功能的损害随着脊髓受伤平面的增高而越加严重，所以确定受伤平面对估计可能发生呼吸并发症极为重要。高位截瘫的患者对呼吸功能的直接影响主要是通气功能，肋间肌麻痹和膈肌运动有部分障碍，使有效通气量减少。合并颈部软组织损伤时，血块、异物可堵塞呼吸道。脊髓急性损伤期因出血和水肿可使病变向上、下蔓延，若水肿或出血侵犯至 $C_{2\sim4}$ 脊髓的前外侧，可发生所谓睡眠后呼吸暂停征象(sleep apnea)。因此，$C_{3\sim5}$ 以上颈髓损伤时应立即进行人工呼吸支持，可减少呼吸衰竭的发生；$C_{5\sim7}$ 平面损伤可能导致腹肌和肋间肌的呼吸功能减弱，吸气时易产生矛盾性呼吸，使最大肺活量降低 60%，没有能力咳嗽和排除分泌物，易于引起肺不张和感染。肠麻痹和胃扩张增加了腹内压，进一步限制膈肌活动范围，严重患者必须放置鼻-胃管行胃肠减压。高位截瘫患者也常发生肺栓塞和肺水肿，肺栓塞主要由于肌肉张力降低和静脉扩张，常常是突然死亡的原因之一。截瘫患者肺功能不全，也易发生输液过量，再者因伤后早期对交感神经的刺激，使静脉回流急剧增加，直接影响右心功能，补液过量和回流增加均可造成肺水肿。

中低位的颈髓损伤不会影响到膈肌，但会出现肋间肌和腹部肌肉麻痹。可引起咳嗽无力、自主通气时肋骨活动受限，结果可能使肺活量下降到预计值的 50%以下、功能残气量可增加至预计值的 85%和主动呼气的消失。这也增加了创伤患者出现静脉血栓栓塞的风险。

(四) 继发性损伤 所有脊柱创伤的患者都应视为有脊髓损伤，从麻醉的角度来说维持脊髓完整性主要是保持脊髓的血流。只有血压和血容量维持在正常范围才能保证脊髓血流灌注压正常，而持续低血压会加重脊髓损害。脊髓血流量的调节机制主要是自身调节使脑血流量正常，即当平均动脉压在 60～150 mmHg 之间时，脊髓血流量能自动调节维持恒定，而平均动脉压超出这个范围，血流量具有压力依赖性。换言之，血压持续低于自身调节范围极限可能导致脊髓缺血。脊髓血流量对动脉血氧和二氧化碳分压的反应方式与其对脑血流量的影响相同。低碳酸血症降低血流，而高二氧化碳和缺氧会导致血管扩张增加血流量。有人还提倡短时间内应用大剂量类固醇激素降低脊髓水肿，并有可能改善脊髓损伤的结局。

(五) 电解质紊乱 脊髓损伤引起运动缺失的患者应用琥珀胆碱可能产生高血钾，释放钾的多少依赖于瘫痪程度和病程。一般认为伤后 48 h 使用该药是安全的，超过这个时间肌肉细胞膜对去极化肌松药敏感性增高，在受伤后 4 周至 5 个月间血钾增加最多。血钾从正常值增加至 14 mmol/L，有可能引起心室纤维颤动或心脏停搏。因此，脊髓受伤＞48 h 后应避免用琥珀胆碱，但是这类患者对非去极化肌松剂没有禁忌。

(六) 体温与其他功能改变 传递温度感觉的交感神经损害和受损平面以下的皮肤血管不能收缩，导致脊髓损伤患者体温随环境温度而变化。应注意维持体温正常，应适当提高环境温度，给补液加温和湿化吸入气体。其他需要注意的有胃排空延迟、凝血功能异常等。

二、癌性疾病

原发的或继发的脊柱或脊髓恶性疾病考虑手术治疗的患者逐年增多，目的在于缓解疼痛和去除病灶，预防进一步的神经功能退化，稳定脊柱。这类患者普遍有体重明显下降，伴生理储备功能下降。癌性患者常有呼吸系统并发症，包括呼吸道感染、胸腔积液和某些化疗药物导致的肺功能损害。化疗药物同样可引起心肌功能损伤，还伴有代谢紊乱如高血钙、抗利尿激素分泌紊乱。后者常见于小细胞肺癌、前列腺癌，胰腺、膀胱和中枢神经系统的恶性肿瘤。

患有恶性肿瘤的患者常面临急性或慢性的疼痛，用于止痛的药物有阿片类药物、非甾体类抗炎药和其他镇痛药。因此，这类患者在术中和术后需要增加止痛药物的用量，主要是由于药效学相关的阿片类药物耐受性和药代动力学因素如肝酶诱导的影响。

三、先天性和免疫性疾病

对于先天性、外伤性、免疫性疾病导致的严重颈椎畸形患者首先要面对的是因为颈椎正常生理结构的丧失而导致的气道障碍问题。不管是何种成因，大多会存在气管插管困难。需要根据气管是否受累、是否可行其他途径插管、术后气道管理等多方面问题，确认人工气道建立的方式。对于合并有脊柱侧凸等畸形的患者,需要考虑心肺功能是否受到影响,以及自主神经系统是否受累而带来的相关问题。手术的目的在于阻止病情的进展,至少部分纠正畸形,预防远期的呼吸或心血管方面的变化。类风湿关节炎等免疫类疾病导致的颈椎畸形,往往导致多关节受累,长期药物治疗可能对肝肾功能产生损害,需要考虑药物对麻醉的影响。同样需要注意术中易出现广泛渗血。

对于先天性骨骼肌畸形患者,可能在术中发生恶性高热。特别是对于因肌力失衡所致脊柱畸形(侧凸、前凸、后凸)、斜视、睑下垂等体征,以及有家族遗传史的患者,要格外引起注意。

第二节　颈椎外伤与颈椎手术

颈椎损伤(cervical spine injury)多见于急诊患者,需要快速诊断。外伤史与致伤机制、体检及神经检查、随后适当的放射学检查等对明确诊断都是至关重要的。以CT为补充的三视野X线系列套片是排除颈椎脊髓损伤有效的影像学诊断策略。MRI可以显示脊髓受压及变性情况(图32-1)。评价损伤的类型、脊髓损伤的程度及颈椎本身的稳定性。

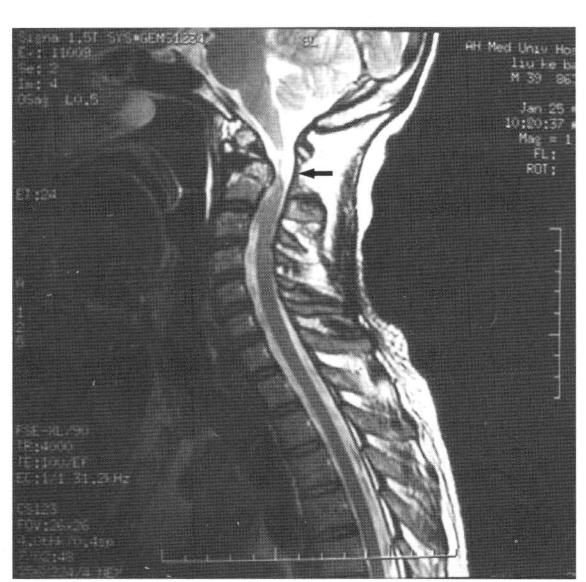

图32-1　MRI显示寰枢关节脱位致脊髓受压变性,髓内呈高信号改变

损伤后手术时机的选择至今仍有争议。虽然某些动物实验表明,早期8～12 h内的手术减压对脊髓功能恢复是较理想的,但在具体临床实践中更多的人认为,5 d内的早期手术可能增加脊髓损害的风险。Vaccaro等比较了早期手术患者(<72 h)与延期手术患者(>5 d)的神经功能恢复水平,认为并没有明显的差异。而Duh等认为25 h内的外科干预是安全的,并可能增加临床疗效。对于早期手术是否必要,比较公认的观点是早期手术可以减少住院时间、降低总的发病率、节约治疗费用,但最好是在8～12 h以内手术。

需要强调的是,无论是参与颈椎外科手术的外科医师还是麻醉医师,都需要对手术麻醉及围术期管理的相关理论和知识有充分的认识和了解。从围术期的角度来提高临床诊疗水平,而不能局限在自己专业的范围内。因此,本章节将结合颈椎外科手术的特点就相关的麻醉问题进行讨论。

一、脊髓损伤程度与颈椎稳定性

麻醉医师同样需要对患者颈椎损伤程度的稳定性进行评估。当不能明确时,需要术前与手术医师确认相关信息。颈椎损伤的平面以及颈椎稳定性,直接关系到麻醉方式的选择、麻醉药物的选取、气道的建立方式、监测方式的使用以及围术期的管理等方方面面。确认这些信息,可以增强对患者整体情况的认识,防范因为人为因素导致二次损伤,提高围术期管理水平。2%～10%的颈髓损伤的患者继发二次神经损伤。

另一方面,无论是麻醉技术应用还是监测手段的实施,都需要时刻关注神经保护的问题。如何避免因为麻醉干预而加重神经损伤,如何在手术麻醉管理中维持及改善脑与脊髓的氧合和灌注,如何对脊髓功能进行监测和评判,相关的技术和理论近年来取得了一定的进展。

二、人工气道管理的特殊性

首先,手术部位直接决定了气道建立方式和管理的特殊性。无论是颈椎前路手术还是后路手术,对于气管插管都有特殊的要求。由于前路手术术中存在手术操作对气管的侵扰和牵拉,气管导管材质的选择以及其固定都有更高的要求,一般建议使用加强钢丝导管(图32-2)。同样,后路手术,手术体位的特殊性对气管插管的固定要求很高。需要注意的是,有些颈椎创伤及肿瘤患者,可能在术前就存在气道压迫或者直接的损伤,应特别引起注意。

同时,如果术前即存在颈髓损伤及不稳定,在气道管理上又提出了新的要求和挑战。高位的脊髓损伤可能直接对呼吸产生影响,颈椎稳定性的丧失又对气管

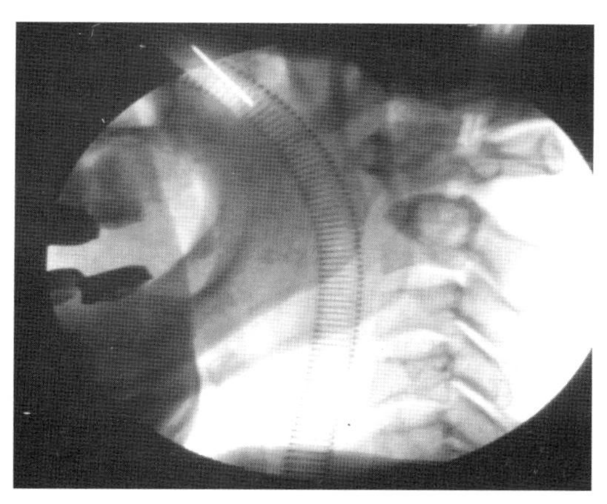

图 32-2 颈椎手术术中 X 线透视下加强钢丝导管的位置

插管操作增加了绝对的风险。术前建立人工气道的时机,插管方式与安全性,术后是否继续保留人工气道等问题,都需要手术医师和麻醉医师根据患者的情况进行评估与处理。

三、多发伤患者的麻醉问题

颈椎创伤患者往往合并有全身多处损伤,甚至处于休克、昏迷等特殊状态。术前需要全面地对患者的全身情况进行评估,特别是合并气道损伤、肺部损伤、颅脑损伤等直接影响麻醉及围术期管理的特殊情况。术前需要在明确诊断基础上进行必要的术前准备与处理,如术前气管切开和容量支持等。对于不能耐受麻醉的患者如病情许可,要经治疗后再择期手术。对于必须急诊手术的患者要做好充足的术前准备与告知工作。

四、疼痛治疗管理的特殊性

颈椎外科手术本身既是解除病灶、重建稳定的手术,也是破坏性和损伤性的手术。手术部位是脊柱的核心特点决定了对临床镇痛有特殊的要求。部位与损害的特殊性,决定了麻醉医师既要考虑术前及整个围术期的疼痛管理,又要防范对呼吸功能等产生负面影响。术前对患者全身状况的评估、手术的范围与影响是进行疼痛评估与管理的重要参考依据。对于术前即存在呼吸功能不全的患者,要谨慎处理。术前癌痛的肿瘤患者,则可以根据患者情况考虑是否提前介入,同时注意术后调整治疗方案。

第三节 术前评估与准备

一、术前评估

(一) 气道评估 面对所有患者都应考虑到有潜在的气道管理困难。先前有过插管困难的患者、颈部活动受限和脊柱不稳的患者都应进行仔细的检查与评估。有颞颌关节的活动受限、下颌骨骨折和张口困难时,在全麻前就必须考虑是否应作气管切开术。评估颈部有无气管断裂,有无颈椎脱位或骨折。颈椎脱位的患者不宜活动头颈部,特别是屈曲,这些可能危及生命。麻醉诱导前应作适当的固定或持续颅骨牵引。对于既往有颈椎手术史的患者,需要格外注意因手术已导致的颈椎活动度的改变。

脊柱稳定性是指脊柱在生理负荷下抵抗导致脊髓受损的脊柱移位的能力。这是外科医师在术前评估脊柱稳定性的基本。可通过临床(如颈部疼痛或神经功能缺陷)或影像学检查(如颈椎正侧位平片、CT 或 MRI 检查)评估。颈椎的稳定靠韧带和脊柱附件来维持,但韧带的损伤用 X 线检查时不能发现, C_2 或以下的颈椎受损会出现不稳定或接近不稳定: ① 前或后侧韧带被破坏;② 在侧位 X 线片上,任何一个椎体相对于相邻椎体的水平位移>3.5 mm;③ 任何一个椎体相对于相邻椎体旋转角度>11°。导致 C_2 以上颈椎不稳的损伤包括: 寰椎横韧带的断裂,轴负荷过大引起的寰椎 Jefferson 粉碎性骨折引起寰-枢椎不稳定;翼状韧带的断裂或枕骨髁、齿突的骨折同样可引起寰-枕不稳定。

某些遗传性疾病如进行性假肥大性肌营养不良(DMD)患者可导致舌体肥大,头颈部肿瘤行化疗后可能会引起直接喉镜插管困难。因此需要决定是否进行清醒气管插管。

(二) 呼吸系统 需行颈椎手术的创伤患者通常有呼吸功能受损,有颈椎创伤或多发伤的患者术前可能需要人工通气,另外一些患者可能有肺部感染。胸部检查应特别注意有无张力性气胸和血胸,证实存在时,麻醉前必须先胸腔闭式引流。疑有支气管或胸部穿通伤者,应先用双腔支导管行插管术。

术前应仔细进行呼吸功能的评估,可通过询问病史(重点在功能受损的方面)、进行全面检查来综合评价。合并脊柱侧凸的患者会引起限制性呼吸功能不全,伴有肺活量和肺总量减少。血气分析的异常常见为动脉血氧分压减少而二氧化碳分压正常,此为低通气肺泡的通气与血流的比值改变。治疗方法如理疗和给予支气管扩张剂及抗感染。

以往的研究认为如果术前肺活量少于预计值的30%～35%,术后则需要机械通气。夜间需行经鼻

CPAP通气病史的患者，也是肺功能严重不全和生理储备下降的表现。这些患者应该认真考虑是否行手术治疗，在手术潜在的好处和术后可能需要长期机械通气的高风险之间权衡利弊。

（三）心血管系统 严重事故造成脊柱脊髓损伤时，应想到是否合并胸、腹脏器损伤。有失血性休克时可能合并实质性脏器破裂、腹膜后出血、骨盆骨折等。心脏功能障碍也可以继发于颈脊髓损伤之后，肺源性心脏病是继发于慢性缺氧和肺动脉高压。很难评估在轮椅上患者的心血管系统功能受损的程度。可以采用的检查包括心电图、超声心动图评估心脏左室功能和肺动脉压力，多巴酚丁胺负荷超声心动图检查有助于评估心脏功能对于运动耐量受限的患者。

（四）血栓与栓塞的预防 行颈椎手术的患者手术时间过长、采用俯卧位、有恶性肿瘤或术后要长期平卧，这些都是血栓与栓塞性疾病的高危因素。推荐使用弹力袜和充气靴。许多外科医师不喜欢应用抗凝药物，因为这些药物可能增加术中失血和出现硬膜外血肿。

同时，对于行颈椎前路手术合并有高血压及冠心病的老年患者，需要术前评估椎动脉和颈总动脉的情况。建议术前常规做颈部血管超声检查，了解血流情况并明确血管粥样硬化程度。此类患者可能发生因牵拉操作导致血管内斑块脱落，造成大脑动脉栓塞。较轻的情况则是因为手术牵拉及长时间手术而影响脑部血供，造成苏醒延迟或者术后认知障碍。

（五）神经系统 术前应该进行完整的神经功能评估。有以下三个原因：① 对接受颈椎手术的患者，麻醉医师有责任避免在进行气管插管或摆动体位等操作时造成继发性神经损伤；② 颈髓损伤、肌肉萎缩可能会增加术后误吸的危险；③ 从脊柱受损节段和受伤时间可以判断围术期心血管和呼吸系统生理功能紊乱。如果手术在受伤后3周内实施，仍然可能处于脊髓休克期。之后，自主反射异常出现。根据患者的反应判断清醒程度，如果昏迷应查明病因以决定手术的先后次序，再施行麻醉。

二、术前准备与处理

（一）补充血容量、防治休克 颈椎脊髓损伤患者的休克主要原因是多发创伤失血导致的血容量不足引起，如果排除了失血性休克，应考虑脊髓高位横断急性期的脊髓休克。两种原因的休克治疗措施是不同的，前者即使麻醉前血压仍属正常范围，也只是体内调节机制维持的结果，麻醉诱导后血压常急剧下降，麻醉前必须开放多条静脉路，保持动脉压80 mmHg以上，否则麻醉对循环的影响使失血性休克加重后，有促使心搏骤停的可能。

迅速恢复有效循环血容量是抢救休克的一个重要步骤。应根据容量的缺失程度和失血前身体的健康情况决定输血量和输血速度。如果补血速度很快才能维持血压在正常水平的低限，应怀疑合并胸、腹腔内脏器结构损害所致内出血。处于严重失血性休克时应立即开放2条中心静脉如股静脉和锁骨下静脉，同时快速输血，切不可单纯补晶体电解质液体和升压药来提升血压。另外，已知长时间处于低血压应及时纠正酸碱平衡失调，并保护肾脏功能。

如果是脊髓休克则应合理选用直接作用的血管活性药，绝不可盲目大量快速补液以防产生急性肺水肿。无论何种类型的休克，必须进行中心静脉测压和动脉测压，最好置肺动脉导管指导临床输血、补液和合理应用血管活性药。

（二）保持呼吸道通畅 麻醉期最为重要的方面是气道管理，任何严重创伤和头颅外伤患者都应视为有颈椎不稳定存在，除非有影像学证据加以排除。合并有休克、神志不清的脊柱创伤患者始终都应保持呼吸道通畅。低氧血症不仅影响手术麻醉，而且使脊髓功能的恢复复杂化。尽快解除气道梗阻是创伤患者复苏成功的关键，紧急情况下必须立即进行气管插管或气管切开，这是解除上呼吸道梗阻的有效办法。一般是先清除上呼吸道异物、面罩给纯氧辅助呼吸使脉搏血氧饱和度为95%以上，再行气管内插管给氧；即使需要切开气管，也可以从容进行，不致延长缺氧时间。除特殊情况外，明视插管有利于将脱落的组织、异物、牙齿、碎骨片等取出，同时把血性分泌物吸引干净。脊柱手术患者常常在俯卧位下进行，应选择带有加强钢丝的气管导管，易于弯曲且有助于吸痰和通气。颈椎骨折患者，气管插管时应防止骨折移位而导致脊髓损伤，仍以气管切开为安全。但也可以在呼吸道表面麻醉后用纤维支气管镜来引导气管插管。经鼻盲探插管或以纤维支镜辅助气管插管都可以成功，但是必须注意不要用于合并有面颌部创伤和颅底骨折时，以免加重感染和神经损害。

经鼻插管前要求应用表面麻醉药和血管收缩药行鼻腔喷雾以减轻患者痛苦和减少出血。一般可用含麻黄碱的1%丁卡因棉签沿下鼻道直至鼻咽部，既可以达到上述目的，还可以探明通畅程度与选择合适大小的气管导管。但是疑有胸部穿通伤者，应选用双腔支气管导管行气管内插管。脊柱创伤手术治疗无论术前呼吸功能如何，都应在术中维持良好的辅助呼吸或控制呼吸。多发性肋骨骨折出现反常呼吸时可以用绷带固定，也可以气管内插管后给足量肌松药，用机械通气支持呼吸。

上呼吸道因异物造成的完全性梗阻，在情况紧急时，可采用14～16号穿刺针行环甲膜穿刺，接上氧气间断给予高流量吸氧，最好使用高频喷射机通气。由于穿刺部位的气管上端梗阻，氧气可直接进入肺内，使肺膨胀，然后中断给氧气，使呼出气体从针孔排出，这样可暂时使血液氧合有所改善，为气管切开创造有利条件。但是这些单纯的急救措施并不能保证有效肺泡通气量，决不能因此而延误气管切开的时机。

(三) 胃内容物滞留的估计 受伤前进食，或颌面部外伤时吞咽了大量血液，麻醉后可因呕吐或胃内容物反流进入呼吸道，导致严重后果。正常胃排空时间是4～6 h，由于休克、创伤疼痛、镇痛药物的使用，高位脊髓损伤时胃肠功能失调都可以使胃排空时间延长。如饱食后1～2 h受伤，即使创伤并不严重，8～10 h后仍有胃内容物滞留。若饱食后15 min受伤，则胃排空时间可延迟至12 h。由此可见，进食至受伤时间较进食至麻醉开始的时间更为重要。对饱食不久受伤的患者，必须选择全麻时，应采取预防措施：准备有效的负压吸引器，辅助面罩通气时必须进行环状软骨加压，直至气管插管完成并气囊充气后结束。另外气管插管最佳时机必须是肌松药的峰作用时间，抑制咽喉反射，避免呕吐的发生。虽然表面局麻下行清醒插管，是防止误吸的较好办法，但仍会出现合并颅脑外伤、腹腔脏器穿孔、血气胸、创伤性心包压塞等情况，清醒插管时也可引起呛咳，加重病情。

(四) 麻醉前用药 患者除合并颅脑外伤或有明显呼吸抑制外，一般均须用镇痛药和镇静药，以解除患者痛苦，而且有利于防止休克的发生和发展。休克时由于组织血液灌流量减少，皮下或肌内注射药物吸收很慢，有时为使药物能及早发挥作用，要求静脉给药。但是麻醉前用药应与麻醉诱导给药原则相同，即稀释后缓慢注射且反复应用小剂量直至止痛效果满意。抗胆碱药如阿托品能减少呼吸道内分泌物，防止麻醉和手术中出现的不良反射，尤其是对高位颈椎外伤手术及经胸、腹腔内的脊柱创伤手术，阿托品的用量应足够。脊柱、脊髓创伤患者术前用药应特别强调减少胃酸分泌剂的应用，防止产生胃酸增加损害胃黏膜造成出血，一般静脉使用法莫替丁。

第四节 颈椎手术相关麻醉技术

颈椎手术麻醉方法的选择主要依据手术范围和时间、术中唤醒试验的要求以及患者已有的内科疾病。除以上因素外，还应结合考虑麻醉医师的经验和设备监护等条件。脊髓完整性监测方法的选择与使用的麻醉技术有关。

一、全身麻醉

(一) 术前用药 术前应用支气管扩张药有助于改善呼吸功能，有高位脊髓损伤的患者或选择纤维支气管镜插管的患者，应考虑应用抗胆碱能药物如阿托品或格隆溴铵(200～400 μg静注或肌注)。对于胃内容物反流误吸风险较大的患者，可以应用组胺2(H_2)受体拮抗剂如雷尼替丁或质子泵抑制剂奥美拉唑。

(二) 全身麻醉的诱导 诱导方法的选择主要取决于患者的情况和插管难易程度。所有患者都应去氮给氧。除了患者有颈椎不稳定或难以维持气道通畅，静脉诱导适合于所有患者，但危重患者应谨慎。

应当避免对有肌肉萎缩的患者使用琥珀胆碱，因为高血钾会导致心搏骤停。在因脊髓损害引起肌肉去神经支配的患者，骨骼肌上烟碱型乙酰胆碱受体增加，在使用琥珀胆碱后会出现高血钾。人类神经损伤后出现潜在的高血钾的确切时间还不清楚。动物研究发现，创伤后血清钾升高的峰值时间是在14 d左右，半峰值时间在8.4 d左右。血清钾离子水平的变化开始在创伤后的第四日，脊髓受创伤后48 h内使用琥珀胆碱被认为是可能安全的。但大多数学者还是认为创伤后9个月可安全使用琥珀胆碱。

静脉快速应用麻醉诱导药物能减低诱发电位反应的幅度，尤其是皮质反应，但这种作用并不能有效阻止术中记录到皮质体感诱发电位和经颅的运动诱发电位。吸入麻醉药与静脉麻醉药相比，能更大幅度地减低诱发电位反应，但没有关于吸入诱导技术和静脉诱导技术在这方面的比较研究。

(三) 气管插管 术前评估时应当决定是否对患者实施清醒插管和是否需要纤维支气管镜辅助。术前也应当对患者进行充分告知。

1. 清醒还是睡眠　考虑清醒插管的指征包括患者有延迟胃排空的风险，插管后还要评估神经功能(颈椎不稳的患者)，或是患者有颈部稳定装置(如Halo牵引)，在无意识患者维持通畅的气道。否则，可以选择静脉使用非去极化神经肌肉阻滞剂辅助气管插管麻醉。

2. 直接喉镜还是纤维支气管镜辅助　对直接喉镜是否是引起颈椎不稳患者出现脊髓损伤的主要因素还存在争议(图32-3)，其他因素还包括低血压和患者体位。在用颈托充分固定时，保持正常颈椎曲度的基础上实施直接喉镜插管对于大部分患者是安全的，前提就是减少或者避免颈部移动。对颈椎有固定弯曲畸形的患者不可能使用直接喉镜插管时，需要纤维支气管镜辅助插管，也可选用插管型喉罩。对于带有固定装置的患者如 Halo 外固定装置使得常规气道评估不可行，或是由于解剖上有异常如小下颌、张口度小而预计到有插管困难的患者，应在清醒时行纤维支气管镜插管。对颈椎不稳的患者，纤维支气管镜插管时气道滴入局部麻醉药会引起严重的咳嗽。对于这些患者，可以选用喷雾型利多卡因，而不要用经环甲膜注射或经纤维支气管镜注入局部麻药。

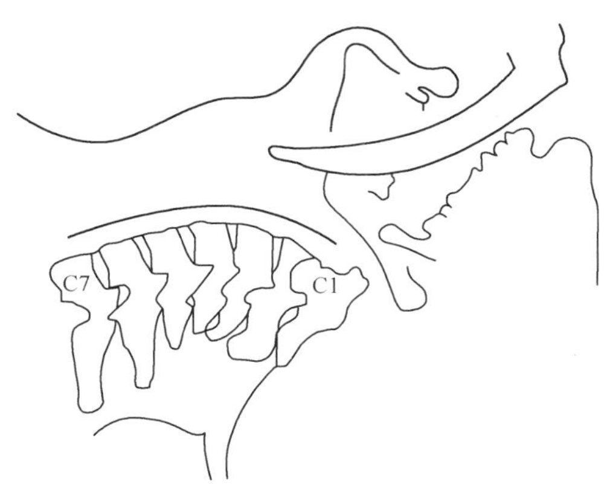

图 32-3　直接喉镜插管与颈椎位置和曲度变化示意图

使用直接喉镜插管会导致颈椎曲度和位置发生改变，甚至导致二次损伤的发生。

3. 其他新的气管插管技术　随着技术的进步，近年来出现一些经改良的插管喉镜，如自身带有或者外接显示器的可视喉镜系统。也有使用可视换管喉罩系统的报道，但很少用于颈椎手术。麻醉医师通过视频信号直视操作，可以使一些困难气道气管插管操作变得简单化、更安全。同时这些装置可以大大减少插管时对于颈椎后仰度的依赖，提高颈椎手术气管插管的安全性与成功率。

(四) 麻醉维持　为使体感诱发电位或运动诱发电位(MEP)的变化记录可信，需要有稳定的麻醉深度。采用 60%的 N_2O 麻醉和<0.5 MAC 的异氟烷麻醉在体感诱发电位(SSEP)监测上是一致的。但是，60%的 N_2O 麻醉和呼气末异氟烷浓度>0.87%，使得 MEP 监测不可解释。因此，推荐静脉应用丙泊酚麻醉。神经生理学监测诱发电位时，应了解术中动脉压力突然下降的常见原因，如静注阿片类镇痛药或者改变了麻醉深度。麻醉过程中心血管突然不稳定的原因，如脊髓或脑干反射和术中操作影响或是最常见的术中失血等，都可能影响检测结果。

(五) 控制性降压　控制性降压有助于改善手术视野的暴露和减少术中失血。术中可以选用多种降压药中的一种，如吸入麻醉药、钙通道阻滞剂、硝普钠和硝酸甘油等，在儿童可使用多巴胺受体拮抗剂(非诺多泮)，使平均动脉压维持在 60 mmHg 左右。没有证据表明哪一种药物更好和多长时间为宜，但避免出现心动过速是控制性降压的基本技术要求。

(六) 骨骼肌松弛药　术中应仔细监测神经肌肉阻滞程度，并维持适当的肌松程度。脊柱大手术时最好采用静脉持续输注非去极化肌松药，如阿曲库铵、顺阿曲库铵、维库溴铵和罗库溴铵。术中追加药物的主要指征是自主呼吸可能干扰手术进行和安全，一般颈椎、腰椎手术时间不长，追加药量不宜太大，为初始剂量 1/3～1/2，时间间隔 30～40 min。术后应尽早恢复自主呼吸和肌肉的张力，这有助术后神经功能的及时评价。

二、颈丛神经阻滞

颈神经丛是由 $C_{1\sim4}$ 脊神经前支组成，每一神经出椎间孔后，从后方越过椎动脉和椎静脉向外延伸，到达横突尖端时分为浅支和深支，与邻近的分支在胸锁乳突肌后连接网状，即为颈丛。颈神经丛的浅支从胸锁乳突肌后缘中点处穿出深筋膜，向前、向上和向下分布于颌下和锁骨上整个颈部及枕部区域的皮肤和浅层组织，颈丛的深支多分布于颈前及颈部侧方深层的组织中。

前路颈椎手术切口在国内一般多选择在右侧，颈椎前路手术深部操作步骤多，要求深部阻滞完善，这样颈深丛阻滞所需的局部麻醉药剂量比行甲状腺次全切除术时要多。操作时只要定位准确即易找到横突尖端，一般用 8～10 ml 药量足够。操作时患者仰卧位，去枕，头偏向对侧，嘱患者抬头在胸锁乳突肌后缘中点作进针标记点。常规消毒皮肤后用 5～6 cm 长的针头接 10 ml 注射器，在标记处垂直刺入皮肤，缓慢进针直至 C_4 横突，探试证实为横突尖端时，将针尖稍退出 2～3 mm即至骨膜外即可，回吸无血和脑脊液后，注入 0.25%～0.375%布比卡因 8 ml 左右可完全阻滞颈浅、深丛。也可在深丛注射 6 ml，然后将针退至肌膜下，向上、向下和向前分别注射局麻药液各 2～3 ml。

颈丛神经阻滞常见并发症包括局麻药毒性反应、膈神经阻滞、喉返神经麻痹和霍纳综合征。局麻药毒性反应主要是误入血管所致，所以注射前必须反复回吸，并且针尖深度不得超过横突，以避免刺入椎动脉、椎静脉。膈神经麻痹和喉返神经麻痹都可同时或分别存在，严重时影响呼吸功能。所以对颈椎外伤脱位，已存在呼吸功能不全者，在颈丛阻滞下手术应慎重。

颈丛神经阻滞较罕见的并发症为高位硬膜外阻滞和全脊椎麻醉，系局部麻醉药误入硬膜外间隙或蛛网膜下腔所致。穿刺针误入椎管的原因是进针过深，如进针方向偏内偏后，一般为注射过程中针头固定欠佳而越推越深。一旦发生，轻者呼吸障碍，重者心搏骤停。所以，应正规和谨慎操作，杜绝发生。不管颈丛神经阻滞并发症是否存在，对颈椎外伤手术患者神经阻滞后都应认真监护，及时准确地辅助呼吸和循环功能。

第五节　颈椎手术术中监测与体位

一、麻醉监测

(一) 心血管监测　非常规体位的长时间手术、术中有大量失血和控制性降压，术中密切监测心血管系统变化非常重要。常规进行动脉穿刺置管测压，不仅可以了解每分钟血压的变化趋势，而且还可以采集动脉血标本，随时进行血气分析、测定血细胞比容、血糖和凝血功能等，及时观察患者的代谢状态。也可同时常规监测中心静脉压(CVP)，但俯卧位时，CVP不能正确反映左右心室舒张期末容量，高CVP值并不表明俯卧位时容量状态，然而，中心静脉压数值变化的趋势对指导体液疗法大有帮助。中心静脉导管把药物和液体直接送入中心循环，一旦有静脉空气栓塞也可由中心静脉置管吸出。患者有肺动脉高压或合并严重心血管和肺疾病时，还应插入肺动脉导管，监测肺动脉压、肺毛细血管楔(PCWP)压和心排血量。近年来，一些新的监测技术应用于临床，如PiCCO、Flotrac等通过动脉波形分析SVV、监测心血管功能以及经食管超声技术等，能够更准确地指导液体治疗。这些技术创伤小，特别适用于高危、老年、术中血流动力学波动大、需大量输液、术前心功能不全等患者。

(二) 呼吸监测　呼吸系统监测必须包括呼吸末二氧化碳浓度和气道压力，这对俯卧位患者尤为重要，可随时了解气道和通气功能。尤其长时间和大手术时，脊柱侧凸合并严重呼吸功能不全的患者，局部低通气肺泡动脉血氧差增加，更可发生低氧血症。

(三) 体温监测　手术前脊髓外伤的患者体温调节也可能受到损害。长时间的手术会引起大量热量的丢失。推荐使用体温监测，对静脉输注液体加温，并使用温暖的气垫床。

(四) 其他监测手段　严重脊柱创伤手术时间较长，失血量多，往往需要大量输液。所以，常规术前放置导尿管观察尿量，指导补液速度，同时减少膀胱过分充盈，避免不良自主神经反射。

二、脊髓功能监测

手术中当矫正力作用于脊柱，或手术进入椎管，或施行截骨手术，脊髓就有受伤的危险。美国神经学会已经发布了指南，在有明显神经损伤风险的情况下，使用脊髓功能监测(spinal cord function monitoring)是安全和有效的。理论上在脊髓出现不可逆损害前监测脊髓功能，以便外科医师可以及早应用相应措施。然而，电生理监测到脊髓过度受压和脊髓出现不可逆缺血性损害之间的时间只有5～6 min，故术中脊髓功能监测很重要，运动功能缺损比感觉功能缺损对患者更有破坏性。有的方法主要监测运动束，有的方法监测感觉束。主要有以下四种。

(一) 踝阵挛试验　阵挛是指伸张反射时引出的反复节律性的运动。患者处于麻醉或清醒时能够引出阵挛的时间很短暂。踝关节完全缺失反复运动是脊髓功能受损的很明确的指征。在神经传导功能完整、清醒的个体，高位大脑皮质中枢对反射有下行的抑制，踝关节伸展后不能看到阵挛。健康个体麻醉时，大脑皮质中枢受到抑制，也失去通过脊髓通路对踝关节反射的下行抑制。此时，踝关节伸展后可以引出踝阵挛。如果脊髓受损，脊髓处于休克状态，突发性麻痹导致失去反射活动。当麻醉时，不能引出踝阵挛。

踝阵挛试验很容易实施。这种方法有很高的灵敏度(100%)和特异性(99.7%)。然而，该试验只能间断实施，引不出踝阵挛可能为脊髓功能受损，也可能为过浅或过深的麻醉。此外，踝阵挛出现时也不能认为脊髓功能完整。

(二) 术中唤醒试验　术前应向患者解释试验的必需性。主要观察患者在术中对特殊的语言指令做出特殊的运动反应(主要是下肢活动)，可大致评估涉及执行相应运动任务的运动通路(上下运动神经元和肌肉)的完整性，但不能评估外周感觉神经系统的完整性。外科医师应尽早通知麻醉医师实施唤醒试验以便拮抗肌松药的作用和减浅麻醉。首先要求患者执行某种运动，所涉及的肌肉群在可能受损脊髓节段的上方，经常是活动上肢(例如握手)。当观察到阳性反应时，接着要求活动腿部，并观察患者的反应。如果患者能活动腿部，则加深麻醉继续手术；若患者不能活动腿部，则外科医师应立即实施相应纠正措施。

有几种麻醉方法可以实施术中唤醒试验，如吸入麻醉药、瑞芬太尼是非常有效的，文献报道在外科医师要求行术中唤醒试验到可以对神经功能进行完全评估的等候时间约为5 min。

但这种试验有一定的局限性，包括首先需要患者合作；其次，增加了患者在手术床上移动或摔下的风险，俯卧位的患者气管导管有可能脱出；第三，对麻醉技术要求相当高；第四，只能局限于监测当时的运动功能，不能进行连续的运动传导通路的脊髓功能监测。最后的脊柱矫正操作到电生理开始记录到改变和出现永久性神经功能受损的时间可能>20 min。因此,可以想象在最后的矫正操作到开始观测到神经功能缺陷的时间段内,术中唤醒试验的结果可能是正常的。因此,脊柱手术术中唤醒试验,只有在不可能进行电生理监测时,或监测失败和结果模糊时应用。

(三) 体感诱发电位(SSEPs) 体感诱发电位通过电流刺激混合性外周神经(通常是胫后神经、胫神经或腓肠神经)引出,并记录从远点到头侧脊柱手术操作水平电极的反应。主要是用方波(以 3～7 Hz 的频率)每 0.1～0.3 ms 交替刺激左右下肢外周神经。刺激的强度随电极与皮肤的连接程度而变,在 25～40 mA 的范围内。记录电极放在颈部棘突上或额部,或在脊椎手术过程中放在硬膜外间隙,在皮肤切开后得到基准数据。因为麻醉药物可影响体感诱发电位,在记录基准数据时应有稳定的麻醉深度。在手术过程中,反复记录反应的程度。躯体感觉通路的完整性可通过对比手术过程中与基准数据的反应幅度和潜伏期变化。反应幅度减少 50%和潜伏期增加 10%认为是有明显意义的改变,而幅度变化被认为是首要的指标。

记录反应涉及的通路包括外周神经、脊髓后内侧束,还取决于电极放置的位置和大脑皮质。必须强调的是反应不涉及脊髓运动传导束或主要传导痛觉和温度觉的前侧感觉束。体感诱发电位的可靠性有两个重要的问题:其一,因为运动束和后内侧束在脊髓中相当接近,当使用体感诱发电位时,任何运动束的损伤被认为可通过体感诱发电位的变化而发现,但是,并不能确诊。其次,皮质脊髓运动束和后内侧感觉束的血液供应不相同。脊椎前动脉区域的低灌注可引起前侧束的缺血,但并不影响后内侧束。因此,患者有可能记录到体感诱发电位为正常但术后出现截瘫。此外,术前存在神经功能障碍的患者,只有 75%～85%的患者能记录到可靠的数据。

1. 麻醉药对 SSEPs 的影响 吸入性麻醉药和氧化亚氮可引起剂量相关性的 SSEPs 幅度下降和潜伏期增加。60%氧化亚氮加上 0.5 MAC 的异氟烷或 0.5 MAC的恩氟烷对有效的 SSEPs 监测是一致的。但最近一项 442 例患者的回顾性研究发现 13/60 假阳性(异常 SSEPs 数值,但术后无神经功能缺陷),提示高浓度吸入麻醉药对 SSEPs 有明显影响。

静脉麻醉药同样可引起 SSEPs 变化,但变化幅度较吸入麻醉药要低。大脑皮质是对麻醉药最敏感的区域,而皮质下、脊髓或外周神经受到的影响较小。最近的一项研究对比使用丙泊酚或咪达唑仑联合舒芬太尼实施持续静脉麻醉,并监测皮质 SSEPs 从基准值到手术结束(丙泊酚从 1.8～2.2 μV;咪达唑仑从 1.7～1.6 μV),但是,丙泊酚和氧化亚氮联合使用可明显降低皮质 SSEPs 的幅度(从 2.0～0.6 μV)。三组患者的潜伏期均没有明显的增加,但咪达唑仑组的苏醒时间明显延迟。建议手术时使用丙泊酚静脉麻醉对记录皮质 SSEPs 较好。

静脉应用阿片类药物如瑞芬太尼和芬太尼可明显减少 SSEPs 的幅度和增加 SSEPs 的潜伏期。鞘内注射阿片类物质对 SSEPs 的影响较小。肌松药基本不会影响 SSEPs。

2. 控制性降压对 SSEPs 的影响 脊柱手术为减少术中失血经常使用控制性降压。一般平均动脉压(MAP)控制在 60 mmHg 左右(<60 mmHg 也不能保证神经无损伤)。SSEPs 监测发现猫脊髓在药物诱导低血压麻醉时比正常血压下麻醉更容易受到牵拉损伤。中等程度低血压时,SSEPs 也有可能减小。有文献报道 442 例患者的回顾性研究:17/60 例患者出现假阳性结果的 SSEPs 变化是由于低血压的影响造成。

3. 其他因素的影响 在动物中心体温下降 1℃能够引起 SSEPs 幅度下降大约 7%,潜伏期增加大约 3%。然而,这可能是低体温对脊髓功能的保护性作用。另外,一项大的多中心研究明确指出:脊柱术中监测人员水平对术后结果有明显的影响,操作例数<100 例的团队与更多的团队相比,术后神经功能并发症的发生率>2 倍。

4. SSEPs 监测的可靠性 一项多中心的回顾性研究表明,在 51 000 例患者的脊柱手术中,SSEPs 监测的敏感度为 92%,特异性为 98.9%,假阴性率为0.127%。或 787 例患者出现 1 例,假阳性率为 1.51%;或 67 例患者出现 1 例。其他研究得出的假阳性率较高为 14.7%,SSEPs 监测的特异性为 85.33%,但敏感度为 100%。

(四) 运动诱发电位(MEP) 脊柱手术中,监测脊髓运动传导通路可作为运动功能的敏感指标。监测方法可根据以下进行分类:刺激的部位(大脑运动皮质或脊髓)、刺激的方法(电位或磁场)、记录的部位(脊髓或外周混合神经或肌肉)。上述方法都各有优缺点,但使用的原则都一样:从手术部位的头侧,引起脊髓运动束的前驱兴奋,到手术部位尾侧的外周神经或肌肉。手术对运动传导通路的干扰可使记录到的反应幅度减小和潜伏期延长。

运动皮质可通过电流或磁场的方法刺激。磁性装备虽然体型庞大,但不受电极连接质量的影响。记录到的反应可分为肌源性或神经源性。肌源性反应来源于监测的某一种肌肉对相应刺激的肌电图活动,例如胫骨前肌。神经源性反应来源于某一外周神经或脊髓的电活动的总和。记录肌电图(EMG)反应的优点在于有较高的幅度,最主要的缺点是 EMG 形态易变。当记录 EMG 反应时,肌肉松弛的深度很重要:如果肌松程度很深,则记录不到肌电图反应;如果肌松程度太浅,则刺激引起的肌肉运动有可能对患者造成伤害。最好将肌松程度监测的四个成串刺激反应的第一个颤动控制在10%～20%。然而，神经源性的反应可以在完全肌松情况下记录，避免患者受到伤害，在幅度、潜伏期和形态上更加可靠。

1. 麻醉药物对MEP的影响　皮质诱发电位与脊髓诱发电位相比，更容易受到麻醉药物的影响。丙泊酚是皮质诱发电位的强烈抑制剂，能引起剂量相关性的电位幅度下降。单次剂量的丙泊酚2 mg/kg可使皮质MEP不能记录。同样异氟烷是皮质诱发MEP的强烈抑制剂，在呼气末异氟烷浓度达0.87%时，已不能记录到或出现不可解释的MEPs。咪达唑仑和依托咪酯也能引起明显的但相对较小的电位幅度的下降。有报道阿片类药如芬太尼也会降低电位幅度，但也有报道称没有明显影响。经颅复合脉冲电刺激技术能够增加MEP监测的可信度。目前实施的静脉持续输注丙泊酚联合芬太尼或瑞芬太尼，在使用复合脉冲刺激技术时，能使97%的神经生理学上无受损的患者记录到MEP。

2. MEP监测的可靠性　对已存在神经学障碍的患者来说，MEP监测可靠程度不高。现有的一些报道认为对神经源性MEP监测术后运动功能障碍，其灵敏度不到100%。

三、体位

颈椎手术的体位取决于手术的节段和手术的性质，术中也可能变更患者的体位。俯卧位患者的头部应放置在马蹄形的特殊手术床设备上，或放置在头架上。头的高度和颈部的弯曲度可以在术中调整，重要的是手术部位的脊柱高于心脏水平，静脉压力低，减少了术中出血，但增加了静脉空气栓塞的机会。还要注意保护周围神经、骨性突出的部位和眼睛不要受压。如果位置放置不正确，眼眶、眶上神经和上颌骨上的皮肤很容易引起缺血性损伤，使用头架固定可以避免这些问题。放置体位时要注意不要使不稳定性骨折移位。对于颈椎前路手术，气管导管用加强钢丝导管可以减少手术中气管压迫引起气道梗阻的风险。头部要放在充气圈上或一种马蹄形的特殊手术床设备上，术中一段时间或全程可进行头部牵引。对于颈椎后路手术，气管导管和呼吸回路很难找到一个支撑点，术中必须小心地将各种设备固定于手术床上，如果头的位置改变时要确保气管导管不脱出或移位，由于麻醉机和麻醉医师远离患者头面部，术中要加强气道管理和呼吸功能监测。

第六节　术后处理

一、术后呼吸支持和机械通气

颈椎手术后呼吸管理十分重要，应在呼吸功能完全恢复正常后，血气分析的各项指标在正常范围，才能拔除气管导管，避免发生低氧血症或高碳酸血症。术后若要进行一段时间的呼吸支持，应在术前做好决定，并向患者做好解释。术后是否需要呼吸支持应根据患者和手术情况决定。患者因素包括术前存在神经肌肉障碍、严重限制性呼吸功能不全，术前肺活量少于预计值35%，以及先天性心脏病、右心室功能不全和肥胖等。手术因素包括手术时间延长、手术侵入胸腔、失血>30 ml/kg等。通常，在术后监护室仅需进行数个小时的机械通气支持呼吸，直到低体温和代谢紊乱得到纠正。如果放置胸腔引流，应该经常检查确保通畅。

二、术后镇痛

术后对患者疼痛的管理富有挑战性。许多患者术前有慢性疼痛存在，也可能有认知受损（一些神经肌肉障碍疾病）或患者年龄小（儿童）。建议使用多种方法进行镇痛：联合使用弱阿片类药和非甾体类抗炎止痛药，在有可能的条件下施行局部神经阻滞。颈椎手术后镇痛还应全面考虑各种因素，包括患者年龄、全身情况、手术类型及疼痛严重程度，个体化处理，选择镇痛方法，决定药物种类及剂量，在安全前提下进行术后镇痛（详见一百一十五章）。

三、晚期并发症

（一）呼吸系统并发症　成人呼吸窘迫综合征、肺炎、肺萎陷、感染等。

（二）血栓与栓塞并发症　研究发现其发生率在0.395%～15.5%。一项随机研究发现，对术前使用机械方法（穿弹力袜或充气鞋）或药物（华法林）预防静脉血栓的患者术后使用多普勒超声显像检测，血栓的发生率为0.3%。然而，如果术前没有应用预防措施，术后用静脉显像筛查，静脉血栓的发生率为15.5%。在一项前瞻性研究中，脊柱融合术后，有症状性肺栓塞的发生率为2.2%。如果是前-后联合入路的发生率为6%，而单独颈椎后路手术仅为0.5%。

（三）恶性高热　是由某种促发因素引起的、以骨骼肌代谢亢进及体温进行性升高为特点的一种临床综合征。与颈椎手术有关的是患者及其家属常患肌肉疾病，如先天性骨骼肌畸形，肌力失衡所致脊柱畸形（侧凸、前凸、后凸）、斜视、睑下垂等。

（石学银　宋哲明）

参考文献

[1] 贾连顺,袁文. 颈椎外科学[M]. 北京:人民卫生出版社,2009.

[2] Dooney N, Dagal A. Anesthetic considerations in acute spinal cord trauma [J]. Int J Crit Illn Inj Sci, 2011, 1: 36-43.

[3] Ackland H, Cameron P. Cervical spine — assessment following trauma [J]. Aust Fam Physician, 2012, 41: 196-201.

[4] Siddigui AK. Airway management for cervical spine injury [J]. Saudi Med J, 2009, 30: 1113-1117.

[5] Vanderhave KL, Chiravuri S, Caird MS, et al. Cervical spine trauma in children and adults: perioperative considerations [J]. J Am Acad Orthop Surg, 2011, 19: 319-327.

[6] Ploumis A, Yadlapalli N, Fehlings MG, et al. A systematic review of the evidence supporting a role for vasopressor support in acute SCI [J]. Spinal Cord, 2010, 48: 356-362.

[7] Robitaille A, Williams SR, Tremblay MH, et al. Cervical spine motion during tracheal intubation with manual in-line stabilization: direct laryngoscopy versus glide scope videolaryngoscopy [J]. Anesth Analg, 2008, 106: 935-941.

[8] Gunnarsson T, Fehlings MG. Acute neurosurgical management of traumatic brain injury and spinal cord injury [J]. Curr Opin Neurol, 2003, 16: 717.

[9] Kwon BK, Tetzlaff W, Grauer JN, et al. Pathophysiology and pharmacologic treatment of acute spinal cord injury [J]. Spine J 2004, 4: 451.

[10] Lanqford RA, Leslie K. Awake fibreoptic intubation in neurosurgery [J]. J clin Neurosci, 2009, 16: 366-372.

[11] Vieweg U, Schultheiss R. A review of halo vest treatment of upper cervical spine injuries [J]. Arch-Orthop-Trauma-Surg, 2001, 12: 50-55.

[12] Vaccaro AR, An HS, Lin S, et al. Noncontiguous injuries of the spine. J Spinal Disord, 1992, 5: 320-329.

[13] Bonhomme V, Hartstein G, Hans P. The cervical spine in trauma: implications for the anaesthesiologist [J]. Acta Anaesthesiol Belq, 2005, 56: 405-411.

[14] Duh MS, Shepard MJ, Wilberger JE, et al. The effectiveness of surgery on the treat-ment of acute spinal cord injury and its relation to pharmacological treatment [J]. Neurosurg, 1994, 35: 240-249.

[15] Vanderhave KL, Chiravuri S, Caird MS, et al. Cervical spine trauma in children and adults: perioperative considerations [J]. J Am Acad Orthop Surg, 2011, 19: 319-327.

[16] Malhotra NR, Shaffrey CI. Intraoperative electrophysiological monitoring in spine surgery [J]. Spine, 2010, 35: 2167-2179.

[17] Fahy BG, Sivaraman V. Current concepts in neuro ctritical care [J]. Anesthesiol Clin North America, 2002, 20: 441-462.

呼吸生理及功能监测

呼吸功能监测对麻醉安全和围术期危重患者处理至关重要，熟悉呼吸生理，才能充分理解呼吸监测指标的临床意义，进而指导气道管理、呼吸治疗和机械通气。呼吸是指机体摄入大气中的氧，通过体细胞传输至线粒体，以保证充分氧利用，并使吸入氧通过生物转化为二氧化碳(CO_2)并将其呼出体外的过程。肺通气与肺换气的改变会影响临床氧合。呼吸功能监测包括对肺泡气体、血气、呼出气体及组织氧合的监测，还包括对通气量及呼吸力学的监测。

第一节　肺容量和通气功能

一、肺容量的正常值及其临床意义

肺容量测定的曲线和参数见图 33－1。

(一) 肺活量　肺活量(VC)约占肺总量(TLC)的3/4，和年龄成反比，且男性的肺活量大于女性的，反映呼吸肌的收缩强度和储备力量。可用小型便携式的肺量计床边测定。临床上通常以实际值/预期值的比值表示肺活量的变化，≥80%则表示正常。肺活量与体重的关系是 30～70 ml/kg。若减少至 30 ml/kg 以下，清除呼吸道分泌物的功能将会受到损害；当减少至10 ml/kg时，必然导致 $PaCO_2$ 持续升高。神经肌肉疾病可引起呼吸功能减退，当肺活量减少 50%时，可出现 CO_2 潴留。

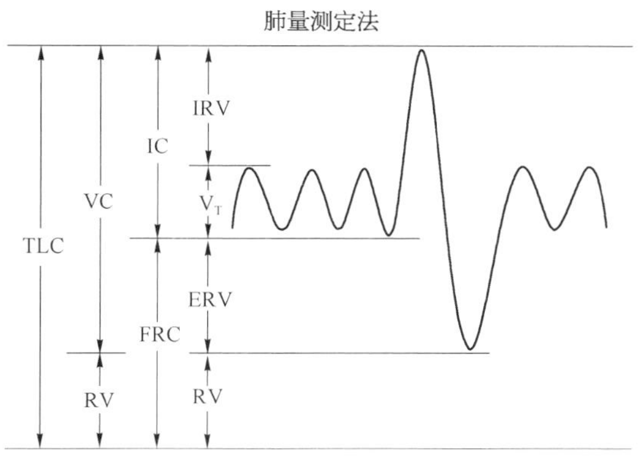

图 33－1　肺容量测定曲线图

TLC：肺总量；RV：残气量；VC：肺活量；IC：深吸气量；FRC：功能残气量；IRV：补吸气量；V_T：潮气量；ERV：补呼气量。

(二) 用力肺活量　用力肺活量(FVC)的测定曲线如图 33－2 所示，通过曲线可以计算相关呼吸参数。

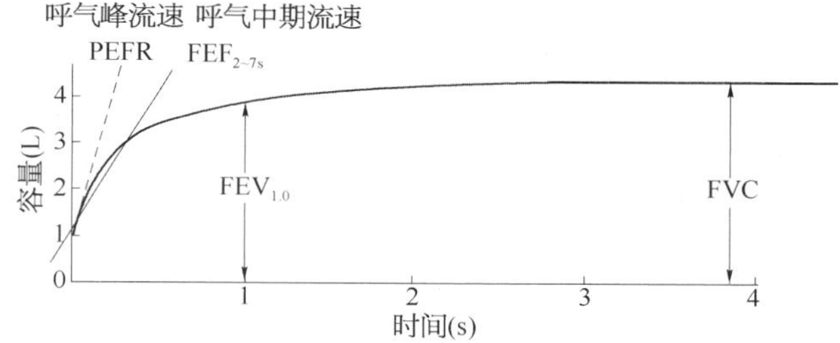

图 33－2　用力肺活量测定曲线图

(1) 第一秒用力呼气量(FEV_1)2 L 表示安全；1～2 L表示有一定风险；<0.8 L 表示风险极大。缺点：没有考虑患者身高、体重、年龄、性别；没有考虑手术切除范围。安全手术的术前肺功能要求 VC 大于预计值的50%，FEV_1 大于预计值的 50%，RV/TLC 大于预计值的 50%，DL_{co}(肺一氧化碳弥散量)大于预计值的 50%。

(2) 预测开胸术后并发症最有意义的单项指标是术后预计的 FEV_1%。其计算公式如下：术后预计的 FEV_1%＝术前 FEV_1%×(1－切除的功能性肺组织所占的百分数)，要求术后预计的 FEV_1 至少>800 ml 或大于预计值的 33%。

(3) 目前为大家所接受的确保肺叶切除术后长期存活的最低标准为：FEV_1% > 50%，$PaCO_2$ < 50 mmHg，术后预计的 FEV_1% > 40%。术后发生 PPCs 危险的指标：FVC 小于预计值的 50%，FEV_1 小于预计值的 50%，RV/TLC 大于预计值的 50%，DL_{co} 小于预计值的 50%，MVV(最大通气量)小于预计值的50%或50 L/min。

(4) 一秒率[(FEV_1/FVC)%]是指在 1 s 时间内用

力呼气量占用力肺活量的百分比，一秒量则是指 1 s 内呼出的气量。一秒率参考值>80%。临床上常用一秒率来考核通气功能损害的程度和鉴别阻塞性与限制性通气功能障碍。

(5) 最大呼气中期流量(MMEF)即将时间肺活量分为四个等份，将呼气开始及终末各 1/4 的呼出气量不用，取中间两个部分的容量与时间关系($FEV_{25\%\sim75\%}$)，男性 3.36 L/s，女性 2.88 L/s。MMEF 主要受小气道直径的影响，反映支气管有无气流阻塞。

(6) 每分钟最大通气量(MVV)为单位时间内所能呼吸的最大气量，通常以每分钟吸入和呼出的气量计算。男性为 104 L，女性为 82.5 L。任何影响胸廓运动、呼吸道通畅和肺组织的因素，都能引起最大通气量减少。MVV 常被用于胸科术前患者肺功能状况的评价与职业病劳动能力的鉴定。通气储备量(%)=($MVV-V_E$)/MVV。>95%表示正常；<86%表示通气功能储备不佳；<70%表示通气功能严重受损；50%~69%表示手术应慎重考虑；<50%表示应保守治疗或避免手术。

上述参数通常以占预计值的百分数表示，预计值则以年龄、性别、身高、体重校正后得出。

(三) 功能残气量和闭合容积 肺和胸壁均具有弹性，当肺的回缩和胸廓的扩张力在呼气末达到平衡时，肺内的容量即为功能残气量(FRC)。此时经肺压和经胸壁压的数值相等，但正负不同。吸气肌(肋间肌、膈肌)的张力能有效地增大 FRC(0.4~0.8 L)。FRC 主要由身高决定、受体位影响，而年龄对 FRC 的影响很小。肥胖者的 FRC 会减少，因为体重/身高>0.4 时，FRC 就会下降。由直立改为仰卧时，由于受腹内脏器的影响，横膈上移，使膈肌的作用明显减弱，尽管肋间肌的作用增强，但结果仍然使 FRC 下降(0.5~1 L)。此外，仰卧时，肺血管容量增多，肺充血也可以使 FRC 减少。

从肺尖到肺底部，胸膜腔内压逐渐增加。胸膜腔内压的变化不仅影响各部分肺泡的顺应性、容量和通气，更重要的是能造成气道关闭和肺泡萎陷。再者，当肺容量减少时，气道阻力会增加。在肺容量减少的过程中如果出现了小气道关闭，此时的肺容量即为闭合容积(closing volume, CV)。换句话说，即以闭合容积来反映小气道关闭的幅度。当肺底部小气道关闭时，在残气量以上至闭合容积之间的肺容量称闭合容量(closing capasity, CC)，即闭合容积=闭合容量+残气量。

正常情况下，功能残气量大于闭合容积。以潮气量呼吸时，肺内没有小气道关闭和肺泡萎陷；但当用力呼气时，胸膜腔内压变为正压，大气道仍可保持通畅，而小气道(直径 0.5~0.9 mm)则趋向关闭。因为肺底部的跨肺压小，并且吸气时，其肺泡容量变化大，所以小气道关闭首先出现于肺底部。随着年龄的增长，肺弹性回缩力减小，减少了对气管壁的牵引力，加上小气道管壁变软，因此在受压时，小气道更易闭合。另外，老年人的胸膜腔内压增加，随着年龄的增长，闭合容积也逐渐增大。此外，闭合容积还受体位的影响，平卧时 CV 会增加。老年人平卧，正常呼吸时也可以出现小气道关闭。小气道发生病变后，更易受压而闭合。

对于某些肺部疾患，FRC 小于 CC。以潮气量呼吸时，即可发生小气道闭合。如在呼气期小气道关闭，可导致气滞；如在吸气期间小气道关闭，肺泡虽然仍可有部分通气，但因其通气时间较小气道正常的肺泡为短，故通气量减少，致使通气/血流(V/Q)比率下降(<0.8)。若 CC>FRC>V_T 呼吸时，即使在吸气期，仍有一些小气道关闭，肺泡没有任何通气，形成肺不张(V/Q=0)。A-aDO_2 和 CC/FRC 值直接相关。任何促使 FRC 减少或 CC 增加的因素都有可能导致上述的病理变化，从而造成低氧血症。间歇正压通气(IPPV)和呼气末正压通气(PEEP)可以增加 FRC，改善两者的关系。

二、通气功能监测

(一) 呼吸频率和呼吸运动

1. *呼吸频率* 正常成人在安静状态下，呼吸频率(RR)为 16~20 次/ min，随着年龄的增长逐渐减慢。呼吸频率>24 次/min 称为呼吸过速(见于发热、疼痛、贫血、甲状腺功能亢进及心力衰竭等)；呼吸频率<12 次/min 称为呼吸过缓(见于颅内高压、麻醉药过量等)。呼吸频率的变化趋势可以指示出心肺疾病的发展，如休克和心力衰竭时，呼吸频率≫24 次/min，约 50%的患者会因此而处于病危状态。呼吸频率可被用于检测慢性疾病严重程度加重和/或改变，如慢性阻塞性肺疾病(COPD)和充血性心力衰竭(CHF)，以及可能即将发生的肺水肿。据美国胸科协会报道，当 COPD 变得更加严重时，患者的呼吸频率也随之增快。治疗 COPD 的指南推荐：当呼吸频率>25 次/min 时，应使用面罩无创通气；当增快至 35 次/min 时，可实施气管插管机械通气。

2. *呼吸运动* 胸式呼吸以肋骨和胸骨活动为主，吸气时胸廓前后、左右径增大。由于呼吸时，空气直接进入肺部，故胸腔会因此而扩大，腹部保持平坦。腹式呼吸以膈肌运动为主，横膈肌下降，腹压增加，吸气时胸廓的上下径增大。正常的胸式呼吸一次为 10~15 s，能吸入约 500 ml 空气。成人以胸式呼吸为主，而婴幼儿以腹式呼吸为主。在观察呼吸运动时，成人腹式呼吸幅度增大，频率加快，则提示呼吸困难；如幅度很小，频率慢，则为呼吸抑制。全麻恢复期，呼吸频率<20 次/min，胸式和腹式呼吸均衡，如 SpO_2 和 $P_{ET}CO_2$ 正常，说明呼吸已恢复良好。

(二) 潮气量和通气量 潮气量(V_T)正常值：男为

7.8 ml/kg，女为 6.6 ml/kg。通气量(V_E)为 5～7 L/min。测量时，应注意仪器和传感器的准确性。测定方法有：① 小型提携式肺量计床边测定。② 麻醉机和呼吸机都具有监测 V_T 和 V_E 的功能。临床意义：① 监测吸入和呼出气的 V_T，尤其是呼出气的 V_T，如两者相差25%以上，说明回路有漏气。② V_E 与呼吸频率(RR)有关，$V_E = V_T \times RR$。③ 调节 V_T 和 RR，维持正常通气。呼吸抑制(如麻醉、镇痛药、肌松药等)和呼吸衰竭时，V_T 减少；手术刺激和 $PaCO_2$ 升高时，V_T 增加。如 V_T 减少，RR 相应增加。

(三) 无效腔量和潮气量之比 正常成人解剖无效腔约 150 ml，占潮气量的 1/3。随着年龄的增长，解剖无效腔也有所增加。支气管扩张也使解剖无效腔增加。肺内通气/血流(V/Q)比率增大，则形成肺泡无效腔。机械无效腔包括面罩、气管导管、麻醉机、呼吸机的接头和回路等，均可使机械无效腔增加。机械通气时的 V_T 过大，气道压力过高，也影响肺内血流灌注。V_D/V_T 可反映通气功能，其正常值为 0.3；比率增大说明无效腔通气增加，实际通气功能下降。其计算公式如下：

如正常成人潮气量为 500 ml，解剖无效腔量约 150 ml，$PaCO_2 = 40$ mmHg，$P_{ET}CO_2 = 36$ mmHg，则 $V_D = (PaCO_2 - P_{ET}CO_2)/PaCO_2$，即 $(40-36)/40 \times 100\% = 10\%$，肺泡潮气量＝500－150＝350 ml，肺泡无效腔量 350×10%＝35 ml，理想肺泡无效腔量＝350－35＝315 ml，生理无效腔量＝解剖无效腔量＋肺泡无效腔量＝150＋35＝185 ml，$V_D/V_T = 185/500 = 0.37$。

第二节 吸入和呼出气体监测

肺由 5 亿个肺泡和 300 亿根毛细血管组成。肺泡含有氧、二氧化碳、氮气、水等。疾病的病理变化和医疗干预(如麻醉和/或机械通气)都能影响肺泡中气体的含量。由于重力作用，平时上胸段的肺泡膨胀度较大，下胸段的较小。肺内气体会顺压力梯度由压力高的肺泡进入压力低的肺泡。肺泡是多边形的，表面活性物质维持了肺泡的稳定。另外，肺泡是相互支撑的，相邻的肺泡共享肺泡壁。如果缺乏表面活性物质或破坏肺泡的相互支撑能力，就会发生肺不张。肺泡内氧和二氧化碳的浓度是由通气/血流比率决定的。假定肺是一个容器，肺泡内氧的含量受吸入氧流量(通气)和血流通过时氧的吸收量影响。当吸入氧流量或每分通气量增加，肺泡内氧的含量增加；如果氧吸收量(肺血流量)增加，则肺泡内氧的含量下降。肺泡内二氧化碳的含量则相反，当肺血流量增加或肺通气减少时，肺泡内二氧化碳的含量会增加。COPD 患者在接受氧疗时，低氧性肺血管收缩(HPV)反应会减轻，肺血流量增加，肺泡内二氧化碳的浓度会随之增加。

处于麻醉状态的患者，功能残气量减少、胸廓和膈肌位置的改变会导致小气道关闭，远端气道完全或部分阻塞(哮喘)，所以吸入气体的浓度变化对麻醉状态患者气体的吸收影响很大。氮可以维持气道的开放，当吸入氧浓度＞80%以上时，易引起吸收性肺不张和生理分流率增加，所以术后并发症中肺不张较多。吸入氧浓度达到 100%时，氮被洗出，加速了气道萎陷。因为氧的吸收会使肺泡内的压力降低，高浓度的氧的吸收使肺泡内压力减少的速度更快，易加速肺不张的产生。增加潮气量和功能残气量可提高肺泡的相互支撑性，减少这种肺不张发生的可能性。

肺泡气只能间接通过计算而得出，根据最基本的质量守恒原理，肺泡气体公式为：

肺泡内气体 X 的百分比＝(吸入气 X 的百分比±气体 X 的排出量或摄取量)/肺泡通气量(X 代表 O_2 或 CO_2)。

通用的 Fick 公式是较为简单的计算 O_2 摄取量的公式，它计算的是肺泡气 O_2 的摄取量 VO_2，其中 F_AO_2 为肺泡气氧含量，F_IO_2 为吸入气氧含量，V_A 为每分肺泡通气量。$VO_2 = V_A(F_IO_2 - F_AO_2)$ 即 $F_AO_2 = F_IO_2 - VO_2/V_A$。$P_AO_2 = P_{Bdry}(F_IO_2 - VO_2/V_A)$，其中 P_{Bdry}(去水蒸气大气压)＝大气压－饱和水蒸气压。

从公式可以看出 P_AO_2 受大气压、吸入气氧含量、氧摄取量、肺泡通气量四个因素的影响。肺泡气 CO_2 的公式与 O_2 类似：$P_ACO_2 = P_{Bdry}(F_ICO_2 - VCO_2/V_A)$。由于 F_ICO_2 通常为 0，VCO_2 通常为一恒定值，因此 P_ACO_2 仅由一个变量决定——肺泡通气量。肺泡气公式给出了 P_AO_2 与 P_ACO_2 的相关关系：$P_AO_2 = P_IO_2 - P_ACO_2/R$。其中 R 为呼吸交换比率，即 CO_2 排出量与 O_2 摄取量之比：$R = VCO_2/VO_2$。R 通常为常数，约 0.8。因此公式可改为：$P_AO_2 = P_IO_2 - 1.25P_ACO_2$。

临床上很难连续监测肺泡中的气体，但在麻醉和围术期能够测定吸入或呼出气体的浓度。大部分麻醉机在呼吸回路的吸气部分都装备了氧传感器，以确保患者在任何时候都能够获得充足的氧供和良好通气。

一、吸入氧浓度监测

(一) 监测方法

1. 电化学分析 电化学分析法测量吸入氧浓度或

分数(F_IO_2)需使用外部电源或自备电池的极谱电极进行电化学分析。无论使用何种电极,氧气经过还原反应产生的电流大小与混合气体中的氧气量成正比,可以此估计 F_IO_2。电化学分析氧传感器常被用于麻醉机与传统呼吸机中,以测量吸入气氧浓度。此法测量反应时间长,被用于吸入气体的测量。测量氧浓度的电化学传感器寿命为一年左右,需定期更换。

2. 顺磁分析　氧分子具有磁性,通过其在磁场中的特殊表现可测量混合气体中氧气的浓度。一些新型高级的麻醉机配备有顺磁氧分析仪,可监测呼吸回路吸气与呼气端的氧浓度。与电化学分析仪相比,顺磁氧分析仪使用寿命长、测量迅速。

二、呼出气 CO_2 监测

CO_2 的弥散能力很强,动脉血与肺泡气中的 CO_2 分压几乎完全平衡。所以肺泡的 CO_2 分压(P_ACO_2)可以代表 $PaCO_2$ 和呼气时最后呼出的气体(呼气末气体即肺泡气)。因此,$PaCO_2 \approx P_ACO_2 \approx P_{ET}CO_2$,故 $P_{ET}CO_2$ 应能反映 $PaCO_2$ 的变化。从监测 $P_{ET}CO_2$ 来间接了解 $PaCO_2$ 的变化,具有无创、简便、反应快等优点。

将 CO_2 浓度与时间或呼出气体的容积做成关系曲线,可得到 CO_2 描记图,提供许多有用的临床信息。

(一) 测量方法　现代麻醉机中,大部分呼出气体分析装置均包括红外吸收分析仪。这种分析法将气体样本收集入一个小室中,让红外光透过,根据散射光线的密度判定气体分压。现代红外气体分析仪可分析目前被用于临床的所有吸入麻醉药、CO_2、N_2O。因为氧气不能吸收红外光,只能用电化学或顺磁分析等方法测量。现临床上最常用的方法是主流或旁流式红外线 CO_2 监测仪,可以连续监测呼吸周期中 CO_2 的浓度,由数字和波形显示。

1. 主流式 CO_2 监测仪　主流式 CO_2 监测仪的红外线传感器直接连接于呼吸回路之中,且紧邻气管导管,直接在回路中测 CO_2。优点是采样管无效腔减少,不需采集气体样本,无需安装额外的采样装置,且测量的反应时间短,尤其适用于儿科。其缺点是测量室通常加热至 40℃ 以减少水汽积聚,且须避免与患者皮肤直接接触;它相对较重,需要支撑以防气管导管打折。由于位置更接近于患者气道,主流式 CO_2 监测仪需经常校准与清洁,以去除唾液与黏液的污染。

2. 旁流式 CO_2 监测仪　旁流式 CO_2 监测仪从呼吸回路中连续不断地采集定量气体进入测量式。采样管头端应尽可能靠近患者,以减少回路无效腔的影响。采样气流速度通常为 50～500 ml/min。若采样速度超过呼气流速,可使回路吸气端气体进入采样管,导致测量错误;若采样速度超过新鲜气流量,可引起低通气。小儿患者的呼气流速与新鲜气流量都很低,应特别注意以上两点。面罩给氧与鼻导管给氧的患者都可以进行 CO_2 及呼吸频率监测,但若采样管的位置远离鼻孔,则呼气末 CO_2 分压的测量值将假性下降。目前,已有特制的导管可在供氧时监测呼出气 CO_2。

(二) 瞬时呼气末 CO_2 分压波形图

1. 正常呼气末 CO_2 分压波形图　传统上将曲线分为吸气相一个阶段和呼气相三个阶段(图 33-3a)。0 相:吸气相;Ⅰ相:无效腔气,无或少量 CO_2;Ⅱ相:肺泡气与无效腔气的混合气体;Ⅲ相:肺泡平台,包含呼气末 CO_2 的峰值 $P_{ET}CO_2$。

分析 $P_{ET}CO_2$ 波形时应注意观察:① 波形高度代表肺泡 CO_2 浓度,即 $P_{ET}CO_2$。② 基线代表吸入气中 CO_2 浓度,应等于 0;否则说明吸入气中含有 CO_2。③ 形态为矩形。只有当出现肺泡平台时,$P_{ET}CO_2$ 才能代表 P_ACO_2。波形异常有特殊意义。④ 频率:即呼吸频率。⑤ 节律:反映患者呼吸中枢或呼吸肌的功能。只有在呼吸和循环功能均维持正常时,才会出现正常的 CO_2 波形。患者肺功能正常时,由于某种原因存在少量肺泡无效腔,$P_{ET}CO_2$ 常较 $PaCO_2$ 低 1～5 mmHg。凡是能增加肺泡无效腔的因素都能增加 $P_{ET}CO_2$ 与 $PaCO_2$ 的差异,并增加Ⅲ相的斜率。麻醉中随着心排血量的降低,肺泡无效腔增大,肺尖灌注下降,$P_{ET}CO_2$ - $PaCO_2$ 梯度轻度上升至 5～10 mmHg。$P_{ET}CO_2$ 突然下降,提示心排血量突然下降或肺栓塞。有时Ⅲ相斜率相当大,以至于 $P_{ET}CO_2$ 比 $PaCO_2$ 更高,这种现象常发生于麻醉状态下的肥胖患者与 50% 的正常婴儿与孕妇,也可能继发于胸部顺应性下降、功能残气量下降、心排血量增多与 CO_2 生成增加。混合静脉血 CO_2 分压增高与恶性高热均可引起负值 $PaCO_2$ - $P_{ET}CO_2$,此时 $P_{ET}CO_2$ 不能准确估计 $PaCO_2$,而根据容量 CO_2 描记图

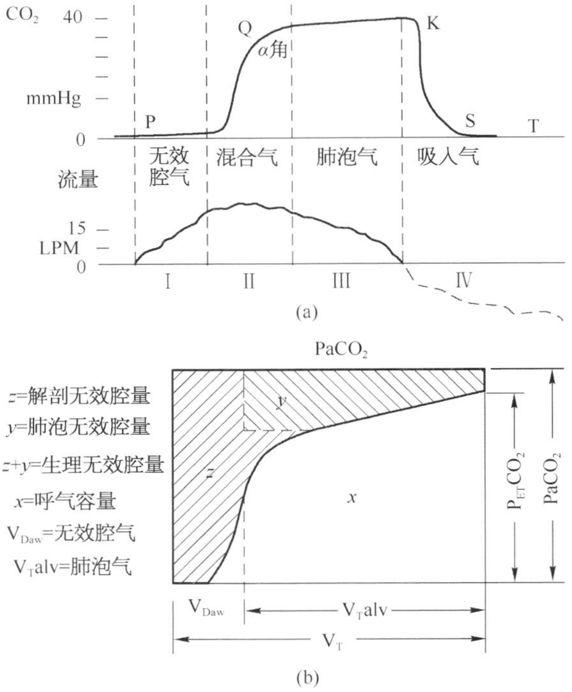

图 33-3　正常呼气末 CO_2 波形

得到的平均肺泡PCO_2更能提示$PaCO_2$。描记图可被用于指导呼气末正压的设置，因为随着肺泡的复张、V/Q比率的改善，肺泡无效腔量减少、分流量减少、$PaCO_2$-$P_{ET}CO_2$梯度下降。上述变化在时间CO_2曲线上常常只有轻微变化，只有容量CO_2描记图可观察到这些变化(图33-3b)。

2. 异常呼气末CO_2分压波形图　若肺内各部分的V/Q和时间常数差异不大，其肺泡内的CO_2浓度也相近，则肺泡平台就趋于平坦；否则就逐渐上升，其斜度增加，α角度增大。所以α角度的大小可以反映V/Q的变化。异常呼气末CO_2波形图如图33-4所示。

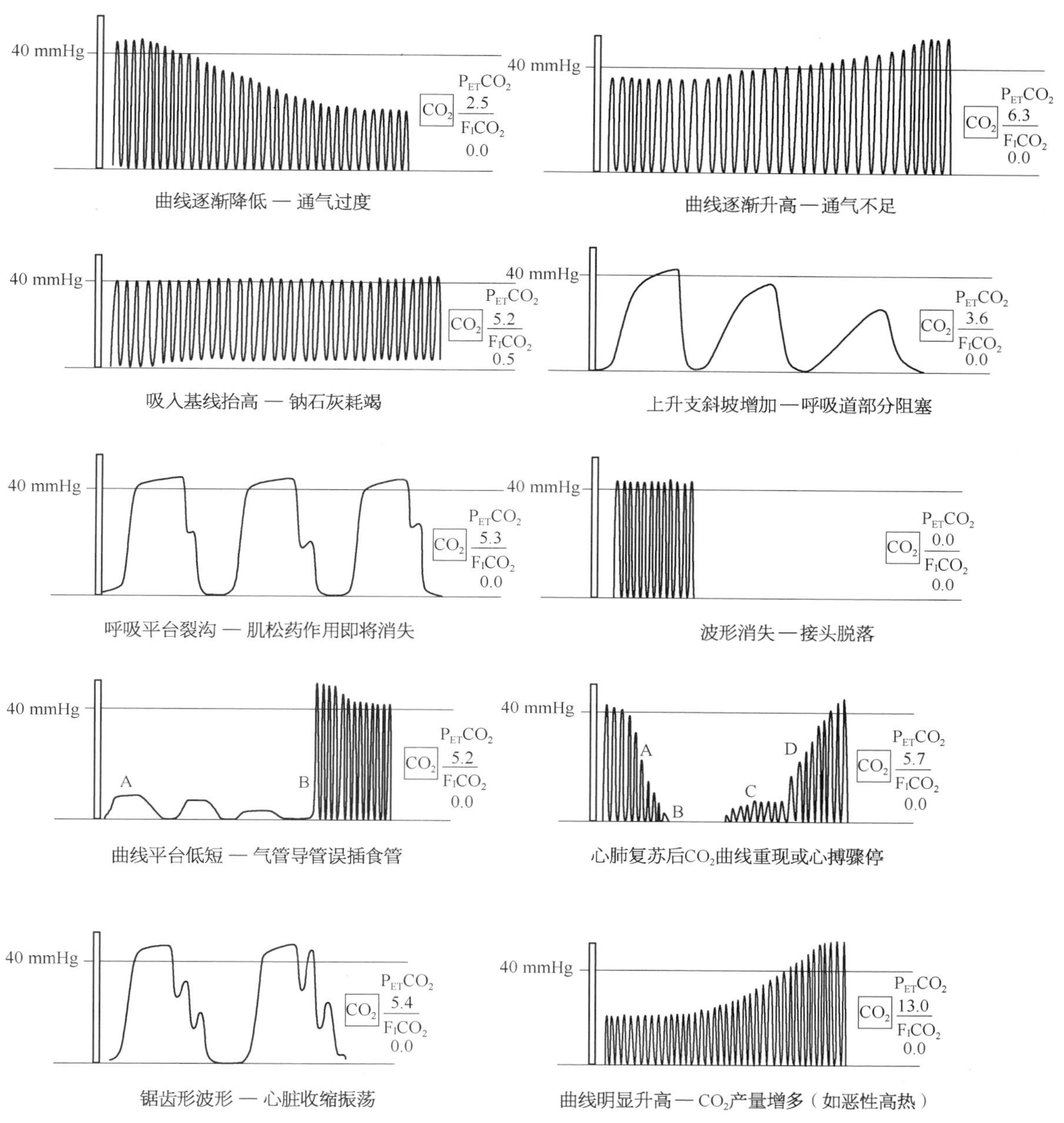

图33-4　呼气末CO_2异状波形

(三) $Pa_{ET}CO_2$　$PaCO_2$和$P_{ET}CO_2$一般可相差1～4 mmHg。青少年和孕妇(因肺血流量增多)的差别较小，老年人则较大。但在有心、肺疾患时，其$Pa_{ET}CO_2$值增大，可高达10～20 mmHg，$P_{ET}CO_2$不再能反映$PaCO_2$。为免发生误导，应作血气分析。影响$Pa_{ET}CO_2$的病理因素有以下几个方面。

1. V/Q>0.8　肺组织的通气大于灌注，肺泡无效腔增加(V_D/V_T增大)。此时低灌注的肺泡内的PCO_2可以下降至0，与V/Q正常的肺泡气混合后，其中CO_2被稀释，使最后的平均P_ACO_2下降，所以测得的$P_{ET}CO_2$也随之下降。但与此同时，体内的CO_2已经由通气正常的肺泡排出，所以$PaCO_2$仍能够维持在正常范围(即$PaCO_2$=V/Q正常的肺泡的P_ACO_2)。因此，最后结果为$PaCO_2$大于$P_{ET}CO_2$。上述情况可见于：① 肺血流量减少：如休克、低心排血量综合征、肺栓塞、肺血管收缩或扩张及心跳停止等。② 肺通气量过大：如正压通气,用 PEEP,肺气肿和支气管极度扩张。

2. V/Q=0　肺组织仅有灌注而无通气,肺内分流增加:正常肺解剖分流量(Q_s/Q_t)<5%。当肺内发生病理分流时,Q_s/Q_t 增加,体循环内的部分血流经没有通气的肺泡时,其中所含的 CO_2 没能及时排出,所以使 $PaCO_2$ 升高。而其他流经通气肺泡的血液的 $PaCO_2$ 和其 P_ACO_2 达到平衡,均维持正常。因为 $P_{ET}CO_2$ 是代表通气的肺泡的 PCO_2,所以其值也正常。因此,最后结果为 $PaCO_2$ 大于 $P_{ET}CO_2$。但是 Q_s/Q_t 增加对 $Pa_{ET}CO_2$ 的影响较小。上述情况可见于:① 小气道梗阻。② 肺部疾病,如肺实变、肺水肿、肺不张等。③ 心内右向左分流。④ 通气方式:小潮气量和快频率的通气,也可使 $PaCO_2$ 大于 $P_{ET}CO_2$。

3. 局部小气道阻塞　呼出流速减慢,排出时间延迟,在呼气末最后才由气道排出,成为被测定的肺泡气。而这些气体并未能和其他肺泡气体充分混合。同时在呼气期中,血中的 CO_2 仍持续不断地弥散进入这些气道受阻的肺泡内,使其 P_ACO_2 持续上升,大于混合的肺泡气。所以监测到的 $P_{ET}CO_2$ 必然也较高。因为 $PaCO_2$ 和混合的肺泡气的 P_ACO_2 达到平衡,因此其结果为 $PaCO_2$ 小于 $P_{ET}CO_2$,$Pa_{ET}CO_2$ 呈负值,但两者的相差甚小(一般为 1~3 mmHg),多见于 V_T 较大和呼吸频率较慢时。文献报道运动时 $P_{ET}CO_2$ 可以大于 $PaCO_2$。心肺功能正常者,于全身麻醉后,因肺内分流和无效腔增加,$Pa_{ET}CO_2$ 一般增加至 5 mmHg 左右。但老年患者、心肺疾患患者可以相差甚多。心内直视术后,有低心排血量综合征者的 $Pa_{ET}CO_2$ 可高达 13 mmHg;侧卧位胸腔内手术时,上悬肺大于下垂肺。在重症呼吸衰竭时,$Pa_{ET}CO_2$ 差值是判断通气效果和 V_D/V_T 的有用指标;其差值增大,说明无效腔通气增多。

4. 临床意义　有以下几个方面:① 反映 $PaCO_2$。儿童、青年、孕妇、无明显心肺疾患患者,先天性心脏病儿童,以及有心内左向右分流者,$Pa_{-ET}CO_2$ 值很小(1~5 mmHg),$P_{ET}CO_2$ 可反映 $PaCO_2$。② 监测机械通气时的通气量。可根据 $P_{ET}CO_2$,调节呼吸机和麻醉机的呼吸参数,一般维持在 35 mmHg 左右。患者自主呼吸恢复后,若能维持 $P_{ET}CO_2$ 在正常范围,即可停止辅助呼吸。用半紧闭装置时,可根据 $P_{ET}CO_2$ 调节氧流量,避免 $PaCO_2$ 升高。③ 发现呼吸意外和机械故障。呼吸管道脱落是机械呼吸时最常见的意外。呼吸管道漏气、阻塞或脱落及活瓣失灵时,CO_2 波形变化或消失。④ 反映循环功能变化。如肺梗塞、休克、心搏骤停时,$P_{ET}CO_2$ 立即下降并可至 0,变化早于 SaO_2 的下降。心肺复苏(CPR)后,如 $P_{ET}CO_2$ 升高达 10 mmHg 以上,则可能心脏复跳成功。⑤ 确定气管导管位置。气管导管在气管内时才会有正常的 CO_2 波形。$P_{ET}CO_2$ 波形是确定气管导管在总气管内的最可靠指标。如果导管误入食管,则没有 CO_2 正常波形或其浓度极低,此外,经鼻盲探气管内插管时,$P_{ET}CO_2$ 波形可指示导管前进的方向和正确的位置。⑥ 体温升高和代谢增加时,$P_{ET}CO_2$ 升高是早期发现恶性高热的最敏感的监测指标。⑦ 心肺复苏时,若 $P_{ET}CO_2 \geqslant 10 \sim 15$ mmHg,则说明已有充分的肺血流,复苏应继续进行;而 $P_{ET}CO_2 <$ 10 mmHg者,则说明复苏均未获成功。⑧ $Pa_{ET}CO_2$ 反映肺内 V/Q 关系,前者正常则 V/Q 适当。PEEP 可减少分流,改善 V/Q,使 $Pa_{ET}CO_2$ 减少、PaO_2 升高;但若 PEEP 压力过大,则影响心排血量,反而使 $Pa_{ET}CO_2$ 增大。故 $Pa_{ET}CO_2$ 最小时的 PEEP 压力值即为最佳 PEEP。不过在临床上尚有争议,所以没能普遍应用。

第三节　氧合功能监测

一、动脉血氧分压和血氧含量

呼吸空气(氧浓度=21%)时的动脉血氧分压(PaO_2)正常值为 80~97 mmHg。随着年龄的增长,PaO_2 有进行性下降趋势,可由公式计算:$PaO_2 = 13.6 - 0.044 \times$ 年龄(kPa)。不同年龄的人对最低 PaO_2 的耐受程度也不一样。PaO_2 的值<60 mmHg为低氧血症;<50 mmHg,一般可出现发绀;<30 mmHg 提示生命面临极度危险;<20 mmHg时,脑组织就失去了从血液中摄取氧的能力,组织细胞处于无氧代谢。PaO_2 的降低常见于:① F_IO_2 过低,如高原反应、误吸或其他气体(N_2O、NO、N_2、CO_2 等)的吸入浓度过高。② 肺泡通气量的不足,如阻塞性的通气障碍等。③ $A-aDO_2$ 增大,如肺泡弥散障碍、肺内分流增加或通气/血流比率失调等。提高 F_IO_2 可使 PaO_2 升高,吸纯氧时,PaO_2 甚至可达到500 mmHg,但长时间吸纯氧可使肺泡表面的活性物质遭到破坏。若提高 F_IO_2 不能使低 PaO_2 得到改善,则提示肺部有严重疾病存在(心排血量和代谢率等肺外因素除外)。

动脉血氧含量(CaO_2)指血液中所含氧量的总和。除了溶解于血液中的氧量之外,还包括与血红蛋白相结合的氧量。每 1 g 血红蛋白如完全与氧结合,则可结合氧 1.34 ml;如果按血红蛋白 150 g/L 计算,则可携带氧201 ml/L。CaO_2 可按公式计算:血氧含量(Vol%)=

($1.34 \times Hb \times SO_2$)+($0.023 \times PO_2$)。

CaO_2与PaO_2存在一定关系。当血中PaO_2超过100 mmHg后，SaO_2已达100%，与血红蛋白相结合的氧量已不随PaO_2的增高而有所增加，此时全血CaO_2与血浆中物理溶解氧量的增加却呈现平行的比例关系。PaO_2每上升7.5 mmHg，每升血中可溶解0.23 ml氧。CaO_2的正常值为15～23 ml/dl；$C_{\bar{v}}O_2$（混合静脉血氧含量）为11～18 ml/dl；$CavO_2$（动脉-静脉血氧含量差）为4～6 ml/dl。PaO_2低于正常，或虽不低，但CaO_2低于正常，都为低氧血症。CaO_2降低，常见于：① 严重贫血。② 血红蛋白功能障碍（一氧化碳或硝酸盐中毒）。PaO_2＞60 mmHg，SaO_2＞90 mmHg时，每增加血红蛋白10 g/L，每升动脉血的CaO_2增加12 ml。氧供取决于CaO_2与心排血量的乘积。

二、动脉血氧饱和度和血红蛋白氧解离曲线

动脉血氧饱和度（SaO_2）是指血红蛋白被氧饱和的百分比，亦即血红蛋白的实际氧含量与能结合的氧总量（氧容量）之百分比。SaO_2的正常值为95%～98%，SO_2与PO_2呈氧解离曲线关系（图33－5）：① PO_2从100 mmHg降至70 mmHg时，SaO_2只降低约5%，故在高原低氧环境中，患者仍能保持携氧能力。② PaO_2从55 mmHg降至30 mmHg时，SaO_2降低约30%；若吸氧使PaO_2从30 mmHg回升到55 mmHg，SaO_2和CaO_2可明显提高，组织缺氧得到明显改善。

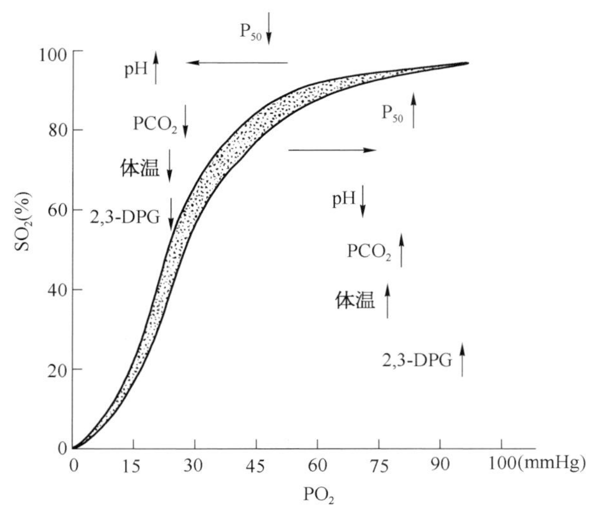

图33－5　正常人血红蛋白氧解离曲线

曲线的宽度表示个体差异范围。

三、脉搏-血氧饱和度

（一）生理基础　因血红蛋白氧解离曲线呈S形，在脉搏-血氧饱和度（SpO_2）处于高水平时（即相当于氧解离曲线的平坦段），SpO_2不能反映PaO_2的同等变化。此时虽然PaO_2已经明显升高，但SpO_2的变化却非常小。即当PaO_2已从60 mmHg上升至100 mmHg时，SpO_2从90%升至100%，仅增加了10%。所以当SpO_2＝95%时，其所反映的PaO_2值可以从60 mmHg（SpO_2＝91%）升至100 mmHg（SpO_2＝99%）。其间可变的幅度很大，所以有时SpO_2值就难以准确反映真实的PaO_2。SpO_2和PaO_2的相应变化见表33－1。

表33－1　动脉血氧饱和度和氧分压的相应变化
（根据体温37℃，pH＝7.4时的氧解离曲线）

SO_2	PO_2
99.7	500
99.5	300
97.5	100
96	80
94	70
91	60
89	56
85	50
82	46
75	40
65	34
48	26

（二）测定原理　脉搏-血氧饱和度仪监测脉搏-血氧饱和度（SpO_2），是利用血红蛋白对光吸收的物理原理，根据不同组织吸收光线的波长差异，应用分光光度测定法对搏动性血流的血红蛋白进行光量和容积的测定，从而监测动脉内血红蛋白与氧结合的程度，并能同时显示脉率。其优点为不需定标，可以连续监测，即刻反映动脉的血红蛋白氧饱和度。

（三）临床意义

1. 监测氧合功能　了解PaO_2，避免创伤性监测。新生儿处于相对低氧状态，其PaO_2在氧解离曲线的陡坡段，因此SpO_2可以作为新生儿氧合功能监测的有效指标，正确评价新生儿气道处理和呼吸复苏效果。并且给予氧疗时，可根据SpO_2调节F_IO_2，避免高氧血症的有害作用。

2. 防治低氧血症　连续监测SpO_2，一旦其数值下降低于95%，即有报警显示，可以及时发现各种原因引起的低氧血症。

3. 判断急性哮喘患者的严重程度　一方面，哮喘患者的SpO_2和PaO_2的相关性较正常值小（r＝0.51），甚至可呈负相关（r＝－0.88）。另一方面，却发现SpO_2和呼气最高流速相关良好（r＝0.584）。因而，对于判断急性哮喘患者的危险性，SpO_2可提供一个简单的无创指标。同时，根据观察重度哮喘患者发生呼吸衰竭时，PaO_2＜60 mmHg及$PaCO_2$＞45 mmHg的SpO_2变化，

提出若急性重度哮喘患者的 $SpO_2>92\%$，则发生呼吸衰竭的可能性很小。

(四) 影响因素

1. 血红蛋白　脉搏-血氧饱和度仪是利用血液中血红蛋白对光的吸收来测定 SpO_2 的，如果血红蛋白发生变化，就可能会影响 SpO_2 的准确性。① 贫血：临床报告贫血患者没有低氧血症时，SpO_2 仍能准确地反映 PaO_2。若同时并存低氧血症，SpO_2 的准确性就会受到影响。② 碳氧血红蛋白(CoHb)、高铁血红蛋白(MetHb)的光吸收系数和氧合血红蛋白、还原血红蛋白(HHb)的相同。SpO_2 监测仪是依据 CoHb 和 MetHb 的含量甚小，可以忽略不计而进行设计的，所以无法将 MetHb 和 CoHb 与 HbO_2 进行区分。因此当 CoHb 和 MetHb 增多时，将会影响 SpO_2 的准确性，结果为 SpO_2 大于 SaO_2。对于 Co 中毒患者(CoHb 平均为 16%)，其 SpO_2 等于 HbO_2 和 CoHb 的总和。MetHb 增多，SaO_2 和 SpO_2 并不同步下降，SaO_2 小于 SpO_2。MetHb 增加至 35%时，SpO_2 仅下降至 85%，并且以后即使 MetHb 再进一步增加，SaO_2 也持续下降至最低水平，而 SpO_2 也绝不再下降，仍然保持 85%。

2. 血流动力学变化　SpO_2 的测定基于充分的皮肤动脉灌注。若重危患者心排血量减少、周围血管收缩及低温，则监测仪将难以获得正确的信号。

3. 其他因素　亚甲蓝、靛胭脂、吲哚青绿及荧光素都可吸收波长为 660 nm 的光波。静脉注射后会影响 SpO_2 的测定，使 SpO_2 低于 SaO_2。蓝色、绿色和黑色的指甲油都会影响 SpO_2 的监测，使其小于 SaO_2；而红色和紫色的指甲油无影响。此外，日光灯、长弧氙灯的光线和日光等也会使 SpO_2 小于 SaO_2。

(五) 注意事项

(1) 准确性：SpO_2 与 SaO_2 有较好相关($r=0.84\sim0.99$)。$SaO_2>80\%$，平方根误差(RMSE)$\leqslant\pm3\%$。$RMSE=[Bias^2+SD^2]^{0.5}$，$Bias=SpO_2-SaO_2$。SaO_2 为 70%～100%时，误差±3%，$SaO_2<50\%$，相关不显著。碳氧血红蛋白(COHb)及高铁血红蛋白(MetHb)使 SpO_2 读数过高；胆红质>342 μmol/L(20 mg/dl)，SpO_2 读数降低。贫血(Hb<70 g/L)时，SpO_2 读数降低。

(2) 根据年龄、体重选择合适的探头，放在相应的部位。手指探头常放在食指，使射入光线从指甲透过，固定探头，以防影响结果。

(3) 指容积脉搏波显示正常，SpO_2 的准确性才有保证。

(4) 避免外界因素干扰，如红外线及亚甲蓝等染料均会使 SpO_2 降低。

(5) 如手指血管剧烈收缩，SpO_2 即无法显示。用热水温暖手指，或用 1%普鲁卡因 2 ml 封闭指根部，往往能再现 SpO_2。

四、通气/血流比率

海平面大气压力为 760 mmHg，吸入氧分压(P_IO_2)的计算公式为：$P_IO_2=(760-47)\times0.21\approx150$ mmHg，当 $PaCO_2=40$ mmHg 时，肺泡气氧分压(P_AO_2)计算公式为：$P_AO_2=P_IO_2-PaCO_2\times1.2=102$ mmHg(因经毛细血管有支气管静脉血混杂，实际稍低于此值)。在高原地区或吸入低氧混合气体，P_IO_2 降低。根据 P_AO_2 计算公式，通气不足也可导致低氧血症。如 $PaCO_2$ 升高至 80 mmHg，P_AO_2 下降至 $150-80\times1.2=54$ mmHg，也会影响通气/血流比率。

正常人生理状态下，肺内气体分布也不均匀，吸气时上胸廓运动较下胸廓运动小，吸入肺底气体容量比肺尖多 1/3，周围肺组织较中心肺组织扩张多。肺内各部分肺泡的气体容量由跨肺压决定。跨肺压=肺泡内压—胸膜腔内压，肺泡内压高则跨肺压大。肺各部的肺泡内压大致相同，而胸膜腔内压则不一样，因为肺底部的胸膜腔内压最高，跨肺压最小，呼气末肺泡扩张也最小，但扩张余地较大。而肺尖部的跨肺压最高，肺泡气体容量最大。吸入气体在肺内分布与时间常数有关，时间常数(T)=气道阻力×肺顺应性(C)，即 T 为 $2\ cmH_2O\times0.2\ L/cmH_2O=0.4$ s。

静息时正常人体每分通气量约为 4 L/min，肺血流量约为 5 L/min，因此全肺的 V/Q 为 0.8。由于肺底较肺尖灌注好，因此肺底 V/Q 较低。通常，肺通气较肺血流在各肺泡的分布更平均，因此 PaO_2 下降多由灌注异常引起。V/Q 比率失调引起的低氧血症有两个原因：① 流经肺泡的血流增多，V/Q 降低，如开胸手术时的通气侧肺，因此当肺内不同部位的 V/Q 差异增大时，低 V/Q 处的血流比高 V/Q 肺流区多，对血氧的影响很大，会加重 PaO_2 下降。② 与氧合血红蛋白解离曲线的特性有关。高 V/Q 肺泡区处于氧解离曲线的平台段，P_AO_2 的改变对血氧含量改变的作用很小；而低 V/Q 肺泡区处于氧解离曲线的上升段，P_AO_2 很小的变化都能引起血氧含量很大的改变。高 V/Q 肺泡区的氧交换不能代偿低 V/Q 肺泡区。

随着影像技术的发展，发现气管与血管的分布以解剖学为基础。肺泡通气受气管分布的影响很大。俯卧位患者肺叶前段萎陷而肺叶背段有通气，同时背段的灌注保持着较好的 V/Q 比率。重力对通气与血流也有影响：肺底部的通气效率比顶部要好，肺底的血流分布较多，肺顶部的血流分布极不均匀，这会导致因重力平面的不同，V/Q 比率的变化很大。

肺泡动脉氧分压差大的患者，大多有 V/Q 比率失调的情况。有些血流灌注好的肺泡通气较差，有些通气好的肺泡血流量较少或没有血流(无效腔)。肺栓塞的患者，栓子向肺血流较好的地方集中，导致肺血流重新分布，血液流向原来灌注差的肺区域，产生了新的

V/Q 比率失调。单肺通气、低氧性肺血管收缩（HPV）及急性呼吸窘迫综合征（ARDS）时 V/Q 比率异常，造成低氧血症。

五、低氧性肺血管收缩

低氧性肺血管收缩（HPV）是指减少低氧区域肺血流的一种代偿机制。无论是由于换气不足还是由于吸入气氧分压降低，肺泡氧分压低都是 HPV 最主要的刺激。收缩强度依赖于缺氧环境中肺段的大小，在越小的区域收缩越严重。假设行静脉麻醉的患者单侧肺吸入 8%和 4%的氧气，对侧肺行高浓度吸氧（100%），会导致血流向含氧量高的肺转移。含氧量低的肺血流从占心排血量的 52%降至 40%和 30%。

高原地区的人可能容易发生肺动脉高压和肺水肿，因为肺血管收缩更严重。伴随低氧血症的慢性肺疾病同样会导致 HPV，但是缓慢的病程允许肺血管发生重构，血管壁增厚能预防发生肺水肿。

六、肺解剖分流量

肺解剖分流量（Q_s/Q_t）是没有氧合的血量占心排血量的百分比，正常值为 2%～5%，一种极端 V/Q 比率失调的情况为右向左分流，另一种极端 V/Q 比率失调的情况为无效腔通气。通常，支气管与心最小静脉直接回流入左心房，可造成少量分流。儿童与青年人在呼吸空气时，分流可造成 5～10 mmHg 的肺泡动脉氧分压差；当存在严重支气管疾病或主动脉缩窄时，分流量可增至心排血量的 10%。肺内正常的 V/Q 不均衡是产生肺泡动脉氧分压差的原因。随着年龄的增大、闭合容量的增加，肺内 V/Q 差异增大，肺泡动脉氧分压差增加。肥胖、麻醉诱导、COPD 及肺不张时 V/Q 不均衡，峰分流率增加。

Berggren 分流公式根据混合静脉血氧含量（$C_{\bar{v}}O_2$）、肺毛细血管氧含量（$C_{C'}O_2$）与动脉血的氧含量，计算分流分数 $Q_s/Q_t=(C_{C'}O_2-CaO_2)/(C_{C'}O_2-C_{\bar{v}}O_2)$。

有一种不必采集动脉或混合静脉血样就可以估计分流量的方法：根据血红蛋白浓度与 SpO_2，可计算动脉血氧含量；通过 $P_{ET}CO_2$ 估计 $PaCO_2$ 后，代入肺泡气公式计算 PO_2；若假定动脉-混合静脉血氧含量差为固定值，则可以估计混合静脉血氧含量。上述方法估计分流分数并不很准确，但有实用参考性。

七、P_{50}

P_{50} 是指血红蛋白 50%被氧饱和时的氧分压数，代表了 Hb 与氧亲和力的状况，是观察氧解离曲线是否向左右偏移的指标。正常人在 pH＝7.4、$PaCO_2$ 为 40 mmHg、BE＝0、37℃ 体温时，P_{50} 值是 26.3 mmHg。P_{50} 升高，氧解离曲线右移，氧与 Hb 的亲和力降低，Hb 易释放氧；P_{50} 降低时，尽管 SaO_2 较高，而实际上组织同样缺氧。影响 P_{50} 的因素很多（表 33－2）。P_{50} 测定比较麻烦，一般可按以下公式计算：

$P_{50}=5.33\times PO_2C/PO_2S$（标准氧分压是按 pH＝7.4 和 T＝37℃时校正后的 PO_2）

表 33－2　血红蛋白对氧的亲和力的影响因素

氧解离曲线左移（亲和力增加）	氧解离曲线右移（亲和力减少）
碱中毒	酸中毒
低碳酸血症	高碳酸血症
温度降低	温度升高
2,3－DPG 减少	2,3－DPG增加
一氧化碳升高	
败血症	

八、肺泡-动脉血氧分压差

肺泡-动脉血氧分压差（$A-aDO_2$）是判断肺换气功能正常与否的依据。在心肺复苏中，$A-aDO_2$ 是反映预后的一项重要指标。正常人吸入空气时，也存在一定量的 $A-aDO_2$，约为 20 mmHg 以下。随着年龄的增长而增加，60～80 岁时可达 24 mmHg，但一般不会超过 30 mmHg。年龄参考公式：$A-aDO_2=2.5+(0.21\times$年龄$)$mmHg。

吸纯氧后，$A-aDO_2$ 可达 50 mmHg 左右。$A-aDO_2$ 不能直接测定，而是通过公式计算得出：$A-aDO_2=P_AO_2-PaO_2$。

$$P_AO_2(\text{mmHg})=\frac{PB-47}{100}\times F_IO_2-PaCO_2(\text{mmHg})\times 1/R$$

式中　PB—大气压；F_IO_2—吸入氧浓度：R—呼吸熵，以 0.8 计算；47—水蒸气气压（mmHg）（37℃时）。呼吸商在不同的代谢情况下有不同的值，一般取值为 0.8。

临床上计算 $A-aDO_2$ 时，应对 F_IO_2 进行直接测定，以使 $A-aDO_2$ 的结果可靠。在复苏抢救中，应根据 F_IO_2 的基准对 $A-aDO_2$ 进行动态监测，这对患者的预后判断极有价值；尤其是 $A-aDO_2$ 进行性增大时，预后大多较差。

影响 $A-aDO_2$ 的因素有：F_IO_2、心排血量、V/Q（通气/血流）比率、肺解剖分流量、弥散功能、氧解离曲线部位、氧耗量。当 $A-aDO_2$ 病理性增大时，主要有三个因素：① V/Q 失调。② 肺解剖分流量增加。③ 肺泡-毛细血管屏障的弥散障碍。一般由肺内短路导致 $A-aDO_2$ 增大，如肺不张和 ARDS 等，同时伴有 PaO_2 的降低，这种低氧血症靠吸纯氧是不能纠正的；如果 $A-aDO_2$ 正常，只是表现有 PaO_2 降低，这提示病变多半不在肺内,而是吸入氧浓度低(如高原性低氧血症)或肺泡通气不足(中枢、神经肌肉病变)所致。

九、氧合指数和呼吸指数

(一) 氧合指数(PaO_2/F_IO_2) PaO_2/F_IO_2是动脉血氧分压与吸入氧分数之比,正常值为398～503 mmHg,临床意义与动脉和肺泡比例相同,但计算更为简便。$PaO_2/F_IO_2<300$ mmHg,表示肺的换气功能降低或肺内分流增加。PaO_2/F_IO_2也可被用于测定F_IO_2变动后的PaO_2值。PaO_2/F_IO_2也是诊断急性肺损伤和ARDS的标准之一。此指标受大气压和PaO_2的影响,所计算的PaO_2可能会出现误差。

(二) 呼吸指数(RI) $RI = A-aDO_2/PaO_2$,正常值为0～0.3。RI可作为肺内氧合力的指标,不受F_IO_2的影响,即使用不同F_IO_2求得的RI仍可进行比较。RI与ARDS患者的存活率成反比:RI<1.0,有95%存活;RI<4,有73%存活;RI>6,只有12%存活。

第四节 组织氧合的监测

肺部气体交换的目的是机体在细胞水平获得最佳的氧合状态。肺泡、动脉和静脉的气体分析与反映组织功能的临床指标(尿量、精神状态)结合在一起,可作为细胞功能状态的参考。氧的输送是从肺泡开始的,肺泡的PO_2约为100 mmHg,之后经过了俗称“氧瀑布”的陡然下降,到达了利用氧气的最终部位线粒体,在这里PO_2下降至不到1 mmHg。骨骼肌的线粒体可在PO_2低至0.1 mmHg时保持正常的生理功能。

全身任何一处动脉采集的血样均可进行动脉PO_2分析,但特定器官或组织的血流与氧耗量均不一致,各时间点的差异也很大,因此组织中的PO_2变异大。由于氧气根据压力梯度由细动脉弥散至线粒体,故在解读PO_2时,必须考虑到样本是在这个氧气梯度的哪一个位置获得的。若能够获得PO_2跨组织的分布情况,则可以最好地说明组织的氧合状态,因为机体氧供需的不断变化,器官与器官之间正常的PO_2水平与分布状态也是不同的。

极谱分析有着现有分析技术,是近年来测量组织氧合的标准方法。将一Clark电极或针尖样电极插入组织中(不是血样),组织中PO_2与产生的大小成正比,即使组织氧分压降至0.1 mmHg,此法仍相当准确。虽然极谱分析创伤大,不被用于常规临床监测,但这项技术已商业化并已被证明适用于神经外科与肿瘤患者的监测。目前可被用于临床组织氧监测的指标是混合静脉血氧分压($P_{\bar{v}}O_2$)和混合静脉血氧饱和度($S_{\bar{v}}O_2$)。

一、混合静脉血氧分压

混合静脉血氧分压$P_{\bar{v}}O_2$的正常值范围是40～60 mmHg。由于正常人都存在着解剖分流,患者还可能同时有功能性分流存在,因此$P_{\bar{v}}O_2$的降低会使PaO_2降低,可反映组织细胞的呼吸功能。当$P_{\bar{v}}O_2<40$ mmHg时,提示组织摄氧增加;$P_{\bar{v}}O_2<30$ mmHg时,提示细胞缺氧。

二、混合静脉血氧饱和度监测

混合静脉血氧饱和度($S_{\bar{v}}O_2$)可深入了解组织氧供需平衡状态。$S_{\bar{v}}O_2$可通过Fick O_2方程变形计算得到:

$$S_{\bar{v}}O_2 = SaO_2 - VO_2/(Hb \times 1.39 \times CO)$$

通过公式,我们可以清楚地看到使$S_{\bar{v}}O_2$下降的原因包括低SaO_2、低Hb和低心排血量所导致氧供(DO_2)下降及增加氧耗量(VO_2)的所有因素。上述各变量的相关关系为$VO_2 = DO_2 \times ERO_2$。其中,ERO_2为氧摄取率。

若供给组织的氧量减少而氧耗量不变,则组织的氧摄取率必然上升,回流入右心的血中的氧含量和$S_{\bar{v}}O_2$均下降。$S_{\bar{v}}O_2$下降提示全身组织缺氧,后者常为多器官功能衰竭与死亡先兆。测量混合静脉血须使用肺动脉导管,若没必要或无可能使用肺动脉导管,可以通过中心静脉导管采上腔静脉血为标本进行测量,也可用颈内静脉血氧饱和度测量。$S_{jv}O_2$监测有两种方法:一种为颈内静脉逆行穿刺置管间断采血法;另一种为颈内静脉穿刺置入光导纤维导管连续监测法。也可用公式计算,即$S_{jv}O_2 = SaO_2 - (CMRO/CDRO)$,颈内静脉血氧饱和度($S_{jv}O_2$)文献报道正常值为54%～75%,可被用于颅脑手术、颈动脉内膜剥脱术、危重患者及低温体外循环氧供需平衡监测。若>75%,则意味着脑氧供或脑血流量(CBF)增多;若<50%时,则提示脑氧供或CBF相对减少;若<40%,则提示全脑缺血缺氧。

人们发现连续$S_{\bar{v}}O_2$监测与脉搏饱和度共同使用,可为急性呼吸功能衰竭的患者连续监测分流分数,并可作为调整呼吸机参数设置的依据。这项研究的作者据此调整连续气道正压通气(CPAP)的压力水平,以达到最少的CPAP设置。$S_{\bar{v}}O_2$虽为有创监测,但在指导呼吸衰竭患者CPAP设置方面是经济且准确的。

第五节　呼吸力学监测

肺泡是不会自动膨胀的，和血液在体内流动一样，肺内气体吸入需要压力驱动。压力梯度越小则气体流速越低，较高的气道阻力和肺泡内压力也能降低气体流速。健康人自主呼吸时，中枢神经系统发出冲动引起膈肌收缩，产生胸内负压和气道阻力下降，气体顺压力梯度进入肺泡内。呼吸功能不全的患者常使用呼吸辅助肌肉进行呼吸，辅助肌肉可以提升第一、第二肋和胸骨以激活吸气储备。

通常认为肺只有一条顺应性曲线，但其实肺泡的顺应性具有局部性，上肺和下肺的顺应性不同；另外，顺应性是变化的，不同时间点的顺应性不同。重力与疾病的影响使一些肺泡的顺应性发生变化，从而导致整个肺的吸气状态受到影响。

胸膜腔内压对顺应性的影响较大，腹腔高压、胸腔积液、胸廓畸形的患者有不同的胸膜腔内压，胸膜腔内压测量临床上常通过食管内压的变化来计算。

一、胸肺顺应性

(一) 测定方法　胸肺顺应性是表示胸廓和肺扩张程度的指标，反映潮气量和吸气压力的关系($\Delta V/\Delta P$)。测定肺顺应性需要计算跨肺压(transpulmonary pressure，P_{TP})的变化，即吸气末和呼气末(无气体流动)的跨肺压之差。胸肺顺应性的计算公式为：$C_T=\dfrac{V_T}{\Delta P_{TP}}$。吸气期的平台压力完全被用于克服肺弹性阻力，其计算公式为：$C_T=\dfrac{V_T}{P_P}$。

(二) 临床意义

(1) 了解各种病理情况下，特别是限制性肺疾患时，其顺应性的变化。

(2) 判断肺疾患的严重性。顺应性 ≥80 ml/cmH_2O为正常，≥40 ml/cmH_2O 为轻至中度损害，<40 ml/cmH_2O 则提示可能有重度损害。

(3) 观察治疗效果：顺应性若随治疗而逐渐增加，则说明疗效显著。

(4) 判断是否可以停用呼吸机：顺应性<25 ml/cmH_2O 时，不能停机。

二、气道压力

气道压力由潮气量(V_T)、呼吸道阻力和吸入气流速决定。机械通气时，吸气时压力为正压，成人 12～15 cmH_2O，儿童 10～12 cmH_2O，呼气时压力迅速下降至 0。平均气道压过高时影响循环功能。增大潮气量，加快呼吸频率和吸入气流速，以及使用 PEEP 时均使平均气道压升高。气道压力升高，说明有呼吸道梗阻，顺应性下降及肌张力增加等。如气道压力降低，说明管道漏气；如气道阻力和顺应性无变化，则说明潮气量减少。呼吸周期中气道压力的变化见图 33－6。

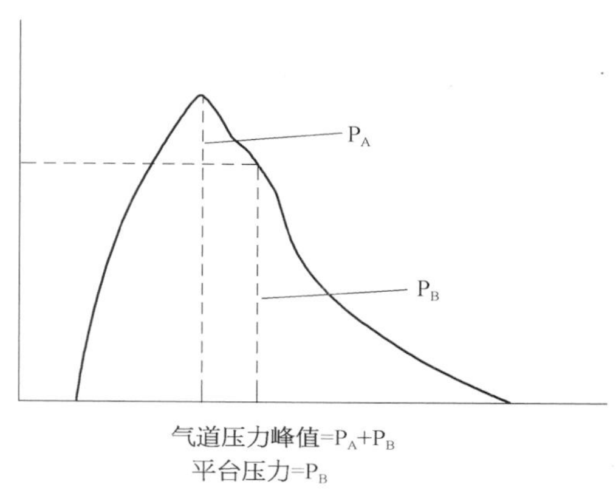

图 33－6　吸气屏气时呼吸周期中气道压力变化

三、呼吸道阻力

呼吸道阻力由气体在呼吸道内流动时的摩擦和组织黏性形成，反映压力与通气流速的关系即$(P_1-P_2)/V$。其正常值为每秒 1～3 cmH_2O /L，呼气时阻力为每秒 2～5 cmH_2O /L。气道内压力出现吸气平台时，可以根据气道峰压和平台压力之差(P_A)计算呼吸道阻力。其计算公式如下：气道阻力 $=P_A/V$(流速) $=P_A\times\dfrac{60}{V_E}\times\dfrac{吸气时间\%}{100}$。气道阻力升高的原因：① 气管内径缩小，如呼吸道黏膜水肿、充血、支气管痉挛、分泌物阻塞及单侧肺通气等。② 气管导管内径过小，或接头过细过长。临床意义为：① 了解在各种病理情况下，特别是阻塞性肺疾患时，气道功能的变化。② 估计人工气道、加热湿化器和细菌滤网等对气道阻力的影响。③ 观察支气管扩张药的疗效。④ 帮助选择机械通气方式：如气道阻力增加明显，使气道压力上升过高>25～30 cmH_2O，机械通气时应选用压力控制(PCV)、压力支持(PSV)或双气道正压通气(BiPAP)的通气方式，以降低气道压及改善肺内气体分布。⑤ 判断患者是否可以停用呼吸机。

四、吸气时间比值

吸气时间比值(T_I/T_T)为吸气时间占呼吸总时间的比值,也是膈肌的收缩时间。呼吸肌疲劳或呼吸做功增加时,吸气时间都将延长,使 T_I/T_T 比值增加。此外,频率增快时,虽然实际的吸气和呼气时间均减少,但呼气减少的幅度大于吸气,因此也会使 T_I/T_T 比值增加。其正常值为 0.33(0.3～0.4),增加 0.1 就不能撤离呼吸机。在呼吸肌负荷极度增加时,T_I/T_T 可高达 0.5～0.6。

五、呼吸中枢驱动力

驱动力($P_{0.1}$)是测定膈肌发生收缩时所需要的神经兴奋强度。测量方法是在阻断患者的气道后,患者开始吸气达 0.1 s 时的气道闭合压力。临床意义为:① 主要影响因素是呼吸肌的收缩性能,反映呼吸中枢兴奋性和呼吸驱动力。$P_{0.1}$ 已成为评估呼吸中枢功能的常用方法,并且也是决定撤离呼吸机的重要指标。② $P_{0.1}$ 的正常值为 2～4 cmH_2O;<6 cmH_2O 方可停用呼吸机。③ $P_{0.1}$ >6 cmH_2O 时不能撤机。其原因可能为:一是呼吸肌负荷过重,呼吸中枢代偿性功能增强。二是 $P_{0.1}$ 过高者用辅助呼吸时,患者触发呼吸机送气时增加呼吸做功,是决定患者能量消耗的一个主要因素。此外,也可能提示心肺功能有异常。三是 $P_{0.1}$ 过低时,提示呼吸驱动减退。

六、压力-容量环

压力-容量环(pressure-volume loop)反映压力和容量之间的动态关系。各种通气方式其压力-容量环的形状相同(图 33-7)。其临床意义为:① 估计胸肺顺应性:压力-容量环的移动代表顺应性的变化。如向左上方移动,说明顺应性增加;向右下移动则为顺应性减少。如果吸气段曲线趋于平坦,即虽然吸气压力继续上升,但潮气量并不再增加,就说明肺已过度膨胀;如呼气段曲线呈球形,并且压力-容量环向右下移动,则说明呼吸道阻力增加。② 计算吸气面积和估计患者触发呼吸机送气所做的功:位于纵轴左侧的压力-容量环内的面积为吸气面积(图 33-7),反映患者触发机械通气所需做的功。在流量触发控制呼吸时的压力-容量环中,吸气面积明显减少,说明用流量触发可以明显减少患者的呼吸做功。③ 指导调节 PSV 时的压力水平:压力-容量环中纵轴左侧的吸气面积代表患者触发吸气所做的功,纵轴右侧的吸气面积代表呼吸机所做的功。可根据患者呼吸功能恢复的情况调节 PSV 的压力值,使患者的呼吸做功处于最佳状态。④ 发现呼吸异常情况:如气道压力显著高于正常,而潮气量并未增加,则提示气管导管已进入一侧支气管内。纠正后,气道压力即恢复正常(图 33-8)。如果气管导管扭曲,气流受阻时,于压力-容量环上可见压力急剧上升,而潮气量减少。⑤ 监测双腔导管在气管内的位置:双腔导管移位时,其压力-容量环也立即发生变化。气道压力显著升高,而潮气量无变化(图 33-9)。

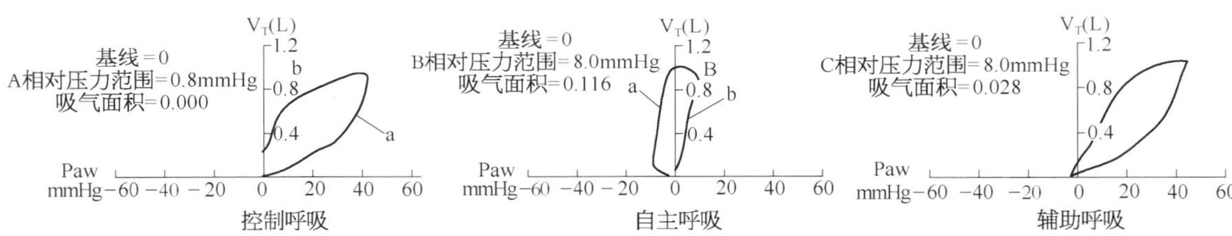

图 33-7 压力-容量环

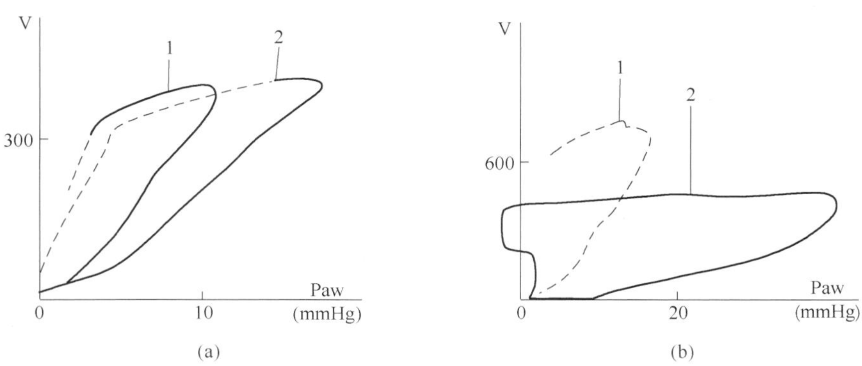

图 33-8 气管导管位置及通畅情况

1:正常压力容量环;2:异常压力容量环。

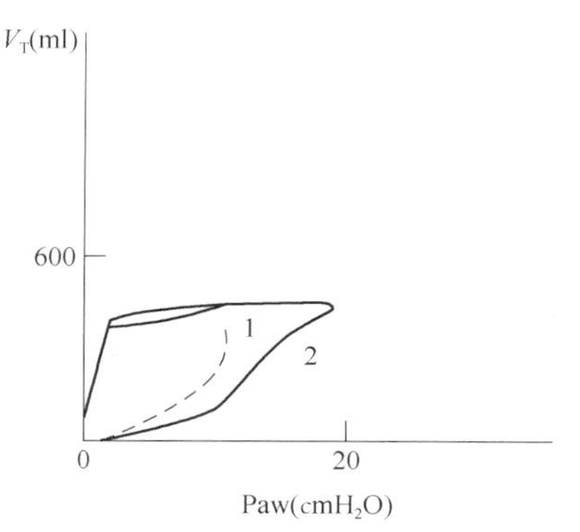

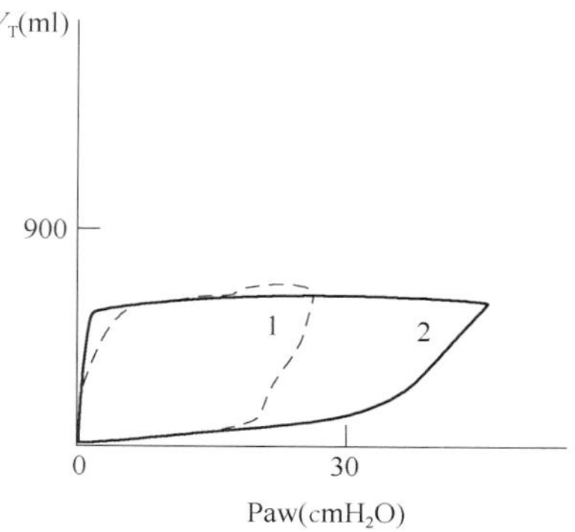

图 33-9　双腔导管的压力-容量环

1：双肺通气；2：单肺通气。

七、流量-容量环(阻力环)

流量-容量环(flow-volume loop)显示呼吸时流量和容量的动态关系。其正常图形也因麻醉机和呼吸机的不同而稍有差异。图 33-10 所示为典型的流量-容量环。

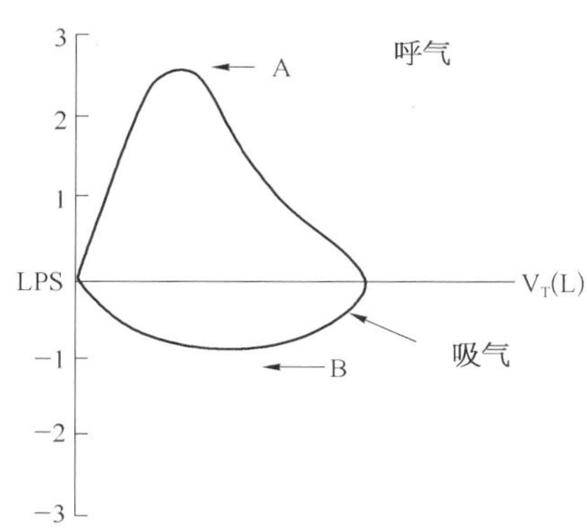

图 33-10　正常流量-容量环

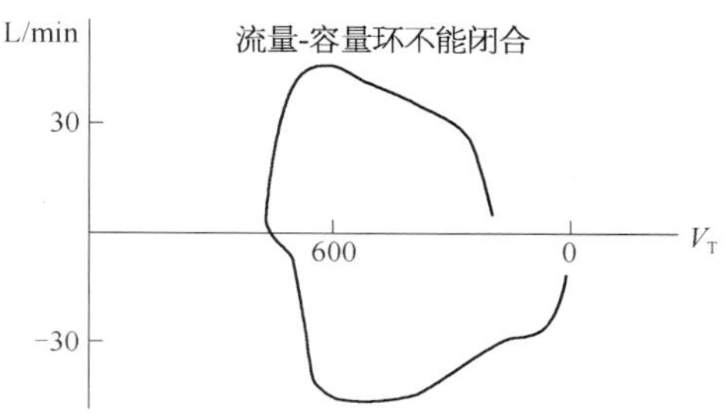

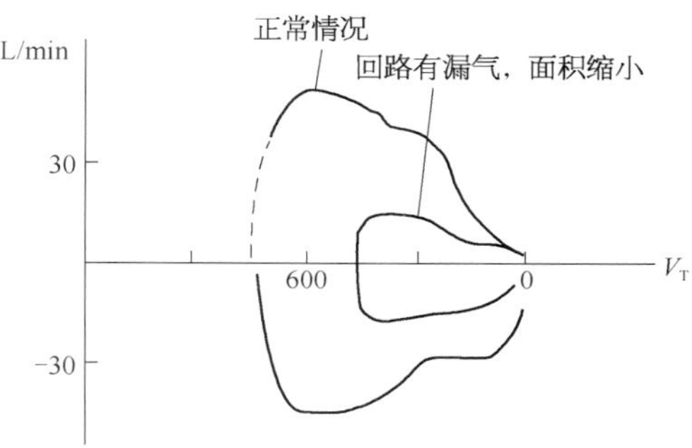

图 33-11　流量-容量环示气道回路漏气

流量-容量环的临床意义如下：

(一) 判断支气管扩张药的治疗效果　呼气流量波形变化可反映气道阻力变化。如果用药后，呼气流量明显增加，并且波形下降、曲线较平坦，则说明疗效好。

(二) 监测呼吸道回路有否漏气　若呼吸道回路有漏气，则流量-容量环不能闭合，呈开放状或面积缩小(图 33-11)。

(三) 监测双腔导管在气管内的位置和内源性 PEEP　双腔导管在气管内的位置移位，阻力环立即发生变化，呼气时流速减慢和阻力增加。如单肺通气时，气流阻力过大，流速过慢，致使呼气不充分，可发生内源性 PEEP，阻力环上表现为持续的呼气气流。

(四) 用于鉴别诊断

1. 非固定性胸腔内呼吸道梗阻　阻力环的吸气流速波形无变化。当呼气时，由于胸腔正压压迫气道，使呼气流速被截断，其呼气高峰流速、中期流速及用力肺活量均明显下降，呈现独特的平坦的呼气流速波形。

2. 非固定性胸腔外上呼吸道梗阻　在吸气时，由于在梗阻部位以下的气管腔内的明显负压影响了阻力环的吸气流速，表现为缓慢而稳定的波形，其吸气流速、高峰流速、第一秒的用力吸气量均明显下降或被截断，而其呼气流速波形可以正常。

3. 固定性上呼吸道梗阻　不论其梗阻部位是在胸腔内或外，其阻力环的波形变化均相似。呼气高峰流速中度下降，呼气和吸气的流速波形均呈平坦。

(洪　涛)

参考文献

[1] 姚泰. 生理学. 2 版. 北京：人民卫生出版社，2011.

[2] 杭燕南，庄心良，蒋豪. 当代麻醉学. 上海：上海科学技术出版社，2002：36－53.

[3] Miller RD, Eriksson LI, Fleisher LA, et al. Miller's Anesthesia. 7th ed. Philadelphia：Churchill Livingstone Inc, 2009：361－391.

[4] 杜斌，主译. 麻省总医院危重病医学手册. Luca M Bigatello, Rae M Allain, Kenneth L Haspel. 北京：人民卫生出版社. 2009.

[5] Aschkenasy SV, Hofer CK, Zalunardo MP, et al. Patterns of changes in arterial Po2 during one-lung ventilation：A comparison between patients with severe pulmonary emphysema and patients with preserved lung function. J Cardiothorac Vasc Anesth, 2005, 19：479－484.

[6] Young D, Griffiths J. Clinical trials of monitoring in anesthesia, critical care and acute ward care：A review. Br J Anesth, 2006, 97：39－45.

[7] Pillow JJ. High-frequency oscillatory ventilation：Mechanism of gas exchange and lung mechanics. Crit Care Med, 2005, 33：S135－S141.

[8] Sartori C, Alleman Y, Scherrer U. Pathogenesis of pulmonary edema：Learning from high-altitude pulmonary edema. Respir Phys Neurobiol, 2007, 159：338－349.

[9] Owens RL, Edwards BA, Malhotra A, et al. Expiratory resistance increases end-expiratory lung volume during sleep. Am J Respir Crit Care Med, 2012, 185：e10－e11.

[10] Koulouris NG, Hardavella G. Physiological techniques for detecting expiratory flow limitation during tidal breathing. Eur Respir Rev, 2011, 20：147－155.

第三十四章 胸部手术麻醉

胸部手术涉及胸壁、肺、心脏、大血管、食管及纵隔等手术。除胸壁手术外,胸部手术需剖开胸腔,以肺及食管手术为主,以老年和恶性肿瘤患者居多。上海交通大学附属胸科医院报道胸外科围麻醉期意外事件发生率为0.22%。患者原因所致的意外事件以药物不良反应为主,较难预测,所以重在及时发现,尽快处理;麻醉相关的问题,主要是呼吸道管理,与麻醉医师的个人技术、评估不当有关;手术相关的意外事件主要是大出血和心搏骤停。本章讨论开胸后机体的生理功能紊乱、病情估计和术前准备、肺及食管手术等麻醉和围术期处理;关于近年发展的肺隔离技术及单肺通气和特殊手术(如气管手术与肺移植)麻醉另见第三十五至三十九章。

第一节 胸部手术患者的生理变化

一、开胸后的纵隔摆动及反常呼吸

一侧剖胸,胸腔负压消失,产生同侧肺萎陷,肺泡通气面积锐减,通气量降低可达50%。同时,由于左右胸腔出现压差,使处于正中位的纵隔随着呼吸周期,而出现向健侧及开胸侧的左右移位,侧卧位吸气时纵隔下移,呼气时上移,称纵隔摆动(mediastinal swing)。气流在健侧及开胸侧的气管来回移动称反常呼吸。这种摆动气并不参加气体交换(图 34-1)。根据上述机制,一侧剖胸的后果是导致缺氧和 CO_2 潴留;同时使静脉回流受阻,心排血量减少。其有效的解决方法是气管内插管及应用肌松药进行控制呼吸。

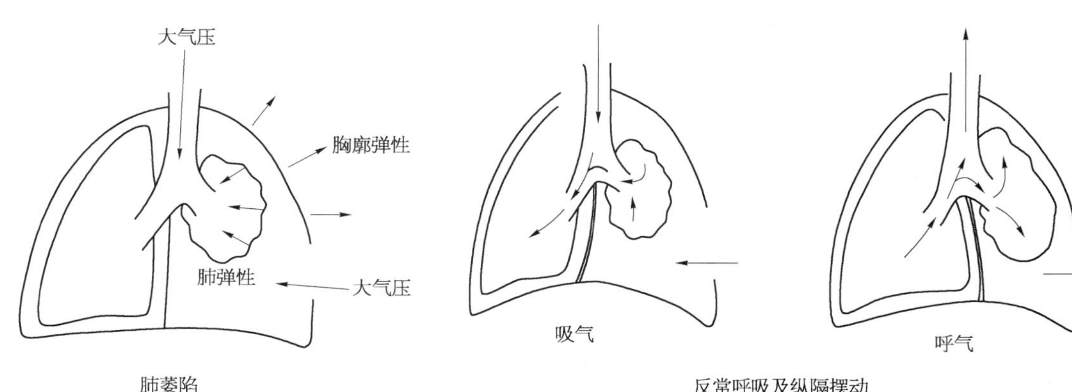

图 34-1 肺萎缩、反常呼吸及纵隔摆动

二、侧卧位下开胸对呼吸影响

胸腔手术患者多被置于侧卧位,一侧开胸后对呼吸影响为:① 由于重力影响,使得下肺的血流量比上肺多。② 腹腔脏器向胸腔方向移动,使膈肌上升约4 cm,功能残气量(FRC)减少约0.8 L。③ 纵隔压迫下肺,影响下肺的通气。

侧卧位时,由于气管插管、肌松药及机械通气,理论上是上肺处于通气良好,但血流减少;而下肺由于重力原因,纵隔下移及腹腔内压增加,使FRC进一步减少,虽然血流增加,但通气不足。且在胸腔手术时,鉴于手术操作及压迫等,常使上肺萎陷、通气不足,因此胸外科手术中确保下肺的有效通气至关重要。

三、全麻侧卧位时单肺通气对呼吸影响

全麻下侧卧位双肺通气时,上肺平均血流量为心排血量的40%,而下肺则为60%(图 34-2)。由于在侧卧位时静脉血掺杂为心排血量的10%,每侧肺分流相当于5%,因此参加气体交换的肺血流量在上肺为心排血量的35%,下肺为55%。

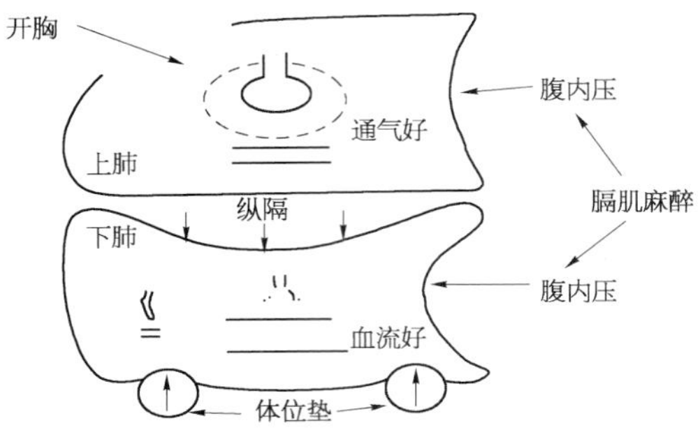

图 34－2　侧卧，全麻，双肺通气

单肺通气引起明显肺内分流。由于发生低氧性肺血管收缩，进入上肺的肺血流量减少 50%，因为其分流量为 17.5%，再加上原来的肺分流为 5%，所以单肺通气时上肺的肺血流量为心排血量的 22.5%。F_IO_2 = 1.0 时，测得 PaO_2 约为 150 mmHg，单肺通气时 77.5%的血流量直接进入下肺，为达到良好的气体交换，血流与通气的匹配极为重要。因此在单肺通气时，保证健肺足够通气量是关键。

第二节　术前评估和准备

胸腔手术围术期呼吸系统的并发症发生率为 15%～20%，死亡率为 3%～5%，主要包括肺不张、肺炎和呼吸衰竭等。

一、病情评估

(一) 肺功能的评估　术前肺功能检查是肺切除患者评估的重要组成部分，主要是肺的通气功能、肺实质功能和心肺储备功能三个方面。预期施行肺切除的患者进行肺功能检查有三个主要目的：① 了解、评价手术效果及术后危险性。② 评估术后是否需要呼吸支持及支持时间。③ 评估小气道阻塞的可逆性，在使用支气管扩张药后对气道阻塞改善的程度。

1. 对手术耐受性的估计　全面的肺功能检查，对评估患者能否耐受手术，以及手术后的生活质量有重要意义。目前临床认为有实用指导意义的为肺活量(VC)和最大通气量(MVV)。VC＜预计值的 50%或 VC＜2 L，提示手术风险大。有人报道其手术后并发症有 33%，围术期死亡率有 10%。MVV 的含义较广，包括容积、阻塞、肌肉及体力和运动耐量，对全面衡量手术危险性更有意义。一般可用术前 MVV 根据肺切除范围作估计，如肺切除术后可维持 MVV 大于预计值的 40%者，可考虑手术。但必须注意有无气道阻塞性功能减退，如 FEV_1＜50%或 FEV_1＜1 L，则 F－V 曲线呈现低平型，最大呼气流量容积与最大呼气流速比例(MEFT/MEFR)倒置，则说明有严重阻塞性减退。该时能否做胸部手术，必须根据病种、手术切除范围、预后及其他因素来综合考虑。

2. 肺叶、全肺切除对肺功能要求　肺癌已成为目前胸部外科的主要治疗对象。由于近年来对术后呼吸管理、呼吸衰竭的治疗水平进一步提高，因此对肺功能的禁忌范围有一定放宽。术前肺功能若能达到如下标准，则可以施行肺叶切除术：MVV 大于预计值的 50%，FEV_1 大于预计值的 50%；最低界限 FEV_1 量为 1 000 ml，如 FEV_1＞2 000 ml，则术后呼吸情况稳定。70 岁以上者，要求 MVV 大于预计值的 60%，FEV_1＞2 000 ml 为妥。F_IO_2 为 0.21 时，PaO_2 必须＞60 mmHg，$PaCO_2$＜50 mmHg。全肺切除时要求 MVV 大于预计值的 50%，FEV_1＞2 000 ml，吸空气时 $PaCO_2$＜45 mmHg。如不能达到上述要求，应进一步测定分侧肺功能，可采用肺灌注扫描技术进行分侧肺功能灌注检查。如预计全肺切除后 FEV_1＞0.8 L，且无明显阻塞性肺气肿，则仍可考虑施行全肺切除。文献报道以下三个指标为适于手术的指征：① 运动负荷下，阻断肺动脉后肺动脉压力＜35 mmHg 者。② 动脉血气 PaO_2＞45 mmHg。③ 手术后余肺 FEV_1 预计值＞0.8 L。该三项中如两项合格，则认为能施行全肺切除术。

施行肺切除术的肺功能最低标准见表 34－1。

表 34－1　施行肺切除术的肺功能检查最低限度

检查项目	单位	正常值	全肺切除	肺叶切除	肺段切除
最大通气量	L/min	＞100	＞50	＞40	40
最大肺通气量预计值	%	100	＞55	＞40	＞35
用力肺活量	L	＞5	＞2.1		
FVC 预计值	%	100	＞51～64		
FEV_1	L	＞2	＞1.7～2.1	＞1～1.2	＞0.6～0.9

续 表

检查项目	单 位	正常值	全肺切除	肺叶切除	肺段切除
FEV_1 预计值	%	>80～100	>55～65	40～50	40～50
运动后 SaO_2	%	无改变	←	改变≤2	→
登楼			5 楼	3 楼	3 楼

(二) 呼吸动力学评估 评估呼吸动力学最常用和最有价值的单项指标是第一秒用力呼气容积占预计值的百分比(FEV_1%预计值)，尤其是术后预计 FEV_1%。计算公式如下：

术后预计的 FEV_1%＝术前 FEV_1%×(1－切除的功能性肺组织所占的百分数)

即术后预计的 FEV_1%＝术前 FEV_1%×(1－S×0.052 6)

式中 S 为肺段数。

并根据术后预计的 FEV_1%值可将患者分为低(>40%术后预计的 FEV_1%)、中(30%～40%术后预计的 FEV_1%)及高危(<30%术后预计的 FEV_1%)三类。低危患者肺切除后呼吸并发症的危险较小，高危患者易发生术后呼吸功能不全。

(三) 肺实质功能评估 动脉血气分析结果是常用的评估指标，PaO_2>60 mmHg、$PaCO_2$<45 mmHg 是界定能否耐受肺叶切除的传统指标，但临床上低于此条件进行肺癌或肺减容术均有成功报道。最能反映肺实质功能的是一氧化碳弥散量(DL_{CO})，术后预计 DL_{CO}<40%，与呼吸和心脏并发症发生率增加相关；DL_{CO}<20%则围术期死亡率很高。

(四) 肺通气灌注扫描 对于病变部位可能存在严重的通气/血流比率失常患者，为修正和调整术前对术后残留呼吸功能的评估，可采用分侧肺功能放射性核素扫描和通气/灌注扫描来确定肺和各肺段的通气血流状况。

(五) 心血管疾病和心脏功能

1. 年龄 没有绝对年龄限制，但 80～92 岁手术死亡率为 3%，呼吸及心血管并发症各占 40%。相对于年轻人，65～75 岁全肺切除手术患者死亡率升高 1 倍，>75 岁则升高 2 倍。所以老年患者胸腔手术的危险性高，术前应全面评估，特别是呼吸和心血管功能，对术后转归影响很大。

2. 冠心病 老年患者常合并冠心病，术前进行登楼试验是传统评估心肺功能的有效方法，最大氧消耗量(VO_{2max})是反映心肺储备功能最有价值的指标，也是评估心肺功能和预测肺切除术后结局的"金标准"，依据测定的 VO_{2max} 值可将患者分为低危、中危和高危三类：低危>20 ml/(kg・min)，中危＝15～20 ml/(kg・min)，高危<15 ml/(kg・min)。术后预计的 VO_{2max}<10 ml/(kg・min)是肺切除的绝对禁忌证。术前运动试验亦很重要，若患者不能在速度为 3 mile/h (1 mile＝1 609.344 m)、倾斜 10°的踏板上走完 2 min，则不能行全肺切除。

3. 其他 正常情况下，当肺血流量增加时，由于肺小血管再充盈，肺动脉压力增高。但慢性阻塞性肺疾病(COPD)肺血管代偿能力受限，当心排血量增加时，肺循环阻力(PVR)增高，肺动脉压力上升。在临床麻醉中，酸中毒、脓毒血症、低氧血症、正压通气等都可使肺血管阻力增加，并可引起右心衰竭，麻醉处理中要予以重视。

(六) 肿瘤患者 肺肿瘤患者需要特别注意"4M"(mass effects，metabolic effects，metastasis，medications)，即肿块引起的效应(阻塞性肺炎、肺脓肿、上腔静脉综合征、支气管扭曲、肺尖肿瘤综合征、周围神经麻痹、胸壁或纵隔扩张)，代谢效应(肌无力综合征、高钙血症、低钠血症、库欣综合征)，肿瘤转移(脑、骨、肝、肾上腺)，药物使用(肺损伤化疗药物、心肌毒性药物、肾毒性药物)。

二、术前准备

(一) 术前呼吸锻炼 术前呼吸锻炼对老年患者、术后并发症高危患者防止术后肺不张有重要意义。使用 DHD Coach 呼吸锻炼指导器，可以锻炼呼吸肌，有效提高呼吸肌强度，加强通气功能，并可锻炼腹式呼吸。

(二) 控制呼吸道感染 支气管与外界相通，严重的感染大多为混合性，因此主张根据痰的细菌培养和药敏试验，使用广谱抗生素或两种敏感的抗生素联合应用。对是否术前预防性应用抗生素观点不一。

(三) 促进支气管引流 慢性肺脓疡和支气管扩张患者除了用抗生素抗感染外，还应进行体位引流，待每日痰量减少至 100 ml 以下，手术较为安全。

(四) 缓解支气管痉挛 哮喘急性发作要立即治疗，手术应延期，直至有效控制。COPD 患者由于分泌物潴留、黏膜水肿、气管支气管平滑肌收缩、小气道阻塞，故常有支气管痉挛，应使用选择性 β_2 肾上腺素能药，如沙丁胺醇等。过去 6 个月内口服激素的患者，激素需用至手术当天，术前应增加剂量，术前和术中输注氢化可的松 100 mg，可减轻黏膜水肿，并防止支气管收缩物质的释放,术后减量。必要时应用氨茶碱。

(五) 停止吸烟 吸烟者多有慢性支气管炎、支气管扩张和肺气肿,血中碳氧血红蛋白增加达 2%~7%,致使携氧能力降低;吸烟增加气道应激,减弱黏液输送,并增加分泌物,也降低 FVC 和最大呼气中期流量(MMEF),从而使术后肺并发症增加。戒烟后可使痰量明显减少,改善纤毛运动功能,咳嗽减轻,术后呼吸道并发症明显减少。戒烟 48 h 已可明显降低体内碳氧血红蛋白浓度,有利于患者术中、术后心肌氧供。吸烟除可引起气道炎症、黏液分泌增多及小气道狭窄外,还有一氧化碳和尼古丁对心肺系统的影响。尼古丁兴奋交感肾上腺素系统,致末梢血管收缩、心率加快和心肌氧耗量增加。吸烟者 FEV_1 的年下降速度明显高于不吸烟者。长期吸烟使气道纤毛运动降低,肺泡巨噬细胞功能异常,分泌黏液腺体增生。香烟烟雾刺激黏膜下感受器,通过迷走神经使平滑肌收缩而致使气道阻力增加。一氧化碳与血红蛋白的亲和力比氧大 200 倍,长期吸烟者的部分血红蛋白变成碳氧血红蛋白,氧合血红蛋白量相对减少,血液携氧能力降低,氧解离曲线左移,导致组织供氧减少,并可引起红细胞增多症和血液黏度增高。气道高反应患者由于长期吸烟,上述损害程度更为严重。手术前停止吸烟不足 8 周者,术后肺部并发症发生率高达 56%,而手术前停止吸烟 8 周以上者,并发症发生率降到 17%。因此,胸科手术患者需于择期手术前 8 周以上停止吸烟才有意义。一般主张术前至少停止吸烟 2 周,为降低术后肺部并发症需要停止吸烟至少 4 周。

(六) 其他 改善全身营养状况,对于长期营养不良及蛋白质消耗而造成严重贫血、水电解质失衡,要积极纠正。必要时,术前可给予胃肠外营养支持治疗。合并有高血压、冠心病、糖尿病、心律失常、传导阻滞等合并症者,均应针对病因,请内科会诊并协助治疗,积极创造条件手术。

第三节 麻 醉 管 理

一、围术期监测

(一) 氧合和通气监测

(1) 胸腔手术麻醉的各个不同时段应常规听两侧呼吸音,包括麻醉前、气管插管及置侧卧位后、术中有问题时、术毕转平卧位及拔管后均需听两侧呼吸音,有助于早期发现肺部并发症。

(2) 常规使用脉搏氧饱和度监测,动脉置管测压后,必须在 $F_IO_2=0.21$ 时测得动脉血气基础值。开胸后观察肺的上下移动,机械通气时,监测潮气量、呼吸频率、每分通气量、气道压力,并设置气道压力报警范围。

(3) 呼气末 CO_2 分压($P_{ET}CO_2$)监测,与动脉血气 $PaCO_2$ 比较,是评定通气良好指标,正常情况下两者阶差在 4~6 mmHg。观察呼气末的 CO_2 波形,有助于早期判断气道阻塞、双腔管移位、气管导管是否在气管内、心搏骤停等突然变化。

(二) 循环功能监测

1. 心电图 所有胸外科手术患者均需监测心电图(Ⅱ导联或 V_5 导联),心电图Ⅱ导联的轴心与 P 波平行,是常用的连续心电图监测的导联,采用单极心前导联 V_5,观察 ST 段和 T 波变化,可监测心脏前壁心肌缺血。

2. 直接动脉压监测 因手术创伤大、出血多,较大的胸外科手术均需施行直接动脉压监测。一般在健侧的桡动脉进行穿刺置管。动脉测压除获得压力数据,还可获得压力变化的波形。一般而言,脉搏波形的升支斜率与心肌收缩力成正比,下降支形态与外周阻力有关,而中线下面积则与心排血量成正比,可供临床衡量循环功能作参考。

3. 中心静脉压监测 中心静脉压能够反映患者血容量、静脉张力和右心室功能,但亦受到中心静脉途径阻塞及胸膜腔内压等的影响。在临床使用中的注意点是:① 认识中心静脉压影响因素。② 观察动态改变比单次测量的绝对值更有意义。③ CVP 可反映血容量和右心室功能,是常用的输血、补液的指标。④ 对于伴有严重肺疾患或瓣膜功能发生改变的患者,CVP 并不能提示左心功能。⑤ CVP 导管一般从右侧颈内静脉置入,经中心静脉还可插入静脉起搏导管或肺动脉漂浮导管。

4. 肺动脉导管 胸外科应用肺动脉导管的指征:① 伴有心血管疾患(尤其是冠心病)。② 危重患者(伴呼吸衰竭、脓毒血症、肺动脉高压、肺血管阻力增高者)。③ 伴肺心病。④ 预期肺移植或全肺切除。

采用肺动脉飘浮导管可同时测定肺动脉压、中心静脉压及心排血量,并可演算得出一些重要的血流动力学参数,有利于对左心室功能的判断。

理论上,当二尖瓣和左心室功能正常时,肺毛细血管楔压(PCWP)与左心室舒张期末压(LVEDP)有较好相关性,但在实际临床中大量观察表明:PCWP 和 LVEDP 相关性差,并在使用 PEEP 后进一步受影响。因此在胸腔手术中应用必须全面结合临床,并对参数的临床价值作出准确的估计。在肺动脉飘浮导管监测中可进行混合静脉血氧饱和度($S_{\bar{v}}O_2$)测定,$S_{\bar{v}}O_2$正常值在65%~77%,增加或减少10%,在临床上有显著意义。导致$S_{\bar{v}}O_2$下降的因素有心排血量下降、氧消耗增加、血红蛋白浓度下降,对进一步了解组织的氧摄取和消耗有一定的临床意义。

二、麻醉实施

剖胸引起的呼吸循环扰乱,其有效的解决方法是气管内插管及应用肌松药进行控制呼吸,所以一般胸外科麻醉均采用全麻。但巨大纵隔肿瘤、气管肿瘤、气道有明显梗阻的患者,麻醉诱导时应用肌松药后可引起面罩通气困难,宜保留自主呼吸,选用清醒插管。

为方便手术操作、保护肺功能,胸内手术多采用肺隔离技术。使用双腔气管导管在肺隔离中是标准技术,支气管阻塞技术也可作为备选方案。肺隔离具体操作技术详见第三十六章。

全麻都采用联合用药,如丙泊酚、咪达唑仑、依托咪酯、瑞芬太尼、舒芬太尼等药。气道高反应、胸部创伤、急性出血行急诊剖胸患者宜选用依托咪酯、氯胺酮等。老年患者诱导,可采用丙泊酚TCI,从低靶控浓度开始分级诱导。强效吸入麻醉药可降低气道反应引起的支气管痉挛的发生,但是在单肺通气时,吸入麻醉浓度不易过高(<1 MAC),以防止低氧血症的发生。因此,静吸复合麻醉是目前在胸外科手术麻醉中最常用的方法。术中肌松药的使用,以中、短效肌松药为主,目前以选用维库溴铵、罗库溴铵和顺阿曲库铵为多。为做好合理正确地用药,长时间手术应加强肌松药监测。

全麻复合硬膜外或椎旁神经阻滞在一些医院也常规开展,其优点是结合了全麻和硬膜外或椎旁神经阻滞各自的优势,减少各自的并发症风险,减轻手术创伤导致的应激反应,提供术后更好的镇痛,改善呼吸功能,降低术后肺部并发症的发生率。

目前胸腔镜手术广泛开展,胸腔镜胸壁穿刺部位一般位于第4和第7肋间隙,阻滞麻醉平面需达到$T_{2\sim10}$,因此硬膜外阻滞穿刺间隙选择宜$T_{7\sim8}$或$T_{8\sim9}$。向头端置管3~4 cm,给予2%利多卡因2 ml后,过5 min观察麻醉平面,无异常者可分两次注入0.5%罗哌卡因各3~4 ml(即总量为6~8 ml)。静脉镇静与镇痛治疗采用静脉持续输注或TCI模式,维持BIS值在55~65,根据各种治疗操作、手术部位与进程对镇静或镇痛的需求不同,适当调整与平衡镇静或镇痛程度。迷走神经局部阻滞由手术医师实施,经术野对食管旁迷走神经干(左右两侧解剖略有不同)进行阻滞。方法为迷走神经干旁黏膜下局部注射2% 利多卡因2~3 ml,可阻断刺激迷走引起的心率减慢等不良反应。期间循环、呼吸管理尤显重要。

三、术中管理

(一) 气道管理 保证气道通畅是胸腔手术麻醉最重要的环节,以达到足够的氧供及良好的CO_2排出。术前有大量脓痰者,在手术当天早晨再进行充分的体位引流,并有效排痰,其后肌注东莨菪碱以减少气管分泌物。有大咯血者应在诱导前尽量使咯血终止,并抓紧在短暂的气道通畅间隙进行麻醉诱导和气管插管,以防诱导时气道出血而发生窒息危险。在插管操作之前,可静注利多卡因1~2 mg/kg,以预防反射性支气管痉挛。切肺断离气管或支气管前,应充分吸痰,以免在气道开放后,痰液进入术野。吸痰时间≤20 s,并观察SpO_2改变。在气管、支气管吻合后,要充分吸引流入气管、支气管内的血液。整个围术期麻醉医师需要与手术医师密切交流,必要时外科医师可协助调整导管位置,在手术的重要步骤可暂停呼吸以保证手术进行。

(二) 循环管理 剖胸后,由于胸腔负压消失,影响静脉回流,血压略下降10~20 mmHg,一般均能自行代偿。肺门周围操作、冷盐水刺激可引起心律失常;术中牵拉压迫或纱布填塞过紧都可机械性地影响心肌舒缩,从而导致低血压;巨大纵隔肿瘤在游离时可造成上腔静脉回流受阻,造成面色暗红、眼压过高、颈部肿大等上腔静脉综合征现象。食管癌根治术,在游离食管时,也可能影响上腔静脉回流而引起低血压。

术中失血量估计很重要。一般采用计重法,出入量平衡是循环稳定的关键。中心静脉压监测是重要的输血、输液的依据。中心静脉输液,为术中大出血和及时补充容量提供了方便。在大量输血时应做到用温血、补钙和纠正酸中毒等,必要时可给予去甲肾上腺素等血管活性药物以维持血流动力学稳定。

(三) 关胸 关胸前应将萎陷侧的肺完全膨胀,在缝合胸壁时,肺的膨胀要小,以免缝针刺破肺。关胸完毕,应再次膨肺,直至水封瓶压力呈负压。

(四) 保持体温 胸内手术保持体温十分重要,开胸可致一侧胸腔失去热量,小儿、老年患者尤其显著。所以使用主动加温毯或保温毯、维持合理的手术室温度、输注加热的液体等措施,均有助于减少热量损失、维持患者体温。

(五) 液体管理 虽然目前对使用的液体种类、数量、方法还没有统一的标准,但就已有的文献资料,一般认为:胸内手术液体正平衡≤20 ml/kg;对于一般成年患者,晶体液要控制在<3 L/24 h;肺切除手术不需要补充第三间隙的液体损失量,要保证>0.5 ml/(kg·h)的尿量。

第四节 术后管理

一、苏醒期管理

手术结束后，待患者清醒、安静、血压稳定、潮气量和动脉血气基本正常后拔除气管导管。如患者有早期低氧血症，则在返回病室途中，常规给予氧治疗。下列患者应考虑更换双腔气管导管为单腔气管导管或延迟拔管：① 术前肺功能严重减退者。② 合并冠心病。③ 重症肌无力。④ 年龄>70 岁，在 $F_IO_2=1.0$ 时 SpO_2<90%～92%。⑤ 术中大出血、休克。⑥ 病态肥胖患者。

留置气管导管者，送外科重症监护室(SICU)持续呼吸和循环监护。运送过程中应吸氧，用简易呼吸囊人工或呼吸机支持呼吸，并监测 SpO_2。SICU 中可选用 CPAP 或 SIMV 模式支持呼吸功能。一般维持术后 6～24 h，根据血气分析决定拔管与否。术后发生呼吸衰竭者，需要较长时间使用呼吸机支持呼吸。

二、心律失常

心律失常是胸科手术围术期常见的并发症，其中房颤的发生率可达 12%～44%，好发于术后第 2～3 日。对肺切除范围大(全肺>双叶>单叶>楔形)、手术时间长、有心包炎、男性、高龄(>70 岁)、既往有充血性心衰史、有心律失常病史、伴有肺部并发症、术后疼痛严重的患者而言需要格外注意。

胸科手术期间常发生心律失常，采取预防策略优于发生后的对症治疗。预防策略包括：术前使用β阻滞剂的患者术后应继续使用，术前未使用β阻滞剂的患者术后使用地尔硫䓬、镁剂，避免围术期低血压、心动过缓、肺水肿等。发生心律失常时，如房颤患者血流动力学稳定的患者以药物控制，血流动力学不稳定的新发房颤患者推荐立即电复律。

三、术后镇痛

剖胸术后伤口疼痛剧烈，不仅增加患者痛苦、影响肺通气功能，而且影响病情的转归。30%的术后急性疼痛可能会转换为慢性疼痛，严重影响患者术后的生活质量。因此，满意的镇痛不仅可解除患者的痛苦，也是改善患者的呼吸功能、增加通气量及有利于咳嗽排痰、减少术后肺部并发症、促进患者早日康复的重要措施。

(一) 自控静脉镇痛 阿片类药物镇痛技术已被广泛接受，但用药量要个体化；尤其是老年患者，要适当控制药量，加强术后访视，以免产生过度镇静或呼吸抑制。自控静脉镇痛(PCA)借助一种特殊的给药装置(PCA 泵)，在医师设定的范围内，患者按需自己调控给药的剂量和时机，从而达到用药个体化的目的，由此也提高了用药的安全性及有效性。但不容忽视 PCA 的不良反应。

(二) 非甾体消炎药 全身应用的非阿片类药物主要包括非甾体消炎药(NSAIDS)，可分为 COX-1 和 COX-2 抑制剂。作为其他给药方式的重要补充，可以提高疗效及减少不良反应。其镇痛机制在于抑制外周前列腺素的合成。NSAIDS 单独应用可有效缓解轻、中度疼痛，但对剖胸等大手术后的镇痛则被嫌不足，故可作为辅助镇痛手段。根据笔者经验，诱导后及苏醒期分别给予 50 mg 氟比洛芬酯，可以减少术后阿片类药物用量及不良反应，增强镇痛效果，特别是对剖胸术后的单侧肩关节或上臂的镇痛效果更佳。由于 COX-1 抑制剂对前列腺素的抑制是非特异性的，也抑制了正常生理作用的前列腺素，可能导致胃肠道副作用、血小板功能障碍和肾功能损害等，宜加强观察和处理。

(三) 胸段硬膜外镇痛 一般于麻醉前给患者置入硬膜外导管，并给予试验剂量的局麻药以确定阻滞平面。术中可用于麻醉，术后可用于镇痛。大量研究表明：硬膜外镇痛可有效缓解剖胸术后切口部位及内脏的疼痛，有利于患者生理功能的恢复。硬膜外联合用药最常用的药物是阿片类药物复合局麻药。联合用药可产生协同镇痛作用，并有利于患者肺功能的恢复。其可能的机制是：阿片类镇痛药通过与脊髓后角的阿片受体结合产生镇痛作用，而局麻药可直接阻断经脊神经根传入的疼痛信息，可有效阻断交感链，阻断伤害性刺激的传入，有效控制术后应激反应。硬膜外自控镇痛(PCEA)是硬膜外镇痛的特殊形式，体现了“按需给药”的思想，综合了硬膜外镇痛与 PCA 给药方式的优点。应用于剖胸术后，镇痛效果令人满意。虽然硬膜外镇痛对剖胸术后患者的镇痛是满意的，但有可能发生体位性低血压、皮肤瘙痒、恶心呕吐、呼吸抑制等并发症，临床上应引起注意。

(四) 肋间神经阻滞 切口局限于胸部的患者，关胸前于切口上下两个肋间神经血管束部位和引流管周围各注射局麻药 4～5 ml，或在创口内沿肋间神经置入硬膜外导管行连续肋间神经阻滞(INB)(常用 0.125%～0.15%布比卡因+1∶200 000 肾上腺素 3～5 ml)，可有效减轻切口疼痛。文献报道表明：实施 INB 后，阿片类药的需求量减少，VAS 评分却明显低于对照组，术后 5 d 内肺活量(VC)、用力呼气量(FEV)及呼气流量峰值(PEF)均明显高于对照组。但也有报道：其有效镇痛时间短，效果欠佳，原因可能与其不能阻断内脏疼痛及膈肌反射到同侧肩部的疼痛有关。

(五)胸膜间阻滞 胸膜间阻滞(IPB)于手术结束前，患者被置于侧卧位，在第8肋间隙后正中线旁开8～10 cm处，持带有斜面的16 G Tuohy穿刺针在下一肋骨上缘进针，使穿刺针与皮肤呈30°～40°角。当针尖穿过肋间膜时接上无菌玻璃注射器，继续进针突破壁层胸膜时，由于胸膜腔的负压作用，针栓向前推进一段距离，将注射器取下，置入硬膜外导管，回吸无血、无气可注药。导管可直接缝至皮肤上或通过皮下隧道固定。判断针尖是否进入胸膜腔可采用悬滴法、盐水吸入法、空气吸入法等，所有这些方法均基于胸膜腔负压。阻力消失法也曾被用于判断是否进入胸膜腔，但可能出现较高危险的并发症，因为阻力在肋间隙、胸膜腔、肺三处均可消失，因而气胸发生率增加。注药可采取间断给药和持续给药，间断给药可每隔至少6 h给予0.5%布比卡因20 ml，持续给药速度为0.25%或0.5%布比卡因0.5～1.0 ml/(kg·h)，负荷剂量为0.5%布比卡因20 ml。机制可能为局麻药经渗透通过胸膜腔、胸膜下间隙和薄弱的肌肉而浸润肋间神经，从而使其得到阻滞。研究肯定其镇痛效果，并认为其有助于术后肺功能的恢复。文献报道给药后VAS评分明显降低，FVC、FEV、PF及FEF均显著升高，吗啡需求量明显减少。但由于胸内手术疼痛的部分原因是因刺激膈肌或牵拉肩胛骨所致，加之药液可能随引流丢失，因此，也有报道显示其镇痛效果欠佳。另外，局麻药经胸膜腔吸收迅速，血药浓度可能过高，达到中毒水平。

(六)椎旁阻滞 椎旁阻滞(PVB)以棘突旁开2.5～3.0 cm为穿刺点，局麻下用16 G或18 G硬膜外穿刺针穿刺，先垂直进针，针尖触及横突后再向头侧与皮肤呈45°～90°角穿刺，出现阻力消失感后回吸观察有无气体及血液，注气或注液无阻力即可判断为进入椎旁间隙，置入硬膜外导管1～3 cm后退针，固定。回吸无血，一次注入0.5%布比卡因15 ml，在椎旁间隙置管注入局麻药，可获得确切而广泛的肋间神经阻滞效果，适用于胸壁后外侧切口镇痛。研究表明：椎旁阻滞与硬膜外阻滞比较，低血压、尿潴留、恶心呕吐的发生率低，并且对肺功能影响小。对凝血功能障碍者、不能施行硬膜外操作及血流动力学不稳定的患者尤为适用。

尽管目前剖胸术后的镇痛方法不少，但确切兼备镇痛有效、安全、便捷并明显有助于术后肺功能改善的方法尚不确切。在临床实践中，联合使用全身及区域镇痛方法，发挥各自优势，以最大限度地减少患者术后痛苦，促进患者尽快康复。

第五节 特殊患者围术期处理

一、胸壁手术麻醉

胸壁手术的部位包括胸壁的各层组织，即皮肤、皮下组织、肋骨、肋间肌和局部的血管与神经，乳房也属于胸壁手术的范围。胸壁手术部位虽在胸腔外，但常由于病变或手术而进入胸腔，可发生气胸而造成呼吸循环紊乱。麻醉时应考虑发生气胸的可能性。

胸壁小的肿瘤手术可在局麻下进行手术切除，较大手术如肋软骨瘤切除可在硬膜外阻滞或全麻下进行。乳房肿瘤手术的麻醉：① 乳房局部良性肿瘤切除或组织活检可采用局麻或监测下静脉麻醉镇痛技术。② 单纯乳房切除或乳腺癌根治术的麻醉方法选择应依据患者体质、体型、对麻醉舒适度的要求等因素综合考虑，可选择硬膜外阻滞或全麻或全麻复合硬膜外阻滞。硬膜外穿刺多选用$T_{2\sim3}$向头端置管，因阻滞平面高，故必须谨防呼吸抑制，可选用低浓度局麻药阻滞感觉神经，而对运动神经阻滞较轻。常用1%利多卡因、0.25%布比卡因或0.25%罗哌卡因。但即使用较低浓度的利多卡因或布比卡因，因肋间肌麻痹影响呼吸功能，在不吸氧的情况下，氧饱和度常有下降，故在麻醉期间必须吸氧，同时还需注意自主呼吸的幅度。如果呼吸抑制明显，那是因为吸氧下SpO_2可正常，可能已存在CO_2潴留，此时应给予辅助呼吸。丁卡因对运动神经阻滞作用较强，不宜选用。近年来，乳腺癌根治手术更多倾向于选用全麻。

二、支气管胸膜瘘

支气管胸膜瘘是指支气管与胸膜腔之间发生异常交通，常见于肺切除或胸部创伤后。支气管胸膜瘘在全肺切除后比其他肺部手术的发生率高。麻醉的难度是正压通气后引起健肺污染及漏气，肺泡通气量减少导致CO_2潴留和产生张力性气胸。麻醉处理要点为：① 瘘口较大，一般情况差，开放引流手术应在局麻下进行，面罩给氧辅以少量镇静药，取坐位或半卧位，以防窒息、缺氧。② 如施行瘘修补肌肉填塞手术，较为稳妥的方法是用静脉镇静保留自主呼吸下，气道内用利多卡因局部喷雾，插入双腔气管导管。一旦精确定位，则可从患侧支气管腔中吸出脓痰。可使用肌松药对健侧肺行机械通气；不能钳夹术前已放置的胸腔引流管，以免正压通气后引起张力性气胸。③ 支气管胸膜瘘小、漏气少的病例，可在全麻下使用单腔气管插管，但存在健侧污染及发生张力性气胸之可能。④ 机械通气应用小潮气量，适当增加呼吸频率，限制气道压力，减少漏气，必要时选用高频通气。

三、肺大泡

肺大泡系由肺组织结构不良造成，其空腔壁由脏层胸膜、结缔组织或肺组织构成。考虑外科手术患者，往往因气急而丧失劳动力，呼吸储备功能低下。麻醉应注意：① $F_IO_2=1.0$。② 由于氧化亚氮可引起体内任何气体容积扩张而导致肺大泡破裂，故不主张使用。③ 可在全麻下插入双腔气管导管，由于正压通气可能引起大泡进一步扩张甚至破裂，从而发生张力性气胸，所以必须进行严密监测。双肺通气时，应控制气道压力，用潮气量小（5～6 ml/kg）和呼吸频率较快的呼吸支持方式，气道压力不宜＞20 cmH_2O；也可在健肺（如果没有肺大泡）进行机械通气。④ 如开胸并已施行正压通气，必须警惕张力性气胸发生的可能性。⑤ 高频通气技术被用于肺大泡患者有一定的优点。⑥ 肺大泡结扎切除后，虽然可使既往不被利用的肺组织得到利用，改善呼吸功能，但术后有些患者需更换为单腔气管导管适当支持呼吸，所用 PEEP 水平必须降至最低限度。

四、肺气肿

肺气肿是慢性阻塞性肺疾患（COPD）的一种。目前常规的治疗方法以内科及功能锻炼为主，但对终末期患者疗效不佳。1957 年 Brantigan 等人首次报道对肺气肿患者施行肺减容术（LVRS），但由于死亡率高达 16%，未被广泛接受。1995 年 Cooper 再次报道以肺减容术来缓解肺气肿引起的呼吸困难，手术取得显著疗效，使其成为胸外科手术中的新热点。

接受肺减容术的患者必须是肺功能重度减退，活动能力明显受限，内科保守治疗无效，但尚未达到肺移植的标准。目前认为，具备下述条件的患者可以考虑接受肺减容术：① 被确诊为肺气肿，且活动能力明显受限。② 年龄在 75 岁以下。③ FEV_1 为预计值的 30%～50%。④ RV 大于预计值的 200%～250%。⑤ 胸片见明显的肺过度充气，CT 与同位素显像示病变分布不均匀。下列情况的患者进行肺减容术预后较差：① 年龄在 75 岁以上。② 合并哮喘、支气管扩张或严重慢性支气管炎等气道病变。③ 合并其他严重的系统性疾病，如恶性肿瘤、心脏病、肝、肾功能不全等。④ FEV_1 低于预计值的 15%。⑤ $F_IO_2=0.21$ 时，$PaCO_2$＞55 mmHg。⑥ 肺动脉平均压＞35 mmHg。因此，术前必须经过全面临床和实验室检查，包括肺功能、动脉血气分析、胸片、CT 及同位素肺灌注等影像学检查。

肺减容术分为两类：一为经正中切口开胸行同期双侧手术，以切割器切除病变；另一为经胸腔镜行单侧或分期双侧手术，以激光或切割器切除病肺组织。一般切除占肺容量的 20%～30%病变最严重的肺组织。Brantigan 认为通过减少肺容量可以增加肺弹性回缩力，并降低气道阻力，从而改善胸壁和膈肌活动、改善肺功能。

（一）术前准备　术前准备包括：① 原存 COPD 疾病及伴发疾病的治疗。② 抗生素预防及控制肺部感染。③ 禁烟。④ 肺功能物理康复治疗。

术前用药要慎用阿片类药物，剂量要小；禁用吗啡类药物，以免抑制呼吸，加重呼吸衰竭。酌情给予支气管扩张药和面罩吸氧。对术前使用激素治疗的患者应给予氢化可的松。如果需要预防术后血栓形成，可给予肝素 5 000 U，皮下注射，以后每 12 h 1 次，直到患者术后起床活动。术中除常规监测外，宜选用肺动脉导管，以监测肺动脉压力及围术期合理的治疗方案的建立。

（二）麻醉处理　麻醉诱导前供氧要充分，以提高机体氧储备，麻醉用药量要得当。为使患者及早清醒和拔除气管导管，应避免使用过量阿片类镇痛药，且应进行肌松监测。已使用氨茶碱的患者宜使用异氟烷、七氟烷等吸入麻醉药。麻醉中要注意维持血流动力学稳定，加强中心静脉压监测，合理掌握输液量。

为便于手术操作，需行单肺通气（OLV）时，为了避免肺过度充盈和气压伤，应以较小的潮气量、延长呼气时间的模式进行通气。最佳通气模式以通气侧肺的潮气量在 6 ml/kg 左右为佳。近年来主张进行容许性高碳酸血症通气治疗，通过机械通气给氧，能够在存在血高 CO_2 分压的情况下纠正低氧血症，而不会发生呼吸衰竭。因此，在 OLV 中一旦发生低氧血症，便应提高吸入气氧分数（F_IO_2），对非通气肺行 CPAP。对健肺行 PEEP，因为 PEEP 使 FRC 增加，可预防呼气末气道及肺泡萎缩，使肺顺应性增加，通气侧肺气体弥散增加，使氧合增加；然而 PEEP 过度，会使心排血量减少、肺内分流增加、PaO_2 下降。所以，建议在 OLV 时应用等于 $PEEP_i$（本身的内源性 PEEP）的 PEEP 为最佳 PEEP。

术中应监测 BP、HR、ECG、SpO_2、$P_{ET}CO_2$、IBP、CVP 等，对心肺功能差者可插入 Swan-Ganz 导管持续监测肺动脉压、右房压和心排血量。值得注意的是，OLV 期间 SpO_2 偏低的发生率达 10%～20%，SpO_2 监测效果时常有误，术中可多次进行血气分析，以早期发现低氧血症并采取措施。

经严格选择的患者，一般均可在术后早期顺利拔除气管导管，无需长期辅助呼吸。Cooper 报道 150 例行双侧肺减容术，切除 20%～30%肺容量，除 1 例外其余均在手术结束时拔除气管导管，90 d 死亡率为 4%。术后主要并发症是肺切缘粗糙面漏气。尽早拔除气管导管可以减少持续肺漏气和肺气压伤发生。拔管前 SpO_2 在辅助呼吸或自主呼吸下应恢复至正常范围，尽量减少因咳嗽而造成的气压伤。该手术围术期的主要死亡原因是呼吸衰竭，所以拔管前应严密监测呼吸功能。用 IPPV 和 CPAP 可增加 FRC，但会使肺气肿加重，促进气压伤的发生。近年来有人主张对与 COPD 有关的呼吸衰竭，尤其对伴有高碳酸血症的急性呼吸衰竭可采用鼻式或口鼻式面罩无创性正压机械通气(NPPV)，疗效最好。因此，术后应尽可能早期脱离呼吸机以恢复自主呼吸，并进行有效的镇痛和深呼吸训练，以利于肺功能的恢复。

五、超声支气管镜细针穿刺活检

超声支气管镜(EBUS)是一种在支气管镜前端安装超声探头的设备，结合专用的吸引活检针，可在实时超声引导下行经支气管针吸活检(TBNA)、搭载的电子凸阵扫描的彩色能量多普勒，同时可帮助确认血管的位置，防止误穿血管。目前，超声支气管镜细针穿刺活检(EBUS－TBNA)的应用范围包括：① 肺癌的淋巴结分期。② 肺内肿瘤的诊断。③ 不明原因的肺门及纵隔淋巴结肿大的诊断。④ 纵隔肿瘤的诊断。行 EBUS－TBNA 检查时，麻醉方法主要有以下两种：局部表面麻醉联合镇静，基本同常规纤维支气管镜检查，多数学者采用此方法；全麻，经气管内插管或喉罩进行操作。两种不同的麻醉方法对 EBUS－TBNA 的检查时间及检查结果无明显影响。

六、重症肌无力

(一) 病情特点 重症肌无力(myasthenia gravis，MG)是一种以神经肌肉接头部位传导障碍为特点的自身免疫性疾病。研究发现，多数 MG 患者神经肌肉接头处突触后膜上的乙酰胆碱受体(AChR)数目减少，受体部位存在抗 AChR 抗体，突触后膜上有 IgG 和 C3 复合物的沉积，现认为血清中的抗 AChR 抗体的增高和突触后膜上的沉积所引起的有效的 AChR 数目的减少，是发病的主要原因。MG 在普通人群中的发病率很低(0.5/10 万～5/10 万)；我国有此类患者约 60 万人，发病年龄明显低于国外。女性多见，男女比例为 2∶3；并且女性患者较男性的发病年龄低，女性在 20～30 岁发病最多，男性则在 50 岁以上发病最多。

1. 病变部位 主要病变在神经肌肉接头突触后膜上的 ACh 减少。约 70%的 MG 患者存在胸腺异常，其中 10%～15%合并胸腺瘤，50%～60%合并胸腺肥大及淋巴滤泡增生，切除胸腺后有 75%的患者病情明显改善。因此，胸腺在 MG 的发病中起重要作用。

2. 临床征象 MG 患者表现为部分或全身骨骼肌易疲劳，波动性肌无力(发作-缓解)，活动后加重、休息后减轻和晨轻暮重的特点，其体格检查可无其他神经系统体征，低频重复电刺激的波幅递减，胆碱酯酶抑制药治疗有效和对箭毒类药物超敏感等药理学特点，以及血清 AChR 抗体增高等。其临床特点：① 首先眼肌受累，儿童占 100%，成人占 90%，一侧或双侧眼外肌乏力、麻痹，出现眼睑下垂和复视，晨轻暮重，约 25%可自行缓解。② 面肌受累，表情淡漠，闭眼启齿困难。③ 咽喉、腭、舌肌受累，出现吞咽困难、呛咳无力，发音障碍，口腔内潴留分泌物。④ 颈部肌肉受累，表现为屈颈、抬头困难。⑤ 肢体肌肉受累，四肢无力，偶见肌萎缩。感染或外伤可诱发肌无力危象，即指肌无力症状突然加重，特别是呼吸肌(包括膈肌、肋间肌)及咽喉肌的严重无力，导致呼吸困难，如不及时给予人工呼吸支持会造成死亡。肌无力危象多在重型肌无力的基础上诱发，伴有胸腺瘤者更易发生危象。

(二) 重症肌无力的治疗

1. 抗胆碱酯酶药的应用 其作用机制，是通过抗胆碱酯酶药抑制胆碱酯酶活性，使 ACh 与受体结合的时间延长，从而缓解肌无力症状。常用药物：① 新斯的明，口服 15 mg，肌注 1.5 mg。② 溴吡斯的明，口服 60 mg，肌注或静注 2 mg。作用时间较长(3～6 h)，毒蕈碱样不良反应比新斯的明明显减轻。③ 安贝氯铵，5～10 mg 口服。④ 依可碘酯是最强的抗胆碱酯酶药，对严重型肌无力特别有效。

抗胆碱酯酶的使用如过量，可引起“胆碱能危象”，表现为腹痛、腹泻、口腔分泌物增多、心动过缓、出汗、瞳孔缩小、失眠、抽搐等，可肌注阿托品 0.3～0.6 mg 治疗，每日 2～3 次。

2. 免疫抑制药 常用肾上腺皮质激素治疗，如泼尼松，其用法为递减和渐增两种：① 递减用药法。初量泼尼松 100～200 mg，口服，隔日 1 次或地塞米松 10～15 mg 每日静脉滴注 1 次，待起效病情稳定一段时间后，开始减量。本法起效快，但有肌无力加重的过程，需做好气管内插管、气管切开和辅助呼吸等准备。② 渐增用药法。适用于轻症患者，泼尼松 10～20 mg/日口服，每周增加剂量 1 倍，直至达到 70～100 mg 时，改为隔日口服 1 次。激素方法起效后，抗胆碱酯药应逐渐减量至停止。同时，须注意服用激素引起的不良反应。

3. 胸腺切除治疗 约 70%的重症肌无力患者于胸腺切除后症状得到显著改善。手术可能去除了启动自身免疫的胸腺肌样细胞表面的乙酰胆碱受体抗原(AChR－Ag)和胸腺生发中心 AChR－Ag 致敏的 T 细胞和分泌 AChR－Ab 的 B 细胞；切除了胸腺素的来源及可能异位脂肪组织的胸腺。

4. 血浆置换治疗 即输入正常人的新鲜血浆，置换患者带有抗 AChR 抗体的血浆，可治疗重症肌无力，每周 1～2 次，每次置换 2 000 ml，5～7 次为一疗程。

5. 肌无力危象的治疗　重症肌无力危象为 MG 患者因病情加重致呼吸衰竭而必须行机械辅助呼吸的状态，是严重威胁生命的并发症，5%～20%的 MG 患者可发生重症肌无力危象。治疗：① 保持呼吸道通畅，维持有效呼吸支持(气管插管、机械通气)。② 先肌注新斯的明 1 mg，然后根据病情，每隔 0.5～1 h 注射 0.5～1 mg。少量多次用药可以避免发生胆碱能危象。如果经治疗肌无力症状不能减轻反而加重，则提示可能已发生胆碱能危象。胆碱能危象是指胆碱酯酶抑制药应用过量，使乙酰胆碱免于水解，在突触积聚过多，表现为胆碱能毒性反应：肌无力加重、肌束震颤(烟碱样反应，终板膜过度除极化)；瞳孔缩小(自然光线下直径<2 mm)、出汗、唾液增多(毒蕈碱样反应)、头痛、精神紧张(中枢神经反应)。若注射依酚氯铵后症状不见好转，反而加重，应立即停用胆碱酯酶抑制药，静注阿托品 1～2 mg。对反拗性危象(即对胆碱酯酶抑制药暂时失效，加大剂量无济于事)，宜停止以上用药，静注地塞米松 50 mg 或甲泼尼松龙 500 mg，每日 1 次，连续 6 d，可使肌肉运动终板功能恢复，恢复后再重新确定胆碱酯酶抑制药用量。如果情况稳定而肌无力无好转，可用大剂量激素治疗。泼尼松100～120 mg隔日 1 次；或地塞米松 10～15 mg 静脉滴注；或甲泼尼龙 500 mg 静注。③ 症状好转后改为口服。

6. 治疗注意事项　① 禁忌使用影响神经肌肉接头的任何药物，如箭毒类药，奎宁、新霉素、链霉素、多黏菌素、卡那霉素、万古霉素等氨基苷类抗生素。② 禁用或慎用对呼吸有抑制作用的药物如吗啡、哌替啶等。③ 禁用抑制乙酰胆碱的药物如四环素类的抗生素。

(三) 麻醉前准备　了解病情、类型及其治疗用药的种类、剂量、效果，以及是否有肌无力危象。手术当天早晨服用维持剂量的抗胆碱酯酶药。禁忌在无监测下应用阿片类药物及其他镇静药，以免呼吸抑制。准备术后实施机械通气的设备。

(四) 麻醉管理

1. 麻醉诱导　镇静药和镇痛药可选用丙泊酚、咪达唑仑和芬太尼或瑞芬太尼。关键问题是肌松药的选用，有报道 MG 患者琥珀胆碱的 ED_{50} 和 ED_{95} 分别是正常人的 2 倍和 2.6 倍，尽管患者对琥珀胆碱表现为抵抗，但也有表现敏感的，可能与术前抗胆碱酯酶药治疗导致琥珀胆碱水解率降低有关。以往重症肌无力全麻诱导常使用琥珀胆碱，但鉴于琥珀胆碱的不良反应，目前多数选用小剂量非去极化肌松药，不过由于 MG 患者对非去极化肌松药敏感，故一般为常规剂量的 1/20～1/10。维库溴铵的 ED_{95} 小于正常人的 2.5 倍，如减少非去极化肌松药的剂量，则其恢复时间与正常人相似。由于此类患者对肌松药反应异常，应在肌松药监测下使用小剂量非去极化肌松药，首次剂量可减少1/2～2/3，并监测其阻滞效应，以指导术中肌松药的追加剂量，并估计术后早期的肌松药的残余阻滞作用。可以选用顺阿曲库铵、罗库溴铵或维库溴铵。近年报道全麻诱导应用七氟烷、丙泊酚和瑞芬太尼，即使不用肌松药也可完成气管插管。

2. 麻醉维持　可选用吸入麻醉(异氟烷或七氟烷或地氟烷)，或静脉麻醉(全静脉麻醉)，静脉丙泊酚、瑞芬太尼靶控输注麻醉可达到术后快速恢复的效果。因吸入麻醉药具有一定的肌肉松弛作用，可减少或免用肌松药。

3. 术中监测　应常规监测 ECG、SpO_2、无创血压(NIBP)、$P_{ET}CO_2$、有创动脉压(IBP)、中心静脉压(CVP)、肌松监测。其他监测包括血气分析、脑双频指数(BIS)等。

4. 呼吸管理　依据手术径路决定呼吸管理的方式，颈部径路或胸骨正中切口选用单腔气管插管，双肺通气。如选用侧胸径路或采用胸腔镜因需行肺隔离技术，可采用双腔气管插管或在单腔气管插管后应用支气管阻塞导管行肺隔离，实施单肺通气。后者的有利之处是：在术后需要继续辅助通气时，只要拔除支气管阻塞导管即可，而无需再更换气管导管；前者则需要将双腔气管导管拔除后再插入单腔气管导管。

5. 麻醉苏醒期的管理　手术结束后待患者完全清醒，肌松药作用完全消退，潮气量和呼吸频率恢复满意，SpO_2>95%和 $P_{ET}CO_2$<45 mmHg，血气分析结果在正常范围，可在手术后早期拔除气管导管。但拔管后严密观察和持续监测呼吸幅度，注意患者的主诉，防治术后早期肌力恢复又逐渐减弱至无法维持基本通气量，会发生重症肌无力危象。尤其对存在下列情况的患者需倍加注意：① 肌无力的病程>6 年者。② 除肌无力症状外，并存其他慢性阻塞性肺疾病。③ 术前 48 h内溴吡斯的明的剂量>750 mg 者。④ 术前肺活量<2.9 L 者。一旦出现通气不足应及时给予呼吸支持。

(五) 术后处理　患者术后入监护室，除了常规生命体征监测外，应用肌松监测仪监测肌力恢复情况，如有轻度呼吸抑制可使用新斯的明拮抗，也可用依酚氯铵拮抗，其作用开始迅速，效果良好。对于潜在加重肌无力症状的术后治疗药物应避免，尤其是抗生素的选择应格外注意。

术后 48～72 h 常会出现重症肌无力危象。由于大多数重症肌无力患者抗胆碱酯酶药物治疗量和中毒量十分接近，故在严密观察危象发生的同时，应及时正确地鉴别用药的过量或不足(表 34-2)，选用适宜的治疗，必要时进行血浆置换。

对呼吸功能不全的患者，进行积极有效的机械通气和呼吸支持，挽救患者生命。

表 34-2 重症肌无力危象与抗胆碱酯酶危象的鉴别

	重症肌无力危象	抗胆碱酯酶危象
原因	抗胆碱剂量(新斯的明)不足	抗胆碱剂量过多
瞳孔	无变化或略大	明显缩小
分泌物	不多,痰少,舌喉干燥	眼泪、唾液、呼吸道分泌物增多
肌束颤动	(—)	(+)
腹痛及肠鸣音	无腹部胀气	有,亢进
心率	加快	减慢
TENSILÓN 试验*	(+)	(—)
Atropine 试验	(—)	症状缓解

注:*依酚氯铵(腾喜龙,TENSILÓN)10 mg 加入 0.9% N.S. 10 ml 内,每分钟静注 2 ml 直到症状好转[呼吸及吞咽增强(+)或减弱(—)]。

七、纵隔肿瘤手术

纵隔分上、下、前、中、后五部分,上纵隔有甲状腺瘤、胸腺瘤;前纵隔易发生畸胎瘤和囊肿;中纵隔有支气管囊肿、心包囊肿、淋巴肉瘤等;后纵隔多为神经源性肿瘤。

纵隔肿瘤均在全麻下手术,除遵循胸内手术的一般原则外,对前纵隔及上纵隔肿瘤术前访视时要特别注意有无压迫气管和胸部大血管,根据X线和CT片确定气管狭窄、移位程度。检查有无颈静脉回流障碍和胸部大血管压迫症状,有无头、面部水肿,发绀,以及静脉怒张,并估计循环受损程度。某些胸腺肿瘤患者伴有重症肌无力,应按重症肌无力患者处理,后纵隔肿瘤多为神经源性,常无明显压迫症状。

对于有气道压迫、呼吸困难患者,应根据气管受压程度来准备不同型号的导管。可在自主呼吸下吸入七氟烷麻醉诱导,也可采用局部咽喉表面麻醉及环甲膜穿刺注入2%利多卡因2 ml,充分吸氧后在清醒状态下气管插管。需要注意的是:必须使气管导管插过气管受压部位,如为一侧支气管受压,可选用双腔气管导管,将导管插入未受压一侧以保证一侧肺通气。气管插管后,气管或大血管受压仍较严重时,应尽快开胸,手术医师将瘤体托起,以减轻压迫症状,改善呼吸和循环功能。如术中肿瘤粘连、分离困难,有可能损伤上腔静脉或肺动脉而引起大出血,麻醉时要做好充分准备,要保证静脉通畅。

手术完毕,应待患者完全清醒和通气量正常后才可考虑拔除气管导管,如拔管后有气管塌陷,应再次插入气管导管。必要时应紧急行气管造口术。

八、食管手术麻醉

食管手术以食管癌为多见,其他有贲门失弛缓症、食管裂孔疝等。其麻醉要点包括:① 术前有消瘦、贫血、低蛋白血症、脱水和电解质紊乱,术前应尽可能纠正。② 均采用气管内全麻,若病情允许也可应用气管内全麻联合硬膜外阻滞或椎旁阻滞,麻醉诱导时要注意预防误吸。③ 为方便手术操作及避免手术操作对手术侧肺的机械损伤,常采用双腔气管导管或支气管阻塞导管行单肺通气,按单肺通气常规加强呼吸管理。但手术游离食管分离病变时可能损伤对侧胸膜,发生张力性气胸,造成呼吸循环严重扰乱,因此术中应严密观察,必要时可张肺后缝合胸膜裂口。④ 食管手术过程中应根据手术医师的要求调整胃管位置,吸出胃内气体及液体,要防止切断食管时将胃管切断。关胸、张肺后接密封引流并作持续胸腔负压引流。⑤ 加强围术期液体监测和治疗,避免发生输液不足或负荷过多。同时也需密切注意调节电解质和酸碱失衡,手术结束后应常规适行血气分析,尤其是纠正术毕时的酸血症。

其他食管手术可采用气管插管全麻,或全麻联合硬膜外阻滞或椎旁阻滞。贲门失弛缓症系食管神经肌肉功能失常而导致的食管收缩无力,而食管下端括约肌保持紧张而不易松弛,因此,食物在食管中潴留。手术方式主要为食管肌层切开。麻醉前要注意营养状况,有无贫血及低蛋白血症。手术常在气管内麻醉下进行,麻醉诱导时要预防食管内容反流,可在诱导前放置胃管吸出胃内容物,并按饱胃处理,采用快速序贯诱导方案,麻醉维持按胸部手术常规处理。食管裂孔疝可经胸或腹进行手术,麻醉前要注意插胃管,排空胃内容物,麻醉诱导时面罩加压用力不宜过大,以免大量气体入胃而加重肺受压。诱导时不用手按压腹部,以免增加腹压发生反流误吸,气管插管后行正压通气。其余处理与胸内手术麻醉相同。

(缪长虹 孙志荣)

参考文献

[1] 徐美英,李劲松,吴东进,等. 胸外科手术患者术中意外事件的麻醉处理. 中华麻醉学杂志,2006, 26: 822-825.

[2] Peter S. Update on anesthetic management for pneumonectomy. Current Opinion in Anaesthesiology, 2009, 22: 31-37.

[3] Consumers Union of United States. The Nonsteroidal Anti-Inflammatory Drugs: Treating Osteoarthritis and Pain. Consumer Reports Health Best Buy Drugs, 2011, 3: 1-22.

[4] De CG, Aceto P, Gualtieri E, et al. Analgesia in thoracic surgery: review. Minerva Anestesiol, 2009, 75: 393-400.

[5] Rawal N. Epidural technique for postoperative pain: gold standard no more? Reg Anesth Pain Med, 2012, 37: 310-317.

[6] Pipanmekaporn T, Saeteng S. The use of continuous thoracic paravertebral nerve block under direct vision for postoperative pain management in thoracic surgery. J Med Assoc Thai, 2012, 95: 191-197.

[7] Mark RK. Video-assisted thoracic surgery utilizing local anesthesia and sedation. European Journal of Cardio-thoracic Surgery, 2006, 30: 529-532.

[8] Poulin V, Vaillancourt R, Somma J, et al. High frequency ventilation combined with spontaneous breathing during bronchopleural fistula repair: a case report. Can J Anaesth, 2009, 56: 52-56.

[9] Gothard JW. Anesthetic considerations for patients with anterior mediastinal masses. Anesthesiol Clin, 2008, 26: 305-314.

[10] Erdös G, Tzanova I. Perioperative anaesthetic management of mediastinal mass in adults. Eur J Anaesthesiol, 2009, 26: 627-632.

[11] Blank RS, de Souza DG. Anesthetic management of patients with an anterior mediastinal mass: continuing professional development. Can J Anaesth, 2011, 58: 853-859.

[12] Yen CR, Tsou MY, Lin SM, et al. Thoracic epidural anesthesia for a polymyositis patient undergoing awake mini-thoracotomy and unroofing of a huge pulmonary bulla. Acta Anaesthesiol Taiwan, 2008, 46: 42-45.

[13] Dillon FX. Anesthesia issues in the perioperative management of myasthenia gravis. Semin Neurol, 2004, 24: 83-94.

[14] Blichfeldt-Lauridsen L, Hansen BD. Anesthesia and myasthenia gravis. Acta Anaesthesiol Scand, 2012, 56: 17-22.

[15] Miller RD, Eriksson LI, Fleisher LA, et al. Miller's Anesthesia. 7th ed. Philadelphia, Churchill Livingstone Inc, 2009: 1819-1882.

第三十五章 胸腔镜手术麻醉

胸腔镜最早是在1921年由瑞典医生Jacobeus报道,当时被用于肺结核和胸腔积液的诊断与治疗。早期胸腔镜经一小的侧胸切口造成人工气胸,经该小切口插入胸腔镜对胸腔内进行观察。因操作时间较短,故多在局麻、保留患者自主呼吸下完成。

随着胸外科麻醉、手术及医疗器械的进步,使得胸内大多数疾病在胸腔镜下治疗成为可能。最主要包括肺隔离技术、控制呼吸、肌松药、双腔气管导管、阻塞导管、纤维支气管镜及术后镇痛技术等的进步对胸腔镜手术的发展起了重要的作用。1990年,视频胸腔镜(video-assisted thoracoscopic surgery, VATS)的亮相作为最重要的微创技术标志,使肺和纵隔等复杂手术得以在胸腔镜下完成;广角、高清纤维光学视频设备,内镜吻合器,腔镜钉等,以及激光、超声刀等均有助于胸腔镜下诊断和治疗技术的提高。与传统开胸手术比较,VATS手术创伤明显减小,可以改善术后肺功能,减轻术后疼痛,降低术后早期并发症的发病率和死亡率,缩短ICU和总住院时间;对于合并严重内科疾病如心脏病、严重肺疾患、肾脏病、外周血管病和糖尿病的高危患者,可能不能耐受创伤大、术后并发症发病率较高的开胸手术,而可以使用VATS得到手术治疗的机会。目前,胸腔镜微创手术以独特的优势被广泛应用于胸外科疾病的临床治疗。胸腔镜手术的麻醉也有其特殊要求。

第一节 胸腔镜手术的适应证和并发症

现今VATS已作为胸外科的常规技术被用于诊断不能确定的肺结节、前后纵隔肿块、早期脓胸、血凝块清除、肺癌根治性切除和肺减容术等。近年来VATS手术的适应证进一步扩大,涉及了食管、贲门微创手术及在小儿患者中的应用。一般胸腔镜的手术多采用侧卧位,术侧肺萎陷后,经侧胸上皮肤切口插入塑料或金属Trocar,经Trocar放入灯、可视手术器械灯等。偶尔也有选择胸腔内充入CO_2气体增加非通气侧肺萎陷以改善VATS的术野条件,充气压宜控制在10 mmHg以下,流量控制在1~2 L/min。进入21世纪后,达芬奇手术系统(Da Vinci S)也被引入中国,其在胸科手术的应用范畴与胸腔镜相似。

一、适应证

(一) 诊断

(1) 肺和胸膜活检。

(2) 食管疾病活检和分期。

(3) 纵隔肿块。

(4) 心包活检。

(5) 心包渗出液检查。

(二) 治疗

(1) 胸膜剥离、胸膜固定术、胸腔积液引流术。

(2) 肺叶切除术、全肺切除术、肺减容术。

(3) 食管切除术、食管弛缓症、食管憩室。

(4) 纵隔肿块、胸腺切除术、乳糜胸。

(5) 心血管手术、心包开窗、心包剥脱术、内乳动脉分离术、动脉导管结扎术、心肌激光打孔术、交感神经切断术、胸椎前手术。

二、并发症

VATS的并发症取决于患者的病情、手术团队的技术水平,转为后外侧开胸手术的比例为1%~5%。常见改做手术的原因有胸膜粘连、不能找到病变部位、病变的大小不合适、肺隔离不良、视野暴露困难、出血过多、大血管或心包穿孔。VATS的并发症可分为术中和术后:术中包括双腔气管导管问题(如插管损伤、导管位置不当等)、单肺通气不能纠正的严重低氧血症、复张性肺水肿、血流动力学不稳定等。术后并发症包括漏气、"肺下垂综合征"、感染、失血、肿瘤种植、慢性疼痛和心律失常等。

第二节　胸腔镜手术的病理生理改变

侧卧位和开胸时双肺的通气和血流分配包括以下几种情况。

1. 清醒、未开胸、侧卧位　侧卧位时，重力对肺内血流分布的影响与直立时相同。但侧卧位时肺内血流体静水压的梯度不如直立位明显，因此侧卧位时上侧肺血流量少于直立位。然而下侧肺的血流量仍显著大于上侧肺。因此，当右侧在上时，右肺接受心排血量45%的血流，而不是直立或侧卧位时55%的血流量；当左侧在上时，左肺接受心排血量约35%的血液，而不是直立或侧卧位时45%的血液。

重力对侧卧位时的胸膜腔内压也有一定的影响，因此与上侧肺比较，下侧肺通气相对增加。另外，侧卧位时下侧膈肌比上侧膈肌更凸向胸腔，下侧膈肌的弯曲度大于上侧膈肌，因此自主呼吸时下侧膈肌能更有力地收缩。所以，侧卧位的清醒患者无论向哪侧侧卧，下侧肺的通气都好于上侧肺，尽管相对较大的右肺仍然有通气量更多的倾向。下侧肺的血液灌流也好于上侧肺，因下侧肺通气的增加，使清醒状态下侧卧位患者肺的通气/血流（V/Q）比率没有明显的变化。但血流量增加的程度大于通气量的增加，因此V/Q比率从上肺至下肺递减(直立位及仰卧位时变化相同)。

2. 麻醉、未开胸、侧卧位　同清醒患者比较，麻醉患者上侧和下侧肺血流的分布没有明显的变化。因此，麻醉患者的下侧肺比上侧肺仍然接受更多的血流量。而全麻诱导却导致两侧肺通气发生明显的改变。

侧卧位时，清醒患者下侧肺的通气更多，而麻醉患者则是上侧肺通气更多。引起这一改变相关的原因有以下几点：① 全麻诱导使双肺的功能残气量均减少。由于清醒患者双肺在肺压力-容量曲线的位置不同，全麻患者双肺的功能残气量减少，并使双肺在压力-容量曲线的位置均下移，但位置仍不相同。下侧肺从最初的曲线陡峭部分(清醒患者)移向较低的平坦部分(麻醉诱导后)；而上侧肺最初处于压力-容量曲线的平坦部分(患者清醒)降至压力-容量曲线的陡峭部分(麻醉诱导后)。② 侧卧位的麻醉患者同时采用肌松药和机械通气，膈肌不再主动收缩，下侧弯曲度更大的膈肌就不再像清醒时那样发挥优势作用。③ 纵隔压迫下侧肺，阻碍下侧肺的扩张使其功能残气量减少。④ 腹腔内容物将膈肌推向头端，下侧肺受压更明显，这也阻碍了下侧肺的扩张，并使其功能残气量不成比例地减少。⑤ 不良体位使下侧肺明显受压。上侧胸腔开放时，上侧肺通气将进一步不成比例地增加。

简而言之，有或没有肌肉松弛的麻醉患者，在侧卧位时，未开胸的上侧肺具有良好的通气，但血流灌注欠佳；而下侧肺具有良好的血流灌注，通气则不足，引起V/Q比率失衡。对患者进行呼气末正压通气，将增加下侧肺的通气，可能是因为下侧肺回到压力-容量曲线的陡峭和有利的部分，而上侧肺则回到原来平坦和不利的部分。

3. 麻醉、开胸、侧卧位　和麻醉、未开胸时的侧卧位患者比较，开胸本身通常对上侧肺和下侧肺血流的分布无明显影响，下侧肺仍然接受多于上侧肺的血流灌注。然而开胸对通气分布有较大的影响，通气分布的改变能导致V/Q比率进一步失衡。

若无胸壁对顺应性的影响，上侧肺将自由扩张，其结果是过度通气(仍为低血流灌注)；相反，下侧肺仍处于顺应性相对低的状态，结果是通气不足而灌流过剩。手术时压迫暴露的上侧肺，能部分地通过非生理的方法减轻上述问题。通过机械或外源性地限制上侧肺的通气，可使灌注良好的下侧肺通气增加。

4. 麻醉、开胸、肌肉松弛的侧卧位　单纯的肌肉松弛，并不会引起麻醉开胸侧卧位患者上侧肺和下侧肺血流分布的明显变化。因此，下侧肺接受的血流灌注仍然多于上侧肺。然而无论是理论上还是实验研究结果，均认为肌肉松弛会影响上侧肺和下侧肺通气的分布。

仰卧位和侧卧位时，腹腔内容物的质量更多的是压向下垂部分的膈肌(背侧和下侧肺)，非下垂部分的膈肌(前胸侧肺和上侧肺)承受的压力较小。清醒和自主呼吸的患者，其膈肌的张力和主动收缩可以对抗腹腔内容物的压力，且膈肌的下垂部分活动度最大，上侧部分的膈肌动度最小。这一机制使灌注好的肺(下侧肺)得到良好的通气，灌注差的肺(上侧肺)得到较少的通气。而在肌肉松弛和正压通气时，上部的膈肌处于被动和松弛状态，其被动运动受腹部脏器造成的阻力最小，因此位移最大；而下垂部分的膈肌则相反。这种非生理性的机制能使灌流较差的肺(上侧肺)得到较多的通气，而灌流好的肺(下侧肺)得到较少的通气。

综上所述，麻醉和肌肉松弛后的侧卧位开胸患者常表现为V/Q比率失衡，即通气好的肺组织血流灌注差，而通气不足的肺组织血流灌注却良好。肺血流分布主要受重力的影响。上侧肺通气良好的部分原因是开胸和肌肉松弛，而下侧肺通气差则是由于全麻时肺容量减少、膈肌及腹腔内容物挤压和不良体位引起的。另外，吸入氧浓度过高引起的吸收性肺不张和痰液清除能力下降使下侧肺的容量进一步减少，偶尔下侧肺还会发生大面积的肺不张和肺水肿。在此情况下即便双肺通气，肺泡-肺动脉血氧分压差亦增大，氧合欠佳。

通过双腔管对下侧肺使用呼气末正压通气，可以部分纠正全麻和侧卧位开胸时 V/Q 比率的失衡。对下侧肺给予选择性的 PEEP，可使该肺处于压力-容量曲线的陡峭和有利部分，从而增加下侧肺的通气。实际上这一技术已取得相当好的效果（详见第三十六章）。

第三节　电胸腔镜手术的麻醉处理

一、麻醉前准备

术前评估与开胸手术患者相同。

二、麻醉选择

胸腔镜手术可选择全麻或硬膜外阻滞复合全麻。开胸手术的麻醉管理原则同样适用于胸腔镜手术。术中采用静脉或（和）吸入麻醉药物维持和肺隔离技术。一般情况尚好的患者，选用全麻或全麻复合硬膜外阻滞。胸腔镜胸壁穿刺部位一般位于第 4 肋和第 7 肋间隙，硬膜外阻滞平面需达到 $T_{2\sim10}$，因此硬膜外阻滞穿刺间隙可选择 $T_{7\sim8}$ 或 $T_{8\sim9}$。术中应根据各种治疗操作、手术部位与进程对镇静或镇痛的需求不同，适当调整麻醉的深度。如选择全凭静脉麻醉，则丙泊酚和瑞芬太尼效应室靶浓度分别为 0.5～1.5 μg/ml 和0.5～2.0 ng/ml。局部阻滞由手术医师实施，经术野对食管旁迷走神经干（左右两侧解剖略有不同）进行阻滞。迷走神经干旁黏膜下局部注射2% 利多卡因 2～3 ml。

三、术中监测

基本的监测包括心电图（ECG）、脉搏血氧饱和度（SpO_2）、无创血压（NIBP）、呼气末二氧化碳（$P_{ET}CO_2$）及气道压、潮气量、呼吸频率等呼吸力学方面的监测。一些研究显示在 VATS 中仅用 NIBP，然而这些病例多为一些相对健康的患者及简单的手术。其他监测项目的选择取决于患者存在的合并症及手术的复杂程度。由于胸腔镜手术适应证的扩展，越来越多复杂的胸内手术在胸腔镜下完成，因此，建议术中选用有创动脉压（IBP）和中心静脉压（CVP）监测，以便及时发现术中的循环异常并能迅速处理。在胸腔镜术中一般不主张施行肺动脉压监测，肺动脉高压患者需要行肺动脉压监测时，测量值可受到缺氧性肺血管收缩、单肺通气、手术操作的影响。经食管超声心动图监测，有助于评估心脏功能和容量状况。

由于手术医师必须在闭合的胸腔内操作，因此，有效的肺隔离和手术侧肺萎陷是 VATS 顺利完成的基础。与吸入空氧混合气相比，在单肺通气前吸入纯氧更有助于手术侧的肺萎陷，尤其是患者肺的弹性回缩力较差或有慢性阻塞性肺疾患时。VATS 单肺通气时，潮气量的选择在 5～6 ml/kg，以将纵隔移位限制在最低。麻醉药的选择取决于对患者的全身状况、手术时间的长短、麻醉医师的熟悉程度及对术毕拔管的要求等综合因素的考虑。术后早期拔管，尽可能早地恢复患者的自主呼吸对预防术后肺部并发症有较大意义。

四、胸腔镜手术的并发症

1. 持续肺漏气　VATS 后最常见的并发症是持续肺漏气，并可导致皮下气肿、气胸等。导致术后肺漏气的危险因素有肺气肿、肺尖部大疱性病变、吸烟和激素的应用。此外，还可能发生 VATS 相关的肺损伤，包括术中对肺组织的过度牵拉及内镜切割缝合器切割不全造成的损伤等。降低并发症的方法包括部分胸膜切除，尽量减少对正常肺组织的牵拉以避免组织撕裂、避免术后胸膜残腔的存在及尽量在直视下处理漏气病变。

2. 出血　胸腔镜能够给术者提供非常清晰的视野，因此胸腔内出血很少见，多见于胸膜粘连患者。但在 VATS 术中，肺血管破裂常为大量迅速出血且很难通过小的腔镜开口控制，因此风险较高，部分患者需中转开胸。

3. 感染　感染是所有外科手术后都可能发生的并发症。VATS 术后的感染包括局部伤口感染、肺部感染及脓胸。多数报道 VATS 术后感染发生率在 1% 以下。

4. 恶性病变的播散　已有报道 VATS 术后切口、切割缝合线及壁层和脏层胸膜部位肿瘤播散，虽然有报道采用 VATS 肺叶切除治疗肺癌的局部复发率与开胸手术相似，但多数报道 VATS 治疗恶性肿瘤时应仔细选择病例。与开胸手术相比，VATS 更有可能造成肿瘤的残留和术中破裂导致胸膜或切口的种植。采用一些预防性措施能减少术后肿瘤播散的发生，如所有标本都应该放在无菌袋中，取出可以减少伤口的种植，术后大量无菌水冲洗胸腔可以减少胸膜腔种植等。

5. 慢性疼痛　无论是开胸手术还是 VATS，均有术后发生慢性疼痛的报道。有报道 VATS 较开胸手术可能会减少术后1年伤口疼痛和肩功能障碍，但在1年内，两者比较无显著差异。VATS可以造成局部胸壁组织的创伤，导致术后慢性疼痛。手术器械的过度扭转挤压可能造成肋间神经损伤、软组织挫伤，甚至肋骨骨折。由于胸腔后壁的间隙更为狭窄，因此，在此处操作更易造成组织损伤。目前可以采用一些措施减少VATS的损伤，包括采用直径较小的胸腔镜，使用可弯曲和带角度的手术器械，同时在放置套管和手术器械时尽量小心以减少创伤。除此之外，加强术后镇痛可明显减少慢性疼痛的发生。

6. 中转开胸　VATS中转开胸的主要原因为：病灶需要广泛的切除，胸膜粘连，VATS下无法发现病变部位，中央型病变、大的病变无法采用VATS切除，术中无法维持单肺通气，术中误伤胸腔脏器须开胸修补，以及VATS下无法控制的大出血。其中最常见的是恶性肿瘤需要广泛切除。

五、术后处理

与开胸手术相比，虽然胸腔镜手术创伤减轻，但也有报道其术后疼痛的程度并无明显减轻，原因可能与Trocar及胸管放置的位置有关，因此，除了手术医师在作切口及放置引流管时要注意避免外周神经损伤，麻醉医师对胸腔镜手术患者仍应重视其术后的疼痛治疗，以防疼痛导致呼吸运动减弱而造成呼吸系统并发症的发生。疼痛范围包括胸膜，如胸膜剥脱或胸膜硬化残留、限制，自发性气胸复张可造成剧痛，对这些患者应强化镇痛措施。全程、多模式镇痛包括术前评估，麻醉医师应预计VATS潜在的并发症并做好准备应对、限制不良预后。对麻醉医师而言，最终目标是既能提供满足手术要求的麻醉环境，又能在单肺通气中维持满意的氧合及稳定血流动力学状态、术后早期拔管及提供理想的术后镇痛。

第四节　达芬奇手术系统手术

达芬奇手术系统(Da Vinci S)于2000年通过美国FDA批准被用于临床的机器人系统，由医师控制台、床旁机械臂塔和视频系统三部分组成。手术过程中经Trocar插入床旁机械臂及内窥镜成像系统后，手术者在医师控制台通过三维成像系统控制机械手臂进行手术操作。近年来，该系统被应用于胸外科领域后已经开展了肺癌、食管癌根治术及纵隔肿瘤切除等，其三维成像是普通胸腔镜所不能比拟的。麻醉处理的原则同开胸及胸腔镜手术，但多数需要充气以使得肺压缩。因此，如果单肺通气出现低氧血症时，较难采用非通气侧肺CPAP供氧的方法来改善氧合，故对患者的基本肺功能状态要求较高。由于其手术费用较高，加上存在气道解剖异常或严重肺功能受损，故无法实施肺隔离、单肺通气者应被列为禁忌。该手术属于精细操作，所需手术时间较长，因此，需要面对长时间肺隔离和单肺通气问题，应谨慎对应，必要时间断膨肺。单肺通气结束后宜用肺复张策略以降低术后肺部并发症。此外，控制充气压力在10 mmHg以下，流量控制在1～2 L/min，以避免术中对循环的过度干扰。此外，该系统体积庞大，麻醉机、监护仪的摆放位置常让位于床旁机械臂塔和视频系统，给麻醉医师的工作带来不便，故麻醉医师应选择适宜的麻醉与监护的位置，以便及时发现患者病情的变化并处理；同时，有效的手术团队的沟通更是不可或缺。

（周　波　徐美英）

参考文献

[1] Robert J. Medical Management of the Thoracic Surgery Patient. Video-Assisted Thoracoscopic Surgery, 2010: 78-85.

[2] Larsson A. Lung function in the supine and lateral decubitus position in anesthetized infants and children. Br J Anaesth, 1989, 62: 378.

[3] Wulff KE. The regional lung function in the lateral decubitus position during anesthesia and operation. Acta Anaesthesiol Scand, 1972, 16: 195.

[4] Baraka A. Unilateral pulmonary oedema/atelectasis in the lateral decubitus position. Anaesthesia, 1987, 42: 171.

[5] Klingstedt C. Ventilation-perfusion relationships and atelectasis formation in the supine and lateral positions during conventional mechanical and differential ventilation. Acta Anaesthesiol Scand, 1990, 34: 421.

[6] Jeremy Kaplowitz. Acute pain management for video-assisted thoracoscopic surgery: An Update. Journal of Cardiothoracic and Vascular Anesthesia, 2012, 26: 312-321.

[7] Wagner PD. Ventilation Perfusion Matching. Encyclopedia of Respiratory Medicine, 2006: 470-478.

[8] Eugenio Pompeo. The role of awake video-assisted thoracoscopic surgery in spontaneous pneumothorax. The Journal of Thoracic and Cardiovascular Surgery, 2007, 133: 786-790.

[9] Andrea Imperatori. Peri-operative complications of video-assisted thoracoscopic surgery (VATS). International Journal of Surgery, 2008, 6: 78-81.
[10] Chen TP. Incidence of incisional recurrence after thoracoscopy. Surg Endosc, 2004, 18: 540-542.
[11] Hazelrigg SR. Acute and chronic pain syndromes after thoracic surgery. Surg Clin North Am, 2002, 82: 849-865.
[12] Robert J. Starting a Robotic Program in General Thoracic Surgery: Why, How, and Lessons Learned. The Annals of Thoracic Surgery, 2011, 91: 1729-1737.

第三十六章 肺隔离技术与单肺通气

肺隔离技术是指插入特殊的气管导管如单腔气管导管、双腔气管导管或阻塞导管，将左右主支气管完全分隔的方法。随着导管材质及插管技术的改进，现在已经可以应用阻塞导管做到分隔左上、左下肺叶支气管及右下肺叶和右上、右中肺叶支气管的肺叶隔离。

20 世纪 50 年代，肺隔离（lung isolation）技术的发明在胸外科手术及麻醉中具有里程碑式的意义。该技术不仅保障了大量湿肺患者的手术安全，同时也拓展了胸外科手术的适应证。肺隔离后，双肺分别通气或一侧通气，不仅可以防止病肺分泌物或脓血对健肺的污染侵袭及功能损害，还可以让手术侧肺萎陷、减少对术野的干扰，不仅方便手术操作，还可减轻手术操作对肺的机械损伤。因此，肺隔离及单肺通气（one lung ventilation，OLV）技术是胸腔内手术麻醉管理的核心之一。在 20 世纪 70 年代，纤维支气管镜的应用和单肺通气时保护性肺通气策略的应用，使单肺通气时低氧血症的发生率由当时的 20%～25%降至目前的 1%以下。

第一节 肺隔离技术的适应证和禁忌证

肺隔离技术的适应证见表 36－1。由于设备革新和技术进步，肺隔离技术的应用范围广泛，从为胸内手术操作创造理想的术野到严重肺内出血时的急诊抢救，保护健侧肺免遭出血、堵塞，以及避免患者窒息死亡等都需要应用肺隔离技术。通常把肺隔离的适应证分为相对适应证与绝对适应证。肺隔离的相对适应证是指为方便手术操作而采用肺隔离的情况，包括全肺切除、肺叶切除、肺楔形切除、支气管手术、食管手术及降主动脉重建术等。肺隔离的绝对适应证系指需要保证通气、防止健肺感染等情况，包括湿肺、大咯血、支气管胸膜瘘、单侧支气管肺灌洗及中央型肺癌等。但这种分法并不理想，实际应用中很多相对适应证会演变为绝对适应证，如手术中发生意外导致必须使用肺隔离技术时，相对适应证就成为绝对适应证。随着疾病谱的改变，现在大咯血病例减少，肺隔离技术作为保护健肺之主要目的的应用减少；相反，因微创技术在胸外科的应用日趋增多，肺隔离技术已经成为胸腔镜（包括达芬奇机器人辅助）手术的必要条件。因此，现在肺隔离技术不仅被常规用于肺部、食管、降主动脉等胸内手术，还被用于胸腔镜下胸椎手术；有时，巨大右半肝脏手术甚至后腹膜巨大肿瘤及后腹膜腔镜手术也采用了单肺通气技术，为手术操作提供更为便利的条件。

表 36－1 肺隔离技术的适应证

适 应 证	
绝 对	相 对
肺隔离，防止倒灌，确保通气。	便于术野显露，如
感染（肺脓肿、感染性肺囊肿）、	胸主动脉瘤
大咯血	全肺切除
	上叶切除
控制病肺通气分布	肺袖形切除
支气管胸膜瘘	支气管手术
肺挫裂伤	
巨大肺囊肿或肺大泡	
气管破裂	食管手术
	中、下肺叶切除术
单侧肺灌洗	胸腔镜手术

肺隔离并无绝对禁忌证，但在临床实践中，有些情况在行双腔气管导管插管时应注意防止各种损伤，任何情况下气管导管在插管过程中遇有阻力时不能硬插。如存在主动脉瘤时，插管要避免损伤而引发动脉瘤的破裂（当然还包括血压的控制）；前纵隔肿瘤时插入双腔气管导管可能造成肺动脉受压，但有时前纵隔肿瘤压迫支气管时，又必须选用适宜的双腔气管导管插入一侧支气管，以确保一侧肺通气。因此，插管前应依据颈部、胸部 X 线片及 CT 片谨慎选择适宜的导管，插管时动作轻柔、忌暴力，插管后仔细观察肺隔离及单肺通气效果。拔管前再评估：有无气道损伤可能？有

无再插管困难？做好再插管准备。理论上，双腔气管导管插管的条件高于单腔气管导管，既往将饱胃、困难气道和颈椎不稳定或限制活动的患者作为双腔气管导管的插管禁忌。现今随着插管工具及插管技术的提高，认为在做好充分准备的基础上可以谨慎行双腔气管导管的插管或应用单腔气管导管加用支气管阻塞器导管来实施肺隔离。请注意，先插入单腔管，再应用交换导管更换双腔气管导管的插管方式，是困难气道患者实施双腔气管导管插管的方法之一。但是要切记这并不能保证100%成功，应准备好插管失败后的备用方案。而交换导管的方法因延长了气道失控的时间，因此并不适宜于饱胃患者。各种可视喉镜技术的应用，也为困难气道患者双腔气管导管的插管提供了方便。

第二节 肺隔离的方法

双腔气管导管（double lumen tube, DLT）、支气管阻塞器导管、单腔气管导管为肺隔离的三种基本方法，各有优缺点，可根据不同的对象及需求灵活选用。双腔气管导管是目前选用最多、最主要的肺隔离方法；支气管阻塞器导管主要被用于困难插管、下呼吸道解剖异常而需要单肺通气的患者及小儿；单腔气管导管主要被用于隆突部位的手术或既往已行全肺切除的患者和小儿。

一、支气管导管行支气管内插管

支气管内插管是最早应用的肺隔离技术，有左右支气管导管，通过一定的手法被直接送入通气侧的目标支气管（左或右）内而达到肺隔离之目的。因解剖关系，右侧支气管内插管较容易，而左侧支气管插管时如果未能进入左支气管，可将导管退到总气管后将患者头右转90°，然后轻压气管，利用杠杆原理使得气管导管的尖端指向左支气管而容易获得成功。必要时也可用纤维支气管镜辅助插管。该方法的优点是费用低廉，左支气管内插管可以采用普通气管导管替代，而右总支气管由于长度较短，普通气管导管套囊过长可能并不适宜，宜选用短套囊的气管导管以避免堵塞右肺上叶开口。该方法的缺点明显：其一是容易堵塞右肺上叶支气管开口，造成右肺上叶不张；其二是导管插入目标支气管（左或右）后只能是该侧支气管通气，被堵塞的手术侧肺内的分泌物或血液无法及时吸引。结束手术后，如果病肺内有分泌物或血液容易造成健肺污染或堵塞，则对健肺存有一定的潜在风险。目前，该方法对于成人已经基本被废弃，偶被用于无适宜的双腔气管导管或阻塞导管可用的小儿患者。

二、双腔气管导管

1949年，Carlens发明的双腔气管导管使得肺隔离技术有了质的飞跃。Carlens双腔气管导管是左支气管导管型（图36-1A），可插入左支气管；而White是右支气管导管型（图36-1B），可插入右主支气管。两种均为橡胶制品。管腔截面呈D字形，带有隆突小舌可跨在隆突部。由于管腔小、带有小舌钩，插管操作时会引起声门损伤、小钩断裂和脱落，可能会因此造成意外，故现在已经很少使用。

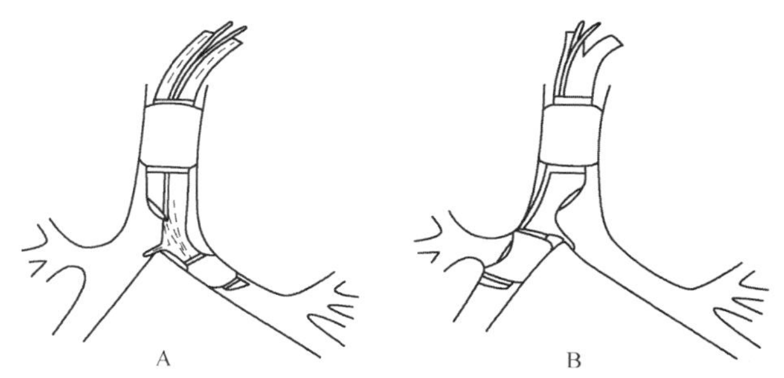

图36-1 Carlens和White双腔气管导管

A. Carlen双腔支气管插管（左支型）；B. White双腔支气管插管（右支型）。

20世纪80年代，聚氯乙烯导管替代了橡胶导管，Robertshaw双腔气管导管也称为"可弃性或一次性使用双腔气管导管"，由透明塑料（PVC）制成，D字形管，管腔大而光滑，无小舌钩，有左、右型（图36-2）。由于双腔气管导管横截面呈卵圆形，不宜以直径反映其规格，故目前仍以双腔气管导管的周长与相同周长单腔管的尺寸表示双腔气管导管的规格，以French size（F）表示。外径型号有：F26［相当于内径（ID）=4 mm］、F28（ID=4.5 mm）、F35（ID=5.0 mm）、F37（ID=5.5 mm）、F39（ID=6.0 mm）、F41（ID=6.5 mm）。这种插管的优点为：① 无小舌钩，插管容易。② 气管套

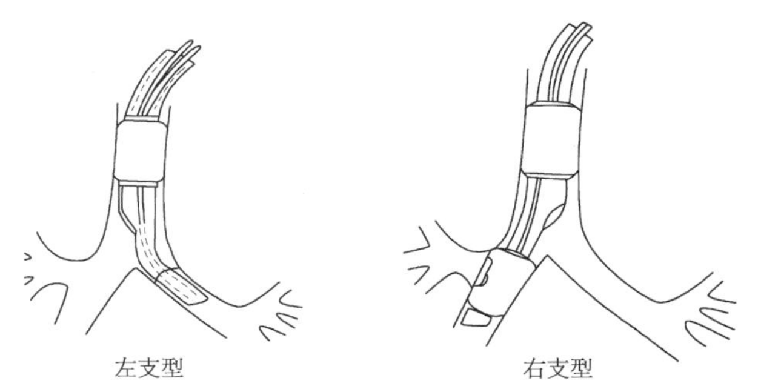

图36-2 Robertshaw双腔气管导管示意图

囊为高容低压套囊,减轻对气管壁黏膜的压迫。③支气管套囊为蓝色(图 36-3),纤维支气管镜定位识别方便。④ X线可显示导管管尖位置。⑤ 透过透明塑料管可观察呼吸气雾在管腔内来回移动,易清除气管分泌物。⑥ 右支型设计更为贴妥合理,可保证大部分患者右上肺叶的通气。

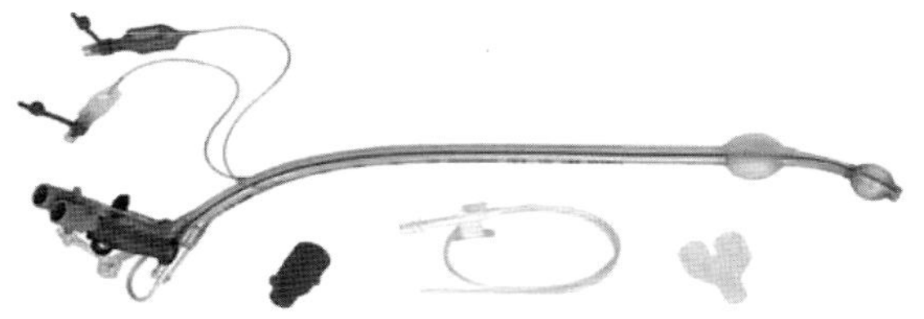

图 36-3 Robertshaw 双腔气管导管(实物照片)

虽然双腔气管导管至今仍存在一些缺陷,如右侧双腔气管导管容易移位,需纤维支气管镜辅助定位等。但双腔气管导管制造技术的改进,使得插管方式更接近于单腔气管导管,插管损伤的发生率明显降低,加之应用纤维支气管镜对双腔气管导管的准确定位,临床双腔气管导管的应用越趋广泛。

(一) 双腔气管导管尺寸的选择 一方面如选择偏细的双腔气管导管,容易使得通气阻力增加,肺部分泌物引流不畅,而且为了避免气道漏气,往往需要增加套囊的注气量,而过高的套囊内压则易引起气道黏膜的损伤;另一方面如选择偏粗的双腔气管导管,气管插管时易引起声带和气道黏膜损伤,甚至造成支气管破裂。因此,选择合适的双腔气管导管的型号就显得格外重要。理想的双腔气管导管以能顺利插入目标支气管内最大型号的双腔气管导管为原则。所谓合适即需要同时满足以下三个条件:① 双腔气管导管能够插入顺利,管端能正确到达目标支气管。② 主气管套囊内注气 2~6 ml 后,套囊内压力<25 cmH_2O,正压通气时气道峰压达到 30 cmH_2O 时无漏气现象。③ 支气管套囊内注气 1~3 ml 后,套囊内压力<20 cmH_2O,正压通气时气道峰压达到 30 cmH_2O 时两肺隔离良好。双腔气管导管的选择不仅与患者的性别、身高有关,有时还与麻醉医师的个人选择习惯有关。一般推荐男性选用 DLT37~41F,女性选用 DLT 35~37F(表 36-2)。上海交通大学附属胸科医院 2 万余例双腔气管导管的应用体会认为男性选用 F37、女性选用 F35 多可满足肺隔离的需求,且便于双腔气管导管的插入,可减少插管并发症。上海交通大学医学院附属瑞金医院近年来采用胸部X线片与CT测量法来选用双腔气管导管的尺寸,更为准确,可避免导管选择不当造成的浪费。其方法是从医院的影像系统中获取胸部X线和CT图像,测量声门下气管最狭窄处(A)、气管中段(B)及左右主支气管(C)等处的内径(图 36-4)。如图中所示,该患者测量的数据得到声门下最狭窄处(A)的直径为 12.0~12.2 mm,主气管直径为 16.5~17 mm,左主支气管直径为 9.7~10.6 mm,右主支气管直径为 8.1~8.9 mm。按照表 36-3 所列的某品牌的 DLT 数据,选择 37F 双腔气管导管较为适合。此外,插管前还可参考单腔气管导管的直径、双腔气管导管和支气管阻塞器导管的直径(表 36-4)。

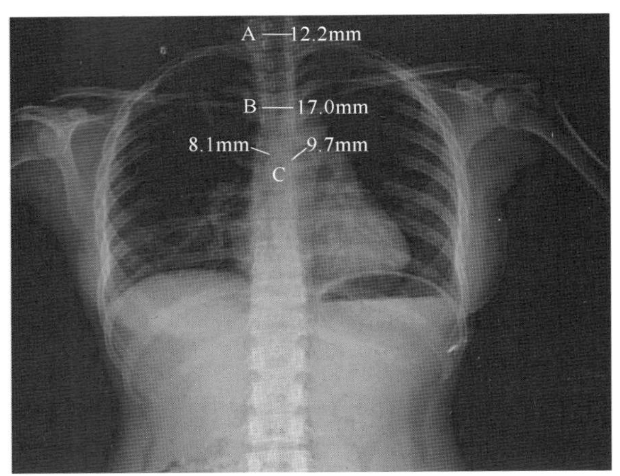

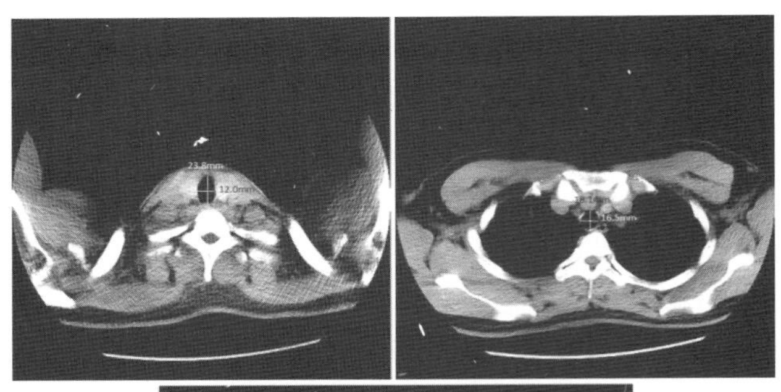

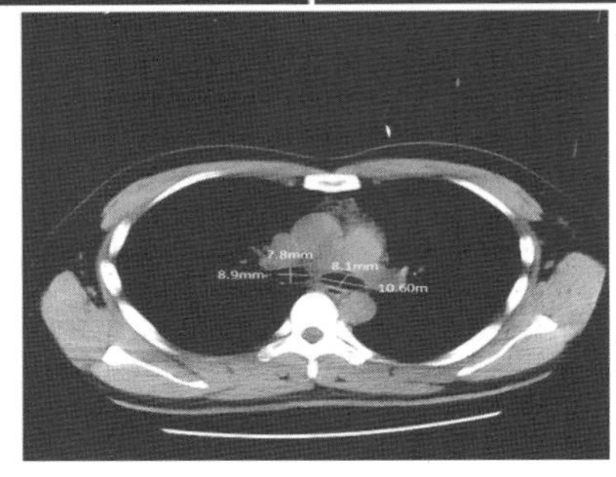

图 36-4 依据胸片测量气管、支气管直径

表 36-2 依据性别、身高所推荐的 DLT 的尺寸

性 别	身高(m)	推荐 DLT 尺寸
女性	身高<1.6	35F
女性	身高≥1.6	37F
女性	身高<1.5	32F
男性	身高<1.7	39F
男性	身高≥1.7	41F
男性	身高<1.6	37F

表 36－3　双腔气管导管的外径

型号(F)	主气管导管外径(mm)	左/右支气管导管外径(mm)
28	9.4	7.4
32	10～11	8.3
35	12～13	9.5
37	13～14	10
39	13～14	10.1
41	14～15	10.6

表 36－4　单腔气管导管、双腔气管导管及支气管阻塞器导管的直径

单腔气管导管 ID(mm)	单腔气管导管 OD(mm)	双腔气管导管 French size(F)	双腔气管导管 OD(mm)	支气管阻塞器导管 ID(mm)
6.5	8.9	26	8.7	3.0
7.0	9.5	28	9.3	3.2
8.0	10.8	32	10.7	3.4
8.5	11.4	35	11.7	4.3
9.0	12.1	37	12.3	4.5
9.5	12.8	39	13.0	4.9
10.0	13.5	41	13.7	

注：ID，内径；OD，外径。

（二）插管前双腔气管导管的检查　检查内容包括套囊是否漏气，主气管的套囊可注气 10～20 ml、支气管的套囊可注气 3 ml 以行检查。套囊内压力不应 >30 cmH_2O。然后在导管外涂润滑剂或喷雾润滑剂，根据患者的解剖及麻醉医师的插管习惯，将双腔气管导管弯曲至所需要的角度，不宜更改导管前端自身的塑性，以便于进入目标支气管。

（三）双腔气管导管的插管方法　与气管内插管的基本方法相同。插管步骤为：① 充分暴露声门。② 右手握导管，并使导管远端开口的斜面向上，指向会厌，将 DLT 插入声门后，将支气管芯拔除。③ 将导管向左（左侧型）或向右（右侧型）90°转动，徐徐推进导管，直至有轻度阻力，提示导管尖端进入左或右主支气管。推进导管至预计深度插管即初步完成。一般身高为 170 cm 的成人患者其导管尖端距门齿 29 cm，身高每增减 10 cm 则插管深度增减 1 cm。在插入声门后亦可不转动导管，如为左侧 DLT，将患者头部转向右侧后，徐徐推下 DLT，以使 DLT 沿气管壁的左侧滑入左主支气管，直至遇上轻度阻力；右侧 DLT 则反之。

Robertshaw 双腔气管导管与具有小舌钩的橡胶双腔气管导管的设计不同，推进导管时不宜以遇到阻力为插管初步成功的标志，推进中遇到阻力时可能造成肺叶、肺段支气管插管或支气管损伤。插管初步完成后应准确定位导管的位置。置入管芯，将 DLT 弯曲至所需角度。

（四）导管定位　确定双腔气管导管位置的方法包括听诊与支气管镜检查。听诊分三阶段进行（图 36－5）：第一步是确定气管导管的位置。将主气管内的套囊充气，双肺通气时听诊可闻及双肺呼吸音清晰、对称（肺部疾患呼吸音改变与病变吻合），同时可见双侧胸廓均匀起伏。若双肺呼吸音不一致、气道阻力大，则表明双腔气管导管插入过深，可后退 2～3 cm 后重新听诊。第二步是确定双腔气管导管的位置。将支气管内的套囊充气，夹闭气管腔接口后通气，听诊确认插入支气管侧单肺通气呼吸音清晰，开放气管腔接口行双肺通气，听诊双肺呼吸音清晰、对称。第三步是确定隔离效果。分别钳夹气管腔与支气管腔的接口，听诊通气侧单肺呼吸音同时见通气侧胸廓起伏以确定隔离效果。

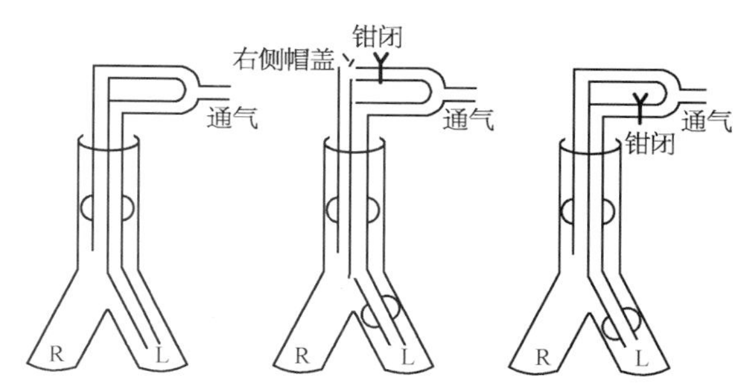

图 36－5　双腔支气管插管的定位步骤

听诊法可快速诊断双腔气管导管是否到达目标支气管，如果通气效果好、单肺通气时气道峰压 <30 cmH_2O、呼出气 CO_2 波形无气道梗阻表现，基本可以确定导管位置良好；反之如果气道峰压高、呼出气 CO_2 波形呈气道梗阻表现，则提示双腔气管导管位置不当，可能存在一侧支气管或肺叶支气管堵塞的情况。定位最可靠的方法是应用纤维或电子支气管镜明视下定位。其方法是在双腔气管导管初步定位后，支气管镜经双腔气管导管的气管腔直接进入气管内，明视下可见支气管的蓝色套囊恰封堵在目标支气管管口上。患者体位改变或手术操作可移动导管位置，此时需要重新核查双腔气管导管的位置。由于双腔气管导管的内径较细，宜选用型号适宜的纤维支气管镜（表 36－5），以避免纤维支气管镜的损伤。

表 36－5　不同型号的双腔气管导管定位时纤维支气管镜相适宜的型号

双腔气管导管型号	最粗纤维支气管镜型号
28F	3.2 mm
32F	3.8 mm
35F	4.1 mm
37F	4.4 mm

续 表

双腔气管导管型号	最粗纤维支气管镜型号
39F	4.7 mm
41F	5.0 mm

注：F7.5 单腔气管导管联合支气管阻塞器导管时，可用 4.1 mm纤维支气管镜。

(五) 导管进入目标支气管失败情况的处理 由于解剖关系，右侧双腔气管导管的插管较易成功，而左侧双腔气管导管在插管中较易误入右支气管。遇到这种情况后先将套囊放气，导管后退至距门齿 20 cm 处，将患者的头右转 90°，同时将双腔气管导管逆时针旋转 90°，再向下将导管推入左侧支气管。在头转向右侧的送管过程中可以轻压气管位置，利用杠杆原理将导管送入目标左支气管。另一种处理方法是夹闭主气管通气，控制呼吸并后退导管，见到双侧胸廓起伏后将患者的头向右侧旋转，导管同时逆时针旋转缓慢推进，在左侧胸腔随呼吸起伏、右侧胸腔起伏不明显时，证明 DLT 管口已对准左主支气管口，将左侧双腔气管导管向前送入左支气管。在上述方法不能奏效的情况下再考虑用纤维支气管镜引导插管，但是由于被用于定位的纤维支气管镜较为纤细，因此操作应谨慎、轻柔，以避免光纤维断裂而使得纤维支气管镜出现黑斑点影响视野。

1. 左侧双腔气管导管 左侧双腔气管导管常见进口的有 Portex、Rusch、Mallinckrodt、Sheridan 等，国产的有驼人、坦帕等。这些导管行肺隔离时的套囊内压较低，在 15～20 cmH_2O 的范围。支气管的套囊内容量 3 ml 左右即可完成隔离，套囊内容量＞3 ml 才能完成隔离时应调整双腔气管导管的位置。左侧双腔气管导管可能进入左肺上叶或下叶的叶支气管，通过纤维支气管镜检查可鉴别。如使用左侧型 DLT，在按常规方法插入后，再将纤维支气管镜引入气管腔，可见到隆突部，蓝色的支气管套囊上缘正在隆突之下，并无支气管套囊"疝"。然后纤维支气管镜通过支气管腔检查，应见到左肺上下叶开口(图 36－6)。理想的位置应该是导管的气管开口端在隆突上 1～2 cm，支气管的套囊(蓝色)上端在隆突水平稍下方。如果从气管开口端未窥见隆突，则有三种可能性：① DLT 完全进入左主支气管(插管过深)。② 支气管腔远端未进入左主支气管或部分进入左主支气管，而蓝色套囊跨骑于隆突上(插管过浅)。③ 左 DLT 的左侧腔完全或部分进入右主支气管，再从左 DLT 的左侧腔(支气管侧)进行检查，纤维支气管镜越出左侧管腔开口，应该看到左肺上下叶开口，从左侧腔开口到左上肺叶开口的距离约为2 cm；如果该距离＞2 cm，支气管的套囊上缘有可能高出隆突，从而影响右主支气管的通气。另外，左侧腔过浅有可能使支气管导管滑出主支气管，此时纤维支气管镜将出现隆突。而左侧管腔开口在左主支气管最大的深度以不超越左上肺叶开口为界，否则会影响左上肺叶的通气，而且有可能使右侧腔(气管侧)的开口部分或全部进入左主支气管。如果以左侧腔开口到左上肺叶开口的距离作为判断导管深度的标准，那么这段距离必须落在 0～2 cm 范围内。

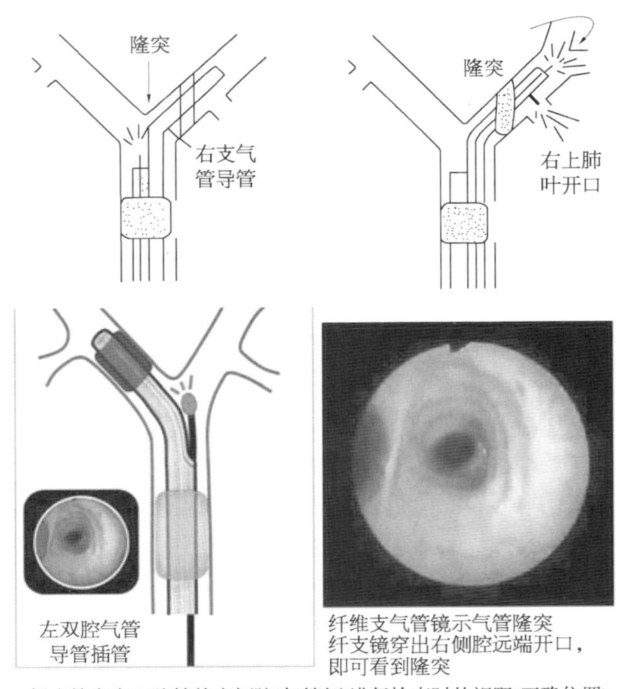

图 36－6 纤维支气管镜在 DLT 的应用

2. 右侧双腔气管导管 右侧双腔气管导管常见进口的有 Portex、Rusch、Mallinckrodt、Sheridan 等，国产的有驼人、坦帕等。其主要区别在于套囊设计。导管的特点是支气管套囊后导管侧壁有一侧孔，用于右上肺通气。右侧双腔气管导管行肺隔离时套囊内压较高(40～49 cmH_2O)，但低于 Univent 管的套囊内压。右侧双腔气管导管插入过深可堵塞右上肺叶开口而致右上肺叶不张。纤维支气管镜检查时先将纤维支气管镜送入左侧腔，通过左侧管腔开口观察导管位置，如果导管到位，应看到隆突及左主支气管开口，右侧管远端进入右主支气管，支气管的套囊位于隆突下方。如果导管过深，纤维支气管镜可见到左侧腔开口紧贴隆突或部分伸入右主支气管，此时纤维支气管镜无法推进。如果导管过浅，在左侧腔开口处只见到气管侧壁，继续送入纤维支气管镜可以看到隆突及导管的右侧腔套囊(蓝色)，此时的套囊可能部分伸入右主支气管或根本没有进入右主支气管，根据导管错位情况，在镜下作适当调整。再从右侧腔(支气管侧)进行检查：可选取导管的右上叶通气孔或右侧腔远端开口进行检查。右 DLT 的错位得到基本纠正，这时应重点调整导管上的右上叶通气孔与右上叶开口的位置；如果导管位置正确，通气孔和右上肺叶开口正好重叠,没有支气管黏膜覆盖通气孔。如果通气孔被部分支气管黏膜覆盖,应调整 DLT(稍作前移或退后),使通气孔与右上肺开口重叠。值得注意的是:右上肺叶开口变异度大,存在支气管的套囊位置良好但右上肺叶开口与通气孔对位不良,或者通气孔对位准确但支气管的套囊位置不佳,这是一些左肺手术仍选择左 DLT 的原因。

双腔支气管插管后,即使临床体征提示导管位置已正确,仍可进行纤维支气管镜检查,这样可以及时纠正可能的潜在错位的现象,如导管偏浅使右上肺叶开口与导管的上叶通气孔存在部分对位情况,临床体征依然正常,但体位改变易使支气管侧套囊滑出到气管内。文献报道双腔支气管插管患者(临床体征评估位置正确),纤维支气管镜发现错位的占 20%～40%。即使 DLT 位置正确,纤维支气管镜检查仍可了解患者的气管、支气管解剖情况,以便术中出现导管移位时,能迅速给予纠正。

在三种肺隔离技术中,双腔气管导管法与其他方法比较更具有优势,即在良好肺隔离的情况下,可以随时、按需对气管及支气管进行吸引、通气,且支气管镜检查时方便;其缺点是需要较单腔气管导管更好的气管插管条件,对存在解剖变异时固定的导管设计不能发挥肺隔离作用甚至造成下呼吸道损伤。常见 DLT 错位的原因与处理见表 36－6。

表 36－6 常见 DLT 错位的原因与处理

分类	表现	原因	处理
置管过深	插管侧上肺因小套囊堵塞上叶支气管而无呼吸音,另一侧可能因导管侧孔贴于隆突或受大套囊堵塞而不能实施控制呼吸	(1) 导管选择过细 (2) 定位操作导管未退到位 (3) 体位改变	(1) 重新定位 (2) 如导管过细,套囊不能有效分隔或过细管腔影响通气,应改插合适导管
置管过浅	小套囊部分或大部分在支气管外,可能部分或全部堵塞对侧支气管开口而使对侧通气不良或不能通气,插管侧通气好或有漏气,肺分隔不良	(1) 导管过粗,难以完全进入支气管 (2) 定位时退管过多 (3) 术中体位改变或手术牵拉	(1) 改插合适的导管 (2) 重新定位
导管扭曲	对侧通气不良或难以通气,插右侧管右上肺不良(导管侧孔与对侧支气管对位不良,右侧管右上支气管口导管对位不良)	插管时,在推入支气管前导管未正确回位	(1) 在纤维支气管镜指导下旋转导管回位 (2) 重新插管
反向错位	导管左侧腔通气时右肺胀缩,右侧腔通气时左肺胀缩(左双腔管插入右侧支气管或右双腔管插入左侧支气管)	(1) 导管选择不当(未据支气管管径、成角改变、隆突偏移等选择合适导管) (2) 插管操作不当,在进入支气管前导管未正确回位	(1) 在纤维支气管镜引导下纠正错位 (2) 导管退至隆突上,回位后推进 (3) 改插对侧双腔管

三、支气管堵塞器

支气管堵塞器[包括单腔支气管阻塞器导管(Univent 导管)]是将带套囊的支气管阻塞器导管经气管导管置入一侧主支气管(左或右),然后套囊充气封闭支气管,以达到肺隔离的目的。目前可以采用的导管有 Univent 单腔支气管阻塞器导管(图 36－7)和支气管阻塞器导管(图 36－8～图 36－11)。支气管堵塞时非通气侧肺的萎陷有赖于肺内残余气体的吸收(隔离前纯氧通气有助于加快肺内气体的吸收)或在堵塞器套囊充气前暂停呼吸,让手术医师轻轻挤压肺脏来完成,通过堵塞器导管中间的细孔吸引也有助于非通气侧肺的萎陷。这些促进非通气侧肺萎陷的方法均不利于非通气侧的肺保护,因此,对于术前肺功能减退的患者应倍加注意,必要时在非通气侧肺的萎陷前后采用肺复张措施可有利于肺的保护。

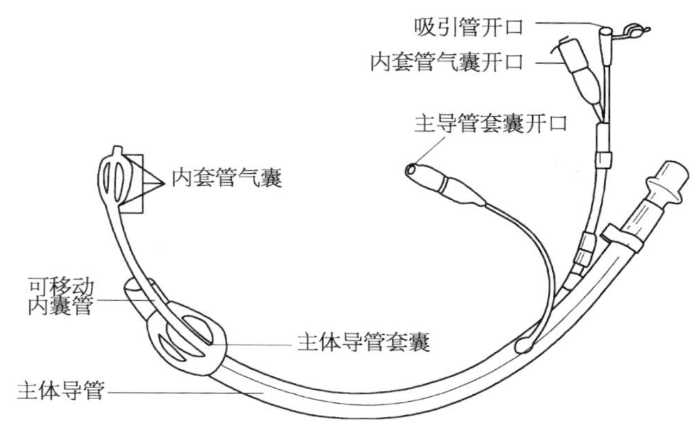

图 36－7 Univent 单腔支气管阻塞器导管

(一) Univent 导管 1982 年启用,系一硅胶材质的单腔气管导管,其特点是在主导管前壁上有凹槽,凹槽内有一空腔为支气管阻塞器导管通过。支气管阻塞器导管空腔直径为 2.0 mm,其远端有一个套囊,可充气 5 ml左右,充气后发挥支气管阻塞作用。伸出主导管末端约 8 cm 处有两个开口,一个为充气套囊接口,另一个是可供氧和高频通气,并能进行吸引。外伸出导管有固定帽,当可移动支气管导管进入支气管后,套囊充气固定于正确部位。其主要优点为:① 插管方法简便。② 年龄适应范围大,也可用于小儿。③ 支气管阻塞器导管可供氧及进行高频通气和分泌物吸引。④ 手术结束，如患者需要可进行机械通气，不需要换管而只需将阻塞器退到凹槽空腔内即可。⑤ 支气管阻塞器导管的套囊为蓝色，使纤维支气管镜容易辨认。⑥ 双侧通气转换到单肺通气，只需套囊充气即可。以上优点使得 Univent 导管的临床适用范围较广，但在应用中仍存在一些问题，如影响全肺切除的操作。由于内套管气囊阻塞支气管，当全肺切除时，在切开结扎支气管的残端前，必须将内套管回缩至气道，才能进行术侧支气管切开缝扎，因此在切开缝扎支气管时有漏气。与双腔气管导管相比，其肺隔离效果不稳定，内套管异位及阻塞不全的发生率分别为 17% 和 20%，吸引分泌物的能力有限，故不宜适用于湿肺、肺脓肿及支气管扩张、大咯血的患者，且 Univent 导管留作术后应用不如普通单腔气管导管来得便利（表 36－7）。

表 36－7　Univent 管的使用限制和处理

限　　制	处　　理
肺萎陷时间长	（1）气管阻塞气囊放气，通过主要的单一管腔挤压抽吸肺 （2）提供气管阻塞腔的吸引
再充气时间长	（1）气管阻塞气囊放气，通过主要的单一管腔正压通气 （2）手控大潮气量通气数次
血、脓等阻塞管腔	吸引，使用通芯
气囊高压	使用适应量的气体
术中气管阻塞气囊漏气	确定气管阻塞气囊位于隆突下，增加气囊充气量

Univent 导管的插管方法与普通单腔气管导管相同，暴露声门后，将支气管阻塞器侧孔朝上，将 Univent 导管送入声门下，导管插入的深度与普通气管导管相同，听诊确认双侧呼吸音并见双侧胸廓起伏后正常通气，然后再操作 Univent 导管的支气管阻塞器。如果是拟封堵左侧支气管，则将导管逆时针旋转 90°；拟封堵右侧支气管，则将阻塞器顺时针旋转 90°。因导管有一定的硬度，可轻轻向下插入，遇到阻力后即停止，然后套囊充气后听诊确认肺隔离效果，必要时可在纤维支气管镜的辅助下将支气管阻塞器送入相应的支气管内。支气管阻塞器的套囊不充气时即施行双肺通气。为防止阻塞器移位，在改变患者体位前可将阻塞器插入支气管较深的部位。

Univent 导管的支气管阻塞器套囊属高容量高压套囊，长时间单肺通气应间断开放，避免气道黏膜长时间受压。因阻塞器导管硬，有潜在穿破支气管的可能，应谨慎操作。

（二）支气管阻塞器导管　系将一根支气管阻塞套囊通过单腔气管导管送入支气管实现肺隔离的一种技术。由于手术操作的影响，尤其在右侧支气管阻塞时易发生阻塞套囊的移位。阻塞套囊移位不仅会造成肺隔离失败，严重时甚至会阻塞主气管与通气侧肺支气管造成患者窒息，因此，应持续监测气道压力、呼气末 CO_2 分压波形，以便及时发现导管移位。其主要的适应证：无需非通气侧吸引的肺隔离，如食管手术、胸椎手术，双腔气管导管插管困难又必须行肺隔离的患者，手术中需要紧急肺隔离而双腔气管导管插入困难的情况；也可用于无分泌物、非肺部的胸科手术。支气管阻塞法肺隔离的主要缺陷在于不能对非通气肺进行正压通气、吸引等操作，因此，对降主动脉瘤血管重建术患者仍宜采用双腔气管导管。

目前可用的支气管阻塞器导管进口的有以下几种：Arndt 支气管阻塞器（美国，Cook 公司）、Coopdech 支气管阻塞器导管（日本大研医器株式会社）和 Cohen Flexitip 支气管阻塞器导管，国产多类似于 Coopdech 支气管阻塞器导管。

1. Arndt 支气管阻塞器　Arndt 支气管阻塞器导管（图 36－8）是一种有引导线的阻塞导管（wire-guided endobroncheal blocker，WEB）。图 36－9 所示为其包含引导尼龙丝的支气管阻塞器和多孔的气道连接器。远端气囊为低压高容型。7F、9F 型号的阻塞导管长度分别为 65 cm 和 78 cm（表 36－8）。在放入气管导管后，通过连接器的阻塞孔放入支气管阻塞器，引导尼龙丝形成的环将纤维支气管镜放入气管或支气管内。纤维支气管镜应有足够的长度使支气管阻塞器能够顺势放入主支气管内，一旦支气管阻塞器的套囊位于支气管内，便拔出纤维支气管镜，再将套囊充足气（采用恰好封闭支气管的方法）；改变患者体位后重新应用纤维支气管镜检查套囊位置并使其准确定位。

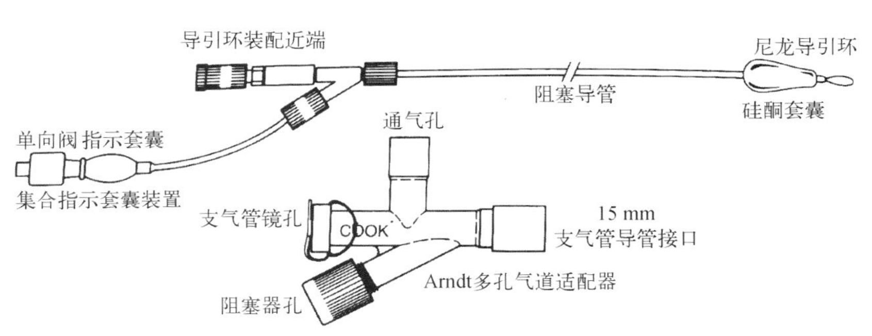

图 36－8　Arndt 支气管阻塞器示意图

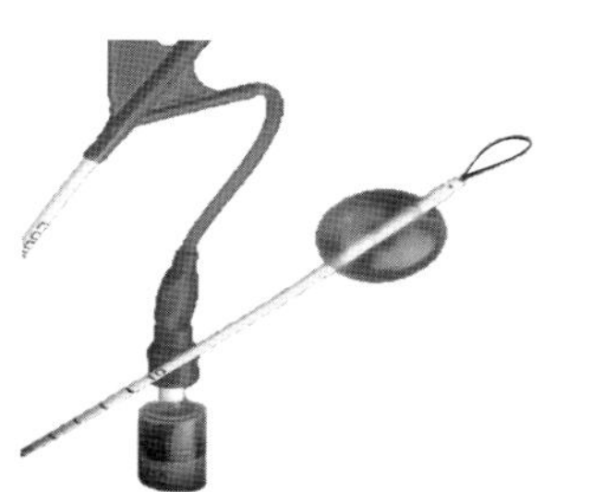
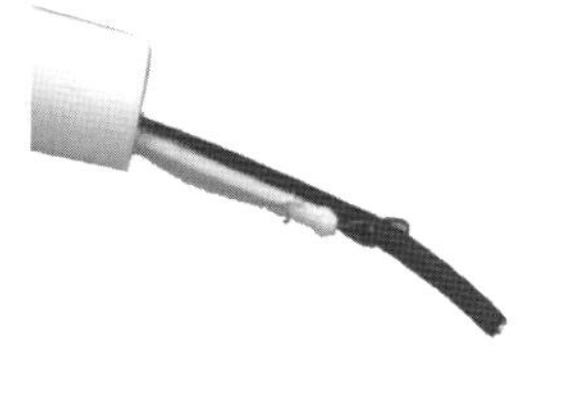
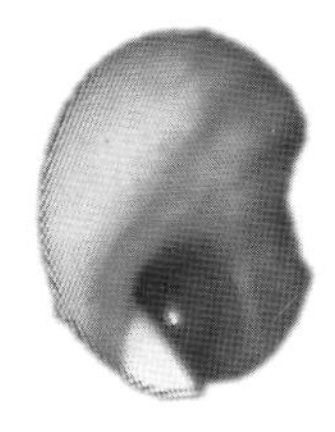

图 36-9 检查套囊、尼龙导引环套住气管镜前端、阻塞一侧支气管

表 36-8 Arndt 支气管阻塞器导管

型 号	9F	7F	5F
可用的最细气管导管内径(mm)	7.5	6.0	4.5
长度(cm)	78	65	65
套囊形状	椭圆/球形	球形	球形
套囊充气量(ml)	6～8/4～8	2～6	0.5～2.0

2. Coopdech 支气管阻塞器导管 现常用的 Coopdech 支气管阻塞器导管(图 36-10)为日本大研医器株式会社所生产,外径 3 mm,可用于 6 F 以上的单腔气管导管。

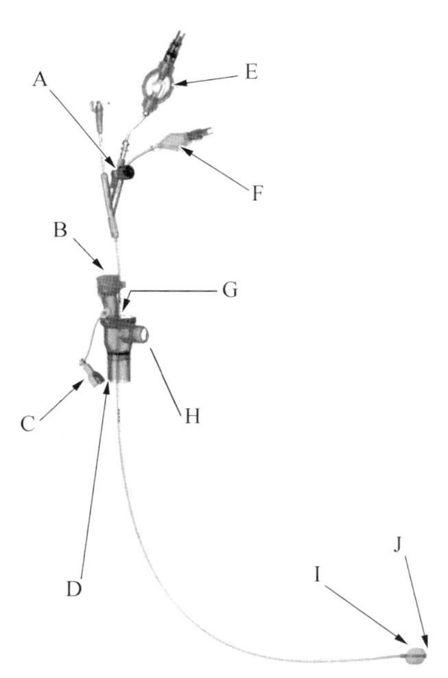

图 36-10 Coopdech 支气管阻塞器导管

A：自动充气按钮：用于把预充在气囊专用充气膜里的气体由一键式按钮自动充入远端套囊中;B：支气管镜接口：纤维支气管由此插入,提供纤维镜和导管间最优化的角度,便于独立操作,并配备了覆盖密封圈。无论纤维支气管镜是否插入都会确保封闭操作。纤维支气管镜拔出后,可插入吸痰管对气管和健侧肺进行吸引;C：导管固定夹：将封闭支气管导管固定在连接口上以减少操作中的移位;D：气管插管标准接口：可以连接各种类型的插管,包括加强插管、气切插管和喉罩;E：自动充气球囊、国际专利设计,储存经注射器预充在专用充气膜里的气体;F：指示球囊及放气：检测远端套囊的充气程度并可充盈或抽取套囊内气体;G：封闭支气管导管入口：封闭支气管导管垂直插入接口连接器使导管尖端和球囊容易转动变换方向,导管包裹物也随之垂直插入,以确保导管上下活动时保持封闭;H：通气回路标准接口：可以连接任意规格的麻醉呼吸回路;I：球囊：低压柱状球囊加大接触支气管内壁的面积,减少其损伤;J：吸引口：用于给萎陷肺供氧、排气和吸引分泌物。

与 Arndt 支气管阻塞器相比,该导管的置入比较方便,无需通过纤维支气管镜放入支气管内,故该导管也无引导尼龙丝装置。导管尖端角度的设计符合解剖结构,操作者通过旋转导管外部即可将套囊精确放置于目标支气管内。套囊有两种外形：圆柱形和小纺锤形,注气量分别为 5.25 ml 和 7.33 ml。圆柱形套囊旨在最小化对支气管黏膜的损伤,小纺锤形套囊在未充盈时可减少气道阻力。两种气囊注气后,囊内压力分别为 37.95 mmHg 和 102.3 mmHg,对气管壁黏膜的压力分别为 22.89 mmHg 和 13.88 mmHg,均可达到对低压囊的要求,从而降低支气管黏膜损伤的风险。

3. Cohen Flexitip 支气管阻塞器导管 Cohen Flexitip 支气管阻塞器导管(图 36-11)是一种前端可旋转的支气管阻塞器导管,导管 62 cm,外径为 9F,内径 1.6 cm,前端为 3 cm 长的软尼龙制的可旋转头部;远端有一可旋转小轮。逆时针旋转小轮可使其头部弯曲 90°以上。在插管操作时,通过调节小轮的方向就可将阻塞导管顺利地插入目标支气管。其内腔可被用于吸引分泌物,还可被用于对萎陷肺进行吹氧以纠正术中的低氧血症。Cohen Flexitip 支气管阻塞器导管与 Arndt 导管置管时间相似,但两种导管置管的时间均长于双腔气管导管。与右主支气管相比,Cohen Flexitip 支气管阻塞器导管更难置入左主支气管。单肺通气后肺萎陷满意程度与 Arndt 导管相似,但在不同患者间有显著差异,目前临床上较少应用此类导管。

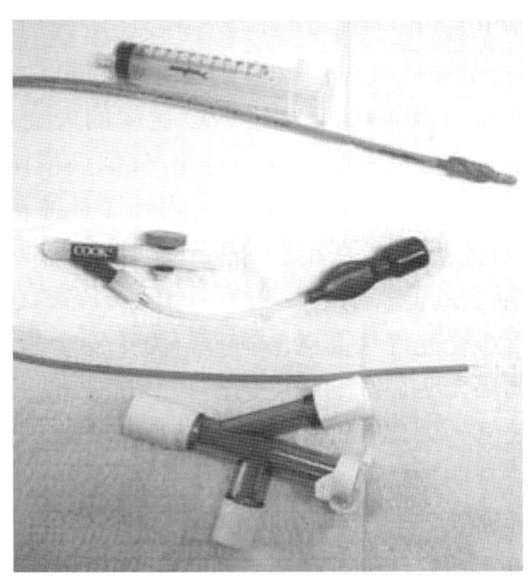

图 36-11 Cohen Flexitip 支气管阻塞器导管

第三节　单肺通气在临床应用中的问题

单肺通气使手术区域肺萎陷，不仅有利于明确病变范围，创造安静的术野，还有利于减轻非切除部分肺的机械性损伤。但肺萎陷毕竟是非生理状态，除了涉及潜在的低氧血症，还要注意防治肺萎陷-复张所致的肺损伤。因此，单肺通气的呼吸管理主要注意两个问题：一是未经通气的非氧合血液分流引起的动脉血氧分压下降；二是非通气侧肺萎陷及通气侧肺正压通气所致的肺损伤。因此，在麻醉处理上要尽可能减少非通气侧肺血流以减少肺内分流、降低低氧血症的发生率；其次，在单肺通气时要采用保护性肺通气策略，以减轻对通气侧和非通气侧肺的损伤。

一、单肺通气时低氧血症的原因

单肺通气时低氧血症最主要的原因是肺隔离的机械因素即双腔气管导管或支气管阻塞器导管的位置不当，其次为单肺通气所致的通气/血流(V/Q)比率失调即非通气侧V/Q比率骤降，以及通气肺的病变不能耐受单肺通气。

针对上述原因，若在单肺通气时出现低氧血症，首先应排除双腔气管导管或支气管阻塞器导管位置不当，可在纤维支气管镜明视下调整到位。当呼吸道被血液、分泌物或组织碎屑阻塞时，则应及时吸引、清理呼吸道，以保持呼吸道通畅。其二，对于单肺通气时不可避免的V/Q比率失调，首先应增强对其病理生理过程的理解，结合患者术前肺功能、术中用药、患者麻醉深度、机体呼吸和循环的整体情况等，采用个体化的机械通气模式(包括通气侧PEEP、非通气侧CPAP)，尽可能减轻V/Q比率失衡，这样通过提高吸入氧浓度，往往有90%的单肺通气的患者可以避免低氧血症的发生。最后对于慢性肺疾病患者，由于其本身肺结构破坏所致的V/Q比率失衡，在单肺通气时因气道内气体分布不均衡增加，小气道提前闭合等均可加剧V/Q比率的失衡，更容易出现低氧血症或高碳酸血症。对此，依据病情调整机械通气参数格外重要。为了避免机械通气对患者肺的再次损伤，对此类患者在单肺通气中除了提高吸入氧浓度，给予适宜的通气侧PEEP、非通气侧CPAP，在单肺通气时还可接受允许性高碳酸血症。为了安全起见，可以接受对循环无明显影响程度的高碳酸血症，但是不能接受严重缺氧。因此，在单肺通气中如出现低氧血症，则必须尽快查明原因以迅速纠正之；如果不能纠正，则应放弃单肺通气。下述单肺通气时影响V/Q比率的因素包括体位、全麻、开胸及缺氧性肺血管收缩(HPV)等，麻醉医师应理解并在单肺通气中充分应用。

单肺通气时影响V/Q比率的因素包括以下几个方面。

(一) 体位、全麻及开胸对V/Q比率的影响　清醒状态下侧卧位时，膈肌较低部位向胸腔弯曲明显，能更有效地收缩。同时，胸膜腔压力梯度的改变也使下肺通气比上肺通气好。肺血受重力影响向下肺分布较多。由于上肺通气与血流均下降，下肺通气与血流均增加，因此，双肺的V/Q比率变化不大。

全麻后侧卧位时，肺血分布的模式依然是下肺占优势。但肺机械通气的模式则与清醒时相反——上肺通气比下肺通气好。所以，麻醉后侧卧位时，上肺通气好但血流不足，V/Q比率增加；下肺通气不良但血流灌注良好，V/Q比率下降，通气效能下降，即无效通气增加。

开胸后肺萎陷，肺泡通气面积骤减，但开胸侧肺血流并未相应减少，造成开胸侧肺通气不足而血流灌注良好的情况，V/Q比率降低造成肺内分流。麻醉后非开胸侧肺受腹腔内容物、纵隔、重力的影响而通气不良，血流灌注相对较多，同样造成V/Q比率的降低而导致肺内分流。肺内分流使动脉血氧分压下降出现低氧血症。非通气侧肺内分流量可达40%～50%，在单肺通气20～30 min内下降最严重。随着HPV的启动，静脉血掺杂逐渐缓解，非通气侧肺内分流减至20%～25%。

(二) 缺氧性肺血管收缩(hypoxia pulmonary vasoconstriction, HPV)　HPV是指肺泡氧分压下降后，机体自身肺血管收缩、肺血管阻力增加的一种保护性代偿反应。HPV反应主要发生在直径200 μm以内的肺小动脉。这些血管在解剖上十分接近小支气管和肺泡，因而可直接迅速地感受到肺泡低氧，而不与肺组织直接接触的肺动脉并不收缩。

HPV表现为肺泡缺氧区域肺血管收缩致使肺动脉阻力升高、血流减少，这样使得血液流向通气良好的区域分布。HPV可使V/Q比率失调减轻，肺内分流减少。因此，单肺通气时，HPV在减少萎陷肺血流中起了重要作用。HPV有两个阶段：最初(几分钟)快速发生，然后(几个小时)缓慢增加。HPV受生理因素、疾病状态与药物的影响：

1. 机体方面的因素　① 肺泡气氧分压(PaO_2)：PaO_2是影响HPV的最主要因素。某些血管在PaO_2＝130 mmHg时即开始收缩，随着PaO_2降低而收缩加强，降至40 mmHg时达最强程度。② 混合静脉血氧分压($P\bar{v}O_2$)：$P\bar{v}O_2$过高和过低均可使HPV效应减弱。过高时氧从血液扩散至管壁、间质和肺泡，超过HPV阈值，使HPV效应消失；过低则使肺泡氧张力下降。

若降至足以使非低氧区肺血管发生 HPV 时，就能对抗和抵消原低氧区的 HPV 效应。③ 肺血管压力：肺血管压力过高时，低氧区肺血管平滑肌难以对抗升向的血管压力，而使这一区域血流量增加。肺血管压力过低时，肺泡压大于肺毛细血管压，正常肺区血管受压，血管阻力增加，迫使血液流向低氧区。④ 低碳酸血症：局部低碳酸血症对 HPV 有直接抑制作用。过度通气除可导致低碳酸血症外，还使气道压和肺泡压升高、肺血管阻力增加，从而影响低氧区血液流出。但高碳酸血症能直接增强 HPV 效应。⑤ 酸碱平衡：代谢性或呼吸性碱中毒均可抑制甚至逆转 HPV。代谢性酸中毒增强 HPV，呼吸性酸中毒直接增强 HPV 效应。⑥ 肺低氧区域所占比值：当低氧区域不大时，低氧区域 70% 的血液流向含氧量正常的肺，肺动脉压可无明显变化。当整个肺内氧张力降低时，HPV 表现为肺动脉压增高，达正常值的 2 倍，肺内就没有可接受血液转移的区域。当低氧区域介于两者之间时，HPV 和肺动脉压的变化程度取决于低氧区域的大小。⑦ 慢性肺疾患：病理早期，肺血管结构在还没有发生广泛改变之前，血管的反应性保持不变，HPV 反应仍很灵活。随着病程的进展，肺血管"改建"，血管平滑肌肥厚，阻力持续增加，对低氧的变化失去反应性。其他减弱 HPV 效应的还有低温、血流加快及某些肺内感染所致的肺不张等。

2. *药物* 在单肺通气时，血管舒张药使肺血管阻力和肺动脉压下降，抑制 HPV 效应，增加静脉血掺杂。血管收缩药首先收缩正常肺区血管的作用，不均衡地增加正常肺区血管阻力，使低氧区血流增多。但在单肺通气期间，当动脉血压降低至正常值的 80%时，用麻黄碱 0.35 mg/kg 或去氧肾上腺素(新福林)2 μg/kg 静注，麻黄碱组 PaO_2 明显增加，而去氧肾上腺素组 PaO_2 不变，可以认为在单肺通气期间使用以上剂量的麻黄碱或去氧肾上腺素来处理低血压是安全的。吲哚美辛(消炎痛)抑制前列腺素生成可增强由低氧引起的肺血管增阻反应；用乙胺嗪以抑制白三烯生成则可抑制 HPV 反应和降低肺血管阻力。临床实验也表明：吲哚美辛能显著降低肺解剖分流量，提高 PaO_2。但也有个别患者因用吲哚美辛和阿司匹林后支气管哮喘发作致死的报道，可能是由于环氧合酶受抑制、增加花生四烯酸酯氧合酶途径生成白三烯的量，使支气管痉挛所致。

氯胺酮、地西泮、硫喷妥钠、芬太尼、利多卡因、氟哌利多、吗啡等对 HPV 无影响。钙通道阻断药，硝酸盐类，硝普钠，β_2受体激动药如支气管扩张药、一氧化氮(NO)与吸入麻醉药均可抑制 HPV。但巴比妥类如戊巴比妥钠可抑制 HPV，阿芬太尼也可抑制 HPV，与剂量相关。卤族吸入性麻醉药对 HPV 的抑制程度与浓度成正比，其对 HPV 的抑制强弱分别为氟烷＞恩氟烷＞异氟烷。七氟烷的抑制程度明显小于氟烷而与异氟烷相当。氧化亚氮具有轻度的 HPV 抑制作用。

胸段硬膜外麻醉对单肺通气时 HPV 的影响尚有争议。肺内手术操作也明显地增加肺内分流，可能与手术操作使术侧非通气肺释放扩血管物质而使 HPV 减弱有关。麻醉中所采取的不同通气方式对 HPV 效应也有一定影响。在单肺通气时通气量＞14 ml/kg 或行 PEFP 时压力＞10 cmH_2O，可使肺泡壁内小血管受压，阻力增加，血液流向非通气肺，致使 PaO_2 下降。

(三) 心排血量减少 开胸后胸腔负压消失，回心血量减少，手术操作压迫，低血容量、心律失常等因素均使心排血量减少，从而影响 V/Q 比率。因此，有时术中低氧血症的原因探查中循环因素也是不容忽略的。

二、单肺通气时的麻醉管理

单肺通气不仅要求能进行功能性的隔离，还需保证适当的通气氧合。单肺通气的临床状况和处理见图 36－12 和表 36－9。这些临床状况可出现各种重叠。

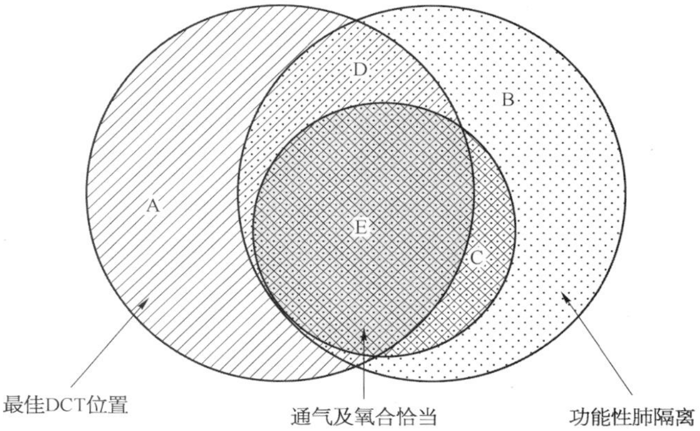

图 36－12　单肺通气的临床状况

表 36－9　单肺通气的临床状况及处理

位　置	实　　例	典型处理方法
A	套囊漏气	补充套囊气量或更换较大号的 DLT
B	左 DLT 插入过深，阻塞左上叶支气管开口	调整 DLT 位置
C	右 DLT 套囊阻塞右上叶支气管开口	调整 DLT 位置
D	低氧	100%氧/CPAP/PEEP/双肺通气
	通气侧 DLT 阻塞	考虑采用其他肺单肺通气技术

针对单肺通气时容易发生低氧血症的原因，单肺通气时采用以下措施可降低低氧血症的发生：

(1) 准确的双腔气管导管或支气管阻塞器导管的定位可保持呼吸道通畅，有分泌物、血液、组织碎屑时应及时清除。

(2) 单肺通气时,机械通气模式的设定过去多以单肺通气中提高吸入氧浓度至100%、加大潮气量的方法来提高PaO_2。这些措施虽可提升PaO_2、避免全身缺氧,但纯氧可致吸收性肺泡萎陷加剧、活性氧损伤。单肺通气在$F_IO_2=1.0$时,肺内分流量为25%~30%,平均PaO_2在150~210 mmHg。采用低浓度氧吸入$F_IO_2<0.5$时,多数临床数据显示$PaO_2<80$ mmHg。从提高麻醉安全度而言,如单肺通气≤2 h,吸入氧浓度以设定在70%~80%为好。

此外,加大潮气量所致的肺容量伤、气压伤越来越得到人们的重视。为了降低术后急性肺损伤甚至急性呼吸窘迫综合征(ARDS)的发生,且避免单肺通气中低氧血症的发生,目前主张采用保护性肺通气策略。

保护性肺通气策略即在实施机械通气时,既要考虑患者氧合功能的改善和CO_2的排出,同时又要注意防止机械通气负面作用的通气策略。可采用小潮气量、低气道压通气,可加用PEEP防止肺萎陷、肺泡复张策略等保护肺免遭机械通气的损伤(容量伤、气压伤)。

有鉴于此,在单肺通气时机械通气的通气模式设定应个体化,其参数设定要兼顾:① 维持足够的通气量,使得PaO_2和$PaCO_2$接近生理状态。② 避免大潮气量、高气道压对肺造成损伤。③ 尽可能缩短非生理的单肺通气时间,避免长时间非通气侧肺萎陷,必要时间隔1 h膨肺1次。

肺保护应贯穿于整个围术期,其具体措施包括:

(1) 术前呼吸锻炼、良好积极的心态、正确的呼吸方法、体能训练、术前戒烟、减轻肺部疾病,有利于V/Q比率趋于正常的措施(祛痰、平喘、抗感染等治疗)。

(2) 选用对HPV干扰较少的麻醉方法和用药。全麻可采用全凭静脉麻醉或静吸复合麻醉,吸入麻醉尽可能采用对HPV干扰较小的异氟烷、七氟烷或地氟烷,避免高浓度吸入,可以采用全麻联合硬膜外阻滞或椎旁阻滞的方法。

(3) 麻醉开始即实施肺保护。① 肺隔离与通气过程中注意:插管的无菌技术、纤维支气管镜的准确定位与肺隔离技术,良好的肌肉松弛使得通气肺和胸壁的顺应性增大,防止通气肺的肺内压增高或气道压增高使得肺血管收缩而减少肺血流。如果术中出现SpO_2下降,在增加吸入氧浓度的同时,首先检查导管位置,支气管导管或阻塞器导管的移位往往是低氧血症的首要原因。② 根据患者SpO_2和PaO_2避免纯氧吸入:双肺通气时选用$F_IO_2<60\%$,单肺通气时选用$F_IO_2<80\%$。从肺保护的角度考虑,建议使用5 cmH_2O的CPAP于非通气侧肺、5 cmH_2O的PEEP于通气侧肺;理论上5~10 cmH_2O的CPAP对手术操作的影响不大,但在实际应用中有时仍嫌肺部膨胀干扰手术,故术中需要观察台上肺部膨胀情况的调整,尤其是在胸腔镜手术中。③ 适宜的机械通气模式:容量控制呼吸时,设定双肺通气时潮气量6~8 ml/kg,呼吸频率10~12次/min,监测气道峰压宜<20 cmH_2O;单肺通气时设定潮气量为5~6 ml/kg,呼吸频率可不变,但监测气道峰压宜<25 cmH_2O,通气功能障碍者气道峰压<30 cmH_2O;如果容控呼吸不能达到理想的通气效果,可改容控为压控呼吸,以求在相同的气道压力下获得更大的潮气量。同样,一般在双肺通气时设定气道压力≤25 cmH_2O,单肺通气时设定气道压力≤30 cmH_2O。如果经过上述措施仍不能达到理想的通气效果,则可以采用允许性高碳酸血症,需要注意的是只要无严重的酸血症,患者均可以较好地耐受高碳酸血症。但患者对缺氧的耐受性较差,如果出现严重的低氧血症,则应停止单肺通气并改为双肺通气,或在非通气侧肺应用高频喷射通气(HFJV),以改善氧合。待情况改善后,再施行单肺通气。如施行全肺切除,宜尽早结扎肺动脉,使肺内分流减少,从而终止低氧血症。④ 肺泡复张策略:每通气30 min,扩张萎陷的肺,膨胀肺维持气道峰压>35 cmH_2O持续7~10 s。现在也有建议在肺萎陷前后采用肺泡复张策略以更有利于肺保护。⑤ 吸入气体加温、加湿:这也是肺保护的策略之一,有利于气管和支气管纤毛运动,使分泌物变得稀薄,容易排出,预防微小肺不张及预防支气管痉挛。⑥ 有效的液体控制:维持满足机体有效灌注的最低血容量,避免肺脏液体过度负荷而致肺损伤。⑦ 良好的术后镇痛:采用有效的静脉或硬膜外镇痛,有利于术后维持良好的胸廓扩张运动,使肺扩张且咳嗽、排痰有力,保持呼吸道通畅,促进肺功能的恢复,从而降低术后肺部并发症。

第四节 肺隔离的并发症

肺隔离的主要并发症是气道创伤。有报道医源性创伤在用双腔气管导管的患者中发生率为0.5‰~2‰。在这些报道的病例中,体形小、女性、食管手术、既往有放疗史为主要的创伤危险因素,任何上述危险因素的叠加会增加应用双腔气管导管时气管、支气管损伤的风险,应予以警惕、加强防范。为此,需要注意下列问题：① 胸部X线检查或CT上解剖异常的证据常可提示双腔气管导管在支气管内放置困难，这些患者应避免使用双腔气管导管。因此，在气管插管前麻醉医师必须自己观看胸部X线片或CT片。② 吸入70%的一氧化二氮(N_2O)在术中可使支气管套囊内的气体从5 ml增加到16 ml。因此，肺隔离患者术中应避免吸入N_2O。③ 选用适宜尺寸的导管。尺寸太小的导管可使肺隔离困难，套囊充气过多，会对支气管黏膜产生压迫性损伤；而尺寸太大的导管则可引起机械性创伤。④ 支气管套囊或阻塞器导管的套囊尽可能用最低的充气容量，并尽可能缩短肺隔离的时间，这样可缩短支气管或阻塞器导管套囊的充气时间，并缩短对支气管黏膜的压迫时间。⑤ 如果气道阻力增加，则必须用纤维支气管镜检查。

由于双腔气管导管是为正常气管、支气管解剖而设计的，故支气管阻塞器导管更适用于上或下呼吸道解剖有异常的患者。防止气道创伤的主要措施为：插管前详细的气道评估，选择适宜规格的导管，减小肺隔离时套囊内的注气容量，仅在需要隔离时才对套囊充气，避免使用N_2O及插管时轻柔操作，插管遇有阻力时切忌暴力，可在纤维支气管镜引导下再尝试。因此类创伤的临床报道较少、治疗经验缺乏，多主张在严重创伤时术中修复，术后发现的轻微创伤可采用保守治疗的方法。上海市胸科医院连续10年有18 000余例双腔支气管插管病例，仅发现1例气道创伤。该患者气管插管略有困难，插管三次成功插入双腔气管导管左支，在全麻下实施了食管癌根治手术。术中未见异常，术后在拔除气管导管时发现拔管后患者立即出现呼吸困难、纵隔、皮下气肿，因此诊断为气道损伤，立刻重新气管插管，将单腔气管导管置于隆突上，控制呼吸有效，而当气管导管退至声门下，则气肿加剧，提示声门下至隆突上的气管有损伤。将气管导管重新放置在隆突上，纤维支气管镜检查未能发现异常，带管回ICU监护，2 d后皮下及纵隔气肿吸收，保留气管导管下自主呼吸至术后第4日拔除气管导管，顺利康复，再次进行纤维支气管镜检查未发现气管损伤痕迹。气道损伤的诊治尚无经验可借鉴，有待进一步积累和总结。

（周 波 徐美英）

参考文献

[1] Pedro Ruiz MD. Sequential lobar-lung-lobar isolation using a deflecting tipbronchial blocker. Journal of Clinical Anesthesia, 2006, 18: 620 - 623.

[2] Campos JH. Progress in lung separation. Thorac Surg Clin, 2005, 15: 71 - 84.

[3] Peter Slinger. Con: The New Bronchial Blockers Are Not Preferable to Double-Lumen Tubes for Lung Isolation. Journal of Cardiothoracic and Vascular Anesthesia, 2008, 22: 925 - 929.

[4] Edmond Cohen. Pro: The New Bronchial Blockers Are Preferable to Double-Lumen Tubes for Lung Isolation. Journal of Cardiothoracic and Vascular Anesthesia, 2008, 22: 920 - 924.

[5] Eberle B. Computed tomography based tracheobronchial image reconstruction allows selection of the individually appropriate double-lumen tube size. J Cardiothorac Vasc Anesth, 1999, 13: 532 - 535.

[6] Bahk JH. Prediction of double-lumen tracheal tube depth. J Cardiothorac Vasc Anesth, 1999, 16: 370 - 375.

[7] Yasumoto M. Optimal depth ofinsertion of left-sided double-lumen endobronchial tubes cannot bepredicted from body height in below average-sized adult patients. Eur J Anaesthesiol, 2006, 23: 42 - 46.

[8] Nishiumi N. Endobronchial bleeding associated with blunt chest trauma treated by bronchial occlusion with a Univent. Ann Thorac Surg, 2008, 85: 240 - 250.

[9] Marc D. Using the capnograph to confirm lung isolation when using a bronchial blocker. Journal of Clinical Anesthesia, 2010, 22: 557 - 559.

[10] Patricia Cruz Pardos. Effects of Ventilatory Mode During One-Lung Ventilation on Intraoperative and Postoperative Arterial Oxygenation in Thoracic Surgery. Journal of Cardiothoracic and Vascular Anesthesia, 2009, 23: 770 - 774.

[11] Yang M. Does a protective ventilator strategy reduce the risk of pulmonary complications after lung cancer surgery? Chest, 2011, 139: 530 - 537.

[12] 尤新民，皋源. 围术期气道管理. 上海：上海世界图书出版公司，2010.

[13] 吴德华，徐美英. 右侧双腔支气管导管用于肺切除手术气道管理：2504例回顾性研究. 上海医学，2010，6：590 - 592.

第三十七章 气管手术麻醉

气管手术(tracheal surgery)包括气管、支气管与隆突部位手术(不含气管切开术),是涉及手术医师和麻醉医师共享气道的外科领域。在麻醉处理中,控制呼吸道、维持良好的气体交换和术野暴露是气管手术麻醉的重点。

第一节 术前评估

应对患者的全身情况、呼吸困难程度及与体位的关系作详细评估。一般而言,气管腔直径狭窄至 1 cm 时,可出现特殊的喘鸣音;<1 cm 时则呈明显的呼吸困难;<0.5 cm 时活动受限,并出现典型的"三凹征"。询问并观察患者排痰的困难度、运动耐力、仰卧位呼吸能力,以及用力吸气和呼气时是否呼吸困难加重(因气管塌陷或可活动的肿瘤在用力呼吸时可加重气道梗阻)。明确患者的心肺功能情况,以及是否合并其他系统的疾病。术前的肺功能检查虽有参考价值,但部分患者因呼吸困难在术前无法实施,可以通过血气分析来获得相关信息。

明确气管狭窄的部位、性质、范围、程度和可能突发的气道梗阻是术前评估的重点。随着医学影像学技术的提高,判断气管狭窄的情况不再仅仅依靠 X 线平片、CT 扫描和磁共振,螺旋 CT 及计算机三维重建技术能更形象地帮助了解气管狭窄的具体状况,甚至是气管镜也达不到的狭窄远端。支气管镜检查通过肉眼直视可明确气管狭窄的长度和直径,以及肿物与气管壁的关系,是诊断气道病变的"金标准";但对于气道严重梗阻、气管镜无法通过狭窄部位的患者,就无法了解病变远端的气道情况,而且患有严重气道阻塞的患者行气管镜检查后,因局部水肿或气道受刺激会加剧气喘及呼吸困难。因此,对于这样的患者,气管镜检查宜做好充足准备,在手术室内且在麻醉及外科医师到位后进行,一旦呼吸困难加剧可以进行紧急手术。

第二节 麻醉前准备

麻醉医师应参与手术计划的讨论,了解手术径路和过程。高位气管手术多采用颈横切口,主动脉弓上主气管手术多采用胸骨正中切口,下端气管涉及隆突及支气管手术多采用右后外侧切口进胸。常见的手术方式有:气管壁的切除与修补、气管环形切除端端吻合、隆突切除和成形等。

根据患者和手术情况制定完善的麻醉方案,重点在于手术各阶段的通气方案和应急准备。完善术前器械的准备,重点是各种型号的气管导管、可供手术台上使用的灭菌导管、通气延长管和接口,此外应备有两套呼吸环路、各型支气管镜。对于急性严重气道梗阻、拟在体外循环下实施手术的患者,还应准备紧急体外循环所需的设备。麻醉诱导前手术医师应在场,并做好紧急建立外科气道的准备。对于严重的气道狭窄患者,建议术前不使用镇静药,以免削弱患者自身维护其自主呼吸的能力;抗胆碱药虽可减少呼吸道分泌物,但会使分泌物黏稠,或形成痰栓加重阻塞,故术前不宜应用,术中应按需给予。

术前对患者进行心理疏导和安慰,介绍术后体位和咳痰事项,以争取得到患者最大程度的配合。

监测准备按照全麻常规监测,必须建立有创动脉压监测和呼气末二氧化碳($P_{ET}CO_2$)监测,术中随时进行血气和电解质测定。

第三节 麻醉管理

采取各种手段尽早控制气道，在不同阶段努力维持有效通气是气管手术麻醉管理的关键。

一、诱导期麻醉管理

麻醉诱导过程是气管手术麻醉最危险的阶段之一，诱导用药和插管方式必须结合患者的具体病情和麻醉医师的实践经验，遵循“安全、无痛、舒适”的麻醉管理原则，依照麻醉计划和准备进行选择。

麻醉诱导方法的选择包括以下几个方面。

(一) 吸入诱导　采用七氟烷吸入诱导，达到足够的麻醉深度后，结合呼吸道表面麻醉(建议雾化吸入局麻药物，不主张经环甲膜穿刺给药；后者容易使得呼吸道受到激惹，致使气道进一步狭窄)再实施支气管镜检查，进行气管插管或置入喉罩。

(二) 静脉诱导　如果患者在仰卧位可保持呼吸通畅(例如日常睡眠不受限)，而且气道病变固定，估计气管插管无困难时，则可采用含肌松药的静脉诱导。

(三) 体外循环支持下麻醉诱导　对于严重气道阻塞、不能平卧、氧依赖，且对于麻醉、肌松后，气道进一步内阻外压的情况无法估测，潜在完全不能通气、有威胁生命的危险情况时，有两种选择：一为应用硬质气管镜，在局麻下进行气道内处理(扩张、烧灼等)，先将阻塞部位气管的内径扩张至 0.5 cm 以上便于通气，使高风险麻醉转为低风险麻醉后再实施全麻；如果无硬质气管镜的条件，则宜选择在体外循环下施行手术，以提高手术的安全性。在局麻下行股动脉、股静脉插管，经股静脉插入静脉引流管直至右心房，血液引出后经体外膜肺氧合，再经股动脉供血管泵入机体以保证患者的正常氧供。体外循环开始后行全麻诱导，可将气管导管放置在气管的狭窄部位以上，然后行纤维支气管镜检查，注意避免气道内出血。一旦手术台上建立可靠的气道后，即可停止体外循环。停止体外循环后用鱼精蛋白拮抗肝素的作用，并及时拔除体外循环用的导管，避免血栓形成而造成医源性损伤。

气管外科手术的特点决定了应用体外循环的目的主要是提供短时间的呼吸功能支持。传统体外循环作为有创性心肺支持手段，其固有的引发血液稀释、全身炎症反应、凝血功能障碍等问题目前尚未解决，微创体外循环近年来获得极大关注。微创体外循环主要由离心泵和氧合器组成，连接管道较短，无静脉回流室，并具有生物相容性良好的生物涂层，并可配以静脉排气装置和/或动脉微栓滤器，术野血液不被直接吸引至循环。这些特点使其比传统体外循环具有更好的生物相容性，减轻全身炎性反应，并减少输血，从而保护脏器功能。2008 年 1 月至 2009 年 12 月，上海市胸科医院有 5 例患者在微创体外循环支持下顺利完成麻醉诱导和手术操作。

二、麻醉插管方法的选择

(一) 根据病变部位及病变特点

(1) 肿瘤或狭窄部位位于气管上部靠近声门，气管导管无法通过，可在局麻下或复合清醒镇静下由外科医师行颈部气管切开，在狭窄部位下建立通气后进行全麻诱导。如果瘤体较小，气管最狭窄处直径$>$1 cm，可以在纤维支气管镜引导下插入细直径气管导管通过肿瘤；也可以先插入喉罩，在保留自主呼吸麻醉下，行颈部气管切开，在狭窄部位下建立通气后拔除喉罩更换气管导管，待气管后壁吻合后，将经口气管导管推进过吻合口，然后吻合气管前壁。

(2) 肿瘤或狭窄部位位于气管中部，对于气管肿瘤蒂细、肿瘤质地脆、易出血的患者，可放弃导管通过的尝试，将导管留置在狭窄部位以上，在手法正压通气无阻力的情况下开始手术。对于蒂粗、不易脱落的肿瘤，在纤维支气管镜的引导下，气管导管尝试可以通过的就通过，通不过的则将导管留置在狭窄部位以上。

(3) 肿瘤或狭窄部位位于气管下部接近隆突处，可将单腔气管导管置于肿瘤上方；如果插过无困难，可考虑在纤维支气管镜引导下将单腔气管导管插入一侧支气管。如行高频喷射通气，应注意狭窄严重、排气不畅仍有可能造成气体滞留和气压伤的风险。

(二) 根据呼吸困难的程度

(1) 对于气促明显，伴有紧张、焦虑甚至窒息濒死感的患者，给予保持端坐位、轻扣面罩予以高浓度氧吸入、右美托咪定 1 μg/kg、10 min 静脉微泵注射的方法，镇静而不抑制呼吸为较理想的镇静方法；谨慎使用极小剂量的阿片类药物复合强效神经安定药，如氟芬合剂 1/4～1/3 剂量在右美托咪定进入临床应用前也是常用的方法之一。此类患者在使用丙泊酚、咪达唑仑时切忌给药剂量过大过快。吸入七氟烷也可以使患者在保持自主呼吸下入睡，但紧闭面罩可能加重患者的紧张和窒息感；此外，由于患者的通气量不足，麻醉入睡时间可能延长。病变部位较高的患者，可以进行气管切开，在狭窄部位下建立通气；对于不能进行气管切开的患者，为了提高安全性，可在局麻下暴露股动静脉，然后麻醉用药，一旦呼吸困难加剧，立即股动静脉插管进行体外循环。

(2) 对于术前无明显气促且可以平卧的患者，以及估计稍细的气管导管(ID6.5)可通过狭窄部位的患者，可给予丙泊酚和阿片类药物，逐步过渡到面罩正压通气;如无供氧困难,可考虑给予肌松剂后插管。

(三) 根据肿瘤的生长情况

(1) 对于气管内生肿瘤的患者,其插管建议均在纤维支气管镜明视引导下进行,避免无谓的盲插或减轻导管通过时对瘤体的损伤,同时随时可交替使用气管内吸引和供氧。其中，切忌盲目插管,特别是针对蒂细、质地脆、易出血的肿瘤,触之易引起脱落和出血,加重气道梗阻。

(2) 肿瘤侵犯气管所造成的外压性气管狭窄,在确认插管通过狭窄部位前忌用肌松药。

第四节 术中麻醉维持和气道管理

(一) 麻醉维持 采用全凭静脉麻醉,其优点是在气道开放时,不会有麻醉气体污染。丙泊酚 TCI 靶控输注复合瑞芬太尼,一旦停止输注,从麻醉中苏醒迅速而完全。宜采用中效非去极化肌松药维持肌肉松弛状态,以减少操作中刺激气管造成的患者的体动。

(二) 手术中气道管理 其重点是在气道开放时,确保气道通畅和患者的正常氧合。目前最常用的方法主要还是交替使用经口气管内导管和外科医师行台上插管。成功的术中气道管理是麻醉医师和外科医师默契配合的结果。

1. 台上插管 可以根据不同的手术部位而定,颈部和胸部气管手术的重建方法相对较单一(图 37－1和图 37－2),而隆突重建术的方法较多,但是基本原理相仿:台上气管手术切开前,经口气管插管放置病变上方通气,在下方切开气管,使用台上导管插入远端气道通气。切除病变后先吻合气管后壁,而后放弃台上插管,将口内气管导管送过吻合口远端,气道气囊充气后施行通气,缝合气管前壁完成吻合(图 37－3和图37－4)。

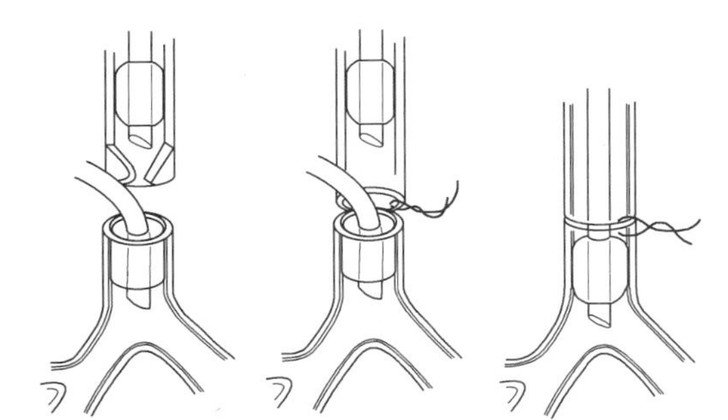

图 37－1 颈部气管手术中气管插管的方法

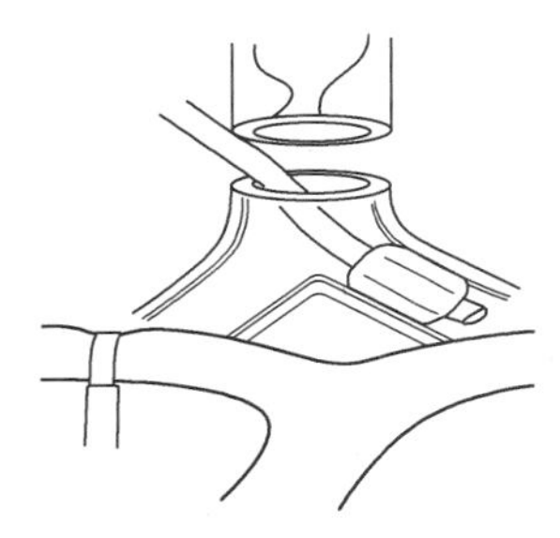

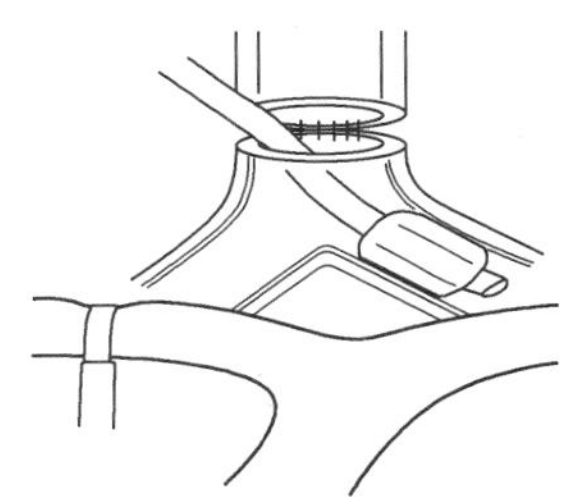

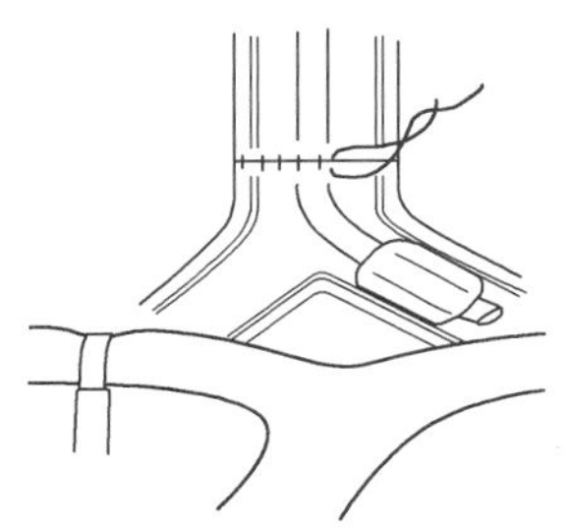

图 37－2 胸部气管手术中气管插管的方法

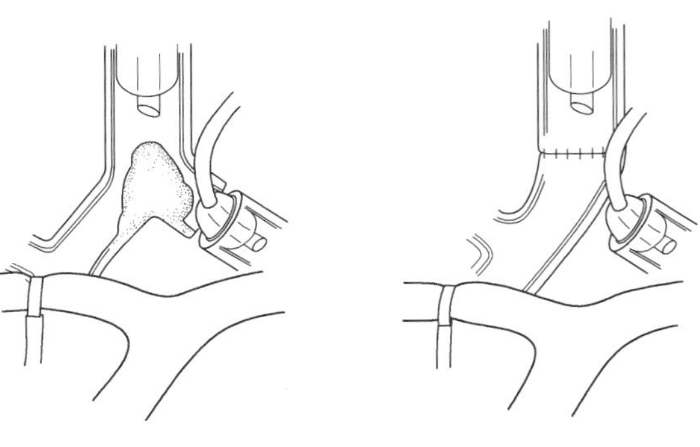

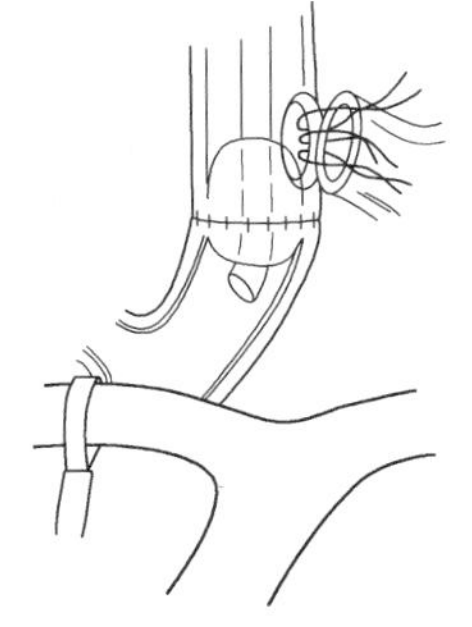

图 37－3 隆突重建手术中气管插管的方法

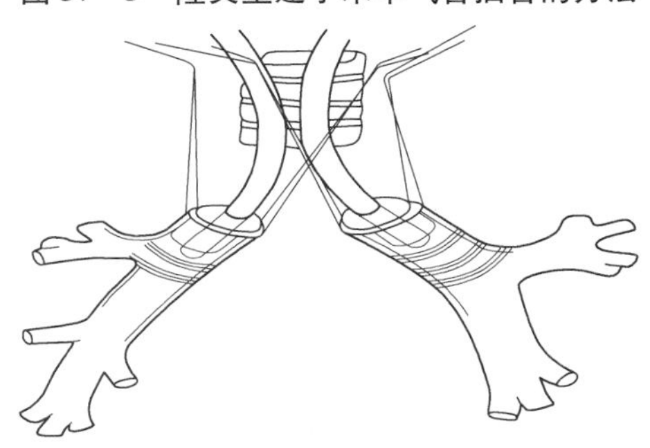

图 37－4 隆突重建手术中气管插管的方法

2. 台上插管导管型号的选择　术中麻醉医师应准备各个型号的气管导管和连接管供选用。台上插管可用灭菌气管导管或自制导管，在满足通气的前提下宜选用套囊稍细的导管，因为导管过粗、气囊过大可能影响气管的缝合操作。需要注意的是：由于目前使用标准导管的套囊与导管前端位置较远，因此在使用过程中比较容易插深，易阻塞上叶管口。

3. 低氧血症的预防与处理　① 术中可能需要间断的停止呼吸，可采用100%氧吸入，过度通气后，可获得3～5 min的暂停呼吸时间。需要注意的是：期间应密切观察血氧饱和度，一旦血氧饱和度下降至90%，应立即重新通气。此时可能需要外科医师用手封堵尚未缝合完毕的吻合口，待血氧饱和度上升后再次暂停呼吸继续手术。② 血液和分泌液阻塞远端气道，需术者配合吸引远端气道。③ 气管导管位置不良、位置太浅、漏气，或者插入太深，部分肺段通气不足，需术者调整导管位置；麻醉医师提高新鲜气流量，采用间断通气的方法可以改善氧合。④ 单肺通气中肺内分流，如不能采用双侧台上插管两肺分别通气，则可考虑请术者临时套扎非通气侧肺动脉能提高血氧浓度。高频喷射通气(HFJV)作为一种在开放条件下的通气方法，在气管手术中应用有其优越性：喷射导管较细，使用灵活，提供充分的氧和避免单肺通气所致的低氧，可以通过狭窄部位和气管切端，且对手术缝合干扰小。但需要注意的是：高氧流量导致术野血液喷溅、血液吸入、导管不稳定，低通气和CO_2重复吸入也有可能发生。尤其要重视的是：在气管壁未打开前使用HFJV，有引起严重气道狭窄患者气压伤的风险。

(三) 麻醉恢复期气道管理　气管重建术后的麻醉恢复期也存在潜在风险。由于手术后机械通气可影响气管吻合口的愈合，因此提倡在手术后尽早拔除气管导管。但重建的气道是脆弱的，随时有可能出现危险，而且重新建立安全的气道也是困难的。应注意以下几点问题：① 尽量保持患者颈部前屈，减少吻合口张力。② 完全逆转肌松药的作用：即便应用非去极化肌松药的拮抗药，也必须要有足够的时间使肌松药的作用完全逆转，保证患者有足够的通气量后，才能拔除气管导管。③ 苏醒应平稳，尽量避免患者因躁动、呛咳而致吻合口裂开。如果采用全凭静脉麻醉，邻近手术结束时可逐渐减小瑞芬太尼的输注速度，给予芬太尼0.05～0.1 mg或者曲马朵50～100 mg以减轻麻醉恢复期患者的疼痛，同时启用术后PCA镇痛。麻醉前期右美托咪定的应用，也能有效防止躁动，增加麻醉恢复期的舒适感。

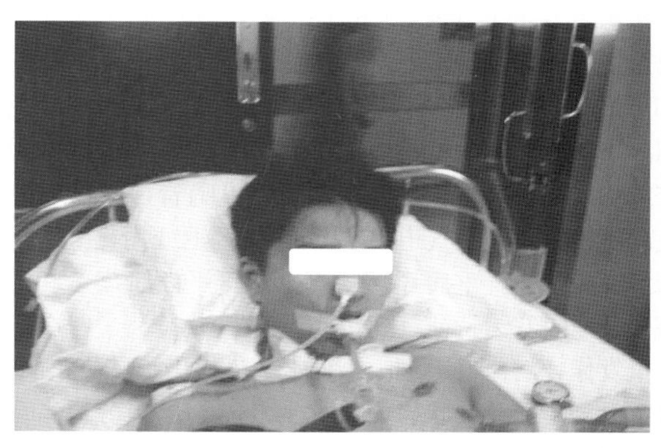

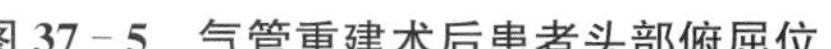
图37-5　气管重建术后患者头部俯屈位

气管手术后，患者应在ICU进行监护治疗。进入ICU后应常规行胸部X线检查以排除气胸。患者应始终保持头俯屈的体位以降低吻合口张力(图37-5)。面罩应吸入湿化的氧气。隆突部位手术可阻碍气道分泌物的排出，必要时可使用纤维支气管镜辅助吸痰。术后吻合口的水肿会引起呼吸道梗阻，严重时需要再插管。由于体位的影响，ICU插管应在纤维支气管镜的引导下避免误伤吻合口。术后保留气管导管的患者应注意气管导管的套囊不应放置于吻合口水平处。

靠近喉部位的气管手术后易出现喉水肿，表现为呼吸困难、喘鸣与声嘶。治疗可采用改变体位(坐位)、限制液体、雾化吸入肾上腺素等措施。喉水肿严重时甚至需要再插管。

(周　波　徐美英)

参考文献

[1] Charles Gillbe, James Hillier. Anaesthesia for bronchoscopy, tracheal and airway surgery. Anaesthesia & Intensive Care Medicine, 2005, 6: 422-425.

[2] Joel A Kaplan, Peter D Slinger. Thoracic Anesthesia. 3th ed. USA: Churchill Livingstone, 2003.

[3] Peter D Slinger. Progress in Thoracic Anesthesia. USA: Lippincott Williams & Wilkins, 2004.

[4] Alistair Macfie. Anaesthesia for tracheal and airway surgery. Anaesthesia & Intensive Care Medicine, 2008, 9: 534-537.

[5] Conacher ID. Anaesthesia and tracheobronchial stenting for central airway obstruction in adults. Br J Anaesth, 2003, 90: 367-374.

[6] Paolo Macchiarini. Awake Upper Airway Surgery. The Annals of Thoracic Surgery, 2010, 89: 387-391.

[7] Peter Biro. Jet Ventilation for Surgical Interventions in the Upper Airway. Current Topics in Anesthesia for Head and Neck Surgery, 2010, 28: 397-409.

[8] 徐美英，沈耀峰，吴东进，等. 气管重建手术的麻醉管理. 临床麻醉学杂志，2007，23：676-677.

[9] 李欣，徐美英. 微创体外循环在成人气管肿瘤外科手术中的应用. 中国体外循环杂志，2010，8：109-111.

第三十八章 气道高反应性患者麻醉

气道高反应性（airway hyperresponsiveness，AHR）是指患者在低水平刺激下比正常人易发生支气管收缩或过度气道狭窄（图 38－1）。哮喘（asthma）是一种典型AHR综合病征，以支气管对物理、化学、药物和/或免疫刺激呈高反应性为特征。主要临床症状是发作性呼吸困难或胸闷，胸部听诊可发现弥漫性哮鸣音，呼气期较重。生理变化为可逆性气道阻塞，可自行消退或用支气管扩张药治疗后消失。重症哮喘则以支气管平滑肌痉挛和小气道被黏液阻塞为特征，从而引起气体交换障碍。哮喘急性严重发作，经合理应用拟交感神经药物仍不能在 24 h 内缓解者为哮喘持续状态（status asthmaticus）。气道高反应性不仅发生在哮喘患者中，而且发生在慢性支气管炎、肺气肿、过敏性鼻炎及上下气道感染患者中。因哮喘患者有发作史，并常进行治疗，所以后者往往更可能发生围术期支气管痉挛（broncho spasm）。

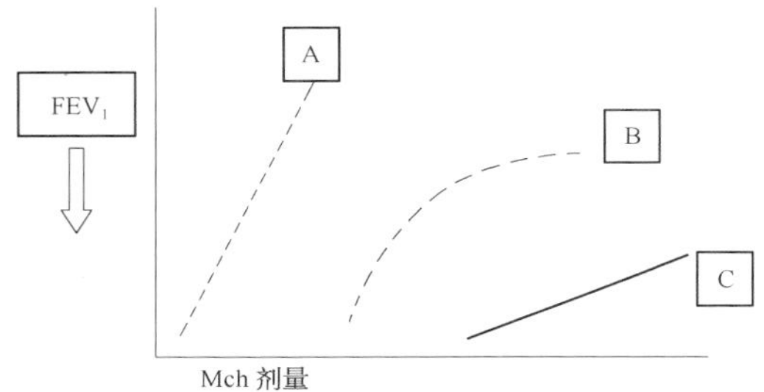

图38－1 气道高反应性中 FEV_1 与胆碱类支气管收缩剂乙酰甲胆碱（Mch）剂量的关系

A：哮喘患者治疗前的反应曲线；B：哮喘患者治疗后的反应曲线；C：正常人的反应曲线；A、B 比 C 更易发生支气管收缩反应。

正常人群中 AHR 患者占 10％。哮喘是呼吸系统的常见病和多发病，儿童哮喘发生率为 1.7％～4.7％，成人为 2.0％～6.2％。据美国疾病控制与预防中心（CDC）2002 年统计，罹患哮喘的成人多达 2 190 万，儿童发病率 7％～10％，成人发病率为 4％～5％。气管插管、呼吸道感染、经口内窥镜手术和气道阻塞等因素可增加支气管痉挛的发生率，而麻醉期间支气管痉挛常诱发于机械刺激。

当气道发生异常收缩或支气管痉挛时，因呼吸气流受阻引起肺容量、呼气流量峰值（PEF）和胸壁顺应性变化，同时引起通气分布和灌流改变，严重者可发生低氧血症和高碳酸血症及心血管功能改变。根据支气管痉挛的严重程度和发作持续时间及发作频度，心肺功能受损程度不同。偶发支气管痉挛并得到及时控制的患者，不致引起心肺功能损害；频发哮喘的患者可发生不可逆性的肺气肿，严重者甚至导致右心衰竭。

哮喘患者围术期并发症的发生率比非哮喘者高。未控制的哮喘或哮喘急性发作期的患者不应安排择期手术。麻醉前处理需考虑疾病的病因，术中应注意病理生理变化，并加强围术期的监测。麻醉科医师的娴熟技术、全麻后早期恢复和手术后良好的镇痛及护理能明显防止哮喘发作和降低肺部并发症的发生率。除了麻醉和手术能影响肺功能，术后控制呼吸和气道黏膜纤毛功能异常亦会引起哮喘。有报道晚间和清晨一些突然死亡的病例系因哮喘发作和呼吸停止所致。

第一节 麻醉对支气管收缩功能的影响

一、麻醉用药对支气管收缩功能的影响

（一）吸入麻醉药 多数学者认为卤族吸入麻醉药有扩张支气管的作用。氟烷扩张支气管的作用与其增强β肾上腺素能样作用、抑制气道反射和直接松弛气道平滑肌有关。氟烷、恩氟烷和异氟烷对呼吸力学的影响基本相似。人们对七氟烷扩张支气管作用的强度意见不一。Katoh T 给狗的静脉注射组胺 4 μg/kg 诱发支气管收缩，同时分别吸入 1 MAC 氟烷或七氟烷，氟烷组气道阻力升幅（85％±21％）比七氟烷（132％±15％）明显小，提示氟烷阻断组胺诱发支气管收缩反应的强度比七氟烷大。但 Rooke GA 通过临床观测发现：吸入 1.1 MAC 七氟烷 10 min，气道阻力降幅（42％±14％）比氟烷（31％±20％）和异氟烷（25％±13％）都

大，表明七氟烷扩张支气管的作用比氟烷和异氟烷更强。地氟烷对气道有轻微刺激性，但同样能扩张支气管，程度和七氟烷相近。卤族吸入麻醉药扩张支气管作用的浓度需达到1 MAC或以上，吸入亚麻醉浓度的异氟烷（0.75%）对醋甲胆碱诱发轻度哮喘的肺功能（FEV_1和MEF_{50}）无明显改善作用。众人对卤族吸入麻醉药扩张支气管的作用亦有不同意见。Pasch T给哮喘或慢性阻塞性肺疾病（COPD）患者吸入1.25 MAC氟烷或恩氟烷时，气道阻力基本保持不变，而吸入1.25 MAC异氟烷者的气道阻力轻度上升，因此其认为这三种吸入麻醉药在预防支气管痉挛的安全性和有效性方面的作用并不确切。

（二）静脉麻醉药　硫喷妥钠对交感神经抑制较明显，副交感神经作用占优势，使喉头和支气管平滑肌处于敏感状态，有发生痉挛的倾向。气道局部甚至身体其他部位受到刺激时，可诱发喉痉挛或支气管痉挛。因此哮喘患者不宜用硫喷妥钠。但亦有人认为硫喷妥钠本身并不会导致气道痉挛。但应注意硫喷妥钠仅提供一个浅麻醉状态，如不辅以其他药物就行气管插管，则很可能诱发支气管痉挛。氯胺酮本身有支气管平滑肌松弛作用，可增加儿茶酚胺的释放。给硫喷妥钠或氯胺酮麻醉的狗吸入蛔虫抗原雾化剂5 min时，硫喷妥钠组肺阻力增加3.3倍，而氯胺酮组仅增加56.7%。氯胺酮能降低气道阻力，改善动态顺应性，维持功能残气量、每分通气量和潮气量，保持咽喉部保护性反射。难治性哮喘的患者持续静脉输注氯胺酮能减少哮鸣和支气管扩张药物的需求量，并降低高碳酸血症，改善呼吸频率和氧合。亚麻醉剂量的氯胺酮对血压、心率和血管阻力无明显干扰，不会引起呼吸抑制。氯胺酮可为机械通气的患者提供安全有效的镇静效果。Elamin EM等给支气管痉挛患者静脉注射氯胺酮1.0 mg/kg，然后以1.0 mg/(kg·h)的速度持续输注氯胺酮，每间隔5～20 min将输注速度提高0.5 mg/(kg·h)，直到Ramsay评估达到4分或最大输注速率达到4.5 mg/(kg·h)。结果：MAP和动态顺应性升高，气道阻力、支气管扩张药物的需求量和休克发病率均降低。丙泊酚对游离气管平滑肌的松弛作用比氯胺酮更强。静注丙泊酚诱导后插管的气道阻力比用硫喷妥钠和大剂量依托咪酯诱导后都低。但丙泊酚注射液内含丙泊酚、大豆油、甘油和纯化卵磷脂，有报道过敏体质患者注射丙泊酚后发生严重支气管痉挛，系因患者对花生和桦木过敏而导致对大豆油交叉过敏所致。安泰酮诱导后发生支气管痉挛，可能与其溶剂聚氧乙基化蓖麻油引起组胺释放有关。咪达唑仑不引起组胺释放，但据某研究报道，静注咪达唑仑后，可出现持续1～2 min强直阵挛发作，原因不明，无后遗反应。另外，乙酯类似于硫喷妥钠，无明显抑制气道反应的作用。

（三）神经肌肉阻滞药　Fisher MM分析134例发生与麻醉药物有关的危及生命的类过敏反应，其临床特征是单独发生或同时出现心血管虚脱、支气管痉挛及血管神经性水肿（不包括皮疹、心动过速和一过性低血压）。其中67例与神经肌肉阻滞药（NMBD）有关，女性发生率明显比男性高，多合并有变态反应、特异反应性或哮喘。85%的患者以往未接触过NMBD，60%的患者既往对麻醉诱导药有不良反应。NMBD引起的类过敏反应与药物中的添加剂和防腐剂无关，其危及生命的反应极像Ⅰ型变态反应。

NMBD引起气道平滑肌张力增强与非特异性组胺释放有关，并可能有血管肥大细胞释放的其他血管活性物质参与。血浆组胺浓度＞3 ng/ml时可呈现颜面潮红，浓度继续上升渐出现血压下降、心动过速和荨麻疹，＞10 ng/ml时可发生支气管痉挛甚至心脏停搏。一般情况下，NMBD不会引起血浆组胺浓度大幅度升高，但AHR患者在较低的组胺水平时即可诱发哮喘和支气管痉挛。甾类非去极化肌松药包括泮库溴铵、维库溴铵、哌库溴铵和罗库溴铵不增加组胺释放。据报道，麻醉诱导期给予4倍ED_{95}罗库溴铵未发现明显组胺释放。苄异喹啉类非去极化肌松药有一过性程度不同的组胺释放作用。筒箭毒碱是潜在性组胺释放作用最明显的肌松药。米库氯铵和阿曲库铵引起组胺释放与用药剂量增加和注药速度过快有关。Rowlands报道1 200例患者在诱导期被给予阿曲库铵0.3～0.6 mg/kg，12.6%（151例）注药后在0.5～6.0 min发生一过性颈胸部皮肤轻中度潮红，未见荨麻疹，多数为年龄＜70岁的女性；106例有变态反应史的患者中有25例（23.6%）发生皮肤反应；17例有哮喘史的患者无任何不良反应；所有患者均未发生明显低血压和支气管痉挛。Caldwell报道60例长期使用支气管扩张药的哮喘患者，麻醉期分别被给予阿曲库铵0.5 mg/kg或维库溴铵0.1 mg/kg，两组气道阻力增加的发生率无明显差异，均未发生哮喘。给予的2倍ED_{95}剂量的杜什氯铵或8倍ED_{95}剂量的顺阿曲库铵均未见明显组胺释放。去极化肌松药琥珀胆碱所引起的不良反应比任何一种肌松药都多，Watkins分析390例肌松药引起的严重类过敏反应中，琥珀胆碱占48%，临床征象中发生支气管痉挛者占33%～40%。已证实存在琥珀胆碱的特异性免疫球蛋白E（IgE）。

（四）其他药物

（1）Byrick研究证实，静脉注射硝酸甘油（4.0±0.3）μg/kg后气管导管的套囊压明显下降，提示硝酸甘油能松弛气管平滑肌，但尚未被证实对哮喘患者气道的影响。

（2）腺苷可诱发豚鼠剂量依赖性气管平滑肌松弛，此作用在正常人的研究中亦获得证实。但对哮喘患者的作用正好相反，腺苷可诱发浓度依赖性支气管痉挛，机制尚不明确。

(3) 静脉注射利多卡因 1.5 mg/kg 可降低气道反应性。但哮喘患者吸入利多卡因会明显增加支气管痉挛的发生率，此反应与气道组胺反应及利多卡因制剂中的防腐剂无关。哮喘患者深吸利多卡因40 mg后，最高血药浓度仅达到 0.1 μg/ml，对迷走张力和气道平滑肌无直接作用。吸入 80 mg 后，FEV_1平均降低(23.4±4.8)%，比气道传导率(specific airway conductance, sGaw)降低(64.1±3.8)%。吸入利多卡因会引起哮喘或 AHR 患者支气管收缩，可能与其对气道神经有特别的麻醉作用，或是选择性抑制非肾上腺素能支气管舒张通道和使迷走神经张力升高有关。

(4) 阿片类药物可改变神经通路的活性，具有镇咳和抑制黏膜分泌及抑制神经源性微血管渗漏作用，因此，也有抑制支气管收缩的作用。给予少量吗啡就可抑制迷走介导的支气管收缩。芬太尼没有组胺释放作用，但仍能引起支气管痉挛、降低呼吸系统顺应性和增加气道阻力。阿托品可部分抵消芬太尼的气道阻力增加作用，表明这是由迷走介导的气道平滑肌的收缩反应。

(5) 血管活性肠肽(vasoactive intestinal peptide, VIP)和一氧化氮(nitric oxide, NO)被认为是气道中非肾上腺素能非胆碱能抑制性介质，充当功能性拮抗剂对抗受刺激的支气管收缩。NO 普遍存在于人体细胞内，有两个重要功能：其一是细胞间信息传递的重要调节因子，作为第二信使和神经递质起着各种不同的功能；其二是介导细胞免疫和细胞毒性。外源性吸入的 NO 由肺泡迅速扩散到肺血管肌层，引起血管平滑肌舒张。在治疗原发性或继发性肺高压症时，NO 能明显降低肺动脉阻力，减轻右心后负荷，改善动脉氧合，缓解急性右心衰竭。被用于治疗哮喘时，NO 是一种极有潜力的支气管扩张剂，但局部浓度过高可引起或加重气道炎症，并加重气道的高反应性。这是由 NO 的双刃作用所致。

二、麻醉方法对支气管收缩功能的影响

(一) 臂丛神经阻滞　有报道支气管哮喘频发史的患者臂丛神经阻滞后引起严重哮喘发作。可能是星状神经节和上胸部交感神经节同时被阻滞、打破原有的交感-副交感平衡所致，与引起哮喘无关。

(二) 硬膜外阻滞　硬膜外阻滞对支气管平滑肌的影响存在不同意见。一般认为 $T_{1\sim6}$的交感神经纤维支配支气管平滑肌，高位硬膜外阻滞引起交感神经麻痹，迷走神经兴奋性增强，理论上将引起支气管收缩或出现支气管痉挛。Wang CY 认为硬膜外阻滞时发生严重支气管痉挛可能与肺交感神经受阻滞而使循环中肾上腺素水平降低有关。但也有持不同看法的报道。Kasaba T 给哮喘患者用不加肾上腺素的利多卡因或甲哌卡因行硬膜外阻滞，均未诱发哮喘，认为哮喘发作与硬膜外麻醉基本无关联。Bromage 认为严重哮喘患者接受各种治疗无效，但经胸硬膜外阻滞后症状迅速减轻，气体交换改善，动态肺顺应性增加 77%。此种作用可能是高位硬膜外阻滞引起血压下降，通过颈动脉压力感受器的作用，缓和迷走神经的兴奋性，维持支气管痉挛的反射弧的传入支被阻滞后，打断了反射的恶性循环，阻断支气管收缩反射，减轻支气管收缩。他用这种方法治疗 5 例全麻期间的支气管痉挛，症状均获缓解。而 Kasaba 的研究结果却提示即使硬膜外阻滞降低猫交感神经的活动，也不能防止醋甲胆碱和辣椒辣素诱发的气道收缩反应。Groeben 认为阻断 AHR 患者的肺交感神经似乎不影响气道阻力，但硬膜外腔和静脉注射布比卡因可减弱吸入乙酰胆碱引起的气管收缩反应。虽然众说不一，但文献报道用硬膜外阻滞治疗顽固性哮喘确能取得缓解的效果，说明硬膜外阻滞有解除支气管平滑肌痉挛的作用，确切机制尚有待进一步探讨。

(三) 全麻诱导　AHR 患者采用吸入麻醉药诱导时，诱导过程必须十分平稳，咳嗽或屏气有可能诱发哮喘发作或支气管痉挛。乙醚对呼吸道黏膜有直接刺激作用，并引起腺体分泌增多；地氟烷对气道黏膜也有刺激性；其他卤族吸入麻醉药，除了七氟烷以外，在诱导期增加吸入浓度时会发生咳嗽。因此一般多不主张采用吸入麻醉诱导。静脉麻醉诱导技术不存在对气道的刺激，需注意药物选择。通过对无症状的哮喘患者和非哮喘患者的静脉诱导的对比研究发现，前者用硫喷妥钠诱导喘息发生率达 45%，后者为 16%。用丙泊酚诱导时，两组均未发现喘息者。

(四) 气管内插管　气管内插管是诱发支气管痉挛最主要和最直接的原因，对 AHR 患者则更为突出。在浅麻醉下行气管内插管，对有哮喘或 AHR 病史的患者是最大的威胁。即使是在完善的麻醉维持期，因气管导管对气道的直接刺激，AHR 患者术中支气管痉挛的发生率仍达 8.9%。

(五) 喉罩通气　喉罩放置位置正确能起到良好的人工气道作用，对呼吸道亦无明显刺激性。Taylor 的患者在急性哮喘发作并发支气管痉挛时行气管插管和正压通气，并被给予甾族化合物(类固醇)、支气管扩张药及镇静处理，但支气管痉挛缓解不理想。拔除气管导管后改用喉罩通气，继续常规药物治疗，哮喘和支气管痉挛得到控制。但是当喉罩位置不正确时，如喉罩端误入声门裂，会发生渐进性气道阻塞，引起支气管痉挛。必要时需用喉镜检查喉罩位置。

第二节　气道高反应患者的麻醉管理

一、麻醉前评估

(一) 病史采集和物理检查　目前没有较好的试验来确认和评估气道高反应性。有呼吸系统症状如夜间呼吸困难、胸部紧束感和遇各种刺激(如冷风等)会引起气促,喘息者尤应注意。

有哮喘史的患者麻醉前需认真了解以下病史:① 注意气道疾病的发病年龄。② 自觉症状与季节的关系。③ 详细了解最初发病的情况。④ 了解变态反应。⑤ 睡眠与自觉症状的关系。⑥ 咳嗽、痰量及痰液颜色的变化。⑦ 既往麻醉史。⑧ 相关的精神和社会因素。⑨ 目前的药物治疗情况。胸部物理检查时应仔细听诊,判断是否有喘鸣音。

最重要的是要了解近期有无呼吸道感染。哮喘和支气管炎患者受到病毒感染后,临床状况常明显恶化;即使是正常患者,在呼吸道感染病毒后气道反应性也会明显增加,并持续至感染后 3～4 周。

(二) 实验室检查

1. 肺功能试验　通气试验是评估存在气道疾病、气道收缩反应的可逆程度及对药物治疗效果的简便有用方法。哮喘发作期间 FVC 和 FEV_1 都下降,FEV_1 主要反映大气道阻塞程度,不能说明外周气道的精细变化。$FEF_{25\%\sim75\%}$ 能较好地反映小气道状态。支气管痉挛时 PEF 明显降低。MVV 是一种呼气试验,急性支气管痉挛发作时不适用。流速-容量环是小气道疾病的敏感指标,能够同时评估用力相关部分的呼气和非用力相关部分的呼气。可以根据肺功能的损害程度对哮喘进行临床分级(表 38-1)。

表 38-1　根据肺功能损害程度的哮喘临床分级

	VC、FVC、FEV_1、MV	$FEF_{25\%\sim75\%}$
正常	>80%	>75%
轻度	65%～80%	60%～75%
中度	50%～64%	45%～59%
重度	35%～49%	30%～44%
极重度	<35%	<30%

注:表中数字系占预计值的百分比。

2. 动脉血气分析　仅在肺功能试验高度异常的哮喘患者(FEV_1 小于预测值的 25% 或 PEF 小于预测值的 30%)可见到高碳酸血症和/或低氧血症。因此,在发生严重呼吸功能紊乱时,术前常规检查结果可提供有用的基础资料。

3. 心电图　可显示右束支传导阻滞,室性异位搏动或在发作期间右心房急性扩大。急性发作后,这些改变可以完全消失。但是低氧血症可引起较严重的心脏异常。术前常规行心电图检查的结果可作为术中和术后的对照。

4. 胸部 X 线　仅用于排除与哮喘有关的并发症,如肺炎或心力衰竭。

5. 免疫学检查　测定血清 IgE 有助于免疫学诊断。

(三) 临床状态分类　根据哮喘史和需用药物控制支气管痉挛的情况,可以将患者分成三类:第一类,患者有哮喘史,但数年来未急性发作,亦未使用药物治疗。如物理检查和通气试验无明显呼吸功能异常,围术期一般不会发生支气管痉挛。第二类,患者经常发生支气管痉挛,需常规预防性地使用支气管扩张药物,但在麻醉前检查时无明显喘息。该类患者需接受详细的肺功能评估,测定 FEV_1、MEF 和 $FEF_{25\%\sim75\%}$,并与以往测定的数值比较。如果测定数值不低于预测值的 80% 或不比以往测定的数值差,可以在继续抗支气管痉挛治疗时安排择期手术。如肺功能试验显示患者有明显气道阻塞(测定数值低于预测值的 80% 或比以往测定数值差),该患者应属于第三类,择期手术前需进行抗哮喘的系统治疗。第三类,患者有支气管痉挛、全身情况恶化或未使用适合剂量的药物治疗,则该类患者的择期手术应延期进行,先采用系统药物治疗,直到支气管痉挛消失或全身情况恢复到较佳状态。如呼气流速或 FEV_1 下降,可给患者吸入支气管扩张气雾剂后重复肺功能试验,评估气道阻塞的可逆程度。如果 FEV_1 的增幅>15%,可以认为属于明显可逆性气道收缩,提示进一步扩张支气管治疗对患者是有益的。心电图和胸部 X 线检查,排除支气管痉挛期间心脏异常和肺部感染并发症。

(四) 鉴别诊断　麻醉期间发生支气管痉挛的患者并非都存在 AHR。支气管痉挛是气道受物理或化学因素刺激而发生平滑肌强烈收缩,使气道内径明显缩窄的一种可逆性病理生理过程。当刺激消除后,气道平滑肌松弛,气道恢复通畅。在同样的刺激强度下,AHR 患者发生支气管痉挛的几率和严重性比正常患者大得多。Olsson 通过对 136 929 例手术患者的分析,发现麻醉期间支气管痉挛的发生率为 0.18%(246 例),有 COPD 史患者的发生率是无 COPD 者的 4 倍。因此首先需了解患者是否有支气管痉挛性疾病史,包括哮喘、COPD 和支气管肺发育不良。

AHR 患者在麻醉期间发生的喘息并非都归因于哮喘发作。在鉴别诊断时需注意到肺水肿、支气管插管、肺栓塞、张力性气胸、胃内容误吸、气管导管机械性阻塞(如导管扭曲、分泌物或血块堵塞),以及过敏反应等均会引起气道内压力急剧增高,也表现为呼吸困难。在处理方法上可能相差甚远,如气管导管机械性阻塞时必须解除导管梗阻,张力性气胸者需立即进行胸腔闭式引流。另外,由于静水压增高引起的肺水肿和支气管痉挛的处理亦完全不同;前者对利尿药反应良好,而后者出现气道压力增高和低血压时往往需要补充液体。

二、麻醉前准备

(一) 麻醉前药物治疗 哮喘的特征是反复发作的气道阻塞和炎症,因此麻醉前应采用有效的药物治疗,主要是拮抗或预防气道阻塞的支气管扩张药和抗炎药,以降低气道反应性,提高患者对麻醉和手术的耐受能力,减少围术期并发症。

1. 抗炎药 包括皮质类固醇及色甘酸钠(sodium cromoglicate)和奈多罗米钠(sodium nedocromil)。

(1) 皮质类固醇。皮质类固醇是治疗慢性哮喘和哮喘急性发作时的有效药物。作用在于:① 抗炎,可稳定溶酶体膜,抑制致炎物质的释放并降低毛细血管壁的通透性。② 抑制组胺释放,抑制免疫反应过程。③ 抑制磷酸二酯酶活性。④ 阻断甲基儿茶酚胺,加强机体对儿茶酚胺的反应性。术前准备时最常用氢化可的松,剂量为 1～3 mg/kg,给药后 1～2 h 起效;也可用甲泼尼龙(0.5～1.0 mg/kg),其作用间期相同,但很少有盐皮质激素的作用,因此可避免对水电解质平衡的影响。控制哮喘持续状态时采用甲泼尼龙[80 mg/(6～8 h)]的负荷量降阶梯治疗法能明显加快临床症状缓解时间,且不增加用药总量。雾化吸入皮质类固醇的作用起效和有效间期与静脉给药相同。短期使用皮质类固醇是安全的,几乎无不良反应。

(2) 色甘酸钠和奈多罗米钠。色甘酸钠可稳定肥大细胞的细胞膜,防止细胞脱颗粒,有抗炎性作用。奈多罗米钠对 IgE 依赖的细胞因子产生抑制作用,具有对抗变应原导致支气管哮喘的作用。这两种药并不是支气管扩张药,需在哮喘发作前使用。色甘酸钠的剂量为喷雾剂 2 mg 或粉剂 20 mg 喷吸,每日 4 次;奈多罗米钠的剂量为粉剂 4 mg 喷吸,每日 2～4 次。

2. 支气管扩张药 包括拟交感神经药、黄嘌呤衍生物、抗胆碱能药及白三烯受体拮抗剂。

(1) 拟交感神经药。通过激发 β 受体促进环磷腺苷生成,可舒张支气管平滑肌,增进黏液清除,减少肥大细胞释放介质。异丙肾上腺素常作为喷雾剂吸入,属于非选择性 β 受体兴奋药,对 β_1 和 β_2 受体都有兴奋作用,因此可诱发心动过速。选择性 β_2 受体兴奋药有沙丁胺醇(salbutamol)、特布他林(terbutaline)、非诺特罗(fenoterol)、吡布特罗(pirbuterol)和沙美特罗(salmeterol)等,可用喷雾或粉剂吸入,支气管舒张作用确切,有效时间长,无心动过速,也无不良反应,半数致死量均比治疗剂量大得多,安全性较大。

(2) 黄嘌呤衍生物。茶碱类药物扩张支气管的机制有三个方面:① 促进肾上腺髓质和其他嗜铬组织释放肾上腺素,提高血浆肾上腺素水平。② 抑制磷酸二酯酶的作用,阻止环磷腺苷逆转为 5′-磷腺苷,提高环磷腺苷水平。③ 有腺苷受体的拮抗作用。氨茶碱是茶碱的水溶性盐,常被用于支气管痉挛的治疗。静脉途径给予氨茶碱负荷剂量为 5.6 mg/kg,20 min 内缓注,维持输注剂量为每小时 0.5～1.9 mg/kg,维持血药浓度 10～20 μg/ml。氨茶碱的治疗剂量和中毒剂量比较接近,有时在最大治疗剂量以下就出现毒性反应。Jenne 的临床研究证实:严重 COPD 患者通过茶碱治疗后,FEV_1 和 FVC 平均增加 15% 和 16%,通气量得到明显改善。

(3) 抗胆碱能药。在调节反射性支气管痉挛上起重要作用。可阻抑胆碱受体降低环磷酸鸟苷水平,舒张支气管平滑肌。吸入阿托品或异丙托溴铵气雾剂,对哮喘和喘息性支气管炎还有止喘和减少分泌物的作用,不良反应很少。静脉注射格隆溴铵(glycopyrronium bromide),每次 1 mg,作用时间比阿托品长。这类药物起效时间比拟交感神经药慢,更适用于预防性给药。

(4) 白三烯受体拮抗剂。研究证实白三烯在炎症反应、气道高反应性及支气管痉挛过程中起重要作用,并与上呼吸道疾病时的过敏症状及体征密切相关。白三烯受体位于气道平滑肌细胞及其他类型细胞的血浆膜部分,可介导由白三烯 D_4 所致的收缩反应。治疗哮喘的第二代白三烯受体拮抗剂扎鲁司特(zafirlukast)在细胞水平阻抑气道中的白三烯 D_4 受体而控制哮喘,对单独应用 β_2 激动剂却无法控制症状的轻、中型哮喘患者尤为适宜;普仑司特(pranlukast)是口服、强效和高选择性的白三烯受体拮抗剂,能强力抑制由吸入白三烯 D_4 所致的支气管收缩作用;孟鲁司特钠(montelukast sodium)对正在吸入糖皮质激素的气道阻塞患者的肺功能改善相当有效,且无耐受性和反跳恶化。手术前用白三烯受体拮抗剂控制哮喘症状,能明显减少术中危及生命安全并发症的发生率。

(二) 停止吸烟 吸烟是发生 COPD 最为重要的致病因子。吸烟者 FEV_1 的年下降速度明显高于不吸烟者。长期吸烟使气道纤毛运动降低,肺泡巨噬细胞功能异常,分泌黏液腺体增生。烟草的烟雾有抑制抗蛋白酶作用,导致中性粒细胞释放溶酶蛋白酶,此外还使毒性自由氧产生增多,损伤气道上皮和肺实质,产生肺气肿。香烟烟雾刺激黏膜下感受器，通过迷走神经使平滑肌收缩致使气道阻力增加。长期吸烟者的部分血红蛋白变成碳氧血红蛋白，携氧能力降低，氧解离曲线左移；长期吸烟的 AHR 患者上述损害程度更为严重。手术前停止吸烟不足 8 周者，术后肺部并发症发生率高达 56%；而手术前停止吸烟 8 周以上者，并发症发生率降到 17%。因此，AHR 患者需于择期手术前 8～10 周停止吸烟才有意义。

(三) 麻醉前用药 临床研究表明：支气管收缩是通过迷走反射的，如果必须马上进行外科手术，全麻诱导前可给予迷走神经阻滞剂，如阿托品(2 mg)或格隆溴铵(1 mg)等。H_1受体拮抗药具有镇静和气道干燥作用，应避免使用H_2受体拮抗药。目前对使用镇痛药仍有争议。吗啡能抑制由迷走神经介导的支气管痉挛，但又会升高血浆中的组胺浓度，引起气道阻力增加。虽麻醉前的用药量不太可能对气道产生直接或反射性作用的支气管痉挛，但不主张使用镇痛药，因可使麻醉后呼吸抑制延长。

难治性喘鸣患者应于术前 3～5 d 开始用甾类激素治疗，连续采用β_2激动药、色甘酸钠或甾类激素雾化或喷雾吸入，直到手术日。根据焦虑状态评估结果，选择能够获得浅镇静水平的弱安定类抗焦虑药物及剂量。术前还可选用苯海拉明等抗组胺药物。

三、术中和术后发生支气管痉挛危险性的预测

哮喘患者在麻醉期间有发生支气管痉挛的高度危险。为了在术前能预测发生支气管痉挛危险性的程度，原田纯采用“支气管哮喘危险指数评分”(bronchial asthma risk index score，BARIS)。共有 10 项内容，即吸入支气管扩张药前后各 5 项，按项目内容评分，累计 5 项总分(表 38－2)。

表 38－2 支气管哮喘危险指数评分系统

吸入支气管扩张药前			吸入支气管扩张药后		
项 目	评 分		项 目	评 分	
① 近 1 个月内哮喘发作	0 次	0 分	① 咳痰量	无	0 分
	1 次	1 分		少许	1 分
	2 次	2 分		较多	2 分
② 3 个月内接受药物注射治疗	0 次	0 分	② 自觉症状明显改善	无	0 分
	1 次	1 分		少许	1 分
	2 次	2 分		明显	2 分
③ 听诊有异常呼吸音	无	0 分	③ 听诊有异常呼吸音	无	0 分
	少许	1 分		少许	1 分
	较多	2 分		较多	2 分
④ FEV_1%占预计值	70%以上	0 分	④ FEV_1%改善率	10%以下	0 分
	60%～70%	1 分		10%～20%	1 分
	60%以下	2 分		20%以上	2 分
⑤ 最大呼气试验时，咳嗽不止或喘鸣加重	无	0 分	⑤ 最大呼气试验时，咳嗽不止或喘鸣加重	无	0 分
	少许	1 分		少许	1 分
	明显	2 分		明显	2 分

从表中可见，吸入支气管扩张药前哮喘组平均总分为(4.8±1.4)分，健康对照组为(1.3±1.0)分，提示总分越高，发生支气管痉挛的危险程度越大。吸入支气管扩张药后如果总分明显下降，则发生支气管痉挛的危险程度减小。

四、麻醉选择与实施

原则上应选择不增加气道反应性和刺激性的麻醉方法和药物。在能满足手术要求和保证患者安全的前提下，优先选择椎管内麻醉和神经阻滞麻醉。需使用麻醉性镇痛药作为辅佐药时，应注意吗啡和哌替啶可引起组胺释放，芬太尼、舒芬太尼、阿芬太尼和瑞芬太尼都没有组胺释放作用，但应警惕呼吸抑制。不超过 1 h的体表或四肢手术的静脉麻醉可选用丙泊酚或咪达唑仑复合氯胺酮或芬太尼分次注射。氯胺酮对治疗活动性哮喘患者常有令人满意的效果。全麻时应尽量采用静脉诱导，可选用丙泊酚、依托咪酯或咪达唑仑；全凭静脉麻醉维持时可用丙泊酚或咪达唑仑，并给予芬

太尼。

所有吸入麻醉药均有直接或间接松弛气道平滑肌的作用,各种药物的作用强度虽有差异,但临床上并不重要。吸入七氟烷的患者气管插管后,降低气道阻力的作用明显比异氟烷、地氟烷和氟烷强,但不能预防哮喘患者插管后气道阻力增加。研究显示:七氟烷和异氟烷舒张气道平滑肌的作用具有剂量依赖性,1 MAC 地氟烷可降低气道阻力,但 2 MAC 时却使气道阻力增加。

为提供肌肉松弛或使机械通气匹配,主要选用甾类非去极化肌松药。苄异喹啉类非去极化肌松药并非禁忌,但需注意 3 倍 ED_{95} 以上剂量的阿曲库铵和米库氯铵或快速静脉注射这种肌松药时有明显组胺释放作用。拮抗肌松药残余作用时需使用胆碱酯酶抑制药,新斯的明可增加气道分泌,应与格隆溴铵(>0.5 mg)或阿托品(1.0 mg)合用。过敏体质的患者应慎用新斯的明,曾有哮喘病史患者静脉注射新斯的明拮抗泮库溴铵残余肌松作用而诱发严重支气管痉挛的报道。对咽喉部和气管的直接物理刺激是支气管痉挛的重要诱因,理论上应尽可能避免气管内插管,为保持上呼吸道通畅,可使用喉罩或硅胶制成的鼻咽通气道。对于必须在气管内插管条件下进行麻醉的患者,切忌在浅麻醉下进行操作;插管前 1～3 min 静脉注射利多卡因 1.5 mg/kg或按 2～3 mg/min 的速度静脉输注,有助于降低气道反应性;选择型号适宜的气管导管;麻醉结束时可在偏深的麻醉状态下拔除气管导管,避免麻醉后清醒期内气管导管对气道的强烈刺激。

五、机械通气还常引发剧烈的支气管痉挛

由于气道收缩增加了气道阻力,麻醉维持期行机械通气时,有提倡吸气期采用慢气流可减少气道内的压力和改善阻塞区域的通气分布。缺点是要增加吸气时间,使呼气时间缩短,胸廓呈过度膨胀,胸腔内压力上升导致静脉回流下降。亦有持相反意见者,主张采用高速气流,减少吸气时间以利于阻塞区域气体排空,改善气体的交换,减少肺的过度膨胀和对循环的抑制。故建议呼吸频率可保持 6～12 次/min,延长呼气时间,吸呼比为 1∶3～1∶5,潮气量维持在 6～10 ml/kg,控制允许性高碳酸血症在 $PaCO_2$ 为 60～80 mmHg 的安全范围,并确保足够氧合,呼吸机不设定呼气末正压(positive end expiratory pressure,PEEP),而需注意内源性 PEEP 和气压伤征象。严重 COPD 患者行正压通气可对血流动力学产生明显影响,包括后负荷增加导致右心室扩张、室间隔左移伴血压降低及心排血量减少。处理方法包括降低潮气量,延长呼气时间,保持适度高碳酸血症。易被忽视的问题是当气道压力增加时,呼吸机不一定能达到预先设置的通气指标。呼吸回路中气体可被压缩的容积很大,每 1 cmH_2O 的压力可压缩 7～10 ml 气体,哮喘发作使气道内压力增至 50 cmH_2O时,每次通气就损失 350～500 ml 气体。还要注意气道峰压和平均气道压的区别,气道峰压由于在气道远端监测,大于平均气道压,不能真正反映肺泡压力,只有平台压较准确地反映肺泡压。为更好地进行呼吸管理,常需使用功能更强的呼吸机。

六、麻醉期间监测

除了常规进行无创动脉血压和心电图监测外,应重视脉搏-血氧饱和度(SpO_2)监测。支气管痉挛发作时,因有效通气量明显下降,直接影响肺泡氧交换量。SpO_2 监测能连续获得动脉血氧合情况,及时发现低氧性缺氧和搏动性血流的变化。但低血压、低体温及外周组织灌注不良时,可影响 SpO_2 的测定结果。因此判断 SpO_2 测定值的准确性时,首先应排除各种干扰 SpO_2 测定值的因素。全麻患者应进行呼气末二氧化碳分压($P_{ET}CO_2$)监测。COPD 患者经常出现高碳酸血症,是因为肺通气不均匀,通气/血流(V/Q)比率失调所致,低血压时更是加重。呼吸力学的监测包括气道压力、呼吸容量和流速三个方面。用旁气流技术可连续观测压力-容量环和流速-容量环。哮喘发作时,压力-容量环向右扩大和(或)环的高度下降,显示肺顺应性降低。气道阻力明显上升并出现低氧血症时,需进行动脉血气分析。

七、特殊哮喘患者的麻醉管理

(一) 哮喘患者急诊手术 其特点是难以对患者的各重要生命系统特别是呼吸系统进行充分的麻醉前准备。行静脉快速诱导和气管插管时必须防止胃内容误吸,哮喘患者稍有误吸即可引起严重支气管痉挛,氯胺酮能在达到深麻醉前进行气管插管。如患者正处于哮喘发作时,可于麻醉诱导前和麻醉维持期吸入 β_2 受体兴奋药,缓解气道平滑肌收缩并扩张气道。

(二) 妊娠合并哮喘 流行病学研究提示支气管哮喘是妊娠期常见合并病症之一,发生率为 1%～7%。有 0.05%～2%的哮喘患者发生危及生命事件。妊娠至少在两个方面影响哮喘,即激素变化和与妊娠有关的呼吸力学改变。妊娠时一方面能引起支气管收缩的前列腺素 E_2 增高,尤以分娩期间更为明显;另一方面能使支气管舒张的前列地尔(前列腺素 E_1)在妊娠后期占优势。妊娠末期,孕酮能松弛平滑肌和改变通气形式。妊娠时血浆糖皮质激素水平虽增高,但经皮质的载体蛋白伴随上升,结果是皮质素水平不变。因此妊娠对哮喘的影响可因人而异,病情有所改善或无变化或进一步恶化的患者约各占 1/3。妊娠还影响哮喘患者的呼吸力学。妊娠期间氧消耗比例的增加使每分通气量增加,而膈肌被妊娠子宫推移上抬,使残气量和功能残气量下降。如果肺总量仅有轻度减少,则肺活量

可以保持不变。但激素和通气的变化是很复杂的，对每一具体患者的变化程度不能一概而论。

合并哮喘的孕妇在妊娠期间哮喘症状加重很可能与未遵从医嘱有关，主要是孕妇惧怕药物对胎儿产生不利影响。因此，必须使孕妇了解到大多数控制哮喘发作的药物对母体和胎儿是安全的，以提高孕妇的依从性。胎儿对母体吸入的β肾上腺素受体激动药、色甘酸钠和吸入或系统性应用的皮质类固醇有很好的耐受性。治疗孕妇哮喘时的皮质类固醇首选布地奈德(budesonide)和倍氯米松(beclomethasone)。孕妇能安全地使用白三烯受体拮抗剂扎鲁司特和孟鲁司特钠。妊娠患者在哮喘急性加重时的处理方法与非妊娠患者相同。高血糖症对胚胎和胎儿是有害的，因此接受全身性皮质类固醇治疗的孕妇应定期接受监测母体血糖水平。妊娠期间，母体动脉血氧饱和度保持在95%以上对胎儿是安全的。

即使母体氨茶碱血药浓度保持在10～20 μg/ml的合理治疗范围，哮喘孕妇的低体重新生儿发生率和胎儿及婴儿的死亡率均增加。尚不清楚到底是由严重哮喘合并低氧血症所引起的，还是药物对胎儿影响所致。分子量<600的药物或物质容易通过胎盘进入胎儿循环，例如茶碱分子就可以通过胎盘循环到达胎儿体内。因此分娩早期阶段，母体给予氨茶碱，分娩后新生儿仍可出现心动过速、尖鸣样啼哭、抽搐及呕吐等毒性反应症状。Kingston认为可能是茶碱在新生儿肝内代谢过程中转变成不全代谢产物咖啡因的比例更大所致。地诺前列素(dinoprost)、麦角新碱(ergometrine)和其他麦角衍化物可引起严重支气管痉挛，合并哮喘的孕产妇分娩期间应避免使用。

需行剖宫产手术时，偏深的全麻虽可防止母体发生反射性支气管痉挛，但又同时会影响子宫肌肉张力，并会造成胎儿呼吸和心血管功能抑制，因此需控制全麻的合理深度。无明确禁忌证者可选用椎管内麻醉。

(三) 小儿哮喘患者 哮喘是小儿常见的呼吸道过敏性疾病。小儿哮喘患者多有遗传性过敏体质，变态反应所致哮喘的比例比成人大。Mamie等人观察发现择期手术的患儿在麻醉期间支气管痉挛的发生率高达1.6%，是成年患者的9倍。Ungern-Sternberg等人分析了9 297例患儿的资料，认为具有阳性呼吸疾病史(包括家族中哮喘、遗传性过敏症、变态反应病史，以及患儿上呼吸道感染史和被动吸烟史)的患儿术中发生支气管痉挛的相对危险度(relative risk)高达8.46。Tait等人分析了2 025例患儿，按标准体重指数(BMI)计算，肥胖症患儿占14.5%。El-Metainy等人认为低龄(2～4岁)肥胖症患儿术中发生支气管痉挛的概率明显增加。肥胖症患儿术前合并高血压、哮喘、打鼾、睡眠呼吸暂停、反流、Ⅱ型糖尿病，以及麻醉期间面罩通气困难、明显咳嗽、支气管痉挛、去氧饱和度血症的发生率比非肥胖症患儿明显高，提示麻醉前应详细了解患儿存在导致术中不良呼吸事件发生的危险因素，有助于拟定对此类患儿麻醉管理的相应措施。

小儿哮喘的病理、生理改变与成人相似，但在病程上有重要差别。麻醉期间以浅麻醉下给予强烈刺激(如手术、气管插管或吸痰等)而诱发哮喘最为常见。年龄越小，气道横径越窄，5岁以下小儿的气道阻力比成人明显高。当发生支气管痉挛时，小气道进一步狭窄，气道阻力明显增加，呼吸气的流速减慢，呼气时间明显延长。由于小儿肺弹力纤维发育不完善及肺泡间孔不足，气道关闭早期肺的弹性回缩较差，呼气时间延长时极易发生肺过度膨胀。肺通气/灌流比率失衡，会引起气体交换障碍，出现高碳酸血症，并使低氧血症加重。右心负荷过重可导致右心衰竭。鉴别诊断中应排除因异物吸入、左心衰竭、肺囊性纤维性变、气管狭窄、气管软化或肺结核等引起的喘息。小儿常难以接受部位麻醉，故多采用全麻。麻醉药物应不增加气道反应性，且对气道无刺激性。麻醉期间常规进行SpO_2和$P_{ET}CO_2$监测。临床观测表明：有哮喘史的患儿行吸入麻醉后，FEV_1和PEF的降幅与无哮喘史的患儿相比无明显差异，提示手术前调控良好的有哮喘史的患儿行吸入麻醉不会加重对肺功能的影响。

第三节 支气管痉挛的处理

支气管痉挛时患者出现明显通气困难，以气道峰压升高和呼气喘息为特征。虽然气道平滑肌收缩使气道阻力增加，引起气道峰压值的升高，但还有许多其他因素也能引起气道峰压升高(图38-2)，必须与支气管痉挛区别开来。临床上其他可产生支气管痉挛的情况有肺水肿、张力性气胸、胃内容物吸入，以及肺栓塞等。治疗时必须把目标放在纠正呼吸机制和气体交换异常上，而不能只着重于治疗支气管痉挛。

全麻期间发生支气管痉挛时应尽快改为手控通气，有助于防止每分通气量的急剧降低。尽可能及时排除诱发因素，其中多数是由于麻醉偏浅时进行手术操作而通过迷走神经引起的反射性支气管痉挛。此时

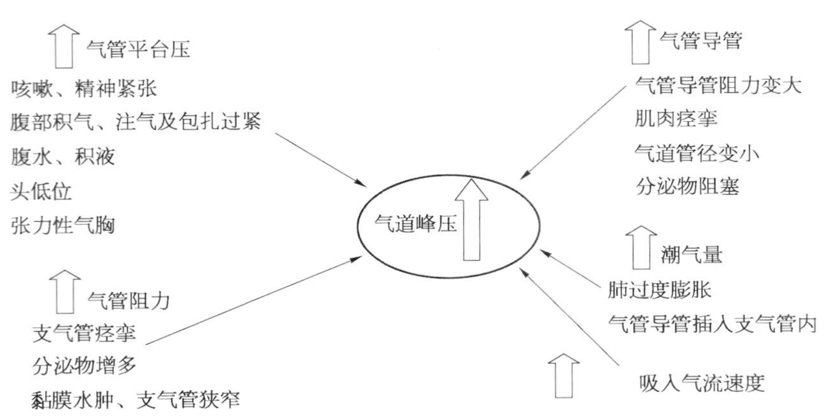

图 38-2　气道峰压值升高原因

若暂停手术操作，迅速增加麻醉深度，支气管痉挛多能缓解。腹腔镜手术时需采用 CO_2 人工气腹，有报道无哮喘病史的患者行 CO_2 人工气腹后发生支气管痉挛，气腹放气后症状自然消失。此系 CO_2 气腹引起迷走途径的反射性支气管痉挛。当暂时无法明确诱因时，除立即给予吸氧外，还可同时让患者吸入 β_2 受体兴奋药气雾剂以缓解支气管痉挛；也可以吸入异丙肾上腺素雾化剂，但有 β_1 受体兴奋药的不良反应。对吸入麻醉期间发生支气管痉挛使用茶碱类药物有争议，因其治疗剂量和中毒剂量比较接近，有时在常规治疗剂量下患者也会出现毒性反应及发生心律失常。

非手术患者哮喘严重发作时，多采用吸氧、输液、调整水电解质和酸碱平衡、用氨茶碱和拟交感类药物解痉、给予糖皮质激素、选用抗生素抗感染及人工通气等方法治疗。个别患者经上述传统方法处理后效果不明显，呈哮喘持续状态、精神紧张、严重呼吸困难、呼吸肌极度疲劳、明显发绀，甚至出现呼吸、循环衰竭。当麻醉科医师参与救治时，应以尽快使支气管解痉为主要目标，唯有解除严重的支气管痉挛，才能保证有效的人工通气和缓解缺氧状态。

一、支气管痉挛紧急解救措施

1. 丙泊酚和咪达唑仑　持续静脉输注丙泊酚或咪达唑仑，使患者保持 Ramsay 2～3 级镇静水平。良好的镇静能消除患者紧张焦虑和激动不安的情绪，降低机体应激反应。此镇静水平能保持患者正确应答和配合治疗。

2. 氯胺酮　有平滑肌松弛作用，同时通过儿茶酚胺的释放增强此作用。

3. 吸入麻醉药　异氟烷、七氟烷和地氟烷都有扩张支气管的作用。获得扩张支气管作用的呼气末药物浓度需达到 1 MAC 或以上才有效。

4. 肌松药　选用甾类非去极化肌松药。暂停横纹肌自主收缩运动可缓解呼吸肌疲劳状态，降低机体氧耗量，同时进行气管内插管和机械通气。

5. 颈或上胸段硬膜外阻滞　高位硬膜外阻滞可阻断维持支气管痉挛反射弧的传入支，阻断支气管收缩反射，减轻支气管收缩。

6. 肾上腺素　兼有 α 受体和 β 受体激动作用。β 受体激动可引起支气管平滑肌松弛。

二、注意事项

(1) 上述紧急解痉措施仅能暂时解除支气管痉挛状态，为进一步救治提供有效通气、维持动脉氧合及降低机体氧耗量的条件，需继续进行传统方法治疗。

(2) 采用上述措施时，需使血流动力学基本稳定，组织灌注良好。肝、肾功能应无严重损害，为所使用的药物提供代谢途径。

(3) 机械通气时，支气管痉挛患者的气道阻力增加，呼气困难。潮气量必须在短时间内送入，以保证患者有充分时间呼气。气道阻塞患者呼气流速尤其缓慢，需较长的呼气时间才能使呼气充分。Tuxen 和 Lane 认为增大吸入潮气量，呼吸频率减缓到 10 次/min 以下，可以获得充分通气的效果，并提供充分的呼气时间。

(4) 当引起哮喘持续状态的原因消除后，需尽快逐步撤除上述药物，以减少或避免长时间使用麻醉类药物而对机体产生不良反应。但临床上对上述药物或方法的实际使用时间可能会较长。Best 的 2 例哮喘持续状态患者用 0.4%～1.0%异氟烷吸入治疗，分别达到 55 h 和 113 h，但最高血清氟离子浓度仅为 10.5 μmol/L，远未达到血清氟离子的肾毒性浓度(50 μmol/L)。重症哮喘患者需用泮库溴铵 5 mg/h 配合治疗使自主呼吸停止，2 周期间总用量达 800 mg，停止用药后肌力恢复良好。

(5) 有报道重症哮喘患者治疗时因吸入氟烷而发生恶性高热；用氟哌利多镇静时发生神经安定药恶性综合征(neuroleptic malignant syndrome)；氟烷或恩氟烷吸入治疗 13 d 后给予泮库溴铵或维库溴铵出现明显神经肌肉损害，表现为四肢麻痹和感觉紊乱。虽均属个案，但临床应用时仍应有所警惕。

(欧阳葆怡)

参考文献

[1] Kingston HGG, Hirshman CA. Perioperative management of the patient with asthma. Anesth Analg, 1984, 63: 844 - 855.

[2] Olsson GL. Bronchospasm during anaesthesia: A computer-aided incidence study of 136929 patients. Acta Anaesthesiol Scand, 1987, 31: 244 - 252.

[3] Hirshman CA. Perioperative management of the asthmatic patient. Can J Anaesth, 1991, 38: R26 - R32.

[4] Pizov R, Brown RH, Weiss YS, et al. Wheezing during induction of general anesthesia in patients with and without asthma. A randomized, blinded trial. Anesthesiology, 1995, 82: 1111 - 1116.

[5] Rooke GA, Choi JH, Bishop MJ. The effect of isoflurane, halothane, sevoflurane, and thiopental/nitrous oxide on respiratory system resistance after tracheal intubation. Anesthesiology, 1997, 86: 1294 - 1299.

[6] Habre W, Scalfaro P, Sims C, et al. Respiratory mechanics during sevoflurane anesthesia in children with and outwith asthma. Ansth Analg, 1999, 89: 1177 - 1181.

[7] Goff MJ, arain SR, Ficke DJ, et al. Absence of bronchodilation during esflurane anesthsia: A comparison to sevoflurane and thiopental. Anesthesiology, 2000, 93: 404 - 408.

[8] Dikmen Y, Eminoglu E, Salihoglu Z, et al. Pulmonary mechanics during isoflurane, sevoflurane and desflurane anaesthesia. Anaesthesia, 2003, 58: 745 - 748.

[9] Liccardi G, Cazzola M, Canonica GW, et al. General strategy for the management of bronchial asthma in pregnancy. Respir Med, 2003, 97: 778 - 789.

[10] Mamie C, Habre W, Delhumeau C, et al. Incidence and risk factors of perioperative respiratory adverse events in children undergoing elective surgery. Paediatr Anaesth, 2004, 14: 218 - 224.

[11] Powrie RO, Larson L, Miller M. Managing asthma in expectant mothers. Treat Respir Med, 2006, 5: 1 - 10.

[12] Hazizaj A, Hatija A. Bronchospasm caused by neostigmine. Eur J Anaesthesiol, 2006, 23: 85 - 86.

[13] Tirumalasetty J, Grammer LC. Asthma, surgery, and general anesthesia. J Asthma, 2006, 43: 251 - 254.

[14] Yamakage M, Iwasaki S, Namiki A. Guideline-oriented perioperative management of patients with bronchial asthma and chronic obstructive pulmonary disease. J Anesth, 2008, 22: 412 - 428.

[15] Vaschetto R, Bellotti E, Turucz E, et al. Inhalational anesthetics in acute severe asthma. Curr Drug Targets, 2009, 10: 826 - 832.

[16] von Ungern-Sternberg BS, Boda K, Chambers NA, et al. Risk assessment for respiratory complications in paediatric anaesthesia: a prospective cohort study. Lancet, 2010, 376: 773 - 783.

[17] Fontaine M, Dubost J, Bienvenu F, et al. Severe bronchospasm using Diprivan® in a patient allergic to peanut and birch. Ann Fr Anesth Reanim, 2011, 30: 147 - 149.

[18] Miller A, Jamin C, Elamin E. Continuous intravenous infusion of ketamine for maintenance sedation. Minerva Anestesiol, 2011, 77: 812 - 820.

[19] El-Metainy S, Ghoneim T, Aridae E, et al. Incidence of perioperative adverse events in obese children undergoing elective general surgery. Br J Anaesth, 2011, 106: 359 - 363.

第三十九章 肺移植麻醉

肺移植(lung transplantation)的发展至今已有50多年,大体上经历了四个阶段。从1950年动物实验开始至1963年第1例人类肺移植以前是第一阶段,是肺移植的探索和准备阶段。第二阶段是从1963年至70年代末,是肺移植在世界各地逐步开展、继而又经历失败的初期临床阶段。第三阶段是从70年代末到80年代中期,是肺移植低潮期。但也正是在这个时期,新的免疫抑制环孢菌素A(Cyclosporin A,CsA)问世,美国加州斯坦福大学医学院Bruce A. Reitz等行心肺移植成功。加拿大多伦多医院以Joel D. Cooper为首的肺移植组,经过艰苦不懈的努力,终于获得肺移植临床成功。从此,肺移植走出低谷,并迅速再度被用于临床。第四阶段是80年代末期到现在,肺移植在全世界得到公认,技术飞速进步。肺移植发展到今天,普及趋势加快,已经成为胸心外科领域最新、最有前途的课题之一。

肺移植是治疗晚期肺实质疾病及晚期肺血管疾病的唯一有效方法。临床上肺移植有三种主要方式:单肺移植(包括肺叶移植)、双肺移植(包括整体双肺移植和序贯式双肺移植)及心肺移植。从广义上讲,这三种方式都可达到移植肺的目的;从狭义上讲,肺移植是指单肺及双肺移植。无论是双肺移植还是单肺移植,现均已获得临床成功。

肺移植麻醉需要充分考虑终末期肺部疾病的病理生理,熟悉相关的药理学知识及拥有熟练的麻醉技术,并要求要有较好的围术期病情预测能力和调控处理。因此,肺移植麻醉对大多数有经验的麻醉医师而言仍然是一种挑战。

第一节 肺移植适应证、禁忌证与手术方式

一、适应证

终末期呼吸衰竭患者的原发病因包括:① 肺阻塞性疾病。有慢性阻塞性肺气肿和α_1-抗胰蛋白酶缺乏症。② 肺纤维化疾病。有间质性肺纤维化及特发性肺纤维化疾病。③ 肺感染性疾病。有结核毁损肺及双肺弥漫性支气管扩张进展为囊性纤维化。④ 肺血管疾病。有原发性肺动脉高压和(或)合并心内畸形致Eisenmenger综合征。⑤ 肺再移植。

二、禁忌证

(一) 绝对禁忌证 绝对禁忌证包括:① 两年内发生过恶性肿瘤(基底细胞癌、皮肤鳞转细胞癌例外)。免疫抑制治疗可能诱发、促进恶性肿瘤的形成与复发。少数中心把支气管肺泡癌无远处转移者列为肺移植适应证,但这一做法仍有争议。② 无法治愈的另一主要器官系统功能障碍,如心、肝、肾等脏器功能衰竭。心脏功能应基本正常,无明显的冠状动脉疾病(心肺联合移植除外)。至少左心功能必须正常,左心排血量>45%。由于手术后需要长期大剂量用药包括对肝肾功能有明显影响的免疫抑制剂,因此肝肾功能必须正常。③ 无法治愈的慢性肺外感染,如慢性活动性乙型肝炎、丙型肝炎及HIV感染。④ 严重的胸廓或脊柱畸形。⑤ 缺乏稳固可靠的社会支持系统。⑥ 有无法治愈的心理或精神疾患,以及患者及家属无法配合的。⑦ 有药物滥用史。

(二) 相对禁忌证 近年来由于肺移植技术的进步和手术经验的积累,一些过去被认为是禁忌证的,已成相对禁忌证:① 骨质疏松症。治愈后可以行肺移植术。② 严重的肌肉骨骼病,如驼背等。③ 正在应用糖皮质激素者。手术时用量最好≤20 mg/d。④ 严重肥胖(BMI>30 kg/m^2),或严重营养不良(BMI<17 kg/m^2)。⑤ 饮酒、抽烟者。禁烟、酒最少要6个月后方可行肺移植术。⑥ 结核病。治疗后疗效明显者可以行肺移植术。⑦ 长期使用呼吸机,但是抗感染治疗效果较好者可以行肺移植术。⑧ 有真菌及非典型分枝杆菌感染者在进行有效治疗后也可以手术。⑨ 曾一侧开胸或正中胸骨切开者进行肺移植比较困难,但仍可进行手术。

三、肺移植手术方式

肺移植手术方式有以下几种:① 单肺移植术:应用较多,大部分不用体外循环。手术操作相对简单省时、创伤小,但术后留下一侧病肺,呼吸运动、通气换气、血流动力

学及 V/Q 比率等不理想且病肺是一个潜在的感染源。② 双侧单肺序贯式肺移植术：目前的双侧肺移植都用这种术式，在双侧主支气管处吻合气道，一般可以不用体外循环。③ 心肺联合移植术(heart and lung transplantation)：一次手术同时移植心肺，也可行心及一侧肺移植。气道可在气管处吻合或双侧主支气管分别吻合。因气管吻合并发症多，目前主要采用后者。④ 整块双侧肺移植术：在体外循环下从气管处切下受者的双侧肺组织再移植。仅用于部分儿童患者。⑤ 肺再移植术：移植肺失功能后再切除并移植，效果较差。⑥ 活体肺叶移植术：此术式近几年在国外发展较快。一般指父母或亲友用活体肺叶作为全肺移植给小孩，也可由脑死亡者供肺。两个供体分别行左下肺叶、右下肺叶切取，分别移植到受体的左右肺。国内同济大学附属上海市肺科医院有成功案例。

成人肺移植术受者的术前诊断与移植术式(1995～2005 年资料)见表 39－1。

表 39－1 成人肺移植术受者的术前诊断与移植术式(1995～2005 年资料)

术前诊断	单肺移植(n=6 663)	双肺移植(n=6 789)	总计(n=13 452)
COPD/肺气肿	3 511(53%)	1 636(24%)	5 147(38%)
特发性肺间质纤维化	1 731(26%)	813(12%)	2 544(19%)
囊性纤维化	159(2.4%)	2 009(30%)	2 168(17%)
α_1 抗胰蛋白酶缺乏症	446(7%)	597(8.8%)	1 063(7.9%)
原发性肺动脉高压	64(1%)	461(6.8%)	525(3.9%)
结节病	141(2.1%)	195(2.9%)	336(2.5%)
支气管扩张症	25(0.4%)	328(4.8%)	353(2.6%)
淋巴管平滑肌增多症	54(0.8%)	88(1.3%)	142(1.1%)
先天性心脏病	13(0.2%)	115(1.7%)	128(1%)
移植后阻塞性细支气管炎	74(1.1%)	71(1.0%)	145(1.1%)
非移植后阻塞性细支气管炎	44(0.7%)	77(1.1%)	121(0.9%)
再移植	65(1%)	52(0.8%)	117(0.9%)
结缔组织病	37(0.6%)	45(0.7%)	82(0.6%)
间质性肺炎	20(0.3%)	10(0.1%)	30(0.2%)
肿瘤	6(0.1%)	10(0.1%)	16(0.1%)
其他	253(3.8%)	282(4.2%)	535(4%)

第二节 麻醉管理

一、术前评估和准备

(一) 患者的一般评估 拟行肺移植的患者其一般情况往往较差，大都是长期吸氧、卧床生存，对麻醉耐受力差，患者术后肌力及体力恢复能力差。此类患者的全身状况、肺功能与氧供需状况和心功能状况的评估对麻醉管理很重要。通过评估，对患者术中一侧肺通气能否提供足够氧供和排出 CO_2，右心功能能否耐受可能的肺动脉压升高、移植后可能的呼吸动力学变化和移植预后进行合理预测，决策术中氧供需方案并对可能出现的问题做出相应的应对预案。

肺移植患者的生理特点随原发病的不同而改变，但是接受此手术的患者一般都有呼吸困难，如不接受手术，则预后会很差。患者大多在静息时或仅有轻微活动时即出现气促，并有静息状态下的缺氧(PaO_2＜50 mmHg)和氧需求量增加合并进行性 $PaCO_2$ 增加，部分患者可能有呼吸机依赖性。

由于供肺来源的不确定性，因而一旦确定移植对象后，就应尽可能在短时间内掌握患者的详细病史、一般情况。目前的大多数报告指出，糖尿病、心房颤动、肺动脉压升高、移植前的心脏指数低等均会增加移植后的死亡风险。由于患者可能经历了漫长的等待时间，所以需要动态评估患者健康状况的变化，任何新的症状或任何器官功能状况的变化都要进行重新评估。术前的体格检查应着重于呼吸道、心脏及肺部的检查，而且应该在有限的时间内将患者各器官的功能尽可能地调整至最佳状态。

(二) 肺移植受术者围术期主要器官系统的功能评估

(1) 呼吸系统通过 V/Q 比率的值来评估患者 OLV 的接受能力。若非手术侧肺的灌注量少，则需要在 CPB 下完成手术。应在术前评估限制性肺疾病的严重程度及弥散程度，如吸入空气时 PaO_2＜45 mmHg，则提示需要 CPB。检查项目：肺功能、V/Q、动脉血气。

(2) 气道患者因可能存在严重的肺高压(＞80/50 mmHg)会使肺动脉增粗，当增粗的肺动脉压迫喉返神经时会造成声带麻痹,也会造成此类患者增加误吸发生的风险,故对此应采取适当的措施加以避免。

(3) 循环系统通过检查超声心动图,可评估右心功能不良及三尖瓣反流。当肺动脉平均压>2/3 体循环平均动脉压时,肺动脉高压可能引起右心衰竭。检查项目:超声心动图或经食管超声心动图;ECG;肺动脉平均压>40 mmHg 及 PVR>5 mmHg/(min·L)时需要 CPB。

(4) 神经系统右向左分流可存在于肺动脉高压患者,应注意栓塞病史。

(5) 骨骼肌肉慢性恶病质不考虑手术。

(6) 血液系统由于慢性缺氧常引起红细胞继发增多。术中应测定血细胞比容,并行凝血与血小板功能监测以指导治疗。

(7) 实验室检查供体器官的选择基于肺脏的大小及血型配型等。一些血清病毒学检查也必不可少。

(三) 术前与患者的沟通 清晰明白的手术前谈话与沟通是非常必要的。术前对患者的心理状况的保护极其重要,可以同时使用药物及心理安慰等手段缓解患者术前的焦虑症状,但是术前用药须根据患者病情和配合程度灵活谨慎地应用,麻醉前用药应避免呼吸及循环抑制。术前应指导患者进行有效的呼吸及排痰的锻炼,以利于其术后的恢复。

(四) 术前准备

1. 麻醉器械和药物的准备 供肺采取时的麻醉准备。供肺采取时,麻醉医师应准备的器材包括:所有气管插管和气管切开包、常规机械通气装置或便携式呼吸机、监护仪、吸引器、纤维支气管镜等。药品准备包括:麻醉常规药品(麻醉药、麻醉性镇痛药、肌松药等)、各种抢救药品(各种正性肌力药和血管活性药物等)、移植需要的特殊药品(肝素钠、甲泼尼龙、前列地尔等)。

受体手术麻醉准备。除了与常规心胸外科手术麻醉的准备相同外,还需注意:① 严格消毒的气管插管用具含双腔气管导管(一般选用左支)、普通气管导管、面罩、人工鼻、吸痰管(多根)、纤维支气管镜等。② 各型号动脉静脉穿刺留置导管用品、抗感染双腔深静脉导管、漂浮导管、压力传感器(多套)。③ 胃管。④ 其他设备:经食管超声心动图。⑤ 特殊药物的准备,如前列腺素 E_1(PGE_1)、多巴胺、米力农、吸入 NO 等。

2. 术前用药 术前用药一般取决于受体的基础疾病。因终末期呼吸衰竭患者呼吸和循环功能的脆弱性,常规的术前用药也可能对患者呼吸和循环系统造成不可预期的影响,一般镇静、镇痛药物可以免用或减量运用;为防患者口干、舌燥等引起不适,也可免用抗胆碱能药物。长期运用支气管扩张药物的患者可持续运用,并将之带入手术室。根据抗排异协议使用抗免疫药物,常规使用预防性抗生素。对于严重呼吸功能衰竭不能平卧者,可在医护人员的护送下半卧位吸氧入手术室。

等待肺移植的患者一般已熟知关于围术期的计划过程,如患者对术前的确认过程反应良好,则术前一般不需要抗焦虑药。如患者有严重的肺动脉高压,焦虑可能进一步加重肺动脉高压而使右心功能进一步恶化,心理疏导无用时可在监护下运用小剂量镇静药。因属非择期手术,患者可能存在发生误吸的风险,可于术前静脉注射抗酸剂、H_2拮抗剂和甲氧氯普胺等。

3. 监测 麻醉前应建立全面监测。完善细致的监测,体、肺循环的药理学管理配合合理的单肺通气技术,可使单肺通气的氧合效能最大化。

(1) 心电监测。观察心律、心率、ST 段及其他波形的动态变化,可以随时掌控患者心率、心律的变化及判别是否存在心肌缺血,并获取其他如电解质等信息。

(2) 脉搏氧饱和度监测。入室开始持续脉搏氧饱和度监测,可以了解患者缺氧、末梢灌注信息。

(3) 血压监测。先开始无创血压监测,在局麻下建立有创动脉压监测,及时了解循环功能。通过波形情况间接了解外周末梢灌注情况,并可经动脉留置管采血行血气分析。在麻醉诱导前开始监测,直至术后循环功能稳定。

(4) 肺动脉压力监测。监测肺动脉压力,对术中循环功能的调控具有直接指导意义。比如对肺移植术中一侧肺动脉阻断后是否需要体外循环,肺动脉压力有重要的参考价值。一般在麻醉诱导后经颈内静脉放置 4 腔或者 7 腔漂浮导管,以减轻患者穿刺时的不适感;也可在诱导前局麻下行穿刺置管。肺动脉压力监测可以持续到术后不再需要应用肺血管扩张治疗时。肺动脉压力的变化对预测移植肺术后的肺功能具有重要意义。

(5) 中心静脉压监测。漂浮导管测孔可监测中心静脉压力。持续监测中心静脉压力可获取血容量和回心血量及右心肌收缩力的信息。肺移植术中以及术后持续的中心静脉压力过高,往往提示移植肺功能障碍。中心静脉压力监测可持续至术后循环功能稳定,不再需要血管活性药物治疗时。

(6) 心排血量监测和持续心排血量监测。了解术中的心功能情况,并可根据血流动力学公式计算体循环阻力和肺循环阻力,借以了解末梢血管和肺血管张力,指导血管活性药物的应用。

(7) 体温检测。麻醉后置入鼻咽温探头,持续监测体温的变化,及时发现体温异常情况。避免体温异常对机体代谢、凝血等功能的不良影响。

(8) 尿量监测。尿量是判断围术期脏器是否灌注良好的重要指标。一般尿量在 1 ml/(h·kg)以上可以认为灌注良好。

(9) 呼气末 CO_2 分压监测。呼气末 CO_2 分压的监测可以间接反映动脉血 CO_2 分压。终末期肺疾病患者往往有氧和 CO_2 交换障碍。对动脉血 CO_2 分压与呼气末 CO_2 分压同时监测并计算两者的差值,可反应肺泡有效通气效能及肺泡无效腔量的变化。在双侧单肺序贯式肺移植中,呼气末 CO_2 分压监测可判断先移植肺功能情况,指导是否需要体外循环。

(10) 脑电双频指数及脑电图监测。由于肺移植术中循环功能波动较大,容易出现浅麻醉而发生术中知晓,脑电双频指数监测可以预防这个问题。

(11) 经食道超声心动图监测。TEE 监测更有利于观察心脏活动和大血管情况。在肺移植术中,TEE 监测可观察肺动脉阻断时心功能的变化,以判断心脏是否能耐受;也可在移植后观察肺静脉与左心房的吻合是否恰当,也可发现是否出现气栓等。

(12) 动、静脉血气分析和电解质监测。动脉血气分析可以直接反映肺的通气和换气功能。结合循环功能和静脉血气分析还可及时了解机体的代谢情况,对及时了解组织细胞代谢水平及是否缺氧、酸碱平衡具有重要意义。测定血细胞比容、血糖和电解质水平,有利于全面了解患者的内稳态并及时调整这些参数使之接近正常的生理水平,应在围术期全程监控。

(13) 呼吸动力学监测。监测呼吸频率、潮气量、气道压力、气道阻力、肺胸顺应性。实时监测呼吸动力学,可以反映患肺和供肺的功能状况,调整最佳通气参数,实现通气和换气。

(14) 纤维支气管镜检查。纤维支气管镜检查应贯穿于整个围术期,术中此检查可确定双腔气管导管的准确位置,也可在直视下清理气道分泌物。移植肺支气管吻合后,开放前观察支气管吻合口质量,排除吻合口漏气、狭窄等,并再次清理呼吸道。术后纤维支气管镜检查不仅为排异反应的重要诊断依据,而且在患者排痰困难时可做气管内吸引。

(15) 脑氧饱和度监测。利用近红外光谱技术持续监测局部脑氧饱和度,如果低于 55%,则应考虑有脑缺氧存在。在肺移植手术中也可作为是否需要体外循环支持的一个指标,有条件者应该常规监测。

(一) 麻醉管理

1. 麻醉方法的选择　肺移植的麻醉方法应权衡利弊。肺移植可采用单纯全身麻醉或者全身麻醉联合硬膜外阻滞麻醉。采用全麻联合硬膜外阻滞麻醉的优点:可减轻术中及术后应激反应,减少全麻的用药量,延续至术后镇痛可减少阿片类药物的应用,避免呼吸抑制而促进呼吸功能的恢复。其弊端在于:硬膜外穿刺为有创操作,增加硬膜外穿刺相关的并发症,并因血管扩张而增加术中液体管理的难度;硬膜外穿刺需要患者特殊体位的配合,部分患者难以配合。

2. 麻醉管理　麻醉管理包括:麻醉诱导和维持,麻醉初期正压通气,单肺通气的建立与维持,肺血管钳夹和移植肺再灌注时呼吸循环的维持,再灌注前后处理,全程内稳态的调控。对序贯双肺移植的另一挑战为先移植一侧肺水肿的防治与功能维护。

(1) 麻醉诱导和维持:① 麻醉诱导,是整个手术中最危险的阶段之一。常采用头高位,可选快速诱导。可缓慢注射咪达唑仑 0.05 mg/kg、芬太尼 10～20 μg/kg、依托咪酯 0.1～0.2 mg/kg、维库溴铵 0.15 mg/kg 诱导,避免血压骤降。从诱导到插管完毕要保持回路内压力,避免通气不足和高碳酸血症,以及浅麻醉导致的肺动脉高压。② 麻醉维持通常是静脉麻醉药物的联合持续输注。全程强调个体化,麻醉用药应选择对生理干扰小、对心肺功能无明显影响的药物,常用药物有依托咪酯、丙泊酚、芬太尼、舒芬太尼、咪达唑仑、维库溴铵等。

(2) 呼吸管理:应用双腔气管导管,并确保整个手术过程中导管位置正常、有效分隔双肺。呼吸管理是肺移植麻醉的重要内容,基于患者可能存在的潜在问题,应选用合理的机械通气,可能需随时调整通气参数与呼吸模式。

通气模式的选择有赖于患者基础病变的生理学改变,限制性通气功能障碍需要更长的吸/呼比、更小的潮气量和更快的呼吸频率;阻塞性通气功能障碍则相反,需要更低的吸/呼比、更高的潮气量和较低的呼吸频率。术前动脉血气的测量可以指导术中机械通气的管理。

严重的气道阻塞常常造成术中肺的过度充气,降低静脉回流,压迫心脏而导致严重的低血压。因此,机械通气后造成的持续低血压或原因不明的低血压,可尝试脱开呼吸机连接管;如果血压回升,循环得到改善,则可以明确诊断并治疗动态过度肺通气(DHI)。

终末期的肺疾病患者,术前双肺通气下可能已经存在严重的呼吸功能下降甚至衰竭。因此,此类患者术中单肺通气的管理对麻醉医师最具有挑战性。是否能够耐受单肺通气不仅取决于患者,还与外科医师的手术技巧及麻醉医师对通气参数及循环的调整相关。单肺通气时常常增加肺内分流而加重低氧状态,尽管每分通气量不变,但患者储备功能有限,有效通气量下降与缺氧同步出现。此时,麻醉医师可以通过以下手段改善低氧状态,例如:增加吸入氧浓度,改变正压通气模式,必要时可增加通气量,还可以适当增加 PEEP 以改善氧合。但需要注意的是,增加 PEEP 的同时也增加肺循环的负荷,对于存在肺高压的患者,可能会使低氧血症进一步恶化,因此应该根据患者动脉血氧分压及肺动脉压的监测结果进行调整。还可以通过高频通气来改善低氧,但是目前临床上效果不一,尚需进一步研究。

肺动脉吻合完成后,应缓慢、温和膨肺,快速膨肺可能会导致气压伤、手术吻合部的泄漏或肺水肿。注意膨肺前先清理移植侧肺内的分泌物。

(3) 循环管理:也是肺移植麻醉的重要内容,其目标为血动力学稳定。合理的循环容量与质量是调节的重点。移植肺植入前的麻醉前半阶段,因术前禁食,麻醉用药引起的扩容状态需要补充液体,以避免容量不足;移植肺植入后应以防治肺水肿为处理重点,由于该肺水肿不仅与缺血再灌注损伤有关,而且移植肺缺乏淋巴回流,因此应在保证机体最低有效循环血量的基础上尽可能限制液体输入，必要时还需利尿以防移植肺失功能。多巴胺、去甲肾上腺素、肾上腺素等血管活性药物可灵活使用，有时还需要前列地尔、NO吸入(10～40 ppm)等。

移植手术过程中，常采用试验性肺动脉阻断来预先判断是否需要体外循环(CPB)，主要有三种结果：① 肺动脉压无明显升高，循环功能稳定，无明显的低氧血症出现，说明患者可耐受肺动脉阻断，手术可继续进行。② 肺动脉压明显升高，但体循环压力在血管活性药物的支持下能够维持，即动脉压力超过肺动脉压力、动脉血氧分压可维持在90 mmHg以上，手术还可继续进行，无需CPB。③ 肺动脉压明显升高，用血管活性药物不能维持体循环压力，或出现严重缺氧和/或 CO_2 蓄积、酸中毒，此时需要建立CPB然后再继续手术。

手术过程中也可使用肺动脉导管监测 SvO_2 作为判断是否进行CPB的标准，认为 SvO_2 <65%时即需行CPB。现在的观点认为CPB会增加出血和早期移植肺功能障碍的风险，经股血管插管小剂量肝素(5 000 U, 24 h)，使用ECMO(extracorporeal membrane oxygenation)更具优点：方便、导管不影响术野、术中心肺功能稳定、体温正常、失血少、不增加输血，并可延续至ICU，使移植后有移植肺水肿的病例在ICU治疗中更加容易。

供肺开放后、缺血再灌注后所产生的代谢产物入血可导致严重的低血压。通常需要大剂量正性肌力药和血管活性药物维持。

(4) 术中肺动脉高压和右心功能衰竭的处理：肺移植受体一般都有不同程度的肺动脉高压，但并非都是血管内膜和平滑肌细胞过度增长之故，而是一种突然的急性反应(如一侧肺动脉阻断)造成动力性肺血管阻力增加、右心室负荷增加引起的急性右心衰竭。缩血管药物、高碳酸血症、酸中毒、激动或疼痛等也可引起急性肺血管阻力增加而损害右心室功能，术中应注意避免上述因素的影响。

术中右心和左心功能的关系也是一个至关重要的决定因素，如果右心功能受损，将影响左心室的充盈，引起全身(含左、右心室)的低灌注，造成全心功能不全。右心功能衰竭时，左心室充盈不足及收缩力受损，室间隔移向左心室腔，进一步损害左心功能，反过来又进一步恶化右心功能。这种心室依赖或心室间的相互关系可经TEE监测发现。

处理包括在有创压力监测下调整血管活性药物，以使心肌收缩力、血管张力、血容量对维持循环更为适宜。应避免右心室前负荷>15 mmHg，防止增加右心室的室壁压对心肌灌注的不利。用正性肌力药物如肾上腺素20～200 ng/(kg·min)、米力农0.125～0.375 μg/(kg·min)，血管扩张药物如依前列醇(前列环素)2～10 ng/(kg·min)或前列地尔10～30 ng/(kg·min)或吸入 NO_2 10～40 ppm可改善右心功能(图39-1和图39-2)。不幸的是，在应用血管扩张药扩张肺动脉的同时可引起不可接受的体循环低血压，这样不得不降低扩血管药物的滴注速率而增加对正性肌力药物的需要量，而后者又同时增加肺血管阻力。因此，需要权衡利弊。治疗严重低血压危急状态的方法是用缩血管药物，如去氧肾上腺素50 μg或输注去甲肾上腺素0.02～0.2 μg/(kg·min)，旨在增加体循环压力而改善右心室灌注，以阻断因右心室缺血引起的恶性循环。

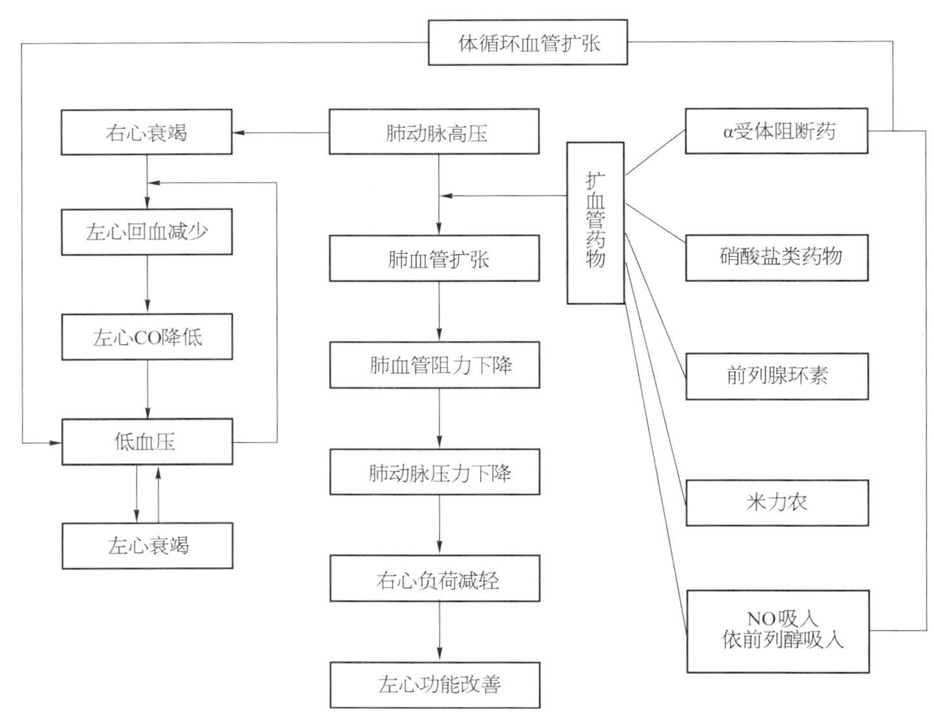

图39-1 扩血管药物治疗肺动脉高压时对体、肺循环和左、右心室功能的影响

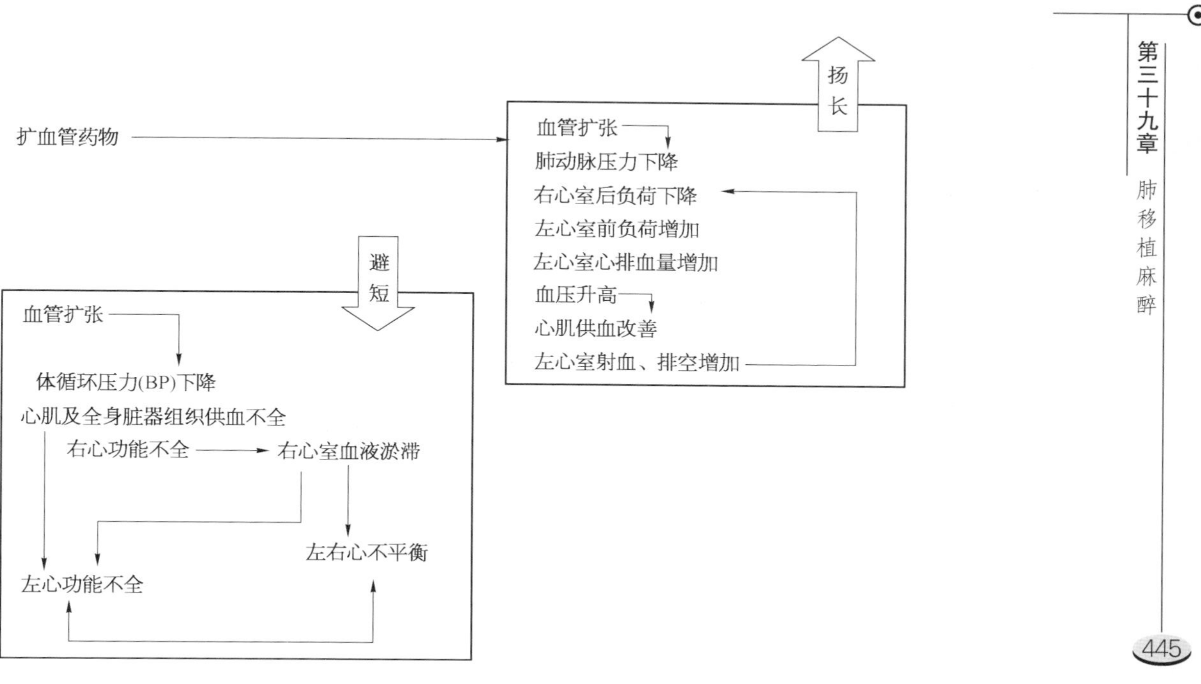

图 39－2 扩血管药治疗肺高压时平衡利弊关系

(5) 防止肺缺血再灌注损伤：在肺移植手术中，移植肺缺血再灌注损伤的发生率高达 25%，可导致原发性移植肺功能不全(表现为移植肺顺应性明显降低、肉眼观察肺僵硬、肺组织呼吸起伏小、氧分压逐渐降低、伴有或不伴有高碳酸血症)、功能延迟恢复及急性、慢性排斥反应等，是影响移植术后短期和长期存活的重要因素之一。

移植肺缺血再灌注损伤的特点：移植后 24 h 内出现的肺毛细血管通透性增加，导致肺水肿和气体交换功能受损，从而引发严重的低氧血症。其可能的原因有：不合理的供肺保存、缺少淋巴引流、炎症介质和氧自由基的损失。

近年来普遍认为防治缺血再灌注损伤的方法有如下几点：① 再灌注供体肺吻合后，应缓慢、温和地膨肺和开放肺动脉血流。移植肺开放后，通气模式用低浓度氧吸入、小潮气量、低频率、5 cm 的 PEEP 使移植肺处于休息状态。再灌注最初的肺动脉压力非常关键，再灌注恢复过快会导致不可逆的肺损伤，运用控制性的再灌注可减轻缺血再灌注损伤。其机制可能为：再灌注初期的低压低流量灌注(低于生理性肺动脉压)可减轻血流剪切力对血管内皮细胞的机械性损伤，较低的流体静压减轻了常压灌注中难以避免的组织水肿，减少自由基的生成，避免 pH 值、温度及氧含量的剧烈变化，使移植肺有一个缓冲和适应的过程。移植手术后在不影响心室收缩力和心排血量的情况下应保持尽可能低的肺毛细血管楔压。② 清除自由基，运用自由基清除剂对抗自由基损伤对肺起到保护作用。③ 减少钙超载，在再灌注前或再灌注开始时给予钙拮抗剂，可抑制细胞内钙超载，减轻缺血再灌注损伤。④ 已经证明吸入 NO 可改善移植肺功能，并可能有助于预防早期移植肺功能障碍。⑤ 白细胞抑制。⑥ 缺血预处理。

(6) 体液管理：外科医师应尽可能提高手术技巧以减少出血和输血；麻醉医师应根据出血情况，以量出为入、稳定循环为原则进行液体管理，必要时成分输血，术中补液量要最少化。在满足机体灌注的同时，最大限度地减少肺水肿发生的危险。在移植术后应监测肺动脉压力，早期持续肺动脉高压可能提示移植肺功能障碍，影响术后的结果。

3. 术毕处理　术毕一般应更换单腔气管导管带管送达 ICU，原则上呼吸支持至移植新肺可能出现的水肿期结束。术毕近期的呼吸支持利于移植新肺的功能恢复，并利于双肺的协调活动。但需呼吸支持的时间可能存在较大的个体差异。术毕于手术室内早期拔管，拔管后 24 h 内可能会因为通气不足、肺水肿、出血或气胸再插管，大多数单肺移植患者可在手术室拔管，但仍需进一步研究及探讨。

4. 术后镇痛　肺移植术后的疼痛和常规胸科手术的疼痛治疗目的一样，适度的疼痛治疗有利于维持患者术后足够的呼吸深度和咳嗽能力以防治术后肺部的并发症。肺移植患者术后应该考虑运用合理的镇痛方式，术后镇痛对顺利康复具有重要意义，可采用硬膜外或静脉镇痛。硬膜外镇痛可以缓解疼痛和改善肺移植后的功能。硬膜外镇痛在可能需要肝素化患者应避免使用。通常采用胸部硬膜外持续输注稀释的局部麻醉药(0.25%的罗哌卡因 5～8 ml/h；PCA 为 0.25%的罗哌卡因 3～5 ml，锁定时间 30 min)。静脉镇痛除可提供充足的镇痛外，尚可提供一定镇静，利于术后呼吸支持。常用镇痛药配方包括阿片类药物复合非甾体类靶向镇痛药和止吐药,可获得较好的镇静、镇痛作用。无论何种镇痛方式,对配合差的病例应采用轻度镇静,保证自主呼吸与呼吸机同步,达到满意的氧合和通气。对患者的心理治疗、鼓励教育在移植后顺利康复中也具有积极意义。

(吕 欣 唐富东)

参考文献

[1] Plantier L, Skhiri N, Biondi G, et al. Impact of previous cardiovascular disease on the outcome of lung transplantation. J Heart Lung Transplant, 2010, 29: 1270 - 1276.

[2] Baez B, Castillo M. Anesthetic considerations for lung transplantation. Semin Cardiothorac Vasc Anesth, 2008, 12: 122 - 127.

[3] Horan BF, Cutfield GR, Davies IM, et al. Problems in the management of the airway during anesthesia for bilateral sequential lung transplantation performed without cardiopulmonary bypass. J Cardiothorac Vasc Anesth, 1996, 10: 387 - 390.

[4] Myles PS, Hall JL, Berry CB, et al. Primary pulmonary hypertension: prolonged cardiac arrest and successful resuscitation following induction of anesthesia for heart lung transplantation. J Cardiothorac Vasc Anesth, 1994, 8: 678 - 681.

[5] Myles PS. Lessons from lung transplantation for everyday thoracic anesthesia. Anesthesiol Clin North America, 2001, 19: 581 - 590.

[6] Della Rocca G, Brondani A, Costa MG. Intraoperative hemodynamic monitoring during organ transplantation: what is new? Curr Opin Organ Transplant, 2009, 14: 291 - 296.

[7] Pasero D, Martin EL, Davi A, et al. The effects of inhaled nitric oxide after lung transplantation. Minerva Anestesiol, 2010, 76: 353 - 361.

[8] Khan TA, Schnickel G, Ross D, et al. A prospective, randomized, crossover pilot study of inhaled nitric oxide versus inhaled prostacyclin in heart transplant and lung transplant recipients. J Thorac Cardiovasc Surg, 2009, 138: 1417 - 1424.

[9] Gammie JS, Cheul Lee J, Pham SM, et al. Cardiopulmonary bypass is associated with early allograft dysfunction but not death after double-lung transplantation. J Thorac Cardiovasc Surg, 1998, 115: 990 - 997.

[10] Trachiotis GD, Vricella LA, Aaron BL, et al. Reexpansion pulmonary edema. Am J Respir Dis, 1998, 137: 1159.

[11] Gal J, Kovesi T, Royston D, et al. Dynamics of nitroglycerin-induced exhaled nitric oxide after lung transplantation: evidence of pulmonary microvascular injury? J Heart Lung Transplant, 2007, 26: 1300 - 1305.

[12] Yerebakan C, Ugurlucan M, Bayraktar S, et al. Effects of inhaled nitric oxide following lung transplantation. J Card Surg, 2009, 24: 269 - 274.

[13] McIlroy DR, Pilcher DV, Snell GI. Does anaesthetic management affect early outcomes after lung transplant? An exploratory analysis. Br J Anaesth, 2009, 102: 506 - 514.

[14] Kucewicz-Czech E, Wojarski J, Zeglen S, et al. Pulmonary hypertension: intra and early postoperative management in patients undergoing lung transplantation. Kardiol Pol, 2009, 67: 989 - 994.

[15] Rosenberg AL, Rao M, Benedict PE. Anesthetic implications for lung transplantation. Anesthesiology, 2004, 22: 767 - 788.

[16] Christie JD, Edwards LB, Kucheryavaya AY, et al. The Registry of the International Society for Heart and Lung Transplantation: twenty-seventh official adult lung and heart-lung transplant report —2010. J Heart Lung Transplant, 2010, 29: 1104 - 1118.

[17] Murthy SC, Blackstone EH, Gildea TR, et al. Impact of anastomotic airway complications after lung transplantation. Ann Thorac Surg, 2007, 84: 401 - 409.

[18] Murthy SC, Gildea TR, Machuzak MS. Anastomotic airway complications after lung transplantation. Curr Opin Organ Transplant, 2010, 15: 582 - 587.

[19] Fuehner T, Dierich M, Duesberg C, et al. Endoscopic indicators for obstructive airway complications after lung transplantation. Transplantation, 2010, 90: 1210 - 1214.

[20] Herridge MS, de Hoyos AL, Chaparro C, et al. Pleural complications in lung transplant recipients. J Thorac Cardiovasc Surg, 1995, 110: 22 - 26.

[21] Botha P, Jeyakanthan M, Rao JN, et al. Inhaled nitric oxide for modulation of ischemic-reperfusion injury in lung transplantation. J Heart Lung Transplant, 2007, 26: 1199 - 1205.

[22] Wildgaard K, Iversen M, Kehlet H. Chronic pain after lung transplantation: anationwide study. Clin J Pain, 2010, 26: 217 - 222.

[23] Ballantyne J, Carr DB, de Ferranti S, et al. The comparative effects of postoperative analgesic therapies on pulmonary outcome: cumulative meta-analyses of randomized, controlled trials. Anesth Analg, 1998, 86: 598 - 612.

[24] Feltracco P, Barbieri S, Milevoj M, et al. Thoracic epidural analgesia in lung transplantation. Transplant Proc, 2010, 42: 1265 - 1269.

[25] Trulock EP, Edwards LB, Taylor DO, et al. Registry of the International Society for Heart and Lung Transplant: twenty-third official adult lung and heart-lung transplantation report —2006. J Heart Lung Transplant, 2006, 25: 880 - 892.

第四十章 心血管生理与功能监测

心血管生理功能监测是反映心脏、血管、血流和组织氧供等方面的功能量化指标，为手术和重症患者的心血管治疗提供依据。一般可将血流动力学监测分为无创伤性和有创伤性两大类：无创伤性心血管生理功能监测是指应用对机体没有机械损害的方法而获得各种心血管功能参数，使用安全方便，患者易于接受，例如心率、心率变异性、无创动脉血压、无创心排血量、胃黏膜pHi和组织氧饱和度(S_tO_2)监测等；创伤性心血管生理功能监测是指经体表插入各种导管或传感器到心腔或血管腔内，直接测定心血管功能参数。后者能够获得较为全面的血流动力学信息，正确性相对较高，有利于深入和全面地了解病情，尤其适用于危重患者的诊治；其缺点为对机体有一定的伤害性，操作不当会引起并发症，例如中心静脉压、有创动脉血压、肺动脉压、连续心排血量测定等。本章结合心血管生理叙述各项心血管生理参数及其临床意义，具体监测方法详见第二十三章。

第一节 心率和心率变异性

一、心率

(一) 生理变化 正常成年人在安静状态下，心率(heart rate)为60～100次/min，平均约为75次/min。心率可随年龄、性别和不同生理状态而发生较大的变化。新生儿的心率较快，随着年龄的增长心率逐渐减慢，至青春期接近成人水平。成年女性的心率稍快于男性。经常进行体力劳动或体育运动的人平均心率较慢。同一个体安静或睡眠时的心率较慢，而运动或情绪激动时心率加快。

在一定范围内，心率加快可使心排血量增加。当心率增快但尚未超过一定限度时，尽管此时心室充盈时间有所缩短，但由于静脉回心血量的大部分在快速充盈期内进入心室，因此心室充盈量和每搏输出量不会明显减少，心率的增加可使每分输出量明显增加。但是如果心率过快，当>160～180次/min时将使心室舒张期明显缩短，心室舒张期充盈量明显减少，因此搏出量也明显减少，从而导致心排血量下降。如果心率过慢，当<40次/min时将使心室舒张期过长，此时心室充盈早已接近最大限度，心室舒张期的延长已不能进一步增加充盈量和每搏输出量，因此心排血量也减少。在运动个体中，心动过速是交感心血管反应的重要组成部分，使心排血量增加近5倍。然而，在麻醉、仰卧的患者中，由于心脏充盈受限，增加心率对心排血量的作用微不足道。在接受冠状动脉再血管化患者的体外循环前后，逐渐使心率从80次/min升至110次/min，导致右心室舒张末容量的降低，随后是每搏输出量的降低，以至于心排血量保持不变。

心率的变化也可影响心肌收缩能力。在实验条件下使心室肌进行等长收缩，可观察至心室肌的收缩张力随着心率增快或刺激频率增高而逐渐增大。当心率或刺激频率增加至160～180次/min时，心肌收缩张力达到最大值，进一步增加刺激频率时，心肌收缩力反而下降。

(二) 临床意义

1. 麻醉药物对心率的影响 异氟烷、七氟烷、地氟烷对心率影响较小。静脉麻醉药导致心率的变化多数是由于静脉麻醉药干扰自主神经系统的平衡所致，丙泊酚虽可引起血压下降，但心率无明显变化或轻度减慢，这与迷走神经张力增加有关。肌松药对心率的影响分两种情况：去极化肌松药能兴奋胆碱能受体，婴幼儿静注琥珀胆碱后可引起严重的心动过缓、窦性抑制、室上性心动过速或室性心动过速。而非去极化肌松药一般阻滞胆碱能受体，如具有解迷走神经作用或组胺释放的非去极化肌松药，会引起心率增快。镇痛性药物一般使心率减慢。氯胺酮有兴奋交感作用，血中儿茶酚胺水平升高，则心率增快、血压升高；当剂量增大时则表现出其对心血管的抑制作用。氟哌利多可使心肌的绝对不应期延长,舒张期除极坡度减小,对室性早搏和室性心动过速有预防效果。氟哌利多引起心率增快,一般认为是由于血管扩张、血压下降所致的反射性改变。纳洛酮可引起心率增快、血压升高、心律失常甚至肺水肿和心室颤动,可能与其引起痛觉突然恢复、交感系统兴奋有关。

2. 麻醉方法对心率的影响　椎管内麻醉阻滞交感神经,引起支配区域血管扩张、血容量相对不足,反射性引起心率加快。当阻滞平面达 T_4 以上时,可因阻滞了心脏的交感神经而致心率变慢。气管内麻醉操作如喉镜窥视和气管插管可引起心动过速、血压升高和心律失常等,主要与刺激咽喉和气管内感受器引起交感神经活动增强有关。众所周知,加深麻醉可减慢心率,但当影响到血压时可反射性引起心率增快。由此可见,心率监测可用来辅助判断麻醉深度。

二、心率变异性

(一) 生理基础　心率变异性(heart rate variability,HRV)是指在一定时期内心率节奏快慢的变化情况或者 R－R 间期随时间所发生的变化情况,是反映心脏交感-副交感神经张力及其平衡性的重要指标,从而可了解自主神经系统对心血管系统的调节或影响。HRV 分析是一种无创性监测心脏自主神经功能的方法,可以定量测定心脏交感神经和副交感神经活动的紧张性、均衡性及其对心血管功能的影响。

HRV 测定方法有三种,即时域分析法、频域分析法和非线性分析法。最常用的频域分析法是把心率变化信号应用数学计算转为不同的频率成分,并将其相对强度定量为功率,测定出各种频率成分的功率谱。常用指标有:① 高频带。其频率为 0.15～0.40 Hz;反映副交感神经张力,主要代表呼吸变异。② 低频带。其频率为 0.04～0.15 Hz;受交感神经和副交感神经共同影响,但以交感神经为主,可以看成是反映交感神经张力的指标。③ 极低频带。其频率为 0.01～0.04 Hz;机制不明确,可能与体温调节、肾素-血管紧张素-醛固酮系统以及体液因子等因素相关的长期调节机制有关。④ 超低频带。其频率为(1.15×10^{-5})～0.003 3 Hz;生理意义尚不明确。⑤ 总频谱。其频率<0.40 Hz;作为心率总的变异性,代表高频带、低频带、极低频带、超低频带的总和。⑥ 低频带/高频带。低频带与高频带的比值代表交感神经与副交感神经张力的均衡状态。

(二) 临床意义

1. 常用麻醉药对 HRV 的影响　常用麻醉药包括麻醉性镇痛药、静脉麻醉药、吸入麻醉药及局部麻醉药。

(1) 麻醉性镇痛药。芬太尼可使低频带降低、高频带上升、低频带/高频带降低,其中以降低低频带更为明显。但芬太尼总体上对交感抑制较轻,使用临床剂量时,血中药物的浓度尚不影响心血管的稳定。应用瑞芬太尼控制性降压时发现,其低频带、高频带、低频带/高频带均降低,而低频带、低频带/高频带较降压前下降显著,故瑞芬太尼对血流动力学的影响主要是通过兴奋迷走神经、松弛外周血管平滑肌而达到减慢心率及降压的目的,降压效果较柔和,无反射性心率增快。麻醉性镇痛药被用于抑制心血管不良反应的效果与药物的镇痛强度正相关。舒芬太尼使低频带、高频带、低频带/高频带均降低,其降低全身血管阻力的作用优于芬太尼,同时也能更好地抑制压力感受器的敏感性,减轻全麻对心血管系统的影响。

(2) 静脉麻醉药。丙泊酚可使低频带、高频带、低频带/高频带降低,而以低频带降低更明显,即降低交感神经、迷走神经的活性,且以交感神经活性降低更为明显。丙泊酚这种对机体心血管系统明显的抑制作用可使动脉血压显著降低,不利于麻醉中机体血流动力学的稳定,尤其是对老年患者而言。研究表明:咪达唑仑注射后,低频带、高频带、总频谱、低频带/高频带均较基础值显著降低,其中低频带和总频谱降低更为明显。故咪达唑仑主要抑制交感神经活性,迷走神经相对占优势,从而影响窦房结的活性,导致心率降低。同时,研究还表明:依托咪酯静脉注射后,总频谱、低频带升高,可能与依托咪酯解除中枢神经系统的下行性抑制有关,而高频带、低频带/高频带无显著变化,表明依托咪酯对心脏自主神经功能无明显干扰,对心脏调节交感神经和迷走神经的平衡状态无显著影响,与其循环变化相一致。

(3) 吸入麻醉药。异氟烷对交感神经和迷走神经都有明显的抑制作用,而对交感神经和副交感神经活性的均衡性无显著影响。停药 1～2 h 后,高频带和低频带较诱导前仍降低,直至 4 h 后消失。这说明异氟烷对心脏的交感神经和迷走神经的影响不会立刻消失而有延续性,但是作用持续时间并不长。七氟烷对患者的交感神经和副交感神经的活性均有降低作用,然而低频带/高频带无变化。

(4) 局部麻醉药。研究发现:罗哌卡因硬膜外麻醉的低频带、低频带/高频带、总频谱在用药后 5 min 即开始下降,至 20 min 达到最大程度,而血压在用药后 10 min明显下降。布比卡因麻醉的低频带、低频带/高频带在用药后 20 min 才下降,而血压降低与用药前并无显著差异。罗哌卡因和布比卡因两组的高频带均无显著变化,揭示迷走神经本身并无明显阻滞,只是交感神经被阻滞后,相对的迷走张力增高。

2. HRV 在临床麻醉中的应用　HRV 在临床麻醉中的应用主要包括围术期心血管不良事件的预测及麻醉深度监测。

(1) 围术期心血管不良事件的预测。HRV 是非手术患者心血管不良事件发生的风险因子之一,对手术患者也有类似特点。低 HRV 作为手术患者远期心源性发病率和病死率预测因子的初步研究结果，与非手术患者的结果相似。最近有研究显示，可通过低频带/高频带鉴别出在腰麻下行剖宫产或前列腺手术时何种患者存在严重低血压的风险。受试者工作曲线分析显示，用低频带/高频带＞2.5 预测患者脊麻后收缩压降低超过基础血压的 20%，其灵敏度为 85%，特异度为 85%。

(2) 麻醉深度监测。高频带反映副交感神经活性，主要通过压力感受器传导。低频由调节心脏的交感神经和副交感神经共同传导，与外周血管舒缩张力和压力反射有关。全麻可显著抑制 HRV，这可能与麻醉呼吸抑制有关，HRV 的变化能较好地反映麻醉期的脑干抑制。在麻醉深度与 HRV 改变之间存在着一定的线性关系，此种关系可能作为判断麻醉深度的客观指标之一。心率变异指数与 HRV 不同，是将心电图的原始 HRV 数据转化成 0～100 的无量纲值，方便临床使用。因此，心率变异指数可为麻醉中监测交感神经反应性提供实时而可靠的指标。

对围术期 HRV 的研究不仅有助于研究麻醉药物及手术对自主神经功能的影响，也能作为麻醉深度的判断、手术患者心血管功能及预后估计的一个无创性定量指标，尤其对老年人、休克患者和冠状动脉粥样硬化性心脏病高危因素者的围术期管理具有重要指导意义。但由于影响 HRV 实际测量的因素很多，其灵敏度和特异度不高，需进一步研究测量分析方法。

第二节 动 脉 血 压

动脉血压(arterial blood pressure)是指主动脉内流动的血液对单位面积管壁的侧压力，单位为 Pa，即牛顿/米^2(N/m^2)。血压数值通常用千帕(kPa)或毫米汞柱(mmHg)表示(1 mmHg＝0.133 kPa)。在心室收缩期动脉血压达到的最高值称为收缩压(systolic blood pressure，SBP)。在心室舒张期末动脉血压降低到的最低值称为舒张压(diastolic blood pressure，DBP)。一个心动周期中，每一瞬间动脉血压水平的平均值称为平均动脉压(mean arterial blood pressure，MBP)。

一、血压的生理和临床意义

(一) 血压的形成条件

1. 心血管系统内有足够的血液充盈是形成动脉血压的前提条件　循环系统中，血液充盈的程度可用循环系统平均充盈压来表示。这一数值的高低取决于血量和循环系统容量之间的相对关系。如果血量增多或血管容量缩小，则循环系统平均充盈压就增高；反之，如果血量减少或血管容量增大，则循环系统平均充盈压就降低。人体循环系统平均充盈压估计接近 7 mmHg。

2. 心室收缩射血是形成动脉血压的必要条件　心室收缩向主动脉内射血为血压形成提供能量。心室收缩时所释放的能量可分为两部分：一部分用于推动血液流动，是血液的动能；另一部分形成对血管壁的侧压并使血管壁扩张，这部分是势能，即压强能。在心室舒张期，大动脉发生弹性回缩，又将一部分势能转变为推动血液的动能，使血液在血管中继续向前流动。由于心脏射血是间断性的，因此在心动周期中动脉血压发生周期性变化。

(二) 影响动脉血压的因素　动脉血压的高低受每搏输出量、心率、外周阻力、动脉弹性和血容量的影响。当心脏每搏输出量增加时，心室收缩期射入主动脉的血量增多，故收缩压明显升高，舒张压升高的幅度相对较小。心率加快时，心室舒张期的缩短比收缩期的缩短更明显，存留在主动脉内的血量增多，致使舒张压升高，收缩压升高的程度相对较小。外周阻力增加时，血液从大动脉向外周流动的速度减慢，舒张期大动脉内存留的血液量增多，因而舒张压升高，收缩压升高的幅度小。主动脉和大动脉具有弹性贮器作用，可使心动周期中动脉血压的波动幅度减少。老年人由于动脉管壁硬化，弹性贮器作用减弱，因而收缩压升高而舒张压降低。在正常情况下，循环血量和血管容量是相适应的，血管系统充盈程度的变化不大。失血后，循环血量减少，此时如果血管系统的容量改变不大，则体循环平均充盈压必然降低，使动脉血压也降低。

(三) 血压相关概念的临床意义　动脉血压分收缩压和舒张压，并由此派生出平均动脉压和脉压。这四种血压各有其生理意义。

1. 收缩压　由左心室收缩所产生，其峰值高低取决于左心室每搏量、射血最高速率以及主动脉壁的扩张性能。从收缩压可以了解左心室泵血的力度。若泵血力度不足，血液灌注将不能满足代谢需要；若泵血力度过高，则会使心肌和血管受损，也给脑、肾等内脏造成损害。正常成人收缩压≤140 mmHg；＜90 mmHg 为低血压；＜70 mmHg，则脏器血流减少；＜50 mmHg，则心肌缺血后易发生心搏骤停。

2. 舒张压　最低舒张压取决于收缩压、动脉的弹性回缩力、外周动脉的阻力及舒张期的长短。因此如果出现舒张压的变动，应考虑外周阻力的变动和冠状动脉的灌注压是否足够，正常成人的舒张压≤90 mmHg。

3. 脉压　脉压是收缩压减去舒张压的差值，是心脏每搏量与动脉血管容量的比值。其正常范围为 20～60 mmHg(一般为 30～40 mmHg)。

(1) 脉压值过低。意即其值＜20 mmHg，常见于：① 心排血量不足，如休克、血容量不足、心动过速、严重心功能损害(如心肌炎、心力衰竭)及瓣膜狭窄。② 左心室或主动脉流出道梗阻。③ 使用血管收缩药后。④ 心包积液和缩窄性心包炎。

(2) 脉压值过高。指脉压值＞60 mmHg。其原因多由于：① 窦性心动过速。② 完全性房室传导阻滞。③ 剧烈的体力活动。④ 强烈的情绪波动。⑤ 主动脉瓣反流、动静脉瘘。⑥ 高热、贫血、甲亢等。

4. 平均动脉压　平均动脉压简单的计算有两种：① 舒张压＋(脉压/3)。② 收缩压/3＋2×舒张压/3。可考虑将平均动脉压作为重要脏器的灌注压。只要平均动脉压保持原水平，有时收缩压、舒张压可以较低。若收缩压的降低在允许范围内而平均动脉压偏低，则需结合其脏器功能情况决定是否需要处理。

5. 外周动脉-主动脉压力阶差　根据泊肃叶定律，闭合管腔中的血流量(Q)与管腔两端的压力差(Δp)、血液黏滞度(η)、管道长度(L)和管道内径(r)的关系可参见以下公式 $Q=\pi\times r^4\times\Delta p(8\eta L)$。外周动脉的内径较细，SBP 和 MAP 明显较主动脉低，正常生理情况下桡动脉的 MAP 低于主动脉根部的 MAP，外周动脉的 SBP 和 DBP 则因为压力波的折返而表现为 SBP 较高、DBP 较低。下肢动脉压较上肢动脉压高，足背动脉压较桡动脉压高，压差可达 10～20 mmHg。病理情况下则变化更大，如心脏手术和体外循环后，外周血管收缩，但血压较低，SVR 升高，心排血量降低，外周动脉-主动脉压力阶差增加。主动脉狭窄或栓塞，上肢血管搏动增强，下肢血管搏动减弱，血压降低。

二、有创血压监测的价值和意义

(1) 提供准确、可靠和连续的动脉血压数据。

(2) 正常动脉压波形可分为收缩相和舒张相(图 40－1)。主动脉瓣开放和快速射血入主动脉时为收缩相，动脉压波形迅速上升至顶峰，即为收缩压。血流从主动脉到周围动脉，压力波下降，主动脉瓣关闭，直至下一次收缩开始，波形下降至基线为舒张相，最低点即为舒张压。动脉压波的下降支出现的切迹称重搏切迹(dicrotic notch)。身体各部位的动脉压波形有所不同，脉冲传向外周时发生明显变化，越是远端的动脉，压力脉冲到达越迟，上升支越陡，收缩压越高，舒张压越低，但重搏切迹不明显。这是动脉压力波形的一个最重要的特征，即远端脉搏的放大现象(图 40－2)。

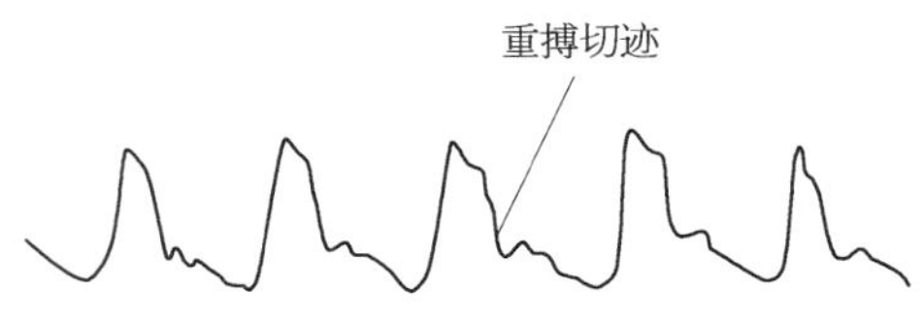

图 40－1　正常动脉波形

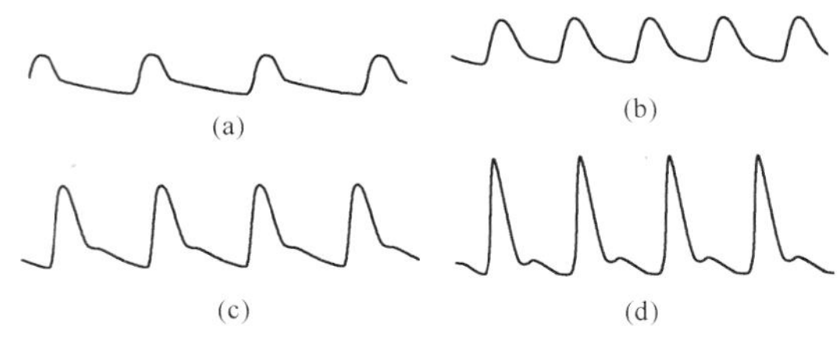

图 40－2　不同患者的动脉压力波形。前三个波形来自桡动脉，第四个波形来自足背动脉

(3) 通过动脉压波测量和计算 dp/dt max，是一个心肌收缩性的粗略指标，方法简单易行，可连续测量(图 40－3)。心功能正常者的压力上升速率(dp/dt)为 160 kPa/s(1 200 mmHg/s)左右。

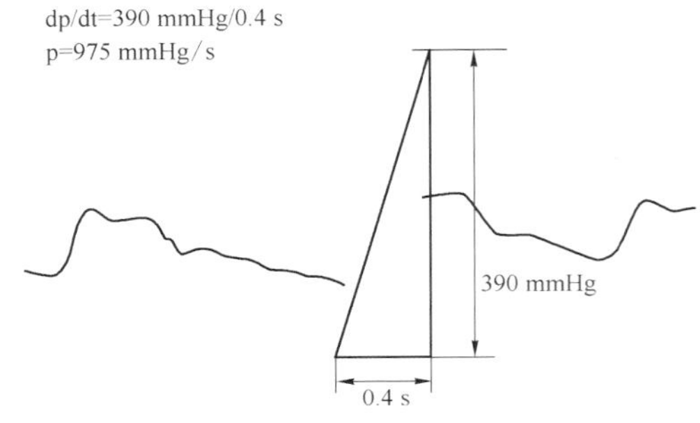

图 40－3　桡动脉压力升高速率(dp/dt)的计算方法

(4) 异常动脉压波形有以下几种：① 圆钝波。波幅中等度降低，上升支和下降支缓慢，顶峰圆钝，重搏切迹不明显，见于心肌收缩功能低落或血容量不足。② 不规则波。波幅大小不等，早搏波的压力低平，见于心律失常。③ 高尖波。波幅高耸，上升支陡，重搏切迹不明显，舒张压低，脉压宽，见于高血压及主动脉瓣关闭不全。主动脉瓣狭窄者，下降支缓慢及坡度较大，舒张压偏高。④ 低平波。上升支和下降支缓慢，波幅低平，见于低血压休克和低心排血量综合征(图 40－4)。

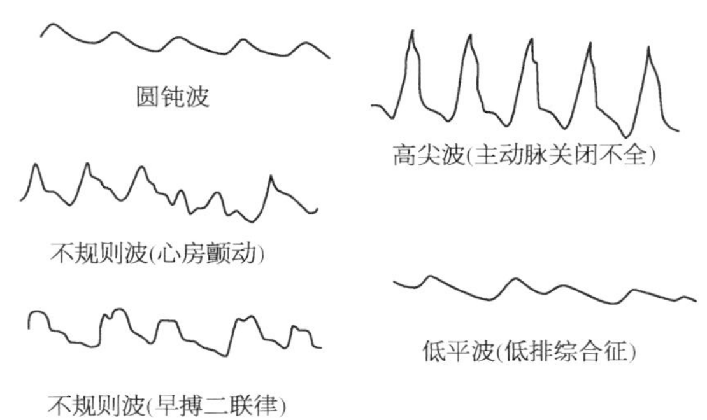

图 40－4　异常动脉压波形

(5) 机械通气时的动脉压波形变化：在机械呼吸周期中($V_T = 6$ ml/kg)，最高和最低收缩压差 SPV=8～10 mmHg。SPV 可以分为两段，Δ高(up)段是收缩压最大值与呼气末血压之差；Δ低(down)段是呼气末血压与收缩压最小值之差。ΔUp 可测定呼气时左心排血量，而 Δdown 测定由于机械通气引起的静脉回流减少(图 40-5)。麻醉患者 Δup 和 Δdown 的正常值为 4～5 mmHg，正常情况下在呼吸周期中收缩压升降值相等。

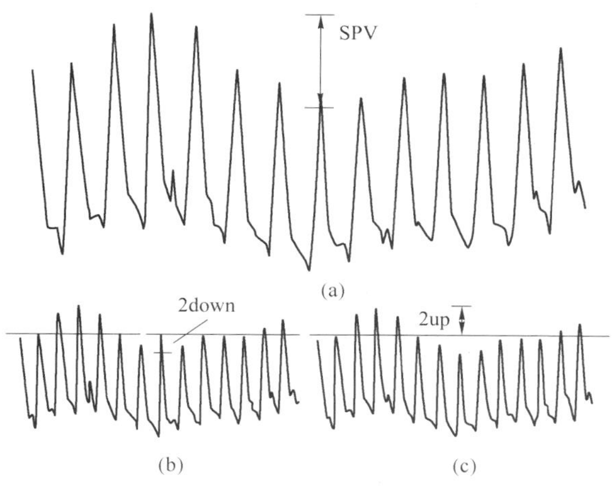

图 40-5　机械通气时动脉压波形的变化

Δup 和 Δdown 的相对值对诊断不同的临床状态具有重要意义：① 反映心脏前负荷。低血容量情况下，机械通气使前负荷明显降低，出现较大的 SPV 和 Δdown，这与潮气量增多及呼气期胸内压升高有关，特别是气道阻塞、高 PEEP、肺顺应性降低、肺内压升高、血容量和心排血量减少时为显著。SPV 主要由 Δdown 组成，是低血容量的主要征象。② 充血性心力衰竭时，Δdown 段完全消失，Δup 相对明显，SPV 减小；机械通气使静脉回流减少，前负荷下降对左心衰竭患者有利，左心室排血量不降低，借此可被用以与低血容量时的较大 Δdown 作鉴别。

三、无创 24 h 动态血压监测

无创 24 h 动态血压监测已是一项临床应用比较成熟的技术，能够提供白天、夜间及 24 h 的平均收缩压和舒张压、血压变异、血压昼夜节律等信息，正确反映各种状态的高血压水平。动态血压监测还可以帮助发现白大衣高血压、隐匿性高血压、顽固性高血压、夜间高血压、体位性低血压及血压晨峰等，在临床上的应用将提高高血压诊断和治疗的效果，提高患者的生活质量，其临床价值随着目前高血压诊疗观念的不断更新而不断提高。24 h 动态血压监测采用全自动无创性便携式动态血压监测仪。将袖带缚于研究对象的左上臂，日间(6:00～22:00)及夜间(22:00～次日 6:00)分别间隔 30 min、1 h 自动充气测血压 1 次，记录并储存各血压值，连续监测 24 h。

上海交通大学医学院附属仁济医院曾用 24 h 动态血压研究上腹部手术老年高血压患者围术期的血压变化，全麻复合硬膜外阻滞组围术期用抗高血压药调控血压，全麻组围术期无血压调控。结果发现术前 24 h 动态血压及血压负荷均高于正常，血压昼夜节律呈非勺型改变的发生率，全麻组较全麻复合硬膜外阻滞组增高显著(全麻复合硬膜外阻滞组为37.68%，全麻组为 41.26%)。术后全麻组的各血压参数均显著升高，昼夜节律呈非勺型改变的发生率为 89.79%，显著大于全麻复合硬膜外阻滞组(44.53%)。

四、血压变异性

血压变异性(blood pressure variability，BPV)，也称血压的波动性，是描述血压在一段时间内波动程度的量化指标。

(一) BPV 的分类方法　BPV 按时间长短可分为：① 短时变异，包括心动周期间变异、分钟间变异、小时间变异等。② 长时变异，包括数日间血压变异、月间血压变异、季节间血压变异及年度间血压变异等。

(二) BPV 的研究方法　最初采用有创持续动脉内血压监测研究血压变异性，通过计算机实时计算收缩压/舒张压(SBP/DBP)及不同时段 SBP/DBP 的标准差及变异系数等参数。Mancia 等将导管插入受试者的桡动脉，利用 Oxford 来分析血压的变异性，发现高血压患者的 BPV 增大，且以收缩压变异性增加为主。持续动脉内血压监测可以提供准确的 BPV 数据，但有创性操作限制了临床应用。随着无创动态血压监测仪的广泛应用，后期对 BPV 的研究多采用无创 24 h 动态血压监测。

(三) BPV 的临床应用

1. BPV 在高血压靶器官损害中的预测价值　多数研究表明，BPV 与高血压靶器官损伤有关。左心室肥厚是高血压常见的心脏损害，同时又是心血管事件的独立危险因素。多个研究表明，BPV 也与左心室肥厚相关。Mancia 等通过大样本临床试验证明：高血压患者的 BPV 与血管结构的改变即血管内膜中层厚度的增加具有相关性。

2. BPV 对心血管事件有重要的预测价值　Pringle 对 744 名研究对象进行血压变异性研究，平均随访 4.4 年，结果提示夜间 SBPV 每增加 5 mmHg，卒中风险增加 80%。血压变异性增高是老年高血压患者心血管事件的独立危险因素。

3. BPV 对高血压药物治疗的指导意义　一项涉及 389 项研究的荟萃分析显示，在目前临床常用的降压药物种类中，钙通道阻断剂和噻嗪类利尿剂降低收缩压变异性，而β受体阻滞剂、血管紧张素受体拮抗剂和转换酶抑制剂可能增加 BPV。当然以上结果仅是新近相关荟萃分析的发现，其证据价值有待后续研究证实。

尽管目前 BPV 的临床应用价值仍然没有定论，但综合目前的研究结论，我们仍应重视高血压患者的 BPV，力求降压治疗时的血压平稳性，尽可能降低血压波动带来的靶器官损伤及心脑血管危险。

第三节 中心静脉压

一、中心静脉压的形成

右心房和胸腔内的大静脉血压称为中心静脉压(central venous pressure，CVP)，其高低取决于心脏射血能力和静脉回心血量之间的相互关系。若心脏射血能力强，能及时将回流入心脏的血液射入动脉，中心静脉压就较低。如果心脏射血能力减弱，右心房和腔静脉内血液淤积，中心静脉压就升高。另一方面，如果静脉回流速度加快，中心静脉压也会升高。

二、中心静脉压的临床意义

1. 正常值 CVP 的正常值为 5～12 cmH_2O，<2.5 cmH_2O表示心腔充盈欠佳或血容量不足，>15～20 cmH_2O 提示右心功能不全。但 CVP 不能反映左心功能，LAP 和 CVP 的相关性较差。

2. 正常 CVP 波形 正常 CVP 波有 a、c、v 三个正波和 x、y 两个负波。波形与心脏活动和心电图之间有恒定的关系。a 波由心房收缩产生；x 波反映右心房舒张时容量减少；c 波是三尖瓣关闭所产生的轻度压力升高；v 波是右心充盈同时伴随右心室收缩，三尖瓣关闭时心房膨胀引起；y 波表示三尖瓣开放，右心房排空。右心房收缩压(a 波)与舒张压(v 波)几乎相同(图 40－6)，正常在 3～4 mmHg 以内，正常右心房平均压为 2～6 mmHg。

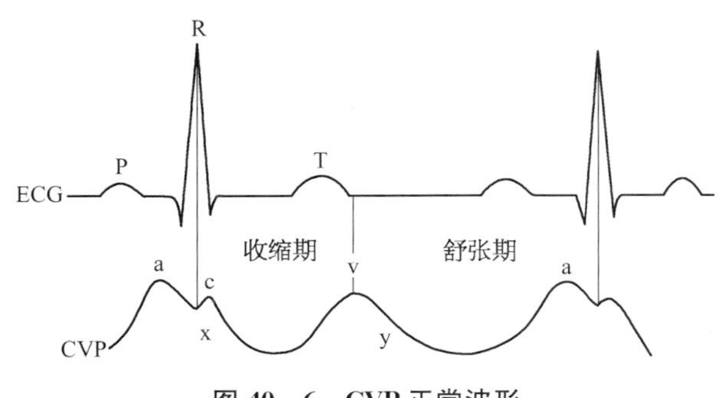

图 40－6 CVP 正常波形

3. 异常 CVP 波形 异常 CVP 波形主要包括压力升高及 a 波抬高和扩大、V 波抬高和扩大、呼吸时 CVP 波形。

(1) 压力升高及 a 波抬高和扩大：见于右心室衰竭、心肌梗死(图 40－7)、三尖瓣狭窄(图 40－8)和反流、心脏压塞(图 40－9)、缩窄性心包炎(图 40－10)、肺动脉高压及慢性左心衰竭，容量负荷过多。房室交界性心律时可出现高大的 a 波。心房颤动患者 a 波消失。

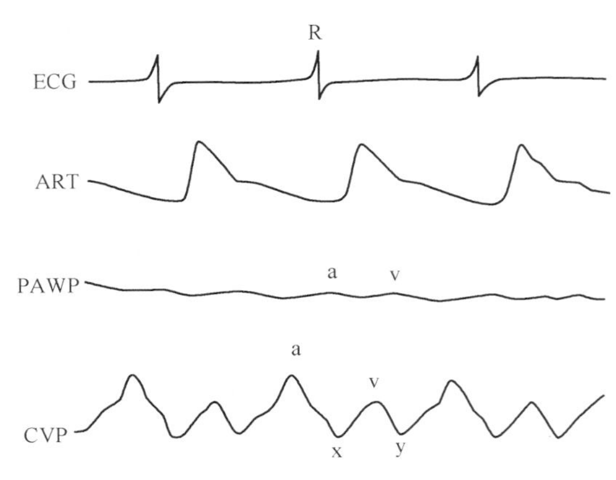

图 40－7 右心室梗死波形

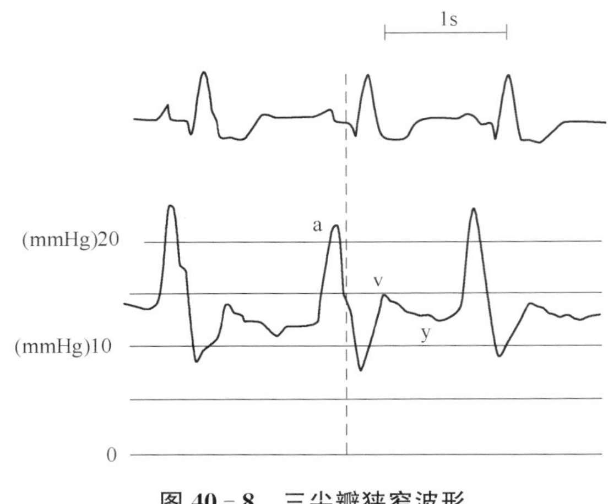

图 40－8 三尖瓣狭窄波形

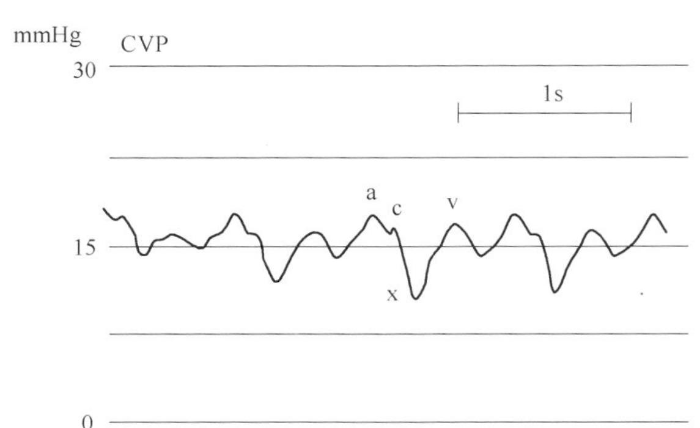

图 40－9 心脏压塞波形

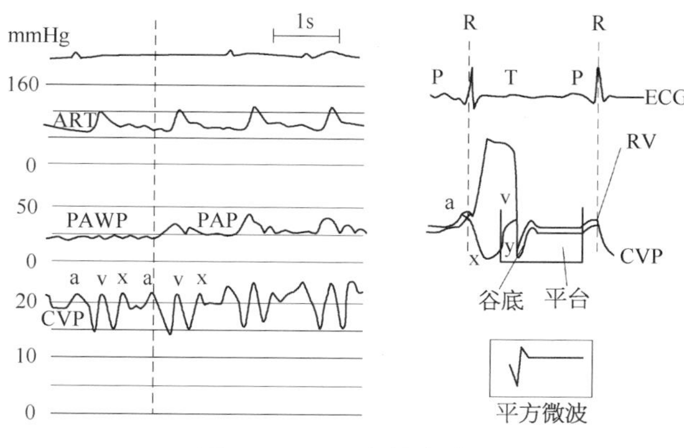

图 40－10 心包缩窄波形

（2）v 波抬高和扩大：见于三尖瓣反流（图 40－11），心脏压塞时舒张期充盈压升高，a 波与 v 波均抬高，右房压力波波形明显，x 波突出，而 y 波缩短或消失。缩窄性心包炎的 x 波和 y 波均明显。

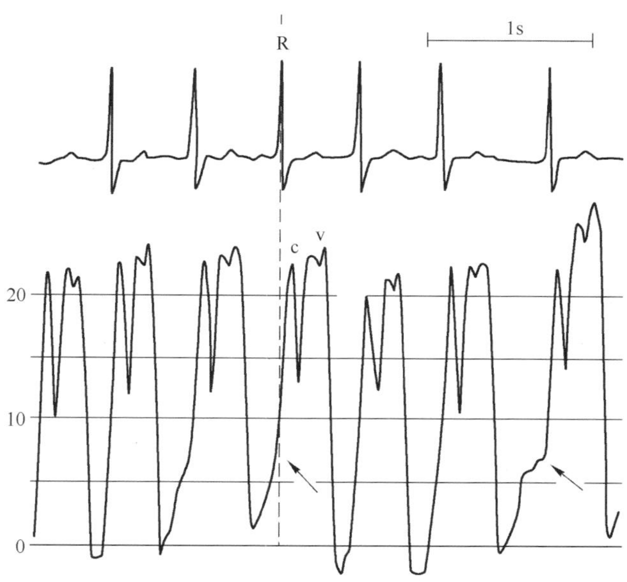

图 40－11 三尖瓣关闭不全波形

（3）呼吸时 CVP 波形：自发呼吸在吸气时，压力波波幅降低，呼气时增高（图 40－12），机械通气时随呼吸变化更显著（图 40－13）。

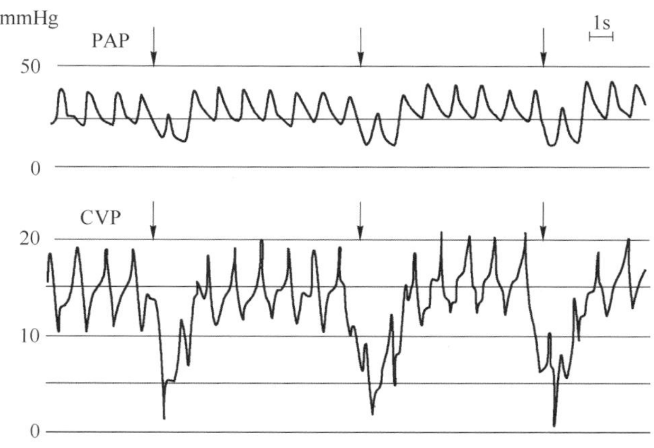

图 40－12 自主呼吸波形

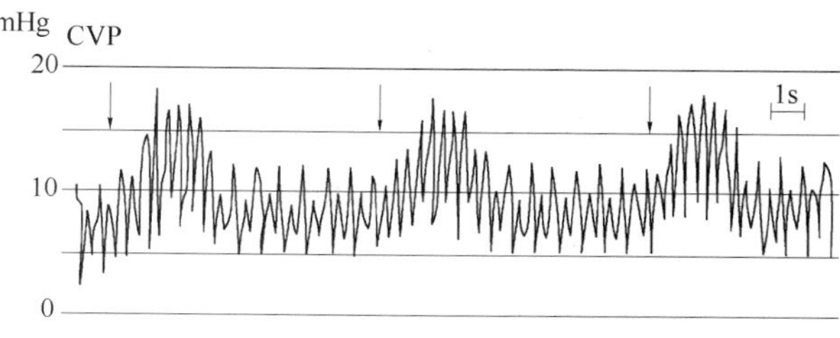

图 40－13 正压通气波形

4. 影响 CVP 的因素 ① 病理因素：CVP 升高见于右心衰竭、心房颤动、肺梗死、支气管痉挛、输血补液过量、纵隔压迫、张力性气胸及血胸、慢性肺部疾患、心脏压塞、缩窄性心包炎、腹内压增高等。CVP 降低的原因有低血容量及周围血管扩张，如神经性和过敏性休克等。② 神经体液因素：交感神经兴奋，儿茶酚胺、抗利尿激素、肾素和醛固酮等分泌增加，血管张力增加，使 CVP 升高；相反，扩血管活性物质使血管张力减小，血容量相对不足，CVP 降低。③ 药物因素：快速输液、应用去甲肾上腺素等血管收缩药，CVP 明显升高；使用扩血管药或心功能不全患者用强心药后，CVP 下降。④ 其他因素：缺氧和肺血管收缩、患者挣扎和骚动、气管插管和切开、正压通气时胸内压增加，腹腔手术和压迫等均使 CVP 升高；麻醉过深或椎管内麻醉时血管扩张，使 CVP 降低。

5. CVP 与动脉血压相关变化的意义 表 40－1 显示出动脉血压与 CVP 相关变化的意义。其相关变化能反映循环改变，有助于指导临床治疗。

表 40－1 中心静脉压与动脉压相关变化的意义

中心静脉压	动脉压	原 因	处 理
低	低	血容量不足	补充血容量
低	正常	心功能良好，血容量轻度不足	适当补充血容量
高	低	心功能差，心排血量减少	强心，供氧，利尿，纠正酸中毒，适当控制补液或谨慎选用血管扩张药
高	正常	容量血管过度收缩，肺循环阻力增高	控制补液，用血管扩张药扩张容量血管及肺血管
正常	低	心脏排血功能减低，容量血管过度收缩，血容量不足或已足	强心，补液试验，血容量不足时适当补液

第四节 肺循环和肺动脉压

一、肺循环

肺循环的功能是使血液在流经肺泡时和肺泡气之间进行气体交换。肺循环和支气管的末梢之间有吻合支沟通，一部分支气管静脉血可经过这些吻合支进入肺静脉和左心房，使主动脉血液中掺入1%～2%的静脉血。

肺动脉管壁较薄，可扩张性较大，故对血流的阻力较小。肺动脉的收缩压平均为22 mmHg，与右心室收缩压相同，舒张压为8 mmHg，平均压为13 mmHg，肺循环毛细血管血压平均为7 mmHg。肺静脉压平均为2 mmHg，与左心室内压相等。在肺动脉内插入Swan-Ganz导管能测出肺动脉压，插至肺小动脉，当气囊充气时就能测出肺小动脉楔压，肺小动脉楔压通常比左心房压高(3 mmHg)。不存在肺高压时，肺动脉舒张压和肺小动脉楔压相关。

肺泡缺氧，PaO_2<70 mmHg会引起供应这些肺泡的肺动脉收缩，从而使通气不良的肺泡血流减少，这样降低了肺内分流，提高了PaO_2。

肺血流量取决于肺动脉压(P_{Pa})及肺泡压(P_A)大小。右上肺叶可划分为三个血流区：1区肺毛细血管塌陷使肺泡压大于肺动脉压，即$P_A>P_{Pa}>P_{Pv}$；2区肺毛细血管仅在舒张期塌陷，因此肺泡压高于肺静脉压，但低于肺动脉压，即$P_{Pa}>P_A>P_{Pv}$；3区肺动脉压高于肺泡压，肺血流是持续的，即$P_{Pa}>P_{Pv}>P_A$(图40-14)。在平卧位时，全肺血流均如3区一样均匀分布。只有当肺动脉导管的顶端位于肺的3区时，肺毛细血管楔压才能反映左心房压。

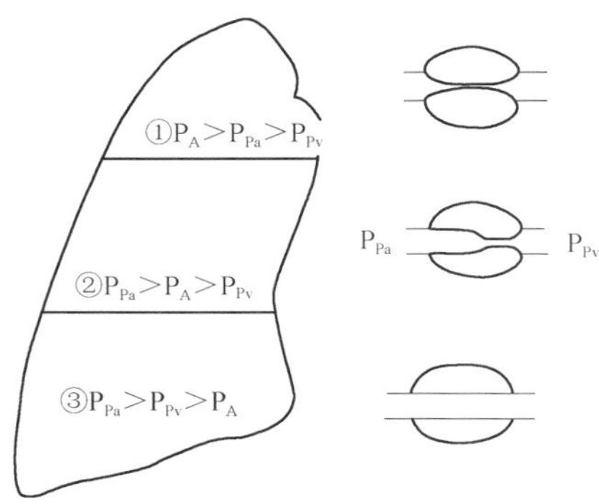

图40-14 肺血流量与肺动脉压、肺静脉压及肺泡压的关系

二、肺动脉压的定义

因为右心室较薄、收缩力较弱、肺循环的血流阻力较小，所以肺循环的血压较低。肺动脉收缩压与右心室的相等，为15～25 mmHg，舒张压为8～15 mmHg，平均肺动脉压约为1 020 mmHg。肺循环毛细血管平均血压为6～12 mmHg，而血浆胶体渗透压平均为25 mmHg，因此肺部组织液的压力为负压。这一负压有利于组织液被吸收入毛细血管，且使肺泡膜与毛细血管壁紧密相贴，有利于肺泡和血液之间的气体交换。

漂浮导管(Swan-Ganz导管)经静脉(如右颈内静脉、股静脉)插入上腔或下腔静脉，又通过右心房、右心室、肺动脉主干和左或右肺动脉分支，直至肺小动脉，称肺小动脉插管(pulmonary arterial catheter，PAC)。而通过该导管可测得CVP、右心房压(RAP)、右心室压(RVP)、肺动脉收缩压(PASP)、肺动脉舒张压(PADP)、肺动脉平均压(PAP)及肺小动脉压(pulmonary arterial wedge pressure，PAWP)，又名肺毛细血管嵌入压(pulmonary capillary wedge pressure，PCWP)，可反映左心室前负荷和右心室后负荷，以估计左右心室功能。

三、肺动脉压的临床意义

肺动脉压代表右心室收缩产生的收缩期压力，同时反映肺小动脉和肺毛细血管床的流量或梗阻情况。在肺血管无梗阻时，肺动脉舒张压近似于平均肺毛细血管楔压。若肺动脉舒张压大于肺毛细血管楔压6 mmHg以上，表明肺部有阻塞性病变存在，如大面积的肺梗死、肺部慢性阻塞性疾患、肺纤维化或其他原因。当收缩压升高，提示肺脏疾病、肺血管阻力升高、二尖瓣狭窄或反流、左心衰竭、血流增多、左向右分流；当收缩压降低，提示低血容量、肺动脉瓣狭窄、三尖瓣狭窄。

肺毛细血管楔压反映肺部的循环状态。在通常的呼吸和循环下，肺毛细血管楔压基本上与肺静脉压力一致，能正确反映肺循环的扩张或充盈压力。肺毛细血管楔压的正确和连续观测是判断肺充血及其程度较有价值的指标。肺毛细血管楔压与左心房平均压密切相关，一般不高于后者1～2 mmHg。这是因为左心房与肺动脉之间无瓣膜存在，Swan-Ganz导管气囊充气后会阻断近端血流，这时测得的压力系左心房返回压力。如无二尖瓣瓣膜病变，左心房平均压(LAP)又与左心室舒张期末压(LVEDP)相关，后者是左心室功能的重要指标。总之，如无肺血管阻力升高、无左心室功能异常，则肺动脉舒张期末终压就与肺毛细血管楔压、平均左心房压及左心室舒张期末压非常相近。Swan-Ganz 导管对 PCWP 及心终量的测定，为临床估计心脏功能状态及指导临床心血管治疗提供客观依据。

（一）估计左心功能 心室舒张时，肺微血管和肺静脉床、左心房及左心室成一共同腔室，PCWP 亦可代表 LVEDP，因此可反映左心室前负荷。如果排除其他原因，如缺血、二尖瓣病变等，肺动脉压和 PCWP 可以估计左心功能。在无肺血管病变时，肺动脉舒张压、左心房压和 LVEDP 相关良好，用肺动脉舒张压可以表示上述压力。当左心功能不全时，心室顺应性降低，LVEDP 显著升高。当出现体循环低血压、心排血量减少，同时肺动脉压和 PCWP 升高，这便是左心功能不全的标志。此时用肺动脉舒张压和 PCWP 表示 LVEDP 就未必恰当，LVEDP 常超过肺动脉压和 PCWP。

平均 PCWP 一般能反映左心功能。在心排血量正常时，若 PCWP 在 8～12 mmHg，则提示心室功能良好；在有低心排血量或循环障碍征象时，若 PCWP＜8 mmHg，则提示血容量相对不足，需增加左心室的充盈量；当 PCWP＞12 mmHg 时，表明左心室功能欠佳；当 PCWP＞20 mmHg 时，则表明已有左心功能异常；若 PCWP≥30 mmHg，则出现肺水肿。

（二）估计右心功能 中心静脉压（CVP）可以用以判断右心的容量是否超负荷或不足。右心室壁薄，当由于肺血管病变、心脏原发性疾病、心肌保护不良、外科手术等原因导致右心衰竭时，表现为 CVP 增高、心排血量减少及平均肺动脉压与 CVP 差距下降。

（三）诊断肺动脉高压和肺动脉栓塞 正常的肺血管阻力状态下，肺动脉舒张压和 PCWP 非常接近。肺动脉舒张压增高提示肺动脉高压。正常时肺动脉舒张期末压仅较 PCWP 略高，但若相差达 6 mmHg 以上时，则表示肺小动脉与肺微血管间存在着明显的阻力。此时如能排除由慢性肺心病、肺纤维化或其他原因引起者，则应考虑肺动脉栓塞。

（四）估计心包病变 由于舒张期心脏的充盈受阻，使右心室舒张期末压、右心房压力增高，甚至可增高至与肺动脉压相近，其 PCWP 与右心房压可无明显差别，心排血量明显下降。这种情况可见于缩窄性心包炎和限制性心肌病。

（五）估计瓣膜病变 依靠肺动脉导管、通过测量跨瓣膜压差，可以诊断三尖瓣和肺动脉瓣狭窄。三尖瓣跨瓣压差为 CVP 与右心室舒张期末压（RVEDP）之差，肺动脉瓣跨瓣压差为右心室收缩压和肺动脉收缩压之差。二尖瓣病变可以通过 PCWP 波形的变化反映出来。

（六）早期诊断心肌缺血 当心肌缺血时，心肌顺应性下降、左心室舒张期末压（LVEDP）明显增高。心肌缺血与 LVEDP 或 PCWP 升高有明显相关性，基础研究提示 PCWP 较 LVEDP 可能更敏感。通过观察 PCWP 的波形和压力变化，可以早期诊断心肌缺血。

第五节 心排血量

一侧心室每分钟射出的血液量称为心排血量（cardiac output，CO），等于心率和每搏量的乘积。正常人左、右两心室的心排血量基本相等。健康成年男性在静息状态下的心率平均为 75 次/min，每搏量（stroke volume，SV）约 70 ml，心排血量约为 5 L/min。女性比同体重男性的心排血量约低 10%。成年人在剧烈运动时的心排血量可以高达 25～35 L/min，而在全身麻醉条件下可以降低到仅 2.5 L/min。

心排血量是反映心泵功能的重要指标，可用于计算心血管指标和判断心脏功能、诊断心力衰竭和低心排血量综合征及估计患者预后。根据 Startling 曲线，临床上能指导输血、补液和心血管药物治疗。

一、临床意义

心排血量监测包括创伤性心排血量监测和无创性心排血量监测。

有创性心排血量监测包括传统的温度稀释法连续心排血量监测和脉搏分析连续心排血量监测。前者应用连续温度稀释法可连续监测心排血量（continuous cardiac output，CCO），由于 CO 的变化往往发生在 MAP 等变化之前，故对危重患者来说，连续动态观察 CO 能及早发现病情变化，采取措施以防止其进一步发展。CCO 不仅可动态显示 CO，而且同时输入 MAP、CVP、PCWP 等可计算出一系列血流动力学指标。CCO 还可连续显示混合静脉血氧饱和度（S_vO_2），同时输入 PaO_2 则可计算氧输送（DO_2）、氧消耗（VO_2）、氧摄取率（O_2ER）等氧供需平衡指标。

无创性心排血量监测包括经食管超声多普勒、经食管超声心动图、经气管多普勒法、生物电阻抗技术、气道内的温度-时间曲线法、部分二氧化碳重复吸入法。

（一）无创伤方法正常值 心血管系功能参数正常值见表 40-2。

表 40-2 心血管系功能参数正常值

功能参数＼作者			Sramek	孙大金等
TFI(Ω)			男：24～33 女：27～48	26.9±0.9
LVET(s)			0.35±0.04	0.34±0.02
HR(次/min)			60～80	73.6±9.6
SV(ml)				104.9±29
SI(ml/m²)			30～65(47)	65±10
CO(L/min)				7.3±2.0
CI(L/m²)			2.8±4.2(3.4)	4.41±0.7
SVR(kPa·s/L)				102.37±24.95
EVI (Ω/s)	女	>60 岁	1.0～2.0	1.79±0.5
		<35 岁	1.2～2.5	2.33±0.6
	男	>60 岁	0.8～1.5	1.43±0.8
		<35 岁	1.1～2.2	1.9±0.5

(二) 血流动力学指标计算法 血流动力学指标正常值见表 40-3。

表 40-3 血流动力学指标正常值

血流动力学指标	公 式	正 常 值
心排血量(CO)	CO=SV×HR	4～8 L/min
心指数(CI)	$CI=\frac{CO}{BSA}$	2.5～4 L/(min·m²)
每搏量(SV)	$SV=\frac{CO}{HR\times 1\,000}$	60～90 m
每搏指数(SVI)	$SVI=\frac{SV}{BSA}$	40 ～ 60 ml/m²
每搏作功(SW)	SW=(MAP－PAWP)×SV×0.136	85～119 g
左心室每搏作功指数(LVSWI)	$LVSWI=\frac{1.36MAP-PAWP}{100}\times SVI$	45～60 g/m²
右心室每搏作功指数(RVSWI)	$RVSWI=\frac{1.36\,\overline{PAP}-CVP}{100}\times SVI$	5～10g/m²
体循环血管阻力(SVR)	$SVR(TPR)=\frac{MAP-CVP}{CO}$	800～1 200 dynes/(sec·cm⁵)
肺循环血管阻力(PVR)	$PVR=\frac{\overline{PAP}-PAWP}{CO}$	120～250 dynes/(sec·cm⁵)

(三) 判断心脏功能

① 诊断心力衰竭和低心排血量综合征，估计病情预后。② 绘制心功能曲线，分析 CI 和 PAWP 的关系，指导输血、补液和心血管治疗。

第六节 心肌收缩功能和射血分数

一、心肌收缩功能

(一) 心肌收缩机制 心肌收缩的基本过程是 Ca^{2+} 激活肌凝蛋白分子头部与肌纤蛋白相交部位的横桥。① 当心肌细胞受刺激而兴奋时，兴奋处膜电位发生去极化，即膜外电位暂时变负，膜内电位暂时变正，产生动作电位。② 来自肌膜表面的电冲动促进了细胞外的 Ca^{2+} 通过肌膜和横管膜上的 L 形钙通道流入胞浆。③ 触发肌质网终池大量释放贮存的 Ca^{2+}，使胞浆内的 Ca^{2+} 浓度显著升高。④ Ca^{2+} 和肌钙蛋白结合，触发粗肌丝上的横桥和细肌丝结合并发生摆动，使心肌细胞收缩(图 40-15)。

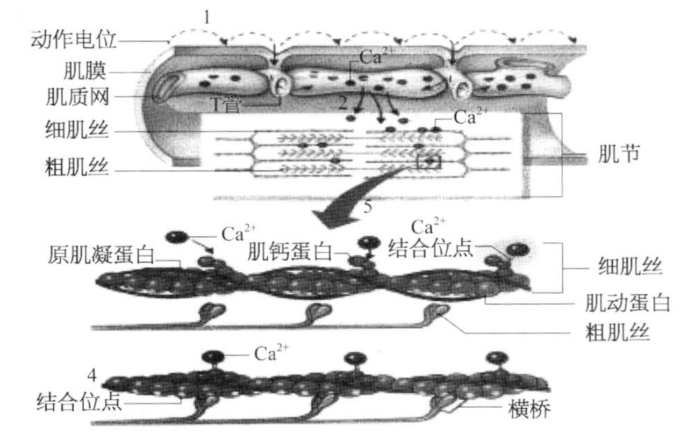

图 40-15 心肌细胞收缩过程

肌纤蛋白和肌凝蛋白结合需要耗能。Ca^{2+} 激活肌凝蛋白腺苷三磷酸酶(ATPase)，使腺苷三磷酸(ATP)水解为腺苷二磷酸(ADP)及无机磷而产生能量。因此心肌收缩性取决于肌质网 Ca^{2+} 的运转、线粒体产生 ATP 和肌凝蛋白 ATPase 的活性程度。心肌缺血、肥厚和病变时心肌收缩减弱，因为：① 肌质网对 Ca^{2+} 的摄取和释放减少。② 肌凝蛋白 ATPase 活性降低。③ 心肌细胞内线粒体减少，能量供应减少。

儿茶酚胺通过兴奋 β 受体，升高细胞内环腺苷酸（cAMP）水平而增强心肌收缩。其中，cAMP 依赖的蛋白激酶可使钙通道磷酸化，增加动作电位时钙内流。激动和运动时，β 受体兴奋，肌质网磷酸受钙蛋白的磷酸化，导致肌质网 Ca^{2+}－ATPase 泵抑制，肌质网的钙摄取增加，使心肌舒张速率增加，同时肌质网的 Ca^{2+} 储存增加，因而下一心动周期中 Ca^{2+} 释放增多，心肌收缩增强。

（二）压力-容量环 压力-容量环可反映左心室泵功能的情况（图 40－16）。图中有两条曲线：收缩压曲线和舒张压曲线。在舒张压曲线上，左心室容量达 150 ml时舒张压才有明显增加。正常的左心室最大收缩压在 250～300 mmHg。

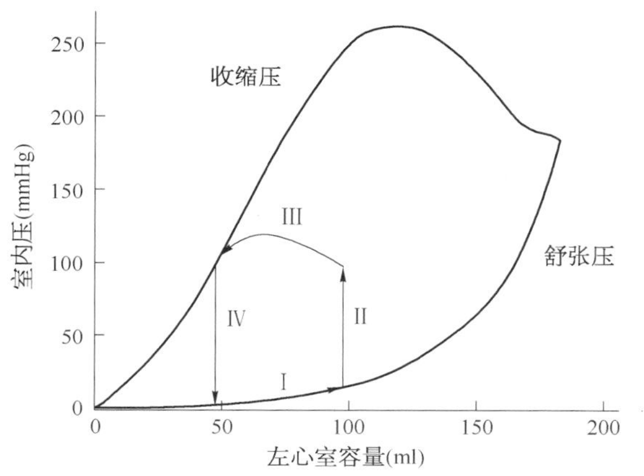

图 40－16 压力-容量环

1. Ⅰ期——充盈期 当肺静脉血从心房流入心室，心动周期就进入充盈期，Ⅰ期起始前心室内的含血量称为左心室收缩期末容量（LVESV），至Ⅰ期末左心室舒张期末容量达 115 ml，增加了 70 ml，但左心室压力仅上升了 0.67 kPa（5 mmHg）。心室的充盈程度取决于心室壁的顺应性或弹性。例如：体外循环后，主动脉瓣狭窄继发左心室肥厚及心肌梗死后，都能引起心室壁顺应性减退和心室僵硬，阻碍心房内的血液被动流入心室。

2. Ⅱ期——等容收缩期 心脏开始收缩，左心室内压力急剧上升而容量无改变。此时，二尖瓣已关闭，而主动脉瓣还未开放，所以心室容量保持不变。

3. Ⅲ期——射血期 当室内压超过主动脉压时，主动脉瓣开启，血液迅速流入主动脉，心室容量急剧下降，直至室内压低于主动脉压，主动脉瓣关闭。射血期末左心室血容量即为左心室收缩期末容量（LVESV）。每搏量（SV）＝LVEDV－LVESV，射血分数（EF）＝SV/LVEDV。

4. Ⅳ期——等容舒张期 当室内压低于主动脉压，主动脉瓣关闭，心室开始舒张。Ⅳ期室内压急剧下降，容量无变化，当室内压低于主动脉压，则二尖瓣开放进入下一个心动周期。左心室舒张期末容量（LVEDV）代表了左心室前负荷。

（三）心脏的收缩及其调节

1. 前负荷 前负荷主要指心脏在舒张期末的负荷情况。对于完整的心脏，前负荷可用心室舒张期末的容量或压力表示。临床舒张期末容量（EDV）可用超声或核素来评估，但更常用的简便方法是测量舒张期末压（EDP），如 CVP 作为右心室的 EDP，PCWP 作为左心室的 EDP。但由于 EDP 与 EDV 并不呈线性而呈指数相关，EDP 不能完全取代 EDV 作为前负荷的指标。

每搏量-左心室舒张期末压的曲线关系[图 40－17(a)]是内在舒张压-容量的关系。如果绘制每搏量对应左心室舒张期末容量而非压力[图 40－17(b)]，无论在正常患者还是在心脏功能衰竭患者中都为线性关系。表明在舒张期末容量增加的情况下，正常人和心力衰竭患者的每搏输出量同样增加。然而，在灌注压超出12～15 mmHg 后，由于陡峭的舒张压-容量关系曲线斜率[图 40－17(c)]，后续的容量负荷增加导致显著增加的灌注压使风险变得更大。这个概念具有重要的临床意义。

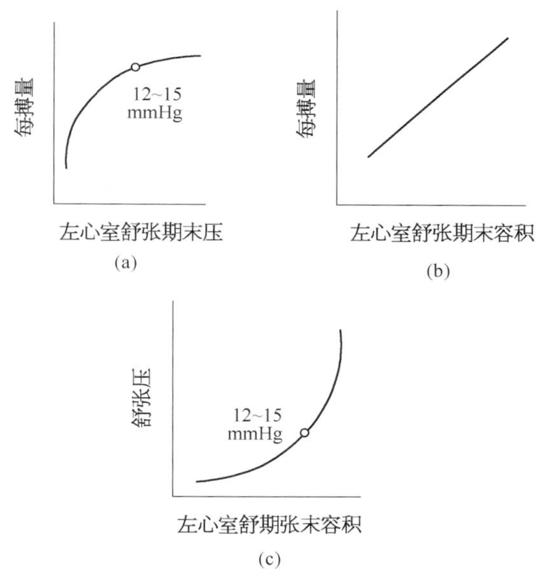

图 40－17 每搏量与左心室舒张末压关系曲线(a)；每搏量与左心室舒张末容积关系直线(b)；舒张压-容量关系曲线(c)

在正常限度内，前负荷加大，心脏搏出量和收缩压增加，代表心脏作功处于 Frank-Starling 定律的上升支。

心室功能曲线反映前负荷和心脏作功的关系，是评价心脏收缩功能的客观指标。正常心功能曲线较陡，舒张期末压的轻微变化即可引起较大的心排血量增加；而心力衰竭的心室功能曲线表现为下移而平坦（图 40－18），即充盈压升高，但心排血量明显下降。

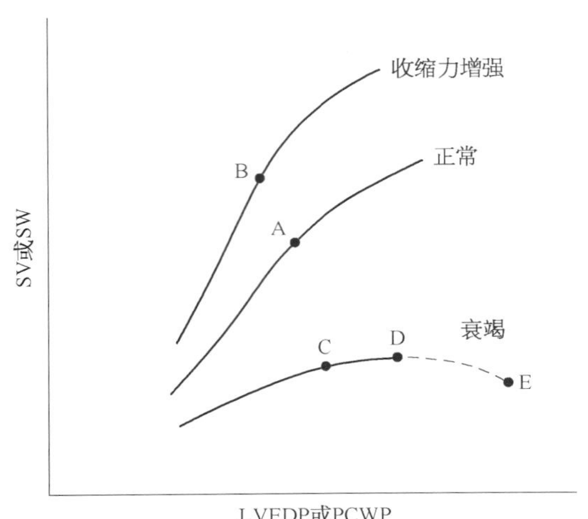

图 40-18 左心室功能曲线

2. 后负荷　后负荷指心室射血所面对的阻力。后负荷对心脏的影响相对直接。随着动脉压增加，心室射血阻力增加，每搏量下降。在前负荷保持恒定的实验中(不能代偿后负荷的变化)，可清楚地观察到后负荷(心室收缩压)和每搏量之间负相关。在完整的循环中，前负荷和后负荷的改变是密切相关的。例如正常心脏随动脉血压升高其左心室面临较大的射血阻力，从而使收缩期末容积和舒张期末容积增大，根据Starling定律，心肌收缩加强，使每搏量维持恒定。

在正常情况下，心肌的收缩力随心肌肾上腺素能神经末梢释放的去甲肾上腺素和应激时肾上腺释放的儿茶酚胺而改变。洋地黄类药物增加收缩性，而缺氧、缺血、酸中毒、某些心律失常药物和心肌损伤均可抑制心肌收缩力。正性肌力药物使曲线向左上移动，每搏量增加；当收缩力受抑时，心室功能曲线向右下移动，若左心室舒张期末压不变，则每搏量下降(图 40-18)。

心率增快时，心肌细胞收缩能力也增强，即所谓的“力-率”关系，反映了心肌细胞内钙利用率的变化。运动时交感神经兴奋，β受体激活，心肌收缩和舒张能力随心率增快而加强。

(四) 收缩功能的评估方法　经典的测定收缩功能的方法是心室收缩时随时间变化的压力上升，即 dp/dt。而临床最常用的方法是测定射血分数。近年来，新开展的有多普勒组织成像技术和应变率成像。

1. 压力上升速率(dp/dt)　通过动脉压波测量和计算 dp/dt max，这是一个心肌收缩性的粗略指标，方法简单易行，可连续测量。

2. 多普勒组织成像技术　多普勒组织成像技术(Doppler tissue imaging，DTI)为一无创性室壁运动分析技术，它可以评价心脏整体舒缩功能，而且能通过测量局部室壁心肌的瞬时运动速度反映局部心肌的收缩和舒张功能。DTI 的物理原理与传统脉冲多普勒组织成像相同，即应用多普勒效应对运动组织的频移信号进行检测，并以一定方式处理后加以显示。DTI 克服了传统 M 型超声心动图取样线只能始于图像顶端的局限，可在 360°范围内任意转动取样线进行取样，精确观察心脏各室壁的厚度和变化情况，也有助于射血分数的准确测量。

3. 应变率成像　应变率成像(strain rateimaging，SRI)是近年来新发展起来的反映心肌形变特性的超声新技术，SRI 是评价局部心肌功能的量化指标，且不受周围心肌牵拉和心脏整体运动的影响，因此可以客观准确地评价局部心肌功能情况。常规彩色多普勒超声检查后，将系统转换至二维彩色 TDI 速度模式，帧频调高至＞130 帧/s，取心尖四腔、二腔观及左心室长轴切面，每个切面只着重显示 1 个室壁，使其在切面的中央，调整切面使声束与所测室壁长轴之间的夹角＜20°，记录左心室侧壁、室间隔、下壁、前壁、后壁及前间隔的运动图像，存入光盘供回放分析。取样容积纵向 8～10 mm，径向约为舒张末期室壁的厚度，逐帧校正取样容积位置，获取同步应变率(Sr)曲线。SRI 不受后负荷的影响，能客观反映心肌的生物学特性，是一个敏感、简便而可靠的评价心肌收缩功能的指标。国内外临床及实验研究均证实，在检测心功能方面 SRI 比二维超声更敏感。

二、射血分数

射血分数(EF)为 EDV 和 ESV 之差与 EDV 的比值。它反映心室泵血功能的效率。正常值为 0.55～0.65，心脏在正常工作范围内活动时，搏出量始终和心室舒张末期容积相适应。当心室舒张末期容积增加时，搏出量也相应增加，EF 保持基本不变。EF＜0.50 表示心功能减退，如果＜0.33 则表示有严重心力衰竭。

(一) EF 测定的方法

1. 无创测定方法有超声心动图、多层螺旋 CT、门控心肌显像、平衡法心血池显像等。

(1) EF 是临床评价左心室收缩功能的主要指标，超声心动图是目前最常用的无创测定 EF 的检查方法。

(2) 多层螺旋 CT 利用冠状动脉扫描所采集的数据进行重建，无需另外扫描，无需增加扫描时间及扫描剂量，也无需增加对比剂的总量，便可以对心功能进行评价。很多研究显示，多层螺旋 CT 与超声心动图比较，在评价左心室 ESV、左心室 EDV 和 EF 方面具有较好的相关性。

(3) 门控心肌 sPET 显像能在一次显像中获得心肌灌注图像及左心室功能参数，提高了诊断冠心病的灵敏度和特异性，左心室心功能参数还能为冠心病患者提供重要的预后信息。随着门控心肌断层显像的发展，各种定量分析左心室容积和 EF 的软件也随之发展，目前临床上应用较多的是自动测量方法，如定量门控心肌断层显像、四维模型心肌断层显像等。已有多项研究证实三者具有很高的重复性和准确性，与其他测定左心室容积和EF的方法有很好的相关性。

(4) 平衡法心血池显像应用西门子Ecam59双探头sPET,低能高分辨准直器,用^{99m}Tc体内标记红细胞,将受检者置于仰卧位,探头位置为左前斜30°~45°,向脚倾斜5°~10°,以分清左右心室为准,分别在前后位、左前斜位和左侧位采集500个左右心动周期,以每个心动周期16帧的方式连续采集收缩和舒张序列图像,经计算机自动处理测得EF。平衡法心血池显像是测定EF的可靠方法,所得结果与X线心室造影具有良好的相关性,由于其具有无创性且易于重复检查,得到临床的广泛应用,但是其时间及空间分辨率较低,不能显示精细的解剖结构,并且费用较高、采集时间长。

2. 温度稀释法 经Swan-Ganz导管即可测得传统参数(如RAP、PAP、PAWP和CO),又可测得右心室容量和右心室射血分数(RVEF),还可计算右心室容量的变化,能用于连续监测右心功能。

(二) 临床意义 可结合其他心功能指标,精确地进行心功能分级(表40-4)。LVEDP可用PAWP代替,经肺动脉导管测得。

表40-4 用射血分数进行心功能分级

分级	1	2	3	4	5
心功能分级	正常功能	用力时,轻度减退	出现症状,中度减退	休息时,出现症状	濒死
射血分数	正常,>0.55	0.40~0.50	0.30	0.20	0.10
休息时舒张期末压	正常,≤20 mmHg	异常,>20 mmHg			
运动时舒张期末压	正常,≤20 mmHg	异常,>20 mmHg			
休息时心脏指数	正常,>2.5	2.5	2.0	1.5	1.0

第七节 右心功能

一、右心室容量参数

右心室容量参数包括SV、右心室舒张末期容量(RVEDV)、右心室收缩末期容量(RVESV)、右心室射血分数(RVEF)。通过除以体表面积,还可测定SV指数、RVEDV指数及RVESV指数。

每搏输出量是指每搏从心室射出的血液量,正常值是60~100 ml。每搏指数(SV/体表面积)的正常值是33~47 ml/(次·m^2)。用于监测血流动力学的各项指标,其所测得的绝对值对指导临床治疗的价值没有这些指标的变化趋势的意义大。

舒张期末容量代表心室舒张末期容积或心室射血时的容积。RVEDV是右心室前负荷。舒张末期容量等于SV/EF,正常值为100~160 ml。对于一些有争议的疾病,正常值须经讨论后确定。正常值仅提供一个参考范围,不同患者的情况不同,经过调整后的数值也许不在正常值范围。

收缩末期容量为50~100 ml。影响ESV的原发因素是后负荷和收缩性。当右心室后负荷急速增加或收缩性减低,心室将不能有效地射出血液。在这种情况下,由于射出的血液减少,射血后残留在心室内的血容量增加。

EF是指每次收缩从心室射出的血液百分数或指舒张末期心脏中的血液从心室射出的血量比例。从数学角度求EF的等式为:EF=SV/EDV。由心导管测得的RVEF的正常范围是45%~55%。这个数值比用核素测定的值小。这个差别是由方法学不同造成的。心导管法测定是面向血流方向的,而核素法是建立在放射性活性发生改变的基础上的。

理想的前负荷或RVEDV的监测可根据Frank-Starling曲线来测定。从对8例主动脉瓣替换术患者的研究中发现,RVEDV和CO之间有很好的相关性。(r=0.964和0.996,分别为术前和术后)。临床上可应用Starling曲线来估测体外循环患者术后连续进行的补充血容量的负荷量,最佳的前负荷状态是在随着RVEDV增加,SV和EF达到峰值(或开始下降)的那一点。

二、围术期影响右心功能的因素

近年来围术期右心衰竭的重要性已为人们所重视。造成右心衰竭的原因很多,归纳起来主要有:① 肺血管阻力明显增高,如术前重度肺动脉高压、肺动脉栓塞、原发性肺动脉高压症、恶性哮喘状态、术后合并肺小血管栓塞以及肺不张、弥漫性肺纤维化、COPD

或 ARDS 等。② 右心室收缩期和顺应性减低，如急性右冠状动脉梗塞致心肌缺血等，尤其在前负荷过重时易发生右心衰竭。③ 某些先天性心脏病、二尖瓣狭窄、右心心瓣膜病；继发于左心室下壁梗死或左心室衰竭晚期。此外，在左心辅助中，右心功能不全的表现常常因辅助流量的不合适而加重。

三、右心功能的评估方法

超声心动图、放射性核素技术和心脏磁共振成像是评估右心功能最常用的方法。超声心动图因其费用低、易操作成为首选的方法。心脏磁共振成像因其精确性和重现性而被认为是评估右心容积和功能的选择性方法。多层螺旋 CT 由于要使用碘造影剂注射和释放放射线，所以不作为评估右心功能的首选技术。

(一) 超声心动图 超声心动图成本低于其他技术，普及面广且易于使用，是第一线检查方法。然而通过超声心动图来评价右心室功能仍然存在局限性，因为其解剖结构极其复杂。另外，除了二维超声心动图，其他技术如使用超声造影剂、组织多普勒成像、应变率成像、三维超声心动图也在临床中被广泛使用，以帮助更好地定量评价右心室功能。

(二) 放射性核素技术 放射性核素技术具有基于计算方法的优势，该方法与右心室结构无关。有三种方法：门控平衡放射性核素造影、门控首次通过放射性核素造影、首次通过放射性核素造影。门控放射性核素造影不能很清晰地显示心脏结构中右心房与肺动脉瓣或者右心室的区别。门控首次通过放射性核素血管造影用标准相机总合几个心动周期的数据。首次通过放射性核素血管造影可以与其他心脏结构很好地区分右心室，因此需要新型相机。

(三) 心脏磁共振成像 心脏磁共振成像可用以评估右心室容量、心肌厚度和质量，具有精确性和可重复性，目前被视为评估右心室功能的标准。除了这些方法，流量的研究可以进行评估心排血量的速度和数值、反流分数和分流量。此外，心脏磁共振成像能测定右心室心肌的脂肪量和右心室心肌瘢痕的对比增强。心脏磁共振成像也可以提供冠状动脉分枝的信息。

磁共振成像的优点是使心脏功能评估不需要对比注射，也不需要让患者暴露于电离辐射；缺点是磁共振成像检查时间长、普及性不够，不适用于幽闭恐惧症和心脏起搏器患者。

(四) 多层螺旋 CT 多层螺旋 CT(MDCT)并非评估右心室功能的一线检查方法，主要是因为辐射和碘造影注射。然而，多层螺旋 CT 适用于对右心室存在潜在影响的胸部疾病检查，也适用于有赖于右心室评估的冠状动脉患者如慢性阻塞性肺疾病、心肌梗死、充血性心力衰竭和心肌病患者。MDCT 检查发现健康人的右心室平均 EF 约为 60%，此方法可以用短轴或轴成像，后者更具重现性。Coche 等发现用 MDCT 来评估右心室功能更为精确，并能反映肺部情况。与 MRI 相比，通过 MDCT 检查所得的 ESV 和 EDV 略高。

四、右心功能评定的意义

(一) 了解总体心泵功能 血压、心肌梗死及 COPD 等患者均可有不同程度的右心功能不全。根据检测结果在术前全面了解患者的总体心泵功能，以便估计患者能否耐受麻醉和手术。

(二) 指导药物及呼吸机的使用 Kabircilglu 等发现，术前右心功能正常的患者在施行心肌成形术后，其右心功能明显减退，RVEDV 从 91 ml/m^2 降到 75 ml/m^2，RVESV 从 51 ml/m^2 上升到 59 ml/m^2，术后 7 d 内 CI 从 1.8 L/m^2 上升到 2.7 L/m^2，这是由于术中和 ICU 维持容量平衡，从而避免发生右心衰竭。

研究证明，通气方式可影响右心室功能。控制呼吸时，吸气期可提高右心室收缩压导致的右心室后负荷增加，SV 减少。PEEP 时可使心脏周围压力增加，继而后负荷增加，SV 下降。因此术中及 ICU 可通过监测右心功能来指导呼吸器的使用。

Martin 观察 13 例 ARDS 患者，在使用 PEEP 治疗时，其中 11 例出现 SV 和 RVEDV 随 PEEP 的增加而减少，但 RVEF 不变，这说明右心室前负荷下降是 CO 降低的主要原因，而右心室功能本身未受抑制。但另 2 例患者的 CO、SV 和 RVEF 随着 PEEP 的增加而明显下降，RVEDV 反而上升。他提出：前一种情况应采用扩容治疗；后一种情况则不宜扩容而应采取正性肌力药物治疗，否则可造成右心室容量进一步增加，室间隔左移，进而影响左心室功能。

(三) 心脏手术患者术后心功能评估 有报道在心瓣膜成形术前、术中、术后进行右心功能监测，不仅可指导手术，还可供医师对手术进行早期评估。Thomas 对 12 例二尖瓣手术患者进行了右心功能监测，发现其中 7 例施行二尖瓣成形术的患者在术后 3～6 个月右心功能好转，RVEF 由术前(30±3)%上升到(42±4)%，而 5 例施行二尖瓣置换术的患者术后左右心功能均减退，RVEF 由(40±2)%下降到(35±1)%，LVEF 由 67.4%下降到(42±9)%，提示二尖瓣手术时保留二尖瓣对术后心功能的改善极为有益。此外，通过双平面心室造影获得的右心室压力-容量环可用于评估法洛四联症术后的肺动脉回流量。

(四) 判断患者预后 有作者对 LVEF 降低和冠状动脉病变伴心力衰竭患者的 RVEF 与 2 年死亡率之间的相关性进行研究，结果发现凡存活 2 年以上的患者，其 RVEF 均较高；而 RVEF 较低(<35%)的患者，2 年死亡率显著升高。因此，作者认为 RVEF 可作为判断预后的最简单和实用的指标。但对其可靠性尚有待进一步研究证实。

第八节 微循环功能

一、微循环的组成和功能

人体的血液由心脏泵出后，经逐渐分级的动脉至微动脉，再进入毛细血管，然后由微静脉及各级静脉回流到心脏。这种在微动脉和微静脉之间的血液循环称为微循环(microcirculation，MC)。

(一) 微循环的组成(图 40－19)

1. 微动脉　是小动脉的终末部分，管壁有完整的弹力膜和数层平滑肌。受神经和体液因素的调节，平时平滑肌保持一定的紧张度以维持血管壁的张力。由于平滑肌的舒缩可调节微循环的血流量，所以又称为微动脉，是调节微循环血流量的“总闸门”。

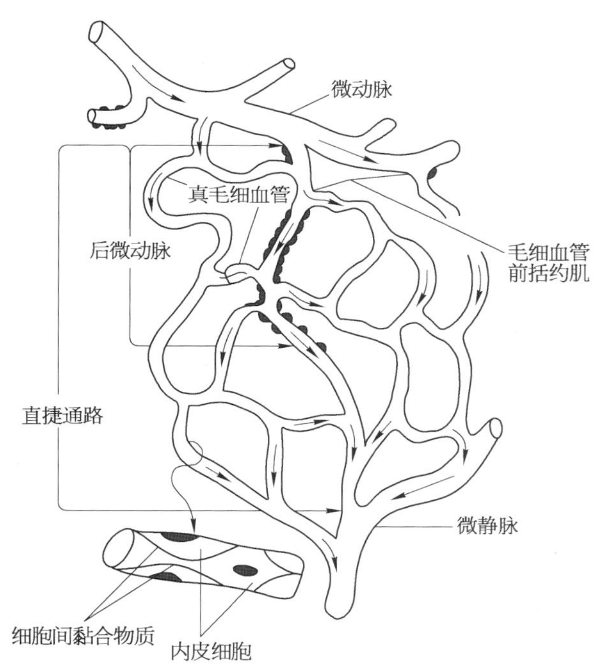

图 40－19　肠系膜微循环模式图

2. 后微动脉(中间动脉)　是微动脉的分支，其壁只有单层平滑肌，一般无弹力膜。后微动脉平滑肌的舒缩主要受体液调节。

3. 毛细血管前括约肌　是指毛细血管起始部(毛细血管入口部)，包裹管壁的平滑肌只受体液因素调节。由于毛细血管前括约肌的舒缩直接控制血液从后微动脉进入真毛细血管的血流量，所以把它称为微循环的“分闸门”。

4. 真毛细血管　是指位于后微动脉和微静脉之间，由内皮细胞、基膜和外膜构成的微细血管。真毛细血管相互交错、吻合呈网状，穿插于细胞之间，便于与组织液进行物质交换。

5. 微静脉　真毛细血管最后汇流成微静脉。微静脉收集毛细血管网的血液。微静脉壁有平滑肌，受神经和体液因素的调节，是微循环的“后闸门”。

6. 通血毛细血管(直捷通路)　是直接连通微动脉、微静脉之间的口径较粗的毛细血管，经常处于开放状态，可使微动脉血液迅速流入微静脉，通血毛细血管没有物质交换作用。骨骼、肌肉的微循环中这种通血毛细血管比较多。

7. 动、静脉短路(动、静脉吻合支)　系存在于微动脉和微静脉之间的吻合支，其结构与微动脉相似。管壁较厚、管腔较粗大，平时血管壁平滑肌处于收缩状态，血管内无血液流通、无物质交换作用。一旦开放，将有较多血液从微动脉迅速流入微静脉。人体皮肤的微循环中这类血管较多。

(二) 微循环的功能　微循环单位是循环系统中最基层的结构，它的基本功能是向全身各个脏器、组织运送氧气及营养物质，排泄代谢产物，并且调节组织内液与血管内液。因此，微循环是关系到气体、营养的转运及代谢废物排泄的管道系统，从这个观点来看，又可将其认为是一个“交换系统”。健全的微循环功能是保证体内重要脏器执行正常功能的首要前提。其功能主要有两个方面：

1. 物质交换的场所　血液给组织运来氧气、营养物质、激素和水等，带走二氧化碳和代谢产物等。微循环是这些物质进行交换的唯一场所。

2. 调节血流和血量　微循环的血管数量极多、容量很大，是个很大的贮血库。改变这个血库的容血量就可以调节全身的循环血量和静脉的回心血量。一旦因某些原因引起全身微循环血管大量开放，则将有大量血液淤积在微循环内，从而导致循环血量和回心血量减少、血压下降；如不及时纠正，必将导致严重的后果。各脏器必须具有一个正常的微血液循环，并且保持一种正常的灌注状态。灌注分为组织灌注和细胞灌注。灌注量的正常主要取决于微血管功能状态、微血流与血液成分。

二、检测部位和观察内容

直接观察人体微循环的部位有甲襞、眼球结膜、舌、唇等10余个，但最常用并且能代表全身微循环状态的主要是甲襞和眼球结膜两个部位。

微循环的观察内容包括形态、动态、微血管周围现象等三个方面,使用活体生物显微镜等仪器直接观察毛细血管形态、血流性质、血流速度、血流量以及测量毛细血管管径大小等。

三、微循环监测的意义

微循环监测对许多疾病的早期诊断、观察病理生理变化、判断疾病预后具有重要意义。如各种休克的发生、发展、结局等变化;断肢再植效果判断;低温麻醉对机体的影响;体外循环、心脏手术等围术期循环功能的全面判断。

围术期微循环研究较多的是心脏手术体外循环期间的微循环。研究表明:体外循环中,微循环运动明显抑制。低温时氧利用率的降低和微循环功能抑制与动、静脉短路有关。虽然降温时静脉氧饱和度很高,但一些组织(除大脑外)缺氧、缺血。在同一温度条件下,复温时微循环灌注流量比降温时明显增高,氧耗量、氧摄取率也表现出同样趋势。因此,复温时要相应提高灌注流量以偿还降温时形成的氧债,并要保证体外循环中的有效灌注,故提倡根据静脉氧饱和度进行流量调节。非搏动体外循环中仍见到微血管呈海涛式的灌注,说明微血管不依赖于心脏搏动。体外循环时,皮肤血流量、微循环自律频率明显低于术前,这可能和体外循环中机械灌注、血液和异物接触释放大量炎性介质、温度降低、麻醉和肌松剂的应用有关。微血管内压的改变可影响微血管的自律运动。但因搏动灌注抵消因素很多,故对血流动力学影响甚小。所以,体外循环中搏动灌注对微血管自律运动无明显改善。

第九节 组织氧合与灌注(胃黏膜 pH 和乳酸监测)

一、组织氧供需平衡生理

机体细胞活动有赖于持续不断的氧输送(oxygen transport),而氧耗量反映出组织代谢的需求。要达到合适的氧供,需取决于心、肺、血液系统功能的相互配合,良好的组织氧合依靠氧供和氧利用之间的动态平衡。

VO_2是组织细胞能量代谢过程中氧的消耗量,DO_2反映的是机体循环系统向全身组织输送氧的能力,CI、动脉氧含量的变化均可影响 DO_2。VO_2/DO_2 即 $ExtO_2$,其在一定程度上反映了组织微循环的灌注状况和细胞线粒体的呼吸功能。氧输送为心脏每分钟向外周组织输送的氧量,由心排血量及动脉血氧含量所决定。动脉血氧含量(CaO_2)由血红蛋白(Hb),动脉血氧饱和度(SaO_2)和氧分压(PaO_2)决定。依据下述公式计算:$1.38\times Hb\times SaO_2+PaO_2\times 0.0031$。

混合静脉血氧含量的计算公式与之相似,只是由混合静脉血氧饱和度(SvO_2)代替动脉血氧饱和度,由混合静脉血氧分压(PvO_2)代替动脉血氧分压,即

$$1.38\times Hb\times SvO_2+PvO_2\times 0.0031$$

$$\text{氧摄取率(OER)}=(CaO_2-CvO_2)/CaO_2$$

氧消耗(VO_2)是机体实际的氧消耗量,在正常情况下,VO_2反映机体对氧的需求量。VO_2与DO_2计算公式为:

$$DO_2=CO\times CaO_2\times 10$$

公式简化为:$DO_2=CO\times Hb\times 1.38\times SaO_2$

$VO_2=CO\times(CaO_2-CvO_2)\times 10$ 单位:$ml/(min\cdot m^{-2})$

公式简化为:$VO_2=CO\times Hb\times 1.38\times(SaO_2-SvO_2)$

因此氧摄取率亦可表达为如下公式:$OER=VO_2/DO_2$

应用测代谢率计算机处理系统测定 VO_2,更适合于计算 OER;如果考虑到病理性氧供依赖,则该公式的准确性受到质疑。

传统的动脉血氧含量(CaO_2)计算公式为:$CaO_2=tHb\times SaO_2\times 1.34+PaO_2\times 0.003$,其中 tHb 中包含了不能携带氧的异常血红蛋白,因而 CaO_2的计算结果不够精确。比较合理的计算公式是:$CaO_2=Hb\times SaO_2+a\times PaO_2$

其中 a 为氧溶解系数。文献报道 a 可等于 0.010,0.009,0.010。其实无论采用哪个系数,计算出的结果相差只有 0.5%左右。

图 40-20 总结了正常氧输送方式。如果我们假定正常人体表面积为 1.8 m^2,那么正常的 DO_2 约为 550 ml/(min·m^2)。影响 DO_2的因素为 CaO_2和 CO。增加血红蛋白可提高 DO_2水平,但 Hb 过高,增加血液

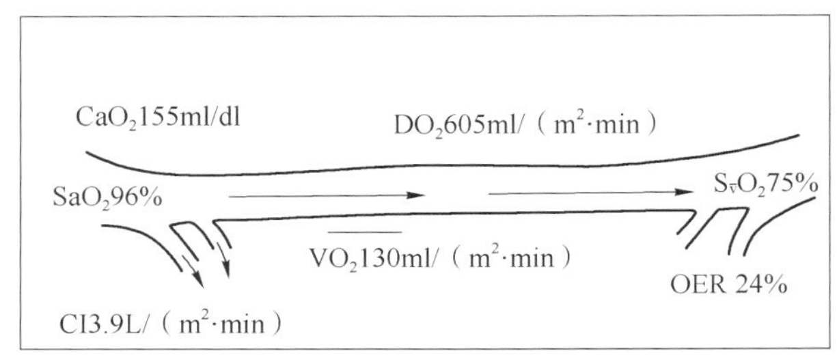

图 40-20 正常氧输送方式

黏滞度，组织血液灌注反而减少。一般认为 Hb 应保持在 100 g/L 或 Hct 30%以上即可，通过增加 SaO_2 来提高 DO_2 是有限的，因此增加 DO_2 最有效的途径是提高 CO（图 40－21）。影响 VO_2 的生理因素较多，如进食、精神活动、环境温度和肌肉活动。

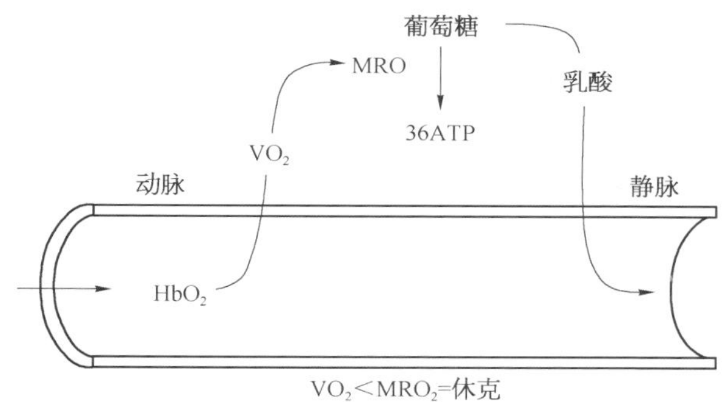

图 40－21　组织氧摄取和氧代谢需要之间的关系

（一）生理性氧供依赖　正常静息状态下，氧需和氧耗保持恒定，所测定的氧耗量即为机体的实际氧需量。在一定范围内，氧供增加，氧摄取率下降；氧供下降，氧摄取率增加。机体通过氧摄取率的改变代偿氧供的改变，以维持机体氧耗的恒定。当氧供下降至某一临界阈值时，机体的氧摄取率增加至最大，氧供再进一步下降，机体不能通过增加氧摄取率来代偿氧供的下降，此时随着氧供的下降，氧耗也随之下降。也即形成生理性氧供依赖（physiological supply dependency），如图 40－22 所示，AB 段即为生理性氧供依赖部分，直线的斜率即为氧摄取率。冠状动脉旁路术患者，麻醉后 DO_2 为 330 ml/min，而重危患者的临界氧输送（CDO_2）为每千克 8 ml/min。1977 年，Cain 首先在乏氧实验中发现了 DO_2 与 VO_2 间存在氧供依赖关系，以后在脓毒症、内毒素休克等过程中予以证实。由于病理因素导致 DO_2 下降，当在一定范围内下降时，$ExtO_2$ 升高，组织通过摄取更多的氧来满足有氧代谢的需求，从而维持 VO_2 不变，当 DO_2 降至某一临界值后，虽然

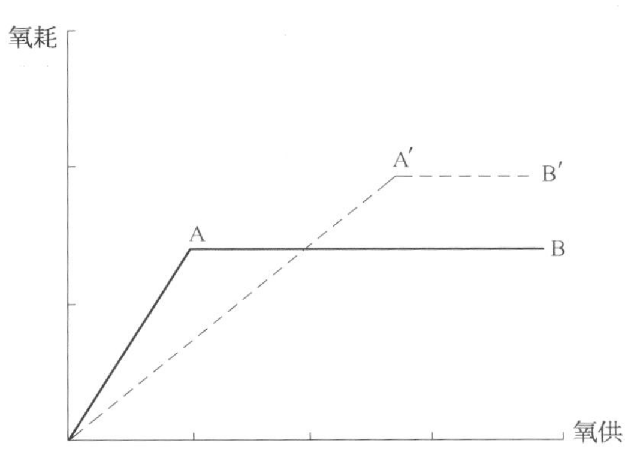

图 40－22　氧供-氧耗关系图

实线代表正常氧供-氧耗关系；虚线代表病理情况下氧供-氧耗关系；A 和 A′点分别代表各自氧供临界阈值。

$ExtO_2$ 仍有增加，但这种代偿不能满足组织有氧代谢对氧的需求量，出现糖酵解及乳酸产生，表现为 VO_2 随着 DO_2 一并降低。该关系的出现是全身细胞氧需求与氧供给不平衡的结果。低血容量性休克时，DO_2 与 VO_2 间的关系亦存在这种双相变化。失血初期，由于 Hb 变化不明显及 CI 有代偿增加，DO_2 变化并不明显，$ExtO_2$ 亦无显著增加；随着休克的发展，Hb 进行性降低，血液运载氧能力下降，血容量减少使 CI 出现降低，组织处于低灌注状态，导致 DO_2 进行性下降，由于组织 $ExtO_2$ 的代偿增加，弥补了 DO_2 的不足，使 VO_2 维持非氧供依赖关系；在休克后期，随着 DO_2 进行性下降，氧供给与氧需求的矛盾不再被弥补，组织能利用的氧不足，故 VO_2 也开始降低，出现氧供依赖关系，并伴随血乳酸升高。无氧代谢的加强是组织缺氧的表现。

（二）病理性氧供依赖　重危患者的 DO_2 处于正常或高于正常时，即出现氧供依赖性氧耗，DO_2 上升或下降时，氧摄取率均保持不变，即 VO_2 和 DO_2 呈线性关系，这种在病理状态下形成的氧供依赖称为病理性氧供依赖（pathalogical supply dependency），与生理性氧供依赖的区别在于其氧供临界阈值较高（图 40－22），A′B′段即为病理性氧供依赖部分，两者产生的机理也不相同。病理状态下形成的氧供依赖关系，可能与下列因素有关：

1. 血管功能紊乱　现已证明，有两种情况可形成病理性氧供依赖，一是微血管闭塞，二是自身调节功能障碍。实验性微血管闭塞，不管氧供情况如何，氧耗皆下降，并可在氧供变化的很大范围内发生氧供依赖。有学者将 15 μm 的微球注入实验犬的离体后肢循环，发现氧供临界阈值增加，氧供依赖形成。微栓可直接阻塞营养血管，而非营养血管的血流增加，分流也增加，氧摄取率受到影响，因此需要更多的血流来代偿氧摄取率的不足。此外，微栓所致的内皮细胞损伤，对病理性氧供依赖的形成也具有重要意义。有研究表明，使用血栓烷 A 抑制剂可逆转由微栓子引起的病理性氧供依赖。机体具有自我调节的能力，氧供下降时，血流可分布至代谢转旺盛的组织，改善组织氧供。如危重患者的自身调节功能障碍，则成活率降低。血管扩张物质（尤其是前列腺素）释放可干扰血管张力的局部调节作用，低氧、炎症反应、补体激活、氧自由基及脂质过氧化物等可造成内皮细胞及平滑肌细胞的损伤，并通过干扰平滑肌张力和内皮细胞与平滑肌细胞之间的相互作用，从而影响氧供和氧需的平衡。体循环血管阻力（SVR）的下降可作为自身调节能力丧失的标志，自身调节能力的丧失同时伴有氧摄取率的下降。

2. 细胞生物学紊乱　尽管氧供很高，但动用无氧代谢来产生 ATP，所供应的氧得不到充分利用，出现低而固定不变的氧摄取率。

3. 弥散障碍　根据 Krogh-Erlang 方程，弥散距离

的增加，将大大增加氧的弥散阻力，这种弥散距离的增加可能与弥散性毛细血管泄漏综合征(diffuse capillary leak syndrome)有关。氧释放时间不足也可导致氧摄取率明显下降，如在高血流动力状态下，氧未能充分弥散至组织，血液已到静脉内，因而氧摄取率下降，混合静脉血氧含量增加。但随着氧供的增加，氧摄取总量可以增加，氧耗也增加，出现临床所见的氧供依赖性氧耗。氧供依赖一旦形成，组织即发生低氧，此时无氧代谢增加，甚至导致乳酸酸中毒。氧供依赖应立即进行纠正，否则将导致多器官功能衰竭。

纠正氧供依赖首先应降低氧需和增加氧供。可通过使用呼吸机支持呼吸，充分镇静及控制体温等方法降低氧需。有人推荐即使休克患者未达到常规机械通气标准，也应给予其无创呼吸支持及镇静。氧供的增加可通过下列三个途径：增加心指数，提高血红蛋白水平及血氧饱和度。几乎所有组织低灌流的患者皆有血容量的不足，因此，治疗首先从恢复血容量开始，可使用胶体、晶体或两者相结合使用补充。贫血状态下，最好输血。但最佳血细胞比容仍有争议，因为红血球压积的升高，伴随血黏滞度的增加将影响微循环，反而影响氧供依赖的纠正。此外，还应防止肺水的增加，以免影响肺的换气功能，否则不利于氧供的增加。血容量恢复后，如果心指数仍很低，就应考虑使用多巴胺、多巴酚丁胺等增加心肌收缩药物。

上述措施的目的是使心指数＞4.5 L/(min・m^2)，氧供＞600 ml/(min・m^2)，氧耗＞170 ml/(min・m^2)。控制体循环血管阻力指数(SVRI)在(9～12)×10^{-3}N・s/(cm^5・m^2)。SVR过低用多巴胺或小剂量去甲肾上腺素 0.1～1.0 μg/(kg・min)。这些治疗措施应达到氧耗不再随氧供改变而改变，血乳酸水平下降，最后患者可能存活。

二、氧供需平衡及组织灌注监测方法

(一) 混合静脉血氧饱和度($S_{\bar{v}}O_2$)监测

1. *原理* 根据公式 $VO_2=(CaO_2-C_{\bar{v}}O_2)CI$。式中 VO_2 为氧耗；CaO_2为动脉血氧含量；$C_{\bar{v}}O_2$为混合静脉血氧含量；CI 为心指数。将公式作简单的数学变换，即 $C_{\bar{v}}O_2=(CaO_2-VO_2)/CI$；由于 $CaO_2\times CI=DO_2$，所以 $C_{\bar{v}}O_2=(DO_2-VO_2)/CI$，而 $C_{\bar{v}}O_2=P_{\bar{v}}O_2\times 0.0031+1.34\times S_{\bar{v}}O_2\times Hb$，$P_{\bar{v}}O_2\times 0.031$ 可忽略不计，所以 $S_{\bar{v}}O_2=(DO_2-VO_2)/1.34Hb\times CI$。由此可见，$S_{\bar{v}}O_2$可反映氧供和氧耗之间的动态平衡。测定混合静脉血氧饱和度有两种方法：① 通过 Swan-Ganz 导管由肺动脉直接抽取血标本进行血气分析。② 使用光纤肺动脉导管(optical fiberoptic catheter)。

混合静脉血氧饱和度在重危患者监测中起着重要的作用，但也存在一些不足：

(1) 只能间接地估计全身氧供需平衡的情况，要结合临床实践进行仔细分析才能正确解释 $S_{\bar{v}}O_2$ 绝对值改变的意义。

(2) 动、静脉分流时，如先天性左向右分流心脏病，$S_{\bar{v}}O_2$并不能反映全身氧供需平衡。

(3) 因 $S_{\bar{v}}O_2$ 仅反映全身氧的总储备，又由于各器官组织氧耗和氧储备不同，因此即使 $S_{\bar{v}}O_2$正常，也不能排除局部组织器官氧供不足。心和脑组织的 VO_2 明显高于肾和皮肤，且氧储备量少，当 VO_2减少或氧需增加时，血流将重新分布，即肾和皮肤血流减少，而心和脑的血流增加，以满足生命重要脏器的氧需。

(4) $S_{\bar{v}}O_2$增高并不都表示组织氧合良好，在组织氧摄取率降低的病理状态下，如感染性休克及肝功能衰竭，由于微循环改变，动、静脉分流增加，$S_{\bar{v}}O_2$反而可高于正常，组织因摄取氧量不足而发生缺氧。

(5) 组织中毒性缺氧时(如氰化物中毒)，$S_{\bar{v}}O_2$也会升高，这是由于氧解离曲线左移及线粒体内呼吸链酶受到抑制，使 HbO_2不能释放氧，从而导致组织严重缺氧。

尽管 $S_{\bar{v}}O_2$监测氧供需平衡有上述诸多局限性，但迄今为止，$S_{\bar{v}}O_2$仍为临床上使用方便并能敏捷地反映全身氧供需平衡的指标。特别是光纤肺动脉导管的应用能够连续监测 $S_{\bar{v}}O_2$，以动态观察机体氧供需平衡的情况。

国外研究以中心静脉血氧饱和度 $S_{cv}O_2$替代$S_{\bar{v}}O_2$，其代表 $S_{\bar{v}}O_2$的准确性仍有争议。Chawla 等对危重患者测量 $S_{cv}O_2$和 $S_{\bar{v}}O_2$，结果测得的 $S_{\bar{v}}O_2$均低于 $S_{cv}O_2$，$S_{\bar{v}}O_2$计算出的氧耗($CO_{2\bar{v}}$)高于 $S_{cv}O_2$ 计算出的氧耗(CO_{2cv})，两者存在很大差异。Kopterides 等的研究和 Reinhart 等的研究均支持 Chawla 的观点。Lequeux 等人的研究中，尝试以中心静脉(上腔静脉)血氧饱和度 $S_{cv}O_2$替代 $S_{\bar{v}}O_2$，以避免肺动脉导管的置入及其相关并发症。结果同样表明，由于 $S_{cv}O_2$ 和 $S_{\bar{v}}O_2$存在很大的个体差异，所以对于体外循环心脏手术患者，仍应放置肺动脉导管监测 $S_{\bar{v}}O_2$。

2. *方法* 连续混合静脉血氧饱和度监测系统，又称 Oximetrix 系统，由三部分组成：

(1) 光纤肺动脉导管。在传统的肺动脉导管内安装两组光导纤维束，一组为发射光束纤维束，将发射光源经导管尖端向血液中发射；另一组是传入光束纤维束，接受血液反射光，并将之传回到光电组件中。

(2) 光电转换组件(optical module components)。为发射光波及接收光波系统，由发射器发射脉冲传送到发光二极管，发出 3 个不同波长的脉冲光波(670 nm、700 nm、800 nm)，交替激发红光和红外线，光波通过导管内传出的光导纤维传到导管尖端，分别由红细胞的 HbO_2 和 Hb 吸收，再传入光导纤维，将吸收后的光波传送到光学组件内的光波检测器。

(3) 微处理机(microprocessor)。经血液反射的光波量随各种反光成分而不同，红细胞中的 HbO_2、Hb、碳氧血红蛋白(COHb)、正铁血红蛋白(MetHb)的反射光波均有所不同。微处理机将所接受的光信号进行处理，再显示血氧饱和度的数值。

Oximetrix 系统的操作包括两个部分：① 插入光纤肺动脉导管。在 ECG 和动脉直接测压监测下进行，方法与 Swan-Ganz 导管置入法相同。② 仪器的校正。机器先预热 15 min，将光电转换组件与微处理机连接，并进行体外校正。在肺动脉导管插管完成后，光纤导管的接头插入光电转换组件，在微处理机的屏幕上即可显示 $S_{\bar{v}}O_2$ 数据。此时抽取肺动脉血作血气分析，其 $S_{\bar{v}}O_2$ 值与 Oximetrix 系统的显示值相校对，两者误差不可超过±4%。

3. 注意事项　使用 Oximetrix 系统进行 $S_{\bar{v}}O_2$ 监测时，下列情况可能会引起较大的误差，应引起注意：

(1) 导管位置不当。如导管尖端碰壁，使发射光束照射范围仅限于导管尖端 1～2 mm，光束从血管壁折返，$S_{\bar{v}}O_2$ 读数发生偏差。因此如出现原因不明的 $S_{\bar{v}}O_2$ 改变，怀疑导管尖端碰到血管壁时，应适当调整导管的长度和方向。

(2) 光导纤维损伤断裂及尖端被血凝块堵塞。导管留置时间较长时容易发生导管尖端纤维蛋白沉积或血块形成，连续输液或间隔用肝素水冲洗，可降低发生率。

(3) 异常血红蛋白增多。COHb 可使 $S_{\bar{v}}O_2$ 升高，而 MetHb>20%时，可导致 $S_{\bar{v}}O_2$ 降低。

(4) 血液稀释过度使得 Hct 降低，会影响检测的准确性。如 Hct 在 42%～30%，$S_{\bar{v}}O_2$ 在 85%～55%，则其测定误差很小，一般≤3%；如 $S_{\bar{v}}O_2$>85%或<55%，Hct<30%，则检测误差将>5%。

(5) $S_{\bar{v}}O_2$ 过低也会影响检测的准确性。$S_{\bar{v}}O_2$<30%时，检测的准确性降低，线性关系较差；如 $S_{\bar{v}}O_2$<15%时，仪器显示值可能为零。

(二) 胃肠黏膜内 pH

1. 胃肠黏膜内 pH 的监测　反映胃肠黏膜灌注及氧合状态的灵敏可靠的指标。大量实验和临床研究证明：胃肠 pHi 对内脏低氧具有高度敏感性，不仅直接反映胃肠黏膜血供，而且比其他传统指标如血压、心排血量及血氧饱和度等变化出现得更早，这对危重患者的预后估测具有重要意义，同时在评价及指导临床治疗、探讨发病机制等方面也有一定意义。

休克、缺氧、感染等病理情况下，内脏血管出现代偿性收缩，血液分流到重要生命器官如心、脑。心衰和(或)低血容量引起的内脏灌注下降与其他部位的相比显得更为严重，当组织内线粒体利用的氧降低到代谢所需水平以下时，内脏表现为缺氧，而胃肠道是发生最早的脏器，可能与胃肠道黏膜绒毛内存在动、静脉逆向流动系统(counter-current system)和绒毛营养血管呈直角走向有关，出现血液输送中的血球"跳跃"。因此，组织内的低氧代谢首先出现在胃肠黏膜中。

组织出现低灌注和低氧代谢时，局部 CO_2 增多引起 pH 下降。在空腔脏器如消化道、胆囊、膀胱中，组织内的 CO_2 在分压梯度下可通过弥散，最终达到黏膜与肠腔之间的平衡。根据气体的弥散原理，测定胃肠道内的气体分压，代表黏膜内分压 $PgCO_2$，用动脉血的 HCO_3^- 浓度代表黏膜内的 HCO_3^- 浓度，然后经修正的 Henderson-Hasselbalch 公式计算 pHi，反映组织灌注和代谢状况。

$$pHi = 6.1 + \lg[HCO_3^- / (PgCO_2 \times 0.03)]$$

pHi 的测定基于两个假设：① 测得的 CO_2 与胃黏膜的 CO_2 相同。② 动脉血的 HCO_3^- 浓度与胃黏膜内的相同。

2. 胃黏膜 pH(pHi) 监测的临床意义　胃肠道组织代谢率高，对氧的需求量大。由于解剖上的原因，肠绒毛中央微动脉与微静脉及毛细血管之间存在短路交换，而且休克低灌流状态下短路交换增加，使绒毛顶部的氧供进一步减少。因此胃肠组织对缺血十分敏感，容易受到损伤。pHi 是近年发展起来的反映胃黏膜缺血、缺氧相当敏感的指标。胃肠缺血对全身的影响是广泛而深刻的，不仅能造成胃肠道通透性增加、肠腔内细菌和毒素移位，还释放大量炎症介质，导致脓毒症和 MSOF，因此被称为"MSOF 的始动器官"。

胃肠 pHi 测量简单，不仅可直接反映胃肠黏膜的血液灌注状态，而且比传统评价内脏灌注和氧合状态的指标更为灵敏可靠。一般认为 pHi≥7.35 为正常，多数对 ICU 患者的研究中将 pHi=7.35 作为正常低限，以<7.32 作为黏膜酸中毒的诊断标准，少数则以 7.30作为诊断标准。

许多研究发现，pHi 异常降低与其他常用的组织氧合评价指标如 DO_2、VO_2、$S_{\bar{v}}O_2$、经皮 PO_2 等的异常提前数小时出现，在某些病例中甚至比其他参数的变化要提前数天。创伤后最严重的低 pHi 发生在最初 12～24 h，而最低的 BE 要出现在 24 h 后。

(三) 血乳酸浓度

1. 血乳酸的生成、代谢　乳酸是糖无氧酵解的中间代谢产物，它虽不是主要的代谢途径而且产能有限，但仍是重要的代谢方式并具有一定的生理病理意义。人体内的少数组织(如皮肤、视网膜、肾髓质、血细胞等)即便在有氧条件下仍需进行无氧糖酵解以获得部分能量，成熟的红细胞则全靠糖酵解供应能量。某些生理情况(如剧烈运动等)会使无氧酵解加快、乳酸产生增多，过多的乳酸会迅速进入肝脏经糖原异生而转化为糖原或经肾脏排泄作用被清除，使乳酸不会在血液中堆积。在某些病理条件下，如肝肾功能障碍时不能及时将乳酸排泄；或有糖尿病、动脉硬化、心肌梗死等能引起机体组织器官缺氧的病理情况出现时，氧化磷酸化与糖原异生受到抑制，使乳酸生成增多而利用减少，使血液乳酸浓度升高。

2. 血乳酸浓度增高的种类及原因　血乳酸浓度增高主要包括生理性增高及病理性增高。

(1) 生理性增高。在安静状态时，正常人静脉血内通常含乳酸 0.56～2.24 mmol/L(5～20 mg/dl)。生理性增高常见于剧烈运动，此时血液乳酸可达 11.0 mmol/L以上；恢复静息状态时将迅速降低。

(2) 病理性增高。引起血乳酸浓度增高的原因有两类：一类是氧供/需失衡，包括① 休克。② 心搏骤停。③ 严重贫血。④ 严重低氧血症。⑤ 癫痫发作，强烈寒战。另一类是细胞代谢障碍，包括① 苯乙双胍中毒。② 酒精中毒。③ 维生素 B_1 或生物素缺乏。④ 肿瘤性疾病。⑤ 输注果糖或山梨醇。⑥ 先天性代谢性疾病。⑦ 失代偿性糖尿病。

3. 血乳酸监测的临床意义　主要包括判断心肺功能、氧供需平衡和氧代谢，以及评价休克治疗效果及预后。

(1) 判断心肺功能。血液中的乳酸是葡萄糖无氧分解的产物，故其浓度的变化可以间接反映心肺功能。当心肺功能正常时，轻度运动不引起乳酸浓度的增高。当心、肺疾病或其他原因引起机体严重缺氧时，均可引起乳酸和丙酮酸相应增加。当组织氧供给不足时如肺炎或充血性心力衰竭，血液乳酸含量将增加。血液中有过量的乳酸存在时，可引起血液中碳酸盐减少，导致代谢性酸中毒。一旦乳酸被组织利用，酸中毒则立即解除。

(2) 氧供需平衡和氧代谢。血乳酸水平有助于判断 VO_2 是否能满足有氧代谢的需求。因此，氧运输监测中加入乳酸指标时，组织氧平衡的评估更趋完善。由于全血和血浆的乳酸水平是相当的，两种测定值均称为血乳酸。血乳酸测定可估计患者预后。将感染性休克患者的心排血量、氧摄取率、乳酸值进行比较，存活者和死亡者的心排血量和氧摄取率均无显著变化，但死亡者的动脉血乳酸水平明显高于存活组。血乳酸水平的预测价值优于任何血流动力学或氧运输的指标。正常氧摄取范围为每平方米 110～160 ml/min，动脉血乳酸<2 mmol/L，胃黏膜 pH 7.35～7.41。无氧代谢不是乳酸的唯一来源，其他引起高乳酸血症的原因包括肝功能不全(肝脏清除乳酸的能力受损)、维生素 B_1 缺乏(阻断丙酮酸盐进入线粒体)、碱中毒(刺激糖原分解)及肠源性微生物的产物。

缺氧时产生的乳酸稍后可以氧化。当组织氧供恢复后，乳酸可以重新氧化，氧化代谢产生的能量将被保存起来。从这一点看，乳酸产生可能是缺氧或缺血状态下机体氧化条件不允许时保存营养能量的机制。

因此，乳酸是唯一对组织氧不足极为敏感的生化指标，也是灌注不足的早期指标，它对患者缺氧可半定量并提示是否施行复苏方案。乳酸同时可以指导输血且支持指导各种治疗方式，监测确定终末呼吸压和儿茶酚胺治疗。但它也有一些缺点：首先，血乳酸水平反映其生成与清除的平衡，清除主要在肝脏中进行，因此肝功能衰竭能导致血乳酸浓度异常增高。稳定性肝硬化的患者尚能维持血乳酸浓度于正常水平，但当循环衰竭时可加重血乳酸浓度的异常增高，而当循环系统功能恢复后血乳酸浓度下降亦缓慢。其次，血乳酸浓度的增高不仅见于循环衰竭引起的组织缺氧，如同上述也见于某些细胞代谢障碍、癫痫发作等情况。再次，动物实验发现：即使没有组织缺氧，在内毒素中毒时乳酸产生亦增加。

尽管存在这些缺点，但血乳酸浓度仍是反映组织缺氧的有价值的指标。当超过 1.5～2 mmol/L 时，应当考虑组织氧合不足。

(3) 评价休克治疗效果及预后。休克是急诊常见的危重症，其特征为全身组织器官血流灌注急剧减少、氧供应不足，因无氧代谢而产生乳酸性酸中毒，最终可导致细胞和器官的功能损害。因此，早期诊断休克及严重程度对预后有着重要意义，但目前尚缺乏可靠的定量指标。

有文献报道，对不同的休克患者分析表明：如果血乳酸<1.4 mmol/L，则病死率为 0；<4.4 mmol/L，则为 22%；若<8.7 mmol/L，则为 78%；若>8.7 mmol/L 而<13 mmol/L，则约为 90%；若>13.0 mmol/L，则病死率为 100%。Weil 和 Afifi 证明休克患者的血乳酸浓度从 2.0 mmol/L 上升至 8.0 mmol/L 时，其存活率从 90%降至 10%。休克患者如乳酸>4 mmol/L 持续 12 h，则此患者预后不良。心源性休克患者如动脉血乳酸>4 mmol/L，且持续 12 h 以上，则几乎无 1 例存活；迅速降至 2 mmol/L 以后，存活机会就大得多。曾有报道连续监测了 24 例休克患者的血乳酸浓度，这些患者均经积极补液使血液动力学处于良好状态，在对他们进行有效补液后的 24 h 内每 6 h 测定一次乳酸浓度，存活患者的血乳酸每小时以 2.5%的速率进行性下降，对死亡患者尽管也给予补液但血乳酸浓度未下降。Vincent 等报道循环性休克患者在接受 1 h 治疗后，其血乳酸浓度比未治疗时下降 5%以上，较未下降者预后更好。综上所述，休克患者早期常规接受血乳酸动态监测，对估计病情、评价疗效及判断预后有一定的临床意义。

研究结果表明，外科术后脓毒症患者随着 APACHEⅡ评分的增高，动脉乳酸也相应升高，两者正相关(r=0.75)；而随着 APACHEⅡ评分的增高，6 h 动脉乳酸清除率下降，两者负相关(r=−0.709)；死亡组较存活组患者的动脉乳酸显著增高，6 h 动脉乳酸清除率显著降低(P<0.05)。以上结果提示，APACHEⅡ评

分及动脉乳酸较高，而 6 h 动脉乳酸清除率较低的严重脓毒症患者往往预后差，结合临床观察，这样的患者往往存在多器官功能不全。

因此，监测外科术后严重脓毒症患者的早期乳酸清除率能较好地预测患者的预后，并可以根据结果及早调整治疗方案，以改善患者的预后。

（四）组织氧饱和度 组织氧饱和度(S_tO_2)是监测组织氧合和血流灌的重要指标。应用红外线原理，可连续监测，正常值为 75%。大手术及危重患者，应维持适当氧供，如发生组织低氧或高乳酸血症，低 S_tO_2 或异常升高>91%，可发生多脏器功能衰竭，病死率明显增加。因此，S_tO_2 可用作危重患者如脓毒性休克早期液体复苏的目标导向指标，监测 S_tO_2 具有重要的临床意义。

（黄贞玲　杭　键）

参考文献

［1］ 姚泰. 生理学. 2 版. 北京：人民卫生出版社，2010：102－177.

［2］ 心脏生理学. Lionel H. The heart physiology，from cell to circulation. 3th ed. 高天祥，高天礼，主译. 北京：科学出版社，2001：3－54.

［3］ 王祥瑞，杭燕南. 循环功能监测学. 北京：人民军医出版社，2005：26－41.

［4］ 孙大金，杭燕南，王祥瑞，等. 心血管麻醉与术后处理. 2 版. 北京：科学技术出版社，2011：39－63.

［5］ Luca M. Bigatello，Rae M. Allain，KL. 麻省总医院危重病医学手册. 4 版. 杜斌，主译. 北京：人民卫生出版社，2009：3－31.

［6］ 李利华，李燕，王继光. 血压测量的最新进展. 中华高血压杂志，2008，16：869－871.

［7］ Dupont MV，Drăgean CA，Coche EE. Right Ventricle Function Assessment by MDCT. Cardiopulmonary Imaging，2011，8：77－86.

［8］ Myers MG. Recent advances in automated blood pressure measurement. Curr Hypertens Rep，2008，10：355－358.

［9］ Galluccio ST，Champmam MJ，Finnis ME. Femoral-radial arterial pressure gradiants in critically ill pateintes. Crit Care Resusc，2009，11：34－38.

［10］ Hombach V，Merkle N，Bernhard P. Prognostic significance of cardiac magnetic resonance imaging：Update 2010. Cardiology Journal，2010，6：549－557.

［11］ Lequeux PY，Bouckaert Y，Sekkat H，et al. Continuous mixed venous and centralvenous oxygen saturation in cardiac surgery with cardiopulmonary bypass. Eur J Anaesthesiol，2010，27：295－910.

［12］ Miller RD，Eriksson LI，Fleisher LA，et al. Miller's Anesthesia. 7th ed. Philadelphia：Churchill Livingstone Inc，2009：393－410.

［13］ Lima A，van Bommel J，Sikorska K，et al. The relation of near-infrared spectroscopy with changes in peripheral circulation in critically ill patients. Crit Care Med，2011，39：1649－1654.

第四十一章 食管超声心动图在围术期应用

美国麻醉医师协会和心血管麻醉医师协会在1996年联合发出实践指南,为围术期使用经食管超声心动图(transesophageal echocardiography,TEE)提出建议。指南在最近进行了更新,对所有的心脏或胸主动脉手术都建议常规使用TEE,包括大部分接受CABG术或(和)OPCABG术的患者。因此,美国ASA专家组越来越意识到TEE能够提供重要的信息,这些信息影响围术期的麻醉与手术管理,甚至影响患者的预后。

因此,TEE技术是超声心动图领域中的一个重大进展。冠脉血流储备的测量,甚至毛细血管水平的血流储备测量都正处于研究阶段。随着探头的小型化和超声对比剂的改进和完善,心肌对比超声心动图和声学密度测量的结合,对感兴趣区内的微气泡密度随时间的变化进行定量分析,为评价冠心病患者毛细血管水平的心肌灌注提供了有力的手段。TEE负荷超声试验与组织多普勒、彩色室壁动力技术的结合应用,将为冠心病的无创伤性诊断提供敏感性更高的手段,TEE诊断水平正迈向一个新的高度。TEE不仅被用于手术室,而且还被用于心导管室、术后ICU和病房。随着国内心血管手术迅速发展,TEE将成为21世纪麻醉监测必不可少的手段。

TEE与传统的心血管监测技术如ECG和肺动脉导管技术相比,具有以下优点:① 无创伤性。② 对心脏解剖和功能有双重评价。③ 有即时性和动态性,可观察各种生理病理参数。④ 对瓣膜、容量和心肌收缩力的评价更直观和敏感。⑤ 几乎无耗材。与经胸壁超声心动图(TTE)相比具有以下优点:① 离胸壁较深远的结构如心房大血管可得到更清晰的图像。② 不影响心血管手术的进行而连续监测。③ 因角度不同能更看到一些重要结构,如心耳、肺静脉、房间隔和左冠状动脉等。④ 与心脏之间无肺组织,可用更高频率的探头。

第一节 TEE设备的基本构成和图像的类型

了解TEE设备的基本构成和图像的类型是施行该技术的基础。

一、TEE的构成与探头

TEE包括主机、图像记录系统和探头。TEE探头种类包括成人探头和小儿探头。按照成像分单平面、双平面、多平面和三维重建与实时三维探头。图像的质量与晶体的振荡频率有关,频率越高,获得的图像质量越好,但高频率的超声波组织穿透能力差。因此在TEE中,其频率一般在3.7～7 MHz,而TTE为2.5 MHz,这可以解释为什么TEE较TTE超声影像更清楚。低频率探头2～3.5 MHz,高频率探头5～7.5 MHz,同一探头可含3.5 MHz、5 MHz、7.5 MHz。

TEE探头和胃镜外形、结构相仿,其前端是一多普勒传感器,操作部分有两个控制转钮,外层转钮控制探头前后运动,内层转钮控制探头左右屈曲以获得心脏不同平面的影像资料。多普勒超声探头分三种:单平面探头只能提供心脏水平切面的图像资料(与食管轴线垂直),可以评价心脏结构间的垂直关系;双平面探头由两个互相垂直的多普勒传感器组成,可以同时得到两个心脏平面的影像资料(平行或垂直于食管轴线),获得较单平面探头更多的信息。多平面探头末端是一可旋转传感器,可以从0°～180°的角度任意"切割"心脏获得一系列水平、垂直切面图像,只要较少的弯曲、伸展,便可以更容易、更详细地得到有关心脏影像的资料。

二、TEE的不同心脏切面

行TEE检查时,不同心脏切面是按照特定图像采集时所需旋转角度来描述的。每个位置探头都从0开始旋转,角度增加幅度为5°～15°直至180°。标准水平面定义为0°,心脏短轴平面在45°,纵切面定义为90°,长轴图像定义为135°。由于存在着解剖差异,为得到标准平面探头角度可因人而异。

三、TEE常用图像技术的类型

基本与TTE一样,分为M、二维(2D)、三维(3D)、脉冲或连续多普勒、彩色血流多普勒、组织多普勒等。电子相控阵探头频率 3.5～7 MHz，其中彩色多普勒血流显像用 3.5～5.0 MHz，频谱多普勒用 3.5 MHz。仪器调节与 TTE 相同。TEE 可经食管上段 20～25 cm、中段 35～40 cm、胃 40～45 cm 和胃深 45～50 cm，多角度（0°～180°），长短轴，多切面观察心脏和血管的动态结构与功能。

（一）M 型超声心动图 从空间角度看，M 型超声图像是一维的，但由于其超声信号依时间而展开，事实上是二维的。M 型超声心动图可获得心脏及大血管径线、波动幅度及瓣膜活动测值，并可根据不同公式计算出有关心功能及血流动力学的数据。由于 M 型曲线连续记录时可显现多个心动周期变化，较切面图能更清晰、更方便地观察舒缩两期变化，观察心壁与瓣膜的活动规律、心腔的缩短分数与射血分数。进行声学造影时，M 型曲线能显示造影剂反射光点所形成的流线，能准确地显示造影起始时间、流线方向、血流速度等。

（二）二维超声心动图 二维超声心动图（2D）能将心脏断成许多平面，提供二维空间图像，可直观地了解心内结构的空间方位，图形与心脏解剖相似，尤其对解剖异常，如间隔缺损、动脉导管未闭，能直接显示。最常用的有 22 个切面（具体操作见本章第七节）。

（三）多普勒超声

1. 脉冲多普勒（PW） 以一定的脉冲重复频率向特定部位发射超声束，超声被运动的红细胞反射，由同一晶片接受，具定位诊断价值。将取样容积置于左心室流入道与流出道交界处，可同时获取二尖瓣血流频谱和主动脉血流频谱，测定心肌作功指数（Tei 指数），即等容收缩期间期与等容舒张期间期之和与心室射血间期的比值，作为综合评价心脏整体功能的多普勒指标。

2. 连续多普勒（CW） 有两个晶片，分别发射和接受超声波，适于记录高速信号，具有定量诊断价值，但缺点是没有距离检测功能，不能确定所测速度是由声束上的哪一部分产生。

3. 定量组织多普勒技术（TDI） TDI 的发展使超声心动图技术快速进步，日益成为评价心脏收缩、舒张功能及左心室充盈血流动力学的主要定量手段。研究已证实 TDI 可以早期识别各种病因引起的心功能异常、评价存活心肌、检测心脏移植后急性排异反应；对于疑似冠心病患者，TDI 结合负荷试验可预测死亡和心肌梗死发生率；评价收缩同步性，预测心脏再同步化治疗后近期和远期预后，以及各种心脏疾病的终点事件发生率。

（四）彩色血流多普勒 彩色血流多普勒（color doppler flow imaging）技术是在二维超声动电图的切面上以实时彩色编码显示血流，多采用红色表示血流朝向探头，蓝色表示背离探头。絮乱血流（湍流）时常掺有绿色，呈现马赛克样图像。多普勒可提供血流空间信息，具有直观性，可显示病变性质，但不能作为精确定量分析。M 型彩色多普勒通过彩色显示舒张期二尖瓣前向血流，将 M 型取样线置于血流中央，在得到的血流图中测定首次出现彩色混叠边缘的等速线，即为舒张早期血流播散速度，该指标可评价左心室整体舒张功能。

（五）应变/应变率成像 应变/应变率成像是近年来新发展起来的反映心肌形变特性的超声新技术。采用应变/应变率检测心肌形变时，周围节段心肌的牵拉及心脏本身运动的影响均可排除，能够更准确地判定心肌的形变。应变（ε）是指心肌发生变形的能力。应变率（SR）实质上是指心肌发生变形的速度，反映了心肌运动在声束方向上的速度梯度，不受心脏整体运动和相邻节段牵拉影响，能真实地反映局部心肌舒缩运动。

（六）二次谐波技术（倍频二次反射） 二次谐波技术（second harmonic image），即倍频二次反射是近几年发展的一项超声新技术。二次谐波可分为增强型、低频发射类型两种，前者主要被应用于使用造影剂的情况下，利用组织的谐振特性，滤掉基波频率，将心肌二次谐波的频率分离放大，并采用宽频带探头接收；后者被应用于非造影剂的情况下。

（七）彩色室壁动态技术 彩色室壁动态技术（CK）是声学定量（AQ）技术的延伸，能自动识别和实时跟踪组织-血液界面，并按时间顺序进行彩色编码，将所有彩阶叠加在收缩或舒张期末图像中，完整地显示一个心动周期中心肌运动的空间-时间过程，便于对异常心内膜运动的瞬时方式及幅度进行半定量、定量分析。同一色彩表示某一时相心内膜的位移，色彩宽度代表该时相心内膜的运动幅度。应用定量彩色室壁运动技术（ICK）软件分析室壁运动，可细致描绘局部心内膜运动的强弱和时相，客观评价左心室局部功能。

（八）斑点追踪图像技术 斑点追踪成像（speckle tracking imaging）采用 2D 图像技术，在选择的框架之间分析稳定的回声标记点（斑点）的运动。基于斑点追踪技术的二维超声应变成像具无角度依赖性的特点，可从纵向、径向、圆周运动及旋转角度四个方面自动追踪感兴趣区域内不同像素的心肌组织在每帧图像中的位置，并与第 1 帧图像中的位置相比较，计算各节段心肌的变形，能更准确地反映心肌运动。

四、经食管实时三维超声心动图

经食管实时三维超声心动图（real-time three-dimensional transesophageal echocardiography，RT－3D－TEE）提供了比经食管二维超声和经胸壁实时三维超声心动图更多的心脏解剖、病理和心功能信息，实现了既能实时三维成像，又能获得清晰、高分辨率图像的功能。

RT－3D－TEE 提供的信息将为治疗决策提供重

要依据，而 RT－3D－TEE 进入术中监测，可能会帮助进一步提高手术效果。在二尖瓣病变的围术期应用及在微创、介入领域的显著优势，使这一新技术与临床工作紧密结合。目前，国内主要将之应用于瓣膜病的外科手术及房间隔缺损介入封堵监测，对难度较大的二尖瓣成形、房室缺损封堵病例有必要在术前、术中常规进行此项检查。随着介入方法治疗心脏瓣膜病在国内的逐渐开展，这一新技术将在经导管二尖瓣成形、主动脉瓣置换及瓣周漏封堵方面有广阔的应用前景。

局限性：① 相比 2D 成像，RT－3D－TEE 的时间及空间分辨率较低，对非常纤薄的组织如正常的三尖瓣、部分房间隔组织及主动脉瓣的显示较差。② 部分心脏结构的实时三维图像显示不完整。③ 存在探测的盲区，对远场结构显示欠佳，如动脉导管等。④ 无法在实时三维成像的同时对血流动力学作实时多普勒定量测量。⑤ 目前矩阵探头只适用于体重>20 kg 的患者。

第二节　TEE 实用监测技术指标

利用 TEE 主机的测径器和轨迹器，可计算心脏和血管各解剖部分的面积、体积、直径、长度，了解心肌收缩和舒张功能，检测瓣膜病变程度和血流方向等。

一、TEE 评价左心功能

(一) 左心室收缩功能

1. 心排血量(cardiac output)　包括 M 型、二维、三维重建、实时三维超声心动图等多种方法。前两者将左心室假定为某一几何模型或多种几何模型的复合体，运用数学公式计算左心室容积。二维超声心动图测定每搏量(SV)＝舒张期末容积(EDV)－收缩末期容积(ESV)(ml)。对于无反流的患者，有效心排血量(CO)＝SV×HR(L/min)，射血分数(EF)＝SV/舒张期末容积(EDV)×100%。应用脉冲多普勒技术测量二尖瓣、肺动脉瓣、主动脉瓣血流速度可得到心排血量。CO 可通过以下步骤取得：每搏量(SV)＝时间速率积分(VTI)×血流通过瓣口横截面积。常用 Simpson's 法测量左心室容积。

2. FAC(面积减少分数)和左心室短轴缩短率(FS)　① 经胃 LV 短轴切面中乳头肌测 EDA、ESA 和 FAC 作为评价左心室功能的指标，FAC＝(左心室舒张末期面积－收缩期末面积)/左心室舒张末期面积[FAC＝(EDA－ESA)/EDA]。② 左心室长轴切面测量腱索水平收缩期左心室短轴(Ds)和舒张期左心室短轴(Dd)，可以计算左心室短轴缩短率(FS)：FS＝(Dd－Ds)/Dd×100%，FS 与 EF 线性相关，其正常值为 28%～35%。注意对于有节段性室壁运动异常或室壁瘤的患者，测定数据的准确性差。其他测量指标还包括左心室周径纤维平均缩短速度，以及舒张早期二尖瓣-室间隔间距(EPSS)等。

3. 左心室压力升高速率(dp/dt)　应用连续多普勒测量二尖瓣反流频谱加速段反流压差最大上升速率与心导管测量的左心室压力最大上升速率一致性较好，测量方法简便。在反流频谱的加速段测量 1 m/s 和 3 m/s 之间的时间间期(Δt，ms)，根据简化伯努利方程($PG=4\times V^2$)，两点之间的反流压差分别为 4 mmHg 和 36 mmHg，两点之间压差上升的速率(dp/dt)为 32/Δt(mmHg/s)。当左心室收缩功能减退时，反流压差最大上升速率明显降低。

(二) 左心室舒张功能　舒张性心力衰竭的发病率占全部心力衰竭的 30%～50%。TEE 可通过估测左心室心肌的松弛性和僵硬度，对左心室舒张功能(left ventricular diastolic function)作出准确评价。

1. 二维或 M 型超声心动图　左心室舒张功能减退可显示左心房增大但左心室舒张期末内径正常，室壁厚度增厚或正常，左心室 EF 正常，内径缩短率>25%，二尖瓣前叶舒张中期关闭速度(EF 斜率)降低。Takatsuji 等人首次提出用彩色 M 型超声心动图基线移动法来测定左心室舒张期血流播散速率(flow propagation velocity，FPV)，其结果与心导管测得的时间常数 T 和－dp/dt 峰值完全相关；FPV 与左心室心肌松弛时间常数(Tau)的相关性很好($r=-0.76$)；FPV 类似于组织多普勒，E 波与血流进入左心室的血流传播速度比率，这一“校正过的”参数与左心充盈压力和预后有很好的相关性。因此，FPV 可定性和定量评估左心室舒张功能，诊断假性正常化具有更高的敏感性和特异性。

2. 多普勒超声心动图　根据美国 ACC/AHA/ASE 推荐的 2003 版超声心动图临床应用指南，多普勒超声心动图的舒张功能参数见表 41－1。

表 41－1　多普勒超声心动图的舒张功能参数

序号	参数
1	二尖瓣流入道流速(E 峰，A 峰，E/A)
2	二尖瓣 E 峰减速时间(EDT)
3	等容舒张时间(IVRT)
4	速度(S，D，S/D)

续 表

序号	参数
5	肺静脉心房收缩期反向血流速度(PVa)
6	PVa 与二尖瓣 A 峰持续时间之间的差值
7	组织多普勒测得的二尖瓣环速度：E′峰(早期)，A′峰(晚期)，二尖瓣 E 峰与组织多普勒 E′峰的比率
8	彩色 M 型血流播散速率(FPV)

(1) 血流频谱(transmitral flow，TMF)。左心室松弛性减退时，MVF 常表现为 IVRT 和 EDT 延长，E 波降低，A 波升高，E/A 降低；左心室僵硬度增加时，常表现为 IVRT 和 EDT 缩短，E 波高尖，A 波减小，E/A 增大；两者均有异常时，可表现为“假性正常化”，为假阴性。但高龄、心率增快(>90 次/min)、左心室前负荷减小、左心室后负荷增加或左心室收缩力减弱时，尽管左心室舒张功能正常，但 E/A 减低，为假阳性。对于舒张性心力衰竭合并二尖瓣反流的患者，应用连续多普勒技术可测量左心室压力最大下降速率($-dp/dt_{max}$)和左心室心肌松弛时间常数(Tau)，与心导管测量值高度相关。

(2) 肺静脉脉血流频谱(pulmonary venous flow，PVF)。经肺静脉血流频谱(PVF)指标：S、D 和 AR 波峰值流速。心室收缩期，心房舒张，肺静脉血流流入心房，形成 S 波；心室舒张期形成 D 波；心室舒张期末，心房收缩，引起肺静脉血反流的 AR 波；可计算 S/D 比率。PVF 能特异地反映左心室舒张性充盈。如果 AR 间期延长大于 MVF 的 A 波间期 30 ms，诊断左心室舒张期末压力升高有高度的特异性。

(3) 多普勒成像(tissue doppler imaging，TDI)。TDI 不受心房压力影响，但注意心动过速、房室传导障碍、局部室壁运动异常、二尖瓣钙化影响 TDI 的准确性。Cardim 等人认为由 TDI 速度模式测得的充盈早期二尖瓣环运动峰值速度(Ea)和充盈晚期的二尖瓣环运动峰值速度(Aa)，共同反映室壁的舒张功能，其敏感性和特异性均较 MVF 高。二尖瓣 E 波与 Ea 比率(E/Ea)可预测左心室充盈压。

3. *超声声学定量技术(AQ)*　AQ 利用超声背向射散原理，根据心肌组织与血流的背向散射特性的不同而自动识别和跟踪心内膜-血液边界，可实时显示心腔面积-时间曲线、容积-时间曲线。临床常以 AQ 技术测定的峰值心室充盈率(PRFR)与峰值心房充盈率的比值(PAFR)，以比值<1 作为诊断左心室松弛功能异常的标准。用 AQ 技术评价左心室舒张功能操作简单、重复性好，克服了传统手动描绘的主观性和不能测量心脏面积及容积在时间上的变化率等缺点。但 AQ 技术对增益依赖较大，且受声窗质量、呼吸、声束发射方向等影响。

4. *彩色室壁运动技术(CK)*　舒张期 CK 色带变窄，提示心肌舒张速率减低、顺应性下降；色带最外层黄色增宽，提示舒张晚期心房收缩代偿性增强，致左心室被动充盈速率增加，是心肌顺应性降低的标志。CK 量化指标为舒张期前 1/3 时相的局部心内膜位移面积百分比(1/3 RFAC)，当心肌舒张功能降低时，1/3 RFAC较正常减低，并可用以鉴别“假性正常”。

5. *彩色多普勒*　M 型彩色多普勒记录的是一整条扫描线上血流在空间和时间上的速度特征，具较高的时间和空间分辨力，可记录左心室腔内从二尖瓣口至心尖各个水平的血流速度和时间信息。主动松弛功能越好，左心室压力下降越快，血流从二尖瓣口向心尖播散的速度越快；反之则下降。正常 Vp>55 cm/s；心脏舒张、松弛功能受损和顺应性下降时，Vp<45 cm/s。

6. *全方位解剖 M 型超声*　全方位解剖 M 型超声基本原理和用途与传统 M 型超声一样，该技术可从任意方向和角度定量检测左心室各节段室壁心内膜的收缩期最大运动速度(Vs)和舒张早期运动速度(V_D)，并以 V_D/V_S作为评估左心室局部舒张功能的指标。正常人左心室乳头肌平面各节段 V_D/V_S 的平均值为 1.41±0.27，通常以 $V_D/V_S \leqslant 1.2$ 作为判断舒张功能正常和异常的界限。

7. *Tei 指数*　心脏的收缩和舒张功能异常往往相伴而行，Tei 指数可评价心脏整体功能，其定义为等容收缩时间(ICT)与等容舒张期(IRT)之和除以射血时间(ET)。ICT、IRT 和 ET 均为心动周期中非常重要的时相，但在一定程度上受心率、血压和心脏负荷的影响。而 Tei 指数是上述时间间期的比值，其结果不受心率、心室几何形态和心脏负荷影响，综合考虑了心室收缩与舒张，可全面反映心脏整体功能。正常人左心室 Tei 指数范围为 0.29～0.49。

8. *实时三维 TEE*　测量心室容积时无需假定几何形状，在心腔变形、节段性室壁运动异常等病理状态下也可获得准确结果。其采用全容积成像模式进行在线容积定量分析，在自动内膜勾画及手工调整后，即可得出左心室舒张期末容积(EDV)、左心室收缩期末容积(ESV)、左心室射血分数(LVEF)等指标，在所获容积-时间曲线上分别测量相邻两点的变化斜率，收缩期最大斜率即为左心室最大射血速率(PER)，舒张期最大斜率即为左心室最大充盈速率(PFR)。PER、PFR 等参数可评估左心室整体和局部的收缩、舒张功能。

9. *应变率成像技术*　当局部心肌舒张功能降低时，舒张早期的应变率(SRe)较正常明显减低。左心室各节段心肌舒张早期平均峰值应变率(mSRe)与舒张早期二尖瓣环峰值运动速度 Ea 高度正相关，左心室心肌舒张早期和晚期平均峰值应变率的比值 mSRe/mSRa 与舒张早期和晚期二尖瓣环峰值运动速度的比值(E′峰/A′峰)中度相关，提示 mSRe 及 mSRe/mSRa 也可评价心肌整体舒张功能。

(三) 心房功能 左心房主要有管道功能、储存器功能和助力泵功能。左心房管道、储血功能是左心室舒张早期充盈的基础，而其泵功能则是实现左心室被动充盈的关键。左心房收缩产生的左心室充盈量占整个左心室充盈量的 15%～25%，并随着年龄和心率的增加而增加。左心房的助力泵功能是对左心室顺应性下降的患者早期心室充盈减少的一种代偿机制。因此，评价左心房功能具有非常重要的意义。

TEE 估测左心耳功能及血栓(图 41-1)，了解左心耳的大小、形态的改变、功能的减低，帮助临床进行风险评估、判断愈后及指导治疗。左心耳内的血流速度与左心耳的舒缩功能密切相关，在一定程度上反映左心房的舒缩功能。左心耳最大排空血流速度小于最大充盈速度。根据左心耳面积测定，计算出左心耳射血分数与左心耳峰值血流排空速度相关性良好(r=0.84)。心房颤动患者左心耳射血分数明显减低。Pollick 等人的研究显示：窦性心律者左心耳有典型的充盈及排空血流频谱，表现为不连续的双向波形曲线，它是由左心耳主动收缩及舒张产生。在舒张晚期，左心耳收缩产生正向多普勒血流信号；在收缩早期，左心耳充盈产生负向多普勒血流信号，它是由左心房收缩后，血流充盈入左心耳产生的。

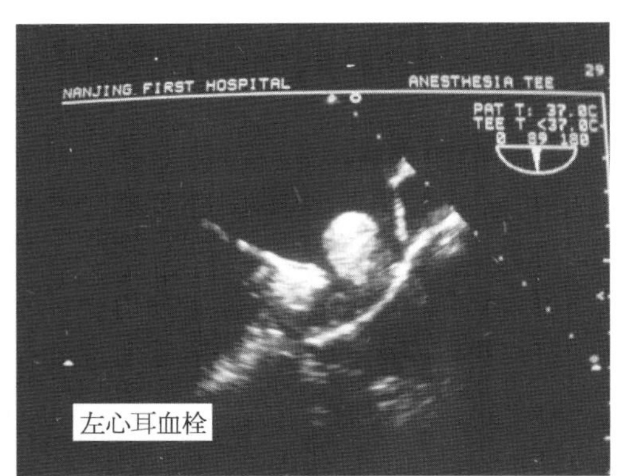

图 41-1 左心耳血栓

(四) 左心室质量 左心室质量是一个非常重要的指标。实时三维超声心动图可以勾画心肌的心外膜和心内膜，通过计算机自动计算出心肌的体积，乘以心肌的密度，计算出心肌的质量，其与磁共振计算出的左心室质量有良好的相关性和准确性，优于 M 型和二维超声心动图测量的左心室质量。

二、右心功能

经食管中段四腔心切面容易观察右心室侧壁、测量右心室内径和右心室面积变化分数(RVFAC)。经食管中段各切面可观察冠状窦，估计三尖瓣反流、心房或室间隔缺损。经胃可以观察右心室和室间隔短轴、右心室流入流出道、下腔静脉和肝静脉、右心室上下壁。而在胃深处右心室切面可较清楚地监测三尖瓣瓣环多普勒信号。评价右心室功能的指标包括右心室收缩功能(right ventricular systolic function)、右心室舒张功能(right ventricular diastolic function)、整体和局部右心室功能(收缩期和舒张期) 及瓣膜功能参数。

(一) 右心室大小和形态 因为右心室形态不能用简单的数学模型来反映，二维心动超声估计右心室大小很困难，目前判断右心室容量的指标是食管中段四腔心切面测量 3 个方向的右心室直径及右心室收缩期和舒张期面积。TEE 评估瓣膜功能及右心室流入道和流出道梯度，动力性 RVOT 梗阻被认为是心脏手术后血流动力学不稳的原因。正常室间隔偏向右心室，偏心率指数(EI)是左心室短轴直径(与室间隔平行) 与其垂直轴直径的比值(EI=1)，该指数在舒张末期和收缩末期的值都是 1，在容量超负荷时，室间隔偏向左心室(形成 D 形左心室，EI>1)。分析室间隔的曲率是研究右心室病理的有用方法。

(二) 右心室收缩功能指标

1. 右心室射血分数(RVEF) 指右心室每搏量与右心室舒张期末容积比(RVEF=RVEDV-RVESV/RVEDV)。在心衰、瓣膜性心脏病和先天性心脏病患者中证实了其预测预后的价值。缺点在于 RVFF 对容量高度依赖，在容量或压力过负荷时可能不能反映心室收缩力。三维心动超声可提供更精确的方法计算右心室容量和 RVEF。

2. 右心室面积减少分数(RVFAC) 在四腔心切面测量右心室收缩面积的改变与舒张期末面积比值，美国和欧洲的超声学会制定了 RVFAC 值范围：正常值 32%～60%，轻度异常 25%～31%，中度异常 18%～24%，<17%为重度异常。

3. 经三尖瓣瓣环平面收缩位移(tricuspid annular plane systolic excursion，TAPSE) 测量三尖瓣瓣环游离缘在收缩期的纵向运动。在四腔心切面的 M 型超声成像获得，特别是侧瓣瓣环，手术前 TAPSE 是反映整个收缩期的较可靠的指数，但术后准确度不明确。

4. 三尖瓣瓣环收缩期速度(S_t) 常用组织多普勒技术(TDI)测速，是右心室功能指数。对于心衰患者，S_t速率与 RVEF 中度相关(r=0.65，P<0.001)。其在心脏手术中有潜在的应用价值。

5. 等容收缩期加速度(isovolumic acceleration，IVA) IVA=等容收缩期心肌最大速度/达峰时间，正常值约为(1.1±0.4)m/s^2。Vogel 等人在动物实验中，通过调节前负荷、后负荷、收缩力和心率，用 TDI 技术测量三尖瓣瓣环处的 IVA，结果显示 IVA 是非创伤性方法中最可靠的心肌速率参数。IVA 是目前描述收缩期功能与容量无关的指数。

6. 右心室的最大压力时间指数(dp/dt_{max}) 对三

尖瓣反流用连续多普勒和 Bernoulli 方程式计算 1～2 m/s的压力差。指数在稳定的容量状态下，对治疗效果评价可能有用。

7. 右心心肌工作能力指数（right ventricular myocardial performance index，RVMPI） 也称 Tei 指数。计算公式为：MPI＝（IVCT＋IVRT）/ET（IVCT 指等容收缩期时间，IVRT 指等容舒张期时间，ET 指射血时间）。收缩或舒张功能障碍时 RVMPI 升高。Haddad 等人认为 RVMPI 可为高危瓣膜病患者危险程度分层。Yoshifuku 等人认为对于急性和严重右心室心肌梗死患者，RVMPI 会假性正常。且在心律失常和高度房室传导阻滞中，RVMPI 也不准确。

(三) 右心室舒张功能指标

(1) 临床反映右心室舒张功能参数有右心房压(RAP)、右心室充盈图和肝静脉图像。三尖瓣充盈图通常在食管中段或经胃平面右旋探头获得。目前，相对于左心室舒张功能，右心室舒张功能的研究较少。

(2) 下腔静脉充盈度(IVC)如图 41－2 所示。对于非机械通气患者，IVC 大小和减小指数与 RAP 相关性较好。减小指数指吸气时 IVC 直径的相对减小率。IVC＜2 cm 且减小指数＞50％，通常 RAP＜5 mmHg；IVC 扩张且减小指数＜10％，通常 RAP 为 20 mmHg。Michard 等人认为 IVC 减小指数能反映液体治疗反应。

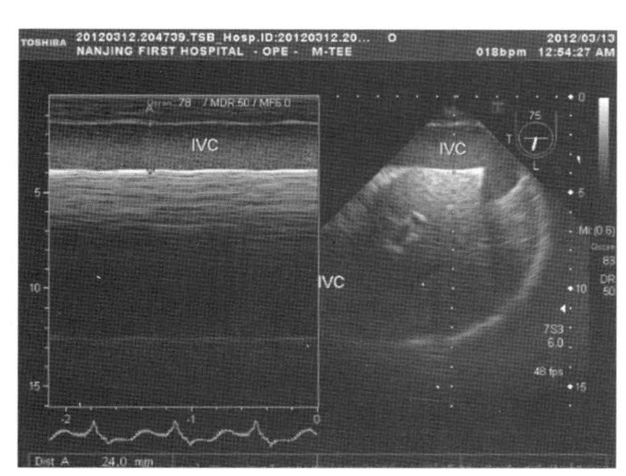

图 41－2 下腔静脉充盈度(IVC)测量

(3) 三尖瓣瓣环 E/Ea 比值(E：三尖瓣瓣舒张早期血流峰值流速；Ea：三尖瓣侧壁瓣环处舒张早期峰值速度)。Nageh 等人早期研究 E/Ea 与右心导管测量的平均右心房压有良好相关性(r＝0.75，P＜0.001)，且 E/Ea＞6 代表平均右心房压＞10 mmHg(敏感度 79％，特异度 73％)。而 Carricart 等人认为心脏术前肝静脉血流速率异常的患者，在心肺转流术(CPB)后需要较多血管活性药支持。Denault 等人的研究表明：术前异常右心室舒张期充盈与 CPB 脱离困难相关。其有效性及单独评估右心室舒张功能的意义，有待更多研究。

(4) AQ 技术可测量肺动脉高压患者的右心室舒张期末容量(RVEDV)、右心室收缩期末容量(RVESV)、快速充盈期末右心室容量(ERFV)、右心房收缩充盈前容量(OAFV)。苗雅等人研究表明：右心室峰值快速充盈率与右心房峰值快速充盈率之比(PRFR/PAFR)、右心室峰值快速充盈容量与右心房收缩充盈容量之比(RF/AF)，不受右心室容量与压力负荷的影响，能够准确地反映右心室的舒张功能，与正常对照组相比，右心室舒张功能异常时，PRFR/PAFR、RF/AF 明显减低(P＜0.05)。

三、室间隔

左、右心室的互相依赖（ventricular interdependence）是一种复杂的现象，并可能影响到 IVS 的构形和运动。TEE 显示 RV 功能障碍明显比 LV 严重，使得 IVS 变得平直。相反地，根据左、右心室解剖上的耦联关系，IVS 和 LV 的功能障碍可导致 RV 的收缩力下降。生理情况下，由于在 IVS 两侧有一个左＞右的压力差，IVS 就凸向右侧而形成一个弯曲的形状。当 RV 的压力或容量增加，或 LV 的压力或容量减少时，IVS 两侧的压力差下降，导致 IVS 处于平直位置。在心脏无负荷时，IVS 就处于平直状态。室间隔在不同心脏疾病中的运动方式见表 41－2。

表 41－2 室间隔在不同心脏疾病中的运动方式

心脏疾病	室间隔的运动方式
正常	IVS 在收缩期变厚并向左运动，舒张期向右运动
RV 压力过高	IVS 向左偏移，在整个心脏周期都趋于平直状态，尤其在收缩期末更为明显
RV 容量过多	IVS 在收缩期反常地向右心弯曲，而在舒张期向左运动，并处于平直状态
LV 容量过多	IVS 正常运动方式(在收缩期变厚并向左运动，在舒张期向右运动)，但幅度增大
心脏术后即刻	IVS 在收缩期反常地向右运动，在舒张期反常地向左运动，无 IVS 平直表现
心包填塞	心腔容量固定，RV 的充盈状态随呼吸的变化而变化，继而影响 IVS 的运动

注：IVS，室间隔；RV，右心室；LV，左心室。

四、监测和诊断心肌缺血

一般将探头放在左心室的乳头肌水平，用短轴观察左室壁的局部室壁运动异常(regional wall movement abnormalities，RWMA)。近年来，研究认为 TEE 监测心肌缺血比 ECG 更敏感与精确。三支大冠状动脉供血的区域包括冠状动脉前降支病变引起左室前壁及间隔壁运动异常；右冠状动脉病变常常引起下壁心肌运动异常；冠状动脉回旋支病变通常导致左室侧壁及后壁运动异常。心尖帽通常由前降支供血。

(一) 左室壁各节段的分区 经胃左室短轴切面，在二尖瓣水平和乳头肌水平，室间隔被分成前间隔和后间隔两部分，左室游离壁从前至后可分为前壁、侧壁、后壁和下壁4个部分。故在以上2个水平左室短轴切面上各有6个节段。心尖范围较小，其短轴切面只分成室间隔、前壁、侧壁和下壁4个节段。整个左心室共分16个节段。新的17节段分段法，增加心尖帽部分为1个节段。

(二) 室壁运动异常的分析 TEE的监测室壁运动可分为：正常(normal)、运动减弱(hypokinesis)、不运动(akinesis)、反常运动(diskinesis)。采用方法如下：

1. 目测法 是目前评价室壁运动常用的方法。通常用室壁运动记分法(wall motion score, WMS)来评价患者的病变程度和预后：室壁运动正常记1分，运动减弱记2分，运动消失记3分，矛盾运动记4分，室壁瘤记5分。把各节段的记分加起来，再除以节段总数即为室壁运动记分指数(WMSI)，正常＝1，＞1表示不正常。此指数反映了左心室异常心肌占整个左心室肌的比例，因此在临床上具有重要价值。

2. 计算机分析法 人工圈划左心室收缩期末和舒张期末心内膜的轮廓，通过计算机将左心室分为若干个区域，然后分析左心室各区域在心动周期中的内外膜相对于中央参考点的移动幅度或面积，最后用二维或三维图表的方式显示室壁运动的程度。

3. 节段运动的定量分析方法 利用组织多普勒技术及其衍生的组织追踪成像、应变率成像、组织同步性成像等技术可以定量计算心肌不同部位的速度、位移、变形、运动时相等，可以评价局部心肌运动功能及心肌运动的同步性。

评价节段性室壁运动异常(SWMA)与再血管化有较高的临床意义。因缺血而处于"休眠"状态的心肌，由于再次得到血液灌注而成活，TEE显示移植前室壁运动减弱的心肌活动增强。当术后TEE发现新的SWMA时，表明移植的桥阻塞(因栓子)或另有冠状动脉不通畅，需及时处理(重新冠状动脉移植或取出冠状动脉内的栓子)。TEE对心肌梗死的诊断也有帮助，梗死心肌常表现为运动不能、反常运动。心梗并发症如二尖瓣反流、室壁瘤(aneurysm)、泵衰竭等。

五、常见瓣膜病的TEE征象

(一) 二尖瓣狭窄

1. 左心房自发显影(left atrial spontaneous echo contrast, LASEC) LASEC是二尖瓣狭窄(MS)患者TEE检查的常见声学特征。LASEC反映血栓前状态，与血栓形成和心源性脑卒中密切相关，因此早期发现LASEC对指导抗凝治疗、减少栓塞并发症具有重要的临床意义。左心耳是血栓的好发部位，TTE检查常不能完全清晰显示其结构而造成左心耳部血栓的漏诊，出现假阳性及假阴性。TEE明显提高二尖瓣狭窄患者左心房自发显影和左心房血栓的检出率。

2. 评价二尖瓣膜(mitral valve) TEE可从多切面观察二尖瓣及瓣下结构的损害，观察瓣膜增厚、粘连、钙化及瓣膜弹性等。常用TEE探头食管中段左心二腔或四腔心切面。① M型超声：左心房扩大，二尖瓣前叶EF斜率减慢＜50 mm/s。前叶呈方形波，后叶与前叶呈同向运动。② 2D超声：二尖瓣结构增厚，纤维化和钙化使其回声增强，尤其是瓣尖部分可呈团状回声，腱索粘连、缩短及乳头肌肥厚，左心室短轴二尖瓣水平可观察到瓣叶交界处粘连情况。二尖瓣活动受限的典型实时图像表现为前叶呈圆顶状运动，开放时瓣体向室间隔方向运动，带动钩状瓣尖呈垂直方向运动，后叶与前叶呈同向运动。③ 瓣口面积测量：2D左心室短轴二尖瓣口水平可直接测定二尖瓣口的实际瓣口面积，MS(轻度1.8～2.5 cm^2、中度1.3～1.8 cm^2、重度＜1.3 cm^2)；应用多普勒技术测量压差减半时间(pressure half time, PHT)，与二尖瓣狭窄的程度成反比。由此得出计算公式：二尖瓣面积＝220/PHT(ms)，目前超声心动图仪器均自动PHT法计算二尖瓣口的面积。④ 脉冲多普勒(PW)的频谱轮廓异常，正常的双峰消失、内部充填，连续多普勒(CW)可发现通过瓣口血流速度增快，超声多普勒血流显像技术(CDFI)可直接显示瓣口多色镶嵌的射流束，其起点宽度与瓣口的直径相关，是最简便的瓣口面积半定量法。

(二) 二尖瓣反流

1. 术中TEE对二尖瓣反流(MR)的分级 ① MR分级标准。根据反流束面积占左心房面积的比例(即MRA/LAA)分为五级。0级：无反流；1级：微量反流局限于瓣口；2级：少量反流，MRA/LAA≤20%；3级：中量反流，20%＜MRA/LAA＜40%；4级：严重反流，MRA/LAA≥40%。彩色或频谱多普勒肺静脉血流变化(有无收缩期明显低钝或负向倒流)辅助鉴别3、4级MR。② 反流方向：当反流束与MV瓣环平面的垂直线之间夹角≥30°，视为偏心性血流(图41-3)；反之为中心性血流(图41-4)。③ 反流机制：MV解剖病变、瓣环直径和左心室功能指标。根据MV形态改变定性

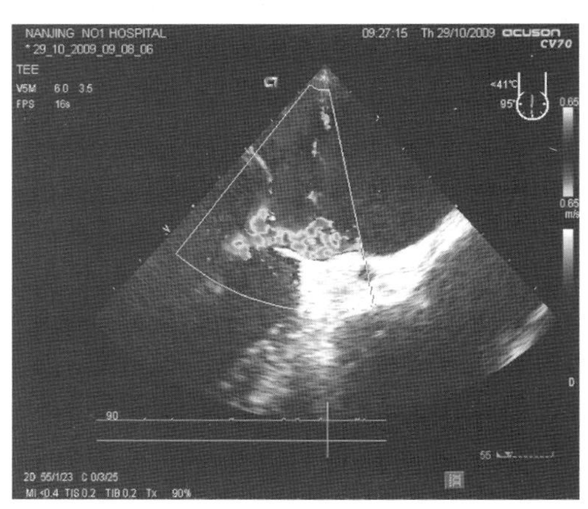

图41-3 后叶脱垂偏心性反流

功能性或器质性损害。临床已公认体外循环前 TEE 有确诊作用，可弥补 TTE 的局限与不足，补充甚至更正部分术前诊断。

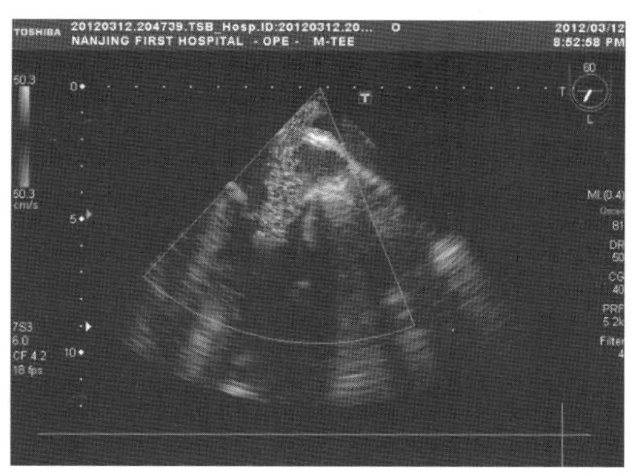

图 41-4　二尖瓣中心性反流

2. 评价 MVP 效果　主要在胃底、食管下段、食管中段、食管上段多角度多切面全面观测各瓣膜形态、活动度，并进一步观察瓣环和瓣下结构的病变情况，最终确定手术方案(图 41-5)。在瓣膜成形术前，重点观察瓣膜形态、瓣下腱索、瓣环大小等情况，为术式选择提供信息。在瓣膜置换术前，重点观察瓣环大小、钙化程度等情况，为确定人工瓣膜大小提供帮助。心脏复跳后，在心跳有力、血压良好的情况下及体外循环停机后，通过 TEE 观察成形后的瓣膜或人工瓣膜启闭情况，对手术效果及时作出判断。如手术效果欠满意，可再次转流，对欠满意处进行纠正，以确保手术成功。

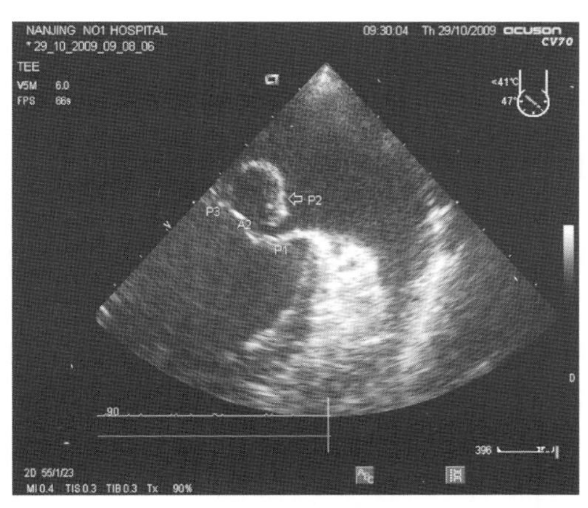

图 41-5　术前评估二尖瓣后叶脱垂(P2)

(三) 主动脉瓣狭窄

1. 主动脉瓣狭窄(aortic valve stenosis, AS)TEE 的特点　① M 型超声：瓣叶增厚，回声增强，室间隔与左室后壁呈向心性肥厚。② 2D 超声：短轴可辨认瓣叶数目，并可显示瓣膜的增厚、纤维化、钙化，可呈团块状回声，交界粘连，活动受限。③ 多普勒频谱的改变：取样容积置于主动脉瓣上。CW 可检测到收缩期宽带型、波峰较钝、内部充填、幅度增大的高速血流频谱。在主动脉瓣口可检出收缩期多彩镶嵌的射流。

2. AS 的分级　① M 型超声：主动脉瓣开放幅度(正常 16～26 mm，轻度狭窄 15～13 mm，中度 12～8 mm，重度<8 mm)。② 平均跨瓣压差(PG mean)是反映瓣膜狭窄程度较好的指标。PG mean 在 10～25 mmHg时为轻度主动脉瓣狭窄；25～50 mmHg 时为中度主动脉瓣狭窄；>50 mmHg 为重度主动脉瓣狭窄。

(四) 主动脉瓣关闭不全(AI)

1. TEE 的特点　① 主动脉瓣不能合拢。M 型及二维超声都可显示瓣叶在舒张期不能合拢，不能合拢的图像应能多次重复。② 二尖瓣前叶或前、后叶均有舒张期的震颤运动。用 M 型超声可清晰地显示这种图像特征。③ 主动脉瓣结构的改变。显示三个半月瓣的解剖结构和活动情况，瓣叶回声增强、增粗，严重时呈不规则的团状，常以一个或两个瓣叶病变显著，而另一个瓣叶较轻。④ 多普勒频谱的异常改变，取样容积置于主动脉瓣下，可检测到主动脉瓣反流血流频谱，舒张期内部充填频谱宽度增宽的频谱。⑤ 可伴左心室扩张，左心室容量负荷增大。

2. AI 的分级　主要根据彩色血流显像及多普勒频谱来估测反流量。定性诊断：在左心室流出道内探及起自主动脉瓣环的舒张期射流。定量诊断：半定量方法有根据反流束宽度占左心室流出道比值，<30%为轻度；30%～60%为中度；>60%为重度。半定量方法较简单。

六、心脏容量的监测

由于心脏几何变形等，当 PCWP 不能解释前负荷时，TEE 测量左心室舒张期末面积(left ventricular end-diastolic area，LVEDA)或 LVEDV 可补充反映前负荷的变化。即使存在心室壁运动异常的心脏手术患者，经胃短轴平面测定 LVEDA 仍是估测前负荷的可靠方法，测定 LVEDA 也有助于判断 ICU 患者对容量治疗的反应(SV 和 CO 增高)。

许多作者报道肺静脉血流频谱(PVF 的 AR 波)与容量指标的关系。PCWP = 0. 48AR − 1. 6，PCWP=2. 6+0. 4AR(r=0. 5，F=6. 2，p=0. 02，PCWP 单位为 mmHg，AR 波单位用 cm/s)。PCWP=2 + 1. 3(E/E_m)(经二尖瓣侧壁环 E_m)；E/Vp 评估肺毛细血管楔压(PCWP)，E/Vp 比值≥2 预测 PCWP≥18 mmHg 的敏感性为 95%，特异性为 98%。评价左心房充盈压：LAP=SBP−4(V_{MR})^2(V_{MR}为二尖瓣反流速度)。

Royse 等人将房间隔运动分为三类：固定运动(心动周期中都为左向右运动)(FC)，收缩期短暂反向(右向左)运动(MSR)，收缩期明显反向运动(MSB)。他们通过 TEE 观察房间隔运动，并和 PAC 测得的 PCWP 作对照，发现在血容量急剧变化过程中，房间隔运动与 PCWP 关系如下：FC 时，平均

PCWP 为 18.1 mmHg(95%区间：16.7～19.6)；MSR 时，平均 PCWP 为 13.2 mmHg(95%区间：12.5～13.8)；MSB 时，平均 PCWP 为 9.9 mmHg(95%区间：9.0～10.7)。

七、检查血流栓子，指导心脏排气

(一) 气体栓子(图 41－6) 右冠状动脉从主动脉根部垂直向上发出的部位。食管内 TEE 换能器探头在屏幕的上方，患者胸壁在屏幕下方。如有空气优先进入右冠状动脉，将导致下壁心肌缺血。张卫兴等认为术中 TEE 是监测心内气体栓子的最敏感方法，将探头置于食管和胃腔内，直接对心脏及其周围血管进行扫查，图像分辨率高，不受肺部气体影响，不干扰手术，术中可以进行连续监测，能直接清晰显示直径小于 2 mm 的栓子。TEE 所能监测到的气体量比 0.05 ml/kg 更少。

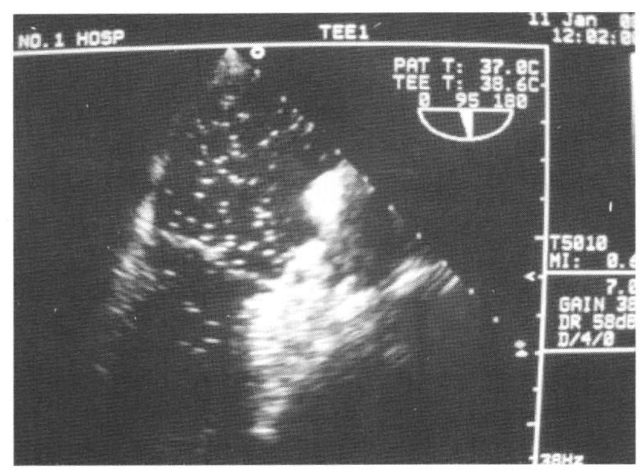

图 41－6 CPB 后左心室、左心房气体栓子

(二) 血栓 肺血栓栓塞(pulmonary thromboembolism, PTE)的超声心动图改变：① 肺动脉和左、右肺动脉主干内血栓，右心内血栓伴有右心扩大、肺动脉增宽等。② 肺动脉高压，室壁张力增加，室间隔左移，左心室内径减小，右心室/左心室>0.5。③ 右心室局部室壁运动异常是急性 PTE 的特异征象。室间隔运动与左心室后壁运动不协调，在左心室短轴切面可以观察到室间隔异常运动，向左心室膨出，左心室呈 D 字形。④ 肺动脉高压、三尖瓣反流。⑤ 肺动脉瓣血流频谱显示与肺动脉压力相关的加速时间与血流持续时间缩短，射血前期/射血期比值增大。

(三) 脂肪栓 全髋置换术(total hip arthroplasty, THA)中常发生脂肪栓塞，TEE 显示的发生率高达 92%。脂肪进入外周静脉循环后，不断被稀释，回流到心脏时成为大小不一的脂肪滴，脂肪滴与血液声阻抗不同，能够形成丰富的反射界面，可在心腔中探测到"雪花飞舞"的声像图特征，易于被 TEE 识别。TEE 是最早明确发现左心室内脂肪栓子的手段，因此是目前早期诊断脂肪栓塞综合征(FES)最好的方法。

八、指导停体外循环

停体外循环(extracorporeal circulation)前即时 TEE 评估能提供重要的参考，从而为选择强心药或血管收缩药治疗提供指导。通过评价瓣膜、先天性心脏病矫正、心脏容量和心脏功能，指导心腔内排气、IABP 的定位、血管活性药管理等有利于顺利停 CPB。也可用多巴酚丁胺负荷超声心动图，检测缺血性心肌病患者存活心肌，预测冠状动脉旁路移植术疗效等。

九、指导导管的放置

指导 CVP 导管的放置，TEE 技术可以为婴幼儿颈内静脉穿刺时 CVP 导管的定位提供一种实时、客观、准确的评价手段。用双平面 TEE 探头经口腔插入小儿食管，置入 CVP 导管后，调整 TEE 探头至上腔静脉长轴切面，充分显露上腔静脉后，通过 TEE 将 CVP 导管尖调整至上腔静脉与心房的连接处。TEE 还可指导肺动脉导管的放置、IABP 定位及 CABG 近端打孔的位置，防止斑块脱落。

十、判断急性低血压的原因

围术期循环不稳定原因：容量不足、关胸后突发的低血压、PTCA 时并发心包填塞、急症 CABG 前低血压、卡瓣和瓣周漏、术后心包填塞、肺栓塞和气栓等。TEE 诊断肺栓塞的敏感性为 70%，特异性为 81%，对于原因不明而出现的难治性低血压，TEE 有助于查找原因、指导治疗。

十一、TEE 即时评价药物疗效

TEE 可鉴别因全心和局部心功能减弱。心室整体功能障碍需使用正性肌力药物，局部运动功能减弱应提高冠状动脉供血及疏通冠状动脉。TEE 是诊断二尖瓣收缩期向前移动征(SAM)的唯一方法，该病变可导致动力性左心室流出道梗阻及二尖瓣反流，出现低血压。

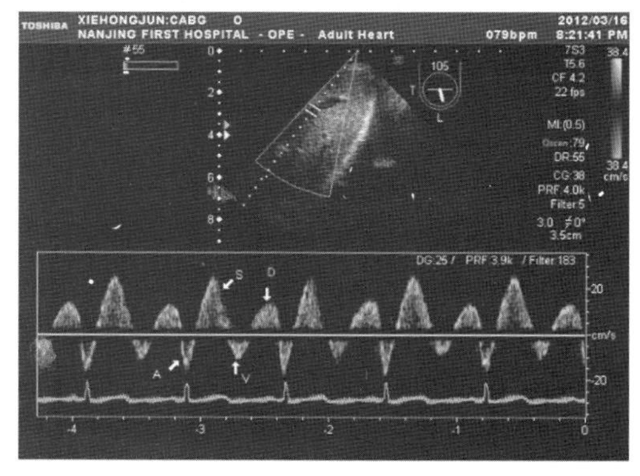

图 41－7 窦性节律时肝静脉血流(HVF)

频谱形态由 4 个波组成(a、s、v、d 波)

第三节 TEE在心脏手术中的应用

TEE应用时的具体步骤包括：① 麻醉诱导后手术前置入TEE探头，在心脏手术开始或体外循环前，评估心脏及大血管的结构及功能，弥补经胸超声心动图缺陷，以进一步明确诊断。② 在心内手术结束、循环开放、心脏复跳后，检查心腔及大血管内有无残余积气，心脏解剖畸形纠正的满意程度，血流动力学和心功能状况，有无瓣周漏和残余漏等并发症，对冠状动脉旁路移植术患者观察室壁运动等。

一、TEE在先天性心脏病手术中的应用

体外循环前应用TEE行术前即刻检测，心脏姑息性手术和根治性手术前TEE检查有助于发现经胸超声心动图(TTE)和其他检查漏诊的病变。体外循环后检测有无残余异常，能使手术者对残余异常在术中立即作出决定，可增加手术的准确性和完整性，并可避免不必要的再次手术，降低手术后死亡率。

TEE在常见先天性心脏病(congenital heart disease，CHD)手术中很有意义：室间隔缺损修补、右心室流出道梗阻解除及完全性房室间隔缺损手术等。在复杂性先天性心脏病中多平面TEE可更迅速、可靠地确定心脏、大血管的方位。如TEE检测在复杂性先天性心脏病Fontan术中具有重要临床意义。

二、TEE在冠状动脉旁路移植术期间的应用

TEE对心肌局部缺血具有很高的敏感性，但缺乏特异性。能鉴别发生在急性冠状动脉堵塞后的几秒钟内的早期心肌缺血迹象，包括收缩性局部室壁运动异常(RWMAS)后的舒张功能不全。然而在手术期间会经常出现新的RWMAS，这主要是因为非缺血性原因引起的，如心脏负荷的改变、心脏电传导的改变、体外循环后起搏、停止体外循环前后期间的心肌顿抑或心肌保护不佳。冠状动脉旁路移植术(coronary artery bypass grafting，CABG)后局部室壁运动异常的加重会增加心脏的长期并发症的发生率，因此成为判断心血管不良预后的指标。TEE经胃短轴中乳头肌图像最常使用，它可显示心肌供血的三条主冠状动脉。美国麻醉医师协会和心血管麻醉医师协会推荐在CPB前后或OPCAB术的血管重建完成后广泛应用TEE。经食道超声心动图监测心肌缺血并不是很完善，因为所有的室壁节段都必须连续实时检测，并与术前检查结果进行对比。

如今推荐将TEE用于体外循环和非体外循环下的冠状动脉搭桥术。TEE有助于体外循环前的心功能评估，插管位置、容量状态、心室功能、对正性肌力药的反应、主动脉开放后以及脱机时排气相关瓣膜病变(包括功能性二尖瓣反流、主动脉粥样硬化)的评估(主动脉插管和阻断的位置、可能的“no-touch”技术)，检测卵圆孔未闭，永存左上腔静脉(逆行心脏停搏问题)，CPB插管定位(包括逆行心脏停搏插管定位、主动脉插管定位)，相关并发症如医源性主动脉夹层。

CABG吻合期间导致严重的血流动力学变化，TEE及时准确地提供可靠的信息，如术中压迫心脏、心肌缺血、瓣膜关闭不全(二尖瓣反流或三尖瓣反流)、严重的心肌收缩无力、右心室扩张。CPB后早期有TR与MR增加引起CVP和PAOP升高现象。矛盾性肺栓塞(患者同时发生肺栓塞及动脉系统血栓)原因：卵圆孔未闭(PFO)、先天性心脏病、Chiari's网与房间隔瘤。Schneider等人连续分析1 436名成人TEE检查资料，29例(2%)存在Chiari's网(与尸解发现率2%～4%相近)，24例(83%)被发现卵圆孔未闭并存，两者栓塞的发生率分别为28%(7/29)和54%(13/24)。据Bridges估计：美国每年的卒中患者中，至少有50 000名是通过PFO所致的矛盾性栓塞。因此，加强矛盾性栓塞的诊断意识尤为重要。

三、TEE与主动脉夹层手术

TEE观察主动脉夹层动脉瘤(aortic aneurysm)及破口的部位、大小、形态、破口数量与血流动力学的关系，观察主动脉瓣的结构功能、有无右心室流出道梗阻，以及有无合并其他心内畸形，其结果影响手术方式、切口入路的选择(图41－8)。Gonzalez-Fajardo在12例主动脉B型夹层患者中使用TEE和血管造影，结

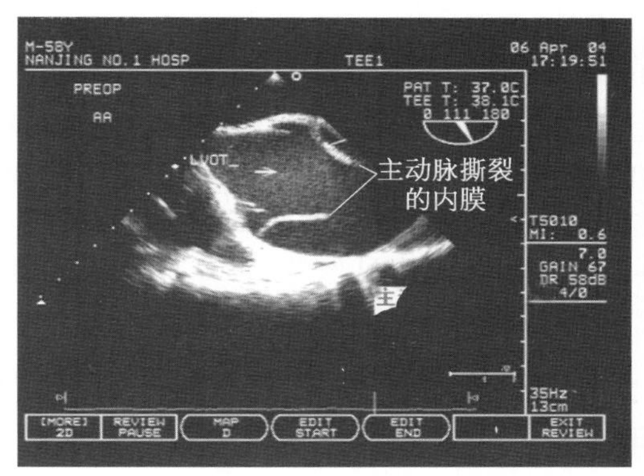

图41－8 TEE术前发现主动脉撕裂的内膜

果 TEE 发现了全部的撕裂内膜，诊断出 6 例支架安装后的残余漏，而血管造影仅诊断出 3 例。表明 TEE 在发现术后真假腔残余漏、定位破口、保证假腔完全封闭等方面的敏感性高于血管造影，对提高手术成功率具有极高的价值。

李玉兰等人应用气管内水囊建立 TEE 经气管声窗(TTW)，TEE 的新声窗部分消除了气管前的 TEE“盲区”，建立补充了 TEE 的不足，使主动脉弓、无名动脉的检查监测更加完善。TEE 可以检查大多数成年人的左锁骨下动脉和左颈总动脉。97％患者的左锁骨下动脉和 67％患者的左颈总动脉不是 TEE 的“盲区”。TTW 可提高 TEE 检查气管插管患者 LCA 的阳性率，可帮助个别患者检查 LSA，主动脉弓及其分支不再是 TEE 的“盲区”。

四、TEE 与左心室室壁瘤处理

TEE 对心内结构及血流动力学情况进行评价，主要包括左心室室壁瘤是否典型、有无血栓形成、左心室舒张期末容积(LVEDV)、左心室收缩期末容积(LVESV)、左心室射血分数(EF)、二尖瓣及主动脉瓣的结构及功能情况作出明确诊断，指导手术方案。术后即刻评价手术效果，包括 LVEDV、LVESV、EF、瓣膜功能的改善情况。术中 TEE 的诊断标准是：① 室壁变薄，3 层结构消失，透壁心梗改变明显。② 原几何形态改变并向外膨出，“8”字形左心室。③ 反向搏动。

五、TEE 评价瓣膜置换与修复手术

包括主动脉瓣、二尖瓣、三尖瓣置换等，特别是二尖瓣脱垂与人工腱索植入。由于 TEE 对二尖瓣评价的优势，在食管下段水平、胃食管交界水平及胃底水平的 0°～180°范围内的二尖瓣及瓣下腱索结构，重点在 0°获得满意的四腔心平面，90°可获得二腔心平面，在 120°～135°内获得左心室长轴平面，观察二尖瓣厚度、活动度，有无脱垂、钙化及赘生物，腱索有无断裂等。

诊断二尖瓣脱垂的主要标准为：左心室长轴切面显示 1 个或 2 个瓣叶于收缩期超过二尖瓣瓣环连线至少 2 mm。诊断二尖瓣腱索断裂 TEE 的主要标准为：① 二尖瓣瓣尖于收缩期进入左心房。② 二尖瓣瓣体呈甩鞭样运动或收缩期可见扑动现象。在二尖瓣装置中，乳头肌-二尖瓣环的连续性对维持左心室功能起着重要作用，人工腱索植入二尖瓣成形术为近期开展的一种新手术，TEE 在 0°～180°不同切面的二维和彩色血流显像等，可靠评价人工腱索植入、二尖瓣成形术。

六、TEE 在心脏移植和心脏辅助装置中的应用

心脏移植是终末期心脏病唯一的治疗手段，而心脏移植前植入心脏辅助装置可在获得供源前让患者安全度过，TEE 监测血流动力学的波动及辅助装置的功能状态，并早期发现可能出现的并发症。而心脏移植后对供体心脏功能的监测同样有临床价值。

Nakayama 等人报道：TEE 监测有助于血流动力学的稳定，而且在左心辅助装置开始运行后，早期发现由于负压而导致的气栓；TEE 对右心室功能的监测，有助于治疗右心衰。Nussmeier 等人通过 TEE 监测 Jarvik2000 新型的左心室辅助装置，此装置可提供高至 8 L/min 的心排血量，有效地提供左心室辅助功能；辅助装置的辅助流量有赖于前后负荷和辅助泵的转速，TEE 监测有助于调整前后负荷，指导血管活性药物的使用，调节辅助泵参数，使辅助装置达到最佳心室辅助功能。

七、TEE 在微创心脏外科手术中的应用

早期微创心脏外科手术操作是在 X 线透视荧光成像指引下进行的，这使患者和手术者都暴露在 X 线下，现在 TEE 逐步取代 X 线透视，成为术中首选的监测手段。经典的心血管微创手术包括两个方面：① 外科医师经股动脉放入主动脉灌注管，需在 TEE 引导下将其套囊放至升主动脉处，保证在体外循环时充盈套囊可阻断主动脉，向主动脉根部灌注停跳液，同时不影响脑血供。② 在 TEE 引导下，经颈内静脉插管，将逆灌注管尖端放入冠状窦，建立逆行灌注心肌停跳液的通道。

TEE 监测微创外科经胸先心病封堵术：主要包括室间隔缺损(VSD)和房间隔缺损(ASD)。VSD 封堵手术开始前，采用多个切面充分显示 VSD 或 ASD 的位置、大小及其与邻近组织的关系。如确定缺口距主动脉及三尖瓣的距离，测量 VSD 的最大直径，根据缺损最大直径选择合适的 VSD 封堵器。在手术开始后，监测整个封堵过程，跟踪导丝与导管鞘的位置，引导封堵伞的放置。

TEE 与主动脉夹层腔内隔绝术：血管腔内支架植入术是治疗主动脉夹层、动脉瘤等疾病的一种新方法。TEE 是检出主动脉夹层最简单、安全且有效的手段，TEE 对主动脉夹层动脉瘤的诊断特异性和敏感性不亚于血管造影和 MRI。TEE 可清晰显示大多数主动脉夹层撕裂内膜的起始部位，涉及范围、交通口的大小、数目、真假腔大小、血流情况、附壁血栓及并发症，敏感性达 98％～100％，特异性达 77％～97％。Rapezzi 等人在 TEE 监测下完成了 22 例降主动脉支架植入术，术中 TEE 调整了 5 例血管造影决定的支架植入位置，探到 7 例支架周围漏，认为 TEE 能减少并发症，有助于提高支架植入术的质量。

八、TEE 在机器人辅助心脏手术中的应用

近年来“杂交”手术在北京、上海等地的知名大医

院陆续开展，心脏手术迈入“杂交”时代。“杂交”手术室的“硬件”方面体现在造影系统、机器人、TEE及体外循环机等。TEE是机器人辅助心脏手术的重要组成部分之一，可及时显示血流情况，评价手术成功，如发现由于机器人系统存在的缺陷和术者技术因素而造成吻合口狭窄或瘘、残余分流和瓣周漏。TEE是机器人辅助房间隔缺损(ASD)封堵术中目前能显示和确认导管鞘位置的最佳方法。

九、TEE与主动脉瓣下狭窄和肥厚型梗阻性心肌病

术中TEE在左心室流出道疏通术中对麻醉和外科有特殊意义。术前TEE通过二维图像确定狭窄的位置及程度；多普勒测量流出道的血液流速，计算压差，二维图像显示SAM'S征评价手术效果。术中TEE可评价手术并发症，对判断合并二尖瓣、主动脉瓣反流的严重程度和手术治疗效果有重要意义。

十、TEE监测体外循环期间重要脏器血供

体外循环中的脏器保护一直受临床医师关注。TEE监测CPB过程中的许多脏器的血流灌注：测量CPB时腹主动脉、肾动脉、肝静脉等血管的内径和血流量，获得体外循环中内脏血流的变化参数，为体外循环过程中的脏器保护提供依据。TEE测量肝脏总供血还处于实验阶段，而肾动脉血流测量已经取得成功。Garwood用TEE测量了9例CABG术患者术中的肾脏血流，证明TEE能够测量肾动脉血流速度，并追踪药物对其血流动力学的影响。这是未来微创监测发展的趋势，尚需要进一步研究。

第四节　TEE在非心脏手术中的应用

TEE在非心脏手术中应用较少，但有重要的作用，如心脏病非心脏手术等。如前所述，TEE监测血流动力学波动、心肌缺血、早期发现空气栓塞及指导术中输液等。

一、TEE在心脏病非心脏手术中的应用

在心脏病非心脏手术中的临床价值包括：① TEE区别呼吸困难和肺水肿的原因、胸痛原因、心肌梗死并发症、感染性心内膜炎、血栓来源等。② 诊断心功能不全，区别收缩与舒张功能不全。③ 测定血流动力学状态。④ 及时发现节段室壁运动异常。⑤ 难以解释的不稳定的血流动力学状态。

Conway等人对行腹部手术的57例患者进行研究，发现实验组的液体总量比对照组的多，分别为28 ml/kg和19.4 ml/kg($P=0.02$)；心排血量明显>0.87 L/min(0.31～1.43 L/min，$P=0.003$)，并可以减少术后因危重情况需进入ICU的比例。因此，若无特殊监测，术中输液可趋向于保守。

二、TEE在全髋关节置换术中的应用

由于目前的常规监测不能敏感反映术中栓塞的发生，所以TEE是一个很好的补充手段。Takashina等人观察髋臼假体植入时，94%的患者发现都有栓子。通过TEE的监测，发现PE不仅发生在髓腔扩髓、骨水泥注入和假体植入阶段，在髋臼假体植入和关节复位时也会出现心内栓子。虽然目前尚不能避免围术期肺栓塞综合征的发生，但是TEE能够通过肺动脉高压、SWMA、心功能减退等指标提示栓塞的严重性，并能及时发现反常栓子和区分栓子的性质，从而有助于治疗的选择。因此，TEE的使用被认为对THA手术具有重要意义。

三、TEE在腔镜手术中的应用

Donat等人在腹腔镜手术中用TEE监测血流动力学的变化，发现在CO_2气腹后，外周血管阻力(SVR)、HR、MAP、$PaCO_2$、$PvCO_2$和CVP都比气腹前明显上升。Schmandra的动物实验证实：腹腔镜肝叶切除过程中，100%的动物会出现右心房气栓，其中多数伴有心律不齐，认为腹腔镜肝叶切除具有很高的气栓危险，还会对心功能有所影响。Ried的临床研究发现：进行腔镜手术的患者，在腹腔充气后会出现心率加快、CO增加，说明气腹能够影响循环稳定；手术体位也影响了气腹患者的心率和CO。因此，TEE监测应该是必要的，而且符合腔镜手术的微创理念。

四、TEE在神经外科手术中的应用

在神经外科手术中，特别是坐位手术中，空气栓塞是常见的严重并发症。Schmitt等人观察在坐位手术行PEEP时，发现气栓不仅发生在PEEP期，而且发生在解除PEEP后和从坐位改为仰卧位后。

第五节　TEE与心肺复苏

TEE探头可以在心肺复苏(cardiopulmonary resuscitation)全程监护，就像头顶上部的一台心脏监护仪，让复苏团队的所有人员观察复苏全过程，实时评价按压质量。彩色多普勒了解经瓣膜血流，心腔大小变化提示心脏排空与充盈，重要的是观察心脏活动情况所需要的时间更短。

一、TEE在危重病医学的临床价值

各种原因的心血管危重病导致的心博骤停，CPR时TEE均能有效实时监测：① TEE区别呼吸困难和肺水肿的原因、胸痛原因、术后并发症、感染性心内膜炎、血栓来源等。② TEE对主动脉夹层动脉瘤的诊断特异性和敏感性不亚于血管造影和MRI，并且在明确诊断的同时还可了解夹层动脉瘤的内部特征，如有无壁内血肿或出血、血栓，确定入口和再入口位置，明确夹层假腔与主动脉分支间的关系。③ 诊断左心功能不全、人工瓣膜功能异常、心脏创伤等疾病。④ TEE不但能测定血流动力学状态，还能提供心腔内径的大小，将收缩与舒张功能不良区别开。⑤ 急性心肌缺血时，能及时发现节段室壁运动异常、心肌梗死并发症。

二、TEE在CPR中的应用

(一) TEE辅助诊断心搏骤停的原因　TEE检查有助于尽早对引起猝死的心脏病作出诊断，评价心功能和血流动力学状态，帮助制定诊疗方案，尤其是对需辅助呼吸或辅助循环者更具优势。Blaiva将TEE应用于急诊部的6例CPR患者，认为由于AHA指南最近强调心脏按压效果和无按压间隔时间尽量短，而TEE提供清晰的心脏图像和连续观察性，因此TEE对在按压期间、心脏复律和其他过程等具有潜在优势。Lu等人认为TEE在术中判断突发心血管严重事件的原因方面是非常有价值的工具，他们在CPB和ECMO下成功救治1例骨科急性肺栓塞(PE)合并右心衰竭患者。Nakahira等人报道1例因心包压塞，紧急经皮心肺循环下支持，但CPB下心脏空虚，TTE无法分辨心脏结构，经输液和血流动力学稳定后，采用TEE准确定位左心室破裂的位置。

(二) 实时评估复苏效果　TEE监测抢救心脏病猝死患者的优势：① 不影响心脏按压，不中止血液循环的建立。② 实时显示心脏的结构、功能和血流动力学变化。③ 及时调整按压部位和深度，增强按压效果。在实行CPR胸外心脏按压的过程中，TEE可清楚地显示二尖瓣关闭、主动脉瓣开放、左心室容积减小，产生前向血流，支持心泵机制；而Ma等人认为TEE解释按压机制可能包括左心房泵(left atrium pump)机制和已知的左心室泵(left ventricle pump)与胸泵机制(chest pump mechanism)。在标准CPR下，按压的部位明显影响左心室搏出血流，与按压时LVOT和(或)升主动脉根部的不同程度狭窄有关。

第六节　TEE图像常用的标准切面

TEE监测中的22个标准切面是需要麻醉医师掌握的基本监测技术。

一、食管中段四心腔切面(图41-9)

食管中段四心腔图像(0°)是通过将超声探头放在食管中段，恰位于左心房(LA)后部而获得的图像。图像平面始于左心房，经二尖瓣的中心而止于左心室心尖部。心脏呈像包括左右心房(LA、RA)、左右心室(LV、RV)、二尖瓣(MV)、三尖瓣(TV)、房间隔(IAS)、室间隔(VIS)、室间隔下壁和左心室侧前壁。在这一图像中，我们通常能看到二尖瓣前叶和后叶中间部分(A2、P2)。

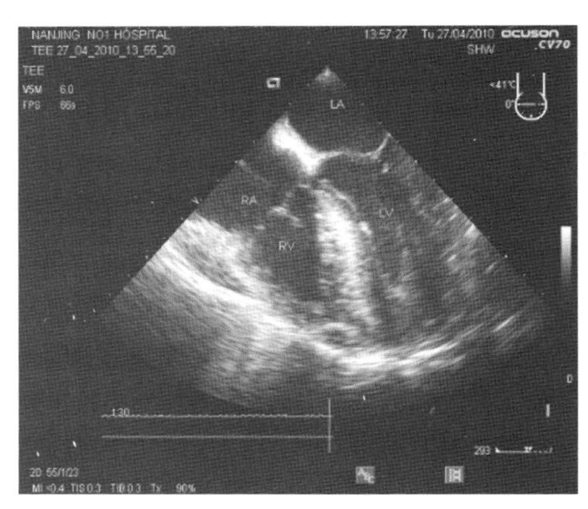

图41-9　食管中段四心腔切面

二、食管中段两心腔切面(图 41－10)

食管中段两心腔图像平面(90°)是始于左心房直接观察左心房、二尖瓣和左室心尖部。这个图像与食管中段四心腔图像(ME4C)相垂直。图像中,左心室前壁处于图像右侧,左心室下壁居左侧。该图像还显示二尖瓣前叶的 A1、A2 部分及后叶的 P3 部分。

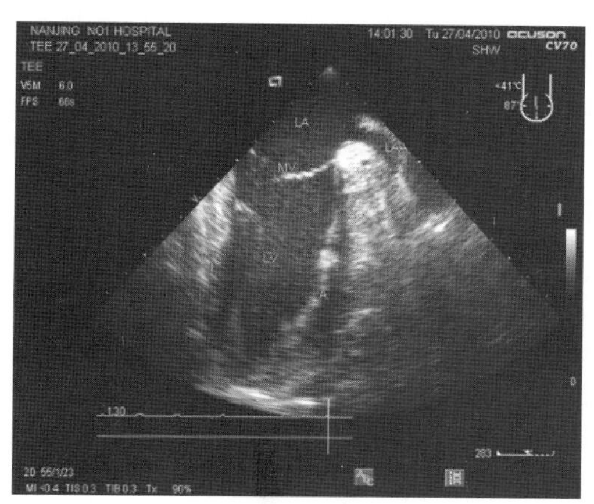

图 41－10 食管中段两心腔切面

三、食管中段二尖瓣联合部图像(图41－11)

食管中段二尖瓣联合部图像(60°)是从左心房后观察左心房(LA)、二尖瓣(MV)和左心室(LV)心尖部。在这一图像中,二尖瓣由左边的 P3 部分、右边的 P1 部分和中间的 AMVL(通常为 A2)形成一个“陷阱门”一样的图像。此图像显示出左心室后中乳头肌和前侧乳头肌及左心室心尖部。

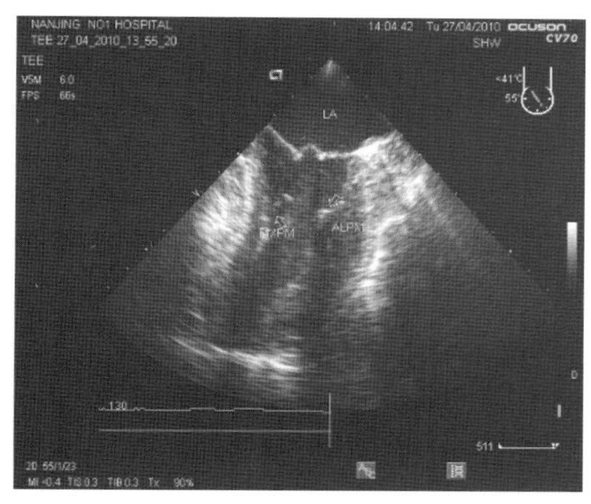

图 41－11 食管中段二尖瓣联合部图像

四、食管中段长轴图像(图 41－12)

在食管中段长轴图像(120°)中,切面始于左心房,从长轴方向对主动脉根部和整个左心室呈像。更偏于头侧的结构在图像右侧显示。整个左心室前间隔壁和下侧壁都可以在这个图像中显示。二尖瓣前叶(A2)和后叶(P2)都在这个图像中清晰可见。

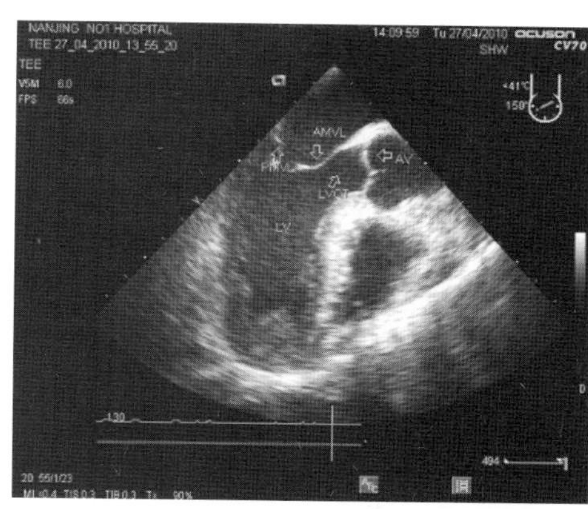

图 41－12 食管中段长轴图像(120°)

五、食管中段主动脉瓣长轴图像(图 41－13)

在食管中段主动脉瓣长轴图像(120°)中,切面始于左心房(LA),从长轴方向显露主动脉根部。左心室流出道(LVOT)、部分主动脉瓣(AV)、升主动脉近端(窦-管连接部远端 1 cm)排列于图像右侧,而二尖瓣(MV)和左心室(LV)并未在此图像中显露。

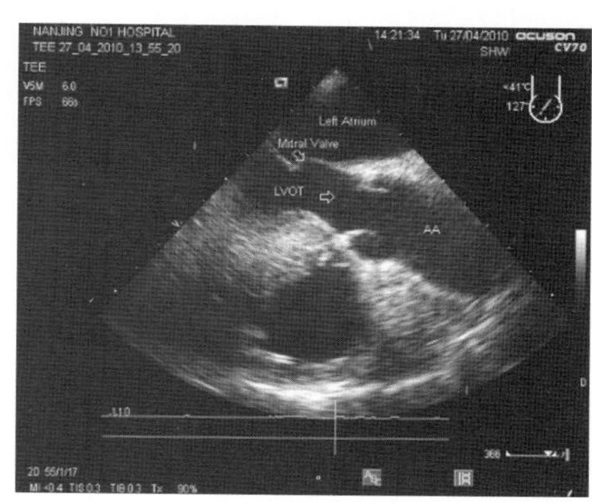

图 41－13 食管中段主动脉瓣长轴图像

六、食管中段主动脉根部短轴切面(图 41－14)

在食管中段主动脉根部短轴切面(ME AV SAX view,30°～45°),切面始于左心房(LA),与主动脉瓣

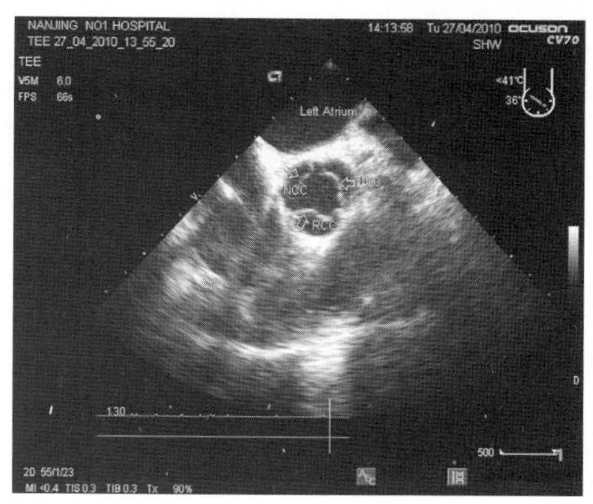

图 41－14 食管中段主动脉根部短轴切面

(AV)瓣环相平行。三个主动脉瓣膜都对称呈像。无冠状动脉起始的瓣膜紧邻房间隔,起始右冠状动脉的瓣膜在最前面,起始左主干的瓣膜紧邻肺动脉。

七、食管中段右心室流入/流出道图像(图 41-15)

在右心室(RV)流入-流出道图像(60°~75°)中,呈像平面始于左心房(LA),在一个图像中显露血液从三尖瓣(图像左侧)流入到右心室(RV),再从肺动脉瓣(图像右面)流出的整个过程。主动脉瓣的非轴线位呈像位于图像正中。

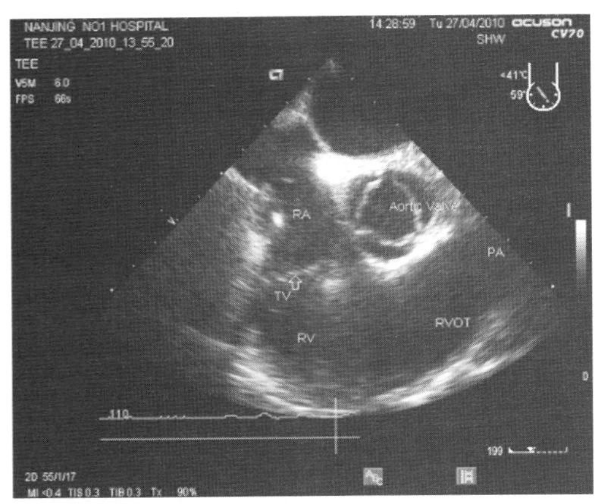

图 41-15 食管中段右室流入/流出道图像

八、食管中段双腔静脉图像(图 41-16)

食管中段双腔静脉图像(90°)从长轴方向依次显示左心房(LA)、右心房(RA)、下腔静脉(IVC)和上腔静脉(SVC)。呈像中的结构以 LA 位于呈像尖端(靠近探头),RA 处于远端,IVC 在尾端(左),SVC 在头侧(右)。

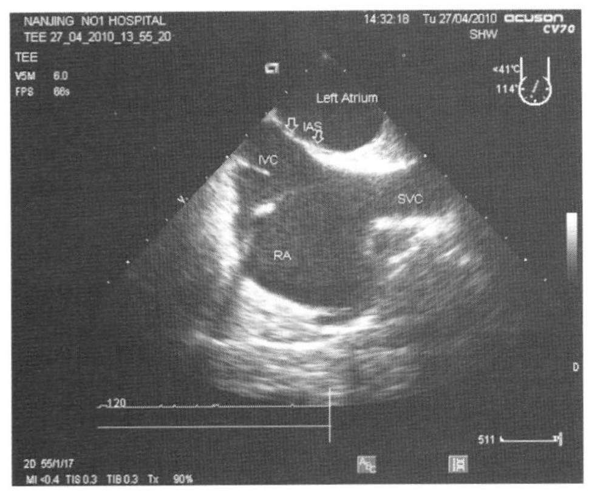

图 41-16 食管中段上下腔静脉图像

九、食管中段降主动脉短轴图像(图 41-17)

在降主动脉短轴图像(0°)中,呈像平面显露降主动脉横截面。切面近端的环型主动脉结构显示主动脉的右前壁。前进或后退探头可以显露降主动脉全程。

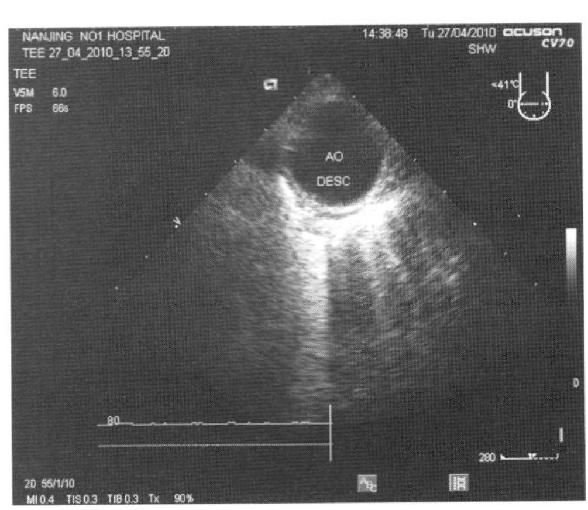

图 41-17 食管中段降主动脉短轴图像

十、食管中段降主动脉长轴图像(图 41-18)

在降主动脉长轴图像(90°)中,呈像平面从长轴方向显露降主动脉。图像左侧为主动脉远端,图像右侧为主动脉近端。

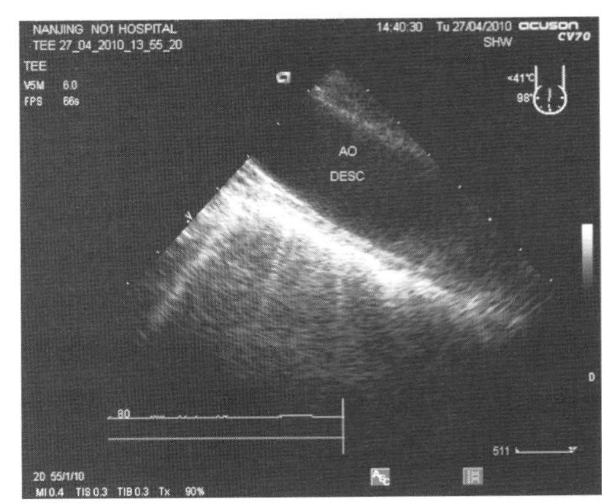

图 41-18 食管中段降主动脉长轴图像

十一、经胃左心室中乳头肌水平短轴图像(图 41-19)

在经胃中部短轴图像(0°)中,呈像平面始于左心室后壁中部,从横截面角度显露胃壁后左心室所有 6 个室壁。

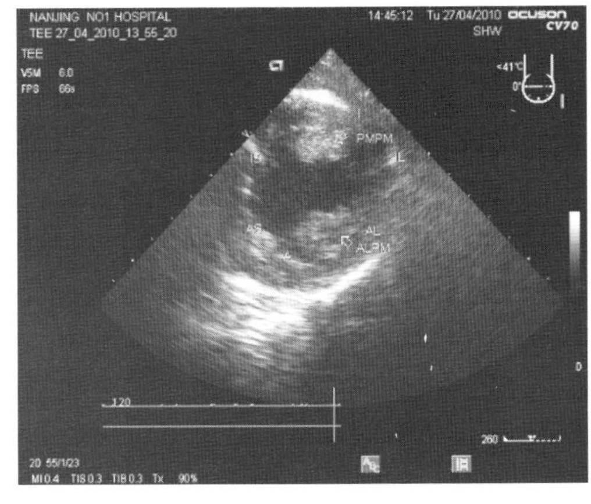

图 41-19 经胃左心室短轴图像(中乳头肌水平)

十二、经胃左心两心腔图像(图 41-20)

在经胃两心腔(90°)图像中，呈像平面经胃从横截面方向依次显示左心室下壁和二尖瓣瓣膜下结构。这一图像与食管中段两心腔图像相似，只是旋转90°后使探头更靠近左心室下壁(超声尖端)。

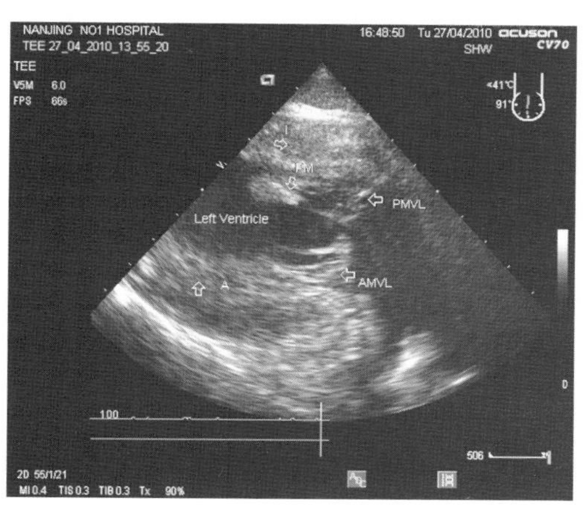

图 41-20　经胃左心两心腔图像

十三、经胃心脏基底部短轴图像(图 41-21)

在经胃心脏基底部短轴图像(0°)中，图像从长轴方向显示紧邻胃的左心室下壁基底部所有6个左心室基底部室壁。可从平行瓣环的角度观察二尖瓣前叶(A3)的后半部分及后叶和紧邻探头的后联合。

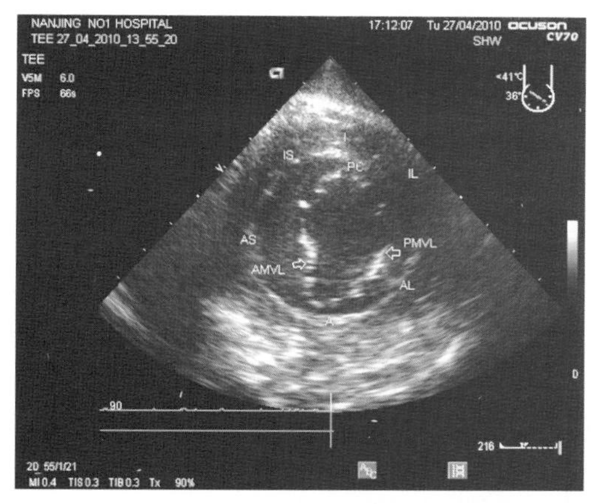

图 41-21　经胃心脏基底部左室短轴图像(二尖瓣水平)

十四、经胃长轴图像(图 41-22)

在经胃长轴图像(110°～120°)中，呈像平面经左心室长轴方向对主动脉根部的长轴平面进行显露。根据不同超声深度的设置，左心室流出道和主动脉瓣在图像右侧显露。这一图像类似于食管中段主动脉瓣长轴图像，但能更好地放置频谱多普勒。

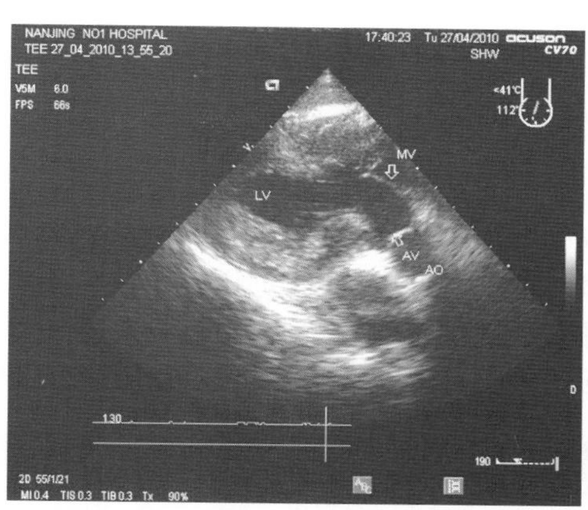

图 41-22　经胃长轴图像

十五、经胃深部长轴图像(图 41-23)

在经胃深部长轴图像(0°)中，呈像平面从左心室心尖部显示心脏基底部。这一图像和食管中段五心腔相似(只是上下颠倒)。可能需要向左弯曲探头以便在图像中央显示左心室流出道和主动脉瓣。这一图像可以用来测量跨左心室流出道或主动脉瓣流速的多普勒数据。

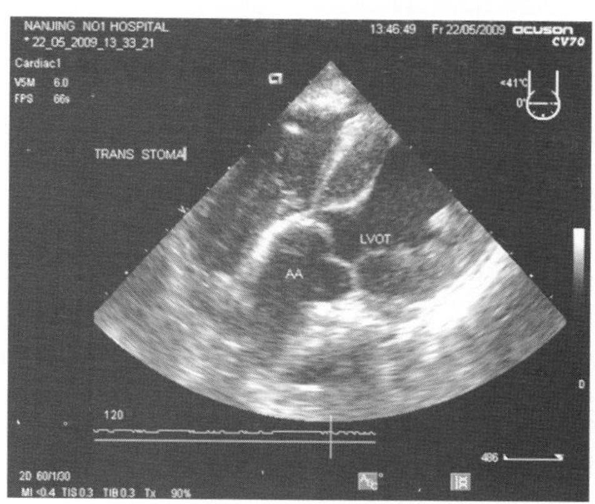

图 41-23　经胃深部长轴图像

十六、经胃右心室流入道图像(图 41-24)

在经胃右心室流入道图像(90°)中，呈像平面始于右心室后壁长轴方向，止于右心室长轴图像。右心室心尖部位于图像左侧，前游离壁位于图像视野远端。

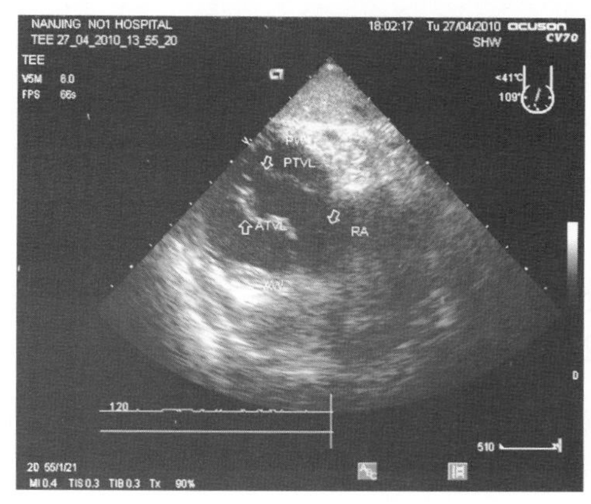

图 41-24　经胃右心室流入道图像

十七、食管上段主动脉弓长轴图像(图41-25)

在食管上段主动脉弓长轴图像(0°)中,呈像平面从纵轴方向显示主动脉弓横截面。圆形的降主动脉图像转变为长方形的主动脉弓横截面图像(0°)。主动脉弓近端位于图像左侧,弓远端位于图像右侧。进行回退探头可以获得大血管顶部和颈部的图像。

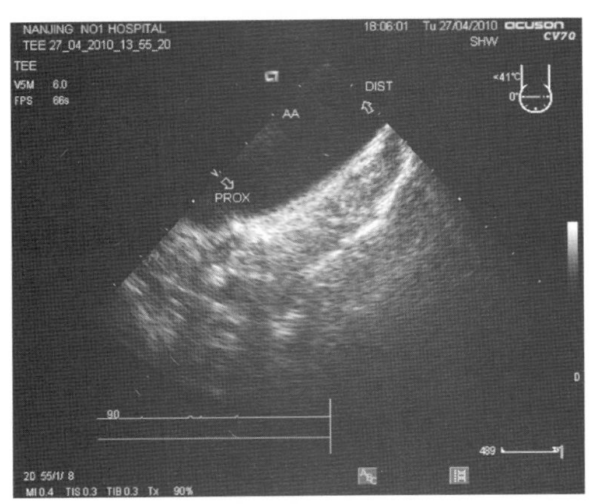

图 41-25 食管上段主动脉弓长轴图像

十八、食管上段主动脉弓短轴图像(图41-26)

在食管上段主动脉弓短轴图像(60°~90°),呈像平面始于主动脉弓短轴横截面,止于肺动脉长轴图像。在图像右上侧显示了左锁骨下动脉和无名静脉的近心端。在图像的左下角显示了肺动脉瓣和肺动脉主干长轴图像。

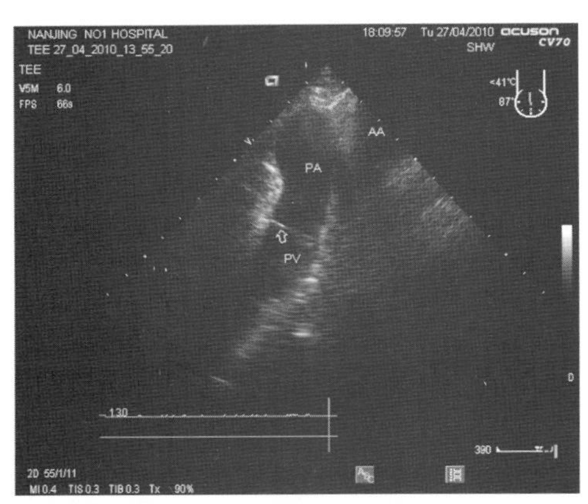

图 41-26 食管上段主动脉弓短轴图像

十九、食管中段升主动脉长轴图像(图41-27)

食管中段升主动脉长轴图像(90°)的呈像平面始于右肺动脉,从长轴方向观察升主动脉近端。

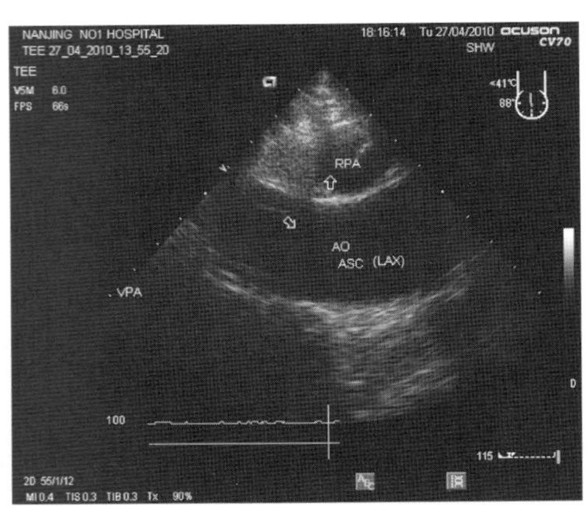

图 41-27 食管中段升主动脉长轴图像

二十、食管中段升主动脉短轴图像(图41-28)

在食管中段升主动脉短轴图像(0°)中,呈像平面从主动脉瓣略上方开始,依次显露右肺动脉(显露长轴)、升主动脉(显露短轴)和上腔静脉(显露短轴)。

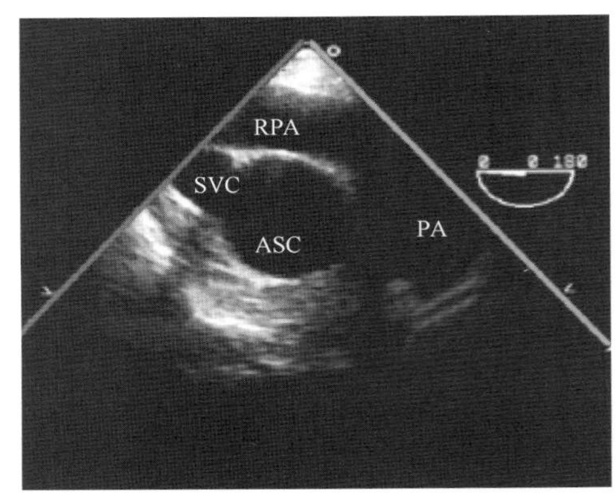

图 41-28 食管中段升主动脉短轴图像

二十一、TEE对左右心耳的监测方法

TEE对左右心耳血流频谱的监测:在短轴切面基础上弯曲探头顶端,并在0~45°范围内调整扫描角度以充分清楚显示左心耳(图41-29),将脉冲多普勒(PW)取样容积置于左心耳腔入口2 cm处记录左心耳血流频

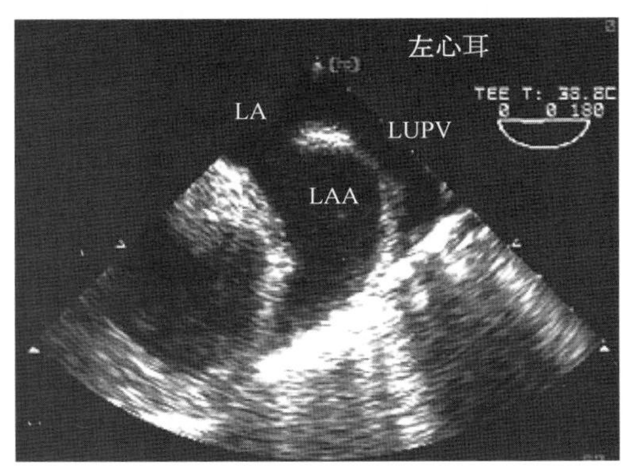

图 41-29 显示左心耳(LAA)

谱；将探头置于食管中段心房之后，并使右心图像显示清楚，探头晶片在 90°～140°的范围内旋转以获取清晰的右心耳长轴切面。将 PW 取样容积置于右心耳腔入口 1 cm 处记录右心耳血流频谱。

二十二、经二尖瓣与肺静脉血流多普勒(图 41－30 和图 41－31)

TEE 技术是超声心动图领域中的重大进展，可提供患者围术期生理、病理的相关资料，准确性高，创伤性小。随着国内心血管手术迅速发展和外科 ICU、危重老年患者非心脏手术增多，TEE 将成为麻醉和危重病患者监测的重要手段。作为麻醉和围术期医师，应了解此项技术的基本理论、操作步骤、临床意义。TEE 发展趋向设备与探头小型化，新技术尤其是三维心动图的应用为准确评价心脏的舒张功能、估测左心室充盈压、估计预后、确定诊断和指导治疗提供了丰富的信息依据。

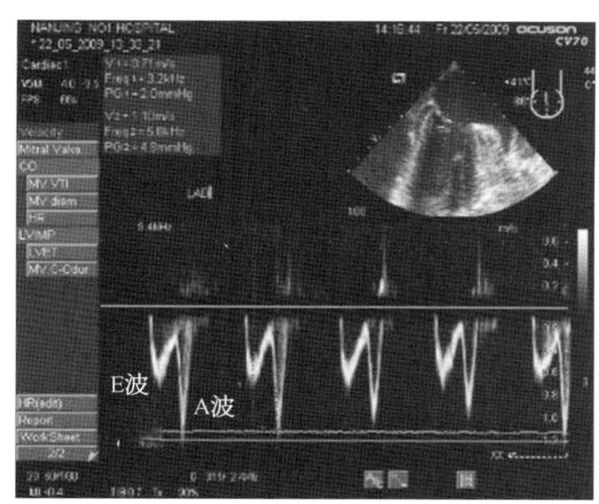

图 41－30　经二尖瓣血流频谱(TMF)显示 E 波和 A 波

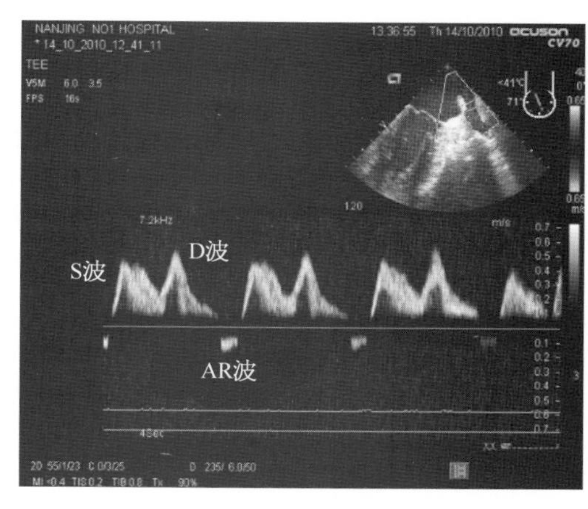

图 41－31　经左上肺静脉血流频谱(PVF)显示 S、D 和 AR 波峰值流速

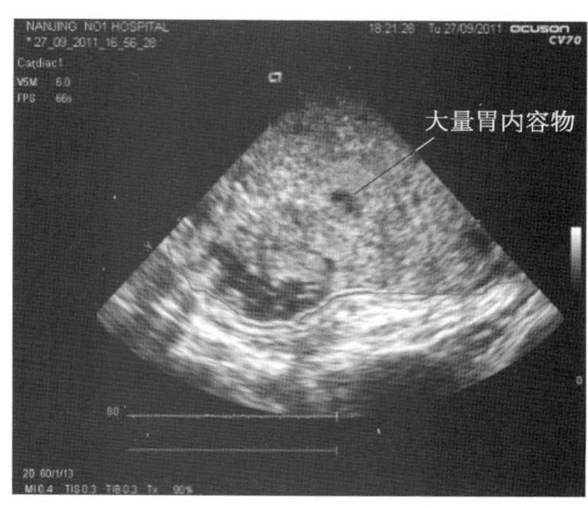

图 41－32　TEE 显示一例 CABG 饱胃患者

(史宏伟)

参考文献

［1］岳云，于布为，姚尚龙，译. 卡普兰心脏麻醉学. 北京：人民卫生出版社，2008，6：413－445.

［2］孙大金，杭燕南，王祥瑞. 心血管麻醉与术后处理. 北京：科学出版社，2011：450－497.

［3］邓小明. 2009 麻醉学新进展. 北京：人民卫生出版社，2009：917－923.

［4］史宏伟，陈鑫. 经食管超声心动图在心肺复苏中应用. 临床麻醉学杂志，2012，28：91－93.

［5］史宏伟，徐晨婕，杨海基，等. 经食管超声心动图在心血管手术麻醉与监测中的应用. 临床麻醉学杂志，2003，19：409－411.

［6］贾国英，崔文姬，刘桂荣，等. 经食管超声心动图检查的重症并发症. 中国超声诊断杂志，2005，6：724－725.

［7］李玉兰，刘进. 世纪交替之际术中经食管超声心动图的进展. 中国现代医学杂志，2005，15：3443－3446.

［8］潘文明，赵强，潘翠珍，等. 经食管超声心动图在机器人辅助心脏手术中的应用价值. 中华超声影像学杂志，2006，3：161－163.

［9］史宏伟，石莉，施韬，等. 经食管超声心动图对不停跳冠状动脉搭桥患者心脏功能的评估. 南京医科大学学报，2005，25：109－112.

［10］史宏伟，葛亚力，鲍红光，等. 3 种方法测量心脏容量负荷与血流动力学的比较研究. 生物医学工程与临床，2009，13：522－529.

［11］Cheitlin MD，Armstrong WF，Aurigemma Gp，et al. ACC/AHA/ASE 2003 guideline update for the clinical application of echocardiography：summary article：a report of the American College of Cardiology/American Heart Association Task Force on Practice Guidelines（ACC/AHA/ASE Committee to Update the 1997 Guidelines for the Clinical Application of Echocardiography）. Circulation，2003，108：1146－1162.

［12］Groban L，Dolinski SY. Transesophageal echocardiographic evaluation of diastolic function. Chest，2005，128：3652－3663.

［13］Savage RM，Aronson S. Comprehensive Textbook of Intraoperative Transesophageal Echocardiography. Philadelphia：Lippincott Williams and Wilkins，2005：66－88.

［14］Lecharny JB，Philip I，Depoix JP. Oesophagotracheal perforation after intraoperative transoesophageal echocardiography in cardiac surgery. Br J Anaesth，2002，88：

592－594.

[15] Perrino AC，Reeves ST. A Practical Approach To Transesophageal Echocardiography. 2nd ed. Philadelphia：Lippincott Williams & Wilkins，2008：620－623.

[16] Sade LE，Gulmez O，Eroglu S，et al. Noninvasive estimation of right ventricular filling pressure by ratio of early tricuspid inflow to annular diastolic velocity in patients with and without recent cardiac surgery. J Am Soc Echocardiogr，2007，20：982－988.

[17] Haddad F，Hunt SA，Rosenthal DN，et al. Right ventricular function in cardiovascular disease. I. Anatomy，physiology，aging，and functional assessment of the right ventricle. Circulation，2008，117：1436－1448.

[18] Haddad F，Denault AY，Couture P，et al. Right ventricular myocardial performance index predicts perioperative mortality or circulatory failure in high-risk valvular surgery. J Am Soc Echocardiogr，2007，20：1065－1072.

[19] Lu CW，Chen YS，Wang MJ. Massive pulmonary embolism after application of an Esmarch bandage. Anesth Analg，2004，98：1187－1189.

[20] Kallmeyer IJ，Collard CD，Fox JA，et al. The safety of intraoperative transesophageal echocardiography：a case series of 7200 cardiac surgical patients. Anesth Analg，2001，92：1126－1130.

第四十二章 低温麻醉和低温治疗

低温(hypothermia)麻醉即在全麻下,用物理方法降低患者的体温,以减少机体的代谢率和组织氧耗量,提高机体对缺血、缺氧的耐受能力,从而达到治疗或满足手术需要的目的。低温常被用于体外循环心脏手术,对于复杂的心脏手术、大血管手术和脑动脉瘤手术,常用体外循环深低温停循环来完成,同时低温也被用于心搏骤停后脑复苏、严重脑外伤和恶性高热等患者的治疗。

第一节 低温的分类和适应证

临床上可将低温麻醉分为四类:① 浅低温(29～31℃)。② 中度低温(25～28℃)。③ 深低温(20～24℃)。④ 超深低温(15～19℃)。根据手术要求停循环的时间选用不同程度的低温。

一、心脏大血管手术

简单的体外循环心内直视手术如继发性房间隔缺损、肺动脉瓣狭窄等,一般仅需要主动脉阻断 8～10 min,可选用食管温度为 29～31℃的浅低温麻醉;需要主动脉阻断 35～40 min 较复杂的心内直视手术,可选用食管温度为 25～28℃的中度低温麻醉;需要主动脉阻断 60 min 以上的更复杂的心内矫治手术,可选用食管温度为 20～24℃的深低温麻醉。具体实施体外循环时,常规使用全身降温与心肌和脑局部低温结合的方法。对于主动脉缩窄或主动脉瘤等手术、下腔静脉癌栓取出手术,食管温度需降至 15～20℃,停止体外转流在超深低温下进行,同时必须在停循环前 2 h 头部放置冰帽,实行脑局部降温,一般不可>60 min。

二、脑外科手术

对于某些脑血管疾病、脑内血管畸形及颈内动脉狭窄等手术,需要在暂时阻断局部血管血流下进行,为防止发生脑局部组织缺血性损害,可选用鼻咽温度为 28～32℃的低温麻醉,减少脑细胞 ATP 消耗和降低乳酸积蓄等,但应注意 32℃以上的低温可使脑血管处于收缩状态,故不宜采用。

三、低温治疗

对心搏骤停后脑复苏、重度脑外伤、甲状腺功能亢进性危象、病毒性脑炎、恶性高热等疾病,可选用 32～34℃的低温作为一种特殊的治疗措施。实践证明:应用低温减少氧耗、降低代谢、减轻心脏作功、防止脑水肿等有益的脑保护作用,可促进脑功能恢复,改善心、肝和肾等重要脏器功能。

第二节 低温对机体的影响

一、对代谢的影响

在无御寒反应的前提下,人体的代谢率随体温的降低而降低,大体上体温每降 10℃,代谢率降低 1/2 左右(表 42-1)。低温时氧耗量也随之降低,一般情况下体温每下降 1℃,氧耗量约下降 5%。在 28℃时机体的氧耗量为正常需要量的 40%,25℃时约为正常需要量的 42%,20℃ 时为 20%,20℃以下时氧耗量的减少不再明显,但在此温度范围内容易发生严重的心律失常。需要指出的是:机体各脏器氧耗量的减少程度与全身氧耗量减少的程度并不一致,其中心脏的氧耗量最大,脑的氧耗量次之。脑的氧摄取量在 31℃以上时较少改变,所以适当深度的低温对防止脑缺血尤为重要。此外,脏器氧耗量降低的程度与其功能降低的程度也不完全一致,例如肝脏的氧耗量在中度低温时其代谢功能已经明显下降,药物在肝脏解毒的速度也明显减慢。氧耗量可部分反映机体的代谢活动状况,低温使氧耗量减少,且与体温直接相关(表 42-2)。

表 42-1 温度与代谢率

体温(℃)	代谢率(%)
36.8	100
31.8	75～80
30.0	60～70
26.8	50
20.0	25
16.8	20
15.0	15

表 42-2 温度与氧耗量

体温(℃)	氧耗量减少(%)
37～30	50
20～25	70
<20	80

低温期间的氧耗降低,只有在机体毫无肌肉战栗或紧张的条件下获得;否则氧耗反而急剧上升,最高可增达 300%～420%。人处于 20℃以下的室温环境中,代谢率开始有所增加;10℃以下时,代谢率则显著增高,主要系寒冷刺激反射引起肌肉紧张及战栗所致。因此必须在适当深度的麻醉下做到逐步降温,避免体温与冰浴水温之间的温差过大,应保持在 17℃左右;待体温下降到 33℃以下后,机体的御寒反应已基本消失。

二、对神经系统的影响

低温可阻断感觉神经纤维的传导活动。在周围神经中,较粗大的带髓鞘的 A 类纤维较易受到低温的抑制,所以触觉比痛觉消失得早。在 25℃以上的低温时,神经传导的速度减慢,但动作电位反而增强,故传入冲动能产生较强的中枢兴奋作用;25℃以下时,周围神经的兴奋和传导均明显得到抑制。

低温使脑的氧耗量下降,脑血流量下降,脑的灌注压降低。脑组织血液供应丰富,脑质量仅占全身的 2%～3%,但血液供应却占全身的 20%,即每分钟 750～1 000 ml,正常脑组织每分钟需氧 42～53 ml,葡萄糖 75～100 mg,脑组织能量的 90%来自葡萄糖的氧化,但脑组织没有能量储存,需要连续不断地靠血液供应。如果停止脑血流,氧将在 8～12 s 内耗尽,42 s 神经元代谢受到影响,2 min 脑电活动停止,2～3 min 内能量耗尽,5 min 皮质细胞开始死亡,10～15 min 小脑出现永久损害,20～42 min 延脑中枢发生永久性损害。低温对脑组织有保护作用,体温每下降 1℃,脑血流量减少约 6.7%,脑血管压力降低 4.8%。脑组织的需氧量明显减少,常温下每 100 g 脑组织每分钟需氧 2.5～4.7 ml,27℃时只需 0.8～1 ml。

低温对脑电图有明显的抑制作用。当体温降至 32℃时,脑电波的波幅开始下降,随着体温的进一步下降,频率较慢的 δ 波逐渐取代 α 波,达 25℃时 δ 波亦逐渐减弱,至 18～20℃时脑电波即呈直线。随着机体温度的降低,意识逐渐模糊至消失,在 34℃左右时记忆力减弱或消失;32～33℃时开始嗜睡,对简单的指令有反应,并能有随意运动,但表达能力减退;在 31～32℃时开始有随意运动失调;在 25～26℃时瞳孔对光反射、深腱反射及呕吐反射全部消失;在 18～20℃时意识完全消失。

三、对循环系统的影响

降温初期由于寒冷的刺激心率可增快,随着体温的下降,由于机体的代谢率下降,低温对窦房结及希氏束传导的抑制等因素,心率可逐渐减慢,20℃时心率减慢至正常的 20%左右,10℃时心脏完全停搏,因此低温过程中心率减慢给予阿托品或切断迷走神经无明显的疗效。低温导致心肌的收缩力下降,心排血量降低,血压随之下降,34℃以下时体温每下降 1℃,平均动脉压减少约 4.8 mmHg。因低温过程中血管收缩、血细胞凝集、血液黏稠度增加等因素使外周血管阻力明显增加,中心静脉压也升高。上腔静脉的压力在阻断循环 5～7 min时可升高达 25～27 cmH_2O,整个停循环期间 ≥20～22 cmH_2O。这种中心静脉压的升高对停循环在 20～25 min 以内者无明显的脑功能损害;但循环停止>42～40 min 时,脑水肿的可能性即显著增高。因此结合头部冰帽持续降温等综合措施,可使脑结构和脑功能得到满意的保护。

当体温下降时,心脏的收缩时间及等长舒张时间均延长,心电图上可出现 P-R 间期延长、QRS 波群增宽及 Q-T 间期延长。当窦房结发出的冲动频率慢于房壁或房室结等较低中心的频率时,可出现"游走性节律点",游走性节律点可被房壁中较快的节律点所代替而产生房扑或房颤。低温时心肌细胞对缺血或缺氧反而敏感,心室颤动的阀值下降。引起室颤的因素尚不完全明确,可能与低温时迷走神经比交感神经易于受到抑制、冠状动脉血流减少及酸碱平衡失调和电解质紊乱有关。成人发生室颤的临界温度约在 26℃,儿童的敏感性比成人差,有时可降至 20℃而不发生室颤。

低温下冠状动脉血管呈扩张状态,但因心排血量减少,冠状血管的血流量下降。低温时因心脏的动静脉血氧差仍正常，所以心肌的供氧是充足的。

四、对呼吸系统的影响

如无麻醉药或麻醉性镇痛药的影响，随着体温下降，呼吸频率逐渐减慢。32℃时呼吸减至10～12次/min，但自主呼吸的通气量和气体交换仍能满足机体的需要；当体温降至27℃时，呼吸频率减慢至6～8次/min。低温使支气管扩张，因而解剖无效腔增加。如肺组织无水肿，肺泡内的气体弥散和气体交换功能不受影响，在应用肌松药和控制呼吸的状态下，通气仍能较好地维持。

低温时氧解离曲线左移，血红蛋白与氧的亲和力增高。但低温使二氧化碳在血中的溶解量增加，$PaCO_2$的升高及组织所产生的酸血症使氧解离曲线右移，产生代偿作用从而达到相对的平衡，因此在低温下尽量避免长时间的过度通气。

五、对肝肾功能的影响

临床上在常温下完全阻断肝循环20 min，肝功能无明显的影响，而35～40 min时出现损害，但仍能够完全恢复正常。在低温28～32℃下，肝循环完全阻断的时间可延长至60 min。但低温时肝脏的血流和代谢率降低，肝脏的解毒和合成功能均降低，胆汁分泌减少，肝脏对葡萄糖、乳酸和枸橼酸的代谢减慢。故低温时不宜输入大量的葡萄糖，输大量库血时要注意枸橼酸的不良反应。

低温时血压下降，肾血管的阻力增加，肾血流量减少。体温每下降1℃，则有效肾血流量约下降8.2%，肾小球的滤过率约减少5.3%。低温26～34℃时肾小管的酶活性直接受到抑制，同时抑制肾小管的分泌和重吸收能力，故尿量未见减少，有时反而增加。26℃以下时尿量则明显减少，20℃以下时尿形成停止。低温时钾的排出减少，而尿中的钠、氯增加，至26℃以下，尿量和钠的排出明显下降。低温可延长肾血流完全阻断的时限，犬在18～20℃下阻断肾血流90 min，肾脏可不出现结构和功能的改变。即使肾脏出现散在的区域性细胞死亡，其肾功能仍可能不出现明显的变化。由于肾脏对缺血的耐受力很强，常温下肾血管可以阻断达1 h，低温时肾血管阻断2 h对肾脏的损害也极小，所以低温可延长阻断肾循环的时间，对肾缺血有保护作用。

六、对电解质和酸碱平衡的影响

低温下血清中Na^+、Mg^{2+}、Cl^-变化不大，但Ca^{2+}的含量变化不一。低温下的心肌细胞对Ca^{2+}的增加十分敏感，易引起室颤。低温时血清中K^+的变化比较明显，降温初期寒冷致呼吸深快或过度通气使pH值维持在较高水平时，K^+向细胞内转移，以肝细胞和肌肉细胞为主，血清钾减少；阻断循环时K^+便滞留在组织内，当恢复循环时，血清钾仍可低于正常。

低温时电解质和酸碱平衡的变化受到低温、寒战程度和通气情况等各种因素的影响。低温时易有代谢性酸血症的趋向，尤其是停循环时，组织缺氧，产生大量酸性代谢产物，更易导致代谢性酸血症。降温早期由于寒冷刺激可能产生寒战和呼吸加快加深，从而暂时形成呼吸性碱血症，可以部分代偿代谢性酸血症。但随着温度的下降，呼吸受到抑制，逐渐转为呼吸性酸血症。

七、对血液系统的影响

低温时液体从血管中向组织间隙转移，血浆容量减少，血液浓缩，血浆蛋白浓度增高，但总含量并无改变。降温至23～26℃时，血浆容量可下降12%～35%；温度每下降1℃，血液黏稠度增加2.5%～5%。低温下血小板减少，肝脏中血小板滞留增加，血中血小板聚集力降低，血小板活性下降，出血时间和凝血时间随温度的下降而延长，可达正常的5～7倍。低温时各种凝血因子包括纤维蛋白原均减少，凝血时酶促反应减弱，凝血功能减低。

八、对内分泌系统的影响

垂体促肾上腺皮质激素在降温开始时分泌增加，温度继续下降则分泌进行性下降，温度＜28℃时停止分泌。促甲状腺激素和抗利尿激素在低温时分泌受到抑制。随着温度的降低肾上腺血流减少，皮质激素和儿茶酚胺类产生减少；机体对儿茶酚胺类反应进行性下降，至20℃时完全消失。降温至34℃时甲状腺激素分泌逐渐减少，15℃时碘的摄取完全抑制。

第三节 低温对器官的保护

一、脑保护

低温被广泛应用于心血管手术。氧耗量降低可延长循环暂停时间来进行心脏或大血管的手术，脑及其他脏器的功能不损害。不同程度的低温，其延长脏器的循环阻断时间各不相同(表42-3)。低温的深度和循环阻断时间应严格掌握，以免因脑缺氧而致不可逆性脑损害。低温与体外循环的结合扩大了低温在心血管手术中的应用范围。

低温的脑保护作用还被广泛应用于低温治疗,心肺脑复苏后和严重脑外伤患者常用低温治疗。

表 42-3 不同温度下阻断循环的安全时限

体温(℃)	阻断循环时间(min)
>32	8~9
32~28	10~15
28~18	15~45
<18	45~60

二、脊髓保护

凡是涉及胸降主动脉的手术均有造成脊髓损伤的可能,近年来报道手术后截瘫的发生率为 0~40%,患者年龄>70 岁,有动脉粥样硬化及急症手术的截瘫发生率更高。主动脉手术后的脊髓细胞损伤的因素主要是由脊髓缺血、再灌注损伤及无复流现象导致的微循环障碍等原因所致。早期的大量实验性和临床研究证明:低温的神经保护机制主要是降低了缺血期间的脑和脊髓的氧代谢率。目前的研究表明:低温可通过改变兴奋性氨基酸的释放而起到脑和脊髓的保护作用。

三、肝肾功能的保护

降主动脉的手术阻断循环后,可能对胸腹腔的重要器官造成缺血性损害。肝脏和肾脏是耐受缺血、缺氧较差的器官。在常温下一般阻断肝血流时间≤20 min,阻断肾血流时间≤40 min,特别在肝、肾有严重疾病和功能异常时,耐受缺血、缺氧的能力更差。要延长阻断时间,则需要采用低温。全身低温操作复杂、并发症多,为满足手术需要可采用肝和肾局部降温。不同温度下,重要脏器耐受循环阻断的时限不同(表42-4)。

表 42-4 不同温度下重要脏器耐受循环阻断的时限(min)

	37℃	28~32℃	25℃
大脑	3	8	14~15
脊髓		42~45	
肾	42~40	60	
肝	20	60	

第四节 麻醉和低温的实施

一、麻醉处理

降温应该在全麻下进行,心内直视手术的低温常与体外循环同时进行,麻醉中应用低温时要做到以下几点:① 应用中剂量或大剂量的芬太尼或舒芬太尼复合麻醉,有效地抑制伤害刺激的反应,维持循环的稳定。② 维持一定深度麻醉和完善的肌肉松弛,避免御寒反应。③ 维持内环境稳定,末梢血管扩张和器官灌注良好。④ 防治心律失常。

二、降温方法

(一) 体表降温

1. 变温毯降温法　患者仰卧于置有变温毯的床上,变温毯内有充满冰水的管道,管道与床旁的冷热水交换机相连接,通过动力使管道内的水循环流动,使体温下降。主要适用于浅低温或低温的维持。在气管插管和机械通气下,使麻醉达到合适深度,应用冰毯降温待食管温度降至 33~34℃时,维持一定温度,然后体温仍会继续下降,续降少者仅 2~3℃,多者可达 5~6℃。肥胖者降温(drop temperature)时开始体温下降慢,但停用冰毯后续降温较多;体瘦者降温时开始下降快,续降少。如果续降温度不够时,可再用冰袋置于表浅的大血管部位如头、颈、腋窝、腹股沟及腘窝等处辅助降温至所需的温度。应用体表降温不如以前冰浴降温速度快,但优点是简单易行、调控方便、温度维持恒定。不需体外循环设备,主要适用于浅低温实施。

2. 冰袋、冰帽降温法　全麻后,将冰袋放置于大血管浅在部位,如颈部、腋窝、腹股沟、腘窝等处,头部戴冰帽,以达到选择性头部重点降温,并可将两者联合应用。冰袋、冰帽降温,降温速度缓慢,很少出现寒战反应,一般也不能使体温下降至 32℃以下;停止降温后,体温续降少,一般仅 1~2℃。本方法操作简单,并可边手术边降温,适用于婴幼儿。用于成人降温效果差,特别是体胖者,主要作为降温的一种辅助手段,常用合并变温毯体表降温维持低体温。在脑复苏、术中高热、严重感染等情况下,可采用头部重点低温加冰袋降温的方法。

(二) 体外循环血液降温法　体外循环采用人工心肺机及热交换器(变温器)进行血液降温。该法系将血流引向体外,经热交换机冷却后,用泵将血回输于体内的降温方法。该方法降温、复温快,可控性好,数分钟内可将温度降至 32℃;10~20 min 即可降至 20℃以下;

停止降温后可续降 2～4℃。血流丰富的主要脏器，如心、脑、肝、肾的温度下降快，起保护作用，但皮下组织、肌肉温度下降缓慢。由于温度下降不均匀，温差较大，可致代谢性酸血症。应注意降温和复温时，变温器和血流温差不宜超过 8～10℃，以免溶解于血液中的气体释放形成气栓；复温时最高水温不宜超过 42℃，以免红细胞破坏。

(三) 静脉输冷液体降温法 在 20～40 min 内，静脉快速输注 30～40 ml/kg 的 4℃等张液体，一般 40 min 左右中心温度可以降低 1.4℃。这种方法常用于急诊室，或院前心肺脑复苏心跳恢复后，作为初步降温的手段。这种快速输液降温方法的临床实践说明：患者是可以耐受的。另一种方法是麻醉后，将患者从中心静脉放血 400～500 ml，然后快速输 1 000～2 000 ml 4℃的晶体和胶体液，一般在 1 h 左右能将中心温度降低到 32～34℃。这种方法操作简单，易于在手术中进行，不影响手术进行；并且同时行血液稀释，节省输血；可被用于脑动脉瘤手术的低温麻醉。

(四) 血管内血液降温 血管内血液降温需用血管内热交换系统含有一个热交换导管，经股静脉插到下腔静脉，通过体外的热控制器将含有生理盐水的水循环系统进行热交换。这种交换是与中心温度直接进行热交换，因此，降温速度很快，能使中心温度降低 4℃/h。降温、低温的维持、复温都很精确。但仪器和耗材价格较贵，可应用于心搏骤停后脑复苏、重度创伤性脑损伤等疾病的降温。

三、复温

(一) 复温方法 当手术基本完毕后，可开始复温。因复温开始时手术尚未结束，体表能进行热交换的面积很少，故体表复温(rewarming)较降温困难，所需时间较长。常用的复温方法有：① 体表复温。用变温毯复温，水温不宜>45℃，如速度慢可加用热水袋放置在腹股沟及腘窝大血管部位辅助复温。② 胸腔或腹腔用 40～45℃盐水复温。③ 体外循环下血液复温，水温与血温的温差不宜超过 8～10℃。体温升至 32℃以上，可停止复温，只要注意保温，经 2～4 h 体温可自然回升。复温过高可致反应性高热，对体温已达 32℃者一般不必再继续复温。

(二) 复温注意事项

1. 控制复温速度 脑血流丰富，因此复温速度较快，复温时温度升高也最快，往往高于其他脏器的温度。低温后复温，脑可能暴露于高温状态可加重脑的损伤，甚至很小的温度升高也会影响神经功能。如体外循环复温过程中，氧合器中的水温加热≥39℃，可使脑温迅速升高，达到血液温度，并导致脑高温，明显增加心脏手术后神经精神异常的发生率。

2. 精确监测体温 鼻咽温度常代表脑的温度，但是在复温时鼻咽温度低估了脑的温度，因此，严格的温度管理是复合监测动脉血温度来避免脑的高温。复温时血温与鼻咽温度相差最好不要>2℃。CPB 后期，慢复温低颈静脉血氧饱和度($S_{jv}O_2$)的发生率降低，而快复温 $S_{jv}O_2$ 明显降低和出现脑氧降低($S_{jv}O_2<50\%$)。脑高温致脑缺氧，增加神经递质的释放、自由基产生增多、破坏血脑屏障和增加脑缺血组织边缘区的去极化。因此，体外循环中复温不能单独依赖鼻咽温度的监测，应缓慢地复温和应用体表复温设备，避免手术后的高温和低温。

四、低温麻醉监测

(一) 体温监测 人体各部位的温度因代谢水平不同而有区别，大体可分为两类，即深部温度和表层温度。为观察深部温度，临床上只能测定邻近重要器官的局部温度作为标准。例如，测定耳鼓膜温度或鼻咽部温度代表脑温；测定食管中部的温度代表心脏大血管内的血液温度；测定直肠温度代表腹腔内脏温度。

1. 鼻咽温度 可大致反映脑的温度。鼻咽温探头的置入深度为同侧鼻翼至耳垂的长度，但在实际应用中探头不到位或气管导管漏气等原因，可使测量温度偏低。放置温度探头时应动作轻柔，避免损伤鼻黏膜；尤其是体外循环手术时，因为全身肝素化可能发生鼻黏膜出血。

2. 食管温度 食管下 1/3 段的温度与心脏大血管温度接近，而且能迅速反映心脏大血管的温度变化，但心脏手术时，心包腔内局部低温时此温度不能反映机体的中心温度。

3. 直肠温度 体外循环降温和升温时变化较慢。直肠温度可受肠道菌群产热、下肢静脉回流及温度探头被粪便包埋等因素的影响，所以置入探头应至少距肛门 6 cm 以上以超过肛门齿状线。

4. 膀胱温度 膀胱温度监测的意义类似于直肠温度，监测的温度受尿液的影响，但利于术后温度的监测(测温装置在导尿管上)。

5. 血液温度和脑温度 测定血液温度可用肺动脉导管，以此反映中心温度。在钳夹巨大动脉瘤手术中，探头可以放置于开颅后的脑皮层监测脑温度，不同区域(灰质与白质大脑)的温度有一定的差别。脑的温度与中心温度的差别可高达 2℃，经颈内静脉球温度与膀胱温度差可高达 5℃。尽管颈内静脉球温度并不直接测定脑温度，但是测定脑静脉血温度。CPB 血流温度是颈内动脉血温度的最好指标。

(二) 脑代谢监测 脑电图(EEG)能早期诊断脑缺血，有利于防治神经并发症。脑电图变慢可提示脑灌注不足。脑电图能在线连续监测神经功能，无风险且无创性，能监测到未知的脑灌注不足、低血压或体外循环早期引起的脑缺血。当脑电图抑制到等电位时，脑

氧代谢率($CMRO_2$)降低 50%。体外循环初期、降温期和复温是脑缺血的危险期。深低温、药物抑制神经元活动、辅助脑灌注和提高灌注压可纠正脑缺氧。EEG 监测的临床争议是仅监测到电极监测的区域,电极以外的脑缺血无法监测,如海马和基底核。但 EEG 仍然是连续监测脑缺氧的重要手段。

临床上主张用颈内静脉血氧饱和度($S_{jv}O_2$)来监测全脑的氧合。近红外光谱法监测脑氧,无创伤记录局部脑组织的 $rScO_2$ 和脑血流动力学变化,具有实时、连续监测特点,为监测脑的氧供需平衡提供了较好的手段。$rScO_2$ 由于其 80% 的信号来自静脉血,故不受低温引起的动脉血管收缩的影响,也不受无搏动血流、低血压甚至循环停止的影响,为深低温停循环手术期间提供脑 O_2 代谢和 O_2 耗的连续监测。深低温停循环期间,$rScO_2$ <38% 表示脑氧合不足,可提供缺 O_2 预警。

(三) 其他监测　尿量、电解质的监测和血气分析也是低温麻醉中常用的监测项目。

第五节　深低温停循环

深低温停循环(deep hypothermia and circulatory arrest, DHCA)已经被应用于有脑缺血风险的手术的脑保护、复杂主动脉瘤手术、下腔静脉阻塞及癌栓取出等手术。DHCA 提供无动的和无血的手术环境能快速修复缺损。

一、DHCA 的适应证

DHCA 的适应证是:① 当传统的技术不能控制出血或不能保护脑时应该考虑应用。② 近端不能控制的主动脉手术,毛茸茸的动脉粥样硬化病变,手术难度较大的降主动脉和胸主动脉手术。③ 主动脉弓修补或置换。④ 大而复杂的脑血管瘤钳夹手术。⑤ 肾肿瘤血栓达到下腔静脉或心房时,DHCA 可以提供一个无血的术野并防止大出血。

二、术前评估

患者生理状态评估、与 DHCA 有关的危险因素和手术的评估。包括手术前的神经功能、患者心血管、呼吸和肾功能。必要时自体血储存。

三、低温的实施和复温

(一) 降温　降温采取体外循环降温法。保证氧供需平衡和均衡的降温才能保护所有的器官。要达到脑的均衡低温,最好是在高流量体外循环下缓慢地降温,避免了血液温度比组织温度更低。低温使氧解离曲线左移,血红蛋白对氧的亲和力增加,降低了组织氧的应用,亲和力的增加和体外循环的预充液使血液过度稀释,能导致 DHCA 前的组织缺氧和细胞内酸中毒。实验证明:理想的血液稀释血细胞比容为 25%~30%。白细胞滤过能降低围术期并发症。影响脑灌注和快速温度平衡的因素有:脑动脉粥样硬化、血管反应的局部改变、血气管理的目标和血液黏度。

(二) 复温　复温过程应该缓慢。DHCA 后,最重要的是在脑电活动恢复前恢复灌注,以便缓慢地冲洗出累积的代谢产物、中和自由基和提供高能量的代谢底物。复温时,维持血温度和鼻咽温度差≤2℃。再灌注损伤的风险可能持续 6~8 h,因此,术后应该避免低血压、低氧血症和水肿。DHCA 后即使轻度的体温过高也是危险的。温度过高加重脑损伤。

(三) 神经保护　DHCA 的脑并发症主要是中风和暂时性的认知功能障碍(transient neurocognitive dysfunction, TND)。除了药的脑保护作用外,DHCA 可单独应用也可以联合选择性脑灌注。逆行脑灌注(RCP)通过上腔静脉插管,灌注流量在 420~500 ml/min,维持压力在 25~35 mmHg。阻断下腔静脉或阻断上腔静脉可以防止因压差过高而使血流入下腔静脉。逆行脑灌注可以使脑均匀地降温和冲出脑栓子、空气和代谢毒素。但是,RCP 是否能维持脑的营养仍有争议。RCP 可降低中风的风险,但可能增加 TND 的风险。因此,RCP 常被用于延长"安全"的 DHCA 时间。顺行性脑灌注是通过插管到右锁骨下动脉或无名动脉,同时用球囊堵塞颈总动脉来完成,流量为 10~20 ml/min,压力达 40~50 mmHg。顺行性脑灌注的优点是能维持脑营养的需求;缺点是插管到这么小的血管需要很长时间,并常有血管疾病和粥样硬化脱落栓塞的危险。顺行性脑灌注可以降低 TND 的发生率,可被应用于延长 DHCA 来完成复杂的主动脉弓血管瘤的修补。

(四) 麻醉方法及管理　DHCA 麻醉与体外循环麻醉过程相似。在 CPB 前给予地塞米松 1 mg/kg,以降低 CPB 和 DHCA 的炎症反应。利多卡因 1~2 mg/kg 静注有神经保护和抗心律失常作用。维持脑电的静止可输注硫喷妥钠 1 mg/(kg·min),在常温下调整剂量直到 EEG 出现爆发抑制,然后开始 CPB。甘露醇和镁(2 g)在 DHCA 前加入 CPB 中,分别有抗氧化和心脏保护作用。缓慢降温到<20℃,患者头部放置冰帽降

温。整个手术中要维持良好的肌松状态，可以降低全身氧耗量；控制高血糖可以降低不良预后。根据手术的计划应用逆行脑灌注或顺行脑灌注。吸入麻醉药、硝普钠或硝酸甘油以扩张血管和增加复温速度，而灌注管血温与鼻咽温度差不能>2℃，避免高温。血细胞比容应增加到42%左右。CPB后特别要注意纠正凝血功能障碍和体温调控。

(五) 并发症 低温改变凝血功能使出血增多，增加伤口感染的风险，影响多种药物的药代和药效，导致术后寒战和氧耗量增加。DHCA手术的死亡率在10%～20%。对于慢性肾功能衰竭，术前器官灌注不良、血管破裂，以及术后急性肾功能衰竭、低心排血量综合征、脓毒症和多器官衰竭死亡风险更高。神经并发症包括中风、认知障碍、脑缺氧和癫痫。在DHCA手术中，中风的发生率在2%～13%，认知障碍为5%～20%。DHCA的时间长短是重要的危险因素，当DHCA>25 min及年龄>60岁时，导致住院时间延长和精细的运动技能与记忆的缺失。包括DHCA有或没有逆行性或顺行性脑灌注，全脑保护时间在40～60 min，易并发中风和暂时性神经症状。年龄>75岁、主动脉近端狭窄、糖尿病、慢性肾功能衰竭、高血压、肺疾病、需要主动脉内球囊反搏、术后低心排血量综合征和肺并发症等，其中风的危险增加。

DHCA可导致非神经的并发症，包括凝血功能障碍、肾功能衰竭和肺功能不全。术前肌酐高、高血压、高龄和急症手术是危险因素。

第六节 低温治疗

研究证实：低温治疗通过多种机制达到脑保护作用。降低中枢神经系统损伤应激时的代谢消耗；中度低温时抑制谷氨酸的兴奋毒性；低温也抑制神经递质(多巴胺，5-羟色胺)的释放；通过抑制基质金属蛋白酶(matrix metalloproteinase)降低了血脑屏障(blood-brain barrier，BBB)的通透性。基质金属蛋白酶是细胞内的关键性酶，能干扰BBB的通透性；脑缺血后对BBB通透性的干扰、血管源性水肿、炎症细胞向血管外转移造成微血管的改变；降低脑血管的通透性是脑保护作用的重要机制。对于严重脑损伤和心肺脑复苏后的昏迷患者，低温治疗是重要的治疗手段，能改善患者的神经预后和降低患者死亡率。

一、严重创伤性脑损伤的低温治疗

严重创伤性脑损伤(traumatic brain injury，TBI)与心搏骤停、新生儿误吸脑缺血在脑的病理生理学上是相似的，均引起继发性神经并发症。实验证明：低温降低了缺血后神经损害。低温维持48 h对神经预后有很大的益处。

TBI后降温的时机应该是越早越好，先快速把中心温度降低到35℃，然后在创伤后4 h内把温度降到33℃，并维持48 h，>48 h的患者可能因并发症而延长住院时间。>45岁的患者低温治疗并发症增多和预后差，不推荐低温治疗。低温治疗的靶温度是32～34℃，<32℃可造成心律失常、感染、凝血功能障碍等并发症增多。

在院前和急诊室，初步的降温可以通过快速静脉输注4℃的等张液体，而有效地降低低温治疗的降温时间，临床上证实对改善预后有效。脑外伤患者能很好地耐受大量的冷液体的输注，并能有效降低温度。院前初步降温后，患者进入医院可更进一步地降温治疗。传统的低温方法有冰袋、冰水和冷空气降温。这些技术也是诱导和维持的好方法，但单用这些方法维持温度在32～34℃是比较困难的。应使用变温毯、凝胶粘贴垫及血管内变温系统等表面降温方法。能有效和安全地实施低温治疗，精确维持体温在靶温度范围内，而静脉内血液低温系统更能精确地维持靶温度在0.2的偏差内。冰帽降温并不十分适用于脑外伤。一种新的方法是采用咽部冷管设备，能有效地选择性令脑部降温，实验证实其可以改善TBI患者神经预后。

低温后的复温必须缓慢进行，升温的速度宜为0.25～0.5℃/h。过快、过高的复温会加重脑缺血的损害。

二、心搏骤停患者的低温治疗

院外心室颤动和室性心动过速患者复苏后，应用低温32～34℃治疗12～24 h，发现心搏骤停患者应用低温治疗，能降低死亡率和改善神经功能。基于这些研究，推荐心搏骤停后患者应用低温治疗。

心搏骤停患者低温治疗的适应证为停复苏后昏迷和无反应患者。心搏骤停患者复苏后低温治疗应越快越好。降温至33℃并持续12 h与低温32～34℃持续24 h，两组生存率和神经改善相似，但是绝对理想的降温目标和维持时机仍然不清楚。

具体实施方法：① 降温前应评估神经状态，放置鼻咽温度探头监测体温，连接体表降温设备。② 设定"自动"模式，目标温度设在33℃。③ 每小时记录温度一次。④ 如患者有寒战和/或躁动、不能解释的心动过速和(或)高血压，可静注咪达唑仑 2 mg，必要时持续输注咪达唑仑 2～3 mg/h，最大输注速度不能>10 mg/h。如咪达唑仑镇静效果不好，加用适量的阿片类药物。寒战严重或有抽搐者需应用肌松药。⑤ 如果患者清醒和听从指令，可停止低温治疗，被动自然复温。⑥ 24 h或48 h后开始复温，12 h左右复温至37℃(0.3℃/h)。

三、低温治疗的并发症及处理

(一) 心电图变化 低温引起 PR 延长、QRS 增宽、Q－T 延长。低温抑制心脏起搏细胞发生心动过缓，在低温治疗时如果循环稳定，可不必处理。

(二) 循环 在降温期常见高血压和外周阻力增高，是由于低温造成血管收缩所致。因此，必须同时监测平均动脉压和尿量来评估组织灌注。高血压时停用血管收缩药，给予镇痛和镇静治疗。必要时可用降压药。

(三) 电解质 降温引起钾、钙和磷酸向细胞内转移，使得电解质血浆浓度降低；相反，在复温期，电解质移动至细胞外。通常 6～8 h 监测 1 次电解质。

(四) 酸碱平衡 体温降低，CO_2 产生减少，在复苏初期存在呼吸性酸中毒，调整机械通气予以纠正。但也应避免过度通气引起严重的呼吸性碱中毒。定期监测 $PaCO_2$，调整通气量，维持酸碱平衡。

(五) 凝血功能障碍 温度<32℃可引起凝血功能障碍；尽管低温对血小板功能有抑制作用。应评估凝血功能和血小板计数。如低温时有持续活动性出血，应治疗凝血功能紊乱和保持血小板值正常。

(六) 高血糖 轻度低温抑制胰岛素的释放和产生胰岛素耐受。低温常见高血糖。每小时监测血糖一次，用胰岛素治疗高血糖，控制血糖在目标范围。

(七) 免疫 轻度低温抑制白细胞的生成和中性粒细胞、巨噬细胞减少，特别要注意预防。床头抬高和防止机械通气相关的肺感染。每日查血常规直到复温正常。每日胸片检查有助于诊断早期肺炎。

(八) 寒战 寒战是维持温度稳态的一种正常生理反应。防止和治疗寒战是低温治疗的难点。寒战使产热增加、氧耗和代谢增加及颅内压升高。在诱导低温期应用镇静药和肌松药，防止发生寒战。

(九) 药物清除延长 在低温治疗中，很多药物的代谢和清除延长。低温影响镇静药、肌松药、抗震颤药和镇痛药的降解。因此，低温时应该适当减少药物用药量，并监测其毒性反应。

（陈　杰　李立环）

参考文献

[1] 孙大金，杭燕南，王祥瑞. 心血管麻醉与术后处理. 北京：科学出版社，2011：585－604.

[2] Miller RD, Eriksson LI, Fleisher LA, et al. Miller's Anesthesia. 7th ed. Philadelphia: Churchill Livingstone Inc, 2009: 1889－1975.

[3] Kupchik NL. Development and implementation of a therapeutic hypothermia. Crit Care Med, 2009, 37: S279－S284.

[4] DeDeyne CS. Therapeutic hypothermia and traumatic brain injury. Curr Opin on Anesth, 2010, 23: 358－262.

[5] Campos JM, Paniagua P. Hypothermia during cardiac surgery. Best Pract Res Clin Anaesthesiol, 2008, 22: 695－709.

[6] Dorotta T, Kimball-Jones P, Applegate R. Deep hypothermia and circulatory in adults. Seminars in cardiothoracic and vascular anesthesia, 2007, 11: 66－76.

第四十三章 体外循环与重要脏器保护

体外循环(广义):将人体血液由体内引至体外,经过物理和化学处理后再注入体内,达到生命支持、器官替代和功能调控等目的。体外循环(狭义,又称心肺转流):将人体血液由体内引至体外进行气体交换和(或)循环,从而代替或辅助循环和呼吸功能的技术。

体外循环(cardiopulmonary bypass, CPB)的基本目是通过有效的循环和呼吸支持,代替心肺功能,从而为心脏外科创造良好的手术条件。随着对体外循环认识的不断深入,以及方法、人工材料和监测手段的不断完善,体外循环逐渐向临床各科渗透,甚至在手术室外解决了一些疑难问题。

体外循环的实现是静脉血通过 1 根或 2 根插管引流至体外,在血液氧合器(oxygenator)内进行有效的气体交换,经机械泵(滚压泵或离心泵)通过动脉管注入机体。体外循环可分为完全性或部分性两种,完全性体外循环指心脏停止跳动,全部静脉血引流至体外氧合再注入体内,主要是应用于心脏手术,目的是造成良好的术野;部分性体外循环指心脏跳动时,一部分血液引流至体外再注入体内,主要是用于心肺功能支持,目的是减轻心肺负担,促进其功能恢复。在体外循环实现过程中还有其他插管,以满足手术中的各种需要。然而,体外循环也可对各重要脏器功能造成不同程度的影响,甚至产生严重并发症。因此,在实施过程中,应采取必要的防治措施,对重要脏器进行有效保护,确保患者安全。

第一节 体外循环的基本部件和管路

一、体外循环的基本部件

(一) 动脉泵

1. 滚压泵　滚压泵由泵管和泵头组成。泵头又分滚压轴和泵槽两部分。泵管置于泵槽中,通过滚压轴对泵管外壁以固定方向滚动挤压,推动管内液体向一定的方向流动。它要求泵管有很好的弹性和抗挤压能力。目前泵管主要有硅胶、硅塑和塑料三种管道。在灌注过程中滚压轴有可调性,即快速可达每分钟 200 多转,慢则每分钟 1 转,泵流量和泵转速成正比。泵轴滚动均匀,无噪声(图 43-1)。

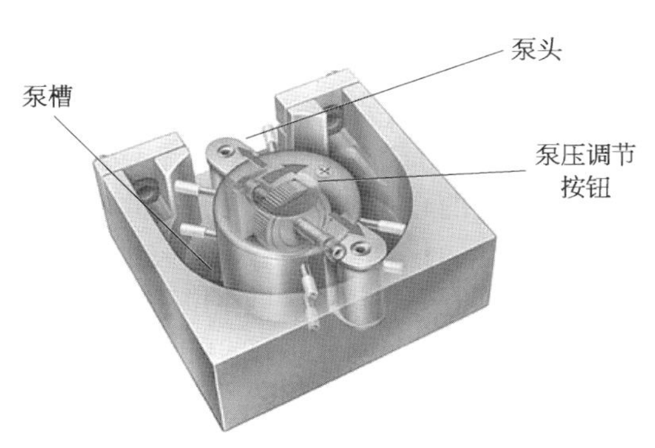

图 43-1　滚压泵示意图

2. 离心泵　具有一定质量的物体在作同心圆运动时产生离心力,它与转速和质量成正比。容器内的液体在作高速圆运动时,如果将容器密封,液体将对容器周边形成强大的压力。液体在一个高速运动的容器内,圆心中部为负压区,外周为高压区,如果在腔的中心部位和外周部位各开一孔,液体就会因压差产生流动,当周边的压力高于腔外的阻力时,液体即可产生单方向运动。根据上述原理,人们设计了离心泵。和滚压泵相比,离心泵对血液损伤小,可适合长时间灌注。离心泵压力缓冲大,泵的转速越高,产生压力越大,泵输出量就越高。同时它们受输出端阻力的影响,外周阻力高,流量会相应减少,这就是压力依赖性。如果泵输出端管道扭折闭合,管内压力上升而不易崩脱,因为离心泵是开放性的,则管内高压难以形成。离心泵安全性高,离心泵周边是高压区,中心是负压区,如果有少量微气栓,由于比重轻而集中于中心部位难以泵出,当意外进入大量气体时,因气体质量轻难以形成强大的离心力,从而避免大量气体泵入体内(图 43-2)。

(二) 氧合器

1. 鼓泡式氧合器　氧气经发泡装置后和血液混合形成无数个微血气泡,血液氧和并变温,再经祛泡装置成为

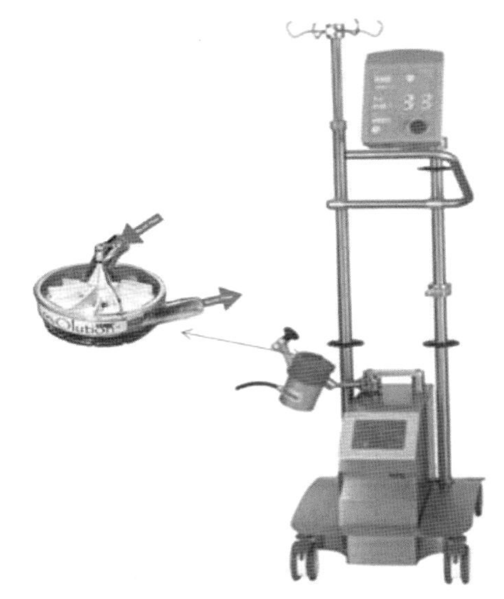

图 43-2　离心泵示意图

含氧丰富的动脉血。普通的鼓泡式氧合器由氧合室、变温装置、祛泡室装置和储血室所组成。使用鼓泡式氧合器应根据患者的体重和相应流量的大小而定。近年鼓泡式氧合器应用越来越少，呈淘汰趋势，故不详细叙述。

2. 膜式氧合器　简称膜肺(membrane oxygenation)，是血液流经类似人体肺泡气血屏障的人工高分子半透膜，其特点为气体可因膜两侧分压的不同而进行气体交换。中空纤维外走血型膜肺有很多优点，如血液破坏小、气体交换能力强、预充量小等。按静脉回流方式分开放型和封闭型。

膜肺较鼓泡肺的性能优势在于有良好的气体交换，且更接近人体生理；有明显的血液保护作用：大量研究证实，膜肺在减轻血细胞激活和破坏、降低补体激活程度等方面明显优于鼓泡肺，可明显减少体外循环源性栓塞的发生，而且明显改善脏器功能(图 43-3)。

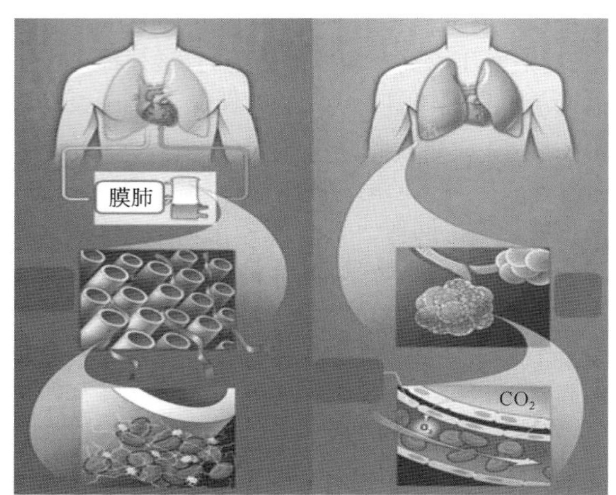

图 43-3　正常肺和膜式氧合器血液氧和原理

膜肺操作时一般是通过气体流量来调节二氧化碳分压，通过吹入氧浓度来调节氧分压。随着温度的降低，机体氧耗减少，吹入氧浓度降低，可通过气体混合器来调节，使用时一定要使空气和氧气混合前压力相等，气体混合器一旦压力不平衡，就会出现报警。此时应及时调节，特别是在空气压力过大时，可造成血液的氧合能力下降。

大部分膜肺是将静脉血泵入氧合器再进入体内(泵后型)，由于血液在进入膜肺前，应用搏动灌注，血流波形在膜肺中受到阻力而衰减，搏动效果减弱，故在搏动灌注时应选用泵前氧合的膜肺。膜肺使用时须保持出气口的通畅，否则气相压力高于液相压力，可致气栓形成。体外循环开始时先开泵转流，后供给气体，停体外循环时先停气、后停泵，以防止气体将膜吹干形成结晶，而使氧合能力下降。停循环时应开放膜肺的旁路装置持续不断地循环，以免血球沉淀，膜肺下部血液浓缩，阻力增加，从而导致再次转流时因血流分布不均而影响氧合；在恢复循环时一定要记住阻断膜肺的旁路装置，否则会造成动-静脉短路，使机体灌注不足甚至血液倒流。

不同体重应选用不同流量范围的氧合器，主要作用在于对小儿可减低预充量，对成人可满足灌注的需要。闭合式氧合器的储血袋的储血能力有限，在灌注过程中若要调整静脉回流，需对和其相连的回流室进行流量调节，若需要充分引流，可将回流室平面降低，控制引流将回流室平面上升。停止输血时，储血袋很难精确地判断血液输入量。此时，可根据泵的滚动圈数和每圈泵管的输液量来精确计算。婴幼儿回流室的容量很小，此时液平面应是以回流室为参考而不是储血袋，否则会造成转流中灌注量和引流量平衡的判断失误。

(三) 体外循环滤器

1. 动脉滤器　动脉滤器是体外循环血液进入体内的最后一道关口，因此意义重大。大量的实验表明：动脉滤器的应用可明显减少心脏手术的脑并发症，这可从颅脑 CT、磁共振、病理切片、术后的症状和体征等多方面得到证实。特别是经颅多普勒更能反映动脉滤器的滤过功能。如果没有动脉滤器，灌注时大脑中的动脉可见明显小气栓信号。动脉滤器的孔径在 20～40 μm，大多数为滤网式。

2. 回流室滤器　回流室滤器是体外循环中微栓的主要滤除装置。它滤除来自心腔内或术野吸引血带来的微栓，如组织碎片、赘生物、滑石粉、小线头等。鼓泡式氧合器还有消泡功能。回流室滤器一般为渗透式，在最外层有 60～80 μm 的滤网，血液经混合方式滤过后 25 μm 以上的微栓可清除 90%。随着滤器的改进，回流室滤器滤过能力大大提高，回流室的滤过特点表现为滤过量大、压力低，要求滤网吸附水能力小、动态预充量小、流量高而压力低。在血液未经肝素化前不能将其引至回流室内，否则可产生凝血阻塞滤网，这将严重降低滤器的功能。

3. 晶体液滤器(预充滤器)　有研究发现氧合器、泵管、晶体预充液都含有一些微栓，大小在 5～500 μm，包括插头、玻璃、纤维、化学结晶、塑料、毛发、蛋白等。

体外循环前滤除这些可明显减轻栓塞，还可减少感染的发生率。体外循环管道预充时加 5 μm 的滤器，流量 5～6 L/min 的条件下运转以滤除 5 μm 以上的微栓。这一标准仅对晶体液有效，预充完毕后将此滤器废弃。

(四) 管道和插管

1. 动脉插管　动脉插管是保证血流注入体内的重要通道。导管的形状有所不同，如直角动脉插管、金属丝加强型动脉插管、延伸型动脉插管等。各种插管的应用可根据病情的需要及外科操作而定。插管部位以升主动脉根部和股动脉常见。插管时血压不宜过高或过低，过高时插管易发生出血，血压过低使插管操作困难。ACT 应＞300 s 方可插管；体外循环结束后鱼精蛋白拮抗肝素，应保持动脉插管内的血液呈流动状态，可不断少量地将氧合器内的肝素血输入体内，如果这种输入方式间隔＞5 min，主动脉尖端有产生血栓的危险。

2. 静脉插管　静脉插管的要求：引流通畅充分；良好的术野，利于手术操作；尽量减少创伤。根据手术种类的不同，插管部位可选择上下腔静脉或右心房。在一些特殊情况下还可选用其他部位插静脉管，如小儿 ECMO 用腋静脉，成人 ECMO 选用股静脉，肝移植术选用肝静脉。

一些再次手术患者，因组织粘连而使上下腔静脉游离困难，在游离中有心腔和血管破裂的危险，可使用带囊的静脉引流管。静脉插管不宜过深，特别是小儿更应注意；静脉回流室和心脏应保持一定的落差，以维持良好的引流。上腔静脉插管过深，可达头臂静脉，造成对侧静脉回流受阻，除静脉压增加外，还表现为结膜充血、水肿，颜面发绀、肿胀。此时应及时纠正，以防脑水肿的发生。下腔静脉插管过深，可达肝静脉或越过肝静脉至髂静脉，造成下肢或腹腔脏器的回流困难，下腔静脉回流不佳时腹腔脏器淤血；严重者腹腔膨隆，氧合器液面下降。右心房插管过深，心房引流开口被下腔静脉壁阻塞，亦可引起上腔静脉回流受阻。

有 2%～4%的先天性心脏病患者有左上腔静脉，可直接开口于右心房或冠状静脉窦。如时间短、左上腔回流不多且不影响术野，可不处理；若时间短、左上腔回流量中等，可在此血管外上阻断带，并监测上腔静脉压，若静脉压＞15 mmHg，应松解阻断带，放血至静脉压降低后，再阻断左上腔静脉进行手术；若时间长、回流量大，则可插一根引流管，这样会为手术操作带来一些困难。对于主动脉弓中段合并动脉导管未闭患者，动脉导管是下半身唯一的供血通路。如果不慎将动脉导管结扎，下半身处于缺血状态(此时表现为下肢颜色苍白，下腔静脉无血液回流)，外科医师应及时松解结扎的动脉导管，以恢复下半身血流。

3. 心内吸引管(左心吸引管)　心内吸引管的主要作用是对心腔内进行减压或吸引心脏内的血液创造良好的术野。在心脏直视手术中肺动脉无血流，冠状血管无血流(心血管解剖异常和温血灌注例外)，心脏手术中来自肺静脉、冠状静脉窦的血液不仅会影响术野，使心腔内压和静脉压增高，还可造成体外循环后的低心排血量综合征和“灌注肺”等。

心内吸引管一般从房间沟下部插入，此部位较深，操作虽然较困难，但并发症少，不影响术野。荷包缝线操作一定要仔细，否则发生出血不易止住。主动脉瓣关闭不全的患者在心脏停搏前一定要插好心内吸引管；否则心脏停跳，血液倒流至左心腔，心脏不能收缩射出这些血液，进而心脏过度膨胀，心脏纤维过度牵拉，超微结构严重破坏。这种心肌损伤可造成心脏手术后心肌收缩无力。

如果心内吸引管血流量大，应考虑下列因素：肺内支气管血流增加、动脉导管未闭、冠状动脉循环阻断不全、冠状动脉窦漏、左上腔静脉等。根据不同情况进行积极纠正。心内吸引管是一种负压吸引，在心脏直视术中不宜负压过度，否则可使心内膜损伤(婴幼儿更易发生)，或阻塞吸引孔，如同活瓣关闭，使心腔内血液淤滞，影响手术操作。此时灌注师应适度调节吸引力度，外科医师应调节置管角度。

4. 心外吸引管(右心吸引管)　心外吸引管又称自由吸引管、右心吸引管，主要功能是将术野中的血液吸至心肺机内，保证心腔术野的清晰。使用时注意避免过度负压，负压过高是体外循环中血液破坏的主要因素。使用时须进行全身肝素，激活凝血时间(ACT)应＞480 s。如术中胸膜破裂，鱼精蛋白拮抗前应将心外吸引器伸至胸腔内，将肝素化血液吸入氧合器内，否则在拮抗后会造成这部分血流废弃。心外吸引原则上是将血液吸至氧合器，使用时应尽量不要将其他液体(冲洗液)吸至氧合器，以免造成血液过度稀释。

第二节　体外循环中重要脏器的保护

一、体外循环中的心脏保护

(一) 体外循环中与心肌损伤的有关因素

1. 心肌缺血性损伤　间断停搏液灌注都会造成一定程度的心肌缺血性损伤(myocardial ischemic injury)，冠状动脉血流阻断时间越长，心肌损害越重，应尽快恢复心脏血流。心肌肥厚时心肌毛细血管相对减少，心肌内压升高，氧需增加，缺血耐受差。颤动时心肌机械活动仍存在,心肌因小血管间隙阻塞,心内膜下心肌组织压明显升高,需要 90 mmHg 灌注压才能维持心内膜下心肌灌注。心室内压特别是主动脉瓣关闭不全、心肌停搏、左心室减压不畅,可造成心肌纤维过度牵拉,使其超微结构破坏。复跳时应避免心室过胀,有利于心肌收缩尽快恢复。严重冠状动脉疾患、顺行灌注停搏液效果不佳,需配合逆行灌注。

50 岁以上心脏病患者都要警惕并发冠心病的可能。心肌炎、风湿活动期、心肌代谢障碍,缺血耐受明显降低。急性心肌梗死患者死亡率高,如有可能尽量在病情稳定后进行手术。主要发生在体外循环过度稀释或辅助循环自身肺氧合能力不佳时,使冠状动脉氧供减少,心肌缺氧、缺血。冠状动脉栓塞包括气栓、血栓、油栓、粥样斑块等,微栓主要到达心内膜下心肌,广泛时可造成心肌梗死。

2. 心肌再灌注损伤　心内直视手术中,为了获得安静无血的术野,需要暂时阻断冠状动脉循环血流。心肌在第一次阻断冠状动脉灌注,其缺血、缺氧期细胞内的生化反应及超微结构改变并不十分明显。当解除主动脉阻断并重新恢复冠状动脉血流后,则可出现严重的病理性心肌细胞损害和顽固性心律失常,心肌肥厚或术前存在冠状动脉供血不足的患者更为明显。这种在缺血期心肌改变不明显,而在重新灌注后才充分表现出来的心肌损害被称为“心肌缺血再灌注损伤”。

心肌缺血再灌注损伤最常见和最早的表现为心律失常,这可能与再灌注细胞内钙超载及细胞外钾减少有关。动物实验表明:结扎冠状动脉 60 min 未见细胞内钙离子含量增多,再灌注 10 min 后细胞内钙离子含量增多 10 倍。血流灌注心肌细胞突发性水肿,质膜破坏,线粒体肿胀破裂,肌纤维收缩带坏死。未灌注的缺血梗死区只见苍白松弛的肌纤维,细胞结构仍保存。再灌注冠状静脉窦及体静脉血中 CK、LDH 均增高。在再灌注区常见部分小血管内皮细胞肿胀及白细胞堵塞而呈无复流状态。严重时心肌急性水肿,心肌顺应性降低,心室收缩力、血压及心排血量等均减少,甚至不能维持循环。

(二) 心肌保护的原理

1. 心脏保护(myocardial protection)的原则　体外循环心内直视手术中心肌保护是多方面的,简单概括为“慎于术前,严于术中,善于术后”。术前心肌保护工作主要为改善心功能,增加心肌能量储备;术中主要是降低心肌氧耗,减轻或预防心肌缺血再灌注损伤;术后保证冠状动脉血供,控制心脏前后负荷,促进心肌顺应性的恢复。其中关键是升主动脉阻断后的心肌保护。

绝大多数医院都采用化学停搏液方法进行体外循环中的心肌保护。通过高钾,使心脏迅速停跳,减少心脏在停跳前因电机械活动所造成的能量损耗。化学停搏液中的能量物质及其他药物在心脏停搏期间,为心肌提供代谢底物,维持心肌细胞的结构完整及细胞膜离子泵功能正常,保持正常的钠、钾、钙等离子跨细胞膜离子梯度。化学停跳液使心内直视手术中心肌耐受缺血的安全时限得以延长,预防或减轻心肌缺血再灌注损伤。

2. 心脏停搏液(cardioplegia)　其中各种成分及意义如下。

(1) 钾离子。化学停跳液中的重要成分。当细胞外 K^+ 浓度升高后,跨膜 K^+ 梯度下降使膜电位的负值下降,Na^+ 流入细胞内的速度减慢,结果使动作电位的上升速度、幅度及传导速度均减少。当膜电位降至 50 mV时则 Na^+ 通道停止工作,Na^+ 被阻止在细胞外,不能产生及传播动作电位。维持电位在此水平可使心脏处于舒张期停搏。晶体停跳液中 K^+ 最佳浓度为 15～20 mmol/L,血液停跳液中 K^+ 最佳浓度为 20～30 mmol/L。

(2) 镁离子。镁离子是细胞内许多酶的激活剂及辅助因子。细胞外高镁时,镁离子可通过竞争心肌细胞膜上的钙离子通道上的受体,阻止钙离子进入细胞内而产生停搏作用。研究表明:晶体停跳液中理想的镁离子浓度为 15 mmol/L。

(3) 钙离子。细胞膜的完整及细胞内许多生理作用也需要钙离子参与。要适当控制钙离子在停搏液中的浓度,婴幼儿在此方面显得尤为重要。晶体停搏液中适宜的钙离子浓度为 0.5～0.6 mmol/L,成人含血停跳液的钙浓度可为零。

(4) 钠离子。停跳液中钠离子的适宜浓度为100～120 mmol/L。细胞外 Na^+ 浓度过高会引起心肌细胞水肿,而细胞外 Na^+ 过低会影响心肌细胞 Na^+-Ca^{2+} 交换机制,导致细胞内的 Ca^{2+} 大量积聚。

(5) 膜稳定剂。普鲁卡因、糖皮质激素等有一定的细胞膜保护作用,可以增加心肌保护的效果。

(6) 能量代谢底物。许多研究表明:心肌缺血期间如果提供一定的能量代谢底物,例如葡萄糖、高能磷酸化合物(ATP、CP)、氨基酸(谷氨酸)等,有助于对细胞形态及功能的保护,减轻缺血再灌注损伤,对温血灌注尤为重要。

(7) 钙通道阻滞剂和氧自由基清除剂。心肌缺血再灌注损伤的主要机制是钙超载和氧自由基的作用,在停跳液中加入钙通道阻滞剂(维拉帕米、硝苯地平等)或氧自由基清除剂(甘露醇、别嘌醇、中药丹参等)有良好的心肌保护效果。

3. 心肌保护主要方法　心肌保护的方法很多,如晶体和含血停跳液,冠状动脉的顺行灌注和逆行灌注,温血连续性灌注和冷血间断性灌注等。本章仅介绍两种最常见的方法。

(1) 冷晶体停跳液。冷晶体停跳液以高浓度钾灌注心肌,使跨膜电位降低,动作电位不能形成和传播,心脏处于舒张期停搏，心肌电机械活动静止。晶体停跳液的低温使心肌基础代谢进一步降低，能耗减少，增加心肌缺血耐受能力。根据钠离子浓度主要分为两大类：① 仿细胞外液停搏液。其钠、钙离子接近于细胞外水平。主要通过高钾去极化作用，使心脏停搏。其代表配方为 St. Thomas 医院停搏液。其配方简单、经济，安全保护时限为 30 min，适合简易手术。② 仿细胞内液停搏液。为低钠、无钙溶液。其离子接近于细胞内水平。主要是减少钙离子内流，使心肌不能收缩而停搏。其代表配方为 Bretschneider 停搏液。但其配方复杂，价格较高，安全保护时限为 2 h，适合较复杂的手术。

冷晶体停跳液优点为：心肌保护效果确实，操作简单、实用。不足之处为：不能为心肌提供氧和其他丰富营养物质；大量灌注时如回收可造成血液过度稀释；如果丢弃可导致血液丧失，不能满足严重心肌损伤的心肌保护的需要。

(2) 含血停跳液。含血停跳液使心脏停搏于有氧环境，避免心脏停搏前短时间内电机械活动对 ATP 的消耗。心脏停搏期间有氧氧化过程得以进行，无氧酵解降到较低程度，有利于 ATP 保存。较容易偿还停跳液灌注期间的氧债。含血停跳液含有丰富的葡萄糖、乳酸、游离脂肪酸等，为满足心肌有氧氧化和无氧酵解提供物质基础。血液中的胶体缓冲系统、水平的电解质，有利于维持离子的正常分布及酸碱平衡的稳定。血液中的红细胞可改善心肌微循环，对消除氧自由基等有害物质有一定作用。

(三) 体外循环膜肺支持疗法在心脏术后的心肌保护作用

1. 体外循环膜肺支持疗法(extracorporeal membrane lung support therapy, ECMO)原理　ECMO 是将血液从体内引到体外，经膜肺氧合后再用泵将血灌入体内，可进行长时间的心肺支持。ECMO 治疗期间，心脏和肺得到充分休息，全身氧供和血流动力学处在相对稳定的状态。此时膜式氧合器可进行有效的二氧化碳排除和氧的摄取，驱动泵使血液周而复始地在机体内流动。为肺功能和心功能的恢复赢得宝贵时间(图 43-4)。

2. ECMO 循环支持的优越性　① 较长时间的循环支持，为心功能恢复赢得时间。② 有效的循环支持。ECMO 治疗期间可进行右心辅助、左心辅助或全心辅助。③ 通过调节静脉回流，降低心脏前负荷。在没有或较少的正性肌力药物条件下，心肌可获得充分休息。

二、体外循环中的肺保护

(一) 体外循环中的肺损伤的原因

1. 微栓　体外循环栓子来源很多，如预充库血中含有大量的变性血小板和白细胞形成的微栓；管道和

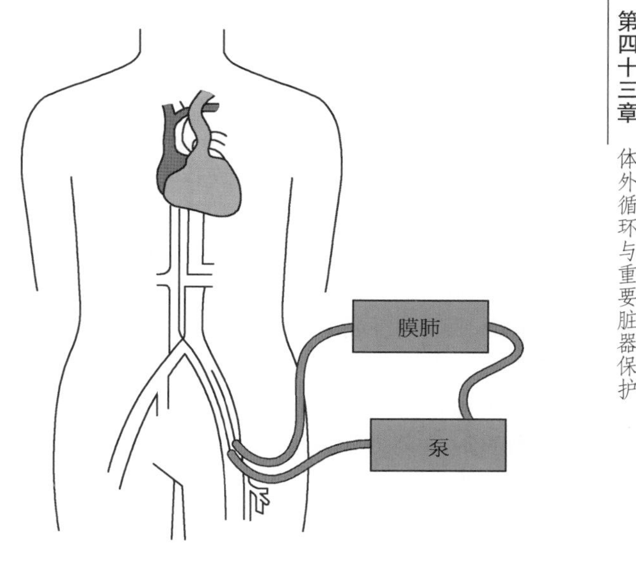

图 43-4　ECMO 原理示意图

接头净化度不高而残存的微栓；泵管在摩擦中脱落的微栓；硅油固化不佳在体外循环中脱落的油栓等。此外还有大量的气体栓子。微栓进入机体可阻塞肺毛细血管床使肺血管阻力增加，肺动脉压力升高。肺内产生不均匀的微血管梗阻和不规则灌注。微栓及受损的肺组织释放化学和血管活性物质，如组织胺、5-羟色胺、缓激肽、前列腺素及纤维蛋白降解产物，直接损伤肺毛细血管内皮细胞，使毛细血管通透性增加、肺动脉压力升高。

2. 补体激活　当血液与异物表面接触后，体液与非生物物质起反应，通过经典和旁路途径激活补体。C3 及 C5 生成的生物活性片段 C3a、C5a 作用于效应细胞，如中性粒细胞、肥大细胞等表面特异的受体而实现其功能。C3a 及 C5a 都是补体过敏毒素，能刺激肥大细胞及嗜碱细胞释放组胺收缩平滑肌，增加毛细血管通透性。诱发中性粒细胞反应，包括：趋化性，释放溶酶体，产生氧自由基，增加中性粒细胞的黏附与聚集性，导致中性粒细胞隔离于心肺或其他器官的微循环中。

3. 白细胞激活　体外循环血液和异物接触，白细胞激活，表面黏附因子表达增加，其表面电荷发生变化，易于黏附于毛细血管壁，释放蛋白质水解酶、脂类过氧化物酶。激活后的白细胞可塑性小，变形能力差，易嵌于毛细血管网中。肺在人体内有白细胞滤器作用，体外循环过程中，白细胞被大量滞留于肺，并引起肺部各种损伤，与体外循环后的肺部并发症密切相关。体外循环中血栓素明显增加，这除了和血小板大量释放有关外，还和白细胞内环氧化酶的激活，使花生四烯酸氧化产生与大量合成有关。在体外循环中激活的白细胞氧耗可增加近 100 倍，经 NADH 的作用，释放大量的自由基。

4. 血液稀释　体外循环预充晶体液或胶体液，使血浆胶体渗透压(COP)明显降低，导致血管内的液体

向血管外组织间质渗出。由于心脏病患者解剖生理上的特点,更易受 COP 下降的影响,液体向肺间质渗漏导致肺水肿。但 COP 的下降并不是肺损伤的主要因素。

5. 毛细血管静水压升高　左心房压(LAP)和肺动脉平均压(MPAP)升高均可导致肺毛细血管静水压的升高,从而使液体易于穿过毛细血管进入肺间质,使血管外肺水(EVLW)增加。体外循环后,左心房的过度充盈和肺循环的过度负荷,可能是肺损伤的重要原因。体外循环中导致肺循环超负荷的情况有:发绀型先天性心脏病肺侧枝血管丰富,术中左心引流不充分,肺血管过度充盈;肺静脉的机械梗阻,主要是瓣膜病患者。心室纤颤时的动力学梗阻,均可使肺血管因梗阻或血液倒流而发生过度充盈。

6. 鱼精蛋白过敏反应　轻度鱼精蛋白过敏反应属于Ⅰ型过敏反应,即通过 IgE 抗体与肥大细胞结合,激发肥大细胞或嗜碱细胞脱颗粒并释放介质。注射鱼精蛋白后,引起外周血管扩张,动脉压暂时下降,肺动脉压持续上升,气道阻力增高,肺顺应性下降。鱼精蛋白通过经典补体激活途径生成 C3a 和 C4a 等产物有特殊的生物学效能,如使肥大细胞脱颗粒和释放化学介质等。

(二) 体外循环中肺损伤的预防

1. 体外循环中通气管理与术后肺不张的防治　一直认为体外循环中维持一定程度的正压通气、叹气样通气或静态膨胀肺 5～10 cmH_2O 可一定程度地预防 CPB 相关的肺不张。但这一观点仍有争议。有研究认为 CPB 中正压通气可导致肺表面活性物质减少,从而可增加术后肺内分流,减少肺顺应性。目前较统一的认识是术中避免胸膜破裂对预防术后肺不张有一定的益处。另外,在撤离体外循环前,用一系列的叹气样通气方式,维持气道峰压在 25～30 cmH_2O 可以反转肺不张,改善肺的顺应性。但叹气样通气在体外循环撤离后,影响静脉回流,可影响血流动力学的稳定性。在开放升主动脉之前,常用 Valsalva 方式膨肺以排出左心室系统的气体,发现这种膨肺对反转肺不张也有一定的作用。但在膨肺的过程中,有时可引起内乳动脉的断裂,使用内乳动脉进行冠心病搭桥的患者应引起足够重视。临床上,体外循环相关肺不张和 FRC 减少最有效的治疗方法是应用呼气末正压通气(PEEP)。PEEP 一般可设置在 5～8 cmH_2O,并设置合适的潮气量(10～15 ml/kg)和理想的气道峰压 25～30 cmH_2O。对于使用内乳动脉的冠心病搭桥患者,潮气量一般≤12 ml/kg,以防止肺过胀引起桥的变化。一般经过 4～8 h 的 PEEP,肺的氧合功能 $A-aDO_2$ 和肺顺应性多可取得改善。对这些措施没有反应者,多与肺的内在疾患或肺水肿有关。

2. 体外循环系统的改进与肺保护　肝素结合技术是近几年来发展起来的一项新技术,很多研究证明这项新技术的应用能减少体外循环引起的炎症反应,对减少体外循环后并发症有益。Moen 等人发现肝素结合的体外管路都能减少体外循环中的 C3a、C3bc 和总补体活性(TCC),乳铁蛋白和髓过氧化物酶的释放也显著减少,减轻体外循环中补体和中性粒细胞的激活,减少体外循环中中性粒细胞膜上黏附分子 CD11b 及 CD11c 的表达,缓解肺血管内皮细胞受损程度。

动脉微栓滤器的问世对减少体外循环相关并发症起着十分重要的作用,尤其是减少了微粒相关的脑并发症和肺损伤。用白细胞滤器去除血液中的白细胞从理论上说应对体外循环中的肺保护有益。心肺移植手术中,白细胞激活和氧自由基产生被认为是损伤肺组织的主要因素。白细胞滤器使氧自由基产生明显减少,左心房与右心房的白细胞计数差异明显减小,体外循环 90 min 后白细胞仍处于低水平状态,肺内白细胞淤积、肺泡出血明显减轻。

膜肺能减少体外循环中微粒形成和血液破坏,对体外循环相关肺并发症有一定的预防作用。文献报道动物实验结果提示:肺再灌注后,右心房和左心房血中的白细胞和血小板梯度及血浆中丙二醛浓度仅在鼓泡肺组有明显的增加。肺病理学检查也发现:在鼓泡肺组出现更严重的内皮细胞肿胀,白细胞和血小板在肺毛细血管内聚滞及肺泡内红细胞漏出;Ⅰ型上皮细胞的损坏仅存在于鼓泡组;关于术后肺水含量,鼓泡肺组明显高于膜肺组。这提示膜肺对肺的保护作用,尤其是在重灌注期间优于鼓泡肺。但是很多临床研究没能证明膜肺对肺保护有明显的优点,尤其对体外循环时间<2 h 的患者。

超滤能除去体外循环中多余的水分,减少液体负荷,提高胶体渗透压(COP),对减少肺水肿的形成,预防肺部并发症可能是有益的。对于婴幼儿患者,尤其是发绀患者似乎有应用的必要。特别是目前采用的改良超滤,在原有基础上还能清除一些炎性因子,对体外循环肺功能和结构有明显的保护作用。

3. 体外循环中药物介入与肺保护　体外循环预充皮质激素能减少溶酶体酶的释放,减少升主动脉开放后弹性蛋白酶的水平。Tennenberg 等人在体外循环中预充甲泼尼龙,虽没证实能抑制体外循环中的补体激活,但能抑制补体中介的中性粒细胞的激活。Haeffner 等人研究的结果提示:体外循环中应用地塞米松能阻止肿瘤坏死因子(TNF)的产生。有研究观察到甲泼尼龙的应用可能与血液中内毒素浓度升高有关。

抑肽酶的主要作用是抑制血清蛋白酶、丝氨酸活性基团,如纤维蛋白溶酶、激肽释放酶,抑制激肽蛋白原的激活和缓激肽的形成。体外循环时间>60 min 时,缓激肽释放明显增加(4.6～18.0 ng/ml),使全身外周阻力降低,毛细血管通透性增加,从而增加血管外肺水,肺通气换气功能降低。抑肽酶可抑制这一反应,起到肺保护作用。但是抑肽酶有严重过敏反应，目前该药已不在临床上使用。

自由基清除剂是另一类减轻体外循环相关器官损伤的药物。在动物实验中，超氧化物歧化酶和分解酶联合应用能保护因中性粒细胞激活释放的过氧化物引起的组织损伤。甘露醇和别嘌呤醇能抑制体外循环中的过氧化氢酶。非酶类自由基清除剂如 VitE 和 VitC 也可能有益于体外循环中肺保护。铁螯合剂 Deferoxain 通过与自由 Fe^{3+} 结合从而干扰自由基的产生，能减少体外循环中补体激活后肺损伤，抑制脂质过氧化物的形成。

(三) 体外循环管理技术与肺保护 体外循环无血预充有益于肺保护(lung protection)。无血预充较有血预充能显著降低肺内分流。其原因可能与血液稀释有利于肺表面活性物质的保护，减少微栓形成和白细胞破坏等有关。体外循环胶体预充对减少体外循环后肺水含量亦有一定的关系，尤其对于婴幼儿发绀患者。尽量缩短体外循环时间，心肺转流时间的长短与肺超微结构改变正相关。做好左心减压，防止左心房过度充盈和肺血管床膨胀，可通过左心室、左心房、肺静脉或肺动脉减压。采取静态膨肺，减少肺内毛细血管血液淤滞和微小肺不张，增加表面活性物质生成。鱼精蛋白过敏者或高敏者，特别是以前用过鱼精蛋白或鱼精蛋白锌胰岛素的患者，可在注入鱼精蛋白前先从静脉给予苯海拉明 50 mg、地塞米松 10 mg，也可选用溴化己二甲胺替代鱼精蛋白。

另外，心肺功能是相互影响的。术中有利于心肌保护的措施对术后肺功能的恢复有直接或间接的促进作用。

(四) ECMO 在心脏术后的肺保护作用 心脏术后可因心脏或肺的严重功能障碍引起严重的呼吸衰竭。长时间的高氧，可导致肺泡透明膜形成。过度的高气压将对肺组织形成气压伤。用 ECMO 可进行较长时间的呼吸循环支持，为心肺功能恢复赢得时间。膜式氧合器是基于仿生学原理研制的氧合器，氧合过程中血液损伤轻，材料生物相容性地改进，体外循环其他措施改善，可使用 ECMO 相当长的时间。

ECMO 期间可有效地改善低氧血症。氧合器能将静脉血氧合为动脉血，每分钟流量可达 1～6 L。在急性呼吸窘迫综合征(ARDS)急性期气体弥散障碍，肺小动、静脉分流时，ECMO 可满足机体组织细胞的氧需要，并排出二氧化碳。同时有效地循环支持，并可降低左心室前负荷，减轻肺水肿，改善呼吸功能。由于肺水肿和血气状况的改善，进而减轻右心室后负荷，心肌可获得充分休息。ECMO 期间呼吸机给 21%的氧浓度，可避免长期高氧吸入所致的氧中毒。ECMO 治疗期间，机械通气的目的是为了避免肺泡萎缩，不需要很高的压力，避免机械通气所致的气道损伤。

三、体外循环的脑保护

(一) 体外循环脑损伤的原因

1. *脑缺血缺氧性损伤* 脑血流依赖体外循环灌注流量，长时间的低流量灌注会造成脑血流供应不足；但在低温体外循环中，由于脑的氧代谢率($CMRO_2$)降低，较低的灌注流量可以维持脑的供氧。转流时间过长，炎性介质释放增加，脑细胞损伤也加重；另一方面使血液破坏增加、血中微凝物质增加，灌注中空气和微粒栓塞的可能性加大。由于机器或人为因素，如电源中断、泵管破裂、接头脱落，造成体外循环中断、气栓进入动脉系统，导致不同程度的脑缺氧。体外循环的技术问题，如血液过度稀释、胶体渗透压下降；上腔静脉引流不畅，中心静脉压(CVP)过高；主动脉插管位置或方向不当；合并左上腔静脉时，术中将左上腔静脉结扎造成脑血流回流受阻。

2. *脑梗死* 由于体外循环机故障或操作失误，致使气栓进入动脉系统；复温时水温与血温差＞12℃，可能形成大量微气栓；氧合器不能消除的气泡；抗凝不全形成或来自心内的陈旧血栓；血小板、白细胞聚集物形成的微栓；另外还有其他栓子，如来自术野中的脂肪栓、钙质、纤维素、去泡剂、石蜡碎屑、黏液瘤残屑等。

3. *颅内出血* 部分患者术前有脑部外伤史或有出血倾向。体外循环中脑灌注压过高，从而造成脑过度灌注，导致脑的小血管破裂出血。上腔静脉引流不畅，中心静脉压过高，导致毛细血管破裂出血和脑水肿。应用大量高渗液体、利尿剂，使脑大量脱水和收缩，脑血管撕裂出血。

(二) 体外循环对脑的影响因素

1. *灌注流量* 体外循环中脑血流量受多种因素的影响，如低温、灌注流量、$PaCO_2$、药物、非搏动灌注等，脑血流量不完全依赖体外循环灌注流量和压力，在脑的自主调节机制存在的条件下，脑血流量可以保持恒定。一般认为深低温或高浓度 CO_2 时脑的自主调节机制丧失，此时脑血流量依赖体外循环灌注流量。长时间的低流量灌注会造成脑的供能不足。

2. *平均动脉压* 脑具备自主调节功能，对正常人而言，血压波动于 50～150 mmHg 时，脑血流可保持恒定。体外循环中由于低温、动脉血 CO_2 分压、非搏动灌注等因素的存在，脑的自主调节范围可能下移或丧失。高血压、冠心病、糖尿病、高龄患者的体外循环中，灌注压应保持较高。

3. *酸碱平衡紊乱* 体外循环中代谢性酸中毒多为乳酸酸中毒，原因可能为灌注流量偏低、血液氧合不良、血液过度稀释、微循环功能障碍，酸中毒对中枢神经产生抑制作用，并进一步加重脑的缺氧。

4. $PaCO_2$ 采用温度较正的 $PaCO_2$，即 pH 值稳态，使血中 CO_2 含量增多，可以显著地扩张血管，增加脑血流，但破坏了脑血流的自主调节机制，使脑血流与脑氧耗量失匹配；脑血流直接受平均动脉压、灌注流量的调节，易产生脑组织的奢侈灌注，增加颅内高压和脑血管微栓形成的机会，损伤脑血管内皮；部分脑血管病患者会产生"窃血"现象。采用非温度较正的 $PaCO_2$，即 α 稳态，可维持更接近生理的脑血流灌注，使脑血流和脑代谢率的相匹配。

5. 血液稀释　体外循环适度的血液稀释、血液黏滞度的下降有益于维持脑血流，改善微循环的灌注；血液过度稀释，血细胞比容下降至 15%时，可能会遗留贫血症状，如注意力不集中、近期记忆力消失，但较少引起意识丧失。

6. 低温　低温降低脑的代谢率，降温初期脑氧耗呈指数曲线下降，而非直线下降，可使脑能量储备(ATP、磷酸肌酸)成倍地增加，增加神经细胞缺血耐受性。体温降至 20℃，脑氧耗为常温时的 25%；降至 17℃，脑氧耗不足常温时的 17%。一般低温对脑的自主调节功能的影响尚小，深低温时脑的自主调节机制丧失，低温 18℃以下神经细胞膜的完整性受损。

(三) 深低温停循环与脑保护　深低温(deep hypothermia)时由于脑代谢率降低，脑血流量减少。深低温时脑的压力-流量自主调节机制丧失，复温时可以得到恢复，原因可能是深低温时存在着脑血管瘫痪，或低灌注压超出了脑的自主调节范围。停循环可造成脑的再灌注损伤。深低温停循环后大多数患者效果良好，有少数患者出现一过性或永久性的神经精神损害，如舞蹈病、震颤、阵发性痉挛、认知不良等。

深低温停循环中降温使鼻咽温度至 15℃(鼻咽温度只能近似反映大脑基底环的血温，鼓膜温度可以更准确地反映脑组织的温度)和直肠温度至 20℃；应尽量缩短停循环时间，控制停循环时间≤60 min；麻醉后静脉注射甲泼尼龙 15 mg/kg，复温后机器内加入甲泼尼龙 15 mg/kg，地塞米松可引起 ACT 的缩短；采用脱水治疗，恢复循环时机器内加 20%甘露醇，剂量为成人 1.0 g/kg，儿童＜0.5 g/kg；恢复循环后，不要急于复温，待静脉氧饱和度＞80%，偿还氧债后再复温，可减轻脑缺血性损伤。

(四) 体外循环中的脑保护

1. 体外循环的技术和脑保护(brain protection)　使用动脉微栓滤器，防止各种栓子进入机体。以膜肺代替鼓泡肺，可改善体外循环生物相容性，减少气栓的产生。正确使用肝素以确保抗凝。保持一定灌注流量、灌注压力，尽量用深低温、低流量灌注代替深低温停循环。保持腔静脉引流通畅，避免脑水肿。尽量缩短体外循环时间，控制停循环时限。

低温常规被使用于心血管外科手术，是脑保护的一种重要措施。低温降低脑代谢，提高脑对缺血的耐受性。低温状态下，脑代谢、脑氧耗下降，可改善或维持脑组织的氧供需平衡，减缓自由基的产生与脂类过氧化反应。脑缺血、缺氧，皮层、海马及基底节小脑的浦肯野细胞最易受损，可能与这些部位的兴奋性氨基酸受体密集有关。脑缺血、缺氧，脑兴奋性神经递质(EAA)，尤其是谷氨酸大量释放，而脑低温可完全或部分抑制这一反应。低温在降低脑细胞代谢的同时，能降低所有酶的反应速度，抑制花生四烯酸代谢物——白三烯及其他内源性损害因子的产生和释放。由于抑制环氧化酶与脂氧化酶的活性，减少了有害物质的产生，保护了血脑屏障，故对脑缺血性损伤和脑水肿的形成有保护作用。另外，低温对脂氧化酶的抑制更为敏感，可允许清除系统(歧化作用)有效地保护对细胞的损害。低温抑制缺血诱导的钾外流，与镁离子有协同作用，低温可增加细胞内镁离子的浓度，对细胞膜有稳定作用。

控制血糖是脑保护的方法之一，已被有效地用于可能发生缺血时。其机制是血糖(脑糖)升高在缺血时产生无氧代谢，使缺血本身乳酸中毒进一步加重，其氢离子浓度增加又加重神经损伤。体外循环中血糖的阈值水平上限不应＞7.5 mmol/L，下限不应＜3.0 mmol/L(160～200 mg/dl)。值得注意的是：脑糖并非总是与血糖水平保持一致，在快速改变血糖环境时，脑糖有明显的滞后现象。因此，体外循环中的血糖水平应保持在适宜的稳定状态。

2. 体外循环中药物介入与脑保护　主要包括类固醇类药物、巴比妥类药物、钙通道阻滞药、钠通道阻滞药及兴奋性神经介质拮抗剂。

(1) 类固醇类药物。激素可以降低毛细血管通透性，稳定膜结构，减少炎性渗出，如甲泼尼龙，它药效强、起效快、持效时间中等，也可用地塞米松，其药效较泼尼松好。

(2) 巴比妥类药物。具有抑制代谢、改善局部脑血流及膜稳定作用，如硫喷妥钠，可降低脑氧耗，显著地抑制低温脑组织残存的电活动；使非缺血部位的血管收缩，增加受损部位血流；减少钙离子的内流，抑制自由基的形成，减轻脑水肿。

(3) 钙通道阻滞药。脑缺血后，细胞内钙增高是导致细胞损伤的重要生化因素，理论上，凡能阻止细胞内钙升高的药物都具有一定的保护作用。钙通道阻滞药可阻断钙离子内流入细胞，防止钙在线粒体内聚积，抑制缺血神经元中花生四烯酸的生成，改变脂肪酸代谢，舒张血管。防止或解除脑血管痉挛，清除自由基，防止血小板聚集，防止血黏度升高，有利于脑皮质供血。尼莫地平(nimodipine)似乎最有前途，主要是因为它具有直接神经元作用和脑血管扩张作用。

(4) 钠通道阻滞药。利多卡因能抑制缺血脑游离脂肪酸尤其是花生四烯酸的释放，对脑兴奋性氨基酸的释放也有缓解作用。体外培养脑细胞的研究表明：

利多卡因可减轻乳酸对神经元的损害，能抑制电位依赖性钙内流。利多卡因对脑缺血复灌后的病理变化也有缓解作用。

(5) 兴奋性神经介质拮抗剂。脑缺血时，脑能量缺乏，ATP 耗竭，钾外流引起突触前膜去极化，促使囊泡中兴奋性氨基酸释放；同时，细胞外钾的增加和突触前膜去极化又抑制突触前膜对兴奋性氨基酸(EAA)的摄取，结果使细胞外 EAA 浓度大大升高，兴奋性氨基酸受体持续而剧烈地兴奋，最终导致细胞死亡。使用特异性兴奋性氨基酸受体拮抗剂 2-氨基-7-磷酰庚酸(2APH)，可对抗缺血后预期的神经元退变，几乎产生完全的局部保护作用。另外苯环利定、右吗喃、MK801、右美托咪定等也有非特异性拮抗兴奋性氨基酸受体作用。

四、体外循环中的血液保护

(一) 体外循环对血液系统的损害

1. 红细胞的损害　体外循环过程中由于表面张力改变的影响或压力的突然变化，泵转动的机械挤压作用及过高的渗透压，补体激活均可导致明显的溶血。正常的机体可能清除约每分钟 0.1 mgHb/kg，肾脏滤过血红蛋白浓度在 1 g/L 以上产生血红蛋白尿；当血红蛋白浓度>3 g/L 时，肾功能可能发生损害。

2. 白细胞损害　体外循环将血液引至体外经氧合后注入体内，在此过程中血液与大量人工物质接触，加上气血直接接触、吸引等作用，使血液中的补体激活。激活的补体(C_5a、C_3b)作用于白细胞膜上的特异性受体，使其产生一系列的反应。如白细胞脱颗粒释放各种生化物质，大量氧自由基产生，白细胞变形能力下降、沉积于肺血管中，导致正常组织细胞结构和功能破坏，影响患者术后康复。

3. 血小板的损害　血小板数量减少及功能失调，其病因是多方面的，其中包括：血液与人工材料异物表面的接触，气血交界面，预充液进行血液稀释及库血使用等因素。受损的血小板沉积在全身循环系统和体外循环装置表面参与微栓形成。血小板计数下降及功能失调，影响术后凝血。部分血小板滞留在肝脏、脾脏内。

4. 凝血因子和纤溶系统的改变　体外循环中纤维蛋白原浓度水平降低，纤维蛋白原降解产物增加，凝血因子Ⅱ、Ⅴ、Ⅶ、Ⅷ和Ⅹ减少。出血时间由于血小板功能异常而延长，与术后出血、输血量之间有明显的正相关。

5. 血浆蛋白变性　体外循环过程中，由于血液与氧气泡、空气泡、微栓及人工材料异物表面的摩擦和内应力变化，使血浆蛋白分子变化。血浆蛋白中 γ 球蛋白最容易发生变性，由此补体激活毛细血管内血细胞凝集、微栓形成。脂蛋白变性后，游离脂肪球被析出，80%的术后早期死亡者可见到脑动脉脂肪栓塞；另外，脂肪栓子也可能栓塞到其他重要脏器，如肺、肾等，从而造成器官功能的损害。

(二) 体外循环中的血液保护

1. 改善体外循环技术　在保证良好气体交换的前提下，选用生物相容性好(如肝素化涂抹系统)、预充量小的体外循环管路。对不同的手术选择合适的灌注方法，注意每一环节。例如左右心内吸引对血液的破坏比较严重，渗出血液、气泡、微栓混合吸入回收装置内，吸引的机械破坏性很大，应尽量避免负压吸引。防止肝素化不完全而导致血液部分凝固、纤维沉着形成微血栓，造成血液的大量破坏，引起体外循环并发症发生。

2. 富血小板血浆提取　血小板在体外循环中处于激活状态，释放大量的生物活性物质，如血小板血栓蛋白、血栓素、肝素第 IV 因子等。这可造成组织微血管栓塞和术后血小板凝血功能下降。体外循环的前提是取富血小板血浆可缓解上述不良后果。具体方法：在体外循环前将患者血液抽出，机械分离出血小板，保留储存，待体外循环肝素拮抗后输入。美国输血委员会建议手术前行富血小板成人采集，适应证为：患者血源奇缺、术前低血红蛋白、深低温停循环；禁忌证为：血流动力学不稳定、血小板数量<50×10^9/L、低血容量、低蛋白血症(<6 g/%)、凝血功能紊乱、感染、有栓塞疾病、急诊手术。Christenson 等人对搭桥患者采用 PSQ 方法，在 CPB 前用 3 次分离循环采集全身 20%的血小板，CPB 后输入。其操作简单，无不良反应，据报道 60 例患者只有 1 例不能耐受。结果发现：患者的胸腔引流量和库血输入明显减少，人工呼吸时间缩短。中国医学科学院阜外心血管病医院自 1999 年以来开展这项技术取得了良好的效果。

3. 血液麻醉　体外循环中，血源和人工异物表面接触生产炎性反应。主要表现在血小板、白细胞、补体系统激活。在体外循环中应用一些药物可逆性抑制血液的这种炎性反应，并使其在体外循环后平稳恢复。类似全麻下的意识丧失及苏醒，故称“血液麻醉”。主要药物有：纤溶酶抑制剂(抑肽酶、6-氨基乙酸、氨甲苯酸等)、血小板抑制剂(双嘧达莫、前列腺素等)、凝血酶抑制剂(肝素、硼精氨酸、水蛭素、类肝素等)。

最常用的药物是抑肽酶，能抑制纤溶酶，阻断产生激肽使不能参与溶解纤维蛋白的程序，还能保护血小板的功能。抑肽酶可抑制对蛋白水解激活的纤溶酶，直接作用于过分激活的纤溶酶，保护纤维蛋白不被降解，同时还保护纤维蛋白原、V 及 VIII 因子和血清中的 α^{2-}球蛋白。它按一定比例形成可逆的酶-抑制复合物，抑制人体的胰蛋白酶、纤溶酶、血浆及组织中的血管舒缓素。抑肽酶上的丝氨酸活性部分与蛋白酶形成复合物而起抑制作用，在血管舒缓素-激肽原-激肽系中起重要作用。近期的循证医学表明：大剂量抑肽酶(6 million KIU)可减少成人患者中需要输血的患者数量、总的失血量和心脏手术后患者二次开胸止血的数量，但是不建议将其使用在常规的血液保护措施中，因为风险大于收益。给予大剂量抑肽酶可以在成人患者术后，使30 d死亡的风险增加49%～53%，术后发生肾功能不全的风险增加47%。没有关于包括婴儿和儿童的等其他人群类似的报道。小剂量抑肽酶(1 million KIU)在心脏手术中可以减少成人患者、需要输血的患者数和总的失血量，但是风险大于收益，这种药物剂量不能被用于轻度和中度出血风险的患者。

赖氨酸类似物——6-氨基己酸(amicar)和氨甲环酸(cyklokapron)——在心脏手术中减少总的失血量的同时，也减少需要输血的患者的数量，提示可以用于血液保护。迷你管路(迷你CPB管路中减少预充量)减轻血液稀释显示有血液保护作用，尤其是对于对血液稀释的副作用存在高风险的患者。负压吸引的静脉回流与迷你管路一起被证实有减少出血和输血的作用，可以作为血液保护的多种措施之一。

(龙　村)

参考文献

[1] 龙村. ECMO：体外膜肺氧合. 北京：人民卫生出版社，2010.

[2] 龙村. 体外循环临床实践. 北京：人民卫生出版社，2000.

[3] 龙村. 体外循环灌注技术. 北京：人民卫生出版社，2009.

[4] Fergusson DA, Hebert PC, Mazer CD, et al. A comparison of aprotinin and lysine analogues in high-risk cardiac surgery. N Engl J Med, 2008, 358: 2319-2331.

[5] Henry D, Carless P, Fergusson D, et al. The safety of aprotinin and lysine-derived antifibrinolytic drugs in cardiac surgery: a meta-analysis. Can Med Assoc J, 2009, 180: 183-193.

[6] Myles PS, Smith J, Knight J, et al. Aspirin and Tranexamic Acid for Coronary Artery Surgery (ATACAS) trial: rationale and design. Am Heart J, 2008, 155: 224-230.

[7] Ferraris VA, Brown JR, Despotis GJ, et al. The Society of Thoracic Surgeons and The Society of Cardiovascular Anesthesiologists clinical practice guideline. Ann Thorac Surg, 2011, 91: 944-982.

[8] Long C, Hei FL, Liu JP, et al. Retrospective Analysis of 99 Patients With the Application of Extracorporeal Membrane Oxygenation in Fu wai Hospital. ASAIO Journal, 2009, 55: 474-477.

[9] Zhao J, Liu J, Long C, et al. Clinical Outcomes and Experience of 20 Pediatric Patients Treated with Extracorporeal Membrane Oxygenation in Fuwai Hospital. ASAIO Joural, 2008, 54: 302-305.

第四十四章

心脏瓣膜手术麻醉

心脏瓣膜手术始于20世纪60年代。1961年,Star和Edwards首先报道二尖瓣瓣膜置换术(MVR)。1965年,国内蔡用之等报道应用国产笼罩型球瓣膜进行二尖瓣瓣膜置换术。心脏瓣膜手术的麻醉发展经历了几个阶段:开始以吸入全麻为主,而后采用吗啡静脉复合全麻,继之是以芬太尼为主的静吸复合全麻。近年,由于提出了快通道概念,减少芬太尼的用量而增加吸入全麻药的应用。随着麻醉技术的发展、麻醉药物配伍的不断优化、快通道麻醉实践中利弊等因素决定心脏瓣膜置换术麻醉仍以静吸复合麻醉为主。在美国,每年行瓣膜置换术71 000余例,其中以老年人主动脉瓣钙化狭窄为主。近年手术病死率从3%~10%下降至2%~5%。过去国内瓣膜疾病种类绝大多数为风湿性瓣膜病,近年老年性瓣膜病如主动脉瓣钙化狭窄、二尖瓣脱垂等行瓣膜手术的患者增多。

由于心脏瓣膜病变术前病程长、心功能差,加之各患者的受损瓣膜类别、性质及严重程度可有显著不同,故对血流动力学的影响也很不一致。因此,实施心脏瓣膜置换术麻醉理应了解每个瓣膜病变如狭窄、关闭不全或两者共存所造成血流动力学改变的性质与程度,从而根据具体情况选用麻醉药、辅助药、血管活性药及术中、术后管理,才能维持血流动力学的相对稳定。

第一节 瓣膜疾病的病理生理学特征

心脏瓣膜疾病直接影响心脏射血功能,疾病的不同阶段及累及的瓣膜种类、数量、程度等对心功能影响有巨大差别,正确理解不同瓣膜疾病的病理生理改变对围术期处理至关重要。理解病理生理变化的基础是对心脏泵血过程及影响因素的正确认识。瓣膜疾病对心功能的影响可从心脏的心室、心房的前负荷和后负荷,心室顺应性和心肌收缩力,射血分数等方面考虑,通常将压力-容量环用于分析左心室功能。图44-1为正常左心室压力与容量之间的瞬时关系。依据单次心动周期,压力-容量环可分成四个不同时相。① 舒张期充盈:起始二尖瓣开放,左心室快速充盈,然后缓慢充盈,最后心房收缩。因此,A→B为心室充盈时的压力和容量相关曲线,此期常以舒张末期压力-容量关系(EDPVR)为代表。② 等容收缩:起自二尖瓣关闭略前,终于主动脉瓣开放(B→C),心室内压力迅速升高,达主动脉舒张压水平。此期心室内容积不变,称等容收缩或等长收缩。③ 左心室射血期:左心室射血,左心室收缩压超过主动脉内压,左心室射血过程中压力逐渐下降,直至低于主动脉内压,主动脉关闭(C→D)。心脏射出的每搏容量相当于舒张末容量减收缩末容量,即SV=EDV-ESV。④ 等容舒张期:这是心动周期的最后阶段,为主动脉瓣关闭至二尖瓣开放(D→A),再次心动周期开始。

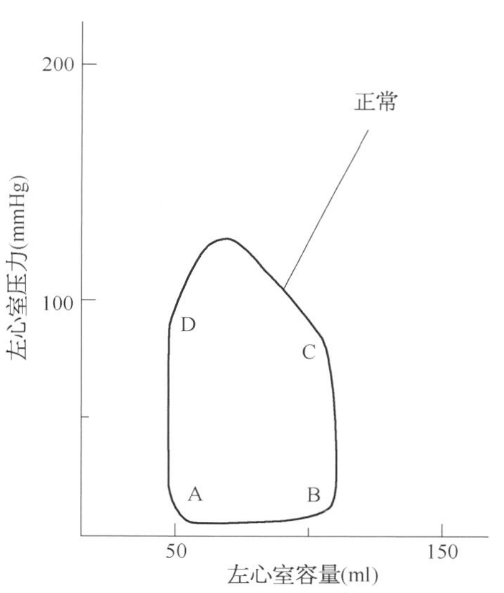

图44-1 心动周期左心室压力-容量变化关系

A:二尖瓣开放;B:二尖瓣关闭;C:主动脉瓣开放;D:主动脉瓣关闭。

射血分数(EF)为射血量占心室舒张末容量的百分比。临床上目前可用超声心动图直接测定计算。EF在瓣膜疾病中判断心功能的意义独特,并非高则正常或良好、低则不佳。它与心肌收缩性(contractility)既相关而又代表不同含义。EF不仅取决于心肌收缩,且受心脏前后负荷的影响;而心肌收缩性是不受心脏前后负荷变化影响的心肌收缩固有效能。

当心室后负荷和收缩性不变,在一定限度内,心室每搏量与心室舒张末容量(前负荷)正相关,即依Frank-Starling定律。心室舒张末容量增加,心排血量随之增加,在压力-容量环上表现为舒张充盈期曲线向右移,而心室舒张末容量减少,心排血量也随之下降,舒张期充盈曲线向左移。一旦心室顺应性发生改变,则将引起整个舒张充盈期压力-容量曲线移位。如主动脉瓣狭窄和高血压左心室肥厚顺应性降低时,舒张末期压力-容量关系变得陡峭,向上、向左移位,容量稍改变就会引起显著的充盈压升高;反之,主动脉瓣或二尖瓣关闭不全的患者,心室容量扩大,顺应性增加,EDPVR移向下、向右,即使心室内容量改变颇大,由此引起的舒张期压力变化也可很小。收缩末期压力容量关系(ESPVR)的压力-容量环如图44-2所示。

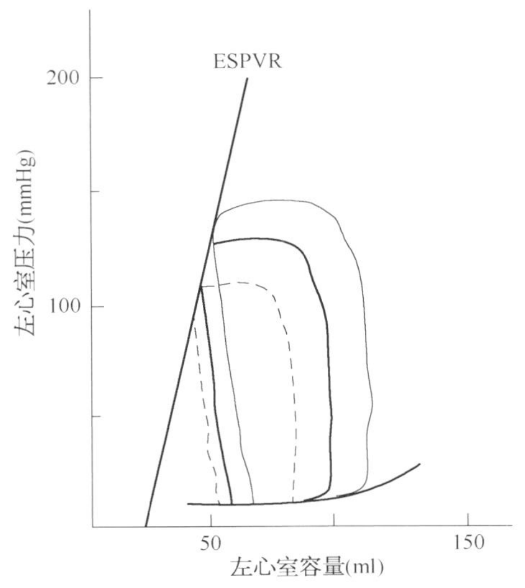

图44-2 收缩末期压力容量关系(ESPVR)的压力-容量环

若心室前负荷和心肌收缩性保持不变,则每搏量与心室后负荷成反比关系。即后负荷增加会引起每搏量降低,心肌收缩性已经受损害的心脏尤甚。因此,衰竭的心脏采用降低后负荷而使心排血量增加的效应远较正常心脏为明显。

一、二尖瓣狭窄

二尖瓣狭窄(mitral stenosis)多数由风湿性心脏病引起,少数为先天性二尖瓣狭窄。二尖瓣是风湿病最常累及(98%)的瓣膜。正常人的二尖瓣口面积为4~6 cm^2,瓣膜面积下降到2.5 cm^2时,在运动、怀孕、感染等引起心率增快时出现症状。中等度二尖瓣狭窄瓣口面积为1.0~1.5 cm^2,严重狭窄时瓣口面积<1.0 cm^2。

二尖瓣狭窄因有效瓣口面积减小,限制了舒张期血液进入左心室,导致左心房压上升。升高的左心房压影响肺静脉回流,从而引起肺动脉压增加,并逐渐演变为肺动脉高压。肺动脉高压则导致右心室舒张末期容量和压力的增加,部分患者出现腹水和外周水肿等右心衰竭。左心房增大,常出现心房纤颤。二尖瓣狭窄常伴有充血性心衰症状,左心房压慢性增高而出现肺充血与肺高压症状和体征。超声心动图常可被用以检测二尖瓣狭窄的严重程度,因此是有用的诊断工具。二尖瓣狭窄的主要病理生理和临床表现为:① 左心房向左心室排血受阻,造成左心室慢性容量负荷不足,左心室相对变小,左心房则过度负荷容量和压力。早期狭窄而无其他瓣膜病变时,左心室功能可正常,但在中后期由于长期慢性心室负荷不足及风湿性心肌炎反复发作等因素引起射血分数降低。② 二尖瓣狭窄舒张期跨二尖瓣压差与瓣口面积和经二尖瓣血液流速有关。二尖瓣狭窄的患者由于瓣膜狭窄、瓣口面积固定,当心动过速时,舒张期充盈时间缩短较收缩期时间缩短更明显。当心率从60次/min增至120次/min时,心室舒张时间不足原来的1/3,因此瓣膜压差(左心房压)必须提高3倍才能保持同样的二尖瓣血流。由于压差与流量的平方成正比,由此不难解释为何二尖瓣狭窄患者出现快速房颤时容易发生肺水肿。③ 长时间的二尖瓣狭窄,会导致左心房压和肺静脉压升高、肺水渗漏增加,早期可由淋巴回流增加而代偿,后期为两肺基底部组织间肺水增加、肺顺应性降低、增加呼吸做功而出现呼吸困难。④ 早期左心房压中度升高,心排血量稍降低,一般病情可保持稳定。若病情进展,发生肺动脉高压,肺血管阻力增加使右心室后负荷增加而引起右心室功能不全和出现功能性三尖瓣反流。⑤ 二尖瓣狭窄患者由于左心房显著扩张,常伴有慢性房颤而服用洋地黄控制心室率。心脏电复律常不能恢复窦性心律,且有可能造成左心房内血栓脱落而发生致命的栓塞。⑥ 血管扩张剂降低外周血管阻力的作用常大于扩张肺血管的作用,使用不当会引起右心室心肌缺血。因此对于严重二尖瓣狭窄、肺高压患者,一般主张维持较高的外周血管阻力和主动脉舒张压,维持冠状动脉有适当的灌注。⑦ 二尖瓣狭窄的患者常可较好地耐受中等度的心肌收缩力抑制。但若同时存在低氧血症、高碳酸血症、酸中毒或其他不恰当的麻醉处理等因素时,可以诱发右心衰竭。⑧ 二尖瓣狭窄典型的压力-容量环(图44-3),与正常相近,主要由于左心室功能基本正常。通常舒张期末压降低,左心室前负荷和每搏输出量降低,收缩压峰值较正常为低。

二、二尖瓣关闭不全

二尖瓣关闭不全(mitral insufficiency)风湿性最常见,此外可由于细菌性心内膜炎、乳头肌梗死以及二尖瓣脱垂引起。二尖瓣关闭不全导致:① 左心室慢性容量负荷过多,等容收缩期室壁张力实际降低,由于左心室收缩早期排血入低负荷的左心房,然后才排入主动

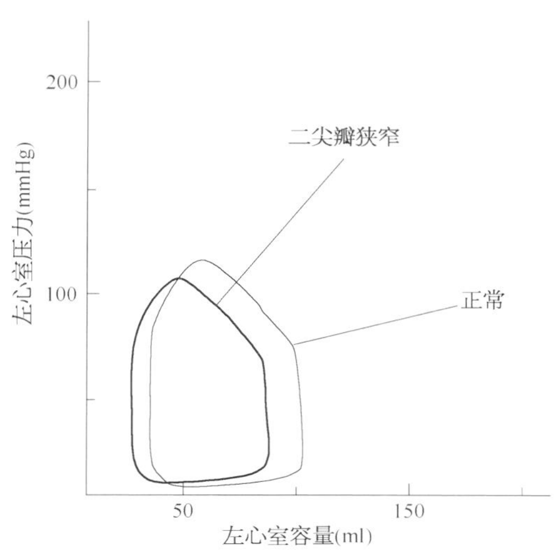

图 44－3 二尖瓣狭窄的容量－压力曲线

脉，虽然心肌作功增加，但心肌氧耗增加有限。② 反流容量取决于心室与心房之间的压差及二尖瓣反流孔的大小。③ 慢性二尖瓣关闭不全患者一旦出现症状，提示心肌收缩性已有一定损害，由于反流进入低压左心室，左心室肌收缩以缩短为主，排血负荷不大。由于扩大的左心房有很大顺应性缓冲，当患者存在肺充血症状常反映反流容量极大(＞60％)，说明心肌收缩性已受到显著损害。④ 急性二尖瓣反流则完全不同，由于左心房大小及顺应性正常，因此一旦发生二尖瓣关闭不全形成反流，即使反流量不大也将引起左心房及肺毛细管压骤升，主要由于左心房无足够时间发生扩张与增加顺应性，加之二尖瓣急性反流多发生在急性心肌梗死后，心功能不全、充血性心衰和肺水肿常难幸免，即使行紧急二尖瓣置换术而幸存，也会由于基本冠状动脉病变使5年的存活率不足30％。⑤ 中度至严重二尖瓣反流患者通常不能耐受外周血管阻力显著增加，由此此种改变会显著增加反流分数。对此类患者处理的主要环节是降低外周血管阻力。此外，若不并存冠脉缺血，心率增快似乎会有所益，因为可降低左心室充盈和二尖瓣环口扩张。

慢性二尖瓣关闭不全压力－容量环显示左心室舒张期末压仅在左心室舒张期末容量显著增加时才升高，表示左心室顺应性显著增加，左心室等容收缩期几乎完全消失，因为左心室开始收缩，早期主动脉瓣尚未开放就立即射血(反流)入左心房。急慢性二尖瓣关闭不全压力－容积环见图 44－4。

三、主动脉瓣狭窄

主动脉瓣狭窄(aortic stenosis)常是风湿性瓣膜病变的一部分，单纯主动脉瓣狭窄多为先天性两叶瓣畸形或老年钙化性主动脉瓣狭窄。正常主动脉瓣口面积超过2.6～3.5 cm^2，当瓣口面积＜1.0 cm^2时才会出现临床症状和体征，从而引起：① 左心室排血明显受阻，

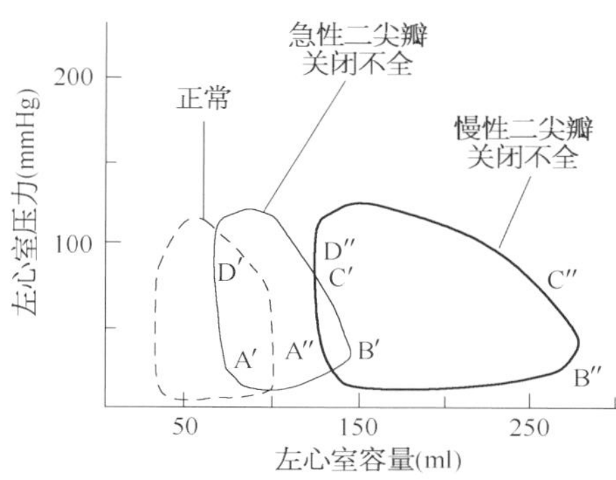

图 44－4 急慢性二尖瓣反流的容量－压力环

导致左心室慢性压力过度负荷，收缩时左心室壁张力增加，左心室壁呈向心性肥厚，每搏量受限，当心动过缓时心排血量将减少。② 肥厚的左心室壁顺应性降低，术中尽管左心室舒张期末压尚在“正常”范围，实际上反映循环容量已绝对不足。正常时心房收缩约提供20％的心室充盈量，而对于主动脉瓣狭窄患者则高达40％，为此保持窦性心律颇为重要。③ 左心室舒张期末压升高常引起肺充血，但应指出若心房收缩功能保持良好，可适当增加左心室舒张期末压而不显著地增加左心房均压，因此肺毛细血管楔压常较左心室舒张期末压为低。④ 病变早期心肌收缩性、心排血量和射血分数均保持良好，后期则受损抑制，常见心内膜下心肌缺血引起心功能不全。⑤ 主动脉瓣狭窄，心肌容易发生缺血危险，心室壁肥厚不仅增加氧耗量，而且心室收缩排血时心室壁张力增加，心肌氧耗显著增多；再者，由于心室收缩射血时间延长，从而降低舒张期冠状动脉灌流时间；加之，心室顺应性降低，舒张期末压增高引起有效冠状动脉灌注压降低，以及部分患者尤其是老年患者可伴有冠状动脉病变而出现心绞痛。因此，术前应考虑行冠状动脉造影。心动过速会促使心肌氧供/需失衡，应极力预防和处理。⑥ 由于肥厚僵硬的左心室无法代偿性地增加每搏量，因此患者对心动过缓的耐受性也差。⑦ 外周阻力的大小与左心室作功常不一致。由于固定的排血阻力发生在主动脉瓣，因此在严重主动脉瓣狭窄时，外周血管扩张，阻力降低并不能减少心脏作功；相反，由于外周血管扩张，使冠状动脉灌注压降低而引起心肌缺血。⑧ 主动脉瓣狭窄压力－容量环(图 44－5)表现为舒张期末压容曲线升高、陡峭，反映心室顺应性降低，收缩时压力显著升高。早期由于心肌收缩性保持正常，因此每搏量改变不大。

四、主动脉瓣关闭不全

后天性主动脉瓣关闭不全(aortic insufficiency)多为风湿性，先天性常伴其他畸形，少数由于细菌性心内膜炎感染引起。主动脉瓣关闭不全常伴有主动脉根部扩张。主要改变：① 左心室容量过度负荷，慢性主动

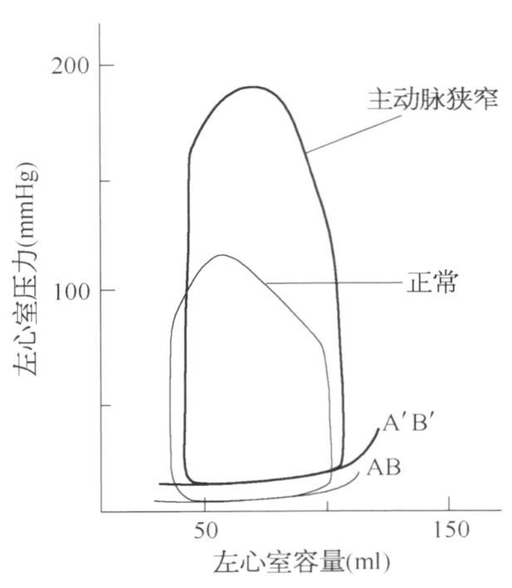

图44-5　主动脉狭窄的压力-容量环

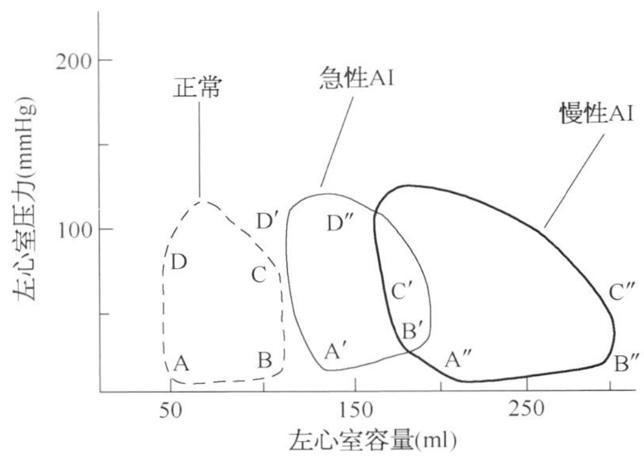

图44-6　急慢性主动脉关闭不全(AI)的容量-压力环

脉关闭不全左心室舒张期末室壁张力增加,左心室扩大,室壁肥厚。② 心室舒张期顺应性增加,虽然舒张期末容量显著增加,但心室舒张期末压增加有限。③ 左心室壁肥厚、扩大,基础氧耗高于正常,再者主动脉舒张压降低,有效冠状动脉灌注压下降,影响心肌氧供。尽管心脏作功可比正常大 2 倍,但慢性主动脉关闭不全患者呈现心肌缺血机会并不常见,主要由于心脏作功增加是心肌纤维缩短而非心室张力增加,而主动脉瓣狭窄心肌作功增加主要是室壁张力增加。④ 病变后期心肌收缩性才受影响,引起心脏效能与每搏量降低,收缩期末容量增加,左心室舒张期末压增加。⑤ 急性主动脉瓣关闭不全左心室大小及顺应性正常,左心室由于突然舒张期负荷过多,造成舒张压骤升从而降低反流量。但左心室每搏量、前向性心排血量和动脉血压降低,通过交感代偿活动增加外周血管阻力与心率而维持血压,但这种代偿性地增加后负荷将进一步降低前向性每搏量。⑥ 急性和慢性主动脉瓣关闭不全的压力-容量环(图 44-6):慢性主动脉瓣关闭不全舒张期末容积显著增加,但左心室舒张期末压增加却很早,每搏量增加,射血分数仍在正常范围。急性主动脉瓣关闭不全心室舒张期末充盈压显著升高,每搏量、射血分数均下降。⑦ 慢性主动脉瓣反流患者存在特征性的舒张期杂音、左心室腔扩大和脉压增宽,若脉压未达到收缩压的 50%或舒张压>70 mmHg(9.4 kPa),显著的主动脉瓣反流则不太可能。⑧ 若存在中等或严重主动脉瓣反流,反流量>6 L/min,对如此反流量的主要代偿机制是增加每搏量,其基本条件是维持适当的前负荷和外周血管的阻力正常或降低。由于主动脉瓣反流发生在舒张期,当心率减慢时,反流将严重增加,因此必须避免心动过缓。⑨ 中等度心肌收缩性降低一般可以很好地耐受。这类患者可以应用血管扩张药,但应注意主动脉舒张压(冠脉血流驱动压)已经很低,一般为 30～50 mmHg(4～6.7 kPa),进一步降低显然会引起心肌缺血的危险。

五、三尖瓣狭窄

三尖瓣狭窄(Tricuspid stenosis)多系风湿热后遗症,且多数与二尖瓣或主动脉瓣病变并存,由瓣叶边沿融合,腱索融合或缩短而造成。其他尚有先天性三尖瓣闭锁或下移 Ebstein 畸形。病理生理学特征:① 因瓣口狭窄致右心房瘀血、右心房扩大和房压增高。由于体静脉系的容量大、阻力低和缓冲大,因此右心房压在一段时间内无明显上升,直至病情加重后,静脉压明显上升,颈静脉怒张,肝肿大,可出现肝硬化、腹水和浮肿等大循环淤血症状。② 由于右心室舒张期充盈量减少,肺循环血量、左心房左心室充盈量均下降,可致心排血量下降而体循环血量不足。③ 由于右心室搏出量减少,即使并存严重二尖瓣狭窄,也不致发生肺水肿。

六、三尖瓣关闭不全

三尖瓣关闭不全多数属于功能性,继发于左心病变和肺动脉高压引起的右心室肥大和三尖瓣环扩大,由于乳头肌、腱索与瓣叶之间的距离拉大而造成关闭不全。

因风湿热引起者较少见。病理生理学特征:① 其瓣膜增厚缩短,交界处粘连,常合并狭窄;因收缩期血液反流至右心房,使右心房压增高和扩大。② 右心室在舒张期尚需接纳右心房反流的血液,因此舒张期容量因负荷过重而扩大。③ 当右心室失代偿时,可发生体循环淤血和右心衰竭。

七、肺动脉瓣病变

肺动脉瓣狭窄绝大多数属先天性或继发于其他疾病,常与其他瓣膜病变并存,且多属功能性改变,而肺动脉瓣本身的器质性病变很少;因风湿热引起者很少见。在风湿性二尖瓣病、肺源性心脏病、先天性心脏病 VSD、PDA、马方综合征、特发性主肺动脉扩张、肺动脉高压或结缔组织病时,由于肺动脉瓣环扩大和肺动脉主干扩张,可引起功能性或相对性肺动脉瓣关闭不全。

因瓣环扩大，右心容量负荷增加，最初出现代偿性扩张，当失代偿时可发生全身静脉淤血和右心衰竭。

八、联合瓣膜病

侵犯两个或更多瓣膜的疾病，称为联合瓣膜病或多瓣膜病。常见的原因是风湿热或感染性心内膜炎，往往先只有一个瓣膜病，随后影响到其他瓣膜。例如风湿性二尖瓣狭窄时，因肺动脉高压而致肺动脉明显扩张时，可出现相对性肺动脉瓣关闭不全；也可因右心室扩张肥大而出现相对性三尖瓣关闭不全。此时肺动脉瓣或三尖瓣本身并无器质性病变，仅只是功能及血流动力学发生变化。又如主动脉瓣关闭不全时，由于射血增多会出现主动脉瓣相对性狭窄；由于大量血液反流可影响二尖瓣的自由开放而出现相对性二尖瓣狭窄；也可因大量血反流导致左心室舒张期容量负荷增加，左心室扩张，二尖瓣环扩大，而出现二尖瓣相对性关闭不全。联合瓣膜病发生心功能不全的症状多属综合性，且往往有前一个瓣膜病的症状部分掩盖或减轻后一个瓣膜病临床症状的特点。例如二尖瓣狭窄合并主动脉瓣关闭不全比较常见，约占10%。二尖瓣狭窄时的左心室充盈不足和心排血量减少，当合并严重主动脉瓣关闭不全时，可因心排血量低而反流减少。又如二尖瓣狭窄时可因主动脉瓣反流而使左心室肥厚有所减轻，说明二尖瓣狭窄掩盖了主动脉瓣关闭不全的症状，但容易因此而低估主动脉瓣病变的程度。又如二尖瓣狭窄合并主动脉瓣狭窄时，由于左心室充盈压下降，左心室与主动脉间压差缩小，延缓了左心室肥厚的发展速度，减少了心绞痛发生率，说明二尖瓣狭窄掩盖了主动脉瓣狭窄的临床症状，如果手术仅解除二尖瓣狭窄而不矫正主动脉瓣狭窄，则血流动力学障碍会加重，术后会因左心负担骤增而出现急性肺水肿和心力衰竭。

第二节　瓣膜置换术的麻醉处理

心脏瓣膜置换术麻醉处理的原则是提供平稳、适当的麻醉深度，避免加重已经异常的容量和(或)压力负荷，利用和保护机体的各种代偿机制，维持有效的前向心排血量，并尽可能减少并发症的发生。完善的麻醉与瓣膜手术时机、术前准备、围术期处理准确与否等密切相关，并与手术成功与否、术后并发症、病死率等相关，应予以高度重视。

一、术前准备与评估

瓣膜疾病病程长，不同瓣膜疾病、不同阶段病情差异大，术前应详细了解病史、治疗史，目前症状，心功能，饮食、营养状况，全面体格检查，必要辅助检查等。

(一) 心理准备　瓣膜病患者病程不一、病情严重程度不同、家庭背景甚至是经济条件等因素会导致术前精神状态、心理准备等有巨大差异，术前医护人员应根据不同情况区别对待。无论是瓣膜成形术或瓣膜置换术都使患者经受创伤和痛苦；置换机械瓣的患者还需要终身抗凝，给患者带来不便。这些都应在术前从积极方面为患者解释清楚、给以鼓励，使之建立信心、精神安定。患者在术前应充分休息，做到在平静的心态下接受手术。

(二) 术前治疗　术前比较完善的处理与瓣膜置换术患者围术期并发症、预后等直接相关，应特别重视术前处理，选择良好的手术时机。

(1) 除急性心力衰竭或内科久治无效的患者以外，术前都应加强营养、改善全身情况和应用强心利尿药，以使血压、心率维持在满意状态后再接受手术。

(2) 术前重视呼吸道感染或局灶感染的积极防治，必要时延期手术。

(3) 长期使用利尿药者可能发生电解质紊乱，特别是低血钾，术前应予以调整至接近正常水平。

(4) 重症患者在术前3～5 d起应静脉输注极化液(含葡萄糖、胰岛素和氯化钾)以提高心功能和手术耐受力。

(5) 治疗药物可根据病情酌情使用，如洋地黄或正性肌力药及利尿药可被用到手术前日，以控制心率、血压和改善心功能。但应注意，不同类型的瓣膜病有其各自的禁用药，如β阻滞药能减慢心率，用于主动脉瓣或二尖瓣关闭不全患者，可能反而增加反流量而加重左心负荷；心动过缓可能促使主动脉瓣狭窄患者心搏骤停。二尖瓣狭窄合并心房纤颤，要防止心率加快，不应使用阿托品。主动脉瓣狭窄患者不宜使用降低前负荷(如硝酸甘油)及降低后负荷(钙通道阻滞药)的药物以防心搏骤停。

(6) 术前合并严重病窦综合征、窦性心动过缓或严重传导阻滞的患者，为预防麻醉期骤发心脏停搏，麻醉前应先经静脉安置临时心室起搏器。

(7) 对于药物治疗无效的病情危重或重症心力衰竭患者，在施行抢救手术前应先安置主动脉内球囊反搏(IABP)，并联合应用正性肌力药和血管扩张药，以改善心功能和维持血压。

(三) 麻醉前用药　瓣膜置换术患者多数病程长、

病变重、对手术存在不同程度的顾虑,因此除了充分的精神准备外,必要的手术前用药绝不可少,一般以适中为佳。常用哌替啶 1 mg/kg 和东莨菪碱 0.3 mg 作为成人换瓣患者术前用药,可达到解除焦虑、镇静、健忘和防止恶心、呕吐等有益的效果,而无显著呼吸和循环抑制。为达此目标,用几种药物联合就比单独用药更容易。除抢救手术或特殊情况外,应常规应用麻醉前用药,包括术前晚镇静安眠药。术晨最好使患者处于嗜睡状态,以消除其对手术的恐惧。麻醉前用药不足的患者其交感神经处于兴奋状态,可导致心动过速等心律失常,同时后负荷增加和左心负担加重,严重者可诱发急性肺水肿和心绞痛,从而失去手术机会。一般麻醉前可用吗啡 0.2 mg/kg、东莨菪碱 0.3 mg;如若患者心率仍快,麻醉后可再给东莨菪碱。

二、监测

瓣膜置换术期间监测应按体外循环心内直视手术监测常规,如 ECG、有创动脉压、中心静脉压,无创脉率血氧饱和度、体温、尿量、血气分析和电解质等。ECG 除监测心率与节律外,可同时监测心肌缺血表现即 ST 段改变。通过对动脉压及其波形分析,结合患者实际情况,并参照中心静脉压的高低,就可对患者情况作出符合实际的判断。瓣膜置换术患者,若术前左心室功能良好,则用中心静脉压作为心脏前负荷的监测指标,虽然左右心室有差别,特别对左心室监测会失实,但毕竟简单、方便,且对右心功能不全监测有肯定价值,因此中心静脉压监测是瓣膜置换术患者监测常规。肺动脉、肺小动脉楔压监测则按患者需要选用。肺小动脉楔压在监测左心室前负荷方面较中心静脉压更为直接和可靠,但有些瓣膜患者的左心室舒张期末压、左心房压和肺毛细血管楔压之间的一致性有差异;肺动脉高压和肺血管硬化也会使监测结果失实。因此,在监测时应根据病情合理判断。麻醉、手术、体位等均可影响监测值,因此观察动态变化更有意义。左心房压监测作为左心室前负荷指标,术中经房间沟插入细导管潜行经胸壁切口引出,用于术后监测左心房压,结合中心静脉压与动脉压及其波形监测和分析,就可较正确地监测左右心室前负荷,从而指导容量负荷治疗,对于术后需用扩血管药物的患者尤有价值。由于操作简单、方便,可供术后连续监测 2~3 d,一般只要预防气体进入导管,并在拔出外科引流管之前先拔出此导管,极少发生出血或其他并发症。经食管超声心动图(TEE)监测在瓣膜置换术期间有特殊价值,近年已被广泛应用。麻醉诱导后置入食道超声,确认瓣膜疾病,对判断瓣膜狭窄或关闭不全程度、心室心房腔大小、活动度等有重要意义;对瓣膜置换后的瓣膜功能、心脏活动情况,特别是瓣膜成形术的效果有特别意义;也可用于监测换瓣患者瓣周漏。Sheikh 等人曾对 154 例瓣膜外科手术患者在他们手术期间用 TEE 检查,证明有 10 例患者手术修复不当,需立即进一步行外科手术。此 10 例患者中 6 例有异常 V 波或肺毛细血管楔压升高,而其余 4 例患者的血流动力学正常。Sheikh 等人认为只有行 TEE 检查,才能提示手术修复不完善。目前认为麻醉期间必要的常规监测不可少,并应该依据患者的情况、外科手术的类别及术中血流动力学干扰的程度而增减。切忌主次不分,将精力集中于繁琐的操作,而忽略了临床判断、分析和紧急处理。

三、麻醉

对瓣膜病患者选择麻醉药物应作全面衡量,通常考虑以下几个方面的问题:① 对心肌收缩力是抑制还是促进。② 对心率是加快还是减慢。某些病例因心率适度加快而可增加心排血量;心率减慢对心力衰竭、心动过速或以瓣膜狭窄为主的病例可能起到有利作用,但对以关闭不全为主的瓣膜病则会增加反流量而降低舒张压,增加心室容量和压力,使冠状动脉供血减少。③ 是否扰乱窦性心律或兴奋异位节律点。心律失常可使心肌收缩力及心室舒张期末容量改变,脑血流及冠状血流出现变化。④ 对前负荷的影响。如大剂量吗啡因组胺释放使血管扩张、前负荷减轻,对以关闭不全为主的瓣膜病则可能引起低血压;对以狭窄为主的瓣膜病也应维持一定的前负荷,否则也可因左心室充盈不足而减少心排血量。⑤ 用血管收缩药增加后负荷,对以关闭不全为主的瓣膜病可引起反流增加和冠脉血流减少,从而可加重病情,此时用血管扩张药降低后负荷则有利于血压的维持。⑥ 对心肌氧耗的影响。如氯胺酮可兴奋循环、促进心脏收缩及血压升高,但会增加心肌氧耗,选用前应衡量其利弊。

心脏瓣膜置换术对麻醉的要求,是以力求使各种药物对心血管功能的减损降至最低限度为原则。对气管内插管和外科操作无强烈、过度的应激反应,改善心脏的负荷状况,保持血流动力学的相对稳定,并按药效和病情随时加以调整,复合全麻的用药配合得当、品种和用量适宜、注药速度掌握合理。目前仍以芬太尼、舒芬太尼作为复合全麻主药,配合适当的辅助用药,并按需吸入低浓度的卤族全麻药,以维护心血管系统功能。

(一) 麻醉诱导 麻醉诱导期处理十分重要,不恰当地处理易致显著的血流动力学紊乱,严重者可致心搏骤停,需特别重视。除了前述的血流动力学监测外,即刻血气分析、电解质测定对及时发现意外异常并及时处理异常也有重要意义。尽管每家单位均有麻醉诱导常规,也切忌千篇一律。通常可以咪达唑仑 2~5 mg 为基础,静脉麻醉药常用依托咪酯或丙泊酚,硫喷妥钠已很少应用。硫喷妥钠作用迅速、舒适,虽会引起静脉血管扩张、回心血量减少,但若用量小、静注慢、发挥此药的快速使患者入睡的作用,则对血压和心肌抑制作用并不明显，不必将其列为禁忌。依托咪酯对血流动力学影响较小，常用剂量为 0.2～0.3 mg/kg；危重病患者宜减量。丙泊酚也常被用于麻醉诱导，鉴于其在用药剂量大或快时易致严重低血压，故瓣膜置换术患者的麻醉诱导剂量常用 1 mg/kg，必要时追加。也有 TCI 模式用药，但药物靶控浓度宜选择较低浓度。麻醉性镇痛药常用芬太尼或舒芬太尼，宜缓慢应用直至麻醉计划用量，如出现严重血流动力学紊乱，应暂停用药并处理紊乱。芬太尼常用诱导剂量为 5～10 μg/kg，舒芬太尼常用诱导剂量为 0.5～1 μg/kg。芬太尼、舒芬太尼用量大或相对偏大时易引起明显的心动过缓，可适当应用解迷走药物。泮库溴铵具有抗迷走作用，可抵消芬太尼所引起的心动过缓，曾作为优选肌松剂，但目前应用逐渐减少。大剂量或较大剂量的芬太尼、舒芬太尼会引起血压下降，宜用适量血管活性药物。麻醉诱导期可有显著血流动力学变化，对此要有充分的准备，并及时治疗。麻醉诱导期间会发生需要心率较慢的患者(如二尖瓣狭窄患者)出现快房颤，需要较快心率的患者(如主动脉关闭不全患者)出现显著的心动过缓，麻醉诱导中出现血压骤降等。因此，麻醉诱导期需合理应用心血管活性药，调控血流动力学。

(二) 麻醉维持 瓣膜置换术麻醉维持常以镇痛药为主的静吸复合全麻，多数患者的血流动力学保持稳定，管理方便。镇痛药可持续泵注配合间断静注。吸入麻醉药常用异氟烷、七氟烷或地氟烷，浓度宜在 1 MAC以下，以避免吸入麻醉药对循环功能产生抑制作用。维持期间吸入浓度不宜经常调节，以避免麻醉深度波动对循环功能的影响。术中少数患者在某一时期显得麻醉深度不够，如在劈开胸骨时，可追加麻醉性镇痛药或静脉麻醉药，也可配合心血管活性药。全程吸入 0.5～1.0 MAC 吸入麻醉药，对避免术中知晓有重要意义。任何单一药物均不能完全适合心内直视手术的全麻要求，尤其是对于瓣膜置换患者，应该依据血流动力学改变特点决定取舍。

近年来体外循环心内直视手术提出快通道概念，目的是在患者术后能及早拔除气管导管，缩短其在 ICU 停留的时间，促使患者及早康复，节省医疗资源。因此要求麻醉工作者与外科医师共同努力，包括缩短手术时间、良好地保护心肌、减少术中失血和术后渗血、出血等。麻醉方面多侧重于应用吸入全麻药及短效镇痛药和静脉全麻药。瓣膜置换患者则应根据瓣膜病变严重程度、心脏功能代偿、心脏扩大程度、是否存在肺高压和术前是否存在心力衰竭及其严重程度全面考虑后才能作出决定，原则上应积极处理好患者，创造条件，争取早期拔管。

(三) 体外循环期间的麻醉 CPB 开始阶段，由于 CPB 预充液的稀释及 CPB 管道的吸收，吸入麻醉药或静脉麻醉药后血内浓度将急剧下降，同时血管活性药物的血药浓度也降低。CPB 开始阶段可出现麻醉和血流动力学不稳。为了避免发生此类情况，可在 CPB 前给予适量镇静、镇痛、催眠药，而通常不需特别增加肌松药。CPB 期间血压除了与麻醉深浅有关外，与 CPB 转流量、血管张力、温度等也有关，也可考虑调节血管张力的药物。需要时可应用硝酸甘油、钙离子拮抗剂、α 受体激动剂或拮抗剂等，维持 MAP 在 60～80 mmHg。CPB 期间，静脉麻醉药可被直接注入 CPB 机或经中心静脉测压管注入；吸入麻醉药可将氧气通过麻醉机挥发罐吹入人工心肺机。

对重症心脏瓣膜术患者，术中应积极做好心肌保护，良好的心肌保护不但是手术成功的基础，也是直接影响早期和远期手术效果的重要问题。主要措施有：心表面冰屑外敷；在涉及主动脉瓣病变的手术中行冠状动脉顺行或逆行灌注；全部采用高钾含血冷停跳液的灌注方法(晶体液与血液比例为 1∶4)，使心脏停搏于有氧环境，心肌细胞无氧酵解降低，减轻心肌缺血再灌注损伤。心脏复苏后辅助循环时间要足够，一般认为要达到主动脉阻断时间的 1/3～1/2，灌注量必须逐渐减少。当出现以下情况时可考虑停机：血压平稳；心率＞70 次/min；鼻咽温度、直肠温度分别达到 37℃ 及 35℃；心电图、血气参数正常；血钾 4.0～5.0 mmol/L；心脏充盈及收缩良好，术野无活动性出血。若血钾低应及时补钾，机器余血可经静脉回输，但每 100 ml 需追加鱼精蛋白 3～5 mg。

(四) CPB 后麻醉 瓣膜置换术 CPB 后常有短暂的血流动力学不稳，往往将处理重点放在心血管功能调控而忽视麻醉。麻醉不恰当会加重血流动力学不稳定，因此，应认真仔细评估、分析不稳原因。CPB 后早期，心脏并未完全从 CPB 状态中恢复，尽管采取许多心肌保护措施，但心脏难免有一定损害。心脏经历了手术，必然有损伤。尽管手术矫治了病损瓣膜，但心肌功能适应新的瓣膜尚需一定时间。心脏前负荷、后负荷往往存在一定问题，血容量多少受到许多因素的影响，其中包括心血管活性药物的使用。因此，此时的麻醉宜使用对心血管功能影响较小的麻醉性镇痛药、苯二氮䓬类镇静药，麻醉药宜用小量的静脉麻醉药，尽量避免吸入麻醉药。

多瓣膜病或再次瓣膜置换手术患者在 CPB 结束心脏复苏后多数需正性肌力药及血管扩张药支持循环，约 1/3 患者需安置心脏表明临时起搏器。在此期间需特别注意水、电解质、酸、碱等平衡，以预防心律失常。

四、手术后管理

近年来，瓣膜置换术的成功率已有显著改善，主要由于手术前对不同瓣膜病变的病理、生理改变有了充分了解、外科操作技术改进与熟练、良好的心肌保护及麻醉监测技术的改进等综合因素。当瓣膜置换完毕、体外循环结束时,血细胞比容一般为25%左右,此时应首先回输自体血,然后根据计算所得的失血量输注库血补充血容量。若患者出现心动过缓,在排除温度的影响之后,可应用临时心脏起搏器,心率维持在80～90次/min。血压偏低可用多巴胺,每分钟用量可在3～10 μg/(kg·min)范围内调整;必要时可应用小量肾上腺素;血压过高,外周血管阻力增加可用硝酸甘油。遇有术后心功能不全、血流动力学不稳定者,在排除潜在出血及机械性因素之外,应及早依据临床表现、左右心室负荷、动脉血压及波形的改变,在调整好血容量的基础上,合理选用扩血管药和正性肌力药,提高心排血量,改善循环动力。瓣膜置换术患者中有部分术前已存在肺高压,以及扩大的心脏对支气管压迫引起部分肺不张,因此术后不宜过早拔除气管导管,一般持续6 h左右,必要时应用机械通气至次日晨,以保证良好的通气并有利于循环维持稳定。

第三节　麻醉期间血流动力学调控

瓣膜置换术期间,血流动力学调控是麻醉处理的重点之一,尤其对重症瓣膜疾病患者而言。瓣膜病变所引起的病理生理学变化特点是处理的基础,处理中要充分考虑麻醉、手术的影响。不同瓣膜病变术中处理重点与目标有所差异,应区别对待。

一、二尖瓣狭窄

以二尖瓣狭窄为主的瓣膜疾病患者在体外循环建立前心率的控制是血流动力学处理重点。此类患者多数为房颤心律,快房颤严重影响血流动力学,易致急性心衰发生,应积极处理。患者术前存在房颤患者常用洋地黄类药控制心室率,一般应连续应用至术前。患者入手术室出现快速房颤,多数由紧张、焦虑引起。在建立必要监测(如有创血压、ECG、SpO_2等)的情况下给予镇静、镇痛药及心血管活性药,必要时开始麻醉诱导。镇静药首先咪达唑仑,剂量以1～5 mg为宜。可伍用少量麻醉性镇痛药,如芬太尼0.05～0.1 mg或舒芬太尼5～10 μg。处理期间充分吸氧,必要时辅助/控制呼吸。如出现过度镇静会致通气不足,导致低氧血症和高碳酸血症,会诱发肺动脉高压,对患者极为不利,应积极预防。在此期间追加洋地黄用量,效果往往较差,应慎用或不用。可给予少量短效的β受体阻滞药艾司洛尔(10～50 mg缓慢注射),根据效果调整剂量,以心室率缓慢下降为宜。也可应用钙通道阻滞药、胺碘酮等控制心率。同时泵注硝酸甘油0.5 μg/(kg·min),并可逐渐增加剂量,减少静脉回流,有利于防治早期肺水肿。围术期适度强心治疗有利于循环稳定,如用多巴胺5～10 μg/(kg·min)。

手术纠治完成停体外循环期间可出现低血压、心率和心律不稳等,常见原因有手术、瓣膜功能、心脏复苏不佳、血容量等,应认真细致分析原因后再治疗,切忌单纯依赖血管活性药物。常用正性肌力药有多巴胺、多巴酚丁胺、米力农或肾上腺素等,应避免使用缩血管药,后者会加重肺动脉高压促使右心室衰竭。正性肌力药效果差或需大剂量时,多数是由于外科因素或心肌保护不佳,必要时应重新建立体外循环。

麻醉性镇痛药的合理使用是避免术中心动过速的基础,但应注意大剂量镇痛药物可能导致严重的心动过缓。发生时宜给予适量的抗迷走药物。二尖瓣狭窄瓣膜置换术麻醉处理目标见表44-1。合适的麻醉和心血管活性药合理使用能实现该目标。

表44-1　二尖瓣狭窄麻醉处理目标

心率(次/min)	节律	前负荷	外周阻力	心肌收缩性
65～80	稳定	不变或略增	不变或略增	不变或略增

二、尖瓣关闭不全

二尖瓣关闭不全患者在麻醉与手术期间的血流动力学调控目标降低后负荷、避免心动过缓、增加心肌收缩力。

(一) 左心室前负荷　虽然增加和维持前负荷对确保足够的前向心排血量是有益的,但二尖瓣关闭不全患者的左心房和左心室腔的扩大增大了二尖瓣环和反流分数,所以增加前负荷不能普遍适用。对个别患者前负荷增加到最佳程度的估计应以患者对液体负荷的临床反应为基础。

(二) 心率　心动过缓对二尖瓣关闭不全的患者十分有害,因其可引起左心室容量增加、前向心排血量减少和反流分数增加。对于这些患者,心率应维持在正常或较高的水平。通常心室率能维持在90次/min左右。许多患者,特别是那些慢性二尖瓣关闭不全的患者,手术时有房颤存在,对心率的控制有时有困难。

(三) 心肌收缩力　前向每搏量的维持取决于肥厚左心室的功能。心肌收缩力的抑制可导致严重的左心室功能不全和临床症状恶化。能够增加心肌收缩力的正性肌力药物可增加前向血流,并因其能缩小二尖瓣环而减少反流。急性心肌梗死有严重的乳头肌功能失常或断裂致急性二尖瓣反流的患者，心肌收缩能力严重受损，需在使用血管扩张药保持前向血流的同时，给予正性肌力药物和/或主动脉内气囊反搏(IABP)支持循环。

(四) 体循环阻力 后负荷增加引起反流分数增加和前向心排血量减少。因此，需要降低后负荷，并应避免使用α受体兴奋药。硝普钠可降低左心室充盈压并引起明显的前向心排血量增加。但对于缺血性乳头肌功能不全引起的急性二尖瓣关闭不全的患者，可选用硝酸甘油。

(五) 肺循环阻力 大部分大量二尖瓣反流的患者会有肺循环压力升高，甚至出现右心衰竭。一定要注意避免高碳酸血症、低氧血症和任何可以引起肺血管收缩反应的药物或其他治疗。

二尖瓣关闭不全血流动力学改变与主动脉瓣关闭不全类似，麻醉期间应保持轻度的心动过速，因为较快的心率可使二尖瓣反流口相对缩小，同时维持较低的外周阻力，降低前向性射血阻抗从而可有效地降低反流量。若能保持周围静脉适当的扩张，使回心血量有所下降，就可降低舒张期容量负荷过多和心室腔大小。由此可看出扩血管药对这类患者特别有益。在换瓣术后左心室将面对“新的”收缩压峰压、心室排血阻力增加，如何设法改善换瓣后心室负荷颇为重要，往往正性肌力药与血管扩张药不能偏废、缺一不可。二尖瓣关闭不全麻醉处理目标见表44-2。

表44-2 二尖瓣关闭不全麻醉处理目标

心率(次/min)	节律	前负荷	外周阻力	心肌收缩性
80～95	稳定	不变	降低	不变或略降

上述仅仅是血流动力学调控目标与处理原则，由于瓣膜病变常有联合瓣膜病，并可能有其他合并症，狭窄与关闭不全可以共存，造成不同的病理生理和血流动力学改变。为此应结合上述基本原则，通过术前各项检查，尤其是多普勒超声心动图检查和心脏功能状态的评定，围术期麻醉、血流动力学动态变化，掌握主次，合理调控，方能实现理想麻醉。

三、主动脉瓣狭窄

主动脉瓣狭窄患者在麻醉与手术期间的血流动力学调控目标是维持窦性心律、充足的血容量，避免心动过速。

(一) 左心室前负荷 由于左心室顺应性降低及左心室舒张期末容量和压力升高，需要适当增加前负荷以维持正常的每搏量，而使用硝酸甘油可降低心排血量至危险的程度。因此后者应尽量避免。

(二) 心率 主动脉瓣狭窄的患者不能很好地耐受心率过快或过慢。心率过快可导致冠脉灌流减少；而对于每搏量受限的患者，过慢的心率可限制心排血量。但如果必须作出选择的话，稍慢的心率(50～60次/min)较偏快的心率(>90次/min)为好，因其可留有一定的收缩时间来射血通过狭窄的主动脉瓣。任何性质的心动过速都必须即刻处理，对于快速室上性心律失常，可给予少量艾司洛尔10～20 mg/次或普罗帕酮(心律平)每次1 mg/kg或维拉帕米1.25～2.5 mg缓慢静注，如无效，特别如出现ST段改变则应电击复律，因为心动过速和有效心房收缩的丧失均会导致病情严重恶化。对心室兴奋性增高也应积极予以治疗，因为对于严重心律失常乃至室颤的患者，电复律很难成功。

(三) 心肌收缩力 每搏量通过心肌收缩状态增高而得以维持。患者不能很好地耐受β受体阻滞药，因其可引起左心室舒张期末容量增高和显著的心排血量下降，导致临床状态严重恶化。

(四) 体循环阻力 左心室射血的后负荷的大部分来自狭窄的主动脉瓣，因而是固定的。体循环血压降低对减小左心室后负荷作用甚微。然而，主动脉瓣狭窄患者的肥厚心肌极易发生内膜下缺血。冠脉灌流有赖于足够的体循环舒张期灌注压的维持。虽然用α受体激动药提升血压对总的前向血流几乎毫无作用(心室射血的主要阻抗来自主动脉瓣)，但它可以增加冠脉灌流，可适量使用。常用去氧肾上腺素0.1～0.2 mg静注，部分患者可有室上性心动过速治疗效果。

(五) 肺循环阻力 除了晚期的主动脉瓣狭窄，肺动脉压保持相对正常。不必对肺血管阻力进行专门处理。

主动脉瓣狭窄手术麻醉处理目标见表44-3。

表44-3 主动脉瓣狭窄手术麻醉处理目标

心率(次/min)	节律	前负荷	外周阻力	心肌收缩性
70～85	窦性	略增加	不变或略增	不变或略降

四、主动脉瓣关闭不全

主动脉瓣关闭不全患者在麻醉与手术期间的血流动力学调控目标是维持充足的血容量、较快的心率并避免后负荷增加。

(一) 左心室前负荷 由于左心室容量的增加，前向血流的维持有赖于前负荷的增加。这类患者，应避免使用引起静脉舒张的药物，因其可降低前负荷而致减少心排血量。

(二) 心率 对于主动脉瓣关闭不全的患者，随着心率的增加其前向心排血量明显增加。心率增快使舒张期缩短而使反流分数降低。由于可保证较高的体循环舒张压和较低的左心室舒张期末压，心率增快实际上使心内膜下血流得到了改善。另一方面，心动过缓可使舒张期延长，反流增加。应当维持心率在90次/

min左右,可改善心排血量而不引起缺血。主动脉瓣关闭不全的患者常为房颤心律,只要心室率控制尚可,恢复窦性心律并不十分迫切。

(三) 心肌收缩力 必须维持左心室收缩力。对于左心室功能受损的患者,使用纯β受体激动药可通过舒张外周血管和增强心肌收缩力而使每搏量增加。但通常用适量多巴胺即可。

(四) 体循环阻力 在正常情况下,慢性主动脉瓣关闭不全的患者通过外周小动脉舒张可基本代偿心排血量的受限。降低后负荷可使前向心指数进一步得到改善。后负荷增加可降低每搏作功并显著增加左心室舒张期末压。对于左心室受损的晚期主动脉瓣关闭不全患者,降低后负荷最为有益。

(五) 肺循环阻力 除非是伴有严重左心室功能不全的晚期主动脉瓣关闭不全患者,其他患者的肺血管压力皆可维持相对正常。

麻醉时应避免增加左心室后负荷,使外周血管阻力保持在较低水平,从而可增加前向性血流,降低反流分数,适当增加心率可降低反流量和心腔大小。患者对麻醉耐受良好,麻醉和手术期间出现血压过高、外周血管阻力增加可用血管扩张药如硝普钠、酚妥拉明;部分患者需同时做容量支持治疗;个别患者会出现无法解释的心动过缓,引起左心室腔严重扩大,阿托品常无效而需静脉滴注异丙肾上腺素,若心包已切开则可直接采用心脏起搏,提高心室率。主动脉瓣关闭不全麻醉处理目标见表44-4。

表44-4 主动脉瓣关闭不全麻醉处理目标

心率(次/min)	节律	前负荷	外周阻力	心肌收缩性
85～100	窦性	不变或略升	不变或略增	不变

(陈　杰)

参考文献

[1] 孙大金,杭燕南,王祥瑞,等. 心血管麻醉和术后处理. 北京:科学出版社,2011:218-232.

[2] Kaplan JA, Reich DL, Lake CL, et al. Kaplan's Cardiac Anesthesia. 5th ed. Philadelphia: Saunders Elsevier, 2006.

[3] Ramakrishna H, Fassl J, Sinha A, et al. The year in cardiothoracic and vascular anesthesia: Selected highlights from 2009. J cardiothoracic and vascular anesthesia, 2010, 24: 7-17.

[4] Andritsos M, Singh N, Patel P, et al. The Year in Cardiothoracic and Vascular Anesthesia: Selected Highlights From 2010. Journal of Cardiothoracic and Vascular Anesthesia, 2011, 25: 6-15.

[5] Fischer GW, Anyanwu AC, Adama DH. Intraoperative classification of mitral valve dysfunction: The role of the anesthesiologist in mitral valve reconstruction. J Cardiothorac Vasc Anesth, 2009, 23: 531-543.

[6] Augoustides JG, Wolfe Y, Walsh EK, et al. Recent advances in aortic valve disease: Highlights from a bicuspid valve to transcatheter aortic valve replacement. J Cardiothorac Vasc Anesth, 2009, 23: 569-576.

[7] Augoustides JG, Szeto WY, Bavaria JE. Advances in aortic valve repair: Focus on functional approach, clinical outcomes and central role of echocardiography. J Cardiothorac Vasc Anesth, 2010, 24: 1016-1020.

[8] Lippincott Uilliams, Wilkins. Yao and Artusio's Anesthesiology. 7th ed. 2012: 183-216.

第四十五章 冠状动脉旁路移植术麻醉

我国冠心病的发病率快速上升，且发病年龄呈年轻化趋势。冠状动脉旁路移植手术（coronary artery bypass grafting，CABG）目前已成为国内治疗冠心病的安全、有效的常规方法之一。近年非体外循环 CABG 手术（off-pump coronary-artery bypass grafting，OPCABG）迅猛发展，早期和最近一项国际多中心前瞻性的研究资料均显示手术效果与常规 CABG 相仿，虽然吻合满意度略欠，但术后恢复、住院时间和费用却优于常规 CABG。远期效果目前尚无结论。微创 CABG 手术（minimal ivasive direct coronary artery bypass grafting，MIDCABG）包括小切口、机器人搭桥等，也为患者提供了更多的选择。

第一节 冠状循环的解剖和生理

一、冠状循环的解剖

麻醉医师熟悉冠状循环解剖，有助于了解麻醉手术期间心肌缺血和梗死的范围及程度，以及病变的部位和手术步骤。

冠状循环包括冠状动脉供血和冠状静脉回流。冠状动脉起始于主动脉根部的左、右主动脉窦（sinus of valsalva），沿房室沟分左、右行走，分别提供左、右心的灌注（图 45－1）。

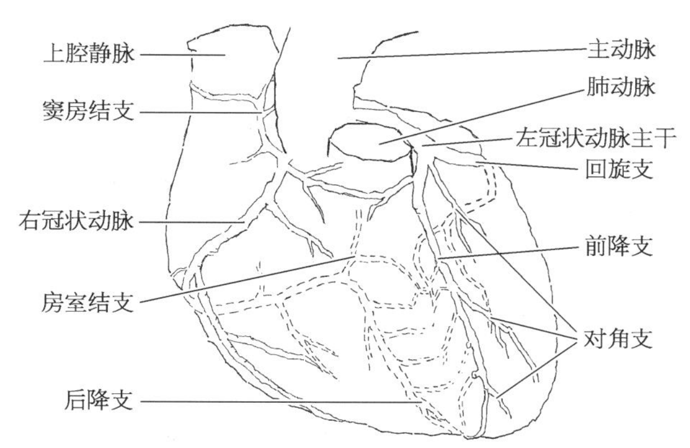

图 45－1 冠状动脉的解剖

左冠状动脉主干长度变异较大，成人为 0～4 cm，在前室间沟处分为两支。沿前室间沟向下者称左前降支（left anterior descending，LAD）；沿左房室沟到达左室后壁者称左回旋支（left circumflex，LCX）；也可能在两者之间发出中间支。LAD 下行至心尖部，沿途向左侧分出 1～3 支对角支，向前室间隔发出 5～10 支分支。LAD 提供左室前壁、室间隔前 2/3、心尖及部分右室前壁和希氏束的血供。LCX 向下发出 2～3 支钝缘支（obtuse marginal，OM），并向上发出左房支，约 38%窦房结动脉来自 LCX。回旋支为左室外侧壁、前壁、后壁（下壁）的一部分和左心房供血。

右冠状动脉（right coronary artery，RCA）沿右房室沟前行，发出右房支，约 59%窦房结动脉来自 RCA；向下发出 3～5 支锐缘支至右室前壁，RCA 在后十字交叉附近分支，向下沿后室间沟行走的一支为后降支（posterior descending artery，PDA），后降支沿途发出后间隔支。继续沿房室沟走行的一支称左室后支（posterior branches of left ventricular，PL），提供左心室膈面血供。房室结动脉约有 90%来自 RCA，在 PL 分出后不久垂直向上发出；8%～10%来自 LCX。

PDA 和 PL 的发育情况是判断左、右冠状动脉优势及均衡型心脏的主要依据。一般右冠优势型（right dominant system）约占 85%，左冠优势型（left dominant system）约为 8%（PDA 和 PL 来自 LCX），均衡型约为 7%（PDA 来自 RCA，LCX 发出 PL 或同时发出第二支 PDA）。CABG 最常见的靶血管为 LAD、OM 和 PDA。

二、心肌氧供的决定因素

心肌氧供的决定因素包括：动脉血氧含量和冠状动脉血流。

（一）动脉血氧含量 动脉血氧含量＝血红蛋白×1.34×氧饱和度（%）＋0.003×氧分压。凡影响血红蛋白含量、动脉血氧饱和度和氧分压的因素，都可以影响动脉血氧含量。

(二) 冠状动脉血流

1. 正常冠状动脉血流的影响因素　冠状动脉血流(coronary blood flow, CBF)与冠状动脉灌注压(coronary perfusion pressure, CPP)成正比，与冠状血管阻力(coronary vascular resistance, CVR)成反比，即CBF=CPP/CVR。影响CVR的因素见表45-1。正常冠状血管血流的调节与血管内皮细胞功能的完整性有着密切的关系。无论是代谢因素还是神经体液因素，作用于内皮细胞上的不同受体会促使内皮细胞产生依前列醇(PGI_2)、一氧化氮(NO)和内皮依赖性超极化因子(EDHF)，PGI_2和NO激活平滑肌细胞内的腺苷环化酶、鸟苷环化酶，使环磷酸腺苷(cAMP)和环磷鸟苷(cGMP)生成增加，使血管舒张。EDHF使平滑肌细胞超极化，从而使冠脉血管舒张，可能与开放钙依赖性钾通道有关。但在血管损伤(如粥样硬化)、内皮细胞功能破坏时，这些因素直接作用于血管平滑肌，可能引起血管收缩。内皮细胞同时也产生促使血管收缩的因子，包括内皮素、血栓素(thromboxane)和前列腺素H_2。其中内皮素的作用最强，可引起冠状血管的强烈收缩。针对内皮素受体的阻滞药已被应用于肺动脉高压的治疗。人体心肌中，微血管与心肌细胞的比例几乎为1∶1，但正常时，仅3/5～4/5的微血管处于功能状态。当活动增强时，心肌氧耗增加，或因氧供不足，均可使另1/5～2/5的微血管开放，CVR降低，冠状动脉血流量增多，促进心肌细胞内氧弥散。此外，冠状血管还存在侧支循环，大多处于非功能状态，但当局部冠状动脉阻塞、血流减少时，侧支循环扩张开放，恢复阻塞部位的血流。但此作用并非即刻发生。

表45-1　影响CVR的因素

	CVR升高	CVR下降
代谢性	O_2↑ CO_2↓ H^+↓ NO↓	O_2↓ CO_2↑ H^+↑ NO↑乳酸、腺苷↑
自主神经系统	α肾上腺能受体↑ 胆碱能受体↑	β肾上腺能受体↑
内分泌	血管加压素(ADH)↑ 血管紧张素↑ 血栓素↑5-羟色胺↑ ADP↑	依前列醇↑

冠状动脉灌注压(CPP)可影响冠脉血流，而CPP=DBP−LVEDP。因此，保持正常或稍高的动脉舒张压(DBP)、降低左心室舒张期末压(LVEDP)、减慢心率，可维持良好的CPP。

左心室冠脉血流有85%来自舒张期，收缩期仅15%，且分布于心外膜。而左心室内膜下血供的特点是间断供血，即在收缩期血供中断、舒张期血供恢复，这与右心室不同。加之心内膜下血管扩张储备的能力有限，故心内膜下易发生缺血。

2. 冠状动脉病变的病理生理　冠状动脉管腔狭窄或完全堵塞是引起心肌缺血的最基本病变。① 冠状动脉供血不能满足心肌氧耗而引起心肌缺血是稳定性心绞痛的发病机制，血流量下降与血管内径缩小成正比，下降量为内径缩小的4次方。血管内径减少50%，相当于血管横截面积减少75%，在这种情况下，患者活动后就可出现心绞痛症状；若内径减少75%，则血管横截面积下降达90%，即使患者在休息，也可出现心绞痛。心肌缺血的范围和程度，取决于冠状动脉阻塞的部位和狭窄的程度。如左冠状动脉主干病变可导致左心室大面积的缺血；长而弥漫性的病变、血管轻度收缩即可造成远端严重缺血等。② 冠状动脉正常，因缩舒功能障碍所致的冠状动脉痉挛，是变异性心绞痛或痉挛性心绞痛的发病机制。③ 冠状动脉粥样硬化斑块破裂时，使血栓素等多种介质释放，导致冠状动脉痉挛，斑块处血栓形成，产生完全或不完全的冠状动脉阻塞，这是急性冠状动脉综合征(acute coronary syndrome, ACS)的发病机制。ACS是指包括了急性心肌梗死(acute myocardial infarction, AMI)和不稳定性心绞痛(unstable angina, UA)及猝死的一系列综合征。其中急性心肌梗死又分为ST段抬高型心梗(ST-elevation myocardial infarction, STEMI)和非ST段抬高型心梗(Non-ST-elevation myocardial infarction, NSTEMI)。STEMI的病理基础是血栓完全堵塞冠状动脉，而UA和NSTEMI为血栓未完全堵塞冠状动脉所致。④ 侧支循环：当冠状动脉狭窄病变进程缓慢时，侧支循环逐步建立，使冠状动脉分支相互沟通。狭窄程度不严重时，仍可获得足够的血流，从而避免发生心肌缺血，临床可以无症状；狭窄严重时，所建立的侧支也无法保证充分的血流，就可出现心肌缺血的症状。⑤ 夹杂症：冠心病伴发糖尿病、高血压等，均可加重狭窄部位血供减少。糖尿病还可造成冠状血管小分支远端的弥散性病变，影响手术的疗效。

三、心肌氧耗的决定因素

决定心肌氧耗(myocardial oxygen consumption)的因素有：心率、心肌收缩性及室壁张力。

(一) 心率　若每次心跳的氧耗相对固定，则每分钟心肌氧耗将随心率而改变。但实际上，心率加快成倍，心肌氧耗超过心率增快的倍数。

(二) 心肌收缩性　心肌收缩性反映了心脏的泵功能，心肌收缩增强，氧耗也增加。但至今尚无方法可定时测定心肌收缩性，以计算心肌氧耗。

(三) 室壁的张力　室壁的张力与收缩时心腔内

压(后负荷)、心腔大小(前负荷)乘积成正比,而与室壁厚度成反比,即室壁张力=压力×半径/2(室壁厚度)。

1. 心室腔压力　心腔压力升高则氧耗也升高。因此,麻醉中应尽可能降低后负荷。

2. 心腔大小　前负荷是决定心腔大小的重要因素之一,因此,降低前负荷,可减少室壁张力,使心肌氧耗下降。例如,使用硝酸甘油能使静脉扩张,可降低前负荷,从而减少心肌氧耗。

3. 室壁厚度　慢性高血压或主动脉狭窄,使后负荷升高,致使心室肥厚,而室壁张力下降。表 45-2 提示心肌氧供和氧耗的影响因素。麻醉处理的目标,即应提高和保证氧供,同时要降低氧耗。心动过速对生理危害最大,因为心动过速不仅使心肌氧耗增加,同时氧供也减少。

表 45-2　心肌氧供和氧耗的影响因素

指　标	氧 耗	氧 供	氧平衡
心率减慢	↓	↑	正
RAP 或 PAWP 下降	↓	↑*	正
心率增快	↑	↓	负
RAP 或 PAWP 升高	↑	↓	负
体温高	↑	0	负
体温低	↑↓	↓	有变化
MAP 下降	↓	↓	有变化
MAP 升高	↑	↑	有变化
Hb 低	↓	↓↑	有变化
Hb 高	↑	↑↓	有变化

注:1. ↑增加;↓减少;↑↓增加或减少;0 无变化;
2. * 充盈压急剧下降使 CO 下降。

第二节　心 肌 缺 血

冠心病患者,术前已有心肌供血障碍,任何导致心肌氧供需失衡的因素都可能加重或诱发新的心肌缺血(myocardial ischemia, MI),其中约 50%与术中血流动力学变化有关(心动过速、低血压或高血压)。由于术中出现心肌缺血的患者比较容易发生围术期透壁性心肌梗死,因此,分析心肌缺血的原因、早期诊断并积极预防和治疗,非常重要。

一、心肌缺血的原因

(一) 患者因素

(1) 高度紧张焦虑是围术期引起心肌缺血的重要原因之一。

(2) 严重血管病变如左主干狭窄、多支血管病变、不稳定性心绞痛(UA)等都是围术期发生心肌缺血的高危因素。

(3) 术前已有心功能不全者,如 EF<40%、乳头肌缺血致中重度二尖瓣关闭不全、室壁瘤、室间隔穿孔致急性左心衰等,心脏储备功能低下,冠状动脉灌注压维持在低水平,术中不能耐受突然增高的心肌氧耗。

(二) 血流动力学异常　麻醉和手术过程中,某些操作往往伴有血流动力学异常,如气管插管、手术应激性(切皮、剖胸骨等)各种置管和转流刚启动等,可引起心动过速、高血压和低血压等,易诱发心肌缺血,尤见于心动过速(心率>100 次/min)和低血压。Slogoff 和 Keats 发现转流前患者表现为心肌缺血者,心肌梗死可增加 3 倍。

(三) 麻醉和药物

(1) 浅麻醉或交感神经系统兴奋、低氧和低碳酸血症,均可导致冠状动脉痉挛。同时,术前已有或伴随过度通气出现的低钾血症,使心肌的应激性增高,易出现心动过速或室性心律失常,加重或诱发心肌缺血。

(2) 术前容量不足,或大剂量使用扩血管药物,可致术中心动过速、低血压或血流动力学的剧烈波动,从而导致心肌缺血。快速输液或迅速增高外周血管阻力等,同样可导致心肌氧耗增加。

(3) 肺扩张过度引起移植的乳内动脉拉长或闭塞,易引起 CABG 后心肌缺血。

(4) 儿茶酚胺类药物均可增快心率(去氧肾上腺素除外)、升高血压,使心肌氧耗增加,应按需使用。异丙肾上腺素是β受体激动剂,使用初始出现血压下降,随后心率增快,可引起心肌氧供需失衡,在冠状动脉旁路移植术中慎用。

(四) 外科操作

(1) 开胸骨刺激强烈,可致心率增快和高血压。

(2) 置体外转流管道等可致心律紊乱和低血压。

(3) OPCAB 术中,探查冠状动脉血管、放置固定器、止血等均可造成血流动力学的剧烈波动,尤以多支血管病变为甚。重要冠脉如左主干或左前降支近端吻合时,处理不当可能出现大范围心肌缺血。

(4) 血栓形成的原因有:① 冠状动脉痉挛。② 凝血系统障碍所致高凝状态。③ 冠状动脉本身或移植静脉内血栓形成,可因内皮细胞损伤、吻合口不通畅所致。

(5) 操作并发症,如误伤靶血管或移植血管、吻合不佳或错误吻合及移植血管扭曲、远端血管灌注不足等。

(6) 动脉粥样硬化碎片栓塞。

(五) 体外转流

(1) 人工心肺机管道中存在着微栓子(如血栓、塑料等异物粘贴),可能进入冠状循环引起栓塞;移植血管内空气驱除不完全导致冠状动脉气栓,均可引起心肌缺血。

(2) 动脉钳闭后,即使采取保护心肌措施,心肌缺血也仍不可避免。随钳闭时间延长,潜在的心肌损伤以至梗死可能出现。当ST段持续抬高,或ST段抬高无法纠正,除冠状动脉痉挛、移植血管堵塞或气栓外,也可能与心肌缺血再灌注损伤有关。

(3) 单纯冠状动脉顺行灌注心肌保护不完善,冠状静脉窦逆行灌注失败或损伤。

(4) 动脉开放后,平均灌注压过低,导致冠状动脉灌注不足,移植血管血流不畅,加重或产生新的心肌缺血。

(5) 机械故障或意外导致转流中缺氧或低碳酸血症。

(6) 血液稀释后贫血。

冠状动脉旁路术患者围术期心肌缺血原因见表45-3。

表45-3 冠状动脉旁路术患者围术期心肌缺血原因

	转流前	转流中	转流后
患者因素	高度紧张焦虑 左主干和(或)多支病变 缺血性心功能不全		
血流动力学异常	急性冠状动脉综合征(ACS) 心动过速 低血压 高血压	冠状动脉痉挛 室颤 心脏突然扩张	冠状动脉痉挛 心动过速、心律失常 低血压、高血压 心肌收缩力过度增强
麻醉和药物	穿刺等疼痛刺激 气管插管 浅麻醉 缺氧 过度通气致低碳酸血症 低钾、低镁 低血容量或容量过荷 心血管活性药物	浅麻醉 缺氧 过度通气致低碳酸血症	浅麻醉 低温 缺氧 低碳酸血症、低钾、低镁 低血容量或容量过荷 心血管活性药物过量 肺过度扩张(影响乳内动脉吻合口) 未纠正的贫血
外科操作	切皮 剖开胸骨 解剖主动脉根部 探查冠状动脉血管 放置体外转流管道	移植血管损伤、扭曲 误伤靶血管 吻合不佳 主动脉壁钙化、损伤 主动脉粥样硬化斑块脱落	血栓形成(血管移植) 血管吻合后部分阻塞 动脉粥样硬化碎片或空气栓塞
体外转流		体循环平均灌注压过低 术中心肌保护不充分 主动脉阻断时间过长 栓子(空气、血栓、其他物质) 血液稀释后贫血	

二、心肌缺血的诊断

早期诊断心肌缺血有助于及早发现心肌缺血,并积极采取治疗措施,纠正心肌缺血,预防心肌梗死形成。目前常用的诊断方法有:ECG、肺动脉导管(PAC)和超声多普勒等。

(一) ECG变化 心肌缺血时ECG的ST段变化表现为:① 压低。提示心内膜下心肌缺血,或冠状血管不完全阻塞性心肌缺血。两个或多个相邻导联ST段下移,可能是UA或非ST段抬高型心肌梗死(NSTEMI)。② 抬高。提示透壁性缺血,或冠状动脉完全阻塞性心肌缺血。持续ST段抬高,是心肌梗死的特征性改变。心肌缺血开始后，至少 60～120 s ST 段才有改变。ST 段指 QRS 综合波止点，即 J 点后，约 80 ms。ST 段抑低或抬高是指 ST 段下降或升高 0.1 mV或 1 mm。对 ST 段变化的判断如下。

1. ST 段抬高的鉴别诊断　心肌透壁性缺血的原因有：① 动脉粥样化疾病。② 冠状动脉痉挛。③ 冠状动脉气栓。以上三者均可表现为 ST 段抬高。此外，心包炎、室壁瘤、肥厚性心肌病、预激综合征等也可见 ST 段抬高。当 ECG 显示 ST 段抬高时，还应排除电极位置错误，尤其是上肢和下肢导联线错接，以及选错电子滤波(electronic filtering)。若 ECG 监测仪配有诊断模式(diagnostic mode)功能插件，将有助于 ST 段的判断。

2. ECG 监测仪　备有实时自动 ST 段分析功能，其准确性相当于医师所行的诊断，使用前宜先校正仪器，确定 ST 段的位置。以下情况可能影响测定结果：① 室内传导障碍。② 束支传导阻滞。③ 室性起搏节律等。

3. 新的 T 波改变　如 T 波平坦或倒向，提示心肌缺血，但 ST 段无改变。同时，原有 ST 段和 T 波异常，发作时表现为假性正常，发作后恢复原状态，要高度警惕急性心肌缺血。

4. 多导联监测　为提高 ECG 监测心肌缺血，通常应同时采用多个导联，如肢体导联(Ⅱ、Ⅲ或 aVF)和胸前导联(V_5)，也可选用改良胸导联。

(二) 肺动脉导管　用 PAC 测肺小动脉楔压(pulmonary arterial wedge pressure，PAWP)的绝对值并不能用以诊断心肌缺血，PAWP 升高可见于快速大量输液、浅麻醉，而无心肌缺血。但 PAWP 升高的同时伴有波形的变化，有助于心肌缺血的诊断。新出现的高大 V 波，提示功能性二尖瓣反流，起因于病理性瓣膜或心肌缺血所致乳头肌紊乱。PAWP 波形的改变通常早于 ECG 的 ST 段改变，也可能 ECG 并未表现出心肌缺血变化。但 PAC 检测 PAWP 波形，通常需要将 PAC 的气囊充气嵌入肺小动脉，这有可能导致肺动脉破裂而引起大出血，应予以警惕。

(三) 经食管超声心动图　目前术中常用的二维经食管超声心动图(transesophageal echocardiography，TEE)，可以用于早期发现缺血部分的心肌运动异常，即节段性室壁运动异常(segmental wall motion abnormality，SWMA)，是诊断心肌缺血最敏感的指标之一。右心室舒张功能障碍是心肌缺血的另一个敏感指标。左心室心肌缺血累及二尖瓣乳头肌时，可致其功能失调而出现二尖瓣关闭不全。TEE 术中监测二尖瓣的功能状态，有助于发现新的心肌缺血或原有缺血情况加重。但心脏位置变化、放置固定器压迫等，也可以出现类似的改变，需加以鉴别。目前，经食管实时三维超声(real-time three dimensional transesophageal echocardiography，RT－3D TEE)成像技术已经开始被应用于临床，它应用三维全容积图像数据，可更为精确地显示二尖瓣的解剖结构和脱垂的部位、范围，及时准确地测定心室功能。相对于二维 TEE，RT－3D TEE 可以直观地定位各节段室壁的动态变化，准确地发现围术期新出现的心肌缺血。但通常食管探头需于全麻诱导后置入，故 TEE 法不能用于检测麻醉诱导期间所出现的心肌缺血。

三、心肌缺血的治疗

冠状动脉旁路吻合术患者围术期心肌缺血的治疗，可归纳如表 45－4 所列，兹分述如下。

表 45－4　心肌缺血的治疗

(1) 充分供氧
(2) 维持血流动力学稳定(如麻醉深度合适)
(3) 手术治疗
(4) 药物治疗：硝酸甘油、β受体阻断药、钙通道阻断药等
(5) 正性肌力药支持(心衰所致心肌缺血)
(6) 机械装置：① 主动脉内气囊反搏术。② 左心室辅助泵。③ 右心室辅助泵

(一) 治疗血流动力学异常继发的心肌缺血

(1) 减浅麻醉深度。

(2) 循环血管阻力增加或下降时，可分别使用血管扩张药或血管升压药。

(3) 使用β受体阻断药治疗心动过速，如艾司洛尔。

(4) 应用房室顺序起搏器等，特别用于转流后，有利于增加心率和心律，保持血流动力学稳定。

(5) 心衰时，由于舒张压下降，而 LVEDP 上升，致使 CPP 减少，正性肌力药可增强心肌收缩性，使 CO 增加，改善 CPP。若正性肌力药使用不当，将加重心肌缺血。

(二) 纠正外科并发症和机械问题

(1) 操作引起的心肌缺血可见于转流后，应采取手术方法加以纠正。

(2) 避免通气过度，以防移植的乳内动脉被牵拉，产生扭曲、梗阻等，从而造成远端心肌缺血。

(三) 治疗冠状动脉痉挛　冠状动脉痉挛(coronary artery spasm)是转流后心功能不全的常见原因，处理原则：① 首选硝酸甘油，并联合使用苯肾上腺素，在保持足够灌注压的同时解除冠状动脉痉挛，增加 CBF。② 减慢心率，降低心肌收缩力，减少心肌氧耗。首选短效β肾上腺素能受体阻滞剂。对于不能使用β受体阻滞剂的患者，可选用钙通道阻滞剂如维拉帕米或地尔硫草，以控制心率。所有钙通道阻滞剂都有扩张冠状动脉的作用，与硝酸甘油联合使用能有效控制和预防冠状动脉痉挛，但需警惕可能产生严重低血压而加重心肌缺血。③ 保持适当的前负荷。④ 当药物治疗无法有效解除冠状动脉痉挛时，行术中主动脉内气囊反搏术(intra-aortic balloon pump，IABP)。⑤ 必要时可重新施行或延长体外转流并行循环时间，待心肌缺血症状改善后再行停机。

(四) 特殊药物治疗 特殊药物治疗包括:① 硝酸甘油。② β受体阻断药。③ 钙通道阻断药。④ 磷酸二酯酶抑制剂。其中在围术期使用最有效的是硝酸甘油或硝酸甘油联合钙通道阻滞剂,并可用于转流后预防因手术不满意、远端弥散性病变及糖尿病致心肌缺血。上述各药治疗心肌缺血可参见有关章节。

(五) 机械装置

1. 主动脉内气囊反搏术(intra-aortic balloon pumping, IABP) IABP的原理是在主动脉瓣关闭后的瞬间将气囊充气阻断主动脉血流,提高冠状动脉的灌注压;在主动脉瓣开放前迅速抽气,使主动脉内的压力骤降,左心室射血的阻力低于原有的外周阻力,从而降低后负荷。适用于严重左主干病变、多支病变,不稳定性心绞痛而心功能正常者,通常可缓解症状;用于心功能不全患者,可提高CPP,增进心室射血,减轻心脏作功,从而解除心肌缺血,并改善心泵功能。

2. 左心室和右心室辅助泵装置 本方法适用于因心肌收缩功能不全所致重度心肌缺血,或因心肌缺血引起的心衰,作为抢救和过渡的支持手段。

第三节 常规冠状动脉旁路移植术的麻醉

常规CABG手术通常指在低温体外循环和心脏停搏情况下进行血管吻合术,手术切口为胸骨全部锯开,是目前常用的方法之一。CABG麻醉处理的目标是:① 避免增加心肌氧耗。② 预防心动过速,因为无论平均动脉压多少,心动过速均将减少氧供。③ 防止平均动脉压/心率比值<1.0,否则会严重影响氧供。④ 术前、术中发现心肌缺血均应及时治疗。

一、术前心功能评估

冠心病外科治疗的患者术前应全面地进行心脏功能的评估。除了是否有心绞痛或心肌梗死的病史,以及是否存在左心或右心功能衰竭的症状和体征之外,还应通过实验室和辅助检查全面地判断心血管功能。

(一) 心电图和运动试验 采用动态心电描记和记录装置、连续测定ST段变化趋势,可提高术前患者心肌缺血的检出率。有报道发现42%的CABG患者,术前已有心肌缺血,其中大部分患者(87%)是隐性的。通过ECG还可发现心肌梗死的部位,估计严重程度;估计左右心室肥厚和左右心房扩大;检测心律失常等。但正常心电图不能排除冠心病的存在,有25%~50%的冠心病伴稳定性心绞痛患者,ECG正常。

术前进行运动试验,有助于胸痛的诊断、估计冠心病严重程度及估计治疗心绞痛的疗效等。在运动前、中和运动后监测ECG,ST段移动1 mm即有诊断意义,其变化可分三类:① 运动时,ST段短暂抑低,但运动后1 min消失。② 运动中ST段压低,运动后恶化,最终消失。③ ST段抬高,起因于变异性心绞痛,或陈旧性瘢痕组织。通常②见于严重的多支冠状动脉病变,或左冠状动脉病变;而①则见于单支血管病变或双支轻度病变。对于不能进行运动试验的患者,可行药物负荷试验。

(二) 射性核素检查 目前应用比较多的是^{201}铊(Thallium)闪烁摄像术。^{201}铊是核素钾盐类物,可选择性地被心肌摄取,其心肌摄取量与冠状动脉血流量成正比,2~4 h达平衡。因此,静注^{201}铊6~8 min后即可摄像,而3~4 h后再次摄像,可提供较为准确的心肌梗死部位和范围。

(三) X线检查 普通X线片后前位和侧位片,两侧肺门充血,提示收缩功能不全。冠心病患者的心胸比例>50%,心阴影增大,提示心功能差,射血分数下降;而心胸比例<50%,表明射血分数可正常或下降。

通过冠状动脉造影术可明确冠状动脉病变部位和狭窄程度,还可判断冠状动脉侧支循环、远端弥散性病变、冠状动脉痉挛和血栓形成等,为治疗提供准确的依据。心血管造影术可计算射血分数,以评价左心射血功能,也可从心室舒张期末显影,测量LVEDV,以评价心肌功能。磁共振成像(MRI)提供精确的心室收缩期末和舒张期末的容积及室壁的运动状态,是评价心室功能的金标准。

(四) 超声心动图 二维超声心动图通过测量收缩期末和舒张期末的心腔容积,计算左或右心室射血分数(EF)、SV、CO等,评价心功能,并可判断室壁活动正常、低下、反常和消失,以评价心肌功能。心肌造影超声心动图可对冠状动脉病变和冠状动脉储备进行评价。实时三维超声心动图通过三维全容积图像扫描采集数据,运用三维简单定量(3DQ)和三维高级定量(3DQA)分析系统,通过计算左心室容积、EF、SV来评价左心室整体功能,根据左心室17节段模式,生成牛眼图,直观定位各节段室壁。其对心脏结构和容积的评价准确度接近MRI,而无创、快速、准确的优点使之成为目前临床上更受欢迎的检查方法。

二、术前用药

术前访视患者除按全麻常规要求外,还应针对心脏手术患者的特点，消除患者的思想顾虑，做好解释工作。术前 1 d 晚给予镇静安眠药，如地西泮、咪达唑仑等。患者心功能尚佳者，术前 1 h，肌注吗啡 0.1 mg/kg、东莨菪碱 0.005 mg/kg；老年和心功能差的患者剂量宜适当减少，必要时手术室内根据患者情况再补充用量。术前 1 d 晚和术前 1 h，口服雷尼替丁 150 mg。

术前无需停止服用β受体阻断药。β受体阻断药可减轻血流动力学对手术的反应，降低与心率增快有关的心肌缺血发病率，转流后也不会抑制心脏工作。反之，术前若突然停止用药，可发生心肌缺血、高血压及因β受体密度增加而继发心动过速。但长效的β受体阻断药(如阿替洛尔等)应在术前 3 d 改为短效药物(如美替洛尔)。此类患者出血和低血容量时，反射性心率增快常不明显，不能作为判断的指标。

术前服用钙通道拮抗剂者不必停药，但术前用硝苯地平和地尔硫䓬会降低对去氧肾上腺素的升压反应，故术前出现低血压而用去氧肾上腺素治疗时，应适当增加剂量。许多抗高血压药物均可降低房室传导，引起心动过缓和心肌抑制；尤其是合并β受体阻断药时，可能发生严重的心脏阻滞，应予以高度警惕。

洋地黄类药物应在术前 24 h 停药。如心衰合并快室率房颤，则洋地黄可持续给药直至术晨。但 CPB 后洋地黄中毒的问题必须加以重视，及时纠正低钾血症，避免血钙增高和酸碱失衡。

抗心律失常药物一般应持续用药至术晨。

抗凝药物如华法林应在术前 3～5 d 停药，改为小剂量肝素静脉点滴或低分子肝素皮下注射，普通肝素术前 6 h 停药，低分子肝素术前 12 h 停药；或监测 INR，保持在 1.5 左右。急诊手术或 INR＞1.8 时，可用 $VitK_1$ 或新鲜冰冻血浆逆转其抗凝作用。

抗血小板药如阿司匹林、氯吡格雷(波立维)术前 5 d停药。急诊手术可输注血小板改善凝血功能。

三、麻醉诱导前

(一) 常规监测 入手术室后，即以 ECG 监测，有条件的话先接上Ⅰ、Ⅱ、Ⅲ、AVR、AVF、AVL 和 V5 导联，以便与过去比较，并作为术前基础检查。术中通常仅有Ⅱ和 V5 导联，但对术前任何导联已有异常表现者，术中也应继续监测。连接指端氧饱和度，＜95%者，应即采用面罩或鼻导管吸氧。

(二) 有创监测 先开放外周静脉(14 G 或 16 G 套管针)，静注咪达唑仑或右美托咪定(0.5～1 μg/kg，连续输注≥10 min)，保持患者镇静。常规作桡动脉穿刺置管、直接动脉测压，同时抽动脉血进行血气分析。经右颈内静脉或右锁骨下静脉，置管测 CVP，并经静脉输液、给药。

PAC 的指征是：① 左心室收缩功能减退，表现为 EF＜40%，大面积室壁收缩活动低下，局部室壁无收缩或反常运动，存在室壁瘤或新出现的心肌梗死。② 左心室舒张功能减退，测 PAWP 比 RAP 更能反映 LVEDV。③ 不稳定型心绞痛，左冠状动脉疾病，重度 3 支冠状动脉疾病，以及大面积心肌病变。④ 冠心病伴有瓣膜疾病，包括二尖瓣关闭不全继发乳头肌或心室功能减退。⑤ 肺动脉高压，通过 PAC 计算 PVR。⑥ 右心室舒张和收缩功能减退。⑦ 经皮冠状动脉成形术(PTCA)失败，施行急诊 CABG。在放置 PAC 过程中应严密监测 ECG、MAP 等，及时处理心律失常、心肌缺血、血压波动等。

(三) 诱导前维持循环稳定 诱导前进行各项操作，如外周静脉、桡动脉、颈内静脉穿刺置管时，应保持患者安静、无痛，避免心率增快和血压升高，若出现心动过速或高血压，应及时处理。诱导前一旦发现心肌缺血，即应积极治疗；硝酸甘油为首选，采用微泵注射随时调控剂量，及时纠正心肌缺血。有报道认为硝酸甘油并无预防心肌缺血的作用。

四、麻醉诱导和维持

(一) 诱导 冠状动脉旁路移植术麻醉诱导方法和麻醉药、肌松药等的选择，主要取决于患者的心功能，冠状动脉病变部位和阻塞程度、手术方法及药物对血流动力学的影响和药物剂量。

1. 患者左心室功能差(EF＜40%) 诱导方法主要以静脉为主，避免吸入强效全麻药和氧化亚氮。依托咪酯诱导量(0.3 mg/kg)不影响心率和心排血量，适用于心功能差的患者，但气管插管时不能防止心率和血压升高，如注射速度太快，则可引起四肢肌肉抽搐，应予注意。其他静脉全麻药如硫喷妥钠、咪达唑仑等，均有不同程度的抑制心肌收缩性，会降低 SVR 和 MAP，以及使 HR 增快，故心功能差的患者不宜选用。丙泊酚虽同样具有降低 SVR 和 MAP 的作用，但 HR 不增快，抑制心肌的作用轻微。常用诱导剂量为 1～2.5 mg/kg静脉注射，动脉收缩压降低明显，而采用靶控输注(TCI)方法诱导，血流动力学稳定性好，常用剂量为 2～2.5 μg/ml。对于高龄、体弱和心功能低下者，血浆 TCI 较安全；反之，选用效应室 TCI 更为合理。右美托咪定是高选择性 α_2 肾上腺素能受体激动剂，具有强效镇静及抗焦虑和镇痛作用，其中枢交感抑制和外周血管收缩作用使 HR 减慢，MAP、CO 降低，SVR 升高，有利于术中控制心率和血压，对缺血性心脏病手术更为合适。诱导前使用可降低气管插管时的血流动力学波动，负荷剂量为 0.5～1 μg/kg 静脉注射 10 min 完成，维持剂量 0.2～0.7 μg/(kg·h)。对于严重心动过缓、Ⅱ度以上的房室传导阻滞、低血压和血容量不足者慎用右美托咪定。芬太尼仍是目前心脏手术最常用的麻醉性镇痛药，联合药物诱导时常用量为 5～20 μg/kg 缓慢静注。舒芬太尼在心脏手术麻醉中的应用日益广泛,其具有镇痛作用强、时效长、血浆浓度稳定、无蓄积等优点。常用量为1～4 μg/kg缓慢静注。联合使用丙泊酚TCI及右美托咪定时,推荐舒芬太尼诱导剂量为0.5～1 μg/kg,可以获得更好的循环稳定性。肌松剂罗库溴铵和米库氯铵在临床麻醉中已被广泛使用,尤其适合于心功能差的患者行气管插管术。前者有中度迷走神经抑制作用,可能有心率加快,血压轻度升高,但无组胺释放作用;后者对植物神经和心血管均无不良反应。两药均在2 min起效,米库氯铵的作用时间更短,只有14 min。顺阿曲库铵、维库溴铵对HR、BP、心肌收缩性影响小,适用于心功能差的患者,但起效时间长,需2～4 min;琥珀胆碱、泮库溴铵对HR、心律、BP影响较大,宜慎用。

2. 患者左心室功能尚佳(EF>40%) 患者常伴有高血压,年龄<70岁。诱导方法可选静脉麻醉或静脉复合吸入全麻药均可。常用的静脉麻醉药是咪达唑仑和丙泊酚,辅用右美托咪定。同样可以选用丙泊酚效应室TCI、右美托咪定持续注射联合的方式。芬太尼的用量可根据患者的具体情况选择,推荐中低剂量。肌松药可选用罗库溴铵或米库氯铵。在用上述药物期间,可同时吸入异氟烷或七氟烷,两者对循环抑制轻。七氟烷不兴奋交感系统,更适合高血压而伴心率快者;异氟烷可使HR稍增加,适用于老年患者心动过缓而BP正常者。冠心病伴高血压而HR正常时,除采用上述方法外,诱导初尚可静滴硝酸甘油(用微泵控制滴速),以预防血压升高,又避免深麻醉抑制循环作用。

3. 左冠状动脉主干疾病及其相当的冠心病及危重患者 本组患者情况危急,尤其是合并室壁瘤、室间隔穿孔、急性左心衰的患者,需要依赖较高的交感张力维持血流动力学稳定。交感张力突然降低,可因血压下降导致左心室心肌血供中断,而出现心搏骤停。因此,诱导时应预防发生低血压,避免交感张力突然降低。诱导方法以静脉麻醉为主,慎用吸入麻醉药,因强效全麻药能降低舒张压并使LVEDP增高,导致血压明显下降。静脉麻醉的用药与左心功能差的患者用药相同,但用药剂量更应按患者对药物的心血管反应加以调整,患者的个体差异很大,切忌使用快速诱导法或按药物常规剂量给药。必要时,可用小剂量去甲肾上腺素持续泵注或术前放置IABP,以改善冠脉灌注压。

(二) 麻醉维持 麻醉维持方法通常采用静吸复合麻醉,静脉麻醉药、麻醉性镇痛药、肌松剂与吸入全麻药合并使用,具有相互取长补短的优点,即达到合适的麻醉深度,满足手术过程中不同刺激强弱的需要,又保持循环稳定。现在常用的吸入麻醉剂如七氟烷、地氟烷、异氟烷等,都有不同程度的心肌保护作用,而七氟烷因不增加交感兴奋性,更适合于CABG术。有临床和实验研究证实,术中七氟烷持续吸入保护心肌的作用更佳。右美托咪定的药物作用特点,使其可以在麻醉维持期持续静脉注射,从而减少静脉麻醉药用量,有助于体外转流中维持血流动力学稳定。应熟悉CABG手术程序,通常在切皮、锯胸骨、分离主动脉根部、上下腔静脉、置胸导管和缝合胸骨等操作时刺激较大。心功能差、左冠状动脉疾病及其相当的冠心病患者,应避免吸入高浓度全麻药。在强刺激操作前,可先静注芬太尼0.1～0.2 mg或舒芬太尼0.25～0.5 μg/kg,同时适当加大吸入全麻药浓度。而心功能良好的患者,可在强刺激前预先加大吸入全麻药浓度。体外循环转流前和转流中,也应适当追加肌松药、静脉全麻药等,以维持转流中足够的麻醉深度,避免发生术中知晓。体外转流后到手术结束前,仍应维持合适的麻醉深度,继续使用丙泊酚、吸入全麻药,按需追加芬太尼或舒芬太尼及非去极化肌松药,防止浅麻醉引起体动、心率增快和血压升高。对计划转入快周转通道的患者,体外转流后为避免低血压、心动过缓和苏醒延迟,宜停用右美托咪定。

(三) 体外循环转流后处理 有报道有相当数量的患者,即使CABG手术很成功,但转流后心肌缺血依然存在,用TEE检测转流后心肌缺血的发病率为36%,其中85%患者术后发生并发症。转流后用ECG监测,有报道心肌缺血发病率为40%～75%。与术前、术中心肌缺血的发病率比较,显然术后心肌缺血发生率较高,原因与心率增快有关。因此,转流后继续维持循环稳定,预防心动过速、高血压等,以避免各种原因诱发心肌缺血。通常采取以下措施:① 保持患者完善的镇痛和镇静。② 充分给氧,维持良好通气。③ 加强各项监测。④ 维持循环平稳。⑤ 预防感染,防止术后高热。⑥ 预防和治疗术后并发症。

第四节　非体外循环冠状动脉旁路吻合术的麻醉

在体外循环和心脏停搏情况下施行CABG手术有许多优点,但手术并发症较多,如主动脉损伤、血栓形成和中枢神经系统障碍等,体外循环导致的机械损伤、全身炎性反应综合征(SIRS)、出凝血机制障碍等,钳闭主动脉、降温等导致心肌缺血和再灌注损害等。为避免这些并发症,从20世纪70年代起就开展了非体外循环冠状动脉旁路移植术(OPCAB),并有诸多的临床研究和相关报道,早期和近期的研究都得出了相近的结果。最近的是由加拿大麦克马斯特大学人口健康研究学会牵头的国际多中心(包括我国多家医院参加)的关于体外-非体外冠状动脉旁路移植术前瞻性的流行病学研究,其 30 d 结果的报告提示,两种手术方式近期的死亡率、术后心肌梗死、卒中或需要透析的肾衰无显著差别,OPCAB 可以减少输血和降低因围术期出血再次手术率,但也因吻合满意度不如 CABG 而增加了早期再次手术的风险。

对于有严重脑血管或外周血管病变、严重肺部疾病、肾功能衰竭和一些高龄的患者,外科医师目前更倾向于选择 OPCAB。随着器械、药物和技术的改进,OPCAB 可以和常规 CABG 同样完成多支冠状动脉的移植,但术中对血流动力学的干扰更甚,因此也需要更多的干预措施包括药物。TEE 和 PCA 提供了有益的帮助,但在心脏位置改变时两者的准确性都受到影响。早期要求严格控制心率 50～60 次/min,便于手术操作。随着心脏表面固定装置的出现和不断改进,心率已经不是影响外科操作的主要因素,而心脏位置的扭转、固定器压迫、吻合靶血管阻断血流等造成的 CO、SV、EF 降低和心肌缺血等问题,是麻醉医师必须及时判断和处理的关键。相关的问题分述如下。

一、麻醉诱导和维持

原则与常规 CABG 术相同。

二、加强监测

进行 CABG 手术时,暂时钳闭冠状动脉分支难免造成心肌局部缺血。对于冠状动脉分支重度狭窄患者,由于心肌局部侧支循环较丰富,足以代偿以免发生心肌缺血;当冠状动脉分支狭窄程度不严重时,因局部侧支循环不够丰富而不能代偿,可诱发心肌缺血,常表现为心律失常、低血压或急性循环虚脱,因此,加强监测十分重要。除常规心电图外,有条件的可选择漂浮导管和经食管超声法。

三、缺血性预处理

指吻合血管前以机械或药物造成短时间的冠状动脉缺血的状态,如钳闭冠状动脉、吸入全麻药或阿片类药物等,预处理可减少缺血再灌注损伤。目前药物预处理的临床研究正在深入进行,已有越来越多的证据表明吸入全麻药对心肌具有明显的保护作用,可以减少再灌注后心肌的损伤。

四、抗凝治疗

为预防血管吻合口血块凝集,即使在非体外情况下也应部分或全部肝素化,可按肝素 1 mg/kg 静注给药,或根据术中需要增减剂量。

五、外科操作和血流动力学维持

在探查病变血管、放置固定器时,心脏的位置发生扭转,心腔变形,以 LCX 或 OM 为最甚,其次是 PDA 和 PL,常需要给予血管后活性药和扩容,部分严重心脏抑制的患者需要正性肌力药支持,包括肾上腺素、多巴酚丁胺、米力农等。血管活性药物包括去氧肾上腺素和去甲肾上腺素。

(一) 在吻合 LAD 和对角支　对循环影响较小,通过放置"头低脚高"体位和补充容量,大部分患者可以平稳度过,少数需加用血管活性药。

(二) 吻合 LCX 和 PDA　需要提起心尖部使心脏处于垂直位,造成左心室扭转、右心室受压、心排血量和体循环血压下降明显,除保持"头低脚高"体位外,还需使用血管活性药物。

(三) 在行 RCA 近端吻合　可因阻断血流而致房室结动脉缺血,造成房室传导阻滞;出现严重阻滞时,必须立即解除阻断,恢复血流。心动过缓导致循环无法维持时,可给予多巴酚丁胺、肾上腺素,必要时行人工心脏按压,帮助心室排出过多的血液,降低前负荷,恢复正常心率。术前已有Ⅱ度以上房室传导阻滞或术中心动过缓无法耐受 RCA 阻断者,应及时安装临时起搏器。

对于伴有心室舒张功能障碍、左心衰和肺动脉高压的患者,应注意保护心肌的收缩力。米力农具有正性肌力作用的同时可以改善心肌的顺应性,并可舒张肺动脉和体循环阻力血管,降低左右心的后负荷,对上述患者极为有利。

采用全动脉化移植时,常选取桡动脉作为移植血管,为避免发生桡动脉痉挛,需使用地尔硫䓬持续静脉注射,剂量为 0.5～1 μg/(kg・min)。对于已有心功能不全或不能耐受心率减慢、心肌收缩力下降的患者,可用多巴酚丁胺、米力农对抗地尔硫䓬的心脏抑制作用,必要时暂停地尔硫䓬,严重心脏抑制时可加用肾上腺素,安装临时起搏器。

六、稳定内环境和电解质

OPCAB 术中对心肌的刺激无法避免,保持稳定的内环境和正常的电解质,可以降低心肌的应激性,减少心律紊乱的发生。低碳酸血症可使冠状动脉发生痉挛、血钾降低,可导致心肌缺血和心律紊乱。应维持 $PaCO_2$ 在 38～45 mmHg,血钾在 4～5 mmol/L。

七、保温

对 OPCAB 术的患者而言,保温非常重要,过低的体温可能导致冠状动脉或移植血管痉挛,并影响凝血功能。围术期患者体温应保持在 36℃。

八、备好体外转流

在非体外情况下行CABG手术,有可能因估计不足而发生意外如乳内动脉显露不够满意;冠状动脉分支病变估计不足;术中出现血流动力学严重不平稳等。为保证手术安全顺利地进行,需改行体外循环下CABG手术,故应备好体外循环。

第五节 微创冠状动脉旁路吻合术的麻醉

微创CABG手术(minimal invasive direct coronary artery bypass, MIDCAB)包括胸部小切口直视下CABG术、全胸腔镜下CABG术等,可选择以体外循环(CPB)或非体外循环、心脏停搏或不停搏情况下行血管吻合术。对冠状动脉单支病变,如左冠状动脉前降支(LAD)与左乳内动脉(LIMA)吻合、高龄患者,以及伴有并存症(如糖尿病、心肌梗死、肾功能不全等)者,选择MIDCAB的意见比较一致。由于MIDCAB是一项CABG手术的改革,并发症发病率下降,术后恢复较快,住院时间缩短,总体费用减少,因此,MIDCAB手术的优势越来越明显。CABG手术的改革必将对麻醉提出新的要求。

一、微创冠状动脉旁路吻合术的方式

(一) 改变手术切口 常规CABG手术的切口为胸骨切口,从胸骨迹切开始直至剑突,将胸骨全部锯开,使术野充分显露。但胸骨切口常影响上肢活动,给患者带来不适,胸骨完全愈合需时较长(6~8周)。此外,肋骨骨折、臂丛神经损伤、胸骨切口感染等亦时有发生,故常影响术后康复。MIDCAB手术的特点之一是缩短手术切口,尽可能减少手术创伤,但以不影响血管吻合操作和保持吻合通畅率为准则。目前常用的有:前外侧胸小切口,于第4或第5肋间作左前外侧胸部切口,切口长不超过10 cm,行LAD与LIMA吻合术;也可选择右侧胸切口行RCA近端与右乳内动脉(RIMA)吻合术。选择腹部切口可行冠状动脉分支与胃网膜动脉吻合术。由于手术切口改变,对麻醉要求也不一。

(二) 机械臂辅助胸部小切口直视CABD术 这种方法可以使前外侧胸部切口更小,在机械臂辅助下视野清晰,有利于获取更长的乳内动脉,并可在心脏不停跳下进行多支血管吻合术。

(三) 机器人辅助全胸腔镜法 全胸腔镜下冠状动脉吻合术借助了外科机器人电视辅助系统进行远程操控。目前国内使用较多的是第二代da Vinci ® S™系统,这套装置分为三部分:医师控制台、床旁机械臂和三维影像系统。三维影像系统将操作部位放大10倍,为术者提供了一个清晰真实的术野,有利于精细操作。床旁机械臂包括一个持镜臂和三个工作臂,搭配在工作臂上的机械手可做7个度的自由运动,灵活准确性超过人手,术者通过主控台控制机械手,按开放式手术习惯获取乳内动脉,行单支或多支血管吻合。大多数患者采取OPCAB方式,在需要CPB时,可于股动、静脉逆行插管,分别进入主动脉和右心房;如股静脉引流不满意,可经皮从右侧颈内静脉插入上腔静脉插管,施行外周体外转流。需要心脏停搏时,可选经胸主动脉阻断钳(Chitwood钳)通过腋下孔经心包横窦钳闭升主动脉,经胸壁穿刺近端升主动脉顺行灌注停搏液。此方法简单易行,较为常用,缺点是穿刺针容易移位和脱落。或经腋下工作孔放置常规的停搏液灌注管,固定完善,但有时妨碍视野。也可施行"窗式"(prot-access)技术,通过阻塞导管阻断升主动脉并顺行灌注心脏停搏液,或通过右颈内静脉置入冠状窦(coronary sinus, CS)导管,逆行灌注心脏停搏液,此方法需要特殊的设备装置,操作难度大。这样,CABG手术就在低温、体外循环和心脏停搏下进行。

二、麻醉要求

(一) 患者体位 可按不同切口要求安置患者体位,由于切口较常规小,常将胸背部填高,尽可能显露术野。

(二) 加强监测 常规监测之外,PAC监测可获得更多的血流动力学指标,对判断心脏功能、容量状态、血管阻力和氧耗等有指导意义。对于有潜在传导阻滞的可放置带起搏电极的PAC导管,有条件的可行BIS和脑氧饱和度监测。所有患者均应于术前放置好体外除颤电极。成功放置CS逆行灌注导管是对麻醉医师的一项挑战,需要在TEE指导下进行,并结合冠状动脉造影和监测CS压力阻塞波形确定。而"窗式"技术要求更为严密的监测,防止主动脉阻塞导管移位或阻塞主动脉弓部的主要分支,从而引起脑缺血或其他相关的并发症。TEE在其中扮演极为重要的角色,可以引导放置各种管道并确定位置,指导心腔内排气,判断瓣膜、心室壁活动情况,评价心肌血供和心室功能等。

(三) 呼吸管理 无论是微创开胸还是全胸腔镜CABG术,都需单侧肺通气,双腔气管插管必不可少,要确保插管位置正确并有良好的肺隔离。长时间的单肺通气和CO_2气胸给麻醉管理带来挑战，非体外转流时大多数患者可以耐受。体外转流引起的SIRS造成肺间质水肿、肺不张和肺损伤等，使患者不能耐受CO_2潴留和缺氧，出现低氧和高碳酸血症。加之单肺通气对通气/血流比率的影响、气胸对心脏功能的影响，高碳酸血症导致的酸中毒及手术操作刺激和电解质紊乱所致的室性心律失常，都将影响血流动力学的稳定性。仔细监测SpO_2、血气分析、呼气末二氧化碳（$etCO_2$）和血流动力学指标，保证足够的通气量，术侧肺给予CPAP，间歇短暂双肺通气等措施都可以起到改善呼吸和稳定循环功能的作用。CO_2气胸造成的血流动力学不稳，可用扩容和正性肌力药加以纠正，必要时亦可降低胸腔内压力。扩容应以胶体为主，避免过多的晶体输入，在CPB中也可施行超滤技术以保护肺功能。

（四）麻醉控制 MIDCAB的意义就在于可以帮助患者快速恢复和减少住院时间，在保证精确的麻醉控制及优良的手术条件的同时，还要考虑术后患者是否能及时清醒和拔除气管导管。因此，快通道全麻管理技术被多数中心推荐。关于快通道技术见下节详述。另有一些医院对非全身麻醉的方法如高胸段硬膜外阻滞等进行了探索，患者在完全清醒的状态下接受CABG术，术后恢复更加迅速，但也存在硬膜外血肿、气胸等危险。

（五）抗凝和止血 所有微创CABG术都需肝素化，根据是否体外转流和患者术前的凝血功能，以肝素剂量为1～3 mg/kg静注给药。微创手术的特点决定了暴露范围小、止血困难尤其是术后渗血的问题，应给予高度的重视。鱼精蛋白中和肝素后，复查ACT，并将其与术前对照值比较，延长>50 s者应及时补充鱼精蛋白纠正。对于大量失血、血液稀释或术前已有凝血功能异常者，应按需补充红细胞、新鲜冰冻血浆、血小板、冷沉淀物（Ⅷ因子）、凝血酶原复合物等，另外保持体温对凝血功能也有重要意义。

（六）术后镇痛 MIDCAB术后镇痛非常重要，这是保证快速恢复的必要条件。PCEA的效果优于PCIA，手术部位局部镇痛的方法对MIDCAB更简便且有利。传统的方法包括长效局麻药局部浸润或肋间神经阻滞，也可用专门的止痛套管，作切口埋管连续灌注局麻药镇痛。

第六节 快周转技术

快周转技术（fast tracking technique）是近年在CABG手术治疗中采取的系列性措施，它从患者入院开始，历经住院手术直至离院，选择最佳的检查、治疗、护理等方案，以缩短患者在ICU的时间、住院天数等，使患者早日康复出院。同时医疗费用显著下降，有利于患者、社会和医疗保险等。本方法不仅在CABG中被广泛采纳使用，而且已在非住院手术中应用。有资料表明CABG手术使用本方法后，大部分患者术毕4～6 h内拔除气管导管，且可将患者直接送回普通病房，缩短在ICU中护理、治疗的时间。术后第一日患者起床活动，第二日可走动，第三日登楼，第四、五日就出院，一二周后就恢复工作。为达到上述要求，快周转技术的前提是保证患者治疗获得成功。就麻醉而言，需做到：① 选择起效快、作用时间短、易调控的全麻药、肌松药等。② 术毕能早期拔除气管导管（1～6 h）。③ 术中血流动力学平稳，术毕呼吸功能恢复，无恶心呕吐，术后镇痛良好等。因此，快周转技术对麻醉、外科、护理、康复、医院管理及家属、单位等提出新的、更高的要求。

一、术前准备和用药

为缩短住院日，大部分CABG患者经门诊检查、准备后，于入院当日手术，因此无常规术前用药。当患者进手术室，可静注苯二氮䓬类药如咪达唑仑1～2 mg，或劳拉西泮1～3 mg舌下含服，使患者镇静、思睡即可。接着进行颈内静脉、桡动脉穿刺、插管等各项常规监测，包括心电图、动脉直接测压、中心静脉压、脉搏氧饱和度、呼气末二氧化碳和体温等，有条件的可行BIS和脑氧饱和度监测。

二、麻醉诱导和维持

快周转技术对麻醉的要求，主要是：① 术毕早期拔管，缩短术后呼吸支持时间，尽早恢复自主呼吸。② 麻醉诱导和维持不宜用大剂量阿片类药物，以免术后发生呼吸抑制。③ 转流过程和转流后选用短效、易调控的全麻药，常用的是丙泊酚，可保持患者镇静安眠，所用药物无蓄积作用。当患者有气管导管拔管指征时，即可停药，患者迅速清醒，若符合离开ICU条件即可转入普通病房。

（一）诱导 诱导可用咪达唑仑0～3 mg，或依托咪酯0.3 mg/kg，或芬太尼4～8 μg/kg，或舒芬太尼0.5～2 μg/kg，或瑞芬太尼0.5～1 μg/(kg·min)，丙泊酚TCI 2～2.5 μg/ml，罗库溴铵0.6 mg/kg，气管插管。心功能良好无严重并存症者，可同时吸入全麻药。有报道诱导前给予右美托咪定 0.5～1 μg/kg，诱导时便可以获得良好的血流动力学稳定性。

(二) 维持 丙泊酚 TCI 1.5～2 μg/ml 和瑞芬太尼 0.02～0.05 μg/(kg·min)输注，或间断给予芬太尼 1～2 μg/kg，或舒芬太尼 0.1～0.3 μg/kg，吸入麻醉药浓度在 0.4～1.0 MAC，强刺激时追加阿片类药物、加大吸入麻醉药浓度，可选顺阿曲库铵、罗库溴铵、米库氯铵等短效可控性好的肌松剂，舒芬太尼在术毕前45 min左右停止追加，芬太尼在胸骨合拢后便不再使用，瑞芬太尼可用至术毕，但停用前需给予芬太尼 100～200 μg，防止停药反跳痛。关闭胸腔时，即停止吸入全麻药，丙泊酚可以提前一个半衰期停药，或以 10～20 μg/min维持，直至将患者送回 ICU。

三、术后处理

术后处理是快周转技术的重要环节，包括保持镇静、无痛，早期拔除气管导管和呼吸管理，维持血流动力学稳定，减少并发症等。目的是保证患者安全，缩短 ICU 内护理和治疗的时间，使住院时间也相应减少。

(一) 保持安静、无痛 患者被送往 ICU 及在 ICU 期间，继续以丙泊酚 0.5～2 mg/(kg·h)维持，以患者安静能耐受气管导管和机械通气为度。术后镇痛可静注吗啡 1～4 mg/h PCIA 或舒芬太尼 0.04～0.06 μg/(kg·h) PCIA。

(二) 早期拔管和呼吸管理 早期拔管指术毕 1～6 h后拔除气管导管，通常在 ICU 中拔管。其指征为：① 血流动力学平稳。② 胸腔引流瓶中出血少，每小时 50 ml 内。③ 体温升至 36℃(肛门)以上。④ 自主呼吸恢复，$PetCO_2$、SpO_2 和血气分析指标正常范围等。气管导管拔管后仍应加强呼吸监测和管理。早期拔管有利于维持循环平稳，呼吸功能恢复，减少镇静、镇痛药使用，而患者感觉舒适。

(三) 离开 ICU 和出院的标准

1. 离开 ICU 转入普通病房的标准 ① 神经系统：患者清醒、合作，对事物反应灵敏。② 心血管系统：血流动力学平稳。③ 呼吸系统：吸氧浓度＜60%条件下，PaO_2 ＞ 80 mmHg，SpO_2 ＞ 90%，$PetCO_2$ ＜ 50 mmHg。④ 胸腔引流量＜50 ml/h，连续 2 h 以上。⑤ 尿量＞0.5 ml/(kg·h)。

2. 出院的标准 ① 中枢神经系统：患者能走动，饮食恢复，肠蠕动正常。② 心血管系统：平稳。③ 凝血系统：指标恢复正常，无感染等。按上述标准，CABG 术后 4～5 d 即可出院。

快周转技术缩短了患者在 ICU 和住院的时间，降低了医疗费用，因此深受各方欢迎。随着微创心脏手术的迅速发展，麻醉管理也在不断进步和完善，已有报道可实现术毕即刻拔管，或在术后 1 h 内拔管，使患者在 ICU 停留的时间更短，术后 2～3 d 即可出院(即"超快通道"的概念)。也许将来 CABG 术有望成为日间手术，给患者带来更大的好处。

(罗 红 薛张纲)

参考文献

[1] 杭燕南，庄心良，蒋豪，等. 当代麻醉与复苏. 上海：上海科学技术出版社，1994：212-221.

[2] 孙大金，杭燕南，王祥瑞，等. 心血管麻醉和术后处理. 第 2 版. 北京：科学出版社，2011：39-63.

[3] 孙大金，杭燕南，王祥瑞，等. 心血管麻醉和手术后处理. 第 2 版. 北京：科学出版社，2011：233-251.

[4] Kaplan JA, Reich DL, Lake CL. Kaplan's Cardiac Anesthesia. 5th ed. Philadelphia: W. B. Saunders, 2006: 97-102.

[5] Kaplan JA, Reich DL, Lake CL. Kaplan's Cardiac Anesthesia. 5th ed. Philadelphia: W. B. Saunders, 2006: 605-628.

[6] Hillis LD, Smith PK, Anderson JL, et al. 2011 ACCF/AHA guideline for coronary artery bypass graft surgery: Executive summary: A report of the american college of cardiology foundation/American heart association task force on practice guideline. Anesthesia and Analgesia, 2012, 114: 11-45.

[7] Jeffrey A, Cynthia A, Elliott A, et al. 2011 ACCF/AHA Focused Update Incorporated Into the ACC/AHA 2007 Guidelines for the Management of Patients With Unstable Angina/Non ST - Elevation Myocardial Infarction: A Report of the American College of Cardiology Foundation/American Heart Association Task Force on Practice Guidelines. Circulation, 2011, 123: e426-e579.

[8] Ricardo C, Johan R, Frank R, et al. Cardiovascular imaging 2010 in the International Journal of Cardiovascular Imaging. Int J Cardiovasc Imaging, 2011, 27: 309-319.

[9] De Hert SG, Turani F, Mathur S, et al. Cardioprotection with Volatile Anesthetics: Mechanisms and Clinical Implications. Anesth Analg, 2005, 100: 1584-1593.

[10] Rie Kato, Pierre Foöx. Myocardial protection by anesthetic agents against ischemia-reperfusion injury: an update for anesthesiologists. Canadian Journal of Anesthesia, 2002, 49: 777-791.

[11] Ferdinandy P, Schulz R, Baxter GF. Interaction of Cardiovascular Risk Factors with Myocardial Ischemia/Reperfusion Injury, Preconditioning, and Postconditioning. Pharmacological reviews, 2007, 59: 418-458.

[12] Lucchinetti E, Ambrosio S, Aguirre J, et al. Sevoflurane inhalation at sedative concentrations provides endothelial protection against ischemia-reperfusion injury in humans. Anesthesiology, 2007, 106: 262-268.

[13] Barvais L, Rausin I, Glen JB, et al. Administration of propofol by target-controlled infusion in patients undergoing coronary artery surgery. Journal of Cardiothoracic and Vascular Anesthesia, 1996, 10: 877-883.

[14] Guggenberger H, Schroeder TH, Vonthein R, et al. Remifentanil or sufentanil for coronary surgery: comparison of

postoperative respiratory impairment. European Journal of Anaesthesiology, 2006, 23: 832 - 840.

[15] Greco M, Landoni G, Biondi-Zoccai G, et al. Remifentanil in cardiac surgery: A meta-analysis of randomized controlled trials. Journal of Cardiothoracic and Vascular Anesthesia, 2012, 26: 110 - 116.

[16] Lebon JS, Couture P, Rochon AG., et al. The Endovascular Coronary Sinus Catheter in Minimally Invasive Mitral and Tricuspid Valve Surgery: A Case Series. Journal of Cardiothoracic and Vascular Anesthesia, 2010, 24: 746 - 751.

[17] Menda F, Koner O, Sayin M, et al. Dexmedetomidine as an adjunct to anesthetic induction to attenuate hemodynamic response to endotracheal intubation in patients undergoing fast-track CABG. Annals of Cardiac Anaesthesia, 2010, 13: 16 - 21.

[18] Watanabe G, Tomita S, Yamaguchi S, et al. Awake coronary artery bypass grafting under thoracic epidural anesthesia: Great impact on off-pump coronary revascularization and fast-track recovery. European Journal of Cardio-thoracic Surgery, 2011, 40: 788 - 793.

[19] Stritesky M, Semrad M, Kunstyr J, et al. On-pump cardiac surgery in a conscious patient using a thoracic epidural anesthesia — an ultra fast track method. Bratislavske lekarske listy, 2004, 105: 51 - 55.

[20] André L, Devereaux PJ, Dorairaj P, et al. Off-Pump or On-Pump Coronary-Artery Bypass Grafting at 30 Days. N Engl J Med, 2012, 366: 1489 - 1497.

[21] Movahed A, Gnanasegaran G, Buscombe J, et al. Integrating Cardiology for Nuclear Medicine Physicians. Germany: Springer, 2009, 4: 487 - 495,

[22] 王刚,周琪,高长青,等. 62 例机器人心脏手术的麻醉管理. 临床麻醉学杂志,2008,24: 568 - 570.

[23] 高长青,杨明. 机器人手术在心血管外科的应用. 中国医疗器械信息,2009,15: 6 - 8.

[24] 戚仕涛,汤黎明. 达芬奇手术机器人系统及其临床应用. 现代仪器,2011,17: 8 - 11.

第四十六章 心脏移植术麻醉

1967 年 12 月 3 日，Barnard 在南非的开普敦 Groote Schuur 医院进行了首例人体同种心脏移植(heart transplantation)，震惊了世界，开创了心肺移植的新纪元。截至 2005 年底，全世界共有 202 个中心正施行心脏移植手术，共完成心脏移植 74 158 例。平均手术成功率 95%；五年存活率 65.97%，十年存活率 46.18%。由美国 Stanford 大学于 1978 年 8 月 30 日完成的病例其患者目前已存活 35 年。

我国的心脏移植开始于 1978 年，上海交通大学医学院附属瑞金医院进行了首例心脏原位移植，患者存活达 109 d。目前国内存活最长的心脏移植患者已有 20 年。据不完全统计，至 2007 年 4 月全国共完成原位心脏移植 400 余例。围术期死亡率 3.44%；术后一年存活率 90.62%，三年存活率 83.25%，七年存活率 66%。

根据心脏移植入的部位、方式等，将心脏移植术分为原位心脏移植术(orthopedic heart transportation)、异位心脏移植术(heterotopic heart transportation)及再次心脏移植术(retransplantation)。

第一节 心脏移植前后的病理生理

一、终末期衰竭心脏的病理生理

终末期衰竭心脏主要表现为心力储备、心泵血能力明显降低。此时不仅每搏量及每分钟心排血量降低，心指数也降低，多数在 2.5 L/(min·m²)以下。心衰的终末阶段，心肌收缩能力、舒张能力和顺应性的降低，会引起一系列血流动力学变化。

(一) 心肌收缩、舒张功能和顺应性的变化

1. 射血分数(EF) 心力衰竭时，特别是急性心力衰竭，由于心肌收缩力减弱，使每搏输出量减少，因而心室收缩期末余血较多，心室舒张期末容积也必然增大，故射血分数降低，有时可降至 0.3 以下。

2. 心肌最大收缩速度(V_{max}) 指负荷为零时的心肌最大收缩速度。心力衰竭时心肌收缩力减弱，V_{max} 减小。

3. 心室压力上升最大变化速率($+dp/dt_{max}$) 指心室等容收缩期中心室内压随时间上升的最大变化率(单位为 mmHg/s)。它可以反映心肌的收缩性，心力衰竭时$+dp/dt_{max}$显著降低。

4. 心室压力下降的最大变化速率($-dp/dt_{max}$) 与$+dp/dt_{max}$相反，是心室在等容舒张期内压力下降随时间的最大变化率。心力衰竭时，$-dp/dt_{max}$也降低。

5. 左心室等容舒张期左心室压力下降时间常数(T 值) 心力衰竭时，T 值延长。

6. 心室充盈量和充盈率 心室充盈量是指舒张期末容积减去收缩期末容积，充盈率是指单位时间内血液充盈量(充盈量/充盈时间)。心力衰竭时，心室舒张功能异常，这两项指标降低。

(二) 前负荷的改变

1. 左心室舒张期末压(LVEDP)或容积(LVEDV) 左心衰竭时，LVEDP 显著增高，PCWP 也明显高于正常。

2. 右心室舒张期末压(RVEDP) 心力衰竭时，CVP 明显升高。但当伴有外周循环衰竭时，因大量血液淤滞于外周循环中，使回心血量减少，CVP 不但不升高反而会降低。

(三) 后负荷的改变 在不同激素系统的作用下，心力衰竭患者的后负荷增加。

(四) 心律和心率的改变 常见的心律失常有心脏传导阻滞、心动过速和室性早搏。

二、移植心脏的病理生理

(一) 移植心脏的"去"神经支配 去神经心脏的活动只能依赖于内在的固有节律、循环中的儿茶酚胺、Frank-Starling 机制和外源性激素来维持基本的排血量。去神经后改变了心脏对心排血量增加需求的反应。移植中切断了交感节后、副交感节前及心脏的传入神经，失去了交感传出神经的分布，心脏就不能对运动、低血容量或血管扩张快速反应来增加心率和收缩力。传入神经的切断会扰乱 RAS 系统的调节和对心脏充盈压改变的血管调节反应，也消除了心绞痛的传入信号，因此，心肌缺血或梗死常是无痛的。节后交感纤维神经末梢缺乏去甲肾上腺素，儿茶酚胺在神经末梢的摄取也紊乱，导致受体循环中儿茶酚胺的蓄积。

移植心脏的去神经造成其对某些药物的反应与正常有差异，应引起注意：混合有直接或间接作用的药物则仅表现直接作用。因此，有直接心脏作用的药物如肾上腺素或异丙肾上腺素成为移植后改变心脏生理的最佳选择。然而，由于心脏移植受体长期处于高水平的儿茶酚胺，会改变α受体药物的效应，而对β受体阻滞药的反应正常。

由于失去基础的α肾上腺素受体张力，静息冠状动脉血流常增加。冠状动脉的自主调节在移植心脏是完整的，血流量仍然依赖于pH值和$PaCO_2$的调节。冠状动脉痉挛在移植心脏上也有发现，导致血管收缩的因子是乙酰胆碱。

（二）移植后的早期 供心和受体心脏的大小过于不匹配或排异，可能导致严重限制性的血流动力学变化。移植心脏的功能处在左移的心室压力-容积曲线的陡段。刚开始运动时，心排血量不会明显增加，然后由于循环中儿茶酚胺的增加而增强心肌收缩力和增快心率，运动中左心室和右心室射血分数的峰值明显低于正常的心脏。由于去神经而对应激的反应出现较慢，氧的输送和应用也降低。患者在体位改变时更加容易发生体位性低血压，因此必须要有足够的静脉回流才能保证足够的心排血量。如有严重的排异会导致显著的舒张功能和收缩功能的紊乱。

（三）实施"标准法原位心脏移植" 术后初期在心电图上可见两个P波，分别来自各个起搏点。其中一个较大(P1)，其后有下传的QRS波，P-R间期基本稳定；另一种P波较小(P2)，其后无关系固定的QRS，随着时间的推移，P2会逐渐变小，最后消失，以供体的窦房结作为起搏点。因为在窦房结和房室结水平都失去迷走的效应，静息时候的心率可达90～100次/min。而且，心率对间接作用药物和生理代偿机制如颈动脉窦的按摩没有反应。心律失常在移植后的最初6个月内特别明显，房性早搏和房颤、心房扑动（简称"房扑"）在心脏移植患者中非常常见，发生率分别达76%和18%，以后逐渐减少，与排异不相关。持续的复杂室性心律失常或猝死常常与排异或冠状动脉粥样硬化有关。

（四）移植心脏冠状动脉病变 移植的心脏容易出现以冠状动脉弥漫性的粥样硬化为特点的异常管状动脉粥样硬化。这一过程的病理生理可能与免疫细胞介导的血管内皮细胞激活使平滑肌细胞生长因子产生上调有关。50%的心脏移植患者在移植后3年会出现冠状动脉粥样硬化，而在5年内可达80%。

第二节 心脏移植术的适应证和禁忌证

一、心脏移植术的适应证

所有的Ⅳ级（NYHA分级）终末期心衰患者，经严格的内科治疗无效、预期寿命<12个月者都可考虑实施心脏移植。心脏移植的适应证是在1993年"美国心脏病学会Bethesda会议指南"的基础上改写的（表46-1）。

表46-1 心脏移植的适应证

可接受的适应证	心衰生存评分(HFSS)：高危 在达到无氧域后，氧耗峰值<10 ml/(kg·min) NYHA分级中Ⅲ/Ⅳ级心衰对最大的药物治疗无反应 严重的心肌缺血不能靠介入手段和手术再血管化得到缓解 反复的症状性的室性心律失常对药物、ICD和手术治疗无反应
可能的适应证	心率生存评分(HFSS)：中危 氧耗峰值<14 ml/(kg·min)及严重的功能限制 尽管有良好的依从性，且有日常体重、水盐限制和积极的利尿治疗，但体液状态仍然不稳定 对再血管化治疗无反应的复发性不稳定性心绞痛
不足的适应证	心率生存评分(HFSS)：低危 氧耗峰值>15～18 ml/(kg·min)而且没有其他适应证 只有左心室射血分数<20% 只有NYHA分级中Ⅲ/Ⅳ级的症状 只有室性心律失常的病史

具体心脏疾病包括：① 有严重冠心病，不能进行血管成形术又不能耐受冠状动脉搭桥术的患者（国外患者约占总接受心脏移植人数的40%～47%）。② 严重心肌病占43%～50%（国内此比例更高），如已发生顽固性

充血性心力衰竭，则采用各种治疗措施不能缓解。预后极差，病死率极高。③ 先天性心脏病占 9.3%左右，包括先天性左心室发育不良综合征、严重的三尖瓣下移畸形、复杂的单心室伴主动脉瓣下狭窄等。心内畸形无法用常规手术矫正者或经矫正或姑息手术后心功能仍然不良者，都可以施行心脏移植术。④ 心脏瓣膜病占 4.2%左右。二尖瓣、主动脉瓣长期功能不良引起顽固性左心室功能衰竭，即使施行瓣膜置换术也难以消除时，应考虑行心脏移植术。⑤ 慢性心肌炎预后不佳，常常因难治性心力衰竭、心室颤动、心搏骤停而死亡。⑥ 原发性心脏恶性肿瘤不宜进行心脏移植。心脏横纹肌瘤患者可以进行心脏移植，但常合并有中枢神经系统结节状的硬化，并有精神障碍，因此须慎重考虑。⑦ 心脏移植后再移植占 2.3%。⑧ 其他如肌营养不良性心肌病、药物中毒性心肌病、心脏肿瘤而手术无法切除等。

二、心脏移植的禁忌证(表 46－2)

表 46－2　心脏移植的禁忌证

心脏疾病	不可逆的肺高压(标准化的可逆性测试方法 PVR 仍然大于 6 Wood 单位)、活动性心肌炎及巨细胞性心肌炎
其他疾病	活动性感染，在过去 6～8 周间有肺部感染 严重的慢性肾功能不全，肌酐持续＞215 μmol/L(2.5 mg/dl)或清除率＜25 ml/min 严重的肝功能紊乱，胆红素持续＞221 μmmol/L(2.5 mg/dl)或 ALT/AST＞2 活动性及新近发现的恶性肿瘤 全身性疾病，如淀粉样变 严重的慢性肺部疾病 严重的症状性的颈动脉或外周血管疾病 严重的凝血功能异常 近期发现的消化性溃疡 严重的慢性残废 有终末期器官损害的糖尿病 过度肥胖(例如超过正常的 30%)
精神社会性因素	活动性的精神疾病 在过去 6 个月内有药物、烟酒滥用且经专家治疗无效的患者 专家干预无效的精神社会性的残废
年龄	＞65 岁

第三节　移植前心功能的维护

一、精神和营养支持

消除其各种顾虑、紧张和恐惧心理，加强营养，给予高蛋白饮食；必要情况下，酌情补充白蛋白、新鲜血浆，提高血浆蛋白和胶体渗透压。

二、强心药的应用

(一) 强心苷　心力衰竭患者在治疗初始不被主张“洋地黄化”。地高辛主要经肾脏排泄，对少尿的患者要慎重。与利尿药合用时要注意补钾。对严重心肌疾病及冠心病合并心力衰竭的患者要减少洋地黄用量，以免洋地黄中毒。

(二) β 受体激动剂　多巴酚丁胺增加心率的作用较弱，而且不增加外周血管阻力，常用量为 5～7.5 μg/(kg・min)；多巴胺常用剂量为 3～7.5 μg/(kg・min)；肾上腺素用量为 1～2 μg/min。这些药物长期连续应用可使心肌受体数目减少，腺苷酸环化酶敏感性下降而产生耐药性，并能加快心率，严重时可引起室性或室上性心律失常。

(三) 磷酸二酯酶(PDE)抑制剂　通过抑制磷酸二酯酶而减少 cAMP 降解，增加 cAMP 在心肌细胞内的浓度，使 Ca^{2+} 内流增多而增强心肌收缩力，增加心室张力发展的速率(dp/dt)；并且加快心肌纤维缩短速度和缩短的过程，起正性变松弛效应(positive lusitropic effect)，降低心室壁僵硬，利于治疗低心排血量综合征，特别对于出现 β 受体下调(心衰患者的 $β_1$ 和 $β_2$ 受体比例已从正常的 4∶1 变为接近 1∶1)并已对 β 受体兴奋药等正性肌力药不敏感(低调下调)的慢性心力衰竭更有意义。临床常用米力农，作用呈剂量依赖性，大剂量时因加快房室传导，引起快速性心律失常，尤其是低钾低镁未纠正时易导致恶性心律失常。长期使用会增加患者的死亡率，只能作为挽救伴肺高压严重心衰的短期处理药。

(四) 脑利钠素　脑利钠素(brain natriuretic peptide，BNP)静注能迅速有效地降低肺毛细血管楔压、平均动脉压、右心房压和体循环阻力。后负荷的降低使心脏指数增加，并增强肾脏排钠，增加患者尿量。降低肺动脉压力的作用显著强于硝酸甘油。心脏移植术前的严重失代偿性充血性心力衰竭患者，在被给予最大剂量的多巴酚丁胺、米力农和硝普钠治疗无效时，使用BNP后收到了令人满意的效果。推荐的剂量为：先给负荷量2 μg/kg，再以0.01 μg/(kg·min)维持。增快输注速度并不能使血流动力学有进一步的改善，反而增加低血压的发生率。

三、血管扩张药的应用

硝酸酯类对静脉血管的扩张作用大于对小动脉的扩张，优先降低前负荷。常用的制剂有硝酸异山梨酯及硝酸甘油。硝普钠的扩血管作用为亚硝酸盐的50～1 000倍。具有平衡的扩张动静脉作用，但以小动脉为优先。血管紧张素转换酶抑制剂可降低外周血管阻力，减轻钠、水潴留，宜从小剂量开始应用，在严密监测下随时调整输注速度及剂量，使收缩压维持在90 mmHg以上，可同时与利尿药合用。

特异性扩张肺血管药物的最大优势在于对肺血管床的作用，而对体循环血管的影响小。这样既能维持体循环动脉压，又能降低右心室后负荷。静脉用药在降低肺循环阻力的同时增加了肺内分流，因此加重了已经存在的缺氧状态。如通过吸入途径使用可使通气和血流灌注更匹配，而对体循环血管阻力的影响很小甚至无影响。临床应用内源性内皮舒张因子一氧化氮(nitric oxide，NO)和依前列醇(prostacyclin，PGI_2)。吸入的NO(iNO)从肺泡弥散到肺血管平滑肌，刺激cGMP产生引起血管扩张。NO能迅速与血红蛋白结合而失活，不会引起下游体循环的血管扩张。吸入的PGI_2增加平滑肌cAMP而引起肺动脉扩张，在引起体循环扩张前已被水解。除NO和PGI_2外，PGE_1、硝普钠、硝酸甘油都可以用雾化方法给药。雾化吸入低浓度($\leqslant 10^{-2}$ M)硝普钠选择性扩张肺循环，使肺血管阻力降低42%而体循环阻力无明显下降(−5%)。吸入硝酸甘油可降低31%的肺血管压力，而不影响体循环阻力。米力农或Ⅴ型磷酸二酯酶抑制剂西地那非不仅可增强结合使用的iNO效应，而且单独使用也产生选择性的肺血管扩张作用，并进而改善心排血量。

四、限制钠盐摄入量及利尿剂的应用

中重度心力衰竭患者一般每日钠盐摄入量控制在0.5～1.0 g(等于食盐1.0～2.5 g)。等待心脏移植的患者应进食低盐或无盐食物，严格限制钠盐摄入量。并给予其利尿剂，促进钠和水分排泄，从而降低心脏前负荷，可改善心功能。

五、纠正电解质紊乱，预防心律失常发生

心肌病及冠心病患者在晚期除发生严重心力衰竭外，常合并复杂而严重的心律失常。室性早搏最多见，可出现室性心动过速甚至室颤。另外可出现房室传导阻滞、束支传导阻滞、房性期前收缩、房颤、窦性心动过速或过缓、窦性停搏等。在控制室性心律失常时由于房室及束支传导阻滞，限制了胺碘酮等药物的应用，可给予利多卡因1～4 mg/min持续静脉点滴，无效时可改用普罗帕酮。

六、机械循环支持

药物等措施不能控制的重度心力衰竭患者，应进行主动脉内球囊反搏。对应用正性肌力药、血管扩张和(或)主动脉内球囊反搏无效的患者，可考虑应用心室辅助设备(单心室和双心室)及完全人工心脏用以移植的过渡，直至获得供心。

第四节 心脏移植术的麻醉

一、麻醉前病情评估

(一) 一般情况

1. 凝血检查　凝血因子测定；出凝血时间、凝血酶原时间和纤维蛋白原定量测定。

2. 供、受体间血型测定　两者血型必须相符。

3. 淋巴细胞毒性配合试验　受体的血清与供体的淋巴细胞进行毒性配合试验，如出现淋巴细胞溶解为阳性反应。一般认为淋巴细胞毒性反应<10%时，移植后不会发生超急性排斥，否则将导致供心迅速发生功能衰竭。

4. 病毒和病原体检测　包括乙型及丙型肝炎病毒等的测定和鼻腔、鼻咽等部位的细菌培养。

(二) 心血管功能

1. 心泵功能　NYHA Ⅳ级终末期心衰的晚期，心脏四腔都普遍扩大，每搏量低而固定，射血分数<20%，对进一步增加前负荷不敏感，后负荷增加则每搏量和心排血量会显著降低。因此，需要足够的前负荷、适当偏快的心率来维持边缘状态的心室功能。心率不能太慢是保证正常血流动力学的关键。

2. 肺动脉压和肺血管阻力　判定肺血管的病变程度和肺高压是否可逆。下列变量是移植的相对禁忌证：在一个或几个血管扩张药或正性肌力药应用后肺动脉收缩压>90 mmHg；肺血管阻力>5 Wood单位；跨肺梯度>15；肺血管阻力指数>6 Wood单位/m^2。严重的、固定的肺高压(PVR>8 Wood单位)作为可能

会出现移植心脏衰竭的标志，在很多中心是移植的禁忌证，需考虑实施心-肺联合移植或单肺移植。肺血管阻力 6～8 Wood 单位的患者在导管室内用血管扩张药治疗，PVR 会降低的可以作为原位心脏移植的选择。

(三) 其他重要脏器功能的评估

1. 可逆性的肾功能障碍 Vossler 等人对 160 例存活超过一年的成人原位心脏移植患者进行的回顾性研究中，把患者归纳为三组：① 术前肌酐<1.5 mg/dl，术后 4 d 内肌酐<2.0 mg/dl(n=75)。② 术前肌酐<1.5 mg/dl，但术后肌酐>2.0 mg/dl(n=47)。③ 术前肌酐>1.5 mg/dl(n=38)。注意到第三组患者肾衰发生率最高(55.3%)，其次为第二组(25.5%)，最低为第一组(18.7%)。慢性肾衰患者术前血清肌酐平均为 1.6 mg/dl，而非肾衰患者术前肌酐则为 1.3 mg/dl，认为术前肌酐值可以预测术后慢性肾衰的发生。

2. 可恢复的肝功能不全 慢性体循环低灌注(左心衰)及肝静脉淤血(右心衰)共同作用降低了肝灌注压，甚至可造成肝功能衰竭。久之，使肝细胞发生变性、坏死和纤维组织增生，严重时发展为心源性肝硬化。

3. 胃肠功能改变 因胃肠淤血和动脉血液灌注不足，使消化功能障碍，表现为消化不良、食欲缺乏。有时因胃肠黏膜淤血、水肿，出现恶心、呕吐和腹泻。

4. 脑功能改变 严重心力衰竭时因大脑供血不足，患者常出现头晕等症状。此外，心排血量减少可致肌肉血流量不足而出现肌无力，体力活动时更为明显。

5. 肺功能改变 严重心衰的患者常有限制性的通气功能障碍，衰竭而扩大的心脏导致肺总量和肺活量下降。肺血管和支气管血管血容量增加，肺毛细血管内压力升高；或因缺氧使肺毛细血管通透性增大，使血浆滤入肺泡；或因水肿液破坏肺表面活性物质，使肺泡表面张力增大，肺毛细血管内和肺间质水分增多，发生急性肺水肿。据斯坦福大学统计，施行心脏移植的患者中，术前主诉呼吸困难者为 42%，在麻醉中约有 7% 的患者出现肺水肿。

6. 水、电解质和酸碱平衡 左心衰竭主要引起肺水肿，右心衰竭主要引起全身水肿。其典型表现是皮下水肿，严重时可有腹水、胸腔积液和心包积液。因长期限盐、应用强效利尿药或呕吐、腹泻等，使钠过多丢失，而水的潴留大于钠的潴留，心力衰竭时易出现缺钠性低钠血症和稀释性低钠血症。因长期使用排钾利尿药可致患者显示低钾血症和低镁血症。心力衰竭时，低氧血症使有氧代谢减弱，无氧代谢增强，酸性代谢产物(乳酸)增多，加之肾排酸保碱功能障碍，发生代谢性酸血症。

(四) 术前治疗的影响

(1) 有心脏移植指征的患者术前几乎都需要经过强心、利尿、扩血管等治疗来维持血流动力学的稳定。要注意患者补钾和洋地黄用量，以免洋地黄中毒。多巴胺、多巴酚丁胺和米力农等药物都有一定的致心律失常作用，尤其是终末期心衰患者，由于β受体比例失调和下调、腺苷酸环化酶敏感性下降而产生耐药性，增大剂量会加快心率。有报道在频繁使用胺碘酮后，多巴酚丁胺和米力农的致心律失常作用并不明显。一般胺碘酮应用到术前。文献报道在对 106 例心脏移植患者的回顾性研究中，注意到术前用胺碘酮治疗超过 4 周的患者在出院前的死亡率显著增加，认为术前胺碘酮治疗可能对心脏移植后的病死率有影响。由于胺碘酮半衰期长，改用短效抗心律失常药，便于控制和减少不良反应。

(2) 噻嗪类利尿剂可引起低钠、低氯和低钾血症，对伴肾功能不全的患者会导致高血糖、高血脂和高尿酸血症。等待心脏移植的患者常需使用呋塞米，其利尿作用强、迅速，持续时间短，便于控制，但免疫抑制剂“环孢菌素”会增加呋塞米的肾毒性作用。同时应注意低钾、低镁和低血容量，会导致心律失常和血流动力学紊乱。

(3) 术前常使用血管扩张药物：硝酸酯、α_1受体阻滞药和血管紧张素转换酶抑制剂需在严密监测下使用，随时调整血容量及药物浓度、注射的速度和剂量，防止明显的血流动力学波动。

(4) 由于心肌病致左心室功能不全的患者血栓栓塞的发生率高达 18%～20%，华法林能够降低等待心脏移植患者的病死率和卒中发生率。建议术前 3～5 d 停药，改为肝素治疗。但也有研究示反对意见，认为术前使用肝素反而会增加术后的出血。

二、麻醉前用药

(一) 预防误吸药 若心脏移植禁食时间难以得到保证，可将患者当成饱胃患者处理，预防误吸带来的危险。因此，麻醉前用促进胃排空和抗酸的药物，如甲氧氯普胺、西咪替丁、雷尼替丁。

(二) 镇静与抗胆碱药 麻醉前适当地镇静可解除患者恐惧心理，避免心动过速、血压升高等情况，从而减少患者机体氧耗，但用量需酌情减少。

三、麻醉前准备

心脏移植受体手术组和供体采集组之间必须保持密切联络，以确定供体到达受体手术室时间，便于及时建立各种监测及静脉通道并对受体施行麻醉诱导。不要过早地进行麻醉诱导，并避免 CPB 前等待时间过久或长时间 CPB 运转，使衰竭的心脏更加恶化；相反，麻醉诱导不宜过迟，以避免移植前供心缺血时间过长。

麻醉前应做好器械、药物及输血等各种准备，所有心脏移植患者都要接受免疫抑制治疗，感染往往是心脏移植失败的原因之一，除了患者需要预防应用广谱抗菌素外，无菌控制也极为重要。麻醉设备包括消毒的呼吸回路、细菌滤器、气道插管器械、各种插管和管道系统及术中可能使用的药物，必须临时开启。若是有创操作，麻醉医师应刷洗、消毒手、手臂，穿戴无菌手术衣及手套，以及动、静脉置管，都必须严格执行无菌操作。

四、围术期的监测

(一) 常规监测 ECG、无创血压、桡动脉穿刺置管测压、颈内静脉置管测压、经皮脉搏氧饱和度、呼气末CO_2分压、温度、尿量、血常规、血糖、动脉血气、电解质和凝血活酶激活时间。

(二) 特殊监测

1. 肺动脉导管监测 对于术前是否放置Swan-Ganz导管存在不同看法。虽可了解血流动力学变化及指导心血管治疗，一般可常规放置肺动脉导管，在切除病变的心脏前，必须退回肺动脉导管到鞘内。肺动脉导管在体外循环后阶段非常重要，可监测CO、PAWP及计算PVR、SVR，指导体外循环后心血管治疗。

2. 经食管超声监测(TEE) 移植前使用TEE，观察心室充盈度、瓣膜及室壁活动，提供有关心脏收缩、舒张功能、心脏大小、瓣膜功能的评估。终末期心衰患者的心室顺应性极差，充盈压并不能精确地反映容量，用TEE观察心腔容积更准确。TEE还可检查是否有血栓存在，以及升主动脉和主动脉弓上的粥样硬化斑块。用彩色血流图来定位三尖瓣反流，还可以确定患者是否是可逆的肺高压。

在移植后即刻的TEE可以被用于评价心室和瓣膜功能及外科吻合口；观察左心室整体和节段性的收缩；在舒张期末和收缩期末，追踪腔内面积，测定左心室缩短分数；连续多普勒波形可以用以测定吻合处的压力梯度。在心脏移植后多普勒检查时，常会发现中等度的二尖瓣、肺动脉瓣和三尖瓣反流；三尖瓣反流射流峰流速可以被用来估测肺动脉收缩压的峰值；用脉冲多普勒评估跨二尖瓣和三尖瓣舒张流速的改变。如二尖瓣口阻塞会导致肺高压和急性的右心衰竭。体外循环后的TEE检查还应该包括评价缝合是否造成了三房心。

3. 麻醉深度的监测 术中BIS值维持在40～60之间为合适的麻醉深度。当BIS值>60时，血压处于低水平状态，提示心功能不佳，应给予正性肌力药治疗；若BIS值接近40时血压仍很高，则说明外周阻力大，应使用血管扩张药，切不可追加麻醉药，否则会使循环受到抑制，造成低血压。

五、麻醉诱导

麻醉诱导是整个手术过程中最危险的阶段，诱导期间应注意的问题：① 心排血量依赖心率。② 对低氧血症耐受差。③ 对低血容量(前负荷)耐受差。④ 肾上腺素能受体下调，机体对儿茶酚胺反应差。⑤ 后负荷降低(即使短暂)易致猝死。诱导时应避免使用对心肌有抑制或增快心率的药物，减少影响心肌功能的药物，保证充分供氧，保证体循环和冠状动脉灌注压及体、肺循环间的有效平衡。由于循环迟滞、诱导药起效迟缓，诱导药应分次缓慢注入，以免造成循环不稳定。通常麻醉诱导选用咪达唑仑(0.02～0.03 mg/kg)、芬太尼(0.5～1.0 μg)。对于术前循环很不稳定的病例，麻醉诱导宜选用氯胺酮(0.3～0.5 mg/kg)；对于肺动脉压力明显升高的患者应慎用氯胺酮，以免诱发急性右心衰。实验和临床研究证实：依托咪酯只有在超过临床使用的浓度范围后才有负性肌力作用。异丙肾上腺素可逆转依托咪酯诱导的负性肌力作用，氯胺酮在相当于诱导剂量2 mg/kg的浓度时，对衰竭心肌和非衰竭心肌都有直接的剂量依赖的负性肌力作用。因此，依托咪酯较适宜于作为心脏移植麻醉诱导药。肌松药可选用对循环影响小的罗库溴铵或霍夫曼降解的顺阿曲库铵。进行气管插管前，用局麻药喷雾，以减轻心血管不良反应。

六、麻醉维持

麻醉诱导后应用抗生素，在进入体外循环的即刻给予乌司他丁、*L*-精氨酸等，以减少体外循环全身炎症反应对机体的侵袭；阻断升主动脉后，即停止机械通气。心脏大血管吻合毕、开放主动脉前，保持头低位，使肺膨胀，排除心腔内残余气体后方开始通气，在开放主动脉的同时，给予甲泼尼龙500～1 000 mg并在免疫医师指导下静注环孢素A和硫唑嘌呤等免疫抑制药。

(一) 麻醉深度调节 麻醉维持用芬太尼或舒芬太尼，可有效地减少喉镜暴露、气管插管、切皮及锯胸骨等强烈刺激所致的应激反应，并且对心脏抑制轻，术中低血压发生率低。由于吸入麻醉药对心肌有抑制作用，一般不宜使用或使用低浓度。麻醉的目标是保持血流动力学稳定和终末期器官灌注。为保持血流动力学稳定，应维持合适的心率和心肌收缩力，避免前负荷和后负荷的急性改变，严防PVR升高，必要时用正性肌力药物维持。此类患者常常对浅麻醉的交感神经反应比较迟钝，因此依靠血流动力学反应对麻醉深度进行评估比较困难，而且，以阿片类药物为主的麻醉方案也会增加术中知晓的发生率。与老年患者相比，年轻患者术中知晓的可能更大，因此，在体外循环开始及升温时应该补充芬太尼类药，并追加咪达唑仑。如体外循环阻力增加、心肌收缩力下降时，需及时加用血管活性药物；考虑到心衰患者的循环时间延长，药物起效可能较慢，给药要慢，随时注意调整剂量。

(二) 麻醉期间体温管理 体外循环结束后，由于外周组织复温缓慢而产生外周-中心温度梯度，常会在体外循环结束后出现中心温度的快速下降，即所谓后降(after drop)。轻度的低温(低于正常体温约2℃)，降低代谢而延长药物作用，并使蛋白质消耗，使血小板功能、凝血链中酶的功能紊乱，触发术后寒颤和不适。术中体温应尽量保持在36℃以上，积极复温和延长体外循环的复温时间、应用血管扩张剂使外周-中心温度梯度减少。具体措施如下：① 麻醉诱导后常规放置鼻咽温、肛温探头，持续监测体温。② 患者下腹部和下肢用充气式加温毯覆盖，当CPB中复温开始后打开升温机充气加温。③ 输入的血液、血浆应加温。④ CPB中复温彻底，等鼻咽温恢复到37℃、肛温恢复到36.5℃时才可停CPB复温。

(三) 麻醉期间呼吸的管理 心脏移植患者因为术前的心衰造成明显的限制性通气功能障碍、肺顺应性下降和气道压力升高，为防止通气压力过大而影响静脉回流和增加肺血管阻力，需采用较低潮气量(5～6 ml/kg)、较快的频率(16～18次/min)以达到适当的$PaCO_2$。

体外循环开始前，可经肺动脉导管向肺动脉推注乌司他丁10万～30万U，进行肺保护。体外循环期间维持一定的气道压力(5 cmH_2O)，并注意维持Hct在20%以上。主动脉开放恢复呼吸后，注意气道内压和肺顺应性，如遇肺水增多时需处理。体外循环后，患者易出现右心衰，右心衰常见的原因为肺高压导致的右心室负荷增加。

(四) 麻醉期间电解质及酸碱平衡管理 在心脏移植早期易出现乳酸酸中毒，由于酸中毒对心肌有抑制作用，并影响正性肌力药的作用，而且酸中毒会诱发肺血管的收缩，对心脏移植术后的肺高压治疗有严重的影响，所以对酸中毒应该及时纠正。

心脏移植与其他心脏直视手术对血钾水平的控制不同，在移植的心脏复跳后，补钾要特别慎重，一般要维持血钾≤3.5 mmol/L，否则会增加心律失常的发生。移植的心脏对钾离子非常敏感，尤其是主动脉开放和冠状动脉再灌注的即刻，此时一旦血钾浓度偏高，会导致心脏膨胀并出现心律失常，影响心肌收缩力。处理的原则是：只要血钾≥4.0 mmol/L，就不急于补钾，避免血钾过高。在电解质的紊乱中要特别注意Mg^{2+}的异常，因为Mg^{2+}可增加细胞膜上Na^+-K^+-ATP酶活性及细胞线粒体的氧化磷酸化，改善能量代谢与Na^+-K^+泵功能，减少细胞内K^+的丢失与Ca^{2+}的积聚，从而提高细胞膜的稳定性及室颤阈值，降低自律性和折返；Mg^{2+}还可抑制儿茶酚胺的释放，低镁可诱发心律失常。正常血浆Mg^{2+}浓度为0.8～1.2 mmol/L。心脏移植围术期低镁的原因：① 摄入不足或吸收减少。② 利尿剂或胰岛素的使用增加镁的排出。③ 术中心肌缺血缺氧导致镁耗竭等。纠正低镁不仅可提高细胞内外Mg^{2+}的含量，而且可促进肾脏对K^+的重吸收，以及K^+向细胞内的转运，纠正细胞内外的低钾。因此，镁在稳定细胞K^+浓度及诱发和防治心律失常中起重要作用；反之，高镁易引发传导阻滞和心脏停搏。

(五) 麻醉期间循环的管理和心功能的支持 在体外循环前，应该尽量维持重要脏器有效的灌注，继续使用正性肌力药物和机械辅助设备。诱导后由于体内儿茶酚胺的水平下降，可能会出现血流动力学的不稳定，需及时调整正性肌力药物的剂量和配伍。心率对体外循环前循环的维持至关重要，宜保持相对偏快的心率来代偿固定的低排血量。

1. 心率和心律的维持 主动脉开放后，冠状动脉恢复血流，只要供体心脏保护良好，一般都可自动复跳或除颤复跳。心脏在电除颤或自动复跳前多为室颤，少数为结性心律；在主动脉开放前给予50～100 mg利多卡因，有可能减少心脏复跳时的室颤，增加结性心律的恢复。对于细小波室颤，可给予肾上腺素50～500 μg，使室颤波增大，有利于复跳，成功后可给予利多卡因维持。如反复除颤不成功或ECG表现为尖端扭转型室速，首先应考虑是否存在严重低钾、镁，除补充钾外，还可给予门冬氨酸钾镁及硫酸镁。如果存在Q-T间期延长，用异丙肾上腺素输注，使心率维持在100～120次/min。室性心律失常与心脏失去迷走神经抑制和对儿茶酚胺的高敏有关。早期心率偏慢，有时甚至需要起搏器；后期多见房颤、房扑。心率缓慢和窦房结功能不全有关，主要原因是手术损伤；房颤、房扑可能与心房增大及房内压增高有关。移植后的心脏去神经，心脏自主神经的调节均失去作用。去神经支配的心脏依赖于内在的固有节律性、循环中的儿茶酚胺、Frank-Starling机制、外源性激素来维持基本的心排血量。心脏复跳后心率可能较慢，使用阿托品无效。因此，常用异丙肾上腺素增快心率，同时还可增加心肌收缩力、降低肺/体循环阻力。一般在心脏移植开始工作时，先给异丙肾上腺素10 μg，以后再给维持量1～3 μg/(kg·min)，调整心率在90～100次/min，并常规在右心室表面安放起搏器备用。如采用"全心脏原位心脏移植"和"双腔静脉原位心脏移植"，术后心律缓慢的发生明显减少。由于受体右心房完全切除，因而只有一个P波。大部分的心律失常可以自动恢复，但有些患者可能持续到术后，5%的患者需要安装永久起搏器。若用起搏器调整心率，只能增加心跳频率，仍不能改善心肌收缩力，须同时用多巴胺等正性肌力药来维持心排血量。起搏器和异丙肾上腺素对移植心脏的影响见表46-3。

表46-3 起搏器和异丙肾上腺素对移植心脏的影响

	心率增加	每搏输出量	心排血量
心室起搏	40	↓	无变化
心房起搏	40	轻度↓	轻微升高或无变化
输注异丙肾上腺素	40	↑↑	↑↑

2. *心肌收缩力的支持* 常用多巴胺、多巴酚丁胺、肾上腺素、异丙肾上腺素和米力农增强心肌收缩力。

3. *伴肺高压右心衰的预防及处理* 难以脱离体外循环最常见的原因是右心功能衰竭。肺动脉压力梯度和肺血管阻力指数更能准确反映肺血管的功能状态，因为两者不受心排血量的影响，而直接反映肺血管的流量变化，尤其是对已经发生心衰的患者而言。如肺血管阻力＞2.5 Wood单位(1 kPa＝0.125 Wood单位)和肺动脉-左心房压力梯度＞15 mmHg，均需要进行药物试验以判断肺动脉高压的可逆程度。关于肺动脉压和肺血管阻力与术后早期因右心衰病死率的关系见表46-4。

表46-4 肺血管阻力和病死率的关系

肺血管阻力(Wood)	用 药	用药后肺血管阻力	病死率(%)
≤2.5	无		6.9
＞2.5	无		17.9
＞2.5	硝普钠	PVR≤2.5，MAP＜85 mmHg	3.8
＞2.5	硝普钠	PVR≤2.5，MAP＞85 mmHg	27.5
＞2.5		＞2.5	40.6

(1) 右心衰的预防措施。选择合适的供心和采取良好的保护措施；预防围术期低氧血症，纠正电解质紊乱和酸碱平衡失调；改进手术技术，避免右心室机械性损伤，避免吻合的肺动脉发生扭曲，主动脉开放前充分排气，避免冠状动脉气栓；术中提倡用*L*-精氨酸、乌司他丁、护心通等药物进行肺保护。

(2) 右心衰的治疗。除了常规的过度通气外，主要根据肺血管的阻力大小和左右心室的收缩状况选择合理的治疗方案，包括：① 合适的容量负荷。② 保持窦性节律。③ 正性肌力支持。④ 血管扩张药降低PVR。⑤ 血管收缩药维持冠状动脉灌注压。⑥ 机械辅助设备。PDE-Ⅲ抑制剂改善右心衰患者的右心室收缩功能较血管扩张药更有效。而血管收缩药在冠状动脉灌注压下降时可以改善右心室的功能。一氧化氮吸入可以改善急性右心衰时的血流动力学。Rajek等人对心脏移植后两种肺血管扩张药——一氧化氮和前列腺素E_1的效应进行了比较，发现在心脏移植后即刻吸入一氧化氮降低肺血管阻力＞50%，而PGE_1仅仅降低肺血管阻力10%，一氧化氮吸入降低肺血管阻力是由于降低了平均肺动脉压，而心排血量和肺毛细血管楔压在两组都得以很好的维持。在肺高压有右心衰危险的患者预防性吸入一氧化氮还会使右心衰的发生率降低。

(3) 经肺动脉运用酚妥拉明、前列腺素E_1(PGE_1)和依前列醇扩张肺动脉，其中PGE_1和PGI_2对肺血管有一定的特异性，其降低肺动脉压的效果优于硝酸甘油、硝普钠，用一般剂量时，几乎第一次通过肺循环就全部被代谢。两者作用强度呈剂量依赖性，当超过一定浓度时，肺血管内皮功能不足以完全清除，会引起体循环血压下降。此时可通过左心导管输注小剂量的去甲肾上腺素以对抗其不良反应。采用肺动脉用药方法达到肺血管扩张的目的，使用吸入途径使通气和血流灌注更匹配，对体循环血管阻力的影响很小甚至无影响。经中心静脉输注血管扩张药降低肺动脉压，经左心房(左心导管)输注去甲肾上腺素升高血压，维持冠状动脉灌注，但仅适用于严重肺动脉高压、右心衰及难以脱离体外循环的患者。

(4) 经中心静脉应用多巴胺、多巴酚丁胺、肾上腺素和米力农支持心肌收缩力。

(5) 经左心导管给予去甲肾上腺素以维持外周血管一定的张力。

(6) 严重肺高压者需吸入内源性内皮舒张因子一氧化氮和依前列醇。吸入的NO从肺泡弥散到肺血管平滑肌，刺激cGMP产生引起血管扩张。NO用量一般控制在7～14 ppm，降低肺血管阻力。由于内皮细胞舒血管因子(EDRF)NO具有亲脂性和易于在细胞间扩散，经气道吸入的NO气体很快通过肺泡壁弥散入肺内小血管平滑肌，选择性作用于肺内阻力小血管，松弛血管平滑肌，降低肺血管阻力和肺动脉压力，提高肺血流量，改善肺通气-灌注比例，提高血氧，改善分流，恢复正常肺功能。对伴肺高压危象的右心衰十分有效。NO主要在肺内代谢，其与血红蛋白的亲和力比CO高数百倍，与氧合血红蛋白结合后，形成高铁血红蛋白而迅速失活，因而防止了其全身作用。其缺点是需要持续吸入以维持疗效，长时间尤其是大剂量吸入时可形成大量的高铁血红蛋白，并使亚硝酸盐含量升高，因此应监测吸入浓度。雾化吸入的PGI_2选择性作用于肺动脉血管床，引起肺动脉扩张，而且抑制血小板聚集、黏附及释放；抑制内皮损伤后白细胞的黏附、聚集及肿瘤坏死因子的释放；抑制纤维蛋白及细胞因子活性，具有抗炎症、抗纤维化作用，并通过cAMP传导通路抗细胞增殖。吸入肺泡的PGI_2气溶胶剂型雾化小粒子(直径3～5 pm)首先沉积在肺泡表面，使临近肺泡的小血管、毛细血管前括约肌和微动脉平滑肌在药物进入血液循环前优先扩张并持续作用，被推荐为预防和治疗肺高压危象的药物。用量一般为5～10 μg/次，半衰期为5～25 min。对体循环血管阻力的影响很小。

4. *右心辅助装置* 经上述综合治疗若右心衰仍无法控制，可采用右心辅助装置(从右心房引出血液，经辅助装置返回到主肺动脉)。另外可用肺动脉球囊反搏设备和体外膜肺设备，有时可以渡过难关。

(六) 麻醉期间的输液与输血 麻醉诱导后可开始输醋酸林格液和羟乙基淀粉(万汶)等液体，补液的速度以CVP、LAP或PCWP的动态变化而定，切勿在短时间内输入大量液体。体外循环开始，大多数患者都有血容量过多的情况，可以用利尿药和(或)超滤以提高血红蛋白水平，减少血管外肺水增加的潜在危险。除非心脏或大血管破裂大出血时需紧急输血来维持血压，一般在CPB停机后才开始输血，最好用2 d内采集的新鲜全血，因其凝血因子尚未破坏，有利于止血。有条件时应加白细胞过滤器过滤，输入的血液应加温。CPB后血容量的补充以输血为主，如果血红蛋白达到100 g/L以上而血容量仍不足时，可补人工胶体液。心脏移植体外循环后阶段比其他心脏手术更重要，有术后出血的潜在因素，必须彻底止血。由于慢性的肝淤血和术前华法林治疗导致了凝血功能紊乱，故应该使用新鲜冰冻血浆、冷沉淀和血小板，以保证满意的凝血功能。另外，必须用足量的鱼精蛋白拮抗肝素的作用。

(七) 肝素与鱼精蛋白　与其他的心内直视手术一样，插心内导管前需全身肝素化，拔除心内导管后用鱼精蛋白中和肝素。一般在锯开胸骨后即可按3 mg/kg(肝素1 mg＝125U)静脉注射肝素，注射后5～10 min取血检查激活全血凝固时间(ACT)，当ACT＞300 s时才可插心内导管；ACT＞480 s才可CPB运行。由于肝素在体内可自行消耗，使血中肝素浓度逐渐降低，特别在血液加温时消耗更快，所以CPB运行中要随时取血检查ACT值，酌情补充肝素0.3～1 mg/(kg・h)以策安全。鱼精蛋白量为肝素总用量的1.5倍。注射鱼精蛋白15 min后查ACT以决定是否追加。鱼精蛋白从静脉缓慢推注或滴注(5～10 min)。为减轻鱼精蛋白反应，用鱼精蛋白前先给甲泼尼龙40 mg，并在鱼精蛋白内加入氯化钙(鱼精蛋白：氯化钙＝100 mg：50 mg)，对于术前就有高肺循环阻力的患者，主张从主动脉根部注射鱼精蛋白，以防止鱼精蛋白从静脉注入后直接作用于肺血管床，从而引起肺血管收缩、肺血管阻力增加、气道阻力增加。

第五节　小儿心脏移植术的麻醉特点

国际心肺移植协会的注册数据显示从1982年到2000年共进行了57 818例心脏移植，其中4 753例是小儿患者(年龄为出生后3 h到18岁)，约占心脏移植总量的10%。围术期病死率为10.2%，＜1岁的移植患者的生存率较低(62%)。较大小儿组(11～17岁)的生存率与成人组相当：1年存活率约80%，5年存活率近70%，8年存活率近60%。2005年文献报道50例随访10年，5年存活率近86%，10年存活率近80%。我国仅极少数青少年受体，还无婴幼儿心脏移植术的报道。

一、小儿心脏移植术的适应证和禁忌证

小儿心脏移植术有一定难度，其适应证不同于成年人，主要包括：① 终末期心肌病、心内膜弹力纤维增生症。② 虽经根治或姑息性手术治疗但仍不能改善心功能的先天性心脏病，如二尖瓣或主动脉瓣关闭不全引起的左心衰竭、大动脉错位手术矫治之后右心功能不全或法洛四联症根治术后心力衰竭等。③ 目前尚无法根治的先天性心脏病，如复杂的单心室、左心发育不全综合征、主动脉闭锁及一些复杂的心内畸形。小儿心脏移植术的禁忌证同成人，但禁忌证范围相对小一些，如有全身活动性感染，肝、肾功能不可逆减退，肺阻力严重升高者，肺阻力大于5个Wood单位为绝对禁忌证，只能行心肺联合移植术。伴重度肺动脉高压的患儿不宜行心脏移植术，应行心肺联合移植术。

二、小儿心脏移植术前支持

患儿大部分有左心室发育不全，如不进行外科手术移植心脏将难以维持生命。近15年来，由于Norwood手术和新生儿心脏移植的技术发展，对这些患者的药物支持手段也跟着发展了起来。对于心排血量极低的患儿，主要的治疗是应用前列腺素E_1来维持动脉导管的通畅，使血液分流至体循环。介入心导管技术，如球囊房间隔穿刺术以扩大卵圆孔，使血液在心房水平分流到体循环；对前列腺素没有反应的患儿放置动脉导管内支架等。维持肺血管高阻力的方法，如诱导性高碳酸血症(低通气，吸入二氧化碳浓度增加)等都可用来维持良好的体循环和肺循环血流比值。如能维持体循环动脉血氧饱和度在75%～80%和二氧化碳在46～60 mmHg，则可以少用正性肌力药物，来维持满意的体循环心排血量，以延长等待合适大小的心脏供体的时间，提供心脏移植的机会。心肺机械支持，特别是体外膜肺(ECMO)，可以作为等待移植的过渡。

术前吸入NO，可作为评价肺高压可逆性的方法，使得患者免于行心肺移植。围术期已有左心房和/或肺静脉高压(如扩张性心肌病、二尖瓣狭窄、严重的主动脉反流，大的左向右分流)患者对吸入NO有良好反应。

三、小儿心脏移植麻醉特点

(一) 麻醉诱导和维持 送入手术室后,对不合作、哭闹的小儿应立即肌注氯胺酮,等其入睡后连接心电图、脉搏血氧饱度和温度探头。先开放外周静脉通路进行麻醉诱导。由于患儿已经处于睡眠状态,只需静注肌松药和芬太尼等镇痛药。面罩加压通气插入气管内导管。由于小儿术后呼吸机治疗的时间比成人要长,应选择易耐受的经鼻插管。为防止喉痉挛和减少呼吸道分泌物,术前应肌注阿托品。插管后接小儿麻醉机通气,潮气量可设置为 8～10 ml/kg,呼吸频率为 15～25 次/min。要注意肺保护,最好能检测肺的顺应性。麻醉维持以大剂量芬太尼为主,再复合依托咪酯、氯胺酮等。肌松药可选用维库溴铵或罗库溴铵。麻醉药的应用多在 CPB 前注入,CPB 后需求量很小。

(二) 麻醉监测 麻醉中的监测包括:SpO_2、$P_{ET}CO_2$、ECG、有创动脉血压、CVP、尿量、血气及电解质等,对体重 15 kg 以上的小儿可放置 Swan-Ganz 导管;特别是合并肺动脉高压的患儿,监测 PAP 可为术后治疗提供指标。

(三) 麻醉中管理

1. 呼吸管理 小儿的肺组织十分娇嫩,对各种刺激敏感,很容易受损伤,围麻醉期易发生肺部并发症,所以呼吸管理十分重要。因此,应选择合适的气管插管,插管动作要轻柔,防止肺过度膨胀。吸入气体应有湿化加温装置,潮气量、呼吸频率、吸呼比率都应合理。尽量避免吸入纯氧,若手术时间长(>5 h),则吸入氧浓度降至 50%～60%。

2. 循环管理 麻醉诱导后至 CPB 前,患儿的血压、心率较易维持稳定。但在主动脉插管和上下腔静脉插管时如出现出血过多,则易造成血压下降,特别是婴幼儿更显著。此时可加快输液,并酌情使用正性肌力药。当循环难以维持稳定时,应尽早运行 CPB。当心脏复跳后,CPB 并行支持循环,移植后的心脏在无负荷状况下,可得到充分的休息和调整。并行循环时间一般为阻断时间的 1/2。开放升主动脉时应用免疫抑制药。停体外循环常需应用小剂量的多巴胺、多巴酚丁胺 5 μg/(kg·min)。有时也会短时间地使用异丙肾上腺素或起搏器,使心率达到年龄适合的水平(婴儿:120～140 次/min)。小儿心血管活性药的用法见表 46-5。

表 46-5 小儿心血管活性药的用法

药 物	剂 量
氨力农	负荷剂量 0.75～2 mg/kg
	维持剂量 5～10 μg/(kg·min)
米力农	负荷剂量 25～50 μg/kg
	维持剂量 0.3～0.75 μg/(kg·min)
多巴酚丁胺	2～15 μg/(kg·min)
多巴胺	2～8 μg/(kg·min)
肾上腺素	0.01～0.1 μg/(kg·min)
异丙肾上腺素	0.05～0.1 μg/(kg·min)
去氧肾上腺素	0.1～0.5 μg/(kg·min)
硝普钠	0.5～2 μg/(kg·min)
硝酸甘油	0.5～3 μg/(kg·min)
前列腺素 E_1	0.05～0.1 μg/(kg·min)

3. 肺高压治疗 血管扩张药如 PGE_1 和前列腺环素等对治疗肺高压都是有效的。一氧化氮对肺血管有良好的作用,心脏移植患者术前肺血流异常及体外循环对内皮的损伤都会造成肺血管内皮细胞一氧化氮的产生减少,是吸入一氧化氮的理论基础。低剂量(1～20 ppm)吸入也需注意 NO 可能导致高铁血红蛋白血症。

4. 凝血功能紊乱 手术中的综合因素会诱发血小板功能紊乱、凝血因子消耗、原发性的纤溶亢进而出现凝血功能紊乱。因此,必须准备血小板和冷沉淀,还可能需要抗纤溶的氨基丁酸和氨甲环酸等。

第六节 心肺联合移植手术的麻醉特点

一、麻醉诱导与维持的注意事项

维持心脏收缩力、避免肺血管收缩是麻醉管理总的原则。麻醉诱导前宜适当补充血容量,依托咪酯联合应用芬太尼和肌松药,在有创动脉压监测下完成麻醉诱导。丙泊酚、七氟烷有扩张支气管的特性,对气道阻塞的患者有利,但在诱导期及维持期均只能小剂量应用,否则过度心肌抑制及血管扩张作用对患者不利。注意诱导期从自主呼吸向正压机械通气转换过程中,因胸内压增高对循环功能的干扰,尤其是肺血管阻力和右心室后负荷增加,故谨慎调节呼吸机参数非常重要。吸入 100% 氧增加体内氧储备,同时降低肺血管张力,避免缺氧增加肺血管阻力。因此类患者多伴有呼吸功能不全,部分患者在机械通气时可出现高碳酸血症;只要循环功能稳定,可以接受允许范围内的高碳酸血症。心肺移植术在体外循环下进行,相对呼吸管理

较序贯性双肺移植简单,无需肺隔离技术,推荐应用加强钢丝导管以避免术中不慎压迫对气道通畅的影响。手术开始后,应尽可能缩短建立体外循环的时间。遇有严重低血压甚至心搏骤停时,可紧急建立体外循环;对于极危重的患者术前必要时可考虑先在局部麻醉下建立股静脉-股动脉转流后再开始麻醉诱导,以免诱导时心搏骤停。麻醉维持可在 BIS 及肌松监测下用丙泊酚 3～5 mg/(kg・h)或低浓度七氟烷吸入,间断或持续静注芬太尼类及肌肉松弛药。心肺移植后需要 12～24 h的机械通气以减轻移植心肺负担,逐渐使新移植心肺承担功能。

二、呼吸、循环功能的维护和肺动脉高压、右心功能衰竭的处理

有创血流动力学和右心功能的监测格外重要。由于术前严重心力衰竭及肺动脉高压,使得漂浮导管的到位率下降,可用经食管超声心动图监测。如果已经放置了漂浮导管,在体外循环开始后应将导管退至上腔静脉内,待吻合完毕后再放至右心房,复跳、心脏充盈后再漂至肺动脉主干,肺动脉压力监测对术后处理有一定的指导意义。

应用治疗肺动脉高压、增强右心功能的药物,如 PGI_2 或 NO 吸入的优点在于直接扩张肺血管而不影响体循环压力,吸入 PGI_2 或 NO 的通气区域血管扩张可降低肺内分流而增加氧分压。需要注意的是:静脉应用扩血管药物在扩张肺血管的同时,也可引起体循环血管的扩张而造成不可接受的体循环低血压,甚至增加肺内分流量,引起 PaO_2 下降和体循环低灌注,因此,在用药时要谨慎,尽可能发挥其扩张肺血管、降低肺动脉压、增强右心功能,从而增加左心前负荷、提高左心室射血分数、升高体循环血压、改善心肌冠状动脉供血的有益作用,而避免引起动脉血压下降、肺内分流增加和心肌供血不足。

三、心肺移植后缺血再灌注损伤的防治

尽可能缩短供体心肺热、冷缺血时间,适宜的心肺保护液灌洗供体心肺等工作是整个心肺移植团队需要注意的问题。麻醉的重点是在移植心脏复跳、移植肺开始通气阶段对心、肺功能的保护,并要在后续缺血再灌注损害显现心肺功能下降时维护脏器的灌注和氧合。具体措施包括:① 主动脉开放前经静脉或体外循环机内应用甲泼尼龙 500 mg。② 使用升压药升高血压。③ 受体肺通气模式应从低浓度氧开始,用正常的呼吸频率和低潮气量,并增加 5～10 cmH_2O 的 PEEP 降低肺内分流。主动脉开放 1～1.5 h 后,移植肺会显现再灌注损伤症状,PaO_2 下降和 $PaCO_2$ 升高,此时,在避免缺氧的前提下尽可能降低吸入氧浓度,警惕多种因素所致的移植肺失功能和超排异反应。如果移植肺失功能,可采用体外膜肺(ECMO)支持,使肺处于休息状态(低浓度氧吸入、小潮气量、低频率、PEEP 为 5 cmH_2O),并加强循环功能的调控,等待移植肺功能的恢复。

四、心肺移植后的止血问题

因患者长期心肺功能不全、发绀等,可使血液、血小板和凝血功能发生异常,止血问题是严峻的考验。术前应充分准备血液制品,保证输血通路,常规应用抗纤溶药物保护血液,减轻体外循环的全身炎性反应综合征等。停止体外循环前应复温至 37℃ 并在后期保温,避免低温对凝血的不利影响。同时,保持适度的血细胞比容。对于术后严重出血,除了可用血小板治疗外,重组Ⅶ因子输注可取得良好的效果。

(姜　桢)

参考文献

[1] Schwartz SM, Duffy JY, Pearl JM, et al. Cellular and molecular aspects of myocardial dysfunction. Crit Care Med, 2001,29: 214 - 219.

[2] Ashary N, Kaye AD, Hegazi AR, et al. Anesthetic Considerations in the Patient with a Heart Transplant. Heart dis, 2002, 4: 191 - 198.

[3] Miller LW. Listing Criteria For Cardiac Transplantation: Results of an American society of transplant physician-national institutes of health conferance. Transplantation, 1998, 66: 947 - 951.

[4] Canver CC, Heisey DM, Nichols RD. Acute renal failure requiring hemodialysis immediately after heart transplantation portends a poor outcome. J Cardiovasc Surg, 2000, 41: 203 - 206.

[5] Johnson BD, Beck KC, Olson LJ, et al. Pulmonary Function in Patients With Reduced Left Ventricular Function: Influence of Smoking and Cardiac Surgery. Chest, 2001, 120: 1869 - 1876.

[6] Balser RD. The Rational Use of Intravenous Amiodarone in the Perioperative Period. Anesthesiology, 1997, 86: 974 - 987.

[7] Hunt SA, Frazier OH. Mechanical circulatory support and cardiac transplantation. Circulation, 1998, 97: 2079 - 2090.

[8] Sprung J, Schuetz SM, Stewart RW, et al. Effects of Ketamine on the Contractility of Failing and Nonfailing Human Heart MusclesIn Vitro. Anesthesiol, 1998, 88: 1202 - 1210.

[9] Hensley FA, Martin DE. The practice of cardiac anesthesia. Boeton: Little Brown, 1990, 441 - 460.

[10] Suriani RJ. Trnsesophageal echocardiography during organ transplantation. J Cardiothorac Vasc Anesth, 1998, 12: 686 - 694.

[11] Bittner HB, Chen EP, Biswas SS, et al. Right ventricular dysfunction after cardiac transplantation: primarily related to status of donor heart. Ann Thorac Surg, 1999, 68: 1605 - 1611.

[12] Rajek A, Pernerstorfer T, Kastner J, et al. Inhaled nitric

oxide reduces pulmonary vascular resistance more than prostaglandin E1during heart transplantation. Anesth Analg, 2000, 90: 523-530.

[13] Kobashigawa JA. Postoperative management following heart transplantation. Transplant Proc, 1999, 31: 2038-2046.

[14] Canver CC, Heisey DM, Nichols RD. Acute renal failure requiring hemodialysis immediately after heart transplantation portends a poor outcome. J Cardiovasc Surg, 2000, 41: 203-206.

[15] Baran DA, Galin ID, Gass AL. Current practices: immunosuppression induction, maintenance, and rejection regimens in contemporary post-heart transplant patient treatment. Curr Opin Cardiol, 2002, 17: 165-170.

[16] Kichuk-Chrisant MR. Children are not small adults: some differences between pediatric and adult cardiac transplantation. Curr Opion Cardiol, 2002, 17: 152-159.

[17] Montenegro LM, Ward A, McGowan FX, et al. New directions in perioperative management for pediatric solid organ transplantation. J Cardiothorac Vasc Anesth, 1998, 12: 467-472.

[18] Groetzner J, Reichart B, Roemer U, et al. Cardiac transplantation in pediatric patients: fifteen-year experience of a single center. Ann Thorac Surg, 2005, 79: 53-60.

[19] Schure AY, Kussman BD. Pediatric heart transplantation: demographics, outcomes, and anesthetic implications. Paediatr Anaesth, 2011, 21: 594-603.

[20] Guleserian KJ, Schechtman KB, Zheng J. Outcomes after listing for primary transplantation for infants with unoperated-on non-hypoplastic left heart syndrome congenital heart disease: a multi-institutional study. J Heart Lung Transplant, 2011, 30: 1023-1032.

[21] Skhirtladze K, Zimpfer D, Zuckermann A. Influenza ainduced cardiogenic shock requiring temporary ECMO support and urgent heart transplantation. Thorac Cardiovasc Surg, 2012, 60: 293-294.

第四十七章 心脏病患者施行非心脏手术的麻醉

心血管疾病患者施行非心脏手术，麻醉和手术的并发症及病死率显著高于无心脏病者。患者的术后结局不仅取决于心脏病变本身的性质、程度和心功能状态，而且也取决于心脏病变对呼吸、循环和肝肾功能的影响，手术创伤的大小，麻醉和手术者的技术水平，术中和术后监测条件，以及对出现各种异常情况的及时判断和处理。据国外统计资料，41～50 岁手术患者中有不同程度心脏病变的约为 6%，51～60 岁为 23%，61～70 岁为 45%，71～80 岁为 100%。随着年龄的增加，各种心脏病变的发生率亦增加，而接受各种手术，尤其是中、高危手术，包括骨科、胸外科、血管外科等手术的人群多为高龄。由此可见，随着社会人口老龄化，心血管疾病患者进行非心脏手术的机会将会倍增。由于麻醉和手术可进一步改变心脏功能和血流动力学，从而加重了心血管负担；所有麻醉药与麻醉辅助用药在一定程度上会改变心血管功能，且往往在术后不能立即恢复。因此，麻醉医师必须掌握心脏病变的基本病理生理，有关心脏和循环的代偿情况，术前评估、准备，具有能充分评估并及时处理各项早兆、危象及术中监测、术后管理的能力。

第一节 手术前评估

一、术前评估病史

对心血管疾病患者的术前评估，应着重了解心脏疾病的类型、严重程度、对体能的影响，预估围术期发生心脏事件的风险，术前制定降低围术期心血管事件的方案和麻醉管理策略。准确有效的术前评估和处理有助于降低围术期心脏事件的发生率。早在 1950 年就发现围术期心肌梗死是造成围术期不良结局的重要问题，随着冠心病发病率不断增长，此问题显得更为突出。研究的重点在于心脏病严重程度与手术结局的相关性，术前哪些临床和实验检查结果与患者愈后有关，以及在围术期如何设法降低患者的并发症发病率与病死率。表 47－1 总结了多年来的主要研究成果，对临床实践有帮助。尤其是 2007 年美国心脏病学会/美国心脏协会（ACC/AHA）对心脏病患者进行非心脏手术的指南进行了更新，指南中提出只有在可以改变治疗方案时才进行心脏特异性检查；术前评估和治疗应根据患者的状态和手术的风险综合考虑，并指出不稳定性冠状动脉综合征、失代偿性心衰、严重的心律失常和严重的瓣膜病变四种高危的情况下必须完善术前心脏检查和治疗措施。该指南还对冠心病患者术前介入治疗及介入治疗后手术时机等内容进行了更新。2009 年 ACCF/AHA 专门针对围术期 β 受体阻滞药的应用对该指南进行了进一步完善，可作为当今临床麻醉工作的参考和依据。

表 47－1　术前评估与围术期并发症发生的主要研究成果

年　代	主要研究成果
1952	ASA 确定围术期心肌梗死是一个重要问题
1961～1976	术前评估近期心肌梗死是围术期死亡的主要危险因素
1977～1982	多因素分析评估术前危险因素
1982～1984	特殊手术前检查，如 EST、RN、DT 用于评判手术危险性
1985～1986	围术期动态 ECG、TEE 监测确定危险因素
1987	术后危险因素动态观察研究
1990	术后心肌缺血对不良结局的预示作用
1991	常规应用双嘧达莫-铊闪烁照相术
1992	术后心肌缺血对患者长期存活的预示作用
1995	β 受体阻滞药和肾上腺能 α_2 激动剂缓解术后心肌缺血
1996	围术期用 β 阻滞药可改善患者长期存活

续 表

年 代	主要研究成果
1997	美国医师协会新临床指南建议围术期使用β阻滞药
2002/2007	ACC/AHA 心血管疾病患者非心脏手术指南修订
2009	ACCF/AHA 指南修订,详细阐述β受体阻滞药在围术期的应用

注:EST,心电图应激试验;RN,同位素扫描;DT,双嘧达莫-铊闪烁照相术;TEE,经食道超声心动图。

二、心功能分级

依据患者活动能力和耐受性估计心脏病的严重程度,从而预计对麻醉和手术的耐受情况在临床实际工作中具有重要价值。目前多采用美国纽约心脏病协会(NYHA)四级分类法,对心血管疾病患者心功能进行分级:Ⅰ级为体力活动不受限,无症状,日常活动不引起疲乏、心悸和晕厥等;Ⅱ级为日常活动轻度受限,且可出现疲劳、心悸、呼吸困难或心绞痛,但休息后感舒适;Ⅲ级为体力活动显著受限,轻微活动即出现症状,但休息后尚感舒适;Ⅳ级为休息时也出现心功能不全症状或心绞痛症状,任何体力活动将会增加不适感。心功能为Ⅰ～Ⅱ级患者进行一般麻醉与手术安全性应有保障;Ⅳ级患者则属高危患者,麻醉和手术的危险性很大;Ⅲ级患者经术前准备与积极治疗,可使心功能获得改善,增加安全性。NYHA 心功能分级较为笼统,量化程度不够,许多有关因素无法概括,但就原则而论仍有实用价值。

三、心脏危险指数

Goldman 等人在临床实际工作中把患者术前各项相关危险因素与手术期间发生心脏并发症及结局相互联系起来,依据各项因素对结局影响程度的大小分别用数量值表示,从而为心血管疾病患者尤其是冠心病患者行非心脏手术提供了术前评估指标,并可用于预示围术期患者的危险性、心脏并发症和病死率。虽然有些作者如 Detsky 对此作了更改并补充了心绞痛的相关内容,但原则上仍大同小异。表 47-2 为 Goldman 等人提出的多因素心脏危险指数(cardiac risk index, CRI),共计 9 项,累计 53 分,>25 分为高危。传统认为的心脏危险因素如吸烟、高血脂、高血压、糖尿病、周围血管病变、心绞痛、心肌梗死时间超过 6 个月等均未包括在内,认为这些均是非直接相关因素,以及病例数不足,相当一部分的心肌缺血为无痛性,因此未达到统计上有意义的程度。由于此分类法简单方便,目前仍有临床参考价值。Zeldin 等人作了前瞻性研究,证实多因素心脏危险指数的实用价值,且阐明了心功能分级与心脏危险因素记分对围术期心脏并发症与死亡之间的相关,两者联合评估可有更大的预示价值。从表 47-3 中可看出:累计分数 13～25 分,相当于临床心功能Ⅲ级,术前若进行充分准备,病情获得改善,心脏代偿功能有所好转,心功能改善成Ⅱ级或早Ⅲ级,麻醉和手术安全性就可提高。若累计值超过 26 分,即心功能Ⅳ级,麻醉和手术必然存在较大危险,围术期死亡的患者中半数以上发生于此组。值得注意的是:在总计数值 53 分中,有 28 分如第 3、5、6、7 项(表 47-2)通过适当的术前准备或暂缓手术,等待病情获得改善后就可减少麻醉和手术危险性。

表 47-2 Goldman 多因素心脏危险指数

项 目	内容记分(分)	
病史	心肌梗死<6 月	10
	年龄>70 岁	5
体检	第三心音、颈静脉怒张等心衰症	11
	主动脉瓣狭窄	3
心电图	非窦性节律,术前有房早	7
	持续室性早搏>5 次/min	7
一般内科情况差	PaO_2 < 60 mmHg, $PaCO_2$ > 46 mmHg, K^+ <3 mmol/L, Bun >18 mmol/L, Cr>260 μmol/L, SGOT 升高,慢性肝病及非心脏原因卧床	3
腹内、胸外或主动脉手术		3
急诊手术		4
总计		53

表 47-3 心功能分级、心脏危险因素计分和围术期心脏并发症及心脏原因死亡的关系

心功能分级	总分数	心因死亡(%)	危及生命的并发症*(%)
Ⅰ	0～5	0.2	0.7
Ⅱ	6～12	2.0	5.0
Ⅲ	13～25	2.0	11.0
Ⅳ	≥26	56.0	22.0

注:*非致命心肌梗死、充血性心衰和室速。

Lee 等人提出了改良的心脏危险指数(表 47-4),将外科手术的风险整合入术前评估体系,指出外科高风险手术、缺血性心脏病、心功能不全病史、脑血管病、需胰岛素治疗的糖尿病、慢性肾功能不全(血肌酐≥180 μmol/L)为 6 项独立的危险因素,合并 0、1、2 或≥3 项危险因素者严重心脏并发症的发病率分别为 0.5%、

1.3%、4%和9%。

表47-4 改良的心脏危险指数

外科高风险手术	腹腔内、胸腔内和大血管手术等
缺血性心脏病	心肌梗死病史,心绞痛发作或既往心绞痛病史,运动试验阳性,舌下含服硝酸甘油,ECG上有Q波,既往曾有PTCA或CABG史,且缺血性心绞痛再发生
心功能不全病史	
脑血管病	TIA或脑卒中病史
需胰岛素治疗的糖尿病	
慢性肾功能不全	血肌酐≥180 μmol/L

四、常规与特殊检查

心血管病患者选择术前心脏检查时应综合考虑检查结果是否对进一步治疗有所帮助。

(一) 心电图

1. 常规心电图　术前常规心电图检查可发现节律改变、传导异常和心肌缺血等,不仅可作为术前进一步检查与治疗的依据,且有助于术中、术后处理和鉴别因代谢、电解质紊乱及其他系统病变引起心电图改变的参考。但应注意心血管疾病患者术前常规心电图检查也可以表现为正常,如休息时至少有15%的冠心病患者的常规心电图在正常范围。

2. 心电图运动负荷试验　运动负荷试验可作为冠状动脉病变的辅助检查手段,部分冠心病患者常规心电图虽可以正常,但通过运动试验心电图就会显示异常。运动增加心率、每搏量、心肌收缩性和血压,引起心肌氧需量增加。因此,可作为围术期患者对应激反应承受能力的评估。在低运动负荷下出现心肌缺血表现预示术后心脏事件的高风险。Gutler等人在血管外科手术患者中发现,术前运动试验心电图阳性者,术后心肌梗死发生率高。在心电图平板运动试验中,若患者不能达到最大预计心率的85%即出现明显ST段压低,围术期心脏并发症发生率可高达24.3%;而患者运动可达预计心率且无ST段改变者,心脏并发症发生率仅6.6%。心电图运动试验时出现ST段压低,反映心内膜下心肌缺血,而ST段升高则提示跨壁心肌缺血或原心肌梗死区室壁运动异常。血压下降常表示存在严重心脏病,心功能减退。运动负荷试验阴性并不能完全排除冠心病的可能,尤其是存在典型冠心病病史者;若患者存在左心室肥厚、二尖瓣脱垂、预激综合征及服用洋地黄类药物等常会出现假阳性;若患者无法达到预计心率,运动耐受差,血压下降,以及服用β阻滞药会引起判断困难和假阴性。运动平板对危重患者、血管外科患者或下肢运动障碍患者应用受限,可结合手摇车测试完成运动负荷试验。

3. 动态心电图　动态心电图检查可用于判断是否存在潜在的心肌缺血、心率变化和心律失常。Raby等人对176例外周血管手术患者术前作24 h动态心电图检查,发现有32例静止缺血表现中的12例(37.5%)发生了术后心脏并发症。相反,术前动态心电图未见静止缺血表现的144例患者,仅1例发生心脏并发症,提示24 h动态心电图检查无心肌缺血和心律失常表现时,围术期发生心脏并发症的机会不多。但是ACC/AHA 2007心血管疾病患者非心脏手术指南中指出,动态心电图对大血管手术后心肌梗死和心源性死亡的预测价值较低,阳性预测价值为4%~15%,阴性预测价值为1%~16%,不适合用于术前心脏风险的分层评估。

(二) 超声心动图

1. 常规超声心动图　常规超声心动图可通过心室腔二维图形了解室壁运动情况、心肌收缩、室壁厚度、有无室壁瘤和收缩运动失调、瓣膜功能是否良好、跨瓣压差程度及左心室射血分数等。若左心室射血分数<35%,常提示心功能差,围术期心肌梗死发生率增高,充血性心衰的发生率也增多。围术期采用经食管超声多普勒,可连续动态监测上述指标,及早发现心肌缺血和心功能不全。但该设备价格昂贵,技术要求高。

2. 应激超声心动图　在进行超声心动图检查时,采用药物或运动使患者心脏产生应激、心率增快,观察心室壁是否出现运动异常或原有室壁活动异常是否加重,有助于诊断冠状动脉狭窄及其严重程度。常用药物为多巴酚丁胺,可辅助使用阿托品,也可使用双嘧达莫(潘生丁)。可逐渐增加药物剂量,使心率增快到预计目标。此项检查患者的耐受性好,适用于不能进行运动耐量试验、休息时ECG正常的患者。对术后非致死性MI或者心源性死亡的阳性预测价值为0~33%,阴性预测价值为93%~100%。将超声心动图应激试验的缺血阈值与临床危险因素的存在,如稳定性心绞痛、既往MI、充血性心力衰竭和糖尿病等结合分析,可提高该试验对术后不良心脏事件的预测价值。低于预计心率的60%即出现心肌缺血表现同时合并2个以上危险因素者,预示术后心脏事件的高风险。

(三) 放射性核素心肌显像　静脉注射放射性物质^{201}铊,随血流进入心肌细胞,分布程度与供应心肌细胞血流成比例。在心脏铊闪烁照相时,缺血区的心肌血流灌注不足将表现为放射性物质减少或缺失。双嘧达莫是一个血管扩张剂,引起正常冠状动脉、周围血管扩张和血流增加,并反射性引起心动过速。粥样硬化的冠状动脉由于狭窄不能扩张,使供应该区域血管的血流降低而发生冠状动脉窃血现象,使相应的心肌血供减少。因此,当双嘧达莫与铊联合应用时,缺血区心肌摄取铊将比正常心肌少，表现为充盈缺损，然后停止注射双嘧达莫，数小时后再行闪烁摄片观察双嘧达莫是否存在再分布，判断铊分布缺损是否可逆。若不可逆，提示以往曾发生心肌梗死，冠状血管阻塞造成固定缺损；相反，若存在可逆性缺损，常提示心肌缺血。该方法用于判断冠状动脉病变敏感性和特殊性均胜过心电图运动负荷试验，但不能提供心脏功能情况信息。双嘧达莫-铊闪烁照相若显示有再分布及左心室腔明显增大，则围术期心脏事件并发症明显增加。与固定缺损相比，可逆性的充盈缺损提示缺血心肌处于危险状态，与术后不良心脏事件的相关性更强。若检查正常，无灌注缺损，则围术期并发症机会很少。问题是此项检查的阳性诊断价值较低(10%～25%)，且发现再分布缺损与不良结局并无绝对相关。有许多严重不良结局可出现在无再分布缺损的患者中。再分布缺损与围术期缺血也无相关，即严重缺血意外可发生在并无再分布缺损的患者中。Baron 等人在 457 例随机腹主动脉外科手术患者身上再次证实铊再分布与围术期心肌梗死、较长时间心肌缺血和其他不良结局并无显著相关，因此不建议常规使用。

(四) 冠状动脉造影 冠状动脉造影是判断冠状动脉病变的金标准，可观察到冠状动脉精确的解剖结构、冠状动脉粥样硬化的部位与程度。同时可进行左心室造影，了解左心室收缩功能、射血分数和左心室舒张期末充盈压。通过冠状动脉造影，可判断患者是否需行冠状动脉旁路手术。对于拟行非心脏手术的冠心病患者，仅在考虑术前行血管再通术时才建议行冠状动脉造影。

五、术前评估指南

对心血管疾病患者术前评估的主要目的是了解心脏疾病的类型、严重程度和对体能的影响等，预估围术期发生心脏事件的风险，通过评估指导术前制定降低围术期心血管事件的方案和麻醉管理策略。应重点了解患者的病史、症状和体征及心血管的特殊检查结果，结合患者的心脏疾病的严重程度、外科手术的紧急程度、风险程度及患者的体能状况综合评估，同时还需要考虑患者是否伴有其他内科疾病。需要注意的是在急诊手术情况下，无需进行全面的心脏评估，评估的主要目的是就围术期监测和术后处理提出建议。

(一) 心血管危险因素 根据病史、体格检查、各项常规和特殊实验室检查结果，估计患者围术期发生心脏并发症的机会而分成高危、中危和低危。

1. 高危　至少存在 1 项下列危险因素的为心脏高危患者。对这类患者，择期非心脏手术应延期进行或取消，直至心脏疾病得到明确诊断和正确处理：① 不稳定冠状动脉综合征，包括急性(心肌梗死后 7 d 内)或近期心肌梗死病史(心肌梗死后 7～30 d)和严重或不稳定心绞痛。② 失代偿充血性心力衰竭。③ 严重心律失常(高度房室传导阻滞、病理性有症状的心律失常、室上性心动过速且心室率未得到控制)。④ 严重瓣膜病变，包括严重的主动脉瓣狭窄(平均跨瓣压>47 mmHg，主动脉瓣口面积<1.0 cm^2，或者有临床症状)；有临床症状的二尖瓣狭窄(劳力性呼吸困难、晕厥逐渐加重或心功能衰竭)。对冠状动脉综合征患者，如冠状动脉造影结果提示需介入或手术治疗，应权衡延迟手术和治疗的风险以决定进一步治疗的方法。详情见冠心病患者的麻醉章节。

2. 中危　① 缺血性心脏病病史。② 曾有充血性心衰史或目前存在代偿性心衰。③ 脑血管病史。④ 糖尿病。⑤ 肾功能不全。

3. 低危　① 老年。② 心电图异常(左心室肥厚、束支传导阻滞、ST－T 异常)。③ 非窦性节律(房颤)。④ 高血压未得到控制。

(二) 体能状态 患者的体能状态也是围术期和远期心脏事件的重要预测指标，通过对患者日常活动能力的了解，从而估计患者的最大活动能力。现用代谢当量水平(metabolic equivalent levels, METs)表示。1 MET是休息时的氧消耗，如体重为 60 kg 的 47 岁男性，其每分氧耗约相当于 3.5 ml/kg，依此为基础单位，对不同的体力活动就可计算出不同的 METs。良好的体能状态，体能活动一般可>7 METs；中等体能状态为 4～7 METs；若体能状态<4 METs则提示患者体能状态差。由于 METs与患者体力活动时氧消耗密切相关，目前已有不同的体力活动测试出的 METs值(表 47－5)。

表 47－5　不同体力活动时的能量需要(METs)

体力活动	METs
休息	1.00
户内行走	1.75
吃、穿、洗漱	2.75
平地行走 100～200 m	2.75
轻体力活动，如用吸尘器清洁房间等	3.50
整理园林，如耙草、锄草等	4.50
性生活	5.25
上楼或登山	5.50
参加娱乐活动，如跳舞、高尔夫、保龄球、双打网球、投掷垒球、足球	6.0
参加剧烈体育活动，如游泳、单打网球、足球、篮球	7.5
重体力活动，如搬运重家具、擦洗地板	8.0
短跑	8.0

(三) 外科手术危险性 对于存在 2 项以上临床危

险因素的患者，必须同时考虑外科手术的心脏风险。血管外科手术对患者血流动力学影响大，且大多数患者常合并冠状动脉疾病。一些非血管的大手术由于血压、心率、血管内容量的剧烈改变、疼痛、出血、血栓形成和机体氧合状态改变等因素，也可导致心脏事件的发生率增加。根据不同类型的非心脏外科手术，围术期心脏风险(心脏原因死亡或非致死性心肌梗死的发生率)分为高危、中危、低危。

(1) 高危手术心脏风险>5%。如：① 急诊大手术，特别是老年患者。② 主动脉或其他大血管手术，③ 周围血管手术。

(2) 中危手术心脏风险1%～5%。如：① 颈动脉内膜剥脱术。② 头、颈部手术。③ 胸、腹腔内手术。④ 矫形外科手术。⑤ 前列腺手术。

(3) 低危手术心脏意外危险发生率<1%。如：① 内镜操作。② 体表手术。③ 白内障手术。④ 乳房手术。⑤ 日间手术。

根据患者的危险因素、体能状况和外科手术的危险性，2007年ACC/AHA对非心脏手术患者围术期心血管评价指南(图47-1)可作为判断和处理患者的流程。

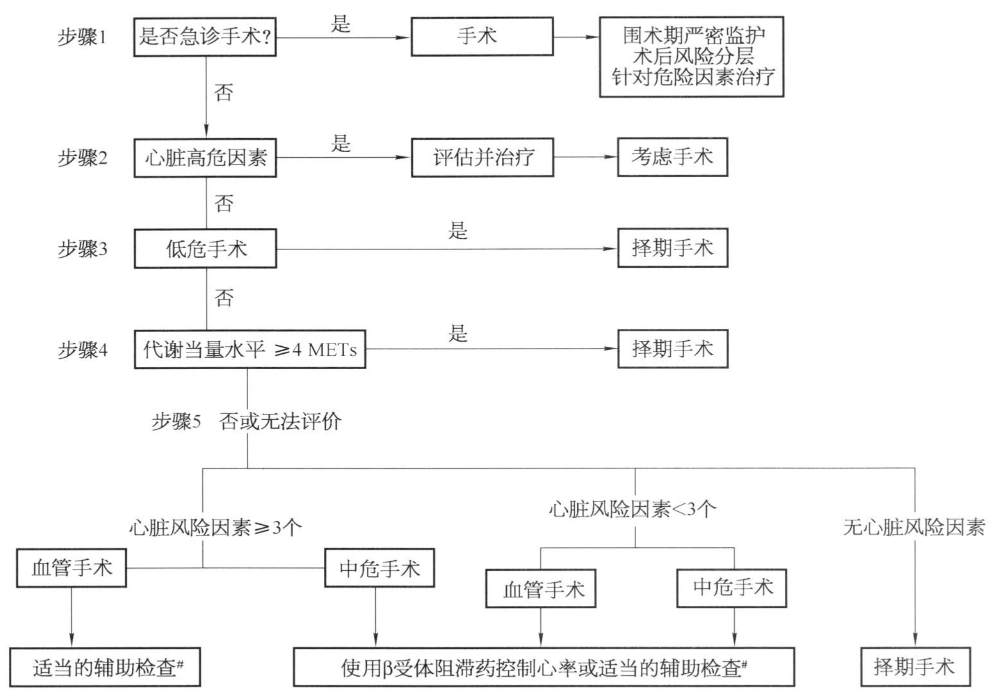

图47-1 心血管疾病患者进行非心脏手术围术期心血管评估指南(ACC/AHA2007)

#对改变治疗策略有所帮助的心脏特异性检查。

六、心血管用药对麻醉的影响

麻醉医生术前访视中应了解心血管病患者术前长期口服的药物种类、用量，并熟知其可能的副作用和在麻醉中导致的异常状况，以便术前及时调整并制定正确的麻醉方案。心血管病患者长期口服的药物中可能对麻醉产生影响的主要包括以下几种。

(一) 抗高血压药 利血平可耗竭交感神经末梢的肾上腺素、去甲肾上腺素和多巴胺，从而使麻黄碱、间羟胺这类通过使神经末梢释放儿茶酚胺而间接起作用的升压药无效，还可导致患者对苯肾上腺素、异丙基肾上腺素、去甲肾上腺素、肾上腺素和多巴胺这类直接起作用的儿茶酚胺类药敏感性增强，出现严重的高血压和心动过速。因此服用利血平的患者术中如出现低血压、高血压或心动过缓时，应分别对其小剂量滴定使用直接作用的血管加压药、血管扩张药或正性变时性药物。服用血管紧张素转化酶抑制剂(angiotension converting enzyme inhibitors，ACEI)和血管紧张素受体阻断剂(angiotension receptor blocker，ARB)的患者易在麻醉诱导时出现严重的低血压。β受体阻滞药可降低高危心脏病患者围术期心血管不良事件的发生率，然而对中、低危心脏病患者使用固定剂量的β受体阻滞药可增加低血压、脑卒中的发生率。钙通道阻滞药中的硝苯地平可与吸入麻醉药和麻醉镇痛药协同，降低外周血管阻力，导致低血压。维拉帕米则可抑制房室传导和心肌收缩力，导致低血压。

(二) 抗凝药 临床上须预防性使用抗凝药的常见情况包括：深静脉血栓、心肌梗死、不稳定心绞痛、脑梗死、房颤和心脏机械瓣膜置换术后。心血管疾病患者术前常用的抗凝药包括抗血小板药和抗凝血药。

1. 抗血小板药 临床上主要用于冠心病、冠状动脉内介入治疗后及脑卒中后等情况下的维持治疗。常用药物包括阿司匹林、氯吡格雷和抵克立得。如果患者没有明显的出血倾向(皮下瘀斑、齿龈出血)，术前单独服用阿司匹林并非椎管内麻醉的禁忌，如合并使用其他抗凝药或存在椎管内血肿高危因素时，应避免椎管内阻滞。阿司匹林需停药 7 d 血小板功能才能恢复，眼科、神经外科手术必须停药 7～10 d。氯吡格雷引发硬膜外血肿的几率尚不明确，如欲行硬膜外阻滞，建议术前 5～7 d 停药。抵克立得则应术前 10～14 d 停药。术前应根据患者的具体情况，权衡硬膜外阻滞的优势和必要性与血栓事件发生的几率决定是否停用抗血小板药，如血栓发生的危险性较高，在外科手术允许情况下，则应继续使用抗血小板药，选择单纯的全身麻醉。

2. 抗凝血药　低分子肝素(low molecular weight heparin，LMWH)常用于预防和治疗下肢深静脉血栓。椎管内穿刺应在预防剂量的 LMWH 使用后 10～12 h 或治疗剂量的 LMWH 使用后 24 h 进行。术中 LMWH 的应用最好在麻醉穿刺置管操作后至少 2 h，穿刺过程中若发现硬膜外穿刺针有血染，手术中 LMWH 应推迟应用。拔硬膜外导管应在 LMWH 后 12 h。华法林常被用于心脏机械瓣膜置换术后的长期抗凝。新鲜冰冻血浆、重组凝血因子 VIIa 和凝血酶原复合物可迅速拮抗华法林的作用，静注 $VitK_1$ 2.5～25 mg可在 6 h 后拮抗华法林的作用。华法林通常术前停药 4 d，使 PT INR 降至 1.5 以下。

第二节　麻醉前准备与用药

一、调整心血管用药

心血管疾病患者术前常用的心血管用药包括抗高血压药、抗心律失常药、洋地黄类药和利尿剂等。抗心律失常药、抗高血压药应继续应用至术日。突然停用β受体阻滞药、中枢作用的抗高血压药(甲多巴、可乐定)、硝酸甘油或钙通道阻滞药会引起心肌缺血、高血压和心律失常。因此，原则上均不能随便停药。ACEI 和 ARB 类抗高血压药建议于手术当天停用，否则麻醉后有可能发生严重的低血压。

1. 洋地黄类药　用于治疗充血性心力衰竭、房颤或房扑等，以改善心功能不全和控制心室率，目前常用药物为地高辛。洋地黄类药由于治疗窗小，逾量会引起心律失常如室性早搏、不同程度的房室传导阻滞、房性心动过速甚至室颤。术前应测定地高辛血药浓度，以便结合临床实际情况调整药量。低钾会加重洋地黄致心律失常作用，因此要注意血钾水平，尤其是急性低钾影响更大。目前一般主张在术前 1 d 或手术当日停止服用地高辛，然后术中、术后按具体情况经静脉用药。如服用地高辛的目的是控制快速房颤的心室率，则应服用至手术当日。

2. 利尿药　常用噻嗪类利尿药治疗心功能不全、充血性心力衰竭，纠正体液过度负荷。因为利尿药缓解心衰症状最为迅速而确切，所有有症状的心衰患者均需应用。但长时间应用利尿药会引起低钾，通常用药 2 周以上，即使血钾在正常范围，体内总钾量常会下降 30%～50%，应重视术前补钾并维持血钾在 3.5 mmol/L以上。此外，血容量不足也不能忽视，显著利尿会使血容量减少，心排血量降低，组织灌注不足，造成麻醉期间低血压，因此应适当纠正。目前，已有大量证据表明，神经内分泌的激活在慢性心衰的发生发展中起关键作用。国际心衰治疗指南的综合意见是：全部心衰患者，均需应用 ACEI，并建议与利尿剂合用。ACEI 可抑制利尿剂引起的神经内分泌激活，而利尿剂可加强 ACEI 缓解心衰症状的作用。轻度心衰选择噻嗪类利尿药，中度以上一般均需应用襻利尿剂，必要时可合用，两者具有协同作用。此外，保钾利尿剂纠正低钾血症，优于补充钾盐。螺内酯是醛固酮受体拮抗剂，对抑制心肌间质纤维化可能有作用，因而，优于其他的保钾利尿剂。小剂量螺内酯(25 mg/d)与 ACEI 及襻利尿剂合用，可作为严重充血性心衰患者的术前准备。利尿剂可持续服用至手术当日，原因是长期使用利尿剂后其主要作用是扩张小动脉，并且突然停用利尿剂会影响术中尿量的监测和评估。

3. β受体阻滞药和钙通道阻滞药　β受体包括分布于心肌的 β_1 受体和分布于支气管及血管平滑肌的 β_2 受体。心肌上的β受体中有 20%～25%为 β_2 受体。β受体阻滞药具有抑制窦房结、房室结及心肌收缩力的功能，即所谓负性频率、负性传导和负性肌力作用。其中负性频率和负性肌力效应可明显地降低心肌耗氧量而对心绞痛的患者有益。对房室结的抑制作用主要用于室上性心动过速的治疗，或在心房纤颤时控制心室率。β受体阻滞药对于除变异性心绞痛以外的缺血性心脏病所有阶段都是一项有效的治疗措施，并可降低心肌梗死急性期及梗死后的病死率。

不同的β受体阻滞药的一个显著差异在于药代动力学。药物的半衰期从 10 min 左右到 30 h 以上不等，脂溶性或水溶性也不同，不同制剂的副作用也有差异。应根据药物的特性和患者的具体情况选择合适的β受体阻滞药，以求将副作用减至最小。例如：对于有慢性阻塞性肺疾病的患者应使用具有心脏选择性的制剂；伴凌晨发作心绞痛的患者则需要超长效的β受体阻滞药;而对于一个四肢发凉或休息时心动过缓的患者,具有扩血管特性的β受体阻滞药可能更有益。

β受体阻滞药的副作用主要有三种:① 平滑肌痉挛(导致支气管痉挛和肢体发凉)。② 过度的心脏抑制作用(导致心动过缓、心脏传导阻滞、过度负性肌力作用)。③ 穿过血脑屏障(导致失眠、抑郁)。因此β受体阻滞药的使用有其禁忌证。其绝对禁忌证有:① 严重心动过缓、高度心脏传导阻滞、明显左心室衰竭。② 严重哮喘或支气管痉挛。给予任何患者β受体阻滞药治疗前应询问其过去或现在有无哮喘。若忽视这条规则,可能产生致命后果。③ 严重抑郁。④ 坏疽、皮肤坏死、严重或恶化的间歇跛行、休息痛等外周血管疾病、雷诺现象。

通常认为β受体阻滞药对变异性心绞痛无效甚至有害。变异型心绞痛的性质与卧位型心绞痛相似,也常在夜间发作,但发作时心电图表现不同,显示有关导联的 ST 段抬高,而与之相对应的导联中则 ST 段压低(其他类型心绞痛则除 aVR 及 V_1 外,各导联 ST 段普遍压低)。目前已有充分资料证明,变异型心绞痛是由于在冠状动脉狭窄的基础上,该支血管发生痉挛,引起心肌缺血所致。但冠状动脉造影正常的患者,也可由于该动脉痉挛而引起本型心绞痛。冠状动脉的痉挛可能与α肾上腺素能受体受到刺激有关,患者迟早会发生心肌梗死。β受体阻滞后,α受体活性增强,可能导致冠状动脉痉挛。钙通道阻滞剂是变异性心绞痛的标准治疗药物,具有非常好的临床效果。

β受体阻滞药主要被用于治疗缺血性心脏病、频发性心绞痛、室性和(或)房性心律失常及中、重度高血压,尤其适用于高血压并发心绞痛、心肌梗死后及心率较快者。文献报道在心肌梗死后合并心力衰竭,同时伴有糖尿病的患者最适合使用美托洛尔(倍他乐克),可使心脏猝死率下降 47%～50%。此外,使用β受体阻滞药能改善患者的心功能,提高运动能力,改善生活质量,降低患者住院率和各种病残发生率。目前对心血管疾病患者使用β受体阻滞药已有了新的认识:① 这类制剂可能是有效的抗室性心律失常药物。② 低剂量的β受体阻滞药可用于充血性心力衰竭,以对抗心力衰竭时增强的肾上腺素能活性及β受体下调。β受体阻滞药单独使用或与其他药物联合应用,对 70%～80%的典型心绞痛患者而言是非常有效的治疗方法;对轻至中度的高血压患者治疗的有效率为 50%～70%。对于缺血性心脏病变患者,术中心肌缺血大多与心动过速有关,术前应用β受体阻滞药可预防心动过速,对患者有益。

围术期β受体阻滞药可降低心血管疾病患者非心脏手术围术期心脏事件的发生率,尤其是对高危心血管疾病患者而言。术前规律服用β受体阻滞药的患者在围术期应继续服用。对于行血管手术的患者或术前检查提示存在心肌缺血的患者,建议至少在术前 7 d 开始根据心率和血压滴定使用β受体阻滞药,控制的目标是心率在 60～80 次/min,并且无低血压发生。对于存在 1 项以上中危因素的血管手术及中危手术的患者,可根据情况考虑术前 7 d 开始β受体阻滞药滴定治疗。强调β受体阻滞药的滴定使用,常规术前大剂量的β受体阻滞药对平时未服用β受体阻滞药的患者会增加围术期脑血管意外的发生率。

4. 钙通道阻滞药　关于围术期钙通道阻滞药作用的荟萃分析显示,地尔硫䓬具有降低围术期心肌缺血、心肌梗死和室上性心动过速发生率的作用。二氢吡啶类无此作用,维拉帕米可减少室上性心动过速的发生,但是对心肌缺血的发生无保护作用。由于硝苯地平对心脏传导、节律和心肌收缩的抑制作用不及维拉帕米显著,因此对于心功能正常或左心室功能轻度抑制患者,硝苯地平与β阻滞药联合应用仍属安全。但要注意硝苯地平的降压作用会被β阻滞药加强而造成不良结果。在所有的钙通道阻滞药中,一般不主张维拉帕米与β受体阻滞药联合应用,尤其是存在传导异常或左心室功能受损者。

5. 他汀类药物　他汀类(statins)药物是羟甲基戊二酰辅酶 A 还原酶抑制剂,此类药物通过竞争性抑制内源性胆固醇合成限速酶还原酶,阻断细胞内羟甲戊酸代谢途径,使细胞内胆固醇合成减少,从而反馈性刺激细胞膜表面(主要为肝细胞)低密度脂蛋白(low density lipoprotein,LDL)受体数量和活性增加,使血清胆固醇清除增加、水平降低。他汀类药物具有改善血管内皮功能、减轻血管炎症及稳定动脉粥样硬化斑块的作用。对于高危心血管疾病患者,于围术期使用他汀类药物具有减少心血管事件发生、降低死亡率的作用。对于常规服用他汀类药物的心血管疾病患者,行非心脏手术时应继续应用他汀类药物。对于行血管手术的患者,无论是否合并心脏疾病均可考虑使用他汀类药物;具有 1 项以上心脏危险因素的患者行中危手术时也可考虑服用。

二、麻醉前用药

心脏病患者非心脏手术麻醉前用药的主要目的是解除患者对手术的焦虑、缓解紧张情绪。应根据患者的心脏病类型、病理生理改变及心功能状态等因素综合考虑,选择合适的药物。由于苯二氮䓬类药对呼吸循环影响较小,可用咪达唑仑 7.5 mg 术前 2 h 口服或 0.05～0.075 mg/kg 术前 30 min 肌注。高血压、冠心病患者应酌量增加手术前用药量,哌替啶 1 mg/kg(或吗啡 0.1 mg/kg)加氟哌利多 2.5～5 mg 肌注,以缓和气管插管时的应激反应。中枢作用的 α_2 肾上腺能受体激动剂如可乐定具有抗焦虑、镇静、镇痛、止吐、减少唾液腺分泌和稳定血流动力学作用,常用 5 μg/kg 术前 1.5 h口服,但心衰、低血容量、房室传导阻滞或窦房结

功能不全患者则不宜使用。心功能差的患者术前用药应减量，可考虑入手术室开放静脉，吸氧及心电监护情况下静脉滴定使用小剂量咪达唑仑和(或)吗啡。

三、术前准备和监测

对心血管疾病患者行非心脏手术，术中和术后监测应依据患者心脏病变状况、手术类型、创伤大小及手术时间、急诊或择期手术、监测装备、技术水平、有否SICU供术后监测治疗及价格和效果分析而采取不同的监测项目。一般心脏病患者心功能良好，进行中、低危择期手术，可选择常规标准监测包括无创血压、脉搏、血氧饱和度、连续心电图及呼吸功能监测。冠心病患者应常规监测Ⅱ导联和 V_5 导联的心电图和ST段变化。较重患者或一般心脏病患者施行高危手术，术中预计血流动力学波动较大时，除上述监测外应作有创动脉压和中心静脉压监测，并插入导尿管监测尿量和进行体温监测。严重心功能不全或心脏病变严重，特别是左右侧心脏功能损害程度不明确，除上述监测外，可考虑置入肺动脉导管进行肺动脉压、肺毛细血管楔压和心排血量的监测，从而对血流动力学的评判具有较全面的依据，有利于调整麻醉和指导临床治疗用药。所有患者均应随时按需作血气、pH、血液生化和电解质测定。备好各种抢救药物及装备，建立良好的静脉通路。近年来出现了一些根据呼吸变异导致的动脉压和脉搏波形的变化来预测患者对液体治疗的反应性及估计心功能状态的动态血流动力学参数，包括动脉压变异(pulse-pressure variations，PPVs)、脉搏氧体表描计图波形幅度变异(respiratory variation in the plethysmographic waveform amplitude，ΔPOP)，每搏输出量变异(stroke volume variation，SVV)及脉搏灌注变异指数(pleth variation index，PVI)等对心功能较差的心血管疾病患者的麻醉实施具有重要指导作用。经食道超声心动图(TEE)可监测心室大小改变、收缩效能、心肌异常运动区和急性、慢性瓣膜病变，目前认为TEE对于非心脏手术的应用价值主要在于术中急性血流动力学改变的辅助判断。

第三节　麻醉原则与选择

心血管疾病患者非心脏手术的麻醉选择主要依据手术类型、手术区域、患者的合并疾病、心脏病类型、心功能状态及抗凝治疗的方案等因素综合考虑。无论是何种心脏疾病，麻醉时首先保持心肌氧供/需之间的平衡。影响心肌氧供需的主要因素见表47-6。

表47-6　影响心肌氧供需的因素

心肌氧供降低	心肌氧需增加
1. 冠状动脉血流量降低	1. 心动过速
心动过速	2. 心肌壁张力增加
舒张压过低	前负荷增加
前负荷增加	后负荷增加
低碳酸血症	3. 心肌收缩力增加
冠状动脉痉挛	
2. 血液氧含量降低	
贫血	
低氧血症	
2,3-DPG降低	

在明确上述关系的基础上，麻醉实施时应特别注意以下问题：① 心动过速不仅增加心肌氧需要，且会使心肌氧供减少，对有病变的心脏甚为不利，应力求预防和积极针对病因处理。② 避免心律失常，因为心律失常可使心排血量降低，并使心肌氧需增加。③ 保持适当的前负荷是维持血流动力学稳定的基础。血压显著升高或下降均应避免。因此，升压药与降压药的应用要及时，并注意适应证和用法用量。④ 避免缺氧和二氧化碳蓄积，或 $PaCO_2$ 长时间低于30 mmHg。⑤ 及时纠正电解质和酸碱紊乱。⑥ 避免输血、输液过多引起心脏前负荷增加而造成氧供/需失平衡和肺间质体液潴留过多影响气体交换，同时也要防止输血、输液不足造成低循环动力。⑦ 加强监测，及早处理循环功能不全的先兆和各种并发症。⑧ 尽可能缩短手术时间并减少手术创伤。⑨ 良好的术后镇痛。

心血管疾病患者手术麻醉选择应依据手术部位、类型、手术大小及对血流动力学影响等全面考虑，选择适合的麻醉方式，力求达到：① 止痛完善。② 不明显影响心血管系统的代偿能力。③ 对心肌收缩力无明显的抑制。④ 保持循环稳定，各重要的脏器如心、肺、脑、肝、肾的血流量不低于正常生理限度。⑤ 不增加心肌氧耗量和心律失常发生率。

一、监护麻醉管理

监护麻醉管理(monitored anesthetic care，MAC)是指在局部麻醉的基础上由麻醉医师在监护的条件下适当辅助镇静、镇痛药物。对局麻的心血管疾病患者，实施监护麻醉管理可提高患者的安全性。前提是局麻必须可以提供良好的镇痛，由于局麻效果不满意而盲目追加静脉镇痛、镇静药物会陡增心脏负担和风险性。局麻仅能完成体表、肢体小手术。注意局麻药的用量和用法，局麻药中加入肾上腺素可使局麻药安全剂量增加，但应避免逾量而引起心动过速。为增强局麻效果，可于术前半小时肌注哌替啶 1 mg/kg 和氟哌利多 2.5～5 mg，并按需静注芬太尼 0.05～0.1 mg 或吗啡 2～5 mg 辅助局麻。

二、区域阻滞

椎管内阻滞可以降低心脏前后负荷、减少术后血栓栓塞的发生率，胸段硬膜外麻醉还可以扩张冠状动脉，理论上可减少围术期心肌缺血的发生率。然而大样本的临床研究发现：与全身麻醉比较，区域阻滞(包括椎管内麻醉、周围神经阻滞)不能降低心血管疾病患者非心脏手术围术期心肌梗死、心律失常和充血性心力衰竭的发生率。但是良好的硬膜外镇痛对减少术后疼痛导致的心动过速效果确切。有研究证实曾发生过心肌梗死的患者，在蛛网膜下腔阻滞下行经尿道前列腺根治术，再次心肌梗死发生率＜1%，而全麻下手术为 2%～8%，并在全髋置换患者身上得到同样证明。究其原因，可能此项麻醉使术中出血减少，降低了血栓形成和栓塞机会，对肺功能影响较小及术后镇痛良好，提示区域阻滞可能对陈旧性心肌梗死的患者有益。骶麻对血流动力学无显著影响，阻滞完全，可用于肛门、会阴区手术和膀胱镜检查等。蛛网膜下腔阻滞，若阻滞平面控制欠妥，对血流动力学影响大，会引起血压急剧下降，用于心血管疾病患者有一定危险，因此仅适用于会阴、肛门和下肢手术，且应避免高平面阻滞。但蛛网膜下腔阻滞用药量小，阻滞完全是其优点。连续硬膜外阻滞可分次小量经导管注入局麻药液，阻滞范围可以适当控制，对血压影响也较缓和。术中加强管理，适当补充液体联合应用血管加压药，维持血液动力学相对稳定并不困难。术后可保留导管进行镇痛，效果确切，尤其对危重患者有利，可减少心、肺并发症。

三、全身麻醉

心脏病患者进行非心脏手术，全麻是经常采用的麻醉方法。对病情严重、心功能储备差、手术复杂、术中会引起显著的血流动力学不稳定及预计手术时间冗长的患者均主张采用气管内全麻，可维持呼吸道畅通，有效地给氧和通气，术中若遇有意外事件发生，抢救复苏均较方便。全麻诱导应充分给氧，理想的全麻诱导应该是迅速，平稳而无兴奋，使患者从清醒状态进入适当的麻醉深度，对交感和副交感神经系统不发生过分的兴奋或抑制，尽量减小对血流动力学影响，要注意由于气管插管所造成的强烈应激反应的不良后果，常用的静脉诱导药如咪达唑仑、硫喷妥钠、依托咪酯，丙泊酚和氯胺酮均各有利弊，优劣也是相对而言，重要在于药物的使用方法，麻醉者应该根据患者的不同情况灵活掌握以达到扬长避短。为了缓和气管插管时的应激反应，应该加用适量的阿片类药。雷米芬太尼起效时间短，适合于麻醉诱导期，常用剂量 0.5～1 μg/kg；也可使用芬太尼 2.5～5 μg/kg 或舒芬太尼 0.25～0.5 μg/kg，并按需加小量 β 受体阻滞药艾司洛尔 0.25～0.5 mg/kg 或拉贝洛尔 2.5～5 mg 及利多卡因 1 mg/kg。肌松药可用琥珀胆碱或快速起效的非去极化肌松药如罗库溴铵。麻醉维持用强效吸入全麻药如异氟烷、地氟烷和七氟烷等，通过调节吸入麻醉药浓度可迅速、方便地调整麻醉深浅。所有强效吸入全麻药当吸入浓度＞1.0 MAC 均会抑制心肌，扩张动静脉血管和抑制交感活动，使心肌氧耗减少，对患者有益。问题是这些药同样会抑制心血管功能，特别是心血管功能储备有限的患者，往往在未达到适当的麻醉深度之前就可引起心血管系统的抑制。联合使用阿片类镇痛药可降低吸入麻醉药的 MAC。术中可按麻醉深浅、血流动力学变化情况随时加用吸入全麻药调整，显然较单纯采用大剂量芬太尼全麻更为理想。吗啡起效缓慢，作用时间长，比较适合于麻醉维持，可提供良好的术后镇痛。缺点是组胺释放，对肾功能不全的患者，吗啡的代谢产物 6-葡萄糖酸吗啡可在体内蓄积，引起呼吸抑制等并发症。阿芬太尼和舒芬太尼都可安全地用于心脏病患者。以往曾有对异氟烷会引起冠状动脉窃血问题的争论，但至今临床尚无可信赖的证据。事实上异氟烷用于血管外科或心脏外科患者麻醉，围术期心脏并发症或心肌缺血意外发生率并无增加。曾认为氧化亚氮用于心血管疾病患者特别是心衰患者可增加肺血管阻力和局部心肌缺血，目前看来并不重要。

四、联合麻醉

在硬膜外阻滞基础上加用全麻而形成的联合麻醉于 20 世纪 80 年代中期在复旦大学附属中山医院就已开展，近年来已被广泛应用于临床。硬膜外阻滞加全麻，气管插管和机械通气被用于上腹部手术、大血管手术和胸科手术在欧洲同样获得了普遍采用。由于此种联合麻醉技术会增加手术期间处理的复杂性，因此要求麻醉工作者有一定的技术与经验。心脏病患者进行胸腹部手术，包括胸腹主动脉瘤手术，采用联合麻醉只要配合恰当，用药合理，并注意容量调整，确有优点可取。对缓和术中应激反应，稳定心率和血流动力学有益，麻醉操作并不困难，术后可保留硬膜外导管供术后镇痛，可降低危重患者术后呼吸和循环系统并发症。目前，已知支配心脏的交感神经激活引起冠状血管收缩是导致心肌缺血的主要因素。硬膜外阻滞，尤其是高位硬膜外阻滞不仅可消除外科手术带来的伤害性刺激引起的交感肾上腺素能受体反应，且可不同程度地阻滞支配心脏的交感活动，消除冠状动脉反射性的血管收缩。对高血压和冠心病患者采用联合麻醉，虽然麻醉和手术期间低血压机会增多，但血压波动尤其是高血压少见，只要及时补充、调整容量，采用血管活性药预防和处理，麻醉管理一般并不困难。文献报道，对清醒有严重冠状动脉病变患者行冠状动脉造影，硬膜外阻滞可增加狭窄段冠状动脉内径，而对非狭窄区冠状动脉则无影响，同时不改变冠状动脉灌注压、心肌血流、氧消耗和乳酸摄取。同样，对血管外科手术患者而言，硬膜外阻滞联合全麻与单纯全麻（芬太尼/咪达唑仑/N_2O）相比，前者的室壁活动异常并无增加。Yeager等人在高危患者术中、术后采用硬膜外阻滞比单纯全麻术后用阿片类药静脉镇痛围术期并发症显著降低。联合麻醉，术后采用硬膜外镇痛，患者苏醒质量好，可早期拔管，心肌缺血、心律失常和高血压机会也少。Liem等人对冠状动脉旁路手术患者进行了随机研究，胸部硬膜外阻滞用布比卡因（0.375%，8 ml）加舒芬太尼联合全麻与舒芬太尼/咪达唑仑/N_2O单纯全麻比较，联合麻醉术中，术后血流动力学不稳定和心肌缺血机会明显减少。但是，临床研究的结果表明：联合麻醉和单纯全麻患者的术后死亡率和严重并发症发生率无明显差别。无论采用何种麻醉方式，合理的麻醉方案、细致的麻醉管理是提高围术期安全性的关键。

第四节　各种心脏病麻醉的特点

由于心脏病患者病变种类和性质不同，引起病理生理和血流动力学改变也各异，因此麻醉医师应依据病史、体检和有关各项检查结果作出充分认识，对心肺功能作出正确的判断和评估。

一、先天性心脏病

（一）病理生理改变　先天性心脏病的临床表现取决于心内分流和阻塞性病变引起的解剖和生理变化。根据肺血流特点将先天性心脏病简单地分为以下几种。

1. 肺血流增多型疾病　包括房间隔缺损、室间隔缺损和动脉导管未闭等。肺血流增多通常是由于存在左向右分流引起，为了维持正常的体循环血流，需增加心排血量，导致心室容量负荷增加和心脏储备下降。肺血流增加引起肺血管增粗，以及扩大的左心房可压迫大小气道和左总支气管。肺血流增加后期可因肺血管的渐进性病变导致肺动脉高压。

2. 肺血流减少型疾病　可导致氧合不足，如法洛四联症、肺动脉瓣闭锁、三尖瓣闭锁、艾伯斯坦畸形等。这些患者由于心内右向左分流或完全性动、静脉血混合（大动脉转位）都存在发绀。

3. 流出道阻塞性疾病　如主动脉瓣狭窄、肺动脉瓣狭窄、主动脉缩窄、向心性间隔肥厚等。心脏做功增加、心室肥厚和缺血、心肌氧供需失衡，麻醉和手术期间容易发生心律失常。

（二）术前评估　术前评估应了解先天性心脏病的类型、心内分流和阻塞性病变的程度、心肺功能受损的程度，还应注意是否同时存在其他重要器官先天畸形。提示心肺受损有较大危险性的指标包括：

（1）慢性缺氧（SaO_2＜75%）。

（2）肺循环/体循环血流比＞2.0。

（3）左或右室流出道压力差＞50 mmHg。

（4）重度肺动脉高压。

（5）红细胞增多，Hct＞60%。

通常先天性心脏病临床症状较轻和心功能良好的患者，对麻醉和手术有良好耐受性。行非心脏手术高风险的患者包括：① 肺动脉高压。② 严重的主动脉瓣或瓣下狭窄及未根治的法洛四联症。③ 充血性心力衰竭、心律失常、晕厥和运动量减少等。先天性心脏病患者若已经进行过手术纠治，术后心功能良好，则与常人无异；若未作纠治而需行非心脏手术，一般而言，发绀型比非发绀型麻醉和手术危险性大。

（三）麻醉处理要点

1. 肺血流增多型病变　麻醉期间外周血管阻力适当降低（如硬膜外阻滞或较深全麻），血压适度下降反可缓和左向右分流，改善肺淤血。

2. 肺血流减少型病变　增加肺血管阻力会增加右向左分流，加重发绀，因此气管内全麻时，气道压力不宜持续过高，亦应避免缺氧和二氧化碳蓄积。外周阻力降低，血压下降同样增加右向左分流，因此在选用椎管内麻醉时要特别注意预防血压下降。全麻诱导可选用氯胺酮。遇有血压过度下降，可选用苯肾上腺素0.1～0.2 mg或甲氧胺2～3 mg静注。增加吸入氧浓度一般并不能明显改善发绀。由于右向左分流，肺血流量减少，理论上吸入麻醉药作用缓慢，而静脉麻醉药效应可变得强而迅速。

3. 阻塞性先天性心脏病　应注意左室流出道梗阻患者，麻醉期间应保持冠状动脉灌注压和心脏的正性肌力状态，在主、肺动脉狭窄，心脏射血能力（每搏量）主要依靠心室充盈和变力状态，过分的心脏抑制、低血容量和缺乏合适的心房收缩时间都应避免。应维持窦性心律、正常血容量及适当的外周血管阻力以保持足够的冠状动脉灌注压。慎用正性肌力药及硝酸酯类药和外周血管扩张药，避免加重流出道梗阻。

二、瓣膜性心脏病

(一) 瓣膜性心脏病概要 主要是由于炎症、先天性病变、退行性病变、缺血性坏死及创伤等原因导致瓣膜结构或功能的异常，导致瓣口的狭窄和(或)关闭不全。目前我国的心脏瓣膜疾病主要由风湿性心脏病所致，以累积左侧心脏瓣膜为多见，单独二尖瓣病变约占70%，二尖瓣合并主动脉瓣病变约占25%，单独主动脉瓣疾病约占2%。心脏瓣膜病变的共同起点都是通过瓣膜的血流发生异常，导致心腔内容量或压力负荷增加，心脏通过结构和功能的代偿机制来维持有效的心排血量。代偿机制受限时出现失代偿的临床表现，包括心律失常、心肌缺血和心力衰竭。

1. 术前评估　病史、症状和体征是瓣膜病变术前评估的基础。疲乏、劳累后胸闷、心悸、气急、夜间阵发性呼吸困难、端坐呼吸等是瓣膜病变患者心功能减退后常见的临床症状，咯血和粉红色泡沫样痰是急性左心衰的临床表现。气急、喘鸣、肺部啰音、下肢水肿、肝肿大、颈静脉怒张和肝颈静脉回流征阳性是临床常见的体征。X线胸部摄片及心脏特异性检查有助于判断瓣膜病变的严重程度。常用的心脏特异性检查有ECG、超声心动图和心导管检查。术前评估应包括瓣膜病变的病因、类型和心功能状况。

2. 麻醉处理基本原则　根据各种心脏瓣膜病变的病理生理特点，围术期避免加重已有的容量和(或)压力负荷；保护和利用机体的各种代偿机制，尽量维持有效的心排血量；尽可能减少并发症的发生。麻醉处理应紧密围绕患者的容量(前负荷)、压力(后负荷)、心率、心肌收缩力的变化仔细分析和处理。这是常见的后天性心脏病，麻醉和手术危险性取决于充血性心力衰竭、肺动脉高压、瓣膜病变性质和程度，以及有无心律失常和风湿活动存在。术前应使用抗生素预防感染性心内膜炎。

(二) 二尖瓣狭窄 临床上根据瓣口面积缩小的程度，将二尖瓣狭窄分为轻度(1.5～2.5 cm^2)、中度(1.0～1.5 cm^2)和重度(0.6～1.0 cm^2)。二尖瓣狭窄的病理生理改变主要为狭窄的二尖瓣使左心房压和容量超负荷而左心室充盈不足，并常导致房颤。左心房压升高使肺静脉及肺毛细血管淤血，肺静脉压升高，肺血管阻力增加，右心室的后负荷增加，产生右心室肥厚。心动过速可减少舒张期充盈时间，降低心排血量，增加左心房压，这类患者难以耐受。此类患者左心室功能大部分保持正常，但对瓣膜严重狭窄患者而言，前负荷长期减少使左心室心肌发生萎缩和收缩力降低。严重二尖瓣狭窄患者心功能差大多伴房颤，在情绪紧张、手术刺激强烈及麻醉深度不恰当时可引起心动过速、外周血管收缩和静脉回流增加，极易发生肺水肿。

1. 二尖瓣狭窄的术前评估　① 心血管系统：劳累后胸闷、心悸和胸痛。了解患者是否有房颤。② 呼吸系统：是否有肺水肿，是否有气急、咯血、肺部啰音和喘鸣音。③ 消化系统：心源性肝肿大，严重患者可出现吞咽困难。④ 泌尿系统：液体潴留，可出现骶尾部水肿。如果接受过利尿剂治疗，应检查电解质。

2. 二尖瓣狭窄的术前准备　① 伴有心功能不全的患者术前应优化心功能状态。② 房颤的患者应控制心室率<100 次/min。③ 对使用洋地黄类药的患者监测血钾，如有低钾应该补充。④ 术前抗生素预防心内膜炎。⑤ 充分的术前镇静。麻醉前若患者出现肺水肿先兆，常与患者过度焦虑紧张有关。伴心室率增快、外周血管收缩，除加用适量的洋地黄类药外，立即静注吗啡 5～10 mg、面罩加压供氧、必要时使用硝酸甘油降低肺血管阻力。待情况稳定后开始麻醉诱导。

3. 二尖瓣狭窄的麻醉管理要点　① 维持窦性心律：房颤患者应保持 HR<100 次/min。房颤患者，术前洋地黄用量不足，麻醉前心室率过快可加用地高辛 0.125～0.25 mg 或去乙酰毛花苷 0.2 mg 静注。血压正常可试用美托洛尔 6.25～12.5 mg 或维拉帕米 2.5 mg，控制心室率在 70～80 次/min。若用维拉帕米后心室率获得控制并转为窦性心律，可按需输注维拉帕米 0.6～1.2 μg/(kg・min)，维持疗效。② 保持合适的前负荷，避免容量不足和液体过量。③ 适当降低心脏后负荷。使用缩血管药会增加肺动脉压力。④ 避免使用严重抑制心肌收缩力的药物。⑤ 避免二氧化碳潴留和低氧血症。

(三) 二尖瓣关闭不全 二尖瓣关闭不全的常见病因包括二尖瓣脱垂、缺血性心脏病、心内膜炎和心肌梗死后乳头肌断裂。

1. 二尖瓣关闭不全的术前评估　① 心血管系统：伴有右心室功能减退的患者可出现外周水肿和右上腹部疼痛，体检可发现踝部水肿、肝肿大、颈静脉怒张和肝颈静脉回流征阳性。患者可发生房颤。② 呼吸系统：是否有气急、端坐呼吸，是否有肺部啰音。③ 消化系统：患者表现为充血性肝肿大和恶病质，注意检查 PT 和 APTT。④ 泌尿系统：肾灌注减少和利尿剂的使用而出现的电解质紊乱，尤其是低钾和低镁比较常见。

2. 二尖瓣关闭不全的术前准备　① 继续纠正慢性心功能不全的治疗，控制房颤患者的心室率，降低患者的后负荷。② 控制肺动脉压，避免低氧血症和高碳酸血症。③ 预防性抗生素治疗。

3. 二尖瓣关闭不全的麻醉管理要点　① 避免窦性心动过缓(保持 80～100 次/min)；房颤的患者则应避免心室率>100 次/min。② 保持前负荷，避免血容量不足。③ 降低后负荷。④ 避免心肌抑制。⑤ 避免缺氧和二氧化碳潴留，避免使用 PEEP。

（四）主动脉瓣狭窄 单纯的主动脉瓣狭窄往往由主动脉瓣发育不全造成，而由风湿病造成的主动脉瓣狭窄多合并主动脉瓣关闭不全和二尖瓣病变。正常成人的主动脉瓣口面积为 2.6～3.5 cm^2。当主动脉瓣口面积＜0.8 cm^2，左心室-主动脉压力差往往＞50 mmHg，则可出现临床症状，应尽早作瓣膜替换术。在行非心脏手术的瓣膜病患者中，严重的主动脉瓣狭窄的麻醉风险最大。

1. 主动脉瓣狭窄的术前评估 ① 心血管系统：必须了解瓣口面积、是否有心肌缺血、左心室功能减退、心律失常和晕厥。② 中枢神经系统：了解是否有脑卒中和晕厥病史，进行详细的神经系统功能检查。

2. 主动脉瓣狭窄的术前准备 ① 继续服用抗心律失常药物。② 术前充分镇静。

3. 主动脉瓣狭窄的麻醉管理要点 ① 维持窦性心律，避免窦性心动过速；也应该避免窦性心动过缓。心室率保持在 65～80 次/min 为佳。若发生室上性心动过速，则应考虑直流电复律。② 保持后负荷，避免低血压，慎重使用硝酸酯类和外周血管扩张药。③ 保持充沛的前负荷，避免低血容量。④ 避免血流动力学波动，临床处理要及时和恰当。⑤ 维持心肌收缩力，避免过度抑制。

（五）主动脉瓣关闭不全 风湿性心脏病和梅毒性主动脉炎曾是主动脉瓣关闭不全的主要原因，随着这些疾病的早期诊断和治疗，引起主动脉瓣关闭不全的已不多见。目前主要病因是细菌性心内膜炎、创伤、主动脉夹层动脉瘤及可引起异常胶原蛋白沉积的各种先天性疾病。急性主动脉瓣反流可引起左心室容积突然增加，伴左心室舒张期末压和肺小动脉压力增高，临床表现为心排血量下降、充血性心力衰竭、心动过速和血管收缩。慢性主动脉瓣反流由于舒张期左心室同时接受左心房和主动脉反流的血液，使左心室舒张期末容积增加，容量超负荷，引起左心室代偿性扩张，进而引起左心室肥厚；舒张期反流使主动脉舒张压减低，可导致冠状动脉灌注不足，多表现为充血性心力衰竭和胸痛。

1. 主动脉瓣关闭不全的术前评估 ① 心血管系统：评估主动脉瓣功能和左心室功能。② 呼吸系统：可出现呼吸困难。体检应注意是否有肺部啰音和奔马律。③ 消化系统：评估是否有内脏缺血，了解患者是否有腹痛。

2. 主动脉瓣关闭不全的术前准备 ① 优化左心室功能，考虑强心、利尿和扩血管。② 避免主动脉舒张压降低。

3. 主动脉瓣关闭不全的麻醉管理要点 ① 避免窦性心动过缓，心室率保持在 90 次/min 最佳。② 避免低血压和高血压。③ 保持充沛的前负荷，避免低血容量。④ 保持心肌收缩力。

瓣膜性心脏病患者进行非心脏手术的麻醉要点见表 47-7，可作为麻醉期间拟达到的目标，联合瓣膜病变患者则根据病变性质、主次、程度综合考虑。

表 47-7 瓣膜性心脏病患者行非心脏手术的麻醉要点

病　变	心率(次/min)	节　律	前负荷	外周血管阻力	心肌收缩力	避　免
主动脉瓣狭窄	70～85	窦性	增加	不变或增加	不变或降低	心动过速低血压
主动脉瓣关闭不全	85～100	窦性	不变或增加	不变或降低	不变	心动过缓
二尖瓣狭窄	65～80	稳定	不变或增加	不变或增加	不变	心动过速肺血管收缩
二尖瓣关闭不全	85～95	稳定	不变	降低	不变或降低	心肌抑制

（六）人工瓣膜置换术后麻醉要点

（1）了解原发病变和人工瓣膜的类型。

（2）了解心功能状况和是否有心律失常。

（3）了解抗凝治疗的情况，确定是否需要停止使用华法林，停用的时间及临床替代治疗措施。对于二尖瓣机械瓣、Bjork-Shiley 瓣膜、1 年内发生血栓事件、3 项或以上高危因素（房颤、既往血栓事件、高凝状态、机械瓣和 LVEF＜30%）的患者，围术期使用肝素替代抗凝治疗。

三、慢性缩窄性心包炎

心脏活动受限，舒张期充盈不全，心肌收缩力减弱，心排血量常降低，血压偏低，脉压窄，心率代偿性增快。常有呼吸困难、静脉压升高、肝肿大、胸腹水等。病情严重者应先解决缩窄之心包，才能进行常规择期手术。

（一）麻醉要点

（1）由于循环时间延长，静脉麻醉药起效缓慢，麻醉诱导需在严密监测下缓慢滴定。谨记心率增快是缩窄性心包炎患者唯一的代偿性增加心排血量的方式。可考虑使用氯胺酮，以适当增加心率。

（2）避免气道压力过高而导致回心血量减少，避免使用 PEEP。

四、冠状动脉粥样硬化性心脏病

因冠状动脉粥样硬化导致冠状动脉管腔狭窄，甚

至完全堵塞，使冠状动脉血流不同程度减少，引起心肌氧供和氧需的失衡而导致的心脏病，称冠状动脉性心脏病，简称冠心病。冠心病是目前心脏病患者进行非心脏手术最多见的病例。围术期心脏事件是冠心病患者围术期死亡的主要原因，包括心肌梗死、不稳定性心绞痛、充血性心力衰竭和严重的心律失常。

(一) 术前评估 对于已经明确诊断的冠心病患者，术前评估应围绕下列问题：① 有多少数量的心肌处于危险状态下，处于缺血状态下的有活力的心肌为危险状态下的心肌，围术期容易发生梗死。② 患者所能耐受的应激程度。③ 心室功能。④ 术前的药物治疗是否合理、充分。应围绕冠心病的严重程度、患者的体能储备及手术的危险性三方面进行评估。通过术前评估确立高危患者，对于这类患者，外科手术应延迟甚至取消。判断术前适当的内科治疗是否可以改善患者的心脏情况，部分心脏病理情况可以治愈(如为心律失常的患者安装起搏器等)。对于高危冠心病患者，应判断术前冠状动脉血管再通手术是否对患者有益。对于不能明确诊断冠心病的患者，需了解是否存在冠心病的高危因素，包括：① 男性。② 老年患者。③ 有吸烟史。④ 高血压。⑤ 糖尿病和高脂血症。⑥ 血管病变。⑦ 肥胖。

(二) 术前冠状动脉血管再通手术

1. 是否选择先行血管再通术 冠心病患者在非心脏手术之前行冠状动脉血管再通术(CABG 或 PCI)应满足三个条件：① 冠状动脉造影和冠状动脉血管再通术相加的风险不超过直接进行非心脏手术的风险。② 冠状动脉重建能够显著降低此后非心脏手术的风险。③ 冠状动脉重建后的恢复时间不致延误此后的手术。目前认为，对多数冠心病患者而言术前冠状血管再通术的意义有限。能从术前冠状动脉血管再通术中受益的冠心病患者包括：① 严重左主干病变的稳定心绞痛患者。② 三支病变的稳定心绞痛患者，尤其是 LVEF<50%的患者。③ 左前降支近端严重狭窄或 LVEF<50%的两支病变患者。对其他类型的稳定心绞痛患者不建议术前进行血管再通术。

2. 介入治疗后择期非心脏手术的时机选择 ① 非心脏手术如必须在 12 个月内进行，患者又有 PCI 的明确指征，可考虑行球囊扩张术或裸金属支架置入术。球囊扩张术后 30 d，裸金属支架置入后 4～6 周再行非心脏手术。② 如置入药物洗脱支架，原则上 12 个月内不行择期非心脏手术。③ 如果非心脏手术不能推迟到 30 d 以后，则冠状动脉血管再通术不能改善短期生存率，可以考虑围术期使用 β 受体阻滞药，术后再考虑冠状动脉血管再通术。

(三) 冠心病患者的麻醉处理要点

(1) 预防交感神经系统活动增加：手术前解除焦虑，适当用阿片类药物。术中吸入麻醉药和 β 受体阻滞药能够预防应激反应和儿茶酚胺释放。若患者手术前应用 β 受体阻滞药，则围术期应持续服用。

(2) 避免心动过速。

(3) 避免贫血，保持 Hb>10 g/dl。

(4) 维持冠脉灌注压：维持适当的动脉压，理想的血压水平应维持在 120/80 mmHg 左右。可采用输液、苯肾上腺素或适当降低麻醉深度等方法。

(5) 适当抑制心肌收缩力：可降低心肌需氧量，可用 β 受体阻滞药或(和)吸入麻醉药达到目的。

(6) 注意保温，避免低体温。

(7) 避免过度通气。

(8) 严密监测 ST 段变化，对术中发生的急性 ST 段改变首先评估并改善容量状态，纠正贫血，同时使用血管活性药物提升冠状动脉灌注压，β 受体阻滞药降低心率。

五、肥厚性阻塞性心肌病

重症患者由于左心室明显肥厚、坚硬，一旦麻醉期间丧失窦性节律会发生灾难性的意外。心脏病理变化的部位及程度决定患者的临床症状，晚期患者可出现心绞痛、晕厥和心衰。左心室流出道阻塞常为动力性，若左心室舒张期末容量降低、动脉血压下降，内源性(伤害性刺激)或外源性(洋地黄或儿茶酚胺)刺激作用引起左心室收缩性增加均可加重左心室流出道的阻塞。

(一) 术前评估

(1) 心血管系统：关注患者是否有心肌缺血、心绞痛、心律失常和心功能衰竭。

(2) 呼吸系统：常见肺充血，可出现呼吸困难、啰音和喘鸣。

(3) 中枢神经系统：是否有晕厥病史。

(二) 术前准备

(1) 纠正任何原因引起的低血容量。

(2) 术前给予 β 受体阻滞药或钙拮抗药；钙拮抗药中以维拉帕米为佳，因其可改善心肌舒张功能，对外周血管阻力影响小。应避免使用以降低外周血管阻力为主要作用的二氢吡啶类钙拮抗药。

(3) 术前给予足够的镇静，避免焦虑和交感兴奋。

(三) 麻醉管理要点

(1) 保持窦性心律，避免心率增快和心律失常。

(2) 保持充沛的前负荷。失血应迅速补充。

(3) 保持后负荷，防止低血压。治疗低血压推荐使用苯肾上腺素或去甲肾上腺素。

(4) 抑制心肌收缩力，解除左心室流出道梗阻。可使用 β 受体阻滞药或钙拮抗剂，避免使用正性肌力药。

六、心脏传导阻滞

有症状(晕厥、黑矇等)的严重窦性心动过缓(<

40 次/min 或经常出现窦性停搏），有症状的病态窦房结综合征，完全性房室传导阻滞伴有心动过缓症状，有症状的Ⅱ度Ⅱ型房室传导阻滞，伴有增宽的 QRS 波或者同时存在双束支传导阻滞的Ⅱ度房室传导阻滞，是安装永久心脏起搏器指征。一般认为单纯双束支传导阻滞，患者无任何症状，麻醉期间很少会发展到完全性传导阻滞。曾有作者综合了 8 篇报道共计 339 例慢性双束支传导阻滞患者，仅 1 例在围术期发展成完全性房室传导阻滞，出现于气管插管时，且亦为暂时性。因此，术前对这类患者一般不必装临时起搏器，麻醉选择与处理并无困难。

七、预激和预激综合征

预激是一种房室传导异常现象，冲动经附加通道下传，提早兴奋心室的一部分或全部，引起部分心室肌提前激动。有预激现象者称为预激综合征。根据房室间异常传导通路的不同分为不同类型。经典的预激综合征称为 WPW（Wolf-Parkinson-White）综合征，异常传导通路称为 kent 束（心房-心室），心电图表现为 PR 间期缩短，QRS 时限延长，存在预激波（δ 波），易发生房室折返性阵发性心动过速；LGL 综合征（Lown - Ganong - Levine），异常传导通路为 JAMES 束（心房-His 束），心电图表现为 PR 间期缩短，QRS 时限正常，不存在预激波（δ 波）；Mahaim 型预激综合征，心电图表现为 PR 间期正常，QRS 时限延长，存在预激波（δ 波）。预激综合征的诊断主要依赖心电图。

（一）麻醉处理要点

（1）避免可以引起交感神经系统兴奋的因素，以及使用增加房室异常通路传导的药物。

（2）术前充分镇静。

（3）目前常用的静脉麻醉药除氯胺酮外均可安全应用。

（4）维持期避免快速增加地氟烷的浓度，肌松药中泮库溴铵具有交感兴奋作用，应避免使用。

（5）急性房室折返性心动过速治疗：根据心电图的表现采用相应的治疗（表 47 - 8）。

表 47 - 8 WPW 预激综合征合并急性心律失常的治疗

顺向房室折返性心动过速（QRS 波群狭窄）
兴奋迷走神经（颈动脉窦按摩；Valsalva 动作；刺激咽后壁）
腺苷（6～12 mg）Ⅳ
维拉帕米
逆向房室折返性心动过速（QRS 波群宽大）
普鲁卡因胺（收缩压>90 mmHg）
电转律（收缩压<90 mmHg）
心房纤颤
普鲁卡因胺
电转律（血流动力学不稳定情况下）

第五节 麻醉和手术期间常见并发症处理

一、低血压

（一）低血压的常见原因 麻醉与手术期间多见低血压，低血压的发生可能与心肌收缩力下降、外周血管阻力降低、静脉回流减少和心律失常等有关。

1. 心肌收缩力下降 麻醉和手术期间常用的会引起心肌抑制的药物包括：吸入麻醉药、巴比妥类药物、雷米芬太尼、β 受体阻滞药和钙拮抗药等。其他会导致心功能障碍的因素包括：心肌缺血和心肌梗死、严重的酸碱平衡紊乱、低体温、局麻药中毒等。

2. 外周血管阻力下降 麻醉手术期间可引起外周血管阻力明显降低的药物包括：丙泊酚、苯二氮䓬类药物与阿片类药物联合应用、血管扩张药等。其他导致外周血管阻力下降的因素包括：椎管内麻醉、脓毒血症、血管活性代谢产物的释放（如肠道探查、主动脉开钳）、变态反应等因素。

3. 静脉回流减少 主要原因为：失血、失液等导致的血容量绝对或相对不足；其他还包括：手术操作因素导致的腔静脉受压、胸内压增加、体位改变、使用扩张静脉为主的血管扩张药、椎管内麻醉等。少见的包括：心包填塞、大面积肺梗塞、张力性气胸等。

4. 心律失常 快速性心律失常可因心室充盈不足导致低血压；房颤、房扑及交界性心律可因失去心房收缩对心室的充盈而导致低血压；严重的缓慢性心律失常每搏输出量不能代偿性增加时也会导致低血压。

（二）低血压的处理 低血压以预防为主，一旦发生，应寻找低血压的直接原因及时处理。一旦怀疑心肌收缩力严重抑制，应尽早解除抑制心肌收缩力的因素，适当使用正性肌力药进行支持治疗，心血管病患者非心脏手术围术期常选用的的正性肌力药包括：多巴酚丁胺，起始速度为 2 μg/(kg・min)，根据血压情况进行调节；肾上腺素（0.5～5 μg/min）；多巴胺超过 10 μg/(kg・min) 可兴奋 α 和 β 肾上腺素受体，引起血管收缩、心率增快等副作用，对心血管病患者不利。对心脏病患者使用麻醉药应注意小剂量滴定使用，尽量避免严重的心肌抑制和外周血管阻力下降而导致血流动力

学剧烈波动。对于血管扩张导致的低血压,可适当使用血管加压药,如去甲肾上腺素(1～30 μg/min)。对于难治性的低血压,可考虑使用血管加压素(0.01～0.1 U/min)。应尽早发现和解除机械性因素导致的静脉回流减少,对失血失液应结合监测指标(如CVP、SVV、PCWP、尿量等)的动态变化及时补充。

二、高血压

(一) 高血压常见原因

(1) 儿茶酚胺释放增加的原因包括:患者焦虑、麻醉深度不足以抑制操作所引起的交感反应及镇痛不全等,高血压患者术前降压治疗不满意的情况下更容易发生。

(2) 早期缺氧、CO_2 蓄积。

(3) 主动脉阻断。

(4) 反跳性高血压:可乐定或β受体阻断药突然停药导致的反跳性高血压。

(5) 药物的相互作用:三环类抗抑郁药或单胺氧化酶抑制剂与麻黄碱合用可导致高血压。

(二) 高血压的处理

(1) 针对原因以预防为主。

(2) 保证合适的麻醉深度及完善的术后镇痛。对于心血管患者的非心脏手术,在无禁忌证的条件下,提倡使用硬膜外或周围神经阻滞复合全麻以提供完善的术后镇痛。

(3) 保持良好的通气和氧合。

(4) 经上述处理若血压仍高,可根据情况选择适当的降压药:血压增高且伴心率增快时可静注拉贝洛尔5 mg,效果不明显时可追加10 mg;尼卡地平0.4 mg静注,根据血压情况追加,如出现反跳性心率增快时可加用普萘洛尔0.25～0.5 mg,需要时可重复,总量一般不宜超过2 mg;或静注亦可用短效β受体阻滞药艾司洛尔0.25～0.5 mg/kg,并可按需重复使用,尤适用于交感肾上腺能应激引起的血压增高。如果以舒张压升高为主,则可采用肼苯达嗪或双氢肼苯达嗪静注,初量5 mg,必要时可追加10 mg。此药起效较缓,持续时间较长,由于具有直接血管扩张作用,可降低外周血管阻力。乌拉地尔(Urapidil)具有外周和中枢双重的作用机制,在外周阻断突触后α受体,扩张血管;同时作用于中枢5-HT_1A受体,降低延髓心血管中枢的反馈调节而起降压作用。此药降压作用缓和,降低血压的同时对心率影响甚小,自限性降压,极少将血压降至较低水平,无血压反跳,使用相对比较安全。静注初量25 mg,需要时5 min后重复给药,或以9～30 mg/h静滴维持。

三、心功能不全

主要指左心衰竭和心排血量减少伴急性肺水肿,常见于严重高血压、冠心病患者。至于右心衰竭相对少见,以中心静脉压升高为主要表现,但临床症状与体征常不够明确而容易忽略。对心脏病患者进行非心脏手术,麻醉处理得当则心功能不全发生的机会不多。治疗原则为改善心肌收缩力,降低心室射血阻力,减轻肺充血,改善氧合和预防严重的心律失常。一般采用强心、利尿和改善心脏负荷等措施。

具体处理步骤:① 建立良好的通气,充分供氧,使用气道持续正压或呼气末正压,一般为3～8 mmHg。② 静注吗啡10 mg。③ 心率快呈室上性心动过速或快速房颤时可应用洋地黄类药,如近期未服用过此类药则可静注地高辛0.5 mg,2～4 h后追加0.25 mg;或用去乙酰毛花苷C 0.4～0.6 mg,1～2 h后追加0.2 mg。④ 肺水肿伴可疑容量过荷时静注呋塞米(速尿)10～20 mg。⑤ 应用增强心肌收缩力的药物。异丙肾上腺素适用于心动过缓、心排血量低下的患者,每100 ml液体内加0.1～0.2 mg,开始以1～2.5 μg/min滴注,依据效应及是否出现室性早搏而调节用量。肾上腺素同样可增加心肌收缩力和心率,小剂量时扩张外周血管(β作用),较大剂量时收缩血管(α作用),适用于心功能受损、动脉压降低和心排血量不足的患者,常用1～5 μg/min试探,依据效应调节用量。多巴胺除增加心肌收缩力和心率外,小剂量2～4 μg/(kg·min)使肾血管阻力降低,肾小球滤过率增加,外周血管阻力降低或不变;用量超过10 μg/(kg·min)时兴奋α和β受体,引起外周和肺血管阻力均增高,心率增快,对冠心病患者不利;多巴酚丁胺可激动$β_1$、$β_2$和$α_1$肾上腺素能受体,可增加心排血量、降低外周血管和肺血管阻力,常用剂量为2～20 μg/(kg·min)。⑥ 应用血管扩张药减轻心脏前、后负荷和心肌耗氧量。硝普钠可使动、静脉血管均扩张,作用迅速,效果确切。初始剂量为20～50 μg/min,依据效应逐渐调节直至达到理想的血流动力学状态;逾量会发生血压显著下降,尤其是血容量不足的患者。硝酸甘油以扩张静脉、降低心脏前负荷为主,目前认为由于硝酸甘油舌下含服会使吸收量不可控制,如有需要宜静脉滴注,速度为0.2～1.0 μg/(kg·min),应注意其可引起反射性心率增快,对冠心病患者不利。酚妥拉明以扩张动脉为主,能兴奋心脏β受体,出现正性肌力作用和心率加速。常以1.5～2.0 μg/(kg·min)的速度静滴,超量会引起心动过速及低血压。临床上心功能不全常属多种因素的综合表现,应按具体情况选用或联合选用上述各种方法与药物。低血容量常常也是循环功能不全的重要原因,治疗时必须注意血管内容量是否足够,特别是外科手术患者,不得忽视。

四、心律失常

心律失常是麻醉期间的常见并发症。手术前有心律失常者,麻醉和手术期间处理不当容易再发;反之,经过适当的麻醉处理也常可使之消失。

1. 窦性心动过速 心率达120～160次/min,主要不是心脏本身异常,常反映其他病因。首先应纠治病因,如低血容量、发热、焦虑、低氧血症、充血性心衰、全麻过浅、麻醉镇痛不完全或范围不够等。因此,药物治疗直接减慢心率常非恰当之举,应该纠正基本原因。当窦性心动过速诱发心肌缺血、损害心脏功能时,应在心电图和动脉压监测下缓慢静注普萘洛尔0.25～0.5 mg,可渐增至总量达5 mg;或拉贝洛尔5 mg;短效艾司洛尔0.25～0.5 mg/kg静注,必要时行持续静注,效果确切。

2. 窦性心动过缓 首先解除原因,循环良好、心率在50次/min以上可不必处理;若心率慢伴血压下降,可用阿托品0.2～0.3 mg静注,并加用麻黄碱5～6 mg静注。窦房结功能低下伴有晕厥、黑矇等症状的患者,术前应考虑安装起搏器。

3. 室上性心动过速 可使用各种方法刺激迷走神经,常可终止室上性心动过速,或用苯肾上腺素0.1～0.2 mg静注使血压升高,亦可酌用洋地黄类药,尤其是联合应用地高辛和β受体阻滞药,可显著降低术中和术后室上性心律失常。钙通道阻滞药如维拉帕米、地尔硫䓬亦有效,若同时用β受体阻滞药会增加心肌抑制作用。若患者血压低、升压药作用不显著,上述药物作用效果不良时可采用电复律或超速心脏起搏。

4. 室性早搏 偶然发生可不必治疗,若每分钟早搏超过4～5次、多源性、连续3次以上或早搏发生在前一个QRS综合波接近T波峰值时,则应处理。室性早搏由洋地黄类药逾量引起,可用苯妥英钠100 mg静注,必要时可每5 min一次重复使用,直至早搏消失。通常室性早搏首选利多卡因50～75 mg静注,隔20 min可重复1次,维持量为1～4 mg/min。普鲁卡因酰胺作用类似于利多卡因,首次静注100 mg,每4～5 min重复,直至控制室性早搏或总量15 mg/kg,维持量为2～6 mg/min。β受体阻滞药艾司洛尔单独应用并不一定有效,但对围术期由于交感肾上腺能活动增加而引起的室性早搏则特别有效。溴苄胺(Bratylium)静注负荷量5 mg/kg,然后用1～10 mg/min静脉滴注维持,特别当室性早搏对利多卡因或普鲁卡因酰胺无效时可能有效,但伴低血压患者应慎用或禁用。室性早搏患者除注意血钾外,对血镁也要注意,低镁使钠钾泵活动受限而增加钠钙交换,细胞内钙升高,降低细胞内钾。慢性缺镁常见于用利尿药、嗜酒、胃肠道吸收差等情况,此时血镁并不反映细胞内镁。因此,临床上对洋地黄中毒心律失常、顽固性室性心律失常,用利多卡因和普鲁卡因酰胺无效时,即使血镁正常,仍可试用镁治疗。可用硫酸镁每2～3 h静注2 g,然后10 g/10 h静滴;控制良好则再10 g/5 h维持,以恢复细胞内镁。常见副反应为低血压,用小量钙剂即可逆转。

第六节 手术后处理

心脏病患者进行非心脏手术,虽手术完成但麻醉药的作用并未消失,机体的各项代偿功能并未恢复,因此麻醉医师应对具体情况作全面评估。重点应注意:

(1) 依据病情与手术情况,选择适当的拔管时间。若患者情况良好,手术创伤不大,术后可早期拔管,拮抗残余肌松药作用可用新斯的明40 μg/kg,静注后15 s再注阿托品15 μg/kg以减少拮抗药对心率的影响。对冠心病患者不宜拮抗,因新斯的明有可能导致冠状动脉痉挛。若病情较重,手术范围广,创伤大,术中血流动力学不稳定及出血、体液丧失较多,则患者应带气管导管入PACU或SICU进行机械通气,待患者完全清醒、血流动力学稳定、氧合良好才拔除气管导管。拔管前若需进行气道吸引,则应在血压、心率稳定的条件下进行,避免强烈的应激反应。静脉注射利多卡因1.5 mg/kg,约2 min后进行气道吸引可明显降低应激反应。

(2) 对疑有术中阿片类药用量过多、术后通气功能恢复不全的患者,均不主张用纳洛酮拮抗阿片类药物的作用,以防引起患者剧痛、循环亢进、心率血压骤然上升甚至心衰等不良后果。

(3) 椎管内阻滞术后原则上应待阻滞平面开始消退、血流动力学稳定,才能搬动;否则体位性低血压的危险依然存在,应注意预防和治疗。

(4) 术后注意血容量及体液容量调整,保持血流动力学稳定,并按需及时应用血管活性药和正性肌力药,保持足够的尿量与电解质平衡。

(5) 提供良好的镇痛,尤其是硬膜外阿片类药与低浓度的局麻药联合镇痛对重症患者有帮助。

(6) 维持体温于正常范围。手术后低体温常引起患者寒战,机体氧耗可增加2～3倍,造成氧供需失衡,尤其对冠心病患者不利,常由此而引起心肌缺血。若体温<35℃,ECG显示心肌缺血的机会增加3倍。并有证明中度低温(34℃)会引起心脏收缩与舒张功能异常。

(7) 加强监测及早发现病情变化,以便及时处理。连续监测ECG不仅可了解心率与节律的变化,对发现心肌缺血仍是目前临床上最方便且有用的手段。冠心病患者术后心肌缺血常是心肌梗死的先兆,因此在术

后12 h及1～3 d每日作12导联心电图检查、记录，随访心肌肌钙蛋白的动态变化，对及早发现心肌梗死有帮助。

(8) 加强呼吸管理，注意肺水肿发生先兆。术后和拔除气管导管后2～3 h常是肺充血和肺水肿好发时期。可由于麻醉与手术期间输血、输液过量，尤其是伴有肾功能不全、患者气道不畅、术后镇痛不全、外周血管收缩、血压升高、心率增快、心肌缺血，引起左房压、肺动脉压和肺血管滤过压增加，以及术中出血而过多地输注晶体液造成胶体渗透压下降。早期临床表现为呼吸频率增加、呼吸困难和肺底部啰音，并常伴有低氧血症。处理原则为：首先应及时发现，解除病因。对症处理使患者镇静，并静注呋塞米10～20 mg，但必须注意血清钾浓度。按需应用血管扩张药，如硝酸甘油、硝普钠、转换酶抑制剂或(和)正性肌力药物(如小剂量多巴胺、多巴酚丁胺)，同时面罩吸氧、正压气道通气。经采用上述措施1～2 h后，对病情未得到控制与改善者，则应进一步作创伤性血流动力学监测，并考虑行正压机械通气。

(张晓光　薛张纲)

参考文献

[1] ACC/AHA 2007 Guidelines on Perioperative Cardiovascular Evaluation and Care for Noncardiac Surgery. J. Am. Coll. Cardiol, 2007, 50: e159 - e242.

[2] ACCF/AHA Focused Update on Perioperative Beta Blockade. Journal of the American College of Cardiology, 2009, 54: 2102 - 2128.

[3] Miller RD, Eriksson LI, Fleisher LA, et al. Miller's Anesthesia. 7th ed. Philadelphia: Churchill Livingstone Inc, 2009: 1067 - 1149.

[4] Dunn PF, Alston TA, Baker KH, et al. Clinical anesthesia procedures of the Massachusetts General Hospital. 7th ed. Lippincott Williams & Wilkins, 2007: 14 - 30.

[5] Roberts CP, Brown BR, Roberts CP, et al. International Practice of Anesthesia. Oxford: Butterworth-Heinenaun, 1996, 1: 1 - 21.

[6] 吴民慧，蒋豪，吴珏. 双束支传导阻滞心脏病患者麻醉的商榷. 临床麻醉学杂志，1991，7: 30.

[7] Kirby RR, Gnavenstein N, Lobato EB, et al. Clinical Anesthesia Practice. Philadelphia: W B Saunders CO, 1994, 125.

[8] 孙大金. 心血管麻醉和术后处理. 上海：上海科学技术出版社，1999: 252 - 259.

[9] 于钦军，邓硕曾. 先天性心脏病非心脏手术的麻醉处理. 临床麻醉学杂志，1995，11: 156.

第四十八章 血管手术麻醉

血管外科包括主动脉及其分支、周围动脉、大静脉和周围静脉的各项手术;其中,主动脉和上下腔静脉手术的麻醉难度较高。周围动静脉手术麻醉,如周围动脉栓塞、深静脉栓塞和大隐静脉曲张手术较常见,而且多数患者可在部位(区域)麻醉下完成,但老年患者居多,麻醉选择应根据具体情况而定。

第一节 血管病变和手术特点

一、动脉粥样硬化易发部位

从病因分析,主动脉手术包括动脉粥样硬化(atherosclerosis)(70.4%)、创伤(假性动脉瘤)(2.8%)、马方综合征(7.0%)、中层囊性变(5.3%)、感染性(6.8%)及原因不详(7.7%)。由此可见,主动脉病变主要发生在老年,由于动脉粥样硬化,血管内膜受损,引起血管壁中层弹力纤维供血不足和变性引起扩张。动脉粥样硬化大部分位于冠状动脉、颈动脉分叉、腹主动脉、髂动脉和股动脉(图 48-1),这些部位易发生狭窄或完全阻塞,但由于血流动力学关系,在肾动脉以下直至双侧髂总动脉分叉处,动脉瘤发生率明显高于胸主动脉和胸、腹主动脉。

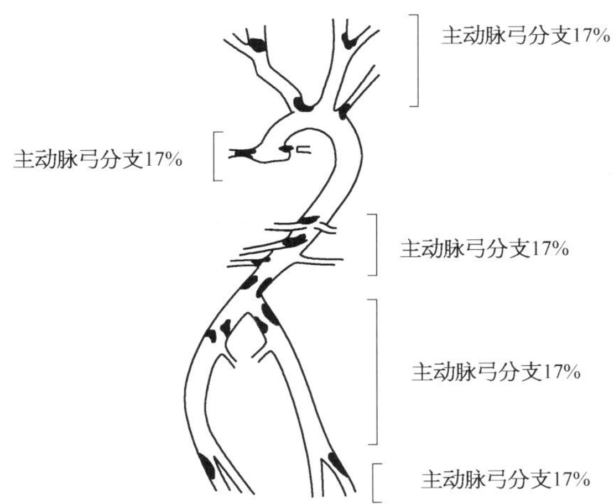

图 48-1 动脉粥样硬化易发部位

二、主动脉瘤(aortic aneurysm)分类

(一) De Bakey 主动脉夹层动脉瘤分型

1. Ⅰ型 从近端主动脉瓣的升主动脉直至髂动脉分叉处,较罕见。

2. Ⅱ型 局限于升主动脉,如马方综合征,较少见。

3. Ⅲa 型 锁骨下动脉开口处远端至胸部降主动脉,也较罕见。

4. Ⅲb 型 从锁骨下动脉开口处远端延伸至腹主动脉(图 48-2)。

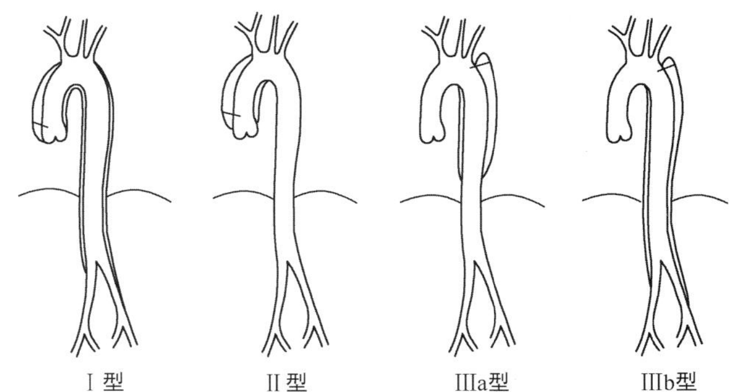

图 48-2 De Bakey 主动脉夹层动脉瘤分型

(二) Daily 分类

1. A 型 从升主动脉开始,包括 De Bakey Ⅰ型和Ⅱ型。

2. B 型 降主动脉瘤易引起脊髓或肾脏缺血(图 48-3)。

(三) Craford 胸腹主动脉瘤分类

1. Ⅰ型 胸降主动脉近端至上腹部肾动脉以上的腹主动脉。

2. Ⅱ型 降主动脉和肾动脉以下腹主动脉。

3. Ⅲ型 从降主动脉远端延伸至腹主动脉不同部位。

4. Ⅳ型 累及大部或全部腹主动脉(图 48-4)。Ⅱ型或Ⅳ型动脉瘤较难修复,Ⅱ型易引起脊髓或肾缺血。

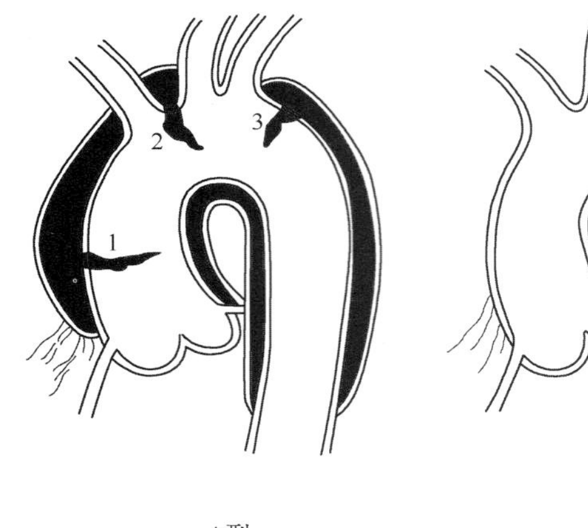

A型

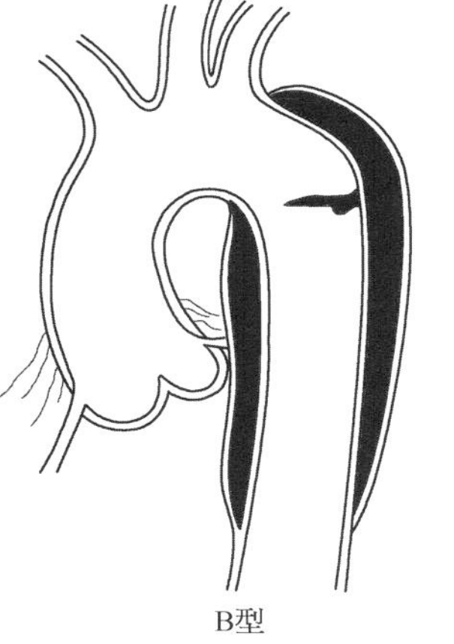

B型

图 48-3 主动脉瘤 Daily 分类

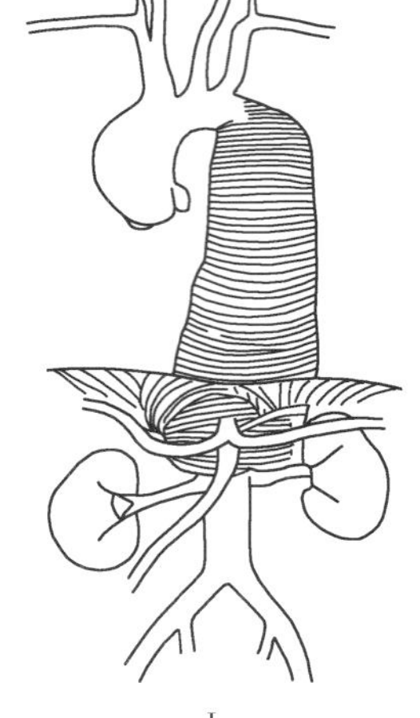

Ⅰ

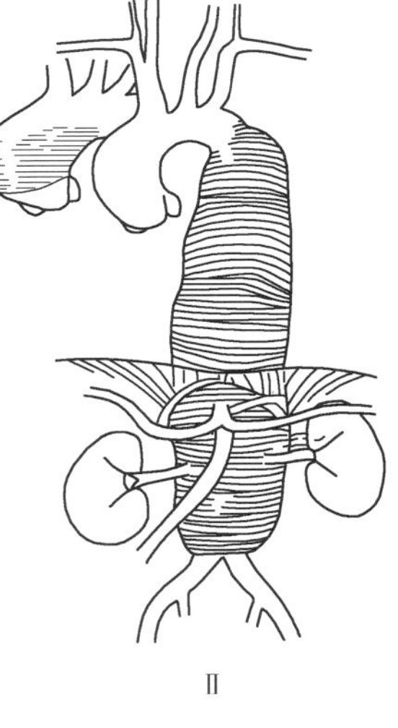

Ⅱ

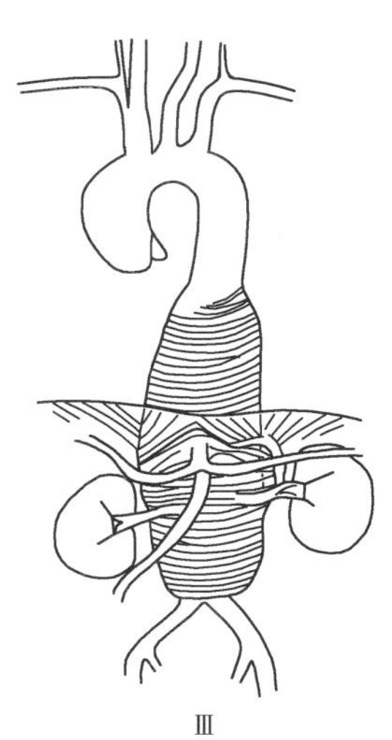

Ⅲ

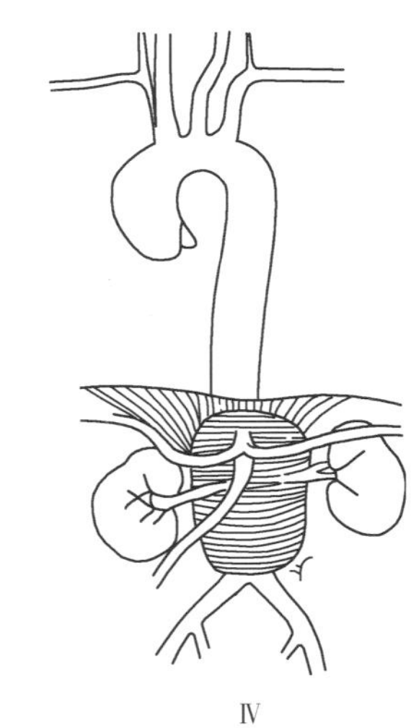

Ⅳ

图 48-4 主动脉瘤 Craford 分类

三、脊髓血供(图 48-5)

供应脊髓的动脉有纵动脉和横动脉，纵动脉分出脊髓前动脉，占脊髓血供 75%，脊髓后动脉仅占 25%。脊髓有三个不同水平供血区：① 颈背部脊髓。血供来自椎动脉、甲状颈干和肋颈动脉。② 中胸部脊髓。血供来自 $T_{4\sim9}$的左、右肋间动脉。③ 胸腰脊髓。75%患者的 $T_{9\sim12}$、15%患者的 $T_8\sim L_3$、10%患者的 $L_{1\sim3}$节段的脊髓，血供来自肋间动脉的根支支配，称最大根动脉(Adamkiewicz 动脉)，占该部位脊髓血供的 1/4～1/3，另有腰动脉和骶动脉供血。脊髓前动脉在主动脉上段较下段动脉直径小而阻力大，故胸主动脉钳闭后截瘫发生率仍达 15%～25%。

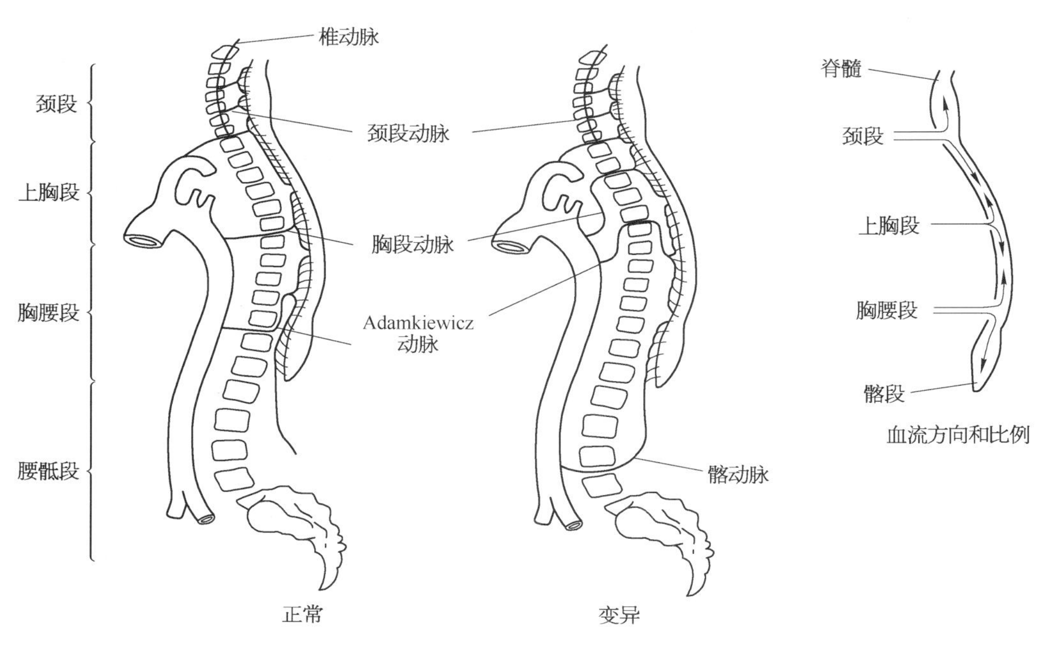

图 48-5 脊 髓 血 供

第二节 术前评估和术前准备与用药

一、术前评估

血管外科的危险性除与手术因素相关外，还与是否有并存症密切相关。血管外科老年患者居多，大多伴有心、脑、肺、肝、肾和其他器官的病变，如冠状动脉病变、高血压、糖尿病、慢性肺部病变和肾脏病变(表48-1)。这些改变可影响生命器官功能甚至威胁生命。主动脉手术患者中冠心病和糖尿病的发病率明显高于非血管手术的患者。因此，在临床工作中应给予充分重视。

表48-1 择期血管外科患者并存病(%)

高血压	40～68
心脏病	50～70
心绞痛	10～20
充血性心衰	5～29
糖尿病	8～44
慢性阻塞性肺病	25～50
肾病变	5～15

术前评估存在下列情况者为主动脉手术高危患者(表48-2)。

表48-2 主动脉手术的高危标准

年龄≥65岁
PaO_2<50 mmHg，FEV_1<1 L/s
血肌酐≥265.2 μmol/L(3 mg/dl)
休息时，LVEF<30%
心绞痛Ⅲ～Ⅳ
最近有心衰
频发室性早搏
左心室室壁瘤
严重瓣膜病变
CABG后又发生心衰与心绞痛
严重又无法纠正的冠心病

(一) 心血管系统 主动脉及其主要分支病变围术期的常见死亡原因是心肌梗死；尤其是心肌再梗死，一旦发生，死亡率高达40%～60%。心功能不全和充血性心力衰竭，常由于临床症状和体征不明显而被忽略，如夜间咳嗽、失眠、夜尿增多、不能解释的疲劳不安、腹部不适及明显的交感神经活动亢进(如出汗和原因不明的心动过速等)均需引起重视，待诊断明确后采取适当的治疗措施，包括合理使用强心、利尿和扩血管药，控制心律失常，纠正电解质紊乱，使一般情况改善后再手术，以提高麻醉和手术的安全性。对术前已被确诊患有冠状动脉病变的患者，采取必要的对策。不可忽略无症状或症状不严重的冠状动脉病变的患者，否则常导致围术期不良后果。估计术中和术后心脏方面可能发生的并发症，目前除常规ECG检查外，还可检查：

1. *心电图运动试验* 有助于胸痛的诊断、评估冠心病严重程度及治疗心绞痛的疗效。

2. *24～72 h动态心电图* 观察心律与ST段，评定冠状血管病变，敏感性可达92%，特异性为88%。

3. *核素闪烁摄像术* ^{201}Tl选择性地被心肌摄取，在休息和运动时，随冠状动脉血流分布到心肌局部，可了解心肌缺血状况，根据缺血范围及程度判断患者能否承受手术。运动或药物(双嘧达莫)应激试验可提高检查的灵敏度和特异性。

4. *超声心动图* 主要是用超声心动图测定收缩期末和舒张期末的心腔直径、心腔容积及测量左右心室的射血分数，计算心脏每搏量和心排血量等。此外，还可观察室壁活动情况，对评价心肌功能判断是否存在早期心肌缺血有一定的价值。

5. *心血管造影术* 可明确冠状动脉病变部位和狭窄程度，并可计算射血分数，估计左心射血功能，也可从心室舒张期末显影，测量左心室舒张期末容量(LVEDV)，了解左心前负荷。左心室造影图还可判断室壁活动情况，评估心肌功能。冠状动脉造影术还可了解冠状动脉侧支循环的建立情况、是否存在冠状动脉痉挛和血栓形成等。

患者如有心肌梗死病史，则围术期再发生心肌梗死的机会与心肌梗死后至进行大血管手术的间隔时间明显相关。文献报道3个月内围术期心肌再梗死发生率高达5.8～37%；3～6个月为2.3%～16%；6个月后为1.5%～5.6%。近年来，由于内科的积极治疗，外科手术的改进，麻醉理论、技术的完善和监测技术的提高等，围术期再梗死的发生率有所下降，3个月内手术心肌再梗死的发生率已降至4.3%。但除非情况紧急，原则上大血管手术应该延迟至心肌梗死3个月后再行手术。

(二) 高血压 高血压常促使动脉硬化形成，并对主要靶器官如脑、心和肾产生影响。高血压常是成年患者左心室肥厚、充血性心力衰竭的主要原因，同样与心肌梗死、脑血管病变及主动脉瘤突然破裂相关。大血管手术患者入院时50%～60%有高血压,其中约有40%未经适当的治疗。为此,术前应经常测量血压并进行适当的治疗。若术前未进行适当治疗,麻醉和手术期间发生血压波动的机会显著增加。舒张压显著增高的患者常伴血浆容量降低,而应用降压药可使血容量恢复。治疗不当的舒张压增高患者可在麻醉诱导前适当扩充血容量。

左心室肥厚是心脏后负荷增加的代偿反应,常可作为评定高血压的重要指标。肥厚的左心室顺应性减退,需要较高的充盈压才能产生最佳的舒张期末容量。对心室充盈压影响的相关因素如低血容量、心动过速和心律失常等,常会造成心排血量和血压显著下降。

慢性高血压患者的肾血管阻力明显增高,肾血流持续降低,并直接与高血压程度和时间相关。脑血流自动调节范围变得狭窄,自动调节曲线向右移,若发生低血压容易引起脑缺血。高血压引起左心室肥厚,冠状动脉储备功能下降,特别容易引起心内膜下缺血。对所有高血压患者术前均应适当治疗,并一直持续至手术前。

(三) 呼吸系统 有吸烟史并伴有慢性肺部病变的血管手术患者,由于长期呼吸道炎症,其分泌物增多,支气管平滑肌收缩和(或)肺实质病变造成呼气时气道趋于关闭阻塞,呼出气流受阻,通气/血流比率失调和低氧血症。在原有慢性肺部病变的基础上,血管手术后更易发生肺部并发症,择期外科手术的吸烟患者应在手术前6周戒烟。即使术前肺功能正常的患者进行腹部与胸部手术,也常会造成肺容量降低、呼吸浅速、叹息呼吸减少或消失、咳嗽减弱和气体交换受损。慢性肺部病变者术后发生肺部并发症的机会显著增加。术前准备包括呼吸功能评估、胸腹式呼吸训练、体位引流、使用支气管扩张药和抗生素控制感染等。胸腹部血管外科手术患者如有肥胖、老年或有慢性肺部病变、大量吸烟史和咳嗽史,术前应作肺功能测定。

(四) 肺动脉高压 肥胖、阻塞性肺部病变或严重缺血性心脏病患者常伴有肺动脉高压,肺动脉高压达一定程度可引起右心衰竭,发生显著肺右向左分流、动脉低氧血症和室性心律失常。患者常存在运动耐量受限、低氧血症和容易发生肺部感染,且常容易被忽略。中度运动后肺动脉压进一步增高,常提示心源性肺高压。肺高压患者术前准备包括限制盐和水入量、强心利尿,以及纠治伴随的肺部病变。

(五) 肾脏 大血管手术患者术前均需评价肾功能,包括尿液分析、血尿素氮、肌酐和电解质测定。对有肾脏病变者,应进行肾功能的特殊检查。

二、麻醉前准备与用药

(一) 调整心血管用药

1. 洋地黄类药 用于充血性心力衰竭、房颤或房扑等,目前常用地高辛。低血钾会加重洋地黄引起的心律失常。术前用洋地黄类药物治疗的患者,一般主张结合临床症状与体征调整药物剂量,并于手术当日停用。

2. 利尿药 较长时间应用酚噻嗪类会引起低血钾,用药2周以上又未适当补充,即使血钾在正常范围,体内总钾量也已下降20%～50%。应该结合病史、ECG变化及测尿钾并计算总钾丧失量作为术前补钾的参考,使术前血钾保持在3.5 mmol/L以上。慢性低钾,血清钾<3.0 mmol/L或估计总体钾丧失达20%以上,则应纠治后才能进行择期手术。此外,服利尿药的患者,血容量不足也不容忽视,麻醉期间发生低血压的机会增多,应及时补充血容量。最好在术前2 d停用利尿药,或至少对利尿药的用量作适当调整。

3. β受体阻滞药 主要用于心绞痛、心律失常和高血压治疗。目前认为使用β受体阻滞药治疗的患者,原则上术前不应停药。尤其是当β受体阻滞药用于控制心率时,应持续用药直至术晨。

4. 钙通道阻滞药 是治疗心绞痛、原发性高血压和室上性心律失常的药物。在围术期,吸入麻醉药和钙通道阻滞药对心血管系统会产生相互协同的抑制作用。钙通道阻滞药还会降低骨骼肌的收缩效应,加强肌松药的作用,麻醉期间应予以注意。术前停用钙通道阻滞药有可能发生反跳性冠状动脉痉挛。因此,术前不宜停用钙通道阻滞药。

5. 硝酸甘油 硝酸甘油静脉和皮肤贴片已被普遍用于抗高血压的紧急治疗和围术期降低心脏前、后负荷,对维护心内膜下心肌血流有益。

6. 抗凝药及其他药物 应用抗凝药的患者有增加手术出血和硬膜外穿刺置管引发血肿的危险,因此,华法林至少停药3～7 d,阿司匹林、氯吡格雷及塞氯匹啶应在手术前1周停药。其他如口服降糖药应在手术前晚停用。使用胰岛素要注意手术当天仅给原每日剂量的1/3～1/2,术中要加强血糖监测,以免发生低血糖。

(二) 麻醉前用药 麻醉前用药应重点解除患者对手术的焦虑和紧张情绪,并结合病情、手术类别等调整药物种类和剂量。咪达唑仑2～3 mg静注。高血压和冠心病患者可酌量增加手术前用药量,如吗啡0.1 mg/kg肌注,并按需加用适量β受体阻滞药。

第三节 胸主动脉瘤手术的麻醉处理

一、升主动脉瘤切除

人造血管置换大多在体外循环下进行。动脉瘤部位较高，离主动脉瓣环 3 cm 以上也可考虑在低温下采用人造血管临时旁路吻合，阻断动脉瘤近、远端血流，进行人造血管置换。升主动脉瘤合并主动脉瓣病变则应采用复合带瓣人造血管置换升主动脉和主动脉瓣，并作双侧冠状动脉开口移植。麻醉和手术期间除遵循体外循环心脏手术原则外，尤应注意控制心脏后负荷，并避免心动过缓，还特别注意对心肌保护和冷停搏液的使用。术中经升主动脉高位或主动脉弓近段插灌注管，也有用经左股动脉插灌注管。主动脉瓣反流者，体外循环期间可放左心引流，防止左心室扩张而负荷过重。

二、弓部主动脉瘤切除

主动脉弓动脉瘤切除涉及头臂动脉各分支，手术较复杂费时。要特别注意缩短头部分支的阻断时间，保护大脑减少神经系统后遗症。可考虑采用以下措施：

1. 体外循环法　分别对无名动脉、左颈总动脉及下半身动脉插管灌注，颈动脉灌注量 400 ml/min 左右。

2. 分流法　先在升主动脉及降主动脉间用人造血管架一临时旁路吻合，并于分支和头臂动脉主要分支作端侧吻合，然后阻断动脉瘤近、远端主动脉，切除瘤体，移植人造血管，重建主动脉血流，最后拆除临时旁路血管。

3. 低温法　通过体表降温将中心体温降至 32℃，头部另加冰帽。在升主动脉近心部与人造主动脉弓行端侧吻合，其远端与降主动脉作对端或端侧吻合，再分别吻合头臂各分支。在中度低温保护下，可提供20 min左右安全间期供无名动脉及左颈动脉吻合，两次吻合之间应有 15 min 间隔，使脑的血循环充分恢复。此外，尚有体外循环深低温停循环法，近年报道体温保持在15℃左右，瞳孔极度扩大，脑电图无电波活动，历时30 min以内的循环停止可称安全，10℃时可达 40 min。而临床经验证明，头部另加冰帽则时间可适当延长。对于决定某一水平温度下循环停止时间，也应根据患者和临床具体情况而定，且仍需遵循基本规律。

4. 逆行脑动脉灌注　此方法的主要优点是避免停止脑组织循环，又不影响手术操作，作为大脑低温的辅助，减少脑栓塞的发生。目前仍在临床研究阶段，逆行脑动脉灌注不能>30 min，不然，神经系统并发症增多。确切的脑保护作用尚不能肯定。

5. 顺行脑动脉灌注法　对预计阻断血管超过30～45 min 时，可在深低温停循环的同时顺行脑动脉灌注。一般用氧合血进行脑灌注，流速 250～1 000 ml/min，灌注压 50～80 mmHg。

6. 药物脑保护　如硫喷妥钠、激素、氧自由基清除剂、钙通道阻滞药等对脑保护作用，目前多数被认为无确切效果。术中应避免高血糖，实验证明：对于脑缺血动物，用胰岛素产生轻度低血糖可改善动物存活率和神经系统功能。为了预防术中脑供血不足而致脑水肿，可用呋塞米静注以缓和术后颅内压的升高。

三、降主动脉瘤切除

降主动脉瘤麻醉和手术期间，在降主动脉阻断时可引起剧烈的血流动力学波动及严重的近端高血压，可出现心脏并发症；而同时伴有远端低血压、腹腔脏器和脊髓缺血。此外，手术及凝血功能障碍可造成出血，如手术操作熟练、阻断时间短（一般<30 min）、减少术中出血和主动脉损伤。一般认为主动脉病变范围小，预计手术操作简便且阻断时间在 30 min 以内，患者心、肾功能良好时可考虑采用主动脉直接阻断，否则以辅助体外转流或体外循环为宜。目前常用的转流方式有主动脉-主动脉转流、左心房-股动脉转流、肺静脉-股动脉转流、右心房-股动脉体外循环和股静脉-股动脉体外循环等。

（一）浅低温下直接主动脉阻断

1. 麻醉选择　麻醉方法与腹主动脉手术相同。术中除常规监测外，应加强对心肌缺血、心功能、肾功能及神经功能监测。降主动脉瘤和胸、腹主动脉瘤手术采用全麻体表降温、选择性旁路等方法。一般选择左侧双腔导管，如术前CT显示左侧支气管受挤压，则换用右侧双腔管或支气管阻塞器，采用单肺通气技术，有利于术野暴露。全麻后在中心静脉监测下经静脉输注4℃乳酸钠林格液，在主动脉阻断前约输入 1 500 ml，使体温降至 33～34℃。

2. 麻醉管理　主动脉阻断前及时调整麻醉深度和血流动力学状态。应用静注镇痛药或吸入全麻药维持患者的心率与血压较基础水平低 15%～20%。主动脉阻断后血压上升，若未超过基础值的 15%～20%，心电图无异位节律或心动过缓可不必处理。从理论上讲，主动脉阻断后较高的近端血压可增加侧支循环血流量，对阻断远端组织血供的维持也有帮助。患者术前心功能差，若有明显冠状动脉病变、心肌梗死史、射血分数<0.35、心指数<2 L/(min·m^2)、心室壁活动减弱或有反常活动及肺毛细血管楔压>15～48 mmHg，术中心脏不能承受外周阻力骤增或主动脉阻断后血压上升过高，应及早预防性应用扩血管药。人造血管置换完毕、主动脉开放后，处理原则同腹主动脉瘤置换术。由于主动脉阻断部位高，远端较大范围组织血供不足，主动脉开放后常出现比较严重的酸血症，应及时纠治。一般在主动脉开放后先静脉滴注5%碳酸氢钠100～200 ml，然后按血气分析结果追加调整碳酸氢钠的用量。

3. 肾脏保护(kidney protaction) 肾脏在常温下缺血30 min即出现细胞损害。低温灌注使肾脏中心温度降至20℃，能有效抑制其代谢活动，并认为低温灌注对术前有肾功能损害的患者有保护作用。肾动脉以下降主动脉瘤手术后肾功能不全的发生率为5%，肾动脉以上降主动脉瘤手术后肾功能不全的发生率为13%。肾功能不全与主动脉阻断时间、术中低血压时间及低心脏指数、急性房颤、术前肾功能状态及早期再手术相关。对药物如甘露醇和多巴胺等的肾保护作用尚不肯定，采用全身降温或应用4℃乳酸钠林格液持续灌注双肾动脉，效果较好，主动脉阻断时间为60～80 min，阻断开放后尿量保持正常，术后第一日出现不同程度的血尿素氮和肌酐增高，这种短暂的肾功能损害于术后3 d左右才可恢复正常。

4. 脊髓保护(spinal protaction) 文献报道因脊髓缺血降主动脉瘤术后可能并发截瘫的发生率为2.9%～32%，平均为6.5%。其中，迟发性截瘫占术后截瘫或轻瘫的30%～70%。患者年龄>70岁、动脉粥样硬化及急诊手术的发生率高。此外与阻断时间(>30 min)、动脉瘤性质、部位及瘤体的广泛程度(移植血管长度)有关，尤其与主动脉阻断时间正相关。脊髓缺血性损伤的临床表现类似于脊髓前动脉综合征。脊髓保护主要措施包括：① 胸段和腰段的动脉血供通常有1支以上的来源，其中1支或数支根动脉的血供最重要，血流中断可导致脊髓缺血。术前确认根动脉，手术重建术后截瘫发生率可从50%降至5%。② 重建肋间动脉(T_8～L_1肋向动脉和腰动脉)。③ 目前普遍认为低温仍是大血管手术时保护中枢神经系统最常用的措施。术中采用浅低温(33.5～34℃)。④ 左心转流和远端主动脉灌注，维持钳闭动脉近端和远端灌注压(>60 mmHg)，保持主动脉阻断近端压力比基础值增加30%，钳闭时间<30 min。⑤ 维持血细胞比容在30%左右，术中不应输注葡萄糖(避免高血糖)。⑥ 腰段脑脊液减压引流，使CSF压力降至10 mmHg以下，可减少脊髓的缺血损伤。⑦ 其他脊髓保护措施包括使用大剂量甲泼尼龙静注(30 mg/kg阻断前和阻断后4 h静脉注射)，应用氧自由基清除剂，甘露醇，巴比妥，镁、钙通道阻滞药及阿片受体拮抗药等保护。但这些措施对脊髓的保护作用均难以肯定。近期文献报道，应用硬膜外间隙局部降温、脑脊液引流、根动脉置换等综合措施，联合体感和运动诱发电位监测，维持较高灌注压(90～110 mmHg)，使主动脉钳闭后下肢瘫痪明显降低。

脊髓缺血监测：应用体感诱发电位(SSEP)，在运动阈以上微电流刺激踝部胫后神经，通过周围神经到脊髓后束，经脑干、中脑、脑桥、丘脑至大脑皮质感觉区，可记录到SSEP(图48-6)。主动脉钳闭后4 min，SSEP(图48-7)潜伏期延长，7 min后脊髓传导停止。在主动脉灌注恢复后50 min左右脊髓传导恢复，术后24 h内恢复正常。如SSEP信号消失>14～30 min，可能发生术后神经并发症。但临床上有时SSEP也不能完全反应脊髓缺血。SSEP曲线可受许多因素影响，包括麻醉药、体温、氧和二氧化碳水平及周围神经病变等。吸入麻醉药使SSEP潜伏期延长和振幅降低，恩氟烷影响最明显，其次为异氟烷和地氟烷，七氟烷和氟烷影响最小。脊髓手术或胸主动脉瘤手术用SSEP监测时，异氟烷、地氟烷或七氟烷浓度<1 MAC，用SSEP监测仍有意义。

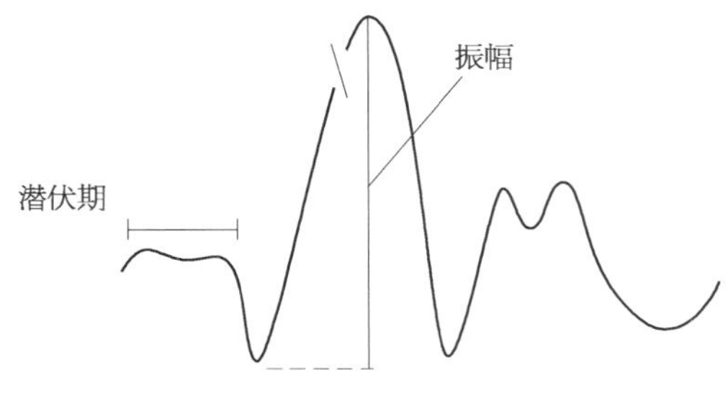

图48-6 典型SSEP曲线图

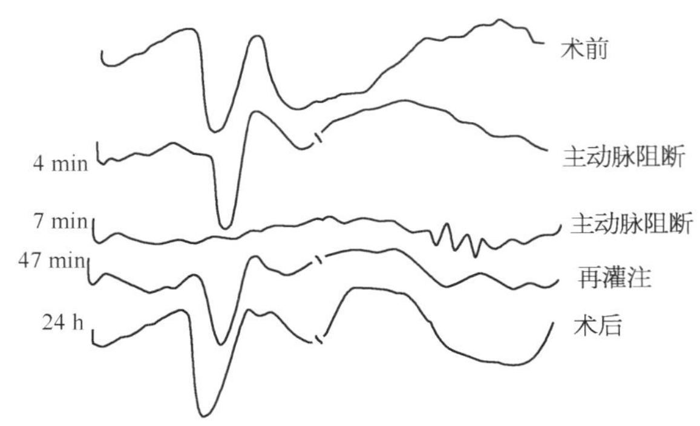

图48-7 胸主动脉钳闭后的SSEP变化

(二) 常温下转流或体外循环 为了减轻高位胸主动脉阻断所产生的剧烈的血流动力学波动，防止严重的心脏并发症如心肌缺血、急性心肌梗死、急性左心衰和心律失常，维持主动脉阻断以下部位的血供，减少腹腔内脏缺血和脊髓缺血损伤，避免主动脉开放时产生严重的低血压和出血，延长主动脉阻断的时间，目前常借助于体外转流或体外循环。主动脉-主动脉放置转流管能够有效地减轻左心室后负荷，降低左心室收缩力和舒张期末压力，且方法简便，无需全身肝素化。术中可根据阻断远端压力和尿量等判断转流量。左心房-股动脉或肺静脉-股动脉转流需要借助体外循环机实施，但不需要氧合装置。右心房-股动脉或股静脉-股动脉转流则不仅需要体外循环机，而且还需要氧合器或膜肺。体外转流开始，主动脉阻断后全身血流分成两部分。上身的血液循环由心脏维持，而阻断以下部分的血液循环则由转流泵维持。血压一般由静脉引流量所决定，比较理想的状况是将上半部的血压和下半部的血压均控制在 70～80 mmHg。由于回心血量减少，左心室前负荷较直接主动脉阻断时明显下降，但仍有部分患者出现肺动脉压和肺毛细血管楔压增高，可持续静脉输注硝普钠或硝酸甘油治疗。

四、主动脉夹层动脉瘤

主动脉夹层动脉瘤一般属急症手术，为了争取时间，诊断、急救治疗同时并进。如延误手术时机，死亡率高达 20%以上。麻醉方案与上述胸主动脉瘤相似。

其处理要点如下：

(1) 紧急建立至少 2 条以上大号(>16 G)静脉通路，其中之一为多腔导管中心静脉通路，便于大量快速输血输液和血管活性药物使用。同时准备血液回收机及快速输液加温装置。

(2) 同时立即桡动脉穿刺插管，进行动脉压监测。如桡动脉搏动不明显则可用肱动脉，必要时用股动脉或腋动脉。但须留一侧股动脉，以便急救时置管进行体外循环。

(3) 插入肺动脉导管用于监测肺动脉压及心排血量。

(4) 全麻诱导后备用 TEE 监测。

(5) 力求麻醉诱导平稳和维持适当麻醉深度。

(6) 调控血压，防止血压剧烈波动，应用扩血管药和升压药调控，收缩压维持在 100～120 mmHg。

第四节 腹主动脉瘤手术的麻醉处理

腹主动脉瘤(abdominal aortic aneurysm，AAA)，95%发生在肾动脉以下部位(图 48-8)，并延伸至髂动脉。近年来，由于外科、麻醉和监测的改进，手术死亡率已降至 1.4%～3.9%，动脉瘤破裂急症抢救死亡率仍高达 35%～50%。若患者术前有明显心肺疾病、严重肾功能不全或过度肥胖，手术死亡率高达 20%～66%。一般认为动脉瘤直径>5 cm 就有手术指征，否则每年可有 10%左右的患者发生动脉瘤破裂，一般 AAA 直径≥5 cm 应手术，有报道在 5 年内发生破裂可高达 80%。随着 AAA 直径增大，4～7 cm 时破裂发生率为 25%，7～10 cm为 45%，>10 cm 为 60%。因此，一旦确诊腹主动脉瘤，应定期随访。若患者情况许可，应及早手术。

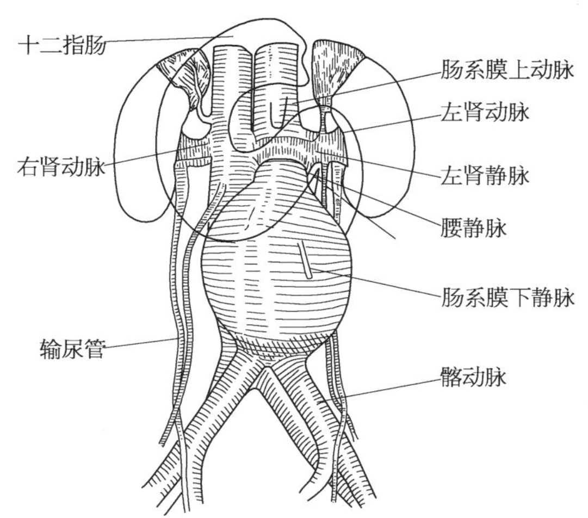

图 48-8 腹主动脉瘤的部位及其周围解剖关系

腹主动脉瘤绝大多数发生在肾动脉以下(肾动脉以上较少)。AAA 围术期总死亡率为 55%，而选择性手术死亡率仅 2%～5%，一般经腹腔手术，少数经后腹膜探查。手术时间为 3～5 h。若患者全身情况差、手术时间长及出血较多，则危险性大、术后并发症多和死亡率高。

一、手术期间血流动力学改变

腹主动脉阻断后，由于肾素活性增加，儿茶酚胺、前列腺素和其他血管收缩因子分泌增多，近端动脉压升高，外周血管阻力增加，心脏后负荷加重，心率可无显著改变，心排血量降低，心脏充盈压改变不定。有很多因素可影响主动脉阻断的病理生理改变，如术前患者冠状循环和心功能、主动脉阻断部位、阻断时血容量状况、血容量的再分布、麻醉技术、麻醉药物及外科病变等。主动脉瘤部位不同，术中阻断主动脉引起的血流动力学变化也不同(表 48-3)。越是接近心脏的主动脉瘤，术中一旦阻断主动脉，则血流动力学变化也越显著。如胸主动脉瘤、胸腹主动脉瘤术中作近端主动脉阻断，其血流动力学变化显著大于肾动脉以下的腹主动脉瘤。若动脉瘤接近双侧髂总动脉分支处，由于已存在侧支循环，阻断近端主动脉时，血流动力学的变化比较轻微。腹腔动脉以上腹主动脉阻断时因容量转移到身体上部，内脏静脉系统容量减少，阻断后心脏前负荷增加，PCWP 和 LVEDP 都明显增加。而 LVEF 的变化与心脏代偿能力相关。高位阻断胸降主动脉后，

LVEF降低约35%，心肌缺血的发生率可达92%，有8%的患者发生急性心肌梗死，可能与因腹主动脉瘤或胸腹主动脉瘤患者合并冠心病、心功能减退有关。心功能良好、需要高位阻断胸降主动脉患者，阻断主动脉后外周阻力、肺动脉压、PCWP和阻断近端的血压明显增加，而心排血量则有轻度增加，阻断后无明显的心脏并发症。肾动脉以下阻断腹主动脉时，容量从下肢转移到内脏血管，心脏前负荷不变或减少，各项循环参数变化都较小。冠状动脉粥样硬化性心脏病患者，特别是以往曾有心肌梗死、心脏储备低下者，肾动脉以下腹主动脉阻断时，外周阻力骤增，常造成心排血量降低，左心室充盈压(LVFP)和PCWP急剧增高，出现心律失常和心内膜下心肌缺血，与无心脏病患者显著不同。因此，主动脉阻断后若PCWP升高至4.5 mmHg以上，表明心脏储备有限。为此，在主动脉阻断前应做好充分准备，采取有效对策，包括调整有效循环容量、控制麻醉深浅及按需及早使用血管扩张药(如用硝普钠10～30 μg、硝酸甘油50～150 μg或尼卡地平100～300 μg)等。

表48-3　不同阻断水平对血流动力学的影响(%)

	腹腔干以上	腹腔干以下-肾动脉以上	肾动脉以下
平均动脉压增加	54	5	2
PCWP增加	38	10	0
舒张期末面积增加	28	2	9
收缩期末面积增加	69	10	11
LVEF减少	38	10	3
心室壁异常运动	92	33	0
新发生的心肌梗死	8	0	0

当主动脉阻断开放，血流恢复，远端血管开始重新灌注，左心室后负荷降低。外周血管阻力降低伴动脉压下降，心排血量可增加或减少。由于下肢及骨盆区缺血性血管扩张，手术出血量大、血容量不足，造成心排血量减少，以及外周血管阻力降低，共同作用引起血压下降，乳酸及其他无氧代谢产物积聚，以往称为“松钳性休克”(declamping shock)。只要及时快速补足血容量，或在松钳前适当增加血容量，使PCWP或CVP处于较高水平，可减少松钳时低血压的程度和时间。腹主动脉阻断后及开放时的血流动力学变化分别如图48-9和图48-10所示。

主动脉阻断和开放时还存在代谢、神经内分泌功能改变，并影响血流动力学。阻断后肾素活性增加，肾上腺素、去甲肾上腺素浓度增加。由于血液稀释，肾小管受损，再灌注后排泄增加及高能磷酸化合物再合成引起的低磷血症可持续至手术后期。腺苷、黄嘌呤、次

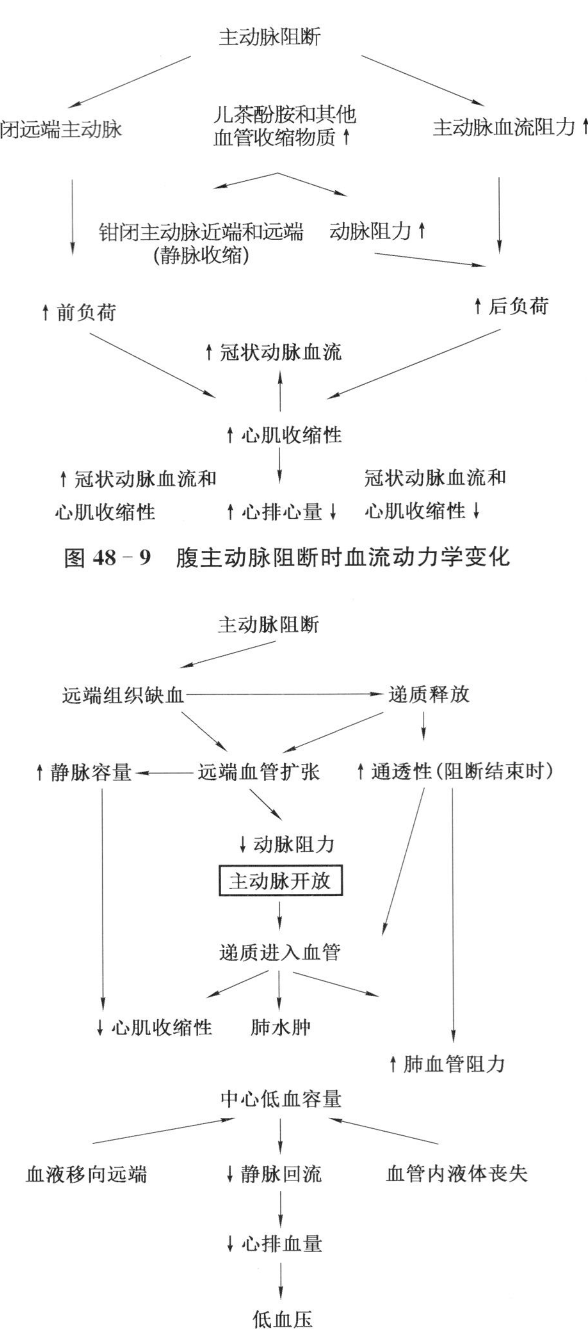

图48-9　腹主动脉阻断时血流动力学变化

图48-10　腹主动脉开放时血流动力学变化

黄嘌呤和氧自由基的释放使血管通透性增加，促使主动脉开放后低血压。前列腺素E分泌增加，使外周阻力降低，增加心排血量。阻断时血栓素A_2及其代谢产物浓度增加，心肌肌浆网Ca^{2+}-ATP和Mg^{2+}-ATP酶活性降低引起心脏抑制。补体C_{3a}和C_{5a}引起平滑肌收缩，增加肺血管阻力和血管通透性；组织胺释放、血细胞和血小板激活损害房室传导，引起冠状动脉收缩。从缺血肠道释放出的内毒素和肿瘤坏死因子可引起肺损伤等。

二、麻醉方法

大血管手术可选用硬膜外阻滞复合全麻。也可单

用全麻，不同的麻醉方法各有利弊，但最终并不影响手术的预后。与麻醉方法的选择相比，术中管理更为重要。

(一) 硬膜外阻滞复合全麻 腹主动脉瘤置换术采用硬膜外阻滞复合全麻是一种较好的麻醉方法，可发挥各自的优点，降低全麻药的需要量，术后可早期拔除气管插管。硬膜外阻滞扩张血管，可减轻心脏的前、后负荷，维持心肌氧供需平衡，降低应激反应，改善术后高凝状态，减少术后血管栓塞。利用硬膜外导管进行术后镇痛，可以减少各种并发症。通常采用 $T_{11\sim12}$ 作硬膜外穿刺置管，待阻滞平面出现后进行全麻诱导和气管插管。硬膜外注药后全麻诱导用药量应酌情减少。

(二) 全身麻醉 精心实施静吸复合全麻，在诱导时注意避免血压骤升造成动脉瘤破裂。大剂量芬太尼类药较易维持稳定的血流动力学状态，并有助于控制手术创伤引起的应激反应。但术后需较长时间的呼吸支持，一般仅用于心功能储备差的患者。

三、麻醉和术中管理

包括循环维持和心、肾等脏器功能保护。硬膜外阻滞复合全麻在全麻诱导期间容易发生低血压，除适当增加容量补充外，可按需静注麻黄碱 5～10 mg 或去氧肾上腺素 0.05～0.1 mg，必要时可重复应用。麻醉与手术期间除注意血流动力学变化外，还要补充与调整血容量，尤其当动脉瘤切开时可发生大量失血，失血量可达 1 000～3 000 ml，应使用血液回收并及时补充。阻断、开放主动脉钳时速度要慢，根据血流动力学变化，必要时应立即开放或重新阻断，以便进行调整。主动脉阻断前应控制循环血容量在低水平，保持 PCWP 5～15mmHg。阻断时调整麻醉深度，必要时用扩血管药使阻断后的血压升高≤20%。在腹腔干以上不建立旁路直接阻断主动脉时，收缩压可能升高至 200 mmHg。虽然动脉压升高有利于远端灌注，增加冠状动脉灌注，但对于冠心病患者，心脏的前、后负荷增加也可增加心肌氧耗，引起心肌缺血。术中应维持心率在基础水平，心动过缓较心动过速有利，在补足血容量的基础上可以用麻醉药或β受体阻滞剂减慢心率。心功能正常的患者一般均能耐受主动脉阻断造成的后负荷增加。而左心室功能减退的患者主动脉阻断后 PCWP 升高、心排血量降低和(或)心电图呈现心肌缺血改变，此时，可用硝酸甘油或硝普钠降低心脏后负荷，使心肌氧供需平衡获得改善。使用扩血管药控制肺、体循环血压不满意时，可加用磷酸二酯酶抑制剂。术中除注意保护心脏功能外，对肾动脉以下的腹主动脉瘤手术同样要注意对肾脏的保护。由于手术切口大，腹腔显露范围广，热量和体液丧失多，术中输液量应达每小时 10～15 ml/kg，维持血细胞比容在 30%左右。此外，动脉瘤病变接近肾动脉，阻断会引起肾血流降低及肾血管阻力增加。这类患者伴肾动脉病变的机会多，阻断主动脉时机械性因素影响肾动脉血流，动脉粥样硬化斑块样物质脱落可造成栓塞。因此，术中维持适当尿量极为重要，每小时≥0.5～1.0 ml/kg，为此在主动脉阻断前 30 min 应用甘露醇 0.25～0.5 g/kg，增加肾脏皮质血流使尿量充足，同样也可静注呋塞米 5～10 mg。若阻断主动脉期间尿量偏少和血压偏低者可用多巴胺输注，具体措施见表 48－4。如经上述处理仍无尿，则大多为术前肾功能差或机械性因素影响了双侧肾脏血供，术后可发生急性肾功能衰竭。在阻断期间由于肾血流减少引起肾素-血管紧张素增加且持续较长时间，也可采用血管紧张素转换酶抑制剂或钙离子拮抗剂。患者术前伴慢性肾实质病变，血肌酐增高>480 μmol/L，术后急性肾功能不全并发症和死亡率将增高。术中应保持体温>35.5℃，低温可引起凝血功能障碍、低心排血量综合征、脏器功能不全及苏醒延迟等。

四、血管腔内治疗技术

1991 年，Parodi 首次对肾动脉以下的腹主动脉放置支架治疗成功。目前，这种治疗手段已被用于包括冠状动脉和主动脉在内的全身各部位血管，其技术从简单的球囊扩张到带膜内支架、人造血管移植等多种方法。腹主动脉瘤放支架后 1 年内的破裂和死亡危险<2%。术后 30 d 的死亡率：血管内手术为 1.4%，而进腹手术为 4.6%。前者有创伤小、对心血管和其他脏器功能影响小、术后康复快等优点。腔内手术方式为短时间、多次阻断，一般每次阻断时间仅 1～2 min，对血流动力学的干扰相对比较轻微，术中机体代谢及神经内分泌基本无变化。围术期的并发症较传统外科手术明显减少。腔内手术的麻醉相对简单，通常部位麻醉(局麻或硬膜外阻滞)辅以镇静催眠药即能满足手术要求。术前用抗凝药及 COPD 患者呼吸功能不全应选用全身麻醉，对于术前心血管评估为高危患者、手术有难度、预计手术时间冗长等，宜选择硬膜外阻滞复合全麻或全麻，并应有大量出血和急诊手术的准备，但几率很少。

五、手术后处理

大多数血管外科手术开放创伤较大，手术时间长，术中血流动力学变化多见，以及术前存在各种并存症。因此，术后应严密观察血压、呼吸、神志、头、颈及四肢动脉搏动、肢体活动、胸腔引流量及颜色。应保留术中有关监测措施如直接动脉测压、中心静脉压、肺动脉测压等，待病情稳定后分别撤除。

术后处理要点：① 注意血容量变化，保持血流动力学稳定，根据术中失血、失液量进行输血补液，依据血压、脉搏及中心静脉压变化随时调整输血与补液量及补液速度，尽量做到适度。② 连续心电图监测，注意心律与心率和 ST 段变化，预防心肌缺血，避免严重心肌氧供需失衡发生心肌梗死。因此维持血压和控制心率显得尤为重要。特别要预防术后高血压和心动过速，常规准备血管扩张药与β受体阻滞药，如硝普钠、硝酸甘油、酚妥拉明、拉贝洛尔和艾司洛尔等。③ 保持充足的尿量，补液量不要欠缺，可按需适当使用甘露醇和利尿剂等，促进肾功能尽快恢复及减轻组织缺氧所致的水肿。④ 加强呼吸管理，保持气道通畅，预防肺部并发症发生。术前呼吸功能差、升主动脉瘤或主动脉弓手术，通常术中采用体外循环，术后保留气管内插管进行术后机械支持通气 8～24 h，待患者情况稳定、呼吸功能良好后再拔除气管导管。⑤ 术后良好镇痛对稳定术后血流动力学和预防并发症有益，特别是经硬膜外导管注入吗啡类镇痛药和(或)局部麻醉药镇痛可保持下肢良好的血流，预防下肢静脉血栓形成。⑥ 维持血气、pH、电解质在正常水平，保持血细胞比容在 30%～35%。⑦ 加强护理和体疗，鼓励患者尽早起床活动。⑧ 重视体温监测和术中保温，避免体温过低引发寒战，以及低体温引起外周血管收缩、血管阻力增加等现象，后者常是术后高血压原因之一，耗氧增加，影响氧供需平衡，可发生心肌缺血。因此，围术期应避免发生低体温。

第五节　大静脉手术麻醉

一、上腔静脉综合征手术麻醉

(一) 病因和病理生理　上腔静脉综合征(superior vena cava syndrome，SVCS)是指上腔静脉因梗阻而引起的一系列临床表现，主要是上半身静脉回流受阻、静脉压升高和代偿性形成侧支循环。胸内恶性肿瘤压迫所致者有 85%～97%，多需放射治疗。上腔静脉本身病变如先天性上腔静脉梗阻、上腔静脉汇入右心房处膜样狭窄(坚硬薄膜)、后天性上腔静脉炎和血栓形成阻塞，以及良性肿瘤压迫所致，统称为良性上腔静脉综合征，往往病程长，可采用手术根治或缓解，预后良好。

上腔静脉综合征的严重程度与侧支循环有关。因此，如果上腔静脉在奇静脉上方阻塞，血液可由胸壁静脉汇入胸静脉和髂静脉，再经下腔静脉流入心脏。头颅部血管也可经椎静脉丛流入心脏。如果上腔静脉阻塞发生在奇静脉和心脏之间，则血液只能经下腔静脉回流到心脏。上腔静脉阻塞后，躯干上部包括头、颈、面部静脉扩张，出现水肿，局部皮肤紫红；严重时有进行性呼吸困难、咳嗽、端坐呼吸。上半身静脉回血受阻，静脉压及脑脊液压均升高，下肢静脉压正常。上下腔静脉间形成侧支循环，主要有奇静脉通路、胸廓内静脉通路、胸外侧静脉通路和椎静脉通路，使上半身静脉回流逆行经侧支循环通路流入下腔静脉回右心房。急性上腔静脉完全梗阻时，因侧支循环未形成，导致颅内静脉压升高，出现头痛、嗜睡、恶心、憋气，以及头颈、上肢肿胀，甚至颅内静脉破裂，造成昏迷死亡。慢性梗阻形成丰富的侧支循环，上述症状稍减轻，但头颈、上肢明显瘀血肿胀疼痛，眼结合膜充血水肿，舌下静脉曲张，颈静脉怒张，上肢及胸腹壁静脉迂回曲张。有时出现吞咽困难、声音嘶哑、咳痰、咯血，以及平卧位及头低位症状加重、端坐位减轻。手术治疗即根治上腔静脉阻塞或缓解阻塞症状，包括肿块切除术，上腔静脉血栓清除术，阻塞段上腔静脉切除重建术和旁路转流术(如奇静脉与上腔静脉)，右心耳或下腔静脉吻合术，颈内静脉与右心耳或上腔静脉旁路转流术。病情危重不能耐受开胸手术者也可行大隐静脉与颈外静脉吻合术。

(二) 术前评估和麻醉前准备　对上腔静脉阻塞患者首先应检出阻塞部位。由于头颈部肿胀及普遍存在气管黏膜水肿，故应检查头后仰程度、声音有否嘶哑，以估计有否气管插管困难；检查患者能否平卧、有无呼吸困难及胸水，血气分析结果评估氧合和通气功能。还应了解有否颅内压增高症状，如恶心、头痛甚至昏迷等。如为肿瘤压迫所致的上腔静脉阻塞，则应明确是恶性还是良性肿瘤。另外，术前还应为胃肠道作准备，排清大便以控制潜在性感染因素。术前应了解拟行手术方式，便于麻醉选择及采用有关应对措施。

(三) 麻醉处理

1. 防止脑水肿　上腔静脉阻塞时颈静脉压偏高，麻醉中更应注意避免颅内压升高，必要时可过度通气，降低 $PaCO_2$。术前可给予地塞米松，术中控制输液量，密切监测上腔静脉压，有升高趋势时应给予呋塞米利尿。又因手术切口切断相当部分侧支循环，剖胸时使用胸廓开张进一步压迫胸壁侧支循环，吻合血管时又要阻断上腔静脉，均可使颈静脉压升高，促进脑水肿的发展，所以应尽早恢复上腔静脉通路。一旦静脉压过高，可自中心静脉导管回抽血液，并将此血液注入下腔静脉。

2. 维持循环稳定　因上腔静脉阻塞，静脉压显著升高，严重损害右心功能，除麻醉用药尽量选用对心功能影响小的麻醉药外，麻醉中应控制输液量及维持酸碱和电解质平衡，维持循环稳定；必要时应用多巴胺静脉滴注提升血压。由于上半身静脉压升高，静脉曲张，手术创口出血显著，应及时补充血容量，包括平衡液、羟乙基淀粉、琥珀明胶及全血。另需准备血液回收机，术中及时回收失血，洗涤后输回自体血细胞，减少或避免输注异体血。

此外，麻醉医师还应密切观察手术步骤，特别是在旁路转流接通时，上腔静脉压骤降，可能出现右心衰竭，需用去乙酰毛花苷及呋塞米治疗。

二、下腔静脉综合征和布-加综合征

（一）病因和病理生理 下腔静脉综合征（inferior vena cava syndrome，IVCS）是指下腔静脉因梗阻而引起的一系列临床表现，大多为肾静脉汇入处以下的下腔静脉回流障碍及代偿性形成侧支循环。如果病变累及肝静脉或以上的下腔静脉，可出现布-加综合征。

1. 下腔静脉综合征 大多来自下肢深静脉血栓向近侧发展，累及下腔静脉。其次来自盆腔静脉血栓。腹腔或腹膜后组织肿瘤（如肾肿瘤），炎症产生粘连扭曲，压迫下腔静脉阻塞，也有下腔静脉本身炎症导致狭窄。临床表现为下腔静脉所属区域出现肿胀、胀痛，尤以下肢为重。同时侧支循环扩张表现为下肢、外生殖器和肛门区浅静脉曲张，甚至延及腹壁和胸壁。如果病变累及肾静脉或以上平面，则肾静脉压升高，肾血流量减少，肾功能障碍，并可有蛋白尿、血尿、全身水肿、血胆固醇增高等形成所谓肾变性综合征。由于下腔静脉综合征静脉本身病变范围较广泛，目前尚无特殊有效的手术方法，常采用抗凝、溶栓、利尿等保守治疗。

2. 布-加综合征（Budd-Chiari syndrome） 系由肝静脉和（或）肝后段下腔静脉阻塞造成门静脉和（或）下腔静脉高压导致的一系列临床体征。约40%为先天性下腔静脉内纤维隔膜所致的阻塞，少数为下腔静脉外来压迫如肿瘤导致阻塞。多数（55%左右）为下腔静脉血栓形成，逐渐发展为短段机化或纤维化阻塞，肝小叶中央静脉淤血导致肝窦状隙压增高使肝坏死、出血，并降低肝动脉和门静脉血流，所以病理生理的基础为肝静脉流出道阻塞。长期病程可导致肝硬化及进行性肝后性门静脉高压。

临床表现为有腹水，黄疸，肝脾肿大，胸腹壁及腰背部静脉曲张，下肢、阴囊或阴唇肿胀，食管静脉曲张和消化道反复出血。腹水含高蛋白及红细胞，血浆白蛋白与球蛋白之比倒置，全身营养极差。患者最终可因食管静脉曲张破裂出血，或大量腹水、恶液质，或肝、肾功能衰竭而死。外科手术可有效地根治或缓解阻塞。

（二）术前评估和麻醉前准备 首先应复习病史、化验结果及影像诊断，了解静脉阻塞部位。肝功能障碍常较肝硬化症为轻，但血浆总蛋白常<60 g/L，且白蛋白与球蛋白之比倒置。脾脏增大及脾功能亢进常导致反复消化道出血，血小板如$<80\times10^9$/L（80×10^9/mm^3），应准备鲜血或浓缩血小板。另外，还应注意出凝血时间。长期顽固性腹水往往$>5\ 000$ ml造成慢性消耗及恶病质，更应在术前加强营养及保肝治疗，例如给予低钠高蛋白高热量要素饮食，并可多次静脉输入自体腹水及白蛋白或复合氨基酸。还应正确使用利尿药以减少肝郁血。尽可能在术前纠正水及电解质紊乱，特别是给利尿药后的低血钾症。

术前还应详细了解拟行手术方式，常用的手术方式有下腔静脉隔膜撕裂术，肠系膜上静脉-下腔静脉旁路转流术，右心耳或右心房-下腔静脉旁路转流术或脾-肺固定术等均能缓解阻塞，有效地减轻症状，但远期易再形成栓塞。近年来已趋向于直视下隔膜切除术或直视下阻塞血管成形术等根治手术。术前应准备体外循环设备。

（三）麻醉处理

1. 防治低血压，保护肝肾功能 布-加综合征由于下腔静脉阻塞，回心血量减少，处于低心排血量状态，麻醉及手术中必须避免血压下降，确保淤血肝脏不再遭受缺血缺氧损害，肾脏血流也不再进一步减少。如患者并发严重腹水，应缓慢放出腹水，避免使内脏血管床突然减压后而导致血压骤降，并在上腔静脉压监测下进行液体治疗。

2. 控制输液，防治右心衰竭 由于患者处于静脉系统高容量低心排血量状态，右心房长期处于低前负荷，心胸比例远小于正常，不能耐受对快速输液的负荷变化，所以术中必须参照上腔静脉压，严格控制输液，量出为入，略有所负，特别是术前尿量过少，常因肾静脉压升高使肾血流量减少，不宜盲目参照尿量而增加输液量，应给予利尿药利尿。同样在旁路转流术接通血流瞬间，回心血量骤增，常使上腔静脉压剧升，出现右心衰竭和肺水肿。因此应提醒术者缓慢开放下腔静脉，同时静注去乙酰毛花苷0.4 mg、呋塞米20～60 mg及5%碳酸氢钠1～3 mmol/kg，以防治右心衰竭及静脉压升高。

3. 及时补充失血量 因下腔静脉阻塞导致静脉压升高，侧支循环血管扩张，脾功能亢进，手术创口失血极多，除应用止血剂外，还应及时补充血容量，或应用血细胞回收回输装置。大量输血应准备输鲜血或根据需要补充血小板和凝血因子。近年应用深低温停循环，不但减少失血，还便于手术操作。

4. 体外循环深低温停止循环 布-加综合征根治术如狭窄阻塞位于肝静脉入口，位置低、病变范围广泛，可应用体外循环直视下手术。但术野出血极多，妨碍手术操作，近年用深低温停止循环，在无血术野迅速完成根治术，且根治手术远期很少再发生血栓阻塞。关键是脑耐受循环停止时间与体温成反比，通常鼻咽温29℃时，可耐受循环停止8 min；20℃以下可耐受30 min。如果停止循环前采用重点头部维持低温等脑保护措施，鼻咽温降至15～20℃时，停止循环50 min，一般不出现脑缺氧性损伤，完全可以满足此病的根治手术。在体外循环中呼吸囊应保持膨满，即维持静止气道压 10 cmH_2O 以保持肺泡扩张。当解除下腔静脉梗阻、恢复循环后，下腔静脉压显著下降。但门静脉和下腔静脉淤血迅速回流入右心，使上腔静脉压剧升可能导致右心衰竭及肺水肿，也应如旁路转流术接通血流一样，在机内或静脉给呋塞米、去乙酰毛花苷及碳酸氢钠防治。术中还应常规给抗生素及地塞米松。复温及心脏复跳后应及时监测血气及电解质改变，迅速纠正低钾及酸血症，同时用呋塞米利尿及补充浓缩红细胞或全血。

(四) 术后监护治疗 布-加综合征手术后血流动力学改变较大，半数患者伴有右心功能不全，并有水及电解质紊乱，所以术毕应延迟气管拔管及机械通气 1～2 d，以保护心肺功能。继续监测动静脉压、心电图、脉搏血氧饱和度、尿量及血气等。控制输液量，尿量＜30 ml/h应给予呋塞米利尿，为增加心肌收缩可应用正性肌力药。

第六节 周围动静脉手术麻醉

一、下肢动脉血管重建手术

下肢血管重建术常用于治疗一侧股动脉栓塞，血栓形成及假性动脉病(见于股动脉置管后)。该类患者也常伴有冠心病和心肌缺血，以及其他老年性疾病如COPD等。术前也应充分做好术前准备。

(一) 麻醉方法 多数可在连续硬膜外阻滞下完成手术，虽然部位麻醉用于下肢血管手术有许多优点，如对呼吸影响小、出血少和应激反应小等，但抗凝治疗患者应注意，以免发生硬膜外血肿而损害神经功能。文献报道低分子肝素化引起血肿可能大，硬膜外置管应在抗凝前和凝血功能恢复正常后拔管。服用阿司匹林抗凝的患者，术前应检查凝血功能，对低于正常者不能施行连续硬膜外阻滞，可选用全麻。

上海交通大学医学院附属仁济医院报道腰丛加后路坐骨神经阻滞应用于 109 例下肢血管手术，取得满意效果。下肢神经阻滞操作简便、容易掌握，不仅降低麻醉费用，而且成功率高，在下肢血管手术或危重患者截肢手术中应用具有明显的优势，同时下肢神经阻滞可以改善下肢血液循环，减少术中下肢血管再栓塞的发生率，与椎管内麻醉相比，可以减少术中出血与术后渗血，更能维持血流动力学的稳定，减少尿潴留的发生。同时神经阻滞作用时间较长，也可减少术后吗啡类镇痛药的用量。对于需同时进行腹部和下肢手术的患者，可采用下肢神经阻滞联合喉罩通气的全麻方式，以减少全麻药用量，确保循环稳定和术后更快清醒。

(二) 术中管理 该类手术以老年患者居多，部位麻醉后交感神经阻滞、血管扩张，如有失血，则易发生低血压，除适当补充容量外，可应用去氧肾上腺素升高血压。

二、深静脉栓塞取血栓手术麻醉

深静脉栓塞(deep vein thrombosis，DVT)主要发生在下肢，上肢罕见。常可在术后发生，与手术和麻醉有关。卧床、活动减少、损伤和妊娠等是诱发因素，静脉血淤积、内皮细胞损害和高凝状态使血栓形成，造成静脉栓塞，血栓可位于膝部股静脉，也可在髂股静脉。如血栓脱落，可造成威胁生命的肺栓塞。

相关文献报道，由于采用了连续硬膜外麻醉而使髋关节、膝关节转换术后的发生率降低达 50%左右。与全麻比较，部位麻醉的优点主要是：① 部位麻醉使外周血管扩张，增加局部血供。② PCEA 术后具有良好的镇痛。③ 可给予较多的液体负荷，以减少血黏度。④ 减少机械通气，降低下肢血栓而引起肺栓塞发生率。⑤ 老年危重患者可选用下肢神经阻滞，在神经刺激器或超声引导下实施腰丛和坐骨神经阻滞，对呼吸和循环功能干扰较小，适用于股动脉或股静脉栓塞的取血栓手术。

三、大隐静脉曲张手术

大隐静脉手术包括高位结扎加大隐静脉剥脱术及选择性大静脉剥脱术。手术相对较小，一般都可在脊麻、硬膜外阻滞或神经阻滞下进行，可根据患者和手术的具体情况选用。对于凝血功能障碍或服用抗凝药及全身情况较差的患者，应选用下肢神经阻滞或全麻。

四、上肢血管手术麻醉

如手术部位在肘关节以下上肢人造血管移植术及动静脉造瘘，则可选用肌间沟或腋路臂丛神经阻滞。但腋-腋动脉或颈动脉-锁骨下动脉或腋动脉人造血管移植必须选用全麻或全麻复合颈丛阻滞，麻醉和术中管理可参照其他血管手术。肾功能衰竭和尿毒症患者病情危重，全身用药可参考相关临床指南进行监测和处理。

(杭燕南　陈　杰)

参考文献

[1] 杭燕南,主编. 当代麻醉学. 上海：上海科学技术出版社，2002：493.

[2] 章明,水华,罗红. 不同温度心肺转流方式下胸主动脉瘤手术的麻醉处理. 临床麻醉学杂志，2009，25：43－45.

[3] 薛张纲,马琦,蒋豪. 胸腹主动脉瘤手术的麻醉处理. 临床麻醉学杂志,2000,16：146－147.

[4] 王文贤,章晓华,罗沙. 胸主动脉瘤手术的麻醉处理. 临床麻醉学杂志,2008,24：880－882.

[5] 孙大金,杭燕南,王祥瑞,等. 心血管麻醉和术后处理. 2 版. 北京：科学出版社,2011：334－359.

[6] 刘万枫,王珊娟,张马忠,等. 下肢神经阻滞在老年危重患者血管手术中的应用. 临床麻醉学杂志,2006,22：595－596.

[7] Miller RD, Eriksson LI, Fleisher LA, et al. Miller's Anesthesia. 7th ed. Philadelphia：Churchill Livingstone Inc，2009：1985－2044.

[8] Roizen MF, Ellis JE. Anesthesia for Vascular Surgery//Barash PG, Cullen BF. Clinical Anesthesia. 2nd ed. J B Lippincott，1992：1059.

[9] Reich D, Uysal S, Sliwanski M, et al. Neurophysiologic outcome after deep hypothemia circulatory arrest in adults. J thorac Cardiavasc Surg，1999,117：156－163.

[10] Shum-Tim D, Tchervenkov CI, Jarnal AM, et al. Systemic steroid pretreatment improves cerebral protection after circulatory arrest. Ann Thorac Surg,2001，72：1465－1471.

[11] Akers DL. Endovascular surgery//Youngberg JA, Lake CL, Roizen MF, et al. Cardiac, vascular, and thoracic anesthesia. New York：Churchill Livingstorn，2000：487.

[12] Yao FSF. Anesthesiology (Problem-Oriented Patient Management). 4th ed. Philadelphia：Lippincott Williams and Wilkins，1998：276－315.

[13] Marshall K. Intrathoracic aortic surgery//Youngberg JA, Lake CL, Roizen MF, et al. Cardiac, vascular, and thoracic anesthesia. New York：Churchill Livingstorn，2000：506.

[14] Ellis JE, Roizen MF, Youngberg JA. Anesthesia for abdominal aortic revascularization//Youngberg JA, Lake CL, Roizen MF, et al. Cardiac, vascular, and thoracic anesthesia. New York：Churchill Livingstorn，2000：538.

[15] Jaffe RA, Samuels SI. Anesthesioligist's manual of surgical procedures. 2nd ed. Philadelphia：Lippincott Williams and Wilkins，1999：263－307.

[16] Kaplan JA, Reich DL, Lake CL, et al. Kaplan's Cardiac Anesthesia. 5th ed. Philadelphia：Saunders,2006.

[17] Lubarsky DA, Ossa JA. Abdominal Aortic Aneurysm Repair and Endovascular Stenting. 60th Annual Refresher Course Lectures American Society of Anesthesiologists，2009，120：1－6.

[18] Rock P. Regional Versus General Anesthesia for Vascular Surgery Patients. 60th Annual Refresher Course Lectures American Society of Anesthesiologists，2009，323：1－8.

[19] Sloan TB. Advancing the multidisciplinary approach to spinal cord injury risk reduction in thoracoabdominal aortic aneurysm repair. Anesthesiology，2008，108：555－556.

[20] Mauricio J, Gaca JG, Swaminathan M. Thoracoabdominal Aortc Aneurysms//Yao & Artusio's ANESTHESIOLOGY. 7th ed. Philadelphia：Lippincott Williams & Wilkins，2011：240－276.

[21] Pamnani A. Abdominal Aortic Aneurysm Repair//Yao & Artusio's ANESTHESIOLOGY. 7th ed. Philadelphia：Lippincott Williams & Wilkins，2011：277－307.

第四十九章 肝功能与肝保护

肝脏是机体中最大的实质器官，也是人体内最大的腺体器官。肝脏不仅解剖结构复杂，而且又具有十分重要和复杂的生理功能，它与消化、物质代谢、分泌、排泄、解毒、血液凝固及免疫等诸多生理功能密切相关，在维持机体内环境稳定中起重要作用。因此，肝功能的改变会引起全身广泛的病理生理改变，为手术麻醉及围术期管理带来诸多困难。麻醉和麻醉药对肝脏的影响，以及肝脏功能改变可能对麻醉产生的影响，是麻醉科医师关注的重点。

第一节 肝脏的功能

一、蛋白质代谢

肝脏与机体的蛋白质代谢的关系极为密切。它是人体合成和分解蛋白质的主要器官，也是血浆内蛋白质的最重要来源。肝脏合成的蛋白质包括肝的组织蛋白、各种酶蛋白和大部分血浆蛋白（表 49-1）。肝脏具有很强的合成蛋白质的能力，肝内蛋白质的更新率很快，肝脏蛋白质的半衰期为 7～10 d。

肝内蛋白质的分解可能主要在溶酶体中进行，由各种蛋白分解酶类分解为氨基酸，然后进一步代谢。肝内代谢的氨基酸有两个来源：一个是来自门静脉的氨基酸，一个则是来自肝蛋白或血浆蛋白分解产生的氨基酸。大多数的必需氨基酸是在肝内分解，而支链氨基酸主要是在肌肉内通过转氨基作用而降解。

当肝功能障碍时，蛋白质代谢障碍的突出表现为：① 低蛋白血症。② 甲种胎儿球蛋白（AFP）重现。③ 血浆氨基酸含量升高。④ 尿素合成减少。由于这类患者常发生低蛋白血症，影响了药物的体内代谢过程，血中与血浆蛋白结合的药物浓度相对减少，游离药物浓度增多，从而增强药物的作用，所以应适当减少某些药物的用量。

表 49-1 主要在肝脏制造的血浆蛋白

（1）白蛋白
（2）凝血因子：纤维蛋白原，凝血酶原，Ⅴ、Ⅶ、Ⅷ、Ⅸ、Ⅹ和ⅩⅢ因子
（3）运载蛋白：结合珠蛋白、转铁蛋白、血浆铜蓝蛋白、激素运载蛋白（如甲状腺素结合蛋白、运皮质激素蛋白等）、γ 蛋白、α 脂蛋白、β 脂蛋白
（4）损伤及炎症反应蛋白：α 球蛋白（胎球蛋白）、β 球蛋白、大部分补体成分等

二、糖代谢

肝脏是维持血糖浓度的重要器官，空腹时肝脏释出的葡萄糖是血糖的唯一来源。所以具有这种功能首先是肝脏能将消化道吸收的单糖转变为糖原并贮存起来（糖原合成作用）。当机体需要时就将糖原分解成葡萄糖（糖原分解作用），通过血液将葡萄糖送到全身组织。肝脏还能将某些非糖物质合成为糖原（糖原异生作用）。肝脏也是将葡萄糖彻底氧化并产生能量的重要场所。葡萄糖在有氧条件下，彻底氧化成二氧化碳和水，释放大量能量。每一分子的葡萄糖经三羧酸循环途径代谢后共产生 38 个分子的 ATP，在无氧条件下生成乳酸；每一分子的葡萄糖经糖酵解途径后则仅产生 2 个分子的 ATP。进食后，门静脉内血糖浓度增高（>150 mg/dl），肝脏能摄取血液中的葡萄糖，以糖原的形式贮存起来。血糖浓度越高，肝脏摄取葡萄糖的量越多。当血糖浓度为 8.3 mmol/L（150 mg/dl）左右时，肝脏摄取或释出葡萄糖的速率达到相对平衡，因而实际上并无葡萄糖进出肝脏。在空腹时，血糖处于较低水平 5.6～6.7 mmol/L（100～120 mg/dl），肝内糖原则逐渐被动用，分解成葡萄糖并释放到血液中，使血糖维持相对稳定。肝内糖原的含量随营养和机体的活动亦有很大的变异，所以营养情况差、长时间禁食的患者应适当补充葡萄糖。由于肝脏有这样的血糖稳定作用，所以肝功能障碍患者易发生低血糖，糖耐量降低，血中乳酸和丙酮酸增多。对肝功能障碍患者，应该监测血、尿糖的水平，根据监测结果决定糖的用量。

三、脂类代谢

肝脏对脂类的代谢和调节血脂浓度有重要作用(图 49-1)。概括起来有如下几方面:① 脂肪酸的β氧化。② 三酰甘油和脂蛋白的合成。③ 磷脂的代谢。④ 胆固醇代谢;合成内源性胆固醇,并使其酯化;分解和排泄胆固醇;将胆固醇合成胆汁酸;调节血液胆固醇的浓度。肝功能障碍时,脂肪代谢的突出改变为脂肪肝形成和胆固醇代谢障碍。脂肪酸形成与下列因素有关:① 肝糖原减少,脂肪动员增加,进入肝脏的脂肪酸增多。② 脂肪酸β氧化及由脂肪酸合成磷脂或胆固醇减少,肝内形成三酰甘油增多。③ 载脂蛋白合成或释放减少。肝功能损害时,由于卵磷脂胆固醇酰基转移酶合成减少,血浆胆固醇酯化作用减弱,血浆胆固醇总量不一定有变化,但血浆胆固醇酯浓度下降。临床上可根据血清胆固醇酯的含量推测肝功能损害的程度。

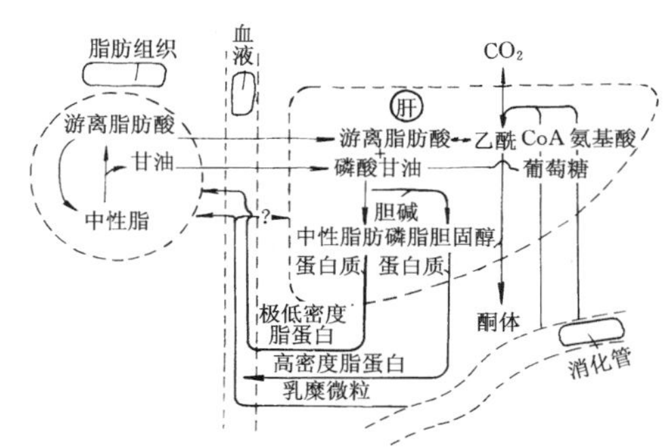

图 49-1 肝脏与脂类代谢的关系

四、激素代谢

许多激素在发挥其调节作用之后,主要是在肝脏内被分解转化,从而降低或失去其活性。此种过程称为激素的灭活。灭活过程对激素作用的时间长短及强度具有调节控制作用。肝细胞功能障碍时,由于激素灭活能力减弱,必然会对机体产生一系列的影响(图 49-2)。

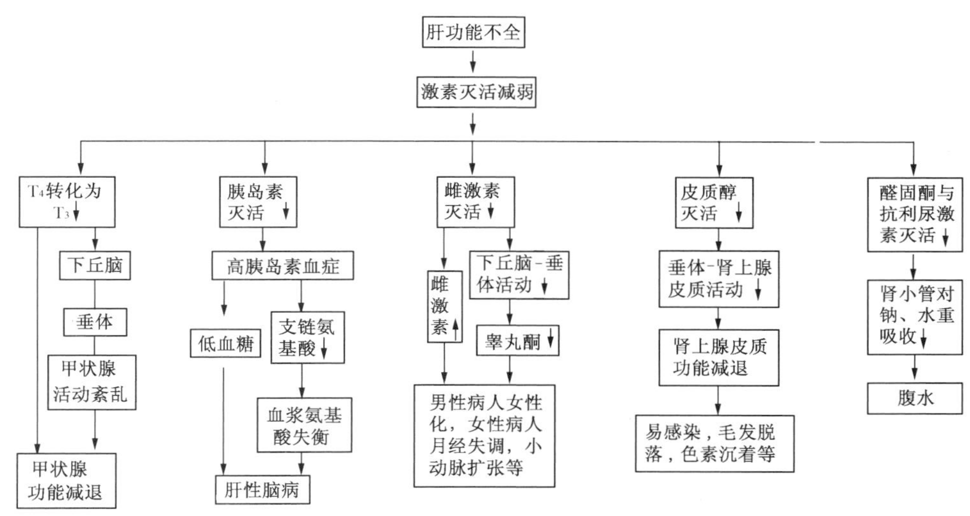

图 49-2 激素灭活障碍对机体的影响

五、电解质代谢

肝功能与电解质代谢具有密切关系。肝功能障碍时常发生:

1. 低钾血症 低钾又可引起碱中毒,两者在诱发肝性脑病和肝性肾功能不全中均具有一定作用。这种低钾血症常常由以下原因引起:① 肝细胞对醛固酮灭活减弱。② 腹水形成致有效循环血量减少,反射性醛固酮分泌增加。③ 术前利尿剂应用。④ 输注葡萄糖使钾离子转移到细胞内。所以应针对低血钾的原因给予纠正,对防止危重患者肝昏迷的发生很重要。

2. 低钠血症 属于比低钾血症更危重的病情表现。急性肝功能不全患者发生持续性低血钠时,一般并非是由于失钠所致,主要是因水潴留而形成的稀释性低钠血症,常预示患者预后险恶。水潴留与肝病时有效循环血量减少,抗利尿激素分泌过多或灭活减少有关。

3. 低磷血症和低钙血症 在暴发性肝炎伴昏迷的患者中,血钙和磷常呈现进行性下降,提示25-羟维生素D_3和1,25-二羟维生素D_3缺乏。降钙素的升高与肝细胞功能障碍的加重相平行,因此,肝功能不全时降钙素灭活减少是钙磷代谢紊乱的主要原因。当磷缺乏过甚时,糖酵解所需的磷也逐渐不足,使大脑细胞不能很好地利用葡萄糖,可能会引起肝昏迷。

六、分泌、排泄和解毒功能

肝细胞分泌消化所需的胆汁,主要包括胆盐和胆色素,经胆道系统排入肠内。胆道阻塞,必将影响脂肪和脂溶性维生素的消化吸收,也关系到维生素K_1和多种凝血因子的合成,可导致出血倾向。

胆色素中胆红素是来源于退变的红细胞中的血红蛋白。胆红素连接于血清白蛋白被运送到肝脏的特殊蛋白质受体Y和Z,即很快使其进入肝细胞,在光面内质网内成为结合胆红素(即葡萄糖醛酸胆红素或称直接胆红素),性质也由原来的低极性脂溶性变为高极性水溶性结合物,从而起到解毒作用,而又利于排泄。

结合胆红素经高尔基小体转运排泄至毛细胆管而成为胆汁的一部分,因此胆汁中的98%~99%的胆红素为结合胆红素,因其为非脂溶性,通常全部排入肠道而不再吸收入血。在肠道内再分解成葡萄糖醛酸和胆红素,后者由肠道细菌作用还原成无色的尿胆素原和粪胆素原(两者结构相似又常同时存在,习惯于任提一种名称),大部分随粪便排出,氧化成棕黄色;小部分随血循环进入肾脏自尿中排出,同样氧化成棕黄色。

正常人的血清胆红素总量<1 mg/dl,其中未结合(或称间接)胆红素占80%,凡能引起胆红素生成亢进或胆红素的结合、排泄障碍的因素,都可使血中胆红素增高而出现黄疸。结合胆红素在水中溶解度大,且有小部分不与蛋白质结合,故浓度超过肾阈时,可经肾脏排出。因此,尿中出现胆红素就反映血中结合胆红素浓度的增高;未结合胆红素则相反,不能由肾排出。故正常尿中胆红素为阴性。如患者出现黄疸而尿中胆红素为阴性,则说明系由肝前原因(溶血)或肝内原因(不能结合)所致。

胆汁中的胆固醇、胆色素和某些酶(如碱性磷酸酶)、电解质(Ca^{2+}和Fe^{2+})均随胆汁排入肠腔。胆道阻塞时,血液中的胆固醇、胆红素、碱性磷酸酶、Ca^{2+}、Fe^{2+}等均增高。

肝脏处于门体静脉系统之间,如滤过系统,可从门脉循环中除去有害物质。直接来自体外的毒素或药物及代谢过程中产生的毒性物质,也均在肝内转变为无毒或毒性物质结合,在酶的催化下变成无毒性或毒性小而溶解度大、容易排泄的物质后排出体外。

肝脏的解毒方式有氧化、还原、结合、水解、脱氨五种,以前三种最为重要。某些体外物质只通过一种方式即可解毒,而另一些则须通过一种以上的方式才能解毒。结合解毒是肝细胞内所含有的葡萄糖醛酸、硫酸盐及甲基化合物与毒性小而溶解度大的化合物,随胆汁或尿排出体外。葡萄糖醛酸来自肝糖原,故增加肝糖原的贮备量对解毒功能颇为重要。此外,约20%体热由肝产生,故肝移植手术,无肝期体温可下降,加上冷灌注液及冷库血的输入,体温可降至危险程度。

肝病主要通过三方面影响肝脏的药物代谢:① 通过血流灌注的改变而间接使药物或毒物代谢发生异常,例如通过侧支分流,使门脉血中药物逃避肝细胞的代谢。② 肝病损害了肝脏代谢药物的能力,如肝脏混合功能氧化酶的活力的改变。③ 血清白蛋白合成减少,药物同血浆蛋白结合率降低,从而使药物在体内的分布、代谢或排泄也发生改变,而易发生药物中毒。

七、肝脏的吞噬与免疫功能

全身各处的吞噬细胞,如肝内称为肝巨噬细胞,肺内称为尘细胞,脾和淋巴结及腹腔内称为巨噬细胞,均来源于血液内的单核细胞,只因发育阶段和所在位置不同而有各种不同的命名。这些细胞统属于单核吞噬系统。

肝脏中吞噬和非特异免疫功能主要与肝巨噬细胞有关。肝巨噬细胞位于肝血窦内,为具有最活跃和强力吞噬功能的细胞,能吞噬胶体颗粒、某些染料、衰老或破坏了的红细胞和白细胞、微生物及抗原抗体复合物等;未被血流中粒细胞吞噬的细菌进入肝脏后亦可被肝巨噬细胞吞噬。巨噬细胞的吞噬作用包括识别附着、内吞及消化分解三个相互联系的过程。对某些细菌、病毒、异体细胞等,则需要IgG、IgM先与细菌或病毒表面的抗原结合,形成抗原抗体复合物或抗原抗体补体复合物,才易被巨噬细胞识别和吞噬,这是由于巨噬细胞表面膜上有能与IgG分子的FC段相结合的受体,称为FC受体。同样还有补体受体,即C3受体。这些受体有利于颗粒性抗原的附着。当异物颗粒等附着于巨噬细胞表面时,可见巨噬细胞伸出伪足,包围异物颗粒并吞入细胞质内,形成一个由细胞膜包围异物的小体,称为吞噬体。在这吞噬过程中尚能产生过氧化氢(H_2O_2),有杀菌作用。多余的过氧化氢可被还原性谷胱甘肽还原而消失。在消化分解过程中,先由初级溶酶体与吞噬体靠拢,并且两者的膜合并,溶酶体将水解酶释入吞噬体,形成吞噬溶酶体,也称为次级溶酶体;然后被吞噬的异物颗粒在其中由酸性水解酶等消化分解,最后残余的物质形成残余体,可被排出到巨噬细胞外面或积存在巨噬细胞内。

肝巨噬细胞除吞噬功能外,还有特异免疫应答和调节的作用,归纳如下:

(1) 在免疫过程的感应阶段,提供抗原,实现抗原信息的传递。外来抗原和肝巨噬细胞表面的HLA D/DR抗原(相当于小鼠的Ⅰa抗原)联合刺激辅助性T细胞(Th)。

(2) 在免疫过程的反应阶段,肝巨噬细胞分泌白介素-1(IL-1),对Th细胞和B淋巴细胞均有促增殖作用。

(3) 在免疫过程的效应阶段,肝巨噬细胞表面的FC受体与亲细胞型IgG特异抗体结合,从而更有效地杀伤靶细胞或起吞噬调理作用。

肝巨噬细胞在免疫调节中起重要作用,与它分泌的活性物质密切相关,见表49-2。

表 49-2 肝巨噬细胞分泌的免疫调节因子

因子名称	主要作用
白介素-1(IL-1)	促使 Th 增殖分化
	促使纤维母细胞增殖,有助于炎症纤维化
γ干扰素	加强自然杀伤细胞(NK 细胞)的活性
	促使细胞 HLA 抗原的表达加强
前列腺素 E	调节急性和慢性炎症反应,抑制淋巴因子的产生
补体成分	分泌补体 C 2、C 3、C 4、C 6激活后是炎症介质
集落刺激因子	作用于粒细胞和巨噬细胞的前身,促分泌增殖成熟
致肿瘤坏死因子	分泌分子量 130 000 的糖蛋白,有使肿瘤细胞坏死的效应

第二节 肝脏在药物代谢中的作用

肝脏与肾脏是大部分药物代谢的主要部位。肝脏主要通过细胞色素 P450、UDP-葡萄糖醛酸基转移酶等代谢酶对药物进行氧化还原(或)和结合反应,使代谢产物较易于通过肾脏和(或)胆汁排出体外。

一、肝脏在麻醉药物代谢中的作用

肝脏对药物的代谢主要指对药物进行生物转化或(和)分泌入胆汁而排泄。血浆中的药物经肝细胞摄取、代谢酶进行转化从而生成新的代谢产物,从而易于通过肝脏或(和)肾脏排出体外。在肝脏的生物转化主要依赖三相代谢(图 49-3)。

(一) Ⅰ相代谢 Ⅰ相反应也称官能团反应,参与Ⅰ相代谢的是一个庞大的基因家庭编码的依赖细胞色素 P450 的混合功能氧化酶系统,其中主要成分是细胞色素 P450。Ⅰ相反应包括羟化、脱烃、脱氨、环氧化、脱硫、脱卤和水解等反应。如潘库溴铵有 10%～20%在肝脏内代谢羟化成为 3-羟基维库溴铵;而维库溴铵在体内可产生 3-羟基维库溴铵、17-羟基维库溴铵和 3,17-羟基维库溴铵三种代谢产物,其中前者为主要途径。

1. P450 Ⅰ 家族 P450 Ⅰ 家族包括 CYP1A1、CYP1A2 和 CYP1B1 三种同工酶蛋白,与大多数化学致癌物的"增毒"作用有关,与临床常用麻醉药物的代谢关系不大。

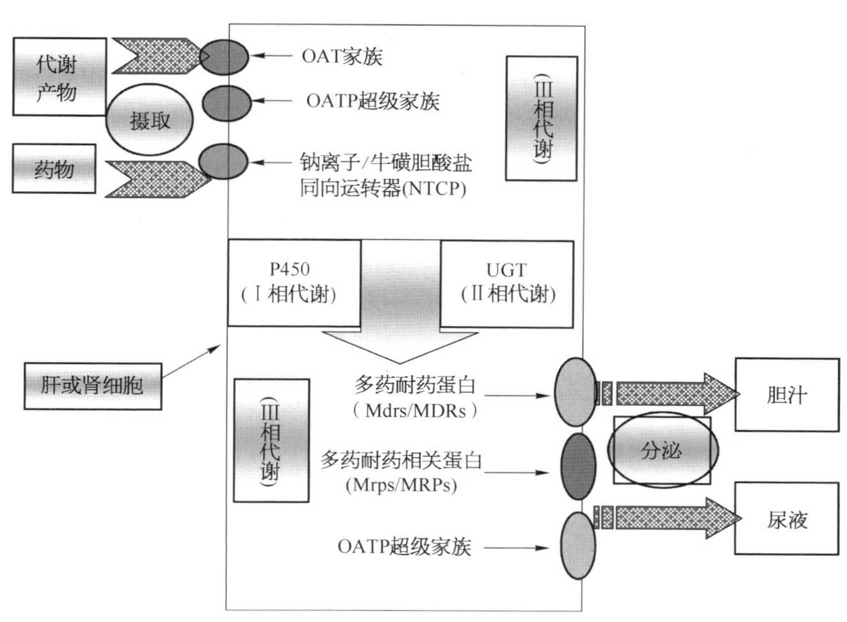

图 49-3 代谢药物和药物在肝脏或肾脏的代谢示意图

2. P450Ⅱ家族　P450Ⅱ家族是目前已知的细胞色素P450同工酶中最大最复杂的家族,包含着2A、2B、2C、2D、2E和2F等众多亚族,其中以CYP2D6和CYP2E1与麻醉药的代谢关系最为密切。

CYP2D6能代谢多达60多种常见临床药物,包括抗焦虑药、镇咳药、抗心律失常药和抗高血压药等,典型的底物如可待因、曲马朵、卡托普利、美托洛尔等。CYP2D6的一个突出特点是遗传多态性,7%~10%的白种人由于无效的等位基因而成为慢代谢者(PM),在中国人和日本人中PM约占1%。Jerling等人研究表明纯合子高代谢者(EM)口服安定类药物奋乃静后的清除速率是PM个体的3倍。另外,可待因转化为吗啡也由该酶催化,因此,在白种人群中10%的CYP2D6功能缺陷者,可待因对其的镇痛作用就极差。这种遗传多态性在临床上可表现为药物作用强度和时效的显著差异,甚至在特定情况下PM者还会发生药物蓄积中毒现象。

CYP2E1在人和哺乳动物的肝脏中表达个体差异较小,该酶主要参与乙醇、丙酮、氯仿等小分子的代谢。临床常用的卤族类挥发性麻醉药虽大部分以原型排出体外,但尚有部分经CYP2E1催化代谢,其中最典型的是氟烷。

另一个值得注意的现象是:卤族类挥发性麻醉药不仅是P450的底物,还能诱导肝药酶。已经证实氟烷、恩氟烷、异氟烷和七氟烷使肝细胞色素P450酶活性增加,表现为氧化反应产物无机氟和有机氟化物的血中浓度明显增加。

3. P450Ⅲ家族　CYP3A是人肝脏中含量最丰富的P450形式,在某些个体中可达到总P450含量的60%。该亚族主要有CYP3A3/3A4、CYP3A5、CYP3A7四种同工酶,其中CYP3A3/3A4为主要组成形式,肝脏中尤以CYP3A4为主。它主要通过*C*-或*N*-脱烃和*C*-羟化反应来完成药物的代谢。该酶底物覆盖面极广,如地西泮、咪达唑仑、芬太尼、阿芬太尼、胺碘酮、奎尼丁、硝苯地平、丙米嗪及免疫抑制剂环孢素等。可以说从致癌物黄曲霉素B1到大多数临床口服药物的生物转化,都有CYP3A的参与。因此一般认为它是参与口服药物首过效应的主要酶系,也是造成药物间相互作用的重要原因。

(二)Ⅱ相代谢　Ⅱ相反应又称结合反应,谷胱甘肽、葡萄糖醛酸及硫酸根等基团在相应基团转移酶的作用下,使药物形成非活性形式(也有例外,如吗啡生成的是活性物)而易于从肾脏随尿或从肝脏随胆汁分泌而排泄。Ⅱ相药物代谢反应在药物的生物转化过程中占据着重要地位。尿苷二磷酸葡萄糖醛酸转移酶(UDP-glucuronosyl transferases, UGTs)是人体Ⅱ相反应中最重要的酶之一,在细胞内位于内质网膜腔边和细胞核膜,利用葡萄糖醛酸为糖基供体催化广泛的内源性和外源性化学物质进行结合反应,增加其极性而利于排出体外。同细胞色素P450(CYP450)一样,UGTs的编码基因也是一个超家族。至今已有至少26种UGTs的cDNA被探明,其中的18种编码功能性蛋白被分为UGT1和UGT2家族(图49-4)。一些基因缺陷和多态性会改变其基因产物,产生重要的药理学影响并被证实与一些代谢性疾病(如Gilbert's和Crigler-Najjar综合征)和肿瘤易感性有关。虽然许多肝外组织包括肾脏、胃、小肠、肺、皮肤和脑也存在UGTs的表达,但肝脏被认为是UGTs同工酶存在的主要器官。UGTs有广泛而又重叠的底物,其活性可被许多化合物所诱导,年龄、种族、饮食、激素水平、药物治疗、疾病状态等因素也可影响UGTs活性。与近年来在Ⅰ相代谢及CYP450取得的进展相比,关于UGTs的代谢、调节、基因治疗、对治疗的潜在作用的了解还明显存在差距。鉴于UGTs在药物代谢中的重要性,开展更多的基础及临床研究以提高对其的认识是十分必要的。

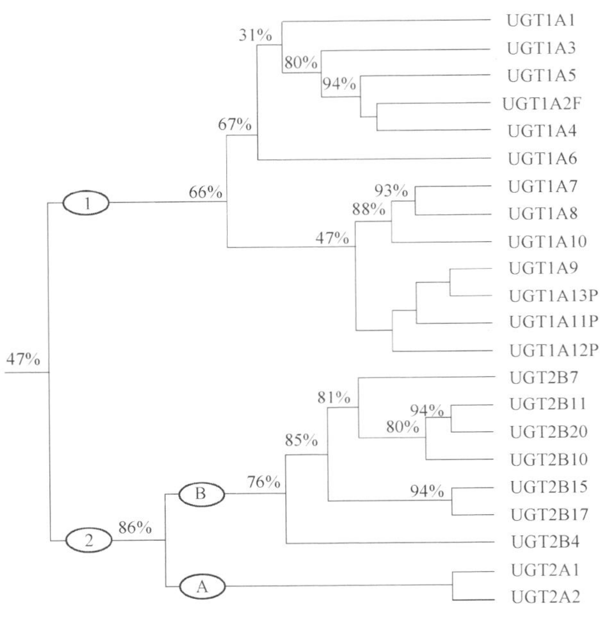

图49-4　UGT同工酶基因多态树

(三)Ⅲ相代谢　近年来发现肝细胞和肾小管上皮细胞上存在着一类转运载体,即有机阴离子转运多肽(organic anion translating peptide, OATP),它们在细胞摄取和分泌内源性化合物和外源性物质如药物时起着重要作用,机体首先需要从血浆中摄取这些物质,才能进一步对它们进行代谢。OATP对其底物的转运作用被称为除Ⅰ相和Ⅱ相代谢之外的Ⅲ相代谢,把OATP称为Ⅲ相代谢酶。此外,以往发现的有机阳离子转运体(organic cation transporter, OCT)和有机阴离子转运体(organic anion transporter, OAT)均是细胞跨膜转运体,它们分别主要转运分子量较小的有机阳离子和有机阴离子。从代谢的角度来说,由于物质在体内的代谢首先需要将它们转运至细胞内，因此除了OATP之外，OAT和OCT等膜转运体都应是Ⅲ相代谢酶。

OATP是一个超级家族的转运体，最初命名时因为其主要转运有机阴离子，但后来发现它还转运种类众多的内源性化合物、外源性有机阳离子和无电荷的化合物，如胆红素等有机胆盐、维库溴铵等二价有机阳离子等体积较大的化合物。OATP还对血脑屏障、胎盘屏障等生物屏障的形成和维持起着重要作用。它们在肝脏和肾脏等器官表达的改变，可影响其底物的代谢。已经发现一些麻醉药和内源性阿片类物质是OATP的底物，如肌松药罗库溴铵是大鼠Oatp1、Oatp2和Oatp3及人类OATP-A的底物。

各种酶的基因多态性是个体及种间药物代谢差异的基因基础，酶活性的数量或活性的下降也会使药物的代谢受到明显影响。有研究表明，慢性肝硬化和阻塞性黄疸患者的P450数量和活性均有明显下降。这也可能是慢性肝病患者药物代谢能力下降的主要原因之一。此外，不同病理条件下，内源性化合物在体内代谢的堆积可导致一些酶类的数量和质量发生改变，这些代谢酶的变化可进一步影响同一底物的药物的代谢。

麻醉药通常有数条代谢途径，其目的是将脂溶性的、有活性而无法排出的药物转变成水溶性的、灭活的物质，从而能够通过肾脏或胆道排出体外。药物代谢通常涉及两相反应，Ⅰ相反应包括氧化、还原、羟化和水解，主要通过细胞色素P450进行氧化或羟基化反应。这些酶的代谢产物可能活性已较小，也可能反应性较好甚至是有毒物质。通常Ⅰ相反应产物尚需进一步行Ⅱ相反应，即与谷胱甘肽、葡萄糖醛酸或硫酸根等结合。咪达唑仑就是一个典型的通过Ⅰ、Ⅱ相反应代谢的药物，即先转化为1-羟基咪达唑仑，再转化为1-羟基咪达唑仑葡萄糖醛酸(图49-5)。

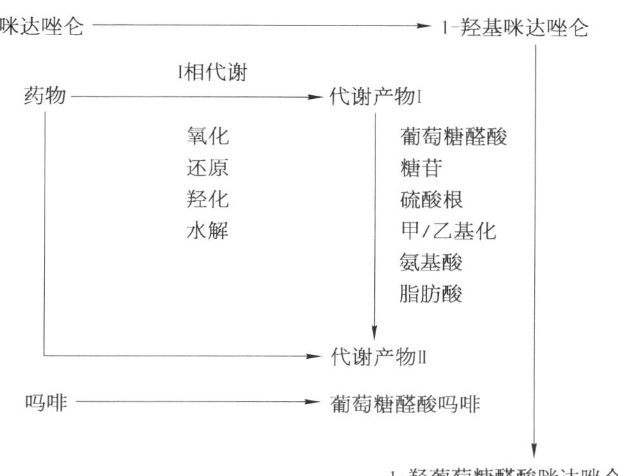

图49-5 麻醉药物代谢途径示意图

另一些麻醉药物则主要通过Ⅱ相反应代谢，如吗啡代谢为吗啡3-葡萄糖醛酸(M-3-G)及吗啡-6-葡萄糖醛酸(M-6-G)，值得注意的是许多药物有数条代谢途径，事实上药物常在这些途径中转换代谢方式。

P450及其他Ⅰ相反应酶的表达较Ⅱ相反应酶要少，而且更易受各种病理生理因素的影响，如前者含量减少，后者将缺乏底物而导致药物不能代谢。因此药物代谢的速度主要由Ⅰ相反应酶的量及功能决定。

(四) 药物自身化学结构对肝脏和肾脏代谢的影响

1. 分子大小对药物在体内代谢的影响　药物及其代谢产物通常是通过尿和胆汁排泄的，而这两种消除通路又是相互补充的。Hiron等人于1976年就证实，低分子量化合物通过尿液排泄多，而通过胆汁排出少(<10%)；高分子量化合物主要通过胆汁消除。30种有机芳香族化合物在大鼠体内的消除表明：分子量<350时主要的排泄途径是尿液；350～450时两种途径都有；而在450～850时主要经胆汁排泄。1984年，Klaassen等人证明：要通过胆汁排泄的有机阴离子其分子量界限值大约为500。如果其中一条通路被阻断或抑制，另一条通路则可能总体上增强。既然这个过程是载体介导，内源性血浆内物质和药物在组织摄取和/或分泌时就可能有竞争和饱合。

2. 脂溶性和电荷基团对药物在体内代谢的影响　在大鼠单价有机阳离子分子量位于200±50时，二价有机阳离子易于从胆汁中排泄。然而，同样是二价阳离子的潘库溴铵和维库溴铵却不同，虽然它们的分子量在此范围，但维库溴铵主要在肝内消除，而后者却以肾脏排泄为主，提示除分子量因素外，化学分子结构也应参与进来。许多分泌到胆汁中去的有机物是含有亲水亲油两极性分子，有电荷的极性基团，如羧酸、磺酸、四铵基团，或结合于非极性部分如环结构或长链。用一系列分子量逐渐增加的单价有机阳离子及二价有机阳离子(铵基甾类肌松药)及有机阴离子来研究分子的极性和非极部分的平衡对其胆汁中的排泄至关重要。虽然维库溴铵和潘库溴铵仅有单甲基不同，维库溴铵从阳离子中心分离出一个质子，脂溶性可变得更大，并平衡剩余的阳离子团，从而出现显著的胆汁分泌。

分泌到胆汁中去的许多药物，其特点是其总的脂溶性和电荷基团，高度结合于血浆蛋白。阴离子药物主要结合于白蛋白，而阳离子药物则结合于血清类黏蛋白或α_1酸性糖蛋白。可以看出，阳性、阴性离子的脂溶性和它们与血浆蛋白结合及肝内的排泄率都有很大关系。总体来说，能分泌到胆汁中去的药物，常有较高的分子量，包含有亲水亲油两重的结构，并有较高血浆蛋白结合率；而分泌到尿中去的药物其分子量常较低，可溶性较强，血浆蛋白结合率较低。

第三节 肝缺血再灌注损伤及肝保护策略

在大块肝癌切除、肝创伤修复及肝移植等手术中，由于肝缺血时间较长，恢复血流灌注后，易产生肝缺血再灌注损伤(IRI)，常导致术后并发症的发生，甚至可致患者死亡。

在缺血的情况下，肝组织急慢性缺氧和缺少其他营养物质的供应会导致细胞坏死或凋亡。再灌注早期对肝组织的损害程度最小，同样也最大限度地保护了肝的代谢功能。然而长时间的缺血后肝再灌注会对肝细胞产生致命的损害，这种现象称缺血再灌注损伤。尽管肝 IRI 的确切机制还不清楚，但仍有很多证据证实许多细胞或介质参与了这个过程，包括 Kupffer 细胞的活动、中性粒细胞、血小板过度释放的细胞因子、氧自由基、损伤相关分子、钙离子、腺嘌呤核苷等。这些因子参与了肝 IRI 的过程，通过导致肝微循环衰竭，促发适应性免疫反应而导致肝脏损害。除了导致促炎免疫反应及细胞损伤的炎症介质分子外，还存在具有抗氧化或抗炎作用的细胞保护内源性因子，包括热休克蛋白(hsp)、一氧化氮(NO)或超氧歧化酶(SOD)对氧化应激反应的缓冲。因此，要提高肝脏预后和减少 IRI，主要做好两个方面：在缺血再灌注前或过程中，抑制或阻断 IRI 诱导的损害相关的介质；抑或是提高或加强内源性细胞保护分子的活动。

在过去几年开展的防治肝 IRI 治疗措施主要是应用各种药物，包括 *N*-乙酰半胱氨酸、前列腺素、依前列醇等。目前除药物外的治疗措施还包括：药物预处理、基因治疗及低温保存等(图 49-6)。在下文中将详细介绍其中的一些主要措施，为临床实际应用提供一定的参考。

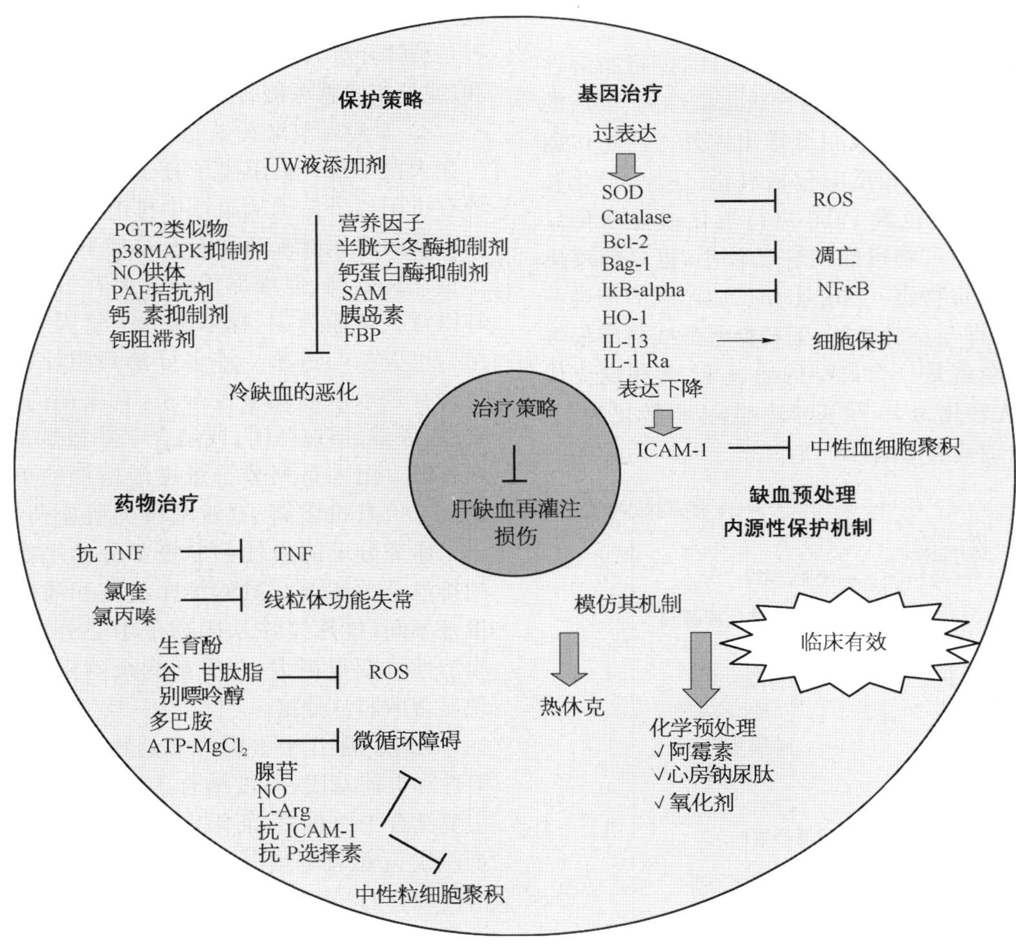

图 49-6 肝缺血再灌注损伤的保护策略

Iniguez M, et al. Recent Pat Cardiovasc Drug Discov. 2008, 3(1): 9-18.

一、药物治疗

(一) 抗氧自由基系统和抗氧化治疗策略 氧自由基(ROS),如过氧化氢、超氧阴离子和氢氧根,上述分子在长时间的肝缺血后再灌注中将导致严重的细胞、组织损伤和炎症反应。ROS参与了IRI的许多病理过程,包括黄嘌呤脱氢酶转换成黄嘌呤氧化酶、中性粒细胞与活化的KC诱导的NADPH氧化酶和NO的产生等。肝脏过载氧转化成亚硝基化的铁硫基团和酪氨酸残基会导致血红素失活和脂质过氧化。而且ROS不但能导致细胞死亡,而且能加强NF-κB介导的前炎症反应。因此,在缺血再灌注中ROS是最重要的细胞和组织损伤的成分,抗氧化治疗策略的关键就在于通过直接或间接的途径调节ROS产生和代谢的病理过程。目前证实ROS清除剂和抑制物及抗氧化酶基因的转录均可减轻氧化应激,从而减轻肝IRI损伤。实际上可根据这些ROS调控分子对ROS产生的不同机制将其分成酶类或非酶类、内源性的或外源性的。

抗氧化剂主要包括应用外源性ROS清除剂或增强内源性抗氧化酶活性,以调节活性氧的产生及代谢。许多内源清除剂如超氧化物歧化酶、过氧化氢酶(CAT)、谷胱甘肽过氧化物酶(GPX)和谷胱甘肽还原酶(GR)、过氧化物酶和硫等,均可导致ROS降解。超氧化物歧化酶催化超氧阴离子成为过氧化氢($2O^{2-}+2H \rightarrow H_2O_2+O_2$)。据报道,肝移植后抗氧化酶的活性特别是Mn-SOD、Cu、Zn-SOD在血浆中略有增加。Tempol(4-羟基-2,2,6,6-四甲基哌啶氮氧自由基)具有SOD模拟功能,它主要是降低了细胞膜对碳和过氧自由基清除剂的渗透性、延迟微循环衰竭及多器官损伤。EC-SOD(细胞外的SOD)基因传递和Cu/Zn-SOD一样,在鼠的肝移植后具有提高移植物存活的功能,这种保护性的结果与提高肝内的抗氧化活性相关。此外,具有SOD活性的锰叶啉(MnP)复合物在鼠科动物模型中也有减少肝IRI的作用。而半乳糖化SOD在肝热缺血再灌注动物实验中被证实能抑制SOD的保护作用。OPC-6535,一种超氧阴离子抑制物,在猪肝移植热缺血期能改善IRI造成的肝损伤。静脉用Ⅲ In-CAT(Ⅲ In标记过的过氧化氢酶)能降低血浆中谷丙转氨酶和谷草转氨酶水平,在肝缺血再灌注中显示CAT有预防效果。GSH作为一种抗氧化介质,能通过辅助谷胱甘肽过氧化物酶把H_2O_2降解为H_2O,从而保持细胞内还原态。最近研究证明:在鼠的动物实验中静脉用GSH,在缺血肝脏再灌注中有阻止再灌注损伤的作用。而且,具有潜在治疗价值的复合物不但包括*N*-乙酰半胱氨酸、甲硫氨酸、谷胱甘肽酯,而且还包括GSH自身,这些药物均可被用于保护肝再灌注损伤。一种人工合成小分子化合物——2-巯乙基磺酸钠(美司那)被证实具有潜在的自由基清除功能。有报道一种介于锰叶啉和聚过氧化氢酶(乙二醇)(PEG)之间的复合物,在肝IRI中具有保护作用,能使血液循环中的SOD和CAT双酶活性增加。白藜芦醇则通过羟基传递氢电子抗氧化活动,从而保护DNA免受自由基的攻击并减轻细胞膜中脂质过氧化过程。

除了应用药物制剂提高抗氧化酶活性,近来有许多抗氧化剂在肝IRI临床或实验研究中已被证实具有不同的保护机制。维生素E的好处一般都归功于其抑制缺血引起的线粒体损伤和细胞脂质过氧化作用。α维生素E是维生素E酯化形式之一,它和未酯化的形式相比更容易在肝内富集。研究还表明,α维生素E需要在术前数天预治疗才有抗氧化的益处。抗坏血酸盐一度被认为是完美的抗氧化物,在氧化刺激时能通过清除自由基起到快速抗氧化的作用。但它的细胞内浓度提升缓慢,使得治疗效果大大受限。原位肝移植(OLT)模型的相关研究发现,大剂量的维生素C(2 mM)在冷IRI时可作为一种亲氧化剂。脱氢抗坏血酸(DHA)作用比维生素C强数倍,且能快速进入胞内代谢为抗坏血酸盐。来氟米特(leflunomide,LEF)预处理缺血再灌注动物,可明显减轻肝形态学改变和中性粒细胞活动,其机制可能是通过抗氧化活动抑制血白细胞ROS的释放。香芹酚在肝IRI中通过增加GSH、CAT水平显示出肝保护功能。这种物质从植物分离,目前被认为在应用剂量范围内对肝没有毒性。鉴于IRI中的ROS起着极其重要的作用,到目前为止寻找ROS清除剂的工作已经持续近20年。它们中的大多数仅能在动物实验中被证实有效,但由于缺乏人体毒性实验而不能应用于临床。易达拉奉具有潜在的清除自由基作用,临床上通常在脑梗塞急性期使用。近期的文献也证实易达拉奉通过减少氧化应激来减少肝IRI,随后抑制有害的炎症反应。近期,吸入氢气分子在缺血再灌注过程中被证实有保护肝、脑、心、小肠等器官的损伤的作用。氢分子作为一个完整的ROS清除剂,和其他自由基清除剂相比,是最有效的羟自由基清除剂。到目前为止,寻找新的自由基清除剂的工作始终没有结束。

(二) 血红素氧化酶药物治疗策略 血红素氧化酶是一种热休克蛋白,能作为限速酶催化血红素转变成同当量的胆绿素、一氧化碳和铁离子。血红素氧化酶存在两种形式:氧化刺激诱导的血红素-1(hsp32,HO-1)和基本的同工酶HO-2和HO-3。在肝IRI时表达HO-1具有抗氧化、抗炎、抗凋亡等保护细胞的功能。在动物移植模型实验中证实上调HO-1可预防肝缺血/再灌注损伤。HO-1的诱导还能减轻老年大鼠肝脏缺血/再灌注损伤。通过前HO-1的基因转录上调HO-1减少肝损伤,在脂肪变大鼠肝内抑制诱导型的一氧化氮合成酶可减轻肝冷IRI,或可通过抑制Fas/FasL介导肝细胞凋亡来提高肝移植的存活率。以钴原卟啉(CoPP)(一种 HO-1 的激动剂)诱导 HO-1,能使小鼠过度表达 HO-1 而减少肝热 IRI,后者的作用可能是抑制信号转导分子 STAT-1 的活化和减少 CXCL-10 mRNA 的表达,提示其参与了 TLR4 的下游信号通路。

胆绿素是 HO 的降解产物,是一种具有重要生理意义的抗氧化物。在成熟的体外和体内肝 IRI 模型中,经胆绿素治疗可以观察到增加了门静脉的血流,增加了胆汁的分泌,减少了肝细胞的损害。此外,应用外源性胆绿素后,动物的存活率从对照组的 50%提高到 90%,甚至是 100%。外源性胆绿素治疗减轻小鼠移植模型肝损伤,可能是通过抑制促凋亡和促炎的 JNK/AP-1 信号通路。CO 是血红素降解的气体产物,同样可减轻炎症反应。在鼠肝移植模型中证实:CO 的吸入抑制早期促炎基因的表达和中性粒细胞的浸润,改善器官损害。Amersi 等人还发现:p38 促分裂原活化蛋白激酶信号通道参与 CO 在肝缺血再灌注中的保护作用。

由于其潜在的细胞保护性能,上调 HO-1 系统活动以尽量减少移植和低灌注状态而致的 IRI 可能是有用的策略。HO-1 靶向治疗可通过药物应用 HO-1 激动剂如 CoPP 和血红蛋白 glutamer 200,或经腺病毒介导 HO-1 的基因治疗来实现。外源性使用降解产物如一氧化碳或胆绿素则是另一种 HO-1 靶向治疗形式,已被证明也有细胞保护作用。然而,最近的报道认为,在一个野生型和杂合 HO-1 缺陷(HO-1+/-)的小鼠肝热缺血模型中,基础 HO-1 水平比上调 HO-1 水平对促进肝脏 IRI 的保护更重要。因此,选择合适的诱导剂增加基础 HO-1 蛋白水平,可提高肝 IRI 保护作用。这种新颖的想法被称为药物预处理。

(三) 一氧化氮药物靶向策略 目前认为一氧化氮(NO)具有多种不同的功能,包括抗血小板聚集、微血管调控、抑制半胱天冬酶的活性和防止休眠状态细胞凋亡,具有保护 IRI 中小鼠的肝细胞和内皮细胞的功能。现已证明,增加 NO 的干预措施对各种实验模型都有益。精氨酸通过精氨酸一氧化氮合成酶通路产生 NO。用精氨酸酶抑制剂 nor-NOHA 通过抑制精氨酸代谢来提高精氨酸水平,能起到减少肝移植模型中 IRI 的作用。

一氧化氮合成酶(NOS)存在三种形式:神经源的、内皮的和诱导的 NOS(nNOS、eNOS 及 iNOS),后两种因炎性反应而表达增加。研究利用转基因过量表达一氧化氮和一氧化氮合成酶激活剂在 IRI 中具有保护细胞和组织的功能。四氢生物蝶呤是重要的一氧化氮合成酶的辅酶,能增加 iNOS 和 eNOS 的表达并减轻肝 IRI。供体 eNOS 在小鼠肝移植模型中可通过各种机制,包括血管舒张、降低巨噬细胞浸润等来改善肝 IRI。iNOS 在肝 IRI 中的作用更具争议,后者和超氧阴离子相互作用的刺激反应能激活 iNOS 活性产生大量一氧化氮,导致过氧产物,强力诱导细胞死亡。如猪的肝脏移植 IRI 模型结果表明:Kupffer 细胞和中性粒细胞诱导 iNOS 能造成肝损伤加重。应用 iNOS 抑制物如 FK330(FR260330)可减少大鼠移植模型中肝细胞的凋亡;另外一种 iNOS 抑制物 ONO-1714 也可减少肝 IRI。对这些结果可能的解释是:对刺激反应来说,iNOS 比 eNOS 更能生成 NO,导致短时间内大量自身 NO 产生。然而高浓度 NO 可能经硝化反应致细胞损伤,包括诱导酪氨酸残基蛋白质降解、线粒体能量短缺及 DNA 断裂。

总之,通过调节 NOS 来减轻肝 IRI 的益处是由于 eNOS 还是 iNOS,现在仍在争论中。近期的调查结果更倾向于 eNOS 具有减轻肝 IRI 保护作用,而不是 iNOS。还需要进一步研究以探讨在肝 IRI 中 NO 相关合成酶的作用。

(四) TLR4 系统调控策略 Toll 样受体(TLRs)是一种家族性的模式识别受体,对细菌感染的侦测和反应起重要作用。这些受体演变后保存识别大量外生性抗原,这个过程称病原体相关的分子模式(PAMPs),在应激过程中也会产生针对于自体组织的内源性 PAMPs。然而,TLRs 活动是把双刃剑,一些 TLR 家族成员也参与自身免疫发病机制、慢性炎症反应、感染性疾病还有肝 IRI。

TLR4 主要分布于免疫细胞表面,特别是抗原提呈细胞(APC)。同时,TLR4 的内生配体像细胞外基质蛋白(包括纤连蛋白、纤维蛋白原、透明质酸、硫酸肝素)、β 防御素、热休克蛋白(HSP)、高迁移率蛋白(HMGB1)、S100 蛋白和血红素被发现参与 TLR4 引导的免疫反应。TLR4 活性被证实在肝 IRI 中起关键作用。具有 TLR4 缺陷的杂合子小鼠和野生型鼠比较,前者可明显减少 IRI 导致的肝细胞损伤。肝 IRI 长时间门脉阻断可使内毒素经门静脉吸收进入血液循环。然而,近期确切的研究证据表明:内生 TLR4 配体在肝 IRI 中产生,并不引发 LPS 介导的自身炎症反应和肝细胞损伤。HMGB1 在肝 IRI 中产生,报道认为其通过增加 TLR4 活性引发自身炎症反应和引发肝细胞损伤。静脉注射 HMGB1 抗体和生理盐水对照组比较明显加重肝 IRI 损伤。TLR4 信号在肝 IRI 时主要激活髓样分化初级反应基因(MyD88)通路和干扰素调节因子-3(IRF-3)依赖通路,而 TLR4 下游 MyD88 或 PI3K/Akt 活性的上调可激活转录因子 NF-κB 和 AP-1,控制表达炎性细胞因子的基因,包括 TNFα 和 IL-6 等。体外合成 NF-κB 寡脱氧核苷酸(ODNs)抑制 NF-κB 在肝冷 IRI 前通过下调前炎症介质,包括 TNFα、IFN-γ 和细胞间黏附分子-1(ICAM-1),从而起到原位肝移植后部分减少肝炎症损伤的作用。抗炎症细胞因子比如白介素-10(IL-10)通过转录因子 NF-κB 抑制作用减轻炎症反应。与生理盐水对照组比较，小鼠静脉注射重组 IL－10 通过抑制 NF－κB 活动，抑制对 TNFα 和巨噬细胞炎症蛋白 2 的 mRNA 表达，也可减少肝 IRI 的炎症损伤。

TLR4 及 NF－κB 具有免疫监视及对抗有害刺激的作用。阻断两者的作用可能会阻碍靶器官对有害刺激的正常保护反应，导致器官功能受损。鉴于针对靶器官 TLR4 和 NF－κB 为靶点的治疗存在特异性的困难，目前改为考虑以细胞溶解或结构破坏释放的内生配体为新的治疗靶位，后者能够与 TLR4 结合并激活下游细胞内信号。已证实 HMGB1 是一种能够激活 TLR4 来介导肝 IRI 的内源性分子。一旦 HMGB1 经坏死细胞或活性巨噬细胞释放，即可释放其他前炎症介质，其过度表达时介导产生致死物质。确切的 HMGB1 释放机制现在还不是完全清楚。有些研究证实，TLR4 依赖的 ROS 产物和下游 CaMK 级联的激活参与了这个过程。抗 HMGB1 治疗明显减轻肝功能和肝细胞损伤。寻找潜在的以 HMGB1 为靶位的药物，将有可能将其用于治疗 IRI 相关的败血症和其他急性炎症。

二、缺血与药物预处理

(一) 预处理的概念和机制 近年来，许多研究已经证实：肝脏经过短暂的缺血、高温或轻度氧化等刺激后，可增加对随后发生的再灌注损伤的耐受性，这种现象称肝预处理。肝预处理(preconditioning)的发展能分成两个阶段：即刻反应过程在几分钟，包括直接调节能量供应、pH 调节、Na^+ 和 Ca^{2+} 平衡；预处理后期反应开始于 12～24 h 以后，刺激后需要合成多种刺激反应蛋白和其他物质。这些触发肝预处理的信号部分已经明确，证实腺苷、一氧化氮和活性氧族能激活多种蛋白激酶串联，包括 3′，5′－环磷腺苷(cAMP)、Ca^{2+} 独立蛋白激酶 δ 和 PKC－ε、蛋白 B(PKB/Akt)、p38 有丝分裂原蛋白激酶(p38MAPK)。这些内生信号分子通过预处理来保护肝脏。以上提及的这些介质最终通过提高热休克蛋白、活化抗氧化防御系统、保护肝能量状态和抑制前凋亡物质的释放来介导肝保护，包括炎症反应也通过肝预处理来调节。预处理刺激减少白细胞黏附分子在肝窦内皮细胞上的表达(细胞内黏附分子－1、血管细胞黏附分子－1、E－选择素)，降低缺血后肝中性粒细胞的浸润。原则上在延长缺血期前预处理的作用主要基于上调基础抗氧化、抗炎、抗凋亡活动。

(二) 药物预处理的相关机制 用药物模拟上述预处理的手段被称为药物预处理(PPC)。腺苷和腺苷 A2A 受体激动剂在啮齿动物预处理中的作用表明：这些化合物是可能的预处理药品目录中第一候选者。腺苷酶 A2 受体选择性药物刺激增加了缺血预处理后的肝脏缺血耐受。通过热缺血期停止肝细胞线粒体电子转运系统和降低富能磷酸盐可增加腺苷的数量，从而在缺血预处理后刺激腺苷 A_2 受体延长肝脏缺血耐受。一氧化氮是重要的激动信号通道，也是参与预处理的分子。经一氧化氮前体(如 *L*－精氨酸)的药物预处理可在早期再灌注期保护肝脏。这些保护机制通过保护线粒体的结构和抑制蛋白酶 3 的活性而产生。ANP 和结构相关的肽因其强大的扩张血管、降血压和排钠排水的作用，可作为预处理的候选药物。上述激动物质、抗氧化剂、免疫抑制剂(如 FK506)和高压氧都对器官功能障碍和细胞损伤有保护作用。虽然这些确切的预处理机制尚未被证实，但均与降低过氧化产物，降低促炎症因子或介质的产生，抑制半胱氨酸蛋白酶家族的活性等机制相关。而有关预处理保护的适应介质中，HSP70 的重要性同 HO－1 一样，人们对其已有相当认识。

如前所述，预处理保护作用有两个阶段，其中发生在 12～24 h 的后阶段和应激蛋白诱导相关，包括 HSP70 和 HSP32(HO－1)。Ergothioneine(EGT)，是一种真菌代谢物，在植物和动物组织中被发现有抗氧化效果，肝缺血前使用可诱导热休克蛋白 70 而减轻肝 IRI。更广泛的有害刺激，如紫外线辐射、高氧、脂多糖(LPS)和血红素损伤能诱导 HO－1 的表达而具有保护作用。由于基础水平 HO－1 更具保护作用，所以缺血期前上调 HO－1 可能会更有效。据报道，缺血预处理诱导的肝保护作用可被含锡原卟啉(一种 HO－1 特异性阻断剂)阻断，而被钴原卟啉(一种特殊的 HO－1 诱导剂)激活，表明 HO－1 介导了预处理后的肝保护。因此，以 HO－1 为靶向治疗的药物预处理策略是一种有效的方法，部分 HO－1 诱导剂在实体器官移植中应用是有效的。近期研究显示姜黄素预处理的肝细胞保护与上调 HO－1 调控肝冷保护和再灌注损伤相关。吡咯烷二硫代氨基甲酸(PDTC)，一种人工合成的化合物预处理能上调 HO－1 mRNA 起到肝保护作用。回顾在肝脏 IRI 诱导预处理的化学物质中发现缺血前应用小剂量、低毒分子可诱导热休克蛋白并呈现对 IRI 的保护作用。然而由于在临床实践中实行困难、毒性问题和副作用，它们的临床应用受限。近年来吸入麻醉药异氟烷预处理通过增加本身 HO－1 mRNA 蛋白表达和 HO－1 酶活性对鼠肝 IRI 的保护作用，临床使用表明提高 HO－1 活性可能是一种有益的减轻肝 IRI 方法。

三、保存液有关的药物治疗

保存损伤是指发生在原位肝移植中长时间缺血和低温肝损伤，由长时间的保存引起的，可导致原发性供肝无功能、原发性肝功能障碍、非解剖性供肝胆管狭窄和延迟灌注障碍，上述并发症的研究已较深入。IRI 后线粒体呼吸损失、ATP 消耗、能源依赖的代谢途径和运输过程恶化都参与了缺血性肝损伤机制。低温储存虽能减少组织代谢率，但能诱导细胞钙稳态的改变和引起细胞肿胀，这些病变与缺氧无关。

UW液是目前首选作为移植器官保存标准的冷贮存解决方案。UW液的主要成分包括嘌呤醇与乳糖，据报道可有效抑制低温细胞肿胀。UW保存液中还加入能量底物或前体及营养因子，如腺苷、S-腺苷甲硫氨酸(SAM)和果糖-1，6-双磷酸(FBP)等以提高保存液的保护作用和延迟贮存时间的限制。UW保存液尚可加入其他成分，比如p38有丝分裂原激活蛋白激酶(MAPK)抑制物FR167653、血小板活化因子(PAF)拮抗剂E5880、钙调节蛋白抑制剂、钙通道阻断剂、蛋白酶或蛋白酶抑制剂等。然而这些UW保存液成分的改良因为缺乏合适的浓度和靶向而并未提高保护作用。近期被用做抗缺血治疗的药物包括曲美他嗪(TMZ)和5-氨基-4-咪唑甲酰胺核苷(AICAR)证实：无论是在心脏或肝脏均可改善I/R损伤。这些药物通过调节线粒体的能量代谢和减轻氧化刺激等作用而提供细胞保护作用，药物应用作为一种新的UW肝保存液添加剂，是肝移植中新的保护策略。此外，近期报道添加GL和GSH到保存液，通过增加Mrp2而改善冷缺血肝脏毛细胆管胆汁的分泌和胆道有机阴离子的转运。因此保存液药物治疗对减少保存损伤或减少再灌注损伤具有重要意义。

四、临床药物应用

对肝IRI药物治疗的动物实验有大量报道，而对肝保护的临床研究很少。一个小的随机对照试验研究了肝移植术后吸入NO对患者肝功能和移植转归的影响。发现围术期NO吸入能使患者移植物的功能早期改善、减少肝细胞凋亡并缩短住院时间，但此研究只是小样本研究，且只在灌注1 h后使用单次肝活检评价炎症改变和肝细胞凋亡。异氟烷或七氟烷挥发性麻醉剂已经被广泛地应用于日常麻醉。近期一组随机、对照临床研究中，评价了七氟烷预处理对肝切除术中患者血流阻断的保护作用。七氟烷预处理组不仅明显减弱肝损伤，而且还提高了临床转归，特别是对于脂肪肝患者。但麻醉药相关的肝IRI保肝研究尚缺少，大鼠异氟烷预处理据报道与HO-1的高表达水平有关。因此，该策略还需要进一步研究才可以提供新的实用的治疗选择。

近期针对抗凋亡、抗炎、免疫调控和抗氧化的药物策略保护肝脏正在临床研究中。一种泛蛋白酶抑制剂(PCI)——IDN-6556已被用于器官冷贮存期和49 h后接受肝移植的患者中。PCI治疗显著减轻早期肝IRI介导的细胞凋亡。最近的一项前瞻性临床试验评估术前使用类固醇治疗改善肝切除术后的转归。患者在麻醉诱导前予甲泼尼龙治疗具有降低血清转氨酶、炎性细胞因子和改善凝血指标的作用。到现在为止，临床上只有少数治疗药物能有效阻断ROS介导的肝IRI。依达拉奉是第一个自由基清除剂药物，已经在日本被批准用于治疗由急性脑血栓形成和脑梗死导致的急性中风，它的抗氧化作用在治疗不同疾病中得到很好的证明。因此依达拉奉有望作为在肝IRI治疗中一种有效的自由基清除剂使用。同样，通过口服证明饱和氢盐水可作为一种有效的抗氧化剂，是可用于多种疾病治疗的羟基清除剂。在肝脏移植中IRI可激活内源性促炎免疫反应，从而在移植排斥反应中启动适应性免疫反应。临床试验证实：免疫调节剂具有改善患者IRI预后能力。他克莫司是一种免疫抑制剂，移植前应用能早期提高组织功能和减少肝细胞损伤。一种多克隆抗体诱导剂Thymoglobuline(兔抗人胸腺细胞免疫球蛋白)，能降低IRI损伤和改善移植物功能。这些治疗作用机制尚不完全清楚，可能通过激活IRI下游信号起作用。临床应用这些靶向治疗方案以改善肝IRI的预后目前已成为可能，而它们在临床应用中的复杂问题尚需进一步的深入研究。

鉴于，肝脏IRI中涉及氧自由基的生成和随后激活的各种细胞级联分子，包括Toll4受体系统，血红素加氧酶系统和一氧化氮损伤相关分子，抗炎和促炎、氧化和抗氧化以及细胞凋亡和抗凋亡之间的失衡，药物治疗途径包括抗氧化剂、抗炎药物及保肝抗凋亡药物等，这些药物在肝IRI病理过程中通过调节各靶向分子从而减少IRI对肝脏带来的损伤。但是如何使这些化学药物成为临床药物，改善用药后患者生存转归，减少相关副作用，是今后一段时间内关于肝脏IRI基础和临床研究的重点所在。

(俞卫锋)

参考文献

[1] Montalvo-Jave EE, Escalante-Tattersfield T, Ortega-Salgado JA, et al. Factors in the pathophysiology of the liver ischemia-reperfusion injury. J Surg Res, 2008, 147: 153-159.

[2] Vardanian AJ, Busuttil RW, Kupiec-Weglinski JW. Molecular mediators of liver ischemia and reperfusion injury: a brief review. Mol Med, 2008, 14: 337-345.

[3] Malhi H, Gores GJ, Lemasters JJ. Apoptosis and necrosis in the liver: a tale of two deaths? Hepatology, 2006, 43: S31-S44.

[4] De Groot H, Rauen U. Ischemia-reperfusion injury: processes in pathogenetic networks: a review. Transplant Proc, 2007, 39: 491-494.

[5] Romanque UP, Uribe MM, Videla LA. Molecular mechanisms in liver ischemic-reperfusion injury and ischemic preconditioning. Rev Med Chil, 2005, 133: 469-476.

[6] Colletti LM, Kunkel SL, Walz A, et al. The role of cytokine network in the liver injury following hepatic ischemia/

reperfusion in the rat. Hepatology, 1996, 23: 506 - 514.

[7] David P Foley, Ravi S Chari. Ischemia-reperfusion injury in transplantation: novel mechanisms and protective strategies. Transplantation Reviews, 2007, 21: 43 - 53.

[8] Zhang W, Wang M, Xie HY, et al. Role of reactive oxygen species in mediating hepatic ischemia-reperfusion injury and its therapeutic applications in liver transplantation. Transplantation Proceedings, 2007, 39: 1332 - 1337.

[9] Tsuchihshi S, Zhai Y, Bo Q, et al. Heme oxygenase - 1 mediated cytoprotection against liver ischemia and reperfusion injury: inhibition of type - 1 interferon signaling. Transplantation, 2007, 83: 1634 - 1682.

[10] Shiva S, Sack MN, Greer JJ, et al. Nitrite augments tolerance to ischemia/reperfusion injury via the modulation of mitochondrial electron transfer. JEM, 2007, 204: 2089 - 2102.

[11] Pardo M, Budick-Harmelin N, Tirosh B, et al. Antioxidant defense in hepatic ischemia-reperfusion injury is regulated by damage-associated molecular pattern signal molecules. Free Radic Biol Med, 2008, 45: 1073 - 1083.

[12] Leonard MO, Kieran NE, Howell K, et al. Reoxygenation-specific activation of the antioxidant transcription factor Nrf2 mediates cytoprotective gene expression in ischemia-reperfusion injury. FASEB, 2006, 20: 2166 - 2176.

[13] Jaeschke H. Reactive oxygen and mechanisms of inflammatory liver injury. J Gastroenterol Hepatol, 2000, 15: 718 - 724.

[14] McCord JM. Oxygen-derived radicals: a link between reperfusion injury and inflammation. Fed Proc, 1987, 46: 2402 - 2406.

[15] Sheu SS, Nauduri D, Anders MW. Targeting antioxidants to mitochondria: a new therapeutic direction. Biochim Biophys Acta, 2006, 1762: 256 - 265.

[16] Elimadi A, Sapena R, Settaf A, et al. Attenuation of liver normothermic ischemia-reperfusion injury by preservation of mitochondrial functions with S - 15176, a potent trimetazidine derivative. Biochem Pharmacol, 2001, 62: 509 - 516.

[17] Eum HA, Cha YN, Lee SM, et al. Necrosis and apoptosis: sequence of liver damage following reperfusion after 60 min ischemia in rats. Biochem Biophys Res Commun, 2007, 358: 500 - 505.

[18] Szabo C, Ischiropoulos H, Radi R. Peroxynitrite: biochemistry, pathophysiology and development of therapeutics. Nat Rev Drug Discov, 2007, 6: 662 - 680.

[19] He SQ, Zhang YH, Venugopal SK, et al. Delivery of antioxidative enzyme genes protects against ischemia/reperfusion induced liver injury in mice. Liver Transpl, 2006, 12: 1869 - 1879.

[20] Wu TJ, Khoo NH, Zhou F, et al. Decreased hepatic ischemia-reperfusion injury by manganes-porphyrin complexes. Free Radic Res, 2007, 41: 127 - 134.

[21] TomochikaHanawa, ShoichiroAsayama, Taiji Watanabe, et al. Protective effects of the complex between manganese porphyrins and catalase-poly (ethylene glycol) conjugates against hepatic ischemia/reperfusion injury in vivo. Journal of controlled release, 2009, 135: 60 - 64.

[22] Evans ZP, Ellet JD, Fariss MW, et al. Vitamin E succinate reduces ischemia/reperfusion injury in steatotic livers. Transplantation Proceedings, 2008, 40: 3327 - 3329.

[23] Heidi Schuster, Marie-Céline Blanc, Dominique Bonnefont-Rousselot, et al. Protective effects of glutamine dipeptide and α - tocopherol against ischemia-reperfusion injury in the isolated rat liver. Clinical Nutrition, 2009, 28: 331 - 337.

[24] Sang-Won Park, Sun-Mee Lee. Antioxidant and prooxidant properties of ascorbic acid on hepatic dysfunction induced by cold ischemia/reperfusion. European Journal of pharmacology, 2008, 580: 401 - 406.

[25] Yoshizumi T, Ikeda Y, Kaneda Y, et al. Ex Vivo Transfer of Nuclear Factor - κB Decoy Ameliorates Hepatic Cold Ischemia/Reperfusion Injury. Transplantation Proceedings, 2009, 41: 1504 - 1507.

[26] Rafael Omar Giovanardi, Ernani Luis Rhoden, Carlos ThadeuCerski, et al. Pharmacological Preconditioning Using Intraportal Infusion of L-Arginine Protects Against Hepatic Ischemia Reperfusion Injury. Journal of Surgical Research, 2009, 155: 244 - 253.

[27] Yu WF, Yang LQ, Wang JY, et al. Ca^{2+} cytochemical changes of hepatotoxicity caused by halothane and sevoflurane in enzyme-induced hypoxic rats. World J Gastroenterol, 2005, 11: 5025 - 5028.

[28] 吴伯文，主编. 实用肝脏外科学-肝脏外科基础. 北京：人民军医出版社，2009：1 - 30.

[29] 吴孟超，主编. 肝脏外科学-肝脏外科解剖. 上海：上海科学技术文献出版社，2000：3 - 30.

[30] Lv X, Wang ZM, Huang SD, et al. Emulsified isoflurane preconditioning reduces lung injury induced by hepatic ischemia/reperfusion in rats. International journal of medical sciences, 2011, 8: 353 - 361.

[31] Song JC, Sun YM, Zhang MZ, et al. The etomidate requirement is decreased in patients with obstructive jaundice. Anesthesia and analgesia, 2011, 113: 1028 - 1032.

[32] Ren HM, Yang LQ, Liu ZQ, et al. In vivo and ex vivo effects of propofol on myocardial performance in rats with obstructive jaundice. BMC Gastroenterology, 2012, 11: 144.

[33] Song JC, Sun YM, Yang LQ, et al. A comparison of liver function after hepatectomy with inflow occlusion between sevoflurane and propofol anesthesia. Anesthesia and analgesia, 2010, 111: 1036 - 1041.

第五十章 腹部大手术麻醉

腹部外科手术是临床最常见的手术之一,包括腹壁和腹腔各种组织与脏器的炎症、肿瘤、外伤与畸形等。腹腔内脏器担负着消化、吸收、物质代谢、分泌激素调节全身等重要生理功能,这些脏器发生病变或创伤将导致机体生理功能改变和内环境发生改变;接受腹部外科手术的患者年龄分布广泛,原发疾病本身轻重不一,有些患者还可能合并其他系统严重疾病;手术病例中老年患者和创伤的比例上升;肿瘤根治手术范围的扩大化等都给麻醉医师带来较大挑战。另外,近年来外科术式快速发展,腹腔镜手术的大量开展,特别是肝脏、胰腺、胃等器官的肿瘤的手术在腹腔镜下完成会更多地取代传统的腹部手术方式,这些手术难度较大、操作时间较长,这也给麻醉医师提出了许多新的要求。本章主要介绍临床常见的腹部外科大手术的麻醉。

第一节 胃肠系统病理生理

胃肠系统(gastrointestinal,GI)的主要功能是消化或吸收营养物质,并排泄废物(表 50-1)。一个体重 70 kg 的成人每日需摄入 800～1 000 g 食物、1 200～1 500 ml 水,同时排泄大约 50 g 未消化的物质和 100 ml 水。

表 50-1 胃肠道功能

脏　　器	功　　能
口腔	咀嚼
咽和食管	吞咽
胃	储存,初步消化
小肠	消化和吸收
胰腺	消化酶,中和 pH
肝脏和胆囊	分泌乳化脂肪的胆盐
结肠	贮存和浓缩未消化的食物
直肠	排便

GI 的功能并非只对胃肠道手术患者的围术期起重要作用,多种腹腔内甚至腹腔外手术操作都可对 GI 生理产生重要的影响,损害 GI 对病理性刺激的正常生理反应。分析 GI 的正常生理及其对病理生理改变的反应有助于理解 GI 在手术期间所面临的问题。手术后的 GI 功能障碍是引起术后并发症的最常见的原因,且与存活率下降和住院时间延长有关(图 50-1)。

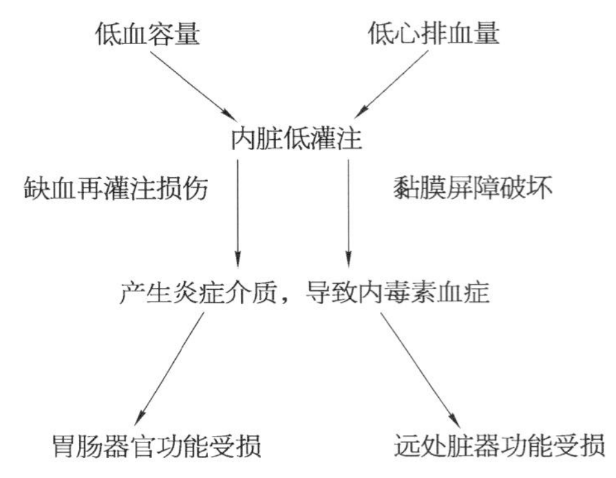

图 50-1 围术期和危重病患者的胃肠道功能受损与并发症发生率和死亡率的关系

一、胃肠微血管系统

小肠微血管系统形成三个平行走形的环路,分别支配黏膜层、黏膜下层和固有肌层。每个环路包括五个组分,各自形成串连结构。阻力小动脉可调节内脏血管床的血流量,使得流体静压一定的情况下,血流量和阻力大小成反比。这些阻力小动脉和毛细血管前括约肌相连,能够产生自主调节,部分代偿血流量降低。除维持肝脏和肠道灌注外,内脏血管床还扮演了“循环储蓄池”的作用。肠系膜循环中 40%的血液储存在高容量血管-静脉中。其余肠系膜集合静脉所容纳的血液总和占全身血容量的 30%。这两个机制对满足日常活动,比如运动、进食及体内液体量波动较大时的血流动力学变化具有非常重要的作用。黏膜和黏膜下层的血流量约占整个肠道血容量的 70%,其中主要部位(表面绒毛)的血流量约占一半。

微血管的适应机制使氧摄取率的高低只在血流量极低的情况下才取决于血流量水平。氧运输功能受损时，耗氧量的维持可通过向并行走形的相对低灌注的毛细血管网络募集氧而提高氧的摄取率。因此，黏膜的通透性似乎在很大程度上都能够保持正常，只有当氧摄取率降低至50%以下才出现受损。人体试验提示GI血流量下降30%极可能出现氧供依赖，黏膜供应依赖的发生早于内脏整体供应依赖。人体胃张力监测资料提示：黏膜对不同原因所致的氧运输下降可能产生不同的反应。尽管淤血性缺氧能够很快被发现，但贫血性缺氧的敏感性似乎低很多。

二、胃肠道的神经支配

肠系膜血管的张力取决于多个因素之间的平衡，这些因素包括交感神经接到的缩血管反应，受"感觉运动神经"影响的血管调节物质的局部作用，副交感胆碱能神经的支配，肠道神经系统，以及内皮衍生因子。GI的神经支配由多个部分组成，包括中枢神经系统、脊髓、椎旁交感神经节和肠道神经系统。肠腔内的营养成分可通过多种反馈机制来改变肠道的运动，抑制胃排空及调节胰酶和胆囊酶的产生。肠腔内的机械和化学刺激都可兴奋迷走神经和脊神经的传入纤维。此外，不同的大分子营养物质(蛋白质、脂肪和碳水化合物)可能通过刺激位于小肠黏膜上的肠道内分泌细胞，使其释放多肽和其他激素而间接激活特异性的传入途径。胆囊收缩素(CCK)就是此类介质中非常重要的例子，其可通过迷走神经辣椒素敏感性的传入途径介导小肠内脂肪对胃排空的抑制作用。CCK还可抑制胰腺和酸的分泌。其他主要的激素包括刺激胃酸分泌和促进小肠道蠕动的胃泌素及增强CCK活性的胰泌素。目前已经发现了100多种具有激素活性的多肽，这些激素位于肠道内外和/或作用于肠道内外。有关此类介质作用的认识变化非常之快，但有些介质可表现出多种功能，包括代谢性激素、神经递质和长效生长因子的作用。

(一) 肠道神经系统 肠道神经是自主神经系统的一部分，大约含有1亿个神经元，以肠肌间神经丛的神经元分布最为密集，是三个主要的有神经节神经丛(肠肌间神经丛、黏膜下和黏膜神经丛)及数个无神经节神经丛当中最密集的一个。肠肌间神经丛分布于整个消化道的(从食管至直肠)外纵基层和环肌层之间。黏膜下神经丛位于黏膜下层，主要分布于小肠。无神经节神经丛也支配肠道各层。

感觉神经元、中间神经元和运动神经元的平均比例为2∶1∶1。不同反射过程中，被激活的神经元类型比例不同。除神经元外，肠神经节中还含有神经胶质细胞，其作用类似于中枢神经系统的星形胶质细胞。尽管肠道神经系统与中枢神经系统之间存在重要的信息沟通，但肠道神经系统也能够通过局部的神经反射独立的调控运动、分泌、血流量及免疫反应。例如，胃的运动可诱发胃肠反射，从而增强回肠末端的运动，加快食糜通过回盲括约肌进入大肠的排空速度。回肠末端的扩张可诱发回肠胃反射，继而减慢胃的运动。任何部位的小肠过度扩张都可诱发小肠反射，从而抑制其余小肠的运动。回肠末端的扩张或收缩可反射性地使回肠括约肌舒张，以利于回肠排空；相反，盲肠的扩张可致括约肌收缩，以组织进一步的排空，排除食糜和结肠细菌反流进入回肠。

GI具有独特的收缩模式。肠道的运动部分取决于几种"起搏细胞"(Cajal间质细胞)，这些细胞是整个胃肠道平滑肌细胞膜电位节律性变化的基础。在GI的不同部位，这种节律缓慢的蠕动波蠕动频率有所不同，胃部约3次/min，回肠末端约8次/min。如果紧邻的肠道神经元产生合适的兴奋性传入信号，起搏细胞可诱导周围与其电耦联的环层肌和纵层肌细胞产生动作电位，形成慢频率的蠕动波。由于电流经细胞浆传导的阻力远小于经相邻细胞间传导的阻力，所以除极波沿平滑肌细胞长轴方向的阔波速度最快。因此，除极波在纵层肌主要沿纵向扩播，而在环层肌则呈环形扩播。

禁食期间，肠蠕动很微弱。每75～90 min胃或十二指肠出现一次有力的收缩蠕动波，而后向回肠末端扩播。这种形式的胃肠互动称为移行性肌电复合波，可能有助于清除胃部和肠道的积液，防止结肠细菌移行入小肠。起搏细胞也具有可塑性，实验中发现：特定的外界损伤，比如肠梗阻后一段时间其功能可部分恢复。随着年龄的增长，整个胃肠道的肠道神经系统神经元功能出现衰退。大部分研究发现：胆碱能神经元最容易受损，而胆碱能神经元退化的数量较少。这些发现与临床观察的结果相一致，年龄>65岁的老年人当中>20%的GI传输时间随着年龄增长而显著降低。自由基产生增多和保护性神经营养因子减少是潜在的原因。神经元蛋白的表达和水平或类型是否随着年龄的增长而发生改变目前尚不明确。

(二) 神经传导递质 平滑肌的收缩力同时受外源性和内源性机制调节，包括多种激素(比如胃泌素除极)、神经传导递质(乙酰胆碱除极、去甲肾上腺素超级化)及平滑肌细胞的牵拉(除极)。神经递质包括降钙素基因相关肽、一氧化氮、血管活性肠肽、P物质、环氧化酶-2途径产生的前列腺素也可抑制GI的运动。去甲肾上腺素是一个交感介导主要的血管收缩剂，与共存递质三磷腺苷(ATP)和神经肽Y共同起作用。目前推断感觉运动神经元可释放多种神经传导递质，其中扩张血管的降钙素基因相关肽是一个主要的因子。肠道神经系统包括支配血管周围肌间神经的非肾上腺素能及非胆碱能系统。NO是一种内皮衍生因子，其除了公认的维持基础血管张力的作用之外，也是肠道神经系统中的假定神经传导递质。NO可抑制另一种内皮衍生因子——内皮素-1(引起血管收缩的介质)的合成及其强有力的血管收缩作用。内脏循环的血流特点在某些情况下也可能起作用，比如体外循环中的搏动与非搏动模式。

(三) 中枢神经系统对胃肠系统的调控 交感神经系统(起自 T_5 及 T_5 以下)是抑制 GI 运动的重要因素。肾上腺素能神经可由多种刺激因素激活，包括传入感觉神经元产生抑制性交感反射。自 1899 年起，GI 生理学家通过对内脏神经切片的早期研究，推测拮抗交感神经的作用可增加肠道的运动。脑干中控制肠道运动的副交感系统的主要协调核团是背侧迷走复合体，该复合体包括迷走神经背核、孤束核、延髓最后区和疑核。背侧迷走复合体可整合来自大脑和肠道回路的信号，协调控制肠道的肌肉运动、分泌及血液循环。来自上消化道的迷走感觉传入纤维在迷走神经背核和孤束核中交换神经元，介导非疼痛性的生理性触觉。大脑对肠道刺激的反应类型提示迷走神经和脊髓传入神经的投射都与触觉和疼痛的传递相关，尽管肠道触觉可能只存在于皮质内脏感觉区。背侧迷走信号传出中心也接受几种高级中枢的下行投射信号，包括大脑皮质额叶、终纹、下丘脑脑室旁核团和杏仁中央核。

背侧迷走复合体在解剖上是一个有机的整体，沿纵轴方向可分为三列支配胃肠道的不同部位，即中间列投射到胃，外侧列投射到小肠和盲肠，内侧列投射到胰腺，而肠道的其他部位包括十二指肠接受多个列的神经支配。迷走传出运动神经元是副交感神经节前神经元。许多作用于上消化道的中枢作用由此类神经元介导，包括近段胃的舒张、胃蠕动的增强和胃分泌的增加。背侧迷走复合体同时还控制迷走-迷走反射，该反射与许多 GI 功能有关。

因此，迷走-迷走途径的破坏可能导致 GI 功能的严重紊乱。然而永久性迷走神经切除后，GI 的消化功能却保持完好，进一步证实肠道神经系统具有自主性。尽管胃肠道上端的肠道神经系统通过迷走神经接受副交感神经和感觉神经的支配，而绝大部分的肠道神经元并不直接接受迷走神经的支配。迷走传出纤维分成食管支和前后迷走神经干，后者通过作用于肠道神经系统而间接支配小肠。迷走传入神经元主要通过释放乙酰胆碱作用于烟碱型胆碱受体将信号传递至肠道神经元，此外还有其他数种递质参与介导该过程。比如，迷走神经背核暴露于血清素、促甲状腺激素释放激素和血管紧张素均可使胃酸分泌增加、胃运动增强。结肠远端及直肠的运动分泌和血流量由盆神经控制。

(四) 神经-免疫系统的相互作用 大脑和肠道神经系统都可与免疫系统发生相互作用，这一作用具有重要的临床意义。许多实验观察显示：肠道的操作可同时伴发肠道运动障碍和肠道炎症，这是证实神经免疫系统相互作用的复杂性及其对肠道生理影响的有力证据，尽管神经免疫系统相互作用不是其发生的唯一原因。中枢和外周神经系统之间存在多种重要的相互作用，起到协同或拮抗作用。在中枢神经系统，室周器结构(包括最后区)可允许体循环中的炎症因子，如肿瘤坏死因子 α 作用于延髓背侧迷走神经复合体的神经系统环路。该作用可致肠道停滞、恶心呕吐等症状。炎症介质也可直接激活迷走传入神经。肠道神经系统也可在很大程度上收到免疫介质的影响。炎症期间平滑肌的收缩和神经递质的释放都会受到影响，且在炎症消退和(或)治愈后可存在永久性的变化。持续性的肠道传入刺激可通过多种介质促使局部 P 物质和降钙素组相关肽的释放，从而活化局部肥大细胞而导致炎症扩大。

循环中的炎症介质或直接的肠道操作均可诱发局部的炎症反应，与术后肠梗阻的发生机制有关。免疫介质可能直接兴奋肠壁内的神经元或增强其对病例生理刺激的敏感性。这是一个双向的过程，因为肠道神经元也支配培氏班，且肠道的神经递质受体分布于黏膜固有层的淋巴细胞中。而直接的肠道操作可能导致黏膜完整性破坏，使肠内容物发生移位，通过局部作用或全身作用增强炎症反应。内毒素血症可见于大手术、心衰等许多临床情况中。动物实验和人体试验都多次证实肉毒素可致肠道运动障碍和黏膜完整性破坏。肠道手术也能通过局部和中枢途径直接和(或)间接地改变神经和神经体液信号，从而引起肠道运动功能的异常。

(五) 代谢相互作用 研究资料显示：全身性低氧血症并不改变黏膜血流量、血容量及内脏血流量，但是其对黏膜酸中毒的影响尚不清楚。缺氧持续时间、严重程度或类型是否影响 GI 的血流和黏膜的完整性也不清楚。但是代谢性和呼吸性酸中毒均可抑制胃的排空。尽管电解质失衡与 GI 止血功能受损有关，目前尚缺乏系统的证据支持。有资料显示：相对轻微的高血糖可延迟胃的排空，而低血糖的作用则相反。体温过低和体温过高都会使 GI 灌注减少，具体的作用机制非常复杂。

(六) 老年人胃肠道变化 自中年开始，胃黏膜开始萎缩，范围和程度随年龄增大而扩大和加重。胃黏膜的壁细胞和上皮细胞分别分泌胃酸和胃蛋白酶，在进入中老年后，它们的数量减少并萎缩，因而导致这两种在食物消化中起重要作用的物质减少，影响消化功能。在这些退行性变化的同时，胃黏膜上会出现一些类似于小肠或大肠的细胞，甚至出现异常形态的增生，这些变化达到一定程度，就是癌前病变，有可能发展为癌。在吸收中起到主要作用的胃和肠的肌肉组织开始萎缩，肌肉的弹性也随之降低，到老年时变得明显。其结果可表现为胃下垂，以及因胃肠蠕动减弱而出现便秘。显然，这是消化的机械性作用减弱的表现，正是由于上述胃的分泌和运动功能减弱，老年人容易出现消化不良症状。

进入中年后，小肠壁赖以完成物质吸收的黏膜逐年变薄，细胞数量减少；小肠壁平滑肌的消化腺逐渐萎缩；加之小肠血管的退行性变化，对肠道的血液供应减少；这些变化足以影响它对营养素的吸收。这是老年人容易发生营养不良及缺乏微量元素的主要原因。大肠的退行性变化与小肠类似。

第二节 腹部大手术常用的麻醉方法

腹部外科手术时，麻醉方法的选择应根据患者的年龄、全身状况、疾病的轻重缓急、重要脏器受损程度、手术部位与手术时间长短、麻醉设备条件与麻醉医师的业务技术水平等综合考虑来选择适当的麻醉方法。

一、椎管内麻醉

椎管内麻醉包括硬膜外阻滞、脊麻或硬膜外阻滞联合脊麻(CESA)等，因痛觉阻滞完善，腹肌松弛满意；对呼吸、循环、肝、肾功能影响小；交感神经被部分阻滞，肠管应激，减轻心脏收缩，使得术野显露较好；持续硬膜外阻滞作用不受手术时间限制，并可被用于术后镇痛，气道反射存在，降低误吸的危险性。因此，是腹部手术较理想的麻醉方法。椎管内麻醉能够降低前后负荷，减少术后肺部的并发症。另外，椎管内麻醉在达到胸腰水平后可抑制交感神经，促进胃肠蠕动，缩短术后肠麻痹的时间，减少术后肠梗阻的发生率，有利于肠道功能的尽早恢复。

但硬膜外阻滞抑制内脏牵拉反应作用差，时有肌肉松弛不良而影响术野的暴露；硬膜外阻滞还有一定的失败率，有时需术中改全麻。阻滞平面过高，如达上胸段可抑制呼吸功能，尤其是复合麻醉性镇静药、镇痛药时更易发生。局麻药毒性反应也是椎管内麻醉尤其是硬膜外阻滞的风险所在，因而近年来已较少被单独使用。

硬膜外阻滞联合腰麻则是近10余年发展起来的麻醉技术，兼有脊麻和硬膜外阻滞的双重特点，以脊麻起效快、阻滞完善、镇痛肌松效果满意、有效抑制内脏牵拉反应和硬膜外阻滞不受时间限制、可术后持续镇痛等优点，特别适合下腹部外科手术。对于高龄、有心血管疾病的患者，要注意控制阻滞平面，防治平面过高和低血压的发生。

另外，对于高龄患者和一些高风险(ASA 3～4级)如合并慢性阻塞性气道疾病、心肌梗死、心肌缺血而不适合接受全麻的患者，下腹部较小手术可谨慎考虑连续硬膜外阻滞，通过间断注入少量的局麻药而产生和维持麻醉，也是一种可以选择的方式。

二、全身麻醉

随着麻醉技术水平设备条件的改善，全麻在腹部大手术中的应用逐渐增加，已成为腹部大手术的首选方法。全麻诱导可用快速诱导或清醒插管，维持可采用吸入全麻、全凭静脉麻醉或静吸复合全麻。全麻具有诱导迅速、能保护气道和保证足够通气、给氧充分、容易控制麻醉深度与麻醉持续时间、肌松满意等优点；但是吞咽反射与气道反射的消失或减弱，导致诱导和插管时有引起呕吐误吸的危险性。误吸是腹部手术麻醉常见的死亡原因之一，对于未禁食或有胃内容物潴留的患者，采用清醒插管更为安全。另外，全麻药物可能带来一定的不良血流动力学变化，尤其对于高龄及危重患者，应选用合适的麻醉药物，加强围术期的血流动力学监护。

三、全麻复合硬膜外阻滞

随着麻醉技能的不断提高，全麻复合硬膜外阻滞被广泛地用于腹部大手术。此法可充分发挥全麻和硬膜外阻滞的长处，避免两者的不足之处。全麻的可控性好，肌肉松弛满意，牵拉反应少，气道管理方便；硬膜外阻滞可阻滞手术区域的传入神经和交感神经，从而阻断该区域内伤害性刺激向中枢传导，使脑垂体和肾上腺髓质分泌的儿茶酚胺减少，有效降低了全麻诱导期，术中、拔管期的应激反应及抑制外科手术引起的应激反应，可显著减少阿片类等全麻药及肌松药的用量，对肝肾功能影响较小，亦减轻对心肌和大脑的抑制程度，苏醒时间显著缩短，可提早拔管，减少并发症；特别适用于合并有呼吸、心血管疾病的患者和高龄患者，以及创伤大、手术时间长、内脏器官探查牵拉反应明显、机体应激反应剧烈的腹部手术；硬膜外阻滞还可使肠管收缩，有利于术野的显露，便于外科操作；另外，硬膜外置管给药尚可提供良好的术后持续镇痛，有利于患者早期咳嗽、排痰，改善术后早期的肺功能，减轻肺不张、肺部感染等并发症，促进患者早期康复。

当然由于硬膜外阻滞的作用，全麻维持期间镇痛药和肌肉松弛药用量相应减少，应当注意围术期有发生低血压和术中知晓的可能性，要求硬膜外阻滞和全

麻需要合理协调配合,用药必须个体化,并在术中根据手术的进程和患者的生命体征随时调整麻醉深度,并通过容量治疗和适当应用麻黄碱或去氧肾上腺素等缩血管药物及监测麻醉深度来帮助减少发生低血压和术中知晓的可能性,确保手术顺利进行和患者安全。

第三节　常见腹部大手术的麻醉

一、胃肠道手术的麻醉

(一) 麻醉前准备

1. 全面了解评估患者的贫血、营养不良和低蛋白血症状况　消化道溃疡和肿瘤出血患者多并存贫血,如为择期手术,血红蛋白宜纠正到 90 g/L 以上,血浆总蛋白宜纠正到 60 g/L 以上,必要时术前予以输血或补充白蛋白;对于急性失血及休克患者应在补充血容量、治疗休克的同时实施麻醉和手术。

2. 纠正水、电解质及酸碱紊乱　消化道疾病可发生呕吐、腹泻或肠内容物潴留,易出现脱水、血液浓缩、低钾血症;上消化道疾病常因大量胃酸丢失而易出现低钾血症、低氯血症及代谢性碱中毒;下消化道疾病可并发低钾血症及代谢性酸中毒等,以上应在术前予以纠正。长期呕吐伴有手足抽搐者,术前、术中应适当补钙和镁。

3. 胃肠道手术应术前常规置入鼻胃管　特别是饱胃、肠梗阻等急诊患者,麻醉前尽可能吸除胃内容物,可以减少围术期呕吐、误吸的发生,并有利于术后肠功能的恢复。

(二) 麻醉处理

1. 胃十二指肠手术　根据患者的实际情况可选择全麻或全麻复合硬膜外阻滞;硬膜外阻滞经 $T_{8\sim9}$ 或 $T_{9\sim10}$ 间隙穿刺,向头侧置管,阻滞平面 $T_4\sim L_1$ 为宜,阻滞平面不宜超过 T_4。

目前,胃肠道手术越来越多选用全麻或全麻复合硬膜外阻滞,全麻选择诱导快、肌松良好、清醒快的麻醉药物。肌松药的选择及用药时间应合理掌握,需保证进腹探查、深部操作、冲洗腹腔及缝合腹膜时有足够的肌肉松弛。注意药物间的相互作用,以及呼吸、循环、尿量、体液、体温等的变化,严密监测血气、电解质,维持水、电解质和酸碱状况,并予以纠正。

2. 结肠手术　右半结肠切除术选用连续硬膜外阻滞或全麻复合硬膜外阻滞;硬膜外阻滞时可从 $T_{10\sim11}$ 间隙穿刺,向头侧置管,阻滞平面控制在 $T_6\sim L_2$。左半结肠切除术可选 $T_{12}\sim L_1$ 间隙穿刺,向头侧置管,阻滞平面达 $T_6\sim S_5$。进腹探查前可给予适量麻醉性镇痛药或镇静药,以控制内脏牵拉反应。

若实施全麻,则使用肌肉松弛药时,应注意与链霉素、新霉素、卡那霉素或多黏菌素等的协同不良反应(如呼吸恢复延迟)。结肠手术前常需多次清洁洗肠,围术期应监测血气电解质,注意血容量和血钾等电解质的变化,并予以纠正。

3. 直肠癌根治术　麻醉选择连续硬膜外阻滞或全麻复合硬膜外阻滞;手术多需取截石位,经腹会阴联合切口,选用连续硬膜外阻滞时宜选用双管法。一点取 $T_2\sim L_1$ 间隙穿刺,向头置管;另一点经 $L_{3\sim4}$ 间隙穿刺,向尾置管。先经低位管给药以阻滞骶神经,再经高位管给药,使阻滞平面达 $T_6\sim S_4$,麻醉中可给予适量麻醉性镇痛药或镇静药,也可选择硬膜外阻滞联合脊麻。手术中应注意体位改变对呼吸、循环的影响,游离乙状结肠时多需采用头低位,以利于显露盆腔,此时应注意呼吸参数变化,并常规吸氧。术中出血可能较多,要随时计算出血量、尿量并给予及时补充,术中有时损伤盆腔静脉丛,可能发生渗血不止,应引起充分重视。如选择全麻复合硬膜外阻滞,则术中肌肉松弛满意,牵拉反应少,便于控制通气;同样要注意体位改变对呼吸、循环的影响,注意调整呼吸参数及维持血流动力学平稳;围术期监测血气电解质,维持水电解质酸碱平衡。另外注意监测患者的体温和采取有效的保温措施。

(三) 麻醉后注意事项

(1) 患者尚未完全清醒或循环、呼吸功能尚未稳定时,应加强对呼吸、动脉血压、中心静脉压、脉搏、尿量、体温、意识、皮肤颜色和体温等监测,并给予相应处理。术后应常规给予吸氧,防治术后低氧血症。

(2) 术后应常规进行血常规、血细胞比容、电解质、动脉血气分析等检查,并依据检查结果给予相应处理。

(3) 术后可能发生出血、呕吐、呃逆、尿潴留和肺部并发症,须予以重视。

二、肝、胆、胰腺疾病手术的麻醉

(一) 麻醉前准备

(1) 重点应检查心、肺、肝、肾功能,对并存疾病特别是原发性高血压、冠心病、肺部感染、肝功能损害、糖尿病、肾功能不全等应给予全面的内科治疗。

(2) 胆囊、胆道疾病多伴有感染,胆道梗阻可能发生阻塞性黄疸及肝功能损害,麻醉前都要给予抗炎、利胆和保肝治疗;阻塞性黄疸可导致胆盐、胆固醇代谢异常，维生素K吸收障碍，致使维生素K参与合成的凝血因子减少，可发生出凝血异常，凝血酶原时间延长，围术期容易发生出血、渗血，麻醉前应给予维生素K进行治疗，使凝血酶原时间恢复正常。

（3）黄疸指数高达100 u以上者，术后肝肾综合征的发生率较高，术前宜先行经皮胆囊穿刺引流，使黄疸指数降至50 u以下再行手术。

（4）阻塞性黄疸的患者，植物神经功能失调，表现为迷走神经张力增高、心动过缓。麻醉手术时更易发生心律失常、低血压甚至心搏骤停，麻醉前必要时给予足量的阿托品。

（5）胆囊、胆道疾病及胰腺疾病患者常有水、电解质、酸碱平衡紊乱，监测血气电解质，予以纠正；对于营养不良、贫血、低蛋白血症等继发性病理生理改变，手术前也均应加强支持治疗。

（6）阻塞性黄胆常伴肝损害，应禁用对肝肾有损害的药物，如氟烷、大剂量吗啡等。麻醉手术中因凝血因子合成障碍、毛细血管脆性增加，也促使术中渗血增多。

（7）胰头或壶腹部肿瘤需要行胰腺和十二指肠切除术的患者多为高龄，心血管、呼吸系统的合并症多，凝血功能多异常；又由于长期饮食不佳而致营养不良、体质消瘦、脱水、电解质紊乱，术前应加强支持治疗、营养治疗，纠正水、电解质和酸碱失衡。

（8）急性坏死性胰腺炎发病急，病情危重，可出现消化道出血、肾功能不全，甚至并发多脏器功能衰竭，死亡率高；胰腺炎继发腹膜炎，腹腔大量血性液体渗出，并因呕吐、肠麻痹，导致严重血容量不足，易发生低血容量休克，水电解质紊乱。坏死性胰腺炎因缺血缺氧、炎性介质释放，可造成心脏、肺脏、肾脏、循环功能等多脏器的损害；术前应禁食，进行胃肠减压，并积极补液，纠正休克，改善微循环，治疗酸中毒及水电解质紊乱；治疗心律失常和心功能不全；禁用吗啡镇痛，以免Oddis括约肌痉挛。

（9）胰岛细胞瘤是多发性内分泌瘤中的一种，以间歇性分泌大量胰岛素致发作性低血糖症状为特征，可出现休克，术前应纠正。手术切除是治疗的根本措施。术前主要是预防低血糖的发生，包括少量多餐和夜间加餐，必要时补充葡萄糖。

（二）麻醉选择及处理 胆囊、胆道、胰腺手术可选择全麻、硬膜外阻滞或全麻复合硬膜外阻滞。硬膜外阻滞平面控制在$T_{4\sim12}$。胆囊、胆道部位迷走神经分布密集，且有膈神经分支参与，在游离胆囊床、胆囊颈和探查胆总管时，可发生胆-心反射和迷走-迷走反射。患者不仅出现牵拉痛，而且可引起反射性冠状动脉痉挛、心肌缺血而导致心律失常、血压下降，甚至心搏骤停。应采取预防措施，如局部神经封闭，静注哌替啶及阿托品等。吗啡、芬太尼可引起胆总管括约肌和十二指肠乳头部痉挛，而促使胆道内压上升达300 mmH_2O或更高，持续15～30 min，且不能被阿托品解除，故麻醉前应禁用。阿托品可使胆囊、胆总管括约肌松弛，宜作为麻醉前用药。胆道手术可促使纤维蛋白溶酶活性增强，纤维蛋白溶解而发生异常出血。术中应观察出凝血变化，遇有异常渗血，应及时检查纤维蛋白原、血小板，并给予抗纤溶药物或纤维蛋白原处理。

复杂的胆道手术、二次胆道手术及胰十二指肠手术，往往创伤大，手术时间长，可由于大量的出血、液体丢失、组织创伤水肿而造成血容量不足，术中需要开放中心静脉，有创动脉测压，检查凝血功能及严密监测血气、电解质，纠正内环境失衡，及时补充液体、血浆及红细胞，维持血流动力学的平稳。高龄患者、长时间手术者注意监测体温和采取加温等保温措施。

急性坏死性胰腺炎患者，如循环、呼吸功能稳定者，可选用连续硬膜外阻滞复合全麻。如已发生休克或经综合治疗无效，则应选用全麻。全麻可保证充足的通气和氧供；麻醉中严密监测SpO_2、呼吸、体温，以及有创动脉血压、中心静脉压等血流动力学指标，及时发现血流动力学变化及其他并发症，输入血浆代用品、血浆和全血以恢复有效循环血量，以及适当使用血管活性药物，纠正休克，监测血气电解质并及时纠正水电解质酸碱紊乱及低钙血症；注意呼吸管理、维护肝功能，防治ARDS和循环衰竭，对于少尿、无尿患者及经过快速输液无效者，应使用利尿剂等措施，防治肾功能不全。另外做好围术期体温监测和注意保温。

胰岛细胞瘤患者围术期严密监测调控血糖水平，肿瘤切除前表现为低血糖，肿瘤切除后可出现低血糖和高血糖，血糖水平也可用于判断肿瘤是否切除完全。麻醉处理要点：防治低血糖直至手术将肿瘤切除，且要防治肿瘤切除后反跳性高血糖。所以术中要根据血糖变化输糖或给予胰岛素降糖处理。血糖＜3.0 mmol/L时补充10％的葡萄糖。如出现高血糖，可用小量胰岛素控制。在围术期连续监测血糖水平，才能确保患者的安全。

（三）麻醉后注意事项

（1）术后应密切监测血压、脉搏、呼吸、尿量、尿比重，持续鼻导管吸氧，直至病情稳定。按时检查血红蛋白、血细胞比容及电解质，行动脉血气分析，根据检查结果给予相应治疗。

（2）若胰岛细胞瘤患者肿瘤未切除或切除不完全，则仍会有胰岛素释放入血导致低血糖，术后应继续严密监测调控血糖。如出现高血糖，可用小量胰岛素控制。

（3）术后继续保肝、保肾治疗，预防肝肾综合征。对于老年人、肥胖患者及并存气管、肺部疾病者，尤应防治肺部并发症。

（4）危重患者和感染中毒性休克未脱离危险期者，

麻醉后应送麻醉恢复室或ICU继续进行严密监护治疗，直至病情稳定。

三、肝脏、脾脏手术的麻醉

(一)麻醉前准备

(1)脾脏是体内血液调节器官，功能亢进可使血液红细胞、白细胞及血小板破坏增多，引起严重贫血和凝血功能障碍。

(2)肝脾疾病患者应于术前纠正贫血和低蛋白血症；严重贫血，尤其是溶血性贫血者，应输新鲜血，全面评估和保护肝功能；合并有肝损害、低蛋白血症者，应加强保肝及多种氨基酸治疗；血小板减少、出凝血时间及凝血酶原时间延长者，应小量输新鲜血或浓缩血小板，并辅以维生素K治疗。择期手术待贫血基本纠正、肝功能改善、出血时间及凝血酶原时间恢复正常后再行手术。

(3)原发性脾功能亢进者除有严重出血倾向和贫血外，大多已长期服用肾上腺皮质激素。麻醉前除应继续服用外，需检查肾上腺皮质功能代偿情况；术前不要突然停药，否则有可能在术中、术后发生肾上腺皮质危象。

(4)有粒细胞缺乏症者常有反复感染史，术前应积极防治。

(5)外伤性脾破裂除积极治疗出血性休克外，还应注意有无肋骨骨折、胸部挫伤、左肾破裂及颅脑损伤等并存损伤，以防因漏诊而发生意外。

(二)麻醉选择与处理

(1)肝胆疾病手术患者如伴有凝血功能障碍，禁用硬膜外阻滞，常选用全麻。选择全麻时需根据有无肝损害而定，可用静脉复合或吸入麻醉，药物选择要求避免使用对肝脏有损害的麻醉药物；氯胺酮、依托咪酯等使肝血流下降的药物也不宜选用；吸入七氟烷或异氟烷宜小于1 MAC。气管插管操作要轻柔，防止因咽喉及气管黏膜损伤而导致血肿或出血。行肝脏、脾脏手术时，外科手术刺激较大，有发生意外大出血的可能，做好大量输血或自血回输的准备。肝脏手术需要阻断肝门或肝动脉，巨大脾脏内储血较多，有时可达全身血容量的20%，故麻醉中禁忌脾内注射肾上腺素，以免发生回心血量骤增而导致心脏负荷过多的危险。如为脾破裂，患者多处于失血性休克状态，处理休克的同时应尽早手术止血，术中保持良好的肌松，以利于脾脏显露和止血。麻醉处理中要密切注意出血、渗血情况，维持有效循环血量，纠正低血压，避免肝脏缺血缺氧；术中禁忌一次大量放腹水，以防发生休克或肝昏迷；麻醉中要维护肝肾功能，监测血气，纠正水、电解质、酸碱失衡；必要时补充凝血因子或使用止血药物(详见第五十一章)。

(2)术前服用激素的患者，围术期应继续给予激素维持量，以防急性肾上腺皮质功能不全。脾亢患者长期服用激素，术中如出现不明原因造成的低血压或休克，则应考虑抗休克的同时补充激素。

(三)麻醉后注意事项

(1)麻醉后的当天应严密监测血压、脉搏、呼吸和血红蛋白、血细胞比容的变化，观察有无内出血和大量渗血，注意观察膈下引流管出血量，继续补充血容量。监测血气电解质维持平衡。

(2)加强抗感染治疗。已服用激素者，应继续给予维持量。

四、门静脉高压症手术的麻醉

门静脉压力＞25 cmH_2O称为门静脉高压症(portal hypertension)；门静脉高压症是由于门静脉血流受阻，发生淤滞，引起门静脉压力增高所致。临床表现有食管胃底静脉曲张、上消化道出血、肝硬化、肝功能损害、出血倾向、低蛋白血症、水钠潴留、腹水等，持续门脉高压还将引起脾淤血肿大、脾功能亢进、全血细胞减少，以及贫血和出血倾向。此外，重症门静脉高压还并发肾功能障碍，导致氮质血症和少尿。食管胃底静脉曲张如破裂可导致大量出血及失血性休克，甚至死亡。门脉高压症分为肝内和肝外两型，前者占95%以上。肝内型又可分为窦前阻塞(血吸虫性肝硬化)和窦后阻塞(肝炎后肝硬化)。

对于没有黄疸、没有明显腹水的门静脉高压症患者发生大出血，采取手术止血。可分为两类：一是分流手术，即通过各种不同的分流手术，如脾肾静脉吻合术和脾静脉肠系膜上静脉吻合术等，来降低门静脉压力；二是断流手术，即阻断门奇静脉间的反常分流，从而达到止血目的。围术期应该避免肝脏缺血、缺氧。

(一)麻醉前准备 门静脉高压症患者的肝功能直接关系到患者的预后，应充分做好术前准备，即使是急症手术，也应尽可能充分准备。改善患者的肝功能及全身情况，提高肝脏代偿功能以减少术后并发症的发生。

1. 贫血程度和凝血功能 有出血倾向者可给予维生素K等止血药，以纠正出凝血时间和凝血酶原时间。如系肝细胞合成第Ⅱ、Ⅶ、Ⅷ、Ⅸ、Ⅹ因子功能低下所致，麻醉前应输新鲜血或冰冻血浆。

2. 腹水程度和低蛋白血症 腹水直接反映肝损害的严重程度，大量腹水还直接影响呼吸、循环和肾功能，应在纠正低蛋白血症的基础上，采用利尿补钾措施，并限制入水量，纠正水电解质和酸碱失衡。对于有大量腹水的患者，麻醉前应多次少量放出腹水，必要时输用新鲜血或冰冻血浆，但禁忌一次大量放腹水，以防发生休克、肝肾功能不全及肝昏迷。术前适当补充白蛋白、血浆等。

3. 麻醉前药 大量应用阿托品或东莨菪碱可使肝

血流减少，一般剂量时则无影响。麻醉性镇痛药和镇静药均在肝内代谢，门静脉高压症患者分解代谢迟缓，药效增强，作用时间延长，故应减量或不用。

(二) 麻醉选择与处理 重视麻醉的选择、术中的监测、个体化用药及术中肝功能的保护；麻醉选择应根据患者的具体情况，以维持术中循环稳定、保持肝脏灌注充分、对患者肝功能的损害最小为原则；肝脏是多种麻醉药代谢的主要场所，多数麻醉药可使肝血流量减少而对肝功能造成一定影响。临床常用的镇静、镇痛药应酌情减量使用。术前肝功能接近正常者，常用麻醉方法和用药对其影响不大。若伴有上消化道出血的危重患者急症手术时，宜选择全麻以维持血流动力学稳定和确保氧供需平衡；如无凝血功能明显异常，硬膜外阻滞复合全麻，可以减少全麻药的应用，降低麻醉药的不良反应，减轻肝脏的药物代谢负担，以及良好机械通气可充分供氧等则更利于患者的恢复。

(1) 麻醉药 氧化亚氮在无缺氧的情况下，对肝脏无直接影响。氟烷使肝血流量下降约 30%，部分患者术后可有转氨酶一过性升高，因此原有肝损害或疑有肝炎者禁用。恩氟烷是否存在肝损害，尚未定论，但用药后一周内 GPT 可轻度升高。异氟烷和地氟烷在体内降解少，对肝功能影响轻微；七氟烷对肝脏影响也很小，可考虑选用。

(2) 肝硬化患者因钠水潴留、细胞外液量增加，故使用琥珀胆碱时，其初量应增加，但因胆碱酯酶活性减弱，其恢复则延迟；应用潘库溴铵时可无影响；对于罗库溴铵，肝脏排泄、肝功能受损的患者慎用；肝脏手术理想的肌松药为阿曲库铵或顺阿曲库铵。

(3) 酯类局麻药由来自肝脏的血浆胆碱酯酶分解，肝硬化患者应用酯类局麻药，因其分解延缓、容易蓄积，故禁忌大量使用。

(4) 麻醉处理要点 ① 维持有效循环血量：通过血压、脉搏、中心静脉压、尿量等监测，调整出入量平衡，避免血容量不足或过多，预防低血压和右心功能不全，维护肾功能。输液时不可大量使用乳酸钠林格溶液或生理盐水，否则钠负荷增加可导致间质性肺水肿，伴肾功能损害者尤需避免。此外，麻醉中还宜通过血气分析和电解质检查，及时纠正水、电解质和酸碱失衡；测定血浆及尿渗透浓度对治疗有指导价值。② 维持血浆蛋白量：低蛋白血症患者麻醉时应将白蛋白提高到 25 g/L 以上，不足时应补充白蛋白，以维持血浆胶体渗透压和预防间质水肿。③ 高浓度氧吸入，维护血液氧输送能力：须保持血容量、每搏量、血细胞比容、血红蛋白及氧解离曲线的正常。心功能正常者，为保持有效循环血量，宜使血细胞比容保持在 30%左右，以降低血液黏滞度，达到最佳组织灌流。为提高氧的输送能力，对贫血者可输浓缩红细胞。④ 补充凝血因子：麻醉前有出血倾向者，应输用新鲜血或血小板。缺乏由维生素 K 合成的凝血因子者，可输给新鲜血浆或新鲜冻干血浆。麻醉中一旦发生异常出血，应即查各项凝血功能，作针对性处理。⑤ 补充血容量：门静脉高压分流术中，出血量>2 000 ml 者并非少见，以输全血最佳，适量给予血浆代用品，输血、输液时应注意补充细胞外液、纠正代谢性酸中毒、充分供氧及适量补钙；大量腹水患者剖腹减压时易发生严重血压降低，应减慢放腹水速度，腹压慢慢下降，适当加快补液或应用血管活性药物纠正低血压。⑥ 保证镇痛完善，减轻应激反应。

(三) 麻醉后注意事项

(1) 严密监测术后出血、血压、脉搏、呼吸和血红蛋白、血细胞比容的变化及血气电解质的变化；维持有效循环血流，保护肝肾功能。

(2) 如患者术后用呼吸支持，尽可能早脱机以减少正压通气对肝脏血流的影响。

五、急腹症手术的麻醉

急腹症手术是急症手术中最常见的类型。急腹症患者发病急，病情较重，涉及病种较多，如常见的急腹症有消化道出血、穿孔、腹膜炎、急性阑尾炎、急性胆囊炎、急性胰腺炎、化脓性胆管炎、肠梗阻、肝和脾破裂等，有些患者还合并出血性休克或感染性休克等，呼吸、循环不稳定。一些患者由于饱胃，麻醉前准备时间有限，麻醉风险较大，麻醉意外及麻醉手术后并发症的发生率均较择期手术高。

急腹症手术对麻醉医师的挑战在于没有充分的时间对患者的全身状况作全面检查及纠正生理紊乱；麻醉医师应尽可能在术前短时间内对病情作出全面综合估计和优化术前准备，尽力使患者安全和手术顺利进行。

(一) 麻醉前准备

1. *重点术前评估* 术前抓紧时间重点评估患者的心、肺、肝、肾等重要脏器功能及既往相关病史。完成相关实验室检查，尤其需了解血气、电解质等结果，以便紧急处理。

2. *治疗休克等合并症* 急腹症患者常常合并各种类型的休克；须进行综合治疗，积极纠正患者脱水、血容量不足，控制感染，并使用血管活性药物维持循环稳定。如条件允许待休克改善后再行麻醉，但如果患者有活动性出血等，应在治疗休克的同时尽快实施麻醉和手术。另外，对于合并有电解质及酸碱平衡紊乱或其他一些严重的合并疾病，也应当同时予以纠正和处理。

3. *胃肠减压* 急腹症患者有饱胃、呕吐、误吸和反流的危险，易导致急性呼吸道梗阻、吸入性肺炎等严重后果，麻醉前必须放置鼻胃管，吸净血液及胃内容物，以防止反流、误吸等的发生。另外，肠梗阻、消化道穿孔、出血或弥漫性腹膜炎患者，术前也应该进行有效的胃肠减压，以降低麻醉风险。

(二) 麻醉选择及处理 视患者情况而选择全麻或椎管内麻醉。一般选用全麻，应实施“快诱导气管插管”，其目的是缩短患者进入无意识状态的时间，降低气管插管时误吸、反流的发生率。同时应快速评估气道，确认无困难气道，同时采用预先给氧的方法增加无通气安全时限，为建立人工气道赢得时间，增加急症手术麻醉诱导的安全性。

1. 胃十二指肠溃疡穿孔(gastroduodenal ulcer perforation) 除应激性溃疡穿孔外，多有长期溃疡病史及营养不良等变化。腹膜炎患者常伴剧烈腹痛和脱水，部分患者可继发感染性休克。在综合治疗休克取得初步纠正的基础上，可选用全麻，注意麻醉诱导药的剂量不宜过大，以免引起严重的低血压。麻醉中继续纠正脱水、低血容量和代谢性酸中毒，防治内脏牵拉反应。对于严重营养不良、低蛋白血症或贫血者，术前宜适量补全血或血浆。围术期监测血气电解质；麻醉后重点预防肺部并发症。

2. 上消化道大出血(upper gastrointestinal bleeding) 食管静脉曲张破裂、胃肠肿瘤或溃疡及出血性胃炎，经内科治疗 48 h 仍难以控制出血者，常需紧急手术。麻醉前多有程度不同的出血性休克、严重贫血、低蛋白血症、肝功能不全及代谢性酸中毒等。术前均需抗休克综合治疗，待休克初步纠正后可选用全麻。麻醉中应密切根据血压、脉搏、脉压、尿量、中心静脉压、血气分析、心电图等监测情况，维护有效循环血量，保持血压在 90 mmHg 以上，维持良好通气，避免缺氧和二氧化碳蓄积，纠正酸碱失衡，使尿量在 30 ml/h 以上。

对于出血性休克或继续严重出血的患者，应在纠正休克的同时快速诱导气管插管，重视预防反流误吸。用对心肌和循环抑制轻的全麻药，如芬太尼、氧化亚氮及肌松药。避免加重肝、肾功能损害。

3. 急性肠梗阻或肠坏死(acute intestinal obstruction or intestinal necrosis) 有严重脱水、电解质、酸碱失衡、腹胀、呼吸急促、血压下降、心率增快的休克患者，选择气管内插管全麻。反流误吸是急性肠梗阻患者麻醉诱导最严重的并发症。术前放置胃肠减压管，选择罗库溴铵快速诱导插管，诱导时采取头高位。如有困难气道，可尝试清醒气管插管；但应注意喉部表面麻醉对喉部保护性反射的影响。麻醉诱导及维持过程中强调预防呕吐物反流误吸，继续进行抗休克综合治疗，维护心、肺、肾功能，预防急性呼吸窘迫综合征、心力衰竭和肾功能衰竭。输血输液时，应掌握剂量与速度及胶体与晶体比率，以维持合理的血红蛋白与血细胞比容，术中监测血气、电解质，注意体温监测和保温；麻醉后需待患者完全清醒，通气和氧合正常、循环稳定、血气分析正常，才停止呼吸治疗。

4. 急性坏死性胰腺炎(acute necrotizing pancreatitis) 是一危险的外科急腹症，因大量炎性介质释放，可诱发全身炎性反应。应选用对心血管系统和肝肾功能影响小的全麻者。麻醉中应针对病理生理特点进行处理：① 因呕吐、肠麻痹、胰腺出血、腹腔内大量渗出往往并存低血容量性休克，水、电解质酸碱失衡，应加以纠正。② 胰腺酶可将脂肪分解成脂肪酸，与血中钙离子起皂化作用，因此患者可发生低钙血症，需加以补充。③ 胰腺在缺血、缺氧情况下可分泌心肌抑制因子(如低分子肽类物质)，从而抑制心肌收缩力，使休克加重，应注意防治。④ 胰腺炎继发腹膜炎，致大量蛋白液渗入腹腔，不仅限制膈肌活动，且使血浆渗透压降低，容易诱发肺间质水肿、呼吸功能减退，甚至发生急性呼吸窘迫综合征；急性肾功能衰竭也是常见并发症。

麻醉中应在血流动力学的监测下，输入血浆代用品、白蛋白、血浆和全血以恢复有效循环血量，纠正水、电解质、酸碱平衡紊乱及低钙血症，同时给予激素和抗生素治疗。此外，应注意呼吸管理、防治 ARDS、维护肝功能、监测体温及监测尿量，防治肾功能不全。

五、类癌综合征的麻醉

类癌是一组发生于胃肠道和其他器官，如支气管、卵巢、甲状腺或乳腺等嗜铬细胞的常见神经内分泌肿瘤，易发生肝转移；其临床、组织化学和生化特征可因其发生部位不同而异。该肿瘤能分泌 5-羟色胺、激肽类、组织胺、前列腺素及血管舒缓素等生物活性因子，引起血管运动障碍、胃肠症状、心脏和肺部病变等，如导致患者皮肤潮红、支气管痉挛、胃肠道蠕动增强等，这些表现称为类癌综合征(carcinoid syndrome)。生长抑素 8 肽类似物奥曲肽，比天然的生长抑素半衰期长、作用更强，能有效控制类癌综合征并减少围术期“类癌危象”的严重程度，比传统的 5-羟色胺拮抗药更为有效。

(一) 麻醉前准备

(1) 对疑有类癌综合征的患者要全面检查。对原发病灶部位、肝损害及其程度和心功能代偿情况等尤应重点检查和全面估价；尤其是心功能不全患者，应予以超声心动图检查诊断并采取相应的对症治疗。

(2) 改善全身状况和营养不良，纠正水、电解质失衡。手术前禁用含有大量色氨酸的饮料和食物(如茶、酒、脂肪及某些蔬菜)；禁忌挤压肿瘤以防诱发类癌危象。

(3) 麻醉前用药宜适当增量，保持患者镇静，避免交感-肾上腺系统兴奋，可选用咪达唑仑镇静。

(二) 麻醉选择和处理

(1) 吗啡、葡聚糖、多黏菌素 E 等可增加肠色素颗粒细胞膜的通透性，或泵作用发生改变而促使 5-羟色胺增加，故应禁用。

(2) 琥珀胆碱的去极化作用，可增高眼内压；禁用有组胺释放作用的肌松药，可诱发严重血压波动和支气管痉挛。

(3) 因类癌的活性物质直接作用于神经末梢与靶细胞的交接处，由此引起类癌综合征发作，在局麻、神经阻滞、脊麻或硬膜外阻滞中都会同样发作。因此要提高警惕，在麻醉管理中，要尽量避免导致血压下降和呼吸抑制的各种因素。

(4) 神经安定药、抗组胺药可降低肠色素颗粒细胞膜的通透性，并阻滞 5-羟色胺、组胺的作用，故类癌综合征手术可选用神经安定镇痛麻醉或静脉复合麻醉，肌松药中可选用顺阿曲库铵。

(5) 麻醉力求平稳，应加强血流动力学监护，开放有创动脉压监测，中心静脉置管；诱导期避免各种应激反应和其他诱发儿茶酚胺释放的因素，控制适当的麻醉深度，也应避免麻醉过深；手术挤压肿瘤、变动体位、缺氧、二氧化碳蓄积、低血压等因素都会促使类癌的活性物质分泌增加，引起"类癌危象"。并在外科操作前预防性使用奥曲肽。术中可采用麻醉深度监测，如出现高血压，应区别是由于麻醉深度不够还是类癌引起。如考虑是由类癌引起，应用奥曲肽 50～200 μg 静脉注射；若无效，选用艾司洛尔或硝酸甘油等治疗。选用气管内插管，有利于供氧和维持呼吸道通畅，一旦出现支气管痉挛，可立即施行正压通气。

(6) 麻醉中一旦发生"类癌危象"而导致严重低血压时，应禁用儿茶酚胺类药，后者可增加缓激肽合成，低血压可更严重。一旦发生，应用奥曲肽 50～200 μg 静脉注射能有效拮抗"类癌危象"；必要时应选用去氧肾上腺素、甲氧明、间羟胺等缩血管药物及抗组胺药物、激素等。另外要注意有效循环血量应补足；水、电解质及酸碱失衡要进行纠正。类癌性心脏病患者并存心肌、心瓣膜损害，应注意防止增加右心负荷的因素，正确掌握输血、输液速度与总量，注意监测尿量，防治心力衰竭，确保患者围术期的安全。

（何非方　钟泰迪）

参考文献

[1] Elrazek E, Thornton M, Lannigan A. Effective awake thoracic epidural anesthetic for major abdominal surgery in two high-risk patients with severe pulmonary disease — a case report. Middle East J Anesthesiol, 2010, 20: 891-895.

[2] Kumar CM, Corbett WA, Wilson RG. Spinal anaesthesia with a micro-catheter in high-risk patients undergoing colorectal cancer and other major abdominal surgery. Surg Oncol, 2008, 17: 73-79.

[3] Pedroviejo Sáez V. Nonanalgesic effects of thoracic epidural anesthesia. Rev Esp Anestesiol Reanim, 2011, 58: 499-507.

[4] Hossain M, Hoq MF, Rahman MS, et al. Vecuronium and fentanyl requirement in abdominal surgery under combined Epidural-General anaesthesia and general anaesthesia alone. Mymensingh Med J, 2012, 21: 55-59.

[5] Miller RD, Eriksson LI, Fleisher LA, et al. Miller's Anesthesia. 7th ed. Philadephia: Churchill Livingstone Inc, 2009: 2135-2153.

[6] Hwang G, Marota JA. Anesthesia for abdominal surgery// Hurford WE, Bailin MT, Davision JK, eds. Clinical Anesthesia Peocedures of the Massachusetts General Hospital. 5th ed. Philadelphia: Lippincott-Raven, 1997: 330-346.

[7] Roizen MF. Anesthetic implications of concurrent diseases// Miller RD. Anesthesia. 5th ed. Philadelphia: Churchill Livingstone, 2000: 981-985.

[8] Longnecker M, Roizen MF. Patients with carcinoid syndrome. Anesthesiol Clin North Am, 1987, 5: 313.

[9] Marsch SC, Steiner L, Bucher E, et al. Succinylcholine versus rocuronium for rapid sequence intubation in intensive care: a prospective, randomized controlled trial. Crit Care, 2011, 15: R199.

[10] Granger J, Remick D. Acute pancreatitis: models, markers, and mediators. Shock, 2005, 24: 45-51.

[11] Parris WC, Oates JA, Kambam J, et al. Pre-treatment with somatostatin in the anaesthetic management of a patient with carcinoid syndrome. Can J Anaesth, 1988, 35: 413-416.

[12] Dierdorf SF. Carcinoid tumor and carcinoid syndrome. Curr Opin Anaesthesiol, 2003, 16: 343-347.

[13] Hu BS, Chen K, Tan HM, et al. Comparison of laparoscopic vs open liver lobectomy (segmentectomy) for hepatocellular carcinoma. World J Gastroenterol, 2011, 17: 4725-4728.

[14] Limongelli P, Belli A, Russo G, et al. Laparoscopic and open surgical treatment of left-sided pancreatic lesions: clinical outcomes and cost-effectiveness analysis. Surg Endosc, 2012, 10: 19.

[15] Zikry AA, Desousa K, Alanezi KH. Carbon dioxide embolism during laparoscopic sleeve gastrectomy. J Anaesthesiol Clin Pharmacol, 2011, 27: 262-265.

[16] 黄宇光，佘守章，主译. 胃肠手术麻醉学. 北京：人民卫生出版社，2008：1-10.

第五十一章 腹腔镜手术麻醉

传统切开技术在达到治疗外科疾病的同时,会干扰患者其他非手术脏器的功能,不仅创伤大,而且并发症较多、患者住院时间较长和术后正常活动恢复较慢。临床上不断努力探索更加安全有效的诊断及治疗新技术,以较小的创伤就能治疗外科疾病,其中腹腔镜手术(laparoscopic surgery)就是重要内容。20 世纪 70 年代早期,腹腔镜开始进入临床,主要用于妇科疾病的诊断和治疗。1987 年,Philipe Mouret 在里昂首次应用腹腔镜胆囊切除,奠定了应用腹腔镜切除胆囊的技术基础。从此,腹腔镜技术在腹部外科、妇科、泌尿外科、血管外科等领域得到广泛推广与应用。由于腹腔镜手术须在气腹和腹内高压的状态下实施,不同专科手术须置于不同特殊体位,由此可导致机体相应的病理生理改变,以及手术本身可导致不同的并发症,从而增加麻醉处理的复杂性和风险。因此麻醉医师应全面了解内镜手术的设备与器械、气腹压力及其对人体的生理影响、麻醉处理、术中监测,以及术中、术后出现特殊并发症的防治原则,以确保患者的安全。

第一节 二氧化碳人工气腹对机体的影响

为了手术操作便利,当代腹腔镜手术多采用人工向腹腔内注入 CO_2,将腹壁及相关脏器挤迫至周边,暴露术野,使手术空间因之相对扩大。二氧化碳人工气腹(carbon dioxide artificial pneumoperitoneum)对机体产生一系列影响,腹腔内压剧烈增加,可能形成腹腔室隔综合征(abdominal compartment syndrome, ACS),可累及心血管系统、呼吸系统和泌尿系统等。

一、人工气腹对循环功能的影响

CO_2 人工气腹后,腹内压力升高、CO_2 吸收、麻醉、体位、神经内分泌反应,以及患者原有血容量和心血管功能状态等因素相互作用,可导致全身循环和局部循环功能的一系列变化。

(一) 气腹压力对全身循环功能的变化 人工气腹后腹内压变化幅度最大,对循环功能的影响最大,腹内压增加,体循环血管阻力(SVR)、平均动脉压(MAP)、右心房压(RAP)增加,腹内压升高到 40 mmHg,心脏跨壁压下降,心排血量(CO)短暂上升后下降。气腹对循环的影响与腹内压力大小相关:① 腹内压<20 mmHg 时,腹膜呈机械性扩张,多巴胺和肾上腺素等儿茶酚胺、肾素血管紧张素系统及血管加压素和皮质醇等神经内分泌激素增加,血管收缩,外周总阻力升高,但腹内脏器受压,静脉回流增加,心脏前负荷增加,CO 增加,血压上升,CVP 升高。② 腹内压>20 mmHg时,下腔静脉受压迫,静脉血流回流减少,回心血量减少,CO 下降,但膈肌上移,胸内压增加,心脏充盈压(PCWP 和 CVP)升高。③ 腹内压继续上升,腹主动脉受压,外周阻力(SVR)上升,心脏后负荷增加,心脏做功势必增加,但腹膜过度牵拉刺激腹膜牵张感受器,引起迷走神经兴奋,心肌表现为负性变力变时效应,心率减慢,此时心脏本身也受压,造成舒张障碍、移位,心律失常和心肌缺血、心肌梗死等风险大为增加。

(二) 对局部循环功能的影响 包括对脑循环、肝血流及其功能、肾血流及其功能、妊娠子宫的影响。

1. 对脑循环的影响 CO_2 气腹腹内压增加条件下,脑血流量流速增加,颅内压及脑脊液压力升高。经颅多普勒(TCD)研究显示:CO_2 气腹压力稳定在 15 mmHg,中脑动脉血流速增快、血流量增加,随腹内压增加,颅内压和 CVP 相应升高。

2. 对肝血流及其功能的影响 研究发现:腹腔镜手术 CO_2 气腹术后 AST、ALT 及胆红素明显升高,但上述指标在 72 h 后降至术前值,肝血管内皮细胞表面粗糙、凌乱,而且肝细胞的完整性受到一定程度的破坏,这与肝脏受人工气腹影响灌注压低有关。在人工气腹条件下,肝血流动力学明显受影响。① 气腹后,MAP 上升,但门静脉血流随腹内压升高进行性降低,门静脉压及门静脉-肝内血流阻力进行性上升。气腹内压达 25 mmHg,门静脉血流量较气腹前降低 34%,门静脉压及门静脉-肝内血流阻力分别上升260%和51%，解除气腹后即可恢复至基础水平。② 腹内压增加，腹膜伸展及下腔静脉回心血量减少，体内儿茶酚胺及血管加压素释放增加，使肠系膜及肝脏等腹内脏器血管系统收缩，肝动脉血供减少。③ 腹内压增加，局部肠静脉流出受阻，毛细血管内压力升高，肠系膜动脉平滑肌的自动调节范围变窄，压力上升，血流量减少，门静脉血供相应下降。因此，肝功能不全的患者，特别是在低血压或休克状态等情况下，不宜行腹腔镜手术和麻醉。

3. 对肾血流及其功能的影响　腹内压增加到一定程度，肾功能即可受到明显影响，表现为肾血流量、尿生成量及尿肌酐清除率下降。CO_2气腹后，肾血流及肾功能下降的程度与患者术前肾功能状态、CO_2气腹持续时间及压力有关。气腹压力<20 mmHg，对肾功能影响轻微；气腹压力>20 mmHg，肾血流量和肾小球滤过率显著下降，肾血管阻力升高，甚至无尿。肾局部压力达15 mmHg，肾皮质灌注血流和尿生成量减少，压力解除后可逐渐恢复。因此，临床上腹内压宜控制在较低水平以维持手术需要和保护肾功能，长时间手术或肾功能不全患者更应重视，必要时使用利尿药或小剂量多巴胺促进尿生成。

4. 对妊娠子宫的影响　CO_2气腹可显著减少子宫血流，母体和胎儿$PaCO_2$上升及酸中毒，腹内压合并$PaCO_2$上升可加重对胎儿的影响。

(三) CO_2吸收和$PaCO_2$对循环的影响　CO_2吸收和$PaCO_2$升高对循环功能的影响与患者心肺功能和手术时间有关。心肺功能正常患者，人工气腹后CO_2吸收后碳酸血症并不严重(特别是在机械通气条件下)，$PaCO_2$为45～53 mmHg，对循环功能影响轻微。随手术时间延长(15 min后)和气腹压力增大，CO_2吸收增加，$PaCO_2$升高，发展到中度至重度高碳酸血症时，平均动脉压(MAP)、心率(HR)、中心静脉压(CVP)和每搏输出量(SV)升高，而外周血管阻力下降，其直接威胁可造成心肌抑制、心肌氧耗增加，心肌缺血缺氧和心律失常的风险增加。

(四) 对不同血容量患者心血管功能的影响　在不同血容量条件下，腹内压增加心血管功能表现不同。在腹内压上升至40 mmHg过程中，CO在低血容量下降53%，正常血容量仅下降15%，而高血容量则上升51%，SVR增加，MAP也增加，心功能曲线右移。当腹内压增加，高血容量组通过增加静脉回流，引起CO增加，而低血容量组和正常血容量组则是增加静脉血管张力，MAP升高，但静脉回流却减少了。

(五) 人工气腹与心律失常　腹腔镜手术中可发生心律失常，如心动过速、室性早搏甚至室颤，其可能机制有：① $PaCO_2$上升。② 气腹牵拉腹膜及相关操作。③ 麻醉过浅。④ 高碳酸血症、交感神经兴奋及血压升高，血中儿茶酚胺分泌增加，导致心肌氧耗增加。⑤ 气栓。

二、人工气腹对呼吸功能的影响

腹腔镜手术和麻醉对患者呼吸功能的影响，主要包括：功能残气量(FRC)、胸肺顺应性、动脉血氧合和CO_2气腹条件下内环境变化。全麻诱导后，FRC和胸肺顺应性下降20%，无效腔通气(V_D/V_T)迅速上升，气道压增加，其中FRC下降程度与患者的体格有关，肥胖患者下降可达51%。闭合腔增加的患者，如吸烟者和慢阻肺(COLD)患者，即使中度FRC下降也可造成低氧合血症，通气/血流灌注比率失调，膈肌上移，胸内压改变。

(一) 术中通气功能的变化　全麻诱导人工气腹建立后，腹内高压，膈肌上移，平卧位肺正常患者的FRC可进一步下降，肺顺应性可显著下降43%，使肺底部易发生微小的肺不张，无效腔通气(V_D/V_T)增加，致通气/血流比值(V∶Q)失调，给予正压通气可相当程度地防止FRC下降。ASA 3～4级患者人工气腹后肺顺应性下降40%，与健康者差异不大。体位对FRC和肺顺应性也有一定影响，头低位时，腹腔脏器头向移位，膈肌活动受限，肺容量和顺应性显著下降，肥胖、老年患者及存在肺不张倾向的患者表现更甚。头高位时，FRC可有一定程度增加，肺顺应性下降则波动在32%～48%之间。由于肺顺应性显著下降，人工气腹建立后为保证足够的肺泡通气量和维持$P_{ET}CO_2$正常水平，通常会调整和增加每分通气量(MV)。对于容量控制式机械通气患者，气道压力曲线峰值和平台期值均升高，相对而言，病态肥胖患者的压力改变不大。Barkozky等人报道气道峰压(P_{AW})可升高51%，而平台压可升高81%，气腹后头低脚高位时肺顺应性降低达到最大值。因而人工气腹期间需要持续监测胸肺顺应性和呼吸压力-容量环的形态，如发现P_{AW}异常升高，应排除支气管痉挛、气管导管滑入支气管、肌松程度不足和气胸等并发症，必要时必须停止手术或转为开腹手术。腹腔放气后5 min内，压力曲线迅速下降，与对照组接近，但此时肺顺应性曲线仍向右下移位，其原因可能与气腹期间较长时间的FRC降低有关。

(二) 术中$PaCO_2$和CO_2内环境变化　CO_2气腹建立后，血中CO_2和$PaCO_2$均升高，形成高碳酸血症；但腹腔首次充入CO_2后，CO_2经腹膜快速吸收后再经血液输送至肺，其排出总量增加，占机体CO_2总排出量的20%～30%，受CO_2分压差、弥散性能及其与腹膜接触面积和腹膜血流灌注等多因素影响，绝大部分CO_2仍溶解和储存于血液中，$PaCO_2$上升；随着充入气量的增加，逐渐增加的腹内高压迫使腹膜血流灌注下降(包括CO下降和血管受压)，因此一定程度上会延缓CO_2的吸收，CO_2的排出量和$PaCO_2$均不如想象的那样会突然增加，而是逐步升高的，一般需15～30 min达到峰值和平衡，升高的幅度与腹腔 CO_2 压力有关。研究认为：腹内压＜10 mmHg，$PaCO_2$ 升高主要源于 CO_2 迅速吸收入血液；腹内压＞10 mmHg，$PaCO_2$ 升高则主要源于无效腔量增加、气体交换障碍所致。

气腹后，患者胸肺顺应性下降、体位限制、机械通气不良、心排血量减少等因素导致的 V/Q 比率失调和生理性无效腔增加均可使 CO_2 排出受限，$PaCO_2$ 上升。一般情况下，ASA 1～2 级心肺功能正常患者的 $PaCO_2$ 升高时，MV 增加 12%～16%，$PaCO_2$ 即可维持在正常水平范围。$P_{ET}CO_2$ 和 $PaCO_2$ 之间的平均差值无显著变化，但不同患者个体间存在差异，ASA 3～4 级患者尽管 MV 由（5.5±0.4）L/min 增加至（9.9±0.9）L/min，但 $PaCO_2$ 仍高达 50 mmHg 左右，$P_{ET}CO_2$ 和 $PaCO_2$ 之间差值明显增大。随着气腹时间延长和气腹压力增大，机体排出 CO_2 的能力减弱，机体内残留的 CO_2 增加，因此在腹腔镜手术人工气腹过程中，$P_{ET}CO_2$ 和 $PaCO_2$ 相关性差，$P_{ET}CO_2$ 作为一项呼吸的常规监测其可靠性下降，建议无论采用何种麻醉方式，手术过程中应多次采集血液标本进行血气分析。如 $PaCO_2$ 持续升高，则必须及早查找是否发生 CO_2 皮下气肿、气胸或气栓等并发症，有心肺疾病的患者则要检查其通气是否有改变。通常在这些情况下，$PaCO_2$ 可显著升高。另外，采用硬膜外阻滞、脊麻或腰硬联合麻醉保留自主呼吸的腹腔镜手术患者，或肥胖、危重患者，或麻醉深度不足代谢增加的患者，或发生呼吸抑制的患者，其 $PaCO_2$ 随着手术时间和气腹压力的增加而上升。因此，保留自主呼吸的腹腔镜手术操作应尽量缩短时间，腹内压应维持较低水平，否则应进行辅助通气或控制呼吸，通过增加呼吸频率和通气量，调整 $PaCO_2$ 保持在正常范围。

三、人工气腹对神经内分泌和免疫功能的影响

（一）人工气腹对神经系统的影响 大鼠 CO_2 气腹后胶质细胞和神经元细胞在光镜下呈轻度水样变，电镜下线粒体轻度肿胀；血液和脑脊液中 S-100 蛋白、神经元特异性烯醇化酶在 CO_2 气腹压力后逐渐增加，但差异无统计学意义，认为在气腹压力 10 mmHg 范围内，CO_2 气腹对正常大鼠中枢神经系统无损害。

（二）人工气腹对内分泌功能的影响 人工气腹条件下，儿茶酚胺、ACTH、皮质醇及血管加压素的血浆浓度上升。腹内高压和 CO_2 吸收刺激交感神经活性增强，肾髓质儿茶酚胺分泌增加，同时肾灌注下降刺激肾素释放，皮质醇、ACTH、β-内啡肽、IL-6 及血糖升高，而胰岛素和胰高血糖素保持不变。有研究报道，开腹手术与腹腔镜手术两种手术期间，皮质醇、肾上腺素和去甲肾上腺素水平相当，但高于术前水平，提示两种手术均可给机体造成一定程度的创伤，并引起相应的应激反应，腹腔镜手术组在术后上述激素下降更快。

（三）人工气腹对免疫功能的影响 相对对传统开腹手术，人工气腹腹腔镜手术对机体创伤小、免疫抑制程度轻、持续时间短，其术后白细胞总数、中性粒细胞释放的超氧阴离子及其趋化性明显低于前者，对单核-巨噬细胞系统功能及特异性免疫功能的抑制也明显弱于前者。Yoshida 等人比较 CO_2 气腹与空气气腹免疫指标变化，在腹腔镜结肠切除后，血 TNFα、IL-6、IL-1β 等 CO_2 组较空气组下降显著，提示 CO_2 有免疫下调作用。Jacobi 等人通过肿瘤（DHD/K12/TRb）小鼠建立不同气体腹腔镜观察肿瘤生长情况，发现 CO_2 气腹组除相对于氦气组及对照组能促进肿瘤生长外，其显著的血 TNFα 下降与 IL-10 升高亦使 CO_2 气腹组有别于另外两组，并认为与其促进肿瘤生长有关。

（四）人工气腹对红细胞免疫系统的影响 腹腔镜手术中腹腔内 CO_2 的压力可以达到 12～14 mmHg，由于 CO_2 在血浆中有较高的弥散性及溶解度，血中 $PaCO_2$ 升高，使机体的内环境处于酸性状态，从而损伤了机体红细胞免疫功能，其机制可能为：① CO_2 气腹引起的红细胞膜内外 pH 变化，细胞膜转运功能减退，影响了红细胞膜上Ⅰ型补体受体（complement receptor typeⅠ，CR_1）跨膜糖蛋白的调节，导致 CR_1 黏附活性降低。② 内环境的酸性改变使血液中免疫复合物的含量增多，与红细胞的 CR_1 结合增多，导致 CR_1 黏附活性的能力降低。③ 机体在酸性环境下细胞代谢产物增多，其与红细胞膜上 C3b 受体结合，使 CR_1 活性降低。因此腹腔镜 CO_2 气腹对患者红细胞免疫功能有损伤作用。研究表明：使用中药黄芪能够减低 CO_2 气腹造成红细胞免疫受损的程度。

四、人工气腹对颅内压和体温调节的影响

（一）对颅内压的影响 腹腔镜手术在颅内压升高或存在闭合性颅内损伤是否安全具有较大的争议。诸多动物实验显示：气腹条件下颅内压不依赖 $PaCO_2$ 升高。小儿脑室腹腔分流术显示，气腹可以即刻升高颅内压至 25 mmHg；闭合性脑损伤患者，气腹后颅内压可由正常水平升至 60 mmHg，即使腹内压恢复正常，颅内压也仍处于升高状态。较之开腹手术，腹腔镜术后头痛、恶心等颅内高压症状也明显增多，此类手术颅内压升高的原因一般归因于颅内静脉回流及脑脊液循环受阻。有研究发现：CO_2 气腹术中患者腰部硬膜外腔压力均显著升高，但在手术结束气腹消除后逐步恢复至正常水平。

（二）对体温调节的影响 腹腔镜微创手术尽管不像开腹手术那样会因热辐射或水分蒸发散失大量热量，但是仍有 1/3 的患者会发生体温下降。这种体温下降与充入气量之间存在极大关系，腹腔充入气体 5 L，体温约下降 0.3℃，其原因可能与充入腹腔内的气体的湿化吸收了一部分腹腔内水分及热量有关。因此，为

了防止因体温下降诱发的并发症，人工气腹患者加强保暖、适度湿化或给充入气加温是必要的。

第二节 腹腔镜手术的麻醉管理

鉴于腹腔镜手术对全身脏器功能的影响及手术相关的风险，有必要更加重视腹腔镜手术的麻醉管理，以下主要阐述腹腔镜手术的术前评估、麻醉前准备、麻醉药物和麻醉方法选择的基本原则。

一、腹腔镜手术麻醉前准备

（一）术前评估 腹腔镜手术患者的术前评估主要考虑的是人工气腹对机体的生理影响及患者对人工气腹的耐受性。ASA 1～2 级的患者一般均可耐受腹腔镜手术及其麻醉，部分 ASA 2～3 级的患者可能存在实质脏器功能低下，但仍有一定代偿功能，若术前有效治疗仍可选择腹腔镜手术。下列情况可被视为人工气腹的相对禁忌证：颅内高压、低血容量、脑室腹腔分流术后、先天性卵圆孔未闭等，先天性心脏病存在右向左分流患者禁忌行人工气腹腹腔镜手术。凡有以下情况，如严重慢性阻塞性肺部疾患、肺动脉高压、过度肥胖、严重贫血及凝血功能障碍、右心或全心衰病史、动脉硬化合并高血压、糖尿病未能控制、酸碱失衡、低血容量休克等，术前给予有效治疗后，采用剖腹手术并选择全身麻醉较为安全。缺血性心脏病和肾功能不全的患者是否行腹腔镜手术应综合考虑，妊娠患者不是腹腔镜手术的严格禁忌证，在手术时机上以 14～23 周为佳，孕龄 4～32 周也被认为是安全的。此外，腹腔镜术前应对全身各系统行常规检查，以了解各主要器官的功能状况，如血、尿常规，肝肾功能，胸部 X 线平片和心电图检查，以及出血，凝血时间，血小板计数，凝血酶原时间，凝血酶时间，活化凝血酶时间等。

（二）术前用药 腹腔镜手术前用药没有特别要求，主要考虑选用三类：① 苯二氮䓬类镇静药，以短效为佳，如咪达唑仑。② 抑腺药，以抑制呼吸道腺体的分泌，如格隆溴铵、阿托品。③ 非甾类抗炎药，以减轻术后疼痛，如帕瑞昔布、氟比洛芬酯。④ α_2 肾上腺能受体激动剂，减轻术中应激反应，如右美托咪定。

（三）术前准备 腹腔镜手术前准备，包括术前禁食禁饮时间（原则与常规手术相同）、建立静脉通路（老年或有并存症患者可行颈内静脉置管）、气道的准备、尿道的准备和监测的准备，包括无创动脉血压（NiBP）、心率（HR）、脉搏氧饱和度（SpO_2）、呼吸频率（RR）、呼吸末二氧化碳分压（$P_{ET}CO_2$）和麻醉深度，心肺贮备功能较差、手术时间长的患者根据需要可选用中心静脉压（CVP）、有创动脉压、尿量和体温等监测。

二、腹腔镜手术麻醉选择和管理

（一）区域和局部麻醉 区域或局部麻醉，包括硬膜外阻滞和蛛网膜下隙麻醉，适合用于低压力气腹、非常轻微的头低位、没有其他手术并发症（如粘连）的短小手术，如腹腔镜输卵管结扎术、诊断性手术、配子转移、隐睾等，腹腔镜下输卵管结扎术、阑尾切除术等脐平面以下的腹腔镜外科手术。这种麻醉的优点是患者清醒，能阻断伤害性刺激传入，减低术中的应激反应，术后运动神经阻滞消退后就可以下地活动，而且患者保持自主呼吸。缺点是围术期患者经常主诉腰背、肩部胀痛不适，甚至会出现面色苍白、出汗、心动过缓或伴有低血压、恶心、呕吐等血管迷走神经反应，同时对呼吸功能也有一定影响。因此患者对此项麻醉技术多不接受或患者体动反应不止，使手术操作不能有效进行，临床可给予适当剂量的镇静药和镇痛药，但麻醉风险困难增加。

（二）全身麻醉 气管内插管全身麻醉现已成为上腹部或耗时长的腹腔镜手术的首选麻醉方式，如腹腔镜胆囊摘除术、腹腔镜下直/结肠癌根治术等普外科腹腔镜手术；其麻醉诱导和维持原则与一般手术的全身麻醉相同，所不同的是强调患者能早期恢复，因此必须考虑药物间的相互作用对患者早期恢复的影响。

1. 全身麻醉药的联合应用 丙泊酚镇静催眠的血浆浓度是 3～5 μg/ml，复合应用阿片类药物后其血浆浓度略微降低。阿片类药和丙泊酚之间存在着协同作用，两者之间是双向作用的，小剂量的阿片类药物可极大地减少丙泊酚的 CP50，但当剂量增加时，并没有更大的效应。目前临床上常用的阿片类镇痛药主要有瑞芬太尼、阿芬太尼和舒芬太尼，在对丙泊酚与瑞芬太尼、阿芬太尼或舒芬太尼的比较研究中发现，丙泊酚与瑞芬太尼是患者苏醒时间最短的组合，符合腹腔镜手术麻醉早期恢复的原则，如对苏醒时间没有特别的要求，也可选用舒芬太尼、阿芬太尼或芬太尼。

2. 静脉全身麻醉药物配伍方案 ① 丙泊酚-瑞芬太尼静脉全身麻醉：瑞芬太尼全麻诱导可以缓慢静注 1.0～1.5 μg/kg（持续 1 min）或采用微量注射泵以 0.5 μg/(kg·min)泵注 1～2 min，继而以 0.2 μg/(kg·min)维持，丙泊酚的诱导剂量为 1.5～2 mg/kg，随后泵注速率根据临床需要设置为 6～7 mg/(kg·h)，并逐渐下调到理想水平。若丙泊酚通过 TCI 给药，初始靶浓度一般设置为4～5 μg/ml,使其剂量接近1.5～2 mg/kg,然后减少靶浓度至2～2.5 μg/ml。术中一旦出现浅麻醉的征象建议静脉注射瑞芬太尼1 μg/kg,可以2 min内重复注射1次;如第二次注射瑞芬太尼无效,静脉注射丙泊酚0.6～0.8 mg/kg,持续输注速率以1 mg/(kg·h)的速率增加,若采用靶控输注血浆浓度可上调至6 μg/ml,然后再下调到原来的靶浓度。在手术刺激恒定不变、麻醉已稳定20 min或更久的情况下,丙泊酚和瑞芬太尼的输注速率应下调,以避免不必要的过深麻醉。研究发现,以0.2 μg/(kg·min)持续输注瑞芬太尼和丙泊酚4.2 mg/(kg·h),患者在停药4～9 min后苏醒。② 丙泊酚-舒芬太尼静脉麻醉:舒芬太尼全麻诱导剂量为0.2～0.3 μg/kg,随后以0.2 μg/(kg·h)持续静脉输注,丙泊酚诱导剂量为1～1.5 mg/kg,随之以5～6 mg/(kg·h)持续输注,10 min后下调至4～5 mg/(kg·h)。麻醉过浅时应追加舒芬太尼3～5 μg,5 min后根据需要重复注射1次,同时上调增加0.05 μg/(kg·h);如果静脉注射舒芬太尼无效时,则静脉输注丙泊酚,其剂量4.2 mg/(kg·h)。

3. 吸入麻醉　采用单纯吸入性麻醉患者的苏醒时间均明显延迟。吸入异氟烷、恩氟烷和七氟烷1.5 MAC 90 min后,其苏醒时间均超过30 min。显而易见,单纯吸入非地氟烷的吸入麻醉不适合微创手术,因此腹腔镜手术采用吸入麻醉药时必须考虑与其他药物联合应用。理想的平衡麻醉是以吸入低溶解度的吸入麻醉药和半衰期较短的阿片类药物为佳,不仅可以缩短复苏时间,还能降低吸入高浓度麻醉剂产生的不良反应。研究表明,单纯吸入肺泡气麻醉药的浓度应达1.5～2 MAC才能提供足够麻醉深度,若同时应用小剂量阿片类药物时,肺泡气麻醉药浓度则降至0.5～0.8 MAC。静脉注射阿芬太尼1 mg可使异氟烷MAC值减少51%以上,其他阿片类药物具有同样的作用。而阿片类药物则以瑞芬太尼为平衡麻醉的最佳选择。一项研究显示,异氟烷-瑞芬太尼和丙泊酚-瑞芬太尼麻醉持续80 min,前者术后平均苏醒时间为6.7 min,而后者术后平均苏醒时间为9.6 min,两组中术后需要追加镇痛药的和不良事件发生率无差异,但前者要求首次镇痛的时间提前。但在另一项研究中,地氟烷-瑞芬太尼和丙泊酚-阿芬太尼在腹腔镜胆囊切除术麻醉中,两组的气管导管拔除时间均为5～6 min,但前者追加的阿片类药物镇痛更多,术后恶心呕吐发生率较高。临床上所有吸入麻醉药与阿片类联合应用时,呼气末浓度均为0.5～0.7 MAC。阿片类药物的剂量与前述的TIVA时一样,出现浅麻醉表现时优先的处理仍是静脉注射阿片类药物。

4. 肌松要求　腹腔镜手术虽然时间较短,但肌松要较高,如果术中肌松欠佳,可使腹内升高,加重对呼吸和循环的影响,因此,气腹期间应始终维持良好的肌肉松弛作用。

第三节　腹腔镜手术常见并发症及处理

腹腔镜手术常见并发症主要包括手术操作相关并发症、手术体位相关并发症、人工气腹相关并发症和手术后并发症。

一、手术操作相关并发症

(一) 血管损伤　腹腔镜手术中血管损伤多发生于气腹针或锥鞘穿刺腹壁和实施手术时,有时可损伤腹主动脉、髂动脉、下腔静脉等大血管,也可损伤局部重要脏器的血管,如肝动脉、门静脉和胆囊动脉及其分支等。

(二) 内脏损伤　内脏损伤多以小肠为主,其次为结肠、十二指肠和胃,或实质性脏器。膀胱、输尿管损伤,术中尿量减少可影响麻醉医师对病情的判断;膈肌损伤可即刻产生气肿,严重影响呼吸,如术中患者出现气促、气短和呼吸困难等并发症,建议术中拍胸片,排除血气胸,留置胸腔闭式引流管。

二、手术体位相关并发症

腹腔镜手术常采用不同的体位,可引起循环呼吸等一系列并发症,甚至神经损伤。

(一) 循环并发症

1. 血压急剧改变　头高位时,下肢及下腔静脉回流减少,会导致心排血量和平均动脉压的降低,如同时存在血容量不足、心室舒张期末充盈不足,可导致心排血量明显降低,而发生血压急剧改变。

2. 急性循环功能不全　腹腔镜手术结束时,患者体位需调整改变,受重力作用血管内容量重新分布,在麻醉状态下,循环代偿功能明显减弱,如血管舒张、有效血容量相对不足、神经反射抑制、心肌力的抑制等,如果突然改变体位,其有效循环血容量降低可引起体位性低血压,进而可引起急性循环功能代偿不全,表现为血压骤然降低,心率明显减慢,严重者可发生循环骤停,特别是心功能较差的患者更易发生。术毕应待麻醉清醒逐步恢复患者正常的生理体位。如术中双下肢抬高时，术毕下肢放回原位时应逐侧安排，不能同时进行，以免引起回心血量的改变，引起心功能意外。

3. 颅内压升高和眼内压增高　屈氏体位引起的静脉压升高可进一步引起脑脊液压力增加和脑血流量降低，造成颅内压和眼内静脉压增高，因此颅内顺应性降低或存在青光眼的患者可能会因头低位而加重病情。

(二) 呼吸并发症

1. 通气不足或通气障碍　屈氏体位、折刀位、截石位、俯卧位和侧卧位等体位条件下，膈肌移位，造成肺容量和顺应性下降，通气受限制。非气管插管机械通气的麻醉患者术中使用镇静与镇痛药物或合并有过度肥胖、胸腹水、心肺功能障碍的患者及老年患者易发生通气不足或通气障碍，造成低氧血症和高碳酸血症。

2. 上呼吸道梗阻　头低位伴大量输液时，使处于低位的眼睑和其他头颈部组织形成水肿，特别是声门以上组织的水肿或气管导管的位置在术中可能发生改变、压迫或扭折，可造成术中上呼吸道梗阻。

3. 气管内插管脱出或单肺通气　头低位特别是在人工气腹条件下，膈肌上移可使气管内插管头向移位脱出或者滑入一侧支气管内，形成单肺通气及另侧肺不张，单侧肺通气可导致急性低氧血症。

4. 吸入性肺炎　患者处于头低仰卧位时，腹腔内压力高，尚未完全清醒时突然改变体位可引起胃内容物反流误吸，从而引起吸入性肺炎。

(三) 周围神经损伤　腹腔镜手术体位引起的神经损伤主要有臂丛神经、坐骨神经、桡神经和腓总神经等，应注意保护。

(四) 其他

1. 眼球挤压伤　摆体位时防止周围物件对眼睛的挤压伤；手术时头低脚高时间过长引起颈部、面部充血、水肿、角膜干燥；在麻醉中双眼角膜有时暴露时间长易干躁，故应用油布覆盖，并观察颈静脉怒张情况。

2. 耳部出血　头低脚高位时手术时间过长可引起耳部出血。

3. 血管栓塞　因体位造成的静脉栓塞或肺动脉栓塞较少见，可能与手术时间的长短相关。

三、气腹有关并发症

(一) 气体栓塞　气体栓塞是腹腔镜手术中最为严重的并发症之一，多由于气腹针刺入血管，充气时气体进入血管或大量弥散入腹腔脏器。由于气体栓塞位置不同，临床表现也各异，早期有心率增快、心律失常、室性移位心律或室性心动过速，也可表现为室性早搏或心动过缓。心前区听诊可闻及磨轮音(mill-wheel)，第二心音加重；心电图可表现为 V_1 导联 R 波高耸、肢导联 P 波高尖、房颤和右束支传导阻滞。SpO_2 下降，$P_{ET}CO_2$ 在气腹前升高，气腹后下降。继多普勒超声之后，经食管超声心动图被认为是心脏内气体最敏感的检测手段，有助于快速诊断。治疗时以缓解临床症状、稳定生命体征、控制气体输入和扩散为原则，具体措施包括：① 立即解除气腹，终止供气。② 吸入纯氧。③ 左侧卧位头低位。④ 通过中心静脉插管抽出中央静脉、右心房和肺动脉内气体。⑤ 高压氧治疗，促进气体吸收，缩小气泡体积，提高缺血组织的氧分压。⑥ 紧急情况下，右心房穿刺，抽出气泡。⑦ 如发生心跳停止，除采用上述措施外，按心肺复苏处理(胸外心脏按压、静脉注射肾上腺素、除颤、血管收缩药等)。

(二) 气肿　气肿是腹腔镜手术过程中常见的并发症之一，常见气肿包括皮下气肿、纵隔气肿、腹膜前气肿和网膜气肿。

1. 皮下气肿　皮下气肿是腹腔镜手术最为常见的气肿之一。多见于年龄大、手术时间长、气腹压力高的患者，又以颈部、前胸、后背、大阴唇等部位多见，有时上延到脸部眼睑处。一经发现，立即停止手术，局部穿刺排气，严密观察病情变化，用双手将气体从戳孔处推出和麻醉管理中采用过度通气，适当降低腹内压至 10 mmHg左右或解除气腹。

2. 纵隔气肿　腹腔镜手术时，由于腹膜外气肿压力过高或腹腔内压力过高，CO_2 沿胸主动脉、食管裂孔通过膈脚进入纵隔，后腹膜间隙气体压力过高也可进入纵隔，引起纵隔气肿。当纵隔积气多时，常感胸闷不适、憋气、胸骨压痛、上腔静脉受压，严重时可引起呼吸困难、发绀、脉细弱、血压下降，甚至发生昏迷、颈静脉怒张、心浊音界缩小或消失、Hamman 征阳性，即左侧气胸并发纵隔气肿者，有时心前区可听到与心跳一致的噼啪音，胸部和颈部等处可出现皮下气肿，局部有捻发音，X 线胸片和纵隔两旁有透明带，上纵隔较明显，左心缘也可有透亮带。单纯性纵隔气肿不需治疗，可自行吸收；如纵隔气体量多，症状明显，或出现呼吸、循环障碍时，可行胸骨上穿刺或切口抽气减压，并注意预防和控制感染。

3. 腹膜前气肿　由 Veress 针未穿透腹膜使 CO_2 造成。表现为气腹压力高于正常且注气不畅快，一旦发现应重新穿刺。

4. 网膜气肿　由 Veress 针穿入大网膜而造成，一般不需特殊处理。

(三) 气胸　腹腔镜术中如发现以下情况，应考虑气胸的发生：① 气道压增加，或肺顺应性降低，通气困难。② 无明确原因的血氧饱和度下降。③ 无法解释的血流动力学改变、血压下降、CVP 升高等。气腹后气胸是比较少见的严重并发症，严重的皮下气肿亦可引起气胸。典型气胸的症状包括：患侧肺呼吸音减弱或缺乏，叩诊反响过度，气管移位。最早的表现为 CO_2 分压上升，以后可表现为血氧饱和度降低，气道压力升高。胸部 X 线检查可辅助诊断。气胸的治疗：若气胸发生于手术开始，或在手术的中途，症状、体征明显，应解除气腹，行患侧胸腔穿刺抽气或行胸腔闭式引流；若在手术的中途，患者生命体征平稳，可重新建立气腹完成手术；若气胸在手术即将完成时被发现，患者生命体征平稳，应继续完成手术，一旦解除气腹，胸腔内 CO_2 会很快被吸收，并不一定作胸腔闭式引流，一旦肺膨胀良好，无漏气，经 X 线片证实，即应拔除胸腔闭式引流管。

(四) 心律失常 腹腔镜手术期间心律失常发生率为 5%～47%，可以是一般的心率减慢或心跳快速，但也可以表现为多源性室性早搏，甚至是室颤和心搏骤停。由心动过缓所引发的心搏骤停是最常见的心律失常。其原因可能与充气时腹膜过度牵拉，导致迷走神经兴奋有关。心动过缓也是气体栓塞的早期表现。预治措施包括立即停止充气、适度放气，降低腹内压，给予阿托品静脉注射，必要时加深麻醉。

心动过速和室性早搏则是交感神经兴奋的表现，多由于 CO_2 吸收导致高碳酸血症或缺氧致低氧血症，也见于气腹时下腔静脉受压，回心血量下降，心率代偿性加快。防治措施包括尽量使用较低腹内压和尽快结束手术，适当使用药物控制和容量治疗。

(五) 心肌缺血、心肌梗死或心力衰竭 腹腔充气时，腹主动脉受压，反射性交感神经兴奋，血管收缩张力增加，外周血管阻力升高，同时血浆多巴胺、肾素、血管紧张素、肾上腺素、去甲肾上腺素和血管加压素大量释放，外周总阻力进一步升高。研究发现，CO_2 气腹可使 65%患者外周血管阻力增加，90%患者肺血管阻力增加，20%～59%患者心脏指数降低，后负荷和心肌氧耗量增加，从而诱发心肌缺血、心肌梗死或充血性心力衰竭。另外，腹内压上升迫使膈肌上移和正压通气均使胸内压上升，心脏舒张障碍，负荷增加，同时腔静脉受压使得回心血量减少，心率代偿性加快，这些都可能是心肌缺血、心肌梗死或充血性心力衰竭的诱因。防治措施包括控制腹腔内压力，选用 α_2 受体激动剂和 β 受体阻滞剂及大剂量瑞芬太尼。

(六) 高碳酸血症 随着"腹腔镜大手术"的不断涌现，长时间的腹内高压可导致高碳酸血症与呼吸性酸中毒。其产生主要因素：① 气腹压力在 16 mmHg 以上，气腹持续 1 h 后心排血量即有明显下降，周围血管阻力明显增加；腹内压在 8～12 mmHg 时，以上改变则不明显。② 气腹持续时间越长，腹膜吸收的 CO_2 也越多。③ 腹腔镜手术中如发生了皮下气肿或气胸，常会伴有较明显的高碳酸血症和酸中毒。④ 当气腹腹腔镜术中以肌松药和辅助性的正压呼吸进行干预时，可在某种程度上纠正或阻断气腹对肺通气的影响。非气管插管麻醉患者由于通气障碍更容易发生高碳酸血症和呼吸性酸中毒。⑤ 腹腔镜手术术前心肺功能正常的患者能较好地耐受 CO_2 气腹而不发生高碳酸血症和酸中毒；而心肺功能不全的患者却容易出现术中难以纠正的呼吸性酸中毒。

高碳酸血症及呼吸性酸中毒的防治措施：除了术前把握手术适应证外，还要在术中进行适当的监测，了解脉率、血氧饱和度、肺通气量、气道压力、血气分析、$P_{ET}CO_2$ 等指标的实时变化。一旦发生高碳酸血症，可行过度换气排出体内潴积的 CO_2，但速度不能过于求快，否则已适应了高碳酸血症的呼吸、循环中枢会因突然失去高碳酸血症的刺激，而出现所谓的"CO_2 排出综合征"，即因周围血管麻痹、心排血量锐减、脑血管及冠状动脉收缩引起的血压剧降和呼吸抑制。有较重度的 CO_2 潴留时应尽早结束手术，彻底排除腹内的残余 CO_2，适量应用碱性药物。对于无法纠正的高碳酸血症和呼吸性酸中毒，必须中转开腹。

(七) 肩部酸痛 双肩部酸痛是腹腔镜术后常见并发症之一，发生率为 35%～63%，肩部酸痛直接影响患者术后的恢复和活动，其原因可能为 CO_2 气腹后，腹腔内 CO_2 全部吸收需 3～7 d，残留于腹腔内的 CO_2 刺激双侧膈神经反射所引起。当患者体位改变或取半卧位时肩部酸痛加重，一般在术后 3～5 d 内症状可完全消失。术毕时将患者置于平卧位，尽量排出腹腔内残存的 CO_2，可减轻此并发症。若患者症状较重，可用镇静剂，必要时行双肩部按摩。

(八) 体温下降 使用普通 CO_2 气瓶内充 CO_2 或腹腔内 CO_2 过量置换可导致患者体温下降，以婴幼儿多见。因此，对于小儿腹腔镜术应在术中严密观察体温变化，注意保暖，手术室温度不宜过低。

(九) 肾功能受损或衰竭 肾脏功能对腹内高压的增高较为敏感，尿量、肾血流量和肾小球滤过率均减少，延长腹内高压持续时间可导致肾功能进一步受损，甚至肾功能衰竭。

(十) 反流误吸 腹内压升高和头低足高位时，胃内压增高，增加了胃内容反流误吸的危险。

(十一) 下肢静脉淤血和血栓形成 气腹腹内压升高和头高足低位导致下肢静脉淤血、血管扩张和由此带来的血管壁内皮细胞受损，以及由静脉淤血、酸血症带来高凝状态。腹腔镜术后患者下床活动早，有些患者当日即可下床活动，绝大多数患者第二日即可到处行走，并进流质饮食，这些均有助于下肢静脉血液回流，不致形成下肢深静脉血栓。

(十二) 术后肺功能障碍 腹腔镜手术后可出现肺功能障碍，以上腹部手术较为明显，主要表现为 FVC、FEV_1 和 FRC 也会下降，但某种程度上较传统开腹手术影响小，恢复也快。

CO_2 高度的可溶性和腹腔、血液之间 CO_2 的压力梯度可导致 CO_2 吸收迅速增加，从而引起高碳酸血症和酸中毒。气腹可增加腹腔内压力，压力为 15 mmHg 时膈肌上抬，肺功能减退，呼吸顺应性降低，尤其是在患者处于头低足高位时，其结果导致生理性无效腔增加和充气-灌注失调。Andersson 报道 CO_2 气腹容易导致肺不张。有研究报道长时间气腹患者中使用 PEEP 能够改善动脉氧分压。腹腔镜术后第一个 24 h 期间，FVC 下降平均 24%(13%～42%)，术后 2 d 或 3 d 恢复至正常水平，而传统开腹手术平均下降 52%(44%～71%)，恢复时间则更长，老年患者则需要更长的时间。传统的开腹胆囊切除患者术后第二日其 FEV_1(25%～75%)下降 51%，而腹腔镜仅下降 25%，恢复更快。腹腔镜术后第一个 24 h 期间，FRC 平均下降 8%(7%～15%)，而传统开腹手术平均下降约 27%，前者持续时间短，3 d 内基本恢复。相同时间内传统开腹手术 FRC 仍下降 23%，传统的开腹胆囊切除患者术后肺炎渗出发生率高达 90%，而腹腔镜术后发生率仅 40%，局灶性或节段性肺不张发生率仅 10%，相应的腹腔镜手术后低氧血症也没有传统开腹术后严重。

第四节 腹腔镜手术麻醉后处理

一、麻醉苏醒期的处理

手术将结束时，术者逐渐把腹腔中气体放出，麻醉医师为促进患者早期恢复多已开始减少或停止用药。在此过程中，工作的重点是严密监测各项生理指标，如血压、心率及潮气量、每分通气量、呼吸频率和气道压的改变。当患者自主呼吸已恢复，注意观察胸廓运动的幅度、肌张力恢复的程度等。患者脱离麻醉机 10～15 min 期间，同步观察 SpO_2，>95%被认为呼吸恢复良好；供氧后 SpO_2<90%，应考虑麻醉过深。其可能原因大致为静脉麻醉药或阿片类药物对呼吸中枢抑制，或是肌松药的残余作用。如果患者的痛觉、听觉均已恢复，可排除麻醉过深，应着手拮抗肌松药后续效应，如 SpO_2 仍不能达到 90%以上，则可能是阿片类药物影响呼吸所致，以静注纳洛酮拮抗。尝试呼唤患者，如果其能有力睁眼或点头示意，清理呼吸道后可拔除气管导管。术毕若患者的呼吸、循环不稳定，可将患者转入复苏室继续观察，依据监测各项生理指标，对症处理和治疗，直至恢复接近正常水平才可以将其送回病房。

二、腹腔镜手术疼痛及处理

(一) 腹腔镜手术后疼痛产生的机制 腹腔镜手术后疼痛产生的可能原因不外乎来源于手术直接创伤(穿刺孔、腹腔内创伤)和人工气腹(腹膜的快速扩张伴随血管和神经的创伤性牵拉、膈神经刺激和炎症介质的释放)，主要表现为穿刺部位的体腔壁痛、腹腔内创伤引起的内脏痛、腹膜膨胀所致的疼痛、特征性的肩部或背部疼痛。手术直接创伤产生的机制与普通手术相同或相似，人工气腹产生疼痛的机制主要有：① 膈神经牵拉，人工气腹腹腔过度膨胀牵拉膈神经，使之张力性受伤。② 局部酸中毒，CO_2后吸收后膈神经周围局部形成酸性环境损伤膈神经，或术后残余 CO_2 在腹膜内层形成局部酸中毒，继而也可能引起疼痛，但未经证实。③ 充入气体的温度和湿度可能也是引起术后疼痛的原因。⑤ 术后腹腔内的残余气体：残余气体可能引起腹膜张力和对腹腔内脏支持的下降引起术后疼痛。气腹放气后，超过 90%患者膈下气泡持续存在至少48 h。因此，术后要尽量抽空残余气体，能减轻术后疼痛。

(二) 腹腔镜手术后镇痛方法的选择 目前术后镇痛已经是非常成熟的技术，可供选择的方法和模式主要有：① 硬膜外镇痛，主要适用于区域阻滞麻醉后镇痛、静脉给药镇痛或静脉 PCA。② 经皮给药镇痛，芬太尼透皮贴剂已被广泛应用于肿瘤止痛和慢性疼痛治疗，但较少应用于腹腔镜手术后镇痛。③ 其他镇痛方法，如肌肉注射镇痛、NSAIDs 口服给药等镇痛方法。④ 多模式镇痛，即联合应用不同作用机制的镇痛药物和/或多种镇痛方法的镇痛治疗，这些药物和方法作用于疼痛机制的不同时相和不同靶位，以求达到完美镇痛并尽可能减少单一药物和方法的不足及不良反应。

三、腹腔镜手术后恶心呕吐的防治

尽管腹腔镜手术后不良反应相对传统手术大为减少，但恶心呕吐并未相应下降。有资料表明，腹腔镜手术 PONV 的发生率高达 53%～70%，须积极治疗。

(一) 预防 PONV 的原则 预防 PONV 的原则主要包括：① 应识别中到高危患者，对中危以上患者即应给予有效的预防。② 尽可能降低 PONV 的危险因素和促发因素，如纠正脱水电解质紊乱，术后少量多餐进食，避免油炸食物，适当抬高头部等。③ 对高危患者采用局部或区域阻滞麻醉，避免全麻或全麻时避免吸入麻醉或氧化亚氮采用丙泊酚全静脉麻醉，可减少 PONV 的发生率。

选择合适的抗呕吐药物及给药时间，口服药物如地塞米松、昂丹司琼、多拉西酮应在麻醉诱导前 1 h 给予，静脉抗呕吐药则在手术结束前静注，东莨菪碱贴剂应在手术开始前 4 h 给予。如果一种药物预防无效就应加用另一类药物。$5-HT_3$受体拮抗药，糖皮质激素和氟哌利多是预防 PONV 最有效且不良反应小的药物。

(二) 预防 PONV 的多模式治疗方案

(1) 适当地给予预防用药，但及时治疗有时效果好于预防用药。

(2) 选择适当的麻醉药或麻醉方法,丙泊酚优于吸入麻醉药,作用与昂丹司琼相当;用氮气代替氧化亚氮可减少 PONV 发生率;瑞芬太尼与芬太尼相比似乎 PONV 发生率相近。

(3) 联合使用不同类型的抗 PONV 药。

(4) 使用一些非药物的方法,如针灸、指压、经皮痛点电针刺激。

(邬子林　余守章)

参考文献

[1] Miller RD, Eriksson LI, Fleisher LA, et al. Miller's Anesthesia. 7th ed. Philadephia: Churchill Livingstone Inc, 2009: 361 - 410.

[2] 余守章,主编. 微创手术麻醉学. 北京: 人民卫生出版社, 2008: 142 - 149.

[3] 杭燕南,庄心良,蒋豪,等. 当代麻醉学. 上海: 上海科学技术出版社, 2002: 877 - 886.

[4] Crozier TA. Anaesthesia for Minimally Invasive surgery. Cambridge: Cambridge University Press, 2004.

[5] Imbelloni LE, Fornasari M, Fialho JC, et al. General anesthesia versus spinal anesthesia for laparoscopic cholecystectomy. Rev Bras Anestesiol, 2010, 60: 217 - 227.

[6] Lal P, Philips P, Saxena KN, et al. Laparoscopictotal extraperitoneal (TEP) inguinal hernia repair under epidural anesthesia: a detailed evaluation. Surg Endosc, 2007, 21: 595 - 601.

[7] Joris JL, Noirot DP, Legrand MJ, et al. Hemodynamic changes during laparoscopic cholecystectomy. Anesth Analg, 1993, 76: 1067 - 1071.

[8] Harris SN, Ballantyne GH, Luther MA, et al. Alteration of cardiovascular performance during laparoscopic colectomy: a combined hemodynamic and echocardiographic analysis. Anesth Analg, 1996, 83: 482 - 487.

[9] Crist DW, Gadacz TR. Complications of laparoscopic surgery. Surg Clic North Am, 1993, 73: 265 - 289.

[10] Nuzzo G, Giuliante F, Tebala GD, et al. Routine use of open technique in laparoscopic operations. J Am Coll Surg, 1997, 184: 58 - 62.

[11] McMahon AJ, Baxter JN, Dwyer PJ. Preventing complications of laparoscopy. Br J Surg, 1993, 80: 1592 - 1594.

[12] Mayol J, Garcia-Aguilar J, Ortiz-Oshiro E, et al. Risks of the minimal access approach for laparoscopic surgery: multivariate analysis of morbidity related to umbilical trocar insertion. World J Surg, 1997, 21: 529 - 533.

[13] Bures E, Fusciardi J, Lanquetot H, et al. Ventilatory effects of laparoscopic cholecystectomy. Acta Anaesthesiol Scand, 1996, 40: 566 - 573.

[14] Scuderi PE, James RL, Harris L, et al. Multimodal antiemetic management prevents early postoperative vomiting after outpatient laparoscopy. Anesth Analg, 2000, 91: 1408 - 1414.

[15] Jones SB. Anesthesia in ambulatory minimally invasive surgery. Curr Opin Anaesthesiol, 2000, 13: 637 - 641.

第五十二章 肝脏患者手术麻醉

目前肝脏手术是肝脏肿瘤患者唯一有效的治疗手段，肝大部切除术已成为常规术式——不论患者是否存在基础肝脏损害。外科手术技术的进步及对危重病患者治疗手段的提高大大改善了手术的预后，肝脏手术的适应证和肝切除的范围都扩大了。肝切除术围术期的病死率在过去的20年里得到了显著降低，如果术前合适选择患者，甚至可以获得零病死率。虽然肝大部分切除术（≥3个肝段）可在健康肝脏患者身上安全进行，但绝大多数肝脏肿瘤患者均存在基础性肝疾病如肝硬化或脂肪肝，这样就大大增加了这种手术方式的风险，也增加了麻醉及围术期管理的难度。

肝脏具有极其复杂的生理生化功能，肝功能障碍患者的病理生理变化是全身性的和多方面的。肝病患者麻醉除了要充分了解其不同的病理损害阶段，并进行恰如其分的术前肝储备功能的评估和针对病情进行必要的术前准备外，作为麻醉医师最需要了解的是两个方面的问题：① 肝功能障碍时麻醉药物体内过程的改变。② 麻醉药物及麻醉操作对肝脏功能的影响。只有这样才能选择最佳麻醉方案实施最适宜的麻醉方法，做到最恰如其分的术中和术后管理。

第一节 肝功能不全的病理生理变化

一、肝功能不全的中枢神经系统表现

中重度肝功能不全常导致神经精神异常和肝性脑病。肝性脑病症状和体征包括：精神和行为改变，严重的表现为扑翼样震颤、亢进、躁狂，最严重的表现为去大脑状态甚至昏迷。数种因素参与肝性脑病的发生，其中包括神经毒素的蓄积，最主要的是氨，其升高继发于肝脏清除功能下降。此外，内源性神经递质如GABA、谷氨酸和NO的功能紊乱也是重要因素。肝衰竭时，血细胞碎裂产物经肝清除不完全，可以产生拟苯二氮䓬类物质作用于中枢GABA受体。脑水肿常在急性肝衰竭时发生，主要是因为脑内谷氨酸蓄积，对星形胶质细胞产生渗透作用并导致其肿胀，脑血流量自动调节功能失常加剧了这一病理变化。这一机制对慢性肝衰竭的肝性脑病发生影响并不大，其原因可能是长期病变后发生了代偿性变化。当发生肝性脑病时，需警惕并积极治疗低血钾和碱血症，因为两者会加重氨相关的中枢神经系统功能障碍。谨慎地使用苯二氮䓬类药物以避免中枢GABA-苯二氮䓬受体的过度激活。

二、肝功能不全的心血管表现

肝硬化门脉高压患者中约有70%呈现循环高动力状态，表现为体循环阻力降低和心排血量增加、低外周血管阻力，而灌注压、心率、动脉压则正常（表52-1）。血容量通常是升高的，外周血流对组织氧耗来说是供过于求。所以，外周血与混合静脉血氧分压及氧饱和度高于正常，动、静脉氧含量差缩小。这种临床及病理生理特征类似于外周动静瘘。肝衰竭的一些病因如酒精性肝炎和血色病，同样也会导致心肌病发生。这些改变久而久之会导致肝清除NO和cGMP等血管活性物质的能力下降，其总体效应是相对性高血压而组织灌注不足，尽管此效应可被心排血量升高而部分代偿。全身性的血管扩张主要发生于体内大血管，但也存在微循环功能紊乱，表现为毛细血管水平的动、静脉旁路增加。这一改变导致了微血栓栓塞小血管，而微血栓常继发于微循环中损伤性细胞因子和自由基的释放。另外，全身血管阻力降低对毛细血管的强烈影响并不会发生于微血管，因为患者的微血管会出现反常的一氧化氮相对缺乏，这一情况也缓解了动、静脉分流的影响及组织氧供的下降。

表52-1 肝硬化患者的心血管功能

血管阻力降低（外周血管扩张，动、静脉分流增加）
循环容量增加
心排血量增加
维持动脉血压、灌注压、心率（晚期则下降）
可能引起心肌病
动、静脉氧含量差降低及静脉氧含量升高
对儿茶酚胺的敏感性降低

续 表

续表
内脏脏器(除肝脏)、肺、骨骼肌和皮肤血流增加
门脉供肝血流减少
维持或降低肝动脉血流
维持或降低肾血流

肝硬化门脉高压患者进一步发展后即表现为在许多器官及组织动、静脉血流同时增加,如腹腔器官、肺、皮肤、骨骼肌等。造成这一后果的原因是多方面的,许多还不为人所清楚。在实验性门脉狭窄大鼠,动、静脉分流和门脉周围组织的血流增加至少约 40%,并且继发于血浆胰高糖素浓度的升高。其他一些物质如铁蛋白、血管活性肠肽等对周围血管舒张,外周血管阻力降低,动、静脉分流增加也起一定作用。

动脉扩张可降低血管阻力及主动脉压,从而增加每搏量及心排血量。即使有一定程度心肌病的患者亦是好的。所以大多数肝硬化患者包括有心肌炎的患者,其心排血量均是升高的。肝硬化患者对应激所致的血管收缩及心动过速的能力降低。原因是可能由于一些血管舒张因子的存在,也可能是与压力感受器介导的反应能力降低有关。

心血管系统对交感及儿茶酚胺的敏感性是降低的,这种变化的机制还不清楚,但是可能由于血液中胰高糖素增加起了重要作用。许多实验证明胰高糖素可降低静注儿茶酚胺及其他缩血管药物的反应性(肝硬化门脉高压患者往往是升高的)。但在临床上一些失代偿肝硬化及门脉高压患者对α受体激动剂不敏感,却对加压素的反应却较好。

肝硬化患者的血管功能的失代偿总是以心室充盈压升高、心率加快及每搏量降低为先导。这些变化同时伴随着混合静脉血氧分压及氧饱和度升高,氧耗下降,这种失代偿状态很类似于脓毒性休克。

腹水可能是肝硬化患者心血管功能恶化的重要并发症之一。伴随着腹内压升高,膈肌上抬使胸内压亦升高,跨心壁压力梯度下降。液体的大量积聚,使回心血量及心排血量降低,放腹水可降低腹内压,从而可改善总体的心血管功能。显然,如果要放腹水,也应在密切监测心血管指标的基础上慢慢进行。

酒精在体外及体内均能降低心肌的收缩力,酒精的摄入往往同时伴随着体内儿茶酚胺浓度的升高。所以酒精对心收缩力的直接抑制作用往往被儿茶酚胺升高、介导的心收缩加强所掩盖。慢性酒精性肝硬化患者通常有心肌疾患,最终发展为低心排血量甚至为充血性心衰。通常,酒精既可以引起肝硬化又可导致心肌病,但两者常不合并存在。心律失常常为周末或假日大量饱酒后最常见的现象,所以把这种现象称为"假日心脏综合征"。

门脉高压是肝硬化患者腹腔循环异常的主要特征。理论上讲门脉压力取决于下列三要素或其中之一:门脉血流的流入量、门脉血管阻力、门腔静脉分流的情况。经典的"倒流学说"认为肝硬化时,肝组织的纤维化导致门脉血管阻力增加而引起门脉高压。但是很多临床及实验的证据不完全符合这一理论。例如,实验动物人为造成门脉狭窄时并不总能引起临床相似的门脉高压,也不能引起食道静脉曲张破裂出血。另外,特异性门脉狭窄所致的急性门脉高压同时伴有内脏静脉血氧饱和度的显著下降,肠系膜动、静脉氧含量差加大,肠系膜血管阻力增加及肠系膜动脉血流的下降,而在肝硬化的门脉高压患者身上所见的结果正好与之相反。

看来用"倒流学说"解释肝硬化患者的临床及病理特征是不合适的,所以就引入了"进流学说"。该学说认为某些因子(如胰高血糖素及其他一些扩血管的物质)导致肠道及脾脏的血管扩张和动、静脉分流,引起与内脏血流及心排血量增加所并行的高动力状态是门脉高压的基础。根据肝脏循环自身调节的理论,门脉血流显著下降而肝动脉血流维持不变甚至增加。所以大多数情况下,肝脏氧供还能维持,而肝血流却显著下降。总肝血流下降会引起一系列药代动力学并发症,某些依赖肝脏清除的化合物及外源性和内源性物质的清除速率就明显低于正常人。

三、肝功能不全的肺部表现

肝硬化门脉高压患者红细胞 2,3-二磷酸甘油酸(2,3-DPG)含量升高,导致血红蛋白与氧的亲和力下降,氧解离曲线右移。肝硬化患者通常证明有不同轻度动脉血氧饱和度下降。已经证明门脉系统与肺血管系之间有分流,但在临床无显著的作用。肺内分流最可能是由于舒血管物质浓度升高引起(胰高血糖素、血管活性肠肽、铁蛋白),从而导致低氧血症。这些物质及其他一些扩血管物质可能会损伤肺缺氧性肺血管收缩的保护性反射。健康志愿者如吸入氧分量下降会使肺血管阻力增加,而肝硬化患者则未必如此。

肝硬化患者有时会引起肺动脉高压,但机制不明。可能的机制是由于心排血量增加及循环血容量增加而累及肺循环所致。另外一些缩血管物质活性增加可能也起了一定的作用。

肝硬化患者常有腹水、闭合气量增加,从而导致功能残气量增加。这些变化导致低位肺区通气及通气/血流比例失调,最终引起低氧血症(表 52-2)。

表 52-2 肝硬化患者低氧血症

表 52-2 肝硬化患者低氧血症
氧解离曲线右移
通气/血流比值失调(损伤肺缺氧性肺血管收缩反应)
腹水引起通气不足
细胞外液体增加导致肺弥散能力下降
肺内右向左分流增加:
肺内蜘蛛痣
门肺静脉交通
激素物质(扩血管物质——胰高血糖素、铁蛋白、血管活性肠肽)

肝病患者，尤其是慢性肝病者，会发生很多肺部并发症，包括限制性肺疾病、肺内分流、通气/血流比值失调、肺动脉高压等。限制性肺疾病通常发生于有大量腹水或胸膜渗出的患者，渗出液使得肺在吸气时不能充分扩张，胸腔抽液可短暂缓解这一症状。

肺内分流常继发于心脏高排/血管扩张状态，其特点是肺内血管扩张，氧含量低的静脉血迅速从右心循环进入左心循环，没有在肺内充分氧合。这一过程可通过气泡对比超声心动图检查证实，向右心内注入气泡，大约三次心跳后气泡即出现在左心室内。肺内分流状态也与缺氧性肺血管收缩（hypoxic pulmonary vasoconstriction，HPV）机制受损有关，并将导致通气/血流比值失调。两者解释了肝肺综合征（hepatopulmonary syndrome，HPS）的发生，HPS 对大约 1/3 患者造成不同程度的影响。随着肝衰竭的进展和心排血量不断提高，肝肺综合征导致的低氧血症不断恶化，最终对氧疗也失去敏感性。典型的肝肺综合征症状包括斜卧呼吸（直立位呼吸困难）、杵状指和蜘蛛痣。

肺动脉高压也是肝脏疾病的常见表现之一，发生率约 20%。严重的肺动脉高压（肺动脉压＞25 mmHg）合并门静脉高压称为门静脉-肺动脉高压（PPH），约有 2%的肝衰竭病例会发生。PPH 的确切机制尚不清楚，可能与血管活性物质清除不全有关，如血栓素、五羟色胺、缓激肽和神经肽 Y 等，这些物质会导致肺动脉缩窄和向心性肥厚。严重的 PPH 会导致右心衰竭，可用依前列醇治疗。

四、肝功能不全的肾脏表现

如门脉高压患者肾血流正常，则常无明显的肾功能障碍。肾皮质血流下降是肾功能损伤的首要征象之一。肾血流异常在肝硬化后发生肝肾综合征中起了重要的作用。尽管肝硬化时心排血量增加、系统循环阻力下降，但是由于肾血管阻力增加导致肾血流尤其是肾皮质的血流下降；也就是说其他器官及组织高灌注，而肾脏是低灌注。事实上，门脉周围器官、组织及皮肤、肺、骨骼肌血流均是增加的。肾血管阻力之所以增加是肝肾输入血管阻力增加超过肾输出血管阻力增加所造成的。很多激素物质参与了肝硬化门脉高压患者肾血流异常的病理过程。

肾功能不全在肝衰竭患者中很常见，42%～82%的患者有不同程度的肾功能不全。其发生发展与不良预后密切相关。正常情况下，肾血流的自动调节机制可维持正常的灌注和肾小球率过滤。当血压在 70～75 mmHg时，正常的肾血流自动调节将停止作用，肾灌注则完全依赖于血压。而且，肝衰竭患者高动力/血管扩张的状态导致交感兴奋，肾血流自动调节曲线右移，愈加削弱了低血压状态下肾自动调节的能力。肾素-血管紧张素-醛固酮系统激活，导致肾的灌注血管收缩，肾小球滤过率下降。此外，肾灌注不足导致抗利尿激素水平提高，进一步限制了尿排出。肝疾病时异常增多的血栓素和内皮素也促使肾血管收缩。肝衰竭时的这些变化降低了肾灌注，导致肝肾综合征（HRS）和肾衰竭，其特征是氮质血症和尿钠浓度＜10 mEq/L。终末期肝病患者发生肝肾综合征常需要肾替代治疗如持续静脉-静脉血液透析（CVVHD），也是原位肝移植的首选病例。

五、肝功能不全的血液及凝血功能改变

血液学方面，贫血最为常见，可能与慢性病性贫血、营养不良和慢性失血（如食管静脉曲张出血）等有关。此外，肝衰竭相关的肾衰竭会导致 EPO 水平下降、红细胞生成减少。血小板减少也是常见表现之一，主要由于门脉高压和脾静脉淤血导致脾充血肿胀，血小板经脾滞留。除此之外，血栓形成素可能也与此有关，它是一种由肝脏产生的与血小板形成有关的细胞因子。肝衰竭时血小板的功能也有所下降，从而导致血小板的数量和质量的减低，也导致凝血功能障碍。

肝硬化患者血细胞比容是由于血容量增加或由于胃肠道出血而下降。由于维生素 B12 及其他维生素的缺乏，巨细胞性贫血也是常见的，尤其是酒精性肝硬化常由营养不良容易引起。溶血性贫血的发生率亦高。溶血性贫血的发生与脾脏大小有关，而与门脉高压的程度无关。白细胞减少及血小板降低通常与脾功能亢进及乙醇诱导的骨髓抑制有关。

大多数肝硬化患者多少都有一些凝血功能的改变。最常见的是血浆Ⅶ、Ⅴ、Ⅹ和Ⅱ（凝血酶原）因子减少。Ⅰ因子（纤维蛋白原）也通常减少。通常纤维蛋白的降解产物浓度则不增加，但纤维蛋白原的消耗常见增加。偶尔在外科分流手术后可发生播散性血管内凝血（DIC）。肝功能衰竭由于凝血因子合成减少，导致凝血酶原时间及部分凝血活酶时间的延长。Ⅱ、Ⅶ、Ⅸ、Ⅹ因子合成依赖 VitK 的存在，而Ⅰ和Ⅴ因子则不需要。Ⅷ因子并不在肝脏合成，所以对肝硬化患者而言还可能升高。对短半衰期的Ⅶ因子来说，比半衰期长的因子下降程度更为明显。Ⅰ因子（纤维蛋白原）合成障碍贯穿始终，所以凝血酶原时间的变化往往能反映肝功能不全的程度。肝硬化患者白蛋白的血浆浓度往往是下降的，原因很复杂，但与白蛋白合成减少，总体水过多有关。

六、肝功能不全的代谢改变

详见第四十九章。

七、肝脏解毒功能的改变

详见第四十九章。

第二节　术前肝功能的估价

肝脏的功能十分复杂,虽然检查肝功能的试验很多,但仍不能反映全部肝功能。对具体的患者来说,需要做哪些试验,应有针对性地进行选择。

肝功能试验的临床价值在于:协助诊断各种肝病;了解肝损害程度、转归和预后;辅助鉴别黄疸的性质和病因;了解全身性疾病对肝脏的侵犯或影响;肝胆系患者术前估价肝功能以做好术前准备。

肝脏有较丰富的储备功能和代偿能力,现有肝功能试验的不足在于:每一种肝功能试验只能反映某一侧面,而且肝功能试验大都是非特异性的,其他非肝脏疾病亦可引起异常反应。另外,肝功能试验的结果可受操作方法、仪器、试剂、pH 值、温度及操作者的责任和技术熟练程度等多种因素的影响。因此,肝功能试验的解释必须与临床密切结合,如片面地或孤立地根据肝功能试验作出诊断,常可能造成错误或偏差。

一、病史和体格检查

对肝功能障碍患者进行完整的术前检查对于手术成功至关重要。和许多其他术前评估类似,疑有肝功能障碍时,需进行彻底的病史询问和体格检查。所有可能提示肝功能不全的病史和症状都应仔细询问。症状包括疲乏、恶心、呕吐(尤其是呕血或者咖啡色物质)、瘙痒、黄疸、任何凝血问题或者出血体质、腹胀、行为改变或精神状态改变。社会史也应被问及以判断是否有肝炎发生的危险因素,如滥交、文身、吸烟、酗酒或吸毒。从家族史和疾病史也可以发现一些导致肝脏疾病的病因,如血色病、肝豆状核变性(Wilson 病)、α_1 抗胰蛋白酶缺乏及输血史等。将现在与既往的用药列表,从中找出所有可能有肝脏毒副作用的药物。肝脏疾病的许多体征可以在体检中被发现,如腹胀和腹水、精神性失用和扑翼样震颤、黄疸和巩膜黄染、蜘蛛痣、脐周海蛇头征、肝脾肿大、外周水肿等。尽管这些症状和体征可以提示肝脏疾病,但它们不一定完全特异。

二、实验室血液学检查

适当的实验室检查可以帮助确诊肝疾病及评估严重程度。最重要的检测是全血细胞计数,可以判断是否贫血或血小板是否减少。在手术当中尤其是预计出血很多的大手术时,这些值可以评估患者形成血凝块和止血的能力,以及在必须输血前患者所能承受的失血量。凝血检查也很重要,包括 PT/INR、PTT 等,可以预计术中出血情况,也可以评估术前留置深静脉导管的出血风险,PT 是评估当前的肝功能和肝合成能力的最准确指标。电解质检测也很有必要,因为电解质紊乱会导致一系列不良后果,包括心律失常、凝血缺陷、加重血流动力学不稳定性、加重肝性脑病等。这对肝肾综合征患者尤其重要,在纠正电解质紊乱时需极其谨慎以免使体液电解质状态恶化。肝功能测试,如前所述,可以帮助判断目前肝细胞损伤的程度,但是前面也提到了,其指标并不具特异性。白蛋白水平和胆红素水平被应用于 Child 分级中,氨基转移酶的水平也可以提示某些肝衰竭的病因(如 AST∶ALT>2∶1 提示酒精性肝炎)。

(一) 蛋白质代谢的试验　肝脏是人体新陈代谢最重要的脏器,它几乎参与各方面的蛋白质代谢,肝能合成大部分血浆蛋白、酶蛋白及凝血因子,血浆蛋白与肝内蛋白经常处于动态平衡状态,检测血浆蛋白可以作为观察肝功能的一种试验。

血浆蛋白的测定临床上常用的有化学法和电泳法两大类:前者可测出总蛋白、白蛋白和球蛋白的量,后者可将球蛋白区分为 α、β、γ 几种。大多数肝病患者,血浆蛋白均可有一定程度的量和质的改变。

正常成人血清白蛋白为 35～55 g/L,前白蛋白为 280～350 mg/L,球蛋白为 20～30 g/L,白/球蛋白比例 1.5～2.5∶1,若将血清作蛋白电泳,则白蛋白占 54%～61%,α_1 球蛋白 4%～6%,α_2 球蛋白 7%～9%,β 球蛋白 10%～13%,γ 球蛋白 17%～22%。

肝病患者测定血清总蛋白,主要用于判断机体的营养状态,因为病毒性肝炎早期,白蛋白降低与球蛋白升高相等,总蛋白正常,而营养不良者的白蛋白与球蛋白均降低。有人报道肝硬变者如总蛋白<60 g/L,五年生存率<20%;>60 g/L 者,五年生存率为 54.8%。

肝脏病时,血清白蛋白发生改变比较慢,有人报道即使白蛋白产生完全停止,8 d 后血内白蛋白浓度仅降低 25%,因此白蛋白测定不能反映急性期肝病的情况,测定白蛋白的主要价值在于观察肝实质的贮备功能及追踪治疗效果,治疗后白蛋白回升是治疗有效的最好指标。

肝胆疾病时 γ 球蛋白增多主要由于:肝内炎症反应,在组织学上有浆细胞浸润;自身免疫反应,自身抗体形成过多;肠道内吸收过多的抗原,刺激形成过多的抗体;血浆白蛋白降低,γ 球蛋白相对增加。

(二) 胆红素代谢的试验　正常人血清内总胆红素

浓度为3.4～18.8 μmol/L(0.2～1.1 mg/dl)。血清总胆红素测定的价值在于了解有无黄疸、黄疸的程度及动态演变,肝胆疾病中胆红素浓度明显升高反映有严重的肝细胞损害。如同时测定1 min胆红素(正常值0～3.4 μmol/L)有助于判断:① 在非结合胆红素升高的疾病时,1 min胆红素基本正常,1 min胆红素与总胆红素比值为20%以下。② 血清1 min胆红素增高,>6.8 μmol/L而总胆红素正常,可见于病毒性肝炎黄疸前期或无黄疸型肝炎、代偿性肝硬化、胆道部分阻塞或肝癌。③ 肝细胞性黄疸1 min胆红素占总红素的40%～60%,阻塞性黄疸1 min胆红素占总胆红素的60%以上。

各种试验中,血浆蛋白特别是白蛋白含量,是比较敏感的数据。白蛋白降低越多,肝脏损害越严重。胆红素的代谢在肝损害时影响也很明显。一般都主张采用此两种试验,结合临床表现,作为术前估计肝损害的程度(表52-3)。

表52-3 肝损害程度的估计

	轻度损害	中度损害	重度损害
血清胆红素	<34.2 μmol/L*	34.2～52.3 μmol/L	>52.3 μmol/L
血清白蛋白	>35 g/L	30～35 g/L	<30 g/L
腹水	无	易控制	不易控制
神经症状	无	轻度	昏迷前期
营养状态	好	尚好	差,消瘦
手术危险性	小	中	大

注:* μmol/L×0.058 47=mg/dl。

表52-4 肝病严重程度的分级计分法

临床与生化检查	疾病严重性		
	1	2	3
脑病(程度分级)	无	1～2	3～4
胆红素(μmol/L)	<25	35～40	>40
白蛋白(g/L)	35	28～35	<28
凝血酶原延长时间(s)	1～4	4～6	>6

当估计患者的手术危险性时,有人还用计分法来估计,其中应用最广泛的是Child-Turcotte-Pugh(CTP)分级(表52-4)。当患者得5～6分时,手术危险性小(相当于轻度肝损害),8或9分为中等(相当于中度肝损害),而10～15分则危险性大(相当于重度损害组)。评分越高预后越差(对应的3个月内的病死率分别为4%、14%和52%)。此方法自1964年问世以来一直被广泛应用于评估肝功能不全的程度和手术风险,但其主要缺点是有两项指标是主观性的(肝性脑病和腹水的程度)。随着终末期肝病的患病率升高、器官移植可行性的增加,CTP分级在评估供肝分配时的不足之处愈加明显,其评价指标的轻度异常和重度异常之间的窗口较窄,而且只将严重程度分为三级略显不足。因此,2002年美国另一项评分系统被应用于移植手术的紧急评定,即终末期肝病模型评分(model for end-stage liver disease, MELD)。该评分使用三项实验室指标(血清胆红素、血肌酐和国际标准化比值INR)来评估疾病的严重程度和需要接受移植的迫切程度。MELD评分在评估移植需要上似乎比CTP评分更准确,MELD=3.8×log[总胆红素(mg/dl)]+11.2×log(INR)+9.6×log[肌酐(mg/dl)],其投入使用的第一年,等待肝移植的患者病死率下降了11%。尽管CTP和MELD是评估有严重疾病、进行大手术的患者肝功能不全程度的最主要方法,但很少应用于那些疾病不甚严重或者仅进行简单、低风险处理的患者,一些低风险患者一般采取下述的酶学检查。

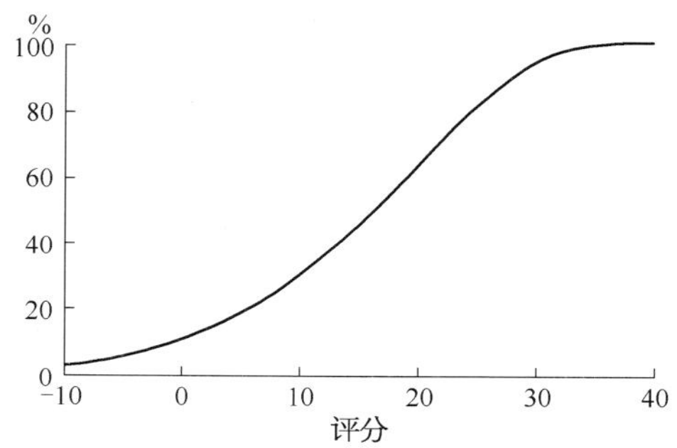

图52-1 进行性肝疾病患者3个月内死亡率与MELD评分的关系图

摘自Wiesner RH, McDiarmid SV, Kamath PS, et al. MELD and PELD: application of survival models to liver allocation. Liver Transpl. 2001; 7: 567-580.

凝血检查是更具价值的肝功能评测指标,主要有PT/INR和PTT。除了von Willebrand因子外,其他所有凝血因子均由肝脏合成,因此当肝功能不全时,除了纤维蛋白原和Ⅷ因子,其他因子都将下降,表现为凝血试验异常。尤其因为Ⅶ半衰期很短(4～6 h),使得PT成为检测肝功能的有效手段。但必须注意排除其他可能导致凝血异常的因素,Ⅱ、Ⅶ、Ⅸ和Ⅹ因子的合成均依赖于维生素K,因此当营养不良或肠吸收障碍时,这些值也许下降。

(三) 肝脏和酶 肝脏是人体的重要代谢器官,含酶特别丰富,其酶蛋白占肝脏总蛋白的2/3左右。在病理情况下肝脏的酶含量常有改变,并且可反映在血液内酶浓度的变化,临床上可根据血清内酶活力的增高或减少来了解肝脏病变的性质和程度(表52-5),辅助诊断肝胆系疾病。

表 52-5 肝胆疾病时血清内酶类的改变

1. 反映肝细胞损害为主的酶类 ① 肝细胞损害时酶活力增高：谷丙转氨酶、谷草转氨酶、异柠檬酸脱氢酶、乳酸脱氢酶、山梨醇脱氢酶、谷氨酸脱氢酶、鸟氨酸氨基甲酰转氨酶、精氨琥珀酸裂解酶、精氨酸酶醛缩酶、1-磷酸果糖醛缩酶、鸟嘌呤酶、奎宁氧化酶、葡萄糖醛酸苷酶。② 肝细胞损害时酶活力降低：胆碱酯酶、卵磷脂胆固醇基转移酶
2. 反映胆汁淤积为主的酶类 胆汁淤积(或肝内占位)时酶活力增高：碱性磷酸酶、5′-核苷酸酶、γ谷氨酰转氨酶、亮氨酸氨肽酶
3. 反映肝内纤维组织增生的酶 单胺氧化酶、脯氨酸羟化酶

(四) 定量肝功能试验 肝脏的生化功能测定在肝病的诊断中具有重要的地位。但是，目前临床上常用的肝功能试验仅是筛选性的、定性的或半定量的，一般只能测知肝脏有无疾病，以及对推断肝脏病变的性质有一定的价值。然而，这些肝功能试验并不能定量地反映肝细胞损害的程度，也不能反映有功能肝细胞总数或反映肝血流的减少或分流情况，近年来根据肝脏对药物、染料、半乳糖或色氨酸清除的原理，设计了几种肝脏清除功能试验，可以较定量地估计肝细胞或吞噬细胞损害的程度。

1. 染料排泄试验 肝脏是人体的重要排泄器官之一，许多内源性物质如胆汁酸、胆红素、胆固醇等，以及外源性物质如药物、毒物、染料等，在肝内进行适当代谢后，可以由肝细胞排泄至胆汁。在肝细胞损害时，上述物质的排泄功能减退。据此原理，外源性地给予人工色素(染料)，来测定肝脏排泄能力的改变，可作为有价值的肝功能试验之一。

(1) 磺溴酞钠(BSP)几乎完全由肝脏清除和排泄，其他组织处理 BSP 的能力很小。由此可见，BSP 在血液内的清除受到有效肝血流量、肝细胞功能(摄取、结合和排泄功能)和胆道系统畅通的程度这几种因素的影响。BSP 试验是一种比较灵敏的功能试验，可间接地推测有效肝细胞总数，了解肝脏的储备功能。临床上常用的是 BSP 排泄试验(每千克体重注射 5 mg)，测定 30 min 或 45 min 时的滞留率。正常值为静注 BSP 5 mg/kg，45 min 的滞留率为 0～6%，如超过 8% 有临床意义。

(2) 吲哚氰绿试验。吲哚氰绿(ICG)是一种阴离子染料，在血浆中与白蛋白及 α-脂蛋白结合，能迅速被肝脏摄取而清除，在肝内不与其他物质结合，从胆汁排泄。ICG 为肝脏高摄取物质，其清除率可反映有效肝血流量。一般采用静脉注射 0.5 mg/kg，于 10 min 时测定滞留率，正常值为 7.83% + 4.31%，正常上限为 12.2%。如给予较大剂量(5 mg/kg)可增加本试验的灵敏度，并可反映有功能的肝细胞数。ICG 试验的临床应用价值大致与 BSP 试验相同，但较之更安全、更灵敏。

2. 药物代谢 肝脏是药物进行代谢最重要的器官，近年来根据肝脏清除药物的原理，设计了几种肝脏功能试验，可以较定量地估计肝脏损害的程度和有功能肝细胞的总数。

肝脏对药物的清除率(Cl_H)即单位时间内有多少量血浆所含的药物被肝脏所清除，它主要取决于流经肝脏的血流量(Q)与肝脏的内在清除力(Cl_I)即单位时间内肝脏本身代谢药物的能力。

$$Cl_H = \frac{Q \cdot Cl_I}{Q + Cl_I}$$

肝内在清除力很高时，即 $Cl_I > Q$，公式内分母之 Q 可略而不计，该公式可简化为：$Cl_H = Q$。肝脏的清除率基本上反映药物进入肝脏的速度，血流的变化即对清除产生较大的影响；相反，肝内在清除力很低时，即 $Q \gg Cl_I$，公式中分母之 Cl_I 可略而不计，该公式即简化为 $Cl_H = Cl_I$，肝脏的清除基本上与肝血流无关。根据上述原理，一些高摄取率的物质被用于测定肝血流量，如吲哚氰绿、利多卡因、硝酸甘油等，而摄取率低的物质如氨基比林、安替比林、半乳糖、咖啡因等，则用于定量测定肝细胞的代谢功能。

单乙基二甲苯甘氨酸(MEGX)为利多卡因的代谢产物，MEGX 试验正是基于利多卡因向 MEGX 的转变，反映肝血流和肝细胞的代谢活性。方法：2 min 内静注利多卡因 1 mg/kg，注药前 15 min 抽血查 MEGX 浓度。Ollerich 等人报道正常人的 MEGX 浓度范围为 34～110 μg/L，平均 72 μg/L。死亡组的 MEGX 平均浓度为 23 μg/L，差异非常显著。由于 MEGX 试验具有灵敏、准确、快速、定量、重现性好、特异性高等优点，被认为明显优于 ICG 试验及咖啡因清除试验和 Child 分级。故该试验已被广泛应用于肝移植领域，用以预测肝病及其他危重患者的预后、围术期评价肝功能、评估内脏血流、指导利多卡因的个体化用药。

3. 其他肝功能试验 除了上述重要的肝功能试验外，还有反映肝脏糖代谢功能改变的血糖、葡萄糖耐量试验及半乳糖耐量试验等。反映肝脏脂肪代谢功能的有血清胆固醇和胆固醇酯、三酰甘油、脂蛋白电泳等。反映肝脏解毒功能的有马尿酸试验、百浪多息试验等。反映其他代谢功能的有血清胆汁酸、各种凝血因子、血清甲状腺激素、血清维生素 B_{12}、维生素 A、血清铜和铁的测定。反映肝脏血流动力学改变的有肝脏血流量测定及肝静脉和脾内压测定等。基于微粒体和细胞溶质功能的有氨基比林呼吸试验、半乳糖消除能力。Redealli 等人进行的一项前瞻性研究表明，半乳糖消除能力<4.0 mg/(min · kg)这一指标强烈提示 HCC 和

肝硬化患者肝手术后并发症的风险。还有基于功能性造影的^{99m}Tc标记的半乳糖人血清白蛋白闪烁显像等。

以上这些测试的主要局限性在于其结果随肝脏血流量和其他影响肝功能的因素的改变而变化,这使得一些作者质疑这些方法的准确度。举例来说,Herold等人发现,评估慢性肝脏疾病患者的肝脏代谢能力时,使用乳糖消除能力或氨基比林呼吸试验与ICG试验相比其结果不同。目前,没有一种功能性试验能独立地决定残存功能程度和手术切除范围。因此,许多研究机构所使用的评估慢性肝炎或肝硬化患者残余肝功能的一般方法包括临床评估并存的其他疾病、血小板计数和凝血功能测试的血液学检查、ICG测试、影像学测量肝脏体积及Child-Pugh肝功能分级。

综上所述,现在临床使用的肝功能试验种类繁多,每一个试验都从一个侧面反映肝脏某一方面的功能。要全面地了解肝脏的功能状况,必须进行多因素的综合分析,但是,也不能面面俱到,要有的放矢地选择。一般先进行几种筛选试验,然后再进一步进行肝功能试验,再配合影像及病理病原学诊断进行综合判断。近年来,定量肝功能试验如染料排泄试验及药物代谢试验的发展,可以较定量地估计肝损害的程度及有功能肝细胞的总数。

三、进一步系统性检查

对于重度肝衰竭患者,或者准备进行危险大的临床处置时,进一步的系统性检查可以提供保证。最简单的就是心电图,对于循环高动力状态的肝衰竭患者,或者已发展为系统性功能不全的患者(如肝肺综合征),心电图检查可以发现室性肥大和(或)右心劳损,也可以发现心律失常、电解质紊乱等问题,此外对于放置肺动脉导管的患者,可以借此排除左或右束支传导阻滞。

老年患者冠状动脉疾病较正常人群多见,一些导致其肝衰竭的病因同样会促使心肌病的发生(如酒精中毒、血色病等)。对于这种病例,在进行大的处置前最好进行超声心动图检查其心功能。踏车试验或者药物(多巴胺丁酚)激发试验可以评估心功能、心脏贮备、心肌氧供、肺内分流程度及肺动脉-门静脉高压(PPH)。

对于通气困难或者需要慢性氧疗的患者,进一步的检查可以确定是否存在肝肺综合征、肺内分流及严重程度。最简单的检查是动脉血气分析,可以判断低氧血症和高碳酸血症的程度,也可以评估肾脏的酸碱平衡调节能力。一些更复杂和侵入性的检查可以直接评估肺功能,例如气泡对比超声心动图可以直接显示肺内分流,该检查还可以鉴别继发于肝衰竭的肺内分流和V/Q失调。肺内分流时气泡在3次心跳时间内即可从右心循环进入左心循环,而轻度的V/Q失调时气泡可以被肺泡吸收而不抵达左心循环。但是,气泡对比超声心动图并不能显示分流的严重程度。另一项检查是V/Q扫描,可以显示出由于HPV致肺功能下降而"有血无气"的区域。肺血管成像可以显示继发于心排血量增高的肺血管扩张和肺高血流量。其实这些侵入性检查很少在围术期应用,因为动脉血气分析已经可以提供足够的信息。

严重的门脉高压是公认的肝切除术禁忌证。为了排除这一情况,术前准备必须通过血小板计数、影像学检查脾脏及内镜检查是否存在食管静脉曲张而评估门脉高压的程度。食管静脉曲张3级的患者术前必须经过内镜治疗。对于严重的病例,若不行曲张静脉结扎,其进行大手术的死亡率可能会很高,因为当患者多器官系统存在功能不全时,上消化道出血很难代偿。一些作者建议全面测量门脉压力梯度以更准确地选择患者。Bruix等人证实,门脉压力梯度>10 mmHg与并发症发病率增加和术后生存率降低有关。另外,对于同时存在高胆红素的患者,术后死亡率也会增加。因此,许多机构都在术前全面测量门脉压力梯度以更好地筛选伴有肝硬化的肝肿瘤患者。其他学者则建议推迟或避免对转氨酶高的病毒相关性肝硬化患者进行肝脏切除术,以减少术后死亡率。

影响肝脏再生的另一重要因素为胆汁淤积。对于这种特殊情况,大多数作者赞成术前对手术后保留的那一半肝脏进行经皮胆汁引流。然而,不同医师对决定每一特定患者行肝切除术的范围的治疗经验受许多因素影响,包括基础性肝疾病的类型和病因、肝损害的范围和位置等。并存的其他疾病会引发或加重围术期并发症,因此,术前达到ASA分级1～2级是明智的,如此可以降低风险。另外,一些与肝硬化状态有关的因素可通过手术解除以防止远期并发症。例如,一些作者建议在肝切除术中施行脾切除术,以减少严重脾功能亢进患者的术后并发症。

无论是肝脏手术还是肝病患者的非肝脏手术,由于肝功能状态都会直接或间接地影响绝大多数麻醉药分布代谢与排泄,另外许多麻醉药也会直接或间接地影响肝脏各方面的功能,甚至还会造成肝损害,所以麻醉前、麻醉中、麻醉后肝功能的动态监测尤其重要。

四、外科风险的评估

肝切除术是一项大级别手术,同时会造成较大的上腹部损伤。一般来说,肝切除范围越大则手术的损伤越大、越容易出血,钳夹血管时间越长,越容易引起肝功能衰竭。如果肿瘤位于大血管附近则更为复杂,可能造成更严重的肝组织血供障碍。因此,肝切除术本身的风险就显得尤为重要。

外科医师在术前评估时应首先确认疾病是否已经

扩散到肝脏以外。虽然有时肝外只存在单一转移灶，也可以进行姑息性手术，但由于总体预后很差，这类患者中接受手术治疗的机会不会太多。外科医师还应考虑转移灶的血供情况，手术是否可在避免损失过多肝血供前提下进行，从而增加需切除的肝范围。最多可切除 80%的肝脏，但其肝功能衰竭和其他并发症风险很高。在动物模型中，肝绝大部分被切除(超过 90%)后会导致因门静脉压增高所致的肝窦直径失调，这是由于大量血流试图通过一个非常小的肝脏。当前的影像学方法可检测出直径为 0.5～1 cm 的腹膜转移灶，因此，偶尔会发现患者存在比最初预想更为广泛的转移。如果大手术前仍不确定肿瘤转移情况，可事先进行腹腔镜检查。

由肝移植的资料证据提示，供体移植物体积必须≥0.8%的受体总体重，才能减少急性肝功能衰竭的风险。然而，患有慢性疾病的肝脏的再生能力与正常肝脏不同，因此，外科医师在决定剩余有功能肝实质大小时必须十分谨慎，以避免术后肝功能衰竭。Makuuchi 等人提出，术前正确进行门静脉栓塞术(portal vein embolization, PPVE)促进肝再生是增加未来剩余肝体积的有效尝试。Azulay 等人证实，预计未来残余肝实质≤40%是 PPVE 的指征，对此类患者进行 PPVE 可促其达到切除标准。如果 PPVE 后肝脏没有再生，则大多数学者赞成禁忌进行肝大部分切除术以避免严重的术后肝功能衰竭。如今，大多数作者建议对健康肝脏术后残余肝≥25%～30%、受损肝脏术后残余肝≥40%的患者施行 PPVE。一些东方国家广泛使用 ICG 试验评估肝硬化患者，他们建议当非肿瘤性实质的切除量≥40%的肝脏总体积且 ICG 结果为 10%～20%时进行 PPVE。

患者进入手术室前可能接受过化疗以缩小肿瘤，这更常见于肿瘤位置靠近重要血管的病例。有人提出化疗可能会使肝再生受损，尤其是在肝脏经受了一段时间缺血后更易出现。然而，尽管化疗可能延迟肝脏再生，但并不妨碍术中使用钳夹法阻断肝血供。在以奥沙利铂为基础的化疗后，患者常见并发症为周围神经炎。这一点应予以记录，以避免与硬膜外阻滞的潜在副作用相混淆。

第三节　肝脏患者的麻醉

一、术前准备

术前准备取决于手术方式和患者的整体情况。两因素结合考虑以达到术前最佳状态。对严重肝衰竭的患者进行相对简单的临床处理时，仅需要一条运行良好的外周静脉通路即可。凝血障碍患者行大手术时需要深静脉通路，但要输入 FFP 和(或)血小板，以减免置管操作时可能的严重出血风险。之前存在低血压的患者需建立动脉监测以保证手术期间的器官灌注。对通气困难的患者(如肝肺综合征)需检查动脉血气以保证足够的氧合和通气。对于可能大出血的手术，需监测患者电解质、血红蛋白/血容量水平以指导输血治疗和电解质补充。

外科医师对肝脏进行操作时常需要测量中心静脉压。CVP 升高会导致肝静脉和肝血窦充血，这是肝切除术时出血的主要原因。研究显示，控制 CVP 在较低水平(2～5 mmHg)可以显著减少术中出血。对轻到重度肝衰竭患者进行局部肝切除术时，标准的 7 - French 三腔管可以提供足够的通道以监测 CVP、输血及用药(如使用硝酸甘油降低 CVP)。进行肝大部切除或预计出血较多的非肝脏手术时，需要更粗的中心静脉通道以备快速输液或输入多种血制品。

严重肝衰竭并发肝肺综合征或者肺动脉-门静脉高压的患者，或者预计行门静脉或下腔静脉阻断(如肝移植时)，术中前后负荷可能有显著波动，这时就需要肺动脉导管(PA)来进一步监测血流动力学。PA 可以更详细地评估静脉血容量和大血管阻断时的心血管反应，也可以用于心内用药。

经食管超声心动图(TEE)与 PA 联合使用，可用于术中评估心肺功能状态，对于进行大血管阻断或者血流动力血波动显著的情况尤其适用。TEE 也可以用于严重肝衰竭并发肺动脉高压或心排血量过高的患者，以预估术中心功能不全或心力衰竭。然而这一监测对未经治疗的严重食管静脉曲张患者并不可行，因其可能导致上消化道出血。

除了侵入性的监测外，术前准备还包括维持合适的室温(26.7～29.4℃)、防低体温的保暖垫等。在大手术时术野暴露范围大，体热流失严重导致患者低体温，对于存在凝血障碍的患者，低体温将阻碍凝血酶的作用，削弱机体形成血凝块，增加了术中失血。因而维持患者正常体温显得很重要。

肝脏是人体内最大的实质性脏器，它有非常重要和复杂的生理功能。肝病及其本身的继发病，如门静脉高压症等需手术治疗时，特别是广泛肝切除术合并有肝硬化或需剖胸的患者，手术较复杂，创伤大，出血也多，术前必须有良好的准备，要安排足够时间改善患者的全身情况和肝功能。即使是急症手术，在病情允许的条件下，亦应力争准备得完善一些。肝功能不全的患者进行手术治疗，通常有两种情况：一是患有与肝病无关的一些疾病，如急性阑尾炎、创伤、胃肠道穿孔等，如一时难以进行较好的术前准备，应尽量采用对肝无害的麻醉药和麻醉方法。其次是肝脏疾病本身的继发病需行手术治疗，则应积极进行以“保肝”为主的术前准备，包括：① 加强营养，给予高蛋白质、高碳水化合物，低脂肪饮食，口服多种维生素。因胃纳差而进食少者，必要时可经静脉途径补充，以求改善肝功能。糖的补充，不仅供给热量，还可增加糖原贮备，有利于防止糖原异生和减少体内蛋白质的消耗。② 改善凝血功能。如维生素 K_3 口服，紧急情况下可以静脉注射维生素 K_1，其作用时间快、效果好，是多种凝血因子的必需原料。③ 血浆蛋白低者，尤应予以足够重视，如总蛋白＜45 g/L，白蛋白＜25 g/L 或白、球蛋白比例倒置，术前准备要积极，必要时应输给适量血浆或白蛋白。④ 贫血患者，必要时可多次少量输血，争取血红蛋白＞120 g/L，红细胞＞3×10^{12}/L(300 万/mm^3)，血清总蛋白＞60 g/L，白蛋白＞30 g/L。⑤ 对于有腹水的患者，应采用中西医结合治疗，待腹水消退后稳定两周再进行手术治疗。必要时于术前 24～48 h 内行腹腔穿刺，放出适量的腹水，以改善呼吸功能，但量不宜过多，要根据患者具体情况。一般以一次量不超过 3 000 ml 为原则。⑥ 术前 1～2 d，给予广谱抗生素治疗，以抑制肠道细菌，减少术后感染。⑦ 根据手术切除范围，备好术中用血。一般镇静、镇痛药均经肝脏代谢降解，麻醉前用药量宜小。苯巴比妥钠、地西泮、异丙嗪、氟哌利多等均可使用。对个别情况差或处于肝性脑病前期的患者，术前仅给予阿托品或东莨菪碱即可。

二、肝脏手术的麻醉实施

肝切除术选用麻醉药和麻醉方法需要了解：① 所患肝脏疾病。② 肝脏在药物解毒中的作用。③ 药物对肝脏的影响。麻醉者必须亲自了解肝病类型、肝细胞损害程度及其他可使手术复杂的因素，特别是那些促进出血的因素存在。不同的麻醉方法各有其优缺点，选用时应根据手术的类型，结合患者肝功能不全等具体情况作全面考虑。药物的选用应选择直接对肝脏毒性和血流的影响较小的药物，要了解施给麻醉药的技术和术中对患者的管理往往比个别药物的选择尤为重要，如术前用药、术中供氧、补充血容量、纠正酸中毒、维持循环稳定等。

肝功能障碍患者全麻诱导和维持的用药选择受许多因素影响。最主要的是长期高心排血量造成血管扩张，可能导致相对的低血压。麻醉药物的选择和剂量需考虑维持血压稳定和保护器官的作用，因为肝、肾等器官功能不全时即使血压轻微下降也会造成不良影响。此外，某些药物可能会诱发或者加重肝性脑病，应予以避免。某些维持麻醉的药物，主要是氟烷，会对肝脏造成进一步损害，也应避免使用。

相比正常人群，肝功能障碍患者对许多药物的代谢、清除能力下降，另外，血清白蛋白水平下降、全身性体液转移(如腹水)会改变许多药物的分布容积，从而会对不同药物的作用产生复杂而难以预测的影响，但有些基本的改变是共通的。

阿片类、吗啡、哌替啶这些完全经肝脏代谢的药物其血浆半衰期将延长，因此对肝衰竭患者而言，这些药的使用频率应较正常减少 1.5～2 倍。芬太尼也完全经肝代谢但受肝脏影响较小，不过长时程输注的影响尚不得而知。瑞芬太尼是一种短而强效的麻醉药，其在血中或组织中被酯酶分解，不受肝功能障碍的影响，可以持续输入，这一特性使得瑞芬太尼可以被应用于肝移植等手术。总体而言，肝脏疾病患者对阿片类药物的耐受性良好，但仍应注意避免使用过量导致心排血量下降和低血压。

在催眠、诱导药物中，硫喷妥钠的清除模式相对固定，其内在高脂溶性使其可以通过再分布而结束麻醉效应。美索比妥、氯胺酮和依托咪酯都完全靠肝代谢，在单次注射后其清除率并不改变，但由于分布体积扩大，相比对照组，他们的半衰期延长。类似的，丙泊酚在持续泵注时其清除率也无变化，但作用于肝功能障碍患者时，其消除半衰期和作用停止的时间将延长。应谨慎使用丙泊酚，因为其在注射初会导致血压下降。苯二氮䓬类药物如咪达唑仑被应用于肝功能障碍患者时其清除率下降，因此小剂量使用能带来较持久的抗焦虑和遗忘作用，而且它们对血流动力学影响较小，可以作为诱导药的组成之一；但若存在肝性脑病时应禁用，因为其进一步刺激中枢 GABA 受体，会加重肝性脑病。

神经肌肉阻滞药中，琥珀胆碱和米库氯铵对肝硬化患者作用时间显著延长，主要原因是突触间隙胆碱酯酶减少所致。维库溴铵、罗库溴铵经肝代谢或经肝原型排除，肝硬化时清除时间减慢、作用时间延长(酒精性肝硬化除外，因为此时清除时间不变)。阿曲库铵和顺阿曲库铵不依赖肝肾代谢，很少受肝功能障碍的影响。因此两者成为肝衰竭患者的不错选择，而顺阿曲库铵的无组胺释放作用更受青睐。

肝脏疾病患者或行肝段切除术时，使用挥发性麻醉药维持全麻时有很多选择。总体而言，大多挥发性麻醉药可减少门静脉血流(portalblood flow，PBF)进而导致全肝血流(total hepatic blood flow，THBF)减少，但肝动脉血流(hepatic arteryblood flow，HABF)会增加反应性。过去一直选择异氟烷，因为动物试验和人类志愿者研究都发现，使用异氟烷全麻时，肝动脉血流增加可以维持肝实质的正常灌注。氟烷是个例外，其破坏这一代偿性反应轴，使门静脉血流和肝动脉血流同时下降，肝灌注减少，加剧了肝损害。所以氟烷不被推荐用于肝脏疾病患者。新型挥发性麻醉药如七氟烷，其代谢方式的独特性不产生肝毒性产物；还有极低代谢率的地氟烷比异氟烷更受欢迎。但除了考虑肝保护作用，还应结合其他因素对这三种药物进行选择。

肝功能障碍患者在手术过程中，常常难以维持正常血压以保证器官灌注，因此可以使用心血管活性药物。正性心力作用药物如β激动剂、多巴胺丁酚或磷酸二酯酶抑制剂米力农，收放甚微，因为这些患者本就心排血量过度增加、动脉扩张严重。这种情况下，纯α激动剂苯福林对平均动脉压作用明显，因此常被用于肝脏手术中。然而，苯福林带来的脉管收缩可导致器官终末期血管血流下降，使这些组织的氧供不足。为尽量避免这种情况发生，可以检测混合静脉血氧饱和度、血气分析、血清乳酸水平。其他外周血管张力药物如去甲肾上腺素、垂体加压素等也可以使用，但同样应注意其内在的风险。

除小型的肝脏或胆道手术(hepatobilary，HPB)手术可在硬膜外阻滞麻醉下进行外，几乎所有HPB手术都应在全麻下进行，并应使用气管插管和机械通气，3 h以内的手术也可进行喉罩通气。吸入气体中一般不含有氧化亚氮，因为氧化亚氮具有引起肠胀气的副作用。近年来，七氟烷或地氟烷全凭吸入、丙泊酚全凭静脉或者静吸复合麻醉已被广泛应用于长时间的各种手术，使全麻的选择更加灵活，适应范围也显著扩大。吸入麻醉有麻醉深度调节方便、麻醉作用全面、全身血流动力学控制平稳等优点。丙泊酚全凭静脉最突出的优点在于：此法诱导快，麻醉过程平稳，无手术室空气污染之虑，苏醒也较快，是一种较好的麻醉方法。丙泊酚是新的快速、短效静脉麻醉药，除催眠性能外，适当深度短时间内可达镇痛，丙泊酚非但无明显肝损害作用，由于其为一外源性抗氧化剂，据报道其对肝缺血再灌注损害还有一定的保护作用，故用该药作为肝脏手术全凭静脉麻醉的主药尤为合适，术中辅助应用麻醉性镇痛药及肌松药定能达到术中满意的止痛肌松效果。丙泊酚用量为全麻诱导1～2 mg/kg静脉注射，麻醉维持每分钟50～150 μg/kg静脉滴注，镇静每分钟25～75 μg/kg静脉滴注。主要值得重视的问题是对心血管的抑制，尤其是在初次应用时，对年老体弱者更应注意减量和缓慢静注。

近年来，第二军医大学附属东方肝胆外科医院较多采用持续硬膜外麻醉复合气管内吸入全麻于肝胆手术的麻醉。在$T_{8\sim9}$行硬膜外穿刺，向上置管于3.5 cm，先用2%利多卡因5 ml作为试验剂量，再在短时间内加入0.5%布比卡因8～12 ml，以后每间隔1～1.5 h加0.5%布比卡因5～8 ml。硬膜外麻醉成功后，即在静注咪达唑仑3～5 mg、舒芬太尼25～30 μg、丙泊酚1.5～2 mg/kg及罗库溴铵50 mg后行气管内插管，术中以地氟烷或七氟烷维持麻醉。这种麻醉方法我们认为至少有几个优点：① 因布比卡因浓度较高肌松作用相当好，术中几乎不加肌松药。② 避免单纯硬膜外阻滞麻醉过浅而出现肌松差及明显的牵拉反应或由于硬膜外阻滞麻醉过深引起的明显呼吸抑制。③ 避免单纯全麻术中使用较多肌松药引起延迟性呼吸抑制及麻醉终止时患者因伤口疼痛引起的躁动。④ 方便术后止痛，利于患者恢复。所以我们认为此种方法为非常安全又具有很好的肌松及止痛效果的理想麻醉方法。但在具体作用中应注意：① 对于年老体弱及年幼儿童，布比卡因必须减量或降低浓度。② 因布比卡因对心脏毒性大，冠心病、心肌炎及心律失常者慎用。③ 布比卡因主要在肝脏代谢，肝功能差的患者用药间隔时间需延长。④ 尤其应加强血流动力学的监测，防止低血压及心率减慢。⑤ 凝血差的患者避免硬膜外穿刺。

对患者的术中监测项目取决于患者术前的一般状态和拟行手术的大小，还包括预计失血量的多少。除常规心电图、无创血压、氧饱和度和呼末CO_2外，有创动脉监测可用以反复采集血液样本或监测可能发生的血流动力学的急剧变动(例如阻断腔静脉时)。中心静脉通路可被用于输注药物和控制中心静脉压(central venous pressure，CVP)，后者与血液保护相关。我们发现在使用低中心静脉压技术时，同时使用一些无创监测技术(例如食管超声多普勒和通过FLOTrac导管的VigiLeo监测)可有效帮助在防止发生明显低容量的前提下将补液量最佳化。间断血液生化监测对HPB手术尤其有指导意义，可迅速发现贫血、凝血障碍、代谢异常和呼吸功能障碍。凝血弹性描记图(TEG)也有重要作用，可指导对凝血功能异常进行有针对性地纠正，可减少HPB术中的输血。

三、术中麻醉管理

虽然行肝叶切除的患者大多存在肝硬化的基础，但临床肝功能检验一般均在正常范围，就术前凝血状态、肝代谢功能及麻醉药物与其他药物的药代动力学状态也接近正常。因此，术中管理的焦点主要是维持血流动力学的稳定、尽可能维持有效的肝血流以保持较好的肝氧供耗比、保护支持肝脏的代谢。

(一) 保持肝脏血流量 肝脏血流量可在三种不同水平上发生改变：

1. 全身水平 心排血量的减少、血流再分布至重要器官，以及其他血管床血管阻力的改变可引起肝脏血流量的减少。与术中麻醉管理关系更为密切的情况是，当CVP升高超过门静脉的临界闭合压(接近3～5 mmHg)时，肝脏血流量会显著减少。在血液保护策略中避免CVP过度升高具有减少失血的重要意义，但这也具有引起血管内总体血容量减少从而减少组织灌注的风险。

2. 局部水平 肝脏血流量局部性改变可由激素、代谢和神经因素等引起。术中操作对局部肝血流量的主要影响在于手术应激和局麻对肝脏区域自主神经的作用。然而,肝脏血流量可通过肝脏"动脉缓冲"反应来进行一定程度的自我调节。当门静脉血流量减少时,肝动脉血流量会增加以维持入肝血流量,即使是发生严重肝硬化的肝脏也可发生这种缓冲反应。目前尚未完全明确有关这一反应的机制,但已知其与肝脏腺苷清除有关。然而,这一血流量代偿机制并不是双向的,也就是说在肝动脉血流量减少时,门静脉并不会反过来增加入肝血流量。因此,当肝动脉压下降时,肝脏血流量也会随之下降。吸入麻醉药可不同程度地抑制肝动脉缓冲反应,但一般认为异氟烷和地氟烷的抑制程度小于氟烷。在试验条件下,人工气腹也会影响这一反应。大多数情况下的氧供量是大于需求量的,血流量轻度减少并不会造成很大的影响。然而,在某些情况下(例如败血症和肝脏贮备功能下降,包括脂肪肝),氧供量与血流量的依赖关系较大,此时摄氧量增加,对氧供的需求量增加。

3. 微循环水平 微循环血管的改变受多种激素影响控制,包括一氧化氮、内皮素和代谢产生的一氧化碳,后者主要由肝脏血管内皮细胞产生。有人提出,必须维持血管收缩因子和血管舒张因子间的重要平衡,以维持微循环水平上血流量稳定。在实验研究中,所有吸入麻醉药都会引起微循环血管收缩,因而可能减少血流量。人们使用了多种药物来特异性促进肝脏血管扩张,例如多培沙明、依前列醇和 ET-1 受体拮抗剂。然而,所有这些药物对肝脏保护的临床意义都未得到验证。事实上,仅作用于单一调节通路不太可能具有对微循环血流量的保护作用。有人提出肝保护的目的在于试图重新建立新的血管活性因子间的平衡,而不是影响特定的反应通路。

(二) 对现存肝细胞功能的保护 谷胱甘肽是重要的细胞内抗氧化剂,是维持正常肝细胞功能所必需的,在肝脏疾病时细胞内谷胱甘肽的贮备量通常会减少。*N*-乙酰半胱氨酸(NAC)是一种外源性谷胱甘肽,可能有助于维持现存肝细胞功能及防止再灌注损伤。发生胆管炎这种局部感染也会导致肝功能障碍,因此术中预防性使用抗生素是非常重要的。过量使用以淀粉为基础的胶体溶液可能具有削弱 Kupffer 细胞活性的有害作用,从而增加患者发生感染的风险。当肝贮备功能严重减弱时,可能需要外源性给予凝血因子(例如 FFP)。

在尽可能完整切除病变组织时,以损失最小肝体积的肝组织来达到将术中肝损伤最小化的目的,与此同时还要减少对残余肝组织的损伤,尤其是残余肝存在肝硬化时则更为重要。减少肝损伤可保证较好的术后肝功能,利于术后肝组织再生。

对残余肝组织的损伤主要与缺血再灌注损伤引起的组织损伤有关。缺血预处理是手术操作的步骤之一,人为造成先短期缺血以增强组织对随后可能发生的长时间缺血的耐受性,防止造成肝细胞损伤。缺血预处理的方法存在很大争议,但术中使用的方法一般是在切肝前夹闭肝动脉和门静脉 10 min、开放 10 min。某些麻醉药(包括异氟烷和瑞芬太尼等)可能具有药理学上的预处理效果。不同的是,长时间持续性的肝缺血会最终引起肝细胞死亡,而短期缺血则可能具有保护长期缺血引起的肝损伤的作用。正常肝脏可以耐受较长时间的缺血(即 60~90 min)。然而,即使缺血期未出现肝细胞死亡,再灌注损伤也是肝脏手术过程中造成肝损伤的主要原因之一。再灌注损伤具有多种相关联的作用机制,再灌注时释放的短效氧自由基催化后续剧烈的炎性细胞因子反应,后者在加重局部肝损伤的同时也会对远处器官造成影响。有人提出使用自由基清除剂(例如 NAC)是可能防止再灌注损伤的一种治疗手段,但尚无临床依据来支持这一说法。

(三) 术中的血液保护与管理 围术期大量失血是手术潜在的即刻并发症,并且大量失血会增加围术期并发症的发病率。如存在结直肠转移灶,大量失血会缩短患者术后的无瘤生存期。因此,改善麻醉和手术技术以减少失血是非常重要的。

1. 手术技术 手术分离技术的进步有助于控制术中失血。Cavitron 超声刀是一种声学振动器,通过产生盐水介导的空化力来促进对肝实质的破坏,并与热力作用联合。超声刀对减少肝切除术的失血是非常有效的。也可使用水刀和超声切割刀。使用这些技术分离肝脏时不会损伤大血管,可将大血管分别结扎或夹闭。控制已分离的肝表面的残余出血可使用氩离子凝血器或纤维蛋白胶喷射器。

手术对血液保护意义最大的操作在于阻断供应肝脏的血管。暂时性肝门阻断(Pringle 法)是在肝门处阻断入肝血流,而全肝血流阻断除了阻断肝门外还阻断膈下腹主动脉、肝上下腔静脉和肝下下腔静脉。如阻断时间过长,可能因肝缺血而对正常肝组织造成不良影响。尽管一般认为阻断 60 min 以内对无肝硬化患者是安全的,但是术后短期内仍可出现术后肝功能不全和肝性脑病。对肝硬化患者来说,阻断 30 min(可能延长至 60 min)对处于疾病早期的患者来说也是安全的。间歇性阻断是指单次阻断 10~20 min,每次阻断间隔时间为 5 min,当需要长时间阻断时,使用这种方法可能更为安全。因为那些血管阻断时间延长的患者术后并发症的发病率会增高、住院时间增长。近年来,为了尽可能避免缺血损伤,很多医院也采用肝段或半肝血流阻断作为单一或多个肝段切除术的选择。全肝血流阻断虽可减少出血,但会显著增加术前和术后并发症的发病率(高达 50%)和死亡率(高达 10%)。全肝血流阻断这一技术的使用应限于以下病例:肿瘤靠近或累及肝后下腔静脉，肿瘤位于肝静脉和下腔静脉交汇处。大约有10%的患者不能耐受阻断下腔静脉对血流动力学的影响，这类患者可能需要建立静脉-静脉旁路。

另外，为了控制出血，外科还采取了一些新的术式如原位低温液体灌注及离体肝切除术等，这些可能更适合于肝实质分离困难的病例。目标在于提供无血区域并保护低温细胞，进而延长分离时间并使分离操作更为精确。这些技术中许多都来源于肝移植术。原位低温液体灌注技术夹闭门脉三联管结构和下腔静脉(inferior vena cava，IVC)，通过向门静脉或肝动脉灌注保存液以获取低温。同时在肝上和肝下阻断IVC(必要时也包括右肾上腺静脉)，在低位血管钳上方切开肝下IVC。使用冷的肝脏保存液灌注，应在IVC端主动回抽静脉流出的灌注液，以防止机体过度降温。术中持续性慢灌注或每隔30 min重复灌注以维持肝脏降温。离体肝切除术是在整体移除肝脏后离体切除肿瘤组织，再将残余肝脏植入体内。这一技术有助于所有3条肝静脉受累和门脉三联管结构也受累的情况。可使用假体移植物替代IVC。

2. 麻醉技术　麻醉技术的进步是肝脏手术成功的一部分，最初的进步为使用低中心静脉压麻醉下行肝切除术，后又采取了一系列血液保护措施使需要输血患者的基本比例由40%降为20%左右。

(1) 降低中心静脉压(CVP)。在肝切除术期间降低CVP可通过减轻肝静脉内淤血程度而显著减少术中失血。在全麻基础上联合使用硬膜外麻醉和静脉内给予硝酸甘油可扩张血管，据报道这种方法可将CVP降至5 cmH_2O以下。由于这一技术的特征之一是要持续限制液体入量直到手术结束，因而可能造成术中低血容量，继而减少肾脏和肝脏等内脏器官的血流量。尤其是对左心室或右心室功能不良的患者而言。如体循环动脉压发生轻微下降，则使用血管收缩剂可能会与低血容量状态协同加重对肠道灌注的影响。许多麻醉医师使用改变心肌收缩力的药物或血管收缩剂来维持低CVP下的器官灌注，如小剂量多巴酚丁胺[2～5 μg/(kg・min)]、去甲肾上腺素[0.05 μg/(kg・min)]。由于多巴酚丁胺在扩张心肌血管的同时具有正性变时作用，在使用时要注意防止心率增加过高。有时使用三酰甘油灌注或利尿剂来降低CVP，但一般并不必要，因为可能增加术后器官衰竭的风险。然而，在已报道的使用低CVP技术的病例报道中，急性肾脏衰竭或器官衰竭的发病率似乎并没有增加。低CVP技术的另一个并发症为空气栓塞。一组病例报道150名患者中有4名存在可疑的小型空气栓子，还有1名患者因空气栓塞量大而引起显著血流动力学改变。必须密切监测患者呼末CO_2的突然变化，并且在灼烧肝血管时应小心谨慎。低CVP时突然的出血会迅速引起严重的低血容量。这就是必须具备迅速输入加温液体和输血能力的重要意义，使用快速输液器可防止不慎注入空气。但还应强调不要补液过度，因其可导致CVP升高进而妨碍外科医生在恢复灌注后的再控制出血的能力。另外，观察外科医师的操作过程非常重要，因为外科医师和其助手可能会用手、拉钩、纱布等压迫到下腔静脉，这会严重减少静脉回流。

(2) 控制凝血功能障碍。与肝疾病相关的凝血功能障碍会显著增加围术期出血风险。肝脏是产生所有凝血因子(除von Willebrands因子外)的场所，还产生许多凝血抑制剂、纤溶蛋白及其抑制剂等。凝血和纤溶过程中多种活化因子的障碍都与肝功能异常相关。另外，肝疾病患者因肝硬化和脾功能亢进引起的血小板异常和血小板减少也很常见。因而可以理解为何肝疾病患者可发生低凝状态、纤溶亢进、弥散性血管内凝血(DIC)及与蛋白C和蛋白S缺乏有关的高凝状态等各种凝血功能异常。因此，在术中应监测凝血功能，比较有价值的是Sonoclot和TEG的监测，因为它们均能及时监测凝血和纤溶的全过程，能明确诊断高凝状态或由于凝血因子、血小板缺乏还是纤溶亢进导致的低凝渗血，从而进行更有针对性的治疗。在急性大量渗血难以控制时，可应用20～80 μg/kg rFVⅡa。

(3) 防止低体温。肝脏与骨骼肌是机体的主要产热的器官。肝脏手术过程中，一方面由于使用大量的肌松剂使骨骼肌产热减少，另一方面术前就有肝损害的基础，加上术中肝门阻断引起的肝脏缺血再灌注损伤，肝脏产热也大幅下降。在产热减少的同时，由于：① 腹部创面及暴露体表散热增加。② 低温液体的静脉输入及腹腔冲洗。③ 肝移植时冷保存器官的植入。④ 麻醉状态下基础代谢下降等诸多原因均可导致术中低体温的发生。术中低体温可导致术中低心排血量、低血压、凝血障碍及术后苏醒延迟等一系列问题的发生。即使是轻度低温也可加重失血，尽管低温状态下血小板计数并未改变，但是低温可损伤血小板功能。需注意的是，由于凝血功能的实验室检查是在37℃的条件下进行的，所以，有时虽已发生了凝血障碍但检验结果仍是正常的(除非针对患者体温进行调整)。术前和术后应进行有创体温监测(经食管或直肠)，并且应着重注意对患者及其所有输入液体的保温，调节适当的手术室温度、覆盖体表暴露部位、使用温气毯机和恒温水毯的保温设备。通过输注温热液体以减少术中低体温在快速输血中是有益的，术中应备加热器和快速输血装置(haemonetics)。

(4) 自体输血。尽管我们尽最大努力来减少失血，但在肝切除术期间仍然经常需要输血。不论是术前预存式自体输血还是术中使用血细胞回输仪的方式，自体输血都是补充失血量的一种安全有效的方法，并且在非恶性疾病患者中得到广泛使用。由于恶性疾病患者不论使用哪种自体输血方式都存在恶变细胞污染血制品的风险，虽然有证据表明使用血细胞回输仪对肝细胞癌患者进行自体输血与术后肿瘤复发无关，但医师一般不愿对肿瘤患者使用自体输血。有的医院采用的方法是在肿瘤所在区域血供被阻断后再开始用血细胞回输仪采集自体血。

(四) 术中血流动力学及液体管理 由于肝叶切除术中血流动力学及液体平衡往往波动显著，所以对这些患者应有较充分的术前准备和良好的术中监测。动脉置管可用来监测动脉压和采集动脉血样，中心静脉压、肺动脉压、心排血量、尿量监测对血容量和心功能评估均是有益的，同时也可监测体温和神经肌肉阻滞程度。心前区多普勒可监测有无空气栓塞。

大号静脉穿刺针是必要的，中心静脉置管以备大量输血输液及CVP监测。另外，应备好快速输液系统，准备充足的血源包括新鲜冰冻血浆等、血小板和冷沉淀物。Hb>100 g/L，不必输血；Hb<70 g/L，应考虑输入浓缩红细胞；Hb为70～100 g/L，则根据患者代偿能力、一般情况和其他脏器器质性病变而决定是否输血。急性大出血如出血量>30%的血容量，可输入全血。一般来说，失血≤1 000 ml可用胶体晶体液补充血容量，不必输血；失血达到1 000～5 000 ml可输洗涤红细胞(PRC)；若失血≥5 000 ml，在输洗涤红细胞(PRC)的同时还应输入适量的新鲜冰冻血浆(FFP)；失血≥8 000 ml时，还应加输血小板(plts)。

术中血流动力学稳定主要靠血管中的有效血容量来维持。血容量受术中失血和大血管阻断与放松的影响。术中失血量是不定的，有时失血量可能达血容量的20倍之多，尤其对有高度血管化的肿瘤如巨大海绵状血管瘤的患者或以前有腹部手术史的患者而言。有人研究快速阻断门静脉和肝动脉，由于全身血管阻力增加，虽然心充盈压和心排血量在一定程度上有所下降，但动脉压仍升高。即使血管阻断持续1 h，阻断放松后，血流动力学仍迅速恢复正常，并不出现心血管受抑制的表现。

术中液体的管理包括输注晶体液、胶体液(白蛋白或羟乙基淀粉及明胶等)和血制品。当急性失血时，晶体液能快速有效地储存血管内容量和补充组织间液缺失，且价格较胶体低廉。但晶体液输注过多会导致周围性水肿而致伤口愈合及营养物质运输不良和出现肺水肿。胶体液在避免低蛋白血症发生的周围性水肿中更常用。尽管输注白蛋白可显著增加淋巴回流而很好地防止肺水肿，但当这种机制失代偿或毛细血管膜通透性发生改变，会导致液体渗透至肺间质从而不可避免地发生肺水肿。由于Starling机制中的许多其他因素如毛细血管通透性、静水压、肺间质胶体渗透压都不确定或由于大量出血和液体潴留发生显著变化，因此使病情判断进一步复杂。怎样维持足够的胶体渗透压和肺动脉楔压，以防止肺水肿尚无定论。在液体潴留的早期，肺和外围毛细血管通透性可能并不发生改变。但当脓毒血症等并发症发生时，会出现弥漫性毛细血管渗漏。因此，在早期可输注白蛋白以降低周围性水肿和肺水肿的程度，同时避免发生长期术后低蛋白血症。

大量输血可导致其他病变。由于低钙血症而导致心肌抑制是输注大量含枸橼酸盐的一个主要问题。在肝功能正常时，输血速度不超过30 ml/(kg·h)、维持足够的循环容量下，钙离子可在正常范围内。即使无肝功能不全的患者，输血速度超过30 ml/(kg·h)时，也会发生低钙血症。但当输血减慢时，钙离子水平在10 min内即可恢复正常。但当患者清除枸橼酸盐能力不全时(肝功能差、低温、尿量少)，与肝功能不全患者一样，易于发生枸橼酸盐中毒。由于肝灌注和肝功能在围术期会显著下降，输血速度也会长时间超过30 ml/(kg·min)，术中应经常监测钙离子水平，并适当补充氯化钙或葡萄糖酸钙。

大量输血的另一个严重的并发症是凝血功能的改变，大多以稀释性血小板减少为原因。凝血改变的程度取决于术前血小板的数量、失血量和血小板的功能。临床上显著的血小板减少症见于输血量达血容量的1.5倍以上的患者。常输注血小板以维持血小板数量在50×10^9/L以上，但实验室测定血小板数量需时较长，限制了它的使用，并且不可能反映血小板的功能。如前述血栓弹力图(TEG)已被应用于肝脏移植手术及其他较大手术包括肝切除中用以快速分析整体凝血功能。这项技术还能可靠地指导是否需要输注血小板、凝血因子(新鲜冰冻血浆和冷沉淀物)或α氨基己酸等干预治疗。

肝脏疾病尤其是终末期肝病的患者，通常都处在体液异常状态，包括血浆渗透压降低、外周水肿、腹水生成等。许多患者还存在体液相关的电解质紊乱，包括稀释性低血钠和低血钾，其从尿中病理性流失。手术期间会发生大量的体液转移，包括腹水引流、腹腔开放的体液蒸发和大量出血等。尽管许多患者在家通过限制水钠摄入以减轻疾病进展，但在手术室里，应首先保证足够的血容量和尿量以避免术中肾衰竭。对于疾病严重或需进行长时间手术的患者，应优先考虑使用胶体。胶体(如白蛋白、羟乙基淀粉)可减少钠的分布，使液体在血管内驻留时间延长(尽管数据显示白蛋白在血管内驻留时间仅比晶体稍长)。血管外渗透压降低可减少水肿形成和术后腹水。对于有严重凝血障碍的患者，首选新鲜冰冻血浆作为术中维持性液体。维持血管内容量很重要，使尿量在0.5 ml/(kg·h)，除非之前已存在肾功能不全，遇此情况应谨慎补液防治超负荷。

(五) 术中气栓诊断与治疗 气栓，即指气体进入血管内，多为医源性因素引起，可导致严重的残疾甚至死亡。气栓的发生几乎涉及所有的临床各个专业的操作过程,因此,应引起临床医师的足够重视。大多数的气栓是空气栓塞,临床中使用的其他类型的气体,如二氧化碳、一氧化氮、氮气等,也可造成气栓。根据气栓进入的机制和最终发生栓塞的部位,气栓通常可分为两大类:静脉气栓和动脉气栓。

当气体进入体静脉系统,则发生静脉气栓。气体可以通过肺动脉进入肺内,影响气体交换、心率,引起肺动脉高压、右心室劳损,最终导致心衰。气体进入静脉系统的前提是:非塌陷的静脉管道被打开,并且这些静脉内的压力低于大气压。肝脏外科手术中常见的是通过肝静脉系统和下腔静脉进入气体。

大多数的静脉气栓表现为隐匿的静脉气栓症,即一定量的气泡如串珠样进入静脉系统。当气体进入量较大或快速进入静脉时,气栓进入肺循环,引起右心室劳损。肺动脉压力升高,引起右心室流出道阻力增大,从而导致肺静脉血流量减少。后者引起左心室前负荷降低,导致心排血量减少,最终引起心血管系统衰竭。临床多表现为心动过速,有时也可表现为心动过缓。当大量气体(>50 ml)快速进入静脉,会引起急性肺心病、心搏骤停。肺动脉阻力的改变和通气/血流比率失调会造成肺内右向左分流,引起肺泡内通气无效腔增多,导致低氧血症和高碳酸血症。

临床医师可以通过临床表现的观察和评估来诊断静脉气栓。当气体出现在心腔和大血管内,会产生所谓的“水车轮样”声音,听诊可以在心前区或食管旁听诊区听到。呼气末二氧化碳分压(ETCO$_2$)降低,往往提示由于肺动脉栓塞引起的通气血流的失调。多普勒超声检查对于监测心腔内气体比较敏感,而且比较容易操作,常常被应用在神经外科手术过程、患者坐位的操作及其他可能发生气栓较高的操作过程中。而诊断心腔气栓的最敏感、最准确的当数经食管超声心动图,但它在实施过程中需要专业的培训。

当怀疑静脉气栓时,应该首先采取措施避免更多气体再进入循环。部分患者需要儿茶酚胺类药物治疗,必要时需要进行心肺复苏。充分的氧合非常重要,可以通过提高吸入气体的氧浓度(最高可到100%的纯氧)来改善。充足的氧有利于气泡内的氮气释放出来,从而减小气栓的体积。扩容及快速复苏可以提高静脉压力,阻止气体进一步进入静脉循环。

部分学者认为可以通过中心静脉导管(多腔的导管好于单腔)或肺动脉导管尝试从右心房内排除气体。当导管能进入合适的右心房位置时能够吸出约50%的气体,这往往取决于导管放置的部位和患者体位,多数情况下不能成功。高压氧治疗不是一线的治疗方法,对严重的患者可能有一定疗效。当出现神经系统症状时,可以考虑采用高压氧治疗。① 麻醉医师术前充分评估患者病情,做好必要的准备,做好麻醉预案。② 根据手术情况即时补充血容量。③ 气栓发生后应迅速停用笑气(笑气可以增加气栓的容积),使用激素。④ 调整患者的体位:头低足高左侧卧位。⑤ 机械通气加用PEEP(呼气末正压通气,可以减小气栓的容积、促进气栓的弥散)。⑥ 适当使用血管活性药物,维持血流动力学稳定,防止肾脏等重要脏器的损害。⑦ 即时血气分析,根据结果纠正内环境失衡。⑧ 预防性使用抗生素,防止术后感染。⑨ 术中即应该注意肾功能的保护,预防肾衰。⑩ 全科团结协作是胜利完成各项工作的重要保证。

(六) 调节水电酸碱平衡,保障机体内环境的稳定

肝功能与电解质代谢具有密切关系。肝功能障碍时常发生低钾血症、低钠血症,以及低磷血症和低钙血症。

(1) 低钾血症。肝功能障碍和低钾血症在诱发肝性脑病和肝性肾功能不全中均具有一定作用,且后者又可引起碱中毒。这种低钾血症常常由以下原因引起:① 肝细胞对醛固酮灭活减弱。② 腹水形成致有效循环血量减少,反射性醛固酮分泌增加。③ 术前利尿剂应用。④ 输注葡萄糖使钾离子转移到细胞内。所以术前应针对低血钾的原因给予纠正,对防止术中肝昏迷的发生很重要。

(2) 低钠血症。比低钾血症更属于病情危重的表现。急性肝功能不全患者发生持续性低血钠时,一般并非是由于失钠所致,而是机体濒于死亡的表现,常预示患者预后险恶。水潴留是形成稀释性低钠血症的主要原因。水潴留往往与肝病时有效循环血量减少引起抗利尿激素分泌过多或与抗利尿激素灭活减少有关。

(3) 低磷血症和低钙血症。Darnis 等人在120例暴发性肝炎伴昏迷的患者中,发现入院时77%的患者血游离钙降低,29%有低磷血症。虽然每日补钙和磷,但血钙和磷还是进行性下降,提示25-羟维生素 D$_3$ 和1,25-二羟维生素 D$_3$ 缺乏。他们还发现降钙素的升高与肝细胞功能障碍的加重相平行,所以肝功能不全时降钙素灭活减少是钙磷代谢紊乱的主要原因。当磷缺乏过甚时,糖酵解所需的磷也逐渐不足,必然使大脑细胞不能很好地利用葡萄糖。由此提出一个问题,即低磷血症是否可能引起肝昏迷,或是否为肝昏迷不得清醒和恢复的原因,有待阐明。

(七) 维持肾功能 接受肝脏手术的患者出现肾功能障碍的原因是多方面的。如前文所述,胆红素过高引起的黄疸可能通过多种原因损伤肾功能,包括改变血管收缩剂和血管舒张剂间的平衡、增加患者对肾毒性药物的易感性等。前列腺素抑制剂(如NASIDs)可能减少肾脏血流量和肾小球率过滤(glomerular filtration rate, GFR),并且与接受肝脏手术的患者关系尤为密切,因此有人提出,对此类患者最好不使用对乙酰氨基酚作为辅助镇痛药。但是，实际上还没有明确证据提示治疗剂量的对乙酰氨基酚具有毒性，即使是对存在严重肝硬化的患者也是如此(除外酒精性肝硬化)，并且是肝脏手术后轻度疼痛时所有 NSAIDs 药中的首选。术中对肾功能的保护措施还包括使用多巴胺、甘露醇尿剂，这些方法均在 HPB 手术中使用以保护肾脏血管，但在前瞻性临床试验中没有证实任何一种方法具有改善术后肾功能的作用。事实上一些报道提出其中一些治疗方法可能反而存在有害作用(例如多巴胺的使用)。

(八) 使用不经肝脏代谢的药物 许多麻醉药物的充分代谢并不依赖于肝脏的功能。由于隐性肝疾病的发病率逐渐增加，在肝脏手术期间使用这些不依赖肝功能代谢的麻醉药是比较合理的。阿曲库铵或顺阿曲库铵似乎是肝功能障碍患者首选的非去极化肌松药，因为这两种药通过自然降解代谢并经肾脏排泄。瑞芬太尼是术中镇痛的较好选择，因为其代谢不依赖肝功能，并且其剂量容易控制。然而，由于瑞芬太尼作用时间短暂，术中使用瑞芬太尼镇痛时必须考虑进行相关的术后镇痛。

吸入麻醉药应避免选用在肝脏有较高代谢率的氟烷 (20%)，应选择在肝脏代谢率很低的异氟烷、地氟烷或七氟烷、丙泊酚虽在肝脏代谢，但由于在肝功能下降时其有很好的肝外代谢代偿，故也可选用。

(九) 黄疸患者的麻醉管理 梗阻性黄疸不仅表现为胆红素升高引起的皮肤巩膜黄染，而且是一组表现极其复杂的特殊临床症候群。胆红素对其他脏器的直接毒性作用、淤胆对肝脏的直接损害、低血容量低灌注及黄疸伴随的内毒素血症等原因可导致脑、心、肝、肾等重要器官功能下降。麻醉过程中突出的问题就是患者对麻醉药的敏感性增高和血流动力学的波动。所以研究黄疸患者对麻醉药敏感性及心血管稳定性影响的规律与机制对做好这类患者的麻醉有非常重要的意义。

近年来的研究表明，阻塞性黄疸、慢性胆汁淤积及胆汁性肝硬化等肝胆疾患常见的并发症或精神表现，如瘙痒、疲劳和抑郁症等也与中枢神经系统内一些神经递质的传导异常密切相关。因此，在对胆汁淤积性黄疸患者进行相关的临床治疗时，应当充分考虑中枢神经系统部分神经递质传导功能异常所带来的影响。而目前对吸入麻醉药作用机制的研究显示，吸入麻醉药主要是通过干扰中枢神经系统内突触前神经递质的合成、释放和重摄取，或影响突触后膜上离子通道或膜受体的正常功能，从而改变了正常的神经冲动传导，并产生全身麻醉作用。因此，胆汁淤积患者脑内中枢神经递质的改变很可能会影响患者对吸入麻醉药的敏感性。通过研究发现：阻塞性黄疸患者的地氟烷 MAC-awake 显著低于非黄疸患者，而且黄疸患者的 MAC-awake 与血浆总胆红素有显著性的负性相关关系。脑内可见神经细胞的萎缩、坏死和噬神经元现象，并且损害的范围随着黄疸时间的延长而扩大。这一系列改变可能是麻醉敏感性增高的神经病理基础。另外，还发现过深的丙泊酚麻醉对黄疸患者心功能的影响远大于普通患者。鉴于上述原因，麻醉过程中应注意监测麻醉深度，维持适当的麻醉深度，避免长时间过深麻醉。最好采用硬膜外复合全麻，避免单一麻醉药过量造成中枢与循环的抑制。由于该类患者内源性阿片肽水平高、痛阈升高，术中及术后镇痛时应减少阿片类药物的用量。

阻塞性黄疸对心血管系统功能的影响主要包括降低外周血管阻力，抑制心肌的收缩，利尿及促尿钠排泄作用导致的容量缺失，对缩血管药物不敏感而对扩血管药物特别敏感，植物神经功能下降，交感下降大于迷走功能下降表现为迷走处于优势的临床表现。产生这些作用的原因既有高胆红素血症对循环系统的直接作用，也有肝功能损害本身对循环系统的影响，另外，阻塞性黄疸引起的一些特殊的病理生理也对心血管系统有着重要的影响，如内源性阿片肽和 NO 过度产生、血浆中 ANP 和 BNP 含量的升高等。由于大多数阻塞性黄疸患者的急性肾功能衰竭发生在手术以后，特别是在术中经历了低血压、出血、内毒素血症和麻醉等对循环系统有抑制作用的不良事件，因此，围术期严密监控血流动力学改变、维持循环系统的稳定是预防和治疗术后急性肾功能衰竭的关键。

四、术后并发症及其管理

由于缺乏报道术后并发症的统一定义，对肝硬化患者行肝脏手术后的并发症发病率和病死率作对比分析受到了很大限制。另外，许多研究在包含肝硬化的同时也涉及其他肝脏问题，例如肝纤维化、胆汁淤积或肝炎。并且，尚没有对术后并发症的严重程度的描述，其死亡原因也常常不被报道(表 52-6)。

肝脏手术的进步、外科新技术的引入，以及先进的肝脏切除技术等，使得术后病死率显著降低了 10%～32%，数据显示，目前病死率<8%(表 52-6)。虽然术后肝功能衰竭发生率也降低到<5%，但是不同的外科医师评估肝功能衰竭的标准不同。

许多肝脏外科医师提倡使用常规开腹手术方法作为这类患者减少出血并发症的外科治疗方案。然而，一些作者建议在可行时使用腹腔镜途径可以减少相关的并发症。目前没有证据表明对肝硬化患者行肝脏手术后进行充分引流对患者有益，并且引流也会引起感染、腹壁并发症，并会延长住院时间。

表 52-6　已报道的肝硬化患者接受肝切除术后的预后情况

作　者	年　份	病例数	肝硬化(%)	总并发症(%)	肝功能衰竭(%)	30 d 病死率(%)
Midorikawa 等人	1999	173	65	67.6	0①	0
Fong 等人	1999	154	64.9	45	5	4.5
Torzilli 等人	1999	107	59.8	26.2	NA	0
Belghiti 人	2000	253	94.5	NA	NA	9.5
Takano 等人	2000	300	90②	26③	NA	4
Zhou 等人	2001	1 000	88.8	NA	0.5	1.5
Poon 等人	2002	206	100	34.9	4.4	5.3④
Grazi 等人	2003	443	69.5	37	NA	5.9④
The 等人	2005	82	100	NA	11	16

注：NA,不详。

① 指同时具有持续性黄疸(总胆红素浓度>3 mg/dl)及肝性脑病的肝功能不全。

② 数据组里包含肝硬化及其他肝脏疾病患者。

③ 指主要并发症。

④ 医院病死率,定义为与肝切除术相关的住院期间内的任何死亡。

术后处理应包括以下几方面：① 肝脏手术后除按腹部大手术麻醉后处理外,还应密切观察患者的心、肺、肾、肝情况及其他病情变化,注意血压、脉率、呼吸、体温、心电图、血液生化和尿的变化。术后 2～3 d 内禁食,胃肠减压,以防止肠胀气,增加肝细胞的供氧量。② 继续使用广谱抗生素以防感染。③ 术后每日给予 200～250 g葡萄糖,即静脉输给 10%的葡萄糖液 2 000 ml和 5%的葡萄糖盐水 500～1 000 ml,每 100 g 葡萄糖加入维生素 C 500 mg 和胰岛素 16～20 单位,必要时补充适量氯化钾。根据液体出入量与血液生化的变化,调整水、电解质与酸碱平衡。④ 每日肌内或静脉注射维生素 K_3 20～40 mg,以改善凝血机制。每日还应给予维生素 B_1 100 mg。⑤ 对于切除半肝以上或合并肝硬化者,除术后积极加强保肝治疗外,在术后 2 周内应给予适量的血浆或白蛋白;特别是术后 5～7 d 内,每日除输给大量葡萄糖和维生素外,还应补给 200～300 ml 血浆或 5～10 g 白蛋白,以后根据情况补给。除血浆或白蛋白外,最好还应补给少量新鲜血。术后 24 h 内给予氧气吸入。此外,对这类患者在术后 3～5 d 内,每日给予氢化可的松 100～200 mg,这样既有利于肝脏修复和再生,也有利于患者恢复。⑥ 保持腹腔引流通畅。肝切除后,手术创面和肝断面往往有少量渗出,腹腔引流处可能有血性液体(或染有胆汁)积存。因此,应常规采用双套管负压持续吸引或间断冲洗吸引,此法不仅可以将腹腔内的积液完全吸出,而且可以观察术后有无出血、胆瘘或感染等,以便及时发现及处理。引流管一般可在术后 3～5 d 内拔除,经胸手术后,胸腔引流管一般可在术后 24～48 h 拔除,但拔出前应检查胸腔内是否有积液,如果积液量多时,应设法将其完全排净后再拔除引流管。⑦ 对于有出血倾向或渗出多时,应密切观察病情变化,并给予大量维生素 K 及其他止血药物。对有可能发生肝昏迷的患者还必须给去氨药物。⑧ 术后鼓励和帮助患者咳嗽,防止肺部并发症。鼓励患者早期活动,促使血脉流通,加快康复。⑨ 为防止应急性胃黏膜损伤,一般常规使用法莫替丁 20 mg,每日 1 次。⑩ 术后 8～10 d 拆除皮肤切口缝线。⑪ 术后定期复查肝功能,并对出院患者进行定期随访。肝癌患者手术后还要接受抗癌治疗。

肝硬化患者进行较小手术后的管理与其他患者区别不大。相比其他患者,其术后可能有轻微的通气困难和低氧饱和度。尿量可能轻微减少,因为术后常有短暂的肾功能下降(约有 1/3 的此类患者会发生)。术后镇痛需谨慎,因为阿片类药物如吗啡起作用时间会延长。

肝衰竭患者行大而复杂的手术后,术后首要注意的便是通气。患者术后延迟拔管并不少见,因为这类患者常有肺水肿形成。术中大量输血的患者,术后 1～3 d 内可能出现输血相关的急性肺损伤(transfusion-related acutelung injury, TRALI),使原本就有肺内分流的患者其通气变得更加困难和复杂。常规的容量控制通气可能不足以维持氧合,并可能导致肺泡内高峰压。呼气末正压(PEEP)若>8 mmHg 会阻碍来自肝脏的静脉血回流,导致肝脏充血、出血甚至移植失败。这时应该使用压力控制通气并允许一定范围内的高碳酸血症(60～70 mmHg)以防止肺泡气压伤或容量伤。此外可以使用 NO 疗法以扩张血管,使那些有通气的肺泡其血流量增加,但此疗法的功效尚存争议。

肝脏大手术后的镇痛治疗很重要,因为腹痛会妨碍患者充分通气和深呼吸,炎症因子也会延缓伤口的愈合和机体恢复。椎管内麻醉(特别是硬膜外阻滞麻醉)已被成功应用于肝衰竭患者并且效果良好,但是患者的凝血问题可能会影响置管操作和持续给药。此时,患者自控镇痛可以发挥最大效益,即使是对阿片类药物代谢功能下降的患者也不用担心意外过量用药。

接受肝大部分切除的患者术后可能立即出现的问题包括第三间隙液体大量转移、持续存在的凝血功能障碍和活动性出血、肝功能衰竭出现或加重(伴肝性脑病)、肾功能损伤,以及胆漏。术后第一个 12～24 h 应将患者转入重症监护室,继续有创血流动力学监测,并密切监测肾功能。应权衡各种镇痛方式的利与弊,针对不同患者个体化选择最佳的术后镇痛方式。由于此类患者存在肾功能损伤和凝血功能障碍的风险,应尽量避免使用非甾体类抗炎药。阿片类药物经肝脏代谢和肾脏排泄,对部分有发生脑病倾向的患者来说,具有潜在蓄积风险,可能引起大脑抑制作用。从有利于大手术术后恢复和较大外科切口的镇痛角度来看,硬膜外镇痛技术可能是术后镇痛的较好选择。各医疗机构或患者本人应决定究竟选择哪种镇痛方式为最佳。

对于肝切除术后发生急性肝功能衰竭的患者,应尝试支持治疗,为残余肝再生争取足够的时间。治疗主要在于确保给予患者最佳的重症监护治疗方式,包括气道管理、适度水化、需要时给予强心药和利尿药、控制凝血功能障碍和急性出血、口服肠道净化剂、肠内营养(这时患者处于高代谢状态,不宜继续使用低蛋白质饮食),以及考虑进行 NAC 灌注。使用 NAC 有利于防治对乙酰氨基酚止痛带来的肝损害,对其他原因造成的急性肝功能衰竭也具有保护作用。这种方法可能改善全身和大脑血流动力学,从而减少脑并发症的发病率和患者死亡率。其作用与对肝脏再生的刺激或肝保护无关,而是通过改善全身氧供和氧摄取实现的。后来的研究反驳了 NAC 对肝功能衰竭患者氧供和氧摄取的改善作用,而是提出 NAC 对微循环的作用更为重要。

另外,人们也尝试研究一些特异性治疗手段。除了肝移植外,现在所使用的治疗体系可分为人工肝脏法和透析法(包括血浆置换)。人工肝脏法包括体外肝脏灌流和混合法,后者是将猪肝细胞与人肝细胞相结合的一种方法。可将白蛋白透析结合常规透析或血液滤过技术,例如分子吸附再循环系统(molecular adsorbent recirculation system,MARS),现提倡用这种方法去除急性肝功能衰竭和慢性肝功能衰竭急性发作患者体内的水溶性毒素和与白蛋白结合的毒素。尽管使用这些治疗手段后,急性肝功能衰竭患者的生化指标和临床症状会有所改善,但有关这些方法对降低患者死亡率的效果尚缺乏明确依据。最近一篇综述系统性回顾了 528 篇有关肝脏支持系统的文献,仅有 2 篇文献中的方法属于随机对照试验。总的来说,与常规治疗相比,支持系统并没有体现出具有降低急性肝功能衰竭患者死亡率的作用。

总之,无论是肝脏病患者的肝脏手术,还是肝病患者的非肝脏手术,在麻醉与围术期管理中均遵循如下原则:① 做好充分的术前准备,尽一切可能纠正机体的内环境紊乱。② 术中减少一切不必要的用药,以减轻肝脏的解毒负担。③ 选用对肝脏血流代谢等影响最小的麻醉药。④ 术中力求血流动力学平稳,减轻肝脏的缺血再灌注损伤。⑤ 围术期除加强生理监测外,更应注意动态监测生化及凝血功能。⑥ 保肝治疗应贯穿于术前、术中及术后始终。

(俞卫锋)

参考文献

[1] Steadman RH. Anesthesia for liver transplant surgery. Anesthesiol Clin North Am, 2004, 22: 687 - 711.

[2] Farnsworth N, Fagan SP, Berger DH, et al. Child-Turcotte-Pugh versus MELD score asa predictor of outcome after elective and emergent surgery in cirrhotic patients. Am J Surg, 2004, 188: 580 - 583.

[3] Zein NN. The epidemiology and natural history of hepatitis C virus infection. Cleve Clin J Med, 2003, 70: S2 - S6.

[4] Ruscito BJ, Harrison NL. Hemoglobin metabolites mimic benzodiazepines and arepossible mediators of hepatic encephalopathy. Blood, 2003, 102: 1525 - 1528.

[5] Redai I, Emond J, Brentjens T. Anesthetic considerations during liver surgery. Surg Clin Nor th Am, 2004, 84: 401 - 411.

[6] Finfer S, Bellomo R, Boyce N, et al. A comparison of albumin and saline for fluidresuscitation in the intensive care unit. N Engl J Med, 2004, 350: 2247 - 2256.

[7] Toy P, Popovsky MA, Abraham E, et al. Transfusion-related acute lung injury: definitionand review. Crit Care Med, 2005, 33: 721 - 726.

[8] Delva E, Camus Y, Nordlinger B, et al. Vascular occlusions forliver resections. Operative management and tolerance to hepatic ischemia: 142 cases. Ann Surg, 2009: 211 - 218.

[9] Yoon YS, Han HS, Cho JY, et al. Totally laparoscopic central bisectionectomy for hepatocellular carcinoma. J Laparoendosc Adv Surg Tech A, 2009, 19: 653 - 656.

[10] van Gulik T. Open versus laparoscopic resection for liver tumours. HPB (Oxford), 2009, 11: 465 - 468.

[11] Clavien P, Petrowsky H, DeOliveira M, et al. Strategies for safer liver surgeryand partial liver transplantation. N Engl J Med, 2007, 356: 1545 - 1559.

[12] Jayaraman S, Khakhar A, Yang H, et al. The association between central venous pressure, pneumoperitoneum, and venous carbondioxide embolism in laparoscopic hepatectomy. Surg Endosc, 2009, 23: 2369 - 2373.

[13] Cho A, Yamamoto H, Nagata M, et al. Safeand feasible

inflow occlusion in laparoscopic liver resection. Surg Endosc, 2009, 23: 906-908.

[14] Gary H Mills. Anaesthesia and the perioperative management of hepatic resection. Trends in Anaesthesia and Critical Care, 2011, 1: 147-152.

[15] Peter J Lodge. Hemostasis in liver resection surgery. Semin Hematol, 2004, 41: 70-75.

[16] Yves Ozier, John R Klinck. Anesthetic management of hepatic transplantation. Current Opinion in Anaesthesiology, 2008, 21: 391-400.

第五十三章 肝脏移植麻醉

1963年,Starzl在美国科罗拉多大学医院开展了世界上第一例肝脏移植手术。1967年,Starzl成功开展了一例婴儿肝脏移植手术,患儿术后存活1年。由于术后排异反应,患者的低存活率使得肝脏移植手术在当时没有被接受作为一种可选择的治疗方法。1983年,免疫抑制剂和抗排异药物环孢霉素的临床应用,极大地提高了肝脏移植患者的术后生存率,从而开始了肝脏移植手术的新纪元,肝脏移植手术被正式接受作为治疗晚期肝脏疾病的新方法。目前肝脏移植手术一年成活率已>85%。肝脏移植手术操作与麻醉方法的进步相互依存。1969年,Aldrete首先报道了肝脏移植麻醉的管理经验,他详细描述了25例成人和小儿肝脏移植麻醉围术期管理的要点和难度,其中有一些沿用至今。据统计,截至2011年10月,我国累计施行肝移植手术约20 900例,术后疗效已接近国际先进水平。全国有80家医院开展肝移植,其中规模较大的有20余家。肝移植1年生存率达80%以上,5年生存率为50%左右。

目前,肝脏移植手术已经成为各种晚期肝病患者一种成熟的治疗方法,从事肝脏移植手术的麻醉医师已熟悉手术患者围术期经历复杂的病理生理变化,并经历了患者术前病情的严重性、手术的复杂性及围术期事件的不可预知性等麻醉与管理上的严峻考验,实施肝脏移植手术麻醉的医师任务十分繁重,需要对每一例移植患者高度重视,术前应尽可能全面仔细评估患者,术中及时发现并妥善处理各种问题,力争在术毕时使患者达到最佳的生理状态。

第一节 肝脏移植受体的术前评估

肝脏移植的手术适应证包括各种终末期慢性肝病、急性爆发性肝衰竭和各种遗传代谢性肝脏疾病及肝脏恶性肿瘤等。肝脏移植患者术前情况差别很大,跨度可以从ASA 1级(如某些肿瘤患者)至ASA 5级(如爆发性肝炎肝昏迷伴多脏器衰竭患者),而且由于供肝原因,受体选择后至送达手术的时间较短,留给麻醉医师的术前评估时间有限,因此,麻醉医师在接到受体确认的通知后应尽快到达病房访视患者以获得患者的一般情况资料,并重点检查相关脏器功能,进行围术期风险评估。在开展肝脏移植手术较多的医院,移植科常定期组织麻醉等有关学科对等待移植的患者进行术前讨论,包括病情估计、术前准备、手术方案、麻醉要求及围术期管理等,确保手术顺利进行并提高医疗质量。

一、一般情况

需了解患者的一般情况包括年龄、身高、体重、营养状况和精神状态;患者的诊断,包括有无手术史尤其是上腹部手术史,伴发的疾病及服用的药物情况,有无过敏史等。肝脏移植手术应常规以急症手术对待,应了解患者最后的进食时间及具体进食情况,尽可能使最后进食时间距离麻醉开始时间间隔4 h以上。高龄被认为是影响肝脏移植长期预后的一个危险因素,高龄患者的各脏器功能老龄化且常合并多种疾病,围术期风险较大。应用身高和体重来计算体表面积以评估患者是否过度肥胖或消瘦,以初步评定手术结束时是否可以早期于手术室内拔除气管导管。肝性脑病1～2期的患者并不是手术室内拔管的禁忌证,但3～4期的患者需带气管导管回ICU至完全清醒后才可拔管。肝昏迷的患者如果是由于爆发性肝衰竭引起,应注意是否伴发高烧及有无惊厥史。某些肝癌患者和慢性肝硬化并发上消化道出血患者可以有肝脏手术或脾切除手术史,手术中应做好充分准备以预防大出血所导致的并发症。并存高血压的患者在无肝期的血流动力学波动常较无高血压者显著,糖尿病的患者更应引起重视,如果年龄偏大及合并有高血脂等,应考虑到冠心病存在的可能性,术前需常规进行超声心动图检查。术前活动能力良好常预示着患者有着较好的一般情况和心肺功能。

二、肝功能评估

术前应对受体的肝功能状况进行简单的评估。改良的Child-Pugh肝功能分级计算简单,临床应用方便,根据评分高低依次分为 A(5～6 分)、B(7～9 分)和 C(10～15 分)三级(表 53-1),评分越高表示肝脏损害越严重;也可以用 MELD(model for end stage liver disease)评分来反映肝硬化患者的肝脏疾病严重程度。MELD 计算相对较复杂,计算公式为:9.6×Log[肌酐(mg/dl)]+3.8×Log[胆红素(mg/dl)]+11.2×Log(INR)+6.4×(病因:胆汁性和酒精性肝硬变为 0;其他肝硬变为 1)。其数值范围从 6 到 40,超过 40 的与 40 同等对待。美国 UNOS(United Network for Organ Sharing)/OPTN(Organ Procurement and Transplantation Network)委员会已通过一项法案,由 MELD 评分取代 Child-Pugh 评分用于成人肝脏移植供肝分配,根据 MELD 分数大小来预测等待肝脏移植的患者在未来 3 个月内对肝脏移植需要的紧迫程度。

表 53-1　改良 Child-Pugh 评分

变　量	分　值		
	1	2	3
脑病	没有	1 或 2 级	3 或 4 级
腹水	无	轻到中度	重度
白蛋白(g/L)	>35	28～35	<28
凝血酶原时间延长秒数(>对照)(s)	1～4	4～6	6
胆红素(mg/L)	<20	20～30	>30
如为原发性胆汁性肝硬化	<4	4～10	>10

三、肺功能评估

应详细了解呼吸系统疾病史,包括是否有哮喘史、慢性阻塞性肺病史、抽烟史等,还应注意目前有无咳嗽、咳痰、呼吸困难等症状。体格检查有无呼吸频率与节律的异常,肺部听诊有无呼吸音的改变、有无干湿罗音。应常规进行胸片检查,必要时进行动脉血气分析、肺部 CT 和肺功能检查。

由于通气/血流比率失调、缺氧性肺血管收缩不良、胸水导致的肺不张和肺内动静脉分流等,肝功能衰竭患者的气体交换功能常受损。限制性肺通气功能障碍主要由大量腹水和(或)胸水引起,也可以与骨骼肌的废退和骨质疏松症有关。大量胸腔积液在肝脏移植患者中并不常见,胸水是肝源性的,常位于右侧,患者多不合并心肺疾病,胸水出现可能与腹水有关,常引起呼吸困难和低氧血症。术前评估主要是要排除引起胸水的其他原因如感染等,少量胸水常不需要处理,胸水量较多致患者胸闷和呼吸困难时可进行胸腔穿刺放置引流管,患者的症状可立即得到明显改善;另一种选择是在手术期间放置胸腔引流管。因术前很难获得正氮平衡,与骨骼肌功能减弱有关的限制性肺功能减退即使在术后也很难获得改善。

理论上肺内分流能导致严重的低氧血症,尤其是患者处于直立位时,即所谓的"体位性低氧血症",实际临床工作中并不常见,也可能与症状不典型未引起注意有关,常可通过提高吸入氧浓度得到改善。另外,慢性阻塞性肺疾病的患者术前进行支气管扩张剂治疗是有益的。吸烟的患者术前必须戒烟,时间最好达 2 周以上以减少术后肺部感染的发生,因为肺部感染是增加肝脏移植术后并发症发生率和病死率的一个主要因素。

四、心脏功能评估

肝脏移植受体术前的心功能评估可以参考普通手术患者的术前心功能评估方法。尽管肝脏移植手术中,下腔静脉阻断和开放及大出血引起血流动力学的剧烈波动,加上新肝再灌注综合征对心肌的抑制作用等都使受体心脏经受考验,大部分移植患者都可安全耐受以上变化。当然,肝脏移植术前,常规的辅助检查包括普通心电图、24 h动态心电图和超声心动图检查仍属必要。

国外文献报道有一部分慢性肝硬化患者可伴发冠心病或硬化性心肌病。在国内缺乏此类患者伴发冠心病的具体资料。肝脏移植受体并存冠心病时通常是无症状性的,但围术期的病死率高达 50%以上。因此,认为对有冠心病危险因素存在的肝脏移植受体应予以足够重视,这些危险因素包括非酒精性脂肪性肝炎、糖尿病、高血压、高血脂和肥胖、年龄>50 岁的男性和外周血管疾病等。当有多个危险因素并存时,可对冠状动脉进行计算机断层扫描以观察血管钙沉积情况,也可进行心脏的多巴酚丁胺应激试验或直接冠状动脉血管造影。

术前超声心动图检查可用于判断受体的心脏功能包括心肌收缩和舒张功能、瓣膜情况及肺动脉压力等,结合受体的活动情况,基本可以确认受体心脏对术中循环变化的耐受程度。

五、脑功能评估

对受体的脑功能评估主要注重肝性脑病的严重程度。肝性脑病是指由肝功能严重障碍所致,以代谢紊乱为主要特征的中枢神经系统功能失调综合征。有肝功能障碍的患者,出现神经、精神症状,在排除其他大脑疾病后,就可诊断为肝性脑病。依据临床表现的严重程度,肝性脑病可以分为四期(表 53-2):1 期肝性脑病对麻醉而言并无特殊性;2 期脑病患者在术毕时可能因不配合而存在拔管困难;3 期和 4 期患者术后的脑功能恢复要取决于新肝肝功能发挥作用。对处于 4 期的肝昏迷患者应详细了解昏迷的发展过程,注意有无并发症如高热、惊厥等的发生;长时间昏迷的患者即使术后肝功能恢复正常,意识何时能得以恢复也很难确定,病死率较高,术前脑电图检查可以对评定术后脑功能的恢复情况提供一定的参考价值。

表 53-2 肝性脑病分期

分期	临床表现
1期	行为改变,睡眠障碍,书写改变,语言不清
2期	嗜睡,定向障碍,躁动,肌力增强,阵挛
3期	浅睡但可唤醒,明显神志不清,语言障碍,反射亢进,缩瞳
4期	昏迷,瞳孔散大,反射减弱或消失,对疼痛刺激无反应

六、肾脏功能

对受体肾脏功能的评估主要是为了了解有无肾功能不全、24 h尿量和利尿药使用情况,有助于预测机体对新肝再灌注后利尿药应用的反应。绝大部分术前肾功能正常、对利尿剂反应良好的患者在新肝期均可获得足够的尿量,小部分肾功能不全、全身情况差且尿量偏少或已在持续肾脏替代治疗的患者手术前应该考虑(继续)应用持续肾脏替代治疗,便于术中液体管理,术后也应该根据术中情况考虑是否继续应用。

第二节 成人肝脏移植手术的麻醉管理

肝脏移植手术分为三个阶段,即无肝前期、无肝期和新肝期。以受体门静脉阻断病肝血供停止作为无肝期的开始,以门静脉开放新肝再灌注作为无肝期的结束和新肝期的开始。针对手术各个阶段的特点,麻醉管理的侧重点有所不同,但共同点都在于维持机体呼吸循环和内环境的稳定。一般而言,麻醉医师可以以以下几个步骤来熟悉和完成肝脏移植麻醉这项复杂而艰巨的工作:① 诱导前准备。② 麻醉诱导和维持。③ 手术期间三个不同阶段的麻醉处理。④ 手术结束后麻醉复苏和转运至ICU。

一、诱导前准备和监测

所有抢救药物、麻醉诱导和维持药物及术中有可能应用的血管活性药等,都应在患者进入手术室之前准备好并做好醒目的标记。术中用于保温的水毯等设备也应该事先在手术床放置好。患者在病房里不用术前药。送入手术室后首先给予开放外周静脉,外周静脉条件好的患者可以使用16G的套管针开放两路(或以上)上肢静脉,一路静脉用于麻醉期间的维持用药,另一路用于快速输液和输血制品。条件允许时,应先行桡动脉穿刺并在吸空气下行动脉血气分析和常规实验室检查,而后给予吸氧。笔者建议在成人受体行双侧桡动脉穿刺并应保证一侧手臂不被包裹在身体旁,在抽血标本时不影响动脉血压监测,另外还可作为备用的动脉监测。有麻醉深度监测条件的单位应在此时放置电极或脑电双频指数(BIS)贴片。中心静脉穿刺可以在麻醉诱导前或诱导后进行。外周静脉开放困难或预计术中可能大出血者可以开放双侧中心静脉,B超引导下中心静脉穿刺有助于提高成功率并减少创伤和并发症的发生,应避免使用股静脉。输血管道加温系统有助于维持术中正常体温,手术分离困难出血多或大量输注血液制品时应考虑使用。术中需要进行血液超滤者应术前联系好,并在手术开始前连接机器工作。入室时若患者的血红蛋白水平<10 g/dl,则应事先准备少量红细胞悬液。

肝脏移植手术的术中监测十分重要,因为麻醉医师需要根据各种监测结果及时调控患者的生理功能状态及内环境的稳定。常规的标准监测、间断血气电解质和血糖浓度分析加上实验室检查对大部分患者而言已足够,可以在保证麻醉质量的同时降低医疗费用(效价比较高),但在非常规监测项目如肺动脉导管的取舍上,麻醉医师的临床经验至关重要。常规标准监测项目包括有创桡动脉压、中心静脉压、脉搏血氧饱和度、体温、心电图、呼气末二氧化碳分压和尿量。血气电解质分析应保证在手术室内或床边可用以便快速获得结果。实验室检查项目包括血常规、肝肾功能和凝血功能,在无肝前期、无肝期和新肝期应至少进行1次。有明显凝血功能障碍的患者需行血栓弹力图(TEG)及有关其他特殊凝血功能测定。

二、麻醉药的选择

肝脏移植麻醉药的应用和其他手术的麻醉一样,从镇静、镇痛和肌松三方面考虑。以前的肝脏移植麻醉诱导无异于常规麻醉,依据各中心和各麻醉医师的习惯不同,选用镇静药中的咪达唑仑、依托咪酯或丙泊酚,镇痛药中的芬太尼或舒芬太尼及各种非去极化类肌松药,而麻醉维持多在非去极化类肌松药的基础上以静脉或吸入麻醉药或辅以阿片类镇痛药为主。随着外科技术的成熟、麻醉监测方法和管理策略的进步及新型麻醉药的问世,肝脏移植麻醉管理的观念也相应发生改变,快通道麻醉也在20世纪90年代开始被应用于肝脏移植患者并逐渐被许多国际上的大型移植中心所接受。相应地,麻醉药的应用出现了少许变化。咪达唑仑和芬太尼的应用趋于减少,不经肝脏代谢的药如瑞芬太尼和顺阿曲库铵的应用增多,虽然麻醉维持仍然以吸入麻醉药为主,但较新的七氟烷显然在快通道麻醉上比异氟烷占有优势。

三、麻醉诱导和维持

麻醉诱导:大多数终末期肝病患者合并有不同程度腹水,如果手术当日进食则又增加误吸的风险,因此,许多麻醉医师推荐采用快速序贯诱导麻醉,并在诱导和气管插管期间按压环状软骨。丙泊酚或依托咪酯均可使患者意识快速丧失,小剂量的芬太尼静注加上瑞芬太尼持续泵注,同时合用罗库溴铵可以获得满意的插管条件。终末期肝病患者外周血管阻力低,快速静注丙泊酚可引起明显的低血压,而依托咪酯的循环抑制轻,是较好的诱导用药选择。在麻醉深度监测如BIS监测指引下给药,则可以保证患者意识快速消失的同时在整个诱导期间维持合适的麻醉深度,最大程度地减轻药物对循环的抑制作用,是目前麻醉医师认可的精确全麻诱导方法。

麻醉维持:绝大多数以吸入麻醉或静吸复合麻醉为主。在静吸复合麻醉中丙泊酚的用量较常规手术小,文献报道一般为2 mg/(kg·h)。在研究肝脏移植术中丙泊酚的血药浓度时,尽管存在丙泊酚的肝外代谢,无肝期丙泊酚的浓度依旧升高,加上部分患者容量置换大,因此,肝脏移植时丙泊酚的血药浓度无法用现有的药代模型所预测,可能是丙泊酚全凭静脉麻醉至今仍很少在肝脏移植中应用的原因。随着BIS监测在肝脏移植围术期应用的增加和经验的积累,BIS监测下丙泊酚全凭静脉麻醉也已成功应用于此类患者,使得患者能在手术室内快速清醒和拔管。在浙江大学医学院附属第一医院肝脏移植中心,自2009年3月开始应用BIS监测并维持在40~60,反馈调整丙泊酚的输注用量,合并应用瑞芬太尼和顺阿曲库铵,至2011年为止,已在130余例患者中成功应用,手术室内拔管率达90%左右,接近文献报道中的最好水平。但是,在没有BIS监测条件时,不建议使用丙泊酚全凭静脉麻醉,因为手术中的麻醉深度及术毕时患者的苏醒无法掌握,建议采用七氟烷吸入、瑞芬太尼和顺阿曲库铵泵注维持的麻醉方法,可以达到术毕时患者的快速清醒和拔管,这也是目前国际上采用的主流肝脏移植快通道的麻醉方法。

四、肝脏移植术中各个阶段的麻醉处理

在整个手术期间,麻醉医师应该有针对性地调整患者的呼吸循环和内环境状态,密切监护,及时发现并处理各种问题,以及随时应对可能出现的问题,并提前布局下一阶段的工作。

(一)无肝前期 手术开始至门静脉阻断前称为无肝前期,也称分离期。尽管麻醉诱导后患者有可能出现低血压,但也应维持足够的麻醉深度,以避免手术开始后,尤其是进腹腔后麻醉深度不足引起机体的过度应激反应。大量腹水的患者有可能在快速放腹水时出现低血压,但这种情况并不常见,注意及时处理即可。大部分患者在放完腹水后肺部氧合通常明显改善。在这一阶段,肝脏将被完全游离,包括肝动脉和部分肝静脉分支离断,对门静脉和肝后段下腔静脉解剖直至可以钳夹阻断。因此,应注意监测术中大出血的发生,尤其是有上腹部手术史的患者,应及早纠正低血容量状态,包括限制晶体液输入,应用白蛋白、血制品及凝血因子,补足血容量并尽可能维持白蛋白在正常水平、血红蛋白在80 g/L以上及较好的机体凝血功能。血钾维持在3.0~4.0 mmol/L并持续至无肝期,尽可能不超过4.5 mmol/L,可以预先采取各种常规措施来达到这一目的。另一个监测重点是体温,应维持中心体温在37℃以上。可采用的保温措施包括使用水温毯、输液加温管道和热风机等,同时使用以上设备可以较快速恢复患者的体温至正常水平。

有学者认为对肝脏移植患者实施低中心静脉压技术可以减少术中出血和输血量。低中心静脉压技术通过降低肝静脉和肝窦压力,使肝小静脉和肝窦塌陷来达到减少出血的目的,自20世纪90年代开始在肝脏部分切除术中应用,不增加患者围术期风险,被认为是一种较好的节约用血的方法。但是,因肝脏移植患者的手术是接受全肝切除,低中心静脉压技术的基本原理并不适合肝脏移植患者;同时,低中心静脉压技术对降低门静脉系统压力的作用有限,近年来肝脏移植术中出血减少的关键在于外科技术的进步;另一方面,国内缺少快速输血输液系统,低中心静脉压技术增加大出血时的血液动力学不稳定性,围术期风险增加,且有文献报道低中心静脉压增加肝脏移植患者术后肾功能衰竭的发生率,因此,不推荐在肝脏移植患者中实施该技术;相反地,建议在无肝前期适当补充血容量至相对高容量状态,有利于整个手术期间的血液动力学稳定。

(二)无肝期 从门静脉阻断至重新开放,移植肝接受血流灌注这一时期称为无肝期。门静脉阻断标志着无肝期的开始,紧接着肝下下腔静脉和肝上下腔静脉依次阻断,病肝切除。手术方式分为经典原位肝脏移植和背驮式肝脏移植,背驮式肝脏移植可不阻断或部分阻断下腔静脉。下腔静脉阻断时心脏回心血量骤减,心排血量下降50%左右,需要血管活性药物支持以维持血液动力学的稳定。无肝期供肝血管重建的顺序依次为肝上下腔静脉、门静脉和肝动脉,对于少部分情况极差的患者,肝动脉也可以在门静脉开放后重建。在维持循环稳定后,麻醉医师应再次对患者的血容量

状态、血气电解质和凝血功能等进行重新评估，尤其是血钾浓度应尽量维持在4.0 mmol/L以下，钾较高者可用胰岛素单次静注（血糖较低者合用高糖溶液），根据血pH应用碳酸氢钠，并至少在门静脉开放前10 min左右复查一次血气和电解质。在门静脉开放前数分钟准备好各种药物，包括去氧肾上腺素（40 μg/ml）、肾上腺素（10～100 μg/ml）、钙剂和降压药，调高血管活性药的泵注速率或单次静注以提升血压至较高值。主要由于在移植肝周围放置冰屑，无肝期体温可快速下降1℃，在瘦弱患者及快速输入大量低于体温的液体和血制品时更明显，下降幅度甚至可能超过2℃，须充分引起重视。

（三）新肝期 从门静脉开放至手术结束这一时期称为新肝期。在一个患者情况良好、循环稳定的普通肝脏移植手术中，门静脉和下腔静脉开放、移植肝再灌注是最危险的时刻。早期国内文献报道的肝脏移植术中心搏骤停多发生在移植肝再灌注时期，主要是对再灌注时的病理生理变化认识不足所致。移植肝再灌注即刻就可出现血液动力学的显著变化，包括动脉压下降、心动过缓、室性和室上性心律失常，严重者引起心搏骤停。1987年，Aggarwal首次使用“再灌注后综合征”来描述移植肝再灌注后出现的平均动脉压下降。再灌注后综合征指在移植肝再灌注5 min内平均动脉压下降幅度超过30%并持续1 min以上。文献报道再灌注后综合征发生率可高达30%。如果再灌注前机体处于相对较高的容量状态，则再灌注后综合征发生率较低。

目前对移植肝再灌注后的低血压仍没有明确的解释。右心室功能不全可能是移植肝血流动力学不稳定的因素，但再灌注后右心室功能不全无法通过右心导管得到证实。连续测量右心射血分数及心脏指数和右心室舒张期末容量指数的线性关系提示在肝脏移植中右心功能正常。再灌注后5 min可观察到右心室舒张期末容量明显增加，这是静脉回流增加所致。再灌注后即刻中心血温度的不稳定及导管位置的变化妨碍了此时心脏指数和右心室射血分数的精确测定。肺小动脉楔压与心指数的相关性差，提示在肝脏移植中左心室功能减弱可能是血流动力学不稳定的一个因素，但在其他离体的左心室功能不全研究中未得到证实，虽然经食管超声心动图和右心室射血分数估计是评估心室功能的敏感指标，但在肝脏移植术中，这些仪器监测到的许多异常情况的临床意义仍然未知。

在离体鼠的心脏模型中，缺血和缺氧诱导的肝功能不全伴随着直接的心肌抑制，内毒素血症和单核细胞释放的细胞因子也可能引起心肌抑制，无肝期结束时血浆内的毒素浓度增加与术后较高比例的移植肝功能衰竭和病死率有关。已有报道显示急性和慢性酒精性肝病患者血中肿瘤坏死因子、白介素-6和白介素-1浓度增加，再灌注后门静脉系统压力降低可能引起这些血管活性物质释放并进入体循环，可以解释显著的血管扩张和心肌抑制，因此，若发生严重低血压、心动过缓或心搏骤停的再灌注后综合征，可能有多种因素参与。

因此，鉴于移植肝再灌注时的血流动力学变化，再灌注前要给患者纯氧通气，并做好快速输液的准备，同时提高血管活性药物的输注速率。再灌注后综合征的治疗包括：确保足够的血容量，静脉给予氯化钙、碳酸氢钠和正性肌力药。因为即使存在顽固性低温，再灌注后动脉压和心脏指数的下降也可以通过再灌注前给钙剂来纠正，而肾上腺素和多巴酚丁胺的正性肌力作用可以治疗再灌注引起的心肌抑制。再灌注引起的血液动力学改变通常是一过性的，有报道显示，尽管低血压可能持续较长时间，但与无肝期相比，再灌注后10 min内平均心脏指数已增加而平均外周血管阻力下降。另外，发生再灌注后综合征的患者在再灌注前5 min其血钾浓度较高，应加强监测。

一旦移植肝再灌注后血液动力学恢复稳定，新肝期剩余部分时间所发生的问题就基本是可预期的，处理也相对简单。在这一阶段，机体仍处于高排低阻状态，有时仍需要持续应用血管活性药物维持血压，以保证机体良好的灌注。注意调整机体酸碱平衡和内环境稳定，及时输注红细胞悬液保证血红蛋白浓度在80～100 g/L以上，根据实验室检查结果和临床出凝血情况及时补充各种凝血物质、血浆和血小板以维持良好的凝血功能，密切监测血糖变化，并在及时应用胰岛素的同时防止低血钾的发生。在腹腔冲洗和手术临近结束时给予一定剂量的强效镇痛药如芬太尼，同时在合适的时机停止肌松药的使用，为术毕后患者的复苏进行准备。

肝脏移植手术的复杂性对麻醉医师在围术期的管理上提出了前所未有的挑战。在不同的肝脏移植中心，麻醉方法和监护策略呈现出差异，但处理原则基本相似。为了便于广大肝脏移植麻醉的初学者记忆，参照相关文献并结合自己的临床经验，列出一简要提纲供参考（表53-3）。

表53-3 成人肝脏移植手术的简要麻醉管理

无肝前期：

- 放置可调温度水毯，开放2路外周静脉，有创监测（双侧桡动脉、中心静脉导管或肺动脉导管），BIS监测
- 血气分析和外送实验室检查项目
- 麻醉诱导
- 术中BIS维持在60以下，以40～60为佳
- 限制晶体液输入，以输白蛋白为主，维持正常或较高的血容量状态，收缩压＞90 mmHg，氧合指数＞400，血钾＜4.5 mmol/L，中心温度在37℃以上
- 维持血色素＞80 g/L，血小板＞30×10^9/L，纤维蛋白原浓度＞1.0 g/L，凝血酶原时间＜20 s

续 表

• 门静脉阻断前 1 h 左右缓慢滴注甘露醇 0.5～1 g/kg，阻断前数分钟开始泵注去甲肾上腺素或合用肾上腺素，静注去氧(或去甲)肾上腺素提升收缩压至＞120 mmHg，纯氧通气
无肝期:
• 维持收缩压＞90 mmHg，血色素＞70 g/L，根据血流动力学监测情况适当控制输液量
• 应用碳酸氢钠纠正代酸，氯化钙静注维持正常的血钙浓度，中心温度 35℃以上，血钾＜4.0 mmol/L
• 外送实验室检查 1 次，门静脉阻断后和开放前数分钟复查血气电解质，麻醉医师应在开放前了解结果
• 门静脉开放前 1～2 min 提高去甲肾上腺素输注速率，准备好去氧肾上腺素、肾上腺素、氯化钙和乌拉地尔，静注去氧(或去甲)肾上腺素提升收缩压
新肝期:
• 再灌注。与外科医师充分沟通，把握好腔静脉放血和静注血管活性药之间的时机，防治再灌注后综合征的同时避免药物性高血压
• 血管活性药维持循环稳定，门静脉开放 5 min 左右复查血气电解质，给予速尿，防治低钾
• 门静脉开放 30 min 后复查血气电解质和外送实验室检查 1 次。输血和给予一定量的凝血物质，以保证术毕时血色素＞7 g/dl，血小板＞30×10⁹/L，尽量使纤维蛋白原浓度＞1.0 g/L，凝血酶原时间＜20 s，必要时可查 ACT 或直接给予小剂量鱼精蛋白
• 维持等容状态或略低的血容量状态，防止因液体尤其是胶体过量而导致心肺问题
• 临近手术结束前进行评估，决定是否实施手术室内拔管

五、肝脏移植术中一些特殊问题的考虑

(一) 血管活性药的选择 肝脏移植术中下腔静脉的阻断和开放引起回心血量的剧烈变化，加上大出血和随后大量的液体输入及移植肝再灌注时的心肌抑制，是导致术中血液动力学波动大的主要原因。因此，对机体容量状态的判断是整个术中循环稳定的关键，而肝脏移植的手术特点又决定了患者术中需要使用血管活性药。血管活性药的选择应根据肝脏移植手术引起的病理生理改变结合患者术中的具体情况而定。慢性终末期肝病的患者具有高排低阻的血液动力学特征，尽管全身体液总量过多，但有效循环血量不足，术中出血又加重低血容量状态，因此，药物选择应以收缩血管为主，如去氧肾上腺素和去甲肾上腺素，但在移植肝再灌注时，由于高钾、酸性代谢产物、炎性因子等对心肌有抑制作用，应考虑合用肾上腺素。对于某些情况差、应用去氧肾上腺素和去甲肾上腺素仍无法维持循环稳定的患者，也应考虑合用肾上腺素以加强心肌收缩和加快心率，通过增加心排血量来升高血压。

以往认为应用小剂量多巴胺可以增加术中尿量，保护肾功能，现在对这一观点已有质疑，多巴胺在肝脏移植术中应用并无明显优势，只是可以利用多巴胺的升压作用，但并不能替代去氧肾上腺素和去甲肾上腺素的应用，因此，近年来已较少应用。

(二) 凝血功能的调控 慢性终末期肝病患者术前通常有凝血功能异常，术前肝功能不全的程度越重，凝血功能就越差；相应地，术中出血就可能多，血制品需要量也越大。肝脏移植术中凝血功能的变化经历了一个动态的、复杂的过程。无肝前期凝血系统的问题以原有存在或稀释性的凝血病为主。无肝期肝脏完全缺乏产生和清除各种凝血相关因子的作用，因此凝血因子迅速减少，可能发生血管内凝血，血小板计数下降(部分由于稀释和门静脉阻断后脾中血小板积聚)，这种低凝状态可导致手术出血。无肝期内毒素增加也可导致弥散性血管内凝血，但临床发生几率小。再灌注期供肝再灌注伴随严重凝血病和纤溶，主要变化是低凝状态，凝血酶原时间(PT)、激活部分凝血酶原时间(APTT)、凝血酶时间(TT)延长，凝血因子Ⅱ、Ⅴ、Ⅶ、Ⅸ等普遍减少，组织纤溶酶原激活剂突然增高，血小板数量减少，功能障碍，优球蛋白溶解时间缩短，纤维蛋白降解产物中度增加。这些变化可以由多种原因引起，如稀释、出血、肝脏保护液、组织因子释放、氧自由基、白细胞介质、血小板活化因子、蛋白酶释放，另外低温、低钙血症和酸中毒也是产生凝血病的原因。

新肝早期凝血功能的处理相当复杂，应当根据病情从术前开始改善凝血功能。在无肝前期和无肝期就必须适当纠正患者的凝血功能，否则将给新肝期处理带来很大困难，因而新肝期应采取综合措施，包括维持体温，补充钙离子，根据凝血检查结果输入血小板及相应的促凝和抗纤溶因子。血小板＜30×10⁹/L 的患者尚需输入血小板，以进一步改善止血功能。钙离子在凝血过程中起重要作用，术中应加强监测血钙浓度，尤其是离子钙浓度，及时补充。由于低温可以加重凝血功能的障碍，故整个围术期应采取使用温毯、加温输血仪等保温措施，尽量维持患者的体温不低于 36℃。肝脏移植期间应用小剂量抗纤溶剂可安全地控制纤溶并减少血制品的输入。如果使用血液回收机，则应在新肝期凝血功能改善后进行自体血回输，并酌情应用小剂量鱼精蛋白。

有研究表明无肝后期及新肝早期凝血功能明显降低，ACT 显著延长。ACT 显著延长的原因，可能与循环中内源性肝素释放增加及新肝植入后肝素释放及内源性凝血途径受抑制而纤溶活跃有关。无肝期后期和新肝期早期，纤溶酶原激活因子的血浆浓度增加而纤溶酶原激活抑制因子的浓度降低，以及蛋白 C 中和纤溶酶原激活物抑制因子抑制了内源性凝血途径，这在促纤溶过程中可能是个重要因素，与术中凝血因子Ⅱ、Ⅶ、Ⅸ、Ⅹ、Ⅺ、Ⅻ血浆浓度逐渐降低相对照，Ⅷ因子浓度急剧下降。因此，在无肝后期及新肝期需给予富含凝血因子的新鲜冰冻血浆、含有纤维蛋白原与Ⅷ因子的冷沉淀及凝血酶原复合物。

术中定期监测凝血系统有助于血流动力学的处理和适时、有效地输入血制品。由于凝血系统的变化是复杂和难以预期的，到目前为止肝脏移植术中除常规监测凝血酶原时间(PT)、国际标准化比值(INR)、活化部分凝血酶原时间(APTT)、纤维蛋白原浓度和血小板计数外，有条件的中心还使用血栓弹力图仪(TEG)和Sonoclot凝血和血小板功能分析仪。

(三) 维持代谢稳定 肝脏移植患者术前低钠比较常见，严重低钠血症常发生于危重患者，提示可能预后不良。但围术期应避免快速纠正低钠血症，以免发生神经系统并发症，减少碳酸氢钠输入量和给予5%葡萄糖可能有益。血钾的异常变化是很常见的，使用利尿剂导致的钾丢失、呼吸性或代谢性碱中毒、高血糖、高醛固酮血症和外源性激素都与低钾血症有关。一般无肝前期和无肝期血钾浓度较稳定。肝脏移植术中外源性血钾的两个主要来源是输注的红细胞和新肝再灌注后肝脏保存液的流入。如果术中发生高钾血症，即使在无肝期，联用葡萄糖和胰岛素也能有效地降低血钾浓度。因为血钾在移植肝再灌注时可能快速增加，一般不需要对轻度低钾血症进行治疗。再灌注后，心电图可即刻表现为暂时性T波高尖，同时伴有心律失常，但血钾一般在再灌注后10 min内下降至正常。对大部分患者而言，可以通过常规应用氯化钙和碳酸氢钠来拮抗再灌注后的高血钾。随后，由于胰岛素的作用和肌肉组织及新肝对钾的摄取等原因，血钾呈下降趋势，低钾血症也经常发生；尤其是使用较大剂量的胰岛素的患者，新肝期需及时补钾。

肝脏移植术中普遍存在离子钙下降。对肝脏移植患者而言，肝脏对枸橼酸盐的代谢减弱或缺乏，输注枸橼酸盐保存的库血后，枸橼酸可快速结合血中游离钙，围术期血中游离钙浓度的降低与血中枸橼酸浓度的升高直接相关，低钙血症可引起明显的心肌抑制。给予钙剂可以通过纠正低钙血症从而提高心排血量，但应避免给钙剂过量，以减少高钙对新肝产生损害。

危重患者伴有严重肝疾病者出现高乳酸血症时，不仅应考虑肝脏乳酸代谢功能障碍，还应考虑这与组织的低灌注有关。术中代谢性酸中毒可能因快速输血及同时伴有肾功能障碍、组织灌注不足、移植肝的再灌注、肝脏代谢乳酸、枸橼酸和其他酸性物质功能下降而加重。研究显示，血清乳酸浓度与外科手术时间和无肝期持续时间无关，但与输血量、血管收缩药的使用有关，提示组织低灌注是高乳酸血症的主要原因。

推荐应用碳酸氢钠治疗术中代谢性酸中毒，以维持正常的血碳酸水平。然而，移植肝再灌注后可发生代谢性碱中毒并持续至术后。高醛固酮血症、过度通气、鼻胃管引流、碳酸氢钠和利尿剂及皮质激素的使用、移植肝发挥功能后枸橼酸盐的代谢等因素可能与碱中毒有关。但也有学者认为，术后代谢性碱中毒与术中碳酸氢钠的使用无关。此外，术后代谢性碱中毒的发生间接提供了移植肝具有良好代谢功能的证据；相反地，新肝期持续存在的高乳酸血症可能与移植肝未发挥功能有关。

人们对肝脏移植术中的糖代谢仍然不是十分清楚。由于肝糖原储备下降，糖异生减少，严重肝功能不全的患者易出现低血糖。然而，在无肝前期和无肝期，患者的血糖浓度仍较稳定或轻度增加。再灌注后血糖浓度快速上升并可持续数小时，可能与许多因素有关，包括麻醉和外科手术应激反应、低温减少糖利用、输库存血制品、大剂量激素的应用、再灌注后残余肝脏保存液进入体循环，以及供肝保存过程中缺血损伤的肝细胞内糖的释放。可通过给予胰岛素来控制血糖浓度的持续升高，新肝期一般将血糖浓度稳定在10 mmol/L水平即可，同时应注意防治严重低钾血症的发生。

(四) 术中体温的变化 肝脏移植手术耗时长且复杂，术中液体出入量多，因此，患者术中低体温很常见。低温(<34℃)减缓氧传输，加剧代谢性酸中毒、低钙、高钾和凝血异常，还可引起心血管抑制和心律失常。低温还导致内脏血流减少，肾浓缩功能下降。在无肝前期和新肝期，患者中心温度下降常发生于大量出血和随后输入大量冷的液体时。无肝期主要是由于腹腔内吻合移植肝血管时大量使用碎冰屑。尽管使用多种措施包括保温毯、加热所有输入的液体和提高室内温度等，患者的体温仍可能下降，尤其是大出血和在无肝期时。笔者观察到，绝大多数的患者在无肝期体温下降1℃属于正常现象，因此需事先做好准备，防止新肝开放时体温过低。在新肝期后期，患者中心温度可逐渐恢复至正常水平。

第三节 特殊肝脏移植患者的麻醉考虑

近年来，国内活体肝脏移植和小儿肝脏移植的数量也明显增加，心脏死亡患者器官捐赠也呈逐年上升趋势，在麻醉管理上，心脏死亡供肝的麻醉与第二节所述基本相同，但活体肝转移和小儿肝脏移植麻醉有其特殊性，下面简单介绍其管理的注意事项。

一、活体肝脏移植供体的麻醉

活体肝脏移植的供体一般都是无器质性疾病的健康人，全身情况良好，麻醉管理无特殊性。理论上，其围术期风险极小，但也正是因为供体是健康人，必须保证绝对安全。在供肝麻醉期间，应注意以下几点：① 充分认识术前访视的重要性，尽量减轻或消除供体的紧张焦虑情绪，有利于术毕的复苏。② 术中可以维持中心静脉压在较低水平，有助于减少出血和改善剩余肝脏的静脉回流。③ 足够的麻醉深度和术后镇痛，减少机体应激。

二、活体肝脏移植成人受体的麻醉

活体肝脏移植成人受体接受的是右半肝脏移植，除肝脏体积较全肝供肝小外，吻合的血管系统也较细小，相比之下更易于形成血栓，因此，应特别注意：① 控制无肝期容量，以血管活性药维持血液动力学稳定为主，防止新肝开放后容量过多。② 移植肝再灌注综合征发生率低，肝功能发挥较全肝早，新肝期应保持凝血功能在一定的范围，不能要求纠正至正常，以防止移植肝血管血栓形成。

三、小儿肝脏移植麻醉

对于小儿的麻醉，必须注意小儿的生理特点与成人的不同。小儿心脏发育不成熟，顺应性明显比成人差，心室对容量负荷的敏感性增加，心排血量除在小范围内与充盈压相关外，基本依赖于心率。胸壁和气道高顺应性影响气道提早关闭。小儿每千克体重氧耗是成人的 2～3 倍，因此在无氧供状态下氧饱和度下降较快，要求在气管插管操作时动作轻柔迅速，并时刻关注氧饱和度的变化。2 岁以下的小儿肾功能发育不全。和成人肝移植相比，小儿尤其是 2 岁以下、体重<10 kg 的患者，肝移植麻醉管理更要注意以下几个方面：

1. 颈内静脉置管和气管导管的深度　一般可以目测，管腔长度不超过从置入点到胸骨角水平的距离。因为此处恰好大致是气管分叉和心底的水平。颈内静脉置入深度一般在 5 cm 左右，气管导管的深度分别为：1 岁以内在 10～11 cm，1～2 岁一般在 11～13 cm。为安全考虑，置管以后进行胸片透视检查可以作为一个常规来进行。气管导管内径以 1 岁以内使用 3.5～4.0 mm、1～2 岁者使用 4.0～4.5 mm 为宜。

2. 通气方式　主要采用容量控制和压力控制两种模式。但两者各有利弊：前者能保证患儿必要的 MV，但是小儿气道顺应性的变化较成年人灵敏，过高的气道阻力可能导致气压伤；后者也可能因患儿气道阻力的升高而导致通气不足。因此，不管采取何种通气方式，均要兼顾小儿足够的 MV 和允许范围的气道压力。在手术开始至打开腹腔初期，尤其要注意患儿的通气状况，及时调节呼吸参数，避免严重呼酸的发生和过高的气道压力。

3. 注意术中酸碱平衡与低血钾、低血糖　即使在无肝期以前，患儿术中代谢性酸中毒的发生率也较高，具体原因有待于进一步研究；由于大量腹水导致膈肌的抬高，小儿胸廓活动范围的缩小，机械通气期间呼酸也时常出现。因此麻醉期间的血气分析检查非常重要。气管插管后、手术开始后、无肝期前、无肝期开始、门静脉开放前、门静脉开放后、术毕时等时间点的血气分析，对患儿的术中评估和治疗很有必要。术中低血钾的原因往往和小儿术中的尿量多少有关。无肝期以前和新肝期以后的低血钾应该及时纠正。与成年人相反，小儿肝移植期间低血糖的发生率较高，术中必须注意血糖的监测，及时适量地补充葡萄糖同时也有利于循环的管理。

4. 容量管理的原则　小儿术中容量管理以液体治疗为主，极少使用血管活性药物。不管理论上术中补液分几个部分，都必须以临床状况为依据；尤其是对于 10 kg 以下的低体重儿，保持稳定的心率、CVP 是基础，尿量在 1～2 ml/(h・kg)是一种理想状态。小儿 CVP 的测量比成年人更有意义，是一项良好的容量指标。小儿的全身情况一般比成人好，手术期间出血一般很少，但因小儿体重小，对失血耐受性差，应引起注意；另外，输血输液速度过快也易导致血容量过多，不利于新肝功能的发挥。过高的红细胞数量会增加血黏度，提高吻合血管栓塞的可能性。一般术中血红蛋白控制在 70～90 g/L 为宜。

表 53－4　上海交通大学医学院附属仁济医院麻醉科近 5 年内体重<10 kg 的小儿肝移植麻醉期间液体治疗概况(ml/kg)

晶体液	胶体液	血浆	20%白蛋白	红细胞
200～300	0～6	10～20	10～25	0～40

术中温度维持很重要，因为婴儿体表面积与体重比例较高，易产生低温。所以需要温暖的手术环境、加热和湿化装置的麻醉回路、静脉输液加温器、电热毯和辐射加温装置。

小儿肝移植期间要注重全身状况的再评估。大约 10 h 左右的手术时间本身无论是对小儿的生命活动还是对麻醉科医师的麻醉管理都是一个挑战。麻醉科医师在麻醉期间除了及时处理术中可能出现的各种情况外，还有必要对患儿的氧合功能、循环功能、体温等进行综合评估，以及时调整治疗方案。这种评估大约 1～2 h 进行 1 次。

一般而言，小儿比成人能更好地耐受下腔静脉阻断。文献报道显示，手术结束时小儿患者在手术室内拔除气管插管的成功率也较成人高。

第四节 肝脏移植术后早拔管

肝脏移植术后早拔管在国内尚未很好地开展。但20多年前国外的肝脏移植麻醉同道们已实施在肝脏移植术后早拔管。做到肝脏移植术后早拔管是一个肝脏移植中心整个移植团队综合实力的体现，也是我国肝脏移植技术与世界水平接轨所必须要做的一项工作。自2009年3月开始，浙江大学第一附属医院开展了肝脏移植术后早拔管的工作，现手术室内早拔管的成功率接近90%，达到国外文献报道的最好水平，积累了丰富的临床经验。

尽管文献报道国外开展肝脏移植术后早拔管已有约20年历史，但真正开展这项工作的肝脏移植中心并不是很多，在PUBMED上可查到的文献也仅几十篇，远少于心脏术后早拔管的研究。截至2011年11月，根据文献数量统计了实施术后早拔管的肝脏移植中心分布情况，分别分布在美国、意大利、土耳其、德国、英国、巴西、比利时、文莱、波兰、伊朗和印度。

肝脏移植术后早拔管也经历了类似于心脏术后早拔管的过程。自20世纪90年代开始，肝脏移植术后究竟多少时间为早拔管，一些学者接受肝脏移植术后数小时拔除气管导管为早拔管(early extubation)，而另一些学者直接在手术室内给患者拔除气管导管。目前为止，对早拔管并没有一个明确的定义，在狭义上一般指在手术结束后1 h内拔管，现在文献中使用更多的、更被认可接受的是在手术室内拔管(immediate postoperative extubation，IPE)。IPE也被广泛应用于小儿肝脏移植患者，甚至在某些移植中心的实施已成为常规。

近年来，IPE的成功率不断增加，从一开始的20%～50%逐渐上升至超过50%。目前，有些中心成人肝脏移植术后的IPE比例已达到约80%，小儿方面则超过90%。就某一特定的肝脏移植中心而言，IPE的值也呈逐年上升趋势，表明了“学习曲线”或“经验曲线”在IPE中的作用。

肝移植术后IPE并不需要设定特殊的条件。尽管国外的麻醉医师在一开始实施IPE时采取了相当谨慎的态度，有选择性地在小部分情况良好的患者中实施IPE，但截至目前，在积累了大量的临床经验基础上，肝移植术后IPE的文献报道和参与的移植中心越来越多，早拔管指征按患者临床具体情况而定，且大部分中心的麻醉医师尚无对此类患者设定专门的早拔管条件，除非患者处于肝昏迷状态。

理论上，肝脏移植术后早拔管有许多优点，如减少患者术后对镇静和镇痛药物的需要、降低肺部并发症的发生率、改善移植肝的静脉回流从而加快肝功能的恢复等，但都仍然有待确认。另外，研究表明：早拔管可以减少术后ICU停留时间，降低医疗费用和提高医疗资源的利用。医疗费用的降低可能是早拔管的最突出的优点。在2011年《Liver Transplantation》杂志发表的文章中，Rando把肝脏移植术后早拔管的工作评为“推荐”等级。

肝脏移植术后早拔管也同样存在风险。主要包括术后呼吸功能不全和再插管。轻、中度的呼吸功能不全可以通过物理方法或无创通气的方法来治疗，而严重呼吸功能不全和术后出血需二次手术的患者则需要再插管。研究表明，早拔管患者的再插管率并不高于延迟通气的患者。由于引起早拔管后再插管的主要原因是术后出血，因此拔管前预测患者是否需要再插管是十分困难的。

总之，目前的证据表明：对大部分肝脏移植患者实施术后早拔管是安全可行的，同时可以减少患者的医疗费用。在对患者实施早拔管时，应该由有经验的麻醉医师进行仔细评估，以避免拔管后不必要的再插管。

(吴 健 祝胜美)

参考文献

[1] Carton EG, Rettke SR, Plevak DJ, et al. Perioperative care of the liver transplant patient: Part 1. Anesth Analg, 1994, 78: 120-133.

[2] Carton EG, Plevak DJ, Kranner KW, et al. Perioperative care of the liver transplant patient: Part 1. Anesth Analg, 1994, 78: 382-399.

[3] Hannaman MJ, Hevesi ZG. Anesthesia care for liver transplantation. Transpl Rev, 2011, 25: 36-43.

[4] Rossaint R, Slama K, Jaeger M, et al. Fluid restriction and early extubation for successful liver transplantation. Transplant Proc, 1990, 22: 1533-1534.

[5] Mandell MS, Hang Y. Pro: early extubation after liver transplantation. Cardiothorac Vasc Anesth, 2007, 21: 753-755.

[6] Steadman R. Con: immediate extubation for liver transplantation. Cardiothorac Vasc Anesth, 2007, 21: 756-757.

[7] Della Rocca G, De Flaviis A, Costa MG, et al. Liver transplant quality and safety plan in anesthesia and intensive care medicine. Transplant Proc, 2010, 42: 2229-2232.

[8] Alper I, Ulukaya S. Anesthetic management in pediatric liver transplantation: a comparison of deceased or live donor liver transplantations. Anesth, 2010, 24: 399-406.

[9] Schroeder RA, Collins BH, Tuttle-Newhall E, et al. Intraoperative fluid management during orthotopic liver transplantation. Cardiothorac Vasc Anesth, 2004, 18: 438-441.

[10] Rando K, Niemann CU, Taura P, et al. Optimizing cost-effectiveness in perioperative care for liver transplantation: A model for low- to medium-income countries. Liver Transpl, 2011, 17: 1247-1278.

[11] Stock PG, Payne WD. Liver transplantation. Crit Care Clin, 1990, 6: 911-926.

[12] Mandell MS, Campsen J, Zimmerman M, et al. The clinical value of early extubation. Curr Opin Organ Transplant, 2009, 14: 297-302.

[13] Schumann R, Hudcova J, Bonney I, et al. Availability of anesthetic effect monitoring: utilization, intraoperative management and time to extubation in liver transplantation. Transplant Proc, 2010, 42: 4564-4566.

[14] Wang CH, Chen CL, Cheng KW, et al. Bispectral index monitoring in healthy, cirrhotic, and end-stage liver disease patients undergoing hepatic operation. Transplant Proc, 2008, 40: 2489-2491.

第五十四章 肾功能与肾保护

肾脏是机体的主要排泄器官,其功能包括生成尿液、排泄代谢产物、维持体液平衡、体内酸碱平衡及内分泌功能。肾脏在维持机体内环境稳定方面发挥着重要的功能。麻醉和手术对病人的肾功能有不同程度的影响,特别是术前就存在慢性肾功能不全的患者,可能造成急性肾功能衰竭。因此麻醉医师了解肾脏的功能及在围术期采取保护肾功能的措施显得尤为重要。

第一节 肾脏的生理功能

肾脏对调节和维持人体内环境的体液容量及成分有重要作用。肾脏可分皮质及髓质两部分,皮质中主要为肾小球、近曲和远曲小管及集合管的近端,髓质中主要为髓袢及集合管的远端。肾脏结构和功能的基本单位为肾单位,每个肾脏约有120万个,每个肾单位有肾小体(由肾小球及肾小球囊组成)及肾小管两部分。肾小球为血液过滤器,过滤膜可以分为三层:内层为内皮细胞,中层为比较致密均匀的基膜,外层为上皮细胞胞质组成。在肾小球小叶毛细血管之间还有系膜细胞,该细胞大致有三个功能:① 通过刺激该细胞纤维丝收缩,可调节毛细胞血管表面积,从而对小球血流量有所控制。② 能维护邻近基膜及对小球毛细血管起支架作用。③ 系膜细胞有吞噬及清除异物的能力。另外在入球及出球动脉与远曲小管毗邻的三角区又存在肾小球旁器,主要有四种细胞组成,即分泌肾素的颗粒细胞、对钠离子调节敏感的颗粒细胞、分泌肾素的致密斑细胞,以及功能还不太明确的球外系膜细胞(又称Lacis细胞)。肾脏的主要生理功能包括以下几个方面。

一、分泌尿液、排出代谢废物、毒物和药物

肾脏血液供应充沛,肾血流量占全身血流量的1/5~1/4,肾小球滤液每分钟约生成120 ml,一昼夜总滤液量为170~180 L。滤液经肾小管时,绝大部分被回吸收,水分达99%左右,故正常人的尿量约为1 500 ml/d。葡萄糖、氨基酸、维生素、多肽类物质和少量蛋白质,在近曲小管第一段几乎被全部回收,而肌酐、尿素、尿酸及其他代谢产物,经过选择后或部分吸收或完全排出。肾小管尚可排出药物及毒物。为维持正常排泄功能,肾血流量一般保持在恒定范围内(肾血浆流量每分钟600~800 ml),肾小球滤过率120 ml/min,滤过比例为20%左右。肾小球滤过率受血压、肾小球囊压、胶体渗透压及滤过系数的影响。

二、调节体内水分和渗透压

水的再吸收常与钠、其他盐类及溶液的再吸收同时进行,肾小管不同部位的吸收功能不同。近曲小管为等渗性再吸收,以前端1/3的作用为最强,为吸收Na^+及分泌H^+的重要部位。在近曲小管中,葡萄糖及氨基酸被完全回收,碳酸氢根回吸70%~80%,水及钠的回收为65%~70%。且有肾小球-小管平衡现象,即当小球毛细血管内血压增高,肾小球滤液增多,滤过比例也升高,小管周围毛细血管血液的胶体渗透压相应上升,回收肾小管腔液增多;相反,肾小球滤过减少时,肾小管回吸收相对降低,此可调节小管液体流量。滤液进入髓袢后,通过逆流倍增机制而被浓缩。由于自皮质到髓质,存在一个渗透压梯度,髓襻各段的通透性不同而达到浓缩原尿的目的。当滤液进入远曲小管时其渗透压低,该段小管不透水,但能吸收部分钠盐。而皮质髓质集合管在抗利尿激素存在时,通透性迅速增加。总之,调节人体水及渗透压平衡的部位主要在肾小管,仅在肾功能严重减退、滤过率极度减少时,肾小球也可影响水的排泄。

三、调节电解质浓度

肾小球滤液中含有多种电解质,当进入肾小管后,钠、钾、钙、镁、碳酸氢根、氯及磷酸盐等大部分均被回吸收,按人体的需要,神经-内泌及体液因素调节其吸收量。由于钠在体液平衡中很重要,有几种机制参与

调节，如体液容量改变时机体可借肾小球-小管平衡机制，肾素-血管紧张素-醛固酮系统及利钠激素（心房钠尿肽，能抑制 Na^+-K^+-ATP 酶的利钠激素，可能由下丘脑释放）调节尿钠排泄量，其他激素如皮质素、雌激素、生长激素均可调节尿钠的回吸收，对钙、镁的排泄也有影响，但对钠不及前述者重要。钾在近曲及髓袢回吸收量和钠相似，分别为70%及20%～30%；远曲小管及集合管能分泌及回吸收钾，取决于食物中钾的摄入量、血钾浓度、盐类皮质激素分泌水平及肾小管中尿流速度，当钠排泄增多时浓度相应增加。

四、调节酸碱平衡

肾脏调节酸碱平衡主要是通过分泌 H^+ 回收 Na^+ 即所谓的 H^+-Na^+ 交换来实现。肾小球滤过原尿，其pH与血浆相同，平均pH为7.40，此时原尿中 $[NaHCO_3]/[H_2CO_3]$ 为20∶1，$[Na_2HPO_4]/[NaH_2PO_4]$ 为4∶1。但流经远曲小管后，其pH下降，若pH变为4.8，则 $NaHCO_3$ 几乎消失，$[Na_2HPO_4]/[NaH_2PO_4]$ 的比率是1∶99，也就是说原尿经过远曲小管后，其pH从7.4降至4.8的过程中，$NaHCO_3$ 几乎被完全重吸收，绝大部分 Na_2HPO_4 转变成 NaH_2PO_4。这一重吸收和转变，要有 H^+ 代替其中的 Na^+，即排出 H^+ 保留 Na^+。由于 H^+-Na^+ 交换与 K^+-Na^+ 交换均在远曲小管进行，所以两者存在竞争性的抑制作用，若 H^+ 分泌增加，K^+ 分泌便减少，因而 H^+-Na^+ 交换占优势时抑制了 K^+-Na^+ 交换；相反，K^+ 分泌增加，K^+-Na^+ 交换占优势时则抑制 H^+-Na^+ 交换。因此，高血钾往往与酸中毒伴随，而低血钾往往与碱中毒伴随。远曲小管尚能分泌 NH_3，使之与肾小管腔内的 H^+ 结合形成 NH_4^+ 排出，同时换回 Na^+ 以补充血浆 $NaHCO_3$，这是肾脏排 H^+ 保 Na^+ 来调节酸碱平衡的另一种形式。血浆 $NaHCO_3$ 的正常浓度在22～27 mmol/L范围。如其浓度在13～22 mmol/L时，原尿中的 $NaHCO_3$ 可全部重吸收；当超过28 mmol/L时，则重吸收减少。这样代谢性碱中毒时，多量的 $NaHCO_3$ 从尿排出，这种肾脏能排出过多的碱的能力是肾脏调节酸碱平衡的又一佐证。

五、肾脏的内分泌功能

肾脏不仅是排泄器官，而且还是重要的内分泌器官，可分泌很多激素。肾脏主要分泌以下几类激素：① 肾素-血管紧张素-醛固酮系统（renin-angiotensin-aldosterone system，RAAS）。该系统在低血容量及低钠时被激活，通过血管收缩及促水钠潴留而升高血压，此外，尚可作用于心肌膜上的钙通道，增加心肌收缩力。② 前列腺素（PG）。肾脏为主要的合成PG的脏器之一。前列腺素可分为两类：一类有扩血管作用，以 PGA_2、PGE_2 及 PGI_2 为主；另一类则可引起血管收缩如 $PGF_2\alpha$ 及血栓素。目前认为该类激素有下列作用：扩张肾血管、调节肾血流量及增加水和钠盐的排泄，作用机制可通过对抗利尿激素及 Na^+-K^+-ATP 酶的拮抗并能刺激近球细胞分泌肾素。③ 激肽类物质。肾脏中存在的激肽释放酶为活性形成式，可作用于激肽酶原而生成激肽（在肾脏中主要为缓激肽即血管舒缓素）。缓激肽能刺激前列腺素分泌，两者均能引起小动脉扩张和肾血流量增加，并降低血压，促进水钠排泄。④ 生成1,25-二羟维生素 D_3。在肾近曲小管上皮细胞线粒体中有1-羟化酶，可将25-$(OH)_3$ 转化为1,25-(OH)-D_3，其活性较维生素D强10倍以上。⑤ 红细胞生成素。一般认为该激素在肾皮质中生成，但是由肾脏球毛细血管上皮细胞还是系膜细胞产生还未确定。其作用主要是能刺激骨髓中的红细胞集落（CFV-E）形成干细胞以下细胞的系列增殖分化，并促进血红蛋白的形成。⑥ 破坏及降解多肽类激素。许多小分子量的蛋白质及多肽类物质（<5 000分子量）均可滤入肾小球滤液，后者到达近曲小管可被细胞吞噬，从而被降解、销毁。因此胰岛素、甲状旁腺素、胰高糖素、生长激素及降钙素等许多激素，均可被近曲小管细胞灭活，从而参与了激素代谢的调节。

第二节　肾功能不全患者的麻醉

一、急性肾功能不全患者的麻醉

急性肾功能不全（acute renal failure，ARF）的病因可以分为肾前性、肾性和肾后性三种类型：① 肾前性肾功能不全。主要原因是由于低血容量、心功能不全、血管床容积扩大等导致肾血流量急剧减少。常发生于休克、大面积烧伤、急性腹膜炎等病症。② 肾性肾功能不全。各种肾实质病变所致。主要包括肾小管、肾小球、肾间质及肾血管疾患。临床上以严重挤压伤、烧伤、持久低血容量性休克、严重感染、误输异型血等引起的肾性肾功能不全常见。③ 肾后性肾功能不全。主要是肾以下尿路梗阻引起的肾功能不全，源于肾结石、神经源性膀胱或前列腺疾病等。

急性肾功能不全的典型临床表现可以分为三期：① 少尿期。主要表现为水电解质紊乱、代谢性酸中毒和氮质血症。肾脏排尿量急剧减少，体内水钠潴留，容易导致水肿；严重者可并发脑水肿、肺水肿和心功能不全。电解质紊乱主要表现为高血钾、低血钠、低血钙、高血磷和高血镁，其中高血钾的危害最大。氮质血症容易引起中枢抑制和出血倾向。② 多尿期。当尿量>400 ml/d 时，标志患者进入多尿期，是肾功能恢复的信号。但是由于大量的水电解质随尿液排出，可出现脱水、低血钾、低血钠等电解质紊乱。③ 恢复期。恢复期为 6～12 个月，患者的肾功能逐渐恢复（详见第五十六章）。

（一）麻醉前评估

1. 病史与体检　询问病史应该注意三个方面：① 肾功能不全患者是否有多尿、烦渴、水肿、排尿困难、呼吸困难等情况。② 仔细询问患者所服用的相关药物，包括利尿剂、抗高血压药、钾剂、洋地黄制剂，并且注意有无接触肾毒性物质，如氨基糖苷类抗生素、重金属和放射性物质等。③ 详细了解患者是否接受过透析治疗，以及透析的时间安排、方式和效果等。对病人的泌尿系统及其他相关系统进行完整的体格检查，是术前评估的重要方面。另外，注意观察行动静脉瘘透析的患者其瘘口的感染情况，并注意在对侧开放静脉通路和测量血压。

2. 肾功能测定　包括尿常规检测、反映肾小球滤过功能及肾小管功能的试验。

（1）尿常规。常可发现尿的 pH 异常、蛋白尿、管型尿、脓尿等情况。一般来说，肾脏浓缩尿的能力最先丧失，如果尿比重<1.018 或者固定在 1.010～1.012 之间，提示肾脏的功能已经损害。

（2）反映肾小球滤过功能的试验。① 血肌酐（Scr）、内生肌酐清除率（Ccr）。血肌酐正常值：男为80～132 μmol/L(0.9～1.5 mg/dl)，女为 62～115 μmol/L(0.7～1.3 mg/dl)；内生肌酐清除率正常值：80～120 ml/(min・1.73 m^2)。血肌酐增高多见于肾性中重度损害，肾前性及早期的肾损害一般不会使血肌酐增高。另外，一些肾外因素也可以导致血肌酐升高，如进食大量的蛋白质、肌肉损伤、心力衰竭等。内生肌酐清除率的降低早于临床症状和血肌酐与尿素氮的升高。51～70 ml/min 为肾功能轻度损害；31～50 ml/min 为中度损害；<30 ml/min为重度损害。慢性肾功能不全患者的内生肌酐清除率若在 10～20 ml/min，则为早期肾功能不全；5～10 ml/min 为晚期肾功能不全；1～5 ml/min 为终末期肾功能不全。② 血清尿素氮（BUN）。正常值为 2.9～6.4 mmol/L(9～20 mg/dl)。肾前性因素、肾性因素和肾后性因素均可导致 BUN 升高。但是 BUN 一般不作为肾脏疾病早期的功能测定指标，但对肾功能不全尤其是尿毒症的诊断具有重要的意义。③ 尿素清除率（Cs）。是指 1 min 内从尿中清除含有尿素的血浆容积。尿量>2.0 ml/min 时为尿素的最大清除率，正常值为 60～95 ml/min；当尿量在0.5～2.0 ml/min 为尿素标准清除率，正常值为40～65 ml/min。尿素清除率低于正常值的 60%时表示肾功能已经有损害；低于正常值的 20%时表示血中有尿素潴留；低于 10%时说明有严重的肾损害。④ 其他试验。包括菊粉清除率（Cin）、放射性同位素标记物的清除率和 Cystatin C 的血清浓度等试验都能在一定程度上反映肾小球的滤过功能。

（3）反映肾小管功能的试验。① $β_2$-微球蛋白（$β_2$-MG）。正常值：血清为 0.8～2.0 mg/L，尿液为 0.016～0.518 mg/L。$β_2$-MG 是反映肾小管功能的敏感指标，一般在其他指标尚无变化时，$β_2$-MG 就已经反映出肾小管功能的改变。② $α_1$-微球蛋白（$α_1$-MG）。正常值：血清为（20.5±5.6）mg/L，尿液为（3.0±1.8）mg/L。当尿中的 $α_1$-MG 升高时，应高度怀疑近端小管的损伤。③ 肾小管对氨基马尿酸最大分泌率（TmPAH）。正常值为 60～90 mg/min，可以用来估价肾小管的主动分泌功能。④ 其他试验。包括酚红排泄试验、葡萄糖最大重吸收率（TmG）、尿液的浓缩和稀释试验等均能反映肾小管的功能。

3. 其他检查　主要包括血浆电解质、血液学检查、血气分析、胸部 X 线摄影和心电图等，在必要时应同时检查。

4. 围术期发生急性肾功能不全的危险因素　单一的危险因素很少会引起急性肾损伤，急性肾损伤常是由多种复杂因素相继相互作用引起的结果。

（1）患者因素。患者因素包括年龄、高血压、糖尿病、心室功能不全、脓毒症、肝功能衰竭及慢性肾病等。随着年龄的增长，肾功能储备和肾小球滤过均逐渐下降，且年龄越大，围术期发生急性肾功能不全的危险越大。尽管慢性肾脏疾病有多种定义，术前慢性肾疾病和术后的急性肾功能损伤之间的关系很难精确量化，但是两者的因果关系非常密切相关。内生肌酐清除率>50 ml/min，不需要特殊处理；内生肌酐清除率在 25～50 ml/min，要引起一定的重视，在围术期应注意调整好病人各个方面的生理情况，保持肾脏有充足的血液供应；内生肌酐清除率<20 ml/min，则表明患者的肾功能已经有较为严重的损害，通常需要透析。

（2）术中因素。术中因素包括手术操作造成的肾脏缺血-再灌注损伤、炎症以及高血糖，均是造成急性肾损伤的危险因素。肾动脉以上腹主动脉钳夹能产生肾脏缺血-再灌注损伤和自限性的急性肾小管坏死，一般至少需要 48 h 才能恢复。肾动脉下腹主动脉钳夹可能是通过反射性肾血管收缩机制明显减少肾血流。动脉粥样斑块性肾动脉栓塞可以在非常微小的刺激后发生，造成肾脏的局部或者大面积栓塞。主动脉和肾动脉造影、近端肾动脉钳夹或人造血管植入都可能造成肾动脉损伤，发生片状的或融合性的肾梗死，这一般是不可逆的。手术操作本身和术中胃肠道内毒素的迁移是造成围术期炎症反应的重要原因。炎症因子进入肾实质可引起肾损伤。

术中急性炎症反应和围术期使用大剂量激素可以造成血糖水平明显升高，但是这种高血糖是不是肾脏预后急性恶化的一个标志或是一个可逆的、可治疗的和独立的影响因素还不明确。

(3) 肾毒性药物。具有肾脏毒性的药物包括：肾素-血管紧张素系统阻滞药如血管紧张素转化酶抑制剂和选择性的血管紧张素Ⅱ受体拮抗剂；抑肽酶；非甾体抗炎药；神经钙调蛋白抑制剂，如他克莫司(tacrolimus)及放射造影剂。血管紧张素的释放引起的肾小球出球小动脉收缩在肾血流减少或灌注压降低时具有重要的保护作用，而血管紧张素转化酶抑制剂和血管紧张素Ⅱ受体阻滞剂影响此自我保护机制，具有一定的肾脏毒性。

抑肽酶可有效地减少体外循环后的出血，具有抗纤溶和血小板稳定作用。但是，抑肽酶可引起肾内血流动力学的改变而导致术后血清肌酐升高。2006 年 9 月，美国食品与药物管理局(FDA)已经撤销了该药的常规使用。

非甾体抗炎药(NSAIDS)可以抑制环氧化酶，从而抑制应激状态时内源性的前列腺素引起的肾入球小动脉扩张。在肾血流正常时使用非甾体抗炎药能引起的损害很小，但当肾处于低血流状态或合用其他肾毒性药物时，NSAIDS 会加重肾损伤。

神经钙调蛋白抑制剂包括环孢菌素 A 和他克莫司都具有一定的肾毒性。放射造影剂具有直接的细胞毒性，高渗使红细胞变为圆锯齿状而导致微循环的堵塞。渗透负荷增加造成即时急性血管收缩损害肾髓质血流灌注，而导致肾髓质的氧耗供需失去平衡。对于肾功能已经有损伤的患者，应尽量避免或者减少造影剂的应用。

(二) 麻醉前准备

(1) 血液透析。血液透析能够纠正术前患者的大部分代谢紊乱，如高血钾、代谢性酸中毒、钠潴留等，心血管状态和高血压也能得到一定的改善。如果有透析指征而没有透析则会增加麻醉和手术的风险。术前一般要求达到：血肌酐(Cr)＜130.20 mmol/L，尿素氮(BUN)＜35 mmol/L。

(2) 控制感染。选用对肾功能影响较小的药物能有效地控制感染。

(3) 稳定循环。补足血容量、纠正贫血、控制心率失常，可适量输入新鲜全血或红细胞悬液。

(4) 限制钠、水的摄入量。存在高血压、水肿和稀释性低钠时要限水，但如尿钠为 60 mmol/(L·d)，血压和水肿得到控制，可适当补充含钠液体。

(5) 维持血钾平衡。术前血钾＞7 mmol/L 应使之下降到 5 mmol/L 以下。可以采用输入高渗糖、胰岛素、钙剂、碳酸氢钠或者透析等方法。

(三) 麻醉药选择 麻醉用药原则：① 不宜选用全部经肾脏以原型排出的药。② 部分以原型经肾脏排泄的药物要减量。③ 药物经肝脏代谢，但其代谢产物要经过肾脏排泄，而代谢产物有严重不良反应时不宜选用，如琥珀酰胆碱。④ 禁用肾毒性药物，如氨基苷类抗菌素。⑤ 注意药物间的相互作用，如长期服用巴比妥类药物的患者，由于肝药酶的诱导作用，可促进和增加恩氟烷的代谢，使血中的无机氟增加。⑥ 注意低蛋白血症、体液和电解质紊乱、酸碱失衡等对药物作用强度和作用时间的影响，如低蛋白血症和代谢性酸中毒可增强非去极化肌松药的作用。

1. 吸入麻醉药 目前临床应用的所有吸入麻醉药或多或少在体内进行一定程度的生物转化，生物转化后生成的非挥发性代谢产物几乎全部通过肾脏排出，但是患者的苏醒取决于吸入麻醉药在肺的消除，因此，对于轻中度肾功能不全的患者可以选用吸入麻醉药。当然不同的吸入麻醉药具有不同的特点，临床上应该区别对待。吸入麻醉药经生物转化后产生的无机氟具有肾毒性，目前临床常用的异氟烷麻醉后的无机氟水平只有 3～5 μM，可以认为没有肾毒性。地氟烷的化学性质较为稳定，遇到碱石灰不分解，实验证明地氟烷麻醉后无机氟的水平小于 1 μM，并且各种肾功能检查并未发现肾损害。七氟烷的化学性质较不稳定，遇到碱石灰容易分解，其生物转化类似恩氟烷，有实验表明长时间吸入七氟烷血浆中的无机氟可以达到肾毒阈水平 50 μM，但是目前还没有证据表明七氟烷能够影响整个肾功能。

2. 静脉麻醉药 硫喷妥钠在血浆中有 75%～85%与白蛋白结合，对于肾功能不全患者其结合率大大下降，加之硫喷妥钠是弱酸性药，pKa 值接近生理水平，所以游离型硫喷妥钠由正常的 15%上升到 28%，因此肾功能不全患者的用量应该适当减少。苯二氮䓬类药特别是地西泮的半衰期较长，在体内容易蓄积，在应用时应该减量。综合来看，吸入麻醉药的可控性要比静脉麻醉药好得多，所以在全麻时多选用吸入麻醉。

3. 肌松药和拮抗剂 琥珀胆碱是由血浆假性胆碱酯酶分解，在肾功能不全患者血浆中的假性胆碱酯酶的量也会减少，因而可能有体内蓄积，尿毒症患者、肾功能不全患者应尽量避免应用琥珀胆碱。阿曲库铵和顺阿曲库铵在体内是通过霍夫曼消除的，其半衰期对肾功能不全患者没有任何改变，是目前较为理想的应用于肾功能不全患者的肌松药。维库溴铵大约有 30%经肾脏排泄，其半衰期对肾功能不全患者显著延长，应该慎用。罗库溴铵的半衰期对肾功能不全患者也有所延长。总之，对于由肾脏排出的肌松药，减少单次剂量并延长给药间隔时间。

肌松药的拮抗药新斯的明的 50%，吡啶斯的明、依

酚氯氨的70%由肾脏排出。三种胆碱酯酶抑制剂的消除均慢于肌松药的消除。

4. 阿片类药　对于肾功能不全的患者，吗啡的蛋白结合率大约下降10%左右，由于吗啡的蛋白结合率本来就很低(23%～42%)，并且吗啡的分布容积很大，所以一般不会明显影响血中游离吗啡的浓度。吗啡完全在肝脏内代谢后和葡萄糖醛酸结合成为无毒的代谢产物由尿液排出，因此对肾功能不全患者给予镇痛剂量一般不会引起长时间的抑制。哌替啶的分布、蛋白结合率和排出与吗啡非常相似，不过其代谢产物去甲哌替啶(需要经肾脏排出)能够使中枢神经系统兴奋，在大剂量时甚至导致惊厥。芬太尼也是在肝脏内代谢，只有7%以原型由尿液排出，其血浆蛋白结合率较低，分布容积较大，理论上讲芬太尼对肾功能不全患者来说是较为理想的药物。舒芬太尼和阿芬太尼的药效动力学和药代动力学对肾功能不全患者和正常人相比没有显著性差异。瑞芬太尼由血浆和组织中的酯酶迅速消除，其药效动力学和药代动力学不会受到肾功能不全的影响。

5. 洋地黄　地高辛的72%左右通过肾脏排出，所以对于地高辛应用于肾功能不全的患者应该十分慎重，最好是能够进行地高辛的血药浓度监测，治疗量>0.8 ng/ml，中毒量>1.8 ng/ml。

6. 血管收缩药和抗高血压药　噻嗪类和呋塞米各有90%和70%由肾脏排出，对肾功能不全患者其半衰期显著延长。襻利尿药也可引起肾皮质血管扩张，导致从已经缺血的肾髓质内"窃血"。现有的临床证据认为，呋塞米的大量应用可能造成肾脏损伤。硝酸甘油能迅速代谢，且只有1%经肾脏排除。硝普钠由于其中间代谢产物是氰化物限制了对肾功能不全患者的应用，不应该长时间给药。肼屈嗪有15%经肾脏排出，所以在应用时要谨慎。α肾上腺受体激动剂能升高血压，同时收缩肾血管而严重影响肾循环。

(四) 麻醉方法的选择

1. 全身麻醉　由于目前作用的静脉或吸入全麻药对肾血流和肾功能的影响较小，因此，全麻可以被安全地用于急性肾功能衰竭患者的麻醉。全麻要点为正确选择全麻诱导和维持药物及主要不从肾排泄的肌松药；避免缺氧和CO_2滞留，避免高血压和低血压，维持血流动力学稳定。

2. 部位麻醉　对于急性肾功能不全的高危患者，可选用连续硬膜外阻滞。因为连续硬膜外阻滞对肾血流的影响较小，肌肉松弛满意，麻醉效果确定；尤其是对并发高血压、水钠潴留的患者，还可以减轻心脏前后负荷。但应严格控制阻滞平面，以防止低血压造成的肾灌流下降和肾小球滤过率减少。如果是伴有明显的出血倾向和尿毒症神经根炎的患者，不宜选用此方法。

(五) 麻醉处理

1. 严格控制输液量　输液量应限制到每日400 ml，再加上所测得的液体丧失量。对于心肺功能较差的患者应该减慢输注速度，术中应该在CVP监测下。血钠<130 mmol/L时才可以补充钠盐，禁用人工代血浆。

2. 输血　出血较多的手术应输血，但最好输新鲜血，防止血钾过高。因为肾功能不全患者的血小板减少，毛细血管脆性增加，凝血酶原生成受到抑制，大量输入库血容易引起广泛的渗血。

3. 纠正电解质紊乱　低钙、低钠、高钾、高镁和酸中毒对心脏的危险很大，出现高钾可及时静注葡萄糖酸钙，同时静注少量碳酸氢钠，持续高血钾、血容量负荷过高及高氮质血症则应积极进行透析治疗。

4. 注意事项　包括防止缺氧、充分镇痛、维持肾血流及肾功能保护。

(1) 防止缺氧。急性缺氧可使肾血流减少，出现少尿，同时肾实质也损害，产生蛋白尿。因此麻醉中一定要加强呼吸管理，保证氧合。同时应该注意间歇正压通气和PEEP对循环系统和肾血流的影响。应用多巴胺5 μg/(kg·min)，可减轻PEEP对肾脏的不良影响。

(2) 充分镇痛。无论采用何种方法，镇痛必须确切，镇痛不全可使体内释放儿茶酚胺，减少肾血流，加重肾损害。

(3) 维持肾血流及血压稳定，并慎用缩血管药物。椎管内麻醉阻滞平面在T_5以上时，即使心排血量和动脉压无变化，肾血流量也有一定程度的降低，而局麻药中加入肾上腺素可以使肾血流减少25%，并能影响肾滤过率。因此在椎管内麻醉时应该控制麻醉平面在T_5以下，局麻药中不加肾上腺素，同时适当增加血容量，防止肾血流过低。另外，当血压降至70 mmHg时，尿的生成停止，如持续低血压，可加重或引起肾功能损害。而且绝大多数缩血管药在常用剂量时都可以降低肾血流。异丙肾上腺素具有令β肾上腺素受体兴奋的作用，小剂量使用可以使肾血管扩张，肾血流量和尿量增加。

(4) 肾功能保护　详见本章第三节。

二、慢性肾功能不全患者的麻醉

慢性肾功能不全(chronic renal failure, CRF)是由于多种慢性肾脏疾病进行性、不可逆地破坏肾单位，使肾功能逐渐减退，经过一段较长的发展过程后出现以代谢废物潴留，水、电解质、酸碱平衡紊乱及某些内分泌功能异常为主要表现的一种临床综合征。其末期称为尿毒症(uremia)。

各种原发性和继发性肾脏疾病都可以导致慢性肾功能不全。其中包括：肾小球肾炎、肾小管间质性疾病、肾血管性疾病、慢性尿路梗阻、结缔组织病、感染性肾损害、代谢性疾病、先天性和遗传性肾脏疾患等。目前在我国仍以原发性肾小球疾病占首位(60%)，其次以高血压肾小球硬化、糖尿病肾病、慢性肾炎、多囊肾、系统性红斑狼疮肾炎较多。国外则以糖尿病居首位,其他依次为高血压、慢性肾小球肾炎和多囊肾等。无论是何种病因导致的CRF,实际上都是肾单位不断地损伤继而失去功能,而残存的肾单位所谓健存肾单位发生代偿性肥大但功能基本正常,随着病情的发展,健存肾单位逐渐减少,临床出现肾功能障碍,即由代偿转入失代偿,表现为肾功能不全。临床主要表现为水和电解质紊乱、代谢性酸中毒,心血管方面有动脉粥样硬化、高血压、心包炎和心衰等。呼吸系统主要表现为肺活量减低、肺功能轻度受损和 CO_2 弥散能力减低。在充血性心衰时容易发生肺水肿。血液系统包括贫血、出血和血小板功能障碍。神经系统改变为"尿毒症脑病"。其他有肾性骨营养不良和胃肠道症状,以及皮肤瘙痒、感染和某些内分泌方面异常。

(一) 麻醉前用药 由于慢性肾功能不全患者对中枢神经系统抑制药比较敏感,麻醉前用药应该谨慎。麻醉前应用镇静药和镇痛药一般要减量或不用。慢性肾功能不全患者胃内容增加及排空减慢,应并用抗胆碱药、抗酸药和组胺 H 2受体拮抗药作为麻醉前用药,以防止术中的呕吐误吸。

(二) 麻醉选择 尿毒症的患者如果没有进行透析治疗,纠正贫血,降低血尿素氮、肌酐,改善内环境和水电解质酸碱失衡前,原则上禁止施行择期手术;如系急症手术,只宜施行局麻和部位麻醉。

1. 局麻及神经阻滞 适用于简单、对肌松要求不高的手术,可适当使用辅助用药,以增强麻醉效果。

2. 硬膜外阻滞 如果患者没有明显的出凝血功能障碍,血压稳定,无尿毒症性脑病,可以选择硬膜外阻滞。局麻药的用量必须减少,因在慢性肾功能不全时,局麻药药效会延长,减少剂量可避免阻滞平面过广而造成低血压和肾血流下降。

3. 全身麻醉 一般选用静吸复合麻醉。麻醉诱导时应避免发生恶心呕吐和误吸。应根据具体情况决定是否快速诱导,诱导药物的剂量要减少,减慢给药速度。丙泊酚1～1.5 mg/kg 加咪达唑仑 2～3 mg 是最常使用的诱导方法。依托咪酯 2～4 mg/kg 可用于血流动力学不稳定患者,静注芬太尼、艾司洛尔和利多卡因以减轻气管插管高血压反应的作用。诱导用肌松药首选罗库溴铵(0.6 mg/kg)或阿曲库铵(0.4 mg/kg);琥珀胆碱能升高血钾,应慎用。

全麻维持通常采用氧化亚氮、氧和异氟烷麻醉。麻醉性镇痛药可以选用芬太尼。肌松药首选阿曲库铵或顺阿曲库铵。为保证组织供氧,严重贫血者(Hb<70 g/L)应给予高浓度氧,不用 N_2O。

(三) 术中监测和处理

1. 维持循环稳定和足够尿量 术中尿量维持在每小时 1 ml/kg。多巴胺小剂量[1～3 μg/(kg·min)]能维持循环稳定,增加肾脏的血流,有效扩张肾血管,但现有的临床研究认为其并不能改善患者的预后。少尿时可以考虑应用甘露醇或小量呋塞米。

2. 呼吸管理 用间歇正压通气时,气道内的压力不能过高,否则会影响回心血量,血压降低致尿量减少。同时要避免过度通气,慢性肾功能不全患者长期处于酸中毒状态,过度通气可造成低碳酸血症,氧解离曲线左移,加重肾缺氧。

3. 输血输液 术中输血输液应该在CVP监测下进行,在维持灌注的前提下施行欠量补液,但是要防止欠量太多而造成循环不稳。输血应尽量输新鲜血,大量库血容易引起高钾血症。

4. 纠正水、电解质、酸碱平衡 术中应该监测 Na^+、K^+、Ca^{2+} 的浓度,如果手术超过 5 h 应作血气分析,以了解酸碱平衡情况,并积极纠正。可用少量的碳酸氢钠,但不应过量,以免碱中毒。

5. 避免使用肾毒性药物 氨基糖苷类抗生素、非激素抗炎药如吲哚美辛等、第一代头孢菌素(除头孢噻吩)、四环素、两性霉素 B、多黏菌素等药物都有不同程度的肾脏毒性,麻醉中应注意避免使用。

第三节 围术期肾保护的措施

一、术前准备

术前应详细了解病史,明确有无 ARF 的高危因素;如术前即有肾功能不全时,应详细了解其病因、分级、全身状态及治疗情况等。对于既往有心衰病史或术前体检时被发现有心衰的患者,应行胸片检查和超声心动图;若确实存在左心室功能不全,术前应尽可能行药物治疗。接触造影剂后 24～48 h 可出现氮质血症,3～5 d 达峰值,此期间手术则围术期 ARF 率显著增高,故择期手术可酌情推迟,并适量输液和应用甘露醇,直至造影剂全部排出。

二、围术期肾功能评估

术前肾功能状态是预见术后 ARF 的最主要的因素。术前肾功能的准确评估能确定高危患者,并据此区分肾前性氮质血症和早期急性肾小管坏死(ATN),

预测可能发生的ARF。血肌酐和尿素氮水平是判断术前肾功能不全的良好指标，但其对GFR减低的反应较慢。尿量、尿比重和尿渗透压也不是判断肾功能的准确指标。有尿排出说明有血流经过肾脏，但尿量减少并不能特异地反映肾灌注不足，尿量正常也不能保证肾功能正常，没有文献支持少尿是评判肾功能障碍的可靠指标。钠排泄系数可较好地区分肾前性氮质血症和ATN，但并不能预测早期ARF。到目前为止，肌酐清除率(CrC1)是临床最常用的可单独预测ARF的诊断指标。

三、麻醉管理

合理选择麻醉方法和麻醉药，控制应激，并避免肾毒药物的应用。脊麻和硬膜外麻醉等局部阻滞可抑制交感肾上腺应激反应，保持一定的RBF和GFR，但需依赖适宜的肾灌注压。老年人、伴广泛动脉硬化及心脏病者不能耐受交感阻滞，易出现低血压，同时RBF和GFR也降低。全麻药和方法有降低GFR和尿量的趋势，有些还可减少RBF。多数麻醉药有扩张血管、降低肾血管阻力的作用，即使血压下降，RBF仍能维持。虽然大部分麻醉药并不会直接损害肾脏，也不影响肾脏对应激的神经体液反应，但可以和某些病理状态，如低血容量、休克、肾毒性物质及一些引起肾血管收缩的因素等共同作用而导致肾功能不全。如果所选用的麻醉技术可引起持久的CO减低或低血压，同时又伴有较强的肾血管收缩，就可导致急性肾功能不全或衰竭。这种情况在全麻或局麻时均可发生，目前还没有对比性的研究来论证全麻或局麻的肾保护作用的优越性。

四、循环调控

CO和血容量降低时，RBF也减少，尤以髓质Henle襻升支为更容易严重缺氧。维持有效的血管内容量是预防肾脏低灌注的基础。肾脏缺血时，如果肾灌流恢复迟缓，超过了肾小球耐受低血氧的阈值，即使应用各种血管扩张药也不能改善GFR。对高危患者应全面监测血流动力学，包括中心静脉压、肺动脉楔压、心脏指数和外周血管阻力以指导围术期补液，维持血流动力学稳定。Oslen等人观察一组行腹主动脉瘤修补术的患者，发现那些行择期手术的病例，因围术期血流动力学控制良好，术后ARF的发生率为4%；而那些因突发瘤体破裂行急诊手术的病例，术后ARF发生率则高达26%。创伤患者血流动力学不稳定时尤应避免造影剂等肾毒性物质，对此类患者在血流动力学未纠正稳定之前不建议早期应用速尿和甘露醇。

五、药物性肾保护

(一) 利尿药

1. 呋塞米　可降低肾小球前血管阻力，提高跨球压梯度，增加肾小管血流，降低肾小管NaCl重吸收，可增加尿量，减少肾小管的氧耗，已作为治疗ARF的有效药，但用药过量可致低血容量和肾低灌注而产生危险。尽管利尿治疗可以逆转少尿性ARF为非少尿性ARF，但其促进患者转归的证据仍然不足。

2. 甘露醇　有渗透性利尿和促进溶质释放至肾小管的作用，使肾小管血流和氧耗均增加。甘露醇还促使心房容量扩张而释放心房利钠肽，从而抑制肾素活性；甘露醇的血液稀释作用对缺血肾可产生保护功效。对于肾移植患者，当肾动脉阻断钳开放之前给予甘露醇，可明显减少急性肾小管坏死的发生率，因此它已被推荐为预防术后ARF的药物。

(二) 多巴胺能受体激动药

1. 多巴胺　具有利钠作用，可能是由于增加了近端小管的流出和减少远端小管重吸收，其作用为压力依赖性。有研究发现，心脏手术后应用多巴胺或等效正性变力剂量多巴酚丁胺，两者的RBF、GFR、滤过分数和肾血管阻力相近，但多巴胺可致尿流速率、利钠作用增加，排钠分数及钾排出也较多，提示其利尿作用不依赖于GFR和RBF的变化。实验发现小剂量多巴胺用于慢性肾功能不全患者，GFR和RBF无明显增加，用于肝移植患者也未能发现对尿量、术后CrC1及死亡率等有何有益作用，且多巴胺存在心动过速等弊病，目前多认为应当限制多巴胺作为具有利尿活性的正性肌力药的应用。如果血容量充足但持续性少尿，特别是合并有低血压的情况下，多巴胺能提高血压、CO和RBF，且有利于提高尿量。

2. 多培沙明　为多巴胺同型物，是一种强效的β_2受体激动药和非选择性多巴胺能激动剂，对肾血管的作用是多巴胺的1/3。其变时、变力及扩张肾动脉的作用显著，对急、慢性心力衰竭患者用1～5 μg/(kg·min)，可降低左、右心室后负荷，改善心肌效能，同时增加RBF；心动过速较常见，但不致出现快速型心律失常。

3. 非诺多巴　多巴胺同型物，选择性激动DA-1受体，不激动DA-2、β和α肾上腺素受体，在0.03～0.3 μg/(kg·min)剂量范围内，引起剂量相关的RBF增加和利钠作用。体外实验中，它可拮抗去甲肾上腺素(NA)所致的血管收缩。其代谢迅速，半衰期仅为10 min，在控制严重肾血管性高血压的效力上和硝普钠一致，但与后者不同的是其可显著增加GFR、尿量和尿盐排泄，且不出现反弹性高血压。

(三) 钙通道阻滞剂　钙通道阻滞剂能通过许多机制防止肾脏的缺血性损伤，包括防止缺血后复流所导致的血管收缩、抑制血管紧张素的作用、减少循环中白介素Ⅱ受体的数量及减少氧自由基。对于高血压的患者，地尔硫䓬和硝苯地平可增加RBF及GFR，产生排钠及利尿功效；但当钙通道阻滞剂引起低血压时，可破坏肾脏的自身调节能力，恶化肾功能。有报道称对肾功能不全的患者应用硝苯地平，可导致非少尿性 ARF，但停药后即可改善。

（四）血管加压素 血管加压素实际上是一种抗利尿激素。血管加压素是通过直接刺激平滑肌 V1 受体而发挥作用。血管加压素与 V1 受体作用后可引起周围皮肤、骨骼肌、小肠和脂肪血管的强烈收缩，而对冠状动脉血管和肾血管床的收缩作用相对较轻。因该药没有β肾上腺素能样活性，故不会引起骨骼肌血管舒张，也不会导致心肌耗氧量增加。在心肺复苏时推荐使用，其在肾功能保护中的作用还有待进一步研究。

（五）去甲肾上腺素 传统认为 NA 可引起肾动脉强烈收缩，但 Gines 等人认为只有将 NA 直接注入肾动脉或使用较大剂量时，才会引起肾血管收缩，而低浓度 NA 对出球小动脉有缩血管作用，可增加出球小动脉阻力，提高肾滤过。对健康犬静脉使用 0.2～0.4 μg/(kg·min)的 NA，发现 NA 表现为肾血管扩张作用，可能是内源性交感神经系统活性受抑所致。近年来，NA 在感染中毒性休克和肝移植围术期的使用受到较多关注。

（六）前列腺素 血管扩张剂前列腺素可对抗 NA 和血管紧张素的血管收缩效应，并可维持肾内层皮质灌注。外源性注射人造前列腺素如 PGE，可抑制动物实验中缺血所致的 ARF，并可对肾移植中供体肾有保护作用。

（七）心房利钠肽 心房利钠肽（ANP）是心房伸展反应的分泌物，具有肾血管扩张和利钠作用。在缺血和肾毒性损害所导致的 ATN 的动物研究中，发现注射 ANP 可以提高 RBF 和 GFR，减轻氮质血症和肾组织学损害。在一项对 54 例 ARF 患者的对照研究中发现，ANP 可使肌酐清除率在 24 h 内从 10 ml/min 成倍增加到 20 ml/min，并且使透析率从 52%下降到 23%；但大的多中心研究发现，ANP 可增加少尿患者的尿流速率，但可降低非少尿患者的血压和尿流速率而影响其生存率。

（八）血管紧张素转化酶抑制剂 血管紧张素转化酶抑制剂（ACEI）对肾功能的作用取决于患者的血容量、血流动力学、基础肾功能及肾血管狭窄程度。高血压（特别伴糖尿病）和充血性心力衰竭患者长期用本类药治疗，肾血管阻力降低，RBF 和 GFR 增加而对肾功能有利，一旦出现低血压，GFR 也下降；对于双侧或单侧肾动脉狭窄患者，易致肾功能恶化，可能与血管紧张素介导的代偿性传出小动脉痉挛有关，还易出现高血钾，尤其与β受体阻滞药并用时为甚。因此，低容量、低血压、肾动脉阻塞或肾功能不全患者围术期应避免应用 ACEI。

（九）其他 某些生长因子，如胰岛素样生长因子Ⅰ可加速缺血性实验模型 ARF 的恢复过程，并可改善终末期肾病或行主动脉/肾动脉手术的患者的肾功能。近年来倾向于在 ARF 早期即实施肾脏替代治疗，尤其是 ARF 患者出现液体过负荷或高钾血症，或明显并发症时；另外，生物人工肾小管辅助装置等也有比较广阔的应用前景。

总之，目前有关围术期肾保护已被证明确定有效的只有维持血管内的血容量，可能有益的包括非诺多巴、甘露醇、抗氧化剂、钙通道阻滞剂和钠尿肽；被证明无益的包括多巴胺和前列腺素，可能有害的是呋塞米。

（苏殿三　王祥瑞）

参考文献

[1] Trainor D, Borthwick E, Ferguson A. Perioperative management of the hemodialysis patient. Semin Dial, 2011, 24: 314-326.

[2] Eilers H, Liu KD, Gruber A, et al. Chronic kidney disease: implications for the perioperative period. Minerva Anestesiol, 2010, 76: 725-736.

[3] Wagener G, Brentjens TE. Anesthetic concerns in patients presenting with renal failure. Anesthesiol Clin, 2010, 28: 39-54.

[4] Juneja D, Prabhu MV, Gopal PB, et al. Outcome of patients with end stage renal disease admitted to an intensive care unit in India. Ren Fail, 2010, 32: 69-73.

[5] Miller RD, Eriksson LI, Fleisher LA, et al. Miller's Anesthesia. 7th ed. Philadelphia, Churchill Livingstone Inc, 2009: 441-476.

[6] Lee A, Fleisher MD. Evidence-Based Practice of Anesthesiology. 2nd ed. Elsevier Health Sciences, 2009: 34.

第五十五章 泌尿外科手术麻醉

泌尿外科手术麻醉在手术麻醉总量中所占比例较大，接受泌尿外科手术的患者年龄跨度大，但多数为有合并症的高龄患者，且多伴有肾功能损害。本章主要阐述常见泌尿外科手术的麻醉。重点讨论泌尿生殖系的神经支配、经尿道手术、体外碎石及腹膜后腔镜手术的麻醉。随着外科技术的进步，越来越多的患者可以接受肾癌根治、膀胱重建与肾移植等复杂手术。

第一节 麻醉基本要求

一、病情特点

泌尿外科手术麻醉病情特点为：① 泌尿外科手术多数为老年患者，因此，应了解老年人术前生理变化及其与麻醉的关系(见八十六章)。② 老年患者术前并存症较多，如高血压、冠心病、糖尿病、COPD等，尤其应注意围术期呼吸和循环功能变化。③ 伴有血尿和贫血及术前全身情况较差的患者，应给予输血，纠正贫血和低蛋白血症。④ 尿路梗阻并发感染，需应用抗生素治疗。⑤ 部分患者有肾功能损害，术前需要治疗，围术期应保护和改善肾脏功能。

二、麻醉要求

(一) 泌尿生殖系统神经支配 泌尿生殖器官位于腹腔、盆腔、腹膜后和会阴部，受交感神经和副交感神经支配，而一般手术的感觉神经则来自 T_6 至 S_5 脊神经(表 55-1)。

表 55-1 泌尿生殖系统神经支配

脏 器	交感神经	副交感神经	痛觉传导的脊髓水平
肾脏与肾上腺	$T_8 \sim L_1$	迷走神经	$T_{10} \sim L_1$
输尿管	$T_{10} \sim L_2$	$S_{2\sim4}$	$T_{10} \sim L_2$
膀胱	$T_{11} \sim L_2$	$S_{2\sim4}$	$T_{11} \sim L_2$(膀胱体) $S_{2\sim4}$(膀胱颈)
前列腺	$T_{11} \sim L_2$	$S_{2\sim4}$	$T_{11} \sim L_2$，$S_{2\sim4}$
阴茎	L_1，L_2	$S_{2\sim4}$	$S_{2\sim4}$
阴囊	无	无	$S_{2\sim4}$
睾丸	$T_{10} \sim L_2$	无	$T_{10} \sim L_1$

(1) 肾与肾上腺肾脏的交感神经来自 $T_{10\sim12}$ 脊神经，肾上腺则来自 $T_5 \sim L_1$ 脊神经。两者的副交感神经均为迷走神经分支，这些神经与输尿管和其他的内脏神经都有联系。肾区手术可引起内脏牵引痛，也能刺激膈神经从而使肩部酸痛不适。

(2) 输尿管交感神经支配与肾区相同。迷走神经分布到输尿管上、中段，而下端由来自骶脊神经的副交感神经支配。输尿管中、下段神经与精索、附睾的神经有联系。

(3) 膀胱交感神经来自 T_{12} 和 $L_{1\sim2}$ 脊神经，通过腹下神经丛至膀胱。副交感神经来自 $S_{2\sim4}$ 脊神经。

(4) 睾丸、附睾、精索交感神经来自 $T_{10} \sim L_2$ 脊神经，睾丸的副交感神经来自迷走神经，而附睾则来自 $S_{2\sim4}$ 脊神经。

(5) 阴茎和阴囊的感觉神经由骶脊神经支配。

(二) 麻醉对肾功能的影响

(1) 椎管内麻醉是泌尿外科手术常用的麻醉方法，麻醉阻滞平面不超过 T_6，一般低血压发生率较低，对肾功能无明显影响。当阻滞平面达 $T_{1\sim2}$ 时，肾血流量约减少 18%；若收缩压下降 20%以上时，尿量减少。肾耐受低血压的极限是平均动脉压 60 mmHg，时限为 30 min，因此椎管内麻醉时应以使收缩压不低于原水平的 20%为安全。

(2) 全麻静脉麻醉药、吸入麻醉药和肌松药的影响详见第五十四章。

(三) 麻醉选择

(1) 尿道局麻适用于尿道扩张术或膀胱镜检查等。用 4%利多卡因或 0.5%～1%地卡因 4～5 ml，注入尿道内夹住尿道口，10 min 后产生麻醉作用。由于尿道黏膜下的静脉都极为丰富,容易被器械损伤,使局麻药吸收可致局麻药中毒,因此应注意控制局麻药剂量。

(2) 局部浸润和神经阻滞被应用于耻骨上膀胱造瘘引流术及睾丸、精索和阴茎手术,分层浸润麻醉可完成手术,阴茎手术和包皮手术可用阴茎阻滞法。

(3) 蛛网膜下腔阻滞膀胱、外生殖器、前列腺电切术的手术,用中、低位蛛网膜下腔阻滞较为合适,麻醉效果满意,但需控制好麻醉平面,注意术中血压和呼吸变化及术后头痛等并发症。

(4) 硬膜外阻滞是泌尿外科手术最适宜的麻醉,已在临床广泛应用。手术部位与选择穿刺脊椎间隙见表55-2。

表55-2 手术部位与穿刺间隙的选择

手术名称	穿刺间隙及导管插入方向	麻醉范围
肾和肾上腺手术	$T_{10\sim11}$ ↑	$T_6\sim L_1$
输尿管中段手术	$T_{11\sim12}$ ↑	$T_8\sim L_1$
异位肾脏移植手术	$T_{12}\sim L_1$ ↑和 $L_{2\sim3}$ ↓	$T_8\sim S_5$
膀胱和前列腺手术	$L_{1\sim2}$ ↓或 $L_{2\sim3}$ ↓	$T_{10}\sim S_5$
阴囊和睾丸手术	$L_{3\sim4}$ ↓	$T_{10}\sim S_5$
尿道手术和膀胱镜检查	骶裂孔	$S_1\sim S_5$

注:表中箭头表示导管插入方向,↑示向上;↓示向下。

(5) 骶麻或鞍麻适用于作外生殖器手术或膀胱镜检查。

(6) 全麻适用于有硬膜外阻滞禁忌证、手术范围过宽过广、患者不合作或患者要求及其他严重疾病的患者。全麻用药应选择循环抑制小且对肾血流无影响,肾功能不全时避免使用直接损害肾功能、依赖肾脏代谢及排泄的麻醉药。

三、麻醉和术中管理

(一) 加强呼吸管理 低位硬膜外阻滞,因麻醉平面不超过 T_8,一般对通气功能无明显影响,如COPD患者有慢性呼吸功能不全,则应估计其代偿能力,术前作血气分析。轻度低氧及 $PaCO_2$ 在正常范围高值、手术范围较小、时间短、出血少等,则尚能在连续硬膜外阻滞下完成手术;否则,应在全麻下手术,而且术后可并发呼吸衰竭,需行机械通气支持呼吸。

(二) 维护循环稳定 因心脏病、贫血和血容量不足、水电解质和酸碱失衡,以及老年体衰等情况,麻醉和术中发生低血压的机会较多,应注意防治,尤其是术中失血,必须补足血容量以维持循环稳定。

(三) 防治体位并发症

(1) 神经损伤主要见于体位不当和长时间压迫,受累神经包括:① 臂丛神经。侧卧位时,上肢向头过度伸展,或腰枕未填好而压迫神经所致。② 腓总神经。大腿支架于腓骨头处压迫腓总神经。③ 胫神经。胫骨、髁处压迫引起。④ 坐骨神经。腿过度外展或髋关节过度伸展。⑤ 闭孔神经及股神经。腹股沟部过度屈曲,牵拉股神经均可导致神经损伤。故截石位患者应做好保护、预防神经损伤的措施。

(2) 当双下肢抬高或放低时,血管内血容量重新分布。椎管内麻醉时下肢血管扩张更易发生变化,尤其在术毕放低双下肢前,必须补充血容量,且在一侧下肢放下后,观察几分钟再放另一侧下肢。

第二节 常见泌尿外科手术的麻醉

一、内镜检查麻醉

内镜检查用于诊断或治疗泌尿道疾病,如血尿、结石、损伤、梗阻、肿瘤等,内镜手术主要治疗前列腺增生肥大及膀胱肿瘤等。常用表面麻醉,大多数患者可在2%~4%利多卡因或0.5%~1%地卡因表面麻醉行检查术。但有时镇痛不全,患者难受。可选用椎管内麻醉,小剂量低平面蛛网膜下腔阻滞,不但能满足手术和体位的要求,而且对生理功能影响轻微。

二、经尿道前列腺增生电切术麻醉

经尿道前列腺增生电切术(transurethral resection of the prostate, TURP)是经尿道利用电切和电凝切除增生的前列腺并电凝出血的血管,具有无腹部切口、安全、手术时间短、术后恢复快而且疗效显著等优点。

(一) 麻醉要求 大多为老年患者,应按老年患者麻醉要求处理。TURP的麻醉要求是术时无痛和尿道、膀胱松弛。低位椎管内麻醉能完全满足其要求,使膀胱松弛容积增大,防止膀胱痉挛,改善手术视野,同时对清醒的患者能及时发现TURP综合征的症状和体征。全麻患者必须有足够深度,以避免咳嗽或体动造成膀胱或前列腺穿孔。

(二) 并发症及其防治

1. TURP综合征 大量非电解质灌洗液吸收时使

血容量剧增，导致左心衰竭，血液稀释引起低钠血症，使渗透压下降致肺水肿。当血钠<125 mmol/L时，水分进入脑细胞出现不同程度的脑水肿。发生率10%～15%，死亡率0.2%～0.8%。膀胱持续灌洗以达到尿道扩张，清除膀胱内的积血以保持术野清晰。理想的灌洗液是：视线满意，与血浆等渗，不产生溶血反应，无离子化导电作用，吸收后无毒性，不被代谢、排泄快且价廉等；但目前的灌洗液并不很完美。常用的灌洗液有：① 4%～5%葡萄糖。② 5%甘露醇或3%山梨醇。③ 1.5%甘氨酸。④ Cytol溶液(0.55%甘露醇＋2.7%山梨醇)。⑤ 蒸馏水。灌洗液进入体循环的三个途径：① 前列腺创面上开放的静脉系统。② 切除前列腺组织的包膜层。③ 前列腺包膜或膀胱穿孔处。灌洗液吸收量达10～30 ml/min。影响灌洗液进入体循环的速度主要有下列因素：① 静脉系统开放的数量，尤其是静脉丛被切开时及包膜穿孔时。② 膀胱灌洗的压力，液柱高度不应高出患者70 cm。③ 手术时切除前列腺组织的量。④ 外科医师的经验和技术。

临床表现为清醒患者头痛、头晕和呼吸短促，继而可出现吐白色或粉红色泡沫痰、颈外静脉怒张、双肺湿罗音、恶心呕吐、视力障碍或意识模糊，进一步发展为昏睡、昏迷、抽搐、心血管虚脱甚至死亡。全麻患者症状不明显，如出现无法解释的血压升高或降低，严重心动过缓，心电图改变有QRS波群增宽，ST段抬高，室性早搏或室性心动过速。

预防和监测包括：① 低压持续灌洗，尽量缩短手术时间。② 术中必须加强监测。除常规监测BP、ECG、SpO_2、CVP外，对手术时间长的患者应定时监测电解质、血浆渗透压、血糖、血细胞比容、体温、凝血功能。CVP监测可早期发现血容量增加。③ 术中每30 min监测电解质，及时补充Na^+。④ 用5%葡萄糖液作灌洗液，术中定时监测血糖，当血糖升高时提示灌洗液吸收，可早期诊断TURP综合征。⑤ 密切观察患者，注意胸闷、咳嗽、呼吸及颈外静脉充盈等，预防性应用利尿剂。

治疗原则如下：① 将病情告知手术医师。② 尽快停止手术操作。③ 充分供氧维持呼吸。④ 强心、利尿。⑤ 纠正低钠血症，常用5% NaCl 5 ml/kg补充，监测血钠，逐步提高。⑥ 维持酸碱平衡。⑦ 预防脑水肿，应用渗透性利尿剂和激素。

2. TURP出血　由于应用大量灌洗液而导致术中出血量难以估计。出血量取决于① 前列腺大小。② 前列腺组织内血管损伤的程度。③ 手术时间长短。④ 外科医师技术。⑤ 术中促使前列腺组织释放尿激酶，活化纤维蛋白溶酶，而发生纤溶。⑥ 肾功能不全可伴发血小板功能异常。因此整个手术过程要严密观察其出血情况，并予相应处理，如输液、输血，应用止血药、抗纤溶药和输血小板。必要时监测DIC指标。

3. 膀胱穿孔手术中可能致膀胱穿孔　一旦膀胱穿孔，灌洗液可通过穿孔处外溢。常见有三个部位：① 腹腔，临床特征出现肩胛部疼痛及腹痛。② 腹膜外，出现恶心、腹肌紧张、腹痛。③ 前列腺周围，系由于前列腺包膜穿破，有耻骨上疼痛及下腹紧张。大穿孔使大量低电解质液进入腹腔，会导致心动过速、低血压及休克症状。全麻时患者无主诉，应随时观察腹部体征，作出早期诊断。

处理：穿孔较小，且液体吸收不多，多不伴有严重出血，故不作特殊处理，但应尽快完成手术，严密止血，注意灌注压力不宜过大。大穿孔时停止手术，并严密止血，置入导尿管，用气囊牵拉、压迫。适当应用利尿剂预防TURP综合征。

4. 低温　原因：① 老年患者体温调节功能低下。② 环境温度低，尤其在冬天。③ 应用大量室温灌洗液。低温对老年患者生理影响大，呼吸和心血管并发症增加，应预防体温降低，采取保温措施。即室温保持在22～24℃；术中常规监测体温；灌洗液加温。并要缩短手术时间。

(三) TURP外科新技术

1. 双极TURP　双极电凝TURP术在切除患者前列腺增生组织时形成一个循环的电流圈，由于这种设备的内镜上含有流入和流出两个电极，电流流动在两个电极之间，因此可防止电流通过患者机体。该系统的优点是可以使用含电解质的溶液如生理盐水作为膀胱灌洗液。其发生低钠血症及TURP综合征的概率较单极TURP低。

2. 激光TURP　激光TURP术在前列腺的组织切除中形成一个薄层凝血区域，其可防止过量出血和膀胱灌洗液吸收入血。因薄层区域可封闭打开的前列腺静脉，因此，膀胱灌洗吸收入血的量和出血可降至最低。对于服用抗凝治疗的患者，激光TURP更适合。

三、经尿道前列腺电汽化术麻醉

经尿道前列腺电汽化术(TVP)是治疗前列腺增生的新手术，在TURP的基础上改良为滚动汽化电极接触前列腺组织，迅速加热至汽化温度(>100℃)，致使组织汽化。同时产生汽化层下凝固层，阻止灌洗液吸收。TVP手术已在国内广泛应用，与TURP比较有以下优点：① 手术时间短。② 术中、术后出血少。③ 灌洗液吸收少且很少发生TURP综合征。④ 留置导尿管时间短。⑤ 术后不需膀胱冲洗，住院时间短，费用低。

TVP手术在理论上限制灌洗液的吸收，不发生TURP综合征，但仍有可能发生TURP综合征。其原因为：① 灌洗液冲洗压力过高和过大。② 汽化凝固层仍不能完全阻止灌洗液吸收。③ 前列腺过大时与电切术联合应用。④ 可能经前列腺周围组织和腹膜后间隙吸收入血循环。⑤ 前列腺包膜破裂时可大量吸收灌洗液。因此麻醉处理原则应与 TURP 相同。

四、经尿道膀胱肿瘤电切术麻醉

膀胱肿瘤电切术的麻醉方法同 TURP 手术,但如肿瘤生长在膀胱侧面,由于电切时刺激大腿内收肌引起强力收缩,可造成膀胱穿孔,因此要作闭孔神经阻滞。

阻滞方法:闭孔神经来自 $L_{2\sim4}$ 脊神经的腹支,腰丛的一个组成部分,在骶髂关节水平上,处于腰大肌的内侧缘。穿刺时摸清耻骨结节,在结节的外侧 1 cm 和下面 1 cm 为穿刺点,患者平卧,双腿分开,消毒后用长 8 cm 穿刺针与皮肤垂直缓慢进针,直至针尖接触到耻骨下支的上部骨板,然后改变针的穿刺方向,向外侧,微向上及向后的方向,与皮肤呈 80°角,与耻骨上支平行,缓慢推进,保持针尖始终与耻骨上支的内下面接触,直至针尖与骨板脱离接触,此时针尖已进入闭孔管(见第十六章)。不一定有麻电样的异感,抽吸试验阴性,即可注射局麻药 1.5%~2%利多卡因 10 ml。阻滞成功的表现是大腿内收作用减弱,大腿外旋功能消失,不能和另一腿交叉,以及大腿内侧一小区域的皮肤麻木。注射时注意防止局麻药进入血管或膀胱。

五、经腹前列腺切除术麻醉

经腹前列腺切除术的指征为前列腺肥大>60 g 或前列腺癌。老年患者合并多种合并症,少数患者肾功能不全甚至发生尿毒症,麻醉前应认真评估和准备。近年来由于前列腺手术技术改进,术中大量出血已罕见,失血应采取以下措施:① 术前应检查凝血功能和纠正贫血。② 术中正确估计出血量,并注意及时补充。③ 血红蛋白在 10 g、血清白蛋白在 3 g 及血细胞比容在 30%以上者,可应用自体输血和血液稀释。④ 输鲜血和给予止血药物。注意保暖,输液输血加温。硬膜外麻醉平面控制在 $T_{10}\sim S_4$,老年患者局麻药剂量小。全麻选择对循环和肾功能影响小的药。

术中注射诊断性染料:① 1%亚甲蓝(1 ml)可致低血压。② 0.8%靛卡红有交感作用,可使血压升高。③ 两种染料均可使 SpO_2 一过性下降到 40%~60%,持续 1~2 min。

并发症常与失血有关,如贫血、凝血障碍和低温等。

六、肾脏切除术麻醉

肾良恶性肿瘤、多囊肾、多发性结石、肾损伤和肾严重感染等患者需行肾切除术。手术常取侧卧位,需使用腰桥,可引起:① 腔静脉压迫致低血压。② 膈肌活动受限,影响呼吸功能。麻醉方法,硬膜外阻滞,全麻或两者联合应用。对于肾静脉及下腔静脉有癌栓患者,也有用体外循环下深低温停循环取癌栓手术。维持正常动脉血压和肾灌注压,确保健侧肾血流量,可用多巴胺 1~3 μg/(kg·min)。及时补液输血以维持有效血容量和尿量,避免缺氧。

肾切除手术在剥离肾上极时,有时会损伤胸膜,发生气胸。清醒患者有咳嗽、胸闷、呼吸困难、SpO_2 下降;严重者循环功能障碍;全麻患者气胸,SpO_2 降低。紧急处理于吸气相做胸膜修补术,严重者须放胸腔引流管。

肾癌切除应警惕癌栓脱落引起肺栓塞。尤其是肿瘤侵蚀肾静脉,甚至下腔静脉,静脉内血栓形成,手术操作致使血栓脱落而造成栓塞。术前已知有肾静脉血栓形成,应提高警惕。如累及下腔静脉需切开下腔静脉取栓时,应在低温体外循环下进行,必要时实施深低温停循环(15℃),以保护脑及重要脏器功能。

七、膀胱全切除回肠/结肠代膀胱术麻醉

老年患者居多,晚期膀胱癌常伴有贫血,应予以纠正麻醉可选择连续硬膜外阻滞、全麻或两者联合应用。加强术中监测,包括 ECG、NIBP 或 IBP(重危患者)、CVP、SpO_2、$P_{ET}CO_2$ 及血气分析和电解质测定。手术时间长、创伤大、失血多,应及时输血、补液,维持血流动力学稳定,以及水电解质和酸碱平衡。术中应注意保暖,尤其是老年患者应防止体温过低。术中维持尿量可应用小剂量多巴胺 1~3 μg/(kg·min),必要时用利尿药。加强麻醉恢复期监测处理,做好术后镇痛。

八、体外冲击波碎石术的麻醉

体外冲击波碎石术(ESWL)是利用体外冲击波于组织-结石交接面产生振动碎石,主要用于治疗上泌尿道结石。

(一) 生理影响 冲击波可引起钝击痛或钝痛。冲击波对一般组织可无影响,但对充满气体的肺泡可引起损伤。凝血机制障碍或高血压患者可引起周围出血、血肿,甚至严重失血。身体部分浸浴:浸浴部分血液再分布,回胸腔内血液增加,心前负荷增加,CVP、PAP、PCWP 皆上升,功能残气量及潮气量均减少,不利于心脏病患者。新型的碎石机已不用水浴,故可不受水浴的生理影响。

(二) 术前准备 应做肝功能及凝血机制检查,术前 10~14 d 停服阿司匹林等抗凝药物。术前不必停止抗高血压治疗。严重高血压、心律失常、冠心病、心力衰竭者,应经治疗改善病情后方宜施行 ESWL 治疗。

(三) 麻醉管理 碎石机品牌不同,致痛程度亦不同。新的 ESWL 机致痛并不显著,只需给予适量的镇痛、镇静药即可。儿童、精神极度紧张的患者可采用全麻。全麻下行高频通气可减少肺叶覆盖肾脏的程度,故可减少肺泡受损的可能。有心律失常病史或安装起搏器与心内除颤仪的患者,在接受体外冲击波碎石时

可能引起心律失常。冲击波与心电图R波同步时可减少冲击波碎石时心律失常的发生，可将冲击波设定在心电图R波后20 ms发生。

九、腹膜后腹腔镜手术的麻醉

（一）腹膜后腔CO_2气腹的生理影响

1. 对循环的影响　腹内压（IAP）增高，其程度与气腹的持续时间和IAP增高的程度有关。IAP＜5 mmHg时生理学变化很小，IAP＞15 mmHg时则产生较重的反应。腹内压的增高正向传导到心包膜，引起心脏充盈压升高，平均动脉压增高，气腹直接压迫腹腔动脉系统使血供及静脉回流减少，心脏后负荷增加影响到心脏指数、体循环血管阻力明显增加，右心室每搏作功指数继发性增高使心肌耗氧量增加；CO_2气腹后经腹膜吸收入血的CO_2虽可以经肺排出，但长时间的CO_2气腹仍会有高碳酸血症形成，在CO_2充气后短时间内，CO_2部分虽可经肺输出，随后由于腹腔内压的增高，腹膜表面扩张使血管受压，对腹腔内CO_2的吸收减少，高碳酸血症和酸中毒可引起交感神经兴奋增加，儿茶酚胺释放增加。高碳酸血症对心血管系统的直接效应为心肌抑制和小动脉扩张，而儿茶酚胺的直接效应为心肌的收缩。在腹膜后间隙行CO_2充气，其吸收会更多，但肾脏手术所建立的腹膜后气腔的体积远较腹腔小，CO_2吸收面积小，CO_2的吸收量也相应减少，对循环影响小。另外，腹膜后小的气腔对人体胸腔压力小，对肺和体循环的阻力较小。随着CO_2的持续灌输，相对于腹腔镜手术，腹膜后腔镜手术CO_2充气对腹内压、胸内压、腹膜刺激和儿茶酚胺释放的影响较小，从而对血流动力学的影响较轻。左心室泵血功能与收缩功能有效代偿增加了手术的安全性，从而进一步证实经腹膜后腔手术径路是安全可行的。总之，泌尿外科腹膜后腔镜手术CO_2充气对全麻患者的血流动力学有一定影响，气腹时间越长对患者循环呼吸的影响越大，术中需加强循环呼吸功能监测与管理，预防高碳酸血症和呼吸性酸中毒的发生。在$P_{ET}CO_2$没有异常增高时，机体左心室泵血功能与收缩功能增加可有效代偿，维持循环稳定，为腹膜后腔镜手术麻醉期间的安全提供保障。同时提高腹腔镜手术技巧，避免皮下气肿的发生，尽量缩短手术时间，在低气腹压下完成手术，以减轻CO_2气腹对患者的生理干扰。

2. 对呼吸的影响　腹膜后腔CO_2气腹对呼吸系统的影响主要表现在血pH、$PaCO_2$及肺通气等方面。CO_2气腹对腹腔内的压力使膈肌上升、运动受限，使胸腔内的压力增高，限制了肺的扩张性，使肺的顺应性下降，潮气量和功能残气量减少，气道峰压和气道的平台压均增高，肺泡的无效腔增大，从而导致了通气/血流比率失调。大量CO_2经过腹膜吸收入血致$PaCO_2$增高、高碳酸血症和酸中毒，CO_2经肺排出也随之增加，故$P_{ET}CO_2$快速增高，在气腹开始的30 min内，这种吸收排出尚能达到平衡，但随着气腹时间的延长，这种平衡被打破，吸收大于排出，需要麻醉医师注意调高VT，加大预设的MV，在较高MV下建立新的平衡，以保持$P_{ET}CO_2$相对缓慢升高。

（二）麻醉前准备　除严重的心肺功能障碍者，均适合行腹膜后腔镜手术，术前准备同常规泌尿外科手术。

（三）麻醉管理　麻醉方法宜选择全麻，术中应维持氧合与足够的通气量，避免$P_{ET}CO_2$升高和呼吸性酸中毒。同时应维持血流动力学稳定。必要时可暂停手术，将CO_2排出并待病情稳定后再手术。

（彭元志　陈　琦　王英伟）

参考文献

［1］ Adrogue HJ. Consequences of inadequate management of hyponatremia. Am J Nephrol 2005, 25: 240－249.

［2］ Dorotta I, Basali A, Ritchey M, et al. Transurethral resection syndrome after bladder perforation. Anesth Analg, 2003, 97: 1536－1538.

［3］ Gray RA, Moores AH, Hehir M, et al. Transurethral vaporisation of the prostate and irrigating fluid absorption. Anaesthesia, 2003, 58: 787－791.

［4］ Hon NH, Brathwaite D, Hussain Z, et al. A prospective, randomized trial comparing conventional transurethral prostate resection with Plasma Kinetic vaporization of the prostate: physiological changes, early complications and long-term followup. J Urol, 2006, 176: 205－209.

［5］ Ozmen S, Kosar A, Soyupek S, et al. The selection of the regional anaesthesia in the transurethral resection of the prostate (TURP) operation. Int Urol Nephrol, 2003, 35: 507－512.

［6］ Rassweiler J, Teber D, Kuntz R, et al. Complications of transurethral resection of the prostate (TURP) — incidence, management, and prevention. Eur Urol, 2006, 50: 969－979.

［7］ Trepanier CA, Lessard MR, Brochu J, et al. Another feature of TURP syndrome: hyperglycaemia and lactic acidosis caused by massive absorption of sorbitol. Br J Anaesth, 2001, 87: 316－319.

［8］ 周颖，王珊娟，王祥瑞，等. 腹膜后腔CO_2充气对机体血流动力学的影响. 上海医学，2011，8：577－580.

第五十六章 肾移植麻醉

20世纪90年代以来，肾移植技术日臻成熟，受者的生存率及生活质量大为提高。近年，肾移植(kidney transplant)已经成为各种原因引起的终末期肾病(end-stage renal disease, ESRD)的首选治疗方法。但是，由于肾移植受者全身情况差，病理生理变化复杂，因此，患者术前准备、术中麻醉方法的选择、麻醉管理将直接影响肾移植的成败，应引起麻醉医师足够的重视。

第一节 肾移植患者的病情特点

慢性肾功能衰竭(chronic renal failure, CRF)是由各种原发性或继发性慢性肾脏疾病(chronic kidney disease, CKD)所致的肾功能进行性减退，导致体内代谢废物的潴留，水、电解质、酸碱平衡失调等内环境紊乱和内分泌异常，进而出现一系列症状的临床综合征(表56-1)。近年来，慢性肾脏病患者的发病率、住院率均明显升高，严重威胁人类的健康与生命。美国国家健康所一项关于1999～2004年健康调查结果表明，20岁以上成年美国人中CKD的患病率已达13%。我国北京市18岁以上城、乡人群中CKD的患病率为13%。

表56-1 慢性肾脏病的定义

1. 肾损害≥3个月，有或无GFR降低。肾损害指肾脏结构或功能异常： (1) 肾脏病理形态学异常；或 (2) 具备肾损害的指标，包括血、尿成分异常或肾脏影像学异常
2. GFR<60 ml/(min·1.73 m^2)≥3个月，有或无肾损害表现

注：GFR, glomerular filtration rate，肾小球滤过率；仅GFR在60～90 ml/(min·1.73 m^2)一项不能诊断CKD，因为在老龄、婴儿、单侧肾均可引起GFR下降。

一、慢性肾功能衰竭病因

各种慢性肾脏疾病均可导致肾功能进行性减退，最终发展为慢性肾功能衰竭。常见的病因包括：原发性慢性肾小球肾炎、肾间质性肾炎、系统性红斑狼疮、高血压、糖尿病、梗阻性肾病及多囊肾等遗传性疾病。在西方国家，糖尿病和高血压已经成为公认的慢性肾功能衰竭两大首要病因。而在我国，目前仍以慢性肾小球肾炎最为多见。但是，近年来糖尿病和高血压的发病率在我国不断增高，因此糖尿病肾病和高血压肾小动脉硬化在慢性肾功能衰竭病因中有明显升高的趋势。

二、慢性肾功能衰竭的分期

慢性肾功能衰竭是一个缓慢而渐进的过程，根据肾功能损害的程度，我国学者将慢性肾功能衰竭分为以下四个阶段。

(一) 肾功能不全代偿期 正常人的肾脏具有较强的代偿能力。研究表明，只要1/4肾单位功能完好，人体就能维持内环境稳定，因此，此阶段患者虽肾脏储备能力已降低，但通常无临床症状。实验室检查：肌酐清除率(Ccr)>50%，血肌酐(Scr)<133 μmol/L。

(二) 肾功能不全失代偿期 此阶段患者可出现轻度贫血、乏力、夜尿增多等临床表现。实验室检查：Ccr 25%～50%，Scr 133～211 μmol/L。

(三) 肾衰竭期 又称尿毒症早期，临床上多会出现明显的贫血及恶心呕吐等消化道症状，出现轻中度代谢性酸中毒和水钠潴留、钙磷代谢紊乱。可伴有乏力、精神不振等神经系统症状。实验室检查：Ccr 10%～25%，Scr 211～422 μmol/L。

(四) 尿毒症期 又称尿毒症晚期，临床上表现出各种尿毒症的症状，如严重贫血、恶心呕吐、水钠潴留、低钙血症、高钾等，并因全身多器官受累而出现相应的临床表现。患者通常需要接受透析治疗。实验室检查：Ccr<10%，Scr>422 μmol/L。

三、临床表现

慢性肾功能衰竭患者早期通常无明显的临床症

状，而仅仅表现为蛋白尿、夜尿增多等基础疾病的症状。只有当残余肾单位不足以保持内环境的稳定时，才会出现一系列的临床症状，最终引起全身多个器官系统的功能异常。

（一）代谢改变 肾脏的基本功能是调节水、电解质、酸碱平衡。肾功能不全时，由于其排泄或代谢功能障碍，常引起不同程度的代谢紊乱。但是，由于机体各种代偿作用，这些代谢紊乱有时并不明显。只有在肾功能明显受损时，才会出现相应的临床表现。

1. 水、钠平衡失调 肾脏是调节水、钠平衡的最重要器官。肾功能衰竭患者由于其排泄功能障碍，常引起不同程度的水钠潴留，而水钠潴留又会进一步造成细胞外液增多和低钠血症。低钠血症是指血清钠＜135 mmol/L。按体内钠的情况及引起低钠血症的原因，可以分为稀释性低钠血症和缺钠性低钠血症两种常见类型。稀释性低钠血症患者体内钠正常甚至增加，主要是由于水潴留和补液导致的血钠稀释。缺钠性低钠血症主要是钠摄入不足，导致体内血钠和钠总量减少。但是，在尿液浓缩功能严重下降时患者又可出现脱水，主要表现为多尿和夜尿增多。此外，在某些情况下（如高热、呕吐、腹泻等）机体严重脱水，血容量不足，可引起肾功能进一步恶化，后者又促进更多的水丢失，形成恶性循环。高钠血症的情况不多见。

2. 钾、镁代谢紊乱 高钾血症是慢性肾功能衰竭患者最致命的电解质紊乱。肾脏是体内排泄钾最主要的器官，90％以上的钾通过肾脏排泄，慢性肾功能衰竭患者由于肾单位减少，机体对钾的排泄减少，当摄入量超过排泄速度时可迅速出现高钾血症。高钾血症可降低心肌收缩力，严重者可致心搏骤停。低钙血症和代谢性酸中毒可增强高血钾的毒性。此外，由于术中输血及手术操作等因素会使血清钾浓度进一步升高，因此如果术前血钾＞6.0 mmol/L，应推迟手术，采取透析等治疗方式。术前慢性肾功能衰竭患者镁代谢异常主要表现为高镁血症。当血清镁达到一定浓度时，可出现心动过缓及传导阻滞等。此外，镁对钙平衡也有一定的影响。

3. 钙、磷代谢紊乱 钙磷代谢异常是慢性肾功能衰竭患者的重要并发症之一。由于磷主要从肾脏排出，因此当肾功能逐渐下降后患者的高磷血症会越来越突出。早期，患者甲状旁腺激素（PTH）水平升高，可抑制肾小管对磷的重吸收，但随着肾衰竭的进展，磷的水平逐渐升高可抑制 PTH 的代偿作用。临床上主要表现为高磷引起的转移性钙化和组织损害以及继发性甲状旁腺功能亢进引起的骨营养不良。慢性肾功能衰竭患者钙代谢异常主要表现为低钙血症，其发生机制主要包括高磷血症、甲状旁腺功能亢进、钙摄入及钙吸收不良等。低钙血症会引起神经肌肉应激性增加和手足抽搐。

4. 酸碱平衡失调 肾脏主要通过重吸收碳酸氢盐和排泄酸性物质来调节人体的酸碱平衡。慢性肾功能衰竭时，由于肾小球滤过酸性代谢废物减少，肾小管重吸收碳酸氢盐的能力降低。因此，慢性肾功能衰竭患者主要表现为代谢性酸中毒。但慢性肾功能衰竭早期，机体通过肾内外一系列代偿性改变，机体酸中毒并不明显。酸中毒可引起心肌收缩力降低以及儿茶酚胺反应性降低。此外，酸中毒亦可导致氧离曲线左移，组织的氧供减少，其原因主要是酸中毒抑制红细胞内 2，3-双磷酸甘油酸（2，3-BPG）的产生。

5. 营养代谢失调 慢性肾功能衰竭患者由于长期蛋白尿引起血浆白蛋白丢失，同时伴有食欲不振、低蛋白质饮食与透析治疗等因素，因此常常存在低蛋白血症，严重者可影响患者伤口愈合并增加感染机会。慢性肾功能衰竭患者通常都存在糖代谢紊乱，包括胰岛素抵抗、胰岛素分泌异常及肾脏对胰岛素的清除下降等。慢性肾功能衰竭患者有时亦可发生自发性低血糖，主要是由于长期进食不足导致的营养不良。慢性肾功能衰竭患者常有高胆固醇、高甘油三酯血症。

（二）心血管系统 由于慢性肾功能衰竭患者存在水钠潴留、贫血、高磷低钙及继发性甲状旁腺功能亢进等危险因素，因此，慢性肾功能衰竭患者被认为是心血管事件的极高危人群。而心血管系统疾病也是慢性肾功能衰竭患者最常见的死亡原因。

1. 肾性高血压 慢性肾功能衰竭患者 80％都存在高血压，主要发病机制包括：① 水钠潴留，细胞外液增加，心排血量增加；② 肾素-血管紧张素系统过度亢进，导致全身小动脉收缩，外周阻力增加；③ 肾实质的破坏，肾内 PGE2、PGI2、激肽等抗高血压物质减少。高血压一方面会导致左室肥厚、心脏后负荷加重、心肌耗氧量增加，从而导致心力衰竭；另一方面，高血压又是动脉粥样硬化的危险因素，引起心肌缺血缺氧，使心功能进一步受损。长期高血压是心脑血管意外的重要因素。

2. 心肌病 亦称尿毒症性心肌病，是指尿毒症毒素引起的特异性心肌功能障碍，其病理变化特征是心肌间质纤维化，其最突出的表现为左心室肥厚和左心室舒张功能下降。心肌病是慢性肾功能衰竭晚期的患者常见的并发症之一。其发病机制与多种因素有关：① 尿毒症毒素干扰心肌能量代谢；② 慢性高血压；③ 贫血；④ 代谢废物潴留等。

3. 缺血性心脏病 慢性肾功能衰竭患者缺血性心脏病的发生率明显升高，透析患者中缺血性心脏病的患病率约为 25％。慢性肾功能衰竭患者代谢产物的堆积、氧化应激反应增强及高血压等，可引起动脉内皮功能不全以及动脉粥样硬化的发生。此外，慢性肾功能衰竭患者的高磷血症也参与动脉粥样硬化的发生。

4. 心包炎 尿毒症晚期患者心包炎的发生率约为

15.3%，主要分为尿毒症性心包炎和透析相关性心包炎。尿毒症性心包炎主要是由于尿毒症毒素、水电解质代谢紊乱等因素引起；透析相关性心包炎主要与透析不充分有关。两者在病理上都表现为纤维素性心包炎，严重者可发展成为慢性缩窄性心包炎。患者常有胸痛，胸前区听诊可闻及粗糙的心包摩擦音。

5. 心功能不全　慢性肾功能衰竭患者容量负荷过多是导致其心功能不全的最常见原因，此外如贫血、心肌病、感染等因素亦可促进心功能不全的发生。患者常常表现为心悸、气促、端坐呼吸、肝肿大及下肢水肿等。透析治疗通常有很好的疗效。

(三) 内分泌系统　肾脏是一个重要的内分泌器官，既可以合成分泌多种激素，同时又降解和排泄某些激素。慢性肾功能衰竭患者肾脏分泌促红细胞生成素不足，使红细胞生成减少，导致贫血。高磷低钙引起的继发性甲状旁腺功能亢进，可造成代谢性骨病。慢性肾衰时，血管活性物质分泌增加，可导致系统性高血压等心血管病变。此外，一些本来通过肾脏代谢清楚的物质如胰岛素、胰高血糖素、生长激素、泌乳素等，由于肾功能减退而使得血清中的水平明显升高。

(四) 血液系统

1. 贫血　绝大多数慢性肾功能衰竭患者都伴有贫血，主要与患者促红细胞生成素减少及红细胞寿命缩短有关。其他造成慢性肾功能衰竭患者贫血的因素包括消化道出血、叶酸和维生素摄入不足及尿毒症毒素对骨髓的抑制等。贫血的症状主要取决于贫血的程度和速度，可引起心率增快、心排血量增加等高动力学状态。在慢性贫血的时候，2,3 - BPG 水平升高使氧离曲线右移，降低新鲜血液的携氧能力，但是血红蛋白结合的氧会更容易释放到组织。

2. 血小板功能异常和凝血缺陷

(1) 血小板功能异常　慢性肾功能衰竭患者可伴有出血倾向，常表现为皮肤瘀点、鼻出血、胃肠道出血、牙龈渗血等。其机制主要是尿毒症患者存在血小板的黏附和聚集功能异常。但是，慢性肾功能衰竭患者也容易凝血甚至形成血栓，如出现动静脉瘘阻塞等，其机制主要是多种因素导致血管壁完整性受到破坏，凝血、抗凝和纤溶系统的改变及血液黏滞度增高的结果。

(2) 白细胞功能受损　部分慢性肾功能衰竭患者可见白细胞数量减少，吞噬和杀菌能力减弱。患者免疫力降低，容易发生感染。

(五) 消化系统　消化系统症状通常是慢性肾功能衰竭患者最早出现的症状，甚至很多患者均以消化系统疾病来医院就诊。食欲减退是最常见的早期表现，晚期常伴有恶心呕吐、纳差、口臭、口腔黏膜溃疡甚至消化道出血等，并且常随病情进展而逐步加重。其主要原因是胃肠道排出尿素增多，尿素酶分解尿素生成氨刺激消化道黏膜所致。肾功能衰竭患者病毒性肝炎的发生率高，感染后继发肝功能异常。

(六) 呼吸系统　慢性肾功能衰竭患者水钠潴留可引起肺水肿，导致限制性通气功能障碍和氧弥散功能降低，造成低氧血症。代谢性酸中毒患者通过过度通气来进行代偿，严重的可出现 Kussmaul 呼吸。尿毒症晚期患者可出现尿毒症肺炎、尿毒症胸膜炎及肺钙化等。

(七) 神经系统　慢性肾功能衰竭患者神经系统病变可分为中枢神经系统病变和周围神经系统病变。中枢神经系统病变早期可表现为淡漠、记忆力减退、扑翼样震颤、嗜睡、昏迷等。周围神经病变主要表现为下肢远端感觉异常。伴有自主神经病变的患者常出现体位性低血压、发汗障碍等，全麻诱导时易出现低血压。

(八) 免疫系统　慢性肾衰竭的患者免疫功能低下，容易伴发感染，严重感染占尿毒症死亡率 13.1%～35.7%，其原因包括白细胞功能障碍、淋巴细胞和单核细胞功能缺陷等。

第二节　肾移植的发展及手术简介

一、肾移植的发展简史

1902～1912 年，法国医生 Alexis Carrel 开展了血管吻合的各种器官移植的实验研究，这是现代肾移植的基础。直到 20 世纪 50 年代中期，美国的 Merril 和 Murray 医生才成功地完成了一对同卵双胞胎之间的肾移植，这是移植医学史上首次获得长期有功能存活的病例。1962 年 Murray 开始进行尸肾移植并使用硫唑嘌呤进行免疫抑制治疗，受者获得长期存活，使人类对器官移植的认识有了新的飞跃。20 世纪 80 年代，由于免疫抑制剂的发展，肾移植技术才真正得到革命性的变化。如今，无论是何种原因引起的终末期肾病(ESRD)，肾移植都是其首选的治疗方法。与依赖透析的患者相比，接受肾移植的患者的生存率及生活质量都得到提高。

我国移植的实验研究始于 20 世纪 50 年代。1960 年，我国著名泌尿外科专家吴阶平院士进行了我国首例尸体肾移植，由于免疫抑制剂的缺乏，受者未能获得长期存活。到 20 世纪 70 年代末，肾移植作为治疗终末期肾病的有效方法才在我国主要城市逐渐推广开来。

二、器官的来源及配型

肾移植的肾源可分为活体供肾和尸体供肾。我国肾移植的供肾大部分来源于无心跳的尸体供肾。但是，目前肾移植的需求已经远远超过了可用的尸体肾源。进一步开展和扩大亲属供肾可明显增加移植肾的肾源。与尸体肾相比活体供肾的肾脏质量好，缺血时间短，术后发生急慢性排斥反应的概率较低。并且患者可以选择择期手术而非急诊手术，可进行较为充分的术前准备。此外，近年来一些原本被认定为不适宜用于肾移植的“边缘”肾也用于肾移植，增加了尸体肾移植的数目。作为肾移植受者的选择和评估，最终需要受者和供者的组织配型合适才可进行肾移植。首先，患者的血型必须相容(包括ABO血型和Rh血型)。此外，还需要进行淋巴细胞毒性试验、人类白细胞抗原(human leukocyte antigen，HLA)及群体反应性抗体(panel reactive antibody，PRA)检测等。受者和供者的组织配型越匹配，术后排斥反应的发生率就越低。

三、肾移植的手术步骤

肾移植的手术步骤比较简单。通常选择腹直肌旁弧形切口，即切口上方由平脐平面开始沿腹直肌外侧缘，下端呈弧形至耻骨联合上方 2 cm 左右的近腹中线。移植肾首选被放置在腹膜外的髂窝。局部暴露好髂窝部血管后，调整好血管吻合的位置和长度，先吻合肾静脉，然后将肾动脉吻合在髂动脉的内侧或外侧。移植肾的血管重建会导致肢体末端缺血，开放血流时应考虑移植肾再灌注的生理变化。最后一个步骤是肾移植尿路的重建，目前常规是将移植肾的输尿管直接种植到受者的膀胱(图 56－1)。由于患者的全身情况差，因此手术操作应仔细，止血彻底，防止一切手术并发症。同时，手术时间的长短也直接影响移植肾的质量。

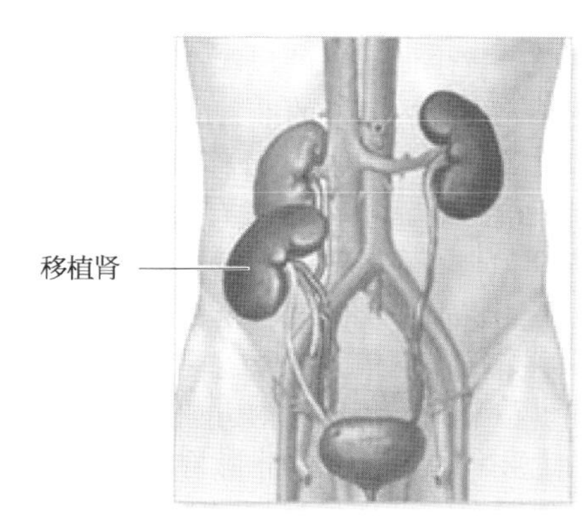

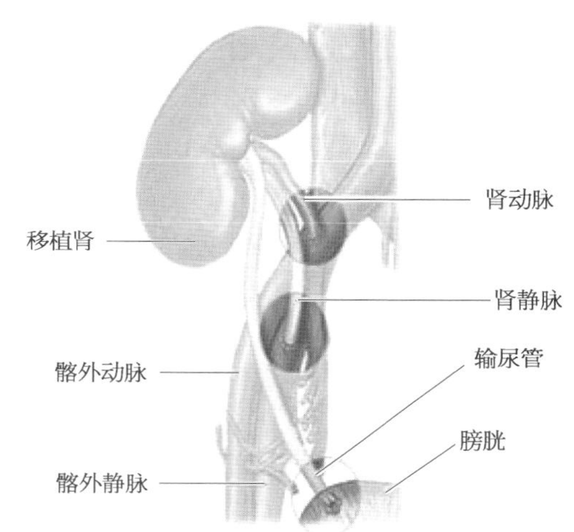

图 56－1 肾移植手术示意图

四、肾移植的适应证及禁忌证

成人终末期肾病最常见的原因是慢性肾小球肾炎、糖尿病、高血压、多囊肾等。儿童及青少年终末期肾病最常见的原因是先天性肾脏或尿道畸形、局灶性肾小球硬化。除非是在特殊情况下，否则只要条件允许，上述原因引起的不可逆转终末期肾病都有可能成为肾移植的受者。过去，糖尿病引起的肾功能衰竭是肾移植的禁忌证。目前糖尿病引起的肾功能衰竭已成为肾移植的首要指征。其他如感染 HIV 和丙肝也曾被认为是肾移植的绝对禁忌证，目前也可以成功接受肾移植，并且其生存率与其他人群相似。因此，在选择肾脏移植受者时，关键应衡量患者是否能够受益于肾脏移植。

随着肾移植的指征不断扩大，肾移植的绝对禁忌证已经很少，而且许多禁忌证是相对的。但是，仍有部分终末期肾病患者不适合接受肾移植(表 56－2)。高龄、糖尿病和心脏病等一些医学和免疫因素已被确认有增加死亡和移植物功能丧失风险。

表 56－2 肾移植禁忌证

绝对禁忌证	相对禁忌证
围术期死亡高风险	药物滥用
恶性肿瘤全身播散	尿路异常
活动性感染	活动性系统疾病
持续凝血异常	不依从及智力低下的患者
下腔静脉及髂静脉完全血栓形成	

第三节 麻醉前评估和准备

一、麻醉前评估

肾移植术受者绝大多数为慢性肾功能衰竭患者，病情复杂，存在高血压、贫血、电解质及酸碱平衡紊乱等严重并发症。因此，麻醉医师需在术前对接受肾移植手术的患者进行全面的医学回顾及评估，从而制定相应的防治措施。该评估不仅包括确定肾功能衰竭的可能病因，以及其引起肾功能衰竭时的病理改变，还应详细评估移植后可能出现的问题。

1. 合并疾病　终末期肾病常合并多器官和系统的病变，并且这些潜在的病变通常与肾功能衰竭之间存在协同作用，可增加麻醉和手术后的死亡率。因此，在术前评估时应对每一器官、系统进行仔细的评价。

表 56-3　终末期肾病常见合并症

器官和系统	合　并　症
心血管病变	心肌疾病、动脉粥样硬化、小动脉硬化、高血压、慢性心力衰竭等
血液系统损害	贫血、血小板功能异常、血栓
神经系统损害	尿毒症脑病、外周神经病变、自主神经病变、透析相关性脑病
矿物质代谢紊乱及骨代谢异常	钙磷代谢紊乱、甲状旁腺功能亢进、肾性骨营养不良、血管钙化
免疫缺陷与感染	免疫功能低下，各种感染的发生率明显高于一般人群
胃肠道系统	胃排空延迟、恶心、呕吐、消化性溃疡、胃瘫
肝脏	低蛋白血症、肝炎

2. 心脏评价　终末期肾病患者多数有各种心血管疾病的危险因素，而心血管疾病又是 ESRD 患者患病率和病死率的主要危险因素。据欧美国家统计，接受透析和肾移植患者冠心病(CVD)的死亡率为 104～107/(1 000 患者・年)，占其总死亡率的 40%～45%。我国透析患者 CVD 的死亡率为 47%，是导致慢性肾衰竭患者死亡的第一位原因。因此，肾移植术前仔细检查患者是否患有心血管疾病至关重要。

心血管疾病严重程度的初步评价包括仔细的临床检查、心电图、胸片等。中度或重度心肌缺血表现的患者则要接受冠状动脉造影检查。如果存在严重冠状动脉疾病，肾移植术前应先接受冠状动脉手术。若因严重且弥散的冠状动脉病变，不能接受手术或介入治疗的患者，与慢性透析相比，肾移植术仍能使他们受益，但是围术期心血管意外的发生率非常高。对于合并糖尿病的 ESRD 患者，其无症状性心肌缺血的发生率非常高，并且心电图等无创检查方法难以发现。因此，在许多肾移植中心，如果 ESRD 患者合并糖尿病，并且糖尿病史>25 年，则倾向于接受冠状动脉造影检查，因为积极干预可改善患者的预后。对于未合并糖尿病的 ESRD 患者，除非存在吸烟、高血压、高血脂或心脏病家族史等危险因素，广泛的心脏评价是不必要的。

3. 液体平衡的评估　拟接受肾移植手术的患者通常正在接受透析治疗，其液体状况很难评估。麻醉医师应根据透析的类型、透析频率及最后一次透析的间隔时间判断患者是高容量还是低容量。如果患者术前数日未接受透析，且体重接近甚至超过透析前的体重，则提示患者处于高容量状态。如果患者在手术日接受过透析治疗，则可能患者处于低血容量状态，在全身麻醉诱导时发生低血压的风险非常高。麻醉医师应做好迅速补充血管内容量的准备。

4. 体格检查　接受肾移植的患者术前评估有许多方面值得注意。如果患者有长期糖尿病史，则应仔细评估患者是否存在由于血糖水平升高引起的关节僵硬。不能将手掌反向相对是糖尿病患者出现关节僵硬的一个指征。关节僵硬的患者可能会出现困难插管。此外，应观察患者动静脉瘘的位置，术中避免在动静脉瘘的上肢行血压监测、静脉穿刺等操作，防止血栓形成。如果术后出现移植肾功能恢复延迟甚至无功能，可进行透析的动静脉瘘就显得十分重要。

5. 实验室检查　慢性肾功能衰竭患者的电解质、血糖等指标会在数天内发生巨大变化。因此，大部分的检查应该在手术前进行。术中由于药物、输血等因素会使血清钾浓度升高。因此，如果术前血钾>6.0 mmol/L，应推迟手术，采取透析等治疗方式。由于患者术前常合并严重的贫血，术前应明确血红蛋白的水平。如果有出血史或者其他可能患有的凝血疾病，应进行凝血检查。有心脏疾病风险的患者都应做心电图检查，必要时需做 24 h 动态心电图检查。

二、术前准备

良好的术前准备是肾移植后长期存活的重要因素之一。近年来研究发现，在改善患者全身基本状况的前提下，患者接受透析治疗的时间越短，越有利于移植肾的长期存活。因此，理想的状态是慢性肾脏病患者在需要进行透析治疗前即接受肾移植。然而，由于肾源有限，大部分拟接受肾移植的患者均已经进展到需要透析治疗的阶段，对于这些患者则术前应进行充分透析，纠正贫血，控制高血压及心功能不全等。多数肾移植失败的病例均由于急于移植，而忽略移植前纠正内环境紊乱及改善患者全身状况。

(一) 充分透析 一般情况下，拟接受肾移植手术的患者，必须经过充分的透析治疗，使患者的病情得到改善，有利于麻醉实施和术中管理。肾移植术前 24 h 内必须确保患者进行血液透析或腹膜透析，使血钾降至 5.0 mmol/L 以下，尿素氮降至 7 mmol/L，血清肌酐降到 133 μmol/L 以下。

(二) 禁食 肾衰竭患者尤其是尿毒症患者胃排空时间明显延长，并且可能存在消化系统的其他病变。因此，慢性肾衰竭患者肾移植术前禁食时间至少 20 h。

(三) 纠正严重贫血 肾衰竭患者常合并严重贫血，术前可使用叶酸、促红细胞生成素改善贫血，使血红蛋白升至 70 g/L 以上。关于肾移植术前通过输血改善贫血的做法目前仍存在争议。以往，患者在透析治疗期间主要通过输血来改善贫血。有人认为输血可促进患者产生免疫耐受，从而减少排异反应，可增加肾移植存活率。但是反复输血容易引起肝炎病毒及 HIV 等多种病毒感染。此外，反复输血还可能使患者体内产生过多的抗 HLA 细胞毒抗体，增高患者 PRA 水平。因此，近年来为避免感染肝炎病毒和增加肾移植配型成功的机会等，除严重贫血外，多选用促红细胞生成素改善患者贫血。

(四) 控制高血压及改善心功能 慢性肾衰竭合并高血压患者应积极进行抗高血压治疗。心功能不全的患者手术危险大，术前应积极治疗，减轻心脏前后负荷，加强心肌收缩力。

第四节 麻醉管理

一、麻醉方法的选择

肾移植麻醉的方法包括椎管内麻醉和全身麻醉。近年来，也有采用硬膜外麻醉与全身麻醉同时应用的复合麻醉。

(一) 椎管内麻醉 椎管内麻醉主要包括蛛网膜下腔麻醉(腰麻)、硬膜外腔阻滞和腰麻-硬膜外联合阻滞。对于拟接受肾移植的患者，只要无明显凝血功能障碍及其他椎管内麻醉禁忌证，均可选用椎管内麻醉。椎管内麻醉用药少，对机体生理干扰相对较小。肾功能损害的患者选用椎管内麻醉只要不引起低血压，不会加重肾功能损害。局麻药中不应添加肾上腺素，以防止肾血流减少导致肾损害。椎管内麻醉术后肺部并发症较全身麻醉少，并且能够提供满意的术后镇痛。不足之处在于其难以应对术中出现的突发状况，导致术中管理较为被动。

(二) 全身麻醉 由于医疗条件和观念的差异，发达国家一般选择全身麻醉。全身麻醉能够完善地控制呼吸，确保患者术中氧供，提供良好的肌松以满足各种手术条件，相对椎管内麻醉来说较为安全。但全身麻醉的麻醉方式较为复杂，生理干扰也相对较大。因此，需根据患者的状况选择对循环、代谢等影响较小的全身麻醉药。此外，肾功能衰竭患者由于低蛋白血症和贫血，易导致药物使用过量。

二、麻醉实施

(一) 蛛网膜下腔阻滞 此方法操作简便，阻滞效果确切，但由于药物作用时间的限制及术中不能追加药物，因此单纯蛛网膜下腔麻醉现在已经很少应用于肾移植麻醉。

(二) 连续硬膜外阻滞 是目前国内肾移植术首选的麻醉方法。操作时多采用“双管法”，即取 $T_{11\sim12}$ 间隙穿刺并向头侧置管；$L_{2\sim3}$ 穿刺向尾侧置管。麻醉范围应覆盖下腹部和盆腔，阻滞平面不宜超过 T_8。由于肾移植患者免疫功能低下，穿刺、置管时应严格遵守无菌原则，动作轻柔，以免造成硬膜外腔出血。局麻药中不应添加肾上腺素，以免肾血管收缩而血流减少导致肾损害。液体补充应当以维持血流动力学稳定为原则，避免麻醉药引起血管扩张而导致血压明显下降。但同时也应注意药物阻滞作用消失后，血容量相对增加使心肌后负荷增加从而引发心力衰竭、肺水肿的可能。

(三) 脊麻-硬膜外联合阻滞 该方法起效迅速，效果确切，不仅可避免全身麻醉对患者的影响，又可减少单纯硬膜外阻滞的局麻药用量，还便于术后通过硬膜外给予镇痛治疗，因此，也是临床上常用的麻醉方法。近年来，随着穿刺针的改进，在穿刺方法上多选择一点法，即通过 $L_{2\sim3}$ 或 $L_{3\sim4}$ 间隙穿刺，硬膜外针到达硬膜外腔后，细针进入蛛网膜下腔，确定有脑脊液流出后，注入局麻药，然后拔出细针，通过硬膜外针向头侧置入硬膜外导管。当手术时间长，脊麻局麻药作用减弱或消失时，可通过硬膜外导管追加局麻药。

(四) 全身麻醉

1. 全麻诱导 快速静脉麻醉药诱导药的选择取决

于患者的整体健康状态、容量状态及心血管功能等。血流动力学稳定的患者可选择丙泊酚(1.0～2.0 mg/kg)和芬太尼(3～5 μg/kg),对血流动力学不稳定的患者宜使用依托咪酯(0.2 mg/kg)进行全麻诱导。因为依托咪酯对心肌的抑制最小,并且能够保持自主神经的张力。对于无胃轻瘫和反酸病史的患者,可予以罗库溴铵(0.5 mg/kg)、顺阿曲库铵(0.2 mg/kg)或者维库溴铵(0.1 mg/kg)等不依赖肾脏清除的非去极化肌松药。胃轻瘫和反酸患者可能出现胃排空延迟,应警惕其胃内容物反流误吸。气管插管时平均动脉压不低于80 mmHg,不高于基础血压的20%。为减轻气管插管时的应激反应,可用1%丁卡因1～2 ml行气管表面麻醉。纠正术前低血容量可避免诱导时低血压。此外,诱导时给药速度不宜太快,用药剂量不宜过大。

2. 全麻维持　维持全麻多采用吸入麻醉剂地氟烷或异氟烷。这两种药物都没有肾毒性,而且,无论是否合并肾脏疾病,这两种药物都不会使肾功能进一步恶化。七氟烷很少用于肾移植手术的麻醉。七氟烷经肝脏代谢后会产生一种无机氟化物,已经被证明具有肾脏毒性。在动物实验及临床研究中,七氟烷与钠石灰作用会生成一种具有肾脏毒性的物质。麻醉过程中应给予芬太尼等麻醉镇痛药物,减少吸入麻醉剂的用量。在肾脏疾病的患者中,芬太尼、舒芬太尼、瑞芬太尼及阿芬太尼的药代动力学不会发生明显的改变,都可以应用于肾移植手术的麻醉。顺阿曲库铵代谢方式为不依赖肝肾功能的血浆霍夫曼消除,不会延长肾功能衰竭患者的作用时间。罗库溴铵和维库溴铵主要依赖肝脏代谢,大剂量应用时其作用时间会明显延长。潘库溴铵主要依赖肾脏清除,肾移植患者应避免使用。

三、术中管理

(一) 维持血流动力学稳定　慢性肾功能衰竭患者均伴有高血压,术中既要控制高血压,又应避免发生低血压。一般情况下宜维持血压在正常较高水平,特别是血管吻合完毕开放血流前扩充血容量可增加移植肾血流,提高移植肾的即时功能,从而提高移植肾的成活率和患者的生存率。在移植肾血管吻合开放前,可依次静注甲泼尼龙6～8 mg/kg,呋塞米100 mg缓慢静脉滴注,20%甘露醇100 ml静脉滴注,以及环磷酰胺200 mg静脉滴注。血压偏低时,给予少量多巴胺静脉持续输注。多巴胺与其他血管升压药相比较的优点是能够增加移植肾的尿量。

(二) 液体疗法　接受肾移植的患者通常正在接受长期的透析治疗,其液体状况很难评价。患者进入手术室时是高容量还是低容量取决于透析的类型及末次透析后的时间间隔。因此,液体治疗对改善患者手术前状况非常重要。硬膜外阻滞血管呈扩张状态,输液目的是维持血流动力学稳定。但是,应该注意阻滞作用消失后,血管床减少、心脏负荷增加及水钠潴留,严重时可导致肺水肿和心力衰竭。因此,必须监测中心静脉压,以判断体内血容量是否充足。贫血患者需及时输血。利尿剂通常用于促进移植肾生成尿液。渗透性利尿剂并不依赖于肾的浓缩功能而达到有效利尿,如甘露醇通常用于增加尿量和减少多余的体液。并且,研究表明甘露醇的渗透效应能够减少肾小管的肿胀,降低急性肾小管坏死及移植肾功能恢复延迟的发生率。术中由于药物、输血以及移植肾的含钾保存液都会使血清钾升高,因此应监测钾离子浓度,避免高血钾。此外,糖尿病的肾移植患者应该每隔1 h测定1次血糖。研究表明,严格控制血糖可降低患者切口感染的机会。葡萄糖和钾是与胰岛素作用密切相关的,根据血糖和钾的测定水平使用胰岛素。

(三) 尿量监测　移植肾再灌注后,应重新记录尿量。低血容量、低血压、急性肾小管坏死、急性排斥反应(acute rejection)或者外科引起的机械性的原因都会引起少尿或无尿。评价肾移植术后的尿量通常要先明确患者的容量状况。肾活检有助于判断是否发生急性肾小管坏死或者急性排斥反应。机械性的原因通常包括动脉栓塞、动脉狭窄、输尿管远端阻塞等,若能及时诊断其多数是可以逆转的。

第五节　术后注意事项及相关问题

一、注意观察肾功能的恢复情况

术后患者宜送监护病房专人护理,早期应持续吸氧,防止低氧血症对移植肾的损害。术后患者排尿前1～2 d尿量为200～500 ml/h,多者可达1～4 L/h,故术后应严格记录液体出入量,防止严重脱水、低钾血症、低钠血症和代谢性酸中毒等电解质紊乱及酸碱失衡的发生。对于术后无尿或者少尿患者,首先应明确原因,排除移植肾血管的问题,然后鉴别诊断是急性肾小管坏死引起的肾功能衰竭还是移植肾的排斥反应。移植肾的排斥反应是移植肾功能丧失的主要原因之一,可发生在肾移植后的任何时候。根据排斥反应发生的时间、发病机制、临床表现的不同,可分为超急性排斥、加速性排斥、急性排斥和慢性排斥。而肾移植术后急性肾小管坏死主要是由于肾缺血缺氧引起，早期出现少尿或无尿，往往在1个月内恢复，无尿时间越长肾功能越难恢复。当移植肾无功能时，应及时进行血液透析治疗。

二、防治感染

肾移植患者免疫力低下，术后放置导尿管、引流管以及免疫抑制剂的应用等易导致尿路、切口及肺部感染，故应早日拔除不必要的引流管。术后4～5 d可用抗生素预防感染，拔去导尿管、引流管后停用。免疫力低下最易发生在术后1～2个月，国外报道发生巨细胞病毒(CMV)感染最高可达60%～70%，发病率20%～30%。预防性应用更昔洛韦和阿昔洛韦可有效减少CMV感染率和发病率。更昔洛韦常用剂量为0.4 g，每日3次，连用3个月。

三、肾移植患者接受其他手术时的麻醉

肾移植术后患者可能还受到糖尿病、高血压等基础疾病的困扰。肾移植术后的患者接受其他手术时的麻醉管理应与肾移植手术一样，尽量避免使用具有肾毒性或潜在肾毒性的药物。术中避免低血压，以保证移植肾的灌注。此外，肾移植术后患者需长期使用免疫抑制剂(immunosuppressive agent)，因此，接受其他手术时应考虑到免疫抑制剂的作用，特别注意药物之间的相互影响及预防感染。

第六节 儿童患者的肾移植麻醉

近年来，随着外科技术的进步及新型免疫抑制剂的应用，儿童肾移植的成功率及移植肾的5年存活率已明显提高，已经成为儿童终末期肾病的首选治疗。目前认为，无特殊情况凡经治疗无效的终末期肾病患儿均可进行肾移植。但是，由于生理发育和心理成长的特点，儿童肾移植在临床特点、围术期处理及术后随访等诸多环节中与成人肾移植不完全相同。

一、儿童终末期肾病的常见病因

儿童终末期肾病的主要原因是各种原发性肾小球肾炎、先天性泌尿系统畸形及遗传性疾病。Habib统计270例10岁以下肾衰患儿的原发病：肾小球肾炎26%，遗传性肾病23%，肾发育不全22%，尿路畸形21%，血管性肾病4%。一般<5岁的患者通常为先天性的泌尿系统疾病，而>5岁的患者多为获得性肾脏疾病或者遗传性疾病。

二、适应证和禁忌证

儿童肾移植的适应证和禁忌证与成人肾移植相似。绝对禁忌证包括全身严重感染、重要脏器严重功能障碍等。相对禁忌证包括重度营养不良、活动性肾炎、溃疡病等。

三、受者年龄

受者年龄是影响儿童肾移植成功与否的重要因素之一。一般情况下，终末期肾病患儿应尽早进行移植，以争取尽快恢复生长发育。但是，相对来说婴幼儿肾移植的手术难度大，术后并发症发生机会相对较高，并且婴幼儿的免疫反应强烈，易造成急慢性排斥反应。研究发现，6岁以下，尤其是<2岁的患儿接受尸体肾移植的存活率明显降低。1岁以下患儿尸体肾移植还存在争议，一般先予以透析治疗，至2～6岁再进行肾移植。但是，通常认为活体供肾可以不考虑受者年龄限制，因为活体肾移植的疗效在1岁以下患儿和1～5岁患儿之间无明显差异。

四、移植手术的特殊性

儿童肾移植通常接受的肾源是成人肾脏而不是年龄相似的儿童肾脏，因此存在移植物大小和髂窝空隙不成比例的情况，通常将移植肾置于后腹膜。此外，在吻合肾脏动静脉时宜选择较大的血管吻合，以保证开放后移植肾有充足的血流供应。随着受者年龄减小，外科手术技术的难度逐渐增高，尤其是2岁以下的受者，术后病死率较高。若引起患儿肾功能衰竭的原因是尿道先天畸形，则必须在移植前或移植的同时进行相应的处理，以恢复尿道的正常解剖和功能。

五、围术期管理

一般认为，较年长的儿童和青少年的麻醉管理与成人肾移植类似，而2岁以下儿童肾移植的围术期麻醉管理则十分复杂。儿童的有效血容量相对较少，接受成人肾脏移植的儿童术中应密切监测血流动力学。在开放移植肾血流时应考虑小儿心搏量难以满足成人供肾血流动力学要求以及成人供肾将储存大量血液的情况，因此，移植肾再灌注前应充分扩充容量以防止突然出现低血压。通常使用白蛋白等胶体将中心静脉压提高至16～20 mmHg。此外，由于在进行血管吻合时需钳夹大动脉，再灌注时由于远端肢体缺血可引起酸

中毒。再灌注时大量器官保存液进入血液也会引起高钾血症。

六、免疫抑制剂的使用

儿童免疫防御能力强，更容易发生急性排斥，并且年龄越小，免疫反应性越强。儿童对免疫抑制剂的代谢速度明显高于成人，但儿童对免疫抑制剂的耐受性不强，因此需要同时兼顾移植肾排斥反应和药物的肾毒性。由于长期服用激素可能导致高血压、骨质疏松和无菌性骨坏死等不良反应，目前主要使用钙调神经抑制剂(CNI)和吗替麦考酚酯(MMF)等强效免疫抑制剂。儿童肾移植术后是否完全停用激素，目前仍存在较大争议。但认为可根据患儿的反应采取低维持剂量甚至完全停药等措施。

总之，儿童肾移植的成功率已明显升高，肾移植已经成为儿童终末期肾病的最佳治疗方法之一。但是，患儿接受肾移植后长期存活可能面临感染、药物副作用、心血管疾病及移植肾的慢性肾脏病等问题。

对于肾衰竭的患者，肾移植既能提高生存率，又能改善生活质量。但肾移植患者全身情况差，对麻醉管理者来讲是一个挑战。因此，麻醉医师对肾功能衰竭及相关疾病的病理生理变化应该有完整的认识，对移植肾再灌注的生理改变充分理解，才能对肾移植患者进行正确麻醉和围术期的处理。

(袁红斌　石学银)

参考文献

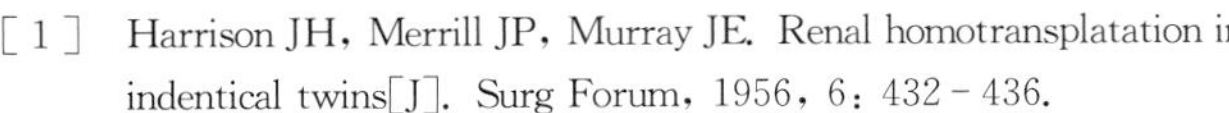

[1] Harrison JH, Merrill JP, Murray JE. Renal homotransplatation in indentical twins[J]. Surg Forum, 1956, 6: 432-436.

[2] Coresh J, Selvin E, Stevens LA, et al. Prevalence of chronic kidney disease in the United States[J]. JAMA, 2007, 298: 2038-2047.

[3] Zhang L, Zhang P, Wang F, et al. Prevalence and factors associated with CKD: a population study from Beijing[J]. Am J Kidney Dis, 2008, 51: 373-384.

[4] 杜晓霞，刘虹，彭佑铭，等. 1137 例慢性肾功能衰竭病人病因分析[J]. 湖南医科大学学报，2003, 28: 641-644.

[5] Tonelli M, Wiebe N, Culleton B, et al. Chronic kidney disease and mortality risk: a systematic review[J]. J Am Soc Nephrol, 2006, 17: 2034-2047.

[6] Vela Navarrete R, J L Rodriguez Minon Cifuentes, J Calahorra Fernandez, et al. Renal transplantation with living donors. A critical analysis of surgical procedures based on 40 years of experience[J]. Actas Urol Esp, 2008, 32: 989-994.

[7] Hadimioglu N, Ertug Z, Bigat Z, et al. A randomized study comparing combined spinal epidural or general anesthesia for renal transplant surgery[J]. Transplant Proc, 2005, 37: 2020-2022.

[8] O'Hara Jerome F Jr, Irefin Samuel A. Perioperative and anesthetic management in kidney and pancreas transplantation management[J]. Current Clinical Urology, 2011, 273-280.

[9] Friedrich JO, Adhikari N, Herridge MS, et al. Meta-analysis: low-dose dopamine increases urine output but does not prevent renal dysfunction or death[J]. Annal of internal medicine, 2011, 142: 510-524.

[10] SarinKapoor H, Kaur R, Kaur H. Anaesthesia for renal transplant surgery[J]. Acta Anaesthesiol Scand, 2007, 51: 1354-1367.

[11] Schnuelle PF. Johannes van der Woude. Perioperative fluid management in renal transplantation: a narrative review of the literature[J]. Transpl Int, 2006, 19: 947-959.

[12] Palmer SC, Hayen A, Macaskill P, et al. Serum levels of phosphorus, parathyroid hormone, and calcium and risks of death and cardiovascular disease in individuals with chronic kidney disease: a systematic review and meta-analysis[J]. JAMA, 2011, 305: 1119-1127.

[13] Keegan MT, Plevak DJ. The transplant recipient for nontransplant surgery[J]. Anesthesiol Clin North America, 2004, 22: 827-861.

[14] 王墨，李秋，唐雪梅，等. 儿童慢性肾功能衰竭病因及临床特点[J]. 重庆医学，2005, 34: 200-201.

[15] Michael Neipp, Gisela Offner, Rainer Lück, et al. Kidney transplant in children weighing less than 15 kg: donor selection and technical considerations[J]. Transplantation, 2002, 73: 409-416.

[16] Biriulina N, Ushakova IA, Vabishchevich AV. Anesthetic maintenance of renal transplantation in children[J]. Anesteziol Reanimatol, 2008, 5: 58-61.

第五十七章 围术期急性肾损伤

急性肾损伤(acute kindey injury, AKI)既往被称为急性肾衰竭(acute renal failure, ARF)。过去关于急性肾损伤的概念和定义多种多样,在文献中大约有35种不同的诊断标准。这些概念描述了整个急性肾损伤的疾病谱,根据损伤的严重程度和持续时间的不同,急性肾损伤可表现为严重的急性肾功能衰竭(如需要肾脏替代治疗),或仅表现为轻度的血肌酐升高(如血肌酐升高26.5 μmol/L)。由于对急性肾损伤缺乏统一的概念和诊断标准,使临床上很难判断急性肾损伤治疗的有效性和预后。急性肾损伤仍然是临床医师和研究者面临的一个复杂而充满挑战的难题,一个关键的障碍就是对这一疾病概念的认识还不统一。因此,2005年9月,急性肾损伤网络(Acute Kidney Injury network, AKIN)于荷兰阿姆斯特丹召开了急性肾衰竭研讨会,建议将ARF改名为AKI,并对其有了明确的定义。AKIN将AKI定义为:病程在3个月以内,包括血、尿、组织学及影像学检查所见的肾脏结构与功能的异常。急性肾损伤是一组临床综合征,是指突发(1~7 d内)和持续(>24 h)的肾功能突然下降。表现为氮质血症、水电解质和酸碱紊乱以及全身各系统症状,可伴有少尿(<400 ml/24 h或<17 ml/h)或无尿(<100 ml/24 h)。

因不同的地区、不同的人群、不同的原发病及不同的医疗机构,其流行病学调查结果不同,AKI定义不同也是流行病学结果不同的主要原因。在以往的文献中有使用超过35种AKI的定义,导致很难对这些研究进行对比。所以,有报道称AKI发生率是1%~25%。

急性肾损伤是临床常见肾脏疾病,其发病率在普通人群中为0.5%~1%,在住院患者中为2%~7%,而在ICU及术后患者中则为4%~25%,在这些人群中病死率为28%~90%。随着ICU各项技术的发展,败血症和急性肺损伤所导致的病死率明显降低,但是与急性肾损伤相关的病死率却没有明显改善,甚至有所增加,其原因可能与急性肾损伤的概念混乱,以及认识不足有关。

第一节 病因学

引起急性肾损伤的病因很多,一般根据解剖部位将其分为肾前性、肾性和肾后性三类

一、肾前性肾损伤

由于肾脏低灌注导致肾前性肾损伤,是AKI的最常见原因之一。导致肾脏低灌注原因包括血管内容量不足、血管阻力改变和心排血量减少。绝大多数的术后急性肾损伤是由于相对的血容量不足和肾血流量灌注不充分所致,即肾前性原因占主要。从临床上观察到患者出现少尿到肾小管开始缺血,仅有一个30~60 min的时间窗,如不及时治疗可能发展为缺血性肾小管坏死。具体原因包括:① 血管内容量降低的原因有出血、胃肠道丢失、脱水、过度利尿等。② 全身血管阻力增加的情况见于败血症、过敏反应、麻醉、减轻心脏后负荷药物的使用。血管紧张素转化酶抑制剂、非甾体类抗炎止痛药、肾上腺素、去甲肾上腺素、麻醉剂和环孢素等均能引起肾小球滤过功能下降。③ 心排血量不足导致有效循环容量不足;如心源性休克、充血性心力衰竭、肺栓塞、心脏压塞等引起肾脏血液灌注下降。

二、肾后性肾损伤

肾后性肾损伤是AKI病因中最不常见的,占大约5%,只有双侧尿路梗阻时才会发生,此时双侧肾脏的所有肾单位囊内压力增高,导致肾小球滤过率下降。病因包括尿道梗阻、膀胱功能异常或梗阻、输尿管或肾盂梗阻。在男性患者,前列腺增生是最常见的病因。膀胱、前列腺或子宫颈癌症,腹膜后纤维化或神经源性膀胱均可导致尿路梗阻。不常见的病因包括双侧输尿管结石、尿道结石和肾乳头坏死。在孤立肾患者,单侧尿路梗阻即可引起肾后性氮质血症。

三、肾性肾损伤

AKI 40%～50%由肾实质性疾病引起。当肾前和肾后性肾损伤排除之后，应当考虑肾实质性。AKI 损伤的部位可以是肾小球、肾间质、肾小管和肾血管。

(一) 肾小球疾病 常见的肾脏病有急进性肾炎(RPGN)、重症感染后肾小球肾炎和肾病综合征伴 AKI。

(二) 急性间质性肾炎 急性间质性肾炎(AIN)引起的 AKI 近年呈上升趋势。典型的病理表现是间质炎症反应伴水肿和肾小管损伤。AIN 中大约 70%由药物引起，其他的原因包括感染性疾病、免疫性疾病或特发性。

(三) 急性肾小管坏死 由肾小管损伤引起 AKI 称为急性肾小管坏死(ATN)，是 AKI 中最为常见的原因，两个主要病因是缺血和中毒。缺血导致肾灌注减少，继之肾小管损伤，之前常有肾前性氮质血症。引起 ATN 的另一个主要原因是有肾脏毒性制剂的使用，如药物中的磺胺、四氯化碳、汞剂、铋剂、双氯非那胺；抗生素中的多黏菌素 B，万古霉素、卡那霉素、庆大霉素、头孢噻吩、头孢噻啶、新霉素、两性霉素 B，以及碘造影剂、甲氧氟烷麻醉剂等；生物毒素如蛇毒、蜂毒、毒蕈、斑蝥素等，都可在一定条件下引起急性肾小管坏死。近年来报道引起肾损害的常见药物还有：利福平、丙硫氧嘧啶、顺铂、甘露醇、ACEI 和(或)非甾体类抗炎止痛药物(NSAID)引起的 AKI。

(四) 肾血管疾病 较为少见，引起肾血管性 AKI 的疾病有血栓性微血管病，如溶血性尿毒症综合征、恶性高血压、硬皮病肾脏危象等。其他还有肾小动脉胆固醇结晶栓塞、结节性多动脉炎和肾皮质坏死等。

四、慢性肾功能不全

较常见，且常易被误诊为慢性肾衰竭，贻误治疗时机。如慢性肾小球疾病合并急性间质性肾炎，糖尿病肾病合并造影剂肾病，各种肾小球疾病应用 ACEI 后造成肾前性 AKI 等。

第二节 发病机制

急性肾损伤中，肾微循环障碍，肾缺血和弥散性血管内凝血是发病过程的三个中心环节。近几年的研究提示肾小管上皮细胞损伤导致肾损伤加重。

一、肾微循环障碍

(一) 儿茶酚胺在发病中的作用 有报道在抢救流行性脑脊髓膜炎、细菌性肺炎、中毒性痢疾以及药物过敏性休克的过程中，观察到眼底的微血管痉挛和血内儿茶酚胺值升高有关。因此，微循环障碍引起功能性少尿是通过儿茶酚胺的作用(图 57 - 1)。

生物毒素
血内儿茶酚胺增高
微循环障碍
肾小球虑过率降低
急性肾功能损伤

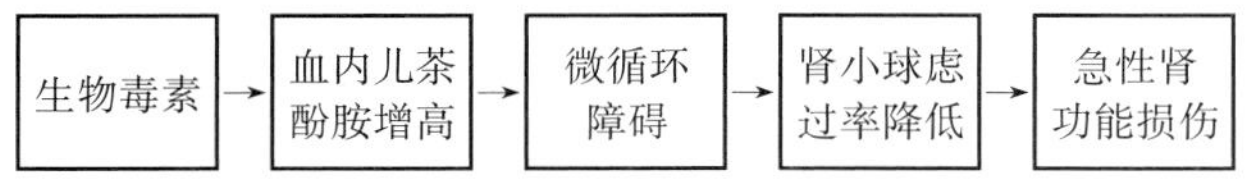

图 57 - 1 儿茶酚胺在急性肾损伤发病上的作用

(二) 肾素-血管紧张素系统在发病中的作用 肾缺血或毒素可致肾小管损伤，使近端肾小管钠再吸收降低，致密斑的钠浓度升高，引起肾释放及血管紧张素Ⅱ增多，使肾小球前小动脉收缩，肾血流量降低，肾小球滤过率下降，引起急性肾损伤(图 57 - 2)。

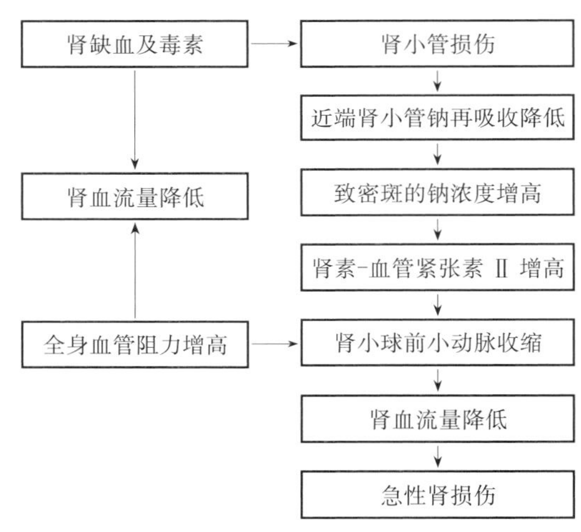

图 57 - 2 肾素-血管紧张素系统在急性肾损伤发病上的作用

二、肾缺血，肾脏血流动力学改变机制

(一) 肾血管收缩所致的肾缺血 正常情况下肾脏的血液供应很丰富，肾血流量占心排血量的 20%～25%。在各种原因引起的休克情况下，机体为了保证心、脑等重要器官的血液供应，末梢动脉包括肾动脉即行收缩，因而肾血流量减少而发生肾缺血。交感神经纤维广泛分布于肾内小血管及球旁装置，任何原因引起的血容量不足，都会导致交感神经兴奋，引起肾血管收缩，肾血流量减少，当肾总血流量下降 50%时，入球小动脉收缩，肾小球灌注不足。肾小球滤过率(GFR)降低，同时，由于肾小管供血来自出球小动脉在肾小管周围组成的毛细血管网，因此肾小管缺血缺氧、肾小管上皮细胞损伤、死亡、脱落，引起

小管腔阻塞及肾小管返漏，从而导致急性肾损伤的一系列临床症状。

(二) 肾脏短路循环所致的缺血　肾脏的血液循环有两条循环路径。一条是经肾动脉，弓状动脉，小叶间动脉，入、出球动脉，再汇集为滋养肾小管动脉，然后进入肾内静脉系统。另一条是血液流入小叶间动脉后不经入球动脉进入直血管直接汇入静脉系统的短路循环。在正常情况下90%的血液经第一循环，仅10%血液经短路循环。当机体受到各种强烈应激如创伤、休克、感染等，机体以肾血管收缩作为机体的保护性措施，使肾血循环出现反常的短路循环现象，即90%以上的血液经短路循环，导致肾皮质和肾小管的供血量大减，从而引起急性肾损伤。

三、弥散性血管内凝血在发病上的作用

各种原因所致的休克时血压下降，组织血流量减少，毛细血管内血流缓慢，细胞缺氧，释放凝血活酶及乳酸聚积，使血液呈高凝状态，加上创伤、细菌等生物毒素、酸中毒、缺氧等所致的血管内皮细胞损伤，使血小板和红细胞聚集和破坏，释出促凝物质，激活凝血系统，导致微血管内发生血凝固和血栓形成。肾内微血管发生的凝血和血栓必然加重肾脏的缺血而最终导致急性损伤(图57-3)。

四、肾小管上皮细胞损伤

肾小管上皮细胞损伤脱落，造成肾小管阻塞、返漏，是急性肾损伤的病理基础，传统认为细胞内钙超载及氧自由基生成过多导致上皮细胞死亡、脱落。目前认为多数情况下，肾小管上皮细胞并未死亡，而是由于细胞的黏附性改变，致使细胞从肾小管基膜上脱落。

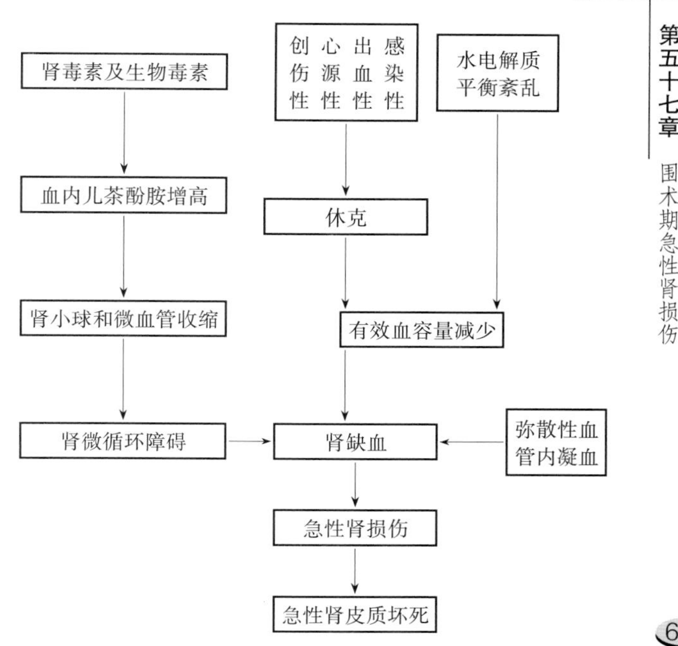

图57-3　急性肾损伤的发病机制

近年来发现，急性肾损伤时尿中脱落的肾小管上皮细胞有相当数量(30%～50%)仍具活性，形态完好。并能建立体外培养，但这些细胞功能受到一定的影响，称为“亚致死”损伤。虽然从细胞学角度细胞死亡与“亚致死损伤”有很大区别，但就肾小管功能而言，上皮细胞脱落后肾小管即丧失了重吸收功能，同时由于上皮细胞脱落而引起肾小管基膜裸露，同样引起肾小管阻塞和返漏。因此，无论上皮细胞坏死或未死亡，从小管基膜脱落后所引起的肾小管功能障碍是相同的。但为何上皮细胞并未死亡就从肾小管基膜脱落，目前认为主要是细胞黏附分子异常、细胞骨架损伤以及细胞凋亡所致。

第三节　临床征象

一、临床表现

(一) 尿量减少　通常发病后数小时或数日出现少尿(尿量<400 ml/d)或无尿(尿量<100 ml/d)。无尿，通常提示完全性尿路梗阻，但也可见于严重的肾前性或肾性急性肾损伤(如肾动脉阻塞、血管炎)。虽然功能性AKI和器质性AKI都表现出少尿，但两者在少尿发生机制及尿液成分上均有区别(表57-1)。鉴别AKI是功能性还是器质性，对于指导临床治疗和估计预后都有重要意义。非少尿型急性肾损伤患者，尿量可正常甚至偏多。

表57-1　功能性急性肾损伤与器质性急性肾损伤时尿液的比较

指　　标	肾前性(功能性)	肾性(器质性)
尿比重	>1.020	<1.015
尿渗透压(mOsm/L)	>500	<350
尿钠含量(mmol/L)	<20	>40
尿/血肌酐比值	>40∶1	<10∶1
尿蛋白	(一)或微量	(++)
尿沉渣镜检	基本正常	管型、细胞碎片
甘露醇利尿	效果明显	效果不明显
肾衰指数	<1	>1
滤过钠排泄指数	<1	>1

(二) 氮质血症 急性肾损伤时,摄入蛋白质的代谢产物不能经肾脏排泄而潴留在体内,可产生中毒症状,即尿毒症。BUN每日上升>8.93 mmol/L(25 mg/dl)者,称为高分解代谢。少尿型急性肾损伤患者通常有高分解代谢。此外,BUN升高并非都是高分解代谢,胃肠道大出血、血肿等积血被吸收后,也会加重氮质血症。

(三) 液体平衡失常 由于钠和水排出减少致水、钠潴留,常常导致全身水肿、脑水肿、肺水肿及心力衰竭、血压增高和低钠血症。大量输液,特别是输注低张液体,以及未限制水摄入,也是容量负荷过重、低钠血症的原因。患者可表现为嗜睡,进行性反应迟钝,甚至癫痫发作(因脑水肿所致)。

(四) 电解质紊乱

1. 高钾血症 是急性肾损伤最严重的并发症之一,也是少尿期的首位死因。引起高钾血症的原因如下。① 肾脏排钾减少;② 并发感染、溶血及大量组织破坏,钾离子由细胞内释放入细胞外液;③ 酸中毒致使氢钾交换增加,钾离子由细胞内转移到细胞外;④ 摄入富含钾的食物、使用保钾利尿剂或输注库存血,均可加重高钾血症。

2. 低钠血症 主要是由于水过多所致的稀释性低钠血症。此外,恶心、呕吐等胃肠道失钠,以及对大剂量呋塞米治疗有反应的非少尿型患者也可出现失钠性低钠血症。

3. 高磷血症 是急性肾损伤常见的并发症。在高分解代谢或急性肾损伤伴大量细胞坏死者(如横纹肌溶解、溶血或肿瘤溶解),高磷血症可能更明显,达3.23~6.46 mmol/L(10~20 mg/dl)。

4. 低钙血症 转移性磷酸钙盐沉积,可导致低血钙。由于GFR降低,导致磷潴留,骨组织对甲状旁腺激素抵抗和活性维生素D_3水平降低,低钙血症极易发生。由于患者往往存在酸中毒,游离钙水平并不降低,患者可出现无症状性低钙血症。但是,在横纹肌溶解、急性胰腺炎、酸中毒经碳酸氢钠纠正后,患者可出现低钙血症的症状,表现为口周感觉异常、肌肉抽搐、癫痫发作、出现幻觉和昏睡等,心电图提示Q-T间期延长和非特异性T波改变。

5. 高镁血症 急性肾损伤时常常出现高镁血症,可引起心律失常,心电图示P-R间期延长。

6. 低镁血症 常见于顺铂(化学药名)、两性霉素B和氨基糖苷类抗生素所致的肾小管损伤,可能与髓襻升支粗段镁离子重吸收部位受损有关。低镁血症常无症状,但有时可表现为肌肉痉挛、抽搐和癫痫发作,或持续性低血钾或低血钙。

(五) 代谢性酸中毒 正常蛋白质饮食可代谢产生非挥发性固定酸50~100 mmol/d(主要是硫酸和磷酸),通过肾脏排泄而保持酸碱平衡。急性肾损伤时,肾脏不能排出固定酸,是引发代谢性酸中毒的主要原因。临床表现为深大呼吸(Kussmaul呼吸),血pH值、碳酸氢根和二氧化碳结合力降低,由于硫酸根和磷酸根潴留,常伴阴离子间歇升高。

(六) 消化系统 常为急性肾损伤首发症状,主要表现为厌食、恶心、呕吐、腹泻、呃逆,约25%的患者并发消化道出血,出血多由胃黏膜糜烂或应激性溃疡引起。因为肾脏淀粉酶排出减少,血淀粉酶升高,一般不超过正常值的2倍。反之,提示急性胰腺炎的可能。

(七) 呼吸系统 可有呼吸困难、咳嗽、咳粉红色泡沫痰、胸闷等,与体液潴留、肺水肿和心力衰竭有关。急性肾损伤往往并发难治性肺部感染,偶见急性呼吸窘迫综合征。

(八) 循环系统 可有充血性心力衰竭、心律失常、心包炎和高血压等。

(九) 神经系统 可有昏睡、精神错乱、木僵、激动、精神病等精神症状,以及肌阵挛、反射亢进、不安腿综合征,癫痫发作等。

(十) 血液系统 可表现为贫血、白细胞升高、血小板功能缺陷和出血倾向。

(十一) 营养和代谢异常 急性肾损伤患者常处于高分解代谢状态,蛋白质分解代谢加快,肌肉分解率增加,重者每日丢失肌肉1 kg或1 kg以上。

(十二) 感染 是急性肾损伤患者常见和严重并发症之一,多见于严重外伤致高分解代谢型急性肾损伤,预防性应用抗生素不能减少发生率。最常见的感染部位依次为肺部、泌尿道、伤口和全身。

二、疾病过程

急性肾损伤早期症状隐匿,可被原发疾病所掩盖,即使尿量开始减少,也容易被忽视。典型急性肾损伤一般经过为少尿期、移行期、多尿期和恢复期。

(一) 少尿期 每日尿量<400 ml,此期一般持续1~2周,少数患者仅持续数小时,延长者可达3~4周。少尿期长,则肾损害重,如>1个月,提示有广泛的肾皮质坏死可能。

(二) 移行期 患者度过少尿期后,每日尿量>400 ml/d即进入移行期。这是肾功能开始好转的信号。

(三) 多尿期 每日尿量达2 500 ml(可多达4 000~6 000 ml/d)。此期的早期阶段BUN尚可进一步上升。此后,随着尿量的继续增加,水肿消退,血压、BUN和Scr逐渐趋于正常,尿毒症及酸中毒症状随之消失。本期一般持续1~3周,可发生脱水、低血压(低血容量性)、低钠和低钾血症,应注意监测和纠正。

(四) 恢复期 肾功能完全恢复需6个月至1年时间,少数患者肾功能不能完全恢复,遗留永久性肾损害。

第四节　诊断依据

一、辅助检查

① 尿液检查：尿少，尿量≤17 ml/h 或<400 ml/d；尿比重低，<1.014 甚至固定在 1.010 左右；尿呈酸性，尿蛋白定性＋～＋＋＋；尿沉渣镜检可见粗大颗粒管型，少数红、白细胞。② 氮质血症：血尿素氮和肌酐升高。但氮质血症不能单独作为诊断。③ 血液检查：红细胞及血红蛋白均下降，白细胞增多，血小板减少。血中钾、镁、磷增高，血钠正常或略降低，血钙降低，二氧化碳结合力亦降低。④ 尿钠定量>30 mmol/L。滤过钠排泄分数(FENa)测定，该法对病因有一定意义。其值>1 者为急性肾小管坏死、非少尿型急性肾小管坏死及尿路梗阻。其值<1者，为肾前性氮质血症及急性肾小球肾炎。

二、急性肾损伤早期的生物学标志研究热点

(一) 肾损伤分子-1(KIM-1)　属Ⅰ型跨膜糖蛋白，在正常肾脏不表达，但是在缺血性或肾毒性 AKI 的近端肾小管细胞中增量表达。AKI 患者肾组织活检中，近端肾小管的 KIM-1 表达明显增高。尿 KIM-1 与尿 NAG 联合检测，具有预测临床结局的作用。尿 KIM-1 能有效识别成人及儿童心脏手术后的肾小管损伤。

(二) 尿低分子蛋白　如胱抑素 C(Cys C)，一种非糖基化的碱性蛋白质，肾脏是其唯一的排泄器官，可自由地在肾小球滤过，并在肾小管重吸收和代谢，但不能被肾小管分泌。对早期和轻微的肾功能改变更敏感，但不能鉴别 AKI 的不同病因。成年人 Cys C 的参考值：30～50 周岁的男性 0.60～0.95 mg/L，女性0.55～0.84 mg/L；51～75 周岁 0.64～1.05 mg/L。研究发现血清 Cys C 作为 AKI 诊断标准，较肌酐改变要提前1～2 d。尿液中检测 Cys C、肌酐是早期发现近端肾小管损害的灵敏指标，并与肾小管损害密切相关。

(三) 中性粒细胞明胶酶相关性脂质运载蛋白(NGAL)　是在多组织中表达的一种蛋白质，缺血性损伤后即在近端肾小管上皮细胞表达。最早在先心病儿童心脏手术研究中发现，尿 NAGL 水平在旁路术后 2 h 内升高，早于血肌酐改变 34 h，而在未发生 AKI 的 51 名儿童中无变化。血或尿 NAGL 能早期诊断以下几种情况下的 AKI，包括成人冠脉旁路术、重症监护患者的 AKI、造影剂肾病和移植肾功能延迟恢复。

(四) 尿酶　如β-*N*-乙酰氨基葡萄糖苷酶(β-NAG)，是黏多糖类及糖蛋白的分解酶，存在于体内各种组织细胞的溶酶体中，分 A 型和 B 型同工酶。NAG 是肾小管损害敏感和持久的指标，可早于血肌酐 12～96 h 升高，但β-NAG 活性可被抑制，而且在某些病例没有 AKI 的情况下也可出现β-NAG 升高，特异性较差。测定尿β-NAG 时，取 24 h 尿较为精确。如取任意一次尿，因受尿量影响，其值不准。取任意一次尿β-NAG 值与尿肌酐浓度之比(β-NAG 活性值/尿肌酐浓度)，称为β-NAG 指数。50 岁以下正常人，尿β-NAG 浓度为 2.61±1.04 u/d，β-NAG 指数 1.66±0.37。

(五) Na^+-H^+交换子-3(NHE-3)　近端小管含量最丰富的顶端膜钠转运。NHE-3 可以鉴别 AKI 的不同病因，如肾前性氮质血症、肾性肾病和急性肾小管坏死(ATN)等。在肾前性氮质血症中各段尿的 NHE-3 上升，而在 ATN 中，NHE-3 上升的幅度是肾前性氮质血症的 6 倍，且两者没有重叠。而在肾性肾病中，尿 NHE-3 无法检出。NHE-3 是缺血或中毒性 AKI 肾小管损害的特异标志物，缺点是检测方法复杂，限制其在临床的应用。

(六) 白介素-8(IL-8)　一种促炎症细胞因子，AKI 发生后诱导表达于近端小管上皮细胞内。Pakin 等研究结果证实在血肌酐升高前 24 h，尿 IL-8 水平升高，诊断阳性率达 73%。

(七) 其他　α_1-微球蛋白、β_2-微球蛋白、视黄醇结合蛋白(RBP)、谷胱甘肽-*S*-转移酶(GST)、γ谷氨酰基转移酶(γGT)、碱性磷酸酶(AKP)、Cyr 61、亚精胺/精胺-*N*-乙酰转移酶(SSAT)、丙二醛、胎球蛋白 A 等。

三、影像学检查

影像学检查包括：① 肾脏超声检查：鉴别有无尿路梗阻、判断肾脏大小。② 腹部 X 线平片：显示肾、输尿管和膀胱等部位的结石，以及超声难以发现的小结石。③ CT 扫描：评估尿道梗阻，确定梗阻部位，明确腹膜后感染组织或腹膜后恶性肿瘤。④ 肾血管造影：怀疑肾动脉梗阻(栓塞、血栓形成、动脉瘤)时。

四、肾活检

在排除了肾前性和肾后性因素后，对病因不明的急性肾损伤患者，肾活检病理检查对诊断和治疗均有很大价值。

肾活检指征：① 可能存在缺血和肾毒性因素之外的肾性急性肾损伤。② 原有肾脏疾病的患者发生急性肾损伤。③ 伴有系统性受累表现的患者，如伴有贫血、长期低热、淋巴结肿大等。④ 临床表现不典型者，肾活检鉴别贫血和(或)中毒性急性肾小管坏死、急性间质

性肾炎。⑤ 临床诊断缺血或中毒性急性肾小管坏死，4～6 周后肾功能不恢复。⑥ 肾移植后移植肾功能延迟恢复，已排除外科并发症者。

五、诊断标准及分期

急性肾损伤的诊断标准(AKIN 标准)见表 57－2：肾功能在 48 h 内突然减退，表现为至少 2 次血肌酐升高的绝对值≥26.5 μmol/L；或血肌酐较基础值升高≥50%；或尿量<0.5 ml/(kg·h)，时间>6 h(排除梗阻性肾病或脱水状态)。

诊断 AKI 的时间窗为 48 h，强调了血肌酐的动态变化。同时需要注意的是，单以尿量改变作为诊断与分期标准，需考虑影响尿量的一些因素，如尿路梗阻、血容量状态、利尿剂的使用等情况。

表 57－2　AKI 的分期标准

分期	血肌酐(SCr)	尿量标准
1 期	SCr 增高≥26.5 μmol/L(48 h 内)或≥1.5～1.9 倍基线值	尿量<0.5 ml/(kg·h)持续 6～12 h
2 期	2～2.9 倍基线值	尿量<0.5 ml/(kg·h)持续≥12 h
3 期	3 倍基线值 或 SCr ≥353 μmol/L 或 已替代治疗 或 18 岁以下的患者 GFR<35 ml/min	尿量<0.3 ml/(kg·h)持续≥24 h 或无尿≥12 h

第五节　治　　疗

AKI 的治疗原则是快速识别和纠正其可逆因素，防止肾脏进一步受损，维持水、电解质平衡。因此，无论何种原因引起的 AKI，早期预防、早期诊断、及时纠正肾前性因素都是非常重要的。其治疗方法包括肾脏非替代及替代治疗。

一、肾脏非替代治疗

1. 去除病因　停用可能具有肾毒性、导致过敏和影响肾脏血流动力学的药物，控制感染，改善心功能等。

2. 维持血流动力学稳定

(1) 维持液体平衡。① 对于急性肾损伤患者或急性肾损伤风险患者，建议使用等张晶体溶液而非胶体扩容。② 液体正平衡可降低危重患者生存率，延长机械通气时间和 ICU 住院时间。③ 容量超负荷可减少肾血流灌注压力、增加腹内压，导致肾功能恶化

(2) 合理使用血管活性药物。血管源性休克或急性肾损伤风险患者建议血管升压药物联合液体治疗。不建议使用低剂量的多巴胺、非诺多巴和心房利钠肽等药物预防或治疗急性肾损伤。

(3) 程序化血流动力学管理。建议必须达到血流动力学和氧合参数的基础目标，以防止围术期高危患者或感染性休克患者急性肾损伤进展或恶化。

(4) 保持电解质和酸碱失衡。

(5) 保证足够营养摄入。优先考虑肠内营养途径，摄取总热量 20～30 kcal/(kg·d)：① 不需要肾脏替代治疗、非高分解代谢的患者，蛋白质摄入量为 0.8～1.0 g/(kg·d)。② 肾脏替代治疗患者，蛋白质摄入量为 1.0～1.5 g/(kg·d)。③ 高分解、行连续性肾脏替代治疗的患者，蛋白质摄入最大量可达 1.7 g/(kg·d)。

(6) 根据肾功能水平，调整药物剂量。

二、肾脏替代治疗

替代治疗的目的包括：① 维持水、电解平衡和内环境稳定。② 避免肾脏的进一步损伤。③ 促进肾功能的恢复。④ 为其他治疗创造条件。

肾脏替代治疗是抢救 AKI 的最有效措施。目前 AKI 的肾脏替代治疗方式主要有间断性血液透析(intermittent hemodialysis，IHD)，持续性肾替代治疗(continuous renal replacement therapy，CRRT)和腹膜透析(peritoneal dialysis，PD)几种。IHD 运用弥散原理，通过高血流速维持足够的溶质梯度以清除毒素。IHD 作用快，可在短期内缓解危重患者症状，但对血流动力学影响大，超滤量过多时，可引起低血压，使心功能恶化，导致残存肾功能急速下降，原有尿量在短时间内减少，甚或无尿。PD 因具有无需全身肝素化，对血流动力学影响极小，同时具有持续缓慢清除体内水分和溶质的特点，也日益广泛地应用于各类危重病伴 AKI 的患者，及时透析治疗后肾功能常可逆转。PD 简便易行，可避免容量的快速变化和出血等并发症，并可降低病死率[16]，但 PD 固有的缺点也限制了其广泛应用。CRRT 是近年发展起来的新方法，其低流量，低超滤能 24 h 均衡地清除尿毒症毒素及体内水分，不影响血流动力学，还能较好地清除许多不利的炎症介质，使机体内环境保持相对稳定。CRRT 的最大特点是血流

动力学状态稳定，对心血管影响小。

多数危重症患者血流动力学不稳定，不能耐受IHD，血透有一定的危险，应选择CRRT。CRRT包括连续性动（静）-静脉血滤[CA（V）-VH]、连续性动（静）-静脉血液滤过透析[CA（V）-VHDF]和持续低流量超滤（SCUF）等，是近20年来血液净化领域的重要进展。而CRRT是缓慢和等渗性脱水，发生休克和严重液体超负荷时，必须清除大量液体才能保持血流动力学稳定，CRRT可以在任何时间内调控水和溶质清除参数，有助于改善患者血流动力学的稳定性，同时低温能使末梢血管阻力和心排血量增加，同时清除大量的炎症介质，也有助于改善心功能。

CRRT是血液净化领域近年来最新的成就之一，研究显示CRRT最大的优点是能提供比较稳定的血流动力学环境，持续缓慢地与血浆交换溶质和水分，内环境改变相对温和，不致引起血浆渗透压的快速下降和明显血压波动，更符合生理状态。

1. 开始肾脏替代治疗的时机

（1）在出现危及生命的水、电解质和酸碱紊乱时应急诊开始肾脏替代治疗。

（2）开始肾脏替代治疗的时机，不仅要参考BUN和血清肌酐水平，更重要的是患者是否存在可被RRT纠正的异常和临床状况。

（3）急诊透析指征的指针如下：① 急性肺水肿。② 高钾血症，血钾＞6.5 mmol/L。③ 高分解代谢状态，血尿素氮每日可升高10.1～17.9 mol/L（30～50 mg/dl），血肌酐每日升高176.8 μmoL/L（2 mg/dl）或以上。④ 无高分解代谢状态，但无尿2 d或少尿4 d以上。⑤ 二氧化碳结合力＜13 mmol/L。⑥ 血尿素氮21.4～28.6 mmol/L或血肌酐＞442 μmol/L。⑦ 少尿2 d以上，并伴有体液过多（如眼结膜水肿、心音呈奔马律或中心静脉压高于正常）、持续呕吐、烦躁、嗜睡、血钾＞6 mmol/L、心电图疑有高钾图形等任何情况者。

2. 停止肾脏替代治疗的时机

（1）肾功能恢复可以满足患者治疗的需要，引起急性肾损伤的原发疾病好转，表现为尿量增加（不适用于非少尿患者），或血清肌酐水平自行下降。

（2）肌酐清除率＞12 ml/min可以考虑停止肾脏替代，＞20 ml/min可以停止肾脏替代。

（3）要有“撤机程序”，逐渐减少治疗剂量和频次，改变治疗方式。

（4）建议不要用利尿剂来促进肾功能恢复，或通过利尿减少RRT频率。

3. 肾脏替代治疗剂量和方案

（1）开始治疗前必须有治疗剂量的处方，并通过监测各项指标来指导后续的治疗处方，电解质、酸碱和液体平衡应当个体化。

（2）急性肾损伤时Kt/V应达到3.9/周。

（3）CVVH置换量至少20～25 ml/（kg·h），并强调个体化。

（4）特殊情况下要增加置换量，如脓毒血症、高分解代谢等。

（5）为使患者治疗充分，可改变或联合使用不同的RRT方式。

4. 缓冲碱

（1）推荐使用碳酸氢盐置换液和透析液，尤其是危重患者，合并心血管疾病、肝功能衰竭或高乳酸血症者。

（2）无禁忌证者可以使用枸橼酸抗凝，并替代碳酸氢盐碱基。

（3）透析液和置换液要求无菌，达到甚至超过AAMI标准，以减少脓毒血症的发生。

5. 血管通路

（1）建议急性肾损伤患者采用无套囊、无隧道的透析导管，其优于有隧道的导管。

（2）急性肾损伤患者采用静脉通路建立血管通路时，首选右侧颈内静脉；次选股静脉；第三选择为左颈内静脉；最后选择锁骨下静脉。

（3）推荐超声引导下置入透析导管。

（4）推荐在颈内静脉和锁骨下静脉置管后、导管使用之前立即行胸部平片检查。

（5）建议急性肾损伤患者肾脏替代治疗时置入无隧道的透析导管后，不要在皮肤局部使用抗生素。

（6）建议不要使用抗生素锁预防导管相关感染。

6. 抗凝剂　根据患者使用抗凝剂潜在的风险和收益决定抗凝治疗方案。

（1）无出血风险和凝血异常，也未全身抗凝者：可使用抗凝剂。① 间歇性透析。② 普通肝素或低分子量肝素抗凝。③ 无禁忌证的患者连续性肾脏替代治疗：推荐局部枸橼酸抗凝，不推荐普通肝素。④ 连续性肾脏替代治疗有枸橼酸抗凝禁忌证：普通肝素或低分子量肝素抗凝。

（2）有出血倾向不能用抗凝剂者：无禁忌证的患者建议使用局部枸橼酸抗凝。不要用局部肝素抗凝。

（3）肝素诱导的血小板减少的患者（HIT）：推荐使用直接血凝酶抑制剂（如阿加曲班）或Ⅹa因子抑制剂（如达那肝素或磺达肝素）抗凝，不推荐普通肝素和其他凝血酶或Ⅹa因子抑制剂。

7. 透析膜　建议急性肾损伤患者采用生物相容性透析膜。

第六节　预防和预后

一、AKI 的预防

(一) 一级预防　是指原有或无慢性肾脏病(CKD)患者,没有急性肾损伤(AKI)的证据时,降低 AKI 发生率的临床措施。

(1) 尽可能避免使用肾毒性药物。

(2) 早期积极补充液体可减轻肌红蛋白尿的肾毒性,预防 AKI。

(3) 需要使用造影剂时,高危患者(糖尿病伴肾功能不全)应使用非离子等渗造影剂,静脉输入等张液体降低造影剂肾病(CIN)的发生率,等张碳酸氢钠溶液优于等张盐水,但口服效果差。

(4) 危重患者预防 AKI 时,胶体溶液并不优于晶体溶液。

(5) 及时有效的 ICU 复苏可降低 AKI 发生率。

(二) 二级预防　是指原有一次肾损伤的情况下预防附加二次损伤,初次损伤进展时很难区分初次与二次损伤,预防的目标是防止初次损伤的二次打击,改变初次损伤的自然结果。

(1) 必须避免低血压(SAP>80 mmHg),维持心排血量、平均动脉压和血管内容量以保持肾灌注,有利于肾功能恢复。当需要血管加压药逆转全身性血管扩张时(如脓毒血症休克)首选去甲肾上腺素。

(2) 选择性改变肾血流量的药物,目前未显示能改变 AKI 的自然后果,包括多巴胺、ANP、BNP 等。

二、AKI 的预后

急性肾损伤是指短期内发生的肾小球滤过率的快速下降,导致机体代谢产物大量堆积而产生的综合征。即使是轻微的急性肾损伤也可能影响患者的近期和远期预后。医院内获得性急性肾损伤仍有较高的病死率,可高达 50%。急性肾损伤后存活的患者多数肾功能可以恢复正常,但 5%的患者肾功能不能恢复,需要维持性肾脏替代治疗,在老年患者中比例可高达 16%。另有约 5%的患者肾功能虽然恢复,但将逐渐发生慢性肾功能损害,表现为血肌酐虽恢复至正常水平,但可出现持续性高血压,伴或不伴有蛋白尿,可能与肾小球代偿性肥大和继发性局灶节段性肾小球硬化有关。

本病预后常与原发病性质、年龄、原有慢性疾病、肾功能损害的严重程度、早期诊断和早期治疗,以及透析与否、有无多脏器功能衰竭和并发症等因素有关。肾前性肾衰如适当治疗多可恢复;肾性肾损伤以急性肾小球肾炎预后最好;许多研究显示,非少尿型急性肾损伤与少尿型相比,具有相对较低的病死率,少尿期的缩短及向非少尿型的转变可以改善患者的预后。急性肾损伤特别是重症急性肾损伤,预后不良,成人病死率约 50%,儿童死亡率稍低,为 30%～46%;AKI 并发脓毒血症的病死率可高达 70%,显著高于无并发脓毒血症的 45%。

急性肾损伤(AKI)若不能及时控制,可直接导致患者死亡,病死率达 65%～75%。近 10 年的治疗虽有进展,但病死率仍然达 30%～40%。随着围术期医学的快速发展,尤其是肾脏替代治疗的进步,术后急性肾损伤患者的病死率已有所降低。稍早期文献报道危重手术患者发生术后急性肾损伤并接受透析治疗的病死率为 50%～80%,大型手术如胸腹主动脉瘤手术术后急性肾损伤的病死率为 8.6%。近年来有研究提出,对手术后液体治疗和药物干预无效的少尿患者进行透析治疗,可以降低术后急性肾损伤患者的死亡率。

(邢顺鹏　朱科明)

参考文献

[1] Farley SJ. Acute kidney injury/acute renal failure: standardizing nomenclature, definitions and staging[J]. Nat Clin Pract Nephrol, 2007, 3: 405.

[2] Kellum JA, Levin N, Bouman C, et al. Developing a consensus classification system for acute renal failure[J]. Curt Opin Crit Care, 2002, 8: 509-514.

[3] Uchino S, Bellomo R, Goldsmith D, et al. An assessment of the RIFLE criteria for acute renal failure in hospitalized patients[J]. Crit Care Med, 2006, 34: 1913-1917.

[4] Sear JW. Kidney dysfunction in the postoperative period[J]. Br J Anaesth, 2005, 95: 20-32.

[5] Wilsen WC, Aronsen S. Olignria, assign of renal success or impending renal failure[J]. Anesthethesiol Clin North Am, 2001, 19: 841-883.

[6] 王海燕. 药物引起肾脏损害[G]. 中华医学会肾脏学分会第六次全国学术会议专题报告, 2002, 120.

[7] Schrier RW, Wang W, Poole B, et al. Acute renal failure: definition, diagnosis, pathogenesis, and therapy[J]. J Clin Invest, 2004, 14: 5-15.

[8] Sheffield Kidney Institute, Northern General Hospital, Sheffield. KDIGO clinical practice guideling for acute kidney injury[J]. Nephron Clin Pract, 2012, 120: c179-c184.

[9] 黎磊石,刘志红,主编. 中国肾脏病学[M]. 北京: 人民军医出版社, 2008: 1207-1253.

[10] 黎磊石，刘志红. 连续性血液净化：一种协助重建机体免疫内稳状态的技术[J]. 肾脏病与透析肾移植杂志，2003，12：1－2.
[11] Bagshaw SM，Berthiaume LR，Delaney A，et al，Continuous vs. intermittent renal replacement therapy for critically ill patients with acute kidney injury：a meta-analysis[J]. Crit Care Med，2008，36：610－617.
[12] Mehta R L，Kellum J A，Shah S V，et al. Acute kidney injury network：report of an initiative to improve outcomes in acute kidney injury[J]. Crit Care，2007，11：R31.
[13] Hoste EA，Lamerie N，Vanholder RC，et al. Pathophysiologic features and prevention of human and experimental acute tubular necrosis[J]. J Am Soc NePhrol，2003，14：1022－1030.
[14] Metnitz PG，Krenn CG，Steltzer H，et al. Effect of acute renal failure requiring renal replacement therapy on outcome in critically illpatients [J]. Crit Care Med，2002，30：2051－2058.
[15] Dziedzic T，Szczudlik A，Klimkowicz A，et aI. Is mannitol saft for patients with intracerebral hemorrhages renal considerations[J]. Clina Neurol Necuro Surg，2003，105：87－89.
[16] Gianoglio B，Amore A，Bonaudo R，et al. Treatment of fluidoverload and kidney failure with period on ealdialysis after heart surgery[J]. Minerva Urol Nefrol，2000，52：115－117.
[17] 季大玺，谢红浪，徐斌. 连续性肾脏替代治疗临床应用进展[J]. 肾脏病与透析肾移植杂志，1999，8：205－206.
[18] 黎磊石，季大玺，主编. 连续性血液净化[M]. 南京：东南大学出版社，2004：15－30.
[19] 季大玺，谢红浪，黎磊石，等. 连续性肾脏替代疗法在重症急性肾损伤治疗中的应用[J]. 中华内科杂志，1999，38：802－805.
[20] 周建辉，王艳，陈香美. CRRT 在重症急性肾衰治疗中的应用[J]. 国际移植与血液净化杂志，2008，6：1－4.
[21] Lameire N，van Bieaen W，Vanholder R. Acute renal failure [J]. Lancet，2005，365：417－430.
[22] Kellum JA，Angus DC. Patients are dying of acute renal failure[J]. Crit Care Med，2002，30：2156－2157.
[23] 李惊子，钱璐，王芳，等. 50 例急性肾衰竭患者尿沉渣镜检肾活检病理对比分析[J]. 中华肾脏病杂志，2007，23：422－425.
[24] Tang I，Murray PT. Prevention of perioperative AKI：what works[J]. Best Pract Res Clin Anesthesiol，2004，18：91－111.
[25] Harrington DK，Lilley JP，Rooney SJ，et al. Nonneurologic morbidity and profound hypothermia in aortic surgery[J]. Ann Thorac Surg，2004，78：596－601.
[26] Manche A，Casha A，Rychter J.，et al. Early dialysis in acute kidney injury after cardiac surgery[J]. Interact CardioVasc Thorae Surg，2008，7：829－832.

第五十八章 甲状腺和甲状旁腺手术麻醉

甲状腺和甲状旁腺手术的麻醉要求包括：① 该类手术邻近颈部气管，围术期易并发呼吸道梗阻，应加强气道管理；② 甲状腺素和甲状旁腺素具有复杂的生理功能，功能亢进引起的病理改变，可损害心脏和肾脏功能，需重视术前准备和重要脏器的功能维护。

第一节 甲状腺手术的麻醉

甲状腺是人体重要的内分泌腺之一，主要分泌甲状腺激素，对机体的代谢、生长发育、神经系统、心血管系统和消化系统等都有重要的作用。甲状腺的功能受很多因素的调节，甲状腺激素分泌增加或减少都可导致机体内分泌代谢紊乱。了解甲状腺的解剖、病理生理特点和甲状腺的手术麻醉特点，对于选择合适的麻醉方法和药物，保证患者围术期安全，及防止各种并发症发生至关重要。

一、甲状腺解剖及其疾病的病理生理特点

甲状腺(thyroid)位于颈前下方软组织内，大部分在喉及气管上段两侧，其峡部覆盖于第 2～4 气管软骨环的前面(图 58－1)。偶有甲状腺向下深入胸腔，称为胸骨后甲状腺。甲状腺由许多球形的囊状滤泡构成。滤泡衬以单层上皮细胞，滤泡细胞分泌的甲状腺素又称四碘甲腺原氨酸(thyroxine，T_4)，它和三碘甲腺原氨酸(triiodothyronine，T_3)为甲状腺激素主要成分。成人正常值(RIA 法)：T_4 为 65～156 nmol/L(5～12 ng/dl)，T_3 为 1.8～2.9 nmol/L(115～190 ng/dl)。两者释放入血后，即组成甲状腺激素。而滤泡旁细胞则分泌降低血钙的激素，即降钙素(calcitonin)。

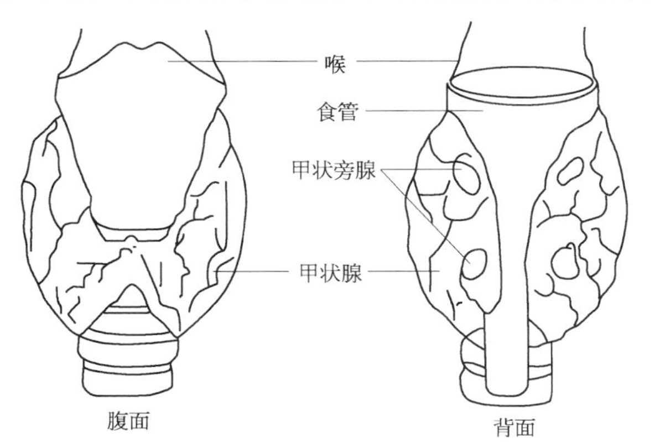

图 58－1 甲状腺和甲状旁腺解剖示意图

甲状腺激素对生长发育，性成熟，心脏和中枢神经系统，体温和新陈代谢都有重要影响。其主要生理功能：① 促进细胞内氧化，提高基础代谢率，使组织产热增加。甲状腺激素能促进肝糖原酵解和组织对糖的利用；促进蛋白质的分解，如促进骨骼肌蛋白质分解，出现消瘦和乏力；并增加脂肪组织对儿茶酚胺和胰高血糖素的脂解作用，加快胆固醇的转化和排泄。② 维持正常生长发育，特别对脑和骨骼发育尤为重要。甲状腺功能低下的儿童，表现为以智力下降和身材矮小为特征的呆小病。③ 对心血管系统的作用：甲状腺激素能够增强心肌对儿茶酚胺的敏感性。④ 对中枢神经系统的作用：甲状腺功能亢进时可出现易激动，注意力不集中等中枢系统兴奋症状。⑤ 对消化系统的影响：甲状腺功能亢进时食欲亢进，大便次数增加，这可能与胃肠蠕动增强及胃肠排空加快有关。

许多甲状腺疾病需要手术治疗，如甲状腺肿、各种甲状腺肿瘤、甲状腺功能亢进症(简称甲亢)等。这些疾病引起的病理生理变化主要表现为两个方面：① 甲状腺素分泌异常带来的变化。② 甲状腺病变对周围组织压迫，尤其是对呼吸道压迫引起的变化。

甲状腺素分泌过多引起甲状腺功能亢进症，临床上表现为心动过速、血压增高、脉压增宽、食欲亢进、消瘦、情绪激动、易出汗、手颤、眼球突出等症状。

甲状腺疾病压迫气管导致不同程度的上呼吸道梗阻，引起呼吸困难、喘鸣和发绀等。压迫严重时，患者不能平卧。

二、甲状腺肿瘤切除手术的麻醉

甲状腺肿瘤有良性和恶性之分，良性肿瘤多为腺瘤，常发生于 40 岁左右的中青年女性，可单发或者多

发,亦可恶变或并发甲亢,手术以这类患者居多。甲状腺癌有多种病理类型,如乳头状瘤、腺癌、未分化癌等,均需要及时进行手术。肿瘤晚期压迫呼吸道可产生严重后果,有时需要行气管切开缓解症状。

(一) 病情估计 甲状腺肿瘤术前应详细检查,充分了解疾病的性质,有无邻近组织的侵害,特别是呼吸道的压迫与梗阻。全面了解重要脏器的功能,如心血管系统、呼吸系统、肝肾功能、水和电解质平衡等情况。甲状腺肿瘤部位表浅,一般可通过触诊明确肿瘤的大小、硬度和活动度。对较大肿瘤则需要拍摄颈胸X线片和CT片,以确定肿瘤的大小形态、气管受压程度和方向。术前评估呼吸困难与气管受压程度。如果患者静卧时有喘鸣或不能平卧,提示气管受压严重,这种患者则要做好困难气道的准备。了解术前是否有声音嘶哑和饮水呛咳的症状,如有可通过间接喉镜检查,以明确声带活动度和有无声带麻痹。如果颈部大静脉受压,可导致头颈静脉回流障碍,患者表现为颜面发绀、水肿,颈部、胸前浅静脉扩张,病情危重。

(二) 麻醉选择 对一般甲状腺良性肿瘤,无气管受压症状的患者,可选用颈丛神经阻滞麻醉。患者术中保持清醒,通过医患对话可随时检查发音与声带情况,避免发生喉返神经损伤。但是颈丛神经阻滞麻醉有时镇痛不完善,有牵拉反应,加上头后仰和仰卧位不适,尤其是肿瘤较大时常需静脉辅助用药,也可选用颈丛神经阻滞复合全身麻醉。具有以下情况者,宜选择全身麻醉:① 巨大的甲状腺肿瘤或甲状腺弥漫性肿大;② 有气管受压症状或呼吸困难症状者;③ 胸骨后甲状腺肿;④ 可能发生气管软化;⑤ 有重要脏器功能受损者,及拒绝局部麻醉或不配合者。在全身麻醉气管插管下行手术,对外科手术医师的解剖技术要求更高,以避免发生喉返神经损伤。近年喉罩麻醉的使用越来越多,应用喉罩患者可以保留自由呼吸,易于实时监测声带的功能。

(三) 麻醉诱导和气管插管 术前有气管受压或气管移位征象者,气管插管可能存在一定困难。在结合症状、体征、X线片和CT片进行气道评估的基础上,可用全身麻醉诱导下气管插管,也可在表面麻醉下使用纤维支气管镜清醒插管。插管体位宜选用患者自主呼吸最舒适体位。清醒插管前需给患者做好解释工作,取得患者配合,要充分做好气道的表面麻醉。如果出现声门下气管插管困难,切忌强行插管,可在助手协助下改变患者体位或更换小一号气管导管。目前随着气管插管可视化技术的发展,如光学纤维喉镜、光学电子喉镜、视屏喉镜等仪器的应用,使得困难气道易于解决。关键在于发现困难气道,正确评估与完善的准备工作。

(四) 麻醉维持和管理 局部麻醉或颈丛神经阻滞麻醉期间,呼吸道的管理特别重要,尤其是在给辅助药物时,须严密监测,及时发现和处理呼吸抑制。颈丛神经阻滞麻醉时常出现显著的心动过速和血压升高。此时,如麻醉阻滞效果不全,可给予辅助镇痛药物或者改用其他麻醉方式;如麻醉效果好,则可用心血管药物控制。全身麻醉期间保持呼吸道通畅、避免缺氧和二氧化碳蓄积、监测血流动力学变化和维持循环稳定。巨大的甲状腺肿瘤切除术或颈部清扫术可发生大量出血,术前应做好准备。术中应了解气管是否软化,以防术毕拔管后气管发生塌陷。此外,术中还应根据手术操作步骤,适时监测与调整气管导管套囊的气压,以免手术牵拉压迫气管使气囊压力和摩擦增加,造成术毕气道与声门水肿,影响呼吸功能。有观察发现颈部大手术中气管导管套囊的压力与术后气道并发症呈正相关,主张将套囊压力维持在≤25 cmH_2O为宜。

(五) 麻醉恢复期的处理 甲状腺手术邻近气管,术后呼吸并发症较多,应注意加强全麻恢复期气道管理。手术结束及拔管期间可因切口渗血、敷料包扎过紧、气管软化、喉头水肿、呼吸道分泌物堵塞、喉痉挛等发生急性气道梗阻,应积极预防和处理。术毕应准确判断麻醉恢复程度,待患者完全清醒,咳嗽反射、吞咽反射和肌力恢复满意,无呼吸抑制方可拔管。拔管时,备好各种抢救药物及紧急气管插管与气管切开器械,以防不测。术中发现或疑有气管软化者,宜作气管悬吊术或延长保留气管导管时间,送至ICU观察。

甲状腺次全切除术的其他并发症还包括喉返神经损伤和手术切除了甲状旁腺而致甲状旁腺功能低下。在术后的第24～96小时就会发生低钙血症的症状。喉鸣渐进造成喉痉挛可能是低钙血症抽搐的早期表现之一。在这种情况下,可静脉推注氯化钙或葡萄糖酸钙,并监测镁离子浓度,及时进行纠正。双侧喉返神经损伤是极少见的并发症。一侧神经损伤较常见,其典型表现是声音嘶哑和声带麻痹,双侧神经损伤则导致失音。术中、术后喉返神经损伤或病变所致气管塌陷可能需要紧急再次气管插管。

三、甲状腺功能亢进症手术的麻醉

甲状腺功能亢进症(hyperthyroidism)是由各种原因导致正常甲状腺素分泌的反馈机制失控,血循环中甲状腺素异常增多而出现以全身代谢亢进为主要特征的病变。根据引起甲状腺功能亢进症的原因可分为原发性、继发性和高功能腺瘤三类。

甲状腺激素分泌过多的临床表现包括:体重减轻、燥热、肌无力、腹泻、反应过激和神经敏感。重症可以出现细震颤、眼球突出和甲状腺肿大。心脏方面表现有窦性心动过速、房颤和心力衰竭等。甲状腺功能亢进症患者的血清总T_4(结合和非结合)升高,血清T_3及游离(非结合)T_4升高。当出现上述临床症状,同时血清T_3＞230 ng/dl,T_4＞12 ng/dl,就可确诊为甲状腺功能亢进症。

甲状腺功能亢进症的药物治疗包括：抑制激素合成(如丙硫氧嘧啶和甲巯咪唑)，阻止激素释放(如钾和碘化钠)或改善交感神经兴奋症状(如普萘洛尔)。虽然β受体阻滞剂不影响甲状腺功能，但却会抑制 T_4 在外周组织转化为 T_3。放射性碘可破坏甲状腺细胞的功能，但不推荐妊娠患者使用，因为这可导致甲状腺功能低下。

(一) 术前准备 所有择期甲状腺功能亢进症外科手术，包括甲状腺部分切除术，都应该延期直到患者经过治疗后临床症状得到控制和甲状腺功能基本正常。术前准备包括一般的甲状腺功能检查，并建议术前静息状态下心率应慢于 85 次/min。苯二氮䓬类药用于术前镇静很好。抗甲状腺药物和β受体阻滞剂应该持续应用到手术当天早晨。使用丙硫氧嘧啶和甲巯咪唑进行治疗较好，因为两者的半衰期相近。如果必须进行急症手术，可考虑应用艾司洛尔来抑制循环系统的高动力状态。如果病情严重、病程长、年老体弱的患者，则需要行较长时间的术前准备，直到基础代谢率下降，并稳定在±20%以内，体重增加，心率减慢至 80 次/min 以下，脉压减小，心脏收缩期杂音消失，全身症状改善和情绪稳定，再考虑进行手术。

(二) 麻醉选择 对于轻症甲亢患者，术前准备比较好、甲状腺较小且无气管压迫症状和能合作者，可以颈丛神经阻滞麻醉下进行手术。症状严重和甲状腺较大的患者手术应在全身麻醉下进行，尤其是术前有精神紧张、情绪不稳定、甲亢未完全控制、胸骨后甲状腺肿和有气管压迫的患者。

(三) 麻醉管理 甲状腺功能亢进症患者术中应该密切监测心血管系统和体温。重症甲状腺功能亢进患者的眼球突出增加了角膜擦伤或溃疡的危险，因此患者的眼睛须很好的保护。氯胺酮、阿曲库铵、泮库溴铵、拟肾上腺素能受体激动剂和其他可刺激交感神经系统的药物应尽量避免使用，以免引起血压剧烈升高和心率增快。早年选择硫喷妥钠为诱导药物，因为它在大剂量时具有抗甲状腺活性的功能；目前临床上多选用丙泊酚或依托咪酯为诱导药物。

甲状腺功能亢进症患者可能存在慢性的低血容量和血管扩张，在麻醉诱导时容易发生明显的低血压，所以麻醉诱导前需行适当的扩容处理。麻醉维持需要足够的深度，避免刺激产生心动过速、高血压和室性心律失常。术前使用β受体阻滞药(如普萘洛尔)的患者，术中常检查气管，应警惕发生支气管痉挛或心动过缓，应及时处理。骨骼肌松弛药的选择和使用要谨慎，因为甲状腺功能亢进可能会增加肌肉疾病和重症肌无力的发生率。另外，甲状腺功能亢进不增加麻醉药的需要量。

(四) 麻醉恢复期管理 甲状腺功能亢进症患者术后最严重的危及生命的并发症是甲状腺危象，特别是术前准备不充分的患者发生并发症概率会大大增加。其典型症状为高热、心动过速、神志障碍和低血压。甲状腺危象通常发生在术后 6～24 h，但也可以发生在术中，需要与恶性高热、嗜铬细胞瘤及麻醉过浅等进行鉴别。与恶性高热不同的是，甲状腺危象不出现肌肉僵硬、肌酐升高和严重的代谢性与呼吸性酸中毒。治疗包括：补液和降温，静脉输注艾司洛尔，控制心率<100 次/min。给予丙硫氧嘧啶(250～500 mg/6 h，经口或经鼻胃管)，然后给予碘化钠(12 h 内静脉给予 1 g)，并且纠正致病因素(如感染等)。推荐使用甲泼尼龙 80～120 mg/8 h来预防由于肾上腺功能受抑制所引起的并发症。其他对症治疗包括吸氧、镇静、应用大量维生素 B 和维生素 C、纠正水和电解质的失衡及补充能量等。

第二节 甲状旁腺手术的麻醉

一、甲状旁腺的解剖特点

80%的甲状旁腺位于正常的较为隐蔽的位置，上一对甲状旁腺位于甲状腺侧叶后缘中点以上至上 1/4 与下 3/4 交界处，下一对甲状旁腺位于甲状腺侧叶的下 1/3 段(图 58－1)，均在甲状腺固有囊与筋膜鞘之间。甲状旁腺的血液供应一般来自甲状腺下动脉。甲状旁腺分泌甲状旁腺素(parathyrin，PTH)，其生理作用是调节体内钙、磷代谢，与甲状腺滤泡旁细胞分泌的降钙素共同维持体内钙磷平衡。

二、甲状旁腺疾病的病理生理特点

原发性甲状旁腺功能亢进症(hyperparathyroidism)是全身性内分泌疾病。麻醉医师应重点了解甲状旁腺功能亢进症是否损害重要脏器的功能和导致内环境紊乱。甲状旁腺功能亢进致甲状旁腺激素分泌过多，钙离子动员进入血液循环，引起血钙升高。同时，导致广泛骨质脱钙，骨基质分解，黏蛋白、羟脯氨酸等代谢产物从尿排泄增多，形成尿结石，或肾钙质沉着症，加以继发感染等因素，常严重损害肾功能。此外，肾小管对无机磷再吸收减少，尿磷排出增加，使血磷降低。如果肾功能完好，尿钙排泄量随之增加而使血钙下降，但持续增多的甲状旁腺激素引起的尿道结石可导致肾功能不全，甚至肾功能衰竭。甲状旁腺功能亢进引起的消化系统疾病可导致水电解质紊乱和酸碱失衡。高血钙还可致心律失常，甚至心力衰竭等。因此，应针对具体病情做好充分的麻醉前准备，并根据手术范围的大小选择合适的麻醉方法。同时加强术中监测，防止并发症。

三、甲状旁腺手术特点

需要手术的甲状旁腺疾病主要是甲状旁腺功能亢进症和肿瘤，后者也常合并有甲状旁腺功能亢进。甲状旁腺腺瘤或增生切除术要仔细探查，紧靠甲状腺固有囊清理并完整保留固有囊外侧叶上下端附近的脂肪组织和疏松结缔组织，防止损伤喉返神经。

四、甲状旁腺手术的麻醉管理

（一）术前准备 首先是维持有效循环血容量和纠正电解质紊乱。有慢性高钙血症的患者要评估肾功能、心脏功能和中枢神经系统有无异常。当血清钙离子浓度超过 15 mg/dl(3.75 mmol/L)时为高钙危象，需紧急处理，因为血钙增高可能引起心律失常。可通过扩充血容量和利尿降低血清钙的浓度。在治疗高钙血症时，术前还要注意低磷血症的矫正。血清磷酸盐水平过低会使心肌收缩力下降，并可导致心力衰竭，以及骨骼肌无力、溶血和血小板功能异常。轻度低磷血症(血磷浓度 0.3～0.8 mmol/L)可不作特殊处理，增加富含磷的食物即可。对严重的低磷血症患者需要采取更为积极的治疗方法，即静脉输入帕米膦酸二钠或依替膦酸二钠，使血磷水平维持在 1.0～1.3 mmol/L。通常每日的补磷量为 33～100 mmol，并且在补磷时应密切监测血磷浓度的变化，随时调整补磷量，以免出现高磷血症或继发性软组织钙化。对于甲状旁腺功能亢进症伴有骨质疏松的患者，在气管插管时头颈过度后仰可能发生椎体压缩，在搬运过程中也可能并发骨折。

（二）麻醉选择 全面了解高钙血症的临床表现对麻醉选择具有重要意义。随着血钙水平的升高，引起认知功能缺陷将从记忆丧失到神志不清，甚至昏迷。其他的症状和体征包括便秘、胃酸过度分泌、溃疡症状、多尿及肾结石。一般选用全身麻醉，也可根据患者全身状况进行颈丛神经阻滞麻醉。

（三）麻醉处理 麻醉和手术前应全面检查重要脏器的功能，确定肿瘤与周围组织特别是气管的关系，正确判断和处理气管梗阻。麻醉期间除常规全身麻醉监测外，主要是维持电解质平衡，尤其是进行血钙的监测。术前有心、肾功能不全及神经肌肉兴奋性改变者，术中骨骼肌松弛药的使用，应高度重视。可选择阿曲库铵或(和)减少用药剂量。

（四）术后处理 术后并发症包括：喉返神经损伤、出血、一过性或完全性甲状旁腺功能减退。单侧喉返神经损伤的典型表现是声音嘶哑，一般不需要治疗。双侧喉返神经损伤很少见，可能导致窒息，需要立即行气管插管。成功的甲状旁腺切除术后血钙下降。术前有明显代谢性骨骼疾病者在切除了甲状旁腺后常会发生饥饿骨骼综合征(hungry bone syndrome)，出现低钙血症，这是骨骼快速再矿物化的结果。血清钙的最低点多发生在术后 3～7 d，临床上可反复出现口唇麻木和手足抽搐等低血钙症状。所以，应密切监测血清钙、镁和磷的水平，直到其平稳。常规治疗是补充维生素 D 和钙剂，但效果有限。对于已有代谢性骨骼疾病，需切除甲状旁腺的患者，近年来有学者提出术前 1～2 d 服用帕米膦酸治疗，可明显改善术后低血钙症状，仅少部分患者需行补钙处理。

第三节 甲状腺疾病行非甲状腺手术的麻醉

甲状腺疾病患者在某些情况下需要进行其他疾病的手术，而这类患者如何进行麻醉前的评估、术前准备、麻醉实施以及围术期的管理，关系到手术的成功和术中、术后甲状腺疾病引起的并发症等风险，同样要给予高度重视。

一、麻醉前的评估

进行麻醉前的评估时，往往容易忽略甲状腺疾病的评估。应根据患者的症状、体征和一些相关线索进行评估。如甲亢患者或巨大甲状腺肿瘤患者，需了解其病因、用药情况，尤其应注意有无气道受压或呼吸困难的表现，体位改变对其的影响，以及有无声嘶和喉返神经麻痹。对甲状腺功能减退症(简称甲减)患者应了解其原因，询问甲状腺素替代治疗的情况，及相关的实验室检查结果。通过颈、胸部的影像学检查可显示解剖异常，心电图(ECG)和超声心动图检查可了解心律失常和心脏功能。

二、术前用药

口服甲状腺素(T_4)的甲状腺疾病患者，手术当天可不服药。接受丙硫氧嘧啶或甲巯咪唑治疗的患者则在手术当天仍要服药。甲亢伴心功能异常或心律失常，服用地高辛或β受体阻滞剂的患者也不应停药，以免症状加重。丙硫氧嘧啶或甲巯咪唑的起效时间为7～10 d，要使甲状腺功能正常可能需要几周的服药时间。伴弥漫性甲状腺肿的中重度甲亢患者在急症手术时，需要给予大剂量的抗甲状腺药物、碘剂或β受体阻滞剂。弥漫性甲状腺肿或不能耐受丙硫氧嘧啶，或甲巯咪唑治疗出现不良反应的患者，可给予大剂量β受体阻滞剂和糖皮质激素治疗。术前可给予镇静剂，减少焦虑和抑制交感神经的过度兴奋。

三、围术期管理

准备不充分或未作准备的甲状腺疾病患者麻醉时应警惕甲亢或甲减危象的发生。择期手术应尽可能在使甲状腺功能正常或药物控制下病情稳定后再进行。急症手术则应立即对心脏、气道和代谢可能存在的异常进行积极评估与治疗。

由于病情原因，未作准备的甲亢患者还可给予糖皮质激素，防止诱发甲亢危象。甲亢患者出汗增多或腹泻可导致血容量不足，常需补充大量液体。拟交感神经药如泮库溴铵、阿曲库铵和氯胺酮不用或慎用。注意使用骨骼肌松弛药的剂量与时效，以免肌力恢复延迟。

轻度甲减患者术前常无需特别处理，一般均可以耐受手术而不增加并发症的发生率。但应给予小剂量镇静催眠药和麻醉镇痛药，以免镇静过深和产生呼吸抑制。重症甲减患者常合并心肌功能减退、凝血障碍、低体温、低血糖、呼吸功能不全，术前应积极采取相应防治措施。

术后1周内不能恢复口服甲状腺激素替代治疗的患者，可静脉给予1/2口服剂量的T_4输注，不推荐静脉给予T_3。

(崔苏扬)

参考文献

[1] Cheng JT, Kuang YT, Fu YW, et al. Electromyographic endotracheal tube placement during thyroid surgery in neuromonitoring of recurrent laryngeal nerve[J]. Kaohsiung Journal of Medical Sciences, 2011, 27: 96-101.

[2] Samuel KS, Charles RR, Carol CC, et al. Local anesthesia with monitored anesthesia care vs general anesthesia in thyroidectomy[J]. Arch Surg, 2006, 141: 167-173.

[3] Ming LS, Quan YD, Chung BH, et al. Bilateral superficial cervical plexus block combined with general anesthesia administered in thyroid operations[J]. World J Surg, 2010, 34: 2338-2343.

[4] 董师武. 甲状腺次全切除术的麻醉选择[J]. 临床麻醉学杂志, 2002, 18: 98-99.

[5] 曹洪源, 吕正华. 甲状腺手术与喉返神经损伤[J]. 山东医药, 2007, 47: 75-77.

[6] 李茂源, 徐家济, 朱海, 等. 颈腔镜下甲状腺瘤切除术的麻醉处理[J]. 临床麻醉学杂志, 2003, 19: 629-631.

[7] Kebebew E, Duh QY, Clark OH. Parathyroidectomy for primary hyperparathyroidism in octogenarians and nonagenarians: A plea for early surgical referral[J]. Arch Surg, 2003, 138: 867-871.

[8] Munir MA, Jaffar M, Arshad M, et al. Reduced duration of muscle relaxation with rocuronium in a normocalcemic hyperparathyroid patient[J]. Can J Anaesth, 2003, 50: 558-561.

[9] Pedro A, Pablo M, Raul R, et al. Postresection parathyroid hormone and parathyroid hormone decline accurately predict hypocalcemia after thyroidectomy[J]. Am J Clin Pathol, 2007, 127: 592-597.

[10] Fong FC, Chiang HL, Jin BC, et al. Intraoperative parathyroid hormone measurement in patients with secondary hyperparathyroidism[J]. Arch Surg, 2002, 137: 341-344.

[11] James W, Suliburk, Nancy DP. Primary hyperparathyroidism [J]. The Oncologist, 2007, 12: 644-653.

[12] Emad K, Haytham HA, Anthony PT, et al. Intraoperative parathyroid hormone assay in patients with primary hyperparathyroidism and double adenoma [J]. Arch Otolaryngol Head Neck Surg, 2009, 135: 1206-1208.

第五十九章 糖尿病患者麻醉和围术期处理

糖尿病（diabetes mellitus）是常见的内分泌和代谢性疾病，它的发病率逐年增加。至 2010 年全世界糖尿病患者数量已激增到 2.5 亿，其中主要是成年人体重超重导致的 2 型糖尿病患者数量增加。随着糖尿病患者生存期延长，发生慢性并发症和手术的机会也越来越多，近年来糖尿病已成为围术期常见的伴发症。有研究认为糖尿病患者手术死亡率要比非糖尿病患者高出 5 倍。而更多的研究认为，糖尿病慢性并发症及对器官功能的影响较糖尿病本身的病程和血糖（blood sugar）控制的程度，对患者围术期发病率和病死率的影响更大。因此麻醉医师应重点评估和治疗糖尿病相关靶器官疾病（心血管功能障碍、自主神经病变、肾功能障碍、关节胶原组织异常、感染等），以期改善患者的预后。

第一节 糖尿病的诊断标准和分型

一、糖尿病的诊断标准

2010 年美国糖尿病学会（American Diabetes Association，ADA）的糖尿病诊断标准：

（1）糖化血红蛋白（HbA_{1C}）≥6.5%。

（2）空腹血糖（FPG）≥7.0 mmol/L。空腹定义为至少 8 h 内无热量摄入。

（3）口服糖耐量试验，2 h 血糖≥11.1 mmol/L。

（4）在有典型的高血糖或高血糖危象症状的患者，随机血糖≥11.1 mmol/L，无明确高血糖症状的患者，检验结果应重复确认。

二、糖尿病的分型

糖尿病可分为原发性糖尿病和继发性糖尿病。

（一）原发性糖尿病 原发性糖尿病通常由于遗传基因等异常，引起胰岛素（insulin）分泌相对或绝对减少，或胰岛素受体敏感性下降，组织利用葡萄糖障碍。临床分型包括以下两种。

1 型：胰岛素依赖性糖尿病（insulin-dependent diabetes mellitus，IDDM），发病机制有自身免疫机制参与，常有抗胰岛细胞自身抗体存在，胰岛 B 细胞不能正常分泌胰岛素，导致机体胰岛素绝对缺乏。IDDM 通常在儿童期发病，患者消瘦，有酮症酸中毒倾向，需要补充外源性胰岛素进行治疗。

2 型：非胰岛素依赖性糖尿病（non-insulin-dependent diabetes mellitus，NIDDM），一般认为发病非免疫机制介导，NIDDM 患者胰岛 B 细胞能够分泌胰岛素，多数患者由于高血糖的刺激作用，血浆胰岛素水平高于正常人，但此类患者细胞的胰岛素受体敏感性降低，组织不能有效利用葡萄糖。NIDDM 通常成人起病，患者多数肥胖，不易发生酮症酸中毒（ketoacidosis），容易发生非酮症高渗高糖性昏迷。体育锻炼、饮食控制及口服降糖药治疗有效。

（二）继发性糖尿病 糖尿病是其他系统性疾病或综合征的表现之一，包括胰腺疾病、内分泌激素异常、药物或化学试剂诱发、遗传综合征、胰岛素受体异常、妊娠合并糖尿病等。

第二节 糖尿病主要病理生理

一、代谢紊乱

糖尿病由胰岛素绝对或相对不足引起，胰岛素缺乏导致机体失去促糖原合成和抗分解作用。糖尿病代谢紊乱主要包括糖、脂肪、蛋白质代谢紊乱。

（一）糖代谢紊乱 高血糖是糖尿病患者最常见的

表现,糖尿病患者糖利用障碍导致高血糖、糖尿、组织脱水、血浆渗透压增高。由于应激反应时儿茶酚胺、皮质醇、胰高血糖素均可明显升高,进一步对抗和抑制胰岛素的释放和作用,所以围术期血糖控制更加困难。血糖严重升高以及机体脱水可导致高渗性非酮症昏迷,多见于NIDDM患者,尤其是老年患者,其口渴反应差,容易发生脱水。高渗性非酮症昏迷患者有严重高血糖、血浆高渗透压,可表现为癫痫、昏迷,由于血液浓缩静脉血栓发生率增高,但常无酮症酸中毒的表现。

低血糖也是糖尿病患者常见的并发症。糖尿病患者体内糖原储备差,术前禁食,术中应用胰岛素而补糖量不足是低血糖的常见原因。糖尿病手术患者若肾功能减退,胰岛素和口服降糖药的代谢和排泄受到影响,作用时间延长,也容易诱发术中低血糖。患者术中低血糖引起的交感神经兴奋表现常被误认为麻醉过浅,低血糖引起的神经症状容易被麻醉药物的作用掩盖,从而贻误治疗。

(二) 脂肪代谢紊乱 没有足够的胰岛素阻止脂肪酸代谢,脂肪大量分解而氧化不全,会引起丙酮酸、乙酰乙酸、β羟丁酸聚积,严重者发生酮症酸中毒。表现为代谢性酸中毒,高血糖,脱水,低钾,骨骼肌无力等。脱水多由于渗透性利尿和呕吐所致,低钾常发生于酸中毒纠正后,骨骼肌无力系纠正酸中毒后的低磷血症所致。

(三) 蛋白质代谢障碍 分解代谢增强,表现为负氮平衡,尿氮排出增加,同时加重脱水。

二、继发性改变

长期高血糖可造成组织细胞损害,产生一系列并发症,但并发症的原因尚不完全清楚,可能与高血糖引起的山梨醇产生过多和蛋白质、胶原糖化有关。常见的并发症如下。

(一) 血管病变 动脉硬化和微血管病变,引起高血压、冠心病、脑血管病、下肢坏疽等。糖尿病患者血糖增高使肝脏合成巨球蛋白增多,增加血液的黏稠度,并生成一些有害的大分子如山梨醇,导致细胞肿胀而阻碍微循环血流。血管病变和血液黏稠度增高均可损害重要器官的血流自身调节功能。

(二) 肾小球病变 可出现肾功能不全,最终导致肾功能衰竭。

(三) 自主神经病变 胃肠道自主神经病变可引起胃轻瘫、胃排空减慢和胃内容物潴留,麻醉期间反流误吸危险增加。心脏自主神经病变可导致静息心动过速、心率变异性减小,还可发生无痛性心肌缺血、心肌梗死甚至心搏骤停。

(四) 感染 糖尿病患者白细胞趋化作用减弱,粒细胞吞噬活性受损,容易发生继发感染。糖尿病患者中有2/3会出现围术期感染,感染是术后死亡的常见原因之一。

第三节 麻醉前准备

一、术前血糖控制

(一) 围术期控制血糖的必要性

(1) 血糖(blood sugar)控制不佳,IDDM患者易导致酮症酸中毒。

(2) 血糖控制不佳,NIDDM患者高血糖使血浆渗透压升高,可造成脱水,血容量减少,细胞内脱水,出现神经精神症状,甚至高渗性昏迷。

(3) 围术期有发生低血糖的可能,而且全身麻醉状态下,低血糖症状会被麻醉作用掩盖。围术期严重低血糖可造成生命危险。

(4) 血糖>11.1 mmol/L会促进糖基化反应,产生异常蛋白,从而降低组织的弹性和延缓伤口的愈合。组织弹性降低可导致关节强直,寰枕关节固定造成插管困难。

(5) 高血糖破坏了白细胞的吞噬性、调理性、趋化性,另外高血糖环境有利于细菌生长,因此糖尿病患者围术期感染发生率增高。

(6) 血糖水平对广泛性颅内缺血后神经系统的恢复有重要影响。发生卒中时高血糖患者神经系统的短期和长期预后较差,但局灶性脑缺血时的情况可能不完全相似。

(7) 有研究发现,体外循环心脏手术患者心肺转流期间低体温和应激反应会使胰岛素作用降低,血糖明显升高,复温以前给予胰岛素降血糖的作用有限,此时正性肌力药物无法维持有效的心室搏动,造成脱机困难和心肌缺血的危险性增加。体外循环心脏手术患者如心脏复跳后,大剂量正性肌力药物无法维持循环,但心脏的充盈压、节律,血气和电解质正常时,需考虑高血糖可能,静脉给予胰岛素后,心肌收缩力可明显恢复,有助于迅速脱离体外循环。

(二) 糖尿病患者术前血糖控制目标和药物准备 择期手术前应尽量使血糖得到良好控制,如术前检查发现糖化血红蛋白>9%,或空腹血糖>10.0 mmol/L,糖耐量试验2 h血糖>13.0 mmol/L,择期手术应推迟。

由于担心围术期低血糖的风险和危害,麻醉医师通常希望将患者的血糖控制在轻度升高状态。但有研究认为严格的血糖控制可明显延缓微血管病变，严格的血糖控制对合并妊娠糖尿病的孕妇更有好处，也能改善体外循环心脏手术患者和中枢神经系统缺血患者的预后。

单纯饮食控制或口服降糖药控制血糖的糖尿病患者，行小手术可维持原来的治疗，不需要特殊处理，但行中型、大型手术或有感染等明显应激时，应考虑改用胰岛素治疗。二甲双胍应在术前停用。服用磺脲类降糖药者，术前 3 d 应停用长效磺脲类药物（格列本脲、氯磺丙脲等），改用短效磺脲类药物。值得注意的是，短效磺脲类药物在老年患者中也会引起低血糖反应。何时停用口服降糖药尚有争议，一般主张在手术当日早晨停用药物。

术前已经常规使用胰岛素的糖尿病患者，行小手术可维持原治疗。但行中型、大型手术或有感染等明显应激时，因长效胰岛素可能导致延迟性低血糖，故应在术前几日停用，改用胰岛素或中效胰岛素代替。有研究认为手术前晚中效胰岛素应停用，以防止空腹低血糖，但应激可引起胰岛素不敏感，手术前晚停用胰岛素可能导致手术当日早晨高血糖，酮体增加。

二、术前评估

无论急诊手术或择期手术，术前应详细了解患者的糖尿病分型，有否低血糖、酮症酸中毒和高渗性非酮症昏迷的病史，糖尿病慢性并发症状况，术前使用胰岛素的剂型、剂量，或口服降糖药的种类、剂量及最后一次用药时间，过去麻醉和手术史。

评估糖尿病慢性并发症情况和器官代偿功能，包括肾功能不全、感觉神经和自主神经病变，冠状动脉和外周动脉粥样硬化、缺血性心脏病等。糖尿病慢性并发症对麻醉处理影响很大，明显会增加麻醉风险。统计表明有严重肾功能不全、心力衰竭或自主神经病变的患者行冠状动脉旁路移植术，糖尿病患者的危险性比非糖尿病患者增加 5～10 倍，而无心、肾、神经病变时仅为非糖尿病患者的 1～1.5 倍。

糖尿病患者发生自主神经功能紊乱的可达 50%。自主神经病变导致的胃麻痹可引起误吸，在术前应用甲氧氯普胺可使胃加速排空。自主神经病变使心率变异性发生改变，心脏对调节自主神经功能的药物，例如麻黄碱、阿托品的作用不敏感。由于自主神经病变，糖尿病患者可能发生隐匿性冠心病，冠状动脉狭窄明显但无心绞痛等症状，围术期心律失常、心搏骤停可能也与此有关。

寰枕关节强直或脱位也是糖尿病患者慢性组织损害的表现，可能影响到颈部活动，导致气管插管困难。患者表现为颈部疼痛，X 线检查可明确诊断。

糖尿病患者因创伤或感染而需要急诊手术时，常有明显的代谢紊乱，如酮症酸中毒，通常不允许有足够的时间去纠正代谢紊乱。即使用很短时间纠正水和电解质紊乱，但试图完全消除酮症酸中毒，然后再开始手术是不可能的，也没有必要为了完全纠正酮症酸中毒而延期急诊手术。代谢紊乱可使术中发生心律失常、低血压等，应迅速补充容量和进行胰岛素治疗，治疗电解质紊乱，纠正酸中毒，围术期风险会相应减少。

三、术前用药

患者在手术和麻醉前精神过度紧张，可导致血浆儿茶酚胺升高，引起反应性血糖升高，术前给予镇静药可减轻应激反应。老年人或心功能差的患者应减量使用地西泮、苯巴比妥钠。吗啡易致血糖升高，并有致吐作用，应避免使用。使用阿托品或东莨菪碱可降低迷走神经张力，但不宜用于并发青光眼的患者。

第四节　糖尿病患者的麻醉处理

糖尿病患者的麻醉选择和实施非常重要，血糖浓度的监测和糖尿病慢性并发症的诊断治疗也同样重要。术中必须要有快速血糖浓度监测，尿糖监测不够精确，但导尿标本可作酮体测定。

一、麻醉手术对血糖和代谢的影响

麻醉手术会使手术患者血糖升高（图 59-1），血糖升高的程度和手术创伤的程度、麻醉方法的不同、葡萄糖输入速度等有关。虽然影响因素较多，但引起高血糖的主要原因归根结底是胰岛素分泌不足和胰岛素抵抗。胰岛素抵抗的机制不明，有研究认为是拮抗胰岛素作用的激素水平升高和胰岛素受体敏感性降低引起。发生应激反应时，血中儿茶酚胺、促肾上腺皮质激素（ACTH）和皮质醇、生长激素水平明显升高，与应激程度正相关，而胰高血糖素水平升高、降低、正常都有报道。这些拮抗胰岛素作用的激素引起的血糖升高在非糖尿病患者中是有限的，而 IDDM 患者因胰岛素的绝对缺乏，高拮抗激素水平会导致代谢紊乱，甚至发生酮症酸中毒，NIDDM 患者由于胰岛素敏感性下降会导致高胰岛素血症、高血糖，造成严重脱水、高渗性昏迷。应注意的是，IDDM 患者有的血糖仅中等程度升高就发生了酮症酸中毒。有报道在诊断酮症酸中毒的患者中 17% 血糖 < 16.7 mmol/L。血糖 < 5.6 mmol/L 的患者发生酮症酸中毒的也有报道，这一现象称为正常血糖酮症酸中毒。所以，糖尿病患者围术期应经常监测血糖、电解质和尿酮，以防严重的代谢紊乱。

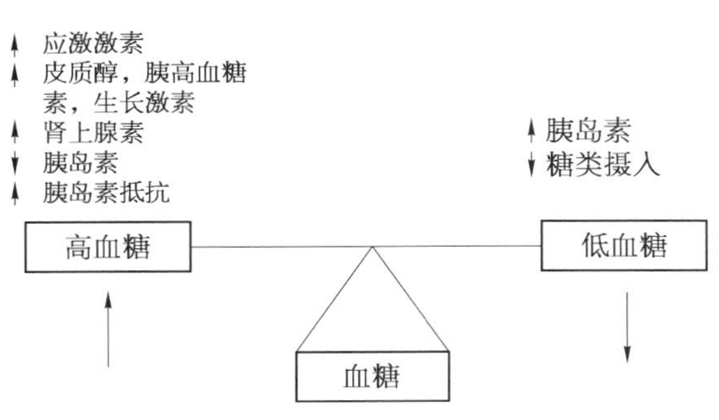

图 59-1　影响血糖水平的因素

全身麻醉对代谢的影响较大，会使血糖升高。研究体外分离的胰岛，发现异氟烷会抑制胰岛素的分泌。硬膜外阻滞麻醉时，血糖、乳酸、丙氨酸、游离脂肪酸、甘油、酮体无明显改变。有研究发现用丁卡因进行硬膜外阻滞麻醉，高胸段($T_{2\sim5}$)阻滞能抑制胰岛对高血糖的反应，而低胸段($T_{9\sim12}$)阻滞对胰岛素分泌无影响。

二、麻醉选择

根据糖尿病病情和并发症严重程度，结合手术部位、类型，手术操作和创伤对机体的影响，尽可能选用对代谢影响较小的麻醉方法。

椎管内麻醉的优点是能阻断手术时交感神经兴奋，保持胰岛素释放，有利于血糖调控，但必须注意操作时应有严格无菌要求，防止感染。对有周围神经病变，末梢感觉异常的糖尿病患者，操作尤应细致，麻醉药浓度不宜过高，以免损伤神经组织。对伴有动脉硬化、高血压的糖尿病患者，麻醉药应分次逐渐追加。与非糖尿病患者相比，糖尿病患者椎管内麻醉麻醉药的起效时间可能延迟，阻滞平面可能较广，血压下降的程度也较大。

合并周围神经病变患者应尽量避免神经阻滞。必须选择神经阻滞麻醉时，注意避免操作引发的神经损伤，局部麻醉药应适当降低浓度，不应加用肾上腺素，以免神经滋养血管过度收缩，局部缺血造成神经缺血水肿损伤。

目前常用的全身麻醉药对葡萄糖的利用无明显干扰，异氟烷和恩氟烷对血糖无影响，氧化亚氮在充分供氧时对血糖也无影响，静脉麻醉药硫喷妥钠、丙泊酚，镇痛药芬太尼及骨骼肌松弛药阿曲库铵、维库溴铵等没有增高血糖的报道，均可安全使用。

三、术中胰岛素的应用

胰岛素的主要作用是预防高血糖和抑制脂肪分解代谢，避免酮体大量生成。

胰岛素依赖性糖尿病(IDDM)和非胰岛素依赖性糖尿病(NIDDM)在病因和病理生理学上有很大不同。IDDM 患者因胰岛素的绝对缺乏，术中必须应用胰岛素。NIDDM 患者血糖控制较好的，施行小手术，术中可不用胰岛素治疗，但要严密监测血糖变化。如果行中型、大型手术，术中仍需使用胰岛素。NIDDM 患者常伴胰岛素抵抗，手术应激会增加胰岛素抵抗，多数患者虽然本身有高胰岛素血症，术中仍需大剂量胰岛素来防止高血糖，而应用胰岛素的效果不如 IDDM 患者。

(一) 胰岛素皮下注射　胰岛素的吸收受许多因素的影响，研究发现手术对皮下注射胰岛素的吸收没有影响。

(二) 胰岛素间歇静脉注射　方法简单且不需要特殊装置。有报道认为用这一方法控制血糖的效果比皮下注射胰岛素好。但胰岛素间歇静脉注射不符合生理要求，会使血糖不稳定，高血糖或低血糖的发生率增加，酮症的发生率也会升高。

(三) GIK 液　GIK 液是葡萄糖、胰岛素和氯化钾按一定的比例配制而成，无论输液速度快慢，液体中胰岛素和葡萄糖的比例是不变的，可避免单一胰岛素或葡萄糖过多输入而造成的严重低血糖或高血糖，使用较方便，适用于大多数患者。缺点是手术应激强度、持续时间、麻醉类型、药物种类和体温等会影响每单位胰岛素代谢葡萄糖的量，术中血糖有波动，因此 GIK 液中胰岛素和葡萄糖配制比例应在术中不断按血糖监测结果进行调整。配制 GIK 液一般每克葡萄糖需胰岛素 0.32 U。手术开始时常用的 GIK 液配制方法是在 10% 葡萄糖 500 ml 中加胰岛素 16 U 和氯化钾 10 mmol/L。术中监测患者血糖维持在 5～10 mmol/L 时，无需增减胰岛素用量，监测血糖 > 10 mmol/L 时，应增加胰岛素 4 U，监测血糖 < 5 mmol/L 时，则应减少胰岛素 4 U。

(四) 可变速的胰岛素滴注　为了避免 GIK 液的缺点，胰岛素和葡萄糖分两路静脉输入，可根据患者血糖监测结果，随时调整胰岛素的剂量。这一方法设备要求较高，需开放两路静脉，有两个输液泵，而且要求持续血糖监测。一旦一路静脉输液被阻断，就会发生可危及生命的严重高血糖或低血糖。

糖尿病患者术中胰岛素的需要量：1 g 葡萄糖，在正常体重的患者需胰岛素 0.25～0.40 U，肥胖、肝病、激素治疗或脓毒症的患者需胰岛素 0.4～0.8 U，体外循环心脏手术的患者需 0.8～1.2 U。另外，胰岛素的需要量随手术创伤增大而增加，胰岛素的效能随年龄增加而减小，老年人的胰岛素需要量较大，因此胰岛素的剂量应个体化。

围术期胰岛素的连续静脉输注方案：

(1) 将 10 U 胰岛素加入 100 ml 生理盐水中(0.1 U/ml)。

(2) 最初静脉内注入胰岛素 0.5～1 U,然后维持输注率(0.5～1)U/h。

(3) 测定血糖浓度(每 30 min)和调节胰岛素输注速率。

血糖＜4.5 mmol/L(80 mg/dl),停止静脉输注胰岛素 30 min,使用 50%葡萄糖 20 ml,30 min 内重复测定血糖浓度。

血糖 4.5～6.7 mmol/L(80～120 mg/dl)时,减少胰岛素 0.3 U/h。

血糖 6.7～10.0 mmol/L(120～180 mg/dl)时,胰岛素输注速率不变。

血糖 10.0～12.2 mmol/L(180～220 mg/dl)时,增加胰岛素 0.3 U/h。

血糖＞12.2 mmol/L(220 mg/dl)时,增加胰岛素 0.5 U/h。

四、术中补充葡萄糖

以往认为,糖尿病患者术中应补充足够的葡萄糖以提供基础能量,防止低血糖。术中如不补充葡萄糖,机体就会分解脂肪、蛋白质。脂肪分解,易发生酮症,手术患者游离脂肪酸水平升高会增加心肌氧耗。但最近的研究表明,非糖尿病患者即使行中型、小型手术,围术期血糖也会有所增高,糖尿病患者血糖增高更加明显,术中给予含糖液体,血糖会进一步增高。糖尿病患者存在胰岛素绝对缺乏或者胰岛素抵抗,所以要让机体能够利用血糖,并且防止蛋白质和脂肪的分解,应给予胰岛素治疗,根据血糖监测的结果,判断是否给予葡萄糖,避免发生低血糖,而不是常规给予含糖液体。

五、术中补钾

体内仅 2%的钾离子在细胞外,血钾正常并不表明体内钾平衡。一些代谢因素会影响血钾,如酸中毒会导致钾离子从细胞内转移至细胞外,一个发生酸中毒的糖尿病患者可能血钾正常甚至偏高,但补充液体和胰岛素后会发生严重的低血钾,故治疗时应同时补钾。肾功能正常的糖尿病患者血钾正常时,补液中氯化钾浓度可为 10 mmol/L,治疗过程中应复查血糖和电解质。

六、术中补液

乳酸林格液用于糖尿病患者存在争议。有研究发现,NIDDM 患者术中不补液,平均血糖升高 2.2 mmol/L,而输入乳酸林格液平均血糖升高 3.5 mmol/L。围术期用乳酸林格液的糖尿病患者脂肪分解和酮体形成增加,术中需更多的胰岛素治疗。故糖尿病患者手术中是否使用乳酸林格液还有待进一步研究。

七、术中和围术期监测

术中严密监测血糖。目前手术室中常用微量法葡萄糖测定,很方便,可以及时迅速得到监测结果。毛细血管血糖值略高于静脉血糖值。应注意监测方法准确性,床边血糖监测和实验室血糖监测要进行比较,美国食品药品管理局(FDA)规定两者差值应＜±20%。贫血、低温或组织灌注不足可能会影响指端毛细血管测定血糖的准确性。

糖尿病患者术中可突然发生心动过缓和低血压,严重时可致心搏骤停,这可能与心脏自主神经病变有关,因此术前有体位性低血压、静息心动过速的患者更应加强循环功能监测。

第五节　糖尿病围术期急性并发症防治

一、低血糖症

糖尿病患者手术时容易发生低血糖症(hypoglycemia)。正常人禁食后,血糖可能低于 2.8 mmol/L(50 mg/dl)而无任何症状,但糖尿病患者即使血糖高于这个水平,也可能发生症状。在清醒患者,低血糖症常表现为交感神经兴奋症状和中枢神经系统症状。交感神经兴奋症状包括心慌、出汗、饥饿、无力、手抖、视物模糊、面色苍白等。中枢神经系统症状包括轻度头痛、头晕、定向力下降、吐词不清、精神失常、意识障碍,严重者可发生昏迷,持续时间长且严重的低血糖可导致中枢神经系统不可逆损害。在全身麻醉患者交感神经兴奋症状常被误认为麻醉过浅,中枢神经系统症状也易被麻醉药的作用掩盖,麻醉手术过程中如发生不能解释的交感神经兴奋症状,尤其是有糖尿病病史的患者,应警惕发生低血糖症的可能。

伴有肾功能不全的糖尿病患者手术时,低血糖时有发生,这是由于肾脏功能差使胰岛素或口服降糖药的代谢排泄减慢,作用时间延长,因此必须注意术前 1～2 d 口服降糖药的使用情况,以及使用胰岛素的次数和总量,避免过量。

治疗：一旦诊断低血糖症,可给予 50%葡萄糖

15～20 ml 静注，血糖即可上升，症状好转。也可使用高血糖素皮下、肌内或静脉注射，但由于其作用时间较短，可能会再次出现低血糖，注射后仍要给患者补充葡萄糖。

二、糖尿病酮症酸中毒

(一) 病因 糖尿病患者由于胰岛素缺乏和胰高血糖素等对抗胰岛素的激素分泌增加，脂肪分解产生大量游离脂肪酸，游离脂肪酸代谢和运转受到影响，转而生成酮体。糖尿病酮症酸中毒多发生在1型糖尿病患者停用胰岛素后，也可因手术、感染、创伤等应激反应诱发。虽然1型糖尿病更易于发生酮症，但75%的酮症酸中毒患者系老年2型糖尿病患者。

(二) 临床表现 糖尿病酮症酸中毒的表现主要为高血糖以及酮症症状，高血糖引起血浆渗透压增高、渗透性利尿、脱水、电解质紊乱等，酮症也可引起渗透性利尿和酸中毒。酮症酸中毒的发生通常需要数天的时间，患者病情逐渐加重，厌食，恶心呕吐，尿量增多，呼吸深大有酮味（烂苹果味），严重者出现血容量不足、循环衰竭、昏迷。pH<7.0可导致中枢麻痹，肌无力。高渗利尿使总钾减少，酸中毒时钾离子由细胞内转移至细胞膜外，使血清钾浓度可能正常或稍高，当给予补液及小剂量胰岛素治疗后，代谢性酸中毒得以纠正，细胞外钾离子迅速转入细胞内，血清钾浓度急剧下降。低磷血症时有发生，由于组织分解代谢增加，损伤细胞的摄取能力，尿磷排出增多，严重时影响骨骼肌收缩能力，损害通气功能。实验室检查见血糖增高，血酮增高，尿酮阳性，血气分析呈代谢性酸中毒表现。

(三) 治疗 包括补充血容量、胰岛素治疗、纠正电解质紊乱和酸中毒。

1. 补充血容量 呕吐和利尿造成的全身性脱水严重者可达100 ml/kg，应快速静脉补液，可用生理盐水快速静脉滴注1 000 ml或更多。扩容可增加组织灌注，纠正和防止组织缺氧，降低血糖和胰高血糖素水平，但不能逆转酸中毒。生理盐水、乳酸林格液和0.45%盐水均可应用，直到血糖<13.9 mmol/L(250 mg/dl)，再改用5%葡萄糖加胰岛素液体。

2. 胰岛素应用 不使用胰岛素糖尿病酮症酸中毒不可能得到纠正。重度酸中毒胰岛素40 U静脉注射，继之40～50 U皮下注射或静脉维持，轻度酸中毒胰岛素20～40 U皮下注射。虽然长期以来一直主张应用胰岛素50 U/h以上直到血酮体恢复正常，但小剂量胰岛素治疗方案同样有效，并减轻了低血钾发生的程度，也无继发性低血糖的危险。0.1 U/kg胰岛素静脉注射后，继以0.1 U/(kg·h)胰岛素持续静脉滴注。部分患者可能对胰岛素存在抵抗，应加大剂量。若在2 h内血糖下降不足2.8～5.6 mmol/L，胰岛素用量加倍，再2 h血糖下降仍不足2.8～5.6 mmol/L，胰岛素用量再加倍。胰岛素用量足够时大多数患者血糖下降速度可达3.3～4.2 mmol/(L·h)。人体中胰岛素结合位点数目是有限的，最大血糖下降速率也是相对固定的[4.2～5.6 mmol/(L·h)]。血糖的过分快速下降也应该避免，以免脑水肿的发生。胰岛素治疗应持续到高血糖、酮症、酸中毒纠正之后。

3. 碱性药物 酮症酸中毒的改善较慢，与酮体代谢较慢有关。糖尿病酮症酸中毒的患者对酸血症的耐受程度较好，一般不用碱性药物，使用胰岛素后酮体代谢可产生碳酸氢钠，使pH得到部分纠正。严重酸中毒如pH<7.1，HCO_3^-<10 mmol/L，可用碳酸氢钠治疗，纠酸后应复查血气分析。

4. 纠正电解质紊乱 酮症酸中毒患者体内钾、磷、镁等离子总量均减少，即使治疗前血钾正常甚至增高，钾缺乏仍可达3～10 mmol/kg，用胰岛素后可出现血钾快速下降。应在有足够尿量时开始补钾，开始速度按20～40 mmol/h进行，1～2 h监测血钾1次，根据测定血钾水平调整补钾剂量和速度。胰岛素治疗后，磷和镁的缺乏将更加明显，但常无明显的临床症状。胰岛素发挥作用之前对高血钾和正常血钾患者补钾是危险的，常规补钾和镁并未证实能改善患者预后。

三、非酮症高渗高糖性昏迷

(一) 病因 血糖极度增高时，高血糖渗透性利尿导致机体严重失水，甚至昏迷。非酮症高渗高糖性昏迷（nonketogenic hyperosmolar hyper-glycemic coma）血糖可超过40～50 mmol/L，为酮症酸中毒时的2倍。血浆渗透压可达370～380 mmol/L，尿糖强阳性，尿酮体阴性。

(二) 临床表现 非酮症高渗高糖性昏迷多发生于老年2型糖尿病患者，他们可在围术期出现明显的高血糖和严重脱水。这些患者通常会有足够的内源性胰岛素来防止酮症，即使血糖水平高达44.4～55.6 mmol/L(800～1 000 mg/dl)，也不致发生酮症酸中毒。老年患者口渴感觉迟钝，补液不足，容易发展到脱水，明显的高渗状态引起的脑细胞脱水导致昏迷发作。这个综合征的特征是严重脱水和神经系统两组症状和体征，神经系统方面表现为进行性意识障碍、神志模糊、癫痫发作、抽搐和昏迷，可伴低血容量性休克。

(三) 治疗

1. 大量静脉补液 明确系糖尿病高渗性昏迷时先补充生理盐水，1～2 h内可给2 000～3 000 ml，随后给予低渗溶液，如0.45%氯化钠溶液，可在中心静脉压指导下确定补液量。迅速补充0.45%低渗生理盐水或先等渗液后低渗液，即可纠正高渗状态，但脑细胞从细胞内脱水转变为水肿也有危险，所以低渗液体的应用速度不可过快。治疗过程中，应密切观察患者意识的变化。

2. 胰岛素控制血糖　胰岛素的剂量和用法与糖尿病酮症酸中毒相似，但血糖不宜降得过低，低血压患者胰岛素静脉注射首次剂量不超过 20 U。

（张　莹　李士通）

参考文献

[1] Stolar M. Glycemic control and complications in type 2 diabetes mellitus[J]. Am J Med, 2010,123: S3 - 11.

[2] Vann MA. Perioperative management of ambulatory surgical patients with diabetes mellitus[J]. Curr Opin Anaesthesiol, 2009, 22: 718 - 724.

[3] Hoogwerf BJ. Perioperative management of diabetes mellitus: how should we act on the limited evidence? [J]. Cleve Clin J Med, 2006, 73: S95 - 99.

[4] Rhodes ET, Ferrari LR, Wolfsdorf JI. Perioperative management of pediatric surgical patients with diabetes mellitus[J]. Anesth Analg, 2005, 01: 986 - 999.

[5] Kitabchi AE, Umpierrez GE, Fisher JN, et al. Thirty years of personal experience in hyperglycemic crises: diabetic ketoacidosis and hyperglycemic hyperosmolar state[J]. J Clin Endocrinol Metab, 2008, 93: 1541 - 1552.

[6] Kearney T, Dang C. Diabetic and endocrine emergencies[J]. Postgrad Med J, 2007, 83: 79 - 86.

[7] English P, Williams G. Hyperglycaemic crises and lactic acidosis in diabetes mellitus[J]. Postgrad Med J, 2004, 80: 253 - 261.

[8] Chiasson JL, Aris-Jilwan N, Bélanger R, et al. Diagnosis and treatment of diabetic ketoacidosis and the hyperglycemic hyperosmolar state[J]. CMAJ, 2003, 168: 859 - 866.

[9] Abbott KC, Bernet VJ, Agodoa LY, et al. Diabetic ketoacidosis and hyperglycemic hyperosmolar syndrome after renal transplantation in the United States[J]. BMC Endocr Disord, 2003, 24: 1.

[10] Tuttnauer A, Levin PD. Diabetes mellitus and anesthesia[J]. Anesthesiol Clin, 2006, 24: 599 - 597.

[11] Dierdorf SF. Anesthesia for patients with diabetes mellitus [J]. Curr Opin Anaesthesiol, 2002, 15: 351 - 357.

[12] Brenda G Fahy, Ann M Sheehy, Douglas B Coursin. Perioperative glucose control: What is enough [J]. Anaesthesiol, 2009, 110: 204 - 209.

第六十章 肾上腺手术麻醉

肾上腺(adrenal gland)由皮质和髓质组成,分泌多种激素,在调节新陈代谢、水电解质平衡,以及维持神经和心血管功能方面起着重要作用。肾上腺肿瘤可发生在皮质或髓质,并产生相应的激素,从而引起不同的病理生理改变,肾上腺皮质肿瘤和髓质肿瘤手术对麻醉有着不同的特殊要求。

第一节 肾上腺的解剖生理与麻醉

一、肾上腺的解剖

人体肾上腺左右各一,相当于 T_{11} 水平,位于腹膜后,周围有脂肪组织。其下外侧则与两侧肾的上内侧紧密贴近。肾上腺与肾均被包裹在两侧肾周围筋膜内。肾上腺的形状大小酷似成年人微屈的小指,其有头、体、尾三部(图 60-1)。右肾上腺为三角形,左肾上腺为半月形,前者跨骑在右肾上极内侧,后者则悬垂在左肾上极内侧,其长、宽、厚分别为 4.0~6.0 cm、2.0~3.0 cm 和 0.3~0.6 cm。正常肾上腺重量为 4.0~5.0 g,由肾上腺皮质和髓质组成。肾上腺皮质的组织结构可以分为球状带、束状带和网状带三层(图 60-2)。球状带腺细胞主要分泌盐皮质激素。束状带与网状带分泌糖皮质激素,网状带还分泌少量性激素。肾上腺髓质位于肾上腺中心,起源于神经嵴嗜铬染色的外胚层细胞。

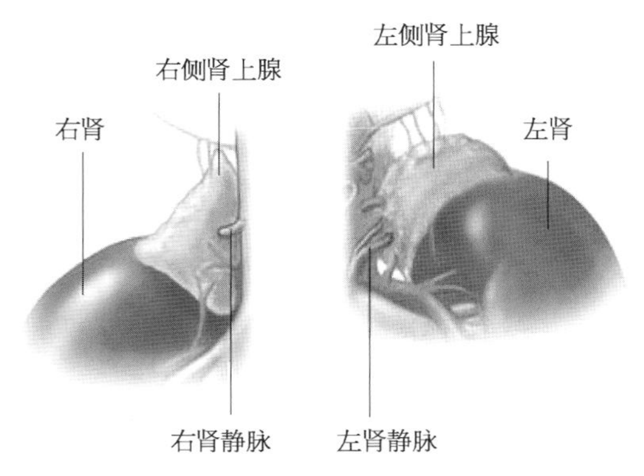

图 60-1 肾上腺

二、肾上腺的主要生理功能

肾上腺髓质分泌肾上腺素(80%)、去甲肾上腺素(18%)和多巴胺(2%)。肾上腺皮质产生和分泌的激素有四十余种,可大致分为三类。

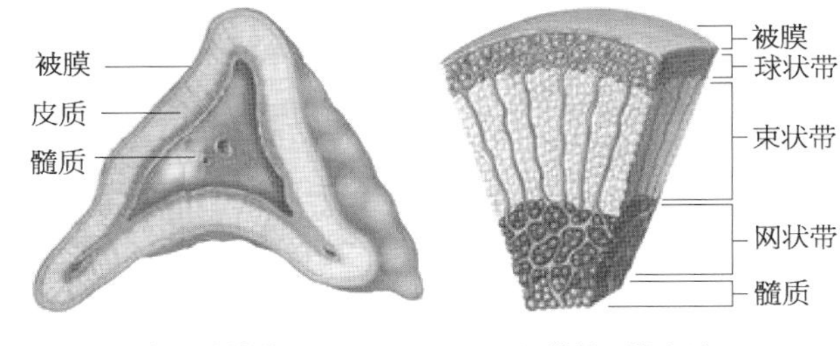

图 60-2 肾上腺皮质和髓质的结构

(一) 糖皮质激素 调节糖和蛋白质代谢的激素——糖皮质激素。以皮质醇为代表,临床常用的为可的松,能促进糖原异生作用,维持血糖的浓度。缺少时,可引起低血糖。过多时,糖原异生作用增强,可破坏蛋白质或阻止其合成,使人体皮下脂肪过度增加,血糖升高,皮肤变薄,出现紫纹,肌无力,骨质疏松。此外,糖皮质激素对各种物质代谢都有影响,它与胰岛素、生长激素、肾上腺髓质激素等一起来调节机体的物质代谢和能量供应,使体内的生理活动彼此协调和平衡。

(二) 盐皮质激素 调节盐和水代谢的激素——盐皮质激素。以醛固酮为代表,临床应用者为醋酸脱氧皮质酮,使肾曲管吸收钠和氯,而排出钾和磷。缺乏此种激素,则血浆中钠的浓度降低,从而水分丢失,血液浓缩,同时血钾增高。此种激素过多可导致血钠增高而血钾降低。盐皮质激素对糖、蛋白质的代谢作用较轻。盐皮质激素的产生和分泌在生理状态下主要受肾素-血管紧张素-醛固酮系统的调节,其次是血钾、促肾上腺皮质激素等的影响。

(三) 性激素 肾上腺皮质还分泌较弱的雄性激素

如脱氢表雄酮、雄烯二酮和微量的睾酮，对男女少年可促成其最早的第二性征如腋毛、阴毛的出现，以及下丘脑-垂体-性腺轴的成熟，从而使其青春期健康发育。肾上腺皮质还分泌微量的雌激素，但在肾上腺肿瘤患者，因其含量增加，可使男性患者出现阳痿、不育，女性患者出现月经失调。

皮质类固醇在人体内通过下丘脑-垂体-肾上腺轴的调控及神经体液反馈系统的作用，在平时其分泌随着昼夜时辰的不同而呈现节律性的变化，维持人体新陈代谢、生长发育等生理活动正常有序地进行。而当遇到意外的紧急情况时，即当人的躯体和精神突然受到某种强烈刺激，如难产、大手术、大出血等，皮质醇水平可上升数倍乃至十余倍，同时通过负反馈的调节机制，促进垂体促肾上腺皮质激素的释放，增强人体的应激能力。

肾上腺皮质疾病有皮质醇增多症、皮质醇减少症、醛固酮增多症和肾上腺性征异常症。肾上腺髓质疾病为嗜铬细胞瘤。其他还有肾上腺腺瘤。

第二节 皮质醇增多症患者手术的麻醉

一、病情特点

皮质醇增多症又称库欣综合征（Cushing syndrome）。肾上腺皮质增生，功能亢进，以及肾上腺肿瘤等引起内源性皮质激素，主要是皮质醇分泌过多。临床表现主要是由于长期血皮质醇浓度升高所引起的蛋白质、脂肪、糖、电解质代谢严重紊乱，同时干扰了多种其他内分泌激素分泌，而且机体对感染抵抗力降低。此外，促肾上腺皮质激素（ACTH）分泌过多，以及其他肾上腺皮质激素的过量分泌也会引起相应的临床表现。

（一）糖代谢紊乱 约半数库欣综合征患者有糖耐量减低，约20%伴糖尿病。高皮质醇血症使糖异生作用增强，并可对抗胰岛素降血糖的作用，易发展成临床糖尿病（类固醇性糖尿病）。

（二）蛋白质代谢异常 库欣综合征患者蛋白质分解加速，合成减少，因此机体长期处于负氮平衡状态，导致肌肉萎缩无力，以近端肌受累更为明显。皮肤变薄，皮下毛细血管清晰可见，皮肤弹力纤维断裂，形成宽大紫纹，加之皮肤毛细血管脆性增加，容易出现皮下青紫瘀斑，伤口不易愈合。患者多合并有骨质疏松，可致腰背疼痛，脊椎畸形，身材变矮。

（三）脂肪代谢异常 典型的向心性肥胖是指面部和躯干部脂肪沉积增多，由于面部和颈部脂肪堆积显得颈部变粗缩短，但四肢（包括臀部）正常或消瘦。满月脸、水牛背、悬垂腹和锁骨上窝脂肪垫是库欣综合征的较特征性临床表现。

（四）高血压、低血钾与碱中毒 皮质醇有潴钠排钾作用。库欣综合征患者，高水平的血皮质醇是高血压、低血钾的主要原因，加上有时去氧皮质酮及皮质酮等弱盐皮质激素的分泌增多，使机体总钠量明显增加，血容量扩张，血压上升并有轻度水肿。尿钾排泄量增加，导致低血钾和高尿钾，同时伴有氢离子的排泄增多而致代谢性碱中毒。库欣综合征的高血压一般为轻到中度，低血钾性碱中毒程度也较轻。但异源性促肾上腺皮质激素综合征及肾上腺皮质癌患者由于皮质醇分泌显著增多，同时弱盐皮质激素分泌也增加，因而低血钾性碱中毒的程度常较严重。如高血压长期得不到良好控制，常有动脉硬化和肾小动脉硬化，则库欣综合征治愈后血压也很难降至正常。长期高血压可以并发左心室肥厚、心力衰竭和脑血管意外等。

（五）生长发育障碍 过量皮质醇抑制儿童生长激素（GH）的分泌及作用，抑制性腺发育，因而对生长发育有严重影响。少儿时期发病的库欣综合征患者，生长停滞，青春期延迟，与同龄儿童相比身材肥胖矮小。库欣综合征生长发育障碍的原因可能与下列因素有关：① 过量皮质醇抑制垂体前叶分泌GH；② 直接影响性腺以及抑制促性腺激素分泌而抑制性腺发育。

（六）骨质疏松 长期慢性过量的糖皮质激素（GC）具有降低骨胶原转换作用。因此，继发性骨质疏松是库欣综合征常见的并发症。主要表现为腰背痛，易发生病理性骨折，骨折的好发部位是肋骨和胸椎、腰椎，可以引起脊柱后凸畸形和身材变矮。

（七）性腺功能紊乱 库欣综合征患者性腺功能均明显减退。由于高皮质醇血症不仅直接影响性腺，还对下丘脑-垂体的促性腺激素分泌有抑制作用。女性表现为月经紊乱，继发闭经，极少有正常排卵，难以受孕。在男性患者，睾酮生成减少，故主要表现为性功能减退、阳痿、阴茎萎缩、睾丸变软缩小。

（八）造血与血液功能改变 皮质醇刺激骨髓造血，红细胞计数和血红蛋白含量升高，加之患者皮肤变薄，故呈多血质外貌。大量皮质醇使白细胞总数及中性粒细胞增多，但促进淋巴细胞凋亡，淋巴细胞和嗜酸粒细胞的再分布，这两种细胞在外周血中绝对值和白细胞分类中的百分率均减少。血液高凝状态可能与下列因素有关：① 红细胞增多；② 血管内皮细胞代谢增强;③ 血液中Ⅷ因子及 vWF 浓度升高,易形成血栓。

(九) 感染 大量的皮质醇抑制机体的免疫功能,机体的中性粒细胞向血管外炎症区域的移行能力减弱,自然杀伤细胞数目减少,功能受抑制,患者容易合并各种感染如皮肤毛囊炎、牙周炎、结核活动播散、泌尿系统感染、甲癣、体癣等。感染不易局限,可发展为丹毒、丘疹样皮肤改变和败血症等,机会性感染增加。

(十) 精神障碍 约有半数库欣综合征患者伴有精神状态改变。轻者可表现为欣快感,失眠,注意力不集中,情绪不稳定,少数可以表现为抑郁与躁狂交替发生,另还有少数出现类似躁狂抑郁或精神分裂症样表现或认知障碍。库欣综合征精神症状发生原因可能与下列因素有关:① 由于 GC 调节情感、认知和成瘾行为;② 患者海马有可逆性损害;③ 过早出现大脑皮质萎缩。

二、麻醉要求和术前准备

(一) 麻醉要求

(1) 维持患者血流动力学稳定,根据需要及时应用糖皮质激素,避免和预防肾上腺功能不全和肾上腺皮质危象。

(2) 硬膜外阻滞患者,应充分给氧,保障呼吸道通畅。

(3) 注意控制血糖和维持水、电解质平衡。

(二) 术前准备

(1) 控制血糖和高血压:继发性糖尿病,术前应根据血糖水平,控制饮食,必要时用胰岛素控制血糖(详见第五十八章)。如有高血压,应予以药物控制。

(2) 纠正水和电解质紊乱:伴有盐皮质激素过多的患者常有水钠潴留和低血钾,应用保钾利尿药,促进水钠排出和保钾,同时有利于血压的控制。必要时根据血钾水平补钾。

(3) 应用皮质激素:一般术前不需补充皮质激素。一侧肾上腺腺瘤或癌肿切除患者因常有对侧肾上腺萎缩,或双侧肾上腺切除患者,术中及术后肾上腺皮质激素分泌不能满足需要,为预防术后发生肾上腺皮质功能危象,应在术前、术中及术后补充糖皮质激素。有主张术前 3～4 d 开始补充,每日肌注甲泼尼龙 40 mg,或氢化可的松 100 mg 静脉滴注。

(4) 术前用药镇静、催眠及镇痛药应减量,一般用正常量的 1/3～1/2。肥胖患者不宜用吗啡类镇痛药,以免引起呼吸抑制或呼吸暂停。

三、麻醉选择

(1) 全身麻醉(简称全麻)便于维持和调控循环功能。除依托咪酯有抑制肾上腺皮质功能外,其他常用静脉及吸入麻醉药对肾上腺皮质功能均无明显影响,但患者对各种全麻药及骨骼肌松弛药的需要量均减少。腹腔镜手术应选用全麻。

(2) 硬膜外阻滞对肾上腺皮质功能影响小,基本可满足手术需要。由于手术部位较深,常有牵拉反应及不适,需静脉辅助用药。患者肥胖引起硬膜外穿刺困难,合并有心血管疾病的患者循环功能不易维持稳定,肥胖患者呼吸道不易保持通畅等,主张用全麻或全麻复合硬膜外阻滞更为安全有效。

四、术中管理和注意事项

(一) 术中管理

(1) 血压调控:升压药效果不明显时,应考虑为急性肾上腺皮质功能不全危象。除一般抗休克治疗外,特异性应用糖皮质激素,如氢化可的松 100～300 mg 或甲泼尼龙 40～80 mg 静滴。如出现严重低血压休克,需增加激素用量,并给予升压药支持循环功能。此外,部分皮质醇增多症患者术前易并发高血压,术中探查、挤压肾上腺时,会使血压进一步升高,应维持一定的麻醉深度,必要时用降压药物控制血压。

(2) 充分估计麻醉难度:气管插管或硬膜外穿刺的困难。全麻需做好困难气管插管的相应准备,如纤维支气管镜等,硬膜外麻醉应避免硬膜外反复穿刺,以免损伤。

(3) 加强呼吸管理:向心性肥胖和肌萎缩无力患者常合并呼吸功能不全。硬膜外阻滞患者术中应充分给氧,全麻患者应注意术后呼吸抑制及苏醒延迟。肾上腺术中易损伤胸膜而出现气胸,硬膜外阻滞患者应面罩加压吸氧,肺膨胀后缝合胸膜,并注意是否仍有气胸及肺压缩情况对呼吸造成的影响。

(4) 控制血糖:皮质醇增多症患者常引起继发性糖尿病,术中血糖如＜16.7 mmol/L(300 mg/dl),可不予特殊处理,肾上腺切除后血糖会下降。部分患者肾上腺切除后如未及时补充皮质激素和葡萄糖,可发生低血糖,甚至引起患者苏醒延迟。术中应根据需要监测血糖浓度。

(5) 纠正电解质紊乱:患者常有低血钾,术前未纠正者,术中应继续补钾。

(二) 注意事项

(1) 术前注意纠正电解质紊乱和调控血糖。

(2) 严密监测循环功能,刺激、挤压肾上腺会出现血压的升高。肾上腺切除后,尤其是双侧肾上腺切除,肾上腺皮质和髓质激素水平剧烈下降,会引起血压剧降。用肾上腺皮质激素和去甲肾上腺素纠正血压,并适当补充血容量。肾上腺皮质激素需应用至术后 1～2 周或更长时间。

(3) 患者肥胖,颈部短粗,麻醉诱导及气管拔管后易出现呼吸道梗阻。

(4) 患者有骨质疏松,可发生病理性骨折,皮肤菲薄有出血倾向,应注意皮肤保护和肢体固定。

(5) 患者抗感染能力差,应注意无菌操作,并应用抗生素。

第三节　原发性醛固酮增多症患者手术的麻醉

原发性醛固酮增多症(primary aldosteronism)是由于肾上腺皮质分泌的醛固酮(ALD)过多所引起的综合征,主要表现为高血压,低血钾性碱中毒,血浆 ALD 升高,肾素-血管紧张素系统受抑制等。病因多为肾上腺腺瘤(80%~90%),少数为肾上腺皮质增生或癌肿。

一、病情特点

(一) 高血压　是最早且最常见的表现。原发性醛固酮增多症高血压的发病机制主要与大量 ALD 的潴钠作用有关: ① 钠潴留使细胞外液扩张,血容量增多。② 血液和血管壁细胞内钠离子浓度增加,使管壁对 NE 等加压物质反应增强。由于高血容量和高血钠的存在,对肾素-血管紧张素系统产生显著抑制作用。然而血钠浓度增高和血容量扩张到一定程度时心房内压力感受器受刺激,心房肌会分泌心钠素。它是一种排钠、利尿、降血压的循环激素,会抑制肾近曲小管钠重吸收,使远曲小管的钠离子浓度增加,超过 ALD 作用下的重吸收钠能力,使尿钠排泄增加("脱逸现象"),这是本症较少出现水肿及恶性高血压的重要原因。

(二) 低血钾和碱中毒　醛固酮的保钠排钾作用,使 $Na^{+}-K^{+}$ 和 $Na^{+}-H^{+}$ 交换增加,同时尿氨排出和 Cl^{-}、HCO_3^{-} 吸收增多,引起低钾,以及高钠、高氯、低钾性碱中毒。导致肌无力,甚至周期性瘫痪,肢端麻木,手足搐搦;同时产生心律失常、心肌缺血及低钾性心电图变化,如 Q－T 延长、ST 降低、T 波低平及出现 U 波等。

(三) 肾功能损害　长期大量失钾,肾小管上皮发生空泡变性,肾浓缩功能减退,可引起多尿、夜尿增多,继而出现烦渴、多饮、尿比重低,且对抗利尿激素(AVP)不敏感。过多的 ALD 使尿钙及尿酸排泄增多,易并发肾结石及尿路感染。长期继发性高血压则可致肾动脉硬化,引起蛋白尿和肾功能不全。

(四) 内分泌系统表现　缺钾可引起胰岛 B 细胞释放胰岛素减少,因此原发性醛固酮增多症患者可出现糖耐量减低。原发性醛固酮增多症患者尿钙排泄增多,为了维持正常血钙水平,PTH 分泌增多。

二、术前准备和麻醉要求

(一) 术前准备

(1) 维持麻醉平稳,减少对循环功能的影响。

(2) 椎管内阻滞的患者应适量应用辅助药,减少牵拉反应,同时需充分供氧,保持呼吸道通畅,避免呼吸抑制。

(3) 常规心电图监测和血钾测定,维持电解质和酸碱平衡。

(二) 麻醉要求

(1) 维持水电解质平衡,治疗低钾和促进钠水的排出。同时应用排钠保钾利尿药(如螺内脂)。

(2) 控制高血压: 术前控制血压的主要措施是低钠饮食,利尿,纠正细胞外液及血容量过多。如血压仍过高,可选用直接扩张血管的降压药。

(3) 糖皮质激素应用: 拟行双侧肾上腺切除患者,术前应用糖皮质激素,并于术中继续应用。而行单侧肾上腺切除术的患者,不需常规应用,术中可根据具体情况而定。

(4) 麻醉前用药: 镇静药宜减量,不用抑制呼吸的镇痛药。

(三) 麻醉选择

(1) 全身麻醉除氯胺酮可促进醛固酮的分泌,不宜用于醛固酮增多症患者麻醉外,其他各种麻醉药均可应用。低血钾和肌无力麻痹等可延长非去极化骨骼肌松弛药的作用,这类药物应减量。

(2) 硬膜外阻滞适用于一般情况良好的患者。对预计术中呼吸管理较困难,或高血压合并动脉硬化、心血管代偿功能差的患者以全麻更为安全。

三、术中管理

(一) 保持循环功能稳定　手术探查,挤压肾上腺及肿瘤时可引起血压升高,一般为一过性,不需特殊处理,必要时用适量短效降压药。肾上腺肿瘤切除后如出现低血压,应先补充血容量,必要时用升压药。如效果不佳,应考虑是否有肾上腺皮质功能不足,静滴氢化可的松。

(二) 纠正电解质紊乱　部分患者术前低血钾难以纠正,术中易出现心律失常。因此术中应加强监测,继续补钾。

(三) 注意事项

(1) 控制高血压,注意是否有高血压引起的继发性改变。

(2) 纠正电解质紊乱,尤其是低血钾。

(3) 患者常有高血容量和高血压,全麻诱导应有足够的麻醉深度,以避免血压进一步升高,甚或引起肺水肿。

(4) 术中注意观察是否出现肾上腺功能不全。

第四节 嗜铬细胞瘤手术的麻醉

肾上腺髓质疾病包括嗜铬细胞瘤(pheochromocytoma)和嗜铬细胞增生。嗜铬细胞瘤通常发生于肾上腺髓质(约 90%),少数(约 10%)发生于肾上腺以外的嗜铬细胞组织,如椎旁交感神经丛、肠系膜、膀胱、睾丸等。由于肿瘤所分泌的肾上腺素和去甲肾上腺素的种类、比例的不同及肿瘤大小的差异等,临床表现常常多样化。一般肾上腺外嗜铬细胞瘤由于不能或很少分泌肾上腺素,故以高去甲肾上腺素血症和高神经肽类激素血症的临床表现为主,但肿瘤的部位不同,其表现也有很大差异。

正常人血浆儿茶酚胺(catecholamine,CA)<1 000 pg/ml,尿儿茶酚胺<125 μg/24 h;嗜铬细胞瘤患者体内儿茶酚胺分泌增多,血浆中>2 000 pg/ml,尿儿茶酚胺>1 200 μg/24 h。儿茶酚胺通过 α 肾上腺素能受体和 β 肾上腺素能受体起作用,刺激腺苷酸环化酶介导,产生和激活环磷酸腺苷(cAMP),导致 Ca^{2+} 内流,细胞内 Ca^{2+} 浓度升高,肌钙蛋白和肌动蛋白相互作用增加,从而对心血管系统等产生一系列影响。

一、病情特点

(一) 高血压 是嗜铬细胞瘤患者最常见的临床表现,由于肿瘤分泌肾上腺素和去甲肾上腺素的比例不同,高血压可表现为阵发性、持续性或在持续性高血压的基础上有阵发性加重。以分泌去甲肾上腺素为主的患者,表现为阵发性高血压或持续性高血压阵发性加重。以分泌肾上腺素为主的患者的表现除了有高血压外,还有心动过速等心律失常。嗜铬细胞瘤患者的高血压一般为常规抗高血压药物治疗无效的难治性高血压,但有时对钙通道阻滞剂和硝酸酯类降压药有反应,对 α-肾上腺能阻滞剂反应良好。此外,约 15%的患者血压正常。

(二) 头痛、心悸、多汗三联征 头痛、心悸、多汗是嗜铬细胞瘤高血压发作时最常见的三个症状,80%以上的患者有头痛,表现为严重的前额痛或枕部持续性或搏动性头痛,常较剧烈,呈炸裂样。心悸常伴有胸闷、胸痛、心前区压榨感或濒死感。有些患者平时即怕热多汗,发作时表现为大汗淋漓、面色苍白、四肢发冷。

(三) 心脏病变 其表现是没有冠心病的患者常出现胸痛、心绞痛甚至急性心肌梗死。并且可伴多种心律失常,如窦性心动过速、窦性心动过缓、室上性心动过速、室性早搏、左束支或右束支传导阻滞。也可有充血性或肥厚性心肌病、充血性心力衰竭。另外由于肺毛细血管内皮损害、肺动脉压力增加及细胞内液渗出,可引起非心源性肺水肿。

(四) 体位性低血压和休克 体位性低血压可能与循环血容量减少、肾上腺素能受体下调、自主神经功能受损等导致反射性外周血管收缩障碍等有关。另外嗜铬细胞还可贮存和释放引起血管舒张的神经肽和肾上腺髓质素,有极少数患者低血压是因为肿瘤主要分泌多巴胺,使血管扩张所致。低血容量会减弱血管平滑肌对加压物质的升压反应。

(五) 代谢异常 儿茶酚胺(CA)使体内耗氧量增加,基础代谢率上升,出现不耐热、多汗、体重减轻等表现,有时可有发热。CA 在体内可使肝糖原和肌糖原加速分解,并可促进糖原异生。另外 α_2 受体有抑制胰岛素释放及对抗外源性或内源性胰岛素降血糖的作用,使血糖升高。25%~30%患者有糖耐量异常,肿瘤切除后血糖可恢复正常。少数患者高血糖可能与嗜铬细胞瘤分泌释放的 ACTH、促肾上腺皮质素释放素(CRH)、生长激素释放激素(GHRH)有关。CA 促进脂肪分解,使血中游离脂肪酸增多,患者消瘦,皮下脂肪减少。因持续性高血压加上脂肪代谢紊乱,可诱发动脉粥样硬化及小动脉硬化。

高钙血症是一种较少见的并发症,可能与合并甲状旁腺功能亢进有关,另外嗜铬细胞瘤分泌的甲状旁腺激素相关蛋白(PTHrP),也可引起高钙血症。肿瘤切除后,血钙恢复正常。

(六) 消化系统症状 CA 可抑制内脏平滑肌的收缩,使肠蠕动减弱,可引起腹胀、腹痛、便秘,甚至结肠扩张,有时还可有恶心、呕吐。另外 CA 还可引起胃肠壁血管增殖性及闭塞性动脉内膜炎,以致发生溃疡出血、穿孔等,此时有剧烈腹痛、休克、出血等急腹症表现。CA 还可使胆囊收缩减弱,Oddi 括约肌张力增高,引起胆汁潴留。

(七) 泌尿系统 长期持续性高血压可使肾血管受损,引起大量蛋白尿,甚至肾功能不全。

(八) 静止型嗜铬细胞瘤 指临床无任何症状,常在其他疾病检查或健康体检时偶尔被发现,在特殊情况下(如手术刺激)可诱发嗜铬细胞瘤性高血压。

(九) 嗜铬细胞瘤高血压危象 嗜铬细胞瘤高血压危象的特点表现为血压骤升达到甚至超过警戒水平,或高血压、低血压反复交替发作,血压大幅度波动,甚至出现低血压休克。发作时多伴有全身大汗、四肢厥冷、肢体抽搐、神智障碍及意识丧失等。有的患者在高血压危象时发生脑出血或急性心肌梗死。其发病机制可能是肿瘤在原有的高儿茶酚胺血症的基础上再阵发性地大量分泌、释放儿茶酚胺，作用于血管中枢，影响血管的收缩反射。

二、麻醉要求，术前准备和麻醉选择

（一）麻醉要求

（1）进行有效的循环功能监测，如桡动脉穿刺直接测压、CVP监测等。

（2）避免使用兴奋交感神经、释放儿茶酚胺的麻醉药。麻醉维持以静吸复合较为理想，无论是麻醉诱导或麻醉维持，均应达到足够的麻醉深度。

（3）补足血容量，适时应用降压和升压药，调控和减少血压波动。

（二）术前准备

（1）控制高血压。① α受体阻滞剂：最常用的是口服酚苄明，10 mg/次，2次/d，逐渐增加剂量至血压控制满意。现也常用α_1受体阻滞剂哌唑嗪，1 mg/次，口服，3次/d，逐渐增加剂量至血压控制满意。② β受体阻滞剂：用α受体阻滞剂后出现心率过快，心律失常，或分泌肾上腺素为主的嗜铬细胞瘤患者有心动过速等心律失常，均需加用β受体阻滞剂。常用艾司洛尔、美托洛尔或阿替洛尔。应注意不宜单独或在α受体阻滞剂前使用β受体阻滞剂，否则可引起严重高血压、充血性心力衰竭或肺水肿，尤其是儿茶酚胺性心肌病患者更易出现。③ α和β受体阻滞剂：拉贝洛尔具有α和β受体阻滞作用，由于α受体阻滞作用弱，只有β受体阻滞作用的1/7，一般不作为术前首选用药，不过较适用于有高血压及心动过速的患者。④ 其他：抗高血压药如钙通道阻滞剂等也可使用。

（2）纠正低血容量。用α受体阻滞剂扩张血管的同时，需补充血浆代用品、血浆或全血纠正低血容量，使血细胞比容降至40%以下，可使术中肿瘤切除后更易维持血压的平稳。但对心功能损害患者，应避免负荷过重。

（3）术前用药要达到充分镇静，避免因紧张、焦虑及抗抑郁药引起血压升高和心动过速。可给咪达唑仑及吗啡类镇痛药。避免用阿托品以免增加心率。还应避免使用甲氧氯普胺、氟哌利多和有组胺释放的药，如吗啡等。

（4）嗜铬细胞瘤好发于30～50岁者，患者10%～20%有家族史。肾上腺肿瘤患者有时高血压症状不明显，但对某些药物使用后产生升血压反应时应警惕可能存在嗜铬细胞瘤，这些药物包括甲氧氯普胺、氟哌利多、组胺、高血糖素、三环类抗抑郁药及吩噻嗪类药等。

（三）麻醉选择

（1）全身麻醉是嗜铬细胞瘤患者首选的麻醉方法，尤其是肿瘤定位不确切、异位时，以及紧张患者、不合作小儿，肿瘤大、部位较深、手术难度大的手术。

（2）硬膜外阻滞复合全麻。硬膜外阻滞可降低探查及处理肿瘤时血压升高的程度，但会加重肿瘤切除后的血压下降，需加以注意。硬膜外阻滞复合全麻可以互相取长补短，使患者术中循环功能更平稳，血压波动小，术后恢复快。

三、麻醉处理

（一）麻醉药选择 避免用增加交感-肾上腺系统兴奋性及促儿茶酚胺释放的药物，如氟烷可增加心肌对儿茶酚胺的敏感性，地氟烷、氯胺酮、泮库溴铵等可使心率增快，血压升高。但有些不宜使用的药物是相对的。此外，有组胺释放作用的骨骼肌松弛药也不宜作为首选用药。对氟哌利多的应用仍有争议。硬膜外阻滞时不宜加用肾上腺素或麻黄碱。

（二）监测 常规监测直接动脉压、中心静脉压、心电图、尿量等。按需测定电解质、血气分析、血糖和监测麻醉深度。重症患者可插Swan-Ganz导管监测血流动力学变化。

（三）全麻诱导与维持 全麻诱导是关键，应力求平稳，药物包括丙泊酚、咪达唑仑、阿片类镇痛药和非去极化骨骼肌松弛药等。麻醉诱导前可静注利多卡因1～1.5 mg/kg，以减轻气管插管的心血管反应。必要时也可加用降压药、β受体阻滞剂等抑制插管时心血管不良反应的药物，确保诱导平稳。麻醉维持应根据不同手术阶段和血流动力学状态，调控麻醉深度。

（四）硬膜外阻滞及硬膜外阻滞复合全麻 在用咪达唑仑使患者充分镇静后，选择$T_{10\sim11}$间隙行硬膜外穿刺置管，注入试验剂量，调节适当麻醉平面（T_6～L_1）。术中静脉辅助用药使患者处于浅睡状态。硬膜外阻滞复合全麻时先行硬膜外腔穿刺，注入试验量确定有阻滞范围后，再进行全麻诱导，诱导时应减少用药量，以免血压明显下降。

（五）腹腔镜肾上腺切除 腹腔镜下肾或肾上腺切除，需行后腹膜腔气腹，对血流动力学影响与腹腔镜阻囊手术基本相似，但应注意气腹对肿瘤的牵拉可使心排血量增加和血压升高，同时CO_2进入血液引起高碳酸血症可使交感神经张力增加。

四、术中管理

（一）心血管活性药物 常用心血管活性药物主要包括：① 降压药：酚妥拉明、硝普钠、尼卡地平、硝酸甘油。② 升压药：去甲肾上腺素、肾上腺素、去氧肾上腺素。③ 抗心律失常药：艾司洛尔、拉贝洛尔、利多卡因。麻醉前应根据所具备的药物、病情特点、对药物熟悉程度、用药经验等选择所准备的药物。一般降压药和升压药为必备药，各选择1～2种药物。抗心律失常药根据情况可在麻醉前准备，按具体情况进行选择应用。心血管活性药物理想的用药方式是用微量泵输注，并在手术开始前均应与静脉通路连接好。重症患者麻醉期间由专人管理，以便随时用药、快速调控剂量和停药。

(二) 高血压的处理 在麻醉诱导、体位改变、术中探查、分离和挤压肿瘤时，常发生高血压，甚至高血压危象。一旦发生高血压，即启动降压药输注泵。降压药物的用法如下：硝普钠为 1～8 μg/(kg・min)，一般总量不超过 1～1.5 mg/kg。酚妥拉明静注 1～5 mg，继以 1～10 μg/(kg・min)维持，或直接泵注。硝酸甘油静注 40～100 μg，继以 1～8 μg/(kg・min)维持，或直接泵注。尼卡地平静注 10～30 μg/kg，继以 2～5 μg/(kg・min)维持，或直接泵注。上述药物用量仅供参考，重要的是根据患者血压进行调节，使血压维持在理想水平。由于患者高血压的同时常伴有心率增快，或降压药用后心率反射性增快，并使降压效果下降，应使用β受体阻滞剂，首选短效的艾司洛尔，其效应不会延续至肿瘤切除后。小剂量拉贝洛尔不仅能减慢心率，也有助于降压。

(三) 低血压的处理 肿瘤切除或其血管结扎后，循环中儿茶酚胺浓度剧降，引起血压下降。立即启动升压药输注泵，并同时补充血容量。升压药物的用法如下：去甲肾上腺素 0.1～1 μg/(kg・min)，紧急时先静注 0.1～0.2 μg/kg。去氧肾上腺素静注 100～200 μg，继以 1～5 μg/(kg・min)维持。肾上腺素0.1～1 μg/(kg・min)，紧急时先静注 0.1～0.2 μg/kg。多巴胺 0.5～1.5 mg 静注，继以 3～10 μg/(kg・min)维持。如不是血压急剧下降，或收缩压≥80 mmHg，各种升压药均不必先单次静注，而是直接以微量泵输注，这样可减少血压的波动。有些患者对各种升压药反应不佳，即使用较大剂量，也难以恢复到较理想的血压水平，尤其是双侧肾上腺切除患者，应给予肾上腺皮质激素，可使血压恢复正常水平。

(四) 心律失常的处理 最常见的是心动过速，其次是室性早搏等。以分泌肾上腺素为主的患者更多见。通常用短效β受体阻滞剂控制心率，利多卡因抑制室性早搏(详见第一百章)。必要时暂停或减少手术刺激。

(五) 术中液体管理 患者术前存在不同程度的低血容量和血液浓缩，肿瘤切除前，应用晶体和血浆代用品进行一定的容量预负荷，可使中心静脉压达到 12 mmHg，甚或更高，有利于肿瘤切除后维持血压的平稳。肿瘤切除后根据中心静脉压及心脏功能状况，继续补充血容量。如循环功能稳定、容量充足，则应及时使用利尿药，监测并调整血细胞比积。由于肿瘤切除后儿茶酚胺浓度的下降，解除了儿茶酚胺对胰岛素的抑制，可在 3 h 后出现低血糖，甚至低血糖休克，应注意监测并及时补充葡萄糖。

嗜铬细胞瘤患者的手术和麻醉处理较复杂，麻醉和手术期间可发生急骤的血流动力学变化，对麻醉的要求较高，麻醉医师在处理该类患者时，注意力须高度集中，随时准备采取应急措施。需注意以下几点：① 术前准备的关键是应用α受体阻滞剂等控制高血压，并纠正低血容量。② 麻醉前使患者充分镇静，避免紧张和焦虑。③ 保证足够有效的静脉通路，建立有效的循环功能监测。④ 备好各种心血管活性药物。重症患者由专人管理和调控。⑤ 严密观察和及时处理挤压肿瘤时的血压升高，以及肿瘤切除后的血压下降。

(金善良　张富军　于布为)

参考文献

[1] 杭燕南. 当代麻醉学[M]. 上海：上海科学技术出版社，2002：795-807.

[2] 孙则禹. 现代肾上腺外科学[M]. 南京：南京大学出版社，1999：168.

[3] Pivonello R, De Martino MC, De Leo M, et al. Cushing's syndrome[J]. Endocrinol Metab Clin North Am, 2008,37：135-149.

[4] Ganguly A. Primary aldosteronism[J]. N Engl Med, 1998, 339：1828-1834.

[5] Salvatori R. Adrenal insufficiency[J]. JAMA, 2005, 294：2481-2488.

[6] Marik PE, Varon J. Requirement of perioperative stress doses of corticosteroids：a systematic review of the literature[J]. Arch Surg, 2008,143：1222-1226.

[7] O'Riordan JA. Pheochromocytomas and anesthesia[J]. Int Anesthesiol Clin, 1997,35：99-127.

[8] Suzuki K, Ushiyama T, Fujita K, et al. Laparoscopicadrenalectomy, experiences with 50 patients[J]. Urologe A, 1996,35：233.

[9] Kinney MAO, Bradly JN, Warner MA. Perioperative management of pheochromocytoma[J]. J Cardiovasc Anesth, 2002,16：360-369.

[10] Pacak K. Preoperative management of the pheochromocytomapatient[J]. J Clin Endocrinol Metab, 2007,92：4069-4079.

第六十一章 肥胖及睡眠呼吸暂停综合征患者麻醉

肥胖（obesity）是机体的脂肪组织超过正常比例的代谢性疾病。目前我国肥胖人口比例大约为28.9%。我国城市0～7岁儿童中肥胖发生率也已达0.91%。

肥胖人群可发生多种并发症，包括冠心病、高血压、脂血症、糖尿病、胆囊疾病、骨关节退行性疾病、阻塞性睡眠呼吸暂停综合征以及各种社会心理疾病等。近年来，治疗肥胖的外科技术也不断发展，如空回肠旁路术、胃减容术、腹腔镜减重术等。因此肥胖人群经历外科手术的概率也日益增加，围术期易发生低氧血症、代谢紊乱和胰岛素抵抗，其围术期处理对麻醉医师提出了新的挑战。

第一节 肥胖的定义及生理改变

一、肥胖的定义

(1) 实际体重与理想体重的比例，即Broca指数。男性理想体重(kg)＝身高(cm)－100。女性理想体重(kg)＝身高(cm)－105。若Broca指数≥120%可视为肥胖，而Broca指数≥200%则是病理性肥胖。

(2) 体重指数(body mass index，BMI)。BMI(kg/m^2)＝体重(kg)/身高(m^2)。根据BMI将人群分为以下等级：低体重，BMI≤20 kg/m^2；正常体重，BMI＝20～25 kg/m^2；超重，BMI＝25～30 kg/m^2；肥胖，BMI＝30～40 kg/m^2；病态肥胖，BMI＞40 kg/m^2。BMI＝25～30 kg/m^2者为低危组，BMI＞40 kg/m^2者为极高危组。世界卫生组织(WHO)标准：BMI＞35 kg/m^2为病态肥胖，BMI＞50 kg/m^2为重度病态肥胖，BMI＞55 kg/m^2为极度病态肥胖。

(3) 内脏脂肪面积(V)/皮下脂肪面积(S)。利用CT在患者脐高水平测定内脏脂肪面积与皮下脂肪面积的关系。V/S＜0.4为皮下脂肪型肥胖，这类人群仅心排血量比常人增加；V/S＞0.4为内脏脂肪型肥胖，常有胰岛素敏感性低下、高血压及动脉粥样硬化等，心血管意外的发生率相应增加。

(4) 腰臀比例(W/H)。(W/H)＞0.85即为上半身型或腹部肥胖型，多并存糖尿病、脂血症、高血压及缺血性心脏病。

二、肥胖者的病理生理改变

（一）呼吸系统 肥胖人群胸腹部堆积大量脂肪，肺和胸壁的顺应性均降低，呼吸系统总体顺应性可降低35%，膈肌抬高，补呼气量(ERV)、功能余气量(FRC)、肺活量(VC)及肺总量(TLC)减少，而闭合容量(CC)不仅不减少反而可能增加，严重时功能余气量＜闭合容量，部分小气道提前关闭，肺血流增加，当远端无通气肺泡仍有灌注时，便可产生通气/灌注(V/Q)失调。皮下、胸腹部和内脏器官周围大量脂肪组织堆积，常使患者腹部膨隆、胸椎后伸、腰椎前凸，导致肋肌运动受限，胸廓相对固定，限制了胸式呼吸和腹式呼吸运动。由于呼吸系统顺应性减小，气道阻力明显增加，肥胖人群呼吸做功大于正常人群。5%～10%的患者可在静息状态下出现嗜睡、低通气量和高碳酸血症及发绀诱发的红细胞增多症，即所谓的肥胖低通气综合征(obesity hypoventilation syndrome，OHS)，又称睡眠呼吸暂停低通气综合征(sleep apnea hypopnea syndrome，SAHS)或匹克威克综合征(Pickwickian's syndrome)。

在体位变化为仰卧位时，腹腔内容物可明显压迫膈肌，使膈肌运动受限，造成FRC下降、肺总顺应性下降和明显的通气/血流比例失调，导致动脉血氧分压低下。少数病态肥胖者伴有心功能障碍，当体位变为仰卧位时可导致心脏储备失代偿，继发肺淤血、低氧血症、高二氧化碳血症和呼吸性酸中毒，肺血管阻力升高，血管外肺水增加，形成恶性循环，严重者可猝死，称为肥胖仰卧位死亡综合征。

肥胖患者中有很大一部分存在阻塞性睡眠呼吸暂停(obstructive sleep apnea, OSA)，应列为高危患者。OSA定义为患者睡眠中在吸气努力的情况下，呼吸气流停止时间超过10 s(图61-1)，且每小时发作5次或以上，并伴有动脉血氧饱和度下降超过4%。肥胖是OSA的一个重要的独立致病危险因素，61%～90%的OSA患者是BMI>29 kg/m^{2}的肥胖者。肥胖者易发生OSA的原因是：脂肪组织在咽部特别是咽侧壁堆积可使咽腔狭窄，呼吸时咽部的开放度下降。这些松弛的脂肪组织在吸气相负压作用下更易产生软腭与会厌之间柔软的口咽壁塌陷，加重气道梗阻的风险。另外，由于颈部和下颌部脂肪组织较厚，使患者口咽部和喉咽部的腔外压增加，出现上气道受压的表现。这些病理变化使麻醉诱导时困难插管的风险增加，以及术后苏醒期的处理更加困难。

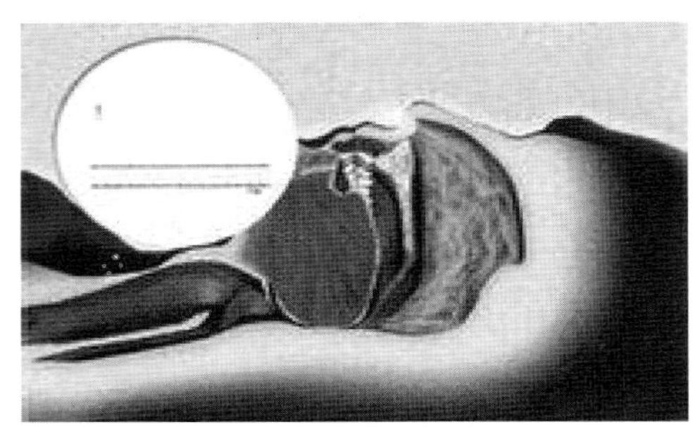

图61-1　阻塞性睡眠呼吸暂停

舌后坠阻塞气道。

(二) 心血管系统　肥胖患者可引起心脏结构改变，如左心室肥大(心室扩大和室壁增厚)，OSA患者还可伴有右心室扩大和室壁肥厚。心肌收缩力减弱，舒张功能异常。心血容量的增加与体重成正比。机体耗氧量和心排血量增加，充血性心力衰竭与体重有直接关系。冠心病和心律失常(如房颤)等的发生概率升高。据报道，肥胖患者患高血压的风险是正常体重者的10倍，严重高血压及中度以上高血压分别占肥胖人群的5%和50%。脂肪组织浸润心脏传导组织，可继发传导阻滞，也是猝死的重要因素。

(三) 内分泌系统　过量贮存的脂肪降解产生大量的游离脂肪酸(FFA)，由腹部脂肪细胞进入门静脉系统。FFA的增加严重阻碍了肝脏摄取胰岛素，导致肝脏糖利用和糖原异生障碍；同时，肝脏摄取胰岛素减少，直接导致循环胰岛素浓度增加，进而导致胰岛素受体的表达下调，产生胰岛素抵抗，最终将产生高血糖症。BMI>35 kg/m^{2}的女性和男性患糖尿病的危险性分别升高93倍和42倍；如果腰围>102 cm，糖尿病的发病危险可提高3.5倍。

1. 胰岛素　胰岛素促进脂肪细胞摄取葡萄糖合成脂肪，抑制脂肪分解。后两个作用在肥胖症发病机制中特别重要。肥胖症者胰岛素分泌特点为：① 空腹基础值高于正常或正常高水平；② 口服葡萄糖耐量试验过程中，随血糖升高，血浆胰岛素进一步升高；③ 血浆胰岛素高峰往往迟于血糖高峰，故在餐后3～4 h可出现低血糖反应。近年还发现肥胖患者胰岛素受体数量及亲和力均降低，存在胰岛素不敏感性和抵抗性。为满足糖代谢需要，胰岛素必须维持在高水平，而高胰岛素血症对脂肪细胞和脂肪代谢来说，会使脂肪合成增加，分解减少，使肥胖进一步发展。

2. 糖皮质激素　单纯性肥胖者可有一定程度的肾上腺皮质功能亢进，血浆皮质醇正常或升高；而在继发性肥胖中，皮质醇增多症者血浆皮质醇明显增高，血糖升高，引起胰岛素升高，后者导致脂肪合成过多，形成肥胖。由于躯干及四肢脂肪组织对胰岛素和皮质醇反应性不同，故呈向心性肥胖。

3. 生长激素　生长激素具有促进蛋白质合成，动员储存脂肪及抗胰岛素作用，生长激素与胰岛素在糖代谢的调节中存在着相互拮抗作用。如果生长激素降低，胰岛素作用相对占优势，可使脂肪合成增多，造成肥胖。

4. 甲状腺激素　肥胖者一般不存在甲状腺功能异常，即使肥胖者基础代谢率可能比正常人稍低，也不代表甲状腺功能低下。偶见肥胖与甲状腺功能低下合并存在。

5. 性腺激素　女性机体脂肪量多于男性，女性机体脂肪所占百分率明显高于男性，皮下脂肪可比男性相应部位厚度增加一倍。在妇女妊娠期、绝经期，男性去势后，均可出现肥胖。除少数性腺功能低下性肥胖外，一般肥胖者不存在性激素分泌紊乱。

6. 胰高血糖素　胰高血糖素作用和胰岛素相反，抑制脂肪合成。

7. 儿茶酚胺　儿茶酚胺是由脑、交感神经末梢、嗜铬组织主要是肾上腺髓质生成的，能促进脂肪分解，大脑皮质通过儿茶酚胺及5-羟色胺调节下丘脑功能，交感神经通过儿茶酚胺调节胰岛素分泌。肥胖患者脂肪组织对儿茶酚胺类激素作用不敏感。

(四) 其他脏器　肥胖患者的胃液分泌量大，胃酸pH低，加上腹腔内脂肪堆积，腹内压高，其食管裂孔疝、误吸及吸入性肺炎的发生风险增加。肥胖患者90%有肝内脂肪浸润，甚至伴有轻度肝转氨酶升高，严重肥胖者常并存黄疸或胆囊疾患，导致肝功能紊乱。肥胖患者并发肾脏疾病时，有显著性蛋白尿，多数有局限性肾小球硬化症及(或)糖尿病性肾病。

第二节 肥胖患者的围术期处理

一、术前访视要点

(一) 常规评估插管困难 颜面畸形，如小下颌畸形、下颌后缩畸形、舌体位置异常等，上呼吸道解剖异常，如口咽腔狭小、扁桃体腺样体肥大、舌体肥大等，颈围的大小、头后仰度、枕寰活动度、颞颌关节活动度、舌体大小、甲颏间距、Mallampati 评分、张口度等。有条件可以利用超声在声门水平对皮肤和气管前壁之间的软组织厚度进行定量。

(二) 是否伴有 OSA 筛选可通过“STOP 问卷”及“BANG 问卷”，询问是否存在以下情况。

(1) S——打鼾(snoring)。是否有很响鼾声？隔壁房间也能听到吗？

(2) T——日间嗜睡(tiredness)。容易疲劳吗？常有白天嗜睡吗？

(3) O——呼吸暂停(observed apnea)。有人观察到您睡眠时呼吸暂停吗？

(4) P——高血压(blood pressure)。有否高血压，经过治疗吗？

(5) B——体重指数(BMI)>35 kg/m^2。

(6) A——年龄(age)>50 岁。

(7) N——颈围(neck circumference)>40 cm。

(8) G——性别(gender)是男性。

存在 2 个以上 STOP 问题或 3 个以上 BANG 问题则是 OSA 高危人群。同时也可进行睡眠呼吸监测，用多导睡眠仪(polysomnography)评价患者的呼吸暂停-低通气指数(AHI)(表 61-1 和表 61-2)。根据 AHI 将 OSA 患者的严重程度分为三级：AHI 5～15 为轻度，15～30 为中度，>30 为重度。研究证明，STOP 问卷结果与睡眠呼吸监测获得的 AHI 分级密切相关。对于已确诊并进行呼吸睡眠治疗的 OSA 患者，若需用 CPAP>10 cmH_2O，则提示存在面罩通气困难。

表 61-1 2002 年耳鼻咽喉头颈外科全国年会(杭州)睡眠实验室标准

OSA 严重程度	AHI	最低血氧饱和度(%)
无	0～5	
轻度	5～15	≥85
中度	15～30	65～84
重度	>30	<65

注：AHI，即呼吸暂停-低通气指数：睡眠中平均每小时呼吸暂停+低通气数。

表 61-2 国外儿童睡眠实验室标准

OSA 严重程度	儿童 AHI
无	0
轻度	1～5
中度	6～10
重度	>10

注：参考 ASA 的“OSA 患者围术期管理指南”(2006)。

(三) 肺功能检查、动脉血气检查以及屏气试验 以判断患者的肺功能及其储备能力。术前常规动脉血气基础值的测定有助于判断患者 CO_2 清除能力，有利于指导术中和术后的通气治疗。

(四) 心血管疾病 有无高血压、肺动脉高压、心肌缺血等病史或症状。除常规心电图和胸片检查外，必要时可行动态心电图、心彩超检查等。

(五) 询问患者入院前 6 个月内及住院期间的用药史 尤其需询问是否服用减肥药物以及采用过的减肥治疗措施等。部分新型减肥药具有一定的拟交感作用或(和)内源性儿茶酚胺耗竭作用，使患者在麻醉诱导和维持中，其循环功能的变化难以预料，出现严重低血压或高血压的可能性增加。若患者既往有外科手术史，注意询问其困难气道、静脉通路、ICU 停留时间及外科手术预后等情况。

二、术前准备和用药

(一) 肥胖患者监测的特殊要求 周围静脉置管困难者考虑在超声引导下放置中心静脉导管以减少穿刺引起的并发症。如无法找到合适的袖带测量无创血压，则是进行动脉置管的指征，同时便于动脉血气分析。

(二) 事先要准备合适大小的手术床 将患者安全地绑缚于手术床上，防止跌落。特别要在所有可能的受压点放置弹性凝胶垫或吃重的软垫，防止皮肤破损、组织坏死感染，甚至因长时间受压后引起的横纹肌溶解导致肾衰竭或死亡。

(三) 避免麻醉前用药 包括镇静药和麻醉性镇痛药。必要时可缓慢静脉注射小剂量的咪达唑仑，但应注意保持呼吸道通畅，术前应尽量避免镇痛药的使用，并严密监护。

(四) 预防误吸、静脉或肺栓塞 饱胃、食管裂孔疝或合并 2 型糖尿病的肥胖患者，必须要使用 H 2受体阻

滞剂或质子泵抑制剂。也可考虑在清醒状态下行纤维支气管镜气管插管。应用低分子肝素预防静脉或肺栓塞。

(五) 体位与麻醉诱导 肥胖患者的麻醉诱导阶段要比体型偏瘦者复杂得多，除了患者的体位、诱导药物及插管设备等准备外，还需具备困难气道处理的相关知识和设备。重度肥胖患者的适当体位是将患者的肩背部和头部垫高，以使其头部高于前胸壁水平线或高于胸骨切迹至外耳道连线的水平。这种体位不仅能改善患者的呼吸力学，而且能更好地暴露口腔至声门的通路。

(六) 术前呼吸机辅助治疗 包括持续气道正压通气(CPAP)、经鼻翼无创正压通气(NIPPV)、双水平正压通气(BiPAP)等。通常经 3 个月的呼吸支持治疗能够缓解 OSA 导致的心血管功能紊乱和代谢异常。

三、全身麻醉实施

(一) 全身麻醉诱导 肥胖患者颈短、脖粗、舌体大及明显过多的咽部软组织，常导致插管困难及面罩通气困难。有研究报道，BMI＞35 kg/m^2 时发生困难插管的概率可达 15%，肥胖并伴有 OSA 患者的插管失败率可高达 5%，在诱导期发生既不能插管也不能面罩通气的危险亦显著上升，为 0.01‰～2‰。在诱导期至少应有 2 人协助托下颌、压面罩、挤压呼吸囊及压迫环状软骨等操作，以保持呼吸道通畅，防止误吸。除常规直接喉镜外，备用纤维支气管镜、喉罩、可视喉镜及紧急气管切开等器械。BMI＞26 kg/m^2 的患者中面罩通气困难的发生率可增加 3 倍。面罩通气困难的 5 项独立危险因素包括：年龄＞55 岁、BMI＞26 kg/m^2、缺齿、缺胡须以及打鼾史。病态肥胖患者中，与插管困难相关的风险因素只有 2 个，即 Mallampati 分级＞3 级和颈围＞40 cm，而绝对体重和 BMI 的增加都不与插管困难直接相关。对术前评估面罩通气和气管插管均有困难者，考虑在一定镇静及表面麻醉下行清醒气管插管(详见第二十二章)。

(二) 预给氧 肥胖患者的 FRC 是降低的，且平卧位的潮气量低于小气道闭合容积，导致出现肺不张以及氧合障碍，因此，预给氧对于此类患者诱导期间插管非常重要。诱导期间面罩给予 100%纯氧，停止通气后，肥胖患者氧饱和度跌至 90%的时限＜3 min，而正常 BMI 人群则可达 6 min。延长肥胖患者无通气时间的方法包括：面罩通气时使用 10 cmH$_2$O CPAP 或 PEEP，并有利于减少插管后的肺不张；25°或 30°头高位，或同时头高脚低位，对肥胖患者施行快诱导气管插管应尽量在 2 min 内完成。

(三) 全身麻醉药的代谢 肥胖影响麻醉用药物的分布、蛋白结合和排泄。肥胖患者血容量、心排血量和肾小球滤过率增多，肌酐清除率正常或增加。亲脂性药物在肥胖患者的分布容积改变，特别是常用的麻醉药物苯二氮䓬类和巴比妥类。但地高辛、普鲁卡因胺和瑞芬太尼例外，尽管是高度脂溶性，其特性和分布容积却没有关系。在使用药物时，主要根据临床效果调整剂量达最佳状态。若按实际体重给药，则咪达唑仑、芬太尼或舒芬太尼的剂量较大，而丙泊酚则需减小剂量。但咪达唑仑持续输注剂量应按理想体重计算。对于水溶性骨骼肌松弛药维库溴铵或罗库溴铵及顺阿曲库铵，剂量应根据理想体重计算，再按肌松阻滞的程度调整。肥胖患者的假性胆碱酯酶和细胞外液量增多，琥珀胆碱需根据实际体重给药。吸入麻醉药的选择取决于其组织溶解度，以血/气分配系数或脂/气分配系数表示。七氟烷、地氟烷的脂溶性较异氟烷低，恢复基本类似。但有研究认为，地氟烷是肥胖患者最好的吸入麻醉药，比七氟烷或丙泊酚更稳定，恢复更迅速。肥胖患者应避免使用氧化亚氮(N_2O)，因 N_2O 会进入空气腔隙，在减肥治疗手术，特别是腔镜手术，会增加腹内气体容积，给外科手术操作增加难度。

(四) 术中通气维持 由于肥胖患者腹内压升高，引起 FRC、肺顺应性及氧合降低，全身麻醉诱导后会出现与此相关的肺萎陷及肺不张(从 1%增加到 11%)，因此需要有良好的通气策略，预防发生肺不张。一般设定潮气量 8～10 ml/kg，也可用小潮气量 6 ml/kg。如伴有低氧血症，除提高吸入氧浓度外，可加用 5～10 cmH$_2$O PEEP 改善氧合。对于每个特定的肥胖患者要考虑正负影响的综合效应。减肥手术时应用压力控制通气较容量控制通气能更好提高氧合。

(五) 术中液体管理 据报道术前充分水化(饮水至术前 2 h)和较大量的术中补液(20 ml/kg)可以减少术后体位性低血压、头晕、嗜睡、恶心和疲倦的发生率。此外，肥胖患者的绝对液体需要量也应该更大。由于病态肥胖的患者发生横纹肌溶解的风险较高，术中予以大量液体可减少潜在的肾功能衰竭的可能性。但应根据实际情况和血流动力学监测确定实际输液量。

四、部位麻醉

部位麻醉用于肥胖患者的优点：① 可以避免全身麻醉时的困难插管和反流误吸。② 提供术后安全有效的镇痛方法，减少术中和术后阿片类药物的用量。③ 降低呼吸系统相关并发症。

注意事项：① 大量脂肪堆积和骨性标志不明显，使得神经阻滞和椎管内麻醉的实施非常困难。BMI＞25 kg/m^{2}是阻滞失败的独立危险因素，阻滞失败概率随 BMI 增加而增加，往往需要辅助全身麻醉。② 神经阻滞时采用周围神经刺激仪或超声引导定位，可以提高阻滞的成功率和麻醉效果。③ 硬膜外麻醉坐位穿刺是较佳的体位，采用加长的 15 cm 穿刺针。④ 肥胖患者腹内压较高，硬膜外腔静脉丛怒张，穿刺时易致硬膜外腔出血。⑤ 肥胖人群脑脊液体积减小，无论是蛛网膜下腔还是硬膜外腔注射常规剂量的局部麻醉药都会产生比正常人更广泛的阻滞，因此椎管内阻滞局部麻醉药用量只需正常人的 2/3。⑥ 平面不宜超过 T_6，否则易产生呼吸抑制。阻滞不全时应避免辅助应用大剂量的镇痛药和镇静药。

五、术后拔管和镇静与镇痛

(一) 气管拔管　肥胖患者在拔管后易发生呼吸道梗阻，可能与反复插管引起的喉头水肿相关，因此应该严格掌握肥胖患者的拔管指征：患者完全清醒；骨骼肌松弛药及阿片类药残余作用完全消失；吸入 40%氧气时，PaO_2＞80 mmHg 或无创脉率－血氧饱和度(SpO_2)＞96%，$PaCO_2$＜50 mmHg，呼吸肌显示的最大吸气力至少达到－25～30 cmH_2O，潮气量＞5 ml/kg；循环功能稳定。对于病态肥胖患者术后都应在 ICU 或 PACU 中拔管。拔管后放置口咽或鼻咽通气道，做好面罩通气的准备。不能确定拔管后是否能良好通气，是否需要重新插管时，应通过气管导管交换导管或纤维支气管镜拔管以策安全。半卧位拔管可减轻由腹腔内容物引起的膈肌压迫。拔管后仍应继续鼻导管吸氧，维持 SpO_2＞95%。

(二) 术后镇静与镇痛　对于需要镇静的患者，咪达唑仑与丙泊酚在相似的镇静水平上，有类似的呼吸道梗阻倾向，但丙泊酚的呼吸问题消失得更快。右旋美托咪啶是一种无交感神经性呼吸抑制的高选择性 α_2 肾上腺素受体激动剂，具有镇静、遗忘及镇痛作用，可用于提供镇静、镇痛。肥胖患者术后由于疼痛、排痰困难、呼吸不敢用力，使肺活量、潮气量及最大通气量进一步降低，术后易并发肺部感染、肺不张。术后镇痛有益于改善呼吸功能，减少术后呼吸并发症。目前一致认为应尽可能避免对 OSA 患者使用阿片类药物，尤其是接受上气道手术的 OSA 患者。ASA 推荐使用局部麻醉来减少全身使用阿片类药物的不良反应。首选非类固醇抗炎药，肥胖患者对亲脂性药物的代谢要比普通患者更完全，且代谢时间更长。体内脂肪的增加会增加舒芬太尼的分布容积并减慢其消除。肥胖患者以其实际体重计算用药剂量会高估芬太尼的需要量。病态肥胖患者应避免使用患者自控镇痛。对腹部切口较大、预计术后疼痛较明显者，可全身麻醉诱导前放置硬膜外导管，以备术后患者自控硬膜外镇痛。四肢手术后可施行外周神经阻滞镇痛。

第三节　特殊肥胖患者的麻醉

一、肥胖患者施行常见手术的麻醉特点

减肥手术(bariatric surgery)主要是胃减容术及腹部脂肪抽吸(详见第六十四章)。目前最常施行的减肥手术是腹腔镜缩胃手术，又名袖状胃切除手术(laparoscopic sleeve gastrectomy)。该手术在腹腔镜下施行，由于气腹对肥胖患者呼吸和循环功能的影响更加明显，全身麻醉过程中必须加强监测和及时处理。头低位和术后肺不张更易发生低氧血症，手术结束，应尽量张肺。该类患者术后需尽早活动和特殊护理，防治低氧血症。

二、OSA 患者麻醉

61%～90%的 OSA 患者为肥胖者，可明显增加患者气道处理和麻醉管理的难度。80%～95%的患者并未能得到确诊，因而更进一步增加了麻醉的风险。术前访视肥胖患者时，都应该排除是否伴有 OSA。

(一) 术前准备　术前最好使用便携式睡眠监测、夜间血氧饱和度监测及鼻罩 CPAP 治疗。术前鼻罩 CPAP 治疗 1 周可以改善咽部的塌陷，增加咽部横断面上的空间，也利于术后 CPAP 的呼吸支持治疗。

(二) 下肢或下腹部的手术　如果患者能耐受手术体位对呼吸的影响，做好了气道的充分准备，手术时间又不长，而且麻醉实施又没有技术困难，可考虑采用神经阻滞麻醉。

(三) 全身麻醉　需充分考虑到肥胖及 OSA 是诱导时面罩通气困难及插管困难的高危因素。患者体位最好保持嗅花位或半卧位下抬高躯干和头部的倾斜位。这样的体位可降低咽部封闭压，改善咽部解剖结构的失衡，增加肺容积，改善直接喉镜下咽部的视野。确保良好面罩通气，托好下颌，必要时置通气道，防止气道梗阻，去氮时至少吸入纯氧超过 3 min。也可结合 CPAP 或 BiPAP 机械通气改善氧合。当严重肥胖 OSA 患者存在困难气道时，必须考虑清醒纤维支气管镜气管插管(详见第二十六章)。

(四) 气管拔管　OSA 患者手术结束后，由于咽喉部水肿和血液或分泌物积聚等原因，气管拔管后需高度警惕气道梗阻发生。术后即刻是否保留气管导管，须根据插管难度、术中情况、OSA 严重分级以及是否合并心肺疾病来决定。拔除气管内导管指征：① 意识清楚，定向力完全，对指令有反应。② 呛咳和吞咽反射恢复。③ 拔管前充分骨骼肌松弛药拮抗使其作用充分消

退。④ 充分吸尽咽喉部的分泌物和残留血，确保术野无活动性出血。此类患者应常规做好再次气管内插管的准备。因此，拔管需进行如下准备：① 合适的口咽或鼻咽通气道，以及面罩或喉罩。② 拔管无把握时，应预先插入气管导管换管引导导管，拔管后如有呼吸困难可立即引导再插管。③ 必要时使用 CPAP 辅助呼吸。

(五) PACU 复苏 手术结束时，OSA 患者苏醒期的躁动和激惹是非常危险的，对于心血管疾病的 OSA 患者在苏醒期和拔管时可使用β受体阻滞剂或抗高血压药物。根据 ASA 指南，对 OSA 患者应尽量避免使用术后镇痛。必须使用的患者，加强呼吸监护 24 h 以上。患者苏醒后应保持坐位或侧卧位，或垫枕头保持嗅花位，防止出现咽部梗阻。在 PACU 或病房就可通过鼻罩 CPAP 供氧。此外，关于 OSA 的新指南建议，患有睡眠呼吸暂停的患者在拔管和恢复时不应处于仰卧位，同时预诊断为 OSA 或高危的未诊断 OSA 患者应该在恢复室观察 3 h。如果一个患者的血氧饱和度下降到 90%以下，或呼吸频率降到 8 次/min 或以下，或呼吸暂停发作持续时间≥10 s，那么就应该进入 ICU 进行术后 CPAP 或者 NIV(无创通气)。

(六) 术后处理 OSA 患者术后并发症较多，包括气道梗阻、低氧血症、再次插管以及高血压、心律失常等。患者进入 PACU 后，若可能均应保持半直立位体位(30°头高位)。尽管辅助吸氧有益于大多数患者，但在给氧时需注意，吸氧可能降低缺氧性呼吸驱动力，增加呼吸暂停事件的发生。严重的 OSA 患者上气道手术气管拔管后很容易发生咽部水肿导致窒息。即使没有响亮的鼾声，也要充分警惕咽部梗阻的发生。

三、小儿肥胖患者的麻醉

我国肥胖儿童的年增长率为 0.5%。儿童已经与成人肥胖者一样存在与肥胖相关的并发症。实际 BMI 超过 BMI 曲线下百分位数的 85%为超重，超过 95%为肥胖，超过 99%为超级肥胖。

小儿肥胖患者，哮喘发病率增加到 30%，而 OSA 的发病率至少为 17%。这些小儿往往伴有心率加快、血压升高、心排血量和血容量的增加。严重肥胖的青少年，由于长期的氧耗增加加剧心脏负荷，会处于心肌劳损的风险中。严重肥胖的青少年还伴有胰岛素抵抗和代谢综合征。肥胖儿童 50%～61%存在非酒精性脂肪性肝病，是导致小儿慢性肝脏疾病的最常见病因。

小儿肥胖者麻醉处理原则和方法基本参照成人肥胖者。熟悉并掌握小儿肥胖者病理生理的特点，也是成功应对的关键。

(彭元志　陈　琦　王英伟)

参考文献

[1] Brodsky JB, Lemmens HJ, Brock-Utne JG, et al. Morbid obesity and tracheal intubation[J]. Anesth Analg, 2002, 94: 732-736.

[2] Byrne TK. Complications of surgery for obesity[J]. Surg Clin North Am, 2001, 81: 1181-1193.

[3] Ezri T, Warters RD, Szmuk P, et al. The incidence of class "zero" airway and the impact of Mallampati score, age, sex, and body mass index on prediction of laryngoscopy grade[J]. Anesth Analg, 2001, 93: 1073-1075.

[4] Gross JB, Bachenberg KL, Benumof JL, et al. Practice guidelines for the perioperative management of patients with obstructive sleep apnea: a report by the American Society of Anesthesiologists Task Force on Perioperative Management of patients with obstructive sleep apnea[J]. Anesthesiology, 2006, 104: 1081-1093.

[5] Hillman DR, Platt PR, Eastwood PR. The upper airway during anaesthesia[J]. Br J Anaesth, 2003, 91: 31-39.

[6] Perilli V, Sollazzi L, Modesti C, et al. Comparison of positive end-expiratory pressure with reverse Trendelenburg position in morbidly obese patients undergoing bariatric surgery: effects on hemodynamics and pulmonary gas exchange[J]. Obes Surg, 2003, 13: 615-619.

[7] Chung F, Yegneswaran B, Liao P, et al. STOP questionnaire: a tool to screen patients for obstructive sleep apnea[J]. Anesthesiology, 2008, 108: 812-821.

[8] 中华耳鼻咽喉科头颈外科杂志编辑委员会，中华医学会耳鼻咽喉科头颈外科分会咽喉学组. 阻塞性睡眠呼吸暂停低通气综合征诊断和外科治疗指南[J]. 中华耳鼻咽喉头颈外科杂志, 2009, 44: 95-96.

[9] 刘莹，王广发. AHI 是否是评价 OSAHS 病情的金标准?——谈 AHI 与 OSAHS 主要靶器官损害的相关性[J]. 中国呼吸与危重监护杂志, 2009, 8: 417-420.

[10] Chung F, Ward B, Ho J, et al. Shapiro C. Preoperative identifi cation of sleep apnea risk in elective surgicalpatients, using the Berlin questionnaire[J]. J Clin Anesth, 2007, 19: 130-134.

[11] 唐胜平，刘晓江，西志梦，等. 悬雍垂腭咽成形术的麻醉处理[J]. 临床麻醉学杂志，2000，16: 30-31.

[12] Miller RD, Eriksson LI, Fleisher LA, et al. Miller's Anesthesia[M]. 7th ed. Philadephia: Churchill Livingstone Inc, 2009, 2357-2388.

[13] Penzel T, Moller M, Becker HF, et al. Effect of sleep position and sleep stage on the collapsibility of the upper airways in patients with sleep apnea[J]. Sleep, 2001, 24: 90-95.

[14] Adesanya AO, Lee W, Greilich NB, et al. Perioperative Management of ObstructiveSleep Apnea[J]. Chest, 2010, 138: 1489-1498.

[15] Chung P. Perioperative management of the morbidly obese. Review Course Lectures, 2012 Annual Meeting of the RISA. 54-59.

第六十二章 眼科手术麻醉

眼科手术与显微技术的进展,对麻醉提出更高要求,即要求患者安静合作,镇痛效果完善,眼球固定和眼内操作时绝对制动,维持正常眼内压,以确保患者安全和手术顺利进行。眼科麻醉应考虑以下几种情况:① 眼科手术以老年人和小儿(尤其是婴幼儿)为多。老年人常有并存症,如糖尿病、冠心病、高血压及慢性肺部疾病。小儿可伴有其他先天性畸形或少见的先天性病理综合征。术前麻醉医师需仔细收集有关资料,应针对老年、小儿患者作必要的麻醉前检查。② 患者困于失明,更易有焦虑不安心理,应关注其心理和行为状况。③ 头面部手术术野小,且有手术巾覆盖,全麻时必须保持气道通畅,急诊、小儿及饱腹患者更应提高警惕。④ 防治与监测眼心反射。⑤ 减少麻醉用药和操作对眼内压的影响。⑥ 注意眼科用药的全身效应。⑦ 手术中严密监测生命体征。

第一节 眼科手术特点及其对麻醉的要求

一、眼神经阻滞的解剖基础

眼科手术常采用局部神经阻滞的麻醉方法,熟悉眶部的骨性解剖结构,是决定麻醉成功的重要因素。眶深度是视神经管前缘至眶下缘中点距离,为26.0~55.0 mm。眶上裂常在其中部宽度最大,在其前部两侧缘逐渐汇合,可形成梭尖形、圆顶形或窄裂隙形的前端。由眶上裂前端向前至眶上缘的距离为24.0~43.0 mm。筛前孔常与筛后孔视神经孔位于眶内侧壁的同一连线上。由筛前孔向前至眶内侧缘的距离为5.0~23.0 mm。眶下孔的长为3.0~10.0 mm,宽为2.0~6.0 mm,由眶下孔上缘至眶下缘的垂直距离为4.0~29.0 mm。眶下沟前端至眶下孔中点的直线距离为6.0~27.0 mm。眶下裂前端向前至眶下缘的距离为8.0~23.0 mm。眶下沟是眶下壁上形成的凹陷,由眶下裂前部向前与眶下管相延续。枕额径是眉间点至枕后点的直线距离,为151.0~191.0 mm。

眼与神经系统的解剖生理关系非常密切,球后麻醉一般采用眶下缘中外1/3交界处穿刺向眶尖方向进针的方法,常规进针深度为25.0~35.0 mm。眼神经阻滞是由眶上缘外侧(眶上裂前端前方)穿刺至眶上裂前部阻滞眼神经,一般进针36.0 mm以上即可达到眶上裂。如果眶上裂前端为窄裂隙形(宽1~2 mm),则当穿刺针头达到眶上裂后仍不容易探触到眶上裂。筛前神经麻醉是在眶上内角处穿刺向后进针至筛前孔处阻滞筛前神经,筛前孔至眶内缘距离约为15.6 mm,可作为进针深度参考。眶下神经阻滞麻醉常用方法是由眶下孔向眶下管进针。

二、眼心反射

眼心反射(oculocardiac reflex, OCR)是由于眼部受到刺激引起的心动过缓、心律失常或心脏停搏。1908年由Aschner和Dagnini首先报道,故又称Aschner-Dagnini反射。在眼科手术中牵拉眼外肌时,90%的患者出现眼心反射,心律失常发生率可达32%~82%;在儿童手术中发生几率较高。因手术牵拉眼外肌和眼球,使眼内压增高最多发生于眼肌手术(斜视矫正),视网膜剥离修复及眼球摘除术,球后阻滞麻醉及球后出血时亦可诱发。眼心反射常见心律失常为心动过缓,亦有出现房早或室早二联律、结性节律、A-V传导阻滞甚至心脏停搏。只要继续存在有关刺激,心律失常可反复发生。导致眼心反射发生率增高的因素有:术前焦虑、麻醉减浅、缺氧、低血压和眼肌张力增高等。兴奋传入径路经睫状神经节三叉神经的眼支→三叉神经节→第四脑室的三叉神经核。迷走神经是唯一的传出神经,因此眼心反射常同时出现恶心、呕吐。

术中由心电图连续监测作出诊断。根据反射的严重程度进行治疗,如心动过缓或偶有异位节律而血压稳定可不需治疗,如出现严重心律失常应暂停手术刺激,如不自行消失需静注抗胆碱能药(阿托品15 μg/kg),阿托品剂量不宜太大,以免诱发快速心律失常。

三、眼内压

(一) 正常眼内压 眼内压是眼内容物对眼球角膜和巩膜产生的压力,巩膜无伸缩性,眼球顺应性(弹性)差。眼内容积的细微变化可明显影响眼内压。正常眼内压波动在10～20 mmHg范围内。眼内压取决于房水产生和排出的平衡,其影响因素有脉络膜血流量变化、玻璃体体积和眼外肌张力。眼内小梁阻止房水外流的阻力可能是保持眼内压于正常范围的因素,但其调控机制尚不明确。生理范围的动脉血压波动对眼内压的影响十分微弱,但持续性的高血压会导致眼内压增高,低血压的发生也会使眼内压明显下降。而从另一方面看,静脉压的变化反而会对眼内压产生较大的影响。眼内小血管扭曲致静脉阻塞,可影响房水外流和吸收,增加了脉络膜血管容量,从而使眼内压增加。低氧血症通过舒张脉络膜血管使眼内压增加。脉络膜动脉在高碳酸血症时舒张,在低碳酸血症时收缩,从而调节眼容积和压力。但是,在正常生理范围的二氧化碳分压变化中,这种影响十分微小。下列因素使眼内压在正常范围内略有波动:① 体位为仰卧位时升高1 mmHg。② 昼夜节律导致变化2～3 mmHg。③ 血压波动。低血压使眼内压降低,而高血压时眼内压增高1～2 mmHg。④ 深吸气时眼内压降低达5 mmHg。

(二) 房水循环与房水循环异常 房水是一种充满眼球前房和后房的澄清液体,总量约0.3 ml。房水主要由睫状体中睫状突毛细血管的非色素上皮细胞的分泌产生,平均分泌速率约2 ul/min。房水通过扩散及分泌进入后房,越过瞳孔到达前房,再从前房的小梁网进入Schlemm管,然后通过集液管和房水静脉汇入巩膜表面的睫状前静脉,排入海绵窦及颈静脉,回流到血循环(图62-1)。另有少部分从房角的睫状带经由葡萄膜巩膜途径引流和通过虹膜表面隐窝吸收。房水引流取决于对流动的阻力和巩膜外静脉的压力。

房水是氧分子、葡萄糖、蛋白、药物及炎症细胞在眼内的重要运转系统,为晶体及角膜内皮细胞提供营养,角膜的氧供近半数来自房水,其余由空气弥散而来。

眼内容积变化主要取决于房水及眼球血管(尤其是脉络膜血管),房水的生成与引流决定其容积。房水循环的改变可致眼内压增高,称为青光眼,房水引流通道的阻塞是青光眼的常见原因,青光眼极少因房水生成异常增多所致。急性青光眼系因引流房水的前房角突然堵塞,常伴有前房角解剖学狭窄。慢性青光眼常隐性发病,尽管在疾病早期周边视野渐进性消失,但前房角仍保持开放同时小梁功能亦正常,慢性青光眼可能是先天性,有家族史或随年龄发病增多。眼内压剧增时有碍脉络膜和视网膜血供及角膜的代谢,可发生视网膜缺血和角膜透光度减退。对重症闭角型青光眼

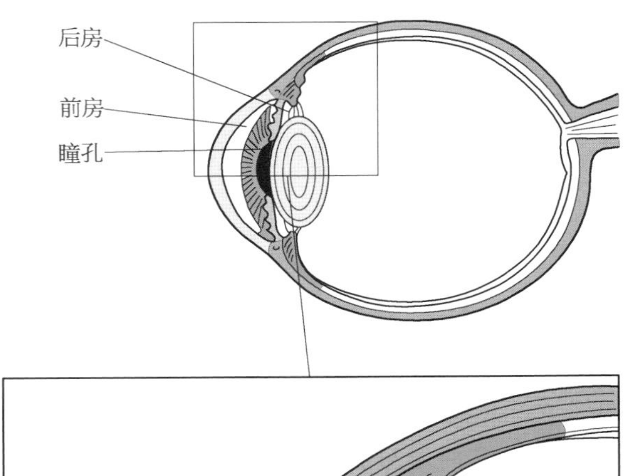

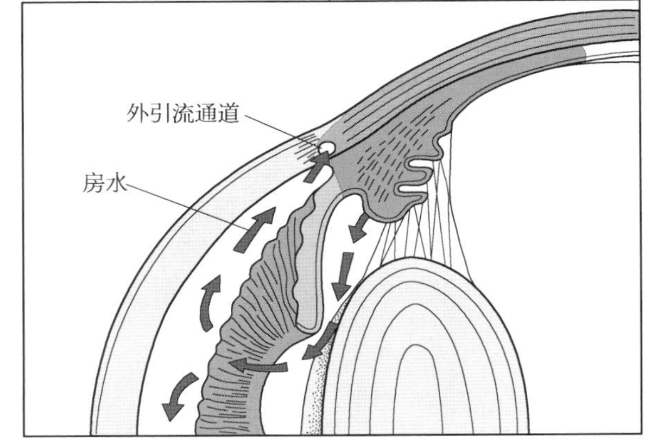

图62-1 正常房水循环

控制眼内压尤其重要,眼内压增高时可使视盘血流减少而导致失明。术中"眼球开放"时,前房压力与大气压相等,后房压力占优势,当两者压差过大,伴晶体屏障的破坏,玻璃体挤出,甚至严重出血。

脉络膜血管构成眼内容可变异的重要部分,在眼球内的作用酷似颅内血管,如同后者一样,麻醉药通过颅内血管影响颅内压亦会左右眼内压。过度通气(低碳酸血症)引起脉络膜血管收缩并降低眼内压,通气不足(高碳酸血症)使脉络膜血管扩张并致眼内压增高。低氧血症使眼球血管扩张而增高眼内压。急性静脉淤血影响房水回流常引起眼内压剧增。中枢神经系统可通过改变眼外肌张力、内分泌激素水平及血流动力学状态影响眼内压。

(三) 麻醉与眼内压 许多药物改变房水生成与引流进而影响眼内压(表62-1),眼内压变化的程度又与给药途径和速度有关。

1. 全身麻醉药 吸入麻醉与静脉麻醉药对眼内压作用迅速而明显。肌注、口服或直肠给药对眼内压影响较小。多数药物显示剂量与眼内压相关,药物起始效应最小,然后迅速呈线性出现平台效应,此时再增加剂量对眼内压影响减弱或不增强。

挥发性吸入麻醉药降低眼内压的机制包括减少房水产生,促进房水排出,中枢神经抑制及动脉血压降低。正常二氧化碳分压下异氟烷、七氟烷麻醉使眼内压降低约40%,用恩氟烷时降低约35%。氧化亚氮能使体内气泡体积增大,如果在存在眼内气泡的情况下使用了氧化亚氮,导致眼内压极度升高及视网膜中动

脉闭塞而引起永久性失明。根据气体的类型、浓度还有体积的不同，眼内的气泡可能会存在2～3个月。因此，在使用笑气麻醉前，一定确保眼内气泡已经完全被吸收或者确保在玻璃体视网膜手术过程中气泡不会注入眼内。这需要在术前、术中与眼科医师密切沟通。麻醉用药对眼内压的影响见表62-1。

表62-1 麻醉用药对眼内压的影响

药 物		剂 量	用药途径	影 响
IOP增高	氯胺酮	1～2 mg/kg	iv	↑
	氯胺酮	5 mg/kg	im	轻度↑
	琥珀胆碱	1～2 mg/kg	iv	↑18%
IOP无影响	阿芬太尼	5 μg/kg	iv	(—)
	瑞芬太尼	0.5 μg/kg	iv	(—)
	哌替啶	50～100 mg	im	(—)
	阿托品	0.4～1.0 mg	im	(—)
	东莨菪碱	0.4 mg	im	(—)
	格隆溴铵	0.2～0.4 mg	iv	(—)
	阿曲库铵	0.4～0.5 mg/kg	iv	(—)
	维库溴铵	0.08～0.1 mg/kg	iv	(—)
	氧化亚氮	70%	吸入	(±)
IOP降低	氯丙嗪	10～25 mg	im	↓20%～30%
	地西泮	10 mg	iv	↓
	咪达唑仑	0.15 mg/kg	iv	↓25%
	氟哌利多	5～10 mg	iv	↓12%
	恩氟烷	1%-N_2O	吸入	↓35%～40%
	氟烷	1MAC	吸入	↓14%～33%
	异氟烷	1%～3%	吸入	↓40%
	七氟烷	1%～3%-N_2O	吸入	↓40%
	芬太尼	0.05～0.1 mg	iv	↓20%
	舒芬太尼	1～2 μg/kg	iv	↓
	吗啡	8～15 mg	im	↓
	潘库溴铵	0.05 mg/kg	iv	轻度↓
	乙托咪酯	0.3 mg/kg	iv	↓30%
	硫喷妥钠	2.5 mg/kg	iv	↓30%
	丙泊酚	1～2 mg/kg	iv	↓
	右美托咪定	0.5 μg/kg	iv	↓

注：↑，升高；↓，降低；(—)，无变化。

较深的吸入麻醉或硫喷妥钠麻醉，出现剂量相关的眼内压降低30%～40%，阿托品如静脉或眼内用药使瞳孔散大、眼内压升高，故青光眼患者不用，而在常用阿托品剂量0.4 mg肌注后，仅小剂量0.000 4 mg被眼内吸收，甚至对闭角型青光眼眼内压影响不大。氯胺酮有中度以至明显增高眼内压的作用，多数认为与其增高血压有关。氯胺酮会造成眼球和眼睑震颤，因此应用于眼科手术中需谨慎。在一些研究中发现，使用地西泮或哌替啶肌注，注射氯胺酮后成人的眼内压几乎没有变化。氯胺酮麻醉，有20%可发生不同程度的呼吸抑制或低氧血症，麻醉过程中应吸氧，常规监测血氧饱和度，密切监测呼吸，在区域麻醉中这些监测很重要。

2. 肌松药　在眼球开放性手术中应用琥珀胆碱一直是存在争议的。在眼部正常的手术中，使用琥珀胆碱诱导1～4 min后常会使眼内压升高6～8 mmHg。而气管插管会进一步增高眼内压。一般在操作结束后5～7 min眼内压会降至正常。在开放性眼球损伤中，由于琥珀胆碱会使眼外肌痉挛收缩致眼内压升高，甚至可能致眼内容脱出，尽管眼内压升高的现象出现在肌肉痉挛之后，但琥珀胆碱的应用还是被认为会影响眼内容物。另一方面，琥珀胆碱会造成脉络膜血流增加，中心静脉压升高，房水流出阻力增高。Kelley等人将选择性眼球摘除术患者在琥珀胆碱用药后的健眼与已对所有眼外肌分离的病眼对比，观察两眼眼内压的变化，结果眼内压基础对照值或眼内压增高峰值在两眼并无差异，两侧眼球眼内压仍显示在用药后都有急剧增高。用适量非去极化肌松药预先箭毒化，辅用地西泮和利多卡因不能完全消除琥珀胆碱增高眼内压的反应。尽管如此，对眼球穿透伤预先用非去极化肌松药的患者，未见有应用琥珀胆碱引起玻璃体脱出的报道，对眼球穿透伤患者麻醉诱导中是否用琥珀胆碱尚有争议。动物实验和临床观察均证实琥珀胆碱增高眼内压，琥珀胆碱气管插管剂量一般可使眼内压增高5～10 mmHg，有观察最大可增加38 mmHg。咳嗽可使眼内压增至40 mmHg，因气管插管而无咳嗽则使眼内压仅增高6 mmHg。总之，对眼球穿透伤与青光眼应忌用琥珀胆碱。

非去极化肌松药阻滞眼外肌张力使眼内压降低，对眼穿透伤患者气管内麻醉前经评估无气道困难可能时，可单选中短效非去极化肌松药。

情绪激动、屏气或在全麻诱导不平稳时都使球内静脉淤血而增高眼内压，咳嗽、恶心呕吐、Valsalva试验(压迫颈内静脉)或激动可使眼内压增高至30～40 mmHg。

3. 麻醉操作　麻醉面罩或手指压迫、眼眶肿瘤等外力压迫、眼外肌牵拉或球后出血等亦使眼内压增高。置入喉镜和气管插管会对眼内压产生较大的影响。在眼部正常的手术中，该操作可使眼内压瞬间增高10～15 mmHg，合并琥珀胆碱眼内压会进一步升高。术前预防性应用硝苯地平或加深麻醉，可以减弱气管插管对眼内压的升高作用。

应用喉罩在置管和拔管时对眼内压变化较气管插管和拔管时影响小，但喉罩对头面部的眼科手术控制气道并不妥善。用纤维支气管镜经喉罩观察，可清晰地发现9%的患者食管开放，提示麻醉过程有胃内容反

流可能，而且眼部手术开始后麻醉医师不易对呼吸道进行管理。故对眼科手术，特别是急诊饱胃的患者不主张采用喉罩。

动脉血二氧化碳分压对眼内压有很大影响，过度通气导致的低碳酸血症，通过影响脉络膜血流使眼内压降低。

4. 手术操作　当眼球开放伤时，眼内压会降低，甚至降到大气压力。这时需要关注的是脉络膜和玻璃体的相对体积。如果在眼球开放时该体积增加，那玻璃体有可能损毁。但外界对眼球的压力导致玻璃体变形亦会导致眼内压增加。注意眼科手术中，开放眼球过程应避免眼内压升高；但若眼内压极低，又会妨碍白内障手术时人工晶体的植入，对角膜移植手术操作亦产生困难。所以维持正常的眼内压，在眼科手术中很重要。

第二节　眼科药物的全身作用

围术期有些眼科用药可产生明显的全身作用。眼科局部用药，药物经眼结膜吸收缓慢，但经鼻泪管以至鼻黏膜表面吸收，犹如静脉用药会更快出现作用。麻醉医师应了解围术期眼科用药的药理特点，尤其是全身作用和不良反应，术中应行相应的监测和治疗。

围术期眼科局部用药包括扩瞳药如去氧肾上腺素（新福林），肾上腺素，β肾上腺素能拮抗药如噻吗洛尔（Timolol），α_2肾上腺素能激动药如阿泊拉可乐定，抗胆碱酯酶药如依可碘酯（ecothiopate Iodide）与碘磷灵，毒蕈碱激动药如阿托品与东莨菪碱，碳酸酐酶抑制药如乙酰唑胺等。药物经迅速吸收可很快出现相应的全身不良反应，可诱发心血管系统症状。

去氧肾上腺素扩瞳药浓度>5%时，扩瞳作用不再增强，该药10%时1滴含5 mg（100 mg/ml÷20滴/ml）可引起严重并发症如心肌梗死，其他如高血压、反射性心动过缓及心律失常。

β肾上腺素能拮抗药噻吗洛尔可减少房水分泌，不影响瞳孔大小，患者可感头晕目眩、疲乏、定向障碍，对中枢神经系统有抑制作用。因β受体阻滞作用可引起心血管功能失调，包括心动过缓、心悸、心脏传导阻滞及心衰；个别有加重哮喘的作用。尤需注意有将其用于新生儿而引起呼吸暂停的报道。

阿泊拉可乐定被用于治疗青光眼，使房水分泌减少并改善引流，吸收后全身作用有明显镇静及嗜睡，长期用药可能发生高血压反跳。

碘磷灵是治疗青光眼的长效抗胆碱酯酶药，使瞳孔缩小并促进房水引流，作用持续达4～6周，停药后3周血浆胆碱酯酶活力仅维持正常值的50%。如使用琥珀胆碱可致相对过量，作用时间延长2～3倍，当用肌松监测仪监测肌松效应时，调整剂量以避免长时间肌松作用。对酯类局麻药（普鲁卡因、氯普鲁卡因）亦使肌松药作用明显延长，宜选用酰胺类局麻药（利多卡因、布比卡因、罗哌卡因）。

毒蕈碱激动药有长效扩瞳作用。1%阿托品1滴含0.2～0.5 mg；0.5%东莨菪碱1滴含0.2 mg，对小儿及老年患者都可出现全身症状，如心动过速、面色潮红、口渴及皮肤干燥。东莨菪碱可使老年患者激动不安。

碳酸酐酶抑制药如乙酰醋胺可干扰房水生成、降低眼内压，静注3 min起效，20～30 min达最大效应，持续5～6 h，除了可致代谢性酸中毒及排钠、排钾外，长时期用药可发生消化不良，对肾脏疾病、脱水及血钠、钾失衡患者应慎用或忌用。

控制眼科局部用药浓度与剂量，眼内给药后压迫眼内眦阻止药液进入鼻泪管，可减少鼻黏膜对药物的吸收，预防眼内用药所致的全身不良反应。

第三节　眼科手术的麻醉处理

一、麻醉前准备

（一）术前访视　眼科手术患者年龄分布有两个极端，成人以60岁以上的老年白内障患者为主，随着社会的老龄化，80岁以上的高龄患者亦趋增多。由于老年组常伴各种系统性疾病，如高血压、冠心病、糖尿病、慢性阻塞性肺部疾患、关节炎、骨质疏松、脑血管疾病、帕金森病、老年痴呆、肾功能不全、前列腺肥大及肝脏疾患。其中心血管疾病与糖尿病常需长期治疗，因高龄及视力障碍又使有关系统性疾病未能实施正规治疗，导致全身情况不佳，给手术麻醉增加了风险。小儿组以婴幼儿先天性白内障及青光眼为主。不少婴幼儿先天性眼病常伴其他系统性先天性畸形，先天性心脏病发病率高，先天性斜视时肌病发病率增高，亦易发生恶性高热。这两组患者的并存疾病无疑都要求麻醉医师在手术前对病情认真评估，制定个体的麻醉方案。

术前评估应包括了解眼病诊断、内科系统疾病史、化验、检查资料，对于不能自理的老年人和小儿，其家属应常能补充提供更完善的资料。对于并存症，应评估病情是否处于最稳定的状态及近期药疗剂量与用法，将患者手术前的情况调节到尽可能佳的状态，如血压、血糖、电解质等。对非住院手术患者可记录术前评估、围术期和术前用药；根据患者情况和麻醉方法的不同补充相应检查项目，如心电图、胸部X线片、肺功能、心脏超声等。对于有高危系统性疾病但又必须接受眼科手术的患者，应充分评估心肺功能，术前对家属详细阐述可能发生的高危或意外情况，如心衰、心肌梗死、严重心律失常等；同时，应取得患者理解和配合；根据术前评估决定术中监测和麻醉处理方案。

（二）麻醉前用药 用药目的是镇静、镇吐、减少分泌和稳定眼内压，根据患者病情、年龄、体重决定用药并辅用必要的内科药物。

斜视手术等术后恶心呕吐的发生率高，呕吐又影响眼内压，对眼内手术中及术毕不利。阿托品、东莨菪碱和格隆溴铵都可减少呼吸道分泌，有镇吐作用。阿托品还有防治眼心反射的效果。东莨菪碱不宜用于老年患者。吩噻嗪类药和氟哌利多神经安定类药有镇静、镇吐作用，氟哌利多、甲氧氯普胺还可被用于治疗术后恶心呕吐。术前用药选择应权衡药理作用及利弊得失，如吗啡、哌替啶有镇静作用，但尤其对女性易致恶心呕吐，对眼科手术不利，宜与镇吐药辅用，非住院手术应忌用该镇痛药。青光眼术前滴注20%甘露醇，可减少房水生成并降低眼内压。

二、麻醉选择和处理

眼科手术根据患者年龄、心理状态（合作程度及对手术和麻醉的焦虑）、手术特点、住院或非住院手术，分别选用区域阻滞麻醉或全麻。按惯例局麻都由手术医师实施，即使在麻醉技术设施较好的综合性医院及眼科中心，对成年人而言局麻是眼科手术的首选方法。

（一）区域阻滞麻醉 区域阻滞麻醉分为结膜囊表面麻醉和球后神经阻滞两种。

1. 结膜囊表面麻醉 滴注法表面麻醉用1%丁卡因或0.75%布比卡因或4%利多卡因，每5～10 min结膜囊滴注1次，共3次；必要时辅用1%利多卡因1～2 ml结膜下注射。

2. 球后神经阻滞 注射法局麻已成为老年多发病——白内障手术（白内障超声乳化摘除及人工晶体植入术）的主选方法。球后神经阻滞是将总量＞10～12 ml的局麻药（2%利多卡因＋0.5%或0.75%布比卡因的1∶1混合液＋1∶200 000肾上腺素＋5 μ/ml透明质酸酶）注入球后锥形眼眶内。通过CT研究观察局麻穿刺针定位及局麻药扩散范围，在眼球固定向前凝视位经颞下球后穿刺注药（用专用短斜面25G长36 mm眼科局麻针），局麻药扩散至球后及球周围间隙并向前可进入眼睑，球后阻滞可麻痹第Ⅲ、Ⅳ及Ⅵ颅神经。睫状神经节及睫状神经、眼外肌均同时阻滞。

在视神经眼眶入口处硬膜分为两层，壁层硬膜融合为（眼）眶骨膜，脏层硬膜披覆视神经成为视神经鞘向前延续为Tenon包膜。因此，球后阻滞注药部位介于眶尖（锥形眼眶的顶部）和眶隔（沿整个眶缘附着的纤维膜，与上睑的提上睑肌和下眼睑的睑板相连）两者之间，实质是眶硬膜外阻滞麻醉。球后神经阻滞只需局麻针超过眼球中纬线（相当于眼球赤道线），局麻药就能直接浸润到球后间隙，达到足够的眼科手术麻醉要求，注药后10 min出现麻醉作用，少数患者（约10%）可能需重复注药阻滞1次。

如熟悉解剖与麻醉方法，谨慎操作球后阻滞并发症罕见，但可能出现严重并发症，如眼心反射、巩膜穿孔、眼球刺破、视神经损伤、球后血肿、局麻药误入脑脊液阻滞脑干（球后呼吸暂停综合征），后者需急救支持呼吸循环至麻醉作用消失。对解剖异常的眼球应特别警惕，如眼轴长度＞26～27 mm的近视眼。在眼球后麻醉期间，麻醉药进入上颌窦可以是自然的、医源性或外伤缺陷性的。眼球后麻醉并发症可能很严重，甚至是致命的。所以，出现问题应及时发现并积极治疗，避免产生不良后果。文献记述眼球后麻醉引起的中枢神经系统并发症，可能导致精神状态的变化，以及颤抖、呼吸暂停、癫痫发作、昏迷、恶心、呕吐，甚至是心跳呼吸骤停。根据报道，眼球后麻醉引起呼吸停止的发病率在0.09%～0.79%，或占更高的比例。脑干阻滞的发病率在1∶350和1∶500。大多数情况下，中枢神经系统并发症的发病机制被认为是麻醉药的直接扩散；但在某些情况下，发生的原因可能是麻醉药误入血管内，特别是注药几秒后相关症状立即出现。

解剖学与放射学的研究表明：在眼球后麻醉期间，麻醉药可沿硬膜外下腔扩散到视神经中枢。一个个案报道，患者麻醉后在脑脊液中发现麻醉药的代谢产物。眼球后麻醉的2～40 min出现相关症状，严重的并发症是无可预计的，所以，缓慢注药、注药前回抽、生命体征的维持与监测是必要的。

（二）麻醉监控镇静技术或监测下的麻醉处理 麻醉监控镇静技术或监测下的麻醉处理（monitored anesthesia care，MAC）是指患者接受局麻或无局麻的情况下，由麻醉医师对患者进行镇静、镇痛处理，并对其进行生命体征监测。MAC对眼科手术极为重要，麻醉医师已探索出有效、快速、平稳、良好的麻醉用药方法，即可控、恢复迅速且不良反应少，并在严密监测下实施麻醉处理，为手术创造了良好的条件。

局麻药神经阻滞操作时间短，但进针时的疼痛或作用欠佳时，可发生焦虑不安、心动过速及血压升高，有时可致其他并发症或意外。据对2 217例白内障序贯手术患者比较其全麻与区域阻滞麻醉的死亡率与重大并发症发病率，两者无明显差异。关键是根据患者的个体情况选择最适合的麻醉方法。局麻术中很少出现氧饱和度降低、血流动力学波动，术后恶心呕吐较少，术后有镇痛作用。全麻辅用局麻对眼科手术无明显应激反应。但对有严重心肺疾患的患者，应尽可能避免采用全麻，这些患者更易发生术后恶心呕吐，可考虑选择"监测下的麻醉处理"。监测下的麻醉处理的首要目的是镇痛、镇静并稳定血流动力学，使患者安静不动。

监测下的麻醉处理选用镇痛、镇静、抗焦虑药及催眠剂量的丙泊酚，使患者安静嗜睡，全程（以至苏醒）监测心电图、无创血压、动脉血氧饱和度并吸氧。丙泊酚和短效阿片类药联合用药，可达到眼科手术监测下麻醉处理的要求。瑞芬太尼（或芬太尼）镇痛时效短，血流动力学稳定，两者伍用使小剂量用药作用互补并避免不良反应，且丙泊酚有镇吐作用，同时拮抗阿片类药的恶心呕吐作用。通常停药后10 min内可恢复至原有神智状态，撤离手术室时就可准备离院。亦适应非住院手术和连台手术要求。该方法因术中未行气管插管，故呼吸监测很重要，最好能利用一种非气管插管呼气末二氧化碳监测吸氧装置，在吸氧的同时监测呼气末二氧化碳，可根据呼气末二氧化碳曲线及时发现呼吸抑制。该方法比血氧饱和度监测更早反映呼吸抑制情况。

眼科监测下的麻醉处理镇静用药剂量见表62－2。

表62－2　眼科阻滞麻醉时的镇静用药剂量

		阿芬太尼剂量	丙泊酚剂量
年龄：			
＜50岁		5 μg/kg	1～2 mg/kg
50～70岁		4 μg/kg	0.5～1 mg/kg
＞70岁		3 μg/kg	0.5 mg/kg
阿芬太尼/丙泊酚输注速度：			
局麻药用药方法	单次神经阻滞	0.75 μg/(kg·min)	60 μg/(kg·min)
	广泛区域阻滞	1.00 μg/(kg·min)	80 μg/(kg·min)

注：超短效的阿芬太尼的镇痛效价较芬太尼小，约为后者的1/4，作用持续时间约为1/3。附表所列阿芬太尼可酌情用其1/4剂量的芬太尼取代。

（三）全身麻醉

1. 全麻适应证　包括：① 婴幼儿及不能合作的小儿手术。② 成人长时间视网膜手术（＞3～4 h）。③ 不能合作（智力障碍）或运动障碍患者（震颤、帕金森病）。④ 不能平卧的患者。⑤ 要求眼肌完全松弛制动的手术。⑥ 颌面损伤伴眼球穿透伤而不能实施区域阻滞的患者。⑦ 深度近视眼（眼球前后径增大）、凝血障碍等。

2. 眼科手术全麻　要求：① 诱导快而平稳。② 麻醉手术期间眼内压稳定。③ 预防和治疗严重的眼心反射。④ 术中（尤其眼内手术时）绝对制动。⑤ 急诊手术时麻醉处理平稳。⑥ 苏醒快。⑦ 不良反应少，减少术后恶心呕吐。

选择气管插管全麻时，需关注老年患者并存心肺疾病、肝肾功能下降，应选择对循环和肝肾功能影响小的麻醉药，如咪达唑仑、芬太尼、依托咪酯、丙泊酚、顺阿曲库铵是较理想的药物；吸入麻醉药如异氟烷和七氟烷均能降低眼内压，也是麻醉维持的选择药物。麻醉维持中如常规辅用区域阻滞麻醉，可以减少全麻药的用量，又可起到手术后镇痛的效果。全麻用药应选择对眼内压影响小的药物，既要有很好的镇静、镇痛和肌松作用，又要注意应激反应的调控。丙泊酚可明显降低术后恶心呕吐的发生率。右美托咪定（dexmedetomidine，DEX）是一种新型的高选择性 α_2 肾上腺素能受体激动剂，可产生剂量依赖性的镇静、镇痛和抗焦虑作用。因其具有稳定血流动力学、抑制交感神经和减少麻醉剂与阿片类药量的作用，已在临床实践中显示出一定的优越性和应用价值。不给予负荷剂量持续输注右美托咪定可避免循环波动，尤其适合危重或老年患者，但对血压偏低、心率偏慢的患者应慎用。眼内及显微手术时，即使发生轻微活动或躁动，也有可能发生眼内组织损伤的灾难性后果，所以应维持良好的肌松，有条件时监测肌松药的阻滞效果，维持PTC为零的较深肌松状态。眼科全麻手术应在适当的深麻醉条件下拔管，所谓适当深麻醉指患者在清醒前给予拔除气管导管。应避免用传统拔管术，即全麻减浅、吸痰诱发呛咳、挣扎、苏醒、完成拔管，该过程可增加眼内压，甚至诱发眼内解剖异位而影响手术效果。吸痰应在肌松药作用未消失时进行，在肌松作用消失后，自主呼吸恢复，潮气量、呼吸频率接近正常，血氧饱和度在脱机状态下能维持正常范围，维持一定深度的镇静、镇痛。在平静状态下拔管，可避免吸痰拔管引起的挣扎、呛咳反应，对循环的干扰小。"适当深麻醉"时，患者处于记忆缺失、镇痛及镇静状态，胸腹式呼吸慢而规律，此时拔管对气管刺激反应最小，因气管反射未恢复，应警惕有误吸可能，拔管后应在麻醉恢复室继续严密监测生命体征，直至患者意识完全清醒，方可送回病房。对饱腹的急诊患者不宜选择"适当深麻醉拔管术"。

3. 眼球穿透伤与饱胃　不能合作的小儿及因颌面损伤伴眼球穿透伤不能实施区域阻滞的患者需实施全麻。全麻诱导气管插管和术毕拔管可能发生呕吐、反流误吸意外，全麻处理不当使眼内压升高，可能引致眼内容玻璃体脱位的危险。应警惕有无其他重要脏器损伤。全麻宜选快诱导气管内插管，尽管琥珀胆碱辅助气管插管暴露满意，但使眼内压与胃内压增高。对眼球穿透伤应避免使用琥珀胆碱，为此推出先用非去极化肌松药的预处理方案，再用琥珀胆碱可不引起眼内压升高，适用于眼球穿透伤/饱胃急诊手术，并为麻醉界普遍接受和认可，此后未见有因该预处理方案引起眼内容脱位的有关报道。

确实可靠的快诱导改良方案系用非去极化肌松药（顺阿曲库铵、维库溴铵、罗库溴铵）取代琥珀胆碱，大剂量用药（插管剂量）使达速效，静脉麻醉诱导前 1～3 min先用 1/3 剂量预充，再注静脉麻醉药诱导，随即注入 2/3 余量。通常在神智消失后 60～90 s 内出现良好插管条件，缺点是肌肉麻痹时间长。选用本方案应先考虑及评估插管气道困难可能，按肌松药和用药剂量及手术时间，术毕可能需短时机械通气支持呼吸。新型非去极化肌松药——起效快速的罗库溴铵是较理想的药物，剂量 1.2 mg/kg 静注后约 1 min（0.6 mg/kg 药后需 60～90 s）可供插管，不增高眼内压且副作用极少，缺点是该剂量肌松作用维持逾 45～60 min。

第四节　小儿眼科手术麻醉

小儿最常施行的眼科手术包括眼附属器（斜视、睑下垂）、眼前段（急性先异物）手术。除手术外，还有各种常需反复进行的检查，如测眼内压、眼科检查等。小儿年龄不应作为手术禁忌证，有手术指征时都应根据小儿年龄、解剖、生理、病理特点选择麻醉方法和麻醉用药。

一、麻醉前准备

（一）麻醉前访视　应向最了解小儿体质、喂养、过去史的家属采访有关病史。特别注意小儿体质情况，有些眼病是少见的先天性综合病征并发多种畸形，如斜视手术眼心反射及恶性高热发生率增高（后者小儿 1∶15 000，成人 1∶50 000）。眼脑肾综合征可与白内障或青光眼并存，肾损害后可致水电解质紊乱和药物排泄障碍；先天性白内障可与先天性心脏病并发。访视时尤需全面收集多项资料或建议补充特殊检查。特别注意的是：小儿手术前应避免上呼吸道感染，哪怕是卡他症状，也不可小视。因为小儿呼吸道的解剖特点，少量的分泌物也会导致麻醉后呼吸道阻塞；特别是不作气管插管的静脉或肌内注射麻醉，更易发生呼吸道不通畅、血氧饱和度下降，如处理不及时，可导致生命危险。

（二）禁饮禁食　对小儿禁食的时间一直有争议，现已明确禁食标准：在麻醉诱导前 2～3 h，可饮用清液体；母乳禁食 4 h；奶制品禁食 6 h；固体食物禁食 8 h。应尽量避免由于长时间禁食带来的不利影响。小儿禁食的时间与年龄、体重、营养状况有关。

（三）麻醉前用药　访视时对小儿的合作程度、特殊的需求应有充分的了解，确定手术前用药的途径和具体药物。抗胆碱能药：阿托品 20 μg/kg，口服、静注、肌注都不影响血药浓度。镇静药：咪达唑仑口服糖浆溶液——国内上海交通大学医学院附属儿童医学中心采用咪达唑仑针剂和甜味糖浆混合液作为手术前口服用药，常用剂量 0.25～0.5 mg/kg，最大剂量为 15 mg，可达到很好的镇静效果，小儿也容易接受。氯胺酮 3～5 mg/kg 肌注或氟哌利多 0.2 mg/kg 肌注兼有术后镇吐作用，但肌内注射会给小儿带来不愉快的感受。同时应注意氯胺酮有可升高眼内压的影响。

二、麻醉方法和术中管理

与所有头部手术一样，小儿的头侧交给了眼科医师，所以麻醉医师应根据手术时间的长短、呼吸道是否能有效地控制选择麻醉方法。无论选择何种麻醉方法，麻醉前都应仔细检查麻醉机呼吸回路、气源、吸引设备、监测仪器，并设定报警上下限及报警音量，准备气管插管用具。

（一）麻醉选择

1. 时间较短的小手术　不需气管插管，可选用氯胺酮静脉 1～2 mg/kg 或肌注 4～6 mg/kg，联合咪达唑仑 0.05～0.1 mg/kg。注意氯胺酮可致呼吸道分泌物增加，术前用药应常规使用阿托品。虽然氯胺酮有轻微升高眼内压的作用，但在临床工作中，小儿眼部手术仍在应用，必须在用药前了解患儿眼内压的情况并与眼科医师沟通，注意眼内压的轻微变化是否对手术有影响。手术中要保持呼吸道通畅。监测脉搏血氧饱和度、血压，常规吸氧。因未行气管插管，故呼吸道的管理很重要，一种非气管插管呼气末二氧化碳监测吸氧装置，可在吸氧的同时监测呼气末二氧化碳，根据呼气末二氧化碳曲线，可及时发现呼吸的变化。该方法比血氧饱和度监测更早反映呼吸抑制情况，这对小儿不插管的麻醉更有价值。

2. 时间较长的手术　对此类手术通常都应考虑气管插管全麻。一般的小儿麻醉均会选择氯胺酮，因其有眼内压增高的作用，较长时间的眼科手术应慎重选择。麻醉诱导咪达唑仑 0.2～0.3 mg/kg、芬太尼 2～

3 μg/kg、肌松药罗库溴铵 0.6～1.2 mg/kg 气管插管，也可采取复合吸入七氟烷完成诱导。麻醉维持可静吸复合。3 岁以上小儿可用丙泊酚诱导 2 mg/kg,维持在 0.2～0.3 mg/(kg·min)。小儿在七氟烷麻醉中注射右美托咪定 0.5 μg/kg(注射时间>10 min),可明显减少麻醉后躁动及麻醉苏醒期间的血流动力学变化,并不增加不良反应。右美托咪定作用于脑干蓝斑区的 α_2 受体，具有镇静、镇痛和抗焦虑作用，麻醉中应用可减少麻醉性镇静药的用量,没有呼吸抑制作用。全麻手术常规辅用球后阻滞为主的区域麻醉,可减少全麻药用量。小儿手术中应输注含糖平衡液 4～5 ml/(kg·h)。

压力调节容量控制模式(PRVC)适用于没有自主呼吸的婴幼儿患者,小儿潮气量一般为 5～7 ml/kg,呼吸频率 30～40 次/min。儿童的通气量为 120～130 ml/kg,婴儿的为 130～150 ml/kg。通气量还应以呼气末二氧化碳在正常范围内进行适当调节。

注意固定好气管导管,检查导管与麻醉机的各连接口是否接紧,防止脱落。手术中监测心电图、无创血压、动脉血氧饱和度、呼气末二氧化碳分压、直肠或鼻咽温度,避免低氧血症、高碳酸血症,以尽量减少眼内血管容量的变化对眼内压的影响。如果手术时间长,还应监测尿量。

(二) 术后管理 眼科手术应避免拔管时的呛咳而导致眼内压增高,所以应注意: ① 拔管。肌松药作用消失(可以应用新斯的明与阿托品拮抗非去极化肌松药的作用,不会引起眼内压增高),自主呼吸恢复,潮气量接近正常,吸氧浓度降低的情况下,血氧饱和度维持正常,在"适当深度麻醉"状态下拔管。② 恶心呕吐的处理。3 岁以下的患儿恶心、呕吐的发生率较高。吸入麻醉药是发生恶心呕吐的高危因素,丙泊酚的使用则可有效减少术后的恶心呕吐。还可使用药物预防恶心呕吐的发生。氟哌利多有很好的止吐作用,但可能使非住院手术小儿离院时间延迟。预防恶心呕吐药物的常用剂量见表 62-3。③ 镇痛。充分的镇痛对于控制眼内压和预防出血也是很重要的。④ 恢复摄食。完全苏醒可以少量饮水,2 h 后可进少量易消化的食物。根据恶心呕吐的情况确定停止输液,一般在第一次进食后方可停止输液。

表 62-3 预防恶心呕吐药物的常用剂量

药 物	常用剂量
地塞米松	150 μg/kg
甲氧氯普胺	0.5 mg/kg
多拉司琼	350 μg/kg
昂丹司琼	50～100 μg/kg
氟哌利多	50～75 μg/kg

二、手术室外操作和日间手术麻醉

理想的手术室外操作和日间手术麻醉应具备以下特点: ① 手术时间短(1 h 以内)。② 麻醉过程平稳。③ 手术后患儿恢复快且完全。④ 无麻醉后并发症。⑤ 很好的术后镇痛。一些小儿有时不能很好地配合眼部的检查,如眼内压测定、眼部拆线等,则需要在麻醉下完成。日间手术多数患儿往往手术当日才到医院,需进行必要的麻醉前评估,了解既往病史、发育情况,特别要向家属说明小儿麻醉前禁食的重要性。大多数手术室外操作仅需适当镇静就可,但有时手术时间延长或刺激加大,术中需加深麻醉,所以不论手术时间长短,均需准备必要的抢救药物和设备,如氧气、吸引器、面罩、人工呼吸器、插管用具、血氧饱和度监测仪等。咪达唑仑、氯胺酮、丙泊酚都是可选的麻醉药物。麻醉结束小儿离院时的状况也应关注,小儿应完全清醒方可离院,并向家属交代相关注意事项,如要避免呕吐、发生呕吐时的体位及可进食的时间等。

第五节 非眼科手术的眼部并发症

围术期视力丧失是一种罕见的、潜在性的和灾难性的并发症。

一、肾移植后眼部并发症

主要与年龄、引起肾功能衰竭的原发病、体内毒性物质的长期累积及激素和免疫抑制剂的长期应用有关。血液透析可造成自发性脉络膜上腔出血而导致眼压的急性升高,由于慢性肾功能衰竭患者需长期血液透析,一旦存在浅前房和房角窄等解剖特点,每次透析后均可能出现眼压升高。肾移植后,患者可发生开角型青光眼。

二、俯卧位的眼部并发症

脊柱手术和后颅凹患者因手术需要常被安置于俯卧位,因摆放不当或忽视对患者眼部的保护,术后常引起眼部并发症。应正确放置头架,并注意术中体位,用海绵垫条保护,避免压迫眼球和摩擦误伤眼部。危险因素可能与作用于眼球直接压力,导致眼内压的升高，超过了视网膜的灌注压有关。另外，高血压、糖尿病、神经外科手术时间、麻醉药品的肌松作用等均可能导致脊柱外科手术患者术后出现眼部并发症甚至失明。

三、鼻窦内镜手术眼部并发症

发生率为5.7%～6.5%，其中大部分为眼部并发症，包括纸样板损伤、内直肌损伤、鼻泪管损伤、眼眶血肿、视力丧失等。错误辨认解剖结构或术中出血较多，术野不清楚，操作时带有一定的盲目性，容易导致并发症的发生。在内窥镜蝶窦手术时发生的视神经损伤，往往导致严重的后果；眼部并发症多为手术过程中的误伤所致，但有部分眼部并发症的发生，如中央眼动脉痉挛，可能与局麻用药有关。局麻用药不当造成眼部并发症的可能原因是：① 在局麻剂中加入过量的血管收缩剂，有可能造成眼部血管的痉挛。② 局麻剂中加入的血管收缩剂不足引起术中出血过多、视野不清，从而导致手术误伤。③ 局麻效果欠佳时，患者常因疼痛不能良好配合手术而造成误伤。因此，选择合适的麻醉方法对于眼部并发症的预防具有重要意义。

四、麻醉手术后失明

（一）暂时性失明 氯胺酮引起的暂时性失明虽较少见，且不留后遗症，但仍会给患者带来一些不良影响，有关其的具体机制目前尚无定论。有人认为与丘脑特异投射系统受抑制有关，氯胺酮选择性地直接作用于外侧膝状体、视辐射和皮质视觉区，而产生所谓的皮质盲。也有人认为应从微循环的角度来解释，可能与氯胺酮所致的视网膜微动脉收缩、血细胞聚集、血液淤滞有关。这种情况可随着氯胺酮代谢排出、微循环趋于正常后消失，患者视力亦随之恢复。因此，对于明确的青光眼或其他有眼病史患者，应尽可能地选择其他的麻醉药和麻醉方法。

（二）缺血性失明 文献报道，麻醉手术后可并发缺血性失明，主要原因为较长时间的失血性低血压休克，使眼动脉血流灌注不足。另外也可由于体位使眼部受压，中心静脉压过高，以及体外循环后眼中央静脉栓塞而致失明。术后缺血性失明的预后较差，如缺血性视神经病变是脊柱手术后视力丧失的最常见原因，大部分患者是相对健康的。96%的病例失血量>1 000 ml、麻醉持续时间>6 h。对于接受长时间俯卧位脊柱手术及心脏手术的患者，应在术前告知其视力丧失的风险。应必须提高警惕，加强防护。

（傅舒昆　李　泉）

参考文献

［1］ Longnecher DE, Jinker JH, Morgan GE. Principles and Practice of Anesthesiology. 2nd ed. New York: Mosby, 1998: 2181-2199.

［2］ 胡同增，陈知进，金熊元，等译. 实用小儿麻醉学. 北京：人民卫生出版社. 1995：331-343.

［3］ McGoldrick KE. Consideration for Pediatric Surgery. International Anesthesiology Clinics, 1990, 28: 78-82.

［4］ 杭燕南. 眼科手术麻醉. 临床麻醉学杂志，1996，2：169-173.

［5］ Ickeringill M, Shehabi Y, Adamson H, et al. Dexmedetomidineinfusion without loading dose in surgical patients requiringmechanical ventilation: haemodynamic effects and efficacy. Anaesth Intensive Care, 2004, 32: 741-745.

［6］ 张加强，孟凡民，侯艳华，等. 右旋美托咪啶对小儿七氟醚麻醉苏醒期躁动及流动力学的影响. 临床麻醉学杂志，2010，26：627.

［7］ 陈煜，连庆泉. 当代小儿麻醉学. 北京：人民卫生出版社，2011：736-744.

［8］ 陈煜，张马忠，等译. 实用小儿麻醉技术. 北京：科学出版社，2011：201.

［9］ Miller RD, Eriksson LI, Fleisher LA, et al. Miller's Anesthesia. 7th ed. Philadelphia: Churchill Livingstone Inc, 2009: 2378-2385.

［10］ Yao FF. Yao & Artusios Anesthesiology 6th. Edu Philadelphia: Lippincott William & Wilkins, 2008: 1007-1024.

［11］ Bhatti MT. Ophthalmalogic Complications//Lobato EB. Complications in Anesthesiology. Philadelphia: Edu Lippincott Williams & Wilkins, 2008: 399-428.

［12］ Shen Y, Drum M, Roth S. The prevalence of perioperative visual loss in the United States: a 10-year study from 1996 to 2005 of spinal, orthopedic, cardiac, and general surgery. Anesth Analg, 2009, 109: 1534-1545.

［13］ Shmygalev S, Heller AR. Perioperative visual loss after nonocular surgery. Anaesthesist, 2011, 60: 683-694.

［14］ Lee LA, Roth S, Posner KL, et al. The American Society of Anesthesiologists Postoperative Visual Loss Registry. Analysis of 93 Spine Surgery Cases with Postoperative Visual Loss. Anesthesiology, 2006, 105: 652-659.

［15］ Tempelhoff R. An optic nerve at risk and a prolonged surgery in the prone position. Anesthesiology, 2008, 108: 775-776.

第六十三章 咽喉部手术麻醉

咽喉部手术的麻醉特点是麻醉医师既要与手术者共享狭小的气道，还需经常面临困难气道（difficult airway, DA）、高敏性气道反应、术后误吸及多种气道并发症的挑战。实施此类麻醉必须制定严密的术前访视制度和谨慎的麻醉后备方案，在保证最佳术野的情况下维持有效通气和氧合，同时针对高危因素预防术后气道并发症，并熟练掌握多种气道管理工具和操作技术，了解各种特殊患者及特殊手术的麻醉要求。本章将重点介绍当代临床常见咽喉部手术的麻醉管理。

第一节 咽部手术的麻醉

一、咽部解剖及常见手术

咽是呼吸道与消化道的共同通道，上起颅底，下达环状软骨平面下缘，相当于第 6 颈椎食管入口平面，成人的咽全长为 12～14 cm。咽可划分为鼻咽、口咽和喉咽三部分（图 63－1）。颅底至软腭游离缘水平面以上的咽部称鼻咽，左右两侧下鼻甲后端约 1 cm 处有一漏斗状开口为咽鼓管咽口，此口的前、上、后缘有由咽鼓管软骨末端形成的唇状隆起称咽鼓管隆突（即咽鼓管圆枕），后上方有一深窝称咽陷窝，是鼻咽癌好发部位。口咽部包括丰富的淋巴组织，主要有腺样体、咽鼓管扁桃体、咽侧索、咽后壁淋巴滤泡、腭扁桃体及舌扁桃体。喉咽部位于会厌软骨上缘以下部分，下止于环状软骨下缘平面，两侧杓会厌皱襞的外下方各有一深窝为梨状窝。

按照解剖及病变部位，常见咽部手术包括增殖体（腺样体）切除术、扁桃体切除术、腭咽成形术、咽侧肿块切除术、腭裂修补术及鼻咽纤维血管瘤切除术等。

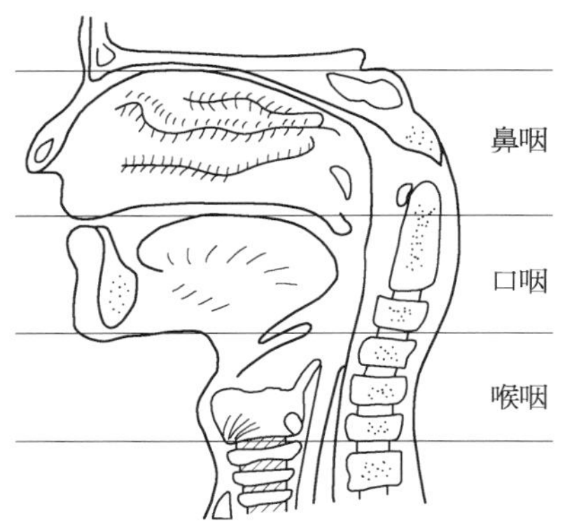

图 63－1　咽部解剖

二、扁桃体/腺样体切除术的麻醉

扁桃体和增殖体作为瓦耳代尔氏扁桃体环（Waldeyer's ring）的组成部分，在儿童出生第二年发育特别明显，10 岁后逐渐萎缩。扁桃体和（或）增殖体切除是小儿最常见的耳鼻喉科手术，手术目的是切除口咽及鼻咽部的淋巴组织以改善上气道阻塞情况。扁桃体切除的手术适应证包括：① 慢性扁桃体炎反复急性发作，一年多次，甚至每月均有急性发作。② 已有肾炎、风湿病、关节炎等并发症。③ 扁桃体极度肥大，影响呼吸、吞咽、发音功能。④ 扁桃体周围脓肿。增殖体切除术的适应证为增殖体过度肥大造成明显的阻塞性通气功能障碍，增生的腺样组织还可堵塞咽鼓管而继发中耳炎，患儿长期用口呼吸会影响面部骨骼发育，形成特殊的“增殖体面容”，即上唇短厚上翘，下颌下垂，鼻唇沟消失，硬腭高拱，牙列不齐，表情呆滞。低龄患儿应以气道阻塞症状而非感染症状作为手术适应证。扁桃体和增殖体肥大的患儿多数伴有阻塞性睡眠呼吸暂停（obstructive sleep apnea, OSA），手术后在睡眠学监测方面大多有明显改善，但如果患儿合并唐氏综合征、颅面发育不良、脑瘫致肌张力减退及其他神经肌肉疾病，手术效果并不明显。

患者大多数是学龄前儿童，麻醉前要重点关注气道阻塞的严重程度及有无合并高敏气道表现；术中需关注口内操作对气道的影响，防止开口器等器械导致气道导管扭曲及操作过程中导管脱出；麻醉恢复期要关注苏醒期躁动（emergency agitation, EA）、创面出血等潜在麻醉风险，预防和治疗喉痉挛，充分镇痛并做好术后恶心呕吐的预防。

（一）麻醉前准备 术前应关注患儿是否合并上呼吸道感染、有无哮喘或其他过敏史，对合并 OSA 者应评估其严重程度。术前检查应包括凝血功能指标，如凝血酶原时间（prothrombin time，PT）、部分凝血活酶时间（partial thromboplastin time，PPT）。无 OSA 患者可酌情口服咪达唑仑（0.2～0.5 mg/kg）等镇静药。

（二）麻醉处理

1. 气道管理 对单纯行扁桃体切除术的患儿可行经口或经鼻插管。经鼻插管前双鼻先滴入血管收敛剂（呋麻滴鼻液），导管前端涂抹水溶性润滑剂，借助 Magil 插管钳将导管轻柔送入声门，注意不要损伤声门前联合，如遇阻力可适当调整头位使之略屈前倾。无论经口或鼻插管，尽量采用钢丝加强气管导管，术中需注意导管有否受压或打折，尤其要关注手术医师放置张口器时的气道压力及 $P_{ET}CO_2$ 变化，一旦发现导管受压扭曲，要即刻通知术者重新放置。对此类手术亦可选用可弯曲型喉罩（flexible laryngeal mask airway，FLMA），也能预防血液和组织碎片引起的反流误吸（图 63-2）。Peng 等人的研究显示：与气管导管组相比，使用 FLMA 组在术后喉痉挛的发生方面两组无显著差异，但是喉罩组拔管时间显著缩短。

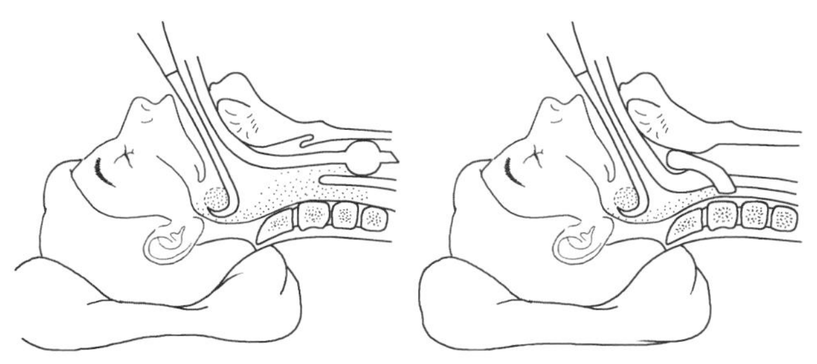

图 63-2 喉罩比气管导管更有效预防误吸

2. 麻醉诱导和维持 对<4 岁、常常无法配合的患儿可使用七氟烷吸入诱导，而>4 岁、配合良好的患儿可在建立静脉通路后常规静脉诱导。麻醉维持可以选用全凭吸入、全凭静脉或静吸复合方案，控制呼吸时可选用罗库溴铵、顺阿曲库铵或米库氯铵等非去极化神经肌肉阻滞药。合并有重度 OSA 的患者围术期并发症的发生率增加，主要包括诱导时气道梗阻、术后低氧血症及拔管后喉痉挛，需要加强监测。此类患儿对镇静及阿片类药物敏感性增强，尤其是高 CO_2 对呼吸中枢的刺激阈值上调，需警惕拔管后再次呼吸抑制。

3. 镇痛 为了减少过量使用阿片类药物所带来的呼吸抑制、术后恶心呕吐等不良反应，可伍用非甾体类抗炎药以改善镇痛效果。对乙酰氨基酚可在术前单次口服，也可在手术结束前经直肠或静脉给予。Capici 等人报道，40 mg/kg 对乙酰氨基酚栓剂相对于 15 mg/kg 静脉注射可提供更持久的镇痛效果。地塞米松 0.1～0.5 mg/kg 亦有助于改善术后镇痛。虽然新型 NSAIDs 药物对于术后创面渗血的影响轻微，但仍要避免选用酮咯酸等干扰血小板聚集的药物。

4. 术后恶心呕吐的预防 扁桃体/腺样体切除术患儿发生 PONV 的比例要高于其他类型手术。已证实的有效预防措施包括：尽量避免使用氧化亚氮（N_2O），减少禁食时间及使用多模式镇痛（multimodal analgesia）、药物平衡镇痛（balanced analgesia）。联合使用 5-羟色胺受体拮抗药昂丹司琼 0.1～0.2 mg/kg 和地塞米松 0.1～0.5 mg/kg，可有效降低 PONV 的发生率。

5. 扁桃体/腺样体切除术后出血 对重症 OSA 患者术后要密切观察，4 h 内的原发性出血（如止血或剥离不彻底）及术后 28 d 内的继发性出血（如手术创面白膜脱落）是扁桃体切除术后再次出血的高危期。对大量出血的患儿再次手术要评估低血容量、贫血及困难插管等情况。诱导时应注意循环失代偿，气管插管时需备好双吸引装置及不同型号的气管导管。由于误吞大量创面渗血可能导致反流误吸，对此类患者应当作饱胃处理。可采用快速诱导，插管时头位略下抬，出血量多时可尝试在左侧卧位下插管。当成功建立气道后，需对血容量及凝血状况加以评估。

三、悬雍垂-腭咽成形术的麻醉

悬雍垂-腭咽成形术（uvulopalatopharyngoplasty，UPPP）被用于治疗重度阻塞性睡眠呼吸暂停综合征（obstructive sleep apnea hyponea syndrome，OSAS）。多导睡眠图仪检查（polysomnograph，PSG）仍然被视为目前临床上 OSAS 诊断的“金标准”，如果睡眠呼吸紊乱指数（respiratory disturbance index，RDI）>5 次且每次在 10 s 以上，或者每晚 7 h 睡眠期间呼吸暂停加低通气达 30 次以上，结合病史和临床表现即可作出 OSAS 诊断。UPPP 主要通过在舌腭弓外侧切开黏膜至悬雍垂根部，并切开同侧咽腭弓，切除扁桃体，在切口内行黏膜下分离及黏膜和黏膜下组织，适当修剪并缝合咽腭弓黏膜，也可部分切除过长的悬雍垂（图 63-3）。

（一）气道管理 大多数 OSAS 患者可能合并有如肥胖、变应性鼻炎、鼻息肉、扁桃体肥大、软腭松弛、悬

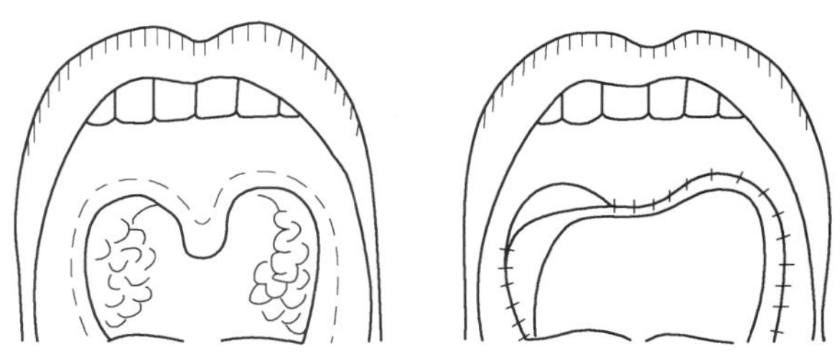

图 63-3 腭咽成形术的手术示意图

雍垂过长过粗、舌体肥大、舌根后坠、下颌后缩、颞颌关节功能障碍和小颌畸形等上气道问题,需要合理选择困难气道处理工具。术后拔管要谨慎,对重症患者可在术前以经鼻持续气道正压(nasal continuous positive airway pressure, N-CPAP)(图 63-4)实施支持治疗。对于手术时间较长、术前有插管困难的患者,要警惕拔管后再度出现气道梗阻的风险,可备好适当的口(鼻)咽通气道或喉罩。术后也可保留气管导管 1~2 d,在 ICU 内呼吸支持一段时间后再考虑拔管。

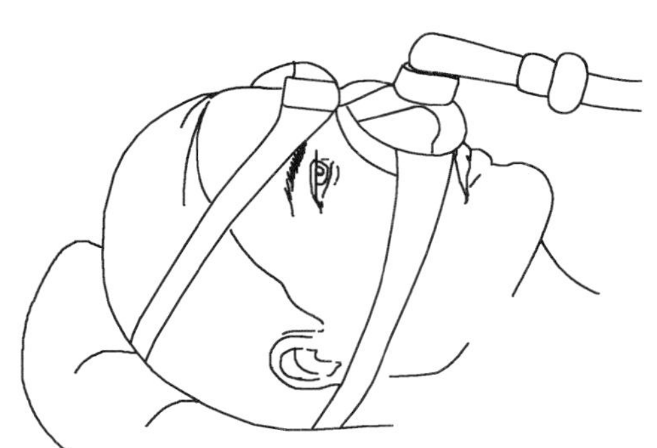

图 63-4 经鼻持续气道正压通气示意图

(二) 病理生理学改变对麻醉的影响 因反复发作的低氧血症和高碳酸血症,OSAS 患者可合并神经-内分泌功能失调,体内儿茶酚胺、内皮素及肾素-血管紧张素系统异常,临床上表现为高血压、心律失常及肾功能受损。长期低氧血症还可出现智力及记忆力下降、低氧所导致的继发性红细胞增多致血黏度增加。因睡眠结构紊乱、快眼动睡眠(rapid eye movement, REM)减少可致生长激素分泌减少,儿童患者出现发育迟缓。麻醉医师应仔细评估上述病理生理改变对麻醉的潜在影响,制定相应的麻醉处理方案。

(三) 镇痛 已有研究发现:术前存在反复低氧血症的患者,术后对镇痛药物的需求减少。对 OSAS 患者的术后镇痛应减少阿片类药物用量,同时尽可能选用非甾体类药物或采用局麻镇痛,且无论采用何种镇痛方案,均应严密监测,高度警惕可能发生的呼吸抑制。

四、咽旁间隙肿块切除术的麻醉

咽旁间隙(parapharyngeal space, PPS)上至颅底,下达舌骨平面,呈上宽下窄的倒置锥形体,其间解剖复杂,有颈内动脉管外口、颈静脉孔、舌下神经孔及茎乳孔等结构。咽旁间隙肿块多见于亚洲人,80%以上为良性肿瘤,大多起源于神经源性或腮腺涎腺;也有小部分为恶性肿瘤,多数系淋巴结转移,来源于鼻、咽、喉、甲状腺及颅脑。按照手术入路主要可分为以下三种:经咽腭的口内径路(transoral approach),经颈侧切开径路(cervical approach)和经颈腮腺径路(cervical-parotid approach)。因位置较深,邻近颈部大血管,有些需行下颌骨劈开术才能完全剥离肿瘤。术后最常见的并发症包括呼吸困难、面神经损伤、严重出血、骨坏死、伤口积液、感染、咽瘘和肿瘤复发等;其他少见的并发症如第一咬综合征(first bite syndrome),即每次进餐的前几口发生疼痛,原因可能是腮腺部位因术后失去交感神经支配而出现超敏现象。可以通过双手合诊法及影像学资料(CT、MRI 和 DSA 等)详细了解肿瘤的占位情况,选择合适的手术径路以使肿块能被完全切除。

麻醉要点包括对怀疑可能累及气道的咽旁间隙肿块,须有术前内镜下气道评估(preoperative endoscopic airway examination, PEAE)以判断有无清醒气管插管(awake intubation, AI)指征。颈部 CT 和 MRI 有助于评估肿块与毗邻结构及气道的关系。对于较大的肿块,术后应注意观察呼吸情况,警惕再次出血压迫气道的可能,做好紧急气管切开准备。

五、青少年鼻咽纤维血管瘤切除术的麻醉

青少年鼻咽纤维血管瘤(juvenile nasopharyngeal angiofibroma)多发于 10~25 岁的青少年男性,女性少见,其病因不明。虽然为良性肿瘤,但其生长扩展力强,呈恶性临床表现,常直接侵入周围组织及器官(如鼻腔、鼻窦、翼腭窝、颞下窝和眼眶),甚至压迫破坏颅底骨质侵入颅内,引起危及生命的大出血。临床表现为鼻塞、通气困难;压迫咽鼓管咽口可致耳闷塞、耳鸣、听力障碍甚至中耳炎;侵入眼眶、鼻窦可使眼球移位、复视、失明及颅面部畸形;破坏颅底骨质进入颅腔可压迫颅神经,导致头痛等症状。根据影像学资料,可对肿瘤进行分级(表 63-1)。手术分为经硬腭途径和经鼻腔途径(鼻侧切开术或鼻内窥镜下手术),术前先行颈动脉栓塞治疗有助于减少肿瘤切除时的出血。随着功能性鼻内镜(functional endoscopic sinus surgery, FESS)技术的普及,经鼻内镜下的鼻咽纤维血管瘤切除术已相当成熟。

表 63-1 鼻咽纤维血管瘤的 Fisch 分级

分级	定义
Ⅰ	肿瘤局限于鼻咽部、后鼻孔及蝶窦,没有侵犯到骨质
Ⅱ	肿瘤向前突入鼻腔、筛窦上颌窦颊及眶内侧或向外扩展入翼上颌窝,有骨浸润
Ⅲ	肿瘤侵犯至颞下窝、眶壁及蝶鞍旁等靠近海绵窦的位置
Ⅳ	肿瘤侵犯至海绵窦、视交叉和垂体窝

由于肿瘤的血供来源于颈外动脉(下颌骨支),当肿瘤侵犯至颅中窝后,会有颈内动脉的血供加入。术前数字减影血管造影(DSA)可了解肿瘤的血供并可进

行血管栓塞，不仅可以减少术中出血，还可以减少术后复发的几率。术前4～6周采集自体血1～4个单位，术中结合血液稀释和控制性低血压技术，以及使用自体血回输等措施，可以大大降低异体血的输入机会。

要明确这一手术是五官科麻醉中面临多项挑战的大手术，主要表现为三个方面：麻醉诱导时出血误吸，术中大量出血的液体管理及拔管后创伤性组织水肿所致的气道阻塞。麻醉采用快诱导方式，若为急诊手术则需按饱胃患者处理，确保吸引装置工作正常。术中至少维持两路大的静脉通路，连续监测有创动脉压，监测中心静脉压和尿量。无创血红蛋白测量技术可连续、实时监测总血红蛋白含量，非常适合于这类出血量难以预测的手术。

六、其他类型手术的麻醉

其他常见的咽部手术还包括硬腭径路的上颌骨截除术（常见于上颌骨肿瘤）、鼻咽癌手术治疗等。这类患者常常经过放疗，面颈部肌肉和颞颌关节因放射性炎症而致关节僵硬固定、张口受限，麻醉的难点主要集中于如何成功建立气道。复旦大学附属眼耳鼻喉科医院麻醉科自2009年2月使用光棒（light wand）插管以来，统计至2011年底，已有超过50例因放疗致张口度＜1指（＜1.5 cm）的患者使用光棒成功完成经口气管插管。由于此类患者鼻腔或鼻咽部常有肿瘤侵犯，无法使用经鼻纤支镜下插管，因此经口光棒下插管成为避免患者气管切开的有效方法。

第二节 喉部手术的麻醉

喉部疾患可以通过内镜手术或喉外部操作来治疗。对嗓音学所涉及的有关声带解剖及病理学等认识的进展，不断改进的喉显微外科器械，以及CO_2激光手术的广泛应用，使得传统喉部手术正朝着减少创伤和保留喉功能方向不断进步。

一、喉部解剖

喉位于颈前正中部，在成人相当于$C_{3\sim6}$部位，为呼吸与发音的重要器官。喉由一组软骨、韧带、喉肌（分喉内肌和喉外肌）及黏膜构成一锥形管状器官，其最高点是会厌上缘，下端为环状软骨下缘。三块单一的甲状软骨、环状软骨和会厌软骨及三组左右成对的杓状软骨、小角软骨和楔状软骨共9块软骨构成了喉的骨架；其中甲状软骨最大，由左右对称的四边形的甲状软骨翼板在颈前正中会合而成，相交的角度对男性而言呈直角或锐角，女性则为约120°；形似印章指环的环状软骨，是呼吸道唯一完整的软骨；杓状软骨位于环状软骨板的上方，左右各一，其前角称声带突，声带和喉室带附着于此，外侧角是肌突，有环杓后肌附着；会厌软骨为似树叶状的薄形弹性软骨，上面向前称为舌面，下面向后为喉面。喉内肌依其功用可分为使声门张开（环杓后肌）、使声门关闭（环杓侧肌和杓肌）、使声带紧张和松弛（环甲肌和甲杓肌）及使会厌活动的肌群（杓会厌肌和甲状会厌肌）；喉外肌又分为舌骨上肌群和舌骨下肌群，作用是使喉体上升或下降并固定喉。室带（假声带）位于声带上方，由黏膜、室韧带组成，外观呈淡红色；喉室位于室带和声带间，是一开口为椭圆形的腔隙；喉腔是一由喉软骨支架围成的空腔，上经喉入口与喉咽部相通，下与环状软骨下缘与气管相接，又分为声门上区、声门区和声门下区。喉部神经丛包括喉上神经和喉返神经，都起源于迷走神经。喉上神经又分成内、外两支，内侧支支配声带以上的喉部感觉神经，而外侧支则是支配环甲肌（声带的张肌）的运动神经。喉返神经是支配声带以下的感觉神经和后部环杓肌（声带唯一的外展肌）的运动神经。舌咽神经是支配会厌的感觉神经。

与成人相比，小儿的喉腔有以下特点：位置较成人为高，喉软骨尚未钙化；喉黏膜下组织疏松，淋巴丰富，易发炎性肿胀；喉腔、声门狭小，轻度炎症或水肿就可能引起呼吸困难；会厌呈卷叶状，间接喉镜检查难以窥见声门等喉内结构；声带长度较成人短，故音调较高。

二、声带手术的麻醉

声带手术（vocal fold surgery，VFS）的发展要追溯到19世纪末。1930年，Gluck创造了"phonetic surgery"一词。20世纪60年代以来，以发声为中心的手术模式不断改进。1963年，Von Leden及Arnol定义了声带手术（phonosurgery）一词。目前所指的VFS可按照病理学及所涉及的治疗方法分为以下两类：① 因声门区病变影响声音震动而需要外科治疗，常见疾病如声带息肉、声带小结、任克水肿（Reinke's edema）、声带沟（sulcus-vergeture）和声带蹼等。② 各种原因所致的声带运动失调，如声带麻痹（需要增加张力或调整位置）、痉挛性发音困难（可通过注射肉毒素治疗）和喉室带性发音困难（部分喉返神经切断）等。以上手术多在显微喉镜下完成，配合内窥镜外接显示装置可给术者及周围人员提供清晰的术野，对于保留自主呼吸的患者还可即刻观察到治疗后的声带运动效果。

声带手术大多在显微喉镜下进行，需要在悬吊喉镜(支撑喉镜)下清楚暴露声带结构，只有在较深的麻醉下才能提供咽喉部肌肉松弛及避免喉镜放置过程中剧烈的心血管反应。如果不要求观察声带运动，全麻管理并无特殊，但要尽量选择较细的气管导管以便声带显露，通常男性可以选择内径＜5.5 mm、女性可以选择内径＜5.0 mm的气管导管。如果细导管仍然妨碍术野，则可以采用间断通气方式，即在充分供氧后拔出气管导管，外科医师在无遮挡的视野下完成外科操作，期间严密监测 SpO_2，当其＜95%后由外科医师在直视下重新插入气管导管恢复通气。外科团队比较容易接受间断通气的方法，但必须在严密监测下进行，且能确保再次插管没有困难。其他通气方法还包括采用细导管置入声门下或经悬吊喉镜的侧孔进行喷射通气，均可以提供满意的声带显露。喷射通气虽然在临床上的应用越来越少，但在咽喉部手术中仍有其使用价值。使用喷射通气应注意：① 确保良好的肌松和气体流出道通畅，避免气压伤甚至气胸并发症。② 长时间喷射通气应警惕 CO_2 蓄积而导致高碳酸血症。

部分声带手术需要在其手术过程中观察声带、喉室及气道的运动情况，例如自体脂肪注射治疗声带麻痹时，外科医师可能希望观察注射后的声带运动情况以确定脂肪注射量，这时就需要实施保留自主呼吸的全麻。吸入全麻药从声门上吹入或者静脉全麻药丙泊酚持续泵注，复合小剂量的阿片类药如芬太尼或瑞芬太尼，加上喉镜放置前的表面麻醉，可以实现在全麻过程中保留自主呼吸。由于部分外科医师不喜欢被动吸入麻醉药，同时也会导致手术室内污染，声门上吸入药物吹入法应用有一定的限制。近年来，右美托咪定的临床应用给保留自主呼吸的气道手术带来了极大便利。作为一种 α_2 受体激动剂，其独特的镇静、镇痛、抗交感及抗涎作用非常有利于保留自主呼吸下进行气道的检查和手术。使用右美托咪定的缺点是术后需要1～2 h的恢复期，除了可能出现心动过缓外，气道手术还应高度警惕镇静状态下发生气道梗阻。

三、喉切除术的麻醉

喉切除术用于被病理学诊断为喉部肿瘤(多为鳞状细胞癌)且单纯放射治疗(适用于Ⅰ期病变)效果不可靠的喉癌治疗，分为全喉切除术和半喉切除术，后者又可分为垂直半喉切除术和水平半喉切除术。垂直半喉切除术适用于Ⅰ期声带癌，于甲状软骨的中线稍偏健侧切开，将患侧声带和相应部分的甲状软骨切除，除发音功能不如放射疗法外，喉的功能基本不受影响。水平半喉切除术适用于声门上癌累及会厌、室带、喉室、杓状会厌襞等区、声带尚完整者，手术切除范围包括会厌、室带、喉室、会厌前隙或部分舌根部，并横断切除甲状软骨的上半部，修补喉咽黏膜，保留声带，将舌根部与声门区缝合。若有颈淋巴结转移，同时作颈淋巴结廓清术，术后可基本保留喉的功能。喉全切除术适用于Ⅲ、Ⅳ期病变：声带癌肿范围较广，声带已固定；声带癌侵及喉室和室带；声门下癌；放疗后复发的喉部癌肿；喉癌已扩散至喉体外，甲状软骨已破坏或已侵及会厌前隙，穿破环甲膜，累及甲状腺等邻近组织。全喉切除术通常会同时需要行单侧或双侧颈淋巴结廓清术。

术前需认真评估患者有无喉阻塞及其分级，阅读术前纤维喉镜检查记录及照片，与外科医师共同确定气道建立方案。对于肿瘤较大、影响声门暴露及肿瘤侵犯声门下或者存在肿瘤出血病史的患者，可考虑局麻下行气管造口，成功建立气道后再行全身麻醉。

绝大部分喉癌患者均可以在全麻诱导后实施气管插管，但应切实做好应对困难气道的准备，尤其要在诱导前确保外科医师在场，并做好紧急气管切开准备。视频类插管工具(如视频喉镜、可视管芯等)对于喉癌患者快速建立气道有很大帮助。对于喉镜直视下声门暴露不良的患者，管芯类(如 Frova)工具有助于插管成功。此外，喉罩气道亦可被用于Ⅲ度以下的喉阻塞患者全麻下行气管切开术。

喉癌患者以老年人居多，部分患者术前又可能存在进食困难，一般情况较差，术中应加强监测，长时间手术时需做好体温及内环境的维护。颈部操作尤其是进行深部淋巴结清扫时有可能压迫颈动脉窦而出现严重的心动过缓，需要严密监测和对症处理。虽然此类手术出血量不多，但由于手术区域解剖结构复杂，需确保静脉通路通畅，随时应对误伤血管而导致的出血等意外。

多数外科医师希望在术中实施适度的控制性降压，如患者没有高血压则收缩压维持在90 mmHg左右，以提供清晰的术野，但应权衡利弊，需考虑长时间低血压对老年人心、脑等重要脏器的危害。吸入或静脉全麻辅以持续输注小剂量瑞芬太尼，有助于维持一平稳的血流动力学水平。但是，应注意在手术后期将血压提升至正常水平，帮助手术者及时发现潜在的出血点。

全喉切除术中在喉离断后，需将经口气管导管更换为经颈部造口处的特制弯形钢丝加强气管导管，并应注意听诊确认导管置入深度，避免置入过深造成单肺通气。可在气管导管套囊后端系好纱条，将纱条固定于手术巾上以免术中导管移位。术后若需要更换金属气管套管，由于其并非15 mm的标准接口，可待呼吸恢复后再予更换。另一种方法是在减浅麻醉前更换金属气管套管，再将细气管导管置入筒内行控制呼吸至自主呼吸恢复，其优点在于可避免浅麻醉下更换气管套管时的呛咳反应。因心肺合并症而需术后呼吸和循环功能支持的老年患者，可更换有标准15 mm接口的气管切开导管，便于接呼吸机实施机械通气。

全喉或部分喉切除术患者由于创伤较大且无法言语交流，需要提供良好的术后镇痛以帮助患者平稳恢复。采取阿片类药物为主、复合非甾类镇痛药物的多模式镇痛方法可以达到此目的。

第三节 特殊咽喉部手术的麻醉

一、硬支气管镜下气道异物检查和取出术的麻醉

（一）病情和手术特点 异物误吸入呼吸道最多发生于1～3岁的幼儿，是5岁以下儿童致死、致残的主要原因。误吸异物的种类可以分为有机物和无机物，而以有机类异物多见，如植物类种子（花生、瓜子）、玉米粒、胡萝卜块、骨头等，常见于幼童玩耍、说笑时进食而误呛，也见于幼儿刚刚添加辅食时喂养颗粒状食物过急所致；无机类异物如纽扣、玩具零件、珠宝、纽扣电池、别针等应有尽有。吸入异物可以嵌顿在呼吸道的任何部位，造成部分或完全性呼吸梗阻。如果嵌顿发生在支气管，阻塞部位以下的肺叶或肺段可发生肺不张和炎症。植物类种子所释放的花生四烯酸等致炎物质还会刺激气道黏膜，导致黏膜水肿，并随着存留时间的延长而导致损伤不断加剧，造成肺炎和气道阻塞，增加异物取出难度。无机类异物则由于其形状各异，如大头针、开口向下的笔帽等，取出的难度常常难以预料。

气道异物（tracheobronchial foreign bodies，TFBs）的诊断主要依靠异物吸入病史、临床症状、肺部听诊、胸片、内窥镜检查等作出。不幸的是，只有不到一半的病例能提供明确的异物吸入病史，有些病例会被误诊为“肺炎”或“哮喘”而接受抗生素或支气管舒张药物，导致病情延误，就诊时由于异物存留时间较长而出现一系列的并发症，如支气管炎、肺炎、气道高敏反应、支气管扩张及支气管黏膜粘连等。因此应该提醒从事儿科门诊治疗的医务人员，在既往没有气道解剖异常的患儿中，一旦出现难以解释、久治不愈的肺炎或肺不张，都应考虑有异物吸入可能。

1898年，被称为“支气管镜之父”的德国医生Gustav Killian最早报道使用硬支气管镜从一名农夫的气管内取出异物（一枚肉骨头），从而开辟了现代支气管镜检查术的新里程。硬支气管镜（如Karl-Storz支气管镜，规格有内径2.5～8.5 mm）较之于纤维支气管镜有视野佳、钳夹力好且侧孔能通气等优点，目前仍在大部分医疗单位作为钳取气道异物的首选工具（图63－5）。当然，近年来也有作者报道，经纤维支气管镜为儿童钳取气道异物同样可以取得满意的成功率，但强调必须备好硬支气管镜及有经验的团队人员，以备前者失败后作为应急之选。

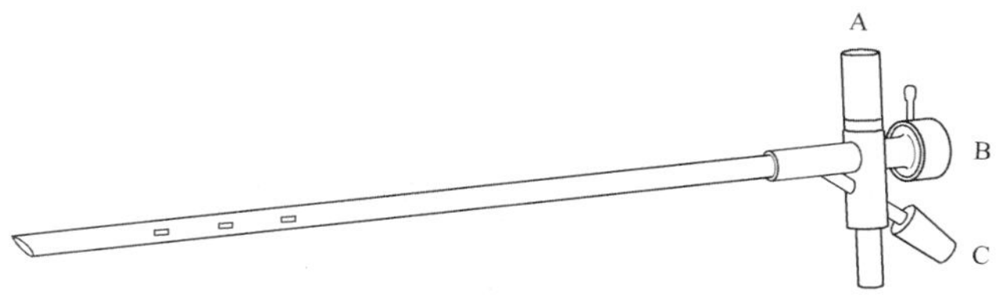

图63－5 小儿支气管镜

A：光源接口；B：目镜口；C：喷射通气接口；D：呼吸回路接口。

在硬支气管镜下气道异物检查和取出术的并发症包括喉/支气管痉挛、咯血、喘鸣、喉水肿、气胸、低氧血症、心搏骤停及死亡等，以4岁以下幼儿的发生率较高。虽然临床上应用硬支气管镜取异物的历史已经历百余年，临床经验也堪称丰富，但由于气道异物急症本身的凶险和复杂性，加之其治疗依赖于包括外科、麻醉、护理等团队的努力及受制于器械本身的特点，目前无论国内外，气道异物取出依然只能在部分三级医院实施。

（二）麻醉要点 所有异物取出术均应在全麻下进行。麻醉医师需与外科医师共同制定急诊处理流程，根据异物类型、嵌顿位置、预计手术时间等确定诱导方案、异物取出过程中的通气方式和麻醉维持方案，以及术后退出支气管镜后的气道维持方式等。

1. 全麻诱导 由于多数患者为不能合作的低龄儿童，选择气道刺激性小、作用快且心血管稳定性好的七氟烷面罩吸入诱导是较好的选择。对于能够合作的儿童，则可以在建立静脉通路后以丙泊酚常规静脉诱导。如何确定诱导方案还取决于是否准备在异物取出过程中保留自主呼吸。对于术前已有明显呼吸困难且异物梗阻部位不明确者，或者已高度怀疑异物嵌顿在声门下或声门周围，则尽可能先保留自主呼吸，这时应避免使用肌松药；如果患者无明显呼吸窘迫、考虑异物在一侧支气管内，则可以在手术过程中控制呼吸，此时可以使用超短效的去极化肌松药琥珀酰胆碱，也可使用米库氯铵等短效非去极化肌松药。为减少气道分泌物，通常可以静脉给予阿托品0.01 mg/kg。静注小量阿片类药如芬太尼1～2 μg/kg有助于减少喉镜置入和操作过程中的心血管反应。置入喉镜前，在声门周围及声门下喷洒利多卡因是可靠的全麻辅助手段。

2. 通气模式 硬支气管镜气道异物取出术伴随着

临床麻醉的进步经历了无麻(局麻)、保留自主呼吸的镇静、保留或不保留自主呼吸的全身麻醉这三个阶段。复旦大学附属眼耳鼻喉科医院麻醉科目前每年大约进行 200 例全麻下的小儿气道异物取出术，从 2003 年以来绝大多数病例是在使用肌松药(主要是琥珀酰胆碱)控制呼吸的条件下完成手术，实践证明了这一通气方式的安全性。

(1) 控制呼吸

方法一：硬支气管镜有一个侧支(图 63－5 中的 D)可直接或通过连接管与麻醉呼吸回路相连，术中根据患者呼吸状态辅助或控制呼吸。由于气体会从支气管镜的目镜端渗漏，因而必须使用较大的气流和气压。优点是无额外通气管占据术野，方便外科操作，且可通过此通路吹入吸入麻醉药，麻醉深度和通气量均容易控制。缺点是由于硬支气管镜进出时呼吸暂停，容易导致氧合条件稍差的患者低氧，无法提供从容的插镜时间；支气管镜长时间位于患侧支气管内时，常常会产生通气不良而导致的低氧血症，因此需要耳鼻喉科医师和麻醉医师的熟练配合。另外，如果团队人员忌讳吸入麻醉药物的污染，也必须通过静脉药物来维持麻醉。

方法二：喷射通气(jet ventilation，JV)。麻醉诱导后，可经鼻或口插入细的喷射导管(可以用 6F 以下的吸痰管替代)进入气管内，接手动喷射通气设备(图 63－6)进行手动喷射通气。在肌松作用良好(确保无呼吸抵抗而降低胸廓和肺的顺应性)的情况下，根据患者胸廓运动情况和 SpO_2 监测调节驱动压、频率和呼吸比，以最低的驱动压提供基本的氧合需求。该方法的优点是通气不依赖于硬支气管镜，在硬支气管镜置入及进出过程中均可以持续保持氧供，因此可提供给外科医师更加从容、可控的手术条件。当检查及异物取出完毕、支气管镜退出气道后，仍可继续通过喷射导管控制呼吸直至自主呼吸恢复(图 63－7)，因此比较适用于复杂病例及经验欠足的外科医师操作，因为可能需要反复多次插入硬支气管镜。缺点是可能造成气压伤，如果气道压过高还可能造成肺泡破裂进而引发气胸，因此特别强调需提供良好的肌松状态，且该方法不适用于因肺部本身疾患导致胸廓及肺顺应性差或者严重肺气肿、纵隔气肿及气胸高危的患儿。另外，硬支气管镜进出气道时，喷射导管也可能被带出、受压或带入一侧支气管内，后者也可能是造成气压伤或气胸的原因之一。

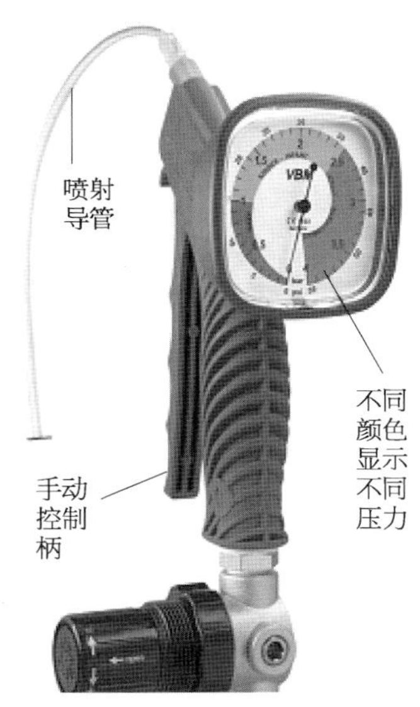

图 63－6　Manujet III 手动喷射装置(VBM)

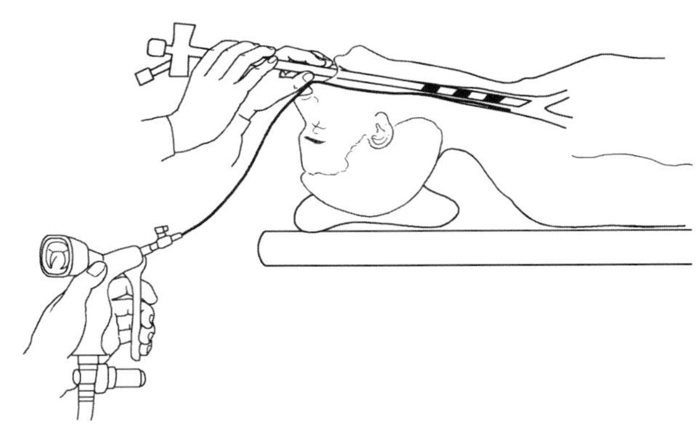

图 63－7　经鼻喷射通气下气道异物钳取示意图

喷射通气也可通过将喷射通气针连接于硬支气管镜的喷射通气接口(图 63－5 中的 C)来实施，如同方法一。同样强调良好的胸和肺顺应性，以及警惕和防止气压伤。

无论采取何种通气方式，均强调足够的麻醉深度，同时加强气道管理，因为手术时最大的危险不是呼吸抑制，而是气道痉挛。如果不能使用吸入药物，则可持续静脉输注丙泊酚、瑞芬太尼及使用肌松药维持麻醉。术中氧饱和度下降的主要原因有：一是气道痉挛，二是支气管镜插入过深。前者处理应加深麻醉、加大通气，无效时应及时退出支气管镜，行面罩通气，甚至进行气管插管，待低氧纠正后继续手术；后者只要将支气管镜退到总气道，术者封堵目镜后予以充分通气，待低氧纠正后可继续手术。

(2) 自主呼吸　保留自主呼吸、进行气道异物取出曾经是气道异物麻醉探索过程中所经历的一个阶段。表面麻醉配合多种镇静和全麻药物例如 γ-羟丁酸钠、氯胺酮等都曾被尝试过，但由于这些药物本身的缺点，试图达到在硬支气管镜置入和操作过程中平稳的自主呼吸状态相当困难。

尽管现在控制呼吸下的异物取出术已相当成熟，但部分高危患者使用上述两种控制呼吸方式都存在一定风险。其一是存在明显异物嵌顿远端的肺气肿或纵隔气肿、纵隔偏移，这类患者容易因气道压升高而发生肺泡破裂和气胸，这是气道异物取出过程中最为凶险的并发症，发生率在0.04%～0.2%甚至更高。另外一个建议保留自主呼吸的情况是针对那些异物存留时间较长、有证据提示局部肉芽形成及前次使用硬支气管镜下取异物失败的患者，这类患者可能需要经历较长的操作时间，且钳夹肉芽形成部位可能导致黏膜出血，给控制呼吸带来困难。

右美托咪定的临床应用使得保留自主呼吸的气道异物取出术进入一个全新阶段。对于小儿气道异物患者，吸入或静脉诱导完成后在10 min内静脉给予右美托咪定负荷量0.5～1 μg/kg，然后继续以0.5～1 μg/(kg·h)的速度持续泵注。当患者能够耐受麻醉喉镜显露操作后，首先在声门周围及气管内予以利多卡因喷雾表面麻醉，然后即可开始硬支气管镜操作。在没有吸入麻醉药物的情况下，通常需要伍用小剂量(1 μg/kg)的芬太尼，并在操作过程中持续输注丙泊酚100～150 μg/(kg·min)。其他保留自主呼吸的方法还包括持续泵注小剂量的瑞芬太尼和丙泊酚，但由于瑞芬太尼对呼吸有强效的抑制作用，剂量较难掌握，容易因呼吸严重抑制而不得不改用控制呼吸方式。

3. 其他需要关注的问题

(1) 常规做好急救准备，备好气管插管用具和气管切开包。

(2) 麻醉诱导及维持应力求平稳。小儿对缺氧的耐受性差，口唇发绀常可先于氧饱和度降低，故需在术中密切观察口唇颜色，及时通知手术医师，必要时将支气管镜退至总气道，封闭目镜，纯氧正压通气。喉、气管、支气管有丰富的迷走神经分布，支气管镜置入后会发生一过性心动过缓或过速，麻醉过浅、体动挣扎等均可加重缺氧及CO_2蓄积，严重者可导致心搏骤停，必须做好心肺复苏准备。

(3) 钳取异物过程中可能发生异物脱落、嵌顿于声门下造成窒息等紧急情况，此时可将异物推入一侧支气管或紧急气管插管，待重新控制通气后再行支气管镜检查。此外，较大异物被钳取过声门时应暂停通气，以免呼出气体受阻而产生过高气道压，造成气压伤、气胸等并发症。

(4) 较大异物会造成球阀阻塞(ball valve obstruction)现象，即气体只出不进，长时间会造成肺不张；而有些却形成单向活瓣阻塞(check valve obstruction)，气体只进不出，进而发展为单侧肺气肿，这时应高度警惕控制通气或喷射通气的压力，尽可能采用保留自主呼吸的通气方式。

(5) 支气管镜多次进出声门会导致声门下水肿，表现为拔管后喘鸣，呼吸困难。除氧疗外，可给予激素(如地塞米松0.5～1.5 mg/kg)，严重者可予2.25%消旋肾上腺素(0.05～0.25 ml，以生理盐水稀释至3 ml)雾化吸入。症状缓解后还需加强监测，持续观察4 h，以免再次发生水肿。

(6) 长时间异物存留，尤其是有机异物存留时，异物可以分解产生花生四烯酸等炎性介质，增加术前肺炎或哮喘急性发作的儿童术后呼吸道并发症的发生率，导致操作结束后严重的低氧事件。维持足够的麻醉深度直至操作结束、对喉部及气管内实施完善的表面麻醉及在麻醉恢复期内尽可能避免浅麻醉下的气道激惹，以上措施是保证患者能够平稳苏醒的关键。部分患者可能需要在硬支气管镜退出后继续呼吸支持一段时间，这时可以优先选择喉罩气道，等待自主呼吸逐渐恢复。

(7) 异物取出后可发生负压性肺水肿(negative pressure pulmouary edema, NPPE)。呼吸道梗阻时患者用力吸气，胸腔负压可由正常时的−5～−2 cmH_2O增加至−50 cmH_2O，使肺毛细血管开放的数量和流入的血流量均增多；低氧血症引发肺血管收缩，肺毛细血管静水压升高；上呼吸道梗阻解除后，肺静脉回流增加，可进一步加重肺水肿。临床表现为解除梗阻后数分钟内突发呼吸困难、低氧、心动过速，伴粉红色泡沫痰等。多数患者给予持续气道内正压通气(continuous positive airway pressure, CPAP)治疗即可恢复，必要时可采用速尿0.1～0.2 mg/kg等对症治疗。

二、小儿复发性喉乳头状瘤手术的麻醉

小儿喉乳头状瘤由人类乳头状瘤病毒引起，好发于10岁以下儿童，尤以3～12岁年龄段多见，肿瘤最易发生于声带上方，呈菜花样生长，向喉前庭或声门下腔蔓延，重者可侵犯整个喉部、气管、支气管(图63-8)。喉乳头状瘤为良性肿瘤，极少恶变，但一旦发病极易复发，青春期后有自行消退倾向。

迄今为止，尚无彻底防止喉乳头状瘤复发的治疗手段。手术治疗的目标在于尽可能在不伤及气道尤其是声门结构的基础上彻底切除肿瘤，但实际上很难实现，许多小儿患者在初次手术后通常间隔1～2月即因复发致严重呼吸困难而再次入院治疗。显微喉镜下CO_2激光切除肿瘤曾经是手术治疗的首选方法，但目前耳鼻喉科医师更倾向于使用吸切器(microdebrider)切除肿瘤。除手术治疗外，严重复发病例使用α干扰素作为辅助治疗手段也有一定的疗效。

麻醉要点：术前评估的重点在于了解气道梗阻的程度。这类患儿应避免术前使用镇静剂和麻醉性镇痛药，以免加重呼吸困难，可用抗胆碱能药如阿托品以减少呼吸道分泌物。如患儿无明显呼吸困难，可常规吸入或静脉麻醉诱导；如已存在呼吸困难，则麻醉诱导必须慎重。比较安全的方法是采用七氟烷吸入慢诱导，保留患儿自主呼吸，等麻醉达到一定深度后(通常表现为呼吸逐渐规律，意识消失后需要在流量4 L/min、蒸发器浓度为4%～6%的条件下继续面罩吸入，5 min)，经喉镜直视下了解声门暴露情况，然后再确定是否需

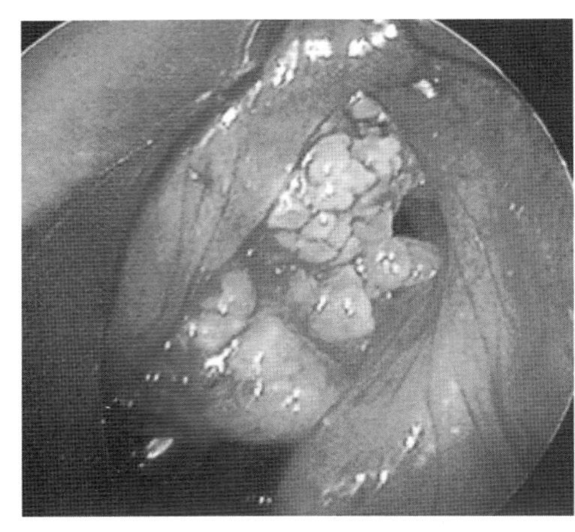

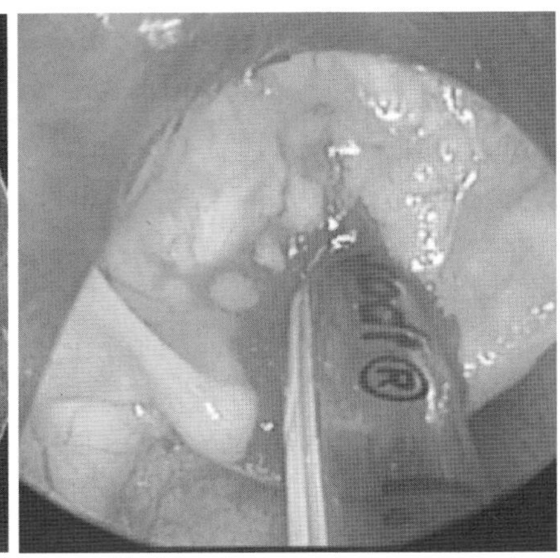

图 63-8 喉乳头状瘤

左、右图分别为气管插管前和插管后。

要使用肌松药进行气管插管。如果直视下声门显露尚可,则可以使用琥珀酰胆碱。优点是插管时气道激惹减轻;但如果发现声门周围肿瘤较多、显露困难,则在判断清楚方向后保留自主呼吸插管更为安全可靠。合适硬度的管芯及 Frova 等插管辅助工具对这类患者的气管插管更为重要。

即使患儿在术前仅有部分气道梗阻症状,麻醉后也可能演变为完全梗阻,有时甚至无法维持面罩正压通气。必要时可在保留呼吸时先要求手术医师在直接喉镜下钳除部分肿瘤以显露声门。因此,麻醉诱导前必须和外科医师充分沟通并做好应急准备。只有在能确保维持面罩正压通气的情况下,才能使用肌松药。

如施行激光切除喉乳头状瘤,则应遵循激光手术的麻醉处理原则。

由于长期气道梗阻,体内 CO_2 慢性蓄积,喉乳头状瘤切除术患者术后苏醒期相对较长。可将患儿放置于头低侧卧位,以利于气道分泌物引流,缓慢苏醒,尽可能减少气道激惹。

三、气道内 CO_2 激光手术的麻醉

1. 激光手术的特点 CO_2 激光被用于气道内手术有其独特的优势:这种激光可被水吸收,组织穿透力弱(CO_2 激光辐射进入组织的深度≤0.3 mm),可用于表面组织的切割汽化,定位精确,出血少,并且不伤及周围的正常组织,愈合快。激光气道内手术因出血少、视野清晰且几乎无组织水肿而倍受青睐,常被用于喉狭窄、喉乳头状瘤(laryngeal papillomatosis)、喉血管瘤、喉部肉牙肿、声带白斑等治疗,其最大的隐患在于可以引发气道烧伤并且可能危害手术室的工作人员,因此实施激光手术的单位必须有周密的激光安全防护流程,并且包括外科、麻醉及护理等所有可能涉及激光防护的人员均应通过教育培训。

2. 麻醉要点 激光手术最重要的问题在于做好激光的防护,其中麻醉医师应高度警惕激光引发的气道烧伤,并做好应对突发事件的准备。

激光燃烧的原因及防护 发生激光气道燃烧需具备以下三个要素:① 能量源,即激光源。② 易燃物,即气管导管。③ 助燃剂,包括氧气等。外科医师应尽量选择低功率和脉冲式激光发射,避免高功率和连续发射易致燃的高能量激光,另外必须将激光束准确聚焦于治疗部位,并用盐水浸湿的棉片覆盖于病变周围和激光照射远端,避免散射光束对周围组织造成影响。手术医师还应注意的是:在操作时应密切注视显微镜下的激光照射野,第一时间发现局部点燃征象,并作后续处理,杜绝继续发射激光致燃爆发生从而导致严重的气道烧伤事件。麻醉医师应尽可能选用抗激光导管及降低吸入氧浓度至30%以下,严密观察气道压力变化,随时注意激光击穿套囊可能。有作者建议套囊内注入生理盐水或者加有亚甲蓝(methylene blue)的生理盐水,以便外科医师能及时在显微镜下发现套囊被击穿,并且套囊内的盐水(通常≤10 ml)还可能有局部降温作用。套囊被击穿的后果主要在于会导致富含氧气的肺内气体泄露,增加燃爆机会。

散射激光还可能造成其他损害,如 CO_2 激光会穿透角膜损伤视网膜,因此应将患者的眼睑闭合后再用湿润的纱布覆盖,手术室人员应戴防护眼罩。激光汽化所致的烟雾吸入肺部也会造成炎症、支气管痉挛、气道水肿甚至呼吸衰竭。还有报道激光导致肺出血、气胸等严重并发症。

3. 抗激光导管 普通 PVC 导管无法抵抗激光的穿透,并且相对于老式的橡胶材质的导管更易燃烧。目前市场上有多款专为激光手术设计的导管,但遗憾的是,现有产品都还无法做到能够彻底防护激光击穿。以下介绍两款国内已在使用的抗激光导管。

(1) Laser-Flex® 导管(Mallinckrodt)是一款通过美国 FDA 认证、可以用于 CO_2 激光手术的抗激光导管

(图 63－9)。其管壁为不锈钢材质,呈螺旋状紧密排列,有两个可以注入盐水的套囊——当一个套囊被击穿时,另外一个套囊还会起到阻止气体泄露的作用。虽然其不锈钢材质可以反射激光从而避免管体被击穿,但套囊及其注射管因由 PVC 制成,仍不能抵抗激光,因此依然存在薄弱部位,使用时仍需术者在套囊上方以湿棉片防护。这款导管的缺点是管体较硬,有时因遮挡外科术野因而不得不更换为普通导管。另外,由于担心管芯破坏其紧密排列的螺旋钢丝外壁而使激光防护功能丧失,生产商不建议使用管芯,从而可能增加困难插管的几率。还有报道由于激光损坏水囊注射管而造成注入囊内的液体无法被抽出,从而产生拔管困难。处理方法是再次全麻下让外科医师使用悬吊喉镜,直视下刺破套囊,然后再度苏醒、拔管。

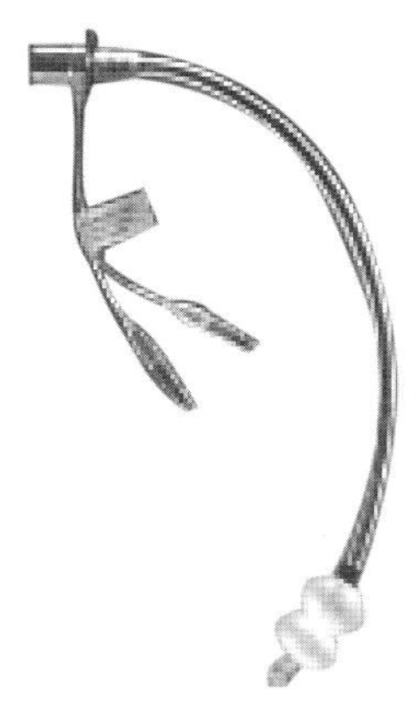

图 63－9 Laser-Flex 抗激光导管(Mallinckrodt)

(2) Laser-Trach® 导管(Kendall-Sheridan)为另一款抗激光导管(图 63－10),为橡胶材质外包铜箔,可防止 CO_2激光点燃。它在包装中附带脱脂棉,使用时需浸泡后保护于套囊上方。

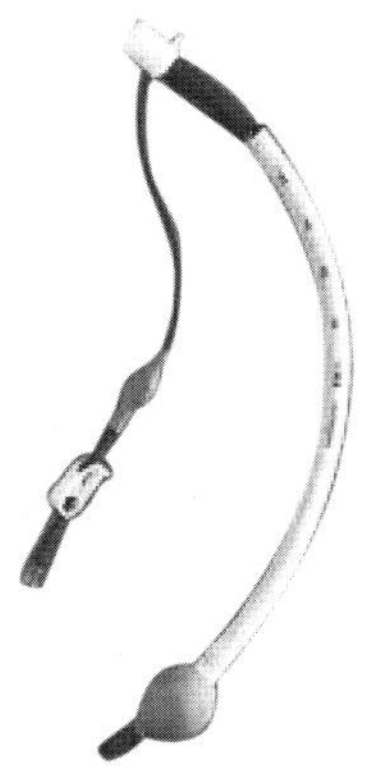

图 63－10 LASER－TRACH 抗激光导管(Kendall-Sheridan)

4. 发生激光燃烧后的处理 由于没有绝对可靠的抗激光导管,激光手术致气道燃烧的风险始终存在。麻醉医师应牢记以下发生激光燃烧后处理的“4 个 E”:① Extract(拔除),即拔除所有可燃物,包括气管导管、棉片等。② Eliminate(清除),即清除所有助燃剂,如立即断开供氧导管。③ Extinguish(灭火),即立即在气道内注入生理盐水熄灭余火。④ Evaluation(评估),即应立即在直接喉镜和硬支气管镜下评估上下呼吸道的损伤情况。如果有明显损伤,则应重新气管插管;严重病例需要气管切开,并立即请相关专家会诊治疗。

(李文献 张 旭)

参考文献

[1] Remacle M, Friedrich G, Dikkers FG, et al. Phonosurgery of the vocal folds: a classification proposal. Eur Arch Otothinolaryngol, 2003, 260: 1－6.

[2] American Society of Anesthesiologists Task Force. (2006) Practice guidelines for the perioperative management of patients with obstructive sleep apnea. Anesthesiology, 2006, 104: 1081－1093.

[3] Damrose EJ,Berke GS. Advances in the management of glottic insufficiency. Curr Opin Otolaryngol Head Neck Surg, 2003, 11: 480－484.

[4] Hasdiraz L, Oguzkaya F, Bilgin M, et al. Complications of bronchoscopy for foreign body removal: experience in 1,035 cases. Ann Saudi Med, 2006, 26: 283－287.

[5] Capici F, Ingelmo PM, Davidson A, et al. Randomized controlled trial of duration of analgesia following intravenous or rectal acetaminophen after adenotonsillectomy in children. Br J Anaesth, 2008, 100: 251－255.

[6] Radha Ravi, FRCA,Tanya Howell. Anaesthesia for paediatric ear, nose, and throat surgery. Contin Educ Anaesth Crit Care Pain, 2007, 7: 33－37.

[7] Rosen GM, Muckle RP, Mahowald MW, et al. Postoperative respiratory compromise in children with obstructivesleepapnoea syndrome: can it be anticipated? Pediatrics, 1994, 93: 784－788.

[8] Ezri T, Roth Y, Geva D, et al. Anesthetic management of juvenile nasopharyngeal angiofibroma resection. J Cardiothorac Vasc Anesth, 2003, 7: 632－634.

[9] Brown KA, Laferrière A, Moss IR. Recurrent Hypoxemia in young children with obstructive sleep apnea is associated with reduced opioid requirement for analgesia. Anesthesiology, 2004, 100: 806－810.

[10] 梁琴,迟放鲁,张孝通. 咽旁间隙肿瘤的手术治疗. 临床耳鼻喉科杂志, 2004, 18: 416－418.

[11] Chiu AG, Cohen JI, Burningham AR, et al. First bite syndrome: a complication of surgery involving the parapharyngeal space. Head Neck, 2002, 24: 996－999.

[12] Rosenblatt W, Ianus AI, Sukhupragarn W, et al. Preoperative endoscopic airway examination (PEAE) provides superior airway information and may reduce the use of unnecessary awake intubation. Anesth Analg, 2011, 112: 602－607.

[13] Su YC, Chen CC, Lee YK, et al. Comparison of video laryngoscopes with direct laryngoscopy for tracheal intubation: a meta-analysis of randomised trials. European Journal of Anaesthesiology, 2011, 28: 788－795.

[14] Peng A, Dodson KM, Thacker LR, et al. Use of laryngeal mask airway in pediatric adenotonsillectomy. Arch Otolaryngol Head Neck Surg, 2011, 137: 42 - 46.

[15] King CJ, Davey AJ, Chandradeva K. Emergency use of the laryngeal mask airway in severe upper airway obstruction caused by supraglotticoedema. British Journal of Anaesthesia, 1995, 75: 785 - 786.

[16] Ihra G, Hieber C, Schaberning PK, et al. Supralaryngeal tubeless combined high-frequency jet ventilation for laser surgery of the larynx and trachea. Br J Anaesth, 1999, 83: 940 - 942.

[17] Ahmed F, Kinshuck AJ, Harrison M, et al. Laser safety in head and neck cancer surgery. Eur Arch Otorhinolaryngol, 2010, 267: 1779 - 1784.

[18] Jaquet Y, Monnier P, Van Melle G, et al. Complications of different ventilation strategies in endoscopic laryngeal surgery: a 10 - year review. Anesthesiology, 2006, 104: 52 - 59.

[19] Santos P, Ayuso A, Luis M, et al. Airway ignition during CO_2 laser laryngeal surgery and high frequency jet ventilation. Eur J Anaesthesiol, 2000, 17: 204 - 207.

[20] Wegrzynowicz ES, Jensen NF, Pearson KS, et al. Airway fire during jet ventilation for laser excision of vocal cord papillomata. Anesthesiology, 1992, 76: 468 - 469.

[21] Parnis SJ, Barker DS, Van Der Walt JH. Clinical predictors of anaesthetic complications in children with respiratory tract infections. Paediatr Anaesth, 2001, 11: 29 - 40.

[22] Tait AR, Cross J, Krupp J. Endotracheal intubation should be avoided in children with upper respiratory tract infections. SPA Newsletter, 2002, 15: 8 - 11.

[23] Tait AR, Malviya S, Voepel-Lewis T, et al. Risk factors for perioperative adverse respiratory events in children with upper respiratory tract infections. Anesthesiology, 2001, 95: 299 - 306.

[24] Kitching A, Walpole A, Blogg C. Removal of the laryngeal mask airway in children: anesthetized compared with awake. Br J Anaesth, 1996, 76: 874 - 876.

[25] Chen LH, Zhang X, Li SQ, et al. The risk factors for hypoxemia in children yourner than 5 years old undergoing rigidbroncho-scopy for foreign body removal. Anesth Analg, 2009, 109: 1079 - 1084.

[26] Zhang X, Li W, Chen Y. Postoperative adverse respiratory events in preschool patients with inhaled foreign bodies: analysis of 505 cases. Paediatr Anesth, 2011, 21: 1003 - 1008.

第六十四章 口腔颌面手术麻醉

第一节 口腔颌面手术的特点

口腔颌面手术(oral and maxillofacial surgery)由于病变部位、手术方式特殊,对麻醉也有特别要求,涉及术前评估、麻醉诱导、气道管理、术中循环呼吸管理、术后拔管及苏醒等各个环节。

一般来说,口腔颌面手术有以下特点:① 患者年龄跨度大。② 手术区域邻近或覆盖气道,气道管理困难。③ 手术时间长,创面大。④ 口腔颌面止血困难,出血量大。⑤ 涉及颅内操作。⑥ 组织缺损修复时需要显微外科技术。

(一) 患者年龄跨度大 口腔颌面手术种类很多,包括先天颌面畸形矫正、外伤修复及肿瘤治疗等,手术对象涉及各个年龄层次,年龄跨度大,从新生儿到老年人都有。据上海交通大学医学院附属第九人民医院2000～2005年统计,最小的患者是刚出生不到一周的新生儿,最大的患者年龄为103岁。

不同年龄层次的患者,有不同的疾病特点。小儿多因先天性畸形而实施矫形手术,青中年患者以炎症、外伤修复手术居多,老年患者则以肿瘤手术治疗为主。小儿各时期的解剖生理特点随年龄增长而不断变化,不能简单地把小儿看成是成人的缩影,而老年人全身各器官的生理功能已发生退行性变化,常合并有动脉硬化、心脏和外周血管病变、慢性阻塞性肺病等,对手术麻醉的耐受力显著降低。

(二) 手术区域邻近气道,气道管理困难 口腔颌面部包含眼、耳、口、鼻等特殊器官,而口、鼻、咽等在解剖上是呼吸和消化两大系统的共同通道及门户。气管插管与口腔颌面手术尤其是口内操作处于同一区域,因此既要考虑气道安全,还需顾及手术操作不受影响。手术过程中患者头位的变动也给气道管理带来困难,术中应严密观察,防止导管折叠、脱落或移动。手术中异物、分泌物和血液可能积聚在气管套囊周围,拔管时有误入气道的危险。术后气道周围结构的肿胀、舌后坠、颌间结扎固定等还将影响术后气道的管理。

(三) 部分手术时间长,创面暴露范围大 口腔颌面外伤或肿瘤切除后有大面积组织缺损需远位皮瓣修复的,手术时间往往较长,通常需6～7 h,也有超过12 h的手术。在10多个小时的麻醉手术期间,首先必须注意保护患者,无论是仰卧或俯卧位,始终要保持合适的体位,让各关节放松并避免外周神经受压;保护好眼睛,避免消毒液对角膜的损伤。在长时间的手术过程中,丝毫不能松懈监测,以及时发现问题并与外科医师沟通,必要时暂停手术操作。其次,长时间手术容易导致低温的发生、药物的积聚,而低温又进而会影响药物的代谢,既要避免麻醉药过量而导致的苏醒延迟,也要避免麻醉过浅造成的术中知晓。再次,鉴于手术创面大和血管手术的需要,要注意术中充分补充液体,避免过多使用缩血管和扩血管药。

(四) 止血困难,失血量大 口腔、颌面及颅脑部血管丰富,止血困难。正颌手术需对颅、颌面部多处骨结构进行切割移位,手术入路切口小、位置深、操作复杂,导致出血量大。其他出血量大的手术有血管瘤和神经纤维瘤手术、上颌恶性肿瘤切除手术、颅内外联合扩大根治术等。

(五) 可能引起颅内压波动 口腔颌面肿瘤手术有些要行双侧颈淋巴清扫术,两侧颈内静脉同时切除可致颅内静脉回流受阻,在椎静脉侧枝代偿完全之前,患者的颅内压力会有暂时性升高,对脑组织造成损害。而一些根治性颈清(需颈动脉切除)的和颅颌面联合根治手术对颅内压的影响更大。

(六) 显微外科和游离组织移植 口腔颌面手术如肿瘤、外伤等,往往造成组织缺损,影响外观,因此要求同时进行显微移植、重建的越来越多。游离皮瓣、肌皮瓣、骨肌瓣、神经移植等手术均需用到显微外科移植技术,故应考虑移植物的血供问题。任何影响移植皮瓣存活的因素都应避免,如血管痉挛、灌流不足,都将使移植皮瓣得不到正常的血液供应,从而造成缺氧和坏死。

第二节　口腔颌面肿瘤手术麻醉管理

对于口腔颌面部恶性肿瘤患者，只要其全身情况许可，通常行根治手术。涉及颅前凹或颅中凹的手术即是颅颌面联合手术，兼有口腔颌面外科和神经外科之特点。

一、一般准备

(一) 心理准备　实施肿瘤手术的患者，常会因大面积组织切除后头面部外观畸形而存在明显的心理障碍。对已接受多次手术治疗的患者而言，手术麻醉的痛苦体验与不良回忆会使其在再次手术时产生恐惧而不合作。有些患者对病情发展和健康状况过分关注而引起其焦虑、抑郁等情绪改变。对于诸多心理问题，麻醉医师应予以高度重视，术前应做好耐心细致的解释工作，与患者及家属建立良好的医患关系，尽可能地取得他们的合作。不良心理活动的抑制与阻断，无疑对配合清醒插管、维持生理状态稳定和减少术后并发症都有重要意义。

(二) 病史准备　口腔颌面患者，尤其是肿瘤患者，年龄大、进食困难、肿瘤转移等可致其营养状况差，再加上多次的放疗或化疗，往往伴不同程度的低蛋白血症、水电解质紊乱，术前应加以纠正。适当补充白蛋白或给予输血治疗，可积极改善患者的营养状况，纠正贫血或血小板过低，使血细胞比容＞30%，血小板计数＞100×10^9/L。合并凝血功能障碍还需给予凝血因子或血浆治疗。合并心肺等脏器疾病时，应积极控制症状，改善功能并提高手术耐受力。

在术前访视时，应了解患者的既往头颈手术史及放疗和化疗史，既往的治疗(手术、放疗、化疗)对围术期的麻醉管理有很大的影响，化疗药物可加强肿瘤细胞对放疗的反应性，但随着药物的积聚均有一定的毒副作用。常用的化疗药物如顺铂、氟尿嘧啶、甲氨蝶呤、卡铂、紫杉醇等，甲氨蝶呤、紫杉醇及多西紫杉醇有骨髓抑制作用，可致血小板减少和中性粒细胞降低。紫杉醇和卡铂可降低一氧化碳的弥散率，而这种影响甚至会延续到化疗停止后5个月。甲氨蝶呤还可导致口腔溃疡、腹泻、低体重、电解质紊乱等问题。顺铂和多西紫杉醇可致中枢神经毒性。有些化疗药物如蒽环类抗生素还可影响心肌收缩，有致心律失常的作用；有些如马利兰易致心内膜纤维化；还有些如阿霉素可导致QT间隙延长。当使用此类化疗药物时，必须全面评估心脏功能，术前积极改善心功能。麻醉医师只有了解了化疗药物对患者心肺功能的影响，才能有的放矢地制定围术期麻醉方案。

除了评估化疗药物对各器官系统的影响，放射治疗的影响也不能小觑，局部放疗可致局部组织纤维化，进而导致颌下间隙固定、下颌活动受限、颈椎僵硬，造成困难气道。放疗后的急性炎症反应如表皮炎、口腔黏膜炎等，在插管等操作后容易出现继发感染或出血。既往头颈部的手术改变了口咽腔的局部解剖，可造成再次插管或气管切开困难。

二、术前气道评估

口腔颌面部的肿瘤可能影响到气道的完整性，同时由于病变及手术区域邻近或覆盖气道，所以困难气道的发生率很高。术前必须对气道作出正确的评估，对于潜在的或明显的面罩通气困难或气管插管困难，均需评估后记录在案。完整的评估包括病史、体格检查、实验室和影像学检查。

提示气道困难的病史资料包括：声音的改变、吞咽困难、体位改变时呼吸困难、运动耐受下降、头颈部放疗史、头颈部手术史及咽腔和咽腔以下的肿瘤。病史中某些特殊的症状可提示肿块的位置，如患者主诉仰卧位时感觉呼吸困难而侧卧位或俯卧位时缓解，通常提示肿块位于咽、颈或纵隔的前部，此类患者麻醉诱导后，仰卧位插管有可能导致严重的气道梗阻。有些患者术前有喘鸣音的，则需事先经纤维支气管镜对气道进行检查。有些患者术前有声音的变化，如患者的声音变粗且刺耳，常常提示肿块位于会厌部，而声音变得低沉常提示肿块位于声门上。问诊时必须注意声音改变持续的时间、可能的原因和体位的关系。还需引起重视的症状包括：有无喘息、青紫、胸闷、夜间呼吸睡眠暂停等，这些对判断气道是否有梗阻及梗阻的程度有很大的帮助。放疗及既往的手术史对困难气道的评估也是非常重要的。放疗所造成的局部纤维化、下颌及颈部运动障碍，增加了插管的难度。既往颌面部的手术可因为局部解剖的改变而导致再次插管或气管切开困难。

预测气道困难的体检指标包括：张口度和伸舌、甲颏间距、颈部屈伸度、Mallampati 评级等。正常的张口度＞3 cm，张口受限可导致咽喉镜的放置及暴露困难。张口受限有两种情况：一种是由于疼痛而拒绝张口，此种类型通常在全麻诱导后张口度可较前增大；另一种是由于肌群或颞颌关节被肿瘤侵犯而不能张口，此种类型在全麻诱导后张口度并不能增大，反而导致气道危象，术前必须有充分估计。成人中号咽喉镜镜片长度为125 cm，最厚处为2.5 cm，张口度必须在2.5 cm

以上才能暴露出声门。大号咽喉镜长度是 150 cm，最厚处达 3 cm。儿童咽喉镜长度是 100 cm，最厚处是 2 cm。了解这些数据有助于判断是否能放置咽喉镜并选择合适的工具来插管。此外有些肿块可通过口内或颌面的视诊直接观察到，如唇癌、硬腭的肿瘤、牙龈癌、舌腹肿瘤、头皮和面颈部的皮肤癌、颌面部的血管瘤等。而颈部的触诊可判断气管有无移位、环甲膜穿刺有无困难，这对于紧急气道的处理非常重要。

影像学可客观地评估气道，在 X 线投影测量图上，下颌骨舌骨间距过长、后鼻嵴至咽后壁距离过短的患者易发生插管困难。另外，颅面角和线（如前颅底长度、上下颌骨与颅底的关系角、上下颌骨的关系角）的异常也会导致鼻咽腔、口咽腔气道容积的变化而造成插管困难。借助 CT 和 MRI 能了解肿瘤侵犯的范围及是否有气道狭窄，由 CT 三维构象构筑的仿真内窥镜更可以直观地模拟插管的径路，从而判断有无插管困难。

制定围术期气道管理的方案，必须先了解肿瘤的生长部位，不同部位的肿瘤对气道有不同的影响，不同的手术方案需要选择不同的插管径路。一般颅底、眼眶、鼻部、上颌骨、上颌窦手术宜经口插管，而下颌骨、腮腺区、口腔内手术宜经鼻插管。如果肿瘤生长正好在导管必经之路，则必须放弃经口或经鼻气管插管而改为气管造口。如考虑不周，强行置管，轻者将瘤体碰伤，重者可致大出血，如舌根会厌附近之肿瘤。麻醉医师应当与手术医师共同商讨这方面的问题，以求得正确的解决方案。

各种口腔颌面常见肿瘤对气道的影响如下。

（一）上唇部位肿瘤 生长在这个部位的实质性肿瘤，常见的有血管瘤或上唇癌肿。虽然并不影响张口度，但若瘤体过分向前突出时，咽喉镜操作过程中视线往往受阻，有时需将瘤体拉开才能暴露。若是血管瘤，因瘤体软，尚有一定的活动度；若是硬实质瘤，则移动范围很小，事先要有估计。

（二）颊部癌瘤 口腔颊部癌瘤较多见，占口腔癌的 20%～30%。因部位在口腔侧面，一般不至于妨碍气管导管的径路。发病早期可无张口限制，但如侵犯颊肌、咀嚼肌，则逐渐出现张口受限，严重者甚至牙关紧闭，麻醉前应评估张口度。张口困难者选择清醒插管。

（三）腮腺区肿瘤 腮腺区良性肿瘤不影响张口度。晚期腮腺恶性肿瘤，有广泛浸润及颊肌受累时，会造成张口受限，需加以重视。

（四）上腭肿瘤 从解剖学上看，鼻道的底部即是上腭，其前部为硬腭，后部为软腭。如果是上腭骨良性肿瘤向鼻腔隆起，则鼻道受侵犯，经鼻插管径路受阻；如肿瘤生长在一侧，可选择另一侧鼻腔插管。上腭骨恶性肿瘤可破坏鼻腔底部骨质，导致一侧或双侧鼻腔径路狭窄甚至完全封闭，此时经鼻插管极易出血，不可勉强为之。另外手术中凿开上颌骨时，手术操作可误伤经鼻的气管导管。曾有将经鼻气管导管当场切断的案例，所以建议上腭肿瘤根治手术（上颌骨全切术）采用经口气管插管。软腭癌恶性程度较高，常累及翼腭凹，此类患者有张口受限的表现。而上腭前部之巨大肿瘤往往致面部变形，面罩通气困难。

（五）舌根、咽壁肿瘤 视诊难以观察的口腔深部肿瘤侵犯范围。口底肿瘤常侵犯口底肌群，导致伸舌困难，咽喉镜暴露困难。咽壁的肿瘤极易造成气道梗阻。术前须与口腔外科医师认真商讨，以制定麻醉和气道管理方案。如肿瘤靠近会厌或声门，则气管导管会干扰手术进行，同时也会影响拔管后呼吸道的管理。遇此情况，需和手术医师商讨合理的解决方案，可术前切开气管以保障气道安全。

（六）舌部肿瘤 舌的肿瘤特别是舌癌，在口腔肿瘤中最为常见，其发生率相当于口腔其他癌瘤之总和。舌部肿瘤向后可侵犯舌根、咽壁，用咽喉镜暴露时应小心，避免损伤之。舌癌侵犯到咽腭弓时，患者会有张口困难。舌的巨大肿瘤有时可占据整个口腔，致气道梗阻。若是血管瘤或有溃疡面的肿瘤，摩擦后容易出血，使用面罩和咽喉镜时应加以警惕。

（七）颏颈部肿瘤 颏颈部肿瘤，瘤体挤压可使声门、气管向对侧移位，咽喉镜暴露时应向肿瘤对侧探查声门，插管容易成功。颈部肿瘤可导致颈部活动受限，声门“抬高”，咽喉镜暴露困难。瘤组织也可压迫上呼吸道，使患者出现慢性缺氧、高碳酸血症的症状，此类患者即使仅给予小量麻醉性镇痛药亦可引起窒息。

（八）牙龈肿瘤 牙龈癌多为溃疡型，易溃破出血。上牙龈癌侵犯鼻腔，可影响经鼻插管。侵犯磨牙后区或侵犯肌腱和翼内肌时，可有张口受限。

（九）肿瘤患者再次手术 尽可能选择与上次手术时同侧的鼻腔插管，这样可以避免许多新的麻烦。须注意手术疤痕对张口度及头后仰的影响。如下颌骨手术后的患者，一侧下颌骨已部分切除，原来附着于此处的口底肌肉包括颏舌骨肌、下颌舌骨肌和颏舌肌已经失去固有依附点，左右两侧肌肉收缩不平衡，导致舌根移位、咽腔变窄，此时咽喉镜很难暴露声门。托下颌骨残端也难以将畸形完全纠正，给肌松药后可能会导致组织塌陷，进而窒息，建议这类患者选择清醒插管。由于双侧下颌骨全切术后的患者其口底暴露在外，也建议清醒插管。

三、气管插管

（一）插管路径 插管路径包括：① 经鼻气管插管。② 经口气管内插管。③ 颏下气管内插管。④ 气管切开处插入气管导管。插管路径的选择主要由肿瘤所在部位和手术的方案决定。

最常用的是经鼻气管内插管，其优点是：① 鼻插管固定较好,不会左右移动,便于术中管理。② 鼻导管的耐受性较好,适合术后保留导管。③ 鼻导管紧贴咽腔后壁,对舌、颊、龈等部位的手术干扰相对要小。④ 非创伤性。在进行鼻插管时,习惯选择肿瘤病灶对侧的鼻孔进行插管,插管前要了解操作侧鼻腔是否通畅。

(二) 鼻导管的选择 成人男性经鼻腔导管用 ID 7.0～7.5,女性用 ID 6.5～7.0。插管前估计鼻腔的通畅情况,并给予血管收缩剂如麻黄碱、润滑剂及局麻药等进行鼻腔气管插管前准备。对于插管侧鼻腔狭窄的患者或疑难气管插管患者,可适当选用较细一号的导管,则插管更易成功。

(三) 诱导和插管 在诱导前必须了解五个问题:① 有没有必要气管插管?有些不影响气道的小手术是否可通过局部麻醉解决?有些肿瘤如咽侧壁、颈前区的巨大血管瘤等,易导致气道危象,即使手术短小也必须气管插管。② 有无声门上通气困难?紧急情况下是否可通过面罩或喉罩通气?③ 是喉镜暴露困难还是气管插管困难?④ 患者是否有高反流风险?⑤ 患者的耐缺氧程度如何?对于声门上通气困难的患者,建议保留自主呼吸;能合作的患者建议清醒状态下插管。对于高反流风险及耐缺氧差的患者,必须是有经验的麻醉医师来操作,选择熟悉的清醒插管方法以保障气道的安全。

对于疑有困难气道的患者,可根据 ASA 困难气道的指南选择是否需要诱导,以及是否需要保留自主呼吸。对于多数疑有困难气道且能合作的成年人,清醒插管是最常见的选择,可使用:① 适量的镇静、镇痛。② 完善的表面麻醉。③ 局部的神经阻滞。在工具选择方面,纤维支气管镜是首选,可经鼻或经口操作,因能看到气道的部分结构,且对患者的刺激又小,故成功率较高。不足的地方是咽喉部有明显出血和分泌物时,视野不清,可致插管失败,操作者技术经验不足时也会影响其成功率。

(四) 术中气管导管的维护 在口腔颌面手术时,麻醉医师往往需要远距离操作,必须确保所有的接口均紧密连接,不致松动脱落。同时使用轻质的长的螺纹管,避免牵拉气管导管。由于手术中会经常移动头部,故气管导管必须加以固定,以免导管在手术过程中滑出。固定的方法可选择缝线或贴膜固定,根据个人习惯而定。围术期的监测如呼气末二氧化碳、压力-流量环、气道压力等可帮助判断导管是否过深或过浅,导管有无折叠、移位,套囊有无漏气等,严密的监测是安全的保障。

(五) 经鼻气管插管的并发症

1. 大量鼻衄 发生严重鼻腔出血时,处理原则首先是保持气道通畅,其次才是止血。具体操作包括留置已插入鼻腔的导管,不要向外拔,并撑开套囊,此时它能起到压迫出血点的作用。设法通过吸引清理口咽腔内的血液,同时行经口插管,完成插管后马上撑开套囊以避免血液向下流入气道,待气道有安全保障后再设法止血。

2. 导管进入咽后间隙 导管进入咽后间隙的发生率约为 1‰。咽后间隙位于咽后壁黏膜与椎前筋膜之间,上起颅底,下延至后纵隔,咽旁间隙左右各一,位置在咽上缩肌、翼内肌和腮腺之间,上起颅底,下至舌骨大角,是一个潜在的蜂窝组织间隙,两间隙之间只有较薄的结缔组织膜相隔,间隙与咽腔也只有一层黏膜相隔。这两间隙起点处相当于导管出后鼻孔附近。经鼻插管时,导管虽已插入较深,且能继续向下推进,但咽喉镜下未见导管,仔细观察可见咽后壁黏膜下层有隆起,拉动导管时,隔着黏膜可见到导管移动的“迹象”。对于此种情况,通常需拔出导管,选对侧鼻腔重新插管。

3. 鼻甲切除 导管将部分鼻甲组织切削下来是极罕见的并发症。下鼻甲是最容易受损伤的,因为其体积大且紧靠导管。而中鼻甲由于其底部与颅底筛骨相连,损伤后可引起脑脊液渗漏。附近还有蝶腭动脉、鼻后动脉、前筛状动脉等,有大出血的可能。选择适当的导管、使用管芯、充分的鼻腔准备、避免粗暴的操作可减少此类并发症的发生。

4. 鼻翼坏死 此类并发症较少见。可能与衔接的螺纹管过重,牵拉压迫该处鼻翼组织,或导管放置固定不当,以及长时间的手术等有一定关系。在手术过程中,转动头位时须确保螺纹管没有牵拉鼻翼,使用轻质螺纹管,并经常提醒手术医师注意鼻翼保护,有助于减少此类并发症的发生。

5. 导管在咽腭部被切断 上颌根治手术中,切凿上颌骨时,粗暴的手术操作可将气管导管整个割破,在手术过程中给予严密的监测并关注手术步骤,可及时发现问题并加以处理。

四、减少术中出血的措施

(一) 术前给予促凝药物 手术前肌注凝血药物,会增加血液的凝固性,减少手术渗血,特别对某些肝功能不正常的患者有效。手术前 3 d 开始,每日肌注维生素 K_3 2 次,每次 4 ml,有助于减少手术出血。

(二) 术中控制性降压 控制性降压可减少组织渗血并提供一个干燥的术野,这对于某些精细的操作如血管吻合术是非常重要的,故目前在口腔颌面手术中运用非常普遍。而过度降压会影响脑血管的自主调节,影响组织器官的灌注,故降压是有限度的,一般降压幅度不超过原有血压的 1/4,时间也不宜过长,仅在肿瘤切除、截骨等重要操作时使用控制性降压。其次,控制性降压因人而异,对于有严重心、脑血管疾病的患者是不适宜的。再者,降压的前提是有充足的容量保障,通常的做法是在诱导后即利用血浆代用品如羟乙基淀粉、明胶等进行扩容,保证循环血量充足。

(三) 术中给予凝血药物 凝血酶的作用是促进纤维蛋白原转化为纤维蛋白,使用时使药物与创面广泛接触。当骨膜或骨松质、牙压槽骨板、黏膜等处有广泛渗血时,用凝血酶止血效果确切可靠。静注用的凝血酶原复合物效果也很好,其他一些临床用药包括 γ-氨基己酸等。

(四) 颈外动脉结扎术 颈外动脉有 8 个分支,主要供应颌面部。左右颈外动脉吻合支丰富,所以结扎一侧颈外动脉后,减少出血的效果并不一定很理想。在特定手术中根据需要可结扎其分支,例如在上颌窦癌扩大根反应治术时,可结扎颌内动脉。

五、颈淋巴清扫术的麻醉处理

颈部淋巴结清扫术(neck dissection)是颌面恶性肿瘤手术的一部分,须切除一侧椎前筋膜浅面的所有组织包括颈内静脉。可分根治性、改良根治性、广泛及选择性颈部淋巴清扫术。颈部分为颌下、颈前肩胛舌骨上及锁骨上等 6 个区域,根据肿瘤的位置和分类选择相应的区域进行清扫,范围可以是一个或多个淋巴分区。颈淋巴清扫通常和肿瘤切除术同期进行,需要气管内全麻。手术处理颈内静脉下端时要求保持麻醉平稳,防止有呛咳和体动反应,以避免颈内静脉被撕破造成空气栓塞(详见第一〇一章);或防止手术误伤胸膜顶,而致空气侵入纵隔,从而造成纵隔气胸。另外,颈总动脉周围有压力感受器,颈部手术操作时不慎挤压颈动脉窦可引起迷走反射并造成血流动力学的波动,术中需给予严密监测。一旦出现心率变慢、血压降低,应立即提醒术者暂停操作,或给予 1%利多卡因局部封闭和对症处理。

双侧颈淋巴清扫术分为同期清扫与分期清扫两种。分期手术是切除一侧颈内静脉后,隔一段时间(1个月至数年),再切除另外一侧颈内静脉。而同期清扫由于两侧颈内静脉同时切除,头部静脉回流受阻,椎静脉侧支循环需要 24～48 h 才能完成。在此期间,患者的颅内压力会有暂时性升高,因此需采取包括降低颅内压在内的脑保护措施,术中低温并连续监测脑脊液压力是行之有效的方法。

颅内压与腰部蛛网膜下腔压力系处于同一封闭系统,因此测量腰部蛛网膜下腔的压力即可代表颅内压。在麻醉前先作 $L_{3\sim4}$ 蛛网膜下腔穿刺留置导管,将之引出到测量管内,定下零点水平并记录基础值。在颅内静脉切除前,脑脊液压力还会有些变动,例如抬起患者头部、转动其头位、呛咳等,均可使压力液柱短暂但明显地升高,有时可达 40 cmH_2O 以上。手术者常在切断第二侧颈内静脉之前先暂时加以结扎以观察压力升高的幅度。脑脊液压力监测应当注意与患者的基础脑压相比较,如果测得的数值较基础值成倍升高,甚或高于咳嗽时短暂上升的数值,则患者可出现发绀、眼结膜水肿、眼球凸出等症状,应采取紧急措施。最有效的措施是立即引流出一定量的脑脊液,使压力迅速降低。少量多次引流比一次大量引流要安全。监测系统应在手术后带回病房并留置 1～4 d,直至患者的脑脊液压力完全稳定时拔除。术中快速静脉滴注甘露醇和地塞米松,充分给氧,颈椎尽量舒展,这些措施有利于椎静脉的回流,可帮助降低颅内压力。手术后给患者采取头高斜坡 15°～30°的体位,也有利于颅内静脉回流。

六、显微外科操作的麻醉处理

显微外科技术使肿瘤切除后的缺损得以一次修复,已在颅颌面肿瘤联合根治手术中广泛应用。

(一) 游离皮瓣移植手术的麻醉要点 游离皮瓣移植手术(free myocutaneous flap reconstructive surgery)有以下麻醉要点:

(1) 维持血流动力学稳定。较高的心排血量能维持好的灌注压。通常不使用升压药,因为多数升压药会引起血管收缩,影响皮瓣供血。

(2) 降低血液的黏滞度。通常稀释至血细胞比容在 30%～35%。

(3) 合适的麻醉深度可带来良好镇痛和制动。

(4) 液体的管理。适当补液,维持中心静脉压比基础高 2 cmH_2O,维持充足的有效循环血量。尿量 1～2 ml/(kg · h)是微循环灌注满意的指标。

(5) 避免低温和过度通气。

(6) 注意移植皮瓣的保暖,但也要避免高压灌注的继发损害。

(二) 显微手术麻醉处理要点 显微手术麻醉有以下处理要点:

(1) 要绝对制动,防止麻醉变浅。在血管吻合这一精细操作中,强烈的手术刺激可引起头部活动,干扰手术操作。

(2) 术后也要保持患者绝对安静,保持合适的头位,防止患者因躁动而致血管蒂扭曲、皮瓣坏死。

(3) 术后给予止吐药以防止剧烈呕吐污染创面。

七、气管切开

气管切开的指征依据肿瘤的部位和气道的关系、手术的范围及患者的术前情况而定。

(一) 肿瘤阻挡气管插管径路 若肿瘤生长的部位正好在气管导管的必经之路,则经鼻腔或口腔插管均无法绕开肿瘤,无法插管。对于这些患者,必须术前气管切开进行麻醉。

(二) 呼吸功能不全 常为老年患者,如最大通气量占预计值的 50%以下,又不能避免长时间大手术时,应考虑作气管切开以减少呼吸无效腔量,也有利于术后气道管理。

(三) 术后威胁气道通畅 颌面部肿瘤手术对气道的影响可分为四个部分:① 肿瘤的位置及切除的范围。肿瘤的位置越是接近下咽腔和气管,术后上呼吸道梗塞的可能就越大。② 是否行颈淋巴清扫。根据肿瘤的淋巴转移的特点,对相应区域的淋巴和软组织进行清扫,清扫后可导致淋巴回流障碍,术后有明显肿胀,清扫的范围越大则肿胀越明显,对术后通气的影响也越大。双侧颈淋巴清扫可同时影响两侧的淋巴回流。③ 是否涉及下颌骨的切除。当下颌骨部分或者全部切除时,舌骨就缺少悬吊,颏舌肌、颏舌骨肌、下颌舌骨肌、二腹肌等附着丧失,使舌体后移后坠,组织塌陷易导致上呼吸道梗阻。④ 肿瘤切除后是否进行皮瓣的修复。小的缺损可以通过邻近瓣、胸锁乳突肌瓣等局部皮瓣加以修复,而大的缺损则需要游离皮瓣的修复,包括前臂皮瓣、股前外侧皮瓣、胸大肌皮瓣、腓骨肌皮瓣、背阔肌皮瓣等。一般来说,皮瓣越大越厚,堵塞上呼吸道的可能性也越大,同时皮瓣本身早期的肿胀和渗出也影响气道的通畅。根据这四个部分来总体评估,若患者术后上呼吸道梗阻风险高,通常建议术后预防性气管切开。

第三节 唇腭裂手术麻醉管理

唇腭裂是常见的颅颌面先天性畸形,而这种畸形还和喂养困难、发音不清、牙槽发育不全及自卑心理有关,国内发病率约为 1.6∶1 000。唇裂常与腭裂(cleft lip and palate)和齿槽突裂等并发,只有对各个部位的畸形采取序列手术治疗才能获得满意的效果。一般主张唇裂修复术在 3~6 个月施行(欧美国家报道唇裂修复术提前到产后 4 周内)、腭裂修复术通常在 12~18 个月进行,而齿槽裂修复术通常在 8~9 岁施行。

一、一般准备

(一) 心理准备 一般而言,6 个月的小儿会因离开父母、陌生环境等而感到害怕,1 岁的小儿则已开始有一些简单的心理活动。唇腭裂患儿因外观丑陋和语言功能异常,在与人交往中有意无意地遭到排斥,会造成自卑、敏感等心理障碍。有一部分已接受了早期手术治疗的患儿,手术麻醉的痛苦体验与不良回忆常使其对再次接受手术存在恐惧、焦虑甚至拒绝的心理。术前麻醉医师与患儿之间的接触甚至游戏有助于减轻患儿的紧张感。

(二) 病史准备

1. 有关的先天疾病 研究表明:唇腭裂和近 200 种综合征有关,而其中很多会影响到麻醉的处理,这些综合征中以颅颌面畸形综合征最常见,其次是伴有智力发育迟缓的,再次是合并先天性心脏病,以及肾脏和腹腔缺陷的。一般而言,单纯的腭裂较之单纯的唇裂,有更多的概率和综合征联系在一起。唇腭裂的患者中合并先天性心脏病的比例在 5%~10%。常见的颅颌面综合征如 Pierre Robin 综合征、Treacher Collins 综合征等,其特征见表 64-1。

表 64-1 与唇腭裂相关的综合征

综合征	临床特点及麻醉注意点
Pierre Robin 综合征	腭裂、小下颌、舌后坠 随着年龄的增长,插管的困难程度有所降低
Treacher Collins 综合征	腭裂、小下颌、小口、鼻后孔闭锁、鼻眼畸形 随着年龄的增长,插管愈加困难
Goldenhar 综合征	半面的唇、腭、鼻、下颌发育不全 脊柱侧突、肾、肺异常 随着年龄的增长,插管愈加困难
腭心面综合征	腭裂、腭咽闭锁不全 先天性心脏病、免疫缺陷

2. 慢性鼻溢 对于腭裂的患儿,鼻溢是很常见的。在喂养时液体经裂开出反流到鼻腔,造成鼻溢,而这种反流也容易引起上呼吸道感染。术前鉴别慢性的鼻溢和急性的上呼吸道感染对于选择手术时机相当重要,因为明确的上呼吸道感染需要推迟手术。对于疑有呼吸道感染的患儿,选择性手术应延期至明确诊断。通常处于感染前驱期的患儿会表现出间断性不适、烦躁、胃口差、伴有或不伴咽部充血红肿、血白细胞计数升高或正常,胸部摄片大多正常。体格检查和实验室检查有助于诊断,但若结果正常也并不能排除呼吸道早期感染的可能。对于没有明确上呼吸道感染的患儿,围术期预防性地应用低级别的抗生素,有利于减少术后呼吸道的感染。

3. 慢性气道梗阻和睡眠窒息 有些患儿因睡眠时出现明显的气道梗阻而打鼾。严重的呼吸道梗阻、低氧还可导致右心室肥大、肺心病。术前心超、心电图、氧饱和度监测可帮助发现问题。呼吸道有梗阻的患儿对苯二氮䓬类、阿片类非常敏感,围术期需注意药物用量。

4. 营养问题 术前需评估患儿的营养状态。由于喂食困难引起的营养性的贫血很常见。在 3~6 月龄时，由于胎儿血红蛋白和成人血红蛋白之间的转换会有一段生理性的血红蛋白下降，故术前血红蛋白>100 g/L 比较理想。

对于唇腭裂患儿病情的复杂性，麻醉医师和手术医师在术前都要有清楚的认识。完善麻醉前准备可将患儿调整至最佳生理状态，以提高其对麻醉手术的耐受力。麻醉前访视时，应仔细复习病史资料，进行认真的体格检查和实验室检查，了解患儿是否合并其他的先天性畸形，评估有无气道困难存在、有无呼吸和循环代偿功能减退、有无营养不良和发育不全，是否存在呼吸道感染和严重贫血等。

二、术前气道评估

术前准确预测患儿是否插管困难十分重要，一般情况下<6 月龄的患儿并伴有下颌退缩或双侧唇裂的，插管困难的发生率较高。而>5 岁的不属于颅颌面综合征的患儿，很少出现气道困难。正常情况下，使用适当的小儿喉镜暴露能见到会厌和声门，但下颌退缩使得舌体移动的潜在空间明显减少因而暴露不佳。舌体的移位和声门的可视度在一定程度上取决于下颌的位置、舌体的大小及颈椎和颞下颌关节的伸展度。疑有气道问题的患儿禁用肌松药。

镇静类术前药物可加重气道梗阻，也需避免使用，术前给予阿托品可保持气道干燥，有利于气管插管，一般 0.01 mg/kg 术前 30 min 肌注。

三、气管插管

对唇腭裂小儿麻醉而言，挑战在于气道管理、合并症和年龄三大障碍。小儿一般不会主动配合麻醉，所以清醒状态下抱离父母或开放静脉通路几乎无法做到。可在父母的监护下行七氟烷吸入麻醉诱导或肌注氯胺酮(剂量为 8～10 mg/kg)，入睡后马上抱离父母进入手术房间，开放静脉，并进一步诱导插管。

(一) 无气道困难 腭裂患儿插管时，喉镜凸缘叶常会嵌入裂缝中，使喉镜在喉部移动困难，并可能对咽喉组织造成损伤、出血。采用低凸缘的弯镜片如 Robert-Shaw 或 Oxford 镜片有助于解决这一问题。但多数情况下，标准的直型 Miller 镜片也能满足需要。

(二) 伴有或可能有气道困难 唇腭裂并不是一种危及生命的疾病，如果术前评估认为气道安全很难保障的话，可延迟手术，等患儿长大、气道易管理时再行手术。

ASAI级的唇腭裂患儿，喉镜暴露困难的发生率为 10%；而伴有先天性颅颌面畸形的患儿，其喉镜暴露困难的发生率还要高。此类患儿在肌松药给药后可出现气道危象，如 Pierre-Robin 综合征患儿，小下颌和高喉头的解剖结构使得喉镜下无法暴露会厌和声带，较大的舌体嵌于腭部裂隙中还可导致气道完全性梗阻。遇到这种情况，让患儿俯卧或侧卧使其舌、下颌前移可获得暂时的通气。而慢性气道不全梗阻的患儿，其耐缺氧能力极差，短时间内会发生去氧饱和。所以术前正确的评估、慎用肌松药非常重要。

对于疑有气道困难的小儿，常选择在保留自主呼吸的前提下施行气管插管。插管的方法可以是喉镜暴露或盲探插管，也可以是纤支镜插管，但无论是何种方法，完善的表面麻醉都是相当重要的，咽喉部用利多卡因(利舒卡)喷雾有助于减少插管时的刺激，若麻醉过浅而表面麻醉又不完全，此时强行插管会出现屏气、氧饱和度、心率迅速下降。应立即停止操作，加深麻醉，插管操作仍需轻柔，以减少心动过缓的发生。

经鼻盲探插管在成人中较易完成，但在婴幼儿中较难。婴儿的喉头位置($C_{2\sim4}$)和成人($C_{4\sim6}$)相比，更向前和向头侧，新生儿的声门下腔偏向后和向下，这些解剖不同使得经鼻盲探时气管导管难以调整到位。另外，婴幼儿咽喉组织受机械刺激后易引起水肿，1 mm 的水肿能使气道横截面积减少 50%以上，严重水肿可致通气完全梗阻。因此，对婴幼儿应尽可能采用明视下气管插管，喉镜暴露不佳的，调整头位仍不行的，可选择纤支镜插管。小儿纤维支气管镜的外径约为 3.5 mm，可插入 ID 4.5 mm 的气管导管。对>1 岁的小儿可用纤支镜作直接引导插管；对<1 岁的小儿可利用其可视性，经另一鼻孔插入纤支镜至喉部间接引导插管。

四、术中的麻醉管理和监测

(一) 导管固定及术中呼吸管理 多数的唇腭裂修复术，选择经口气管插管，导管固定在下唇中间偏左一侧，这样不影响手术操作也有助于手术中观察和改进修复效果。行唇裂修复术时取仰卧位或肩下垫一薄枕即可；而腭裂修复则需在肩下垫一高枕，头极度后仰以方便手术，放置体位时一定要注意导管的位置，避免滑进或滑出，体位放好后需两侧听诊，确认导管的深度，确认胶带固定是否牢固，螺纹管有无折叠，也可用缝线将导管固定于口唇或牙齿上。

手术时，患儿头部周围被手术医师占据，头位常因手术操作而变动，麻醉医师应严密观察，及时发现导管的扭曲、折叠、滑脱及接口脱落等异常情况。术中可保持自主呼吸，也可控制呼吸，过去常保留自主呼吸，这样在意外术中拔管或导管接头脱落时，安全性相对高一些，但要注意避免呼吸过浅过慢、缺氧和二氧化碳蓄积。现在多采纳控制呼吸，$P_{ET}CO_2$ 保持在 30～40 mmHg。$PaCO_2$ 稍低可减少术中出血，而给予肌松药和吸入麻醉药有助于减少其他静脉麻醉药的应用，患儿苏醒更快。

(二) 麻醉维持及术中循环管理 手术开始时，手术医师会在局部注射局麻加肾上腺素，这有助于减少术中的出血并保持术野清晰，而就麻醉而言可提供部分术中镇痛，但肾上腺素给药可导致心率显著上升，因此剂量需限定在 5 μg/kg 以下，同时注意循环的监测。对于适龄患儿的唇裂手术，一般诱导后只需给予吸入麻醉维持，常用的吸入麻醉药是七氟烷和异氟烷，1～2.5 MAC 可维持手术需要。地氟烷虽然苏醒更迅速，但因价格较高又不适合诱导，从而限制了其应用。对于某些复杂的腭裂、齿槽裂手术则需要辅以阿片类镇痛，芬太尼 1～2 μg/kg 可提供术中及术后早期的镇痛。研究资料表明：阿片类药物还可减少拔管时的哭闹，使得苏醒更加平稳。对于腭裂患儿，术中给予双侧眶下神经阻滞，可提供最佳的术中和术后镇痛，且没有呼吸抑制的不良反应，这种技术对于婴幼儿保持自主呼吸的麻醉尤为有利。

大多数的唇腭裂手术历时 0.5～2 h，多数情况下无需输血。唇腭裂患儿的循环监测包括心电图、无创动脉压、尿量等。婴幼儿心肌顺应性差，迅速改变每搏量的能力小，一旦发生心动过缓，心排血量将明显减少，术中应根据患儿年龄设定适当的报警范围。无创动脉血压的测定有助于判断麻醉深度和循环容量等，特别是使用吸入麻醉的患儿术中低血压并不少见。血压计的袖套过宽则测出血压偏低，袖套过窄则测出血压偏高。如果使用上肢血压计，其袖套气囊应能包裹上臂长度的 2/3 才能测出较为准确的数据。正常情况下，尿量和循环容量有直接的相关性，是判断循环容量和心排血量的一个重要依据，对于出血较多的患儿可以作为一个辅助判断的手段。新生儿尿液浓缩和稀释功能有限，直至 2 岁时才能接近成人水平。除新生儿外，尿量达到 0.5～1 ml/(kg・h)说明肾脏灌流充足。

(三) 体温监测与管理 婴幼儿调节体温的能力有限，容易受环境因素影响，麻醉状态下尤甚。患儿体温＜36℃称为体温过低，低温易导致苏醒延迟、呼吸抑制、凝血障碍等问题，严重者可致室颤和心搏骤停，故唇腭裂手术中需给予体温监测和保暖措施。对于婴幼儿，直肠测温较易耐受，可使用直肠电子温度计连续监测术中体温变化。保暖的措施主要是避免非手术区域的裸露和使用加温毯。

婴幼儿手术中也有发生体温升高的。引起体温升高的原因有：使用颠茄类药物、手术室室温过高、多层手术巾覆盖、灯光照射、轻度脱水和术前存在感染等。对于一般的体温升高，多以物理降温为主。若出现高热，需积极查找病因，及早排除恶性高热的可能。

第四节 口腔颌面血管瘤和血管畸形手术麻醉管理

血管发育异常包括血管瘤(angioma; hemangioma)和血管畸形，虽然都是良性的，但很多需要早期干预治疗。血管瘤是由内皮细胞快速增长形成，在小儿中发病率较高，分为婴幼儿型和先天型。文献报道：新生儿的发病率为 1.1%～2.6%，1 岁时的发病率高达 10%，其中 35%～60%发生在头颈、颌面部。部分患儿的瘤体到 3～5 岁时可自动消退，但仍有一部分不能消退，或消退后遗留疤痕，这些患儿和声门下血管瘤患儿需要包括激素瘤体内注射、硬化剂注射、激光、手术翻瓣在内的综合性治疗。而血管畸形是由进行性扩张、杂乱的血管网组成的，又可进一步分为高流速和低流速的病变，低流速病变如静脉畸形、淋巴畸形等，高流速病变如动静脉畸形、动静脉瘘。血管畸形和血管瘤相比，发生率相对较低，但治疗更困难。

发生在颌面部的血管异常，根据其大小、深度和位置的不同，可产生功能和美观上的影响，出血、疼痛、功能障碍非常常见。位于颏下、颈前、喉咽部的病灶还可引起气道阻塞，发音、进食障碍，瘤体破裂出血时甚至造成气道窒息，危及生命。血管瘤的增殖期以密切随访和促进其消退的药物治疗为主，而消退后所遗留的畸形则以手术整形为主；早期较小的静脉畸形以硬化剂治疗为主，而巨大淋巴管、静脉畸形影响上呼吸道的，则需手术切除。术前行硬化剂、激光等治疗有助于减少手术出血，使瘤体边界更清晰。无论选择手术治疗还是非手术治疗，均需要麻醉医师为气道的完整、通畅保驾护航。

一、气道评估

颌面部血管瘤和血管畸形从形态学上分可分为局灶性的和节段性的。节段性血管瘤往往边界不清，呈胡须样分布，涉及下唇、下颌、颊、耳周等部位，其中大约 64%的节段性血管瘤侵犯声门下气道，术前必须进行完全的气道评估。静脉畸形好发于咬肌、颞肌、舌体及咽腔的黏膜和肌层；淋巴畸形有局灶性的也有弥漫性的，有大囊的也有小囊的。颈部巨大淋巴管畸形伴有气管受压移位。位于舌体的淋巴管畸形可形成巨舌而堵塞上呼吸道，在某些特定的情况下，如上呼吸道炎、中耳炎及青春期激素水平改变时，需警惕淋巴回流增加，局部迅速肿胀、增大，危及气道。动静脉畸形常可导致大出血而危及生命，好发的部位有颊、唇、颈、头皮、耳、舌及下颌等处，对于此类患儿要早诊断、早干预。

术前的MRI检查是诊断颌面血管瘤和评估气道的主要手段,有助于分析血管异常的分布范围(是否侵及软、硬腭和会厌等)及对气道的威胁。此外对患儿病史的了解也相当重要,要讯问家长患儿是否有睡眠打鼾等气道不完全梗阻的症状,在剧烈哭闹、体位改变或感染后瘤体是否会迅速增大,以及之前接受过哪些治疗如无水酒精注射、硬化剂等。既往的麻醉史及是否进行过气管切开等均需记录在案。对于有气道梗阻症状的患者,术前必须反复与手术医师沟通、讨论,做好备选方案。

围术期气道的风险不局限于诱导插管的过程,它贯穿于术中气道管理及术后的拔管等各个环节,故术前气道评估时必须考虑术后气道的安全,对于邻近气道的手术,术后可延迟拔管或气管切开。

二、气管插管

颌面部血管瘤或血管畸形患者气管插管的风险较大。对于估计对气管插管有潜在困难者,表面麻醉后在纤支镜引导下清醒插管。纤支镜引导有助于看清气道被侵犯的部分,避免摩擦出血等发生。若气道受压,选择气管导管的口径应与气管最狭窄处相当,而且导管插入深度要超过气管受压部位,这样才能确保安全。若瘤体已广泛侵犯软腭、硬腭和会厌,或纤支镜检查发现瘤体侵犯气管,气管切开后麻醉是比较明智的选择。

三、循环监测管理

头颈部血管瘤、血管畸形有些可与颈总动脉、颈静脉包绕粘连。颈部血管神经丰富,手术时可发生反射性循环功能紊乱及大出血。术中加强循环监护,常规行中心静脉置管及动脉穿刺置管测压。手术操作刺激颈动脉窦或迷走神经可引起心率减慢甚至心搏骤停。发现心率减慢时,应暂停手术操作,必要时给予阿托品,也用局部浸润麻醉以阻滞迷走神经反射。此类手术创面渗血量大,出血不易控制,术前要备血,术中要加强液体管理。控制性降压联合血液稀释可以减少术中失血,但用于小儿仍需谨慎。

第五节　麻醉后恢复

一、恢复期气道评估

临床上人们往往对麻醉诱导插管时困难气道的处理较为谨慎,而在麻醉苏醒拔管时相对重视不够。事实上由于手术操作影响、麻醉药物残留及患者自身气道解剖改变等多种因素,患儿在麻醉苏醒拔管后可出现呼吸道梗阻,处理不当会危及生命。麻醉苏醒期气道评估有助于选择合适的拔管策略,降低拔管后窒息的风险。恢复室医师应参与术前的麻醉和手术的讨论,掌握第一手资料,在交接班时要就麻醉诱导、插管、手术过程、术后的去向等有详细的交代,并在入苏醒室后即刻对患者进行呼吸、循环的监护。

一些术前没有插管困难的患者在苏醒期也可出现拔管困难。口腔颌面、颈部和气道手术操作是造成苏醒期困难拔管的最常见原因。口腔颌面部或气管手术破坏了正常的气道解剖结构,术后放置外固定支架及颌间结扎等影响了气道的管理,下颌骨截骨或甲状腺手术可引起舌、口底的软组织、气管塌陷,口周和颈部创面加压包扎人为造成后仰或张口受限。阿片类药物及肌松剂的残余作用抑制了上呼吸道神经肌肉的活性和张力,也抑制保护性觉醒反应,增加了患者麻醉苏醒期气道梗阻的发生。喉水肿、喉痉挛等紧急情况在小儿苏醒拔管时也较多见。此外,口内手术患者吞咽下大量血液,在麻醉恢复期易引起反流,也使拔管的风险增大。

二、恢复期拔管策略

(一) 预计可能发生困难拔管

1. 困难拔管策略　分别从拔管准备及拔管方法进行介绍。

(1) 拔管准备。麻醉苏醒室至少有两名麻醉专业人员在场,并做好气道应急的准备,如环甲膜切开或气管切开的器械、通气道、纤支镜、抢救药物等。困难气道手推车包含所有紧急气道处理所需的器械和药物,应放在苏醒室醒目的位置,随手可得;苏醒室的所有成员应熟悉困难气道手推车。

(2) 拔管方法。充分供氧并清除患者的气道分泌物及胃内容物。监测呼吸和循环稳定,潮气量和每分通气量在正常范围内,确认患者完全清醒,无残留肌松剂,气道反射完全恢复,吸空气时 SpO_2 达到术前水平可考虑拔管。拔管前可静脉注射地塞米松并抬高头位以减轻气道水肿,必要时可给予少量气管扩张剂或短效 β_1 受体阻滞剂如艾司洛尔,保持气道通畅。

拔管时头位抬高,这样能最大限度增加功能残气量和减少气道梗阻。如担心拔管后舌后坠的,可预先在舌体上悬吊一针,缝线留在口外作牵拉用。拔管时应用到如Cook气管交换导管或纤支镜。这样拔管后保留的导管既可供氧,紧急时还能引导再次插管。用鼻胃管或光索作为引导管也可起到相同效果。拔管动作要轻柔,先试着将气管导管退至声门上,观察有无气急、气促等气管狭窄或塌陷的征兆,随后再将气管导管缓慢拔除。若无特殊问题,则最后将通气引导管一起拔出。拔管过程中如出现舌后坠等,可尝试给予口咽通气道、鼻咽通气道或喉罩。少数患者可出现喉水肿或喉痉挛,加压供氧、肾上腺素雾化吸入等处理后,症状一般都能缓解。如症状持续加重甚至出现呼吸困难,应考虑再次插管或紧急气管切开。

2. 保留气管导管或预防性气管切开　口底、咽后壁的手术,术后局部回流障碍、水肿明显,有气道梗阻风险的,术后常常留置气管导管。鼻导管留置,耐受性较好,故临床较常见,若护理得当,可保留 3 d 左右,拔管时仍应遵循苏醒期困难气道拔管原则。如手术范围较大造成气道解剖改变明显,而短期内又无法保证气道通畅的,最好行预防性气管切开术。

(二) 未预料苏醒期困难气道　未预料的苏醒期困难气道是十分紧急的临床事件,其危险性甚至超过了麻醉诱导时未预料困难插管。麻醉诱导时患者一般情况好于术后苏醒时,并且诱导时整个医疗团队力量也相对较强。处理原则基本与麻醉诱导时未预料困难气道处理一样,但也有些不同。麻醉诱导期未预料困难气道的处理原则是尽可能完成气管插管进行手术,而麻醉苏醒期的处理主要是保证通气和供氧。

(徐　辉　朱也森)

参考文献

[1] 邱蔚六. 口腔颌面外科理论与实践. 北京：人民卫生出版社，1998：76 - 90.

[2] 朱也森. 现代口腔颌面外科麻醉. 山东：山东科学技术出版社，2001：162 - 182.

[3] 朱也森,姜虹. 盲探气管插管装置(BTII)的研制在困难插管病例中的应用. 中国麻醉与镇痛,2000,2：151 - 153.

[4] 姜虹,朱也森,张志愿. 围术期气道困难的识别与处理. 上海口腔医学，2003,2：147 - 149.

[5] 姜虹,王旭,等. 咪达唑仑作为口腔颌面外科麻醉前用药的探讨. 上海口腔医学，2003,12：170 - 173.

[6] Praveen K，Narayanan V，Muthusekhar M R，et al. Hypotensive anaesthesia and blood loss in orthognathic surgery：a clinical study. British Journal of Oral and Maxillofacial Surgery，2001，39：138 - 140.

[7] 姜虹,朱也森,张志愿. 微创气管切开术的临床应用与评价. 口腔颌面外科杂志，2003,13：207 - 210.

[8] Takuya Miyawaki，Atsushi Kohjitani，Shigeru Maeda，et al. Effects of isoflurane-induced and prostaglandin E_1-induced hypotension on cytokine responses to oral and maxillofacial surgery. Journal of Clinical Anesthesia，2004，16：168 - 172.

[9] 徐辉,严伟民,耿清胜,等. 脑电双频指数结合镇静评分对清醒盲探气管插管中镇静作用的评估. 口腔颌面外科杂志,2004,14：248 - 251.

[10] 姜虹,朱也森. 异丙酚靶控输注用于口腔颌面外科盲探插管麻醉的效果评价. 上海口腔医学,2004,13：375 - 378.

[11] Göran Z，Lars R，Jan P，et al. Evaluation of hemorrhage depressors on blood loss during orthognathic surgery：a retrospective study. Journal of Oral and Maxillofacial Surgery，2004，62：662 - 666.

整形外科手术的麻醉

整形外科手术的范围涉及全身的各个部位，患者具有年龄跨度大、儿童比例高、头颈颌面手术多、困难气管插管发生率高及呼吸道管理困难等特点。实施整形外科手术麻醉时，不仅需要对各种麻醉方式有全面的认识，熟悉儿科麻醉的特点和麻醉技术，还需要对整形外科手术的特点有深入的了解，并具有一定困难气道处理的能力。

第一节 整形外科手术与麻醉特点

一、患者特点

（一）先天畸形多 各种先天性畸形的外科手术治疗是整形外科手术的重要组成部分，其中以头面部的先天性畸形较为多见，部分患者还合并存在其他部位和器官的先天性畸形。如Goldenhar综合征表现为一侧的面部发育不全，并伴有颈椎发育不良，其中5%～58%伴有各种先天性心脏病，还可能存在肾畸形。头面部的各种先天性畸形均有不同程度颌骨、口周软组织及舌发育的异常，容易出现声门位置的变异和喉镜暴露的困难，导致气管插管困难。部分患者还可能出现严重的上呼吸道梗阻，进一步增加麻醉的处理难度。此外，合并重要脏器病变的患儿还降低了手术麻醉的耐受力。

（二）困难气道多 由烧伤、创伤、感染、肿瘤及头面部手术等原因导致头颈胸部出现的解剖异常。如面颈部疤痕导致的小口畸形、颏胸粘连、感染肿瘤引起的喉部解剖变异、面部扩张器和口周皮管使面罩放置和通气困难等，均可以造成困难气道，增加麻醉的难度和风险。

（三）年龄跨度大，小儿比例高 整形外科手术患者的手术年龄包括新生儿到老年人的各个年龄段。其中小儿的比例相对较高，约占各种整形外科手术麻醉的50%，包括各种先天性畸形、烧伤和创伤患儿。这些小儿不仅伴有困难气道的问题，还需要早期手术矫正畸形，特别是涉及颅颌面畸形的手术往往需要在新生儿期和婴儿期完成。手术时间长、出血多、创伤大，需要麻醉医师对小儿的麻醉生理、药理和麻醉技术有全面的认识和了解。

（四）美容手术 美容手术（cosmetic surgery）的患者多数为中青年、手术相对较小、身体状态好，通常能较好地耐受手术与麻醉。近年来，随着经济水平的提高，美容手术的种类、范围不断增加，手术患者的年龄范围越来越大，出现了一次实施多个手术的情况。而部分麻醉和手术医师对逐渐增加的麻醉和手术风险缺乏足够的认识，术前重视程度不够，准备不充分，术中出现问题时也缺少必要的应急措施，从而导致了一些严重并发症的发生。由于美容手术本身属于锦上添花的手术，出现问题后，容易造成较为麻烦的医疗纠纷。

二、手术特点

（一）手术范围广 整形外科手术的范围涉及全身各个部位，其中以头颈颌面部的手术比例较大。

1. *头颈颌面部手术* 由于术野在气道附近，术中麻醉医师需要远离呼吸道，不能近距离观察和管理呼吸，不易早期发现导管打折、接头松动、套囊漏气等情况，明显增加了呼吸管理的难度。由于手术中经常变换头部位置，以及口内手术时经常移动气管导管，从而增加了气管导管脱出的风险。手术后，因口咽部组织肿胀、血液或分泌物堵塞、颌间结扎固定、头面部的加压包扎及急性出血等因素的影响，拔管后容易发生不同程度的上气道梗阻，甚至威胁患者的生命安全。

2. *颅面手术* 开颅后的分离和暴露需要牵拉和推移脑组织，围术期需要有效控制颅内压增高和防治脑水肿。颌面、颈部神经丰富，手术操作过程中容易诱发不良神经反射。如颅颌面手术牵拉前移中面部时，可能刺激眼球发生眼心反射；颈部手术时压迫颈动脉窦反射。一旦发生不良神经反射，会立即出现心率变慢、血压下降甚至心搏骤停，后果严重。先天性和继发性颅颌面缺损或畸形的整复手术，涉及颅骨、颅底、眼眶、眼球、鼻腔、鼻窦和上下颌骨等多个部位的截骨、移位及重新组合，具有范围广、创面大、时间长、出血多、手术部位邻近气道和中枢神经系统等特点，术后还可能产生颅脑损伤、脑水肿等严重的并发症和一定的死亡率。

3. 常见美容手术　有重睑、隆鼻、祛痣、除皱、正颌、乳房增大或缩小、脂肪抽吸或切除术等。乳房再造、乳房异物清除和肋软骨采取时，有可能损伤壁胸膜而引起气胸。

4. 四肢整形手术　常使用止血带，快速松开止血带时还有可能出现止血带休克。因此，松开止血带前，手术医师和麻醉医师需要及时相互沟通。

(二) 手术出血多　面颈部血运丰富、手术部位深而止血困难，加上麻醉药物的扩血管作用，容易出现术中出血异常增多，如颅颌面的截骨手术；肿瘤根治后用游离组织皮瓣即时修复的手术，创面大、手术时间长且失血较多；而巨大的神经纤维瘤、口腔颌面部动静脉畸形如蔓状血管瘤，手术过程中有可能发生难以控制的大出血。

头面部手术的术后出血也是导致严重并发症的主要原因，由于下颌和颈部组织疏松，发生出血后容易出现血肿逐步挤压咽腔的情况，患者表现为缓慢加重的呼吸困难，不易早期发现。而后期发现时，往往已经出现较为严重的呼吸困难，由于敷料的影响、咽腔的严重变形，使后期的处理十分困难。

(三) 手术部位多、时间长　许多整形外科手术，诸如恶性肿瘤根治同时行皮瓣修复，大面积疤痕切除，植皮、肌肉、骨肌瓣、大网膜、神经和趾指移植，颅颌面严重畸形整复及游离组织瓣修复巨大缺损等复杂手术不仅范围广泛，还需在多部位同时实施手术；而一些操作精细的手术如小血管吻合和移植显微外科手术、外耳道成型手术及面部美容手术也需要较长时间。因此，鉴于长时间、多部位，有些患者还需分期手术。

(四) 特殊包扎　整形外科手术的包扎较为特殊，需要使用较多的敷料和加压包扎，特别是头面部的大范围包扎，不仅造成下颌骨后移，咽腔减小，影响上呼吸道的通畅，还使紧急情况下的面罩使用出现困难，甚至无法使用面罩实施加压通气。因此，整形外科手术应在患者完全清醒后拔管，必要时可以延迟拔管，并常规准备喉罩通气道。

三、麻醉特点

(一) 全身情况　整形外科手术患者多数身体健康，无器质性病变，又多行体表手术，麻醉过程中相对平稳，麻醉医师容易出现麻痹松懈的情况。同时，患者和家属对麻醉风险的承受力较弱，对麻醉的安全要求较高。

(二) 麻醉要求　整形外科手术主要为体表手术，对肌松要求不高。同时，整形外科手术中头面部手术的比例较高，术后容易出现上呼吸道梗阻。因此，手术结束时要求肌松彻底消退完全，术中应尽量减少肌松药的使用，特别是手术后期应避免使用肌松药，需要时术后使用拮抗药，最大限度减小手术后肌松药对咽喉部肌肉的影响。

(三) 切口部位　可以常规使用局部麻醉药以减少术中全身麻醉药的用量，减轻术后的疼痛程度。局麻药中常规加用肾上腺素可以减少术中出血，但特殊部位应避免使用肾上腺素。

(四) 减少术中出血和节约用血　整形外科手术中使用控制性低血压技术，不仅可以达到减少术中出血、避免和节约库血的目的，还能保持术区干净，便于精细操作，提高手术效果。整形外科手术患者身体条件较好，多为择期手术，特别适合采用储存式自身输血和急性等容性血液稀释技术，减少库血使用。

(五) 加强气道管理　整形外科手术的困难气道发生率较高，麻醉医师需要做好术前预测，掌握困难插管的常用技术，加强术中呼吸道管理，术后需强调在患者清醒、有指令性反应后才能拔管，必要时可以延迟拔管。

(六) 适合老年或小儿的麻醉方法　整形外科手术患者的年龄跨度大，麻醉医师经常需要在小儿和成人之间交叉实施麻醉，要求麻醉医师熟悉小儿麻醉的特点、方法，实施麻醉前麻醉医师必须反复检查和核对麻醉用品和麻醉机，特别是潮气量的设定。

第二节　整形外科手术的常用麻醉方法

实施整形手术时，根据手术的范围和手术大小，可以采用局麻、椎管内阻滞麻醉、局麻辅助镇静、镇痛技术和全麻等麻醉方式。局麻对生理干扰小、易于管理、恢复快，多被用于体表和眼、耳、鼻的短小手术；局麻辅助使用镇静、镇痛药物，可以减轻患者的焦虑和恐惧，增强局麻效果，扩大局麻的使用范围；由于整形外科手术头面部比例大、儿童多、手术时间较长、操作精细，多数手术须在全麻下完成。

一、麻醉前准备

(一) 麻醉前患者评估 尽管整形美容手术的患者多为健康人群,但是充分的术前准备和术前对患者的认真评估仍然十分重要。

1. 病史 了解患者的日常行为,询问病史包括是否吸烟、饮酒、过敏,以及是否有恶性高热家族史和手术麻醉史。了解是否发生过困难插管及其解决方法、是否合并慢性疾病、接受治疗与否、目前病情的控制及使用药物的方案和剂量。

2. 体格检查 评估患者的精神状态,以及生长、发育情况;测量血压、脉率、呼吸频率,仔细进行心肺听诊;了解与麻醉操作相关的情况,如张口度、门齿状态、颌骨的发育情况、舌形态、悬雍垂的能见度、口咽部是否红肿、异常分泌物及甲颏距离、颈部性状、活动度等。

3. 实验室检查 常规检查血型、血常规、出凝血时间、肝肾功能、心电图、胸片、电解质等。

(二) 麻醉前准备 成人择期手术前禁食 8 h,禁饮 2 h。小儿禁食 6 h,禁饮 2 h。须禁食牛奶 6 h。手术前仔细核对患者的姓名、性别、年龄、体重、手术名称、麻醉方法。估计手术较长、失血较多的患者需留置导尿,准备动静脉穿刺测压。准备气管插管的全套设备和物品,以及实施麻醉方式所需要的各种物品和药品。

整形外科手术患者特别是美容手术患者多数身体健康,主要是解决外形问题,不过其对手术和麻醉的风险有较大的顾虑,故术前需要耐心解释。

(三) 麻醉前用药 为了达到麻醉过程平稳,减少患者精神紧张,消除焦虑、恐惧心情,增强镇静、镇痛和抑制分泌物效果,在麻醉前使用适当的药物。此外,麻醉前用药还可以增强患者对局麻药物毒性的耐受、减少麻醉药物的用量、维持自主神经的稳定等效果。临床麻醉时根据患者的一般情况、手术的种类及麻醉方法,选择使用 2～3 种药物,通常使用较多的是镇静安定类药物、镇痛药物和抗胆碱药物。

二、麻醉方法

(一) 局部麻醉 局麻是在保持患者意识清楚的情况下,将局麻药注射于手术部位,或注射在支配手术区域的神经或神经干,使局部出现神经传导功能阻滞及感觉丧失的麻醉方法。

1. 表面麻醉 用高浓度、穿透性强的局麻药涂抹或喷洒于黏膜或皮肤表面,使手术部位产生麻醉作用。多用于眼、鼻腔、口腔等部位,常使用 0.5%～1%丁卡因或 2%～4%利多卡因溶液,采用涂抹、喷雾、注入等方法。

2. 局部浸润麻醉 将配制好的局麻药沿手术切口逐层注射,以达到阻滞分布于手术区域组织的神经末梢。常使用加入肾上腺素的 0.5%普鲁卡因或氯普鲁卡因溶液,最大剂量为 0.8～1.0 g;0.25%～0.5%利多卡因溶液,最大剂量 400～500 mg。

3. 区域阻滞麻醉 使用局麻药液围绕手术区域四周及底部注射局麻药,以阻滞支配术区的神经干及神经末梢。

4. 神经及神经丛阻滞 使用局麻药液注射于神经干、丛、节周围,以阻滞其所支配的区域。头面部神经阻滞的麻醉范围可覆盖大部分的头面部手术区域。常用的头面部神经阻滞有:① 头皮神经阻滞。头皮神经位于深部软组织内,在头皮筋膜下绕头呈线状排列并在耳上方穿过枕后及眉间,通过阻滞深筋膜下的神经可麻醉颅骨、颅骨膜、筋膜、皮下组织及皮肤,其范围呈帽状分布。② 上颌神经阻滞。阻滞三叉神经的第二分支即上颌神经,可实施上颌和颊部区域的手术。③ 下颌神经阻滞。阻滞三叉神经的第三分支即下颌神经,可实施面部外下区域的手术。④ 眶下神经阻滞。眶下神经起源于上颌神经,阻滞眶下神经可实施下眼睑、鼻外侧部分上唇、口腔黏膜及上切牙部位的麻醉。⑤ 颏神经阻滞。下牙槽神经的终末分支形成下切牙神经和颏神经,颏神经阻滞可麻醉下唇(包括黏膜部分)和颈部皮肤的感觉。⑥ 上牙槽后神经阻滞。上牙槽后神经为上颌神经的分支,阻滞后可麻醉上颌磨牙、牙槽突和颊侧牙周膜、骨膜、龈黏膜。⑦ 下牙槽神经阻滞。下牙槽神经为下颌神经的分支,阻滞后可麻醉下颌骨、下颌牙、下唇等。⑧ 鼻部神经阻滞。支配鼻部皮肤感觉的神经为滑车神经、眶下神经和鼻神经外支,支配鼻腔黏膜感觉的神经为蝶腭神经节分支和鼻腭神经,阻滞鼻部神经可实施外鼻和鼻腔内手术。⑨ 外耳神经阻滞。外耳腹面部分受耳颞神经支配,背面部分受耳大神经、枕神经及枕神经的乳突分支支配,在耳周围形成环形浸润阻滞可施行外耳手术。

(二) 椎管内麻醉 包括硬膜外麻醉和蛛网膜下腔阻滞,主要用于下肢和会阴区手术,儿童还可以使用骶管阻滞。椎管内麻醉适用于各类胸、腹壁及会阴和下肢的整形外科手术。取肋骨作移植充填、乳房增大或缩小、腹部脂肪抽吸或切除等手术,可用胸段硬膜外麻醉;取髂骨、大腿阔筋膜作移植修复、指趾移植、阴茎再造、处女膜修补等手术,可用低位硬膜外或蛛网膜下腔阻滞。

(三) 镇静与镇痛技术 整形外科局麻手术时,多数患者存在不同程度的紧张和焦虑,部分患者甚至因此拒绝治疗。而适量使用镇静与镇痛药物可以使患者在手术过程中保持镇静,减轻术中的恐惧和焦虑,消除伤害性刺激的记忆,增强局麻效果,显著提高患者的舒适程度。而对生命体征的实时监测和调控,进一步提高了手术的安全性,因此镇静与镇痛技术是目前整形外科使用非常广泛的麻醉技术。

1. 镇静与镇痛的目的 ① 监护并确保患者术中

生命安全。② 降低患者术中不舒适感或疼痛感。③ 减轻治疗为患者心理带来的不良刺激,消除不愉快经历的记忆。④ 提高患者对不良刺激的耐受性。⑤ 缩短患者麻醉后的恢复时间,减少医疗成本。

2. 镇静与镇痛的方法　术中镇静与镇痛,按控制给药方式可分为医生控制镇静和患者自控镇静;按给药方案可分为间断给药和连续输注。根据患者的需要可采用单纯使用镇静药或镇痛药,也可以联合使用两种或两种以上的药物。由于使用单一药物,需要较大的剂量才能达到临床需要镇静与镇痛的深度,容易出现呼吸循环抑制等不良反应。而镇静与镇痛药物复合使用,可以产生协同和相加作用,在减少两类药物的用量的同时,获得较为满意的临床麻醉效果,是目前最常用的方法。

3. 镇静与镇痛的药物　用于镇静与镇痛的药物很多,理想的镇静与镇痛药物应该起效快,作用时间短,具有特定并可预测的量效关系,无刺激和兴奋性,无明显心血管、呼吸系统的抑制作用,并方便给药。常用药物包括:① 咪达唑仑。负荷量 0.025～0.05 mg/kg,维持输注速度 1～2 μg/(kg・min)。② 丙泊酚。负荷量0.5 mg/kg或 100～150 μg/(kg・min)的速度输注 3～5 min,维持输注速度 25～75 μg/(kg・min)。③ 氯胺酮。负荷量 0.3～0.5 mg/kg,维持输注 8～16 μg/(kg・min)。④ 右美托咪定。负荷量 0.5～1.0 μg/kg 静脉持续输注 10 min,维持输注速度 0.2～0.7 μg/(kg・h)。⑤ 芬太尼。负荷量 1～2 μg/kg,维持剂量:0.01～0.03 μg/(kg・min)。⑥ 舒芬太尼。负荷量 0.1～0.2 μg/kg,维持剂量:0.001 5～0.005 μg/(kg・min)。⑦ 瑞芬太尼。负荷量 0.25 μg/kg,维持剂量:0.05 μg/(kg・min)。

(四) 全身麻醉　主要包括:吸入麻醉、静脉麻醉、基础麻醉和静吸复合麻醉等方法。由于整形外科手术本身的特点,全麻是使用最多最广泛的麻醉方法。

三、术中管理

无插管把握时需保留患者的自主呼吸,忌用肌松药,在浅麻醉甚至清醒状态下施行气管插管,所谓“清醒”并非指不用任何麻醉药物,可在操作前给予适量的镇静、镇痛药物,使患者处于嗜睡状态,保留呼吸并呼之能应。经鼻插管较经口插管固定性好,在头部整形手术中应用广泛。完成插管后,根据患者情况调整呼吸机参数,监测脉搏血氧饱和度和呼气末二氧化碳分压等,长时间的大手术还应定时作血气分析。头部手术患者,术后被多层敷料包扎固定,并可能伴有小口畸形或者张口受限,若拔管后发生气道困难,处理十分棘手,应掌握好拔管指征,吸清呼吸道分泌物和胃内容物,必要时保留胃管胃肠减压,密切注意拔管后有无呼吸道梗阻、呕吐误吸、通气不足等情况,及时发现、及时处理。长时间手术、重大手术和危重患者,均需进行有创血流动力学监测,并注意及时输血、输液,维持循环功能的稳定。颅颌面严重畸形整复、巨大血管瘤切除、神经纤维瘤切除手术中,还需采用控制性降压和低温技术。颅颌面畸形整复、颅底肿瘤根治切除等开颅手术,围术期可能由于脑水肿、颅内压过高而导致脑疝,应严密观察并积极处理,必要时连续监测脑脊液压力。

第三节　整形外科手术时的麻醉处理技术

一、控制性低血压技术

控制性低血压是指采用降压药物与技术等方法,将收缩压降低至 80～90 mmHg 或者将平均动脉压降低至 55～65 mmHg,不发生重要器官的缺血缺氧性损害,终止降压后血压可迅速恢复至正常水平,不产生永久性器官损害。控制性低血压的主要目的是:减少失血,改善术野的条件,减少输血,增加手术期的安全性。

(一) 控制性降压的适应证　包括:① 复杂大手术,术中出血可能较多、止血困难的手术。② 显微外科手术、要求术野清晰的手术。③ 因宗教信仰而拒绝输血的患者。④ 大量输血有困难或有输血禁忌证的患者。⑤ 麻醉期间血压、颅内压和眼内压过度升高,可导致严重不良后果。

(二) 控制性降压的禁忌证　包括:① 重要脏器实质性病变者。② 血管病变者。③ 低血容量或严重贫血者。

(三) 控制性低血压的临床管理

1. 监测项目　包括连续动脉血压、心电图、呼气末二氧化碳、脉搏氧饱和度、体温监测和中心静脉压监测。对于长时间手术者,应常规监测电解质、血气分析、血细胞比容水平。尿量是简单而重要的监测指标,降压期间尿量至少应保持 1 ml/(kg・h)。

2. 降压程度　血压下降的数值应以维持心、脑、肾等重要脏器的充分灌注为限度,还需根据患者的不同情况酌情分别对待。

3. 降压措施与药物选择　全麻或椎管内麻醉均有一定程度的降压作用。加深麻醉的降压方法适用于短时间降压的患者;需要较长时间降压者,宜采用联合降压的方法,使降压过程平稳和可控。

4. 呼吸管理　控制性降压期间,肺内分流和无效腔量均可能增加,因此供氧必须充分,潮气量和每分通气量根据呼气末二氧化碳分压进行调整。

5. 补充血容量　控制性降压期间需要保证足够的有效循环血容量,以维持器官功能的正常。

6. 停止降压后处理　引起出血的操作结束即应停止降压,使血压逐步回升至原水平。停止使用降压药并不等于控制性降压作用已经结束,仍应加强对患者的监测。

二、自身输血和血液稀释技术

(一) 储存式自身输血　术前一定时间采集患者自身的血液进行保护,在手术期间输用,预计出血量较大的整形外科手术患者均可以使用该方法。

1. 适应证　① 患者身体一般情况好、血红蛋白＞110 g/L 或血细胞比容＞0. 33、行择期手术的患者。② 术前估计术中出血量超过自身循环血容量的 15%且必须输血者。③ 稀有血型配型困难的患者。④ 对输异体血产生免疫抗体的手术患者。

2. 禁忌证　① 血红蛋白＜100 g/L。② 有细菌性感染的患者。③ 凝血功能异常和造血功能异常的患者。④ 输血可能性小的患者不需要自体储血。⑤ 冠心病、严重主动脉瓣狭窄等心脑血管疾病及重症患者慎用。

3. 注意事项　① 按相应的血液储存条件,手术前3 d完成采集血液(可一次或分多次)。② 每次采血≤500 ml(或自身血容量的 10%),两次采血间隔不少于3 d。② 在采血前后可给患者铁剂、维生素 C 及叶酸(有条件的可应用重组人红细胞生成素)等治疗。

(二) 急性等容性血液稀释　急性等容性血液稀释指在麻醉诱导前或诱导后、手术主要出血步骤开始前抽取患者一定量的自体血在室温下保存备用,同时补充等效容量的晶体或胶体液,使手术出血时血液的有形成分丢失减少,同时又得到相当数量的自体血。在主要出血操作完成后或根据术中失血及患者情况将自身血回输,以达到不输异体血或少输异体血的目的。

三、肿胀技术

肿胀技术(tumescent technique),又称肿胀麻醉(tumescent anesthesia),是一种局部麻醉方法,其狭义定义为在脂肪抽吸时将大量含有稀释的肾上腺素和利多卡因的生理盐水溶液注射至皮下组织,使之肿胀,注射量与预计抽吸脂肪量之比为 2∶1～3∶1,无须全身麻醉,且脂肪的抽吸量＜4 000 ml 或小于患者体重的4%。其广义定义指在皮下组织或组织间隙内注射大量含有稀释的肾上腺素和利多卡因的溶液,使之肿胀,以达到局麻、止血及分离组织的作用。既可以作为单独的局麻方法,也可以与全麻、神经阻滞麻醉及镇静与镇痛技术联合使用。

(一) 肿胀液配方　目前还缺少统一的肿胀液标准配方,通常由 1 000 ml 生理盐水(或乳酸钠林格注射液),1 ml 的 1∶1 000 肾上腺素和不同剂量的利多卡因组成,也可以加入 5%碳酸氢钠 10 ml。利多卡因的使用浓度变动较大,通常为 0. 05%～0. 08%,使用的容量较大时,可进一步降低利多卡因浓度。使用肿胀技术时,利多卡因的安全剂量可以超过常规使用剂量的 4～5 倍,达到 35 mg/kg,美国美容外科协会 2000 年脂肪抽吸指南推荐的最高剂量为 45～50 mg/kg;肿胀液中加入肾上腺素可以收缩血管,减少出血,减缓利多卡因的吸收,延长局部麻醉药的作用时间。肾上腺素的有效浓度为 1∶80 000～1∶1 000 000,最低为 1∶2 000 000;加入碳酸氢钠可以中和肿胀溶液的 pH,减轻注射时的疼痛。酸性溶液的 pH 升高,使游离碱基增多,CO_2 穿过神经细胞膜进入轴浆,导致轴浆内 pH 下降,使局麻药离解、阳离子增多,与受体结合加强局麻效果,减慢利多卡因的吸收。

(二) 目的与作用

1. 减少手术中失血肿胀液中的肾上腺素　在较低浓度时,仍有收缩血管作用,而组织压力增高能加速肾上腺素进入细胞。大量的肿胀液扩大了皮下组织间隙,采用小直径吸管,可以减少血管的损伤。此外,组织肿胀压力增高,压迫血管结构,也能减少出血。

2. 改变皮下脂肪组织的物理性质　皮下注射的大量肿胀液大大降低了脂肪组织黏滞度,使组织间隙肿胀,其本身具有液压分离的效应,还可能降低周围组织的黏着牵引力,较低的负压即可将脂肪组织撕脱吸入抽吸管内。

3. 麻醉效果完全、作用时间延长　肿胀液在注射压力或重力的作用下,逐渐扩张并水压分离皮下组织,利多卡因均匀地分布于皮下组织,与感觉神经末梢的距离缩短,麻醉效果彻底。由于利多卡因吸收减慢,血浆浓度高峰明显延迟,麻醉作用时间可持续 18～20 h,减少了手术后止痛药物的使用。

4. 增加手术的安全性和内环境稳定　由于肿胀液的皮下输液作用(注射后 2 h 可被吸收进入血液循环),手术中患者尿量充足,血压、脉搏稳定,对人体内环境影响较小,可耐受大容量脂肪抽吸,而无须输血输液,增加了脂肪抽吸术的安全性。由于肿胀技术的手术后恢复较快,出血量较少,在抽吸量＜2 000 ml 时,患者无须住院观察。

(三) 不足及潜在危险

1. 费时费力　使用肿胀技术时注射时间较长,通常注射时间与抽吸时间大致相等。手工注射较为费力,采用输注泵技术可减轻劳动强度、缩短时间,但注射速度的加快也增加了刺激强度及患者的痛感。此外,利多卡因的血浆浓度也与注射速度有关,仪器输液的速度应控制在 200 ml/min 左右,并由有经验的医师实施。

2. *药物的不良反应* 虽然大量研究证实肿胀技术的药物不良反应较小,但不能排除潜在危险。部分患者出现嗜睡、手颤抖及呕吐等症状,提示利多卡因超量,使用应慎重。术前应仔细检查患者的心、肺、肝、肾等主要脏器,以免因代谢障碍而发生毒性蓄积。

药物的毒性作用不一定出现在手术中,由于血浆高峰浓度可延迟到手术后 12~24 h,术后也应密切观察患者。此外,肿胀技术的药物研究多在血运较少部位如腹部、腰部、腿部,血运丰富部位的安全注射剂量还有待进一步研究。在注射过程中,要警惕利多卡因的过敏及类过敏反应,随时注意患者的呼吸、血压、心率的变化,并观察注射部位有无异常的血管扩张、瘀斑及针孔渗血。若产生上述症状,应立即停止注射并对症治疗,以免发生全身中毒反应及注射部位的皮肤软组织坏死。

肿胀技术若与全麻或镇静与镇痛技术联合使用,可减少利多卡因的剂量,特别是使用较大容量的肿胀液时,应避免过量使用利多卡因。配制时要加强核对,避免人为错误导致的药物过量。

3. *循环负荷过重* 由于肿胀技术在皮下大量灌注液体,注射后 2 h 即可被吸收进入血液循环,可造成细胞水肿、血浆蛋白稀释、大量液体吸收进入循环系统、增加循环负担、中心静脉压升高,甚至出现肺水肿。腹部、下肢注射过量肿胀液体可导致静脉回流受阻,组织因子释放,手术后血流缓滞,可造成静脉血栓形成。因此,肿胀液的注射量不要盲目增大,一般为抽吸混合液估计量的 1.5~3 倍,大容量脂肪抽吸肿胀液注射量应适当减少,可采用超湿性技术(即注射量与抽吸量的比例为 1∶1)。此外,根据手术大小适当限制和控制静脉输液量,必要时应加利尿药物。

4. *局部并发症* ① 出血:注射针头损伤血管,较为少见。② 注射针管折断:多为动作粗暴所致,尤其是自制的注射及抽吸针管。③ 神经血管压迫和损伤:注射大量肿胀液体及静脉液体,可能发生双手水肿、麻木、腕管综合征等表现,注射部位的神经如时面神经(额支、颊支、下颌缘支)和股神经均有可能出现暂时性麻痹。④ 其他:还可能出现皮肤坏死、晕厥、视觉问题等。

四、解决困难气管插管的新技术

困难气管插管是临床麻醉中时常遇到的难题,由于整形外科手术患者的特殊性,困难气管插管的发生率相对较高,及时和正确处理困难气管插管,迅速建立安全的气道是确保麻醉安全的前提。近年来,各种解决困难气管插管的新技术、新方法不断被应用于临床麻醉,有效地解决了困难气管插管的难题,提高了麻醉的安全性。

(一) 光棒技术 光棒(lightwand)实质上是一根可弯曲的管芯,前端装有灯泡,后端连接配有电池和开关的把柄。将气管导管套在光棒上,光线由光棒尖端射出,光棒头端弯曲的角度通常为 90°。有研究提示:弯曲角度为 45°~60°时,气管插管的操作更加容易,时间更短。整形外科医院的观察结果也证实:60°的弯曲度有利于插管的操作和推送导管,在声门位置明显偏高或婴幼儿使用时可以选用 80°的弯曲度。插管时患者平卧,头后仰,光棒经口正中或口角向下朝着喉头进入,观察环甲膜,当颈前部出现明亮的亮点时,表明光棒的前端正位于声门开口处,此时保持光棒于原位并推送气管导管,即可将导管送入气管内,确诊导管进入声门后退出光棒。光棒技术插管简便、快捷,可用于张口度小和头颈不能运动的患者,且不受口腔分泌物和血液的影响。但不适用于颈部组织厚、透光性差的患者,如肥胖患者、颈部瘢痕患者及颈部植入扩张器患者等。

(二) 视频喉镜技术 视频技术是近年来被广泛应用于气管插管和困难气管插管的新技术,临床应用不仅操作方便、图像清晰、气管插管成功率高,同时方便教学。目前常用视频喉镜包括 Macintosh、GlideScope、McGrath、Tosight、Truview 等。此类喉镜由镜片前端的摄像头采集图像,经光缆线传导并放大到显示器上。由于不需要通过从口外观察声门,视点直接移到喉镜片的前端,缩短了观察距离,避免了直接喉镜的观察盲区,同时喉镜片的前端角度明显加大,使声门的显露更加清晰容易。由于喉镜片前端角度较大,通常情况下需要使用管芯的帮助才能完成气管插管。同时,眼手的协调也是使用视频喉镜时成功的重要组成部分。

Airtraq 喉镜的镜片由左右两个部分构成,镜片右侧部分为气管导管的引导槽,可以放置各种型号和不同内径的气管导管,左侧部分由一系列棱镜、透镜及反光镜组成,镜片左侧部分的末端是冷光源,以电池为电源,顶端连接取景器,并有电源开关。原理是通过透镜和棱镜的结合将图像传至顶端的取景器,能使图像由远端传送至近端的取景器,能够清晰看到声门、声门周围解剖及气管导管的顶端。Airtraq 喉镜的型号种类齐全、操作简单,不需要使用管芯即可完成插管,成功率高。

(三) 纤维光导硬镜技术 纤维光导硬镜由镜干、镜柄、目镜、光源和辅助设备等部分构成,其性能取决于镜干的直径、图像分辨率、焦距、视角和镜干曲度等。常用的纤维光导硬镜包括视可尼(Shikani)、Bonfils、Levitan 等硬镜,此类工具结合了光棒和可视的特点,口外操作就可以使镜干头端在喉咽部按所需方向任意移动进退，容易寻找和进入声门，明显提高成功率，缩短插管时间。使用纤维光导硬镜可选用直接寻找声门插管的方法；也可在常规喉镜暴露的情况下，在直视下将纤维光导硬镜放到会厌附近，再通过寻找声门并送入气管导管的方法；还可以利用颈部透光的原理，先采用光棒技术帮助定位，然后在直视下寻找声门的方法完成气管插管。

（四）纤维光导支气管镜引导插管技术　纤维光导支气管镜（fiberoptic bronchoscopy，FOB）是目前解决困难气管插管最可靠和最有效的工具之一，具有前端调节角度大、直视及直接引导插管等特点，临床应用刺激小、损伤轻、成功率高，使一些极度困难的气管插管成为可能。由于FOB引导插管技术的掌握有一定的技巧和难度，需要经过一段时间的专业的培训和练习。FOB引导插管技术可经口和经鼻使用，由于鼻咽部弧度使纤支镜或气管导管自然朝向声门，不管是选用先将气管导管推送声门附近后再使用FOB引导插管的方法，还是直接将FOB放入气管后再推送气管导管的方法，均较易获得成功。而经口插管时，由于口咽部与气管之间存在一定角度，又缺少对FOB的支撑结构，采用FOB直接引导插管时难度明显增加，需要较长时间的专业训练。临床上可使用一些专用的口咽通气道、直接喉镜等工具帮助完成气管插管，降低插管难度。此外，通过Cookgas气管插管型喉罩引导插管，既能保证插管完成前的气道通畅，又能大幅度降低FOB引导气管插管的难度，明显提高困难气管插管的成功率，是解决困难气管插管最有效的方法之一。

（五）喉罩技术　喉罩通气道（laryngeal mask airway，LMA）是目前应用于临床的气道维持方式，具有置入容易、操作简单、创伤小、循环反应轻等优点，临床麻醉时既可以被用于困难气道的维持，还可以协助完成困难气管插管。特别是插管型喉罩通气道的研究和应用，使其在解决困难插管方面的作用更加突出，能够同时解决困难插管患者的气道维持和气管插管两大难题，成为目前解决困难气管插管最有效和最理想的方法之一。

1. 普通喉罩通气道　喉罩通气道置入后，可通过下列方式实施气管插管：① 气管导管在充分润滑后直接通过喉罩送入气管内。② 部分声门位置偏高患者可使用前端上翘的弹性探条经LMA盲探插管。③ 经喉罩使用发光的软质导芯，在颈前通过光点帮助定位和引导完成插管。④ 使用FOB辅助完成气管插管。使用普通喉罩引导插管时，若使用的气管导管偏细，还可以通过弹性探条、气管导管交换芯、Aintree等工具更换导管。

2. 气管插管型喉罩通气道（intubating laryngeal mask airway，ILMA）　ILMA是一种专门为引导盲探气管插管而特殊设计的改良型喉罩通气道，包括标准通气罩、预塑型的金属通气管和金属手柄。与普通LMA相比，其通气管内径较粗较短，可通过常用的成人气管导管并便于退出。其通气管为金属制成，带有金属手柄，便于调节喉罩的位置，使其开口与声门开口对合。通气罩内有一个类似三角形的活动性栅栏，在气管导管通过时，推动其上抬移开会厌，以便气管导管进入气管内。由于ILMA缺少可视功能，临床上采用盲探技术插管时，对操作者的经验要求较高。CTrach插管型喉罩是增加了可视功能的ILMA，临床应用能有效地降低ILMA的插管难度。

Daniel Cook医师在普通喉罩和ILMA的基础上研制了一种新型气管插管型喉罩通气道（cookgas intubating laryngeal airway，CILA）。该喉罩材质柔韧、构造简洁，与咽喉部解剖曲线一致的弯曲角度有利于其顺利进入咽腔。临床应用具有操作简单、容易、盲探引导插管成功率高等优点，还能直接使用普通气管导管进行插管。整形外科医院的临床观察证实：对正常和困难气管插管患者使用CILA，均有较高的盲探插管成功率；合并使用FOB时，还能降低FOB的使用难度，进一步提高气管插管的成功率。CILA型号全，有专用的退喉罩工具，特别是近年来一次性喉罩air-Q的临床应用，可以解决从婴儿到成人的各个年龄段的气管插管和困难气管插管。由于CILA为软通气管，有一定的变形能力，与硬质纤维镜联合应用，也有较好的临床效果。整形外科医院多年的临床经验已经证实：CILA联合FOB是解决困难气管插管的理想方法之一。

第四节　特殊手术麻醉

一、眶距增宽症手术

眶距增宽症（orbital distance widened disease）是颅颌面畸形中的一种临床症状，许多先天性颅颌面畸形综合征，如Apert综合征、Crouzon综合征和Klippel-Feil综合征等都可出现眶距增宽症。眶距增宽症患者的最佳手术年龄为5～6岁。手术采用颅外、颅内或颅内-外联合径路，将颅骨和眶骨截断、移位、重新组合，以获得畸形的修复，有手术范围广、创伤大、出血多、时间长的特点。常选用静吸复合全麻，施行气管插管，对术前已存在明显气道梗阻症状者,需警惕麻醉诱导后发生窒息。手术可能涉及眶内侧壁的鼻骨,故多采用经口气管插管,使用 RAE 气管导管可将整个麻醉回路置于术野外,最大限度地减少对手术操作的影响。术中多需建立有创动脉压和中心静脉压的监测,并注意精确估计失血量,及时补充血容量。伴颅狭症者多有颅内压增高,可呈慢性发展过程,无典型的临床症状而易被忽视,在颅内压增高的情况下,手术操作对脑组织的压迫和牵拉会造成严重的脑损伤,术后发生颅内压增高更为明显,甚至产生脑疝,因此术中和术后均应作持续的颅内压监测。

二、显微手术

显微手术的特点是操作精细,麻醉要求镇痛、镇静完全,并有良好的肌松保持制动。肢体手术多采用部位阻滞麻醉,可阻滞交感神经而使血管扩张,增加手术肢体的血流灌注,还可根据需要作术后镇痛。单侧上肢(指)再植术麻醉选用臂丛神经阻滞;上肢上 1/3 高位离断和双侧上肢(指)再植术选用气管插管全麻;下肢断离再植术麻醉可选用 $L_{2\sim3}$ 或 $L_{3\sim4}$ 连续硬膜外阻滞;上下肢同时手术如趾指移植时,可采用臂丛神经阻滞复合连续硬膜外阻滞。显微手术历时较长,部位阻滞麻醉时,术中常需辅助应用适量的镇静药以保持术野安静。也需注意加强监测、呼吸道管理、水电解质和酸碱平衡。长时间手术、颅面部手术、病情危重和精神紧张或不合作的患者以选用全麻为宜。显微手术要求维持较高的有效循环血量,以利吻合后的微血管通畅,保证移植组织有足够的血流灌注。围术期需防止移植组织的吻合血管栓塞和痉挛,方法有:① 可输注平衡液和低分子右旋糖酐以降低血液黏滞度。② 避免各种致血管痉挛因素,如疼痛、寒冷、应用血管收缩药和输血输液反应等。③ 术后应尽可能让患者平稳地苏醒,不宜延迟拔管。④ 麻醉恢复期内即可开始实施镇痛。

三、乳房美容手术

常见手术有乳房增大或缩小手术,可采用连续硬膜外麻醉或全麻。施行硬膜外麻醉时,可经 $T_{4\sim5}$ 间隙穿刺向头侧置管,阻滞平面控制在 $T_{2\sim8}$ 为宜,采用较低浓度的局麻药、避免使用过量的镇静与镇痛药以减少对呼吸、循环的抑制。阻滞平面超过 T_4 时,心交感神经会受到抑制,出现心率减慢伴不同程度的血压下降,治疗可用阿托品及血管收缩药。乳房增大手术在经腋窝小切口分离胸大肌时,易发生气胸,术中应注意严密观察。乳房缩小手术需切除多余的乳房组织,其手术创面和失血量相对较大,应引起重视。

四、腹部美容手术

腹部美容手术主要是脂肪抽吸或切除术,可用连续硬膜外或全身麻醉。施行硬膜外麻醉时,可经 $T_{9\sim10}$ 间隙穿刺向头侧置管,阻滞平面控制在 $T_4\sim L_1$ 为宜。由于手术操作在腹壁上进行,对肌肉松弛作用要求不高,因此,可选用较低浓度的局麻药,术中根据需要给予辅助镇静与镇痛药物。麻醉中需注意阻滞平面广对呼吸、循环的影响。腹部脂肪切除手术创面较大,术中失血、渗液可能较多,要及时给予输血、补液。腹部脂肪抽吸手术目前通常在门诊进行,即在静脉全麻下,通过腹壁上的数个小切口注入含有利多卡因和肾上腺素的肿胀液,然后以负压施行脂肪抽吸。也可行手臂、臀部、大腿或者小腿的脂肪抽吸。部分患者同时行胸部或者颜面部凹陷处的脂肪充填。脂肪抽吸手术的创伤比脂肪切除小,但肿胀液中往往含有大量的利多卡因,应该警惕局麻药中毒的潜在危险。多部位、大范围的脂肪抽吸,大量的肿胀液注入及失血、渗液,可能造成水电解质平衡紊乱,必须加强围术期体液监测和管理。术中一旦患者出现胸痛、呼吸困难等症状,必须考虑到脂肪栓塞、肺梗塞的可能。经腹壁上的数个小切口以负压施行脂肪抽吸,创伤相对较小,但需警惕有术中发生脂肪栓塞的潜在危险。

(邓晓明)

参考文献

[1] 刘具会,邓晓明,王磊,等. 小儿应用 Trachlight 光索引导气管插管的临床观察. 临床麻醉学杂志, 2009, 25: 904-906.

[2] 杨冬,邓晓明,罗茂萍,等. Cookgas 气管插管型喉罩用于预测困难气管插管的临床观察. 中国医学科学院学报, 2007, 29: 755-759.

[3] 庄心良,曾因明,陈伯銮. 现代麻醉学. 北京: 人民卫生出版社, 2003.

[4] 曾因明,邓小明,主译. 米勒麻醉学中文版. 北京: 北京大学医学出版社, 2006.

[5] 徐启明. 临床麻醉学. 北京: 人民卫生出版社, 2006.

[6] 齐可名,王阳. 临床脂肪抽吸技术(形体雕塑艺术). 郑州: 郑州大学出版社, 2003.

[7] 叶铁虎,吴新民. 疑难合并症与麻醉. 北京: 人民卫生出版社, 2008.

第六十六章 休克患者治疗

根据发病原因的不同,我们通常将休克分为低血容量性休克、心源性休克、分布性休克和阻塞性休克。创伤导致的休克多为低血容量性休克;当钝性损伤时,可导致心功能异常引起心源性休克;伴有心包积液或张力性气胸时可发展为阻塞性休克;合并急性脊髓损伤时可伴有神经源性休克;当创伤合并严重感染时可伴发脓毒性休克。本章重点讨论创伤性休克和脓毒性休克的治疗。

第一节 创伤性休克

创伤性休克(traumatic shock)主要为低血容量性休克(hypovolemic shock)。然而与单纯失血(例如手术中失血)所造成的休克不同,创伤所造成的休克往往伴有酸中毒和低温等内环境的紊乱。近年来,随着对创伤性休克病理生理机制研究的深入,严重创伤性休克的治疗策略也发生了很大改变。传统观念认为创伤性休克后,循环功能衰竭、组织缺血缺氧造成的器官功能衰竭是导致患者死亡的主要原因。救治的主要策略是尽快、充分地恢复患者的循环血量,改善组织和细胞的氧供。在此策略下,我们往往倾向于早期给患者大量补充晶体液和胶体液,恢复有效循环;而现代的观点则认为创伤后多种因素造成患者内环境的紊乱才是导致患者死亡的机制。凝血功能障碍、低温和酸中毒及持续而难以控制的出血是患者死亡的主要原因。因此对于严重创伤患者治疗的策略是早期、积极纠正患者的凝血功能障碍,采取有限度的手术治疗控制出血,积极纠正患者的内环境紊乱。

一、创伤性休克的病理生理

休克初期往往伴有心动过速,以及非重要区域的血管收缩,这一阶段往往被称为休克的代偿期。此时休克只要及时处理仍然是可逆的。而当低血压持续发展,严重的酸中毒和凝血功能障碍使得休克进入不可逆转期,此时血管对于液体复苏和升压药无反应,并最终导致患者死亡。需要特别指出的是:在失血性休克的代偿期,患者处于应激状态,血压可能是正常甚至异常升高的,但心率往往加快。此时应该根据患者的病史和体征仔细判断患者的循环状态,谨慎实施麻醉和使用血管活性药。

(一) 酸中毒 休克时组织灌流不足造成ATP供应减少、细胞膜转运功能受损、细胞肿胀,并进一步压迫毛细血管,影响氧供给。氧供给不足时细胞转而进行无氧代谢,产生乳酸和氧自由基。这些代谢物质如不能及时清除,可造成代谢性酸中毒,加重细胞损害,并引起炎症级联反应。

代谢性酸中毒对已经受损的心血管功能产生进一步的抑制。当患者体内pH<7.2时,可出现心肌收缩力下降,心排血量降低,血管扩张,血压下降,心率变慢,心律失常增多,肝脏和肾脏的血供减少,最终发展成为失代偿和难治性休克。酸中毒还可以对患者的凝血功能产生影响。当pH从7.4降至7.0时,Ⅶa因子活性可降低90%。酸中毒还抑制Ⅴ因子和Ⅹ因子活性,延长凝血酶原时间(PT)。酸中毒抑制血栓形成,对于创伤出血的患者危害性很大。

造成创伤后酸中毒的机制较多,除乳酸酸中毒以外,低温及大量输注晶体液都对体内pH有影响,寒战时机体耗氧量可增加4倍,进一步加重组织缺氧。而晶体液进入组织间隙可加剧水肿,影响组织灌注。大量补充盐水后引起的高氯血症可导致高氯性酸中毒。

(二) 低温 创伤患者低温常见,严重低温者的死亡率明显增高。中心温度<32.8℃者的死亡率为100%。影响体温的因素有很多,除了创伤本身以外,复苏措施也可能降低体温。创伤后体温调节中枢发生改变,颤抖反应受抑制,同时机体代谢减慢,产热减少。不过大部分患者是在到达急诊室以后才出现低温的。输注冷的液体是降低体温的最快方式,休克患者经常要输入大量温度低的液体和血制品,造成体温下降。此

外,比较多见丧失体温的方式是手术中暴露腹腔,有研究者估计剖腹探查手术中体温下降速度可达 4.6℃/h。

低温可刺激血管收缩,加重低灌注,损害重要脏器的功能。肠缺血可能引起细菌易位,导致脓毒性休克。低体温可通过多种机制影响凝血功能。低温抑制血小板功能,并促使其聚集在肝脏和脾脏;低温影响凝血因子的活性,在 35℃时,Ⅺ和Ⅻ的活性只有正常时的66%。不过低温对机体的综合影响十分复杂,有研究显示:当患者体温>34℃时处在高凝状态,而体温<34℃时,凝血功能降低。

(三) 凝血功能障碍　20 世纪 80 年代以前,临床上常给患者输注全血,其中含有高浓度的凝血因子。其后随着成分输血的普及,人们开始关注大量输血后导致的稀释性凝血功能障碍。80 年代中期,大量的研究证实:创伤本身才是引起早期凝血功能改变的主要原因,而并非大量输血、输液所致。60%的创伤性休克死亡患者,他们在输血、输液之前即可出现纤维蛋白原水平下降、纤维蛋白降解产物升高等改变。许多创伤和休克患者在到达急诊室时即有凝血功能紊乱。因此对于创伤患者,应常规评估其凝血功能。

创伤后的凝血功能障碍十分常见,发生率为 25%～30%,损伤越严重其发生率越高。虽然凝血功能障碍是创伤中最有可能预防的并发症之一,但是有近半数的创伤死亡患者的死因都与凝血功能障碍有关。影响凝血功能的六个主要因素是组织创伤、休克、血液稀释、低温、酸中毒和炎症反应。在受伤后的几分钟里,组织低灌注所引起的炎症反应和酸中毒就可以影响凝血系统。当 pH 达到 7.1 以下时,患者的凝血功能显著受损。随后当血小板和凝血因子起作用后,可出现消耗性的凝血功能障碍。此时还可出现内皮细胞释放组织纤溶酶原激活物(t-PA)引起纤溶亢进,以及内皮细胞表达血栓调节素,进而激活蛋白 C,抑制外源性凝血途径(图 66-1)。此时低温也开始影响纤维蛋白和血栓形成,代谢性酸中毒和低钙血症也会增加纤维蛋白溶解。这些因素在创伤的早期即可影响凝血功能,因此严重创伤患者到达急诊室开始抢救时,其凝血功能可能已经严重受损。这也说明了在创伤早期采取措施纠正创伤患者凝血功能障碍的重要性。

炎症反应与凝血和纤溶系统关系密切。炎症因子首先促进血栓形成,以防止病原微生物扩散,降低抗凝血系统的活性。但当炎症反应足够剧烈时,则有可能导致凝血功能障碍、器官功能衰竭和患者死亡。创伤性休克往往伴有组织缺氧,毛细血管血流减慢和内皮细胞损伤,这些都会加剧凝血功能障碍。例如低氧可刺激儿茶酚胺释放,而儿茶酚胺可刺激内皮细胞释放 t-PA,从而促进纤维蛋白降解。严重低温可直接抑制凝血和纤溶相关酶的活性,而轻度低温则对凝血功能的影响不明显。严重酸血症还可抑制血栓形成。

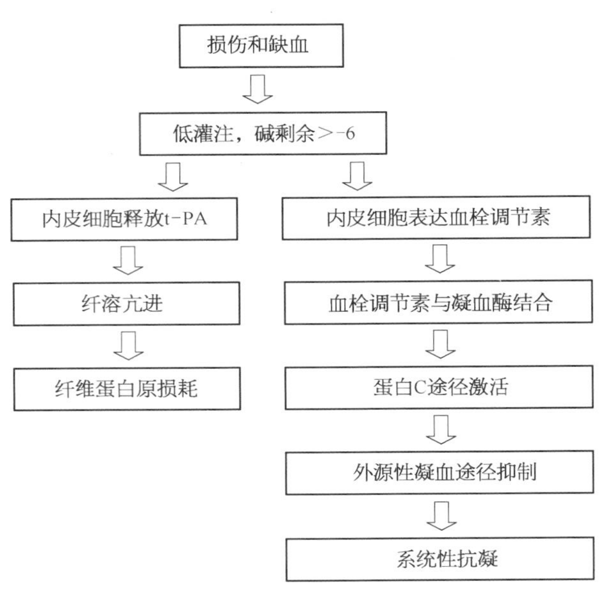

图 66-1　创伤导致的凝血功能障碍

对于严重创伤患者,后续治疗措施可能进一步损害患者的凝血功能,例如大量补充晶体液和浓缩红细胞可能进一步造成稀释性的凝血功能紊乱。至 20 世纪 80 年代后期,成分输血已经完全取代了全血,浓缩红细胞中不含有凝血因子。而在传统观念中,新鲜冰冻血浆应该在给创伤患者复苏的后期再使用,因此,临床上稀释性凝血功能障碍较多。大量失血后,最早出现的是纤维蛋白原降低,其后是凝血因子缺乏,最后是血小板减少。创伤后快速手术止血,纠正休克,补充血小板、新鲜冰冻血浆、纤维蛋白原和凝血酶原复合物等,是救治创伤后 DIC 纤溶期伴大出血患者的关键。

严重创伤患者伴有大量出血时,可出现急性凝血功能障碍、代谢性酸中毒和低温,这被称为"死亡三联征"。理解这些机制有助于我们针对性地开展包括止血在内的抢救创伤性休克的一系列措施。

二、创伤性休克的监护

休克的监护指标包括血压、心率、体温、尿量及 GCS 评分。有创血压测定持续监测血压,有利于指导休克治疗。血气分析能提供 pH、乳酸和碱缺失等数值,有利于评估组织灌流情况。中心静脉压的监测有利于指导输液。连续测定混合静脉血氧饱和度对于液体复苏也有指导意义。

创伤后的凝血功能变化是预测创伤患者预后最准确的单个因素。常用的临床检查如 PT 和 APTT 等需等待的时间很长,而且它们只反映血浆的凝结功能,不反映血小板功能和纤溶亢进。此外 PT 还不能反映低温引起的凝血功能改变,因为其测定都是在 37℃完成的。血栓弹性描记图(TEG)可以完整地反映凝血功能变化,包括血小板的功能和纤溶活性,用以指导成分输血及用药。当患者 TEG 正常而生命体征不正常时,往往意味着有外科出血需要手术治疗。

评价机体氧供是否充分的敏感指标是碱剩余和血乳酸。碱剩余与休克的严重程度相关性好，研究显示：对于年龄>55岁没有脑外伤的患者或年龄<55岁伴有脑外伤的患者，当碱剩余为8时，其死亡率为25%。需要注意当患者合并肾功能不全或者高氯血症时也可伴有碱剩余降低，后者往往多见于大量输注盐水或者应用高渗盐水的时候。虽然如此，碱剩余仍然是一个判断复苏是否足够的敏感指标。乳酸是无氧代谢的产物，是特异性反应组织灌注不足的指标。而且乳酸值变化早于临床征象变化，可用来预测死亡率，连续测定血乳酸可以指导复苏。值得注意的是：乳酸部分从肝脏代谢，因此对于肝功能衰竭或者肝硬化的患者其水平会升高。

三、创伤性休克的治疗

治疗休克的首要目标是恢复循环血量，提高组织氧供。重要的是早期识别休克并及时开始治疗，初期容量替代治疗往往是根据患者补液后的反应而定，而不是确定休克的类型和严重程度后才开始。例如低血容量性休克早期有时很难与心源性休克区别，但可以尝试快速补液以鉴别两种休克类型。传统的观点推荐一旦怀疑或有失血的明显症状，即应开始积极的液体复苏治疗，例如创伤高级生命支持方案（ATLS）2004版推荐此时可输注2 L的加温的林格液作为初始的复苏液体，用3倍的补液量补充失血。例如失血100 ml则需补液300 ml。近年来认识到过于积极的早期补液可能增加出血，因此ATLS2008版推荐对于穿透伤造成的失血应暂缓积极补液，以免冲走刚形成的血栓。在手术明确控制了伤口出血之前，维持患者在一个较低的血压状态，以免再次出血加重休克，这称为可允许性的低血压。

目前对创伤早期凝血功能障碍的出现及其重要性已经有了充分的认识。虽然2008版的ATLS并未推荐液体复苏时常规使用血制品，然而近期的一些研究资料支持在创伤时早期应用血制品治疗凝血功能障碍，或限制使用晶体液以避免稀释性凝血病。但是目前还缺乏比较统一的规范治疗方案。

（一）创伤控制性复苏和创伤控制性手术 创伤死亡患者中有30%～40%死于出血及其并发症。大量来自创伤中心及伊拉克和阿富汗战场上的患者数据，促使人们重新思考和评价各种复苏措施对于创伤患者的救治效果。创伤控制性复苏（DCR）这个概念首先是作为一个治疗策略，指对于严重受伤的患者，仅仅采取必要的外科干预措施以控制出血，清除污染灶，而将初始治疗的重点放在恢复患者生存所必需的生理状态上。患者经过必要的手术处理后，转入ICU积极纠正凝血功能障碍、低温和酸中毒。然后在患者病情允许后再进行进一步的外科修复手术。随着DCR概念的提出，人们对其理论基础、治疗效果、患者的生存率等方面进行了大量研究。结果显示：DCR策略取得了较传统治疗策略更好的效果，创伤患者的生存率有所提高。与传统复苏原则不同，DCR更强调早期积极地纠正创伤患者的凝血功能不全和代谢紊乱。认为凝血功能不全往往在损伤后迅速出现，而早期干预则可能改善严重创伤患者的预后。DCR包括几条重要的复苏原则，如允许性低血压、限制性容量复苏、积极使用血制品以部分代替晶体液、早期应用成分输血纠正凝血功能障碍。DCR策略应该从患者到达急诊室即开始实行，并一直持续到患者进入手术室和ICU。

需要指出，大部分患者并不需要采用DCR方案，其中的很多方法是针对严重创伤患者的。对于这部分患者，早期识别并积极纠正凝血功能障碍尤其重要。患者如果出现神志改变、皮肤湿冷、脉搏细速三个症状，往往意味着有低血容量性休克。休克指数（心率与收缩压的比值）也是个比较好的识别休克的指标。Nunez等人提出一个筛选方法：穿透伤，超声检查有阳性改变，收缩压≤90 mmHg，心率≥120次/min。该方法筛选那些需要大量输血的患者的敏感度达到75%，特异度为86%。还可以参考一些反映组织低灌注的指标，如碳酸氢盐、碱剩余、血乳酸。血乳酸与低血容量性休克和死亡率关系最密切，也可以作为一个很好的复苏终点指标。

人们认识到，创伤患者更易死于创伤所导致的代谢紊乱而并非创伤本身。因此，创伤控制性手术（DCS）的概念是不主张进行即刻的创伤修复手术，而强调纠正创伤和手术本身带来的生理改变。DCS的前提是患者体内代谢紊乱造成持续出血的危险性大于进行修复手术的必要性。当患者经过基本的复苏转运至手术室后，DCS包括以下三个阶段：首先手术止血和填塞；患者转运至ICU继续复苏纠正低温、酸中毒和凝血功能障碍；患者再次手术修复损伤。例如对于一个剖腹探查手术，DCS的原则是首先控制外科出血（血管结扎或者纱布填塞），而完整的修补手术则延期进行，除非那些措施对止血和控制腹腔污染而言是必需的；脾脏和肾脏的损伤可以采取切除术；无活动性出血的胰腺损伤简单引流即可；肝脏损伤予以填塞；大的静脉损伤都可以考虑结扎；动脉损伤可以暂时作动静脉吻合；空腔脏器破损可以作修补或直接切除。但治疗方法必须结合临床实际病情，手术结束后患者转入ICU，呼吸机支持应避免气道压过高加剧急性肺损伤，逐步降低吸入氧浓度，氧饱和度保持在93%以上，积极纠治低温，应用新鲜冰冻血浆等纠正凝血功能障碍。对于酸中毒应着眼于纠正循环功能障碍，而不是轻率应用碳酸氢钠等药物，并且在应用时一定要综合考虑患者的心、肺功能耐受能力。对于严重创伤患者，DCS策略取得了良好的效果。从伊拉克战场得到的数据显示：接受 DCS 的患者其生存率达到 72.8%，患者手术中发生低体温的机会也减少。

（二）允许性低血压 允许性低血压的提出主要基于以下设想，即对于创伤患者，早期积极的液体复苏可能冲走血栓，造成伤口再出血。该策略包括限制液体补充量，将血压维持在较低水平，在保证重要器官灌注的前提下防止出血加剧。允许性低血压作为新的 DCR 策略的一部分，其实早在第一次世界大战期间就有人提出过，在出血被控制以前通过输注晶体和胶体液将患者的收缩压维持在 70～80 mmHg，该观点在第二次世界大战时又得到进一步的支持。然而直到 1994 年才由 Bickell 等人发表了一篇随机对照的研究，证实对于躯干穿透伤的患者，在手术干预前延迟液体复苏能改善患者的生存率，减少并发症并缩短住院时间。其后针对允许性低血压、延迟性复苏也进行了一些相关研究，但结论并不一致。而且在复苏阶段限制液体输入，与美国外科医师协会制定的 ATLS 方案也有不同。

即便认可允许性低血压对创伤患者是有益的，目前还存在很多悬而未决的问题。例如低到多少的血压患者可以安全耐受？耐受的安全时限是多少？以往的很多研究对象都是穿透伤患者，对于钝性损伤该方法是否依然有效？此外如果患者合并有脑外伤，低血压可能影响患者的预后。由于缺乏足够的循证医学证据，我们目前还不能对允许性低血压的利弊下结论，相关的指南也未明确地推荐该方法。而从军队及平民临床中心获得的数据，还有动物实验得出的结果，都提示对于没有有效控制出血的创伤患者，应避免其血压过度升高，待手术确实控制出血后再予以积极的液体复苏。

（三）复苏液体的选择 林格液是 19 世纪 70 年代由 Sydney Ringer 发明的，他发现将钾和钙加入氯化钠溶液中可以增加心肌收缩力。到 20 世纪 20 年代，Alexis Hartman 研究上消化道液体丧失所导致的脱水和代谢性酸中毒时，发现输注乳酸钠可以减缓碳酸氢钠所致的代谢性碱中毒。因此他将乳酸钠加入林格液中，形成了目前临床广泛应用的乳酸钠林格液。

20 世纪 40 年代开始，人们认为恢复血容量是休克复苏的关键，而血浆则是此时首选的替代液体。该方法在第二次世界大战期间得到广泛应用，然而很多度过了休克的患者最终却死于肾功能衰竭。60 年代后，人们认识到失血性休克时，由于组织间隙液体的重分布，需要输注大量的乳酸林格液来补充血管内和组织间隙丢失的液体，往往需要补充 3 倍于失血量的晶体液，而在严重休克状态，这个比例甚至达到 8 倍。此后又有学者怀疑晶体液可能会导致急性呼吸窘迫综合征，因此在 70 年代中期开始进行一系列前瞻性、随机、对照研究，结果证明较之胶体液和白蛋白，晶体液更有利于提高患者的生存率。随后的研究发现：乳酸钠林格液可以激活中性粒细胞，促进炎症反应，因此又推出了左旋乳酸来代替乳酸，左旋乳酸可以为机体所代谢并且对中性粒细胞无激活作用。90 年代人们开始重视腹腔室隔综合征（ACS）对创伤患者的影响，研究发现复苏时大量输注晶体液是导致 ACS 的独立危险因素。

而以白蛋白为代表的胶体液，由于分子量大可以被限制在血管内，休克时扩容效果好。然而在严重的出血性休克时，毛细血管渗透性增加，胶体液也有可能进入组织间隙，从而加重组织水肿，影响组织氧合。有学者发现休克时输注白蛋白可导致肾功能衰竭，损害肺功能。羟乙基淀粉也因为可能损害肾功能和凝血功能而限制了其应用。事实上发生 ACS 的创伤患者＜1%，往往是那种严重出血、需要大量输血的患者。当我们面对的是一个并不需要大量输液的创伤患者，等渗晶体液仍为首选。如果患者是一个严重创伤大量失血、循环不稳定的患者，早期大量输注晶体液反而有可能影响患者的预后，其机制为大量液体稀释加剧凝血功能障碍；大量冷的液体输注降低患者体温；晶体液中含有大量的氯离子，输注晶体液可能造成高氯性酸中毒。研究还证实：早期大量补充等渗晶体液可激活免疫反应，加重细胞损伤。

高渗盐水在复苏中应用研究是从 20 世纪 80 年代开始的。研究者发现其在战场上应用具有升压快、所需输注量少、易于携带等优点。其后大量的临床、动物和体外研究证实其在严重创伤后复苏中具有诸多优点。由于提高血浆渗透压，高渗盐水可以促进组织内的水分向血管内转移，快速恢复循环容量，并减轻毛细血管内皮细胞的肿胀。因此高渗盐水不但有利于稳定血流动力学，并且可以改善微循环。高渗盐水对机体的免疫反应也有诸多影响。人体和动物实验证实：其可减轻肺脏和肠道的细胞损伤。有研究者发现：高渗盐水可抑制体内炎症反应，并且该作用维持 24 h 之久，远远超过其对渗透压影响的持续时间。此外对于合并脑外伤的创伤患者，高渗盐水也有利于降低颅内压，缩短患者在 ICU 和呼吸机支持时间，并减少并发症的发生率。高渗盐水减轻组织水肿、恢复微循环、抑制炎症反应的特性，使其特别适合在脑外伤患者中应用。随后的临床研究和 Meta 分析也证实了高渗盐水在创伤患者复苏中的安全性，应用高渗盐水的患者其 ARDS、肾衰、凝血功能障碍的发病率都较使用普通盐水的患者低，生存率也有所提高。高渗盐水的应用也有可能带来新的问题，例如难以控制的出血，这与复苏后血压升高有关；高氯性酸中毒，因为高渗盐水中含有高浓度的氯离子；细胞脱水，与液体高渗有关；神经系统损伤，例如脱髓鞘病变，这在临床上罕见。大部分研究者推荐将患者的血钠水平控制在 155 mmol/L 以内，并且每日血钠的上升幅度不宜＞10 mmol/L。

(四) 纠正凝血功能障碍 到达急诊室的创伤患者25%以上可出现凝血功能障碍，而合并凝血功能障碍的创伤患者其死亡率增加3倍。对于军队伤员，凝血酶原指标国际化标准比率(INR)上升到1.5的死亡率约为30%，而INR正常者的死亡率仅为5%。急性创伤性凝血病(ATC)可以在受伤20 min就出现，合并ATC的患者的死亡率和多器官功能衰竭的发生率都升高。创伤后，如果只以晶体液和浓缩红细胞作为复苏液体使用，可能加剧凝血功能障碍的程度，而早期输注新鲜冰冻血浆和血小板则可以减少出血，从而防止或减轻凝血功能障碍的发生，并进一步改善预后。

创伤早期积极纠正凝血功能障碍可提高患者的生存率；相反，有的则认为应该在PT或活化部分凝血酶时间(APTT)超过正常值1.5倍时再考虑输注血浆。然而面对大量出血的患者，以实验室指标为治疗依据并不现实，从抽血作化验到化验结果出来有很长的时间间隔，并且下医嘱输血浆到血浆拿来还需要额外的30～45 min。对于严重出血患者，这可能贻误了最好的治疗时机。

有多个研究报道指出：输注血制品可增加感染和器官衰竭的发生率。Sarani等人研究了外科ICU非创伤患者，发现每输注一个单位的血浆，可增加患者4%的感染发生率。其他研究也发现每输注一个单位的血或血小板可增加患者5%的肺部感染发生率。然而对于创伤患者，如果在复苏早期输注血制品，其受伤24 h内的总输血量是减少的。患者创伤后器官衰竭和其他并发症的发生率也可以相应降低。

通常在PT/APTT明显延长后，或者输注了一定量浓缩红细胞后再考虑输血浆。2002年Hirshberg等人提出为了避免凝血功能障碍，浓缩红细胞与新鲜冰冻血浆应按照3∶2的比例输注。为了指导规范创伤患者输注血制品，许多医疗机构相继推出“大量输血预案”。在这些方案中，浓缩红细胞、血浆和血小板以特定的比例给患者输注，直到患者的出血情况得到有效控制。但新鲜冰冻血浆解冻需要约20 min，国外一些临床中心为了提高供血速度，会准备一些溶解的AB型血浆，并且在MTP首轮提供给患者，其后几轮再根据患者的血型准备相应血型的血浆。另外根据患者的具体情况，还可以申请冷沉淀，重组Ⅶa。如果患者还需继续输血抢救，则30 min后再按照6∶4∶1的比例供给。一般血库会准备三个轮次的血液。一旦患者的出血得到控制，则MTP方案终止，后续的输血则应该根据临床征象和实验室检查结果判断。

目前各临床机构的MTP方案中，对于浓缩红细胞、血浆与血小板的比例不尽相同。不过约70%的MTP方案中首轮浓缩红细胞与血浆的比例为1∶1。在MTP方案中，常规应用冷沉淀和重组Ⅶa的比例分别为36%和15%。

虽然大部分接受DCR的学者都同意应该早期使用新鲜冰冻血浆，但在是否应该输注血小板的问题上仍有争论。然而我国血源紧张，临床上难以获得如此大量的血小板。储存的血小板可快速提高体内血小板计数，但凝血酶受体表达减少，活性有所下降。大量输血是导致急性肺损伤或成人呼吸窘迫综合征的危险因素，尤其是输注富含血浆的血制品(包括血小板)更容易导致急性肺损伤和多器官功能衰竭。在失血性休克的早期，血小板往往并不是很低。此时我们应该主要关注于纠正低温、酸中毒及其他凝血因子缺乏引起的凝血功能障碍，然后在复苏的后期再考虑是否需要补充血小板。

根据美国军队医院的研究资料，当输血的成分接近全血时，患者的预后明显改善。这个比例是1U的浓缩红细胞加上1U的血浆及不等量的血小板。当输注浓缩红细胞和血浆比例为4∶1时，患者的死亡率为66%；而当该比例为3∶2时，死亡率为19%。计算机模型也得出结论：与浓缩红细胞与血浆1∶1的比例比较，3∶2的比例更有利于避免稀释性的出血。

关于平民创伤的研究资料也显示：MTP可提高患者的生存率。这些资料同样支持给患者输注高比例的血浆。当患者输注的浓缩红细胞与血浆的比例在3∶2和1∶1之间时，患者30 d的死亡率分别下降41%和62%。虽然应用MTP的患者术中输血量大于非MTP组，但是其24 h总的输血量和血小板应用量都要明显低。术后的血小板计数与APTT都要显著优于非MTP组。MTP组的术中晶体液用量也显著减少。应用MTP的患者酸血症和血乳酸值也好于非MTP患者。其24 h和30 d的死亡率都明显降低。不过也有研究显示：当患者输注的浓缩红细胞与血浆的比例在1∶1时，患者的30 d死亡率反而高。

近来，根据一项在伊拉克战场获得的研究资料显示：输注全血的创伤患者同样取得了很好的复苏效果，甚至该部分患者的24 h和30 d的生存率更高。但是大部分的创伤中心并不考虑给患者输注全血，因为全血不便于作术前的交叉配血检查，有可能出现血浆导致的溶血等现象，目前还没有比较全血输注与成分输血优劣性的前瞻性临床研究。

有学者推荐在MTP方案中早期应用重组Ⅶa因子。目前重组Ⅶa因子在FDA获得的适应证仅仅是被用于治疗血友病，不过有数项临床研究评估了创伤患者应用重组Ⅶa因子的安全性和有效性。2003年，Dutton等人报道重组Ⅶa因子可以逆转创伤患者的凝血功能障碍，缩短PT。然而其结果亦显示：应用重组Ⅶa因子的患者组其死亡率增高。由于人们往往把重组Ⅶa因子作为治疗的最后手段，因此其结果的解释非常困难。2005年，Boffard等人进行了一项随机双盲的对照研究评估重组Ⅶa因子对于严重创伤患者控制出血的有效性。结果显示：重组Ⅶa因子对死亡率无影响，并减少了钝性损伤患者的输血量，但是对于穿透伤患者的输血量无影响。

冷沉淀是通过将新鲜冰冻血浆进行冻溶后得到的浓缩成分，它含有纤维蛋白原、ⅤW因子、Ⅷ和ⅩⅢ因子，以及纤维结合蛋白。在MTP方案中输注的血浆中已经包含了这些因子，额外给予这些成分是否有益？在创伤时肝脏大量产生纤维蛋白原，患者很少会出现纤维蛋白原降低。只有那些有肝功能衰竭或者先天性纤维蛋白原缺乏的患者，可能才需要输注冷沉淀。事实上，6U的新鲜冰冻血浆与10U的冷沉淀中所含的纤维蛋白原数量是相当的，在大量输注新鲜冰冻血浆的前提下，是否还需要补充冷沉淀仍需仔细斟酌。在最近发表的CRASH－2研究中，抗纤溶药物凝血酸显示能够降低创伤患者的死亡率。该作用到底是源于其促进止血，抑或是抗炎作用，还有待进一步研究。

（五）预防低体温 由于组织低灌注，无氧代谢导致机体产热减少，创伤患者易于出现体温降低。由于低温对凝血功能影响的独特机制，应给创伤患者复温。复温有主动和被动两种方式：比如给患者盖被子保温为被动方式；主动复温则有用保温毯、体内腔室灌洗和输注加温液体。保温毯简单有效，体温上升达到1.4～2.1℃/h。给严重低温患者采用腹膜灌洗温盐水，其体温上升的速度是保温毯的32倍。而给患者补液加热的方法则最为简单有效。

总之，DCR的目的是中止危及生命的出血。DCR策略的重点在于早期采用积极的手段纠正低温、凝血功能紊乱和酸中毒。允许性的低血压主要适用于失血性休克患者，将收缩压控制在90 mmHg可以减少再出血并保证重要脏器的血供。应避免过量补充等渗晶体液，它可能带来很多的不良反应。严重失血患者应该积极补充浓缩红细胞和其他血液成分。可以根据血乳酸、碱剩余、凝血功能和血小板计数等指标来指导复苏进程。重组Ⅶa因子用于创伤是安全的，但超出了FDA允许的范围。全血输注目前仅限于在军队中抢救危重伤员。DCR策略是创伤性休克救治中一个比较新的方法，其效果及实施方案仍需在今后的研究中进一步证实和完善。

第二节 脓毒性休克

SICU中全身炎症反应综合征（systemic inflammatory response syndrome，SIRS）患者十分常见，创伤患者肌肉软组织损伤若感染控制不力，腹部创伤如合并有空腔脏器破裂，以及空腔脏器溃疡、癌肿或炎性穿孔，则脓毒症更为常见，严重者发展成为脓毒性休克（septic shock）。脓毒性休克发病机制复杂，其治疗包含多个方面，并不限于休克的纠治。

一、脓毒性休克的病理生理

呕吐、腹泻、出汗、水肿、腹膜炎或其他外源性的失液都可导致脓毒症患者的血容量不足，脓毒症时体液重新分布会进一步加剧低血容量。此时血管扩张致血液在周围血管中聚集，毛细血管通透性升高致血管内液体进入组织间隙。这些因素都可减少脓毒症时的血容量，导致心脏前负荷下降，心排血量减少，氧供不足。机体通过激活交感系统来代偿有效循环血量不足：① 血液重新分布，从肌肉组织和内脏器官转移进入心脏和脑等重要器官。前毛细血管收缩使静水压下降，组织间隙内液体进入血管。② 心肌收缩力增强至心排血量增加。③ 动脉和静脉的容量血管收缩，尤其是内脏器官的静脉，增加静脉回流。④ 持续释放肾上腺皮质和髓质激素，包括皮质醇、醛固酮和儿茶酚胺。⑤ 激活肾素血管紧张素轴，释放醛固酮；血浆渗透压改变导致脑垂体后叶释放抗利尿激素。两者一起作用增加液体潴留。⑥ 微循环的改变如酸中毒、发热、红细胞2,3－DPG含量增加，都会增强组织摄氧能力。多重因素可影响循环，包括血压、血液流变学和黏滞度、白细胞黏附内皮细胞及间质水肿。

机体对脓毒性休克的代偿作用取决于时间、疾病严重程度和患者的器官功能状况。在休克的初期机体代偿往往能部分恢复组织灌注，然而如果休克状态未能及时纠正，则病理生理改变有可能进一步恶化，出现内皮细胞破坏，炎症反应加剧，微循环抑制，全身组织缺氧，器官功能障碍（图66－2）。

二、脓毒性休克的治疗

严重脓毒症患者在ICU中的死亡率为18%～50%，死亡的风险性与患者原发病、年龄和伴发的器官功能衰竭情况有关，早期诊断和及时处理是降低患者死亡率的关键。有学者回顾了1990年到2000年间脓毒症的临床研究资料，发现患者的死亡率从44%降至35%，因此认为现代的ICU治疗措施可以降低脓毒症患者的死亡率。2002年欧洲危重病协会、美国危重病协会和国际感染论坛发起了拯救脓毒症运动（surviving sepsis campaign，SSC），发表了《巴塞罗那宣言》。此后，代表11个国际组织的44位危重病、呼吸疾病和感

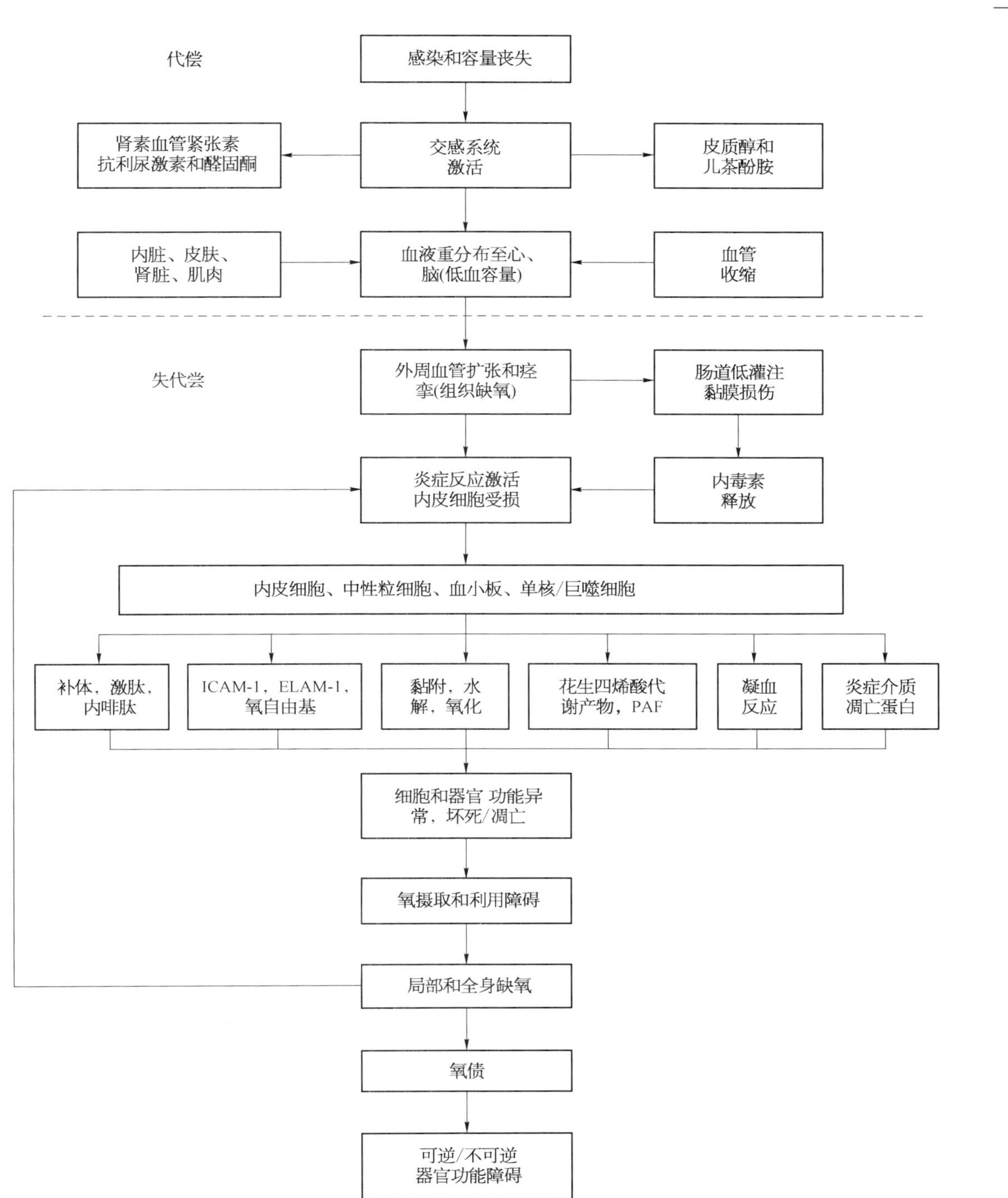

图 66－2　脓毒性休克的代偿和失代偿机制

染性疾病专家，通过历时两年的大量循证医学的研究，制定了成人《严重感染与感染性休克的治疗指南》，提出 46 条推荐意见。2008 年对该指南进行了更新。自从 2004 年“指南”公布以来，SSC 将实现“指南”的临床运用作为工作重点，推广严重脓毒症集束化治疗(severe sepsis bundle)。

早期集束化治疗是指将“指南”中的重要治疗措施组合在一起，在严重感染和感染性休克确诊后立即开始并在短期内迅速实施，从而保证“指南”的落实。它包括两个部分：第一部分是复苏集束化措施，强调在严重脓毒症出现的 6 h 内完成早期目标导向治疗(early goal-directed therapy，EGDT)。该步骤的启动标准包括感染导致全身性的炎症反应，经过 20 ml/kg 的输液治疗后收缩压仍＜90 mmHg，或动脉血乳酸盐＞4 mmol/L，或有器官衰竭的现象；第二部分是管理集束化措施，要求在 24 h 内完成(表 66－1)。

(一) 脓毒性休克的重要监测指标

1. 乳酸清除率　血乳酸升高往往意味着组织供氧不足，是脓毒性休克时患者死亡率增高的独立危险因素。另外一个更加有用的指标是乳酸清除率：(初始乳酸水平－后期乳酸水平)/初始乳酸水平×100。研究显示：在脓毒性休克早期，乳酸每清除 10%，患者的死

表 66-1　严重脓毒症集束化治疗

脓毒症复苏集束化措施(6 h 内完成) (1) 测定血乳酸值。 (2) 抗生素治疗前进行血培养。 (3) 急诊 3 h 内、ICU 1 h 内给予广谱抗生素治疗。 (4) 当出现低血压或血乳酸>4 mmol/L：① 输注初始剂量至少 20 ml/kg 的晶体液(或等量胶体液)。② 对初始液体复苏无反应者给予缩血管药物维持 MAP>66 mmHg。 (5) 对于液体复苏后持续低血压伴有/或者血乳酸>4 mmol/L：① 维持 CVP>8 mmHg。② 维持中心静脉血氧饱和度($ScvO_2$)>70%。
脓毒症管理集束化措施(24 h 内完成) (1) 应用小剂量糖皮质激素。 (2) 应用重组人活化蛋白 C。 (3) 控制血糖。 (4) 机械通气患者控制气道平台压<30 cmH_2O,或者保持混合静脉血氧饱和度在 66%

亡率可下降 11%。SSC 指南推荐当患者出现低血压或者血乳酸值>4 mmol/L 时,应立即开始复苏。

2. *混合静脉血氧饱和度和中心静脉血氧饱和度*　脓毒症会造成全身组织缺氧,通过肺动脉导管测定混合静脉血氧饱和度(SvO_2)可以反映组织氧供需平衡,指导复苏治疗。该指标与脓毒性休克患者的预后有良好的相关性。然而测定 SvO_2 需要放置肺动脉导管,因此也有学者测定中心静脉血氧饱和度($ScvO_2$)来代替 SvO_2,其仅仅需要中心静脉置管即可。SvO_2 和 $ScvO_2$ 与危重患者的病情严重程度相关性良好,$ScvO_2$ 是预测患者死亡率的一个独立危险因素。SvO_2 比 $ScvO_2$ 低 5%～7%。目前,SSC 指南推荐把 $ScvO_2$ 达到 70%或者 SvO_2 达到 66%作为起始复苏的目标。需要指出：某些情况下虽然组织有明确的缺氧表现,而 SvO_2 却有可能正常甚至升高,因此我们不能过度依赖 SvO_2 来判断组织的氧供需平衡。

3. *中心静脉压*　多年以来中心静脉压(CVP)一直作为判断机体血容量是否充足的指标。但是以 CVP 来指导复苏是否对降低死亡率有益,或者 CVP 在脓毒症时判断血容量的有效性一直存有争议。不过当 CVP 非常低的时候往往意味着机体血容量不足,而 CVP 升高并不一定表示机体容量是充足的。相关的研究也提示：CVP 与机体血容量之间的相关性并不好。然而在临床上,把 CVP 和其他一些指标综合起来使用,尤其是当 CVP 非常低的时候,往往能够很有效地评估和指导脓毒症患者的复苏。目前的 SSC 指南推荐早期复苏时把 CVP 维持在 8～12 mmHg,这里不仅仅是把 CVP 作为一个静态指标,而且是要动态测量其变化以反映机体对容量复苏的反应性。在容量复苏时,CVP 对液体输注的反应性往往比单个 CVP 的数值更有意义。

(二) 脓毒性休克的复苏　脓毒性休克兼有低血容量、心功能障碍、容量分布异常的特点。脓毒症早期毛细血管通透性增加,血管张力下降造成回心血量减少,从而导致心排血量也相应减少。机体往往通过增加心率及减少非重要器官的血流来进行代偿。然而脓毒症时全身阻力血管扩张,并且伴有血管反应性下降,进一步影响机体的代偿能力。大量释放的炎症因子还可直接抑制心肌收缩力,最终影响全身的氧供需平衡,导致组织缺氧和休克。快速复苏不但减轻炎症反应,而且减少血管活性药物用量,提升心排血量。

1. *早期目标导向治疗*　2001 年,Rivers 等人发表了一篇里程碑式的文献,他们的研究显示：通过早期目标导向治疗,可以将严重脓毒症和脓毒性休克患者的死亡率降低 16%。EGDT 组患者在 6 h 内平均输注了 5 L 液体,而对照组的平均输液量是 3.5 L,两组的住院死亡率分别为 30.5%和 46.5%。EDGT 方案也因此成为 SSC 指南中的基石。其目标是在 6 h 内使患者达到以下指标：中心静脉压≥8～12 mmHg;平均动脉压≥66 mmHg;尿量≥0.5 ml/(kg・h);中心静脉氧饱和度≥70%;动脉血氧饱和度≥93%;血细胞比容≥30%(图 66-3)。

2. *液体治疗*　脓毒性休克时,患者血管扩张,造成相对性的容量不足。同时,随着炎症反应的加剧,毛细血管通透性升高,血管反应性下降,更加剧了血容量不足。有效循环血容量减少造成组织灌注不足,增加器官功能衰竭的发生率。而过度补液又会加重组织水肿,造成如肺功能的进一步恶化。早期、积极的液体复苏是降低脓毒性休克患者死亡率的关键措施之一。然而目前的研究并无证据说明何种液体更优。

晶体液分子量小,易于通过毛细血管壁,在血管中存留时间短。而胶体液更有利于保持血管内的胶体渗透压。一般认为,晶体液的补充量应该是胶体液的2～3 倍。然而在脓毒症时,由于血管通透性升高,大量的胶体液也可通过血管壁进入组织间质,使得晶体液、胶体液对血浆渗透压的影响和血管内的存留时间差异缩小。大分子量的胶体进入组织间隙还可能加重组织水肿。不过有报道脓毒症患者输注胶体液和晶体液,其肺水肿程度相似。有研究比较了乳酸林格液和 4%的白蛋白输注对脓毒症患者微循环的影响,结果显示：早期液体输注可以改善微血管灌注,而脓毒症晚期则无此效果,两种液体对微循环的影响无差异。该研究提示复苏的时间比液体的选择更重要。目前的研究还证实：无论采用晶体液还是胶体液,对脓毒症患者的死亡率并无显著影响。一项大样本、多中心、双盲的临床研究显示：白蛋白或者盐水被用于 ICU 患者的液体复苏,两组患者的死亡率并无明显差异。目前的研究资料并不能支持何种液体更优,在脓毒性休克复苏中我们可以考虑混合应用晶体液和胶体液,以避免单一液体用量过多造成的不良反应。晶体液应该是复苏应用的主要

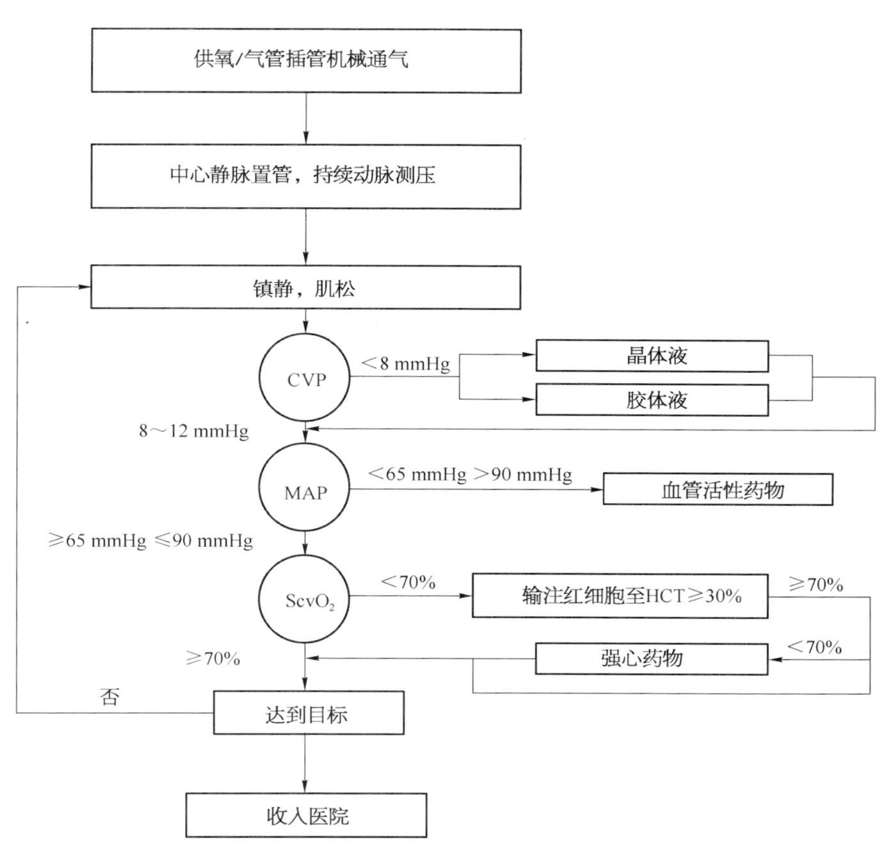

图 66－3　早期目标导向治疗方案

液体，在此基础上合并应用胶体液有助于稳定循环，而白蛋白则主要被用于合并有低蛋白血症的危重患者。

3. *输注血制品*　目前仍然不清楚在脓毒性休克时，给患者输血将血红蛋白提高至某一水平以改善组织缺氧，是否对降低患者的死亡率有益。虽然在 EDGT 方案中建议将患者的 Hct 提高至 30%，但是 Rivers 的研究并不是比较输血与否对患者预后的影响。而且有研究显示：给脓毒性休克患者输血并不能改善患者的微循环。目前，SSC 指南推荐的是在组织低灌注恢复并且没有其他严重并发症的情况下，当患者血红蛋白<7 g/dl 时给患者输血。

4. *细菌培养*　虽然缺乏足够的循证医学证据，SSC 指南仍然推荐应该给患者至少从两个部位抽取血进行细菌培养，必要时还应考虑进行导管、组织和其他体液的培养。细菌培养应该在使用抗生素之前做，虽然我们不能马上得到培养结果，但是可能对后期的抗生素使用提供极大的帮助。

5. *抗生素*　对于严重脓毒症患者，及时应用抗生素是影响患者预后的独立危险因素之一。一项大样本、多中心的回顾性研究发现：对于持续性或者难治性的休克，每延迟 1 h 应用抗生素，患者的生存率降低 7.6%。如果在低血压出现的 30 min 以内应用合适的抗生素，患者的生存率为 83%；如果延迟至 6 h 以后，则生存率只有 42%。另一项研究也显示：脓毒症患者如果在到达医院的 1 h 以内应用适当的抗生素，相比 1 h 以后才使用抗生素的患者，其死亡率降低 13.7%。SSC 指南推荐对于严重脓毒症或脓毒性休克的患者，初始的经验抗生素治疗应尽可能使用能覆盖多种可能致病细菌的广谱抗生素。

6. *缩血管药物*　当脓毒性休克患者经液体复苏后，血压和组织灌注仍不能有效恢复者，应考虑使用缩血管药物。不同的缩血管药物有不同的药理特性和作用特点，虽然这方面进行了大量研究和争论，然而目前并无有效证据证实某一种缩血管药物在改善脓毒性休克预后方面优于其他药物。在 SOAP Ⅱ 研究中发现：对于脓毒性休克初始应用去甲肾上腺素或者多巴胺的患者，其 28 d 的死亡率无明显差别，尽管多巴胺组心律失常的发生率明显增高。同样也没有证据显示小剂量的加压素能够改善脓毒性休克患者的生存率。一项包含 788 例脓毒性休克患者的 RCT 研究显示：患者接受去甲肾上腺素或者去甲肾上腺素复合小剂量血管加压素，患者的死亡率无明显差异。SSC 指南推荐对于脓毒性休克的患者，可以应用去甲肾上腺素或者多巴胺作为初始的缩血管药物，将患者的平均动脉压维持在≥66 mmHg。

(三) 脓毒性休克的其他治疗

1. *重组人活化蛋白 C*　重组人活化蛋白 C (rhAPC)是一个引起颇多非议的药物，目前还未被我国引进,其在脓毒性休克中的作用还存有争议。蛋白 C 是人体内由肝脏合成的一种抗凝血因子,在血管内激活,抑制Ⅴa 因子和ⅧA 因子。活化蛋白 C(APC)还可通过直接或者间接的作用抑制炎症反应。脓毒症时体内的 APC 水平下降,并且与患者的预后相关。在 PROWESS 研究中,rhAPC 可以将严重脓毒症患者的死亡率降低 6.1%。进一步的分析显示:对于伴有多器官功能衰竭或者极高危的患者,其从 rhAPC 中受益最大。因此,目前 rhAPC 被推荐用于死亡风险极高的脓毒症患者,例如 APACHE Ⅱ评分>25,或伴有多器官功能衰竭的患者。研究提示:在脓毒症发病的第一个 24 h 内用药效果最好,而将 rhAPC 用于死亡风险不高的脓毒症患者无明显获益。目前,SSC 指南推荐将 rhAPC 用于高危且无禁忌证的脓毒症患者。

2. *糖皮质激素*　大约 30%的重症患者会伴有肾上腺功能不全,而脓毒性休克时这一比例上升至 50%~60%。脓毒性休克时肾上腺功能不全会影响预后,导致患者的死亡率上升,血管活性药物使用时间延长。然而在脓毒性休克时是否应该使用激素仍然有很大的争议。目前已经明确脓毒性休克时使用大剂量的激素(每日使用>300 mg 的氢化可的松)无益,甚至增加患者的死亡率;而小剂量激素对死亡率的影响尚不清楚。Annane 等人选择 300 名对升压药无反应的脓毒性休克患者,应用小剂量氢化可的松或氟氢化可的松能显著降低患者的病死率。而 CORTICUS 研究则显示:小剂量氢化可的松不能降低患者病死率。此外一些系统性的文献回顾和 Meta 分析也显示:小剂量糖皮质激素不能改善脓毒性休克患者的生存率。目前,SSC 指南推荐只有对于那种对升压药反应性差的患者,才考虑使用小剂量糖皮质激素。

3. *血糖控制*　2001 年发表在《新英格兰医学杂志》上的一篇单中心研究,其显示强化血糖控制(4.4~6.1 mmol/L)较之胰岛素强化治疗(intensive insulin therapy)或传统疗法(血糖控制在 11.1~15.5 mmol/L),可降低心脏外科 ICU 患者的病死率。然而该方案并不能降低内科 ICU 非手术患者的病死率。近年来越来越多的 RCT 研究证实:强化血糖控制不但对非手术危重患者无益,甚至是有害的。在一项包含有 532 例严重脓毒症的研究中证实:胰岛素强化治疗较之传统的血糖控制(10~11.1 mmol/L)对降低患者的死亡率无益,并且增加低血糖的发生率。还有研究发现:胰岛素强化治疗甚至增加手术或非手术患者的死亡风险。2011 年,美国医师协会(ACP)发布指南,推荐对于内科或外科 ICU 的患者,不采用胰岛素强化治疗;如果要进行胰岛素治疗,则将血糖控制在 7.8~11.1 mmol/L 水平。虽然 2008 版的 SSC 指南推荐将脓毒性休克患者的血糖控制在<8.3 mmol/L 的水平。

严重脓毒症和脓毒性休克依然是 ICU 重症患者的主要死因。在过去的 10 多年间,大量新的脓毒症临床研究资料纷纷涌现。通过 SSC 的宣传,以及其在将科研成果转化为临床医疗行为规范方面的努力,严重脓毒症和脓毒性休克患者的死亡率有了明显的下降。较之 2004 版,2008 版 SSC 指南有了很大的变化,不再过于强调激素应用,而是强化血糖控制、rhAPC 使用和全静脉营养在严重脓毒症患者中的重要性。随着研究的逐步深入,对脓毒性休克的理解和治疗策略仍将有进一步发展和变化。

（王学敏　江　伟）

参考文献

[1] Pearson JD, Round JA, Ingram M. Management of shock in trauma. Anasth Intensive Med, 2011, 12: 387-389.

[2] Duchesne JC, McSwain NE, Cotton BA, et al. Damage control resuscitation: the new face of damage control. J Trauma, 2010, 69: 976-990.

[3] Moore FA. The use of Lactated Ringer's in shock resuscitation: the good, the bad and the ugly. J Trauma, 2011, 70: s15-s16.

[4] Gando S, Sawamura A, Hayakawa M. Trauma, shock, and disseminated intravascular coagulation lessons from the classical literature. Ann Surg, 2011, 254: 10-19.

[5] Greer SE, Rhynhart KK, Gupta R, et al. New developments in massive transfusion in trauma. Curr Opin Anaesthesiol, 2010, 23: 246-250.

[6] Levinson AT, Casserly BP, Levy MM. Reducing mortality in severe sepsis and septic shock. Semin Respir Crit Care Med, 2011, 32: 195-205.

[7] Carney DE, Matsushima K, Frankel HL. Treatment of sepsis in the surgical intensive care unit. IMAJ, 2011, 13: 694-699.

[8] Rivers EP, Jaehne AK, Eichhorn-Wharry L, et al. Fluid therapy in septic shock. Curr Opin Crit Care, 2010, 16: 297-308.

[9] Vincent JL, Gottin L. Type of fluid in severe sepsis and septic shock. Minerva Anesthesiol, 2011, 77: 1190-1196.

[10] Dellinger RP, Levy MM, Cariet JM, et al. Surviving sepsis campaign: international guidelines for management of severe sepsis and septic shock: 2008. Crit Care Med, 2008, 36: 296-327.

第六十七章 创伤患者的麻醉

随着工业和交通现代化的发展，创伤患者日趋增多，创伤已成为全球范围内的死亡原因之首。根据《中国统计年鉴2010》的数据显示：2009年仅交通事故伤亡达238 351起，死亡57 759人，伤275 125人，直接财产损失达91 436.8万元。由此可见，创伤给社会造成了巨大损失，对人民的生命健康构成巨大威胁。

大多数创伤患者需要立即急诊手术，病情的严重和复杂程度很不一致，临床医师又常常无法获得患者的完整病史（包括合并症）和难以预期的结果，对创伤患者的急救处理和麻醉管理是一项难度较高的工作。为此，要了解严重创伤的病理生理变化，掌握创伤患者的病情评估和处理措施，选择合适的麻醉方法和药物，以及预防和治疗术中和术后的并发症。

第一节 创伤性休克的病理生理

休克是导致创伤死亡超过半数的原因，其中30%～40%死于急性失血，而超过10%是由于休克后引起的多器官功能衰竭。

一、创伤性休克的病因

尽管失血是导致创伤性休克（traumatic shock）最为常见的原因，但是休克往往是多种因素共同作用的结果。如胸外伤患者可能同时合并出血、张力性气胸、心包压塞。此外，患者的潜在合并症也可能是休克的重要促发因素，糖尿病和心肌缺血导致氧输送下降，酗酒、合并症的治疗药物可能导致机体低灌注状态，从而削弱机体正常的代偿机制。

二、创伤性休克的病理生理机制

在创伤性失血早期，机体就开始启动局部和全身性的代偿反应。受损血管收缩限制出血，而侧支血管扩张增加缺血组织血流。创伤后疼痛、失血和大脑皮质反应激活神经内分泌反应，增加心脏的变时和变力效应，将血流从缺血耐受性血管床分流到中心循环，这种体液的再分布效应使机体在血管内容量大量丢失的情况下仍能够维持心、脑等重要脏器的血流灌注。但这种体液的分流也是导致再灌注损伤的潜在原因。强烈收缩的血管床突然恢复血流时，可能释放大量局部积聚的代谢毒性产物进入中心循环，引起心功能障碍或心律失常。

休克的重要标志是组织细胞低灌注，低灌注引起的氧输送下降超过细胞的代偿范围时，就会导致组织细胞功能障碍，进而促发炎症级联反应（图67－1），炎症反应一旦开始，便成为一种独立于初始促发因素而发展的疾病过程，这就是为什么在创伤出血后，即使出血得到控制而且患者恢复到正常生命体征和正常血流灌注时，却仍可能死于多器官功能衰竭的原因。

三、创伤性休克的临床转归

从组织氧供需平衡的角度分析，失血性休克的临床转归主要分为四种（图67－2）。在出血初期，机体通过增加心率和心肌收缩力，提高心排血量代偿氧供的降低。如果出血迅速被控制，液体复苏恢复血管内容量并补偿血管外体液丢失，那么将如图67－2(a)所示，不会对机体造成长期影响。如果失血持续时间较长或较重，机体需要通过收缩外周和内脏血管予以代偿，尽管能够维持重要器官的氧供，但是这种机制本身是不可靠的，因为在组织中会积累氧债，这类患者必须尽快诊断并控制出血。如果不能尽快有效控制出血，其临床转归将如图67－2(b)所示，最终将死于急性失血性休克。严重的全身性低灌引起血管舒张并对血管活性药物失去反应，导致血管系统衰竭，尽管努力避免但仍会出现创伤致死性三联征（lethal triad）：低温、酸中毒和凝血功能障碍，此时休克将导致不可逆性损伤，患者最终死于心脏衰竭。在图67－2(c)和图67－2(d)中，都是在病情还未进展到急性不可逆性阶段前控制住了出血。一旦出血被控制，液体复苏就可恢复血管内容量和微循环灌注。但是，如果休克的严重程度足以激活易感机体的炎症反应，即可促发全身炎症反应综合征（SIRS）和

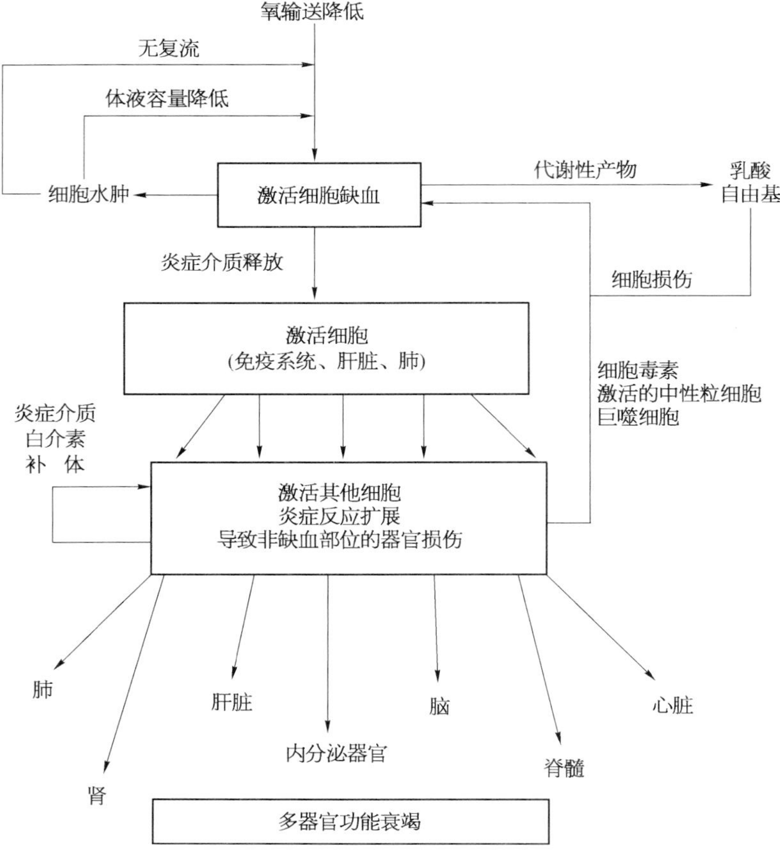

图 67-1 休克级联反应(shock cascade)

机体局部的一个器官的缺血将激发全身性炎症反应,该反应甚至会在充分复苏后仍持续存在,这就是严重失血性休克导致多器官功能衰竭的病理生理学基础。

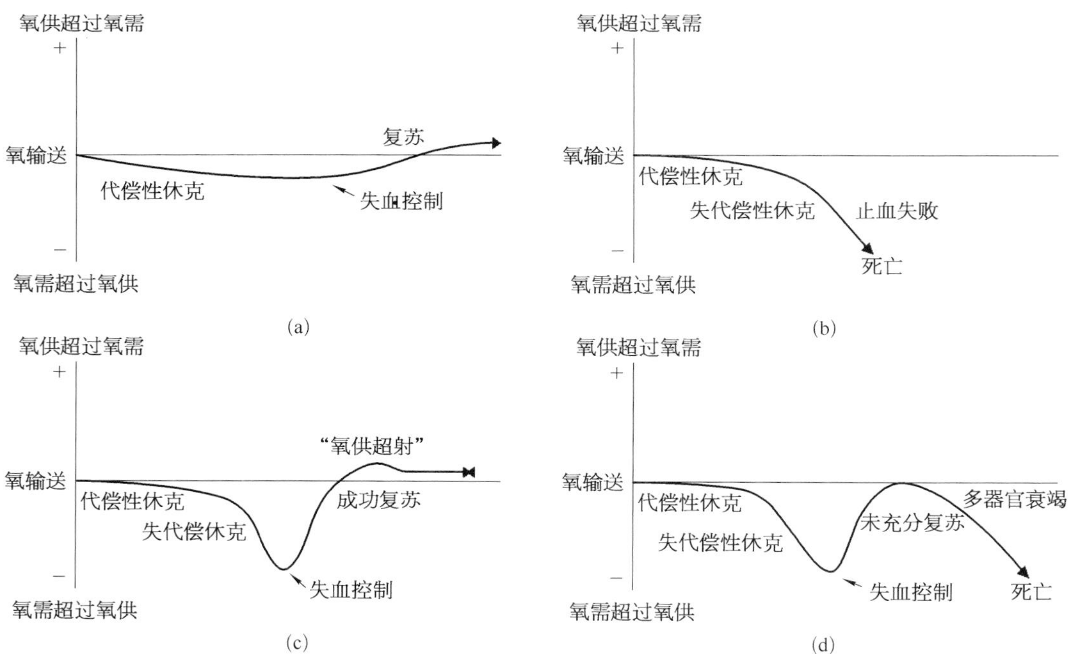

图 67-2 从组织氧供需平衡角度评价失血性休克的临床转归

(a)图表示失血在机体可代偿范围内,机体仅存在轻微的组织缺血;(b)图表示患者严重失血超过机体代偿范围,引起全身性缺血,患者在急诊室或手术室死于急性休克;(c)图表示患者失血最终得到控制并存活,复苏成功,氧供恢复,但由于患者的高动力循环可引起氧供超射(overshot);(d)图表示患者失血虽然得到控制并存活,但失血性休克引起的炎症反应过于严重,组织氧供未能恢复,患者在数日至数周后在 ICU 死于多器官功能衰竭。

全身多器官功能障碍。创伤复苏后的器官功能衰竭往往开始于肺，表现为急性呼吸窘迫综合征（ARDS），急性肾功能衰竭也较常见，胃肠功能受损表现为肠梗阻和不能耐受肠内饮食，血糖不稳定和凝血因子活性下降提示肝功能障碍，持续性贫血和复发性脓毒血症表明骨髓功能障碍或衰竭。SIRS的发生及多器官功能衰竭的程度是年龄、创伤的程度和性质、治疗的特异性、患者的基因易感性、患者的合并症等诸多因素相互作用的结果。一部分患者[图67-2(c)]在恢复全身循环灌注后，心排血量增加产生氧供的超射，伴随局限性可恢复的器官功能障碍。而另一部分患者[图67-2(d)]，器官功能衰竭更为严重，伴随反复的脓毒血症，患者最终将死于呼吸衰竭和复发性感染性休克。

四、创伤性休克的诊断

休克的诊断首先必须明确创伤的性质，任何高能量创伤（高处坠落、机动车相撞、枪伤和工业爆炸等）都可能导致休克的发生。休克患者面色苍白，外周湿冷伴冷汗。随着休克病情的进展，患者的意识可发生正常→焦虑→激动→嗜睡→昏迷的渐进性改变。休克患者大多存在低血压，但是在休克代偿期通过外周血管的收缩往往能够维持正常的血压，但脉搏细弱和脉压异常降低。一项大样本回顾性分析发现：仅有2/3的低血压患者会合并心动过速。指端血管收缩引起的脉搏血氧饱和度无法显示也是提示外周低灌注的可靠征象。表67-1列举了休克的早期临床表现，同时，应尽快进行实验室检查和明确具体病因（如血流的机械梗阻、出血和脊髓损伤等）。

表67-1 休克的早期症状和体征

存在大量失血或长骨骨折等明显损伤
焦虑，继而进展为嗜睡和昏迷
苍白，冷汗
皮肤弹性降低
低血压合并脉压降低
心动过速
脉搏氧饱和度无法显示
气管插管后呼气末二氧化碳分压降低（晚期和严重休克的表现）
对标准剂量的镇痛药或麻醉药异常敏感或引起低血压

反应组织低灌注的实验室检查是早期休克诊断的可靠指标。动脉血的碱剩余（base deficit）或呼吸因素校正的pH值可估计休克的严重程度。因为乳酸从循环中清除的速度比酸中毒纠正要慢，所以血乳酸水平是反映休克严重程度和持续时间的可靠指标，也是预测严重创伤患者临床预后的敏感指标，乳酸从循环中的清除速率则可反映创伤患者的复苏效果和质量。同样，术后早期的ICU患者，生命体征稳定但血乳酸持续升高，就应该怀疑是否存在隐匿性低灌注综合征（如未发现的代偿性休克），可能需要采取更为积极的液体治疗策略。

混合静脉血氧饱和度与灌注密切相关，并且能够对全身的灌注变化快速反应，但是需要放置中心静脉导管或肺动脉导管。考虑到创伤患者的生理差异较大，生命体征的动态变化趋势比其绝对值更有价值，故密切观察患者对治疗措施的反应则更为重要。创伤患者对失血、正压机械通气和镇静或镇痛药的反应是血压降低，说明患者正处于低血容量临界状态；同样，患者对静脉液体输注的反应是血压升高，则表明患者已经有低血容量。

明确休克的原因并予以纠正则更为重要。由气道梗阻或呼吸功能不全引起的休克必须通过气管插管和机械通气予以迅速纠正。张力性气胸或心包压塞对血流造成的机械梗阻可通过临床表现、胸部X线、治疗反应（放置胸管或对严重低血压或垂死患者紧急开胸探查术）予以明确诊断。脊髓损伤通过体检就可予以明确，C_6及以上平面脊髓损伤的患者，由交感神经张力降低和异常血管扩张引起的低灌注通常伴随机体的感觉和运动功能障碍。创伤性脑损伤本身并不导致休克，但是脑损伤的存在使诊断和复苏治疗更为复杂。进行性出血可能引起致死性休克状态，所以对于高能量创伤患者应该逐一排除，尽快明确出血原因并予以有效控制。创伤患者常见的出血来源及诊断方法见表67-2。

表67-2 创伤的可能出血来源及诊断方法

部　位	原　因	诊断方法
胸	肺损伤 肋间动脉 大血管	体检（作用不大） 胸部X线 CT 胸管引流量
腹	实质脏器损伤 肠系膜	超声 CT 腹腔灌洗
腹膜后	骨盆骨折 肾、主动脉、腔静脉	骨盆稳定性 骨盆X线 CT
大腿	股骨骨折	体检 X线
可见的外在出血	头皮撕裂伤 开放性骨折 大范围软组织损伤	体检

第二节　创伤患者的病情评估及处理

创伤患者的初期评估包括五项检查，即气道(airway)、呼吸(breathing)、循环(circulation)、功能障碍(disability)和暴露(exposure)。如果前三项检查之一存在功能障碍，则必须立即开始复苏。对于严重创伤患者，评估应与复苏同步进行，不能因为评估而延误对患者的复苏。应假定所有创伤患者都存在颈椎损伤、饱胃和低血容量，直至确定诊断。气道、呼吸和循环三个方面稳定后还必须要对患者进一步检查和评估，包括全面体检、神经功能评估(Glasgow 昏迷评分、运动和感觉功能的评估)、实验室检查(血型和交叉配血试验、血细胞计数、血小板计数、凝血功能、电解质、血气分析、血糖、肾功能和尿常规等)、ECG 和影像学检查(胸片、颈椎 X 线、CT、MRI、超声检查等)，目的在于发现在初步评估中可能遗漏的隐匿性损伤，评估初步处理的效果，并为进一步处理提供方向。

一、气道

(一) 气道评估　气道通畅是初步评估的首要步骤。如能讲话则气道常是通畅的，但无意识患者可能需要气道和通气支持。气道梗阻的显著征象包括鼾声、咕噜音、喘鸣和反常呼吸。对于无意识患者，应考虑到有无异物的存在。有呼吸停止、持续性气道梗阻、严重颅脑损伤、颌面部创伤、颈部贯通伤伴血肿扩大或严重胸部创伤则需要进一步气道处理，如气管插管、环甲膜切开或气管切开术。

如果患者清醒，且无颈部疼痛或触痛，则不太可能有颈椎损伤。以下五种情况提示潜在的颈椎不稳定：① 颈部疼痛。② 严重的放射痛。③ 任何神经系统的症状和体征。④ 沉醉状态。⑤ 当场失去意识。一旦怀疑有颈椎不稳定，则应避免颈部过度后仰和过度轴向牵引，当进行喉镜操作时，应由助手协助稳定头部和颈部。

喉部开放伤可能合并颈部大血管出血、血肿或水肿引起的气道梗阻、皮下气肿和颈椎损伤。闭合性喉部损伤表现可不明显，但可能存在颈部捻发音、血肿、吞咽困难、咳血或发音困难。如果能看清喉头结构，则可在清醒状态下尝试局麻下用直接喉镜或纤维支气管镜插管。如果面部或颈部损伤不允许气管插管，则应考虑局麻下气管切开。上呼吸道创伤引起的急性梗阻需紧急环甲膜切开或气管切开。

(二) 气道管理　首先必须评估是否存在困难气道，对于已知或预期困难气道的创伤患者，如果能够配合，病情稳定，建议选择纤维支气管镜引导下的清醒插管术。对于无困难气道的创伤患者，快速序贯诱导下的经口气管内插管是最为常用的气道管理方法。但如果患者因颌面创伤造成口咽部有较多血液时，则不宜使用纤维支气管镜。对于疑有颈椎损伤的存在自主呼吸的患者，可选择经鼻插管，但这可能会增加误吸的风险，但对于颜面中部和颅底骨折的患者则禁用经鼻插管。麻醉诱导后发生未预期的困难气道，可使用喉罩(LMA)保持通气，然后再采用可视喉镜、纤维支气管镜尝试气管内插管，必要时行紧急气管造口术。

在对创伤患者进行气道管理的过程中，始终应注意对颈椎的保护和反流误吸的预防。对于已经施行气管内插管的患者，通过听诊双肺呼吸音、监测呼气末二氧化碳分压及纤维支气管镜检查来确认气管导管的正确位置，确保气管内导管通畅，通气和氧合充分。

二、呼吸

通过观察有无发绀、辅助呼吸肌运动、连枷胸、穿透性胸壁损伤，听诊双侧呼吸音，触诊有无皮下气肿、气管移位和肋骨骨折进行肺、膈肌和胸壁的评估。张力性气胸、大量胸腔积血和肺挫伤是导致肺通气功能严重受损的三大常见原因。有呼吸困难的患者应高度警惕张力性气胸和血胸的发生，胸腔闭式引流术可能要在 X 线片确诊之前紧急放置。正压通气可能会使张力性气胸恶化并迅速导致循环衰竭，所以创伤患者的呼吸和气体交换情况应在气管插管后或开始正压通气时进行再评估。正压机械通气可降低回心血量，导致低血容量患者低血压，所以休克患者在刚开始机械通气时，应该采用低潮气量和慢呼吸频率的呼吸模式，然后根据患者的血流动力学状态和耐受情况再逐渐调整呼吸机参数。

三、循环

(一) 评估循环状态　创伤性休克患者早期最突出的矛盾是血容量不足，纠正低血容量，维持循环稳定必须与气道处理同时进行。根据心率、脉搏、血压、意识及外周灌注的变化可初步判断循环系统状态。美国外科医师学会(American College of Surgeons)将急性出血分为 4 级(表 67-3)。

除症状和体征外，还可根据创伤的部位和性质判断出血量。如骨盆骨折可失血 1 500～2 000 ml；一侧股骨骨折可失血 800～1 200 ml；一侧肱骨骨折失血达 200～500 ml；而一侧胸肋膈角消失可失血 500 ml；血胸失血可达 1 000～1 500 ml；腹腔内出血可达 1 500～

表 67-3　急性出血的分级

症状与体征	分级			
	Ⅰ	Ⅱ	Ⅲ	Ⅳ
失血量(%)	15	15～30	30～40	>40
失血量(ml)	750	750～1 500	1 500～2 000	>2 000
脉率(次/min)	>100	>100	>120	>140
血压	正常	正常	降低	降低
脉压	正常或增高	降低	降低	降低
毛细血管充盈实验	正常	阳性	阳性	阳性
呼吸频率(次/min)	14～20	20～30	30～40	>35
尿量(ml/h)	≥30	20～30	5～15	无尿
意识状态	轻度焦虑	焦虑	精神错乱	精神错乱或昏迷

2 000 ml，如伴有后腹膜血肿及复合创伤，甚至多达 3 000 ml等。

(二) 静脉通路　建立的静脉通路应保证通畅，至少应开放两条大孔径静脉通路。腹部损伤和可疑大静脉破裂的患者，静脉通路应建立在膈肌平面以上。如果怀疑上腔静脉、无名静脉或锁骨下静脉梗阻或破裂，应将静脉通路建立在膈肌平面以下。如果外周静脉置管失败，则考虑中心静脉穿刺置管，颈内静脉、锁骨下静脉、股静脉可供选择，但对于可疑颈椎损伤的患者，应避免使用颈内静脉或颈外静脉通路。对已经中心静脉置管的患者(通常是从急诊室带入手术室)，必须确认导管的位置正确。

(三) 容量复苏

1. 创伤控制性复苏策略　创伤复苏治疗能否取得最终的成功取决于出血的原因是否得到纠正。但是明确失血原因并控制出血的过程需要花费一定的时间(诊断性检查、开放补液通路、建立有创监测、转运入手术室和麻醉诱导等)。在这段时间里，液体治疗是向一个底部有漏洞的大容器内不断倾倒液体一样，所以复苏治疗最为复杂和困难。在这个阶段，复苏的目标仅仅在于支持患者的生理功能，而不是一定要使患者的生理功能恢复到正常标准，对仍有活动性出血的患者过于积极地追求所谓的"复苏终点"(endpoints of resuscitation)，则可能加重患者潜在的病理生理变化，并且使最终的治疗更为困难。因此，对于严重创伤性休克患者的治疗，我们应该采取创伤控制性复苏策略(damage control resuscitation, DCR)(表 67-4)。DCR的目的在于尽量减少医源性的复苏损伤，预防已存在的创伤性休克和凝血功能障碍的恶化，并最终有效控制出血。一旦获得有效的止血，接下来的目标就是迅速逆转休克和纠正低凝状态，补充血管内容量缺失，维持合适的氧供和心排血量，从而达到减少损失、改善创伤患者预后的最终目的。

表 67-4　创伤控制性复苏原则(damage control resuscitation principles)

- 迅速确定引起创伤性凝血功能障碍的高危因素(预测可能的大量输血)
- 容许性低血压
- 尽快控制出血
- 预防和治疗低温、酸中毒及低钙血症
- 减少晶体液的使用，避免血液稀释
- 按 1∶1∶1 单位的比例尽早输注浓缩红细胞(RBCs)、血浆和血小板
- 有条件的话可使用解冻血浆(thawed plasma)和新鲜全血
- 合理使用凝血因子产品(rFⅦa)和含纤维蛋白原的血制品(纤维蛋白浓缩物、冷沉淀)
- 使用新鲜的 RBCs(保存时间<14 d)
- 有条件的话，可使用血栓弹力图指导血液制品和止血剂(抗纤溶剂和凝血因子)的使用

2. 容许性低血压的复苏策略　低血压是受损血管形成早期凝血的关键因素，快速输注大量晶体液在提高血压的同时有可能冲刷掉已经形成的血凝块，导致再出血。此外，初期复苏最常使用的等张晶体液通过稀释凝血因子和血小板、降低血黏度、低温而进一步加重失血。已有临床试验证实：对活动性出血的患者采用容许性低血压的复苏策略(permissive hypotensive resuscitation scheme)比过度积极的液体治疗(aggressive fluid therapy)更具优势。因此，应该小剂量输注液体，以能够维持稍低于正常的血压(一般收缩压维持在 90 mmHg)为治疗目标，直至出血得到有效控制。通常一旦控制出血，机体通过自身复苏(auto resuscitation)机制，血压往往就会逐渐恢复正常，患者对麻醉药和镇痛药的耐受性也会不断改善。

3. 复苏液体的选择　输注液体的性质和液体的量同等重要。目前可供使用的各种静脉补液都存在各自的优缺点，复苏时究竟应该输注何种液体也一直存在着争议。通过回吸收体液进入毛细血管以部分恢复血管内容量是机体对失血的代偿机制，但往往引起组织间液的缺失。输注晶体液如等张 0.9%生理盐水(NS)或乳酸林格液(LR)可补充血管内容量和组织间隙容量。LR 轻度低渗，如果大剂量输注可能对脑外伤患者有害。输注 LR 后，肝脏将乳酸根转化为碳酸氢根而增加机体对酸的缓冲力。大剂量 NS(>30 ml/kg)将会导致高氯性酸中毒。晶体液对凝血系统的影响比较复杂，使用晶体液将血液稀释 20%～40%时，由于抗凝血因子稀释和血小板激活，会导致高凝状态。当稀释度达到 60%，晶体液会引起低凝状态。

需要手术的创伤患者，究竟选用胶体液还是晶体液进行复苏仍无定论。对复苏液体类型的选择取决于液体对凝血功能和代谢率的影响、微循环功能改变、容量分布和器官功能状态(如肾功能和内脏灌注)。评估液体的治疗效果应用器官灌注、器官功能、炎症反应、免疫功能及伤口愈合等指标可能更为合适。与晶体液相比，胶体液具有更强的血浆容量扩充作用。增加血浆胶体渗透压，有助于维持血管内容量，同时可减轻重要脏器(如肺、心和脑)的组织水肿。术中输注胶体已被证明可改善预后，减轻组织水肿、恶心、呕吐及缩短住院时间。

静脉输注高张盐溶液可将细胞内和细胞间的水再分布进入血管内，产生超过本身输注容量的扩容效应。因此，高张盐溶液的扩容效应要比等张溶液更为有效、持久。在高张盐溶液中加入胶体液，将会进一步增加其扩容效应的程度和持续时间。失血性休克的局部缺血性细胞会发生肿胀，吸收水、氯和钠离子，静息动作电位消失，采用高张溶液复苏能够更好地恢复细胞的正常容量、电解质平衡和静息动作电位。尽管高张晶体液具有一定优点，但是现有的临床证据还不足以充分证明在创伤患者中使用高张溶液进行复苏优于等张溶液。

4. 容量治疗方案的制定　一般来讲，根据对最初液体治疗的血流动力学反应，可将创伤患者分为三类(表 67－5)：① 对液体治疗有反应。② 对液体治疗有短暂反应。③ 对液体治疗无反应。

表 67－5　ATLS 休克分类(低血压患者对快速输注 500 ml 等张晶体液的反应)

休克分类	对快速输注 500 ml 等张晶体液的反应	临 床 意 义
有反应	血压增加并持续改善血压	无活动性出血 不需要输血
有短暂反应	血压升高，随后又变为低血压	活动性出血 应该考虑早期输血
无反应	血压无改善	必须排除其他休克原因：① 张力性气胸。② 心包填塞。③ 高危脊髓损伤 可能活动性出血，合并持续性或严重的低灌注 立即输血，考虑尽早输注血浆和血小板

许多休克患者在治疗开始时出血已经停止，如单纯性股骨骨折的患者。这类患者在受伤的当时失血 1 000～1 500 ml，通过外周血管的强烈收缩、出血腔周围肌肉组织的限制作用及正常的凝血反应，出血在入院前就能够自动得到控制。只要所输注的液体不过量而冲洗掉血凝块或快速逆转局部的血管收缩，在整个过程中患者都能够始终维持血流动力学稳定。晶体液就可逐步输入以补充细胞水肿和血管外转移所导致的体液丢失，根据实验室检查结果决定所需要的浓缩红细胞(RBCs)和凝血因子的准确剂量。

进行性活动性出血的患者(如严重脾或肝破裂、大动脉或静脉穿透伤)将表现为对液体治疗有短暂反应。有效控制出血的速度与这类患者的临床预后密切相关。在积极止血的过程中，如果能够避免发生创伤致死性三联征，并维持组织灌注，此类患者复苏成功的可能性是非常大的。对液体治疗有短暂反应的患者，其出血量不少于一个循环血量(4 000～5 000 ml)，必定需要输血。对存在活动性出血但仍有一定程度代偿的创伤患者来说，过度输注晶体液是最具风险的。一旦确诊，一开始就应该尽量避免非血制品的使用(尽管出血量是在 ATLS 所推荐的 2 000 ml 阈值之下)，可输注红细胞悬液，尽可能维持有效血液成分。为了维持凝血功能和替代因多发创伤引起的内在丢失，早期使用血浆和血小板也是有必要的。如图 67－3 所示，即使不用其他任何液体，仅采用 RBCs、血浆和血小板按 1∶1∶1 单位比例输注的补液方案也并不能充分维持血液成分。此时唯一有效的方法就是使用新鲜全血，以避免在成分血制备和储存过程中导致的内在丢失和稀释，但新鲜全血在大多数创伤中心都不易获得。

对输液无反应的患者，往往是因为活动性出血时间较长，机体丧失代偿功能，或者创伤严重已发展为重度休克，入院时血红蛋白降低，凝血酶原时间延长。尽管积极诊断和治疗，这类患者的病死率仍相当高。除了以 RBCs 和血浆等比例输注，并采用上述的容许性低血压复苏策略之外，还必须注重对凝血功能的立即支持。应尽早输注 8～10 U 的冷沉淀和 1～2 U 的单采血小板(相当于 6～12 个随机献血单位的血小板)以提供凝血底物，应用单剂量的重组活性Ⅶ因子(FⅦa，100 μg/kg)以激活血管损伤部位的凝血，输注碳酸氢钠可暂时逆转代谢性酸中毒，改善心脏功能和提高 FⅦa 的反应速度。尽管这种复苏策略还未得到前瞻性研究的证实，但是美国军方和创伤中心目前所使用的方案在这些极端危重患者的风险/获益比评估中也被证明是合理的。

(四) 辅助治疗　低温是创伤致死性三联征之一，持续性低温可导致酸中毒和凝血功能障碍。所以在复苏的整个过程中都应该关注创伤患者的体温问题。所有的补液都应加温，如果预期大量输血，则应使用快速输液加温系统。尽可能覆盖患者体表，若要暴露患者体表则应预先提高室温，变温毯及对流空气加热系统可对术野之外的任何体表部位主动加温。所有术野灌洗液都应加温后使用。低温的出现也是对创伤患者采用创伤控制性策略(damage control maneuvers)的指征，其目的在于尽量缩短病情不稳定患者的手术时间。

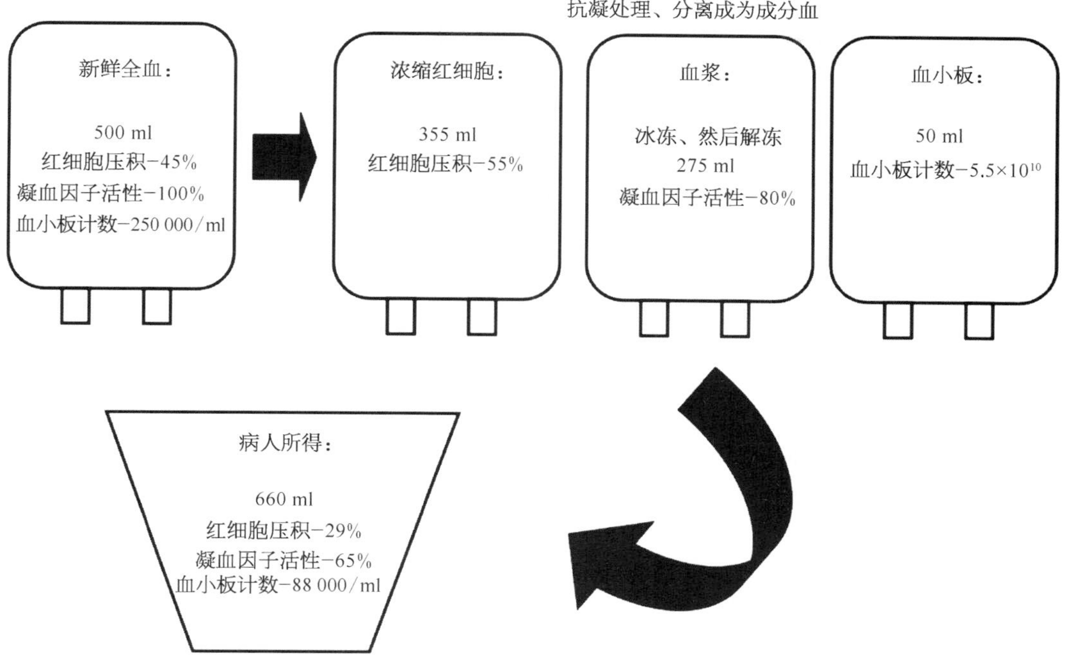

图 67-3 一单位新鲜全血的分离和重构，显示在捐献和输注时稀释性和储存损耗性变化

由于酸中毒和枸橼酸中毒的作用，在快速大量输血（每小时>2 U 的 RBCs）患者中也常发生低钙血症。在复苏过程中应定期检测血清电解质，如有必要可补钙（10%氯化钙 0.5～1.0 g，3～5 min 以上静注）。对输液无反应性的低血压患者也应关注低钙血症问题。大量输注 0.9%的生理盐水可引起高氯性代谢性酸中毒，可考虑使用乳酸林格液或复方电解质溶液。高钾血症偶尔会在输注陈旧性 RBCs 时出现，但是高钾血症更为常见的原因却是低灌注、酸中毒和复苏失败。如果发生高钾性心律失常，应采用胰岛素、葡萄糖和钙剂积极治疗。

创伤患者常发生应激相关性高血糖。已有研究表明：严格控制血糖水平<11.1 mmol/L（200 mg/dl）有利于降低术后感染的发生率，所以目前推荐采用静脉间断或持续输注正规胰岛素的方法治疗创伤性高血糖。

在创伤性休克的复苏过程中，低血压、液体复苏和创伤性脑损伤的相互作用是非常值得关注的问题。许多失血性休克的患者常合并一定程度的脑损伤，脑损伤患者的脑灌注压降低将会导致致命性后果，容许性低血压复苏策略在这类患者中的应用就受到限制，因此，有研究者就推荐在脑外伤合并创伤性休克的患者中维持较高的目标血压和更为积极的机械通气。但应避免长时间过度积极的液体复苏。脑外伤患者应避免使用低张晶体液，因为存在增加细胞水肿和脑容量的风险。高张晶体液具有扩容、减轻水肿、抗炎和免疫调节等效果，大多数研究结果显示：如果以颅内压的控制、神经损伤的生化指标、炎症反应或淋巴细胞激活作为观察指标，高张晶体液比等张晶体液更具优势，但是最近的一项大样本随机对照临床试验则表明：高张晶体液并不能改善脑外伤患者 6 个月时的神经功能预后和患者的存活率。

（五）血管活性药物的使用 低血容量休克不能靠血管收缩药维持血压，只有在血压很低时，而又不能及时大量快速补液时，为了暂时升高血压，维持心、脑血流灌注，以防心搏骤停，可以少量使用血管活性药物。其中最常用的药物是多巴胺，可增强心肌收缩力，提高心排血量及使周围血管阻力增加、血压上升。一般剂量为每分钟 10～20 μg/kg。

四、神经功能障碍评估

采用 AVPU（awake，verbal response，painful response，and unresponsive，AVPU）法对神经学功能进行快速的初步评价，情况许可也可采用 Glasgow 昏迷评分进行更为详细的定量评估。由于创伤患者的神经系统病情会迅速发生恶化，故应动态进行再评估。如果发生意识水平的改变，应注意对患者的氧合和循环功能状态进行再评估。

五、暴露

为全面检查伤情，需将患者完全暴露，包括将衣服脱除，翻身检查后背，从头到脚检查是否存在可见的损伤或畸形。如果疑有颈椎或脊髓损伤，则应采取线性制动措施。

第三节 麻醉处理

创伤患者的麻醉可根据创伤部位、手术性质和患者情况选用神经阻滞、椎管内阻滞或全麻。椎管内阻滞适用于下肢创伤手术,对于有严重低血容量甚至休克的患者,禁用蛛网膜下腔阻滞;在补充血容量的前提下,慎用连续硬膜外阻滞。全麻则适用于各类创伤患者。但是,不能绝对肯定某一麻醉药或麻醉技术较其他药物或方法更为优越,麻醉方法的选择决定于:① 患者的健康状况。② 创伤范围和手术方法。③ 对某些麻醉药物是否存在禁忌,如氯胺酮不适用于颅脑外伤。④ 麻醉医师的经验和理论水平。

一、神经阻滞在创伤患者中的应用

对于一些创伤范围小、失血少的患者,神经阻滞有一定的优点,如可以降低交感神经张力、减轻应激反应、减少术中出血和术后深静脉血栓形成,患者在手术期间保持清醒状态,有利于神经功能和意识状态的判断,以及有助于术后镇痛等。原则上对于循环不稳定、有意识障碍、呼吸困难或凝血功能差的患者,不宜选用神经阻滞。

二、全麻诱导与维持

对于严重创伤患者,麻醉药物的治疗指数非常低。同样的患者,如果是受伤(尤其是摩托车事故)后,其所谓的"安全"诱导剂量,这时也会造成致命性危险。对于稳定的创伤患者,麻醉诱导与一般选择性手术患者无明显区别,而对低血容量的多发伤患者而言则要警惕。不管选择哪种药物,休克患者麻醉处理的关键就是小剂量分次给药。常用的静脉麻醉药及其常用剂量见表 67-6。

表 67-6 常用的创伤麻醉诱导药物

药 物	标准剂量(mg/kg)	创伤剂量(mg/kg)	血压	脑灌注压
硫喷妥钠	3~5	0.5~2.0	降低	降低或稳定
依托咪酯	0.2~0.3	0.1~0.2	稳定	增加
氯胺酮	1~2	0.5~1.0	稳定	稳定或降低
丙泊酚	1.5~2.5	0.5~1.0	降低	降低或稳定
咪达唑仑	0.1~0.2	0.05~0.1	稳定	稳定或降低
芬太尼	3~10 μg/kg	1~3 μg/kg	稳定	稳定
舒芬太尼	0.5~1.0 μg/kg	0.1~0.5 μg/kg	稳定	稳定

注:SBP<8 kPa(60 mmHg)的昏迷患者,不需给予诱导剂。

表 67-7 创伤导致全身炎症反应综合征和急性呼吸窘迫综合征的触发因素

低灌注的严重程度和持续时间("dose"of shock)	• 胸部钝挫伤和直接损伤
• 通过最大乳酸水平预测	高龄
• 通过乳酸恢复到正常的清除速率预测	可能的合并症
所输用的血液制品数量	• 糖尿病
创伤相关性病情	• 冠心病
• 长骨干骨折(脂肪/骨髓栓塞)	• 慢性阻塞性肺病
• 创伤性脑损伤	• 自身免疫性疾病
• 误吸	患者的基因易感性

三、术中监测

创伤患者应有基本的无创监测,包括 ECG、无创血压、中心体温、脉搏血氧饱和度和呼气末 CO_2 监测等。呼气末 CO_2 监测结合动脉血气分析对判断循环容量状况很有帮助。$P_{ET}CO_2$ 与 $PaCO_2$ 的差值代表了肺泡无效腔的变化,而前者又可反映出血容量的改变。对于严重创伤或循环不稳定的患者,宜采取有创监测,包括直接(桡)动脉穿刺测压、CVP、肺小动脉楔压及尿量监测等。此对伤情严重程度的判断和衡量治疗措施是否有效均具有重要价值。

第四节 特殊创伤的麻醉处理

一、颅脑和脊髓创伤

对任何伴有意识改变的创伤患者都应怀疑有脑损伤。可用 Glasgow 昏迷评分动态评价意识状态。需要立即外科手术的常见损伤包括：硬膜外血肿、急性硬膜下血肿及部分贯穿性脑损伤和凹陷性颅骨骨折。可保守治疗的损伤包括颅底骨折和颅内血肿。颅底骨折常表现为眼皮青紫，有时可达乳突部位（Battle 征），可合并脑脊液鼻漏。脑损伤的其他表现包括烦躁、惊厥和颅神经功能障碍（如瞳孔反射消失）。典型的 Cushing 三联征（高血压、心动过缓和呼吸紊乱）表现较晚，通常预示脑疝的出现。对于被怀疑有持续性颅脑损伤的患者，不应给予任何术前用药，以免影响患者的意识状态。

脑损伤常因脑出血或水肿而并发颅内压升高。控制颅内压可联合采用限制液体、利尿、巴比妥类药和过度通气（$PaCO_2$ 28～32 mmHg）等（详见第二十七章）。

严重颅脑损伤患者可因肺内分流和通气/灌流比率失调而易发生动脉低氧血症，其原因包括误吸、肺不张或对肺血管的直接神经作用。颅内高压时，交感神经活性增强，患者易发生肺水肿。

脊髓损伤后生理功能紊乱的程度与脊髓损伤的平面相关。在搬动患者和气管插管过程中要特别小心，以免加重损伤。颈椎损伤可能涉及膈神经（$C_{3\sim5}$）而导致呼吸暂停。肋间肌麻痹可使肺储备功能降低，咳嗽功能减弱。高位胸椎损伤时，心脏（$T_{1\sim4}$）丧失交感神经支配，导致心动过缓。急性高位脊髓损伤可发生脊髓休克，其特征是损伤平面以下的容量和阻力血管的交感张力丧失，表现为低血压、心动过缓、反射消失和胃肠功能麻痹。这类患者的低血压需要积极的液体治疗，但是急性期过后，血管张力的恢复可能导致肺水肿的发生。有报道认为：损伤 48 h 后应用琥珀胆碱可能出现致命性高钾血症。大剂量应用糖皮质激素治疗[甲泼尼龙 30 mg/kg，继以 5.4 mg/(kg · h)持续输注 23 h]可改善脊髓损伤患者的神经预后。损伤平面高于 T_5 时可出现自主反射功能亢进（autonomic hyperreflexia），但在急性期处理并不困难。

二、颌面部创伤

相当大的外力才能造成颌面部骨折，因此，颌面部骨折常伴发其他创伤，如颅内和脊髓创伤、胸部创伤、心肌挫伤和腹腔内出血。口腔或鼻腔的活动性出血、破碎的牙齿、呕吐物或舌咽损伤会阻塞呼吸道并使气道管理更加复杂。颌面部的解剖完整性破坏通常影响正压面罩通气和气管插管的操作。紧急环甲膜切开或气管造口术可能会挽救患者的生命。

大多数面部骨折移位需要在全麻下进行修复。许多软组织损伤可在局麻下进行治疗。维持气道的通畅是最基本的要求，诱导时可行清醒经鼻气管插管，或行局麻下气管切开术。

三、颈部损伤

颈部损伤可表现为颈椎损伤、食管撕裂伤、大血管损伤和气道损伤。气道损伤可表现为梗阻、皮下气肿、咯血、发音障碍和低氧血症。维持气道是首要问题。创伤急救时，建立外科气道或在气道开放缺损处直接插管可挽救患者生命。出现气道断裂时，患者有自主呼吸可吸入挥发性麻醉药进行麻醉诱导。颈部大静脉损伤时必须在下肢建立静脉通路。

四、胸部创伤

胸部创伤可严重危害心肺功能，导致心源性休克或缺氧。气胸使单侧肺萎陷，导致严重的通气/灌流比率失调和缺氧。气胸患者禁用氧化亚氮，因其可加重气胸。气胸的处理需放置胸腔闭式引流管。引流管出现持续大量引流气体提示可能有大支气管损伤。

张力性气胸是空气通过肺或胸壁上存在的类似于单向活瓣的损伤部位进入胸膜腔造成的，空气在吸气时进入胸膜腔，而呼气时空气则不能逸出，结果导致患侧肺完全萎陷，纵隔和气管向对侧移位。正压通气时，单纯性气胸可能发展为张力性气胸，引起静脉回流和健侧肺的膨胀受限。气管健侧移位和颈静脉怒张。用 14G 套管针在锁骨中线第二肋间穿刺胸腔，可使张力性气胸变为开放性气胸，紧急缓解张力性气胸对呼吸循环功能的影响。

多发性肋骨骨折可使胸廓功能失去完整性，导致连枷胸。伴有广泛肺挫伤或血胸而加重缺氧。与血胸一样，纵隔积血也可导致失血性休克。有大量咯血时则需要用双腔气管导管隔离患侧肺，以免血液流入健侧肺。当双腔气管导管置入困难时，可使用带有支气管阻塞装置的单腔气管导管。存在大支气管损伤时也需要单肺通气。有双侧支气管漏气或无法实现肺隔离时可选用高频通气，高频通气气道压力较低，有利于减少支气管漏气。经损伤的支气管漏出的气体可进入开放的静脉，引起肺或其他部位的气体栓塞，所以必须尽快确定漏气位置并予以控制。多数支气管断裂处位于距隆突 2.5 cm 以内。

心包压塞是致命性胸部损伤,必须尽早诊断。快速超声扫描或床旁超声检查可确定诊断。患者存在 Beck 三联征(颈静脉怒张、低血压和心音低沉)、奇脉(自主吸气时血压降低>10 mmHg)等临床表现时也有助于诊断。心包穿刺引流可暂时缓解症状。心包压塞的最终治疗方法是手术。心包压塞患者麻醉处理的关键是保护心肌的变力、变时作用和维持心脏的前负荷。麻醉诱导最好选用氯胺酮。对于心脏或大血管的贯穿伤,必须立即手术探查。术中反复搬动心脏会导致心动过缓和严重低血压。

心肌挫伤的诊断可依据心肌缺血(ST 段抬高)的心电图表现、心肌酶升高(肌酸激酶同工酶、肌钙蛋白)及超声检查结果异常。经胸壁超声心动图检查可表现为室壁运动异常。心肌挫伤患者易发生心律失常(如心脏传导阻滞和室颤等)。心肌损伤的症状得到改善前,应推迟择期手术。

胸部创伤可合并其他损伤,包括主动脉横断或切割伤、左锁骨下动脉撕裂、主动脉瓣或二尖瓣破裂、创伤性膈疝和食管断裂。主动脉横断往往好发于严重减速伤,部位常在左锁骨下动脉的远侧,胸片的典型表现为纵隔增宽,常合并第一肋骨骨折。

五、腹部创伤

严重创伤患者都应被怀疑有腹部损伤。首诊时有 20%的腹内损伤患者无腹痛或腹膜刺激征,可能有大量腹腔积血(如肝、脾损伤)。腹部创伤分为贯通伤(如枪伤或刀刺伤)和非贯通伤(如减速伤或挤压伤)两类。腹部贯通伤通常在腹部或下胸部找到明显的穿入点,最易损伤的器官是肝脏。患者可能无脉搏或血流动力学不稳定。无脉搏和血流动力学不稳定的患者(给予 1～2 L 液体复苏仍然不能使收缩压维持在 80～90 mmHg)应紧急行剖腹探查术,常存在大血管或实质脏器的损伤。患者如果有腹膜炎或内脏膨出的临床征象也应尽快行剖腹探查术。血流动力学稳定的贯通伤如无腹膜炎体征,则需仔细评估,以避免不必要的剖腹探查。腹腔内损伤的显著体征包括:X 线胸片示膈下游离气体、鼻胃管出血、血尿和直肠出血。进一步评估措施包括:体检、局部伤口探查、诊断性腹腔灌洗、快速超声检查、腹部 CT 扫描或诊断性腹腔镜探查。

腹内损伤以脾撕裂或破裂最为常见。对于血流动力学不稳定的腹部钝挫伤患者,快速超声检查,一旦有阳性征象就应立即手术。如果不稳定患者快速超声检查结果呈阴性或可疑,就应该寻找有无其他部位出血或非出血性休克的原因。腹部挫伤血流动力学稳定患者的处理取决于快速超声检查的结果。结果呈阳性时,进一步实施腹腔镜还是剖腹术常取决于腹部 CT 的结果;如结果呈阴性,则需要连续观察,并进行一系列检查和复查快速超声检查。

创伤患者手术进腹腔后,由于腹腔出血(和肠扩张)的填塞作用丧失,可出现严重低血压。术前准备应与容量复苏(包括液体和血液制品)同步进行,尽量争取时间尽早控制出血。应避免使用氧化亚氮,以免加重肠扩张。留置胃管可防止胃扩张,疑有颅底骨折时应改为经口置胃管。腹部创伤涉及血管、肝、脾或肾损伤、骨盆骨折或腹膜后出血时,应提前做好大量输血的准备。

腹部大出血有时需填塞出血区域和(或)钳闭腹主动脉,直至找到出血点和液体复苏才能够补偿血液丢失。长时间主动脉钳闭可导致肝脏、肾脏、肠道缺血损伤;有时还可导致下肢骨筋膜室综合征,最终引起横纹肌溶解和急性肾衰。通过快速输液装置进行液体和血制品容量复苏,尽快控制出血并缩短钳闭时间,则可降低此类并发症的发生。

创伤本身及液体复苏引起的进行性肠管水肿可能妨碍手术结束时的关腹。腹肌过紧强行关腹则会增加腹内压,产生腹腔间隔室综合征(abdominal compartment syndrome),引起肾脏、脾脏缺血。即使肌肉完全松弛,也会严重影响氧合与通气功能,随后就是少尿和无尿。这种情况下,外科医师应考虑开放腹腔(但要覆盖无菌敷料)48～72 h,直至水肿消退,再考虑二期关腹。

六、四肢创伤

肢体损伤也会是致命的,因为可能涉及血管损伤和继发性感染等并发症。血管损伤可导致大量失血并严重威胁肢体的存活。例如,股骨骨折的隐形失血可达 2～3 个单位,而闭合性骨盆骨折隐形失血量更多,甚至引起低血容量性休克。治疗延迟或体位放置不当会加重骨折移位和对神经血管的压迫。脂肪栓塞常发生于骨盆骨折和大的长骨骨折,在创伤后 1～3 d 可能发生肺功能不全、心律失常、皮肤瘀点和意识障碍。脂肪栓塞的实验室检查表现为血清脂肪酶升高、尿中有脂肪滴和血小板减少。骨筋膜室综合征可发生于肌肉内大血肿、挤压伤、骨折和断肢伤的患者。筋膜内压力升高伴有动脉压降低会造成缺血、组织缺氧和进行性肢体肿胀。必须尽早行筋膜切开减压术以挽救患者。挤压伤可引起肌红蛋白尿,早期纠正低血容量及碱化尿液有助于防止急性肾衰。

第五节　术中和术后并发症

一、术中并发症

(一) 创伤性凝血功能障碍和急性创伤-休克凝血功能障碍　创伤性凝血功能障碍(traumatic coagulopathy)是发生于严重创伤患者中的低凝状态，与多重因素相关，并且会随着时间延长而进展。创伤后的低灌注通过增强抗凝功能和纤溶活性(通过激活的蛋白C产物和组织纤溶酶原激活物的增加，纤溶酶原激活物抑制物和凝血酶激活的纤溶抑制因子的降低)导致凝血功能障碍。这个特定的过程现在也称为急性创伤-休克凝血功能障碍(acute coagulopathy of trauma-shock, ACoTS)。数学模型研究已经证实：由大量输注晶体液和RBCs产生的稀释作用会加重休克引起的低凝状态。低温、低钙和酸中毒将进一步恶化凝血功能障碍。研究已经证实：入院时低凝状态的程度是创伤患者大量输血和死亡的独立相关因素。因为出血导致的死亡发生非常迅速，通常在受伤后6 h内，所以尽快明确凝血障碍并积极治疗有利于改善患者的预后，这也是创伤控制性复苏策略的中心目的之一，近期回顾性研究结果也支持这一概念。严重创伤患者通常以显著出血伴随凝血功能障碍为主要临床表现，但是随着时间的延长，该过程会转变或进展为弥散性血管内凝血(disseminated intravascular coagulation, DIC)，尤其是合并脓毒血症时。创伤性凝血功能障碍与DIC存在着本质不同，创伤性凝血功能障碍是一种多因素相关的低凝状态，而DIC则是由促凝血酶原激酶的释放和继发于炎症反应的弥散性血管内皮细胞损伤所引起的高凝状态。由于两者的治疗方法不同，所以有必要对其进行鉴别诊断。但是这两种过程都可表现为活动性出血，并且标准凝血功能检查(PT/APTT、纤溶酶原和血小板计数)也不能准确区分，所以鉴别诊断比较困难。血栓弹力图(thromboelastography, TEG)则可应用于区分创伤性凝血功能障碍和DIC。

(二) 低温　低温是指中心体温<35℃。轻度低温为32～35℃，中度低温为28～32℃，重度低温为28℃以下。多数患者在送达手术室前已存在低温，因此低温对创伤患者而言几乎是不可避免的。同时，麻醉又可进一步损害机体的体温调节机制，全麻可降低体温调控阈值和减少皮肤血管收缩，肌松药可抑制寒战反应等，所有这些因素均可使患者在麻醉期间的体温进一步降低。

多年来人们对低温的不良作用已有足够的了解和重视。通常认为低温最主要的作用是引起外周血管收缩及诱发心律失常、心脏抑制、寒战、增加氧耗、增加血液黏稠度、影响微循环灌注、降低酶活性、影响凝血机制等。有报道称创伤患者如果中心体温<32℃，病死率达100%。因此，在创伤性休克患者复苏时，应采取多种措施避免低温的发生。

然而，低温作为脑保护的措施已被广泛应用于临床，在心脏和大血管手术、肝脏手术中，低温保护作用更为人们熟知。新的研究显示：低温能改善休克动物的存活率。当采用中度低温复苏时，即使不输液、不吸氧，休克动物的存活率亦有改善。文献等报道，在失血性休克中，正常体温动物动脉血氧分压无明显变化，而低温动物的PaO_2由80 mmHg上升至120 mmHg。Meyer等人研究了休克复苏中中度低温的作用，表明低温可降低心脏的代谢需要，维持心血管功能和心肌灌注，同时还可避免失血性休克期间发生的心动过速反应、左心室功能降低和呼吸频率增加等。由于心排血量稳定和每搏量增加，在休克后期能维持心脏功能。在整个低温过程中，尽管心率和呼吸频率过低，但心血管功能与基础比较改变不大。

对于休克到底应采用常温复苏还是低温复苏，人们还有不同的看法。此外，创伤患者并发的意外低温和用于器官功能保护的治疗性低温尽管都存在中心体温数值的降低，但却有着本质区别：前者是创伤对机体体温调控机制的削弱，伴随大量的体热丢失，低温往往是反映创伤严重程度的重要指标；而后者则是在充分考虑低温不良作用的基础上人工诱导的低温，其主要目的在于发挥低温的治疗作用，并同时尽量减少低温的不良反应。

二、术后并发症

(一) 急性呼吸窘迫综合征　术后发生ARDS是创伤患者的严重并发症之一。多发性创伤、严重创伤、低血压、入院1 h内输入全血>1 500 ml、误吸、脂肪栓塞和DIC等因素均可导致ARDS(表67-7)。80%以上的复合伤伴有胸部外伤，大多数严重外伤患者都有呼吸异常，呈现低氧血症和过度通气。据统计，因急性呼吸衰竭导致死亡者，占所有外伤后期死亡总数的1/3。而一旦发生急性呼吸衰竭，其病死率高达30%～50%，故应重视预防、早期诊断和正确处理(详见第九十八章)。

(二) 急性肾功能衰竭　是创伤后的主要并发症之一，其病死率可达50%～90%。麻醉医师必须意识到严重外伤患者发生肾功能衰竭的潜在危险性。创伤出血造成血容量不足和低氧血症，挤压伤引起的肌红蛋白增高,伴有肾、膀胱、尿道外伤的复合伤、麻醉手术对肾灌注和肾小球滤过率的影响,ADH 和醛固酮分泌使肾小管再吸收增加,以及抗生素的使用,均可能引起急性肾功能衰竭。初期肾衰是可逆的,迅速处理创伤性休克,可使肾衰发生率明显降低。急性肾功能衰竭常表现为少尿或无尿,但多尿性肾功能衰竭也并非少见。出现少尿时应首先排除血容量不足,不适当地使用利尿剂将进一步加重低血容量和肾功能衰竭。

(三) 感染和多器官功能衰竭 外伤后几日或几周内死亡者称为后期死亡,大约占所有外伤死亡的 1/5,其中 80%死于感染或创伤后多器官功能衰竭。快速、完全的复苏有助于减少感染和多器官功能衰竭的发生,术后充分的代谢、营养支持可提高此类患者的生存率。

随着 SIRS 概念的提出及对各种炎性介质、细胞因子、炎性细胞的深入研究,人们对多器官功能衰竭发病机制的认识也由 20 世纪 70 年代的"损伤→感染→全身性感染→MOF"转变为"损伤→机体应激反应→SIRS→MODS→MOF"。临床治疗也有望从以往的以器官或系统为中心,转变为将患者和疾病看成一个整体而进行整体性的治疗。治疗措施也将从过去单纯的支持治疗发展到将来的病因性治疗与支持治疗相结合。

(张俊峰　江　伟)

参考文献

[1] Morgan G, Mikhail M, Murray M. Clinical anesthesiology. 4th ed. McGraw-Hill Medical, 2005.

[2] Miller RD, Eriksson LI, Fleisher LA, et al. Miller's Anesthesia. 7th ed. Philadelphia, Churchill Livingstone Inc, 2009: 2277-2311.

[3] Dutton RP. Trauma Anesthesia. The ASA Refresher Courses in Anesthesiology, 2008, 36: 33-43.

[4] Cherkas D. Traumatic hemorrhagic shock: advances in fluid management. Emerg Med Pract, 2011, 13: 1-19.

[5] Ertmer C, Kampmeier T, Rehberg S, et al. Fluid resuscitation in multiple trauma patients. Curr Opin Anaesthesiol, 2011, 24: 202-208.

[6] Spinella PC, Holcomb JB. Resuscitation and transfusion principles for traumatic hemorrhagic shock. Blood Rev, 2009, 23: 231-240.

[7] Shaz BH, Dente CJ, Harris RS, et al. Transfusion management of trauma patients. Anesth Analg, 2009, 108: 1760-1768.

第六十八章 脊柱和髋关节手术麻醉

脊柱和髋关节手术,主要是老年患者、术中失血可能较多,脊柱畸形矫正术还需要特殊的脊髓功能监测。髋关节手术有并发脂肪栓塞或深静脉栓塞的可能性。因此,脊柱和髋关节手术要求加强术中管理和良好的术后多模式镇痛,确保患者安全。

第一节 脊柱手术麻醉

脊柱手术从节段上可分为颈椎、胸椎和腰椎手术,颈椎手术麻醉将在其他章节介绍。多数脊柱手术的病因可以归纳为椎间盘退行性改变及畸形等所导致的脊柱疾病,常见的包括椎间盘突出、神经根病、腰椎滑脱、椎管狭窄、脊柱侧凸、脊柱后凸、椎体骨折及椎管内或脊椎肿瘤等。因脊柱退行性变而手术的患者多数为老年人,麻醉时需要考虑到老年性并存疾症问题;脊柱畸形矫形术的患者虽然多为儿童或青壮年,但是,术前往往已经存在心肺功能异常,而手术本身也可能影响心肺功能及脊髓功能;有的手术联合应用前入路和后入路,术中需要变换体位;较大的脊柱手术出血可能较多,一般要求麻醉医师作控制性低血压处理以减少出血。总之,脊柱手术的麻醉有其自身特点,必须深入了解。以下介绍几种典型脊柱手术的麻醉。

一、胸椎手术麻醉

常见的胸椎手术包括：椎板切除减压术、椎弓根螺钉固定术、脊柱肿瘤切除术、椎间盘切除术和脊柱畸形矫形术等。胸椎手术几乎全部采用全麻。胸腔镜脊柱手术或经胸前路脊柱手术一般需要插入双腔气管导管,以便在术中进行单肺通气,并需要保持手术期间良好的肌肉松弛状态。椎板减压、椎弓根螺钉固定术出血较多,在剥离软组织暴露棘突椎板及骨性切除过程中,应实施控制性低血压以减少出血,非肿瘤手术应给予自体血回收以节约用血。

二、腰椎手术麻醉

常见的腰椎手术包括：腰椎间盘切除椎体融合术、椎板切除减压术、椎弓根螺钉固定术、椎间融合术及肿瘤切除术等。一般选择全麻,较大的手术出血较多,尤其是椎体肿瘤切除术可能需要输血。对于后入路的中小手术可以选择椎管内麻醉,其优点是可以减少术中出血及有确切的术后镇痛效果。但是,临床上很少使用椎管内麻醉,这是因为新的神经功能异常是由椎管内麻醉引起还是由手术操作引起,在鉴别上会比较棘手。

腰间盘置换术(lumbar artificial disk replacement)是近年开展的新术式,其手术适应证并不广泛。手术采用前入路,取下腹部切口,从左侧纵行切开腹直肌前鞘,切开部分腹直肌后鞘,从腹膜外钝性剥离显露腰椎间隙进行椎间盘置换。所以,手术时要求给予良好的肌肉松弛条件,并实施控制性低血压。麻醉维持应避免使用氧化亚氮,以防止手术区域肠管胀大而影响手术操作。

三、椎体成形术麻醉

椎体成形术(vertebroplasty)适用于椎体压缩骨折的老年患者,因老年人多有骨质疏松,受外力后容易发生椎体压缩骨折,椎体的楔形变可导致脊柱发展为后凸畸形,该手术将骨水泥注入变形的椎体使其撑开复原,就避免了脊柱畸形的发生。此种手术可以选择全麻,但一般情况下多选择局麻。手术虽小,但患者多为老年人,且心功能较差者在注入骨水泥时可能发生明显的血压下降和心率减慢。所以,局麻下的手术应该给予监测并开放外周静脉。对于肺功能尚可的患者可以复合镇痛。

四、脊柱侧凸、脊柱后凸畸形矫形术麻醉

脊柱畸形矫形术是脊柱手术中操作最复杂、切开最广泛、出血最多的术式。早期形成畸形的患者因发育问题往往在术前已经合并心肺功能不全,术中与术后均需要精心治疗。因术中可能发生脊髓功能改变,所以多数患者需要被给予复杂的脊髓功能监测与保护。因此,本节将对该类手术予以详细叙述。

(一) 术前评估与准备　术前访视时，麻醉医师首先应该知道脊柱侧凸的位置、方向、发病年龄、严重程度和病因。特发性脊柱侧凸（idiopathic scoliosis）是最常见的脊柱畸形，约占临床病例的70%。按侧凸发生的年龄可分为婴儿型（0～3岁）、少年型（4～10岁）和青少年型（11～20岁），肺实质的发育一般在10岁左右才完成，所以，脊柱侧凸发生的年龄越早，对肺发育的影响就越大。婴儿型侧凸容易限制肺实质的发育，引起肺功能障碍。如果病程>10年，则可能存在严重肺功能障碍，麻醉和手术的耐受性差，风险明显高于少年型和青少年型。轻度和早期侧凸对心肺功能的影响一般较小，侧凸Cobb角>60°时，肺功能通常会降低；若Cobb角>100°，则会有明显的呼吸功能障碍。低位侧凸一般只会引起躯干的歪斜，而中胸段侧凸的发展将使心肺功能受损。神经肌肉性脊柱侧凸（neuromuscular scoliosis）一般在婴幼儿时期就开始发生，手术多在发育的快速生长期之前完成。由于发病早，肺发育受到严重影响，肺泡受压，肺容量较正常小，故患者多存在较严重的肺功能障碍。此类患者的呼吸肌是软弱无力的，对肌松药比较敏感，且肌松药的临床作用时间可能延长。需要注意的是：此类患者也是恶性高热发生的易感人群，术前要认真询问其家族史。强直性脊柱炎表现为脊柱的风湿性炎症样改变，起病缓慢而隐匿，一般10～40岁发病。随着病情进展，脊柱会自下而上发生强直，先是腰椎前凸消失，然后胸腰椎发生驼背畸形并逐渐加重。胸肋关节发生融合，胸廓变硬，呼吸基本靠膈肌运动。严重畸形表现为限制性通气功能障碍，若肺实质受累发生纤维化，则可同时存在肺换气功能障碍。颈部脊柱侧凸会导致气道管理困难。强直性脊柱炎患者的颈椎可以表现为多种样式的强直形式，从直立位刚性强直到下颌完全接触胸骨固定位。术前需要通过颈胸X线片来评估是否有颈胸椎畸形及气管位置情况，如有异常，麻醉前需要准备包括纤维支气管镜在内的困难气道处理工具。

术前心肺功能储备的评估是非常重要的。通过询问患者是否有呼吸急促、劳力性呼吸困难及运动耐量情况等来评估患者的心肺功能储备。有肌营养不良、Marfan综合征和神经纤维瘤的患者，应询问有无提示心脏传导系统异常的症状，如心悸或晕厥。运动耐量可通过询问患者的日常活动情况，用代谢当量十级评估法来评估心肺功能储备。

术前神经功能评估也很重要。有神经功能缺损的患者脊髓损伤的风险会增加，术中需要更加重视脊髓功能保护与监测。

术前检查除常规项目外，还应作血气分析、肺功能和超声心动图。一般情况下，脊柱侧凸患者的动脉氧分压较正常人低，而CO_2分压和pH通常是正常的。动脉氧分压降低可能是由于通气/血流比率失调所致。严重的长期脊柱侧凸可导致严重的通气/血流比率异常、肺泡通气量下降、CO_2潴留和较严重的低氧血症。限制性通气功能障碍最常见于胸段脊柱侧凸，此类患者肺活量一般下降到预计值的60%～80%。肺总量、功能残气量、深吸气量和补呼气量也降低。一项针对呼吸衰竭患者的调查发现：肺活量<预计值的50%和Cobb角>100°的患者呼吸衰竭的风险增加。如果心电图提示异常，如V_1和V_2导联大R波（右心室肥大），P波>2个5 mm（右心房增大），或提示有心脏疾病的患者，尤其是被怀疑有肺动脉高压的患者，应作超声心动图或心导管检查以进一步评估心功能。脊柱侧凸患者的肺血管阻力会增加，导致肺动脉压升高，从而引起右心室肥厚，最终致右心衰竭。导致肺血管阻力增加的因素可能包括：① 低氧血症导致肺血管收缩，引起肺血管阻力增加，从而导致肺动脉压增加。慢性低氧血症会导致高血压性血管改变，同时，肺动脉高压是不可逆的。② 胸廓的变形会压迫部分肺脏，增加肺血管阻力。如果脊柱侧凸发生在6岁之前，则肺血管床的发育会因为胸廓变形而受到影响，有研究发现：脊柱侧凸患者每个肺容量的血管单位数少于正常人。

术前肺功能的改善对Cobb角>60°的且有限制性通气功能障碍者而言，可增加麻醉与手术的安全性，减少术后肺部并发症的发生。改善肺功能的办法包括：每日吸氧1～2 h，每日登楼梯步行锻炼或吹气球，鼓励患者做自我悬吊练习，结合颌枕带骨盆牵引等。

(二) 术中管理　麻醉维持的基本原则是维持充分的脊髓氧供，保护脊髓功能。

1. 术中监测　监测项目应该包括有创动脉压、心电图、脉搏氧饱和度、呼气末CO_2分压、中心体温和脊髓功能。桡动脉穿刺置管被用于连续监测血压，可方便术中血压调控，及时发现血压波动，采集血样进行血气分析和血细胞比容分析；如连接微创持续心排血量监测仪（Vigileo）则可被用来间接判断心脏泵功能和血容量状态。因为此类手术时间较长、切口广泛，容易发生低体温，以及部分侧凸患者是恶性高热的易感人群，所以监测中心体温非常有必要。所有患者应该留置尿管，以便记录尿量，评估容量状态。

2. 脊髓功能监测　一项对6 334例接受前路、后路或联合前后路脊柱融合术的患者进行的研究报告提示：脊髓损伤率是0.28%，联合前后路手术的脊髓损伤率是1.12%，显著高于单纯前路（0）或单纯后路（0.21%）手术的脊髓损伤率。神经损伤的可能因素是：对脊髓的牵拉和畸形的矫正直接压迫了脊髓、破坏了脊髓的血供；脊髓和神经根也可能被手术器械直接损伤。神经并发症的预防应该从鉴别高危人群开始，如患者脊柱存在严重的强直形变（Cobb角>100°）、脊柱后凸、神经纤维瘤病、先天性或感染后脊柱侧凸、术前已有神经缺损或使用了创伤性较大的内固定器，这类患者术中应该被给予脊髓功能监测。同时，术中使用大剂量皮质类固醇预防，如给予甲泼尼龙 30 mg/kg。脊髓功能监测常用的手段包括：术中唤醒试验、体感诱发电位（SSEPs）和运动诱发电位（MEPs）监测。

(1) 唤醒试验（wake-up test）。目前，唤醒试验依然是最可靠的脊髓功能监测方法，因为 SSEPs 易受麻醉药物影响，对神经肌肉退变的患者也可能监测不到 SSEPs，单纯的脊髓前角运动通路损伤也无法通过 SSEPs 被监测到，而在严重脊柱侧凸、后凸矫形时往往会影响脊髓前角的血液灌注，因此唤醒试验显得非常重要。当内固定器被放到合适位置后或 SSEPs 监测发现异常时，通常就应进行唤醒试验。实施唤醒试验时，首先要减浅麻醉深度让患者能够执行医师的指令，令患者紧握麻醉医师的手，证实患者有反应，然后让患者活动足和足趾。如果患者可以握紧自己的手，但不能动脚，这时必须减小矫正角度，减轻对脊髓牵拉，以达到安全的矫正度。如果患者能够动足或足趾，则证明脊髓的运动通路功能完好，随后应快速给予丙泊酚和肌松药以加深麻醉，并再次确认患者体位没有问题。需要术中唤醒的患者，麻醉维持最好选用短效麻醉药，如丙泊酚、瑞芬太尼、氧化亚氮及七氟烷。肌松药可恒速泵入，于唤醒前提前停药，一般而言，如果四个成串刺激可以出现二三次收缩，则患者就能够动趾。通常情况下，没有必要逆转神经肌肉阻滞及阿片类药物作用以加速唤醒，因为那样可能导致患者躁动而使仪器受损及患者受伤。

(2) 体感诱发电位（somatosensory evoked potentials，SSEPs）。重复刺激外周神经（如胫神经），用标准脑电图头皮电极检测大脑皮层和皮质下区域的诱发电位反应，用来判断感觉信息从外周传递到大脑皮层的脊髓后角传导通路的完整性。诱发电位波形的两个重要参数是潜伏期和波幅，潜伏期是指从给予外周电刺激至记录到皮层诱发反应的时间间隔。如果潜伏期延长、电位幅度降低或诱发反应完全消失，并且不能排除其他原因时，应考虑有脊髓缺血或外科损伤。术中 SSEPs 正常是术后感觉功能正常的良好预测指标，但它只能监测脊髓后角（感觉）功能，而不能反映脊髓前角（运动）功能。脊髓前角接受前脊髓动脉氧供，而脊髓后角接受后脊髓动脉氧供，所以当脊髓前角受损时，SSEPs 仍可以表现为正常。因而，大幅度或高风险脊柱矫正时，最好不能仅依靠 SSEPs 来监测脊髓功能。

(3) 运动诱发电位（motor evoked potentials，MEPs）。MEPs 是用头皮电极经骨电刺激运动皮质或用硬膜外电极刺激脊髓前索，刺激信息通过运动通路的传导，产生外周神经冲动、肌电图信号或肢体的实际运动，用来判断脊髓前角运动通路的完整性。

所有的麻醉药都会不同程度地影响脊髓功能监测。其中，以强效吸入麻醉药影响最大，阿片类镇痛药对 SSEPs 的影响最小，而氯胺酮会增强 MEPs，肌松药可影响运动反应的强度并引起 MEPs 的解释混乱。尽管麻醉药会影响脊髓功能监测，但如果麻醉深度合适且稳定，还是可以得到很好的监测结果。麻醉药最好持续输注，而不是间断给药。最重要的是在监测过程中维持稳定的麻醉深度，特别是在脊髓牵拉或使用内固定器矫正期间，监测是非常关键的。通常的麻醉维持策略是丙泊酚加瑞芬太尼持续输注，可同时持续吸入低浓度氧化亚氮或七氟烷。但小儿或术前就有神经功能缺损的患者使用强效吸入麻醉药将对监测产生显著影响。

如果脊髓功能监测提示异常，在麻醉方面，应确保氧供和脊髓灌注充分，纠正低血容量和贫血。如果患者存在过度通气，则应降低每分通气量，维持 CO_2 分压在正常水平。有研究证明：接受控制性降压的患者，如果使其血压恢复正常或者高于正常的水平，则可以改善脊髓灌注，使 SSEPs 恢复正常。外科医师也应分析手术原因，如牵拉过度或内固定器侵入，并尽早处理存在问题。如果采取了措施，但异常没有解决，就应该做唤醒试验，以决定内固定器是否应该调整或移开。有证据表明：从发现损伤到调整内固定器的时间间隔越短，神经功能预后越好。

3. 脊髓功能保护　脊髓功能保护的关键是脊髓灌注要充分，以保证脊髓氧供。麻醉方面，这主要涉及术中输血策略和血压调控两方面问题。

在脊柱手术中，以脊柱畸形矫正术的切口暴露最为广泛，加上棘突、关节突的去除及截骨等骨性切除操作，导致出血量明显增加。出血量一般可达到 15～25 ml/kg，这意味着一个 70 kg 的患者出血量可能达到 1 000～2 000 ml。麻醉过程中可以通过降低腹内压、体温保护和控制性低血压的方法来减少出血。腹内压的增高可传导到脊椎静脉丛，从而导致术野静脉出血增加，所以安置体位时要尽量避免腹部受压，最好使用专为脊柱手术设计的手术床。肌松药或较深的麻醉可用来防止腹壁张力的升高，但同时也会影响脊髓功能的监测。由于手术时间一般较长及切口暴露广泛，术中患者的体温容易下降。体温＜34℃将明显影响血小板功能及延长凝血酶激活时间而增加出血量。所以，术中要给患者保温及输注加温的液体。是否在该类患者手术中使用控制性低血压是一个比较令人困惑的问题，因为它在减少出血的同时也存在降低脊髓灌注流量的风险，尤其是在牵拉脊髓的时候，因为在正常条件下，安全的低血压水平在脊髓受到牵拉后也会导致脊髓的血流量减少。一项动物试验研究结果也证明：脊髓血流量在控制性低血压时会降低。因此，对有脊髓损伤风险的患者，务必要权衡控制性低血压的益处和潜在风险。如果要用控制性低血压，最好在手术初期分离软组织和骨性切除时使用，而在脊髓牵拉操作或脊柱矫形之前应提升血压到相对正常水平为宜。常用于控制性低血压而不影响脊髓功能监测的辅助药物是短效血管扩张剂如硝普钠和短效β受体阻滞剂如艾司洛尔。除采取上述减少出血的措施外,还要特别重视血液携氧能力的维持,对于有脊髓损伤风险的患者,术中应该采取积极的输血策略,要求维持血红蛋白在100 g/L以上,也可以用一句简单的话描述就是“出多少补多少”。当前倡导的节约用血策略并不太适合于此类手术。

4. 空气栓塞(air embolism) 脊椎矫形术患者一般采用俯卧位,术野处于最高点;尤其是驼峰样脊椎后凸患者,术野距离右心房更高。如果术中血容量不足和中心静脉压降低,空气就可能从术野中开放的硬膜外静脉、椎旁静脉或去皮质骨的静脉窦进入血液循环。当进气量较大如>5 ml/kg时,将可能发生致命的空气栓塞。术中典型的临床表现为:突然发生的血压、血氧饱和度、呼气末 CO_2 分压下降、心率加快、心前区听诊可闻及磨坊轮转样杂音。如果初步诊断为空气栓塞,应立即用生理盐水灌满术野以防空气继续进入血液循环,给予纯氧通气以减少空气栓子的容量,加快静脉输液以提升中心静脉压,给予升压药以提高血压,并争取通过中心静脉导管吸除空气。如果发生心搏骤停需要心脏按压,应使用湿盐水纱布填塞术野,将患者置于左侧卧位进行按压,左侧卧位可使滞留在肺流出道的气塞破裂,从而增加肺血流量。

(三) 术后管理 关于术后是否拔管的问题主要取决于术前对发生呼吸衰竭风险的评估及术中循环功能的稳定性情况。很多青少年型特发性脊柱侧凸患者有轻中度肺功能异常,可在手术室或恢复室拔除气管导管。而有严重限制性呼吸功能障碍的患者如肺活量低于预计值的50%,或严重气体交换异常如 CO_2 潴留的患者,应继续机械通气并转入监护病房。对于进行性假性肥大性肌营养不良、家族性自主神经功能异常或严重大脑性瘫痪的患者,术后应继续机械通气。在监护病房过渡24 h,心肺功能稳定,呼吸参数满足条件后可以考虑拔管。以下拔管参数可供参考:肺活量>10 ml/kg,潮气量>5 ml/kg,自主呼吸频率<30次/min,负力呼吸>−30 cmH_2O,血气分析的 PaO_2 和 $PaCO_2$ 等在正常范围。

术后可能会发生的并发症包括气胸、肺不张、血胸、胸导管损伤、神经损伤和肠系膜上动脉综合征。气胸、血胸的发生因素可能为前、后路的手术切开或中心静脉置管,而肺不张在开胸行前路脊柱融合术的患者中发生率较高。所以,如果手术结束后发现有呼吸功能异常,应该及时进行胸部X线检查,以便明确诊断并给予适当处理。肠系膜上动脉综合征(superior mesenteric artery syndrome)是一种少见的脊柱矫形术后并发症,主要表现为持续的术后恶心、呕吐和腹痛,发生率约为0.5%,其原因是脊柱矫正引起的解剖学改变导致位于腹主动脉和肠系膜上动脉之间的十二指肠末梢受到机械性的压迫而发生梗阻。治疗方法为禁食、胃肠减压、左侧卧位,一般5~7 d可以痊愈。

五、体位与并发症

脊柱手术与体位相关的并发症主要发生于俯卧位患者,包括眼部受压、乳房受压、外生殖器受压、臂丛神经牵拉、尺神经压伤等。俯卧位时,要特别关注头部的摆放,调整头托的宽窄至合适大小,避免眼睛受压;术中体位发生移动时要再次检查眼睛是否受到头托压迫。如果术中眼睛受压,会导致视网膜中动脉产生血栓而发生术后视力减退甚至失明。上肢外展时与躯干的角度不宜>90°,否则臂丛神经会因过度牵拉而损伤。上肢支架与肘部之间要放置棉垫以避免尺神经受压。

第二节 髋关节手术麻醉

一、髋关节的解剖生理

髋关节(hip joint)是人体最深最完整的杵臼关节,由髋臼和股骨头两部分构成,既稳定且又有较大的活动范围,其主要功能是负重和活动。它是人体质量传达于下肢的枢纽,具有前屈、后伸、内收、外展、内旋、外旋等方位的活动。

髋关节的血液供应分为两个部分。供应股骨头颈部主要有四条动脉的分支,即旋股内侧动脉、旋股外侧动脉、闭孔动脉和股骨滋养动脉。随着人体的发育成长,股骨头血供变异较多,个体差异也较大。供应髋臼部分的血供来源主要是臀上、臀下动脉;另外,股深动脉第一穿支、闭孔动脉等分支在髋关节周围亦形成较多的侧支循环。

髋关节由坐骨神经、股神经和闭孔神经的分支支配。闭孔神经和股神经关节支支配髋关节前方,同时也有分支向下直至膝关节,股神经关节支、坐骨神经的臀上神经及股方肌支支配髋关节后方。闭孔神经在髋关节的支配区域变异较大,一般认为90%以上的人群,其闭孔神经参与髋关节的神经支配。

二、麻醉实施

(一) 术前评估及术前准备 成人常见的髋关节手术包括：髋关节骨折修复、全髋关节置换及髋关节脱位闭合整复。髋关节骨折(尤其是股骨颈骨折及股骨转子间骨折)多见于老年人，个别因暴力因素(如车祸、高坠伤等)所致股骨或骨盆骨折的年轻患者例外。患者多年老体弱，合并心脑血管疾病、慢性阻塞性肺病、糖尿病等多系统疾病的比例明显增高，并常因摄入不足而存在不同程度的水电解质失衡，且患者隐性失血可能会很多，甚至影响循环血量。髋部骨折的失血量与骨折部位有关，通常囊内骨折(头下和经股骨颈骨折)较囊外骨折(基底、转子间和转子下骨折)失血少，可能是因为关节囊的存在限制了出血。老年人髋部手术围术期并发症的发生率及病死率明显高于青壮年，有研究报道，髋关节骨折的病死率在初次住院期间为10%，一年内为25%。且由于老年人退行性骨关节病极为普遍，麻醉和手术操作也有相当难度。

术前需要对患者的受伤机制、伤情严重程度、重要脏器功能、拟行手术方案、预计失血量、合并症及并发症、目前用药情况等进行全面和详细的评估，并根据情况配血备用。患者身体虚弱及关节活动受限常妨碍对其运动耐量的评估，从而会掩盖冠心病和肺功能不全的病情。对活动受限且有冠状动脉疾病病史的患者，可采用心肌核素显像或多巴酚丁胺负荷试验评估其心血管功能。

此外，髋部骨折患者术前可能出现低氧血症，可能因素包括肺栓塞(脂肪栓塞或血栓栓塞)、卧床引起的肺不张、肺淤血、肺部感染及肺实变。尤其值得一提的是，创伤后多处于高凝状态，且髋关节创伤患者均需卧床，必须高度警惕有深静脉血栓形成及血栓栓塞的风险。可通过监测血D-二聚体水平、血管彩超检查及静脉造影评估有无深静脉血栓形成。若连续监测血D-二聚体水平持续处于高值或呈上升趋势，则需高度怀疑已有深静脉血栓形成，经静脉造影确认后，可于术前放置下腔静脉滤网以避免围术期肺栓塞的发生。已行抗凝治疗的，术前根据所用药物的不同需停药时间不等。大多数临床医师认为，对于接受充分抗凝和溶栓治疗(例如尿激酶)的患者，不宜采用椎管内麻醉；而对于已接受小剂量抗凝治疗的患者，皮下注射小剂量普通肝素6～8 h内或低分子肝素12 h内，也不能进行硬膜外穿刺、置管及拔管。脊麻有同样风险。

(二) 麻醉选择 髋关节手术要求有完全的镇痛和肌松，尤其是关节内手术，需广泛暴露时更是如此。常用的麻醉方法包括：椎管内麻醉、腰丛和坐骨神经阻滞、全麻、椎管内麻醉或外周神经阻滞复合全麻。

手术时间长、创伤大的手术，以全麻或全麻复合部位麻醉为宜。且由于可能大量失血、发生骨水泥植入综合征及肺栓塞的可能，术中监测有创动脉血压很有必要。预计出血量大的手术如髋臼整复内固定术、髋关节置换术尤其是髋关节翻修术等，可在全麻下进行控制性低血压。控制性低血压可减少骨面渗血，也有利于骨水泥的黏合并缩短手术时间，从而减少术中失血。有研究认为：髋关节手术期间，即使平均动脉压在相同水平，部位麻醉患者的失血量也较全麻患者少。其原因尚不清楚，可能与局麻扩张血管、导致血液重新分布有关。因多数髋关节置换术尤其是髋关节翻修术的患者术中需要输血，可考虑行术前自体采血、术中血液稀释及自体血回收等血液保护措施。小儿不易合作，多采用全麻或全麻复合局麻。此外，髋关节脱位闭合复位术往往时间很短，也常用全麻加面罩或喉罩通气，主要目的是缓解疼痛、松弛髋关节周围肌肉，便于手法复位。

手术时间短、创伤相对较小、出血不多的手术或老年合并有严重心、肺疾患时可在部位麻醉下进行。很多研究证明：部位麻醉的患者术后早期死亡率较低，可能与血栓栓塞性疾病的发病率减少有关。在不给予镇静的情况下，部位麻醉的患者术后谵妄和认知功能障碍的发生率也较低，且更有利于术后镇痛。多数成人髋关节手术可在椎管内麻醉下进行。所需麻醉平面视切口部位而定。作髋关节前外侧或外侧切口时，麻醉平面应自胸11神经至腰骶部脊神经；作后外侧或后侧切口时则为腰1神经至骶部脊神经。椎管内麻醉对血压有一定影响，应密切观察。对老年体弱患者应减少药量，以减少对血压的影响。

年老体弱或禁忌行椎管内麻醉的患者，因腰丛加坐骨神经阻滞对呼吸循环干扰小，也是一个不错的选择。但对于选择髋关节前外侧或外侧切口的患者，由于腰丛和坐骨神经阻滞不能有效阻断下胸段脊神经，近端切口部位需行皮肤及皮下组织局部浸润麻醉进行补充，或联合丙泊酚靶控输注。

此外，髋关节外伤的患者进行椎管内麻醉或腰丛和坐骨神经阻滞时常因疼痛难以配合麻醉操作。可先于仰卧位行髂筋膜间隙阻滞或股神经阻滞，待阻滞起效后再变动体位进行麻醉操作，这样可有效缓解体位改变所致的疼痛，提高患者的舒适度和配合度。髂筋膜间隙阻滞可同时阻断股神经、闭孔神经和股外侧皮神经，很大程度缓解髋关节创伤后疼痛，且操作简单、无需特殊仪器设备并安全有效，已被广泛应用于创伤急救。

一些前瞻性研究表明：在住院死亡率和呼吸系统并发症方面，使用局麻管理髋部骨折手术有助于改善预后。在18 158名年满50岁的患者中进行了一项回顾性研究，这些患者均于2007年和2008年之间，在纽约接受了髋部骨折手术。研究的主要评价目标是比较局麻患者和全麻患者的住院死亡率；次要评价目标是根据麻醉类型，比较患者的肺部和心血管并发症。研究纳入了5 254名(29%)患者接受了局部麻醉；该组的住院死亡率为2.4%。与全麻相比，局麻与死亡率校正率比降低29%，与肺部并发症校正率比降低24%。在转子间骨折患者亚组中，研究人员观察到在死亡率和肺部并发症方面，局麻优于全麻，这可能是由于后者可避免插管和机械通气，减少血液流失，并改善术后镇痛。但在股骨颈骨折患者亚组中无此现象。

(三) 特殊问题

1. 骨水泥植入综合征(bone cement implantation syndrome，BCIS) 骨水泥即聚甲基丙烯酸甲酯，常被用于人工关节置换术中。将粉状聚甲基丙烯酸甲酯与液态甲基丙烯酸甲酯单体混合，能触发聚合链的聚合和交联反应，在骨松质的间隙中形成相互交错的结构，将假体与患者骨质紧密地黏合在一起。这种聚合反应可致髓腔内高压，使脂肪颗粒、骨髓、水泥及空气进入静脉引起栓塞。残留的甲基丙烯酸甲酯单体具有舒血管作用，可降低全身血管阻力，引起血流动力学不稳定。

骨水泥植入综合征的临床表现包括：低氧血症、低血压、心律失常、肺动脉高压及心排血量降低，大多表现为突发性一过性轻度低血压，心搏骤停发生率为0.6%左右，而死亡率为0.02%～0.5%。其发生受多种因素影响，主要包括：患者因素(高龄、术前储备差、心肺功能改变、术前肺高压、骨质疏松、骨转移、伴有髋关节骨折特别是病理性骨折或者股骨转子间骨折，而有卵圆孔未闭和房间隔缺损的患者容易发生少见的神经系统栓塞，导致神经系统后遗症)和手术因素(与翻修手术相比，未经过植入的首次手术患者更容易发生BCIS，因其内壁更薄、髓腔内容物更丰富)。BCIS可在手术进行至以下五个阶段时发生：股骨扩髓、髋臼骨水泥植入、股骨骨水泥植入、假体置入和关节复位，但最常发生在股骨假体的置入过程中。BCIS可分为三级：1级为患者轻度低氧($SpO_2<94\%$)或轻度低血压(收缩压下降>20%)；2级为患者重度低氧($SpO_2<88\%$)、重度低血压(收缩压下降>40%)或突发的意识消失；3级为患者循环呼吸衰竭，需要心肺复苏治疗。避免使用氧化亚氮、使用骨水泥前提高患者的吸入氧浓度、维持血容量、在骨水泥凝结过程中使用小剂量麻黄碱、股骨远端钻孔减压、创面充分止血、股骨髓腔高压灌洗，以去除组织残渣等潜在的微栓物及使用短柄假体等，可减少或减轻这种并发症。治疗主要是对症和支持治疗，采用氧疗、液体复苏、血管活性药及正性肌力药维持血流动力学稳定。

2. 脂肪栓塞综合征(fat embolism syndrome) 脂肪栓塞综合征相对少见，一旦发生则死亡率很高(10%～20%)。典型的脂肪栓塞综合征发生在长骨骨折或骨盆骨折后72 h内，表现为呼吸困难、烦躁、瘀斑三联征。典型的肺受累可表现为轻度低氧血症，但胸片正常；也可表现为严重低氧血症，胸片提示弥漫性斑片状渗出。神经系统症状主要表现为躁动、精神错乱、昏睡和昏迷等，并可能因缺氧而加重。瘀斑常出现在胸部、上肢、腋窝及球结膜。栓塞发生后，视网膜、尿液及唾液中可找到脂肪滴。全麻时脂肪栓塞综合征主要表现为呼气末CO_2、动脉氧饱和度的下降及肺动脉压的升高。心电图可能出现缺血性ST段改变及右心负荷过重表现。早期固定骨折端可降低脂肪栓塞综合征的发生率。治疗主要是吸氧、持续正压通气及大剂量皮质类固醇治疗。

3. 深静脉血栓形成(deep vein thrombosis)和血栓栓塞 深静脉血栓形成和肺栓塞是骨盆和下肢骨科手术后致病和致死的主要原因。肥胖、高龄、下肢骨折及卧床是其主要危险因素。以往的研究表明：行髋关节手术和膝关节重建的患者为深静脉血栓高危人群，其发生率高达50%。另据报道，髋关节术后有明显临床表现的肺动脉栓塞的发生率高达20%，而致命性肺栓塞的发生率为1%～3%。已证实预防性抗凝和间断性腿部气压装置能显著减少深静脉血栓和肺栓塞的发生率。向高危患者推荐使用小剂量肝素、华法林和低分子肝素。

近期研究表明：全髋和全膝关节置换术后深静脉血栓的发生率已降至1.5%，肺栓塞发生率已降至0.7%，但70岁以上的老年人其静脉血栓和肺栓塞的发病率仍很高。血栓栓塞并发症下降的主要原因可能与外科和麻醉技术的进步有关，如常规预防深静脉血栓、早期康复及更多地采用部位麻醉。有研究表明：部位麻醉(包括椎管内麻醉和外周神经阻滞)或部位麻醉复合全麻可减少血栓栓塞并发症。其作用机制可能为：交感神经阻滞导致下肢静脉血流增加，局麻药具有全身性抗炎作用，部位麻醉能削弱血小板反应，抑制术后Ⅷ因子、vW因子水平的上升、抗血栓素Ⅲ水平的下降，并使应激激素的释放发生改变。

(四) 术后镇痛 众所周知，围术期积极镇痛、控制过强的应激反应可以降低并发症的发病率和死亡率。髋部手术的术后疼痛因手术种类和创伤大小的不同程度而不一，多为中至重度疼痛。尤其髋部手术的患者以老年人居多，如何安全有效地控制术后疼痛是围术期管理的重要一环，与患者的早期康复密切相关。

传统的静脉阿片类药物镇痛有镇痛不全、易产生恶心呕吐、呼吸抑制、眩晕、平滑肌功能障碍等不良反应，且不能很好地控制应激反应和运动性疼痛，现在有学者主张尽量用其他方法来代替阿片类药物镇痛方法。非特异性非甾体抗炎药，如对乙酰氨基酚等有抗炎作用和轻度镇痛作用，可抑制炎性介质前列腺素的产生，降低外周和中枢伤害性感受的敏感性，从而很好地控制炎性疼痛反应；但该药物有可能影响凝血功能、胃肠功能和肾功能，使用受限。特异性非甾体类抗炎药——环氧化酶2抑制剂具有优越的抗炎效果及轻中度镇痛作用，且摒弃了非特异性药物的不良反应，但对原有心血管疾患的患者有可能发生严重心血管事件的风险。

硬膜外镇痛可很好地控制运动性疼痛及手术部位应激反应的传入，髋部手术后连续硬膜外输注低浓度局麻药(如罗哌卡因或布比卡因)，可获得良好的镇痛效果。研究表明：对于全膝和全髋关节置换术等重度术后疼痛的患者，硬膜外镇痛效果显著优于静脉阿片类药物镇痛，且呼吸抑制、恶心呕吐等不良反应的发生率更低。但硬膜外镇痛有可能影响循环稳定，且髋部手术后多数患者需被常规给予低分子肝素进行抗凝治疗，以预防和降低围术期深静脉血栓形成和血栓栓塞的发生，需严格掌握拔管前后抗凝药的停药时间，警惕硬膜外血肿的风险。尤其要注意在采用硬膜外镇痛时，局麻药的作用有可能会掩盖下肢疼痛、麻木等硬膜外血肿的相关症状，延误诊治。

连续外周神经阻滞镇痛针对性强，对全身影响小。很多研究已经证实：连续外周神经阻滞镇痛对手术部位疼痛及应激性传入控制良好，不良反应少，可促进患者早期活动与康复。髋部手术后可选择腰丛阻滞或髂筋膜间隙阻滞镇痛。研究表明：全髋关节置换术后采用连续腰丛阻滞镇痛可获得与硬膜外镇痛相当的镇痛效果，而不良反应的发生率大大低于静脉阿片类药物镇痛和硬膜外镇痛。也有研究认为：全髋关节置换术后的疼痛主要表现在术后早期，尤其是术后24 h内，选择长效局麻药行单次腰丛阻滞或髂筋膜间隙阻滞复合口服或静脉镇痛药物即可满足术后镇痛的要求，但证据还不充分，尚需大样本进一步研究。

近年来，随着患者对围术期镇痛要求的提高，临床上也发现了一些新的镇痛方法。研究发现：全髋置换患者应用罗哌卡因、酮咯酸和肾上腺素行连续伤口周围浸润可有效地缓解术后疼痛，增加患者满意度。

然而，疼痛的产生是一个复杂的多因素机制，因此需要复合应用不同水平、不同部位的镇痛措施，多模式镇痛方案应运而生。随着研究的进一步深入，多模式镇痛已成为一种现代疼痛治疗领域的重要概念。这个方案的设计针对感知疼痛的多个信号传递通路，包括手术部位及周围组织、局部感觉神经及中枢神经系统。其优点包括作用于不同痛觉通路的多种药物的协同作用产生的更好镇痛，减少胃肠外阿片类药物的用量，从而减少阿片类药物相关不良反应。国内外均有大量试验证实：多模式镇痛能显著减少阿片类药物用量，提高患者镇痛满意率，有利于患者的早期恢复和降低围术期并发症的发生。全关节区域麻醉(total joint regional anesthesia，TJRA)给出了一个全髋关节置换术围术期多模式镇痛的参考，以全髋关节置换术为例，患者术前、术后口服镇痛药物(如羟考酮控释片、塞来昔布、对乙酰氨基酚或酮咯酸)，术后行36～48 h连续后路腰丛阻滞镇痛。已经证实：采用TJRA方案镇痛效果确切，能促进患者早期康复，并能显著降低关节置换术相关的直接医疗总成本。

总之，对髋部手术患者尤其是老年体弱的患者而言，需要综合考虑患者的病情选择适宜的镇痛方案，尽可能安全有效地控制围术期疼痛。

(杨庆国　许　莉)

参考文献

[1] Lonstein JE. Adolescent idiopathic scoliosis. Lancet, 1994, 344: 1407 - 1412.

[2] Kafer ER. Respiratory and cardiovascular functions in scoliosis and the principles of anesthetic management. Anesthesiology, 1980, 52: 339 - 351.

[3] Weinstein SL, Zaval DC, Ponseti IV, et al. Idiopathic scoliosis: Long-term follow-up and prognosis in untreated patients. Bone Joint Surg Am, 1981, 63: 702 - 712.

[4] Pehrsson K, Nachemson A, Olofson J, et al. Respiratory failure in scoliosis and other thoracic deformities. Spine, 1992, 17: 714 - 718.

[5] Day GA, Upadhyay SS, Ho EKW, et al. Pulmonary functions in congenital scoliosis. Spine, 1994, 19: 1027 - 1031.

[6] Kearon C, Viviani GR, Killian KJ. Factors influencing work capacity in adolescent idiopathic thoracic scoliosis. Am Rev Respir Dis, 1993, 148: 295 - 303.

[7] Weber W, Smith JP, Briscoe WA, et al. Pulmonary function in asymptomatic adolescents with idiopathic scoliosis. Am Rev Respir Dis, 1975, 111: 389 - 397.

[8] Cole JD, Arlet V, Donaldson W, et al. Complications in spinal fusion for adolescent idiopathic scoliosis in the millennium. A report of the scoliosis society morbidity and mortality committee. Spine, 2006, 31: 345 - 349.

[9] Nuwer MR, Dawson EG, Carlson LG, et al. SSEP spinal cord monitoring reduces neurologic deficits after scoliosis surgery: results of a large multicenter study. Electroencephalogr Clin Neurophysiol, 1995, 96: 6 - 11.

[10] Grundy BL, Nash CL, Brown CR, et al. Arterial pressure manipulation alters spinal cord function during correction of scoliosis. Anesthesiology, 1981, 54: 249 - 253.

[11] Guay J, Haig M, Lortie L, et al. Predicting blood loss in surgery for idiopathic scoliosis. Can J Anaesth, 1994, 41: 775 -781.

[12] Kling TF, Ferguson NV, Leach AB, et al. The influence of induced hypotension and spine distraction on canine spinal cord blood flow. Spine, 1985, 10: 878 - 883.

[13] Sutherland RW, Winter RJ. Two cases of fatal air embolism in children undergoing scoliosis surgery. Acta Anaesthesiol Scand, 1997, 41: 1073 - 1076.

[14] Altiok H, Lubicky JP, DeWald CJ, et al. The superior mesenteric artery syndrome in patients with spinal deformity. Spine, 2005, 30: 2164 - 2170.

[15] Pastorelli F, Di Silvestre M, Plasmati R, et al. The prevention of neural complications in the surgical treatment of scoliosis: the role of the neurophysiological intraoperative monitoring. Eur Spine J, 2011, 20: S105 - S114.

[16] Victor M Scoliosis Z. Yao & Artusio's Anesthesiology. 6th ed. Philadelphia: Lippincott Williams & Wilkins, 2008: 1155 -1178.

[17] 许莉. 矫形外科手术的麻醉//G Edward Morgan, Maged S Mikhail, Michael J Murray. 摩根临床麻醉学. 岳云,吴新民,罗爱伦,主译. 北京: 人民卫生出版社, 2007: 710 - 720.

[18] Chelly JE, Ben-David B, Williams BA, et al. Anesthesia and postoperative analgesia: Outcomes following orthopedic surgery. Orthopedics, 2003, 26: s865.

[19] Bitsch M, Foss N, Kristensen B, et al. Pathogenesis of and management strategies for postoperative delirium after hip fracture. Acta Orthop Scand, 2004, 75: 378 - 389.

[20] Horlocker TT, Wedel DJ, Benzon H, et al. Regional anesthesia in the anticoagulated patient: Defining the risks. Reg Anesth Pain Med, 2004, 29: 1.

[21] Connolly D. Orthopaedic anaesthesia. Anaesthesia, 2003, 58: 1189.

[22] Ackland GL, Harris S, Ziabari Y, et al. Revised cardiac risk index and postoperative morbidity after elective orthopaedic surgery: a prospective cohort study. Br J Anaesth, 2010, 105: 744 - 752.

[23] Van ZML, Genovesi IP, Mulder JW, et al. POSSUM predicts hospital mortality and long-term survival in patients with hip fractures. J Trauma, 2011, 70: E68 - 72.

[24] Hollowell J, Grocott MP, Hardy R, et al. Major elective joint replacement surgery: socioeconomic variations in surgical risk, postoperative morbidity and length of stay. J Eval Clin Pract, 2010,16: 529 - 538.

[25] Ereth MH, Weber JG, Abel MD, et al. Cemented versus noncemented total hip arthroplasty — embolism, hemodynamics and intrapulmonary shunting. Mayo Clin Proc, 1992, 68: 1066.

[26] Romeo HE, Fanovich MA. Synthesis of tetracalcium phosphate from mechanochemically activated reactants and assessment as a component of bone cements. Journal of Materials Science: Materials in Medicine, 2008, 19: 2751 - 2760.

[27] 师晓琴,彭娜,韩保君,等. 骨水泥植入综合征研究进展. 国际骨科学杂志, 2009, 30: 186 - 187.

[28] 王晓,孟勇,于永林,等. 骨水泥植入综合征研究进展. 中国医疗前沿, 2011, 6: 14 - 15.

[29] 赵志刚,贾新华,勘武生,等. 甲强龙预防下肢长骨骨折后脂肪栓塞综合征作用的 Meta 分析. 中国组织工程研究与临床康复, 2011, 15: 7392 - 7395.

[30] Kullenberg B, Ysberg B, Heilman M, et al. Femoral nerve block as pain relief in hip fracture. A good alternative in perioperative treatment proved by a prospective study. Lakartidningen, 2004, 101: 2104 - 2107.

[31] Nicolai BF, Billy BK, Morten B, et al. Fascia iliaca compartment blockade for acute pain control in hip fracture patients: A randomized, placebo-controlled trial. Anesthesiology, 2007, 106: 773 - 778.

[32] Andersen LJ, Poulsen T, Krogh B, et al. Postoperative analgesia in total hip arthroplasty: a randomized double-blinded, placebo-controlled study on peroperative and postoperative ropivacaine, ketorolac, and adrenaline wound infiltration. Acta Orthop, 2007, 78: 187 - 192.

[33] Simon AM, Manigrasso MB, O'Connor JP, et al. Cyclo-oxygenase 2 function is essential for bone fracture healing. J Bone Miner Res, 2002, 17: 963 - 976.

[34] Peters CL, Shirley B, Erickson J, et al. The effect of a new multimodal perioperative anesthetic regimen on postoperative pain, side effects, rehabilitation, and length of hospital stay after total joint arthroplasty. J Arthroplasty, 2006, 21: 132 - 138.

[35] Neuman MD, Silber JH, Elkassabany NM, et al. Comparative effectiveness of regional versus general anesthesia for hip fracture surgery in adults. Anesthesiology, 2012, 117: 72 - 92.

烧伤患者麻醉

烧伤(burn shock)患者的清创（急症手术）和植皮（急症或择期手术）均需要在麻醉状态下进行。在家中烧伤者以小儿及老人居多，大面积严重烧伤则常见于火灾，而爆炸事故引起的烧伤多数为青壮年患者。大面积烧伤多伴有呼吸道吸入性损伤而发生呼吸困难，通常需紧急气道处理。

第一节　烧伤患者的病情特点

一、烧伤临床分期和病理生理变化

（一）体液渗出期　由于大面积烧伤导致血浆大量渗出所致，速度一般以伤后 6～8 h 内为高峰。烧伤面积较大者又称“休克期”。此期患者代谢率和氧耗增加 2～3 倍，循环和呼吸系统可发生明显病理变化。因血容量丧失和心肌抑制因子的作用而使心排血量减少。严重烧伤引起肺毛细血管漏出综合征，也可发展为威胁生命的肺水肿。患者肺功能降低，功能残气量减少，胸肺顺应性降低，$P_{A-a}DO_2$ 增加，此外，局部伤口也有炎症和水肿，释放炎性介质，包括：组胺、血栓素、缓激肽、一氧化氮、五羟色胺、儿茶酚胺和血小板凝集因子等。小面积烧伤的反应相对较少。这些物质可引起全身反应，导致免疫抑制、代谢亢进、蛋白质分解和脓毒症。大面积烧伤后的低血容量性休克，表现为低蛋白血症、低钠血症、代谢性酸中毒等，甚至多脏器功能衰竭。应及早进行液体复苏（fluid resuscitation)，迅速恢复循环血量，以改善组织血液灌注和缺血缺氧。

（二）急性感染期　烧伤越深，面积越大，则感染机会也越大，感染程度越重。从创面的局部感染开始，而后向创面深部健康组织侵袭形成“烧伤创面脓毒症”，从而引发全身性感染和脓毒血症。防治感染，首要的是维持机体的抗病能力，及早防治休克，使缺血缺氧性损害降低到最低程度；同时及早清除坏死组织、封闭创面及用抗生素。

（三）修复期　此期包括创面修复与功能恢复。深度创面愈合后产生不同程度的疤痕增生、挛缩，导致肢体及其他功能障碍。需要通过早期功能锻炼和整形矫正手术，包括疤痕切除和植皮术来恢复功能。

二、烧伤面积的估计

（一）九分法　成人头、颈面积占 9%全身体表面积(TBSA)，每个上肢各占 9%，每个下肢各占 2×9%，躯干前侧及后侧面积各占 2×9%，会阴面积占 1%。此法对躯干前侧估计不够精确，前胸及腹部只占 13%的 TBSA。

小儿头部所占体表面积比例相对较大而下肢比例相对较小，对于 12 岁以下儿童可根据以下公式估算：

小儿头、颈部面积(%)＝[9＋(12－年龄)]×100%

小儿双下肢面积(%)＝[41－(12－年龄)]×100%

（二）新九分法　根据我国男、女青壮年的实测结果得出：头、颈面积占 1×9%的 TBSA，双上肢面积共为 2×9%，躯干包括会阴面积 3×9%，双下肢包括臀部 5×9%＋1%。

（三）手掌法　无论成人或小孩，手的面积占总体表面积 2.5%，掌侧占 1.25%，如果五指并拢，一掌面积约占 1%的 TBSA。

三、烧伤深度的估计

（一）Ⅰ度烧伤　又称红斑性烧伤，表现为局部干燥、疼痛、微肿而红，无水疱。

（二）Ⅱ度烧伤　又称水疱性烧伤，临床常分为浅Ⅱ度和深Ⅱ度。

（三）Ⅲ度烧伤　又称焦痂性烧伤，表现为局部苍白、黄褐或焦黄，严重者呈焦灼状或炭化。

四、烧伤严重程度的分类

烧伤严重程度分类标准见表 69－1。

表 69-1 烧伤严重程度分类标准 (%)

严重程度	成人		小儿	
	烧伤总面积	Ⅲ度烧伤面积	烧伤总面积	Ⅲ度烧伤面积
轻度	<10	0	<5	0
中度	10~30	<10	5~15	<5
重度*	31~50	10~20	16~25	<10
特重	>50	>20	>25	>10

注：* 成人烧伤面积<31%(或Ⅲ度烧伤面积<11%)或小儿烧伤面积<16%(或Ⅲ度烧伤面积<6%)，但有下列情况之一者，仍属重度烧伤范围：① 全身情况较重或已有休克。② 复合伤或中毒。③ 中、重度吸入性损伤。④ 婴儿头面烧伤面积>5%。

五、吸入性损伤

吸入性损伤(inhalation injury)的致伤因素主要是热力和化学的复合损伤，对明确或被高度怀疑有吸入性损伤者，采用气管切开术有助于维持较好的通气和组织氧合，且有利于呼吸道分泌物和损伤坏死黏膜的排出，对较重的吸入性损伤则应使用机械通气维持通气和氧合。

六、烧伤并发症

严重烧伤后可发生多种并发症，各类并发症的发生一般与烧伤的严重程度有关。

(一) 肺部感染 肺部感染是烧伤患者常见的并发症，可引起呼吸衰竭。对大面积烧伤伴吸入性损伤的患者来说，肺部感染是严重的危险因素。

(二) 成人呼吸窘迫综合征 常见于各种直接或间接损伤肺脏的急性过程。在脓毒症时，急性呼吸窘迫综合征(ARDS)的发病机制为肺毛细血管内皮和肺泡上皮受炎性介质损伤后血浆或血液漏入间质或肺泡内腔，发生肺泡积水或肺不张。

(三) 应激性胃、十二指肠黏膜损害 近年来仍保持较低的发生率，主要是常规应用制酸剂或质子泵抑制剂。

(四) 急性肾衰竭 目前，在烧伤早期由于患者及时就诊或被转运，此种并发症已属罕见，但病死率高。多半发生于化学烧伤中毒和感染导致的创面脓毒症及多脏器衰竭(MOF)。

第二节 烧伤患者的麻醉要求和术前准备

一、麻醉要求

烧伤患者的麻醉有特殊要求，包括：① 严重烧伤患者因广泛的创面，加之切痂取皮时术野范围大，难以进行正常的血压、脉搏等监测，应尽可能利用有限的监测对循环状态作出正确的判断。如双上肢烧伤，可测量下肢血压，对严重烧伤患者应使用动脉穿刺置管，直接测压。② 切痂取皮等手术对麻醉镇痛的要求高，需足够的麻醉深度。③ 伴有头、面、颈及气道烧伤患者，特别要注意气道管理。④ 由于反复多次手术，需考虑患者对麻醉药物的耐药性和发生变态反应的可能。

二、术前准备

(一) 一般评估与准备 术前应对烧伤面积、程度、部位及患者全身情况等进行一般评估，药代动力学的变化、药物耐受、大面积烧伤患者的输液通道和监测的建立困难、颈部瘢痕或口腔挛缩导致的呼吸道解剖异常是需要关注的主要事项。消化系统功能紊乱，胃排空时间延长，胃肠蠕动减慢甚至麻痹性梗阻，需延长术前禁食时间，必要时放置胃管。小面积、四肢及轻度烧伤对各系统影响不大，不需特殊准备。

(二) 术前用药 一般患者可给予常规术前用药，患者因疼痛明显应加用镇痛药。对高热、心动过速者不宜用阿托品。大面积烧伤及伴有吸入性损伤者不宜用吗啡。病情严重及体质差者宜少用或不用术前药。

(三) 严重烧伤术前准备

(1) 大面积烧伤输液急性期，患者状况不稳定，应着重纠正低血容量、酸碱和电解质紊乱及凝血障碍。大面积或严重烧伤后液体丢失可引起低血压、低灌注和休克。大量液体丢失发生在伤后 24~48 h，主要是渗出和转移到细胞外间隙，丢失成分与血浆相似，术前需积极补充晶体和胶体液。每日补液量按患者体重和烧伤面积进行计算：Parkland 公式第 1 个 24 h 补液量(ml)＝乳酸盐林格液 4.0 ml×体重(kg)×烧伤面积(%)，另给予机体需要的葡萄糖液；Brooke 公式第 1 个 24 h 补液量(ml)＝晶体液 1.5 ml×体重(kg)×烧伤面积(%)＋胶体液 0.5 ml 体重(kg)×烧伤面积(%)＋5%葡萄糖溶液 2 000 ml。1965 年，上海交通大学医学院附属瑞金医院烧伤科在总结 600 例无呼吸道烧伤或其他合并症患者早期输液基础上得出改良的 Evans 公式，即瑞金公式：第 1 个 24 h 补液量晶体液和胶体液分别按每 1%烧伤面积每千克体重 0.75 ml 计算，幼儿按每 1%烧伤面积每千克体重 1 ml 计算，另加每日需水(5%葡萄糖注射液)3 000~4 000 ml，幼儿每日 70~

100 ml/kg。通常烧伤后 8 h 内补充计算量的一半，剩余量在以后的 16 h 内输完。第 2 个 24 h 补液量晶体液和胶体液分别按第 1 个 24 h 实际输入量的 1/2 计算，5%葡萄糖注射液的量不变。大面积烧伤患者的液体补充必须在有创监测和实验室检查结果指导下进行。大面积深度烧伤或电烧伤时，常伴有肌红蛋白和血红蛋白尿，导致急性肾功能不全。应给予碳酸氢钠碱化尿液。

(2) 术前气道管理　胸部环周性深度烧伤会导致胸壁顺应性降低，可发生低氧血症和呼衰，需急诊行焦痂切开。面部、上呼吸道烧伤，以及伴有吸入性烧伤，应在气道水肿发生前尽快行气管内插管，否则可迅速发生软组织继续肿胀和扭曲，从而使插管困难。

(3) 补充血浆和白蛋白　大面积烧伤患者病程长，能量消耗大，分解代谢加速，出现负氮平衡。患者常有低蛋白血症、贫血、营养不良，以及水、电解质紊乱。术前均应积极纠正，以提高患者对麻醉和手术的耐受力。

第三节　烧伤患者的麻醉方式和药物选择

一、麻醉方式

(一) 神经阻滞及椎管内麻醉　上下肢小面积烧伤，如穿刺部位及其附近皮肤完好，可采用神经阻滞及椎管内阻滞麻醉，尤其适用于这些部位烧伤晚期的整形手术。

(二) 神经安定镇痛麻醉　仅适用于表浅、短小清创手术，或作为其他麻醉的辅助用药。

(三) 静脉复合麻醉或静吸复合麻醉

(1) 呼吸道通畅、无明显呼吸抑制是保证静脉复合麻醉安全的关键。

(2) 头、颈、面及伴吸入性烧伤，长时间、大面积、饱胃、病情严重及俯卧位手术等均不宜作非气管插管的静脉复合麻醉。

(3) 气管插管静脉复合麻醉可用于各种烧伤患者。

(4) 静吸复合麻醉是目前最常用的方法，采用静脉麻醉药进行诱导，然后吸入异氟烷、七氟烷或地氟烷等维持麻醉，辅以阿片类药物及肌松药，麻醉平稳，清醒迅速。

二、麻醉药物选择

(一) 全身麻醉药　吸入性烧伤应避免应用对呼吸道有刺激的吸入麻醉药。氧化亚氮镇痛作用强、循环抑制作用轻、清醒快，适用于烧伤患者。因其麻醉作用弱，宜复合应用其他吸入性麻醉药。但手术结束停用氧化亚氮后应吸高浓度氧，以防氧化亚氮引起的弥散性缺氧。大面积、严重烧伤、全身情况差的患者应避免用循环抑制作用强的麻醉药。

(二) 肌松药　由于去极化肌松药琥珀胆碱可导致高血钾甚至心搏骤停，不仅在烧伤后 5～15 d 禁用，烧伤后 2～3 个月甚至更长时间仍不宜使用琥珀胆碱。烧伤患者宜用非去极化肌松药，但大面积烧伤患者，尤其是烧伤面积＞40%的患者对非去极化肌松药的敏感性降低，有时用药量是未烧伤患者的 3～5 倍。该现象与烧伤患者非去极化肌松药的药代动力学变化、受体数量减少和亲和力降低有关。

第四节　烧伤患者的麻醉管理

一、建立有效的监测和静脉通路

大面积烧伤时，ECG 电极不得直接安置于清创的组织上，可应用针式电极。对于无法经上下肢测定血压的危重患者，可经动脉置管连续监测血压。穿刺部位取决于可用的未烧伤区域。而对于心脏功能异常、持续低血压等危重患者，必要时可放置肺动脉导管监测血流动力学变化及指导治疗。当无法经指、趾监测 SpO_2 时，可用特定探头置耳垂、嘴唇、额头(小儿)等部位进行 SpO_2 监测。常规观察和记录尿量，作为判断循环状况的参考。必须建立有效的静脉通路，以保证迅速补充大量的液体。建立中心静脉通路，可监测血容量和输注药物。如果所有适当位置均被烧伤，则也可在创面消毒后将通路建立于烧伤处。

二、呼吸管理

对于非气管插管全麻患者，要保证呼吸道通畅，必要时可用口咽、鼻咽通气道和喉罩；选用对呼吸抑制轻的药物，保证有足够的通气量，并常规吸氧。头、面、颈部烧伤或严重烧伤即使无头面部烧伤，也可有头、面、颈部组织水肿；而晚期焦痂形成和挛缩，也很难找到合适的面罩及通气道，气管内插管也十分困难。此外，烧伤患者可出现各种不可预测的困难气道，因此要准备好普通喉罩、可插管喉罩、光棒、可视喉镜、纤维支气管镜等，可在保留自主呼吸下行清醒插管，必要时经气管造口术。下呼吸道烧伤后坏死物脱落，可导致单叶或多叶肺不张及肺水肿，需及时行气道吸引，必要时在纤支镜下行支气管内坏死物清除。

三、循环管理

包括以下几方面：① 烧伤后最初 48 h，主要是血浆渗出引起低血容量，术中继续术前的补液方案，并补充麻醉药物引起的血管扩张和术中失液、失血导致的容量缺失，维持血流动力学稳定，使组织有足够的血流灌注，维持术中尿量>0.5～1 ml/(kg·h)。② 烧伤初期可发生心排血量和动脉压降低，可能与循环中抑制心肌收缩力的因子有关；烧伤后 36～72 h 毛细血管的完整性可重建，间质间隙中的液体被重吸收，可减少输液量。烧伤后期患者营养不良、毒素吸收甚至发生脓毒血症等。因此，术中输液需在有效循环功能监测(如血压、中心静脉压、尿量等)下进行，必要时用心血管活性药物。③ 烧伤切痂手术的范围较大，烧伤创面蒸发通常较多，创面出血多而迅速，很容易造成低血容量。④ 术中改变体位，尤其由仰卧改为俯卧位时，应特别注意循环功能改变。⑤ 大面积及严重烧伤患者术中应监测血气和电解质，维持电解质和酸碱平衡。

四、体温调节

大量液体输入等易引起体温下降。低温可引起许多并发症，如体温<28℃可并发心动过缓和室性早搏增多，甚至引起室颤。因此所有输液和血制品应加温，吸入气体也应加温和湿化；烧伤小儿可应用辐射加热灯或被置于加热毯上保温。手术室室温应维持在24～27℃，相对湿度>50%也有助于预防低体温。

五、烧伤患者的 PCA 镇痛

为避免椎管内感染和减少操作创伤，烧伤患者多选用经静脉 PCA。创面的治疗和换药等操作可加重患者的疼痛程度，因而，同一患者在不同时间的用药量应有较大幅度的调整。成人常规用法为负荷量吗啡 3 mg，单次给药剂量 0.5～1 mg，锁定时间 6～10 min。不能完全止痛时，单次给药剂量增加 50%；患者出现镇静、嗜睡等症状时，单次给药量减少 25%。总之烧伤患者病情复杂，PCA 过程中应综合考虑其健康状况、病理生理改变、治疗方式及既往用药情况，合理制定、适时调整用药方案。

六、麻醉恢复期注意事项

包括：① 熟悉烧伤不同时期的病理生理变化特点，继续加强 ECG、BP、CVP 监测，维持循环功能稳定。② 大面积深度烧伤后出现全身炎症反应综合征，应警惕会引起许多重要脏器的并发症。③ 严重烧伤患者往往需接受多次手术和麻醉，机体处于严重消耗状态，抵抗力差，应充分考虑患者的耐受性、耐药性和变态反应性。④ 监测 SpO_2，持续吸氧，预防低氧血症。⑤ 在恢复室内易发生寒战，体温可以正常或降低，应注意保暖，可同时应用小剂量咪达唑仑及哌替啶静注。⑥ 护送患者时，应注意保温，防止皮肤移植物脱落。

(金善良　张富军　于布为)

参考文献

[1] 许伟石.现代烧伤治疗.北京：北京科学技术出版社，1995.

[2] 葛绳德.我国烧伤休克的回顾与展望.中华烧伤杂志，2000，16：5261-5264.

[3] 杨宗诚.吸入性损伤研究.中华烧伤杂志，2000，16：137-140.

[4] 孙大金，杭燕南.实用临床麻醉学.北京：中国医药科学技术出版社，2001.

[5] Bhatia M, Moochhala S. Role of inflammatory mediators in the pathophysiology of acute respiratory distress syndrome. J Pathol, 2004, 202: 145-156.

[6] Mosier MJ, Pham TN, Klein MB, et al. Early acute kidney injury predicts progressive renal dysfunction and higher mortality in severelyburned adults. J Burn Care Res, 2010, 31: 83-92.

[7] Mustonen KM, Vuola J. Acute renal failure in intensive care burn patients. J Burn Care Res, 2008, 29: 227-237.

[8] MacLennan N, Heimbach DM, Cullen BF. Anesthesia for major thermal injury. Anesthesiology, 1998, 89: 749-770.

[9] Cooper AB, Islur A, Gomez M, et al. Hypercapnic respiratory failure and partial upper airway obstruction during high frequency oscillatory ventilation in an adult burn patient. Can J Anaesth, 2002, 49: 724-728.

[10] Browne AL, Andrews R, Schug SA, et al. Persistent pain outcomes and patient satisfaction with pain management after burn injury. Clin J Pain, 2011, 27: 136-145.

[11] Ahrns KS. Trends in burn resuscitation: shifting the focus from fluids to adequate endpoint monitoring, edema control, and adjuvant therapies. Crit Care Nurs Clin North Am, 2004, 16: 75-98.

[12] Miller RD, Eriksson LI, Fleisher LA, et al. Miller's Anesthesia. 7th ed. Philadelphia: Churchill Livingstone Inc, 2009: 1733-1734.

第七十章 妊娠生理与麻醉

妊娠是胚胎和胎儿在母体内发育成长的过程，是非常复杂、变化极为协调的生理过程，全过程平均约为38周。妊娠期间，母体的各个系统器官都发生了生理变化，而这样的变化大多在分娩后恢复正常。了解妊娠与胎儿生理有助于产科手术和孕产妇非产科手术的麻醉处理。

第一节 妊娠期母体的生理改变

一、循环系统的改变

(一) 心脏的变化 妊娠期间，抬高的膈肌使心脏在胸腔的位置发生改变，心脏向上、向左并向前方移位，沿纵轴逆时针方向轻度扭转，加之心肌肥厚、心脏容量增加，导致胸部平片显示心脏扩大，以及在心电图上表现为电轴左偏和T波改变，可能出现房性或室性早搏等心律失常。听诊可闻及收缩期喷射样杂音(1～2级)及明显的第一心音分裂(S1)；也可闻及第三心音(S2)。少数患者会出现无症状的心包积液。

(二) 血容量的变化 妊娠期母体的血容量增加用以满足母体及胎儿生长的代谢需要，至足月时，孕妇血容量可增加35%～40%，但血红蛋白可减少20%左右，这是因为血浆容量的增长速度明显高于红细胞的生长，可导致稀释性贫血(dilutional anemia)及血黏度的下降，然而母体的平均血红蛋白数值一般都>110 g/L。孕期由于血红蛋白的减少而引起的组织氧供的减少，可通过心排血量的增加和血红蛋白氧解离曲线右移得以补偿。

孕足月时，大多数孕妇的血容量会增加1 000～1 500 ml，总血容量可达到90 ml/kg，这使得孕妇更易耐受分娩过程中的失血。平均阴道分娩丢失的血液为100～500 ml，而剖宫产丧失300～800 ml，直到分娩结束后1～2周血容量将恢复至孕前。

孕中晚期，母体下腔静脉受压易导致下半身远端静脉淤血、静脉炎、水肿。而且，膈以下的下腔静脉受压扩张并通过侧支循环血管增加血液回流，例如通过椎旁静脉丛(包括硬膜外静脉)，另有小部分通过腹壁静脉回流。椎旁静脉丛血流增加使硬膜外间隙和蛛网膜下腔静脉丛扩张而椎管容积相对缩小，使得孕妇椎管内用药剂量比非孕妇减少1/3，同时硬膜外穿刺出血或血肿形成的发生率亦相应增加。

血容量增加的具体机制尚未完全阐明，妊娠期升高的醛固酮、雌激素、孕酮均与此有关。妊娠子宫需额外血流、胎儿额外的代谢需求及其他器官(尤其是肾)灌注增加，使血容量必须增加。皮肤亦需额外的血流，以散发因代谢率升高产生的热量。额外增加的血容量还被用于补充母体分娩时的失血。

(三) 血流动力学的改变 妊娠期间心率和每搏输出量都有增加，心率增快15%～30%，每搏输出量增加30%左右，可使心排血量相应增加，至孕足月心排血量增加可达到40%。孕期超声心动图检测常可显示心腔扩大和心肌肥大；肺动脉压、中心静脉压、肺动脉楔压保持不变。在怀孕7～9个月时，心排血量不再明显升高，心排血量最大的增长是在产程中并且在产后会突然增加，直到分娩结束两周后心排血量才会恢复正常。

自然分娩时，第一产程(first stage)中子宫强烈收缩可使回心血量明显增加，心排血量可暂时增加20%；第二产程中产妇的屏气动作可使腹内压显著升高，增加回心血量，心排血量可暂时增加40%，每次子宫收缩可额外增加15%～25%；第三产程增加25%，心排血量的增加最多达50%～80%，因而加重心脏负担。同样，剖宫产的产妇循环系统也会发生明显的波动。胎儿取出后，子宫收缩使大量的血液被挤回心脏，使心脏负荷加重。心血管功能良好的产妇一般可耐受这种循环负荷增加的剧烈波动，但对于原本就有心脏病的孕妇，各种并发症发生的几率明显增加，如心力衰竭、肺水肿等。因此不管无痛分娩或是剖宫产时，麻醉医师应严密监测血流动力学的改变，积极处理。

(四) 血压的变化 妊娠第4～6个月时，母体全身血管阻力的下降使收缩压和舒张压均降低，收缩压降低幅度要小一些,对肾上腺素能及血管收缩药物的反应较迟钝。孕晚期血压轻度升高,脉压差稍增大。

(五) 静脉压的变化 妊娠晚期增大的子宫压迫下腔静脉和腹主动脉导致回心血量减少,有超过20%的足月孕妇会发生仰卧位低血压综合征(supine hypotension syndrome),出现低血压、面色苍白、出汗、恶心、呕吐、神志改变等临床表现,同时子宫静脉压增加、子宫动脉严重的低灌注等因素共同作用会累及子宫和胎盘血流(utero placental blood flow),对胎儿不利。产妇左侧卧位或半卧位后可解除压迫,而增加心排血量。

需强调的是,硬膜外阻滞和腰硬联合麻醉,可以抵消全身血管阻力增加的代偿作用,同时因盆腔肌肉松弛,使增大的妊娠子宫失去支撑作用而更倾向于向后压迫下腔静脉,成为产妇仰卧位低血压综合征的重要促发因素。

二、呼吸系统的改变

(一) 解剖学的改变 妊娠3个月后,胸腔前后径的增加代偿了膈肌抬高导致的胸腔容积改变,膈肌运动并未受限,胸式呼吸大于腹式呼吸,肺活量和肺闭合容量均很少受影响。但功能残气量的减少使孕妇的氧储备能力明显降低。近足月时生理无效腔下降,肺血容量增加和膈肌抬高使X线胸片中肺血管纹理更加明显。

在怀孕期间,孕妇呼吸道黏膜的毛细血管都处于充血状态,气管插管时易引起损伤。同时声带水肿、鼻腔黏膜水肿、鼻塞,可导致声音变化。

(二) 肺功能的改变 妊娠期氧耗量和每分通气量渐进性增加。到足月时,氧耗量增加20%~50%,每分通气量增加50%。$PaCO_2$降低至28~32 mmHg;血浆碳酸氢盐的代偿性降低避免了明显的呼吸性碱中毒。高通气所致的2,3-二磷酸甘油升高提高了血红蛋白与氧的结合力;加上后期心排血量的增加,提高了向组织的输氧能力。

孕足月时功能残气量(FRC)下降20%,潮气量(TV)增加40%,每分通气量增加50%。通气量增多使孕妇动脉血氧分压(PaO_2)减少15%左右,HCO_3^-减少15%左右,PaO_2轻度增高,氧合血红蛋白解离曲线右移,这有利于氧在组织的释放。

储氧能力的减少和氧耗的增加使孕妇更容易发生缺氧,因此麻醉时应保证产妇充足的氧供。在分娩期间,特别是第一和第二产程,由于疼痛难忍,产妇的每分通气量和氧耗剧增,比非妊娠妇女增高约300%,导致产妇低碳酸血症($PaCO_2$降到20 mmHg或更低),pH升高(pH=7.55),引起呼吸性碱中毒,可使血管收缩,影响胎儿血供。另外,在宫缩的间歇期,由于疼痛缓解,血中低$PaCO_2$可使产妇呼吸减弱,导致缺氧。硬膜外镇痛可有效地消除分娩疼痛,消除过度通气,降低氧耗,对孕妇和胎儿有利。

(三) 妊娠期呼吸功能的变化对麻醉的意义 在妊娠过程中,若出现呼吸困难,则属肺活量显著下降的病理状态,多发生于严重贫血、心肺疾病、肺水肿或膈肌高度上移的孕妇。妊娠末期,因膈式呼吸受限,代偿能力极差,因此全麻时应避免抑制胸式呼吸,椎管内麻醉要防止阻滞平面过高,并加强呼吸的管理。心排血量的增高使血液对可溶性麻醉药的转运增快,减慢肺泡药物浓度达到一定吸入浓度的速率,延缓麻醉诱导的出现。

FRC的降低和氧耗量的增加共同导致呼吸停止时孕妇的氧饱和度迅速下降,孕妇进行全麻诱导前的充分氧合对于避免低氧血症是非常重要的。孕足月时仰卧将有>50%的孕妇其闭合容量会>FRC,在这种情况下,很容易发生肺膨胀不全和低氧血症。没有氧气供应时,孕妇应避免完全平卧。FRC下降伴随每分通气量增高而加快了所有吸入麻醉药的摄入,生理无效腔的减少使呼气末动脉CO_2梯度变窄。

三、消化系统的改变

(一) 口腔的变化 妊娠期妇女牙龈肥大、充血、松脆,因而易出血,且易出现牙齿松动及龋齿,这与全身雌激素水平增加有关。

(二) 胃肠道平滑肌张力降低 妊娠期母体黄体酮分泌增加,抑制胃肠道对乙酰胆碱和胃泌素的收缩反应,胃肠道平滑肌张力降低,贲门括约肌松弛。

孕期由于胎盘分泌的胃泌素的水平升高,孕妇胃酸的分泌增加,加上胃肠运动减弱,食物在胃肠道停留的时间延长,胃排空时间延长,且胃内压增高、贲门括约肌松弛,所有这些改变都增加呕吐、反流、误吸的危险性,全麻时误吸可并发吸入性肺炎。因此,对于择期剖宫产手术,应严格要求禁食;而对于急症手术,麻醉前都应按饱胃进行准备。

(三) 其他 妊娠期间,消化道溃疡病并不多见,而原有的一些小溃疡常会好转,这是因为人绒毛膜促性腺激素产生增加。另外,胆囊疾病的发生率增加。由于胎盘可分泌碱性磷酸酶,所以在孕后期,该酶可逐渐升高;至足月分娩时,达到正常值的2~3倍。但肝功能的其他指标均正常。

四、血液系统变化

(一) 红细胞的变化 妊娠期血浆及红细胞两者均增加使血容量增加,并可一直持续到足月。孕早期血浆容量增加,继之红细胞量在孕期可增加约33%。无论是否补铁,红细胞体积均增大,补铁时增大更明显。血浆容量的增加超过红细胞的增加,出现贫血现象,血细胞比容从40%下降为33%,血红蛋白从125 g/L下降至109 g/L。

(二) 白细胞的变化 正常妊娠期白细胞总数增多,由孕前的$(4.3 \sim 4.5) \times 10^9/L$上升至孕晚期的$(5 \sim 12) \times 10^9/L$,主要是多形核细胞,可持续到产后2周以后。妊娠期淋巴细胞和单核细胞数无变化。有研究表明：多形核细胞趋化性受损是细胞缺陷的表现，孕晚期孕妇多形核细胞黏附减少，这可解释为什么孕妇感染率高。

(三) 血小板的变化 妊娠期血小板产生明显增加，与之相伴的是血小板消耗进行性增加；血小板凝集抑制因子前列环素(PGI2)和血小板凝集刺激因子、血管收缩因子 TXA2 均升高。

(四) 凝血功能的变化 妊娠期几种主要的凝血因子水平都升高，纤维蛋白原、因子Ⅷ显著增加，因子Ⅱ、Ⅴ、Ⅶ、Ⅸ及Ⅹ轻度升高。血浆纤维蛋白原浓度自怀孕3个月开始，从正常非孕水平的2～4 g/L逐步上升到孕晚期的4～6 g/L，由此使血沉加快。纤维蛋白原合成增加与子宫胎盘循环的利用及激素变化(如高雌激素水平)有关。接近妊娠末期，因子Ⅺ略下降，因子Ⅻ明显下降。妊娠期及产时纤溶活性受到抑制，其确切机制不清，可能与胎盘有关，与纤维蛋白原水平对应，纤溶酶原升高，使凝血和纤溶活性平衡。

五、内分泌系统变化

(一) 垂体 妊娠期腺垂体增大，垂体生长激素浓度显著下降，促性腺激素也下降；催乳素浓度于妊娠七周时显著增加。

(二) 甲状腺和甲状旁腺 有40%～70%的孕妇甲状腺增大，孕期基础代谢率增高(10.4±5.9)%，血清甲状腺激素浓度逐渐上升，垂体促甲状腺激素浓度也明显增高。甲状旁腺呈生理性增生，激素分泌增加，钙离子浓度下降，临床上多见于低钙血症。

(三) 胰腺 血清胰岛素浓度随妊娠进展而增高，但因胎盘催乳素及游离皮质醇的致糖尿病性作用增加，胰腺对葡萄糖清除能力大为降低。

(四) 肾上腺 孕期肾上腺皮质形态无明显改变，血清皮质醇浓度增加，肾上腺皮质激素处于功能亢进状态；另外，由于雌激素等的作用，孕期肾素-血管紧张素-醛固酮系统功能增强，可以起到稳定血流动力学状态的作用。

六、泌尿系统变化

肾小球滤过率可上升30%～50%，并于孕16～24周达到峰值，持续至足月时。有时增大的妊娠子宫压迫下腔静脉，使肾小球滤过率有所下降。孕期肾血流量也相应增加。因此，孕期血中的尿素氮含量是下降的，通常＜10 mg/dl(＜3.6 mmol/L)，肌酐的含量可下降至＜0.7 mg/dl(＜62 μmol/L)，输尿管在孕激素的作用下明显扩张，而孕晚期时由于增大的子宫压迫输尿管，可使之狭窄。

七、代谢的变化

(一) 体重及基础代谢率的变化 胎儿、胎盘的生长使母体的代谢发生改变，最明显的变化是体重增加和体型改变。体重增加不仅仅是增大的子宫及其内容物，还包括增大的乳房组织、血容量、水分(细胞外液约6.8 L)，脂肪、蛋白质的堆积和细胞内液的增加，使母体储备增加。妊娠期体重平均增加12.5 kg。

妊娠期基础代谢率逐步增高，到孕末期可增加15%～20%，氧耗量增加20%～30%，主要为子宫血管营养区域所用。

(二) 糖代谢的变化 妊娠期，在皮质激素及胎盘催乳素抑制胰岛素功能的作用下，外周葡萄糖利用率降低，肌肉糖原储存量减少，血糖增加及餐后血糖维持时间延长，借此可使更多的糖透过胎盘进入胎儿以满足需要。由于肾小球滤出的糖量超过肾小管的回收量，因此有20%～30%非糖尿病妇女在妊娠期可出现间断性糖尿现象，称为妊娠生理型糖尿，产后完全消失。由于血容量增多及代谢产物增多，肾脏负荷加重。代谢产物增多导致BUN和Cr轻度增高。另外，尿蛋白质的量也可轻微增多。

(三) 脂肪代谢的变化 妊娠期里，总脂肪量增加，但增加的量随体重增加的不同而异。孕中期里，血脂升高(血浆胆固醇升高50%，血浆三酰甘油增加2倍)，产后甘油三酯、胆固醇及脂蛋白迅速下降，妊娠期低密度脂蛋白(LDL)和高密度脂蛋白(HDL)的比例升高。有人认为孕中期脂肪储备较集中，以后的几个月，胎儿营养需要增加，脂肪储备减少。

(四) 蛋白质代谢的变化 正常妊娠期增加的体重中，将近1 kg是蛋白质，其中50%在胎儿和胎盘内，另一半在子宫收缩蛋白、乳腺组织、血浆蛋白和血红蛋白。血浆白蛋白水平下降，而纤维蛋白原水平升高。

第二节 胎儿生理

一、胎儿的血液循环

(一) 解剖学特点

1. 脐静脉 一条，来自胎盘的血流经脐静脉进入肝及下腔静脉，出生后胎盘循环停止，脐静脉闭锁为肝圆韧带，脐静脉的末支静脉导管闭锁为静脉韧带。

2. 脐动脉 两条，来自胎儿的血液经脐动脉注入胎盘与母体进行物质交换，出生后闭锁为腹下韧带。

3. 动脉导管　位于肺动脉与主动脉之间,出生后肺循环建立,肺动脉的血液不再流入,闭合成动脉韧带(出生后 10～14 d)。

4. 卵圆孔　出生后,建立了正常的肺循环,由于左心房内压力增加,迫使原发房间隔的薄片压在卵圆孔的表面,而使卵圆孔开始关闭,6～8 周完全闭锁。

(二) 血液循环特点

1. 来自胎盘的血液　进入胎儿体内分为 3 支:一支直接入肝;一支与门静脉汇合入肝;一支经静脉导管入下腔静脉。

2. 卵圆孔　位于左右心房之间的一个开放区,出生前,由于血流是从右到左,使卵圆孔持续开放。

3. 肺循环　肺循环阻力大,肺动脉内血流大部分经动脉导管分流入主动脉,首先供应心脏、头部和上肢,仅 1/3 经肺静脉流入左心房(图 70-1)。

二、胎儿的气体交换

胎儿的气体交换在胎盘进行,气体交换的效率仅为肺的 1/50,故分娩时母体发生仰卧位综合征、胎盘血流受阻,或母体患肺炎、哮喘、充血性心衰、抽搐、麻醉性呼吸抑制、低血压等情况下都可引起母体低氧血症,继而导致胎儿供氧不足,引起胎儿窘迫(fetal distress)。

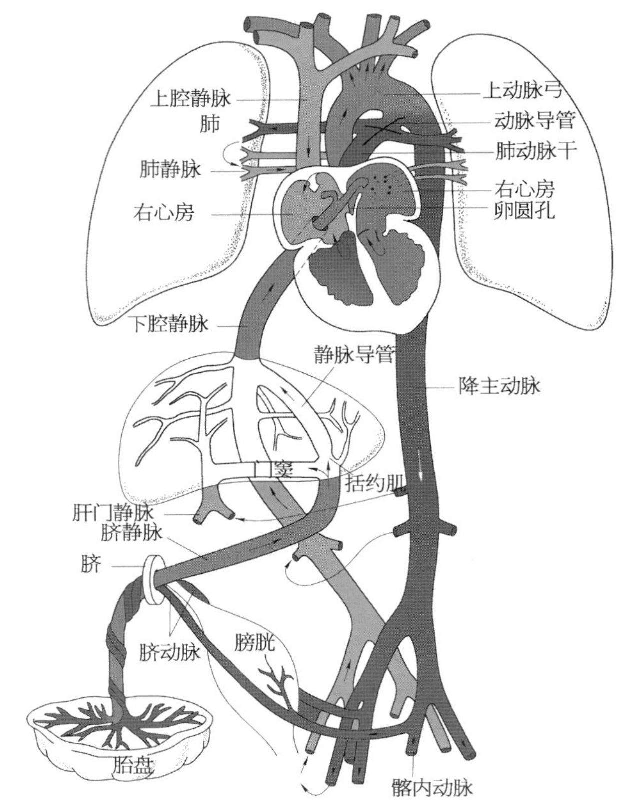

图 70-1　胎儿的血液循环

第三节　麻醉对母体和胎儿的影响

一、妊娠生理对麻醉的影响

孕妇对全麻药和局麻药的敏感性都增高,对麻药的需求比非妊娠妇女要低。对于脊麻或硬膜外阻滞,局麻药的用量可减少 30%～50%,就可以达到理想的平面。一般认为,由于妊娠妇女腹腔压力增大,硬膜外静脉怒张,从而使硬膜外腔和蛛网膜下腔的间隙减小,导致局麻药的用量减少,但也有认为局麻药用量的减少是由于孕妇的神经纤维对局麻药的敏感性增加所致。

尽管妊娠并不增加蛛网膜下腔脑脊液压力,但子宫痛性收缩及 Valsalva 手法(紧闭声门时呼气)能够增加硬膜外腔和蛛网膜下腔压力,如在子宫收缩时把局麻药注入蛛网膜下腔,则麻醉平面会显著增高。如果事先用区域阻滞消除患者疼痛,则蛛网膜下腔和硬膜外腔压力不会增高。

妊娠期妇女对吸入麻醉药的需要量也降低到正常量的 40%左右,但其机制尚不清楚。研究证明:妊娠妇女吸入全麻药的最低肺泡有效浓度(MAC)明显减低,最低只相当于正常孕妇的 60%。通常认为此因妊娠期间孕妇体内激素水平的改变所致,但也有认为可能是由于孕妇内啡肽和强啡肽的浓度增高导致机体对疼痛的忍受力增加,而使其吸入全麻药的 MAC 明显降低。

总之,无论是硬膜外阻滞或全麻,孕妇对各种麻醉药的敏感性增加,应适当减少药量,预防各种并发症的发生。

二、麻醉药的子宫胎盘血流效应

(一) 静脉用麻醉药　静脉用麻醉药对子宫胎盘血流影响的差别很大。

(1) 巴比妥类和丙泊酚一般对子宫胎盘血流影响较小,因为其对母体血压下降的影响是缓和的和剂量依赖性的。较小的诱导剂量,由于交感肾上腺激活作用(浅麻醉)则可导致明显的血流减少。

(2) 当氯胺酮剂量<1.5 mg/kg 时,不产生明显的子宫胎盘血流改变;其高血压效应一般会抵消任何的血管舒张作用。氯胺酮剂量>2 mg/kg 时,则可能发生子宫压力过高。

(3) 与硫喷妥钠和丙泊酚相比，咪达唑仑作为诱导药物更容易产生全身性低血压。

(4) 依托咪酯对血压影响较小，但对子宫胎盘血流的影响并无定论。

(二) 吸入麻醉药 吸入麻醉药降低血压的同时，潜在地减少子宫胎盘的血流。当吸入性麻醉药浓度低于最低肺泡有效浓度时，这一作用较小，形成剂量依赖的子宫松弛和轻微的子宫血流减少。氧化亚氮对子宫胎盘血流影响小，在动物研究中显示，单用氧化亚氮亦可使子宫动脉收缩。

(三) 局麻药 高血药浓度的局麻药，特别是利多卡因，导致子宫动脉收缩。但这么高血药浓度的利多卡因仅见于误注入血管内和突然发生于宫颈旁阻滞之后。如果能避免低血压，脊麻和硬膜外阻滞一般不降低子宫血流，而且，子痫前期的患者在硬膜外阻滞后实际上子宫血流是改善的；循环中内源性儿茶酚胺的下降可能会减弱子宫血管的收缩。在局麻药中加入稀释后低浓度的肾上腺素不会改变胎盘血流。从硬膜外间隙吸收入血管中的肾上腺素可能仅产生轻微的β肾上腺素能作用。

三、胎盘对麻醉药的转运

胎儿脐静脉与母体静脉的血药浓度比值(UV/MV)反映了药物子宫胎盘转运(uteroplacental during transport)情况；反之，UV/MV的比值反映了药物被胎儿吸收的情况。母体给药产生的胎儿作用与多因素相关，包括给药途径、剂量、给药时机(与分娩及宫缩均有关)，以及胎儿器官的成熟度(脑和肝脏)。

药物对胎儿作用可以用产时胎心率(fetal heart rate)变化或酸-碱状态评估，也可以用产后Apgar评分(Apgar scores)或神经行为检查来评估。幸运的是，尽管麻醉药和添加剂能通过胎盘，但运用于整个产程和分娩时的现代麻醉技术对胎儿产生的效应却很小。

(一) 吸入麻醉药和静脉麻醉药 所有吸入麻醉药和大部分静脉麻醉药均能自由通过胎盘。吸入麻醉药在给予限定的剂量时(<1 MAC)和诱导后10 min内即娩出，一般不导致胎儿抑制。硫喷妥钠、氯胺酮、丙泊酚、苯二氮䓬类药均容易通过胎盘，在胎儿血循环中容易检测到上述药物。除了苯二氮䓬类药以外，其他药物用常规诱导剂量时对胎儿的影响很小。

(二) 肌肉松弛药 美国药品和食品管理局(FDA)公布的妊娠用药安全性分级中，琥珀胆碱、阿曲库铵、泮库溴铵和维库溴铵被列为C级。C级的定义是：动物实验显示药物能造成胎仔畸形或死亡，但无人体对照研究，使用时必须谨慎权衡药物对胎儿的潜在危险。分子量<600的药物能够通过胎盘屏障进入胎儿体内。分娩前胎儿肝肾功能尚未发育健全，进入胎儿体内的肌松药未能及时代谢，剖宫产胎儿娩出后，可造成新生儿肌张力减低甚至呼吸微弱。因此全麻下行剖宫产的患者，选择分子量>600的肌松药对娩出的新生儿更安全。常用肌松药的分子量：琥珀胆碱397.34、维库溴铵527.94、罗库溴铵529.79、泮库溴铵572.88、哌库溴铵602.23、米库氯铵1 003、阿曲库铵1 243.5、顺阿曲库铵1 243.5。使用顺阿曲库铵影响很小，若反复使用琥珀胆碱或者胎儿假胆碱酯酶先天不足，则有可能导致新生儿神经肌肉阻滞。

(三) 阿片类药物 大部分阿片类药物易通过胎盘，但在分娩时对胎儿的影响有很大差别。新生儿表现为对吗啡的呼吸抑制作用最为敏感，哌替啶给药后1～3 h呼吸抑制也很明显，但仍不如吗啡作用强。布托啡诺和纳布啡产生的呼吸抑制效应更小，但仍可能产生明显的神经行为抑制作用。

尽管芬太尼易通过胎盘，但除非娩出前即刻静脉给予较大剂量(>1 μg/kg)，否则不会对新生儿产生明显影响。硬膜外或鞘内给予芬太尼、舒芬太尼甚至较小剂量的吗啡，对新生儿产生的作用很小。瑞芬太尼也容易通过胎盘，并且有可能导致新生儿的呼吸抑制，娩出前胎儿瑞芬太尼的血药浓度大约为母体的一半，UA/UV值大约为30%，说明对于新生儿瑞芬太尼代谢得相当快。

(四) 局麻药 局麻药的胎盘转运受三种因素影响：pKa、母体和胎儿的pH及蛋白结合率。胎儿酸中毒可导致较高的胎儿-母体药物比，这是因为局麻药与氢离子结合导致非离子化而滞留于胎儿血循环中。高蛋白结合率的药物很少能经弥散通过胎盘，因此，大量的与蛋白结合的布比卡因和罗哌卡因一般表现为较低的胎儿血药水平。氯普鲁卡因的胎盘通过是最低的，因为能迅速地被母体血循环中的胆碱酯酶所分解。

(五) 其他 大多数麻醉性辅助药也容易通过胎盘，因而，母体给予麻黄碱、β肾上腺素受体阻滞剂(如拉贝洛尔和艾司洛尔)、扩张血管药、吩噻嗪类药、抗组胺类药(H1和H2)、甲氧氯普胺等均可转运至胎儿。阿托品和东莨菪碱可以通过胎盘，但格隆溴铵由于其四价和胺(离子化的)而限制了其胎盘转运。

(刘志强)

参考文献

[1] 黄宇光，主译. 实用产科麻醉. 北京：人民卫生出版社，2010：16-19.

[2] Chestnut DH. Obstetric Anesthesia：principles and practice. 3rd ed. Philadelphia：Elsevier Mosby，2004：3-11.

[3] Rosenkranz, Hiden M, Leschnik B, et al. Calibrated automated thrombin generation in normal uncomplicatedpregnancy. Thromb Haemost, 2008, 99: 331 - 337.

[4] 段涛,主译. 威廉姆斯产科学. 12 版. 济南: 山东科学技术出版社,2006: 987 - 992.

[5] Wong CA, Mccarthy RJ, Fizgrrald PC, et al. Gastric emptying of water in obese pregnant women at term. Anesth Analg, 2007, 105: 751 - 755.

[6] 张友忠,荣凤年,主译. 施奈德与莱文森产科麻醉学. 4 版. 济南: 山东科学技术出版社,2006: 705 - 709.

[7] Jensen D, Duffin J, Lan YM, et al. Physiologicalmenchanisms of hyperventilation during human pregnancy. Resppirphysiol Neurobiol, 2008, 161: 76 - 86.

[8] 曾因明,邓小明,黄宇光,等译. 米勒麻醉学. 6 版. 北京: 北京大学医学出版社,2006: 2213 - 2217.

[9] 岳云,吴新民,罗爱伦,译. 摩根临床麻醉学. 4 版. 北京: 人民卫生出版社,2007: 720 - 725.

[10] 吴新民. 麻醉学前沿与争论. 北京: 人民卫生出版社,2009: 274 - 284.

[11] Miller RD, Eriksson LI, Fleisher LA, et al. Miller's Anesthesia. 7th ed. Philadelphia: Churchill Livingstone Inc, 2009: 323 - 325.

[12] 曲元,黄宇光. 妇产科麻醉分册. 北京: 北京大学医学出版社,2011: 101 - 108.

[13] 岳红丽,谭红,李彦平. 潜伏期和活跃期硬膜外分娩镇痛对母婴影响的比较. 中华麻醉学杂志,2011,31: 278 - 281.

[14] Fanniry RA, Briggs LP, Carey MF. Epidural analgesia practice for labor. results of a 2005 national survey in Ireland. Eur J Anaesthesiol, 2009, 26: 235 - 244.

[15] Jensen D, Duffin J, Lan YM, et al. Physiologicalmenchanisms of hyperventilation during human pregnancy. Resppirphysiol Neurobiol, 2008, 161: 76 - 86.

[16] Wong CA, Ratliff JT, Sullivan JT, et al. A randomized comparison of programmed intermittent epidural bolus with continuous epidural infusion for labor analgesia. Anesth Analg, 2006,102: 904 - 908.

第七十一章 剖宫产手术麻醉

剖宫产手术是妇产科最常见的、数量最多的一类手术。世界卫生组织(WHO)将剖宫产率的警戒线设置为15%,但是我国的大多数医院的剖宫产比例高达40%～60%,有些医院甚至超过71%。剖宫产手术围术期里,在麻醉实施、手术操作、孕产妇特殊的生理及药物作用等综合因素的影响下,产妇经历了一系列较复杂的生理变化过程。剖宫产手术涉及母婴安全,为提高围术期产妇的安全,需要对产妇施行合理的麻醉管理。

孕妇的生理相对孕前有巨大的变化,总循环血量逐日增多,心率逐渐加快,34～36周时达最高峰,心排血量增加,潮气量也开始持续增加,血容量也同样增加,同时内分泌、消化等脏器也发生相应的改变(详见第五十三章和第六十九章)。本章主要介绍剖宫产手术的术前准备、常用的麻醉方法、母体血流动力学的影响因素和调控、新生儿复苏等,高危妊娠患者的剖宫产麻醉见第七十二章。

第一节 麻醉前准备

虽然常规剖宫产为择期手术,但大多数产科手术属急症性质,麻醉医师首先应了解既往病史、药物过敏史及术前禁食、禁饮情况,同时与产科医师沟通,详细了解产程经过,对母胎情况作出全面估计。

围术期若发生呕吐误吸,将给母胎造成致命后果。呕吐误吸最好发的阶段是全麻诱导期;镇痛药或镇静药过量或椎管内麻醉阻滞范围过广。麻醉前严格禁食6 h有一定预防呕吐的功效。为此,产妇入院后,对估计有手术可能患者尽早开始禁食禁饮,并以葡萄糖液静脉滴注维持能量。临产前给予中和胃酸药,如雷尼替丁,同时应用甲氧氯普胺,可增强食管下段括约肌张力和增加胃蠕动,有利于胃排空。对饱胃者应插胃管排空胃内容物;如有困难,应避免采用全麻。必须施行者,应首先施行清醒气管内插管,确保导管套囊良好充气以防止呕吐误吸。

对于妊娠高血压综合征、先兆子痫、子痫、多胎妊娠及引产期产妇或有大出血可能的产妇,麻醉前应总结术前用药情况,包括药物种类、剂量和给药时间,以避免重复用药的错误,并做好新生儿急救及异常出血处理的准备。

麻醉方法的选择应依据母胎情况、设备条件及麻醉者技术掌握情况而定。为保证安全,麻醉前麻醉医师必须亲自检查麻醉机、氧气、吸引器、急救设备和药物,以便随手取用。麻醉前要常规静脉补液,做好输血准备。麻醉时必须充分供氧,并尽力维持循环稳定,注意并纠正仰卧位低血压综合征。应用升压药时要注意升压药与麦角碱之间的相互协同的升压作用。

术前需要详细了解治疗用药,包括药物种类和剂量,最后一次应用镇痛药和降压药的时间,以掌握药物对母胎的作用和不良反应,便于麻醉方法的选择和对可能发生的不良反应的处理。

第二节 麻醉方法选择

目前,临床上比较常用的剖宫产手术的麻醉方式包括:硬膜外阻滞、脊麻、硬膜外/脊麻复合技术(腰-硬联合麻醉)、全麻。近年来以Apgar评分法为主,结合母儿血气分析、酸碱平衡和新生儿神经行为测验等作为依据评价各种麻醉方法对新生儿的影响,多数认为脊麻、硬膜外阻滞与全麻之间无统计学差异。但是剖宫产手术的麻醉如无禁忌证主张常规选用椎管内麻醉。

一、硬膜外阻滞

硬膜外阻滞为国内外施行剖腹产术的首选麻醉方法。止痛效果可靠,麻醉平面和血压的控制较容易,宫缩无明显抑制,腹壁肌肉松弛,对胎儿呼吸循环无抑制。硬膜外阻滞被用于剖腹产术,穿刺点多选用 $L_{2\sim3}$ 或 $L_{1\sim2}$ 间隙,向头或向尾侧置管 3 cm。麻醉药可选用 1.5%～2%利多卡因、0.5%布比卡因或 0.75%罗哌卡因。局麻药加肾上腺素目前尚存在争议。由于产妇腹腔压力增高,下腔静脉受压导致硬膜外静脉扩张,蛛网膜下间隙变窄,阻滞使用的局麻药剂量小于普通的妇女。局麻药剂量可比非孕妇减少 1/3。常规开放上肢静脉,给予预防性输液。硬膜外阻滞的缺点为操作时间稍长,技术要求较高,偶尔平面扩散较慢,阻滞不全。

为预防仰卧位低血压综合征,产妇最好采用左侧倾斜 30°体位,或垫高产妇右髋部,使之左侧倾斜 20°～30°,这样可减轻巨大子宫对腹后壁大血管的压迫。

二、脊麻

剖宫产手术选择脊麻也有诸多优点,该方法起效迅速,阻滞效果良好,并且由于局麻药使用剂量小,因而发生局麻药中毒的几率小,通过胎盘进入胎儿的剂量也相应减少。由于产妇脊椎的生理弧度发生变化,同时穿刺时的体位不能充分拉开脊椎间隙,蛛网膜下间隙穿刺比一般的妇女困难。但脊麻总的失败率和阻滞不完全较罕见。当然,脊麻的缺点也很明显,包括麻醉时间有限,易发生低血压。在剖宫产施行脊麻时,常用的药物是重比重的布比卡因。布比卡因的有效时间为 1.5～2 h,和大多数剖宫产手术所需时间相当。应注意的是:患者的身高、体重及体重指数都和阻滞平面的高度无关。增加脊麻用药量可以升高阻滞平面,但是>15 mg 会显著增加引起并发症的危险,包括平面过高。罗哌卡因目前也可被用于脊麻,常用的浓度为 0.5%,单次给药 12～15 mg。

三、硬膜外/脊麻复合技术

近年来已被较普遍地应用于剖宫产手术的麻醉。该技术既有脊麻用药量小、潜伏期短、效果确切的优点,又可继续用连续硬膜外阻滞的灵活性,还可用于术后镇痛的优点。由于脊麻穿刺针细(26G),前端为笔尖式,对硬脊膜损伤少,故脊麻后头痛的发生率大大减少。产妇脊麻用药量为非孕妇的 1/2～2/3 即可达到满意的神经阻滞平面(T_8～S_5)。

四、全身麻醉

全麻可消除产妇紧张恐惧心理,麻醉诱导迅速,低血压发生率低,能保持良好的通气,适用于精神高度紧张的产妇或合并精神病、腰椎疾病或感染的产妇。其最大缺点为容易呕吐或反流而致误吸,甚至死亡。根据 ASA 产科麻醉指南,当产妇存在大出血的情况时,应优先考虑全身麻醉;但麻醉医师在选择全麻时需要牢记全麻可增加胎儿和新生儿的并发症。

麻醉前应仔细评估产妇的气道。有研究显示:采用 Samson 改良的 Mallampati 气道评分和声反射测量口腔、上呼吸道容积,发现随着分娩期的到来,1/3 的产妇的气道分级增加了 1 级,5%的产妇在分娩结束时增加 2 级甚至更高,口腔、咽喉的容积也在减少。这就强调了对妊娠妇女气道再评估的重要性。

以往常用硫喷妥钠(2～3 mg/kg)、琥珀胆碱(1～1.5 mg/kg)静脉注射,施行快速诱导插管,继以<1.0 MAC七氟烷或异氟烷维持浅麻醉。目前硫喷妥钠已退出临床,有报道氯胺酮或依托咪酯可被用于产妇麻醉,由于氯胺酮有镇静和镇痛作用,一些医院采用氯胺酮 1～2 mg/kg 配合吸入七氟烷进行气管插管。目前丙泊酚最为常用,但同样对其也有各种异议,部分研究认为胎儿娩出前 5～10 min 给予单剂 0.5～1 mg/kg 丙泊酚不影响娩出胎儿的呼吸循环,但也有人认为对母体胎儿有影响,暂未有明确的定论。有研究认为掌握合理的给药时机和剂量,对胎儿没有明显的不良影响。美国哈佛大学医学院附属麻省总医院推荐产科全麻诱导药物为异丙酚 2.0～2.5 mg/kg 与琥珀胆碱 1.0～1.5 mg/kg 静脉注射。

经典的快速诱导不用麻醉性镇痛药,因为阿片类药可能对新生儿产生呼吸抑制作用。一般在胎儿娩出后使用以加强镇痛。而短效的阿片类镇痛药改变了这种状态,联合应用阿芬太尼(20～30 mg)或瑞芬太尼(0.5～1.0 μg)行气管插管,可减低应激反应,使产妇循环更稳定,对胎儿呼吸的抑制(并不能排除其他药物单独或协同引起)较轻,由于伦理等问题,至今还没有大样本随机对照研究给出全麻药物的最佳选择和最优剂量。

据研究进行快速诱导气管插管时,琥珀胆碱的最佳剂量为 1～1.5 mg。非去极化肌松药可选用罗库溴铵 0.3 mg/kg,可在 1 min 内进行气管插管。

预防全麻引起呕吐反流和误吸的措施包括:① 禁食。② 麻醉前常规肌注阿托品 0.5 mg 或静注格隆溴铵(胃长宁)0.2 mg,以增强食管括约肌张力。③ 如用琥珀胆碱快速诱导插管时,先给维库溴铵 1 mg 或顺阿曲库铵以消除琥珀胆碱引起的肌颤。④ 诱导期避免面罩过度正压通气,面罩通气压力<20 cmH_2O。⑤ 施行环状软骨压迫以闭锁食管,压力应作用于正中线环状软骨处,要有适当压力。加压低不能起到封闭食管的作用;压力过高,则清醒时患者不适,气管受压。由于环状软骨压迫仍有误吸发生,目前对该方法提出质疑,有待进一步研究。术后待产妇完全清醒后再拔除气管插管。

第三节 剖宫产麻醉期间的低血压

一、不同麻醉方式对血流动力学变化的影响

(一) 椎管内麻醉 椎管内麻醉包括硬膜外阻滞、蛛网膜下腔阻滞、腰-硬联合麻醉等方式，麻醉平面控制在 T_6 以下，椎管内麻醉对循环的影响取决于交感神经阻滞的范围，交感神经阻滞后静脉和动脉扩张(主要是静脉系统扩张)，静脉系统容量增加，回心血量减少，外周血管张力降低，有效循环血量相对不足，会出现血压下降，通过压力容量反射途径致心率代偿性增快。如果阻滞平面过高，心交感神经阻滞($T_{1\sim4}$)，则心率可能减慢。比较三种不同的椎管内麻醉方式，硬膜外阻滞麻醉相对起效缓慢，阻滞作用温和，给予母体足够的代偿时间，循环干扰轻，阻滞平面易于掌控。蛛网膜下腔阻滞被用于剖宫产，其优点在于操作简便，用药剂量小，麻醉作用迅速，镇痛肌松效果较满意，但麻醉平面可控性差，循环影响大，术中常发生严重低血压，影响母婴安全，且术后头疼发生率较高。腰-硬联合阻滞用药量小，作用迅速、安全，肌肉松弛充分，效果确切，灵活性大，术后头痛等并发症低，又不受手术时间的限制，使用得当可以较好地抑制应激反应，对母婴均安全，是近年来广受欢迎的一种新型麻醉术。但相对硬膜外阻滞麻醉，腰-硬联合阻滞对循环影响仍较大，麻醉后并发症的发生几率增加。椎管内麻醉引起的血压下降多为一过性，可快速输液，体位左倾将子宫推向一边以解除对下腔静脉的压迫，并静脉注射血管活性药物，血压可较快回升至生理范围。血小板减少和凝血功功能障碍、局部穿刺点感染、颅内压升高及不合作患者禁用椎管内麻醉。

(二) 全身麻醉 随着新型静脉麻醉药物的开发使用及产科技术的不断完善，全身麻醉被越来越多地应用于临床产科麻醉。全麻对血流动力学的影响主要由不同麻醉药物的使用引起。

目前主要使用的全麻药物主要是氯胺酮、丙泊酚、依托咪酯、吸入性麻醉药及肌松药。氯胺酮虽对胎儿无不良影响，但其具有内在拟交感作用，对已有循环系统疾病(如妊娠高血压综合征)的产妇应用可能产生循环干扰，需慎重使用。丙泊酚有降低心肌收缩力的作用，一定程度上会引起血压下降，适用于妊娠高血压患者的全麻诱导。依托咪酯较丙泊酚对循环影响小，适用于血流动力学不稳定的患者。常用的吸入麻醉药物有异氟烷、七氟烷和地氟烷，具有诱导迅速、清醒快、对循环影响小的优点。常用肌松药有琥珀酰胆碱及维库溴铵、罗库溴铵、顺阿曲库铵等，临床剂量一般都不引起组胺释放及神经节阻滞，心血管功能稳定。由于阿片类药物可迅速通过胎盘进入胎儿体内而可能导致新生儿抑制，因此，在快速诱导时不常规使用阿片类药物，常用阿片类药物芬太尼对心血管抑制作用轻微，一般不影响血压，但可引起心动过缓。

(三) 局部浸润麻醉 局部浸润麻醉是以 0.5%利多卡因于切口处分层局部浸润阻滞，待局麻药扩散 3～5 min 后施行手术。当切开腹膜前，先行局麻药腹膜浸润，由于该方法常不能令患者完全感觉无痛，肌肉松弛欠佳，故不能给手术创造一个宽松的环境，产妇情绪紧张、疼痛等都会造成血压、心率升高，引起循环功能改变。在椎管内麻醉和全麻无法实施的情况下，才考虑用局部浸润麻醉，但对产科手术医师的技术要求较高，尤其是肥胖患者有一定难度。

二、体位对血流动力学变化的影响

妊娠期里，增大的子宫压迫下腔静脉，使下腔静脉收集区血液回流受阻，仰卧位时更为明显，孕 1～16 周后，非麻醉状态下 5%～10%孕妇可发生仰卧位低血压综合征(又称下腔静脉压迫综合征或主动脉-下腔静脉压迫综合征)。相比麻醉而言，增大的子宫造成的机械性压迫是导致剖宫产术期低血压的主要原因，麻醉后腹肌松弛加重压迫。手术床左倾/右臀垫高常可降低或缓解低血压发生率。

三、手术操作对血流动力学的影响

术中胎儿、胎盘娩出后腹压骤降，内脏血管急剧扩张，血液向内脏倾流；子宫迅速缩复，胎盘循环停止，子宫血窦内血液涌入体循环，使循环会出现剧烈波动。有研究认为：剖宫产手术在胎儿娩出时，心指数上升 47%，体循环阻力指数下降 39%。这些改变发生在胎儿娩出后的 2 min 内，平均持续约 10 min。

一般正常阴道分娩失血 100～500 ml，剖宫产失血 300～1 000 ml，剖宫产+子宫切除失血 1 500 ml。如果由于各种原因失血增多，可造成低血压。

四、缩宫素对血流动力学的影响

缩宫素具有促进乳汁排出和刺激子宫收缩作用，是目前临床治疗宫缩乏力的首选药，其加强子宫收缩的作用，迅速关闭子宫肌层开放的血窦，阻断血流，效果确切。然而缩宫素也引起心血管不良反应。动物实验表明：缩宫素对骨骼肌、肝、肾和内脏处于收缩的血

管有扩张作用，但对脐带-胎盘血管有强收缩作用；缩宫素有直接抑制心肌、降低心肌收缩力、减慢心率的作用，其作用机制与心肌内缩宫素受体分布、心肌组织中胆碱能神经元活性及母体血浆中NO活性等因素有关。缩宫素对心脏的负性肌力和负性频率作用的程度与药物剂量相关，静脉注射缩宫素后初期为心率减慢，5 min后回升到对照值，提示有反射机制参与及胎儿的娩出和缩宫素的间接作用，均促使子宫突然缩小，妊娠期末潴留于子宫血窦近500 ml血液回流入体循环，使回心血量骤然增加，代偿性心率加快，心肌耗氧量剧增；血压升高，心脏后负荷突然增加，孕前和(或)孕期患心脏病孕妇极易诱发心衰。

催产剂量缩宫素对绝大多数产妇而言，一般不会引起血压明显下降，大剂量静脉给药时，可因缩宫素直接扩张血管，动脉压明显下降；由于心加速反射，心排血量代偿性增加，血压于数分钟内恢复稳定。由于妊娠期间血浆中出现缩宫素酶，能使缩宫素的键断裂而失活，这一作用也可促使血压和心率在数分钟恢复正常。一些血容量减少的患者或心功能较差的患者可能没有这种正常的反应，尤其是对于高位椎管内阻滞、低血压合并大出血的剖宫产患者，静脉注射大剂量的缩宫素可造成严重低血压，甚至心搏骤停。产妇在使用大剂量缩宫素的同时，亦可见药物导致的抗利尿作用，此时患者如输液过多，可出现低血钠体征，常和水潴留有关；严重者发生水中毒、肺水肿、惊厥、昏迷甚至死亡。

《英国药典》规定在剖宫产术中，胎儿娩出后立即缓慢静注5 U缩宫素，以促进子宫缩复。国内防治产后出血方案推荐可缓慢静脉注射缩宫素5 U，在重症患者也可静脉注射上述药物后，继续静脉滴注用药(5～20 U溶于500 ml生理盐水中)。由于大剂量缩宫素单次静脉注射引起心血管不良反应明显，《Miller麻醉学》提出倾向于使用小剂量静脉注射＋静脉滴注维持的方法。

五、剖宫产围术期低血压的预防处理

(一) 预防性输液和同步输液 为预防麻醉后低血压，多数学者主张快速补充晶体和/或胶体液，即采用预扩容的方法。麻醉前预扩容能降低麻醉后低血压，而且胶体液优于晶体液。目前临床常用的晶体液多属等渗液，血管内滞留时间短，短暂扩容后，迅速分布到组织间隙，如快速输注1.5 L林格液，30 min后，血管内存留量仅0.43 L(28%)，扩容效果维持时间短，为达到预扩容目的，等渗晶体液所需容量非常大，难以实现，同时，晶体液利尿作用明显，较快排出体外。健康孕妇妊娠后期随着血容量不断增加致血液稀释，血浆蛋白含量下降，导致血浆胶体渗透压降低。足月产妇肺间质对液体的承受能力下降，发生肺水肿的几率增加。大量输入的等渗液有可能会进一步增加细胞及组织水肿，进而影响组织器官的功能。人工胶体分子量较大，血管内滞留时间长，用药后除具有直接扩充血容量作用外，提高血浆胶体渗透压，将组织间液吸引到血管内，发挥自身扩容效果，减少组织间隙水含量，减轻组织水肿。但等渗胶体预扩容后可能会引起心房利钠肽的浓度升高，使外周血管扩张，进而引起液体再分布，降低了预扩容效果。近年来的临床研究表明：根据不同病理生理状态下机体对液体的需要量来确定补液量的小剂量扩容方案，可减少术后心脏和肺部并发症。高渗氯化钠羟乙基淀粉40注射液(HSH40)，是一种高渗晶胶混合液，化学成分为4.2%氯化钠和7.6%羟乙基淀粉。其作用机制是高渗氯化钠通过渗透压梯度将细胞内液和组织间液转移至血管内，以自体输液的形式快速主动扩充血容量；羟乙基淀粉可提升胶体渗透压，维持胶体渗透压-肺动脉楔压的压力梯度，长时间稳定有效循环血容量。增加的血容量可抵消心房利钠肽分泌和液体快速再分布所造成的影响，逐渐缩小外周血管扩张的效应，减少脊麻后交感神经阻滞引起的静脉回流减少。

预输液最好在麻醉前15 min进行。临床上为了减少低血压的发生率，也应采取同步输液，最好输注胶体。但剖宫产手术期间，即使采取预扩容及同步输液措施，术中低血压发生率仍然较高，可能的原因是增大的子宫压迫下腔静脉，使下肢血液回流受阻，这是更主要的原因。故血压在正常低值的产妇，也可预防性地使用小剂量升压药。

(二) 升压药的使用 临床上发生血压下降时，可以选用麻黄碱或去氧肾上腺素。有文献报道：麻黄碱静注，因心率增快，新生儿发生酸血症；但也有作者认为小剂量麻黄碱连续输注对新生儿Apgar评分及酸碱状态没有影响。虽然麻黄碱或去氧肾上腺素对低血压的升压效果相当，但有研究表明：去氧肾上腺素能更有效地增加产妇的子宫胎盘血流，增加胎儿氧供，降低酸中毒。文献报道去氧肾上腺素以分次单次小剂量缓慢静注较好，剂量为50～100 μg/次，或静脉连续输注25～30 μg/(kg·min)；剂量太大或静注太快可引起心率减慢和血压升高，甚至由于外周阻力增加，使心排血量降低。结论是在治疗低血压时去氧肾上腺素优于麻黄碱，而在预防低血压方面两者没有差异。

(三) 体位调节 体位干预可最大限度地缓解子宫对下腔静脉的压迫，与适宜剂量预扩容同时进行，似更为合理。一般临床麻醉后，由于肌肉松弛发生下腔静脉压迫引起的低血压可能性更大，如果血压不稳定，麻醉前转运时可以将手术床(转运床)向左侧倾斜20°～30°。但需要特别注意的是：开始倾斜前一定要稳妥地固定产妇，防止发生患者跌落。

虽然大量资料证明产科麻醉安全性日益提高，根据美国 1998～2005 年与麻醉相关的心、肺和中枢神经并发症从 0.9%降到 0.11%，但麻醉不良事件如全麻的误吸和气管插管失败、椎管内麻醉的严重低血压及局麻药中毒等仍有发生。产科并发症如大量出血、羊水栓塞、深静脉血栓形成等必须积极救治和妥善处理。如何提高产科麻醉的安全性应从多方面着手，加强麻醉医师培训、提高技术操作水平、正确使用药物（剂量及用法）和改善设备条件等至关重要。同时，与产科医师密切合作才能取得良好结果。

（周仁龙　王珊娟）

参考文献

[1] Miller RD, Eriksson LI, Fleisher LA, et al. Miller's Anesthesia. 7th ed. Philadelphia: Churchill Livingstone Inc, 2009: 2203 - 2240.

[2] Dyera RA, Butwickb AJ, Carvalhob B, et al. Oxytocin for labor and caesarean delivery: implications for the anesthesiologist. Anesthesiology, 2011, 24: 255 - 261.

[3] Dyer RA, Reed AR. Spinal hypotension during elective Cesarean delivery. Anesth Analg, 2010, 111: 1093 - 1095.

[4] Mhyre JM. What's new in obesteric anesthesia in 2009? An update on maternal patient safety. Anesth Analg, 2010, 111: 1490 - 1487.

[5] Benhamou D, Wong C. Neuroxial anesthesia for Cesarean delivery: What criteria define the "optimal" technique? Anesth Analg, 2009, 109: 1370 - 1373.

[6] Ngan Kee WD, Khaw KS, Ng FF. Comparison of phenylephrine infusion regimens for maintaining maternal blood pressure during spinal anesthesia for Cesarean section. Br J Anaesth, 2004, 92: 469 - 474.

[7] Ngan Kee WD, Khaw KS, Ng FF. Vasopressors in obestric: what should be using? Curr Opin Anesthesiol, 2006, 19: 238 -243.

[8] Ngan Kee WD, Khaw KS, Ng FF. Prevention of hypotension during spinal anesthesia for Cesarean delivery: an effective technique infusion combination phenylephrine infusion and crystalloid hydration. Anesthesiology, 2005, 103: 744 - 750.

[9] Practice Guidelines for Obstetric Anesthesia: An Updated Report by the American Society of Anesthesiologists Task Force on Obstetric Anesthesia. Anesthesiology, 2007, 106: 843 - 863.

第七十二章 高危妊娠患者剖宫产麻醉

2005年世界卫生组织（WHO）统计围生期产妇死亡率，在发达国家为9/100 000，发展中国家为450/100 000，主要死亡原因是高危妊娠，包括产科出血、妊娠高血压及脓毒症。

高危妊娠（high risk pregnancy）的定义是妊娠期的某些病理因素，可能危害孕产妇、胎儿、新生儿或导致难产者。高危妊娠产科麻醉是一项具有挑战性的工作，要求麻醉医师熟悉相关病理生理知识，以及与麻醉风险关系密切的妊娠并发症和并存症的影响。当继续妊娠将严重威胁母体安全或影响胎儿生存时，需要适时引产或剖宫产。麻醉医师可能面临许多问题，在麻醉前、中、后需要进行妥善处理。本章重点阐述几种常见高危妊娠的麻醉处理，如前置胎盘与胎盘早剥、妊娠高血压综合征和子痫、多胎妊娠、妊娠合并心血管疾病、糖尿病以及病态肥胖症等。

第一节 前置胎盘与胎盘早剥的麻醉

我国孕产妇死亡的首要原因是围生期出血、高龄、多胎妊娠和曾施行剖宫产的产妇，如有异常胎盘形成，可能导致子宫收缩乏力或胎盘滞留，易引起产后出血。产前出血主要原因包括前置胎盘（placental presentation）、胎盘早剥（placental abruption）和子宫破裂等。妊娠过程中前置胎盘的发生率为0.5%，多发生于既往剖宫产或子宫肌瘤切除术等；因为胎盘娩出后，胎盘植入的子宫下段收缩乏力，有剖宫产史的前置胎盘经产妇，每次剖宫产均增加胎盘增生的风险。胎盘增生，胎盘异常植入子宫内膜和肌层（子宫壁的中层），前置胎盘初次剖宫产并发症率为3%，第2次为11%，第3次为40%，第4次为61%，多次为67%。超声对异常胎盘形成的诊断非常敏感，但对侵入程度难以量化，因为胎盘增生和胎盘植入侵入程度的区别用毫米测量。唯一能测量的影像学技术是MRI。非增强MRI对胎盘增生最可靠的诊断依据是暗色的胎盘内连接物、胎盘内异质信号强度、子宫凸起的焦点区域和邻近器官分界面的缺失。麻醉医师应了解前置胎盘植入深度，以便积极准备应对植入达肌层近浆膜的前置胎盘手术时引起的大量出血。

胎盘早剥发生率为1%～2%，其高危因素有高血压和脐带过短等；子宫破裂多见于瘢痕子宫。产前出血对母体和胎儿的影响，产前和产后出血可继发病理生理性损害；植入性胎盘产后大出血及产褥期感染。产妇失血过多可致胎儿宫内缺氧，甚至死亡。若大量出血或保守疗法效果不佳，必须紧急手术治疗。

一、麻醉前准备

产前出血发生出血性休克；妊娠37周后反复出血或一次性出血量＞200 ml；临产后出血较多，均需立即终止妊娠，一旦出现胎儿窘迫的征象需立即行剖宫产。该类患者麻醉前应注意评估循环功能状态和贫血程度。除检查血、尿常规、生物化学检查外，应重视血小板计数、纤维蛋白原定量、凝血酶原时间和凝血酶原激活时间检查，弥散性血管内凝血（DIC）过筛试验，并进行交叉配血试验。警惕DIC的发生和多脏器受累。

胎盘早剥是妊娠期发生凝血障碍最常见的原因，尤其是胎死宫内后。凝血功能异常的机制是循环内纤溶酶原的激活，也可由胎盘凝血活酶触发外源性凝血途径激活，发生DIC与凝血功能障碍。其进展迅速时需立即行剖宫产术，同时需要立即大量输血，补充凝血因子和血小板。

二、麻醉选择

产前出血多属急诊麻醉，准备时间有限，病情轻重不一，禁食禁饮时间不定。胎盘早剥的症状与体征变异很大，有的外出血量很大，胎盘剥离面积不大；有的毫无外出血，胎盘几乎已完全剥离直接导致胎儿死亡。

麻醉选择应按病情轻重、胎心情况等综合考虑。凡母体有活动性出血、低血容量休克，有明确的凝血功能异常或DIC，全身麻醉是唯一安全的选择，如母体和胎儿尚安全要求在5～10 min内进行剖宫产，全麻亦是最佳选择。母体情况尚好而胎儿宫内窘迫时，应将产妇迅速送入手术室，经吸纯氧行胎儿监护，如胎心恢复稳定，可选用椎管内麻醉；如胎心继续恶化应选立即扩容及在全身麻醉下行剖宫产手术。如行分娩镇痛的产妇，术前已放置硬膜外导管，如病情允许，可在硬膜外加药，也可很快实施麻醉，继而尽快手术。

三、麻醉操作和管理

早期美国的一项调查研究报道，产妇麻醉死亡80%发生于产科急诊手术中，52%发生在全麻中，其中73%与气道有关。母亲死亡的发生率，全身麻醉是局部麻醉的16.7倍，几乎所有与麻醉有关的死亡都存在通气和气管插管问题。产科困难气管插管率远高于非妊娠妇女，有学者报道，在5 804例剖宫产全麻中有23例气管插管失败，气管插管失败率有逐年增加趋势，1984年为1∶300，1994年为1∶250，而与此发生率升高相一致的是剖宫产的全麻率由83%下降至33%。这样使从事麻醉的医师对产妇的插管机会减少，操作熟练程度下降，另外择期剖宫产全麻比例比急诊剖宫产更少，插管失败的风险更高。我国的妇产专科医院中全麻剖宫产的比例更低，插管的熟练程度更差。而综合性医院中因技术和设备条件较好，结果有所不同。由于产科急诊情况紧急，饱胃、插管条件及插管的熟练程度等问题，产前出血麻醉需特别注意。

（一）全麻诱导　充分评估产妇气管插管困难程度，产妇气道解剖改变如短颈、下颌短等、较肥胖，诱导插管体位难以调整等。临床上应采取必要的措施，如有效的器械准备，包括口咽通气道，各种类型的喉镜片，纤维支气管镜，以及用枕垫高产妇头和肩部，使不易插管的气道变为易插管气道，避免头部过度后仰位，保持气道通畅。遇有困难应请有经验的医师帮助。盲探插管可做一次尝试，但不可多次试用，$P_{ET}CO_2$是判断插管成功的最好指标，避免导管误入食管。预防反流误吸，急诊剖宫产均应按饱胃患者处理，调整好压迫环状软骨的力度和方向使导管易于通过，气囊充气后方可放松压迫，以防胃液反流误吸。

（二）做好快速扩容的准备　大量失血被定义为3 h内失去＞1/2血容量或进行性失血＞150 ml/min。输入1∶1∶1红细胞、新鲜冰冻血浆和血小板可以改善预后。如果晶体液替代，术前红细胞比容正常情况下，丢失30%～40%的血容量，则需要输注红细胞。然而，许多产妇因为血浆容量增加大于红细胞容量增加而出现生理性贫血，血红蛋白下降约10%。近年来推荐使用重组Ⅶa因子。产前出血剖宫产应开放两条静脉或行中心静脉穿刺置入单腔或双腔导管，监测中心静脉压，准备血液回收机和血液加温器（详见第九十三章）。

（三）维持循环稳定，预防急性肾功能衰竭　维持灌注血压。记录尿量，如＜30 ml/h，应补充血容量，如＜17 ml/h，应考虑有肾衰的可能。除给予呋塞米外，应即时检查尿素氮和肌酐，以便于相应处理。

（四）及早防治DIC　胎盘早剥时剥离处的坏死组织、胎盘绒毛和蜕膜组织可大量释放组织凝血活酶进入母体循环，激活凝血系统导致DIC。麻醉前、中、后应严密监测。怀疑有DIC倾向的产妇，在完成相关检查的同时，可预防性的给予小剂量肝素，必要时输入红细胞、血小板、新鲜冰冻血浆和冷沉淀等。血制品和液体加热，保持体温正常、纠正低钙血症，维持内环境稳定是相当重要的。

（五）其他　产前出血较少，无休克表现，胎儿心率正常可选择椎管内麻醉或脊麻-硬膜外联合阻滞。麻醉管理应预防一过性低血压和下腔静脉压迫综合征。麻醉前产妇无休克，但胎儿有宫内窒息时可选用局麻或脊麻或全身麻醉立即剖宫产术。麻醉管理应预防子宫血流量下降及胎儿氧供需平衡失调。此外，胎盘娩出后需静注缩宫素增强子宫收缩，减少失血。

第二节　妊娠高血压综合征的麻醉

妊娠高血压综合征（pregnancy-induced hypertension syndrome，PIH，简称妊高征）是妊娠期特有的疾病，发生于妊娠20周以后，发病率为3%～8%（10.32%）。临床上以高血压、蛋白尿为主要表现，可伴有水肿，严重者出现抽搐、昏迷，甚至死亡，是我国孕产妇死亡的第二位原因。依据对终末器官的影响可分为几个亚型，包括子痫前期、子痫和HELLP综合征（hemolysis，elevated liver enzymes，and low platelets syndrome）。妊高征合并肾脏损害，并出现蛋白尿时即为子痫前期（preeclampsia）。子痫前期的三个特征性症状为：高血压、全身水肿和蛋白尿。子痫（eclampsia）是指子痫前期患者出现抽搐或昏迷，且不能用其他原因解释，是导致妊高征患者围生期死亡的主要因素。HELLP综合征是重度妊高征的严重并发症，临床表现为溶血、肝转氨酶升高和血小板减少。

妊娠高血压综合征的基本病理生理改变为全身小动脉痉挛，特别是直径＜200 μm的小动脉易发生痉挛。血管内皮素、血管紧张素均可直接作用于血管使其收缩,导致血管内物质如血小板、纤维蛋白等通过损伤的血管内皮而沉积,进一步使小动脉管腔狭小,外周血管阻力增加。近年来的研究表明一氧化氮(NO)减少是妊高征发病的关键环节。另外,钠离子可促使钙离子向血管平滑肌细胞内渗透故钙离子增多,亦为血管阻力增加的重要因素。小动脉痉挛必导致心、脑、肾、肝重等要脏器相应变化和凝血功能的改变。妊娠高血压综合征常有血液浓缩,血容量不足,全血和血浆黏度增高及高脂血症,可明显影响微循环灌流,促使血管内凝血的发生。妊娠高血压综合征还可导致胎盘早剥、胎死宫内、脑出血、肝损害和 HELLP 综合征、急性肾衰等,麻醉医师应充分了解,并作为麻醉和围术期处理的依据。

一、妊娠高血压综合征合并心力衰竭的麻醉

(一) 麻醉前准备 重度妊娠高血压综合征多伴有贫血,心脏处于低排高阻状态,当有严重高血压或上呼吸道感染时,极易发生心力衰竭。麻醉前应积极治疗急性左心衰竭与肺水肿,快速洋地黄化,脱水利尿,酌情使用吗啡和降压,使心力衰竭控制 24～48 h,待机选择剖宫产。

(二) 麻醉选择 硬膜外阻滞为首选,因为该麻醉可降低外围血管阻力和心脏后负荷,改善心功能。全身麻醉应选用对心脏无明显抑制作用的药物,麻醉诱导平稳,预防强烈的应激反应,同时选用药物应避免对胎儿抑制作用。

(三) 麻醉管理 麻醉前根据心力衰竭控制程度,给予毛花苷丙 0.2～0.4 mg,呋塞米 20～40 mg 静注以减轻心脏负荷。同时常规吸氧,维护呼吸和循环功能平稳。行有创动脉压监测和中心静脉压监测,对于病情特别严重患者根据需要行肺动脉监测。定时记录尿量和尿比重,监测肾功能,预防感染,促使病情稳定和好转。

二、重度妊娠高血压综合征的麻醉

2002 年美国妇产科医师协会将"重度妊娠高血压综合征"定义为出现以下任一情况:① 血压≥160/110 mmHg;② 蛋白尿≥2.0 g/d(或++);③ 肾功能不全,血肌酐≥106 μmol/L;④ 持续性头痛或其他的脑和(或)视觉障碍;⑤ 肺水肿或发绀;⑥ 持续性上腹痛;⑦ 肝脏损害,AST≥500 U/L 和(或)严重右上腹疼痛;⑧ 乳酸脱氢酶升高(微血管病性溶血);⑨ 血小板减少(<100×10^9/L);⑩ 胎儿发育迟缓。重度妊娠高血压综合征一经诊断均应住院,给予解痉、镇静、降压及适度扩容和利尿等综合治疗。子痫前期经治疗 24～48 h 不见好转;妊娠达 36 周,或未达 36 周而胎儿已成熟;子痫已控制 6～12 h 者,可剖宫产终止妊娠。

(一) 麻醉前准备

1. 详细了解治疗用药　包括药物种类和剂量,最后一次应用镇痛药和降压药的时间,以掌握药物对母胎的作用和不良反应,便于麻醉方法的选择和对可能发生不良反应的处理。

2. 控制惊厥　硫酸镁是重度妊娠高血压综合征的首选药,应常规观察用药后的尿量,有无呼吸抑制,检查膝反射、心率和心电图,有无房室传导阻滞,如有异常应查血镁离子浓度。监测血镁离子浓度(治疗浓度为 6～8 mg/L)。一旦有中毒表现应给予钙剂拮抗治疗。

3. 控制严重高血压　常用的血管扩张药详见第十五章。但血管紧张素转化酶抑制剂因可导致新生儿少尿和无尿,甚至引起死亡,已被禁用。应注意血管扩张药与椎管内麻醉的协同作用,避免发生低血压。

4. 了解麻醉前患者 24 h 的出入量　便于调控麻醉手术期间的液体平衡。

5. 实施全身麻醉诱导前须评估气道　正常产妇上呼吸道水肿发生率会增加,而子痫前期患者则通常进一步加重。如果出现发音困难、烦躁不安或呼吸衰弱,必须尽可能清醒时检查喉和声带,必要时应用纤维喉镜气管插管或行气管切开术。

(二) 麻醉选择 妊娠高血压综合征最有效的治疗就是分娩出胎儿和胎盘。对于非常严重的子痫前期、子痫和 HELLP 综合征,为稳定母体病情,应迅速娩出胎儿,而不计胎儿的成熟与大小。迅速分娩的指征包括:对降压药反应极差的严重高血压;肾功能障碍并出现少尿;肝功能障碍;凝血障碍或血小板减少;子痫发作;胎死宫内迹象。麻醉选择的原则应按相关脏器损害的情况而定,依据妊娠高血压综合征的病理生理改变及母婴安全的考虑,对无凝血异常、无 DIC、无休克和昏迷的产妇应首选椎管内麻醉。目前对选用硬膜外阻滞或蛛网膜下腔阻滞仍有争议,传统认为连续硬膜外阻滞可提供稳定的血流动力学更有利于产妇。且有文献表明硬膜外阻滞时胎儿娩出前母体 NO 和脐静脉 NO 水平均较蛛网膜下腔阻滞时高,单就 NO 水平而言,硬膜外阻滞优于蛛网膜下腔阻滞。但最近的一项研究表明蛛网膜下腔阻滞亦可安全用于已控制稳定的子痫产妇。椎管内麻醉禁忌者,为保障母体安全为主,胎儿安全为次的情况下,考虑选择全身麻醉,有利于受损脏器功能保护,积极治疗原发病,尽快去除病因,使患者转危为安。

(三) 麻醉管理

1. 麻醉力求平稳　减轻应激反应,全麻插管前应用小剂量芬太尼,以减少插管引起的血压波动,而避免使用氯胺酮,麻醉期间发生高血压可采用吸入麻醉药。对呼吸、循环功能尽力调控在生理安全范围内。血压不应降至过低,控制在 140～150/90 mmHg 对母婴最

有利。预防发生仰卧位低血压综合征。多种抗高血压药如拉贝洛尔、硝酸甘油和硝普钠可用于预防和治疗产妇全身麻醉时特别是在诱导和插管时的急性高血压反应。

2. 维护心、肾、肺功能　适度扩容,以血红蛋白、血细胞比容、中心静脉压、尿量、血气分析、电解质检查为依据,调整血容量,维持电解质和酸碱平衡。

3. 积极处理并发症　凡并发心力衰竭、肺水肿、脑出血、DIC、肾功能衰竭、HELLP综合征时,应按相关疾病的治疗原则积极处理。

4. 基本监护　包括ECG、SpO_2、NIBP、CVP、尿量、血气分析,保证及时发现问题和及时处理。

5. 镁与肌松药　镁离子可抑制神经肌接头处乙酰胆碱的释放,降低接头对乙酰胆碱的敏感度,减少肌肉膜的兴奋性。镁可缩短非去极化肌松药的起效时间和延长作用时间,特别是维库溴铵、罗库溴铵和米库氯铵。对接受硫酸镁治疗的患者应减低非去极化肌松药的剂量。

6. 做好抢救准备　做好新生儿窒息的抢救准备。

7. 术后送入ICU后应继续监护治疗　麻醉手术后送入ICU病房,继续予以监护治疗,直至患者脱离危险期。

8. 给予术后镇痛　病情允许条件下应给予术后镇痛。

第三节　多胎妊娠的麻醉

多胎妊娠(multiple pregnancies)是人类妊娠的一种特殊现象,双胎多见,三胎以上少见。三胎、四胎的发生率各为1∶(1万～8万)及1∶(5万～7万)。目前双胎妊娠剖宫产率有上升趋势,由原35%上升为50%;三胎妊娠择期剖宫产率为63.4%;四胎以上达74.1%。由于多胎妊娠的并发症明显高于单胎。从麻醉管理方面主要问题是腹围增大、腹内压增高、腹主动脉和下腔静脉受压、膈肌抬高导致限制性通气困难,此外,胎儿肺成熟度也应高度重视。产后出血的发生率明显高于单胎妊娠,应做好相关准备。

(一)麻醉选择　该类剖宫产术多选用下腹横切口,故连续硬膜外阻滞仍为首选。麻醉应对母婴生理功能影响小,止痛完善,麻醉和术中充分供氧,右髋部抬高20°,预防和处理好仰卧位低血压综合征。

(二)麻醉管理

(1)麻醉前首先开放静脉,用胶体液适度扩容。监测血压、心率、心电图、脉率-血氧饱和度。

(2)面罩吸纯氧,维护循环功能稳定,麻醉穿刺成功后右髋部垫高20°,再给硬膜外用药,麻醉平面控制在$T_{6\sim8}$～S_5范围,即可满足手术要求。

(3)做好新生儿复苏准备。观察术中出失血、尿量、子宫肌肉收缩力,警惕产后出血并做好有关准备。

(4)随妊娠胎数增加,新生儿死亡率相应增加;据文献报道,新生儿呼吸窘迫综合征的发生率,双胎为11.9%,三胎为31.4%,四胎以上约占47.8%,对围生儿的监护、治疗、喂养均是重要的防治措施。

第四节　妊娠合并心血管疾病的麻醉

在我国,妊娠合并心脏病以风湿性心脏病和先天性心脏病为主,前者约占妊娠合并心脏病中的28.32%,后者约占36.16%。动脉硬化性心脏病、二尖瓣脱垂和贫血性心脏病均少见。妊娠期特有围生期心肌病亦少见。妊娠合并心脏病的发生率为1%～6%,但却是围麻醉手术期死亡的第三位原因。

一、妊娠、分娩期对心脏病的影响

由于胎儿代谢的需求,妊娠期循环血量从6周起逐渐增加至30%～50%,至32～34周时达高峰。心排血量亦相应增加,心率增快较非孕期平均10次/min,多数孕妇可出现轻度的收缩中期杂音。体循环阻力随孕期呈进行性下降,可达30%。妊娠期水钠潴留,胎盘循环建立,体重增加,随子宫增大膈肌上升心脏呈横位,因而妊娠期心脏负荷加重。因上述变化,心脏病的产妇可能发生心力衰竭。此外,妊娠期血液处于高凝状态,增加了血栓的危险,可能需要抗凝治疗,尤其是瓣膜置换术后的患者。加拿大一项多中心研究表明心脏病产妇孕期出现心血管并发症的高危因素包括:妊娠前心功能纽约心脏协会(NHYA)分级大于Ⅱ级;左室射血分数<40%;左室流出道梗阻或二尖瓣口面积<2 cm^2或主动脉瓣口面积<1.5 cm^2,多普勒超声显示左

室流出道压力>30 mmHg,可合并有临床症状的心律失常或休克或心衰病史。

分娩期由于疼痛、焦虑和强而规律的宫缩,增加了氧和能量的消耗;每次宫缩可使300～500 ml血容量注入全身循环,每搏量估计增加约50%,同时外周循环阻力增加,使心脏前、后负荷进一步加重;产程时间长进一步增加心脏病产妇的风险。

胎儿娩出后由于下腔静脉压迫解除和子宫内血液转移,心排血量在产后即刻增加60%～80%。产褥期体内蓄积的液体经体循环排出,加重心脏负担,是发生心力衰竭和肺水肿最危险的时期。因此,心脏病产妇在产后的风险更大,并发症发生率也更高。

考虑到心脏病产妇的特殊性,围生期应由有经验的产科、心脏科和麻醉科医师共同进行评估,制定合理的麻醉和手术方案。评估内容包括:产妇能否耐受分娩或手术;宫缩时自体血输入对心脏的影响;产后腔静脉压迫解除的影响;可能发生的产后出血和宫缩药物能否使用等。

二、心脏病对妊娠的影响

因母体妊娠期活动受限与遗传基因的影响,长期低氧,故发生早产、宫内生长迟缓、先天畸形、胎死宫内、胎儿窘迫、新生儿窒息等的发生率均高于正常孕产妇。合并有迪格奥尔格综合征(DiGeorge syndrome)、马方综合征、围生期心肌病和努南综合征(Noonan syndrome)的产妇其新生儿先天性心脏病的发病率可高达50%。

三、妊娠合并心脏病种类

风湿性心脏病仍然是妊娠期间最常见的心脏病,主要是瓣膜性心脏病。大部分先天性心脏病在妊娠前都已实施了心脏手术,只有少部分患者未进行手术。先天性心脏病主要分为:左向右分流(房间隔缺损、室间隔缺损、动脉导管未闭);右向左分流(法洛四联症、艾森曼格综合征);先天性瓣膜或血管损伤(主动脉瓣狭窄、肺动脉狭窄)等。妊娠期或产后6个月内出现不明原因的左室功能衰竭被称为妊娠期心肌病(也有人称之为围生期心肌病)。其发病率有上升趋势,有报道称7.7%的妊娠相关性孕妇死亡是妊娠期心肌病所致。其他包括:冠状动脉性心脏病、原发性肺动脉高压和不明原因性心律失常。

四、麻醉前评估

对妊娠合并心脏病的孕妇实施麻醉前进行充分的评估,包括心脏病的类型、心脏病的解剖和病理生理改变特点,重点评估心功能状态以及对手术、麻醉的耐受程度。必要时联合心血管专科和产科专家会诊,以便作出正确的判断和充分准备。目前对妊娠合并心脏病的功能状态及风险等级评估常采用Siu和Colman推荐的方法(表72-1)。

表72-1 妊娠期心脏病风险等级评估

风险等级	特征
低风险	较小的左向右分流
	修补术后未遗留心功能异常
	单纯的二尖瓣脱垂未伴明显的反流
	无主动脉瓣狭窄
	轻中度肺动脉狭窄
	瓣膜反流但心室收缩功能正常
中等风险	未行修补术或轻度发绀的先天性心脏病
	较大的左向右分流
	未修正的主动脉缩窄
	二尖瓣或主动脉瓣狭窄
	机械瓣
	重度肺动脉狭窄
	中、重度心室功能异常
	有围生期心肌病病史但无心功能异常的后遗症
高风险	纽约心脏协会(NYHA)分级为Ⅲ级或Ⅳ级
	重度肺动脉高压
	马方综合征合并主动脉根部及主要瓣膜病变
	重度主动脉瓣狭窄
	有围生期心肌病史并有后遗心室功能异常

五、先天性心脏病产妇的麻醉

(一) 左向右分流型 轻度房间隔缺损、室间隔缺损和肺动脉导管未闭等先天性心脏病,心功能Ⅰ～Ⅱ级,一般完全能耐受妊娠期心血管系统的变化,剖宫产麻醉处理同正常人。

(二) 右向左分流型

1. 法洛四联症 占先天性心脏病孕产妇的5%,畸形包括室间隔缺损、右心室肥厚、肺动脉狭窄和主动脉骑跨。多数患有法洛四联症的孕产妇已经做过纠治手术,包括室缺修补和右心室流出道增宽手术。妊娠后血容量和心排血量的增加,以及外周循环阻力的降低可能导致纠正术后的患者再次出现纠正术前的症状。症状的严重程度取决于室缺的大小、右室流出道梗阻的程度及右室收缩力。因此,增强右室收缩力在维持肺动脉血流和外周血氧饱和度方面起非常重要的作用。但对于存在有动脉圆锥高压者,增加心肌收缩力可加重梗阻。另外,体循环血压下降可加重右向左分流及发绀。

(1) 麻醉选择 剖宫产麻醉应优先选择全身麻醉,小剂量低浓度的硬膜外麻醉也可谨慎使用。慎用单次腰麻，因为外周血管阻力的骤然降低可导致分流逆转和低氧血症。

(2) 麻醉管理　法洛四联症的麻醉应注重：① 保持血流动力学稳定，避免任何可能导致体循环阻力下降的因素，PVR/SVR 比值失调，加重右向左分流。② 右心功能不全时，应提高充盈量增强右心射血，以保证肺动脉血流，因此需维持足够的血容量，避免回心血量减少。上海交通大学医学院附属仁济医院的研究发现应用右心漂浮导管测定右心室舒张期末容量可以准确反映前负荷，且不受心脏顺应性的影响，作为容量监测指标优于 CVP 和 PCWP。③ 避免使用能引起心肌抑制的药物。实施有创动脉压和 CVP 监测，一旦出现体循环压下降，给予及时处理。

2. 艾森曼格综合征　约占先天性心脏病孕产妇的3%，原发疾病可以是室间隔缺损、房间隔缺损或肺动脉导管未闭，如果原发疾病持续存在，肺动脉高压持续加重发展至器质性肺动脉阻塞性病变，可由左向右分流转化为右向左分流，从非发绀型发展为发绀型心脏病，称为艾森曼格综合征。

该疾病的病理生理变化主要为肺动脉压升高致右心室、右心房压力增加，肺动脉逐渐出现器质性狭窄或闭塞性病变，出现右向左分流和发绀。患者可同时出现继发性肺动脉瓣和三尖瓣关闭不全。妊娠后外周血管阻力降低可导致右向左分流增加，同时妊娠后功能残气量减少导致母体氧供减少出现低氧血症，致胎儿宫内发育迟缓和死亡的发生率明显增高。患有艾森曼格综合征产妇的死亡率为 30%～50%，且多数发生在产后。

(1) 麻醉选择　首选全身麻醉，椎管内麻醉尤其是腰麻可引起交感神经阻断致血管扩张，加重右向左分流，应谨慎选择。

(2) 麻醉处理　麻醉处理原则包括：① 维持足够的外周循环阻力。② 维持相对稳定的血容量和回心血量。③ 充分镇痛，避免低氧血症、高碳酸血症和酸中毒，以防肺循环阻力进一步增加。④ 避免使用抑制心肌的药物。麻醉期间要保证充分氧供，建立有创动脉血压和中心静脉压监测。全麻正压通气期间应避免气道压过高，以免影响静脉回流，使心排血量减少。产妇在术后仍处于高危状态，应继续监护治疗。

六、心脏瓣膜疾病产妇的麻醉

瓣膜性心脏病可分为先天性和后天性，风湿热是后天性瓣膜病的主要原因。由于妊娠期血容量增加、外周循环阻力降低使心排血量增加，因此反流性心脏瓣膜病的孕产妇的耐受性较好。相反，狭窄性心脏瓣膜病由于妊娠期血容量增加并不能使心排血量增加，因此患者耐受性较差。

(一) 二尖瓣狭窄　占妊娠期风湿性心脏病的90%，约 25%的患者妊娠期出现症状。二尖瓣狭窄的孕妇死亡率为 1%，若症状加重死亡率升至 7%，肺水肿和心律失常是最常见并发症。最主要的病理生理改变是二尖瓣口面积减小致左室血流充盈受阻。早期左室尚能代偿，但随病程进展，左室充盈不足，射血分数降低，同时左房容量和压力增加，导致肺静脉压和肺小动脉楔压升高，最终可发展至肺动脉高压、右心室肥厚扩张、右心衰竭。妊娠能加重二尖瓣狭窄，解剖上的中度狭窄可能成为功能性的重度狭窄。

1. 麻醉选择　剖宫产的麻醉选择要综合考虑麻醉技术、术中失血和产后液体转移所引起的血流动力学变化带来的潜在风险，绝大多数患者可选择硬膜外阻滞，少数病情危重的产妇，施行剖宫产应用全身麻醉。

2. 麻醉管理　麻醉技术应个体化，处理原则包括：① 避免心动过速，导致心室充盈减少。② 保持体循环压力稳定，用去氧肾上腺素及时纠正低血压，不会引起心率增快，以利于组织器官的灌注。③ 保持适当的循环血容量；血容量的突然增加可能导致产妇并发房颤、肺水肿和右心衰等。④ 避免加重肺动脉高压，尤其是前列腺素类子宫收缩剂的应用。⑤ 应分次、小量、逐步增加硬膜外给药。⑥ 在血流动力学监测的指导下，谨慎管理麻醉并进行合理输液。⑦ 由于术前禁食以及 β 受体拮抗剂和利尿剂的使用，硬膜外麻醉易导致低血压的发生，麻黄碱可能导致心动过速，此时应避免使用。小剂量的去氧肾上腺素提升产妇血压同时，对胎盘血流无明显影响。⑧ 对需要行全身麻醉的产妇，应减少气管导管插管和拔管以及吸痰时的刺激。麻醉诱导期避免使用引起心动过速和心肌抑制的药物，可使用阿片类药(如小剂量瑞芬太尼)和肌松药维持麻醉。

(二) 主动脉瓣狭窄　主动脉瓣狭窄是罕见的妊娠合并心脏病，发病率仅 0.5%～3%，妊娠合并主动脉狭窄多为先天性。继发于风湿性心脏病的主动脉瓣膜狭窄往往在 30～40 年后才会出现严重症状，对妊娠的影响较小。重度主动脉瓣狭窄(瓣口面积<1.0 cm^2)时，跨瓣膜压差可达 50 mmHg，导致左心室排血受阻，使左心室压力负荷增加、室壁张力增加，最终左室壁肥厚，每搏心排血量受限。正常时心房收缩提供约 20%的心室充盈量，而主动脉瓣狭窄患者则高达 40%，因此，维持窦性心律极为重要。妊娠期由于血容量增加及外周阻力下降可增加跨瓣膜压差。

1. 麻醉选择　硬膜外阻滞或全身麻醉均可谨慎选用。有文献指出椎管内麻醉可发生深度的交感神经阻滞而导致低血压，使心肌和胎盘缺血。有学者认为，传统的硬膜外阻滞禁用于此类患者，但国内外大多数学者认为可谨慎使用。而全身麻醉可避免这些不良反应，提供完善的镇痛，而且在发生临床突发心脏意外时，保证气道通畅、充足氧供，为紧急心脏手术创造了条件。相对而言，全身麻醉更可取。

2. 麻醉管理　处理原则包括：① 避免心动过速和

心动过缓。② 维持足够的前负荷以保证左心室有充足的每搏量。③ 避免血压波动过大。重度主动脉瓣狭窄的患者应建立有创血压监测，跨瓣压＞50 mmHg时需行肺动脉压监测。硬膜外麻醉给药时要逐步增加剂量，避免低血压。全身麻醉时应避免使用有心肌抑制作用的吸入麻醉药。同时尽量避免使用催产素。术中低血压可用间羟胺或去氧肾上腺素。

（三）二尖瓣关闭不全 二尖瓣关闭不全占妊娠期心瓣膜疾病的第二位，此类患者大多能耐受妊娠。二尖瓣关闭不全的并发症包括房颤、细菌性心内膜炎、全身栓塞和妊娠期肺充血。其主要的病理生理改变是慢性容量超负荷和左心室扩大，随着妊娠期血容量的进行性增加可能导致肺淤血。

1. 麻醉选择　首选连续硬膜外或腰硬联合阻滞麻醉，因为该种麻醉阻滞交感神经，降低阻滞区域的外周血管阻力，增加前向性血流，有助于预防肺充血。有椎管内麻醉禁忌证的可选用全身麻醉。

2. 麻醉管理　处理原则包括：① 保持轻度的心动过缓，因为较快的心率可使二尖瓣反流口相对缩小。② 维持较低的外周体循环阻力，降低后负荷可有效降低反流量。③ 避免应用有心肌抑制作用的药物。其他术中监测和注意事项同二尖瓣狭窄。

（四）主动脉瓣关闭不全 主动脉瓣关闭不全可以是先天性或后天性的，约75％继发于风湿性心脏病。主要病理生理改变是左心室容量超负荷产生的扩张和心肌肥厚，导致左室舒张末期容量降低以及射血分数降低等，随着疾病的进展可发生左心衰竭、肺充血及肺水肿等。妊娠期心率轻度增加，可相对缓解主动脉关闭不全的症状。

1. 麻醉选择　首选硬膜外阻滞，此种麻醉可降低外周循环阻力，降低后负荷，预防急性左心室容量超负荷。

2. 麻醉管理　麻醉处理原则包括：① 避免心动过缓，应维持心率在80～100次/min。② 避免降低前负荷。③ 避免增加外周循环阻力。④ 避免使用加重心肌抑制的药物。合并有充血性心衰的产妇需进行有创监测。其他注意事项和术中监测同二尖瓣狭窄。

（五）瓣膜置换术后的患者 随着医学科学的发展，有许多妊娠合并瓣膜性心脏病患者在产前施行了瓣膜置换术。对于此类患者应了解以下情况。

（1）了解心功能改善程度。换瓣术后心功能如为Ⅰ～Ⅱ级，其心脏储备能力可耐受分娩麻醉。术后心功能仍为Ⅲ～Ⅳ级者，随时都可发生心力衰竭或血栓栓塞的危险。

（2）是否有血栓形成、瓣膜流出口大小、有否心内膜炎及溶血等情况。

（3）了解抗凝剂的使用情况。为了避免华法林的致畸作用，妊娠早期可停用华法林，在中后期仍然可服用。原则上在临产前2周停用华法林，用低分子肝素替代。如遇提早启动临产，可停用华法林，用新鲜冰冻血浆或基因重组Ⅶ因子。抗凝治疗患者禁用椎管内麻醉，以免硬膜外血肿、蛛网膜下腔出血等并发症的发生。近年来也有人应用低分子肝素来抗凝，由于低分子肝素的半衰期长，除非停用12～24 h，否则对此类患者不可使用硬膜外或蛛网膜下腔阻滞。术后12 h方可恢复使用肝素。若分娩期持续肝素化，则应采取全身麻醉下行剖宫产术。

（4）如瓣膜病变严重，术后心肺功能不全，应继续呼吸和循环支持，有利产妇恢复。极少心功能不全患者，可请心脏外科会诊，必要时考虑心腔瓣膜置换手术（详见第七十三章）。

七、围生期心肌病

围生期心肌病（peripartum cardiomyopathy，PPCM），是指既往无心脏病史，又排除其他心血管疾病，在妊娠最后1个月或产后5个月内出现以心肌病变为基本特征和充血性心力衰竭为主要临床表现的心脏病。该病发病率为1∶3 000～1∶15 000。其病因不明，可能由病毒感染、自身免疫及毒性因素引起。高龄、多胎、多产、妊高征、肥胖以及产后哺乳的产妇中发病率较高。病理生理学改变主要是心肌受损，心肌收缩储备能力下降。分娩和手术应激都可增加心脏做功，如心率增快、每搏量增加、心肌收缩加强等，导致心肌氧耗增加，进一步加剧心肌损害，舒张期末容量增加、心排血量下降，最终导致心室功能失代偿。

1. 麻醉前准备　围生期心肌病母亲的死亡率可为30％～60％，需做好充分的术前准备，有症状的产妇应采用抗心力衰竭治疗，必要时应由多学科联合处理。由于围生期心肌病可增加血栓的风险，可采用抗凝治疗。

2. 麻醉选择　全身麻醉和椎管内阻滞麻醉都可选用。虽然全身麻醉便于气道管理，能提供充分的氧供和完善的镇痛，但多种全麻药物都有加重心肌抑制的作用以及全麻插管和拔管过程增加心脏负荷。因此，PPCM患者选用全身麻醉的比例正在下降。若椎管内阻滞禁忌，可谨慎选用全身麻醉。全麻时可选用依托咪酯、瑞芬太尼等对心血管影响较小的药物。硬膜外阻滞时应分次注射小剂量局麻药，控制出麻醉平面，避免血流动力学急剧改变。另外，脊麻-硬膜外联合麻醉也非常适用于该类患者，但需控制脊麻的局麻药剂量。近年报道较多的连续蛛网膜下腔阻滞（CSA），采用小剂量局麻药加阿片类镇痛药缓慢注射，从而避免血流动力学急剧波动，又能确保良好的麻醉效果和完善的镇痛。近期有研究者发现在PPCM产妇中使用蛛网膜下腔阻滞合并硬膜外填充（epidural volume extention，EVE）技术可以减少蛛网膜下腔局麻药的用药量，提供更稳定的血流动力学，使下肢运动阻滞早期恢复，并能提供完善的术后镇痛。

3. 麻醉管理　处理原则包括：① 避免使用抑制心肌的药物。② 控制心率。③ 避免增加心肌氧耗的各种因素。④ 调控心脏前后负荷。⑤ 谨慎使用利尿药和血管扩张药。⑥ 注意监测血栓脱落。应建立有创监测，术中若出现明显的心力衰竭，可使用硝酸甘油和呋塞米，谨慎使用毛花苷丙，术后谨慎使用催产素。

第五节　妊娠糖尿病的麻醉

糖尿病是妊娠最常见的并发症之一，我国发病率为6.6%，其中约90%为妊娠期糖尿病（gestational diabetes mellitus, GDM）。GDM是指在妊娠期初次诊断为葡萄糖耐量下降，大多数孕产妇仅在妊娠期表现为糖尿病，少数转化为Ⅱ型糖尿病。目前国际上对GDM的诊断标准尚未统一，我国GDM的诊断采用75 g葡萄糖量试验：① 空腹血糖≥5.6 mmol/L。② 1 h血糖≥10.6 mmol/L。③ 2 h血糖≥9.2 mmol/L。④ 3 h血糖≥8.1 mmol/L。4项中满足2项即为GDM。

一、妊娠、糖尿病的相互影响

1. 妊娠对糖代谢的影响　妊娠期负调控激素，包括胎盘催乳素、雌激素、孕激素和皮质醇分泌增加，且胰岛素抵抗增加，如果产妇不能分泌足够的胰岛素来补偿胰岛素抵抗，就会导致妊娠期糖尿病。

2. 糖尿病对孕产妇的影响　妊娠糖尿病使产妇的并发症发生率增高，包括高血压、子痫前期、羊水过多、尿道感染和肾盂肾炎等。在妊娠期糖尿病酮症酸中毒（DKA）发生率增加，与非妊娠患者相比更容易在血糖水平较低时即发生。DKA的高危因素包括使用β肾上腺素类宫缩抑制剂、糖皮质激素和感染。研究发现，与非糖尿病孕产妇相比糖尿病孕产妇最后3个月的胎盘血流量降低35%～45%。

3. 糖尿病对胎儿的影响　糖尿病孕产妇胎儿的先天缺陷风险增加，其中心血管系统和中枢神经系统畸形最为常见。巨大儿在糖尿病产妇中很常见，即使母体血糖得到了严格控制，巨大儿的发生率仍达8%～43%。巨大儿会使肩难产和剖宫产率增加。另一方面，有血管病变或合并子痫前期的糖尿病产妇患胎儿宫内生长迟缓的危险性也增加，GDM新生儿即使足月出生也应按照早产儿予以监护和喂养。糖尿病产妇新生儿低血糖的发生率为5%～12%，可能是胎儿对抗母体高血糖状态的高胰岛素血症引起的。另外，糖尿病产妇新生儿高胆红素血症的发生率亦增加。

二、麻醉前准备

（1）详细了解妊娠糖尿病的类型、持续时间、治疗方案和效果，控制患者空腹血糖≤5.6 mmol/L，餐后2 h血糖≤6.7 mmol/L。择期剖宫产术者应尽量选择早晨手术，以利于控制围术期血糖，手术前一晚使用常量胰岛素，术晨禁食、停用胰岛素。

（2）充分术前评估，确认有无伴发子痫前期、肾功能不全及病态肥胖，心功能是否受损等。严格的体格检查还包括气道评估及神经系统检查，以排除自主神经及外周神经病变。

（3）实验室检查，包括血糖、糖化血红蛋白、血清电解质、尿素氮、肌酐水平。子痫前期的患者必须检查凝血功能，伴有心功能不全的患者需有近期心电图检查。

三、麻醉处理

1. 麻醉选择　首选椎管内阻滞，其次全身麻醉。

2. 麻醉管理

（1）麻醉诱导前用无葡萄糖液体进行输液。含糖液体使产妇出现高血糖危险的同时，新生儿低血糖的危险也增加。

（2）糖尿病产妇的胎儿比非糖尿病产妇的胎儿更易患低氧血症和低血压。积极处理的办法是快速输注液体、给予升压药和将子宫向左侧移位。

（3）睡眠可削弱胰岛素治疗的糖尿病患者对低血糖的调节反应，全麻时应及时监测血糖浓度，避免低血糖的发生。

（4）对于合并有关节强硬综合征的患者，应注意可能出现的插管困难。

第六节　妊娠合并病态肥胖症的麻醉

2005年WHO宣布全球超重人口有16亿，其中肥胖人口达4亿。据英国一项最新统计，女性肥胖者已达25%，而1993年仅为13%，肥胖女性中37%为16～44岁的育龄妇女。因此，肥胖产妇的麻醉处理已引起麻醉科医师的普遍关注。

肥胖可以有多种分类。超过理想体重，但超出量≤20%理想体重的为超重，>20%的称为肥胖。当体重超过理想体重的2倍或超过对应年龄和身高的理想体重100磅(45.4 kg)时，可称为病态性肥胖(morbidly obesity)。常用的测量指标还包括体重指数(body mass index，BMI)等。亚洲成人体重分级建议标准认为BMI<22.9 kg/m^2为正常体重，BMI 23～24.9 kg/m^2为超重，BMI 25.0～29.9 kg/m^2为肥胖，≥30 kg/m^2为严重肥胖，BMI≥40 kg/m^2为病态性肥胖。孕妇的肥胖患病率为8.1%～11.8%，由于肥胖伴有多系统的功能储备下降，特别是心血管系统和呼吸系统，因此肥胖孕妇处于双重危险状态，其围生期死亡率超过普通孕妇的50%。对于肥胖产妇，应引起麻醉医师和产科医师的充分重视和全面考虑，以保证此类患者安全度过围生期。

一、病态肥胖症患者妊娠期生理变化

(一) 呼吸系统变化 妊娠早期，肺泡和分钟通气量、氧耗和二氧化碳生成均增加，呼吸加快；妊娠后期，随着横膈抬高功能残气量(FRC)减少。由于腹部过多脂肪和胸壁顺应性下降，肥胖产妇出现小气道萎陷，使FRC进一步减少，肺内分流增加，且平卧位时更显著。全身麻醉诱导期，肥胖产妇更容易出现低氧血症。肥胖、女性与哮喘的发生和严重程度密切相关。这些改变会导致睡眠呼吸暂停和哮喘样发作，气道的高反应状态还会加重胃食管反流。

(二) 心血管功能变化 肥胖产妇的血容量和心排血量随着妊娠需要及脂肪组织营养需要的增加而增加，呼吸频率的增加及可能存在的低氧血症可刺激心排血量增加。与正常妊娠相比，肥胖患者由于血管阻力增加，收缩压和舒张压可能会升高。在妊娠后期，由于妊娠子宫对主动脉和下腔静脉的压迫可严重降低心排血量和胎盘血流灌注，在肥胖孕产妇中，这一现象会更严重。

(三) 胃肠功能变化 正常妊娠妇女的胃排空时间延长，食管括约肌功能降低，胃酸分泌过多，这在肥胖孕产妇中受到胃疝和升高的胃内压的作用而使发生率增加。研究发现75%肥胖手术患者易发生吸入性肺炎，胃液pH<2.5，胃容量>25 ml。

二、麻醉前准备

研究表明随着肥胖的增加，孕期并发症也增加，包括高血压、子痫前期、妊娠糖尿病、心血管疾病等。肥胖产妇的剖宫产率增加，麻醉医师操作困难的发生率也增加，围生期由于麻醉因素死亡的产妇中约有三分之二是肥胖者。术前仔细评估呼吸系统和心血管系统功能，检查仰卧位时有无呼吸困难、水肿、头晕(提示仰卧位低血压)和运动耐力。行肺功能检查和动脉血气分析。仔细评估气道，肥胖患者由于寰枕间隙通常不存在，导致头部后伸仰困难、颈椎弯曲和喉头移位，由于乳房增大，尤其是在患者左倾时使插管更加困难。严重的胃灼热提示有显著的胃食管反流。术中无创血压监测时应预备匹配的血压计袖带，必要时可行有创动脉压监测。对于外周静脉开放困难的产妇，可在超声引导下行中心静脉置管。肥胖产妇剖宫产术后出血的风险增加。

三、麻醉选择

按具体情况可选择椎管内麻醉、全身麻醉或局部浸润麻醉。对于选择性剖宫产椎管内麻醉可避免呼吸道困难，使术中血压升高及术后呼吸系统并发症的发生率降低。

四、麻醉管理

一些研究表明母亲BMI的增长与剖宫产之间有显著的关系，而肥胖孕妇在进行择期剖宫产后，麻醉的全身并发症显著增多，麻醉管理的目标主要包括：预防误吸；首选椎管内麻醉，除非有禁忌；完善的术前准备；仔细评估和管理气道及通气；减少心血管应激；处理低血压；正确把握阿片类药物的用法：椎管内、口服或静脉注射；加强术后监测。

(一) 椎管内麻醉 肥胖产妇行椎管内麻醉时常遇到技术困难。研究表明，虽然94%的肥胖产妇成功地进行了硬膜外阻滞，但其中46%需要再次置管，21%需要重新置管两次或更多次。硬膜外腔的深度与患者的体重、肥胖程度密切相关，需要准备15 cm的长针。坐位比较舒适，也可能易于定位中线。如果找不到骨性标志，局麻药的大面积渗透针头能够探测到棘突并进入椎间隙。有条件者可借助超声引导椎间隙及硬膜外腔的定位。肥胖产妇的手术体位以半卧位为宜，以保持患者充分的通气。手术操作更为困难，耗时较长，出血也更多。产科医师牵拉腹膜时可导致严重的心血管反应，产科医师与麻醉医师应紧密配合应急处理。

1. 连续硬膜外阻滞 可控性强，能满足延长手术时间的需要，与脊麻相比更适合病态性肥胖产妇的剖宫产术。建议硬膜外导管至少留置5 cm，以避免皮下组织移动而导致的导管脱出。

2. 蛛网膜下腔阻滞 起效快，效果确切，适合对无手术时间延长的中度肥胖产妇。尽管MRI已证实肥胖产妇脑脊液容量减少，但由于目前并没有临床证据证实肥胖产妇脊麻时布比卡因需减量，因此对该类产妇是否应减量使用仍存在争议。脊麻给药后调整麻醉平面，控制平面不超过 T_6。

3. 脊麻-硬膜外阻滞联合麻醉　起效快，效果确切，可在手术时间延长时扩大平面，是肥胖产妇剖宫产的理想选择。但弊端在于不能保证手术后期硬膜外导管位置正常。若导管移位或误入血管将改为全身麻醉。脊麻-硬膜外阻滞联合麻醉对循环影响较明显，要及时防治低血压的发生，尽快娩出胎儿，避免产生胎儿宫内窘迫及新生儿抑制。

（二）全身麻醉　对于某些紧急剖宫产或合并椎管内麻醉禁忌证或椎管内阻滞失败的产妇全麻是唯一的选择。

1. 预防吸入性肺炎　防止误吸发生，措施包括增加胃液 pH 和减少胃容量。尽管术前推荐使用 H 2受体拮抗剂和甲氧氯普胺，但 Paranjothy 等人经过 Meta 分析后发现对于胃 pH<2.5 的肥胖产妇使用这两类药物并不能明显降低误吸的发生率。

2. 呼吸道管理　肥胖产妇由于妊娠引起气道黏膜毛细血管充血肿胀，不仅有咽腔的狭窄，还可伴有平滑肌收缩节律的异常。非肥胖妊娠期气道评估 Mallampati Ⅲ、Ⅳ级较非妊娠期增多，因此肥胖产妇气管插管困难的发生率更高。气管插管失败合并误吸性肺炎是肥胖产妇麻醉死亡的常见原因之一。麻醉前应预测气管插管困难程度，如预测到有气道困难，可在适量镇静药和表面麻醉下行清醒纤支喉镜插管。紧急状态或未熟练掌握光导纤维喉镜时可行清醒状态下的可视喉镜，如果可以看到会厌，麻醉诱导后可在导芯帮助下插管。诱导麻醉前将产妇肩部和枕部垫高，暴露出脂肪圈下的区域，利于喉镜插入。备好困难气管插管所需的器具，预备小直径的插管，喉罩可能有助于肥胖产妇的气道管理和气管插管。为避免麻醉诱导期间出现低氧血症，诱导前应面罩给氧 3～5 min。通过监测 $P_{ET}CO_2$ 和 SpO_2 判断通气和氧合状况，通气得到基本保障后再给予肌松药。

3. 麻醉管理　分娩前可用低浓度吸入麻醉药维持，分娩后停用，给予短效阿片类药物。丙泊酚和琥珀胆碱快速麻醉诱导常用于急症或呼吸道通畅的患者。肥胖产妇术后必须在完全清醒条件下拔除气管导管，回病房后予 SpO_2 监测并吸氧。

（三）局部浸润麻醉　如气管插管困难，又无法进行椎管内麻醉，可在局部浸润麻醉下行剖宫产。

（四）术后处理　肥胖产妇术后低氧血症、肺不张、肺炎、深静脉血栓、肺栓塞、肺水肿、围生期心肌病、术后子宫内膜炎、手术切口感染和裂开的风险都增加。充分的镇痛、早期下床活动、抗血栓形成治疗及呼吸功能物理治疗都是术后恢复的关键。

（何振洲　周　洁）

参考文献

[1] 周远洋，朱军，王艳萍，等. 1996～2010 年全国孕产妇死亡率变化趋势[J]. 中华预防医学，2011，45：934－939.

[2] Estudero C，Sobrevia L. A hypothesis for preeclampsia：adenosine and inducible notric oxide synthase in human placental microvascular endothelium[J]. Placenta，2008，29：469－483.

[3] 董有静，张丽红，崔健军，等. 椎管内神经阻滞对妊高征孕妇分娩前后血浆一氧化氮水平的影响[J]. 中华麻醉学，2003，23：462－463.

[4] Ranju S，Nishant K，Aruna J，et al. Spinal anesthesia for lower segment cesarean section in patients with stable eclampsia[J]. J Clin Anesth，2011，23：202－206.

[5] Visalyaputra S，Rodanant O，Somboonviboon W，et al. Spinal versus epidural anesthesia for cesarean delivery in severe preeclampsia：a prospective randomized，multicenter study [J]. Anesth Analg，2005，101：862－868.

[6] Dyer RA，Piercy JL，Reed AR. The role of the anaesthetist in the management of the pre-eclamptic patient[J]. Curr Opin Anaesthesiol，2007，20：168－174.

[7] 王祥瑞，何振洲，杭燕南，等. 心脏患者剖宫产围术期心血管功能监测[J]. 中华麻醉学，1999，19：520.

[8] Kuczkowski KM，van Zundert AJ. Anesthesia for pregnant women with valvular heart disease：the state-of-the-art[J]. J Anesth，2007，21：252－257.

[9] Antonia PD，Michael A. Pregnancy and heart disease[J]. Gatzoulisb Rev Esp Cardiol，2006，59：972－984.

[10] Guidelines for indication and management of pregnancy and delivery in women with heart disease[J]. Cited from Circ J，2003，67(suppl Ⅳ)：1039－1082.

[11] 皋源，杭燕南，孙大金. 右心室舒张期末容量作为前负荷指标准确性的评价[J]. 临床麻醉学，2001，17：644－645.

[12] Wise RA，Polito AJ，Krishnan V. Respiratory physiologic changes in pregnancy[J]. Immunol Allergy Clin North Am，2006，26：1－12.

[13] Weiss BM，Hess OM. Pulmonary vascular disease and pregnancy：current controversies，management，strategies and perspectives[J]. Eur Heart J，2000，21：104－115.

[14] Abboud J，Murad Y，Chen-Scarabelli C，et al. Peripartum cardiomyopathy：a comprehensive review[J]. Int J Caridol，2007，118：295－303.

[15] Siu SC，Colman JM. Heart disease and pregnancy[J]. Heart，2001，85：710－715.

[16] Tiwari AK，Agrawal J，Tayal S，et al. Anaesthetic management of peripartum cardiomyopathy using "epidural volume extension" technique：a case series[J]. Ann Card Anaesth，2012，15：44－46.

[17] Nylund L，Lunell NO，Lewander R，et al. Uteroplacental blood flow in diabetic pregnancy：measurements with indium 113 m and a computer-linked gamma camera[J]. Am J Obstet Gynecol，1982，144：298－302.

[18] Karakash SD，Einstein FH. Diabetes in pregnancy：glycemia control guidelines and rationale[J]. Curr Opin Endocrinol Diabetes Obes，2011，18：99－103.

[19] Loubert C，Fernando R. Cesarean delivery in the obese

parturient: anesthetic considerations [J]. Womens Health (Lond Engl), 2011, 7: 16 - 9.

[20] Weed JT, Taenzer AH, Finkel KJ, et al. Evaluation of pre-procedure ultrasound examination as a screening tool for difficult spinal anaesthesia [J]. Anaesthesia, 2011, 66: 925 - 930.

[21] Paranjothy S, Griffiths JD, Broughton HK, et al. Interventions at caesarean section for reducing the risk of aspiration pneumonitis [J]. Cochrane Database Syst Rev, 2010, 20: CD004943.

[22] 张友忠,荣风年,主译. 施耐德与莱文森产科麻醉学[M]. 济南:山东科学技术出版社, 2005,1: 540 - 551,593 - 608.

第七十三章 妇产科其他手术麻醉

第一节 气腹腹腔镜手术麻醉

妇科腹腔镜手术(gynecologic laparoscopic surgery)时,为了扩大术野,充分暴露腹腔,常使用二氧化碳扩充腹腔形成人工气腹(pneumoperitoneum),腹腔镜的两大因素二氧化碳人工气腹和头低脚高位(Trendelenburg体位,头低25°～30°)对呼吸、循环系统和麻醉均有较大的影响。为了减轻这些影响,近年有学者应用非气腹悬吊式腹腔镜手术。

妇科腹腔镜包括:① 诊断性择期腹腔镜及急诊腹腔镜(急性腹痛和子宫穿孔)。② 手术治疗性腹腔镜(宫外孕、盆腔黏连、子宫内膜异位症、卵巢子宫内膜异位囊肿、卵巢良性畸胎瘤、良性卵巢囊肿和输卵管绝育等)。由于腹腔镜手术具有许多优点,临床上应用广泛。

一、气腹介质的选择

腹腔镜手术为了充分暴露手术野,有利于手术医师操作,常需应用气体行人工气腹。理想的人工气腹的气体应有以下特性:① 无色。② 无爆炸。③ 无燃烧。④ 不吸收或吸收很少。⑤ 如有吸收对生理影响小且排泄快。⑥ 无助燃作用。⑦ 误入血管内气栓的发生机会小。⑧ 在血中溶解度高。到目前还没有一种气体能完全符合要求。CO_2是气腹首选气体,理由是在血中溶解度高,使用电器和激光等不爆、不燃,也不助燃,吸收和排泄也快,很少发生气栓,且价格也低,最大的缺点是CO_2经腹膜吸收后可发生高碳酸血症。

二、二氧化碳人工气腹对生理的影响

(一) 二氧化碳人工气腹对呼吸系统的影响 气腹可使膈肌上移,肺底部肺段受压,肺顺应性降低,气道压力上升,功能残气量下降,潮气量及肺泡通气量减少,从而影响通气功能。同时气腹可通过干扰肺内气体分布和通气/灌流比例而影响机体氧合功能,大量CO_2气体充入腹腔内可很快被腹膜吸收入血,从而引起体内酸碱平衡变化,$PaCO_2$升高,可产生高碳酸血症。CO_2是有氧代谢的最终产物,人体内的储存量大约为120 L,大部分是以碳酸氢盐的形式存在于骨组织内或溶于脂肪组织内。注入腹腔的外源性CO_2主要经腹膜吸收,吸收速度为14～90 ml/min。当腹内压(IAP)<10 mmHg时,CO_2吸收量与IAP成正比;>10 mmHg时,则IAP与CO_2吸收率不再呈线性增加,而呈现平台关系。手术操作会损伤腹腔内大小血管,加快了CO_2的吸收量。12～15 mmHg的IAP使气道峰压和平台压分别提高50%和81%,肺顺应性降低47%。Lister等人研究发现IAP<10 mmHg时,通过调整呼吸频率可维持$PaCO_2$在正常生理范围内;若IAP>14 mmHg,调整呼吸频率也不能维持正常的$PaCO_2$,且$\Delta a-ETCO_2$增加。说明呼吸因素对$PaCO_2$的调节作用是有限的。临床常用的IAP范围及气腹期间多吸入较高浓度氧气,故一般不会带来严重问题,但对原有心肺疾患患者,气腹可发生严重高碳酸血症及酸中毒,加重原有的呼吸功能障碍。

(二) 二氧化碳人工气腹对循环系统的影响 IAP增加,静脉血管壁受压,静脉阻力上升,从而影响静脉回流,心脏后负荷增大;CO_2气腹亦是一种刺激,可激活下丘脑-垂体-靶腺轴,由此间接影响循环系统;若合并高碳酸血症,还可导致交感神经兴奋,儿茶酚胺、垂体后叶素等缩血管物质释放增加,引起异常的心肌变时和变力效应,心肌氧耗量增加,影响血流动力学。研究认为:气腹可引起收缩压(SBP)、舒张压(DBP)及平均动脉压(MAP)的升高,心率(HR)升高,外周血管阻力(SVR)增大,肺循环阻力(PVR)增高,每搏量(SV)下降,心排血量(CO)和心脏指数(CI)稳定或下降,中心静脉压(CVP)不定。静脉回心血容量降低,左室舒张期末容量(LVEDV)降低。高的IAP压迫下腔静脉,静脉阻力升高,血液淤积于下肢,导致CO降低。胸膜腔内压和心脏充盈压升高,右房压和肺毛细血管嵌压(PCWP)不能准确反映心脏前负荷。气腹前快速扩容和头低位能减少气腹后回心血流量降低所致的低

血压。

随着IAP的增高对腹腔内血管的压力也增加,正常腔静脉的压力为5.03 mmHg,低压二氧化碳气腹对生理变化的影响很小,当IAP增高到9.96～15.00 mmHg时,可影响腔静脉的回流,压力如>15 mmHg时则可产生严重反应。临床上IAP增高可分为4级:IAP为7.15～10.27 mmHg时为Ⅰ级,10.05～17.62 mmHg时为Ⅱ级,18.7～25.72 mmHg时为Ⅲ级,>26.62 mmHg时为Ⅳ级。IAP为Ⅰ级时为正常腹内压,一般不需处理;Ⅱ级时根据临床情况而定,如有少尿、无尿、缺氧、气道压力增高等临床情况时,应进行严密监护;Ⅲ级时,一般需手术减压;当IAP达Ⅳ级时应立即腹腔减压,去除气腹。

腹腔镜手术中,有25%～47%的患者会发生心律失常。由于CO_2栓塞或腹腔的过分牵张致迷走神经张力增高可出现心动过缓和心脏停搏。高碳酸血症常引起窦性心动过速和室性早搏,研究发现维持高的氧饱和度可以减少CO_2导致的心律失常。

(三)二氧化碳人工气腹对其他重要脏器的影响 IAP升高引起腹腔内脏器血流动力学及功能改变,对肝、肾、脑、胃肠等产生不良影响。气腹可导致肾血管受压,肾灌注量减少,IAP为20 mmHg时,犬的肾血流减少79%,肾小球滤过率减少77%,肾小球阻力升高55.5%,尿量减少50%,加之抗利尿激素明显升高,术中尿量明显减少。胃内压升高、胃液反流等,使腹腔镜手术中发生胃内容物反流和吸入的危险性为2%。IAP达15 mmHg时,颅内压升高达23 mmHg,中心静脉压(CVP)也升高。

三、头低脚高体位对机体的影响

气腹后使膈肌上移,肺底部肺段受压,肺顺应性降低,气道压力上升,功能残气量下降,潮气量及肺泡通气量减少,从而影响通气功能。而妇科腔镜手术时为了更好地暴露手术视野常常需要采用头低脚高位,这样的特殊体位又使膈肌进一步上移,压迫肺基底段,肺下部的扩张大大受限,功能残气量进一步减少,肺容量减少,肺顺应性再度下降10%～30%,IAP达3.33 kPa时,对膈肌产生30 g/cm^{2}的推力,Leighton等人报道膈肌每上抬1 cm,肺的通气量就减少300 ml。气道阻力进一步增加,肺通气进一步减少,肺内气体分布和通气/灌流比例失调,最终可引起$P_{ET}CO_2$及$PaCO_2$升高,发生高碳酸血症时,机体虽有一定的代偿机制,但严重时可致脑氧饱和度降低。另外,气腹、头低脚高体位将腹腔静脉的血挤压至胸腔静脉,导致胸腔内血液淤积,肺循环血流减少,通气不足,使通气/血流比例失调,增加了生理无效腔。妇科手术头低脚高位对循环的影响不如对呼吸的影响明显,气腹前快速扩容和头低脚高体位能减少气腹后回心血流量降低所致的低血压。

四、气腹常见并发症

(一)气栓 尽管CO_2气腹致肺栓塞的发生率很低,但一旦发生后果严重,死亡率极高。CO_2气体可经腹膜吸收,每分钟吸收可为20～30 ml,同时也可经开放的静脉通道进入循环,也有可能气腹针直接进入血管内。Russell等人在5 min内向实验犬静脉内注入少量(0.25～1 ml/kg)空气对发生肺空气栓塞诊断做了研究,注入0.25 ml/kg空气时50%犬$P_{ET}CO_2$降低3 mmHg(0.4 kPa)以上,注入1 ml/kg后全部犬$P_{ET}CO_2$均显著降低,注入1 ml/kg后采取动脉血气及混合静脉血两种方法检测血氧饱和度后发现,SaO_2为25%,SvO_2为63%。在实验犬中死亡率为零。20 min后参数恢复至实验前值。可见上述气体量引起了肺栓塞,但不至于造成心搏骤停。CO_2气体每分钟1.5 ml/kg或空气每分钟0.3 ml/kg缓慢注入静脉则不会引起任何表现(通过肺泡毛细血管膜吸收)。只有当大量CO_2气团进入右心房到右心室再到肺动脉发生严重肺栓塞时将发生严重后果。主要临床表现和诊断依据为突发性血压急剧下降,急性肺高压、右心衰竭致心搏骤停。用食管听诊器或胸前壁听诊闻及"水车样"杂音(mill-wheel murmur),$P_{ET}CO_2$突然下降或为零。最为敏锐的诊断仍是心前超声多普勒监测。CO_2气体肺栓塞的治疗要迅速、准确、及时。一旦确诊立即将患者置于头低左侧卧位以阻止气体从右心室进入肺动脉,同时少量CO_2气体也可从肺动脉回至右心室。再经中心静脉或肺动脉插管抽出气体栓子。心搏骤停患者必须同时进行心肺复苏。复苏成功后血管内仍残留气体栓子,特别当怀疑发生脑血管栓塞时,应经高压氧治疗。

(二)皮下气肿、纵隔与心包积气、气胸 皮下气肿、纵隔与心包积气、气胸是腹腔镜手术的常见并发症,国内外文献已有不少报道。发生原因有:① 手术中上腹部操作可引起镰状韧带穿孔,最有可能成为气体向上的通道,镰状韧带在膈肌下支撑肝脏向上分为两层形成裸区。气体可通过腔静脉孔进入纵隔。② 注入CO_2量过大,腹内压过高,促使CO_2逸出纵隔等各异常部位。③ 手术操作极有可能损伤膈肌和胸膜,使气体直接进入纵隔或胸腔。④ 先天性胸膜通道或解剖薄弱如食管裂孔。⑤ 由于纵隔内压增高,过高的纵隔内压通过纵隔上段经胸廓上口与颈部相连处,CO_2进入头、颈、胸皮下也可进入腹部皮下,严重者会阴、男性阴囊也发生皮下气肿。纵隔压力太高可使纵隔膜破裂,气体进入胸腔,发生气胸。纵隔内CO_2也可弥散至心包引起心包积气。⑥ 皮下气肿亦可由于腹壁穿刺造成侧孔,CO_2由侧孔进入皮下。另外还可能因为充气针就在皮下充气未及时发现。有人认为是因为皮下组织比腹腔更易吸收CO_2所致。皮下气肿、纵隔与心包积气、气胸的诊断主要是严密观察患者和加强监测。皮下气肿一般发生在注气后 30 min 左右。当 Paw 明显升高、$P_{ET}CO_2$升高经过度通气不能下降以及 SpO_2下降，并同时存在颈、面、胸有气肿，触诊明显捻发感和按压皮肤有凹陷时诊断即可成立。一旦发现皮下气肿，首先必须要排除是否同时存在气胸及心包积气，可通过听诊和急诊手术台上摄胸片。如有气胸立即解除气腹，并作胸腔闭合引流，心包积气可做心包穿刺抽气，严重纵隔气肿可行胸骨上凹皮肤穿刺抽气或切开纵隔膜引流，可有明显的气体溢出，单纯皮下气肿可用粗针多处穿孔排气，同时可加大通气量，轻度患者可自行吸收。皮下气肿、纵隔与心包积气、气胸只要早发现处理及时，一般无不良后果。

（三）肩痛 由于手术中 CO_2 气体残余在腹腔中刺激膈下所致。

五、妇科腹腔镜手术的麻醉处理

（一）术前评估及用药 经腹手术麻醉原则和注意事项也同样适用于经腹腔镜手术。由于二氧化碳气腹对人体生理功能的影响，因而麻醉前必须全面评估患者的全身情况，正确掌握手术指征是很重要的。

ASA 1～2 级患者对体位及二氧化碳气腹的影响一般都能耐受。但心、肺储备功能受损的 ASA 3～4 级患者可导致严重并发症。术中高碳酸血症使脑血流增加，颅内压升高。凡术前有颅内高压、脑室腹腔分流及腹腔内静脉与颈静脉分流的患者禁忌二氧化碳气腹腹腔镜手术。

二氧化碳气腹时 CI 降低，MAP、SVR 增高，使心室壁张力增加，氧耗增加可加重心肌缺血。一旦由于各种原因使心动过速时，对心肌缺血患者，尤其是充血性心力衰竭患者可造成严重后果。ASA 3～4 级患者 CI 降低使组织供氧不足，并有 SvO_2减少，这类患者应开腹手术或应用药物治疗使心功能改善后再行腹腔镜手术。

除明显焦虑患者，不必常规使用术前药，阿托品会引起不适，亦应避免，仅在需要（如严重窦性心动过缓）时应用，并应静脉给药。术前及术中用麻醉性镇痛药时应考虑到奥狄括约肌痉挛的可能。为预防胃内压升高导致胃内容物反流，术前可置胃管及应用抗酸和 H2 受体拮抗药，减少胃液和提高胃液 pH，即使发生误吸也可减轻其严重性。

（二）麻醉选择

1. 应首选全身麻醉　妇科腹腔镜手术不宜单纯应用椎管内麻醉，其理由是：① 无论应用硬膜外或脊麻-硬膜外联合麻醉，阻滞平面需达 $T_{4\sim6}$，从镇痛角度才能满足手术需求，但平面较广，外周血管扩张，回心血量减少，可引起低血压。② 椎管内麻醉可致恶心呕吐，有时难以忍受腹膜刺激痛，加上呼吸急促，影响手术操作。③ 妇科腹腔镜手术取极度头低脚高位，还需应用电凝，患者极度不适，因气腹增加通气负荷，故除非吹入气在 2 L 以下，否则椎管内麻醉下难以忍受。④ 有时患者无法耐受高压气腹，往往需要较强的静脉辅助用药，甚至需用氯胺酮方可入睡。在气腹和头低脚高体位的基础上更加重了呼吸抑制，部分患者存在低氧血症。⑤ 镇静状态下一旦患者发生反流，因咽喉反射减弱，气管未得封闭，容易导致误吸。⑥ 人工气腹时，腹膜牵拉，CO_2刺激反射性引起迷走神经兴奋，高碳酸血症时，心肌对迷走神经的反应性增强，加上椎管内麻醉使交感神经被阻滞，迷走神经相对亢进，诸多综合因素易导致患者心动过缓，严重时，如处理不及时甚至心搏骤停。所以椎管内麻醉用于腹腔镜手术的安全性尚存在一定问题，故建议选择气管插管全身麻醉。如果用椎管内麻醉复合全麻喉罩通气，国内外均有报道，可用于简单腹腔镜手术，但必须严格禁食，预防呕吐误吸。

2. 气道管理　可应用喉罩或气管插管。喉罩操作简单，插、拔管的应激反应小，无术后咽痛、咳嗽、咳痰的副作用，较适用于腹腔镜等短小手术。置入喉罩后，常规通过 LMA-ProSealTM 喉罩 Drain Tube 下胃管引流，以减少胃内压和防止胃内容物反流。但喉罩的突出问题是气道管理，头低位人工气腹后，气道压升高，须密切观察喉罩是否漏气，确保通气和换气无障碍。若有吸气或呼气阻力大，$P_{ET}CO_2$升高，可调整喉罩位置，仍无效须尽快更换气管导管，以策安全。过度肥胖的患者应首选气管插管，以确保气道通畅。

3. 麻醉诱导　① 原则与一般手术全身麻醉相同，对心肺功能较差的患者应尽量避免直接抑制心肌的药物。② 面罩加压给氧时可使用 Selick 手法，轻压剑突下防止气体进入胃内。③ 术中良好的肌松有助于提供更大的手术空间。④ 腹膜牵张能增加迷走神经张力，应备好阿托品以随时备用。⑤ 引起血流动力学轻微波动的 IAP 阈值为 12 mmHg，IAP 升至 15 mmHg 以上会对呼吸和循环造成较大的影响，对伴有心肺疾病者，建议采用更低的气腹压，以 8～10 mmHg 为宜。⑥ 术中应缓慢调置头低脚高体位，以免短时间内气道压急剧上升和对呼吸系统的快速影响。⑦ 通气模式可采用 IPPV，低容高频通气模式（VT5～6 ml/kg，RR18～25 次/min）可使气道压和 $P_{ET}CO_2$不致过度升高。对于控制呼吸的全麻患者，增加呼吸频率比增加潮气量能更有效地降低 $P_{ET}CO_2$，对老年与过度肥胖者，可给予少许 PEEP。⑧ 术中基本监护应有 ECG、BP、SpO_2、Paw、$P_{ET}CO_2$，后两项的监测有别于一般的开腹手术，当数值有异常升高，能尽早提示气腹所造成的不良影响。若应用喉罩，应检查通气是否有障碍，若为气管插管，提示可能有皮下气肿、腹膜前充气、腹膜后充气或大网膜充气等并发症。对于老年、过度肥胖、心肺功能差者应进行血气分析、有创血压、CVP 监测。

4. 术后镇痛　微创手术并非无创手术，术后患者仍有不同程度的疼痛。目前全麻均应用超短效的丙泊酚和瑞芬太尼持续泵注，停药苏醒后患者即有痛感，临床上都要进行镇痛替代疗法，即缝皮时静脉滴注舒芬太尼 10 μg 或芬太尼 0.1 mg 或曲马朵 100 mg。对于子宫全切、肌瘤剔除等创伤较大、术后疼痛较明显的手术，仍需进行术后患者自控静脉镇痛(PCIA)。PCIA 还可有效地解除二氧化碳气腹所致的颈肩痛和防治腹腔镜术后常见的恶心、呕吐。

六、非气腹悬吊式腹腔镜手术

1991 年日本的外科医师永井秀雄开发了腹壁皮下悬吊式腹腔镜技术，1993 年日本的井坂惠一教授首次将腹腔镜技术应用于妇科，并首创了腹壁皮下单点悬吊式腹腔镜技术。目前，经过改良的妇科腹壁皮下单点悬吊式腹腔镜手术操作近似于开腹手术，简单易行、经济实用，因此很适合在人口众多的中国开展。

(一) 腹壁悬吊式非气腹腹腔镜的优势　气腹法腹腔镜手术需借助于人工气腹，为腹腔内手术提供操作空间。由于使用 CO_2 形成气腹，因此会造成机体代谢及血流动力学的改变。而悬吊式腹腔镜技术通过腹壁的机械悬吊为腹腔内手术提供操作空间，无需人工气腹，避免了由二氧化碳气腹带来的一系列影响，同时避免了气腹建立时盲目穿刺的并发症，提高了安全性。它允许手指经腹壁切口进入腹腔，触诊病变组织来协助诊断。

(二) 气腹悬吊式腹腔镜手术的麻醉选择

1. 椎管内麻醉　无论应用硬膜外或脊麻-硬膜外联合麻醉，阻滞平面需达 $T_{4\sim6}$，从镇痛角度均可满足手术需求，患者虽无需耐受高压气腹，但多数患者往往不能耐受腹膜牵张带来的不适，往往需要较强的静脉辅助用药。故一般不建议采用椎管内麻醉。

2. 全身麻醉　原则基本与气腹相同。可选择喉罩或气管内插管。

第二节　宫腔镜手术的麻醉

宫腔镜(hysteroscopy)是将窥镜放入宫腔内直接观察子宫腔内部结构和病变，能准确诊断疾病且同时进行手术治疗。可通过宫腔镜行宫腔黏连分离术、黏膜下子宫肌瘤剥除术、宫腔内息肉切除术、宫内节育器取出术等。以下情况视为宫腔镜手术的禁忌，如有中等量以上的子宫出血、生殖道炎症、近期有子宫穿孔或修补史、妊娠、已确诊的宫颈或宫体癌等。宫腔镜的检查及手术麻醉需用大量液体及有时应用 CO_2 扩充宫腔，偶尔发生水中毒或气栓等严重并发症，必须重视预防。宫腔镜虽然手术较小，但潜在的危险性依然存在。要考虑患者的全身情况、术式和手术时间，权衡利弊，制定最佳麻醉方案，使麻醉做到安全、有效、可控。

一、宫腔镜手术麻醉选择

(一) 脊麻-硬膜外联合麻醉　在 $L_{2\sim3}$ 进行穿刺，蛛网膜下腔内注射重比重布比卡因 8～10 mg 或罗哌卡因 10～15 mg，平面控制在 $T_{8\sim10}$，既可满足手术，又对全身呼吸与循环无明显影响。但门诊患者检查或小手术，术后下肢的感觉和运动功能不能马上恢复，观察时间相对较长。

(二) 全身麻醉　时间较短的宫腔镜手术(＜30 min)，可用静脉麻醉靶控输注，TCI 血浆靶控输注浓度瑞芬太尼 2.5 ng/ml、丙泊酚 1.5 μg/ml，面罩给氧，保留自主呼吸。达效应室平衡后扩宫口，术中维持瑞芬太尼 1.5 ng/ml、丙泊酚 1 μg/ml。

(三) 气道管理　TCI 血浆靶控输注浓度瑞芬太尼 4 ng/ml、丙泊酚 3 μg/ml，当瑞芬太尼效应室达 2.5～3 ng/ml时，将其血浆靶控浓度调至 2.5～3 ng/ml，当丙泊酚效应室达 2.0～2.5 μg/ml，将其血浆靶控调至 2.0～2.5 μg/ml，此时可顺利置入喉罩。术中维持瑞芬太尼 2 ng/ml、丙泊酚 1.5 μg/ml，此法适用于＞30 min 的宫腔镜手术，可确保患者的呼吸通畅。

(四) 骶管阻滞　简单实用，但部分病例镇痛不全。

二、宫腔镜手术常见并发症

(一) 机械性损伤　宫颈撕裂或子宫穿孔，一旦发生应立即停止操作，出血少者可给予缩宫素和抗生素，出血多者疑有邻近脏器损伤应行腹腔镜探查或剖宫探查术治疗。

(二) 出血　术后少量出血属于正常情况。而术后大量出血可能原因为宫颈管损伤、子宫收缩不良、止血不彻底，可给予缩宫素、止血药，或者通过明胶海绵塞入宫腔止血，或者重新电凝止血。

(三) 气栓　目前常用宫腔镜技术并非一定需要膨宫介质，但有时宫腔镜手术时会应用 CO_2 作为膨宫介质，一旦有气喘、胸闷、呛咳等症状，应高度怀疑有气栓发生，应立即停止操作，并给予吸氧以及对症处理，维持呼吸和循环功能稳定。

(四) 水中毒　宫腔镜手术需要大量灌注液进行膨宫，按手术时的电凝方式分为两种膨宫液，即 5% 葡萄糖溶液和0.9%生理盐水。大量的液体在膨宫压力作用下，被宫腔创面迅速吸收入血液循环，吸收过量可引起体液的超负荷和低钠血症。同时，灌注液可经通畅的输卵管进入腹腔被吸收，增加了水中毒的概率，严重者表现为急性左心衰和肺水肿。由于体液的超负荷发生与术中宫腔压力、子宫内膜、肌层破坏程度、切除组织达宫壁的深度及切除时血窦的开放程度等有关，所以选择合适的膨宫压力十分重要。一旦发生应立即停止手术，给予吸氧、利尿纠正低钠血症等。术中可采取有效低灌流，控制手术时间以预防其发生。凡是手术时间>1 h，膨宫液>10 000 ml 的宫腔镜手术，预防性地应用呋塞米 20～40 mg 可有效降低水中毒的发生率。

第三节 产科患者非产科手术麻醉

据报道0.75%～2.2%的孕妇在妊娠期接受非产科手术。美国每年有 75 000～80 000 名孕妇会接受麻醉和手术。对孕妇及其胎儿的最佳麻醉处理至关重要。实施妊娠患者非产科手术（pregnancy in patients with non-obstetric surgery）麻醉必须了解以下内容：① 孕妇妊娠期间正常生理改变。② 麻醉和手术对胎儿的潜在影响。③ 子宫胎盘灌注和胎儿氧合的维持。④ 实际临床问题(手术时机、胎儿监测、误吸预防、下腔静脉压迫综合征、其他麻醉影响)。⑤ 对孕妇进行心理咨询与安慰。⑥ 特殊情况(非心脏手术如腹腔镜手术、阑尾切除术、神经外科手术、创伤和心脏瓣膜置换手术等)。本节着重于讨论妊娠期患者非产科手术的麻醉处理要点。

一、术前准备和术前用药

由于孕妇的一系列生理变化，在伴发非产科疾病需要手术时，应做好以下术前准备：① 孕 16～20 周后应注意预防胃内容物误吸，尤其是外伤及消化系统疾病，胃排空减慢，术前禁食 6 h，饱胃患者应置胃管，尽可能吸净胃内容物，必要时在可在诱导前给予 H 2受体拮抗剂。② 对于紧张的产妇，术前有必要给予抗焦虑药(如咪达唑仑 1 mg)，因为儿茶酚胺水平升高会降低子宫血流。③ 预防下腔静脉-主动脉受压。孕 20 周后，孕妇平躺于手术床时应处于子宫左侧位。测量右下肢和观察右足脉搏氧饱和度波形可用来评价子宫左侧位的效果。俯卧位手术，腹部应悬空无阻，避免任何外力压迫。④ 妊娠 3 个月内尽量避免选择性手术，因为容易发生流产。

二、麻醉方法选择

麻醉方法的选择取决于孕妇情况、手术部位和种类。如果可能，局部麻醉或椎管内麻醉更可取，发生胎儿药物暴露和孕妇围术期并发症的风险最低。但是，腹腔镜手术和大多数上腹部手术通常要求全麻。无论采取怎样的麻醉方法，避免低血氧、低血压、低血容量、酸中毒、高碳酸血症和低碳酸血症，这些都是麻醉处理成功的关键的问题。术中还应检查血糖水平，尤其对手术时间长或患有妊娠期糖尿病、糖耐受不良的孕妇更应重视。

(一) 全身麻醉

1. 全麻诱导　孕 16～20 周开始，全身麻醉进行快速顺序诱导，并压迫环状软骨。应用适当剂量的丙泊酚，静注琥珀胆碱进行气管内插管。用 100%纯氧预氧合 3～4 min。由于妊娠引起呼吸道黏膜水肿充血，推荐使用小号气管插管(6.0～7.0 mm)。同样因为黏膜血管增加，应避免鼻插管，以免引起出血。有关妊娠期安全用药详见第七十一章。

2. 麻醉维持　推荐使用中等浓度的吸入麻醉药(<1.0～2.0 MAC)和高浓度的氧气($F_IO_2 \geq 0.5$)。不主张使用氧化亚氮，镇痛可用芬太尼或瑞芬太尼。相比吸入麻醉药，阿片类药物和诱导药物会更大程度地降低胎心率变异性。只有当非产科手术与剖宫产必须同时进行时，阿片类药物所致的胎儿呼吸抑制才有可能出现。

正压通气会使胸内压增加、静脉回流减少，从而减少子宫血流并降低子宫胎盘灌注。因此应避免对孕妇进行过度通气，维持 $P_{ET}CO_2$ 在正常范围。妊娠期血浆胆碱酯酶降低了约 25%，但琥珀胆碱所致的神经肌肉阻滞时间延长却并不常见。这是因为妊娠期伴有药物分布容积增大，抵消了药物水解减少带来的影响。许多药物应用于孕妇和非孕妇时，药代动力学和药效动力学特点会有不同。接受镁剂保胎治疗的患者，给予肌松药后肌肉麻痹的时间延长，所以推荐减少肌松药的剂量。

3. 肌松药　选择分子量>600 的肌松药对娩出的新生儿更安全。常用肌松药的分子量，琥珀胆碱为 397.34、维库溴铵为 527.94、罗库溴铵为 529.79、泮库溴铵为 573.88、哌库溴铵为 602.23、米库氯铵为 1 003、阿曲库铵为 1 243.5、顺阿曲库铵为 1 243.5。推荐使用顺阿曲库铵。肌松逆转药的作用无法预测。理论上认为抗胆碱酯酶药会增加子宫张力，所以推荐先给予阿托品后，再缓慢注射肌松药拮抗药。通常推荐格隆溴铵,因为阿托品比它更易于通过胎盘。阿托品能快速通过胎盘,大剂量可致胎儿心动过速,胎心率变异性消失。然而,阿托品经胎盘通过更有利于拮抗新斯的明对胎儿的作用。虽然根据抗胆碱酯酶药的分子大小和结构可以预测有限的跨胎盘转运,但若不伴随使用阿托品,新斯的明会明显通过胎盘,对胎儿产生显著影响。

(二) 神经阻滞和椎管内麻醉 通过液体预扩容和下肢加压,蛛网膜下腔阻滞或硬膜外阻滞相关的孕妇低血压可以预防和尽可能减少。备好血管加压药,如果出现低血压就可用随时治疗。椎管内麻醉下剖宫产术出现低血压时,去氧肾上腺素是最佳血管加压药,而使用麻黄碱会加重胎儿酸中毒。接受镁剂治疗的患者容易发生低血压,而且常使血管加压药的作用减弱。孕妇对局麻药的需求减少,为防止高平面阻滞必须适当减少药量。由于妊娠期药物与蛋白结合减少使未结合药物增多,导致孕妇局麻药中毒的风险增加。

三、孕妇腹腔镜手术麻醉

孕妇腹腔镜手术日益增多,大多数患者腹腔镜手术是施行胆囊切除术,也有施行阑尾切除术,均宜采用全身麻醉。孕妇腹腔镜非产科手术优势是损伤小和术后恢复快,应用镇痛药较少。但也有风险,如孕妇腹腔顺应性小,膈肌活动受限,通气量减少,还影响循环动能。此外,还有套管鞘(trocar)可能直接损伤子宫和胎儿。二氧化碳气腹可引起胎儿酸血症,手术期间维持$P_{ET}CO_2$在 32～35 mmHg,适当降酸会降低肺的顺应性和功能残气量,增加气道压,容易发生低氧血症,尤其是在妊娠晚期时。气腹、下腔静脉-主动脉压迫合并反头低脚高位,会导致静脉回流显著减少,出现严重低血压。所以应限制充气压力,保持子宫左侧位,摆放反头低脚高位必须缓慢操作,这样能尽可能减轻血压下降。腹腔镜手术期间,可用血管加压药(如麻黄碱、去氧肾上腺素)治疗低血压,从而维持孕妇的血压。采取最好的措施来保护胎儿健康,如维持孕妇的氧合、酸碱度、血流动力学数值在孕妇正常范围内。腹腔充气状态下,孕 22 周后应进行胎心率监测,但除了采取经阴道监测途径,否则胎心率和子宫张力监测将不能进行。孕妇高凝状态和气腹造成的下肢静脉淤积,会增加血栓栓塞的风险,间断充气装置和预防血栓栓塞非常重要。如手术时间长和难度较高,应改为剖腹手术。

四、孕妇阑尾切除术麻醉

妊娠期阑尾炎是最常见的外科急症手术,妊娠急性阑尾炎的发病率为 1∶350～1∶10 000,占妊娠患者非产科手术的 25%。但坏疽性阑尾炎比非产科患者的发病率高,因为增大的妊娠子宫将阑尾推向外侧腹壁,疼痛较轻而且部位不典型,延迟诊断而易导致阑尾坏疽,但是穿孔反而较少。对妊娠期患者施行阑尾手术,外科医师、麻醉医师、患者及其家属都抱谨慎态度,主要目的是确保孕妇和胎儿的安全。

因为妊娠患者施行外科手术的麻醉要求与无痛分娩和剖宫产麻醉不同,在麻醉无痛的条件下,应维持母体子宫胎盘有良好的血流灌注,以免缺血缺氧而影响胎儿,而不要求考虑新生儿的神经行为和呼吸抑制问题。全身麻醉或椎管内麻醉均可选用。临床经验是如果没有禁忌证以选用连续硬膜外阻滞较好。可在 $L_{2\sim3}$ 穿刺,向头侧置管 3～4 cm,2%利多卡因 3～4 ml 后,效果肯定,局麻药 0.5%布比卡因或 0.75%罗哌卡因,调节麻醉平面在 T_4～L_1,如平面不到 T_4,再分次注入小剂量局麻药。牵拉阑尾时如有疼痛不适或恶心呕吐,可静注小剂量芬太尼 0.025～0.05 mg,必要时静注氯胺酮 0.25 mg/kg。同时密切监护呼吸及 SpO_2,必要时面罩给氧或小幅度辅助呼吸。

用药前后应防治下腔静脉-主动脉压迫综合征,尤其是改为仰卧位时向左侧倾斜。并准备麻黄碱及时治疗低血压。无论是全身麻醉还是硬膜外阻滞,最重要的问题是防止胎儿宫内窒息,麻醉期间应充分供氧,避免发生低氧血症、高碳酸血症和过度通气引起的低碳酸血症,防治低血压和避免酸血症。同时应有良好镇静和镇痛作用,避免紧张、应激和血管过度收缩。确保子宫胎盘良好灌注。

五、孕妇神经外科手术麻醉

妊娠期有些神经外科手术是必需的,如动脉瘤、动静脉畸形修补。由于胎盘血管床不能自动调节,要求术中保证孕妇足够的灌注压,而控制性低血压就会减少子宫胎盘灌注。收缩压下降 25%～30%或平均动脉压<70 mmHg 会导致子宫胎盘血流减少。限制硝普钠的剂量[<0.5 mg/(kg・h)]和使用时间,因为硝普钠会在胎儿体内蓄积,导致氰化物中毒。相比硝普钠,硝酸甘油是更安全的选择。孕妇过度的高通气和低碳酸血症(<25 mmHg)会危害孕妇胎儿氧输送。应持续进行胎心率(FHR)监测,尤其是在计划控制性低血压和过度通气时,以便在发生胎儿窘迫时能进行必要的调整。应用甘露醇、襻利尿剂会使液体明显移入胎儿。避免低血容量和使用超大剂量甘露醇,因为可能导致胎儿脱水。如果行血管内操作,那么放射检查期间必须有子宫屏障。

六、妊娠期创伤麻醉

创伤是孕妇患病率和死亡率的非产科原因之一。具体处理要点包括:① 首要治疗措施(保护气道和复苏)与非孕患者相似。② 创伤会导致胎盘早剥和胎儿流产,为维持子宫胎盘灌注和胎儿健康,应避免缺氧、低血压、酸中毒和低体温。③ 由于孕妇相对有低蛋白血症和低血容量,所以容易发生肺水肿。④ 病情稳定并无持续性出血的患者，采取保守性液体治疗。⑤ 创伤较重时，应监测中心静脉压指导输液，以免液体过负荷，防止肾功能不全。⑥ 麻醉中治疗措施首先考虑孕妇安全，后再计划产科处理。完成早期复苏和创伤检查后，推荐在急诊室即进行超声检查以确定胎儿是否成活。必须放射性检查或侵入性检查时，只要条件可能，放射期间应屏蔽子宫。超声和 MRI 不会产生离子辐射应优先考虑。

第四节　人工流产的镇静与镇痛

由于各种原因中止早期妊娠，进行人工流产时，可以采用药物流产、手术流产等方法，这些方法各有优缺点。手术人工流产可以在无麻醉清醒状况下进行，但对于精神较为紧张的患者，或是未产、未婚，或手术操作较为复杂的患者，可以考虑施行麻醉。

一、手术特点

目前很多医院人工流产术分两步，负压吸引和刮宫术。患者排尿后取膀胱截石位，常规外阴阴道消毒铺巾，首先作双合诊了解子宫大小位置，放入窥阴器暴露宫颈，再次消毒宫颈和宫颈管，钳夹宫颈前阴唇或后阴唇，放入子宫探针了解子宫方向和深度。从较细的宫颈扩张器逐步换用较粗的，直至负压吸引头可以置入。负压吸引后，在阴道后穹放置盐水纱布，用刮勺按一定顺序分别刮取各壁。最后检查有无活动性出血，结束手术。

对于施行人工流产的患者，可以采用低位椎管内麻醉或静脉全麻。由于多数医院的人工流产患者在门诊或日间病房进行，每日人工流产患者数量很多，为使周转更快，也为了患者可以尽早恢复离院，基本上对于人工流产患者采取静脉全身麻醉。

二、麻醉药选择和配伍

1. 镇静药　咪达唑仑虽然遗忘作用比较强，但咪达唑仑为水溶性药物，分布半衰期 7.2 min，消除半衰期 2.5 h(2.1～3.4 h)，肥胖人可延长到 8.4 h，因此苏醒较慢。临床使用后，对于需要尽快离院的患者，定向力、肌力等的恢复明显延长。丙泊酚起效快，停药后10 min苏醒，静注丙泊酚 2.5 mg/kg，约经 1 次臂-脑循环时间便可发挥作用，90～100 s 作用达峰值，持续时间为 5～10 min。因此，人工流产基本都用丙泊酚。

2. 镇痛药　最常用芬太尼，也有用瑞芬太尼或地佐辛。芬太尼的优点在于价廉强效，给予 0.025～0.1 mg剂量的情况下，呼吸抑制发生率也比较低。瑞芬太尼就其药理学特点而言非常符合此类短小手术操作的麻醉，但目前单价比较贵，且有剂量和推药速度相关的呼吸抑制，所以使用时一定要保证呼吸抢救设备，药物浓度要低，给药速度要慢！地佐辛是强效阿片类药物，可以和镇静药物合用，但相关文献尚少。

3. 镇静药与镇痛配伍　① 丙泊酚与芬太尼。② 丙泊酚与瑞芬太尼。③ 丙泊酚与地佐辛。

上海交通大学医学院附属仁济医院人工流产麻醉，采用丙泊酚复合瑞芬太尼。对于极其紧张的患者开放静脉后可先给予咪达唑仑 1～2 mg，在手术医师完成双合诊后开始缓慢推注丙泊酚(1～1.5 mg/kg)，随后缓慢静注 5～10 μg/ml 浓度的瑞芬太尼(0.8～1.5 μg/kg)。随着扩宫器加粗，若有患者表现体动、皱眉等不适，可适当追加瑞芬太尼 10～20 μg/次。扩宫结束后可以停止给药，待手术操作完成，多数患者可以苏醒。此类麻醉最好能有相对固定的麻醉医师实施，因为可以和妇产科医师更好地配合。丙泊酚和瑞芬太尼给药一定要缓慢，过快易引起血压的剧烈波动和一过性的呼吸抑制。同时，由于药物起效各人均有一定差异，在给首剂药后，若效果不好，可观察 1～2 min 后，再判断是否需要追加。需要避免药物尚在输液管中，手术已经结束；或给药过“猛”，患者发生屏气，术后又长时间不醒。

三、注意事项

(1) 虽然此类手术短小，患者年龄较轻，但仍需要在术前全面了解患者状态，特别是有无并发症，是否达到 6 h 禁食要求。

(2) 严密观察患者的生命体征，进行标准的呼吸循环监测。

(3) 缓慢静注镇静药和镇痛药，避免因静注过快引起呼吸抑制，如遇 SpO_2＜95%，应托起下颌，并用面罩辅助通气。

(4) 为了防止扩宫颈时的心血管反应，术前可以给予适量的阿托品。

(5) 对于有中、高风险呕吐的患者，术前可给予昂丹司琼、托烷司琼等预防。

四、离院标准

术后患者需要达到以下标准才可离开医院：① 完全苏醒，能正常交流，生命体征平稳。② 无恶心、呕吐、头痛、头晕、四肢酸软等症状。③ 能自主站立,能安全活动,步态正常。④ 必须有家人陪同。⑤ 麻醉后 24 h 内不能驾车、登高、机械操作。⑥ 医师全面评估后,确保安全的前提下方可离开医院。

第五节　取卵的镇静与镇痛

目前由于各种原因引起育龄夫妇无正常怀孕的比例越来越高,达到 8%~10%。随着科技进步,现有的辅助生殖技术可以解决这些夫妇的部分问题。

在此周期中,需要获得女方成熟的卵子,以和精子结合。由于自然月经周期的长短因人而异,同一患者不同周期也存在差异,所以不易安排取卵时间,而且自然周期中只有一个优势卵泡发育,受精后只能形成一个胚胎,而移植一个胚胎的妊娠率是很低的。所以多需要采用控制性超排卵来增强与改善卵巢功能,以达到不受自然周期的限制、获得多个健康卵子的目的,提供多个胚胎移植,并尽可能使黄体发育与子宫内膜功能同步。控制性超排卵一般是先用 GnRHa 使体内 FSH 和 LH 降调,再施与 HMG 或 FSH 排卵药物,刺激卵巢中的卵泡成长,依据患者对药物的反应性调整药物使用剂量,患者的年龄及药物的使用剂量不同,所获得的卵子数亦不同。利用阴道 B 超来监测卵泡大小评价卵巢刺激效果,决定取卵时间,同时配合抽血检查雌激素水平,调整用药量。当 2~3 个以上的卵泡直径>1.8 cm,且 1.4 cm 以上的卵泡数与 E2 值相当,便可注射入绒毛促性腺激素(HCG),促使卵泡成熟。在注射 HCG 后 12 h 取卵。

目前最常用的人工取卵方式是经阴道 B 超引导,将取卵针穿过阴道后穹,直达卵巢吸取卵子,并立即在显微镜下将卵子移到含胚胎培养液的培养皿中,置 37℃的培养箱中培养。取卵后 4~5 h 将处理后的精子与卵子放在同一个培养皿中,共同培养 18 h 后,可在显微镜下观察受精情况。若精子质量太差,无法自然受精,则必须以显微注射法强迫受精。随后依据患者的年龄、曾经怀孕与否及胚胎的质量,决定移植胚胎的数目,多余的胚胎可冷冻保存。

取卵的操作可以在局麻下或不给予麻醉条件下完成,但多数患者会有较强的疼痛感。上海交通大学医学院附属仁济医院采用静脉全身麻醉的方法。由于短效静脉麻醉药的给予,基本可满足快起效、快清醒的要求。

在患者放置截石位,消毒铺巾后,先开放静脉通路,给予丙泊酚(1~2 mg/kg),随后瑞芬太尼(0.5~1 μg/kg),根据患者反应、取卵持续时间(麻醉医师可同时观察 B 超显示),逐次追加瑞芬太尼(10~20 μg/次)。若卵泡数量较多,在手术换另一侧时,可以追加丙泊酚 10~30 mg。

取卵患者年龄均较轻,一般<40 岁,多数在 25~35 岁,进入周期前也会进行相当完善的体检,但对于此类患者也应有完善的呼吸循环监测,准备好气道支持与抢救设备。同时由于此类手术多数在手术室外,需要配备足够的人力,以便发生情况时可以及时处理。

取卵患者由于术前激素的使用、阿片类药物的作用、手术操作的刺激,虽然术前严格禁食,往往也容易发生手术后的恶心呕吐。对此的经验是,术前常规给予 5-HT 拮抗剂,如托烷司琼等;术后让患者尽早起床,完全清醒后可考虑尽早进食。

个别患者术后会出现腹胀、腹水(甚至胸水)、卵巢增大、胃肠道不适、少尿等症状,称为卵巢过度刺激综合征,一旦妊娠该症状会持续两个多月才逐渐消除,这种患者术后禁止使用 HCG 安胎,并要密切和医师联系。所以此类患者有较多卵泡或 E2 较高水平时,可以在取卵时静脉输注人工胶体(羟乙基淀粉),增加患者的胶体渗透压,可能会减轻相关症状。

取卵手术操作本身可能有一些并发症,如感染、血肿、腹腔出血、皮样囊肿破裂、肠道和子宫损伤等。所以取卵后,应采用 B 超对盆腔情况全面评估,来源于卵巢或血管的活动性出血应用阴道探头或海绵条直接压迫止血,同时可以静脉给予立凝酶等止血药物。对于术后主诉有剧烈疼痛的患者要排除相关可能并发症后方可允许其离院。

(郁　庆　周仁龙　张晓庆)

参考文献

[1] 周应芳,夏恩兰. 妇科内镜应用的现状及相关问题[J]. 中华妇产科,2005,40:433-434.

[2] Kuramochi K, Osuga Y, Yano T, et al. Usefulness of epidural anesthesia in gynecologic laparoscopic surgery for infertility in comparison to general anesthesia[J]. Surg Endosc, 2004, 8: 847-851.

[3] 常峻,周建慧,马俐. 丙泊酚复合芬太尼用于宫腔镜手术[J]. 临床麻醉学,2004,10:630.

[4] 杨芳，黄东林. 宫腔镜手术的麻醉处理[J]. 临床军医，2007，35：427.

[5] Yao FS. Yao & Artusio's Anesthesiology [J]. 7th ed. Philadelphia：Lippincott Williams &Wilkins，2012.

[6] Yao & Artusio's Anesthesiology[M]. 7th ed. Philadelphia：Lippincott Williams & Wilkins，2012.

[7] Chestnut DH. Obstetric anesthesia：principles and practice [M]. Philadelphia：Elsevier Mosby，2004.

[8] Crowhurst JA. Anaesthesia for non-obstetric surgery during pregnancy[J]. Acta Anaesthesiol Belg，2002，53：295－297.

[9] Goodman S. Anaesthesia for non-obstetric surgery in the pregnant patient[J]. Semin Perinatol，2002，26：136－145.

[10] Arnoni RT，Arnoni AS，Bonini RC，et al. Risk factors associated with cardiac surgery during pregnancy[J]. Ann Thorac Surg，2003，76：1605－1608.

[11] Sutton SW，Duncan MA，Chase VA，et al. Cardiopulmonay bypass and mitral valve replacement during pregnancy[J]. Perfusion，2005，20：359－368.

[12] Souza JAM，Martinez EE Jr，Ambrose JA，et al. Percutaneous balloon mitral valvuloplasty in comparison with open mitral valve commissurotomy for mitral stenosis during pregnancy[J]. J Am Coll Cardiol，2001，37：900－903.

[13] Iscan ZH，Mavioglu L，Vural KM，et al. Cardiac surgery during pregnancy[J]. J Heart Valve Dis，2006，15：686－690.

[14] Van De Velde M，De Buck F. Anesthesia for non-obstetric surgery in the pregnant patient[J]. Minerva Anestesiol，2007，73：235－240.

[15] Ngan Kee WD，Khaw KS，Tan PE，et al. Placental transfer and fetal metabolic effects of phenylephrine and ephe-drine during spinal anesthesia for cesarean delivery [J]. Anesthesiology，2009，111：506－512.

[16] ACOG. Nonobstetric surgery in pregnancy[J]. Obstet Gynecol，2003，102：431.

[17] John AS，Gurley F，Schaff HV，et al. Cardiopulmonary bypass during pregnancy[J]. Ann Thorac Surg，2011，91：1191－1196.

第七十四章 分娩镇痛

分娩疼痛是产妇在分娩时由于子宫收缩所引起的生物学效应,是提示产程开始及进展的重要标志。但这种未予控制的持续疼痛不仅使产妇在分娩中感到痛苦难忍,而且应激所产生的一系列神经内分泌反应还可对母体和胎儿造成不利影响。自 1847 年英国妇产科医生 Simpson 第一次将氯仿成功用于分娩以来,分娩镇痛技术已历经一个多世纪,其作为文明产科和生殖健康的标志在国内外越来越受到重视。与欧美国家较高的产妇分娩镇痛率(可达 80%以上)相比,目前我国各级医疗机构的分娩镇痛率存在较大的差距,鉴于我国庞大的生育人口数量和执行优生优育国策的必要性,为了提高围生医学质量和维护母婴身心健康,分娩镇痛需要进一步普及开展。

第一节 分娩镇痛的解剖学和疼痛学基础

一、女性生殖系统的神经支配

(一) 内生殖器官的神经支配 主要由交感和副交感神经支配;交感神经纤维自腹腔主动脉前神经丛分出,下行入盆腔分为两部分:一为卵巢神经丛,经卵巢门入卵巢,并有分支分布于输卵管;另一支沿腹主动脉下降,形成骶前神经丛而入盆腔,在直肠壶腹部后面分成左、右两束腹下神经丛,除少数神经纤维分布于子宫外,大部分在阔韧带骶部的子宫颈旁形成骨盆神经丛,分布于子宫体、子宫颈和膀胱上部。骨盆神经丛中有来自第 2～4 骶神经的副交感纤维,并含有向心传导的感觉神经纤维(图 74-1)。骨盆神经丛分出的神经支配子宫的肌肉活动,又从子宫传导向心的感觉冲动到中枢,从而引起子宫的反射性收缩。但子宫平滑肌有自律活动,完全切断其神经后仍能有节律地收缩,还能完成分娩活动。临床上可见到下半身截瘫的产妇能顺利自然分娩。

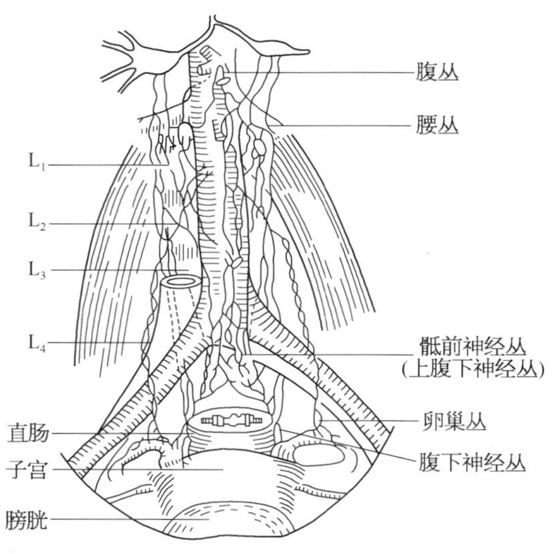

图 74-1 女性内生殖器的神经支配

(二) 外生殖器官的神经支配 主要为阴部神经,是体干神经(包括运动神经和感觉神经),由第 2～4 骶神经的分支所组成,经坐骨大孔的梨状肌下孔穿出骨盆腔,绕过坐骨棘的背面,在坐骨结节的内侧下方分成 3 支,即痔下神经、阴蒂背神经及会阴神经,分布于肛门、阴蒂、阴唇和会阴。

二、分娩产程和疼痛传导途径

分娩产程和疼痛传导途径如图 74-2 所示。

(一) 第一产程 指从有规律的宫缩开始到宫口开全,初产妇第一产程为 8～12 h,而经产妇为 5～8 h。

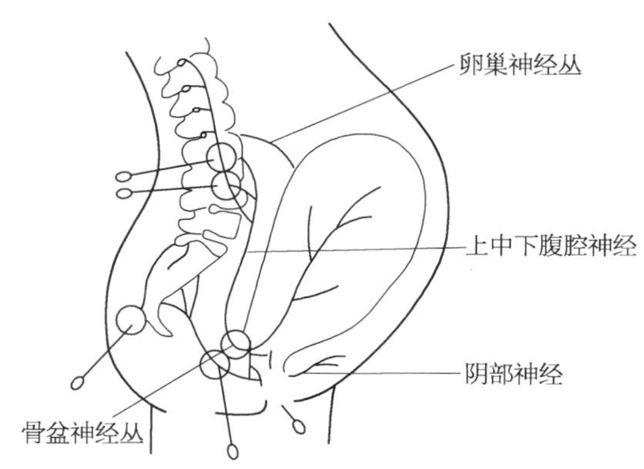

图 74-2 分娩中周围疼痛传导途径

此期疼痛始于宫颈和子宫下段的扩张以及子宫体部的收缩。从宫颈、子宫而来的冲动经骨盆神经丛(下腹下神经丛)、中腹下神经丛、上腹下神经丛,由腰交感神经链向头侧传导,经 T_{10}～L_1 神经的白交通支传入脊髓。分娩初期只有 T_{11}、T_{12} 神经根介入传导,但在后期 T_{10}、L_1 也介入传递。分娩第一产程疼痛主要是内脏痛,一般定位不明确,是一种钝痛。因此,感觉神经阻滞平面不超过 T_{10} 的椎管内麻醉均可产生良好的分娩镇痛效果。

(二) 第二产程 指从宫口开全到胎儿娩出的过程,一般≤2 h。第二产程宫缩间隔 1.5～2 min,宫缩持续 1～1.5 min。此期疼痛由软产道、外阴部、会阴伸展时,通过感觉神经(阴部神经)传递而产生,阴部神经的感觉神经纤维主要来自 $S_{2\sim4}$ 神经。第二产程的疼痛性质与第一产程时不同,是定位准确的躯体痛。

(三) 第三产程 指胎盘娩出的过程,一般不超过 30 min。此期痛主要为胎盘娩出时宫颈扩张和子宫收缩所引起的疼痛。

三、分娩疼痛的特点

多数产妇(约 60%)认为分娩疼痛非常剧烈,甚至难以忍受。事实上,分娩疼痛的程度往往超过严重的背痛、癌痛、幻肢痛和疱疹后神经痛等慢性痛和骨折、撕裂伤等创伤后疼痛。在产程的不同阶段,分娩疼痛的性质、特点也有所不同,见表 74-1 和图74-3。

表 74-1 分娩疼痛的特点

子宫收缩痛(第一产程)	娩出阶段痛(第二产程)
内脏痛	躯体痛
弥散,定位不明确	定位准确,由躯体神经传导
钝痛,模糊(绞痛、痉挛样或压榨样痛)	尖锐,明确
有牵涉痛,涉及内脏	无牵涉痛,可有皮肤表面痛
与宫内压力有关	与宫内压力无关
随收缩强度而变化,周期性	持续性疼痛,逐渐能够耐受
有恶心、呕吐的感觉	恶心只在严重躯体痛时才发生
引起全身自主神经反应	间断性的 Valsalva 动作引起全身循环改变
对中枢神经镇痛药敏感	对中枢神经镇痛药不敏感

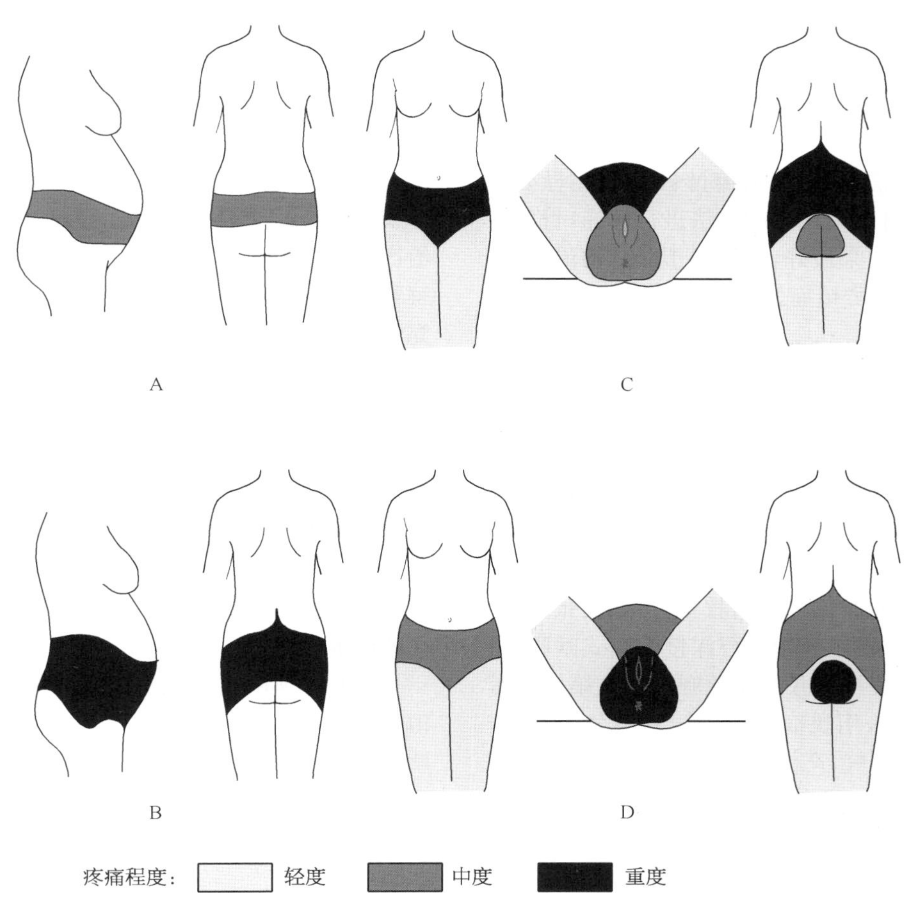

图 74-3 产程不同阶段疼痛的程度与分布

A. 第一产程早期,疼痛牵涉到 $T_{11\sim12}$ 皮肤表面;B. 第一产程晚期,疼痛还累及 T_{10}～L_1 皮肤表面;C. 第二产程早期,疼痛以宫缩痛为主,胎先露压迫盆底产生中度疼痛;D. 第二产程晚期,疼痛主要集中在会阴部

四、分娩疼痛的影响因素

(一) 分娩疼痛的影响因素 包括孕妇的生理、心理、情绪、人文和神经体液方面的因素。

1. 生理因素 高龄或低龄孕妇、第一胎、胎儿较大者疼痛较明显。第一产程宫口扩张速度快,子宫收缩间隔时间短,胎先露异常者产痛较剧。如果孕妇有痛经史,产痛也往往很明显。

2. 心理因素 对分娩的态度、以往疼痛的经历、对分娩过程的了解程度、对产痛的预计值、对自然分娩的自信心,以及周围环境、文化及受教育程度等都会使孕妇对产痛的耐受程度造成影响。

3. 神经体液因素 内源性阿片类物质的产生、妊娠过程中激素变化、胎盘内物质及体内 P 物质均是孕妇痛阈值提高和痛觉减退的神经体液因素。

(二) 分娩疼痛致继发性生理、生化改变 分娩疼痛可导致机体继发性生理生化改变(图 74 - 4),对母体和胎儿产生不良影响。良好的镇痛可以抑制及消除这些变化,从而使分娩过程更安全、更舒适。

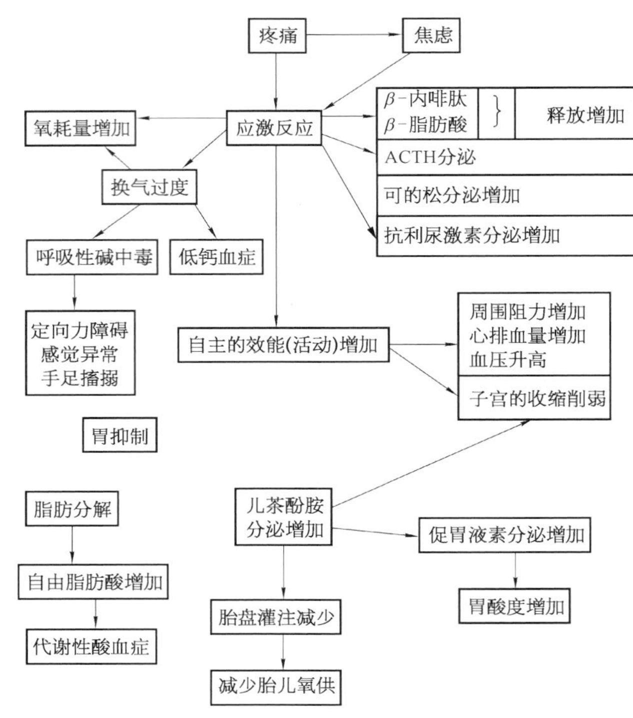

图 74 - 4 分娩疼痛引起的继发性生理改变

第二节 分娩镇痛的方法

分娩镇痛的方法有很多种,麻醉医师应在母婴安全的前提下,选择自己最熟悉的方法进行镇痛,目前认为椎管内阻滞镇痛效果最好,明显优于非药物治疗、全身药物治疗及吸入麻醉镇痛。

一、非药物性分娩镇痛

非药物镇痛仅适用于疼痛较轻的患者,如产痛较剧烈,则需加用药物或改用吸入麻醉镇痛或行椎管内阻滞镇痛。主要包括如下:

(一) Lamaze 精神预防法 由法国产科医师 Lamaze 创建并提出,为当前欧美多国所采用,主要包括以下几个方面:① 对孕妇及家属教育,消除紧张情绪。② 镇痛呼吸技术。临产开始后行深慢的胸式呼吸,宫缩时,鼻吸口呼,可缓解紧张及净化呼吸。在第一产程末期、宫口开全之前,用快而浅的呼吸和喘气,第二产程时向下屏气代替喘气,产妇屈膝,两手握膝。③ 按摩法。第一产程活跃期,宫缩时下腹部按摩或产妇侧卧位按摩腰骶部,可与呼吸相配合。④ 压迫法。第一产程活跃期,让产妇双手拇指按压髂前上棘、髂嵴或耻骨联合,或吸气时用两手握拳压迫两侧腰骶部,与按摩法交替使用。

(二) 导乐分娩(Doula) 20 世纪 70 年代美国 Klaus 提出导乐分娩。产妇待产时,由有分娩经验的妇女陪伴,通过安慰产妇,消除疑虑,解除紧张与孤独,暗示或鼓励产妇增强信心,从而提高痛阈值,减轻产痛。给产妇做按摩压迫,第一产程自由体位,第二产程时多解释、多鼓励,给以体力上的支持,使产妇在热情关怀、充满新鲜与希望中度过。

(三) 水中分娩 有两种方式:① 水中待产指第一产程将热水浸浴至覆盖孕妇腹部,时间通常为数分钟至数小时。使产妇放松,从而减少产痛、促进产程进展。② 水中分娩指浸浴直至水中娩出新生儿。低危孕妇可以考虑水疗法以缓解产痛,产房应该为产妇提供相应设施,使孕妇在舒适的浴盆或水池中度过部分甚至整个产程,但水疗过程中的有关水温、相关镇痛、胎儿监测等方面的指南需要进一步完善。

(四) 针刺镇痛 研究认为针刺镇痛与激活内源性镇痛系统有关。针刺促进阿片肽的释放,其中 β-内啡肽(β-EP)和脑啡肽在脑内具有很强的镇痛效应,激活下丘脑、垂体活动,可引起广泛的镇痛及其他生理效应。通过针刺还可以使脑内具有镇痛作用的递质如乙酰胆碱(ACh)、5-羟色胺(5-HT)数量增加或作用加强,而使拮抗镇痛作用的递质如去甲肾上腺素、多巴胺(DA)减少,从而获得镇痛效应。常用方法有:

1. 体针 常选用的穴位有足三里、三阴交、合谷、内关、太冲穴等。

2. 耳针 常选取子宫、神门、交感穴，针刺以调气血，安神定志，从而达到镇痛的目的。

(五) 经皮神经电刺激 神经电刺激(transcutaneous electrical nerve stimulator，TENS)分娩镇痛是一种通过电刺激外周神经并施加心理学影响，而提高痛阈值，提供某种程度躯体镇痛作用来减轻分娩痛的方法。TENS的实施方法为：分娩镇痛时电极置于背部痛觉传入神经相应皮区，即脊髓背索的入路。第一产程时置一对电极于背部 T_{12}～L_1 节段脊柱两侧，第二产程时另一对电极置于 $S_{2\sim4}$ 节段脊柱两侧，TENS单独用于分娩镇痛的有效率为40%左右，常需加用镇痛药或局部阻滞以增强镇痛效果，同时还需要有强烈的暗示作用。TENS对宫缩时背痛的止痛效果最佳，而耻骨上和会阴部的止痛效果最差。分娩时TENS镇痛作用的量化似乎很困难，但能够减少产程中全身用药的需要量。TENS的缺点是干扰胎儿心率的监测和禁用于植入心脏起搏器的产妇。

(六) 无菌水阻滞 水针分娩镇痛是基于分娩疼痛的神经传导机制，在疼痛传导涉及的区域行皮内推注注射用水以减轻分娩疼痛的一种方法。水针分娩镇痛通常选用无菌注射用水，注射用水并非药物，其渗透性小，弥散慢。也可选用利多卡因、曲马朵等药物。注射用水并非药物，其渗透性低，弥散慢，其镇痛机制可能是：注射液在局部起到机械性强刺激及压迫作用，阻断部分神经传导，同时还可能与激活内源性镇痛系统有关，参与通过促进体内β-EP的升高，提高产妇对疼痛的耐受力而达到镇痛目的。

上述非药物分娩镇痛有以下几个共同特征：① 效果尚不及硬膜外镇痛，但优于或相当于弱效苯二氮䓬类及阿片类药，安全和不良反应小。② 可以联合或序贯使用或辅助镇痛药物以增强总效果。③ 依从性好，且便宜易行。这些疗法在欧美较为流行，我国目前产妇分娩镇痛率较低，今后应进一步推广非药物分娩镇痛的方法。

二、药物镇痛

(一) 哌替啶 常用50～100 mg单独或配伍异丙嗪25 mg间断肌注。少量多次给药优于间隔较长时间大剂量给药。哌替啶也可以静脉用药，每次0.5 mg/kg，间隔1～2 h重复注射，用药后几乎即刻起效，半衰期在母体为2.5 h，而在新生儿为13 h。注意胎儿娩出前2～3 h不宜使用。

(二) 布托啡诺 1～2 mg相当于哌替啶40～60 mg。研究显示其新生儿呼吸抑制发生率较哌替啶少，但需注意两药勿同时应用，避免布托啡诺拮抗哌替啶的镇痛作用。但有关于应用布托啡诺后出现胎儿心率变化的报道。

(三) 芬太尼 常用50～100 μg静注，根据需要1 h后重复给药，但很少使用。通常用PCIA，每次按钮剂量为20 μg，锁定时间5 min，负荷剂量50 μg。注意事项有：① 镇痛效果有时不理想，孕妇在宫缩期仍疼痛，而间歇期嗜睡。② 静脉用药过程中需避免药物过量引起孕妇通气不足以及胎儿、新生儿呼吸抑制，同时应加强监测。

(四) 瑞芬太尼 瑞芬太尼是一种新型人工合成的阿片类药物，其药效强、起效迅速，药物持续输注敏感半衰期(context-sensitive half time)为3～5 min，因此作用消失快、无蓄积作用，静脉输注易控制，对肝肾功能影响小，安全可靠。瑞芬太尼与其他阿片类药物一样，易通过胎盘，其药物代谢在新生儿脐动脉/脐静脉的比值为30%，在产妇中的血浆清除率为93 ml/(kg・min)，是非产妇的2倍，由于其药代动力学在产科的特殊性，决定了瑞芬太尼在产妇和胎儿体内代谢迅速，无其他阿片类药物的长时间呼吸抑制和镇静作用。瑞芬太尼静脉自控分娩镇痛的效果优于氧化亚氮吸入镇痛和哌替啶静脉镇痛，在产妇瑞芬太尼0.1 μg/(kg・min)持续静脉泵注与芬太尼100 μg硬膜外腔使用相比，新生儿的Apgar评分没有差别。在临床应用中，瑞芬太尼分娩镇痛对母婴的安全性有待进一步证实，镇痛过程中应连续监护产妇呼吸指标(呼吸频率和 SpO_2)、镇静程度及胎心等，并在胎儿娩出前15 min停用瑞芬太尼。

三、吸入麻醉镇痛

指经面罩或经口吸入亚麻醉浓度氧化亚氮、异氟烷或七氟烷，单独应用或与区域阻滞或局部阻滞合用，以达到良好的镇痛效果，此方法适用于有一定程度的疼痛而又拒绝椎管内镇痛的孕妇。

(一) 氧化亚氮 较常用的吸入镇痛法是50%氧化亚氮和50%氧气的混合气体，孕妇在宫缩痛时自己吸入，由于氧化亚氮的半衰期较短，吸入后很快随呼吸排出，混合气体氧浓度较高，能明显改善胎儿氧合，但因污染环境，故不推荐仍在临床上使用。

(二) 七氟烷 七氟烷的血气分配系数相对较低(0.65)，因此确保了在脑内的快速摄取和洗出。有研究指出在分娩期间自控给药的七氟烷最适浓度是0.8%，此浓度可以在满意的镇痛和镇静程度上达到平衡。

1. 优点 ① 满意的镇痛效果及遗忘作用。② 低浓度下孕妇清醒，可保持喉反射及咳嗽反射。③ 低浓度下无毒性，对胎儿无影响。④ 不抑制宫缩，疼痛减轻后有利于孕妇向下用力屏气。⑤ 吸入镇痛联合阴部神经阻滞可满足产钳助产时的镇痛需要。⑥ 高浓度氧可提高母体的 PaO_2。⑦ 非易燃易爆气体。

2. 缺点 ① 有些孕妇镇痛效果欠佳。② 过量吸入后产妇可能产生意识消失，削弱气道保护性反射，有胃内容物反流误吸的危险。③ 需要特殊的吸入装置。④ 可能会造成空气污染。

四、椎管内阻滞镇痛

(一) 硬膜外阻滞

1. 优点 ① 减少疼痛引起的内源性儿茶酚胺释放,增加胎盘灌注。② 避免因孕妇疼痛致过度通气引起的呼吸性碱中毒。③ 减少全身镇痛药用量。④ 孕妇清醒,可配合产程的进展。⑤ 满足整个产程镇痛的需要,在剖宫产时直接改行硬膜外阻滞,满足手术的需要。⑥ 与全麻相比,误吸风险小。

2. 缺点 ① 低血压时可造成子宫胎盘灌注不足。② 起效较慢,需 10～30 min。③ 可能发生局麻药的毒性反应。④ 可能造成硬膜穿破后头痛。

3. 禁忌证 ① 孕妇拒绝。② 凝血功能障碍(如血小板低、胎盘早剥或重度子痫前期等)。③ 置管部位感染。④ 低血容量。

4. 实施步骤 ① 产程进入活跃期,宫口开至 3 cm,或产妇要求宫口开至 1 cm 以上,孕妇无阴道分娩及硬膜外分娩镇痛禁忌证。② 孕妇或家属签署分娩镇痛同意书。③ 建立静脉输液通道(18G 套管针),给予乳酸林格液 500 ml 预处理预防低血压。④ 孕妇侧卧位或坐位,取 $L_{2\sim3}$ 或 $L_{3\sim4}$ 间隙常规消毒铺巾行硬膜外腔穿刺,到达硬膜外腔后,置入硬膜外导管 3～5 cm。⑤ 监测指标包括:用药后最初 15 min 内每 3 min 测定一次母体血压,连续监测 ECG、SpO_2、胎儿心率和注意观察产妇反应。⑥ 用药包括:试验量 1.0% 利多卡因+1∶200 000 肾上腺素 3 ml,出现感觉平面阻滞后追加相应局麻药或局麻药配伍镇痛药使感觉阻滞平面达 T_{10}。如果试验量无效,考虑重新置管。如果感觉平面改变不对称,将导管拉出 0.5～1 cm 后追加3～5 ml 相应药物。如果平面仍旧不确切,建议重新置管。⑦ 产程中孕妇取侧卧位或半侧卧位,避免压迫主动脉和腔静脉,影响胎盘灌注。⑧ 平面固定后可每5～15 min 测定 1 次母体血压,每小时测定镇痛平面改变,仍需连续监测 ECG、SpO_2 和胎儿心率。⑨ 药物的追加方法可为间断推注、连续输注或患者自控镇痛,直至分娩结束。

5. 常用药物 硬膜外分娩镇痛中常用局麻药和(或)阿片类药物,后者主要用于第一产程早期的内脏痛,对第二产程的躯体痛效果不明显,故于第一产程晚期或第二产程疼痛较剧烈时,需加用局麻药。

低浓度的局麻药配伍小剂量镇痛药,既可以降低局麻药浓度,减少低血压的发生,减少运动阻滞,有利于第二产程孕妇用力屏气,降低器械辅助阴道分娩的发生率,又改善镇痛效果,减少大剂量镇痛药引起的瘙痒、呼吸抑制、恶心、呕吐等不良反应的发生。常用药物浓度为:0.062 5%～0.125% 布比卡因或 0.1%～0.2% 罗哌卡因+1～2 μg/ml 芬太尼或 0.2～0.4 μg/ml 舒芬太尼,8～15 ml 间断推注或持续输注。

6. 用药方法

(1) 持续输注硬膜外镇痛(CEIA) 与间断推注相比,其优点在于维持镇痛平面恒定,母婴耐受良好,可减少医务人员的工作量,并在很大程度上减少了由于单次推注大剂量药物产生的循环虚脱。缺点是产程中镇痛需求发生变化时难以及时调整给药量,实际用药量可能超过实际需要量。

(2) 硬膜外自控镇痛(PCEA) 指产妇可根据自己的疼痛程度按需追加药物,自己控制用药量,减少医护人员的工作负荷。但此方法的应用需要孕妇的理解与配合。用药方法为:确定硬膜外镇痛起效后,设定单次用药量为 0.062 5%～0.125% 布比卡因或 0.1%～0.2% 罗哌卡因+1～2 μg/ml 芬太尼或 0.2～0.4 μg/ml 舒芬太尼 4～5 ml,锁定时间 15 min,或持续背景输注上述药物 4～8 ml/h,PCA3～4 ml,锁定时间 15 min,4 h最大允许剂量限于 80 ml。

7. 并发症

(1) 低血压 为压迫腔静脉或主动脉引起,可用乳酸林格液预处理,避免仰卧位,必要时给予麻黄碱 5～10 mg 静注或 30 mg 肌注。

(2) 硬脊膜穿破后头痛 首选治疗为卧床休息,多进水及应用镇痛药,保守治疗 24～48 h,无效者以硬膜外注入 20 ml 生理盐水或血液补丁治疗。也有建议在发现穿破后,硬膜外拔除导管前预防性使用血液补丁效果较好(详见第十七章)。

(3) 药物误注入血管 可因药物中肾上腺素的作用引起心动过速而被发现。此时应立即停止注药,给予孕妇面罩吸氧,并观察胎儿心率变化。一过性症状之后如无特殊,孕妇同意,可重新放置硬膜外导管。

(4) 全脊麻 孕妇出现恶心、血压下降、意识丧失,如不及时处理,可继发呼吸、循环骤停。此时需面罩给氧作辅助控制通气,并行气管插管,快速输液及给予麻黄碱纠正低血压(详见第十七章)。

8. 注意事项

(1) 病史及体检 麻醉医师需对无痛分娩孕妇了解相关病史及进行针对性体检,包括母体健康情况、与麻醉有关的产科病史、气道检查、基础血压测量及穿刺部位检查等。

(2) 关于禁食 要求禁食固体食物,但无产科并发症的孕妇可进食中等量的清流质,如水、果汁(不含果肉)、碳酸饮料、清茶和咖啡(不加奶)等,液体的量不及液体的种类重要。但如果患者有误吸危险因素,如病态肥胖、糖尿病,或有可能要行剖宫产,则要求根据孕妇具体情况禁食。

(3) 急救设备及人员 由于分娩镇痛大多情况下是在产房内进行,所以除了常规监护设备以外,必须配备相应的急救设备，保证在出现紧急情况时，相关人员要迅速到场进行处理。

(4) 对产程及分娩方式的影响　目前对硬膜外分娩镇痛是否影响产程持续时间、器械辅助阴道分娩及剖宫产率仍存在争议，但可以肯定，硬膜外分娩镇痛方法并不是影响这些问题的唯一的重要因素。

(二) 蛛网膜下腔-硬膜外麻醉　蛛网膜下腔-硬膜外麻醉(combined spinal-epidural anesthesia, CSEA)简称腰-硬联合麻醉，是采用同一椎间隙进行的“针套针”(needle through needle)穿刺方法，将蛛网膜下腔与硬膜外麻醉联合应用的新技术。

CSEA 在产科镇痛方面的优势有：CSEA 是经典硬膜外镇痛的一种有效的替代疗法，可用于分娩早期和晚期。通过硬膜外穿刺针内的腰穿针先在蛛网膜下腔注入阿片类药物或局麻药，其局麻药物的剂量是剖宫产蛛网膜下腔麻醉剂量的 1/5～1/4，是硬膜外阻滞分娩镇痛首次局麻药量的 1/10。然后拔出腰穿针，再置入硬膜外导管，进行连续或间断硬膜外镇痛。其优点为起效迅速，镇痛完善，安全性高，用药量少，对胎儿影响小，灵活性强，产程过程中可允许产妇行走，对于经产妇或初产妇宫口＞8 cm 者，蛛网膜下腔注药可迅速缓解分娩活跃期的疼痛。用于分娩镇痛时产妇(包括早产或过期产)的满意度更高，CSEA 通常在第一产程时经蛛网膜下腔注入阿片类药物或加入局麻药，镇痛作用消失后可采用硬膜外自控镇痛或连续硬膜外镇痛，直到第二产程。上海市第一妇婴保健院麻醉科曾有研究报道：对比 CSEA 与“可行走的硬膜外镇痛”对产妇分娩镇痛的效果，发现 CSEA 能在入盆后的第一产程阶段产生更好的镇痛效果，无运动阻滞，镇痛作用明显。与单纯硬膜外镇痛相比，CSEA 镇痛起效更快(3～5 min)，而维持镇痛的药物用量大大减少，但是瘙痒的发生率可能较高。至于产妇的运动能力、器械产及剖宫产率、硬脊膜穿破后头痛(PDPH)发生率以及对新生儿的影响，两者均没有明显差异。

1. 实施步骤　基本步骤和监测方法与硬膜外分娩镇痛基本相同，不同的是 CSEA 用“针套针”的方法，即孕妇取侧卧位或坐位，取 L_2 以下部位硬膜外腔穿刺成功后，从该针内放入 24～27 G 蛛网膜下腔穿刺针，见脑脊液顺畅回流后注入药物，拔除腰麻针后，从硬膜外针内置入硬膜外导管 3～5 cm。

2. 用药方法　产程早期单用蛛网膜下腔阿片类镇痛药，如短效脂溶性镇痛药舒芬太尼 5 μg 或芬太尼 25 μg，可维持镇痛 1～1.5 h，如加用 0.25%布比卡因 1 ml，可延长作用时间 20～30 min。可在蛛网膜下腔镇痛药效果减退之后或尚未减退之时，从硬膜外导管内加入相应药物，作硬膜外腔镇痛，方法如上所述。但注药之前要仔细回抽，确认无血液或脑脊液回流后，才注入试验量药物，无异常后追加相应硬膜外腔镇痛药。

3. 可行走的硬膜外镇痛(ambulatory or walking epidural)　指使用适当的药物配伍减轻孕妇的运动阻滞程度，使孕妇在产程早期能够下床活动，以提高孕妇的自控能力和自信心。对分娩来说直立体位较半卧位更自然，此体位可缓解疼痛，缩短产程，改善胎儿循环，减低因长时间镇痛后器械助产的机会，提高自然分娩率。同时孕妇下肢可活动，减少导尿管的置入概率。CSE 的方法使可行走的硬膜外镇痛成为可能，建议产程早期蛛网膜下腔给予镇痛药，之后硬膜外腔联合应用低浓度局麻药与小剂量镇痛药间断推注或患者自控给药，可避免或减少运动阻滞的发生。但目前此方法仍有待于进一步完善。必须注意的是，局麻药和镇痛药会引起孕妇低血压、头晕及行走能力减弱，在直立位或行走前时应仔细检查孕妇下肢肌力(表 74－2)，且产妇行走一定要有人陪伴。

表 74－2　临床运动神经及肌群测试

运动功能	所测试神经根
髋屈曲	$L_{1\sim3}$
直腿抬高	$L_{1\sim4}$
膝伸展	$L_{2\sim4}$
踝背曲	$L_{4\sim5}$
跗背曲	L_5
踝及足前段背伸	$L_5\sim S_1$
足外翻	$L_5\sim S_1$
盆底肌及括约肌	$S_{2\sim4}$

4. 缺点　① “针套针”技术可能增加硬膜外导管移位进入蛛网膜下腔的机会。② 可能增加硬膜外腔药物渗入蛛网膜下腔的机会。③ 可能增加蛛网膜下腔感染的机会。④ 在“针套针”操作中，脊麻针在套入硬膜外穿刺针时可能将金属微粒带入蛛网膜下腔。

(三) 连续蛛网膜下腔分娩镇痛术(continuous spinal analgesia, CSA)　是将麻醉药物分次或是连续注入蛛网膜下腔的方法。现在使用的细针为 28 G，微细导管为 32 G，已使连续蛛网膜下腔阻滞技术普遍使用成为可能，因为麻醉或镇痛效果比连续硬膜外镇痛或单次蛛网膜下腔阻滞更具优势，但人们一直存在着对蛛网膜下腔阻滞后头痛的顾虑。

1. 操作技术　操作体位和皮肤消毒同 CSEA 的操作。取 $L_{3\sim4}$ 间隙，用导针垂直于皮肤依次进入脊上韧带层，再用一根 28 G 笔尖式带侧孔的 Sprotte 腰穿针使用“针套针”技术置入蛛网膜下腔，见脑脊液自动流出，将 32 G 的微细导管置入蛛网膜下腔 1～2 cm，然后将导针及腰穿针一并拔出，固定蛛网膜下腔导管，其方法与硬膜外导管相同。

2. 镇痛药物　于第一产程的活跃期开始即宫口开

至 3 cm 时，首次从连续蛛网膜下腔的微细导管注射 0.1%罗哌卡因 2～3 mg 或 0.125%～0.25%布比卡因 1.25～2.5 mg＋芬太尼 10～25 μg 或舒芬太尼 5～10 μg，并相应按所需浓度稀释，可根据产程进展情况追加首次剂量的 1/3～1/2，直至产程结束。

3. 监测　蛛网膜下腔注药前应准备麻醉抢救及监护设备，并事先将心电图、无创血压及氧饱和度监测与产妇连接，开放静脉通路。

第三节　分娩镇痛对产妇、胎儿和新生儿的影响

一、分娩镇痛对产程的影响

因分娩疼痛可促使机体释放大量儿茶酚胺，抑制子宫的有效节律性、对称性和极性宫缩。因此，对分娩不采取任何镇痛措施，同样会使产程延长。如果在分娩早期采取镇痛措施，可收到的预期效果有：采用椎管内阻滞行分娩镇痛时，第一产程中，如果麻醉阻滞平面控制不超过 T_{10}，维持有效的血液循环，不存在胎位、胎先露异常因素，活跃期子宫收缩和产程就不受明显的影响。

分娩时影响子宫收缩和产程进展与多种因素有关。因此，遇到子宫收缩乏力和产程停滞时不能仅仅考虑分娩镇痛因素的影响，应全面分析、正确处理。临床观察认为，在第一产程结束时及时停止给予镇痛药是十分必要的，可避免镇痛药物对腹肌、肛提肌等的抑制，有助于产妇正确用力，从而不致延长第二产程和增加阴道助产分娩概率。

由于用药种类、药物浓度以及用药时间的不同，分娩镇痛对宫缩的影响各不相同。行椎管内阻滞时采用较低浓度局麻药、用药时间恰当、镇痛过程中辅以一定量的催产素，都可以减轻宫缩抑制作用。近年来，人们一直试图尽量减小分娩镇痛时的运动阻滞，鼓励患者分娩期间行走。低浓度的局麻药硬膜外注射能有效地发挥镇痛作用，且不阻滞运动神经；鞘内阿片类或小剂量麻醉药进行蛛网膜下腔联合硬膜外镇痛技术，可达到广泛镇痛，同时很少产生运动阻滞，研究表明这类镇痛技术可能有益于分娩的进程和结果。

二、分娩镇痛对阴道分娩结局的影响

许多医务人员都会担心分娩镇痛是否导致产妇经阴道分娩困难而行剖宫产，这将影响他们是否鼓励产妇选择分娩镇痛。美国爱荷华大学的学者研究了在不同产程进行分娩镇痛的时机对剖宫产概率的影响。结果表明产妇在产程早期接受硬膜外镇痛组（宫口开 3 cm但＜5 cm）和后期接受硬膜外镇痛组（宫口开＞5 cm）的剖宫产产妇分别为 10%～18%和 8%～19%，无统计学差异。因此认为无需等到宫口开至 5 cm 才开始硬膜外镇痛，但宫口开至 3 cm 之前硬膜外镇痛对阴道分娩结局的影响尚有待进一步研究。总之，硬膜外镇痛本身并非影响阴道分娩结局的主要因素。剖宫产概率还和很多因素有关，如产妇对剖宫产的看法（受社会、经济因素影响）、医师的处理方法、手术指征的把握、没有大样本在相同治疗条件下的比较等研究报告。

三、分娩镇痛对产妇生理和心理的影响

分娩镇痛可以在很大程度上减轻产妇因产痛引起的过度通气，维持正常的血氧分压，避免了一过性低氧血症的发生，可以有效地减少分娩时交感-肾上腺系统兴奋引起的肾上腺素、去甲肾上腺素、皮质醇、多巴胺等激素水平的升高；还能降低产妇血中的游离脂肪酸和乳酸水平，减少机体的耗氧量，减轻代谢性酸中毒；解除分娩疼痛引起的胃肠蠕动和胃排空抑制，防止出现反流误吸；保护产妇的心理健康，防止产妇产生剧烈的情绪反应和不良记忆，减少产后抑郁的发生。

四、分娩镇痛对胎儿的影响

不同药物、不同镇痛方法的分娩镇痛对胎儿产生不同的影响。硬膜外阻滞分娩镇痛时如果选择适宜浓度的局麻药（如 0.125%～0.25%布比卡因、0.74%～1%利多卡因、0.1%～0.2%罗哌卡因等）并且维持麻醉平稳，一般对胎心率无明显影响，而硬膜外阻滞中使用的辅助药物可能影响胎心率。麻黄碱常用于治疗硬膜外阻滞期间产妇发生的低血压，这是一种脂溶性药物，可通过胎盘并导致胎儿心率增快。局麻药中加入肾上腺素可改善硬膜外阻滞的效果，减少局麻药的吸收，肾上腺素理论上可能减少子宫血流，引起胎心率加快，但临床研究显示在硬膜外局麻药中加入肾上腺素对胎儿心率并无明显影响。蛛网膜下腔阻滞所使用的局麻药剂量很小，加之脑脊液循环的速度较慢，单纯蛛网膜下腔阻滞后产妇的血浆药物浓度很低，经胎盘转运至胎儿的局麻药量很少，药物对胎心率的影响可以忽略。蛛网膜下腔芬太尼镇痛可能导致胎儿心动过缓的发生。Friedlander 等人的观察显示鞘内注射芬太尼后子宫张力升高、收缩增强，认为胎儿心动过缓与子宫收缩增强导致子宫、胎盘血流减少有关。蛛网膜下腔

给予芬太尼后子宫收缩增强的机制尚不清楚，可能也与产妇疼痛减轻、体内儿茶酚胺水平降低有关，因为静脉给予β肾上腺素受体激动剂特布他林（terbutaline），可短暂缓解子宫收缩。蛛网膜下腔舒芬太尼镇痛可导致胎心异常，表现为反复发作的迟发性胎心变慢和（或）胎儿心动过缓，发生率为15%～21.5%。胎心异常的发生机制还不清楚，可能也与镇痛后子宫兴奋性增高有关，也可能与产妇低血压有关。因此蛛网膜下腔给予阿片类镇痛药后应密切监护产妇血压、子宫收缩和胎心心率变化。

五、分娩镇痛对新生儿的影响

对分娩镇痛方式和药物的评价，应以新生儿的良好结局为主要标准。分娩镇痛所使用的镇痛药与麻醉药都具有中枢抑制作用，而且均能迅速通过胎盘屏障进入胎儿的血液循环和组织中，对胎儿的呼吸、神经功能和肌肉张力产生不同程度的抑制作用。镇痛药和麻醉药一般通过两种方式对胎儿产生不良的影响：一是通过血液循环直接抑制胎儿的呼吸中枢和心血管中枢；另一种是抑制产妇的呼吸和循环，使产妇发生缺氧、低血压或高碳酸血症，继而影响胎儿。因此，要想达到既能减轻分娩疼痛又能保证产妇及胎儿的安全，用药过程中应加强监测，合理使用镇痛药，选择影响小的镇痛方法。

新生儿Apgar评分和脐血血气测定仅能粗略反映分娩镇痛药物或方法对新生儿的影响，对轻微和延迟出现的抑制更不敏感，对新生儿远期行为是否有影响，尚需进一步观察。为此，近年来产科学家们更强调新生儿神经行为评分（neurological and adaptive capacity score，NACS）的重要性。NACS评分由AHfiel-Tison于1982年提出，基于20个标准，从5个方面进行评估：① 适应能力。② 被动张力。③ 主动张力。④ 原始反射。⑤ 警觉、哭叫及运动。NACS总分为35～40分被认为是神经系统正常的新生儿。临床实践表明利用该评分标准可以发现药物所致的中枢神经系统抑制并将其与新生儿损伤和围生期窒息相区别。早期曾有人报道利多卡因用于产妇硬膜外阻滞可导致新生儿神经行为功能抑制，但随后的研究并未证实这种不良反应。局麻药罗哌卡因与母血蛋白结合力高，在新生儿体内平均半衰期短，是较为安全的局部麻醉药。目前认为如果分娩镇痛过程维持平稳，局麻药硬膜外阻滞对新生儿神经行为功能无明显影响。另有人报道采用小剂量的局麻药进行低平面硬膜外阻滞可改善阴道分娩后新生儿的神经行为功能，认为这可能与硬膜外镇痛减轻了应激反应有关。于硬膜外腔使用吗啡、哌替啶可迅速吸收入血，很容易通过胎盘进入胎儿体内。研究发现在常用剂量范围内，这两种药对新生儿呼吸、神经行为均无明显影响，当药物剂量大、从注药到胎儿娩出的时间很短时有可能造成新生儿抑制。

椎管内分娩镇痛并不影响新生儿母乳喂养。曾有研究发现椎管内分娩镇痛有可能降低分娩后最初24 h的母乳喂养成功率，但是多数研究的结果并不支持这一点。最近的荟萃分析也显示椎管内分娩镇痛不减少母乳喂养成功率。重要的是积极鼓励产妇进行母乳喂养。

总之，未控制的剧烈的分娩疼痛对产妇和新生儿均可造成明显的不良影响，临床上应采取有效的分娩镇痛来减轻这些不良影响。椎管内分娩镇痛是目前临床最为常用的分娩镇痛方式。合理的药物选择和给药方式不影响阴道分娩结局及增加剖宫产率。可有效减轻相关应激反应，并有可能减少产后抑郁的发生；对于新生儿的Apgar评分和神经行为评分无明显影响。但是椎管内分娩镇痛对产妇和新生儿的远期预后的影响仍然有待进一步研究。

（刘志强　吕安祺）

参考文献

［1］ 邓小明，曾因明. 2011麻醉学新进展[M]. 1版. 北京：人民卫生出版社，2011.

［2］ 黄宇光，译. 实用产科麻醉[M]. 1版. 北京：人民卫生出版社，2010.

［3］ 曾因明，邓小明，黄宇光，等译. 米勒麻醉学[M]. 6版. 北京：北京大学医学出版社，2006.

［4］ Atienzar MC，Palanca JM，Borras R. Ropivacaine 0.1% with fentanyl 2 microg ml^{-1} by epidural infusion for labour analgesia[J]. Eur J Anaesthesiol，2004，21：770－774.

［5］ Chestnut DH. Obstetric Anesthesia：principles and practice [M]. 3rd ed. Philadelphia：Elsevier Mosby，2004.

［6］ 岳云，吴新民，罗爱伦，译. 摩根临床麻醉学[M]. 4版. 北京：人民卫生出版社，2007.

［7］ Rosenkranz，HidenM，Leschnik B，et al. Calibrated automated thrombin generation in normal uncomplicated pregnancy[J]. ThrombHaemost，2008，99：331－337.

［8］ 段涛，译. 威廉姆斯产科学[M]. 12版. 济南：山东科学技术出版社，2006.

［9］ Wong CA，Mccarthy RJ，Fizgrrald PC，et al. Gastric emptying of water in obese pregnant women at term[J]. AnesthAnalg，2007，105：741－745.

［10］ 张友忠，荣凤年，译. 施奈德与莱文森产科麻醉学[M]. 4版. 济南：山东科学技术出版社，2006.

［11］ Jensen D，Duffin J，Lan YM，et al. Physiological menchanisms of hyperventilation during human pregnancy[J]. Resppirphysiol Neurobiol，2008，161：76－86.

［12］ 岳剑宁，徐铭军，景晨萌. 产程潜伏期蛛网膜下腔注射舒芬太尼联合罗哌卡因混合舒芬太尼患者自控硬膜外镇痛的效果[J]. 中华麻醉学，2007，27：695－698.

［13］ 曲元，黄宇光. 妇产科麻醉分册[M]. 1版. 北京：北京大学医学出版社，2011.

［14］ Atienzar MC，Palanca JM，Borras R. Ropivacaine 0.1% with

fentanyl 2 microg ml^{-1} by epidural infusion for labour analgesia[J]. Eur J Anaesthesiol, 2004, 21: 770 - 774.

[15] 耿志宇,吴新民,李萍,等. 潜伏期硬膜外分娩镇痛对产程和分娩方式的影响[J]. 中华医学,2009,89: 33 - 35.

[16] Everon S, Ezri T. Options for systemic labor analgesia[J]. Curr Opin Anaesthesiol, 2007, 20: 181 - 185.

[17] 陈慧卿,庄思齐. 脐血血气分析及其临床应用[J]. 国际儿科学,2007,34: 123 - 125.

[18] 李海冰,刘志强,马馨霞,等. 椎管内不同诱导方式下舒芬太尼复合罗哌卡因用于分娩镇痛的临床观察[J]. 上海交通大学学报(医学版),2012,32: 499 - 502.

[19] 岳红丽,韩如泉,李彦平,等. 罗哌卡因-芬太尼用于硬膜外和腰-硬联合阻滞分娩镇痛效果及安全性[J]. 临床麻醉学,2010, 26: 657 - 659.

[20] Wong CA, Ratliff JT, Sullivan JT, et al. A randomized comparison of programmed intermittent epidural bolus with continuous epidural infusion for labor analgesia[J]. Anesth Analg, 2006, 102: 904 - 908.

[21] Lee BB, NganKee WD, Ng FF, et al. Epidural infusions of ropivacaine and bupivaeaine for labor analgesia: a randomized, double-blind study of obstetric outcome[J]. Anesth Analg, 2004, 98: 1145 - 1152.

[22] Leo S, Ocampo CE, Lim Y, et al. A comparison of a basal infusion with automated mandatory boluses in patient-controlled epidural analgesia during labor[J]. Int J Obstet Anesth, 2010, 19: 357 - 364.

第七十五章 小儿解剖生理与麻醉

小儿年龄范围自出生至12周岁。年龄在1个月以内者称新生儿,1个月至1岁称婴儿,1～3岁称幼儿,3～12岁称儿童(其中3～6岁为学龄前期,6～12岁为学龄期)。生长发育(growth and development)是小儿的基本特点,生长是指体格的增长和器官形态的增大,发育是指细胞组织结构的成熟和生理功能的完善。生长发育期是小儿解剖外形和生理功能发生快速变化的时期。小儿年龄越小,在解剖(anatomy)和生理(physiology)方面与成人的差别越大。新生儿、幼儿时期各项生理功能都发生迅速而急剧的变化,与成人的差别甚大,至学龄期儿童与成人之差别相对较小。因此,不能简单地把小儿看成是成人的缩影。小儿麻醉医师必须熟悉与麻醉有关的小儿解剖和生理特点,作出准确的评估以制定严密的治疗和监测计划,从而使小儿安全平稳地度过围术期。本章将着重介绍与麻醉密切相关的小儿解剖与生理特点。

第一节 呼吸系统

一、解剖特点

相较于躯干而言,婴儿头部及舌相对较大,颈较短。鼻孔开口大小约与环状软骨处相等,这有助于麻醉医师选择婴幼儿气管导管的型号,若导管能进入鼻孔,在绝大多数情况下也能进入气管。婴儿主要经鼻腔呼吸,其鼻腔较狭窄,易被分泌物或黏膜水肿所阻塞,相较于成人,新生儿和小婴儿主要依赖鼻通气,如果鼻腔堵塞,则也许不能够有效地通过口来进行代偿性呼吸。约22%的成熟儿在鼻腔阻塞后不能有效地通过经口呼吸来代偿,因此可产生呼吸困难,这个比例在早产儿中更高。鼻咽部淋巴组织丰富,腺样体增大,但不影响经鼻腔气管插管。婴儿喉头位置较高,位于第3～4颈椎平面(成人第5～6颈椎平面),且较向头侧及向前,其长轴向下向前,而会厌软骨相对较大,与声门约成45°角,会厌常下垂,呈U形,用喉镜检查时常妨碍声门显露,造成气管插管困难,有时需用直形喉镜片暴露声门行气管插管。

传统观念认为,婴儿喉头呈"漏斗形",最狭窄部位是环状软骨处,该处呈圆形,气管导管通过环状软骨后行控制呼吸或肺脏扩张时,可无明显漏气,根据这一概念,不推荐婴幼儿用带套囊的气管导管。>6岁的儿童,喉头最狭窄部位在声门,而声门并不呈圆形。但近十年来的相关研究对此观点提出了挑战,Litman和Dalal对不同样本婴幼儿和儿童喉头尺寸的研究均发现,小儿喉头的形状与成人相近,呈"圆柱形",而且其形状不随生长发育而明显改变,而小儿的环状软骨开口处为最狭窄处,小儿环状软骨开口处呈横径略短的"近似椭圆形"。因此,即使置入被认为是最"合适"或最"紧密"的无套囊气管导管,有时也会导致通气时漏气或压迫环状软骨黏膜(特别是其横径上的黏膜)。这些研究为近年来渐趋向选择带气囊气管导管行婴幼儿插管提供了理论支持。

咽部气道和喉部气道不同,没有坚硬的骨头或软骨支撑。咽壁是由软组织组成,被呼吸肌和吞咽肌围绕。在仰卧位睡眠舌后坠、头颈屈曲或外力压迫舌骨时,咽部气道很容易被松弛的软腭堵塞。由于吸气的负压使咽部气道容易塌陷,特别是在维持气道的肌肉被抑制或被麻痹时。新生儿上腭相对发育不全,杓状会厌皱襞水平的口咽和喉的入口处是最容易塌陷的区域。

咽和喉部的保护性反射包括打喷嚏、吞咽、咳嗽和咽喉腔的关闭。喉痉挛是由于刺激迷走神经的分支喉上神经引起内收肌收缩,从而造成声带持续紧张的关闭。婴儿特别容易发生喉痉挛,其原因可能在于从出生到神经系统成熟存在一个短暂的喉部高兴奋期,这可能与中枢潜伏期短暂下降和中枢对迷走神经传入支抑制下降有关。

婴儿和儿童从喉到细支气管的实际气道直径较青少年和成人小得多,婴儿气管短,仅长4.0～4.3 cm,新生儿气管直径为3.5～4.0 mm(成人10～14 mm),气道阻力绝对值非常高。环状软骨处的黏膜如水肿1 mm,气管直径即减少50%,而呼吸阻力与呼吸道半径的四次方成反比,故直径减少 50%,阻力增加 16 倍。然而将肺容量和体重综合来看,相对成人而言,婴儿的气道内径相对较大,气道阻力较低。婴幼儿由于绝对(不是相对的)气道直径小,容易发生上、下气道阻塞。即使轻微的气道炎症、水肿或分泌物也可能导致严重的气道阻塞。婴儿气管支气管分叉高,在第 2 胸椎平面(成人在第 5 胸椎平面)。气管支气管分叉处所成角度在小婴儿两侧基本相同,如气管导管插入较深,导管进入左侧支气管的机会与右侧相等。婴儿支气管的平滑肌较儿童少,故小婴儿哮喘时,用支气管扩张药治疗常效差。

婴儿肋骨呈水平位,胸壁顺应性高,而肋骨对肺的支持少,难以维持胸内负压,因此每次呼吸均有功能性呼吸道闭合。新生儿及婴儿肋间肌及膈肌中Ⅰ型肌纤维少,Ⅰ型肌纤维可提供重复做功的能力,当Ⅰ型肌纤维缺少时,任何因素所致的呼吸做功增加,均可引起呼吸肌早期疲劳,导致呼吸暂停、二氧化碳蓄积和呼吸衰竭。婴儿胸式呼吸不发达,胸廓的扩张主要靠膈肌,如腹腔内容物增加,可影响膈肌活动,也即影响呼吸。

新生儿出生时支气管树虽完整,但肺泡数目少,出生后肺泡树继续增长直至 8 岁,此后肺体积的增加主要是肺泡的扩大。新生儿肺泡面积约为成人的 1/3,但代谢率约为成人的 2 倍,单位肺容量的通气需求大大增加。全身麻醉会显著减少呼气末肺容积(功能残气量),特别是婴幼儿,会严重减少氧储备。

二、生理特点

新生儿潮气量(V_T)小,仅 20 ml,约 6~7 ml/kg,无效腔量(V_D)按体重计,新生儿与成人相同,均为 2.2 ml/kg,无效腔量与潮气量之比(V_D/V_T)亦相同(0.3),但新生儿呼吸道容量小,故麻醉时器械无效腔要小。人工呼吸时潮气量也要小,以免肺泡过度扩张。新生儿肺泡通气量(V_A)按比例约为成人的 2 倍,新生儿主要通过增加呼吸频率(而不是容量)来满足高代谢的需要,故婴儿呼吸频率较快。6 个月以下婴儿多为腹式呼吸(膈肌为主),肋间肌(肋间外肌)对潮气量的影响相对较小(20%~40%),反映出胸廓的不稳定以及肋间肌的无力。出生 9 个月后,肋间肌对潮气量的作用增加到一定程度(50%),和年长儿和青少年相似,表明了胸廓结构的成熟。

肺总量(TLC)是指深吸气后肺内所含气体量。残气量(RV)是指在最大呼气后肺里残存的气体量,健康儿童大约是肺总量的 25%。功能残气量(FRC)取决于胸廓向外的牵张力与肺弹性回缩力之间的平衡,正常值在直立位时等于健康儿童和年轻人肺总量的 50%,仰卧位时为 40%。婴儿的胸廓向外牵拉力很小而肺的向内回缩力只比成人略小,因此,婴儿的功能残气量在受抑制条件下(如呼吸暂停、全身麻醉或瘫痪)会减少到总肺活量的 10%~15%。气道关闭、肺不张和通气/灌注比例失调会导致正常气体交换障碍。清醒的婴幼儿,功能残气量是通过一些防止肺塌陷的机制来维持的,其中就包括吸气肌的持续紧张使胸廓僵硬。婴儿的功能残气量并非固定不变,而是动态变化的。

新生儿时期即存在功能性残气,足以保持对吸入气的缓冲,婴儿功能残气量(FRC)及残气量(RV)与肺总容量(TLC)之比较成人为高,提示呼气后肺部存在较大量的残气。

新生儿总呼吸顺应性的绝对值很小,仅 5 ml/cmH_2O(成人 170 ml/cmH_2O),但比顺应性(specific compliance)即总呼吸顺应性与肺总容量或功能性残气之比和成人相同。同样,虽然新生儿呼吸道小,对气流的阻力大,达 21 mmHg/(L·s)[成人为 1.5 mmHg/(L·s)],但如联系肺容量测定气流阻力,新生儿与成人相仿。故人工呼吸时新生儿所用的压力与成人差别不大。与成人不同的是,婴幼儿外周(远端)呼吸道阻力占总阻力的百分比较多,且阻力分布不均匀。呼吸道阻力增加时,呼吸做功也增加。

总之,婴儿呼吸系统的特征是呼吸节律不规则,胸廓不稳定,肋骨呈水平位,膈肌位置高,腹部较膨隆,呼吸肌力量薄弱,纵隔在胸腔所占位置大,容易引起呼吸抑制。而头大、颈短、舌大,鼻腔、喉及上呼吸道较狭窄,唾液及呼吸道分泌物较多,均有引起呼吸道阻塞的倾向。婴儿每千克有效肺泡面积是成人的 1/3,每千克耗氧量是成人的 2 倍,说明婴儿换气效率不佳、氧储备较少、耐缺氧能力差,低体重小儿和早产儿更为明显,故小儿麻醉时应特别重视呼吸的管理。新生儿与成人呼吸参数的比较见表 75-1。

表 75-1 新生儿与成人呼吸参数的比较

呼吸参数	新生儿	成人	呼吸参数	新生儿	成人
肺泡通气			肺容量		
肺泡通气量[ml/(kg·min)]	100~150	50	功能残气量(ml/kg)	30	34
潮气量(ml/kg)	6	7	残气量(ml/kg)	20	14
无效腔气量(ml/kg)	2.2	2.2	功能残气量/肺总容量	0.48	0.40
无效腔气量/潮气量	0.3	0.3	残气量/肺总容量	0.33	0.20
呼吸频率(次/分)	40	20			

续 表

呼吸参数	新生儿	成 人
呼吸力学		
总呼吸顺应性	1	20
比呼吸顺应性	1	1
总气流阻力	12	1
比气流阻力	1	1
酸碱状态		
$PaCO_2$(mmHg)	28～29	38～40
血浆 HCO_3^-(mmol/L)	17～22	24～28
pH	7.36	7.40
PaO_2(mmHg)	60～80	80～100
$AaDO_2$(mmHg)	25(105～80)	10(105～95)

第二节 心血管系统

就心血管解剖和生理而言，新生儿不同于婴幼儿，婴幼儿与儿童和青少年也存在差异。为了安全、有效地实施小儿麻醉，麻醉医师从制定合理的麻醉计划起就必须考虑到这些重要的差别。心血管系统在出生时并未完全成熟，血流动力学的变化自胚胎发育起，延续至新生儿和婴儿期，直至学龄期才能具有和健康成人相仿的心血管系统功能，但在结构上可能将继续发育至青春期。

一、胎儿和过渡循环

心血管系统必须有效地输送氧和其他营养物质到全身组织，然而胎儿和新生儿却以其特有的方式满足自身的需要。胎儿的气体交换位于胎盘，胎盘是唯一的既接受母体又接受胎儿血流的器官。出生后，胎盘剥离，新生儿必须在肺交换气体而不再需要胎儿循环，胎儿循环必须有效地过渡到新生儿循环。过渡循环是指胎儿为适应出生后循环变化和新生儿循环的建立而进行的一系列改变，无论是正常的、早产的、患有危重疾病还是患有先天性心脏病的新生儿，过渡循环的存在和持续对心脏功能的发育都具有重要意义。

(一) 胎儿循环 胎儿循环是为了很好地适应宫内的富氧环境，来自胎盘的富氧血经脐静脉流入肝脏后，大部分通过静脉导管直接注入下腔静脉，小部分经肝血窦后再流入下腔静脉。下腔静脉还收集来自下肢、盆腔和腹腔器官的静脉血。下腔静脉的混合血回流入右心房，大部分经卵圆孔到左心房再进入左心室，然后由左心室射血进入主动脉；来自上肢和头部的上腔静脉血回流入右心房，与下腔静脉来的小部分血液混合后经右心室进入肺动脉，其中仅10%的血液进入尚无呼吸功能的肺，绝大部分则经动脉导管注入降主动脉。胎儿右心的压力高于左心。

(二) 新生儿循环 新生儿出生后，循环系统发生了很大的变化，胎盘循环中断并转换到适应宫外环境的状态。随着新生儿的第一声啼哭，肺开始膨胀，肺血管阻力下降，肺动脉血液大量进入肺循环。动脉血氧分压持续升高而导致动脉导管平滑肌收缩，导管闭合，同时脐静脉也因废用而渐渐闭合。由于脐静脉闭锁，下腔静脉回流入右心房的血液减少，右心房压力降低；同时，大量血液从肺静脉流入左心房，使左心房压力高于右心房，最终卵圆孔关闭。这些变化在出生后几天内逐渐发生，患病新生儿必要时还可以通过放置脐动脉和脐静脉导管进行补液、采血或血压监测。

二、氧输送和血容量

(一) 氧输送 心血管系统必须有效地输送氧和其他代谢物质到全身组织和器官，否则，胎儿将在相对低氧环境下生存和发育，此时足够量的氧输送必须依赖其他代偿机制。脐静脉血氧分压大约是35 mmHg，胎儿有较高浓度的胎儿型血红蛋白，它比成人型血红蛋白能更有效地携氧。氧和2,3-二磷酸甘油竞争血红蛋白分子，在胎儿，2,3-二磷酸甘油水平较成人低，另外胎儿型血红蛋白较成人不易结合2,3-二磷酸甘油，所以胎儿血红蛋白携氧更好。由于胎儿血红蛋白及其独特的携氧特性，胎儿 P_{50}(50%的血红蛋白被氧饱和时的氧分压)也较低。因而能够较好地维持脐静脉血氧饱和度，常常>90%。尽管胎儿血红蛋白对氧的亲和力高有助于从母体氧含量相对较低的静脉中获取氧，但在宫外却是不利的，妨碍了氧向组织的转运。新生儿血红蛋白170 g/L，76%～80%的血红蛋白为胎儿血红蛋白。胎儿血红蛋白氧离曲线左移，P_{50} 为18 mmHg，成人 P_{50} 为26 mmHg。6个月时胎儿血红蛋白由成人血红蛋白替代，血红蛋白也降至110 g/L，故6个月以内婴儿，血红蛋白携氧能力显著下降。轻度缺氧可兴奋心肌收缩增加心排血量，而严重缺氧则导致心排血量减少。

(二) 血容量 新生儿静息状态下的心排血量高于儿童和成人，这可以满足其对氧的需求，但同时，新生儿应激状态下心排血量进一步增加的能力也受到限制。刚出生的新生儿平均血容量为 90 ml/kg，婴幼儿期的平均血容量为 80 ml/kg，一般至 6～8 岁时该数值降到成人的水平，为 76 ml/kg，小儿血容量按千克体重计算比成人大，但因体重低，其血容量绝对值较小，手术时稍有出血，血容量明显降低，危及小儿安全，而围术期输血输液过多又很容易引起容量超负荷，在低体重儿或早产儿中更为明显。新生儿出生即时血容量变化显著，其取决于脐带钳夹前自胎盘回流血的多少。延迟钳夹或结扎脐带，可使血容量增加 20%以上，因此有可能引起暂时性呼吸困难。相反，分娩时胎儿缺氧引起血管收缩，使血液转移至胎盘循环，因此，窒息新生儿多存在有血容量不足。换血治疗时显示放血引起收缩压和心排血量进行性下降，输入等容量血可使其恢复原水平，因此动脉压的改变与低血容量的程度成比例。新生儿对容量血管的控制较差，且压力感受器发育不良，故对低血容量反应较差。

三、血流动力学

（一）心肌功能　麻醉医师必须掌握各年龄段小儿的心肌功能特点以及心血管生理发育中存在的和年龄相关的差异。在小儿麻醉评估和处理时必须掌握病史、体检结果和更进一步的心功能评估，如心电图、超声心动图、心导管等检查资料。

新生儿心功能的前负荷、后负荷、收缩力和心率处于高水平状态，导致心脏储备很有限。当新生儿处于某不利状况下，如缺氧、酸中毒和麻醉影响等，心排血量的急剧下降并非少见。新生儿对前负荷、后负荷的增加或收缩力下降的耐受性相对较差。新生儿由于卵圆孔和动脉导管闭合，心室做功明显增加，尤以左心室更为明显，处于超负荷状态。与成人相比，新生儿的心肌结构特别是与收缩性有关的心肌群发育差，心室顺应性较低，心肌收缩性也差，每搏量较小，心功能曲线左移，这些特点使新生儿和婴儿有心力衰竭倾向，心脏对容量负荷敏感，对后负荷增高的耐受性差，心排血量呈心率依赖性。

（二）心率和心脏听诊　心率在心功能中起重要作用。新生儿增加每搏量的能力有限，因而要显著改变心排血量只有通过改变心率实现。新生儿心率范围为 100～180 次/min，出生 3 个月内婴儿的正常心率为 100～150 次/min。小儿心率是随着出生后年龄变化而变化的，而心率的变异性也和年龄相关。6 个月左右婴儿的心率变异性和绝对心率值与足月儿、未成熟儿不同。婴儿心率在出生后前 2 个月加快，以后在整个儿童期都是逐渐减慢的，至 12 岁时与成人相近，心律是规则的，小儿正常心率范围见表 75-2。6 个月以下婴儿，麻醉期间如心率<100 次/min，常可能系发生缺氧、迷走神经反射或深麻醉等情况，应及时供氧、减浅麻醉，用阿托品治疗，必要时需暂停手术。患儿的体温每升高 1℃，其呼吸频率增加 2.2 次/min。

表 75-2　小儿正常心率范围

	清醒（次/min）	睡眠（次/min）	锻炼或运动（次/min）
新生儿	100～180	80～160	<220
1 周至 3 个月	100～220	80～200	<220
3 个月至 2 岁	80～150	70～120	<200
2～10 岁	70～110	60～90	<200
>10 岁	55～90	50～90	<200

小儿心脏听诊时常可闻及生理性杂音，约 80%的儿童在某一阶段会出现杂音。生理性杂音包括：震颤性杂音、收缩期射血杂音、心肺部的杂音和生理性的外周压迫性肺血管狭窄杂音。静脉性杂音是在整个心动周期都可闻及的连续性杂音，若仅见于舒张期则为病理性杂音。儿童期可能出现的生理性杂音还包括颈动脉弥散音和第三心音。

（三）血压　小儿血压的精确测量取决于如何正确选择袖带尺寸。新生儿的血压与孕龄和出生体重有关。正常新生儿收缩血压是 60～80 mmHg。脉搏 120～140 次/min，随着年龄增长，血压逐渐升高，脉搏亦渐下降。小儿麻醉时应测量血压，但袖套应选用合适，袖套宽，血压读数低，袖套窄，读数高。正确的袖套宽度应是上臂长度的 2/3。现有不同宽度的血压表袖套供不同年龄小儿使用。除应用普通血压计可测得小儿血压外，电子血压计可定时自动测压。正常小儿心血管参数见表 75-3。

表 75-3　正常小儿心血管参数

	收缩压（mmHg）	心脏指数［L/(min·m²)］	血红蛋白（g/L）	氧耗量［ml/(kg·min)］	血容量（ml/kg）
新生儿	65	2.5	170	6	85
6 个月	90	2.0	110	5	80
1 岁	95	2.0	120	5	80
5 岁	95	3.7	125	6	76
12 岁	120	4.3	130	3	70

出生时伴随调节心率和肺血管反应的副交感活性的改变，循环发生巨大变化。交感肾上腺轴也被激活。在阴道分娩时，去甲肾上腺素和肾上腺素显著增加，直接影响心率、全身血管阻力、血压。剖宫产婴儿或未成熟儿表现出神经元介质反应减少，而婴儿在出生时对缺氧和（或）酸中毒的应激反应强烈。随着血管床的开放，

心室顺应性的下降，导致循环容量和全身血管阻力下降。这些表现可以解释出生不久后血压的正常下降。

四、心电图

新生儿和儿童的心电图也与成人不同。由于心脏右侧占优势，与成人(−30°～+105°)相比新生儿心电图有明显的电轴右偏(30°～180°)。心电图的右导联还可见高R波，左导联可见深S波。整个儿童期，心电图会逐渐转化为正常的左轴位，这种变化在出生后头几个月最为明显。小儿心电图的QRS波时限较短，从新生儿期的平均50 ms逐渐增加到成人期的80 ms；P-R间期也较短，从婴儿期的90～100 ms(正常上限120 ms)逐渐增加到成人的150～170 ms(正常上限210 ms)。

五、超声心动图及心导管检查

(一) 超声心动图 超声心动图检查是先天性心脏病和小儿心功能评估方法的革命性进步。因为二维超声能够提供有价值的、精确的解剖信息，许多先天性心脏病患儿可直接行外科修补术而不再需要进行有创心导管检查术。由于婴幼儿和儿童的胸腔较薄，是很好的“超声窗”，所有心脏的结构、大小、位置、起源、运动形式都显现得较成人清晰。超声多普勒补充了超声心动图的观察性能，使得血流的评估、分流的探测、跨瓣压力差测定的成为可能。另外，小探头的出现，使经食管超声在先天性心脏病的术中应用越来越多。

(二) 心导管检查 尽管超声心动图在先天性心脏病诊断中有着巨大贡献，特别是二维超声，但心导管检查仍然具有一定的价值。心导管术在描述解剖结构和血流动力学上仍然是重要的诊断手段，特别是在术前。心导管术伴有风险，特别是新生儿和婴幼儿。合理的监测和麻醉管理、严格掌握适应证、术前控制病情稳定等都将有利于减少并发症。

心导管检查包括心内压力、氧饱和度、跨瓣压差、肺循环、体循环血流、心排血量、分流量和方向、阻力的测定。此外，还需评估在这些测定中给药前后或给氧前后数值的变化。表75-4是新生儿及以后各期儿童的正常血流动力学资料。当有结构性或获得性心脏病时这些数据有显著改变。

表75-4 新生儿和婴儿期间的正常心血管参数测量值

位置	平均值	范围
平均右房压(中心静脉压)(mmHg)	3	1～5
右室收缩压(mmHg)	25	17～32
右室舒张压(mmHg)	5	1～7
肺动脉收缩压(mmHg)	25	9～19
肺动脉舒张压(mmHg)	10	17～32
平均肺动脉压(mmHg)	15	4～13
平均肺动脉楔压(mmHg)	9	6～12
平均左房压(mmHg)	8	2～12
心指数[L/(min·m²)]	3.5	2.5～4.2
每搏量(ml/m²)	45	
氧耗[L/(min·m²)]	140	110～150
肺循环血管阻力(hybrid units/m²		1～3
或 dynes·s·cm^{-5}·m^{-2})		或80～240
体循环血管阻力(hybrid units/m²		10～20
或 dynes·s·cm^{-5}·m^{-2})		或800～1 600

第三节 神经系统

一、小儿脑和脊髓发育特点

婴儿颅骨发育还不完善(如囟门未闭)，因此颅内容积(血液、脑脊液、脑组织)或颅内压增加时，可通过囟门扩张及颅骨缝分离，在一定程度上给予代偿。所以可用小儿囟门的触诊来估计颅内压。

神经系统的发育在胎儿期最早开始,领先于其他各系统。在婴儿期,甚至整个小儿时期,神经系统发育一直十分活跃。新生儿平均脑重约 370 g,占体重的 10%~12%,为成人脑重(约 1 500 g)的 25%左右。出生后第一年脑的生长发育特别迅速,1 岁时脑重达 900 g,为成人脑重的 60%;4~6 岁脑重达到成人脑重的 85%~90%。出生时大脑的外观已与成人的大脑外观十分相似,脑表面已有全部主要的沟回,但皮质较薄,沟裂较浅。新生儿神经细胞数目已与成人相同,但其树突和轴突少而短。出生后脑重的增加主要由于神经细胞体积增大和树突的增多、加长,以及神经髓鞘的形成和发育;3 岁时神经细胞分化已基本完成。近年来有研究发现麻醉药物可诱发未发育成熟动物的大脑神经细胞凋亡,但临床上的证据尚不足。已见报道的几项回顾性研究中,有认为经历麻醉手术后小儿的学习能力有所下降,尤以反复经历麻醉和 2 岁以内的小儿为甚,但也有研究认为没有影响。对这一问题,学界尚无定论,需进一步研究。

胎儿的脊髓发育相对较成熟,出生后即具有觅食、吸吮、吞咽、拥抱、握持等本能性反射和对强光、寒冷、疼痛等刺激的反应。小儿脊髓的发育与运动发展的功能相平行,随着年龄的增长,脊髓加长增重。脊髓的末端,新生儿出生时达第 3 腰椎水平,4 岁时上移达第 1 腰椎上缘,所以婴幼儿腰椎穿刺时应注意,穿刺应取第 3 腰椎和第 4 腰椎之间的间隙。脊髓的髓鞘由上而下逐渐形成,约在 3 岁时完成髓鞘化。神经纤维到 4 岁完成髓鞘化。婴儿期由于髓鞘形成不全,婴儿对外来刺激反应缓慢且易泛化,易疲劳而进入睡眠状态。

新生儿及婴幼儿脑血流丰富,但早产儿脑血管很脆弱,当缺氧、二氧化碳过高、高钠血症、动脉压或静脉压波动以及过度输注高张液体等可诱发颅内出血。

脑脊液位于脑及脊髓周围的脑室及蛛网膜下腔,由侧脑室和第三脑室后部及第四脑室顶部的脉络膜丛生成。脑脊液在脉络丛内搏动推动下流动,由侧脑室经 Monro 孔进入第三脑室,并经中脑导水管进入第四脑室。脑脊液的压力,儿童为 70~180 mmH_2O,新生儿为 30~80 mmH_2O,外观清亮,白细胞数儿童为(0~5)$\times 10^9$/L[新生儿或小婴儿为(0~20)$\times 10^6$/L],蛋白儿童为 0.2~0.4 g/L(新生儿为 0.2~1.2 g/L),糖为 2.2~4.4 mmol/L。

二、小儿神经肌肉解剖及兴奋传导

新生儿生后一段时间内,其神经的磷脂髓壳较薄,故新生儿神经传导速度相对较慢。目前用观察胎儿神经磷脂的发育情况来估计胎儿的胎龄,其优点是不受某些病理情况的影响,如母体的毒血症、糖尿病、缺氧性脑损伤等。

Ⅰ型肌纤维为高氧化、颤动慢、不易疲劳的纤维,能维持长时间的活跃。Ⅱ型肌纤维为低氧化、快速颤动的纤维,只能保持短时间的活跃,但不能维持任何肌肉的拉长活动。婴儿出生时,Ⅰ型肌纤维在膈肌和脊间肌肉的比率较低,至 6~8 个月时,其在呼吸肌的比率与成人等值。故<6 个月的婴儿其呼吸肌易疲劳,麻醉中为了保证足够的通气,应适当进行辅助或控制呼吸。

小儿发育中神经肌肉突触出现了一些组织结构的变化。胚胎早期是多神经元支配,某些轴突支配很大数目的肌纤维。近足月时,随着过多神经末梢的消失,这些大的运动单位的体积很快减小。正常情况下,几乎所有的胆碱能受体分布于神经末梢周围,称为突触受体。而肌膜上还有少数突触外受体,其结构同突触受体相似,均为糖蛋白,作用方式也相似。突触外受体的密度低于突触受体,但数目较大,在肌膜上分布广泛。突触外受体对筒箭毒碱耐受,需常用剂量的 3 倍才能阻止乙酰胆碱打开突触后膜的通道。从动物实验数据推测,对肌松药耐受的婴儿具有大量的突触外受体。

三、小儿中枢和自主神经生理功能特点

婴儿由于缺乏控制系统,故神经生理功能不稳定,如呼吸、肌肉活动及体温调节不稳定,这与神经系统解剖结构发育不成熟和神经肌肉功能不协调有关。特别是未成熟儿,其神经反应性低,对缺氧的耐受性强,痛阈值高,因此麻醉药需要量相对较少。新生儿大脑皮质发育不成熟,传导径路及神经纤维末梢未完全形成,故其运动多呈无规律、不协调。以后由于皮质的功能逐渐健全,条件反射日渐增多,小儿也就具备了各种新的运动和技巧。新生儿及婴幼儿皮质下中枢兴奋性较高,且对皮质下中枢的调控不足,因此它的兴奋或控制过程很容易扩散,受强烈刺激时易发生惊厥。婴儿对疼痛刺激有反应,但不能明确鉴别疼痛的来源。

与中枢神经系统相比,出生后自主神经系统发育较好,生后 1 d 的新生儿能像成人一样打哈欠、咳嗽和打喷嚏,刺激迷走神经可引起心动过缓。

新生儿的喉反射受面部、鼻子和上呼吸道的刺激而激发,并可能诱发反射性呼吸暂停、心动过缓和喉痉挛。不同的机械和化学刺激如水、异物和有毒气体可以触发此反应,甚至可以导致新生儿死亡。

第四节 体液与肾脏

一、体液的容量和分布

体液广泛分布于组织细胞内外，其总量占体重的50%～80%，它的分布也因年龄不同，随着年龄的增长，体液量占体重的比例逐渐减少。年龄越小所含的体液越多，新生儿体液量占体重的80%～85%，婴儿期这一比例迅速下降到70%，1岁以后就可降至接近成年人的水平(65%左右)。另一方面，机体组织不同，含水量也有所不同，脂肪组织含水量约为10%，而肌肉组织可达76%，因此肥胖儿童体液占体重的百分比略低于正常儿童。

体液一般分为细胞内液和细胞外液，其中细胞内液占体重的30%～40%，相当于体液总量的2/3，细胞外液约占体重的20%，包括血浆和组织间液两个部分。血浆占体重的4%～5%，相当于体液总量的10%，其余约15%为组织间液。但在婴儿期细胞外液所占比例较高，可达体液总量的60%，在早产儿则更高。小儿体液的电解质组成与成人相似或稍低，血钾、氮、磷和乳酸根偏高，而碳酸氢根和钙较低。

正常人体内体液保持着动态平衡，无论是低体重早产儿和足月新生儿，还是婴幼儿期，每日的所需水量是显著不同的。这种差异主要是因为：① 新陈代谢和生长发育速率的不同。② 体表面积与体重的比值不同。③ 肾脏的成熟度与储备能力不同。④ 不同年龄段机体体液总量的不同。与年长儿和成年人相比，婴儿的每日需水量很大，这是因为其新陈代谢率和生长发育的速度较快，体表面积与体重之比相对较大，不显性失水明显增多。婴儿泌尿系统对溶质的高分泌和肾小球的低过滤等特点也导致其失水量相对增多。与成人相比，婴儿对体液丧失的耐受力较差，早产儿和低体重儿尤为明显，麻醉医师在围术期应特别注意小儿的液体管理。

二、肾脏形态及生理特点

肾是位于脊柱腰段两旁腹膜后的成对脏器，是调节水、电解质和酸碱平衡的重要器官。因此必须了解小儿肾脏的解剖及生理特点。

(一) 肾脏的形态 胎儿在孕35周后，新的肾单位即不再形成。成熟新生儿出生后每例肾约有100万个肾单位。出生后肾脏发育主要是肾小球增大、肾小管延长、肾血管结缔组织增生及血流灌注增加等。至1岁时肾小球直径已增加1倍以上(新生儿0.12 mm，成人0.28 mm)；近曲小管长度增加10倍(新生儿1.8 mm，成人20 mm)；肾小球基底膜厚度也由出生时的100 nm增至成人的300 nm，其肾脏的形态及功能已接近成人。小儿肾脏相对体重而言较成人为重，年龄越小，肾脏相对重。新生儿两例肾重量约为体重的1/125(成人为1/220)，下端位置也较低，位于第4腰椎水平。

(二) 肾的生理功能 小儿特别是新生儿肾脏发育尚未成熟，但能完全满足正常代谢的需要，只有在应激情况下受到超过肾脏功能的负荷才发生病理性变化。

肾血流丰富，尽管肾只占体重的0.05%，正常成人安静时约有1 200 ml/min的血液流经两侧肾，相当于心排血量的25%左右，接近每克肾组织4 ml血液，如此高的血流供应除满足肾脏自身代谢需要外，还是其超滤功能的所需。通常所说的肾血流量(renal blood flow，RBF)主要是指肾皮质血流量。6个月至1岁小儿的RPF仅为成人的一半，到达3岁时才逐渐增至成人水平。90%的肾血流分布在肾皮质层，剩余10%供应髓质和肾的其他部分。肾血流分布的这种不平衡对于形成和维持髓质部分溶质的渗透压梯度是非常必要的，而这种渗透压是浓缩尿液所必需的。

肾血流量在收缩压为80～180 mmHg内变动时，仍然可以保持相对恒定，这是肾血流自身调节机制的表现。肾小球滤过率在此压力范围内也将维持恒定。

通过尿的生成和排出，肾对于维持机体的内环境相对稳定起着重要的作用。尿的生成包括肾小球滤过、肾小管和集合管的重吸收和分泌三个基本过程。

1. 肾小球滤过功能 肾小球滤过率(glomerular filtration rate，GFR)是指单位时间内(每分钟)两肾生成的超滤液量。尽管肾小管的分泌和重吸收会影响多种药物及体内代谢产物如肌酐(creatinine)、尿素(urea)和尿酸(uric acid)的血浆水平，但是这些物质的清除速率主要受肾小球滤过率的影响。因此正确评估肾功能受损的患者的肾小球滤过率有助于选择药物、调整药物剂量，在保证疗效基础上避免其毒性反应。肾小球滤过率也是影响体内电解质成分、体液容量和酸碱平衡的重要因素之一。清除率(clearance，C)是指单位时间内肾能将一定量血浆中所含的某种物质完全清除出去，这一定量就称为该物质的清除率(ml/min)。它能够反映肾对不同物质的清除能力，通过测定肾小球滤过率，可大致了解肾的功能。

对于肾功能受损的小儿患者，如果用测量肌酐清除率来评定肾小球滤过率可能会比实际值偏高，因为这些患者肾小管和胃肠的肌酐分泌也会不成比例地增高，这样血清肌酐浓度与肾小球滤过率的关系也相应受到影响。

2. 肾小管的重吸收与排泄功能　两肾 24 h 生成的肾小球滤过液可达 180 L，而最终排出的尿液仅为 1.5 L左右。约有 99%的滤过液被重吸收，只有 1%被排出体外。滤过液中的葡萄糖全部被肾小管重吸收入血，Na^+、尿素等被不同程度地吸收，而肌酐、尿酸和 K^+等则被肾小管分泌入管腔。在生理情况下，近端肾小管吸收了滤过液中 50%～60%的水和电解质。在近端肾小管的前半段，葡萄糖、氨基酸与 Na^+同向转运而被主动重吸收，而管腔周围的 Na^+浓度梯度是驱动其他物质转运的原动力。即使是在肾的滤过功能完全成熟后，它对葡萄糖的清除也是微乎其微的。血糖浓度增高时，其滤过也相应增加。但当血糖浓度超过 160～180 mg/dl 时，一部分肾小管对葡萄糖的重吸收已经达到极限，尿中开始出现葡萄糖，故此值称为肾糖阈值。

3. 肾功能的成熟　尽管在孕 36 周时已经形成了成熟肾的所有肾单位，但是细胞增生一直持续至出生后 6 个月，随后肾的增大主要是细胞体积的增大。肾的增长与身高的增加成比例关系。胎儿的肾接受相当于心排血量 3%～7%的血流量，出生后肾血流量将逐渐增加。随着肾血流的增加，有大部分肾小球分布的肾皮质的血流相对增加得更明显。

足月新生儿的肾小球滤过率逐渐增长至 2 岁时接近成年人水平。早产儿的肾小球滤过率比较低并且随年龄增长的速度也较足月产儿慢。出生后肾小球滤过率低下可归因于动脉血压的相对较低、肾血管的相对高张力、滤过压力低及有效滤过面积少等。

尽管足月儿的肾小球滤过率低，但却有足够的能力来保留 Na^+，这主要归功于球-管平衡机制：随着肾小球滤过率及滤出 Na^+的增加，近端肾小管对 Na^+重吸收也相应增加。而在早产儿由于这种机制的不甚成熟以至于肾小球滤过率相对高于肾小管对 Na^+的重吸收能力。再加上远端肾小管对盐皮质激素不敏感，故早产儿易发生低钠血症。

新生儿肾小管排泄有机酸的机制还不是很完善，足月儿肾小管对对氨基马尿酸(PAH)的转运为 16±5 mg/(min·1.73 m^2)，而在早产儿则仅为该值的一半。至出生后 12～18 个月时才可达正常成年人的水平，为 55～104 mg/(min·1.73 m^2)。

新生儿肾浓缩功能低下，尤其在早产儿更明显。新生儿在度过了生理脱水期后尿液浓缩程度最大为 600～700 mOsm/(kg·H_2O)，相当于成年人最高水平的 50%～60%。

了解肾单位的运转机制有助于理解小儿和成人体液和电解质的调节机制。小儿由于神经、代谢及生理方面与成人的不同，故对体液和电解质紊乱的反应有很大的差异。所以在对小儿进行液体治疗和纠正电解质紊乱时，要根据不同年龄阶段的肾功能、肾小管的转运的生理特点以及不同疾病情况下的改变而分别对待，正确处理。

第五节　小儿体温调节

建立并保持恒定的体温是维持机体各项生理功能的基本保证。体温恒定是指尽管外周环境温度改变，但机体仍能够保持恒定的中心温度。中心温度是指富含血管的一些组织(脑、心脏、肺、肝脏和肾脏)的温度，在正常情况下，体温保持在 37±0.4℃范围内，不激发体温调节反应，如有较大的偏差将引起代谢功能的紊乱，通常在低温环境中为保持中心温度，会导致氧耗量上升，若持续冷刺激很快会产生代谢性酸血症甚至死亡。人体骨骼肌可被视为体温调节系统的动态缓冲器，皮肤则被视为与环境相隔离的一道屏障。围术期时，由于内脏或肢体大面积、长时间的暴露，大量补液及麻醉药对机体体温调节功能的影响，体温降低在手术麻醉的患者中经常发生。人体体温需要恒定，通过体温调节系统使产热和散热保持动态平衡，围术期患者的体温可随环境温度的变化而变化。下丘脑是最重要的体温调节位点，整合了所有组织中体温敏感细胞的传入信号。

早产儿或者足月新生儿的体表面积相对于体重来说比成人大许多(如新生儿为 1，成人大约为 0.4)，皮下脂肪层薄，热导率较高。此外婴儿皮肤中角质层少，热量散发增加。因此在相同环境中，新生儿通过皮肤丢失的热量较成人高。与成人不同，新生儿的体温调节机制发育不全，温度调节系统的能力和功能状态明显受环境因素的限制和影响。对于成人来说，温度调节时的最低温度是 0℃，而婴儿则是 22℃。热量丧失的增加和体温调节能力的降低导致热量产生减少，这两个原因使得婴儿的体温有降低趋势。相同的解剖特性，使得婴儿体温升高的速度较成人快 3～4 倍。

中性温度(neutral temperature)或称最适温度，是指机体氧需求最低，而仅仅通过非蒸发物理过程进行体温调节时的周围环境温度。未穿衣或覆盖织物的成人，中性温度大约是28℃，新生儿为32℃，早产儿为34℃。在中性温度时，皮下动静脉通路开放，皮肤血流量最为合适。

一、产热

婴儿产热的主要方式系非寒战产热，可在出生几小时的新生儿出现，直至2岁。非寒战产热是指以增加代谢（高于基础代谢）来产生热量，与肌肉活动无关，主要利用褐色脂肪代谢产热，骨骼肌、肝脏、脑和白色脂肪等则很少参与。

寒冷环境下，成人通过寒战反应使产热增加，而新生儿无寒战反应，仅通过褐色脂肪以化学方式产生热量，但该方式效果有限，因此新生儿减少散热增加产热的能力不足，如皮肤血管收缩以减少散热或者通过寒战增加产热的能力不足，常不足以弥补婴儿或新生儿在寒冷环境下热量的缺口。非寒战产热对于机体温度调节的机制尚未完全阐明。通常认为主要是因为骨骼肌肉系统尚未发育好，肌肉质量有限，使得在冷防御中肌肉活动无效。

二、散热

散热的传递是从机体内部向内脏组织器官直接传导，经血液对流传至皮肤表面，再通过传导、辐射、对流及蒸发等皮肤和外界环境的热能互相交流扩散。

1. 传导　皮肤接触的物质如空气、被褥、衣衫等的传导性能差，故传导散热仅占散热总量的1%～3%。影响新生儿传导散热的因素包括皮肤血流和皮下组织的厚度（隔离层）。在手术中，患儿被手术巾覆盖，与周围隔离，用于覆盖的手术巾的温度很快上升，所以只有很小部分的热量是通过传导丢失的。应小心保证患儿的皮肤不和金属物体接触，防止热量散失。

2. 辐射　如前所述，新生儿和婴儿的较大的体表面积-体积比，因此婴儿体积越小，辐射散热越多。辐射散热对裸体婴儿的影响较大，可达总散热量50%或以上。如无恒温装置的温箱，由于室温的下降使箱壁温度下降而增大婴儿辐射散热幅度，包裹好的婴儿，可以减少其辐射散热的丧失。需要关注的是新生儿的头面部体温调节，头面部包含了大约20%的皮肤表面积，是热量流动的最大部位。对于足月婴儿，面部温度下降可以增加氧需求23%，对于早产婴儿则增加36%，所以婴儿最好的防止热量丢失的方法就是包裹头部。

3. 对流　涉及皮肤和呼吸道黏膜两部分。部分热能由血液传递到皮肤表面，通过与外围空气对流而丢失；另一部分是为了提高吸入气道的气体温度并随气体而呼出。影响对流散热的主要因素包括：温差、体表显露的面积、空气流动量和速度。故手术室内应减少气体直接的对流，布单覆盖就可以减少对流和辐射所致的热量丢失。

4. 蒸发　蒸发散热是通过皮肤和呼吸系统散发热量。空气的相对湿度、体表暴露的面积、风速以及呼吸潮气量等对蒸发散热影响较大。由皮肤蒸发散热与出汗和外周环境的相对湿度有关。新生儿的汗腺量按单位面积计算是成人的6倍，但效力仅为成人的1/3。外周温度增高时，婴儿仅能按照新陈代谢的比率以不显性失水的方式经皮肤散热，很少发生出汗。在婴儿和儿童，每千克体重的分钟通气量明显高于成人，因此呼吸道散失的热量大约是机体总散热量的1/3。吸入冷而干燥的气体，呼吸道散热量会增加。手术中因蒸发散热所致的热量散失相当于术中所有其他原因所致的热量散失。当患儿皮肤潮湿或者接触潮湿的布巾敷料时，蒸发散热增加，可能会发生低体温。

三、麻醉对体温调节的影响

麻醉状态下，患儿体温随环境温度的改变而改变，可发生体温升高或降低，1岁以内婴儿体温易于下降，1岁以上小儿体温易于升高。因此，体温是临床麻醉尤其是小儿麻醉过程中需要监测的一个重要项目。麻醉药物可以抑制婴儿维持体温正常的反射过程，肌松药可阻断寒战反射。某些麻醉药，如氟烷等使周围血管扩张，因此通过皮肤的散热量增多。严重失血致循环功能紊乱会加重体温的失调，故保持适当的血容量是十分重要的。

新生儿体温不同，死亡率也明显不同。寒冷时，氧耗量明显增加，体温下降，麻醉容易加深，引起呼吸循环抑制，且苏醒延迟，术后肺部并发症增加，并易发生硬肿症，故新生儿麻醉时应采取保温措施。实践表明，对于新生儿最理想的环境温度是32～34℃，早产儿为35.5℃，相对湿度为50%，空气流速应<5 cm/s。

6个月以上小儿麻醉期间体温有升高倾向，这种反应并非生理性的，其诱因有术前发热、脱水、环境温度升高、应用胆碱能抑制药、术中覆盖过多及呼吸道阻塞等。麻醉期间体温升高，代谢及氧耗量增加，术中易缺氧，体温过高易产生惊厥，因此，麻醉期间应保持体温在正常范围。

麻醉时机体产热下降，且手术中体表大面积裸露、体腔开放或脏器外置都可加速体温下降。若体温大幅度下降，可使麻醉苏醒延迟，抑制呼吸，加剧血流动力学的不稳定性，肌肉活动也减弱。婴儿可能出现昏睡，反流误吸的机会增加。因此应采用适当的保温措施。

第六节 小儿其他重要脏器

一、胃

逐渐排空营养物质是胃的一个非常重要的功能。胃在适当松弛时,胃底部就像一个储藏室可存储大量的食物。这个固有的功能是由中枢神经系统调节的。胃对液体的排空速率随胃近端与十二指肠间的压力阶差而变化。胃窦和幽门负责混合和研磨固体食物。胃排空的速率同时还受到小肠反馈的控制。

小儿胃肠道运动功能的发育明显落后于其形态的发育。因此,早产儿肠道蠕动紊乱是限制喂养的常见因素。在孕26周可观察到胃的活动。早产儿常伴有胃动力低下,结果是胃排空速率低和食物耐受量低下。孕27~28周出生的早产儿在禁食状态下其食道括约肌静息压力低下,只有足月成熟儿的25%,这与其胃食管反流高发生率有关,也是好发呼吸暂停和并发吸入性肺炎的主要原因之一。

除了肌松药和新斯的明,其他药物均可降低胃内屏障压力,增加围术期胃食道反流的风险。母乳排空的半衰期约为25 min,而配方奶是51 min。因此,如需实施全身麻醉、局部麻醉或镇静时,母乳喂养的新生儿及婴幼儿可进食母乳至麻醉诱导前4 h,而非母乳喂养或配方奶喂养的成熟儿及早产儿需禁配方奶或固体食物6 h。对所有的患者,麻醉前2 h禁饮清饮料。近年来,有学者研究认为,进一步缩短禁食时间不会增加麻醉期间反流误吸的发生率,但学界对此观点仍没有统一意见。

二、肝脏

新生儿肝脏重量占体重4%,成人占其体重的2%。新生儿肝脏中酶的浓度相对活性较低,肝功能表现出相当大的不稳定性。新生儿肝功能发育未全,与药物代谢有关的酶系统虽已存在,但药物的酶诱导作用不足,随着年龄的增长,肝血流增加,酶系统发育完全,肝脏代谢药物的能力迅速增加。新生儿对药物的结合能力差,对药物的降解反应减少,以致药物清除半衰期延长。

早产儿肝脏糖原储备少,且处理大量蛋白质负荷的能力差,故早产儿有低血糖和酸中毒倾向,当喂养的食物中蛋白质含量过高时,小儿体重并不增加。新生儿血浆中白蛋白和其他与药物结合的蛋白质含量比婴儿低,白蛋白浓度低时蛋白结合力低,血浆中游离药物的浓度增高。新生儿的能量储备很少,出生后最初几天的主要能量来源于碳水化合物和脂肪,对禁食及液体限制的耐受性差。新生儿肝的酶系统发育不全,不能通过糖原异生作用产生葡萄糖,因此麻醉前婴幼儿应避免长时间禁食和禁水。

(一)药物在肝内代谢 药物在肝脏中的生物转化主要通过两条途径。第一相反应或称降解反应,包括氧化、还原和水解反应,主要在肝脏的微粒体中,总称为细胞色素系统。第二相反应或称合成反应,主要为结合反应,其酶系统比第一相反应的酶系统更不成熟。因此新生儿,特别是早产儿在结合胆红素、氯霉素、磺胺、地西泮等的能力较差。葡萄糖醛酸结合反应直到3岁时才达到成人水平,此时酶已成熟,且肝相对较大,因而表现出肝代谢活力具有较高水平。此活力于出生后3个月时开始增加,2~3岁时达高峰,随后又趋下降。

(二)维生素K依赖凝血因子的合成 肝脏合成凝血因子的过程必须有足够的维生素K的参与,新生儿出生后由于体内储存维生素K不足、摄入少、吸收不良、合成不足等原因使维生素K下降,且其肝功能不够成熟,致出生时凝血因子较成人低,以后继续下降,至出生后48~72 h浓度达最低。若降至成人正常值20%以下就有出血倾向。到出生后第6日左右逐渐回升至较高水平,出生后14 d约为成人的80%,数月后至1岁左右达成人水平。因此,建议出生最初几日的新生儿术前应用维生素K。但早产儿,特别是低体重儿因其肝脏不成熟,不能充分合成各种前体蛋白质,故对维生素K的反应可能较差。

三、甲状腺

在甲状腺发育的初期会出现促甲状腺释放激素(TRH)及促甲状腺激素(TSH)的分泌不足。在围生期,小儿甲状腺功能已经完全成熟。甲状腺素在生长、产热及发育等过程中有着重要的作用。对新生儿原发性甲状腺功能低下进行早期治疗可以防止智力低下,表明人类大脑对甲状腺素的依赖从产后期就已经开始了。静脉给予TRH能够快速产生剂量依赖性垂体TSH释放。生长抑素和大剂量的糖皮质激素能够降低TSH对TRH的反应。下丘脑对TSH主要起促发作用,甲状腺素起到一个负反馈调节作用。

(一)甲状腺功能亢进 对手术刺激呈高反应性,并加强兴奋交感药物的作用。T3和T4浓度升高,抑制TSH的释放及TSH对TRH的应答,由TSH诱导的甲状腺功能亢进极少,但新生儿出生24 h内TSH显著增高,由寒冷刺激释放,随后血TSH浓度逐渐维持恒定。手术创伤使常规TSH产生的T3和T4水平下降，这一现象被解释为手术创伤使其分解加速。硫喷妥钠因能减少激素合成故有抗甲状腺作用，这一效应即刻产生并能持续数日。氟烷能促进 TSH 的分泌及 T4 的释放。

（二）甲状腺功能减退 可致心血管低动力状态，表现为心动过缓、心排血量以及每搏量降低，同时对抑制性药物的敏感性增加，全身血管阻力增大致血容量减少，压力感受器反应迟钝。甲状腺功能减退时麻醉药物代谢减慢，尤其是阿片类药物。

（刘华程　连庆泉）

参考文献

[1] Dalal PG, Murray D, Messner AH, et al. Pediatric laryngeal dimentions: an age-based analysis[J]. Anesth Analg, 2009, 108: 1476－1479.

[2] Litman RS, Weissend EE, Ashibata D, et al. Developmental changes of laryngeal dimentions in unparalyzed, sedated children[J]. Anesth Analg, 2003, 98: 41－45.

[3] Motoyama EK, Davis PJ, et al. Smith's anesthesia for infants and children[M]. 7th ed, Philadelphia: C. V. Mosby, 2005.

[4] William Greeley. Pediatric anesthesia: where do we go from here[J]. Anesth Analg, 2000, 90: 1232－1233.

[5] Bordet F, Allaouchiche B, Lansiaux S, et al. Risk factors for airway complications during general anesthesia in paediatric ptients[J]. Paediatr Anaesth, 2002, 12: 762－769.

[6] Gregory GA. Pediatric anesthesia[M]. 3rd ed. New York: Churehill Livinston, 1994.

[7] Cotè CJ, Ryan JF, Todres ID, et al. A practice of anesthesia for infants and children[M]. 2nd ed. Philadelphia: WB Sannders, 2004.

[8] Cotè CJ, Rolf N, Liu LMP, et al. A single-blind study of combined pulse oximetry and capmography in children[J]. Anesthesiology, 1991, 74: 980.

[9] Boogaard R, Huijsmans SH, Pijnenburg MW, et al. Tracheomalacia and bronchomalacia in children: incidence and patient characteristics[J]. Chest, 2005, 128: 3391－3397.

[10] Coté CJ, Zaslavsky A, Downes JJ, et al. Postoperative apnea in former preterm infants after inguinal herniorrhaphy: a combined analysis[J]. Anesthesiology, 1995, 82: 809－822.

[11] Crapo RO, Jensen RL, Wagner JS. Single breath carbon monoxide diffusing capacity[J]. Clin Chest Med, 2001, 22: 637－649.

[12] Dalal PG, Murray D, Messner AH, et al. Pediatric laryngeal dimentions: an age-based analysis[J]. Anesth Analg, 2009, 108: 1476－1479.

[13] Finder JD. Airway clearance modalities in neuromuscular disease[J]. Paediatr Respir Rev, 2010, 11: 31－34.

第七十六章 全麻药对神经发育的影响

全身麻醉是由一类化学结构不同的药物所产生的复杂药理过程，其作用机制尚未阐明。全身麻醉的核心特征为遗忘、意识丧失和运动缺失，源于全麻药对中枢神经系统不同区域特定神经网络的作用。虽然这些区域特异性和剂量特异性的神经网络分子靶点迄今未能完全确定，但已经识别出一些可能的分子靶点，包括受体上的配体门控通道，如抑制性 GABA 受体和甘氨酸受体，兴奋性 NMDA 受体和 AMPA 受体；调节神经元兴奋性和化学传导的钠离子、钙离子和钾离子等离子通道；多种胞内信号通路，潜在靶点的多样性和非麻醉效应的可能性。

静脉麻醉药常涉及一个或少数几个主要靶点，而吸入麻醉药(烷类和烷烃类)似乎有很多特定靶点，这些重要靶点存在于神经系统和其他系统中，而且相互作用。例如，丙泊酚和依托咪酯主要通过调节 $GABA_A$ 受体的动作电位发挥麻醉作用，$GABA_A$受体基因敲进(knock in)小鼠显示其对上述两种麻醉药的耐受性增加；吸入麻醉药效能约为静脉麻醉药的 100 倍，但其作用分子靶点的特异性较差，因而缺乏类似结论明确的实验。然而，静脉和吸入麻醉在许多靶点有重叠效应，如 $GABA_A$和 NMDA 受体。麻醉和其他无关效应靶点的效应都牵涉到这两个靶点，所以应该重新仔细审视这两个靶点对发育大脑的作用及其机制。麻醉的一个典型特征是可逆性类昏迷状态。但近期研究发现，麻醉后导致基因变化和蛋白质表达改变，超出麻醉作用时间，为持久的非麻醉效应提供分子基础。

由前述，全麻药作用于中枢神经系统多种离子通道、受体和细胞信号传导系统而产生麻醉效果的同时，其有害的非麻醉作用理应值得关注。越来越多的证据促使人们对全麻药的安全性提出质疑，尤其是神经发育(neural development)毒性。在美国，每年大约有 600 万儿童接受麻醉，住院患者抽样数据显示每年有 150 万婴幼儿住院接受外科手术。麻醉为手术过程提供了良好的遗忘、镇痛和镇静效果，以及对自主反应的控制；在非手术情况下，小儿麻醉为介入、影像和诊断过程提供良好、安全和适当的条件。因此麻醉药神经毒性(neurotoxicity)的临床相关性成为公共卫生学讨论热点。为此，美国 FDA 对这些关注作出回应，在 2007 年召开了一个科学研讨会，讨论婴幼儿和小儿麻醉药使用的特定推荐范围是否有必要调整。一致认为，由于没有临床研究数据，所以麻醉药对小儿是否有神经毒性尚不能作出定论。

第一节 全麻药对神经细胞凋亡的影响

Ikonomidou 等首先在大鼠身上发现，NMDA 受体拮抗剂能引起发育阶段的大鼠大脑广泛的神经元凋亡，研究结果对临床儿科和产科麻醉提供重要启示，因为某些临床麻醉药和 NMDA 受体拮抗剂有相似的作用机制。随后 Jevtovic-Todorovic 研究小组和 Fredriksson 研究小组对全麻药的神经毒性研究中得到类似结论，即大鼠发育期暴露于一种麻醉药后，大脑会出现相同的神经元凋亡事件，而这种麻醉药通常是 NMDAR 拮抗剂或 GABAR 激动剂。Jevtovic-Todorovic 等把出生后7 d大鼠暴露在临床混合麻醉药(咪达唑仑、异氟烷和氧化亚氮)中，结果发现不仅幼年大鼠的大脑出现神经元凋亡，而且导致青壮年大鼠记忆和学习功能的永久性缺陷，同时也损伤成年大鼠的空间认知和记忆储存。大剂量氯胺酮，长时间暴露或重复给药能够诱导神经元凋亡和神经退行性变。丙泊酚剂量依赖性神经毒性也得以证实。暴露在同时作用于 NMDAR 和 GABAR 这两种受体的麻醉药中，比暴露在仅作用于 NMDAR 或 GABAR 其中一种受体的麻醉药，神经毒性的效应更加明显。

第二节 全麻药对突触发育和重塑的影响

基于最近的研究证据，全麻药对于突触发生的不利影响具有年龄相关性。如果麻醉暴露发生在正常突触形成活性高峰期，则造成的损伤也最严重。例如，已证实出生后 7 d 大鼠暴露于全麻药，可导致严重且长期持续的新生海马神经元发育期突触功能和超微结构异常。但是未发现突触长度、突触后膜密度或者突触前膜上囊泡数量发生改变，说明麻醉药并不会导致发育期突触的大体形态发生改变。然而，确实发现突触的体积密度（减少约 40%）显著减小、个别神经元缺乏大量突触形成、抑制性突触神经传递强度长期下降等。

这些研究结果与最近的一项研究结论一致，体内和体外实验均证实，将处于突触形成高峰期（出生后 7 d）小鼠暴露于全麻药物可导致树突状突起以及海马神经元突触形成都显著减少。有趣的是，Briner 等人发现，将出生后 16 d 小鼠暴露于全麻药可导致前额皮质锥体神经元基部和顶部树突的树突棘密度显著增加。尽管这些结果表面看上去相反，但提示发育期大脑早期阶段的突触和突触终端对于应激具有年龄相关性。

麻醉药诱导的神经元凋亡具有年龄依赖性，即易受损伤高峰期与突触发生高峰期时间上相一致，而且随年龄增长，易受损性在突触发生后期显著下降。由于与突触发生相关的几种受体系统的表达与功能随着大脑发育而受着不同的调节，所以全麻药对正常受体功能调控的敏感性也是随着大脑发育而有所不同。

第三节 全麻药对细胞骨架形成的影响

肌动蛋白细胞骨架对神经元和胶质细胞的形态和功能都起着主要决定作用。由于大脑正常发育依赖于控制肌动蛋白细胞骨架形成和动力学的信号通路正确激活，所以一些学者将研究重点聚焦于全麻药物是否调控这些信号通路。将培养的未成熟原代胶质细胞暴露于异氟烷，发现 Ras 同源基因家族成员 A（RhoA）-肌球蛋白轻链（MLC）信号通路激活导致肌动蛋白（Actin）细胞骨架形成受阻。RhoA 是小 GTP 蛋白激酶家族中最关键的成员，与其他 GTP 激酶一样，RhoA 发挥分子开关的作用，转换失活的 GDP 结合状态和激活的 GTP 结合状态，调控 MLC 蛋白磷酸化，促进肌动张力蛋白纤维（ASFs）中肌动蛋白细胞骨架的形成以及局部黏附的发生。异氟烷似乎通过调控 RhoA 信号通路（下调 RhoA 和 MLC - P）导致肌动蛋白细胞骨架形成异常，最终导致星形胶质细胞形态学分化和成熟受损。有趣的是，原代胶质细胞暴露于乙醇产生的结果类似于 RhoA - MLC - P 下调所导致的肌动蛋白细胞骨架形成障碍。其间有一个重要的差别：乙醇慢性暴露与异氟烷单次急性暴露产生的细胞骨架解体结果效果相似。

同样，未成熟神经元对麻醉药诱导的肌动蛋白细胞骨架形成障碍的作用也非常敏感。例如，Lemkuil 等人证实异氟烷短期暴露（120 min）可导致细胞骨架解聚和结构不良。此外，他们还报道肌动蛋白解聚由脑源性神经营养因子 P75 受体调控，并依赖于活化的 RhoA 上调，这和未成熟星形胶质细胞不同。异氟烷诱导的未成熟神经元肌动蛋白细胞骨架受损和胶质细胞肌动蛋白细胞骨架受损机制不同，分别由活化的 RhoA 下调和上调所诱发。无论触发事件以及它们的相对重要性，神经元的神经突和胶质细胞突起的生长和形成受损，从而导致神经元-神经元和神经元-胶质细胞信号传递障碍和突触形成的异常。

第四节 全麻药对胶质细胞成熟和发育的影响

目前，对麻醉药诱导的神经毒性研究主要集中于神经元变性的细胞机制。神经元的正常生长和发育依赖于星形胶质细胞的完整性和正常功能，而且星形胶质细胞是数量最多的一种胶质细胞，因此研究麻醉药是否影响星形胶质细胞的发育及影响机制非常重要。将培养的未成熟星形胶质细胞暴露于异氟烷，导致明显的细胞生长障碍，更重要的是延迟星形胶质细胞形态学转变，而这种转变是星形胶质细胞发育成熟的标志。异氟烷可显著干扰星形胶质细胞形态和功能发育的三个重要方面是：ASF(肌动蛋白张力纤维)形成，桩蛋白(一种局部黏附蛋白，与 ASFs 相连，使之定位于细胞外基质中)形成，以及细胞骨架形成。异氟烷处理后的星形胶质细胞 ASFs 发育欠佳、突起减少以及皮质肌动蛋白未成熟均可阻碍它们正常生长和成熟。星形胶质细胞网络形成的障碍，对于大脑的正常发育具有非常重要的意义。

研究发现异氟烷可导致星形胶质细胞发生包括肌动蛋白重组、皮质肌动蛋白形成和“圆形”变性等形态学改变，同时伴有桩蛋白表达量减少，可能代表凋亡激活的启动。然而，研究发现异氟烷暴露后所导致的细胞死亡率非常低，凋亡的细胞核碎片也非常少见。最近的一项在体初步研究发现异氟烷可导致发育期大脑少突胶质细胞发生显著凋亡，因此有理由推测尽管全麻药物毒性对胶质细胞发育的影响可能最大，但对不同的胶质细胞亚群作用机制是不同的并且具有特异性。

第五节　全麻药对神经再生的影响

神经再生或者是神经元的生成主要取决于神经祖细胞的增殖，分化、迁移以及最后整合到神经网络中，确保神经元存活及发挥正常的功能。从理论上讲，神经再生能够补偿围生期丢失的神经元，于是产生了这样一种推测，围生期全麻药物暴露产生的持久作用是因为全麻药抑制神经元的再生。将出生后 7 d 的大鼠暴露于异氟烷，结果发现神经祖细胞的增殖能力降低，恐惧调节和空间认知能力缺陷。另外一项研究对出生后 14 d 的大鼠每日暴露于异氟烷 35 min，连续 4 d，与对照组比，处理组海马神经祖细胞的数量、神经再生能力下降，并导致识别物体和逆向学习能力(梦的形成理论基础)受到损害。有趣的是，出生 60 d 的成年大鼠暴露于异氟烷后，不但没有发生细胞死亡的现象，还促进神经元的分化，8 周后大鼠的神经认知功能检测成绩得到提高。这又一次证明了全麻药在大脑发育的不同时期暴露具有相互矛盾的影响。

第六节　全麻药对非人类灵长类动物认知功能发育的影响

大量研究结果表明麻醉药导致未成熟哺乳动物大脑大量、广泛的神经元变性和继发性突触形成受损。但一个重要的问题是，这些病理形态学的改变与行为学发育以及认知功能发育(neurocognitive development)存在着怎样的相关性？研究认为这种病理改变与大鼠和小鼠的行为发育必然存在联系，最后的问题是发育早期暴露于全麻药对更高级的哺乳动物物种行为方面有无影响。

为了阐明这个问题，Paule 等进行了非人类灵长类动物随机对照实验，观察大脑发育早期的全麻药暴露是否会对长期认知功能产生影响。他们采用恒河猴进行实验，持续性注射低剂量氯胺酮以维持外科手术期的浅全麻状态，暴露时间选择在大脑发育的关键时期(出生后 5 d 或 6 d)，与未处理的恒河猴相比，氯胺酮暴露可导致恒河猴出现明显的、持续性的认知功能障碍。Operant Test Battery 实验评估学习和运动能力、颜色辨别和短期记忆结果显示，暴露后的恒河猴表现出较低的训练得分，提示暴露动物在 Operant Test Battery 实验所包括的测试指标中功能受损，出生后 10 个月表现出异常，并持续至出生 3 年后。暴露所导致的损伤不仅表现在完成任务的准确性，同时也表现在反应速度等方面。有意思的是，作者发现氯胺酮处理组实验动物表现出主动性降低，可能是认知功能受损的原因之一。由于恒河猴在 Operant Test Battery 的表现与人类极其相似，所以有理由推测在严密设计的前瞻性随机临床试验中，发育早期儿童大脑暴露于全麻药，可能导致儿童长期认知功能受损。

第七节 全麻药神经发育毒性的临床研究

一、临床研究情况

2007年以来共有5项临床试验研究结果已经发表，这些研究都属于回顾性队列研究。其中有2项研究数据来源于Olmstead出生组。这些研究中的预后结果以学习障碍表示(数学、语言和阅读)。Sprung等人研究了5 320名儿童，检测分娩过程中胎儿期全麻药暴露对神经认知的影响。有423名小儿经阴道分娩，197名全麻下剖宫产，304名椎管内麻醉下剖宫产。与阴道分娩相比，剖宫产时全麻药暴露不增加学习障碍的风险。队列研究中，Wilder及其同事调查4岁以内小儿出生后全麻药暴露的影响，结果发现，4岁以内接受多种全麻药暴露后，学习障碍的发生率增加。为了探索椎管内麻醉可能具有保护作用，同一研究小组比较那些经阴道分娩(不伴有全麻)的儿童，发现给予椎管内镇痛和非椎管内镇痛的患儿学习障碍的风险无差异。这些关于预后的研究调查仍存在局限性。在评估神经认知功能时，虽然作者对年龄、性别、出生体重和孕妇教育，以及已知的混杂因素等作出仔细的调整，但是队列研究并不能反映患者特征与文化以及美国种族的多样性。另外，回顾性群组队列的全麻药暴露从1976年1月开始到1982年12月结束，这个时期的常用麻醉药是氟烷和氧化亚氮。但早在20世纪80年代，临床使用的麻醉药发生了变化，氟烷已不再被应用于临床。因此，由于人口多样性的缺乏和麻醉实践的重大变革，这两项研究不能概括现今美国的儿科麻醉近况。两项研究的另一个局限性是用学习障碍作为预后结果。学习障碍作为一项分类指标，是根据小儿智商和能力之间的差别而定的，并不是一种特定的神经心理学结果。在明尼苏达州的实验中，学习障碍用3种不同的方法鉴定，因此试验评价指标缺乏标准化。而且作者把语言、数学和阅读3种不同的学习障碍类型结合成一项单独的结果测量。主要承担语言、阅读和数学能力功能的脑区是不同的，所以单独的“学习障碍”结果是非特异性的。

DiMaggio等采用纽约州立医疗数据库建立了一个由383名儿童组成的出生组作为暴露组，他们在3岁以内接受腹股沟疝手术。非暴露组抽取5 050名儿童，其年龄呈频数匹配，并且3岁以内未接受腹股沟疝手术。诊断发育延迟或行为问题使用ICD－9诊断代码，相比非暴露组而言，暴露组的风险增高2.3倍。

Kalkman等用小儿行为检测表(CBCL)调查小儿手术后的长期行为。他们的研究对象包括243例患儿，年龄12.5～15.8岁，0～6岁间接受过全麻泌尿外科手术。相比大龄儿童，24个月以内的小儿在麻醉和手术后更容易出现行为异常。然而，这项研究样本量不足以提供具有统计学意义的结果。

目前，两个大规模试验正在进行，试图借以解决小儿麻醉药神经毒性的问题。GAS研究是一项国际性的随机试验，目标是对600名儿童腹股沟疝修补术中七氟烷全麻和局部麻醉进行比较。随访期为5年，评估的年龄为2岁和5岁。2岁和5岁小儿分别用儿童发育贝氏量表、Wechsler幼儿园和小学智力量表和NEPSY Ⅱ神经心理学测试进行评估。

PANDA(小儿麻醉和神经发育评估)研究是一项多中心研究，它包括美国8个研究中心。采用双胞胎匹配的队列试验，拟招募1 000名儿童或500名年龄8～15岁之间的双胞胎。评价36个月内接受腹股沟疝修补、ASA分级1和2级小儿，仅使用全麻药暴露对神经系统发育的风险。

二、临床证据的局限性

凭借实验动物数据并不能够准确推测麻醉药神经毒性的易感暴露年龄、产生损伤的麻醉暴露持续时间以及最有意义的结果，这也使得临床数据难以解释。动物数据提示妊娠晚期或婴儿早期的麻醉暴露可能最易导致神经损伤，但推测人类的暴露敏感期可能更长。研究对象为大龄儿童的试验容易执行，但难以回答怀孕期或者新生儿期是否是敏感期的问题。同样，短期麻醉暴露的研究结论不能外推至长期麻醉暴露的情况，长期麻醉暴露的研究结果亦不能代替短期麻醉暴露。

随着儿童年龄的增大，他们会学习更多复杂的技能，并且可以利用更多的心理测试检测行为方面的精细变化。很难知道神经行为哪一方面最易受到麻醉相关的凋亡影响。总体评分如智商(IQ)，粗糙测试如发育延迟，学校成绩可能不能发现神经行为的细微改变，而详细的心理学测试能发现更多的问题。对低龄儿测试只能发现神经行为方面的重大病变，依据低龄儿童的心理测试预测以后的神经毒性效应不太可靠。前瞻性研究需要数年时间，失访可能导致样本丧失。回顾性研究速度较快，但无法有效控制暴露因素，数据完整性可能存在问题，且麻醉技术的改变也会影响结果。

然而研究中的干扰因素是最大的问题。在儿童，手术或诊断性操作均需要麻醉。手术可能导致的炎症或应激反应可能会影响结果；外科手术中可能发生的代谢紊乱、血流动力学不平稳和呼吸事件也会影响结果。行手术治疗或诊断的婴幼儿，其本身合并的病变也会影响神经行为，如败血症、早产、染色体异常等。大型队列研究可能排除一些干扰性因素，但目前已知的干扰性因素排除方法并非完美，而且无法排除未知的干扰因素。最重要的是不能排除手术因素，因为患儿不可能在无麻醉的状态下进行手术。

招募双胞胎的研究设计可减少环境和遗传学的干扰，即便如此，偏差仍然存在。如果需要手术治疗的疾病有遗传倾向，那么未行手术治疗、当然也无麻醉药暴露的另一配对双胞胎（对照小儿）发生神经行为异常的风险可能更大，因为对照小儿未能手术去除病灶，从而掩盖了麻醉的毒性实际效应。

最后，如考虑麻醉的潜在利益，麻醉药神经毒性的意义可能更加难以解释。有观点认为大手术婴儿，如麻醉或镇痛不足后果较神经毒性更差。据推测，手术可导致有害代谢、免疫和体液免疫应答，麻醉和镇痛可以部分缓解这些反应。进而可以推测大手术患儿深麻醉预后要好于浅麻醉，小手术患儿深麻醉预后比浅麻醉预后要差。

第八节　神经发育的影响因素

一、易感窗口期

临床前研究表明 GABA 受体激动剂和 NMDA 受体拮抗剂的神经毒性易感窗口期范围很小。氯胺酮的易感窗口期已在新生大鼠、新生猴子的研究中得到证实。新生啮齿动物出生后 1～7 d 时给予氯胺酮暴露，发生神经凋亡的程度取决于大脑的不同区域，出生21 d 的大鼠暴露于氯胺酮后不再出现神经毒性作用。在猴子的研究中，怀孕 122 d 的孕猴或出生后 5 d 的新生猴给予氯胺酮暴露，可观察到神经细胞凋亡增加，然而对 35 d 的猴子进行相同处理，不能观察到细胞凋亡现象。联合应用咪达唑仑、异氟烷和一氧化氮，发生类似神经凋亡现象的易感窗口期很小。出生后 3～10 d 的新生大鼠对于上述联合用药的易感性在大脑不同区域有差别，但是出生 1 d 或>14 d 的新生大鼠与 3～10 d 的新生大鼠相比，麻醉暴露后神经元凋亡大大减少或者不存在。在动物模型中易感窗口期的范围很小，所以这对精确了解相应的人类大脑的发育情况非常重要。人类从怀孕的最后一个阶段到出生后 3 年称为上述的敏感时期，简单的评估方法是观察大脑细胞的数量和髓鞘生成的程度。使用神经科学、进化科学以及统计模型相结合的现代神经信息学方法，推算大鼠的易感高峰期大约相当于人类怀孕 20 周左右，猴子的易感高峰期大约相当于人类怀孕第 26 周左右。依据这些估计，镇静剂和全麻药可能对早产儿大脑发育的影响最敏感。动物模型中已有初步证据表明除了镇静剂引发神经元凋亡外，还可以导致其他大脑结构异常。Vutskits 等将 15～20 d 新生小鼠暴露于咪达唑仑、丙泊酚或者氯胺酮 5 h，未发现神经细胞凋亡，但发现对树突的发育产生长期影响。

二、剂量依赖性和暴露时间依赖性

新生啮齿动物的研究发现，单独给予咪达唑仑 9 mg/kg、戊巴比妥 5 mg/kg、苯巴比妥 25 mg/kg、氯胺酮 20 mg/kg、地西泮 5 mg/kg 或丙泊酚 60 mg/kg 均观察到神经退行性病变，但使用剂量远超儿科常规使用剂量。然而 NMDA 受体拮抗剂和 $GABA_A$ 受体激动剂在 ICU 的使用一般都为时较长，通常持续数天或数周，且由于镇静需求不同，药物剂量可能大大增加，因此 ICU 患儿使用镇静剂和麻醉药的剂量和时间都增加，很可能导致大脑结构异常及神经损伤。

未成年动物模型研究显示，全麻药和镇静药能引起记忆和学习能力减退和中枢神经系统退行性变，但尚无足够数据支持或反驳类似的影响是否可能发生在儿童。早期医学研究表明，>4 岁的儿童使用某些麻醉药可能更安全，但无直接证据表明麻醉药在儿童是不安全的。<4 岁的小儿不接受需要麻醉的手术，除非手术对他们的健康是至关重要的。如果一个孩子迫切需要手术，但将手术推迟直至孩子年龄>4 岁，可能比立即麻醉和手术产生更多的风险，拖延必要的手术是没有科学依据的。全麻药的神经发育毒性的研究非常复杂，上述研究仅仅是初步尝试，临床研究难度更大，如何判断全麻药对小儿神经发育的影响，目前尚无定论，还需进一步长期实验和临床研究。

（林　涵　张马忠）

参考文献

［1］ Bhutta AT, Venkatesan AK, Rovnaghi CR, et al. Anaesthetic neurotoxicity in rodents: is the ketamine controversy real[J]. Acta Paediatr, 2007, 96: 1554 - 1556.

［2］ Bittner EA, Yue Y, Xie Z. Brief review: anesthetic

neurotoxicity in the elderly, cognitive dysfunction and Alzheimer's disease[J]. Canadian Journal of Anaesthesia, 2011, 58: 216－223.

[3] Borsook D, George E, Kussman B, et al. Anesthesia and perioperative stress: consequences on neural networks and postoperative behaviors[J]. Progress in Neurobiology, 2010, 92: 601－612.

[4] Bree B, Gourdin M, De Kock M. Anesthesia and cerebral apoptosis[J]. Acta Anaesthesiologica Belgica, 2008, 59: 127－137.

[5] Culley DJ, Xie Z, Crosby G. General anesthetic-induced neurotoxicity: an emerging problem for the young and old[J]. Current Opinion in Anaesthesiology, 2007, 20: 408－413.

[6] Cunha-Oliveira T, Rego AC, Oliveira CR. Cellular and molecular mechanisms involved in the neurotoxicity of opioid and psychostimulant drugs[J]. Brain Research Reviews, 2008, 58: 192－208.

[7] Dahmani S, Stany I, Brasher C, et al. Pharmacological prevention of sevoflurane- and desflurane-related emergence agitation in children: a meta-analysis of published studies[J]. British Journal of Anaesthesia, 2010, 104: 216－223.

[8] Davidson AJ. Anesthesia and neurotoxicity to the developing brain: the clinical relevance[J]. Paediatric Anaesthesia, 2011, 21: 716－721.

[9] Gascon E, Klauser P, Kiss JZ, et al. Potentially toxic effects of anaesthetics on the developing central nervous system[J]. European Journal of Anaesthesiology, 2007, 24: 213－224.

[10] Green SM, Cote CJ. Ketamine and neurotoxicity: clinical perspectives and implications for emergency medicine[J]. Annals of Emergency Medicine, 2009, 54: 181－190.

[11] Hudson AE, Hemmings HC. Are anaesthetics toxic to the brain[J]. British Journal of Anaesthesia, 2011, 107: 30－37.

[12] Istaphanous GK, Ward CG, Loepke AW. The impact of the perioperative period on neurocognitive development, with a focus on pharmacological concerns[J]. Best Practice & Research Clinical Anaesthesiology, 2010, 24: 433－449.

[13] Jevtovic-Todorovic V. Anesthesia and the developing brain: are we getting closer to understanding the truth[J]. Current Opinion in Anaesthesiology, 2011, 24: 395－399.

[14] Karmarkar SW, Bottum KM, Tischkau SA. Considerations for the use of anesthetics in neurotoxicity studies[J]. Comparative Medicine, 2010, 60: 256－262.

[15] Loepke AW. Developmental neurotoxicity of sedatives and anesthetics: a concern for neonatal and pediatric critical care medicine[J]. Pediatric Critical Care Medicine, 2010, 11: 217－226.

[16] Loepke AW, Soriano SG. An assessment of the effects of general anesthetics on developing brain structure and neurocognitive function[J]. Anesthesia and Analgesia, 2008, 106: 1681－1707.

[17] LoPachin RM, Jones RC, Patterson TA, et al. Application of proteomics to the study of molecular mechanisms in neurotoxicology[J]. Neurotoxicology, 2003, 24: 761－775.

[18] McCann ME, Bellinger DC, Davidson AJ, et al. Clinical research approaches to studying pediatric anesthetic neurotoxicity[J]. Neurotoxicology, 2009, 30: 766－771.

[19] Mellon RD, Simone AF, Rappaport BA. Use of anesthetic agents in neonates and young children[J]. Anesthesia and Analgesia, 2007, 104: 509－520.

[20] Pasternak JJ, Lanier WL. Neuroanesthesiology update 2010[J]. Journal of neurosurgical anesthesiology, 2011, 23: 67－99.

[21] Perouansky M. Liaisons dangereuses? General anaesthetics and long-term toxicity in the CNS[J]. European journal of anaesthesiology, 2007, 24: 107－115.

[22] Perouansky M, Hemmings HC, Jr. Neurotoxicity of general anesthetics: cause for concern[J]. Anesthesiology, 2009, 111: 1365－1371.

[23] Sanders RD, Ma D, Brooks P, et al. Balancing paediatric anaesthesia: preclinical insights into analgesia, hypnosis, neuroprotection, and neurotoxicity[J]. British journal of anaesthesia, 2008, 101: 597－609.

[24] Stratmann G. Review article: neurotoxicity of anesthetic drugs in the developing brain[J]. Anesthesia and Analgesia, 2011, 113: 1170－1179.

[25] Sun L. Early childhood general anaesthesia exposure and neurocognitive development[J]. British journal of anaesthesia, 2010, 105(suppl 1): i61－i68.

[26] Toda N, Toda H, Hatano Y. Nitric oxide: involvement in the effects of anesthetic agents[J]. Anesthesiology, 2007, 107: 822－842.

[27] Wang C, Slikker W, Jr. Strategies and experimental models for evaluating anesthetics: effects on the developing nervous system[J]. Anesthesia and analgesia, 2008, 106: 1643－1658.

[28] Wang C, Zhang X, Liu F, et al. Anesthetic-induced oxidative stress and potential protection[J]. The Scientific World Journal, 2010, 10: 1473－1482.

[29] Wise-Faberowski L, Loepke A. Anesthesia during surgical repair for congenital heart disease and the developing brain: neurotoxic or neuroprotective[J]. Paediatric anaesthesia, 2011, 21: 554－559.

第七十七章 小儿周围神经阻滞

早在20世纪初,麻醉医师就开始研究婴幼儿蛛网膜下腔阻滞,之后相继出现小儿实施骶管阻滞、硬膜外阻滞以及臂丛神经阻滞等周围神经阻滞的报道。20世纪40年代以后,由于全身麻醉的迅速发展,国外对小儿区域麻醉的兴趣随之渐渐减退。但近20年随着神经刺激器神经定位与近10年来超声定位引导技术的应用,周围神经阻滞的成功率提高。神经阻滞可产生完善的镇痛及肌松作用,复合全身浅麻醉,既能满足某些手术要求,又大大减轻了全身麻醉可能带来的不良反应,患儿苏醒迅速,术后镇痛良好,不失为是一种良好的麻醉选择。当代小儿周围神经阻滞(pediatric peripheral nerve block)术逐步成熟。

小儿周围神经阻滞具有许多优点:① 可以降低术中静脉或吸入性麻醉药的剂量和浓度,减少或不使用阿片类药物。② 患儿苏醒迅速,术后可早期下床,缩短住院时间。③ 或许可减少术后全麻相关的并发症。④ 或许可抑制因手术产生的应激反应。⑤ 在精细手术如神经肌腱修复术后,便于肢体固定。⑥ 使用长效局麻药物可提供长时间的术后镇痛,减少出院后阿片镇痛药的需要。⑦ 周围神经阻滞还可作为治疗手段,用于治疗相关疾病引起的血管性疾病,如腰交感阻滞和星状神经节阻滞用于治疗婴幼儿继发于动、静脉透析的肢体缺血等。

各年龄段小儿的解剖结构的差别较大,与成人相比,实施小儿周围神经阻滞的难度更大,对技术要求也更高。另外要注意的是,年龄越小局麻药中毒的风险越大,如果缺乏适当的穿刺器具及急救和监测设备,将更增加小儿周围神经阻滞的风险。因此,小儿麻醉医师必须熟悉局麻药及辅助药物的小儿药代学和药效学特点,熟悉不同年龄段小儿的解剖特点及各种周围神经阻滞技术,并掌握其适应证和并发症,才能安全地实施小儿周围神经阻滞。

周围神经阻滞的禁忌证较少,包括:① 穿刺区域感染。② 周围神经疾病。③ 凝血功能紊乱为相对禁忌证。

第一节 小儿周围神经阻滞的相关问题

一、全身麻醉下实施周围神经阻滞

小儿与成人周围神经阻滞最大的区别在与小儿周围神经阻滞多数在全身麻醉或深度镇静下实施。传统意义上,全身麻醉或深度镇静对于周围神经阻滞来说可能是反指征,有可能增加神经损伤或局麻药中毒等并发症。随着神经刺激器和超声定位技术的应用,许多小儿麻醉医师逐渐消除了上述顾虑,多数国内外麻醉学者认为全身麻醉或深度镇静下实施小儿周围神经阻滞是安全、可行的,而没有完善的麻醉或镇静下,强行实施周围神经阻滞很可能会增加损伤神经的风险。

二、与年龄相关的神经毒性

局麻药在小儿的应用及其对发育中的神经系统的毒副作用一直是一个争论的热点。动物实验资料显示所有的局麻药都有潜在的神经毒性,而且神经毒性与其麻醉效能平行。影响神经毒性的因素包括局麻药的浓度及神经与局麻药的接触时间。尤其对于神经系统尚未发育成熟的新生儿更重要,常规浓度的局麻药可能对新生儿造成直接的神经损伤,因此高浓度局麻药禁用于新生儿。

三、消毒及无菌操作

为了减少感染的风险,周围神经阻滞前的皮肤准备非常重要,尤其是有皮肤皱褶的腋窝区或腹股沟区。含碘消毒液是常用的消毒剂,但容易损伤婴儿娇嫩的皮肤,可在穿刺完成后应用乙醇脱碘,避免碘对皮肤的灼伤。对于年幼小儿更推荐用氯己定进行消毒,可减少对皮肤的刺激。周围神经留置导管术更应严格无菌操作。采用超声引导技术时,应该注意超声探头的无菌操作技术,可用医用手术薄膜或专用超声探头套件进行隔离。

四、局麻药在小儿应用的药理学及药代学特点

(一) 吸收 局麻药的毒性取决于药物吸收快慢以及用药总量。婴儿、儿童及成人的局麻药药理及药代学是不同的。主要与下列因素有关：① 不同年龄间的体液所占体重的百分比。② 脏器血液灌注和分布。③ 肝肾功能状况。④ 药物的蛋白结合情况、代谢及排泄。

(二) 蛋白结合 显然那些与蛋白结合少或代谢率低的局麻药易产生全身毒性反应。新生儿白蛋白浓度较低，可导致局麻药蛋白结合较低，6 个月以下婴儿尤其明显。就布比卡因而言，蛋白结合率低可导致游离局麻药浓度明显升高。各个局麻药不同年龄的蛋白结合率见表 77－1。

表 77－1 不同年龄酰胺类局麻药药代动力学参数

药物	蛋白结合率(%)	稳态分布容积(L/kg)	清除率[ml/(kg·min)]	清除半衰期(h)
利多卡因				
新生儿	25	1.4～4.9	5～19	2.9～3.3
成人	55～66	0.2～1.0	11～15	1.0～2.2
甲哌卡因				
新生儿	36	1.2～2.8	1.6～3	5.3～11.3
成人	75～80	0.6～1.5	10～13	1.7～6.9
布比卡因				
新生儿	50～70	3.9(±2.01)	7.1(±3.2)	6.0～22.0
成人	95	0.8～1.6	7～9	1.2～2.9
左旋布比卡因				
新生儿	50～70	2.7	13.8	4
成人	95	0.7～1.4	28～39	1.27±0.37
罗哌卡因				
新生儿	94	2.4	6.5	3.9
成人	94	1.1±0.25	4～6	1.15±0.41

注：摘自 Miller's Anesthesia(7th ed)。

(三) 分布 局麻药经过全身吸收和与蛋白结合后分布至不同的器官和组织内。体液的分布随年龄而改变，早产儿含水量为体重的 80%，新生儿为 75%，婴儿为 65%，年长儿和成人为 60%。细胞内液从早产儿的 20%增加到青少年的 30%，而细胞外液从出生到成年减少了 50%，这些改变对局麻药的药物代谢动力学影响非常显著(表 77－1)。幼年期所有药物的分布容积均高。单次注射一定剂量局麻药后，婴儿的血药峰值浓度较成人的低，降低了局麻药的毒性，也抵消了由于局部血流丰富导致的全身吸收量增加。另外，新生儿血脑屏障不完善，可允许较高浓度的未结合药物进入中枢神经系统。

(四) 代谢 在新生儿或 3 个月以内的婴儿，肝脏代谢及转化药物的酶活性有限，清除及排泄能力相对较弱，药物半衰期较长，多次给药后易出现药物蓄积。到出生后第二年，清除率逐渐上升并高于成人，小儿可以耐受相当于成人中毒量的局麻药。当然，这并不意味着可以使用超量的局麻药。

(五) 常用局麻药 临床常用的局麻药主要有两大类，即酯类和酰胺类。常用于小儿(特别是婴幼儿)的酰胺类局麻药包括利多卡因、布比卡因、左旋布比卡因和罗哌卡因，依替卡因、甲哌卡因及吡咯卡因则较少用于小儿。

1. 酯类局麻药 酯类局麻药主要通过血浆酯酶水解，属肝外性代谢，因而其代谢能力与年龄相关较少。新生儿及 6 个月以内的婴儿血浆假性胆碱酯酶活性约为成人 1/2。普鲁卡因和氯普鲁卡因的清除率较低。基于这一点，Singler 提出氯普鲁卡因的最大剂量为 7 mg/kg，普鲁卡因的最大剂量为 5 mg/kg。酯类局麻药代谢较酰胺类局麻药快，所以小儿用药安全性高于酰胺类局麻药。

2. 酰胺类局麻药 酰胺类局麻药在体内首先被血浆蛋白结合，主要是 α_1 酸性糖蛋白(对局麻药有较高亲和力)和白蛋白(量大但亲和力较小)。布比卡因、左旋布比卡因和罗哌卡因＞90%被血浆蛋白结合，只有游离的局麻药具生理活性，可作用于心血管系统及中枢神经系统引起毒性反应。＜6 个月的婴儿血浆蛋白总量较低，因此游离的局麻药较多，年龄小的婴儿更易发生毒性反应。新生儿黄疸可进一步降低白蛋白的作用。当年龄满 1 岁时，其血浆蛋白结合量与成人接近。酰胺类局麻药主要在肝脏降解，其代谢通过肝的细胞色素 P450 系统，细胞色素 P450 系统成熟在 1 周岁左右，因此对新生儿及婴儿实施周围神经阻滞应减量。

五、局麻药及其中毒风险

由于小儿心排血量相对较大，对局麻药的全身吸收较多，故小儿局麻药中毒的风险较高。小儿局麻药全身吸收增加，导致通过血脑屏障的局麻药也增加，直接增加对中枢神经系统的毒性。同时，也直接增加了心脏毒性。当利多卡因血浆浓度为 2～4 μg/ml 时，有抗惊厥作用，当达到 10 μg/ml 时，可导致惊厥的发生。例如，当血浆利多卡因浓度为 5 μg/ml 时，成人可见神经毒性症状，而当利多卡因浓度为 2.5 μg/ml 时，新生儿即可发生明显的神经毒性症状，其血浆出现毒性的浓度明显低于成人。

在非麻醉状态下，神经毒性症状如头痛、嗜睡、眩晕、口唇发麻等，患儿都可描述。但是对于婴儿或麻醉下的患儿，以上症状包括寒战、震颤或急性发作的抽搐都不能及时发现。在全身麻醉下，发现局麻药中毒必须依靠间接征象，如肌肉僵直、排除其他原因的低氧血症、无法解释的低血压、心律失常或循环衰竭。全身麻

醉可以掩盖神经症状但不能掩盖心脏毒性反应,因此更应加强对心血管系统的监测。小儿布比卡因的血浆浓度达 2 μg/ml 时,就可能出现心脏及神经系统毒性反应。但非结合布比卡因血浆中毒浓度尚未知。有资料显示,罗哌卡因更适用于小儿术后镇痛,其持续输注的血药浓度较布比卡因更稳定。

六、减少局麻药中毒风险的措施

(一) 局麻药中毒(toxicity of local anesthetics)的因素

1. *药物总剂量* 局部麻醉药的剂量应根据患者的年龄、身体状况、体重以及麻醉的部位来决定。

2. *注射位置* 相同剂量的局麻药注射到血管较多的区域相对于血管少的区域导致较高的血药浓度。成人行区域阻滞后局部麻醉药的血浆浓度从高到低为:肋间神经阻滞、骶管阻滞、硬膜外阻滞、臂丛神经、股神经和坐骨神经阻滞。目前尚无儿童相关方面的研究。

3. *吸收率* 局部麻醉药的吸收率取决于注射部位的血管分布情况,血液灌注高的部位吸收率高,灌注低的部位吸收率低。婴幼儿的相对心排血量和局部血流量是成人的 2~3 倍,局麻药的全身吸收也相应增加,而血管收缩剂可减少吸收率,延长阻滞时间。在成年人中,肾上腺素的使用剂量通常是有限的,复合使用吸入麻醉药时可能有诱发心律失常的风险。当使用氟烷,1.0~1.5 μg/kg 的肾上腺素是成人最大推荐剂量,但较高剂量的肾上腺素在儿童是安全的。但不能>1∶100 000 的肾上腺素浓度,通常使用 1∶200 000 或更小的浓度。末梢神经阻滞(比如手指和阴茎根部阻滞)禁用肾上腺素,动脉收缩可能会导致组织坏死。

4. *中毒阈值的改变* 通过使用中枢神经系统镇静剂如西地泮或咪达唑仑改变中枢神经系统毒性的阈值,对局麻来说是有价值的辅助方法,不仅可以减少患者的焦虑,也可提高局部麻醉剂过量导致中枢神经系统中毒的阈值。但是必须注意,虽然苯二氮䓬类可减少局麻药中枢神经系统毒性表现,但是不能减少局麻药的心血管毒性。因此,术前给予苯二氮䓬类,即使没有中枢神经系统中毒,也可能会出现心血管中毒症状。

5. *局麻药给药技术* 注射局麻药前必须回抽以确定其不在血管内,但未抽出血液并非不在血管内的绝对指征。30~60 s 内循环系统出现以下情况应考虑药物误入血管:短时间(15 s)内 ST 段抬高和 T 波改变,随后血压升高,还可能在心动过缓后继发心动过速。ST 段和 T 波变化似乎是局部麻醉剂血管内注射的敏感指标。仔细观察心电图,尤其是 V5 导联,在检测布比卡因与肾上腺素血管内注射时是高度敏感的。97%的婴儿和儿童在静脉注射布比卡因和肾上腺素后发现了心电图改变。

(二) 减少局麻药中毒的措施

(1) 首先用药剂量不超过建议的局麻药最大允许剂量。有低镁血症或低钠血症的小儿应减少 25%的剂量。

(2) 影响局麻药毒性的其他因素,如低温、低氧血症、高碳酸血症、酸中毒或高钾血症,可通过不同的机制加重局麻药的毒性反应。因此,有上述情况时,应适当减少局麻药剂量。

(3) 联合用药时,两种药物的毒性可以是相加的。当一种局麻药达到最大允许剂量时,就不应该再联用另一种局麻药。在联合应用两种局麻药时,须详细计算最大允许剂量,且应该减少单个药物的相对百分比。

(4) 局麻药种类和浓度应根据临床需求来选择。一般来说,婴儿或低龄儿童用较低浓度的局麻药,如0.1%的罗哌卡因、0.25%的布比卡因或左旋布比卡因;而较高浓度如 0.5%的布比卡因或左旋布比卡因用于年长儿。高浓度局麻药可延长作用时间,增强运动阻滞,但对于低龄幼儿可能对发育中的神经系统造成直接的损伤。目前,年长儿与低龄幼儿的年龄界线尚不明了。

(5) 给予试验剂量是减少局麻药中毒风险的方法之一。注入全量局麻药前必须肯定针尖没有误入血管。对婴儿来说,误入血管的风险更大。尽管临床上常根据微量肾上腺素进入全身循环而引起的心率加快来判断穿刺针是否误入血管,但对于全身麻醉下的患儿不能完全依赖这种现象。尽管以试验剂量来判断是否误入血管是一个非常好的方法,但剩余的药物仍应缓慢注射,而且整个给药过程必须在生命体征的全面监测下,尤其是心电监测。

(6) 由于小儿的心排血量相对较大,局部血流相对较快;小儿对局麻药全身吸收的危害相对较成人大,所以局麻药中应加入肾上腺素以减少局麻药的全身吸收,降低局麻药毒性反应的发生。

第二节 臂丛神经阻滞

一、适应证及相关解剖生理特点

臂丛神经阻滞适应证为肩、臂及手的手术。婴儿解剖上与成人最重要的不同是上肺或肺尖明显超过锁骨和第 1 肋骨的上缘,突向颈部,锁骨下动、静脉及臂丛低位的分支紧贴肺尖或部分陷入肺尖。因此锁骨上臂丛神经阻滞时损伤肺尖的可能性更大。患儿年龄越小，呼吸运动越依赖膈肌，锁骨上和肌间沟神经阻滞均容易发生膈神经阻滞，对于婴幼儿即使单侧的膈神经阻滞也可能显著影响呼吸功能。另外，喉返神经阻滞引起的声带麻痹也可影响气道，严重的可引起气道梗阻。

二、肌间沟臂丛神经阻滞(interscalene block)

(一) 特点及相关解剖 肌间沟阻滞能阻滞肌皮神经，但对尺神经的阻滞并不可靠，因为尺神经在神经丛的较低位置发出。

(二) 操作技术

1. *传统解剖定位或神经刺激器定位方法* 患儿平卧，头偏向对侧，在胸锁乳突肌后缘的下方，环状软骨水平扪及肌间沟，穿刺针与皮肤呈 90°，略向尾端倾斜，当使用刺激器定位，可引出相应肌肉抽搐后，注入局麻药。若膈神经受刺激，可引出膈肌收缩，表示进针太浅表，可适当增加进针深度。

2. *超声引导法* 高频探头(10～13 MHz)置于喉部，显示颈总动脉和颈内静脉，然后向外侧滑动，在胸锁乳突肌外侧缘，可显示位于前中斜角肌之间的臂丛神经横断面，典型的图像为 C_5、C_6、C_7 神经根形成的三个圆形低回声区，有时可见四个似三明治一样被前中斜角肌夹着(图 77－1)。采用探头平面内技术时，探头的两侧均可进针，但从内侧进针似乎更安全，因为穿刺针是逐渐远离颈动脉、椎动脉和脊髓。采用探头平面外技术时，进针过程中，针尖会有挤压组织征象，轻微抖动针尖也有助于判断针尖的位置。要注意的是，神经根与脑脊液直接相通，若在神经根内注射局麻药，有引起全脊麻的可能，因此，应避免穿刺针刺入神经根。

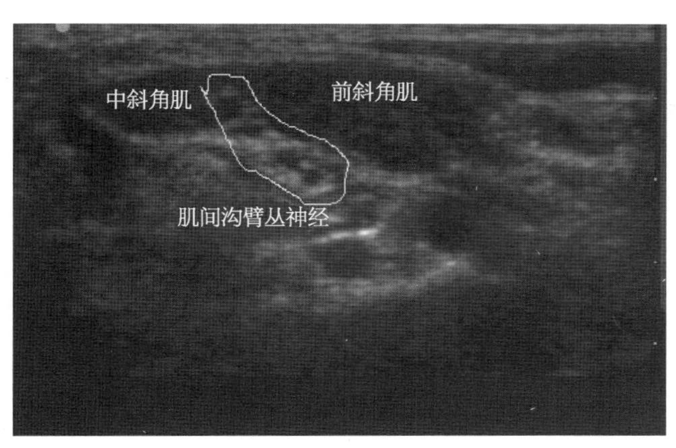

图 77－1 肌间沟臂丛神经的超声影像

(三) 并发症 交感阻滞引起的霍纳综合征较常见。膈神经阻滞，可造成单次膈肌麻痹，尤其对于婴儿或有呼吸系统问题的患儿，可能成为一个难以耐受的并发症。若局麻药误入椎动脉会直接进入中枢神经系统，造成中枢神经系统的毒性反应。其他少见的并发症有气胸、硬膜外或蛛网膜下腔注射。

三、锁骨上臂丛神经阻滞(supraclavicular block)

(一) 特点及相关解剖 在成人，锁骨上臂丛神经阻滞被认为是阻滞效果相对较好的一种阻滞方法。该区域臂丛神经相关的解剖结构，小儿与成人有较大的区别，即小儿的上肺或肺尖明显超过锁骨和第一肋骨的上缘，锁骨下动、静脉及臂丛低位的分支紧贴肺尖或部分陷入肺尖，年龄越小这种现象越明显。超声引导技术虽然能分辨臂丛神经、锁骨下血管和胸膜，减少刺入血管和胸膜的风险，但仍不能完全避免，临床采用该技术其他入路的臂丛神经阻滞方法相对更安全。锁骨上臂丛神经阻滞一般不是小儿患者首选的臂丛神经阻滞方法，尤其是婴幼儿。若要实施该技术，建议在超声引导下，由有经验的医师实施。

(二) 操作技术 患儿平卧，头偏向对侧。超声引导探头(8～13 MHz)稍倾斜置于锁骨上窝，锁骨下动脉是重要的解剖标志，臂丛神经表现为一簇低回声的结构，紧贴其下方的是高回声的第一肋骨，内侧下方是同样高回声的胸膜顶，在年龄较小的儿童，臂丛神经常常紧贴于胸膜上(图 77－2)。采用探头平面内技术时，探头的两侧均可进针，内侧进针似乎更安全，因为穿刺针是逐渐远离锁骨下动脉和胸膜顶。探头平面外技术不推荐应用于锁骨上臂丛神经阻滞。

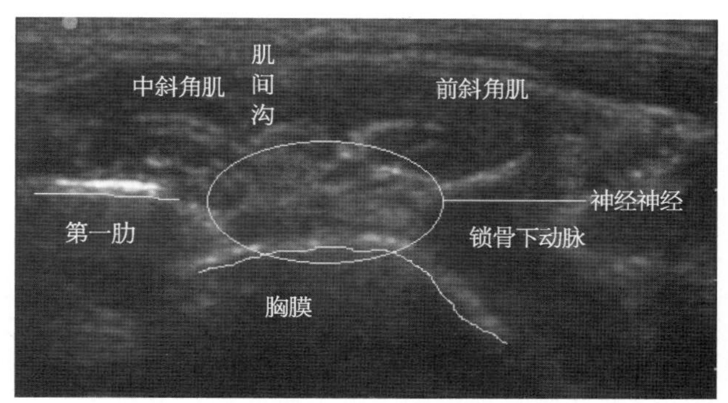

图 77－2 锁骨上臂丛神经的超声影像

(三) 并发症 主要有刺破血管、气胸、一侧膈神经阻滞等，应注意对于婴儿或有呼吸系统问题的患儿，一侧膈神经阻滞也可严重呼吸。星状神经节阻滞引起的霍纳综合征少见。

四、锁骨下径路(infraclavicular block)

(一) 特点及相关解剖 外侧垂直锁骨下臂丛神经阻滞(lateral vertical infraclavicular block, LVIBP)用于小儿是因为这种径路不必使手臂外展，与腋路法相比，上臂的阻滞效果好，不必额外进行肌皮神经阻滞。

(二) 操作技术

1. 传统解剖定位或神经刺激器定位方法　上臂外展或是腋路臂丛神经阻滞的体位,扪及喙突,用 24 G 针,在喙突外侧约 0.5 cm 处,垂直于皮肤进针,边进针边回抽。当使用刺激器定位时,可见相应肌肉抽搐,回抽无血无空气,注入局麻药。

2. 超声引导法　可使用高频线阵探头(8～13 MHz)置于锁骨下窝,可见锁骨下动、静脉,三个低回声圆形结构围绕着锁骨下动脉。胸大、小肌位于动脉上方,高回声的肋骨和胸膜位于臂丛和动脉的内下方(图 77－3)。推荐采用探头平面内技术,从头侧进针阻滞臂丛外侧、内侧和后束。可在后束和侧束之间放置导管。保持针尖在视野内是避免刺破胸膜的重要手段,因此不推荐采用平面外技术。

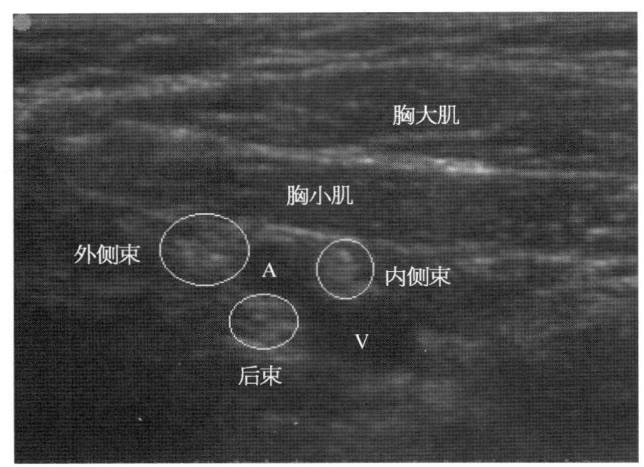

图 77－3　锁骨下臂丛神经的超声影像

(三) 并发症　并发症少见,但仍有误入胸腔或误入血管的风险。

五、腋路臂丛神经阻滞(axillary block)

(一) 特点及相关解剖　腋路臂丛神经阻滞是小儿常用途径,优点为实施简单,并发症相对较少。缺点是患儿必须外展手臂才能实施,而且肌皮神经阻滞不充分,因为肌皮神经在形成尺神经、正中神经、桡神经之前已经离开血管神经鞘。由于肌皮神经支配前臂外侧,若手术涉及此区域则应对肌皮神经进行单独阻滞。

(二) 操作技术

1. 传统解剖定位或神经刺激器定位方法

(1) 单点腋路臂丛神经阻滞　首先扪及腋动脉,穿刺针(22～24 G)在动脉上方近腋窝顶,与皮肤呈 30°～45°角向着锁骨中点的方向行进。进入血管鞘时可有突破感,接神经刺激器,可引出手部活动,注射局麻药。当局麻药注入血管鞘后,即可见腋窝呈梭形肿胀,在婴儿及低龄幼儿尤为明显。这种梭形肿胀是由于局麻药在血管鞘内扩散而引起,消失也快,但必须与皮下注射相鉴别,皮下注射的肿胀不呈梭形,消失也较慢。当注入局麻药移除穿刺针后,应将手臂内收,使肱骨头不再顶住腋窝,再在注射点加压以帮助局麻药的扩散。

(2) 多点腋路臂丛神经阻滞　围绕腋动脉两侧和后方注药,也可依靠神经刺激器分别阻滞各神经。肌皮神经早离开血管神经鞘,所以一般需单独对肌皮神经进行阻滞。神经刺激器或超声定位可获得更可靠的阻滞。在非全身麻醉状态下,患儿需用止血带,还要阻滞肋间臂丛神经,可直接在臂内侧上部进行环行皮下注射。

2. 超声引导腋路臂丛神经阻滞　可使用高频线阵探头。若采用探头平面内技术(图 77－4),可在探头的上方,沿探头长轴进针,首先进针到肌皮神经,注药后稍退针,调整针的方向进针至正中神经、尺神经及桡神经分别注药。有时,由于正中神经和动脉的阻挡,穿刺针难以接近尺神经和桡神经,可沿探头长轴适当转动探头,挤压动脉使它们的位置关系发生改变。若仍有困难,可从探头的另一侧进针。探头平面外技术,可以动脉所对应的皮肤为进针点分别斜向两侧进针阻滞上述四根神经。该技术进针阻滞桡神经时,会受到腋动脉的阻挡,故应根据桡神经的位置适当调整穿刺点。

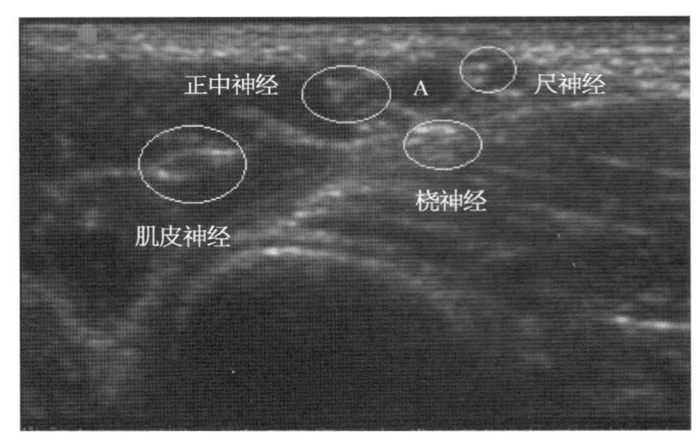

图 77－4　超声引导腋路臂丛神经阻滞

(三) 并发症　血肿和神经压迫少见。为防止血肿的发生,应禁忌在儿科患者采用经血管穿刺法,穿刺过程中若不慎误穿动脉应至少压迫 5 min,避免血肿形成以及由此而发生的肢体缺血。多次行腋路臂丛神经阻滞后,腋窝水平神经的解剖结构可能相对有所改变。多点注射时应注意掌握药物总量,不可超过局麻药中毒剂量。

六、上肢神经阻滞的局麻药剂量

上肢神经阻滞可单用一种或联用两种局麻药物。为了延长阻滞时间,常用布比卡因、左旋布比卡因或罗哌卡因。因为臂丛神经周围无丰富毛细血管,局麻药全身吸收少,但仍须以局麻药最大允许剂量为指导。一般罗哌卡因、布比卡因的浓度为 0.2%～0.5%,<5 岁的小儿一般用较低浓度,总容量为 0.2～0.4 ml/kg,总量≤3 mg/kg。局麻药内可加肾上腺素 2.5～5 μg/ml,有助于发现局麻药误入血管,减少局麻药的全身吸收。镇痛时间一般在 4～12 h。

第三节 下肢神经阻滞

过去，小儿下肢手术常常在骶管麻醉下完成。然而，超声和刺激器定位技术正推动小儿下肢神经阻滞(lower extremity nerve blocks)的快速发展。越来越多的研究证明小儿下肢神经阻滞的风险低于骶管麻醉，这将更有利于这项技术的推广应用。小儿下肢神经阻滞可根据情况，行单次阻滞或留置导管持续输注用于术后镇痛。小儿与成人相关的解剖差异主要是神经干更细，局麻药沿筋膜和神经鞘扩散的范围更广。

一、股外侧皮神经阻滞(lateral femoral cutaneous nerve block)

(一) 适应证 较少单独进行股外侧皮神经阻滞，但在一些特殊情况如恶性高热患儿不能进行全身麻醉时，可作单纯的股外侧皮神经阻滞或股神经复合股外侧皮神经阻滞，进行肌肉活检。在大多数情况下，髂筋膜间隙阻滞将连同股神经、闭孔神经一起阻滞，而不必单行股外侧皮神经阻滞。

(二) 操作技术 股外侧皮神经发自于 $L_{2\sim3}$ 神经根，在髂筋膜深层，朝髂前上棘方向下行，然后沿大腿上部阔筋膜下下行。股外侧皮神经支配大腿外侧的皮肤感觉。其终末分支还支配髌骨。由于股外侧皮神经为单纯感觉神经，故无需神经刺激器。腹股沟下径路，在髂前上棘内侧，腹股沟韧带下 0.5～1 cm，22 G 钝穿刺针垂直进入皮肤，当有突破感时，提示穿刺针进入阔筋膜，作扇状阻滞。

(三) 并发症 除了罕见的直接损伤神经，股外侧皮神经阻滞没有特别的并发症。

二、股神经阻滞(femoral nerve block)

(一) 适应证 适应证为膝以上的手术，股骨远端的骨折。实施简单，可以用或不用神经刺激器定位。但对于清醒的股骨骨折患儿，神经刺激器不能使用，否则会造成患儿明显疼痛。

(二) 操作技术

1. *传统解剖定位或神经刺激器定位方法* 患儿平卧，在腹股沟韧带下扪及股动脉，穿刺针在腹股沟韧带下 1 cm，动脉外侧 0.5～1 cm。向头端倾斜刺入皮肤。当针尖突破阔筋膜，有突破感。当使用神经刺激器时，可见股四头肌收缩。若出现缝匠肌收缩，应将针尖适当向外调整。确定针位置后注入局麻药。过去曾经提出“三合一”神经阻滞法，即股神经阻滞时增加局麻药容量，使局麻药通过股鞘向头端向腰丛扩散，同时阻滞股外侧皮神经及闭孔神经。但有研究认为“三合一”阻滞时，股神经可被完全阻滞，但是小儿股外侧皮神经及闭孔神经的阻滞完善率仅 20%。有研究采用放射造影剂证实，即使放置止血带并注射大量局麻药，阻滞范围仍不能超过骨盆。这可能是股外侧皮神经及闭孔神经的阻滞完善率不高的原因。

2. *超声引导法* 可将高频探头(10～13 MHz)置于腹股沟韧带远端股神经位置，靠近股动脉外侧和髂耻弓的下面。超声图像上，股动脉很容易发现，股神经表现为相对较高的回声影，位于其外侧，婴幼儿股神经的回声与周围组织相近，较青少年和成人难以辨别(图 77-5)。探头平面内或平面外技术对股神经阻滞都是适合的，关键是穿刺针要刚好穿透髂筋膜，即针尖在髂筋膜和髂腰肌之间，如果能确定股神经，则针尖不必接触股神经也能获得完善的阻滞效果。对于股神经难以辨别的病例，神经刺激器能有助于辨别股神经，联合应用神经刺激器可提高穿刺成功率。

(三) 并发症 不多见，但有时可能误穿入股动脉。一旦误穿入股动脉，应压迫至少 5 min，以避免巨大的血肿形成。

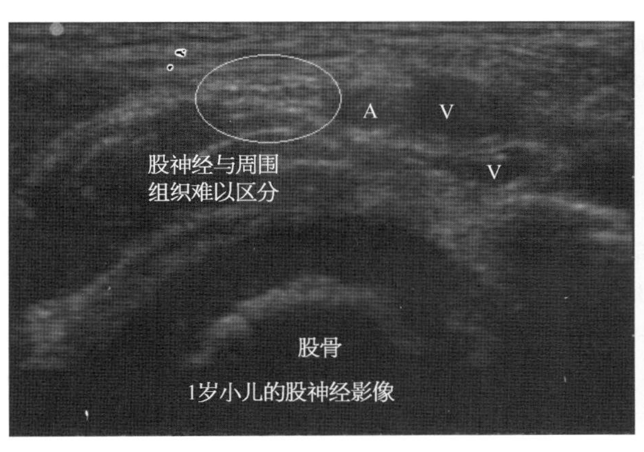

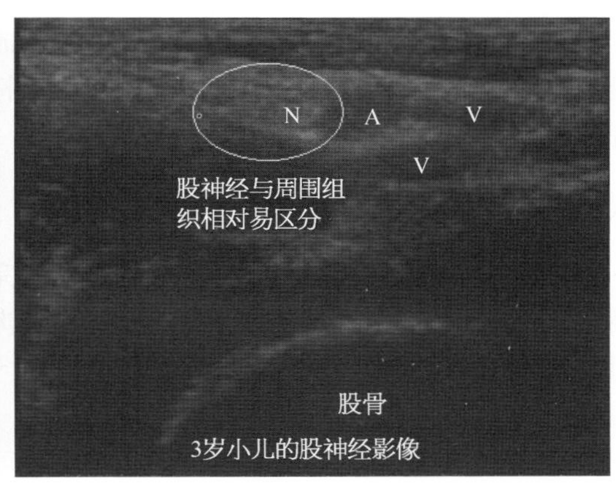

图 77-5 股神经的超声影像

三、髂筋膜间隙阻滞(fascia iliaca compartment block, FICB)

(一) 特点及相关解剖 髂筋膜间隙阻滞可阻滞股神经、股外侧皮神经及闭孔神经。与“三合一”阻滞比较,小儿髂筋膜阻滞股外侧皮神经及闭孔神经的成功率显著提高。这是因为腰丛的三支终末神经(股神经、股外侧皮神经、闭孔神经)沿腰大肌发出,在髂筋膜内侧面下行。髂筋膜间隙阻滞是将局麻药注入髂筋膜与髂肌之间,其注射点较股神经阻滞靠外侧,局麻药向内侧扩散阻滞股神经,向上扩散阻滞股外侧皮神经及闭孔神经。此外,髂筋膜间隙阻滞还能完善地阻滞股神经的分支生殖股神经。

(二) 操作技术 患儿平卧,连接髂前上棘至耻骨联合,标记腹股沟韧带,并将其均分为三分。在外 1/3 与内 2/3 的交点,向远端作腹股沟韧带的垂线,穿刺点在垂线上,根据患儿年龄,距腹股沟韧带 0.5～2 cm。用短斜面穿刺针,垂直进入皮肤,不必依靠神经刺激器定位。在穿刺针后接针筒,穿刺针缓慢推进,能感觉到两次突破感,第一次突破感为阔筋膜,第二次突破感为髂筋膜。随后固定针筒,在髂筋膜下注入局麻药。超声技术可用于辅助观察局麻药液的扩散,调整针尖的位置,获得更好的阻滞效果(图 77－6)。

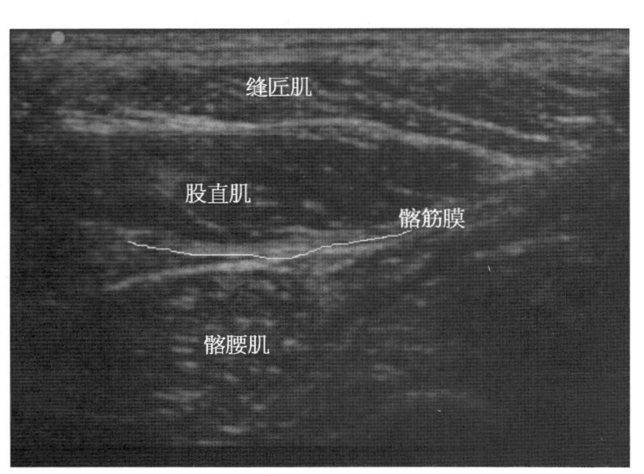

图 77－6 髂筋膜间隙的超声影像

(三) 并发症 当髂筋膜阻滞太靠内侧时,会造成股神经阻滞完善,而另两根神经阻滞不全。无其他特别并发症。

四、腰丛神经阻滞(lumbar plexus block)

(一) 特点 与髂筋膜阻滞相仿,腰丛阻滞也能完善地阻滞腰丛的三大分支以及髂腹下神经、髂腹股沟神经和生殖股神经,这些神经支配会阴区域。

(二) 操作技术

1. *传统解剖定位或神经刺激器定位方法* 患者可取侧卧位,患侧向上,髋关节和膝关节自然弯曲。髂嵴最高点画垂线。在髂后上棘,平行于 $L_{4\sim5}$ 棘突连线画线。两线交点为穿刺点。垂直于皮肤进针略向后寻找 L_4 横突,然后将穿刺针(21 G,5～10 cm)略向头侧或尾侧倾斜,避开横突进针少许,直至引出股四头肌收缩(刺激器刺激股神经)。调整穿刺针的位置,下调电流至 0.5 mA,仍能引出股四头肌收缩,回抽无血后,缓缓注入局麻药。一般建议刺激电流阈≥0.5 mA,因为该区域的神经外膜相对较厚,若刺激电流阈＜0.5 mA 仍有肌肉颤动,穿刺针刺破神经外膜的概率将明显增加。

2. *超声引导法* 高频线阵探头可用于体型较小的患儿,低频弧形探头(5～10 MHz)适用于体型较大的患儿。探头可垂直于脊柱,置于 $L_{4\sim5}$ 横突的位置。内侧高回声的横突及其深面黑色的声影,其外侧浅表的腰方肌和深面的腰大肌之间为腰大肌间隙,腰神经丛一般位于其中,部分位于腰大肌内。其外侧有时可见肾脏下极(图 77－7)。采用探头平面内技术,进针至腰大肌间隙,如果有必要,可将探头转为平行脊柱的位置,确认针尖与腰丛的位置关系。其具体操作为:探头平行脊柱放置,缓慢向外侧平移,超声图像上可很容易观察到两个高回声的横突及其深面黑色的声影($L_{4\sim5}$),继续向外平移探头直到横突的超声成像消失,然后稍向内平移探头,就可获得 $L_{4\sim5}$ 横突外侧缘的超声成像。位于 $L_{4\sim5}$ 横突声影之间的由浅入深分别为腰方肌、腰丛和腰大肌(图 77－7)。这种方法进针时,由于受横突的阻挡,进针角度往往比较垂直,针尖的显影相对困难。神经刺激器可辅助用于确认针尖的位置。

(三) 并发症 并不多见。倘若进针较深,进入后腹膜,可能损伤大血管或后腹膜的脏器。当穿刺时,发现不断回抽见血,提示可能穿刺到血管,有可能造成后腹膜血肿,还有误穿重要脏器(如肾脏)的可能。较大剂量的局麻药有可能扩散到硬膜外腔或蛛网膜下腔,故在注药时应严密观察心率和血压。

五、坐骨神经阻滞(sciatic nerve block)

(一) 适应证及相关解剖 坐骨神经阻滞可完成足部手术及腿、足创伤后镇痛。当复合腰丛或股神经阻滞时,可满足大部分下肢手术的麻醉及术后镇痛。

小儿坐骨神经阻滞有多种径路,包括后路、前路及侧路坐骨神经阻滞。根据阻滞部位不同,又分为骶旁、坐骨旁、臀肌下、腘窝等区域的坐骨神经阻滞。后路坐骨神经阻滞成功率高、阻滞完善、并发症少,是小儿坐骨神经阻滞最常用的方法。但是,由于一些患儿体位不能变动,故侧路坐骨神经阻滞也有一定的优势,侧路坐骨神经阻滞不能完全阻滞股后皮神经。坐骨神经阻滞可采用神经刺激器或超声定位,这两种方法均可降低神经内穿刺注射的风险。约有 11%的人坐骨神经在梨状肌下孔水平就已分为胫神经和腓总神经,超声定

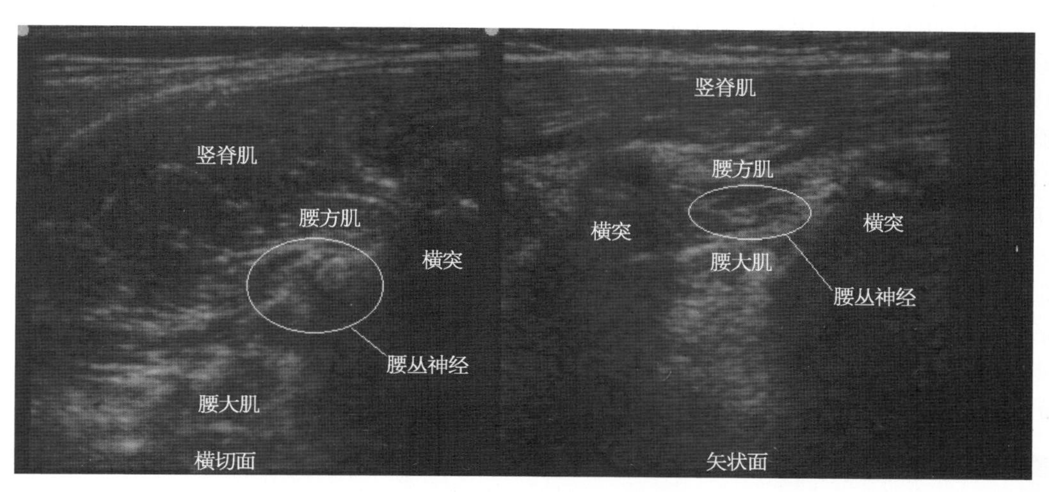

图 77-7 腰神经丛的超声影像

位可分别阻滞这两根神经，减少阻滞失败率。

(二) 操作技术

1. 传统解剖定位或神经刺激器定位方法

(1) 后路坐骨神经阻滞 患儿侧卧位，患侧朝上，屈髋屈膝，一般取股骨大转子与尾骨顶端连线中点为穿刺点。穿刺深度按年龄不同而不同，为 16～60 mm。以神经刺激器定位，穿刺针垂直于皮肤进针，方向朝坐骨粗隆的外侧面，向内、向上缓慢推进，直至引出肌肉抽搐，足跖屈或背伸。将电流减至 0.5 mA 还能引出足部运动时，注入局麻药。

(2) 侧路坐骨神经阻滞 患儿平卧位，患侧臀部下垫薄枕，标记股骨大转子。穿刺点位于大腿外侧，根据年龄不同于大转子下 1～2 cm。穿刺针与神经刺激器连接，垂直于皮肤与股骨长轴缓慢进针，直至引出足趾活动。

2. 超声引导法 超声引导技术也可用于上述两种入路的坐骨神经阻滞，但上述两处坐骨神经的解剖位置相对较深，超声引导技术优势不明显，一般用于以下入路的坐骨神经阻滞。

(1) 臀肌下入路 是超声引导坐骨神经阻滞最常用的阻滞方法，患儿可取俯卧位或侧卧位，可将高频探头(10～13 MHz)置于臀皱褶处，坐骨神经位于臀大肌和股方肌之间，向下径于股二头股和股方肌或半腱半膜肌之间。坐骨神经在这个区域相对浅表，一般表现为高回声(图 77-8)。针尖接触坐骨神经，注射药可形成围绕坐骨神经的局麻药池，获得完善的阻滞效果。

(2) 前路坐骨神经阻滞 儿童相对成人更容易操作，患儿可取仰卧位、蛙腿，可采用高频线阵探头或弧形探头置于腹股沟韧带下 3～5 cm。蛙腿位可使股骨后方的坐骨神经变为股骨的内侧深面。高回声的小转子的内侧前方是股动脉，坐骨神经常常位于它们之间的深部。

(3) 股骨中段坐骨神经阻滞 儿童比成人容易操作，患儿取仰卧位，可采用弧形探头(6～13 MHz)置于股骨中段股外侧肌和股二头肌之间，获得超声的横断面，坐骨神经位于股骨的下方。

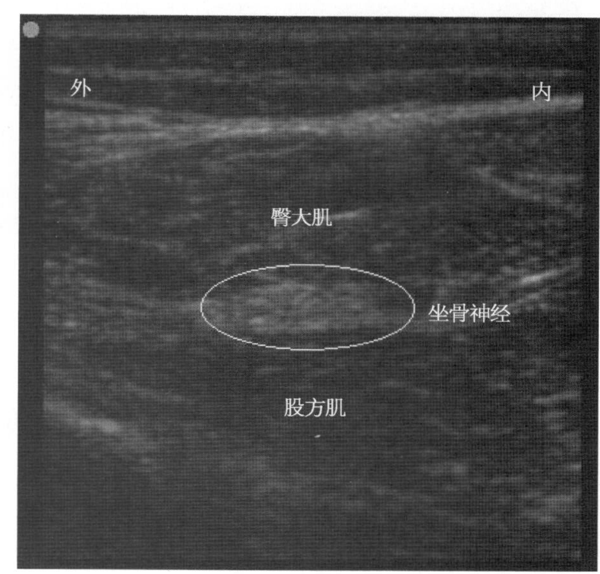

图 77-8 臀肌下坐骨神经的超声影像

(三) 并发症 并发症很少，但应注意避免神经内注射引起坐骨神经损伤。

六、腘窝阻滞(popliteal block)

(一) 适应证及相关解剖 腘窝阻滞适应证为下肢手术的麻醉与术后镇痛，尤其是膝以下部位，如足、踝或先天性足畸形的手术。坐骨神经在腘窝的顶端分为腓总神经和胫后神经。腓总神经向前绕腓骨小头，胫后神经在小腿后面下行。而大约 10%的人群中，坐骨神经的分叉点在股后较高的位置，理论上可能影响腘窝阻滞的成功率。但由于这两神经为同一神经包膜所包裹，故这种解剖变异是否影响阻滞的成功率有待进一步研究。

(二) 操作技术

1. 传统解剖定位或神经刺激器定位方法 最简易

的方法为患儿平卧，抬起患肢，使之屈髋，即可行腘窝阻滞。或患儿侧卧，患肢朝上，标记腘窝三角。腘窝皮褶为底边，内侧为半腱肌、半膜肌肌腱，外侧为股二头肌肌腱，在腘窝三角中线的外侧，与皮肤呈 45°角向头侧进针。离腘窝三角底的距离与体重相关。若体重＜10 kg，则距离为 1 cm，10～20 kg 为2 cm，每增加10 kg，进针点向头端靠近 1 cm。腘窝神经的深度在35 kg以下变化不大，35 kg 以上患儿则随体重增加而增加。神经刺激器提高了腘窝阻滞的成功率，引出足跖屈或背伸运动，减低电流至 0.3～0.5 mA 仍有肌肉抽搐则注入局麻药。局麻药剂量为 0.5～0.75 ml/kg，0.2％罗哌卡因或布比卡因。

2. 超声引导法　可将探头横向置于膝后折痕处。可以看到腘动脉、静脉和股骨。胫神经成像为高回声椭圆形影，位于腘静脉表面(图 77－9)。将探头向头侧移动直至胫神经与腓神经汇合处。此点通常在膝后折痕上方几厘米处。一旦确定这两条神经的汇合点，即可采用探头平面内技术插入穿刺针。当针尖接近圆形高回声影的坐骨神经时，注射局部麻醉药直至神经被包裹。

(三) 并发症　并发症很少，但也应注意避免神经内注射引起神经损伤。

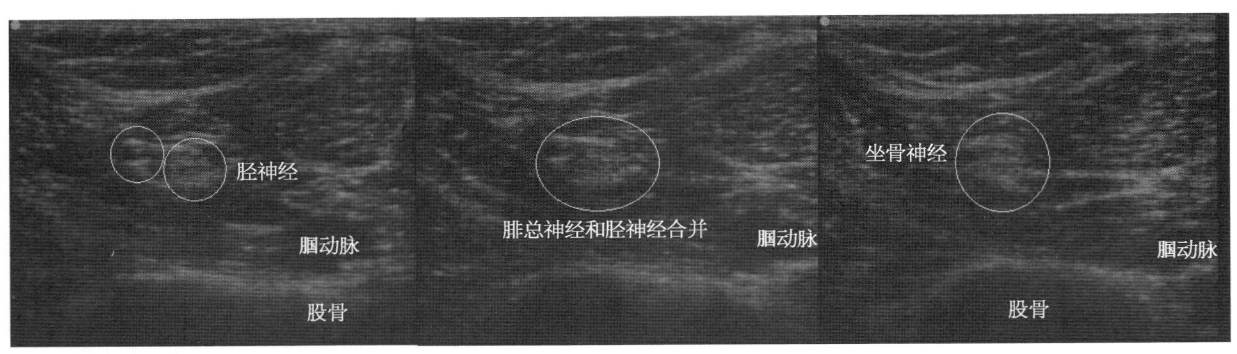

图 77－9　腘窝区的超声影像

第四节　躯干周围神经阻滞

根据受伤的部位和需要阻滞的神经，有几种适用于小儿患者胸部、躯干和腹部区域麻醉的方法。一些在成人经常使用的方法，现在也逐渐应用于小儿患者，如胸椎旁或肋间神经阻滞用于开胸手术的镇痛，髂腹股沟和髂腹下神经阻滞用于腹股沟疝修补术的镇痛，腹直肌鞘阻滞可用于脐疝手术。腰椎旁神经阻滞可用于肾脏手术，腹横肌阻滞可用于下腹部手术的镇痛。在过去，这些手术后的镇痛一般是依靠骶尾、腰或胸段硬膜外阻滞完成的；本章所描述胸部、腰部和腹部神经阻滞的优势是：① 可提供单侧阻滞，从而消除硬膜外双侧阻滞的不良反应。② 只阻滞感觉神经，没有内脏自主神经阻滞引起的副反应。

一、髂腹下、髂腹股沟神经阻滞

(一) 适应证及相关解剖　髂腹下、髂腹股沟神经阻滞适应证主要为腹股沟区域的手术，包括腹股沟疝修补、包皮环切及尿道下裂等。在这些手术中这种阻滞方法已被证明和骶管阻滞有同样的镇痛效果。但它不能代替全身麻醉作为唯一的麻醉方式，它不能消除牵拉腹膜和精索操纵所引起的应激反应和内脏疼痛。全身麻醉复合髂腹下、髂腹股沟神经阻滞，患儿术后下床时间早，术后首剂止痛药的需求时间较晚，且术后 48 h镇痛药的需求量也较少。

髂腹股沟及髂腹下神经出自于腰丛，穿出腹横肌后，髂腹下神经在腹横肌与腹内斜肌之间下行，髂腹股沟神经在腹内斜肌与腹外斜肌之间下行，两支神经均在近髂前上棘处浅出腹横肌，阻滞即可在此进行。

(二) 操作技术

1. 传统解剖定位方法　髂腹下、髂腹股沟神经均于髂前上棘处阻滞。皮肤消毒后，用 22 G 或 25 G 短斜面穿刺针于髂前上棘上 1 cm、内 1 cm 处进针，向后外侧方向触及髂骨的后上缘，随后边退针边注入局麻药。当针退至皮下，再向腹股沟韧带方向(但不进入腹股沟韧带)，当感觉有突破感，穿破腹外斜肌。针斜面指向脐孔方向，在同一平面内注入局麻药。一般髂腹下、髂腹股沟神经只作单次阻滞。

2. 超声引导法　可显著提高髂腹下、髂腹股沟神经的阻滞效果并降低并发症。Weintraud 等人报道在盲探操作下，将局部麻醉药注射到准确位置的概率仅为 14％。Willschk 等人报道当采用超声引导时，麻醉药的有效容量可以减少到 0.075 ml/kg。超声引导时，患者可取仰卧位，采用频率为 13 MHz 的高频探头，横向斜放于髂前上棘内侧。确定腹横肌和腹内斜肌，在较大的儿童，可能在腹内斜肌深层看到这两根神经，往往互相紧密靠近，似“猫头鹰眼睛”(图 77－10)。可采用探头平面内技术或平面外技术，进针至这两根神经旁，注射局部麻醉药。如果这些神经不容易被识别，可将局麻药注射在腹内斜肌和腹横肌之间，也可渗透到神经周围。由于解剖变异，这些神经也可出现在腹内和腹外斜肌之间。出于这个原因，有些麻醉医师在腹内和腹外斜肌之间以及腹内斜肌和腹横肌之间均注射局部麻醉药。常用 0.25%布比卡因、左旋布比卡因或罗哌卡因 0.1～0.15 ml/kg。最大剂量一般≤0.25 ml/kg。可在药液中加入 1∶20 万的肾上腺素延长阻滞时间。

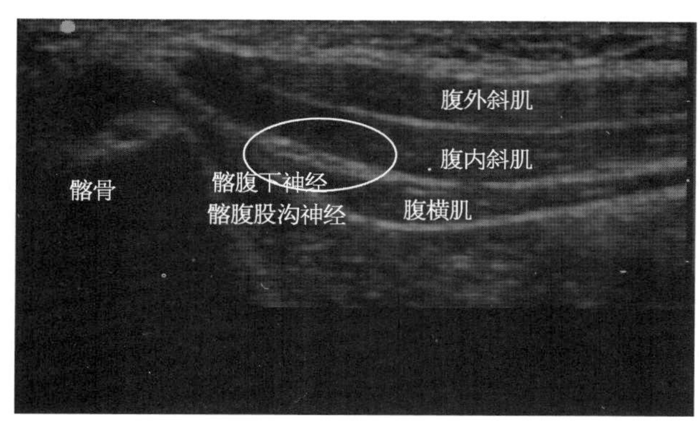

图 77－10 髂腹下、髂腹股沟神经的超声影像

(三) 并发症 罕见，行针过深，可发生股神经阻滞，类似髂筋膜间隙阻滞。没有超声引导下，也有穿破结肠和小肠的报道。

二、腹横肌平面阻滞

(一) 适应证及相关解剖 侧腹壁有三层肌肉，包括腹外斜肌、腹内斜肌及腹横肌。由下胸段和上腰段脊髓发出的，支配前腹壁皮肤、肌肉和腹膜壁层的感觉神经行于腹横肌和腹内斜肌之间的平面。根据这些解剖学特点，McDonnell 等人报道了这种独特的腹壁神经阻滞方法，即在 Petit 三角注射局部麻醉药于腹横肌和腹内斜肌之间，就可以阻滞这些神经。Petit 三角位于两侧髂峭的头侧，其后方为背阔肌，前面为腹外斜肌，尾侧为髂嵴。临床上，腹横肌平面阻滞需要通过超声引导技术来实施。

在成人患者中，腹横肌平面阻滞已用于各种下腹部术中和术后的镇痛，包括耻骨后前列腺切除术、剖宫产术和全子宫切除术。至目前为止，有关婴幼儿和儿童使用腹横肌平面阻滞的资料很少。

(二) 操作技术 患者取仰卧位，采用频率为 8～13 MHz 线阵探头，横置于 Petit 三角中线处。确定腹外斜肌、腹内斜肌和腹横肌，在腹横肌下方可以看到肠管(图 77－11)。对于位置较高的下腹手术，可将探头向头侧移动，直到肋缘下方。穿刺针从探头后方或前方插入。对于位置较低的下腹手术，可将探头置于髂嵴上方。采用探头平面内技术可能有利于穿刺，当穿刺针到达腹内斜肌和腹横肌之间，即可注射局麻药。对于近正中或双侧切口，要行两侧阻滞。当肌肉之间的筋膜平面扩张后，可插入导管行术后镇痛。局部麻醉药可采用 0.2%的罗哌卡因或布比卡因 0.1～0.2 ml/kg。

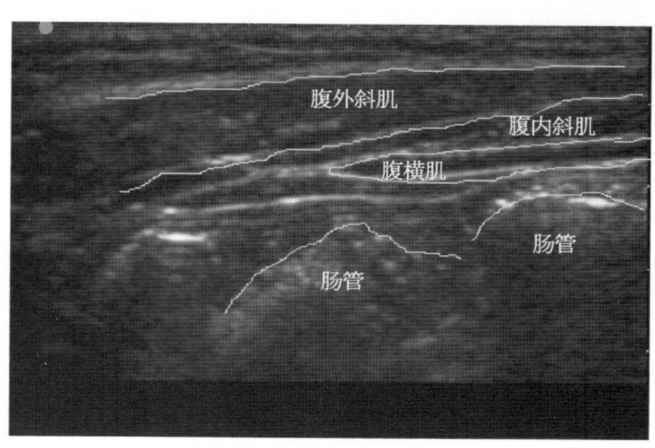

图 77－11 侧腹壁的超声影像

(三) 并发症 罕见，行针过深，也有穿破结肠和小肠的报道。没有超声引导下，其阻滞效果不确切。

三、腹直肌鞘阻滞

(一) 适应证及相关解剖 腹直肌鞘阻滞可为脐区周围的手术或腹中线的切口提供镇痛。腹横肌在近中线处移形为腱膜，形成腹直肌鞘的后壁。腹内和腹外斜肌腱膜组成腹直肌鞘的前壁。支配该区域肋间神经源于 $T_{8\sim12}$ 脊神经根前支。这些神经走行于腹内斜肌和腹横肌之间，在腹直肌与腹直肌鞘后壁之间穿腹直肌及腹直肌鞘前壁形成前皮支，支配腹部中线周围的区域。鉴于此解剖，可以通过在腹直肌上方和后方注射局部麻醉药来阻滞这些神经。

(二) 操作技术 患者取仰卧位，采用频率为 8～13 MHz 线阵探头，横置于腹中线侧面，稍微高于脐水平线。确定腹直肌鞘的前、后壁。注意腹膜和肠管紧贴于腹直肌鞘后壁(图 77－12)。采用探头平面内技术，进针至腹直肌后缘和腹直肌鞘后壁之间。注射半量的局麻药，然后退针至腹直肌前缘和腹直肌鞘前壁之间，注射剩余半量的局麻药液。在对侧重复操作。当肌肉之间的筋膜扩张后，可插入导管行术后镇痛。局部麻醉药同样可采用 0.2%的罗哌卡因或布比卡因 0.1～0.2 ml/kg。

(三) 并发症 与腹横肌阻滞相似，行针过深，也有穿破小肠的可能。没有超声引导下，其阻滞效果亦不确切。

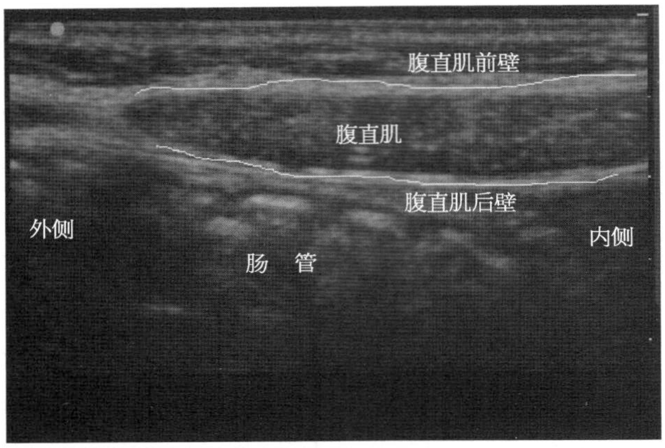

图 77－12　腹直肌鞘的超声影像

四、阴茎神经阻滞

(一) 适应证及相关解剖　阴茎阻滞技术包括耻骨下阻滞、阴茎背神经阻滞和皮下环状阻滞等方法，适应证为包皮手术(包茎、包皮过长、包皮嵌顿)的麻醉与术后镇痛，尿道下裂修补术的麻醉与术后镇痛。耻骨下阴茎神经阻滞是在神经进入阴茎根部前进行阻滞，与皮下环状阻滞相比，对阴茎血管及结构的改变较少，受手术医师的欢迎。阴茎远端 2/3 为阴茎背神经支配，来自阴部神经和盆腔神经丛，伴阴茎背动脉进入阴茎的是两条阴茎背神经，在耻骨联合处分开，支配阴茎感觉。

(二) 操作技术

1. 皮下环状阻滞　是阻滞阴茎背神经的一种简单方法，用不含肾上腺素局麻药在阴茎皮下，Buck 筋膜表面进行环状浸润。阴茎背神经阻滞是在耻骨联合下，阴茎根部水平阴茎的两侧，直接注入局麻药。25G 穿刺针，穿过 Buck 筋膜后，在阴茎根部相当于时针 10～11 点钟以及 1～2 点钟位置注入局麻药。由于非常靠近阴茎背血管，因此在注入局麻药时应不断回抽，以防误入血管。

2. 耻骨下阻滞　是将阴茎轻轻向下拉，穿刺点于耻骨联合两侧，耻骨支下 0.5～1 cm。针垂直于皮肤刺入，针缓缓向中、向下倾斜，穿刺在耻骨下间隙遇明显弹性阻力而停止，相当于浅筋膜的深层。对侧也进行同样的穿刺。回抽无血，缓缓注入局麻药，并同时退针至皮下。

作阴茎阻滞时，局麻药中绝对不可含肾上腺素，阴茎为终末血管供血，用肾上腺素易引起血管收缩，导致阴茎坏死。所有各种阴茎阻滞径路均可用 0.25% 布比卡因、左旋布比卡因或罗哌卡因，效果可持续 4～6 h。环状阻滞在阴茎根部形成局麻药环，总量≤0.25 ml/kg。阴茎背神经阻滞各点给局麻药 0.1 ml/kg。

(三) 并发症　为防止严重的血管收缩，肾上腺素禁忌用于阴茎阻滞。进行阴茎背神经阻滞时，可能损伤阴茎背血管而造成血肿，进而导致阴茎头部缺血。若阻滞方式恰当，环状阻滞可无并发症，但阴茎根部可能有水肿，造成阴茎血管结构发生改变，给手术增加困难。

五、肋间神经阻滞

(一) 适应证及相关解剖　肋间神经阻滞可对开胸术、上腹部手术、肋骨骨折或胸腔疼痛的患者提供有效的镇痛。肋间神经阻滞可以在肋骨下缘的任何位置实施，腋后线肋间隙入路将能为大部分开胸手术提供足够的镇痛，前路肋间神经阻滞仅适用于近正中线处手术，如切开漏斗胸修复或胸骨切开术等。肋间神经阻滞时另一个必须考虑的并发症是局部麻醉药中毒的风险。由于肋间神经接近血管，因此与其他外周神经阻滞相比，肋间神经阻滞通过全身吸收或刺破血管，使局部麻醉药中毒的风险增大。

(二) 操作技术

1. 传统解剖定位方法　根据患者的年龄以及是否有全身麻醉，患者可以摆成仰卧位、俯卧位或坐位。为了充分阻滞肋间神经，应靠近起始部在脊旁肌肉的外侧向腋后线方向进行阻滞，腋后线前方的阻滞仅提供胸腹近中线处的镇痛。消毒铺巾后，用 25G 穿刺针，长度根据小儿的年龄，在肋骨下缘进针，向头端推进，针尖触及肋骨，针略向下滑过肋骨，有穿过筋膜的阻力消失感。神经即在血管的下方，因此在注入局麻药时必须反复回抽。为了提高镇痛的成功率，应同时阻滞切口的上两个肋间及下两个肋间。

2. 超声引导法　超声探头最初以矢状面放置，肋骨成像为明亮高回声结构。在肋骨之间，胸膜在距上一肋骨表面 2～10 mm 深处显示为高回声条纹影。确定肋骨和胸膜。然后旋转探头，使其与肋骨长轴平行。当患者呼吸时，可以通过脏层和壁层胸膜之间的相互滑动来识别它们，确定肋骨及胸膜后(图 77－13)。采用探头平面内技术从探头侧缘进针，直到针尖位于胸膜表面约 2 mm 处，注射适量的局部麻醉药。在注射结束时，如果需要持续阻滞，则插入导管。每个间隙 0.1～0.15 ml/kg，≤3 ml，局麻药注入前肯定回抽无血。0.25% 布比卡因、左旋布比卡因或罗哌卡因均能提供 8～12 h 的镇痛。

(三) 并发症　并发症包括气胸，误穿血管。意外的硬膜外、蛛网膜下腔扩散是由于注入局麻药沿覆盖脊神经的硬膜向硬膜外、或蛛网膜下腔扩散引起的，后入路比前入路多见。另外，由于神经比较靠近血管，局麻药误入血管或全身吸收的可能性比其他周围神经阻滞高，发生局麻药中毒的可能性大。

六、椎旁神经阻滞

(一) 适应证及相关解剖　胸椎椎旁神经阻滞可为

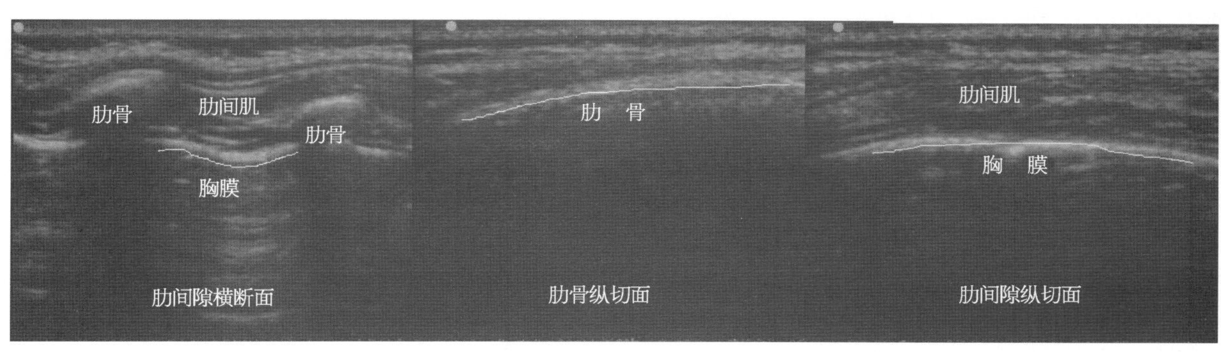

图 77－13 肋间隙的超声影像

单侧手术提供围术期镇痛，包括开胸术、上腹部手术和肾脏手术。椎旁神经阻滞的优点包括能够提供单侧镇痛而无不良反应。连续椎旁神经阻滞已被证明在单侧肾脏手术中要优于硬膜外麻醉，并且能够用于小儿腹股沟手术中的镇痛。椎旁间隙是沿着脊椎的一个楔形间隙，由壁层胸膜、肋横突上韧带和肋间膜组成。它包含肋间神经和背侧支、交通支和交感神经链。相邻的椎旁间隙相互贯通，从而使得使用连续导管技术或单次注射能够达到多层次的镇痛。但在 T_{12} 水平时，这种自由贯通是个例外，腰大肌的附着点可阻止药液向腰部椎旁间隙扩散。这种解剖差异使得在腹股沟区手术中需要在 T_{12} 水平上下作两次注射。

(二) 操作技术

1. *传统解剖定位方法* 消毒铺巾后患儿侧卧，阻滞侧朝上，先确定需阻滞间隙的棘突。旁开正中线的距离与两相邻棘突之间的距离相同，参考公式见上文。若行单剂阻滞用 25 G 短斜面穿刺针，若留置导管则用 Touhy 硬膜外穿刺针。以生理盐水阻力消失为标准。穿刺针接低阻力注射器垂直于皮肤进针，碰到横突后，稍退针改变针的方向，滑过横突上缘，当注射阻力消失时，即表示针尖过肋横韧带，进入椎旁间隙。这种阻力消失感同硬膜外穿刺穿过黄韧带感觉相似，但感觉不如穿破黄韧带明显。当针尖位于椎旁间隙注入相应局麻药，并可留置导管作连续椎旁间隙阻滞。将导管置入椎旁间隙时需将 Touhy 硬膜针头转向头端慢慢置入。小儿导管留置不应＞2～3 cm，否则导管容易进入肋间隙而造成单一皮节的阻滞。

2. *超声引导法* 患者可采取侧卧位，8～13 MHz 的线阵探头。探头最初是沿背部放置在中线处，并确定棘突。然后稍微横向移动以确定横突，并确定肋横突上韧带，从而能够指导进针深度(图 77－14)。进针点是横过这个棘突的中线外侧，其距离大约等于棘突与棘突间的距离。在无菌准备并铺巾后，插入穿刺针并使用低阻抗技术进行推进。穿刺针与皮肤垂直，碰到椎板横突，然后穿刺针擦过横突边缘向头侧进针。当穿过横突，随着进入椎旁间隙应该能感到一个轻微的阻力消失感。在回抽无血液或脑脊液后即可注入局部麻醉药，如果需要可置入导管。在婴儿和儿童中，椎旁间隙应当只能置入 2～4 cm 的导管，以避免把尖端置入到旁边的肋间隙内，这将导致一个单独皮区的阻滞。如果通过导管注入不透 X 线造影剂，并用胸片检查，可以在椎旁间隙看到导管。

添加 5 μg/ml 肾上腺素的 0.25％布比卡因、左旋布比卡因或 0.2％罗哌卡因都可作为单次注射的局麻药。若要进行多节段阻滞，则不应超过局麻药最大允许剂量 0.3～0.5 ml/kg。连续椎旁阻滞可用上述长效

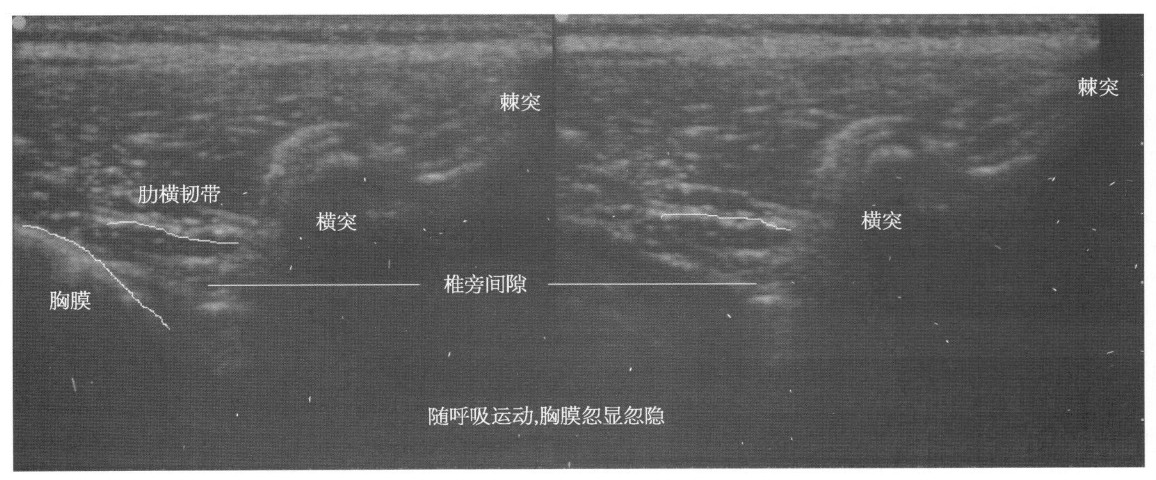

图 77－14 椎旁间隙的超声影像

局麻药,小儿 0.25 ml/(kg·h),婴儿 0.2 ml/(kg·h),低浓度 0.1%~0.125%即可达满意镇痛效果,但大龄儿童或青少年应提高浓度至 0.2%~0.25%。局麻药中应添加肾上腺素,以减少全身吸收。

(三)并发症 椎旁神经阻滞在儿童中的并发症较少见,可能包括刺破血管、刺穿胸膜和气胸。在年龄较大的儿童或成人,交感神经切除术中也可能会出现低血压。据文献报道,小儿椎旁神经阻滞的失败率为 6.2%。总体来说,椎旁阻滞还是相当安全的,但技术要求较高,必须由熟练的麻醉医师操作。

(李 挺 连庆泉)

参考文献

[1] Goldman LJ. Complications in regional anesthesia [J]. Paediatr Anaesth, 1995, 5: 3-9.

[2] Huang JJ, Hirshberg G. Regional anaesthesia decreases the need for postoperative mechanical ventilation in very low birth weight infants undergoing herniorrhaphy [J]. Paediatr Anaesth, 2001, 11: 705-709.

[3] Yaster M, Maxwell LG. Pediatric regional anesthesia [J]. Anesthesiology, 1989, 70: 324-338.

[4] Giaufre E, Dalens B, Gombert A. Epidemiology and morbidity of regional anesthesia in children: a one-year prospective survey of the French-language society of pediatric anesthesiologists[J]. Anesth Analg, 1996, 83: 904-912.

[5] Tanaka M, Kimura T, Goyagi T, et al. Evaluating hemodynamic and T wave criteria of simulated intravascular injection using bupivacaine or isoproterenol in anesthetized children[J]. Anesth Analg, 2000, 91: 567-572.

[6] Komai H, Rusy BF. Effects of bupivacaine and lidocaine on AV conduction in the isolated rat heart: modification by hyperkalemia[J]. Anesthesiology, 1981, 55: 281-285.

[7] Freysz M, Timour Q, Mazze RI, et al. Potentiation by mild hypothermia of ventricular conduction disturbances and reentrant arrhythmias induced by bupivacaine in dogs [J]. Anesthesiology, 1989, 70: 799-804.

[8] Gurnaney H, Ganest A, Cucchiaro G. The relationship between intensity for nerve stimulation and success of peripheral nerve blocks performed in pediatric patients under general anesthesia [J]. Anesth Analg, 2007, 105: 1605-1609.

[9] Marhofer P, Frickey N. Ultrasonographic guidance in pediatric regional anesthesia part 1: theoretical background [J]. Paediatr Anaesth, 2006, 16: 1008-1018.

[10] Bricker SR, Telford RJ, Booker PD. Pharmacokinetics of bupivacaine following intraoperative intercostal nerve block in neonates and in infants aged less than 6 months [J]. Anesthesiology, 1989, 70: 942-947.

[11] Marhofer P, Chan VW. Ultrasound-guided regional anesthesia: current concepts and future trends [J]. Anesth Analg, 2007, 104: 1265-1269.

[12] Bernards CM, Hadzic A, Suresh S, et al. Regional anesthesia in anesthetized or heavily sedated patients [J]. Reg Anesth Pain Med, 2008, 33: 449-460.

[13] Lerman J, Stron A, LeDez KM, et al. Effects of age on serum concertration of alpha-1 acid glycoprotein and the binding of lidocaine in pediatric patients[J]. Clin Pharmacol Ther, 1989, 46: 219-225.

[14] Splinter WM, Bass J, Komocar L. Regional anaesthesia for hernia repair in children: local vs caudal anaesthesia[J]. Can J Anaesth, 1995, 42: 197-200.

[15] Tobias JD. Brachial plexus anaesthesia in children [J]. Paediatr Anaesth, 2001, 11: 265-275.

[16] Carre P, Joly A, Field BC, et al. Axillary block in children: single or multiple injections[J]. Paediatr Anaesth, 2000, 10: 35-39.

[17] Thornton KL, Sacks MD, Hall R, et al. Comparison of 0.2% ropicacaine and 0.25% bupibacaine for axillary brachial plexus blocks in paediatric hand surgery[J]. Paediatr Anaesth, 2003, 13: 409-412.

[18] Inberg P, Kassila M, Vilkki S, et al. Anaesthesia for microvascular surgery in children: a combination of general anaesthesia and axillary plexus block [J]. Acta Anaesthesiol Scand, 1995, 39: 518-522.

[19] Tobias JD. Brachial plexus anaesthesia in children[J]. Pediatr Anaesth, 2001, 11: 265-275.

[20] Altintas F, Bozfurt P, Ipek N, et al. The efficacy of pre-versus post-surgical axillary block on postoperative pain in paediatric patients[J]. Paediatr Anaesth, 2000, 10: 23-28.

[21] Pande R, Pande M, Bhadani U, et al. Supraclavicular brachial plexus block as a sole anaesthetic technique in children: an analysis of 200 cases[J]. Anaesthesia, 2000, 55: 798-802.

[22] Marhofer P, Sitzwohl C, Greher M, et al. Ultrasound guidance for infraclavicular brachial plexus anaesthesia in children[J]. Anaesthesia, 2004, 59: 642-646.

[23] Tobias JD. Regional anaesthesia of the lower extremity in infants and children[J]. Paediatr Anaesth, 2003, 13: 152-163.

[24] Oberndorfer U, Marhofer P, Bösenberg A, et al. Ultrasonographic guidance for sciatic and femoral nerve blocks in children[J]. Br J Anaesth, 2007, 98: 797-801.

[25] Ivani G, Codipietro L, Gagliardi F, et al. A long-term continuous infusion via a sciatic catheter in a 3-year-old boy [J]. Paediatr Anaesth, 2003, 13: 718-721.

[26] Tobias JD, Mencio GA. Popliteal fossa block for postoperative analgesia after foot surgery in infants and children [J]. J Pediatr Orthop, 1999, 19: 511-514.

[27] Schwemmer U, Markus CK, Greim CA, et al. Sonographic imaging of the sciatic nerve and its division the popliteal fossa in children[J]. Paediatr Anaesth, 2004, 14: 1005-1008.

[28] Dalens B, Ecoffey C, Jolu A, et al. Pharmacokinetics and analgesic effect of ropivacaine following ilioinguinal/ililhypogastric nerve block in children[J]. Paediatr Anaesth, 2001, 11: 415-420.

[29] Willschke H, Marhofer P, Bösenberg A, et al. Ultrasonography for ilioinguinal/iliohypogastric nerve blocks in children[J]. Br J Anaesth, 2005, 95: 226-230.

[30] Weintraud M, Marhofer P, Boenberg A, et al. Ilioinguinal/iliohypogastric blocks in children: where do we administer the

local anesthetic without direct visualization [J]. Anesth Analg, 2008, 106: 89 - 93.

[31] Naja ZM, Raf M, El Rajab-M, et al. Nerve stimulator-guided paravertebral blockade combined with sevoflurane sedation versus general anesthesia with systemic analgesia for post herniorrhaphy pain relief in children [J]. Anesthesiology, 2005, 103: 600 - 605.

[32] Manion SC, Tobias JD. Lumbar plexus blockade in children [J]. Am J Pain Manage, 2005, 15: 120 - 126.

[33] Gielen M, Viering W. 3-in-1 lumbar plexus block for muscle biopsy in malignant hyperthermia patients. Amide anaesthetics may be used safety[J]. Acta Anaesthesiol Scand, 1986, 30: 581 - 583.

[34] Maccani RM, Wedel DJ, Melton A, et al. Femoral and lateral femoral cutaneous nerve block for muscle biopsies in children [J]. Paeditr Anaesth, 1995, 5: 223 - 227.

[35] Ion T, Cook-Sather SD, Finkel RS, et al. Fascia iliaca block for an infant with arthrogryposis multiplex congenital undergoing muscle biopsy[J]. Anesth Analg, 2005, 100: 82 - 84.

[36] Vincent CR, Turchiano J, Tobias JD. Fascia iliaca block for a muscle biopsy in an infant with undiagnosed hypotonia[J]. Saudi J Anesth, 2008, 2: 22 - 24.

[37] Naja ZM, Raf M, El-Rajab M, et al. A comparison of nerve stimulator guided paravertebral block and ilioinguinal nerve block for analgesia after inguinal herniorrphaphy in children [J]. Anaesthesia, 2006, 61: 1064 - 1068.

[38] Eck JB, Cantos-Gustafsson A, Ross AK, et al. What's new in pediatric paravertebral analgesia[J]. Tech Reg Anesth Pain Manage, 2002, 6: 131 - 135.

[39] McDonnell JG, O'Donnell BD, Farrell T, et al. Transversus abdominis plane block: a cadaveric and radiological evaluation [J]. Reg Anesth Pain Med, 2007, 32: 399 - 404.

[40] Carney J, McDonnell JG, Ochana A, et al. The transversus abdominis plane block provides effective postoperative analgesia in patients undergoing total abdominal hysterectomy [J]. Anesth Analg, 2008, 107: 2056 - 2060.

[41] Mukhtar K, Singh S. Transversus abdominis plane block for laparoscopic surgery[J]. Br J Anaesth, 2008, 102: 143 - 144.

[42] Frederickson M, Seal P, Houghton J. Early experience with the transversus abdominis plane block in children[J]. Pediatr Anesth, 2008, 18: 891 - 892.

[43] Lönnqvist PA, Olsson GL. Paravertebral vs epidural block in children. Effects on postoperative morphine requirements after renal surgery[J]. Acta Anesthesiol Scand, 1994, 38: 346 - 349.

[44] Lönnqvist PA, Hesser U. Location of the paravertebral space in children and adolescents in relation to surface anatomy assessed by computed tomography [J]. Paediatr Anaesth, 1992, 2: 285 - 289.

第七十八章 小儿部位麻醉

Wolf及其同事研究表明,行大手术治疗的婴儿,部位麻醉比应用大剂量阿片类药物镇痛能更有效地抑制心血管反应和应激反应,其中蛛网膜下腔阻滞最有效,它能有效地减轻应激反应,改善预后。然而,国外统计,小儿部位麻醉的应用率很低。部分麻醉学专家认为蛛网膜下腔阻滞仅适用于短小手术,由于部位麻醉是一项效果确切且安全的麻醉技术,所以在一些发展中国家仍很常用。

早在1901年及1909年Baindridge和Gray分别报道在婴儿及儿童成功施行蛛网膜下腔阻滞。之后相继出现小儿实施骶管阻滞、腰部硬膜外阻滞以及臂丛神经阻滞的报道。20世纪40年代以后由于全身麻醉的迅速发展,国外对小儿部位麻醉的兴趣随之渐渐减退,但中国麻醉界始终视部位麻醉为小儿麻醉的一个重要组成部分。20世纪80年代以后,局麻药在小儿应用的药效学和药代学有了进一步研究认识,国外对小儿部位麻醉的兴趣又有回升。随着更多新型局部麻醉药的引入(如罗哌卡因和左旋布比卡因),部位麻醉应用有了更大的进展。部位麻醉的优势有:完善的镇痛及肌松作用,既能满足某些手术要求,又大大减轻了全身麻醉可能带来的不良反应;更好的可控性和快速的苏醒;更少的环境污染和毒性;可复合全身浅麻醉。

第一节 局部麻醉药的药理学

局麻药对神经冲动的产生和传导有阻滞作用,阻滞的程度与局麻药的剂量、浓度、神经纤维的类别以及刺激强度等因素有关。欲获得满意的神经传导阻滞,应具备三个条件:局麻药必须达到足够的浓度;必须有充分的时间使局麻药分子到达神经膜上的受体部位;有足够的神经长轴与局麻药直接接触。局麻药的剂量或浓度过高,或将药物误注入血管内,血中药物达一定浓度能引起全身作用,最重要的是中枢神经系统和心血管系统的反应,这实际上是局麻药的毒性反应。

婴儿、儿童及成人的局麻药药理是不一致的。这些差异主要与下列因素有关:① 不同年龄间的体液所占体重的百分比。② 心排血量的分布。③ 肝肾功能状况。另外,药物在血液中的浓度还与药物的蛋白结合情况、代谢及排泄有关,显然那些与蛋白结合少或代谢率低的局麻药易产生全身毒性反应。新生儿白蛋白浓度较低,特别是α_1酸性糖蛋白含量较少,它可导致局麻药蛋白结合率降低。就布比卡因而言,蛋白结合率降低可导致游离局麻药浓度明显升高。蛋白结合率降低在6个月以下婴儿较其他婴儿更为明显。新生儿及3个月以内的婴儿代谢功能不成熟,肝脏血流明显减少,这些因素影响了药物的清除及排泄。新生儿较大的稳态分布容积可以降低血浆药物浓度,从而提供一定的临床保护。此外,新生儿血脑屏障不完善,可允许较高浓度的未结合药物进入中枢神经系统。

一、酯类局麻药

新生儿及6个月以内的婴儿血浆假性胆碱酯酶活性约为成人1/2。普鲁卡因和氯普鲁卡因的清除率降低。基于这一点,Singler提出氯普鲁卡因的最大剂量为7 mg/kg,普鲁卡因的最大剂量为5 mg/kg。对于婴幼儿,丁卡因主要用于脊麻,新生儿和婴儿按体重计所需药量较成人更大,而作用时效较短。

二、酰胺类局麻药

目前,已通过多种途径对利多卡因作用于小儿进行了研究,Finholt及其同事对6个月至3岁小儿研究结果显示利多卡因静脉注射后的分布及排泄与成人相同,新生儿的分布容积大,肝脏清除率轻度降低,由尿排泄的代谢产物及未代谢利多卡因稍微增加。新生儿终末消除半衰期(terminal elimination half-life)(平均3.2 h)较成人(1.8 h)更长。按体重计,最大剂量与成人相同。

新生儿尤其是早产儿血浆白蛋白及α_1脂蛋白含量较低,由于布比卡因是一种高蛋白结合率的局麻药,因此可使有效的(非结合的)药物浓度明显增高。婴儿血浆α_1脂蛋白浓度较1岁以上儿童明显降低,因此容易发生对酰胺类局麻药的毒性反应。通过对腰部硬膜外阻滞下施行腹部大手术的新生儿的研究发现单次注入0.25%布比卡因 1.8 mg/kg 后连续输注 0.125%药液0.2 mg/(kg·h),1 h 和 24 h 药物总浓度分别为 4.3±2.3 nmol/ml 和 7.7±2.3 nmol/ml。游离药物浓度相对变化不大。布比卡因的蛋白结合力强,6 个月以下婴儿的白蛋白及 α_1 酸性糖蛋白降低,因此局麻药的游离部分将会增加。新生儿黄疸可进一步降低白蛋白的作用,因此对新生儿及婴儿实施部位麻醉应减量。

血管外注射后,罗哌卡因达到血浆峰浓度的时间比布比卡因迟,罗哌卡因峰浓度要在注射后 2 h 出现。通常,血浆峰浓度(C_{max})延迟,最大峰值浓度(T_{max})也降低,这种在安全方面的有益效果已在某些儿科研究中发现。连续注射后的药代动力学研究显示四组年龄段的患儿,罗哌卡因持续输注 72 h,血药浓度没有明显变化,包括罗哌卡因主要的代谢产物 2,6 - pipecoloxylidide (PPX)的血药浓度也没变化。罗哌卡因的清除率随着年龄而增加,从新生儿的 33 ml/(kg·min)到年龄最大的一组 163 ml/(kg·min)。

左旋布比卡因是一种长效麻醉剂,能够产生剂量依赖性的麻醉效应。临床研究表明,相同浓度和剂量的左旋布比卡因的麻醉效能与罗哌卡因和消旋布比卡因相比没有明显差别。但对于婴幼儿,单次给药,左旋布比卡因可能提供比罗哌卡因和布比卡因更好的治疗指数。

第二节 蛛网膜下腔阻滞

婴幼儿脊柱生理弯曲尚未形成,不是蛛网膜下腔阻滞的适宜对象,然而自 20 世纪初以来,该方法已用于包括新生儿在内的各年龄组小儿。蛛网膜下腔阻滞是一种能有效减轻手术应激反应的部位麻醉方法。Wolf 及其同事研究表明,行大手术治疗的婴儿,区域组织和蛛网膜下腔阻滞比应用大剂量阿片类药物镇痛能更有效地抑制心血管反应和应激反应,其中蛛网膜下腔阻滞效果更明显,它能有效地减轻应激反应,改善预后。

一、蛛网膜下腔阻滞的适应证与禁忌证

蛛网膜下腔阻滞适用于大部分手术时间较短的婴幼儿下腹部和下肢手术,与在成人中的应用效果相比,它起效迅速、镇痛效果确切、肌松良好。国外文献报道该方法尤其适用于容易引起术后呼吸系统并发症的高危婴幼儿,包括早产儿、低体重儿、患有慢性呼吸道疾病等的患儿。这些患儿全麻术后发生呼吸系统并发症的概率明显增加,而应用蛛网膜下腔阻滞对呼吸功能几乎无影响,又能大大减轻全身麻醉的不良反应,术后镇痛效果良好,对生理功能影响小,患儿术后恢复迅速。然而,据美国儿童研究院疝外科治疗中心统计,小儿蛛网膜下腔阻滞的应用率仅为 15%。

饱胃也是蛛网膜下腔阻滞的适应证。蛛网膜下腔阻滞不影响保护性气道反射,发生误吸的风险很低,因此对那些有较高术后恶心、呕吐风险的患儿,蛛网膜下腔阻滞是一个不错的选择。此外,蛛网膜下腔阻滞还可用于那些有明显肺部疾患和神经肌肉疾病的患儿,以避免全身麻醉而使原有的呼吸功能不全恶化。

蛛网膜下腔阻滞亦有它的局限性,对那些罹患穿刺部位感染、退行性轴突病变疾病、颅内压增高、严重的凝血功能紊乱和低血容量患儿,应该避免使用蛛网膜下腔阻滞技术。蛛网膜下腔阻滞相对禁忌证包括脊柱变形和凝血异常。

二、蛛网膜下腔穿刺针的选择

穿刺针应该带管芯,这样可以避免穿刺时将皮肤或皮下组织带入蛛网膜下腔,能够保证穿刺针通畅。研究表明,同 25～27 G 穿刺针相比,22 G 穿刺针腰穿后头痛的发生率高 2～3 倍。50 mm 的 27 G 脊髓穿刺针较适用于幼儿,而 90 mm 的 25 G 穿刺针适用于学龄儿童和青少年。穿刺针尖的设计,不论是刀刃式还是笔尖式,并不影响阻滞的成功率或穿刺后并发症的发生率,也不影响蛛网膜下腔阻滞的质量,以及局麻药的扩散或麻醉持续时间。

三、穿刺间隙、体位及方法

儿童的脊柱比较灵活,椎体间隙容易辨认,蛛网膜下腔穿刺相对容易。蛛网膜下腔阻滞穿刺点在脊柱腰段,同腰部硬膜外麻醉。患儿取坐位时较易穿刺,但侧卧位操作对患儿尤其是高危婴儿更安全。新生儿脊髓下端在 L_3 水平,硬膜囊下端在 S_3 水平(图 78 - 1),生后第一年即可达成人水平,分别止于 L_1 和 S_1 水平,所以穿刺间隙应选择 $L_{4\sim5}$ 或 $L_{3\sim4}$。小儿棘突间隙容易扪及,确定穿刺点后,采用 1%利多卡因与适当麻黄碱混合液作局部皮内及皮下浸润,25 G 针穿刺对黄韧带及硬脊膜可有明显的穿破感,皮肤至蛛网膜下腔的距离较短,婴儿为 1.0～1.5 cm,5～8 岁为 3.5±0.5 cm,9～12 岁为 4.2±0.5 cm。一般穿刺针斜面指向头侧,药液不用 CSF 稀释,以 0.2 ml/s 的速度一次注完全量。

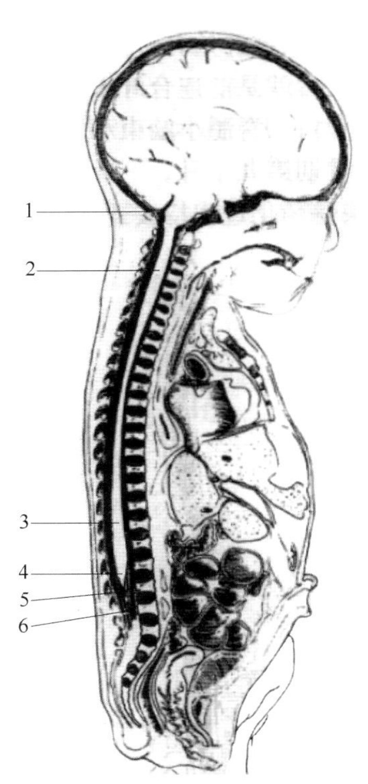

图 78-1　新生儿脊髓与椎管解剖。

1：枕骨大孔；2：颈膨大；3：腰膨大；4：脊髓圆锥；5：L_3 椎体；6：尾丝。

小儿蛛网膜下腔阻滞平面的测定通常比较困难，常用的检测麻醉平面的方法包括切皮反应、冷刺激法和针刺法。Dalens 等推荐应用经皮电刺激法进行麻醉平面的测定，其精确性、可重复性更高，且经济易行。

四、局麻药用量

小儿蛛网膜下腔阻滞局麻药的药效维持时间较成人更短，这可能与小儿脑脊液循环较快，代谢率较高有关，因此在临床应用时应适当考虑。Dohi 等指出，采用丁卡因重比重液(含肾上腺素)的 2 岁以下的患儿运动功能恢复时间随年龄增长而增加，运动功能恢复时间大约是成人的 20%，加入肾上腺素后平均可延长阻断时间 32%。临床工作中，通常根据体重计算局麻药的剂量。其他的参数，比如身高，可能会导致药物过量。然而，在那些过度肥胖的儿童，根据体重得出的药物剂量仍可能导致药物过量。因此对于这些儿童，剂量应该稍微减量(表 78-1)。

表 78-1　根据体重小儿局麻药剂量的选择

药　物	体重(kg)	剂量(mg/kg)	预期麻醉持续时间(min)
布比卡因	≤10	0.4～0.5	75
	11～19	0.3～0.4	80
	≥20	0.25～0.3	85

关于药物剂量确定标准，有按照体重计算的，也有按照年龄计算的，见表 78-2。

表 78-2　根据年龄小儿局麻药剂量的选择

作　者	年　龄	药物和剂量(mg/kg)
Abajian, et al	<1 岁	丁卡因 0.22～0.32
Sartorelli, et al	<7 个月	丁卡因 0.5
	0～3 个月	丁卡因 0.4～0.5
	3～24 个月	丁卡因 0.3～0.4
Blaise, Roy	≥24 个月	丁卡因 0.2～0.3
	0～24 个月	布比卡因 0.3～0.4
	≥24 个月	布比卡因 0.3
Tobias, et al	新生儿	丁卡因 0.6
Tobias, Flannagan	新生儿	丁卡因 0.6
Kokki, et al	2～5 岁	布比卡因 0.5
Kokki, Hendolin	2 个月至 17 岁	利多卡因 2～3
		布比卡因 0.3～0.4
Melman, et al	0.5 个月至 15 岁	利多卡因 1.5～2.5
Parkinson, et al	<6 个月	布比卡因 0.6
Hirabayashi, et al	12～16 岁	丁卡因 8(总量 8 mg)
Race, et al	1～2 个月	利多卡因 3
		丁卡因 0.4
Aronson, et al	1 d 至 12 个月	丁卡因 0.5
Tobias, Mencio	9 d 至 12 个月	布比卡因 0.5～0.6

鉴于不同年龄患儿可有相同身高及体重，而不同的体重及身高可见于相同年龄的患儿，于是对 942 例行蛛网膜下腔阻滞的患儿测定自第七颈椎棘突至骶裂孔的长度(椎长)得出以患儿椎长来计算局麻药剂量的简易方法(表 78-3)。

表 78-3　四组局麻药液的配制

项　　目	Ⅰ	Ⅱ	Ⅲ	Ⅳ
局麻药及浓度	1.0% 丁卡因	0.75% 布比卡因	1% 罗哌卡因	2% 利多卡因
剂量(mg/cm 椎长)	0.15	0.15	0.15	0.8
混合液配置				
局麻药容量(ml)	1.0	1.0	1.0	2.4
葡萄糖浓度(%)	10	10	25	25
葡萄糖容量(ml)	1.0	0.5	0.5	0.6
肾上腺素(μg/ml)	5	5	5	5
混合液浓度(%)	0.5	0.5	0.5	1.6
局麻药比重	1.002 4	1.008 6	1.008 6	1.010 4
混合液比重	1.016 8	1.017 5	1.035 8	1.026 4

本研究对以下三项指标进行观察：

（1）麻醉作用开始时间 从注入麻醉药开始到会阴部皮肤痛觉消失的时间。

（2）阻滞平面固定时间 从注入局麻药开始到出现最高阻滞平面所需的时间。

（3）阻滞平面消退时间 从阻滞平面固定后10 min起测得的消退到某一平面所需的时间，以消退至T12为麻醉维持时间。

根据观察，四组药液在麻醉作用开始时间方面无统计学差异，在阻滞平面固定时间方面，丁卡因及布比卡因-10%葡萄糖组（11～12 min）较布比卡因-25%葡萄糖组和利多卡因组（8～9 min）时间长。在阻滞平面消退时间方面，丁卡因组（215 min）明显长于其他三组（82～100 min），而其他三组间无明显差异。可以得出丁卡因、布比卡因用于小儿蛛网膜下腔阻滞具有效果确切及阻滞平面易于控制的优点，而利多卡因阻滞平面极易扩散升高，影响呼吸和循环功能，对小儿并不适用。资料显示，要求阻滞平面在 T_{10} 并维持 1 h 以内的手术，四组药物均可采用，>90 min 的手术，以选用丁卡因为宜。

第三节 硬膜外阻滞

腰部硬膜外阻滞较多地用于小儿。Seivers 在 1936 年首先报道腰部硬膜外阻滞用于小儿。小儿穿刺层次感分明，局麻药液在硬膜外腔中扩散较大，且小儿循环代偿功能良好，所以腰部硬膜外阻滞常能收到满意的效果。然而，胸段和高位腰段穿刺时硬膜穿刺针直接引起或过量麻醉药引起的脊髓意外损伤的风险，令人担忧。为了减少这种风险，研究人员一直关注低位腰段或骶尾段阻滞（即避开脊髓）和由尾部向头部方向置管。穿刺点应选 $L_{3\sim4}$ 或 $L_{4\sim5}$，以避免损伤脊髓，在婴儿尤应注意。尽管有国内外学者报道硬膜外阻滞用于新生儿和婴儿病例，然而从权衡麻醉方法的优缺点、对患儿潜在的危险性的认识，认为对不同年龄的患儿应有其相对比较适宜的麻醉方法，如果以某一两种麻醉方法用于各年龄组，显然是不恰当的。

从皮肤至硬膜外腔的距离随生长发育而逐渐增大，Kosaka 等测量 1～10 岁小儿腰部皮肤至硬膜外间隙距离平均为 1.5～2.8 cm（图 78－2）。Jacolot 等人指出 4 kg 小儿该距离为 8 mm，15 kg 小儿为 20 mm。Yaster 指出婴儿及幼儿该距离仅 10～18 mm，而 Bosoni 则介绍一简易算式，即距离＝年龄×2＋10(mm)。确定针尖进入硬膜外腔可以注气阻力消失感为依据，但笔者的经验是采用“气泡搏动”更能确定位置。硬膜外导管多向头侧置管，穿刺部位根据手术部位而定。

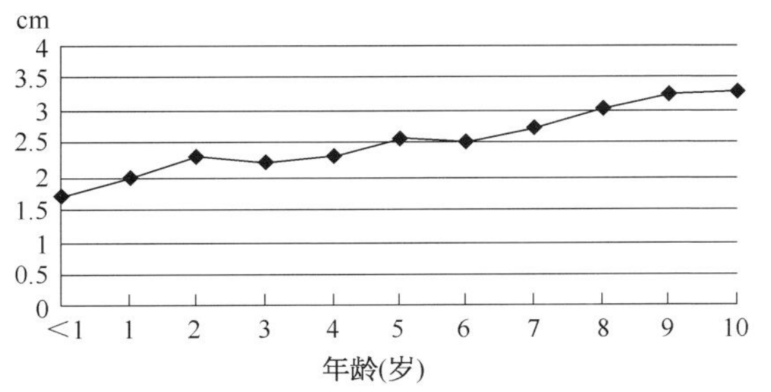

图 78－2 小儿硬膜外腔至皮肤的距离

腰部硬膜外阻滞可选用多种不同浓度的局麻药，Ecoffey 在新生儿采用 0.5%布比卡因 0.75 ml/kg 经硬膜外导管注入，可阻滞至上腹部。血药浓度为 1.35 μg/ml，同样容量的 0.25%布比卡因也能适用于众多手术且血药浓度较低。Murat 发现，0.25%布比卡因中加入肾上腺素（5 μg/ml）可明显延长药效。利多卡因也作为硬膜外阻滞的常用药物，按 8 mg/kg 选用0.75%～1.5%浓度，均采用导管连续注药法，试验剂量为总量的1/4。硬膜外输注 0.2～0.4 mg/(kg·h) 罗哌卡因在新生儿和 1 岁以内的婴儿能达到满意的镇痛效果。

与腰部相比，小儿胸部硬膜外阻滞较少采用。一则由于要求穿刺的技术颇高，稍有不慎，极易引起严重损伤；其次该法容易发生呼吸循环功能抑制，更重要的是“稍低部位”可由腰部途径解决，“稍高部位”则以选用气管内麻醉更为适宜。较为可选的是胸部硬膜外阻滞与气管内麻醉复合使用，既可使手术野肌松完善，又可保持呼吸循环处于良好的状态。

第四节 骶管阻滞

骶管阻滞是小儿尤其是婴幼儿常用的硬膜外麻醉方式。自从 Campbell 1933 年首先报道小儿采用骶管阻滞以来,已有许多关于骶管阻滞单独或复合浅全麻用于低年龄儿童或婴儿腹部手术的报道。这主要是由于骶管解剖标记明显,且骶骨背面平、骶角突出易扪及,穿刺成功率较高以及对局麻药用于小儿的药代学的了解。骶管阻滞的优点在于镇痛完善,术中、术后血流动力学稳定,通常不需气管插管,对吸入全麻药所需甚少,因此术后苏醒迅速,镇痛完善,可减少患儿躁动的可能性。

骶管穿刺方法多数采用单次注射法。为控制平面及治疗需要,有采取置管方法,即用静脉套管针穿刺,当刺破骶尾韧带后,将金属针抽出少许后,连同套管谨慎地推进5～10 mm,固定后即可注药。经骶管可放置导管直达腰部和胸部硬膜外间隙,而无需选用经腰椎或胸椎棘突间隙硬膜外阻滞。有许多关于骶管阻滞局麻药用量的计算式,有基于体重、年龄以及椎管长度(C_7 至骶裂孔长度),其中最可靠的是 Busoni 和 Andreucetli 的计算公式,而 Armitage 的计算公式更实用。在实际应用中多按体重计。有人指出,阻滞平面如欲达 $T_{7\sim8}$,局麻药用量为1 ml/kg;平面达 $T_{12}\sim L_1$,局麻药用量为0.75 ml/kg;$L_5\sim S_1$,局麻药用量为0.5 ml/kg。大剂量局麻药偶尔可导致过高平面(超过 T_4 椎体)阻滞。局麻药以1%利多卡因或0.25%布比卡因较为常用。利多卡因最大剂量为10 mg/kg;布比卡因为2.5 mg/kg。Yaster 提出的用药方案为0.125%～0.25%布比卡因1 ml/kg(<30 ml),适用于所有横膈以下手术,药液中可加肾上腺素(5 μg/ml)以延长感觉神经阻滞时间,术毕追加0.125%布比卡因1 ml/kg 可维持4～6 h镇痛。与0.25%药液相比,运动神经被阻滞的机会明显减少。必须指出,小儿骶管阻滞平面随年龄增长而逐步下降。新生儿可高达 T_4,学龄前儿童约 T_{10},至年长儿已很少超过腰脊神经支配区。与上述现象相对应,不同年龄小儿所需局麻药的浓度亦各异。0.25%布比卡因对术后镇痛效果较好。有人提出药液中加入肾上腺素(5 μg/ml)对5岁以下小儿可明显延长药效,平均镇痛时间长达22.1 h。小儿骶管阻滞用药量见表78-4。

表78-4　骶骨阻滞各年龄局麻药浓度(%)

年　龄	利多卡因	丁卡因	布比卡因
<3岁	0.50	0.1	0.125
3～5岁	0.75～1.0	0.15	0.2
6～10岁	1.0	0.2	0.25
>10岁	1.2～1.5	0.2	0.375

第五节　周围神经阻滞

一、臂丛神经阻滞

臂丛神经阻滞是常用于儿童的神经阻滞技术之一,由于可在清醒状态下或用轻度镇静药物,因此可以减少全身麻醉的并发症,避免呕吐误吸,尤其适用于术后需早期出院的患儿。与成人相同,通常使用的阻滞径路(腋路法、锁骨上法及肌间沟法)均可用于小儿。由于后两种径路需以患儿确切的主诉来确定穿刺针的正确位置,因此不能正确表达的患儿不宜选用。腋路法通过穿刺针出现与腋动脉搏动相一致的摆动以达到正确部位为依据,因此常用于各年龄阶段患儿。但由于肌皮神经自喙突水平较早离开神经鞘,腋路往往阻滞不全。在诸多穿刺方法中,"两针三分"法能取得极佳的效果,分别于紧贴腋动脉内外侧各注入全量1/3药液,然后两针各压低进针角度刺入较深部位,将余下药液等量分注于两针。在超声引导下,有经验的麻醉医师可以在腋窝分辨臂丛各神经分支并在直视下注入局麻药,桡神经最先被阻滞,然后是尺神经、正中神经,最后是肌皮神经,超声技术可使腋路阻滞有效而完全。合适的局麻药容量是臂丛神经阻滞成功的重要因素。有人提出该容量应是0.6～0.7 ml/kg。各年龄所需药量见表78-5。

表78-5　小儿臂丛神经阻滞药物药量

年龄(岁)	药量(ml)
<1	3
1～3	6～9
4～6	9～11
7～9	14～20
10～12	21～25
13～15	28～35

局麻药常用利多卡因,药量为10 mg/kg,浓度为0.75%～1.5%,于药液中加入肾上腺素5 μg/ml。只要穿刺部位正确,阻滞完善,利多卡因的镇痛药效时间可>2 h。布比卡因药量为3 mg/kg,浓度为0.25%～0.5%,起效时间较长。在实施臂丛神经阻滞过程中,如果不慎损伤血管,就有可能由于短期内较大剂量药液进入血液而发生局麻药毒性反应。损伤动脉可引起血肿,神经直接受损可引起神经痛。

二、股神经阻滞

股神经阻滞穿刺点在腹股沟韧带中点以下 1.0～1.5 cm 股动脉搏动处，用 22 G 短斜面针在此搏动旁垂直刺入，刺破股神经周围筋膜时有“突破感”，于此作扇形浸润。尚无关于股神经阻滞所需药物容量的确切资料，有人报道以 0.5% 布比卡因 0.2 ml/kg（最大容量 10 ml）有效地用于股骨干骨折止痛，药效维持 4 h。也可采用 1% 利多卡因 0.3 ml/kg 不加肾上腺素用于短小手术，注药后 10 min 内起效，持续 40～50 min。

三、髂腹下和髂腹股沟神经阻滞

该法可用于腹股沟疝及睾丸固定术的术中和术后镇痛。传统操作技术是于髂前上棘内上方 1 cm 处用 22 G 或 25 G 注射针进针，向下、向两侧直至触及髂骨内侧。然后针头回至原进针点，并指向腹股沟韧带内下方，至腹外斜肌筋膜作扇形浸润，成功率非常低，但是辅以超声引导，结果完全不同。成功操作后少量的局麻药即可取得良好的术中镇痛效果，且不良反应较少。可采用 0.25%～0.5% 布比卡因（含 5 μg/ml 肾上腺素），总量≤2 mg/kg。髂腹下及髂腹股沟神经阻滞方法简便、安全，也可配合全麻应用，减少全麻药用量。

第六节 并发症及注意事项

一、蛛网膜下腔阻滞

（一）阻滞平面过高 新生儿脊柱生理弯曲尚未形成，局麻药容易随脑脊液扩散，从而导致阻滞平面过高，即使在脊柱生理弯曲形成后，对小儿实施蛛网膜下腔阻滞仍易发生此类并发症，究其原因系与药物用量相对较大以及脑脊液循环较快有关。由于此并发症可能导致呼吸抑制，必须予以充分认识，更何况在某些情况下，小儿可因下肢麻木难受或其他原因而哭吵影响手术进行，不得不辅以镇静药物，因此可增加呼吸抑制的发生率，所以应尽量避免发生，一旦发生也应减轻对机体的影响。注意事项有：① 严格按计算结果用药。② 穿刺间隙勿超过 $L_{3\sim4}$，向头侧注药时更应控制注药速度＜0.2 ml/s。③ 及时调整体位，控制阻滞平面上升。④ 实用年龄应＞5 岁。⑤ 虚弱、脱水患儿应在适当纠治后才实施蛛网膜下腔阻滞或选用全身麻醉。⑥ 及时有效吸氧能明显减轻该并发症的影响。

（二）恶心呕吐 小儿蛛网膜下腔阻滞期间恶心及呕吐的发生率一般为 13%～42%，低血压所致脑供血不足是其原因之一，但小儿蛛网膜下腔阻滞期间极少发生低血压的事实说明低血压可能不是该并发症发生的主要原因。较高阻滞平面对交感神经的抑制引起副交感神经张力增高，胃肠道蠕动增强可能是该并发症发生的重要原因。某些局麻药的影响以及为控制阻滞平面升高而长时间取头高脚低位等都可能促发恶心呕吐。注意事项有：① 及时调整体位，控制平面上升。② 避免低血压。③ 阿托品、咪达唑仑、氟哌利多等可预防发生或减轻症状。

（三）蛛网膜下腔阻滞后头痛 该并发症与患者年龄、性别有关，女性青年发生率较高，小儿极少发生。引起该并发症的主要原因是与脑脊液经刺破的硬膜孔流失有关，因此也与穿刺针粗细有直接关系。

研究指出，穿刺针斜面与韧带纤维之间的关系也对头痛的发生起重要作用。如果穿刺针斜面与韧带纤维垂直（斜面指向头侧或尾侧）则由于较多纤维被切割扩大硬膜穿刺孔，增加脑脊液外流量。如果穿刺针斜面与韧带纤维平行（斜面指向上侧或下侧）则穿刺针经纤维间刺入，较少损伤纤维，硬膜穿刺孔较小，脑脊液外流量减少，头痛发生率降低（表 78－6）。

表 78－6 穿刺针斜面与头痛发生率关系

穿刺针种类	与韧带纤维垂直		与韧带纤维平行	
	病例	头痛发生例数及所占比例	病例	头痛发生例数及所占比例
22 G	29	5(17%)	140	1(0.7%)
25 G	33	5(15%)	280	0
总数	62	10(16%)	420	1(0.2%)

蛛网膜下腔阻滞后头痛亦可由某些物质（如滑石粉等）被带入蛛网膜下腔，促使脑脊液生成增快，颅内压升高而引起。尽管小儿极少发生该类并发症（上海第二医科大学附属新华医院 20 000 例小儿脊麻病例中发生头痛 12 例），但一旦发生往往症状较重。穿刺针头端形状的不同对影响头痛的发生率在成人报道中有明显区别，而 Kokki H 的研究（1999 年）指出小儿使用普通斜面穿刺针与笔尖穿刺针（pencil-point）两者在发生脊麻后头痛方面无显著差异。治疗措施有：① 止痛药，卧床，补液。② 静脉注射稀释的苯甲酸钠咖啡因。③ 生理盐水 10～

20 ml 注于硬膜外腔。④ 对症状严重者，有人指出自体血硬膜外充垫能有效地治疗头痛。

(四) 阻滞平面过广 由于脊柱生理弯曲尚未形成、相对药量较大以及脑脊液循环较快，因此小儿容易发生阻滞平面过广，但由此导致的血压下降和呼吸抑制少见，严格控制局麻药量和及时调节平面有助于控制该并发症。小儿循环代偿功能良好，麻醉期间很少发生血压下降。有人指出血压下降仅见于＞10 岁儿童，10 岁以下不论交感神经阻滞的平面多高，即使不预先扩充血容量，血流动力学仍稳定。

(五) 背痛 小儿腰椎穿刺后背痛并不少见，有人提出发生率为 32%～55%，其中严重疼痛者仅 3%。与疼痛发生有关的因素有：① 穿刺针斜面对韧带纤维的切割数。② 骨膜损伤。③ 肌肉血肿。④ 韧带损伤或反射性肌肉痉挛。熟练穿刺技术，减少对组织的损伤可减少本并发症的发生。

(六) 神经损伤 蛛网膜下腔阻滞引起重要神经损伤诸如脊髓损伤、脊神经根损伤等较为少见。其发生往往跟穿刺损伤、药物污染、局麻药毒性反应、蛛网膜下腔出血以及脊髓缺血等因素有关。随着操作进一步规范化，此类并发症已少见。

二、硬膜外腔阻滞

(一) 局麻药全身毒性反应 由于硬膜外腔阻滞所需的药量是蛛网膜下腔阻滞的 5～8 倍，因此较易发生此类并发症，尤其当药液注入静脉(意外穿刺损伤)更增加发生机会。判断这种并发症的首要技术就是应用试验剂量，新的儿科标准包括心率增加 10 次/min 或收缩压升高 15 mmHg，心电图 T 波波幅升高＞25%，可以此作为鉴别特征。由于药液的血浆峰值浓度在注射后 20～30 min 出现，只要避免单次快速注射，此类并发症并不多见。小儿所需药量相对大于成人，且硬膜外腔具有较丰富的静脉丛，在实施过程中应予以考虑。注意事项有：① 严格掌握用药剂量，使用最低有效浓度和容量。② 穿刺及置管轻柔，避免损伤。应用肾上腺素试验剂量(0.5 μg/kg)。如有大量血性液抽出，在经上述方法治疗后应予以放弃而改用其他麻醉方法。③ 麻醉前使用苯二氮䓬类或巴比妥类药能减轻毒性反应。④ 应用新型的低心脏毒性的局麻药物。

(二) 意外蛛网膜下腔注射 硬膜外腔穿刺时，如果未及时发现穿刺针刺破硬膜，尤其当插入的塑料导管进入硬膜外腔而未被及时发现，就有可能发生局麻药意外蛛网膜下腔注射。由于硬膜外阻滞所需药量较大，因此当发生意外蛛网膜下腔注射，常可导致高阻滞平面或全脊麻。小儿椎管各解剖层次穿刺手感较明显，只要操作轻柔仔细，常可避免发生该并发症。一旦发生意外注射，常可引起患者不同程度的呼吸抑制，当 $C_{3\sim5}$ 神经受累，即可发生膈肌麻痹，因此处理要点在于维持呼吸功能，待药液代谢后其影响会逐渐减轻。

(三) 意外硬膜下腔注射 硬膜下腔是一个潜在性的解剖学名称，通常不会发生硬膜下腔注射。一旦发生，则小量局麻药就可产生广范围阻滞，但阻滞发生的速度慢于蛛网膜下腔阻滞。由于硬膜下腔不与颅内蛛网膜下腔相通，所以不会导致意识丧失。可于导管内注入试验剂量仔细观察神经阻滞范围，一旦出现广范围阻滞，就应慎重决定是否继续用药。

(四) 神经损伤 硬膜外腔阻滞可引起一些神经并发症，究其原因多与操作不够轻柔、导管置入方法欠妥或反复穿刺有关。神经根损伤、脊髓损伤、蛛网膜炎、脊髓前动脉栓塞、硬膜外腔血肿等均可产生不同程度的临床症状。及时诊断、及时治疗是处理该并发症的重要原则。

(彭元志　陈　琦　王英伟)

参考文献

［1］ Wolf AR, Doyle E, Thomas E. Modifying infant stress responses to major surgery: spinal vs extradural vs opioid analgesia[J]. Paediatr Anaesth, 1998, 8: 305-311.

［2］ Breschan C, Jost R, Krumpholz R, et al. A prospective study comparing the analgesic efficacy of levobupivacaine, ropivacaine and bupivacaine in pediatric patients undergoing caudal blockade[J]. Paediatr Anaesth, 2005, 15: 301-306.

［3］ Chalkiadis GA, Anderson BJ. Age and size are the major covariates for prediction of levobupivacaine clearance in children[J]. Paediatr Anaesth, 2006, 16: 275-282.

［4］ Frawley GP, Downie S, Huang GH. Levobupivacaine caudal anesthesia in children: a randomized double-blind comparison with bupivacaine[J]. Paediatr Anaesth, 2006, 16: 754-760.

［5］ Gunes Y, Secen M, Ozcengiz D, et al. Comparison of caudal ropivacaine, ropivacaine plus ketamine and ropivacaine plus tramadol administration for postoperative analgesia in children [J]. Paediatr Anaesth, 2004, 14: 557-563.

［6］ Horlocker TT, Abel MD, Messick JM, et al. Small risk of serious neurologic complications related to lumbar epidural catheter placement in anesthetized patients[J]. Anesth Analg, 2003, 96: 1547-1552.

［7］ Menzies R, Congreve K, Herodes V, et al. A survey of pediatric caudal extradural anesthesia practice[J]. Paediatr Anaesth, 2009, 19: 829-836.

小儿全身麻醉的实施

小儿麻醉几乎都是全身麻醉或者包含全麻的复合麻醉。由于小儿年龄、生理解剖、心理及手术种类等和成人有很大的差别，因此小儿全身麻醉与成人有许多不同。目前成人基本采用静脉注射静脉麻醉药物诱导，只有少数患者采用吸入全身麻醉药诱导，而小儿年龄、生理、心理发育差异跨度非常大，对麻醉实施配合程度差异明显，麻醉实施方案个体化特性比较突出，尤其小儿麻醉诱导，有很强的年龄特性。因此，小儿全身麻醉的实施有很强的技术性，麻醉的方法也应规范，怎样既舒适又安全地对小儿实施全麻可不是一件简单的事。

第一节　麻醉前的访视、评估和准备

一、麻醉前访视和沟通

目前，在许多麻醉科，患儿进手术室常常哭闹，这与麻醉科医师不重视术前访视，与患儿及家长的沟通交流少且缺少沟通的技巧不无关系。以缩短术前访视时间，伤害患儿的心理健康及父母对医务人员的信赖，来换取所谓的手术的高效率，对医患关系也是一种极大的伤害。而且往往由于术前访视不到位，患儿哭闹进不了手术室而适得其反。因此，麻醉医师在小儿麻醉前与患儿和家长进行访视和交流尤其重要。交流时的方式要适应其年龄特征。内容包括正确评价情感压力对于儿童及其家长的影响，了解所患疾病及准备施行的手术情况，同时制定为手术创造最佳医疗条件的相应麻醉计划。下列为一些交流沟通的方式和技巧。

(1) 小儿麻醉医师应懂得小儿心理学，了解不同年龄段小儿的心理和行为特点。

(2) 术前一定和患儿及家长见面和交谈，让他们了解大致的麻醉过程，并产生信任感。

(3) 应该始终把多数注意力放在患儿身上，而不是只和家长交谈而忽略了患儿本身。

(4) 小儿麻醉医师要成为患儿的朋友。必要时和患儿玩耍，用浅而易懂的语言和儿童交谈，鼓励患儿提出问题，耐心解答。对于1～3岁的幼儿，要抱抱他（她）们、逗逗他（她）们，要尽可能被他（她）们所接受，等到进手术室时就可能顺利抱入。

(5) 对于懂事的大小孩要真实详细地讲解将要进行的麻醉过程，但应避免不必要的、可能引起恐慌的内容。怕打针的孩子，可保证只要他（她）合作一定不会打针。消除他们关于手术过程中疼痛和不安全的顾虑，强调他们不会在手术中苏醒而只在手术结束后才醒过来，这点非常重要。

(6) 如有条件，让家长和孩子观看一些麻醉过程的录像，做一些科普知识的宣教，尽可能多地了解一些麻醉的情况，并告诉患儿和家长需要做一些什么配合和注意事项。重要的是在每个步骤发生之前告诉孩子，并且在自己、家长或玩具上示范。这样麻醉时患儿会更加顺从、配合，顺利进行麻醉诱导。

二、麻醉前评估

(一) 病史　尽管小儿的病史一般不复杂，但小儿生理储备功能低下，病情变化快，在麻醉前除了了解外科手术相关疾病外，必须全面了解各器官系统功能状况，并存疾病、既往疾病和麻醉手术史、出生状况、过敏史和家族麻醉手术史。尤其关注患儿是否存在哮喘、肺炎病史及近期有无上呼吸道感染等。极个别患儿可能有先天性吼喘鸣或先天性喉发育不良或先天性气管软化症病史，此类患儿在麻醉诱导期间可能发生严重吸气性呼吸困难。大量胸腔积液、胸腔占位、膈疝等胸膜腔内压增加的患者在自主呼吸抑制后可能发生严重通气困难，麻醉诱导时需考虑保留自主呼吸。

(二) 体格检查　体格检查应针对与麻醉实施有密切相关的系统进行，着重于检查重要脏器，尤其是呼吸系统是否有解剖畸形、扁桃腺大小，应仔细听诊心肺，观察两肺是否有啰音，心脏是否存在杂音等。小儿麻醉医师听诊器应不离手。

(三) 实验室及影像学检查　一般健康小儿，如进行一个短小的手术，有一个常规的血液学检查和胸部X线检查即可；如是一个有疾病史及较大手术，尤其疾病累及呼吸、循环、中枢神经系统、肝肾内分泌等系统功能的患儿，应做相应的检查。

(四) 胃肠道的准备 为了避免术中出现呕吐窒息，择期手术患儿进行适当的禁食禁饮是必须的。但目前小儿术前禁食禁饮时间普遍过长，造成的不适常常是患儿哭闹的原因之一，甚至出现脱水、低血糖等。常见因素及应对措施如下。

1. 手术接台，禁饮禁食时间常难以控制 择期的一些儿科手术时间短，手术数量多。大型综合医院或儿童专科医院常一日可以排十几甚至二十几例，而其中又不乏当日突然发热咳嗽等而临时改变手术日期的，因此常有麻醉医师及外科医师担心预定的手术次序改变而使原有禁饮禁食时间不够，因而禁食禁饮时间宁长勿短的想法比较明显。

2. 术前禁饮禁食没有个体化 目前较公认的术前禁饮禁食时间为：6个月以下的儿童，禁母乳4 h，禁配方乳及固体食物6 h，禁清液体2 h；6个月至3岁儿童，禁奶及固体食物6 h，禁清液体2～3 h；3岁以上儿童，禁奶及固体食物6～8 h，禁清液体2～3 h。病房护士和外科医师往往怕禁食禁饮不够而遭到麻醉科医师暂停或推迟手术的决定，因此常常有意无意地延长了患儿禁食禁饮的时间，嘱咐患儿家属宁可禁饮禁食时间长些更保险，且他们因为与患儿家属接触时间更多而获得了更多的信任。

3. 儿童与成人存在差异 儿童与成人相比，术中胃内容物误吸的发生率并未明显增高，且长时间的禁食可能导致脱水及低血糖，尤其在婴幼儿和新生儿。可采取下述方法：

(1) 麻醉科医师与病房或预约安排手术的护士和外科医师统一意见和说法，禁食禁饮的医嘱最好由麻醉科医师下达，避免多方下达医嘱造成不统一的说法，以至于家长也无可适从。如有麻醉科门诊则这些问题可能解决得更好。

(2) 应向家长仔细交代禁食禁饮的确切时间，以及可以吃和饮用的食品和饮料的种类以及进食(饮)的量。

(3) 禁食禁饮要个体化，不要为了省事，将几个前后接台手术的患儿搞一刀切的禁食禁饮时间。

(4) 如果出现打乱了原来的手术时间安排表的情况，常见的是推迟，如预计在2 h以上的，可给患儿适量的水或清饮料(如糖水，同时还可补点能量，以免出现低血糖)。

三、设备、药品和人员的准备

(一) 麻醉机准备 实施小儿麻醉的麻醉机应准备具有小儿常用通气模式(如定压通气模式)、双管(氧气和空气)或三管(氧气、空气、必要时氧化亚氮)流量表，同时应有氧浓度的监测。应该有开启相当灵活低阻力的呼吸活瓣，以免由于活瓣阻力过高，新生儿和婴幼儿没有足够的力量推开活瓣而出现问题。使用小儿螺纹管和接头等以减少呼吸死腔。其他有关麻醉机的准备和检查同成人，见相关章节。

(二) 监护仪及保暖设备的准备 常规监测心率、无创血压、心电图、无创脉率-血氧饱和度(SpO_2)和呼气末CO_2，尽量监测体温，条件允许下监测呼吸末麻醉气体浓度。其中，尤以小儿SpO_2探头的准备和功能状态的检查最为重要。必要时准备其他监测如有创血压、中心静脉压等。麻醉机和监测仪器应处于工作状态并保持整洁和有序以避免在紧急时出现紊乱情况，其中最必须准备的就是听诊器。

小儿入手术室前应进行适当的保暖设施的准备，尤其是婴幼儿，包括室温适当、保证各种保温装置(如加热灯、电热毯、暖风机等)处于良好功能状态。

(三) 气道处理相关器具准备 无论计划采取何种麻醉方式，必须按气管插管全身麻醉准备合适的面罩、喉镜片、气管导管(除预选导管外还应准备大和小一号的导管)、插管管芯、喉罩、口咽通气道或鼻咽通气道等。准备合适的小儿吸痰管并检查吸引力。

(四) 抢救药品和麻醉药品准备 常规准备肾上腺素、阿托品和琥珀胆碱，并稀释到合适的浓度。麻醉药品包括全身麻醉镇静与镇痛药物和骨骼肌松弛药物。

(五) 麻醉人员准备 鉴于小儿麻醉较强的专科性以及小儿生理储备功能差、病情变化快等特点，建议：① 小儿麻醉的责任医师应该是掌握了小儿麻醉技术并且从事麻醉工作至少3年的执业医师。② 麻醉科护士或手术室护士也应是比较专业的，最好固定工作在小儿麻醉和小儿手术。

四、手术室环境的准备

患儿从病房或自己家里熟悉的环境来到手术室的陌生环境中，对人员不熟，难免会产生紧张甚至恐惧的情绪，这种情绪可使患儿不合作、哭闹，严重时患儿精神可能受到创伤，术后出现抑郁、焦虑和行为改变等。因此，适宜的术前环境对孩子尤为重要。

让儿童手术室更像幼儿园，可以在手术室门口准备一些玩具，最好有供小儿玩耍的场地和器材。在手术室过道、诱导室和复苏室里摆放、张贴和悬挂一些小动物的卡通图片和小玩具等，使患儿感到温暖、亲切。手术间里可以播放一些小儿歌曲和音乐。接入患儿时，麻醉医师摘下口罩，以免“吓着”孩子，同时也让孩子认出面前的医师就是术前那位看过他(她)的和蔼可亲的麻醉叔叔或者阿姨。这些非药物的方法常常起到意想不到的作用。一些综合医院往往忽视儿童手术的一些环境和氛围的布置。

第二节 小儿全身麻醉的诱导

麻醉诱导可按全身麻醉药进入人体内途径不同，可分为吸入麻醉（inhalation anesthesia）、静脉麻醉（intravenous anesthesia）两大类，必要时可利用肌内注射、口服、直肠灌注或滴鼻等途径给全身麻醉药或镇静药，对诱导起辅助作用。麻醉维持常采用单纯吸入麻醉、静脉麻醉或两者联合应用，还可根据手术部位和麻醉医师的技能复合神经阻滞术。

在不少的手术室门口可以屡屡看到，孩子由于惧怕手术死活不肯进到手术室里，啼哭吵闹，以至于妈妈跟着流泪，而麻醉医师有点束手无策，常常采取强制手段，一针氯胺酮了事。由于小儿的生理和心理发育尚不成熟，与成人相比对麻醉诱导过程更为敏感。粗暴的麻醉诱导可能造成患儿术后行为异常、睡眠障碍，甚至导致终身的面罩恐惧症。因此，麻醉医师应该高度重视小儿麻醉诱导的技术和技巧。现在是一个医学“以人为本”的时代，随着父母们对孩子身心健康全面发展的要求越来越高，小儿麻醉已经从过去的仅仅让患儿“无身体疼痛”转变为同时注重患儿“无心理创伤”。麻醉科医师不能再用针头对付孩子了。

一、患儿进手术室的方式

建议麻醉医师按以下几个方法将患儿带入手术室。

(1) 一个合作听话的孩子，应让其自己走进手术室，麻醉医师可以牵着他(她)的手，这要比抱入或者用推车推入的好，因为后者会让患儿觉得孤立无助、任人摆布的状态，让患儿自己走更主动些，而且应该让孩子穿自己的鞋(减少一些不必要可能引起患儿不安的环节)，允许患儿带着自己喜欢的玩具或其他的安全物件进入手术间。

(2) 患儿进到手术间后，如患儿不愿意躺到手术台上，就不必强制要孩子躺下，如患儿不愿意脱去衣裤，也不必强制地脱去。如强制去做，可能让患儿感到惧怕或激起患儿的反感。一旦患儿进入手术室，应尽快实施麻醉诱导，尽可能缩短进入麻醉前在手术间或躺在手术床上的清醒时间。衣、被覆盖身体，避免脱光衣服感觉不适。患儿进到手术间时，麻醉医师和护士应把注意力集中到孩子身上，应保持手术室环境安静，避免不良声音(如手术器械的撞击声)、光线(如手术无影灯)、动作(如注射器抽药)的刺激。总之，要一切以孩子为中心，顺着患儿，循序渐进，直到患儿诱导入睡。

(3) 允许家长陪伴麻醉诱导和麻醉苏醒。

可允许心理稳定且起支持作用的家长陪伴儿童麻醉诱导。国外临床回顾性研究表明，绝大部分患儿家人选择了在麻醉诱导时陪护患儿这种方法。诱导时父母陪同，患儿不需要与父母分离，从而能消除与父母分离引起的焦虑紧张，能够降低术前用药的需求，从而避免了用药引起的潜在副作用，患儿家人更喜欢这种方法，它能提高患儿家人的满意度从而能改善医患关系。

反对者则认为父母陪同会给手术室的日常运作带来一定负担和麻烦，造成手术室拥挤，给麻醉医师带来一定压力，亲身经历麻醉手术过程可能对患儿父母心理带来影响。但实际在医院试行父母陪伴以来，实际运作起来并不像最初担心的那样。家长陪同入手术室或诱导室后，家长在一旁鼓励孩子自己持面罩，也可由家长扶着或家长抱着孩子，小儿入睡后即让家长离开。只要能够做好术前访视工作，给予家长合理解释，在手术室门口注意交接等，家长陪同的麻醉诱导方式不但为医院和科室收获良好的口碑，也使得患儿在术后苏醒时可以在 PACU 平稳度过，减少患儿哭闹和惊恐。但同时应注意，诱导时家长的行为如批评、命令等过激的语言，或过分的保证、道歉、交涉等不必要的语言会增加患儿焦虑，家长采取分散注意力(开玩笑、玩玩具)并积极疏导患儿心理的办法，患儿术前焦虑会降低。在没有充分准备情况下让家长进入手术室其作用可能适得其反，因此需要采取相应的控制措施，在让家长进入手术室前要沟通清楚，告知需要他们做什么，不要做什么。

大多患儿从麻醉中清醒过来时，第一句话或第一眼就希望见到家人，因此，在 PACU 中让家长进来陪伴患儿有更多的好处，可充分发挥父母的作用，他们对分散转移患儿注意力更有技巧，从而减轻患儿术后的痛苦，为离院后父母在家护理患儿提供帮助和支持。

二、诱导方法

从刚出生的新生儿到十多岁的大孩子均属于小儿的范畴，而不同年龄段小儿的心理、行为、生理等差别很大，诱导的方法也各有不同，因此应选择个体化的诱导方式。

(一) 术前用药 在小儿，麻醉前 1～2 h 的传统的术前用药的方法已不在提倡，至少不是常规使用，如有必要，需视病情需要决定用药的种类和剂量，并提倡口服给药，决不能采用肌内注射的方法。事实上，小儿的术前给药和麻醉诱导常常不能完全分得清楚，术前用药也常常就是麻醉诱导的开始。

(二) 经胃肠道、口、鼻或直肠黏膜途径给药诱导

1. 口腔给药途径 口服是最好的首选的途径，常常最易被患儿所接受。口服给药的优点是无痛、较易实施、抗焦虑作用快、副作用少。目前，咪达唑仑是最常用的麻醉药，其次是芬太尼、氯胺酮和右美托咪定等。可制成适合于小儿的各种剂型，如各种口味的棒棒糖或糖浆，常常在进手术室前半小时口服，给药后应密切观察患儿变化，尤其呼吸状况和有无缺氧。如采用氯胺酮，应同时使用阿托品等抗胆碱类药。

2. 直肠给药途径　直肠给药比较适合于惧怕注射又不会或不愿口服药液的小小孩，该法对患儿刺激较小。此途径给药的特点是，药物吸收较慢致起效慢，或由于粪便等影响药物吸收而使起效时间难以预料，作用消除也迟，发生呼吸抑制机会少。给药后常常出现药液外漏，可能影响药效。

可用于直肠诱导给药的药物较多，常用：① 咪达唑仑 0.2～0.3 mg/kg、氯胺酮 3～5 mg/kg，目前常将两药混合使用，根据麻醉要求不同采取相应的各自剂量。② 水合氯醛直肠给药是儿科较为传统和常用的镇静方法，但无镇痛作用，常以 10%水合氯醛按 0.5 ml/kg 的剂量注入肛门，患儿约 5 min 后入睡，维持 1 h 左右。应用此法诱导，患儿可行无创操作检查，如 CT 检查、静脉穿刺等。

3. 经口、鼻黏膜给药　这不失为一条好途径，但一些药(如咪达唑仑)对鼻黏膜有刺激性，而不易被小儿接受。也曾采用右美托咪定滴鼻诱导，取得较好的效果。经口、鼻黏膜吸收的方法起效较慢，并需在麻醉者观察下进行，达到有一定镇静作用能进入手术室即可，主要是作为其他诱导方法的补充或辅助。

(三) 吸入麻醉诱导　吸入麻醉诱导是小儿麻醉中最常用方法，具有起效快、无痛苦及易被接受等优点。目前都是通过面罩吸入。

1. 吸入麻醉药　吸入麻醉药物有七氟烷、地氟烷、异氟烷、恩氟烷、氧化亚氮(N_2O，笑气)等，目前国内最适用于小儿吸入诱导是七氟烷和氧化亚氮。氟烷曾经是小儿吸入麻醉首选的药物，其主要的优点是没有难闻的气味，容易被患儿接受。而今，七氟烷已完全替代了有诸多不足的氟烷。与恩氟烷和异氟烷相比，七氟烷诱导和苏醒过程更舒适和快速，无孩子不喜欢的难闻气味，无气道刺激性，更易精确控制，术中生命体征更稳定，合并用药安全范围更广。尽管地氟烷有目前临床常用吸入麻醉药最低的血气分配系数，诱导和苏醒比七氟烷更快，但其强烈的气道刺激性和清醒诱导时易致气道痉挛的缺点，注定其不适于小儿清醒时麻醉诱导。因此，七氟烷是目前首选的小儿吸入麻醉诱导药物。

2. 吸入麻醉诱导合适的年龄段　新生儿和婴儿常可直接抱入手术室，因此常常采用吸入麻醉的方法。合作的幼儿和合作的大小儿也常常采用此方法，但前提是合作的小儿，如不合作、哭闹的小儿不宜强制进行吸入诱导。不愿意静脉穿刺的小儿可使用吸入麻醉诱导，有时让孩子在面罩和静脉穿刺之间选择一种方法，大多患儿还是选择面罩。

3. 七氟烷吸入诱导　传统的面罩吸入麻醉诱导是将面罩轻扣在小儿口鼻处，吸入氧化亚氮和氧气(2∶1)1～2 min 直至氧化亚氮完全起作用。七氟烷可从高浓度开始吸入，对年龄>6 个月的健康小儿一般很少引起明显心动过缓或低血压征象。完成七氟烷麻醉诱导后其浓度应维持在最大可承受范围(原因是最大限度减少诱导过程中的苏醒)直到完成静脉穿刺，但如采取控制呼吸方式时应降低七氟烷的吸入浓度以防吸入过量。有临床资料显示七氟烷用于 3 岁以上小儿(不用术前用药)诱导心率增快很少，但能一定程度降低心率(至 80～100 次/min)，也并不增强心肌对肾上腺素的敏感性。

七氟烷吸入诱导可复合或不复合吸入氧化亚氮。有临床研究表明，单纯吸入七氟烷浓度逐渐增高(2%、4%、6%、8%)、或开始即高浓度七氟烷(7%)、或高浓度七氟烷(7%)+氧化亚氮(50%)三种不同方法，其麻醉效果和术中术后的不良反应区别不大，当然第三种方法的睫毛反射消失时间短，诱导期兴奋发生率要低一些，诱导早期可发生兴奋、轻度肌僵直和不自主四肢活动等，采取高浓度法可消除或减少此类现象。当然，相当合作的大孩子，也可采用麻醉药浓度逐步递增的方法，这样患儿感觉比较舒适，呼吸、循环更加稳定，但费时一些。七氟烷吸入诱导操作方法如下。

(1) 呼吸回路预充方法　七氟烷的吸入常采用高浓度高流量的方法，在诱导前，预先在麻醉机的呼吸环路中预充高浓度的麻醉药。具体操作步骤如下：① 麻醉机设置于手控模式，关闭新鲜气流，排空手控呼吸囊，关闭逸气阀，封闭呼吸回路输出口。② 将装有七氟烷的蒸发器调至 6%～8%(建议新生儿用 2%～3%)，新鲜气流量为 3～6 L/min。③ 持续充气直到呼吸囊充盈，再次挤瘪呼吸囊，待呼吸囊再度充盈时，回路浓度将得到明显的提升。④ 放开呼吸回路开口，轻轻挤压呼吸囊，螺纹管吸入肢也充满高浓度七氟烷，然后接面罩开始诱导。

(2) 潮气量法诱导　即小儿自然呼吸状态下吸入麻醉药。本方法适合于所有年龄的小儿，尤其适用于不知道合作或者不合作的婴幼儿。具体方法如下：① 麻醉药预充回路后，连接合适的面罩(下至骸部上达鼻梁)，盖于患儿口鼻处，让患儿平静呼吸，不合作患儿注意固定其头部。② 患儿意识消失后，将七氟烷的蒸发器调至 2%～4%(视麻醉深度而定，新生儿可调至 1%～2%)，以便维持自主呼吸，必要时辅助呼吸，降低新鲜气流至 1～2 L/min，以维持合适的麻醉深度和减少麻醉药浪费和手术室环境的污染。

(3) 改良单次最大深呼吸吸入诱导法(肺活量法)　此法比较适用于特别希望在面罩吸入麻醉状态下尽快入睡的能合作的孩子(5～10 岁的较大孩子)，当然如能

合作，5 岁以下孩子也能施行。麻醉实施前应指导孩子学会最大深吸气、屏气和最大呼气，然后再锻炼孩子在面罩(不连接螺纹管)下学会最大深吸气和最大呼气。麻醉诱导前预充呼吸回路，然后指导孩子最大深吸气后最大深呼气并屏住，此时麻醉医师将已经预充七氟烷的面罩盖于患儿口鼻处并密闭之，嘱咐其用力吸气并屏气，当患儿控制不住时再呼气，可能此时患儿意识已经消失，否则令患儿再深吸气、屏气和呼气，绝大多数患儿在两次循环呼吸后意识消失。采用此诱导法，一般孩子在 30～45 s 入睡，类同于静脉麻醉药物的作用时间。

(4) 浓度递增法　适用于合作的小儿或不能一下子耐受高浓度的危重患儿。具体做法：① 麻醉机为手动模式，置逸气阀于开放位，新鲜气流 3～5 L/min。② 开启七氟烷蒸发器，起始刻度为 0.5%，患者每呼吸 3 次后增加吸入浓度 0.5%(如果希望加快速度每次可增加 1%～1.5%)，直至达到 6%。如果在递增法诱导期间，患儿躁动明显，可立即将吸入浓度提高到 6%～8%，新鲜气流量增至 5～6 L/min，即改为潮气量法。

4. 一些辅助诱导方法　由于小儿年龄和生理上特殊性，下列方法可提供参考。

(1) 怀抱诱导法　如患儿不愿意躺在手术台上，不可强制患儿躺下实施吸入麻醉，否则适得其反。麻醉医师(或家长)可怀抱患儿进行吸入诱导，这样孩子会感觉有依靠、有安全感，孩子会比较顺从、合作。怀抱诱导的方法是让孩子坐在手术台上或麻醉者(或家长)的左侧大腿上，用左手臂环抱住孩子身体及双臂或置患儿的右臂在麻醉者(或家长)身后(如预计患儿可能会不合作，这样可避免患儿的手抓面罩)，孩子脸孔朝前以便扣上面罩。可根据患儿配合情况选择让患儿自己或家长或麻醉医师持面罩，面罩紧贴患儿口鼻部。麻醉机、活瓣调节阀、蒸发罐均应在麻醉操作者的可控范围。

(2) 面罩不接触或不用面罩法　有些小儿拒绝接受面罩或不愿面罩接近脸部，可能这些孩子对面罩有些恐惧或曾经有吸入高浓度七氟烷等其他吸入麻醉药的不良记忆。可将双手在面罩周围围成“杯状”罩于患儿口鼻部，使患儿口鼻前形成较高浓度的吸入麻醉药，而面罩不直接接触患儿皮肤，这为面罩不接触诱导法。也可不用面罩而以手握住环路中的弯接头，手握成杯子形状，靠在小儿下巴，开始吸入氧化亚氮和氧气(氧化亚氮比重高于氧气)；随着氧化亚氮的作用，手渐渐靠近口鼻直至完全盖住，一旦氧化亚氮完全起作用后即开始吸入高浓度七氟烷；也可一开始即吸入高浓度的氧化亚氮、氧气和七氟烷的混合气体，这样诱导的速度更快些，但高浓度七氟烷的气味常使患儿察觉麻醉药的存在而变得不合作。无可否认，这样的方法会使周围环境有较多的麻醉药污染。婴幼儿如拒绝面罩时可用人工奶嘴让其吸吮，再用面罩渐靠近其口鼻处进行吸入诱导。

(3) 分散患儿注意力　对一些 1～3 岁的幼儿，常常不合作，但又无法进行解释和沟通，在诱导期间可以转移患儿注意力，鼓励其像吹气球或吹生日蜡烛一样吹麻醉皮囊。使用画有孩子喜欢的某种食物或卡通图案的皮囊、面罩或在面罩上涂孩子喜欢的某种气味的香精，用泡泡糖味或草莓味香水或者无色香味唇膏涂抹在面罩内层以消除面罩固有的塑料气味，以增加孩子的对面罩的接受度。或让孩子选择自己喜欢的含香味的面罩或“睡眠气体”，也可以使整个过程平稳顺利进行。

(4) 悄悄诱导法　如小儿已经处于睡眠状态，尽可能避免面罩触碰小儿以防醒来。可采用悄悄诱导法，即将面罩慢慢接近小儿口鼻处，吸入氧化亚氮和氧气，逐渐温柔地扣上面罩，吸氧化亚氮 1～2 min 后开始复合吸入七氟烷渐升至合适浓度为止。一般不先直接采用高浓度七氟烷吸入，否则患儿常常会被高浓度七氟烷的气味“熏”醒。此法最关键就是在进诱导室或手术间过程中避免小儿突然清醒，以防手术室的陌生环境造成恐惧性挣扎和心理伤害。

(四) 静脉麻醉诱导　静脉麻醉诱导通常应用于能合作进行静脉开放的较大孩子、要求作静脉穿刺置管的(许多孩子均有静脉被穿刺的经历故可接受性较好)、诱导前已预置静脉套管针的、有潜在心血管功能不稳定的、因饱胃需进行快速诱导等情况。

1. 静脉开放　开放静脉是静脉麻醉的先决条件，而小儿常常惧怕静脉穿刺的疼痛而拒绝合作。现在进行无痛的外周围静脉的穿刺已成为可能。在穿刺部位先涂抹表面麻醉剂，如复方利多卡因乳膏[即恩纳(EMLA)乳膏，含利多卡因和丙胺卡因]、Ametop 乳膏(含丁卡因)、Synera 贴片等。术前访视时确定好合适的穿刺部位，并做好记号告知护士，由于这些乳膏的起效需要 30～40 min，因此必须在术前为患儿涂抹乳膏。在小儿最好不用窄的橡皮止血带而使用宽的，或助手在穿刺部近端握住肢体，既充盈静脉又固定肢体。小儿静脉穿刺不易，一旦穿刺成功后应仔细妥善固定，以免术中移位或不慎拔出。

2. 麻醉药　静脉诱导药物有多种可供选择，目前常用有丙泊酚、氯胺酮、依托咪酯等。在静脉诱导前必须给予吸纯氧，如孩子拒绝接受面罩，麻醉医师可去掉面罩用手握住呼吸环路的弯接头进行给氧。

(1) 丙泊酚　丙泊酚是最常用的小儿静脉麻醉药，诱导剂量随年龄不同而不一样，1～6 个月的健康婴儿其满意的 ED_{50} 是 3.0±0.2 mg/kg，10～16 岁的 ED_{50} 是 2.4±0.1 mg/kg，3～12 岁的健康小儿如未用术前用药其 ED_{95} 是 2.5～3.0 mg/kg。最初的分布半衰期约 2 min，消除半衰期约 30 min，清除率非常高(2.3±0.6 L/min)超过肝血流量。丙泊酚用于诱导的优点是发生气道并发症低(如喉痉挛)、起效快、恶心呕吐发生率低。最大缺点就是注射痛，尤其在周围小静脉，解决的方法有：① 在丙泊酚注射前先静注利多卡因（0.5～1 mg/kg）并保持 30～60 s 可消除疼痛；② 利多卡因（0.5～1 mg/kg）与丙泊酚混合使用；③ 硫喷妥钠与丙泊酚混合使用；④ 冷冻丙泊酚；⑤ 先预注阿片类药物或氯胺酮；⑥ 稀释丙泊酚至 0.5%等，这些方法均可减轻注射痛。用中长链脂肪乳替代长链的脂肪乳作为丙泊酚的溶剂，可起到同预注利多卡因消除注射痛相同的效果。另外，丙泊酚还经常用于小儿影像学检查、胃肠镜检查、腰穿、骨髓穿刺时等手术室外的麻醉。

（2）依托咪酯　依托咪酯是一种能提供循环功能稳定的麻醉药，尤其适用于有心肌疾病或创伤性低血容量的小儿麻醉。依据心血管功能状态诱导剂量推荐 0.2～0.3 mg/kg。该药有诱发肌阵挛、抑制肾上腺皮质功能（因此用于小儿不多）以及有注射痛的不良反应。

（3）氯胺酮　氯胺酮对循环功能不稳定的小儿是非常有用的麻醉药物，尤其处于低血容量、不能承受外周循环阻力下降的小儿，如患有主动脉瓣狭窄或某些先心病（右向左分流型）可利用氯胺酮来维持肺循环和体循环血流阻力的稳定性。对体内儿茶酚胺处于极度代偿状态的小儿，如用氯胺酮可抑制心肌、降低循环阻力。氯胺酮常用剂量是 2 mg/kg，严重低血容量者应减低剂量。小剂量（0.25～0.5 mg/kg）可用于医疗操作时的镇静与镇痛，此时需复合其他药物。氯胺酮有口腔、气道等分泌物增多，精神状态紊乱（年龄越大发生率越高），术后恶心呕吐的不良反应，必要时可用抗胆碱类药物、咪达唑仑等减轻其副作用。值得注意的是，使用常规剂量的氯胺酮后，患儿完全清醒的时间比较长，肌注给药者更甚，常常需要 2～3 h。在小儿完全清醒前，仍然有出现呼吸抑制、呼吸道梗阻缺氧的危险，因此在术后应密切监护患儿，直至完全清醒。

（五）肌内注射麻醉诱导　一般情况下尽可能避免使用该法，但如遇到非常不合作的小儿，对上述方法（吸入、静脉、滴鼻、口服）均拒绝和外周静脉穿刺困难时可采用肌内注射诱导。这常常是最后的选择，只作为补救措施。

1. 硫喷妥钠　是一种传统的方法。采用 2.5%硫喷妥钠 0.8 ml/kg（10～15 mg/kg）臀部深部肌内注射，约 5 min 后入睡，可维持深睡 1 h、嗜睡 2 h。硫喷妥钠系碱性，而且注射容量大，对局部组织有强烈刺激，易出现呼吸抑制、喉痉挛，目前已很少使用。

2. 氯胺酮　常作为小儿肌注的首选药物，具有意识消失快，镇痛作用强，对呼吸系统影响小，不抑制咽喉反射的特点。但其相应的不良反应如拟交感作用，心率快血压高的心血管系统兴奋作用、苏醒期精神症状、气道分泌物增多等仍是临床应用中的顾虑。氯胺酮与阿托品或咪达唑仑联合应用，可以减少气道分泌物，减少术后呕吐、烦躁、噩梦等不良反应。

氯胺酮肌内注射剂量为 4～6 mg/kg，3～5 min 后起效，持续时间 30～50 min，但患儿完全清醒时间可长达 2～3 h。因此，如是一个短小手术，建议减少氯胺酮剂量至 1～2 mg/kg，这个剂量患儿可能需要 5～10 min 入睡，且睡得不深，但这已足够，只要患儿能比较安静地进到手术室即可，术中可合用吸入或静脉短效麻醉药等，氯胺酮不必用到 4～6 mg/kg，不然患儿术后醒得慢，而小儿常常以短小手术居多，术后清醒不彻底不完全常常是术后出现呼吸抑制、缺氧甚至生命危险的始作俑者。当然，打算术后带气管导管进 ICU 的患儿，可以不必计较这个剂量。

（六）催眠诱导法　催眠法能减轻由医疗活动造成的焦虑和疼痛，同时也减轻术前的紧张等。有一研究表明术前 30 min 前口服咪达唑仑（0.5 mg/kg），能显著减轻由面罩对孩子带来的焦虑以及术后的行为紊乱。催眠法在麻醉过程中的作用能使小儿放松、很好地接受和参与麻醉医疗活动，并留下一段愉快经历。

催眠法就是形成一种精力高度集中、注意力处于分离状态的神志清醒状态。催眠结果是产生全神贯注从而降低对周围医疗活动和承受的医疗操作的注意。小儿相对成人更容易着迷于自然的、有趣的、好玩的现象，麻醉医师虽然没受过正规的催眠疗法培训，但可以利用孩子的这种特性，创造出一些适合相应年龄的虚拟语言场景，如逛动物园、小朋友聚会、体育活动比赛场景、电子游戏或电子玩具等，使孩子忘记和不注意医疗活动。语言描述要慢而有节律、温柔而且有诱惑力，不断重复使孩子慢慢投入到语言的虚拟环境中，感觉越来越熟悉。催眠法还应使孩子把面罩的塑料气味想象成动物身上气味、某些食物味、某些挥发性物品的气味等，从而使孩子在愉快的心情中进入麻醉状态。

第三节　小儿全身麻醉的维持

一、麻醉维持的要求

全身麻醉的维持有如下基本要求：① 良好的麻醉、镇痛、肌松（必要时）。② 循环稳定，通气良好，氧合正常，无 CO_2 蓄积。③ 管理好输液、输血。④ 除非术后需要，尽量不用长效的麻醉药、肌松药，苏醒快速。

二、静脉麻醉药和(或)挥发性麻醉药复合氧化亚氮

静脉麻醉药常选用丙泊酚，挥发性麻醉药常选用七氟烷等，与氧化亚氮复合均能产生良好的麻醉状态，对于短时间手术麻醉，丙泊酚和挥发性麻醉药无明显的临床区别。

(1) 丙泊酚特点是术中气道并发症少、术后苏醒相对彻底、恶心呕吐少，缺点是无镇痛作用，单纯丙泊酚易发生体动以及注射痛明显等。此法最常用于小儿短小手术或操作，且不产生术后明显疼痛，如各种内窥镜检查、牙齿整复、放射性诊断或治疗等麻醉；另外还广泛应用于各种已具有良好术后镇痛(神经阻滞或局部浸润)的术中麻醉维持。

(2) 挥发性麻醉药具有小儿接受性高，麻醉较易实施，可控性良好。选择静脉还是吸入方法决定于外科情况、麻醉医师的擅长、药物特点、费用、工作条件等。

(3) 静脉复合吸入维持麻醉也不失为一种好的选择。两种方法可取长补短，并可减少麻醉药用量，减少不良反应。

(4) 肌松药的应用决定于气道和外科手术情况。

三、平衡麻醉

目前，平衡麻醉指的是复合麻醉性镇痛药、镇静遗忘药(静脉或吸入麻醉药)，必要时复合肌松药。目的是复合多种麻醉药物达到抑制意识、遗忘、镇痛、肌松、生理稳定、降低应激反应等良好临床麻醉状态，同时可充分发挥各种药物的特点和克服它们的缺点，降低不良反应。

小儿平衡麻醉中麻醉性镇痛药常采用单次静注或泵注，由于外科刺激不同对麻醉性镇痛药和镇静遗忘药的需求剂量变化较大，通常可参考心血管反应指标(±20%的基础值)来调整，一般对短小手术可采用单次静注，长时间的可用泵注。麻醉性镇痛药的常用剂量见表 79-1。

表 79-1　平衡麻醉中麻醉性镇痛药的建议剂量

麻醉镇痛药	小手术 (μg/kg)	中等手术 (μg/kg)	静脉泵注 [μg/(kg·min)]	心脏外科 (μg/kg)
阿芬太尼	10～30	50～100	1～5	200～500
芬太尼	1～3	5～10	0.04～0.15	50～100
瑞芬太尼	—	—	0.1～0.5	—
舒芬太尼	0.2～0.3	0.5～1.0	0.01～0.05	5～10

四、全身麻醉复合神经阻滞

神经阻滞经常应用于小儿麻醉，对术中、术后镇痛以及减少全麻药的用量有非常大的临床应用价值。神经阻滞的实施常需在镇静或全身麻醉实施后进行，术中全麻维持可采用吸入氧化亚氮复合低浓度挥发性麻醉药或静脉泵注丙泊酚[50～200 μg/(kg·min)]。神经阻滞方法和应用详见第七十七、七十八章，总的来说决定于外科手术的平面要求、术后镇痛范围、麻醉医师的技术水平等因素。

五、全凭静脉麻醉(TIVA)

近 20 年以丙泊酚为主的 TIVA 应用逐渐得到广泛应用，在小儿麻醉中随着对丙泊酚的小儿药代动力学的研究深入，其应用前景良好。

1. 丙泊酚　根据 Roberts 的简便计算法，丙泊酚在健康成人为达到血浆浓度 3 μg/ml，可采用负荷量 1 mg/kg，然后以恒速 10 mg/(kg·h)输注 10 min，再以 8 mg/(kg·h)输注 10 min，最后以 6 mg/(kg·h)速度维持。根据 Paedfusor 的药代动力学研究资料，小儿丙泊酚的输注剂量约为成人的 2 倍，因 1～11 岁小儿分布容积(是成人 2 倍，9 700 vs. 4 700)和清除率(53 vs. 28)比成人高得多，所以负荷量应增加 50%(1.5 mg/kg)，维持速率提高到 19 mg/(kg·h)、15 mg/(kg·h)、12 mg/(kg·h)，各输注 10 min 后以 12 mg/(kg·h)速度维持，约输注 15 min 后效应室浓度大概达到 3 μg/ml。当然在临床应用时应根据呼吸循环等全身状态、操作要求在 1～5 mg/kg(负荷量)范围内确定，维持剂量应按临床麻醉标准(无体动、心血管状态稳定等)在 3～30 mg/(kg·h)范围内调节。如复合氧化亚氮、麻醉性镇痛药或肌松药等，丙泊酚剂量应作相应调整。

2. 氯胺酮　常用于导管检查术、烧伤、放射性诊疗等过程中的麻醉。诱导剂量为 1～2 mg/kg，维持剂量可根据镇痛、镇静、麻醉不同的要求在 0.1～2.5 mg/(kg·h)内调节。氯胺酮能较好地保持自主呼吸，但有苏醒迟和伴发精神症状缺点，为此临床上常和咪达唑仑[20 μg/(kg·h)]或丙泊酚[10±4 mg/(kg·h)]复合，两组血流动力学变化类似，苏醒时间丙泊酚组较咪达唑仑组快。

3. 麻醉性镇痛药　麻醉性镇痛药如芬太尼、阿芬太尼、瑞芬太尼和舒芬太尼等可采用简单恒速输注，详见表 79-2。对于某些操作麻醉性镇痛药可单独作为麻醉药应用，如心导管检查术。输注停止前必须注意术后的疼痛释放，可在停用前进行局部麻醉或应用长效镇痛药，尤其停用阿芬太尼和瑞芬太尼时可先应用舒芬太尼(作用时间长)。

4. 咪达唑仑　输注咪达唑仑可提供镇静作用，0.1 mg/kg以负荷量慢注，然后以 0.1 mg/(kg·h)维持可产生基本的镇静状态。应严格观察尤其应用于衰弱的患儿或新生儿时应注意低血压的发生和镇静过度可能(表 79-2)。

表 79-2　静脉麻醉药的输注计划

药　物	负 荷 量	维 持 量	备　注
丙泊酚(成人)	1 mg/kg	10 mg/(kg·h)输注 10 min 8 mg/(kg·h)输注 10 min 6 mg/(kg·h)	成人可达血浆浓度 3 μg/ml、小儿低至 2 μg/ml
丙泊酚(小儿)	1 mg/kg	13 mg/(kg·h)输注 10 min 11 mg/(kg·h)输注 10 min 9 mg/(kg·h)	
阿芬太尼	10～50 μg/kg	1～5 μg/(kg·min)	血浆浓度达 50～200 ng/ml
瑞芬太尼	0.5 μg/(kg·min)输注 3 min	0.25 μg/(kg·min)	血浆浓度达 6～9 ng/ml
瑞芬太尼	0.5～1.0 μg/kg 输注 1 min 以上	0.1～0.5 μg/(kg·min)	血浆浓度达 5～10 ng/ml
舒芬太尼	0.1～0.5 μg/kg	0.005～0.01 μg/(kg·min)	血浆浓度达 0.2 ng/ml 的镇静、镇痛状态
舒芬太尼	1～5 μg/kg	0.01～0.05 μg/(kg·min)	血浆浓度达 0.6～3.0 ng/ml 的麻醉状态
芬太尼	1～10 μg/kg	0.04～0.15 μg/(kg·min)	
氯胺酮	1～2 mg/kg	0.1～2.5 mg/(kg·h)	低剂量产生镇静、镇痛状态，高剂量产生麻醉状态
咪达唑仑	0.05～0.1 mg/kg	0.1～0.3 mg/(kg·h)	

六、靶控输注(TCI)麻醉

主要应用计算机输液泵根据药物代谢动力学、患者各生理指标(如年龄、体重等)等参数来自动达到并维持相应麻醉药的血浆或效应器部位浓度，达到临床麻醉状态，其基本模式如图 79-1 所示。在临床实际中，TCI 泵所设定的偏离度(MPE)应在 10%～20%，精确度误差(MAPE)[(实际浓度－预设浓度)/预设浓度×100%]在 20%～30%。在婴幼儿，许多计算机软件的应用受到限制，目前适用于小儿的有 PaMo 和 Stanpump 这两类软件样板。

(一) 丙泊酚 TCI 麻醉　Marsh 等人利用成人丙泊酚 TCI 模式靶控浓度设定为 14 μg/ml，而发现小儿的中央分布容积和清除率分别比成人高 50% 和 25%，MPE 为 2.8%，MAPE 为 16%，认为在小儿丙泊酚 TCI 麻醉中相对成人诱导和维持剂量可分别增加 50% 和 25%。Short 等人利用 Marsh 小儿模式应用于中国儿童发现低估了丙泊酚的血浆浓度，中央室分布容积比估算大 25%，其 MPE 为－0.1%，MAPE 为 21.5%。国内连庆泉等人得出了国人小儿丙泊酚药代学参数，并用 Stanpump 软件设计了一套小儿丙泊酚 TCI 系统，其 MPE 和 MAPE 分别为 7% 和 27%。TCI 麻醉中丙泊酚初始靶控浓度(血浆浓度)通常高达 12～14 μg/ml，维持此浓度其维持量为 400～500 μg/(kg·min)，当然临床实际工作中应根据麻醉深度和外科状况等作出相应调整，并且在不同年龄小儿丙泊酚的药代学和药效学存在差异。

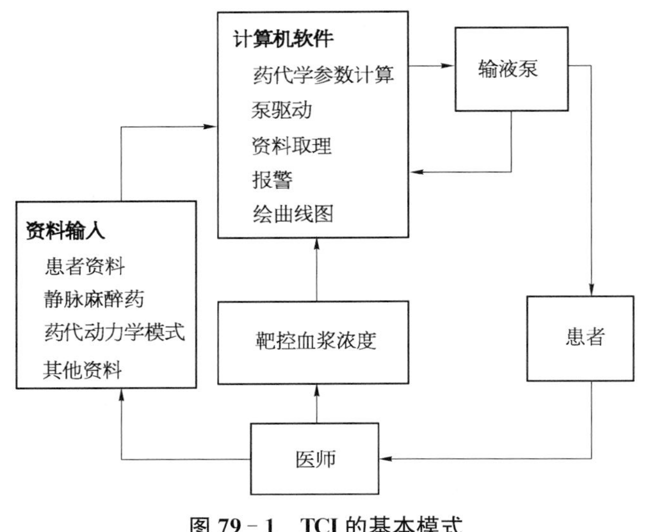

图 79-1　TCI 的基本模式

(二) 麻醉性镇痛药 TCI 麻醉

1. 芬太尼静脉靶控输注复合 60% 氧化亚氮　切皮时，芬太尼靶控浓度应设定在 3～7 ng/ml，如显示麻醉深度不够则调高靶浓度，反之在输注 15 min 后调低靶浓度 0.5～1.0 ng/ml，切皮和麻醉维持的芬太尼平均浓度分别为 10.2 ng/ml 和 6 ng/ml，如复合吸入 0.5% 异氟烷则芬太尼浓度可下调 30%～40%。此模式的 MAPE 和 MPE 分别是 17.4% 和－1.1%。

2. 舒芬太尼复合咪达唑仑靶控输注　此靶控输注模式常应用于小儿心内直视手术，舒芬太尼和咪达唑仑的负荷量(血浆浓度)分别设定为 0.5～3 ng/ml 和 25～100 ng/ml，此模式在体外循环中，舒芬太尼和咪达唑仑的 MAPE 分别高达 49% 和 44%，体外循环后 MAPE 均为 32%，所以体外循环对靶控模式的影响较大，应作出相应调整。

3. 阿芬太尼靶控输注　应用于心内直视手术麻醉时，可采用：初始血浆浓度为 500 ng/ml，锯胸骨时为 1 000 ng/ml，体外循环前设为 1 500 ng/ml，如有必要可再调高 250～500 ng/ml，术后镇痛和镇静设定为500 ng/ml，此模式的 MAPE 和 MPE 分别是 18.4%和−3%。

目前 TCI 麻醉应用小儿麻醉越来越多，但须注意，不同小儿对同样刺激需要静脉麻醉药浓度可能不同，麻醉中应参考 Cp50 数据，根据手术刺激强度及每个小儿的需要来调节静脉麻醉药输注(表 79－3)。

表 79－3　不同情况麻醉维持的血药浓度

(μg/ml)

	大手术	小手术	镇　静	苏　醒
丙泊酚	4～6	2～4	1～2	1～1.5
咪达唑仑	0.1～0.2	0.05～0.2	0.04～0.1	0.05～0.15
氯胺酮	1～4	0.6～2	0.1～1	未知
依托咪酯	0.5～1	0.3～0.6	0.1～0.3	0.2～0.35

七、低流量循环式吸入麻醉

1. 预测挥发性麻醉药的浓度　实施低流量麻醉时应认识到患者吸入的麻醉药浓度和蒸发罐输送出的浓度有明显区别，否则会发生吸入浓度过低的危险。新鲜气流中麻醉药浓度与吸-呼浓度之间大小同该麻醉药的血溶解度成反比，所以在低流量麻醉中使用低溶解度的麻醉药如七氟烷、地氟烷时较容易预测麻醉深度，如使用气体监测仪则能精确控制吸入浓度。对中溶解度的麻醉药如恩氟烷、异氟烷和氟烷等在机体的摄取过程中，需注意其被血摄取之前有一段较长时间的功能残气量(FRC)洗出过程(5～10 min)，吸入初期的呼出/吸入浓度比(FE/FI)增高仅反映了 FRC 的洗出，机体在完成了 FRC 洗出之后才大量摄取麻醉药。据此，在实施低流量之前，需有一段长时间的高流量阶段(15～20 min)，转为低流量时应增高蒸气罐的刻度(60%～130%)。

2. 低流量麻醉期间的氧浓度　低流量麻醉期间，由于使用混合气体，为了预防吸入氧浓度过低，在设定新鲜气流量时必须计算出患者的耗氧量，具体公式如下：

$$VO_2 = 10 \times Wt(\text{kg})^{0.75}$$
$$VFO_2 = VO_2 + (VF - VO_2) \times F_IO_2$$
$$VFN_2O = VF - VFO_2$$

式中，VO_2 为耗氧量，VFO_2 为氧流量，VF 为总新鲜气流量，F_IO_2 为设定吸入氧浓度，VFN_2O 为 N_2O 流量。

在有些情况下需选择空气作为氧气的载体，如在婴幼儿不能耐受 N_2O 的负心肌效应，以及肠扩张，其计算公式为：空气流量($VFair$) ＝ $(VF - VO_2) \times (1 - F_IO_2)/0.79\%$。总之，为了更安全，当流量<1 L/min，要求持续监测 F_IO_2 和 SpO_2。

3. 监测　低流量麻醉中须建立起有效的监测，包括对吸入麻醉气体、吸入氧浓度、氧饱和度、呼气末二氧化碳等监测。

第四节　全身麻醉期间的管理

一、气道管理

常用气道管理包括面罩通气、喉罩通气、气管导管通气等方式。

(一) 面罩通气　选择适合患儿脸型、死腔最小的透明气垫型面罩。最有效的面罩通气手法为，用拇指和示指将面罩扣住患儿口鼻，用中指托起患儿的下颌骨，使下门齿高于上门齿，嘴处于张开状态。头处于侧位可利于口内分泌液外流。婴幼儿的喉和气管环状软骨较软，在面罩吸入时麻醉医师的指头易压迫气道，故需不断监测呼吸音、呼气末二氧化碳和呼吸囊的运动。面罩下行控制呼吸应采取低潮气量高频率的通气方式，以减少发生胃胀气。

(二) 气管内插管

1. 插管方法　保持头的正确位置，6 岁以下小儿头置于台面上并在枕下垫一个薄薄的头圈，必要时在环状软骨上加压，以更好地暴露声门；6 岁以上小儿，头置于薄枕上轻度屈颈可改善插管角度和更好地显示声门。

2. 置喉镜　婴幼儿会厌可能阻碍声门的暴露，需用喉镜片挑起会厌。如使用直喉镜片则比较容易，但在小婴儿有时会出现会厌从喉镜片上滑开，此时可把喉镜插深些越过声门，再慢慢往外退直到暴露声门，这样会厌可很好地固定。

3. 导管的粗细　1 岁以上小儿气管导管型号的选择可应用公式大致计算，即：气管导管口径(>1 周岁)＝年龄/4＋4.0。插管前需另准备大一号、小一号气管导管各一条，在实际插管时根据实际情况选择。

理论上理想的导管是无阻力地通过声门和声门下区域不带气囊的最大口径的气管导管，在气道压达到

20 cmH_2O 时有漏气。但常常不容易选择到这么粗细合适的导管,如为了插上这么一条所谓理想的导管而反复插管,那可能反而导致更大的损伤而得不偿失。因此,现在的观点是,在麻醉中(几个小时内),小儿应用带气囊的气管导管有利于行控制呼吸并对预防误吸有好处,但需每 1 h 放气囊 1 次,减轻对气管黏膜的压迫。在 ICU 中,由于插管时间较长,应该使用不带气囊的导管更为合适。婴儿的环状软骨窄细,且是整个上气道中最狭窄的部位。因此,有时可遇到导管前端虽已通过声门,但继续推进时可遇到阻力或不能通过。

4. 插管深度　插管深度的计算可根据公式大致估计,即:气管插管深度(cm)=年龄/2+12。临床上可根据气管导管套囊进入声门或使导管头端的两条黑线处于声门处即可,尤其 1 周岁以内因个体差异较大,不能以以上公式计算。可仔细注意通过声门的导管长度和导管在门齿的长度标示来判断导管的深度。应把导管固定于嘴巴的中间位置,此处不易发生导管扭折。

通过听诊双肺呼吸音、观察二氧化碳波形确定气管导管在气管内,然后听两肺的所有区域,检查通气情况。

记住头颈的屈伸可使气管导管顶端在气管内发生移位,在婴儿头颈完全的屈伸可使导管移动 1~3 cm。仔细确定导管的位置和充分考虑到头位置发生变化时的影响,每次体位发生变化时均应检查通气情况。

(三) 喉罩通气(LMA)　喉罩在小儿麻醉中的应用近几年已渐普及,可用于影像学检查、放射性治疗和短小操作需面罩吸入麻醉而保留自主呼吸的患者,也常用于一些特殊病例,如困难气道时可作为插入纤支镜和气管插管的引导管。

1. 喉罩的缺点　① 缺乏良好的气道密封性,对气道不能起保护作用。② 正压通气时增加气体泄漏可能性。③ 不能绝对保证气道通畅。④ 小儿喉罩易发生位置不正(尤其是 Size 1)。

2. 置喉罩方法　在合适的吸入麻醉诱导或静注丙泊酚麻醉后插入喉罩,插入前检查气囊,完全抽瘪气囊进行润滑,插入时可将喉罩面向上沿着上腭盲探插入至咽喉部,直至感到阻力,气囊充气,检查通气情况。在儿童也可试用另一种方法,即喉罩面朝下,气囊部分充气,当插到咽部时旋转 180°,对喉罩进行正确调整时,喉罩管子上的黑色指示线应位上门齿的中点。

3. 拔除喉罩　手术结束时,喉罩可以在保护性反射恢复以后或在深麻醉下拔除,麻醉状态下拔喉罩很少发生气道并发症和氧饱和度下降,但之后必须面罩给氧直到患者能维持较好的通气。

二、麻醉期的通气模式

小儿全麻过程中发生呼吸抑制是非常常见的,麻醉医师可根据具体情况采取各种通气方式。

1. 自主呼吸　对于短小(<30 min)且对呼吸循环等不产生明显影响的外科操作(如体表的小手术)的麻醉过程可保留自主呼吸。婴儿和大小孩在面罩吸入麻醉中呼吸变化表现为前者潮气量明显下降,分钟通气量无明显变化,后者均无明显影响。麻醉可采用面罩自主呼吸,因其产生气道并发症最低。但对婴幼儿尤其是新生儿并不主张,可采取控制或辅助呼吸。近年在喉罩下自主呼吸或进行辅助呼吸的日见增多,但进行控制呼吸正压通气则需谨慎。

2. 控制呼吸　术中使用肌松药、外科操作复杂、时间长(>30 min)、对呼吸循环等内环境产生明显影响等情况均应采取控制呼吸,通气方式可根据具体情况采用 IPPV、PEEP、SIMV、PCV 等。

三、静脉置管

择期手术的患儿可在吸入麻醉诱导后建立静脉通路。留置导管的内径必须能满足输液的需要,可参考患儿的疾病状况和手术操作进行选择。除非麻醉前已存在严重的失血失液,否则儿童选用 20 G、婴幼儿选用 22~24 G 套管针可以满足常规择期手术的需要。因为婴儿较小就选择小号的套管针,这种观点是错误的。如果没有可穿刺的部位或遇穿刺困难,可考虑选择中心静脉或静脉切开置管。

根据手术要求决定穿刺部位,如腹部巨大肿瘤手术,静脉穿刺最好选择上肢外周静脉、颈内静脉或锁骨下静脉,以备术中阻断下腔静脉时,液体、血制品及药物能及时进入体内。同样,纵隔肿瘤患儿的静脉穿刺部位建议选择下肢,这样即使因手术需要阻断上腔静脉,也不会影响液体输入。

四、手术体位

1. 肢体的摆放　婴儿和儿童由于皮下脂肪的相对缺乏、肌肉组织的欠发育及神经血管构建在很表浅的位置,体位摆放不正确时极易受伤。用海绵、橡胶、棉花和毛巾做的垫子可以使手术床坚硬的表面变软,阻止发生压伤,特别是长时间手术时。患儿不要躺在硬性物体上,身下不要留有任何管线,尤其要注意肱骨和股骨等神经表浅部位的保护,避免增加意外受伤的风险。婴儿肌肉组织欠发育,而肌腱和韧带允许较大的弯曲,可使肢体处于不正常的位置。

2. 特殊体位的摆放　婴儿及儿童摆放特殊体位如俯卧位、侧卧位和截石位时应特别小心,不合适的垫卷会挤压或牵拉患儿纤细的肌体结构,增加损伤的风险。婴儿通常腹部较大,在俯卧位时要把肩部和骨盆充分垫高,不要影响患儿呼吸。

3. 头部的保护　头圈或半圆形的头垫要与患者的头型相匹配,以防止眼部或耳部受压。长时间手术过

程中要间断性转动患儿的头位以确保其头部的软组织不受伤。

第五节 围麻醉期监测

一、监测标准

为了降低麻醉相关并发症，1986 年 Harvard 教学医院提出了术中监测的最低标准，后来被美国麻醉医师学会（American Society of Anesthesiologists，ASA）接受并修改。

ASA 最初规定了一系列监测项目，包括观察胸廓的运动、呼吸囊活动或用心前听诊器监听呼吸音和使用二氧化碳监测。这些标准虽不是最理想的，但却是客观的，并可以被一般的麻醉医师掌握。最近指南的观点是“应连续监测呼气末二氧化碳分压（$P_{ET}CO_2$），除非由于患者病情、手术或仪器本身使监测无效”。

ASA 标准特别规定氧合、通气、循环和体温要进行“连续性的”评估，特别强调了临床评估要与监测技术相结合。虽然还没有规定使用任何一项特殊的手段或仪器，但 ASA 标准极力推荐使用定量方法，如脉搏氧饱和度（SpO_2）、$P_{ET}CO_2$，不推荐光靠望诊和听诊来评价心肺功能。自 20 世纪 80 年代起，在美国，所有的患者使用 SpO_2、$P_{ET}CO_2$ 监测已经成为麻醉监测工作的一部分。规定 SpO_2、$P_{ET}CO_2$ 监测必须列入常规。麻醉医师应遵守这些标准，以期将麻醉相关的不幸事件降到最低。

二、临床观察

1. SpO_2　从麻醉诱导一直到离开恢复室均应持续监测 SpO_2。SpO_2 探头须位于透光度良好的位置，如耳垂、手指、手掌、脚趾、足跖等，一般耳垂的反应性较手指快，外来光和压迫探头均会影响其读数的准确性。SpO_2 对绝大多数低氧血症均能早期作出反应，其波形还可反映患者的循环状态。如果 SpO_2 降低，首先应检查患者情况，然后（如有必要）再看设备有无问题。应该注意 SpO_2 的滞后现象，即血中氧饱和度发生快速变化时，而 SpO_2 常常不是立即随之变化，有滞后几秒，因此小儿氧合情况的观察，除 SpO_2 外，还应密切观察口唇、肤色等变化。

2. 听诊（胸前或食管听诊器）　心前区（或经食管）听诊在儿科麻醉中是非常有用的。心前区听诊器放置在胸骨左侧第 3、4 肋间，食管听诊器的正确放置法是边放置听诊器边听诊，将其放置在心音及呼吸音最清晰的位置。

3. 血压　测血压应选择宽度适合的袖带（相当于上臂长度的 2/3），太窄或太宽会造成血压过高或过低，新生儿袖带约 4 cm 宽。麻醉中，小儿的血压不可缺少，应列为必备的监测项目。

4. 心电图　麻醉小儿严重的心律失常并不多见，但应注意，小儿缺氧时出现心率减慢，则意味着严重缺氧引起的心肌氧供不足，离心脏停搏常常不远了，需立即查明并处理。

5. 体温　所有全麻患儿均应监测体温。

（1）体温监测的方法　儿童可监测腋下温度，所得温度低于中心温度 0.5℃。婴幼儿以及大手术的小儿，可监测食管或直肠温度，探头须置于食管下 1/3 处，带温度探头的食管听诊器则应置于心音最响处，食管温度能迅速反映心脏及大血管内血液温度变化。直肠测温对体内温度变化反应慢，温度准确性易受探头位置和直肠内粪便的影响。鼓膜温度最能反映脑内温度，应注意避免鼓膜及外耳道的损伤。

（2）保暖的方法　① 手术前准备时，手术室温度＞24℃，手术台变温毯调节到 40℃并在其表面铺两层棉布，准备暖身毯或类似的保温设施。② 手术中，可用红外线取暖灯，应注意距离，头部可戴上棉帽，静脉液体和吸入气体应加温（36℃），皮肤消毒液也应加温（40℃），放置吹热风的暖身毯。③ 手术后，麻醉苏醒期使用红外线取暖器，术后转运婴儿至麻醉恢复室、ICU、返回病房途中，应将婴儿放置在保暖箱。

（3）术中体温过高的处理　手术中如保暖措施应用过度可发生体温过高，应积极加以调整，当然术中的致热性反应（如感染性器官的手术操作、输血反应等）也可发生体温增高，但很少发生恶性高热。

6. $P_{ET}CO_2$　$P_{ET}CO_2$ 对判断通气是否合适、气管插管是否成功、辨别显著的代谢及心血管变化情况以及诊断麻醉通气系统的错误是非常有意义的。婴幼儿由于通气量较少，其采样管的位置比较讲究，对所有使用部分重复吸入环路（如 T 形管）的婴幼儿（体重常＜12 kg），应在气管内采样，这样才会比较准确。使用循环式（非重复吸入）环路，则在气管导管接头处采样，可获得满意的结果。

7. 尿量　大手术、低血容量性休克或肾功能有损害均应记录尿量。

8. 中心静脉压（CVP）　可通过颈内或颈外静脉置管测压，但颈外静脉测压可靠性差，常用于输液和给药。估计术中有大出血和(或)心功能受损的均应监测 CVP。

第六节 苏醒及拔除气管导管

一、小儿拔除气管导管的标准

小儿拔除气管导管的标准有:① 肌力恢复足够,以保证拔管后呼吸道开放。② 出现规则的呼吸节律。③ 意识恢复完全,呼吸道保护机制出现。前两条可在停用麻醉药物或使用拮抗剂后迅速恢复,而第三条出现最晚。

(一) 规则的呼吸节律 停用全身麻醉药物并使用拮抗剂后,小儿很快出现自主呼吸。刚开始呼吸可能是规则的,但随着意识的恢复,会出现不规则的呼吸抑制和对气管导管刺激的咳嗽。此时应快频率手控呼吸(>30 次/min)并使用高吸气压力以保证胸廓起伏运动。只有当小儿呼吸规则,维持正常血氧饱和度,麻醉医师才应考虑拔管的下面两条标准。

(二) 足够的肌力 手术结束时肌力的恢复取决于停用麻醉药物的时间、最后一次给肌松药的时间以及拮抗剂的使用。所有中长效的非去极化肌松药都应使用抗胆碱酯酶药来拮抗其残余肌松作用,给药时间至少距离最后一次肌松药 15～20 min。大多数小儿在使用拮抗剂后迅速恢复肌力,有条件时,可监测四个成串刺激(TOF)反应作为评估肌力恢复的客观指标,临床上常也采用"抬腿征"来反映小儿能够在拔管后达到充分的肌力以保持呼吸道通畅和维持足够通气。最大吸气负压<－25 cmH_2O 和潮气量>15 ml/kg 也同样反映小儿肌力恢复足够。健康的小儿一般不需要 TOF 监测肌力恢复情况。

(三) 意识恢复 意识恢复通常在全身麻醉苏醒阶段最晚出现。只有小儿意识恢复才能保证有规则的呼吸节律和正常的气道保护性反射。在小儿,通过观测自发睁眼、揉眼或哭闹等来判断是否清醒,而不应将无意识的反射(如试图拔管)作为苏醒的指标。总的来说,留置气管导管太久不会造成伤害,而拔管过早会造成伤害。在留置气管导管期间尽可能减少伤害性刺激,任其自然清醒后吸净气道内分泌物即予以拔气管导管。

拔管后出现呼吸抑制,不推荐使用正压通气,而应抬下颏和托下颌以保持气道通畅。大多数情况下,小儿能够在 1 min 内恢复自主呼吸而不发生缺氧,少数小儿需正压通气,喉痉挛时应迅速使用小剂量丙泊酚(1 mg/kg)或琥珀胆碱(0.2～0.3 mg/kg),必要时再行气管插管。

二、拔管时机

1. 拔管条件 在拔除气管插管前患儿须具备:① 维持足够的通气量,不出现反常呼吸。② 产生足够的吸气负压以防气道闭合。③ 能持续产生强直收缩。④ 大腿抬高能保持 10 s 并能维持髋关节的屈曲。⑤ 抬头和(或)有力咳嗽。患儿清醒后可进行下列动作:① 会挤眉弄眼和(或)扮鬼脸。② 自主睁眼。③ 完成有目的的动作如试图拔除气管插管。

在恢复足够的神经肌肉功能及具备拔管的条件时,麻醉医师必须作出最后的判断。拔管时机应该是以仔细的临床观察为基础,而不是单纯依靠神经刺激器或其他监测。

2. "深麻醉"拔管 较大的婴儿及儿童在一定麻醉深度下拔除气管插管时,要求使用足够的吸入或静脉麻醉药,以免发生呛咳及喉痉挛。这种方法常用于高气道反应性、上呼吸道炎症、预计可能会出现呛咳或喉痉挛或在拔管时已经反复出现喉痉挛的患儿。且患儿一般情况较好,拔管后没有通气困难,手术部位不在口腔及咽喉部。但在考虑使用这种方法之前,麻醉医师应明确患儿的呼吸道能否通过面罩或喉罩较好地维持通气。当使用七氟烷或地氟烷时,可以安全地进行深麻醉下拔管,拔管后患儿会很快清醒。

三、转送至麻醉后监护室

当通气满意后,患儿(带管或不带管)就可以转送至麻醉后监护室(post anesthesia care unit, PACU)。麻醉恢复期是小儿麻醉的高危期,因为小儿比成人更容易发生呼吸道问题。国外文献报道,因呼吸问题导致围术期心搏骤停将近有 50% 发生在麻醉恢复期。

1. 运送途中 当转送患儿时,要拉起护栏,确保系紧约束带以防发生意外。如果在转送过程中患儿出现躁动,要加以简单的限制以防发生严重的损伤。转送过程中,清醒及活动的患儿要观察其腹部和胸廓的运动、气体交换、口唇甲床和皮肤的颜色,而对于嗜睡状态的患儿要用听诊器监测心率和呼吸音。

2. 在 PACU 患儿到达 PACU 后,麻醉医师需要确认患儿呼吸道通畅,通气量足够,并测量血压、心率、呼吸频率等生命体征后,再向 PACU 护士交班。如有特殊护理,麻醉医师应下医嘱。如已拔管,应置患儿侧卧位，给予面罩吸氧，清理舌体和分泌物，保持气道通畅及防止误吸。患儿需用暖毯覆盖以减少热量的丢失。当患儿各方面情况稳定后，麻醉医师才可离开PACU。

（陈小玲）

参考文献

[1] Motoyama EK, Davis PJ. Smith's anesthesia for infants and children[M]. 7th ed. Philadelphia: Mosby Elsevier, 2006.

第八十章 新生儿和早产儿麻醉

一般将生后1个月以内的婴儿称为新生儿(newborn)。早产儿(premature infant)原指出生体重<2 500 g的婴儿。1961年世界卫生组织及美国儿科协会对上述出生体重<2 500 g的婴儿称为低体重儿(low birth weight infant),而早产儿仅指孕期不足37周出生的婴儿。新生儿和早产儿是一个发育尚未完善的机体,在解剖学和生理学方面与成人甚至年长儿童相比可有明显差异。先天性畸形是较为多见的疾病,而早产儿更因抵抗力低下,往往较难适应手术和麻醉的打击。体重<1 200 g早产儿存活力明显降低。高代谢率、有限的心肺和体温调节储备以及肾功能不全是早产儿和足月新生儿显著的生理特点。麻醉医师应熟悉新生儿、早产儿与麻醉有关的解剖生理特点,根据各种疾病不同的病理生理特点作出稳妥而正确的处理。

第一节 与麻醉有关的解剖生理特点

一、中枢神经系统

虽然出生时,新生儿神经系统在解剖上是完整的,但髓鞘尚未完全形成,功能也不完善。神经纤维体积小,未形成髓鞘包裹,并且相邻郎飞结间的距离较短有利于局麻药的渗透,即使采用浓度较低的局麻药也能很快阻滞。脑电图可记录到新生儿大脑皮质的活动,这些皮质活动可在睡眠及受到外界刺激时出现各种变化。认为新生儿手术期间无须麻醉的观点是错误的,新生儿对于伤害性刺激的面部反应,以及心血管和代谢应激反应都表明其对疼痛的感知。新生儿内源性阿片类物质有很大的不同,这可能与分娩窒息及应激有关。他们在对麻醉的需求及麻醉性镇痛药的药效方面与成人不同,可能与血脑屏障的改变以及阿片类受体的不同有关。早产儿(尤其是体重<1 500 g)容易发生脑室内出血(intraventricular hemorrhage, IVH),这是引起死亡的重要原因。动脉血压、脑血流动力学和颅内压的突然变化,凝血功能障碍,高碳酸血症和缺氧等都是可能导致脑出血的危险因素。出血通常始于原始基质的室管膜下组织,并通过脑组织向脑室播散。IVH受脑灌注压的影响,手术期间通常与手术操作的刺激、麻醉不完全、气道梗阻、输液量过多以及使用高渗溶液等因素有关。应激状态的早产儿缺乏脑血流(cerebral blood flow, CBF)的自动调节能力,这种CBF的自动调节可以在患者过度通气后恢复。

二、呼吸系统

(一) 解剖学特点 新生儿舌体大,喉头位置($C_{3\sim4}$)较成人($C_{5\sim6}$)高,会厌软骨呈U形,较硬,与气管纵轴向外成角,在声门上方向后突出45°,声带由后上方向前下方倾斜(成人声带轴线与气管垂直),这些解剖特点往往在气管插管时给喉部暴露以及喉镜置入造成困难。传统方式气管插管时的头部过伸位不适用于新生儿,而头部处于中间位或颈部轻度屈曲,更容易完成气管插管。新生儿鼻腔狭窄,胸廓小,胸骨软,肋骨固定不佳,呈水平位,早产儿在吸气时胸骨向下凹陷,可影响气体交换,这些均提示新生儿呼吸储备功能不足。新生儿气管长为4~5 cm,曾对45例体重1 100~4 150 g的新生儿作了有关项目的测量,结果表明气管长度随体重增加而增长,每1 000 g增长1 cm,与孕龄无直接关系。门齿龈起算长度与鼻孔起算长度相差1.5~2.5 cm,左主支气管与支气管纵轴延长线的夹角为47.5°±7.10°,右主支气管夹角为28.9°±4.5°(表80-1)。

新生儿喉部最狭窄处是在无伸张能力的环状软骨水平,过粗的气管导管可压迫气管黏膜造成声门下区水肿,拔管后气道阻力明显增高,甚至导致急性喉梗阻。如果水肿部位的气管直径是4 mm,那么黏膜水肿1 mm就可使横截面积减少75%。根据Poiseuille定律,气道阻力与气道半径的4次方成反比,故直径减少1/2,气道阻力增加16倍。

表 80-1 不同体重新生儿气道测量结果

部位	总均数(cm)	不同体重(g)下的测量结果(cm)		
		1 100～2 000	2 001～3 000	3 001～4 150
鼻～声门	7.40±0.82	6.53±0.61	7.44±0.45	7.95±0.43
门齿～声门	5.58±0.72	4.97±0.62	5.42±0.49	6.11±0.52
鼻～隆突	12.19±1.74	10.68±0.49	12.08±0.61	13.28±0.69
门齿～隆突	10.22±1.02	9.07±0.77	10.27±0.45	11.02±1.01
声门～隆突	4.05±0.39	4.15±0.39	4.60±0.33	5.12±0.70
环状软骨口径	0.54±0.08	0.48±0.05	0.54±0.08	0.58±0.07
声门口径	0.66±0.08	0.59±0.05	0.66±0.08	0.69±0.07
左支气管夹角	47.5±7.1	47.3±9.3	46.6±6.9	48.6±8.4
右支气管夹角	28.9±4.5	30.8±2.5	28.2±4.9	28.5±5.0

(二) 生理学特点

(1) 新生儿首次呼吸由外界刺激(冷、接触等)及生化变化(呼吸性及代谢性酸中毒)而开始，首次呼吸后常出现啼哭，这有助于气体进入肺内尚未扩张的部分。最初几次呼吸，呼出气量小于吸入气量，有助于功能残气的建立。

(2) 新生儿呼吸调节机制尚未成熟，尤其是早产儿可出现频繁的周期性呼吸暂停，睡眠时更多见，一般不出现氧饱和度下降及心率减慢，但反复呼吸暂停可发生低氧血症，增加中枢神经系统损伤的可能性。随着婴儿生长超过胎龄 44～45 周，周期性呼吸逐渐消失。新生儿呼吸控制可受某些因素的影响，早产儿 CO_2 反应曲线的斜率较足月新生儿或成人为低，缺氧可降低 CO_2 反应曲线的斜率。新生儿对缺氧的呼吸反应取决于其成熟度及环境温度。在中性温度环境中，足月新生儿对缺氧的反应有两种方式，即先呈通气抑制，然后出现呼吸增强。随着婴儿逐渐长大，不再出现双向反应，一开始就呈现呼吸增强。

(3) 早产儿肋间肌发育极差，睡眠时更受影响。早产儿膈肌纤维组成中，Ⅰ型纤维在 10%以下，足月新生儿占 30%，1 岁以上增至 55%，与成人相同。由于早产儿膈肌纤维中含能抗疲劳和重复做功的Ⅰ型纤维少，因此任何导致呼吸做功增加的因素都会使呼吸肌很快疲劳，并进一步导致呼吸暂停，CO_2 蓄积，甚至呼吸衰竭。

(4) 新生儿呼吸道阻力主要来自大气道及上呼吸道。婴儿依靠鼻呼吸，一旦发生鼻腔梗阻可能危及生命，因此必须保证鼻道通畅清洁。上呼吸道阻力可受体位影响而发生改变。置入较粗胃管可使上呼吸道阻力增加。

(5) 出生后肺组织继续发育，婴儿期肺容量的增加主要依赖于肺泡数的增加，至青春期主要靠肺泡的扩大。尽管新生儿肺泡内已有间隔，但与典型的成熟肺泡相比，这种间隔显然较宽。新生儿肺泡数量约为成人的 10%。为了满足高氧耗，新生儿肺泡通气量为成人的 2 倍，而加快呼吸频率(respiratory rate，RR)比增加潮气量更为有效。新生儿 RR 可达 30～50 次/min，因此麻醉诱导和复苏都比成人更加迅速。然而，这也使得新生儿比成人更容易疲劳。这是因为其膈肌中Ⅰ型肌纤维所占比例较少，胸壁顺应性好但效率低。新生儿潮气量小，为 6～7 ml/kg，足月婴儿肺总量(total lung capacity，TLC)约 160 ml，功能残气量(functional residual capacity，FRC)约为该量的 1/2。新生儿 FRC 相对较低，生后 24～48 h 逐渐增加，4 d 后接近成人水平，约为 30 ml/kg。肺泡通气量按比例为成人 2 倍，FRC 与 TLC 的比值较成人更高，提示在每次呼气后肺内留存气体量较大。新生儿与成人呼吸功能比较见表 80-2。

表 80-2 新生儿与成人肺功能比较

项目	新生儿(3 kg)	成人(70 kg)
氧耗量[ml/(kg·min)]	6.4	3.5
肺泡通气量[ml/(kg·min)]	130	60
CO_2 生成[ml/(kg·min)]	6	3
潮气量(ml/kg)	6	6
呼吸频率(次/min)	35	15
分钟通气量[ml/(kg·min)]	210	90
解剖死腔(ml/kg)	2.5	2.0
生理死腔/潮气量	0.3	0.3
肺活量(ml/kg)	35	70
肺总量(ml/kg)	63	86
功能残气量(ml/kg)	30	35
FRC/TLC	0.47	0.4
残气量(ml/kg)	23	16
PaO_2 (F_IO_2 0.21)	65～85	85～95
$PaCO_2$ (kPa)	4～4.8	4.8～5.9
pH	7.34～7.40	7.36～7.4

(6) 新生儿肺通气及灌流有某些失调，部分呈现较高的肺泡-动脉氧分压比值。生后第一个小时，随着液体经毛细血管及淋巴管由肺排除，通气及灌流得到明显改善。肺表面活性物质由肺泡Ⅱ型细胞生成，始于妊娠22周，至35～36周随着肺的成熟而明显增加。早产儿由于缺乏肺表面活性物质，因而容易发生RDS。高氧、低氧、酸中毒和低温等均减少肺表面活性物质的产生。

(7) 新生儿血红蛋白与氧的亲和力非常高，而 P_{50} 却低(2.5～2.7 kPa)，这是由于胎儿血红蛋白缺乏2,3-DPG。因此，新生儿麻醉期间更应注意避免缺氧以及能引起 P_{50} 降低的诸因素。

三、心血管系统

新生儿心肌收缩成分少，结缔组织成分较多，因此心室的顺应性较差，收缩力弱，限制了心率减慢时增加每搏排血量的可能性，因此新生儿心排血量的增加只能依赖于心率加快。新生儿发生心动过缓尤其危险，应注意避免低氧诱发的心动过缓。Frank-Starling 机制同样适用于新生儿，因此，除了心率，左室舒张期末压是决定心排血量的另一重要因素。新生儿心肌交感神经分布较少，迷走影响占优势，心肌对拟交感药物的反应较差，因此有必要使用较大剂量。左右心室大小相似，心室壁薄。新生儿右心占优势，ECG电轴右偏。随着左心功能逐渐增强，ECG表现接近于成人。新生儿血压较低，心率较快，心排血量较大，按体重计为成人的2～3倍，外周血管阻力低。新生儿血容量相对大于成人，早产儿可更大些，延迟钳夹或结扎脐带可增加20%的血容量(表80-3)。心血管系统对血容量改变的适应能力较差，由于压力感受器尚未发育完全，新生儿对低血容量反应的特征为血压下降，并非心率加快。新生儿血红蛋白含量较高，血细胞比容较高(表80-4)。

表80-3 正常新生儿、幼儿和成人的心血管参数

项　目	足月新生儿	2岁	成人
心率(次/min)	120～160	75～115	70～90
收缩压(mmHg)	60	95	120
舒张压(mmHg)	35	60	80
心排血量[ml/(kg·min)]	200	100	70
循环血容量(ml/kg)	90	80	70
血红蛋白(g/L)	160～180	105～135	120～170

表80-4 婴幼儿血化验正常值

年　龄	血红蛋白(g/L)	血细胞比容(%)
出生	136～196	56.6
1 d	212	56.1
1周	196	52.7
4周	156	44.6
2个月	133	38.9
6个月	123	36.2
1岁	116	35.2
2岁	117	35.5

肺循环的特点是肺动脉压较高，动脉壁肌层较厚。生后1周，随着肌层逐渐变薄，肺动脉压随之下降。然而，新生儿肺血管反应敏感，低氧血症和(或)酸中毒可导致肺血管阻力明显增加，从而减少肺血流，导致低氧血症加剧。动脉导管可一直开放或重新开放，造成左向右的分流，当右心压力升高时，也可通过卵圆孔发生右向左分流，表现为胎儿型循环持续状态。

四、肾功能

出生时，由于肾小球发育不完善导致新生儿肾小球滤过率(glomerular filtration rate, GFR)低，出生时是成人的15%～30%(表80-5)。3～4 d后，随着肾血压升高以及肾血管阻力降低，GFR逐渐增加。足月新生儿的肾小球滤过率增长很快，而早产儿则较慢。肾小管功能不全，对过量液体的排泄能力较差，容易发生体液过荷和电解质流失，输注大量低渗液体可造成低钠血症。新生儿肾脏的尿浓缩能力(600 mOsm/kg)只是成人(1 200～1 400 mOsm/kg)的一半左右。新生儿GFR减少以及尿浓缩能力受限使其更容易脱水或液体超负荷。新生儿葡萄糖的肾阈值也较低。在腹压增加情况下(如脐膨出修补术后)，肾血流将受到影响，有可能发生肾功能衰竭。

表80-5 肾小球滤过率和年龄

年　龄	滤过率[ml/(min·1.73 m^2 BSA)]
1～2 d	20～25
1个月	35～40
3个月	55～60
成人	120

注：BSA为体表面积。

肾脏发育不成熟，也影响维生素D的形成和钙的平衡。胎儿和新生儿需要高钙和高磷酸盐以满足骨骼形成和生长的需要。出生后，来自母体的钙源消失，新生儿钙水平迅速降至成人值，以后在甲状旁腺素和维生素D的作用下逐渐升高。同时，甲状旁腺素对磷酸盐降低的影响减小，使其水平升高以满足生长的需要。

五、肝功能

正常的肝功能取决于肝血流，新生儿肝血流可因静脉导管分流及腹内压升高而减少。新生儿肝脏对药物的代谢主要通过水解和氧化，随着婴儿的成长，出现其他代谢形式(硫酸化、葡萄糖醛酸化)。大多数酶途径在新生儿就存在，但出生时处于失活动状态，通常要到出生后3个月才被激活。新生儿共轭反应往往较弱，可导致黄疸，并影响降解，使药物半衰期延长。新生儿可因糖原贮备不足而发生低血糖(易见于低体重儿)，凝血酶原含量较低，因此对新生儿术前静注维生素 K_1 预防出血，并监测血糖相当必要，但早产儿对此效果较差。

六、体温控制

新生儿尤其是早产儿，体表面积相对较大，缺乏保温的皮下脂肪，很容易丧失体热，引起机体核心温度下降。而新生儿又缺乏有效的寒战反应，因此当机体暴露于寒冷环境中，可导致生理性应激反应，由棕色脂肪产生的非寒战性产热反应增加。体弱新生儿对体热丧失不能引起相应的产热反应，因而体温很快下降。持续的寒冷应激反应可导致低氧血症及酸中毒。

七、神经肌接头

新生儿神经肌接头发育已完善，由于新生儿分布容积较成人大，因此药物初始剂量相对较大，按体表面积计，新生儿所需的肌松药剂量与成人相同。麻醉状态下的新生儿对重复或强直刺激显示出肌无力反应，正常新生儿四个成串刺激的比率为0.95，早产儿为0.83，强直刺激后衰减现象见于较高频率的强直刺激后。清醒状态下的新生儿扫描肌电图显示对高频反应明显降低，这些反应在生后1～2个月转为成人形式，神经肌肉的传递储备能力得到加强。

八、早产儿视网膜病(retinopathy of prematurity，ROP)

新生儿麻醉中，不仅要避免低氧血症，还特别要注意避免吸入氧浓度过高。新生儿几乎没有必要暴露于100%的纯氧中。给不需要供氧的新生儿吸入哪怕是低浓度的氧，也会造成氧中毒，导致严重的并发症，如早产儿视网膜病变、支气管肺发育不良、脑发育受损以及儿童期癌症。ROP常见于妊娠不到33周出生，体重<2 000 g的早产儿。<1 000 g的早产儿，至少每5例就有1例发病，其中致盲率高达10%，>1 500 g者，发病率<0.5%。尽管氧是一个重要的致病因素，但ROP的病因是多方面的。ROP已见于未用过氧的婴儿，其他可能的原因有低氧、高(或低)碳酸血症、维生素E缺乏、脓毒血症、窒息以及输液。由于ROP是由于发育中的视网膜动脉的脆性所致，因此至少要加强监测直至生后1个月，避免“预防性供氧”和“过度供氧”，所有婴儿于围术期常规监测动脉导管前部位(头或右上肢)的氧饱和度，SpO_2 在86%～92%被认为是安全的。

第二节　术前准备

一、了解病史

新生儿和早产儿的麻醉前访视应重点了解患儿全身情况，喂养情况及发病过程。胎龄、宫内问题和分娩方式亦不容忽视。了解患儿母亲的分娩史对制定麻醉计划十分重要，如果分娩时发生窒息，则其缺氧的影响可始终存在，患儿可能丧失对循环功能的中枢调节能力，一旦动脉压突然升高，可能导致颅内出血的严重后果。母孕期服用违禁药物，婴儿可在出生后5～10 d出现某些戒断症状，表现为焦虑震颤，进食差，偶有癫痫发作等。服用大剂量阿司匹林、对乙酰氨基酚妇女的子女，在生后几日内其症状类似于肺动脉高压及持续存在胎儿循环，对出现严重低氧血症的婴儿应考虑此种可能性。新生儿应进行全面细致的体格检查，排除存在影响麻醉安全的先天畸形。

二、实验室检查

出生时，新生儿的血红蛋白(Hb)大约为190 g/L，其中70%～80%是胎儿血红蛋白(HbF)。HbF对氧的亲和力大，不利于氧在组织的释放，因此需要足够的心排血量以满足组织的氧需。出生后6～10周，血红蛋白水平下降至约100 g/L，出现生理性贫血。自此，成人血红蛋白(HbA)产生增加，因此氧输送将不会受影响。早产儿出生后血红蛋白浓度即迅速下降，易患贫血。目前普遍认为，任何外科手术之前，新生儿Hb水平应当>100 g/L以具备足够的携氧能力。有人提出，如果患儿一般情况良好，70 g/L也可以满足机体的需要。但如果存在呼吸系统或心血管系统的病变，那么术前应予输血保持血红蛋白在100～150 g/L水平。早产儿血清电解质浓度容易受摄入量及环境变化的影响，血清钠浓度常不稳定，腹水或摄钠过多可致血钠升高。

血清钾离子浓度也多变,高钾较为常见,但很少出现ECG变化,低血钾(<3.0 mmol/L)也较为常见,利尿药、过度通气等因素更易促使血钾降低。血清氯浓度(105~115 mmol/L)较年长儿高,部分原因是由于早产儿存在代谢性酸中毒。血清总钙浓度较足月新生儿低,但离子钙浓度或许是足够的,有人提出血清钙维持于70 mg/L已够,但更多人提出应>80 mg/L。若在出生时发生窒息,则Ⅴ、Ⅶ、Ⅷ凝血因子减少,若窒息得到迅速纠治,可在3~4 d内恢复正常水平的凝血因子,但若缺氧时间延长,则凝血因子需在1周或更长时间才恢复正常。

这些患儿也可出现血小板减少症,但即使计数<10×10^9/L,也很少出现出血症状,只有当需要手术且手术时间较长时,才应输注足量血小板使计数>50×10^9/L,如果手术持续数小时,则术中应加输血小板。另外,早产儿术前给予维生素K_1,有利于凝血功能。新生儿及早产儿血气检查见表80-6。

表80-6　正常新生儿及婴儿动脉血气值

项　　目	1 d	10~90 d	4~12个月
pH	7.2~7.41	7.34~7.45	7.38~7.45
PCO_2(mmHg)	29.4~60.6	26.5~42.8	27.0~39.8
PO_2(mmHg)		70~85	
HCO_2^-	18.6~22	18.5~24.5	19.8~24.2

三、实施方案的准备

麻醉医师对将要实施的麻醉应作好全面的准备工作。合适的麻醉器具(麻醉机、咽喉镜、加压面罩、气管导管等)是麻醉成功的重要基础,所需药品必须准备在侧,并写明各自的稀释浓度。各监测仪应性能完好,并预调各监测项目的报警上下限。新生儿术中体温调节紊乱常与麻醉有关,即使短暂的体温调节系统功能障碍也可能导致潜在的严重并发症。因此,必须采用积极有效的保温措施维持患儿体温,包括升高手术室室温至30℃左右,手术床上方要有可控红外线加温器,床单下放置水循环加温毯,另外,暖风毯、预热湿化麻醉气体以及静脉输液和血制品加温等都是非常有效的保暖措施,有利于术中维持体温。资料显示(表80-7)早产儿在来去手术室途中可发生体温下降,应引起重视。目前较为有效的措施是预热早产儿培养箱,可减少运输途中的体温丧失。

表80-7　早产儿来去手术室途中的体温变化

时　　间	体　温　(℃)
术前(病室)	36.4±0.5
术前(手术室)	35.7±0.7
术毕	36.4±1.0
术后(病室)	35.9±1.7

四、术前禁食

术前禁食已为广大外科医师及麻醉医师所接受,但究竟需禁食多长时间,似乎尚无一致意见。习惯做法是术前一日晚餐后开始禁食,这种长时间禁食可导致患儿因饥饿、脱水而烦躁不安。大量的研究指出,缩短禁食时间对多数择期手术患儿是恰当的,胃液量及其pH都在可接受的安全范围之内,所以比较一致的观点是进食清饮料可至麻醉前2 h,术前4 h可予母乳,配方奶粉应禁食6 h。这是因为牛奶所含的蛋白质比母乳消化更慢。通过空肠导管持续给予的营养也应在术前4 h停止。如果环境温度较高、手术开始时间延迟或患儿存在先天性心脏病伴红细胞增多,则应适量口服液体,或静脉输注液体,如果存在充血性心力衰竭,则应严格限制液量。

第三节　麻醉方法

一、术前用药

新生儿通常不需要镇静,术前用药可仅用一种抗胆碱能药,即阿托品0.1 mg/次,早产儿剂量酌减。然而,新生儿术前是否应当常规给予抗胆碱能药一直存在争议。1999年,Jöhr即提出他已经十多年未使用常规术前用药而无不良后果。他的支持者指出,心动过缓几乎总是因为低氧血症,因此供氧才是最佳的治疗措施,而非药物。然而,相反的观点则认为,新生儿一旦发生心动过缓,通过静脉给药可能为时已晚,因此必须预先给予抗胆碱能药物。1岁以下婴儿不推荐使用恩纳(EMLA),因为丙胺卡因的代谢产物可导致高铁血红蛋白血症。

二、部位麻醉

新生儿肝脏血流减少,影响局麻药的清除及排泄。此外,与药物结合的血浆蛋白质含量低,药物与蛋白的结合程度低于成人,从而导致血浆游离药物水平较高。

那些与蛋白结合能力强的药物，如布比卡因就容易引起全身毒性反应。新生儿代偿功能良好，大样本的前瞻性研究结果显示小儿部位麻醉技术可以安全地应用于新生儿。大量的研究结果表明，在不同类型的新生儿手术中采用不同的部位麻醉技术都能取得极佳的镇痛效果。此外，不多的研究结果还显示了部位麻醉的另一些优点：① 硬膜外麻醉下行气管食管瘘修补术的新生儿术后呼吸机支持时间缩短。② 婴儿腹部手术后采用硬膜外镇痛，其对神经内分泌应激反应的抑制明显优于吗啡静脉注射镇痛。③ 包皮环切术中未使用EMLA或阴茎阻滞等局部麻醉的新生儿在以后的疫苗接种过程中往往表现出夸张的疼痛反应。④ 新生儿硬膜外腔脂肪组织、淋巴管及血管丛丰富，腔隙小，药液易扩散，因此可选择腰部脊椎间隙穿刺，达到整个腹部的阻滞效果。尽管20世纪初以来，蛛网膜下腔阻滞已用于包括新生儿在内的各年龄组小儿，但由于新生儿椎管短，脊柱平直，脑脊液循环时间快，因此阻滞平面不易调节，可因阻滞平面过高而影响呼吸，因此不适宜用于新生儿。新生儿骶管腔容积仅1～5 ml，骶裂孔清晰可扪，注药后阻滞平面可向头侧扩散至上胸部，因对机体生理扰乱小，已广泛用于临床。新生儿局麻药的最大安全剂量低于成人，一般采用布比卡因或罗哌卡因用于硬膜外镇痛，避免使用阿片类药物，因其可增加不良反应的发生率，特别是呼吸抑制。新生儿的各种区域麻醉，必须由熟练掌握足够的新生儿解剖、病理生理知识和各种区域阻滞技术的资深麻醉医师施行，同时应遵守严格的剂量准则和安全预防措施。

三、气管内麻醉

气管内麻醉是新生儿、早产儿施行较大手术的首选麻醉方法。所有手术，哪怕是最短小的新生儿手术都需要气管内插管和机械通气。这是因为新生儿FRC减少，导致闭合容量接近潮气量，存在通气/血流比例失调的风险。即使是早产儿仍需麻醉诱导，否则容易引起麻醉期间血压升高。可采用吸入麻醉，但应注意麻醉深度。等效剂量的所有强效吸入麻醉药（如七氟烷、地氟烷和异氟烷）对急诊手术的新生儿都可造成难以接受的低血压。氟烷强烈的心肌抑制作用可以对有先天性心脏病新生儿的循环造成明显的影响。这种抑制作用使得氟烷难以在保证麻醉深度的条件下又不引起严重的低血压。事实上，新生儿全麻诱导期循环衰竭的风险明显大于成人和年长儿。吸入麻醉药吸收和分布的差异、剂量的不同、药物的固有特性和新生儿对药物的敏感性是造成血压显著下降的原因。相同的吸入浓度下，强效吸入麻醉药在新生儿脑和心脏达到最大浓度比成人更快。如果吸入浓度保持恒定，由于存在通气和药物摄取的差异，新生儿药物吸入浓度/药物肺泡气浓度的比值（F_A/F_I）比成人更大。新生儿所有吸入麻醉药的MAC值都明显低于1～6个月的婴儿，早产儿的MAC值则更低。因此，某些时候血压下降可因吸入麻醉药过量所致，故监测呼气末气体浓度有助于防止吸入麻醉药意外过量。然而，即便采用“准确”的MAC，所有的吸入麻醉药也都会使新生儿血压分别下降12%～30%，这可被诱导前预先静注的抗胆碱能药（如阿托品）部分拮抗。吸入麻醉药造成血压明显下降还与新生儿心肌的固有特性有关。新生儿对吸入麻醉药的负性变力和变时作用的耐受性差。此外，由于新生儿压力感受器反应减弱，因此可不出现对于维持血压和心排血量十分重要的反射性心动过速。氧化亚氮（70%）降低压力感受器反应的程度如同0.5 MAC氟烷，要注意氧化亚氮的心血管作用，以防止血压下降，甚至循环骤停。

新生儿气管长度仅5～6 cm，气管插入不慎极易进入一侧支气管。新生儿气管导管内径及插管深度见表80－8。防止肺损伤和支气管肺发育不良是新生儿机械通气中所要关注的重要问题。在众多的通气模式中，有关机械通气对肺和神经系统的影响方面，仍然没有明确的证据证明一种模式更优于另一种。用于新生儿气管内麻醉的诸多装置中，Mapleson D系统较为合适，Bain回路也可应用，新鲜气流量≥3.5 L/min，控制呼吸时适当增加潮气量，减慢通气频率，以保证足够的CO_2排出，减少重复吸入量。术中往往采用PEEP以维持最佳氧合状态，当PaO_2为50～70 mmHg，$PaCO_2$为35～40 mmHg，pH为7.35～7.45，SpO_2为86%～90%，属正常范围。目前使用的多种型号的麻醉机在结构及性能上已考虑到新生儿等的需要，麻醉呼吸机的最小潮气量可低至20 ml，能满足新生儿麻醉的需要。为避免吸入氧浓度过高所致的早产儿眼球后纤维增生，麻醉期间应采用空气-氧混合气体吸入的方式以维持正常PaO_2和SpO_2。小儿肺泡吸入全麻药浓度增高较成人快。肺泡通气量与功能残气量的比值决定麻醉气体分布到肺泡的速度，新生儿该比值为5∶1，成人为1.5∶1。新生儿心排血量的大部分分布到脑、心、肾等血供丰富的组织，从而加速了组织内吸入麻醉药分压与肺泡分压间的平衡速度。婴儿吸入麻醉药的血/气分配系数低于成人，因此麻醉诱导及苏醒均较成人更快。小儿吸入麻醉药的MAC值与年龄有关（图80－1）。

表80－8　新生儿气管导管内径及插管深度

	气管导管内径（mm）	插管深度（cm）
早产儿	2.5	6～8
足月儿	3.0	9～10

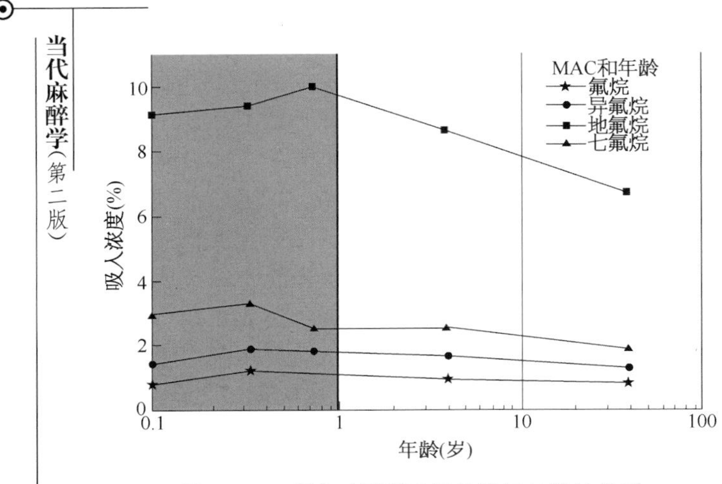

图 80-1 吸入麻醉药 MAC 值与年龄的关系

四、静吸复合麻醉

新生儿麻醉药剂量是由其本身的生理特征、药代学和药效学特征及个体的反应决定的。新生儿疾病的类型和治疗方法有别于成人。由于新生儿解剖、生理系统以及酶的不成熟导致药物的吸收、分布和清除过程变化很大。将吸入全麻药与静脉麻醉适当配合，可充分发挥前者可控性佳，以及后者起效快、镇痛性强的优点，并且可以减少这两种药的用量和对机体的不利影响。早产儿所需吸入全麻药的浓度远低于足月新生儿。因此，单纯吸入全麻一般已能满足临床要求。对于足月新生儿，如果需要可辅助一定的静脉全麻药。麻醉诱导后，按每小时 2～5 mg/kg 静脉注射 0.2%的氯胺酮，同时吸入低浓度(0.5%～1.0%)麻醉药，术毕前30～45 min 停药，术毕可以清醒。直到目前为止，仍然没有有关丙泊酚用于新生儿的系统的安全性和有效性评估，因此还需要进一步研究新生儿丙泊酚的药代动力学，并明确相对安全的剂量。芬太尼类药物与吸入全麻药的复合应用主要用于心血管手术麻醉，按 10～20 μg/kg 缓慢静注，亦可先静脉注射咪达唑仑 0.1 mg/kg作为基础，在充分吸氧条件下注射非去极化肌松药后气管插管，配合适当浓度(1%～2%)的吸入麻醉药，根据手术要求分次追加芬太尼，总量为 40～60 μg/kg。阿曲库铵是新生儿首选的肌松药，这是由于新生儿酶系统尚未成熟，而其他肌松药的代谢则难以预测。术中控制呼吸，术毕带气管导管护送入监护室。

第四节 输液和输血

新生儿体重的 75%是水，主要分布在细胞外(约占 40%)。早产儿的水含量更可高达体重的 80%～85%，在细胞内液和细胞外液分布的比例为 2∶1。婴儿的水转换率达每日 100 ml/kg，新生儿肾功能发育尚未完善，对过量液体的排泄能力很差，当摄入减少或失液增多时，可很快发生脱水。新生儿出生后最初几小时热卡消耗量为每日 133.89 kJ/kg，随体重增长热卡的消耗也迅速增长。小儿时期热卡需要量分别为：体重<10 kg，每日 418.4 kJ/kg；10～20 kg，为 4 186 kJ 加上每增加 1 kg 每日增加 209.2 kJ/kg；>20 kg，则为 6 276 kJ 加上 20 kg 以上每增加 1 kg 每日增加 83.68 kJ/kg。每消耗 418.4 kJ 需补充 2.5 mmol 钾、2.5 mmol 钠、5.0 mmol氯及适量葡萄糖。新生儿糖原储备减少，短时间饥饿即可导致低血糖。早产儿发生低血糖的风险更大，因此术中需要输注 10%的葡萄糖维持。然而，由于高血糖可诱发颅内出血，故也应避免。围术期应密切监测血糖，并根据结果调整输注浓度和速率。低渗葡萄糖可造成术后潜在的致命性低钠血症，应避免输注。液体治疗必须考虑新生儿出生后的生理利尿和肾脏的成熟。出生后不予钠直到建立生理性利尿，以免液体潴留和过负荷。肾小管排钠能力有限，补液量应逐渐增加以避免液体过量。足月新生儿，一开始每日给予液体 60～80 ml/(kg·d)，1 周后增加至 150 ml/kg，早产儿所需的液体量更多。手术和机械通气都会降低肾小球滤过滤，并增加抗利尿激素的产生，因此术后通常需要限制液体的摄入。

早产儿血容量为 85～100 ml/kg，所以每千克体重失血 8～10 ml 就相当于丧失 10%的血容量，所以必须密切监测失血量，及时补充，保持血红蛋白 120 g/L 左右。精确测定失血量尚有困难，称量法可得到较为精确的结果。输液量除考虑正常代谢需要量及补充由禁食引起的失液量之外，还应特别考虑组织创伤程度，补充第三间隙丧失量。输入血液及液体是否足够，可由动脉压及中心静脉压加以验证。新生儿对血容量变化的适应能力很低，麻醉期间收缩压和循环血容量紧密相关，因此新生儿动脉压是补充血液的很好依据，如果平均动脉压低于该年龄正常值的两个标准差，常提示血容量过低。中心静脉压<0.3 kPa (3 cmH_2O)同样提示低血容量。尿量>0.75 ml/(kg·h)，提示血容量足够，尿液比重一般<1.005，如果>1.009 常提示患儿血容量不足。囟门凹陷也提示血容量不足。由于新生儿血浆蛋白较低，有引起水肿的可能，所以术中以输注全血为好或注意补充血浆蛋白。

第五节 几种新生儿疾病的麻醉处理

一、肥厚性幽门狭窄

肥厚性幽门狭窄(hypertrophic pyloric stenosis, HPS)是新生儿期常见疾病,发病率1∶350。其基本病变是幽门括约肌的纵行和环形肌肥厚导致幽门梗阻。典型的临床表现为非胆汁性喷射性呕吐,生长迟缓,右上腹部可扪及明显的"橄榄"大小肿块,同时排除其他疾病。超声检查可明确诊断。呕吐通常导致等量的胃酸和碱性十二指肠液丧失。然而,由于幽门狭窄梗阻,胃酸和 Na^+,K^+ 随呕吐物丢失,HCO_3^- 却并未从十二指肠液中丢失。重症患儿的血液生化学指标显示低钾、低氯、低钠以及代谢性碱中毒合并代偿性呼吸性酸中毒。由于早期诊断和及时液体治疗,这在今天已经相当少见。

术前应当积极纠正水、电解质失衡。脱水程度的评估包括患儿的生命体征、体重下降的百分比、皮肤弹性、前囟张力、舌头湿润度、精神状态和尿量(尿布尿湿的频率)。每隔8～12 h测定氯离子、碳酸氢盐、钾和pH值,调整输液,补充电解质成分。

麻醉诱导应考虑消化道梗阻和胃内容物误吸的风险,故给氧前先置入胃管并尽量吸空。可选择静脉或吸入诱导,吸入诱导采用氧气混合七氟烷,并静脉注射神经肌肉阻滞剂(NMBA)后行气管内插管。静脉诱导常用氯胺酮,可选择的肌松药包括琥珀胆碱(2 mg/kg)、罗库溴铵(0.6 mg/kg)或阿曲库铵(0.5 mg/kg)。一些麻醉医师主张诱导中采取压迫环状软骨的方法。麻醉维持采用吸入麻醉药混合氧气和(或)空气,同时静脉持续输注瑞芬太尼或单次注射芬太尼1 μg/kg,避免使用长效阿片类药物以防止术后呼吸暂停。手术切口部位局部浸润0.25%左旋布比卡因1 ml/kg,并给予对乙酰氨基酚可用于术后镇痛。术毕,胃管反复吸引后拔除以防止幽门黏膜糜烂。患儿完全清醒后,左侧卧位拔除气管插管。术后呼吸抑制风险增加的一部分原因在于术前碱中毒使中枢化学感受器敏感性降低,因此术后呼吸监测必不可少。

二、食管闭锁和气管食管瘘

气管食管瘘(tracheo-oesophageal fistula, TOF)和食管闭锁(oesophageal atresia, OA)关系密切,根据Vogt或Gross分类法分为多种类型。OA伴气管和远端食管瘘最为常见,约占85%。活产婴儿TOF或OA的发生率约为1∶3 500。部分病例,产前超声可明确诊断,表现为羊水过多。出生后的临床表现为唾液过多和呼吸窘迫,窒息或喂养时出现发绀,胃管无法深入胃内。X线片显示胃管卷曲在食管上端盲端。胃内气泡提示可能存在TDF,若胃内无气体,则可能是单纯的食管闭锁。由于存在误吸的风险,故不主张采用造影检查。H型无食管闭锁的TOF不容易早期发现,病史常提示反复呼吸道感染或支气管扩张。患儿的出生体重和并发症常常影响预后。出生体重<1 500 g,且合并先天性心脏畸形则预后不良。手术时机取决于患儿的一般情况和解剖缺陷。一般在出生后几日内进行手术,这将减少唾液或胃酸通过瘘管反流误吸而造成吸入性肺炎的风险。手术常经右侧开胸修复,若右位主动脉弓则左侧开胸,也可借助胸腔镜手术。

术前胸片应对并发症、骨骼或心脏畸形进行评估。心脏或肾脏相关的病理诊断则需要超声检查。实验室检查应包括血、尿常规,血气和电解质,血糖,血钙检测以及血液交叉配型。呼吸衰竭的患儿术前即需要气管内插管。术前禁食,上端食管盲端放置Replogle双腔管持续引流。静脉持续输液防止脱水和低血糖。H_2受体拮抗剂用于治疗胃内容物反流。麻醉诱导前静脉注射阿托品(0.01 mg/kg)以减少分泌和插管引起的心动过缓。有时,外科医师可能采用支气管镜或食管镜确定瘘管的位置和大小,同时查看其他潜在的异常,如血管环。一般采用保留自主呼吸的吸入麻醉,同时声带局部喷射1%利多卡因(≤3 mg/kg)后进行支气管镜检查。检查完毕后行气管内插管,最好避免球囊和面罩加压通气以防止气体通过瘘管进入消化道引起胃胀。理想的气管内插管位置应是气管导管横跨过瘘管,尖端正好靠近隆突。具体操作时可有意将导管插入一侧支气管,然后边向外退出导管边听两侧呼吸音,直到两侧呼吸音正好对称即可。必要时还可利用纤维支气管镜确定导管的位置。靠近隆突的小瘘管有时会被导管掩盖,隆突或隆突以上的大瘘管(直径>3 mm)因气体经瘘管进入胃内而导致术中通气问题、氧合不足以及胃内容物对肺的潜在污染。瘘管结扎前,少数病例还可能需要单肺通气。术中继续输注10%葡萄糖维持,并予晶体、胶体和血制品。建立有创动脉压监测,置入导尿管和肛温探头。建议使用广谱抗生素。麻醉维持取决于新生儿的情况和术后通气策略。一般情况良好的新生儿可选择吸入麻醉药辅以小剂量芬太尼(术后留置气管导管的,最大剂量15 μg/kg)。情况不稳定的新生儿则以阿片类药为主(芬太尼10～25 μg/kg)以有效减轻手术的应激反应。术中,由于外科手术操作使纵隔或肺受压导致 SpO_2 下降和心排血量减少。分离、结扎瘘管的过程中，建议纯氧手控通气配合外科操作，还能监测肺顺应性变化。应频繁吸引气道，以防分泌物阻塞气管导管。由于胃扩张而出现的严重通气问题则要求外科医师迅速控制气管食管瘘。食管端吻合术塑形过程中，需要放置胃管帮助外科医师识别上端食管盲端，还有助于判断鼻孔到吻合口的距离。术毕前，所放置的胃管作为支架和术后鼻饲管应深入跨越吻合口。胸腔关闭前应鼓肺并设置呼气末正压，减少肺不张。术后，吻合口张力小且无并发症的婴儿建议早期拔管。然而，多数患儿术后仍需要持续机械通气。术后分别予吗啡 10～20 μg/(kg・h)和咪达唑仑 50～100 μg/(kg・h)镇静与镇痛，继续使用广谱抗生素和 H_2受体拮抗剂。48 h 内可以开始经胃管鼻饲。术后吻合口瘘发生率高达 20%，严重的可能导致纵隔炎和气胸，因此必须在吻合口近端吸痰以免损伤吻合口。TOF 患儿气管软骨结构异常，膜部范围往往较大，容易受压。瘘管附近还易发生与早产有关的气管软化，软化气管受压可导致呼吸暂停、发绀、心动过缓甚至死亡。

三、先天性膈疝

先天性膈疝(congenital diaphragmatic hernia，CDH)在活产新生儿的发病率为 1∶3 000，其中左侧胸腹裂孔(Bochdalek 孔)疝最为常见，约占 85%，食管裂孔疝或胸骨后疝(Morgagni 疝)较少见。CHD 患儿肺和膈肌发育障碍往往导致肺部严重发育不良，包括气道发育不全和肺泡Ⅱ型细胞异常，并且供应单位肺组织的肺动脉数量减少，血管肌组织异常导致对血管活性物质的反应性增加。CHD 常合并其他疾病，包括心脏畸形、肠旋转不良、肾脏和神经系统异常以及染色体异常等。孕 20 周的常规胎儿超声检查可对大约 50%的病例作出早期诊断。

目前的治疗措施主要是新生儿情况稳定，且严重并发症诊断明确后施行手术。手术时机取决于患儿的呼吸和血流动力学状态，通常推迟到肺血管阻力降低，可在低氧条件下实现通气管理，吸气峰压一般<25 cmH_2O后进行。一般情况稳定的新生儿可在出生后 24～48 h 手术，肺动脉高压的新生儿，术前可能需要长时间的机械通气和治疗。手术方法是通过腹部切口直接或采用 Gore-Tex 补片修补膈肌缺损。

CHD 患儿因严重呼吸窘迫而出现呼吸急促、发绀和吸凹，术前有必要行气管插管。由于可致胸腔内肠管扩张，气管插管前应避免面罩加压通气。通气管理的原则在于避免通气压力过高以防止气压伤。采用压力限制通气，吸气峰压≤25 cmH_2O，必要时可考虑采用高频振荡通气(high-frequency oscillatory ventilation，HFOV)。CHD 患儿几乎普遍存在不同程度的肺血管阻力增加。导管前动脉血氧饱和度下降提示肺动脉高压恶化，这通常是因为右心室压力大于左心室导致经未闭动脉导管的右向左分流。可通过加强通气增加 PaO_2、降低 $PaCO_2$使肺血管阻力下降，但同时也可能诱发气压伤，故应用必须谨慎。有研究显示，NO 用于 CHD 患儿效果不佳，并没有减少 ECMO 的应用和死亡率。尽管如此，还是会经常用于分流明显或右心室压力升高的婴儿。ECMO 既可用于术前稳定新生儿情况，也可用于治疗术后严重低氧血症。

新生儿转运至手术床后必须确认气管导管的位置，并检查是否畅通。建立标准监测，包括动脉导管前和导管后 SpO_2。开放大静脉用于液体治疗，维持液包含葡萄糖液、加温的晶体液、胶体液或血制品。予芬太尼复合吸入麻醉药维持麻醉。禁用氧化亚氮，因其可能进一步扩大凸入胸腔内腹腔脏器的体积。术中压力控制模式(pressure-control ventilation，PCV)通气，保持气道峰压<25 cmH_2O。通过微调通气参数改善氧合，降低 $PaCO_2$，肺血管阻力的增加可在短时间内得到纠正。密切监测动脉导管前血氧饱和度，以及血气和酸碱平衡状态。术后带管护送至 NICU，应予充分镇静，早期往往面临复杂的呼吸和心血管系统功能不全，远期的问题包括慢性肺部疾病、肺动脉高压、胃食管反流、复发疝、营养问题、神经发育迟缓和听力受损。

四、脐膨出和腹裂

脐膨出和腹裂系腹壁缺损导致腹腔内容物疝出，活产新生儿的发生率为 1∶5 000～1∶10 000。约 40%的患儿可合并其他先天性畸形，如异位心脏、胸骨和心包缺损、膈疝及肺发育不良，称为 Carltrell 五联症。术前有必要明确其他合并疾病，尤其是先天性心脏畸形。手术修补取决于缺损的类型、大小以及并发症。5 cm 以下的小缺损首选一期修补以减少感染和胃肠道并发症。5～8 cm 的缺损则需要分期手术，放置 Silo 袋以提供一个临时外壳保护腹腔脏器。每日收紧 Silo 袋，直至袋内的腹腔脏器完全回纳后关闭腹腔。8 cm 以上的巨大缺损一般采取保守疗法。

出生后即可用保鲜膜包裹外露的腹腔内容物以减少感染，减少热量蒸发以及水和电解质的丢失，可适当给予抗生素预防感染。蒸发散热和肠道渗液可导致低血容量，加重水、电解质失衡，因此术前必须仔细评估并积极纠正。手术室环境温度应保持在 24℃，同时采取其他保暖措施。大的缺损有误吸的风险，诱导前应放置胃管并尽量排空。可选择静脉或吸入诱导，起效迅速的非去极化肌松药罗库溴铵(0.6 mg/kg)有助于气管内插管。开放两路上肢静脉，因为腹胀可能会影响下肢静脉回流。腹壁缺损大且有明显并发症的患儿应行动脉穿刺。置入导尿管，监测膀胱内压力变化。麻醉维持在于保持血流动力学稳定，可在术中予芬太尼5～10 μg/kg 及吸入麻醉药维持，肌松剂有助于减少

腹腔内容物的体积。一氧化氮可导致腹胀，应避免使用。液体需要量往往很大，可静脉输注晶体和胶体液维持心血管参数稳定和毛细血管充盈，同时密切监测血糖。回纳腹腔脏器的过程中，机械通气有助于及时发现肺的顺应性改变。计划术后 48 h 内拔管的患儿可考虑骶管镇痛。术后，肝肾血流减少可能影响麻醉药物的代谢而致苏醒延迟。小的腹壁缺损，术后可早期拔管；大的缺损，术后则需要一段时间的机械通气以支持肺功能。术后通常需要数周的全胃肠外营养支持，尤其是腹裂患儿。术后早期并发症包括败血症、腹壁破裂、坏死性小肠结肠炎、肾功能衰竭及胃食管反流。

（黄 悦 马家骏）

参考文献

［1］ Gregory GA. Anesthesia for premature infants[M]//Gregory GA. Pediatric anesthesia. 2nd ed. New York：Churchill Livingstone，1994：351 - 373.

［2］ Lindahl SGE. Anesthesia for peditric surgery[M]//Aitkenhead AR，Jones RM. Clinical anesthesia. 1st ed. New York：Churchill Livingstone，1996：533 - 665.

［3］ Wetzel RC. Anesthesia for children[M]//Longnecker DE. Principles and practice for anesthesiology. 2nd ed. St Louis：Mosby，1998：2157 - 2186.

［4］ Alok S，Simon F，Jennifer C. Adaptation for life：a review of neonatal physiology［J］. Anaesthesia & Intensive Care Medicine，2011，12：85 - 90.

［5］ Marinella A，Anna LP，Antonino G. Anatomy and physiology in neonates and children［M］//Marinella A. Basics：anesthesia，intensive care and pain in neonates and children. 1st. ed. Berlin：Springer-Verlag，2009：3 - 9.

［6］ Helen HS，Gillian L. Anaesthesia for specialist surgery in infancy[J]. Anaesthesia & Intensive Care Medicine，2011，12：126 - 134.

［7］ Coté CJ S. Neonatal anaesthesia[J]. Afr J Anesth Analg，2010，16：6 - 11.

［8］ Julie AG，Santiago LG，Amir B. Anesthetic considerations for the neonate with tracheoesophageal fistula[J]. MEJ Anesth，2008，19：1241 - 1254.

第八十一章 小儿术中输液输血

小儿新陈代谢旺盛,各系统的调节功能相对较差,麻醉期间较易发生水、电解质及酸碱平衡的紊乱。麻醉期间适当的输液输血是保证手术安全的重要措施。由于小儿体液生理的某些特点,麻醉期间输液输血不当可引起严重的后果。

第一节 小儿液体治疗的基本概念

一、体液组成

在生长发育过程中,从胎儿期到整个婴儿期,人体的组成发生了巨大的变化。孕10周胎儿体内水分含量占体重的94%,足月新生儿为75%,12个月儿童为65%,到成人为55%~60%。机体生长过程中的体液变化伴随着体液分布的转移。体液分为两部分:细胞外液(ECF)和细胞内液(ICF)。在新生儿,ECF占体液总量的53%,约为体重40%;在成人,ECF占体液总量1/3,仅为体重20%。细胞外液被毛细血管膜分成两部分:血浆和组织间液。正常情况下,此膜阻止蛋白质从血浆进入组织间液,一旦毛细血管膜受到破坏,蛋白质便可通过此膜进入组织间液。水电解质平衡包含了细胞内、外液各组成成分的变动,细胞内、外液的化学成分见表81-1。

表81-1 体液成分

	细胞外液	细胞内液
渗透压(mOsm)	290~310	290~310
阳离子总量(mmol/L)	155	155
Na^+(mmol/L)	138~142	10
K^+(mmol/L)	4.0~4.5	110
Ca^{2+}(mmol/L)	2.3~2.5	
Mg^{2+}(mmol/L)	1.5	20
阴离子总量(mmol/L)	155	155
Cl^-(mmol/L)	103	
HCO_3^-(mmol/L)	27	10
SO_4^{2-}(mmol/L)		55
PO_4^{3-}(mmol/L)	1	
有机酸(mmol/L)	6	
蛋白质(mmol/L)	16	40

血浆容量的改变可反映该血浆和组织间液的变化。机体的脂肪能影响体液平衡,随着小儿生长发育,脂肪含量逐渐增多。足月新生儿脂肪含量约占体重的16%,12个月婴儿则为23%,不同年龄脂肪含量各异。对于新生儿尤其是早产儿,由于脂肪所提供的热保护极为有限,加之较大的体表面积/体重比值,使他们在冷环境下特别容易发生体热丧失。通常冷刺激可引起代谢增加,体温升高,从而也导致对液体需求的增加。

二、肾功能

出生时,肾功能尚未完全成熟,此后发育速度减慢,至1岁左右,肾功能已成熟。新生儿的肾小球滤过率仅为成人的25%~30%,肾小管功能亦不如成人那么完善,所以当新生儿在短时期内接受中等液体负荷,仍能使尿量增加。新生儿尿液浓缩能力不及稀释能力,容量减少比容量过多将带来更严重的问题。新生儿在钠过量时对钠的排泄以及在钠损耗时对钠保存的能力也都不如成人。钠的平衡直接与钠的摄入有关。

三、液体的维持

液体的维持指正常机体维持24 h ICF和ECF容积所需要的液体和电解质的治疗。维持液的需要量与代谢密切相关,婴幼儿的代谢率比成人高,故需相对较多的液体。有很多方面可以估计小儿的液体需要,尽管依据体重、体表面积可以估计,但由于小儿的液体需要与其活动(代谢)状况有关,因此依据代谢率估计优于体重或体表面积。足月新生儿生后第一日处于中性温度环境的基础热量消耗每日约133.89 kJ/kg。体重10 kg以下小儿每日热量消耗为418.4 kJ/kg,10~20 kg

则为 4 186 kJ 加上 10 kg 以上每增加 1 kg 每日增加 209.2 kJ/kg，体重>20 kg，则为 6 276 kJ 加上 20 kg 以上每日增加 1 kg 每日增加 83.68 kJ/kg。体温是影响代谢率和热量消耗的重要因素，如果外界温度低，足月和不足月婴儿的正常反应就是增加产热以维持体温，这种反应与冷刺激程度相关，有时新陈代谢可超过基础代谢率 2～3 倍，如果体温不能维持，则导致体温下降。体温每下降 1℃可减少热量消耗 10%～12%。相反，体温升高可增加热量消耗，每升高 1℃可增加热量消耗 10%～12%。机体每日液体需要可由热量消耗和代谢丢失水分两方面来估算。正常液体消耗量为消耗 418.4 kJ 热量，或每消耗 4.184 kJ 热量需消耗 1 ml 水。每代谢消耗 418.4 kJ 热量，约有 70 ml 尿液排泄，30 ml 通过皮肤丢失，15 ml 通过呼吸丧失。另外，代谢可产生 15 ml 水分，由胃肠道丢失的水分是可以忽略的。综合不同体重患儿代谢丢失的水分和热量消耗资料得出每日液体维持量估计值为：体重<10 kg，每日 100 ml/kg，10～20 kg，1 000 ml+每日 50 ml/kg(>10 kg 部分)，>20 kg：1 500 ml+每日 20 ml/kg(>20 kg 部分)。麻醉状态下患儿热量消耗尽管是比较低的，但目前临床大多根据非麻醉状态的清醒患儿计算值作为维持液量。每小时液体需要量可按每日需要量除以 24 或参照表 81-2。

表 81-2　液体维持量

体重(kg)	每小时维持量	每日维持量
<10	4 ml/kg	100 ml/kg
10～20	40 ml+2 ml/kg(>10 kg 部分)	1 000 ml+50 ml/kg(>10 kg 部分)
>20	60 ml+1 ml/kg(>20 kg 部分)	1 500 ml+20 ml/kg(>20 kg 部分)

例如，体重 27 kg 健康小儿，估计每小时液体需要量为 67 ml，计算过程为：第一个 10 kg，按每 4 ml/kg 计算，则 4×10=40 ml；第二个 10 kg(10～20 kg)，按 2 ml/kg计算，则 2×10=20 ml；>20 kg 部分，按 1 ml/kg 计算，则 1×7=7 ml，所以每小时所需液量=40+20+7=67 ml。

1988 年，Lindahl 发现术中麻醉患儿的能耗要低于 Holiday 和 Segar 计算的 50%，但他认为 183 ml 的水在麻醉状态下会代谢为 418.8 kJ 热量。因此，两个研究在液体需求量方面的观点是一致的。

第二节　术中液体治疗

术中液体治疗可分为维持液和补充液两部分。维持液量见上述，补充液量叙述如下。

一、禁食与液体治疗

术前禁食一直受到人们重视，普遍的概念是午夜开始禁食，由于时间过长，往往可导致患儿因脱水、口渴而呈现烦躁不安、激动。在过去的十多年中，人们对缩短小儿术前禁食时间做了大量研究，尽管各家对具体方案尚未统一，但一致的看法是麻醉前 2～3 h 才开始禁饮清饮料(表 81-3)，由于禁食毕竟可引起一定程度的脱水，所以对于明显液量不足或急诊手术患儿，术前应尽量补充液体，使心率、血压、末梢循环以及皮肤弹性正常，对于婴幼儿可检查黏膜和眼球张力以及前囟张力，并在麻醉诱导前予以确认(表 81-4)。纠正 1%的脱水需要补充 10 ml/kg 的液体。例如，一个体重 8 kg 的小儿脱水 10%，需补液8×10×10=800 ml。补液速度取决于脱水的严重程度。所用液体可采用 0.9%氯化钠和 2.5%～5%葡萄糖按 1：1 给予，如尿量充足，输液中可加入钾 16～20 mmol/L。麻醉手术期间以输入乳酸钠复方氯化钠溶液为主(表 81-5)。

表 81-3　禁食时间

年　龄	食物类型的禁食时间(h)	
	非清饮料	清 饮 料
<6 个月	4	2
6～36 个月	6	3
>36 个月	8	3

表 81-4　脱水程度与临床征象

临 床 征 象	脱水百分比(%)
组织弹性差，口干	5
囟门凹陷，心动过速，少尿	10
眼球凹陷，低血压	15
昏迷	20

禁食缺失量的计算方法是：每小时维持量×禁饮小时数。考虑到较小儿的 ECF 丢失较多，因此婴幼儿在麻醉后第一个小时的补液量比较大儿的量多。但 Berry 提出的根据小儿年龄和创伤严重程度制定的液

表 81－5 细胞外液与常用静脉内输液的成分

(mmol/L)

液体种类	阳离子					阴离子		
	Na^+	K^+	Ca^{2+}	Mg^{2+}	NH_4^+	Cl^-	HCO_3^-	HPO_4^-
细胞外液	142	4	2.5	3	0.3	103	27	3
乳酸钠林格液	130	4				109	28	
0.9%氯化钠	154					154		
3%氯化钠	590					590		
0.45% 氯化钠	77					77		

体治疗指南只适用于过去的“午夜后禁食”，即禁食达6～8 h的患儿。如果患儿在术前禁食时间较短，或术前已接受静脉输液，则第一个小时的补液量可以减少。在临床上应视具体情况而作适当调整(表 81－6)。

表 81－6 根据小儿年龄和组织损伤程度制定的平衡盐溶液液体治疗指南

1. 第一个小时(加下面的第 3 条)
   ≤3 岁，25 ml/kg
   ≥4 岁，15 ml/kg
2. 其他时间(加下面的第 3 条)
   维持量＋创伤所致失液量＝每小时基础液量
   维持量＝4 ml/(kg · h)
   维持量＋轻度创伤＝6 ml/(kg · h)
   维持量＋中度创伤＝8 ml/(kg · h)
   维持量＋重度创伤＝10 ml/(kg · h)
3. 补充失血
   补充 1∶1 血液或胶体液，或 3∶1 晶体液

二、水电解质紊乱

电解质紊乱及酸碱失衡除了补充丢失的液体之外，还需对明显的电解质缺乏进行处理。下列计算式可部分纠正电解质缺失：

$$(C_D - C_A) \times 体重(kg) \times 0.3 = 所需电解质的量(mmol)$$

式中，C_D 为理想的浓度(mmol)，C_A 为实测浓度(mmol)。

例如，体重 10 kg 婴儿，血钾浓度为 2.5 mmol，希望纠正至 4.0 mmol，则所需钾离子为：$(4.0-2.5)\times 10 \times 0.3 = 4.5$ mmol。

(一) 代谢性酸中毒 是临床上较常见的一种酸碱失衡，腹泻、呕吐、脱水、饥饿等均可引起代谢性酸中毒，其特点是细胞外液中酸多余及碳酸盐丢失，轻度代谢性酸中毒不必急于纠正，机体完全有能力予以代偿。但碱缺失如果>10 mmol/L，就应该纠正酸中毒及其病因，可以先静脉输注碳酸氢钠 1～2 mmol/kg，在测得血气分析后再决定是否追加。

(二) 代谢性碱中毒 其特征是细胞外液中酸丢失以及碱(如重碳酸盐)多余，可由呕吐时胃液丧失、利尿、摄入或注射过多碳酸氢盐、乳酸盐等原因引起，在小儿外科最常见的病因是幽门肥厚性狭窄，频繁呕吐导致低氯、低钾、代谢性碱中毒。

(三) 低钠血症 血清钠<130 mmol/L 可由多种原因引起，比较容易发生的是用葡萄糖液治疗有明显钠离子丢失的病变，导致血清钠浓度下降。婴儿对低钠血症的耐受性差，这是因为他们肾脏的贮钠功能较差。低钠可发生脑水肿导致癫痫和昏迷，药物治疗癫痫通常无效。如果低钠血症系由于过度使用无钠溶液所致，则应用利尿药和高渗钠，缓慢(20～30 min)静脉注射 3%氯化钠 1～2 ml/kg，通常可以阻止癫痫发作。临床上补钠可参考以下两个算式。

(1) $(S_D - S_P) \times 0.6 \times$ 体重(kg) ＝ 所需钠离子(mmol)

式中，S_D为希望达到的钠离子浓度，S_P为当前钠离子浓度。

(2) $(S_D - S_P) \times$ 体重(kg) ＝ 3% 氯化钠液的毫升数(ml)

(四) 高钠血症 水与钠不成比例地丧失，导致高钠性脱水，除非血清钠达 165 mmol/L，否则不会出现神经症状。高钠血症(血清钠>150 mmol/L)应缓慢地治疗，以防出现脑水肿。与机体其他组织不同，脑组织钠平衡需 6～8 h，如患儿严重脱水或休克，可用生理盐水、乳酸钠复方氯化钠或 5%白蛋白加速纠正容量。

(五) 低钾血症 除了幽门肥厚性狭窄之外，低钾血症还可由呕吐、腹泻和长期利尿治疗等原因引起，血清钾<2.5 mmol/L 应予以纠正，以降低发生心律失常的可能性。纠正缺钾一般需要 8～12 h，如急需快速纠正，则输钾速度每小时不应>1 mmol/kg，在此期间应密切监测心电图及尿量，如尿量每小时<0.5 ml/kg，或心电图 T 波表现高耸，应停止输钾。

(六) 高钾血症 输钾过多、严重酸中毒、肾功能衰竭等可引起高钾血症，当血清钾>6 mmol/L应立即积极治疗。最重要的是纠正高钾对心脏的影响。碳酸氢钠(1～2 mmol/kg)和过度通气能促使钾离子进入细胞内，氯化钙(5 mg/kg)或葡萄糖酸钙(15 mg/kg)有利于减轻高钾引起的心脏影响，有些患儿甚至需要>50 mg/kg 的氯化钙，才能终止由高钾所致的室性心动过速。胰岛素(1 U)和葡萄糖(4 g)可进一步增加钾离子向细胞内转移。

三、术中输液

新生儿细胞外液占体重的比值高于成人，水转换

率(每日100 ml/kg)亦明显高于成人(每日35 ml/kg),肾小球滤过率仅为成人的15%～30%,肾小管未充分发育,因此新生儿对过量液体的排泄能力很差,亦即浓缩尿液及保留水分的能力差。当摄入减少或失液时很容易发生脱水。手术期间液体治疗的目的是:① 补充术前缺失。② 补充不显性失水量及维持尿量。③ 提供维持体内化学反应及酸碱平衡必需的电解质。④ 提供热量。⑤ 补充丢失的蛋白质,维持胶体渗透压。⑥ 补充术中丢失量及体内转移量。⑦ 补充与麻醉有关的丢失量。手术过程中主要丧失细胞外液,因此以输注乳酸钠复方氯化钠为主。在确定输液方案时应包括以下五方面:① 由术前禁食所致的失液量。详见本节禁食与液体治疗。② 机体正常代谢需要量。为每小时4 ml/kg。③ 麻醉引起的失液量。与麻醉方法及分钟通气量有关,环路紧闭麻醉系统失液量为每小时1 ml/L分钟通气量,开放装置则增加2～3倍。④ 手术所致的失液量。腹部大手术失液量为每小时8～10 ml/kg,神经外科手术为每小时6～8 ml/kg,小手术则为每小时3～4 ml/kg。⑤ 术中体液转移量。在手术过程中有部分功能性细胞外液转移为非功能性细胞外液,亦即第三间隙液量,导致有效循环容量减少。第三间隙液量与创伤程度、组织暴露程度和持续时间有关。小手术为1 ml/(kg·h),腹部大手术为15～20 ml/(kg·h),未成熟儿的坏死性小肠结肠炎可达50 ml/(kg·h)。这些第三间隙液体丧失量甚至超过维持液体需要量。第三间隙液体丧失可导致术后下垂部位组织水肿,这现象并非输液过度所致,相反,它正是需要加大输液量的指征。

四、液体的选择

如前所述,术中输液通常选用乳酸钠复方氯化钠溶液,这对大多数患儿都是合适的,于术中1～2 h补充半量,实际用量往往超过由计算得出的量,对于任何血流动力学不稳定征象、尿量减少、心率加快、临界性低血压或末梢灌注减少等表现,必须增加用量。新生儿和早产儿对葡萄糖有特殊需要,可能是由于糖原贮备不足,容易因禁食而导致血糖下降,长时间手术也必须考虑热量的补充,对于这些小儿至少应输5%葡萄糖液,而母亲患糖尿病的新生儿应接受10%葡萄糖液。对这些患儿应测定术前血糖水平,并通过经常测定血糖水平以指导葡萄糖的输入。因此,尽管不常规给予葡萄糖,有时也应适当补充。每分钟2.5 mg/kg不会引起明显血糖升高,有时也采用2%～2.5%葡萄糖液于术中输注,同样能收到良好效果。

大量研究已证实,尽管术前禁食,由于对麻醉和手术的应激反应使血糖增加,多数患儿的血糖水平仍属正常,即使延长禁食时间,在术前发生低血糖的风险也很低(1%～2%)。因此,大多数患儿没必要在围术期使用含糖液,但在必要时,应考虑监测血糖。

在临床上更为广泛关注的问题是围术期高血糖。高血糖可引起渗透性利尿、继发性脱水和电解质紊乱。例如,对脱水的患儿输入葡萄糖液,必然会引起中至重度的高血糖,后者引起的渗透性利尿又进一步减少血容量。此外,动物研究显示,高血糖可增加缺氧、缺血性脑病或脊髓损伤的风险。婴儿在深低温心脏停搏体外循环手术中的高血糖与术后神经性功能缺损有关。因此应该避免术中发生高血糖。

术中液体维持总结见表81-7。一般来说,>4～5岁的患儿在术中常规使用无糖等张液。对于婴幼儿,可以输入含有1%～2%葡萄糖的乳酸林格液,葡萄糖以120～300 mg/(kg·h)的速度输注,可以维持接受的血糖水平,又可以阻止脂肪代谢。

表81-7 术中液体维持

针对项目	容量	液体类型
维持量	体重0～10 kg,4 ml/(kg·h) 体重10～20 kg,2 ml/(kg·h) 体重>20 kg,1 ml/(kg·h)	等渗晶体液和葡萄糖
缺失量	禁食时间(h)×维持量 术后第一个小时输1/2量,其余均分于后2 h内	等渗晶体液
失血量	按失血的3倍量输注晶体液	等渗晶体液(或血制品)
第三间隙量	2～10 ml/(kg·h) 参考手术种类及生命体征	等渗晶体液

第三节 术中输血治疗

一、循环血容量与允许失血量的估计

小儿总血容量与成人相比相差极大,估计患儿的血容量(estimated blood volume, EBV)十分重要。患儿的EBV一般与年龄和体重部分相关(表81-8)。同样容量的失血对小儿的影响要大于成人(表81-9),因此在对失血量估算时,相对量要比绝对量更重要。

表 81-8　按年龄或体重估计循环血容量

年　龄	估计血容量(ml/kg)
未成熟儿	90～100
足月儿至 3 个月	80～90
>3 个月小儿	70
肥胖小儿	65

表 81-9　不同年龄失血与血容量的关系

	新生儿	6 周	6 个月	5 岁	10 岁	成人
平均体重(kg)	3	4	7	20	32	60
1%血容量(ml)	26	30	53	144	230	420
14%血容量(ml)	36	42	74	202	323	568
20%血容量(ml)	52	60	105	288	460	840
100%血容量(ml)	260	300	525	1 440	2 300	4 200

在对待输血方面，既要考虑血容量，又应考虑血液携氧能力，麻醉期间在吸氧条件下，血红蛋白氧饱和度应该接近 100%，如果患儿的血红蛋白为 100 g/L，则氧含量就是 134 ml/L(100 g/L×1.34 ml O_2/g Hb)。在正常心排血量情况下，每升动脉血中有 5 ml 氧被组织利用，也即仅有 37%(5/13.4×100)氧供组织需要，因此在氧供方面具有相当大的潜力。手术期间合理输血应依据患儿年龄、疾病、可接受的 Hct 值以及出血量而定。简单计算最大允许失血量(MABL)的公式为：$\frac{EBV\times(患者\ Hct-30\ 或\ 25)}{患者\ Hct}$。计算 2 岁健康婴儿可接受的失血量可见表 81-10。

表 81-10　2 岁 10 kg 小儿可承受的失血量估计

血容量估计	80 ml/kg×10 kg=800 ml
正常红细胞(RBC)量	80 ml/kg×45 kg=360 ml
30%Hct 时 RBC 量	80 ml/kg×30 kg=240 ml
可承受的 RBC 丢失	120 ml
可承受的 RBC 丢失	120×2.2=264 ml
	120×3.3=396 ml

术中应尽量精确估算失血量，临床常有以下几种估计失血量的方法。

1. 称量法　预先称得每块纱布的重量，称得血纱布重量后，扣除原血纱布重量；按 1 g≈1 ml，即能测得失血量。该法测得的数据较精确，能用于各种手术，但在实际操作过程中，对盐水纱布上的血量测定往往受到限制。

2. 估计法　预先测得"湿透"(指纱布吸满液体，但提起纱布不见有液体滴下)每一块各类纱布所需的液量，术中根据各种纱布上所含血液予以估计。该法操作方便，不受干湿限制(湿纱布上的血量应酌情减量)，但估计误差较大。

3. 血水血红蛋白比色法　术中将血纱布放在一含有规定容量生理盐水的容器中清洗，抽取该容器中的液体置于试管中，经盐酸酸化后，将其与预先制备的标准管比色，比色相同者即表示容器中含有相应量的血液。该法以血红蛋白来反映失血量，操作较简单，但由于以下两方面原因使该法应用受到一定限制。

(1) 用于制备标准管的血液所含血红蛋白量(经酸化后呈现棕色的深浅度)直接影响到测定结果，很难制备出各种浓度血红蛋白的标准比色管。

(2) 血红蛋白含量不同的患儿，即使失血量相同，但比色结果肯定各异。

上述三种方法仅在不同程度上反映出失血量的一部分，对吸引瓶中的血液、消毒巾、敷料上的血液应该包含于失血总量内。根据不同手术，将测定值增加 10%～30%才是估计的失血总量。

除了术前明显贫血或新生儿可于手术开始即输血外，绝大多数情况都允许进行一定程度的血液稀释。作为补充失血，应以 2～3 倍失血量输注乳酸钠复方氯化钠溶液，该方案适用于失血量<10%血容量，如果失血量继续增加达 15%血容量，或 Hct<30%应予以输血，目前认为可接受的 Hct 是 25%～30%，此值用于评价患儿是否考虑需要输注红细胞。一个心功能正常的健康儿童可以通过增加心排血量来代偿急性贫血，而原先已有贫血或对于接受大手术的患儿可以要求血细胞比容较高一些。在指导输血方面还有些指标可作参考：① 估计红细胞数量(*ERCM*)＝*EBV*×患儿 *Hct*/100。② 可接受的红细胞丢失(*ARCL*)＝*ERCM*－可接受的 *ERCM*(可接受的 *ERCM* 指在最低的可接受的 *Hct* 时的 *ERCM*)。③ 可接受的失血量(*ABL*)＝$ARCL\times3$ 或 $\frac{EBV\times(患者\ Hct-30\ 或\ 25)}{患者\ Hct}$。如果失血量<1/3*ABL*，可用乳酸钠林格液补充；如果失血量>1/3*ABL* 可用胶体液，最好是 5%白蛋白；如果失血量>*ABL*，要用红细胞悬液，晶体溶液仍要作为维持液体，红细胞悬液的输注量约为 $\frac{超过\ ABL\ 量\times预计\ Hct}{RBC\ 的\ Hct}$。

二、大量输血与凝血功能障碍

大量出血定义为失血量>1 倍血容量。大量出血导致的凝血功能障碍主要是由于血小板降低和凝血因子减少共同作用的结果。一般的经验算法是当失血量相当于 1 倍血容量时血小板减少约 40%，失血量达 2 倍血容量时，血小板再减少基础值的 20%，当达到 3 倍血容量时，血小板进一步减少基础值的 10%。因此，对于估计有大量出血的手术时，患儿术前血小板计数的基础水平特别重要，如果患儿血小板计数的基础值很低，那么在术中失血达1倍血容量时就有病理性出血的风险，而那些术前血小板计数特别高的患儿可能在出血量达到3倍或4倍循环血容量时也无需输入血小板。

凝血功能障碍的评估主要依赖于特殊的实验室检查。血小板计数可以用来提示是否需要通过输血来提高血小板含量，通常血小板计数＞50×10^9/L为正常，除非预计还有更多出血，否则不需处理。凝血酶原时间(PT)可以反映有关所谓的外源性凝血系统(Ⅶ、Ⅹ、Ⅴ因子，以及凝血酶原和纤维蛋白原)的情况，可以接受的水平是INR＜1.5(不超过正常水平延长的1.5倍)。部分凝血活酶时间(PTT)可以反映所谓的内源性凝血系统(凝血因子Ⅶ、Ⅺ、Ⅸ、Ⅷ、Ⅹ、Ⅴ，以及凝血酶原和纤维蛋白原)，当其水平＜50 s(不超过正常值的1.5倍)时一般不需要处理。当纤维降解产物明显升高，同时伴有纤维蛋白原水平降低，常提示弥散性血管内凝血(DIC)。在这种情况下，需要给予冷沉淀或新鲜冰冻血浆。更精密的检测，如血小板功能分析仪(PFA)可以检测血小板的功能。血栓弹力图(TEG)则可以提供有关凝血块形成和溶解速度的信息，是一种能快速评价各种治疗干预的有效方法。然而，无论是PFA还是TEG都不能预测围术期出血。

输血治疗的新进展，如重组凝血因子补充治疗，可能会使目前对大量出血导致的稀释性血小板和多种凝血因子缺乏的治疗发生根本性的转变。这种治疗技术可以补充特定的凝血因子，减少异体血制品的输入、传染病传播和输血反应。

(陈　琦　王英伟)

参考文献

[1] Barcelona SL, Thompson AA, Cote CJ. Intraoperative pediatric blood transfusion therapy: a review of common issues. Part Ⅱ: transfusion therapy, special considerations, and reduction of allogenic blood transfusions[J]. Paediatr Anaesth, 2005, 15: 814－830.

[2] Dearlove OR, Ram AD, Natsagdoy S, et al. Hyponatraemia after postoperative fluid management in children[J]. Br J Anaesth, 2006, 97: 897－898.

[3] Hoorn EJ, Geary D, Robb M, et al. Acute hyponatremia related to intravenous fluid administration in hospitalized children: an observational study[J]. Pediatrics, 2004, 113: 1279－1284.

[4] Murat I, Dubois MC. Perioperative fluid therapy in pediatrics[J]. Paediatr Anaesth, 2008, 18: 363－370.

[5] Stowell CP. Hemoglobin-based oxygen carriers[J]. Cur Opin Hematol, 2002, 9: 537－543.

[6] Aitkenhead AR, Jones RM. Clinical Anesthesia[M]. 1st ed. New York: Churchill Livingstone, 1996,533.

[7] 王英伟，连庆泉. 小儿麻醉学进展[M]. 1版，上海：世界图书出版公司，2011.

[8] 陈煜，连庆泉. 当代小儿麻醉学[M]. 1版，北京：人民卫生出版社，2011.

第八十二章 小儿先天性心脏病麻醉

20 多年来，小儿先天性心脏病（congenital heart disease，简称先心病）治疗结果已有极大改善，这归功于外科操作技术的进步，体外循环（cardiopulmonary bypass，CPB）技术的改良以及诊断和重症监护技术的发展。当然，逐渐发展的小儿先心病麻醉亦同样重要。本章提供了小儿先天性心脏畸形修补和姑息手术麻醉管理的总体概要。

第一节 小儿先心病的循环病理生理

了解先心病的生理是小儿先心病手术麻醉管理的重要基础。先心病异常血流导致的病理生理改变分为分流、混合、梗阻和反流，这在一些较复杂的疾病中还可同时存在。此外，还应当考虑先心病患儿发生冠脉缺血的问题。

一、分流性病变

分流（shunt）是指回流入一个循环系统的静脉血，通过同一循环系统的动脉流出的再循环过程。来自体静脉心房（右心房）的血流进入主动脉，产生体静脉血的再循环。同样，来自肺静脉心房（左心房）的血流进入肺动脉，产生肺静脉血的再循环。肺静脉血的再循环产生生理左向右分流。当肺循环血流大于体循环血流（Q_P ∶ Q_S＞1）时，额外增加的血流并不能使动脉血氧含量升高，反而增加了心脏的容量负荷，导致心室的收缩和舒张功能障碍，并使体循环输出量减少。左向右分流可降低肺顺应性，增加气道阻力致呼吸功增加；肺循环阻力的进行性增高还可导致肺血管阻塞性疾病（pulmonary vascular obstructive disease，PVOD）。右心梗阻性病变或肺循环阻力大于体循环阻力可导致体静脉血的再循环而产生生理右向左分流，结果使肺血流减少，未氧合血混合入体循环产生低氧血症和发绀；右室射血受阻使心室压力超负荷，最终导致右心室功能障碍。

生理分流通常都是解剖分流的结果，但也可能发生在无解剖分流的情况下，那就是大血管转位。解剖分流就是血液经由心腔或大血管水平存在的交通（孔口）从一个循环系统流向另一个循环系统。解剖分流可以是单纯分流或复杂分流。决定分流量最重要的因素是分流口的大小和分流口两边的相对流出阻力。流出阻力取决于体循环阻力、肺循环阻力、心室顺应性以及解剖梗阻。

有效血流量是指来自一个循环系统，并到达另一循环系统的动脉系统的静脉血量。有效肺血流量指到达肺循环的体静脉血量，而有效体循环血流量指到达体循环的肺静脉血量。有效血流量通常是血流经正常途径通过心脏的结果，但也可能是解剖右向左或左向右分流的结果。有效肺血流量和有效体循环血流量都是维持生命所必需的。肺循环血流总量（Q_P）是有效肺血流量和再循环肺血流量的总和。体循环血流总量（Q_S）是有效体循环血流量和再循环体循环血流量的总和。无论病变多么复杂，有效肺血流量和有效体循环血流量通常总是相等的，而肺循环血流总量和体循环血流总量却不一定相等。因此，再循环血流（生理分流）是与有效血流重叠的额外无效血流。

二、阻塞性病变

梗阻可发生在瓣膜、瓣上和（或）瓣下，如肺动脉狭窄、主动脉瓣狭窄[瓣上和（或）瓣下]、主动脉缩窄和二尖瓣狭窄等，闭锁是梗阻的极端形式。此外，心室收缩过程中出现的流出道直径缩小还可产生动力性梗阻，如法洛四联症。阻塞性病变的生理取决于梗阻性质、位置和严重程度。新生儿重症左心梗阻特点包括：体循环低血压和低灌注，灌注依赖于右室和肺动脉血流；左室功能障碍；降主动脉逆行血流影响冠状动脉灌注；低氧血症（去氧合血从右心室由动脉导管流入体循环）。重症右心梗阻的特点包括：肺血流减少，肺灌注依赖于左室和主动脉血流；低氧血症；右室功能障碍。

三、混合性病变

发绀型先心病多为混合病变，动、静脉血在心房或心室水平发生完全混合，并由单一心室将混合血液输出分布至体循环和肺循环。当心内交通非常大时，两侧心腔和大血管实际上成为共同心腔。此时存在的双向分流通常导致一定程度的低氧血症。存在并联循环的单心室使血液同时进入体循环和肺循环。循环间混合是存在于大动脉错位的特殊情况，由于心室大动脉连接不一致而产生并联循环，即血流由并联存在的肺静脉再循环（肺循环中）和体静脉再循环（体循环中）组成。生存依赖于并联循环间存在一个或多个交通［房间隔缺损，卵圆孔未闭，室间隔缺损和（或）动脉导管未闭］所提供的循环间血液混合。

混合性病变时，Q_P ∶ Q_S 比值取决于体、肺循环阻力以及是否存在流出梗阻。流出无梗阻时，流向体循环或肺循环的血流量取决于肺循环阻力（pulmonary vascular resistance，PVR）和体循环阻力（systemic vascular resistance，SVR）之比。通常 PVR 低于 SVR，左向右分流占优势致使肺血流增加（Q_P ∶ Q_S ＞1）；反之，当 PVR 大于 SVR，右向左分流占优势致使肺血流减少（Q_P ∶ Q_S ＜1）。伴左室流出梗阻时，左向右分流占优势（Q_P ∶ Q_S ＞1），肺血流增加，体循环灌注减少。伴右室流出梗阻时，右向左分流占优势（Q_P ∶ Q_S ＜1），肺血流明显减少致低氧血症。

四、反流性病变

除 Ebstein 畸形，孤立的瓣膜反流罕见于原发性先天性心脏疾病。反流病变可使心室容量超负荷，导致心室进行性扩张和充血性心力衰竭。在出生后第一年内进行手术干预纠正容量超负荷，发展为心功能不全并不常见。

第二节 术前评估和准备

一、术前评估

先天性心脏疾病的解剖和生理异常变化很大，且不同年龄儿童的生长发育参数存在显著差异，而各种疾病还可能在不同程度上影响这些参数。正因为如此，目前缺乏指导麻醉计划制定的公认的心血管分级标准。术前评估的目的在于：详细了解患儿疾病的解剖和生理状况；明确患儿非心血管系统的病变及伴发的综合征；患儿和家长的心理准备以消除或减轻手术前的恐惧和焦虑；制定相应的麻醉计划。先心病手术的术前评估应从仔细询问病史和全面细致的体格检查开始。

（一）病史　病史应重点关注患儿的呼吸循环系统，以及用药史、过敏史、既往住院史、手术史和麻醉史。通常，患儿的一般情况以及与年龄相符的活动能力反映其心肺功能的储备情况。心肺功能及其他系统储备不足可能增加麻醉和手术风险。先心病患儿的生长发育速度明显缓于同龄小儿，若表现为心源性恶液质则意味着病情严重。这类患儿往往发绀明显或出现充血性心衰（表现为多汗、气促、拒食），故需要尽快手术。判断患儿的运动耐受性是否正常同样十分重要，喂养困难、出汗、疲劳、呼吸困难和喂养时唇周发绀往往提示心功能储备低。反复呼吸道感染往往提示肺血流增多，这类患儿多伴有肺过度循环而改变肺的顺应性。若近期上呼吸道感染，由于气道反应性增高和 PVR 增加而将对手术结果造成不良影响，下呼吸道感染则需要延期手术。

病史回顾中还应描述既往手术以及与心血管有关的其他干预手段。既往手术中的分流、补片或管道都有可能影响本次手术和麻醉。例如，既往手术中利用自身锁骨下动脉做锁骨下动脉皮瓣成形术以纠治主动脉缩窄或行左侧 Blalock-Taussig 分流术的患儿，应注意避免左上肢测压和氧饱和度监测。同样，心导管造影术后股静脉栓塞的患儿，术中不宜选择股静脉通路。此外，了解患儿的胎龄和出生情况、目前药物的治疗情况、过去的麻醉问题或麻醉困难的家族史同样重要。

（二）体格检查　虽然，随着医学技术的进步，体格检查已经很难对潜在的心脏病变提供额外的解剖信息，然而却对患儿临床整体状况的评价十分有用，因此全面细致的体格检查依然不容忽视。术前对心率、血压、呼吸频率等生命体征的评估应注意与患儿的年龄保持一致（不同年龄患儿的心率、呼吸频率和血压正常值见表 82－1）。充血性心力衰竭患儿往往表现为生长发育（评判指标依次为体重、身高和头围）速度缓于同龄儿童，但发绀儿童可以没有发育停滞的表现。充血性心衰往往表现为苍白、末梢湿冷和皮肤花纹或仅有哭吵，甚至气促、肝肿大、腹水、水肿等。紫绀型先心病患儿表现为发绀、杵状指等。肺部听诊的价值在于可作为基准检查来比较术中的变化。新生儿和小婴儿的体格检查应包括肝脏和囟门触诊以评估血容量。进行性肝脏重大或伴压痛通常见于右心衰的患儿。未能触及肝脏边缘和凹陷的囟门则提示血容量严重不足。

表 82-1 不同年龄患儿的心率、呼吸频率和血压正常值

年 龄	心率(次/min)	呼吸频率(次/min)	收缩压/舒张压(mmHg)
早产儿	120～170	40～70	55～75/35～45
0～3 个月	100～150	35～55	65～85/45～55
3～6 个月	90～120	30～45	70～90/50～65
6～12 个月	81～120	25～40	81～100/55～65
1～3 岁	70～110	20～30	90～105/55～70
3～6 岁	65～110	20～25	95～110/60～75
6～12 岁	60～95	14～22	100～120/60～75
>12 岁	55～85	12～18	110～135/65～85

严重心脏疾病患儿伴发各种心外异常的发生率也相当高。一些并发心脏疾病的综合征可能存在某种特征性面容，例如 Williams、Noonan 或 Down 综合征等。Charge 综合征还可并发鼻后孔闭锁，右锁骨下动脉和主动脉弓异常常并发气管软化和胸腺发育不全。因此术前仔细评估气道和其他器官系统功能以及伴发的综合征至关重要。

心内直视手术中常规监测有创动脉血压，故术前应对患儿的远端肢体和脉搏进行评估，选择合适的动静脉用于术中监测。脉搏延迟、缺失或减弱可能系同侧动脉阻塞所致。主动脉缩窄手术时，左侧肱动脉测压经常受限。而一些姑息手术(Blalock-Taussig 分流术等)会影响一侧或双侧上肢血压的准确性，此类患儿宜选择股动脉测压。脉压差小往往提示心排血量低，脉搏细弱则多为心包填塞。

(三) 实验室资料

1. *血液学* 包括血细胞和血小板计数、动脉血气、电解质以及肝肾功能等。血细胞比容(Hct)可以评价红细胞增多症或缺铁性贫血的严重程度。Hct 升高直接反映了发绀型心脏病低氧血症的程度。Hct 升高导致的血液黏滞度增加可能继发神经系统病变。发绀会造成凝血异常，表现为凝血酶原、部分凝血活酶和出血时间延长。长期使用利尿剂或肾功能不全患儿可出现血电解质异常。新生儿或重症患儿术前还应测定血钙和血糖水平。

2. *胸部 X 线片* 胸部 X 线片可显示心脏的大小、肺血流程度、主动脉弓位置、肺部疾病(发育不全、肺炎、肺不张、充气过度、胸腔积液)等。左向右分流病变通常显示肺血增多，而右向左分流病变则通常表现为肺野低灌注。严重发绀患儿显示肺血增加，往往提示大动脉转位或肺静脉梗阻型完全型肺静脉异位引流。

3. *心电图(ECG)* ECG 可显示心率、心律、传导异常、心腔扩大肥厚、心脏异位、心肌劳损缺血和严重的电解质异常。ECG 可以较好地反映右心系统的问题，右心肥厚可表现为电轴右偏，提示肺动脉高压，右室流出道梗阻或主动脉瓣右心室。不完全右束支传导阻滞常常提示因压力(如肺动脉高压或肺动脉瓣狭窄)或容量(如房间隔缺损)超负荷所致的右心肥厚。V1 导联 R 波<7 mm 很可能是由于右室容量超负荷。电轴左偏应考虑房室间隔缺损，单心室和右心发育不良。QRS 波明显增宽则可能是扩张型心肌病和心室功能不全的表现。心脏或内脏异位的患儿应注意电极放置的位置。

4. *超声心动图* 超声心动图目前几乎成为大部分心脏畸形的诊断标准，是评估心内解剖缺陷和分流，心室和瓣膜功能，血流通过缺损和瓣膜的方向、速度和压力阶差以及估算生理数据的无创方法。表 82-2 提供了新生儿和婴儿心血管参数正常值。此外，还能测定给药或给氧前后这些数据的变化。大部分新生儿或婴儿可在超声诊断后直接进行手术，然而对于肺动脉或肺静脉狭窄等心外畸形，超声则难以确定，往往需要通过心导管造影明确诊断。对于肺动脉闭锁室间隔缺损(PA/VSD)伴多支侧支的患儿，超声可以提供心内疾病的详细信息，而造影对于判断肺血供的来源则十分重要。肺动脉闭锁室隔完整(PA/IVS)的患儿，心导管造影可以很好地评估是否存在右心室依赖的冠脉循环。术前一般没有必要通过食管超声心动图(transesophageal echocardiography, TEE)诊断和评估患儿的心脏疾病。一些新的超声技术，如组织多普勒和三维超声心动图将为术前评估提供更多的信息。

表 82-2 新生儿和婴儿期心血管参数正常值

部 位	范 围
右房压(中心静脉压)	1～5(3) mmHg
右心室压	17～32(25)/1～7(5) mmHg
肺动脉压	17～32(25)/9～19(10) mmHg
肺动脉楔压	6～12(9) mmHg
左房压	2～12(8) mmHg
心指数	2.5～4.2(3.5) L/(min·m^2)
每搏量	45 ml/m^2
氧耗	110～150(140) L/(min·m)
肺循环阻力	81～240 dynes/(s·cm^5)
体循环阻力	810～1 600 dynes/(s·cm^5)

5. *心脏磁共振成像(cardiac magnetic imaging, CMR)* CMR 可以提供胸壁超声所不能提供的诊断信息，解决二次手术的年长儿中多见的超声心动图图像质量欠佳的问题；量化心室容量，质量和射血分数，以及血流量；评估瓣膜功能。CMR 对于右心室功能的评价十分重要，而右心室又是许多复杂先心病的关键部位。

6. 心导管检查　心导管检查仍然是评估先心病解剖和生理功能的金标准。虽然许多解剖问题如今已能通过无创手段(超声心动图和心脏磁共振成像等)得以解决,但一些复杂的解剖问题或需要了解生理数据的情况下,心导管造影术仍然是解决问题的重要途径。麻醉医师所要了解的重要心导管数据包括:① 通过解剖诊断判断缺损大小和位置。② 心房、心室和大血管之间血氧饱和度的递增和递减可反映分流情况。左心房、左心室氧饱和度低提示右向左分流,右心房、右心室氧饱和度高提示左向右分流。③ 心腔和大血管内的血氧饱和度数据计算后得到的肺血流和体血流之比(Q_P ∶ Q_S)可以明确心内和心外分流的位置,分流量的大小(限制性或非限制性)和分流方向。Q_P/Q_S<1 提示右向左分流,Q_P/Q_S>1 提示左向右分流。④ 掌握体循环和肺循环阻力,跨瓣压差,以及分流口压差,比较左、右心功能。⑤ 评估心腔大小和室壁运动(收缩功能)。⑥ 瓣膜解剖和功能。⑦ 心内及大血管血流模式,冠状动脉的解剖和主肺动脉侧支解剖。⑧ 提供既往手术中建立的分流或管道的解剖、位置和功能情况。⑨ 通过吸氧试验评价肺动脉高压是否可逆。⑩ 进行球囊瓣膜成形、球囊造口、球囊血管成形、导管扩张或置入封堵装置等介入治疗。

仔细回顾患儿的病史、体格检查以及实验室资料,了解其对手术和麻醉的潜在影响至关重要,其关键在于辨别使围术期风险增加的各种因素,严重的单一病变、复杂病变、近期感染史、充血性心衰史、血流动力学剧烈变化或二次手术均可使围术期风险增加。围术期患儿血流动力学的高危因素包括其中任意一项:SaO_2<75%,Hct>65%,Q_P/Q_S>2,左室流出道(left ventricular outflow tract,LVOT)压力阶差>50 mmHg,右室流出道(right ventricular outflow tract,RVOT)压力阶差>50 mmHg,PVR>6 wood units。各科医师之间的合作和交流将有助于完善患儿的评估和围术期管理。手术当天,患儿入室后还需要进行术前即刻再评估。其目的是为了确认所有必要的临床资料和信息及患儿状况稳定。

二、术前准备

先心病患儿术前禁食依据美国麻醉医师学会(ASA)相关指南:2 h 禁饮清澈液体,4 h 禁食母乳,以及 6 h 禁食婴儿配方乳和固体食物。尽可能缩短没有静脉补液的小婴儿的禁食时间。重度红细胞增多症患者或容量依赖的 Fontan 循环患者术前应静脉给予液体维持。

术前用药可以减轻年长儿童的焦虑和使幼儿安心地与父母分离,并保持适当的通气和稳定循环。6 个月以下的婴儿一般不需要因为分离困难而给术前药;6 个月以上的患儿,通常在入室前 30 min 口服咪达唑仑 0.5 mg/kg(最大剂量≤15 mg)。为避免不必要的刺激,一般不主张肌内注射给药。危重新生儿或儿童术前输注的正性肌力药物和前列腺素应持续至术中。再次手术的患儿,应制定充分的血液成分治疗计划。严重发绀和贫血患儿应维持比一般患儿更高的 Hct 水平。

诱导前应制备好根据年龄作相应稀释的复苏药物,以备紧急时使用,包括阿托品、肾上腺素、钙(葡萄糖酸钙或氯化钙)、苯肾上腺素和琥珀胆碱。重症患者还应准备好正性肌力药物(表 82-3)和抗心律失常药物(表 82-4)。

表 82-3　正性肌力药物

药　物	剂量(静脉注射)
氯化钙	10～20 mg/kg
葡萄糖酸钙	30～60 mg/kg
肾上腺素	0.05～0.5 μg/(kg·min)
去甲肾上腺素	0.05～0.5 μg/(kg·min)
苯肾上腺素	0.1～0.5 μg/(kg·min)
血管加压素	0.000 3～0.002 unit/(kg·min)
异丙肾上腺素	0.01～0.05 μg/(kg·min)
多巴酚丁胺	5～10 μg/(kg·min)
多巴胺	3～10 μg/(kg·min)
米力农	50 μg/kg 推注,然后 0.3～1.0 μg/(kg·min)
硝酸甘油	0.5～5 μg/(kg·min)
硝普钠	0.5～5 μg/(kg·min)
前列腺素 E	开始 0.05～0.1 μg/(kg·min),以后 0.01～0.05 μg/(kg·min)

表 82-4　抗心律失常药

药　物	剂量(静脉注射)
利多卡因	1 mg/kg 推注,然后 20～50 μg/(kg·min)
普鲁卡因酰胺	2～5 mg/kg 推注,然后 20～50 μg/(kg·min)
地尔硫草	0.1～0.2 mg/kg 推注,然后 1～3 μg/(kg·min)
胺碘酮	2～5 mg/kg 慢推(新生儿、婴儿尤其小心),然后 7 μg/(kg·min)
艾司洛尔	300～500 μg/kg 推注(>1 min),然后50～300 μg/(kg·min)
腺苷	50～200 μg/kg
镁	10～25 mg/kg

复杂先心病对患儿及其家长可能产生的深远影响不容忽视。因此,术前评估时还必须重视患儿及家长的心理。对即将要接受的未知经历、与父母分离以及疼痛的恐惧将给不同年龄的患儿造成巨大的心理压

力。患儿疾病的变化，以及治疗和手术过程都会给家长带来压抑。这一切不仅可能使患儿的血流动力学不稳定，而且会对其社会心理发展造成深远的影响。此外，对患儿家庭成员的影响也不容忽视。有时，对患儿及其家庭的术前心理准备可能收效并不大，但如果忽略这方面的干预则可能加重他们的恐惧和焦虑，影响手术圆满成功。

第三节　麻醉管理的一般原则

小儿先心病麻醉管理的目标是将心脏病变的病理生理原则应用到基础临床麻醉中。详细了解先心手术相关资料有助于预测体外循环停机以后或术后将会出现的问题。

一、气道及血流动力学管理

(一) 气道管理　心肺储备减少的先心病患儿必须快速控制气道，建立机械通气。婴儿及儿童常应用经鼻气管插管以便在术中及术后提供更好的导管稳定性。发绀、静脉压高和(或)接受抗凝治疗的患儿经鼻插管操作时应小心避免鼻出血。所有患者插管前应予去氮(氧预充)，甚至包括那些吸入高浓度氧可致暂时性肺血管阻力下降和体循环灌注减少的患儿。

先心病患儿术中一般采用PCV模式控制通气，应注意胸壁、肺的顺应性变化可能导致潮气量的瞬间变化。开胸后，应避免胸壁顺应性增加导致的过度通气。

(二) 血流动力学调控　心排血量是心率和每搏量的乘积，每搏量则由前负荷、心肌收缩力和后负荷决定。因此，在决定血流动力学目标时应考虑心率、心律、前负荷、收缩力、后负荷(表82-5)。应尽可能维持窦性心律，特别是当心室顺应性下降和单心室病变时，由心房提供心室充盈时，窦性心律尤其重要。

表82-5　术中血流动力学目标

	心率	前负荷	收缩力	后负荷	
				PVR	SVR
分流					
左向右，肺血流增加	N	↑	N	↑	↓
右向左，肺血流减少	N	N	N	↓	↑
梗阻病变					
左室流出梗阻	↓	↑	N*	N	N
右室流出梗阻	↓	↑	N*	↓	N
反流病变					
主动脉、二尖瓣	↑	↑	N	N	↓
肺动脉、三尖瓣	↑	↑	N	↓	N

注：1. 标有“*”者，动力性流出梗阻时收缩力下降；
2. N表示正常，↑表示增加，↓表示下降。

1. 肺血流量和肺血管阻力的调控　肺血流改变是先心病的主要特点之一。肺血流增加的病变(左向右分流或伴肺血管阻力降低/左室流出梗阻)包括房间隔缺损，室间隔缺损，动脉导管未闭，房室通道缺损，肺静脉异位连接，动脉干、大动脉错位和单心室。肺血流减少的病变(右向左分流或伴右室流出梗阻)包括法洛四联症、肺动脉闭锁、三尖瓣闭锁、单心室、大动脉错位伴左室流出梗阻、重度Ebstein畸形。非限制性左向右分流引起的肺血流增加使心脏容量负荷增加，肺血管床结构改变，最终导致肺动脉高压(平均肺动脉压＞25 mmHg)、心功能不全和PVOD。严重的肺动脉高压(艾森门格综合征)患儿，哪怕是一项小小的操作都可能增加麻醉风险。

肺血管阻力的改变可影响分流量及分流方向，并影响心血管稳定性。低氧、高碳酸血症、酸中毒、通气过度、肺膨胀不全、交感刺激、红细胞增多症、肺动脉收缩等都会增加PVR。相反，纯氧吸入、低碳酸血症、碱中毒、正常肺容量(功能残气量)、副交感优势(镇静)、贫血和肺血管扩张都是降低PVR的因素。

通过控制通气调节动脉血氧分压(PaO_2)、二氧化碳分压($PaCO_2$)、pH和肺容量是不依赖SVR而改变PVR的极好方法。吸入高浓度氧，低吸气压，不设或设置较低的呼气末正压(PEEP)值，控制PaO_2＞60 mmHg、$PaCO_2$为30～35 mmHg、pH为7.50～7.60能有效地降低PVR。相反，降低吸入氧浓度，控制PaO_2为50～60 mmHg、$PaCO_2$为45～55 mmHg及应用较高的PEEP往往增加PVR。静脉注射前列腺素E1、硝酸甘油、硝普钠及米力农等，在扩张肺血管的同时，也可使体循环血管扩张。吸入一氧化氮(NO)可选择性地扩张肺血管，已用于先心病体外循环前、后肺动脉高压和新生儿持续性肺动脉高压的临床治疗，但一氧化氮可能存在依赖性，且停药后出现反跳性肺动脉高压。目前，替代吸入一氧化氮的是雾化吸入前列环素(PGI_2)及其类似物(伊洛前列素、依前列醇或佛罗兰)和前列腺素PGE_1。相关研究结果显示，CPB停机后予患儿超声雾化吸入伊洛前列素30 ng/(kg·min)约20 min，可使肺动脉压、体动脉压、肺循环阻力指数、体循环阻力指数和跨肺压均显著下降，由此改善肺部

血流动力学和右心功能。此外，静脉输注或雾化吸入特异性磷酸二酯酶抑制剂(PDE5)可有效地降低肺血管阻力。

2. 体循环阻力调控　应注意体循环阻力和体循环动脉压调控的情况包括：① 伴右室流出道梗阻的复杂分流和右向左分流，如法洛四联症，增加体循环阻力可使右向左分流减少并增加动脉血氧饱和度。② 主-肺动脉分流，如改良 Blalock-Taussig 分流术。增加体循环阻力和体循环动脉压将增加分流量，从而增加肺血流。③ 冠脉缺血。

增加体循环阻力和升高体循环灌注压的策略包括：① 缩血管药如苯肾上腺素、去甲肾上腺素(α受体激动剂)或血管加压素(拮抗血管扩张)。② 液体管理，如晶体液和(或)5%白蛋白，Hct 低时给予浓缩红细胞。③ 正性肌力药物首选多巴胺，肾上腺素可作为短期治疗用于维持高体循环压力。伴流出道梗阻病变时慎用正性肌力药物。

3. 心肌缺血　先心病患者发生心内膜下缺血的概率比通常所认为的更大。冠状循环异常易诱发心肌缺血。此外，即使冠状动脉正常，也可由于心肌氧供需不平衡导致局部缺血。

心内膜下灌注主要取决于冠状动脉灌注压(coronary perfusion pressure，CPP)，即平均主动脉舒张压减左心室舒张末压。此外，灌注的有效时间间隔(舒张期优势)也十分关键。因此，心率、舒张压和心室舒张末压之间的关系决定了是否发生心内膜下缺血。当先心病患儿发生心肌缺血时，应考虑分析下列因素。

(1) 主动脉舒张压　心内膜下灌注主要取决于舒张期早期体循环压力。正常儿童由于右心室收缩压低，其心内膜下一部分灌注既能发生在舒张期，也能发生在收缩期。然而，许多先心病肺循环心室压力可能超过体循环。结果，两个心室的灌注都依赖于舒张期早期血流的迅速增加。

正常新生儿和婴儿的主动脉舒张压通常较低，单心室生理，体循环血流依赖动脉导管供给以及永存动脉干患儿的主动脉舒张压进一步降低。这是因为这些病变促使主动脉舒张期血流进入阻力低的肺循环。主动脉闭锁患者由于冠状动脉口由闭锁的升主动脉逆行灌注，使得冠状动脉灌注严重不足。

(2) 心内膜下压力　当心室舒张期末压升高时，心内膜下压力升高使心内膜下灌注减少。舒张期末压升高可能由于舒张功能受损(心室顺应性降低和心室舒张受限)、收缩功能受损、心室舒张期末容积增加，或者上述三者兼具的结果。$Q_P:Q_S$ 升高的单心室病变和瓣膜反流病变的心室容量超负荷导致心室舒张末压升高。压力超负荷导致的心室肥大使心室顺应性降低，并使心室舒张期末压升高，因此对心内膜下灌注尤其有害。

(3) 心率　心率加快时，虽然收缩期持续时间保持相对恒定，但是舒张期持续时间缩短使冠状动脉灌注有效时间减少。因此，心率加快时，为维持心内膜下灌注，必须有较高的舒张压。推论显然是如果心率较慢，低舒张压也有可能维持心内膜下灌注。压力超负荷所致的心肌肥厚患者，即使主动脉舒张压力正常且无冠状动脉梗阻，心动过速也会导致心内膜下缺血。

(4) 冠状动脉解剖畸形　冠状动脉解剖畸形使得一些先心病的管理更加复杂，如室隔完整的肺动脉瓣闭锁、川崎病、左冠状动脉异常起源于肺动脉和 Williams 综合征患者等。

二、术中监测

患儿一旦进入手术室，麻醉诱导前应进行常规监护。理想的监测应包括无创自动血压监测、心电图、脉搏氧饱和度和呼气末二氧化碳监测，但实际上可能只有脉搏氧饱和度和心电图。诱导后应尽快建立其他监测。

(一) 心电图和血压　心电图是患儿麻醉诱导前的常规监护，包括Ⅱ导联和Ⅴ导联的五导联心电图可显示心律并提供心肌缺血监测。血压监测包括上(或下)肢的无创自动血压和(或)动脉穿刺置管的创伤性监测。动脉穿刺置管在诱导后进行，首选桡动脉，其次为股动脉，也可选用胫后和足背动脉。然而，胫后和足背动脉在 CPB 期间以及低温 CPB 后即刻经常不能反映新生儿和婴儿的主动脉压力。肱动脉穿刺有致远端肢体缺血的风险，一般不主张采用。新生儿和 5 kg 以下婴儿桡动脉穿刺宜选择 24 G 穿刺针。动脉穿刺置管还应该考虑那些使同侧上肢动脉测压可靠性降低的既往或拟行手术操作，如 Blalock-Taussig 分流术、改良 Blalock-Taussig 分流术、锁骨下动脉皮瓣或牺牲迷走锁骨下动脉修复主动脉缩窄的手术。主动脉缩窄修补或对远端主动脉弓或主动脉峡部进行操作过程中可能发生远端主动脉以及左上肢血流减少，因此有必要监测右上肢血压。

(二) 脉率-血氧饱和度　应在上、下肢(分别代表动脉导管的前、后)分别放置脉率-血氧饱和度探头。术中根据脉率-血氧饱和度监测平衡分流流量，提供手术创建分流的资料和肺动脉环缩资料。

(三) 呼气末二氧化碳波　呼气末二氧化碳分压($P_{ET}CO_2$)监测常用于警示 $PaCO_2$ 和 $P_{ET}CO_2$ 之间的差值将随生理死腔量的变化而改变，这种差异在某些情况下可能很大(>10～15 mmHg)。任何情况的肺血流的急剧减少(心排血量减少、肺栓塞、心内右向左分流增加)都将使这一差值增加。双向 Glenn 术后的患儿，由于肺动脉驱动力(上腔静脉压)低使有通气但却不被灌注的肺组织增加，由此导致生理死腔增大，$PaCO_2$ 和 $P_{ET}CO_2$ 的差值增加。CPB 开始前，外科医师可能对部

分或完全阻断 $Q_P:Q_S$ 升高的单心室生理(通常左心发育不良综合征或永存动脉干)患儿的右肺动脉以机械性限制肺血流,这种策略极大地增加生理死腔,将导致 $P_{ET}CO_2$ 大大低于 $PaCO_2$。

(四) 中心静脉压(CVP) 中心静脉穿刺置管可用于围术期中心静脉压监测、血管活性药物和血液制品的输注,以及提供测定混合静脉血氧饱和度的血样本等。只要技术熟练、操作仔细,即使是新生儿和小婴儿也可经皮置入双腔中心静脉导管。颈内静脉和股静脉是首选的穿刺径路,超声定位有助于提高新生儿和婴儿的穿刺成功率。新生儿和婴儿一般选择 4F5 cm 的双腔导管,幼儿可选择 5F5 cm 的双腔导管。年长儿童可选用 6F 或以上的双腔导管。股静脉通常选择较长的静脉导管以免滑脱。中心静脉穿刺并非没有风险,尤其是新生儿和小婴儿,因此是否放置中心静脉导管必须权衡利弊。中心静脉穿刺的并发症包括气胸(颈内静脉)、血肿伴血管或气道压迫和移位、血栓形成、气栓、感染和胸导管损伤(左颈内静脉)等。颈内静脉和(或)上腔静脉血栓形成对于全腔肺吻合术后的患儿将是致命的。中心静脉导管腔内持续输注肝素以及术后尽早拔除可降低血栓形成和感染发生的风险。术前中心静脉通路建立失败的患儿还可在体外循环停机前由外科医师经胸心内置管(右房、左房、肺动脉)用于压力监测、血管活性药物输注和血制品输注。

(五) 体温 由于脑和心肌保护主要是通过低温实现的,因此所有 CPB 手术都应进行直肠、食管和鼓膜温度监测。直肠温度是外周温度监测点,而食管和鼓膜温度则是躯体核心温度监测点,这些位置的温度变化大体反映了脑温的变化。降温和复温过程中,直肠温度的变化滞后于食管和鼓膜温度。即便如此,个别患儿的食管和鼓膜温度可能被低估或高估(与脑温的差值为±5℃)。这一观察结果强调了低流量 CPB 或深低温停循环(deep hypothermic circulatory arrest, DHCA)开始前,有必要提供足够长的核心温度降温期。如果利用中心降温将鼓膜、食管和直肠温度降至目标温度,那么达到目标脑温(15～18℃)的可能性将大大增加。

(六) 近红外光谱(NIRS) NIRS 技术适用于分析脑组织的氧合作用,因为近红外光谱区(650～900 nm)内波长的光能穿透头皮、颅骨及脑实质,并且氧合血红蛋白(HbO_2)、去氧血红蛋白(Hb)以及细胞色素氧化酶 aa3(Cytox)等反应组织氧合情况的生色团吸收谱峰值也在该光谱范围内。NIRS 测得的脑氧饱和度(ScO_2)实际上是小动脉、毛细血管和小静脉混合氧饱和度的非特定值。由于脑内血容量主要为静脉血,所以它更能反映大脑氧的供需平衡情况。研究显示 NIRS 仪器在新生儿及婴儿中使用受限,先心病患儿的正常(基础)值个体差异大且脑氧氧合标准值难以界定。虽然如此,这项技术在脑氧合监测以及指导适当的干预措施方面仍然起着重要作用。

(七) 经颅多普勒超声(transcranial Doppler, TCD) TCD 能连续测定脑血流速度,探测脑内微栓,适合在新生儿和婴儿中应用。这是由于新生儿和婴儿颅骨薄,对低频超声传感器的超声能量传入脑组织产生的信号很少衰减。由于重复操作性差(尤其在低血流量时)以及 CPB 中不同状态限制了 TCD 标准值的精确测定,因此 TCD 技术在反映大脑血流量指标方面受到限制。目前 TCD 技术对大脑血流的监测能有助于发现体外循环期间大脑静脉引流量不足或梗阻,TCD 探测微栓正逐步成为 CPB 后一项常规检查项目,以此减少术后与插管或输注有关的医源性栓塞事件发生。尽管如此,单凭 TCD 技术还是缺乏足够的敏感性和特异性来辨别脑内血栓、气栓和伪影间的区别,因此需要技术熟练的观察者进行持续观察。

(八) 经食管超声心动图 经食管超声心动图技术已经可将 7.5 MHz 的多平面探头应用于新生儿和婴儿(2.8～3.5 kg),能精确地描绘出心脏复杂的解剖结构、评估血流动力学,从而更好地决定术后治疗方案。大约 30%的 CPB 病例,包括瓣膜修补、心室流出道重建手术,经食道超声心动图可提供及时充分的评估,必要时甚至可指导修正。经食道超声心动图检测到的<3 mm的残余缺损通常不需要即刻再次手术,因为这对血流动力学并无明显影响。此类患儿中的大部分(75%)在出院时由经胸壁超声心动图检测时缺损已不显示了。>3 mm 的残余缺损,可能对血流动力学(心室功能好的情况下左房或肺动脉压力升高)和血氧(F_IO_2 为 0.50 或更低时,$Q_P/Q_S \geq 1.5$ 或右房到肺动脉血氧饱和度升高)影响明显,一般需要即刻再手术。受显示区域限制,经食道超声心动图对评估主动脉弓修补术后的残余梗阻没有帮助。虽然经食道超声心动图能方便地探测到心内留存的气体,但是这项技术在改善心脏排气方法上作用仍需确定。

小婴儿术中放置食管探头时必须谨慎操作,因其可引起气管和支气管受压导致通气减少、气管导管滑脱或滑入右主支气管、食管穿孔、主动脉弓受压致末梢灌注不良,甚至直接压迫左心房导致左房压过高或心室充盈受限。

三、麻醉诱导和维持

(一) 麻醉诱导 目前虽有多种诱导技术可供选择,却没有哪一种麻醉技术适用于所有的先心病患者。面罩吸入七氟烷或氟烷诱导能安全地应用于无严重心肺功能不全的小儿。然而,紫绀型患儿由于肺血流减少而导致诱导时间延长,气道仅被部分控制的时间也会相应延长。这类患者若发生哪怕是短暂的气道梗阻或通气不足都将导致难以预料的低氧血症。因此,紫绀型患者、新生儿或合并严重心脏收缩功能损害以及肺动脉压高(等)于体动脉压的患儿应采用静脉诱导。

静脉诱导技术可迅速控制气道,并且在药物的种类和剂量方面有更多的选择。通常采用大剂量人工合成的麻醉性镇痛药(芬太尼或舒芬太尼)复合肌松药。丙泊酚具心肌抑制和血管扩张作用,因此不适用于心血管功能中或重度受损患者的麻醉诱导。周围静脉通路开放困难的新生儿和婴儿,还可以选择氯胺酮(3~5 mg/kg)、阿托品(0.01 mg/kg)肌内注射后再选择开放颈外静脉、股静脉甚至颈内静脉作为静脉通路。

(二) 麻醉维持 麻醉维持通常采用合成类阿片药物(芬太尼或舒芬太尼)复合适当浓度的吸入麻醉药(异氟烷0.2%~1.0%或七氟烷0.5%~2.0%)或苯二氮䓬类药物(咪达唑仑0.05~0.1 mg/kg)以及肌松药。七氟烷较少引起心肌抑制、低血压及心动过缓。研究显示,单纯室缺或房缺修补手术的患儿在吸入100%纯氧的同时,分别给予1~1.5 MAC的七氟烷、氟烷、异氟烷和芬太尼复合咪达唑仑时不会改变 Q_P/Q_S 比值。1.5 MAC的七氟烷或异氟烷对左室收缩功能抑制轻微。芬太尼类药物可以提供麻醉诱导及维持期间平稳的血流动力学,抑制刺激引起的PVR增加。大剂量阿片类药(芬太尼25~100 μg/kg或舒芬太尼2.5~10 μg/kg)技术对新生儿和婴儿尤其有用。由于未成熟心肌的收缩储备有限,因此吸入麻醉药的心肌抑制和体循环血管扩张作用以及苯二氮䓬类药和阿片类药的协同扩血管作用使新生儿和婴儿对上述药物的耐受性差。小剂量阿片药物(芬太尼5~25 μg/kg或舒芬太尼0.5~2.5 μg/kg)复合吸入麻醉药或苯二氮䓬类药适用于心血管储备功能较好以及较少严重病理生理改变的年长儿。进行单纯房间隔或室间隔缺损修补术的患儿(>1岁,无肺动脉高压),可选择快通道手术麻醉管理策略。泮库溴铵(0.1 mg/kg)的迷走抑制和拟交感作用可抵消合成类阿片类药物的迷走兴奋作用。舒张压低或基础心率快的患儿,应考虑使用维库溴铵(0.1 mg/kg)或顺阿曲库铵(0.2 mg/kg)等对心率影响小的肌松剂。心肌收缩功能轻到中度受抑制的年长儿童,可复合应用依托咪酯(0.1~0.3 mg/kg)。肺动脉压或PVR正常或升高的患儿在保证通气的状态下,氯胺酮可引起轻微的肺动脉压升高。当患儿的肺血流取决于体肺动脉分流时,氯胺酮可通过升高SVR增加肺血流。体循环流出梗阻的患儿,氯胺酮引起的心动过速及SVR升高可使病情恶化。

体外循环期间保持麻醉深度至关重要。降温和复温过程中麻醉过浅可致SVR增加,需要降低泵流速,由此降低了躯体灌注以及降温和复温的效率。神经肌肉阻滞不完全而导致的肌颤可增加体循环氧耗,使静脉血氧饱和度降低,并进一步降低动脉氧饱和度。

第四节 各种疾病的麻醉管理

一、房间隔缺损

房间隔缺损(atrial septal defect, ASD)指房间隔上存在的任何沟通左右心房的通道,可以单发或多发,大小差异很大,可以是孤立的缺损也可合并其他先天性缺损。

(一) 解剖与病理生理 ASD的解剖分型包括:① 继发孔型(约占81%):原发隔缺损所致,仅限于卵圆窝。② 原发孔型(约占10%):位于房间隔下部,紧邻房室瓣,又称为部分型或不完全型房室间隔缺损(PAVC),常伴二尖瓣前瓣裂缺以及由此导致的二尖瓣反流。③ 静脉窦型(约占10%):典型的静脉窦型ASD发生于上腔静脉与右心房连接处,多并发右肺静脉至下腔静脉的异位连接,即"弯刀综合征"。④ 冠状窦型(或无顶冠状窦):冠状窦与左心房间存在直接交通称冠状窦型房间隔缺损,常并发左上腔静脉残存,并回流入扩张的冠状窦。⑤ 共同心房(或单心房):罕见,是原发隔和继发隔完全未发育所致,常伴有内脏异位综合征。⑥ 卵圆孔未闭:卵圆孔指原发隔和继发隔之间存在的心房间小型交通。

正常情况下,右心的顺应性大于左心,因此ASD的病理生理改变表现为左房氧合血液通过缺损分流入右心房,分流程度取决于房间隔缺损的大小、左右心房压力阶差和左右心室的顺应性。婴儿早期,由于右室顺应性低,所以左向右分流量小。随着患者年龄增大,右房压力下降和右室顺应性增加,并且左室顺应性的正常下降,左向右分流增加。ASD较大时,左向右分流致肺血明显增加,肺循环与体循环血流比(Q_P/Q_S)可>4。右心容量超负荷可导致右心房、右心室及肺动脉扩张。由于右心室和肺血管床能承受一定程度的容量超负荷,只有很少的单纯ASD患者会出现充血性心力衰竭。肺血管阻塞性疾病(PVOD)的发生率远小于室间隔缺损或房室间隔缺损。当下腔静脉血由大的下腔静脉瓣经房间隔缺损分流入左心房,残存的左上腔静脉回流入无顶冠状窦,共同心房致体、肺静脉血在心房内充分混合时,患儿可表现为发绀。

(二) 手术纠治 ASD患儿存在并发心律失常、右心室功能不全、肺动脉高压、栓塞、充血性心力衰竭的危险。因此，所有患者应通过手术或介入治疗关闭ASD。一些继发孔型ASD可在1岁以内自行关闭，因此一般认为应在学龄前予以手术纠治。

(三) 麻醉管理 关键在于控制肺血流，注意维持正常心率和心肌收缩力，增加前负荷和肺循环阻力(PVR)、降低体循环阻力(SVR)，保持一定的心排血量。做好呼吸管理，避免PVR升高。体外转流(CPB)脱机时很少需要正性肌力药物支持。单纯ASD且不伴PVOD的患儿通常采用“快通道心脏麻醉”(fast track cardiac anesthesia，FTCA)管理策略，其核心即术后早期拔管。通过回顾性分析2 859例先心病手术病例，已建立了12 h为FTCA术后早拔管的时间界值。多数患儿术后早期可在手术室或监护病房拔除气管导管，但原发孔型、静脉窦型及冠状窦型房缺却不主张术后早期拔管。

二、室间隔缺损

室间隔缺损(ventricular septal defect，VSD)指室间隔上存在的任何沟通左右心室的通道，可以单发也可多发，可以是单纯VSD也可以是其他复杂病变(TOF、DORV、CAVC、TGA、IAA)的基本组成部分。单纯性VSD是最为普遍认识的先天性心脏疾病，发病率占先心病总数的20%，若包括合并其他畸形的VSD，发病率将超过所有先心病的50%。

(一) 解剖与病理生理 按照缺损在室间隔上的位置，VSD可分为：① 膜周型：最多见，约占81%。位于三尖瓣隔瓣和前瓣交界处，包括膜部间隔，也可向前延伸至肌部室间隔，向上延伸至圆锥隔，向下延伸至隔瓣后。② 圆锥心室型：缺损周围均为肌肉组织，室缺偏大，属非限制性且常并发一定程度的圆锥隔相对移位，如TOF。③ 肺动脉下型：上缘直接与肺动脉瓣环和主动脉瓣右冠瓣相连，可导致主动脉瓣叶经VSD向下脱垂并关闭不全。④ 流入道型：室缺位于三尖瓣隔瓣下并延伸至三尖瓣瓣环，形成心内膜垫缺损。⑤ 肌部型：较少见，可发生在肌部的任何部位。

单纯VSD的病理生理表现为左心室氧合血液通过缺损分流入右心室，导致肺血流增多。分流程度与缺损大小、左右心室压力阶差和PVR有关。大、中型VSD由于患儿出生后PVR持续下降，循环容量负荷增加，当Qp/Qs≥2.5将导致充血性心力衰竭。大型VSD导致的肺血流大量增加、肺动脉高压会导致PVOD和艾森门格综合征(Eisenmenger综合征)。

(二) 手术纠治 Qp∶Qs<1∶1.5，肺动脉压力正常的VSD患儿，可在学龄前手术；Qp∶Qs>1∶2，有症状的VSD患儿，1～2岁手术为宜。婴儿大型VSD，生长发育差、充血性心力衰竭难以控制、肺动脉压力接近甚至达到主动脉压力者应及时手术。肺动脉下型VSD应早期手术。一些手术操作困难的肌部室缺，可经导管置入封堵装置而不损伤房室瓣或半月瓣。VSD出现艾森门格综合征，即口唇青紫、PVR大于或等于SVR，SpO_2<85%为手术反指征。

(三) 麻醉管理 关键在于控制肺血流增加。增加前负荷、增加PVR、降低SVR，维持正常心率及心肌收缩力(必要时使用正性肌力药物)，平衡PVR和SVR是麻醉成功的关键，控制通气是调控PVR的最可靠方法。PVR/SVR比值下降所导致的肺血流增加应通过增加心排血量来维持体循环血流量。而PVR/SVR比值明显增高则又可能导致右向左分流，对此应加强通气以降低PVR，维持或升高SVR，以期减少右向左分流。大剂量芬太尼类药物能减轻由手术刺激所引起的PVR升高，与吸入麻醉复合应用，增加了麻醉的可控性。术前有充血性心衰表现的患儿，应避免PVR过度降低。CPB后应设法控制PVR，防止因PVR过高而增加右室后负荷，停机时可使用磷酸二酯酶抑制剂(米力农)或吸入一氧化氮(NO)降低肺动脉压力。CPB后很可能存在心排血量对心率的依赖关系，因此应尽力维持窦性心律并使心率在正常范围。由于窦房结和希氏束临近手术部位，膜周和房室通道型室缺修补术后常发生一过性心内传导阻滞，可采用异丙肾上腺素0.05～0.1 μg/(kg·min)持续输注。若发生完全性房室传导阻滞，首选拆除VSD补片并重新缝合。在恢复正常的心律之前，应采用心外膜或房室顺序起搏，同时输注异丙肾上腺素以维持一定的心率。

三、房室间隔缺损

房室间隔缺损(atrioventricular canal defect，AVCD)是一种复杂的先天性心脏疾病，根据房室瓣周围房室间隔组织的发育程度和房室瓣畸形的不同，房室通道缺损分为部分型(partial atrioventricular canal defect，PAVC)、过渡型(transitional atrioventricular septal defect，TAVC)和完全型(complete atrioventricular canal，CAVC)。

(一) 解剖与病理生理 PAVC即原发孔型ASD，通常包括原发孔型ASD和二尖瓣前瓣裂缺及由此引起的二尖瓣反流。TAVC不仅有一个部分型房室通道缺损，并且存在一个限制性VSD。CAVC包括原发孔ASD、房室瓣下流入道型VSD和共同房室瓣横跨左右心室，形成上(前)下(后)桥瓣。二尖瓣及三尖瓣的共同铰合面向心尖移位，左室流出道长度增加，导致血管造影呈“鹅颈畸形”。不平衡型房室间隔缺损指一个心室发育不良，另一心室接受大部分的共同房室瓣。若一个心室严重发育不良则归类于单心室生理。CAVC易合并圆锥干畸形，其中TOF最常见。此外，约75%的CAVC患者合并唐氏综合征(Down syndrom)，而约50%的唐氏综合征患儿合并的AVCD通常为CAVC。

无论哪种类型，AVCD均可产生大量的左向右分流，肺血流明显增多，分流量主要取决于室缺大小。PAVC 的病理特征基本同其他 ASD。TAVC 的 VSD 多为限制性的，故右室压力低于左室。CAVC 伴非限制性 VSD，右心室压、肺动脉压与左心室压相等，四个心腔均受累，房室瓣关闭不全造成房室水平反流，心室扩张加重反流，进一步增加心室容量负荷，加重肺高压和充血性心衰。

(二) 手术纠治 CAVC 早期就可发生 PVOD，进而使 PVR/SVR 比值升高而导致右向左分流或双向分流，因此手术年龄最好在出生后 3～6 个月。PAVC 或 TAVC 一般不必过早手术，但手术时间过晚会导致病变瓣膜无法修复，故理想的手术时机应该是患儿 1 岁左右。术后应特别注意房室瓣反流、主动脉下狭窄及心律失常等并发症。

(三) 麻醉管理 关键在于平衡 PVR 和 SVR，增加前负荷和 PVR，降低 SVR，维持正常心率及心肌收缩力，必要时使用正性肌力药物。麻醉诱导时，为避免左向右分流额外增加所致的体循环灌注不足，应防止 PVR 降低。心房和心室水平存在大型分流而无肺动脉高压的患儿，可通过降低吸入氧浓度或通过允许性高碳酸血症，维持 pH 为 7.3～7.35 以增加 PVR，降低 Q_P/Q_S。控制通气是调控 PVR 的最有效方法，因此加强呼吸管理尤其重要。合并唐氏综合征的患儿对吸入麻醉药的心肌抑制作用敏感，易发生心动过缓。CPB 脱机后常有必要给予正性肌力药物支持心功能，并降低 PVR 及减少后负荷等。

四、法洛四联症

法洛四联症(tetralogy of fallot, TOF)是引起发绀最常见的先天性心脏疾病，发病率约占先心病的 10%。

(一) 解剖与病理生理 TOF 包括一组心脏缺损性病变：大的圆锥-心室室间隔缺损；右室流出道梗阻；主动脉骑跨和右心室肥厚。这些畸形的基本病理改变系肺动脉下圆锥不发育导致主动脉瓣相对肺动脉瓣过分靠前靠右靠上，使圆锥隔及室间隔错位引起 VSD 及右室流出道梗阻(RVOTO)。VSD 为非限制性，前向对位不良型。漏斗隔发育不良且漏斗部向前向左移位导致 RVOTO。RVOTO 所致的右室压力升高使 VSD 引起的左向右分流减少，主动脉骑跨使右室血右向左分流入主动脉。随着右室流出道梗阻的加重，心内右向左分流量增加，肺血减少，导致组织缺氧和发绀加重。当漏斗部痉挛而肺循环血流极度减少，心室水平右向左分流增加使低氧血大量流入主动脉致使体循环极度低氧可导致特征性缺氧发作。缺氧发作是自发性、进行性的，系 TOF 的标志。有时甚至因发绀加重、昏厥、抽搐而严重威胁患儿生命。TOF 合并 PA 时，肺血流常来源于肺动脉以外的主肺动脉侧支血管，这在 TOF 合并 PS 的患者中间则相当少见。

(二) 手术纠治 TOF 根治术的目标在于切除肥厚肌束以解除流出道梗阻并用心包补片扩大流出道，同时关闭 VSD。早期手术的优点在于减少右心室继发性肥厚，使肺血管正常发育。目前主张患儿 6 个月时手术，若无明显缺氧和发绀，且生长发育不受影响，也可 1 岁左右手术。冠状动脉畸形、多发 VSD、肺动脉解剖异常多需要分期手术。无法行根治术的患儿，可行姑息手术(体、肺动脉分流)以增加肺血流，如改良 Blalock-Taussig 分流术。

(三) 麻醉管理 应以维持 SVR、尽量减少对 PVR 的影响而减少右向左分流为目的，任何使 PVR/SVR 比值升高的情况均能增加右向左分流，使肺血流量减少而加重发绀。良好的呼吸管理是控制 PVR 最有效的方法。术前应积极扩容，常用 5% 白蛋白或晶体液(15～30 ml/kg)增加前负荷并减少右室流出道痉挛的动力学梗阻。多数婴儿及儿童能很好地耐受七氟烷或氟烷吸入诱导，因为它们平行地降低 PVR 和 SVR。明显发绀及血细胞比容增高的患儿，采用 100% 氧-芬太尼-泮库溴铵能顺利麻醉诱导，氯胺酮亦是一种良好的诱导用药，只要保持气道通畅并做好呼吸管理，氯胺酮只轻微加快心率、升高 PVR 及 SVR。芬太尼可以保持麻醉诱导及维持期间血流动力学平稳，抑制刺激引起的 PVR 增加。即便是无缺氧发作史的患儿都可能在缺氧、哭吵、脱水以及各种应激反应下诱发缺氧发作，表现为发绀加重、动脉血压下降、氧饱和度下降，轻者可通过控制呼吸逐步改善(纯氧机械通气、低吸气压及延长呼气时间来促进静脉血回流和经右室流出道的前向血流)，重者应作如下处理：① 镇静，纯氧过度通气，降低 PVR。② 去氧肾上腺素 0.5～2 μg/kg 单次静注或 0.1～0.5 μg/(kg·min)静脉维持增加 SVR。③ 静脉注射芬太尼减慢心率，减少儿茶酚胺释放。④ 静注普萘洛尔(0.005～0.01 mg/kg)或艾司洛尔[0.5 mg/kg 负荷后，50～200 μg/(kg·min)持续输注]，避免心肌过度收缩并松弛漏斗部，禁用 β 肾上腺受体激动剂。静注吗啡 0.1 mg/kg 缓解紧张及缺氧。静脉予以晶体液(15～30 ml/kg)增加前负荷并减少右室流出道痉挛的动力学梗阻。⑤ 根据血气分析结果适当输注碳酸氢钠纠正代谢性酸中毒，增加 SVR 并降低 PVR。⑥ 手术室内，若严重缺氧发作而无法缓解应立即建立 CPB。CPB 后给予足量正性肌力药物支持右室功能，如多巴胺[5～10 μg/(kg·min)]、米力农[0.5～1.0 μg/(kg·min)，可先予 50 μg/kg 负荷剂量]。CPB 后心排血量更多地依赖于心率，若出现交界性异位性心动过速有必要行心房起搏。跨瓣环补片扩大右室流出道将产生肺动脉反流而增加心室容量负荷，残余梗阻或肺动脉远端发育不良将加重压力负荷。此时应通过调节通气降低 PVR。若 F_IO_2 为 0.5 而肺动脉血氧饱和度>81%，则提示存在残余左向右分流，这一切均使 CPB 后病情复杂,并影响术后恢复。

五、完全性大动脉转位

(一) 解剖与病理生理 完全性大动脉转位(transposition of the great vessels, TGA)最明显的特征之一是主动脉圆锥或漏斗部上移,远离心脏的其他三组瓣叶。主动脉存在圆锥使得主动脉瓣的位置高于肺动脉瓣。肺动脉与二尖瓣之间存在纤维连接。大动脉错位一般都伴未闭的动脉导管,可有 PFO 或继发型 ASD。约 50%的右型完全性大动脉转位(D-TGA)新生儿存在 VSD,20%的 D-TGA 伴 VSD 患儿出生时就存在左室流出道梗阻(LVOTO)。由于胚胎期冠状动脉主干与来源于主动脉的乏氏窦的异常融合导致冠状窦口狭窄和闭锁。

D-TGA 时,由于房-室连接一致(右心房-右心室,左心房-左心室),心室-大动脉连接不一致(右心室-主动脉,左心室-肺动脉)出现两个平行而不是正常有序的血液循环,即肺循环中的肺静脉血流和体循环中的体静脉血流的平行再循环。因此,来自一个循环系统并从同一循环系统动脉流出的再循环的静脉血百分比都是 100%。除非在两个平行循环之间存在一处或多处交通使循环间的血液混合,才能够建立起有效的肺循环和体循环血流,否则此类患儿不可能存活。循环间混合可以发生在心内(ASD、VSD)或心外(PDA、肺侧支血管)水平。

解剖右-左分流对于提供有效的肺血流是必要的,反之,解剖左-右分流对于提供有效的体循环血流也是必要的。有效肺血流量、有效体循环血流量和循环间混合血量总是相等的。总的体循环血流量是再循环的体静脉血流量加上有效体循环血流量的总和。同样,总的肺血流量是再循环的肺静脉血流量加上有效肺血流量的总和。由于有效血流量仅仅对总的血流量起一小部分作用,因此再循环血流补充了绝大部分总的肺循环和体循环血流。TGA 生理造成肺动脉血氧饱和度显著高于主动脉血氧饱和度。主动脉血氧饱和度(SaO_2)取决于再循环的体循环血流的相对容量和血氧饱和度以及到达主动脉的有效体循环静脉血流量。

(二) 手术纠治 TGA 的诊断本身就是外科手术的适应证。目前大多通过动脉调转术(Jatene ASO)纠治。合并 VSD 和严重 LVOTO 的 D-TGA 患儿不能行动脉调转术,应行 Nikaidoh 或 Rastelli 术。心房调转术(Mustard, Senning 术)目前已很少实施。进行性 PVOD 患儿(PVR>10 wood units)一般只能进行姑息手术。LVOTO 的患儿应行姑息性主-肺动脉分流手术以增加肺血流。

(三) 麻醉管理 术前应予气管内插管和机械通气,降低 PVR 和消除通气/血流比(V/Q)失调。镇静和肌松可降低氧耗而增加混合静脉血氧饱和度。如果循环间血流混合依赖 PDA 开放,则应静脉持续输注前列腺素 E1[0.01~0.05 μg/(kg·min)]直至 CPB 开始。循环间血流混合不足的新生儿,可经导管或超声引导下行球囊房隔造口术来增加循环间血流混合及降低左房压,改善患儿体循环缺氧。全麻诱导和维持,常规采用合成阿片类药物(芬太尼或舒芬太尼)为基础的麻醉,有利于血流动力学的稳定,且对循环间血流混合无不良影响。CPB 前,保持心率和前负荷,保证心排血量。避免 PVR/SVR 比值升高,肺血流减少或循环间混合不佳的患儿应通过通气管理尽量降低 PVR。SVR 降低将增加体静脉血的再循环,并降低动脉血氧饱和度。体循环心室功能不全时,可输注正性肌力药物多巴胺[5~10 μg/(kg·min)],严重左室心衰可加用肾上腺素[0.05~0.5 μg/(kg·min)]、米力农[负荷量为 50 μg/kg,维持量为 0.5 μg/(kg·min)]及血管扩张药物以利于 CPB 脱机。脱机后,心排血量更依赖于心率,故有必要放置起搏器(房室同步)。冠脉再植后可能出现心肌缺血,可予硝酸甘油及β受体拮抗剂以改善心肌氧供需平衡。保持相对较低的主动脉压和肺动脉压可减少吻合口出血,输注血小板及冷沉淀复合物有助于术后止血。

六、右室双出口

右室双出口(double outlet right ventricular, DORV)是一种圆锥干发育畸形,实际上是介于 TOF 和 TGA 之间的过渡形态,其定义为主肺动脉均起源于形态右心室。

(一) 解剖与病理生理 DORV 的血流动力学变化很大程度上取决于 VSD 位置与主、肺动脉开口之间的关系以及有无漏斗部和肺动脉狭窄(PS)。可根据 VSD 与大动脉开口的位置关系,将 DORV 分为四类:① VSD 位于主动脉下。② VSD 位于肺动脉下。③ VSD 位于双动脉下。④ VSD 远离大动脉开口。

VSD 是左心室的唯一出口,通常是非限制性的,因此在心室水平总是存在左向右分流。主动脉、双动脉下或远离大动脉的非限制性 VSD 而无 PS 的患儿肺血流不受限制,可表现为充血性心力衰竭。VSD 为限制性,左室经缺损射血受限制,使左房左室排血受限,导致肺静脉、左房压力升高和肺循环淤血。肺血流量决定了体循环血氧饱和度,即发绀程度和肺动脉压力。Taussig-Bing 畸形中,高度氧合的左心室血由圆锥隔引导,优先流入肺动脉。一旦相对氧合差的右心室血流入主动脉,这些 Taussig-Bing 患儿的生理学就和 TGA 合并 VSD 的患者一样,婴儿早期即可表现为发绀和充血性心衰。

(二) 手术纠治 DORV 的形态学表现实际上是介于 TOF 和 TGA 之间的过渡形态,因此在手术方式的选择上差异甚大。单纯 DORV,主动脉或双动脉下

VSD而无PS(VSD型),多在2岁内发生严重肺血管病变,因此主张出生后6个月前手术根治。若伴PS(TOF型),主张1岁以内手术以改善缺氧症状。肺动脉下VSD患儿,一旦确诊应尽快手术(手术年龄≤6个月)。一部分患儿适合进行双心室修补,另一部分则由于VSD位于肺动脉下或远离大动脉,甚至其左心室严重发育不良而只能选择单心室或Fontan循环的手术方向。

(三) 麻醉管理 术前应仔细评估患儿的病理解剖、生理变化及合并畸形。VSD型的患儿,术前应降低吸入氧浓度,SpO_2维持在81%～85%,避免过度通气(动脉血PCO_2维持在40 mmHg左右)以减少肺血流。CPB后予纯氧过度通气,早期使用米力农和多巴胺等正性肌力药支持,降低后负荷,改善右室功能。TOF型应维持较高的SVR,降低PVR,增加肺血流,防止低血压引起的右向左分流增加,肺血流量减少而进一步加重发绀。主动脉开放后使用多巴胺和多巴酚丁胺,维持血流动力学稳定。VSD位于肺动脉下的DORV,必须有足够的心内混合以保证体循环血液氧合。

七、永存动脉干

永存动脉干(truncasarteriosus, PTA)只有一组半月瓣,动脉干下几乎都存在较大的VSD,而肺动脉起源于动脉干,因此左右心室的血液通过动脉干同时灌注体循环、肺循环和冠状动脉循环。

(一) 解剖与病理生理 根据Van Praugh分类,永存动脉干分为四型:① A1型,肺动脉总干起源于动脉干左侧。② A2型,左右肺动脉分别起源于动脉干。③ A3型,单一起源动脉干的肺动脉,而动脉导管或侧支供应另一侧肺。④ A4型,永存动脉干合并主动脉弓中断(IAA)。动脉干的瓣膜常有增厚,多为三瓣叶,也有二瓣或四瓣叶。VSD为动脉下型,冠状动脉开口异常较多见,远端分支一般正常。

患儿出生后,随着PVR的降低,肺血流量明显增加,可发生充血性心衰。肺充血使肺血管压力升高,PVR急剧升高,很快进展为PVOD。由于左右心室的血流均通过干瓣,故表现为发绀,发绀程度取决于肺血流量。

(二) 手术纠治 手术治疗是PTA唯一的治疗方法。由于出生后早期即可出现严重的肺动脉高压,因此一经诊断应及早手术。一般认为出生后2～6周手术效果最佳。晚期纠治的儿童出现术后并发症的可能性较大,包括右室至肺动脉的管道梗阻、迟发的干瓣(主动脉瓣)反流及持续肺动脉高压。

(三) 麻醉管理 关键在于控制肺血流和支持心功能。术前,除非动脉导管依赖型外,其他患儿的处理基本按照单心室生理的处理原则。舒张期从主动脉到肺动脉的分流以及动脉干瓣反流使主动脉血压和冠脉灌注压降低,随着心室容量负荷增加,心室舒张期末心内膜下压力升高,使麻醉诱导过程中容易发生心肌缺血,甚至室颤。CPB脱机后应维持年龄相应的心率,并给予正性肌力药物支持心功能。大部分患儿术后可出现慢性充血性心衰,可予强心、利尿和扩血管。

八、动脉导管未闭

动脉导管未闭(patent ductus arteriosus, PDA)是小儿常见的先天性心脏病,发病率占先天性心脏病的15%～21%,女性多于男性。PDA可单独发生,也可合并其他心血管畸形,甚至可作为一些发绀型先心病的代偿机制。

(一) 解剖与病理生理 动脉导管属正常的胚胎组织,源自左第六主动脉弓,连接肺总动脉与降主动脉,是胎儿赖以生存的生理性血流通道。PDA是因为不能正常地从胎儿循环过渡到生后循环,此时未闭的动脉导管与正常的未闭的动脉导管相比,存在组织完整性的不足。

PDA造成主动脉和肺动脉间的左向右分流,这将由左心室做功来负担这一额外的容量负荷。如果动脉导管粗大,肺血流和肺动脉压力显著增加,最终导致PVOD。肺动脉压力升高,导致右心室做功增加。而回流到左房的肺静脉血增加,则造成左心房和左心室增大。由于存在收缩期和舒张期从主动脉的连续窃血,因此PDA会影响冠状动脉血流。在新生儿和早产儿,PDA可能导致舒张期出现来自腹腔内脏的逆行血流,从而导致少尿、急性肾衰和坏死性小肠结肠炎。同时存在的其他心脏畸形决定经动脉导管分流的方向,如伴发严重主动脉缩窄(coarctation, CoA)或左心发育不良综合征(HLHS)时,分流以右向左为主。

(二) 手术纠治 可通过药物(消炎痛)、外科手术或经导管填塞等手段关闭动脉导管。通常,动脉导管的主动脉端要比肺动脉端粗,这种"漏斗"形的动脉导管有利于通过介入的方法进行封堵。目前,视频辅助胸腔镜技术已逐渐成为关闭中、小PDA的标准治疗方法。

(三) 麻醉管理 目标应针对肺血流的增加,即增加前负荷、增加PVR、降低SVR,维持正常的心率和心脏收缩力。为防止误扎降主动脉,多采用下肢或右上肢动脉血压监测。增加吸入氧浓度,防止左侧肺受压、通气不足所致的低氧血症。术中需要实施控制性降压,常用静脉滴注硝普钠辅以吸入麻醉,可控性较好,能有效地降低血压。尼卡地平10 μg/kg静注继而5～10 μg/(kg·min)静脉维持也能有效地用于控制性降压。未闭动脉导管较粗的,麻醉后出现持续高血压可连续静脉输注作控制性降压,并根据监测结果调节药物剂量。

九、主动脉缩窄

主动脉缩窄(CoA)指在动脉导管或动脉韧带邻近区域的主动脉狭窄。当主动脉横截面积缩小>50%即可出现明显压力阶差。CoA常合并PDA、主动脉二瓣畸形、VSD、二尖瓣病变和HLHS。

(一)解剖与病理生理 根据缩窄部位,可将CoA分为导管前型(婴儿型)和导管后型(成人型)。导管前型缩窄常位于左锁骨下动脉远端和动脉导管近端间,可累及主动脉弓部,多为弥漫性狭窄。新生儿危重型CoA是一种导管旁区域内主动脉重度收缩,生后第一个月内就出现严重循环衰竭。缩窄不严重且导管关闭缓慢的患儿,可能在婴儿后期才出现呼吸急促和发育停滞。随着患儿的生长发育,CoA造成的梗阻加重,静息时上下肢血压差为30~40 mmHg。而侧支血管的广泛形成有可能使患儿上下肢血压无明显差异。

CoA会引起左室高压、肥厚及体循环高血压。血流动力学改变主要为狭窄近心端血压升高,左心室后负荷增加,出现左室心肌肥厚劳损,导致充血性心衰。缩窄远端血管血流减少,严重时可出现下半身和肾脏供血不足,下肢氧饱和度降低,导致低氧、少尿和酸中毒。

(二)手术纠治 存在药物治疗无效的症状是手术纠治CoA的绝对指征。那些有缩窄而无症状的患儿,在是否进行手术以及手术最佳时机的选择上一直存在争议。一般认为上、下肢压差>20 mmHg或主动脉直径小于正常直径的50%即具手术适应证。

(三)麻醉管理 新生儿危重型CoA,术前应予前列腺素E1[0.01~0.05 μg/(kg·min)]静脉持续输注维持动脉导管开放,给予正性肌力药物以支持心室功能并保持适当的前负荷。当体循环灌注依赖于经动脉导管的右向左分流时,应注意维持较高的肺血管阻力。术中需要同时监测缩窄段前、段后,即上、下肢动脉血压监测。上肢动脉通路应选择右上肢。这是因为主动脉钳夹时近狭窄处的钳闭可阻断左锁骨下动脉血流,或牺牲左锁骨下动脉来修补狭窄段,故来源于左上肢的动脉压并不可靠。由于增加SVR可使循环恶化,应尽量避免使用氯胺酮。截瘫(继发于脊髓缺血)虽然发生率很低,却是CoA纠治术后最严重的并发症。术中体温过高、主动脉钳闭时间过长、脑脊液(CSF)压力升高、主动脉压力过低及降主动脉侧支发育差等都可使发生截瘫的风险增加。因此,应尽可能减少主动脉钳夹时间(最好<20 min),降低体温(34℃),保持近端较高的血压和足够的远端平均压(>40 mmHg)以及避免酸中毒可达到保护脊髓的目的。新生儿和婴儿主动脉钳夹导致的近端主动脉压升高一般可被耐受,不需要积极的抗高血压治疗,以便促进下半身灌注。年长儿及青少年可考虑使用β受体拮抗剂及血管扩张剂将上肢血压控制在术前水平或稍高。至少保持一侧颈动脉开放以保证脑灌注,脑血氧监测有助于判断脑血流情况。术后可能出现的矛盾性高血压或可持续一段时间,早期即可输注艾司洛尔或依那普利。

十、血管环和肺动脉吊带

(一)解剖与病理生理 血管环是主动脉弓及其分支发育异常,环绕造成气管、食管压迫的血管畸形。血管环将气管和食管包绕在内,同时造成两者梗阻。肺动脉吊带是左肺动脉异常,起源于右肺动脉,并在气管分杈后方和食管前方向左行走,最后到达左侧肺门,形成气管周围的吊带压迫。与血管环不同,肺动脉吊带并不包绕食管。由于可引起气管、支气管和(或)食管压迫,故婴儿或年长儿出现原因不明的反复呼吸道感染、哮鸣、喘鸣、吞咽及呼吸困难应高度怀疑血管环或肺动脉吊带压迫。

(二)手术纠治 手术纠治可采用视频辅助胸腔镜(VAST)技术,目标在于分离压迫的血管环,解除气道和食管压迫并维持正常主动脉弓的血流。同时进行血管-气管支气管压迫综合征和心脏缺损纠治的患儿,术后死亡率和并发症发生率较高。

(三)麻醉管理 麻醉技术取决于血管环的类型、潜在的先心病种类和严重程度以及拟行手术。多数患儿须谨慎诱导,在保证通气的前提下方可使用肌松剂。存在明显气道狭窄时,置入的气管导管应接近狭窄段以避免导管损伤狭窄段。存在严重的气管塌陷时,则置入的气管导管可通过狭窄段以保证有效的通气。单纯血管环患儿术后多可成功拔管。另一部分患儿手术成功纠治血管环后,可能由于存在与结构异常有关的残存压迫,或继发于气道壁(气管软化、支气管软化)不稳定而使气道梗阻不能立即解除。这可在术后持续几周甚至成为一个远期的棘手问题。术后支气管镜检查有助于评估残留气道压迫和气道塌陷的程度。

十一、三尖瓣下移畸形

三尖瓣下移畸形,又称Ebstein畸形,发病率约占先天性心脏病的0.5%。

(一)解剖与病理生理 Ebstein畸形最主要的病理改变是三尖瓣和右心室的发育异常,其特征为三尖瓣瓣环扩大,隔瓣叶和后瓣叶下移、发育不良且部分缺损,因而与前瓣叶闭合困难,造成严重的三尖瓣关闭不全。下移的隔瓣和后瓣叶近侧的大部分右心室壁薄并缺乏收缩功能,称为“房化心室”。三尖瓣以下的右室腔明显缩小且无流入腔。

三尖瓣关闭不全和房化右心室造成了Ebstein畸形主要的功能障碍。心房收缩时,房化心室舒张以至被动储血,心房排血减少;当心室收缩时,房化心室收缩,使静脉回心血量减少。大部分患儿由于存在卵圆孔或房缺，因而产生右向左分流。严重的 Ebstein 畸形由于右室无功能故没有来自右室的前向血流，因此 PDA 开放是患儿生存的必要条件。右室无严重房化的患儿，肺血管阻力下降时可有足够的肺血流，直到成人期才会出现症状。

（二）手术纠治 患儿症状严重，出现明显发绀或右心衰竭则应及时手术。手术干预主要包括三尖瓣成形或置换、房化心室的折叠、房间隔缺损修补以及合并畸形的处理（迷宫手术、室间隔缺损修补或动脉导管结扎等）。能存活至婴儿期后的 Ebstein 畸形患儿，生命一般可以维持较长时间。

（三）麻醉管理 三尖瓣反流、伴发绀的心房水平的右向左分流以及好发房性心动过速是中、重度 Ebstein 畸形患儿的病理生理要点，因此麻醉管理的血流动力学目标在于避免减慢心率，增加前负荷、降低肺血管阻力和维持心肌收缩力（必要时使用正性肌力药物）。

十二、完全性肺静脉异位连接

完全性肺静脉异位连接（total anomalous pulmonary venous connection，TAPVC）定义为所有四支肺静脉异位连接到右心房或体静脉的一个分支，导致氧合血回流入右心房，是主要的肺静脉畸形类型，发病率占先心病的 1%～5%。TAPVC 可以是孤立性病变，也可以是内脏异位综合征的组成部分。

（一）解剖与病理生理 根据肺静脉回流入体循环的部位不同分为四型：① 心上型（40%～45%），即肺静脉异位连接到心上静脉系统。② 心内型（20%～30%），肺静脉在心内水平连接到右心房或冠状窦。③ 心下型（10%～30%），与腹腔静脉连接，最常见为门静脉和门静脉分支。④ 混合型（5%～10%），同时具有两种以上的肺静脉异位连接。垂直静脉的行程越长，因狭窄或受压迫而出现肺血管梗阻的可能性越大。因此，心下型是最常发生肺血管梗阻的病理类型。

由于所有氧合的肺静脉血回流进入右心房导致左向右分流，右房完全混合的体静脉血和肺静脉血必须通过 ASD 才能进入左心房，心房间交通是生存的必要条件，因此影响患儿血流动力学的因素包括肺静脉回流是否存在梗阻以及心房水平分流量的大小。由于左心房回心血量较少，TAPVC 患儿左心房容量小，左心室相对发育不良。梗阻型 TAPVC，肺循环静脉端压力升高造成肺水肿，以及肺血管阻力升高。出生后早期即出现的肺动脉和右室压力接近或超过体循环压力而导致大量右向左分流，肺血流减少，迅速导致进行性低氧血症。此类患者心排血量严重受限，体循环心排血量更多地依赖于右心室提供的经动脉导管的右向左分流。梗阻可发生在异常肺静脉通路的任何部位，最常见于心下型 TAPVC。非梗阻型 TAPVC 以左向右分流伴肺血流量增加为特征，早期即可出现肺高压。

（二）手术纠治 手术时机和方法也因解剖类型不同而大相径庭，简单类型手术风险小，可择期手术。然而，当肺静脉发生严重梗阻，TAPVC 则会成为先心病中仅有的真正需要急诊手术的疾病。即便是非梗阻型 TAPVC，由于发绀和长期的容量负荷会使心、肺等器官发生有害的病理学改变，因此也应在婴儿期及早手术纠治。

（三）麻醉管理 梗阻型 TAPVC 多伴有肺动脉和右室高压。梗阻严重的患儿出生后就可出现低氧血症（PO_2＜20 mmHg）、体循环灌注不良、进行性代谢性酸中毒和终末器官（肝肾）功能障碍的迹象。表现为心动过速和低血压，并有广泛的肺水肿。新生儿期急诊手术依然是目前最为有效的治疗手段，一般入室前就需要气管插管、人工通气、正性肌力药物维持。麻醉处理中应注意保持心率、心脏收缩力和前负荷稳定以维持心排血量。心排血量降低会使体静脉血氧饱和度降低。一般认为，避免过度通气、适当控制吸入氧浓度以限制肺血流增加好于 100%纯氧过度通气。过度通气、一氧化氮和其他吸入性肺血管扩张剂增加肺血流只会加重肺水肿，因此绝对禁忌。采用大剂量阿片类药物麻醉以有效抑制与手术刺激相关的肺血管阻力升高，避免 PVR/SVR 比值降低。肺血流增加而 PVR/SVR 比值降低必须增加心排血量来维持体循环血流量。肺血流增加和右室容量超负荷需通过调控通气来升高 PVR，降低肺血流，降低右心室容量负荷。因存在轻度左心发育不良，适当加快心率可能有利于保持足够的心排血量。积极治疗代谢性酸中毒，必要时给予正性肌力药维持并补充大剂量钙剂。控制入液量，维持较高的血红蛋白水平。CPB 脱机后，通气管理至关重要。保持 100%纯氧过度通气以降低肺循环阻力，将动脉血 PCO_2 控制在 25～30 mmHg 范围内。为保证脑灌注，动脉血 PCO_2 不应＜25 mmHg。维持心率，CPB 后心排血量更多依赖于心率。使用正性肌力药支持右心功能，以及使用肺血管扩张剂，希望将肺动脉压力降至主动脉压力的 2/3～1/2。降低肺循环阻力的方法包括适当的通气管理，吸入一氧化氮和（或）前列环素[伊洛前列素 30 ng/(kg · min)]，还可选择异丙肾上腺素[最大剂量可达 0.1 μg/(kg · min)]、米力农等静脉持续输注，同时注意保持一定的麻醉深度降低肺血管反应性。

非梗阻型 TAPVC 围术期麻醉管理要点与梗阻型 TAPVC 大体相似。但这类患儿出生后，随着肺血管阻力下降，右心容量负荷增加，术前通常需要给予抗充血性心衰治疗。

十三、单心室

单心室（single ventricular，SV）生理是一个术语，指肺静脉和体静脉血在心房或心室水平完全混合，并且由单一心室将血液泵入体循环和肺循环血管床的一种状态。

(一) 解剖与病理生理 解剖单心室常有肺循环或体循环血流梗阻,要保证患儿出生后存活就必须有来自体循环或肺循环的血流。某些先心病中,PDA 是体循环血流(左心发育不良综合征)或肺循环血流(肺动脉闭锁伴室间隔完整)的唯一来源,此即动脉导管依赖循环。三尖瓣闭锁伴大血管连接正常时,心内途径(未闭的卵圆孔和非限制性室缺)可提供体循环和肺循环血流而不必一定存在 PDA。

单心室生理患儿可以有一个发育完全和一个发育不全的心室,也可以有两个发育完全的解剖心室,如法洛四联症伴肺动脉瓣闭锁时,肺血流由 PDA 或主肺动脉侧支供应;新生儿重度主动脉瓣狭窄和主动脉弓中断时,体循环血流绝大部分由 PDA 供应;此外还有永存动脉干和内脏异位综合征等。

单心室混合了体循环和肺循环血。其心室输出量是肺循环血流量(Q_P)和体循环血流量(Q_S)的总和,主动脉和肺动脉内的血氧饱和度相同。若无梗阻,体、肺循环的血流量取决于血流(包括心内和心外)进入两个平行循环的相对阻力。肺血流无梗阻时,患儿出生后随着肺循环阻力下降,肺血逐渐增加导致充血性心衰;肺血流梗阻时,出生后随着 PDA 的关闭将出现进行性青紫。体循环血流梗阻将导致肺血流增加、充血性心衰和体循环低灌注。

动脉氧饱和度 75%～85%意味着体肺循环平衡,Q_P/Q_S 接近 1(假定肺静脉氧饱和度为 95%～100%,而混合静脉血氧饱和度为 50%～55%)。当 Q_P/Q_S 为 1 时单心室泵出 2 倍的正常心排血量。

(二) 初期手术纠治 新生儿初期手术因解剖而异。肺血流动脉导管依赖型的患儿大多数情况行改良 Blalock-Taussig 分流和 PDA 结扎术以建立主肺动脉分流,HLHS 多选用右室-肺动脉管道代替改良 Blalock-Taussig分流。由于新生儿期患儿肺血管阻力高,血流进入肺部需要一定的压力驱动,故不宜施行上腔静脉肺动脉分流术。

非限制性肺血流会降低体循环氧供,并最终导致肺动脉高压及 PVOD 的发生。这种情况下可在非体外循环下行肺动脉环结扎术限制肺血流。

肺静脉血必须通过房间隔到达体循环心室时,可经导管球囊房间隔造口或在体外循环下行房间隔造口作为初期姑息手术建立非限制性房间隔缺损。

单心室生理的治疗通常需要一系列手术,目标在于维持最佳体循环氧供及灌注压。进一步治疗着重于减少心室的容量负荷(上腔静脉-肺动脉分流)并最终建立体动脉血氧合完全的循环(Fontan 术)。

麻醉管理动脉导管依赖型患儿术前应持续输注前列腺素 E1 以维持 PDA 开放。通过通气干预限制肺血流,调控肺血管阻力以期获得理想的 $Q_P:Q_S$。有必要使用正性肌力药物(如多巴胺)增加心排血量,保证体循环氧供及冠状循环灌注。维持 PaO_2 为 40～45 mmHg、SaO_2 为 70%～81%是较为理想的状态,并能提供足够的体循环氧供。

麻醉诱导一般采用大剂量阿片类药复合肌松药静脉注射。气管插管前,仍建议给予纯氧去氮以防止诱导期低氧血症,一旦控制气道后即降低吸入氧浓度。由于患儿心功能储备有限,麻醉过浅或手术刺激都可能引起室颤。当主动脉舒张压低至 20～30 mmHg,心率快至 140～150 次/min 时,有心肌缺血的潜在危险。因此,主动脉舒张压低而基础心率快的患儿应给予维库溴铵或顺式阿曲库铵等不引起心率增快的肌松药,以避免医源性心肌缺血。

开胸后,若外科医师采用血管束带机械性地限制肺血流,则随着体循环灌注增加可出现呼气末二氧化碳降低和氧饱和度下降,故此时有必要增加吸入氧浓度。

CPB 停机后,由于肺血管阻力升高引起的肺血流减少及低氧血症并不少见。有必要吸入肺血管扩张剂(如一氧化氮),以降低跨肺压差,改善氧合。改良 Blalock-Taussig 分流术或右室-肺动脉管道过粗或过细可导致相应的充血性心力衰竭或严重低氧血症。复杂纠治手术中常见的 CPB 时间长、深低温停循环或长时间局部低流量灌注(RLFP)都可引起心功能障碍。

(三) 上腔静脉-肺动脉连接术 上腔静脉-肺动脉吻合术(BDG,双向 Glenn 分流术)将体静脉血从上腔静脉直接引入肺循环。目的在于降低心室容量负荷,提供有效的肺血流,在心室舒张期末压低时维持一定的心排血量,并且为将来重塑提供条件。

在麻醉管理上,患儿术前动脉血氧饱和度低,有必要予过度通气,提高吸入氧浓度以增加肺血流,并补液保持血压稳定。由于通气障碍和低血压可以引起严重缺氧,甚至心搏骤停,故麻醉诱导多采用静脉诱导的方法。双向 Glenn 术后的动脉血氧饱和度为 70%～81%,这是因为下腔静脉血不经过肺而在共同心房与肺静脉血混合,所以 Q_P/Q_S 为 0.5～0.7。维持肺血流(被动血流)所要考虑的生理学问题与 Fontan 循环一样。

(四) 全腔肺连接术(Fontan 术) Fontan 手术的原则是将体循环静脉血直接引入肺动脉而无需经过肺循环心室,从而使混合的体、肺静脉血分隔开来,消除青紫并减少单心室的容量负荷。Fontan 术一般在患儿 1～2 岁施行,全腔肺连接术(侧隧道 Fontan 术)是目前首选的术式。术中常行板障开窗(fenestrated Fontan),允许血液右向左分流,虽会使动脉血氧饱和度下降,但对维持术后肺血管阻力升高或心功能不全时的心室充盈十分重要。当已获得理想的血流动力学时,可选择经导管关闭窗口。开窗部位好发交叉性栓塞。

在麻醉管理上，术前常规补液扩容以保证适当的前负荷。心功能不佳者首选依托咪酯或氯胺酮以提供稳定的血流动力学。能耐受吸入性麻醉剂的患儿，应根据其循环反应调整吸入浓度。可使用正性肌力药物(多巴胺)维持心室功能。Fontan术后，由于缺少了肺循环心室的心泵作用，因此关键在于维持一定的右房与左房间的压力梯度。Fontan术后理想的平均体静脉压(肺动脉)应维持在12～15 mmHg，左室舒张期末压维持在7～10 mmHg，跨肺压即维持在2～8 mmHg水平。对142例发绀型先心病施行改良Fontan术的患儿进行回顾，结果显示术后早期死亡原因为多脏器功能衰竭、低心排综合征、心力衰竭及脑血管意外等。因此，保持窦性心律，适当增加前负荷，降低肺血管阻力、增加心肌收缩力，避免增加后负荷以维持心排血量和循环功能，是小儿改良Fontan手术麻醉尤其是体外循环后麻醉管理的关键。术后建议使用避免高平均气道压的机械通气，使用相对较高的潮气量(10～12 mmHg)，较慢的呼吸频率(10～15次/min)，以及较短的吸气时间(I∶E为1∶3或1∶4)，慎用呼气末正压。尽早拔管，恢复自主呼吸有利于静脉回流，但应注意伴发的肺不张、低氧性肺血管收缩及高碳酸血症也将增加肺血管阻力。

十四、其他

(一) 心脏介入治疗　目前，儿童先心病介入治疗已经相当普遍。部分年长儿可以在镇静下接受介入治。血流动力学不稳定、术中失血量大及躁动或预计手术时间较长的患者一般采用气管内插管的全身麻醉。

(二) 心脏移植　严重心功能不全所致的生长障碍、进行性肺动脉高压晚期、扩张性心肌病(DCM)和复杂先心病(主要是左心发育不良综合征)是儿科心脏移植的主要适应证。约40%的儿童在移植后3～5年死亡。目前，同种异体心脏移植后血管病变(CAV)是术后死亡的主要原因。其发病机制至今未明，可能与免疫反应与非免疫学危险因素共同作用所致的心肌内膜细胞过度增生有关。血管内超声心动图(IVUS)是诊断移植后血管病变的金标准，但技术要求高且费用昂贵。冠状血管造影可作移植后血管病变的筛选。

(黄　悦　张马忠　陈　煜)

参考文献

[1] 刘锦纷，译. 先天性心脏病外科综合治疗学[M]. 1版. 北京：北京大学医学出版社，2009.

[2] 白洁，张瑞冬，黄悦，等. 吸入性伊洛前列素对先心病体外循环后肺动脉高压的影响[J]. 医学临床研究，2008，25：1157－1159.

[3] Keane JF, Lock JE, Fyler DC, et al. Nada's pediatric cardiology[M]. Philadelphia: WB saunders, 2006.

[4] 黄悦，张马忠，宋艳艳，等. 小儿先天性心脏病快通道手术后早拔管的体外循环影响因素分析[J]. 上海交通大学学报(医学版)，2011，31：1320－1324.

[5] Michelle CW. Anaesthetic implications of congenital heart disease for children undergoing non-cardiac surgery [J]. Anaesthesia and intensive care medicine, 2009, 10: 504－509.

[6] Chawk IF. Anesthesia and cardiopulmonary bypass for congenital heart surgery[J]. MEJ Anesth, 2009, 20: 153－158.

[7] 陈煜，黄悦，胡洁，等. 142例小儿改良Fontan手术的麻醉管理分析[J]. 上海交通大学学报(医学版)，2007，10：1244－1247.

[8] 陈煜，译. 实用小儿麻醉技术[M]. 1版. 北京：科学技术出版社，2011.

第八十三章 新生儿和小儿心肺复苏

新生儿和小儿的心肺复苏有其不同于成人的自身特点。2010年10月,美国心脏协会新的儿童基础和高级生命支持指南(简称2010年指南)发布。新指南由众多专家历经3年,对大量心肺复苏文献复习和讨论达成一致意见后完成。本章在原有心肺复苏的概念上加入了2010年指南的新观点。

小儿心肺复苏具有以下的特点:① 器官功能不成熟,易受体内外环境的影响,年龄愈小,心搏骤停的发生率愈高,以新生儿和婴儿多见。② 由于小儿呼吸中枢神经元较大脑皮质有更强的缺氧耐受力,故心脏停搏后可以短时间保留叹息样呼吸动作,但很快出现呼吸停止。③ 小儿心脏停搏,绝大多数系呼吸道阻塞和呼吸抑制引起的低氧血症所致。呼吸衰竭(窒息)、气道梗阻(喉痉挛、喉水肿、胃食管反流、气管异物、哮喘持续状态)、严重低血压和心脏疾患(心肌炎、心律失常、阿斯综合征)等是心搏骤停的主要原因。CPR时,建立通畅的呼吸道和进行有效的通气应与循环系统的治疗同样重要。④ 小儿常因严重缺氧后心动过缓而致心搏骤停,与成人不同,很少由于室颤引起。⑤ 小儿脑组织对缺氧耐受性比成人强,影响脏器功能的慢性疾病也较少,故复苏成功率较成人高。但是,小儿在心脏停搏前多有明显低氧血症,更易发生脑损伤。越早施行有效的CPR,预后越好。

第一节 新生儿复苏

美国心脏学会和儿科学会推荐新生儿复苏应在1 min内完成三个步骤,即:① 擦干新生儿皮肤,以减少热量丧失,并将新生儿放置于红外线保温床上,并吸引口鼻分泌物,此步骤应在20 s内完成。② 评估呼吸并及时处理,应在30 s内完成。③ 评估心率。

新生儿复苏的主要对象是呼吸停止和窒息缺氧,故以呼吸复苏为重点。当心率减慢或心搏骤停时,也需进行心脏按压。对有羊水污染史的胎儿,出生后常需在喉镜直视下作气管内吸引,而对双胎者应准备好两套新生儿复苏设备。

一、新生儿出生时评分

Apgar评分是判断新生儿出生时状态的传统指标,可作为评价新生儿状态和指导抢救的一种简单和实用的指标。

(一) Apgar评分标准　Apgar评分有五个临床体征,满分为10分,见表83-1。一般在出生后1 min和5 min分别进行评分。

表83-1　Apgar评分标准

体　征	评分		
	0	1	2
心率	无	<100/min	>100/min
呼吸	无	慢,不规则	好,哭泣
颜色	紫灰,苍白	躯体粉红,肢体紫灰	全身粉红
对刺激的反应	无	有痛苦表情	哭闹,咳嗽
肌肉张力	软弱	肢体不同程度的弯曲	良好

1. 心率　新生儿正常心率为120～160次/min,心率<100次/min预示循环功能不良。新生儿每搏量固定,心排血量依赖于心率,心率缓慢,心排血量减少,组织灌流量不足。

2. 呼吸动作　新生儿一般在出生后30 s开始呼吸,正常频率为30～60次/min。在吸气和呼气之间无停顿。出现呼吸暂停和呼吸缓慢多由于严重的酸中毒、窒息、产妇应用药物、感染和中枢神经系统损伤所致。

3. 肌肉张力　大部分新生儿,包括早产儿,出生后均有自主活动,并有一定的肌肉张力。窒息、产妇用药、中枢神经系统损伤及重症肌无力均会使肌肉张力降低。

4. 对刺激的反应　轻弹新生儿的肢体可引起其活动；将吸痰管插入鼻腔可以引起新生儿痛苦表情或啼哭。低氧血症、酸中毒、产妇应用镇静药物、中枢神经系统损伤和先天性肌病可使这些反射消失。

5. 颜色　新生儿刚娩出时，皮肤呈浅紫色。60 s 后，除手和脚外，身体其他部位均为粉红色。如果躯干呈青紫色超过 90 s，应考虑有窒息、肺水肿、呼吸窘迫、吸入综合征、心排血量低以及先天性心肺膈畸形等异常情况。

(二) 评分的临床意义

1. Apgar 8～10 分　90%的新生儿均在此范围，除鼻腔和口腔吸引、擦干皮肤和保持体温外，无需其他处理。

2. Apgar 5～7 分　在出生前有轻度窒息，通常对弹脚底等强刺激和面部吸氧有良好的反应。

3. Apgar 3～4 分　呈中度抑制，表现有发绀、呼吸无力，但对面罩或呼吸囊通气尚有反应。如无自发呼吸或仅有无效呼吸，应行气管内插管和人工通气。经处理 1～2 min 后仍无自发呼吸或心率持续降低至 60～80 次/min，应立即进行心脏按压。

4. Apgar 0～2 分　呈严重窒息状态，需立即进行 CPR。

二、新生儿呼吸心脏停搏的常见原因(表 83-2)

表 83-2　新生儿呼吸心脏停搏的常见原因

分　类	原　　因
窒息	呼吸道梗阻，吸入综合征，脐带脱垂、绕颈、打结等，产伤致脑水肿、脑出血
产妇因素	妊娠中毒，急性失血、严重贫血，心脏病，传染病，麻醉和镇痛药物应用不当，胎盘血供障碍
感染	败血症、脑膜炎、肺炎
先天性疾病	大血管转位、先天性心脏病、食管闭锁、气管食管瘘、膈疝、鼻后孔闭锁、巨舌

三、复苏方法

(一) 保持呼吸道通畅

(1) 新生儿出生时呼吸动作弱或有上呼吸道阻塞体征者，应立即行口咽、鼻咽吸引，去除血液、黏液及胎粪。同时在肩或后枕部垫薄枕，将头向前上方抬起，如嗅花位不能使呼吸道通畅，应将下颌向前上方抬起，使舌体也上抬。

(2) 新生儿用面罩及呼吸囊加压吸氧可以获得足够的通气。其应用指征是：① 呼吸暂停。② 心率<100 次/min。③ 虽经鼻管吸氧，新生儿仍有中枢性发绀。应用时面罩应小并能紧贴新生儿面部，面罩下无效腔应<5 ml，面罩应覆盖口鼻部而不遮没眼球，这样可获得足够通气量。新生儿潮气量小，为避免并发症，开始加压通气时用较低容量(潮气量 20 ml)，逐渐增加容量至 40 ml，辅助呼吸频率为 40～60 次/min。大部分新生儿肺膨胀开始时需 30～40 cmH_2O 压力，有时需加压至 60 cmH_2O，但以后压力应降低至 10～20 $cm\ H_2O$，以免肺泡破裂。如面罩加压通气良好，心率可增快(>100 次/min)，呼吸恢复，面色转为红润，可停止加压通气。如心率仍慢(60～80 次/min)，呼吸恢复不佳，应作胸部心脏按压及气管插管给氧。

(3) 气管插管的应用指征是：① Apgar 评分 0～3 分，病情严重，单纯面罩吸氧常不能改善，只有气管插管加压吸氧才能使病情迅速改善。② 评分 4～6 分，经面罩或一般吸氧未迅速出现呼吸，且患儿仍呈缺氧窒息者。③ 个别评分 7～10 分，经 1～5 min 后病情恶化，评分明显降低者，这些患儿常因母体用药(尤其是麻醉性镇痛药、硫酸镁等)导致新生儿呼吸抑制。新生儿某些先天性畸形，尤其是呼吸道畸形，也可发生评分进行性降低。④ 用来进行呼吸道吸引，特别是呼吸道液体黏稠及羊水胎粪污染者，直接经气管导管清除的效果比一般吸引管好。羊水污染者有 60%新生儿发生误吸，其中 20%并发呼吸窘迫综合征、肺炎或气胸，娩出后及早进行气管插管吸引，可以明显降低呼吸窘迫的发生率和死亡率。⑤ 便于经气管给药。气管插管在新生儿复苏时很重要，对插管指征可适当放宽。

应适当选择气管导管型号，一般体重<1.5 kg 者，用内径 2.5 mm 的导管；1.5～2.5 kg 者，用 3.0 mm 的导管；>2.5 kg 者，用 3.5 mm 的导管。导管尖端在声门下 1～2 cm。足月新生儿，声门到隆突的距离为 5 cm，导管尖端应在声门下 2.0 cm，插入的深度大约自牙槽嵴 9.0 cm；早产儿，声门到隆突的距离<5.0 cm，插入的总深度大约自牙槽嵴 7.0 cm。导管要妥善固定，并随时检查导管深度。

(二) 建立人工通气　无自发呼吸或呼吸弱者，应立即行人工控制或辅助通气。可先以呼吸囊或面罩行人工通气，最初的肺膨胀压峰值可高达 25～30 $cm\ H_2O$，频率 30～40 次/min。如通气或全身状况无改善，应行气管内插管，潮气量 10 ml/kg，频率 30～60 次/min，气道压力<25 cmH_2O，可加用呼气末正压(PEEP) 2～4 cmH_2O，以利于肺膨胀和气体交换及去除肺内液体。吸气时如一侧胸腔扩张大于另一侧，可能气管导管误入了支气管，或出现了气胸，或有肺的先天性异常。新生儿胸腔较小，呼吸音传导较好，双侧听到呼吸音，并不一定表明通气均匀，而双侧呼吸音不同，则表明通气异常。在心率减慢的患儿，建立人工通气后出现心率加快是通气足够有效的表现。通气过程中应用氧气还是空气一直存在争议，有研究认为氧气的应用可能会对肺组织和脑血管的产生负面影响，而氧自由基也会

引起组织损伤，研究表明在新生儿的复苏期应用空气的效果等于或好于应用氧气。持续的中央型发绀的患儿可以考虑应用氧气，但需要监测氧饱和度，以免发生高氧，对于一些特殊的导管依赖性先心病，如室间隔完整的大血管错位和室间隔完整的肺动脉闭锁，高氧更可能导致赖以生存的动脉导管的关闭。同时也需要避免过度通气和低二氧化碳血症。在早产儿，尤其要避免氧浓度过高造成的损伤。

（三）肺内注入肺泡表面活性物质　注入肺泡表面活性物质后，可使早产新生儿的预后有显著改善，使肺气体泄漏、透明膜样病、支气管肺发育不良及肺间质气肿的发生率下降，新生儿死亡率也降低。通常在出生后将肺泡表面活性物质液按 5 ml/kg 剂量注入气管内，注入后短暂时间可使氧饱和度降低，但随后大部分患儿因肺顺应性增加，动脉血氧饱和度迅速增加。肺顺应性增加后肺泡过度扩张，此时应降低通气压力，否则可引起肺损伤或肺气体泄漏。

（四）建立人工循环　患儿心率＜60 次/min，经人工通气治疗 30 s 后，仍无好转者，应行胸外心脏按压。常用方法为环抱胸廓法，即双手拇指放于胸前，其余手指环抱新生儿的胸廓，双手拇指按压的部位为双侧乳头连线中点向下 1～2 cm 处（胸骨中下 1/3），下压胸骨 1～2 cm 或胸廓前后径的 1/3 深度，按压频率 90 次/min。同时与人工通气相配合，按压与通气比为 3∶1。以呼吸囊或面罩行人工通气时，应协调按压与通气。每 30 s 用听诊器检查 1 次心率。股动脉、肱动脉有搏动，患儿颜色改善，说明按压有效。可通过动脉压、血气分析以及瞳孔变化来判断按压效果。理想情况下，每次胸外心脏按压应产生 10.7 kPa（80 mmHg）的收缩压和 2.7～3.3 kPa（20～25 mmHg）的舒张压，以维持冠脉灌流，舒张压＜1.3 kPa（10 mmHg）提示冠脉灌注不良。瞳孔缩小、居中说明按压有效，如瞳孔散大，又未用阿托品，提示脑血流和氧供不足。经 30 s CPR 后，仍无心搏和自发呼吸，应给予适当的药物治疗。胸外心脏按压需持续到自主心率增加到 60 次/min。

（五）复苏用药

1. 常用药物　新生儿 CPR 中，常用药物有肾上腺素、阿托品、多巴胺、多巴酚丁胺、去甲肾上腺素、葡萄糖酸钙和碳酸氢钠（表 83－3）。严重酸中毒不仅对中枢神经系统有害，也影响心肌功能，引起肺血管收缩，还可降低上述药物的效力，应尽快将 pH 升高到 7.20 以上。各种药物应以较小容积输入，以减少血容量过多的危险。

2. 给药途径　新生儿最方便和快捷的方法是经脐静脉给药，其次可经手背静脉、肘前静脉和隐静脉给药。经气管导管给药也是一种快捷的给药途径，肾上腺素、阿托品、利多卡因可经气管导管注入，然后正压通气，使药物扩散到肺泡吸收入血。

表 83－3　新生儿 CPR 常用药物

药　物	浓　度	剂　量	适应证
肾上腺素	0.1%	0.02 mg/kg	心脏停搏、心动过缓、室颤
阿托品	0.5 mg/ml	0.01 mg/kg	窦性心动过缓、房室传导阻滞
多巴胺	1%	3～5 μg/(kg·min)	扩张肾动脉、利尿
		＞10 μg/(kg·min)	低血压、血管性休克
多巴酚丁胺	1%	1～15 μg/(kg·min)	心源性休克、低心排血量
利多卡因	2%	1 mg/kg	室性心律失常
氯化钙	10%	0.1 ml/kg	低血钙、高血钾、高血镁
碳酸氢钠	5%	1 ml/kg	酸中毒
纳洛酮	0.4 mg/ml	0.1 mg/kg	出生前 4 h 母体曾用吗啡类药物

（六）保暖　新生儿对寒冷环境耐受性差，在寒冷环境下，代谢亢进，全身氧耗量增加，体温下降使肺血管收缩，增加右向左分流，加重了窒息新生儿的低氧血症和代谢性酸中毒。体温下降使新生儿对复苏的反应降低或推迟，甚至毫无反应，故新生儿复苏中保暖的好坏直接关系到复苏的成败，必须重视。产房及手术室温度应保持在 26～27℃，使皮肤温度与室温温差减小，氧耗量可以降低，体温亦可维持，应注意不可有对流风。新生儿出生后应立即放置于红外线辐射保温床上或电热毯上，用棉垫擦干体表羊水，并用棉毯包裹全身保温。当皮肤擦干后，蒸发散热即减少。如无红外线辐射保温床或电热毯，也可借助照明灯光保暖，但要注意与新生儿保持一定距离，以免造成灼伤。应注意在新生儿转运至婴儿室途中，也要防止热丧失，重度窒息新生儿应放置在保暖箱中运送。

（七）纠正酸中毒　控制通气纠正呼吸性酸中毒。输入碳酸氢钠纠正代谢性酸中毒时应注意：① 碳酸氢钠系高渗液，如大量快速输注会引起血管内容量迅速增加和高血钠。② 氢离子与碳酸氢钠反应产生 CO_2，如通气不当，$PaCO_2$ 会明显升高。③ 酸中毒时，末梢血管收缩以维持血压，纠正酸中毒后，末梢阻力会降低，可出现低血压。④ 碳酸氢钠干扰心肌功能，过量后还会影响中枢神经系统功能。⑤ 碳酸氢钠使氧离曲线左移，氧释放减少。Apgar 评分在 2 min 时＜2 分，或 5 min评分＜5 分者，应给予碳酸氢钠纠正，同时进行控制呼吸。

（八）扩充血容量　早产儿及窒息新生儿为了早期复苏，脐带结扎及切断常较早，故出生时 60%有低血容量。足月新生儿如有脐带钳夹过早（可损失血液达

30 ml/kg)、脐带绕颈、胎盘早期剥离、产前及产时出血过多等情况，可发生低血容量。低血容量可由测定动静脉压、观察皮肤色泽、毛细血管充盈时间、脉搏容量及四肢温度等而诊断(表 83－4)。

表 83－4 新生儿低血容量诊断

失液量	皮肤色泽	毛细血管充盈时间(s)	胫后动脉搏动容量	皮肤温度
无	红	<2	＋＋＋＋	温暖
5%	苍白	3～4	＋＋	小腿及前臂中段远端发冷
10%	灰	4～5	0	大腿及上臂中段远端发冷
15%	斑纹	>5	0	整个肢体发冷

低血容量治疗的关键是补充血容量，常用乳酸钠复方氯化钠液 10～15 ml/kg 静脉输注，也可用全血或血浆 10 ml/kg 或 5%白蛋白 1～2 mg/kg 静脉输注。可事先与母亲配血，紧急时也可回收胎盘血，经过滤及抗凝后，回输给新生儿。补充血容量时应加强监测，动态观察中心静脉压(CVP)能更好地反映血容量和指导补液。新生儿的正常值为 4～12 cmH_2O。CVP<4 cmH_2O提示低血容量。不要扩容过度，引起高血容量及高血压。窒息新生儿的脑血管自动调节功能丧失，血容量过多引起颅内压过高，以致发生脑水肿和脑出血。早产儿过度的快速扩容会导致心室内出血。低血糖、低血钙、高镁血症也可引起低血压。高镁血症经扩容治疗，低血压可以纠正，而用多巴胺静脉输注效果更好。

(九) 复苏成功的指征 包括：① 自主呼吸恢复，呼吸规律，通气量满意。② 心血管系统稳定，收缩压 60 mmHg 以上，心率 120 次/min 以上。③ 末梢循环恢复，肢体变温暖，颜色转红润。④ 神经反射出现。⑤ 血气分析接近正常。新生儿复苏成功后，应在 ICU 继续监测治疗，防止脑水肿，以期完全康复。

(十) 复苏后的注意事项 体温的控制是复苏后护理的关键。高热可能会增加死亡率。选择性的头部降温可以降低脑病的发生。此外，需要监测血糖，治疗低血糖。

四、CPR 新生儿的预后

新生儿复苏成功与否与出生前诊断、CPR 是否及时有效有关，还与新生儿的胎龄和体重密切相关。体重>1 500 g 者绝大部分复苏成功；体重<500 g 者几无复苏成功。CPR 30 min 后仍无心搏、呼吸恢复，再进一步抢救多已无效。只要心搏存在，尽管无自主呼吸，应继续进行 CPR。

第二节 婴幼儿及儿童心肺复苏

据报道，麻醉下非心脏手术导致的围术期心搏骤停为 2.9/10 000，死亡率 1.6%。非心脏手术围术期心搏骤停存活率是 46%。心脏手术时围术期心搏骤停的发生率是 127.3/10 000。围术期心搏骤停的发生率和死亡率最高的是在新生儿组，分别是 435/10 000 和 389/10 000。大多数的围术期心搏骤停是麻醉原因以外的其他因素造成的，这有别于最近一些报道。小儿心脏手术围术期心搏骤停的发生率较其他手术高出好几倍，这就提示在小儿围术期心搏骤停的流行病研究时，对于病例的构成要有明确的界定。

一、心搏呼吸骤停的原因

(一) 常见原因(表 83－5)

表 83－5 婴幼儿及儿童心搏骤停病因

分 类	疾 病
呼吸系统疾病	窒息、气道异物、急性喉梗阻、肺炎、肺水肿、呼吸衰竭、肺出血、气胸
心血管疾病	严重先天性心脏病、心肌炎、心律失常及心力衰竭
中枢神经系统疾病	颅内高压或脑疝、缺氧性脑病、惊厥持续状态、婴儿猝死综合征
急性中毒及意外	溺水、触电、创伤、烧伤、药物或毒物中毒、过敏、手术、麻醉意外
代谢性因素	低糖血症、高钾血症、低钙血症、严重酸中毒
其他	各种休克、毒血症、多脏器功能衰竭、低温

(二) 麻醉期间心搏骤停的原因

(1) 药物逾量或误用，如吸入麻醉药过量，尤其是氟烷可引起室性心律失常。

(2) 缺氧，困难气道、气管导管的堵塞、误入食管、气管导管脱开或低通气量。

(3) 药物过敏，如使用抗生素和肌松剂等。

(4) 出血、低血容量。

（5）直接心脏刺激。

（6）局麻药误入血管。

（7）其他，如误吸、迷走刺激、司可林诱发的心搏骤停。

二、诊断要点

1. 临床表现　患儿突然面色苍白，口唇发绀，意识丧失。双瞳孔散大，无对光反应。大动脉（颈总动脉、肱动脉或股动脉）搏动消失或心音消失。自主呼吸消失或呈浅弱，不规则呼吸。

2. 心电图或心电监护　心电波形呈等电线或室颤波。

三、初期复苏

复苏开始越早，存活率越高。4 min 内复苏者半数能存活，4～6 min 开始复苏者仅 10%能救活，>10 min 多无存活。

（一）保障呼吸道通畅　将患儿的头转向一侧，采取抬颈提颏或下颏前推法开放气道，防止舌根后坠，迅速吸出口鼻分泌物或清除气道异物。较大儿童可放置口咽通气道。如仍不能使呼吸道通畅，或已发生误吸，应立即气管内插管。

（二）建立人工呼吸（通气）　在呼吸道通畅的情况下，可先口对口，或用呼吸囊、面罩进行人工通气，婴幼儿 30 次/min，儿童 20 次/min。呼吸囊通气很有效，应注意面罩的密闭性能。气管内插管的患儿，应确认导管尖端的位置，听两肺呼吸音，观察胸廓起伏情况。需长时间人工通气者，应放置胃管。因小儿腹腔容积小，少量气体也会使腹部胀满，膈肌上移，影响换气。潮气量为 10 ml/kg，呼吸频率为 15～40 次/min 时，再按情况适当调整。

（三）建立人工循环　经过几次人工通气后，应触摸大动脉，确认有无搏动。婴儿因颈部过短颈动脉不易触摸，可触摸肱动脉或股动脉。如无脉搏或心动过缓（心率<60～80 次/min），且对人工通气无反应，应当开始心脏按压，建立人工循环。体重≤5 kg 的婴儿，采用环抱胸廓法按压心脏；体重>5 kg 的患儿，可置于稳定的平板上，用三个手指或用手掌按压胸廓；幼儿及儿童的胸外心脏按压法与成人相同，按压胸骨中、下 1/3 处。2010 版指南推荐：为达到有效胸外按压，新指南再次强调胸外按压质量，即“快速”按压和“用力”按压，每次按压后使胸壁完全回弹，尽量减少按压中断及过度通气。推荐按压频率至少应达 100 次/min，按压深度使胸廓下陷最少达前后径的 1/3（婴儿胸骨下陷 4 cm，儿童 5 cm）。有效心脏按压的表现为：① 按压时可触及颈动脉或股动脉搏动，收缩压在 60 mmHg 以上。② 口唇、甲床转红。③ 扩大的瞳孔缩小，光反射恢复。④ 恢复自主呼吸。当病情不适合胸外按压或 10 min无效时可进行开胸心脏按压。2010 版指南推荐：心肺复苏操作顺序由 A－B－C 调整为 C－A－B。婴儿和儿童的 CPR 首先进行胸外按压。如果是单人进行复苏，首先予 30 次胸外按压；如果是双人进行复苏，首先予 15 次胸外按压。其后再打开气道，给予 2 次人工呼吸。将 CPR 的顺序由 A－B－C 修改为 C－A－B 引起了很大争议，原因在于儿童的心搏骤停大多数是由于呼吸问题而非原发的心脏疾病（成人心搏骤停的主要原因）引起，临床资料和研究均证实了同时进行人工呼吸和胸外按压的重要性，因此欧洲心肺复苏协会的指南中仍保留了 A－B－C 的顺序。2010 版的指南之所以将 CPR 的顺序改为 C－A－B，很大部分原因是由于很多目击者不愿意进行人工呼吸而错过了 CPR 的最早时机。

对于先天性心脏病患儿，2010 版指南将这类患儿的复苏单独列出，提出由于特殊的解剖异常，此类先天性心脏病患儿有其独特的病理生理基础，因此常规复苏方法有时难以成功。对此类患儿采用常规 CPR 方法复苏无效，应尽早应用体外膜肺支持治疗。

四、二期复苏

（一）紧急气管插管和呼气末二氧化碳监测　建议：① 能迅速建立通畅的气道和直接气管内吸痰（或反流物）。② 有利于有效给氧，如气囊加压给氧、高频喷射或机械通气。③ 纠正心肺复苏后呼吸衰竭。值得注意的是，作为插管前镇静药物，依托咪酯对血流动力学影响较小，不引起低血压，但可能造成肾上腺皮质功能抑制，不建议在感染性休克的患儿使用。2005 年指南曾提出，在院内及院外转运前，呼气末二氧化碳（$P_{ET}CO_2$）监测可用于确认气管插管位置。2010 年指南进一步明确在所有抢救场所和转运途中（包括院前、急诊室、手术室、院内及院外转运前、重症监护室等）均可用呼气末二氧化碳图来评估气管插管的位置。$P_{ET}CO_2$监测除可帮助确认气管插管的位置外，动物实验和临床研究均证实在接受 CPR 患者中，$P_{ET}CO_2$和肺血流量呈明显正相关。$P_{ET}CO_2$比皮肤颜色改变和经皮氧饱和度监测更能及时反映胸外按压的有效性。当$P_{ET}CO_2$突然或持续增加时，提示自主循环恢复，因此监测 $P_{ET}CO_2$可减少因确认自主循环是否恢复而停止心脏按压的时间。若 $P_{ET}CO_2$持续低于 10～15 mmHg（1 mmHg＝0.133 kPa），提示应改善胸外按压的手法使其达到有效胸外按压，并需注意避免过度通气。在转运过程中，更容易发生气管插管脱出等情况，因此监测 $P_{ET}CO_2$显得更为重要。

（二）有效氧疗和辅助通气　心搏骤停，全身供血供氧停止，心脑等重要脏器严重缺血缺氧，即使口对口人工呼吸方法正确，胸外心脏按压无误，肺泡氧分压也≤80 mmHg。若经基本生命支持在较短时间内即恢复了有效心搏和平稳呼吸，宜鼻导管给氧 6 h。如气管插管后患儿出现了不甚规则的自主呼吸，可采用辅助呼吸，如间歇指令通气(SIMV)、压力支持(PS)、持续气道正压给氧(CPAP)等，至呼吸平稳后拔管。若恢复有效心搏后仍无自主呼吸，则需机械通气，多采用间歇正压通气(IPPV)，选择定容的通气方式，以保证每分通气量和充足的肺泡氧合。2010 年指南建议在恢复循环后，监测血氧饱和度。将吸氧浓度调整到需要的最低浓度，保证 $SpO_2>94\%$，但<100%，这样有助于避免组织内氧过多而造成的氧自由基及缺血再灌注损伤。

(三) 建立静脉通道或骨髓内注射 宜选择上腔静脉系统的静脉(如头、面部及上肢)为宜，切勿中断 CPR，通道建立后供静脉给药和输液用。静脉穿刺失败者可以建立骨髓内注射通道。自主循环恢复后可插入中心静脉导管以测定中心静脉压和取血样作各种分析测定。插管可以从颈内静脉、颈外静脉或上臂静脉进入上腔静脉，锁骨下静脉仅做最后选择。某些患者还需动脉内置管和肺动脉插管(Swan-Ganz 导管)测压。

(四) 复苏药物的合理应用 首选周围静脉或中心静脉给药，肾上腺素、阿托品和利多卡因等药物可经气管导管给药。一般将这些药物用生理盐水稀释成 5 ml 溶液，也可以小容量直接注入气管导管的远端。尽量避免心内注射。常用复苏药物用法与剂量见表 83-6。

表 83-6 常用复苏药物用法与剂量

复苏药物	剂量及给法	适应证	注意事项
肾上腺素	0.01～0.2 mg/kg，iv 或 it	心搏骤停	快速推注，3～5 min可重复
	0.01 mg/kg，iv	心动过缓	由 0.1 μg/(kg·min)速度开始
	0.05～1 μg/(kg·min)	低血压	
溴苄胺	3～5 mg/kg，iv	室性心动过速	10 min 后重复 1 次
10%氯化钙	20 mg/kg，iv	低钙高钾引起的心律失常	静脉缓注(最大<10 ml/次)
多巴胺	5～20 μg/(kg·min)	低血压	一般≤20 μg/(kg·min)
多巴酚丁胺	2～20 μg/(kg·min)	心衰	根据需要调节剂量
利多卡因	1～2 mg/kg，iv 20～50 μg/(kg·min)	室性心动过速，室颤	维持 10～55 μg/(kg·min)
碳酸氢钠	1 mmol/kg 稀释后 iv	代谢性酸中毒	按 BE×体重×0.3(mmol)计算，注意有效通气
葡萄糖	0.5～1 g/kg，iv 或 iv gtt	低血糖	
呋塞米	1 mg/kg，iv 或 im	脑水肿，心衰	可重复应用(q6～12 h)
地塞米松	0.23～0.5 mg/kg，iv 或 im	脑水肿	
纳洛酮	0.01～0.03 mg/kg，iv 或 im	阿片中毒	10 min 可重复

注：it 指气管内给药。

1. 肾上腺素 肾上腺素的 α 受体作用，使血管收缩，增加全身及冠脉的灌注压和氧的释放，β 受体作用可增加心肌收缩力和心率，心肺复苏期间，肾上腺素以 α 受体兴奋为主。大剂量肾上腺素目前已经不推荐使用，除了治疗大剂量的 β 受体拮抗剂中毒。

2. 多巴胺 在持续的低血压和长时间组织灌注较差的情况下，可以选择运用 5～20 μg/(kg·min)的多巴胺，根据需要调整滴注速度。

3. 钙剂 强效钙剂对心搏骤停患者不利，不建议钙剂常规用于心搏骤停的复苏治疗，仅在特殊情况下使用，如明确的低钙血症、高钾血症、高镁血症、钙离子通道阻断剂中毒。心脏停搏后，心肌细胞的钙离子紊乱，钙离子聚积引起心律失常，使缺血组织内的细胞死亡。因此，钙剂应用需慎重。

4. 碳酸氢钠 要于长时间 CPR，出现代谢性酸中毒或危及生命的高血钾时使用。CPR 时，乳酸的产生是由于组织缺氧所致，应用碳酸氢钠并不能逆转潜在的组织缺氧，也不能改善患者的临床状况。因此，CPR 时，首先应改善通气和循环、纠正病因；应用碳酸氢钠前，应保持适当通气。它还可被用于治疗高钾血症、高镁血症或者三环类抗抑郁药的过量。

5. 葡萄糖 高血糖(≥11.12 mmol/L)在低氧时会增加脑缺血性损害和增加死亡率。CPR 中，尽量避免应用高渗糖，除非有低血糖证据(如低体重新生儿或母亲患有糖尿病的婴儿)。CPR 期间，应监测血糖，以指导治疗。

6. 其他强心药和血管活性药等参见第十五章。

(五) 液体疗法 输液的目的是：① 心脏停搏后扩充 10%血容量(10 ml/kg)以补充血管扩张、静脉淤血及毛细血管渗漏的“丢失”。② 有体液丢失者能立即恢复正常循环血量。③ 供给机体基本的水、电解质，渗透压和糖的需要。④ 保持尿量>0.5 ml/(kg·h)。⑤ 适合特殊要求，如渗透疗法、全静脉营养等。液体疗法 CPR 一开始就进行，根据监测的动脉血压、尿量、心电图、血气分析、电解质和渗透压及中心静脉压来指导输液。液体量以每日 70～100 ml/kg 为宜。液体以乳酸钠林格液为首选,视病情还可补充血浆、白蛋白等胶体液,尽量避免应用高渗糖。

(六) 心电监护与除颤 心电监护判断患者的心电图类型。小儿常在严重缺氧后发生极度窦缓而停搏,而很少发生室颤。如发现室速或室颤可直流电击除颤,能量2~3 J/kg,成人300~400 J/次,无效时可加倍重复电击1次,2次无效可加用药物。除颤器的胸部除颤盘直径为4.5 cm(婴幼儿)、8 cm(大儿童)和14 cm(成人),开胸直接电击者分别为2 cm、4 cm、6 cm,宜在室颤开始30 s或60 s内电击,负极盘(黑色)放在胸骨上1/2右侧锁骨下,正极盘(红色)放在心尖左侧或左乳头下,电极盘与皮肤间可涂导电糊或放入盐水浸湿的海绵增强导电性,压紧电极盘后再确定一下室速或室颤。2010版指南推荐:初次除颤时,除颤能量为2~4 J/kg,可采用首次2 J/kg的除颤能量。对顽固性VF,应提高除颤能量,第二次及以后除颤应至少达4 J/kg,但最高≤10 J/kg或成人除颤能量。复律应加利多卡因或溴苄胺提高室颤阈值,防止复发。

(七) 复苏后的注意事项 复苏后需要注意的是:① 不需要过度通气,保持正常的二氧化碳分压。② 在复苏后的12~24 h内将仍处在昏睡中的患儿的体温控制在32~34℃,避免高热的发生。③ 血糖控制在正常范围。④ 控制液体的量。⑤ 较早的对神经系统进行评估,保证足够的脑灌注,惊厥和抽搐用苯巴比妥或苯妥因钠对症治疗。

五、脑复苏

脑受缺血缺氧损害后采取减轻中枢神经系统功能障碍的措施称为脑复苏。心肺脑复苏的目的是使患儿尽可能康复,恢复生活能力,减少致残和脑死亡。脑复苏也是复苏成败的关键。目前尚无治疗缺血缺氧性脑损害的特异性药物和方法。脑复苏的基础是脑以外各器官功能的稳定,在缺血缺氧的后期,应采用现有的、最有效的脑复苏方法综合治疗,保护脑细胞,促进脑功能恢复。决定脑功能预后的因素除原发病外,主要与开始CPR的时间有关。心脏停搏后2 min内开始CPR,可使脑血流达到正常的50%;5 min后开始CPR,只能供给25%~30%的脑血流量;10 min后开始CPR,几无脑血流,因此,尽早开始CPR至关重要。目前脑复苏主要采用以下综合措施,保护大脑和促进脑功能恢复。

(一) 控制颅高压,降低脑代谢 心脏停搏复苏后很少用颅内压(ICP)监测,但复苏后6~8 h为脑水肿高峰,因此采取防治脑水肿和颅高压的措施十分重要,应将ICP控制在≤15 mmHg。

1. 过度换气 是控制ICP的有效措施,使$PaCO_2$维持在25~30 mmHg,还可抵消脑酸化,克服"偷漏"现象。

2. 利尿剂 可迅速和有效地减轻脑水肿,只要循环稳定,应立即开始应用。20%甘露醇0.5~1 g/kg快速静脉滴注,20 min产生降颅压作用,2 h达高峰,可维持4~6 h。颅内压高时可加大剂量并与呋塞米每次1 mg/kg交替应用,但不能盲目使用,宜监测血浆渗透压、电解质。

3. 肾上腺皮质激素 具有稳定细胞膜、防止组胺释放、扩张血管和保护毛细血管的完整性,能清除自由基,治疗脑水肿,作常规短期应用。地塞米松首次1 mg/kg,以后每次0.2~0.5 mg/kg,6~8 h静注1次,共1~3 d。

4. 降低脑代谢 低温可降低脑代谢,减少脑耗氧和减慢乳酸血症的发展而保护脑细胞。体温<37℃时,每降低1℃其脑组织代谢率降低6.7%,ICP降低5.5%。部分心肺复苏患儿因体温调节中枢功能障碍而在复苏后不久出现高热或超高热。一般以头部降温为主,以持续冰枕、冰帽或置于冰槽中,应在心肺复苏等抢救的同时进行。为避免体温过低发生心律失常、血黏度增加等并发症,以肛温降至35℃左右为宜。巴比妥类药物能降低脑代谢和抑制癫痫,因可抑制中枢神经、循环和促发心脏停搏,故只做选择应用。控制惊厥时苯巴比妥每次2~5 mg/kg。抽搐较频繁时宜给负荷量(10~20 mg/kg),分2次肌注后用维持量(每日5 mg/kg)持续至病情改善。

(二) 保护脑细胞的功能

1. 自由基清除剂 CPR时的缺血再灌注损害与自由基的参与有关,自由基清除剂已应用于脑复苏,如超氧化物歧化酶(SOD)、过氧化氢酶、谷胱甘肽、*L*-蛋氨酸、大剂量维生素C、维生素E、氯丙嗪、异丙嗪、硫喷妥钠、甘露醇、右旋糖酐、硫酸镁、去铁胺等。

2. 钙通道拮抗剂 缺血脑细胞钙内流使神经元损害,钙拮抗剂能扩张脑血管,增加脑血流而有助于神经功能恢复,常用药物有利多氟嗪、硝苯地平、尼群地平、硫酸镁等。

3. 能量合剂 ATP,辅酶A,细胞色素c,维生素C、B_1、B_6、B_{12},葡萄糖,γ-氨酪酸、脑蛋白水解物、胞磷胆碱、1,6-二磷酸果糖等药物对保护和维持脑代谢功能有益。

4. 巴比妥 巴比妥具有抑制脑代谢、减轻脑水肿、降低颅内压、止惊等作用。

5. 其他 纳洛酮、前列腺素合成抑制剂、抗凝药等也已用于临床研究。

(三) 维持内环境的稳定

1. 控制平均动脉压 复苏后要求立即恢复并维持正常或稍高的平均动脉压20~100 mmHg。低血压时脑灌注不足,高血压增加ICP。预防低血压可用血浆、低右或等渗晶体液(10~20 ml/kg)提高血容量,以中心静脉压、肺动脉楔压监测指导输液,或以不发生肺水肿为原则,同时用输液泵持续静滴多巴胺[8~15 μg/(kg·

min)],除维持血压促进脑再灌注外,对血液稀释和肝素化也是有益的,一般使血细胞比容降至 30%~35%,伴心功能不全时应用洋地黄类药物等纠正心衰。

2. 呼吸支持 保证全身有效供氧,观察患儿的呼吸运动、呼吸音强弱、气管分泌物涂片与培养,胸片检查和血气分析。复苏后至少 2 h 以上控制性呼吸,呼吸机参数,潮气量(V_T)为 10 ml/kg,吸呼比(I:E)为 1:1.5~1:2,呼气末正压(PEEP)为 5 cmH_2O,吸入氧浓度(F_IO_2)为 1.0~0.5,使患儿 PaO_2 维持在 100 mmHg 以上,$PaCO_2$ 为 30~40 mmHg。自主呼吸恢复后由控制通气改为指令通气,停用 PEEP 后 F_IO_2 为 0.5 时,PaO_2>100 mmHg,且 $PaCO_2$ 和 pH 正常者可停用呼吸机。积极防治肺部感染和加强呼吸道管理。

3. 纠正内环境失衡 记录 24 h 出入水量,动态测定血清电解质、血糖、尿素氮、血尿渗透压和血气,及时了解肾脏功能并防治肾功能衰竭。每日出入水量略呈负平衡状态,注意纠正酸中毒、低血钾。保证热卡供应,无腹胀、应激性溃疡和胃潴留时以鼻饲为主,否则需进行全静脉营养,输注葡萄糖时按 3~4 g 加入 1 U 胰岛素。

(四) 预后评价 心搏骤停的持续时间、复苏的充分性和并发症可影响患者的预后,昏迷患者应每 6~24 h进行 1 次 Glasgow - pittsburgh 评分直到清醒,神经系统检查和 EEG 改变无预测价值,脑脊液中酶的活性(如 CPK - BB)很有希望。正常体温下循环停止 10~20 min(低温下 40 min)仍可恢复,CPR 后意识不清,1~2 周仍有恢复的可能。一般来说,眼和上呼吸道反射迅速恢复者预后良好,持续昏迷、瞳孔反射消失者预后不良,瞳孔大小、眼和上睑运动、EEG 和自主呼吸的恢复时间不能作为预后的指标,脑死亡是停止复苏的指征。

(孙 瑛 张马忠)

参考文献

[1] Flick RP, Sprung J, Harrison TE, et al. Perioperative cardiac arrests in children between 1988 and 2005 at a tertiary referral center, a study of 92881 patients[J]. Anesthesiology, 2007, 106: 226 - 237.

[2] Berg MD, Schexnayder SM, Chameides L, et al. Pediatric basic life support: 2010 American heart association guidelines for cardiopulmonary resuscitation and emergency cardiovascular care[J]. Pediatrics, 2010, 126: e1345 - e1346.

[3] Kleinman ME, Chameides L, Schexnayder SM, et al. Pediatric advanced life support: 2010 American heart association guidelines for cardiopulmonary resuscitation and emergency cardiovascular care[J]. Pediatrics, 2010, 126: e1361 - e1399.

[4] Kleinman ME, de Caen AR, Chameides L, et al. Part 10: pediatric basic and advanced life support: 2010 international consensus on cardiopulmonary resuscitation and emergency cardiovascular care science with treatment recommendations [J]. Circulation, 2010, 122: S466 - S515.

[5] Kattwinkel J, Perlman JM, Aziz K, et al. Neonatal resuscitation: 2010 American heart association guidelines for cardiopulmonary resuscitation and emergency cardiovascular care[J]. Pediatrics, 2010, 126: e1400 - e1413.

[6] Perlman JM, Wyllie J, Kattwinkel J, et al. Part 11: neonatal resuscitation: 2010 international consensus on cardiopulmonary resuscitation and emergency cardiovascular care science with treatment recommendations[J]. Circulation, 2010, 122: S516 - S538.

[7] Biarent D, Bingham R, Eich C, et al. European resuscitation council guidelines for resuscitation 2010 section 6. paediatric life support[J]. Resuscitation, 2010, 81: 1364 - 1388.

[8] Richmond S, Wyllie J. European resuscitation council guidelines for resuscitation 2010 section 7. resuscitation of babies at birth[J]. Resuscitation, 2010, 81: 1389 - 1399.

[9] Biban P, Filipovic - Grcic B, Biarent D, et al. New cardiopulmonary resuscitation guidelines 2010: managing the newly born in delivery room[J]. Early Hum Dev, 2011, 87 (suppl 1): S9 - S11.

[10] 林轶群,陆国平,凌岚岚. 2010 年儿童心肺复苏及生命支持指南解读[J]. 中国小儿急救医学,2011,18: 21 - 23.

[11] 钱素云,高恒淼. 2010 年美国心脏协会儿童心肺复苏指南更新的解读[J]. 中国小儿急救医学,2012,19: 1 - 4.

第八十四章 小 儿 镇 静

随着麻醉与诊疗技术的发展与提高，在过去的10年中，伴随着不同专业在手术室外诊疗操作数量的增加，小儿镇静(pediatric sedation)需求也随之增加，并逐渐成为临床麻醉的重要组成部分。由于这一变化的出现以及人们越来越多地意识到镇痛和抗焦虑的重要性，从而导致包括住院及非住院患儿在进行各种手术室外操作、诊断性检查或介入性治疗时对镇静的需求也显著增加。在1990年以前，美国的小儿镇静主要由麻醉医师、放射科医师、口腔科和急诊科医师实施，现在扩展到其他科室的医师，包括胃肠科、ICU、儿科和护士。然而在世界各地，大部分的小儿镇静仍是由非麻醉医师实施管理。临床医师有很多的药物可以用来减轻患儿的疼痛，降低患儿对一些医疗操作的不适感。儿童在施行手术或检查操作状态下更易焦虑，完善的镇静与镇痛，可控制焦虑，使心理创伤减至最低，记忆缺失达到最大程度，身体不适和疼痛降到最低程度；保护患儿的安全和利益，控制患儿行为和动作以利于安全完成操作，有助于防止并发症的发生。

对参与儿童医疗救治的医师来说，提供安全有效镇静与镇痛的能力是一个很重要的技术。但还是有许多理由让临床医师对镇静与镇痛的实施很勉强，包括担心引起深度镇静(由此导致缺氧)等。镇静大部分是在手术室以外区域进行，因而存在更大的风险和挑战。2009年，来自美国麻醉医师协会(ASA)内部数据库的数据表明，偏远地区的镇静(环境陌生、麻醉医师支持不足、资源缺乏、场地条件较差和监测方法不同)容易出现损伤和责任问题。一项总结了8 496项索赔事件得出的结论是：偏远地方实施镇静与不良事件的风险有显著相关。

第一节 小儿镇静的意义和特点

一、小儿镇静的意义

镇静是对操作、检查等所致的不适及不良反应进行预防和治疗，消除疼痛、焦虑和由于操作所致的危险等。检查操作的疼痛或应激反应，产生的心理创伤损害可能导致不必要的(不安全的)医疗服务，很多情况下患儿会拒绝必要的手术治疗。对于婴幼儿和发育迟缓的患儿，经常需要在有效的镇静或麻醉配合下接受诊断性检查或治疗，难以像成人一样安静地配合。大多数情况下，可以通过患儿自然入睡、父母陪伴、吮奶、鼓励说服、分散注意力等方法配合检查，但是对一些警觉性高、性格暴躁的患儿，即使尝试完这些方式，消耗了医护人员和家长大量的时间和精力，也无法配合或只能强行“制服”以完成检查，结果将造成患儿焦虑、恐惧的心理创伤，严重者甚至引起创伤后压力综合征，患儿父母的身心也将饱受折磨；另一方面可能导致检查质量低下、延误治疗和医院检查设备利用率受限等不良后果。未镇静情况下实施骨髓穿刺、腰椎穿刺或导尿相关的小儿心理创伤还没有被量化，但有文献记录小儿在医院实施治疗可引发创伤后心理障碍症。此外，当手术环境非常恶劣的情况下，所给予的治疗安全性可能会降低。例如，在小儿进行鞘内治疗时体动、哭泣会增加硬膜外注射的风险。

Theroux等对一些未进行镇静仅实施局部麻醉进行撕裂伤缝合的患儿进行了观察报道，不合作的患儿需要进行约束，使用镇静可以显著减少患儿的哭闹和挣扎，增加患儿父母的满意度。同样，Stokland等证明对膀胱尿道造影患儿进行研究发现，镇静能够降低应激反应(增加满意度)，镇静不足或镇静失败会导致患者在治疗过程中产生严重的应激反应。Kain等发现外科手术时镇静不足与患儿及家属对手术的焦虑有关。这些研究者证明，54%的患儿曾经有过令人焦虑的麻醉诱导经历并且出现过术后不良反应，发现适当的镇静能够降低这些不良反应的发生率。住院期间经历多次侵入性治疗的患儿会出现创伤后应激反应。

当镇静不佳而未能控制患儿运动时，会使得诊断性治疗的质量降低，尤其是在放射性诊断治疗时。Malviya等对实施麻醉和适当镇静下行MRI扫描的两组患儿进行了比较，发现麻醉下行 MRI 扫描的质量显著提高。此外，患儿的活动非常频繁时，需要技术娴熟的医务人员来进行操作，且常常可能需要再次安排检查或治疗。据统计，放射性检查(MRI、CT 扫描等)时由于患儿过度活动所导致的多次报告取消的发生率达15%。既浪费了操作者和护理人员的时间，又可能导致治疗费用的显著增加。专业人员提供镇静服务、遵守指南或者由麻醉医师提供镇静服务时，失败的发生率将会显著的降低。

二、小儿镇静的适应证

主要适应证包括：

1. 诊断性检查　腰椎穿刺、放射影像(CT、MRI)、超声、心电图、脑电图、关节抽水、性侵犯检查、眼睛检查等。

2. 治疗性　心导管、放射介入治疗、导尿管置入、撕裂修补、脓肿切排引流、骨折复位、关节脱位复位、异物去除、烧伤敷料等。

镇静服务为许多在手术室外诊断或治疗过程的疼痛和焦虑的缓解提供了一个有效的方法。随着程序镇静(procedural sedation)要求不断增多，镇静的数量也在不断增多。有作者报道该服务已经扩展到横跨医院内的 40 多个科室、研究所和诊所内的所有专业。

三、镇静分级及管理

由于小儿口腔科操作镇静引发的 3 例死亡案例，1985 年由美国小儿口腔协会(AAPD)和 ASA 合作制定了相关指南，为儿科安全镇静提供了规范。AAPD 和 ASA 对指南进行了多次修订，包括定义镇静、深度分级及完善监测等。

ASA 专家小组定义“镇静和镇痛”是这样一种状态：患者可以忍受不愉快的手术操作，同时尚能保持正常的心肺功能和对指令、触觉刺激有相应反应的能力。专家小组认为，术语“镇静和镇痛”比通常所用的“清醒镇静”更能准确定义其治疗目标。

镇静分级：① 轻度镇静：患者情绪安静，对语言指令能做出正常反应，认知功能和协调能力受影响，但呼吸和循环功能不受影响。② 中度镇静：患者嗜睡，轻拍其额部呼唤有相应反应，自主通气足够，心血管功能通常保持正常，气道保持通畅。③ 深度镇静：患者嗜睡不容易被唤醒，对反复或疼痛刺激有相应反应，通气功能降低，可能需要人工维持气道，自主通气可能不足，但心血管功能通常是正常的。④ 麻醉：此期患者所有感觉功能丧失，肌力松弛，对疼痛刺激亦无反应，各种保护性反射消失，呼吸功能严重抑制，循环功能亦受影响。

这些指南的目的就是使临床医师在保证患者享受镇静与镇痛好处的同时最大限度地减少相关风险。镇静和镇痛因为减轻焦虑、不舒服和疼痛而使患者能够忍受不愉快的手术操作。在儿童，镇静和镇痛可以加快那些虽然没有特别不舒服但要求患儿静止不动的手术过程。

在一些医院，镇静的实施分为护士管理和麻醉医师管理。护士管理的镇静仅限于口服咪达唑仑或水合氯醛，只有 ASA 1 和 2 级以及>1 个月的患儿才允许由护士给其服镇静药物，且必须全程看护，不满足上述标准的患儿由麻醉医师直接管理。有作者报道，护士直接看护下的所有操作的镇静过程中，6.5%的患儿需要麻醉医师的援助。所有镇静程序的 80%是由麻醉医师用丙泊酚实施管理，其余 20%是由护士实施的镇静。在一组病例观察发现，在同一麻醉医师的看护下，记录的最常见不良事件是氧饱和度(SpO_2)下降(132 例，占所有病例的 1.5%)。所有这些患儿的镇静均在肿瘤诊所，其中镇静前一些患儿(35 例)拒绝接受面罩吸氧或行纤维支气管镜操作(97 例)，SpO_2下降很常见。所有这些患儿只接受丙泊酚这一种镇静剂。74 例患儿的SpO_2自动恢复，58 例在增大氧流量后 SpO_2 也自动恢复。另外，在清醒时有 6 名患儿出现镇静后呕吐(0.07%)，没有出现呼吸或其他并发症，也不需要住院。12 名行心血管造影的患儿，出现心律失常，但不需要特殊治疗。

四、小儿镇静的潜在风险

儿科镇静，不但可解除患儿及其家长的忧虑和痛苦，而且能提高诊疗服务的质量。然而在镇静过程中，偶尔会发生意想不到的意识丧失、突发气道阻塞和呼吸抑制等潜在危险，尤其是在非麻醉医师实施的镇静中，不良事件屡有发生。所有镇静药物均抑制中枢神经系统，镇静程度越深，潜在风险越大。呼吸抑制是给予镇静药物后最明显的不良反应，可能引发气道梗阻、通气不足，多见于联合用药、用错药或过量使用。安全是最应该关心的问题，选择适合镇静的患儿对镇静的成功至关重要。在任何操作之前，给患儿进行全面的评估很重要，包括了解过去史、慢性疾病史、药物过敏史、当前用药、药物使用(包括乙醇)、最后一次服药、麻醉史、目前状态以及容量状态。细心全面的体检也是必需的，严重的系统性疾病或者危及生命的状况都是镇静的禁忌证，ASA 1 或 2 级的患儿是合适的，ASA 3 级患儿经过小儿麻醉医师会诊评估后或许也可以施行镇静。

小儿镇静的安全问题一直是关注的焦点。Charles 等回顾 95 例由镇静导致死亡或严重并发症的病例，发现这些并发症其实是可以预防的，其中绝大多数并发症是由于操作者的失误或者缺乏及时有效的急救措施所造成。一项对由非麻醉医师遵循儿科镇静指南实施 1 140 例镇静的研究显示，总的不良事件发生率达20%(239/1 140)，其中 75%患儿采用水合氯醛(854/

1 140)，这些患儿中 5.4%(46/854)的病例发生氧饱和度降低(<90%)，甚至有 1 例出现呼吸停止，另有 13% 的患儿接受了不当的镇静。Malviya 等进行了一项前瞻性调查研究，非麻醉医师对 1 140 例不同手术的儿童实施了镇静，其中有 20.1%发生了不良事件，包括镇静不足、低氧血症、呼吸道梗阻、因窒息而需要面罩通气、兴奋与躁动。Lightdale 等前瞻性观察了 2 300 多例内镜手术患儿，其中出现的不良事件包括躁动、呼吸事件、手术未完成、出血、胃肠道穿孔。而 Mamula 等对实施镇静的儿童进行的前瞻性研究，则发现大约有 20% 患儿仅发生了不威胁生命的不良事件。Levis 等发现在胃肠道内镜手术时，有 20%的患儿存在反流现象，增加了他们的焦虑水平，进而不愿继续接受后续手术。Thakkar 等发现，在 10 236 例 0～18 岁小儿上消化道内镜手术的回顾性研究中，不良事件发生率为 2.3%，46%的手术使用了咪达唑仑、芬太尼、哌替啶、氯胺酮进行静脉镇静，其余 54%的手术是在全麻下进行。据报道，发生的不良事件中 79.9%与心肺功能有关，18% 与胃肠道有关，5.9%为镇静延长、药物反应和皮疹。大多数不良事件是低氧引起，但具有可逆性。年龄小、ASA 分级高、女性、静脉镇静是发生不良事件的高危因素。不良事件的发生率，全身麻醉时为 1.2%，静脉镇静为 3.7%，而调整所有变量后，单独静脉镇静而致的心肺功能不良事件比全身麻醉高 5.3%。

Coté 等人根据美国食品药品管理局(Food and Drug Admistraton，FDA)药物不良事件报道、美国药典(United States Pharmacopoeia，USP)和儿科专家的调查报道所提供的资料，回顾性分析了 20 世纪 90 年代国际儿科镇静相关的死亡和不良事件，并指出已报道的 95 例不良事件仅为“冰山一角”。其中 60 例导致死亡或中枢神经系统(CNS)的永久性损伤，呼吸事件为首要因素(80%)，其次为恢复期苏醒不足(门诊患儿≫住院患儿)、镇静过程中监护不足(尤其是未监测 SpO_2)以及镇静前对患儿的最初评估不足。对这些发生不良事件病例的用药情况分析发现：① 半数(44/95)患儿使用 3 种以上药物。② 药物剂量超量($n=39$)。③ 在家用药和由非医务人员给药。④ 出院后死亡的病例与使用消除半衰期较长的药物相关。⑤ 没有关于药物使用和路径的规范，是发生不良事件的诱因。分析显示，大部分的不良事件是可以预防的，如操作者的失误或在不良事件发生时缺少完善的抢救系统等。

小儿镇静的高危因素包括：① 存在气道梗阻，如睡眠呼吸暂停综合征(OSAS)、哮喘、气道分泌物增加、肺动脉吊带、颜面畸形、口腔颜面部肿块等。② 心功能 3～4 级。③ 存在误吸风险，如消化道梗阻(幽门梗阻、肠梗阻、胃食管反流)。④ 复合(多发)畸形。⑤ 新生儿、早产儿。⑥ 其他(过敏体质、严重肝肾功能不全、肥胖)。⑦ ASA 3～4 级。

第二节 小儿镇静的实施

一、物品、设备和药品的准备

小儿镇静的必备物品遵循 SOAPME 原则(表 84-1)，即：S(suction，吸引器)，O(oxygen，氧气)，A(airway，气道)，P(pharmacy，药物)，M(monitors，监测)，E(equipment，仪器)。牢记 SOAPME 这个十分有用的缩略语，可使安全镇静更加有序，避免紧急情况下遗漏任何重要物品。同时，开放静脉并保持通畅也是必需的，尤其是遇到紧急问题时，能提供安全的保证。

表 84-1 SOAPME 核对表

项 目	核对内容
S(suction)	合适规格的吸引管和有效的吸引器装置
O(oxygen)	充足的氧气供给和有效的供氧流量计及相关设备
A(airway)	合适规格的面罩、口咽及鼻咽通气道、咽喉镜、气管导管和简易呼吸器等气道设备
P(pharmacy)	用于支持生命的基础性药物和必要的拮抗剂
M(monitors)	听诊器、脉搏血氧饱和度仪和其他监测仪器
E(equipment)	特殊情况下使用的设备(如小儿除颤器)

镇静期间患者的监测至关重要，生命体征包括定期记录患者的血压、脉搏、呼吸。持续脉搏血氧饱和度监测对于患者的氧合评估很重要，更理想的监测包括心电图、呼气末二氧化碳浓度。镇静期间，各种急救复苏药物应该随时可得，拮抗药物如氟马西尼、纳洛酮也应能够随时可用。

二、与患儿家属充分沟通并签署知情同意书

小儿镇静的准备还应包括与患儿家属(或合法监

护人)的沟通交流,应对操作和镇静进行全面详细的解释,包括镇静流程、替代方案和相关风险,取得他们的知情同意(签署知情同意书)和配合。同时应告知镇静前禁食(禁饮)等相应准备。详细解释可能发生的事件并回答他们的问题,不仅是法律和伦理的要求,而且可以减轻患者的焦虑且有安慰作用。

三、小儿镇静的实施

(一) 镇静前评估(病史、体格检查、实验室评估)
镇静前评估应该由具有执业医师资质的医师完成,评估内容如下。

(1) 一般情况包括患儿年龄和体重以及监护人的姓名、地址和联系电话等。

(2) 病史包括现病史、过敏史不良反应、用药史、相关疾病、身体异常和神经受损,可能增加潜在的气道阻塞(打鼾或阻塞性睡眠呼吸暂停),总结既往住院病史包括镇静或全身麻醉史和相关并发症。

(3) 回顾系统检查,特别注重心、肺、肾、肝功能异常,可能改变镇静与镇痛药物对孩子的预期作用。

(4) 体格检查及评估记录患儿生命体征,重点评价气道(扁桃体肥大、解剖异常如下颚骨发育不良),决定是否有增加气道阻塞的风险。通常认为 ASA 1 和 2 级患者适合轻度、中度或深度镇静。ASA 3 和 4 级的儿童或者有特殊要求的患者需要个体化考虑,尤其是中深度镇静。

(二) 镇静前准备

(1) 操作前禁食文献表明,镇静和镇痛过程中误吸的风险比全麻低,因为在镇静与镇痛过程中通常不存在主要的危险因素,如气道操作、缺乏气道防御反射、高 ASA 分级等。2011 年英国国立健康与临床优化研究所(National Institute for Health and Clinical Excellence, NICE)推荐的儿童及青少年在诊疗过程中的镇静指南建议:轻度和中度镇静(仅限于给药后仍可进行语言交流)的患儿,无需禁食,可接受氧化亚氮镇静;无法保持语言交流的中度镇静及需接受镇静技术以达到中深度镇静的患儿,参照全身麻醉的“2-4-6”禁食标准(即禁饮、母乳和固体食物);对于未禁食的急诊患儿,应由镇静医师综合考虑检查的紧急程度,决定禁食时间和镇静深度。

(2) 配备训练有素的工作人员。

(三) 实施镇静过程中的注意点

(1) 充足的氧供应。

(2) 多种镇静和镇痛剂的使用。

(3) 有效使用拮抗药例如纳洛酮、氟马西尼等。

(4) 避免镇静的过度或不足。过度的镇静和镇痛可能会导致心肺功能抑制,必须及时识别并恰当处理来避免脑缺氧损害、心搏骤停甚至死亡的风险。相反,镇静和镇痛不足可能导致患者不舒适,或因为缺乏合作和产生不良生理应激反应而受伤。

(四) 监测(意识水平、肺通气、氧合、血流动力学)

无论使用哪种镇静方式(静脉镇静或是全麻),实施者都需要注意镇静过程的全程监测,避免导致死亡的不良事件发生。美国保健组织认证评审联合委员会(Joint Commission on the Accreditation of Health Organizations, JCAHO)强制性统一了实施静脉镇静或全麻的监测标准。

1. ASA 制定的监测标准

(1) 意识水平 患者对指令的反应作为他们意识水平的一个指标。对疼痛刺激有逃避反射的患者更有可能被深度镇静,甚至接近一种全麻状态。专家组成员支持这样一个观点:监测意识水平可以降低风险及总成本。

(2) 呼吸功能监测 肺通气镇静相关并发症发生的首要原因是药物引起的呼吸抑制,因此监测呼吸功能可以降低镇静相关不良预后的风险,这项监测可以通过观察自主呼吸及听诊呼吸音进行。

(3) SpO_2 监测 氧合镇静或麻醉期间通过 SpO_2 测量比单纯的临床评估更易观察到血氧不足,但 SpO_2 测量不能代替呼吸功能监测。

(4) 血流动力学 镇静或镇痛可能会使患者对低血压或手术刺激的反应能力降低,生命体征的常规监测可以减少风险和成本,高血压、心脏病或心律失常患者中应持续监测心电图。

(5) 呼气末二氧化碳浓度($P_{ET}CO_2$) 在进行辅助供氧时,仅仅希望通过血氧饱和度观察通气不足会耽搁病情,导致灾难性后果。儿童通过清醒镇静行内镜手术时,当患儿的低通气状态还没有被 SpO_2 监测和临床评估所观察到时,却已经在 $P_{ET}CO_2$ 的波形上表现出来。Vargo 等报道,在用 $P_{ET}CO_2$ 进行呼吸运动图形分析时,窒息和呼吸功能紊乱都可以观察到。通过 $P_{ET}CO_2$ 和气管前听诊对呼吸频率实时监测,发现 $P_{ET}CO_2$ 是一种非常好的监测仪器。窒息和呼吸功能紊乱常常发生在上呼吸道的内镜手术中,并且常常早于低氧血症而出现。通过 SpO_2 及视觉评估仍无法及时地发现潜在的呼吸功能异常。

2. 监测参数的实时记录 AAPD 和 ASA 推荐,在缺乏安全监督体系下不适用镇静剂,并要求根据不同的镇静深度每 5～15 min 监测并记录 1 次患儿生命体征(包括意识水平、心率、血压、呼吸频率和 SpO_2)。在临床病例较多难以完成预期标准的情况下,至少应监测并记录镇静开始(准备用药时)、使用镇静药物后、诊疗过程中监测、诊疗结束苏醒期、患儿苏醒离院前五个时间点的意识水平、心率和 SpO_2 三个指标。

(五) 对实施镇静和镇痛的工作人员进行教育和培训

1. 专业人员的训练 目前我国还没有专门的儿科镇静指南,纵观国外镇静指南对镇静人员的要求,虽描述略有不同，但大多对实施镇静的人员提出了以下要求：① 负责对患儿实施镇静治疗的人员必须具有执业医师的资质，并应经过相关培训而熟练掌握镇静技能，包括熟悉所要使用的镇静药物与技术、能够提供全面的监测，并具备有效的资格证书。② 仅接受麻醉药物应用培训的专业人员才可应用七氟烷、丙泊酚、氯胺酮或阿片类的药物；若患儿在镇静情况下不能完成的检查，可转诊至麻醉科。③ 具有在短时间内建立高级生命支持的能力，能处理在镇静过程中所发生的并发症，尤其是具有高超的儿科气道处理技能，能迅速开放气道，进行人工辅助通气（包括面罩加压通气、气管插管、甚至气管切开）；具有迅速建立静脉通道的能力，能熟练应用心血管活性药物并熟练掌握抢救设备的应用（如除颤仪）。可依据这些要求对实施镇静的医师进行培训。

2. 提升小儿镇静安全管理技能　模拟人和模拟情景训练为提升小儿镇静安全管理技能提供一个非常有用的方法。在很多部门使用这项技术来训练镇静实施人员识别气道突发事件和初期复苏，培训操作医师认识临界呼吸道紧急情况并开始抢救。

（六）镇静后恢复（在恢复室期间或出院时）　在镇静过程结束时，患儿应在具有合适条件的恢复室内得到严密监护，直到意识恢复。恢复室需配有吸引设备并能提供90%以上浓度的氧和正压通气。如果患儿没有完全恢复，必须继续监测血氧饱和度和心率。患儿如果使用了半衰期较长的药物（如水合氯醛）或使用拮抗剂（如氟马西尼、纳洛酮），需要更长的观察时间，并应对家属做好适当的解释。

（七）小儿镇静的离院标准　目前尚无统一的镇静患儿离院标准，2011 年 NICE 的离院推荐为：① 患儿生命体征恢复正常，气道通畅和心血管功能达令人满意并保持稳定。② 患儿易被唤醒，保护性反射未受到损害。③ 患儿可以对话（适于其年龄）。④ 患儿无需帮助也可坐起（适于其年龄）。⑤ 对于无法达到通常预期反应的年龄过小或智力发育迟缓的儿童而言，应尽量达到镇静前的反应水平或尽量接近此儿童的正常水平，且不存在意识水平再次降低的风险。⑥ 无脱水情况，无恶心、呕吐、疼痛等不良反应。目前尚缺乏客观的量化指标，尤其意识水平的评估以及是否会发生再次镇静的评估，不同评估者之间存在差异，临床可能需要更加客观的指标。可参考 Aldrete 改良评分，≥9 分方可同意患儿离院。

四、常见不良事件

（一）呼吸不良反应　潜在威胁生命的呼吸不良事件与氧合和通气有关，包括氧饱和度下降、中枢性呼吸暂停、气道阻塞（部分或完全）、喉痉挛和误吸。常用镇静药物及其不良反应见表 84－2。

表 84－2　常用镇静药物及其不良反应

药　物	常见不良反应
丙泊酚	通气不足、呼吸暂停、低血压、注射痛
咪达唑仑	呼吸抑制、反常兴奋、低血压；拮抗剂氟马西尼
芬太尼	呼吸抑制、低血压、心率减慢和胸腹壁僵直；拮抗剂纳洛酮
氯胺酮	心率增快、血压升高、颅内压增高、分泌物增多和喉痉挛
水合氯醛	>3 岁患儿效果不确切，呼吸抑制程度小，反常兴奋、过度镇静
美索比妥	通气不足、呼吸抑制和低血压
戊巴比妥	呼吸抑制、持续时间长（4～6 h）、苏醒延迟、躁动

（二）心血管不良反应　包括心动过缓和低血压等（表 84－2）。

（三）兴奋性动作　常可见肌阵挛、肌强直及癫痫发作等。如表现烦躁不安或躁动，可能导致镇静过程延长或停止。在恢复过程中可观察到的不愉快的应激反应，包括吵闹、情绪激动、精神错乱、谵妄、噩梦、幻觉等，此时可给予少量的咪达唑仑。

选择适当的药物、设备、监测仪器和充分的培训可以避免这些不良事件。有组织的镇静和麻醉服务能减少严重不良事件的发生。小儿镇静和麻醉的大多数不良事件是与呼吸和气道有关。实施美国儿科协会（AAP）和 ASA 的小儿镇静指南可以减少镇静有关不良事件的发生率，从而减少发病率和死亡率。在提高手术室外小儿镇静的安全性及其有效管理方面，麻醉科和其他相关科室应该进行切实的合作。

第三节　小儿常用镇静药和使用方法

根据操作过程，小儿镇静的实施可以单独用药或联合用药，给药需要个体化，患儿的代谢率、体重、用药史等对镇静效果都会产生显著影响。

一、局麻药

任何时候，局部麻醉都可以和镇静、镇痛一起实施，是一种很好的辅助。镇静状态患儿对疼痛刺激依然有反应，局麻药可以阻断这种反应，还可以减少全麻药物的使用。长效局麻药，如布比卡因、罗哌卡因，能减轻操作后疼痛。表面麻醉也是有用的方法，4%利多卡因、0.1%肾上腺素混合液有效而且安全。但是不能将其使用在末梢器官或组织，如耳垂、指(趾)、阴茎等。该混合药液还可以涂在棉球或胶带上，用于有创操作部位的局麻，一般 20 min 左右起效。

二、阿片类药物

芬太尼在小儿镇静中是一个很好的选择，临床实践中较为常用。芬太尼镇痛强度是吗啡的100倍左右，但具有较宽的治疗窗，对心肌没有直接抑制作用，没有组胺释放作用，主要不良反应是呼吸抑制。必须注意的是，使用芬太尼时由于快速推注可能会引起胸壁僵硬而影响呼吸。芬太尼可以引发明显的面部瘙痒，因此对面部的一些操作需要注意。

三、巴比妥类药物

戊巴比妥是超短效巴比妥类，用于儿童的影像诊断时镇静非常有效。可静脉注射或直肠灌注给药，后者已被证明是安全的。不良反应是剂量依赖性的中枢性通气抑制导致的低氧血症，可能还会导致异常兴奋的现象。对心血管系统的影响是血压下降和代偿性心率增加。

四、苯二氮䓬类药物

苯二氮䓬类药物没有镇痛作用，但具有抗焦虑、顺行性遗忘、催眠、骨骼肌松弛作用。顺行性遗忘对患儿是有利的，可以消除患儿对有害刺激的记忆。苯二氮䓬类药物的另一优点是其有拮抗剂——氟马西尼。用药后可以在 2 min 左右消除其对中枢神经系统的影响。快速、较大剂量静注，尤其是与阿片类药物同时应用，可引起短暂的呼吸抑制，并降低血压和加快心率，但不影响心排血量。

咪达唑仑已成为该类药物的首选，具有起效迅速和作用持续时间短的特点，与地西泮相比，不良反应更少。顺行性遗忘是期望的作用，但患儿大脑有异常放电时，必须谨慎使用。咪达唑仑可多途径给药，包括口服、滴鼻、静注、肌注及直肠给药。然而，经鼻腔给药，可能会使患儿不愉快和难以忍受。咪达唑仑味苦，可以与果汁一起服用。

五、氯胺酮

氯胺酮是一种苯环己哌啶(PCP)的衍生物，具有镇痛、遗忘、镇静的特性。但应注意其不良反应，包括：① 可增加脑血流量，因此颅内压增高者忌用。② 能引起唾液分泌增加，可诱发咳嗽和喉痉挛。③ 增加交感神经系统活性，刺激儿茶酚胺释放，抑制再摄取而导致心率加快和心排血量增加，血压升高。④ 通常不会产生呼吸抑制，但在静脉推注速度过快或者与阿片类药物一起使用时会产生一过性呼吸抑制。⑤ 可导致患者短暂性的精神异常、噩梦等。

六、依托咪酯

依托咪酯的特性有：① 是一种超短效静脉麻醉药，起效很快，一个臂-脑循环时间内就可以导致患者入睡，代谢也快，觉醒迅速，无镇痛作用。② 恶心、呕吐是常见不良反应。③ 约三分之一的患者会有肌阵挛发生，可诱发癫痫患者的发作。④ 心血管稳定性是依托咪酯镇静的优点，尤其是当患者有心脏问题时。⑤ 降低颅内压，脑血流量减少。⑥ 无组胺释放作用。⑦ 对通气的影响不大，但是与阿片类药物一起使用或输注过快可能会有影响。⑧ 注射痛可能与其溶剂有关。

七、丙泊酚

丙泊酚的特性有：① 由于其起效代谢都很快，非常适合短小操作的镇静。② 静脉注射时会产生短暂的呼吸抑制和通气不足，如注射过快容易产生呼吸暂停。③ 循环抑制较为常见，使血压下降和心率减慢，其低血压常不能以增加心率来代偿。④ 降低颅内压。⑤ 注射痛，可预注一些镇痛剂如利多卡因或改变剂型(使用中长链丙泊酚)加以预防。

八、七氟烷

七氟烷近年来已广泛应用于临床麻醉，其血气分配系数为0.63，诱导苏醒过程迅速，气道刺激性小，尤其适用于小儿麻醉。由于七氟烷麻醉诱导、麻醉深度和清醒速度更易于调控，在小儿手术室外麻醉镇静中的作用更显突出。吸入诱导前应关注患儿是否存在哮喘、肺炎病史及近期有无上呼吸道感染。为了能够快速有效的吸入诱导，可以采用先排空呼吸回路，用含高浓度七氟烷(6%～8%)的混合气体(3～5 L/min)充满回路，然后采用潮气量法、肺活量法或浓度递增法行吸入诱导。患儿意识消失后，将七氟烷浓度降低，适当降低新鲜气流至 1～2 L/min，根据操作刺激程度调节合适的维持吸入浓度。

九、右美托咪定

右美托咪定是高选择性 α_2 肾上腺素能受体激动剂，具有中枢性抗交感作用，能产生近似自然睡眠的镇静作用，同时具有一定的镇痛、利尿和抗焦虑作用，对呼吸无抑制，用于小儿麻醉诱导、维持和苏醒期已有大量文献报道。右美托咪定分布半衰期($t_{1/2}\alpha$)为 6 min，消除半衰期($t_{1/2}\beta$)约 2 h，持续输注半衰期($t_{1/2}CS$)随输注时间增加显著延长。若持续输注 10 min，$t_{1/2}CS$ 为 4 min；若持续输注 8 h，$t_{1/2}CS$ 为 250 min。静脉泵注负荷剂量为 1 μg/kg(10 min)，右美托咪定的起效时间为 10～15 min。如果没有给予负荷剂量，那么其起效时间和达峰时间均会延长。负荷剂量为 1 μg/kg(10 min)，以 0.3 μg/(kg·h)维持，Ramsay 镇静评分达 4～5 分，需 20～25 min，以 0.2 μg/(kg·h)维持，Ramsay 评分达 4～5 分，需 25～33 min。右美托咪定用于小儿镇静，通常采用负荷剂量＋维持剂量的静脉持续输注方式，静脉负荷量为 0.3～2 μg/kg(10～15 min)，维持量为 0.2～0.7 μg/(kg·h)。最常见不良反应为低血压、心动过缓及口干。

十、水合氯醛和苯巴比妥

水合氯醛是<1 岁婴幼儿的首选药物，其镇静成功率为 85%～98%。使用水合氯醛的不良反应包括低氧血症、恶心、呕吐、多动、呼吸抑制、镇静不足等。研究发现口服药苯巴比妥可替代水合氯醛进行镇静。研究显示，虽然口服水合氯醛和苯巴比妥作用效果相同，但后者不良反应明显减少。

水合氯醛糖浆(100 mg/ml)给药剂量为 20～50 mg/kg，极量为一次 2 000 mg，一日 4 000 mg。水合氯醛每 30 min 追加 1 次，最大追加剂量为 100 mg/kg。将苯巴比妥溶解在糖浆中，稀释比值为 3∶1。初始的标准剂量为 4 mg/kg，每 30 min 可辅助追加 2 mg/kg，最大追加量为 8 mg/kg。可用 3 ml 注射器对苯巴比妥进行稀释，口服给药时让父母抱住孩子，用一个注射器直接注射到孩子嘴里。苯巴比妥镇静的静脉给药剂量为 2～6 mg/kg。正在接受巴比妥类药物治疗的患者需要增加到 9 mg/kg。如果儿童镇静不足，可再给予剂量为 1～3 μg/kg 的芬太尼。如果苯巴比妥和芬太尼联合用药都不能使孩子产生有效镇静，可再给予咪达唑仑(静脉给药 0.05 mg/kg 或口服给药 0.5～0.75 mg/kg)。

十一、氧化亚氮

氧化亚氮(N_2O)是一种无色、味香、不易燃气体，具有镇痛和镇静的特性，不良反应少，通常只在使用浓度>50%时，才会发生弥散性缺氧。气胸、眼外伤、肠梗阻患儿禁忌使用。

十二、联合用药

芬太尼＋咪达唑仑、吗啡＋咪达唑仑、氯胺酮＋咪达唑仑是"平衡"镇静中的三种常见组合。Kennedy 等研究表明，氯胺酮＋咪达唑仑相比芬太尼＋咪达唑仑，能更有效地镇痛和减少焦虑且更少呼吸抑制。然而，氯胺酮＋咪达唑仑联合组的呕吐发生率较高和从镇静恢复的时间较长。哌替啶＋异丙嗪＋氯丙嗪组合的不良反应较多，镇静的深度难以控制和预测而不再推荐使用。目前一些新的联合用药组合包括丙泊酚＋芬太尼、丙泊酚＋氯胺酮、依托咪酯＋芬太尼等。

十三、拮抗剂

(一) 纳洛酮 纳洛酮是阿片类药物受体拮抗剂，可逆转阿片类药物，如吗啡和芬太尼导致的呼吸抑制，但不会扭转芬太尼导致的胸壁僵硬。如果阿片类药物依赖患者使用纳洛酮可能诱发戒断症状或疼痛。

(二) 氟马西尼 氟马西尼是苯二氮䓬类药的拮抗剂，可以拮抗由苯二氮䓬类药物导致的深度镇静和呼吸抑制，但不推荐常规使用。纳洛酮和氟马西尼的半衰期比阿片类和苯二氮䓬类短，因此需要反复拮抗，直到镇静药完全代谢排泄。

第四节 小儿镇静的发展趋势

小儿镇静已在医院的各个科室(如麻醉科、ICU、消化科、放射科等)展开，可以提供小儿镇静的服务人员也非常多(如临床医师和护士)。展望小儿镇静将出现以下发展趋势。

一、推行由专业人员(如麻醉医师)实施镇静

长期以来，我国小儿手术室外的镇静、镇痛和麻醉没有得到足够的重视。一些在影像科的检查(如 CT、MRI、超声检查等)大多由检查的操作者或患儿的主管医师经直肠、静脉或口服给药，几乎没有麻醉医师参与。近年开展的一些无痛拔牙等也大多由操作者完成镇静与镇痛。而无痛胃肠镜的检查，大多由麻醉医师完成其镇静和镇痛过程。随着对小儿镇静与镇痛的效果和安全性的越来越重视，越来越多的医疗机构认识到应该由专业人员即麻醉科医师来做这些工作，尤其在使用丙泊酚、依托咪酯等静脉麻醉药时，应该由麻醉医师使用和管理。

二、短效的镇静麻醉药用于小儿镇静

氯胺酮是我国小儿镇静麻醉的常用药物，因可以肌注，用于不合作的患儿比较方便。但随着人们对小

儿镇静麻醉的舒适性、人性化和安全性认识的提高，氯胺酮的不足(如清醒太慢且事后噩梦、口腔和呼吸道分泌物较多、眼内压及颅内压增高、肌注的不舒适以及一过性呼吸抑制等)逐渐突显出来。近年来，越来越多短效镇静药(如丙泊酚、依托咪酯、七氟烷、右美托咪定等)在临床的使用，使镇静的过程更加舒适且可控性更佳，镇静的质量和安全可得以保障。水合氯醛口服或直肠给药曾是小儿镇静的主要方法，但由于其生物利用度的个体差异常可能导致镇静效果的不确定性(如给药后患儿不能入睡)、苏醒延迟、偶发呼吸抑制等缺点，水合氯醛的广泛使用受到限制。

三、在手术室外施行镇静

随着小儿镇静技术应用的推广和人们对舒适医疗的追求以及许多新的诊疗技术的开展，手术室外小儿镇静与镇痛的需求将越来越多，如小儿内窥镜检查、影像学(CT、MRI、DSA、超声等)检查、各种有创有痛的操作(如腰穿、骨穿等)以及换药、拆线、小创口的清创缝合、骨折闭合复位、食管或尿道扩张、食管、耳道或鼻道异物取出等。因此，在手术室外实施小儿镇静与镇痛的机会将越来越多。

四、对小儿镇静的安全性更加重视和监测更加严密

随着住院及非住院患儿手术室外诊疗操作过程的镇静需求增加，小儿镇静的安全问题将越来越受到重视，加强镇静全过程的监测就成为了一种必要，不应由于手术或操作简短而可以忽略，这是很危险的。基本监测必须包括心电图、血压、SpO_2和呼吸频率及幅度的监测，使用气管插管和喉罩通气的患儿，有必要进行$P_{ET}CO_2$的监测。尽管许多实施镇静的场所在手术室外，但相关的药品、物品和麻醉设备均应和手术室内的配置一样。只有这样才能保证患儿的安全。

(上官王宁)

参考文献

[1] Meredith JR, O'Keefe KP, Galwankar S. Pediatric procedural sedation and analgesia[J]. J Emerg Trauma Shock, 2008, 1: 88-96.

[2] Ramaiah R, Bhananker S. Pediatric procedural sedation and analgesia outside the operating room: anticipating, avoiding and managing complications[J]. Expert Rev Neurother, 2011, 11: 755-763.

[3] Scherrer PD. Safe and sound: pediatric procedural sedation and analgesia[J]. Minn Med, 2011, 94: 43-47.

[4] Dar AQ, Shah ZA. Anesthesia and sedation in pediatric gastrointestinal endoscopic procedures: a review[J]. World J Gastrointest Endosc, 2010, 2: 257-262.

[5] Gozal D, Mason KP. Pediatric sedation: a global challenge[J]. Int J Pediatr, 2010, 2010: 701257.

[6] Harris EA. Sedation and anesthesia options for pediatric patients in the radiation oncology suite[J]. Int J Pediatr, 2010, 2010: 870921.

[7] Sanborn PA, Michna E, Zurakowski D, et al. Adverse cardiovascular and respiratory events during sedation of pediatric patients for imaging examinations[J]. Radiology, 2005, 237: 288-294.

[8] Cravero JP, Blike GT. Review of pediatric sedation[J]. Anesth Analg, 2004, 99: 1355-1364.

[9] Sury M, Bulook M, et al. Sedation for diagnostic and therapeutic procedures in children and young people: summary of NICE guidance[J]. BMJ, 2011, 342: 45-49.

[10] 金立红，陈煜. 儿科镇静的安全问题[J]. 麻醉与监护论坛，2011,18: 390-393.

[11] Sury M, Harker H, Begent J, et al. The management of infants and children for painless imaging[J]. Clinical Radiology, 2005, 60: 731-741.

[12] Cote CJ, Karl HW, Notterman DA, et al. Adverse sedation events in pediatrics: analysis of medications used for sedation[J]. Pediatrics, 2000, 106: 633-644.

[13] Cote CJ, Notterman DA, et al. Adverse sedation events in pediatrics: a critical incident analysis of contributing factors[J]. Pediatrics, 2000, 105: 805-814.

[14] Malviga S, Voepel-Lewis T, Tait AR. Adverse events and risk factors associated with the sedation of children by non-anesthesiologists[J]. Anesth Analg, 1997, 85: 1207-1213.

[15] Cote CJ, Wilson S, et al. Guidelines for monitoring and management of pediatric patients during and after sedation for diagnostic and therapeutic procedures: an update[J]. Pediatrics, 2005, 118: 2587-2602.

第八十五章 小儿疼痛治疗

在20世纪80年代，人们还在讨论新生儿和婴幼儿是否能感受疼痛。但最近20年的研究已经无可争辩地说明婴幼儿不仅存在疼痛感受，而且如果疼痛长期不能缓解，会造成不良的神经内分泌应答，影响正常进食和睡眠周期及带来日后的痛觉异常甚至免疫异常。在发达国家，小儿包括新生儿和早产儿的疼痛已经受到普遍关注，在普及小儿疼痛知识和疼痛评估治疗技术的同时，医院成立小儿急性疼痛服务小组和慢性疼痛治疗中心，为小儿专门提供疼痛治疗服务。在像中国这样的发展中国家小儿疼痛治疗的理念、方法和管理远远落后于发达国家，其原因是多方面的。小儿疼痛评估困难和相关知识的缺乏，对儿童镇痛药物不良反应的过度担心等均造成了小儿疼痛诊疗水平低下。近年来，随着疼痛评估方法的普及，可视化技术的推广促进外周神经阻滞技术的提高，各类小儿疼痛治疗药物的丰富，以及中华医学会《小儿术后镇痛专家共识》的发布，越来越多的麻醉医师，疼痛科医师和外科医师参与到小儿术后疼痛及慢性疼痛的治疗工作中来，相信小儿疼痛治疗的现状会很快得到改善。

第一节 疼痛传导通路和疼痛神经生物学

外科手术等导致组织损伤，进而诱发炎症介质如前列腺素、缓激肽、组织胺以及神经生长因子释放。外周伤害性刺激感受器Aδ和C纤维被炎症介质激活后发生电活动变化并将其传导到脊髓后角。在此部位，外周刺激一方面可能直接引起脊髓反射性反应如交感神经活动和运动神经活动的改变，诱发保护性反应如逃避反应和肌肉紧张。另一方面，伤害性刺激通过脊髓丘脑束向中枢传递，传递到大脑皮质产生疼痛感受，传递到边缘系统等产生疼痛相关的情绪反应。但是，外周伤害性刺激的传递过程也受到中枢各环节的调控。在脊髓后角，GABA能神经系统和阿片类物质及其受体系统抑制伤害性刺激向中枢传导。同时，从脑干下行的去甲肾上腺素能神经系统和5-羟色胺能神经系统也抑制外周伤害性刺激导致的神经活动。机体的疼痛感受过程极其复杂，胎儿在生长发育过程中是逐渐完善的。有研究发现，孕7.5周的胎儿就对刺激有反应，刺激其口周皮肤，胎儿头就转向对侧表现出躲避反应。如果在孕10周时重复多次刺激还会出现敏化现象。孕15～20周时，与疼痛相关的神经递质如P物质和β内啡肽已经有合成。孕25周时，疼痛感受器已经发育。在胎儿发育后期和新生儿期，阿片和其他受体在中枢神经系统广泛分布。孕后期经子宫宫内胎儿肝脏穿刺的过程中，可以观察到胎儿因疼痛引起的明确的行为学变化和检测到应激反应激素水平变化。但是，胎儿在出生时疼痛调控系统并没有发育完善，尤其是下行抑制通路要在出生后1岁左右才发育完全，因此早产儿对热刺激和机械刺激产生的退缩反应的阈值较足月儿低。换言之，早产儿和新生儿对疼痛可能更为敏感。对新生儿而言，疼痛刺激除了产生操作当时的疼痛外，可能导致神经生长发育的异常，形成疼痛的记忆。有研究显示，如果在出生时非麻醉镇痛下行包皮环切术，进而在6个月内，对疫苗接种造成的疼痛反应明显高于麻醉镇痛下行包皮环切术对照组。

第二节 疼痛对患儿的生理和心理影响

外周伤害性刺激诱发的疼痛感受会带来一系列的生理和心理反应。手术后急性疼痛将直接影响外科手术后机体的恢复,并增加术后并发症。

一、疼痛导致交感肾上腺系统的活跃

交感神经系统活动增强,儿茶酚胺水平升高,对机体造成伤害。一方面,局部组织尤其是创伤周围组织血管收缩,血供减少,组织氧供不足,会影响组织愈合。在成人的回顾性研究显示,使用局部麻醉降低交感神经活动和抑制疼痛者,外科手术创口的感染率较全身麻醉更低。另一方面,小儿全身交感神经系统活动增强会增加机体的氧耗,同时增加外周血管阻力,增加心脏的工作负荷。交感神经系统的活动增强还将导致胃肠道运动受抑制,从而影响胃肠功能的恢复和营养供给。

二、疼痛导致全身应激反应增强

肾上腺皮质激素、抗利尿激素、醛固酮、肾素和血管紧张素Ⅱ等分泌增加,一方面会导致机体水电解质平衡的失调,血糖、游离脂肪酸、酮体和血乳酸水平增高;另一方面可直接抑制机体免疫系统,正常伤口愈合所必需炎症反应过程可能也因此而受到抑制。有研究表明,应激反应会抑制机体抗凝系统而出现高凝反应,增加深静脉血栓的形成。

三、疼痛不仅是一种折磨,还会带来对患儿的心理伤害

治疗不当的疼痛可能会成为患儿的心理阴影,使其产生对医院、医师的恐惧。小婴儿可能表现为术后长时间的行为异常。

四、小儿慢性疼痛对生理和心理的影响日渐受到重视

在儿科领域,外科手术后急性疼痛转为慢性疼痛的问题还没有像成人一样受到关注。近期有研究显示,小儿外科手术后的慢性疼痛发生率尽管低于成人,但也在5%～13%,主要表现为原手术切开周围的针刺样疼痛和触诱发痛。疼痛持续时间不等,有研究显示平均为4.1个月。慢性疼痛可发生在极其小的手术如腹股沟斜疝修补手术,但以骨科手术较为常见。研究发现术后疼痛强度与慢性疼痛的发生明显相关。

第三节　小儿疼痛评估

疼痛是一种主观体验,能否对其准确描述有赖于生活经历。婴幼儿及新生儿基本不能陈述疼痛,所以判断疼痛是否存在和评估疼痛的程度都有一定困难。长期以来,医务人员在小儿疼痛的评估上面开展了大量的临床研究,总结出了各种小儿疼痛评估量表。但是,目前还没有任何一种量表能作为理想的评估手段适用于所有种类的疼痛或者所有年龄阶段的儿童。儿童常用的疼痛评估方法有如下几种。

1. 自我评估　患儿根据提供的量表自己评估和描述疼痛的程度。

2. 面部表情和行为学评估　测量疼痛相关的面部表情、行为学表现或者对由患儿父母或监护人提供的疼痛的叙述进行评估。

3. 生理学评估　根据疼痛引起的生理学变化进行评估。

一、疼痛自我评估

自我评估是评价疼痛程度的金标准,与成人疼痛评估的方法相同。

(一) 视觉模拟评分法(visual analogue scales, VAS)　一条长100 mm的标尺,一端标示"无痛",另一端标示"最剧烈的疼痛",患者根据疼痛的强度标定相应的位置。一般学龄期儿童才可能理解这种测量方法。

(二) 数字等级评定量表(numerical rating scale, NRS)　用0～10数字的刻度标示出不同程度的疼痛强度等级,0为无痛,10为最剧烈疼痛,4以下为轻度痛,4～7为中度痛,7以上为重度痛(图85-1)。只有建立了数字概念的孩子才能采用这种方法评估,所以多用于学龄期儿童。

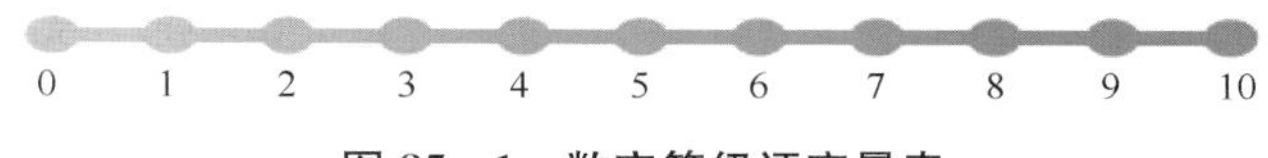

图85-1　数字等级评定量表

(三) 语言等级评分法(verbal rating scale, VRS)　将描绘疼痛强度的词汇通过口述表达。一般3岁以上的孩子就能较好描述疼痛,但对疼痛强度的判断不一定很准确。

二、面部表情疼痛评估

面部表情疼痛评估是由一系列反映疼痛强度面部表情图标构成。有不同版本,分别以笑脸或自然表情的照片代表无痛。其中Wong-Baker面部表情疼痛评估量表对3～18岁的儿童进行评估有较高的可靠性和有效性,已经被临床广泛应用并有较多的研究。研究表明Wong-Baker面部表情疼痛评估量表和其他的评估量表有很好的相关性,包括"伤害刺激纸片评分"、其

他种类表情量表、VAS量表以及基于行为的护士评分量表等。然而最近的研究表明，Wong-Baker面部表情疼痛评估量表可能不能表达"无痛"状态，因为恐惧、饥饿或其他的压力均可能使儿童失去"笑脸"。Wong-Baker面部表情疼痛评估量表可用于患儿自我评估，也可作为医护人员或患儿家长对无法表述疼痛的患儿进行疼痛评估的工具。但在实际应用中应当注意，有些孩子可能会因为惧怕医师和护士，而在实施疼痛评估时的面部表情不能准确地反映其实际的疼痛程度。

(一) Wong－Baker脸谱疼痛评分(Wong－Baker pain rating scale, FACES) 可用于3～18岁患儿的疼痛评估，分值为0～10分(图85－2)。

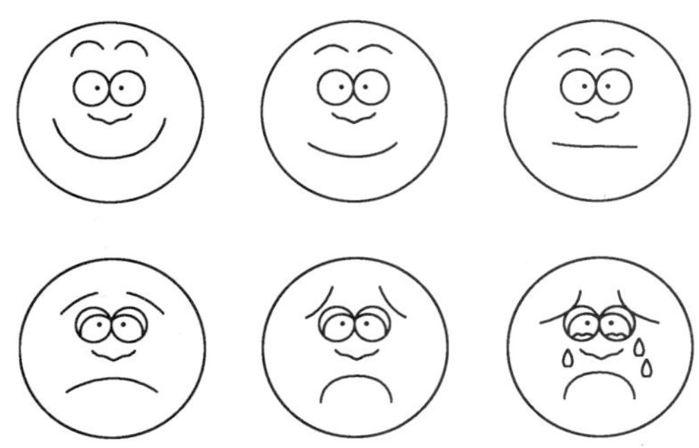

图85－2 Wong－Baker脸谱疼痛评分

(二) Bieri改良面部表情评分 可用于4～12岁患儿的评估，分值为0～10分(图85－3)。

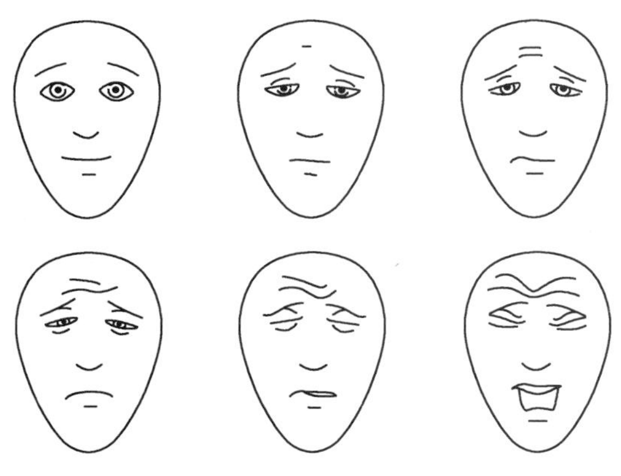

图85－3 Bieri改良面部表情评分

(三) Oucher疼痛评分 是将垂直的0～10的数字量表和面部表情结合起来的一种评分方法。图85－4是专门为亚洲儿童制作的，已经证实其与面部表情评分及VAS评分有很好的相关性。此量表可以较好地评估患儿术后或使用镇痛药物后的疼痛程度变化情况。但一般只适用于6岁以上儿童，需要儿童能数数到100。

(四) Manchester疼痛评分 是在Oucher评分的基础上用全世界小朋友都钟爱的大熊猫面部表情代替了欧洲或者亚洲儿童的面像，将不同面部表情的大熊猫放在梯子上，越到梯子的上端疼痛越严重，同时孩子

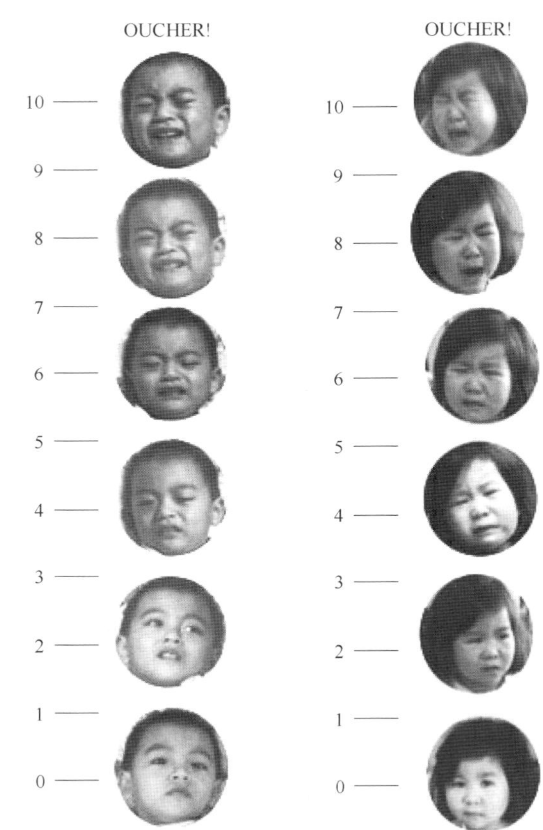

图85－4 Oucher疼痛评分

的活动也受到影响(图85－5)。这种简单生动的评估方法受到我国孩子、家长和医院工作者的喜欢。

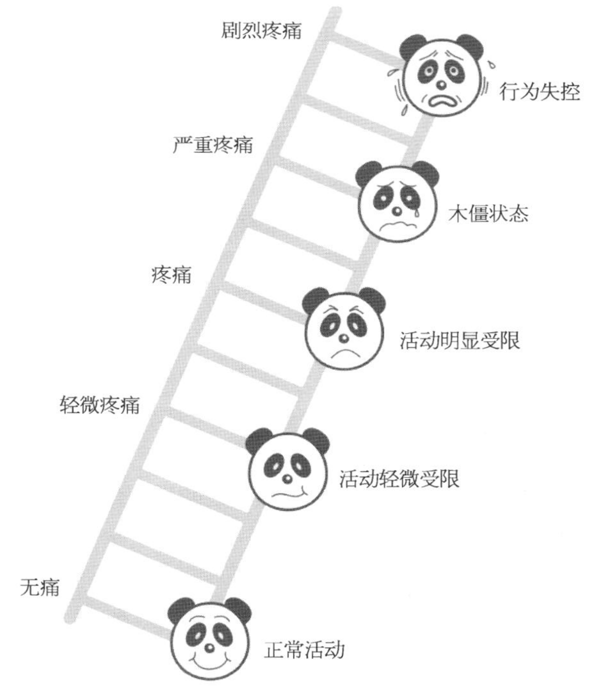

图85－5 Manchester疼痛评分

三、行为学疼痛评估

该评分方法结合小儿的表情、动作行为以及生理

学改变等进行评分。

虽然有很多适合不同年龄的自我评分方法，但是仍然有很多儿童不愿或不能说出疼痛的程度，需要依靠对行为的观察来进行评估。Buttner 和 Finke 发现当预测患者是否有镇痛需求时，有 5 种行为指标较为可靠、特异和敏感，即面部表情、呻吟和（或）哭泣、腿的姿势、身体姿势和是否坐立不安。因此，很多疼痛观察量表都以这 5 种行为指标作为评估依据。

（一）CRIES 疼痛评分（crying，requires O_2 saturation，increased vital signs，expression，sleeplessness） 通过哭泣、呼吸、循环、面部表情和睡眠等进行评估。各项相加后总分最低 0 分，最高 10 分。分数越高，认为疼痛越严重（表 85－1）。推荐用于婴儿术后疼痛评估。

表 85－1　CRIES 疼痛评分

评分项目	0	1	2
crying（哭泣）	无	哭泣声音响亮	音调高，不易被安慰
requires O_2 saturation（维持 SpO_2＞95%，是否需要吸氧）	否	氧浓度＜30%	氧浓度＞30%
increased vital signs（生命体征数据升高）	HR 和 BP ≤术前	HR 和 BP 较术前升高＜20%	HR 和 BP 较术前升高＞20%
expression（表情）	无特殊表情	痛苦表情	非常痛苦和（或）呻吟
sleeplessness（睡眠困难）	无	经常清醒	始终清醒

（二）FLACC 疼痛评分（face，legs，activity，crying，consolability） 这个评分包含 5 项疼痛行为类别，即面部表情、腿部活动、活动度、哭闹和可安抚程度，总分值为 0～10 分，常用于 1～18 岁患儿术后疼痛的评估，是住院手术患儿首推的评估方法（表 85－2）。

表 85－2　FLACC 疼痛评分

评分项目	0	1	2
face（脸）	微笑或无特殊表情	偶尔出现痛苦表情，皱眉，不愿交流	经常或持续出现下颚颤抖或紧咬下颚
leg（腿）	放松或保持平常的姿势	不安，紧张，维持于不舒服的姿势	踢腿或腿部拖动
activity（活动度）	安静躺着，正常体位，或轻松活动	扭动，翻来覆去，紧张	身体痉挛，成弓形，僵硬

续　表

评分项目	0	1	2
cry（哭闹）	不哭（清醒或睡眠中）	呻吟，啜泣，偶尔诉痛	一直哭泣，尖叫，经常诉痛
consolability（可安慰性）	满足，放松	偶尔抚摸拥抱和言语可以被安慰	难于被安慰

（三）CHEOPS 疼痛评分（cry，facial，child verbal，torso，touch，legs） 本疼痛行为评分是加拿大东安大略儿童医院发明的，是最早的小儿疼痛评分量表之一。包含 6 项疼痛行为类别，即哭闹、面部表情、言语、腿部活动、躯体活动和伤口可触摸程度。每个类别的分值为 0～2 分或者是 1～3 分，总分为 4～13 分，总分＜6 分认为没有疼痛（表 85－3）。尽管临床研究显示 CHEOPS 评分与其他面部表情评分或者 VAS 自我评估有很好相关性，但因为其分值与其他量表的统计方法不同，评估内容看上去很复杂，在繁忙的临床工作中不太实用。推荐用于 1～7 岁儿童。

表 85－3　CHEOPS 疼痛评分

评分项目	行　为	分值	定　义
哭	不哭	1	没有哭闹
	悲啼	2	悲啼或是不出声的哭
	哭泣	2	哭但哭声不大或者是抽噎的哭
	尖叫	3	放开大哭，呜咽，或者有或无抱怨
面部表情	镇定的	1	面部表情正常
	鬼脸	2	明确的负面面部表情
	微笑的	0	明确的正面面部表情
言语	无	1	不说话
	抱怨其他	1	抱怨，和疼痛无关，如“我想见妈妈”或“我口干”
	抱怨疼痛	2	抱怨疼痛
	抱怨两者	2	抱怨疼痛，也抱怨其他，如“好痛，我想我妈妈”
	积极表现	0	孩子诉说积极的话语或是谈论除疼痛外的其他事情
躯干	中立的	1	身体（不是四肢）静止，躯干没有活动
	移动的	2	身体呈移动或弯曲的姿势运动
	紧张的	2	身体弯曲成弓形的或僵硬的
	战栗的	2	身体在发抖或不由自主的摇动
	笔直的	2	孩子处于垂直位或直立位

续 表

评分项目	行　为	分值	定　义
躯干	强迫体位	2	身体强迫体位
触摸	无触摸	1	孩子没有触摸或抓伤口
	伸手	2	孩子伸手拿东西但不是伤口
	触摸	2	孩子轻轻地触摸伤口或伤口区域
	抓	2	孩子剧烈的抓伤口
	受限制的	2	孩子的手被限制的
腿	中立的	1	腿处于任何放松的姿势，包括轻轻地游泳状或分隔开样的运动
	扭曲和(或)踢	2	腿和(或)除去足或双足确定的不舒服或不自在的运动
	拖动和(或)紧张	2	腿紧张地和(或)紧紧地拖动身体和保持不动
	直立	2	直立、蜷缩、跪位
	受限制的	2	孩子的腿被束缚的

(四) Comfort 疼痛评分　通过观察患儿警觉程度、平静或激动、呼吸反应、体动、血压、肌肉张力、面部紧张程度等了解有无疼痛不适。它与 FLACC 评分有很好的相关性，但 Comfort 疼痛评分主要用于小儿 ICU 患者的观察，从新生儿到 17 岁都适用。

表 85－4　Comfort 疼痛评分

评分项目	1	2	3	4	5
警觉程度	深睡眠	浅睡眠	昏昏欲睡	完全清醒和警觉	高度警惕
平静或激动	平静	轻度焦虑	焦虑	非常焦虑	惊恐
呼吸反应	无咳嗽或无自主呼吸	稍微的自主呼吸或对机械通气无反应	偶尔咳嗽或呼吸对抗	呼吸对抗活跃，频繁咳嗽	严重呼吸对抗、咳嗽和(或)憋气
体动	无体动	偶尔轻微体动	频繁轻微体动	四肢有力活动	躯干及头部有力活动
血压	低于基础值	始终在基础值	偶尔升高＞15％或更多(观察期间1～3次)	频繁升高＞15％或更多(＞3次)	持续升高＞15％
肌张力	肌肉完全放松，没有张力	肌肉张力减低	肌肉张力正常	肌肉张力增加，手指和脚趾弯曲	肌肉极度僵硬，手指和脚趾弯曲
面部紧张程度	面部肌肉完全放松	面部肌肉张力正常，无面部肌肉紧张	面部部分肌肉张力增加	面部全部肌肉张力增加	面部扭曲，表情痛苦

四、生理学评估

生理学的参数如心率变异度、唾液腺的皮质醇变化可以在一定程度上反应疼痛的存在。但是，血压、心率、呼吸等生理学参数往往缺乏特异性，在新生儿、婴儿和 0～3 岁龄的儿童，这些参数受行为学的影响较大，不是可靠的疼痛程度判断指标。因此，在疼痛评估时，生理学指标必须与其他评估手段联合使用。

五、小儿疼痛评估注意事项

(1) 不同年龄阶段使用不同的评估方法这是准确进行疼痛评估的保证。国外的文献建议 8 岁以上的儿童，可以使用成人的疼痛评估量表，3～7 岁的儿童可以使用面部表情量表进行疼痛评分，新生儿和婴儿可以使用 CRIES。不能良好沟通的小儿均可使用行为学评估方法(如 FLACC)。

(2) 任何一种方法都不能准确有效地评估所有儿童及所有类型的疼痛，多种评估方法的联合使用有助于提高疼痛评估的准确性。

(3) 为了有效地评估疼痛，必须与患儿、家长或监护人及疼痛管理的相关人员进行交流。

(4) 按时、规律地进行疼痛评估和记录才能保证疼痛治疗的有效性和安全性，任何干预治疗后要评估其效果和不良反应。

第四节　小儿急性疼痛治疗

镇痛是外科手术麻醉的一部分，所以在麻醉期间，应给予充分的镇痛药物，包括阿片类药物、局麻药和其他药物。医务人员和家长都应该明白在手术结束后镇痛药物的药效会逐渐消失，所以患儿需要进一步的镇痛治疗。疼痛在术后 24～72 h 最为严重，个别患儿可能持续数日或数周。因此，在术后早期可以按照时间规律给药，而在后期可以根据疼痛评估结果按需给药。不同患儿对镇痛药物的敏感性和药物的需求量不同，因此，镇痛药物的给予应按照个体化原则，本书提供的剂量仅供参考。在疼痛药物的使用方面，应尽可能联合给药，如阿片类药物、局麻药、非甾体类抗炎镇痛药(NSAIDS)，但每种药物不应超过推荐的最大剂量，也应避免两种 NSAIDS 的联合应用。同时，必须通过疼痛评估观察药物治疗的效果。对于镇痛药物或者手术引起的不良反应，如术后恶心呕吐(PONV)，应该使用相应药物进行控制，而不是简单地停止镇痛药物的使用。

一、镇痛药物及其使用方法

(一) 局部麻醉药物 局部麻醉药物作用于外周神经，阻止伤害性刺激向中枢传导。其效果确切，全身不良反应小，非常适合外科手术术后急性疼痛的治疗。

1. 常用局部麻醉药物

(1) 布比卡因 布比卡因是一种起效慢，作用时间较长的酰胺类局麻药。小儿通常使用的药物浓度为 0.062 5%～0.25%。依照其浓度不同，可以产生感觉阻滞和运动阻滞。

(2) 罗哌卡因 罗哌卡因是一种酰胺类局麻药，起效时间和维持时间与布比卡因类似，但运动神经阻滞的发生和持续时间较短，强度也较弱，其应用浓度为 0.062 5%～0.25%。

布比卡因和罗哌卡因的推荐最大用量见表 85－5。

表 85－5 布比卡因和罗哌卡因的推荐最大用量

应用对象	单次注射最大剂量(mg/kg)	持续术后输注(区域阻滞)最大剂量[mg/(kg・h)]
婴儿	2	0.2
儿童	2.5	0.4

2. 局部麻醉药物的术后镇痛方法

(1) 手术切口局部浸润 切口局部浸润简单易行，外科手术缝皮前在切口皮下注射长效局麻药浸润。适用于各类小、中和大型手术。短小手术也可以在手术切皮前实施局部浸润。注意，局部麻醉药物需注射到皮下脂肪层而不是皮内。成人除了切口局部浸润外，还可局部切口皮下埋管后持续泵注局部麻醉药物。这需要多孔的导管，小儿这方面的工作开展尚少。

(2) 外周神经阻滞 适用于相应神经丛、神经干支配区域的术后镇痛，如肋间神经阻滞、上肢神经阻滞(臂丛)、椎旁神经阻滞、下肢神经阻滞(腰丛、股神经、坐骨神经和腘窝)等，对意识水平、呼吸、循环功能影响小，特别适用于危重患儿。另外，使用导管留置持续给药，可以获得长时间的镇痛效果；神经电刺激器和超声引导下的神经阻滞术可提高导管留置的精确性。

(3) 硬脊膜外腔给药 通过经骶裂孔或者棘间留置的硬膜外导管持续给药，适用于胸、腹部及下肢手术后疼痛的控制。其优点是不影响神智和病情观察，镇痛完善，也可做到不影响运动和其他感觉功能。

局麻药中加入阿片类药物不仅可达到镇痛的协同作用，还可降低这两类药物的不良反应，减轻运动阻滞的发生，是目前最常用的配伍，多以患者自控方式、家长控制或者护士控制方式实施持续硬膜外阻滞镇痛。适用于术后中、重度疼痛。常采用低浓度罗哌卡因或布比卡因等局麻药复合芬太尼、舒芬太尼、吗啡、布托啡诺等药物。

表 85－6 硬膜外术后镇痛(PCEA)的局麻药和阿片药物配方

镇痛方案	剂 量
局麻药	罗哌卡因 0.1%～0.2% 布比卡因 0.1%～0.125% 左旋布比卡因 0.1%～0.2% 氯普鲁卡因 0.8%～1.4%
阿片类药物	舒芬太尼 0.5 μg/ml 芬太尼 2 μg/ml 吗啡 10 μg/ml
PCEA 方案	首次剂量 0.1～0.3 ml/kg 维持剂量 0.1～0.3 ml/(kg・h) 冲击剂量 0.1～0.3 ml/kg 锁定时间 20～30 min

(二) 阿片类药物和曲马朵 阿片类药物是最广泛使用的强效镇痛药，可以通过多种方式给药。常用于术后镇痛的药物有吗啡、芬太尼和舒芬太尼。曲马朵为中枢镇痛药，有两种异构体，即(＋)-曲马朵和(－)-曲马朵。前者及其代谢产物(＋)-*O*-去甲基曲马朵(M_1)是 μ 阿片受体的激动剂，两者又分别抑制中枢 5-羟色胺和去甲肾上腺素的再摄取，提高了对脊髓疼痛传导的抑制作用。两种异构体的协同作用增强了镇痛作用并提高了耐受性。

1. 常用阿片类药物

(1) 吗啡 吗啡是最被广泛使用和研究的阿片类药物，通过激动 μ 受体发挥作用。可以采取皮下、口服、硬膜外、鞘内、肌内、静脉内、经直肠给药等方式。正确的用药对所有年龄的儿童均安全有效。儿童的药代动力学与成人相似，但是新生儿和 2 岁以内的婴儿，其蛋白结合率和代谢率降低，半衰期延长。在制定用药方案时，要这些考虑因素的影响。吗啡因肝脏和胃肠道的首过代谢效应，口服给药的生物利用率较低。

(2) 芬太尼 芬太尼是一种强效镇痛药，较吗啡脂溶性更强，起效较快，作用时间较短。因为其亲脂性，芬太尼可以经皮肤和经黏膜使用。在手术后可以小剂量冲击给药镇痛。在新生儿因为药物清除率降低，半衰期延长，而与吗啡一样易发生不良反应，应当在严密监测下使用才能保证安全。因为芬太尼这类药物的亲脂性，所以其持续输注的药代动力学与冲击给药有所不同，随着连续输注时间的延长，其半衰期也相应延长。

(3) 舒芬太尼 舒芬太尼是一种较芬太尼镇痛效应强7～10倍的强效镇痛药。比芬太尼的脂溶性更高，很容易穿过血脑屏障，起效迅速。新生儿肝酶系统不成熟，清除率降低，清除受肝血流的影响很大，代谢经过*N*-去碱基化和*O*-去甲基化，代谢产物有10%活性。

阿片类药物在全身各系统可以引起各种不良反应，如恶心呕吐、瘙痒、尿潴留、呼吸抑制。不同个体对药物的不良反应可受遗传和发育的影响而有差异。所以在选用此类药物术后镇痛的患儿，适当的监护是必要的。

2. 曲马朵 曲马朵是一种通过5-羟色胺和去甲肾上腺素作用的弱阿片镇痛药。可以通过口服、静脉，也可以作为PCA的一部分给药。曲马朵作为轻到中度疼痛的镇痛药物被越来越广泛地使用于所有年龄的儿童。常见的不良反应包括恶心呕吐、呼吸抑制(较阿片类药物少见)、过度镇静、便秘和尿潴留。曲马朵使用过量可能出现癫痫样抽搐。

3. 曲马朵和阿片类药物的常见使用方法

(1) 口服、单次静脉注射和连续静脉输注 其使用剂量推荐见表85-7。

表85-7 口服、单次静脉注射和连续静脉输注其使用剂量推荐

药物	与吗啡的效价比	给药方式	单次剂量(μg/kg)	静脉连续输注[μg/(kg·h)]
曲马朵	0.1	口服、静脉	1 000～2 000	100～400
吗啡	1	口服	200～400	
		静脉	15～50	10～40
芬太尼	50～100	静脉	0.5～1	0.3～0.8
舒芬太尼	700～1 000	静脉	0.05～0.1	0.02～0.05

(2) 患者自控镇痛(patient controlled analgesia, PCA) 小儿自控镇痛是在一定背景输注的基础上，患儿根据疼痛程度按照医师事先设定剂量自行追加一定剂量的药物。这种给药方式适合于5岁以上的小儿。研究显示其镇痛效果优于肌内注射或单纯持续静脉输注，也在一定程度上减少了过度镇静的发生，患儿和家长的满意度更高。为防止阿片类药物的恶心、呕吐等不良反应，可在镇痛药物中加入一定剂量的抗呕吐药如格拉司琼等。小儿自控静脉镇痛(PCIA)推荐方案见表85-8。

表85-8 PCIA的推荐方案

药物	负荷剂量(μg/kg)	单次冲击剂量(μg/kg)	锁定时间(min)	持续背景输注[μg/(kg·h)]
吗啡	50	10～20	5～15	0～4
芬太尼	0.5	0.1～0.2	5～10	0.3～0.8
舒芬太尼	0.05	0.01～0.02	5～10	0.02～0.05
曲马朵	500	100～200	5～10	100～400

(3) 护士或家长控制镇痛(nurse controlled analgesia, NCA) 对于年龄<5岁及不能合作的患儿，可以采取护士或家长控制镇痛的方法。此时可能需要设置较高的背景输注剂量[如吗啡20 μg/(kg·h)]和较长的锁定时间(如30 min)。使用NCA时，须更严密监护患儿，防止过度镇静和呼吸抑制的发生。

无论采用PCA还是NCA镇痛方法，撤泵的过程应遵循个体化的原则。一定要有满意的疼痛评分，患儿使用PCA的次数已明显减少，才能考虑撤泵。撤泵后可以使用非甾体类抗炎药(NSAIDs)维持镇痛。

(三) 非甾体类抗炎药(NSAIDs) NSAIDs类药物是治疗轻到中度疼痛的有效药物，此外还有解热和抗炎的作用。联合使用NSAIDs和对乙酰氨基酚超过单用其中任意一种的镇痛效果。其作用机制是通过抑制环氧化酶(COX)，从而减少前列腺素和血栓素的合成。本类药物在儿童使用的有效性尤其是安全性还没有得到系统验证，但有大量临床应用的文献报道，只有布洛芬口服混悬液国内说明书允许用于6个月以上小儿，国外批准用于3个月以上孩子，而双氯芬酸钠国外批准用于6个月以上小儿。阿司匹林可能引起雷尔综合征(Reye's syndrome)而不用于儿童。在所有现在使用的NSAIDs类药物中，布洛芬是引起副反应最少，使用安全证据最多的NSAIDs药物。NSAIDs类药物用于术后镇痛的主要指征是：① 中、小手术后镇痛。② 大手术与阿片类药物或曲马朵联合或多模式镇痛，有显著的阿片节俭作用。③ 大手术后PCA停用后，残留痛的镇痛。④ 术前给药，发挥术前抗炎和抑制超敏作用。

表85-9 NSAIDs类药物小儿应用的推荐剂量

NSAIDs	剂量(mg/kg，口服)	间隔时间(h)	日最大剂量[mg/(kg·d)]
布洛芬(ibuprofen)	10	6～8	40
双氯芬酸(diclofenac)	1	8	3

续 表

NSAIDs	剂量(mg/kg,口服)	间隔时间(h)	日最大剂量[mg/(kg·d)]
酮洛酸(ketorolac)	1	6	4
塞来昔布(celecoxib)	1.5～3	12	6

使用NSAIDs类药物时可能有如下不良反应和注意事项。

(1) NSAIDs影响血小板凝集,延长出血时间。故禁用于有出血性疾病和接受抗凝治疗的儿童。手术范围广泛的大型外科手术后最好不用此类药物。

(2) NSAIDs抑制前列腺素介导的肾功能,特别作用于患有肾脏疾病和脱水患儿。因此,NSAIDs不能与有肾脏毒性的药物合用。

(3) NSAIDs可以使胃激惹和引起胃出血。对于高风险的患儿,联用质子泵抑制剂如奥美拉唑和H_2受体拮抗剂可以降低风险。

(4) 因为NSAIDs可使白三烯增加,故可能加重哮喘。对有哮喘病史的儿童,必须询问以前是否安全地使用过NSAIDs药物,重症哮喘患儿禁用NSAIDs。

(5) 动物试验证实大剂量NSAIDs类药物可影响骨发育,因此不建议小儿长时间大剂量使用此类药物。

(6) 对于新生儿,NSAIDs药物可能影响脑和肺的血流调节,故不推荐使用。

(四) 对乙酰氨基酚 对乙酰氨基酚是一种常用的解热镇痛药,抑制中枢的COX-2,尤其对COX-3选择性抑制,还有调节抑制下行的5-HT能通路和抑制中枢NO合成的作用。由于其不良反应小,可以定时规律用药,几乎可以用于各类术后疼痛的基础用药。轻度疼痛可以单独使用对乙酰氨基酚镇痛,中度疼痛可以与NSAIDs或可待因等弱阿片药物联合应用。其镇痛剂量高于解热镇痛剂量,但达到一定剂量后产生封顶效应。本药物在肝脏代谢,新生儿可以安全使用。口服后在30～60 min后药物浓度达到峰值,直肠给药后需经过1～2.5 h才能达到最大血药浓度。2010年11月,美国FDA首次批准了对乙酰氨基酚的静脉注射用制剂,但国内目前还没有相关制剂。

表85-10 对乙酰氨基酚口服和直肠给药剂量推荐表

年龄	给药途径	负荷剂量(mg/kg)	维持剂量(mg/kg)	间隔时间(h)	最大日用剂量(mg/kg)	最大剂量维持时间(h)
28～32(孕周龄)	口服 直肠	20 20	10～15 15	8～12 12	30	48
32～52(孕周龄)	口服 直肠	20 30	10～15 20	6～8 8	60	48
>3个月	口服 直肠	20 40	15 20	4 6	75	48

第五节 常见手术的术后镇痛方法

一、耳鼻喉手术

(一) 鼓膜切开术 因为鼓膜切开术是一个短小简单的手术,术前口服对乙酰氨基酚和NSAIDs类药物可以达到术后充分的镇痛。

(二) 扁桃体切除术 扁桃体切除术术后疼痛可持续数日。因为疼痛程度较重,可能出现睡眠障碍,行为学改变,并持续5～8 d。术前口服对乙酰氨基酚,术中使用阿片类镇痛药,静脉使用双氯芬酸或栓剂以及术中扁桃周围筋膜注射局部麻醉药物,对缓解术后最初几小时的疼痛非常有帮助。术后可规律地使用NSAIDs和对乙酰氨基酚。为了防治术后恶心呕吐,术中预防性使用地塞米松0.15 mg/kg或者其他止吐药。

(三) 乳突和中耳手术 中耳手术,如鼓室重建和外科移植物植入手术,可以引起严重的术后恶心呕吐。耳大神经阻滞可以提供和吗啡相同的术后镇痛效果并减少术后呕吐的发生。对乙酰氨基酚和NSAIDs类药物可以缓解中耳手术的疼痛。

二、眼科手术

(一) 斜视手术 斜视手术后的恶心呕吐发生率较高。有证据表明与静脉使用阿片类药物相比,术中行局麻药物阻滞(对边阻滞或球周阻滞)可以减少术后恶心呕吐的发生并提供有效镇痛。

(二) 玻璃体、视网膜手术 玻璃体、视网膜手术也会引起术后严重的恶心呕吐,NSAIDs类药物和球周阻滞与阿片药物相比可以提供相同的镇痛效果并减少恶心呕吐的发生。

三、口腔手术

小儿口腔手术包括简单的修复和较复杂的多个牙齿拔除术,有时更加复杂的手术过程会造成严重疼痛。

NSAIDs类药物可以对拔牙术提供良好的术后镇痛。

四、普外科小手术和泌尿外科小手术

手术伤口局麻药浸润、髂腹股沟神经阻滞和骶管阻滞在术后早期都有较好的镇痛效果。

(一) 包皮环切术 包皮环切术是一个短小简单的手术,但可能引起较严重的术后疼痛。骶管阻滞和阴茎背神经阻滞被证明在术后早期有良好的镇痛效果,且不良反应少,并发症发生率低。应该尽量避免单独使用阿片类药物,因为其镇痛效果不佳且不良反应大。

(二) 尿道下裂手术 尿道下裂手术可能是短小的、表浅的手术,也可能是涉及整个阴茎海绵体重建的大手术。较大的手术可能伴随导尿管留置时间的延长和痛苦的伤口换药过程。骶管阻滞镇痛效果理想可以减少术后阿片类止痛药物的使用,并可以在此基础之上,结合对乙酰氨基酚的规律给药、静脉PCA等多模式镇痛。

(三) 睾丸固定术 睾丸固定术通常涉及腹股沟的探查、剥离和牵拉精索,有时还需切开阴囊。骶管阻滞镇痛效果理想并可以减少术后阿片类止痛药物的使用。有研究显示1 ml/kg 0.125%～0.25%的布比卡因和1～1.5 ml/kg 0.15%～0.225%罗哌卡因可以提供良好的镇痛效果,且效果优于髂腹股沟神经阻滞加局部浸润。

(四) 开腹疝修补术 局麻药物伤口浸润、髂腹股沟神经阻滞或骶管阻滞在术后早期都有良好的效果。

五、普外科大手术和泌尿外科大手术

(一) 腹部外科手术 此类手术包括各种消化道和泌尿系统的复杂手术操作过程,如肾脏切除术、输尿管移植术和膀胱成形术等,常伴有非常严重的术后疼痛,需要采用多模式镇痛,包括经静脉给予阿片类药物和使用硬膜外镇痛(36～48 h)的方式。在临床中,NSAIDs类药物也经常使用。有证据表明静脉持续输注阿片类药物,PCA(患者自控镇痛)和NCA(护士控制镇痛)都有良好的效果。腹部大手术后予局麻药物硬膜外镇痛有较好的镇痛效果,若其中加入阿片类药物和可待因可以增加镇痛效果,但是发生不良反应的概率也会增加。

(二) 阑尾切除术 阑尾切除是小儿开腹手术最常见的原因,通常情况下,会选择右下腹切口,而且大多数情况是急诊手术。多模式镇痛,包括术后伤口周围浸润局麻药物是术后早期镇痛的良好方法。PCA技术联合使用NSAIDs类药物对术后疼痛有较好的作用。

(三) 腹腔镜手术 近10年来,腹腔镜手术显著增多,如腹腔镜下阑尾切除术、胃底折叠术、疝修补术等。腹腔镜手术后多模式镇痛包括术后腔镜穿刺通道的局麻药物浸润,使用阿片类、NSAIDs类药物和对乙酰氨基酚也会减轻术后疼痛。尽管通常情况下与开腹手术相比,镇痛药物的需要量较少,但是有些患儿的疼痛程度可能与开腹手术相同。

六、矫形、脊柱和整形外科手术

(一) 下肢手术 此类手术包括较短小的下肢矫形手术,也包括多个骨切除的较大手术,在行股骨或趾骨手术的脑瘫患儿,肌肉的痉挛会引起严重的疼痛,故需要使用苯二氮䓬类的镇静药物。

建议使用多模式镇痛,包括:术前口服对乙酰氨基酚;区域阻滞的镇痛经验在国外文献中较广泛,可以通过留置导管进行持续外周神经及硬膜外阻滞;硬膜外加用阿片类药物镇痛可以减少硬膜外局麻药物和静脉阿片类药物的用量,但同时也增加不良反应的发生。

(二) 上肢手术 此类手术通常见于手和前臂创伤后的矫形和整形,术前常行臂丛神经阻滞,可以为术中和术后提供良好的镇痛效果。

(三) 脊柱手术 脊柱外科矫形手术需要广泛暴露脊柱。可能经胸前路、胸后路、胸腹联合入路或前后联合入路,术后疼痛会非常严重和持久。术后3～5 d内有必要使用强效镇痛药物静脉镇痛。因为手术后需要早期和反复观察神经系统的功能,所以硬膜外镇痛的技术应在确定神经系统功能正常后才能使用。

七、胸心外科手术

(一) 心脏外科手术(胸骨切开术) 经典的CPB手术需要切开胸骨来获得心脏和大血管的术野。术中使用肝素抗凝可能会引起区域阻滞的并发症。术后患者在ICU进行监护,在拔除气管导管之前通常要进行一段时间的机械通气。术中和术后静脉使用阿片类药物镇痛,吗啡和芬太尼被作为标准化用药在多数医疗机构使用超过20年。还可以联合规律使用对乙酰氨基酚。目前越来越多的研究关注区域阻滞技术,因为其可以减少应激反应并有利于早期拔管,在改善预后和减少住院费用方面有益。

(二) 开胸手术 此类手术需要行肋间切断,分离和推开肋骨,有代表性的手术包括动脉导管的结扎、肺活检和部分切除术、气管食管瘘修复术,术后疼痛程度会很严重。术后应该使用多模式疼痛包括区域阻滞技术,以及使用对乙酰氨基酚、NSAIDs药物和强效镇痛药物。近年来可视胸腔镜手术的开展减少了手术创伤,也减轻了术后疼痛。

八、神经外科手术

包括脑积水引流术、颅骨部分切除术、颅面部手术、动脉瘤手术和其他脑血管畸形手术。对于此类手术的术后镇痛研究较少,但是据报道即便是较大的手

术,术后疼痛并不十分严重。术后患者常被送至ICU监护,阿片类药物应小心使用,因为过度镇静可能会掩盖急性颅压增高的征象或影响对患者进行术后神经功能的评估。考虑到术后出血的可能性相对较大且后果严重,NSAIDs类药物一般要在术后24 h才能使用。

神经外科的术后镇痛需要和手术人员进行良好的沟通,应将按时评估疼痛作为术后护理的常规。术后镇痛应使用多模式镇痛,包括伤口局麻药物浸润、对乙酰氨基酚、NSAIDs药物(有使用指征时),必要时可以口服阿片类药物。

第六节　小儿慢性疼痛

慢性疼痛是小儿到医院就诊的常见原因。小儿长期慢性疼痛导致小儿生理、心理、生长发育和社会功能等的损害,同时给家庭和社会造成深远的影响。"少年强则国强",应该重视小儿慢性疼痛,并积极治疗。

一、流行病学

虽然已越来越重视小儿慢性疼痛,但对其流行病学的资料还知之甚少。一项来自德国5 424名儿童及青少年(0～18岁)的横断面研究表明,54%的小儿遭遇了疼痛,25%的小儿患慢性疼痛(持续或反复疼痛＞3个月)。随后一项10～14岁小儿的横断面调查发现46%患慢性疼痛。有数据显示,最常见的慢性疼痛是头痛、腹痛、背痛和肌肉骨骼疼痛。西班牙一项横断面研究发现,561名8～16岁小儿中,37%遭遇了慢性疼痛,其中四肢疼痛47%、头痛43%、腹痛34%、背痛11%。女孩比男孩的发病率更高。青少年时期经历反复慢性疼痛(尤其是头痛),则其成人后患慢性疼痛和精神障碍的风险增高。由于疼痛,患儿的父母生活负担加重,生活经济成本增高。英国的统计数据表示,每年有480 000的小儿患慢性疼痛,每年的社会经济负担近4百万英镑。

二、小儿慢性疼痛主要病种

(一) 骨骼肌肉疼痛综合征　包括纤维肌痛症、局部劳损疼痛、生长痛等,这类小儿慢性疼痛发病率很高,影响7%～15%的学龄儿童。

(二) 头痛、颈源性头痛　这类疼痛是小儿最常见的头痛,持续存在,反复发作,严重影响儿童的学习和身心健康。

(三) 小儿功能性腹痛　许多疾病会导致慢性腹痛,小儿的功能性腹痛仅伴有功能性胃肠道不适。这类疼痛广泛发生在不同人种、国家和区域的儿童,加重了社会和家庭的经济和精神负担。

(四) 慢性和复发性盆腔疼痛　目前还缺乏这类疼痛的病因、自然病程、治疗和长期预后的资料,但是这类疼痛严重影响患儿健康,其发病率和背痛相当,约24%。

(五) 镰状细胞疼痛　这是一类遗传性疾病。常表现为突发疼痛,而且经常反复,相隔时间较短。目前治疗主要在于对疼痛的及时控制。

(六) 复杂局部疼痛综合征(CRPS)　这类疼痛的病因很复杂,目前还不清楚其病理生理变化。

(七) 带状疱疹相关性疼痛　此病的首次感染常发生在儿童,临床表现为水痘或无症状。病毒常潜伏在一个或多个脊髓背根神经节内。遇有身体免疫功能降低,体质虚弱时,可形成带状疱疹发病。小儿极少发展成为带状疱疹后遗神经痛。

(八) 癌性疼痛　疼痛是小儿癌症的常见症状,部分为癌症治疗手术或者放疗的并发症。小儿癌症晚期或者实质性肿瘤转移或者肿瘤侵犯神经可导致慢性顽固性疼痛。

三、小儿慢性疼痛的治疗

(一) 心理治疗　国际疼痛研究协会(IASP)把疼痛定义为"一种不愉快的感觉和情绪体验",这就意味着疼痛包括了生理和心理因素。心理因素是小儿慢性疼痛的重要组成部分,早期的心理干预有利于降低患儿成年后的精神障碍。按照小儿疼痛生物行为模式(biobehavioral model of pediatric pain),生物学因素(如体温、年龄、性别等)、家庭因素、认知功能和社会支持等都可能影响小儿疼痛。因此慢性疼痛的心理治疗受到了越来越多的关注。

慢性疼痛的心理因素如认知和环境改变可能会影响小儿的疼痛。多数研究表明,小儿对疼痛的关注越多,注意力越不能转移,则小儿的疼痛评分越高,持续时间越长。疼痛导致小儿的恐惧、表述不清,进而出现更严重的焦虑和抑郁情绪。父母对患儿的关心有助于改善患儿的行为和情绪。但是有趣的是,研究表明父母对患儿疼痛的关注越多(不管是关心还是责骂),患儿的疼痛都会持续越长。一旦患病后,患儿的日常活动减少,社会功能降低。焦虑和抑郁情绪是慢性疼痛患儿的常见心理障碍,同时,焦虑和抑郁情绪也会影响疼痛的程度和持续时间。

小儿慢性疼痛的心理干预很复杂。临床上可采用认知行为疗法,鼓励患儿积极应对疼痛,这种方法可以帮助患儿减轻疼痛,也有助于患儿转移注意力。可以被动地转移患儿注意力,如父母讲故事;也可以主动转移患儿注意力,如患儿自己读书或做游戏等。生物反馈疗法也有助于缓解小儿慢性疼痛。放松疗法(深呼吸、冥想和数数等)常常能立即缓解患儿关于疼痛的消极想法。Sander 等发现,自我表扬、放松疗法和转移注意力能够降低反复发作的腹痛。小儿慢性疼痛心理另一个重要方面是改善引起疼痛的潜在的心理因素,如亲子关系、同学关系等。引导患儿的行为,鼓励孩子参加社会和学校活动,鼓励孩子早日返校读书,降低孩子因为疼痛的行为"获益"。

(二) 药物治疗 小儿并不是成人的缩小版,而是有其特殊的生理病理,因此要很好地理解镇痛药物的药代动力学。可以用于小儿慢性疼痛的药物包括如下几类:

1. 非阿片类药物 包括对乙酰氨基酚、阿司匹林(乙酰水杨酸)和水杨酸盐、非甾体类抗炎药。

2. 阿片类药物 包括可待因、吗啡、氢吗啡酮、芬太尼、美沙酮、杜冷丁等。阿片耐受是一个值得关注的问题,目前大多数信息都来自成人的阿片耐受。Tobias 等报道了小儿的阿片耐受,持续输注阿片类药物更易发生耐受,合成阿片类药物比吗啡更易产生耐受。总体而言,患儿使用阿片类药物时间越长,则其减量应该越慢,也越容易发生阿片耐受。但这个原则也是因人而异的。

3. 镇痛辅助药 能增强非阿片类和阿片类药物的作用,如抗抑郁药(阿米替林、去甲替林、地昔帕明、文拉法辛、度洛西汀、帕罗西汀、西酞普兰),抗惊厥药(加巴喷丁、普瑞巴林),α_2 肾上腺素能受体激动剂(可乐定、替扎尼定、右美托咪定),NMDA 受体激动剂(氯胺酮),膜稳定剂和局麻药(利多卡因、美西律),其他辅助药物(皮质类固醇,如地塞米松、泼尼松)。

(三) 物理治疗 物理治疗是多模式镇痛的有机组成部分,不仅能恢复患儿最佳的生理功能,还能促进最佳的适应能力、提高生活质量,避免进一步的功能损害和并发症。需要物理治疗的小儿慢性疼痛包括癌痛、局部复杂疼痛综合征、纤维肌痛症、截肢后神经病理性疼痛、镰状细胞贫血、慢性关节炎(包括幼年型类风湿性关节炎)和创伤等。早期物理治疗有利于缓解疼痛,改善躯体活动功能,预防机体结构或功能继发的损害。

物理治疗通常遵循的原则来自国际功能、残疾和健康分类标准及美国物理治疗操作指南。物理治疗前,物理治疗师需要了解患儿的病史、药物治疗和社会活动;了解实验室检查结果如 X 线片、磁共振成像等;了解是否有药物所致骨质疏松或骨坏死等(如类风湿性关节炎患儿长期服用激素);进行骨骼肌肉、神经肌肉、心肺等系统查体,了解患儿平时的活动情况,然后与患儿和家属讨论物理治疗目标和方案。物理治疗方案根据患儿药物治疗和家庭积极性进行调整。物理治疗包括住院和门诊治疗。

物理治疗措施包括协调、交流和方案制定,以指导患儿活动。患儿的物理治疗方案应根据疾病种类、疾病进程、年龄等个体化调整,并不断给患儿及家属以鼓励。通常可以选择的物理治疗包括如下几项。

1. 运动治疗 包括运动范围,肌肉力量,肌肉耐力、伸展,关节活动,神经肌肉和姿势控制练习,平衡训练,放松练习,以及心血管和肺部有氧耐力训练。

2. 水生疗法 减少重力对关节的张力,配合伸展技术,在温水中改善肌肉和结缔组织的弹性。适用于纤维肌痛症、局部复杂疼痛综合征和幼年型类风湿性关节炎。

3. 脱敏疗法 用不同温度的触碰来缓解患儿的痛觉过敏和触诱发痛。

4. 热疗法 增加局部血流,减轻疼痛,缓解肌肉痉挛,增加弹性,缓解关节僵硬,增加灵活性。

5. 冷冻疗法 用于急性损伤和慢性疾病(肌肉痉挛、肌肉筋膜疼痛综合征、骨关节炎和类风湿性关节炎)。

6. 经皮神经电刺激 因为小儿通常害怕这种经皮刺激的方法,所以临床上使用较少。

7. 按摩 增加局部血液循环,放松肌肉和关节,缓解焦虑和紧张情绪,缓解疼痛。

(四) 综合疗法 由于疼痛患儿的主观感受,容易受到患儿既往经历、家庭、文化、注意力等的影响,因此可以采用一些精神生物学的方法包括心理学、行为学和药理学的干预,以及补充和替代疗法(CAM)。虽然 CAM 在治疗小儿慢性疼痛方法还缺乏临床证据,但是一些疗法(包括中草药、催眠法、针灸及其相关技术)已经成为了小儿慢性疼痛的治疗方法之一。

小儿慢性疼痛治疗需要采取综合的措施,并没有简单的方法。与成人相比,小儿慢性疼痛被严重忽视。现在人们已经越来越重视小儿慢性疼痛的研究,已开始向完善治疗的方向发展,需要普及广大医务人员小儿慢性疼痛的知识和技术,建立小儿慢性疼痛治疗中心,提高患儿和家长在慢性疼痛处理方面的满意度。令人欣喜的是,一群关注小儿疼痛的国际专家向全球发起了建立"小儿无痛医院"的活动,现在已经有很多学术团体包括国际疼痛研究协会、世界麻醉医师联会、加拿大疼痛协会和亚洲小儿麻醉医师协会等支持这项活动的开展。"小儿无痛医院"建设要求医院必须建立小儿疼痛治疗相关制度,包括镇痛药物的提供、小儿和家长的宣传教育、医务人员的培训等,医院还必须建立各类小儿疼痛的治疗方案,建立小儿疼痛评估和治疗记录,小儿疼痛治疗的持续改进。有关"小儿无痛医院”建设和申请的具体事项详见 http：//aneswebout.tch. harvard. edu/childkind/ChildKind _ International/Home. html.

（李晓强 叶 菱 左云霞）

参考文献

[1] Wong D, Baker C. Pain in children：comparison of assessment scales[J]. Pediatric Nursing，1988，14：9－17.

[2] Bieri D, Reeve RA, Champion GD, et al. The faces pain scale for the self-assessment of the severity of pain experienced children：development，initial validation，and preliminary investigation for ratio scale properties[J]. Pain，1990，41：139－150.

[3] Krechel SW，Bildner J. CRIES：a new neonatal postoperative pain measurement score. Initial testing of validity and reliability[J]. Paediatric Anaesthesia，1995，5：53－61.

[4] Merkel SI，Voepel-Lewis T，Shayevitz JR，et al. The FLACC：a behavioral scale for scoring postoperative pain in young children[J]. Pediatric Nursing，1997，23：293－297.

[5] Lönnqvist PA，Morton NS. Postoperative analgesia in infants and children[J]. British Journal of Anaesthesia，2005，95：59－68.

[6] Stinson JN，Kavanagh T. Systematic review of the psychometric properties，interpretability and feasibility of self-report pain intensity measures for use in clinical trials in children and adolescents[J]. Pain，2006，125：143－157.

[7] Champion GD，Goodenough B，von Baeyer CL，Thomas W. Measurement of pain by self-report [M]//Finley GA，McGrath PJ. Measurement of Pain in Infants and Children，progress in pain research and management. Seattle：IASP Press，1998：123－160.

[8] Committee on Psychosocial Aspects of Child and Family Health American Pain Society Task Force on Pain in Infants，Children，and Adolescents. The assessment and management of acute pain in infants，children，and adolescents [J]. Pediatrics，2001，108：793－797.

[9] Buttner W，Fincke W. Analysis of behavioural and physiological parameters for the assessment of postoperative analgesic demand in newborns，infants and young children [J]. Paediatric Anaesthesia，2000，10：303－318.

[10] Charles B，Navil F. Analgesics for the treatment of pain in children[J]. N Engl J Med，2002，347：1542.

[11] Finley GA，Franck L，Grunau R，et al. Why children's pain matters[M]. Seattle：IASP，2005.

[12] Morton NS. Management of postoperative pain in children[J]. Arch Dis Child Ed Pract，2007，92：ep14－ep19.

[13] Ozyuvaci E，Altan A，Yucel M，et al. Evaluation of adding preoperative or postoperative rectal paracetamol to caudal bupivacaine for postoperative analgesia in children [J]. Paediatr Anaesth，2004，14：661－665.

[14] SMITH's anesthesia for infants and children[M]. 7th ed. Philadelphia：MOSBY ELSVIER，2006.

[15] Mary rose. Systemic analgesics for children[J]. Anesthesia Intensive Care Medicine，2007，8：184－188.

[16] John W Mackenzie. Postoperative pain control inchildren[J]. Paediatrics and Child Health，2008，18：293－296.

[17] Charles JC，Jerrold Lerman，Daved I，et al. A practice of anesthesia for infants and children[M]. 4th ed. Philadelphia：SAUNDERS ELSEVIER，2009.

[18] Association of PaediatricAnaesthetists. Good practice in postoperative and procedural pain management[J]. Pediatric Anesthesia，2012，22：79.

[19] Dahlstrand U，Sandblom G，et al. Chronic pain after femoral hernia repair：a cross-sectional study[J]. Ann Surg，2011，254：1017－1021.

[20] Fortier MA，Chou J，et al. Acute to chronic postoperative pain in children：preliminary findings [J]. J PediatrSurg，2011，46：1700－1705.

[21] Huguet A，Miró J. The severity of chronic pediatric pain：an epidemiological study[J]. J Pain，2008，9：226－236.

[22] Saarto T，Wiffen PJ. Antidepressants for neuropathic pain[J]. Cochrane Database Syst Rev，2007，17：CD005454.

[23] Ishizaki Y，Yasujima H，et al. Japanese clinical guidelines for chronic pain in children and adolescents[J]. Pediatr Int，2012，54：1－7.

第八十六章 老年解剖生理改变与麻醉关系

老年人的年龄界限在世界各国并没有统一的标准，有 60 岁或 65 岁，甚至至 75 岁，国际上多以 65 岁开始称为老年。世界卫生组织（WHO）将老年人的年龄标准划定为欧美发达国家≥65 岁，亚太地区≥60 岁。80～90 岁为高龄老人（nonagenarian），≥90 岁为长寿老人（oldest old），≥100 岁为百岁老人（centenarian）。1950 年亚太地区老年学会议以及我国国务院规定 60 岁及 60 岁以上为老年人口。随着经济发展及社会和科技的进步，生活水平的提高，人类的平均寿命也不断延长。预计到 2050 年，60 岁人口将占全部美国人口的 20%。目前中国已进入老龄化社会。最新统计数据显示，截至 2011 年底全国 60 岁及以上老年人口 1.85 亿人，占总人口 13.7%。上海是我国率先进入老龄化的城市，目前户籍人口中老年人口占 24.5%，平均期望寿命达到 82.13 岁，有研究表明：60 岁以上老年人患有慢性疾病占 77.9%，65 岁以上的老年人约 35%的人会经历一次或多次手术，随着年龄的增长，老年人各器官系统发生退行性变（degeneration），功能随之减退，但高龄（advanced age）并存多系统并发症的手术患者越来越多，如高血压、冠心病、脑血管疾病、呼吸系统疾病、低氧血症、肝肾功能障碍、代谢和内分泌疾病等，显著增加围术期麻醉风险。

老年人，即使年龄相仿，但由于种族、地区、衰老或老化（aging）速度的不同，其差异很大；同一个体老年人机体的不同器官，其生理功能（physiological function）的变化情况也存在很大差异，皮肤、肌肉、软骨及骨骼等衰老较早，心、肺、肝、肾和脑的衰老较晚。但机体自身可对各个系统和器官功能进行协调，使生理功能维持在一个平衡状态，从而提高麻醉手术的耐受力，但合并其他疾病的老年人，各系统及器官间无法达到平衡状态，可减弱对麻醉手术的耐受力。因此在麻醉手术前除参考实际年龄之外，必须根据其病史、实验室检查、体格检查等对全身各个脏器功能作出评估和处理。

第一节 老年人各系统的解剖生理改变

衰老（senescence）是自然界的一个普遍现象，人类在自身发展时，不可避免地会遇到的问题。以前人们不能理解其产生的原因，直到 20 世纪 40 年代，对衰老的研究才进入生理和生化机制阶段，但至今仍然没有完全阐明衰老的机制。

一、“丘比特”定义

近年来，人们归纳衰老的特征，提出了所谓“丘比特定义”。衰老有以下五个特征。

1. 积累性（cumulative） 衰老是由一些轻度、微小的变化长期积累而形成，一旦出现就不可逆转。

2. 普遍性（universal） 一切多细胞生物均有衰老现象。衰老可以从机体的总体上表现出来，也可以从一个或多个组织、器官水平表现出来，还可以从细胞和亚细胞水平表现出衰老迹象。其表现形式也是多种多样的，可以是结构上的改变，也可以是生理、生化反应上的改变，或是行为和心理上的改变。

3. 渐进性（progressive） 衰老是一个随时间出现并逐渐发展的过程。但不同的个体、同一个体的不同组织器官和系统衰老的速度不同。

4. 内源性（intrinsic） 衰老是生物体内在发展的必然规律，是不可避免的。但这并不排除外界影响，有时外界因素的作用可能是巨大的，所占的比重可能很高，这也是早衰或长寿的原因。

5. 有害性（deleterious） 衰老对生存不利，使机体的储备和代偿能力下降，增加患病的概率，甚至导致死亡。

这五个特征的英文的第一个字母合起来就是 CUPID，与希腊神话中丘比特的英文是相同的，因而有人称之为“丘比特定义”。临床上可参考该定义提高对老年患者病理生理变化的认识，有益于手术麻醉前评估和围术期的处理。

二、机体组成

随年龄增长，老年人体内水分逐渐减少，到 80 岁时体内总水分减少 10%～15%，尤其是细胞外液。由于老年人运动量减少肌肉组织萎缩，体内脂肪组织相应比例增加，男性肌肉组织与脂肪组织的比值由 25 岁时的 4∶1 降至 70 岁的 2∶1，女性则由 2∶1 降至 1∶1。由于机体脂肪的增加，会出现老年肥胖，老年肥胖常导致其他疾病的发生。从生理学的角度来说，肥胖使老年人的各器官负担加重，耗氧增加。由于腹部脂肪的堆积，使膈肌抬高，肺活量明显下降，机体耐受能力进一步降低，同时老年人的代谢能力降低，骨质相对疏松，肥胖使得脊柱及四肢关节负荷加重，容易引起腰背疼痛，关节变形。对于老年患者麻醉来说体内脂肪比例增加，使脂溶性麻醉药的分布容积增大，从而延缓其排泄，使苏醒延迟。

老年人骨骼肌约减少 10%，流行病学调查结果显示，60 岁以上的老年人约 30%罹患肌肉衰减综合征。随着我国步入老龄化社会，老年肌肉衰减征已成为威胁老年人健康的重要公共卫生问题。另外，肥胖、脊柱畸形、棘间韧带和黄韧带钙化，使硬膜外穿刺和气管插管困难，影响麻醉的实施。

三、神经系统

中枢神经系统的老化首先是神经元的消耗。整个生命过程中约有 100 亿个神经元，每日约消耗 5 万。进化程度最高的皮质和合成神经递质的皮质下区，神经元消耗最严重。人脑重量 20 岁时平均 1 400 g，80 岁时减至 1 100～1 200 g，20 岁时人脑灰质重量占全脑的 45%，80 岁时减至 35%，同时枕部皮质神经元密度降低 48%。随着神经元的减少，神经元之间的突触连接也进行性地断裂而松散。

(一) 脑 衰老和退化主要表现为记忆力的下降，传统的观点认为脑功能减退主要的结构改变是以脑神经元减少为主的脑萎缩，而今的研究发现，脑神经元数量的减少并未如以往观察的那么严重，而神经元退行性改变，如脂质神经鞘膜的退变可造成冲动传导中电压的变化从而影响神经功能，在白质中也观察到神经纤维的减少，推测可能与老年人认知障碍有一定关系。

老年人脑血流和脑氧耗降低，且与神经元减少相平行。健康的老年人维持脑电活动及调节大脑代谢和脑血流的机制尚完好，脑血流对灌流压或呼吸改变的反应仍保持正常。80 岁老人比 20 岁青年的脑血流量约降低 20%，但脑血流的减少与年龄所致的神经元密度改变成比例下降，即单位脑组织的血流供应无明显改变。但对于伴随脑血管病变的老年人如有脑卒中或动脉粥样硬化的患者，脑血管的调节功能减弱，尤其对低氧的反应性降低。

在神经组织中，与合成神经递质有关的酶如酪氨酸羟化酶、多巴脱羧酶、胆碱乙酰化酶等，随年龄增大而逐年减少，同时合成递质的神经元也进行性减少，因此脑内多巴胺、去甲肾上腺素、酪氨酸、5-羟色胺等普遍减少。老年人脑内激素和药物的受体数量减少，亲和力减弱，特别是多巴胺受体对神经递质分子的亲和力降低。例如，自主神经系统的药理特性改变，产生同样作用所需的去甲肾上腺素血浆浓度，老年人比青年人高。大脑和小脑中β受体的数量和亲和力也减低。

单纯的年龄增长所引起的神经系统退行性改变并不妨碍神经系统的正常功能。但老年人常并发其他中枢神经系统疾病如脑动脉硬化、脑梗死等，这些疾病常导致脑功能减退，甚至阿尔茨海默病。据统计全球阿尔茨海默病患者为 1 700 万～2 500 万，65～85 岁老年好发，85 岁以上的老年人患病率为 25%～30%。

衰老的大脑在生化和解剖上存在较大改变，对麻醉药物的敏感性增加，全麻药、镇痛药和镇静催眠药的需要量减少，各种吸入全麻药的 MAC 随增龄而降低。围术期谵妄和术后认知功能障碍的风险增加。

(二) 脊髓和周围神经 30 岁以后脊髓的重量逐年减轻，至 70 岁脊髓的神经细胞大部分出现退行性变，后索及后根变性明显。与此相关，周围神经系统传导速度随年龄增加逐渐减慢，深部腱反射减弱，甚至消失，如老年人的跟腱反射及腹壁反射消失者较多。而病理反射增多。根据定量检测，触觉及温觉的两点辨别觉及震动觉的阈值随年龄增加逐渐升高，尤以深部感觉更为明显。

老年人周围神经纤维也有退化和萎缩。神经束中的纤维数量减少，轴索中髓质减损。因而感觉和运动神经传导速度随增龄而延缓，局麻药需要量相应减少，压力反射及控制激素和酶释放的反馈功能减弱。

(三) 感觉器官 老年人感觉器官呈现退行性改变，包括视觉、听觉、触觉、关节位置觉、嗅觉、外周痛觉、温度觉等阈值均增高，这与周围神经系统和脊髓的退行性改变有关，周围感觉及运动神经的神经纤维数量减少，神经轴突减少，神经胶质增生，传导速度减慢。传入传导通路的传导速度约每年减慢 0.16 m/s，周围运动神经的传导速度约每年降低 0.15 m/s。

1. 视觉　老年人视觉一般均下降，这与感受器的老化和调节能力减退有关。随年龄增加，一般 40 岁以后，角膜及晶体屈光能力发生变化，晶体外包膜变硬，失去弹性，眼的远近调节能力减退，致出现老视眼。若晶体及其包膜发生蛋白质变性，出现混浊，影响视力，即所谓的老年性白内障。老年人暗适应差，当急速进入暗室内时，瞳孔散大迟缓，视网膜边缘细胞功能低下，较年轻人需要更长时间才能适应，看清周围事物。老年人视野随年龄增长而变小。视物模糊导致老年人易跌倒受伤。

2. 听觉　人到老年,对高频音听力衰减。主要由于感受器耳蜗管萎缩,内淋巴畸变,螺旋神经节萎缩。延髓、脑干听觉中枢和大脑皮质神经细胞的退化并萎缩。老年人听力下降,早期往往自己未能觉察。听力下降,交流和反应较差,麻醉前谈话缓慢。

3. 味觉　随年龄增加,到老年期舌表面的味蕾即味觉细胞减少,致味觉感受性逐渐减迟。老年人主要以咸味阈值升高,其他酸、甜、苦阈值的明显改变尚未见报道。

(四) 自主神经系统　老年人自主神经系统同样也经历着退行性改变的过程,出现神经元和神经纤维数量减少,传导减慢,受体和神经递质在数量和功能方面发生改变。自主神经反射的反应速度减慢,反应强度减弱,不易维持血流动力学的稳定。因此硬膜外阻滞过程中,老年人血压和心率波动较大,而相比之下,低位硬膜外的阻滞对交感神经活性的影响较小,但在上腹部手术,由于对交感神经的阻滞,可能发生心动过缓和血压的波动,因此在进行硬膜外阻滞时必须注意提高交感神经的张力。

四、循环系统

老年人心血管系统结构和功能的改变主要表现在其储备能力的下降,某些老年人虽然无明显心血管疾病,在静息状态或轻微活动时可表现为"正常",但当经历麻醉及手术,或遭遇外伤等情况,人体应激反应加大、心脏负荷增加时可表现出心功能不全。

(一) 心脏结构　随着年龄的增长,心脏重量每年增加 1～2 g,人体心肌细胞开始肥大,而心肌细胞数目并未增多,心肌间质容易发生结缔组织增生、脂肪浸润及淀粉样变等改变。正常心脏结缔组织占 20%～30%,随着年龄增长,心肌之间的胶原纤维和弹性纤维增生。脂肪浸润可发生于老年心脏任何部位。心脏传导系统随增龄亦表现为细胞成分减少、纤维组织增多、脂肪浸润。40 岁前窦房结起搏细胞占 70%,以后逐渐减少,到 70 岁后起搏细胞仅占 10%,使心脏自主节律性降低。心内膜和心瓣膜因长期受血流的冲击,胶原纤维和弹力纤维随年龄增生,使心内膜呈弥漫而不均匀的增厚,可出现灰白色斑块,左心腔较右心腔明显。心瓣膜增厚以游离缘最明显,有时呈锯齿状,整个瓣叶硬化,严重影响瓣膜功能。

老年人心肌除收缩功能下降外,随着心室结缔组织的增加,心室壁肥厚,心室舒张功能减退,严重时可发生舒张性功能衰竭,而在临床上常易被轻视,有调查,舒张性心力衰竭占所有心力衰竭患者总数的近一半。导致心室舒张功能减退及舒张性心力衰竭的原因包括左心室肥厚的高血压、缺血性心脏病、肥厚性心肌病和心瓣膜病。由于舒张性心力衰竭和收缩性衰竭在临床上不易区分,所以常忽视其存在,但临床上两种状态的方法有所不同,采用治疗收缩性心功能衰竭的方法常不利于治疗舒张性心力衰竭。鉴别方法之一是心脏超声的检查。

(二) 心率、心律和传导系统　经过筛选的无心血管病老年人,24 h 动态心电图也常可见室上性或室性早搏,1/3 可见多源性室性早搏,4%有短阵室速。老年人还容易发生心房颤动等快速性心律失常。其他常见心电图异常有 T 波低平或倒置,Ⅰ度房室传导阻滞,右束枝或左前半束枝传导阻滞等。

心肌的兴奋性、自律性、传导性和收缩性均减低。由于心脏的顺应性减低,致左室舒张末压较高,对负荷的代偿能力减低,最快心率与最慢心率差变小,静息状态下,老年人心率和青壮年相似,但运动时所能达到的最快心率比青壮年低。最快心率=220－年龄。青壮年应激时主要依靠加快心率和提高射血分数来增加心排血量。老年人肾上腺素能受体数量减少或敏感性降低,应激时虽然儿茶酚胺浓度比青壮年高,心率加快却不如年轻人。老年人对外源性药物的变力和变速反应也明显减低。如用等量阿托品后的心率,老年人每分钟只加快 4～5 次,青壮年则要快得多;用 β 受体拮抗剂后,心率减慢也比青壮年少。

老年人易发生心律失常,多为室上性早搏,可达 93.9%,室性早搏较少约为 44.9%。随年龄增加心电图(ECG)异常发生率为 50%～60%,以 ST－T 出现异常及心律不齐者较多见。

(三) 心排血量　以往的观点,衰老不可避免地产生心排血量进行性减少,但近年在大多数健康老人的研究中发现静息心脏指数下降不能表明心血管衰退,而是机体对于灌注和代谢需要降低的整体适应性反应。老年人心脏储备功能主要表现在其运动时的最大心排血量。在维持正常心排血量方面,青年人主要通过增加心率和心肌收缩力来调节,而老年人则主要依靠 Frank－Starling 机制来维持。20 岁的青年最快心率可达 200 次/min,而 60 岁者约为 160 次/min,老年人运动时血中儿茶酚胺浓度比年轻人高,其心率减慢的最大原因可能与老年人心脏自主神经系统 β 受体应答性降低有关(包括受体亲和力下降和信号传导的改变)。老年人最大心排血量减低 25%,对应激的反应时间延长,使应激下氧供应减少,80 岁老人较 20 岁年轻人有氧代谢能力减低 50%。主要依心脏舒张期末容量来提高每搏量,充盈压上升,左室功能降低,因而对液体负荷的耐受力差,易发生心力衰竭。心排血量减低易导致肾和脑血流减低,加上自身调节机制减弱,围术期易发生重要脏器缺血。

(四) 血管结构与功能　随着年龄增加,主动脉和周围动脉管壁增厚,主动脉壁增厚以内膜增厚明显,40 岁为 0.25 mm,70 岁后可>0.55 mm,中膜也有轻度增厚,动脉硬化程度增加,顺应性下降,从而使血流的阻抗增加，收缩压增高、脉压加大，主动脉扩张性能减退和主动脉脉搏波传递速度增快(从5岁时的4.1 m/s增至65岁时的10.5 m/s)；另一方面表现在主动脉容积增大，管壁增厚、长度延长、屈曲和下垂及主动脉根部右移。80岁老年人主动脉容积较年轻人增加4倍。主动脉压力感受器敏感性下降，对低血容量等应激刺激的反应降低。

静脉增龄性变化有管壁胶原纤维增生、弹性降低、管腔扩大、内膜增厚、静脉瓣萎缩或增厚，因而老年人容易发生静脉曲张。随着年龄增加，毛细血管内皮细胞减少、基底膜增厚、弹性降低、脆性增加，单位面积内有功能的毛细血管数目减少。血管壁变脆，容易损伤出血，动静穿刺操作时应轻柔准确，不然易出血或血管破裂。毛细血管也发生改变，单位面积功能性毛细血管数减少，毛细血管基底膜增厚，外膜原纤维胶原化，毛细血管管腔变小，致毛细血管代谢率下降。

肺动脉压和肺血管阻力也随增龄而升高，无左心室功能异常的老年人，肺动脉压也可能升高到26/11 mmHg，而青壮年则＜20/9 mmHg。故对老年人监测到肺动脉压稍高时，不宜过高估计其临床严重性

老年人整个心血管系统的顺应性降低，循环血容量改变常难以适应。输血补液时需要严格控制补液速度和数量，否则易引起充血性心衰。但是容量不足而补充不及时，也容易发生休克等不良后果。由于老年患者心血管代偿功能减退，麻醉药对循环功能的抑制明显，麻醉和手术期间易发生血流动力学波动，常有低血压或高血压。

五、呼吸系统

维持人体正常呼吸需要有完整的胸廓、胸廓活动所涉及的各关节功能正常以及膈肌功能的正常。脊椎和肋骨的发育到20岁左右停止，30岁后开始老化，椎间盘变性、脱水、萎缩、变薄，随年龄加大，在体重压力下，胸腰椎逐渐压缩，弯曲变性，肋骨从前倾位变为水平位，使胸廓前后径增加，变为桶状胸，这些改变使60岁的老年男性平静呼吸时的呼吸功耗比20岁的年轻人要增加20%。

呼吸肌与其他横纹肌一样，20岁发育成熟，随年龄增长逐渐发生退行性改变，肌纤维成分减少、肌肉萎缩、结缔组织和脂肪组织增生，导致肌肉收缩力下降，降低了收缩效率，膈肌张力、跨膈压、吸气阻力、最大吸气压及呼气压随着年龄增加而明显下降，呼吸道的保护性反射减弱，影响老年人的有效咳嗽，排痰能力低下，任何增加呼吸肌负担或降低其能量供应的因素均可使老年人受到呼吸衰竭的威胁。

老年人上呼吸道的鼻喉黏膜因萎缩而变薄，分泌减少，加温和湿化气体的功能减弱，喉黏膜感觉减退，反应迟钝，喉咽反射和咳嗽反射减弱。老年人气管、支气管依靠软骨支撑，而软骨数量不随年龄而发生改变，故气管、支气管形态能保持基本正常，但黏膜上皮萎缩、增生、鳞状上皮化生、纤毛倒伏、杯状细胞增多等改变可使支气管反应性增高，形成好发喘息的病理基础。

老年人肺组织不断发生退行性变化，肺组织弹性纤维中弹性硬蛋白数量减少和性质改变，使弹性回缩力减弱，形态学研究显示，50岁以上时，呼吸性细支气管、肺泡管和肺泡周围的弹性纤维会发生扭曲和断裂，从而导致老年人肺泡管、肺泡囊、肺泡发生扩张。由于肺泡壁周围弹性组织退变和长期过度通气，肺泡壁变薄甚至断裂，肺泡互相融合，使肺泡数量降低，气体交换面积减少，30岁时肺泡的总面积为70 m^2，而70岁时为60 m^2，下降速度为每年0.27 m^2。同时小气道由于支撑结构的减少而易于塌陷。

老年人的潮气量(TV)与肺总量(TLV)增龄变化不大或者略有减少。肺活量(VC)和补呼气量(ERV)、补吸气量(IRV)随增龄显著下降，70～80岁老年人的VC只有年轻人的40%～50%，残气量(RV)与功能残气量(FRV)随增龄明显增加，最大通气量(MVV)、用力肺活量(FEC)、第一秒用力呼气量(FEV_1)、峰流量(PEF)、最大呼气流量(FEF 75%、FEF 50%、FEF 25%)、用力呼气中段流量(FEF 25%～75%)、FEV_1/FVC等流量指标都随增龄而明显下降，闭合气量(CV)则随年龄增加。老年人由于肺泡总表面积减少气体分布不均、肺血流减少、通气/血流比值失调、生理分流量增加等原因，换气功能也随着年龄增加而减退，表现为动脉血氧分压减低，PaO_2＝[100－(0.4×年龄)] mmHg。平卧时比坐位时可降低10 mmHg，胸腹部手术后动脉血氧分压减低的幅度随年龄而增大。故老年人手术后宜吸入较高浓度的氧，维持24～72 h。

人体具有极其复杂的呼吸调节能力，但老年人对缺氧和高碳酸血症的通气反应随年龄而下降。有资料表明，健康老人(64～73岁)与健康年轻人相比，对低氧的通气反应减少51%，对CO_2的通气反应减少41%。在麻醉状态下，这种问题可得到进一步放大，故需充分重视。由于多种因素影响，术后易发呼吸道感染及呼吸功能不全。

六、消化系统和肝脏

老年人群身体衰弱，口腔门齿松动或脱落，影响消化功能。老年人咽喉反射和吞咽功能减退，同时胃排空时间延长，肠蠕动减弱，因此，麻醉诱导期及恢复期易发生呕吐、误吸，胃肠功能紊乱，胃肠道血流量降低，胃黏膜某种程度的萎缩，唾液及胃液分泌减少，胃酸偏低。同时自身活动减少，膳食纤维摄入不足，长期卧床等原因，常发生便秘，其发生率在老年人慢性消化系统疾病中排位第一，便秘时粪便在结肠内滞留时间过长，

发酵腐败产生大量对人体有害的毒素，机体吸收后导致头晕、恶心、乏力、食欲不振等症状；长期便秘也是结肠癌的一个诱因，且便秘时屏气用力，易使高血压、心脏病患者突发意外。

肝脏是人体内最大的实质性腺体，是体内新陈代谢的中心。它在人的代谢、胆汁生成、解毒、凝血、免疫、热量产生及水与电解质的调节中发挥着非常重要的作用。肝脏具有肝动脉和门静脉双重的血液供应，血流量极为丰富，约占心排血量的 1/4。老年人肝细胞数量减少，肝体积缩小，80 岁时可减小 40%～50%，血流也相应减少。老年人肝合成蛋白质的能力降低，血浆蛋白减少，清蛋白与球蛋白的比值降低。由此老年人肝功能的退行性改变对麻醉药物的代谢以及血浆药物游离含量均有一定的影响。

七、肾脏和水、电解质和酸碱平衡

老年人生理改变及慢性疾病的影响，使水电解质、酸碱平衡的调节受到限制，围术期易发生水电解质、酸碱平衡紊乱。老年男性平均体液总量约占体重的 52%，女性约占 42%，较青年人(约 60%)为少。细胞外液电解质浓度及 pH 与青年人相似，但老年人酸碱平衡调节能力不如青年人。

老年人肾结构及功能均有明显改变，表现为肾体积缩小、肾单位减少、肾小球基底膜增厚、小血管中层肥厚、内膜增厚，因此肾血流量及肾小球滤过率(GFR)均下降。到 80 岁时较青年人肾脏总体积约减少 30%，肾血流量可降低 50%，GFR 降低 50%。老年人肾小管功能也出现下降，其浓缩稀释、酸化尿液功能下降，使肾脏对氢离子的排出、氨的形成及对氢离子的调节方面都受到限制，对药物及其代谢产物的清除延缓。

老年人肾功能一般足以防止尿毒症，但其储备功能较难抵挡严重的水电解质失衡。遇有腹水、充血性心衰、水钠过负荷等引起肾血流改变时，很容易出现肾功能衰竭。低渗性脱水及低钠血症在老人中很常见，老年人肾排水功能较差，肾素-血管紧张素-醛固酮系统反应迟钝、肾单位减少、每肾单位溶质负荷加重可能均是造成其老人储钠功能下降的原因。但由于其 GFR 降低，对急性的钠负荷过重也不能适应，可造成高钠血症。老年人体钾总量虽减少，但血钾正常。低钾血症多见于体力衰弱及食欲减退者，与钾摄入减少有关，特别在手术后，常常要限制患者的饮食，而补钾又不足。应用排钾利尿剂是另一原因，目前使用利尿剂多同时补钾或用保钾利尿剂，因而引起低钾血症已不如过去常见。老年人肾保钾能力亦较青年差，在呕吐、腹泻、利尿、服用肾上腺皮质类固醇或应激情况下较易出现低钾血症。与此相反，应用保钾利尿剂和补钾也可引起高钾血症。当老年患者出现发热、手术后出现高分解代谢等容易导致高钾血症。

老年人肺、肾功能减退，缓冲系统反应削弱，容易出现酸碱失衡、肾血流量减少、GFR 下降、肾小管浓缩功能下降，其代谢废物的排泄需要更多的水分参与，体内的酸性代谢产物易堆积，因此老年人在缺氧时容易出现乳酸酸中毒。老年人对抗利尿激素(ADH)的反应较低，通过高渗盐水试验，青年人血中 ADH 增加 2.5 倍即可使血浆毫渗量从 290 mOsm/kg 提高到 306 mOsm/kg，而在老年人则需增加 40.5 倍的 ADH 始能获同样的效果。老人视上神经核及室旁核(ADH 产生处)常肥大，正常情况下血中 ADH 的浓度高于青年人，ADH 水平约每年增高 0.03 ng/L。在手术、创伤以及应激状态下易出现 ADH 异常分泌综合征，可影响水的排出，使老年人有发生水中毒的危险。

多数药物主要通过肾脏排泄，老年人肾血流量减少，GFR 可下降，肾小管的分泌与吸收功能也同时减弱。因此，凡老年患者使用主要经肾排泄物的常量药物时容易蓄积中毒。由于老年患者肾功能减退，围术期应注意肾保护，预防急性肾损伤。

八、血液系统

血液系统老化主要表现在各种血细胞及骨髓的变化。在衰老过程中血红蛋白仅轻度减少，红细胞平均容量、红细胞脆性及铁蛋白均增加；骨髓红细胞摄取铁减少；白细胞和血小板数量正常或稍低于青壮年；中年以后胸腺、脾脏、扁桃体重量下降，主要是由于淋巴细胞减少所致。此外，胸腺的萎缩和 T 淋巴细胞功能的改变，全身淋巴结中的淋巴细胞和淋巴滤泡也减少；T、B 淋巴细胞发生功能变化，抗原刺激下免疫球蛋白产生明显减少，可能导致中老年免疫功能减退，易发生恶性肿瘤和各种感染。中年以后，血液中的血小板黏附性和积聚性增加，可能是中老年人易发生血栓和栓塞的原因之一。造血的红骨髓容量随着年龄的增长而减少，青壮年在应激情况下黄骨髓可转变成能造血的红骨髓，使机体迅速提高造血功能，而中年以后这种应激能力下降。血浆胆碱酯酶活性减弱，某些此酶代谢的药物作用时间延长。

九、内分泌与代谢

老年人由于胰岛素拮抗或胰岛素功能不全，均会出现糖耐量降低，45 岁以后，静注 25 g 葡萄糖需 90～95 min 代谢至基础水平，而年轻人仅需 65 min。空腹血糖正常者口服或静脉注射葡萄糖后 2 h 的血糖值随年龄增加而升高，且老年人血糖上升时反应性胰岛素释放较慢。因此在围术期对老年人不应静脉输用大量含糖液体。

老年人肾上腺重量无改变，但纤维组织增多，皮质醇的分泌量与排泄量均下降约 30%，肾素浓度及活性明显下降(30%～50%)，导致血浆醛固酮浓度降低。

低醛固酮状态减少钾的排除，同时由于 GFR 下降，钾滤出量减少，使老年人容易出现高血钾。

老年人尤其女性易发生甲状腺功能减退。老年人甲状腺的生理特点表现为：甲状腺重 15～20 g，易发生纤维化、腺体萎缩；甲状腺激素（TH）水平较中青年低；多数研究表明血清三碘甲状腺原氨酸（T3）水平随年龄增加而下降，但大多数在正常范围内；血清甲状腺素（T4）浓度无增龄变化；血清促甲状腺激素（TSH）改变尚存争议；老年人的血脂随着 TH 水平的升高呈下降趋势，但仍高于相同甲状腺功能水平的年轻人。

老年人血钙水平减低，常促使甲状旁腺激素分泌增多，骨吸收大于骨形成，其甲状旁腺激素升高 20%～40%，骨质疏松发生率高。

30 岁以后基础代谢率每年约降低 1%。体热的产生也与之平行下降，老年人体温调节能力降低，血管收缩反应减弱，体热容易丧失过多。麻醉期间要采取保温措施，适当提高室温。输血补液时以及冲洗体腔的生理盐水应加温使用，加强手术期间体温监测。

十、肌肉及骨关节

（一）骨骼肌变化特点 人到中年以后，随着年龄的增长，骨质增生的发生率及程度也逐渐增高。中年后期，四肢的长骨骨端及椎体等处常见骨质疏松，特别是更年期妇女。进入老年期，骨质疏松与增生，以及关节软骨的退行性变，关节囊及韧带的硬化，使得关节活动幅度下降，甚至关节畸形。进入老年期后骨骼成分与青年时期比，也有很大的不同。骨有机成分减少而无机成分增大，韧性降低，脆性增加，与骨质疏松一起，易导致老年人骨折。骨骼变化的同时，肌肉也出现退行性变。肌细胞萎缩，肌力下降，肌肉重量下降；随着年龄增加，肌细胞内水分减少，细胞间水分增加，细胞萎缩，肌肉失去弹性，功能减弱。由于肌组织间纤维组织增生，肌肉呈假性肥大，但功能低。同时肌腱韧带也出现萎缩且僵硬，使肌肉功能进一步减低。

（二）骨关节 骨的生成与吸收中年后出现负平衡，呈骨质疏松改变，表现为骨皮质变薄，骨小梁减少变细，Ca^{2+} 沉着减少。股骨的骨质疏松主要在股骨颈部，大粗隆及粗隆间部。脊椎部分骨质疏松也较明显。随着年龄增加，关节的胶原结构改变，软骨素含量减少，致弹性降低。组织变性，软骨变薄、缺损。关节囊结缔组织增生、韧带退行变及纤维化。导致关节运动及活动范围缩小。

十一、免疫功能

老年期以后，免疫系统的功能逐渐降低。与 T 淋巴细胞产生有关的胸腺萎缩退化，引起免疫功能减退，表现为老年人体质变弱，易发生感染性疾病特别是呼吸道感染如感冒、支气管炎等。这说明机体针对外来抗原产生抗体的能力减弱了。而另一方面，机体对自身抗原产生抗体的能力亢进，血清中自身抗体增加，故中老年人易发生自身免疫性疾病如类风湿、红斑狼疮等。免疫监视机构的识别与清除能力下降，从而使老年人疾病发病率增高。

（一）细胞免疫 T 细胞功能一般首先老化，T 细胞绝对数及相对数均轻度减少或不变，T 细胞功能降低。根据动物实验，老年动物的造血干细胞受电离辐射后恢复较差，说明 DNA 修复酶活性减低。根据以上的变化，提示老年期细胞免疫功能降低。

（二）体液免疫 老年期血清中免疫球蛋白总量无变化，但其各型分布异常，即 IgA、IgG 含量增加，IgM 减少。血清中天然抗体减少，而老年人的自身抗体和单株细胞系免疫球蛋白增加。自身抗核酸、平滑肌、线粒体、淋巴细胞、胃壁细胞和抗甲状腺球蛋白抗体，在老年人的组织中检出率均增加，提示白细胞内免疫功能调节发生紊乱。突出的表现为特异性抗体反应发生障碍，产生抗体的细胞总数及所产生抗体的总量并未见显著改变。此外，老年人对一般皮肤试验的抗原及迟缓皮肤过敏试验的反应均差。

十二、皮肤与毛发

老年人皮肤干燥且皱纹多，这是由于皮脂腺分泌减少、皮肤失水、皮下脂肪及弹力组织减少所致。40 岁后，皮肤出现老年斑、白斑等。且随年龄增加而加重。皮肤血管对外界温度改变的舒张及收缩的适应能力减弱。毛发变细且脆，逐渐由于色素脱失变灰或白。一般粗发易变白，而细发易脱失。

第二节 老年人心理方面问题

老年人常见以下几类心理问题（psychological problems）。

1. 焦虑紧张 随着年龄的增长，老年人躯体各器官功能减退，易患许多慢性疾病，由于对身体健康问题的担忧，常紧张不安，甚至夜不能寐，食欲不振，机体抵抗力下降，更容易患躯体疾病，造成恶性循环。

2. 抑郁 由于离、退休后，社会角色的转变，一时难以适应。

3. 沟通障碍带来人际关系紧张　老年人脑组织萎缩,脑细胞成长的减少、脑功能的减退而造成智力水平相应的下降,记忆力随之减退,性情上也变得敏感,人际关系相对紧张,与周边人群的交流也不顺畅。

老年人常伴随健康问题,对于老年患者来说对疾病常出现否认心理,主要怕遭到儿女们的嫌弃而不承认自己有病,常导致不安和焦虑心理;此外老年人平素性格固执,病后更是固执己见,不愿听从于他人意见,甚至拒绝治疗和护理;部分老年患者,内心世界悲观,认为自己不久将离开人世,他们对许多事均力不从心,加上退休后社会角色的改变、社会和家庭地位的变化,使他们产生自卑感。与青年人相比,老年人在情感障碍和心理异常方面的发病率较高。

老年患者因疾病需要麻醉和手术时,思想顾虑较多,同时老年人对事物反应缓慢或迟钝,尤其是慢性病或有脑血管病患者可能存在认知障碍,麻醉前应仔细询问病史及服药情况,耐心解释,尽可能消除思想顾虑,必要时可由家属陪伴,以取得老年患者合作。

第三节　药代学和药效学改变

老年人常并存多种慢性疾病,用药时间较长,用药种类较多,由于老年人肝、肾功能衰退,对药物代谢、清除能力差,易发生药物不良反应。

老年人肠黏膜随增龄逐渐萎缩,上皮细胞减少,肠道吸收面积减小,但由于肠黏膜面积巨大,所以老年人服药后吸收速度可能减慢,但吸收的量基本不变。老年人肠蠕动减慢,药物在肠道内的停留时间延长,使某些药物的吸收延迟。抗组胺类药、三环抗抑郁药、抗毒蕈碱类、类鸦片活性肽等药物抑制胃肠蠕动,故本类药物的吸收较缓慢,同时也会延迟其他与之同服药物的吸收。由于老年人组织血流灌注减少,经皮肤、黏膜给药或经皮下及肌内注射给药,药物吸收将减少。因此,在救治老年危重症患者时,亦应首选静脉给药。

健康老年人其血浆白蛋白水平随增龄而降低。处于患病(尤其是各种感染性疾病、恶性肿瘤等)状态的老年人更易发生低蛋白血症,而且老年人常因并存多种疾病,用药种类多,多种药物之间竞争与白蛋白结合,这些因素都会导致老年人药物的蛋白结合率降低,而使游离药物浓度增高,进而产生毒副反应,这些因素对血浆蛋白结合率高的药物的影响会更大。性别、营养状态可能也是影响药物血浆蛋白结合率的生理因素。

药物的分布和排泄随增龄而显著改变,老年人药物的排泄半衰期明显延长。老年人蛋白结合减少,脂肪的百分比增大,分布容积增大,使药物半衰期延长和苏醒时间延长。老年人肝肾功能往往减退,从而削弱对药物的代谢和排泄能力,使半衰期延长。因此老年人用药时要充分评估其机体状况,尤其是肝、肾功能,合理选择药物,避免不利的相互作用,酌情减少剂量调整用药间隔,密切随访观察,必要时进行药物浓度监测从而避免或减少不良反应的发生。老年人脑内激素和药物的受体数量减少,亲和力减弱;递质合成速率减慢,神经组织中合成递质所需的酶随增龄而减少,脑内递质浓度降低。一般认老年人对麻醉药、镇痛药和镇静催眠药的需要量减少,各种吸入麻醉药的 MAC 随增龄而降低。老年人生理变化对麻醉药及麻醉辅助药的影响见表 86-1。

表 86-1　老年人生理功能的改变对麻醉药药效的影响

麻醉药物	生理功能的变化	药效的变化
诱导药		
硫喷妥钠	分布容积下降	所需剂量变小
依托咪酯	中枢神经的变化	作用时间延长
丙泊酚	心排血量分布的变化	
阿片类药		
吗啡	分布容积下降	使用初期药物血浆浓度增加
芬太尼	肝血流量下降	作用时间延长
阿芬太尼	中枢神经的变化	所需剂量变小
苯二氮䓬类		
地西泮	肝细胞数量及血流量下降	作用时间延长
咪达唑仑	中枢神经的变化	所需剂量变小
骨骼肌松弛剂		
非去极化肌松剂	神经萎缩	剂量无变化或增加
去极化肌松剂	肝和(或)肾血流量下降	作用时间延长
	男性血浆胆碱酯酶浓度下降	男性所需剂量变小
吸入麻醉药	中枢神经的变化	所需剂量变小

临床上,老年人对各种麻醉药物的耐受性和需要量均降低,随年龄增长,相对的 ED_{50} 进行性下降。麻醉药需要量改变的速率是与大脑皮质神经元的丢失速率

和皮质神经元密度降低速率相平行的，也与脑代谢率绝对值下降、脑血流绝对值下降和与年龄有关的神经递质活性降低、有关受体的减少相平行。根据以上特点，老年人药物清除减慢，药物作用时间延长，对药物的敏感性增加，容易出现不良反应，因此对老年人用药应酌减剂量，加强监护，制定个体化用药方案，必要时采用滴定(titration)的方法。

（谢 红 倪 勇 曹建国）

参考文献

[1] Mary Faut. Caring for our aging population[J]. Orthopaedic Nursing, 2011, 3: 225-228.

[2] Barnett, Sheila R. Geriatric anesthesia[J]. Anesthesiology, 2007, 107: 1041-1042.

[3] Lamar, Melissa, Zonderman, et al. Contribution of specific cognitive processes to executive functioning in an aging population[J]. Neuropsychology, 2002, 16: 156-162.

[4] Rossi A, Burkhart C, Dell-Kuster S, et al. Intraoperative cerebral perfusion, autoregulation and oxygenation: a comparison between young and elderly patients under general anesthesia[J]. European Journal of Anaesthesiology, 2011, 48: 108-111.

[5] Terrando, Niccolo PhD, Brzezinski, et al. Perioperative cognitive decline in the aging population[J]. Mayo Clinic Proceedings, 2011, 86: 885-893.

[6] Levine, Wilton C, Mehta, et al. Anesthesia for the elderly: selected topics [J]. Current Opinion in Anaesthesiology, 2006, 19: 320-324.

[7] Aubrun, Frederic MD. Management of postoperative analgesia in elderly patients[J]. Regional Anesthesia & Pain Medicine, 2005, 30: 363-379.

[8] Siegel, Judith M, Kuykendall, et al. Loss, widowhood, and psychological distress among the elderly [J]. Journal of consulting & clinical psychology, 1990, 58: 519-524.

[9] Baborie A, Griffiths TD, Jaros E, et al. Pathological correlates of frontotemporal lobar degeneration in the elderly [J]. Acta Neuropathol, 2011, 121: 365-371.

[10] 陆惠华. 实用老年医学[M]. 上海：上海科学技术出版社，2006.

第八十七章 老年患者麻醉前准备和并存症处理

老年患者由于生理功能减退，可能合并多种疾病，这些并发症多发生于心、脑、肺、肾等重要脏器，尤其是并发的心血管疾病，可使患者对麻醉和手术的耐受能力大为降低，导致围术期并发症率和病死率增加。引起老年患者死亡的常见原因有心力衰竭、心搏骤停、脑血管意外等，麻醉选择或处理不当会增加风险。因此，老年患者麻醉（anesthesia for geriatric patients）前的准备与评估显得非常重要。但大多数的证据显示常规检查并不一定需要，检查应根据患者的病史、手术的性质和现有的症状等个体化临床状况重点进行。

第一节 麻醉前评估

随着平均寿命的增加以及麻醉安全性的提高，接受外科手术的老年患者日益增多。麻醉手术前评估的目的是：① 根据流行病学资料进行手术风险评估。② 提供手术成功与否的有效资料。③ 制定术前干预并发症的措施。

对老年患者的麻醉和术前评估（preoperative evaluation）必须把握：① 高度警惕衰老引起的常见疾病。老年人常见疾病对麻醉管理有重要影响，需要明确诊断和特殊监护。② 将患者作为一个整体，仔细评估各器官系统的功能储备，预测患者对手术麻醉的应激能力。根据患者、手术、麻醉三方面的危险因素评估患者的风险。对于65岁以上的老年患者，有四项因素影响其预后：① 年龄。② ASA分级。③ 急诊或择期手术。④ 外科手术类型。一般情况下，危险因素越多、程度越重或其性质越严重则风险越大。

一、麻醉手术前评估

（一）麻醉前访视 老年患者通常有听觉和视觉障碍。术前访视时需减慢语速，尽可能不使用专业术语与老年患者沟通。麻醉前访视包括患者的全身状况及心、肺、肝、肾等重要器官的功能，以及中枢神经系统和内分泌系统的改变。同时实验室检查，病史和体格检查也非常重要。对患者全身状况评估，及早对异常状态进行治疗。老年患者的常见疾病可对麻醉有显著影响，与年龄相比，麻醉相关的风险与并存病症更为重要，因此术前需要评估患者全身情况。糖尿病和心血管疾病在老年患者中很常见，肺部并发症是患者术后死亡的主要原因，术前必须了解和改善患者的肺功能。注意老年患者通常合并的抑郁、营养不良、长期卧床以及脱水等。确定老年患者的认知障碍状态，因为认知障碍可能导致预后不良和围术期死亡率增加。

（二）手术类型 应该根据外科手术损伤程度的大小，对老年患者进行适当的术前评估。不同手术的部位、手术时间和失血量的麻醉手术风险不同，颅脑、心胸和腹部大手术以及失血量较多的手术麻醉和手术风险较大。

（三）用药情况 与其他年龄段患者相比，老年患者通常服用多种药物。年龄>65岁的患者，90%至少服用一种药物，40%服用5种或5种以上药物，12%～19%使用10种或更多的药物。因此必须考虑各种药物的不良反应。了解患者的处方药用药史，以及目前的用药情况，包括中草药、保健品和滋补药。了解药物的相关作用以及药物的相互影响。尤其是长期使用药物的围术期调整至关重要，如一些抑制素（inhibin）和β受体拮抗剂等。如术前长期服用抑制素他汀类药物的老年患者，术后间断他汀类药物治疗是个严重的隐患（尚无静脉注射剂型），特别是血管手术患者。血管外科手术的患者围术期应用抑制素能够改善患者术后心血管不良事件的发生率，减少血清脂质和炎症因子的水平。此外，心脏手术患者术前应用抑制素还能减少急性肾衰的发生率。然而也有研究认为术前应用抑制素会增加老年患者谵妄的发生。美国心脏病学会（ACC）建议围术期不停用β受体拮抗剂。认为非心脏手术术前使用β受体拮抗剂能降低术后心肌梗死发病率。

二、风险评估

手术危险性与年龄（>65岁）、患者全身情况（ASA分级）、手术类型（急症与大手术）及是否有并发症有关。

(一) 年龄 高龄对手术预后、风险评估、并发症均有影响。早期研究认为，高龄增加了更多的危险，麻醉并发症和围术期死亡率均随年龄增长而增高，老年患者围术期并发症发生率和病死率高于青壮年。不同类型的手术，90 岁以上患者的围术期死亡率为 0%～20%。例如，髋部手术后，90 岁以上患者的围术期死亡率较高。但年龄并非影响患者围术期死亡率的唯一因素。对 75 岁以上患者进行的研究表明，尽管最初死亡率较高，但该人群的整体存活率接近年龄相当的普通人群。将 90 岁以上患者的病死率和病残率与年龄、性别、生理年龄等同的普通人群相比，观察 5 年生存率并与预期生存率相比发现，患者的 1 年生存率会降低，2 年后升高。百岁以上年龄的老年患者中，48 h、30 d 和 1 年死亡率分别为 0%、16%和 35.5%。接受手术和麻醉的百岁老人同年龄、性别、生理年龄相当的普通人群相比，其生存率和未经历手术的百岁老人的预期生存期相当。当然，这需要考虑生理年龄，而非单纯时间年龄。老年患者风险增大的原因，主要是年龄相关性疾病，其次才是增龄引起的多器官功能减退。

(二) ASA 分级 是对并发症和身体条件的总的术前评估，ASA 评估的最初目的是围绕患者的身体状况，不主张使用手术风险。1 级为正常健康患者；2 级为轻微系统疾病；3 级为严重系统疾病，功能在代偿范围内；4 级为严重系统疾病，功能失代偿，面临生命危险；5 级为濒临死亡，无论手术与否难以维持 24 h。实际上 ASA 评估是准确可靠预测围术期死亡率的方法之一。有研究证实术后并发症的最高比值比(OR)与 ASA 分级增加有关。ASA 4 级预示的发生围术期并发症的 OR 是 4.26，ASA 3 级的 OR 是 2.24，ASA 2 级的 OR 是 1.5。一项把 10 项患者特点作为死亡率预测因素的研究得出 ASA 分级是最强的预测因子，ASA 每一级相关的校正后 OR 是 1.9。

(三) 急诊或择期手术 对于非心脏手术的患者，急诊手术是术后并发症的独立预测因素。术前生理状态较差或术前准备不充分对预后都有很大影响。急诊手术带来许多特殊问题，如随衰老出现机体组成和代谢需求的变化、疾病的非典型症状、呼吸循环系统改变和水电解质紊乱等。急诊手术的风险比择期手术大，因为急诊患者往往病情较重，而且缺乏足够的时间对病情进行充分的评估和治疗准备。

(四) 外科手术类型 一般而言，手术死亡率随年龄增加而增加，但不同手术类型的结果变化较大。因此，Goldman/Detsky/Lee 心脏危险指数，死亡率和并发症发生率的生理学和手术严重性评分(POSSUM)和 ACC/AHA 指南等一些风险评价把手术因素作为一个重要的决定因素。高危手术包括主动脉及大血管手术、外周血管手术及大量液体转移和血液丢失造成的手术过程延长；中危手术包括胸腹部手术、整形手术、前列腺手术、头颈部手术及颈动脉手术；低危手术包括内镜、白内障及乳腺手术。有研究表明，腹部动脉瘤修补术、胸部手术及上腹部手术，这些高风险大手术与老年患者肺部并发症的发生率密切相关。很多老年患者疾病需要接受手术治疗，随着技术进步和设备的发展，许多手术的死亡率和并发症发病率已明显下降。

三、麻醉前用药

老年患者对麻醉药物的耐受性降低，药物作用时间延长，麻醉前用药剂量约比青年人减少 1/3～1/2。对于紧张的患者，术前晚可给予镇静催眠药。麻醉性镇痛药容易产生呼吸、循环抑制，导致呼吸频率减慢、潮气量不足和低血压，只有当患者术前存在明显疼痛时才考虑使用阿片类药物。老年人对镇静催眠药的反应性也明显增高，易致意识丧失而出现呼吸抑制，应减量和慎重使用。一般宜用咪达唑仑 3～5 mg 肌注，少用巴比妥类药。也有主张麻醉前只进行心理安慰，不应用镇静催眠药。阿托品有利于麻醉的实施和调整心率。如患者心率增快、有明显心肌缺血时应避免使用，可用东莨菪碱代之。然而东莨菪碱常出现的兴奋、谵妄，对老年人一般属于禁忌，应酌情慎用。老年患者通常唾液腺萎缩多不需要使用抗胆碱能药物。麻醉前使用东莨菪碱、阿托品等抗胆碱能药物，易使老年患者感到口干不适、眼压升高等。因此，除非有明确指征，应尽量避免使用。H2 受体拮抗剂可以减少误吸的风险，常用的 H2 受体拮抗剂有西咪替丁、雷尼替丁、法莫替丁和尼刹替丁等，但应注意在具体使用中要掌握适应证，严格用药剂量及防范不良反应，还应重视避免种种不恰当的联用，以使用药更加安全、有效。

第二节 术前特殊问题

一、术前功能水平和活动水平

术前评估独立能力和生活能力的最好筛查工具是询问患者的日常生活活动能力和工具性日常生活活动能力。前者代表的是每日自我护理的身体活动能力，后者代表的是更复杂的任务。这些筛查表可以具体描述某人目前的生活能力。一段时间后再使用时可以作为某人生活能力改善或恶化的资料。对于麻醉医师而言,全面的生活能力评估可能是一项很繁重的任务,可以采用重点突出的方法。如社区老年患者整体活动能力的最好预测因子是行走能力的自我感觉,即使他们能力和活动性已经存在困难。整体活动能力包括行走、保持平衡、从椅子上站起。尤其重要的是上楼梯和走 800 m 的能力。行走能力的自我感觉对评估很重要,可以预测老年患者的围术期死亡率。

二、认知功能障碍

痴呆在老年人群中很常见,术前认知功能障碍患者术后恢复较差,死亡率也较高,故痴呆是术后谵妄的预测因子。就麻醉方法的选择而言,全身麻醉是否会加速痴呆还存在争论。术前评估时,可以应用简易心理状态测试表(MMSE)检测认知功能的 5 种能力,即定向力、即刻记忆、注意力和计算能力、短时记忆和语言能力,进行快速筛查认知功能的基本情况。同时,通过与患者家属交流也可以获知其认知功能和日常生活,但患者的基础教育评分对 MMSE 评分有较大影响。另一种评估方法是迷你认知评估法,相对来讲不受以前教育程度和语言表达方式的影响,但其只能评估患者是否有阿尔兹海默病,而不能评估其严重程度。

三、营养不良

老年人的营养状况是术前评估中常被忽视的问题,住院老年患者营养不良的发生率相当高,>40%。营养不良使得患者住院时间延长,并发症发病率和死亡率增加。多数营养不良的定义可根据实验室检查、病史和体格检查确定。对麻醉和手术有重要意义的是住院患者有热量摄入降低的病史,出现低白蛋白血症和低胆固醇血症。主观全面营养评估法就是采用典型病史和体格检查的相应特征把患者分为 A 类(营养良好)、B 类[中度(可疑)营养不良]、C 类(严重营养不良)。这与一些简单的实验室指标联合使用成为术前麻醉评估的最佳工具。

四、慢性疼痛

慢性疼痛的发生率高,远超过急性疼痛。但常不被重视,因随着年龄的增长,患者或多或少会合并头痛、关节痛及腰腿痛。评估慢性疼痛可以指导围术期镇痛药的应用。多种原因造成老年患者慢性疼痛的管理困难,特别是患者认知功能以及疼痛相关行为学的改变与痴呆和(或)抑郁的行为学改变相互重叠。有研究发现痴呆患者疼痛更为明显,但与认知正常的患者相比,其需要的镇痛药的数量减少。急性疼痛和慢性疼痛复合使得疼痛治疗管理更为复杂,麻醉医师术前需要了解患者的疼痛情况,告知患者术前应用何种药物。并与此类患者的手术医师相互沟通,确立最佳的治疗方案,及告知术后可能发生的情况。

五、虚弱

虚弱是生理储备的丧失,使得患者在应激或用力后易出现无力。虚弱包括不能耐受体育锻炼、不能活动、乏力、体重减少、肌肉消耗或经常摔倒。虚弱患者比同龄人更可能收治入院、摔倒、病残和死亡。

六、其他

老年患者抑郁的发病率也很高,抑郁可能会引起术后谵妄,使得住院时间延长,影响术后的生活质量,而且围术期应该持续应用抗抑郁药物。长期卧床患者会影响心肺功能,增加围术期发生深静脉血栓的风险。脱水可由高钠血症引起,常合并感染,如肺炎和泌尿系统感染。酗酒常引起各种意外和并发症,也是心脏手术后肺炎的重要预测因素。

第三节 老年患者并存症的处理

麻醉前需要全面评估患者的身体状况,包括将施行手术治疗的疾病和其他并存疾病,了解各系统的功能状态、精神状态和营养状态,以及复合用药对围术期患者可能产生的影响。使患者的身体状况在麻醉前能调整达到最佳状态,以预防围术期并发症和减少手术麻醉的风险。

一、心血管系统疾病

心血管疾病是导致老年患者围术期死亡的主要原因。充血性心力衰竭失代偿、严重心律失常、严重瓣膜病变以及急性心肌梗死对患者围术期的威胁最大。遇有这种情况,通常应暂停或延期手术,先对心脏病进行详尽的检查,使病情得到适当控制后再行麻醉手术。对 3 个月前心肌梗死史、充血性心力衰竭史、心绞痛或糖尿病等中度危险因素的老年患者,如手术较大且心功能较差,应进行运动试验、药物激发试验、同位素心肌灌注显像和心脏彩超等检查。必要时可作冠状动脉造影,以明确疾病情况以确定手术与否。对于一般的心电图异常、异位心律、心功能减退、高血压和卒中病史，手术前也应积极治疗控制。

对老年患者而言，可用普通日常活动的代谢当量(MET)衡量评估日常功能。1 MET相当于体重70 kg的40岁男性静息状态的氧耗量。静息时无不适为1 MET；自行穿衣、进食和上厕所为2 MET；在室外或室内散步为3 MET；以每小时4 km左右的速度走200～500 m平路，或能做轻便家务如擦灰尘和洗碗碟为4 MET；能上一两层楼梯或登小山坡约为5 MET；以每小时6.4 km的速度走路约为6 MET；能短程小跑为7 MET；从事较重如拖地板或搬家具为8 MET；参加保龄球、跳舞等中度体育活动已达9～10 MET；参加剧烈体育活动如游泳、打网球、踢足球、打棒球则>10 MET。临床上可以通过询问患者的日常活动能力来估计其心脏功能状态。通常分为优良(7 MET以上)、中等(4～7 MET)、差(4 MET以下)。

(一) 冠心病 冠心病(coronary artery disease)是老年患者中常见的并发症。作为病史的一部分，应确认患者既往的心肌缺血、心绞痛或心肌梗死发作史；冠脉介入手术如溶栓、血管成形、支架或冠状动脉旁路移植术史；以及目前的服药和过敏史。还应当包括运动试验结果、24 h动态心电图检查和冠状动脉造影等。麻醉医师应该关注围术期心肌缺血对预后的影响和如何防止围术期心肌缺血。术中心肌缺血与心率过快关系最大，其次与血压波动、冠状血管痉挛有关。术后院内心肌梗死常与术后血流动力学紊乱、疼痛等其他应激反应，及其激活的凝血机制改变有关。围术期心肌缺血者其术后的心肌梗死、肺水肿及死亡率均增加。冠心病患者，增加心肌氧供的关键就是保持适当的心率、收缩压、血红蛋白含量和氧饱和度。

冠心患者多长期接受内科治疗，应全面了解患者术前用药情况并考虑其对麻醉手术的影响，如麻醉前用β受体拮抗剂、硝酸盐、钙通道拮抗剂、阿司匹林、他汀类药物治疗以及运动和饮食疗法等情况。β受体拮抗剂通过减慢心率、控制动脉收缩压及心肌收缩力来降低心肌耗氧量，并通过延长心室舒张期时间，增加心内膜下及梗死心肌组织的灌注来增加氧供而起作用。服用此类药物的患者如需增强心肌收缩力和提高心率，可用交感神经兴奋药或解迷走药。钙剂和胰高血糖素常能有效地加强心肌收缩力。硝酸盐主要使全身静脉扩张，减小左心室舒张期末容量和心肌需氧量，静脉滴注则可促使冠状血管扩张，抑制冠状血管痉挛，改善依靠侧支循环灌注的心肌血液供给。钙通道拮抗剂通常减慢心率、降低心肌收缩力、传导速率，以及降低周围血管和冠状血管的张力。钙通道拮抗剂与β受体拮抗剂同时使用时，若再使用吸入麻醉药，可出现叠加的心肌抑制作用。术前服用洋地黄者应详细了解用药情况和血清钾情况，尤其是长时期应用利尿药患者。洋地黄用药期间低血钾易发多源室早和室上速等异常心律，影响心脏功能。

对于有冠脉支架的患者，必须了解支架的放置时间、类型，以及位置。近期放置支架的患者，会增加围术期出血和再狭窄的风险。抗凝和抗血小板治疗增加出血危险。4周内行支架植入的患者禁行择期手术。不建议手术前预防性地放置支架，因为这并不能改善心脏病患者非心脏手术的预后。对于放置药物支架不足一年的患者，不推荐进行择期手术，因为围术期停用抗血小板药物会增加血栓的风险。氯吡格雷、噻氯匹啶等抗血小板药物常规术前7 d停用，考虑到不同人群对氯吡格雷反应性不同，如有可能应监测血小板功能以决定何时停药。ACC/AHA指南中强调了围术期无需停用阿司匹林。

术前过度紧张可通过交感系统兴奋而增加心肌耗氧量。因此，冠心病患者术前用药很有必要。对心功能正常者可应用吗啡5 mg、东莨菪碱0.3 mg以提供良好的镇静遗忘作用，紧张者可加用苯二氮䓬类药。心功能欠佳患者术前药宜减量慎用。通过与患者融洽的术前交流，亦可减轻其焦虑。理想的麻醉前用药应使入手术室呈嗜睡状态，无焦虑、无紧张、表情淡漠、对周围漠不关心；心率<70次/min，血压较在病房时低5%～10%，无胸痛、胸闷等心血管症状。必要时给予吸氧、投以适量的β受体拮抗剂、钙通道拮抗药或硝酸甘油口服。长期服用的药物应当坚持服用至术晨，避免因撤药引起心动过速、异常高血压及冠状动脉痉挛，但应注意这些药物与全麻药协同作用所引起的严重低血压。全麻诱导要尽量避免冠脉灌注压降低和心肌耗氧量增大。气管插管时维持适度的麻醉深度，同时保持血压平稳。也可以根据诱导中的具体情况，辅以局麻药或血管活性药物。麻醉期间进行连续心功能监测。

(二) 心律失常 缓慢性心律失常，特别是合并有眩晕、晕厥史的患者，需要安装起搏器。一般心动过缓患者，如心率<50次/min，术前可先考虑作阿托品试验，采用阿托品0.02～0.04 mg/kg，在1 min内静注完毕，记录Ⅱ导联心电图5 min内最快、2 min、3 min、4 min、5 min、10 min、15 min、20 min的窦性心率。阳性标准为用药后窦性心率≤90次/min，可辅助诊断窦房结功能低下或病态窦房结综合征。伴有前列腺肥大和青光眼的老年患者禁忌阿托品试验。

术前体检若室性期前收缩>5次/min，则应考虑与围术期心脏并发症相关，需要关注其潜在的心脏器质性疾病可能，并进行抗心律失常治疗。预激综合征患者应当尽量避免使用交感物质和其他血管活性物质释放，避免心动过速的发生。对于频繁发作的预激综合征，如果不能以药物有效控制时，应先行预激综合征射频消融治疗。

房颤作为老年患者中常见的持续性心律失常，发病率随年龄的增长而升高。对有阵发性房颤伴快速心室率的患者，控制心室率异常重要，同时还需防止左房血栓脱落，改善预后提高生存率。

(三) 高血压 术前询问病史时，应该了解患者高血压的严重程度、持续时间、目前用药及是否有并发症。高血压患者总血容量减少、脱水或失血时容易发生低血压。而且肾功能不全、充血性心衰、脑血管意外的发生率增高。高血压伴冠心病的患者在血压波动时容易发生心内膜下心肌缺血。手术麻醉前需要评估平时的血压波动和药物控制程度。虽然血压恢复正常时再行择期手术较好，但是由于患者的脑血流自主调节功能已经发生改变，保持心、脑灌注相对稳定所需的平均动脉压要比正常生理值高出 20～30 mmHg，血压过度降低会影响这些重要器官的灌注。所以应针对不同个体作出是否延迟手术的决定，如综合考虑术前血压升高的严重程度、合并心肌缺血、心室功能不全和脑血管或肾脏并发症的可能性，以及外科手术性质等。抗高血压药物应持续应用至术晨，但必须注意常用降压药物对麻醉期血流动力学的影响。利尿药不仅可进一步减少高血压患者的血容量，还可引起低血钾；中枢作用降压药可减少麻醉药的用量；解交感药可减弱循环系统对失血和麻醉抑制的代偿能力；应用β受体拮抗剂可消除低血容量、麻醉过浅和高碳酸血症时的心率加速反应。平时血压越高，麻醉中血管扩张或心肌抑制时越容易引起低血压，且其程度越严重；在浅麻醉下气管插管或受其他刺激时也容易血压升高。总之，高血压患者围术期的血压容易波动。当术前舒张压高达 110 mmHg 时应暂停手术，并及时控制血压。

(四) 心脏起搏器 有许多老年患者体内携带起搏器或植入型心律转复除颤器(ICD)。与一般心脏起搏器不同，ICD 主要是针对室性快速心律失常，而不是严重的心动过缓或心脏停搏。其释出的能量比心脏起搏脉冲高出百万倍。目前的 ICD 系统不仅识别和治疗快速的心律失常，也具有支持性抗心动过缓起搏功能。对于这些患者，术前需仔细评估其心率调控装置，是起搏器还是 ICD，具体型号、安装原因、该装置目前状态及其他相关信息。

术前充分准备，提高患者的安全性。在和心内科医师仔细沟通后，还需判断手术过程中是否存在电磁干扰，以及是否需要重新设置心率调控装置，停止某些特殊程序，或将装置转换至非同步模式等(详见第一〇七章)。当然最好是保持麻醉平稳，使得心脏调控装置无需启动。

二、呼吸系统疾病

老年患者术前已有肺部疾病的比例很高，围术期风险主要源于术后肺部并发症。麻醉前评估应查找危险因素，如吸烟、肥胖和原有呼吸疾患等。麻醉医师应采取措施以减少围术期患肺部疾病的风险，包括戒烟、改善肺部情况、调整呼吸参数、防止误吸、预防缺氧以及术后镇痛等。若有急性呼吸系统感染，应暂停手术，先进行抗感染治疗。75 岁以上的老年患者麻醉前应常规进行胸部 X 线检查。宜行肺功能检测和动脉血气分析的情况包括大量吸烟史、咳嗽或呼吸困难、70 岁以上、肺部疾病史、有术后并发症史、肥胖、胸或腹腔内手术，以及严重神经肌肉或胸壁疾病。

(一) 慢性阻塞性肺病 慢性阻塞性肺病(chronic obstructive pulmonary disease，COPD)患者最易发生围术期肺部并发症。通常以肺功能测定中的呼气流速来判断 COPD 的严重程度。例如成人第一秒用力呼气容量(FEV_1)＜2 L，或第一秒用力呼气容量占肺活量之比(FEV_1/FVC)＜65％为中度危险；若 FEV_1＜1 L，FEV_1/FVC＜45％，最大通气量(MVV)小于预计值的 50％，动脉血二氧化碳分压($PaCO_2$)＞45 mmHg，则表示存在严重 COPD，手术麻醉风险极大。

COPD 的治疗包括应用β肾上腺素能药物、副交感神经拮抗药、全身应用或吸入皮质类固醇激素和白三烯拮抗剂等。上述药物可能与麻醉药物发生相互作用，如果使用不当既不能发挥最大疗效，还会出现不良反应。所以，术前评估应了解患者的用药方案及疗效。长期应用激素治疗者，术前要减低用量；长期服用茶碱和吸入支气管扩张药物的患者应一直服用至术晨。术前积极治疗呼吸道感染与戒烟可减少呼吸系统并发症的发生。C 反应蛋白和白细胞升高及咳痰的患者应延期手术。麻醉前发现 COPD，应用支气管扩张剂喷雾治疗，以及麻醉前数小时和术后 48 h 内使用适量的肾上腺皮质激素，可减少围术期支气管痉挛或哮喘的发作。这类患者在静息时通常感觉尚好，故必须检查运动时的情况或进行肺功能测定，以了解支气管痉挛的真实程度。尽管 COPD 患者术前治疗效果并不佳，但应进行干预，纠正低氧血症、缓解支气管痉挛、排出分泌物和控制感染，以减少术后并发症的发生。焦虑可引起呼吸频率的增加，导致肺的过度通气，所以术前用药应包括小剂量的抗焦虑药物。术后注意监测动脉血气、吸氧，应用支气管扩张剂和皮质激素治疗，帮助排痰，避免液体过负荷等。

(二) 限制性肺病 患者的呼气速率保持较好，故能有效地咳嗽排痰，对麻醉与手术的耐受力相对较好。术前呼吸功能的临床评估、肺功能测定和动脉血气分析三方面能了解患者术前的呼吸情况。神经肌肉疾病和胸壁疾病影响呼吸和咳嗽能力则增加麻醉风险。一般来说，肺活量在预计值的 50％～75％、最大吸气压在 15～30 cmH_2O、MVV 在预计值的 50％～75％，其术后呼吸系统并发症的危险为轻中度；如果肺活量低于预计值的 50％、最大吸气压＜15 cmH_2O、MVV 低于预计值的 45%、$PaCO_2$>45 mmHg,则发生术后肺不张、呼吸功能不全和脱机困难等问题的概率很高。

对限制性肺病患者,麻醉前准备的关键,首先是改善肺功能,增加呼吸储备能力,包括术前戒烟至少 4 周,行抗炎排痰治疗,进行深慢呼吸的协调训练等;其次是针对原发病,如重症肌无力的特殊术前准备以及困难气道的处理。

三、中枢神经系统

老年患者随着年龄而产生的全身各系统退行性变,使得中枢神经系统和周围神经系统的改变可能会影响到术后早期和随后恢复阶段的功能。术前评估的目的就是评估其大脑的储备能力,除了病史和体格检查外,神经系统的检查也很重要。包括评估谵妄和认知功能水平,包括是否现存谵妄状态、评估卒中危险因素和患者以往的自主神经系统功能。认知功能水平和卒中的发生是平行的,可通过常规的术前病史和体格检查,评估卒中危险指数。

(一) 脑血管病 老年患者常有不同程度的脑血管病(cerebrovascular disease),从渐进性的颈动脉疾病到短暂脑缺血发作,再到明显的卒中和多发性脑梗死性痴呆。必须认识到患有脑血管病的患者常同时合并高血压、糖尿病。因此,这类患者手术麻醉前应对其神经系统、心血管系统和肾功能进行详尽的评估。对于卒中,应该明确卒中的类型、神经功能缺损的表现、残留损害的程度。常见血栓性卒中,多为动脉粥样硬化的患者,并同时伴有高血压、脂血症、糖尿病、冠状动脉疾病和肾损害。出血性卒中一般是由于高血压、动脉瘤破裂或动静脉畸形。

必须警惕心血管疾病和脑血管疾病之间可能发生的相互作用,对于潜在的心血管疾病也要进行处理。心律失常时,心排血量减少可影响脑血流量与脑组织的血液供应。卒中或潜在的脑血管疾病,在老年患者可能表现为术后精神状态的改变或谵妄。

手术麻醉期间尽力使血压维持在术前水平,力求减少波动。对于症状性椎-基底动脉疾病的老年患者,围术期要重点关注头颈部的位置,颈部的位置在加剧缺血损伤的过程中起重要作用。因为颈部过度伸展会减少和减慢脑血流,从而加重缺血性损伤。

术前还需询问患者是否使用抗凝药和抗血小板药物,以及那些会引起术中低血压或直立性低血压的药物。许多老年患者在非出血性卒中或短暂性缺血发作(TIA)后,可能接受长时期的华法林或抗血小板治疗。尽管术前停止这些治疗的风险很小,但术前应该检查凝血功能和出血时间,以确定这些抗凝治疗的作用已经逆转。术毕止血明确后,再考虑恢复使用抗凝药物。除了利尿剂外,绝大多数药物治疗均应持续使用至术前。

(二) 帕金森病 帕金森病(Parkinson disease)患者声带和声带上肌肉受累出现不自主运动,易出现分泌物堵塞、肺不张、误吸和呼吸道感染。麻醉医师需做好喉痉挛和术后呼吸衰竭的准备。其次,有可能发生心肌易激惹、心律失常,晚期可见直立性低血压和晕厥,这可能与疾病和(或)药物治疗有关。常用治疗药物有左旋多巴和多巴胺受体激动剂、单胺氧化酶抑制剂、抗胆碱能药和金刚烷胺。左旋多巴越过血脑屏障后由多巴脱羧酶转化为多巴胺,体内多巴胺增多后,其大脑以外的作用有可能成为不良反应。

患者术前常规所服用的抗震颤麻痹药物,在术后也不能停药。因为,停药所造成的上呼吸道功能障碍与梗阻可能导致呼吸窘迫和衰竭。部分麻醉较全身麻醉有明显优势,可不用全身麻醉药和神经肌肉阻滞药,避免术后恶心呕吐,以及误吸的发生。适当情况下也可采取部分麻醉和全身麻醉相联合的方法。手术麻醉时间过长时,术中可给予左旋多巴。麻醉苏醒期,帕金森患者可能出现四肢强直伸展,甚至全身强直。帕金森患者还易于发生术后思维混乱和幻觉,应该避免使用可能会促发或加剧帕金森的药物,如吩噻嗪类、丁酰苯类和甲氧氯普胺等。

帕金森患者术前服用左旋多巴的,对于吸入麻醉药氟烷可使心脏致敏,造成心律失常,而七氟烷等新型吸入麻醉药则没有发生,但低血压的问题仍不容忽视。低血压主要是由于血容量减少、去甲肾上腺素的消耗、自主神经功能紊乱以及其他药物联合作用产生的。对于静脉麻醉药氯胺酮因为其较强的交感神经作用,故对帕金森患者理论上是禁忌使用的。

大多数帕金森病患者属于高龄,常采用多种药物联合治疗。同时,还接受许多其他疾病的治疗。仔细的术前评估,根据麻醉时间制定药物使用方案,避免应用加剧帕金森病程的药物,术中按需给予多巴胺,这些措施对减少术后并发症和死亡率至关重要。

四、糖尿病

糖尿病(diabetes)发病率随年龄而增加,60 岁以上可达 4.3%,为总发病率的 6 倍,表现为多尿、多食、多饮、体重减轻、疲乏无力、视力模糊、伤口愈合延迟和容易感染。高血糖可对全身多个器官有影响,发症也较多,主要有心血管、肾脏、胃肠道、神经系统以及眼部等多系统的病变,而且感染和足部溃疡的发生率较高。有研究表明,80%的糖尿病患者死于心血管疾病,其围术期并发症及病死率较非糖尿病患者高 5 倍左右,因此糖尿病患者的围术期处理至关重要。

术前麻醉评估应注意糖尿病的类型、血糖控制情况、目前正在使用的降糖药和相关疾病用药,糖尿病的并发症,以及糖尿病关节僵直综合征等。糖化血红蛋白水平可以帮助鉴别围术期发生高血糖危险的患者,特别是对于30%～50%的并不知道自己患有糖尿病的Ⅱ型糖尿病患者。糖尿病患者围术期的发病率与术前靶器官的损伤有关。术前应重点检查心血管、呼吸和肾脏功能。X线和心电图检查能发现心脏和肺的异常;肾功能不全首先表现为蛋白尿,其次为血肌酐升高。糖尿病患者麻醉前必须常规检查颞颌关节和颈椎的活动度以评估是否为困难气道。

糖尿病引起的自主神经病变使胃肠动力减低,容易引起误吸,以及引起术中、术后循环与呼吸衰竭的风险增加。所以,术前可给予甲氧氯普胺促进胃排空。肺炎或麻醉药、镇痛药、镇静药对呼吸和自主神经节律的影响是引起呼吸、循环骤停的主要原因。评估窦性心律失常的程度和心率变异性可以准确评价自主神经病变的程度。自主神经病变的患者还会出现体位性低血压、静息状态心动过速、夜间腹泻和多发性周围神经病变。重度患者对低氧的反应降低,对有呼吸抑制作用的麻醉药物如阿片类药物特别敏感。

控制血糖有利于抗感染和伤口愈合,但围术期血糖管理的首要目的是防止低血糖的发生。低血糖会带来更严重后果,如大脑功能的维持就完全依赖于葡萄糖供应能量。因此,为了确保糖尿病患者的安全,围术期需要不断监测血糖,同时适当给予葡萄糖和胰岛素,使血糖保持正常或稍高的水平。

糖尿病患者围术期葡萄糖和胰岛素的用量,并无公认的最佳方案。目前认为,单纯饮食控制或口服降糖药控制血糖者,进行小手术时可维持原来治疗,手术当日停用口服降糖药;而大、中手术或感染等强应激状态下,如果患者术前正在服用口服降糖药而不是使用胰岛素,那么口服降糖药可持续应用到手术当日。磺脲类和二甲双胍类半衰期长,须术前24～48 h停止使用,待术后患者可以口服用药时再开始使用。术前已使用胰岛素者,小手术可维持原来治疗方案;强应激状态时,应提前2～3 d将长效或其他类型胰岛素调整为普通胰岛素。这类患者应尽可能安排上午手术,空腹≤8 h。糖尿病患者的麻醉过程中可静脉滴注葡萄糖5～10 g/h,同时每4～5 g葡萄糖加入1 U的胰岛素,当血糖>14 mmol/L时静脉注射胰岛素5～10 U。以保证机体正常的能量代谢需求,避免产生胰岛素抵抗。围术期无论采用何种方法调控血糖水平,持续监测血糖都是最重要的。

麻醉方法选择方面,区域神经阻滞麻醉可以抑制应激反应,减少应激性高血糖的发生。但对于有明显周围神经并发症的患者应慎重顾虑。手术时保持清醒的最大优点是有利于发现和防治低血糖,而对抑制应激反应则不利。全身麻醉有助于抑制应激反应,在诱导用面罩加压通气时应特别当心胃内容物反流与误吸。

五、骨关节病

骨关节病(bone and joint disease)在老年人中极为普遍,是退行性骨关节病变,类风湿关节炎也不少见。颈椎病妨碍颈部活动、颞颌关节和环状杓状关节病变妨碍张口与声门暴露,给气管插管带来困难。此外,老年患者肥胖者居多,颈部短而粗,头不易后仰,旋转幅度也受限;牙齿常有松动脱落或参差不齐或全口假牙等均可造成气管插管困难,对困难气管插管应作正确评估和充分准备。

(崔苏扬)

参考文献

[1] Miller RD, Eriksson LI, Fleisher LA, et al. Miller's Anesthesia[M]. 7th ed. Philadephia: Churchill Livingstone Inc. 2009.

[2] Amar D, Zhang H, Leung DH, et al. Older age is the strongest predictor of postoperative atrial fibrillation [J]. Anesthesiology, 2002, 96: 352－356.

[3] Fleisher LA, Beckman JA, Brown KA, et al. ACC/AHA 2007 guidelines on perioperative cardiovascular evaluation and care for nocardiac surgery[J]. Circulation, 2007, 116: e418－e499.

[4] Poldermans D, Schouten O, Van LF, et al. Perioperative strokes and beta－blockade[J]. Anesthesiology, 2009, 111: 940－945.

[5] Rosental RA, Kavic SM. Assessment and management of the geriatric patient[J]. Crit Care Med, 2004, 32: S92－S105.

[6] Aubrun F, Salvi N, Coriat P, et al. Sex and age-related differences in morphine requirements for postoperative pain relief[J]. Anesthesiology, 2005, 103: 156－160.

[7] Lumley T, Kronmal RA, Cushman M, et al. A stroke prediction score in the elderly: validation and web-based application[J]. J Clin Epidemiol, 2002, 55: 129－136.

[8] Furuya R, Hirai A, Andoh T, et al. Successful perioperative management of a patient with Parkinson's disease bson's disease by enteral levodopa administration under propofol anesthesia[J]. Anesthesiology, 1998, 89: 261－263.

[9] Fleicher LA. Preoperative cardiac evaluation[J]. Anesthesiol Clin N Am, 2004, 22: 59－75.

[10] Smetana GW. Preoperative pulmonary evaluation[J]. N Engl J Med, 1999, 340: 937－944.

[11] American Diabetes Association. Standards of medical care in diabetes[J]. Diabetes Care, 2005, 28: S4－S36.

老年患者麻醉处理

近年来，由于社会老龄化以及外科技术的进步，老年患者手术大幅度增加。老年人群中每年需要手术治疗的患者为21%(45～60岁人群中仅12%)。据统计在综合性医院老年患者手术占总手术量的30%以上。而且如髋关节手术、前列腺切除术、脊柱手术、胸腹腔和心脏等大手术的比例很高，麻醉处理的难度增加。即使是较小的腔镜检查或手术，也应引起高度重视。因此，应加强手术麻醉前风险评估及并存症治疗，充分做好术前准备和合理应用麻醉前用药，为麻醉实施创造较好条件，尽可能减少并发症和死亡率。

第一节 麻醉选择和实施

老年患者麻醉(anesthesia for elderly patients)选择总的原则是根据患者情况和手术要求选用简单、安全、效果确切的麻醉方法。

一、局部麻醉和神经阻滞

局部麻醉和神经阻滞麻醉对全身干扰小，适用于老年人的短小手术，机体功能恢复快，便于早期活动。但老年人对局麻药的耐量降低，需根据患者的具体情况恰当定量，并注意局麻药毒性反应。根据不同部位选择不同的阻滞麻醉，如颈丛神经阻滞适用于颈部手术，臂丛神经阻滞适用于上肢手术，腰神经丛和坐骨神经阻滞适用于下肢手术。麻醉时需掌握操作技巧，尽量避免并发症发生。另外也可考虑与全身麻醉联合应用，以减少全麻药的剂量，如颈丛阻滞与全麻复合。使用喉罩通气更能发挥局部麻醉和神经阻滞麻醉与全身麻醉联合应用的优点(详见第十六章和第十八章)。

二、椎管内麻醉

(一) 硬膜外阻滞麻醉 椎管内麻醉可保持患者清醒，止痛和肌松良好、应激反应低、还有助于改善凝血功能和减少下肢静脉栓塞。老年患者硬膜外阻滞麻醉的最大优点是术后中枢神经系统和呼吸系统的并发症较少，且对患者的血液系统、内分泌系统、免疫系统的影响较小。老年患者硬膜外阻滞的适应证有下腹部以下手术如疝修补术、会阴肛门手术、髋关节手术及下肢手术等。老年患者硬膜外阻滞的特点包括：① 临床资料表明，年龄对局麻药在硬膜外间隙扩散有一定影响，20～30岁每阻滞1个神经节段约需2%利多卡因1.5 ml，而20～40岁硬膜外阻滞所需药量随年龄增加而逐渐减少，至70～80岁每阻滞1个神经节段所需的药量较20～30年龄段几乎减少一半，这是由于老年人椎间孔狭窄致药液经椎间孔向椎旁间隙扩散减少，及老年人的硬膜变薄使药液易透过硬膜等因素所致。老年人的硬膜外间隙较成人狭窄，椎管比较狭小，因此老年人对局麻药的用量减少。② 老年人的脊椎韧带已经产生钙化和纤维性变，椎管穿刺可能较年轻人困难，直入法难以成功时，旁入法可以达到目的。③ 老年人硬膜外麻醉时血流动力学改变比全麻明显。尤其是患有高血压老年患者施行中胸段硬膜外阻滞时更易出现低血压，注药前需先开放静脉输液，平卧后注入极小量试验剂量，以后分次小量追加维持量，直至获得满意的阻滞平面，适当延长给药间隔时间。术中要求麻醉效果确切、氧供充分、镇痛完善，心血管系统功能稳定。④ 局麻药液中肾上腺素浓度不宜过高，以1∶40万为宜。

(二) 蛛网膜下腔阻滞麻醉 老年人脊麻后头痛发生率低，对下肢和肛门会阴部手术，采用细针(25～26 G)穿刺作蛛网膜下间隙阻滞，仍有一定优点可取。脊麻操作相对简便，起效较快和效果确切。老年患者由于脊髓及神经系统的退行性改变，神经元总数减少，蛛网膜绒毛增大及椎旁间隙变窄，脑脊液(CSF)的理化特性直接影响着局麻药的扩散。与年轻人相比，老年人CSF压力较低，CSF比重较高，增龄所致的体内水分和细胞外液的减少，导致老年人CSF容量减少，压力降低，故局麻药容易在蛛网膜下腔扩散，少量的局麻药就可以获得满意的阻滞效果。常用重比重布比卡因或罗哌卡因，如适应证掌握恰当，局麻药剂量适中(一般较青壮年减少 1/4～1/3),麻醉平面可控制在 T10 以下,对血流动力学的影响不会很大。硬膜外阻滞联合蛛网膜下腔麻醉也适用于老年患者的下肢及下腹部的手术麻醉,效果确切,只要阻滞平面控制得当,对老年患者循环和呼吸的影响较小,可满足较长手术的要求,留置硬膜外导管可用于术后镇痛。

三、全身麻醉

全身麻醉的优点是术中麻醉医师对呼吸道的有效控制,从而从容地调整麻醉深浅,易于保持患者循环状态的稳定性;缺点是气管插管、拔管等操作会引起患者循环系统的剧烈波动,患者易发生心肌缺血、高血压等危象。虽然老年患者对镇痛药物耐受性有所下降,但由于心血管系统的退行性改变,使老年患者对伤害性刺激的心血管反应较年轻人更剧烈,所以在老年患者麻醉中必须注意配合足够的镇痛药物才能减轻心血管的反应,从而减少可能发生的心脑血管并发症。老年人对静脉麻醉药的代谢分解及排泄延缓,为防止苏醒延迟,宜尽量选用短效药物。

(一) 全麻诱导

1. 诱导用药　老年人循环时间较慢,静脉麻醉诱导时作用出现相对延缓,加上老年人对药物敏感性的个体差异大,诱导用药宜小剂量缓慢静注,少量递增,严密观察。切勿操之过急,导致过量而发生低血压。同时密切观察心率和血压变化。静脉诱导药的剂量:① 咪达唑仑 0.05～0.06 mg/kg,丙泊酚 1～1.5 mg/kg,依托咪酯 0.2～0.3 mg/kg,氯胺酮 1～1.5 mg/kg。氯胺酮剂量过大也可引起低血压。据研究 BIS=50 时,对循环功能抑制程度为丙泊酚>硫喷妥钠>咪达唑仑>依托咪酯。所以依托咪酯是老年患者较好的全麻诱导药;应用依托咪酯进行全麻诱导,比丙泊酚的低血压发生率明显减少(图 88-1)。即使在心脏病患者,依托咪酯 0.2～0.3 mg/kg 对血流动力学和心肌功能影响也很小,这是依托咪酯最大的优点。② 肌松药宜选择中短时效的顺式阿曲库铵、维库溴铵和罗库溴铵。③ 芬太尼的剂量应根据心率和血压,一般用 3～5 μg/kg。此外,也可用静吸复合麻醉诱导,如对呼吸道刺激较小的七氟烷(浓度<1 MAC),与适当剂量的上述药物配合,使诱导期血流动力学更稳定,减轻气管插管后的心血管反应。

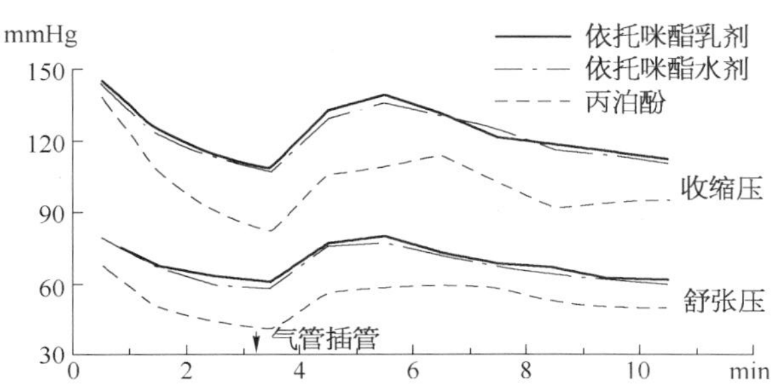

图 88-1　依托咪酯和丙泊酚全麻诱导中的血压变化

2. 诱导时气道管理　老年人的气道管理常较困难,牙齿松动脱落较多,牙槽骨萎缩,面罩密合度较差,必要时可用纱布或特制颊部支撑器填高或放置口咽通气道改善面罩通气。松动的牙齿需用丝线缚牢,极度松动的牙齿和体积较小的假牙宜事先取出,以免脱落堵塞呼吸道或造成损伤。体积较大而固定较好的假牙不妨保留在口腔内,有利于保持较大的口腔空间。老年人颞颌关节活动障碍和颈椎僵硬者较多,易致喉镜暴露和气管插管困难,事先要有所了解,必要时做好盲探插管或用纤维支气管镜引导插管的准备。颈椎病患者,颈部不可过度伸展,防止基底动脉受压导致脑部血供不足。环状软骨加压时,避免压迫颈动脉,以防止动脉内斑块脱落。

3. 诱导时循环调控　患者入手术后测量 CVP,如 CVP 低于正常值,麻醉诱导前应适当增加补液,全身情况较差或血容量不足的老年患者应减少诱导用药剂量,避免或减轻诱导后的低血压。高血压和心肌缺血患者,应预防喉镜操作引起心动过速和血压升,具体办法有事先喉头作表面麻醉,静脉注射少量利多卡因或芬太尼抑制过度心血管反射,或用少量艾司洛尔等调控。

(二) 体位安置　老年人常有骨质疏松,脊柱后凸,长期卧床或肢体活动受限者往往关节挛缩或强直,做过人工关节置换手术者关节活动度也常受限。安放体位时应事先了解其关节活动度,动作轻柔,肢体外展、外旋等不可过度,以免造成损伤。此外,老年人皮肤弹性减退,皮下结缔组织减少,受压点要注意加垫。枕头高低要适当,以免影响脑部血流。最好在清醒时先试放手术体位,以确保患者能较好耐受。翻身后应注意监测心率和血压。

(三) 麻醉维持　常用单纯静脉维持或静吸复合麻醉,胸腹部大手术也可用全麻复合硬膜外阻滞(详见第十八章)。静吸复合麻醉,可吸入<1 MAC 的七氟烷或异氟烷,同时持续输注丙泊酚 6～12 mg/h。镇痛可用芬太尼或短效的瑞芬太尼持续输注,上海交通大学附属仁济医院应用于老年患者麻醉维持瑞芬太尼的剂量为 0.05～0.15 μg/(kg·min),按心率、血压及手术刺激强弱调节输注速度,可达到麻醉满意和血流动力学稳定的目的。手术即将结束前,先停止吸入麻醉药,再停瑞芬太尼,丙泊酚可持续输注到拔管。应用丙泊酚和瑞芬太尼维持麻醉,老年患者术后很快清醒。但应注意瑞芬太尼剂量稍大,可发生心率减慢。另外停药后还可出现超敏痛,需在手术结束时静注小剂量芬太尼。

(四) 恢复期处理　老年患者麻醉后恢复期易发生各种并发症,有研究显示,84 000 例非心脏手术,17% 术后发生呼吸系统并发症,肺炎占 3.6%,呼吸衰竭 3.2%,另一项调查 288 例老年普外科手术后 175 例发生肺不张、高血压、低血压、低氧血症、高碳酸血症、谵妄和精神障碍等，因此必须严密监测和防治，区域（部位）麻醉施行短小手术，病情稳定者可送回病房。椎管内麻醉后病情不稳定或麻醉平面较高以及全麻患者均应送麻醉后恢复室监护。老年患者麻醉后恢复过程应注意：① 老年患者较年轻人苏醒慢，在麻醉后恢复室中停留时间较长（一般在 1.5 h 以上）。② 老年人肌松药和麻醉性镇痛药的作用时间延长，应重点注意加强呼吸功能和肌松药作用监测，以免发生呼吸抑制意外。③ 患者完全清醒，呼吸和循环功能稳定后才能拔除气管导管，拔管过程需注意监测 SpO_2、心率和血压，及时处理低氧血症、高碳酸血症、低血压和心动过速或过缓。④ 应加强老年患者术后镇痛监测和管理，调节和控制麻醉性镇痛药的剂量，可合用非甾体类消炎镇痛药，以免剂量太大而发生嗜睡或呼吸抑制。⑤ 老年危重患者术后送 SICU，在运送过程中应吸氧并有脉率-血氧饱和度监测。

四、全身-硬膜外联合麻醉

对老年人胸腹部手术，在加强监测的条件下，联合应用全身麻醉和硬膜外麻醉能取长避短，减少全身麻醉药和局麻药的用量，有利于保持各系统功能的稳定，特别是呼吸功能的稳定，减少围术期低氧血症的发生。手术结束后保留硬膜外导管可作术后镇痛。

第二节 围术期监测

老年人各项功能减退，且常患并存疾病，麻醉和手术期间对各类药物作用较敏感，影响呼吸循环功能。对于潜在的各种伤害如不及时发现和纠正，就会造成并发症甚至死亡的危险。因此要比年轻人更加全面而详尽地监测各项生理功能，力求不超出正常波动范围。具体地说，除常规使用无创血压、脉率-血氧饱和度和心电图外，心电图监测最好用五导联有 ST 段分析，有利于心肌缺血的及时发现和治疗。采用收缩压和心率乘积（RPP）作为心肌耗氧量的临床指标，RPP＞12 000 时，表示心肌耗氧量增加，在心肌供氧不能相应增加的情况下，就有引起心肌缺血的可能。较大手术还应监测体温。老年患者体温调节功能较差，易受环境温度影响，尤其是胸腹腔大手术，常发生体温降低，低温对老年患者危害极大，增加耗氧，如有冠心病心肌缺血，可能并发心肌梗死，因此应加施监测并注意保温。全麻患者宜监测通气功能和呼吸气体成分。尿量监测对输血补液量的控制很有价值。老年人肾功能减退，大多数肌松药的半衰期延长，有条件时应使用神经刺激器监测肌松程度，以利于肌松药的合理使用，防止术后残余肌松药造成并发症。病情较重或中等以上手术，应监测中心静脉压和直接动脉压，必要时进行肺动脉压监测和心排血量测定。此外，麻醉期间还需选择性地定期作实验室检查，如血气、血糖、电解质、血细胞比容等。

此外，麻醉深度监测有助于指导全麻药的使用，适当的麻醉深度，可避免深麻醉导致低血压，同时也可防止麻醉过浅而发生体动及术中知晓。应当强调指出，任何仪器监测都不能完全代替麻醉医师的直接观察和分析判断。只有认真负责的麻醉医师才能够充分发挥各项监测仪器的作用。

第三节 输液与输血

老年人体液总量及细胞外液量均有一定缩减，有效循环量减少。老年人肾小管对 ADH 敏感性减弱，尿浓缩功能减退，尿渗压降低；同时由于垂体-肾上腺系统反应迟钝，保钠能力亦较差；因此，老年人常处于循环容量不足的边缘状态，比较容易出现低血后休克。老年患者术前常见脱水和营养不良（发生率 20%～40%），尤其是慢性心肺疾病和急症手术患者，对血容量改变十分敏感而又耐受性差。所以必须加强对血容量评估，可根据心率、血压和 CVP，确定应用多少晶体或胶体液，必要时测定血红蛋白和血细胞比容，根据失血量适当输血，维持血细胞比容 30%左右。对于急症创伤患者，血气指标中的碱缺失也可作为衡量输血的指标，一项回顾性分析发现，当碱缺失≥－7 时，在 24 h 内有 78%的患者需要输血。术前对于老年贫血患者应予以纠正，通过补充铁剂提高血红蛋白浓度，可减少术中输血需求。老年患者术中失血 1 000～1 500 ml

以上,麻醉和手术的风险较大,术后并发症增加,应重视处理,对出血较多的手术应使用血液回收,自体输血对老年患者维持循环稳定十分有利。近年研究显示,急性等容或高容血液稀释对老年患者的血流动力学有一定的影响,但无心肺疾患的老年患者,术中应用血液稀释是可行的,用 6%羟乙基淀粉(万汶)10～15 ml/kg 术前容量治疗可减少麻醉诱导时的循环功能变化,增加了血容量储备,对老年患者凝血功能和肾功能无明显影响,同时可以减少术中、术后异体血输注。因此,年龄并不是影响血液稀释实施的主要因素,只要心肺功能正常,对老年患者行血液稀释是安全有效的措施。但是血液稀释后 CO 增加,血黏度降低,外周阻力降低和心血管交感神经兴奋会导致心脏前负荷明显增加,因而对老年人快速输注或对有心肺疾患的老年人行血液稀释时应加强监测,以免循环容量负荷过多。此外,还应注意电介质和酸碱平衡,特别是纠正低血钾和酸血症。如有低蛋白血症应补充白蛋白。

麻醉期间需反复全面地评估血容量变化情况,除密切观察心率、血压、尿量、静脉压外,必要时进行无创或有创监测,危重和大手术老年患者可进行食管多普勒或肺动脉压监测。由于老年人对血容量不足和容量过度负荷的耐受都比较差,心肾功能不全者更甚,故补液的速率和容量都要仔细慎重地掌握,既要及时补充失液,又不可过量。有疑虑时采用“滴定法”,即在较短时间内以较快速度输入一定量的液体,同时密切观察血流动力学改变,藉以决定一段时间内输液的速率和剂量。有时需反复“滴定”。如估计容量已补足而循环仍不稳定,可用静脉输注小剂量多巴胺支持循环功能。

第四节　老年患者术后镇痛

老年人的生理功能均有不同程度的减退,尤其是心血管系统和呼吸系统最为明显,中枢神经系统也有退行性变,表现为反射迟钝,痛阈值增高,情绪容易失控,同时老年人常伴有高血压、冠状血管供血不足、肺气肿和糖尿病等疾病,增加术后处理的困难。老年患者痛阈值提高,对药物的耐受性较差,心血管的调控能力下降。术后疼痛有时可使高血压患者血压骤升而发生脑血管意外,镇痛处理不当又可使血压急剧下降而出现脑血管栓塞,老年患者中呼吸功能常已有减退,对麻醉性镇痛药较为敏感,呼吸容易受抑制,因此应重视老年患者术后镇痛。特别注意防止呼吸抑制和血压大幅度波动,所以麻醉性镇痛药用量宜小,传统术后镇痛用哌替啶肌注或静注,不仅可引起呼吸抑制,而且有时还可出现兴奋、血压下降等不良反应,所以不应常规使用。

良好的术后镇痛有利于预防并发症、加速康复,根据给药途径不同可分为区域镇痛(硬膜外)和全身镇痛。用药途径以患者自控硬膜外镇痛为首选,镇痛药物可选择吗啡或芬太尼,阿片类镇痛药与低浓度局麻药合用时可减少阿片类药物用量并加强镇痛效果。患者自控静脉镇痛可用于神志清醒者,且用药量却明显减少。不论何种途径用药,应用于老年急腹症患者时应注意剂量酌减,同时要注意观察和监测呼吸功能的变化。

由于老年患者术后镇痛具有许多优点,如术后镇痛可有效减慢心率,降低心肌缺血、心肌梗死的发生率,降低患者术后谵妄等中枢神经症状的发生率。有报道,术后疼痛可严重影响患者尤其是老年患者的睡眠,通过镇痛可减轻老年患者术后认知功能障碍。对于胸腹部手术患者术后有效镇痛,可使患者用力呼气量增加,改善呼吸功能,降低术后低氧血症发生率、肺部感染率和肺不张率。因此,除非有禁忌证,一般应常规实施。

老年患者术后镇痛常用患者硬膜外自控镇痛(PCEA)和患者静脉自控镇痛(PCIA),两种方法各有优缺点,由于 PCIA 大多用麻醉性镇痛药,患者往往伴有不同程度的镇静,甚至有部分患者表现为嗜睡,不愿咳痰,如果掌握不好,还可能存在呼吸抑制而致缺氧的危险。另外,麻醉性镇痛药对胃肠功能的恢复可能有一定的影响。而 PCEA 除操作和管理较复杂之外,其镇痛效果满意,并具有一定的优势。老年患者术后镇痛存在呼吸抑制等风险,因此在实施过程中应注意如下几点。

1. 制定个体化的镇痛方案　相同年龄的老年人生理功能减退的程度相差较大,对镇痛药物的耐受性也有较大差别,因此选择药量及用药速度需谨慎。

2. 加强监测　用药后根据镇痛效果及时调整药物剂量和输注速度。

3. 采用多模式镇痛　根据手术大小和疼痛程度,联合应用多种方法、多种途径、不同作用机制的多种药物,如神经阻滞、非甾体类消炎止痛药的应用等,可减少麻醉性镇痛药的剂量,减少对全身生理影响,降低不良反应如术后谵妄和认知功能障碍等,减少住院时间,有利于患者的康复。

第五节 围术期并发症的防治

老年人麻醉期间和麻醉后早期都比较容易发生并发症，不仅麻醉期间需要密切监测和妥善治疗，病情较重和中等以上手术的老年患者，最好送 ICU 监测治疗。老年患者围术期常见并发症的防治简述如下。

一、心律失常

（一）窦性心动过速 为防治心肌缺血，首先要控制心率在 100 次/min 以下。术中麻醉过浅、术后止痛不足、低血容量、缺氧和二氧化碳蓄积是心率过快的主要原因。治疗首先要解除诱发因素，然后才考虑使用药物。治疗窦性心动过速最有效而常用的是β受体拮抗剂，如艾司洛尔 50 mg 缓慢静注或 50～300 μg/(kg·min) 静脉输注。如有支气管哮喘则宜改用钙通道拮抗剂。治疗目标是心率减慢的同时 ECG 的 T 波和 ST 段改善。

（二）心动过缓 常见于病态窦房结综合征、低温、心肌缺血、结性节律和长期服用β受体拮抗剂者。如属窦性而且血压正常，心率在 40 次/min 以上，并不一定要处理。若伴有室性节律或低血压则必须及时治疗。一般用阿托品 0.5～2.0 mg，大多能奏效，必要时采用体外或经静脉起搏。

（三）频发室性早搏 先纠正缺氧、低血压和电解质失衡，然后考虑用药如利多卡因 50～100 mg 静脉注射，如早搏未完全消失，可持续输注 1～4 mg/kg。其他心律失常处理详见第一百章。

二、高血压

血压升高时心室后负荷增大，老年冠心病者容易引起心肌缺血。但老年人基础血压常较高，评估时要和年轻人有所区别。术中麻醉过浅和术后止痛不全是血压升高的常见原因。原有高血压的患者停用降压药也可使高血压失控。术中和术后应消除高血压诱因，比较简单可靠的药物是拉贝洛尔分次静脉注射，每次 2.5～5 mg，直至血压控制满意为止。此药使血管扩张，血压下降，心率也减慢。此外也可用硝酸甘油静脉滴注。原有高血压者在气管插管拔管前也可预防性用药，以免血压升至过高。术后应争取尽早恢复麻醉前的降压药治疗。

三、低血压

最常见的原因是血容量不足，心排血量降低或广泛的周围血管扩张。在尽力去除原因的同时，如收缩压＜80～90 mmHg，为防止心肌缺血，应立即给予升压药支持。常用麻黄碱 10～15 mg 静注，如效果不好，尤其是心率较快患者，用去氧肾上腺素分次静注，因老年患者对药物反应的个体差异较大，根据低血压的严重程度，从静注剂量 0.2 mg 开始，可分次递增。心排血量较低患者，宜使用增强心肌收缩力的药物，如多巴胺 2～5 μg/(kg·min)，对老年人具有强心和缩血管作用。严重低血压老年患者，必要时可静脉输注肾上腺素 2～10 μg/mim，以达到升高血压和增强心肌收缩的目的。为防止用升压药后血压剧升，应从小剂量开始，直至血压达满意水平。

四、低氧血症

老年人肺功能减退，呼吸系统并存疾病发生率高。全麻期间在气管插管和呼吸机支持下一般问题不大，椎管内麻醉时辅助药使用过量常可致呼吸抑制，必须谨慎防治。据文献报道和上海交通大学医学院附属仁济医院早期研究，老年腹部手术后低氧血症的发生率增多，应用硬膜外术后镇痛的患者低氧血症发生率可明显降低。麻醉药残余作用对呼吸的抑制，胸腹部包扎和疼痛对呼吸运动的限制，通气/血流比值的失衡，都容易引起低氧血症。术终拔管后要注意保持呼吸道的通畅，吸氧至少 24 h，尤其在输送途中也要吸氧，并监测血氧饱和度，到 ICU 或病房后要鼓励咳嗽和深呼吸，并注意防止误吸。有三种情况，术毕宜保留气管导管带到 ICU 或病房：① 不能保护气道通畅而易于误吸者，必要时改为气管切开。② 有吸入性肺炎或急性肺损伤可能者。③ 通气功能不足者。其中后两种情况应使用呼吸机进行呼吸支持。

五、少尿

老年人的肾组织萎缩、重量减轻，肾单位减少，肾血管硬化，肾血流量减少，肾小球滤过率和尿浓缩能力降低。老年人常见肌酐清除率降低，老年患者术前常有血清肌酐轻度升高，有些患者即使血清肌酐正常，清除率也可能降低一半。老年人尿量与血压关系比年轻人明显，收缩压 80 mmHg 以下常可使尿量减少。肾功能最佳的监测指标是同时测定尿量和肌酐清除率。手术结束时，有的老年人即使血容量和心排血量都正常也会有少尿，此时只需少量利尿药即可生效。真正出现肾功能不全时则应用大剂量利尿剂，如呋塞米 20～30 mg/h 静脉滴注，3～4 h 可见效，必要时可透析治疗。

六、术后精神障碍

老年患者术毕躁动的发生率较高，常与术前应用东莨菪碱或戊羟利定(长托宁)、术中使用吸入麻醉药有关,应注意上述药物剂量不可太大或避免使用。另外,老年患者麻醉后清醒较慢,如果清醒延迟,必须查明原因,较长时间不醒或反应迟钝,应警惕中枢神经并发症,如脑梗死或脑出血,必要时尽早行 CT 检查。此外,老年患者术后常出现精神错乱、焦虑、记忆缺损等中枢神经系统症状,也应明确诊断积极防治。对于行椎管内麻醉的老年患者,术中辅以轻度的镇静可减少精神错乱、烦躁、定向障碍等中枢神经系统症状的发生。

七、低温

随着年龄增长,基础代谢逐渐下降,机体产热量减少,体温调节机制削弱。老年患者麻醉和手术期间比年轻人容易出现体温过低,而且复温较慢,从而导致麻醉药物代谢和排泄减慢,苏醒延迟;苏醒期寒战,加重心肺负担;蛋白质分解代谢加剧,尿氮增高。体温降低可使儿茶酚胺浓度上升,易诱发血压升高、心肌缺血和心律失常,甚至心肌梗死。故麻醉期间要采取保温措施,如尽量减少裸露的体表面积、适当提高室温、吸入温湿气体等,必要时对输血输液和冲洗体腔的生理盐水进行预先加温,胸腔部较大手术时应监测体温。在 PACU 中也要保暖。

(谢 红 倪 勇 曹建国)

参考文献

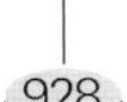

[1] Anna R, Benoit B, Vincent M, et al. The paramedian technique: a superior initial approach to continuous spinal anesthesia in the elderly[J]. Survey of Anesthesiology, 2008, 52: 172.

[2] Minville, Vincent MD, Asehnoune, et al, The effects of spinal anesthesia on cerebral blood flow in the very elderly[J]. Anesth Analg, 2009, 108: 1291 - 1294.

[3] Biboulet, Philippe MD, Jourdan A, et al. Hemodynamic profile of target-controlled spinal anesthesia compared with 2 target-controlled general anesthesia techniques in elderly patients with cardiac comorbidities[J]. Regional Anesthesia & Pain Medicine, 2012, 37: 433 - 440.

[4] Roy, Raymond C. What is new in geriatric anesthesia[J]. ASA Refresher Courses in Anesthesiology, 2006, 34: 139 - 150.

[5] Varosyan A, Petrosyan K. The value of initial base deficit to predict blood transfusion requirements in elderly trauma patients[J]. European Journal of Anaesthesiology, 2010, 27: 109 - 110.

[6] Mirea L, Ungureanu R, Manoleli A, et al. Intravenous iron supplementation in elderly patients with traumatic hip surgery in order to reduce perioperative transfusion requirements: 6AP5 - 3[J]. European Journal of Anaesthesiology, 2010, 27: 111 - 112.

[7] Zenilman, Michael E. Transfusion in the elderly patient: keep your finger off the button[J]. Annals of Surgery, 2010, 252: 18 - 19.

[8] Fong HK, Sands LP, Leung JM. The role of postoperative analgesia in delirium and cognitive decline in elderly patients: a systematic review[J]. Anesth Analg, 2006, 102: 1255 - 1266.

[9] Vaurio, Linnea E, Sands, et al. Postoperative delirium: the importance of pain and pain management[J]. Survey of Anesthesiology, 2006, 50: 264 - 265.

[10] Beaussier, Marc MD, Weickmans, et al. Postoperative analgesia and recovery course after major colorectal surgery in elderly patients: a randomized romparison between intrathecal morphine and intravenous PCA morphine[J]. Regional Anesthesia & Pain Medicine, 2006, 31: 531 - 538.

[11] Halaszynski, Thomas M. Pain management in the elderly and cognitively impaired patient: the role of regional anesthesia and analgesia[J]. Current Opinion in Anaesthesiology, 2009, 22: 594 - 599.

[12] Cai Yingmin, Hu Haitao, Liu Pengbin, et al. Association between the apolipoprotein E4 and postoperative cognitive dysfunction in elderly patients undergoing intravenous anesthesia and inhalation anesthesia[J]. Survey of Anesthesiology, 2012, 56: 64 - 65.

[13] Deiner, Stacie MD, Baxter, et al. Cognitive dysfunction after inhalation versus intravenous anesthesia in elderly patients[J]. Anesthesiology, 2012, 117: 676 - 678.

[14] Girard, Nancy J, RN, et al. Effects of anesthesia on postoperative cognitive decline in elderly patients[J]. AORN Journal, 2012, 96: 449 - 450.

[15] Sieber, Frederick E, Zakriya, et al. Sedation depth during spinal anesthesia and the development of postoperative delirium in elderly patients undergoing hip fracture repair[J]. Mayo Clinic Proceedings, 2010, 85: 18 - 26.

[16] 陈琦,王姗娟,杭燕南. 四种常用静脉麻醉药对老年病人血液动力学影响的比较[J]. 临床麻醉学,2003,19: 200 - 203.

第八十九章 全麻恢复期管理及并发症防治

随着老年危重疑难患者施行复杂手术量的增加，全麻恢复期的管理显得格外重要。手术的结束并不意味着全麻作用的消失和主要生理功能的完全恢复，手术结束后需要经历安全和平稳的恢复过程。全麻恢复可分为四个阶段：① 麻醉深度减浅，感觉和运动功能逐步恢复。② 出现自主呼吸，并逐渐恢复正常。③ 呼吸道反射恢复。④ 清醒。但由于麻醉和手术等各种原因在全麻恢复期间易发生呼吸道梗阻、通气不足、恶心呕吐、误吸或循环功能不稳定等各种并发症，虽然通过严密监测，但仍可能有并发症发生。因此，设备精良和管理制度完善的麻醉后监护治疗室（post-anesthesia care unit，PACU），又称恢复室（recovery room），是麻醉科的重要组成部分，在确保麻醉患者安全顺利恢复，以及麻醉并发症的防治等方面，发挥非常重要的作用。

第一节 PACU 的管理

1923 年在美国的约翰霍普金斯大学医院首先出现了类似目前 PACU 的设施。在第二次世界大战中，为保证术后患者得到足够的护理，建立了许多麻醉后恢复室。以后，随外科手术复杂性增加和危重手术患者数量的增多，恢复室收治患者的时间由原先的术后几小时延长到整夜留观。1974 年，费城的麻醉学协会发表了一篇报道，认为麻醉后监护治疗对降低术后早期死亡率有重要作用。1988 年，美国麻醉医师学会发布了一系列麻醉后监护治疗的标准。20 世纪 90 年代，随着日间手术的发展，门诊手术患者的恢复也纳入 PACU 的工作范畴。近 20 年来，我国各大医院已经建立和逐渐普及 PACU，卫生行政部门及麻醉质控中心把 PACU 的管理作为评定麻醉科质量的重要组成部分。

一、PACU 的总体要求

PACU 应位于手术室的中心或手术室出口处，邻近放射影像、血库和中心检验室和外科重症监护病房。大间的 PACU 设计应便于同时观察所有患者，且至少应有一小间供病情极其危重或有特殊感染患者使用。理想的 PACU 床位与手术室的比值是 1.5∶1。每张病床应光线充足，床间距 2 m，病床四周均不靠墙，头顶端需留有同样空间供气管插管、颈静脉穿刺等使用。应有多个电源插座、中心供氧、压缩空气源和负压吸引装置。应选用舒适、坚固、可推动，能调节高度和体位的病床，床底坚实适于行心脏按压，床边护栏（包括头端栏边）均可活动起落，有静脉输液架插孔。PACU 一般不接受感染患者，以避免交叉感染的发生。每日早晚各 1 次用紫外线照射 30 min，每日 2 次湿式拖地，每月 1 次进行空气菌落培养。

二、设备和药物

（一）PACU 的仪器

1. 监测仪器　每个病床需配备一套基本生命体征监测系统，包括监测心电图（ECG）、有创动脉血压（IBP）和无创动脉血压（NBP）、心率（HR）、无创脉率-血氧饱和度（SpO_2）、呼气末二氧化碳（$P_{ET}CO_2$）和中心静脉压（CVP）等，同时需配备无创水银（汞柱）血压计和温度计。

2. 基本急救设备　PACU 应有基本急救设备，包括吸氧装置及负压吸引装置，具备抗真菌的吸痰管、各种面罩，口咽通气道和鼻咽通气道，咽喉镜、气管内导管、简易呼吸器。静脉、动脉、中心静脉和肺动脉导管均是必需的。此外，还需有起搏器和除颤器。有条件医院应备有肌松药作用监测仪和麻醉深度监测仪。

3. 呼吸治疗仪器　需配备呼吸机，以容量可切换、具有完善报警系统、调控简单的机型为好。此外，还可配有雾化器和纤维支气管镜。

严密监测患者的意识状态、呼吸和外周灌注是非常重要的。根据患者的需要定时监测和记录生命体征。标准监测包括：测定呼吸频率以及潮气量，连续监测心电图和体温，手动或自动血压测定、脉搏以及血氧饱和度。必要时，可进行 $P_{ET}CO_2$ 的监测；对血流动力学不稳定，需要血管活性药物和采血样的患者，应留置动脉导管进行有创监测血压,同时进行中心静脉压的测定。如果监测和处理需要加强,应送到ICU。

(二) PACU常备药物 室内应备有各种急救药物,并且分门别类放置于急救车内,药品应有明显标记。

常备的急救药物包括:① 升压药有肾上腺素、去甲肾上腺素、麻黄碱、多巴胺、间羟胺、异丙肾上腺素等;降压药有酚妥拉明、硝酸甘油、硝普钠、乌拉地尔(压宁定)等。② 抗心律失常药有利多卡因、胺碘酮、普罗帕酮(心律平)、氯化钾、维拉帕米(异搏定)、硫酸镁等。③ 强心药有毛花苷丙(西地兰)、地高辛、多巴酚丁胺、米力农等。④ 抗胆碱能药和抗胆碱酯酶药有阿托品、东莨菪碱、新斯的明。⑤ 利尿脱水药有呋塞米、甘露醇等。⑥ 平喘药有氨茶碱、沙丁胺醇、异丙托溴铵等。⑦ 镇静、镇痛药及拮抗药有地西泮、咪达唑仑、丙泊酚、氯丙嗪、哌替啶、芬太尼、吗啡、曲马朵、可待因、纳洛酮、氟马西尼等。⑧ 骨骼肌松弛药有琥珀胆碱、阿曲库铵、维库溴铵、罗库溴铵等。⑨ 凝血药及抗凝药有维生素K、酚磺乙胺、纤维蛋白原、肝素等。⑩ 其他还有激素(琥珀酸氢化可的松、氢化可的松、地塞米松、甲泼尼龙等)、50%葡萄糖、10%氯化钠、10%氯化钙、10%葡萄糖酸钙、5%碳酸氢钠、生理盐水、乳酸钠林格液、5%葡萄糖、10%葡萄糖及各种人工胶体液等。

三、PACU的人员配备

PACU应配备麻醉后监护治疗的专业护士,必须具有气道管理和二期心肺复苏的经验,还有伤口处理、引流管和术后出血处理的专业知识。专业护士与患者的比值是1∶2～1∶3,且至少应有两名护士。当手术室的日常工作包括小儿患者术后恢复或短小手术较为频繁时,需再配备一名备班护士。PACU必须在麻醉医师的指导下,联系手术医师协调合作,处理有关手术引起的问题。由麻醉医师处理镇痛、气道、心肺和代谢等问题。

四、常规工作

(一) 监护和治疗 所有患者应吸入30%～40%的氧气,常规监测ECG、SpO_2和BP,用呼吸机患者还需监测F_IO_2和$P_{ET}CO_2$。有肺功能不全或施行腹部或胸部手术患者应使用SpO_2观察。未清醒应放置口咽或鼻咽通气道。在术后第一个小时内至少每隔15 min记录1次患者的生命体征,护士需鼓励患者清醒、咳嗽、深呼吸及必要的活动。

(二) 拔管指征和注意事项

1. 拔管指征

(1) 患者基本清醒,血流动力学稳定,血压基本正常,脑电双频指数(BIS)>80时,50%以上患者清醒,BIS>90时,几乎全部患者能唤醒。

(2) 自主呼吸恢复,咳嗽反射、吞咽反射活跃;意识恢复,能完成睁眼、抬头、握手等指令;自主呼吸频率≤20次/min,潮气量≥8 ml/kg,SpO_2≥95%,可考虑拔管。

(3) 必要时拔管前后进行血气分析,指导围拔管期处理。

2. 拔管方法

(1) 拔管 吸净气管内、口、鼻、咽喉部存留的分泌物,气管内吸引的时间一般每次不宜>10 s,否则可导致低氧,可按间歇吸引、轮换吸氧的方式进行。

(2) 常规拔管 先将吸引管前端略超过导管前端斜口,避免过度刺激患者呛咳。放入后将吸引管与气管导管一同徐徐拔出。然后再吸净咽喉、口腔内分泌物。

(3) 拔管困难 有困难插管患者以及肥胖睡眠呼吸暂停综合征可能发生拔管困难,在拔管前应有充分准备,不然在拔管后可能发生呼吸道梗阻。对此类患者必须更严格掌握拔管指征,待患者完全清醒合作,各项呼吸指标已完全可以达到正常水平,分析和预防各项拔管后可能发生气道梗阻的因素,并准备困难插管工具,准备再行气管插管或气管切开。

3. 特殊情况的气道管理 口鼻腔以及颌面部手术后气道管理,维持呼吸道通畅很重要,应严格掌握拔管指征:① 完全清醒,能明确回答问话。② 安静状态下患者的通气量应达满意程度,呼吸频率应>12次/min(小儿20次/min)。③ 喉反射及咽反射完全恢复。④ 拔管后患者清醒能取半坐位。⑤ 拔管时麻醉医师和外科医师在场,以便随时抢救或气管切开等。

4. 拔管后注意事项 即使是常规拔管后,都应严密监测患者的呼吸运动、频率、SpO_2及血压、心率,待患者神志清醒,各项呼吸和循环监测指标正常,并有足够的观察时间,符合出PACU标准,才能考虑送回病房。

(三) PACU疼痛管理 疼痛是影响术后恢复的重要原因之一。疼痛使患者处于烦躁不安的状态,引起机体内源性物质(儿茶酚胺类激素、醛固酮、抗利尿激素以及促肾上腺皮质激素)等释放,交感兴奋,血压升高,同时抑制胃肠平滑肌功能,导致恶心呕吐、消化功能紊乱。尤其腹部手术患者,手术切口疼痛,可能引起术后膈肌运动受限,呼吸功能恢复延迟,导致缺氧和二氧化碳潴留,影响术后呼吸功能恢复。有研究显示术后镇痛可以减低手术并发症和死亡率,因此目前强调术后早期疼痛治疗,PACU干预疼痛显得至关重要。影响疼痛的因素:① 手术,包括手术部位以及手术损伤的性质;术中创伤的性质和麻醉方式;术前给药和准备;术后状态,如有无引流管,留置导尿管、胃管等。② 患者,包括年龄、性别、疼痛阈值、社会经历、宗教信仰、性格、焦虑抑郁、学历等。③ 环境，包括术前准备、与医护人员的关系、患者自主性等。

（四）手术室转送至 PACU 转送前对患者作出正确估计，判断能否承受搬动和运送，应从安全角度确定运送时间及最佳途径。参加运送人数由病情而定。患者具备转送的基本条件如下。

1. 循环基本稳定 ① 收缩压>90 mmHg 或 MAP>60 mmHg。② 心率、心律稳定或接近正常。③ 血容量足够，中心静脉压、左房压或肺毛细血管楔压接近正常范围。④ 用升压药者输注速度稳定，但应用硝普钠者因病情需要继续应用则减少剂量，允许情况下最好暂停输注，以免使血压骤降。⑤ 输血或输液通路保持通畅。⑥ 安装起搏器必须确保仪器运转良好。

2. 保持呼吸道通畅和通气良好 术毕通气良好，符合拔气管导管适应证者，可在手术室内拔管，但不符合条件者在经清除气管内分泌物后可保留气管导管，并继续进行人工呼吸，维持 PaO_2>80 mmHg，$PaCO_2$<50 mmHg。

3. 无继发出血、无凝血异常 术毕应注意胸导管引流量、胸腔或心包腔和纵隔内引流管总引流量<2 ml/(kg·h)，若引流量>200 ml/h，应及时鉴别继发出血或凝血机制障碍，首先要测定血常规、凝血功能以及凝血因子，以排除继发出血或凝血机制障碍。

4. 其他 要注意患者的神志、各种反射、肢体活动和其他神经系统变化、体温、尿量等。在运送中应密切观察患者的体征，包括神志、口唇与甲床色泽、血压与脉搏。使用生理监测仪，观察心电图、血压和血氧饱和度的数值和波形显示。搬运时保持平稳，避免颠簸震动或急剧改变体位。

5. 交接班 全身麻醉患者送至 PACU，在最初的生命体征记录后，麻醉医师应就以下事宜向 PACU 的医师和护士交班（表 89-1）。并交代在 PACU 中应使用的药物及其方法。

表 89-1 患者送至 PACU 时麻醉医师应交代事宜

患者姓名，简要病史	药物、过敏史
手术情况	手术部位、出血、可能在 PACU 中遇到的问题
麻醉情况	麻醉药、镇静药、镇痛药，清醒程度，肌松药及恢复
补液	输血和体液补给，尿量和失血量
可能发生的问题和计划	氧疗、体液治疗、疼痛治疗计划

五、离开 PACU 指征

所有的患者在离开 PACU 前都必须由一位麻醉医师评估，将离开 PACU 的标准记录在病史上。

（一）全身麻醉 若患者静注或肌注镇痛剂，必须经严密观察是否有呼吸抑制达 30 min。全麻患者离开 PACU 的最低标准应包括：① 容易唤醒。② 定向力完全恢复。③ 咳嗽、吞咽恢复。④ 生命体征稳定至少 1 h。⑤ 在需要的情况下有能力呼救。⑥ 无明显手术并发症。同时在离 PACU 前，最好对术后疼痛有良好的控制，体温达到正常。根据皮肤色泽、清醒程度、循环、呼吸和运动能力评分，大部分患者在 PACU 60 min 后能达到标准（表 89-2）。转至重症监护室的患者不需满足出 PACU 的全部标准，唯一的离开 PACU 的标准是患者可以耐受从 PACU 至 ICU 的转送。

表 89-2 麻醉后恢复期评分

项 目	分值	标 准
活动	2	四肢可活动
	1	两肢可活动
	0	不可活动
呼吸	2	可深呼吸，可咳嗽
	1	呼吸浅，但通气足够
	1	窒息或气道梗阻
循环	2	血压变化为术前 20%左右，无 ECG 变化
	1	血压变化为术前 20%～50%，ECG 轻微变化
	0	血压变化为术前 59%左右，ECG 明显变化
清醒	2	完全清醒
	1	能唤醒
	0	无反应
皮肤色泽	2	红润
	1	苍白或灰暗
	0	发绀
总分	0～10	

注：离开 PACU 的理想评分为 10 分。

（二）部位麻醉 局部麻醉的患者应有感觉神经或运动神经阻滞平面恢复的迹象，无并发症者可不必常规进入 PACU。理想的是全部恢复，以防运动乏力或感觉缺失所致的损害。麻醉平面的恢复应有记录。蛛网膜下腔和硬膜外麻醉恢复顺序从头到脚，感觉阻滞先恢复，若麻醉后 6 h 仍无恢复，有可能为脊髓或硬膜外血肿，需通过神经系统检查或 CT、MRI 来排除是否有神经系统损伤。

（三）日间手术 日间患者必须始终有人陪伴，继续观察 1～3 h，待生命体征稳定，行走平稳，符合标准后方可离开 PACU。由于所有的麻醉技术均可影响患者的心理运动功能，故在 8～24 h 内不得尝试驾驶或操纵机械。

第二节　麻醉后早期并发症及其防治

全身麻醉后由于麻醉药物的影响、手术后的直接创伤，以及患者原有病理生理的变化等，均可导致某些并发症的发生，手术结束后，麻醉作用并未完全消失，即使患者已经清醒，药物作用却未必完全消除，保护性反射也没有恢复正常，此时仍有可能发生各种并发症，因此应积极防治全麻恢复期并发症。

一、呼吸系统并发症

呼吸系统问题是在PACU中最常遇到的并发症。上海交通大学附属仁济医院东部麻醉科2010～2011年PACU呼吸并发症统计结果：患者11 478例(气管插管9 379例，喉罩2 099例)，其中发生舌后坠91例、分泌物堵塞9例、喉痉挛51例、喉水肿3例、支气管痉挛17例、呼吸抑制210例、呼吸遗忘54例、喉罩移位197例、呕吐38例、误吸3例。这些问题绝大多数与气道梗阻、通气不足或低氧血症有关。因为并发症导致的低氧增加术后死亡率，所以对呼吸系统并发症作出早期判断，可以减少不良后果的发生。

(一) 气道梗阻　麻醉恢复期间，气道梗阻最常见的原因是舌后坠，其次为气道水肿、喉痉挛、气道分泌物、颈部血肿、喉梗阻等。气道部分梗阻常表现为呼吸时喘鸣；完全梗阻时可导致气流停止、无呼吸音和显著的胸廓反常运动。

1. 舌后坠　常见原因为全麻和(或)神经肌肉组织恢复不完全，气道本身和外部肌肉张力降低和不协调引起舌后坠及气道梗阻。最简单有效的处理方法是：① 使患者头部尽量往后过仰，托起下颌。② 行经鼻或经口放置通气道，辅助吸氧，必要时行气管插管。小儿的肩部应垫高，充分开放气道，并置侧卧位或者放置口咽通气道。若上述处理无效，应考虑可能发生了喉痉挛。

2. 喉痉挛　喉痉挛是喉头肌肉痉挛使声门关闭而引起上呼吸道的功能性梗阻。多发生于术前有上呼吸道感染而未完全愈合者，这类患者气道应激性增高，咽喉部充血，在麻醉变浅时，分泌物过多刺激声门引起；有时在吸痰或放置口咽通气道时也可诱发。其次是长期大量吸烟患者；小儿手术也常常发生喉痉挛。为防止喉痉挛的发生，应掌握好拔管时机，同时在插管与拔管过程中动作轻柔，避免过度刺激或损伤咽喉部。防治误吸，有过敏病史者术中或拔管前后可给予地塞米松5～10 mg或甲泼尼龙40 mg。处理除使头后仰外，还要去除口咽部放置物，发生重度喉痉挛导致上呼吸道完全梗阻，应快速静脉内注射琥珀胆碱，同时尽快建立人工气道，进行控制通气。

3. 气道水肿　以小儿多见，术前有上呼吸道感染者，变态反应，头低位长时间手术，支气管镜检查及头颈、口腔、鼻腔、下颌和口底手术者尤其需注意观察；其次为反复插管，可导致咽喉及气管周围软组织水肿。拔管瞬间出现呼吸困难、口唇发绀，面、颈、胸前青紫者应尽快诊治。处理方法是雾化吸入0.25%肾上腺素，麻醉机纯氧吸入，同时静脉内注射地塞米松，必要时紧急气管切开。

4. 颈部手术切口血肿压迫　甲状腺及甲状旁腺等手术后早期可能由于部位出血而并发血肿。颈部血肿压迫可引起静脉和淋巴回流受阻、严重水肿。麻醉医师应用面罩给予吸入纯氧，随后行气管内插管；不能迅速完成气管插管，切口必须重新打开，以暂缓组织受压充血和改善气道通畅。

5. 声带麻痹　声带麻痹可能是一过性的，是由于喉返神经受累引起的；或者是永久性的，由于喉返神经切断所致。一过性单侧声带麻痹较常见，主要的危险是可能引起误吸。双侧声带麻痹是严重的并发症，可能导致上呼吸道完全梗阻，需要气管内插管，如果为永久性，还需要气管造口。

(二) 通气不足　通气不足是指$PaCO_2>45$ mmHg，常出现与全身麻醉之后。多数情况下，通气不足较轻。明显的通气不足通常表现为$PaCO_2>60$ mmHg，或者动脉血pH<7.25。轻中度呼吸性酸中毒会导致心动过速和高血压或心脏兴奋性增高(刺激交感神经所致)，但严重的酸中毒会抑制循环系统。如果高度怀疑是通气不足，可行动脉血气分析确诊，进行进一步治疗。

1. 常见原因

(1) 残留的麻醉药的呼吸抑制作用。

(2) 肌松药残余作用　拮抗不充分，用药过量，低体温，药理学相互作用(如氨基糖苷类抗生素和镁剂)，药代动力学改变(由于低温、分布容积变化、肝肾功能障碍)，或代谢因素(低血钾或呼吸性酸中毒)都会影响在PACU中的肌松药残留作用。

(3) 膈肌运动功能受限　手术切口疼痛或胸部手术之后膈肌功能障碍导致的肌僵直、腹部膨隆、腹带过紧等都会导致通气不足。

(4) 寒战、高热或败血症导致CO_2产量增加，即使在全麻恢复正常的患者也会使$PaCO_2$增高。

(5) 患者本身存在肺部疾患、神经系统疾病。

2. 预防和处理　治疗时应首先考虑针对原因处

理，但是显著的通气不足必须进行控制通气，直到通气不足的原因确定并纠正。感觉迟钝、循环抑制和严重酸中毒(动脉血 pH<7.15)是立即行气管插管的适应证。慎重应用阿片类镇痛药物，通常可有助于减轻上腹部疼痛或胸科手术之后的肌僵直。但阿片类镇痛药应用过量可导致呼吸抑制，可用纳洛酮拮抗，有助于增加通气。成人小剂量(0.04 mg)滴注能够使呼吸抑制慢慢减轻，且可避免阿片类作用逆转出现急剧的疼痛。由于纳洛酮作用时间较大多数的阿片类药物短，对于应用纳洛酮的患者，应密切注意观察阿片类呼吸抑制作用的复发(再麻醉化)。

(三) 低氧血症 由于手术和麻醉的影响，手术后患者常存在不同程度的低氧血症，其原因有通气和换气功能不全，通气血流比例(V/Q)失调。造成 V/Q 失调的原因有：① 麻醉药物的作用，抑制了缺氧和高二氧化碳的呼吸驱动，减少功能残气量(FRC)，削弱了缺氧性肺血管收缩反射。② 术后肺不张。③ 气胸导致肺组织压缩。④ 误吸酸性胃内容物。⑤ 气胸。⑥ 各种原因引起的通气不足、肺水肿、肺栓塞、肺淤血。低氧血症的诊断主要通过 SpO_2 及血气分析，表现主要有呼吸困难、发绀、意识障碍、躁动、迟钝、心动过速、高血压和心律失常。

1. 原因

(1) 肺不张 这是功能残气量下降的结果。小面积肺泡萎陷经深呼吸和咳嗽即可迅速再扩张，胸部物理治疗和纤维支气管镜检查和治疗，使不张的肺泡再复张；胸部 X 线片显示肺段或肺叶萎陷。

(2) 通气不足 可由于肺泡萎陷引起低氧血症和肺泡气中 CO_2 张力增加。

(3) 弥散性缺氧 可能发生于全身麻醉期快苏醒时，面罩吸入高浓度氧可预防低血压。

(4) 上呼吸道梗阻。

(5) 支气管痉挛 支气管痉挛可能引起通气不足、CO_2 蓄积和低氧血症。

(6) 误吸综合征。

(7) 肺水肿 可发生于手术后，可能由于心力衰竭或肺毛细血管通透性增加所致。心源性水肿多发生与有心脏疾病病史的患者，其特点为低氧血症、呼吸困难、端坐呼吸、颈静脉怒张喘鸣、第三心音奔马律。可能是由于液体超负荷、心律失常、心肌缺氧诱发的。应进行查体、胸部 X 线片摄片、动脉血气分析和心电图。处理主要采用正性肌力药物、利尿剂、血管扩张剂。通透性肺水肿可能发生于脓毒症、头部外伤、误吸、输血输液反应、变态反应、上呼吸道梗阻，其特点为低氧血症，而无左心室超负荷征象。急性呼吸衰竭的治疗一般需要在 ICU 进行。

(8) 气胸 可能导致通气不足、低氧血症和血流动力学不稳定。

(9) 肺栓塞 在手术后即刻很少发生。在深部静脉血栓形成、癌症、多发外伤和长期卧床的患者发生低氧血症时，在鉴别诊断时应考虑肺栓塞的可能。

2. 预防和处理 在恢复室内对低氧血症的治疗主要是给氧，一般吸入氧浓度在 24%～28% 即可。给氧的途径包括鼻咽管、气管插管、通气道、面罩等。

二、循环系统并发症

(一) 低血压 低血压是手术后常见并发症之一，常因静脉回流减少和心排血量下降所致。静脉回流减少多由于手术中出血较多而未及时补充血容量，麻醉药物所致外周血管扩张使血液滞留于外周，引起血容量绝对或相对不足；其次是创面出血或渗血量大引起血容量不足；心排血量的减少除心外因素(血容量不足)外，心肌收缩功能减弱也是很重要的原因，由于麻醉药物和其他有心肌抑制作用的药物的影响，苏醒过程中发生心律失常、急性心肌缺血缺氧等也可导致心排血量下降。原有心脏疾病或心功能不全者，手术后更容易发生低血压。收缩压、舒张压较手术前下降 20%～30%，即为术后低血压。治疗措施主要是针对低血压的原因进行处理，如根据失血量补充血容量；对心功能不全者，重点支持心功能，增强心肌收缩或改善心肌缺血；纠正心律失常；纠正严重酸中毒等。在治疗引起低血压原因的同时，应合理使用升压药和增强心肌收缩药，使血压回复至正常水平，以防重要脏器血流灌注减少而发生严重后果。

(二) 高血压 全麻恢复期，随着麻醉药物的消退、痛觉与意识恢复，患者逐步感觉疼痛和不适，此时如处理不当，再加上拔管刺激，易引起高血压。在原有高血压患者中更明显。全麻恢复期高血压发生率为 4%～65%。剧烈血压波动，如不及时处理可危及重要脏器功能。

1. 原因

(1) 原有高血压病史 高血压患者由于交感神经系统活性较高，在手术麻醉时血压波动范围较大。在手术时进行控制性降压的患者，突然停用降压药可发生反跳性高血压。

(2) 疼痛 除了手术切口刺激外，其他造成不适感还来自胃肠减压管、手术引流等，同时还伴有恐惧、焦虑等精神因素的影响。血浆肾上腺素、去甲肾上腺素显著升高，一般为诱导期 2 倍。

(3) 吸痰刺激 吸痰管对口咽、气管隆突的刺激，尤其操作粗暴或超时限吸引更易引起患者的呛咳和躁动、挣扎，使循环系统更趋显著。

(4) 低氧血症与高碳酸血症 轻度低氧血症引起循环系统反应性心率增快与血压升高，以高动力的血流动力学来补偿血氧含量不足。二氧化碳分压的升高，可直接刺激颈动脉和主动脉化学感受器，以及交感-肾上腺系统反应，呈现心动过速和血压的升高。

(5) 术后恶心、呕吐　术后恶心、呕吐发生率为20%～30%。术后呕吐时交感神经系统活性增加，导致心率增快和血压升高。

(6) 使用升压药物不当　低血压时选用升压药不当或剂量偏大，可使血压剧烈上升。

(7) 其他　如术中补液不当、术后寒战，尿潴留膀胱高度膨胀也会引起血压的升高。

2. 预防和处理　对术后持续重度高血压，若不能及时消除其发生原因和必要的处理，则可因心肌氧耗量的增高，而导致左心室衰竭、心肌梗死或心律失常，高血压危象则可发生急性肺水肿或脑卒中，应有效控制。

(1) 全麻复合硬膜外麻醉　全麻复合硬膜外阻滞，不仅镇痛良好，且能减少全麻药的用量，有效控制手术时有害刺激的传入。另外还有利于患者早期拔管，患者清醒后，手术区无疼痛，可保持患者安静合作。不但对减轻术后疼痛有效，而且抑制应激反应，有利于血流动力学稳定。

(2) 充分镇静、镇痛　在吸痰和拔管前 5 min 及 3 min分别注射地西泮 0.1 mg/kg 或咪达唑仑 1～2 mg 和 1%利多卡因(1 mg/kg)，不仅可消除气管内吸引及拔管时的心血管反应，使循环稳定，且可避免咳嗽反射，降低耗氧量。

(3) 减少吸痰刺激　一旦呼吸功能恢复正常，循环稳定，应考虑尽早拔管。吸痰操作时，动作应轻柔，滞留时间不要过长。

(4) 防治术后躁动　应针对发生躁动的原因作相应的处理，若原因较为明确，应立即予以消除力求使患者安静，解除有害刺激，使用小剂量镇静药，可使苏醒期平稳。

(5) 硝酸甘油滴鼻　可预防气管拔管时的高血压反应。有研究表明，在拔管前 20 min 用 0.02%硝酸甘油按 4 μg/kg 经双鼻孔给药，可有效预防拔管刺激引起的高血压。

(6) 扩血管药应用　去除可能的原因后血压仍持续升高，MAP>12 kPa(90 mmHg)，若无呼吸循环紊乱和低氧血症，可给以血管扩张药。对年老、体弱、心功能不全的患者可用硝酸甘油降压，因硝酸甘油对心脏无抑制作用，可扩张冠状血管，心排血量增加，并且停药后血压恢复较缓慢，较少发生反跳性血压升高；对顽固性高血压患者，用硝酸甘油降压可能无效，可采用硝普钠。硝普钠降压作用迅速，药效强，但个体差异较大，需注意血压监测；亚宁定具有外周和中枢两部分的扩血管作用。它主要通过减少外周阻力降低血压，一般不影响心率和心排血量。在全麻拔管时用亚宁定 0.5 mg/kg可有效地预防拔管引起的短暂高血压反应，维持循环功能稳定；艾司洛尔为选择性 β_1 受体拮抗剂，可减慢心率和降低术后高血压。尼卡地平为钙通道拮抗剂，10～30 μg/kg 静注，或每分钟 5～15 μg/kg 连续输注，也可控制血压。另有研究表明，术毕静注可乐定 3 μg/kg，可使拔管后血浆皮质醇、β 内啡肽、心钠素呈下降趋势，维持全麻恢复期循环相对稳定。

三、麻醉苏醒延迟

全身麻醉后超过预期苏醒的时间仍未苏醒者，称苏醒延迟(delayed recovery)。如全麻后>2 h 仍不恢复，即可认为麻醉苏醒延迟，应立即查明原因，及时处理，以防意外。

(一) 影响清醒和恢复的因素

1. 吸入麻醉的恢复　吸入麻醉的恢复是由吸入麻醉药的溶解系数和患者的肺泡通气量所决定的　大多数患者从吸入麻醉中恢复缓慢的原因是肺泡通气不足，高浓度长时间吸入麻醉也是清醒较慢的常见因素。

2. 静脉麻醉的恢复　静脉麻醉的恢复主要决定于药物再分布。当总量增加时，累积作用就表现为苏醒恢复延迟，而作用的消失更取决于清除半衰期。在这些条件下，高龄或肝、肾疾病可导致清醒恢复延迟。

3. 肌松作用的消退　与不同药物作用持续时间、剂量以及是否存在肝、肾疾病有关。此外，是否应用拮抗药、拮抗药的剂量、体温、酸碱平衡和其他药物是否增强肌松药的作用也是很重要因素。

4. 术前用药的影响　咪达唑仑以短效作用使其适合于作为术前用药。但较大剂量的咪达唑仑(0.2 mg/kg)可致清醒恢复延迟。催眠药或其他药物的合用(如镇静药)等可以增强麻醉药的作用而致苏醒恢复延迟。

(二) 原因

1. 麻醉药的残余作用

(1) 药物过量　单位时间内过量或总剂量过大，是麻醉后苏醒延迟的常见原因。大多数是相对过量，如患者因肝功能障碍致使药物不能正常降解，肾功能障碍者则呈排泄能力低下，使药物在体内蓄积，或因患者对麻醉药的高敏性，以及对药物的耐受性差也可导致苏醒延迟。如甲状腺功能低下和严重肾上腺功能不全患者正常麻醉药物用量即可出现苏醒延迟；重症肌无力患者对非去极化肌松药的敏感性大大增加。

(2) 麻醉用药种类和给药时机不当　对吸入麻醉药，苏醒速度与肺泡通气程度直接相关，苏醒时间也取决于麻醉药的组织吸收量、平均吸入、呼出浓度以及作用时间。对静脉麻醉药物而言，恢复快慢主要决定于药物从血浆和脑组织向肌肉和脂肪的再分布。

(3) 其他药物加强麻醉药物作用　术前应用巴比妥类(如苯巴比妥)或苯二氮䓬类(如地西泮)、术前饮用酒精类饮料可加强麻醉镇痛药中枢神经系统抑制作用，导致苏醒延迟。

（4）肌松药残留作用 正常情况下患者应能抬头>5 s；如果麻醉后患者不能完成，表示患者乙酰胆碱受体占据>30%。如患者肌松药作用部分消退，则可能表现出呼吸窘迫及躁动。

2. 低氧血症 低氧是苏醒延迟的常见原因。老年人对低氧耐受力差，婴儿较强，且与体温有直接关系。一般认为呼吸空气适时，呼吸停止后发生意识消失时间约为 90 s。常见的低氧原因：

（1）低血压 若血压<60 mmHg 患者可呈烦躁不安，<50 mmHg 时即可引起意识障碍。对伴有动脉硬化的高血压患者，术中如发生低血压，更易出现苏醒延迟。

（2）吸入低浓度氧、呼吸抑制、呼吸道部分梗阻或慢性低氧 当动脉血氧分压<60 mmHg 时，或血氧饱和度下降至 75%以下时，可致脑低氧和意识障碍。

（3）贫血 若急性血红蛋白降低至 20～50 g/L，即可出现意识障碍；慢性贫血时脑耐低氧能力虽较强，但其术后苏醒多呈缓慢。

3. 代谢失调 潜在的代谢失调可导致麻醉苏醒延迟，包括以下情况。

（1）低血糖 麻醉和手术应急反应血糖浓度一般升高，术中危险性低血糖罕见，但当小儿血糖<2.8 mmol/L 时，成人<2.2 mmol/L 时，亦可出现意识不清。

（2）高血糖 可见于糖尿病患者出现酮症酸中毒，一般多发生在重症糖尿病患者胰岛素用量不足的情况。

（3）高渗性昏迷 昏迷的原因是因脑细胞脱水，多发生在过分利尿、脱水或大量高渗糖溶液的输入。如术后发生苏醒慢、多尿、瞳孔散大、反射迟钝、肢体抽动的症状，且血糖在 22～110 mmol/L、血浆渗透浓度达 350 mOsm/L 以上，则应考虑为高渗性昏迷。应立即纠正脱水和血液的高渗状态，在静脉输注生理盐水 2 000～3 000 ml 的同时补充钾，不宜用大量胰岛素，以免出现细胞水肿、脑肿胀。

（4）电解质紊乱 当血钠≥160 mmol/L 或<100 mmol/L 时均可引起意识不清。此外，血清钾<2 mmol/L时还可并发心律失常；当血清镁<2 mmol/L（正常值 3～4.4 mool/L）时亦可出现意识障碍。

（5）酸中毒或碱中毒。

4. 神经系统并发症 如肝性脑病、肾性脑病、氮质血症等代谢性脑病患者对麻醉药的敏感性增加或者容易形成麻醉药在中枢神经蓄积引起苏醒延迟。或因各种原因所致的脑水肿和脑血管意外（如脑出血和脑梗死等）所致的意识障碍苏醒延迟可依据定位性症状，CT 扫描检查或腰穿脑脊液检查，即可明确诊断。

5. 低体温 低温通过降低药物的生物转化、增加吸入麻醉药溶解度而使术后麻醉苏醒延迟。中心体温<33℃会产生明显的麻醉效应，并可加强麻醉药的中枢神经系统抑制作用。高温（>40℃）也可导致意识丧失。

（三）预防和处理

1. 一般治疗 加强护理，维持呼吸道通畅和血流动力学稳定。手术结束前尽早停止麻醉，若是吸入性麻醉，可提前加大通气量，加速麻醉药排除。静脉复合麻醉，则需根据药物作用时间、手术时间、药物间的相互作用和患者情况等决定用药剂量。

2. 使用拮抗药 ① 如因麻醉性镇痛药所致，可用纳洛酮拮抗。② 巴比妥类药物则可用哌甲酯拮抗。③ 苯二氮䓬类药物（如咪达唑仑、地西泮等）可用氟马西尼拮抗。单次注射氟马西尼 0.5 mg，1 min 内起效，持续 15～40 min。氟马西尼的清除半衰期为 1 h，由于氟马西尼的半衰期比咪达唑仑短，因此，在给予氟马西尼后有些患者会出现“再度镇静”。然而，患者仅在氟马西尼作用消失后恢复到使用氟马西尼前的镇静状态，所以称“残余镇静”比“再度镇静”更为确切。但要注意排除其他并存的原因。

四、术后躁动

全麻后患者常可较快唤醒，但也可出现意识模糊、嗜睡、定向障碍等脑功能障碍。通常是某种情况下，患者意识恢复后，大脑高级中枢的功能仍未全面恢复，影响其对感觉的反应和处理，这种脑功能完整性的缺失可表现为多种形式，大多数患者呈安静、嗜睡，并且轻度定向障碍，脑功能反应由迟钝逐渐正常。有些患者则经历较大的情感波动，表现为不能控制的哭泣及明显的躁动不安。苏醒期躁动（agitation）诊断标准采用 Riker 镇静、躁动评分，根据患者表现评为 7 个等级，1～4 分为无躁动，5～7 分诊断为苏醒期躁动（表 89-3）。

表 89-3 Riker 镇静、躁动评分表

评分	患者表现
7	患者试图拔除气管导管或导尿管，翻越床栏，攻击医护人员，在床上翻来翻去
6	反复言语提示劝阻，但不能平静；需要保护性束缚，经常咬气管导管
5	焦虑或适度的躁动，尝试着坐起来，听从口头指令
4	平静，容易唤醒，服从指令
3	难于唤醒，语言刺激或轻轻摇动可唤醒，但停止后又入睡，能服从简单指令
2	可以本能移动，身体刺激可唤醒，但不能交流和服从指令
1	对伤害性刺激反应没有或很小，不能交流或服从指令

注：1～4 分为无躁动；5～7 分诊断为苏醒期躁动。

（一）影响术后躁动的因素

1. 年龄 术后躁动多见于儿童和年轻人，老年患

者较少见。

2. 术前脑功能障碍　有脑疾患、精神病病史者术后易发生谵妄、躁动。

3. 药物　术前用药中东莨菪碱可致术后定向障碍及躁动不安。麻醉用药中依托咪酯、氯胺酮、丙泊酚和高浓度吸入麻醉药，均可引起术后躁动，肌松药残留作用也可导致术后严重的焦虑和躁动。

4. 呼吸、循环功能障碍　低氧血症、高碳酸血症、低血压都可引起术后意识模糊、定向障碍和躁动不安。

5. 其他　代谢紊乱、中枢神经系统并发症以及体位不适和制动不恰当及尿潴留、胃胀等也可导致术后躁动。

(二) 预防和处理

(1) 维持合适的麻醉深度、充分的术后镇痛，保持充分通气氧供和血流动力学的稳定，避免不良的刺激，外环境的安静对患者平稳的恢复也很重要。

(2) 去除可能的原因，如不能耐受气管导管者尽早拔管。必要时可适当使用小剂量，作用时间短的镇静催眠药物和镇痛药，如咪达唑仑、哌替啶等。右美托嘧啶在处理躁动方面亦有很好的效果。

(3) 注意保护、防止发生意外伤害等严重并发症，并注意维持呼吸和循环功能，避免缺氧和二氧化碳潴留。

(4) 小儿术后躁动强烈时可适当运用约束带。

五、术后恶心呕吐

术后恶心呕吐(postoperative nausea and vomiting, PONV)是全麻后很常见的问题，尽管不是很严重的并发症，但仍造成患者的不安不适感觉。

(一) 发生 PONV 的危险因素

1. 患者因素　手术后发生恶心、呕吐与患者的情况、手术及麻醉均有关系。统计表明，女性明显高于男性，可能与成年女性患者血浆内性激素及黄体酮水平升高有关，男、女儿童则无此差别。小儿较成人手术后更容易发生恶心、呕吐。70 岁以上老年发生率显著低于年轻者，这与老年人各种反射均不甚活跃有关。肥胖患者则因吸入麻醉药物存积于脂肪内较多以及胃内残存物较多更容易发生恶心、呕吐。

2. 麻醉用药与方法　麻醉前用药，术中使用芬太尼、吗啡或术后用吗啡镇痛等可增加术后恶心、呕吐发生率。原因可能与麻醉药物直接作用于呕吐中枢有关。另外吸入麻醉药氟烷、异氟烷、恩氟烷等也可引起恶心、呕吐；静脉麻醉药氯胺酮、依托咪酯均可诱发术后的呕吐，而丙泊酚和咪达唑仑则可降低术后恶心呕吐发生率。

(1) 静脉麻醉药　目前所用的静脉麻醉药，由于作用时间快而短，常用于诱导。其中丙泊酚、芬太尼及阿芬太尼因属于阿片类药物，和吗啡一样均具有较强的致吐活性。依托咪酯也可使术后恶心呕吐发生率明显增加。有人认为氯胺酮有较强的致吐作用，但目前仍缺乏有力证据。恶性呕吐高危人群(如小儿)使用丙泊酚诱导和维持，围术期恶心呕吐发生率明显下降，说明丙泊酚可能有抗呕吐活性。咪达唑仑对围术期恶心呕吐无明显影响。

(2) 吸入麻醉药　目前常用的吸入麻醉药，既可用于诱导，又可用于维持，但主要还是用与麻醉维持。有关氧化亚氮对术后恶心呕吐发生率的影响仍有争议，但可肯定氧化亚氮麻醉与术后恶心呕吐有关，其机制可能是由于氧化亚氮作用于中枢阿片受体，使肠道扩张对中耳压力平衡的影响。

(3) 局麻药及麻醉方式　普鲁卡因以及麻醉药添加剂去氧肾上腺素及肾上腺素均增加术后呕吐发生率，硬膜外阻滞平面超过 T5，呕吐发生率增加 3.9 倍。基础心率＞60 次/min，呕吐发生率增加 2.3 倍。低血压使呕吐发生率增加 1.7 倍。有研究表明，椎管内麻醉恶心呕吐的发生率为 21.2%，而局部阻滞麻醉恶心呕吐发生率仅为 8.8%。

(4) 气管插管及拔管　气管导管插入时，咽喉部的机械刺激是不可避免的。这些刺激可引起呕吐反射，持续刺激可诱发干呕甚至呕吐。气管导管插好后，呕吐反射反而平息，这可能是对传入冲动的适应与清醒患者充分做好表面麻醉均可有效地预防插管时呕吐。拔管时恶心呕吐发生率也较高，这也是由于气管导管对咽喉刺激所致。有学者认为麻醉恢复期一旦自主呼吸恢复，无需控制呼吸时，就应考虑尽早拔管，以减少拔管时高血压及恶心呕吐。

3. 手术部位、时间与方式　前庭、头颈部、上腹部手术及腹腔镜手术容易发生呕吐，宫颈扩张术后亦多见。手术后的因素则包括疼痛、应用阿片类药物、运动、低血压和大量饮水等。胃肠减压刺激也常引起呕吐。手术麻醉时间越长，更易于发生恶心呕吐。麻醉时间持续 30～90 min，术后恶心呕吐发生率为 17%，若麻醉时间持续 150～200 min，则恶心呕吐发生率增加至 46%。其机制仍不清楚。

麻醉恢复过程中，易于引起呕吐或胃内容物反流的几种情况有：① 胃膨胀除了与术前进食有关外，麻醉前用药、麻醉和手术也将减弱胃肠道蠕动，胃内存积大量的空气和胃液或内容物，胃肠道张力下降。② 用肌松药后，在气管插管线用面罩正压吹氧，不适当的高压气流不仅使环咽括约肌开放，而且使胃快速胀气而促使其发生反流；同时喉镜对咽部组织的牵扯，又进一步使环咽括约肌功能丧失。肌松药本身并不影响术后恶心呕吐发生率。但肌松药拮抗剂新斯的明可增加胃肠收缩性，因而增加术后恶心呕吐发生率。若使用半衰期短的肌松药，如阿曲库铵及维库溴铵，术后不用新斯的明可显著减少恶心呕吐发生率。③ 患者咳嗽或用力挣扎；以及晚期妊娠的孕妇，由于高水平的孕酮也影响到括约肌的功能。④ 带有套囊的气管内导管，在套囊的上部蓄积大量的分泌物未及时清除也易引起误吸。⑤ 药物对食管括约肌功能的影响。⑥ 体位移动，无论是主动的，还是被动的，均是术后恶心呕吐的触发因素，临床经验表明，将患者从恢复室移至病房时不可避免的剧烈移动常可导致恶心呕吐。

（二）预防和处理

1. 非药物措施

(1) 减少患者移动。

(2) 清醒患者避免过度的咽部刺激　咽部吸引最好在肌松作用消退前进行，同样，气管导管也应在患者自主恢复后尽早拔除，并尽量避免放置口咽通气道。

(3) 避免胃部过度膨胀　诱导期面罩加压给氧时，正确地托下颌，保持呼吸道通畅，同时在胃部适当加压，有助于避免气体进入胃内，减少术后恶心呕吐发生率。

(4) 维持呼吸循环稳定　由于低氧血症、低血压也可致恶心呕吐，故在整个麻醉手术过程中，以及手术后应维持呼吸循环稳定，确保充分氧气。

(5) 适当镇痛　由于某些镇痛药如阿片类药物也可致恶心呕吐，因此要权衡利弊，选择适当的镇痛药、给药途径及给药剂量。

2. 药物治疗　常用预防术后恶心呕吐药主要为氟哌利多、昂丹司琼(奥丹西隆、枢复宁、枢丹)、甲氧氯普安(胃复安、灭吐灵)。

(1) 氟哌利多　是丁酰苯类药物，有很强的镇静、镇吐作用，同时也可产生嗜睡、低血压和锥体外系反应，该药物是通过阻滞中枢神经系统的多巴胺受体而发挥作用。静脉注射后 5～8 min 起效，最佳效应持续时间为 3～6 h。其预防作用要强于抗术后呕吐作用。氟哌利多预防术后恶心症状无剂量相关性，常用剂量为0.25～0.3 mg。而氟哌利多抗术后呕吐作用则与剂量有关，目前认为氟哌利多术中 1～2.5 mg 单次静注或肌注，即可产生抗呕吐作用，而<0.75 mg 可能无效，>2.5 mg也不能进一步增加其作用，术后可重复作用。氟哌利多用于儿童术后抗呕吐剂量为 75 μg/kg。

(2) 昂丹司琼(奥丹西隆、枢复宁或枢丹)　是 $5-HT_3$受体拮抗药，昂丹司琼半衰期为 3.5 h，起效较氟哌利多慢。近年来用枢复宁预防和治疗全麻后恶心、呕吐取得比较明显效果。文献报道枢复宁 4 mg 和 8 mg静注后均明显降低术后恶心、呕吐的发生和术后抗呕吐药物的应用。<8 mg 的昂丹司琼是安全有效的，不会引起血流动力学变化，也不会引起其他严重的并发症。但也有文献报道昂丹司琼和氟哌利多合用，比单独应用昂丹司琼或氟哌利多更有效，两药合用后可降低各自的不良反应。昂丹司琼静注后可能会引起术后头痛，而氟哌利多则可预防术后头痛。因此，两药合用可降低昂丹司琼术后头痛的发生率。而氟哌利多则因合用后剂量减少，其相应的不良反应发生率也明显减少。两药合用较理想剂量为昂丹司琼 4 mg 复合氟哌利多 1.25 mg，术中静注，持续时间约为 24 h。

(3) 甲氧氯普安(胃复安、灭吐灵)　该药同时作用于多巴胺和 $5-HT_3$受体，因此理论上应该兼有氟哌利多和昂丹司琼的抗呕吐作用，但术中常规剂量，如 10 mg应用，不出现相应的抗呕吐作用。因此，通常用于术后恶心、呕吐的预防和治疗，一般剂量为 10～20 mg肌注。

六、麻醉后寒战

麻醉后寒战(shivering，chilling)是指麻醉后患者苏醒期间出现不随意的肌肉收缩。全麻和椎管内麻醉后均会发生，据报道全身麻醉苏醒过程中寒战的发生率为 6%～53%，如果不处理可持续数分钟或数小时。一般先表现为外周血管收缩和中心体温下降。它的主要不利影响是患者强烈的不适感、血管收缩、组织低灌注和代谢性酸中毒等；损害血小板功能和心脏复极，降低许多药物的代谢。严重时可导致窦房结抑制，心肌细胞对缺氧的反应敏感，降低心室纤颤的阈值，导致各种心律失常。寒战可增加代谢率，也使眼内压和颅内压增加。对危重患者可导致心肺功能衰竭，因此预防全麻术后寒战的发生对于促进患者恢复具有重要的作用。寒战 Wrench 分级见表 89-4。

表 89-4　寒战 Wrench 分级

寒战分级	临床表现
0	没有出现寒战
1	竖毛和(或)外周血管和(或)外周发绀，但无肌颤
2	仅一组肌群肌颤
3	超过一组肌群肌颤
4	全身的肌颤

（一）引起寒战的因素

1. 体温　尽管麻醉后寒战与体温和外界温度的关系无明显相关，但控制和调节热信息的输入可影响寒战的发生，其机制可能是由麻醉恢复期大脑中枢对寒冷反应减低，而脊髓反应正常引起。

2. 患者因素　寒战的发生男性患者高于女性患者，择期手术患者高于急诊患者，ASA 1 级患者高于其他 ASA 分级患者，青壮年高于小儿和老年人。

3. 麻醉用药　术前使用抗胆碱能药与苯二氮草类药物的患者可减少寒战的出现，而术前给镇痛药的患者寒战的发生率高于不给镇痛药的患者。挥发性麻醉药易产生寒战，局部麻醉药中毒反应可发生寒战，芬太尼和哌替啶可减少寒战的发生。

4. 麻醉及手术因素 三种麻醉方式(全吸入、静吸复合以及全凭静脉麻醉)术后寒战发生率无显著差异，但吸入麻醉后出现寒战的时间比静脉麻醉显著缩短。寒战级别三种麻醉方式无明显差异。手术时间越长，寒战的发生率越高。

(二) 预防和处理

1. 注意保温,防止体温下降 尽管麻醉后寒战与体温的关系尚无定论,但是围术期注意患者的保暖对防治麻醉后寒战还是有效的。高热的原因包括感染(特别是处理感染和坏死的组织后)、输液输血反应、甲状腺功能亢进、恶性高热。对症治疗只应当用于高热有潜在危险的情况,心脏储备功能降低的患者。常用的处理方法是先物理降温。

2. 药物治疗 常见的有哌替啶、曲马朵、氯胺酮等。以哌替啶为主的阿片类药物能有效治疗麻醉后寒战,其有效率在73%以上。芬太尼对寒战的治疗效果比哌替啶差,且维持时间短,并且阿片类药物有呼吸抑制作用,限制了其在临床中的使用。而曲马朵属于非阿片类镇痛药,研究显示曲马朵(1 mg/kg)对各种程度的寒战均有一定的治疗作用,对术后轻中度的寒战效果较好,对重度寒战有一定效果,需要追加剂量才能达到满意的临床效果。另外,新型的高选择性 α_2 肾上腺素能受体激动剂右美托咪定也开始应用于术后预防寒战的治疗中,右美托咪定(1 μg/kg)可以通过抑制大脑体温调节中枢,降低寒战阈值,在脊髓水平抑制体温传入信息,从而抑制寒战。联合应用舒芬太尼和曲马朵对治疗术后寒战也有一定效果。

七、术后低体温

人体核心部位包括中枢神经系统、内脏和大血管,其内部的温度变化很小。启动对温度或寒战调节反应的中心温度阈值的范围很小,一般≤0.5℃。但麻醉可降低机体对低体温的反应,阈值范围可扩大至3～4℃,因而麻醉状态下患者的中心体温易随着热量的丢失而降低。中心体温降低可影响全身多个系统的功能状态,比如对中枢神经系统,可引起脑电波下降、嗜睡,当体温达31～32℃时,部分个体可进入深睡眠状态;对心血管系统可引起外周循环系统阻力增加,窦房结功能抑制,发生严重心律失常、重要脏器和组织缺血缺氧、酸碱失衡;对呼吸系统,可引起高二氧化碳血症等。此外,低温可降低抑制性药物的生物转化、增加吸入麻醉药的溶解度。以上因素均可导致全麻术后苏醒延迟。是大多数麻醉后苏醒延迟和寒战发生的最主要原因。高温(>40℃)也可导致意识丧失。

(一) 影响术后体温异常的因素

(1) 手术时间长,尤其在冬季手术,手术中静脉输入大量冷液体、库血及体腔内冷液体冲洗、胸腹腔暴露时间长等;机械通气可造成体热丧失,对小孩、老年人及消瘦患者尤其明显。

(2) 麻醉前用药、麻醉剂、辅助用药及肌松药的外周作用也可通过以下几个方面对体温产生影响:① 降低基础代谢率,抑制产热过程。② 扩张血管,增加体热向外环境的丧失。③ 抑制寒战反应,减少体热的产生。

(3) 手术室的环境温度也很重要,手术室的适宜温度为25±1℃,湿度应在65%～75%,而且应无气流干扰,因气流所造成的空气对流也可降低体热。

(二) 预防和处理 防止麻醉后体温降低的最根本原则是:限制体热的再分布,减少和弥补热量的散失。因为低温可引起窦房结直接受寒冷的抑制,从而导致心率、心排血量、平均动脉压的下降,密切监测瞳孔、意识、血氧饱和度、尿量、心率、中心静脉压(CVP)等生命体征相当重要。低温时维持正常的酸碱平衡对防治室颤也非常重要。术后高温可以用物理降温方法降低体温。

1. 被动外部加温法复温 采用取暖器、调高空调温度等方式将外界环境温度调至28℃,加温补液,缓慢复温。复温时注意体温恢复速度,如果过快,可能导致局部烫伤。复温开始至完全清醒时间为1～1.5 h。

2. 选择适当时机拮抗肌松和催醒 低温时肝脏的耗氧量降低,代谢明显下降,各种麻醉药物在肝脏解毒的速度减慢,因而手术结束时虽然给予肌松拮抗药和催醒药但无效。而当体温恢复到32℃时,再次给予新斯的明拮抗肌松和催醒药物后,患者很快苏醒,恢复了意识、自主呼吸和肌张力。

3. 合理使用血管活性药物和抗氧化剂 低温后,微血管血流缓慢,造成组织及重要脏器缺血、缺氧、酸性产物堆积。在严密监测CVP确保有效循环血量的前提下,在复温过程中采用山莨菪碱10 mg静脉注射,以疏通微循环增加组织血液灌注,减少血液淤积。协助组织灌注,并使用抗氧化剂维生素C以清除自由基,地塞米松10 mg静脉注射以防止缺血-再灌注损伤。

4. 做好心理护理和术后指导 复温治疗时,患者苏醒后感到燥热、不安。这时必须向患者说明情况,强调复温的必要性和配合的重要性,指导其进行平稳的呼吸,四肢给予恰当的约束,使患者情绪稳定,配合各种操作。

参考文献

[1] Gennaro Savoia, Elvira Gravino, Maria Loreto, et al. Analgesia in PACU: indications, monitoring, complications[J]. Current Drug Targets, 2005, 6: 755-765.

[2] Pandharipande P, Ely EW, Maze M. Alpha-2 agonists: can

they modify the outcomes in the postanesthesia care unit[J]. Current Drug Targets, 2005, 6: 749 - 754.

[3] Giorgio Della Rocca, Paolo Chiarandini, Paolo Pietropaoli. Analgesia in PACU: nonsteroidal anti-inflammatory drugs[J]. Current Drug Targets, 2005, 6: 781 - 787.

[4] Edward Morgan G. 摩根临床麻醉学[M]. 岳云，译. 4 版. 北京：人民卫生出版社，2007.

[5] 杭燕南. 当代麻醉手册[M]. 2 版. 上海：世界图书出版社，2011.

[6] De Witte J, Sessler DI. Perioperative shivering: physiology and pharmacology[J]. Anesthesiology, 2002, 96: 467 - 484.

[7] 郑红梅，边竞，刘培. 右美托咪定在全麻术后寒战中的应用[J]. 湖北医药学院学报，2011, 30: 308 - 309.

[8] 许先成，冯慧，柯昌斌. 舒芬太尼联合曲马朵对全麻苏醒期躁动与寒战的预防作用[J]. 湖北医药学院学报，2011，30: 137 - 140.

[9] Phan H, Nahata MC. Clinical uses of dexmedetomidine in pediatric patients[J]. Paediatr Drugs, 2008, 10: 49 - 69.

[10] 王珊娟，杭燕南. 全麻恢复期并发症及其处理[J]. 中华麻醉学，2000，20: 574.

（黄 萍 王珊娟）

第九十章 麻醉和围术期液体治疗

围术期液体治疗（perioperative fluid therapy）的主要目的是维持有效循环血容量，保证重要器官和组织的灌注和氧供，维持水、电解质和酸碱的平衡，血液稀释和节约用血以及维持正常凝血功能。主要包括：每日正常生理需要量、术前禁食后液体缺少量、麻醉手术前存在的非正常液体丢失、失血量、呼吸道蒸发以及手术期间液体在体内的再分布与创面蒸发、失血量。

外科疾病可直接或间接造成水、电解质和酸碱紊乱，以及各种急慢性失血，重要脏器功能障碍，如术前不予纠正，术中、术后易发生严重并发症。麻醉引起血管扩张，麻醉后经皮肤的隐性失水，可致患者循环不稳定，手术创伤与体液平衡隔绝液体如肠梗阻肠腔内积液和胸腔积液等，术中蛋白转移，特殊手术如体外循环、经尿道前列腺切除和颅脑手术等，均可影响患者的体液和电解质平衡。

液体治疗策略已经历了60年的变革，从20世纪60年代前术中限制输液，转变为开放输液，大手术及创伤常需输注较多液体。输注晶体和（或）胶体也争论多年，一直延续至今。过去曾研究输液与氧供和氧耗的关系，现今又提出目标导向输液及输液与术后患者预后的关系。手术不良转归可能和输液不足或过度输液有关。输液不足可导致有效循环血量减少，血液由胃肠道、皮肤和肾脏向重要器官（脑和心脏）转移，以及上述器官灌注不足。相反，输液过多也会带来不良后果。血管内液体过多会导致静脉系统压力升高，使血管内液向细胞间隙（细胞外）转移，导致肺和外周水肿并伴随全身和（或）局部组织氧合障碍。肺水肿很明显是其中一个重要的不良后果，会引起肺泡动脉血氧分压差增加以及全身缺氧。总之，临床上应加强液体治疗监测，根据患者实际情况，科学分析，决定合理的液体治疗，才能取得良好效果。

第一节 液体治疗的基础知识

成年男性平均身体所含的总体液量为体重60%，女性为50%，身体总体液由细胞内液（ICF）和细胞外液（ECF）组成。细胞外液则由组织间液（IFV）和血浆溶液（PV）组成（表90-1）。红细胞属于细胞内液。人体的总体液成分构成随年龄增长有一定变化（表90-2）。细胞内液：细胞膜的保护调整作用使细胞内液的容量和成分保持稳定。细胞膜上的Na^+-K^+-ATP泵调节细胞内外电解质浓度的差异。钾离子是细胞内液的主要成分，形成细胞内液主要的渗透压（285 mOsm/kg）。在缺血或缺氧状况下，细胞膜上的Na^+-K^+-ATP泵受影响，导致进行性细胞肿胀。细胞外液：细胞外液的主要功能是维持细胞营养和为电解质提供载体。保障血管容量的循环部分是维持正常细胞外液容量的关键。钠离子是细胞外液的主要成分，是形成细胞外液渗透压（270 mOsm/kg）的主要物质。白蛋白是维持细胞外液胶体渗透压的主要物质（18～22 mOsm/kg）。

表90-1 成人（70 kg）的体液组成

	占身体重量（%）	体液容量（L）
总体液量（TBW）	60	42
细胞内液（ICF）	40	28
细胞外液（ECF）	20	14
组织间液（IFV）	16	11
血浆溶液（PV）	4	3

表90-2 不同年龄人体的体液占身体重量的比例（%）

	新生儿	1岁	2～14岁	成人
总体液量	80	70	65	55～60
细胞内液	35	40	40	40～45
细胞外液	45	30	25	15～20
组织间液	40	25	20	10～15
血浆溶液	5	5	5	5

第二节 常用液体的药效和选择

围术期液体治疗所用的溶液有晶体液(crystalloid)和胶体液(colloid)。晶体液含小分子量离子,胶体则含有大分子量物质,如蛋白质、羟乙基淀粉和明胶等。胶体液维持血浆胶体渗透压,并且留存在血管内。液体在体内分布与毛细血管静水压和胶体渗透压有关,以公式表达如下:

$$Q_V = K[P_C - P_T - C(\omega_C - \omega_T)]$$

式中,Q_V 为经毛细血管液体总流量,K 为滤过系数,P_C 为毛细血管静水压,P_T 为组织间质静水压,C 为反射系数,ω_C 为血浆胶体渗透压,ω_T 为组织间质胶体渗透压。滤过系数为毛细血管床的渗透功能,数值代表在特定条件下透过毛细血管膜的液体量,而反射系数是对特殊物质毛细血管膜通透性的数学表达(0~1),反射系数随不同组织床和物质而改变,如果该物质能全部透过则反射系数为0,如完全不能透过则为1。以蛋白质为例,反射系数经肝为0.1,肺为0.7,脑为0.99。当肺毛细管漏时,则蛋白-肺反射系数约降至0.4。肺循环正常胶体渗透压60%来自血浆白蛋白,反射系数接近0.7。因此,输注液体的成分决定液体在体内的分布。

一、晶体液

(一) 葡萄糖注射液

1. 药理作用 葡萄糖是人体的重要营养成分和能量来源。5%葡萄糖液系等渗溶液,体内迅速被氧化成二氧化碳和水,主要用于补充水和糖分,供给热量、增强肝脏解毒功能。25%以上的高渗葡萄糖静注后提高血浆渗透压,引起组织脱水和短暂利尿。相当部分的葡萄糖注射液(glucose injection)用于静脉输注药物的稀释或载体。

2. 适应证 呕吐、腹泻、大失血等体内损失大量水分时,可静滴5%~10%葡萄糖溶液200~1 000 ml,同时静滴适量生理盐水,以补充体液的损失及钠的不足。不能摄取饮食的重病患者,可用以补助营养。静注50%溶液40~100 ml,可治疗血糖过低或胰岛素过量,以保护肝脏。对糖尿病酮症酸中毒须与胰岛素同用。25%~50%溶液静注,因其高渗作用,使组织(特别是脑组织)内液体进入循环系统内由肾排出,用于降低眼压或因颅压增高引起的各种病症,如脑出血、颅骨骨折、尿毒症等。注射时切勿注于血管外,以免刺激组织。糖尿病患者禁忌单独使用。

3. 不良反应和注意事项 低血压和休克患者使用较高浓度溶液可导致高渗性利尿。高渗液脱水后有反跳现象,易引起血栓性静脉炎;静注液外漏刺激组织,会引起疼痛。

4. 剂量和用法 ① 补充水和热量,5%~10%溶液静滴,用量依病情而定。② 脱水作用,25%~50%溶液静注可用于脑水肿、肺水肿及降低眼内压,常与甘露醇等脱水药合用。一次静注50%溶液40~60 ml。③ 低血糖症,轻者可口服,重者可静注或静滴,用量及速率依病情而定。④ 高血钾症与胰岛素合用,可促进钾离子转移入细胞内。10%溶液500 ml,每2~4 g葡萄糖加1 U正规胰岛素,于3~4 h输完。

(二) 氯化钠注射液

1. 药理作用 氯化钠注射液补充血容量和钠、氯离子,维持水、电解质和渗透压平衡。0.9%浓度与血浆渗透压接近。林格液即复方氯化钠液,除 Na^+、Cl^- 外、还含 K^+、Ca^{2+},成分更接近血浆。10%高渗氯化钠溶液可通过细胞内液的转移增加血浆容量,通过肺的神经反射引起皮肤肌肉血管收缩,从而增加心排血量,提高血压。

2. 适应证和禁忌证 用于严重失水、失钠,如烧伤、休克、严重吐泻,肾上腺皮质功能不全和手术后补液;0.9%溶液较适用于低渗性脱水的补液和低血压、休克患者的扩容;10%高渗液常用于低钠低氯患者。

3. 不良反应和注意事项 应用高张盐水可能会出现癫痫样发作、过敏和出血倾向。复方氯化钠含钠量很少,明显缺钾患者尚需另外补钾。应用过量可致高血钠和低血钾,氯过高可引起碳酸氢根丢失。充血性心力衰竭、周围或肺部水肿、肾功能损害、子痫前期、年幼和年老者慎用。

4. 剂量和用法 等渗性脱水可用0.9%氯化钠或复方氯化钠注射液,用量及速度依病情而定,无明显电解质丢失者,盐水不超过全日输液总量的1/3~1/2。有心脏病、颅内高压、肾功能衰竭、老年及小儿,盐水的补充宁少勿多,一般不超过全日输液量的1/5。高渗性非酮症糖尿病昏迷开始治疗时,用0.45%氯化钠注射液。外用冲洗伤口,用0.9%氯化钠溶液。

(三) 5%葡萄糖氯化钠液 葡萄糖氯化钠液(glucose and sodium chloride solution)兼有5%葡萄糖液和0.9%氯化钠液的作用,渗透压接近血浆渗透压的2倍。适应证和禁忌证、不良反应和注意事项参考葡萄糖注射液和氯化钠注射液。

(四) 复方氯化钠液

1. 药理作用 含氯化钠0.85%、氯化钾0.03%、氯化钙 0.033%。补充水和电解质。

2. 适应证和禁忌证　各种原因所致的失水，包括低渗性、等渗性和高渗性失水；高渗性非酮症糖尿病昏迷；低氯性代谢性碱中毒。

(五) 乳酸钠林格液

1. 药理作用　乳酸钠林格液(lactated Ringer solution)含乳酸钠 3.10 g、氯化钠 6.00 g、氯化钾 0.30 g、氯化钙($CaCl_2 \cdot 2H_2O$) 0.20 g，注射用水适量。调节体液、电解质及酸碱平衡，补充有效细胞外液量，降低血液的黏稠度和改善微循环。

2. 适应证和禁忌证　术中补液和休克的防治。代谢性酸中毒或有代谢性酸中毒的脱水患者。

3. 不良反应和注意事项　大量输注时，血浆清蛋白浓度降低，可导致间质性肺水肿。肝功能不全，严重休克伴缺氧以及小儿均应避免用乳酸钠。

(六) 碳酸氢钠(重碳酸钠)溶液

1. 药理作用　碳酸氢钠(sodium bicarbonate)为弱碱性药物，能直接增加机体的碱储备，防治代谢性酸血症；也可通过纠正酸血症提高血管活性药的作用，增加心肌应激性，提高心肌的室颤阈值，降低血钾浓度。

2. 适应证　为防治代谢性酸中毒的首选药，也可用于休克的综合治疗和心肺脑复苏抢救。

3. 不良反应和注意事项　① 不宜过量或连续使用，最好有血气监测，以免引起碱中毒。② 对于有充血性心力衰竭、急性或慢性肾功能衰竭、缺钾或伴有二氧化碳滞留的患者，须慎用。③ 心肺脑复苏时应用本品，须保证良好的肺通气，促使 CO_2 排出。④ 药物对注射部位组织有刺激性，切勿漏出血管。

4. 剂量和用法　用于纠正酸血症用量=[正常碱剩余(BE)(mmol/L)－测得 BE(mmol/L)]×0.5×体重(kg)，先用推算剂量的 1/3～1/2 静滴，以后视病情给予；或先给 5%碳酸氢钠 2～3 ml/kg，以后再按公式及根据病情分批补给。用于心肺脑复苏一般先给 5%碳酸氢钠 50～100 ml，必要时 10～15 min 后在血气监测下再给 1/2 量。

(七) 复方电解质液(醋酸林格液)

1. 药理作用　醋酸林格液(acetate Ringer's solution)的 pH 值为 7.4，是水、电解质的补充源和碱化剂。其葡萄糖酸根和醋酸根在体内经氧化后最终代谢为二氧化碳和水。

2. 适应证、禁忌证　适用于输血前或输血后输注(即作为预充液)，或加入正在输注的血液组分中，或作为血细胞的稀释液。

3. 不良反应和注意事项　① 注射部位局部感染、静脉栓塞、静脉炎、液体外渗和循环血容量过多。② 心、肝、肾功能不全、高血钾、高血钠、代谢性或呼吸性碱中毒患者慎用。③ 可能会引起液体和(或)溶质过量，导致血清电解质浓度降低、体内水分过多、充血、肺水肿。④ 对需长期注射治疗的患者，须根据临床症状和定期实验室检查监测其体液平衡、电解质、酸碱平衡的变化。⑤ 对接受类固醇激素或促肾上腺皮质激素治疗的患者需慎用。

4. 剂量和用法　静脉滴注，剂量视患者年龄、体重、临床症状和实验室检查结果而定。

常用晶体液成分比较见表 90-3。

表 90-3　常用晶体液的成分

名　　称	溶液渗透压(mOsm/kg)	Na^+(mmol/L)	Cl^+(mmol/L)	K^+(mmol/L)	Ca^{2+}(mmol/L)	葡萄糖(g/L)	乳酸(mmol/L)	醋酸(mmol/L)
生理盐水(NS)	等渗 308	154	154					
5%葡萄糖盐溶液(D_5NS)	高渗 586	154	154			50		
5%葡萄糖	低渗 253					50		
0.45%糖盐溶液($D_5$1/2NS)	高渗 432	77	77			50		
乳酸林格液(LR)	等渗 273	130	109	4	3		23	
醋酸复方电解质溶液	等渗 294	140	98	5				27
0.45%氯化钠溶液(1/2NS)	低渗 154	77	77					
3%氯化钠溶液(3%NS)	高渗 1 026	513	513					
5%氯化钠溶液(5%NS)	高渗 1 710	855	855					

二、胶体液

(一) 右旋糖酐 40(低分子右旋糖酐)

1. 药理作用　右旋糖酐 40(dextran40)分子量平均为 40 000，作用与右旋糖酐 70 相似，但扩容作用较短暂，而改善微循环作用较佳。

2. 适应证　除抗休克外，可用于各种血栓性疾病、断肢再植术中。

3. 不良反应和注意事项　少尿患者可引起肾小管细胞严重肿胀，致肾小管闭塞而发生肾衰竭的危险。输入量过多，可引起红细胞凝聚；在检定血型及交叉试验时，可出现假凝聚现象；也可引起出血倾向和渗透性肾病。心力衰竭、有出血倾向者、肾功能减退者慎用。偶有变态反应。

4. 剂量和用法　静注或静滴，视病情而定。一般静滴每次 250～500 ml，滴速每分钟 5～15 ml。每日总量≤20 ml/kg。

(二) 羟乙基淀粉

1. 药理作用　羟乙基淀粉（hydroxyethyl starch，HES）的理化特性取决于其分子的羟乙基化程度和分子量大小，按分子量（Mw）划分，有低分子 HES（Mw＜100 000）、中分子 HES（Mw＝100 000～300 000）和高分子 HES（Mw＞300 000）三种。按取代程度（平均克分子取代级 Ms）来分，有低取代级 HES（Ms＝0.3～0.5）、中取代级（Ms＝0.6）和高取代级 HES（Ms≥0.7）。分子量越大，取代级越高，越不易被淀粉酶分解，在体内存留时间越长，对肾脏和凝血功能影响越大。为达到有效性和安全性的统一，早期的高分子量、低分子量 HES 或高取代级的 HES 正逐渐被中分子低取代级的 HES 取代。

早期 HES 200/0.5（贺斯）是一种中分子量低取代级的 HES 溶液，由玉米的支链淀粉制成，平均分子量大约 200 000 D，克分子取代级大约 0.5，pH 3.5～6.5，胶体渗透压约为 36 mmHg，半衰期 3～4 h，经肾脏代谢。贺斯能提高血浆胶体渗透压，增加血容量，改善血流动力学、氧输送和氧消耗，防止和堵塞毛细血管，变态反应低。其血浆增量效力（等于实际血浆增加量/输入量×100%）为 100%，维持 4 h，8 h 后仍有 72%。贺斯 10%则效力更强，峰值血浆增量效力为 145%，维持 1 h，此后继续 3 h 在 100%以上，8 h 后仍有 57%。目前应用 HES 130/0.4（万汶®）是一种中分子量低取代级的 HES 溶液，由玉米的支链淀粉制成，平均分子量大约 130 000 D，克分子取代级大约 0.4，pH 4.0～5.5。万汶扩充效应为其输注体积的 100%，该 100%容量效应可稳定维持 4～6 h。用进行等容血液稀释，可维持血容量至少 6 h。

HES 130/0.4 复方电解质溶液（万衡）含钠 137 mmol/L、钾 4 mmol/L、镁 1.5 mmol/L、氯 110 mmol/L 和醋酸 34 mmol/L，其渗透浓度是865.5 mmol/L。电解质的生理作用已众所周知，醋酸是碳酸氢根的代谢前体，醋酸迅速活化为乙酰辅酶 A，并代谢为二氧化碳，碳酸氢根可调节 pH，纠正酸血症。万衡比 HES 130/0.46%氯化钠溶液，氯离子明显减少，由醋酸根代之，电解质溶液更接近于生理状态。即使短时间（1～2 h）输注 HES 130/0.46%氯化钠溶液，也可发生高氯性代谢性酸血症，而 HES 130/0.4 复方电解质溶液（万衡）能维持满意的电解质和酸碱平衡。

2. 适应证和禁忌证　适用于休克、麻醉后低血压的防治、术中容量补充、等容或高容血液稀释、心肺循环机预充液等。禁用于严重出血性疾病、严重充血性心力衰竭、肾功能不全、无尿或少尿、淀粉过敏及水中毒状态、严重凝血功能障碍。

3. 不良反应和注意事项　大剂量使用会影响肾脏和凝血功能。极个别患者出现变态反应。输注期间血清淀粉酶可能升高。使用时温度应接近 37℃，余液因接触空气，勿贮存再用。

4. 剂量和用法　开始 10～20 ml 要缓慢静滴，密切观察患者（因有发生变态反应的可能）。每日剂量及输注速度应根据失血量和血液浓缩程度决定。万汶每 24 h≤50 ml/kg。没有心血管或肺功能不全的患者使用时，血细胞比容（Hct）应≥21%。避免输注过快和用量过大导致的循环超负荷。

(三) 琥珀酰明胶

1. 药理作用　琥珀酰明胶（succinylated gelatin）又称佳乐施®或血定安®，是由牛胶原经水解和琥珀酰化后配制而成。其主要成分为 4%灭菌琥珀明胶（改良液体明胶），平均分子量为 30 000，含钠 154 mmol/L，含氯 125 mmol/L，pH 7.4±0.3，胶体渗透压为34 mmHg，半衰期 4 h，经肾脏代谢。能提高血浆胶体渗透压，增加血容量，峰值血浆增量效力 70%，2 h 后为 35%。改善血流动力学、氧输送和氧消耗，改善血液流变学。不影响凝血机制，不干扰交叉配血。

2. 适应证和禁忌证　用于纠正或预防血浆、全血容量缺乏引起的循环功能不全。适用于低血容量性休克、全血或血浆丢失（如由于创伤、烧伤、术前血液稀释和自体输血）、心肺循环机预充液及预防腰麻或连续硬膜外麻醉时可能出现的低血压。

3. 不良反应和注意事项　偶可出现一过性皮肤反应（荨麻疹）、低血压、心动过速、心动过缓、恶心和（或）呕吐、呼吸困难、体温升高和（或）寒战等。但严重变态反应病例如休克等则罕见。一旦发生时，应依据不良反应的性质和严重程度进行处理，首先应立即停止输注，并给以激素和抗过敏药物。当出现严重反应时，应即缓慢静注肾上腺素以及较大剂量的激素。大剂量输入时应有监测，确保维持足够血细胞比容（不宜＜21%），并注意稀释效应对凝血功能的影响。

4. 剂量和用法按个体情况和循环参数（如血压、心率、中心静脉压、尿量等）调整剂量及输注速度。

(四) 高渗氯化钠羟乙基淀粉 40

1. 药理作用　高渗氯化钠羟乙基淀粉 40（hypertonic saline hydroxyethyl starch 40）为血容量扩充剂，可扩充失血性休克患者的血容量，升高血压。

2. 适应证和禁忌证　适用于高渗扩容，减少输血输液,以及高渗利尿,增加尿量。禁用于对本药过敏者;有出血疾病或出血性疾病病史者;严重心脏病、高血压、严重神经系统疾病、严重肝肾功能不全、严重血液病。

3. 不良反应和注意事项 ① 少数患者发生变态反应,如皮肤潮红、红斑及荨麻疹等。② 推荐滴速10～15 ml/min,每 250 ml 在 10～30 min 给入,一般以 15～25 min 给入为佳。最大给药量≤750 ml。③ 在治疗过程中,连续两次测得收缩压达到 100 mmHg 以上,即可停用本药。④ 使用本药可引起高血钠及高血氯。一般在停药 24 h 后可恢复。停用后应给予含钠量少的液体。⑤ 停药后应监测电解质,如血钠过高(175 mmol/L),可给予适量的利尿剂,以加速钠的排出。

4. 剂量和用法 常用量 250 ml,输注速度 10～15 ml/min,每 250 ml 在 20～30 min 输完为佳。最大给药量≤750 ml。预估失血量≤1 000 ml、1 000～2 000 ml、≥2 000 ml,高渗氯化钠羟乙基淀粉 40 用量分别为 250 ml、500 ml、750 ml。

(五) 白蛋白 5%白蛋白(albumin)的胶体渗透压大约 20 mmHg,与血浆渗透压相近。由于白蛋白有较好的热稳定性,通过分离和热灭菌制备过程清除了感染源。胶体渗透压降低的患者输入白蛋白能明显提高胶体渗透压,维持血管内容量的时间较长,目前没有证据表明使用白蛋白与使用相对价格便宜的晶体液或胶体液相比,能降低患者死亡率;大部分学者认为白蛋白特别适合在一些血管内蛋白丢失的疾病,如在腹膜炎和严重烧伤时使用。25%白蛋白液含白蛋白是正常浓度的 5 倍,为高渗溶液。适合于血压尚能维持,总的细胞外液量已补足,血浆容量下降的患者。

血浆蛋白片段是从收集的人血、血清或血浆中提取的 5%选择性蛋白溶液,同白蛋白一样经过巴斯德消毒制作而成,是蛋白的混合液,白蛋白占 83%以上。

常用人工胶体成分比较见表 90-4。

表 90-4 常用人工胶体成分比较

名 称	平均分子量(D)	分子量范围(D)	在循环中半衰期(h)	Na^+(mmol/L)	Ca^{2+}(mmol/L)	pH
琥珀明胶(佳乐斯)	22 600	10～150 000	4.0	154	0.40	7.4
右旋糖酐 70	70 000	10～250 000	12	154	—	4.0～5.0
贺斯 200/0.5	200 000	10 000～10 000 000	25	154	—	5.5
万汶 130/0.4	130 000	10 000～1 000 000	17	154	—	4.0～5.5

第三节 液体的选择和输液量估计

一、液体的选择

临床症状和治疗需要是选择输入液体种类的依据。患者仅丢失水分,则选择低渗晶体溶液。患者同时丢失水分和电解质,或合并电解质缺少,则选择等渗溶液。5%葡萄糖溶液适用于补充纯水分丢失和限制电解质摄入患者的液体维持。某些溶液中葡萄糖可在初阶段维持一定张力,也可以提供一定能量,尤其适于麻醉期间低血糖患者。麻醉期间部分患者出现低血糖,考虑由术前禁食导致,应补充葡萄糖。研究表明,儿童禁食 4～8 h 可能导致低血糖(<50 mg/dl)。女性患者相比男性患者较容易发生低血糖。麻醉期间最常用的是等渗性溶液、乳酸林格液和醋酸复方电解质溶液。乳酸林格液略偏低渗透压,在肝脏代谢转化为碳酸氢根。醋酸复方电解质溶液的 pH 是 7.4,最接近生理值,临床上即使大量使用亦不会导致酸中毒或高氯血症。晶体溶液在血管内半衰期为 20～30 min,扩容效果不如胶体溶液。3%～7.5%盐溶液主要用于治疗严重低钠患者和低血容量休克患者,剂量是 2～3 ml/kg。输注速度应缓慢,快速输入会导致溶血。

胶体溶液含大分子量物质,产生的渗透压使溶液主要保留在血管内。目前胶体溶液的适应证主要包括:① 患者血管容量严重不足(如失血性休克)的补充治疗。② 麻醉期间增加血容量的液体治疗。③ 严重低蛋白血症或大量蛋白丢失(如烧伤)的补充治疗。许多人工血浆代用品溶液是用大分子物质溶解于生理盐水,因此也会导致高氯血症。人工血浆代用品溶液在血管内的半衰期为 3～6 h,目前常用人工血浆代用品溶液是 HES 和明胶。人工血浆代用品溶液的过敏率低,在安全剂量范围对肾和凝血功能影响很少。

二、麻醉手术期间的液体治疗

麻醉手术期间的液体治疗应有针对性才能达到较

为有效治疗效果。麻醉手术期间的液体治疗针对五个方面：① 术前机体的液体缺失。② 麻醉导致的血管扩张。③ 手术期间的生理需要量。④ 手术出血。⑤ 体液在第三间隙的分布。

手术期间液体需要量与以下情况有关，包括：① 术前体液缺损主要是麻醉术前禁食后液体缺少量。② 患者存在术前非正常的体液丢失。③ 体液在第三间隙分布主要是体液在麻醉手术期间再分布，不同手术创面的蒸发液以及组织创伤程度有不同，导致体液再分布的第三间隙所需要的额外体液应视手术创伤大小。以上三部分需要量的补充应采用晶体溶液。

(一) 围术期人体每日生理需要量的估计 按表 90－5 方法计算每日正常基础生理需要量，例：50 kg 患者，则 100 ml/kg×10 kg＋50 ml/kg×10 kg＋25 ml/kg×30 kg＝2 250 ml，每小时补充速度 4 ml/(kg・h)×10 kg＋2 ml/(kg・h)×10 kg＋1 ml/(kg・h)×30 kg＝90 ml/h。围术期生理需要量应从患者进入手术室时间开始计算，直至手术结束时间。

表 90－5 人体每日生理需要量

体 重	液体容量 (ml/kg)	输入速度 [ml/(kg・h)]
第一个 10 kg	100	4
第二个 10 kg	50	2
以后每个 10 kg	20～25	1

(二) 术前和术中体液的改变 由于手术患者在麻醉前均要禁食和禁饮。正常禁食和禁饮将会存在一定程度体液的缺少，或非正常的体液丢失，如术前呕吐、利尿。麻醉前还要注意一些不显性失液，例如过度通气、发热、出汗。以上均属于术前液体丢失量。麻醉手术前体液的丢失都应在麻醉前或麻醉开始初期给予补充，并应采用与丢失的体液成分近似的晶体溶液。术前这部分缺少量的估计，可以根据术前禁食的时间来估算。例：50 kg 患者，禁食 8 h 后的液体缺少量约为 (4×10＋2×10＋1×30)ml/h×8 h＝720 ml。由于肾脏功能对水的调节作用，实际缺少量可能会少于此数量。

液体转移至细胞间液体间隙，主要是丢失至肠腔、腹腔和胸膜腔(通常很少量)，炎症、应激、创伤下该间隙被无功能的细胞外液填充。围术期第三间隙液体丢失，就等于液体丢失。麻醉手术期间的第三间隙液体丢失补充方法：第一小时 7 ml/(kg・h)；第二小时和第三小时 5 ml/(kg・h)；以后 3 ml/(kg・h)。

(三) 麻醉因素导致的血管扩张的处理 需要使用胶体溶液或疗效相等量的晶体溶液。麻醉处理(如降压处理)、麻醉药物、麻醉方法(连续硬膜外阻滞、脊麻和全身麻醉等)产生血管明显扩张，导致有效血容量减少。身体血容量需要维持在原有正常范围，这部分血容量的补充主要依靠胶体。因为血容量补充部分若采用晶体溶液补充需要量很大，会导致补液引起的其他不良反应，如肠道、脑、肺、肌肉等组织明显水肿。

(四) 麻醉手术期间失血 手术失血的针对性处理主要包括三方面：① 红细胞丢失以及对症处理。② 凝血因子丢失以及对症处理。③ 血容量减少以及对症处理。

手术出血是麻醉手术期间患者体液改变的重要原因。监测手术期间出血状况，估计出血量使处理更有针对性。失血量的判断：目前精确评估失血量的方法是称重法，即称出纱布和夹纱用于吸附血液前后的重量差值(尤其是小儿手术过程出血量的监测)，再加上吸引瓶内吸引的血量。切除的器官和组织也会影响估计失血量的准确性。术中出血的估算是测定吸引瓶中的出血量加上观察测定手术敷料(纱布和夹纱)吸附的血量。一块三层纱布(25 cm×25 cm)湿透一般吸附了 30 ml 血液，而湿透的一块三层大纱布(45 cm×45 cm)吸附了大约 80 ml 血液。各家医院纱布厚薄和大小不同，必须具体测量确定。另外应注意术中冲洗液的使用，避免引起估计出血的偏差。术中患者血红蛋白和 Hct 值可以反映其红细胞的浓度，术中快速输液会影响其变化。在较困难估计出血量，可在一段时间多次监测 Hct 作为参考指标。

是否需要输血主要决定于患者的血红蛋白(Hb)的实际值，人体对失血有一定代偿能力，当红细胞下降到一定程度方需要给予补充。大多数患者应维持 Hb 在 70 g/L(或 Hct 21%)以上(详见第九十二章)。由于存在个体差异，每个患者开始输血的具体指征和时机可能不同，其总体原则主要是避免组织器官缺氧。绝大多学者认为，开始输血点(时机)Hb 为 60～70 g/L(或 Hct 18%～21%)，而在心肌缺血、冠状血管疾病等患者，应在 Hb 为 100 g/L(或 Hct 30%以上)。

麻醉手术期间失血导致血容量减少，若需要输血和补充输注新鲜冰冻血浆，则应及时补充。但部分患者可以不需要血制品，而失血导致血容量减少部分需要采用人工血浆代用品。

补充血容量应采用胶体溶液。胶体溶液维持血容量稳定效果和持续时间都明显优于使用晶体溶液。麻醉手术期间若输入大量晶体液，导致大量水溶液积蓄在组织间液或细胞内液。这部分体液是在术后 72 h 才可以返回血管内，若术后第三日这阶段患者的肾功能或心脏功能不能代偿，将会出现高血容量甚至肺水肿。高张氯化钠溶液的 Na^+ 浓度在 250～1 200 mmol 范围内，使用量通常不能＞4 ml/kg(7.5%)，过量使用会因高渗透性引起溶血。

第四节 液体治疗监测

临床尚无直接、准确监测血容量的方法,因此需对手术患者进行综合监测及评估,以作出正确的判断。术中出入量多的患者需常规监测中心静脉压(CVP),并重视其动态的变化。重症和复杂手术的患者还需使用有创技术,监测血流动力学的变化。影响平均动脉压(MAP)三个主要因素:心肌收缩力、前负荷和后负荷。根据欧姆(Ohm)定律,MAP=CO×SVR+CVP。这个公式给临床医师提供了保持循环稳定的清晰思路:维持正常范围CVP的前提下,平均动脉压的稳定主要依靠心排血量和全身血管阻力。如要求在短时间增加中心静脉压而明显增高平均动脉压是危险的处理,而且效果不确切。临床麻醉的处理是首先应维持正常范围CVP。根据Starling原理提示,正常心脏前负荷>18 mmHg,心排血量不再增加,因此CVP应维持在正常范围<18 mmHg。其次通过机体或血管活性药物维持或增加CO,以代偿因麻醉等因素导致的交感神经阻滞,动脉张力下降,静脉血管扩张,SVR下降。由于CO代偿范围不可以超过正常CO的3倍,因此麻醉期间可以在维持CO一定正常范围之后,酌情使用α受体激动剂的血管活性药(如麻黄碱、去甲肾上腺素或去氧肾上腺素)。

(一)无创循环监测指标

1. 心率(HR) 麻醉手术期间患者心率突然或逐渐加快,可能是低血容量的表现,但需与手术刺激、麻醉偏浅、血管活性药物作用和心脏功能异常等其他原因进行鉴别。

2. 无创血压(NIBP) 血压监测通常采用无创袖带血压,低血容量的表现会出现低血压。

3. 尿量、颈静脉充盈度、四肢皮肤色泽和温度 尿量是反映肾灌注和微循环灌注状况的有效指标,术中尿量应维持在1.0 ml/(kg·h)以上,但麻醉手术期间抗利尿激素分泌增加,可影响机体排尿,故尿量并不能及时反映血容量的变化。颈静脉充盈度、四肢皮肤色泽和温度也是术中判断血容量的有效指标。近年报道用NRINFO测定1 min尿量、尿流率及分钟尿流率变异性可监测低血容量,也是一项参考指标。

4. 脉搏灌注变异指数(pleth variability index, PVI) PVI的特点是操作简单,并且无任何创伤,由脉搏灌注指数(perfusion index, PI)计算而来的。在监测部位,搏动性组织(变化着的小动脉血流量)吸收的光量称搏动性信号(AC),非搏动性组织(静脉血、皮肤、肌肉骨骼等其他组织)吸收的光量称非搏动性信号(DC),PI为AC占DC的百分比。PI在组织血流灌注良好的情况下,波形描记随呼吸变化则提示患者血容量不足。

5. 经食管超声(TEE) TEE可有效评估心脏充盈的程度。

(二)有创血流动力学监测指标

1. 中心静脉压(CVP) CVP是术中判断血容量的常用监测指标,应重视CVP的动态变化。精确测量的关键在于确定压力传感器零点的位置(第4肋间、腋中线水平),并在呼气末(无论自主呼吸或正压通气)记录CVP的值。由于右心血容量与CVP呈曲线关系,故须强调在复杂手术中建立连续CVP监测,若出现CVP持续升高≥3 mmHg即应高度关注右心功能。

2. 有创动脉血压(IBP) IBP是可靠的循环监测指标。连续动脉血压波形与呼吸运动的相关变化可有效指导输液,若动脉血压与呼吸运动相关的压力变化>13%,或收缩压下降≥5 mmHg,则高度提示血容量不足。

3. 肺动脉楔压(PAWP) PAWP是反映左心功能和左心容量的有效指标。

4. 心室舒张期末容量(EDV) EDV是目前临床判断心脏容量的有效指标,EDV=每搏量(SV)/射血分数(EF),左心EDV测定采用超声心动图,右心EDV测定采用漂浮导管。

5. 收缩压变异度(systolic pressure variation, SPV)、脉压变异度(pulse pressure variation, PPV)以及每搏量变异度(stroke volume variation, SVV) SPV、PPV、SVV等均可用于容量监测,其中每搏量指数(SVI)与SVV的变化与容量负荷的变化有明显的相关性,SVI=每搏心排血量/体表面积,正常值为41~51 ml/m^2。SVV通过脉搏波形变化的分析进行动态监测。能正确反映左心室功能的改变,是监测左心前负荷的有效指标,能正确指导液体治疗。FloTrac是临床监测血容量的有效方法,是采用每搏量随正压通气而变化的幅度预测循环系统对输液治疗反应的一项有效指标。

(三)相关实验室检测指标

1. 动脉血气、电解质、血糖、胃黏膜pH(pHi)及血乳酸 pH对于维持细胞生存的内环境稳定具有重要意义,在循环血容量和组织灌注不足时需及时进行动脉血气监测。pH即活性氢离子浓度的负对数值,对于维持细胞生存的内环境稳定具有重要意义。二氧化碳分压(PCO_2)即血浆中溶解的CO_2所产生的张力,是反映呼吸性酸碱平衡的重要指标。二氧化碳结合力是指血浆中以化学及物理形式存在的二氧化碳(CO_2)总量。

标准碳酸氢盐(SB)和实际碳酸氢盐(AB)是反映代谢性酸碱平衡的指标，两者的差值可反映呼吸对[HCO_3^-]的影响程度，如 SB>AB，表示 CO_2 排出增加；AB>SB，表示 CO_2 潴留。碱剩余(BE)是反映代谢性酸碱平衡的指标。

电解质、血糖和肾功能指标如尿素氮(BUN)、肌酐(Cr)等的变化也需进行及时的监测。血乳酸和胃黏膜 CO_2(pHi)监测是评估全身以及内脏组织灌注的有效指标，对麻醉手术患者的液体治疗具有重要的指导作用。

2. 血红蛋白(Hb)和血细胞比容(Hct) 围术期尤其大手术应常规测定 Hb 和 Hct，以了解机体的氧供情况。

3. 凝血功能 大量输血输液以及术野广泛渗血时，均应及时监测凝血功能。凝血功能监测，包括血小板计数、凝血酶原时间(PT)、活化部分凝血活酶时间(APTT)、国际标准化比值(INR)、血栓弹性描记图(TEG)和 Sonoclot 凝血和血小板功能分析。

第五节 各科手术的液体治疗

一、腹部手术围术期的液体治疗

(一) 手术前 择期手术患者虽在入院后已纠正水电解质酸碱失衡，但大手术病例术前 1 d 的肠道准备及禁食可使其再度失水，导致细胞外液容量不足。患者在病房或进入手术室时生命体征尚平稳，而一旦麻醉后手术开始之际即出现血压下降、心率增加和少尿。因此术前 1 d 应补充细胞外液。择期腹部大手术病例可以在术前 1 d 下午开始，持续输注 1.5～2 L 平衡液直至次日入手术室前。急诊手术病例术前皆有不同程度失水。尤其是重症腹膜炎、重症胰腺炎或绞窄性肠梗阻等腹部外科急诊重症患者，入院时即已显著失水和血液浓缩，表现为少尿或无尿，尿比重和 Hct 可显著升高。这些重症(非急症)病例术前必须足量输入平衡盐液，待尿量≥100 ml/h、Hct 维持在 0.25～0.35 和尿比重降至 1.015～1.025 后方可手术，否则术中、术后同样导致收缩压下降、心动过速，甚至休克。如遇严重低血容量休克病例，术前或紧急手术时可按 4 ml/kg 剂量静脉注射 7.5%高渗盐水抗休克。

(二) 手术日 手术日禁饮食，液体治疗主要补充第三间隙丢失的液体，另外包括尿量、非显性失水、引流和失血。迄今尚无准确测量第三间隙液体扣押量的实用方法，临床以估算液体正平衡量来表示。液体正平衡量与手术创伤大小有关，如择期腹部中等手术当日可输注 10 ml/(kg·h)，如出血较多应另外输胶体和血液。尿量也因手术大小而异，一般中小手术要求 30～50 ml/h，而重症及大手术持续输液必须维持尿量≥100 ml/h。非显性失水中皮肤及呼吸道蒸发以每日 400 ml/m² 计，手术创面蒸发按 300 ml/h 计，以 5%葡萄糖液补充。术中失血可粗略估计，是否输血据 Hct 结果决定：Hct≥0.30 不输血，≤0.21 考虑输血，≤0.18必须输血。创面引流及各种体液引流按记录量用平衡液补充。术中除平衡液中钾外，不另补钾；术后循环稳定、尿量足够时，按每日 1 mmol/kg 补钾。一般2 h 之内的腹部手术，如出血不多，从麻醉诱导开始至手术结束输液为 1 500～2 000 ml，其中晶体为 1 000～1 500 ml，胶体为 500 ml。

(三) 手术后 液体正平衡一直持续至术后第一日，但正平衡量明显减少，其中择期腹部大手术病例约 1 000 ml，重症急腹症病例约 800 ml。除皮肤呼吸道非显性失水外，液体扣押、尿量及引流损失均用平衡液补充。手术 36～72 h 后，液体治疗中的正平衡转为负平衡。尤其是重症、大手术病例，表现为输液 2 000～2 500 ml/d，而尿量高达 3 000 ml/d，同时全身水肿消退。此时毛细血管通透性恢复正常，根据患者术前和术后营养状况可输入白蛋白或开始静脉内营养支持。如果负平衡延迟出现，则预示着术后并发症的发生。

二、胸部手术麻醉中输液

胸外科的手术大致可分为肺手术、食管手术、纵隔手术、胸壁手术。多数肺手术、纵隔手术与胸壁手术建立了一路外周静脉与一路中心静脉即可以满足术中及术后的治疗需要。食管手术与肺手术相似，但部分患者需行颈部淋巴结清扫术，此时选择经锁骨下静脉穿刺。如不涉及胸内大血管，液体通路选择肺手术同侧。肺切除术后肺水肿发病率为 2%～4%，尽管有多种病因，但适度的欠量输液可能更有利。肺水肿的可能原因：输液过多，尤其是晶体液，肺淋巴损伤，肺内皮细胞损伤，肺过度膨胀，致右心室功能异常。但有时可能输液过量不明显。肺切除术的液体治疗一般第一个 24 h 补液量应控制在 1 500 ml (20 ml/kg)左右。如需增加组织灌注，应有 CVP 监测。必要时应用正性肌力药支持循环。另外术后应避免剩余肺在下垂位置，避免疼痛、低氧、高或低碳酸血症。

食管癌多数为老年患者，术前有消瘦、贫血、低蛋白血症、脱水和电解质紊乱。麻醉前需测定中心静脉压,补液以扩充血容量,预防因麻醉药、体位改变及开胸对循环功能影响。开胸手术失血量较多,加上体液蒸发、失液也多。对手术失血量应估计正确,对失血量超过血容量20%的患者应及时输血。必须充分重视水与电解质平衡,纠正脱水和酸血症,保持血容量、尿量正常。术毕监测CVP及进行血气分析,纠正内环境紊乱。

三、老年手术患者的液体治疗

老年患者心血管储备能力降低,重要脏器功能减退,对脱水、失血或液体负荷过多的代偿能力较差。麻醉期间需反复全面评估血容量,除密切观察心率、血压、尿量、静脉压以及肺毛细血管楔压等指标外,必要时进行无创或有创监测,如食管多普勒或肺动脉导管,可更准确反映心排血量和肺动脉压。补液的速率和容量都要仔细慎重地掌握,既要及时补充失液,又不可过量。在胶体和晶体的选用方面,和年轻人并无差异,必要时也可使用高渗液,围术期常规晶体液推荐使用乳酸林格液。近年大多主张对一般老年患者,如能保持血细胞比容在30%~32%以上,血红蛋白在100 g/L以上,就可以不输血或少输血。但对心室功能不全的老年患者,在血液稀释时难以增加心率和心肌收缩力来增加心排血量作为代偿,应尽可能使血红蛋白维持在正常范围内。对老年贫血而心功能不全患者,可考虑在输血的同时用利尿剂防止容量负荷过度。

四、神经外科患者的液体治疗

神经外科患者常伴有颅内高压和脑水肿,液体管理的总目标是维持正常的血容量,形成一个合适的高渗状态。

(1) 对急性脑外伤患者应尽量避免血浆胶体渗透压降低,为达到血流动力学稳定和尽快扩容,以输注胶体液和血液制品比晶体液更为合适。

(2) 伴有低血容量性休克时采用血浆代用品快速扩容,高渗晶胶混合液较合适,注意严格不用低渗溶液。

(3) 在输液量方面补液要充足,保证血流动力学稳定和正常脑灌注压。

(4) 除非特殊需要(如治疗低血糖),对神经外科患者应限制使用含糖溶液。

五、创伤患者的液体治疗

明确出血部位和出血量是创伤患者液体复苏的首要步骤。美国外科医师学会(American College of Surgeons,ACS)根据患者的临床症状和体征将急性出血分为4级(表90-6)。

表90-6 ACS急性出血分级

症状与体征	分级			
	Ⅰ	Ⅱ	Ⅲ	Ⅳ
失血量/总血量(%)	<15	15~30	30~40	>40
失血量(ml)	<750	750~1 500	1 500~2 000	>2 000
心率(次/min)	>100	>100	>120	>140
血压	正常	正常	降低	降低
脉压	正常或增高	降低	降低	降低
毛细血管充盈试验	正常	阳性	阳性	阳性
呼吸频率(次/min)	14~20	20~30	30~40	>35
尿量(ml/h)	≥30	20~30	5~15	无尿
意识状态	轻度焦虑	焦虑	精神错乱	精神错乱或昏迷

目前提倡早期液体复苏的目标为:收缩压(SBP)80~100 mmHg;血细胞比容(Hct)25%~30%;凝血时间(PT)和部分凝血活酶时间(APTT)在正常范围;维持血小板计数>50×10^9/L;SpO_2>91%;中心温度>35℃;血浆钙离子在正常范围;防止酸中毒加重和血清乳酸水平增加。

复苏终点的判定指标除了收缩压>100 mmHg,维持血红蛋白在输血阈值(70 g/L)以上,维持正常的尿量、体温、凝血功能和电解质平衡外,也评估以下指标:① 超常氧运输指标,即CI>4.5L/(min·m^2),氧供>600 ml/(min·m^2),氧耗>170 ml/(min·m^2)。② 混合静脉氧饱和度(SvO_2)达到70%。③ 血乳酸(BL)为1~2 mmol/L。④ 碱剩余(BD)为±3 mmol/L。⑤ 胃黏膜pH>7.30。

创伤患者液体复苏应遵循先纠正容量,再恢复血细胞比容,最后考虑凝血功能和水、电解质与酸碱平衡的原则。① 出血量<750 ml,仅用晶体液(3∶1)。② 出血量为750~1 500 ml,联合应用晶体液和胶体液(常用2∶1)。③ 血红蛋白>100 g/L,不输血<70 g/L,输浓缩红细胞;70~100 g/L,根据患者代偿能力、一般情况和其他器官功能决定是否输红细胞。④ 血小板<50×10^9/L,输注血小板;明显大量出血,应以1∶1(浓缩红细胞∶血浆)的比例输入血浆

六、急性肺损伤/急性呼吸窘迫综合征(ALI/ARDS)的液体治疗

ALI/ARDS患者的理想液体管理方案仍存在许多争议,主要集中在输液量和液体选择(晶体液或胶体液)方面。ALI/ARDS患者的液体管理应考虑减轻肺水肿和稳定循环功能两方面的平衡,保证肺外器官的灌注。在血容量足够、血压稳定的前提下,一般要求出

入量呈轻度负平衡，即入量较出量少 500～1 000 ml/d。但若患者存在休克或低血压时则补液量需较充分以维持心排血量。目前认为在维持循环稳定，保证器官灌注的前提下，限制性液体治疗联合利尿治疗，保持液体轻度负平衡，对 ALI/ARDS 是有利的，但同时应密切监测患者的电解质水平。

1977 年美国国立卫生研究院和 1992 年澳大利亚医学委员会都推荐使用胶体液治疗 ARDS 患者，但从近十年的研究来看，危重患者使用胶体液仍然存在争议，并没有足够的证据表明其死亡率与晶体液有显著不同。目前认为 ARDS 早期应慎用胶体液，以输入晶体液比较合理。

七、心脏病患者行非心脏手术的液体治疗

心脏病患者常伴有不同程度的心功能受损，使心脏对前负荷的变化缺乏正常的代偿功能，对过量输液及血容量不足的耐受力均差；且多数患者术前长期服用利尿剂、硝酸酯类及 ACEI 类药物等，使机体的容量、电解质和酸碱状况更趋复杂化，并且各种心脏病对容量负荷的要求也不尽相同，因此需要熟悉各种心脏病的病理生理改变，在仔细评估患者状况及密切监测血流动力学的情况下慎重输血输液。

心脏病患者行非心脏手术时的液体管理策略目前仍有争议，近年来在围术期限制液体入量越来越被提倡。术中液体管理建议：① 液体补充并非按照常规模式，而是有明确的目标，每搏量指数（SVI）监测是评估心脏病患者液体治疗的较好指标，结合病情、心率、血压和中心静脉压综合考虑，决定输液种类、速度和容量。② 容量最佳化时，用胶体液扩容比用晶体液能更好地减少术后并发症的发生，可能与胶体液减少肠水肿的发生有关。限制晶体液的输入和用胶体进行个体化的容量最佳化治疗并不是对立的，而是互补的策略。

第六节 目标导向液体治疗

近年提出围术期液体治疗，以保证组织灌注和细胞氧合为目标的治疗策略是一个有效方法，以一些生理相关的重要指标为目标来指导输液称之为目标导向液体治疗（goal-directed fluid therapy）。这些用于评价内脏组织灌注和氧合程度的指标主要分为三类：① 血流动力学指标，即心率、平均动脉压、心指数、尿量。② 氧合及其衍生指标，即动脉血氧分压（PaO_2）、混合静脉血氧分压（PvO_2）、动脉血血氧饱和度（SaO_2）、混合静脉血血氧饱和度（SvO_2）、氧输送（DO_2）、氧耗量（VO_2）等。③ 代谢性指标，即动脉血 pH、静脉血 pH、碱剩余（BE）、血乳酸、二磷酸腺苷/三磷酸腺苷（ADP/ATP）、pHt（组织 pH，如 pHi）等。

围术期液体治疗在补充血容量和其他液体丢失时，液体的选择和其他电解质成分应当是重点考虑的因素。在临床实践中将会不断地增加对目标导向液体治疗的认识，确定围术期应用胶体液与晶体液之间的细微差别，以及综合应用多种临床指标对不同情况下的输液进行精密指导。

（黄文起）

参考文献

[1] Rivers E, Nguyen B, Havstad S, et al. Early goal-directed therapy in the treatment of severe sepsis and septic shock[J]. N Engl J Med, 2001, 345: 1368 - 1377.

[2] Santry HP, Alam HB. Fluid resuscitation: past, present, and the future[J]. Shock, 2010, 33: 229 - 241.

[3] Grocott MPW, Mythen MG, Gan TJ. Perioperative fluid management and clinical outcome in adults[J]. Anesth Analg, 2005, 100: 1093 - 1106.

[4] Holte K, Klarskow B, Christensen DS, et al. Liberal versus restrictive fluid administration to improve recovery after laparoscopic cholecystectomy[J]. Ann Surg, 2004, 240: 892 - 899.

[5] Hartog CS, Bauer M, Reinhart K. Review article: the efficacy and safety of colloid resuscitation in the critically ill [J]. Anesth Analg, 2011, 112: 156 - 164.

[6] Jacob M, Bruegger D, Rehm M, et al. Contrasting effects of colloids and crystalloid resuscitation fluid on cardiac vascular permeability[J]. Anesthesiology, 2006, 104: 1223 - 1231.

[7] 黄文起. 人工胶体液代用品分类和临床应用[J]. 中国实用外科, 2007, 27: 19 - 21.

[8] Lacroix F, Paul O. Recent developlment in the perioperative fluid mangement for the paediatric patient [J]. Current Opinion in Anaesthesiology, 2006, 19: 268 - 277.

[9] Moore FA, Mckinley BA, Moore E. The next generation in shock resuscitation[J]. Lancet, 2004, 363: 1988 - 1996.

[10] Lacroix J, Hébert PC, Hutchison JS, et al. Transfusion strategies for patients in pediatric intensive care units[J]. N Engl J Med, 2007, 356: 1609 - 1619.

[11] Morgan TJ. Clinical review: the meaning of acid-base abnormalities in the intensive care units — effect fluid admintration[J]. Critical Care, 2005, 9: 204 - 211.

[12] Loupec T, Nanadoumgar H, Denis Frasca D, et al. Pleth

variability index predicts fluid responsiveness in critically ill patients[J]. Crit Care Med, 2011, 39: 294 - 299.

[13] Shamir MY, Kaplan L, Marans RS. Urine flow is a novel hemodynamic monitoring tool for the detection of hypovolemia [J]. Anesth Analg, 2011, 112: 593 - 596.

[14] Boldt J, Brosch CH, Röhm K, et al. Comparison of the effects of gelatin and a medornhydroxyethel starch solution on renal function and imflammtory response in elderly cardiac surgery patients[J]. Br J Anaesth, 2008, 100: 457 - 464.

[15] Pepe PE, Dutton RP, Fowler RL. Preoperative resuscitation of the trauma patient[J]. Curr Opin Anaesthesiol, 2008, 21: 216 - 221.

[16] Balkamou X, Xanthos T, Stroumpoulis K, et al. Hydroxyethyl starch 6% (130/0.4) ameliorates acute lung injury in swine hemorrhagic shock[J]. Anesthesiology, 2010, 113: 1092 - 1098.

[17] 薛张纲,江伟,蒋豪. 围术期液体治疗[M]. 1 版. 上海: 世界图书出版公司,2009.

[18] Langeron O, Doelberg M, Ang ET. et al. Voluven, a lower substituted novel hydroxyethyl starch (HES 130/0.4), causes fewer effects on coagulation in major orthopedic surgery than HES 200/0.5[J]. Anesth Analg, 2001, 92: 855 - 862.

[19] Base M, Standl TS, Lassing A. et al. Efficacy and safety of hydroxyethyl starch 6% 130/0.4 in a balanced electrolyte solution (volulyute) in cardiac surgery[J]. J Cardiothorac Vasc Anesth, 2011, 25: 407 - 414.

第九十一章 电解质和酸碱平衡

人体内环境稳态是机体进行正常生命活动的必要条件。这种内环境的稳态处于动态的平衡状态,表现为内环境的理化性质只在很小的范围内波动,例如血浆 pH 维持在 7.4 左右等。内环境的稳态是细胞维持正常生理功能的必要条件,也是机体维持正常生命活动的必要条件。内环境稳态的维持有赖于各器官,尤其是内脏器官功能状态的稳定、机体各种调节机制的正常以及血液的纽带作用。在不同的病理生理条件下,以及不同麻醉方法和通气模式下,许多因素可以引起电解质紊乱和酸碱失衡,进一步影响药物代谢和细胞功能。因此,维持内环境稳态,调节电解质和酸碱平衡是围麻醉期重要的目标管理之一,也是促进患者转归的重要因素之一。

第一节 钠代谢紊乱

钠离子主要分布于细胞外液,是保持细胞外液容量、维持正常渗透压和细胞生理功能的主要阳离子。而且水和钠之间有着十分密切的相互依赖关系,水、钠代谢紊乱总是同时或先后发生。血清钠的正常值为 135～145 mmol/L,但这仅表示血中钠和水的相对比值。一般细胞外液容量受钠含量的影响较大,而细胞外液的渗透压则与水含量关系密切,两者之间也相互影响。在正常及某些病理状况下,体内水与钠的变化比较一致,钠潴留往往伴有水潴留,缺钠常常合并有脱水。但在另一些病理情况下,水和钠也可不按比例丢失或增多,从而形成比较复杂的水、钠代谢紊乱。

一、低钠血症(hyponatremia)

血清钠<135 mmol/L 为低钠血症。它是血浆渗透压的主要决定因素,低钠血症通常伴有血浆渗透压低(<280 mmol/L)。低钠血症可见于缺钠、多水或水与钠潴留等不同情况。

(一) 原因

1. *细胞外液减少的低钠血症* 也称为低渗性脱水,其特征是失钠多于失水。这类低钠血症往往在治疗措施不当,即失液后只补充水分或滴注葡萄糖而不补充电解质时,才会导致低渗性脱水。钠可经肾外丢失:① 胃肠道消化液丢失,如腹泻、呕吐,胃肠、胆道、胰腺造瘘,以及胃肠减压等。② 体腔内大量液体潴留或分隔丢失,如大量胸水或腹水形成,肠梗阻肠液积蓄在肠腔,腹膜炎、弥漫性蜂窝织炎、急性静脉阻塞等。③ 经皮肤失液,如大量出汗,大面积烧伤等。钠也可经肾丢失:① 长期连续使用高效能利尿药如呋塞米、依他尼酸、噻嗪类等。② 实质性肾脏疾病,如慢性间质性肾疾患、失盐性肾炎,肾上腺皮质功能不全等。

2. *细胞外液量正常的低钠血症* 主要见于各种原因引起的醇脱氢酶分泌异常增多,使摄入的水在体内贮留,同时细胞外液的扩张使醛固酮分泌减少,远曲小管对钠的重吸收减少,引起低钠血症。如恶性肿瘤特别是肺的燕麦细胞癌,中枢神经系统肿瘤、外伤、感染和蛛网膜下腔出血等刺激内源性 ADH 的合成和释放。此外,疼痛、恶心或情绪上的应激,糖皮质激素不足,以及吗啡、氯磺丙脲等药物也可使 ADH 释放增多,导致细胞外液容量正常的低钠血症。

3. *细胞外液增多的低钠血症* 其原因是水潴留大于钠潴留,引起渐进性血钠降低。如充血性心力衰竭、肝功能衰竭、肾病综合征、慢性肾功能衰竭,急性水中毒,以及高血糖和静脉内输注甘露醇所致水分重分布。经尿道前列腺切除也可引起细胞外液增多性低钠血症,称之为 TURP 综合征,其原因是冲洗用的低张液体经前列腺的静脉窦吸入进入血液循环,其吸收速度可高达 20 ml/min。

(二) 临床表现 低钠血症的表现往往是非特异性的,并易为原发病所掩盖。一般患者易疲乏,表情淡漠、头痛、视力模糊,并有肌肉痛性阵挛、运动失调、腱反射减退或亢进。严重时发展为谵妄、惊厥、昏迷以至死亡。对于低渗性脱水性低钠血症患者,往往有明显血容量不足，易首先发生低循环症状，表现为脉细速，常发生起立性昏倒及体位性低血压。这主要是由于低钠伴随的低渗状态，使水向渗透压相对较高的细胞内转移，进入脑及其他细胞引起。症状的严重程度取决于血钠下降的程度及发展速度。一般，血清钠＞125 mmol/L，常常没有明显的临床症状。血清钠在125～120 mmol/L时，表现为一些非特异性症状如厌食、恶心、疲劳等。至120～115 mmol/L时，出现头痛、嗜睡和反应迟钝。降至115 mmol/L时，常出现抽搐和昏迷。

慢性低钠血症患者，由于细胞内离子可渐渐得到补偿使细胞的体积恢复到正常，其临床症状较轻，神经症状往往由细胞外低钠引起的膜电位变化，而非细胞体积变化所引起的。

（三）治疗 低钠血症的治疗，首先应积极治疗病因，再根据低钠血症的类型给予相应的处理。其处理原则如图91－1所示。

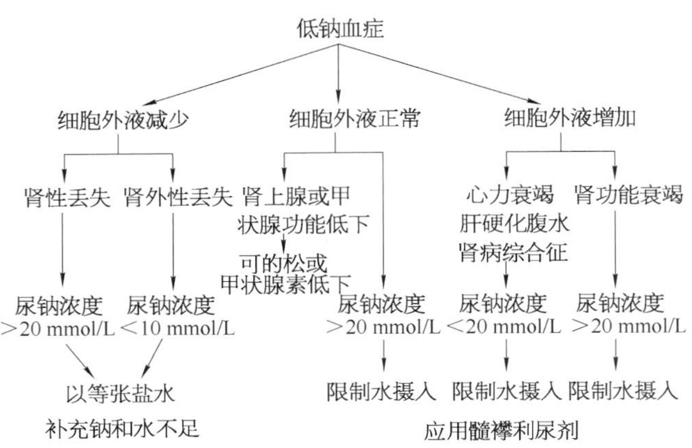

图91－1 低钠血症的处理原则

1. 细胞外液减少的低钠血症 除治疗病因外，也是采用补钠治疗的主要指征。轻度（缺钠0.5 g/kg）可口服补充；中度（缺钠0.5～0.75 g/kg）和重度（缺钠0.75～1.25 g/kg）应经静脉补充。通常按下式计算补给：补钠数(mmol)＝(140－实测血钠)×0.6×体重(kg)。（1 g NaCl＝17 mmol Na^+）。在第一个24 h内，以0.9%生理盐水先补给计算量的1/3～1/2较为安全，然后根据症状、体征、血和尿钠浓度及渗透压，再确定进一步补给量。为避免过多氯离子输入引起的医源性高氯性酸中毒，部分等渗盐水中可加入1/6 mol乳酸钠或碳酸氢钠。对重症失钠（血钠＜110 mmol/L）患者，用3%或5%高渗盐水，能迅速提高细胞外液渗透压，并使细胞内水移向细胞外，于是细胞内、外渗透压可同时提高。但过快纠正低钠血症可引起脑桥脱髓鞘损害及严重的神经损害后遗症。因此应注意纠正低钠的速度不宜过快，对一般轻度症状患者，纠正速度不宜＞0.5 mmol/(L·h)；中度低钠≤1 mmol/(L·h)；重度者≤1.5 mmol/(L·h)。对于已经发生循环衰竭的患者，除补给生理盐水外，还应及时补给胶体溶液，积极扩容，包括血浆和人工胶体。

2. 细胞外液正常或增多的低钠血症 治疗主要是限制水的摄入量，使其形成一定的水负平衡。另一方面应用髓襻利尿剂促进水的排出。如低钠严重，出现中枢神经系统症状者，可用高渗盐水静滴，并同时用呋塞米促进排水，以避免循环过负荷。对于肾上腺或甲状腺功能低下引起的低钠血症，可特意地应用皮质激素或甲状腺素替代治疗。ADH增高患者可用其拮抗药如脱甲金霉素(demeclocycline)。

（四）低钠血症与麻醉

1. 病情特点 ① 中枢神经系统抑制，甚至脑水肿，对镇静、镇痛和麻醉药的反应敏感，易引起术后苏醒延迟。② 伴有细胞外液减少的低钠血症，有效血容量明显减少，低钠使心肌抑制，麻醉药的心血管抑制作用增强，麻醉中尤其是椎管内麻醉易出现循环抑制。③ 心血管系统对儿茶酚胺类升压药的作用不敏感；对局麻药的敏感性增加，易引起中毒惊厥。

2. 麻醉前准备 包括：① 根据病史、临床症状、血及尿的钠浓度、渗透压等明确有无低钠血症，尤其要鉴别低钠血症的类型，是否伴有血容量不足或水肿体征等，以选择适当的治疗。② 仔细评估患者，血钠浓度＞130 mmol/L的患者进行全麻是安全的，如血钠浓度＜130 mmol/L，即使没有症状，应予以纠正。

3. 麻醉处理

（1）避免进一步降低血钠的因素 ① 术中避免输入单纯葡萄糖液，以免使血钠稀释性降低，而应使用含钠液体，但也需注意乳酸钠林格液的渗透压偏低为265 mOsm/kg，0.9%氯化钠正常为285 mOsm/kg。② 疼痛、应激，镇痛药如哌替啶、吗啡等均可刺激ADH释放增多，减少肾的水排出。故应维持适当的麻醉深度，减少应激和避免应用促进ADH释放的药物。③ 经尿道前列腺切除等手术尤应注意大量灌洗液的吸收将进一步降低血钠浓度，甚至发生急性水中毒。

（2）继续补钠治疗 血钠＜130 mmol/L，术中补充平衡液或生理盐水。对有中枢神经系统症状的患者，可加用高渗盐水或5%碳酸氢钠50～100 ml。如细胞外液量正常或增多，宜用利尿药。对细胞外液量不足，循环功能不稳定患者，除用高渗盐水外，还应加用胶体液。

（3）注意低血钠对麻醉用药的影响 低钠血症时机体对镇静、镇痛和静脉麻醉药的敏感性增强，吸入麻醉药的MAC值降低，应维持适宜麻醉深度的同时注意用药量，尤其对局麻醉药的敏感性增强，宜减量使用。低钠血症患者对静脉麻醉药和吸入麻醉药的循环抑制作用敏感性增强。对伴有细胞外液减少的低钠血症患者，尤其心率快、血压有下降趋势者，应注意麻醉诱导前的容量治疗，并注意诱导期的循环稳定性。此外低钠血症还可降低升压药的效应，宜适当增加用药量。

二、高钠血症(hypernatremia)

血清钠浓度>150 mmol/L 为高钠血症,常伴有血浆渗透压增高。临床上,高钠血症较低钠血症少见,实际上因钠潴留超过或多于水潴留所引起的高钠血症只占一小部分,临床上有不少是由治疗不当造成的。

(一) 原因

1. 细胞外液减少的高钠血症　也称为高渗性脱水,其特征是失水多于失钠,细胞外液和细胞内液量均减少。

(1) 水摄入不足　极度衰弱患者;吞饮障碍如上消化道炎症或肿瘤;水源断绝。

(2) 水丢失过多　包括单纯失水:各种原因引起的过度通气,使经呼吸道黏膜丧失的水分增加;发热或甲状腺功能亢进时,经皮肤散发的水分蒸发增加;中枢性尿崩症时因 ADH 产生和释放不足,肾性尿崩症时因肾远曲小管和集合管对 ADH 的反应缺乏,肾排出大量水分。失水多于失钠,即低渗液的丢失:胃肠液丢失如呕吐、腹泻;大量出汗;反复静脉内输注甘露醇、尿素、高渗葡萄糖时,因肾小管液渗透压增高而引起渗透性利尿,排水多于排钠。

上述情况对渴感正常的人,可以通过自主性喝水而纠正,很少引起高渗性脱水。只有在水源断绝,不能(或不会)饮水或渴感障碍的情况下,才会发生明显的高渗性脱水。

2. 细胞外液增多的高钠血症　一般为医源性。如抢救心搏呼吸停止时滴注过多高浓度碳酸氢钠;治疗用高渗盐水过多;原发性醛固酮增多症和库欣综合征患者,由于肾小管的远侧部分对钠、水的重吸收增加,血钠浓度有轻度增高。

3. 原发性高钠血症　下丘脑病变时,其中的渗透压感受器阈值升高,即渗透调定点上移,因而只有在血浆钠浓度明显高于正常时才能刺激 ADH 释放,从而在高于正常的水平对细胞外液的渗透压进行调节,引起慢性原发性高钠血症。

(二) 临床表现　口渴是早期的突出症状,是细胞内脱水的临床重要标志。尿量明显减少,重者眼球凹陷、恶心、呕吐、体温升高,尤其在婴儿可出现高热,晚期可出现周围循环衰竭。

高钠性高渗状态使脑细胞脱水,引起一系列神经系统功能障碍的症状。早期表现为嗜睡、软弱无力及烦躁、易激动、震颤、腱反射亢进、肌张力增高,进一步发展为抽搐、惊厥、昏迷及死亡。脑体积显著缩小时,颅骨与脑皮质之间的血管张力增大,引起局部脑内出血和蛛网膜下腔出血。血钠>158 mmol/L 时,惊厥的发生率高达 71%。在急性高钠血症的患儿,血钠>158 mmol/L 时,很可能出现惊厥和严重的不可逆性神经损害。

(三) 治疗　高钠血症的治疗,首先应积极治疗病因,根据高钠血症类型给予相应的处理。其处理原则如图 91-2 所示。

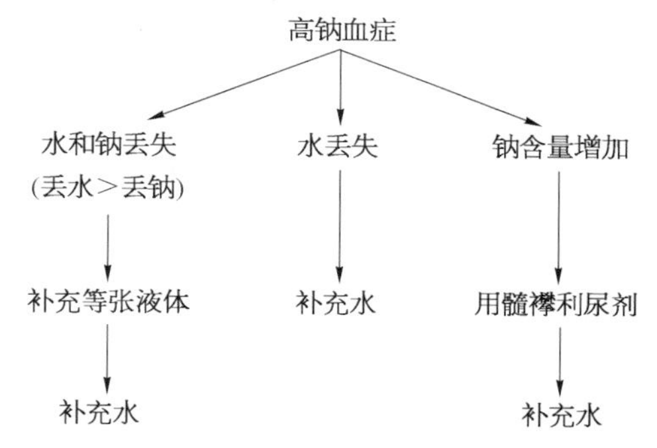

图 91-2　高钠血症的处理原则

1. 脱水型高钠血症　早期先补充足量水分,以纠正高渗状态,然后再酌情补充电解质。失水量可按下式计算:

$$水缺乏(L)=0.6\times体重(kg)\times\frac{140(mmol/L)}{实测血钠(mmol/L)}$$

此式估算的缺水量是使血钠降到 140 mmol/L 所需的量,它不包括另外等渗液的欠缺。所补液体以等渗葡萄糖为首选,或用等渗盐水与 5%葡萄糖液按 1∶4 或 1∶1 的混合配方静脉滴注。在中度(失水占体重的 5%)和重度(失水占体重的 10%)缺水时,应 4~8 h 内立即补充计算量的 1/3~1/2,余量在 24~48 h 内继续补完。纠正高钠血症时不能过急,补液过速、高渗状态降低过快,均可能会引起等张性脑水肿、惊厥、神经损害,甚至死亡。因此降低血钠浓度的速度不宜超过每小时 2 mmol/L。

2. 失水大于失钠型　与同样容量的纯水丢失比,失水大于失钠型对血容量的影响更为严重,体液渗量与容量丢失不成比例。故计算纯水丢失的公式不适合用于此类型。此类型失钠引起的细胞外液减少远较高渗状态本身的威胁大。如患者血压低,则治疗时先用等渗生理盐水,当有严重循环衰竭时,可用血浆和其他血容量扩张剂。一旦组织灌注充足,循环衰竭纠正后,再补充水。

3. 细胞外液增多型　可用呋塞米、依他尼酸等利尿剂利钠,但因其排水作用强于利钠,故应及时补水,以免脱水加重高渗状态。对于血容量增加的高钠血症,如单纯以补水降低血钠浓度,将会促使心力衰竭的发生,因此治疗以消除过多钠为宜。

(四) 高钠血症与麻醉

1. 病情特点　高钠血症因伴有细胞外液减少或细胞外液增多的不同情况,从而对麻醉产生不同的影响。动物研究显示高钠血症增加吸入麻醉药的 MAC 值,但临床影响更取决于是否伴有细胞外液的减少。伴有细胞外液减少的高钠血症,因低血容量而易引起低血压,尤其是椎管内麻醉时更易出现循环抑制。低血容量降低药物在体内的分布容积,而增强静脉麻醉药、镇静和镇痛药作用。相反,伴有细胞外液增多的高钠血症,对镇静、镇痛和静脉麻醉药需要量因分布容积增加而增加,常规剂量易造成麻醉深度过浅。

2. 麻醉前准备 ① 通过病史、临床症状,血和尿钠浓度、渗透压,明确是否有高钠血症及高钠血症的类型。② 血钠>150 mmol/L,择期手术应延期,对高血钠和低血容量应予以纠正。即使是急症手术,术前也应尽量纠正。

3. 麻醉处理

(1) 避免血钠及渗透压进一步增高的因素,如术中避免或少用等渗盐水,禁用高渗盐和高渗葡萄糖。

(2) 对于术前未能纠正或完全纠正的高血钠患者,术中根据高钠血症的不同类型和严重程度按前述原则和方法予以纠正。

(3) 注意高钠血症对麻醉药效应的影响。① 伴有细胞外液减少的高钠血症,麻醉药的麻醉作用及对循环功能的抑制作用增强,应减少用量。② 伴有细胞外液增多的高钠血症,对镇静、镇痛和静脉麻醉药需要量增加,应适当增加用量。

(4) 围术期应加强循环功能,血、尿钠及渗透压和麻醉深度监测。

第二节 钾代谢紊乱

钾离子在维持细胞膜电生理、糖及蛋白合成等方面具有重要的作用,是细胞内液的主要阳离子。细胞内、外的钾离子浓度比率,决定着细胞的静息膜电位。正常细胞内钾离子浓度约为 140 mmol/L,细胞外为 4 mmol/L。血清钾则反映细胞外的钾离子含量,反映钾摄入和排出间的平衡。疾病、外科手术和麻醉等多种因素都会干扰钾离子在体内的分布和平衡。钾离子代谢紊乱除了表现为钾离子浓度的升高、降低以外,在某些情况下,机体的总钾量虽然没有变化,但钾在细胞内、外的重新分布也可引起细胞外钾的显著改变。

一、低钾血症(hypokalemia)

血清钾的正常值为 3.5～5.5 mmol/L。<3.5 mmol/L 为低钾血症,血清钾每下降 1 mmol/L,体内丢失钾为 100～200 mmol/L;当血清钾在 3.0 mmol/L 时,每下降 1 mmol/L,体内丢失钾为200～400 mmol/L。低钾血症和钾缺乏是两个不同的概念。低钾血症在大多数情况下反映机体总钾的缺乏,但也可以在没有机体钾总量缺乏的情况下,由细胞内外钾离子的重分布而引起;钾缺乏通常是指机体总钾量降低到正常低限以下,但它也可以不表现出低钾血症。

(一) 原因

1. 摄取不足 肾脏的保钾功能较差,从钾摄取减少到肾脏减少排钾,约需 2 周时间才能达到平衡,而在此期间已丢失数百毫摩尔钾,若长期摄钾过少,最终可导致体内总钾量减少和低钾血症。如手术前后长期禁食或少食、消化道梗阻性疾病、吞咽困难、昏迷长期不能进食以及慢性消耗性疾病晚期患者,且未经静脉及时合理补钾。

2. 排出增加

(1) 经肾脏失钾过多 其特点是低钾血症的同时,尿排钾量仍大于 20 mmol/d。常见的原因有:① 各种排钾性利尿剂。② 糖尿病、静注甘露醇、大量等渗氯化钠、急性肾小管坏死恢复期、泌尿道阻塞缓解后由尿素或钠引起的渗透性利尿。③ 盐皮质激素过多如皮质醇增多症(库欣综合征)或医源性盐皮质类固醇激素也可引起低钾血症。④ 镁缺乏,低镁常使肾保钾功能减退,因而镁缺乏常与钾缺失同时存在。原发性镁缺乏时,尿钾排出增多。所谓“顽固性”低钾血症常伴有缺镁,对此类患者需同时补钾和镁才能纠正低钾血症。⑤ 高钙血症,常见于恶性肿瘤及甲状腺功能亢进的高钙血症患者,特别再伴有厌食或化疗患者更易发生低血钾。

(2) 肾脏外失钾过多 其特点是低钾血症同时,尿排钾量<20 mmol/d。常见原因有:① 消化道失钾过多,如呕吐、胃肠减压吸引、外引流、肠瘘和腹泻等。② 经皮肤失钾过多,如大量出汗补液时而未注意补钾,大面积烧伤等。

3. 钾向细胞内转移 在胰岛素治疗、碱血症、甲状腺功能亢进性周期性麻痹、低温麻醉、应用 β_2 受体激动剂及某些麻醉药如羟丁酸钠和硫喷妥钠等,可使细胞外钾离子进入细胞内引起低血钾。冰冻红细胞在冰冻贮藏过程中钾丢失,当再输入机体时,摄取细胞外钾,也可引起低血钾。在巨幼红细胞贫血用叶酸或维生素 B_{12} 治疗过程中,也可引起低钾血症。

此外,在麻醉手术过程中,短时间内输入无钾液体,以及体外循环可引起稀释性低血钾。围术期应用抗生素如羧苄西林、多黏菌素 B 等也可引起钾离子浓度降低。

(二) 临床表现 低钾血症的临床症状主要表现在心血管、神经、肌肉、胃肠、肾脏等系统。症状的严重程度与细胞内、外钾浓度差密切相关,更主要的是取决于低钾血症发生的速度、持续时间以及病因。大多数患者血钾<3 mmol/L时，才表现临床症状，<2.5 mmol/L时症状较严重。

1. 心血管系统　心血管系统症状是低钾血症最为突出和危险的表现。轻度低钾血症多表现为窦性心动过速、房性及室性早搏；重度低钾血症可致室上性或室性心动过速及室颤等严重心律失常。此外还可降低心脏的收缩功能，心脏自动调节功能不全引起动脉血压波动，甚至低血压。慢性低钾血症引起心肌纤维化。心电图表现主要由左心室去极化延迟引起，一般当血钾降至3.3 mmol/L时，心电图将开始改变，当降至2.7 mmol/L具有诊断性。其特征为：ST压低，T波低平、双相或倒置，出现U波，U波幅度大于T波，TU可融合呈驼峰样。虽然U波出现与否不是低血钾唯一的诊断指标，但是一旦出现U波可作为一个可靠指标。此外还可出现上述各种心律失常的心电图表现。必须指出的是这些心电图改变与缺钾的程度并不一致，仅见于半数病例(图91-3)。

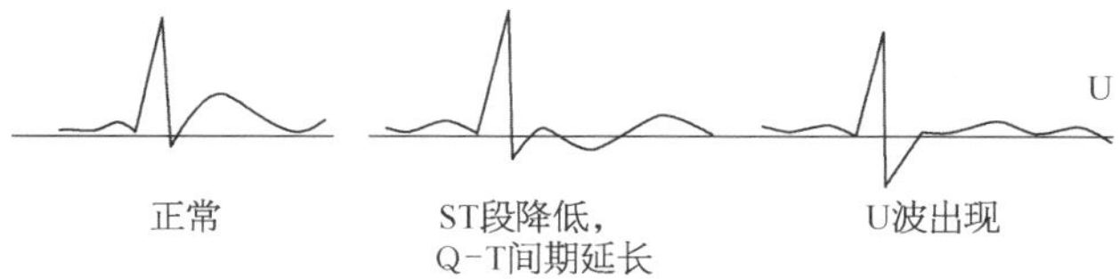

图91-3　低钾血症的心电图改变

2. 神经肌肉系统　神经系统症状表现为精神抑郁、嗜睡、表情淡漠，严重时甚至出现定向力丧失和精神错乱等。肌肉系统症状表现为肌无力，常首先出现的为肩及髋关节，随后为股四头肌活动无力，偶有麻木感。当血钾<2.5 mmol/L时，可出现肌麻痹而表现为呼吸困难和软瘫等。血钾降至1～1.5 mmol/L时可发生呼吸停止。

3. 消化系统　轻度低钾血症致肠蠕动减弱，表现食欲不振，轻度腹胀、恶心、便秘。严重低钾血症则肠平滑肌麻痹而发生腹胀，肠鸣音减弱甚至肠胃梗阻。对于肝病患者可促使肾生成氨而增加肝性脑病发生的危险。

4. 泌尿系统　长期低钾血症可引起缺钾性肾病和肾功能障碍，肾脏浓缩功能减退，出现多尿，尤其是夜尿增多，尿渗透压降低，但急性低钾血症不影响尿浓缩功能。低钾还可促进肾脏对HCO_3^-重吸收的增加，加重或维持代谢性碱中毒的持续存在。同时对钠的排泄和保留能力减退，当输入盐水和使血钠增高等因素可致水钠潴留和水肿。

(三) 治疗　低血钾的治疗首先是积极处理原发病，减少或中止钾的继续丢失。其次是补钾，但补钾应注意不宜过快、过急和过多。对血容量减少，周围循环衰竭、休克致肾功能障碍，并同时有低血钾者，除非有严重心律失常或呼吸麻痹等紧急情况，应待补充血容量，尿量>40 ml/h后，再予以补钾。一般尿量≥500 ml/d时可予以补钾。

补钾应根据患者的具体情况，包括症状、体征、血钾浓度和心电图等制定个体化治疗方案。对轻度低钾血症，如能口服，以口服钾盐为宜。常用氯化钾是中性盐，适用于低氯性碱中毒，每日3～6 g。醋酸钾、麦氨酸钾、碳酸氢钾及枸橼酸钾等钾盐为碱性，适用于血氯过高的患者。

缺钾较严重、不能口服，或出现严重心律失常、神经肌肉症状者，应采取静脉补钾。每日补充量应为每日需要量(40 mmol/L)、已缺量和每日失钾量的总和。对已缺量可以根据血钾来估计：血清钾3～3.5 mmol/L者补钾100 mmol，2.5～3 mmol/L者补钾300 mmol，2～2.5 mmol/L者补钾500 mmol。一般每日补氯化钾3～5 g，严重缺钾需要数日才能纠正。将氯化钾加入等渗盐水或5%葡萄糖液内静滴，氯化钾一般稀释至20～40 mmol/L(每克氯化钾约含钾13.4 mmol)，浓度不能>40 mmol/L，否则会刺激静脉引起疼痛、炎症和血栓形成。速度每小时0.2 mmol/kg，不宜>20 mmol/h，一日总量均匀地在24 h内给完。如需较高浓度或较快速输钾，则宜经深静脉输注，但应避免经中心静脉以防心脏局部钾浓度过高，并同时严密监测心电图变化。对"顽固性"不易纠正的低血钾，应考虑同时存在低镁，应测定血镁或作试验性治疗，同时补充镁剂。

正常情况下静脉输入的钾需经15 h才能达到细胞内、外平衡，而在细胞功能不全，如缺氧、酸中毒、Na^+-K^+泵缺陷，细胞酶失活，钾的平衡时间显著延长，约需一周或更长时间。如这类患者过多过快补钾，可致血钾迅速上升，引起高血钾或高钾性心律失常，甚至死亡。通常输入>80 mmol/h即可引起高钾血症的心电图变化或发生完全性传导阻滞。因此即使是严重低钾患者，快速补钾也有一定的危险。细胞内缺钾情况恢复缓慢，需用4～5 d才能纠正，严重病例需10～20 d以上。

(四) 低钾血症与麻醉

1. 病情特点　① 麻醉的最大风险是增加心律失常，尤其是室性心律失常的潜在危险，但血钾低至何种程度手术的危险性增大，目前仍众说不一。有研究显示，相对健康择期手术患者，轻中度低钾血症并不增加术中心律失常的发生率；但围术期心脏并发症高发患者，低钾血症可能具有特殊意义。心脏并发症危险因子包括近期心肌梗死、充血性心力衰竭、洋地黄中毒、心律失常、缺血性心脏病和高血压患者长期服用利尿药及强心苷治疗等心血管疾病患者，术中心肌缺血、室性心律失常的发生率增加，即使轻度低钾血症也是不适宜的。② 低血钾使肌无力，因而非去极化肌松药作用明显延长，降低新斯的明的拮抗作用，而对去极化肌松药则无影响。③ 增强局麻药的神经肌肉兴奋传导阻滞作用,硬膜外阻滞时高平面易造成呼吸抑制。抑制平滑肌,肠胃麻痹,胃排空延迟,增加麻醉诱导时的反流误吸的危险性。④ 低钾血症多有碱中毒而引起氧离解曲线左移,使组织摄取氧减少,易造成缺氧。⑤ 低血钾增强中枢抑制,反应迟钝,昏睡,易引起术后苏醒延迟。

2. 麻醉前准备　① 通过了解病史、临床症状,化验和心电图检查,明确有无低血钾,以及低血钾的原因、严重程度,有无其他电解质紊乱等进行全面的了解和综合分析。② 对无症状慢性轻度低血钾(3.3～3.5 mmol/L)、没有心电图变化的患者,在麻醉或手术期间并不增加心律失常的发生率。所以择期手术不必延期,也不必进行钾盐治疗。但对急性血钾降低,严重低血钾(<3 mmol/L)或伴有前述心脏并发症危险因子的患者应积极治疗。

3. 麻醉处理

(1) 避免进一步降低血钾的因素　① 麻醉术中输入较大量的无钾生理盐水、葡萄糖水或血浆代用品,使血钾稀释。葡萄糖可使钾离子向细胞内转移,从而进一步降低血钾。因此,需较大量输液时,液体中应加入钾或用含钾平衡液,少用或不用葡萄糖液,避免用高渗葡萄糖液。② 碱中毒使钾向细胞内转移,应避免过度通气形成呼吸性碱中毒,病情需用 $NaHCO_3$ 时应遵循“宁酸勿碱”的原则。③ 麻醉药如羟丁酸钠、氯丙嗪类药、硫喷妥钠、氯胺酮和地西泮等也降低血钾,应避免使用。④ β_2 肾上腺能激动剂增加 $Na^+ - K^+ -$ ATP 酶的活性,使肾外组织(主要是骨骼肌)细胞的 $Na^+ - K^+$ 主动转移增加,细胞外钾进入细胞内,从而降低血钾。因此,低钾患者应维持适当的麻醉深度,降低气管插管或浅麻醉时机体的应激反应,从而减少内源性肾上腺的释放。如确需用外源性 β_2 肾上腺能激动剂,应注意观察其对血钾的影响。⑤ 脱水利尿药促进钾经肾排出而降低血钾,尤其对神经外科手术患者,术中脱水利尿时,应注意血钾变化及其影响。

(2) 继续静脉补钾　出现下述情况时,术中应继续静脉补钾:① 各种房性或室性心律失常。② 术前低血钾未能纠正,仍<3 mmol/L 者。③ 急性低血钾,虽血钾>3 mmol/L,但有临床症状或心电图异常需急症手术患者。④ 麻醉术中存在促进血钾进一步降低的因素,并出现心电图异常。

补钾方法为术中所输液体每 500 ml 加 1.5 g 氯化钾,或 1 000 ml 生理盐水或 5%葡萄糖水加入氯化钾 3 g,单独开放静脉缓慢滴注,补钾时注意尿量。

(3) 注意低钾血症对麻醉用药效应的影响　① 非去极化类肌松药作用增加,因此肌松药用量应减少 25%～50%。② 低钾血症时中枢抑制,机体对全麻药的敏感性增加,应适当掌握麻醉深度。③ 洋地黄类药物毒性增强,应酌情减量。

(4) 加强监测　① 连续心电图监测,尤其注意 ST、T 和 U 波变化及各种心律失常。② 血钾浓度监测。③ 神经-肌肉刺激器监测肌松药作用及其恢复程度。④ 连续监测 $P_{ET}CO_2$ 以维持适宜的通气。

二、高钾血症(hyperkalemia)

血清钾>5.5 mmol/L 为高钾血症。高血钾并不代表体内总钾的增高。

(一) 原因

1. 摄入过多　正常从饮食中摄入钾量远低于肾脏排钾量,在肾功能正常情况下,因高钾饮食引起的高钾血症极为少见。如静脉输钾过多过快,大量输入库血、含钾药物(如青霉素钾盐),或肾功能受损时,才能引起高钾血症。

2. 肾排钾减少　这是引起高钾血症的主要原因。引起肾排钾减少的常见原因有:① 急性肾功能衰竭少尿或无尿期,慢性肾功能衰竭末期,肾小球滤过率减少或肾小管排钾功能障碍。② 各种原因(如休克、脱水、出血等)引起的急性且严重的肾小球滤过率减少。③ 盐皮质激素缺乏,醛固酮的主要作用是促进远曲小管和集合管对 Na^+ 的重吸收和对 K^+、H^+ 的排泌。醛固酮分泌减少或作用减弱则钾排泄减少。见于肾上腺皮质功能减退(Addison 病)、双侧肾上腺切除和低醛固酮症。④ 保钾利尿剂,螺内酯、氨苯蝶啶和阿米洛利等抗醛固酮利尿剂,抑制肾小管泌钾作用,长期应用这类利尿剂也可引起高血钾。⑤ 非甾体类抗炎药、血管紧张素转化酶抑制剂和大剂量肝素可干扰醛固酮的释放或分泌。

3. 细胞内钾转移到细胞外　严重创伤、大面积烧伤、挤压伤和溶血,破伤风抽搐、癫痫持续状态,胰岛素缺乏和高血糖,酸中毒,组织缺氧,β_2 受体拮抗剂,琥珀胆碱,洋地黄中毒和家族性高血钾性周期性麻痹等均可使细胞内钾向细胞外释放或向细胞外转移增加。

4. 假性高血钾　是指测得的血钾浓度增高而实际上血钾浓度并未增高而言。主要有三种情况:① 抽血时止血带结扎时间过长,使缺血细胞中的钾释出增多。② 溶血红细胞中钾释出。③ 正常时血液凝固可释出钾,如血小板或白细胞增多,则释出钾增多,但此时仅血清钾增高,而血浆钾浓度不变。

(二) 临床表现　高钾血症的临床表现受原发疾病、血钾升高程度、速度及有无其他水电解质代谢紊乱等情况的影响。其不具有特征性,易被忽视,当血钾明显升高时,可引起严重心律失常而危及生命。

1. 神经肌肉症状　早期常有肢体感觉异常、麻木,极度疲乏,肌肉酸痛,当血钾>8 mmol/L 时,可出现肌肉软弱无力乃至麻痹。但高钾血症性周期性麻痹,有时血钾<5.5 mmol/L 便出现肌无力或肌麻痹。中枢神

经系统可表现为烦躁不安、昏厥及神志不清。

2. 心血管系统　通常出现心搏缓慢和心律失常，重症高血钾引起心室纤颤和心脏停搏。最有助于诊断意义的是心电图变化（图 91－4）。一般血钾＞5.5 mmol/L时出现对称高尖 T 波，常伴有 Q－T 间期缩短；7～8 mmol/L 时，P 波振幅降低至消失，P－R 间期延长；9～10 mmol/L 时 QRS 变宽、R 波振幅降低，S 波加深与 T 波直线相连、融合；11 mmol/L 时 QRS 波群、RS－T 和 T 波融合而成双曲线；达 12 mmol/L 出现心室扑动、室颤乃至心脏停搏。

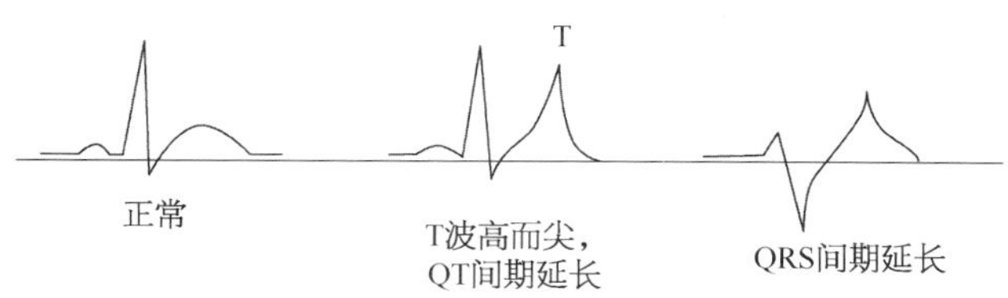

图 91－4　高钾血症的心电图改变

（三）治疗　积极治疗原发病以除去引起高钾血症的原因。血钾＞6 mmol/L 或有心电图改变时应积极进行降低血钾的治疗。

1. 拮抗钾的心脏毒性　有心脏毒性症状如心律失常等，用 10%葡萄糖酸钙 20～30 ml 加于 25%葡萄糖 40 ml 中缓慢静注，继之以 10%葡萄糖酸钙 10～20 ml 加入 10%葡萄糖液中静滴；阿托品类药对高钾血症引起的心脏传导性阻碍滞有一定作用。

2. 促进钾向细胞内转移　5%碳酸氢钠（或11.2%乳酸钠）40～60 ml 缓慢静注，继之缓慢静滴 5%碳酸氢钠 125～250 ml；25%～50%葡萄糖 60～100 ml，每 3～4 g 葡萄糖加正规胰岛素 1 U 静注，继之以 10%葡萄糖 500 ml 加胰岛素 15 U 静滴；β_2 受体激动剂也可促进钾向细胞内转移。

3. 促进钾排出体外　用排钾利尿剂如呋塞米和噻嗪类；阳离子交换树脂及山梨醇灌肠或口服；血液或腹膜透析。

（四）高钾血症与麻醉

1. 病情特点　① 高钾血症减弱非去极化肌松药的作用。② 麻醉中的主要危险是心肌无力、心脏阻滞，甚至室颤和心脏停搏。特别是低温时心脏对高钾的敏感性增加。③ 增加布比卡因、利多卡因等局麻药的心脏毒性。④ 减弱肌张力，易致呼吸困难。

2. 麻醉前准备　① 通过病史、临床症状，化验和心电图检查，确定有无高钾血症，及其对心脏的影响及程度，尤其要注意排除假性高血钾。② 分析高血钾的原因，有无其他电解质紊乱和肾功能障碍。③ 血钾＞6 mmol/L或心电图显示高钾性心律失常等，择期手术应延期。

3. 麻醉处理

（1）避免或减少术中进一步升高血钾的因素　① 减少或避免输注库血，改输新鲜血。② 琥珀胆碱可增加细胞对离子的通透性，使钾从细胞内释出，于正常人可引起轻度高血钾。在脊髓损伤、截瘫长期卧床、肌肉萎缩、烧伤、多发性硬化症、帕金森病和严重感染或已有高血钾的患者，琥珀胆碱可引起严重高血钾而危及生命，应禁用。③ 避免二氧化碳蓄积或缺氧等引起呼吸或代谢性酸中毒，使钾由细胞内向细胞外转移，应中度过度通气，保证氧供需平衡。④ 避免输入含钾液体和药物如乳酸钠林格液等。

（2）降低血钾浓度　急症手术以及其他原因致术前未能纠正高钾血症，或术中出现急性高钾血症，表现出心脏毒性症状如传导阻滞及各种心律失常或心电图异常的，应采取前述降低血钾和拮抗钾心脏毒性的措施进行处理。对轻度高钾血症，虽未出现心脏毒性症状或心电图异常表现，但为防止其对心脏的抑制，可用 10%葡萄糖加葡萄糖酸钙 1 g 和胰岛素 10～20 U 静滴。选择可降低血钾的麻醉药如羟丁酸钠、硫喷妥钠、氯胺酮和地西泮等。

（3）注意高血钾对麻醉药效应的影响　① 减弱非去极化肌松药的作用，应增加其用量。② 增加局麻药毒性反应，应减小其用量。③ 增强机体对洋地黄的耐受，应适当增加用量。④ 增强吸入麻醉药、硫喷妥钠、丙泊酚、钙通道拮抗剂等药物的心脏抑制作用，使用时应注意观察并酌情减少用量。

（4）加强监测　① 连续心电图监测，尤其注意 P－R 间期、T 和 QRS 波变化及各种心律失常。② 注意循环功能监测，尤其在用吸入麻醉药、丙泊酚和硫喷妥钠等有心脏抑制作用的药物时。③ 血钾浓度监测。④ 神经-肌肉刺激器监测肌肉松弛及其恢复程度。⑤ 连续监测 $P_{ET}CO_2$ 以维持中度过度通气。

第三节　镁代谢紊乱

镁是机体内具有重要生理作用的阳离子，含量居体内阳离子的第四位，仅次于钙、钠和钾，在细胞内含量仅次于钾而占第二位。镁在细胞内参与许多酶的反应，在细胞外与钾、钠一起参与维持神经肌肉的应激性。很多疾病都伴有镁代谢异常。

一、低镁血症(hypomagnesaemia)

血清镁正常值为0.8～1.2 mmol/L,<0.8 mmol/L称为低镁血症。低镁血症可以不伴有镁的丢失,不一定等于镁缺乏。反之,镁缺乏症患者血清镁可以正常。临床上低镁血症易被忽视,有报道在住院患者中低镁血症的发生率为6.9%～11%,ICU患者为7.7%～20%。

(一) 原因

1. 摄入不足　长期营养不良、禁食、厌食、长期静脉营养又未注意补镁。

2. 经消化道丢失过多和(或)吸收减少　持续胃肠引流、小肠或胆瘘、严重腹泻、脂肪痢等,不仅镁经消化道吸收减少,消化液中镁也大量丢失。吸收不良综合征(肠炎、胰腺功能不足等)、短肠综合征、肝硬化、胆疾病以及低蛋白质、高碳水化合物或高脂肪均可减少镁经小肠吸收。

3. 经肾排出过多　主要原因有大量使用脱水或利尿剂、高钙血症使肾小管重吸收镁减少、甲状腺功能亢进、严重甲状旁腺功能减退或甲状旁腺被切除、原发性醛固酮增多症、糖尿病及酮症酸中毒、急性肾小管坏死多尿期、慢性盂肾炎、肾小管酸中毒及慢性酒精中毒等。

此外,青春发育期及妊娠或哺育期由于需镁量的增加,也可能引起低镁血症。

(二) 临床表现　低镁血症的症状和体征不易识别,同时常伴有其他电解质紊乱如低血钾。

1. 神经及肌肉系统　早期抑郁、麻木感、记忆力减退,有时发生肌肉震颤或抽搐;严重时出现精神错乱、定向力障碍、幻觉或狂躁以及运动失调或搐搦。

2. 消化系统　食欲不振、弥漫腹痛、腹泻或便秘。

3. 心血管系统　可引起各种心律失常,如频发房性或室性早搏、多源性房性心动过速、室性心动过速及室颤,心脏猝死。心电图显示P-R及Q-T间期延长,QRS波增宽,ST段下移,T波增宽、低平或倒置。

(三) 治疗　积极治疗原发疾病以改善镁的吸收、减少或避免镁的继续丢失。肾脏的保镁功能差,即使在缺镁情况下,补充的镁仍有50%可从尿中排泄。要使体内镁缓慢恢复正常,一般至少需治疗4～5 d以上,同时注意纠正低血钙和低血钾。

轻度缺镁可口服镁剂如氧化镁、氢氧化镁或10%醋酸镁溶剂等。口服不能耐受或不能吸收时可肌内注射硫酸镁。对于严重低镁血症的一些紧急状态,如严重手足搐搦、痉挛发作、严重心律失常等,应静脉补镁。可用50%硫酸镁4～8 ml溶于5%葡萄糖液100～500 ml,10～15 min输入。25%～50%硫酸镁直接静脉注射可使心搏骤停,切忌应用。也可用硫酸镁3 g加入1 000 ml 5%葡萄糖液中,6 h内静脉滴注,继之以3 g于2 000 ml溶液中缓慢静滴。静脉补镁应缓慢,避免过量,以防血压下降、肌肉麻痹、呼吸抑制和心脏停搏。如镁过量,应立即静注10%氯化钙5～10 ml,必要时可重复。

(四) 低镁血症与麻醉

1. 病情特点　低镁血症时神经肌肉的应激性增高,麻醉中易发生喉痉挛,局麻药易中毒而惊厥。麻醉中的主要危险是心动过速、早搏甚至室速等心律失常。

2. 麻醉前准备　① 根据病史、临床症状、低镁血症易发因素和血镁<0.8 mmol/L即可明确诊断。但有时体内缺镁而血镁不低甚或反而增高,增加了诊断难度。镁缺乏易引起各种心律失常,对麻醉亦同样具有危害。术前对存在镁缺乏高危因素的患者,可结合24 h尿镁测定及静脉镁负荷试验作出诊断。② 低镁血症伴有心律失常的,尤其是严重的心律失常,选择性手术应延期。

3. 麻醉处理

(1) 避免或减少术中血镁进一步降低的因素　① 大量输液或体外循环时血液稀释,可在预充液中补镁。② 避免应激反应,过度通气等使镁向细胞内转移的因素。③ 避免术中组织缺血缺氧以减少镁的消耗。

(2) 静脉补镁　麻醉前低镁很少得到明确诊断,因此,麻醉中出现心律失常,尤其是室性心律失常,应想到缺镁。低镁引起的室性心律失常,尤其是尖端扭转性室速,用利多卡因不仅无效反而会加重症状。上述情况应采用前述方法静脉补镁。因镁本身具有抗心律失常作用,即使不是低镁引起的心律失常也具有治疗作用。

(3) 注意低血镁对麻醉药效应的影响　① 局麻药易中毒而惊厥。② 对洋地黄类药物敏感性增加,易过量中毒。③ 抗心律失常药物对心律失常的治疗效果不明显或无效,尖端性扭转室速用利多卡因反而会加重,应用镁治疗。

(4) 加强监测　① 心电图的连续监测,及时发现并治疗各种心律失常。② $P_{ET}CO_2$监测,以保证氧供和维持适宜通气。

二、高镁血症(hypermagnesemia)

血清镁>1.25 mmol/L为高镁血症。

(一) 原因　肾脏排镁能力很强,即使摄入大量镁也不致引起高镁血症。常见的原因是肾功能障碍或医源性用镁。

1. 排泄减少　肾功能不全、慢性肾功能衰竭和急性肾功能衰竭少尿期。

2. 医源性用镁　最常见的是用硫酸镁治疗妊娠先兆子痫或子痫。其他如麻醉中用硫酸镁减轻气管插管副反应,减少嗜铬细胞瘤手术中儿茶酚胺的释放等。

3. 其他　锂盐治疗、甲状腺功能减退等。

(二) 临床表现 轻度高镁血症易被忽视，通常血镁>2 mmol/L时，才会出现镁过量的症状和体征。

1. 神经肌肉系统 镇静、嗜睡、木僵甚至昏迷，肌无力、腱反射减退至消失、随意肌麻痹和呼吸抑制。

2. 心血管系统 心功能抑制初期为心动过速，继之心动过缓，传导阻滞，外周血管扩张血压下降，如血镁>7.5 mmol/L时可出现完全性传导阻滞及心脏停搏。心电图表现有P-R间期延长、室内传导阻滞、QRS增宽和Q-T间期延长。

(三) 治疗 积极治疗原发病、停止镁的摄入，并可用利尿剂促进镁的排出。对肾功能障碍性高血镁必要时采用透析治疗。对于血镁>2.5 mmol/L的有症状患者、>4 mmol/L的所有患者，或在用镁剂治疗过程中过量，出现呼吸、循环抑制者。应用钙剂拮抗治疗，以10%葡萄糖酸钙10～20 ml(100～200 mg)或10%氯化钙5～10 ml缓慢静脉注射。视情况可重复应用。

(四) 高镁血症与麻醉

1. 病情特点 ① 增强镇静、麻醉药的镇静和麻醉作用，易引起术后苏醒延迟。② 增强麻醉药的扩血管和负性肌力作用。③ 增强非去极肌松药的肌松作用。

2. 麻醉前准备 根据高血镁的抑制程度，术前减少或不用镇静与镇痛药。

3. 麻醉处理

(1) 高镁血症患者麻醉中避免使用镁剂。

(2) 术中出现循环抑制，或麻醉中医源性用镁过量，应采取前述方法用钙剂拮抗。对于用硫酸镁治疗妊娠中毒症，麻醉期间应注意其神经肌肉和心血管的抑制作用。

(3) 注意高镁血症对麻醉药效应的影响 ① 增强镇静、镇痛和麻醉药的作用，应减少用量。② 增强肌松药作用，其用量应减少25%～50%。③ 增强麻醉药的扩血管和负性肌力作用及其他心脏抑制和血管扩张药的作用，应减量。④ 硬膜外麻醉时易出现血压下降，且升压药的升压效应降低，宜适当增加用量，必要时加用钙剂。

第四节 钙代谢紊乱

人体的钙99%左右以骨盐形式存在于骨骼中，细胞外液中钙仅占0.1%。血浆中钙主要以三种形式存在：离子钙(50%)、有机阴离子结合钙(10%)和蛋白结合钙(40%)。蛋白结合钙增多时血浆总钙量增加，但游离钙浓度不变。一般实验室均测定血浆总钙，因其受血浆蛋白的影响，不能反映高血钙和低血钙情况。但临床上通常用血浆总钙间接反映血钙水平。

一、低钙血症(hypocalcemia)

血清钙正常值为2.2～2.6 mmol/L，血浆蛋白浓度正常时，血清钙<2.2 mmol/L为低钙血症。

(一) 原因 急、慢性胰腺炎，维生素D缺乏或代谢障碍，甲状旁腺功能减退，镁缺乏、某些肿瘤如前列腺癌、乳腺癌及肺癌引起钙沉积于骨或产生降钙因子或降钙素，脓毒血症，胃或小肠部分切除和慢性肾功能衰竭，大量输血、大量快速输蛋白和碱中毒等均可引起低血钙。

(二) 临床表现 慢性、轻中度低钙血症可不伴有症状，但严重而迅速的低血钙可引起明显症状。

一般表现有疲乏、无力、易激动、情绪不稳定、记忆力减退、意识模糊、妄想、幻觉和抑郁。主要症状为手足抽搐，肌痉挛、喉鸣与惊厥。严重可发生精神症状及癫痫发作。心肌兴奋性、传导性升高，心肌收缩力下降。心电图表现Q-T间期延长、ST段延长及T波平坦或倒置。

(三) 治疗 首先积极治疗原发病以去除病因，再根据病情补钙。慢性低钙血症及症状不明显者可口服钙盐，如乳酸钙、葡萄糖酸钙或碳酸钙，每日2～4 g。维生素D缺乏引起的低血钙，或其他原因的低钙血症，经补充钙盐未能纠正者，可给维生素D15 000～50 000 IU/d，或更大剂量。对于严重低血钙及出现明显症状者如抽搐、惊厥等，应立即静脉补钙，用10%葡萄糖酸钙10～20 ml或10%氯化钙3～5 ml，与葡萄糖液20～40 ml，缓慢注射，每分钟≤2 ml。需要时可重复注射，或以每小时1～2 mg/kg静滴。

(四) 低钙血症与麻醉

1. 病情特点 ① 局部刺激易引起喉痉挛；局麻药易发生毒性引起惊厥。② 增强具有循环抑制作用麻醉药的抑制效应。

2. 麻醉前准备 慢性、轻中度的低钙血症麻醉准备无特殊，但严重低血钙或有明显症状的，术前应予纠正。

3. 麻醉处理

(1) 避免或减少术中血钙进一步降低的因素 ① 避免过度通气或碳酸氢钠引起碱血症而降低血钙。② 大量和(或)快速输血及蛋白应予补钙。

(2) 注意低血钙对麻醉药效应的影响 ① 增强硫

喷妥钠、丙泊酚和吸入麻醉药的负性肌力作用，应注意用量和用药速度。② 机体对肌松药的反应不一，需神经刺激器监测肌松效应和恢复程度。③ 术中如出现低钙性痉挛或抽搐，应立即按前述方法静脉补钙。

二、高钙血症(hypercalcemia)

血清蛋白正常时，血清钙＞2.75 mmol/L 为高钙血症。

(一) 原因 原发性甲状旁腺功能亢进，慢性肾炎、低血磷等原因引起的继发性甲状旁腺功能亢进是高钙血症最常见的原因。恶性肿瘤引起高血钙的发生率仅次于甲状旁腺功能亢进，骨转移性肿瘤发生率约 70%，血液病 20%，无转移性肿瘤 10%。其他原因有：甲状腺功能亢进，肾上腺皮质功能减退，维生素中毒，肾脏疾病尤其是接受肾移植手术者，长期用噻嗪类利尿剂等。

(二) 临床表现

1. 神经肌肉系统　早期乏力、软弱、淡漠、腱反射抑制。严重高血钙常表现腹痛、极度衰弱、精神障碍以至昏迷。

2. 泌尿系统　主要表现为肾小管损害症状，多尿、夜尿，烦渴，脱水，呕吐，血液浓缩致高钠血症，严重者渐致肾功能衰竭。

3. 心血管系统　心脏兴奋性和传导性均降低，出现房室传导阻滞，严重可出现各种严重心律失常甚至心脏停搏。心电图表现为传导阻滞，Q－T 间期缩短，ST－T 改变。严重高血钙时(Ca^{2+}＞4 mmol/L)，T 波变宽。

通常血清钙达 3～3.75 mmol/L 时可出现神经衰弱，4 mmol/L 时出现精神症状，＞4 mmol/L 发生谵妄，＞4.5 mmol/L 可发生高血钙危象，表现为严重脱水、高热、心律失常、嗜睡、意识不清、昏迷等。严重脱水、应激状态、感染、手术、创伤等常是高钙血症危象的诱因。

(三) 治疗 积极治疗原发病。对于有症状的高血钙必须迅速处理，最有效的方法是大量输入盐水和应用襻性利尿剂(禁用噻嗪类利尿药)，维持尿量 200～300 ml/h，以促进钙的排泄。根据不同病因选择降钙药物，光辉霉素、糖皮质激素和降钙素可用于多种原因引起的高钙血症，其他如顺铂治疗癌性高血钙，磷酸盐用于伴有低磷的患者等。上述治疗无效的重症急性高血钙可用透析疗法。

(四) 高钙血症与麻醉

1. 麻醉前准备　① 高钙血症患者往往存在脱水，伴有低钾和缺镁，术前应大量输液，以纠正脱水和增加钙、钠的排泄。每日补等渗盐水 4 000～6 000 ml，并同时补充钾和镁。② 择期手术，高钙血症麻醉前应尽可能予以纠正。但对高钙血症危象，如手术可降低血钙如切除增生的甲状旁腺或甲状旁腺瘤，即使患者昏迷，也不应成为手术禁忌。

2. 麻醉处理　① 术中避免应用钙剂或输入含钙液体。② 术前高血钙未完全纠正者，术中继续输入盐水并利尿促进钙排泄，但应加强循环功能监测，如中心静脉压，必要时测肺动脉压，避免出现低血容量或输液过大过快引起肺水肿和心力衰竭。③ 全麻患者适当过度通气避免出现酸中毒引起血钙进一步升高。④ 同时监测血钾和血镁的浓度及时发现低血钾和低血镁。⑤ 高血钙增加洋地黄类药的毒性作用，如确需应用，应减量。⑥ 高钙血时患者对麻醉药的反应是不可预见的。

第五节　酸碱失衡及处理

一、酸碱失衡类型

酸碱失衡(acid-base disorders)的分类名称及 pH、BE 及 $PaCO_2$ 的变化规律见表 91－1。

表 91－1　酸碱失衡时 pH、BE 及 $PaCO_2$ 的变化规律

分　类	失衡名称	代谢性参数 BE[HCO_3^-]	呼吸参数 $PaCO_2$	pH
单纯型酸碱失衡	代谢性酸中毒	↓	↓(代偿)	正常或偏酸
	代谢性碱中毒	↑	↑(代偿)	正常或偏碱
	呼吸性酸中毒	↑(代偿)	↑	正常或偏酸
	呼吸性碱中毒	↓(代偿)	↓	正常或偏碱

续 表

分 类		失衡名称	代谢性参数 BE[HCO_3^-]	呼吸参数 $PaCO_2$	pH
复合型酸碱失常	二重失衡	代谢性酸中毒＋呼吸性酸中毒	↓	↑	↓
		代谢性酸中毒＋呼吸性酸中毒	↓	↓	↑↓
		代谢性碱中毒＋呼吸性酸中毒	↑	↑	↑↓
		代谢性碱中毒＋呼吸性酸中毒	↑	↓	↑
		代谢性酸中毒＋代谢性碱中毒	↑↑	↑↓	↑↓
	三重失衡	代谢性酸中毒＋代谢性碱中毒＋呼吸性酸中毒	↑↑	↑	↑↓
		代谢性酸中毒＋代谢性碱中毒＋呼吸性酸中毒	↑↑	↓	↑↓

注：↑表示增高；↓表示降低。

二、单纯型酸碱失常

(一) 代谢性酸中毒 原发性的血浆[HCO_3^-]减少，称为代谢性酸中毒。由腹泻或慢性肾脏疾病等因素引起，也可由原发性酸增加造成。临床依据上述的病因，通过阴离子间隙(AG)来推断代谢性酸中毒的类型，即高 AG 型和正常 AG 型。前者常见乳酸酸中毒、尿毒症、酮症酸中毒；后者则因 HCO_3^- 减少，排酸障碍或过多使用含 Cl^- 的酸所致，故又称高氯型代谢性酸中毒(表 91－2)。

表 91－2 代谢性酸中毒的常见原因

正常 AG(＜12 mmol/L)	高 AG(＞12 mmol/L)
血清 K^+ 明显减少 碳酸酐酶抑制剂应用(乙醇唑胺) 经胃肠道 HCO_3^- 丢失(如呕吐、肠造瘘) 血清正常或偏高 输入盐酸、盐酸精氨酸、氯化铵 肾小管酸中毒，尿道梗阻 肾盂肾炎	内源性酸产生 糖尿病酮症酸中毒 酮症酸中毒(饥饿、酒精中毒) 外源性酸进入 水杨酸中毒、乙烯中毒 甲醛中毒，摄入三聚乙醛 乳酸酸中毒 酸排出减少(肾衰)

1. 诊断

(1) 症状 呼吸深而快，呈 Kussmaul 呼吸、恶心呕吐、精神恍惚、嗜睡甚至昏迷、面色潮红。

(2) 实验室检查 BE＜－3 mmol/L，$PaCO_2$ 代偿性下降，BB、SB、AB 均下降，AG 正常或增加，常伴有电解质异常。

根据原发病病因，结合 AG、pH、BE、$PaCO_2$ 及 HCO_3^- 等参数的综合评估，诊断代谢性酸中毒是不困难的。在围手术麻醉期间，由于循环和呼吸系统的影响，造成组织氧合不全，导致乳酸性酸中毒最常见。

2. 治疗

(1) 病因治疗 积极控制原发病，如治疗糖尿病、纠正脱水，恢复水、电解质平衡、抗休克治疗。

(2) 应用碱性药 常用的有 5％碳酸氢钠、11.2％乳酸钠和 3.6％三羟基氨基甲烷(THAM)三种。补碱量计算方法：① 急用法。5％碳酸氢钠 2～4 ml/kg、11.2％乳酸钠 1～4 ml/kg、3.6％THAM 2～3 ml/kg 后待化验结果再计算。② 按细胞外液 BE 计算。补碱量(mmol)＝(正常 BE 值－测出 BE 值)×体重(kg)×0.3。

碳酸氢钠是临床上最常用的碱性药物，但近年来对于其在乳酸酸中毒及心肺复苏中的使用，提出了不同看法，认为碳酸氢钠是高渗性溶液，大量使用时导致血高渗透压和高钠血症，同时产生的二氧化碳还会进入细胞和血脑屏障，以及削弱碳酸氢盐的碱化作用。尤其是在心肺复苏中，呼吸循环功能衰竭、二氧化碳清除能力减弱时使用，会致 pH 更低，使心脏的负担更重，乳酸堆积更多。在动物模型实验中已经发现，使用碳酸氢钠不能促进复苏中的心脏除颤，也不能提高生存率。THAM 为不含钠离子的缓冲盐，能缓冲代谢性酸中毒和呼吸性酸中毒，在提高 pH 同时还可降低 $PaCO_2$，另有较强的穿透细胞膜的能力，是一种更有效的细胞内缓冲剂。其他还有二氯化醋酸钠(dichloroacetate)和 Carbicarb 等新药，尚处于试用阶段。治疗代谢性酸中毒首选的碱性药物仍是碳酸氢钠，使用时应注意：① 缓慢滴注，观察呼吸与循环状况。② 若重复使用，应参照首次用药后的酸碱平衡与电解质参数再使用，不要单凭经验而盲目补钾。

(3) 补钾 酸中毒时血钾浓度常增高，但体内总钾可能不足，因此纠正酸中毒后，待血钾下降后，根据血钾浓度补充。

(二) 代谢性碱中毒 原发的血浆 HCO_3^- 升高称为代谢性碱中毒，大多由于持续性呕吐或胃肠减压致胃酸的丢失、长期大量服用碱性药、各种原因的缺钾以及使用某些利尿剂等引起，常见原因见表 91 - 3。

表 91 - 3　代谢性碱中毒的常见原因

低氯尿	高氯尿
胃酸丢失	库欣综合征
大量利尿剂应用	严重的低血钾
慢性高碳酸血症的缓解	醛固酮增多
	巴特(Bartter)综合征

1. 诊断

(1) 症状　呼吸浅慢、面色发绀、精神神经兴奋性增强，如四肢麻木、抽搐、谵妄。

(2) 实验室检查　血 pH＞7.45，BE 增高，HCO_3^- 增高，$PaCO_2$ 代偿性增高，AB、SB 及 BB 均增高，AB＞SB，常伴有低钾、低氯和低钙血症。

2. 治疗

(1) 对病因治疗。

(2) 轻度者可补生理盐水，加用氯化钾。在纠正代谢性碱中毒时，要特别注重电解质的补充。补充钾离子在多数情况下仍属必要，但剂量就适当控制。

(3) 重症患者可用酸性溶液，由中心静脉导管缓慢注入 HCl 0.1～0.2 mol/L。

(三) 呼吸性酸中毒　原发的 $PaCO_2$ 升高称为呼吸性酸中毒。病因主要有：① 呼吸中枢功能降低，冲动传导障碍。② 神经肌肉接头传导障碍。③ 胸廓、膈肌运动受限。④ 肺功能受限。⑤ 鼻咽喉气道阻塞。⑥ 肺顺应性降低、通气障碍。⑦ 呼吸肌力下降、吸入二氧化碳过量。围术期呼吸性酸中毒多见：镇痛不完善时的限制性通气不足、呼吸道分泌物的阻塞、肌松药的残留作用(酸中毒时，肌松药的作用越加延长)，以及机械通气使用不当等。根据其病程可分为急性呼吸性酸中毒和慢性呼吸性酸中毒。慢性呼吸性酸中毒，通常是由于慢性阻塞性肺部疾病(COPD)与严重的限制性的肺部疾病所引起。

1. 诊断

(1) 症状　急性者有窒息、缺氧症状，慢性者常被慢性肺部疾患掩盖，可有发绀、红细胞增多、头痛、胸闷及慢性肺病的症状。

(2) 实验室检查　$PaCO_2$＞48 mmHg(6.4 kPa)、AB＞SB，且均呈代偿性增高，血钾增高。

2. 治疗

(1) 病因治疗和改善通气　关键在于解除呼吸道梗阻，排出痰液，必要时做气管插管或气管切开，应用机械通气及呼吸兴奋剂。

(2) 重视电解质失衡的纠正。

(3) 慢性患者主要针对病因治疗肺部疾患，改善肺的通气功能。若动脉血氧饱和度＜85%时可给氧，但吸入氧浓度应≤40%，而以 25%～35%为宜，吸氧浓度过高易引起呼吸抑制甚至二氧化碳麻醉状态。另一方面在考虑辅助呼吸时应使 $PaCO_2$ 逐渐下降。否则会出现高碳酸血症后的代谢性碱中毒，并伴有中枢神经系统症状。

(4) 处理时盲目补碱十分危险。对于严重的哮喘状态，单纯应用增加肺泡通气量来纠正呼吸性酸中毒常难以见效，可应用气管平滑肌扩张剂，必要时还可给予不产生二氧化碳的缓冲碱类药物，如 THAM 治疗。

(四) 呼吸性碱中毒　原发性的 $PaCO_2$ 减少，称为呼吸性碱中毒，常见的原因有：① 急性过度通气。围术期多并发于失血性休克、肺栓塞、哮喘早期等。还可见于医源性的因素，如过度的不适当的机械通气，代谢性酸中毒纠正过快等。② 慢性过度通气。临床上多见于长期呼吸支持患者，或高原居住者。

1. 诊断

(1) 症状　呼吸深而快，感胸闷气急、头痛、麻木感、口周和四肢有针刺样异常感觉、手足搐搦症。

(2) 实验室检查　$PaCO_2$ 明显下降，＜4.65 kPa，AB＜SB，且均呈代偿性下降(表 91 - 4)。

表 91 - 4　酸碱平衡紊乱的实验室检查

分　类	pH	PCO_2	BB	SB	BE
呼吸性酸中毒、代谢性代偿	↓或(—)	↑↑↑	↑	↑	↑
代谢性酸中毒、呼吸性代偿	↓或(—)	↓↓	↓↓↓	↓↓↓	↓↓↓
呼吸性碱中毒、代谢性代偿	↑或(—)	↓↓↓	↓↓	↓↓	↓↓
代谢性碱中毒、呼吸性代偿	↑或(—)	↑	↑↑↑	↑↑↑	↑↑↑
呼吸性酸中毒伴轻度代谢性酸中毒(短暂缺氧)	↓↓	↑↑↑	↓	↓	↓
呼吸性酸中毒伴重度代谢性酸中毒(心搏骤停)	↓↓↓	↑↑↑	↓↓↓	↓↓↓	↓↓↓

注：(—)表示正常；↑表示增高(↑多少表示轻、中、重程度)；↓表示降低。

2. 治疗

(1) 对病因治疗。

(2) 器质性心脏病、神经系统疾病的患者可使用吸入含 5%二氧化碳的氧气。

(3) 对症治疗　有抽搐者静注 10%葡萄糖酸钙，也可使用镇静药。

三、复合型酸碱异常

两种或以上单纯性酸碱失衡同时存在，可称为复合性酸碱失衡。复合性酸碱失衡的情况比较复杂，但了解与掌握下列一些原则，都不难作出正确判断：

① 全面分析与了解原发病因，因某些病因常导致一些特定类型的混合性酸碱失衡，如窒息易合并有呼吸性酸中毒与代谢性酸中毒等。② 在原发代谢性酸碱失衡时，$PaCO_2$ 超过或低于代偿极限，以及原发呼吸性酸失衡，HCO_3^- 含量超过或低于代偿极限时，可判定有混合性酸碱失衡存在。③ 在诊断有酸碱失衡的病例中，若 PCO_2 与 HCO_3^- 是反向的改变时，则可判定有混合性酸碱失衡的存在。混合性酸碱失衡的治疗仍然是从原发病因入手，再根据监测的情况综合分析处理。

（一）二重酸碱失衡

1. 代谢性酸中毒合并呼吸性酸中毒

（1）病因　① 心搏呼吸骤停。② 严重肺水肿。③ 药物过量和麻醉手术后。④ 慢性呼吸道阻塞性疾病等。

（2）诊断　诊断主要依靠实验室检查，pH 明显降低、AG 升高、血清 HCO_3^- 降低、AB＞SB、$PaCO_2$ 升高，往往有高血钾和高血氯。

（3）治疗　① 积极治疗原发病，纠正水、电解质紊乱。② 由于 pH 严重降低，可静滴 5%碳酸氢钠液，以后根据 pH、HCO_3^-、BE 值补给。与此同时要积极改善通气，如果改善通气的措施不力，碳酸氢钠应慎用或禁用。5%碳酸氢钠液给药，禁用静脉内直接推注。高钾血症常是呼吸性酸中毒合并代谢性酸中毒时的严重并发症，应加以控制。

2. 呼吸性碱中毒合并代谢性碱中毒

（1）病因　① 肝功能衰竭。② 严重创伤。③ 脓毒血症。④ 应用人工呼吸机所致的过度通气。⑤ 妊娠期并发呕吐或应用利尿剂，鼻导管吸引，过量输入枸橼酸钠库血。⑥ 心衰过度通气并用利尿剂。⑦ 麻醉中过度通气加用碱性药等。

（2）诊断　① 酸碱指标特点：pH 明显升高、HCO_3^- 升高、SB＞AB、$PaCO_2$ 降低。② 碱血症可致脑血管收缩，氧和血红蛋白亲和力增强，加重组织缺氧，惊厥、昏迷以及循环衰竭。③ 碱血症又常并发低钾，易引起严重心律失常，也可并发低镁血症，引起心律失常更为常见，预后较差。

（3）治疗　应早正确判断和慎重处理，包括消除病因，同时改善碱中毒。

3. 代谢性酸中毒合并呼吸性碱中毒

（1）病因　① 感染性休克。② 糖尿病酸中毒。③ 肾功能衰竭伴高热。④ 水杨酸中毒。⑤ 肝功能衰竭并发肝肾综合征。⑥ 晚期肾小球肾炎并发肺水肿。⑦ 麻醉手术中代谢性酸中毒并人工通气等。

（2）诊断　血 pH 可在正常范围，HCO_3^-、$PaCO_2$、BE 降低或超过代偿的限度，AB 与 SB 比值不定。

（3）治疗　重点是病因治疗，纠水、电解质紊乱，一般不必纠正 pH。呼吸性碱中毒严重时禁用碳酸氢盐，因会加重碱血症。过度通气与交感神经兴奋有关，可给予镇静药、β 受体拮抗药，并应积极纠正低氧血症。

4. 代谢性碱中毒合并呼吸性酸中毒

（1）病因　① 慢阻肺病并用利尿剂。② 二氧化碳潴留纠正过快。③ 麻醉手术中呼吸抑制加用碳酸氢钠。

（2）诊断　$PaCO_2$ 升高、血 HCO_3^- 降低超过代偿限度，AB 与 SB 比值不定。pH 正常或偏高或偏低。常有低血钾、低血氯。

（3）治疗　① 病因治疗，主要为改善通气功能。② 因升高的碳酸氢根可抑制呼吸，进一步加重呼吸性酸中毒，故一般不使用。③ 利尿剂、肾上腺皮质激素等应慎用，如有低血钾、低氯血症时应加以补充，必须补充血容量、氯及钾以保证足够的碳脱氢盐经尿排出，否则血 pH 过高将进一步抑制呼吸。④ 为预防高碳酸血症纠正后的代谢性碱中毒，应该在机械通气时使 PCO_2 缓慢下降，并纠正细胞外液容量及血钾至正常，使肾脏能充分排出碳酸氢盐。

5. 代谢性酸中毒合并代谢性碱中毒

（1）病因　① 各种原因引起的代谢性酸中毒，伴反复呕吐或过量应用碳酸氢钠。② 慢性肾功能衰竭伴呕吐。③ 腹泻伴呕吐等。

（2）诊断　① 高 AG 代谢性酸中毒合并代谢性碱中毒诊断：单纯性高 AG 代谢性酸中毒，AG 增高 1 mmol/L，HCO_3^- 相应降低 1 mmol/L，当合并代谢性碱中毒时，HCO_3^- 变化视代谢性碱中毒与 AG 增高的相对程度而异。pH 随 $HCO_3^-/PaCO_2$ 比值改变而定，$PaCO_2$ 随［HCO_3^-］改变而定。AG 与［HCO_3^-］的相对定量是诊断的依据，若 AG＝20 mmol/L，而 HCO_3^- 为 24 mmol/L，也应诊断为代谢性酸中毒合并代谢性碱中毒。② 正常 AG 代谢性酸中毒合并代谢性碱中毒的诊断：应视代谢性碱中毒合并高 Cl^- 代谢性酸中毒对 HCO_3^- 和 Cl^- 的互相补偿效应而定，若代谢性碱中毒与高 Cl^- 代谢性酸中毒的强度相等，HCO_3^- 数值可正常。若强度不等，应按 HCO_3^- 改变判断何者占优势。因此这种复合型失常要根据病史、体征及其他检查才能确诊。

（3）治疗　主要是针对病因治疗。一般不应用碱性或酸性药，避免出现另一种酸碱失常。

表 91-5　复合型酸碱中毒的实验室检查

分类	特　点	血 pH	BE	PCO_2
呼吸性酸中毒＋代谢性碱中毒	酸碱抵消	正常或↑或↓	↑	↑
呼吸性碱中毒＋代谢性酸中毒	酸碱抵消	正常或↑或↓	↓	↓
呼吸性碱中毒＋代谢性酸中毒	两酸相加	↓↓	↓	↑
呼吸性碱中毒＋代谢性酸中毒	两碱相加	↑↑	↑	↓

注：↑表示增高；↓表示降低。

(二) 三重酸碱失常 三重酸碱失常分呼酸型和呼碱型两种类型,即代谢性酸中毒和代谢性碱中毒合并呼吸性酸中毒,代谢性酸中毒和代谢性碱中毒合并呼吸性碱中毒。

1. 诊断依据 原发病,病程(急慢性,治疗,症状)、酸碱及电解质检查,其他检查(乳酸、酮体等),血气($PaCO_2$),治疗效应动态分析等。要注意:① 基本规律及其复合后的参数改变。② 主要矛盾或主要矛盾随治疗或病情变化而转移。

2. 治疗

(1) 分析病因,分清主导地位的失常。

(2) 预测治疗措施在纠正一种失常时对另外两种失常的影响。

(3) 建立动态分析的记录。

(4) 要根据病情变化不断修正治疗方案。

(罗 艳 于布为)

参考文献

[1] 杭燕南. 当代麻醉学[M]. 1 版. 上海:上海科学技术出版社,2002.

[2] 杭燕南. 当代麻醉与复苏[M]. 1 版. 上海:上海科学技术出版社,1994.

[3] 佘守章. 临床监测学[M]. 1 版. 广东:广东科技出版社,1997.

[4] 盛卓人. 实用临床麻醉学[M]. 3 版. 沈阳:辽宁科技出版社,1996.

[5] Morgan GE, Mikhail MS. Management of patients with fluid & electrolyte disturbances[M]//Morgan GE, Mikhail MS, ed al. Clinical anesthesiology. 2th ed. Stamford: Appleton & Lange, 1996: 517 - 542.

[6] Spalding HK, Goodwin SR. Fluid and electrolyte disorders in the critically ill[J]. Seminars in Anesthesia, Perioperative Medicine and Pain, 1999, 18: 15 - 26.

[7] 江正辉. 水和钠的正常和异常代谢,钾的正常和异常代谢[M]//江正辉. 临床水、电解质及酸碱平衡. 1 版. 重庆:重庆出版社,1992: 32 - 84.

[8] 赵俊,薛光华,陈德昌,等. 水与电解[M]//中国外科专家经验文集. 北京:人民卫生出版社,1994: 26 - 39.

第九十二章 输血与血液保护

1818 年英国生理学家兼妇产科医师 James Blundell 首次报道进行异体输血(allogeneic blood transfusion)成功抢救了 5 例大出血的产妇。随着后来 ABO 血型的发现,输血成为临床上十分重要的治疗方法,救治了无数的患者。然而输血是一把双刃剑,近年来各种近、远期输血并发症报道越来越多,如感染、死亡率增加、传播疾病、免疫损害等。一般认为,输血的不良反应呈剂量相关,但最新的研究报道,即使只输一个单位的红细胞,也会增加不良反应。同时,由于血源短缺和输血费用高涨等原因,节约用血和血液保护问题受到广泛关注。现代的输血理念已由“如何输血”发展到“如何不输血”。然而迄今为止临床上不必要输血比例仍然很高,血源浪费现象严重。因此,有效加强血液保护、减少出血、节约和合理用血,坚持安全-节约型输血,杜绝粗放型输血,是当前医学发展迫切需要解决的课题。

第一节 输血的新理念、不良影响及防治

一、输血的理念与治疗作用

输血的作用应该是根据患者某种血液成分的缺乏进行针对性的补充才能得以显现,如血红蛋白(Hb)过低时输注红细胞可提高携氧能力,凝血功能严重障碍时输注凝血因子可改善止血功能,免疫功能严重障碍时输注白细胞有可能增强免疫力等。但输血对预后究竟有多大作用,怎样输血较合理,以及什么情况下输血才可使患者最大限度受益,这些问题在输血时值得深思。

已有不少荟萃分析发现,某些情况下输血不能改善患者的预后,某些不输血的患者与输血患者相比预后相同甚至更好,甚至某些情况下的输血是导致患者早期死亡的原因。如 Marik 等系统分析了 45 篇文献共计 272 596 例重症患者,发现输血使死亡、感染并发症及发生 ARDS 的风险增加。动物试验和人体观察,包括拒绝输血的宗教人员,如耶和华见证会(Jehovah's Witness)显示,Hb 的临界值为 30～45 g/L,低于此临界值时患者的死亡率开始增加。但临床上一般不会等到 Hb 达到此临界值才输血,输血仍属于预防性治疗,因而很难对患者采取输与不输进行对比,而只能采取限制性与非限制性输血对比的方法来随机对照研究输血的作用。一项有关输血的临床对比试验发现,800 例重症患者中限制输血(Hb＞70 g/L 不输血)和非限制性输血(Hb＞90～100 g/L 不输血)的患者,并发症、住院日数等预后未见差异。300 例心脏手术患者中限制输血组多器官功能衰竭发生率比非限制性输血更低,其他预后指标没有区别。许多研究提示非限制性输血并未带来更好的临床预后。

另外值得一提的是,循证医学研究对有关输血治疗效应的问题至今未能得出明确结果,因此美国食品药品管理局(FDA)对输血一直进行严格的控制。

二、输血的不良影响及防治

输血对机体的影响实质上如同组织移植。输血过程中可能出现各种反应和并发症,有时可威胁患者的生命。近年来,输血相关性急性肺损伤、输血传播病毒、输血相关性移植物抗宿主病以及输血对免疫功能的影响成为研究的热点。还有研究发现在储存开始之时血液质量即开始下降,储存 24 h 的血液已酸化,2,3-DPG 大量丧失,细胞的变形能力降低;储存 28 d 的血液则明显酸化、血钾升高、钙镁消失且含有大量细胞因子、缓激肽、补体、细胞碎片及脂质,输用这种血液不仅其中的细胞碎片可阻塞微循环,而且其红细胞不能正常地摄取和释放氧,甚至可能从其周围的正常细胞或组织窃取氧。Kiraly 等研究也发现输注陈旧库血会导致外周组织氧合水平下降,而输注 21 d 以内的库存血就没有患者发生组织氧合下降现象。输血可能引起的不良反应有枸橼酸中毒、低温、输血反应、溶血、循环超负荷、微栓及疾病传播等。对输血常见的不良反应及防治措施分别叙述如下。

(一) 枸橼酸盐中毒 库血中抗凝剂主要成分是枸

橼酸盐,大量输血时因枸橼酸盐与血中游离钙结合,使血清钙浓度降低,结果降低心肌收缩力和心排血量。枸橼酸盐中毒最容易发生于肝脏病患者,是由枸橼酸盐代谢发生障碍所致。表现为肌肉震颤和心电图 Q-T 间期延长。补充钙剂可有效防治枸橼酸盐中毒。但现今不主张输血过程中常规补充钙剂,而是根据临床症状或血气和电解质化验结果考虑是否补充钙剂。传统观点认为每输血 1 000 ml 可补充钙剂 1 g,在缺乏检验条件时可以参考该方法。常用的钙剂有葡萄糖酸钙和氯化钙两种,氯化钙中钙离子含量更多,可在血氯离子不高或使用葡萄糖酸钙 2 g 以后效果仍不明显时给予。补充钙剂应采用静脉滴注的方法,且速度不应过快,以免引起心肌强直收缩和心动过缓,也不能在输血的同一管道输注钙剂或其他含钙溶液(如乳酸林格溶液等),以免引起血液凝固。

(二) 低温 输入未经加温或加温程度不够的冷库血时,易引起体温降低。如体温降至 30℃以下,心肌敏感性增加,易诱发心律失常,甚至心搏骤停,尤其在小儿心血管手术时更应注意。有资料表明,以每分钟 50～100 ml的速度输注血液,接受低温血液>3 000 ml 的 25 例患者中,即有 12 例发生心搏骤停;而输注加温至接近体温的血液,心脏停搏的发生率可减少至 6.8%。输血输液加温应该用专用的加温装置。某些医院简单地用温水浸泡,须注意血细胞能安全耐受的温度上限是 42℃左右,切勿用温度过高的热水加热。

(三) 非溶血性输血反应 主要包括变态反应、发热反应和过敏反应。

1. 变态反应 主要表现为皮肤红斑、荨麻疹和瘙痒。部分患者有发热症状。输血期间或输血后 3 h 内体温升高>1℃,无法用感染等原因解释,可以合并有寒战等症状,称为发热性输血反应。在输红细胞时发生率约 1/330,输血小板时约 1/20,其真正原因不明。处理方法为暂停输血和使用抗组胺药物和解热药等。

2. 过敏反应 较少见。主要表现为面色潮红、荨麻疹,咳嗽等,严重时发生呼吸困难、喘鸣,甚至神志不清、低血压和休克等症状,可危及生命。主要原因是抗原抗体反应、补体活化和血管活性物质释放所致。治疗措施为立即中止输血,快速补液,并静注地塞米松 5～20 mg或甲泼尼龙(甲强龙)40～80 mg 等,甲泼尼龙 40 mg 的抗炎强度与地塞米松 7.5 mg 相当,但起效较快。一旦发生过敏性休克,应立即抗休克处理,根据低血压程度,静脉注射肾上腺素 10～500 μg,提升血压后用微量泵持续输注,维持呼吸循环功能的稳定,也可以用较大剂量糖皮质激素进行冲击治疗,首选起效快的甲泼尼龙,剂量最大可达 15 mg/kg,在 15 min 内泵注。部分患者泵注期间可能出现低血压,心动过速,泵注时需要监测血压、心率的变化。

部分医疗机构还在输血时常规预防性使用抗过敏药、皮质激素等药物。这种方法不可取,原因是该类药物并不能降低相关并发症,而对大多数不发生过敏的患者用药,凭空增加了药物不良反应风险。激素类药物具有抑制机体免疫功能等不良反应,另外异丙嗪等抗组胺类药有明显的镇静作用,麻醉期间使用异丙嗪会延迟全麻苏醒,手术后使用可能使患者入睡,衰弱患者可能发生呼吸抑制。

(四) 急性溶血反应 这是输血最严重的并发症,可引起休克、急性肾功能衰竭甚至死亡。其常见原因为误输 ABO 血型不合的红细胞,少数可能由于血液在输入前处理不当如血液保存时间过长,温度过高或过低,血液受剧烈震动或误加入低渗液体致大量红细胞破坏所致。典型临床表现为输入异型血 10～20 ml 后患者即感头痛、胸痛、心前区压迫感、全身不适、腰背酸痛、寒战、高热、恶心、呕吐、脸色苍白、烦躁不安、呼吸急迫、脉搏细速,甚至休克;随后出现血红蛋白尿及异常出血。若未能及时有效地纠正休克,则出现少尿、无尿等急性肾功能衰竭症状。全麻患者则表现为原因不明的手术野渗血、低血压和血红蛋白尿。根据输血后迅速发生的上述表现多可确诊。怀疑有溶血反应时,应立即停止输血,抽取静脉血重检血型。当血中游离血红蛋白>1.5 g/L 时,尿中就会出现游离血红蛋白,使尿呈酱油色(酸性尿)或粉红色(碱性尿)。

急性溶血反应的处理原则为:① 立即停止输血,重新核对患者姓名和血型,重新检测血型和交叉配血试验。② 抗休克。输入血浆、胶体液,补充血容量,支持循环功能。③ 碱化尿液,静滴 5%碳酸氢钠 250 ml,促使血红蛋白结晶溶解,防止肾小管阻塞。④ 血压稳定后,可用呋塞米、20%甘露醇或 25%山梨醇快速静脉滴注,以保护肾功能。⑤ 大剂量糖皮质激素。⑥ 休克期度过后,后期若无尿可用血液透析。

(五) 循环超负荷 过量输血增加循环负荷,可并发左心衰竭,主要表现为肺水肿或肺淤血。多见于心脏病、老年或小儿患者。早期症状为心动过速,肺部啰音,粉红色泡沫样痰,颈静脉怒张。治疗应立即停止输血或减慢输血速率,取半坐位、吸氧,给予利尿药,硝酸甘油扩张血管,应用毛花苷丙(西地兰)和多巴胺等正性肌力药,必要时加用吗啡。严重时进行气管插管机械通气支持。同时监测 CVP、PAWP,检测血尿钠肽、肺泡液蛋白分析等。全身麻醉状态下可加深麻醉,也可采用呼气末正压通气(PEEP)或持续气道正压通气(CPAP)。

(六) 输血对肝脏的影响 创伤或手术,特别是门静脉分流或断流术,失血量较大,当输入较多的库血时,血内胆红素含量增加,肝功能受损情况下不能及时将之排出,可出现或加重黄疸。

(七) 疾病传播 输血安全性的提高得益于核酸检测(NAT)的开展。例如应用 NAT 技术,HIV 的检测窗已从以往的 22 d 缩短到 11 d，HCV 从 70 d 降低到 8～10 d。美国采用 NAT 技术筛选了 3 000 多万个供血者，结果查出了 120 多个 HCV 抗体阴性感染者（1/26 万）、9 个血清阴性 HIV 病毒感染者（1/300 万）。即便如此，由于窗口期、病毒变异或检测误差等的存在，仍不能完全避免残留病原体输入患者的风险，特别是由于建立 NAT 检测的费用昂贵，对于广大发展中国家来说仍有困难。对输血引起的传染病主要有：

1. 肝炎　通过血液传播的肝炎病毒有甲、乙、丙、丁、戊等 5 种。其中甲型肝炎病毒（HAV）属于 RNA 病毒，血液制品生产过程应用的可溶性消毒剂不能灭活此病毒，故发生过与输入浓缩Ⅷ因子有关的暴发感染。乙型肝炎病毒（HBV）属于 DNA 病毒，全球分布广泛，可无症状，也可引起致死性重症肝炎。丙型肝炎病毒（HCV）95％由输血传播，发生率为 10％～20％，HCV 病毒持续存在于肝脏，使感染者并发慢性肝炎，其中 60％又演变为肝硬化或肝癌。对丙型肝炎可用血清聚合酶链反应（PCR）来检测，但由于费用较高，国内仍不能作为献血者常规检测手段。戊型肝炎病毒（HEV）的临床及流行病学特点上类似 HAV，近期欧洲的一些研究已提示输血与 HEV 感染存在一定关系。

2. 获得性免疫缺陷综合征（AIDS，艾滋病）　有 HIV－1 和 HIV－2 两种亚型，均可引起免疫缺陷和 AIDS。随着酶联免疫分析检测技术的改进，及艾滋病 RNA 的 NAT 检测方法的应用，输血传播 AIDS 的危险性可降低到百万分之一以下，在欧洲和北美的残留风险为 1/100 万（单位血），但在非洲和亚洲某些地区的情况则十分严峻，其传播的风险分别是 1/1 000 和 1/10 000。献血者检出抗－HIV 时即使 NAT 检测阴性亦均具有传染性。

3. 输血后单核细胞增多症　一般输血病例极罕见，主要见于心内直视手术后，大多在输血或输浓缩红细胞后发病。潜伏期一般 1～3 个月，临床表现为发热、肝功能损害、脾肿大，可伴有消化和呼吸系统症状，白细胞计数增高，最高达 37×10^9/L，分类淋巴样细胞增加 55％～86％，平均 71％，出现各种异型淋巴细胞，多数在 4～6 周内肝功能恢复，不留后遗症。其原因可能是由于巨细胞病毒感染所致。

4. 其他病毒　关注度相对较高的主要有人 T－细胞白血病病毒（human T－cell leukaemia virus，HTLV）、西尼罗河病毒（west Nile virus，WNV）、微病毒 B19、疱疹病毒（herpesvirus，HHV）、8 型疱疹病毒（HHV－8）、巨细胞病毒（CMV）、EB 病毒（EBV）、输血传播病毒（transfusion transmitted virus，TTV）、SEN 病毒等，在此不作详述。

完全有理由相信，还可能有尚不了解的病毒或其他形式的病原体可以经输血传播，临床检验不可能监测出全部病原体。增加这方面的知识，能更理性地权衡输血的利与弊，而不会因为一纸阴性检验报告就认为绝对安全。

（八）输血对机体的免疫作用　随着对捐血者筛查的加强，输血传染疾病的机会比以往低，使异体输血的免疫性损害显得更为突出。同种异体输血产生的免疫调节不良作用，称为输血相关免疫调节（transfusion-related immunomodulation，TRIM）。

目前对异体输血的顾虑集中到异体血对机体的不良免疫作用。因为仅红细胞本身即拥有十多个抗原系统和 300 多个抗原，还未涉及白细胞及血小板抗原。

输血可削弱机体的免疫功能致术后感染及肿瘤复发增加早已受到关注。有研究认为异体输血是导致术后感染的独立危险因素，也有许多文献报道异体输血与恶性肿瘤的术后复发有关。研究证实，输血对受血者的特异性及非特异性免疫均有抑制。采用流行病学方法分析输血、病理改变、肿瘤分期、贫血程度、失血量和手术时间等在肿瘤复发中的相互作用，发现异体输血是一个独立而重要的影响预后的因素。尽管早期肿瘤复发出现较晚，但输血对术后各期肿瘤复发都有促进作用。尤其是早期肿瘤患者接受异体输血后，其术后 5 年生存率降低更为明显。研究还发现，含白细胞成分的血液及血浆对肿瘤生长的促进作用比红细胞明显，白细胞可能是肿瘤生长的主要因素。白细胞及白细胞分解产物可引起免疫抑制。对肿瘤患者，特别是免疫力低下、体弱的患者，应该限制不必要的输血，需要输血时尽量选择洗涤红细胞、去白细胞的红细胞，或对血液制品进行 γ 射线辐照。美国血库协会推荐的照射剂量为 1 500～3 000 cGy。

输血还可能产生所谓的输血相关性移植物抗宿主病（transfusion associated graft versus host disease，TAGVHD）。TAGVHD 是输血最严重并发症之一，死亡率非常高，是受血者输入含有免疫活性的淋巴细胞（主要是 T 淋巴细胞）的血液或血液成分后发生的一种与骨髓移植引起的抗宿主病类似的临床征候群。TAGVHD 的发生符合 Billingham 的移植物抗宿主病（GVHD）标准：① 移植物含有能作用于受者的免疫活性细胞。② 供、受者之间存在主要和次要组织相容性不一致。③ 受者没有能力排斥供者的免疫活性细胞。TAGVHD 的易感人群大体分为 3 类：① 天然对 TAGVHD 易感的高危人群，主要指先天性永久性免疫缺陷一类的患者。② 恶性肿瘤、白血病、淋巴瘤及其他患者经放疗、化疗或应用免疫抑制剂后免疫功能低下者。③ 亲属间输血，特别是直系亲属间输血者。临床上 TAGVHD 表现为输血后 7～10 d 发热，多数为高热，热型不规则，常在发热后 24～48 h 面部和躯干出现皮疹，可蔓延至肢端。TAGVHD 目前无公认有效治疗方法。

异体血中低滴度的抗宿主抗体还可能产生免疫反

应而造成溶血或组织损伤，如输血相关性急性肺损伤(transfusion related acute lung injury，TRALI)。TRALI是输血后几小时特异性白细胞抗体的免疫性反应引起的非心源性肺水肿，输血后1～2 h出现症状和体征，6 h内最明显，表现为低氧血症、发热、寒战、低血压、呼吸困难和泡沫样痰等。临床表现严重程度与缺氧轻重有关，双肺可闻干鸣音、水泡音或管状呼吸音。症状发生后胸部X线征象为双侧肺水肿，X线表现比物理检查明显。发生率约1/5 000。发生机制尚不明确。双重打击假设(two-hit hypothesis)认为患者首先接受过某种因素(手术、创伤、脓毒血症)激活了白细胞(首次打击)，在输血时接触到抗人类白细胞抗原抗体，抗中性粒细胞抗体或其他生物学反应调节素(如细胞破裂后释放的溶血磷脂酰胆碱)就发生免疫反应(二次打击)造成肺内皮损伤。TRALI虽少见，但发病急，病死率约5%，是输血引起死亡的首位原因。最常见病因是全血输注，成分输血也可引起。TRALI的诊断主要依靠病史和临床表现。输血进行不久就发生的非心源性肺水肿要立即考虑到TRALI，首先要迅速对症处理，然后再以实验室检查加以证实。近期Marik等提出延迟性输血相关性急性肺损伤综合征(delayed TRALI syndrome)的概念，认为危重或严重创伤患者输血后6～72 h发生此综合征比例高达25%，其死亡率高达40%，一个单位的血液输注就可发生，输注越多风险越高。TRALI的预防主要是避免不必要的输血。妊娠可能会使妇女体内产生抗人类白细胞抗体，用从男性献血者和无妊娠史的女子献血者采集血浆可以减少风险。输去白细胞血也是降低输血相关免疫调节的有效措施。有学者呼吁把去除白细胞作为常规的血制品标准。

肝移植患者可发生免疫性溶血，是受者的抗体与所输红细胞的抗原，或者受者的红细胞抗原与供者器官起源的抗体之间发生反应所致。在供体紧缺的情况下，现在允许供者与受者ABO血型不合的肝移植，这些肝移植病例比较容易发生免疫性溶血。最常见的是接受O型肝脏的A型患者，供体来源的淋巴细胞可产生抗A抗体，导致肝移植后溶血。学者们建议对于这类肝移植患者，在手术期间及以后的输血治疗中，选择与供者ABO血型相同的红细胞。如前述患者可以输O型红细胞。

与异体输血相反的是，最近的研究表明，自体血回输可能对受者细胞免疫功能有正向调节功能，很多研究也支持自体输血(autologous blood transfusion)可调节手术创伤和麻醉引起的NK细胞和LAK细胞活性抑制的观点。但肿瘤手术中应用手术野自体血回输问题一直存有争议，争议的焦点在于，自体血回输装置是否能将手术中被恶性肿瘤细胞污染的血液处理彻底，从而完全避免将肿瘤细胞再回输给患者，而不致引起肿瘤的复发或播散。已有临床和实验研究证实，经过滤后，血中55%～76%的肿瘤细胞被滤除，残留的肿瘤细胞中有62%受到致死性损伤，其余的也有形态学损伤。有关自体血回输用于膀胱癌和宫颈癌的临床研究也表明该技术在肿瘤手术中应用是安全的。但由于缺乏足够的证据支持，现一般仍将肿瘤手术作为自体血回输的禁忌证之一，临床上肿瘤患者的自体血回输现仅限于血源不足情况下抢救患者生命时使用。近年来人们正在探索有关去除或杀灭肿瘤细胞的方法，以期安全应用自体血回输，其中以白细胞过滤器和回输血照射的应用最受关注。将含有肿瘤细胞的血经白细胞滤器处理后做组织培养，未见肿瘤细胞生长，这为肿瘤患者使用自体血回输提供了依据。新近有研究发现将回收的肿瘤患者的血液用50 Gy的剂量辐照，经检测发现肿瘤细胞减少，经培养也无肿瘤细胞生长。

(九) 其他输血相关不良反应

1. 输血相关的微嵌合体(transfusion-related microchimerism) 指供血者的部分血细胞始终存在嵌合状态，主要是白细胞团块可以较长时间存在于循环中。是否与移植物抗宿主反应、自身免疫或炎症反应异常有关还不明确。

2. 输血后紫癜(posttransfusion purpura，PTP) 罕见，发生于输血后5～10 d。表现为紫癜、胃肠道出血、血小板减少。可能与抗血小板抗体与输入的血小板或宿主的血小板发生反应所致。

3. 输血后低血压反应(hypotensive transfusion reactions) 可发生于输血当时。可能是在使用白细胞过滤器、输注血浆蛋白成分或白蛋白时触发了内源性凝血级联反应，引起缓激肽生成增加。在服用血管紧张素转换酶抑制剂的患者较易发生。

4. 输血相关性急性肾损伤(transfusion-related acute kidney injury) 也开始受到注意。输血后部分患者可出现血肌酐升高，机制有待研究。

第二节 血液制品及成分输血

成分输血具有制剂容量小、浓度和纯度高、节约血液资源、疗效好、不良反应小、有效减少输血传播疾病、使用安全方便以及便于保存和运输等优点。目前世界上医疗水平先进的国家，成分输血占输血治疗中的

95%以上，世界卫生组织把成分输血比例列为衡量一个国家或地区输血技术是否先进的重要标志。

一、全血和浓缩红细胞

全血分保存和新鲜两类。虽然输注新鲜全血可避免乳酸中毒、高钾血症、枸橼酸中毒和稀释性血小板减少，以及能提供凝血因子特别是Ⅴ及Ⅷ因子，但由于血液检测流程等原因，很少有真正新鲜（当日采集）的全血用到临床。在4℃条件下，因血小板保存1 d就丧失全部活力，凝血因子保存3～5 d后也损失50%，即使是当天的新鲜全血，所含有的上述成分浓度数量也均不足。因此，临床用的全血成分并不"全"。相反，新鲜冰冻血浆分离后保存于－20℃，凝血因子损失较少，因此输全血的作用远不如输浓缩红细胞加新鲜冰冻血浆。如果将同一献血员来源的浓缩红细胞与新鲜冰冻血浆输给同一个患者，则更加安全。

浓缩红细胞是指血液经处理后除去绝大部分血浆的红细胞，其血细胞比容（Hct）为70%～80%。与相同容量的全血相比，携氧能力更高，因而可达预期输血目标，引起循环超负荷的危险性减少，同时消除了患者产生高血钾或高血氨的危险，适用于体液容积正常的贫血患者。正常成人每输入一个单位浓缩红细胞（110～120 ml）将使Hct增加3%左右，Hb增加10 g/L左右。浓缩红细胞根据所用保存液不同可以保存21～35 d（表92-1）。但近年研究认为，输入保存时间较长的红细胞不利于患者恢复，输入保存14 d以内的相对新鲜的红细胞较输入保存时间较长的红细胞患者的一年生存率要高。

洗涤红细胞是新鲜全血除去血浆，用生理盐水反复冲洗3次以上制备。洗涤红细胞几乎无白细胞、血小板及血浆成分，并能除去大部分肝炎病毒、抗A及抗B抗体。适用于：① 自身免疫性疾病。② 因输血或妊娠产生了血浆蛋白抗体患者。③ 有血小板、白细胞抗体的患者，防止输全血后发生发热反应。④ 需反复输血的患者，防止产生白细胞或血小板抗体。洗涤红细胞应在制成后6 h内输用，输注时应加入适量的生理盐水。

二、新鲜冰冻血浆（fresh frozen plasma，FFP）

新鲜冰冻血浆为将单采获得的血浆或全血采集后6～8 h内在4℃离心制备的血浆迅速在－20℃下冰冻成块保存，使用时融化。保存超过一年则为普通冰冻血浆。与普通冰冻血浆不同的是，新鲜冰冻血浆保留了Ⅴ、Ⅷ、Ⅸ因子和纤维白原，100 ml新鲜冷冻血浆含纤维蛋白原160 mg，其他凝血因子70～100 U。适用于体外循环心脏手术、严重肝病凝血因子缺乏、先天性或获得性凝血病引起的微血管出血患者，急诊情况下FFP可以术前或出血发作时拮抗华法林的作用，剂量为10～15 ml/kg。FFP适用于PT和APTT大于正常值1.5倍和2倍、INR>2时治疗微血管出血。扩容和增加白蛋白浓度不是输新鲜冰冻血浆的指征，可以分别用人工胶体、晶体液扩容，用人血白蛋白或复方氨基酸等纠正低蛋白血症。

三、血小板浓缩液和单采血小板

新鲜全血低速或短时离心后，移去红细胞及大部分白细胞、血浆，即为血小板浓缩液。每单位血中含血小板约为2.4×10^{10}，即为一单位浓缩血小板。单采血小板是用血液成分单采机采集来自一个献血者的血小板，每份单采血小板相当于8～10袋常规浓缩血小板的总量。单采血小板最大的优点是相对安全，受血者只需要接受一个献血者的血小板即可达到治疗量，可以降低发生HLA同种免疫反应和输血传染病的风险概率。

血小板适用于治疗血小板减少症或血小板功能降低。输注血小板仍可涉及Rh(O)、HLA抗原排斥反应以及感染乙型和丙型肝炎抗原的可能。外科和产科合并微血管出血的患者血小板$<50\times10^9$/L通常需要输血小板，血小板为$(50\sim100)\times10^9$/L，应根据手术类型、实际出血量、微血管出血情况，药物应用和有无尿毒症对血小板功能及凝血功能的影响程度来决定是否输血小板。

体外循环可以造成明显的血小板破坏。停机后输注浓缩血小板，有助于减少手术后出血。但多数患者体外循环后并不需要输注血小板。术后1～2 d血小板增加，术后10 d可恢复至正常。

四、冷沉淀抗血友病因子

冷沉淀抗血友病因子（cryoprecipitated antihemophilic factor）为新鲜冰冻血浆解冻后的白色沉淀物离心制备而得。每袋100 ml冷沉淀物中含有Ⅷ因子35U和纤维蛋白原80 mg。400 ml血浆所得冷沉淀可平均增加患者Ⅷ因子浓度大约2%。一般认为当患者Ⅷ因子达正常水平的30%～40%时，止血就处于正常状态。少量出血的防治，Ⅷ因子需达正常的15%，小手术需达正常的30%，大手术要求达正常的40%～80%。Ⅷ因子在体内半衰期为8～12 h，因此常需12 h时重复输一次，剂量减半。冷沉淀必须冷藏在－18℃，需在37℃水浴中解冻（温度过高可丧失因子Ⅷ活性），解冻后可保存在室温中，须在3 h内用完。

凝血酶原复合物制剂可供应凝血因子Ⅱ、Ⅶ、Ⅸ、Ⅹ因子。血浆纤连蛋白（冷不溶性球蛋白）是循环血中调理素糖蛋白，能选择性地滤过具有抗原性和毒性的微粒物质，以保护网状内皮系统的完整性。

五、冻干人纤维蛋白原

自健康人血浆中提取，并经冻干处理，主要成分为纤维蛋白原，纯度不低于60%，含适量的枸橼酸钠、氯化钠和葡萄糖做稳定剂。可用于治疗纤维蛋白原缺乏而造成的凝血功能障碍。使用中应注意：① 溶解后如有大块不溶物时不宜使用。② 寒冷季节应注意使制品和溶解液的温度升至20～30℃，然后进行溶解，温度过低往往会造成溶解困难，并导致蛋白变性。③ 应在有效期内使用。纤维蛋白原反复多次输注可以引起高纤维蛋白原血症。

各种血液成分的临床应用参见表92－1～表93－4。

表92－1　红细胞成分的临床应用

品名	特　点	保存方式及保存期	作用及适应证	备　注
浓缩红细胞(CRC)	每单位含200 ml全血中全部RBC，总量110～120 ml，血细胞比容70%～80%。含血浆30 ml及抗凝剂8～10 ml，运氧能力和体内存活率等同一单位全血 规格：110～120 ml/袋	4±2℃ ACD：21 d CPD：28 d CPDA：35 d	作用：增强运氧能力 适应证：① 各种急性失血；② 各种慢性贫血；③ 高钾血症、肝、肾、心功能障碍者输血；④ 小儿、老年人输血	交叉配合试验
少白细胞红细胞(LPRC)	过滤法：白细胞去除率96.3%～99.6%，红细胞回收率>90% 手工洗涤法：白细胞去除率(79±1.2)%，红细胞回收率>(74±3.3)% 机器洗涤法：白细胞去除率>93%，红细胞回收率>87%	4±2℃，24 h	作用：同CRC 适应证：① 由于输血产生白细胞抗体，引起发热等输血不良反应；② 防止产生白细胞抗体的输血(如器官移植)	与受血者ABO血型相同
红细胞悬液(CRCs)	400 ml或200 ml全血离心后除去血浆，加入适量红细胞添加剂后制成，所有操作在三联袋内进行 规格：由400 ml或200 ml全血制备	同CRC	同CRC	交叉配合试验
洗涤红细胞(WRC)	400 ml或200 ml全血经离心去除血浆和白细胞，用无菌生理盐水洗涤3～4次，最后加150 ml生理盐水悬浮。白细胞去除率>80%，血浆去除率>90%，红细胞回收率>70% 规格：由400 ml或200 ml全血制备	同LPRC	作用：增强运氧能力 适应证：① 对血浆蛋白有变态反应的贫血；② 自身免疫性溶血性贫血；③ 阵发性睡眠性血红蛋白尿症；④ 高钾血症及肝肾功能障碍需要输血	主侧配血试验
冰冻红细胞(FTRC)	去除血浆的红细胞加甘油保护剂，－80℃保存，保存期10年，解冻后洗涤去甘油，加入100 ml生理盐水或红细胞添加剂或原血浆。白细胞去除率>98%；血浆去除率>99%；红细胞回收>80%；残余甘油量<1%。洗除了枸橼酸盐或磷酸盐、K^+、NH_3等 规格：200 ml/袋	解冻后4±2℃，24 h	作用：增强运氧能力 适应证：① 同洗涤红细胞；② 稀有血型患者输血；③ 新生儿溶血病换血；④ 自体输血；⑤ 需要长期保存红细胞的其他情况	加原血浆悬浮红细胞要做交叉配血试验。加生理盐水悬浮只做主侧配血试验

表92－2　血小板成分的临床应用

品名	特　点	保存方式及保存期	作用及适应证	备　注
手工分离浓缩血小板(PC－1)	由200 ml或400 ml全血制备，血小板含量为≥2.0×10^{10}/袋或≥4.0×10^{10}/袋 规格：20～25 ml/袋或40～50 ml/袋	22±2℃(轻振荡) 24 h(普通袋)或5 d(专用袋制备)	作用：止血 适应证：① 血小板减少。② 血小板功能障碍	常做交叉配合试验，要求ABO相合，一次足量输注
单采血小板	血小板≥2.5×10^{11}，供1个患者1次输用	同浓缩血小板	同浓缩血小板	同浓缩血小板

表 92-3 白细胞成分的临床应用

品名	特　　点	保存方式及保存期	作用及适应证	备　注
机器单采浓缩白细胞悬液(GRANs)	用细胞分离机单采技术由单个供血者循环血液中采集。每袋内含细胞＞1×10^{10}	22±2℃，24 h	作用：提高机体抗感染能力 适应证：中性粒细胞低于 0.5×10^9/L，并发细菌感染，抗生素治疗48 h无效者(从严掌握适应证)	必须做交叉配合试验。ABO血型相同

表 92-4 血浆成分的临床应用

品名	特　　点	保存方式及保存期	作用及适应证	备　注
新鲜液体血浆(FLP)	含有新鲜血液中全部凝血因子。血浆蛋白为6%～8%。纤维蛋白原0.2%～0.4%。其他凝血因子0.7～1 U/ml 规格：根据医院需要而定	22±2℃，24 h(三联袋)	作用：扩充血容量，补充凝血因子 适应证：① 补充全部凝血因子(包括不稳定的凝血因子Ⅴ、Ⅷ)。② 大面积创伤、烧伤	要求与受血者ABO血型相同或相容
新鲜冰冻血浆(FFP)	成分同FLP　自采血后6～8 h内(CAD抗凝剂为6 h内，CPD抗凝剂为8 h内)速冻成块 规格：200 ml、100 ml、50 ml、25 ml	−20℃，1年(三联袋)	作用：补充凝血因子 适应证：① 补充凝血因子。② 大面积创伤、烧伤	要求与受血者ABO血型相容。37℃摆动水浴融化
普通冰冻血浆(FP)	FFP保存1年后即为普通冰冻血浆 规格：200 ml、100 ml、50 ml、25 ml	−20℃，4年	作用：补充稳定的凝血因子和血浆蛋白 适应证：① 补充Ⅱ、Ⅶ、Ⅸ、Ⅹ等因子缺乏。② 大出血或血浆大量丢失	要求与受血者ABO血型相同
冷沉淀(Cryo)	由200 ml血浆制成。含Ⅷ因子80～100 U。纤维蛋白原约250 mg 规格：20 ml	−20℃，1年	适应证：甲型血友病；血管性血友病(vWD)；纤维蛋白原缺乏症	要求与受血者ABO血型相同或相容

第三节　输血的适应证及注意事项

一、输血适应证

异体输血可引起病原体传播和一系列相关并发症，但围术期输血有时是必需的，因此应该强调合理输血和节约用血。输血必须明确输血指征和预期疗效目标，目前许多国家都制定了输血指南，多数以Hb 70 g/L作为输血指征，但这些指南的制定并非依据实验或临床研究结果而是来自专家的分析。最近5年已有大量临床研究证明，限制性输血实际优于开放性输血，所以应当本着“能不输则不输，能少输则少输”的原则，从严掌握输血适应证。发表于2009年*Critical Care Medicine*杂志的《外伤和重症成人红细胞输注的临床实践指南》中提出对于重症患者的输血适应证为：① 明确重症患者Hb＜70 g/L(或Hct＜21%)。② 若患者Hb＜70 g/L，可输入浓缩红细胞；若患者合并严重心血管疾病，可适当放宽输血标准。③ 若患者Hb＞70 g/L，需评估患者是否合并低血容量。存在低血容量，给予静脉补液使其达到正常血容量。若未合并低血容量，需明确患者是否有氧输送障碍[低SvO_2，持续(或恶化)的碱缺失，持续(或恶化)的乳酸酸中毒]。④ 若存在氧输送障碍，考虑置入肺动脉导管，测量心排血量，以纠正氧输送障碍。⑤ 若无氧输送障碍，则持续监测Hb。Deans等提出，应进行更多的随机对照研究以验证目前的输血指南和指征，并制定出更加合理和实用的指南。

如上所述，临床上是否输血，除参考Hb或Hct外，还应考虑：① 贫血的种类、病因及病程。② 是否已使用其他纠正贫血的治疗措施。③ 机体的容量状态和患者的心肺功能等。其中心肺功能是围术期输血必须考虑的问题,因为心肺功能在一定程度上决定患者的氧合状况:对于有心肺疾患的患者,能耐受的最低 Hb 值约为 100 g/L,若已出现心肺功能不全,则患者所需的最低 Hb 可能更高。值得一提的是,临床上并非任何情况下都有适宜的 Hb 临界值存在,异体输血应在有监测指标提示组织细胞缺氧的情况下进行,而不能机械地遵从 Hb 临界值。然而,现有的文献资料均没有足够证据表明术中或术后特殊监测方法能检出生命器官的氧合和灌注情况,或作为需要输注红细胞的指征。所以输血应遵循个体化原则,即根据每个患者的具体情况确定输血的需求。虽然许多试验都评价了输血阈值对患者转归的影响,但是还没有文献能充分界定大量失血手术患者的输血指征。目前只能根据国家有关法规、指南、患者具体情况等把握输血适应证。

2000 年我国卫生部制定的《临床输血技术规范》中规定的输血指征是:Hb>100 g/L 不必输血,Hb<70 g/L应考虑输注浓缩红细胞,Hb 为 70~100 g/L 应根据患者代偿能力、一般情况和病变而决定。2006 年美国麻醉医师学会(ASA)制定的输血指南中对于术中、术后失血患者的建议是:Hb<60 g/L,特别是急性失血需考虑输注红细胞;>100 g/L 通常无需输入红细胞,对 ICU 的患者可提高到 100 g/L;Hb 为 60~100 g/L是否应输血应根据是否存在进行性器官缺血、进行性出血、血管内容量不足和氧合不佳等危险因素决定。

对于小儿与妊娠妇女,由于存在生理解剖和血液免疫学差异,其输血指征有别于普通成人,一般认为,小儿贫血的输血原则是参考 2001 年 WHO 制定的 *The Clinical Use of Blood*:① Hb<40 g/L 或 Hct<12%,不论患者临床情况如何,都需要输血;② Hb 为 40~60 g/L 或 Hct 为 13%~18%,若伴有缺氧的临床症状,如酸中毒、意识障碍等,则需输血。妊娠合并慢性贫血的输血指征如下:① Hb≤50 g/L,持续时间<36 周。② Hb≤60 g/L,持续时间>36 周。③ Hb 为 50~70 g/L,持续时间<36 周,有缺氧证据(早期心力衰竭、肺炎或其他严重的细菌感染症状)。④ Hb 为 60~70 g/L,持续时间>36 周,有缺氧证据。治疗妊娠合并慢性贫血时,必须正确判断妊娠合并贫血原因,采取对症治疗,从严掌握输血指征。

(一) 失血 失血是输血的主要适应证。失血的病理生理学影响,取决于失血的速度、原有疾病和重要器官的氧合作用等方面。失血治疗的首要目标是恢复有效循环血容量,其次才是补充红细胞。正常人血容量为 70~80 ml/kg 体重,失血量在血容量 10%~15%时,成人快速输入平衡盐溶液即能有效恢复循环血容量和心排血量,因而无需输血;失血量达 20%~25%时,可输注电解质溶液和(或)代血浆制剂,多可有效扩充血浆容量和间质容量,只要没有进一步出血,患者尿量等组织灌注指标均可恢复正常(参见第九十一章);失血量大于 30%时,则必须输注红细胞,更大量的出血还需加输凝血因子和血小板,以改善凝血功能。

“大量输血”一般定义为 24 h 内输入>10 U 的浓缩红细胞。多见于抢救严重外伤出血、术中术后大出血、消化道大出血、产后大出血等。目前还没有明确制定出如何进行大量输血的指导原则。根据临床经验,大量失血患者在输血前会大量输入晶体液和人工胶体液,多数出现凝血物质消耗、血液稀释和凝血功能障碍,尽早使用血小板、冷沉淀物纠正凝血功能效果很好。但有人推荐每输入 10 U 浓缩红细胞,就配合输入 4~6 U 新鲜冰冻血浆和一个治疗剂量单采血小板(约 10 U),疗效更好。

(二) 术前贫血 贫血时机体可通过增加心排血量、不同器官血流再分布、增加某些组织血管床的摄取率、调节血红蛋白与氧结合力等方式进行代偿。但在需氧量增加(如高温、高代谢、孕妇)、心排血量增加受限(如冠心病、瓣膜病)、机体血液再分布障碍、氧离曲线左移(如低温、碱中毒)、异常血红蛋白增多、急性贫血均可导致机体氧合能力损害,需要及时进行纠正。处理上首先应查明原因,去除或纠正病因是最重要、最合理的方法,必要时才通过输血,使 Hb 提高至 90 g/L 较为安全。特殊情况下,如子宫肌瘤等致慢性失血患者,血红蛋白虽低至 8 g/L 甚至 6 g/L,患者均能耐受,只要手术没有明显出血,也可不必输血。

慢性失血、贫血的择期手术患者通过术前控制失血(如子宫肌瘤患者用妇科止血药)、补充铁剂等可以明显提高血红蛋白水平,降低手术时输血的可能性。铁剂与促红细胞生成素(erythropoietin, EPO)联合治疗可以有效提升血红蛋白水平。

EPO 是促进红细胞生长的造血因子,是由肾小管周围间质细胞、肝细胞和骨髓间质细胞生成。EPO 的作用是同时激发红细胞系祖代分裂和分化,并阻止细胞的程序性凋亡。1988 年利用基因分离和 DNA 重组技术从克隆的人 EPO 基因衍生出基因工程 EPO,即基因重组人促红细胞生成素(recombinant human erythropoietin, rhEPO),在临床试验中获得成功并于次年被美国 FDA 批准用于临床。rhEPO 已被证明可安全有效地治疗由肾功能不全、慢性病、癌症所致的贫血。随着对 EPO 及其受体研究的深入,EPO 独特的血液系统生理效应及非血液系统生理效应不断在临床研究和应用中显示出重要的现实意义和广阔的应用前景,其中 EPO 红细胞动员与围术期血液保护相结合是其崭新领域。近年来有研究显示,用 rhEPO 作为输血的替代品,其治疗癌性贫血的有效率达 40%~79%;在外科预防和纠正围术期贫血方面也有很多成功的报道,YOO 等最近报道一个单中心随机对照试验(RCT),患有贫血的心脏瓣膜手术患者在术前一天接受静注 500 IU/kg rhEPO 复合铁剂($N=37$)，对照组使用生理盐水的安慰剂($N=37$)。结果是尽管使用 rhEPO 到手术开始的时间很短(16～24 h)，但在围术期和术后 4 d，rhEPO 组输注浓缩红细胞(PRBC)的比率显著低于安慰剂组(59%相比于86%，$P=0.009$)，此外，rhEPO 组输注 PRBC 的量显著低于安慰剂组(1.6±0.9 U/例与 3.7±2.1 U/例，$P=0.004$)。术前应用 EPO 与自体输血相结合可明显减少异体血的输注，特别适用于术前有贫血的择期手术患者；有人研究对 Hct＜39%的整形外科患者术前进行自体输血，应用 EPO 组(300 IU/kg 或 600 IU/kg，静脉注射 6 个疗程)与安慰剂对照组相比，可减少异体血输注，但应注意须同时补充铁剂。总之，对因红细胞生成障碍所致贫血的治疗，应用 EPO 能明显减少贫血患者的输血治疗。在临床实际应用中，根据具体情况可采用 EPO 与各种血液保护方法的多种组合，有着巨大的临床、经济和社会意义。

应注意的是，EPO 治疗也存在一些副作用，如血管反应性下降、血压升高、血黏度增加、血栓形成等。其原因为 EPO 不仅刺激红细胞系造血功能，同时可刺激血小板轻度增加，随着 Hb、Hct 的升高，使血黏度增加，同时由于 Hct 升高，红细胞对血小板碰撞频率增加，可促进血小板聚集和内皮下黏附作用，还可通过释放 ADP 诱导血小板聚集。EPO 尚可增加循环凝血酶-抗凝血酶Ⅲ复合物，诱导前凝血效应，激活凝血过程，导致血栓形成。EPO 的禁忌证有：怀孕或哺乳期妇女，严重的心、肺、肝、肾、肺疾病，患有严重急慢性感染、严重慢性消耗性疾病，高血压控制不良，对该药或其他哺乳动物细胞衍生物过敏者，人血清白蛋白过敏者，近期用过升红细胞药物者，应用激素者(甲状腺素、胰岛素及避孕药类除外)，严重缺铁或铁代谢障碍者，应用免疫抑制剂或细胞因子治疗者，应用易导致血栓形成者等。

术前贫血患者，如果手术时间允许推迟，可以先进行 3～4 周的 rhEPO 传统治疗，皮下注射 500 IU/kg，每周 1 次，注射 3 周。近年来推荐的方案疗程可以缩短到 2 周，皮下注射 300 IU/kg，每周 2 次，注射 2 周。需要大剂量治疗时可用首次静脉注射 300 IU/kg，皮下注射 500 IU/kg，随后隔日皮下注射 500 IU/kg。rhEPO 的应用途径多广泛采用皮下注射方法，因为其疗效与药物峰浓度无关，而与其有效血浓度维持时间有关。剂量的大小应根据患者的耐受性及副作用来调节，与年龄、性别无关。为保证发挥骨髓造血的最大功能，必须保证每日摄取铁 100 mg 以上。EPO 治疗期间合用铁剂治疗可以大大加强疗效。首选效果最可靠的静脉注射途径，选用右旋糖酐铁或葡萄糖二酸铁。EPO 的治疗起效慢，应用的前提是患者能耐受存在的贫血状况，可以在特定人群中(如肾功能不全、慢性疾病导致的贫血、拒绝输血者)应用，实际上已可替代输血治疗。如果患者贫血引起的临床症状严重或合并其他严重的基础疾病，为避免出现危及生命的情况，应给予适当的输血，以缓解症状即可。

对于低蛋白血症患者主张术前进行营养支持和对因治疗，必要时才补充血浆或白蛋白液，使血浆蛋白总量≥50～60 g/L，将有助于提高手术治愈率。

(三) 凝血障碍 术前淤血性肝肿大、肝功能减退的患者可影响凝血酶原等凝血因子的形成；体外循环心脏手术如果血小板数量和功能严重受损，一般库血不能解决，必须输新鲜血浆、血小板、冷沉淀物或纤维蛋白原制剂。血友病应输抗血友病球蛋白，纤维蛋白质缺少症应输冷沉淀物或纤维蛋白原制剂。

(四) 严重感染 输血可提供抗体、补体等，以增加抗感染能力，经抗生素治疗无效的严重感染，化疗引起的白细胞减少患者发生感染等，可输注浓缩白细胞，以提高粒细胞浓度。但属于被动免疫，效果有限，并可能引发移植物抗宿主病。输血对免疫也有双重作用，由于大量输入异体抗原，造成免疫过载，也可能抑制患者免疫功能。

(五) 休克和 DIC 大出血或感染性休克时，由于微循环障碍，毛细血管通透性增加，血液浓缩，血细胞易于聚集，血液黏度增高，外周循环阻力增加。可选用平衡液、胶体液补充容量，使血液得到一定程度稀释，降低血液黏度，改善微循环，必要时才输血。

对于发生 DIC 的患者，应按病情分期治疗，在 DIC 高凝期，针对病因和应用肝素等抗凝治疗，一般不需要输血。存在贫血和组织缺氧时宜输红细胞或洗涤红细胞。在 DIC 消耗性低凝期，宜补充一定量的血小板和凝血因子，减少出血。在 DIC 继发纤溶亢进期，输血应十分慎重。此时输入含有纤维蛋白原的血浆、血小板及冷沉淀等制品可能加重纤溶，其降解产物可干扰凝血机制。临床上判断 DIC 存在困难时，可以根据 DIC 的病因和病理过程是否得到控制来决策。DIC 病因控制后输血和血液成分都相对安全；病因未得到控制，则输血和血液成分疗效差，甚至可能加重病情。

二、注意事项

(一) 输血前评估及准备

(1) 了解输血史及有无输血并发症；了解有无血液病病史，了解有无服用影响凝血功能的药物，如华法林、氯吡格雷、阿司匹林等；了解有无活动性出血或急、慢性贫血情况。

(2) 复习实验室检查结果，包括血常规、凝血功能检查、肝功能、血型鉴定(包括 ABO 血型和 Rh 血型)、乙肝和丙肝相关检查、梅毒抗体以及 HIV 抗体等。

(3) 术前重要脏器功能评估。

(4) 告知患者及家属输血原因及风险，签署输血同意书。

(二) 查对血型 输血前应严格执行核对制度，包括患者姓名、住院号、血型和交叉试验等。目前国内主要重视对ABO血型配型和Rh血型的核对。Rh阴性患者第一次接受Rh阳性血型血,不一定发生反应,但却可致敏,产生Rh因子抗体,以致第二次受血时产生严重的溶血反应,甚至死亡。因此对于Rh(D)阴性和其他稀有血型患者,应采用自身输血、同型输血或配合型输血。紧急情况下接受O型血输注的方法,原则上可以在严密监护下谨慎进行,但现实中已经很少用。

(三) 库血输注前的检查 除核对血型外,应观察血液本身的质量,如血液颜色暗紫(似高锰酸钾溶液颜色),血浆呈红色(已发生溶血)或呈乳糜状(多为细菌污染),以及有较大的血凝块者,都不宜输用。

(四) 过滤 库血中常有各种聚集体与不定型颗粒,若未经过滤即输入人体,会沉积在肺、脑、肾等重要脏器形成微栓,将引起脏器损害。因此血制品须采用输血器经过滤后方可输入人体,不允许用输液器输注。

(五) 伴随输注液 除生理盐水外,不能向血液中或血液成分内加入药物或静脉液体。葡萄糖溶液易引起红细胞输液管内积聚,含有水分的介质渗入细胞内,能引起红细胞膨胀溶血,或引起红细胞的凝集,并降低红细胞的存活时间。一般情况下,药物不能随意加入血液中同时输注,以免引起局部血液中pH变化,发生溶血或引起红细胞凝集。

(六) 动脉输血 在静脉输血无效时,可采用动脉加压输血的途径,5 min输血量可达0.2 L,使血容量迅速回升,增加心、脑血流量。由于对心脏的前负荷影响较间接,耐受性较好。但对婴幼儿及心肺功能不全者,应严格控制输血速度。体外循环时常经主动脉插管输血。

第四节 节约用血及血液保护

节约用血(blood conservation)是指通过一定用血技术而节约宝贵的血液资源,减少异体输血并发症,以及保护患者的凝血功能。血液保护是指小心地保存患者的血液,防止其丢失、破坏和被污染,并有计划地管好用好这一宝贵的天然资源,避免或减少异体输血,预防输血传播性疾病及并发症,是节约用血的组成部分。节约用血和血液保护的目的都是减少出血,少输血、不输血和输自体血,杜绝不必要的输血。实施的关键是提高输血风险意识和理念更新,严密监测、及时纠正凝血功能障碍,从严掌握输血指征,并掌握节约用血技术。2000年4月7日"世界卫生日"提出三大战略:① 从低危献血者中采血。② 严格筛查血液。③ 临床合理用血。但至今,仍显得任重而道远,表现在世界范围内血源短缺日渐严峻。主要原因为合格献血者减少及血液需求大幅增加以及捐血筛查更严格,其后果导致外科手术推迟,医院资源(人力、物力)浪费。而且随着输血费用日益高涨,输血矛盾较前更加突出,要求输血相关人员围绕上述三大战略作出更大努力。

一、血源安全措施

在保证供应的同时应最大可能减少输血传播性疾病。主要法律法规依据为1998年的《中华人民共和国献血法》、2006年的《血站质量管理规范》及《血站实验室质量管理规范》;中华人民共和国国家标准《全血及成分血质量要求》等。

二、临床合理用血

从制度上规范输血工作,如卫生部关于印发《临床输血技术规范》的通知和《医疗机构临床用血管理办法》。2007年中华医学会麻醉学分会制定了《围术期输血指南》,推广普及科学合理用血技术,建立严格的临床用血管理考核体系,及鼓励开展合理用血相关的科学研究。

三、减少失血的措施

(一) 术前准备

1. 术前停用或减少抗凝治疗 美国2006年《围术期输血和辅助治疗指南》制定小组成员和ASA会员提出择期或非急诊手术前应该停用抗凝剂(如华法林、氯吡格雷、阿司匹林),应该在抗凝剂作用消退后再进行手术。华法林需在术前4 d停药,且术前1 d复查凝血功能,要求凝血酶原时间(PT)国际标准化比值(INR)降至1.5以下。氯吡格雷是不可逆血小板抑制剂,抗血小板作用强而持久,停药后仍持续7~10 d,故建议术前停药至少5~7 d。噻氯匹定药理作用与氯吡格雷类似,建议术前停用10~14 d;阿司匹林也是不可逆血小板抑制剂,作用可持续血小板的整个寿命周期(4~7 d)。循环中的血小板每日更新约10%,所以停用阿司匹林后需4~7 d才能使患者50%的血小板功能恢复正常。但阿司匹林作用的血栓素A_2只是90多种血小板激活剂的一种,所以通常认为阿司匹林是一种相对弱的血小板拮抗剂,有研究发现阿司匹林不增加普通或再次冠脉搭桥术以及全髋置换术的出血量及异体输血概率。

冠脉支架植入或经皮冠脉球囊扩张术后过早停用抗凝药有造成支架内血栓形成的风险,可诱发围术期急性冠脉综合征甚至死亡。对于择期手术,应该推迟至抗凝治疗结束后进行，如经皮冠脉球囊扩张术后4周，裸支架植入后6周，或药物洗脱支架植入后12个月。对近期需要手术的患者，如果发现有冠心病，需要严格掌握介入治疗指征，具体请参考美国心脏病学会(或美国心脏协会)指南。对近期已经进行冠脉介入治疗正在进行抗凝的患者，如果需要进行急诊或限期手术，则应根据支架内血栓形成的风险与手术出血的风险权衡利弊。对手术出血风险高，出血后果严重的眼视网膜手术、颅脑手术则须停全部抗凝药7～10 d，或术前输入血小板制剂；对于手术出血风险中等，出血后果不十分严重的手术，如胃肠道手术、骨科手术等，可以只停抗血小板药一周，继续服用阿司匹林，手术后一旦出血风险降低，尽早恢复用抗血小板药。对于手术出血风险低的手术，如活检及浅表手术等，可以不停药。

2. 预防用药以改善凝血和减少出血　术前使用维生素K 12.5～25 mg可以在6 h后对抗华法林的作用从而避免新鲜冰冻血浆(FFP)的使用，只有必要时才使用FFP(5～8 ml/kg)或凝血酶原复合物以迅速对抗华法林作用。有文献支持用ε-氨基己酸和氨甲环酸可以减少失血，但对减少输血患者数的作用仍不明确。Henry等进行抗纤溶药物相关RCT系统评价和荟萃分析，共纳入211例临床随机对照研究，20 781例患者，结论为在大型心脏手术和非心脏手术中，应用抗纤溶药物可有效减少失血，降低异体血需求，并可减少术后因出血再次手术发生率。当改变抗凝状态时要权衡血栓形成与增加出血之间的风险，有文献报道抗纤溶药物的不良转归，包括如前所述的移植物血栓形成或罕见的大量血栓形成，故不推荐常规使用，仅用于预计大量出血的患者。术前应尽可能充分评估以纠正或制定输血相关危险因素的处理方案。

(二) 减少术中失血　完善、彻底的止血仍是减少手术失血的关键。外科医师应尽量使用出血量最少的外科技术。有凝血障碍的肝移植手术，甚至可以做到不输异体血和新鲜冰冻血浆。彭氏电刀吸刮器、肝门阻断、髂动脉球囊阻断、超声刀等现代外科技术对于减少手术出血非常有效，调整体位和使用止血带也是减少失血的简单有效的方法。局部应用止血药物或材料也是减少失血的综合措施之一。重组活化Ⅶ因子(rFⅦa)是新型的止血药，可与组织损伤部位或破损血管壁的组织因子结合，产生凝血酶并活化血小板，启动凝血系统。此外，rFⅦa还可介导凝血酶活化纤溶抑制因子而发挥抗纤维蛋白溶解作用。系统评价研究显示，rFⅦa是强效止血药，对于心脏手术严重出血治疗有效。今后需更多的大样本随机对照研究来验证其安全性和有效性。

(三) 凝血障碍的处理　术中或术后凝血障碍处理包括：① 强调严密监测失血量，评估手术野(包括吸引瓶、手术敷料和手术引流量)有无大量失血及广泛微血管渗血和检测凝血指标，包括血小板计数、PT或INR和活化部分凝血活酶时间(APTT)，其他试验有纤维蛋白原水平、血小板功能评估、血栓弹性图、D-二聚体和凝血酶时间。② 对出血的患者，血小板<50×10^9/L应输注血小板。③ 如INR或APTT延长，应给予FFP。④ 纤维蛋白原浓度<80 mg/dl应给予冷沉淀。⑤ 使用药物治疗大失血(如去氨加压素、表面止血剂如纤维蛋白胶或凝血酶胶)。⑥ 使用rFⅦa。有条件时可采用输血指征动态测定仪进行术中指导输血。

(四) 加强麻醉管理及控制性降压　控制应激反应可有效减少手术出血。维持足够的麻醉深度，防止浅麻醉下的自主神经反射亢进，保持血流动力学、代谢、凝血等方面的良好状态。现已证实，椎管内麻醉、神经阻滞等部位麻醉较单纯全身麻醉具有更好镇痛、控制应激等优点，部位麻醉结合浅全麻也较单纯全麻更佳；单纯术后硬膜外镇痛或神经阻滞镇痛复合静脉(或口服)全身镇痛较全身镇痛更优，可有效阻断交感神经反射的传入、降低应激反应，防止术后疼痛性高血压，减少出血和渗血，减少移植血管的损坏，减少深静脉血栓及冠脉缺血的发生。在保证足够麻醉深度的前提下，辅助应用α受体拮抗药、血管扩张药或β受体拮抗药能有效控制血流动力学反应，对于某些特殊手术可采用控制性降压减少手术出血。

(五) 保持体温　研究发现，腹部外科手术时，避免低体温可减少异体血的输注，降低术后感染率，缩短住院时间。行髋关节置换的患者保持正常体温比浅低温(35.0±0.5℃)者失血量减少，低体温会抑制凝血功能，尤其是血小板功能。体外循环手术中在非手术区用电热毯加温，快速和持续复温，均有利于血小板功能的保护，防止外周阻力升高和寒战等应激反应。对预计手术时间>1 h的患者常规进行体温监测，多途径进行低体温预防，如输血输液加温，灌洗液加温，加温垫或加温毯等。

四、自体输血和血液稀释技术

血液保护的自体输血(autologous blood transfusion)技术可分为术前自体血储备、急性血液稀释及术中术后血液回收(详见本章第五节)等方法。其适应证为：① 稀有血型。② 产生不规则抗体或有可能产生不规则抗体。③ 可能有大量出血的手术。④ 外伤或其他原因的大量出血。⑤ 为了避免异体输血引起的感染和免疫抑制等。⑥ 因宗教或其他原因拒绝异体输血。急性血液稀释可在术中进行，简易方便。术中和术后血液回输虽需设备和成本，但近年已在临床广泛应用。

(一) 自体血储备法　自体输血储备法或称储存式自体输血(predeposited autologous blood transfusion)，是指对某一个体实施输血治疗前，有计划地采集其全血或(和)血液成分并作相应保存,在治疗时将预先储存的血液及血液成分进行回输。有单纯采血法、蛙跳法(转换式采血返还法)、EPO加强储血法等。单纯采血法通常在手术前4～5周施行,首次采血400 ml,每隔3～5 d再采血300 ml。可储存自体血1 000～1 200 ml。期间加服铁剂,加强营养。预存血液可保存35 d,如果将红细胞冷冻保存期限为10年。蛙跳法采血即首次采血400 ml,2～3周后第二次采血600 ml,同时将前一次采的血部分输回,以此类推。最后一次可以得到较大量的血,而且血液库存时间比较短。目前要求预采血时血红蛋白不能<110 g/L,频率不能多于每3 d 1次,术前72 h内不能进行采血。大多数患者可耐受自体采血而无并发症,用EPO可加快造血。患急性感染、严重主动脉瓣狭窄或半年内发生过不稳定心绞痛、心肌梗死或脑血管意外以及高血压未控制等情况的患者,不宜自体采血。

术前自体血储备的优点是避免输血传播疾病及输血不良反应、避免红细胞同种免疫、增加供血、降低患者术前血液黏滞度、减少血栓发生可能;缺点是需留置通畅深静脉导管的相关风险、保存血液细菌污染、不回输造成浪费、增加自体供血者不良反应意外、成本可能比异体血更高。由于风险较大,性价比并不存在明显优势,因此存在争议,严格流程管理也非常重要。

(二) 血液稀释　血液稀释(hemodilution)是使用血浆或血液代用品,使血管内细胞成分的浓度降低。在出血总容量相等的情况下,就减少了红细胞的丢失数量。因此血液稀释有血液保护作用,而且理论上血液稀释程度越大,血液保护效果越明显。但是,人体对血液稀释的耐受是有限的。Messmer等认为等容血液稀释有以下几种代偿机制:① 增加心排血量和心脏指数。② 降低血液黏稠度能增加灌注和氧合。③ 氧离曲线右移使血红蛋白与氧的亲和力下降,使组织从微循环中能提取更多的氧。因此,在血液稀释过程中只要容量保持不变,血压和心率较稳定,即使Hct降至20%,这些机制仍会保证氧的供给,其中主要是微循环的有效调节。

血液稀释到何种程度是不影响组织的氧合的下限,至今仍无定论。临界的Hct是指血液供氧不能满足一个或多个器官代谢的Hct值。该值目前尚未完全明了,一般认为是15%,而引起心肌缺血的Hct值为11%,普遍认为Hct达到28%即为血液稀释,15%为深度血液稀释,10%为极度血液稀释。

另外,血液稀释是否会损坏凝血机制也是十分重要的问题。如果凝血功能降低,实际出血总量增加,就违背了血液保护的初衷。有研究认为,晶体液对凝血功能的影响最轻,在体外对血液稀释至50%时仍无明显影响。明胶和低分子量羟乙基淀粉对凝血的影响与稀释程度相关,稀释30%时无明显影响,但稀释50%时有明显影响。血液稀释有急性等容量血液稀释,急性高容量血液稀释和急性非等容量血液稀释法。

1. 急性等容量血液稀释法(acute normovolemic hemodilution, ANH)

(1) 优点 ① 有效减少或避免异体输血。② 改善血流动力学。③ 保护血小板和凝血因子。④ 除了采血袋等简单材料外,不需要特殊的设备。相对禁忌证:低血容量、贫血(Hb<100 g/L)。凝血异常、充血性心衰或近期有过心肌梗死、严重肺疾患,严重肝肾疾病、微血管病及妊娠等。冠状动脉病不是ANH的绝对禁忌证。除非患者有不稳定型心绞痛或射血分数<45%,左室舒张终末压>2.67 kPa(20 mmHg)者。对于严重心血管疾患和肺功能障碍者应慎用,这些患者的代偿机制可能不够甚至完全没有。

(2) 方法 全麻诱导后,手术开始前,经桡动脉或中心静脉采血,同时经静脉等速输入等量的胶体或3倍的晶体或不同晶胶比例的混合液。整个稀释过程中,血容量保持恒定。手术时患者丢失的为稀释后的血,起到减少血细胞丢失的作用。所谓"急性"指手术开始前才进行稀释。采血的原则是使放血后的Hct达到25%～30%,甚至20%～25%,ANH模型提示Hct降到20%才能有效减少失血,但如为给术中大失血提供安全界限,把Hct的靶值定在25%更为合适。采血量根据患者的体重、Hct及预期的失血量确定。可根据下列公式计算:

$$V = EBV \times (Hct_o - Hct_f / Hct_{av})$$

式中,V为采血量;EBV为估计血容量(可按照70 ml/kg估算);Hct_o为放血前Hct;Hct_f为放血后预计的Hct;Hct_{av}为平均Hct,即$(Hct_o + Hct_f)/2$。

术中失血后可以继续输入人工胶体和晶体,到需要输血时将最后采集的自体血先输回,将最先采集的浓度最高的血液最后输回给患者。

术前用EPO等治疗提高ANH前患者的Hct,在采血时输入人工氧载体使患者耐受较大的稀释程度,称为"扩增的ANH"。

(3) 注意事项　① 选择合适患者,术前应了解患者年龄、体重、Hb、Hct、血清钾、钠浓度、肌酐和凝血状况等。② 麻醉诱导后开始ANH,应确保患者平稳,因为在这种安静状态下氧耗低,即使Hct降到20%,组织氧合仍有一定安全界限。③ 术后患者氧需至少上升10%,如麻醉苏醒期出现寒战其氧需还会增多。因此,术后需将Hct提升至30%左右,并注意液体的分布和出入量。④ 应注意血液保存时间及血液回输顺序,先输最后采取的血,因为最先采取的血液最富于红细胞和凝血因子,宜留在最后输入。如果手术失血严重,则应在异体血输注之前先输自体血,因自体血Hct与患者术前水平相似,而与浓缩红细胞不同,后者Hct为

70%～80%。⑤ 对采集的血液进行严格的标示，妥善保管，避免误输。

2. 急性高容量血液稀释(acute hypervolemic hemodilution, AHH) 在全麻诱导后，经静脉输入10～20 ml/kg 的胶体液或晶、胶体混合液，使血液稀释。由于在血液稀释过程中不采血，血容量高于稀释前，故被称为急性高容量血液稀释，对于心、肺功能减退的患者慎用。而在麻醉状态下，在 CVP、PCWP 监测下，在联合应用扩血管药，联合控制性降压的条件下，可以适当放宽稀释扩容限度。通常无心肺功能障碍的老年患者也能耐受 10～15 ml/kg 的扩容。手术开始失血后患者血容量又回落，需要时可以继续输液补充容量，进一步血液稀释，可以减少输血的需求。当失血较多，Hct 过低时才开始输血。AHH 操作最简单，几乎与日常补液扩容没有区别，在防范容量过负荷前提下可以常规应用。但正是由于扩容有限度，血液稀释不能充分进行。

3. 急性非等容量血液稀释(acute non-isovolemic hemedilution, ANIH) 在血液稀释过程中，也可先采集一定数量的未稀释血液，补充等量的胶体液或 3 倍量的晶体液后，再继续按等容性血液稀释进行，采血完成后可以输入略多于采血量的容量补充剂，产生类似高容血液稀释的效果。这种方法能获得部分高质量的血液，可用于手术结束以后回输，有助于术后止血功能的恢复。过程中患者血容量经历低容量期、等容量期和高容量期。手术开始失血后容量再次回落。

4. 急性血液稀释存在的问题 多位学者用数学模式研究发现，ANH 节约用血潜力有限，Bryson 等统计 24 份 ANH 报告(共包括 1 218 位患者)，发现 ANH 并不减少异体血输入。在 ANH 和 AHH 的比较中，当术中失血量<40%血容量时，AHH 和 ANH 对术后 Hct 无明显差异，且无 AHH 血液回输时产生的短暂而严重的高血容量现象。Mielke 等在全髋置换术患者分别给予 ANH 和 AHH，发现术中、术后 Hb、血小板计数、凝血指标、异体血需要量均无显著差异。临床上符合 ANH 条件的病例并不多见，Hct<35%的患者多数不适合行血液稀释；Hct 为 35%～40%的患者能采出的血液很少，因此更适合进行 AHH；Hct>40%的患者才适合 ANH，但病例较少。另外人为造成贫血、输血不良反应、不能避免异体输血也是自体输血存在的问题。

(三) 术中血液回收 术中血液回收详见本章第五节。

(四) 人工氧载体 现有两种红细胞的替代物处于临床试验阶段，一种为无基质血红蛋白液(SFH)。它是采用过期人血红细胞，经洗涤、溶解、滤过除去红细胞碎片而成游离血红蛋白液，具有携氧和扩容作用。其缺点在于血浆半衰期有限和应用后高血压。另一种为氟碳化合物(PFC)，为氟原子取代碳氢化合物中氢原子形成油状化合物，剂型为乳化剂以防止栓塞，携氧作用是利用其较高的溶解度。然而其携氧能力有限，不是理想的血液代用品。在临床上有着广泛应用前景的液体还有双阿司匹林交联血红蛋白(DCLHB)，有良好的携带和释放氧的能力及扩容功能，是良好的血液替代品。更加理想的红细胞替代物有待于进一步开发，有研究思路拟通过基因工程技术，利用大肠杆菌制造与人血相同的人造血或血制品，或可能使用转基因血红蛋白、干细胞技术等产生血红蛋白。2011 年就有消息报道英国科学家利用干细胞研制人造血，并拟于 2 年内进行临床试验，如果研制出真正的血液，10 年内就可能常规应用于临床。

(五) 血液麻醉 由于体外循环(CPB)时血液中酶原与生物学材料接触，现知至少要激活 5 种血浆蛋白系统和 5 种不同的血细胞。为了减少 CPB 介导的出血、血栓形成和血管活性物质产生，可选用一种以上的血浆蛋白酶抑制剂和血小板抑制剂，暂时关闭血液成分的早期反应，抑制 CPB 中的凝血过程及“全身的炎症反应”。因为这些抑制是暂时的，类似全麻下意识的短暂消失，故称为“血液麻醉”。血液麻醉是血液保护的重要组成部分。常用药物有血小板抑制剂、凝血酶抑制剂、纤溶酶抑制剂、接触蛋白酶抑制剂。其中抑肽酶虽抑制纤溶、凝血和炎症系统的激活，可以减少失血和输血的患者数，但由于其副作用如肾损害、血栓、ARDS、死亡率增加等，我国已于 2007 年 12 月暂停使用。氨甲苯酸能抑制血小板功能可在体外循环中使用。

(六) 术前急性血小板分离技术(acute preoperative plateletpheresis, APP) 体外循环最初 5 min，血小板丢失最多，以后随着骨髓血小板代偿性释放，血小板减少速度趋缓，至停机时血小板的量约为术前的 25%。目前认为体外循环造成血小板数量减少的原因有：① 血液稀释。② 转流后血小板黏附于人工制品表面。③ 血流切应力。④ 血气直接接触。⑤ 低温。⑥ 肝素及鱼精蛋白的应用。由于以上因素的综合作用，引起血小板损伤和活化，沉积于巨大的异物表面和内脏器官内，导致术后血小板数量急剧下降，同时血小板黏附聚集功能发生障碍。

体外循环前利用血小板分离技术将部分血小板从患者全血中分离出来制成单采血小板或富血小板血浆，在体外循环结束后回输给患者，使患者的血小板免受体外循环的破坏。实验室和临床指标均证明对患者术后止血有显著效果，避免了异体血小板的输注。目前应用的 Cell Saver 5 等自体血回收设备就有血小板分离功能，在手术室内使用比较方便。

(七) 节约用血技术的联合应用 联合应用有：① 血液稀释结合控制性降压。② 血液稀释结合自体血回收。③ 血液稀释结合控制性降压和自体血回收。

④ 术前自体血储备结合 EPO 和其他药物。

血液稀释联合其他技术操作要求要高、临床要加强对氧供需平衡等参数的监测，须结合具体情况谨慎使用。

随着 EPO 临床应用的研究不断深入，其应用范围不断扩大，其中 EPO 红细胞动员与围术期血液保护相结合是其崭新领域，有着巨大的临床、经济和社会意义。例如，与储血式自体输血联合应用，可显著减少异体输血甚至避免异体输血；与急性等容量血液稀释、急性高容量血液稀释及术中回收式自体输血联合应用，其避免异体输血的作用同样显著。EPO 与铁剂治疗贫血，可使 RBC 容积扩增 50%。也可用于自体血储备期间辅助治疗。择期非心血管手术的贫血患者（Hct＜39%），围术期应用红细胞生成素和铁剂治疗的作用已得到认可。

节约用血技术中，输血指征的有效执行是核心；术前自体血储备、自体血液回收和血液稀释是减少失血和输血的有效措施；止血药物的应用既可预防失血又可治疗出血；控制性低血压和主动脉内球囊阻断等新老技术可显著减少手术失血；降低输血相关死亡率策略为血液保护的综合方法。

五、血库管理与节约用血

我国多数大医院设有血库，从申请提血到血液送达手术室往往需要半小时以上，新鲜冰冻血浆的准备和运送时间甚至更长。但由于这些因素，迫使外科医师、麻醉科医师往往根据经验预计输血的需求，这就造成许多问题：如在意外失血过多时可能因为血液供应不及时而造成抢救时机延误；而更多情况下，医师们为求安全会选择较保险的策略多申请血液。而送入手术室的血液一般是不可以退还给中心血站或血库的。更糟糕的是在许多基层医院没有血库，需提前一日向当地中心血站申请用血。通常手术开始前已经有血制品送入手术室，即使手术中实际上没有很多失血，这些血制品也只能输给患者，或者废弃。因此，血库管理及临床医师计划用血有待进一步加强。血库应设置在手术室附近，并且在人力物力等管理层面上保证能快速将血液送达手术室，需要有效缩短血液从申请提取到血液送达时间方面，是节约用血的一个方面。在一些国家，血液制品存放在保温盒中送入手术室，不使用的血制品允许在 4 h 内还给血库。既让手术医师放心，又不会浪费血制品。

第五节　自体血回输

1818 年 Blundell 就用自制输血泵对产后出血者进行自体血回输，1935 年也曾在开颅手术中采用失血回输。由于 1935 年起建立了血库，异体输血成为临床重要治疗手段，自体血回输的应用一度被淡化。但随着人们逐渐认识到异体输血的危害性，自体输血重新受到重视。1970 年生产第一台 ATS100 自体输血机，标志现代血液回收的开始。随后更为先进的血液回收机不断研制成功，从此自体血回输在手术中的应用不断增加。目前发达国家已有近大半的异体输血被自体输血代替，国内已逐渐普及进口或国产血液回收装置。由于我国肝炎发病率高，艾滋病发病率也在不断上升，同时血源紧张问题日趋严重，大力推广自体血回输以尽量减少异体输血具有极其重要的意义。

术中血液回收的优点主要为：① 可在一定程度上解决血源短缺。② 避免或减少异体输血及其引起的并发症和传染性疾病，可使 60%～70%的患者避免异体输血。③ 无需检验血型和交叉配血，无配错血型之忧。④ 可解决特殊血型（如 Rh 阴性）病例的供血问题。⑤ 不接受异体输血的宗教信仰者也能接受。⑥ 红细胞活力较库血好，运氧能力强。⑦ 提高大出血时的紧急抢救成功率，避免手术中患者出血量过多、过快，血源供应不及时或因战时血源缺乏造成患者生命威胁。⑧ 操作简便，易于推广。⑨ 节省开支，能降低患者医疗费用。⑩ 减少血库人员工作量。

Carless 等通过自体血回输减少围术期异体血输注相关 RCT 系统评价和荟萃分析，得出结论是自体血回输可有效降低成人择期心脏手术和骨科手术对同种异体血的需求，且对患者的临床指标如因出血而再次手术、血栓形成、感染、肾功能衰竭、非致死性心肌梗死、死亡率以及住院时间等均无不良影响。Wang 等通过对术中自体血回输用于心脏手术 RCT 的系统评价和荟萃分析，发现心脏手术应用自体血回输可减少输血或输入红细胞需求；亚组分析提示若仅在心肺转流期间使用自体血回输血液保护效果有限，并可增加 FFP 的输入需求；而自体血液回收用于整个手术过程中才有利，回收包括体外循环机残存血液及术后引流的血液。

一、适应证

适用于各种术中可能发生大出血的患者，包括创伤患者、心血管手术、矫形手术、肝脏手术、脑膜瘤、脾破裂和宫外孕破裂等；器官移植手术；由于特殊血型、宗教信仰等原因，不能输异体血者；回收术后无污染的血液。新型的血液回收机还可用于剖宫产手术，能将羊水中功能活化的组织因子从严重羊水污染的血液中清洗掉。经检验洗涤后的血与母体血完全相容，无交叉免疫反应，可安全用于剖宫产。

二、禁忌证

许多禁忌证是相对的，必须确定每例患者的风险与受益比例。

(1) 怀疑流出的血被细菌或消毒液污染时，虽然洗涤能减少污染生物体，使用广谱抗生素能减少感染的发生，但择期手术又有库血的情况下，从受污染区域收集失血是不可取的，除非在发生大出血危及生命的紧急情况下。

(2) 血液流出血管外超过 6 h，如体腔内积血，或开放性创伤超过 4 h，有溶血和被污染的危险，不能回收。

(3) 使用胶原止血物质时，应停用自体血回输，因为胶原止血物质通过使血小板粘连聚集，从而加强局部止血。动物实验表明，经洗涤后，胶原止血物质与红细胞分离，当被输注后，可导致动物脑血栓形成甚至死亡。

(4) 剖宫产手术回收的血液中含羊水并不是回输的绝对禁忌，但需用白细胞滤器进行过滤。

(5) 理论上自体血回输可引起肿瘤的血行播散，但近年研究表明自体血回输并不增加患者术后的肿瘤转移，用于恶性肿瘤患者是可行的。

(6) 患者患镰状细胞贫血。

三、回输方式

(一) 非洗涤法 非洗涤法指自体血经收集过滤后回输给患者。非洗涤法现已很少用，只限于单纯出血的患者，如大动脉出血、血管损伤、脾破裂的患者等，在紧急情况下，清洗速度赶不上出血速度或出血量太多时。此外洗涤后还丢失大量血浆，所以用非洗涤式回收血液对急救患者是非常有效的，可保留更多的凝血因子和血浆中的有效成分，也使血液回输更迅速、及时，方法简单，成本较低。然而该方式回收的失血中含有高浓度的污染物，包括组织碎片、补体蛋白、淋巴因子、活化凝血因子、游离血红蛋白或外源性物质(如抗生素、抗凝剂等)，操作者必须确定失血中的污染物不会在回输后对患者造成潜在的伤害。

非洗涤法血液收集方法及注意事项如下。

(1) 控制吸引负压 负压吸引患者术野和创面的血液，吸引负压≤26.67 kPa(200 mmHg)，以减少红细胞的破坏，同时尽量避免吸引血液时混入空气。

(2) 加入抗凝剂 可选用 ACD 保存液，或用肝素抗凝，生理盐水 1 000 ml，加入 50 000 IU 肝素。

(3) 过滤 用 20～150 μm 的滤过膜或放两层纱布将吸收的血液滤过到贮血罐内，滤血前先在滤过膜或纱布上用抗凝液湿润。

(4) 注意游离血红蛋白 在大量回输未清洗血时，有可能出现游离血红蛋白症和血红蛋白尿，但当游离血红蛋白水平<15 g/L 以下时一般为一过性的血红蛋白尿，可于一周内自行恢复，无需特殊处理。如果患者有肾功能的损害，则应尽量采取洗涤后回输的方式。

(二) 洗涤法 洗涤法指使用血液回收装置，对回收的手术野出血进行过滤和洗涤，将洗涤红细胞回输给患者。目前使用的血液回收机有 Haemonetics (Cell Saver - 5 及 Haemolite 2 plus)、Cobe (BRAT - 2)、Medtronic(AVTOLOG 及 Sequestra 1000)、C. A. T. S 连续性自体血回输机及国产京精(ZZ - 2000)等。这些仪器全部有自动模式，但有的可半自动及手动干预。成人估计术中出血>600 ml 的无菌手术可以考虑用机器回收利用。

Haemonetics Cell Saver ® 5 为全自动操作系统，血液回收作业程序如图 92 - 1 所示，有红细胞感应器、空气探测器及流出管路感应器，信息提供给微处理机，从而控制血液回收机运转。红细胞感应器可监测离心杯中红细胞水平，并在达到预定容积时起始洗涤程序。空气探测器在探测到空气时自动停泵并夹闭相应管道，同时显示相应信息。流出管路感应器监测流出液质量，如监测到红细胞溢出，泵速会自动调整，以防红细胞流失。所用离心杯、塑料管道、贮血罐、回血袋等为一套一次性耗材，离心杯容量有 125 ml 低容量和 225 ml高容量，可根据回收血液多少选择。通常洗涤 250 ml浓缩血液需 1 000 ml 生理盐水或乳酸林格液。自动洗涤后的浓缩血细胞比容可为 50%～65%。回收血细胞在显微镜下观察形态正常，90%以上白细胞分类正常，肝素清洗率为(97.2±0.5)%，游离血红蛋白清洗率为(95.4±0.5)%，此外，还可去除细胞外钾离子和激活的凝血因子。

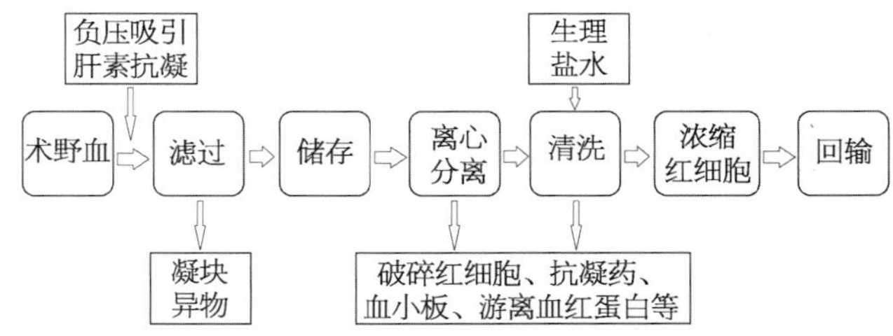

图 92 - 1 自动血液回收机作业程序

四、注意事项

洗涤法血液回收，除必须严格执行无菌操作规范、回收的血液不得转让给其他人使用、回输时必须使用输血器等以外，血液回收必须重点注意以下问题。

1. 必要时输注新鲜冰冻血浆 大量出血回收、清洗、回输时,由于血浆、血小板、凝血因子丢失过多,会造成低蛋白血症和凝血功能障碍,应适当补充胶体、白蛋白、新鲜血浆和血小板。根据出血量、回收血量、临床及化验情况来判断是否需要补充胶体液。一般情况下,出血量<2 000 ml,血液回收满意,只补充血浆代用品即可。出血量>2 000 ml,<3 000 ml 时,若补充血浆代用品后,患者血压平稳,一般情况好,也可不补充白蛋白或新鲜血浆;若血压不易维持,则须补充。出血量>3 000 ml,回收血又全部经过清洗时,血浆蛋白丢失量较多,需补充血浆和白蛋白。有条件时可测量血浆胶体渗透压和血浆蛋白含量。当血浆白蛋白(ALB)含量<20 g/L 时,须补充白蛋白,否则会造成组织水肿。经验是根据回收的浓缩血细胞的量若<2 000 ml,可不输血浆,仅补充血浆代用品即可;回收的浓缩红细胞的量>2 000 ml 的部分,补充等量的新鲜冷冻血浆。新鲜冷冻血浆不但提高胶体渗透压,而且补充多种凝血因子,利于凝血功能的改善。机体对血小板的代偿能力较强。新鲜冰冻血浆和血小板在手术止血期输入效果较好。

2. 监测凝血功能　大量(>3 000 ml)洗涤红细胞回输时,术中用激活凝血试验(ACT)监测凝血功能,若 ACT 明显延长,可给予小剂量的鱼精蛋白(5～10 mg)拮抗,以防术中止血困难或术后渗血。

3. 预防感染　在手术时间较长或吸入大量不洁空气时,可能发生感染性并发症,应常规使用广谱抗生素。

4. 复查血常规　术后 3 d 内至少每日检查 2 次血常规和血气分析,必要时复查凝血功能,及时治疗异常情况。观察大量术野血回输的患者发现,术后红细胞压积先呈下降趋势,3 d 后逐渐回升。

5. 推荐使用血细胞比容监测　离心机、床边血气机等。

五、术后血液回收

术后血液回收已在发达国家广泛使用,国内也有用于心脏、脑室引流或人工关节置换术后,收集的引流血经处理或不处理回输。后者仅通过微聚体滤器过滤后就回输人体内,这种回收血通常较稀释,存在溶血和去纤维蛋白,并可能含有高浓度细胞因子,故其安全性一直存在争议。因此回输设定了限量为 1 400 ml 以内,而且从开始收集到回输应在 6 h 内完成,若>6 h,血液应丢弃。洗涤处理后回输的方式应是术后引流血液回收的首选方式。若术后引流量比较大,非洗涤方式和洗涤方式回收的单次成本差异不大,而洗涤后回输的安全性较高。

(张运龙　周大春)

参考文献

[1] Ferraris VA, Davenport DA, Saha SP, et al. Surgical outcomes and transfusion of minimal amounts of blood in the operating room[J]. Arch Surg, 2012, 147: 49 - 55.

[2] Marik PE, Corwin H. Efficacy of red blood cell transfusion in the critically ill: a systematic review of the literature[J]. Crit Care Med, 2008, 36: 2667 - 2674.

[3] Kiraly LN, Underwood S, Diffeding JA, et al. Transfusion of aged packed red blood cells results in decreased tissue oxygenation in critically injured trauma patients[J]. J Trauma, 2009, 67: 29 - 32.

[4] Gilliss BM, Looney MR, Gropper MA. Reducing noninfectious risks of blood transfusion[J]. Anesthesiology, 2011, 115: 635 - 649.

[5] Marik PE, Corwin HL. Acute lung injury following blood transfusion: expanding[J]. Crit Car Med, 2008, 36: 3080 - 3084.

[6] 曹伟,黄长顺,陈骏萍,等. 血液保护学[M]. 1 版. 杭州: 浙江大学出版社,2008: 276 - 277.

[7] Koch CG, Li L, Sessler DI, et al. Duration of red-cell storage and complications after cardiac surgery[J]. N Engl J Med, 2008, 358: 1229 - 1239.

[8] Napolitano LM, Kurek S, Luchette FA, et al. Clinical practice guideline: red blood cell transfusion in adult trauma and critical care[J]. Crit Care Med, 2009, 37: 3124 - 3157.

[9] Henry DA, Carless PA, Moxey AJ, et al. Anti-fibrinolytic use for minimising perioperative allogeneic blood transfusion[J]. Cochrane Database of Systematic Reviews 2007, 4: CD001886.

[10] Dutton RP, Conti BM. The role of recombinant-activated factor VII in bleeding trauma patients[J]. Curr Opin in Anaesth, 2009, 22: 299 - 304.

[11] Yoo YC, Shim JK, Kim JC, et al. Effect of single recombinant human erythropoetin injection on transfusion requirements in preoperatively anemic patients undergoing valvular heart surgery[J]. Anesthesiology, 2011, 115: 939 - 937.

[12] Gill R, Herbertson M, Vuylsteke A, et al. Safety and efficacy of recombinant activated factor VII: A randomized placebo-controlled trial in the setting of bleeding after cardiac surgery[J]. Circulation, 2009, 120: 21 - 27.

[13] Carless PA, Henry DA, Moxey AJ, et al. Cell salvage for minimising perioperative allogeneic blood transfusion[J]. Cochrane Database of Systematic Reviews, 2010, 14: CD001888.

[14] Wang G, Bainbridge D, Martin J, et al. The efficacy of an intraoperative cell saver during cardiac surgery: a meta-analysis of randomized trials[J]. Anesth Analg, 2009, 109: 320 - 330.

第九十三章 围术期凝血功能监测与抗凝治疗

围术期凝血功能监测与抗凝治疗是麻醉科医师和外科医师常需应对的问题，处理恰当与否直接影响到手术的顺利进行和患者术后恢复。

第一节 围术期深静脉血栓栓塞

一、病因及危险因素

手术导致血栓栓塞的主要原因是组织因子的释放、血管内皮损伤及术后制动。深静脉血栓形成(deep venous thrombosis，DVT)过程主要为血小板参与下的凝血酶形成，血小板不是血栓主要成分。血流缓慢、血管损伤和血液成分改变即出现高凝状态是深静脉血栓形成的基本条件。

(一) 血管损伤　手术操作和体位压迫、关节置换手术骨水泥的热效应和大腿止血带等都有可能引起血管损伤，特别是出现血管内皮损害，静脉穿刺置管直接损伤静脉血管内皮。血管壁损害后血小板发生黏附、聚集和释放反应，在凝血酶作用下，产生血栓素，使血小板进一步聚集，血管收缩，促进血小板血栓的形成。暴露的胶原可激活内源性凝血途径，破坏的血管壁还可释放组织凝血活酶，激活外源性凝血途径，形成红色血栓。同时由于应激作用，血中儿茶酚胺增加，血小板反应性增高。大手术后 1～10 d，约50%患者血小板数逐渐升高，可增至术前的 2～4 倍，这些增加的血小板体积增大，黏附性和集聚性增高，释放反应增强，花生四烯酸代谢产物增多。大手术后抗凝血酶Ⅲ、蛋白质 C 和纤溶酶原的血浆浓度降低。围术期留置中心静脉导管也是静脉血栓栓塞的危险因素之一。导管相关的静脉血栓可发生于管尖(尖端活瓣处形成凝块)、管身(形成纤维蛋白鞘)、插管一侧的上肢静脉或颈部静脉、纵隔的中心静脉，也可同时累及多处静脉。

(二) 高凝状态　手术创伤血管破损出血后，机体将动员一切凝血机制以阻止机体失血。手术时病理组织和正常组织均可遭到侵袭，破坏的组织和渗出液是促凝活性很强的组织凝血活酶，组织凝血活酶进入血流，组织因子释放，激活外源性凝血途径。手术损伤血管内皮，使内皮下胶原和纤维暴露，可激活内源性凝血途径，形成红色血栓。全麻手术因应激反应强激活凝血因子，纤维蛋白原激活物增加，手术期间血小板受到许多刺激(凝血酶、腺苷、肾上腺素和胶原等)而发生集聚，组织损伤可以增加血小板的黏附性和集聚性，形成白色血栓。某些患者本身的病理生理改变就有可能在围术期呈现高凝状态。

(三) 静脉血流减慢　术前活动减少、麻醉及术中静止不动、术后制动和长期卧床等都使静脉血流明显减慢。腹部手术后腹胀、肠麻痹或半坐位，致使髂静脉和下腔静脉血液回流受阻。围术期低血压、血黏度增高都导致下肢静脉血流减慢。有报道门诊正常活动患者下肢血流的速度是 15.1±6.1 cm/s，卧床的术后患者下肢的血流速度是 9.6±2.8 cm/s，下肢血流速度减慢了 37.7%。血管内血流速度减慢后，将改变血管内正常的层流状态，使血液中的有形成分，特别是血小板更多地接近血管壁，如果血管内皮异常，就非常容易形成血栓。

(四) 静脉血栓栓塞(venous thromboembolism，VTE)的危险因素　年龄＞40 岁、妊娠、产后、高脂血症、家族性高凝状态、充血性心力衰竭、肾病综合征、患有静脉曲张、曾经出现过深静脉血栓、恶性肿瘤、病态肥胖、口服避孕药、骨盆创伤、脊髓损伤、严重感染等都是深静脉血栓形成的危险因素。长时间的大手术，尤其是胸腹部手术、下肢骨折、神经外科及泌尿外科等手术容易出现围术期深静脉血栓形成。不同类型的手术静脉血栓的发生率有很大差异，尤以骨科和神经外科手术的发生率为最高。髋关节和膝关节矫形术的血栓发生率为 30%～50%，即使在预防性抗凝治疗下，仍在 1%～3%。腹部手术可达 30%。各种恶性肿瘤患者如接受手术，比接受同类手术的非肿瘤患者更易发生血栓。其原因在于除了手术因素外，肿瘤组织（尤其是腺癌组织）富含组织因子类物质，增加了血栓栓塞的危险性。术后卧床可影响通过肢体肌肉活动促进静脉回流的功能，导致血流淤滞而发生静脉血栓。有作者对髋膝关节矫形和髋部骨折内固定术术后深静脉血栓形成的危险因素分析结果显示，术中使用麻黄碱和麻醉时间延长使髋膝关节矫形和髋部骨折内固定术术后深静脉血栓形成的发生率明显增加，术后白细胞明显增高与术后下肢深静脉血栓形成明显相关。采用硬膜外麻醉的患者术后采用自控镇痛能够降低术后深静脉血栓形成的发生率。抗凝血酶（AT）基因 5′未翻译区相差 76bp 的短/长（S/L）片断长度多态性与术后下肢深静脉血栓形成明显相关，SS 基因型明显增加髋膝关节矫形和髋部骨折内固定术术后深静脉血栓形成的发生率，携带等位基因的患者术后深静脉血栓形成的危险性明显增高。美国胸科医师协会（ACCP）通过对这些危险因素（表 93－1）的评价，将手术患者分为低、中、高危和极高危四级（表 93－2）。

表 93－1　VTE 的危险因素

内在因素	外部因素	
高龄 肥胖 吸烟 遗传性或获得性血栓栓塞倾向	手术 创伤（严重或下肢创伤） 静脉曲张 妊娠及产后 含雌激素的避孕药或激素替代治疗、选择性雌激素受体调节药 卧床、瘫痪	恶性肿瘤 肿瘤治疗（激素、化疗或放疗） 既往 VTE 病史 中心静脉插管 急性内科疾病 心脏或呼吸衰竭 肠道感染性疾病 肾病综合征 骨髓异常增生综合征 阵发性睡眠性血红蛋白尿

表 93－2　外科住院患者危险分级

危险分级	疾病性质	其他危险因素①
低度危险	非骨科小手术 单纯下肢损伤 良性妇科疾病小手术（≤30 min） 经尿道手术及其他低危泌尿外科手术 膝关节镜	无
中度危险	非骨科小手术 血管外科大手术 大型、开放性泌尿科手术 大型神经外科手术 非大型普外科手术（40～60 岁） 创伤、烧伤	有
中度危险	大型普外科手术（<40 岁） 大型妇科手术、良性疾病	无
高度危险	大型妇科手术、良性疾病 择期脊柱手术	有
	恶性肿瘤扩大手术	无
极高危险	髋或膝关节置换术 髋部骨折 择期脊柱手术（多个危险因素） 严重创伤 脊柱损伤	无
	膝关节镜（长时间、复杂）	有

注：① 其他危险因素包括 VTE 病史、肿瘤、凝血因子高凝状态。

二、静脉血栓栓塞的预防

（一）药物预防　预防血栓策略的主要障碍之一是对出血并发症的顾虑。然而，大量荟萃分析及安慰剂对照、双盲、随机临床研究已证实预防剂量的低剂量普通肝素（low-does unfractionated heparin，LDUH）、低分子量肝素（low molecular weight heparin，LMWH）或维生素 K 拮抗剂几乎不增加有临床意义出血并发症的危险，新的抗凝药物如戊糖的证据也越来越多。有证据表明采取正确预防策略能够达到理想的危险（或获益）和费用（或效益）。预防血栓策略不仅能改善患者预后，而且还能降低住院总费用。

1. 抗血小板药物　阿司匹林等抗血小板药物对减少动脉粥样硬化或高危人群的主要血管事件非常有效。抗血小板药物对合并 VTE 危险的住院患者有保护作用，但不建议单独使用阿司匹林预防 VTE。目前，支持抗血小板药物的临床研究规模较小，设计有缺陷，结果不一致，其疗效较其他预防方法差，如低分子肝素。

2. 抗凝治疗

（1）普通肝素（heparin）　在静脉血栓的预防中，有大量研究证实了皮下注射普通肝素的疗效，但皮下注射普通肝素较静脉用药生物利用度减少。皮下注射低剂量的普通肝素适合中、高危的患者，如普通外科手术、内科住院患者、妇产科和泌尿外科等手术。但对于极高危的患者，不适于单独应用，如髋和膝关节置换术的预防，以及其他外科手术伴有多重危险因素的患者等。

根据患者的危险级别不同，推荐两种剂量：① 中危剂量肝素 5 000 IU，每日 2 次，皮下注射。② 高危剂量肝素 5 000 IU，每日 3 次，皮下注射。大多数预防研究提出可术前 1～2 h 给予肝素 5 000 IU，皮下注射。

术后 12～24 h，5 000 IU，皮下注射，以后每日 2～3 次，每次5 000 IU。

(2) 低分子量肝素　尽管不同 LMWH 的药理特性有明显区别，而且每种 LMWH 都应当被作为一种独立的药物，但研究结果表明不同 LMWH 的疗效没有明显差别。目前还没有直接比较不同 LMWH 在外科手术患者中疗效的研究，不同制剂的剂量需要参照产品说明书中的推荐。中危剂量 LMWH≤3 400 IU，每日 1 次。高危剂量 LMWH>3 400 IU，每日 1 次。

(3) 抗凝治疗开始时间　治疗开始的时间受患者手术和出血危险的影响。要充分评估某种抗凝药物的效果、出血风险来确定开始预防的时间，麻醉方式也可能对预防药物的选择和开始时间产生影响。① 普外科、妇产科和泌尿外科手术，术前 1～2 h 皮下注射适宜剂量的肝素，术后每日早晨皮下注射，直到患者可活动，一般需 5～7 d 或更长。② 对大多数中危和高危创伤患者，一旦最初的出血控制后，即可开始。早期预防性应用 LMWH 的禁忌证包括颅内出血、进行性出血、难以控制的出血、无法纠正的严重的凝血功能障碍以及不完全性脊髓损伤伴可疑或已证明的脊柱周围血肿。不伴明显出血的头部损伤、内脏器官(如肺脏、肝脏、脾脏或者肾脏)的撕裂伤或挫伤、骨盆骨折后的腹膜后血肿以及完全性脊髓损伤等，在排除可能存在的进行性出血后，不是应用 LMWH 的禁忌证。绝大多数患者能够在创伤后 36 h 内开始应用 LMWH 进行预防。③ 矫形外科，LMWH 在术前与术后应用的差别不大，这两种方式均可采用。对于择期手术患者，LMWH 术前 12 h 或术后 12～24 h 开始使用，或术后 4～6 h 首次给予较高预防剂量的半量，次日应用较高预防剂量。④ 髋部骨折，如果未立即手术，建议术前即开始采取预防措施，给予短效抗凝剂如 LDUH 或 LMWH。⑤ 对有出血高危因素的患者，建议首次应用 LMWH 的时间应延迟到术后 12～24 h，直到经检查确认手术部位出血已基本停止。⑥ 急性脊髓损伤患者用 LMWH 预防，并且一旦成功进行基本的止血就应该开始应用，如果 CT 扫描或 MRI 检查提示不完全性脊髓损伤患者存在脊髓周围血肿，应该延迟 1～3 d再开始应用 LMWH。

(4) 抗凝治疗持续时间　① 总的原则是中危和高危患者用药直至患者恢复活动或出院即可。② 极高危患者需要出院后继续应用 2～4 周，根据情况可能需要更长的时间。

(二) 非药物方法

1. 腔静脉滤器　专家建议对 VTE 的高危创伤患者预防性植入下腔静脉滤器(inferier veria cava filter, IVCF)。目前尚无随机性临床研究证实患者使用 IVCF 的预防性作用，预防性植入 IVCF 并不能降低创伤患者的死亡率，而且在植入了 IVCF 后仍有可能发生肺栓塞和致命性肺栓塞。植入滤器面临的最大挑战是缺乏滤器有效性或效价比的证据。不建议常规植入 IVCF 作为预防措施，即使是 VTE 高危患者也不推荐常规使用。腔静脉滤器的适应证包括近端 DVT，以及全剂量抗凝治疗有禁忌证或者近期接受大手术的患者。

2. 机械性预防方法　VTE 预防的机械方法可增加静脉血流和(或)减少下肢静脉淤血，包括逐段加压袜或弹力袜、间断气囊压迫装置、下肢静脉泵。机械性方法可减少部分患者发生 DVT 的危险，但疗效逊于抗凝药物，其最大优势在于没有出血并发症，但同时合并动脉供血不足患者应慎用加压袜。目前，没有一种机械方法被证实能减少死亡或肺栓塞的危险。这些设备应尽可能在双腿应用，且一直持续到可以开始 LMWH 治疗。极高危患者单独应用疗效差，推荐与有效地抗凝治疗联合应用。

第二节　抗凝和抗血小板药

凝血酶和血小板的作用是血栓栓塞中互相促进的两个主要环节。抗栓治疗主要针对两个环节，分别称抗凝治疗和抗血小板治疗。静脉系统血栓的防治主要针对凝血酶；动脉血栓的防治则以抗血小板为主。而对于一些重症患者，如急性冠脉综合征，可能需要同时使用抗凝和抗血小板药物。

一、抗凝药物

(一) 香豆素衍生物　代表药物为华法林(warfrin)，是主要的口服抗凝药。华法林是维生素 K 拮抗剂，在肝脏抑制维生素 K 由环氧化物向氢醌转化，从而阻止维生素 K 的反复利用，影响凝血因子Ⅱ、Ⅶ、Ⅸ、Ⅹ的羧化作用，使这些因子停留在无凝血活性的前体阶段，从而影响凝血过程。华法林生物利用度高，口服 90 min 后血药浓度即可达到峰值，但对已经合成的上述凝血因子无抑制作用，因此抗凝作用出现较慢。一般需要 8～12 h 后才发挥作用，1～3 d 达到高峰，停药后抗凝作用维持 2～5 d，此外，华法林还抑制抗凝蛋白 C 和 S 的羧化作用。凝血酶原时间(PT)主要用于监测华法林的抗凝效果。多数情况下，华法林抗凝治疗时，应维持PT所对应的国际标准化比率（international normalized ratio，INR）为2～3。

（二）肝素 肝素包括标准肝素（普通肝素，或未分级肝素，或未组分肝素，unfractionated heparin，UFH）、低分子量肝素。肝素静脉注射后立即与抗凝血酶Ⅲ（AT-Ⅲ）结合，使凝血酶（因子Ⅱa），因子Ⅹa、Ⅸa、Ⅺa和Ⅻa失活发挥强大的抗凝作用。

1. 标准肝素 UFH抗凝呈非线性效应，其强度与持续时间并不随剂量增加而成正比增强及延长。在治疗剂量水平，UFH主要集中在血管内皮细胞和巨噬细胞，并在此被降解破坏，极少以原形从尿排出。其半衰期与给药剂量有关，静脉注射UFH 100 IU/kg、400 IU/kg、800 IU/kg，半衰期分别为1 h、2.5 h、5 h。肝素相关的出血风险随剂量增加而升高。

UFH在低剂量（≤5 000 IU）使用时即可抑制因子Ⅸa，因此监测活化部分凝血活酶时间（APTT）可以了解其抗凝程度。此外，UFH可能会引起血小板减少症，在使用第三～五日必须复查血小板计数。若较长时间使用肝素，还应在第七～十日和第十四日进行复查。若出现血小板迅速或持续降低达3 d以上，或血小板计数<100×10^9/L应停用UFH。

鱼精蛋白静注可以中和UFH的抗凝效应，使用比例为鱼精蛋白1 mg∶UFH 100 IU。在计算鱼精蛋白剂量时仅需考虑4～6 h内静脉使用的UFH总量，而中和皮下注射的肝素可能需要重复使用鱼精蛋白。

2. 低分子量肝素 LMWH平均分子量为4 000～6 000，一般采取皮下注射，对因子Ⅹa的抑制作用比因子Ⅱa大。LMWH主要经肾脏清除，其半衰期是UFH的3～4倍，抗凝效果呈明显的量效关系，每日1次使用LMWH的抗凝效果超过每日2次使用UFH的效果。

临床应用无需常规监测APTT，如需监测，使用抗因子Ⅹa活性单位。妊娠期间全血容量增大，而肾血浆消除率增高，在肾功能不全患者却可能有药物积聚，因此妊娠和肾功能不全患者使用LMWH时要监测血浆抗Ⅹa活性。治疗作用所需抗Ⅹa活性为0.3～1.0 IU/ml，预防作用所需抗Ⅹa活性为0.1～0.4 IU/ml。较少诱发血小板减少症，但仍有可能在用药5～8 d后发生，故应在用药初1个月内定期复查血小板计数。

LMWH抗凝治疗在临床应用越来越广泛，如不稳定性心绞痛的预防和治疗、血液透析的抗凝、缺血性脑梗死、肺栓塞以及肾病综合征的治疗，在一些领域，如心血管介入治疗和血液透析，已经明确提出用LMWH来代替UFH。目前临床上常用的LMWH制剂有达肝素钠（dalteparin sodium，法安明）和低分子肝素钙（速碧林）等。标准肝素与低分子量肝素的区别见表93-3。

表93-3 标准肝素与低分子量肝素的区别

标准肝素	低分子量肝素
主要抑制凝血酶（因子Ⅱa）	主要抑制因子Ⅹa，部分抑制因子Ⅱa
主要用于体外循环抗凝，被鱼精蛋白拮抗	不用于体外循环抗凝，不易被鱼精蛋白拮抗
可被肝素酶、血小板第Ⅳ因子、其他血浆蛋白和内皮细胞中和	可被肝素酶中和，不易与内皮细胞结合
皮下注射生物利用度30%	皮下注射生物利用度90%
剂量效应（dose-effect）反应不佳	剂量效应反应尚可
常可导致肝指数暂时性升高	可能导致肝指数暂时性升高
增加血管通透性	降低血管通透性
血小板活化增强与von Willebrand因子结合较强	较少活化血小板，不易与von Willebrand因子结合，血小板功能的影响小
会引起血小板减少症	较少诱发血小板减少症

（三）新抗凝药物

1. 活化凝血因子Ⅹ抑制剂（FⅩa抑制剂） 活化凝血因子Ⅹ（activated factor Ⅹ，FⅩa）位于凝血共同通路的起始端，是内外凝血途径的交汇点，是凝血酶生成的限速因子。抑制一个FⅩa分子可阻止大约138个凝血酶分子的生成。促进凝血是FⅩa的唯一功能，FⅩa不具有凝血酶的其他功能。FⅩa抑制剂分为间接抑制剂和直接抑制剂。间接FⅩa抑制剂通过与抗凝血酶结合，激活抗凝血酶，然后活化的抗凝血酶抑制游离的FⅩa，而直接FⅩa抑制剂可结合并抑制FⅩa，无需抗凝血酶。

（1）间接FⅩa抑制剂 间接FⅩa抑制剂具有以下优点和缺点：① 皮下注射的生物利用度高，几乎达到100%。② FⅩa的特异性抑制物。由于分子链短，这些分子仅能连接抗凝血酶和FⅩa，而不能起到将抗凝血酶和凝血酶桥连起来的作用，故特异性抑制FⅩa，使抗凝血酶选择性中和FⅩa的活性增加约数百倍。而肝素还可抑制FⅡa、FⅨa、FⅪa和FⅫa等凝血因子。③ 不与抗凝血酶以外的其他血浆蛋白结合。以原型从肾脏清除，故与LMWH相同，在肾功能不全时可产生体内蓄积。当肌酐清除率<30 ml/min时禁用，肌酐清除率30～50 ml/min时慎用。由于不与血小板第Ⅳ因子或血小板结合，所以对肝素诱导的血小板减少症（heparin-induced thrombocytopeia，HIT）的患者可能是一种安全、有效的抗凝替代药。④ 半衰期明显延长。磺达肝素（fondaparinux）的半衰期约18 h，可每日给药1次。艾卓肝素（idraparinux）的半衰期为80～130 h，几乎与抗凝血酶的半衰期一样长，可以每周仅给药1次，

使用方便。⑤ 对活化的部分凝血活酶时间(APTT)、国际正常化比值(INR)或出血时间无影响或仅有微弱影响,无需实验室监测。⑥ 抗凝作用不能被鱼精蛋白逆转。一旦过量导致出血,也许只有大剂量重组 FⅦa 可能有效。

包括磺达肝素和艾卓肝素,两者均为人工合成,是 UFH 和 LMWH 中与抗凝血酶结合的戊糖序列类似物。这些类似物经过化学修饰,增加了与抗凝血酶的亲和性。

磺达肝素是一种预防和治疗静脉、动脉血栓栓塞性疾病的强效抗栓剂。预防外科手术后血栓栓塞,磺达肝素的效果与 LMWH 相同或明显优于 LMWH,而严重出血的发生率相似。磺达肝素治疗急性 VTE 的疗效和安全性与 UFH 或 LMWH 相当。美国已批准磺达肝素用于髋和膝关节矫形术后和髋部骨折术后血栓预防治疗和 VTE 的一线治疗。目前还不能确定磺达肝素是否一定优于 LMWH,但就 HIT 的危险性来看,它可能较为安全。

艾卓肝素在剂量仅 2.5 mg 下就可达到与常规剂量华法林治疗急性 DVT 的相同疗效。由于每周仅需注射 1 次,艾卓肝素可能比 LMWH 更方便,在某些患者中可替代口服华法林。

(2) 直接 FⅩa 抑制剂　直接 FⅩa 抑制剂可抑制血浆中游离的 FⅩa 和与活化血小板结合的 FⅩa。与肝素、LMWH 和间接 FⅩa 抑制剂相比,此特性是直接 FⅩa 抑制剂在治疗上的优点。直接 FⅩa 抑制剂通过直接与凝血酶外显部位或活性部位结合抑制凝血酶。与肝素不同,直接 FⅩa 抑制剂可与血液中的凝血酶结合,还能与附着在血凝块上的凝血酶相结合。而且,它们抑制凝血酶的作用不需要抗凝血酶Ⅲ的参与。此外,该类药物不与血浆蛋白和血管内皮细胞结合,也不被血小板第Ⅳ因子所结合,因此,抗凝效果确切且可预测性强。曾有在肝素耐药患者体外循环中使用此类药物的报道。

直接 FⅩa 抑制剂具有以下优点:① 几乎不与血浆蛋白结合,故其抗凝强度是可预知的。② 不与血小板因子第Ⅳ结合,与诱发 HIT 的自身抗体无交叉反应,故可用于 HIT。③ 既可抑制与纤维蛋白结合的凝血酶,也可抑制血浆中游离的凝血酶。④ 不通过抑制维生素 K 而起作用,故不存在如口服华法林受食物影响的问题,产生药物相互作用的可能性小。

直接 FⅩa 抑制剂的潜在缺点:① 目前还没有能快速逆转其抗凝作用的药物。② 不同的 DTIs 在药理学方面存在显著差异,造成疗效、安全性和方便程度上的明显不同。③ 价格昂贵。

二、抗血小板药物

动脉血栓的防治主要以抗血小板为主,长期的抗血小板治疗常用于冠心病、脑血管病以及外周血管病患者。

(一) 阿司匹林　阿司匹林(aspirin)不可逆地抑制血小板膜上的环氧化酶,从而抑制血栓素 A_2(thromboxane,TXA_2)的合成与释放,最终抑制了 TXA_2 诱发的血小板聚集。尽管阿司匹林的血浆半衰期只有 20 min,但由于其不可逆的抑制特性,40～50 mg/d 的阿司匹林就足以完全抑制血小板环氧化酶的功能,在血小板的生存期内(8～10 d),血小板功能始终处于抑制状态,直至有新产生的血小板,才能够维持其正常的聚集功能。尽管阿司匹林问世已逾百年,目前仍是研究和临床应用的主流药物,在心脑血管病的一二级预防中广泛地使用。

(二) 噻氯匹定和氯吡格雷　噻氯匹定(ticlopidine,抵克力得)是强效血小板抑制剂,阻断血小板 ADP 受体,抑制二磷酸腺苷(ADP)所引起的血小板聚集。氯吡格雷(clopidogrel)是新一代的 ADP 受体拮抗剂,其抗血小板活性是噻氯匹定的 6 倍,耐受性良好。与阿司匹林类似,氯吡格雷不可逆抑制血小板功能,由于作用机制不同,两者常联合应用于高风险患者,如冠脉支架植入术后和急性冠脉综合征患者,以协同拮抗血小板聚集功能。

(三) 糖蛋白Ⅱb/Ⅲa 受体拮抗剂　主要包括阿昔单抗(abciximab)、替罗非班(tirofiban)和依替巴肽(eptifibatide),阿昔单抗为人鼠嵌合的单克隆抗体片断,作用于血小板糖蛋白 GPⅡb/Ⅲa 受体,阻断纤维蛋白原与之结合,从而抑制血小板的聚集。单次剂量静脉注射后,在数分钟内大部分与Ⅱb/Ⅲa 受体高亲和力结合,其余游离部分则快速从血浆清除。停止阿昔单抗持续输注后,其游离部分的药物浓度在 6 h 内快速降低,而与受体结合的部分药物消除相当缓慢,即使在7 d 后,约有 25%的受体功能没有恢复。由于缺乏特效的抗血小板药物拮抗剂,在一些急需恢复血小板功能的情况下,输注血小板可能是唯一的选择。静脉血栓栓塞高危患者的预防药物剂量见表 93-4。

表 93-4　静脉血栓栓塞高危患者的预防药物剂量

药　　物	预防用药的每日最大剂量
普通肝素	肝素 3 000～5 000 IU,皮下
舍托肝素(certoparin)	1 000～3 000 IU,抗Ⅹa,皮下
达肝素(dalteparin)	1 000～5 000 IU,抗Ⅹa,皮下

续 表

药　物	预防用药的每日最大剂量
依诺肝素(enoxaparin)	10～40 mg,皮下
那屈肝素(nadroparin)	2 850 IU (0.3 ml) 或按体重调整,抗Ⅹa最大5 700 IU(0.6 ml),抗Ⅹa,皮下
瑞肝素(reviparin)	1 000～1 750 IU,抗Ⅹa,皮下
亭扎肝素(tinzaparin)	1 000～4 500 IU,抗Ⅹa,皮下
磺达肝癸钠(fondaparinux)	1～2.5 mg,皮下
达那肝素(danaparoid)	200～750 IU,皮下
地西卢定(desirudin)	2～15 mg,皮下
利伐沙班(rivaroxaban)	1～10 mg,口服
阿哌沙班(apixaban)	2～2.5 mg,口服
达比加群(dabigatran)	100～220 mg(首剂110 mg) ＞75岁者,100～150 mg(首剂75 mg),口服

第三节　围术期出凝血功能监测

一、出凝血功能的监测指标

(一) 出血时间(BT)　指皮肤破口出血到出血自然停止所需要的时间,用以测定皮肤毛细血管的止血功能。正常值Duke法1～3 min。BT缩短,提示血液呈高凝状态;BT延长,提示血液呈低凝状态,可见于遗传性出血毛细血管扩张症、血小板减少症、血小板无力症和血管性假血友病等。

(二) 凝血时间(CT)　指血液离体后完全凝固所需要的时间,用以测定血液的凝固能力。正常值:毛细管法3～7 min,试管法5～12 min,玻片法1～1.5 min。CT延长,表示凝血功能障碍,或血中含抗凝物质(如肝素等);CT缩短,见于血液高凝状态。因采血不顺利而致血样中混入组织液时,CT也缩短。

(三) 毛细血管脆性(束臂)试验(CFT)　用暂时阻断肢体血运动的方法使用静脉充血和毛细血管内压增高,观察皮肤上新出现的出血点的数量及其大小,估计毛细血管的脆性。正常值:男性0～5个,女性0～10个。见于坏血病、血小板减少性紫癜、血小板无力症等。但根据CFT不能鉴别毛细血管或血小板功能缺陷。

(四) 血小板计数(BPC)　正常值为(100～300)×10^9/L。BPC减少见于特发性血小板减少性紫癜、再生障碍性贫血、脾功能亢进、急性白血病等。BPC增加见于慢性粒细胞性白血病早期、脾切除、急性失血后、特发性血小板增多症等。

(五) 血小板黏附试验(PAdT)　指血小板黏着若干异物的功能。正常值:玻璃珠柱法为(62.50±8.61)%(45.31%～79.78%);玻璃球旋转法为(34.90±5.95)%;玻璃滤器法为(31.9±10.9)%;体内法为24%～69%。PAdT减少见于血管性血友病、血小板无力症、血小板增多症、DIC、尿毒症、低(无)纤维蛋白血症等。PAdT减退或消失见于血小板无力症、血管性假血友病、某些获得性血小板病如尿毒症出血倾向等。PAdT增高见于冠心病、急性心肌梗死、脾切除术后、DIC高凝血期等。

(六) 血小板凝集试验(PAgT)　指血小板与血小板的相互作用,可能是血小板膜GPⅡb/Ⅲa、血浆纤维蛋白原及细胞外钙离子形成的血小板凝集反应。血小板凝聚率取决于血小板数量、血小板凝聚能力及正常的血浆凝血因子。ADP含量为0.32～1 000 μg/ml均产生凝聚。PAgT减退或消失见于血小板无力症、血管性假血友病、某些获得性血小板病如尿毒症出血倾向等。PAgT增高见于冠心病、急性心肌梗死、脾切除术后、DIC高凝血期等。

(七) 血块收缩试验(CRT)　血液完全凝固后,其中的血小板块收缩素促使纤维蛋白网收缩,并挤出网隙中的血清,由此形成血块收缩。影响血块收缩的因素有:血小板的质和量、凝血酶和纤维蛋白原浓度、血细胞比容和试管壁等。正常值:定性法为血块在30～60 min开始收缩,18～24 h完全收缩;定量法是血块凝固后1 h的收缩率为48%～64%。血块收缩不佳或完全不收缩,见于血小板无力症、血小板减少性紫癜、严重凝血因子缺乏等。血块收缩过度见于先天性ⅩⅢ因子缺乏症、严重贫血症。

(八) 简易凝血活酶生成时间(TGT) 凝血活酶是在血浆因子、血小板第Ⅲ因子及钙离子的共同作用下形成的。在试管中将上述各种成分等量混合,可形成凝血活酶。计算凝血活酶凝固其基质血浆所需的时间,可代表其活动度。将患者血标本进行各种组合,可确定患者的血浆缺乏哪种凝血因子。正常值:9～11 s;＞15 s为异常。用正常人的标准曲线与受检查作对照,各凝血因子活动度以＞60%为正常。凝血活酶生成不佳见于凝血因子Ⅷ、Ⅸ、Ⅺ减少,血友病A、B、C型,血管性假血友病,肝脏疾病及血液含抗凝物质。

(九) 简易凝血活酶生成时间(STGT) 用患者的全血作为凝血活酶生成试验中所需要的全部凝血因子来源,利用溶解的红细胞作为血小板代用品。由此可迅速诊断出凝血活酶生成障碍疾病。正常值:10～14 s。＞15 s为异常。临床意义与TGT相同。

(十) 凝血酶原消耗试验(PCT) 血液凝固后,血清中还剩余多量凝血酶原,在凝血活酶作用下凝血酶原继续转变成凝血酶。血浆因子或血小板因子缺陷导致凝血活酶生成不良时,凝血酶原转变为凝血酶的速度减慢,血清凝血酶原时间也缩短。测定血液凝固后1 h时间内的血清凝血酶原活动度,可间接推测凝血酶的活动度。正常值:＞25 s。＜20 s为异常,见于凝血因子严重减少、血小板减少或缺乏、血中含抗凝物质(特别是抗凝血活酶物质)。

(十一) 白陶土部分凝血活酶时间(KPTT) 以脑磷脂代替血小板,以白陶土为活化剂与少许血小板血浆混合、温育一定时间以活化凝血因子,然后加入氯化钙,测定凝固时间。正常值:31.5～43.5 s(37.0±3.3 s)。KPTT延长(超过正常对照10 s),意味着内源性凝血系统诸因子的促凝活性＜25%,见于因子Ⅷ、Ⅸ、Ⅺ、Ⅴ、Ⅹ、Ⅻ减少,纤维蛋白原、凝血酶原减少,应用肝素或双香豆素等。

(十二) 凝血酶原时间(PT) 将过量的组织凝血活酶(兔脑)和适量的钙加入受检血浆,观察血浆的凝固时间即为PT。PT是反映外源凝血系统较敏感的筛选试验。正常值:11～15 s,活动度为80%～12%。PT延长(超过正常对照值3 s)。见于凝血酶原缺陷,因子Ⅴ、Ⅶ、Ⅹ缺陷,纤维蛋白原显著减少或抗凝血酶物质增加,维生素K缺乏等;PT缩短(慢于正常对照3 s),表示因子Ⅱ、Ⅴ、Ⅶ和Ⅹ的单独或联合增多,见于因子Ⅴ增多症、高凝状态和血栓塞症等。

国际标准化比值(INR)是从凝血酶原时间和测定试剂的国际敏感指数(ISI)推算出来。采用INR使不同实验室和不同试剂测定的PT具有可比性,便于统一用药标准。一般手术患者术前应＜1.6。

(十三) 凝血酶时间(TT) 将标准化凝血酶液加入受检血浆,观察血浆凝固所需的时间,即为TT。正常值为16～18 s。TT延长(超过正常对照3 s)提示血液含肝素或类肝素物质,纤维蛋白原减少纤维蛋白降解产物(FDP)的抗凝活性增高。

(十四) 全血凝块溶解试验(BCLT) 纤溶酶活性增高时,能使全血凝块溶解。正常值:全血凝块在48 h内仍完整。凝块在24 h内即溶解者,提示纤溶酶活性增高;异常增高者可使血凝块在1 h内即溶解。

(十五) 优球蛋白溶解时间(ELT) 血浆的优球蛋白含纤维蛋白原、血浆素原及其活化素,而不含抗血浆素,正常的优球蛋白凝块溶解时间明显缩短。ELT反映纤溶酶原活化素活性的强度。正常值:90～120 min。ELT缩短(＜70 min)提示纤维蛋白溶解活力亢进,见于原发性或继发性纤溶,如广泛烧伤、出血性休克,大手术、产科意外(胎盘早剥、羊水栓塞)、输血型不合反应等;ELT延长(＞4 h)提示纤维蛋白溶解活力减低,见于血栓塞病、应用抗纤溶药过量等。

(十六) 纤维蛋白原测定 血浆加凝血酶后,纤维蛋白原变成纤维蛋白凝块。正常值:定量法2～4 g/L;半定量法为1∶64。纤维蛋白原含量减少(＜2 g/L,＜1∶32)见于DIC低凝血期及纤溶期、严重肝病、产科意外,低(无)纤维蛋白原血症等;纤维蛋白原含量增多见于高凝状态,如急性心肌梗死、深静血栓形成、烧伤等。

(十七) 血浆鱼精蛋白副凝试验(3P试验) 在高凝状态和继发性纤溶时,血浆含大量纤维蛋白单体,与纤维蛋白降解产物(FDP)结合,可形成可溶性复合物。此复合物与鱼精蛋白作用后,可析出纤维蛋白素状物。正常人3P试验为阴性;阳性者见于DIC早期,阳性率为68.1%～78.9%。假阳性率较高,可见于上消化道大出血、外科大手术后、分娩、败血症等。3P试验阴性除见于正常人外,还见于晚期DIC、原发性纤维蛋白溶解症。

(十八) 纤维蛋白降解产物(FDP)测定 纤维蛋白溶解时产生FDP,具有与纤维蛋白原相同的抗原决定簇,利用纤维蛋白原抗血清与FDP起抗原-抗体反应,可检测FDP。正常值:1～6 mg/L。FDP增高(＞10 mg/L)见于原发性和继发性纤溶症或溶栓治疗。

(十九) 纤溶酶原测定 纤溶活性亢进时,纤溶酶原消耗增多,其血浆浓度减低;反之血浆浓度增高。正常值:15～200 mg/L。增高者表示纤溶活性减低,见于高凝状态及血栓栓塞病;降低者表示纤溶活性亢进。

(二十) 复钙时间(RT) 在去钙的血浆中,重新加入适量钙剂,观察血浆凝固所需的时间。RT也是内源凝血系统的筛选试验之一。正常值:1.5～3.0 min。RT延长,提示凝血因子Ⅶ、Ⅸ、Ⅺ缺乏(血友病A、B、C),因子Ⅹ、Ⅴ、Ⅱ缺乏,严重纤维蛋白原缺乏或血液含抗凝物质;RT缩短见于DIC高凝期、高血糖、高脂血症等。

(二十一) 激活全血凝固时间(ACT) 血液中加入惰性硅藻土,可增加血浆接触活性和加速血液凝结过程。从血液注入含硅藻土的试管开始,至有血凝块出现的时间,即为 ACT。测定 ACT 可了解凝血状况和监测肝素与鱼精蛋白用量。正常值: 60～130 s。体外循环心内直视手术注射肝素后,需每小时测 1 次 ACT,维持 ACT 在 400～600 s,可防止凝血和凝血因子的消耗。ACT＞600 s,易发生颅内出血。体外循环结束后测 ACT,根据 ACT 肝素剂量反应曲线(图 93 - 1)可计算出体内残留的肝素量,按肝素的 1～1.3 倍给予鱼精蛋白,直至 ACT 正常。

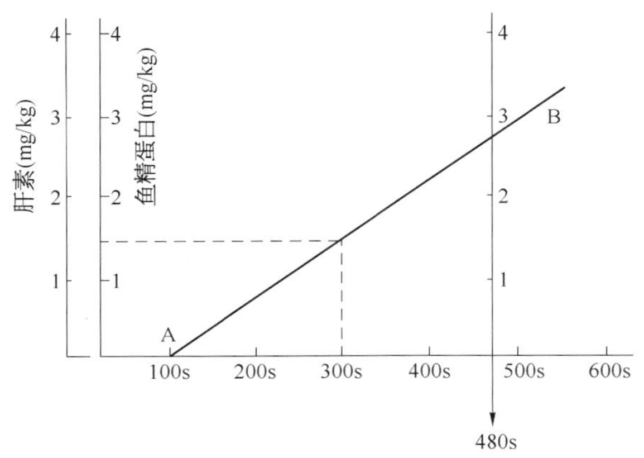

图 93 - 1 ACT 肝素剂量反应曲线

A 点: 应用肝素以前的 ACT 值; B 点: 应用肝素 3 mg/kg后 ACT 值; A、B 两点连线为 ACT 肝素剂量反应曲线。

(二十二) 血栓弹性图(thromboelastogram, TEG) TEG 是根据血液凝固切应弹性的原理,在凝血过程中,即从纤维蛋白至血凝块完全形成,主要监测血液黏滞度的变化。监测仪用管状不锈钢小杯盛装 0.36 ml 血样本(图 93 - 2),杯上端有一小活塞,通过金属丝与主机联结,金属丝可以将活塞的扭力传导给主机,经放大后通过打印机输出。监测时小杯保持 37℃,水平振荡,并每 9 s 水平转动 4°45′。血液凝固前,液态血液不会使凝血块产生切应力,小杯无转动扭力传导给活塞,金属丝无扭力,打印显示为直线。血液开始凝固时,血液黏滞度不断增加,纤维素形成使扭力增强,将小杯及活塞连接起来,小杯转动时带动活塞使金属丝产生扭力,经主机放大后,记录系统描记血凝过程的图形变化。

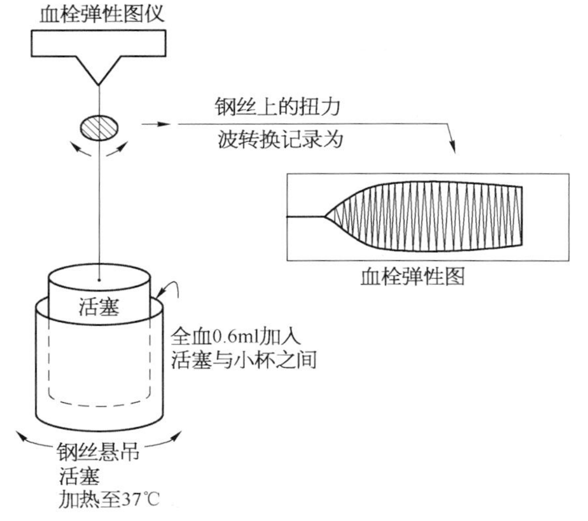

图 93 - 2 血栓弹性图原理示意

图 93 - 3 为正常人的血栓弹性图。图中 R 为反应时间,表示从加样到开始记录第一次振荡旋转扭力的时间,正常人为 6～8 min; K 为从凝血开始到记录振幅达到 20 mm 的时间,R＋K 时间之和为凝血时间,通常为 10～12 min。沿血栓弹性图边缘并经过凝血起始点可作一条切线,切线与水平线的夹角为 α,切线斜率与凝血速度有关,正常应＞50°; TEG 最大幅度(MA)为 50～70 mm; 从最大幅度到其后 60 min 时的振幅为 A_{60},用 A_{60} 除以 MA 与 100 之积,既为血栓溶解指数。正常血栓溶解指数应＞85%。当纤维溶解较活跃时,血栓溶解指数降低。反映血栓溶解的另一个指标为最大振幅到血栓完全溶解的时间(F 时间),通常＞300 min。患者应用凝血药时这些时间会发生变化。此外,通过凝血弹性图还可了解血栓形成速度、强度及远期稳定性。另外,也可间接反映凝血因子、血小板功能及纤维溶解等情况,如图 93 - 4 所示。该法检测较为费时。

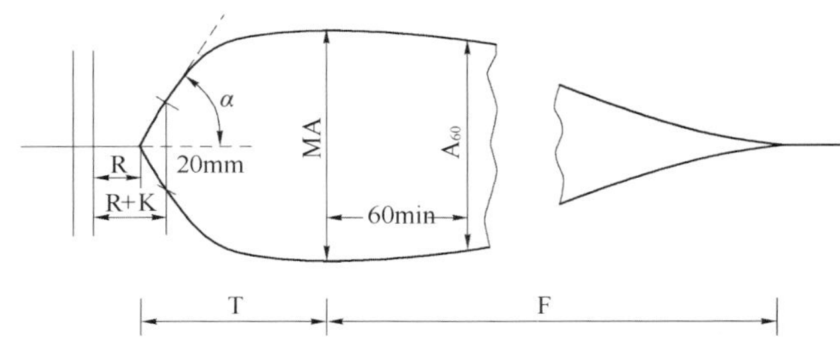

图 93 - 3 血栓弹性图示意图

(二十三) 出血量测定

1. 重量法 沾血纱布的重量(g)减去干纱布的重量(g),即为出血量(ml),加上吸引瓶血量,可大致估计出血总量。

2. 比色法 将术中沾血的纱布及布类全部放入预知容量的水中清洗,取清洗液样用比色法测其中的血红蛋白,根据公式计算出血量。

$$出血量(ml)=\frac{清洗液血红蛋白(g/L)\times 清洗液总量(ml)}{术前血红蛋白量(g/L)}$$

二、播散性血管内凝血

播散性血管内凝血(disseminated intravascular

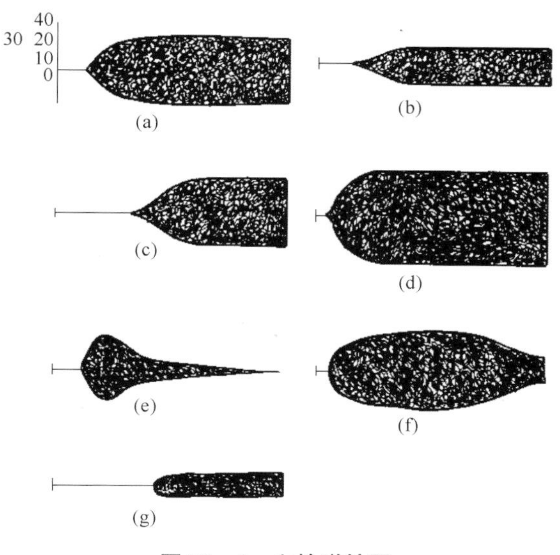

图 93－4　血栓弹性图

(a) 正常;(b) 血小板功能(数量)下降;(c) 凝血因子失功能(包括肝素残留功能);(d) 高凝状态;(e) 纤维蛋白溶解;(f) DIC 早期;(g) DIC 晚期。

coagulation, DIC)是一种在多种疾病基础上发生的临床综合征,其主要特征是在各种病因作用下,人体凝血与抗凝之间平衡失调,弥散性地发生于小血管内,特别是毛细血管内纤维蛋白及血小板血栓形成,导致凝血因子及血小板消耗减少、微循环障碍及组织缺血,并引起继发性纤维蛋白溶解亢进等病理变化。在临床上表现为出血、休克、脏器功能不全等症状与体征。

1. DIC 的诊断依据

(1) 存在 DIC 病因,如感染、败血症、大手术、创伤或恶性肿瘤等。

(2) 全身广泛出血,合并长时间休克、栓塞或溶血,而不能用原发疾病解释者。

(3) 实验室检查:① 血小板计数$<100\times10^9$/L,或呈动态下降;凝血酶原时间延长或缩短 3 s 以上,或动态性延长。② 纤维蛋白原$<$1.5 g/L,或$>$4.0 g/L,或呈动态性变化。③ 3P 试验阳性或 FDP 升高。④ 血片中破碎红细胞$>$2%。

(4) 诊断有困难的病例再做下列检查:① 抗凝血酶Ⅲ定量或活性降低。② 血小板β球蛋白及血小板第Ⅳ因子含量增高。③ 纤维蛋白原转换率增高。④ Ⅷ:C/ⅧR:Ag 比例下降。

2. DIC 的监测重点

(1) 注意引起 DIC 基础疾病和诱发因素的进展或解除情况。

(2) 观察出血进展情况。

(3) 必要时进行血涂片检查红细胞形态。

(4) 测定血小板计数、凝血酶原时间、纤维蛋白原定量每日或隔日 1 次。

(5) 测定纤溶试验,包括 3P 试验、FDP 测定、KPTT 测定优球蛋白溶解时间等,每日或隔日 1 次。

(6) 采用肝素治疗者,每次给药前必须做试管法凝血时间测定(用 0.8 cm 直径管,正常值是 5～11 min)。

第四节　围术期抗凝治疗

围术期抗凝治疗涉及两种人群,一是长期接受抗凝治疗的患者,另一是围术期具有血栓栓塞高危倾向的患者。需长期服用抗凝药的患者多见于静脉血栓栓塞症、遗传性高凝状态、机械心脏瓣膜置换术后或房颤。长期抗血小板治疗多见于冠心病、脑血管病以及外周血管病患者。合理的抗凝治疗可以降低静脉血栓栓塞风险达 80%;机械心脏瓣膜置换术后的患者,在合理的抗凝治疗下,动脉血栓栓塞风险降低可达 75%,而在房颤患者可达 66%。

一、常见问题

(一) 如何权衡抗凝的出血和不抗凝的血栓栓塞危险　抗凝可致手术出血增多,但中断抗凝治疗或不给予抗凝有增加血栓栓塞的危险,而术后过早的恢复抗凝治疗又可能会增加术后出血的危险。需权衡各种因素,制定出合理的抗凝治疗时机、剂量和疗程。因此,服用抗凝(或抗血小板)药物的患者拟接受外科手术时,应该考虑到三个方面的情况:① 可能增加的围术期出血。② 手术的种类。③ 动、静脉血栓栓塞的后果。一般而言,动脉血栓栓塞后果最为严重,其中 20% 为致命性,而 40%可导致患者长期失能。静脉血栓栓塞后果相对较轻,与静脉血栓栓塞相关的死亡率约为 6%;而与术后大出血相关的死亡率约为 3%。

(二) 围术期的血栓以静脉为主还是动脉为主　动脉血栓栓塞常引起死亡(约 40%)或严重残疾(约 20%),而复发性静脉血栓栓塞(除了巨大肺栓塞)较少引起猝死(约 6%),也较少发生严重持久的残疾(可能低于 5%)。因此,预防动脉血栓栓塞和预防静脉血栓栓塞的抗凝方案有所不同。

(三) 术前口服抗凝药的患者围术期的最佳抗凝方案　长期口服华法林抗凝的患者停药后其抗凝作用的消失需数日,术后恢复使用达到抗凝作用需相似时间,这给制定围术期抗凝带来不便。大多数患者可待停用华法林,INR 降至 1.5 以下后进行手术,术后择期恢复抗凝治疗。但对于具有围术期血栓栓塞高危险的患者,一般主张术前换用肝素抗凝一段时间,术后在恢复口服抗凝药前也先给予一段时间的肝素抗凝,即所谓的桥连抗凝疗法(bridging anticoagulation therapy)。由于血栓栓塞和出血的危险常受手术过程的影响,应按术前和术后,分别考虑抗凝方案。

二、术前抗凝治疗

长期口服华法林抗凝的患者如接受手术,术前需调整抗凝强度,使 INR 降低至安全范围。实际上,停用华法林后,INR 需自然回落至 1.5 以下。术前一般调整 INR 在 1.2~1.5。调整 INR 有两种方式,一种为单纯停用华法林,一种为换用半衰期较短的肝素抗凝,即桥连抗凝疗法。采用何种方法,主要是根据围术期血栓栓塞发生或复发的危险程度。*D*-二聚体持续升高是血栓复发的独立危险因素,有助于决定抗凝的积极程度。

(一) 动脉血栓栓塞 口服抗凝药常用于预防房颤和(或)瓣膜性心脏病患者发生动脉血栓栓塞,也用于预防某些脑血栓、下肢动脉血栓患者的复发。栓塞史、高血压、年龄>75 岁、左心室功能不全、糖尿病、二尖瓣狭窄是动脉血栓栓塞发生或复发的高危因素。

无高危因素的口服抗凝药患者,术前可采用单纯停用华法林的方法。如停药前 INR 在 2.0~3.0(即 INR 目标值为 2.5),INR 自然回落至 1.5 以下约需4 d。如停药前 INR 在 2.5~3.5(即 INR 目标值为 3.0),则需 5 d。因此,对于华法林每日服药 1 次,INR 目标值为 2.5 和 3.0 的择期手术患者,术前需分别停药 4 d 和 5 d。手术前 1 d 上午测定 INR,看其是否回落到适当水平。如果 INR 为 1.6 或 1.7,可让患者口服 1 mg 维生素 K。如果 INR 为 1.8 或更高,可口服 2 mg 维生素 K,以加速凝血功能的恢复。但不宜给予大剂量维生素 K,以免过度纠正凝血功能,造成术中高凝倾向和在术后恢复口服华法林时造成 INR 调整困难。手术当天早晨复查 INR,如 INR 仍不能被外科医师接受,而手术必须进行,可于手术前输注新鲜冰冻血浆。

有高危因素的口服抗凝患者,术前低于有效抗凝状态的时间越短越好。国外大多数学者建议采用桥连抗凝疗法。由于停用华法林后 30 h 左右 INR 才开始下降,消除半衰期在 20 h 以上,故一般可在末次华法林后 60 h 或在 INR 降至 1.8 时开始给予治疗剂量的肝素,共 3 d。为避免术中仍残存肝素作用,如果静注标准肝素(UFH),建议于术前 6 h 停用;如果皮下注射低分子量肝素(LMWH),建议末次给药至手术的时间不短于 18 h,拟用椎管内麻醉者至少再增加 6 h,并监测 INR。

(二) 静脉血栓栓塞(VTE) 长期抗凝也常用于预防静脉血栓栓塞症的复发。急性 VTE 后 1 个月左右停止抗凝,VTE 复发的危险极高,可达 40%;2 个月左右停止抗凝,复发的危险为 10%;3 个月后停止抗凝,VTE 的复发率迅速下降。因此,在可能的情况下,手术应推迟到急性 VTE 抗凝治疗至少 1 个月,最好是 3 个月后进行。

如手术必须在急性 VTE 后 1 个月内进行,应在停用华法林后 INR<2.0 时开始桥连抗凝疗法,可给予 UHF 或 LMWH。如果必须在急性下肢近端深静脉血栓或肺栓塞 2 周内手术,为预防肺栓塞的发生或复发,建议中断肝素的时间≤18 h(例如,静脉 UFH 自术前 6 h 至术后 12 h 停用),手术时间不宜过长,最好≤1 h,而且手术较大者还应在术前或术中安置下腔静脉滤网。

如果最近一次 VTE 发生于术前 1~3 个月,术前不一定给予桥连抗凝疗法,可停用华法林 4 次,于手术前 1 d 检测 INR,根据测定值,给予单剂口服维生素 K 或皮下注射 LMWH。对于多次发作 VTE 的患者,或虽然发作 1 次,但危险因素持续存在的患者,如特发性 VTE、持久性危险因素(如晚期肿瘤、遗传性易栓症),手术前抗凝治疗一般应>3 个月或 6 个月。已抗凝 3 个月或以上的患者术前可停华法林 5 次,检测 INR,当 INR 降至 1.8 时,可给予预防剂量的 UFH 或 LMWH。

三、术后抗凝治疗

适用于术前已接受抗凝、术后恢复抗凝者和具有血栓栓塞高危险性的手术、术后预防性抗凝者。术后抗凝治疗有别于术前抗凝。首先,大手术时 VTE 的危险性远远低于动脉血栓栓塞的危险性。其次,手术后抗凝治疗是引起出血的重要危险因素。多年来,一般是术后先给予肝素抗凝,如需长期抗凝者再择机过渡到口服抗凝。近年有研究发现,大手术后直接给予华法林抗凝较少引起出血,而术后数日给予 UFH 或 LMWH 则出血较为明显。有报道称大的骨科手术后 24 h 开始抗凝,即使给予预防剂量的 LMWH(剂量低于桥连疗法剂量的 1/2),引起的出血已明显多于口服华法林。因此,有人对术后桥连抗凝疗法的利弊提出了质疑。认为若术后直接恢复口服华法林,在 INR 达到目标值之前,发生血栓栓塞的危险性极低。但仍有反对意见,坚持术后应先给予桥连抗凝疗法。其根据多为一些小样本的研究提示术前和术后予 LMWH 行桥连抗凝疗法较少引起大出血,而术后若不及时恢复或开始有效抗凝,有可能发生血栓栓塞。

(一) 动脉血栓栓塞 有动脉血栓栓塞高危因素的患者,如出血的危险小,术后可采用桥连抗凝疗法。如静脉注射 UFH,一般在术后约 18 h 开始,初始剂量 10~15 U/(kg·h),无需负荷剂量。与皮下注射 LMWH 相比,静脉 UFH 停药后能迅速清除,如发生出血,易被鱼精蛋白中和。如采用治疗剂量的皮下 LMWH 注射,应待术后 24 h,已充分止血后再开始。

也可于手术后12 h给予预防剂量的LMWH,在36 h内升到治疗剂量。在术后早期,每日2次给药优于每日1次给药,因为抗凝峰浓度较低,而且一旦出血,由于每次给药量小,药物清除较快。存在中、高度术后出血危险的患者,即使有动脉栓塞的高危险性,术后也不推荐进行桥连抗凝疗法。

(二) 静脉血栓栓塞 由于手术是静脉血栓栓塞发生或复发的主要危险因素,术后预防性抗凝治疗尤为重要。如前所述,术前3个月有过静脉血栓栓塞发作的患者,术后血栓复发的危险性较高。因此,只要外科医师认为出血的危险性不大,术后应及早开始桥连抗凝疗法。给予治疗剂量的肝素1周左右,然后过渡到口服华法林抗凝。安置了下腔静脉滤网的患者,虽然仍有静脉血栓复发的高危险性,但至少部分阻止了肺栓塞的发生,因此,这些患者不必在术后早期开始桥连抗凝疗法。

术前3个月无血栓栓塞发作的VTE患者,术后一般无必要行治疗剂量的桥连抗凝疗法。由于担心直接恢复口服华法林,可致蛋白C和蛋白S先行下降,导致一过性高凝状态,可在皮下注射预防剂量的UFH或LMWH的同时,重叠使用低于术前维持剂量的华法林,逐步加大华法林的剂量,至INR达到目标值2 d后停用肝素。

四、应对策略

(一) 围术期抗凝药物应对策略 抗凝治疗的患者在接受外科手术时,围术期应对策略可分为:保守策略和积极策略。前者指术前停用华法林3~5 d,术后尽快恢复华法林治疗;后者指在围术期停用华法林期间,使用肝素替代。采取何种策略应根据患者和外科手术的具体情况而定。

(1) 牙科的小手术、白内障摘除术和人工晶状体植入术,患者术前不必停用抗凝药物。止血环酸(tranexamic acid,凝血酸)或氨基己酸(aminocaproic acid)有助于减少此类患者的术后出血。需要球后麻醉的眼科手术应该在术前停用华法林。

(2) 对于胃肠道内窥镜手术,应根据可能的出血情况来决定是否停用抗凝药物。上消化道镜检,出血风险低,一般无需停药;而对于存在较高出血概率的内窥镜术如结肠镜、息肉切除及括约肌切开术等则需停用华法林。

(3) 在INR≤1.5,大多数外科手术可以安全实施。如果患者来不及停用香豆素类药物,根据INR情况,皮下注射维生素K在8~10 h内可纠正该类药物的抗凝作用,但有时需追加剂量。尽管维生素K经静脉使用可即刻起效,但有可能导致严重的过敏反应,曾有过快速静脉注射致死的报道。对于重症患者如果必须静注时,速度不应>1 mg/min。对于INR在2~3的患者,口服维生素可在24 h内纠正华法林的抗凝效果。

(4) 人工心脏瓣膜术后、心房纤颤、高凝状态以及深静脉血栓形成患者,停用华法林所带来的风险可能要远大于抗凝治疗。近期发生的静脉血栓栓塞患者(特别是<30 d),出现再栓塞的概率高达50%,华法林可以使这种风险降低约80%。因此,择期手术应该尽可能推迟,否则应采用积极策略,即在围术期使用肝素替代,以确保术前和术后INR>2。如果INR在抗凝治疗靶范围之内,术前6 h停用标准肝素,足以保证术中恢复正常的凝血功能。术后12 h可恢复肝素替代治疗(如果存在明显渗血应推迟),直至患者可以口服抗凝药物,最终维持INR>2。动脉系统一旦发生栓塞后果更为严重,因此,动脉栓塞30 d以内患者,应推迟其择期手术。对必须手术者,术前应使用静脉肝素替代治疗。在重大外科手术后,对此类患者不提倡静脉使用肝素,必要时可皮下注射低剂量UFH或LMWH。

由于患者的个体化和所实施外科手术的不同,目前并没有标准的规范可以遵循,在决定采取何种应对策略,或决定肝素的使用时机和达到的抗凝程度时,应充分考虑到出血和栓塞这两种不同的风险。

不同的应对策略即意味着不同的临床结局。Dunn等分析了31份报道、共计1 868例接受抗凝治疗同时拟行外科手术的患者,其结果为:共有29例患者(1.6%)发生动脉系统栓塞,其中脑卒中事件7例(0.4%)。共有237例患者围术期继续使用口服抗凝药,其中1例发生栓塞事件(0.4%);996例患者停用口服抗凝药而未用静脉肝素替代(保守策略),其中6例发生栓塞事件(0.6%);166例患者停用口服抗凝药但使用静脉UFH注射替代,无栓塞事件发生;180例患者停用口服抗凝药但使用皮下LMWH注射替代,其中1例发生栓塞事件(0.6%);其余21例栓塞患者没有特定的围术期应对策略。

与UFH相比,LMWH具有量效相关性好、抗凝效果容易预测、无需常规实验室监测、较少引发血小板减少症等诸多优势,但是围术期抗凝治疗的"积极应对策略"中的肝素替代治疗目前仍以UFH为主。使用LMWH抗凝还没能够进入美国FDA关于围术期积极应对策略的适应证,其效应、安全性、剂量以及给药时机等问题仍有待进一步的临床研究。

(二) 围术期抗血小板药物应对策略 对于择期手术患者,是否需要停用阿司匹林一直是有争议的问题。尽管担心会增加术中出血,但文献表明,无论是大剂量阿司匹林1.2 g/d(每次300 mg,每日4次)和3.6 g/d(每次900 mg,每日4次)或小剂量100 mg/d都不增加围术期出血量。因此,目前多认为,如果是在推荐剂量范围内,单独使用抗血小板药物如阿司匹林、噻氯匹定或氯吡格雷,在非心脏手术术前可以不停药。如果患者需接受心脏手术,尤其是体外循环下的手术,且患者冠心病病情稳定(如稳定性心绞痛),可考虑停用阿司匹林7 d,但术后48 h内应尽快恢复抗血小板的治疗。如果患者接受的是不停跳冠脉搭桥术,术后应立即恢

复两种抗血小板药物治疗，以防止血栓栓塞。关于停跳和不停跳冠脉搭桥手术术前是否应停用阿司匹林，文献报道尚有争议。

同时服用氯吡格雷和阿司匹林的患者，无论是接受心脏或非心脏手术，均应考虑停用氯吡格雷 5 d。目前，多种抗血小板药物联合治疗多用于冠脉情况处于不稳定期(急性冠脉综合征)的患者，因此，停用抗血小板药物应根据患者情况而定，必要时需推迟外科手术。

(三) 输注血液制品

1. 血小板输注指征　① 对于重大手术，输注血小板以维持血小板计数＞50×10^9/L，尤其在出现微血管出血时；而对于小手术，即使血小板计数＜50×10^9/L，也可以不予输注。② 在某些可能存在血小板功能异常(如体外循环后)以及出血可能导致灾难性后果(如神经外科手术)的情况下，可考虑输注血小板以维持血小板计数在 50×10^9～100×10^9/L。

2. 新鲜冰冻血浆输注指征　① 紧急情况下，用于拮抗维生素 K 拮抗剂如华法林等的抗凝治疗。② 存在微血管出血，且 INR＞1.6，或 APTT＞正常值 1.5 倍以上。③ 大量输血(24 h 内输注相当于患者全身血容量或更多血液的输血；或在 3 h 内替换患者循环血容量一半以上的输血)。

3. 重组激活因子Ⅶa　重组激活因子Ⅶa(rFⅦa)是一种新型的促凝剂，是目前唯一的可以替代某一凝血因子缺失的治疗，且能启动并促进整个凝血过程的止血药物。rFⅦa 首先结合组织因子并激活血小板，从而快速激活了因子Ⅱ和因子Ⅹ引发局部凝血酶暴发，不仅反馈激活内源性凝血途径诸因子且激活了更多的血小板，从而最终导致了纤维蛋白的产生。rFⅦa 主要的优势在于：促凝血效应仅出现在损伤血管局部而非全身循环。rFⅦa 已经成功地应用于华法林所致的出血、血小板数量及功能异常以及一些外科手术的严重出血，能够显著减少出血，降低大手术术中输血的可能。一项随机双盲评价预防性使用 rFⅦa 止血效应的临床研究显示，在耻骨后前列腺切除手术过程中，单次剂量 rFⅦa 20 μg/kg 或 40 μg/kg 可以较安慰剂组显著降低失血量(rFⅦa20 μg/kg、40 μg/kg 组和安慰剂组失血量分别为 1 235 ml、1 089 ml 和 2 688 ml)。

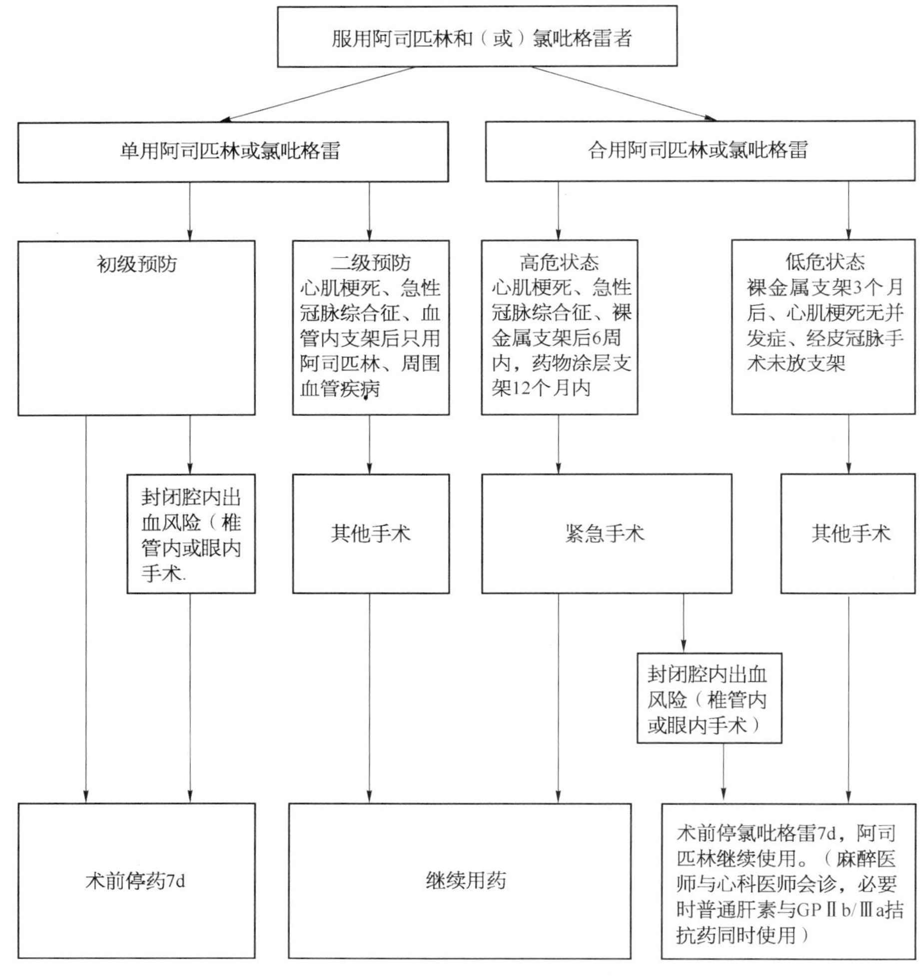

图 93-5　抗凝治疗患者术前处理流程

停用阿司匹林的患者应进行个体化的评估，停用阿司匹林或氯吡格雷患者的术后恢复抗凝治疗非常重要。

第五节 围术期抗凝治疗患者与椎管内麻醉

围术期抗凝治疗的患者能否进行椎管内阻滞及置管是有争议的临床问题。主要的担心在于抗凝治疗的患者进行椎管内操作时，可能损伤血管而出现硬膜外血肿，从而导致脊髓受压出现截瘫。即使不进行椎管内穿刺，接受抗凝治疗的患者也有硬膜外腔自发性血肿的可能。

一、抗凝治疗患者椎管内麻醉的可行性

Rodgers 等对 9 559 例抗凝治疗患者作 141 项荟萃分析后显示，椎管内麻醉优于全麻，呼吸抑制和肺栓塞发生率低。Peter 的一份调查表明在血管手术中，与全身麻醉相比，区域阻滞麻醉血流动力学相对稳定，可降低术后并发症特别是心肺并发症的发生，改善患者术后质量，医疗费用少于全身麻醉，并特别提出区域麻醉可降低血液高凝状态，减少 DVT 发生。

资料显示连续硬膜外阻滞(3 146 例)及连续蛛网膜下隙阻滞(847 例)下行下肢血管手术的病例，术前无凝血障碍，也未抗凝，除 4 例因穿刺时明显出血而改为全麻外，其余均在置管完成后 50～60 min 静脉注射肝素，使 ACT 维持在基础值的 2 倍，无椎管内血肿发生。Bron 等报道，912 例血管外科手术实施硬膜外麻醉，术中施行短暂抗凝治疗(ACT＞400 s)，并且在手术结束即拔除硬膜外导管，也无椎管内血肿发生。

在欧洲接受低分子量肝素治疗的患者实施椎管内麻醉的例数已超过百万例，仅有 1 例椎管内血肿的报道。在美国自 1994 年使用依诺肝素以来，已有 16 例发生椎管内血肿的报道，多数为连续硬膜外麻醉或镇痛病例，少数还合并抗血小板治疗。半数患者是在拔除导管后发生，作者认为差别原因在于药物剂量的不同，欧洲量(依诺肝素 40 mg/d)明显低于美国(每次 30 mg，每日 2 次)。一般认为，心肺转流全身肝素化患者，不宜选用椎管内麻醉，但在加拿大、美国等地，于胸段硬膜外麻醉单独或联合全麻下行非心肺转流或心肺转流下冠状动脉搭桥手术及瓣膜置换术，已积累了 2 000 多例的经验，认为对血流动力学影响小，恢复快，无椎管内血肿发生。从以上资料分析，抗凝治疗患者只要掌握指征，选择椎管内麻醉仍是可行的。

二、抗凝患者实施椎管内麻醉出现椎管内血肿的危险性

椎管内血肿是椎管内麻醉严重并发症之一，由于椎管狭窄和不可扩张的特点，即使少量的出血，也能引起严重的神经并发症。先天性或获得性凝血功能障碍可增加椎管内麻醉并发椎管内血肿的危险性。椎管内血肿在硬膜外麻醉时的发生率大约为 1∶150 000，腰麻为 1∶220 000。然而，目前越来越多的患者因各种原因，需要在围术期使用抗凝药物，可能增加了椎管内血肿形成的潜在危险性。即使不进行椎管内穿刺，接受抗凝治疗的患者也有自发性硬膜外腔血肿的可能。对于已经出现临床症状的硬膜外血肿，如果不在 8 h 内进行外科处理，患者脊髓功能将很难恢复。硬膜外导管拔出与置入导致硬膜外出现血肿的风险接近，因此应该予以同样的重视。Owens 等曾报道 33 例穿破硬膜后出现脊髓血肿的病例，其中 61% 是穿刺困难或是穿刺时有出血，或两者皆有，79% 的病例存在某种凝血异常(血小板减少、先天性凝血病或抗凝治疗)。Wulf 回顾了 51 例硬膜外麻醉后出现脊髓血肿的病例，其中 21 例存在穿刺困难，18 例曾静脉使用肝素，14 例术前使用抗凝药；5 例强直性脊柱炎患者中，3 例接受抗血小板药物治疗，2 例使用低分子量肝素。Vandermeulen 等回顾了 1906～1994 年发生的 61 例与硬膜外麻醉或脊麻有关的脊髓血肿的病例报道，46 例(75%)为硬膜外麻醉，15 例(25%)为脊麻，其中 42 例(68%)存在多种原因引起的凝血功能紊乱，如使用肝素、血小板减少、肝功能障碍、肾功能不全、使用其他的抗凝药或抗血小板药物等。25% 的患者有穿刺或置管困难，25% 硬膜外导管有血迹。

三、抗凝治疗患者椎管内麻醉的围术期处理

麻醉医师主要关心的问题有：① 该患者为什么选用椎管内麻醉？② 术前抗凝药是否停用，何时停，停多久？③ 术中用药时机？④ 何时拔管？⑤ 术后用药时机？

(一) 普通肝素

1. 静脉注射肝素　至少停药 4～6 h、凝血指标恢复正常之后，方可行椎管内穿刺、置管或拔管；椎管内穿刺、置管或拔管 1～2 h 后方可静脉应用肝素；拔管在最后量的 10～12 h 进行；抗凝治疗的延长，特别是与其他的抗凝剂和溶栓剂联合应用，会增加椎管内血肿形成的风险。

2. 皮下注射肝素　每日＜10 000 IU 的小剂量肝素，可以进行椎管内麻醉；每日＞10 000 IU 则处理同静脉应用肝素。皮下应用肝素 5 d 以上应于椎管内阻滞和导管拔除之前进行血小板测定，保证血小板计数正常。尽可能使用低浓度局麻药，以利于早期发现神经

功能异常。应重视术后神经功能恢复状况的观察,对于操作时曾反复穿刺或出血患者更应加强监测。

(二)低分子量肝素

(1)低分子量肝素与抗血小板药物或口服抗凝剂联合应用增加椎管内血肿的风险。

(2)术前应用低分子量肝素的患者,尽可能考虑使用单次蛛网膜下腔阻滞,术后密切监测神经学功能。至少在血栓预防剂量低分子量肝素给药后12 h或治疗剂量低分子量肝素给药24 h后,方可施行椎管内操作(穿刺、置管或拔管)。术前2 h应用低分子量肝素的患者抗凝活性正值高峰,应避免施行椎管内操作。

(3)拔出硬膜外导管应在末次用药10~12 h后。

(4)术后需用低分子量肝素预防血栓栓塞的患者,应于椎管内穿刺24 h以后,且导管拔除2 h以上,方可开始应用低分子量肝素。如果操作时曾反复穿刺或出血,恢复使用应推迟24 h。

欧洲推荐低分子肝素依诺肝素40 mg/d,选用椎管内麻醉时:① 穿刺时针孔出血不需放弃,但依诺肝素应推迟至术后24 h。② 合用抗血小板等口服抗凝药不应选用椎管内麻醉。③ 硬膜外置管应在末次剂量10~12 h后进行。④ 拔管应在末次剂量10~12 h后。⑤ 拔管后2 h可再次应用依诺肝素(每次30 mg,每日2次,第一次用量应在术后24 h,且必须拔除导管)。

(三)口服抗凝药

(1)椎管内阻滞前应停用口服抗凝药,并确认凝血酶原时间(PT)和国际标准化比值(INR)恢复正常。

(2)术前口服华法林治疗>36 h者,应每日监测PT和INR。长期口服华法林的患者停药后3~5 d,PT和INR方恢复正常。

(3)术前36 h内开始华法林治疗者,一般不影响患者的凝血状态。监测INR正常方可进行椎管内麻醉。必要时可输入血浆、凝血酶原复合物纠正。

(4)拔除椎管内留置导管时机为INR<1.2。

(四)抗血小板药物

(1)单独应用阿司匹林或非甾体类抗炎镇痛药(NSAIDs)不增加椎管内阻滞血肿发生的风险,但阿司匹林或非甾体抗炎药与其他抗凝药物(如肝素、低分子量肝素、口服抗凝剂)联合应用则增加出血并发症的风险。

(2)施行椎管内阻滞前推荐的停药时间,噻氯匹定为14 d,氯吡格雷为7 d,待血小板功能恢复正常后才能进行椎管内麻醉。血小板糖蛋白Ⅱb/Ⅲa受体拮抗剂依替非巴肽(eptifibatide)和替罗非班(tirofiban)为8 h、阿昔单抗(abciximab)为48 h。

(五)中草药 中草药中如大蒜、银杏、人参等不增加椎管内阻滞血肿发生的风险;但这些中草药与其他抗凝血药物联合应用,如口服抗凝药或肝素,可能增加出血并发症的风险。

(六)溶栓药和纤维蛋白溶解药 溶栓药的消除半衰期仅数小时,但其溶栓作用则可持续数日。除特殊情况外,应用溶栓药和纤溶药的患者尽量避免施行椎管内阻滞。一般认为溶栓治疗10 d内椎管内阻滞应视为禁忌,在椎管内阻滞后10 d内也应避免应用该类药物。对已施行椎管内阻滞者,应至少每隔2 h进行神经功能评估;如应用连续硬膜外腔阻滞,应严格控制感觉和运动阻滞范围,以利于神经功能的评估;何时拔出椎管内留置导管可参考纤维蛋白原的测定结果,至少应待药物作用消退后才能拔管。

常用抗凝药用药时间与椎管内麻醉对应关系见表93-5。

表93-5 常用抗凝药物与椎管内麻醉①

抗凝药物	穿刺前用药	穿刺后用药	拔管前用药	拔管后用药
肝素(预防性,≤15 000 IU/d)	4 h	1~2 h	4 h	
肝素(治疗性)	静脉用药至少4 h,皮下用药8~12 h,APTT和ACT正常	1 h	4 h,APTT和ACT正常	至少1 h
LMWH(预防性)	12 h	2~4 h	10~12 h	2~4 h
LMWH(治疗性)	24 h	2~4 h	24 h	2~4 h
达那肝素	禁忌	禁忌	禁忌	禁忌
达肝素钠	36 h	12 h	36 h	12 h
达比加群	禁忌	禁忌	禁忌	禁忌
利伐沙班	至少20 h	6 h	20 h	6 h
香豆素类	4~5 d,INR<1.4		INR<1.4	
噻氯匹定	10~14 d,血小板计数和功能正常			
氯吡格雷	7 d,血小板计数和功能正常			
普拉格雷	7 d	8 h		8 h

续 表

抗凝药物	穿刺前用药	穿刺后用药	拔管前用药	拔管后用药
依替非巴肽	8～10 h,血小板计数、APTT 和 ACT 正常	2～4 h		2～4 h
替罗非班	8～10 h,血小板、APTT 和 ACT 正常	2～4 h		2～4 h
阿加曲班	4 h,APTT 和 ACT 正常	2 h		2 h
阿昔单抗	24～48 h,血小板和 APTT 正常	2～4 h		2～4 h
比伐卢定	8～10 h,APTT 正常	2～4 h		2～4 h
阿司匹林	无禁忌		无禁忌	
NSAIDs	无禁忌		无禁忌	
合并使用阿司匹林和 NSAIDs	相对禁忌(剂量依赖)		相对禁忌	
合并使用阿司匹林和肝素	1～3 d,血小板和 APTT 正常			
选择性 COX-2 抑制剂	无禁忌		无禁忌	
链激酶	停用 10 d 以上			至少 24 h

注：① 此表数据仅在患者肾功能正常时可供参考。

越来越多的患者在围术期可能会接受抗凝和(或)抗血小板治疗,同时,一些新的、不可拮抗的抗凝和(或)抗血小板药物在临床的应用,给外科手术及围术期管理带来了新的挑战。因此,应了解其药效和药代学特点,并结合手术及个体患者的情况,以便采取合适的应对策略,降低出血与栓塞的风险。

(陈锡明)

参考文献

[1] 何文政. 抗凝治疗与椎管内麻醉[J]. 广西医学,2005,27(9):1396-1399.

[2] 李晓. 止血及抗凝药物在围手术期的应用[J]. 中国实用外科,2010,30:93-96.

[3] 刘万枫,王珊娟,杭燕南. 椎管内麻醉后的神经并发症[J]. 临床麻醉学,2009,25:85-87.

[4] 林艳君,安建雄. 抗凝剂与抗血小板药物与麻醉[J]. 中国处方药,2008,72:84-85.

[5] 赵渝,杨冰. 应用抗凝药物患者的术前准备及术后处理[J]. 中国实用外科,2010,30:90-93.

[6] 中华医学会麻醉学分会. 椎管内阻滞并发症防治的专家共识(2008)[J]. 中华医学,2008,88(45):3169-3176.

[7] 朱斌,叶铁虎,华宝来. 抗凝药物和抗血小板药物与硬膜外麻醉[J]. 中华麻醉学,2006,26:285-287.

[8] Angiolillo DJ, Bhatt DL, Gurbel PA, et al. Advances in antiplatelet therapy: agents in clinical development[J]. Am J Cardiol, 2009, 103: 40A-51A.

[9] Cerfolio RJ, Bryant AS. The management of anticoagulants perioperatively[J]. Thoracic Surgery Clinics, 2012, 22: 29-34.

[10] Cohen AT, Tapson VF, Bergmann JF, et al. Venous thromboembolism risk and prophylaxis in the acute hospital care setting (ENDORSE study): a multinational cross-sectional study[J]. Lancet, 2008, 371: 387-394.

[11] Cook T, Counsell D, Wildsmith J. Major complications of central neuraxial block: report on the Third National Audit Project of the Royal College of Anaesthetists[J]. Br J Anaesth, 2009, 102: 179-190.

[12] Douketis JD, Berger PB, Dunn AS, et al. The perioperative management of antithrombotic therapy: American college of chest physicians evidence-based clinical practice guidelines (8th Edition)[J]. Chest, 2008, 133: 299S-339S.

[13] Gayle JA, Kaye AD, Kaye AM, et al. Anticoagulants: newer ones, mechanisms, and perioperative updates[J]. Anesthesiol Clin, 2010, 28: 667-679.

[14] Geerts WH, Bergqvist D, Pineo GF, et al. Prevention of venous thromboembolism: American college of chest physicians evidence-based clinical practice guidelines (8th Edition)[J]. Chest, 2008, 133: 381S-453S.

[15] Friederich PW, Henny CP, Messelink EJ, et al. Effect of recombinant activated factor VII on perioperative blood loss in patients undergoing retropubic prostatectomy: a double-blind placebo-controlled randomized trial[J]. Lancet, 2003, 361: 201-205.

[16] Garcia D, Libby E, Crowther M. The new oral anticoagulants[J]. Blood, 2010, 115(1): 15-20.

[17] Gogarten W, Vandermeulen E, Van Aken H, et al. Regional anaesthesia and antithrombotic agents: recommendations of the European Society of Anaesthesiology[J]. Eur J Anaesthesiol, 2010, 27: 999-1015.

[18] Hill J, Treasure T. Reducing the risk of venous thromboembolism (deep vein thrombosis and pulmonary embolism) in inpatients having surgery: summary of NICE guidance[J]. BMJ, 2007, 334: 1053-1054.

[19] Horlocker TT, Wedel DJ, Rowlingson JC, et al. Regional anesthesia in the patient receiving antithrombotic or thrombolytic therapy: American society of regional anesthesia and pain medicine evidence-based guidelines (3th Edition)[J].

Reg Anesth Pain Med, 2010, 35: 64-101.

[20] Levy JH, Key NS, Azran MS, et al. Novel oral anticoagulants: implications in the perioperative setting[J]. Anesthesiology, 2010, 113: 726-745.

[21] Llau JV, Ferrandis R. New anticoagulants and regional anesthesia[J]. Curr Opin Anaesth, 2009, 22: 661-666.

[22] Kaneda T, Urimoto G, Suzuki T. Spinal epidural hematoma following epidural catheter removal during antiplatelet therapy with cilostazol[J]. J Anesth, 2008, 22: 290-294.

[23] Muntz J, Michota F. Prevention and management of venous thromboembolism in the surgical patient: options by surgery type and individual patient risk factors[J]. Am J Surg, 2010, 199: s11-20.

[24] Patrono C, Baigent C, Hirsh J, et al. Antiplatelet drugs: American college of chest physicians evidence-based clinical practice guidelines (8th Edition)[J]. Chest, 2008, 133: 199S-233S.

[25] Tanaka K, Key N, Levy J. Blood coagulation: hemostasis and thrombin regulation[J]. Anesth Analg, 2009, 108: 1433-1446.

[26] Torbicki A, Perrier A, Konstantinides S, et al. Guidelines on the diagnosis and management of acute pulmonary embolism: the task force for the diagnosis and management of acute pulmonary embolism of the European society of cardiology (ESC)[J]. Eur Heart J, 2008, 29: 2276-2315.

[27] Vandermeulen E. Regional anaesthesia and anticoagulation [J]. Best Pract Res Clin Anaesthesiol, 2010, 24: 121-131.

[28] Vitin A, Dembo G, Vater Y, et al. Anesthetic implications of the new anticoagulant and antiplatelet drugs [J]. J Clin Anesth, 2008, 20: 228-237.

[29] Weitz JI, Hirsh J, Samama MM. New antithrombotic drugs: American college of chest physicians evidence-based clinical practice guidelines (8th Edition)[J]. Chest, 2008, 133: 234S-256S.

第九十四章 机械通气和呼吸支持

机械通气治疗是抢救危重患者常用而有效的方法，可以改善患者的氧合和通气，减少呼吸做功，支持呼吸和循环功能，以及进行呼吸衰竭的治疗。早在1796年，Herholar和Rafn专题报道了应用人工呼吸方法使溺水患者获救，1929年Drinker和Shaw研制成功自动铁肺。直到第二次世界大战前后才逐渐了解机械通气的原理，并用于心胸外科手术后呼吸支持。1952年斯堪的纳维亚半岛脊髓灰质炎流行，在4个多月内哥本哈根医院收治了2 722例，其中315例需用呼吸支持，Ibson强调呼吸支持和气道管理，总死亡率从87%降到30%。从此人们认识到机械通气的重要性，各种类型的呼吸机逐渐诞生。尤其是近年来，随着微电脑技术在呼吸机领域中的应用，以及对呼吸生理了解的深入，使机械通气技术得到迅速发展，在呼吸支持和呼吸监护治疗中发挥重要作用。

第一节 各类通气模式的意义和产生机制

随着对各种类型呼吸衰竭发病机制、病理生理认识的不断深化，以及呼吸机技术的进步，机械通气模式越来越多。在20世纪40～50年代，广泛使用的定压型呼吸，即呼吸机在吸气相产生气流，进入呼吸道，使肺泡扩张，随着气道压力不断升高，当达到某个预定值时，呼吸机停止送气，开始呼气。但该类呼吸机技术上存在缺陷，不能提供稳定的潮气量，同时因监测技术落后，不能保证稳定的通气。故定压型呼吸机渐被定容型呼吸机取代。定容型呼吸机的特点是吸气时呼吸机产生气流，送入气道，使肺泡扩张；当预定的潮气量输送完毕，呼吸机停止送气，开始呼气。定容型呼吸机的优点是能够提供稳定的潮气量，保证通气稳定。其缺点是当患者顺应性下降时，气道压力升高，甚至可产生气压伤。20世纪80年代末，微电脑技术的应用，压力预置（容量调节）型通气模式随即产生。由于吸气流量的精确变化，保证预设气道压力得到有效控制。同时因有完善的监测和报警系统，压力预置型通气模式得到广泛的应用。

一、容量预置模式

（一）机械控制通气 机械控制通气（control mechanical ventilation，CMV）是临床出现最早、应用最普遍的通气模式，也是目前机械通气最基本的通气模式。CMV是时间启动、容量限定、容量或时间切换。在吸气时由呼吸机产生正压，将预设容量的气体送入肺内，气道压力升高；呼气时肺内的气体因胸肺弹性回缩，排出体外，气道压力回复至零。CMV时若PEEP=0，又称为间歇正压通气（intermittent positive pressure ventilation，IPPV）。若PEEP>0，则称为持续正压通气（continuous positive pressure ventilation，CPPV）。

CMV时，呼吸机完成全部的吸气呼吸功，是一种完全呼吸支持模式。其吸气相是定时启动的，与患者的自主呼吸周期无关，即是非同步的。但目前多数呼吸机配置同步装置，使得CMV转变成下面介绍的辅助控制通气（assisted/control ventilation，A/C）（图94－1）。

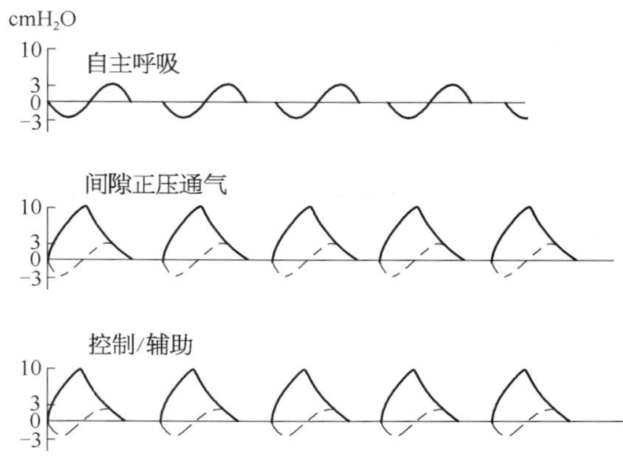

图94－1 CMV和AMV(机械辅助呼吸)

（二）机械辅助呼吸 机械辅助呼吸（assisted mechanical ventilation，AMV）有辅助控制呼吸，是一种压力或流量启动、容量限定、容量切换的通气方式。AMV可保持呼吸机工作与患者吸气同步，以利患者呼吸恢复，并减少患者做功。辅助控制呼吸可自动转换，当患者自主呼吸触发呼吸机时，进行辅助呼吸。当患者无自主呼吸或自主呼吸负压较小，不能触发呼吸机时，呼吸机自动转换到控制呼吸。辅助控制呼吸通气方式适用于需完全呼吸支持的患者。

CMV 和 AMV 通气时，可应用吸气平台方式，此时 CMV、AMV 即转变为时间切换方式。吸气平台又称吸气末停顿(end-inspiratory pause，EIP)，其含义为：CMV 时，于吸气末呼气前，呼气活瓣通过呼吸机的控制装置再继续停留一定时间(0.3～3 s)，一般不超过吸气时间的 15%，在此期间不再供给气流，但肺内的气体可发生再分布，使不易扩张的肺泡充气，气道压下降，形成一个平台压，吸气平台的时间为吸气时间的一部分，主要用于肺顺应性较差的患者。

(三) 间歇指令通气和同步间歇指令通气 间歇指令通气(intermittent mandatory ventilation，IMV)又称间歇强制呼吸。1971 年，Kirby 报道用 IMV 治疗新生儿呼吸窘迫综合征。1973 年，Dowrs 等提出用 IMV 撤离正压通气。近年来，采用同步间歇指令通气(synchronized intermittent mandatory ventilation，SIMV)实际上是自主呼吸和控制呼吸的结合。在自主呼吸的基础上，给患者有规律地和间歇地触发指令潮气量，并将气体强制送入肺内，提供患者所需要的那部分通气量，以保持血气分析值在正常范围(pH<7.35～7.45，$PaCO_2$ 为 35～45 mmHg)。与 CMV 类似，潮气量由呼吸机自动产生，患者容易从机械通气过渡到自主呼吸，而最后撤离呼吸机。

IMV 的优点：① 气道内压和胸膜腔内压较 CMV 和 AMV 低，故对心脏和肾脏功能的影响较小，气压伤的危险性也少。② 保证适当通气量，避免通气过度和通气不足。③ 减少镇静、镇痛和肌松药的使用。④ 维持呼吸肌活动，减少呼吸肌的废用性萎缩和不协调。⑤ V/Q比值更适当。⑥ 使患者迅速脱离呼吸机。

IMV 的缺点：① 不同步，易发生人机对抗。② 不能随临床病情变化而随时调节通气量，易致 CO_2 潴留。③ 呼吸做功增加，呼吸肌疲劳。④ 如 IMV 频率减少太慢，则呼吸机撤离延长。⑤ 在机械通气撤离期间可能发生心脏功能不全。⑥ 呼吸幅度增大发生气压伤机会多。

SIMV 是 IMV 的一种改良方式，为了保证机械呼吸与患者自主呼吸相同步，又不干扰患者的自主呼吸，除调节 SIMV 的机械通气频率外，还必须调节同步呼吸的触发或灵敏度，在有规律的触发时间内(触发窗)，通过吸气努力使 SIMV 与自主呼吸同步(图 94-2)。

IMV 和 SIMV 主要用于脱机前的训练和过渡，也可用于一般的常规通气，如部分呼吸情况相对平稳的情况下。应用于脱机前准备时，可将 IMV 和 SIMV 的呼吸次数由正常水平逐渐减少，直到完全脱机。一般当指令呼吸次数降至 4～5 次/min，患者仍可保持较好氧合状态时，即可考虑脱机。

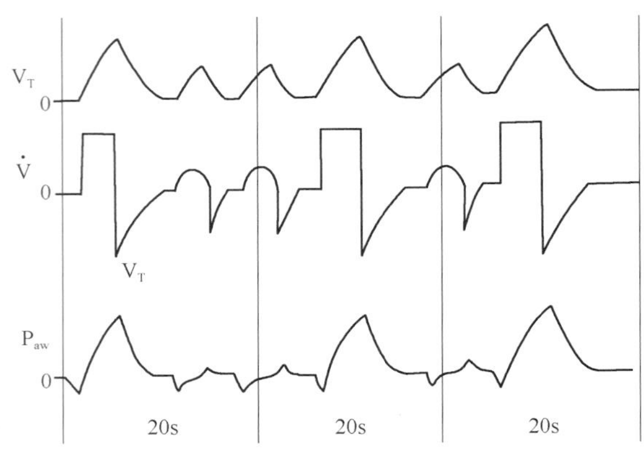

图 94-2 同步间歇指令通气(SIMV)

(四) 分钟指令通气 分钟指令通气(mandatory minute volume ventilation，MMV)最早由 Hewlett 于 1977 年首先介绍。产生和设计 MMV 的主要目的是试图解决采用 IMV 和 SIMV 脱机时可能遇到的问题：患者自主呼吸不稳定，使潮气量和分钟通气量下降，而 IMV 和 SIMV 不能自动弥补其不足，从而可能发生缺氧或 CO_2 潴留。MMV 则可根据患者需要，自动根据预设通气量来控制和调节指令通气的频率，当分钟通气量达到预先设定的通气量时，仍依靠患者的自主呼吸；但当自主呼吸所产生的分钟通气量低于预定值时，机器可自动提高指令通气的频率予以补足分钟通气量。

对呼吸不稳定和通气量不恒定的患者，用 MMV 通气方式作脱机前的准备或从机械通气的形式过渡到自主呼吸，可能较 IMV 和(或)SIMV 更安全。目前多种呼吸机有 MMV 功能，如 Enqstrom、Serveo、Drager Evita、Bear-5 和 Hamilton 等。

(五) 容量支持通气 容量支持通气(volume support ventilation，VSV)工作原理与 PRVC 基本相同，不同的是 VSV 仅用于自主呼吸的患者，需调节吸气负压灵敏度才能启动。呼吸频率和吸/呼比值也由患者自主呼吸控制，当吸气减慢至流速 50%，吸气时间超过预置呼吸周期 80%时，吸气停止，转换为呼气。吸气压力支持也可随自主呼吸增强而自动降低，而且当呼吸暂停时间成人>20 s，儿童>15 s，新生儿>10 s 时呼吸机可自动将 VSV 转换为 PRVC。VSV 主要用于存在自主呼吸而尚不完善的患者，麻醉和手术后呼吸支持、COPD 伴呼吸功能不全及撤离呼吸机时，并可与其他通气方式联合使用。

二、压力预置模式

(一) 压力限制通气 压力限制通气(pressure limited ventilation，PLV)通过限定气道压力，可“降低”气道峰压而不减少潮气量。通常设置的吸气峰压(PIP)= 平台压(EIP)+3 cmH_2O(图 94-3)，最高报警压设置为 PIP＋10 cmH_2O。当气道压力达到设置的PIP值时，流量减慢，延长供气时间，将剩余潮气量慢慢送入。PLV有两个优点：① 降低气道峰压，减少气压伤和气管损伤的危险。② 递减流量减少了气体的不等量分配通气期间通气良好的肺组织过度通气的现象。

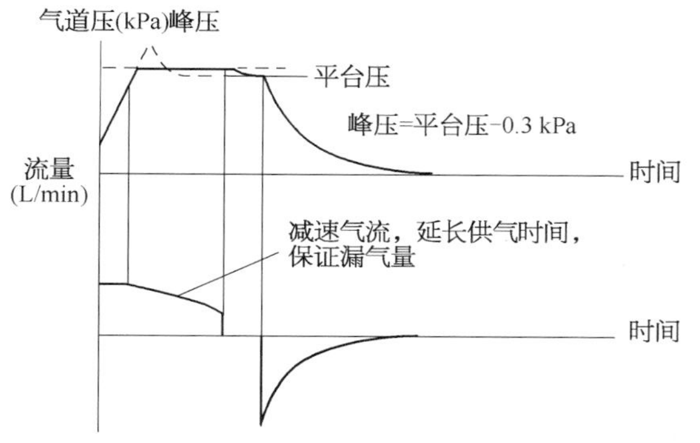

图 94－3 压力限制通气(PLV)

(二) 压力控制通气 压力控制通气(pressure controlled ventilation，PCV)是时间切换压力控制模式。它的特点是气道压力迅速上升到预设峰压，后接一个递减流量波形以维持气道压力于预设水平(图 94－4)。PCV可以按通常吸呼比例通气，也可行反比通气。PCV时，若肺顺应性或气道阻力发生改变时，潮气量即会改变。所以，使用该通气模式时应严密监测，并保持报警系统工作正常。

PCV的优点是：① 降低气道峰压，减少气道压发生的危险性。② 气体分布更加均匀。③ 改善气体交换。④ 适用于儿童、不带套囊的气管导管及有瘘道的患者，因为通过增加流量可维持预设的压力。有研究表明，对严重急性呼吸窘迫综合征(ARDS)患者，采用PCV方式和通常的吸呼比，可增加 PaO_2，改善组织氧合，增加心脏指数及肺顺应性。

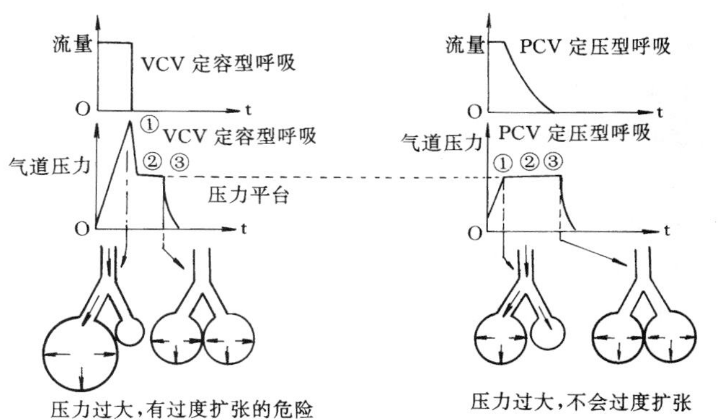

图 94－4 压力控制通气(PCV)

(三) 压力支持通气 压力支持通气(pressure support ventilation，PSV)是流量切换压力控制模式。它的特点是患者自行调节吸气时间、呼吸频率，由呼吸机产生预定的正压；若自主呼吸的流速及幅度不变，潮气量则取决于吸气用力、预置压力水平及呼吸回路的阻力和顺应性。压力支持从吸气开始，直至患者吸气流速降低到峰值的25%停止(图 94－5)。PSV的主要

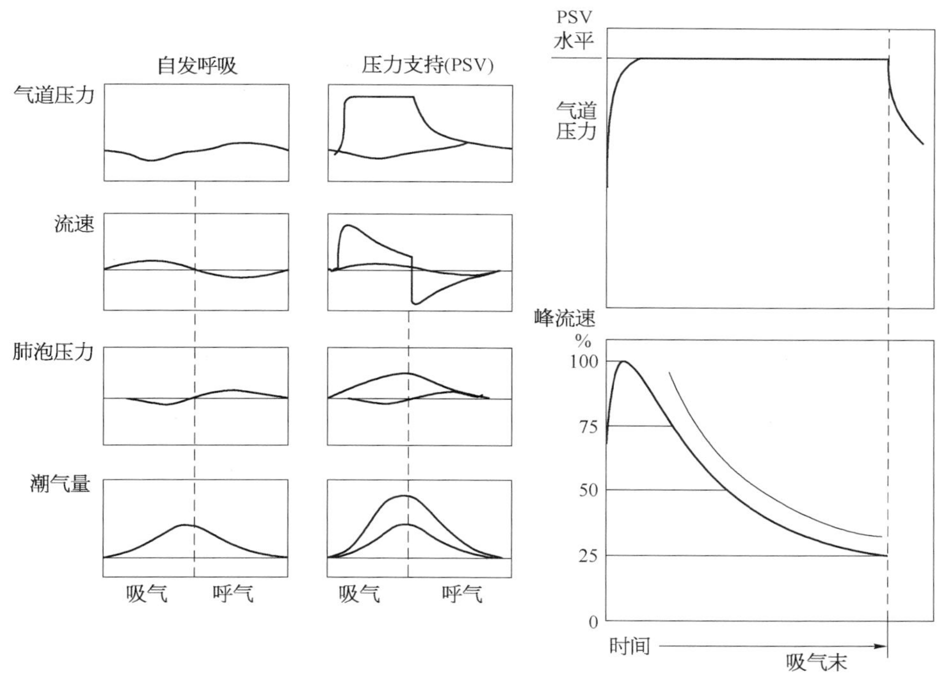

图 94－5 压力支持通气(PSV)

优点是减少膈肌的疲劳和呼吸做功；当潮气量达到10～20 ml/kg时的PSV水平可消除呼吸做功，称为 PSV_{max}。PSV可与SIMV或CPAP联合应用，有利于撤离呼吸机。PSV是一种辅助通气方式，预置压力水平较困难，可能发生通气不足或过度，呼吸运动或肺功能不稳定者不宜单独使用。

比例辅助通气(proportional assist ventilation, PAV),也称成比例压力支持(PPS),是 Evita-4 呼吸机提供的一种新的辅助呼吸模式,是用于自主呼吸需要辅助或由于气道阻力增加和(或)肺顺应性降低而致呼吸功增加的患者。它可视为是压力支持通气(PSV)的进一步发展,虽然两者之间有着某些显著的差别。PSV 时,患者自主吸气触发呼吸机后,呼吸机提供预设的压力。当患者自主吸气增大后,呼吸机提供的压力并不改变。虽然呼吸机提供的气流速度和容量相应增加,相应于该部分的呼吸功其实是由患者完成。以公式表示即:

$$P_{vent}+P_{mus}=R\times\dot{V}+1/c\times V \quad (1)$$

式中 P_{vent}——呼吸机提供的压力;P_{mus}——即患者自主呼吸时肌肉收缩力;R——气道阻力;$\dot{V}$——气流速度;c——肺顺应性;V——潮气量。

而在 PAV 时,压力支持会根据吸气压力而改变。改变公式(1)为:

$$P_{mus}=R\times\dot{V}+1/c\times V-P_{vent} \quad (2)$$

若呼吸机能控制患者的气流速度和所需潮气量,则:

$$P_{vent}=K_1\times\dot{V}+K_2\times V \quad (3)$$

将式(3)代入式(2),则为:

$$P_{mus}=R\times\dot{V}+1/c\times V-K_1\times\dot{V}-K_2\times V \quad (4)$$

根据式(4),很显然,只要合适的设定常数 K_1 和 K_2,患者的自主呼吸功可得到最大程度的补偿。在 PAV 中,K_1 即为流量辅助,K_2 即为容量辅助。

PAV 时呼吸机持续测量和计算患者的流量和潮气量。利用预设的流量辅助和容量辅助,在呼吸周期中的每一点呼吸机均持续计算。

如图 94-6 所示,当患者吸气用力改变后,PSV 时压力支持恒定,而 PAV 时压力支持是成比例的,与患者所做的呼吸功也是成比例的,潮气量、吸气和呼气的持续时间、气体流量等呼吸参数都完全由患者自己控制,患者的吸气努力越大,机器所提供的辅助也越多。因为流量辅助和容量辅助可能相对于实际的气道阻力或肺顺应性被过高设定,因此,气道阻力和肺顺应性的测定就非常重要。

PAV 时,V_T 有着更高的可变性。即使患者的通气需求增加,RR 也可保持相对恒定,避免了 PSV 时 RR 变快所致的内源性 PEEP(PEEPi)增加。且吸气时,气道峰压较低,可以经面罩使用而避免气管插管,主观感觉较舒适,不仅可以降低患者总的呼吸功,容量和流量辅助还可选择性地用以降低弹性附加功和阻力附加功;对于脱机困难的 COPD 患者,PAV 除改善通气外,还降低口腔闭合压($P_{0.1}$),减轻呼吸肌负荷,便于呼吸机撤离。

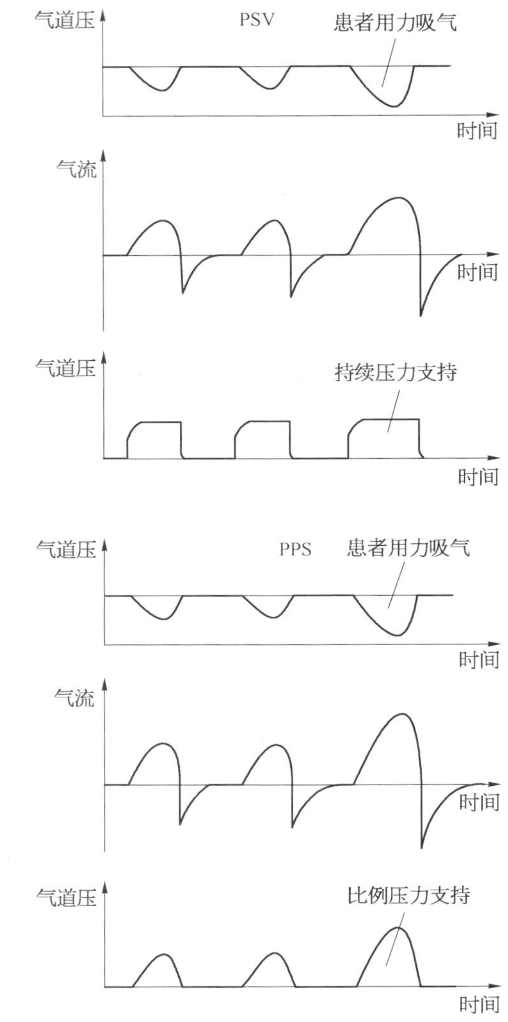

图 94-6 不同吸入用力时 PSV 与 PPS 的压力支持

(四) 压力调节容量控制 压力调节容量控制(pressure regulated volume control,PRVC)为 Servo300 特有的通气方式,PRVC 设预置潮气量,先给第一次控制呼吸(吸气压为 5 cmH_2O),后根据呼吸机自动连续测定胸肺顺应性和容量/压力关系,调节第二次呼吸的潮气量和通气压力(为上述计算机值的 75%),依次类推,直至第四次呼吸后,通气压力峰值达到 100%,使实际潮气量与预置潮气量相同。吸气峰压在预置下 5 cmH_2O 时,可自动调节,两个相邻吸气峰压超过预置压力 50% 时,可自动转换为呼气,以防发生气肺气压伤。PRVC 主要用于无自主呼吸的患者,如支气管哮喘患者的呼吸支持,可加用 PEEP。

(五) 气道压力释放通气 气道压力释放通气(airway pressure release ventilation,APRV)于 1987 年由 Stock 和 Downs 介绍。它是一种时间切换或患者触发、压力调节的通气模式。它采用将气道压力从预置(高)CPAP 压力值瞬变到较低的 CPAP 值的方法来达到让自主呼吸的患者有更多的呼气(图 94-7)。APRV

允许患者在整个呼吸周期自主呼吸。由于从 CPAP 的较高压力降低到较低压力，也方便了气体交换，且无需患者自主努力。预置的 CPAP 值决不会被任何峰压值超过。APRV 被认为是一种比目前所用大多数通气方法损伤性小的通气模式。

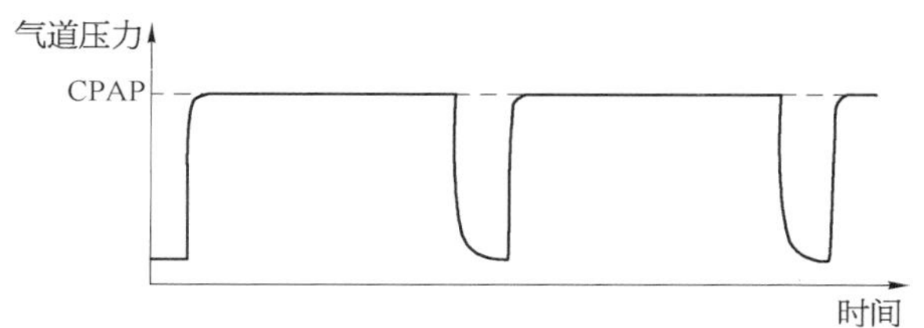

图 94-7 气道压力释放通气(APRV)

Downs 采用的方法是：尽可能保留患者的自主呼吸，CPAP 20～25 cmH_2O，维持 2～3 s。压力降低到 0（维持 0.5 s），减压时间短使肺泡不会萎陷，使 CO_2 容易排出。众多科研机构对 APRV 进行了研究。一组包括 50 例患者的研究表明：使用 APRV 后，均保持了相似的血气状态、血流动力学状态和分钟通气量，但气道压力较低，平均降低(28±12)cmH_2O。另一个研究报道与传统通气模式相比，使用 APRV 平均气道压降低 25 cmH_2O。Rosnanen、Stock 和 Downs 等指出 APRV 能纠正呼吸性酸中毒，但对氧合、静脉回流、心脏指数或组织氧合影响不显著。而传统通气模式会导致血压、每搏输出量降低，组织氧供受损。

(六) 双气道正压通气 双气道正压通气(Bi-phasic positive airway pressure，BiPAP)于 1994 年由 Horman 等介绍。它可视为是一种压力控制型通气，该系统允许在通气周期的任何时间进行不受限制的自主呼吸。也可将它看作是一种对 CPAP 采用时间切换的连续 CPAP 系统。如同在压力控制、时间切换方式中一样，每一相的持续时间(T_{high} 和 T_{low})，以及相应的压力(P_{high} 和 P_{low})均可分别进行调整。

按照自主呼吸情况，BiPAP 可分为如下几类。

(1) 非自主呼吸：CMV-BiPAP(连续指令通气 BiPAP)。

(2) 在低压(CPAP)上自主呼吸：SIMV-BiPAP(同步间隙指令通气 BiPAP)。

(3) 在高压(CPAP)上自主呼吸：APRV-BiPAP。

(4) 在两种 CPAP 上自主呼吸：真正的 BiPAP。

由此可见 BiPAP 是一种适合于整个机械通气期的方式，它甚至能使大多数通气状况受到损伤的患者自由地呼吸。APRV 始终是反比通气，BiPAP 对吸呼比的调整不受限制。BiPAP 的气道压力按下述进行调整：P_{low} 按照容量控制通气时的 PEEP 调整，P_{high} 按先前所用 IPPV 的平台压调节。T_{high} 和 T_{low} 分别与容量控制通气时的吸气时间和呼气时间相符(图 94-8)。

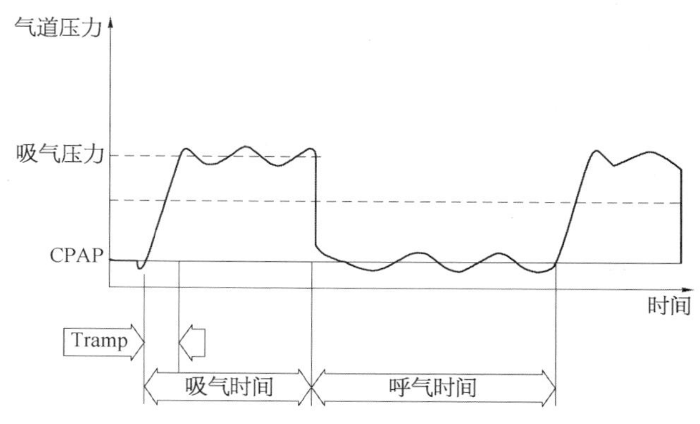

图 94-8 双气道正压通气(BiPAP)

在具体实施时，可发现在相同的 F_IO_2 时气体交换无显著差异。在由 CPPV 转换到 BiPAP 后，平均气道压将轻微上升，但无显著差异。若未使用过容量控制通气，建议按下述方法进行：按照所需要的 PEEP 值，调整 P_{low}，根据所估计的患者肺顺应性，在超出 P_{low} 之上的 12～16 cmH_2O 之间选择 P_{high}。通过提高或降低 P_{high} 可增加或减少所获得的潮气量。要改变 BiPAP 的调整值，必须按血气分析进行，并需区分通气欠佳和氧合功能障碍。若通气紊乱(通气不足或过度通气)，提高或降低通气是必需的。而在氧合障碍时，提高平均气道压力则可增加气体交换面积。

BiPAP 具有很多优点：① 所设定的吸气压(P_{high})不会被超出，甚至不会被患者强力作出的呼气所超出。② 在整个通气周期，均可进行不受限制的自主呼吸，不需要用极度的镇静和肌松来抑制自主呼吸。③ 吸气和呼气促发灵敏，压力上升时间和流量触发灵敏度可调，使得患者呼吸较舒适。

(七) 呼气末正压和持续气道正压 呼气末正压(positive end-expiratory pressure，PEEP)指在控制呼吸呼气末，气道压力不降低到零，而仍保持一定的正压水平。其产生原理是借助 PEEP 阀，在呼气相使气道仍保持一定的正压(图 94-9)。

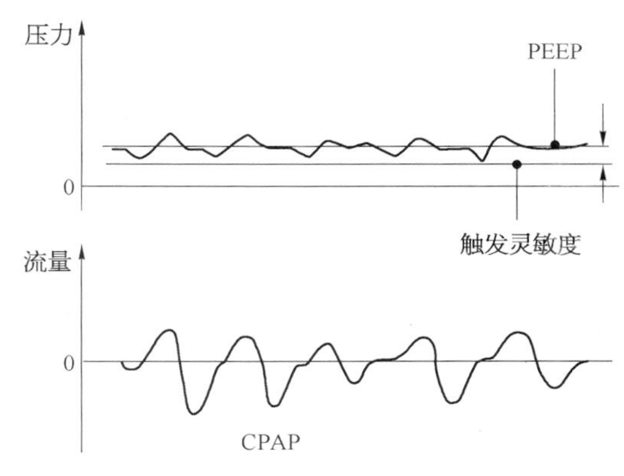

图 94-9 CPAP 和 PEEP

早在 1938 年，Barach 就描述了 PEEP 的治疗作用，1967 年和 1969 年 Ashkrech 描述了 PEEP 治疗急性呼

吸衰竭的作用,以后广泛地应用于临床,目前已成为治疗低氧血症,尤其是 ARDS 的主要手段之一。PEEP 可增加 FRC,使原来萎陷的肺再膨胀,同时肺顺应性也增加,由此改善通气和氧合,减少 Q_S/Q_T,提高 PaO_2。但 PEEP 增加了气道内压力,可影响心血管功能,临床应用时需选择最佳 PEEP,以减轻对循环功能的抑制。

持续气道正压(continuous positive airway pressure,CPAP)于 1970 年由 Gregory 首先介绍用于治疗新生儿透明膜肺病,存活率可提高到 70%～80%。CPAP 是指在患者有自主呼吸的情况下,在整个呼吸周期,由呼吸机向气道内输送一个恒定的新鲜正压气流,正压气流大于吸气气流。

呼气活瓣系统对呼出气流给予一定的阻力,使吸气期和呼气期气道压均高于大气压。呼吸机内装有灵敏的气道压测量和调节系统,随时调整正压气流的流速,维持气道压基本恒定在预调的 CPAP 水平。

CPAP 时,吸气期由于正压气流大于吸气气流,患者吸气省力,自觉舒服,呼气期气道内正压,起到 PEEP 的作用。CPAP 与 PEEP 的比较见表 94-1。

表 94-1 PEEP 和 CPAP 的区别

PEEP	CPAP
控制呼吸时应用	自主呼吸时应用
呼气末正压	吸气和呼气时加入持续气流产生正压
静态正压	动态正压
FRC 增加较少	FRC 增加较多
对血流动力学影响大	对血流动力学影响小

CPAP 只能用于呼吸中枢功能正常、有自主呼吸的患者,凡是因肺内分流量增加而引起低氧血症者都可应用 CPAP。CPAP 可用于插管患者,也可经面罩或鼻塞使用。CPAP 可和 SIMV、PSV 等方式合用。

三、其他

(一) 反比通气 反比通气(inverse ratio ventilation,IRV)是延长吸气时间的一种通气方式。常规通气 IPPV 的 I/E 为 1∶2 或 1∶3,而 IRV 的 I/E 一般在 1.1∶1～1.7∶1,最高可达 4∶1,并可同时使用 EIP 或低水平 PEEP/CPAP。反比通气的特点是吸气时间延长,气体在肺内停留时间长,产生类似 PEEP 的作用,由于 FRC 增加可防止肺泡萎陷,减少 Q_S/Q_T,使肺顺应性增加和通气阻力降低,因而改变时间常数。常与限压型通气方式同时应用于治疗严重 ARDS 患者。但反比通气也有缺点,可使平均气道压力升高、心排血量减少和肺气压伤机会增多,使 CO_2 排出受到影响,使用时还需监测氧输送,一般只限于自主呼吸消失的患者。

(二) 高频通气和低频通气伴体外二氧化碳排除

1. 高频通气(high frequency ventilation,HFV) 高频呼吸机是装上气动阀头后由氧或压缩空气驱动,输出高速气流的一种呼吸机。根据不同的机械装置的气体运输方式,目前 HFV 可分为 3 种通气的类型,即高频正压通气(high frequency positive pressure ventilation,HFPPV),频率 60～100 次/min;高频喷射通气(high frequency jet ventilation,HFJV),频率 60～100 次/min,潮气量 50～250 ml;高频振荡(high frequency occilation,HFO),频率 300～800 次/min,潮气量 5～50 ml。

HFV 的频率较 IPPV 快 3～4 倍,一般 60～100 次/min,I/E<0.5,潮气量较小,或相当于患者的解剖死腔量,呼吸道内压较低,不易产生肺气压伤,而且对循环功能的影响较小。肺顺应性较差时,气流速度也不变,气体分布均匀,不与自主呼吸对抗,患者容易耐受,而且减少了镇静药和肌松药的使用,因为呼出气流受限,肺容量增多,功能残气量增加,有类似 PEEP 的作用,如呼吸参数调节适当,通气和氧合效果满意,能维持较高 PaO_2 和正常的 $PaCO_2$。

其适应证为:① 麻醉和手术中应用。喉镜检查及激光手术、支气管镜检查、气管和支气管重建手术、降主动脉瘤手术、声带手术、颞浅动脉与中脑动脉显微外科吻合术及体外碎石术等。② 重危患者治疗。伴有休克的急性呼吸衰竭、急性心室功能不全、支气管胸膜瘘及气管切开或长期气管插管的继发性病损等。

禁忌证为:① 慢性阻塞性肺部疾病。② 哮喘状态。

2. 低频正压通气(low frequency positive ventilation,LFPPV)和体外二氧化碳排除(extracorporeal CO_2 removal,ECCOR) 主要用于治疗晚期 ARDS。患者经气管插管后,用低频率 LFPV 维持呼吸,同时用膜肺由颈内静脉-股静脉旁路排除 CO_2。LFPPV 的频率为 2～3 次/min,通气量仅 0.7～1.5L/min,F_IO_2 为 1.0,可用于肺顺应性差的患者,能避免 CPPV 引起的并发症,减少肺气压伤,使 PaO_2 升高及 Q_S/Q_T 降低,CO_2 增加,肾功能也有改善,但本法有创伤性,价格昂贵,同时全身肝素化可致出血,如动静脉旁路系统局部肝素化,则可能避免出血。应用 LFPPV-ECCOR 治疗严重 ARDS,成活率可提高到 50%左右。

(三) 神经调节通气辅助模式(neurally adjusted ventilatory assist,NAVA) NAVA 作为一个新的机械通气模式,利用神经信号控制呼吸机送气,允许患者控制呼吸频率、吸气时间、潮气量与辅助压力,开创了机械通气的新纪元。在中枢反馈调节机制的干预下,操作者可以在不了解患者通气需求的情况下调节呼吸机参数并能满足其生理需要。呼吸机通过带有电极的胃管实时、准确测量排除非膈肌电信号干扰的膈肌的电活动(electrical activity of the diaphragm, Edi)。以 Edi 作为控制呼吸机送气的神经冲动信号。以 Edi 的发放频率为呼吸机的送气频率,以 Edi 开始与结束为通气辅助的触发与切换点,按照 Edi 的一定比例给予通气辅助。

1. 吸气触发 NAVA 主要以 Edi 在最小值基础上增加多少作为触发灵敏度,即呼吸中枢发放到膈肌的冲动开始增加的同时,呼吸机给予通气辅助。一般将触发灵敏度设置在 0.5 μV,即可防止因背景噪声的干扰而导致假触发,又可保证微弱的神经冲动都能有效触发呼吸机送气。另外,NAVA 还保留了气体式触发,以及神经触发与流量触发相结合,并按照先到先触发的原则送气。

2. 通气辅助 如前所述,NAVA 按照 Edi 的一定比例给予通气辅助。因此,NAVA 也是一种成比例辅助通气,以呼吸中枢驱动的一定比例给予通气辅助,其比例因子称为"NAVA level",单位 $cmH_2O/\mu V$,表示每 μV 的 Edi 呼吸机给予多少 cmH_2O 的压力辅助,用公式表示为:呼吸机的辅助压力(不包括 PEEP)= Edi × NAVA level。举例说明,如果患者的 Edi 是 5 μV,NAVA level 为 1 $cmH_2O/\mu V$ 时,呼吸机给予 5 cmH_2O 的压力辅助;NAVA level 为 2 $cmH_2O/\mu V$ 时,呼吸机给予的 10 cmH_2O 的压力辅助。呼吸机每隔16 ms监测 1 次 Edi,根据 Edi 与 NAVA level 即时调节输出压力。

但是在通气过程中,如果因电极位置移动或镇静等原因导致 Edi 信号消失,1/2 窒息通气时间后,呼吸机自动转换为 PSV;重新获得 Edi 信号后,呼吸机自动转换回 NAVA 模式。如果在整个窒息通气时间内既没有神经触发又没有流量触发,呼吸机自动转换至 PCV。

3. 吸呼气切换 当呼吸中枢发放到膈肌的冲动终止时,呼吸机切换为呼气,一般以 Edi 下降至峰值的 40%~70%作为切换点。另外,NAVA 保留了压力切换方式,当回路内的压力超过按照 Edi 计算的辅助压力 4 cmH_2O 后,呼吸机切换至呼气。

NAVA 模式的特点是完全按照患者的生理需要送气,每一次送气的辅助力度都与患者的生理需要相匹配。适用于 AECOPD 的患者。目前关于 NAVA 的研究显示 NAVA 可显著改善人机协调性、减轻膈肌负荷、避免肺过度膨胀与呼吸机过度辅助,但多局限于人或动物的生理学研究,未来还需要大规模的随机对照研究(randomized clinical trials, RCT)以验证其效果。

(四) 自动导管补偿(automatic tube compensation, ATC) 气管插管患者在自主呼吸时,需克服人工气道阻力而做功。因此,与不插管患者相比,呼吸更加费力。以前所有的辅助通气模式(PSV 等),由于其本身的设计缺陷,只能进行固定的呼吸补偿。呼吸机参数一经设定,就不会改变,除非再次人工设定。ATC 就是对这些通气模式的一种新的补充。它可以对人工气道阻力进行精确的补偿,从而减少患者的呼吸附加功,使患者感觉更加舒适。

气流通过气管导管时在导管两端形成一个压力差(ΔP_{tube})。自主呼吸时,患者呼吸肌在肺内产生额外负压,用以代偿此压力差。实际上,呼吸机可以通过在导管顶端精确地产生这一 ΔP_{tube} 来消除患者这一部分额外的附加功(图 94-10)。但由于 ΔP_{tube} 随着通过导管的气体流量的改变而相应的发生变化,意味着机器产生的补偿压力必须根据气体流量持续地进行调节才能准确地进行补偿。在 PSV 模式下,当呼吸机检测到患者的吸气努力后,就按照预设的压力水平产生一固定的通气压力(P_{aw}),可对导管进行补偿,但它不会随着患者自主呼吸情况和气体流量的改变而自动调节。如果患者的吸气努力增强,通过气管导管的流量也大,ΔP_{tube} 就会高于预设的压力支撑水平,导致补偿不足。相反,则会过度补偿发生。因而,随着患者自主呼吸情况的变化,PSV 的水平必须经常手动调节。而在 ATC 模式下,呼吸机通过持续测量导管内的气体流量,计算 ΔP_{tube} 并自动调节起到精确的调节作用。ATC 的参数设置仅有两个,即气管导管内径和补偿程度。

使用 ATC 可使患者主观感觉舒适,通过导管阻力作足够的补偿,避免了过度补偿或补偿不足的发生或所致的不适,患者呼吸做功减少;也可以用于鉴别急性呼吸功能不全的原因,是由于气管内插管或真正的呼吸力学机制障碍所致。补偿程度的设置(1%~100%)还可以用来锻炼呼吸肌,为患者的顺利脱机作准备。ATC 与 PAV 一起应用时,能有选择性地对患者的呼吸进行补偿。

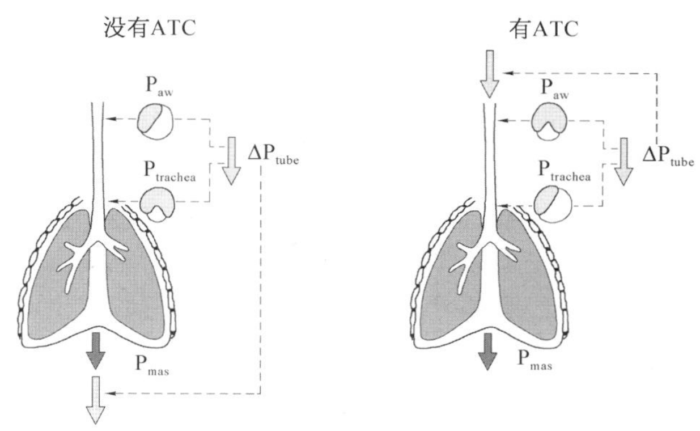

图 94-10 自动导管补偿的原理(ATC)

第二节　机械通气的适应证和实施方法

一、适应证

凡是通气不足或(和)氧合欠佳,面罩吸氧后 $PaCO_2>60$ mmHg、$PaO_2<60$ mmHg 及 $PaO_2/F_IO_2<300$ mmHg,呼吸急促(呼吸频率>35 次/min),肺活量<10～15 ml/kg,潮气量<1/3 正常值,$V_D/V_T>0.6$,以及最大吸气负压<-25 cmH_2O,均需要应用机械通气。

1. 外科疾病及手术后呼吸支持

(1) 严重肺部外伤、多发性肋骨骨折和链枷胸、颅脑、腹部及四肢多发性创伤引起的呼吸功能不全。

(2) 术后呼吸功能支持及呼吸衰竭的治疗：① 体外循环心内直视手术后,包括短期呼吸支持,一般术后6～48 h,以及长期机械通气,数天或更长,以改善氧合,减少呼吸做功,降低肺血管阻力,以利心功能恢复。② 全肺切除等胸腔手术及上腹部手术后呼吸功能不全。③ 休克、急性胰腺炎,大量输血及手术创伤引起的ARDS。④ 重症肌无力施行胸腺手术后发生呼吸困难和缺氧等危象。

2. 气体交换障碍　① ARDS。② 新生儿肺透明膜病(IHMD)。③ 心力衰竭、肺水肿、肺高压及右向左分流。④ 慢性肺部疾病,如哮喘和肺气肿等。

3. 呼吸机械活动障碍　① 神经肌肉疾病。② 中枢神经功能障碍。③ 胸廓疾病,如脊柱和胸部畸形等。

4. 麻醉和术中应用　机械通气不仅代替人工手法呼吸,同时可维持恒定的 PaO_2,保证氧合,并有治疗作用,如颅脑手术可使用过度通气,减低颅内压;而用于心脏手术等既支持呼吸又改善循环功能。

二、实施方法

(一) 建立通畅呼吸道

1. 气管插管　短期使用机械通气,可选用气管插管,需要长期治疗者可选用气管插管或气管切开。气管插管方法简便、迅速,解剖死腔量减少 50%,避免气管切开的并发症,但影响进食,患者极不舒服,需用较多镇静药。长期插管可损伤咽喉部,使气管黏膜糜烂、感染坏死。经鼻插管有利于导管固定和口腔卫生,但也有引起鼻出血和副鼻窦炎的顾虑。气管插管能保持多久,取决于导管质量和护理工作。目前高容量及低压套囊的塑料气管导管可保留鼻插管 2 周至 1 个月,但阻塞率高,一般根据具体情况可按需作气管切开。气管插管后应常规摄胸片,以证实气管导管位置。

2. 气管切开　气管切开的优点在于分泌物容易清除,呼吸道阻力及死腔明显减少,可以进食,不必多用镇静药,适于长时间机械通气,其缺点是丧失了呼吸道的保温、保湿功能,增加呼吸道感染机会,时间久易致气管出血、溃疡和狭窄。为严重缺 O_2 和 CO_2 潴留患者作气管切开,有心搏骤停的可能,可先用面罩加压供氧,然后在喉上神经及舌咽神经阻滞下施行气管插管,吸净分泌物,充分供氧,待病情稳定后再按指征作气管切开。

为避免气道漏气,应用带套囊的导管,套囊的充气量以刚能阻止漏气为度,每 4 h 开放套囊 5 min,以免气管壁长时间受压导致坏死,使用前应充分试漏,插入时避免戳破,万一破损,应及时更换,否则不能维持有效通气。

(二) 呼吸参数调节

1. 通气量　正确估计和调节通气量是保证有效机械通气的根本条件,每分通气量 V_E=潮气量(V_T)×呼吸频率(RR),V_E按每千克体重计算较为方便实用,一般成人为 100～120 ml/kg,儿童 120～130 ml/kg,婴儿130～150 ml/kg。小儿个体差异较大,潮气量微小变化可引起通气效果明显改变,$V_E=V_T$(5～7 ml/kg)×RR(30～40 次/min),可预定 V_T和 RR,不管成人和小儿,V_T和 RR 应按具体需要组合。成人用较大潮气量和较慢频率有一定优点：① 较大潮气量使患者对呼吸困难的敏感性降低,微弱的自主呼吸容易消失,患者感觉舒适。② 潮气量较大,呼吸频率变慢,吸/呼比值的呼气时间延长有利于 CO_2 排出和静脉回流。③ 使吸气流速减慢,慢气流产生层流,气体分布均匀,肺泡容易扩张,气道阻力低,并减少肺气压伤和肺不张的发生率。但近来也有不同看法,长期机械通气、肺气肿和顺应性差的患者及 ARDS 气道压较高者,潮气量不宜过大。预计值的通气效果如何,应观察临床症状,$PaCO_2$维持在35～45 mmHg,如通气效果良好,患者安静,自主呼吸抑制或与呼吸机同步,两肺呼吸音清晰、对称及血压和心率稳定。反之,通气不足则表现烦躁不安、青紫、出汗、气急,与呼吸机不合拍,呼吸音轻或不对称以及血压上升和心率增快,严重者甚至发生心律失常。

2. 吸/呼比值　一般可调的 I/E 比值为 1∶1～1∶4,也有 I/E 固定于 1∶2,正常吸气时间为 1～1.5 s。如 I/E>1 则使吸气气流加速,静脉回流减少。慢性阻塞性肺部疾病及高碳酸血症患者呼气时间宜长,用 1∶2.5～1∶4,以利 CO_2 排出;限制性呼吸功能障碍及呼吸性碱中毒患者用 1∶1,使吸气时间适当延长。

3. 通气压力　决定通气压力的高低包括胸肺顺应性、气道通畅程度及潮气量等 3 个因素,力求以最低通

气压力获得适当潮气量，同时不影响循环功能。气道压力(P_{aw})一般维持在(成人)15～20 cmH_2O 和小儿12～15 cmH_2O，下列情况下通气压力升高：① 胸肺顺应性降低，如慢性阻塞性肺部疾病，体位改变及肺受压(机械性或血气胸)等。② 呼吸道不通畅，包括导管扭曲或过深，分泌物过多等。③ 麻醉浅、咳嗽和呼吸不合拍。发现上述 P_{aw} 升高应迅速处理和调节。

4. 吸入氧浓度(F_IO_2)　具有空氧混合装置的呼吸机，F_IO_2 可随意调节。麻醉手术过程中可调节 $F_IO_2=0.8$～1.0，长期机械通气的患者 $F_IO_2<0.6$，用 $F_IO_2>0.7$ 并>24 h 易致氧中毒。如 $F_IO_2=0.6$，低氧血症仍不改善，不要盲目提高 F_IO_2，可试用：① PEEP 或 CPAP。② 加用 EIP。③ 延长吸气时间。

5. 湿化问题　长期使用呼吸机必须装有湿化器。湿化器有两种，其一为冷凝湿化器，用电容器加热，可增加吸入气体的热量和含水量，湿化液须用消毒蒸馏水，不可用生理盐水，以免氯化钠沉积在气管壁上，影响纤毛活动。要求吸入气体温度控制在28～32℃时，相对湿度<70%，吸入气体的温度和湿度均可按需调节。其二是超声雾化发生器，雾滴直径要求为1～5 μm，有较高穿透性能到达小气道，并可同时给予药物雾化吸入。此外，一次性的呼吸机的湿化器俗称人工鼻，可装在气管切开套管或气管插管的接口处，小巧轻便，经化学反应加热产生湿化和滤过作用。32℃时相对湿度为95%，37℃时可达100%。人工鼻的无效腔量仅90 ml，阻力1.4 $cmH_2O/(L \cdot s)$。使用安全方便，效果良好。

6. 根据血气分析结果调节各项呼吸参数　各项参数调节见表94-2。

表94-2　血气分析结果和各项参数调节

血气变化	呼吸参数调节
$PaCO_2$ 过高，PaO_2 变化不大	V_T↑，RR↑，P_{aw}↓
$PaCO_2$ 过低	V_T↓，RR↓，P_{aw}↓
$PaCO_2$ 过高	V_T↑，RR↑，PEEP↓
PaO_2 过低	F_IO_2↑，PEEP↑，吸气时间↑，加用 EIP
$PaCO_2$ 过高+PaO_2 过低	V_T↑，RR↑，PEEP↑，吸气时间↑，F_IO_2↑
$PaCO_2$ 过高+PaO_2 正常	V_T↑，RR↑，Paw↑，PEEP↓

(三) 同步与对抗问题　患者微弱的吸气动作在呼吸道造成的轻微负压，如-1～-5 cmH_2O，通过触发装置启动呼吸机，从而使呼吸机与患者呼吸同步，为存在自主呼吸的患者进行辅助呼吸。如呼吸机与患者自主呼吸不合拍时，发生呼吸对抗，当呼吸机送气时，患者屏气或呼气，可导致 P_{aw} 升高及通气效果欠佳。呼吸机对抗的原因有：① 不习惯，吸气时负压启动呼吸机，呼气时又有阻力感，均不同于正常呼吸，以致自主呼吸与机械呼吸费劲。② 呼吸机有轻微漏气或压力调得太高，以致吸气与呼气费劲。③ 通气量不足。④ 严重缺氧，神经系统兴奋，患者烦躁不安，难以合作。⑤ 存在其他引起用力呼吸的疾患，如气胸、呼吸道阻塞、心力衰竭、肺水肿、代谢性酸中毒等。

为争取同步，用压力控制通气(PSV)时，可将压力调低到患者能耐受，而呼气无较大阻力感为度，待适应后再调高压力至确保满意的通气量，可用以下办法处理自主呼吸：① 用手法过度通气，使二氧化碳分压降低，自主呼吸变弱，然后接上呼吸机，并保持合适的潮气量。② 将呼吸机频率调到正常范围，如果患者呼吸太快，可隔次辅助。③ 微弱的自主呼吸，不干扰呼吸机的工作，也不影响患者的呼吸或循环功能，如果没有大汗、烦躁等表现，可不予处理。严重的不合拍，经上述处理仍不改善者，应注意是否有张力性气胸、大片肺不张、肺感染加重等并发症，应予及时处理。④ 谨慎应用辅助药物。

三、PEEP 和 CPAP 的合理应用

(一) PEEP 和 CPAP 的作用　PEEP 和 CPAP 是目前用于治疗低氧血症的主要手段之一，可增加呼气末肺容量和跨肺压，并增加 FRC，肺泡直径增大，使原来萎陷的肺再膨胀，同时肺顺应性也增加，减少呼吸做功。因此，改善了通气和氧合，V/Q 比值适当，提高 PaO_2，降低 $F_IO_2<0.5$，有效地预防由于氧中毒带来的肺损害。PEEP 使 Q_S/Q_T 减少，氧输送增加，是治疗低氧血症的有效方法。但 PEEP 增加了呼吸道内压力，可影响心血管功能，临床上应用时需选择最佳 PEEP，以减轻循环功能的抑制。

CPAP 先用于治疗新生儿透明膜肺病，存活率可提高到70%～80%。CPAP 与 SPEEP 不同，后者在吸气时气道压低于大气压，而 CPAP 在整个呼吸周期均为正压，所以不增加呼吸做功，目前已用于成人，在撤离呼吸机时常用 SIMV 和(或)CPAP。

(二) PEEP 和 CPAP 的适应证

1. 急性呼吸窘迫综合征(ARDS)　ARDS 可引起严重的低氧血症和顺应性降低，PEEP 治疗虽可能增加 FRC 和改善氧合，但不能减少肺毛细血管渗出和血管外肺水。目前对 PEEP 有否预防 ARDS 的作用仍有争论。

2. 新生儿透明膜病　早期和近年研究都证明了 CPAP 治疗新生儿透明膜病的优越性，如 F_IO_2 为0.3～0.4，$PaO_2<50$ mmHg 时，用 CPAP 可缩短病程和减少发病率。

3. 术后呼吸支持　麻醉和大手术后，FRC 减少，Q_S/Q_T 增加，可导致低氧血症，用 PEEP 有一定的治疗作用。Gregory 等指出3个月以内的婴儿施行心脏手

术后,FRC 减少 33%~35%。用 CPAP 可使 FRC 恢复至正常,非发绀型心脏病的婴儿用 CPAP 可增加肺血管阻力,应谨慎使用。

4. 预防性应用 PEEP 和(或)CPAP　① 有自主呼吸而没有气管插管的患者,由于会厌作用,提供呼气滞后,可防止气道完全关闭。预防性应用低水平 PEEP,会引起与自主呼吸相似的生理作用。所以气管插管患者用低水平的 PEEP 和(或)CPAP 是有益的。婴儿或成人在撤离呼吸机前,患者已恢复自主呼吸,用 CPAP 2~5 cmH_2O 对减低 F_IO_2 和提高 PaO_2 是十分可取和非常有效的。② 应用 PEEP 可以预防肺泡表面活性物质灭活,并使其连续释放,防止在较低肺容量时肺泡萎陷。PEEP 可能防止急性呼吸衰竭的进展,但是否可减少 ARDS 发病率等尚有争议。

5. 左心室衰竭和肺水肿　PEEP 也常用于治疗心源性或非心源性肺水肿,增加 FRC 和肺顺应性,因而降低 Q_S/Q_T 和改善氧合,X 线片可显示肺病变明显好转。但近年来研究指出,PEEP 只是一种呼吸支持方式,并不能减少血管外肺水。然而,PEEP 时胸膜腔内压升高,左心室前负荷降低,改善左心功能,可部分解释对肺水肿的治疗作用。

6. 其他疾病的治疗　① 肺炎:发生低氧血症时可用 PEEP 和(或)CPAP 治疗。② 呼吸道烧伤:PEEP 和(或)CPAP 可改善气体交换。③ 哮喘:CPAP 能使肺过度膨胀,PEEP 有利于气体交换,都可用于治疗哮喘。④ 支气管炎:婴儿支气管炎有 2%~5%可并发呼吸衰竭,通过鼻导管或气管内插管使用 CPAP 5 cmH_2O,由于经肺压升高,尤其是痉挛性支气管炎,可明显减少呼吸频率、心率和降低 $PaCO_2$。⑤ 胎粪误吸综合征:3%~5%新生儿在分娩时可能吸入胎粪污染的羊水,导致化学性肺炎和小气道阻塞,可用 PEEP 4~7 cmH_2O 以利于改善气体交换。⑥ 早产儿吸呼停止:早产儿体重<2 500 g 呼吸停止的发生率为 25%,<1 000 g 为 84%,临床上阻塞性和中枢性呼吸停止经常同时发生,治疗用 CPAP 2~4 cmH_2O。⑦ 横膈麻痹:膈神经麻痹是心胸手术后常见的并发症,也是婴儿呼吸衰竭的原因之一,横膈反常运动,通气减少,并引起低氧血症和增加呼吸做功。PEEP 和(或)CPAP 是增加肺容量和防止反常呼吸的有效方法,减少呼吸做功,使血气分析结果恢复正常。⑧ 链枷胸和其他胸部严重损伤:CMV 起到气体夹板作用,应用 IMV 和(或)PEEP 可改善气体交换。⑨ 阻塞性睡眠呼吸停止:主要是睡眠引起上呼吸道阻塞,如肥胖-通气综合征(pickwi-kian syndrome)。通过鼻腔用 CPAP 3~10 cmH_2O,可提高跨肺压,防止肺泡萎陷。⑩ 支气管和气管软化:CPAP 也能起到内在夹板作用。

(三) PEEP 和 CPAP 的使用方法

1. 最佳 PEEP 的概念　最佳 PEEP 指肺顺应性最好,已萎陷的肺泡膨胀,氧分压达最高,肺内分流降至最低和氧输送最多,而对心排血量影响最小时的 PEEP 水平。1975 年,Suter 提出最佳的 PEEP 为 5~10 cmH_2O,如>15 cmH_2O 易发生低血压。1978 年,Gallgher 用最佳 PEEP,使 Q_S/Q_T 减至 15%以下。据报道,421 例急性呼吸衰竭治疗中,85%的患者的 PEEP<15 cmH_2O。

2. 高水平 PEEP　1975 年 Kirby 发现,对一般范围的 PEEP 治疗无效的 28 例急性呼吸衰竭患者用高水平 PEEP,取得了良好效果。因为高水平 PEEP 25 cmH_2O可改善氧合和减少 Q_S/Q_T。但 PEEP 越高,对血流动力学的影响越大。目前多数学者主张使用低水平 PEEP。如用 IMV 和(或)CPAP 方式则对心血管影响较小。

3. CPAP 的使用方法

(1) 气管内插管　是对危重患者常用的方法,并精确控制 F_IO_2。但患者需耐受气管导管,同时也可能产生与插管有关的并发症。

(2) 鼻导管　常用于婴幼儿,将鼻导管插到鼻咽部,CPAP 调节到 10~20 cmH_2O,但应注意选择口径适当大小的鼻导管,并经常吸引,注意湿化,不然导管易被分泌物堵塞。

(3) 面罩　用于清醒合作的患者。但有些患者不能耐受面罩紧扣在口鼻部,并有面部皮肤压伤的可能,还有托头带引起早产婴儿小脑内出血的报道。

(4) 鼻罩　常用于治疗睡眠时阻塞性呼吸停止,鼻罩较口罩易于耐受和安全,但口腔呼吸可影响治疗效果。

(5) 氧罩　为治疗婴儿透明膜病而设计,由乳胶模拟面部的形状制成,紧密围绕在面部周围,可不用头带,不会引起皮肤损伤等。

(四) 内源性 PEEP　内源性 PEEP(intrinsic PEEP 或 auto-PEEP)与外源性 PEEP(extrinsic PEEP)不同,其产生有两方面因素。其一是由于正压通气过度。据报道,分钟通气量>10 L/min 时,内源性 PEEP 发生率达 39%,在呼吸频率太快时,呼气时间不充分使肺泡过度膨胀,肺泡内气体不能完全排出而形成呼气末压力升高。其二是决定于疾病因素,如哮喘和慢性阻塞性肺部疾病(COPD),在常规通气时可普遍存在,内源性 PEEP 水平可高至 2.5~15 cmH_2O,此外也见于 ARDS 患者。

内源性 PEEP 可使心排血量减少,甚至可发生容量伤(肺泡破裂)和形成气胸。内源性 PEEP 使吸气峰压和平台压升高,这样可低估胸肺顺应性,所以在测定平台压时应减去内源性 PEEP,然后计算胸肺顺应性。此外,内源性 PEEP 时,肺膨胀过度,吸入潮气量也较多,同时横膈运动幅度增加,以便产生较高胸腔负压,而达到吸入足够潮气量,因此使呼吸功增加。

监测内源性PEEP的方法较为困难，高档呼吸机有自动监测内源性PEEP的功能。此外可用两种简便方法：① 在呼气结束时，暂时阻断呼吸回路的呼气端，遇下一次机械送气时没有气体流动，呼吸回路内产生的压力为已降低的肺泡压力（P_{ALV}）与气道近端压力（P_{prox}）相等，此时如肺泡内仍为正压，即呼吸回路内的压力为内源性PEEP。② 从气流流速波形上测定，有自主呼吸的患者经食管测压，从吸气动作开始到产生吸气气流为止，这段时间的食管压即为内源性PEEP。

四、肺保护性通气策略

适当地应用呼吸支持和机械通气治疗，可挽救许多危重患者的生命。但由于机械通气本身是非生理性的，常规应用可能引起患者肺损伤或使原有的肺损伤加重，导致所谓的“呼吸机所致肺损伤”（ventilator induced lung injury，VILI），并已为大量的动物实验和临床研究所证实。为此，近年来提出了“肺保护性通气策略”的概念，其内容包括：① 限制潮气量和气道压，即用小潮气量进行机械通气。② 在吸气时加用足够的压力使萎陷的肺泡复张，呼气时用适当的PEEP保持肺泡开放，即“肺开放”策略。

（一）小潮气量通气 应用小潮气量的同时限制吸气压力进行机械通气的目的是为了避免大潮气量或高气道压通气引起肺泡过度扩张，从而导致VILI。对于用小潮气量通气时潮气量的选择，以及在减少患者ICU停留时间、改善患者预后等方面与常规机械通气相比有无差别等关键问题，文献报道中各作者的结论不一，争议颇大。在1999年的全美胸科年会上，美国心肺血液研究所公布了关于小潮气量通气的多中心、前瞻性、随机、对照研究结果。841例ARDS患者随机分为2组，① 小潮气量组V_T为6.2 ml/kg，限制平台压＜30 cmH_2O。② 常规通气组V_T为11.8 ml/kg，限制平台压＜50 cmH_2O。发现小潮气量组的死亡率为31%，显著低于常规通气组的39.8%，而且小潮气量组的住院时间也较常规通气组明显缩短。该研究为小潮气量通气在临床危重患者中的推广应用提供了强有力的科学依据。

但是小潮气量通气将引起$PaCO_2$的增高，造成高碳酸血症。高碳酸血症可引起肺动脉压的升高，影响心肌收缩性，发生心律失常及颅内压升高等诸多不良影响，如果$PaCO_2$的上升速度较缓慢，许多患者可以耐受100 mmHg以内的$PaCO_2$。须注意避免引起$PaCO_2$的突然升高或降低，这对患者都是极为有害的。

小潮气量通气的方法源于“允许性高碳酸血症”（permissive hypercapnia，PHC）。PHC于1990年首次作为一种机械通气策略被介绍应用于临床ARDS患者，目的也是希望通过限制潮气量和气道压以避免造成肺损伤。近年来研究发现，高碳酸性酸中毒可对缺血再灌注损伤起到保护作用，而呼吸性碱中毒则可加重损伤。Laffey等学者提出了“治疗性高碳酸血症”的观点，将被麻醉的鼠分为对照组和处理组，在处理组中吸入CO_2以维持$PaCO_2$约105 mmHg，pH 7.05，其余处理两组相同，而后通过轮流钳闭左右肺门75 min再开放的方法诱导产生缺血再灌注损伤，经过90 min后进行评估，发现处理组的肺水肿程度较轻、顺应性较好，肿瘤坏死因子（TNF α、γ）等浓度也低。因此，他们认为在肺保护性通气策略中高碳酸性酸中毒起了相当重要的作用。由于急性高碳酸血症可引起很复杂的生理学改变，可能影响到全身几乎所有的细胞和器官系统的功能，且在“治疗性高碳酸血症”的研究中，仍有许多重要的关键问题有待解决，“治疗性高碳酸血症”目前只能停留在动物实验阶段。

（二）“肺开放”策略 “肺开放”策略指在吸气时用吸气压（PIP）使萎陷的肺泡复张，呼气时加以一定水平的PEEP维持肺泡开放。它充分利用了健康肺的特性，通过在整个人工通气过程中打开肺泡并使之保持开放，从而保留了肺的表面活性物质，使肺保持干燥、避免感染，它同时也避免了萎陷肺的反复开放和闭合所致的肺泡壁反复牵拉及顺应性不同的组织接合处局部形成的高剪切力，改善了肺的顺应性和气体交换，减少了肺水肿和感染的发生，最终使多器官功能障碍综合征的危险性降低。

物理学上的Laplace定律表明了压力（P）和表面张力（T）与半径（R）比值的关系：$P=2T/R$。在肺泡较大张开时，即R较大时，P较小，维持肺泡开放所需的压力也较小；一旦肺泡萎陷，即R变小时，P变大，要使肺泡复张的压力也较大。另外，萎陷肺泡的表面张力T增大更加明显，也使得复张萎陷肺泡所需的压力更高。因此，打开一个萎陷的肺泡与维持已复张肺泡保持开放所需的压力是不同的，可根据压力（P）-容量（V）曲线来作为选择合适的PIP和PEEP的根据。

P－V曲线又称顺应性曲线，在曲线的初始段和末段分别有一个拐点，称为下拐点和上拐点（或称低拐点和高拐点），上拐点处所对应的压力使整个肺完全开放，当PIP高于此值时，可导致肺泡的过度膨胀；下拐点处所对应的压力是使肺泡保持开放的临界压力值，如果PEEP低于此值，一部分肺泡将再次塌陷。确保PEEP被设置在恰好高于此压力值，调节呼吸机可以获得：① 尽可能低的气道压力，既避免对血流动力学影响，又保证较高的PaO_2。② 尽可能低的压力变化和合适的吸/呼比及呼吸频率，避免肺泡可能产生的剪切力和确保CO_2从肺中有效排出。

“肺开放”策略在实际应用中可分为三步：① 寻找使患者肺膨胀和塌陷时的压力。② 张开肺。③ 保持肺开放。目前，“肺开放”策略已被认为是一种符合生理的过程，在世界各地逐渐被接受。且更为重要的是已经了解到每个患者的肺需要不同的膨胀压力和保持肺开放的压力，两者都随着疾病的不同阶段在不断地发生改变。如能应用更先进的呼吸机支持呼吸，肺开放策略的临床应用将会更加普遍。

五、监测和注意事项

在整个机械通气过程中，均需严密监测患者的生理功能，包括生命体征和各主要脏器的功能，尤其是呼吸功能的监测。一般而言，$SpO_2>95\%$ 和 $P_{ET}CO_2$ 为 35～45 mmHg，表明通气和氧合效果良好，在开始用呼吸机通气或改变呼吸参数设置后 30 min 左右都应抽取动脉血作血气分析，以后视病情变化按需进行。比较重要的呼吸力学方面的监测指标如下。① 潮气量(V_T)和分钟通气量(V_E)：自主呼吸时 V_T 约为 8 ml/kg，V_E 为 5～7 L/min。机械通气时成人 V_T 需 8～10 ml/kg，小儿为 10～12 ml/kg，可根据 $P_{ET}CO_2$ 进行调节。② 胸肺顺应性：是表示胸廓和扩张程度的一个指标。正常值为 100 ml/cmH_2O，顺应性随肺组织损害加重而逐渐下降，可以反映病变的严重程度，当顺应性增加时，说明治疗效果显著。另外，它还可用于判断脱机，顺应性＜25 ml/cmH_2O，不能脱机。③ 压力-容量环和流量-容量环形态：有助于全面了解患者呼吸力学。④ 呼吸道阻力：正常值为 1～3 cmH_2O/(L·s)。呼吸道阻力增高的最常见原因有呼吸道黏膜水肿、分泌物过多、支气管痉挛、气管导管内径太小等。监测呼吸道阻力可用以了解患者气道功能的变化，观察支气管扩张药的疗效及帮助选择机械通气方式和判断脱机。⑤ 呼吸中枢驱动力($P_{0.1}$，也称为口腔闭合压)：$P_{0.1}$ 是测定膈肌发生收缩时所需要的神经兴奋强度。$P_{0.1}$ 的测定不受气道阻力等机械因素干扰，反映呼吸中枢兴奋性和呼吸道驱动力。$P_{0.1}$ 已成为评估中枢功能的常用方法，也是帮助判断脱机的一个重要参考指标。正常值为 2～4 cmH_2O，$P_{0.1}>6$ cmH_2O 时不能脱机，$P_{0.1}$ 过低提示呼吸驱动减退。⑥ 呼吸功(work of breathing，WOB)：包括生理功和附加功。生理功为患者自主呼吸时，为克服弹性阻力和气流阻力所做的弹性功和阻力功之和，正常为 0.3～0.6 J/L。附加功是患者为克服呼吸设备的气流阻力负荷所做的阻力功，附加功可以大于生理功。呼吸功的监测可以帮助选择最佳通气方式和呼吸参数，以及指导呼吸机的撤离。

在呼吸管理中应注意：① 保持呼吸道通畅，其中最重要措施是吸除分泌物。② 防治感染，所有器械工具均需灭菌，吸痰管应每次更换，气管内套管、呼吸机接头管道和湿化器每日消毒 1 次，可用 1∶1 000 苯扎溴铵浸泡后，蒸馏水冲净。要注意口腔卫生，放气囊前应吸除口腔内分泌物，以免误吸；此外还可用抗生素防治。③ 加强湿化与雾化治疗，必要时行气道冲洗，一般用生理盐水 5～10 ml，冲洗后 2～3 min，再用吸引器吸除，一日可反复数次，清除痰液。④ 注意监测指标变化及处理报警信号，如气道低压报警时，检查有否接头脱落及漏气，按血气分析结果调整各项呼吸参数。⑤ 注意患者营养，增强体质，每日用氨基酸 1.75～2.0 g/kg，有利于呼吸恢复，但能量供应不要过多，不然使 CO_2 产量增加。⑥ 心功能差的患者停用呼吸机有困难时，应先用强心及利尿剂改善循环功能。⑦ 在呼吸机旁应备有简易呼吸囊，以便在呼吸机发生故障或停电、断氧时急用。

六、脱机和拔管

呼吸和(或)循环功能不全应用呼吸机支持呼吸的患者，其脱机往往需要一个过程，一般来说患者原发疾病和全身情况好转，就应考虑逐渐停用机械通气。

(一) 脱机指征 患者安静、无出汗、末梢红润、循环功能稳定，$F_IO_2=0.6$，CPAP＜5 cmH_2O，$PaO_2>70$～90 mmHg，吸空气或 40%氧气时 $PaCO_2<45$ mmHg 且 pH＞7.35，其他呼吸功能参数达到表 94-3 中要求时，即可考虑逐渐停机。

表 94-3 脱机的呼吸参数

呼 吸 参 数	脱机标准	正 常 值
氧合指数 PaO_2/F_IO_2(mmHg)	＞200	＞400
潮气量 V_T(ml/kg)	5～6	5～8
呼吸频率 RR(次/min)	＜25	14～18
呼吸频率/潮气量[/(min·L)]	＜100	＜50
肺活量 V_C(ml/kg)	＞15	65～75
最大吸气负压 P_{Imax}(cmH_2O)	＞−25	＞−90(女) ＞−120(男)

其中用力吸气负压十分重要，据报道 $P_{Imax}>-25$ cmH_2O，有 60% 患者脱机可以成功，而＜−20 cmH_2O，则几乎 100%脱机失败。此外，$V_E<10$ L/min，脱机成功率为 50%，$RR/V_T<105$/(min·L)，脱机成功率可达 78%。

(二) 脱机方法

1. T 形管脱机法 用 T 形管呼吸囊作辅助呼吸，氧气气流相对较高，防止空气吸入或重复呼吸，可保持较高吸气氧浓度，一般用于短期机械通气患者而较快速脱机。也可以间断使用，如用 T 形管呼吸囊 4 h 和机械通气 4 h，以后逐渐减少呼吸机支持时间，逐渐脱机。

2. SIMV 脱机 设定 SIMV 从 12 次/min 开始，逐渐减少至 2～4 次/min，如符合上述脱机指标，则可停用机械通气。在应用 SIMV 时，可与 PSV 合用，如 V_T 逐渐增大，呼吸频率减慢，则更易脱机。同时存在低氧血症患者，最后可单纯用 CPAP，维持一段时间，待 PaO_2 上升后，再脱机，脱机后继续吸氧。

3. BiPAP 脱机　BiPAP 的脱机程序为：① 减少 F_IO_2 使 $F_IO_2<0.5$。② 减少 T_{high} 至 I∶E 小于 1∶1。③ 逐步调整 P_{low} 和 P_{high}，使平均气道压力降低。④ 调整 P_{high} 和 P_{low}，使 ΔP 降至 8～12 cmH_2O。⑤ 减少 RR 至 8～9 次/min，进一步降低 P_{high} 和 P_{low} 至平均气道压，即 CPAP 模式，再降低 CPAP 至理想水平。

（三）脱机困难的原因和注意事项　脱机困难有如下原因。

（1）患者因素　严重肺部疾病，呼吸肌疲劳及胸壁功能紊乱，循环功能不全，营养不良及全身情况衰弱等。

（2）呼吸机调节不当　通气不足和缺氧，呼吸做功增加。

（3）气道因素　气管导管口径较细，分泌物阻塞和导管过深等。

一般而言患者长期应用呼吸机、营养不良以及脱机方法都不是脱机困难的主要原因，最重要的是原发疾病，尤其是肺功能的恢复，其他因素如休克、低心排血量和低磷、低镁和低钾血症也应引起重视。应根据临床体征及呼吸参数正确估价，确定脱机时机，才能取得成功。

脱机时应注意：① 应在上午人手较多时进行。② 镇静与镇痛和肌松药的作用已消失。③ 呼吸和循环功能指标符合脱机要求。④ 在严密观察和监测下脱机。⑤ 脱离呼吸机时继续吸氧。

（四）拔管　患者脱机成功以后，尚未完全清醒或分泌物较多而排除困难，则可暂时留管，待好转后再拔管。如果对患者呼吸功能估计不足，拔除气管导管后，有可能再插管。因拔管后不会减少呼吸做功，同时拔管后 90%以上患者存在喉水肿，但上呼吸道阻塞发生率不到 2%。如有严重的上呼吸道阻塞征象，则应立即再插管。

第三节　机械通气并发症的防治

由于行机械通气的患者难主诉病情变化，有些患者处于重危状态，若受到并发症的威胁，则有造成死亡的危险。应及早发现并加以防治。并发症可按原因分为三类。

一、气管插管和气管切开套管的并发症

气管切开的并发症约为 5%，死亡率可高达 2%，而气管插管的死亡率仅为 1∶5 000。

（一）导管进入支气管　导管插入过深或外固定不确实而位置发生变动，可进入支气管。因右侧支气管与总支气管所成角度较小，导管易进入右侧支气管，使对侧肺不张而导致缺氧。临床特征为左侧呼吸音减低，而在不完全阻塞或导管尖端在隆突处或隆突下，呼吸音可能正常，但不能从左侧吸出分泌物。预防方法为每次插管后注意两侧呼吸音，常规摄胸片，肯定导管位置，用胶布沿门齿与口塞和面颊部牢固固定，以免移动。

（二）导管或套管阻塞　分泌物多而稠厚易引起导管或套管阻塞，分泌物常积聚和黏附在导管的尖端，发生阻塞而引起窒息，出现呼吸困难和产生青紫。为此，在机械通气期间应定期和及时吸引清除分泌物，如不能彻底清除，导管或套管在必要时应重新更换。此外，还应注意雾化器湿化气体的效果，同时适当补液，防止分泌物浓缩黏稠。

套囊过度充盈而疝出至导管末端是堵塞呼吸道的另一原因。因此，当患者发生呼吸道阻塞时应立即将套囊放气，或减少套囊充气，如还不能改善，必须紧急调换气管导管。

（三）气管黏膜坏死、出血　套囊长期过度充盈，压力太大，压迫气管壁，气管黏膜缺血坏死，糜烂而形成溃疡，也可损伤血管而出血，甚至有报道发生气管、食管瘘和无名动脉破裂而造成死亡。故遇有导管明显搏动，提示导管尖端或套囊位于动脉附近，应引起注意。长期施行机械通气时，尽量采用低压高容套囊，避免充气过多，用带有双套囊的导管，每小时交替使用。

（四）导管脱出或自动拔管　导管脱出或自动拔管可造成急性呼吸衰竭，为此患者不宜多用镇静药，若劝告或其他使患者安静的措施无效，则为防止躁动和昏迷患者的自动拔管，应给予镇静和催眠药物。

（五）气管狭窄　狭窄常发生在气管切开部位而不是气囊充气部位，常发生在气管切开套管拔除后数天或数周以后。

二、呼吸机故障引起的并发症

常见的呼吸机故障包括漏气、接头脱开、管道接错、气源或电源中断及警报系统失灵等，虽然各型呼吸机的结构不同，但通气功能的原理相似，发生问题时应依次检查下述原因。

（一）漏气　潮气量不足，胸部活动幅度减少，呼吸

道峰值降低,低压、容量报警。发现漏气时,应先排除套囊充气不足或破裂,接着寻找常见的呼吸机漏气的原因,如雾化器贮水瓶是否旋紧,吸气等管道系统的接头是否松脱等。若一时仍找不出原因,则应用手控呼吸或更换呼吸机,然后进行彻底检查。呼气潮气量测定是一重要指标,一方面提示有否漏气,另一方面如潮气量低而未发现漏气,则可能是产生潮气量的机械装置失效。

(二) 误吸 即使气囊充气良好,但不能完全防止误吸,唾液分泌每日可达 1 000 ml,如不常规吸引,部分可能误吸至呼吸道,进食、进水时也可发生。

(三) 接管脱落 呼吸机与气管导管的接头及本身的管道完全脱开或扭曲,可使机械通气完全停止或呼吸道阻塞,气源或电源中断也会有致命危险。

(四) 管道接错 如把吸气端和呼气端管道倒接,就没有气体输出,患者可能发生呼吸困难或窒息。应暂停使用呼吸机,用简易呼吸囊应急,同时按说明书图纸详细检查重装。

(五) 报警装置失灵 患者通气良好时,报警器可发出声音,这是假报警,而有时患者通气不足而报警器又不响,所以使用呼吸机时也不能完全依赖报警装置。

三、长期机械通气的并发症

(一) 通气不足

(1) 机械性问题包括漏气和阻塞。限压型呼吸机轻度漏气时,仍能释放相同数量的气体,但严重漏气会使限压型呼吸机停止工作,而在阻塞时会产生通气不足。定容型呼吸机漏气时将减少通气量。

(2) 慢性肺部疾患,肺功能障碍,肺弹性和总顺应性降低及呼吸道分泌物增多,需要较大潮气量,才能避免通气不足。

(3) 呼吸机参数调节不当,如供氧充分则低氧血症不明显,但 $PaCO_2$ 升高。所以应经常测定呼气潮气量和进行血气分析,观察患者临床症状,及时发现和排除机械故障,调整潮气量,保证有效通气。

(二) 通气过度 呼吸频率过快或潮气量太大,可引起过度通气,使 $PaCO_2$ 下降到呼吸停止阀以下即 $PaCO_2$ 为 30～32 mmHg,发生呼吸性碱中毒。低碳酸血症常伴有心排血量和心肌供血减少,脑血流降低和脑缺氧,孕妇子宫血管收缩,胎盘血供减少而致胎儿缺氧,肺顺应性和功能残气量减少,通气/血流比值不当,右向左分流增加,氧消耗及氧与血红蛋白的亲和力也增强,氧离曲线左移。此外,还有细胞外液中钾降低。严重酸中毒,可出现兴奋、谵妄、抽搐和肌痉挛,甚至低血压、昏迷。文献报道急性呼吸衰竭使用间歇正压通气,有因严重碱中毒(pH 7.54)而引起死亡的病例。预防方法为:① 适当调节通气频率和潮气量。② 应用适量镇静药,提高呼吸停止的 $PaCO_2$ 阈值。③ 应用 IMV。

(三) 低血压 机械通气需要用正压,PEEP 和 CPAP 也加入正压,跨肺压和胸膜腔内压升高,阻碍静脉回流,继发心排血量降低,因而发生低血压。低血压的程度与正压高低和持续时间长短呈正比。为防止低血压,可采取以下具体措施:① 选用最佳 PEEP:其指标为全身氧输送和肺静态顺应性最大,肺泡无效腔量和肺内分流最低,同时无明显心血管抑制。一般限制 PEEP 在 5～10 cmH_2O,对循环扰乱较少,如 > 10 cmH_2O,则发生低血压的可能较大。② 补充血容量:机械通气时,胸膜腔内压升高,静脉回流减少是影响血流动力学变化的主要原因。因此,适当补充血容量,使静脉回流增加,CO_2 可恢复正常,至于在治疗 ARDS 时,输注何种液体以提高前负荷尚有争议。理论上,胶体溶液可增加血管内渗透压,从而使水分均潴留在血管内。然而 ARDS 患者的肺毛细血管通透性增加,蛋白质和水分均可能透过血管壁,白蛋白积聚在肺间质内,并吸收水分。因此,毛细血管通透性增加而血红蛋白正常的患者,以选用晶体优于胶体液。贫血患者应输注红细胞,血红蛋白能改善氧合,又能留在血管内。③ 应用增强心肌收缩药:多巴胺使轻度低血容量患者的 SVR 上升。多巴酚丁胺增强心肌收缩,CO_2 增多,用于改善心功能。

(四) 肺气压伤 呼吸机相关的肺损伤(ventilator associated lung injury,VALI)包括:① 容量伤(volutrauma)。由于肺过度膨胀直接引起肺泡损伤。② 气压伤(barotraumas)。因较高跨肺压而损伤。③ 生物伤(biotrauma)。炎症介质释放进入呼吸道及全身循环而致肺及其他器官损伤。④ 不张性伤(atelectrauma)。不张肺泡周期性张开和萎陷导致肺泡损伤。

机械通气时,由于气道内压过高或潮气量太大,或患者肺顺应性差,或原有肺气肿、肺大泡、哮喘和肺脓疡等慢性肺部病变,易致肺泡破裂,空气进入肺间质中,并沿血管周围鞘膜达到纵隔,或在纵隔破裂后气体通过大血管胸膜反折处,接近心包腔,进一步沿筋膜间隙扩散进入颈部皮下组织,甚至扩散到头、胸、腹及躯干其他部位,如空气进入破裂血管可引起气栓。所以肺气压伤的程度有轻重不等,其中以张力性气胸、心包腔气肿和动静脉空气栓塞最危险,后者可立即引起死亡。张力性气胸发生后,静脉回流明显减少,血压下降,心排血量降低。临床上早期症状有烦躁不安、青紫、心动过速等,可通过 X 线片确诊。

机械通气时气胸的发生率为 10%～20%,婴儿可达 3%,用 PEEP 时容易发生胸膜腔内压升高,而 IMV 和 HFPPV 等气道内峰压较低,气胸发生率也减少。防治方法如下。① 正确调节呼吸机各项参数,避免气道内压过高,尤其是有慢性肺部病变者。② 加强生命体征监测，经常听诊呼吸音。③ 病情危急时可先用粗针插入锁骨中线第 2 肋间外侧紧急放气，然后放置胸腔导管接水封引流，可继续进行机械通气。

(五) 呼吸机相关肺炎(ventilation associated pneumonia, VAP) 呼吸机相关肺炎是急性呼吸衰竭患者接受呼吸机治疗后的严重并发症。文献报道医院获得性呼吸道感染(主要是肺炎)发病率为 2.33%，占医院感染构成比的 33.1%，居首位。机械通气(MV)≥3 d组院内获得性肺炎(VAP)发生率为对照组的 16.7 倍。VAP 的定义为：机械通气(不包括非创伤性)48 h 后，或停用 MV、拔除人工气道后 48 h 内发生的、新的感染性肺实质炎症，并以发生时间在 MV 启动后<5 d 为界区分为早发性和晚发性 VAP。VAP 的预防和控制方法如下。

1. 职工教育和感染调查　对医护人员要加强教育，严格管理。对 ICU 内感染的情况应定期作调查，并信息反馈，以了解所在单位院内感染的流行病学情况。

2. 阻断病原菌传播　应严格呼吸机的消毒清洁制度，具体详见相关章节。严格医护人员手卫生制度。凡接触黏膜、呼吸道分泌物及其污染物品后，接触人工气道和正在使用呼吸机治疗设备前后均应洗手。紧急时可用干式洗手法。操作时严格无菌操作技术。处理呼吸道分泌物或其污染的物品时应戴手套。开放吸引系统要用一次性无菌吸引管。去除吸引管分泌物要用无菌水。不同患者间作吸引时要更换整个长条吸引管，并且更换吸引瓶。严格控制室内人员数量，保持空气流通。可采用净化消毒器消毒室内空气。

3. 改善宿主易感性　应防止吸入和细菌易位。避免使用可抑制呼吸中枢的镇静剂药、止咳药，对昏迷患者要定期吸引口腔分泌物；如无反指征，患者应取30°～45°的半卧位减少胃液反流和吸入危险性。声门下分泌物引流(SSD)可减少 VAP 的发生；气囊放气或拔管前应吸引和确认气囊上方分泌物已被清除。如条件许可，应使用无创通气。预防应激性溃疡倡导使用硫糖铝，而避免使用 H_2 拮抗剂和抗酸剂。鼻饲酸化饮食。不广泛提倡选择消化道脱污染(SDD)治疗，也应避免呼吸道局部使用抗生素。粒细胞减少、器官移植等高危人群应保护性隔离。

(六) 缺氧与氧中毒　机械性意外、分泌物潴留及气管内吸引时间过长等可引起急性严重缺氧，增加 F_IO_2 及用 PEEP 可得到改善。相反在长期机械通气中，F_IO_2 过高是极其有害的，大量氧气从肺泡中排出，易发生肺不张。动物实验证明吸入 70%氧后，肺毛细血管充血，并发展至肺水肿，3～7 d 后死亡。长期机械通气的患者，F_IO_2 过高，可发生氧中毒，主要病变为肺部损害，有白细胞增多，多核白细胞释放有毒的氧自由基可引起Ⅱ型肺泡细胞增生、变形、线粒体氧化酶活动减退，肺泡表面物质减少，肺间质水肿。这些病理变化导致严重肺功能损害。据文献报道，长期机械通气吸氧治疗后 70 例死亡病例中，发现应用呼吸机时间>10 d，氧浓度在 90%～100%者，上述肺部严重病变出现的概率较高。因此，F_IO_2 应维持在 60%左右，除非患者有严重贫血和心力衰竭，PaO_2 可维持 80～90 mmHg。如必须用 100%的氧，不可超过 24 h，如氧浓度必须>60%，应采取措施，加用 PEEP 在短期内吸入尽可能低的氧浓度。

(七) 胃肠道并发症

1. 胃肠道充气膨胀　胃扩张较多发生于进行无创通气或经鼻插管者，偶尔见于气管切开，但较少发生在经口插管者。胃肠道扩张较易引起呕吐、误吸，严重时可造成胃破裂。通气时可同时进行胃肠减压。

2. 胃肠道出血　常见原因是应激性溃疡，有时可大量出血而不易发现，应提高警惕。

3. 胃十二指肠溃疡穿孔　易发现在长期应用激素的患者，腹痛和体征很少，必须仔细鉴别。

第四节　无创通气的使用

无创通气(noninvasive ventilation, NIV)运用之初是使用的负压通气，主要运用的场所并非是大家想象中的医院而是在院外，运用的对象患者是一些非急性患者，但因负压无创通气呼吸机大而笨重，使用复杂，无创通气也并未得到广泛的推广。而无创正压通气机的出现，无创通气呼吸机变得小而便携，无创通气的使用更为方便简单。当时无创通气并未在住院患者中使用，患者群体主要还是门诊患者。20 世纪 80 年代，医师开始将无创通气运用于院内患者急性呼吸衰竭的呼吸支持上。近年来，无创通气相对于有创通气有独到的优势，越来越得到医师们的青睐。

一、持续气道正压(continuous positive airway pressure, CPAP)

1. CPAP 的应用指征　① 阻塞性睡眠呼吸暂停综合征。② 充血性心力衰竭伴阻塞性睡眠呼吸暂停。③ 肥胖症患者伴有阻塞性睡眠呼吸暂停。

2. CPAP 的使用　只需设定压力水平。优点是使用方便简单,机器比较便宜。缺点是事先设定的压力可能不适合阻塞性睡眠呼吸暂停的患者,需要及时调节;不能随睡眠阶段的改变而改变,影响患者的睡眠质量;不能随患者的体位变化而变化。

(二) 自动调节持续气道正压(AUTO-CPAP)

1. AUTO-CPAP 的应用指征　① 阻塞性睡眠呼吸暂停综合征。② 充血性心力衰竭伴阻塞性睡眠呼吸暂停。③ 肥胖症患者伴有阻塞性睡眠呼吸暂停。

2. AUTO-CPAP 的使用　只需设定压力水平变化的范围。优点是压力水平可以随睡眠的深度和体位的变化而变化;适用于行减肥手术的患者。缺点是费用较高,对伴有心血管疾病的患者不适用。

(三) 双水平气道正压通气

1. 双水平气道正压通气的应用指征　① 阻塞性睡眠呼吸暂停综合征伴中枢性呼吸暂停。② 胸部限制性通气障碍。③ 严重的 COPD 患者。

2. 双水平气道正压通气的使用　需设定吸气相和呼气相的压力水平、呼吸频率、吸气和呼气时间。优点是改善肺泡通气,减少呼吸做功,当呼吸暂停时提供设定模式的呼吸。缺点是费用较高。

(四) 平均容量设定压力支持(average volume-assured pressure support, AVPS)

1. AVPS 的应用指征　① 肥胖症患者。② 神经肌肉疾病患者。③ COPD 患者。

2. 平均容量设定压力支持的使用　需设定目标潮气量、吸气相气道上压、呼吸频率。优点是保证潮气量,补偿患者不足的呼吸部分。缺点是费用较高。

(邓羽霄　皋　源　杭燕南)

参考文献

[1] Miller RD, Eriksson LI, Fleisher LA, et al. Miller's anesthesia[M]. 7th ed. Philadephia: Churchill Livingstone Inc, 2009.

[2] Marino PL. ICU book[M]. 2nd ed. Philadelphia: Lippincott Williams & Wilkins, 1997.

[3] Oeckler RA, Hubmayr RD. Ventilator-associated lung injury: a search for better therapeutic targets[J]. Eur Respir J, 2007, 30: 1216-1226.

[4] Bekos V, Marini JJ. Monitoring the mechanically ventilated patient[J]. Crit Care Clin, 2007, 23: 575-611.

[5] Guttmann J, Bernhard H, Mols G, et al. Respiratory comfort of automatic tube compensation and inspiratory pressure support in conscious humans[J]. Intensive Care Med, 1997, 23: 1119-1124.

[6] Mols G, Rohr E, Benzing A, et al. Breathing pattern associated with respiratory comfort during automatic tube compensation and pressure support ventilation in normal subjects[J]. Acta Anaesthesiol Scand, 2000, 44: 223-230.

[7] Wrigge H, Golisch W, Zinserling J, et al. Proportional assist versus pressure support ventilation: effects on breathing pattern and respiratory work of patients with chronic obstructive pulmonary disease[J]. Intensive Care Med, 1999, 25: 790-798.

[8] Appendini L, Purro A, Gudjonsdottir M, et al. Physiologic response of ventilator-dependent patients with chronic obstructive pulmonary disease to proportional assist ventilation and continuous positive airway pressure[J]. Am J Respir Crit Care Med, 1999, 159: 1510-1517.

[9] Grasso S, Puntillo F, Mascia L, et al. Compensation for increase in respiratory workload during mechanical ventilation: pressure-support versus proportional-assist ventilation [J]. Am J Respir Crit Care Med, 2000, 161: 819-826.

[10] Shapiro BA, Lichtanthal PR. Postoperative respiratory management[M]//Kaplan JA. Cardiac Anesthesia. 4th ed. Philadelphia: W. B. Saunders Company, 1999.

[11] Oczenski W, Werba A, Andel H. Breathing and mechanical support[M]. Berlin: Blackweu Science, 1997.

[12] Hardy AK. A review of airway clearance: new techniques, indicatians, and recommendations[J]. Respire Care, 1994, 39: 440.

[13] Mehta S, Hill NS. Noninvasive ventilation[J]. Am J Respire Crit Care Med, 2001, 163: 540.

[14] American Thoracic Society. International consensus conferences in intensive care medicine: noninvasive positive pressure ventilation in acute respiratory failure[J]. Am J Respire Crit Care Med, 2001, 163: 283.

[15] Mclntyre Jr Rc, Pulido EJ, Bensard DD, et al. Thirty years of clinical trials in acute respiratory distress syndrane[J]. Crit Care Med, 2000, 28: 3314.

[16] Lewandowski K. Small tidal volumes large benefit [J]. Intensive Care Med, 1999, 25: 771.

[17] The Acute Respiratory Distress Syndrome Network. Ventilation with lower tidal volumes as compared with traditional tidal volumes for acute lung injury and the acute respiratory distress syndrome[J]. N Engl J Med, 2000, 342: 1301.

[18] Bregen F, Ciais V, Carret V, et al. Is ventilator-assoaiated pneumonia an independent risk factor for death [J]. Anesthesiology, 2001, 94: 554.

[19] Choi J, Tasota FJ, Hoffman LA. Mobility interventions to improve outcomes in patients undergoing prolonged mechanical ventilation: a review of the literature[J]. Biol Res Nurs, 2008, 10: 21-33.

[20] Aboussouan LS, Ricaurte B. Noninvasive positive pressure ventilation: increasing use in acute care[J]. Cleve Clin J Med, 2010, 77: 307-316.

[21] Olson AL, Zwillich C. The obesity hypoventilation syndrome [J]. Am J Med, 2005, 118: 948-956.

[22] Meurice JC, Cornette A, Philip-Joet F, et al. Evaluation of AUTO-CPAP devices in home treatment of sleep apnea/hypopnea syndrome[J]. Sleep Med, 2007, 8: 695-703.

[23] Practice parameters for the use of autotitrating continuous positive airway pressure devices for titrating pressures and treating adult patients with obstructive sleep apnea syndrome: an update for 2007. An American Academy of Sleep Medicine report[J]. Sleep, 2008, 31: 141-147

[24] Marin JM, Carrizo SJ, Vicente E, Agusti AG. Long-term

cardiovascular outcomes in men with obstructive sleep apnoea-hypopnoea with or without treatment with continuous positive airway pressure: an observational study[J]. Lancet, 2005, 365: 1046 - 1053.

[25] Dreher M, Storre JH, Schmoor C, Windisch W. High-intensity versus low-intensity non-invasive ventilation in patients with stable hypercapnic COPD: a randomised crossover trial[J]. Thorax, 2010, 65: 303 - 308.

[26] Boldrini R, Fasano L, Nava S. Noninvasive mechanical ventilation[J]. Curr Opin Crit Care, 2012, 18: 48 - 53.

第九十五章 麻醉和围术期过敏反应

过敏反应（anaphylaxis）是已免疫的机体在再次接受相同物质的刺激时所发生的反应。反应的特点是发作迅速、反应强烈、消退较快；一般不会破坏组织细胞，也不会引起组织损伤，有明显的遗传倾向和个体差异。围术期过敏反应是一常见的、多系统受累的临床综合征，可累及皮肤、心血管系统和呼吸系统等，尤其是心血管系统。围术期过敏反应常比非围术期患者循环紊乱更为显著，主要原因有麻醉因素的参与。近年来，随着手术过程中大量合成药物的广泛应用，以及日常多种化学物质的使用和接触增多，围术期过敏反应逐年增多。围术期过敏反应的发生率在我国并没有确切的数据，国外报道发生率为1/20 000～1/10 000，也有报道称发生率可高达1/3 500。有报道指出即使及时有效的救治，严重过敏反应的死亡率仍为3%～6%。围术期过敏反应多为突发和偶发，难以预测。麻醉和ICU医师应及时诊断、迅速和正确地处理，才能够使患者得到及时救治，脱离生命危险，转危为安。

第一节 发病机制

围术期过敏反应属于Ⅰ型变态反应，过敏原进入机体后，经抗原递呈细胞（antigen presenting cell, APC）摄取并处理，其核心肽段与主要组织相容性复合体（major histocompatibility complex, MHC）分子相结合，表达于APC细胞膜表面，供T细胞识别，主要为Ⅱ类T辅助细胞（Th2类细胞）参与应答，血中高表达IL－4及IL－13等细胞因子，诱导B细胞表达高水平的IgE，IgE与肥大细胞和嗜碱性粒细胞表面的IgE高亲和力受体（FcεRI）结合，使机体处于致敏状态。已致敏状态的机体，一旦再次接触变应原，则会发生肥大细胞和嗜碱性粒细胞的脱颗粒，快速释放组胺、嗜中性粒细胞趋化因子、血小板激活因子、前列腺素和白三烯等细胞因子，进而产生一系列相应的临床症状（图95－1）。

其中，Th2细胞分化及Th2类细胞因子释放增多是Ⅰ型变态反应发生的关键。过敏原特异性初始CD4^{+} T细胞被相应过敏原激活后，在IL－4的作用下，增殖分化为变应原特异性CD4^{+} Th2细胞，该细胞及其分泌的IL－4及IL－13等细胞因子，可诱导B细胞增殖分化为能够产生特异性IgE抗体的浆细胞，从而促进IgE抗体合成。

Ⅰ型过敏反应发生的机制划分为如下三个阶段。① 致敏阶段：过敏原进入机体后可选择诱导过敏原特异性B细胞产生抗体应答，此类抗体与肥大细胞和嗜碱性粒细胞（皮肤、呼吸道或消化道黏膜以及血液中的某些细胞，其中肥大细胞分布于皮下小血管周围的结缔组织中和黏膜下层，而嗜碱性粒细胞主要分布于外周血中）的表面相结合，而使机体处于对该过敏原的致敏状态。通常这种致敏状态可维持数月或更长，如果长期不接触该过敏原，致敏状态可自行逐渐消失。② 激发阶段：指相同的过敏原再次进入机体时，通过与致敏的肥大细胞和嗜碱性粒细胞表面的抗体特异性结合，使这种细胞释放生物活性介质的阶段。在这个阶段中，释放的生物活性介质除了组胺以外，还可以是前列腺素D_2、白三烯、血小板活化因子等，但它们的作用都相似，都可引起平滑肌收缩、毛细血管扩张和通透性增强、腺体分泌物增多。③ 效应阶段：指生物活性介质作用于效应组织和器官，引起局部或全身过敏反应的阶段。根据反应发生的快慢和持续的时间长短，可分为早期相反应和晚期相反应两种类型。早期相反应主要由组织胺引起，通常在接触过敏原数秒钟内发生，可持续数小时，如阿曲库铵和米库氯铵注射太快可导致组胺释放增多；晚期相反应由白三烯、血小板活化因子等引起，在过敏原刺激后6～12 h发生反应，可持续数日。

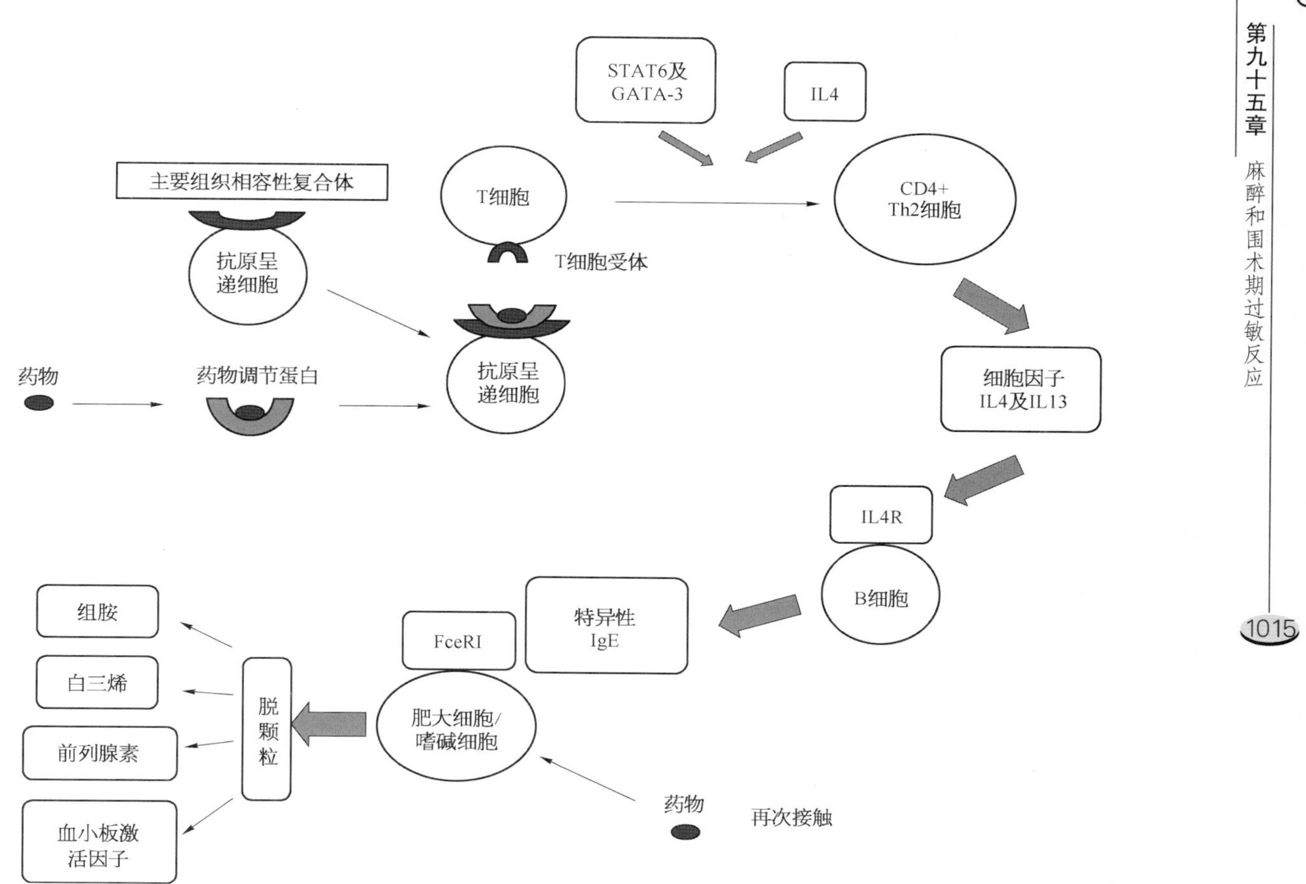

图 95-1 围术期过敏反应的机制

第二节 围术期过敏反应高危因素

一、既往过敏史患者

由于围术期过敏反应的诊断率低，并且缺乏高危因素的大规模流行病学资料，术前对于高危人群的鉴别尚缺乏足够的理论依据。目前，既往曾有麻醉相关的过敏反应史是确切的高危因素。比较既往过敏反应的严重程度对于评价再次发生反应的危险性很重要。然而，有资料表明既往仅有轻微症状的儿童也可能发生严重的过敏反应。

哮喘史是发生危及生命的围术期过敏反应的主要危险因素，几乎所有致死性的围术期过敏反应均发生于哮喘患者。但哮喘史作为一个敏感指标，并不具有特异性，无哮喘病史的患者也可能发生危及生命的围术期过敏反应。总的来说，既往曾有麻醉相关的过敏反应史或同时有哮喘病史提示，此类患者为围术期过敏反应的高危群体。

此外，合并特异性疾病（如肥大细胞病、慢性荨麻疹-血管性水肿等）也是围术期过敏反应的高危因素之一。轻度的呼吸系统变态反应性疾病（变态反应性鼻炎和轻度支气管哮喘），若无症状恶化或控制不佳，不能归为高危因素（表 95-1）。

表 95-1 围术期过敏反应的高危因素

危险因素或事件	相关物质
对鸡蛋/大豆乳剂过敏	丙泊酚
明胶过敏	人工代血浆制品
既往全身麻醉后过敏史	所有药物
多种药物过敏综合征	所有药物
既往全麻史	肌松药
全麻过敏的家族史	所有药物
对化妆品过敏	肌松药
脊柱裂	乳胶

围术期常规应用的多种麻醉药物、诊断试剂、含有乳胶的器械、抗生素以及血液制品等均可能导致过敏反应，同时某些药物之间还存在交叉过敏现象。围术

期最常见的诱发过敏反应的药物有抗生素、非甾体类抗炎药、肌松药及生物制剂等。

二、围术期用药

(一) 抗生素 抗生素是围术期过敏反应第一原因,其中青霉素和头孢菌素占围术期抗生素所致过敏反应的70%以上。据统计β-内酰胺类抗生素的过敏反应发生率为0.7%~10%,过敏性休克发生率为0.004%~0.04%。曾有统计,美国每年有400~800人死于青霉素所致的过敏性休克。

(二) 非甾体类解热镇痛抗炎药 既往无哮喘病史,当口服阿司匹林等非甾体类抗炎药后数分钟内或数小时内出现诱发的哮喘发作,称阿司匹林哮喘。在这些阿司匹林性哮喘的患者中约有半数以上的患者伴有鼻息肉、鼻窦炎、鼻炎等鼻部症状。

据北京协和医院变态反应科的一项调查,阿司匹林性哮喘占哮喘患者群的2.2%,国外报道为1.7%~5.6%,实际发病率可多达8%~22%,伴有鼻部症状的阿司匹林性哮喘发病率更高,为30%~40%。主要诱发药物有以阿司匹林为代表的解热镇痛药,如阿司匹林、非那西丁、对乙酰氨基酚、氨基比林、安乃近、安替比林等,以及非甾体类抗炎药,如布洛芬、保泰松,氟芬那酸、吡罗昔康等。

(三) 肌松药 所有肌松药均可能诱发过敏反应,其中去极化肌松药琥珀酰胆碱风险最高,但随着罗库溴铵诱发过敏反应的发生率增加,争论也开始增多。有学者认为罗库溴铵诱发过敏反应增多与其临床应用大大增加、研究的方法和统计学不同等原因所致,还需要多中心的大样本研究来进一步证实。

肌松药之间的交叉反应比较常见,即患者对一种肌松药过敏时,对另一种肌松药往往也可能发生过敏反应,这与它们之间的化学结构类似有关。但对所有肌松药均发生过敏者是很罕见的。几乎所有的肌松药都可直接诱发肥大细胞和嗜碱粒细胞释放组胺,其释放量与剂量、输注速度和患者特异性等因素有关。*D*-筒箭毒的组胺释放率最高,约为70%,琥珀胆碱为40%。文献指出,具有两个以上乙酰胆碱分子的化合物能触发过敏性休克,琥珀胆碱最易引起这类严重的肌松药过敏反应。

(四) 生物制剂

1. 鱼精蛋白 鱼精蛋白为肝素拮抗剂,从鲑鱼类精子中提取,因此,对鱼过敏的患者往往对鱼精蛋白也容易发生过敏反应。糖尿病患者长期服用含鱼精蛋白的胰岛素,其过敏反应的发生率也可能增高。在使用鱼精蛋白和肝素时,偶尔可出现支气管痉挛和肺动脉高压,可能为补体激活和血栓素释放所致。

2. 抑肽酶 首次使用抑肽酶引起过敏性休克的发生率为0.7%,再次使用时的过敏性休克率明显增高,约为10%。过敏反应在体外循环过程中即可发生,表现为颜面潮红水肿、球结膜水肿,血压下降,术后烦躁,偶有抽搐,苏醒延迟。

(五) 其他药物

1. 阿片类药物 阿片类药物诱发的过敏反应非常少见。但吗啡的组胺释放率可达100%,为直接刺激肥大细胞和嗜碱粒细胞释放组胺所致,注射吗啡后常见皮肤潮红和荨麻疹,临床证明吗啡静脉注射后的血浆组胺浓度与全身血管阻力和平均动脉压下降幅度之间存在直接关系。哌替啶和芬太尼很少引起过敏反应。

2. 局部麻醉药 较其应用的广泛程度,局麻药诱发的过敏反应可称之为"非常罕见"。酯类局部麻醉药普鲁卡因较易引起过敏反应,与其分解代谢产物——氨苯甲酸具有高度抗原性和复合性有关。此外,局麻药溶液中含有防腐剂(可抑制细菌和真菌生长)如对羧基苯甲酸甲酯或对羟基苯甲酸丙酯,其化学结构与氨苯甲酸相似,故可形成半抗原而产生特异性IgE抗体。酰胺类局麻药引起过敏反应者确实少见,并且与酯类局麻药之间几乎无交叉反应。

3. 镇静催眠药 硫喷妥钠所致的过敏反应发生率<1%,丙泊酚所致的过敏反应发生率<2.5%,依托咪酯、氯胺酮所致过敏者更少。术前用药的苯巴比妥(鲁米那)导致严重过敏反应的报道最多,表现形式多样。

4. 胶体 据文献报道,羟乙基淀粉过敏发生率为0.03%,而明胶为0.35%。

第三节 围术期过敏反应的诊断与处理

一、围术期过敏反应的诊断

围术期过敏反应可发生在任何时间,最常见的是在麻醉诱导之后,静脉注射麻醉药物数秒钟或数分钟后出现。根据大不列颠及北爱尔兰麻醉医师协会(Association of Anaesthetists of Great Britain and Ireland, AAGBI)于2009年修订的新版围术期麻醉相关过敏反应指南,过敏反应的最初诊断依赖于既往病史和临床表现,进一步的变应原诊断则依赖于皮肤试验和血清学试验。

(一) 判断过敏反应

1. 既往病史 目前,根据AAGBI工作组的回顾性研究,既往曾有麻醉相关的过敏反应史以及合并特异性疾病(如肥大细胞病、慢性荨麻疹-血管性水肿等)是确切的高危因素之一,但轻度的呼吸系统变态反应性疾病(变态反应性鼻炎和轻度支气管哮喘),若无症状恶化或控制不佳,不能归为高危因素。此外,对肌松药和乳胶手套过敏多见于女性患者,对抗生素过敏在吸烟患者中多见,对牙膏、化学洗涤剂、洗发水和止咳药过敏的人群可能对肌松药具有过敏易感性。

2. 临床表现 麻醉过程中发生的过敏反应大部分均有心血管系统表现、支气管痉挛和皮肤、黏膜症状,也有部分患者仅有其中1～2种表现(表95-2)。由于患者处于无意识或镇静状态中,全身覆盖于手术单下,其皮肤征象往往不易发现,支气管痉挛和循环衰竭常常成为首先被发现的症状。皮肤症状往往是过敏反应最早且最常见(80%)的征兆,但仅有皮肤表现并不能诊断为过敏反应。

表95-2 围术期过敏反应的临床症状分级

分级	临 床 症 状
Ⅰ级	仅表现为皮肤潮红、出现斑丘疹和荨麻疹
Ⅱ级	除表现皮肤症状外,出现低血压、心动过速、呼吸困难和腹痛及腹泻等胃肠道症状
Ⅲ级	出现皮肤症状;心动过速或心动过缓和心律失常;支气管痉挛以及胃肠功能紊乱
Ⅳ级	心脏停搏

目前国际指南认为出现以下三种临床症状中的两种即可诊断为过敏反应。

(1) 皮肤黏膜 常见皮肤潮红、各种皮疹(尤其是大风团样丘疹)、皮下血管神经性水肿、全身皮肤黏膜水肿等。

(2) 呼吸系统 常见唾液及痰液分泌增多、喉痉挛、支气管痉挛、肺内出现哮鸣音及湿啰音等。

(3) 心血管系统 常见低血压、心动过速、严重心律失常、循环衰竭甚至心搏骤停。

3. 血清类胰蛋白酶 血清类胰蛋白酶(tryptase)的测定可以帮助确诊过敏反应的发生。血清类胰蛋白酶是一种肥大细胞蛋白酶,在过敏反应发生时浓度升高,标志着该反应是由免疫机制介导的。在过敏反应的临床表现出现后30 min,血清中即可测得此酶,约1 h达高峰,并缓慢下降,半衰期为90～120 min。围术期发生过敏反应症状后,在条件允许的情况下,尽量留取血样以进行类胰蛋白酶测定。通常取3个抽血时间点,分别为过敏反应症状出现后即刻、1 h及2 h,抽血各5 ml。与类胰蛋白酶基础值比较,判断其是否增高。

(二) 判断过敏原

1. 皮肤试验 皮肤试验包括皮肤点刺试验(skin prick test,SPT)和皮内试验(intradermal test,IDT)两种技术。目前,围术期出现过敏反应的疑似症状,同时皮肤试验结果阳性是诊断某种变应原诱发过敏反应的金标准。虽然皮肤试验的假阳性率较高,但在有过敏反应病史的病例中,阳性结果对判断过敏原有很高的价值。

皮肤试验的反应性需分别以生理盐水及盐酸组胺液(其中,SPT＝10 mg/ml,IDT＝0.1 mg/ml)做阴性对照液及阳性对照液来确定。SPT试验需使用一次性点刺针在前臂皮肤点刺药液,15～20 min后出现直径至少3 mm(无论有无红晕)的风团且直径大于阳性对照反应的1/3,即可视为阳性。IDT试验则是向患者前臂或背部注射0.02～0.05 ml稀释药液,以直径2～3 mm的皮丘为标准,15～20 min后注射部位周围出现风团(直径≥5 mm)且周围伴红晕视为阳性。若初次IDT试验阴性,则间隔15～20 min后提高注射浓度10倍,但不得超过最高浓度(表95-3)。

由于过敏反应会消耗肥大细胞的介质,为了避免出现假阴性结果,皮肤试验宜在过敏反应发生后4～6周再进行。此外,皮肤试验有诱发全身过敏反应的潜在风险,因此应由受过训练的专业医师在有足够复苏设备的环境中进行。

表95-3 皮肤试验所需麻醉药物最大浓度

麻醉药物		点刺试验		皮内试验	
商品名	浓度(mg/ml)	稀释倍数	最大浓度(mg/ml)	稀释倍数	最大浓度(μg/ml)
顺阿曲库铵	2	未稀释	2	1/100	20
罗库溴铵	10	未稀释	10	1/100	100
维库溴铵	4	未稀释	4	1/10	400
琥珀胆碱	50	1/5	10	1/500	100
依托咪酯	2	未稀释	2	1/10	200
咪达唑仑	5	未稀释	5	1/10	500
丙泊酚	10	未稀释	10	1/10	1 000
芬太尼	0.05	未稀释	0.05	1/10	5
舒芬太尼	0.005	未稀释	0.005	1/10	0.5
瑞芬太尼	0.05	未稀释	0.05	1/10	5
吗啡	10	1/10	1	1/1 000	10
布比卡因	2.5	未稀释	2.5	1/10	250
利多卡因	10	未稀释	10	1/10	1 000
罗哌卡因	2	未稀释	2	1/10	200

2. 放射性变应原吸附试验(radio allergo sorbent test,RAST) RAST试验通过将过敏原吸附于固相载

体，加入一定量患者血清，血清中如果存在所吸附的过敏原特异性 IgE，将与过敏原结合。在加入放射性标记的抗 IgE 抗体后，形成抗原- IgE -抗 IgE 抗体复合物，通过检测其放射活性，可证实该抗原的特异性 IgE 抗体的存在，从而判断被测试的患者对该特异性抗原过敏。RAST 试验用于诊断 IgE 介导的过敏反应，具有很高的特异度，但不能用于非 IgE 介导的过敏反应的过敏原诊断。目前，由于缺乏麻醉药物相关的 RAST 试剂盒，需要在实验室进行放射性同位素检测。操作复杂且价格昂贵，因此未作为临床检测方法使用。

3. 嗜碱性粒细胞活化试验（cellular allergen stimulation test，CAST） CAST 试验是近年开始应用的变态反应学检查方法，可检测出被变应原激活的嗜碱性粒细胞。由于 IgE 介导和非免疫介导的过敏反应均可发生嗜碱性粒细胞的脱颗粒，表达于静止嗜碱性粒细胞上的标记分子 CD63 明显增加，可直接反映嗜碱性粒细胞的活化程度，是嗜碱性粒细胞活化的最佳观测指标。CAST 试验利用以上原理，在嗜碱性粒细胞受到变应原刺激后，用流式细胞技术观测其标记分子 CD63 表达的增加，检测嗜碱性粒细胞的特异性活化，有效识别诱发过敏反应的药物。国外已有研究显示该试验的灵敏度和特异度分别可达 89.7% 和 93.3%。

二、围术期过敏反应的处理

快速治疗是围术期过敏反应发生后成功解救的关键因素。首先要迅速评估患者的呼吸和循环等功能。然后多项措施同时应用，以期迅速逆转循环、呼吸功能不全状态，并定时评估，调整治疗措施，终止过敏反应。

(一) 立即停用可疑过敏药物 可疑药物确定通常并不困难，但偶尔推断错误。推断中常常忽视术前用药，由于术前用药多为肌注药物，肌注药发生过敏反应的速度较静注药慢，严重程度可能较轻，在麻醉诱导后循环功能抑制加重，此时诊断过敏反应常怀疑麻醉药物或抗生素等，导致判断错误。常用术前用药苯巴比妥和阿托品均有过敏报道。其次常忽略手术用药，近年手术应用的蛋白等制剂逐渐增多，这些制剂可能是过敏原。

(二) 支持循环功能 围术期过敏反应多以循环功能抑制后再诊断，此时循环功能常有严重抑制，其中麻醉因素是重要原因之一，在处理中需充分考虑麻醉对循环的干扰。如在全身麻醉期间发生，宜减轻麻醉或停止麻醉用药，无论是静脉麻醉药物还是吸入麻醉药物都会抑制患者过敏时对循环衰竭的代偿反应。如为非全身麻醉，保证有效通气，必要时建立人工气道，控制呼吸对有效抢救十分重要。手术期间发生过敏反应，需考虑手术因素对抢救的影响，必要时暂停手术。过敏反应处理期间尤其是过敏反应Ⅲ级、Ⅳ级患者血流动力学监测显得非常重要，迅速建立有创动脉压监测是抢救成功的关键，循环稍稳定后应建立中心静脉压监测。血气、酸碱平衡、电解质、血糖、血乳酸等宜动态监测，及时调整处理措施。

1. 容量治疗 过敏反应尤其是过敏性休克时有效血容量发生巨大变化，积极处理、动态评估是容量治疗的关键。由于过敏反应发生时血管通透性增加，血管内液体向组织间隙转移，导致低血容量的发生。早期的扩容是治疗的基础。液体治疗开始可以给予晶体液，比如醋酸林格液（勃脉力 A）。补液的量和速度应当在血流动力学监测下调整，有条件应当立刻进行中心静脉压测定，必要时进行肺动脉压的测定。人工胶体液的使用对维持有效循环容量有积极作用，但是要考虑是否有成为过敏原的可能。可以用晶体或胶体溶液，起始量为 10～20 min 内输入 20 ml/kg 的液体，必要时可以增加用量。

2. 体位 围术期发生或怀疑发生过敏反应，调整患者体位为头低脚高位，有助于早期容量治疗。

3. 心血管活性药 首选肾上腺素，其他药物均作为辅助治疗。肾上腺素用药途径如下。

(1) 给药方法 ① 静脉用药。发生过敏性休克的患者（例如已经发生循环衰竭），首先静注肾上腺素；使用中最好有有创血压监测及持续的心电监护以防发生高血压危象及心室颤动。② 肌内注射。尽管肌内注射肾上腺素多数能达到治疗目的，由于其起效稍慢（相对于静脉用药），作用时程不确定，除非在很难开放静脉、循环很不稳定时选用，围术期过敏反应处理中不选用。③ 呼吸道途径。吸入或雾化吸入肾上腺素因剂量低不足以产生全身效应。定量吸入或雾化吸入的肾上腺素对于口腔肿胀或水肿可能有效。④ 其他途径。如果儿童无法建立静脉通道，可以考虑骨内途径用药。舌下制剂正在研究中。给兔子模型舌下用肾上腺素时，其全身吸收比肌内注射稍慢。

(2) 肾上腺素用量 如果是肌内注射，建议给予 1∶1 000 的肾上腺素（1 mg/ml）0.3～0.5 mg；若为儿童，则以 0.01 mg/kg 体重的剂量给予（单次最大剂量为 0.5 mg），且每隔 5～10 min 可以重复此剂量给药，直到患者的状况稳定。成人过敏反应根据分级应用肾上腺素，通常Ⅰ级患者不用肾上腺素，Ⅱ级患者静注肾上腺素 10～20 μg/次，必要时追加。Ⅲ级患者立即给予 100～200 μg，1～2 min 后可追加 100～200 μg/次，并连续输注 1～4 μg/min；Ⅳ级患者则1～3 mg/次（3 min）+3～5 mg/次（3 min）并连续输注 4～10 μg/min，心脏按压并选择时机除颤。根据患者的血压变化调整肾上腺素用量。循环受严重抑制时还可以持续静脉输注去氧肾上腺素、去甲肾上腺素、血管加压素和胰高血糖素。

(三) 呼吸功能维护 过敏反应发生期间常有严重呼吸问题，恰当治疗对抢救成功具有重要意义。Ⅰ、Ⅱ

级患者宜吸氧治疗，Ⅲ、Ⅳ级患者宜建立人工气道，呼吸支持。局部神经阻滞或者椎管内麻醉患者应当立刻控制气道，给予气管插管或者气管切开保持气道的通畅，并给予纯氧吸入。过敏反应可致喉头水肿和气道痉挛，气管插管的管径要比平常低 1～2 号。由于气管痉挛引起高气道阻力，判断导管是否正确插入气道不能单纯凭借手控呼吸时的手感。呼吸末二氧化碳的检测可以方便地帮助医师作出判断，此时呼吸末二氧化碳的值可能比正常时候低很多，但是监视屏幕上会有规律的二氧化碳波形出现。

过敏反应发生时如出现支气管痉挛，宜迅速应用缓解支气管痉挛药物。雾化或干粉吸入 β_2 受体激动剂能辅助治疗由过敏反应引发的支气管痉挛。然而，急性支气管痉挛时这些药物很难抵达气道，因此全身运用肾上腺素仍是一线治疗的首选。也可静脉给予氨茶碱。气管插管全身麻醉期间可给予吸入麻醉药，加深麻醉。也可应用氯胺酮 1～2 mg/kg。但要注意在麻醉恢复时考虑氯胺酮效应。

（四）抗过敏药的应用 已经发生过敏反应患者应用抗过敏药的治疗效应并不确切，但在过敏反应治疗期间应经常使用。

1. 激素 糖皮质激素有很强的抗炎作用。在过敏性休克的治疗中可以抑制过敏反应发生后炎症细胞的活性和游走。对过敏性休克发生后的延迟反应效果确切。但是对过敏性休克急性反应的作用尚不明确。地塞米松抗炎作用强，作用持续时间长，水钠潴留副作用小，但起效慢，达峰时间长（12～24 h），过敏反应时并非首选，宜选用不需代谢直接作用于其受体的氢化可的松，应立即静注琥珀酸氢化可的松 1～2 mg/kg，可 6 h 后重复给予，24 h 内≤300 mg。

2. 抗组胺药物的联合应用（异丙嗪＋雷尼替丁） 抗组胺药物如 H1 受体拮抗剂可以竞争组胺受体，减轻由于组胺释放引起的相关症状，但是由于 H1 受体拮抗剂静脉应用会导致血压下降，所以应当缓慢给药。而对于 H2 受体拮抗剂并未发现对过敏性休克的治疗和预防有作用。然而，H1 受体拮抗剂对过敏性休克的作用并不确切，所以一定不要延迟应用肾上腺素。苯海拉明或氯苯那敏是唯一能用于静脉途径的抗组胺药。

（五）儿茶酚胺难治性过敏性休克 肾上腺素在纠治过敏性休克时有时效果很差，称儿茶酚胺难治性过敏性休克。此时可试用去甲肾上腺素、间羟胺等。接受β受体拮抗剂患者可用胰高血糖素，也可试用血管加压素（AVP）。后者通过改变非肾上腺能血管加压系统 V_1 受体发挥作用。导致儿茶酚胺难治性过敏性休克另一因素是一氧化氮（NO），提高 NO 合成酶在治疗血管扩张性休克时有助于改善治疗效果。虽然 AVP 在治疗儿茶酚胺难治性过敏性休克有效，但单独使用或用量过大，可发生不良反应。AVP 的最佳输注剂量为 0.01～0.04 U/min。

亚甲蓝具有干扰 NO 相关血管平滑肌松弛作用，成功用于儿茶酚胺－AVP 难治性过敏性休克，但在临床使用前还需进一步观察与研究。

（赵 晶 陈 杰）

参考文献

[1] 吴新民，薛张纲，王俊科，等. 围术期过敏反应诊治的专家共识（2009）[J]. 中国继续医学教育，2011，10.

[2] Johansson SG, Hourihane JO, Bousquet J, et al. A revised nomenclature for allergy: an EAACI position statement from the EAACI Nomenclature Task Force[J]. Allergy, 2001, 56: 813－824.

[3] Karila C, Brunet-Langot D, Labbez F, et al. Anaphylaxis during anesthesia: results of a 12-year survey at a French pediatric center[J]. Allergy, 2005, 60: 828－834.

[4] Lienhart A, Auroy Y, Pequignot F, et al. Survey of anesthesia-related mortality in France[J]. Anesthesiology, 2006, 105: 1087－1097.

[5] Dewachter P, Mouton-Faivre C. What investigation after an anaphylactic reaction during anaesthesia[J]. Curr Opin Anaesthesiol, 2008, 21: 363－368.

[6] Harper NJ, Dixon T, Dugue P, et al. Suspected anaphylactic reactions associated with anaesthesia[J]. Anaesthesia, 2009, 64: 199－211.

[7] Liccardi G, Lobefalo G, Di Florio E, et al. Strategies for the prevention of asthmatic, anaphylactic and anaphylactoid reactions during the administration of anesthetics and/or contrast media[J]. Investig Allergol Clin Immunol, 2008, 18: 1－11.

[8] Mertes PM, Laxenaire MC, Alla F. Anaphylactic and anaphylactoid reactions occurring during anesthesia in France in 1999－2000[J]. Anesthesiology, 2003, 99: 536－545.

[9] Neal SM, Manthri PR, Gadiyar V, et al. Histaminoid reactions associated with rocuromium[J]. Br J Anaesth, 2000, 84: 108－111.

[10] Senechal H, Geny S, Desvaux FX, et al. Genetics and specific immune response in allergy to birch pollen and food: evidence of a strong, positive association between atopy and the HLA class II allele HLA－DR7[J]. J Allergy Clin Immunol, 1999, 104: 395－401.

[11] Yang J, Qian H L, Zhang Y W, et al. HLA－DRB genotype and specific IgE responses in patients with penicillins allergy[J]. Chin Med J, 2006, 119: 458－466.

[12] 杨静，邹丹，乔海灵. 青霉素过敏反应与 HLA－DRB 基因多态性[J]. 中国药理学通报，2007，23：1497－1501.

[13] Amirzargar AA, Movahedi M, Rezaei N, et al. Polymorphisms in IL4 and iLARA confer susceptibility to asthma[J]. J Investig Allergol Clin Immunol, 2009, 19: 433－438.

[14] Li Y, Wu B, Xiong H, et al. Polymorphisms of STAT－6, STAT－4 and IFN-gamma genes and the risk of asthma in

Chinese population[J]. Respir Med 2007, 101: 1977 - 1981.
[15] Dewachter P, Mouton-Faivre C, Emala, C W. Anaphylaxis and Anesthesia: Controversies and New Insights [J]. Anesthesiology, 2009, 111: 1141 - 1150.
[16] Del Duca D, Sheth SS, Clarke AE, et al. Use of methylene blue for catecholamine-refractory vasoplegia from protamine and aprotinin[J]. Ann Thorac Surg, 2008, 87: 640 - 642.

第九十六章 反流误吸与吸入性肺炎

吸入性肺炎(aspiration pneumonia)系指吸入酸性物质、动物脂肪如食物、胃容物以及其他刺激性液体和挥发性的碳氢化合物后，引起的化学性肺炎。严重者可发生呼吸衰竭或呼吸窘迫综合征。麻醉过程中反流误吸(regurgitation and aspiration)是导致吸入性肺炎的主要原因。一些不同的前瞻性或回顾性的调查结果表明：麻醉时误吸的发生率是1/10 000～7/10 000。严重误吸死亡率极高，可达70%，占麻醉死亡率的10%～30%。故重视并避免反流误吸对患者的康复及提高麻醉质量极为重要。

早在19世纪中期，Simpson报道了一位15岁的女孩在氯烷麻醉下行趾甲摘除术时死亡的原因是分泌物窒息。在1946年，Mendelson报道了66个全身麻醉下行阴道分娩时发生误吸的病例。Mendelson还进行动物实验，描述了吸入不同类型物质(中性液、酸性液、中性呕吐物、酸性呕吐物、带固体食物的呕吐物)时的生理反应。根据Mendelson的实验，人们普遍认为，即使很少量的酸性液误吸，也可导致严重的肺损害。这些临床和动物实验资料使医师认识了误吸胃内容物所产生的严重后果，甚至造成死亡。Mendelson综合征是指在误吸发生不久或2～4 h后出现哮喘样综合征，呈现急性哮喘样发作，明显发绀，心动过速，支气管痉挛和呼吸困难。受累的肺野可听到哮鸣音或啰音，胸部X射线的特点是受累的肺野呈不规则、边缘模糊的斑状阴影，一般多在误吸后24 h才出现。

第一节 反流误吸的诱因

反流指由于贲门括约肌松弛或胃内压力过高等原因，胃内容物逆流到咽喉腔的现象。误吸是由于患者咽喉反射迟钝或消失，胃内容物进入气道，造成气道阻塞或造成吸入性肺炎(Mendelson综合征)。反流误吸的诱因主要有如下几项。

一、口咽及鼻咽部分泌物和出血

头面部外伤或鼻出血的患者以及口咽和鼻咽部手术的患者由于止血不彻底，可能造成误吸，如果患者未完全清醒更易发生。

二、胃内容物增多

未行严格禁食的急诊患者以及胃排空延迟和胃液分泌增多的患者易发生误吸，如幽门梗阻。

三、反流的倾向

胃食管交接处功能紊乱如食管括约肌松弛症的患者或因药物所致食管括约肌松弛或张力减低者易出现反流。常见引起括约肌松弛的药物有抗胆碱能药物阿托品、东莨菪碱和格隆溴铵等；降低括约肌张力的药物有吗啡、哌替啶和地西泮等。此外，腹内压增高的患者以及各种原因引起胃内压增高者也易出现反流，如产妇、幽门梗阻或高位肠梗阻患者，琥珀胆碱因肌颤使胃内压增高，引起胃内容物反流。

四、气道反射受到抑制

全身麻醉、脑血管意外、脑外伤、脑神经病变、运动中枢障碍(神经肌肉疾病)、急性酒精中毒、昏迷的患者以及服用大剂量镇静药的患者，由于神经反射不健全易出现误吸。

五、其他

胃食管交接处解剖缺陷而影响正常的生理功能如膈疝患者；各种原因引起的气管、食管瘘，食物可经食管直接进入气管内；置有胃管的患者也易于发生呕吐或反流；气管插管、拔管时导管对气道及咽喉的刺激易引起呕吐而致误吸，气管切开影响喉功能，抑制正常咽部运动，也可使呕吐物吸入气道。

第二节 反流误吸的高危人群

一、急诊及饱胃患者

急诊患者误吸和吸入性肺炎发生率在所有的危险人群中是最高的。急诊患者没有如择期手术的患者那样常规禁食，特别一些脑外伤、脑血管意外、急性酒精中毒以及酒后驾车发生意外，这些意识不清甚至昏迷的患者气道保护能力下降，常合并呕吐，在麻醉前或在诱导期间可能发生误吸。此外，夜间麻醉值班人员不足或经验缺乏也是原因之一。

二、孕产妇

临产孕妇多不限制进食，甚至鼓励多进食有助于分娩，一旦转为剖宫产孕妇则处于“饱胃”状态；同时又因为妊娠胎盘分泌大量孕激素造成全身平滑肌松弛，孕产妇常常有胃肠道张力降低、蠕动减弱、胃排出时间显著延长、食管下括约肌松弛等改变；精神焦虑、失眠和疼痛也使得产妇胃排空时间延长；胎盘可产生促胃液素，使胃液容量增多和 pH 下降；增大的子宫推挤，使得腹内压增高，容易发生反流和误吸。有报道在接受择期剖宫产的临产妇中，约 25%胃内容物 pH<2.5，胃液量>25 ml，即 1/4 的临产妇其胃内容物的 pH 和量均超过临界值。另一项超声研究显示，2/3 的临产妇胃内有固体食物。因此，对孕产妇的麻醉处理须注意预防误吸的发生。

三、婴幼儿、老年人

婴幼儿误吸和吸入性肺炎的发生率很高，因为婴幼儿神经系统发育尚不完全，保护性反射能力较弱，腹部较膨隆，腹内张力较高，呼吸道管理困难。老年人也容易发生误吸，因其食管括约肌松弛，反射迟钝，如果合并其他内外科疾患如脑血管病变和腹腔内病变等误吸的发生率更高。

四、其他

肥胖、糖尿病、腹部大手术特别是上消化道手术患者及各种原因引起胃食管连接处功能或解剖异常的患者如食管下端括约肌松弛或有食管裂孔疝的患者也属危险人群。但近年的一项研究表明，如以高容量低 pH (high volume low pH，HVLP)，即胃内容物高容量(>25 ml)和低 pH(<2.5)及 BMI>30 为肥胖者的标准来判断是否属于发生误吸的高危人群，其结果却与想象相反，肥胖者中 HVLP 的比例为 20/75 (26.6%)，而瘦者比例为 66/153(42.0%)，两者有显著差异($P<0.05$)，对此尚无有依据的合理解释。

第三节 吸入性肺炎的病理生理

吸入物的量、pH 以及成分不同，误吸后肺组织的病理生理改变则不同，造成肺损伤的程度也不尽相同。

一、发生吸入性肺炎的特定条件

胃内容物增多；胃内容物进入咽喉部；气道反射受到抑制；一定量和一定性质的内容物引起肺部病理改变。通常，吸入胃内容物多为一些液态混合物、颗粒物、消化酶、盐酸等，偶尔存在一些食物残渣。胃内容物吸入后，由于胃酸的刺激，产生急性肺部炎症反应，其严重程度与胃液中盐酸浓度、吸入量以及在肺内的分布情况有关，吸入液的分布范围越广泛，损害越严重。目前公认为吸入胃内容物的量>25 ml(0.4 ml/kg)，且 pH<2.5 才会导致严重的肺损伤。但有人指出，这些结果是从恒河猴得出的，并不是人体的临界值。James 等认为 pH 临界值为 1.8，而容量则依赖 pH。即 pH 低则容量的临界值也低，反之亦然。动物实验中证实，吸入 pH<1.5 的液体 3 ml/kg 体重时可致死。近年的研究则证明，胃内容物 pH 即使为中性尤其是当其中含有颗粒物时也能导致严重的肺损伤，而 pH 高至 7.19(胆汁)时，也可引起严重肺炎和肺水肿。

二、误吸后肺组织病理生理改变

(一) 高酸性胃液(pH<2.5)误吸 即时(3～5 min)可出现斑状乃至广泛性肺不张，肺泡毛细血管破裂，肺泡壁显著充血，也可见到间质水肿和肺泡内积水，但肺组织结构仍比较完整，未见坏死。患者早期很快出现低氧血症，可能与继发性反射性支气管痉挛、肺泡表面活性物质失活、肺泡水肿以及肺不张有关。由于缺氧性血管收缩而出现肺动脉高压症。

(二) 低酸性胃液(pH>2.5)误吸 肺损伤较轻，偶见广泛斑状炎症灶，为中性粒细胞和巨噬细胞所浸润。生理方面可迅速出现 PaO_2 下降和 Q_S/Q_T 增加，除非吸入量较大，一般此改变在 24 h 内即可恢复，且对 $PaCO_2$ 和血 pH 影响较小。所发生的低氧血症同样可能与反射性支气管痉挛、肺泡表面活性物质失活或肺泡水肿以及肺不张有关。

(三) 非酸性食物残渣 炎症主要反映在细支气管和肺泡管周围，可以呈斑状或融合成片，还可见到肺泡水肿和出血。炎症特点是对异物的反应，以淋巴细胞和巨噬细胞浸润为主，在食物残渣周围可形成肉芽肿。实际上小气道梗阻不显著，而低氧血症远比酸性胃液的误吸更为严重，且 $PaCO_2$ 升高、血 pH 下降。肺动脉高压症多见。

(四) 酸性食物残渣 此类食物的误吸，患者的死亡率不但高，而且在早期就可发生，引起严重的肺组织损伤，呈非常广泛的出血性肺水肿和肺泡隔坏死，肺组织结构完全被破坏。患者表现出严重的低氧血症、高碳酸血症和酸中毒，低血压和肺动脉高压症很多见。晚期肺组织仍以异物反应为主，或有肉芽肿和纤维化形成。

总之，胃内容物的误吸所引起的肺组织或生理异常，早期的表现多与反射性机制有关，且肺损伤较轻；晚期则以异物反应性肺组织改变为其特点。

三、肺损伤机制

(一) 直接肺损伤 误吸后，食物残渣可造成较大气道的梗阻，也可以形成小片的肺不张。酸性胃内容物可直接损伤肺泡一毛细血管膜，导致其通透性增加。Jones 等发现，盐酸吸入后，肺泡一毛细血管膜通透性增加 44 倍。同时，随胃内容物误吸的细菌引起继发性细菌性肺炎。

(二) 免疫炎症反应 误吸早期，巨噬细胞最早被激活并释放大量促炎症细胞因子，其中主要为 TNFα。促炎症细胞因子进一步激活中性粒细胞(PMN)。正常情况下，肺内白细胞较为罕见，其中 PMN 仅占1.6%。误吸后激活的 PMN 定向游走、聚集、大量堆积、过量着边，并诱发其他介质的释放，产生瀑布效应，导致恶性循环；激活补体、凝血和纤溶系统，释放氧自由基、花生四烯酸代谢产物等损伤肺毛细血管内皮细胞，血管内皮在上述炎症介质的作用下，细胞连接分离，出现裂缝，导致大分子物质外渗；内皮细胞不仅释放大量内皮素-1 等物质，而且内皮细胞对其灭活能力下降，血浆中内皮素-1 水平升高，导致血管壁的通透性增加，并诱导释放弹性蛋白酶、胶原酶、组织蛋白酶和丝氨酸蛋白酶等物质破坏细胞外基质。后者降解产物对炎症细胞和成纤维细胞也具有趋化作用，导致炎症反应时间延长和肺损伤进一步加剧。

(三) 肺损伤后期纤维增生 肺损伤晚期，肺组织试图修复肺泡上皮细胞，但修复过度则导致纤维增生及组织纤维化。其进展程度与初期肺损伤时的肺泡剥脱、基底膜毁损以及肺泡内渗出的量有关。肺泡基底膜上皮损伤后使肺泡和间质之间直接相通，从间质进入肺泡的肌成纤维细胞受纤维粘连蛋白和血小板衍化生长因子的诱导激活并黏附于毁损的肺泡腔的表面。免疫组织学研究表明，肌成纤维细胞中含有Ⅰ型前胶原和Ⅲ型前胶原，Ⅲ型胶原(新形成，柔软，易受酶降解)在纤维增生阶段含量最丰富，纤维化的发展与Ⅲ型胶原前肽(PCP-Ⅲ，Ⅲ型胶原合成的副产物)在肺泡和肺泡灌洗液中的持续升高有关，而Ⅰ型胶原(硬纤维，对治疗反应较小)是后期纤维化阶段最主要的胶原。胶原合成将初期纤维性的肺泡渗出物转变为黏液性的结缔组织基质，继而转变成浓缩的纤维组织，最终肥大的肌成纤维细胞和细胞外基质组成的渗出物取代肺泡。在肺血管方面，修复性反应主要影响肺小动脉。内膜下增生和微血栓形成，可能阻塞肺小动脉。动脉血流受阻，刺激血管作适应性改变，导致血管平滑肌增生肥大等。

(四) 组织器官的功能性改变 组织摄氧依赖于毛细血管-组织细胞氧分压差和氧的弥散距离。吸入性肺损伤后，氧代谢产物和血栓素使肺血管收缩和肺动脉压升高；纤溶活性降低致血管内微血栓形成，肺动脉压和肺血管阻力升高；微血管通透性改变使肺内分流增加；肺组织水肿，肺泡塌陷，肺的顺应性下降，肺内通气不均匀，V/Q 失常。损伤不仅发生在肺，而且心、肾、肝等亦发生病理改变，其共同的病理基础是不能控制的炎症反应、器官通透性水肿以及氧弥散距离增加。PMN 积聚引起心、肾、肝等器官的毛细血管炎，毛细血管储备减少，功能性分流增加，氧摄取障碍。组织氧供不足时，机体将牺牲内脏、骨骼肌等的血流，优先满足心、肾、肝的氧供。误吸性肺损伤伤后，重要器官的血流明显减少，其特征是：① 不被等渗盐水的扩容作用所恢复。② 和心源性休克的区别是其与氧摄取和氧输送的急性改变有关。

(五) 肺损伤晚期 广泛的肺泡毁损，纤维增生导致气体交换率降低，死腔量增加，静态顺应性下降，肺血管阻力增加。PEEP 使萎缩的肺泡重新扩张作用消失，直接导致难治性低氧血症和高碳酸血症，纤维增生阶段，肺的防御机制减低，容易发生肺部感染和其他并发症。

第四节 吸入性肺炎的诊断

吸入性肺炎多有吸入诱因,咽喉部可见胃内容物。发病迅速,清醒患者伴有咳嗽、喘息、气促、发绀和心动过速。全身麻醉下的患者可出现低血氧饱和度、高气道压、双肺哮鸣音或湿啰音、心动过速。90%误吸患者出现发热。动脉血气分析可见氧分压降低、二氧化碳分压增高。胸部X线片在吸入后1～2 h即能见到两肺散在不规则片状边缘模糊阴影,肺内病变分布与吸入时体位有关,常见于中下肺野,右肺多见。发生肺水肿,则两肺出现的片状、云絮状阴影融合成大片状,从两肺门向外扩散,以两肺中内带为明显,与心源性急性肺水肿的X线片表现相似,但心脏大小和外形正常,无肺动脉高压征象(图96-1)。

有些吸入性肺炎初期常无明显症状,随后才出现低热、低氧饱和度和胸部X线片异常。在不典型的误吸患者中,8%的患者在整个疾病过程中胸部X线片无异常表现。早期的X线片不能完全显示整个肺部受损的情况,几乎三分之一的患者在首次行胸部X线片后病情进一步进展。

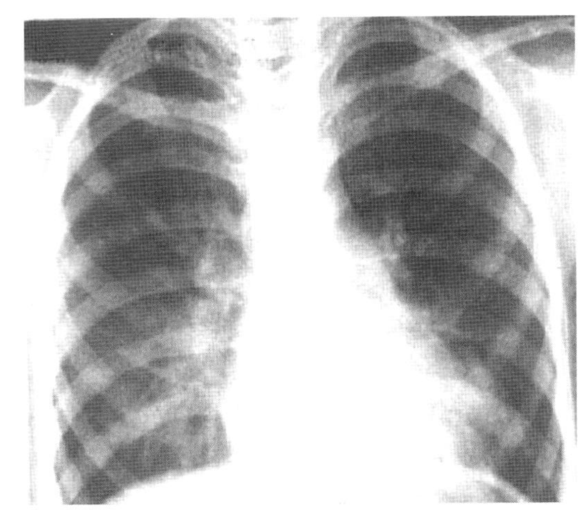

图96-1 吸入性肺炎胸部X线表现

右下肺近肺门处不规则片状致密影,边缘模糊。

第五节 吸入性肺炎的预防

一、减少胃内容物

通常认为,麻醉诱导前一段时间的禁食可使患者在一旦发生误吸时吸入性肺炎的症状较轻。过去临床上大多手术前晚餐后或午夜开始禁食,但这种传统的禁食方式既没有达到“空胃”的效果(12%～80%的择期手术患者胃液量＞0.4 ml/kg、pH＜2.5),也没有考虑到固体食物和清流质在胃排空时间上的差异。

如今麻醉诱导前需要长时间限制清流质的观点已受到挑战。绝大多数研究表明,术前禁饮的时间与麻醉诱导时胃内容物容量之间没有明显的关系。研究还发现,手术当日,仅进食清流质时,如果禁饮的时间＞2 h,则胃内液体量和pH与禁饮的时间没有关系,而主要由胃的分泌量所决定。所以,长时间的禁饮并不能改善胃内环境,相反在正常情况下,清流质还可以加速胃的排空。最近提到围术期代谢的情况,术前禁食对患者来说是一种应激。动物实验表明禁食6～24 h的啮齿动物对出血和内毒素血症的应激能力下降,而给食物的动物对创伤的内分泌应激反应不明显。这说明碳水化合物可以有效改善患者术后的代谢状况。简单的方法就是在围术期给予含高浓度碳水化合物的饮料。富含碳水化合物的饮料主要含有碳水化合物的多聚体,可以减少渗透负荷从而缩短胃排空时间。用同位素来检测服用这类饮料的健康志愿者和围术期患者的胃排空情况发现,90 min就可以排空400 ml,这种效果可以持续4 h,250例患者中平均剩余胃内容物是20 ml,这和午夜禁食的效果是一样的。因此,对固体食物和清流质采取同样的禁食标准显然不合逻辑。由于固体食物的排空时间长并且难以确定,所以手术当日应该绝对禁止进食固体食物。在要求改良术前禁食标准的提议下,1998年ASA开始施行了一套有关术前禁食和药物治疗改变胃内容量或pH的指导原则。对健康的择期手术患者(不包括产妇),术前清流质(水、不含果肉的果汁、碳酸饮料、清茶和黑咖啡等)的禁饮时间至少为麻醉诱导前2 h。最晚可在麻醉诱导前6 h进食少量食物(清流质)。成人禁饮禁食时间建议见表96-1。

由于小儿禁饮禁食时间过长会引起脱水和低血糖,尤其是对虚弱和发绀型心脏病患儿不利,所以儿童术前禁食、水的时间有缩短的趋势(表96-2)。

表 96-1 成人禁饮禁食时间建议 (h)

食物的性质	最低禁饮禁食时间
清流质①	2
人乳	4
非人乳食品②	6
便餐③	6

注：① 包括水、不含果肉的果汁、清茶、碳酸饮料、黑咖啡，不包括乙醇；

② 固体食物的排空时间与此相似；

③ 典型便餐只包括烤面包和清流质，如是油煎或含脂的食物和肉类，则胃排空时间延长，相应的禁食时间也要延长。

表 96-2 儿童术前禁食、水时间参考表 (h)

	奶(固体食物)	清 饮 料
新生儿至 6 个月	4	2
6 个月至 3 岁	6	3
>3 岁	8	3

此外，要注意术前使用的药物，因为一些药物可影响胃排空。文献记载阿片类药物会影响胃排空，所以在使用阿片类药物前至少 1 h 要禁饮。有些疾病还是要严格按照传统的原则，比如肠梗阻、上消化道肿瘤、食管裂孔疝的患者有更高的反流危险性，这些患者要用快速诱导以避免误吸。对于饱胃患者，应尽可能采用局部麻醉或椎管内麻醉。如果必须实施全身麻醉，又不允许拖延时间，则可采取以下一些措施：① 留置质硬的粗胃管(直径为 7 mm)以排空胃内容物。② 使用抗恶心呕吐药物、抗酸药物。事实上用药未必能达到预期效果，因此不一定常规应用。

二、提高胃液 pH

应用抗酸药、H2 受体拮抗剂、抗胆碱能药物、胃壁细胞 H^+ 泵抑制药物可提高胃液的 pH，一旦发生误吸其胃液对肺的损伤小一些。但是多年的实践表明，有些用药并无多大好处，是否对危险人群均需常规预防性地使用这些药物，还有争议。

抗酸药可升高胃液 pH，但使胃残留液量增加，特别是多次重复给药时，不提倡使用。过去常用的含颗粒抗酸药如氢氧化铝凝胶、三硅酸镁等已不再使用，因吸入含颗粒抗酸药同样导致肺损害，且远期还可出现慢性肉芽肿。

H2 受体拮抗药有西咪替丁、雷尼替丁及法莫替丁。西咪替丁最早应用，可增加胃的 pH，但有明显的不良反应，包括低血压、心脏传导阻滞、中枢神经功能紊乱，降低肝血流及明显延缓许多药物的代谢。雷尼替丁是一种较新的 H2 受体拮抗药，仅有一些中枢神经功能紊乱和心脏阻滞的病例报道。法莫替丁与西咪替丁、雷尼替丁具有同样的药理作用且无明显的不良反应。术前 2～3 h 口服雷尼替丁 150 mg，可使绝大部分患者的胃液 pH>2.5 和胃内残留量<25 ml。术前晚服 150 mg，术晨再服 150 mg 比单次用药效果更好。小儿可于术前 2～3 h 口服 2 mg/kg。

而抗胆碱能药物如阿托品和东莨菪碱可使食管下段括约肌松弛，反而易于反流。因此不推荐这些药物作为预防误吸发生的常规用药。

常用的胃壁细胞质子泵抑制剂有奥美拉唑，可产生长时间的胃酸分泌抑制。术前 40～80 mg 静脉注射的效果等于雷尼替丁 50～100 mg 的效果。也可术前晚和术日晨两次口服，每次 40 mg。

三、抽吸胃液

术前置入大口径胃管，在麻醉前尽可能吸除胃内残留液量和食物残渣，对预防误吸具有重要意义。对插有胃管者，在麻醉诱导前，首先进行彻底吸引。对无胃管而怀疑胃内容物较多者，应先插入胃管。但对意识已有障碍者如果再插胃管，可刺激患者咽喉部，反而引起呕吐、误吸。

四、保护气道(protect the airway)

误吸常发生于麻醉诱导期，因为全麻诱导后意识消失，加压面罩给氧去氮可能导致胃内压增高，使用喉镜插管时对咽喉部的刺激易导致呕吐反应，遇到插管困难反复插管等原因都会引起误吸的发生。因此对于高危患者应尽可能选择部位麻醉，对于必须行全身麻醉的患者应采用清醒插管还是快速诱导目前尚无一致意见。主要取决于麻醉医师的技术和经验。

(一) 清醒气管内插管 清醒气管内插管其成功的关键是完善的表面麻醉和适度的镇静。

(1) 2%利多卡因咽喉表面喷雾行表面麻醉。

(2) 2%利多卡因 2 ml 环甲膜穿刺注入气管内，患者呛咳可使声门部得到较完善的麻醉。

(3) 咪达唑仑 2 mg 或芬太尼 0.05～0.1 mg 静脉注射适度镇静。

(4) 经鼻腔气管插管，导管尖端通过鼻后孔后，于患者吸气期将导管置入。

(5) 患者出现呛咳说明插管成功，应立即静脉注射丙泊酚 1.5～2 mg/kg 或硫喷妥钠 4～6 mg/kg 使患者意识完全消失，并将导管套囊充气，再给予肌松药。

(二) 快速诱导 如操作得当，可迅速建立人工气道，防止误吸。

(1) 咪达唑仑 1～2 mg 静注，面罩给氧。

(2) 非去极化肌松药罗库溴铵(0.6～1.2 mg/kg)(2～4 倍 ED_{95} 剂量)静注。罗库溴铵起效快，效果佳。

(3) 快速静注丙泊酚 1.5～2 mg/kg 或硫喷妥钠

4～6 mg/kg,从给肌松药至患者意识消失期间不做给氧去氮通气。

(4) 患者意识消失后,立即行气管插管,插管时压迫环状软骨(Sellick 手法),以期闭合食管口。

(5) 喉罩因不能完全确保封闭气道,故不推荐使用。但如果快速诱导插管失败,可先插入喉罩,保证有效的通气和氧合,然后进行气管插管。气管插管采用低压、高容量套囊的气管导管,误吸发生率可降低。

第六节　吸入性肺炎的治疗

一、建立人工气道,纠正低氧血症

一旦发现患者发生误吸,应立即将患者的头偏向一侧,并置于头低位,与水平面呈 30°,充分吸净口、咽腔的胃内容物,并立即气管插管建立人工气道,进行人工呼吸并充分给氧。若已行气管插管,应确保气管导管套囊充气足够,保证气道密闭,防止进一步误吸,并尽快吸净吸入物。假如患者牙关紧闭,发绀明显,提示严重缺氧,应立即行环甲膜切开气管,排除异物,并人工呼吸给氧。通气模式首选呼气末正压通气(PEEP) 5～10 cmH_2O,持续气道正压(CPAP)也有一定疗效,以恢复肺容量和肺内分流接近生理水平。如同时应用肺表面活性物质可增强疗效。晚期可合并使用体外膜氧合器、静脉内气体交换和肺灌洗术,但未能明显降低死亡率。近些年有人提出允许高碳酸血症通气,即低于常规通气量的小潮气量通气,允许一定的二氧化碳潴留和呼吸性酸中毒,以防止气压伤,避免加重肺损伤。还有人提出液体疗法,向气管内滴入全氟碳液(3 ml/kg),利用其有较高的携氧能力,能提高肺顺应性,改善 V/Q 比值,降低肺表面张力等优点,但尚待进一步研究。

二、肺灌洗

目前不推荐对于误吸患者常规行肺灌洗,因为肺损伤多在极短的时间内已经造成,而肺灌洗液不仅不能达到预期效果,反而可能让误吸液进一步扩散。肺灌洗仅适用于以气道梗阻症状为主的误吸患者。用生理盐水 5～10 ml 注入气管内,边注边吸,反复冲洗,如果是双腔气管导管则可以分别冲洗两侧气道。

三、药物治疗

(一) 一般药物

1. 支气管扩张剂　吸入性肺损伤后支气管痉挛、肺顺应性下降、气道压增加。吸入支气管扩张剂可以扩张支气管,改善 V/Q 比值。

2. 肺泡表面活性物质(PS)　吸入性肺损伤的高死亡率部分因为Ⅱ型肺泡上皮细胞的损伤,PS 减少而致肺不张。给予外源性 PS 可增强肺泡的稳定性,并有杀菌和抑制炎症反应作用,降低气道压力,改善肺通气,减少院内感染性肺炎发生。

3. 吸入一氧化氮(NO)　NO 具有亲脂性,吸入后快速与血红蛋白结合,能直接弥散进入肺血管平滑肌,激活环氧合酶,使 cGMP 增加,平滑肌松弛,肺动脉压下降。NO 还可抑制血小板聚集和黏附,抑制有丝分裂。

(二) 非特异性抗炎药物

1. 类固醇药物　全身类固醇药物治疗目前尚存在争议。使用类固醇治疗的理由是类固醇药物可以减少 PMN 聚集,抑制巨噬细胞产生 TNF,抑制白细胞的反应和细胞因子的产生,抑制补体活性,从而减轻炎症反应,稳定溶酶体膜。但有研究表明,类固醇药物治疗是否有效与吸入物的 pH 相关联,当吸入物 pH 为 1.5～2.5时,类固醇药物治疗有效,如地塞米松 0.08 mg/kg,每 6 h 1 次可显著减轻 24 h 内肺水肿,并在 72 h 内恢复至正常。当 pH<1.5 时,肺实质的损伤将达到极限,此时类固醇治疗无效。当 pH>2.5 时,误吸物造成的损伤等同于水。大量的前瞻性临床研究表示,肺损伤早期,短程、大剂量的类固醇药物治疗是无益的。早期给予类固醇药物可增加胶原沉积,抑制Ⅱ型肺泡上皮细胞的修复作用,但它对肺损伤的第二阶段的纤维化可能有效。

2. PGE_1 和 PGI_2　PGE_1,可以扩张肺血管,降低肺动脉压;抑制白细胞和血小板聚集,抑制血栓素合成,改善微循环;提高心排出量和氧输送量。有人报道雾化吸入 PGI_2 能更好地降低肺动脉压,且能使其尽量保留在肺血管中,对体循影响更小。

3. PF 及前列腺途径抑制剂　PF 是一种磷酸二酯酶抑制剂,可以抑制 PMN 溶酶体释放,减少氧代谢产物的产生,减少内皮沉积,抑制 TNF 的释放。非甾体类消炎药抑制环氧化酶,减少血栓素的合成,使血小板和白细胞的聚集和溶酶体的释放减少。

(三) 特异性抗炎药物　误吸造成的肺损伤,炎症介质是重要的损伤因子。因此,打断其炎症反应的中间环节是治疗的思路,包括抗内毒素治疗、抗细胞因子治疗、抗补体治疗和抗氧化剂治疗。动物模型和个别临床应用提示是有价值的,但作为常规治疗还需进一步的研究。

(四) 抗生素 误吸后肺的防御机制受损,误吸的内容物本身含有细菌,肺部感染的发生率为 20%~25%,应尽早收集吸入液进行细菌培养及药物敏感试验,根据实验结果选择恰当的抗生素治疗。目前,很多临床医师提倡预防性使用广谱抗生素,但这一做法的有效依据尚不明确,有人指出预防性使用广谱抗生素可能导致耐药或继发真菌感染。

四、其他

误吸患者 90%出现发热,70%有伴发呼吸急促或肺部啰音,30%~40%有咳嗽、发绀、喘鸣。这些症状应该引起麻醉医师的重视,争取早期治疗,并尽量收集误吸液行 pH 测定和细菌培养以指导治疗。如果怀疑患者有误吸经积极治疗 2 h 后无上述症状及体征者、在不给氧的情况下 SpO_2>93%或低流量氧吸入SpO_2>96%可视为脱离危险,病情不稳定或改善不明显者应送 ICU 治疗。平均住院日 21 d,并发症轻者出现支气管痉挛、肺炎,重者出现急性呼吸窘迫综合征、肺脓肿、脓胸。误吸患者平均死亡率为 5%。

(陈 芳 熊源长)

参考文献

[1] Irwin RS. Aspiration[M]//Irwin RS, Cerra FB, Rippe JM, et al. Irwin and Rippe's intensive care medicine. 4th ed. Philadelphia: Lippincott-Raven Publishers, 1999: 685-692.

[2] Janssens JP. Pneumonia in the elderly (geiatric) population [J]. Curr Opin pulm Med, 2005, 11: 226-230.

[3] Hong JY, Oh JI. Effects of preoperative anxiety on gastric fluid acidity and volume[J]. J Korean Med Sci, 2005, 20: 232-235.

[4] d'Escrivan T, Guery B. Prevention and treatment of aspiration pneumonia in intensive care units[J]. Treat Respir Med, 2005, 4: 317-324.

[5] Stoelting RK, Dierdorf SP. Anesthesia and co-existing disease [M]. 4th ed. New York: Churchill Livingstone, 2002.

[6] Allewelt M, Schuler P, Bolcskei PL, et al. Ampicillin + sulbactam vs clindamycin +/− cepHalosporin for the treatment of aspiration pneumonia and primary lung abscess [J]. Clin Microbiol Infect, 2004, 10: 163-170.

[7] Barash PG, Cullen BF, Stoelting RK, et al. Clinical anesthesia[M]. 5th ed. Philadephia: Lippincott Williams & Wilkins, 2006.

[8] Miller RD, Eriksson LI, Fleisher LA, et al. Miller's Anesthesia[M]. 7th ed. Philadephia: Churchill Livingstone Inc. 2009.

[9] Stuart JC, Kan AF, Rowbottom SJ, et al. Acid aspiration prophylaxis for emergency caesarean section[J]. Anaesthesia, 1996, 51: 415.

[10] Fan E, Needham DM, Stewart TE. Ventilatory management of acute lung injury and acute respiratory distress syndrome[J]. JAMA, 2005, 294: 2889.

[11] Kwong JC, Howden BP, Charles PG. New aspirations: the debate on aspiration pneumonia treatment guidelines[J]. Med J Aust, 2011, 196: 380-381.

[12] Paranjothy S, Griffiths JD, Broughton HK, et al. Interventions at caesarean section for reducing the risk of aspiration[J]. Cochrane Database Syst Rev, 2010, 20: CD004943.

第九十七章 围术期急性呼吸衰竭防治

呼吸衰竭按病程可分为急性和慢性。急性呼吸衰竭(acute respiratory failure，ARF)，简称急性呼衰，是指患者既往无呼吸系统疾病，由于突发因素，在数秒或数小时内迅速发生呼吸抑制或呼吸功能突然衰竭，引起通气和(或)换气功能障碍，导致缺 O_2 和伴或不伴 CO_2 潴留，产生一系列病理生理改变的紧急综合征。病情危重时，会发生多器官功能损害，乃至危及患者生命。在临床工作中，经常会遇到在慢性呼吸衰竭的基础上，由于某些诱发因素而发生急性呼吸衰竭。慢性呼衰多见于慢性呼吸系统疾病，如慢性阻塞性肺病、重度肺结核等，其呼吸功能损害逐渐加重，虽有缺 O_2，或伴 CO_2 潴留，但通过机体代偿适应，仍能从事个人生活活动，称为代偿性慢性呼衰。一旦并发呼吸道感染，或因其他原因增加呼吸生理负担所致代偿失调，出现严重缺 O_2 和(或)CO_2 潴留和酸中毒的临床表现，称为失代偿性慢性呼衰。围术期呼吸衰竭多表现为急性呼衰或失代偿性慢性呼衰。

按病理生理和血气改变，呼吸衰竭可分为以下类型：急性换气性呼吸功能衰竭，即低氧性Ⅰ型呼衰，又称急性呼吸窘迫综合征(ARDS)，详见第九十八章。主要由各种原因引起肺部充血、间质水肿、炎症浸润、实变和不同程度的肺泡萎陷，导致肺泡顺应性低下，通气与血流比例失调，肺泡气难以与血液充分交换，弥散功能障碍，肺内动-静脉分流量增加，导致严重缺氧。血气改变是：① 动脉血氧分压(PaO_2)＜60 mmHg；② 动脉二氧化碳分压($PaCO_2$)＜35 mmHg；③ 早期动脉血 pH＞7.45；④ 肺泡-动脉血氧分压差($A-aDO_2$)＞30 mmHg；⑤ V_D/V_T＞0.4；⑥ Q_S/Q_T＞7%。急性通气性呼吸功能衰竭，即低 O_2 伴 CO_2 潴留的Ⅱ型呼衰。任何原因导致“泵”吸过程障碍，引起无对流或低对流通气，导致肺泡通气不足，肺泡氧分压下降，二氧化碳分压升高，且两者呈对应性的变化。其血气改变表现为：① PaO_2＜60 mmHg；② $PaCO_2$＞50 mmHg；③ 动脉血 pH＜7.30；④ $P_{A-a}DO_2$＜30 mmHg；⑤ 胸部X线检查一般无浸润或萎缩。

第一节 围术期低氧血症

低氧血症(hypoxemia)是指血液中含氧不足，PaO_2＜60 mmHg，主要表现为血氧分压与血氧饱和度下降。成人正常 PaO_2 为 83～108 mmHg。各种原因如中枢神经系统疾患，支气管、肺病变等引起通气和(或)换气功能障碍都可导致缺氧的发生。因低氧血症程度、发生的速度和持续时间不同，对机体影响亦不同。低氧血症是围术期常见危重症之一，也是呼吸衰竭的重要临床表现之一。

一、病理生理

低氧血症常出现在吸入气中氧含量过低、肺泡气体不足、弥散功能障碍和循环功能障碍。低氧血症的特点：① 由于弥散入动脉血中的氧分压力过低使 PaO_2 降低，过低的 PaO_2 可直接导致 CaO_2 和 SaO_2 降低；② 如果 Hb 无质和量的异常变化，CaO_{2max} 正常；③ 由于 PaO_2 降低时，红细胞内 2,3-DPG 增多，故血 SaO_2 降低；④ 低张性缺氧时，PaO_2 和血 SaO_2 降低使 CaO_2 降低；⑤ 动-静脉氧差减小或变化不大。通常 100 ml血液流经组织时约有 5 ml 氧被利用，即 $A-V\ DO_2$ 约为 2.23 mmol/L(5 ml/dl)。氧从血液向组织弥散的动力是两者之间的氧分压差，当低张性缺氧时，PaO_2 明显降低和 CaO_2 明显减少，使氧的弥散速度减慢，同量血液弥散给组织的氧量减少，最终导致 $A-V\ DO_2$ 减小和组织缺氧。如果是慢性缺氧，组织利用氧的能力代偿增加时，$A-V\ DO_2$ 变化也可不明显。

(一) 通气功能障碍 由于每分钟肺泡通气量(VA)下降，引起缺 O_2 和 CO_2 潴留，PaO_2 下降，$PaCO_2$ 升高，即Ⅱ型呼吸衰竭。呼吸空气的条件下，缺 O_2 和 CO_2 潴留的严重程度与肺泡通气量的关系如图 97-1 所示。

通气功能障碍可分为阻塞性和限制性通气功能障碍。阻塞性通气功能障碍，多见于气道炎症，尤其是小

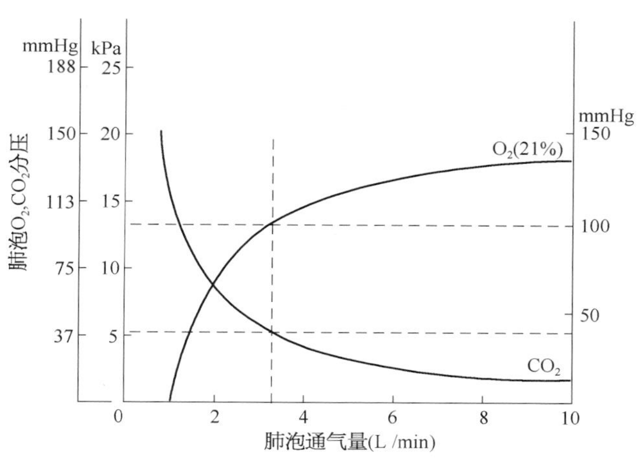

图 97-1　肺泡氧和二氧化碳分压与肺泡通气量的关系

气道黏液腺或杯状细胞分泌亢进致分泌物阻塞、气道壁黏膜水肿、充血等，导致气道壁增厚。当肺实质部分破坏时，辐射状牵引力减退或丧失，加上气道痉挛等因素，可引起气道部分狭窄，导致气道阻力增加、肺泡通气不足。限制性通气功能障碍可由中枢性驱动力减弱、神经传导障碍或胸廓机械性运动力减低、肺容积减少等因素引起，但主要机制是胸廓或肺的顺应性降低，致肺泡通气不足，进而引起缺 O_2 或合并 CO_2 潴留。

(二) 通气与血流比例失调　是引起低氧血症最常见的病理生理学改变。一般肺泡通气量为 4 L/min，肺毛细血管血流量为 5 L/min，两者的比例为 0.8。若肺泡通气量与血流量比值<0.8，则形成静脉样分流，多见于通气功能障碍，肺泡通气不足，临床表现以缺 O_2 或伴 CO_2 潴留为主。肺泡通气量与血流量比值>0.8，则形成生理死腔增加，多见于肺泡通气功能正常或增加，而肺血流量减少，如换气功能障碍或肺血管病变为主的疾病，临床表现以缺 O_2 为主，$PaCO_2$ 正常或偏低，如图 97-2 所示。

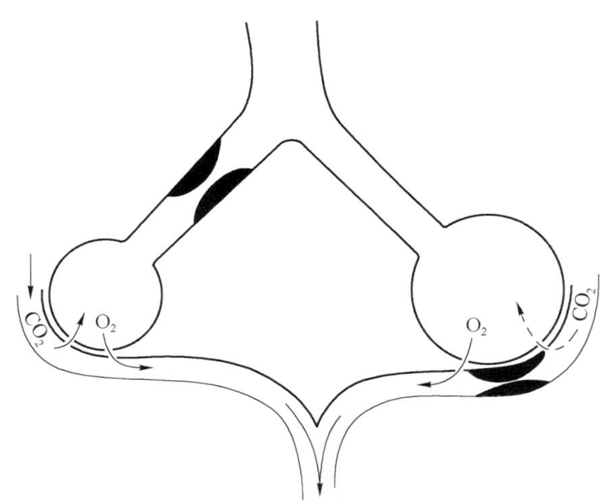

图 97-2　通气/血流比值失调

(三) 肺内静-动脉分流　肺动静脉瘘或由于肺部病变如肺泡萎陷、肺不张、肺炎和肺水肿等，均可导致肺内分流量增加。静-动脉分流使静脉血没有接触肺泡气进行气体交换的机会，故 PaO_2 可明显降低。分流率对 PaO_2 和 $PaCO_2$ 的影响如图 97-3 所示。随分流率增加，PaO_2 进行性降低，但 $PaCO_2$ 保持恒定，当分流率>50%时，CO_2 才进行性增加。通常情况下由于疾病过程中伴随的过度通气或伴有低氧血症，当分流率增加时患者 CO_2 通常低于正常值。分流率也决定吸入氧浓度(F_IO_2)对动脉氧分压的影响程度。如图 97-4 所示，当分流率从 10%增加到 50%时，F_IO_2 增加，PaO_2 增加减少。当分流率>50%时，则 F_IO_2 的增加不影响 PaO_2，因此提高 F_IO_2 并不能有效增加 PaO_2。

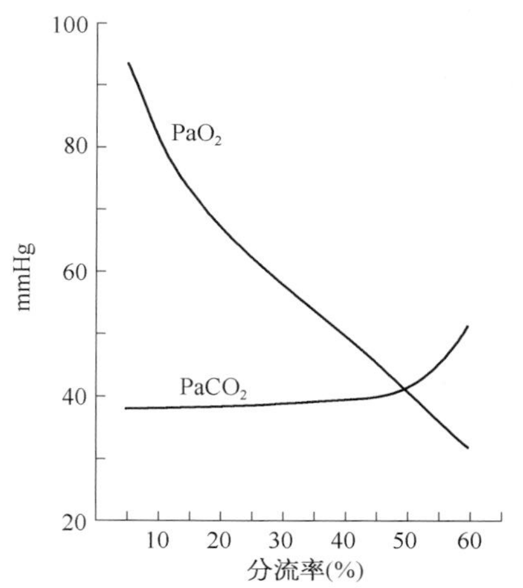

图 97-3　分流率对 PaO_2 和 $PaCO_2$ 的影响

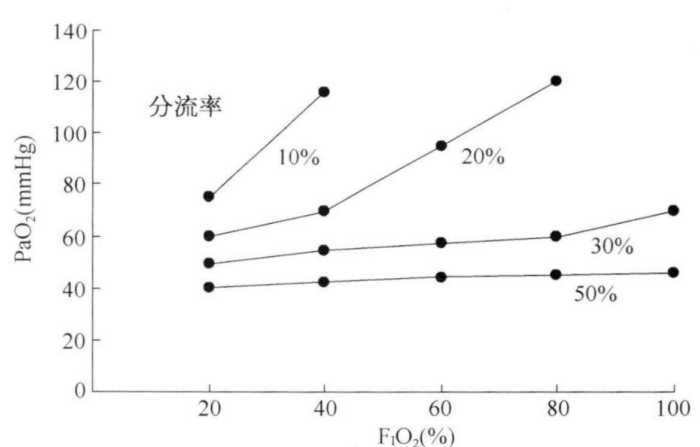

图 97-4　分流率对 F_IO_2 和 PaO_2 之间关系的影响

(四) 肺泡气体弥散障碍　肺完成气体交换的功能部位是肺泡-毛细血管膜，换气功能直接受肺泡至毛细血管膜的距离、气体弥散面积、分压差、弥散系数和气体与血液流经时间的影响。尤其是间质病变(如间质水肿)，即可引起气体交换障碍。当弥散面积破坏或减少 1/3 以上时，才会发生缺 O_2。由于 O_2 的弥散能力仅为 CO_2 的 1/20，故弥散障碍主要影响 O_2 的交换，产生单纯缺 O_2。

(五) 氧耗量　氧耗量增加是呼吸功能不全时加重缺 O_2 的原因之一。发热、寒战、抽搐和呼吸困难均将增加氧耗量。

二、病因及机制

(一) 氧供不足

1. 麻醉器械相关因素　氧输送系统连接错误、管道阻塞或气流不足,使用非氧流量计或流量计破碎等将导致氧的丧失、低氧气体混杂,偶尔高流量其他气体流入使氧浓度降低。环路装配错误时氧则无法输送到患者。

2. 操作错误　操作失误可以发生严重低氧血症:

(1) 气管插管误入食管。

(2) 一侧主支气管插管　导管误入一侧主支气管插管或单侧通气,对侧肺通气不足。麻醉期间单侧肺通气可增加A－aDO_2,F_IO_2＜1.0时常可发生低氧血症。

(3) 气管内吸引　A－aDO_2增加与气管内吸引时间有关,F_IO_2为0.25时气管内吸引60 s,PaO_2从81 mmHg降低到70 mmHg,因而应预先充分吸氧或吸引后行过度通气,使用小口径的吸引管,仅在回抽时使用负压。

3. 肺泡通气量减少　自主呼吸时,随着吸入麻醉剂增加深度将导致肺泡二氧化碳分压增加,肺泡氧分压下降,即使提高F_IO_2也会引起低氧血症。同样机械通气时,任何导致肺泡二氧化碳分压升高的原因都将降低肺泡氧分压。术后早期麻醉药物的残余效应抑制呼吸中枢,减少肺泡通气量,降低对低O_2和CO_2蓄积反应的敏感性。术后晚期由于镇痛药物的应用、咳嗽反射抑制、呼吸肌功能不全等均减少患者的肺泡通气量。

4. 呼吸系统并发症　麻醉手术期间及术后呼吸并发症可导致低氧血症发生,如:① 肺水肿:可能与输血、血液成分或药物等的高敏反应有关,部分或完全性气道阻塞时用力吸气也可产生负压性肺水肿。② 肺栓塞和肺血栓:栓子的来源包括血凝块、羊水、空气、输血、脂肪或异物,用氢过氧化物冲洗肛门也可能引起致命的栓塞。③ 支气管痉挛:见于多种药物应用后,可能与组胺释放或过敏反应有关,严重支气管痉挛可有低氧血症和高碳酸血症,但中等度支气管痉挛CO_2可正常或降低。④ 气胸:可发生于胸部、颈部和纵隔手术,高压通气或过量气体进入局部肺组织时易发生肺损伤。⑤ 肺泡塌陷和肺不张:病因包括阻塞、低通气、压迫、肺泡和气道表面张力改变,单侧支气管插管可使对侧支气管塌陷。⑥ 异物吸入和气道阻塞:误吸甚至可发生于气管插管后套囊充气时。软组织膨胀、舌后坠、喉痉挛、异物或气管导管阻塞等均可导致气道阻塞。

(二) 呼吸动力变化

1. 呼吸肌功能不全　腹部手术后患者的呼吸模式发生变化,横膈在呼吸运动中的作用减小,而肋间肌、颈副肌等所起的作用增大,呼吸时腹腔容积变化较小而肋弓移动幅度相对增大,跨膈压下降,腹部出现矛盾呼吸运动。创口敷料、腹部包扎、肺间质气肿或内脏膨胀可增加膈肌向上运动,X线表现为左半膈肌由于胃内空气而抬高。疼痛和反射性刺激使腹部肌肉张力增加常使肺容积减少,但腹部手术后使用硬膜外镇痛治疗并不增加功能残气量,疼痛减轻后PaO_2、A－aDO_2和$PaCO_2$也无改变。

2. 横膈功能减弱　膈肌移动决定于呼气和吸气末跨膈压,跨膈压降低则膈肌活动减弱,术后膈肌功能降低与膈肌纤维功能不全无关,主要是由于膈肌神经冲动减弱所致。术后由于腹部神经反射性抑制,吸气时内脏神经产生吸气抑制,因而潮气量降低、膈神经活动减弱、肋间外肌活动增加,此外食管扩张、膈肌高尔基腱器的刺激也降低膈肌功能。由于横膈的肋部和脚部在胚胎发育、血供、神经支配等方面的差异,其活动机制也不同,即横膈的双重特征,在呕吐、嗳气、食管扩张等情况下两部分的电活动分离,脚部抑制,肋部不受影响或活跃,腹部手术后横膈的脚部和肋部均受到不同程度的抑制,且仅一部分抑制即可导致横膈功能不全。

(三) 麻醉和手术影响　麻醉和手术引起术后低氧血症与手术体位、暴露时间有关。PaO_2降低的时程和幅度直接与手术野距膈肌的距离有关,全麻下手术操作时间在22 min之内,且保留自主呼吸,无胸部、腹部及口腔切口时,术后无低氧血症发生。同样的手术如持续时间较长(45～120 min),全麻停止后90 min PaO_2下降依然存在,3 h后方才恢复到术前水平。腹部手术后PaO_2下降更为显著,下腹部手术后呼吸室内空气时,24 h后PaO_2仍下降9.5 mmHg,上腹部手术后PaO_2下降程度更甚且持续时间可达5～7 d。低氧血症可发生于CO_2正常或偏低且无临床肺部疾患的患者,如为胸部切口,则低氧血症可持续至少10～15 d。术后低氧血症的发生主要是因为:① 腹部手术后功能残气量(FRC)减少20%,非腹部和胸部手术后较少。② 腹部手术后肺活量减少至少持续12 d,呼气残气量和容量也减少,上腹部手术后肺活量仅为术前值的45%,下腹部手术为60%,用力呼气量和相应的组成也减少。③ 上腹部手术后潮气量仅为术前值的80%,上腹部手术后无叹气样呼吸发生。④ 上腹部手术后第二日呼吸频率可增加50%,而疝修补手术后仅增加10%。

(四) 心排血量降低和(或)氧耗量增加　右向左分流存在时,及低血压、休克或心功能不全、心排血量降低可进一步加重低氧血症。VO_2增加使CVO_2降低,如心排血量没有代偿性增加,则产生低氧血症。正常情况下术后这些因素并无重要的临床意义,但VO_2在寒战、烦躁不安、发热或组织创伤等存在时显著增加,CVO_2降低,如心排血量无代偿性增加,以及静脉血混杂和贫血均可造成低氧血症。

三、低氧时组织器官功能改变

缺氧对器官的影响，取决于缺氧发生的程度、速度持续时间和机体的功能代谢状态。慢性轻度缺氧主要引起器官代偿性反应；急性严重的缺氧，器官常出现代偿不全和功能障碍，甚至引起重要器官产生不可逆损伤，导致机体的死亡。

（一）呼吸系统的变化

1. 代偿性反应　呼吸加深加快；胸廓呼吸运动增加，主要是低氧血症引起的呼吸运动增加使胸内负压增大，促进了静脉回流增加，增加心排血量和肺血流量，有利于氧的摄取和运输。

2. 呼吸功能障碍　肺水肿影响肺的换气功能，可使 PaO_2 进一步下降，加重缺氧。PaO_2 过低可直接抑制呼吸中枢，使呼吸抑制，肺通气量减少，导致呼吸衰竭。

3. 肺血管收缩　可使肺血管阻力增加 42%，过度通气和低碳酸血症时肺血管阻力又可恢复正常，α 和 β 肾上腺素能受体拮抗剂不能阻止肺血管阻力增加。低氧性肺血管收缩受局部而非全身神经和体液因素的影响。

（二）循环功能的变化　轻度缺氧时，出现代偿性心率加快，心肌收缩力增加，心排血量增加，血压升高。但是，缺氧进一步加重时，心肌受到抑制，心率减慢，心肌收缩力下降，心排血量减少，血压下降，心脏传导功能障碍；严重的急性缺氧，甚至可以导致心动过缓、室颤及心搏骤停。缺氧使内脏、皮肤血管收缩，而脑血管和冠状动脉扩张，同时可使肺血管收缩，肺循环阻力增加，导致急性肺动脉高压，加重右心负荷。心肌缺血是非心脏手术后心脏并发症的重要先兆，术后心肌缺血与缺氧密切相关，尤其在缺氧伴有心动过速和心律失常时，如及时吸氧治疗，心肌缺血可以纠正。术后心肌缺血与低氧血症持续时间有关，一般认为，$SaO_2<85\%$，持续时间 >5 min，往往发生心肌缺血。低氧血症可直接减少心肌氧供，引起心肌缺血，对已经缺血的心肌则进一步加重缺血，进而心脏功能减弱，最终可发生心肌梗死。同时，由于术后交感神经兴奋，需氧增加，如果伴发低氧血症，则显著增加术后心肌梗死的危险。术后低氧血症与心律失常有关，有夜间发作性低氧血症的患者，心律失常的发生率也显著增加。

全身缺氧（与局部缺血不同）经刺激颈动脉体化学感受器，可间接激活交感神经系统。老年患者急性缺氧时，冠状血流和心排血量增加，血压升高。但睡眠性呼吸暂停引起的低氧血症，却伴有心排血量减少和肺动脉楔压上升，并可出现各种心律失常。

（三）血液系统的变化　缺氧可使骨髓造血增强和氧合血红蛋白解离曲线右移，血红蛋白表型重建。

（四）中枢神经系统的变化　中枢神经系统是对缺氧最为敏感的器官，因为脑对氧的需求非常高。脑重量仅为体重的 2%，而脑血流占心排血量 15%，脑耗氧量占总耗氧量 23%，所以，脑对缺氧十分敏感，临床上脑完全缺氧 5～8 min 后可发生不可逆的损伤。急性缺氧可引起头痛、情绪激动，思维力、记忆力、判断力下降或丧失以及运动不协调等。严重缺氧可使脑组织发生细胞肿胀、变性、坏死及脑间质水肿等形态学变化，这与缺氧及酸中毒使脑微血管通透性增高引起脑间质水肿有关。这些损伤常常在缺氧几分钟内发生，且不可逆。脑血管扩张、脑细胞及脑间质水肿可使颅内压增高，由此引起头痛、呕吐、烦躁不安、惊厥、昏迷，甚至死亡。慢性缺氧则易疲劳、嗜睡、注意力不集中等症状。极严重缺氧可导致昏迷、死亡的发生，机制是由于神经细胞膜电位降低，神经递质合成减少，脑细胞能量代谢障碍，ATP 减少，细胞膜通透性增加；酸中毒，细胞内游离 Ca^{2+} 增多，溶酶体酶的释放以及细胞水肿等因素均可导致中枢神经系统功能障碍。

（五）伤口愈合延迟　切口氧供减少可延迟手术后伤口的愈合，且降低切口对细菌的抗感染能力。手术后动脉血氧饱和度可能是决定切口部位氧分压的关键因素。氧疗可提高动脉血氧饱和度和皮下氧分压，如无循环紊乱且血容量充足，氧合对切口局部供氧十分重要。

（六）对消化系统的影响　缺氧可损害消化系统功能，包括消化道黏膜糜烂、溃疡、出血，甚至可导致消化道大出血，肝小叶坏死，转氨酶、胆红素升高。

（七）对肾功能的影响　$PaO_2<40$ mmHg 时，肾血流减少，肾功能受抑制，血液中尿素氮、肌酐含量升高，尿中可出现蛋白、血细胞或管型。

（八）对内环境的影响　严重低氧血症几乎均伴随着酸碱状态失衡。如缺氧而通气过度，可发生急性呼吸性碱中毒；急性二氧化碳潴留，可表现为呼吸性酸中毒。急性呼衰时，由于缺氧，机体进行无氧酵解，体内乳酸生成增加，发生急性呼吸性酸中毒，合并代谢性酸中毒。代谢性和呼吸性酸碱失衡可同时存在，表现为混合性酸碱失衡。酸碱平衡紊乱的同时，会发生体液和电解质代谢障碍。酸中毒时 K^+ 从细胞内逸出，导致高血钾，pH 每降低 0.1 血清 K^+ 大约升高 0.7 mmol/L，酸中毒时发生高血钾，如同时伴有肾衰（代谢性酸中毒），易发生致命性高钾血症。

第二节 围术期高碳酸血症

高碳酸血症(hypercapnia)属于Ⅱ型呼吸衰竭。其主要血气标准是 PaO_2<60 mmHg 且 $PaCO_2$>50 mmHg。$PaCO_2$主要是反映肺泡通气的指标。肺泡通气不足时$PaCO_2$升高及二氧化碳潴留。通常由阻塞性通气不足(呼吸道阻塞或狭窄,气道阻力增加)和限制性通气不足(吸气时肺泡的扩张受限)引起。单纯的缺氧不一定伴高碳酸血症,只有当肺泡通气不足时才明显出现二氧化碳潴留,引发高碳酸血症。

一、高碳酸血症发生机制

(一) 肺泡通气不足 肺泡通气不足是高碳酸血症最主要的原因,同时伴有低氧血症。常见于麻醉诱导期面罩通气欠佳(气道阻塞或漏气),气管插管时间过长。麻醉期间钠石灰耗竭,麻醉恢复期呼吸抑制。ICU中机械通气患者由于各种原因致使潮气量减少,如气道分泌物多而造成阻塞,或气管插管套囊充气不足或破损后漏气,以及呼吸机管道漏气等。引起肺泡通气不足的情况主要有通气动力减退和通气阻力增加。前者有心搏呼吸骤停、呼吸中枢兴奋性降低等,病理生理变化为每分通气量减少,称为呼吸泵衰竭;后者有大气道阻塞、周围气道阻塞,病理生理变化为每分通气量不减少,甚至增加,但生理无效腔增加,导致有效肺泡通气量减少。肺泡通气量与动脉血二氧化碳分压的关系呈反抛物线。肺泡通气量与动脉血氧分压的关系曲线正好相反,$PaCO_2$显著升高必然伴 PaO_2显著下降,两者的升降幅度相等,总和不变,一般为 140 mmHg,如图 97-1 所示。

(二) 换气功能障碍 常见于各种原因的严重肺组织损害,如重症肺炎、重症急性呼吸窘迫综合征、重症肺水肿、重症肺组织纤维化、重症胸肺部损伤、胸部或上腹部手术后等。一般来说,换气功能障碍仅导致低氧血症,$PaCO_2$不升高甚至降低,也就是说 $PaCO_2$升高是严重肺组织损伤的标志。

换气功能障碍伴高碳酸血症的机制有:有效通气容量下降;通气血流比例失调可导致无效腔增加,两者皆会导致 CO_2潴留;代谢增强,加重 CO_2潴留。

(三) 其他原因的通气不足或相对不足 周围环境通风不良,吸入气中 CO_2含量增加、机械通气应用不当,容易发生高碳酸血症。

允许性高碳酸血症,指重症急性呼吸窘迫综合征和支气管哮喘患者,机械通气时,为保护肺组织免受损伤,有意降低通气量,使 $PaCO_2$升高(一般<80 mmHg)。

(四) 代谢性碱中毒 主要原因是氢离子丢失过多、碳酸氢根离子增加过多、电解质分布异常。抑制呼吸中枢,使呼吸变浅、变慢,通气量下降,$PaCO_2$升高,但一般≤55 mmHg。

二、高碳酸血症对机体功能的影响

CO_2 潴留,导致高碳酸血症,程度严重而且发生时间短,对各组织均产生有害影响。

(一) 对中枢神经系统的影响

1. 脑细胞内酸碱平衡的变化 多数情况下,高碳酸血症的最初几小时内,脑细胞内 pH 在正常范围,而细胞外 pH 将或多或少的有一些变化,由于肾脏的代偿,1~3 d 又达新的稳定状态。

2. 神经细胞氧代谢的变化 高碳酸血症对脑组织氧的消耗效应可能与生物种类、有无窒息、组织 PCO_2水平等特殊情况有关。如鼠的实验结果显示:$PaCO_2$是 80 mmHg 时,脑氧消耗增加;160 mmHg 时,脑氧消耗正常;240 mmHg 时,脑氧消耗降低。最近一项临床研究显示,在心肺分流期间,低氧血症伴轻度急性高碳酸血症($PaCO_2$为 68 mmHg)降低 30%的脑氧消耗。

3. 高碳酸血症时脑血流的变化 Kety 和 Schmidt 认为,$PaCO_2$ 的急性变化对脑血流有较大的影响。中度高碳酸血症时,$PaCO_2$ 每增加 1 mmHg 脑血流增加 6%;当 $PaCO_2$ 达 80~120 mmHg 时,脑血流较少增加,这种反应在 5~15 min 迅速达高峰。继发于脑血流的增加,可致颅内压升高,但对脑脊液的产生速度并没有影响。研究显示,高碳酸血症时,通过神经元性一氧化氮合成酶诱导产生的一氧化氮,对脑血管扩张、脑血流改善起重要作用。CO_2 潴留,H^+ 进入脑细胞,使 pH 下降,导致细胞内酸中毒。当脑脊液 pH 降至 6.8 时,脑电活动几乎完全停止。CO_2潴留早期,直接抑制皮质,使兴奋性降低。随着 CO_2潴留的增加,皮质下刺激增强,间接引起皮质兴奋。当 CO_2浓度继续增高,皮质及皮质下均受到抑制,即“CO_2麻醉”。表现为头痛、兴奋、烦躁不安,扑翼样震颤也是二氧化碳蓄积的一项体征,可进一步发展为神志恍惚、嗜睡、昏迷。

(二) 对心血管系统影响 高碳酸血症对心血管系统的效应早在 1910 年就已提出,Jerusalem 和 Starling 对离体的动物心脏进行实验,证明高碳酸血症可产生心肌急性损害。主要表现是收缩力减低。近年 Walley 描述了麻醉狗心血管系统对急性高碳酸血症的反应,显示呼酸时改变左室收缩期末压力-容积关系,产生左室收缩力下降伴收缩期末和舒张期末容积增加;同时兴奋血管运动中枢,使心率增加,结果其心排血量无明显的改变。通过局部代谢产物 CO_2 引起冠状血管扩张，增加冠脉血流，为心肌供氧，尤其对心力衰竭时有益。在试验动物及人麻醉时，吸入 CO_2 或存在急性肺泡通气量减少，可发现心排血量、心率、收缩容积增加，提示 CO_2 对心肌机械运动的抑制作用与对血管运动中枢（通过刺激交感神经和儿茶酚胺的分泌）直接效应间的平衡作用。

（三）对呼吸系统的影响 CO_2 为强有力的呼吸兴奋剂，对延髓的呼吸中枢及颈动脉体感受器均有兴奋作用，但主要对中枢化学感受器起作用。$PaCO_2$ 每升高 1 mmHg，分钟通气量相应增加 2 L/min，但若 $PaCO_2$ 过高，尤其长时间持续 $PaCO_2$ 升高时，其刺激呼吸的作用逐渐减弱。

（四）对消化系统的影响 高碳酸血症时，碳酸酐酶活性增加，胃壁细胞活性增加，胃酸分泌增多，易致消化道溃疡、出血。

（五）酸碱失衡和电解质紊乱 急性二氧化碳潴留，可表现为呼吸性酸中毒。急性呼衰时，由于 CO_2 潴留、缺 O_2，机体进行无氧酵解，体内乳酸生成增加，因此发生急性呼吸性酸中毒，合并代谢性酸中毒。代谢性和呼吸性酸碱失衡可同时存在，表现为混合性酸碱失衡。酸碱平衡紊乱的同时，会发生体液和电解质代谢障碍。酸中毒时 K^+ 从细胞内逸出，导致高血钾，pH 每降低 0.1 血清 K^+ 大约升高 0.7 mmol/L，酸中毒时发生高血钾，如同时伴有肾衰（代谢性酸中毒），易发生致命性高钾血症。

第三节 围术期急性呼吸衰竭的处理

围术期急性呼吸衰竭的处理应该迅速、果断，数分钟或更长时间的犹豫、观望或拖延，可以造成脑、肾、心、肝等重要脏器因严重缺氧而发生不可逆性损害；而及时、正确的抢救和处置可能为去除或治疗诱发呼吸衰竭的基础病因争取到必要的时间。

一、围术期呼衰的预防

（一）术前预防 特别是对胸腹部手术或肺切除术患者，术前肺功能测定有助于估计术后发生低氧血症的危险性。高风险患者，术前应进行相关疾病的药物治疗以及改善肺功能。如存在难治性阻塞性通气功能障碍，应使用支气管扩张剂及抗生素。吸烟者术后并发症的发生率是非吸烟者的 2～6 倍，术前戒烟是否减少术后低氧血症的发生率尚有争论。

（二）术中处理 主要包括手术和麻醉方式的选择。非经胸或腹部手术可减少术后肺部并发症。如主动脉手术腹膜外途径术后肺部并发症的发生率显著低于经腹手术。创伤小的手术也可减少术后并发症，采用腹腔镜手术术后肺部并发症较剖腹胆囊切除术减少。麻醉技术也影响术后肺部并发症，全身麻醉药均可抑制呼吸，即使在停用以后，麻醉药可降低黏膜清除率、FRC、气管平滑肌收缩性及低氧和高二氧化碳对呼吸的动力作用。新型短效麻醉药物如地氟烷、丙泊酚和瑞芬太尼等，从理论上讲可减少术后呼吸抑制以及呼吸并发症的危险，但临床效应尚待进一步证实。局部麻醉可减少术后肺部并发症，脊麻和硬膜外麻醉对呼吸影响小，可用于下腹部手术和下肢手术，上腹部和胸腔手术使用硬膜外麻醉复合全麻可减少全麻药物的用量，促进膈肌功能恢复以及良好的疼痛控制可减少术后肺部并发症，外周小手术使用神经阻滞对呼吸功能的影响也较小。肌松药剂量的恰当有益于减少术后肺部并发症及低氧血症，腹部手术患者使用长中效药物泮库溴铵等术后残余神经肌肉阻滞引发的肺部并发症也增加，其机制可能与对低氧反应性减少、呼吸肌功能及气道保护功能减弱有关。肌松药作用监测有利于减少术后肺部并发症。

（三）术后呼吸治疗 鼓励患者呼吸或术终肺膨胀可减少术后肺部并发症。同时行术前呼吸功能锻炼、术后呼吸治疗及术后镇痛将更为有益。术后物理治疗包括分泌物的吸引和清除，高风险的腹部和胸部手术患者应增强其肺膨胀功能。呼吸治疗可使高风险患者术后肺部并发症的发生率从 60%～80%降低至19%～30%。使肺充分扩张的最佳方法是进行深呼吸，也可使用 IPPV 或 CPAP。

1. 活动和体位 早期活动与胸部物理治疗可增加肺容量和提高肺分泌物清除率。腹部手术的肥胖患者采用半卧位时，PaO_2 较卧位高，同时 A－aDO_2 较低。

2. 术后镇痛 术后镇痛能增加正常肺的扩张功能，使患者活动时疼痛减轻，加深自主呼吸、可能早期活动及维持肺组织扩张。硬膜外镇痛也可减少术后膈肌功能紊乱，增强膈神经活动及膈肌功能，减少腹部和胸部手术后肺并发症。

（四）监测 包括常规听两侧呼吸音和观察呼吸运动，用脉率-氧饱和度和呼气末二氧化碳监护仪监测 SpO_2 和 $P_{ET}CO_2$，保证良好氧合和有效通气。$P_{ET}CO_2$ 及其波形连续监测，在气管插管和气管切开施行机械通气的患者具有重要意义，$P_{ET}CO_2$ 反应迅速，能随时监测病情变化并及时指导治疗。

二、围术期呼衰的治疗

(一) 保证呼吸道通畅 通畅的呼吸道是进行各种呼吸支持治疗的必要条件。保证呼吸道的通畅,尤其在重症急性呼吸衰竭,又合并有意识不清的患者,保证呼吸道的通畅更加重要,他们常因咽部肌肉失去正常的肌肉张力,软组织松弛,极易发生舌根后坠阻塞上呼吸道。

1. 体位 立即使患者头部取侧卧位,颈部后仰,抬起下颌,此种体位可以解除部分患者的上呼吸道梗阻。

2. 有效的气管内负压吸引 吸引清除阻塞于呼吸道内的分泌物、血液或误吸物,有时可立即解除梗阻,改善通气。操作时应尽量避免损伤气道黏膜,在气道内一次负压吸引时间不宜>10~15 s,以免引起低氧血症、心律失常或肺不张等并发症。吸引前应给患者吸入高浓度氧气以增加体内的氧气储备,吸引管不要太粗,吸引负压不应>-100 mmHg,吸引后立即重新通气。同时应严格遵守无菌操作,预防呼吸道感染的发生。

3. 建立人工气道 当以上两种措施仍不能使呼吸道通畅时,则需建立人工气道。上呼吸道阻塞可置入口咽或鼻咽导管,但意识清醒的患者一般不能耐受,而且不能进行机械通气。昏迷较深的患者应尽量作气管插管(经口或经鼻);急性喉痉挛或咽部炎症、水肿、肿瘤阻塞者,可先以粗针头行环甲膜穿刺,以缓解致命的阻塞,然后考虑气管造口术。3 d内可以拔管时,应选用经鼻或经口气管插管,>21 d时,应行气管造口术,3~21 d,则当酌情灵活掌握。

4. 气道湿化 无论是经过患者自身气道或通过人工气道进行通气治疗,都必须充分注意呼吸道黏膜的湿化。长期吸入过分干燥的气体将损伤呼吸道上皮细胞和支气管表面的黏液层,使痰不易排出,细菌容易侵入,容易发生呼吸道或肺部感染。

保证患者足够液体摄入是保持呼吸道湿润最有效的措施。另外,可直接使用或与机械通气机连接应用湿化器或雾化器装置。观察痰液是否容易咳出或吸出,是评价湿化是否充分的最好指标。应用湿化装置后,应当记录每日通过湿化器消耗的液体量,以免湿化过量。

(二) 氧疗 在保证气道通畅的情况下,需尽快进行氧疗(oxygen therapy),氧疗是纠正低氧血症的有效治疗措施,可以减少呼吸做功,增加心血管系统氧供。由于氧气也是一种医疗用药,使用时应当选择正确的方法,了解机体对氧的摄取与代谢、氧在体内的分布,同时也应注意氧可能产生的毒性作用。

1. 低流量氧输送系统(表97-1)

(1) 鼻导管 鼻导管吸氧时氧储气囊即是鼻咽部和口咽部的容量,相当于解剖死腔的1/3,约为50 ml。当氧流量从1 L/min增加到6 L/min时,F_IO_2可从0.24增加到0.46。经鼻导管吸氧的优点是使用方便,患者容易耐受。主要缺点是F_IO_2随患者的呼吸变化而变化,当患者通气需求增加时,不能达到较高的F_IO_2。

(2) 氧面罩 可将氧储气囊的容量增加100~200 ml,该装置可提供5~10L/min的氧流量,将面罩中的呼出气清除,最大F_IO_2可达60%。缺点与鼻导管吸氧相同。

(3) 带有储气囊的面罩 氧储气囊的容量可增加600~1 000 ml,在储气囊保持膨胀的状态下,患者仅吸入储气囊中的气体。该装置有2种类型,部分重复吸入型和无重复吸入型。在部分重复吸入型面罩,患者呼出气体的初始部分重新回到储气囊。而在无重复吸入型面罩,由于单向活瓣的作用,呼出气体的初始部分不能回到储气囊,可使F_IO_2达到1.0。

表97-1 低流量氧输送系统

装置		储气囊容量(ml)	氧流量(L/min)	F_IO_2
鼻导管		50	1	0.21~0.24
			2	0.24~0.28
			3	0.28~0.34
			4	0.34~0.38
			5	0.38~0.42
			6	0.42~0.46
氧面罩		150~250	5~10	0.40~0.60
带有储气囊的氧面罩	部分重复吸入	750~1 250	5~7	0.35~0.45
	无重复吸入		5~10	0.40~1.0

2. 高流量吸氧面罩 高流量吸氧面罩可完全控制吸入气体的组成,F_IO_2与患者的呼吸模式无关。该装置中氧气以低速流入,在通过面罩进口的小口径出口时形成高速气流,这种高速气流产生的切力吸引室内空气进入面罩,室内空气进入面罩的量可通过改变面罩上开口的大小进行调节。高流量面罩可将F_IO_2增加到0.50。当F_IO_2固定时,吸入的室内空气量保持恒定,即F_IO_2在氧流量或吸气流速发生变化时能保持恒定。该装置的主要优点F_IO_2恒定,特别适用于有慢性二氧化碳升高的患者,因为慢性二氧化碳升高的患者如F_IO_2升高将会使二氧化碳进一步升高。

3. 氧疗的危险 ① 器械问题 包括干燥气体或器械(面罩或导管)的创伤和仪器误差均可增加治疗的困难。② 功能性危害 肺不张或肺泡通气量减少,肺不张主要发生于肺泡氧吸收后。如低氧对呼吸的驱动作用减弱则肺泡通气量下降,通气功能抑制常发生在慢性肺部疾患、代谢性碱中毒、中枢神经系统疾病、肥胖或胸壁异常的患者，也见于使用抑制呼吸药物的患者，但如无慢性高碳酸血症存在时吸氧引起的通气抑制较少发生。③ 细胞毒性 细胞内氧代谢产物如自由基的增加，出现肺氧毒性时常出现 V_C 减少及胸骨后疼痛，长时间氧治疗可引起肺间质改变和肺顺应性降低，严重低氧血症及 X 线表现为弥漫性渗出，在小儿可诱发晶状体后纤维化。

(三) 机械通气 机械通气能保证患者需要的肺泡通气量，纠正低氧血症，改善氧运输。当各种原因使患者需要依靠通气支持以减轻心、肺功能负担，纠正已经发生或即将发生的呼吸衰竭，也应考虑应用机械通气。

1. 持续气道正压通气(CPAP)或间歇正压通气(IPPV) CPAP 适用于不能行深呼吸训练、激励性潮气量无进步、咳嗽无效或肺不张高危的患者。可通过置于口鼻上的紧闭透明面罩或气管导管，在患者自主呼吸的基础上，经呼吸器实行 CPAP，治疗、预防肺不张非常有效。CPAP 后功能残气量(FRC)立即增加，在胸肺顺应性正常的患者，大约每增加 1 cmH_2O 气道正压，FRC 可增加 100 ml。IPPV 主要适用于某些不能产生足够通气量的神经肌肉疾病者，以预防术后并发症。此外，还有利于降低氧的消耗和机体代谢。

2. 全部呼吸支持(FVS)和部分通气支持(PVS) 绝大部分患者在呼吸衰竭的最初几个小时，FVS 可使病情迅速稳定，提供进行病因、病情诊断的足够时间，得以确定合适的治疗方案。一旦获得足够临床数据的佐证，当患者已能耐受 PVS 时，则宜尽早有计划、逐步地降低呼吸机提供正压通气的频率，进入 PVS。

3. 呼气末正压通气(PEEP) 该通气方式在抢救呼吸衰竭中已为临床广泛接受，尤其是在抢救急性呼吸窘迫综合征患者时，因其确能提高患者已经严重降低的功能残气量，使肺内分流量得以降低，部分患者在吸入＜60％浓度的氧气时就可以提高 PaO_2 的水平，达到维持组织氧合代谢的需要而得以存活。至于呼气末正压以多少为合适，即最佳 PEEP，则应兼顾动脉血氧分压和 PEEP 对血流动力学的干扰及气压伤等几个方面综合考虑。

4. 改善循环系统对氧的输送效能 积极处理供氧及治疗原发病时，应注意改善循环系统对氧的输送效应问题，建立良好的供需平衡关系。

低氧血症本身会影响心脏功能，常与呼吸衰竭并存的心血管疾患也将增加呼吸衰竭治疗的困难。在治疗急性呼吸衰竭过程中，应当注意观察各项心血管系统功能的变化。经氧疗或机械通气后，低氧血症仍不能纠正时，可考虑在呼吸功能障碍时是否还存在着心功能不全的问题。混合静脉血氧分压(PvO_2)可提供组织供氧状况，帮助了解氧运送的状况，据此，可以恰当地调整呼吸机各项指标，必要时也可选用适当的强心、利尿剂。另外，通过及时纠正低血容量、低血红蛋白、低心排血量及各种休克或心功能衰竭状态，保证氧在血液及脏器组织内的有效输送和灌注。

5. 其他 减少机体能耗、氧耗，设法控制高热、感染、过度呼吸做功等情况，尽量降低耗氧量，间接缓解呼吸功能的进一步恶化。

(四) 纠正酸碱、水电解质失调

1. 维持酸碱平衡 一般情况下，通气改善后，酸碱失衡即可逐渐恢复，故不应操之过急给予药物干预。如已发展为混合型酸中毒，单纯加强通气不能纠正酸碱失衡，可考虑应用碱性药物。在酸碱失衡过程中，容易合并电解质失调，尤其是高钾或低钾，应密切监测，必要时及时纠正。

2. 维持体液平衡 急性呼吸衰竭患者的救治过程中，应十分注意维持适当的液体平衡。全身性液体负平衡有助于缓解肺水过量，可以小心地使用利尿剂或超滤透析等方法排出液体，但应维持稳定的血容量，尽可能使它们接近正常生理状况。血流动力学监测可以指导治疗。

(五) 病因治疗及其他 引起急性呼吸衰竭的病因很多，治疗各异。例如重症肺炎时抗生素的应用，哮喘持续状态时支气管解痉剂和肾上腺皮质激素的合理使用，均各具特殊性。需强调指出，必须充分重视治疗和去除诱发急性呼吸衰竭的基础病因。另外肾、脑、肝功能的维持都是不可忽视的重要环节。

(六) 围术期气道管理

1. 无气管插管时的气道管理 无气管插管时的气道管理取决于口咽、鼻咽和喉部的通畅程度。舌和会厌下垂可使上呼吸道关闭。从解剖生理角度来看，喉的内侧和外侧肌可影响声门开闭，从颏舌骨肌、甲状舌骨肌到环甲肌形成一条肌线，头后仰和颏向前上抬高，使舌离开咽后壁，在舌骨水平保持口咽部通畅。如果在甲状软骨水平肌群收缩，声带向内靠拢，喉头紧闭(喉痉挛)。此外中下咽缩肌收缩，食管上部关闭可防止反流。反之，咽缩肌松弛易发生误吸，所以在无气管插管时，气道通畅和气道保护存在矛盾。

无气管插管时的下述几种临床情况应加强气道管理。

(1) 应用镇静、镇痛药，局部麻醉、神经阻滞和硬膜外麻醉应用辅助药物以及麻醉前用药或术后镇痛，均可引起呼吸抑制和气道阻塞，特别是剂量过大，易发生低氧血症或高碳酸血症。

(2) 过渡阶段气道问题。全麻诱导之前及气管拔管之后，易发生气道阻塞或喉痉挛，严重者可窒息致死。

(3) 不用肌松药的麻醉诱导和维持，无气管插管时的气道管理方法如下。

1) 自主呼吸：自主呼吸时气道管理应使头后仰、

托起下颌和向前上抬高颏部。张口吸除口腔和喉部分泌物、血液或异物。同时经鼻吸氧,放置口咽通气道且经口吸氧。口咽通道适用于麻醉和神志不清的上呼吸道阻塞患者。但清醒和浅麻醉患者不易耐受,并可引起恶心、呕吐,无门齿、门齿松动或假牙患者,则有断裂或脱落的危险,必要时改用鼻咽通气道。此外还有双侧鼻咽通气道接上双腔气管导管接头,同时可吸氧或通气。清醒或浅麻醉上呼吸道阻塞患者比口咽通气容易耐受,但也应防止插入过深或引起出血和损伤。

2) 面罩通气:面罩最好透明,能观察口唇颜色和口鼻腔是否有分泌物或胃内容物涌出。面罩通气是抢救重危患者和施行吸入麻醉的重要手段,主要适用于复苏和全麻诱导,以及任何原因引起的呼吸抑制。但是饱胃患者、颈椎畸形或手术禁忌长时间施行面罩通气。面罩使用方法不正确或质量差,可发生漏气或压迫损伤面颊部等并发症。通气过程中,如通气阻力较大,可能有分泌物或反流,应立即吸除,肥胖舌大的患者应放置口咽通气道。此外急救复苏时可应用特殊的食管阻塞导管面罩(EGTA),操作简便,既能通气,又能吸出胃内容物。

3) 喉罩通气:正常成人用4号。喉罩可进行常规通气,代替或协助气管插管,在麻醉和急救医学中应用。其优点为90%以上患者可获得满意通气,患者保留自主呼吸,插入时心血管反应小,以及术后喉痛的发生率低。适用过程中应注意喉罩位置安放正确,防止漏气及反流和误吸。

2. 气管插管和气管切开的气道管理

(1) 吸引和冲洗　吸引和冲洗是保持呼吸道通畅的重要手段和基本方法,操作前预先吸100%氧,然后间断吸引,时间不可太长,以免发生缺氧。痰液、血液和异物经冲洗后可能被吸出。一般用生理盐水5～10 ml,冲洗后可注入抗生素或扩张支气管和激素等药物。如冲洗和吸引效果较佳,则气道压力可明显降低。

(2) 换管和拔管　气管导管或气管切开套管因气囊漏气或导管阻塞等原因需要更换,更换时应注意患者情况变化,监测HR、BP和SpO_2,换管前应充分做好准备工作。气管切开套囊更换较方便,有两种方法,一种为明视法。另一种则是用换管通芯,在分泌物吸净后,可将较气管导管小2～3 mm换管通芯插入气管导管,然后拔除气管导管,再在通芯引导下,插入新的气管导管。机械通气或人工呼吸停止后,患者呼吸良好(呼吸平稳、呼吸音正常、频率<20～24次/min、幅度满意、患者安静合作),$SpO_2>95\%$、$F_IO_2<0.6$、$P_{ET}CO_2$和血气分析正常则可以拔管。拔管前后应充分吸净分泌物,拔管后仍需密切观察病情变化。

(李　雯　皋　源)

参考文献

[1] Gabriel Khan M. Pulmonary disease diagnosis and therapy[M]. Williams & Wilkins, 1996.

[2] Kabemba AS, Downs JB, Smith RA, et al. Hypoxemia — how low can we go[J]. Anesthesiology, 2001, 95: A1123.

[3] Eikermann M, Blobner M, Groeben H, et al. Postoperative upper airway obstruction after recover of the train of four ratio of the adductor pollicis muscle from neuromuscular blockade[J]. AnesthAnalg, 2006, 102: 937 - 942.

[4] 杭燕南,张马忠,徐萍,等. 老年人围术期低氧血症防治效果的临床研究[J]. 中华麻醉学,1999,19: 403.

[5] Powell JF, Menon DK, Jones JG, et al. The effect of hypoxemia and recommendations for postoperative oxygen therapy[J]. Anesthesia, 1996, 51: 769 - 772.

[6] Abrams JH, Cerra FB. Essentials of Surgical Critical Care[M]. Louis: Quality Medical Publishing, 1993.

[7] Ressell GB, Graybeal JM. Hypoxemic episodes of patients in a postanesthesia care unit[J]. Chest, 1993, 104: 899 - 903.

[8] Hurford WE. Critical care handbook of massachusetts general hospital[M]. 3rd ed. Philadephia: Lippincott William & Wilkins, 2000.

[9] 杭燕南,徐萍,夏颖,等. 老年人围术期低氧血症的临床研究[J]. 上海第二医科大学学报,1998,18: 113 - 115.

[10] 王保国. 实用呼吸治疗学[M]. 北京:人民卫生出版社,1994.

[11] Dantzker DR, Macintyre NR, Bakow ED, et al. Comprehensire Respiratory Care[M]. Pennsylvania: W. B. Saunders, 1995.

[12] Peterson GN, Domino KB, Caplan RA, et al. Management of the difficult airway: a closed claims analysis[J]. Anesthesiology, 2005, 103: 33 - 39.

[13] Scanlan CL. Fundamentals of respiratory care[M]. Louis: Mosby-Year Book, 1995.

[14] Fu ES, Downs JB, Schweiger JW, et al. Supplemental oxygen impairs detection of hypoventilation by pulse oximetry[J]. Chest, 2004, 126: 1552 - 1558.

[15] Oh TE. Intensive care mannal[M]. 4th ed. Oxford: Linacre Honse, 1996.

[16] Combes X, Leroux B, Suen P, et al. Unanticipated difficult airway in anesthetized patients[J]. Anesthesiology, 2004, 100: 1146 - 1150.

[17] Kaw R, Michota F, Jaffer A, et al. Unrecognized sleep apnea in the surgical patient: implications for the perioperative setting[J]. Chest, 2006, 129: 198 - 205.

[18] ASA Task Force on Perioperative Management of Patients with Obstructive Sleep Apnea. Practice guidelines for the perioperative management of patients with obstructive sleep apnea[J]. Anesthesiology, 2006, 104: 1081 - 1093.

[19] Andersson L, Lagerstrand L, Thorne A, et al. Effect of CO_2 pneumoperitoneum on ventilation-perfusion relationships during laparoscopic cholycystectomy[J]. Acta Anaesthesiol Scand, 2002, 46: 552 - 560.

第九十八章 急性肺损伤和呼吸窘迫综合征的治疗

急性呼吸窘迫综合征(acute respiratory distress syndrome,ARDS)是由多种病因引起的急性呼吸衰竭,临床表现以进行性呼吸困难和顽固性低氧血症为其特征。ARDS不是一个独立的疾病,作为一个连续的病理生理过程,早期阶段称为急性肺损伤(acute lung injure,ALI),重度的ALI即为ARDS。1948年,Moon首次描述了因创伤、烧伤及脓毒症等引起急性呼吸窘迫的临床表现;1967年,Ashbaugh等在《柳叶刀》杂志上又报道了12例发生急性呼吸衰竭的年轻患者,其中7例死亡,尸检发现患者心脏正常,肺泡内有透明膜形成,肺间质炎症及纤维化,此种病理表现与婴儿呼吸窘迫综合征相似。此后,Petty和Ashbaugh对此种综合征的临床特征和处理原则作了进一步的描述,并将其命名为成人呼吸窘迫综合征(adult respiratory distress syndrome,ARDS),并一直被引用。然而成人呼吸窘迫综合征并非只是见于成人,小儿亦可发生这种综合征,因此1992年美欧胸科及重症医学协会召开联席会议,建议采用"急性呼吸窘迫综合征"一词代替"成人呼吸窘迫综合征"。2006年中华医学会重症医学分会将ALI/ARDS定义为"在严重感染、休克、创伤及烧伤等非心源性疾病过程中,肺毛细血管内皮细胞和肺泡上皮细胞损伤造成弥漫性肺间质及肺泡水肿,导致的急性低氧性呼吸功能不全或衰竭"。

ALI/ARDS发病率呈逐年上升趋势。根据1994年欧美联席会议提出的ALI/ARDS诊断标准,ALI发病率为每年18/10万,ARDS为每年13/10万~23/10万。2005年的研究显示,ALI/ARDS发病率为每年79/10万和59/10万。严重感染时ALI/ARDS患病率可高达25%~50%,大量输血可达40%,多发性创伤达到11%~25%,严重误吸时也可达9%~26%。同时存在2或3个危险因素时,ALI/ARDS患病率进一步升高。另外,危险因素持续作用时间越长,ALI/ARDS患病率越高,持续24 h、48 h和72 h时分别为76%、85%和93%。

不同研究对ARDS病死率的报道差异较大,总体来说,目前ARDS的病死率仍较高。对1967~1994年国际上正式发表的ARDS临床研究文献进行荟萃分析,3 264例ARDS患者的病死率在50%左右。2004年美国ARDS协作网报道的ARDS住院病死率为25.1%,同年中国上海15家医院成人重症监护室(ICU)报道2001年3月~2002年3月ARDS病死率为68.5%。不同研究中ARDS的病因构成、疾病状态和治疗条件的不同可能是导致ARDS病死率不同的主要原因。

第一节 ALI和ARDS的病理生理、发病机制与临床特征

目前认为,ALI/ARDS是全身性炎症反应综合征(systemic inflammatory response syndrome, SIRS)在肺部的表现。当机体遇到一定强度的感染或非感染性刺激时,可激活单核巨噬细胞系统,释放多种促炎细胞因子和介质,形成SIRS;与此同时机体又启动抗炎症反应,释放抗炎细胞因子,其虽有助于防止或减轻SIRS引起的自身组织损伤,但若该反应过度,则成为代偿性抗炎反应综合征(compensatory anti-inflammatory response syndrome, CARS)。在原发病未能控制或机体遭受第二次外来打击时,促炎和抗炎反应失衡可激活单核巨噬细胞系统,释放出许多炎症反应细胞因子,如肿瘤坏死因子(tumor necrosis factor,TNF)、白介素(IL-1、IL-6和IL-8等)和血小板活化因子等,后者激活了中性粒细胞,使之在肺内毛细血管中大量聚集,并通过各种黏附因子黏附于内皮细胞上,中性粒细胞活化释放多种炎症介质,如氧自由基、蛋白水解酶、脂质代谢产物(前列腺素、白三烯等)损伤肺泡-毛细血管膜,导致通透性肺水肿。除炎症细胞外,肺泡上皮细胞

以及成纤维细胞也能产生多种细胞因子，从而加剧炎症反应过程。ARDS早期在病理学上可见弥漫性肺损伤、透明膜形成及Ⅰ型肺泡上皮或内皮细胞坏死、水肿，Ⅱ型肺泡上皮细胞增生和肺间质纤维化等表现。

ALI/ARDS的基本病理生理改变是肺泡上皮和肺毛细血管内皮通透性增加所致的非心源性肺水肿。由于肺毛细血管内皮细胞和肺泡上皮细胞受损，肺泡毛细血管膜通透性增加，富含蛋白的液体渗出血管外至肺间质和肺泡腔内，引起肺间质和肺泡水肿。肺泡Ⅱ型上皮细胞受损致肺表面活性物质生成减少，引起肺不张。肺血管痉挛或狭窄、肺栓塞、血栓形成等因素引发肺动脉高压导致功能性分流、真性分流或死腔样通气，由此引起肺容量减少，顺应性降低，肺通气/血流比值失调而导致低氧血症。同时肺间质和肺泡水肿、透明膜形成和慢性阶段细胞的增生和纤维化，均可增加肺泡-毛细血管膜的厚度，导致弥散功能障碍，进一步加重低氧血症。而机体在ALI/ARDS过程中由于交感神经-肾上腺髓质系统兴奋、缺氧及凝血和纤溶功能紊乱而导致的肺毛细血管微循环障碍可进一步加重肺组织的损伤程度，引起进行性加重的顽固性低氧血症。

ARDS病理过程大致可分成渗出期、增生期和纤维化期三个阶段，但彼此重叠存在，很难截然分开。一般认为，ALI/ARDS具有以下临床特征：① 急性起病，在直接或间接肺损伤后12～48 h内发病。② 常规吸氧后低氧血症难以纠正。③ 肺部体征无特异性，急性期双肺可闻及湿啰音，或呼吸音减低。④ 早期病变以间质性为主，X线胸片常无明显改变。病情进展后，可出现肺内实变，表现为双肺野普遍密度增高，透亮度减低，肺纹理增多、增粗，可见散在斑片状密度增高阴影，即弥漫性肺浸润影。⑤ 无心功能不全证据。

第二节　ALI和ARDS的诊断与治疗

一、ALI/ARDS的诊断标准

ARDS的定义自1967年以后一直在进行不断地演变，曾经应用较为广泛的诊断标准包括1988年Murry肺损伤评分标准、1994年欧美联席会议诊断标准、2005年Delphi标准和2011年最新的柏林标准。

2006年中华医学会重症医学分会的《急性肺损伤/急性呼吸窘迫综合征诊断和治疗指南》中仍沿用1994年欧美联席会议提出ALI/ARDS的诊断标准：① 急性起病。② 氧合指数(PaO_2/F_IO_2)≤200 mmHg。③ 正位X线胸片显示双肺均有斑片状阴影。④ 肺小动脉楔压(PAWP)≤18 mmHg，或无左心房压力增高的临床证据。如PaO_2/F_IO_2≤300 mmHg且满足上述其他标准，可诊断ALI。该标准使用简单方便，对ALI和ARDS进行了区分，长期以来一直被ARDS协作网(ARDSnet)及世界各国医疗机构广泛使用。但是该标准没有考虑直接影响氧合的机械通气模式和PEEP水平，对急性起病的定义不明确，由于肺动脉导管使用的局限性限制了该病与心功能不全的鉴别诊断。同时，其诊断的准确率也受到了质疑。

2011年10月在德国柏林举行的第23届欧洲重症医学年会上，欧美等国重症医学专家在参考现有流行病学证据、生理学概念以及相关临床研究成果的基础上，提出了新的ARDS诊断标准(柏林标准)。该标准主要从起病时间、低氧血症程度、肺水肿来源、胸部X线片及其他生理学紊乱五个方面进行描述(表98-1)。

表98-1　ARDS柏林诊断标准

柏林标准	ARDS		
	轻度	中度	重度
起病时间	1周之内急性起病的已知损伤或者新发的呼吸系统症状		
低氧血症	氧合指数为201～300 mmHg且PEEP≥5 cmH_2O	氧合指数≤200 mmHg且PEEP≥5 cm H_2O	氧合指数≤100 mmHg且PEEP≥10 cmH_2O
肺水肿来源	不能被心功能不全或液体过负荷解释的呼吸衰竭①		
X线胸片	双侧浸润影②	双侧浸润影②	至少累及3个象限的浸润影②
其他生理学紊乱	无	无	$V_{E\,Corr}$>10L/min或C_{RS}<40 ml/cm H_2O③

注：① 如果没有危险因素，需要客观指标评估；

② 通过专业影像培训，不能被胸腔积液、结节、肿块、肺叶塌陷所完全解释；

③ $V_{E\,Corr}=V_E\times PaCO_2/40$，为$V_E$的校正值。

V_E=呼出分钟通气量；C_{RS}=呼吸系统顺应性。

新的柏林标准能有效区别出ARDS的严重程度，有助于临床医师早期诊断，早期干预，较为准确地估计预后。但其诊断准确性尚需进一步的临床研究予以证实。

二、ALI/ARDS 的治疗

(一) 病因治疗 全身性感染、创伤、休克、烧伤、重症急性胰腺炎等是导致 ALI/ARDS 的常见病因。准确及时地对原发病进行诊断和治疗，遏制其诱导的全身失控性炎症反应，是终止或阻止 ALI/ARDS 发展和恶化的根本措施。治疗手段包括积极有效的抗感染措施，如早期针对性地合理使用抗生素，通过外科手术去除感染灶，并进行彻底的清创引流；通过液体复苏及血管活性药物进行积极的抗休克治疗等。

(二) 纠正低氧血症

1. 氧疗 氧疗是纠正 ALI/ARDS 患者低氧血症的基本手段。目的是改善低氧血症，使动脉血氧分压(PaO_2)达到 60～80 mmHg。可根据患者情况使用鼻导管、带贮氧袋的非重复吸入式氧气面罩或文丘里面罩进行吸氧。

2. 机械通气 由于 ARDS 患者往往低氧血症严重，大多数患者一旦诊断明确，常规的氧疗常常难以奏效，机械通气仍然是最主要的呼吸支持手段。因此，ARDS 患者应积极进行机械通气治疗。

(1) 机械通气时机及方式 ARDS 机械通气指征及实施时机目前尚无统一标准。由于 ARDS 患者呼吸做功明显增加，早期机械通气可降低呼吸功，减轻呼吸困难，能够更有效地改善全身缺氧，防止肺外器官功能损害，因此多数学者认为应尽早进行机械通气。一般认为当 ALI/ARDS 患者吸入氧浓度(F_IO_2)>50%，而无创脉率-血氧饱和度(SpO_2)仍<90%，PaO_2<60 mmHg且呼吸频率>30 次/min 时需行机械通气，其根本目的是纠正低氧血症。早期轻症患者可采用无创机械通气(non-invasive ventilation, NIV)，但多数患者需做气管插管或切开行有创机械通气。

(2) 无创机械通气 NIV 可避免气管插管和气管切开引起的并发症，近年来得到了广泛的推广应用。但是 NIV 在急性低氧性呼吸衰竭中的应用却存在很多争议。迄今为止，尚无足够资料显示 NIV 可以作为 ALI/ARDS 导致的急性低氧性呼吸衰竭的常规治疗方法。中华医学会重症医学分会于 2006 年发布的《急性肺损伤/急性呼吸窘迫综合征诊断和治疗指南》中推荐“预计病情能够短期缓解的早期 ALI/ARDS 患者可考虑应用 NIV”;“合并免疫功能低下的 ALI/ARDS 患者早期可首先试用 NIV。”

一般认为，ALI/ARDS 患者在以下情况时不适宜应用 NIV：① 意识不清。② 血流动力学不稳定。③ 气道分泌物明显增加，而且气道自洁能力不足。④ 因脸部畸形、创伤或手术等不能佩戴鼻面罩。⑤ 上消化道出血、剧烈呕吐、肠梗阻和近期食管及上腹部手术。⑥ 危及生命的低氧血症。

应用 NIV 治疗 ALI/ARDS 时应严密监测患者的生命体征及治疗反应。如 NIV 治疗 1～2 h 后，低氧血症和全身情况得到改善，可继续应用 NIV；若低氧血症不能改善或全身情况恶化，应及时改为有创机械通气。

(3) 有创机械通气 气管插管和有创机械通气能更有效地改善低氧血症，降低呼吸功，缓解呼吸窘迫，并能够更有效地改善全身缺氧，防止肺外器官功能损害。因此，ARDS 患者应积极进行机械通气治疗。实施方法：① 保留自主呼吸。由于气管插管或气管切开导致声门的关闭功能丧失，机械通气患者胃肠内容物易反流误吸进入下呼吸道，导致呼吸机相关性肺炎。<30°的平卧位是医院内获得性肺炎的独立危险因素，因此，除非有脊髓损伤等禁忌证，机械通气患者均应保持 30°～45°半卧位，预防呼吸机相关性肺炎发生。对于 ALI/ARDS 机械通气患者使用适度的镇静及镇痛剂可以缓解患者焦虑、躁动、疼痛，减少过度的氧耗，并可抑制由于人机对抗或吸痰等操作引起的呛咳反射，从而有效降低气压伤及呼吸机相关性肺损伤的发生率。镇静及镇痛药物应选择时效短，可控性好，对循环系统影响小的药物。镇静药物可考虑选择咪达唑仑、丙泊酚等；镇痛药物可考虑选择吗啡、芬太尼等阿片类药物(详见第一一五章)。自主呼吸过程中膈肌主动收缩可增加 ARDS 患者肺重力依赖区的通气，改善通气/血流比例失调，改善氧合。有研究表明与控制通气相比，保留自主呼吸的患者镇静剂使用量、机械通气时间和 ICU 住院时间均明显减少。因此，在循环功能稳定、人机协调性较好的情况下，ARDS 患者机械通气时有必要保留自主呼吸。② 使用肌松药消除自主呼吸。由于担心使用肌松药可能延长机械通气时间，引起呼吸性相关性肺炎，并可能增加 ICU 患者并发肌无力的发生风险，国内外学者均对 ALI/ARDS 机械通气患者使用肌松药持保守态度，认为对机械通气的 ARDS 患者，不应常规推荐使用肌松药。然而，近年来连续发表的一些小型研究提示，对有选择的 ARDS 患者使用肌松药有可能使患者获益。2010 年，Papazian 等进行了一项多中心前瞻性随机双盲对照试验(ACURASYS 研究)，对 340 例严重 ARDS 的患者(PEEP≥5 cmH_2O 时氧合指数仍然<150)制定以保护性肺通气策略为核心的呼吸机设置流程(AC 模式)，潮气量 6～8 ml/kg，以 ARDSnet 的方案调整 F_IO_2 和 PEEP 以达到脉氧饱和度 88%～95%或氧分压 55～80 mmHg，并随机采用顺阿曲库铵和安慰剂治疗 48 h，发现与安慰剂比较，使用顺式苯磺酸阿曲库铵可以使患者病死率下降、机械通气时间缩短、脏器功能衰竭减少、ICU 留置时间缩短、气胸发生率降低而 ICU 获得性肌无力发生率无显著差别。这是继 ARDSnet 小潮气量肺保护性通气策略研究

以来，唯一能够通过药物作用改善 ARDS 患者生存情况的随机对照试验研究结果，具有深远的临床意义。因此，目前有学者认为对于部分早期 ARDS 的患者，如严重低氧血症（氧合指数＜120 mmHg）、人机对抗严重、存在气压伤高风险（如肺顺应性极差致高气道平台压或存在严重呛咳反射等）或存在严重高碳酸血症使分钟通气量和心排血量显著增高的患者，可以考虑选择性地根据 ACURASYS 研究方案使用肌松药治疗。但以上观点尚未得到业界普遍认可，尚待更大范围的研究进一步评价。

3. 液体通气　液体通气（liquid ventilation）的历史最早可以追溯到 20 世纪 20 年代。于 20 世纪 60 年代开始发展，1966 年 Clark 和 Gellan 提出，全氟化碳（perfluorocarbonate，PFC）作为呼吸介质进行气体交换可获得理想的效果。PFC 是一种无色、高比重、低表面张力、惰性的液体，且有高度的溶解氧和二氧化碳的能力（携氧能力是盐水的 20 倍，溶解 CO_2 的能力是盐水的 3 倍）。液体通气使用方法先后出现两种形式：① 全部液体通气（total liquid ventilation）指整个呼吸道均充满 PFC，通过液体潮气量进行气体交换，因技术复杂并需特殊设备，现已基本放弃使用。② 部分液体通气（partial liquid ventilation，PLV）是在常规机械通气的基础上经气管插管向肺内注入相当于功能残气量的全氟碳化合物，以降低肺泡表面张力，促进肺重力依赖区塌陷肺泡复张。研究显示部分 ARDS 患者液体通气 72 h 后，动脉氧合和呼吸系统顺应性可获得显著改善，对循环无明显影响。但患者预后均无明显改善，病死率仍高达 50％左右。近期对 90 例 ALI/ARDS 患者的一项随机对照研究显示，与常规机械通气相比，部分液体通气既不缩短机械通气时间，也不降低病死率，进一步分析显示，对于年龄＜55 岁的患者，部分液体通气有缩短机械通气时间的趋势，能改善 ALI/ARDS 患者的气体交换，增加肺顺应性，可作为严重 ARDS 患者常规机械通气无效时的一种选择。目前 PFC 尚未成为常规的治疗方法。

4. 吸入性一氧化氮（NO）疗法　NO 吸入可选择性扩张肺血管，而且 NO 分布于肺内通气良好的区域，可扩张该区域的肺血管，显著降低肺动脉压，减少肺内分流，改善通气/血流比例失调，减少肺水肿形成。临床研究显示，NO 吸入可使约 60％的 ARDS 患者氧合改善，同时肺动脉压、肺内分流明显下降，但对平均动脉压和心排血量无明显影响，且氧合改善效果也仅限于开始吸入 NO 治疗的 24～48 h 内。吸入 NO 应从 0.01‰开始，观察氧合改善的情况，每 30 min 滴定式增加剂量到最高的 0.1‰。如果即刻没有反应，应逐渐停止使用；如果有反应则剂量应每日减少到维持氧合目标的最低剂量，使用不应＞4 d。由于目前的一系列随机对照临床试验均未证实 NO 与传统的机械通气相比可以改善 ARDS 患者的存活率，且有荟萃分析提示 NO 治疗有使死亡率增加的趋势并增加肾功能不全的风险，故吸入 NO 不宜作为 ARDS 的常规治疗手段，仅在一般治疗无效的严重低氧血症时考虑应用。

5. 体外生命支持技术（extracorporeal life support，ECLS）　ECLS 是使用静脉-静脉生命支持回路将患者血液导出并通过膜氧合替代肺气体交换的主要功能实现呼吸支持，纠正低氧血症和（或）排出二氧化碳。目前主要有两种类型的 ECLS 用于治疗 ARDS：体外膜肺氧合（extracorporeal membrane oxygenator，ECMO）和体外二氧化碳清除（extracorporeal CO_2 removal，$ECCO_2R$）。这些措施的优点是支持气体交换而不会引起呼吸机和氧中毒等带来的进一步的肺损害，使肺得到充分休息，促进其康复。

近年来的随机临床试验显示在治疗严重的 ARDS 患者中，ECLS 较常规机械通气无明显优势。1989～2003 年 Michigan 大学 255 例应用 ECMO 的 ARDS 患者生存率为 52％。2007 年体外生命支持组织（ELSO）报道了 105 例应用 ECMO 治疗的成人呼吸衰竭患者生存率为 52％。2009 年进行了一项比较常规通气支持与 ECMO 治疗重症 ARDS 的前瞻性随机研究（CESAR 研究）中，180 例患者被随机分为常规治疗组（90 例）和 ECLS 治疗组（90 例）。结果显示 ECLS 组患者在接受包括 ECMO、俯卧位通气、肺保护性通气策略及限制性输液等综合方案治疗后预后明显改善，但该研究未能明确 ECMO 作为单一治疗措施的有效性。因此目前 ECMO 或 $ECCO_2R$ 主要作为暂时性替代措施用于其他各种方法治疗均无效的重症 ARDS 患者。不考虑应用于存在抗凝禁忌或不可逆的心肺脑疾病和预后不良的患者。

此外，血管内氧合器（intravascular oxygenator，IVOX）是 20 世纪 80 年代末出现的一种促进氧合和二氧化碳排除的装置。于 1989 年由 Mortensen 最先提出，并应用于 ARDS 患者体内气体交换的治疗，结果表明该装置可完成体内代谢所需气体交换的 28％，且与 ECMO 比较具有简便、易用、对血液成分损伤小、患者热量损失少等特点。

（三）其他治疗方法　包括在 ALI/ARDS 的不同阶段采用差异化的液体管理策略，采用各种药物或免疫、细胞及基因治疗的手段抑制过度活化的炎症反应及氧化应激反应，纠正肺组织微循环凝血功能异常、保护肺泡毛细血管膜免受损伤并促进肺泡毛细血管膜的再生和修复。

第三节 肺保护性通气策略

一、呼吸机相关性肺损伤

由于急性肺损伤病变的不均一性，具有正常通气功能肺泡的明显减少，使其在应用机械通气时容易发生呼吸机相关性肺损伤（ventilator induced lung injury，VILI）。目前大量动物实验及临床研究均证实使用常规的机械通气方式是发生 VILI 或使 ALI/ARDS 加重的重要因素，并和以下机制有关。

（一）肺过度扩张 由于 ALI/ARDS 患者大量肺泡塌陷，残存的有通气功能的肺泡数量明显减少，严重者只有 30%的肺泡参与通气，肺容积明显减少，其容量犹如“婴儿肺”。对于 ALI/ARDS 患者给予常规的潮气量会引起肺泡过度膨胀和气道平台压过高导致肺气压伤（barotrauma）。由于肺泡和周围血管间隙的压力梯度增大，引起肺泡破裂，最终可形成肺间质、纵隔和皮下气肿以及张力性气胸，严重时气体进入肺循环引起气体栓塞。此外，机械通气对气道、肺泡的机械性扩张作用可使肺容积增加，而 PEEP 的应用使呼气末肺容积进一步增加，过大的吸气末肺容积对肺泡上皮和血管内皮的过度牵拉（over strech）可引起肺容积伤（volutrauma）。近年来的研究发现高容通气均能产生高通透性肺水肿，而高压低容通气则无肺损伤发生，因此认为气压伤实质上为容积性肺损伤。

（二）肺复张/去复张损伤（recruitment/derecruitment injury） 由于 ALI/ARDS 病变的不均一性，低垂受压部位的肺组织更容易发生塌陷。机械通气可使肺泡产生周期性的扩张和塌陷，由此在损伤局部的萎陷肺泡及相对正常部位的扩张肺泡之间能产生很强的剪切力（shearing force），这种反复的复张/去复张损伤会导致该部分肺组织受到进一步损伤。

（三）肺萎陷伤（atelectrauma） 在 ALI/ARDS 患者进行机械通气时，肺泡的过度牵张可导致肺表面活性物质减少，同时由于肺组织扩张，肺泡毛细血管和上皮通透性增加，血浆蛋白、红细胞碎片、磷脂酶等产物均可以使肺表面活性物质失活引起肺萎陷伤，可加重肺不张和肺水肿。

（四）肺生物伤（biotrauma） 和 ALI/ARDS 的发病机制相似，VILI 也是肺组织的实质细胞（如肺泡上皮细胞）及炎症细胞（如中性粒细胞、巨噬细胞）在机械牵张作用下活化并释放炎症介质最终导致肺组织急性炎症反应的过程。机械通气时肺泡在高张力状态下周期性的扩张和塌陷，以及较高的肺泡峰值压力对肺间质物理性的压迫可导致肺间质上皮的损伤，引起肺泡上皮撕裂，毛细血管内皮细胞脱落，细胞和其他物质跨肺泡-毛细血管壁移动，为炎症细胞活化创造了机会，细胞可通过张力敏感性阳离子通道的激活、细胞外基质-整合素-细胞支架途径、细胞膜的破坏感知机械性的刺激信号，其中丝裂原活化蛋白激酶（MAPK）及核转录因子 NF－κB 的活化在此过程中起核心作用。NF－κB 在机械牵张作用下的活化同时可诱导肺上皮细胞的凋亡，也是 VILI 的重要启动因素。此外，近年来的研究发现电刺激迷走神经或使用拟迷走神经药物或α7 亚基 N 型胆碱能受体（α7nAChR）激动剂可以缓解 VILI 的促炎症和促凋亡反应，该研究首次发现胆碱能抗炎通路不仅可以通过 α7nAChR 作用于巨噬细胞，还能针对肺实质细胞病理性周期性牵张发挥保护效应。因此，迷走神经及胆碱能抗炎通路的功能状态也在 VILI 的发生过程中起重要作用。

二、肺保护性通气策略

鉴于常规机械通气方式对 ALI/ARDS 患者的不良影响，国内外学者长期以来进行广泛地基础和临床研究，以寻求一种能尽量避免发生 VILI 的机械通气策略。近年来的一系列研究提示：运用小的潮气量配合较低的平台压对降低 ARDS 患者的病死率具有显著作用；同时，根据呼吸力学设置中等到高的 PEEP 在小潮气量对 ARDS 患者治疗中对肺有保护作用。由此提出了“肺保护性通气策略”（lung protective ventilation strategy，LPVS）的概念，肺保护性通气策略是基于近年来全世界对 ARDS 研究结果制定的机械通气治疗策略，其采用相对小的潮气量限制吸气末肺的过度扩张，并实施恰当的 PEEP 阻止呼气末肺泡的塌陷，基本内容包括：① 限制潮气量和气道压，即用小潮气量进行机械通气。② 在吸气时加用足够的压力使萎陷的肺泡复张，呼气时用适当的 PEEP 保持肺泡开放，即“肺开放”策略（open lung concept，OLC）。肺保护性通气策略应作为基础治疗在确定诊断 ARDS 的同时立即执行。

（一）小潮气量和气道平台压的选择 2000 年，美国 ARDS 协作网及其他一系列研究均证实相对于 12 ml/kg的大潮气量而言，6 ml/kg 的小潮气量能够降低 ARDS 患者的病死率。因此，目前国际上比较一致的看法是对于 ARDS 的患者应当采用小潮气量通气。然而是否一定要采用 6 ml/kg 的小潮气量看法仍不一致。由于气道平台压能够客观反映肺泡内压，其过度升高可导致 VILI。在多项多中心随机对照研究中，按气道平台压分组发现：随气道平台压升高，病死率显著升高。而以气道平台压进行调整,不同潮气量通气组的病死率则无显著差异。说明在实施肺保护性通气策略时,限制气道平台压比限制潮气量更为重要。因此,2006年中华医学会重症医学分会在《急性肺损伤/急性呼吸窘迫综合征诊断和治疗指南》中建议"对ARDS患者实施机械通气时应采用肺保护性通气策略,气道平台压≤30~35 cmH_2O"。

由于ARDS肺容积明显减少,为限制气道平台压,有时不得不将潮气量降低,允许 $PaCO_2$ 高于正常值,即所谓的允许性高碳酸血症。允许性高碳酸血症是肺保护性通气策略的结果,并非ARDS的治疗目标。其主要目的是运用小的潮气量避免吸气平台压力≥30 cmH_2O,防止VILI的产生,以达到肺保护的目的。急性二氧化碳升高导致酸血症可产生一系列病理生理学改变,但研究证实,实施肺保护性通气策略时一定程度的高碳酸血症是安全的。但颅内压增高是应用允许性高碳酸血症的禁忌证。目前尚无明确的二氧化碳分压上限值标准,一般认为 $PaCO_2$ 允许在80 mmHg左右,国内外指南主张保持pH在7.20以上,否则可考虑静脉输注碳酸氢钠。

(二)"肺开放"策略:肺复张术和PEEP的选择

"肺开放"策略指在吸气时用吸气峰压(peak inspiratory pressure, PIP)或肺复张术(recruitment maneuver, RM)使萎陷的肺泡复张,呼气时加以一定水平的PEEP维持肺泡开放。充分利用了健康肺的特性,通过在整个人工通气过程中打开肺泡并使之保持开放,从而保留了肺泡表面活性物质,它同时也避免了萎陷肺的反复开放和闭合所致的肺泡壁反复牵拉及顺应性不同的组织接合处局部形成的高剪切力,改善了肺的顺应性和肺泡处的气体交换,减少了肺水肿和感染的发生,最终使多器官功能障碍综合征的危险性降低。

1. 肺复张术　RM是指使所有具有可能张开潜力的肺组织张开的一系列手段和措施。通气血流比值异常是ARDS患者出现低氧血症的重要原因,由于ALI/ARDS病变的不均一性,低垂受压部位的肺组织容易发生塌陷。充分复张ARDS塌陷肺泡是纠正低氧血症和保证PEEP效应的重要手段。为限制气道平台压而被迫采取的小潮气量通气往往不利于ARDS塌陷肺泡的膨胀,而PEEP维持肺复张的效应依赖于吸气期肺泡的膨胀程度。

目前临床常用的肺复张手法包括控制性肺膨胀法(sustained inflation,SI)、压力控制通气(PCV)及PEEP递增法。其中实施控制性肺膨胀采用持续气道内正压通气(CPAP)方式,推荐吸气压为30~45 cmH_2O,持续时间为30~40 s。该方法是过去比较常用一种方法,相对比较安全,但缺点在于缺乏个体化,同时气道压力和持续时间是否足以完成完整的肺复张还存在争议。压力控制法是将PEEP设置到20~25 cmH_2O,同时通气压力为20~30 cmH_2O,呼吸频率10~15次/min,吸气时间1.5~2.0 s,保持1~2 min。该方法最大的优点在于准确地确定肺泡开放以及陷闭的压力点,同时将肺复张和最佳PEEP水平滴定整合在一次操作过程中,效果肯定,但耗时较长,可达20~30 min,气道压力高,潮气量变化大,可能对患者的血流动力学影响较大,容积伤发生的风险可能也会相应增加。PEEP递增法为保持吸气压力与PEEP差值不变,每30 s递增PEEP 5 cmH_2O(同时相应增加吸气压5 cmH_2O),直到PEEP达35 cmH_2O(为保证气道压上限≤35 cmH_2O,当吸气压上升到35 cmH_2O时,可每30 s递增PEEP 5 cmH_2O而不相应增加吸气压),维持30 s,然后吸气压与PEEP每30 s递减5 cmH_2O,直到肺复张前水平。该方法整个操作过程需要的时间较短,而且通气压力不变的情况下保持潮气量基本恒定,减少了容积伤发生的风险,是目前比较推荐的方法之一。

临床研究证实肺复张术能有效地促进塌陷肺泡复张,改善氧合,降低肺内分流。肺外源性ARDS对肺复张手法的反应优于肺内源性ARDS。ARDS病程也影响肺复张手法的效应,早期ARDS肺复张效果较好。如果患者可以耐受肺复张术但 PaO_2 升高不明显,则可以在稳定之后重复进行肺复张术。

由于肺复张术发生气压伤及循环并发症的可能性较大,目前对于血流动力学不稳定的患者、有肺大疱的患者以及病程在5~7 d以上的ALI/ARDS患者不建议使用肺复张术。

2. PEEP的选择　充分复张塌陷肺泡后应用适当水平PEEP可防止呼气末肺泡塌陷,改善低氧血症,并避免剪切力,防治呼吸机相关的肺损伤(VALI)。因此,ARDS应采用能防止肺泡塌陷的最低PEEP。但目前对于ALI/ARDS患者最佳PEEP的选择目前仍存在争议。美国ARDS协作网将PEEP与 F_IO_2 制作成一张配比的表格以指导治疗,但该方法逐渐被多数学者否定。有学者建议可参照肺静态压力-容积(P-V)曲线低位转折点压力来选择PEEP。P-V曲线又称顺应性曲线,在曲线的初始段和末段分别有一个拐点,称为下拐点和上拐点(或称低拐点和高拐点),上拐点处所对应的压力使整个肺完全打开的压力值,当PIP高于此值时,可导致肺泡的过度扩张;下拐点处所对应的压力是使肺泡保持开放的临界压力值,如果PEEP低于此值,一部分肺泡将再次塌陷。Amato及Villar的研究显示,在小潮气量通气的同时,以静态P-V曲线低位转折点压力+2 cmH_2O作为PEEP,与常规通气相比,ARDS患者的病死率明显降低。若有条件,应根据静态P-V曲线低位转折点压力+2 cmH_2O来确定PEEP。但在临床实践中发现不同方法对同一个患者检测的结果具有很大的差异性,同时有部分患者无法识别下拐点,因此该方法较难在临床上广泛采用。由于有荟萃分析比较不同 PEEP 对 ARDS 患者生存率的影响，结果表明，PEEP＞12 cmH_2O，尤其是＞16 cmH_2O 时可明显改善生存率，因此也有学者经验性地采用 16 cmH_2O 作为 ARDS 患者 PEEP 设定的初始值。目前多数研究认同施行肺复张术并随后逐步降低 PEEP 而调定 PEEP 在最佳水平的做法。临床可能安全而可行性强的方法是根据氧合变化来选定最佳 PEEP 水平：随着 PEEP 的逐步降低，氧合下降 10％的 PEEP 水平就是肺组织开始出现塌陷的水平，应该再次作肺复张术，并逐步降低 PEEP 至上次出现肺组织塌陷，氧合下降的 PEEP 水平以上 2 cmH_2O，即为最佳 PEEP 水平。

三、多元化监测手段为导向的肺保护性通气策略

肺保护性通气策略如何设置合理的通气参数仍有争议。如 PEEP 一方面维持塌陷的肺泡开放，另一方面也导致正常通气肺泡的过度膨胀，设置合理的 PEEP 值是肺保护性通气策略的核心内容之一。动脉氧合、气道平台压、肺顺应性以及 P－V 曲线等气体交换或呼吸力学方法常常被用来指导 ARDS 患者 PEEP 的设置，然而由于 ARDS 肺组织病变的不均一性，以上指标无法反映局部肺组织的力学改变，不能准确提示塌陷肺泡的复张，也不能防止肺泡的过度膨胀。

因此 ARDS 肺保护性通气策略不能单纯以呼吸力学参数及氧合为目标。目前，基于心脏超声的右心功能监测，基于胸部 CT，电阻抗成像及肺组织超声等肺部影像学监测以及腹腔内压监测技术可直接评估或观察机械通气参数引起的肺组织通气状态的改变，部分技术可以在床旁开展，从而形成了一系列以多元化监测手段为导向的肺保护性通气策略。

（一）右心功能监测 机械通气改变了胸腔压力，必然对循环功能产生影响。有研究提示气道平台压＞26 cmH_2O，右心功能不全发生率明显增高，而平台压维持在 27～35 cmH_2O 的 ARDS 患者由于右心功能不全而使死亡率明显增高。因此，对于平台压＜26～28 cmH_2O的 ARDS 患者，如果右心功能正常，可考虑把潮气量维持在 6 ml/kg 以上；而对于存在右心功能不全的患者，应尽可能通过降低潮气量等措施维持平台压＜26～28 cmH_2O。PEEP 可能通过减小右心室后负荷而降低心指数。对于液体管理较严格的 ARDS 患者，较高的 PEEP 更容易出现心功能不全，对于 PEEP 的调整应监测右心功能的变化。肺复张术及俯卧位通气可以使塌陷的肺复张，增加功能残气量，降低肺血管的阻力，从而降低右心室后负荷。

由此可见，通过对右心功能的监测，可指导设定更为合理的平台压与 PEEP，同时可以评价肺复张术及俯卧位通气的实施效果。心脏超声是评价右心功能准确且方便的手段；如果发现进行机械通气的 ARDS 患者出现右心室扩张合并收缩期室间隔的反向运动等右心功能不全的表现，无论心排血量如何，均应减低平台压，降低 PEEP 以及进行俯卧位通气。

（二）肺部影像学监测 胸部 CT 可以通过测定肺组织区域内所有体素的 CT 值，以正常肺组织 CT 值频数分布作为参照，从而定义不同通气状态的肺组织。因此，胸部 CT 是评价 ARDS 肺组织复张的金标准，可以通过定量分析肺复张术及 PEEP 条件下塌陷和通气不良肺组织的变化而准确评价肺复张术及 PEEP 应用的效果。胸部 CT 同时可以评价肺组织的可复张性，为应用高 PEEP 等肺复张措施提供决策依据。

此外，通过在吸气末和呼气末暂停时进行 CT 扫描可以评价潮气量引起的肺组织通气状态的变化。对于部分重症 ARDS 患者而言，潮气量引起的气道压力变化也同样会导致潮汐性肺泡塌陷复张和过度膨胀，加重 VILI。因而评价潮汐性肺泡塌陷复张和过度膨胀有利于潮气量的合理设置。

电阻抗成像技术（electrical impedance tomography，EIT）具有无创、无放射性以及可以在床旁应用的优点。EIT 可以准确测定 ARDS 等不均一性病变的肺组织整体和局部通气状态的改变而评价局部肺组织的通气状态。通过监测 PEEP 滴定过程中潮气量的分布，能更早地发现肺组织的塌陷和复张，有利于指导床旁滴定最佳 PEEP。EIT 能通过测定 ALI/ARDS 患者肺组织局部的压力－电阻抗曲线（pressure-impedance curve，PI curve）确定局部肺组织的低位拐点和高位拐点，从而评价局部肺组织的呼吸力学特征。此外，EIT 尚有助于测量肺组织的功能残气量并评价肺组织的灌注情况。

由于气体不能传导超声波，以往超声检查仅用于诊断胸腔积液及气胸。但由于 ARDS 患者因肺水肿、实变或肺不张使肺组织气体含量降低导致气体/组织比例改变，由此形成不同的超声波伪影，构成了胸部超声成像的基础。目前胸部超声可以用来评价 PEEP 所致的 ARDS 肺组织塌陷肺泡的复张，具有良好的应用前景。

（三）腹腔内压监测 限制气道压力，避免气道高压曾被认为是 ARDS 治疗中减少肺泡过度膨胀，改善患者预后的关键性措施，但重症患者往往因各种原因导致胸腔及腹腔内压力的升高，由此对抗气道压力而限制肺泡的膨胀导致通气不足，此时仅监测气道平台的压力不能反映腹腔内压力的变化，由此设定的 PEEP 会因压力过低而不能保持肺泡开放，但盲目提高 PEEP 却又可能导致循环的抑制。因此，近年来人们提出开展实时的腹内压或跨肺压的监测，使用腹内压（或跨肺压）为导向的 PEEP 治疗。

腹内高压（IAH）是指持续腹腔内压力＞12 mmHg，各种原因均可以使重症患者出现 IAH。IAH 时将膈肌向头端推移，使胸廓内容积减少，胸肺顺应性下降，同

时升高的腹内压向胸腔内传递，导致近膈侧胸腔内压力增高及压缩性肺不张，出现通气不足及动脉氧合下降。有研究表明腹腔内压力升高到 15～24 mmHg 时，可以减少功能残气量 30%，降低氧合 10%。

肺泡的扩展并非仅由气道单一因素决定，而是由气道压与胸腔内压的差值(即跨肺压)决定。通过持续食管压监测吸气末和呼气末的跨肺压力可以指导 PEEP 等呼吸参数的设置以维持适当的跨肺压，一方面保持肺泡的开放，另一方面减少肺泡过度膨胀和呼气末的肺泡塌陷，减少呼吸机相关性肺损伤。由于食管压监测的方法相对繁琐，2010 年，Regli 等人进一步提出可根据腹内压的变化来指导机械通气参数的设定，指出在严重腹内高压时，呼气末跨肺压才是肺泡开放的压力，此时只有应用高于或等于腹内压力相应水平的 PEEP 才能阻止 IAH 导致的功能残气量及氧合的下降。

此外值得重视的是：使用腹内压(或跨肺压)为导向的 PEEP 治疗过程中可能需要设置比常规应用高得多的 PEEP 水平才能维持肺泡的开放，由此可能导致胸腔压力及气道平台压的升高，影响回心血量并可使腹内压进一步增高，由此在上述治疗过程中，必须密切关注血流动力学及腹腔内压的情况。

四、其他肺保护性机械通气方法

(一) 俯卧位通气 俯卧位通气通过降低胸腔内压力梯度、促进分泌物引流和促进肺内液体移动，明显改善氧合。一项每日 20 h 俯卧位通气的随机对照研究显示，俯卧位通气有降低严重低氧血症患者病死率的趋势。因此，对于常规机械通气治疗无效的重度 ARDS 患者，可考虑采用俯卧位通气。但关于实施俯卧位通气的明确指征尚未达成共识，有学者提出对于机械通气时 PEEP≥15 cmH_2O，F_IO_2＞60%仍存在严重低氧血症且肺复张治疗无效的重症 ARDS 患者可考虑采用俯卧位通气；也有学者提出为避免肺复张及高 PEEP 治疗的不良反应，对于气道平台压＞30 cmH_2O 的重症 ARDS 患者可直接进行俯卧位通气或高频振荡通气。

俯卧位通气的严重并发症较罕见，包括血流动力学不稳定、心律失常、面部水肿、肺尖不张等。因此，严重的低血压、室性心律失常、颜面部创伤及未处理的不稳定性骨折为俯卧位通气的相对禁忌证。同时实施俯卧位通气时需注意预防体位改变过程中可能发生如气管插管及中心静脉导管意外脱落等并发症的发生。

(二) 高频振荡通气 高频振荡通气(high frequency oscillatory ventilation，HFOV)是在平均气道压基础上建立高频率(180～900 次/min)和小潮气量(1～2.5 ml/kg)的通气从而产生高平均气道压使肺泡复张并改善氧合。

目前的几个小型回顾性研究显示高频振荡通气可显著改善严重低氧血症和(或)高气道平台压力的重症 ARDS 患者的氧合情况，对于该类患者可考虑早期使用高频振荡通气。该方法在实施过程中必须使用深度镇静和肌松剂以减少人机对抗，改善患者舒适程度。但不能用于严重休克、呼吸道梗阻、颅内出血或难治性气压伤的患者，同时需慎用于严重酸中毒患者。

(三) 神经辅助通气 神经辅助通气(neurally adjusted ventilatory assist，NAVA)是通过膈肌电活动(EAdi)控制通气辅助的一种新型通气模式。其通过 EAdi 触发呼吸机送气并根据 EAdi 的强度成比例地提供压力支持直至 EAdi 下降，在呼气相可以通过设置 PEEP 维持肺泡的张开。该种通气方式接受肺传入神经(迷走神经)的反馈而调节患者的呼吸形式和支持压力，在提供同步压力支持的同时避免过高的潮气量及气道压力，在一定程度上限制了肺泡塌陷和过度膨胀，有效地限制了呼吸机相关性肺损伤及膈肌功能不全的发生，缩短了机械通气时间，更有利于肺保护性通气策略的实施。2010 年，Terzi 等的研究证实 NAVA 可避免 ARDS 患者通气辅助过度及潮气量过高，其他研究也表明 NAVA 能更有效地维持或改善氧合减少 VILI 及肺外器官过度的炎症反应，保护心肾功能。

此外，由于 NAVA 是一种神经调节的闭环通气模式，可根据机体代谢的变化瞬时调节潮气量及呼吸频率，2010 年及 2011 年 Bein 和 Mauri 分别报道了联合应用 ECMO 及 NAVA 成功抢救重伤患者及肺顺应性严重降低的呼吸衰竭患者的病例。因此，NAVA 与 ECMO 的联合应用可能为重症 ARDS 的治疗带来了新的希望。

第四节　ALI 和 ARDS 的液体治疗

在 ALI 或 ARDS 的病理过程中，肺组织的急性炎症反应可以引起肺泡毛细血管壁损伤，通透性增加，导致肺间质和肺泡水肿。高通透性肺水肿是 ALI/ARDS 的基本病理生理特征，肺水肿的程度与 ALI/ARDS 的预后密切相关。因此，通过对 ALI/ARDS 患者积极的液体管理，改善 ALI/ARDS 患者的肺水肿对于纠正患者的低氧血症，降低该病病死率，改善患者预后具有重要的临床意义。

一、目前 ALI/ARDS 液体治疗策略

(一) 限制性或开放性的液体治疗策略 由于高通透性肺水肿是 ALI/ARDS 的基本病理生理特征，2010 年 Hughes 等的研究证实，手术中大量补液[>20 ml/(kg·h)]可显著增加外科手术患者术后 ARDS 的发病率，而其他研究也表明大量液体输入导致的液体正平衡可使患者病死率明显增加，是 ARDS 的良好预测指标。因此，对于 ARDS 患者，理论上应该采用限制性的液体管理策略。但限制补液以及利尿剂的使用可能导致体循环低容量状态、心排血量不足，导致脏器功能障碍。因此，对于 ARDS 患者究竟采用限制性还是开放性液体管理策略始终是长期以来争论的焦点之一。

针对该问题，ARDS 临床治疗协作组(ARDS Clinical Trials Network)于 2000 年组织了北美 20 家医疗中心进行了一项历时 5 年的多中心性临床研究——液体治疗及导管监测试验(fluid and catheter treatment trial，FACTT)，并于 2006 年在新英格兰医学杂志发表了研究结果。该研究表明，尽管限制性液体管理策略无法改变 ARDS 患者 60 d 死亡率，但该方法可以显著改善肺功能，缩短患者机械通气时间及 ICU 留置时间，不增加患者其他脏器功能不全的发生率。此后的一系列研究进一步表明，在维持循环稳定，保证器官灌注的前提下，限制性的液体管理策略更有利于 ARDS 患者的治疗。中华医学会重症医学分会于 2006 年发布的《急性肺损伤/急性呼吸窘迫综合征诊断和治疗指南》中明确推荐："在保证组织器官灌注前提下，应实施限制性的液体管理，有助于改善 ALI/ARDS 患者的氧合和肺损伤。"

(二) 治疗液体种类的选择 胶体渗透压是决定毛细血管渗出和肺水肿严重程度的重要因素，根据 Starling 方程，血管内与组织间隙间的胶体渗透压梯度下降，将会导致有效容量向组织转移、组织水肿增加。因此在理论上胶体溶液应优于晶体溶液。但是，在 2004 年著名的 SAFE 研究及其他相关研究均发现，应用白蛋白对包括 ARDS 患者在内的 ICU 患者进行液体复苏在改善生存率、器官功能保护、机械通气时间及 ICU 留置时间等方面与生理盐水相比无统计学差异。但也有研究表明低蛋白血症是 ARDS 发生的独立危险因素，2011 年 Aman 等人的研究表明血浆白蛋白和转铁蛋白浓度的下降会增加肺泡毛细血管膜的通透性，可能导致 ARDS 病情进一步恶化。其他研究同时发现，通过利尿剂调节体液及胶体渗透压的平衡，配合胶体治疗可改善受损的肺-毛细血管膜液体的通透量。对于存在低蛋白血症(血浆总蛋白<50～60 g/L)的 ALI/ARDS 患者，与单纯应用呋塞米相比，虽然白蛋白联合呋塞米治疗不能明显降低病死率，但可明显改善氧合、增加液体负平衡，并缩短休克时间。据此，2006 年中华医学会重症医学分会发布的《急性肺损伤/急性呼吸窘迫综合征诊断和治疗指南》及国外其他研究均推荐："存在低蛋白血症的 ARDS 患者，通过补充白蛋白等胶体溶液和应用利尿剂，有助于实现液体负平衡，并改善氧合。"

在人工胶体的应用方面，2004 年 Molnár 分别采用 4% 改良液体明胶以及 6% 羟乙基淀粉对感染性休克合并 ALI 的患者进行液体复苏发现，两者均可显著增加患者胸内血容量指数(intrathoracic blood volume index，ITBVI)、心指数(cardiac index，CI)以及氧输送指数(oxygen delivery index)，而肺血管外肺水(extravascular lung water，EVLW)改变不明显。2010 年，Balkamou X 等的研究发现，使用 6%羟乙基淀粉(130/0.4)对失血性休克动物模型进行复苏，可以显著降低肺水肿及毛细血管渗漏反应。在上海交通大学医学院附属仁济医院近年来进行的研究中发现，羟乙基淀粉可通过抑制内毒素受体 Toll 样受体 4 在肺组织的表达而减轻由内毒素诱导的急性肺损伤肺组织的炎症反应，国外将羟乙基淀粉应用于失血性休克及感染引起的急性肺损伤动物模型中也有类似的发现。因此认为，羟乙基淀粉在发挥良好扩容效应的同时具有抑制肺组织炎症反应的作用，可能在 ARDS 的液体治疗中具有积极的作用。

在红细胞悬液的应用方面，目前有研究表明，对于创伤后低血容量性休克的患者，在创伤发生后第一个 24 h 内输入 10 单位(或以上)的浓缩红细胞(packed red blood cells)可有效降低 ARDS 的发生率并提高患者的存活率。为了避免液体正平衡所带来的不良后果，2009 年 Randolph 在总结儿童 ARDS 及 ALI 的治疗策略中提出，在循环不稳定的情况下，若患者的血红蛋白含量<10 g/L，则给予浓缩红细胞输注，而一旦严重的休克或容量不足状态被纠正以后，只要患者血红蛋白含量>7 g/L，则不必输注浓缩红细胞。

为防止大量液体输入后引发的输液相关性肺损伤，近年来，人们在使用乳酸林格液等常规晶体液进行液体复苏的基础上尝试采用 7.5%高渗氯化钠(7.5% hypertonic saline，HTS)及其与右旋糖酐的混合液，如 7.5%的高渗氯化钠与 6%右旋糖酐 70 的混合液(7.5% hypertonic saline and 6% dextran 70，HSD)等对 ARDS 患者进行治疗以提高血浆渗透压，改善肺水肿，同时避免容量负荷过多带来的不良反应。2007 年 Deree 证实 HTS 可改善失血性休克液体复苏所导致的肺组织急性炎症反应。此后的多项研究也表明 HSD 及 HTS 均能改善失血性休克所引起的急性肺损伤，尤其适合应用于具有 ARDS 发病高危因素的患者。

二、ALI/ARDS 病程不同阶段的差异化治疗

早在 1942 年 Cuthbertson 就提出，休克过程中肺

组织的结构及功能的病理生理改变先后经历“落潮与涨潮”(ebb and flow)两个不同的过程。在疾病的早期(疾病发生 2～3 d 内),由于全身及肺组织的急性炎症反应,组织处于低心排血量,低灌注的阶段,即“落潮”期(ebb phase)。2～3 d 以后,随着炎症反应的发展,肺泡-毛细血管膜通透性增高,或者在原发病加重及输液治疗等各种因素的综合影响下,血浆渗透压降低,肺组织毛细血管静水压增高,引起体液由血管内向肺泡及肺间质移动,导致肺水肿,从而进入“涨潮”期(flow phase),出现 ARDS 及急性肺水肿的临床表现。

根据 ALI/ARDS 发病的自然规律,临床逐步认可针对 ALI/ARDS 发病的不同阶段采用差异化的治疗策略。在 ALI/ARDS 发生的早期(即“落潮”期),采用积极的液体复苏策略以补充血容量,增加心排血量,改善组织灌注;而当 ALI/ARDS 发病进入中晚期(即“涨潮”期),则采用保守和限制性的液体治疗策略以减少肺组织渗出,改善肺水肿。2009 年,Murphy 等人总结了 212 例感染性休克合并 ARDS 的患者的液体治疗情况,提出在 ARDS 发展的不同时期采用“差异化”的治疗策略,即在 ARDS 发病早期进行足量的液体复苏(adequate initial fluid resuscitation,AIFR),在发病 6 h 以内在中心静脉压(CVP)≤8 mmHg 的情况下使用 20 ml/kg 的液体进行扩容;而在病程的第六～七日进行后期保守的液体管理(conservative late fluid management,CLFM),也就是在此阶段保持液体的负平衡。该研究表明,在 ARDS 发展的不同时期先后使用以上两种方法可以显著降低患者院内死亡率,改善患者的预后情况。

三、ALI/ARDS 液体治疗的监测指标

虽然 ARDS 的“涨潮”期和“落潮”期具有明显病理生理学特征,但在实际临床实践过程中很难通过临床表现来鉴别,由此会对不同阶段液体治疗策略的选择和调整带来了困难。因此,近年来人们试图寻求一系列理想的监测指标,通过对肺组织及机体容量状态的准确评估,为 ARDS 不同阶段的液体治疗策略的选择和调整提供客观依据。

目前临床上常通过观察患者的尿量、酸碱平衡、血浆乳酸、尿素氮及肌酐的浓度判断机体的容量状态。而 CVP 及肺小动脉楔压(pulmonary artery wedge pressure,PAWP)是反映血管内容量状态的理想指标。近年来的研究认为:与留置中心静脉导管监测 CVP 相比,PAWP 对于指导 ARDS 的液体治疗并无优势。

脉波指示连续心排出量(pulse indicator continuous cardiac output, PiCCO)监测技术的出现和运用为 ALI/ARDS 患者机体及肺组织容量状态的评估提供了一系列新的参数。其中血管外肺水(extravascular lung water,EVLW)与 ALI 的预后有关,对 ARDS 患者液体复苏及血管活性药物的使用具有积极的指导意义。而脉压变异率(pulse pressure variations,PPV)及每搏量变异率(stroke volume variation,SVV)均是反映心脏前负荷的良好指标,但 SVV 受机械通气参数(如潮气量及呼气末正压)的影响较大,而 PPV 所受的影响较小。PPV 的基线可以在 ARDS 早期精确预测患者对液体治疗的敏感性。对于潮气量≥8 ml/kg 的患者,使用 ΔP(平台压与呼气末正压的差值)对 PPV 校正后的比值(PPV/ΔP)对于 ARDS 患者液体治疗具有更好的应用价值。

人们在对于液体管理策略在 ALI/ARDS 治疗中的地位和价值等很多问题的认识上依旧存在分歧。今后对 ALI/ARDS 发病机制深入研究的基础上,进一步探索该病在不同的病理生理状态下以及不同的发展阶段中特异性的治疗策略;同时着重探索高效敏感的监测指标,以有效评估 ALI/ARDS 患者的容量状态及机体对液体治疗的反应性,从而指导液体治疗策略的选择和调整。

第五节　ALI 和 ARDS 的药物治疗

ALI/ARDS 的基本病理生理改变是机体在各种诱因作用下引起的急性炎症反应,并由此引起肺泡上皮细胞的破坏,炎症细胞及肺间质细胞(如肺成纤维细胞等)异常增殖活化,导致肺泡结构破坏,肺间质增生及纤维化最终引起呼吸衰竭。其中炎症细胞过度活化产生炎症介质/细胞因子,肺组织凝血功能异常导致组织微循环障碍以及氧化应激等因素引起细胞损伤是 ALI/ARDS 发病的核心机制。因此,ALI/ARDS 的药物治疗的原则也就是针对以上不同环节进行干预,以期抑制过度的炎症反应并保护肺泡膜,同时促肺进组织的正常修复。

一、肾上腺皮质激素

全身和局部炎症反应是 ALI/ARDS 发生和发展的重要机制,从理论上讲,糖皮质激素可以通过抑制中心粒细胞活化、成纤维细胞增殖和胶原沉积阻止急性炎症反应及肺间质成纤维细胞的过度活化和增殖,阻止病情进展。长期以来,大量的研究都试图应用糖皮质

激素来控制炎症反应，预防和治疗 ALI/ARDS。但学术界对于使用糖皮质激素是否能使 ALI/ARDS 患者生存受益的问题尚存在极大争议。虽然有两项小型随机试验提示在 ARDS 和重症肺炎引起的低氧性呼吸衰竭治疗中早期使用糖皮质激素能显著改善低氧血症和肺损伤的评分；也有一项小样本 RCT 试验发现对于治疗 1 周后未好转的 ARDS 患者，糖皮质激素治疗组的病死率明显低于对照组。但另外的 3 项大型多中心 RCT 研究显示，大剂量糖皮质激素既不能预防 ARDS 的发生，对早期 ARDS 也没有治疗作用。ARDSnet 的一项研究结果显示，糖皮质激素治疗[甲泼尼龙 2 mg/(kg · d)，分 4 次静脉滴注，14 d 后减量]并不降低晚期 ARDS (7～24 d)患者 60 d 的病死率，但可明显改善患者低氧血症和肺顺应性，缩短患者的休克持续时间和机械通气时间。进一步亚组分析显示 ARDS 发病＞14 d 者应用糖皮质激素会明显增加病死率。因此，中华医学会重症医学分会发布的《急性肺损伤/急性呼吸窘迫综合征诊断和治疗指南》中明确指出：“不推荐常规应用糖皮质激素预防和治疗 ARDS。”但对于过敏原因导致的 ARDS 患者，早期应用糖皮质激素经验性治疗可能有效。此外，感染性休克并发 ARDS 的患者，如合并有肾上腺皮质功能不全，可考虑应用替代剂量的糖皮质激素。

目前临床上有学者建议对于其他治疗措施均失败的危及生命的低氧血症患者，可以考虑使用糖皮质激素治疗。使用时可以从低剂量 1 mg/(kg · d)开始，每日评估氧合指数、肺顺应性等指标，如果 3 d 后没有明显改善则停止治疗。由于目前的研究已经证实 ARDS 发病＞14 d 者应用糖皮质激素会明显增加病死率，因此对于该类患者不宜常规应用糖皮质激素治疗。

二、抗凝治疗

ALI/ARDS 过程中存在促凝系统激活，促凝系统天然抑制物缺失引起血液的高凝状态，同时由于纤溶系统失衡导致肺泡内大量纤维蛋白沉积引起 ALI/ARDS 的病理改变。因此抗凝或促纤溶治疗可能对 ALI/ARDS 患者有益。

2008 年的一项回顾性研究发现肝素可以降低感染性休克患者的病死率；尽管之后的一个大型 RCT 研究(HETRASE 研究)未能证实以上结论，但是对近年来的几个大样本Ⅲ期临床研究数据进行重新分析后发现，使用肝素可以明显提高全身性感染患者的存活率。目前在 ALI/ARDS 动物模型中已经证实静脉使用肝素可以减少中性粒细胞及血小板黏附，及肺内纤维蛋白沉积，改善氧合，减轻肺损伤的程度。以上研究提示肝素可能对于 ALI/ARDS 的治疗具有良好的应用前景。但目前尚无肝素治疗 ALI/ARDS 的大样本临床研究。有学者提出通过雾化吸入等方式局部使用肝素以避免该药引起的出血并发症，目前已经在动物实验中证明该方法可以减轻肺内炎症细胞的浸润；2008 年一项Ⅰ期临床研究对 16 例进行机械通气的 ALI 患者进行肝素吸入治疗，虽然结果提示各组间患者的氧合指数及肺顺应性均无显著差异，但是也未观察到严重并发症的发生，提示肝素吸入的方法对 ALI/ARDS 患者的治疗至少是可行的，目前尚需更深入的研究全面评价其对 ALI/ARDS 患者的治疗效果。

重组人活化蛋白 C(rhAPC)具有抗血栓、抗炎和纤溶特性。其作为治疗严重性全身感染患者的辅助措施曾经被写入感染性休克治疗临床指南，并先后于 2001 年和 2002 年经 FDA 和欧盟批准上市。但是近年来的另一项随机化临床试验(PROWESS - SHOCK 研究)发现其对提高感染性休克患者 28 d 生存率无效。2011 年 10 月 21 日，美国 FDA 宣布 APC 将退出全球市场。

三、盐酸氨溴索

盐酸氨溴索是溴己新的衍生物，是新一代黏痰溶解剂，其通过降低痰的黏稠度并促进呼吸道纤毛的摆动频率和强度，加强呼吸道排痰动力而使痰液变得稀薄容易咳出。近年来的研究发现使用大剂量盐酸氨溴索(15 mg/kg)治疗 ALI 患者可以改善患者的氧合情况及肺损伤严重程度而发挥改善急性炎症反应的作用。动物实验证实该作用与该药促进肺泡表面活性物质的合成和分泌、抗氧化、抑制炎症细胞活化并分泌细胞因子等过程有关。但目前尚需更大规模的临床研究全面评价该药对 ALI/ARDS 患者的治疗作用。

四、乌司他丁

乌司他丁(ulinastatin)是从健康成年男性新鲜尿液中分离纯化得到的一种糖蛋白，是一种广谱的水解酶抑制药，对胰蛋白酶、α-糜蛋白酶等多种酶有抑制作用。乌司他丁主要是通过抑制急性肺损伤炎症细胞聚集和激活以及抑制炎症介质、细胞因子及氧自由基的释放而发挥肺保护作用。该药可以减轻酸吸入性、急性坏死性胰腺炎、肺移植动物并发的急性肺损伤的严重程度，也可以改善由脂多糖(lipopolysaccharide，LPS)诱导的急性肺损伤程度。临床上也有乌司他丁运用于脓毒血症、体外循环及创伤所诱发的 ALI/ARDS 患者的报道，均肯定了该药在改善 ALI/ARDS 近期临床疗效指标方面的积极作用，但由于这些研究所纳入试验的方法学质量均较低，且病例数较少，尚需进一步研究。

五、他汀类药物

他汀类药物是羟甲基戊二酰辅酶 A(HMG - CoA)还原酶抑制剂，通过竞争性抑制 HMG - CoA 而阻断肝脏内胆固醇合成，长期以来作为有效降低胆固醇的药物运用于高脂血症患者。而近年来的研究发现其具有抑制炎症介质的释放和血小板的聚集、抗凝、抗氧化、改善血管内皮功能和免疫调节反应等作用,具有潜在抗炎症及促进内皮细胞修复作用,同时有研究报道提示他汀类药物在ALI/ARDS与脓毒血症动物模型中具有改善作用。2011年,McDowell等人进行了他汀类药物用于ALI/ARDS临床治疗的首项随机、双盲、安慰剂对照的前瞻性研究,对60例ALI患者使用80 mg的辛伐他汀(或安慰剂)治疗直到停止机械通气(或疗程达到14 d),发现辛伐他汀治疗组患者的非肺源性器官功能障碍以及氧合作用与呼吸力学参数得以改善,但尚无统计学意义。同时辛伐他汀可以降低ALI患者IL-8及血浆C反应蛋白水平,且不良事件无显著增多,提示辛伐他汀治疗可减少ALI患者肺部与全身性炎症反应,改善器官功能障碍并且安全有效。

六、间充质干细胞治疗

间充质干细胞(mesenchymal stem cells,MSC)是干细胞家族的重要成员,来源于发育早期的中胚层和外胚层。MSC最初在骨髓中发现,因其具有多向分化潜能、易于分离和体外培养等生物学特性,从而为ALI/ARDS的治疗提供了新的思路。MSC存在于正常机体的肺组织和骨髓中,其在机体损伤时会迁移到损伤部位,增强自身的增殖和分化,参与损伤的修复。动物实验中已经证实移植MSC可以减少由ALI/ARDS引起的肺损伤,并促进肺组织的正常修复。目前认为,MSC自分泌或旁分泌产生的各种细胞因子与诱导MSC的定向移动,调节免疫和炎症反应,促进肺组织自身修复等作用有关。此外,MSC尚具有抗氧化作用,并通过表达抗菌肽Hcap/LL-37直接抑制细菌生长,促进机体对细菌的清除。

针对MSC体外培养分离存在时间周期长及潜在污染等缺点,目前有学者提出用骨髓来源单核细胞(bone marrow-derived mononuclear cell,BMDMC)代替骨髓MSC进行ALI/ARDS的治疗。BMDMC可经淋巴细胞分离液离心骨髓细胞的方法直接获得,不需要进一步培养,可用于早期ALI/ARDS的患者。2010年Maron及Araujo等的研究均证实静脉给予BMDMC可明显抑制ALI小鼠肺组织炎症反应,减少细胞浸润并改善肺组织呼吸力学指标。

尽管MSC应用于ALI/ARDS的治疗具有良好的开发前景,但目前尚无MSC治疗ALI/ARDS的临床研究。

七、免疫及基因治疗

近年来也有研究者通过RNA干扰的方法抑制与ALI/ARDS密切相关的基因的表达以期阻断异常活化的细胞内信号转导通路,但以上方法尽管在动物研究中获得了良好的结果,但是在临床应用中效果均不理想。其中以2010年LPS特异性受体TLR4竞争性抑制剂Eritoran用于严重脓毒血症患者治疗的Ⅱ期临床研究最为引人关注。目前大量的基础研究均证实LPS通过其特异性受体TLR4的活化参与了炎症细胞活化、分泌、增殖及迁移等过程,与ALI/ARDS的发生和发展密切相关。针对TLR4通路的干预手段一度被认为是极具应用开发前景的研究领域。但是该Ⅱ期临床研究发现,尽管在APACHE Ⅱ评分较高的严重脓毒血症患者亚群中,使用Eritoran有降低患者死亡率的趋势,但是Eritoran治疗组患者的总体死亡率无统计学意义的下降。因此,该领域的研究尚未获得实质性的突破,尚需进一步的研究和探索。

(何征宇　皋　源)

参考文献

[1] 中华医学会重症医学分会.急性肺损伤/急性呼吸窘迫综合征诊断和治疗指南(2006)[J].中华急诊医学,2007,16:343-349.

[2] 刘大为,邱海波.重症医学—2011[M].北京:人民卫生出版社,2011.

[3] 刘大为,邱海波,于凯江.重症医学—2012[M].人民卫生出版社,2012.

[4] 张翔宇.急救手册[M].上海:上海科学技术出版社,2011.

[5] Vadasz I, Sznajder JI. Update in acute lung injury and critical care 2010[J]. Am J Respir Crit Care Med, 2011, 183: 1147-1152.

[6] Dushianthan A, Grocott MP, Postle AD, et al. Acute respiratory distress syndrome and acute lung injury [J]. Postgrad Med J, 2011, 87: 612-622.

[7] Johnson ER, Matthay MA. Acute lung injury: epidemiology, pathogenesis, and treatment[J]. J Aerosol Med Pulm Drug Deliv, 2010, 23: 243-252.

[8] Papazian L, Forel JM, Gacouin A, et al. Neuromuscular blockers in early acute respiratory distress syndrome[J]. N Engl J Med, 2010, 363: 1107-1116.

[9] Peek GJ, Mugford M, Tiruvoipati R, et al. Efficacy and economic assessment of conventional ventilatory support versus extracorporeal membrane oxygenation for severe adult respiratory failure (CESAR): a multicentre randomised controlled trial[J]. Lancet, 2009, 374: 1351-1363.

[10] Regli A, Hockings LE, Musk GC, et al. Commonly applied positive end-expiratory pressures do not prevent functional residual capacity decline in the setting of intra-abdominal hypertension: a pig model[J]. Crit Care, 2010, 14: R128.

[11] Terzi N, Pelieu I, Guittet L, et al. Neurally adjusted ventilatory assist in patients recovering spontaneous breathing after acute respiratory distress syndrome: physiological evaluation[J]. Crit Care Med, 2010, 38: 1830-1837.

[12] Mauri T, Bellani G, Foti G, et al. Successful use of neurally

adjusted ventilatory assist in a patient with extremely low respiratory system compliance undergoing ECMO [J]. Intensive Care Med, 2011, 37: 166 - 167.

[13] Bein T, Osborn E, Hofmann HS, et al. Successful treatment of a severely injured soldier from Afghanistan with pumpless extracorporeal lung assist and neurally adjusted ventilatory support[J]. Int J Emerg Med, 2010, 3: 177 - 179.

[14] Wiedemann HP, Wheeler AP, Bernard GR, et al. Comparison of two fluid-management strategies in acute lung injury[J]. N Engl J Med, 2006, 354: 2564 - 2575.

[15] Finfer S, Bellomo R, Boyce N, et al. A comparison of albumin and saline for fluid resuscitation in the intensive care unit[J]. N Engl J Med, 2004, 350: 2247 -2256.

[16] Aman J, van der Heijden M, van Lingen A, et al. Plasma protein levels are markers of pulmonary vascular permeability and degree of lung injury in critically ill patients with or at risk for acute lung injury/acute respiratory distress syndrome[J]. Crit Care Med, 2011, 39: 89 - 98.

[17] da Silva Ramos FJ, de Oliveira EM, Park M, et al. Heart-lung interactions with different ventilatory settings during acute lung injury and hypovolaemia: an experimental study [J]. Br J Anaesth, 2011, 106: 394 - 402.

[18] Sorbera LA, Graul AI, Sundaravinayagam D, et al. Therapeutic targets for acute lung injury/acute respiratory distress syndrome[J]. Drugs of the Future, 2010, 35: 245 - 250.

[19] Sebag SC, Bastarache JA, Ware LB. Therapeutic modulation of coagulation and Fibrinolysis in acute lung injury and the acute respiratory distress syndrome [J]. Curr Pharm Biotechnol, 2011.

[20] Craig TR, Duffy MJ, Shyamsundar M, et al. A randomized clinical trial of hydroxymethylglutaryl-coenzyme a reductase inhibition for acute lung injury (The HARP Study)[J]. Am J Respir Crit Care Med, 2011, 183: 620 - 626.

[21] Tidswell M, Tillis W, Larosa SP, et al. Phase 2 trial of eritoran tetrasodium (E5564), a toll-like receptor 4 antagonist, in patients with severe sepsis[J]. Crit Care Med, 2010, 38: 72 - 83.

第九十九章 围术期高血压防治和控制性降压

第一节 围术期高血压防治

围术期高血压(perioperative hypertension)指血压升高超过基础血压 20%或血压升高达 160/90 mmHg 以上者，是麻醉中常见的并发症。血压过高可增加心肌做功和氧耗，并可诱发心律失常和心力衰竭直至心搏骤停。术中严重的血压骤升为高血压危象，死亡率较高，应及时处理。围术期防治高血压的目的在于降低心肌氧耗和减轻心脏负担，预防心肌缺血、心力衰竭和脑血管意外等并发症。

一、高血压的病理生理

高血压病的发病机制尚未完全阐明，一般认为是在一定的遗传基础上由于环境及多种后天因素相互作用使正常血压调节机制受损所致的一种全身性疾病，共同作用点是血管紧张性发生改变、周围小动脉收缩、阻力增加和血压升高等。高血压主要伴随血管结构和功能的改变，表现为血管壁/腔比增高和小动脉稀少，随之产生血管功能异常。这既是重要的生理变化，又是高血压维持、转归的结构基础。反映高血压血管重构的主要病理学参数有代表血管壁厚度的，如管壁厚(WT)、中层厚(MT)、管壁面积(WA)、中层面积(MA)；代表管腔的，如管腔内径(LD)、管腔面积(LA)；代表血管壁/腔比的，如 WT/LD、MT/LD、WA/LA。血管中层平滑肌细胞总体积增加是高血压血管重构的重要改变。目前比较公认的与高血压发病有关的因素有以下几点。

(一) 精神神经因素 较长时期或反复的精神刺激、焦虑或烦躁等情绪变化，引起患者大脑皮质功能失调和延髓血管运动调节中枢功能紊乱，血管紧张性升高，外周血管阻力增加，血压升高。

(二) 肾素-血管紧张素-醛固酮学说 肾缺血时，刺激入球动脉产生肾素，后者使肝脏合成的血管紧张素原转化为血管紧张素Ⅰ，进入肺组织由肺产生的血管紧张素Ⅰ转换酶作用生成血管紧张素Ⅱ，血管紧张素Ⅱ是一强力的血管收缩剂，使血压升高，并能刺激肾上腺皮质球带分泌醛固酮造成水钠潴留。一旦该系统功能失调时即能产生高血压。

(三) 摄钠过多 流行病调查结果表明，摄入过多钠盐可致高血压发生，而服用利尿剂增加钠的排泄能使增高的血压下降，由于钠在体内的过多积蓄，使循环血量增加、小动脉张力增大、最终导致血压升高，但是，钠摄入量过多只能引起部分人群发生高血压。

(四) 遗传学说 遗传与高血压发病有一定的关系，双亲均有高血压的子女发生高血压比率较大，分子生物学研究也证实，高血压患者组织细胞膜有遗传性离子转运障碍特别是对钠离子的转运障碍，导致小动脉收缩，外周阻力增加血压增高。然而，遗传因素仅是高血压发病的基础，单一很难发生高血压，后天因素具有更重要的意义。

(五) 高胰岛素水平学说 高血压病患者的血浆胰岛素水平高于非高血压者，且有胰岛素抵抗，糖耐量降低的人群高血压发病的概率大大超过正常者，其机制不明，可能与高胰岛素血症 Na^{+}-K^{+}-ATP 酶活性降低，增加肾小管对钠、水的重吸收，使细胞内钠离子潴留和刺激交感神经兴奋导致血管张力改变。并非所有高胰岛素血症的患者均发生高血压，反之也一样。

(六) 其他因素

1. 钠利尿多肽 自 1991 年发现心房有分泌心钠素功能以来，已证明有房性、脑性和 C 型三种钠利尿多肽，主要通过钠利尿、使动静脉血管扩张、抑制血管内皮素系统和肾素-血管紧张素-醛固酮系统及增加毛细血管通透性、抑制血管平滑肌和心肌细胞增生等多种途径，在调节体内循环血容量和血压中起着重要作用。

2. 内皮素 始发现于 1999 年，由 21 个氨基酸组成的多肽、内皮细胞分泌的强烈的血管收缩因子。通过 Ca^{2+} 内流和细胞内 Ca^{2+} 的大量释放，同时激活蛋白激酶进而使肌凝蛋白磷酸化，产生平滑肌细胞收缩。正常内皮素的血浆浓度很低(1～6 pg/ml)，半衰期仅 7 min。注入外源性的血管内皮素对血压有双相作用，首先刺激产生血管内皮舒张因子即NO、心钠素和扩张性前列腺素，引起血压短暂的降低，然后通过血管的作用使血压升高，持续输注或大量注入内皮素可直接引起血压升高和心率加快。除外，内皮素还能使血管内壁增生促进动脉硬化发生。

3. 一氧化氮(NO) 作为一种血管的强烈舒张因子参与血管张力的调节，当器官血流量增加时，血管受到切应力而反馈性收缩，此时内源性NO生成增加，起到平衡作用，一旦释放不足时血管阻力增加，血压升高。此外，NO还有抑制血管内膜的增殖增厚和降低交感神经兴奋。NO在高血压发病中起到一定的中介作用，参与高血压复杂的病理生理过程。最近又发现另一气体分子CO具有与NO相似的生理作用。

二、高血压的定义和分类

根据2003年世界卫生组织/国际高血压联盟的高血压治疗指南，高血压定义为未服用抗高血压药物的情况下，收缩压(systolic blood pressure, SBP)＞140 mmHg和(或)舒张压(diastolic blood pressure, DBP)＞90 mmHg。90%～95%为原发性高血压，其他的为继发性高血压。高血压根据其亚型可分为收缩性、舒张性和脉压性。对收缩性高血压，又称单纯收缩期高血压(isolated systolic hypertension, ISH)，得到越来越多的重视。近年发现，收缩期高血压对患者危害不亚于舒张期高血压，单纯收缩期高血压多见于动脉粥样硬化，动脉壁顺应性下降及心排血量异常增高等。因此，在围术期应重视ISH。60岁以上的人群中，ISH是最常见的高血压亚型。事实上，70%的高血压患者患有ISH，其中一半以上有非常宽的脉压(＞65 mmHg)，或称脉压性高血压(pulse pressure hypertension, PPH)。在＜50岁的人群中，单纯舒张期高血压(isolated diastolic hypertension, IDH)也是最为常见的高血压病。一些高血压患者同时患有收缩期和舒张期高血压，被认为是收缩期与舒张期高血压。

(一) 高血压的分类 表99-1为18岁以上成年人高血压的分类方法。

表99-1 高血压分类 (mmHg)

类　别	SBP	DBP
理想血压	＜120	80
正常血压	＜130	85
正常高值	130～139	85～89
Ⅰ期高血压(“轻度”)	140～159	90～99
亚组：临界高血压	140～149	90～94
Ⅱ期高血压(“中度”)	160～179	100～109
Ⅲ期高血压(“重度”)	≥180	≥110
单纯收缩性高血压	≥140	＜90
单纯舒张性高血压	＜140	≥90
脉压性高血压	脉压＞65	
亚组：临界高血压	≥140～149	＜90

(二) 心血管危险性 高血压病患者的危险性不仅根据其血压水平，而且还要根据心血管疾病的危险因素、靶器官损害、相关的临床情况等进行综合考虑。

1. 危险因素 男性＞55岁，女性＞65岁，吸烟，总胆固醇＞6.5 mmol/L，糖尿病，早发心血管疾病家族史。

2. 靶器官损害 左心室肥厚，蛋白尿和(或)血肌酐浓度升高(正常106.1～176.8 μmol/L)，动脉粥样硬化斑块，视网膜动脉狭窄。

3. 相关临床情况 脑血管疾病(缺血性卒中、脑出血、短暂性脑缺血发作)，心脏疾病(心肌梗死、心绞痛、冠状动脉血管重建术、心力衰竭)，肾脏疾病(糖尿病、肾病、肾功能衰竭、血浆肌酐＞176.8 μmol/L)，血管疾病(夹层动脉瘤、有症状性动脉疾病)，视网膜病变(出血或渗出、视神经乳头水肿)。

按危险程度可分为：

1. 低危组 男性年龄＜55岁，女性＜65岁的Ⅰ期高血压患者，10年内发生心血管疾病的可能性＜15%，如为临界高血压者危险性更低。该组患者对麻醉和手术的耐受程度与非高血压患者无明显区别。

2. 中危组 包括有不同水平的高血压和危险因素，一些患者血压水平不高，但有多种危险因素，另一些患者相反，血压水平很高而无或有少量危险因素，10年内发生心血管等并发症的比率为10%～15%。该期麻醉手术的风险与靶器官的损害程度有关，舒张压＞110 mmHg时麻醉风险更大，有心肌梗死史择期手术应推迟6个月，有心脑血管损害的患者术中有可能发生脑血管意外和急性心律失常或心力衰竭。

3. 高危组 存在有3项危险因素的Ⅰ、Ⅱ期高血压患者或不伴有其他危险因素的Ⅲ期高血压患者，10年内发生心血管并发症的比率为20%～30%。麻醉风险较大，所以在麻醉前应详细了解病情，做好充分准备，加强麻醉中的管理，减少麻醉中和术后的心血管并发症。

4. 极高危组 Ⅲ期高血压并有2～3项危险因素，预计10年心血管并发症的发生比率＞30%，手术的危险性和死亡率很高。

三、正常血压的调节

(一) 影响动脉血压的因素 动脉血压主要是由心

室射血和外周血管阻力相互作用而形成，其决定因素有五个方面：心排血量、外周血管总阻力、血容量、血管弹性、血液黏度。当后三者恒定时，MAP＝CO×SVR。因此，心排血量及外周血管总阻力是决定血压的主要因素。心排血量增减又与心率、前负荷、后负荷及心肌收缩性有关。外周血管总阻力受交感神经、血管紧张素、儿茶酚胺、前列腺素及缓激肽等影响。血管外周阻力的改变对收缩压和舒张压都有影响，但对舒张压的影响更为明显。

（二）血压的调节机制 人体在不同的生理状况下，各器官组织的新陈代谢情况不同，对血流量的需要也有区别。供应器官组织的血流量与动脉血压有关，只有在动脉血压相对稳定的情况下，机体可以通过调节各器官的阻力血管口径改变其血流阻力，从而调节各器官的血流量，使心脏泵出的血液在各器官之间的分配能适应当时情况下整个机体的需要。机体存在着神经和体液的调节机制，可对心脏和各部分血管的活动进行调节，维持动脉血压的稳定，从而满足各器官组织在不同情况下对血流量的需求，协调地进行各器官之间的血量分配。主要的神经调节有颈动脉窦和主动脉弓压力感受器，以及颈动脉体和主动脉体化学感受器。主要的体液调节有全身性体液调节因素包括肾上腺素、去甲肾上腺素、血管紧张素，以及抗利尿激素等；局部性体液调节因素有缓激肽、组胺、前列腺素及组织代谢产物等。此外，还有血管、容量、压力及控制局部血流的自身调节。

四、高血压对重要脏器功能的影响

（一）对心血管功能的影响 高血压病初期影响心血管系统最早的改变之一是内皮功能不全(表现为血管舒张功能的损害)。随着疾病发展，动脉结构改变使动脉顺应性降低。高血压是诱发冠状动脉疾病的主要危险因素，伴发高血压也是冠状动脉疾病患者的常见征象。高血压病患者伴有明显冠脉疾病，容易发生心绞痛和静息心肌缺血。

心脏对持续高血压的反应包括增加左心室搏出量和发展成左心室肥厚。早期左心室肥厚使左心室壁压力保持正常，因而尽管后负荷较高，左心室收缩功能仍属正常，一旦肥厚心肌的氧供不足则会导致心力衰竭。高血压病患者具有多种左心室几何形状，对麻醉诱导中血管扩张、容量减少和过多、肾上腺素能刺激、心血管药物或炎症介质的反应各不相同。低血压时，与血压正常的患者相比，高血压和左心室肥厚的患者左心室收缩功能的变化是相同的，而舒张期充盈参数是不同的，表现为前负荷突然减少。高血压病患者舒张功能变化要先于收缩功能，可能也早于左心室容量显著增加之前。手术刺激和术后疼痛会兴奋肾上腺素能系统，而进一步影响左心室收缩功能。血压和心率突然增加，高血压病患者表现出等容舒张期时间延长、收缩期早期快速射血相的容量增加和左心室舒张期末容量减少。

左心室收缩功能不全在肺水肿发病机制中起到重要作用，重度子痫和高血压危象的产妇在围术期发生肺水肿，大多数患者收缩压正常而舒张功能异常，表现为舒张期早、晚充盈速率显著降低，在分娩后2周内恢复正常。

高血压患者常有冠脉供血不足，动脉壁的硬化增加了左室壁和血管外壁的压力从而限制了心肌氧供。应急状态下，冠脉储备量减少的患者即使没有明显的冠脉疾病也易发展为心内膜下缺血、心绞痛和心律失常。除了左心室肥厚外，静息心电图上出现ST段异常和Q－T间期延长，也可预测高血压病患者是否存在心脏停搏的危险性。未经过治疗高血压将会逐步发展为高血压心肌病、左心室收缩功能不全，最后发生心力衰竭。而抗高血压治疗将会逆转左心室肥厚，并显著降低并发症发生率和病死率。

（二）对脑功能的影响 高血压患者的脑血流自身调节功能虽仍起作用，但调节机制上下限均有改变，调节曲线向右上偏移，在并发脑卒中的患者其偏移更为明显。即在正常情况平均血压较低时可保持一定的脑血流量，但高血压者则需要更高的血压才能够维持相同的脑血流。上限偏移调节可防止血压急剧上升造成的脑血流异常增加，但下限向右偏移则不利于脑血流供应，一旦血压降低，更易发生缺血，长期持续高血压可增加腔隙性脑梗死发生，严重高血压尚可因急剧的脑小动脉痉挛和硬化使毛细血管壁缺血，通透性增加而致急性脑水肿。

（三）对肾功能的影响 高血压使肾小动脉痉挛、硬化、狭窄，肾血流减少，肾小球滤过率降低，肾小球纤维化和玻璃样变性致肾单位萎缩，重则肾功能障碍。高血压与肾脏病变互为因果，长期持续高血压可致肾功能损害，而肾功能损害也可造成高血压，形成恶性循环。

五、围术期高血压的发生率

由于尚无统一的定义，围术期高血压的发生率是随着采用的高血压标准、高血压病患者的比率、预防高血压的疗效及手术种类的不同而有所差异。与接受小手术的患者相比，接受心脏、血管、颅脑和头颈手术的患者围术期高血压发生率较高。将血压＞160/90 mmHg定义为高血压，在尿毒症患者动静脉造瘘术中发生率高达92%，颈动脉或心脏手术的患者发生率为40%～80%，腹主动脉手术的患者发生率为57%，外周动脉手术的患者发生率为29%，腹部和胸部手术中和术后的发生率为8%。

六、围术期高血压的发生原因和机制

血压正常的患者对心理、生理及其他应急因子的表现为交感神经兴奋和血压升高。其次，患者原有的高血压未得到正确治疗，围术期血压将会异常增高并表现出较强烈的应急反应。

(一) 术前原有高血压

1. 原发性高血压　占 90%～95%，这些患者中的大多数，重要脏器如心、脑、肾长期受高血压的影响，最终发生器官的功能衰竭。

2. 继发性高血压　占 5%～10%，血压升高是某些疾病的一种表现，如肾性高血压等，统称为继发性高血压。

(二) 焦虑与紧张　焦虑与紧张是围术期高血压发生的重要原因之一。这类患者既往无高血压病史，或有高血压但已得到控制，而仅在入手术室后测量血压时才出现高血压。他们中有些患者回到病房后，或仅在应用镇静剂后，血压即可恢复正常。焦虑与紧张引起的高血压主要由于患者对手术、麻醉强烈的恐惧感，致使交感神经活动增强，儿茶酚胺类介质释放增多，小动脉收缩，外周血管阻力增强。近年研究表明，紧张性高血压患者已存在血管反应性增强的病理生理基础，并且与内皮功能失调有关。

(三) 麻醉过浅或镇痛不全　手术刺激强烈时，可引起机体强烈的应急反应，血浆肾上腺素、去甲肾上腺素浓度显著升高，一般为诱导期 2 倍，因此引起血压升高，心率增快。

(四) 麻醉操作　在浅麻醉下喉镜窥视以及气管插管时均可发生血压升高、心率增快、心律失常，拔管及气管内吸引等操作也可引起血压升高。

(五) 缺氧和 CO_2 蓄积　轻度缺氧时可兴奋化学感受器而使血压升高，心率增快，以循环系统高动力状态代偿血氧含量的不足，但严重缺氧时则引起循环抑制。呼吸道不通畅，抑制呼吸中枢，辅助呼吸或控制呼吸操作不当以及碱石灰耗竭等均可导致 CO_2 蓄积，$PaCO_2$ 升高，使儿茶酚胺分泌增加，导致血压升高、心动过速和心律失常。

(六) 其他　包括：① 颅内手术牵拉或刺激脑神经。② 颅内压升高。③ 体外循环流量过大或周围阻力增加。④ 使用升压药不当。⑤ 尿潴留。⑥ 寒冷及温度过低。⑦ 术后伤口疼痛、咳嗽、恶心呕吐等。术后呕吐时交感神经系统活性增加，心率明显增快，且血压升高，增加心血管并发症。⑧ 术后因麻醉对血管舒张作用消失，血容量过多，致血压升高。

七、围术期高血压的危险性

围术期高血压对患者的安全或生存是一个即刻的威胁，因而必须立即治疗。急性围术期高血压最危险的并发症有主动脉瘤或壁间动脉瘤破裂、已缝合的主动脉或动脉破裂、动脉瘤或血管畸形引起的大脑出血、颅内压增高、高血压脑病、心肌缺血和左心衰竭。为了避免延误治疗，必须选择最佳的麻醉方法，并在患者危险期预防用药防止发生围术期高血压。

围术期高血压的一个显著特点是容易演变而导致低血压，未经治疗的高血压病患者处于血流动力学不稳定状态下，不仅容易发生高血压或低血压，而且不合适的防治措施会给患者带来意料不到的严重后果。值得注意的是，蛛网膜下腔出血后防治大脑血管痉挛所致高血压，并不增加心血管疾病的发生率。高血压病患者经常伴有冠脉血流减少，因而他们的心肌氧供高度依赖冠脉灌注压。当血压降至自身调节低限以下时，则会出现心肌缺血，对大脑和脑血管循环同样如此。最近，一项对恢复室的术后患者进行的研究表明，高血压病患者非计划性的重症监护的可能性和病死率均有增加。总之，术后高血压的病因主要与患者本身及手术因素有关。

高血压病患者术后心血管危险性的另一项研究中，研究组患者在选择性手术后 30 d 内因心血管原因死亡，研究组和对照组患者入院时收缩压和舒张压无显著差异，入院时血压和围术期心血管死亡时的血压也无关系，相反，围术期高血压病史与围术期心血管死亡则有显著相关。

八、麻醉和围术期高血压

部位麻醉可以抑制伤害感受器受刺激引起的高血压反应。颅内手术中血压突然升高可能使颅内压升高和动脉瘤破裂的危险性增加。全麻诱导后用局麻药进行头颅切口封闭可以消除头部针刺感引发的血压和心率反应，而且无需增加全麻用药或血管扩张药。

由于人体的口、咽、喉、气管处分布着丰富的神经末梢，全麻诱导气管插管时对上述部位的机械刺激较强，喉镜置入挑起会厌暴露声门的操作是引起血压升高的主要原因。喉镜在使用 30～45 s 时反应最为剧烈，持续 3～5 min。此操作过程中交感-肾上腺髓质系统过度兴奋，体内儿茶酚胺释放增多，血压升高。使心肌氧耗和做功增加，氧供需平衡失调；虽然这种应激反应持续时间短暂，但对合并心血管疾病患者的影响极大，麻醉诱导过程中极易发生严重的并发症。

全麻复合硬膜外阻滞能减少围术期高血压的发生率。在一组接受选择性手术的患者中(42%患高血压)实施全麻复合胸部硬膜外阻滞，整个手术期间平均动脉压比全麻对照组低。

吸入麻醉药常用于控制术中高血压，然而也能产生不同程度的心肌抑制作用，伴有心肌细胞乳酸的增加和部分室壁运动异常而诱发心肌缺血。仅使用小剂量的吸入麻醉药或全静脉麻醉方法对高血压病患者更为安全。比较丙泊酚-舒芬太尼和咪达唑仑-舒芬太尼两种不同的静脉麻醉方法，结果表明咪达唑仑组患者的围术期高血压发生率高，而丙泊酚组患者易发生低血压。

九、围术期高血压的防治

(一) 高血压患者术前评估　高血压患者术前多数进行抗高血压治疗，这些药物对麻醉产生不同的影响，术前必须了解治疗措施及效应。如常用的利尿药可能导致低钾血症及低血容量，术前应予纠正。应用利血平、可乐定可降低吸入麻醉药的 MAC、减慢心率、抑制应激反应及发生体位性低血压。停用利血平可引起反跳性高血压。应用血管紧张素转换酶(ACE)抑制剂常引起麻醉诱导后低血压，应有所防备。常用β受体阻滞剂抗高血压及冠脉缺血患者可抑制应激反应，可能出现心动过缓及支气管痉挛。

(二) 高血压患者的术前准备　目前大多数麻醉医师和心脏病专家主张重度高血压病患者(基础血压＞180/110 mmHg)在血压未得到良好控制前不应进行择期手术。对有心脑血管并发症的严重高血压的择期手术患者，应严格调控血压至接近正常范围，并稳定 4～5 周后再手术。另一方面，由于对患者充分的监护和治疗无需因为轻度和中度高血压而取消手术。中度高血压而无症状的患者，近年有作者观察择期手术的风险与无高血压组比较并无区别。对终末器官有病变以及在围术期易发生心血管意外风险的患者，往往术前即有先兆征象，如频发心绞痛和心律失常。曾有充血性心力衰竭、心肌梗死或卒中史、并发糖尿病、高龄和高血压未控制等，麻醉前需要引起充分重视及术中更应防止血压波动。

术前接受抗高血压药物治疗的患者，如在麻醉期间发生严重循环抑制，表现为血压下降，心率减慢，主要是因为高血压病患者的病理生理变化所致，即使术前停用抗高血压药物，上述现象仍可发生。实践证明，术前停用抗高血压药物，血压可严重升高，以致可能并发心肌缺血、心肌梗死、心力衰竭和脑血管意外等。所以主要的问题是应该加强麻醉管理。目前主张抗高血压药应用到手术当天，把血压控制在适当的水平。术中和术后发生高血压应该静脉给药治疗，保持血压在基础值的 80%～120%，直至重新开始口服给药。

即使术前血压控制比较好，由于患者对手术存在恐惧和焦虑，所以术前必要给予充分镇静，保证手术前晚充足的睡眠。术前半小时肌注哌替啶 50 mg，东莨菪碱 0.3 mg 或阿托品 0.5 mg，症状性高血压或过于紧张所谓“白大衣”高血压患者在进入手术室后再应作进一步的处理。如静注咪达唑仑 1～3 mg，力求患者进入手术室时处于安静、合作、血压适当的良好状态。

高血压患者围术期血压波动大，因此较大手术或病情较重患者必须用有创血压持续监测血压变化，冠心病监测心电图，特别观察 V5 导联的 ST－T 段改变，还应监测中心静脉压及尿量，肺小动脉楔压及心排血量监测是否必要视情况而定。加强监测便于及时调控血压，防止心、脑、肾严重并发症。

(三) 麻醉方案的选择与管理　应根据血压水平、控制程度及手术范围、创伤大小等多因素来决定麻醉方案的选择。蛛网膜下腔阻滞对血流动力学变化剧烈，应用于高血压患者的风险较大，一般不宜选用，对一些下肢及会阴部的短小手术选用时应严格控制阻滞平面，并要及时补充血容量，以免交感神经广泛阻滞产生低血压。持续硬膜外阻滞可控性强，分次小量硬膜外腔给药对血流动力学的影响轻微，该方法对血压的影响与阻滞平面及术前血压控制情况有关，上腹部手术、阻滞平面过高或术中牵拉反射剧烈、血容量不足时血压波动较大，应选用全身麻醉。神经阻滞或低位椎管内阻滞，在严密的监测下应用镇静、镇痛药，可保证患者在无痛舒适和安全的条件下手术。全身麻醉具有良好的镇静、镇痛和肌松作用，但全麻药可抑制心肌收缩力，减少心排血量，使血压降低，加上与手术前降压药的协同，血流动力学可有明显的改变，但全身麻醉掌握得当，仍是高血压患者手术时的最好选择。

麻醉管理比麻醉方法的选择更为重要，原则是尽量保持术中的血压稳定，防止血压剧烈波动造成的心律失常、心力衰竭或脑血管意外的发生，保证心、脑、肾等重要脏器的血液灌注。合理选择麻醉药物，防止诱导中的低血压和气管插管时血压骤升，力求诱导平稳，防止缺氧和二氧化碳的蓄积，气管插管动作要轻柔，切忌粗暴造成损伤和长时期插管对血流动力学的影响。术中应保持一定的麻醉深度，根据手术操作不同(如切皮或内脏牵拉等)调节给药的浓度和速度，避免因麻醉深度不稳定造成的血压波动。手术结束时，麻醉减浅、患者疼痛、苏醒均能产生血压升高、心率加快等血流动力学的变化，应及时处理，及早拔除气管导管。患者进入麻醉后监护室后应加强气道管理，防止呼吸道梗阻或呼吸抑制对循环功能的影响。

(四) 降压药治疗

1. *药物治疗原则*　降压药应从小剂量开始，如血压未能达到目标，应当根据患者的耐受情况增加该药的剂量。如第一种药无效，应选用合理的联合用药，通常是加用小剂量的第二种抗高血压药物，而不是加大第一种药物的剂量。有效的联合用药组合是：利尿剂＋β受体阻滞剂；利尿剂＋ACE 抑制剂(或血管紧张素Ⅱ受体拮抗剂)；钙拮抗剂(二氢吡啶类)＋β受体阻滞剂；钙拮抗剂＋ACE 抑制剂；α受体拮抗剂＋β受体阻滞剂。如果第一种药物疗效很差或耐受性差，术前调控血压最好选用每日 1 次，具有 24 h 平稳降压的长效药物。其优点可提高患者治疗的顺从性；更平稳地控制血压；保护靶器官，减少发生心血管病事件的危险性。

围术期降压药的选择应特别注意药物的相互作用，包括术前抗高血压药与麻醉药的相互作用，以及麻醉药与术中选用的抗高血压药的相互作用。麻醉药应注重降压治疗基础上的降压反应，而抗高血压药则应注重麻醉下的降压反应。术前接受抗高血压治疗的患者，由于用药种类及时间不同，术前的基础状态有较大差异，应全面评估。利尿药引起的低血钾术中易诱发严重的心律失常。β受体阻滞作用的存在，可抑制吸入麻醉药降压后的反射性心率增快，减弱心脏代偿功能。钙拮抗剂与氟类吸入麻醉药合用，则明显抑制心脏传导系统功能。用ACEI治疗的高血压病患者，由于肾素-血管紧张素系统阻滞，用芬太尼和咪达唑仑诱导后，50%发生低血压。麻醉状态下，尤其是全麻过程中的高血压反应与各种刺激因素有关，必须选用降压药时，应特别注意针对患者的特殊情况，个体化选择不同机制的抗高血压药。用药以小剂量、分次、微调为宜，避免过度降压造成的不良影响。

2. 药物分类与评价　目前用于高血压治疗有六种主要降压药物：利尿剂、β受体阻滞剂、ACE抑制剂、钙拮抗剂、血管紧张素Ⅱ受体拮抗剂和α肾上腺素能受体拮抗剂。选择抗高血压药物见表99-2。

表99-2　选择抗高血压药物的原则

药物分类	适应证	相对适应证	禁忌证	相对禁忌证
利尿剂	心力衰竭 老年患者 收缩期高血压	糖尿病	痛风	血脂异常
β受体阻滞剂	心绞痛 心肌梗死后 快速心律失常	心力衰竭 妊娠 糖尿病	哮喘 阻塞性肺病 心脏传导阻滞①	血脂异常 体力充沛者 周围血管疾病
ACE抑制剂	心力衰竭 左室功能异常 心肌梗死后 糖尿病肾病		妊娠 高钾血症	双肾动脉狭窄
钙拮抗剂	心绞痛 老年患者 收缩期高血压	周围血管疾病	心脏传导阻滞②	心力衰竭③
α受体拮抗剂	前列腺肥大	糖耐量异常 血脂异常		直立性低血压
血管紧张素Ⅱ受体拮抗剂	ACEI引起咳嗽	心力衰竭	妊娠 双肾动脉狭窄 高钾血症	

注：① Ⅱ度或Ⅲ度房室传导阻滞；② 维拉帕米或地尔硫䓬；③ 维拉帕米或地尔硫䓬。

(1) 利尿剂　利尿剂是最有价值的抗高血压药物之一，但其风险/效益比呈剂量依赖性，利尿剂的不良反应有低血钾、糖耐量降低、室性早搏和脂质异常等。通常使用小剂量如氢氯噻嗪12.5 mg，每日1次，不良反应较轻而仍保持疗效。利尿剂适用于治疗老年人收缩期高血压，近来有研究对老年人的对照试验证明，小剂量利尿剂使卒中的发生率降低42%，心肌缺血发生率降低14%，未发现血糖升高。

(2) β受体阻滞剂　不仅具有良好降压和抗心律失常作用，而且尚能减少心肌耗氧量，对高血压合并冠心病、心绞痛有良好治疗效果。对心力衰竭患者，可从极小剂量开始，根据心功能情况逐渐调整剂量。具有β_1选择性者(阿替洛尔、美托洛尔)因对β_2受体拮抗作用不明显而对支气管收缩及外周血管收缩作用轻；有内源性拟交感活性者(氧烯洛尔、吲哚洛尔)对心肌抑制作用可能较轻。心肌收缩力受抑制、房室传导时间延长、心动过缓、支气管痉挛、手冷、低血糖、血脂升高是该类药的主要不良反应。对于呼吸道阻塞性疾病和周围血管疾病的患者，应避免使用该药。

(3) 血管紧张素转化酶(ACE)抑制剂　① ACE阻止无活性的血管紧张素转换成有活性的血管紧张素，从而阻断肾素的作用，减弱血管收缩。同时ACE抑制包括缓激肽在内的血管扩张剂激肽类的降解，导致这些物质在组织中浓度的增加，这两种作用均有效降低血压。② 通过降低肾上腺素分泌醛固酮和刺激前列腺素的释放来增加尿钠的排出。③ 激肽通过血管扩张发挥抗高血压作用。ACEI 对冠心病的高血压病患者有益,能扩张冠脉且不增加心率,同时降低心肌氧耗。对左室肥厚的重塑,或合并心力衰竭者尤为适用,能降低心力衰竭患者病死率。对脂代谢、糖代谢有较好影响,能有效地延缓Ⅱ型糖尿病患者,特别是伴有蛋白尿的患者肾脏损害进展。主要不良反应是干咳。第一代 ACEI 有卡托普利,已普遍用于高血压病的治疗,剂量为 12.5～25 mg,每日 2～3 次。目前,新的品种不断问世,较常用的有依那普利(enalapril,苯酯丁脯酸、悦宁定)5～10 mg,每日 1～2 次,最大降压效应 12 h 左右,可维持 20 h。西拉普利(cilazapril)2.5～5 mg,每日 1 次,其抑制转换酶活性效能高于依那普利,这种药作用温和,耐受性好。

(4) 钙拮抗剂　主要通过对 Ca^{2+} 内流和细胞内移动的阻滞而影响心肌细胞及平滑肌细胞收缩,使心肌收缩力降低,外周阻力血管扩张,阻力降低,使血压下降。常用的有硝苯地平、维拉帕米和地尔硫草。硝苯地平降压作用强,对中、重型高血压有良好降压效果。可使支气管扩张,肾血流量增加,有利于钠的排出。不良反应有头痛、潮红、下肢浮肿、心悸,发生率为 15%。维拉帕米和地尔硫草对窦房结的自律性和房室传导有抑制作用,可使心率减慢。近年来新型钙拮抗剂如尼群地平、尼卡地平、尼莫地平、非洛地平等已应用于临床,钙拮抗剂具有广泛的治疗及预防作用,对伴有冠心病、心律失常、左心室肥厚、脑血管病、慢性肺部疾病和糖尿病的高血压病患者可能更具有重要的作用。围术期常用尼卡地平(佩尔地平)单次静脉注射 10～30 μg,必要时可重复。持续输注 2～6 μg/(kg・min)。

(5) 血管紧张素Ⅱ受体拮抗剂(ARB)　这是最近推出的一类抗高血压药物,它有与 ACEI 相同的特点,但无咳嗽的不良反应。是一种高度选择性的非肽类血管紧张素Ⅱ受体拮抗剂,降压机制是通过拮抗血管紧张素Ⅰ受体阻断血管紧张素Ⅱ的效应而实现的。常用药物为氯沙坦(losartan,洛沙坦),最大有效剂量为 50 mg;缬沙坦(valsartan),最大有效剂量为 80 mg,作用时间持续 24 h。其优点是对心肾功能有改善作用,并不影响血管紧张素转换酶,故不引起缓激肽增加,亦无咳嗽和血管性水肿等不良反应,因此是具有广泛应用前景的新型降压药物。

(6) 其他药物　乌拉地尔(urapidil,优匹敌)具有外周和中枢双重的扩张血管的作用,有学者分别用乌拉地尔治疗冠脉搭桥术后的高血压,结果收缩压和舒张压显著降低,外周血管阻力下降。该药物对高血压效果显著,而对血压正常者无效果。针剂用于高血压危象和围术期的高血压反应。静注 12.5～25 mg,持续输注 8.3～18.6 μg/(kg・min)。

(五) 气管内插管时高血压的防治　对于喉镜和气管插管引起的高血压反应,目前尚无理想的预防方法,以下一些措施,可根据具体情况选用:① 喉部和气管内充分的表面麻醉,但需等 5 min 才能生效。② 插管前静脉注射利多卡因 1.5 μg/kg,不仅可防止插管后的高血压反应,而且还可避免颅内压升高,一般无不良反应,但预防效果不很理想。③ 插管前静脉注射芬太尼 6～8 μg/kg,预防效果较好,有报道芬太尼类药与存在于孤束核以及第 9 和第 10 对脑神经阿片受体结合抑制来自咽喉部的刺激,从而降低机体应激反应。④ 麻醉诱导前 1 min 硝酸甘油 0.5～1.0 mg 滴鼻,据报道有明显的预防效果,且有利于防止心肌缺血。⑤ 尼卡地平 20～30 μg/kg 静注。⑥ 乌拉地尔 25～30 mg 静注。⑦ 静注艾司洛尔 100～200 mg。⑧ 诱导时麻醉达一定深度,插管前选用上述一种药物静注,使高血压患者收缩压下降 20%～25%,以免插管时血压反跳过高。

(六) 麻醉期间低血压的处理　围术期高血压很容易演变而导致低血压,而且不合适的防治措施会给患者带来意料不到的严重后果,因此需要采用正确的应对措施。术前访视和入手术室后应对患者全面评估,选择最适当的麻醉方案。

入手术室后应测量基础血压,无论选用何种麻醉方法均应首选开放静脉通道,补充晶体液,保证有足够的循环容量,神经阻滞局部麻醉药中不加用肾上腺素,以免使血压升高。全麻用药中注意各药物对心血管的影响,尽量采用联合诱导以减少用药量,术中要严密监测血压,及时补充手术中失去的体液量,部分使用人工胶体。一旦发现低血压发生要及时处理,在补充血容量同时可适量应用作用缓和的升压药如麻黄碱5～15 mg静注,必要时可小剂量应用多巴胺,持续输注调控血压。

(七) 麻醉期间高血压的处理　术中出现高血压的治疗指征尚无科学标准,通常 MAP 增加 20 mmHg 即应处理,首先应排除高碳酸血症和低氧血症及膀胱过度膨胀等。原发性高血压多因手术操作刺激及麻醉过浅所致,可给吸入少量异氟烷或七氟烷,或静注芬太尼、丙泊酚。严重高血压常常需要静注非麻醉性扩张血管药,常用静脉给药的降压药简要介绍如下(详见第十五章)。

(1) 硝普钠　直接扩张动脉和静脉引起动脉压迅速下降,是目前最为强有力的血管扩张剂,其作用机制是通过释放一氧化氮的自由基,作用于小动脉血管平滑肌,引起血管舒张。可以降低心室前、后负荷,在无心力衰竭的患者心排血量下降,有心力衰竭时心排血量增加,静脉输注从小剂量开始,先 1.0～2.5 μg/min,然后根据血压反应,可每隔 5～15 min 逐渐增减剂量。硝普钠降压效应迅速,而停药后,在 3～5 min 内作用消失。该药对光敏感，要求新鲜配制，输液瓶须用银箔或黑布包裹。大剂量(>1 mg/kg)或长时间应用时，可发生硫氰酸中毒。

(2) 硝酸甘油　对于年老、体弱、心功能不佳的患者可用硝酸甘油降压，因其对心脏无抑制作用，静脉给药作用迅速，可使冠状动脉扩张，降低心室前、后负荷，降低血压，停药后无反跳性血压升高，剂量为开始 5～10 μg/(kg·min)静脉输注，逐渐增加剂量。停药后数分钟内作用即消失。不良反应有心动过速、头痛、呕吐等。

(3) 乌拉地尔　具有周围 α 拮抗及中枢调节脑内 5-羟色胺受体双重作用机制，使血管扩张，也可用于控制性降压而无交感活性，也不影响颅内压。缓慢静注 25 mg，间隔 2 min 可重复注射 1 次。

(4) 尼卡地平　尼卡地平使周围血管扩张而降压，同时也扩张脑血管及冠状血管，还可维持心肌收缩及心排血量而不产生心动过速。停药后 5～30 min 即可使血压恢复，也不产生反跳性高血压，且有防治术后脑水肿的效应。剂量为 5～6 μg/(kg·min)静脉输注。

(5) 艾司洛尔　为选择性 β_1 受体拮抗剂，可减慢心率和降低血压。与扩张血管药合用，能有效控制术后高血压。剂量为 300～500 μg/(kg·min)。

降压药的选择原则，首先可考虑选用起效快、作用时间短的新型降压药，如乌拉地尔 25 mg 缓慢静注。尼卡地平作用时间短，持续 10 min，无明显的负性肌力作用，很少发生低血压和传导阻滞等并发症。若高血压依然难控制可选择血管扩张药硝酸甘油或硝普钠，将血压调控在适当的水平。

(八) 术后恢复期　手术结束，在麻醉变浅和患者意识恢复的过程中，常出现高血压，最常见的原因为疼痛、高碳酸血症、苏醒躁动、外膀胱过度膨胀及颅高压等。应针对上述原因对症处理。拔管前可经气管内或静脉内注入少量心血管用药，如利多卡因、艾司洛尔、硝酸甘油和尼卡地平等，防止心血管应激反应和血流动力学的剧骤改变。

(九) 围术期高血压危象的处理

1. *高血压危象的诊断*　指动脉血压急剧升高而引起的以眼底视乳头水肿伴急性肾功能不全为主要表现的严重临床综合征，不及时处理将危及生命。从治疗角度，高血压危象可分为急症和亚急症两类，前者应在 1 h 内降低血压，但不需要降到正常值，常伴有肺水肿和心力衰竭、主动脉夹层动脉瘤、嗜铬细胞瘤、子痫等，后者指无并发症的高血压，可在数小时内降低血压。有学者认为只要舒张压为 140～150 mmHg，和(或)收缩压>220 mmHg，无论有无症状均应视为高血压危象，应及时治疗。

2. *临床表现*　血压异常升高是最主要的临床表现，伴随着因血压升高造成一些比较敏感的重要脏器的损害，如头痛、恶心呕吐、视力模糊、心绞痛、心律失常、左心衰竭、无尿、蛋白尿、管型及血肌酐升高等。

3. *治疗方法*

(1) 迅速降压是唯一有效的措施，以防止心、脑、肾等重要脏器的进一步损害，选择的药物应具有快速高效，仅对阻力血管有作用而对其他平滑肌或心肌无作用，对中枢或自律性神经无作用和不良反应小等特点。常用药有硝普钠、硝酸甘油、尼卡地平和拉贝洛尔等。高血压危象的降压幅度首先应在 30～60 min 内将血压降到安全水平，一般降压的幅度在近期血压升高值的 2/3 左右，如原来舒张压为 110 mmHg，那么高血压危象发生后舒张压达到 140 mmHg，第一步降压目标舒张压应达到 120 mmHg。如果患者有夹层动脉瘤，血压应降至正常水平。

(2) 镇静和人工冬眠　氯丙嗪 50 mg、异丙嗪 50 mg和哌替啶 100 mg 混合于 10%葡萄糖溶液静滴，降低机体代谢率，防止高血压惊厥，也可用咪达唑仑或 25%硫酸镁等控制抽搐。

(3) 降低颅内压　20%甘露醇 250 ml 快速静滴，或呋塞米 20～40 mg 静注，必要时可重复使用。

第二节　控制性降压

控制性降压(controlled hypotension)是采用各种方法和药物使收缩压降至 80～90 mmHg 或者将平均动脉压(MAP)降至 50～65 mmHg，并根据具体情况控制降压幅度和持续时间，其主要的目的是减少手术野失血和渗血，改善手术操作条件以及减少输血量。1917 年，Cushing 最先阐明了麻醉手术期间控制性降压的优点。1946 年，Gardner 首先在临床上将足背动脉放血降压及动脉输血恢复血压的方法运用于嗅沟脑膜血管瘤切除术，以便术野操作。1962 年后，采用直接松弛血管平滑肌的血管扩张药硝普钠、硝酸甘油等直接降压，效果更为满意，也是当前用于控制性减压的主要药物。控制性降压对患者和手术有有利的一面，也有潜在的不利影响，因此需要掌握相关基础理论知识，具备熟悉的技术和临床经验，在实施中要全面衡量得失，尽量减轻或消除不利影响，保护重要器官的功能。

一、控制性降压的生理机制

维持血压主要因素有心排血量(CO)、总外周血管阻力(TSVR)、血液容量、中枢神经功能、血液黏度等。控制性降压主要通过降低周围血管阻力及减少回心血量而降低血压,其中小动脉收缩或者舒张的变化,主要影响外周血管阻力,而静脉血管扩张,则影响回心血量。机体在相对稳定情况下,MAP = CO×TSVR,根据以上公式,使用扩张血管药物,使 TSVR 降低,可尽力减少对心肌收缩和心排血量的影响,以保证组织器官血流灌注。

(一) 阻力血管 人体动脉系统的大、中、小动脉中,主动脉和大动脉的内径一般不会有很大的改变,因此对周围阻力或血压无明显影响,小动脉有丰富的平滑肌,受胸、腰交感神经的节后纤维和各种内分泌激素的控制,可明显舒张或收缩,阻力变化很大,是周围血管阻力的主要组成部分,对维持血压的恒定起重要作用。控制性降压药物主要作用于小动脉,使血管扩张,阻力减少,血压降低。

(二) 容量血管 正常时,人体总血容量的 20%在动脉系统,10%分布于微循环,其余 70%分布于静脉系统,静脉系统也称容量血管系统。因此,静脉系统血管张力的改变对血容量潴留有很大影响,如静脉扩张,即有更多的血液潴留于静脉系统,则回心血量减少,心排血量随之降低,动脉压也可下降。因此,调节静脉回心血量是控制性降压的主要辅助性措施。一般在控制性降压时,应维持充足血容量,以策安全。

(三) 组织血流灌注 人体组织血流灌注量由多方面的因素决定,血液虽是一种非牛顿液体,但血细胞比容维持在 40%左右时,血液的流体力学特征类似于牛顿液体,可用 Poiseuille 公式描述人体血流动力学:组织血流灌注 $=\frac{\pi\times \text{平均动脉压}\times(\text{血管半径})^4}{8\times \text{血液黏度}\times \text{血管长度}}$。一般情况下,血液的黏度和血管的长度不会改变,所以可认为组织的血流灌注量随血压和血管半径的变化而增减。从公式可估计血压增加 1 倍,血流量也可增加 1 倍,而血管半径增加 1 倍,则血流量可增加 16 倍。因此,尽管血压有较显著的下降,只要血管半径增大,完全可以保证组织血流灌注量不变,这一理论为安全施行控制性降压提供了依据。

(四) 脏器临界关闭压 正常血管系统张力随着动脉分支而逐渐降低,毛细血管前微小动脉的平均压通常降至 32 mmHg,即是总胶体渗透压+毛细血管静水压,维持毛细血管前微小动脉平均压>32 mmHg,仍可保证组织的血流灌注量,但临床上不便直接测量小动脉的压力和各器官血流灌注量。由于各器官组织对血流灌注的需要量互有差别,不同部位小动脉临界关闭压也各异。因此,有必要拟定一个能表达各器官血流灌注都适用的压力值作为降压的安全指标。临床上常以肱动脉或桡动脉 MAP≥60 mmHg,老年人≥80 mmHg为依据。

二、控制性降压对机体的影响

(一) 脑 脑组织代谢率高,血流量在安静时为 750 ml/min 左右,约占心排血量的 13%。此外,神经细胞对缺氧的敏感性极高,因此控制性降压最大顾虑之一是脑供血不足和脑缺氧所造成的危害。正常情况下,当血压变化时,脑血管并不像身体其他部位的血管系一样相应舒缩,而是进行自动调节,以维持脑组织血流灌注量恒定不变。只要动脉血管或二氧化碳分压、氢离子浓度和温度等恒定,平均动脉压波动的范围>60~150 mmHg 时,脑血管的这种自动调节能力减弱或消失。降压时脑血流灌注是否适当,临床上可根据患者的意识水平、颈内静脉血氧分压、脑电图以及术后脑功能等方面的变化来判断。在非全麻患者,当脑血流灌注量由正常的每 100 g 脑组织每分钟 50~60 ml 降至每 100 克脑组织每分钟 30 ml 时,临床可出现脑缺血和缺氧征象。正常人平均动脉压低至 35 mmHg 时出现脑缺氧症状,轻度或重度高血压患者,存在脑动脉粥样硬化,血管舒缩能力差,脑组织的小动脉临界关闭压相对增高。因此,当平均动脉压降至 40~80 mmHg 时就会出现脑缺氧症状。控制性降压时提高 F_IO_2,使血浆内氧溶解量增加以及脑组织对氧的摄取效能增加,由于这些代偿机制,即使平均动脉压降到 50 mmHg,麻醉患者仍能耐受。$PaCO_2$ 是脑血流自动调节最重要的因素,$PaCO_2$ 每降低 1 mmHg 将相应地减少脑血流每 100 g脑组织每分钟 1 ml。因此,在施行控制性降压时,应尽量使 $PaCO_2$ 接近正常。

(二) 心 控制性降压对心脏的影响主要表现在冠状动脉血供的改变上,但其对心脏的影响不及脑显著。控制性降压时,因动脉压降低,心排血量减少,可影响冠状动脉血流灌注量,但冠状动脉有自身调节能力,在灌注压下降的情况下,心肌可按代谢需要改变血管阻力。此外,周围血管扩张,血压下降,可减轻心脏负荷,减少心肌耗氧量。因此,在控制性降压过程中仍能保持心肌氧供需平衡和心肌功能良好。但若伴随低碳酸血症,则使冠状血流进一步减少,而心肌氧耗不变。因此,为维持心肌血流,应避免低碳酸血症。随着动脉压下降,会反射性引起心动过速,使心室舒张时间缩短,冠状动脉血流进一步降低,此种氧供减少和氧耗增加的结局对冠状动脉有病变的患者不利,并出现各种心电图变化,最常见的 P 波电压降低、ST 段升高或降低以及 T 波改变等,一般与血压迅速下降有关。

(三) 肝 正常肝血流灌注量 20%来自肝动脉,80%来自门静脉。门静脉的正常血氧含量介于动脉和混合静脉血之间,肝脏为非自主调节性的器官,控制性降压时，血流变慢，但肝脏仍需照旧摄取正常的氧量。因此，门静脉血氧饱和度可下降到接近肝静脉血水平。另一方面，降压时主要供应肝脏血流的肝动脉压力降低，血流减少，肝脏有面临缺氧的危险。此外，降压时肝功能有一定的改变，但与全麻血压正常者相比，只要降压控制得当，不致引起显著的肝缺血、缺氧和肝细胞损害。

（四）肾　控制性降压时，肾血流有较好的自动调节作用，保持收缩压＞80 mmHg，对肾血流可无影响，当收缩压＜70 mmHg 时，肾小球滤过率降低，不能维持泌尿功能，但尚无肾损害。此后，血压虽仍维持在低水平，肾小球滤过率则可逐渐改善，表明肾脏有一定的代偿能力。控制性降压过程中，只要保持供氧充分和肾血管充分扩张，一般不致引起肾小球和肾小管上皮细胞永久性损害。

（五）肺　控制性降压对肺功能的影响有不同的观点。有人认为控制性降压使肺的生理死腔量增加。也有人认为，用硝普钠控制降压，如能维持足够的血容量及心排血量，应用控制性机械通气，生理死腔量不会增加。

（六）微循环　一般情况下，控制性降压不会影响组织氧合。应用硝普钠行控制降压主要扩张毛细血管前小动脉，降压后有 55％的血流经毛细血管动静脉直接通道分流，组织氧合失调，营养性毛细血管血流量不足，可能会导致组织缺氧。硝酸甘油主要扩张小静脉，减少静脉回心血量，不易产生组织缺氧。

三、控制性降压的适应证和禁忌证

（一）适应证

（1）血供丰富组织和器官的手术，如头颈部、盆腔手术，肝、脾等脏器手术。

（2）心血管手术，如主动脉瘤、动脉导管未闭等。

（3）神经外科手术，如颅内血管瘤、脑血管畸形、脑膜血管瘤以及颅后窝、垂体、下丘脑等深部颅内手术。

（4）区域狭小的精细手术，如中耳手术、腭咽成形术、显微外科手术等。

（5）创面较大和出血可能难以控制的手术，如癌症根治、淋巴结清扫术、髋关节离断成形术、脊柱侧弯矫正术等。

（6）因宗教信仰不愿输血的患者或须限制输血量（如体内存在 P 抗体）。

（7）嗜铬细胞瘤手术，有利于扩充血容量及防止高血压危象。

（8）麻醉维持期间的血压过度升高，以及由此引起的急性左心功能不全和肺水肿。

（二）禁忌证

1. 绝对禁忌证

（1）伴有重要器官严重病变的患者，如严重心脏病、严重高血压、动脉硬化、脑梗死病史、颈动脉内膜炎、严重肝肾功能损害以及中枢神经系统退行性病变等。

（2）全身情况差，如严重糖尿病、显著贫血、低血容量、休克以及严重呼吸功能不全的患者。

（3）患者没有绝对禁忌证，但麻醉医师对控制性降压技术不熟悉，可视为绝对禁忌。

2. 相对禁忌证

（1）70 岁以上的老年患者或婴幼儿。

（2）慢性缺氧患者。

（3）缺血性周围血管病。

（4）患有静脉炎或血栓史。

（5）闭角型青光眼（禁用神经节阻滞剂）。

（6）患有哮喘史的患者控制性降压时避免使用 β 受体阻滞剂。

四、控制性降压的方法

控制性降压现在趋向于首选快速、短效的血管活性药物（硝普钠、硝酸甘油），同时辅以挥发性吸入麻醉药和（或）静脉麻醉药。目前多采用全麻气管插管或全麻复合硬膜外阻滞并用血管扩张药的方法，尽量按手术所需降压程度、时间及要求选择适当的降压药物，联合应用可增强降压效应，减少并发症及不良反应，且快速耐药。

（一）吸入麻醉药

1. 七氟烷　血/气分配系数较小，控制性降压时起效及停药后作用消失迅速，低血压水平易控制，常与其他药物联合使用。高浓度时对循环也有抑制作用，心率减慢，心排血量明显减少，但冠脉血流占心排血量的比例增加，一般无心肌缺血表现。文献报道观察七氟烷控制性降压的效果及对脑氧供需平衡、脑能量代谢的影响，并与硝普钠（SNP）降压进行对比，择期手术患者 40 例随机分为三组：七氟烷降压组、七氟烷常压组和 SNP 降压组。血压降至基础值的 50％～60％，持续 40 min，连续监测 MAP、HR 及 ECG，并同步采集桡动脉和颈内静脉血行血气分析，计算动-颈内静脉氧含量差（$Da-jvO_2$），测定动-颈内静脉血乳酸、SOD、MDA 含量差（Da－jvL，Da－jvSOD，Da－jvMDA）。结果七氟烷降压后 $Da-jvO_2$ 呈降低趋势，而 SNP 降压后 $Da-jvO_2$ 显著增加。三组各时点乳酸含量无显著变化。结论是七氟烷控制性降压脑组织氧供和灌注良好，脑内氧自由基代谢正常，能很好维持脑的能量代谢，比 SNP 降压对脑神经系统更安全。

2. 异氟烷　异氟烷麻醉效能强，体内积蓄少，毒性低，安全范围广，而且有独特的心血管效应。随着异氟烷吸入浓度增加，外周血管阻力和动脉压逐渐下降，而心排血量或脏器的血流灌注则影响很小。降压效能与剂量相关，当呼气末异氟烷浓度为（0.244±0.18）％、（0.5±0.35）％、（0.95±0.7）％、（1.4±1.0）％时，

MAP分别降低10%、20%、40%和50%。一旦血压降至满意水平,轻微调节浓度,使MAP维持稳定,停止吸入后,MAP在60 min内回至对照值,无反跳性高血压。例如,脑动脉瘤手术时,MAP在降至40~60 mmHg时,一般异氟烷吸入浓度为降压诱导中4%,维持中2%~3%,呼气末浓度分别为1.31%和0.8%~1.4%。但也有个体差异,应按实际MAP水平随时调节浓度。异氟烷用于控制性降压不影响肾小球滤过率,1.4~2.3MAC异氟烷对脑具有保护作用。动物和临床研究表明,使用异氟烷降压时脑组织氧供和灌流良好,脑氧耗降低,较其他的吸入麻醉药更适用颅脑手术。

由于异氟烷降压机制主要是降低外周血管阻力,因此具有以下优点:① 起效和复压迅速,复压后无反跳性高血压。② 操作和管理简单。③ 主要通过SVR降低来降低血压,而对CO和HR影响轻微。④ 降压时外周血流灌注满意,不增加肺内分流,不影响机体代谢。⑤ 对CBF的影响小于其他降压药,明显降低$CMRO_2$,对脑能量代谢和ICP影响小。⑥ 耐药性低于其他降压药。⑦ 无氰化物中毒、血栓形成、脑缺氧和肝肾功能损害。

此外,应注意异氟烷降压时存在的问题:① 影响心肌血流的自身调节能力,虽然HR、SVR、RPP和MAP降低,能减少心肌耗氧量,但心肌摄取氧能力和心内膜下PO_2明显下降。异氟烷降压能否导致心肌缺血有待进一步证实,应避免过低血压和心动过速。② 肝、肾血流明显降低,肝组织PO_2下降。因此,对肝肾功能影响和保护问题也有待解决。③ 实验和临床结果有差异,血压下降时间、停药后血压恢复时间以及降压时异氟烷的浓度也各不相同,应严格观察和监测。④ 对降压方法、应用范围、实施步骤、联合用药、对机体影响及并发症问题仍有待进一步研究。

3. 瑞芬太尼　为超短效μ受体激动剂,镇痛效果明显,可控性强,有剂量依赖性降低血压和减慢心率的作用,还能直接扩张动脉和降低体循环阻力。其用于控制性降压的优点是短效,能维持稳定的血流动力学状态,提供满意的手术野。瑞芬太尼与硝酸甘油合用,不但能很好地抑制硝酸甘油引起的加快心率,而且降压效果明显。瑞芬太尼也可与吸入麻醉药异氟烷或七氟烷联合用于控制性降压,由于瑞芬太尼抑制了交感-肾上腺-髓质系统,阻断了伤害性刺激神经体液的传导,减少了肾上腺素及去甲肾上腺素等儿茶酚胺类物质的释放,因而临床上观察到停药后血压缓慢回升。在应用瑞芬太尼控制性降压期间同时吸入异氟烷或七氟烷,扩张了外周血管,有利于维持全身脏器的正常血流与灌注,提高了外科手术中较长时间行控制性降压的安全性。

(二) 血管扩张药

1. 硝普钠　用于控制性降压时,成人用静脉输注,开始按0.5~1.0 μg/(kg·min),2~3 min后血压下降,降压速度直接与输注速度有关,调整剂量后,一般于4~6 min就可使血压下降于预期目标。停药后一般在1~10 min血压即回升。

2. 硝酸甘油　通常用静脉输注,开始速率1 μg/(kg·min),观察效应,调节剂量一般达3~6 μg/(kg·min)就能使血压降至所需要的水平。停药后血压回升较硝普钠慢,平均需9 min(4~22 min)。短时间降压,可一次静脉注射60~90 μg,1~3 min出现降压作用,持续5~10 min,需要时可重复注射。

3. 乌拉地尔和尼卡地平　乌拉地尔和尼卡地平只能中度降低血压,常与异氟烷或七醚烷并用,可减少其引起的负性效应及浓度。

4. 腺苷　腺苷降压具有如下优点。

(1) 腺苷与心脏传导系统和冠状循环　可见心率减慢,随剂量增加可出现房室传导阻滞。腺苷降压时,心率减慢适中,有利于心室充盈,每搏量和冠脉血流增加,心脏做功减少。但需避免大剂量用药,心脏传导系统疾患和冠心病尤需慎用。腺苷降压期间心排血量可增加18%~44%,能维持心肌的氧供需平衡,因此腺苷降压相对安全。

(2) 腺苷降压与脑血流和脑代谢　脑血管瘤手术用腺苷降压,发现脑动静脉血氧含量差减少37%,乳酸无增加,提示脑供氧充足。

(3) 腺苷降压与肝肾血流　腺苷降压时,门脉血流的增加足以代偿肝动脉血流的减少,肝总血流量仍可保持不变,肝脏代谢不受影响。腺苷降压时,肾血管处于收缩状态,肾血流量相应减少,肾小球滤过率下降,尿量减少,但血浆肌酐浓度并不增高,这可以说明肾功能尚未受到损害。

五、控制性降压的并发症及处理

(一) 并发症　降压控制失当,超越生理代偿限度时,会发生脑、心和肾等各种并发症,以及降压药逾量会引起组织中毒以致死亡。常见的有:① 脑栓塞和脑缺氧。② 冠状动脉供血不足、栓塞、心力衰竭和心搏骤停。③ 肾功能不全、少尿、无尿。④ 血管栓塞。⑤ 呼吸功能障碍。⑥ 反应性出血。⑦ 持续低血压和苏醒延迟等,严重者足以致命。并发症和死亡与降压适应证掌握不妥有关,也与降压管理技术失误,降压过度,持续时间过长或术后监护不严有关。近年来随着对控制性降压技术的深入了解、新药的选用、适应证的严格掌握和各项管理规则的遵循,并发症已显著减少,但对严重冠心病患者施行降压尚缺乏确切保证,以慎用或不用为宜。

控制性降压期间,随着灌注压降低,血流相应缓慢,对真性红细胞增多、脱水、血流滞缓或血管内膜损伤患者将增加血栓形成的机会。血栓形成和血管栓塞可以是引起各种并发症和死亡的主要原因之一。

（二）预防和处理

（1）术前仔细评估患者病情，严格掌握适应证。

（2）控制性降压期间组织灌注压降低，血流减缓，血栓形成的机会增加，容易引起不同器官组织的并发症，降压前应用小剂量（0.5 mg/kg）肝素，术中注意输液和输血比例，减少血栓形成的机会。

（3）必须全面监测，保持静脉输液通畅，防止发生低血容量。

（4）调整患者的体位，使血液处于身体下垂的部位，有效血容量相对减少，心排血量降低，从而减少减压药的用量，有利血压的控制。

（5）加强呼吸管理，保证患者潮气量和每分通气量略大于正常，保持 $PaCO_2$ 在正常范围内，保持呼吸道通畅。

（6）术后搬动患者需轻缓，忌剧烈改变患者体位，各项监测至少持续至患者心血管状态稳定，定期记录各项生命体征指标，避免发生低氧血症。

选择性的应用控制性降压技术有助于手术成功和患者康复。严格掌握适应证和禁忌证，正确实施控制性降压，该项技术是安全有效的。

（王　庆　赵国栋　徐金东）

参考文献

[1] 孙大金，杭燕南，王祥瑞，等. 心血管麻醉和术后处理[M]. 2版. 北京：科学出版社，2011.

[2] Aronson S, Fontes ML. Hypertension: a new look at an old problem[J]. Curr Opin Anesth, 2006, 19: 59-64.

[3] Smith L. New AHA recommendations for blood pressure measurement[J]. Am Fant Physician, 2005, 72: 1391.

[4] Degoute CS. Controlled hypotension: a guide to drug choice [J]. Drugs, 2007, 67: 1053-1076.

[5] Fontes ML. New insights in hypertension[J]. ASA Refresher Courses Anesthesiol, 2006, 34: 43-53.

[6] Richa F, Yazigi A, Sleilaty G, et al. Comparison between dexmedetomidine and remifentanil for controlled hypertension during tympanoplasty[J]. Eur J Anaesthsiol, 2008, 5: 369-374.

[7] Dowanskt M. Norman J, Wolz M, et al. Cardiovascular risk assessment using pulse pressure in the first national health and nutrition examination survey[J]. Hypertension, 2001, 38: 793-797.

[8] Franklin SS. Systolic blood pressure: it's time to take control [J]. Am J Hypertens, 2004, 17: 49S-54S.

[9] 徐康清，冯霞，林世清，等. 手术期麻醉药物治疗学[M]. 1版. 北京：人民卫生出版社，2009.

[10] 王秋筠，孟庆云，柳顺锁，等. 七氟醚控制性降压对脑代谢的影响[J]. 中华麻醉学，2000，20：270-273.

第一〇〇章 围术期心律失常治疗

由于疾病、麻醉和手术等各种原因,围术期可发生或诱发心律失常(arrhythmia),尤其是心脏病和老年危重患者心律失常发生率较高。据统计,围麻醉手术期心脏和非心脏手术心律失常的发生率为15%～85%,心胸、大血管和颅脑手术可能更高,但造成不良后果者仅20%,威胁生命者仅1%左右。最近国外文献报道,561例ICU重危患者,其中非心脏手术354例,发生心律失常30例(8.5%),平均年龄66.66±7.3岁。主要危险因素为高龄、低血钾和原有心脏病。63%患者用胺碘酮治疗,10例接受电复律,有26%同时用抗凝治疗。北京协和医院报道,352例老年肺癌手术患者围术期心律失常发生率为20.2%。上海交通大学医学院附属仁济医院报道,700例心内直视术发生心律失常者213例,发生率为30.41%。认识并及时治疗影响血流动力学的心律失常十分重要,以免造成不良后果。

麻醉医师应熟知心律失常的基本理论,识别心电图的改变,同时解释引起心律失常的原因,并了解其严重性,对严重影响血流动力学的心律失常,采取积极有效的治疗措施,降低围术期并发症和死亡率。

第一节 心律失常的病理生理

心律失常指心律起源部位、心搏频率与节律以及冲动传导等任一项异常。正常心律起源于窦房结,频率成人为60～100次/min。窦房结冲动经正常房室传导系统顺序激动心房和心室,传导时间恒定(成人0.12～1.21 s);冲动经束支及其分支以及浦肯野纤维到达心室肌的传导时间也恒定(<0.10 s)。

一、心律失常有关的心脏解剖和生理

(一) 心脏起搏传导系统 小部分特殊分化的心肌纤维组成心脏的起搏传导系统(图100-1),心脏的起搏传导系统包括窦房结、结间束、房室结、房室束(希氏束)、左右束支及其分支以及浦肯野纤维网。窦房结位于右心房上腔静脉入口处,是控制心脏正常活动的起搏点。房室结位于房间隔底部、卵圆窝下方、三尖瓣内瓣叶与冠状窦开口之间,向前延续成房室束。房室束又称希氏束,近端为主干或穿入部分,穿过中心纤维体,沿室间隔膜向前直至隔的肌顶部分(分支部分)。先分出左束支后分支,再分出左束支前分支,本身延续成右束支,构成三支系统。穿入部分经过中心纤维体时,位于二尖瓣与三尖瓣环之间,分支部分则至室间隔膜部、肌肉部和主动脉瓣邻近。左束支后分支粗短、较早呈扇形分支;左束支前分支和右束支细长,分支晚,两侧束支于心内膜下走向心尖分支再分支,细支相互吻合成网,称为浦肯野纤维网,深入心室肌。

窦房结与房室结间有边界不清的前、中、后三条结间束连接。结间束终末连接房室结的部分,与房室结、房室束主干合称房室交接处(亦称房室交界或房室连接处)。心房肌与心室肌之间有纤维环,心房兴奋不能经心肌传至心室,房室结与房室束为正常房室间传导的唯一通路。

心脏传导系统的血供,窦房结、房室结和房室束主干大多由右冠状动脉供血,房室速分支部分、左束支前分支和右束支血供来自左冠状动脉前降支,而左束支后分支则由左冠状动脉回旋支和右冠状动脉供血。窦房结和房室结有丰富的副交感神经分布。前者来自右侧迷走神经,后者来自左侧迷走神经。

(二) 心肌的电生理特性 心肌细胞有自律性、兴奋性、传导性和收缩性,前三者和心律失常关系密切。

1. 自律性 部分心肌细胞能有规律地反复自动除极(由极化状态转为除极化状态),导致整个心脏的电-机械活动,称为自律性,具有这种性能的心肌细胞称为自律细胞。窦房结、结间束、房室交接处、束支和浦肯野纤维网均有自律性;腔静脉和肺静脉的入口、冠状窦邻近的心肌以及房间隔和二尖瓣环也具有自律性,而心房肌、房室结的房-结区和结区以及心室肌则无自律性。

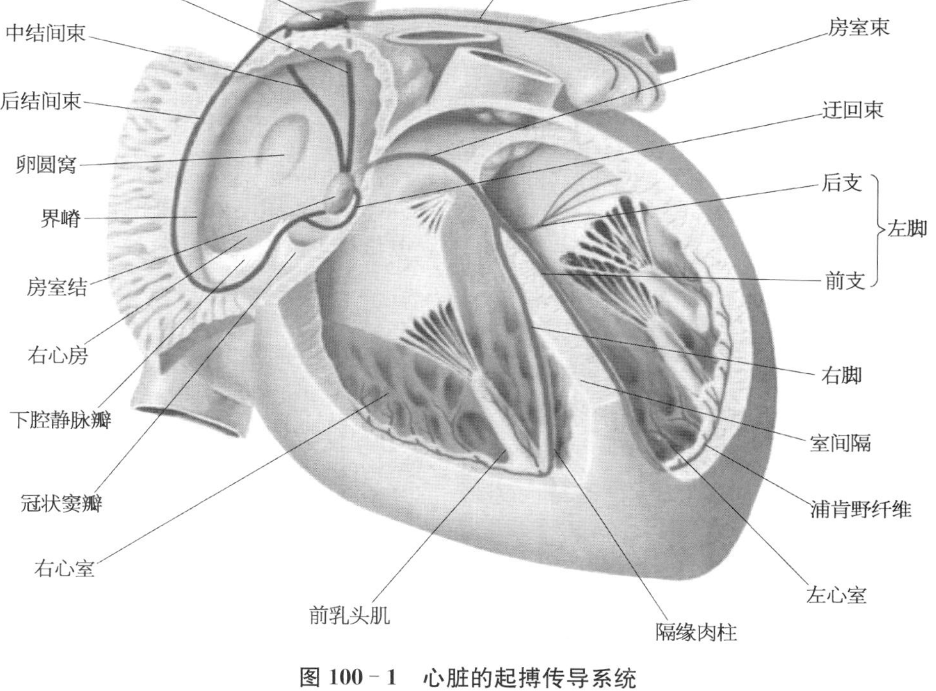

图 100－1　心脏的起搏传导系统

自律性的产生原理复杂，现认为是自律细胞舒张期胞膜有钠离子和(或)钙离子内流、钾离子外流，钠和(或)钙离子内流超过钾离子外流时，膜内负电位渐减，达到阈电位，产生自动除极，形成动作电位。

心肌细胞的自律性受下列因素影响：① 最大舒张期膜电位。② 阈电位。③ 自动除极的坡度。当最大舒张期膜电位减小、除极坡度变陡、阈电位接近静止膜电位时，自律性增高；反之，自律性低下。三者中以除极坡度影响最大。正常心脏以窦房结的自律性最高，其他具有自律性的心肌舒张期自动除极未达到阈电位前，已被窦房结下传的冲动所激动，分别被称为最高起搏点和潜在起搏点。

2. 兴奋性(即应激性)　心肌细胞受内部或外来适当强度刺激时，能进行除极和复极，产生动作电位，这种性能称为兴奋性或应激性。不足以引起动作电位的刺激称为阈值下刺激，能引起动作电位的最低强度的刺激称为阈值刺激。心肌细胞的兴奋性高低以阈值刺激强度衡量，刺激必须强于阈值才能引起动作电位提示心肌细胞兴奋性降低，弱于阈值的刺激即能引起动作电位的提示心肌细胞兴奋性增高。

动作电位及其产生原理如图 100－2 所示。心肌细胞静止时细胞膜内呈负电位，相对稳定。这是由于细胞内钾离子浓度高于细胞外 20～30 倍，钾离子外流，带出阳电荷，而同时不易通过细胞膜的分子较大的阴离子则留在细胞内，阻止带阳电荷的钾离子外移。阈值刺激促使心肌细胞兴奋，产生动作电位。首先细胞膜

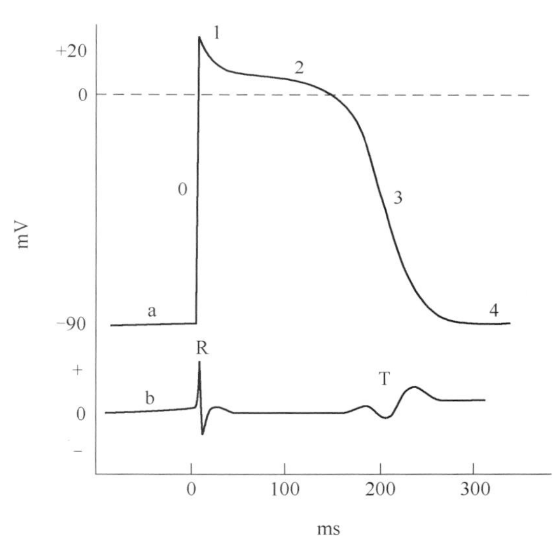

图 100－2　心肌动作电位

上的快钠通道开放，由于细胞外钠离子浓度高于细胞内 10～20 倍，膜内电位又负于膜外，钠离子快速大量涌入细胞内，使膜内负电位迅速转为＋30～＋40 mV，形成动作电位的位相 0(除极)。随后，钠通道部分关闭，钠离子快速内流中止，钾离子外流，膜电位开始下降(位相 1，起始快速复极)。继而钙离子和钠离子缓慢内流及钾离子缓慢外流，膜电位改变小(位相 2，缓慢复极)。随后钾离子外流加速，膜电位快速下降至静止膜电位水平(位相 3，终末快速复极)，而舒张期静止膜电位即称为位相 4。自律细胞位相 4 钠离子内流(浦肯野细胞)和(或)钾离子外流衰减(窦房结细胞)，使膜电位

渐减,达到阈电位时即形成自动除极。非自律细胞的位相 4 膜电位恒定。自位相 0 起始至位相 3 结束所需时限称为动作电位时限。近年随着心肌细胞电生理研究的深入,电压钳和斑片钳技术的应用,对心肌细胞膜的离子通道及其离子流情况又提出了一些新概念。

窦房结和房室结的动作电位曲线与其他部位不同,具有以下特点:位相 0 除极缓慢、振幅低,无位相 1、2,位相 4 除极坡度陡,静止膜电位和阈电位均低(静止膜电位−40～−70 mV,阈电位−30～−40 mV,而心室肌等则分别为−90 mV 与−60 mV),动作电位时限短。近年来已证实这两处的位相 0 除极是钙离子和钠离子缓慢内流所形成,因而被称为慢反应细胞。其他部位心肌细胞除极由钠离子快速内流形成,因而又称快反应细胞。两种细胞的电生理特性有显著不同,慢反应细胞自律性较高、传导性能差,易发生传导障碍;而快反应细胞则传导性能可靠。心肌细胞的兴奋性受下列因素影响。

(1) 膜电位　膜电位低于−55 mV 时,任何强度的刺激均不能使心肌细胞兴奋(或应激),膜电位−55～−80 mV时,强于阈值的刺激才能引起细胞部分或完全除极;其中−55～−60 mV 时,细胞部分除极产生的兴奋不能传布至邻近细胞。−60～−80 mV 时,细胞除极产生的兴奋虽可传布,但与正常相比,位相 0 除极慢、振幅低,且动作电位时限短,因而应激性低,传导速度慢。心肌细胞除极后,其兴奋性随复极程度而改变,膜电位恢复至−55 mV 前为绝对不应期,膜电位恢复至−60 mV前为有效不应期,−55～−80 mV 时为相对不应期。相对不应期开始前有一个短暂的易惹期(或称易损期),在此期间外来刺激易形成折返和异位心律。

慢反应细胞的不应期可延续至复极完毕之后。动作电位时限延长时,不应期相应地延长。心率缓慢、低钾和奎尼丁类药物作用使动作电位时限延长,也使不应期相应延长。

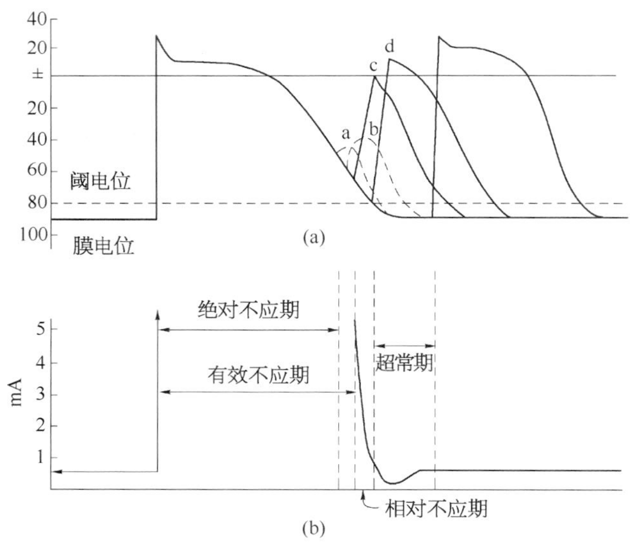

图 100－3　心肌细胞的动作电位与不应期

a, b: 不能传播的局部反应;c: 第一个能传播的反应;d: 第一个正常反应。

(2) 膜反应性　不同膜电位时心肌细胞的除极反应,称为膜反应性,可用膜反应曲线表示。在同一膜电位,心肌细胞位相 0 除极速度快且振幅高的,膜反应性强,兴奋性高,其膜反应曲线左移;反之,则膜反应性弱,兴奋性低,膜反应曲线右移。

(3) 静止膜电位与阈电位间差距　心肌细胞静止膜电位接近阈电位时,兴奋性高;反之,则兴奋性低。

3. 传导性　心肌细胞有将冲动传布到邻近细胞的性能,称为传导性。影响传导的因素有:① 被传冲动的有效程度(动作电位位相 0 除极速度与振幅)。② 接受冲动的心肌细胞的应激性。③ 心肌纤维的物理性能,如对冲动传布的阻力,后者受纤维直径,纤维走向与结构的一致性以及细胞间闰盘大小与分布等因素影响。若冲动本身的有效程度高,接受冲动的心肌细胞应激性也高,或心肌纤维直径大且走向和结构一致,闰盘阻力小,则传导速度快;反之,传导缓慢。房室结细胞位相 0 除极速度慢、振幅低,结内心肌纤维走向与结构不一致,因而冲动传导缓慢 。

二、心律失常的发生机制

(一) 自律性增高、异常自律性与触发活动致冲动形成的异常　具有自律性的心肌细胞由于自主神经系统兴奋改变或其内在的病变使其自律性增高,导致不适当的冲动发生(图 100－4)。此外,原来无自律性的心肌细胞如心房、心室肌细胞由于心肌缺血、药物、电解质紊乱、儿茶酚胺增多等均可导致异常自律性的形成。触发活动(triggered activity)是由一次正常的动作电位所触发的后除极并触发一次新的动作电位而产生持续性快速性心律失常(图 100－5)。

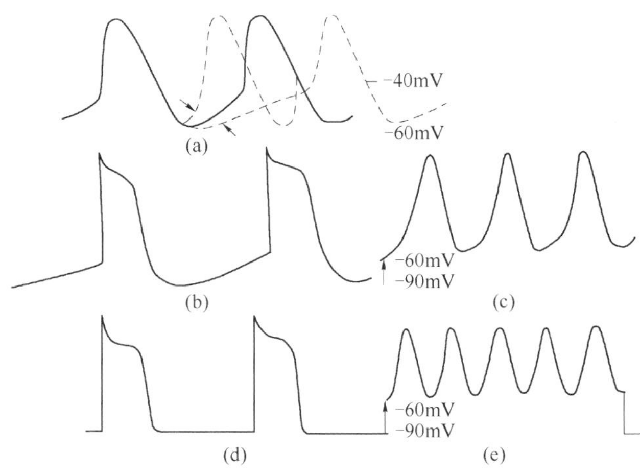

图 100－4　冲动发生异常

(a) 正常自律性: 窦房结第 4 相除极、加速或减慢;(b) 浦肯野纤维第 4 相除极;(c) 异常自律性: 浦肯野纤维膜电位下降至−60 mV,自律性增强;(d) 正常心房或心室肌无自律性;(e) 当膜电位下降至−60 mV,出现异常自律性。

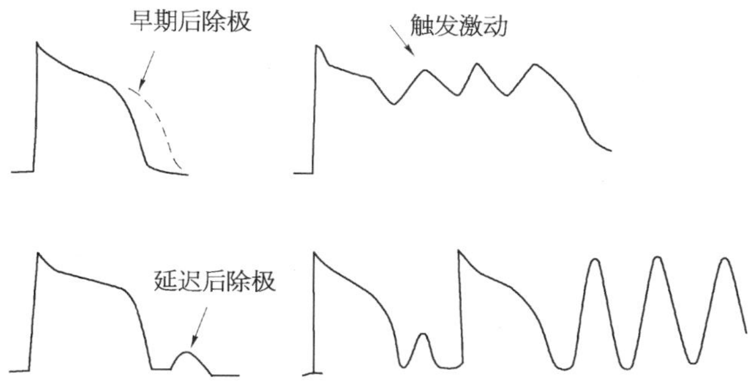

图 100－5 早期后除极与延迟后除极触发激动

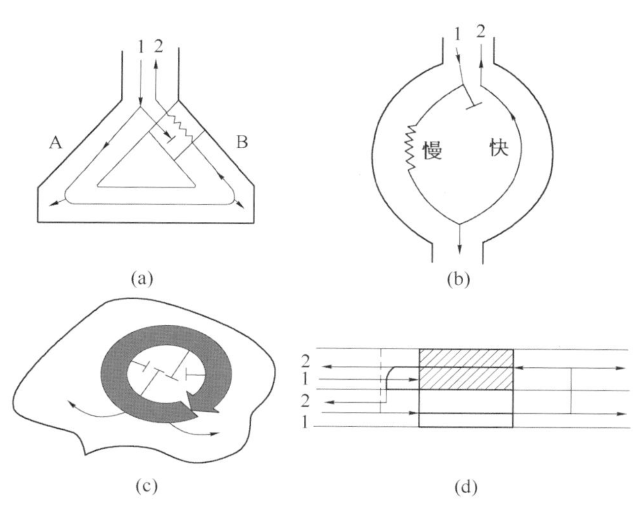

图 100－6 单向阻滞与折返

(a) 浦肯野纤维分支与心室肌间折返；(b) 心室肌内电生理性能分离形成局部折返；(c) 房室结内纵形电生理性能分离所致折返；(d) 心肌束内邻近纤维电生理性能分离所致折返。

(二) 折返激动、传导障碍致冲动传导异常 当激动从某处一条径路传出后，又从另外一条径路返回原处，使该处再次发生激动的现象称为折返激动(图 100－6)，是所有快速心律失常最常见的发生机制。冲动在折返环节内反复循环，产生持续而快速的心律失常(图 100－7)。冲动传导至某处心肌，如适逢生理性不应期，也可形成生理性阻滞或干扰现象。传导障碍并非由于生理性不适应期所致者称为病理性传导阻滞。

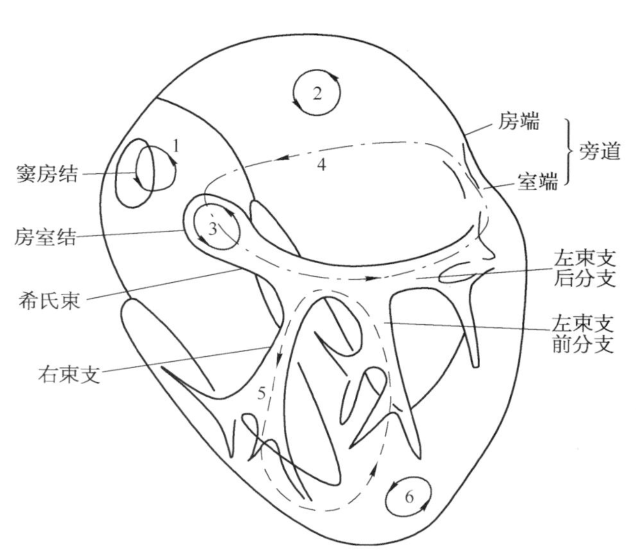

图 100－7 可能为折返环部位

1：右房内；窦房结：心房交界；2：左房内；3：房室结内；4：经旁道房室折返；5：经希氏浦肯野系统束支折返；6：心室肌内。

第二节 围术期心律失常的原因和分类

心律失常见于各种器质性心脏病，其中以冠状动脉粥样硬化性心脏病(简称冠心病)、心肌病、心肌炎和风湿性心脏病(简称风心病)为多见，尤其在发生心力衰竭或急性心肌梗死时。发生在基本健康者或自主神经功能失调患者中的心律失常也不少见。围术期心律失常，不仅与患者术前原有心血管疾病有关，而且受麻醉方法、麻醉药物、手术的操作、自主神经功能失调及麻醉中低温、缺氧、电解质和酸碱平衡失调等多种因素的影响。

一、心律失常的原因

(一) 疾病或并存因素

1. 心血管疾病 如缺血性及瓣膜性心脏病、心肌病、充血性心力衰竭、高血压病及心律失常。

2. 肺部疾病 如 COPD，特别是合并肺心病，哮喘和呼吸道梗阻，因呼吸衰竭引起的缺氧或高碳酸血症。

3. 内分泌疾病 如嗜铬细胞瘤、甲状腺功能亢进等。

4. 神经系统疾病 如颅内高压、脑血管意外、脊髓损伤等。

5. 术前药物 术前药物治疗亦易诱发术中心律失常的发生，如术前洋地黄治疗，洋地黄中毒可引起各种心律失常。

6. 拟交感神经药 应用拟交感神经药可增加儿茶酚胺释放，使交感神经活性增强。

7. 利尿药 术前应用利尿药引起电解质紊乱也可诱发心律失常发生。

(二) 全麻药 大多数麻醉药对心肌有直接抑制作

用,并可通过自主神经系统间接影响心脏。另外,如麻醉药物过量、缺氧、酸中毒等以及药物之间共同作用,都可能在麻醉中诱发心律失常。吸入全麻药大多通过自主神经或对心脏的直接作用而诱发心律失常。

1. 恩氟烷和异氟烷　恩氟烷诱发心律失常时其肾上腺素的浓度较氟烷高5倍,异氟烷比恩氟烷略小,麻醉中两者对心律的影响较小,合用肾上腺素时亦较少发生室性心律失常,两者也可使Q-T间期延长。如果辅以良好的肌松药,心脏病患者都能耐受手术。

2. 七氟烷和地氟烷　地氟烷麻醉时,患者的血流动力学稳定,随吸入浓度的增大,尽管血压呈剂量依赖性下降,但无心律失常的发生;七氟烷术中的心律失常发生率为5%,显著低于氟烷(61%);动物实验中发现,诱发七氟烷产生室性心律失常的肾上腺素剂量为19.0 μg/kg,和异氟烷相同(19.0 μg/kg),是氟烷的11倍(1.66 μg/kg)。所以,一般认为地氟烷和七氟烷都比较安全,不易诱发心律失常。

3. 静脉麻醉药　丙泊酚对心率和心律无明显影响。硫喷妥钠可使血压下降而引起反射性心动过速;氯胺酮刺激交感神经,使交感神经兴奋和副交感神经抑制而致心动过速;羟丁酸钠可使副交感神经活动亢进,导致心率减慢;依托咪酯和丙泊酚对心率和心律的影响较小。氟哌利多可引起Q-T间期延长,但小剂量时无明显影响。麻醉期间,尤其麻醉药使心肌敏感性增高,α_1和β受体拮抗剂可消除或预防心律失常的发生。

(三) 局麻药的心脏毒性　局麻药对心肌的自律性和传导性均有抑制,其程度与血中局麻药浓度成正比,可降低心肌的应激性,所以局麻药有异位及快速型抗心律失常作用。然而局麻药过量可致心血管抑制,发生心动过缓、房室传导阻滞,其作用机制是抑制神经传导和兴奋;罗哌卡因和左旋布比卡因的心肌毒性最低,布比卡因和依替卡因的心脏毒性较强,对钠通道特别有亲和力,与剂量有关;在没有缺氧、低血压和酸中毒等因素存在时,可在亚惊厥或惊厥剂量同时致心血管虚脱;意外注入血管内更可引起严重的心脏毒性反应,表现P-R和Q-T间期延长,QRS波增宽,AV传导阻滞,结性心律失常,严重的室性心律失常,甚至心搏骤停。

(四) 骨骼肌松弛药　琥珀胆碱可刺激自主神经胆碱受体,在自主神经节上的烟碱受体,以及窦房结、房室结和房室交界处组织内的毒蕈碱受体,若重复注射琥珀胆碱,易引起心动过缓,唯在高钾情况下易发生心律失常;长期用洋地黄治疗,缺氧和二氧化碳潴留,喉镜刺激时,琥珀胆碱易致室性心律失常;烧伤、大面积肌肉损伤、某些神经肌肉疾病及颅脑闭合伤和肾功能不全患者静注琥珀胆碱后,细胞内钾释放过多,可发生威胁生命的心律失常,甚至心搏骤停。此外,非去极化肌松药中的泮库溴铵可抑制窦房结的迷走神经,交感神经活动增强,因而心率增快;大剂量阿曲库铵也使心率增快。

(五) 电解质紊乱与心律失常　低钾可诱发房性或室性早搏及房室传导异常。特别在洋地黄中毒时,低钾也可增强迷走神经兴奋作用。文献报道,未用洋地黄的患者血钾<3.1 mmol/L,室性早搏发生率为22%,传导异常为12%。另有报道室性早搏发生率为24%。高血压患者血钾<3.6 mmol/L,心律失常发生率30%,血钾3.0~3.5 mmol/L时,高血压和心肌缺血患者心肌电活动不稳定;严重低血钾<2 mmol/L,心律失常发生率更高。但也有许多学者就低血钾和心律失常关系进行了临床和实验研究,提出了术中心律失常与术前存在的心律失常有关。文献报道应用利尿药致低血钾,观察低钾纠正前(2.83 mmol/L)和补钾后(3.37 mmol/L)心律失常变化。结果发现,治疗前后的房性及室性早搏发生率无明显差异。因此,关于术前纠正低钾的问题,除了补钾之外,应在全面了解病情和病史的基础上再作确定。治疗低血钾症的关键是消除其产生的原因。此外,在尿毒症、严重酸中毒等情况下可出现高血钾症,高血钾可引起窦房传导阻滞或窦性停顿,房室传导阻滞,甚至室颤及心脏停搏。镁在细胞内含量仅次于钾,在术前低钾患者中,有低镁者可达42%~100%,临床上低血镁可引起各种心律失常,其中以室性心律失常最常见。低血钙可导致Q-T间期延长和ST段抬高,通常不易发生心律失常。

(六) 缺氧和二氧化碳潴留　缺氧时通过颈动脉体化学感受器,使脑干血管收缩中枢兴奋,交感神经传出纤维的活性增强,内源性儿茶酚胺分泌增多,发生心动过速,严重缺氧时心动过缓,并可发展为室性心律失常和室颤;二氧化碳除可直接作用于血管运动中枢外,同时自主神经系统平衡失调,心肌的应激性增加,易致心律失常。

(七) 体温降低　体温低于34℃,室性心律失常发生率增加,低于30℃,室颤阈降低。低温麻醉中,体温逐渐下降,心率可逐渐变慢,P-R、QRS、ST、Q-T间期均可逐渐延长。降温过程中,心电图变化的一般规律如下。

1. 低温抑制自律性　由常温降至29℃时心率呈线性下降,在29℃以下则变化较小,23~29℃的深低温范围内逐渐减慢。

2. 低温抑制传导性　随体温下降,P-R间期及Q-T间期的延长,较心房内或心室内传导时间的延长(P波及QRS波的增宽)为明显。

3. 低温影响心脏复极　T波改变的一般规律为随体温下降由直立转为低平、平坦及倒置。但ST段无明显改变。

4. 低温增加异位兴奋性和降低室颤阈值　降温过程中心律的改变,最多的为早搏(69.3%),其中尤以室性为最多见。频发室性早搏可以作为心室纤颤的预兆。心房纤颤的发生率也较高(53.9%),多发生在22～32℃时。心室纤颤的发生率为15.4%,可发生在23.5～26℃(心率40～50次/min)时,且多发生在开胸手术时。在29℃以上的低温状态下很少出现心室纤颤。

(八)麻醉和手术操作刺激

1. 麻醉因素　由于麻醉和监测操作,如气管插管、气管拔管和气管内吸引、中心静脉穿刺或插入肺动脉导管等可引起心律失常,常见心动过速和室性早搏。

2. 手术操作　手术过程中,特别是心脏手术,手术器械接触心肌,如心脏扩大患者锯胸骨时碰到心脏,以及手术者压迫心脏或托起心脏时,可引起室性早搏等各种心律失常。严重时同时发生低血压,甚至心脏停搏。心内手术,如损伤心脏传导系统(如瓣膜手术经房间膈切口,以及房缺或室缺修补术),常可引起各种传导阻滞。另外也可能发生心房或心室纤维颤动。

(九)体外循环与心脏复跳　体外循环和低温心脏停搏导致机体内环境明显改变,包括容量改变、心肌缺血、电解质紊乱(如心肌保养液含高浓度钾或血液大量稀释导致低钾)和酸碱失衡、空气栓塞等,可发生心脏复跳困难,传导阻滞、心动过缓,甚至顽固性室颤,由于反复多次或高电能除颤,增加复跳后及术后心律失常的发生。

(十)再灌注心律失常　再灌注心律失常指冠状动脉再通后出现的心律失常,常由于冠脉溶栓和冠脉搭桥术以及心脏手术中心肌保护不佳等原因,导致心肌再灌注损害,再灌注心律失常,一般多出现在再灌注后即刻至12 h,多表现为加速性自主心律及舒张期室性早搏,多呈良性经过,无明显症状时不需特殊治疗,室速及室颤的发生率10%左右,可引起猝死。

二、心律失常的分类

心律失常是指心脏冲动的频率、节律、起源部位、传导速度或激动次序的异常。按其发生原理,区分为冲动形成异常和冲动传导异常两大类。

(一)冲动形成异常

1. 窦性心律失常　① 窦性心动过速。② 窦性心动过缓。③ 窦性心律不齐。④ 窦性停搏。

2. 异位心律

(1) 被动性异位心律　① 逸搏(房性、房室交界区性、室性)。② 逸搏心律(房性、房室交界区性、室性)。

(2) 主动性异位心律　① 期前收缩(房性、房室交界区性、室性)。② 阵发性心动过速(房性、房室交界区性、房室折返性、室性)。③ 心房扑动、心房颤动。④ 心室扑动、心室颤动。

(二)冲动传导异常

(1) 生理性干扰及房室分离。

(2) 病理性:① 窦房传导阻滞。② 房内传导阻滞。③ 房室传导阻滞。④ 束支或分支阻滞(左、右束支及左束支分支传导阻滞)或室内阻滞。

(3) 房室间传导途径异常预激综合征。

另外,按心律失常时心率的快慢,可将心律失常分为快速性和缓慢性心律失常。近年来有些学者还提出按心律失常时循环障碍严重程度和预后,将心律失常分为致命性、潜在致命性和良性三类。这两种分类方法简易可行,结合临床实际,对心律失常的诊断和防治有一定帮助。

第三节　围术期心律失常的治疗

在20世纪80年代中期以前,不少的临床医师一遇到包括良性早搏在内的心律失常,似乎都用抗心律失常药治疗。但在临床实践中,人们发现并开始重视抗心律失常药的致(促)心律失常作用(proarrhythmia)及其负性变力性和脏器毒性作用,认识到应用抗心律失常药面临的三种后果,即有效、无效和病情恶化(严重者可致死亡)。1989年心律失常抑制试验(CAST)结果的发表,在医学界引起巨大震动。其结果表明,用Ⅰ类抗心律失常药治疗心肌梗死后患者的室性早搏和非持续性室速,非但不能改善患者的预后,反而显著增加患者的猝死和病死率。因此,对有心律失常的患者在给予这类药物之前,一定要认真权衡利弊,即评估患者使用药物的获益与风险比值。

目前,临床使用抗心律失常药的适应证为:① 心律失常导致的临床症状影响患者生活质量和工作能力。② 因心律失常存在直接或潜在的导致或增加猝死危险。因此,围术期治疗应着重于那些影响血流动力学稳定或有诱发心搏骤停危险的心律失常。

一、房室交界区折返性心动过速

房室交界区折返性心动过速(atrioventricular junctional reentrant tachycardia, AVNRT)是室上性心动过速中最常见的类型。心电图特点是:发作时心率达150～230次/min,节律规则;P波在QRS波前、QRS波中或QRS波后,除非伴有心室内差异传导或束支传导阻滞,QRS波形态正常(图100-8)。常见于洋地黄

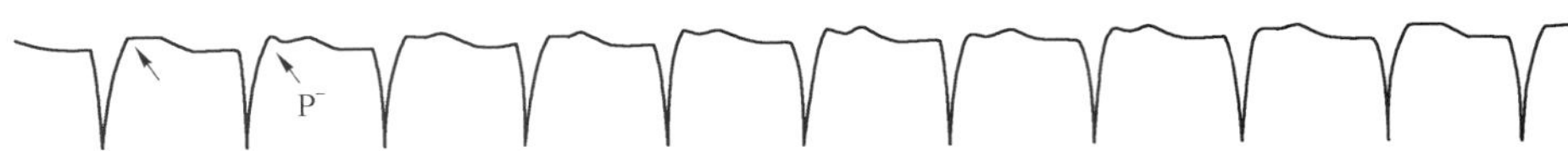

图 100－8　房室结折返性心动过速(P^-为逆行 P 波)

中毒、心肌炎及急性下壁心肌梗死。

室上性心动过速(SVT)发作时，如有意识障碍和血压＜80 mmHg，为了预防不可逆并发症(如卒中、心肌缺血和心肌梗死)的发生，须紧急用同步直流电复律。常用的药物治疗包括：① 维拉帕米静注 0.025～0.05 mg/kg 3 min 以上，不能控制者 20 min 后追加剂量为 0.075～0.1 mg/kg。② 胺碘酮 1～1.5 mg/kg 静注，1 mg/min 持续输注，一次注射无效可追加 150 mg。③ 艾司洛尔静注 0.5 mg/kg，50～200 μg/(kg・min)持续输注。④ 普罗帕酮 50～100 mg 缓慢静注，1～2 mg/(kg・min)持续输注。⑤ 地高辛或毛花苷丙 0.4 mg，葡萄糖溶液稀释后静注，必要时可重复，通过迷走神经作用可减慢心率，但起效时间较长，在上述药物之后补充使用。

二、心房颤动

心房颤动(atrial fibrillation)指心房肌纤维出现 350～600 次/min 的不协调、不规则乱颤，心电图特点为：窦性 P 波消失，取而代之是不规则的、混乱的心房电活动所形成的心房颤动波(f 波)，f 波不断地改变其形状、时间、振幅和方向(图 100－9)。房颤是手术患者最常见的心律失常类型，尤其多见于老年患者，并常合并心衰。风心病、心肌病、二尖瓣病变、冠心病伴有心力衰竭、预激综合征及心脏手术是主因。房颤的非心源性因素有甲亢、酒精中毒、COPD、阻塞性睡眠呼吸暂停综合征及肺栓塞。围术期高血压、低血容量、中心静脉导管刺激及心脏附近手术如食管及肺手术等是房颤的诱发因素。房颤易形成附壁血栓，可并发脑卒中。

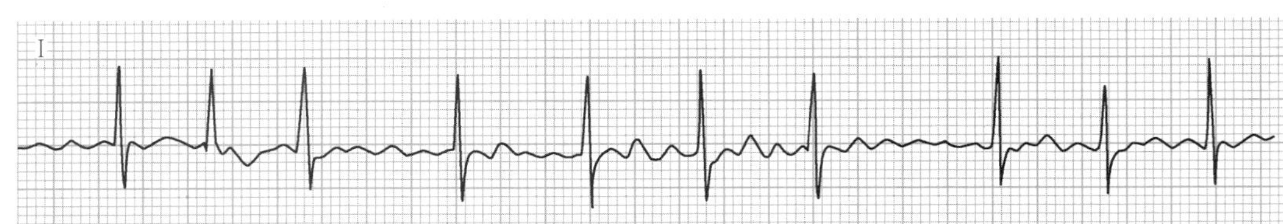

图 100－9　心 房 颤 动

近年将房颤分为阵发性房颤、持续性房颤和永久性房颤。房颤治疗的目标除了预防并发血栓栓塞以外，还包括控制心室率、恢复窦性心律并防止其复发。用于房颤的抗心律失常药物有两类：① 转复房颤、恢复窦性心律和预防复发的药物，包括 Ⅰ$_A$ 类(如奎尼丁)、Ⅰ$_C$类(如普罗帕酮、莫雷西嗪)和Ⅲ类(胺碘酮、索他洛尔)。主要作用于心房，以延长心房不应期或减慢心房内传导。② 减慢心室率的药物，包括β受体阻滞剂、非二氢吡啶类钙拮抗剂(维拉帕米和地尔硫䓬)以及洋地黄类药物。主要作用于房室结，以延长房室结不应期，增加隐匿传导。以往曾将减慢心室率的药物误解为有转复房颤为窦性心律或预防房颤复发的功能，如洋地黄类(毛花苷丙、地高辛)、非二氢吡啶类(维拉帕米和地尔硫䓬)和β受体阻滞剂。一些随机双盲的研究表明，毛花苷丙与安慰剂比较，其复律的有效率和恢复窦性心律与距开始给药之间时间无显著差异。以往在我国曾广泛用奎尼丁治疗持续性房颠和预防房颤的复发，但临床研究表明，奎尼丁虽有效治疗房颤，但可能增加病死率，现已不用。

(一) 阵发性房颤　在房颤发作时，即可选用减慢心室率的药物，也可选用复律的药物。对发作频繁者，在其发作的间歇应使用作用于心房的复律药物，而不选用减慢心室率的药物。孤立性房颤和高血压或左室肥厚的非冠心病房颤，首选普罗帕酮或莫雷西嗪，如无效，则选索他洛尔，后选胺碘酮。冠心病和心肌梗死后房颤，不用Ⅰ$_C$类药物。如患者年轻、心功能好，可选用索他洛尔；年龄大、心功能差，选用胺碘酮；慢性充血性心力衰竭的阵发性房颤选用胺碘酮。

(二) 持续性房颤　其治疗对策包括：① 心房的药物复律和长期应用抗心律失常药预防复发。② 减慢心室率和抗凝，应选用减慢心室率的药物。

(三) 永久性房颤　永久性房颤是很难恢复窦性心律的一类房颤，治疗应选用减慢心室率的药物和抗凝药物。

1. *洋地黄类药物*　减慢心室率的同时有正性肌力作用，可用于心功能不全的房颤患者。因洋地黄类药物减慢心室率的机制是通过兴奋迷走神经，间接作用于房室结，延长其不应期，增加隐匿传导，所以洋地黄类药物可满意控制睡眠与静息时房颤的心室率。而在活动时交感神经占优势或在肺心病、哮喘、急性左心衰竭、围术期等危重急症时，交感神经兴奋状况下，洋地黄类药物疗效有限。

2. *β受体拮抗剂和钙通道拮抗剂*　可拮抗交感神经活性。非二氢吡啶类钙拮抗剂通过阻断钙离子通道而减慢房室传导，减慢心室率，不但对睡眠或静息状态，而且对运动时的房颤均可有效控制心室率。对上述危重急症时，毛花苷丙等药物无效时，可选用静脉注射地尔硫䓬。另外，预激综合征合并的房颤禁用洋地黄、非二氢吡啶类钙拮抗剂，也不用β受体阻滞剂。应选用延长房室旁道不应期的药物（如普罗帕酮或胺碘酮）。

据AHA/ACC/ESC2006房颤指南介绍，房颤的治疗策略包括室率控制、预防血栓栓塞（防止脑卒中）和在可能的情况下转复房颤。对于已持续数周的房颤，初始治疗为抗凝和控制室率，而长期目标为恢复窦性心律。当控制室率不能缓解症状时，节律控制成为明确目标。年龄在70岁以下及复发性房颤患者，首选节律控制，可先试用药物转复，药物无效者采用射频消融治疗。射频消融是心房大小正常或没有明显扩大、药物不能转复的房颤患者的药物治疗的替代方法。而对于有高血压和老年心脏病的持续性房颤患者，控制室率改善症状是比较合理的方法。在药物治疗方面，β受体阻滞药和非二氢吡啶类钙通道拮抗药能有效控制室率。地高辛能控制静息时的室率，可用于心力衰竭、左室功能不全和静息生活方式的房颤患者。但不推荐洋地黄类药物单药用于阵发性房颤患者的室率控制。当其他药物无效或有禁忌证时，静脉应用胺碘酮有助于室率的控制。室率控制的目标是静息时为60～80次/min，中等程度活动时为90～115次/min。也可联合应用地高辛和β受体阻滞剂或钙通道拮抗剂，静脉途径用地尔硫䓬可以迅速控制房颤心室率，负荷量为静脉推注0.25 mg/kg，2～7 min起效，随后以5～15 mg/h维持。地高辛和索他洛尔在房颤转复时可能有害，不建议应用。选择药物应遵循个体化原则，并且随时调整剂量，避免发生心动过缓。

围术期新发生的快室率心房颤动，可伴有明显的血流动力学紊乱，首要治疗目的是恢复和维持窦性心律。48 h内可用直流电复律，房颤48 h以上则必须先抗凝治疗至少3周，或药物复律。药物复律常用胺碘酮、普罗帕酮或索他洛尔；胺碘酮对术后预防房颤的效果较好。对于基本病因无法纠正、陈旧性房颤的患者，治疗的目标是适当控制心室率和减少体循环栓塞的危险性。药物治疗选用洋地黄，主要是增加迷走神经张力和抑制交感神经张力。其次可选用钙通道拮抗剂，能直接作用于心脏，对运动诱发心室率加快的控制作用优于洋地黄。也可选用β受体阻滞剂，但在房颤伴心功能失代偿的患者中，β受体阻滞剂较钙阻滞剂更易引起心力衰竭。

三、室性心律失常的治疗

（一）室性心律失常的分类 目前主要根据室性心律失常的预后意义和有无导致明显相关症状与血流动力学障碍来分类室性心律失常，从而制定相应的治疗策略。通常分为三大类：良性室性心律失常、有预后意义的室性心律失常、恶性或致命性室性心律失常。

1. 良性室性心律失常　主要指的是无器质性心脏病的室性早搏或非持续性室速。这类患者多无心律失常直接相关的症状，不必使用抗心律失常药，而应向患者说明预后良好，解除其心理紧张。如确有与心律失常直接相关的症状，也应在对患者做解释工作的基础上，首选β受体阻滞剂，也可用普罗帕酮、美西律、莫雷西嗪等，但不宜使用有脏器毒性或不良反应的药物，如奎尼丁、索他洛尔和胺碘酮。治疗后果的评价以症状减轻或消失为判断标准。

2. 有预后意义的室性心律失常　主要是指器质性心脏病患者的室性早搏或非持续性室速。不可用Ⅰ类抗心律失常药，而应对基础心脏病进行治疗。对急性左心衰竭患者出现的各种心律失常，应尽快控制心力衰竭，注意查找和纠正低钾、低镁、洋地黄中毒等原因。慢性充血性心力衰竭患者，提倡先使用血管紧张素转换酶抑制剂、利尿剂、洋地黄类和β受体阻滞剂。急性心肌梗死后，应尽快实施再灌注治疗、溶栓和直接PTCA，梗死相关血管开通时出现的室性早搏和加速性室性自主心律大多为一过性，一般不必使用抗心律失常药。早期预防性使用利多卡因可增加总死亡率，对于导致血流动力学不稳定的频发室早或非持续性室速，可临时静脉应用利多卡因。陈旧性心肌梗死患者主要使用阿司匹林、β受体阻滞剂、他汀类降脂药，有左心功能不全者使用血管紧张素转换酶抑制剂，对左室射血分数明显降低，或严重心力衰竭的频率非持续性室速患者也可考虑用胺碘酮。

3. 恶性室性心律失常　指有血流动力学后果的持续性室性心动过速和室颤。这些患者有明确的器质性心脏病（如冠心病、心肌病、心力衰竭等）。大量的临床试验表明，抗心律失常药的疗效总的来说不可靠。其中，Ⅰ类抗心律失常药物，不改善患者预后，且显著增加器质性心脏病的室性心律失常患者的死亡风险。Ⅱ类抗心律失常药物即β受体阻滞剂，为降低心肌梗死后和慢性心力衰竭患者的猝死和总死亡率的唯一的抗心律失常药，是恶性室性心律失常一级预防的首选药物。Ⅲ类抗心律失常药物，胺碘酮可减少心肌梗死后和慢性心力衰竭患者的猝死风险，但对所有原因引起的死亡率降低不显著。临床试验结果表明，胺碘酮是β受体阻滞剂之外唯一能够减少心肌梗死后（无论是否有室性早搏或左心功能不全）和慢性心力衰竭患者猝死风险的抗心律失常药。胺碘酮和索他洛尔可作为没有条件接受ICD的恶性室性心律失常一级预防的药物，或与ICD联合使用。一般多考虑以胺碘酮为主线，索他洛尔为辅助的选药原则。对心功能差的老年患者首选胺碘酮，心功能好的年轻患者可用索他洛尔。Ⅳ类抗心律失常药，维拉帕米可用于终止 Q－T 间期正常，由配对间期短的室性早搏起始的多形性室性心动过速，也用于左室特发性室性心动过速或起源于右室流出道的室性心动过速。另外，对先天性长 Q－T 间期综合征患者的尖端扭转性室性心动过速或室颤，应使用患者可耐受的足够剂量的β受体阻滞剂，或起搏器与β受体阻滞剂联合使用。

(二) 室性早搏　室性早搏(premature ventricular contractions，PVC)由希氏束分支以下异位起搏点提前产生的心室激动。心电图特点：① 提早出现的 QRS－T 波群，其前没有和其有关的异位 P 波。② QRS 形态畸形，间期＞0.12 s。③ 代偿间期完全(图 100－10)。早搏可见于正常人，因机械、电和化学刺激或感染所诱发，精神情绪紧张、烟茶过量而触发；各种器质性心脏病，尤其是病情变化及手术时常有室性早搏发生。

许多患者的室性早搏不需治疗，主要为消除症状和诱因。如麻醉不当尤其是诱导过程中，可发生室性早搏，甚至二联律，因交感活性增加或低氧导致浦肯野细胞自律性增强，可给予利多卡因、降低交感活性、加深麻醉以及改善通气、增加迷走张力(如挤压呼吸囊保持气道压力的方法)以缓解；如有器质性心脏病，且室性早搏性质复杂，应积极控制室性早搏，并治疗原发病；如出现二联律、三联律、多源性室性早搏、RonT 现象，都是疾病严重的信号。室性早搏危险性 Lown 分级如下。

(1) 0 级：无室性早搏。

(2) Ⅰ级：偶发，每小时＜30 次或每分钟＜1 次。

(3) Ⅱ级：频发，每小时＞30 次或每分钟＞6 次。

(4) Ⅲ级：多源性室性早搏。

(5) $Ⅳ_A$ 级：成对的室性期前收缩，反复出现。

(6) $Ⅳ_B$ 级：成串的室性早搏(3 个或 3 个以上的室性早搏)，反复出现。

(7) Ⅴ级：室性早搏的 R 波落在前一个室性激动的 T 波上。

(三) 室性心动过速　室性心动过速(ventricular tachycardia)是严重的心律失常，其基本心电图特征为：① 连续出现 3 个或 3 个以上的室性早搏，QRS 波宽大畸形，时限＞0.12 s，其前无 P 波。② 频率＞100 次/min，一般为 100～280 次/min。③ 大多患者 R－R 间期规则。④ 大多患者的窦性 P 波与 QRS 波之间无固定关系，呈房室分离。⑤ 部分可出现房室逆行传导，有时可见心室夺获和室性融合波(图 100－11)。

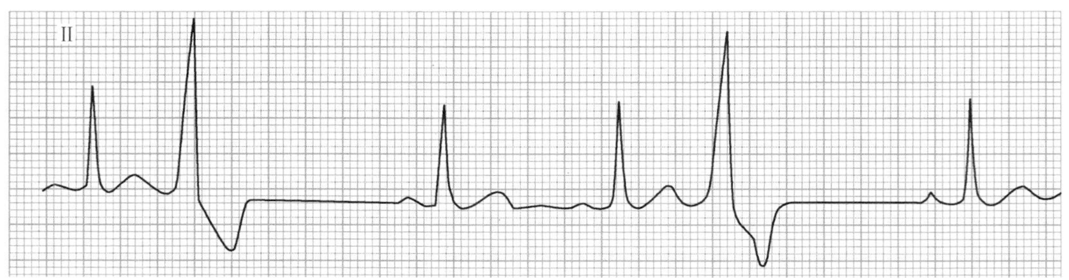

图 100－10　室性早搏

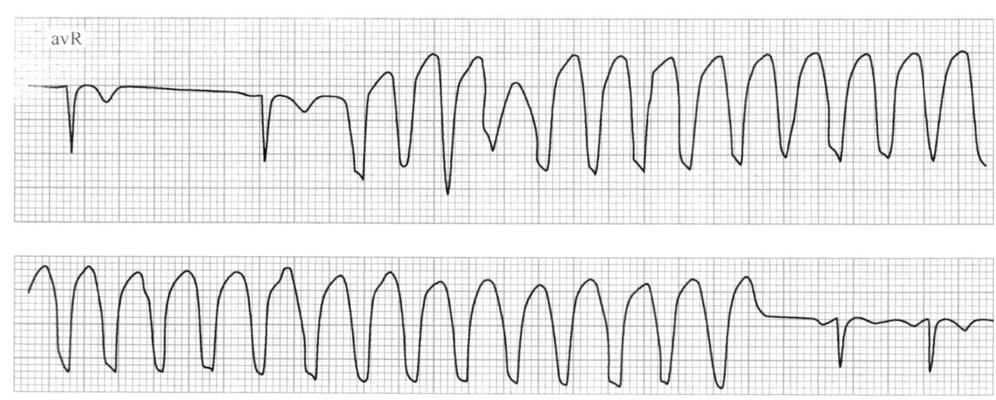

图 100－11　室性心动过速

室性心动过速多见于急性心肌梗死，慢性缺血性心脏病、心肌病、风湿性心脏病、洋地黄中毒以及体外循环心脏手术复跳出现室性心动过速时，尽可能分析其发生原因，纠正诱发因素，如缺氧、低血压、酸中毒、电解质紊乱(如镁、钾)，对治疗和预防复发至关重要。

(四) 尖端扭转型室性心动过速　尖端扭转型室性心动过速(torsade de pointes，TDP)是指室性心动过速发作时，QRS 波主波方向围绕基线扭转，并伴有频率和振幅周期性改变(图 100－12)，可致阿-斯综合征发作，甚至导致猝死。多发生于儿童和青少年，情绪激动和运动易诱发。防治主要是避免情绪激动，去除发病原因，如心肌缺血、应用抗心律失常药等，发作时用同步直流电除颤，有明确低血钾者可静脉补钾。给予β受体拮抗剂治疗，也可用利多卡因和硫酸镁（2.0～3.0 g 稀释至 20～40 ml 缓慢静注，或 2.5 g 加入 500 ml 葡萄糖液静注），或异丙肾上腺素（0.5 mg 加入葡萄糖液静注，2～8 μg/min），阿托品（1 mg 静注），临时起搏，胺碘酮（1～1.5 mg/kg 缓慢静注，后 300 mg 静脉输注）等治疗。禁用ⅠA、ⅠC 及Ⅲ类抗心律失常药物，可试用ⅠB 类抗心律失常药及Ⅱ类β受体阻滞剂。

（五）心室扑动和颤动 心室扑动和颤动（ventricular flutter and fibrillation）是致命性心律失常，心室扑动的心电图特点为规则、快速、大正弦图形，QRS 波和 T 波分辨不清，频率为 150～250 次/min，持续时间较短暂，易转为心室颤动（图 100－13）；心室颤动为 QRS 波及 T 波完全消失，代之以形态不一、大小不同、极不规则的颤动样波形，频率为 250～500 次/min（图 100－14）。

心室扑动和颤动多发生于抗心律失常药中毒；体外循环心内直视手术后严重心肌缺氧、缺血、低温、电解质紊乱、酸血症、低灌注后、心脏引流不畅、主动脉内空气；电击伤；预激综合征伴快速室率的房颤及各种疾病的临终前。发作后患者立即意识丧失、抽搐、呼吸停止甚至死亡，应迅速电击除颤及进行心肺复苏。

电除颤为首选治疗方法，相对细颤而言粗颤的电转复更为有效，细颤可使用肾上腺素 0.3～0.5 mg 使之转为粗颤。药物治疗首选利多卡因 1～2 mg/kg 静注，1～4 mg/min 静滴。胺碘酮可用于治疗和预防反复发生的室颤。

四、房室传导阻滞

房室传导阻滞（atrioventricular block）指因房室交界区不应期延长所引起的房室间传导延迟或阻断。阻滞部位可发生在房室结、希氏束及束支等不同水平。

1. Ⅰ度房室传导阻滞心电图诊断要点 ① 心律规则。② 每个 P 波均伴有正常波形的 QRS 波。③ P-R 间期>0.20 s，一般在 0.24～0.40 s（图 100－15）。

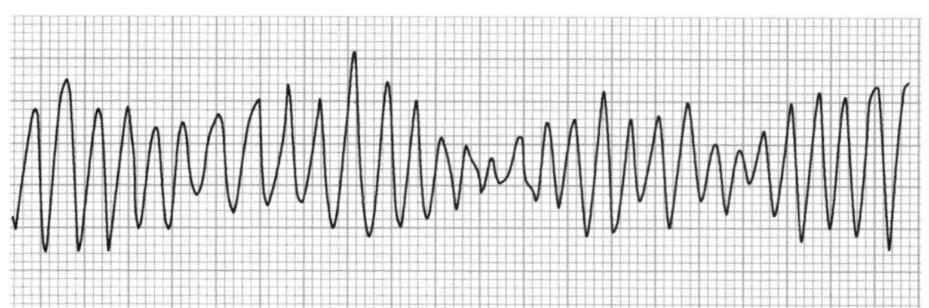

图 100－12 尖端扭转型室性心动过速

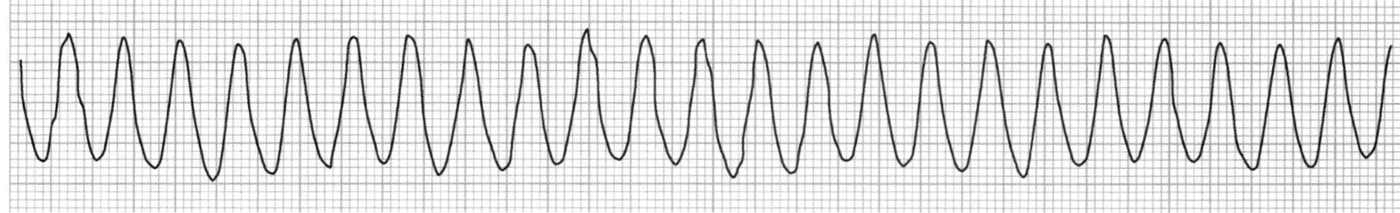

图 100－13 心 室 扑 动

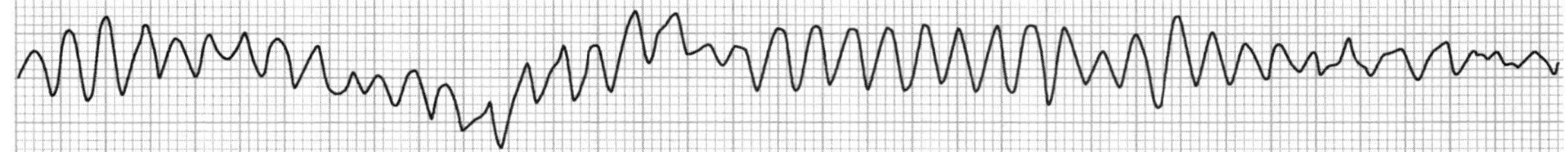

图 100－14 心 室 颤 动

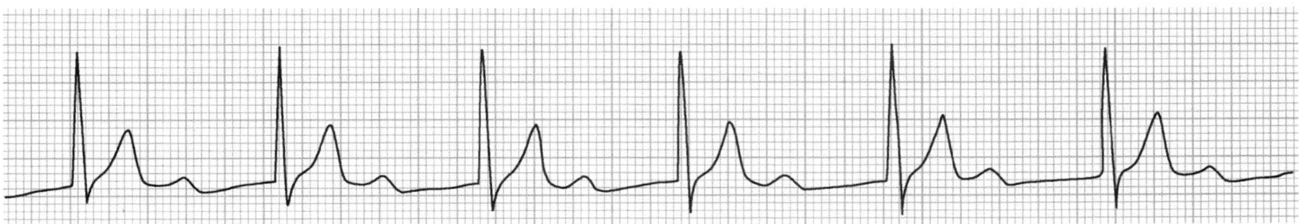

图 100－15 Ⅰ度房室传导阻滞

2. Ⅱ度Ⅰ型房室传导阻滞心电图诊断要点 ①心房率不受影响，心房律规则；心室律不规则，室率少于房率。② QRS 波正常。③ P-R 间期进行性延长终至脱漏，以后周而复始。④ 脱漏前后的 R-R 间期<2 倍前周期(图 100-16)。

3. Ⅱ度Ⅱ型房室传导阻滞心电图诊断要点 ① 带有多于一个的连续脱漏，而脱漏前的 P-R 间期可不延长或略有延长，但保持固定。② 通常一侧束支完全阻滞而对侧呈间断性传导中断，因此 QRS 波增宽，若阻滞部位在希氏束，QRS 正常(图 100-17)。

4. Ⅲ度房室传导阻滞心电图诊断要点 如发生在房室结，交界逸搏起搏点将启动心室除极，频率为每分钟 40～60 次，QRS 波形态正常；如发生在结下水平，则频率<40 次/min，QRS 波增宽，形态变异，此外可出现室性停搏(图 100-18，图 100-19)。

常见于急性下壁心肌梗死、病毒性心肌炎、急性风湿热、心肌病；严重低氧血症和酸中毒；低血钾和高血钾；传导系统退行性变，以及心脏手术损伤等。

若室率不慢，不需治疗，室率过慢或伴有血流动力学障碍，应积极治疗，静注阿托品 0.5～1.0 mg，必要时可重复或用异丙肾上腺素 2～8 μg/min 静脉输，异丙肾上腺素不推荐用于洋地黄中毒或急性心肌梗死的患者，可诱发室性心律失常和加重心肌缺血。必要时心脏起搏。皮质激素可治疗由急性心肌炎或其他感染、急性心肌梗引起的急性Ⅲ度房室传导阻滞，减轻传导系统的炎症。

五、Q-T 间期延长综合征

Q-T 间期是心室从除极到复极的时间，当心率在 60～100 次/min 时，Q-T 间期的正常值为 360～440 ms，QTc 是心率校准后的 Q-T 间期值，如 QTc>500 ms，或用药后 QTc 比基础值提高 60 ms，可因阻滞心肌离子通道，而引起 Q-T 间期延长。

Q-T 间期延长综合征(Q-T interval prolongation syndrome，LQTS)是指心脏离子通道异常引起心室复极障碍(复极延迟及复极不均匀)，折返易引起尖端扭

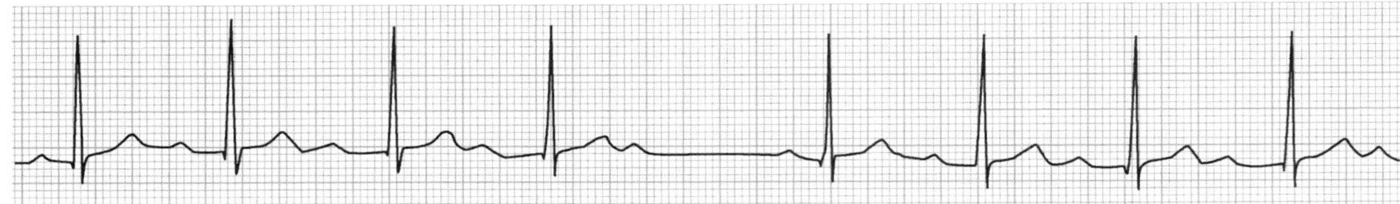

图 100-16 Ⅱ度Ⅰ型房室传导阻滞

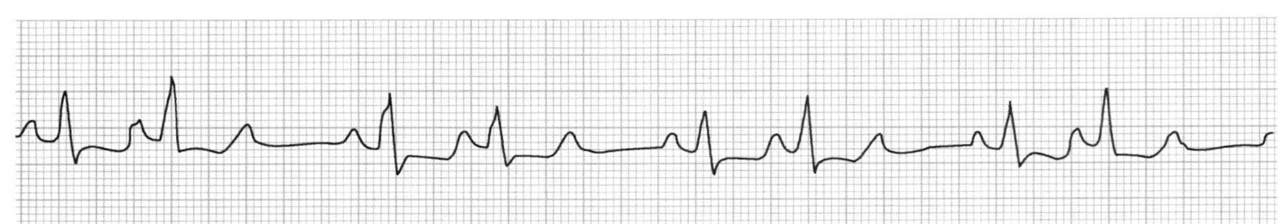

图 100-17 Ⅱ度Ⅱ型房室传导阻滞

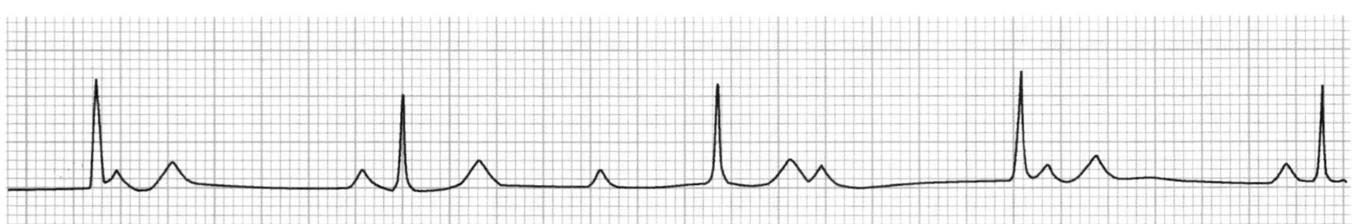

图 100-18 Ⅲ度房室传导阻滞

逸搏心律起源于房室交界区。

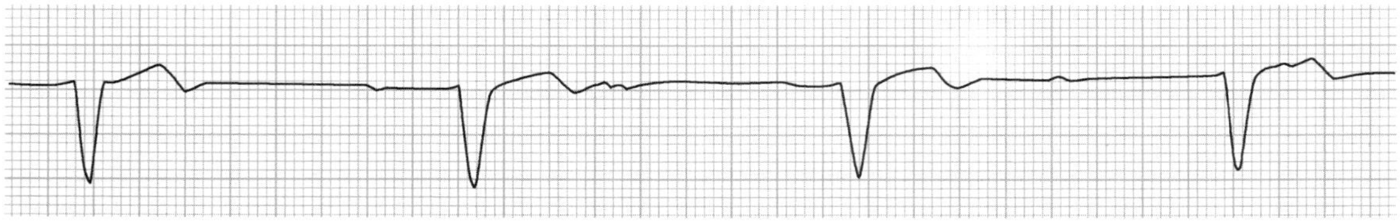

图 100-19 Ⅲ度房室传导阻滞

逸搏心律起源于心室。

转型室性心动过速(TDP),心电图特征为Q-T延长,T波及U波异常,可发生多形性室性心动过速、TDP、室颤,临床多表现为晕厥和心源性猝死。根据病因不同,LQTS分为继发性(获得性)和特发性(先天性)两型,其中前者多见。

(一) 先天性Q-T间期延长综合征(C-LQTS) C-LQTS是一种遗传性疾病,由于罕见的多基因编码突变而导致心肌细胞离子通道功能障碍而引起心肌复极延及不均的疾病(图100-20)。

(二) 继发性Q-T间期延长综合征(A-LQTS) A-LQTS多继发于药物,凡是能引起心肌复极延迟及复极不均匀、心电活动传导障碍等各种因素(如药物、电解质紊乱、心脏疾病等)均可导致A-LQTS(图100-21)。

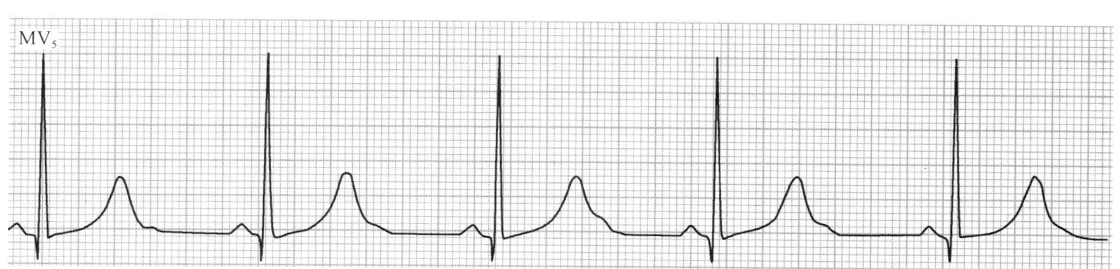

图100-20 先天性Q-T间期延长综合征

窦性心动过缓,Q-T间期延长达0.62 s。

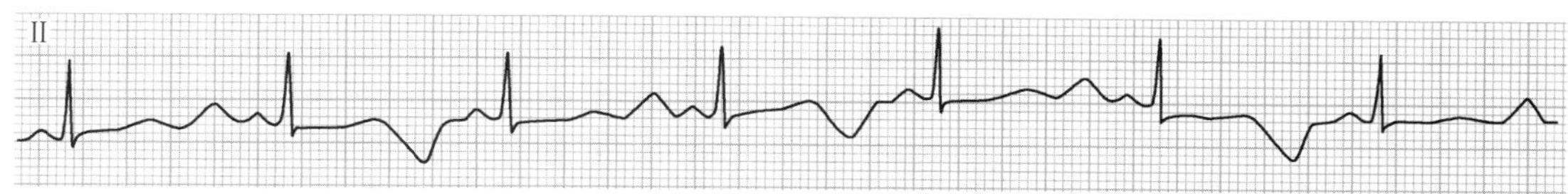

图100-21 继发性Q-T间期延长综合征

Q-T间期延长,U波电交替现象(直立与倒置交替)。

(三) LQTS的诊断 目前诊断LQTS主要依靠临床表现、家族史以及心电图改变,不明原因的晕厥和ECG上QTc延长。心脏结构正常的男性QTc>0.44 s、女性QTc>0.48 s伴有症状基本可以确诊。对于QTc处于临界值的患者(0.44 s<QTc<0.47 s),需进一步做运动试验及动态ECG检查以掌握尽可能多的患者信息。运动试验过程中,LQTS患者在运动末和(或)恢复早期会有Q-T间期的显著延长,而正常个体无此变化,借此可鉴别QTc处于临界值的个体。QTc多采用手动测量,通常选Ⅱ或V5导联来计算。Q-T间期为从QRS波起始到T波回到等电位线的结束点所用时间。T波回到等电位线后其后所跟随的U波不能算在Q-T间期内。Q-T间期及其R-R间期应计算至少3个连续心搏,取平均值。遗传学检测目前还只用做研究,由于技术的原因或可能存在其他致病基因,即使在最先进的研究室目前也只有50%的阳性检出率,但遗传学手段最终将成为临床诊断的金标准。

(四) LQTS患者的麻醉

1. 麻醉药对Q-T间期的影响

(1) 氟哌利多 2001年12月,美国FDA针对静注氟哌利多后出现的心搏骤停事件,并认为小剂量氟哌利多也可能因Q-T间期延长致心脏意外事件而提出“黑匣子”警告。近年来不少学者对此提出质疑,30多年的临床应用和研究表明,没有发现静注小剂量氟哌利多预防PONV有Q-T间期延长和心脏意外事件的报道。一般认为在具有尖端扭转型室性心动过速(TDP)倾向,多源性室性心律失常患者中应用氟哌利多易致心脏意外事件。静注氟哌利多后Q-T间期延长致心脏危险与个体易感性有关,如原发性Q-T间期延长综合征、心衰、心动过缓、电解质失衡、药物过量、忧郁、老龄、肝肾损害、低代谢状态等,可致Q-T间期值增加而引发与剂量有关的心脏意外事件危险。

(2) 吸入麻醉药 可增加Q-T间期。单独应用氟烷、恩氟烷、异氟烷和七氟烷对未给术前药的健康人行麻醉诱导和维持时,可使QTc延长超出正常值的上限。七氟烷抑制了Iκ通道,从而延长了心肌的动作电位。已诊断为LQTS并且术前服用β受体阻滞剂的患者使用吸入麻醉药时,发现七氟烷可使QTc进一步延长,恩氟烷和异氟烷麻醉时并发了室性早搏,形成二联律。因此,这三种吸入麻醉药可使Q-T间期延长。氟烷可缩短Q-T间期,地氟烷对Q-T间期的影响未见报道。七氟烷可引起多种室性心动过速(包括尖端扭转型室性心动过速)、心室纤颤并可延长C-LQTS患者的Q-T间期。一般认为,对C-LQTS或A-LQTS患者,七氟烷应慎用。

(3) 抗5-羟色胺止吐药(5-HT_3) FDA 2011年9月15日宣布,临床医师应避免对患有C-LQTS的患者使用抗呕吐药昂丹司琼(ondansetron,枢复宁),因为此药可能导致潜在致命的心律失常——尖端扭转型室性心动过速。④ 新斯的明所致的心动过缓可加重长间隙依赖型 TDP 的发生。因此,对长 QTs 的患者应避免使用。

2. 术前准备　维持水、电解质平衡,避免使用引起 Q-T 间期延长的药物。对诊断明确的 LQTS 患者术前应使用 β 受体阻滞剂使 Q-T 间期在正常范围。LQTS 患者交感神经的过度兴奋可诱发严重的心率失常,术前尽量减轻焦虑,降低交感神经的活性,可适当的给予抗焦虑药物。

3. 麻醉实施　全麻诱导时尽量保持平稳,避免麻醉过浅、高血压、心动过缓、心动过速、缺氧、低碳酸血症或高碳酸血症等。避免使用引起交感兴奋及 Q-T 间期延长的药物,可使用咪达唑仑降低交感活性,避免使用氯胺酮。吸入麻醉药物的选取取决于是否增加心脏对儿茶酚胺类药物的敏感性,一般认为异氟烷、恩氟烷及地氟烷可使用。应选取不刺激交感兴奋及组胺释放的肌松药,琥珀胆碱慎用,泮库溴胺会引起交感兴奋避免使用,其他非去极化肌松药物均不引起 Q-T 延长。

4. 苏醒过程　避免应用抗胆碱能药(如阿托品、格隆溴铵)和抗胆碱酯酶(如新斯的明),这类药物能够诱发 TDP。应保持患者平静,术后拔管可应用小剂量芬太尼及艾司洛尔预防恶性心律失常的发生。

5. 治疗　若发生 LQTS 应立即解除诱因,停止导致心室复极异常的药物。使用异丙肾上腺素 10～20 μg/min,控制心房或心室率在 100～120 次/min,可终止由于心动过缓引起 TDP。但异丙肾上腺素禁用于心绞痛、心肌梗死、高血压的患者。同时静脉滴注硫酸镁 2～3 g。

六、预激综合征

预激综合征(Wolff-Parkiason-White syndrome)是由于心房的冲动使整个心室或心室的某一部分提前激动,或心室的冲动使整个心房或心房的某一部分提前激动而引起的(图 100-22)。

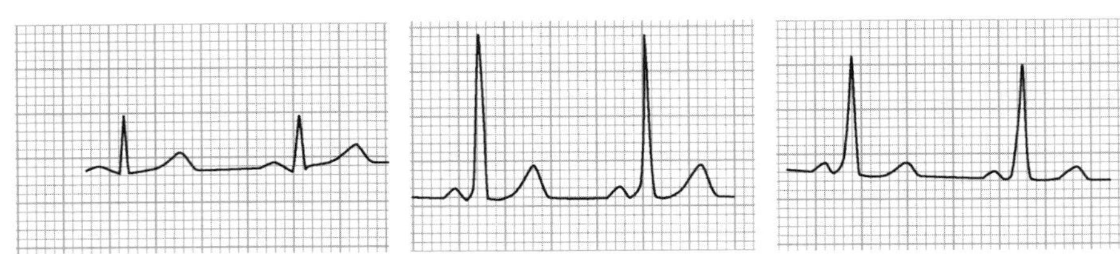

图 100-22　预激综合征

最常见的预激类型是心室预激伴有房室旁道,这些旁道由心房肌样肌束组成,几乎可存在于环绕房室环的任何部位。

此外,还有三种异常的通道。房室结旁道束,即 James 纤维连接心房与房室结下部或希氏束,Lown-Ganong-Levine 综合征即属此类。两种 Mahaim 纤维,包括从房室到心室的纤维称为结室纤维,和起源于希氏束或束支,附着于心室肌的纤维称为分支室纤维,结室连接时 P-R 间期可能正常或缩短,而 QRS 波群为融合波,分支室连接产生正常的 P-R 间期和固定的异常的 QRS 波群。

预激本身不引起症状,但常导致快速性室上性心律失常发作。发生的室上性阵发性心动过速与一般阵发性室上性心动过速相似。发生心房颤动或心房扑动时,心室率可快达 220～360 次/min,而导致休克、心力衰竭,甚至猝死。

预激由房室旁道顺行传导引起,心电图特征为:① P-R 间期缩短(<0.12 s)。② QRS 波群升支起始部粗钝(delta 波)。③ QRS 波群增宽的典型心电图改变。这种图形代表通过旁道的和通过希氏-浦肯野系统的心室除极的融合,其变形程度由各系统相应的除极作用决定。对怀疑预激综合征的患者行电生理检查的目的在于:① 进一步证实诊断。② 确定旁道的起源。③ 证明旁道对心律失常发生的作用。④ 确定旁道的不应期。⑤ 选择正确的治疗措施。

心室预激患者可能无症状或偶然有快速心律失常而不伴有明显的症状。这些患者不需要电生理检查或治疗。如患者有频繁的快速心律失常发作并引起明显的症状,应给予治疗。若心电图显示 QRS 波正常,P-R 间期规则,心率约 200 次/min,应考虑为反复性心动过速,其治疗与一般室上性心动过速相同,可选用维拉帕米、普罗帕酮、ATP 或洋地黄等,若 QRS 波群异常而 R-R 间期显著不规则,则应疑及预激合并房颤,则应选用普罗帕酮,而禁用异搏定、洋地黄和 ATP,因后三者可缩短旁道不应期而加速旁路传导,甚至发生室颤。对于经常发作室上性心动过速,症状明显者,术前宜行电生理检查明确旁道部位后用电消融术、射频消融术或外科手术治疗。

预激综合征的麻醉处理重点是防止心律失常。术前镇静,麻醉前适当扩容。麻醉方案要求是降低或避免一切增加交感神经系统活性的因素。因此应该避免浅麻醉下操作,避免高碳酸血症、酸中毒及缺氧。硬膜外阻滞要求严密监护,局麻完善,小量分次用药避免平面过广。全麻维持用吸入麻醉药。吸入麻醉药具有增加旁路不应期的作用。阿片类、丙泊酚以及苯二氮䓬类药对传导影响很小都可选用。氯胺酮和泮库溴铵因其增加交感紧张性应避免。

准备好预激综合征心动过速发作时的治疗药物。腺苷作用时间短，常用于治疗阵发性室上性心动过速。普鲁卡因胺可增加不应期，减少经旁路的传导，还可以终止阵发性室上性心动过速和房颤，是最有效的药物。胺碘酮可减慢传导。β受体阻滞剂可用于控制心室率。地高辛和维拉帕米在房颤和房扑时禁用，可引起心室率增快。作为最严重时的手段，要备有除颤器，必要时可以电复律。

第四节 围术期心律失常的电学治疗

由于抗心律失常药物有致心律失常和抑制心脏功能的不良反应，近年来应用非药物治疗心律失常方法逐渐增多(详见第一〇七章)。

一、临时起搏

临时起搏主要治疗对药物反应较差的缓慢型心律失常，包括：① 冠心病患者心肌梗死后引起的心动过缓，心率<50 次/min，阿托品治疗无效。② 不完全和完全性房室传导阻滞。③ 高血钾引起的心脏阻滞。④ 心脏手术后心动过缓或房室传导阻滞。胸壁外起搏通常用于心肺复苏后心动过缓及房室传导阻滞，以及麻醉和手术时的“保护性”应用或其他起搏功能突然失效时急用。文献报道成人平均为 63±14 mA，不管电极大小，所需能量平均为 0.12±0.01 J。但胸壁外起搏对有些患者效果不好，而且是非生理性的，但如创伤性起搏没有应用，非创伤性经皮胸壁外起搏应尽早应用，食管内心脏起搏效果较好。

二、超速抑制

应用超过患者心率的快速频率，抑制心房扑动或阵发性室上性心动过速。有专用于抗快速心律失常的起搏器，能自动进行快速心律失常的治疗。

三、电转复术

包括电复律(同步电休克)和电除颤(非同步电休克)，都是应用高能量的电容器放电，使全部或绝大部分心肌纤维瞬间去极化，造成心脏非常短暂的停搏，然后心脏窦房结或心脏其他自律性高的起搏点重新主导心脏节律。同步复律用于治疗房颤和房扑、室上性心动过速、预激综合征伴心动过速以及病情危急、心电图无法识别的快速心律失常。除颤主要用于治疗心室颤动和扑动。使用时应注意：① 胸外除颤时电极应安放在正确位置。② 主张从大能量开始，成人胸外 360 J，小儿 2 J/kg，胸内成人 15～30 J 或 20～40 J，小儿 5～20 J。但若心脏肥大，应适当加大能量，有时可高至 50～60 J。③ 可与药物一起配合应用。

第五节 心律失常治疗药

目前临床应用的抗心律失常药已有 50 种以上，常按药物对心肌细胞动作电位的作用来分类(Vaugham Williams 法)(表 100－1)。

一、第一类抗心律失常药

又称膜抑制剂，有膜稳定作用，能阻滞钠通道，抑制 0 相去极化速率，并延缓复极过程。又根据其作用特点分为三组。I_A 组对 0 相去极化与复极过程抑制均强。I_B 组对 0 相去极化及复极的抑制作用均弱；I_C 组明显抑制 0 相去极化，对复极的抑制作用较弱。

二、第二类抗心律失常药

即β受体阻滞剂，其间接作用为β受体阻滞作用，而直接作用系细胞膜效应。具有与第一类药物相似的作用机制。代表药物有普萘洛尔、阿替洛尔、美托洛尔、氧烯洛尔(心得平)、阿普洛尔(心得舒)和吲哚洛尔(心得静)。

三、第三类抗心律失常药

指延长动作电位间期药物，可能通过肾上腺素能效应而起作用。具有延长动作电位间期和有效不应期的作用。代表药物有溴苄铵、胺碘酮。

表 100－1 抗心律失常药的分类

分类	作用	作用靶位	EGG 变化	药物
Ⅰ$_A$	降低 0 相除极速率	Na^+ 和 K^+ 通道	QRS 和 Q－T 延长	普鲁卡因胺、奎尼丁、胺碘酮
Ⅰ$_B$	降低 0 相除极速率	Na^+ 通道	QRS 不变或缩短	利多卡因、苯妥英钠、美西律
Ⅰ$_C$	降低 0 相除极速率	Na^+ 通道(强)	QRS 轻度延长	普罗帕酮
Ⅱ	抑制 4 相自动除极，间接阻滞 Ca^{2+} 通道	$β_1$ 受体	P－R 延长	艾司洛尔、胺碘酮
Ⅲ	阻止 K^+ 外流	K^+ 通道	QRS 和 Q－T 延长	胺碘酮、溴苄胺
Ⅳ	抑制 Ca^{2+} 内流	Ca^{2+} 通道	P－R 延长	维拉帕米、地尔硫䓬、胺碘酮、腺苷、腺苷三磷酸

四、第四类抗心律失常药

为钙通道拮抗剂，主要通过阻断钙离子内流而对慢反应心肌电活动超抑制作用。代表药物有异搏定、硫氮䓬酮、心可定等。

五、第五类抗心律失常药

即洋地黄类药物，其抗心律失常作用主要是通过兴奋迷走神经而起作用的。代表药物有毛花苷丙、毒毛花苷 K 和地高辛等。

药物治疗快速心律失常则选用减慢传导和延长不应期的药物，如迷走神经兴奋剂(新斯的明、洋地黄制剂)、拟交感神经药间接兴奋迷走神经(去氧肾上腺素)或抗心律失常药物(表 100－2)。药物治疗缓慢心律失常一般选用增强心肌自律性和(或)加速传导的药物，如拟交感神经药(异丙肾上腺素等)、迷走神经抑制药物(阿托品)或碱化剂(克分子乳酸钠或碳酸氢钠)(表 100－3)。特殊心律失常的药物治疗见表 100－4。

表 100－2 常用抗快速心律失常药

药物	药理作用	药动学	适应证	禁忌证	剂量和用法
利多卡因(Ⅰ$_B$类)	1. 降低浦肯野纤维自律性 2. 缩短动作电位时程 3. 4 相除极速率下降，减慢传导 4. 降低后除极电位幅度	静注 5 min 血药达高峰，维持 15～30 min，有效血药浓度 3～5 μg/ml。半衰期 90～120 min，72%肝代谢，＜10%经肾排出	1. 主要用于室性心律失常 2. 尤其适用于急性心肌缺血或心梗引起的心律失常		静注 1～2 mg/kg，以后 2～4 mg/min 维持，总量＜1 500 mg/24 h
美西律(Ⅰ$_B$类)	抑制除极速率而不改变静息电位或动作电位时程，其他作用与利多卡因类似	静注 1～2 min 见效，有效血药浓度 0.5～2.0 μg/ml，半衰期 10～11 h，主要肝代谢，10%经肾排出	1. 有症状的室性心律失常 2. 难治性心律失常 3. 强心苷中毒的心律失常	1. 房室传导阻滞 2. 未经洋地黄化的房颤或房扑	静注 250 mg，然后 500 mg，1 次/6 h
苯妥因(Ⅰ$_B$类)	1. 降低窦房结和浦肯野纤维自律性 2. 缩短不应期 3. 抑制和降低心肌应激性	口服 8～12 h 血药达高峰，半衰期22～24 h。有效血药浓度 10～12 μg/ml，主要肝代谢	特别适用于强心苷中毒所致的各种心律失常	低血压、心动过缓、房室阻滞、严重心肝肾衰竭、孕妇	缓慢静注 50～100 mg，每隔 15 min 可重复 1 次，最大量 10～15 mg/kg
普罗帕酮(心律平)(Ⅰ$_C$类)	1. 降低 0 相最大上升速率，减慢传导 2. 轻度延长动作电位时程和有效不应期 3. 中度 β 受体受体和钙离子拮抗作用	静注 2～3 min 起效，有效血药浓度 0.2～3.0 μg/ml，半衰期 8 h，主要肝代谢	1. 室上性或室性心动过速或异位搏动 2. 预激综合征 3. 复律后室颤	1. 心衰、严重低血压和心动过缓、心内传导阻滞及病窦 2. 严重 POCD	静注 1～2 mg/kg，或 70 mg 稀释于葡萄糖液 20 ml 中，5～10 min 注完

续 表

药 物	药理作用	药动学	适应证	禁忌证	剂量和用法
艾司洛尔（Ⅱ类）	降低窦房结自律性和房室结传导性	静注利用率高，消除半衰期 9 ～10 min，主要由红细胞水解消除，并经肾排出	1. 室上性快速心律失常 2. 急性心梗和不稳定性心绞痛 3. 高血压	严重心动过缓和房室传导阻滞、心衰、POCD	静注 0.5～1 mg/kg，然后 50～200 μg/(kg・min)维持
胺碘酮（乙胺碘呋酮）（Ⅲ类）	1. 降低窦房结自律性，抑制浦肯野纤维和房室结传导 2. 延长动作电位和有效不应期 3. 非竞争性 α 和 β 受体阻滞作用	静注 5～10 min 见效，有效血药浓度 1.0～2.5 μg/ml，半衰期 10～11 h，主要肝代谢	最有效的抗心律失常药之一，可治疗难治性的房性或室性心律失常	1. 窦房、房室或室内传导阻滞 2. 碘过敏、孕妇或哺乳期妇女	静注 2～3 mg/kg，20 min 内注完，然后静脉持续输注24 h至可用至 900～1 200 mg
溴苄胺（Ⅲ类）	1. 延长动作电位和有效不应期，阻止折返 2. 降低损伤区和正常组织间膜电位差别，提高传导速度和室颤阈值	静注 15 min 起效，4 h作用最强，有效血药浓度 0.5～1.5 μg/ml，半衰期 5～10 h，主要以原型经肾排出	室性心动过速、室颤，尤其是经历除颤和心外按压的患者		静注 5～10 mg/kg，总量 20～30 mg/kg；维持 5 mg/kg，每 6 h 1 次或 1～2 mg/kg 滴注
维拉帕米（异搏定）（Ⅳ类）	1. 降低窦房结自律性 2. 抑制房室结传导 3. 抑制延迟后除极	静注 1～3 min 生效，有效血药浓度 80～100 μg/ml，半衰期 3～5 h，主要肝代谢	1. 室上性心律失常 2. 心绞痛和高血压	1. 房室阻滞、房颤并预激、心源性休克或哮喘 2. 已用β拮抗剂	静注 5 μg/(kg・min)，或 2 mg 稀释至 20 ml 缓慢静注
腺苷（Ⅳ类）	开放钾通道，除极细胞膜，取消钙离子通道开放所需膜极性，抑制窦房结的自律性和房室传导广		1. 室上性心律失常及房室折返性心动过速 2. 儿童阵发性室上性心动过速	1. Ⅱ～Ⅲ度房室传导阻滞及病窦综合征 2. 药物过敏者	腺苷 6 mg，静注完，如需可再次给药 6～12 mg；腺苷三磷酸(ATP) 10～20 mg 缓注
毛花苷丙（西地兰）	降低窦房结自律性和房室结传导，降低心房肌应激性小	静注 10～30 min 起效，1～3 h 达高峰，3～6 d 药效消失	1. 室上性快速心律失常 2. 快速房颤或房扑 3. 中、重度收缩性心衰	1. 洋地黄中毒 2. 肥厚梗阻性心肌病伴心衰 3. 房室阻滞	0.2～0.4 mg 稀释到 20 ml 静注，必要时重复，总量 1.0～1.2 mg
硫酸镁	1. 纠正低镁，降低自律性和传导，阻止折返 2. 降低兴奋性		1. 室上性心动过速 2. 洋地黄中毒、低钾性心律失常 3. 室性心动过速或尖端扭转室性心动过速		1.0～2.5 g 稀释至 20～40 ml 缓慢静注，或 2.5 g 加入 500 ml 葡萄糖液静滴

表 100－3 常用抗缓慢心律失常药

药 物	适应证	剂量和用法	主要不良反应
异丙肾上腺素	高度或完全房室传导阻滞、病窦综合征、尖端扭转型室性心动过速	静注 2～8 μg，或加入 5%葡萄糖液静脉输注 2～8 μg/min	头痛、眩晕、震颤、皮肤潮红、恶心、心绞痛加重、快速心律失常
麻黄碱	高度或完全房室传导阻滞	静注 5～15 mg/次，可追加总量为 30 mg	神经过敏、眩晕、失眠、快速心律失常、高血压

续 表

药　　物	适 应 证	剂 量 和 用 法	主要不良反应
肾上腺素	高度或完全房室传导阻滞、心搏骤停	静注 2～8 μg/min，或加入 5%葡萄糖液静脉输注 2～8 μg/min	神经过敏、面色苍白、震颤、高血压、快速心律失常
阿托品	病窦综合征、房室传导阻滞	0.5～1 mg 肌注或静注	口干、眩晕、尿潴留、青光眼加重、快速心律失常
克分子乳酸钠	酸中毒或高血钾引起的房室传导阻滞、心搏骤停	快速静脉滴入 25～50 ml，继而 5～7 ml/kg，在数小时内滴完	心衰、碱中毒、低血钾、快速心律失常

表 100－4　特殊心律失常的药物治疗

特殊心律失常类型	药　　物	剂量和用法	注 意 事 项
LQTS 伴严重室性心律失常	首选 β 受体阻滞剂：艾司洛尔	0.5 mg/kg 静注，50～200 μg/kg/min 静滴	与其他室性心律失常治疗不同
	左侧星状神经节阻滞		
尖端扭转性室性心动过速	异丙肾上腺素	0.5 mg 加入葡萄糖液静注，2～8 μg/min	奎尼丁禁用
	阿托品	1 mg，间隔 2～3 min 可重复	
	胺碘酮	2～3 mg/kg 缓注，后 900 mg 静滴	
	硫酸镁	1.0～2.5 g 稀释至 20～40 ml 缓慢静推，或 2.5 g 加入 500 ml 葡萄糖液静注	
预激综合征伴快速室上性心律失常	同步直流电复律 胺碘酮 普鲁卡因胺	 150 mg 静注，1 mg/min 静滴 100 mg 静注，以后 2～6 mg/kg 静滴	伴房颤或房扑且循环障碍时，宜尽快电复律；洋地黄、维拉帕米和普萘洛尔禁用
	普罗帕酮	1～2 mg/kg 静注	
	利多卡因	1～2 mg/kg 静注，以后 2～4 mg/min 静滴	

（杭燕南　皋　源　赵贤元）

参考文献

[1] Feeley TW. Management of perioperative arrhythmias[J]. J Cardiothorac Vasc Anesth, 1997, 11: 10－15.

[2] Atlee JL. Perioperative cardiac dysrththmias[J]. Anesthesiology, 1997, 86: 1397－1424.

[3] Mclean RM. Magnesium and its therapeutic uses: a review [J]. A M J Med, 1994, 96: 63－76.

[4] Hikasa Y, Okaba C, Takasa K, et al. Ventricular arrhythmogenic dose of adrenaline during sevoflurane, isoflurane, and halothane anaesthesia either with or without ketamine or thiopentone in cats[J]. Res Vet Sci, 1996, 60: 134－137.

[5] Naguib K, Osman H, Shams A, et al. The safety and efficacy of desflurane[J]. Middle East J Anesthesiol, 1997, 14: 33－44.

[6] Johanneson GP, Floren M, Lindahl SG. Sevoflurane for ENT-surgery in children. A comparison with halothane[J]. Acta Anaesthesio Scand, 1995, 39: 546－550.

[7] 卢才义. 临床心律失常学[M]. 北京：中国医药科技出版社，1993.

[8] 孙亚青，于晓鹏，张进. 射频消融术治疗快速型心律失常的现状和进展[J]. 现代医药卫生，2006，22：2813－2814.

[9] 方全. 射频消融治疗快速心律失常[J]. 中国全科医学，2004，7：685－686.

[10] 王吉耀. 内科学[M]. 北京：人民卫生出版社，2001.

[11] Alex G. 心胸外科并发症的预防与处理[M]. 易定华，译. 西安：第四军医大学出版社，2005.

[12] 杭燕南，邓小明，王祥瑞. 围术期心血管治疗药[M]. 上海：世界图书出版公司，2008.

[13] Fuster V, Ryden LE, Cannon DS, et al. ACC/AHAESC

2006 guideline for the management of patients with atrial fibrillation[J]. Circulation, 2006, 114: 700 - 775.

[14] Burris JM, Subramanian A, Sansgiry S et. al. Perioperative atrial arrhythmias in noncardiothoracic patients: a review of risk factors and treatment strategies in the veteran population [J]. Am J Surg, 2010, 200: 601 - 605.

[15] Evers AS. Anesthetic pharmacology (basic priciole and clinical practice)[M]. USA: Cambridge university press, 2011.

第一〇一章 围术期肺栓塞

肺栓塞（pulmonary embolism，PE）是各种栓子阻塞肺动脉引起的肺循环和呼吸功能障碍的临床和病理生理综合征，包括血栓性肺栓塞症、脂肪栓塞综合征、空气栓塞、羊水栓塞、肿瘤栓塞等。PE并非少见病，西方国家发病率位于高血压和冠心病之后，是第三位的血管性疾病，且死亡率高，仅次于肿瘤和心肌梗死。最新研究表明，全球每年确诊的静脉血栓患者约数百万人。美国每年静脉血栓发生例数>65万，在致死性病例中，约60%的患者被漏诊，只有7%得到及时正确的诊断与治疗。我国目前缺乏PE发病的准确资料，但近年来报道的例数不断增加，不仅局限于内科，而且涉及骨科、心胸外科、妇产科、腹部外科、整形外科等多个临床手术科室。PE发病过程隐匿或突然，临床表现缺乏特异性，从无症状或呼吸循环功能不全到猝死，是围术期高危的并发症之一，应引起麻醉医师的充分关注和认识。在围术期及时正确地预防和诊治PE，对于降低患者死亡率，提高和保障麻醉手术安全，具有重要意义。

第一节 肺血栓栓塞症

肺血栓栓塞症（pulmonary thromboembolism，PTE）是指来自静脉系统或右心腔的血栓阻塞肺动脉或其分支所致疾病，以肺循环和呼吸功能障碍为主要临床表现和病理生理特征，占肺栓塞的绝大部分，通常所称的PE即指PTE。深静脉血栓形成（deep venous thrombosis，DVT）是PTE栓子的主要来源，脱落后随血流循环进入肺动脉及其分支。由于PTE与DVT在发病机制上存在相互关联，是同一种疾病病程中两个不同阶段的不同临床表现，因此统称为静脉血栓栓塞症（venous thromboembolism，VTE）。

一、病因

任何引起血流速度减慢、血管内皮损伤和血液高凝状态（Virchow三要素）的原因都是PTE的危险因素。这些因素单独存在或者相互作用，对于PTE的发生有重要的意义。

1. 原发性危险因素　由遗传变异引起，包括凝血、抗凝和纤溶在内的各种遗传性缺陷，如抗凝血酶Ⅲ缺乏、先天性异常纤维蛋白原血症、蛋白S缺乏、蛋白C缺乏、纤溶酶原缺乏、纤溶酶原激活物抑制因子过量、凝血酶原基因变异、Ⅶ因子缺乏、Ⅴ因子突变等。

2. 继发性危险因素　后天的多种病理生理异常引起，按强度分为高危、中危和低危因素。

(1) 高危因素　骨折、髋或膝关节置换、大型普外科手术、大的创伤、脊髓损伤。

(2) 中危因素　关节镜膝部手术、中心静脉置管、化疗、慢性心衰或呼吸衰竭、雌激素替代治疗、恶性肿瘤、口服避孕药、瘫痪、妊娠和（或）产后、既往VTE病史、易栓倾向。

(3) 低危因素　卧床>3 d、长时间旅行静坐不动、高龄、腔镜手术、肥胖、静脉曲张。

骨科大手术是PTE的极高危因素，手术操作、体位改变、置入骨水泥、使用下肢驱血带、止血带放气等可引起血管损伤或血栓脱离；手术创伤和应激反应使患者呈现高凝状态；术前活动减少、术中静止不动和长时间手术、术后制动和长期卧床及围术期低血压使血流缓慢等原因均可引发PTE。

二、病理生理

PTE的血栓来源于下腔静脉径路、上腔静脉径路和右心腔，其中大部分来源于下肢深静脉，从腘静脉上端到髂静脉段的血栓占50%～90%。盆腔静脉丛亦是血栓的重要来源。置入颈内和锁骨下静脉导管、静脉内化疗等使来源于上腔静脉径路的血栓较以前增多。右心腔来源的血栓所占比例较小。双侧或多部位栓塞较常见，右肺多于左肺，下叶多于上叶。血栓的大小、数量、进入循环的速度、是否同时存在心肺疾病等影响PTE的发病过程和严重程度，一方面通过血栓的机械阻塞作用影响循环呼吸功能，另一方面通过心脏和肺的反射效应以及神经体液因素等导致多种病理变化。

(一) 对循环的影响

1. 肺动脉高压　血栓的机械阻塞和神经-体液因素是肺动脉高压的基础。血栓小且数目少，血流动力学改变不明显。如肺血管床阻塞＞30%时，肺动脉压开始升高，肺血管床丧失＞75%时，引起严重的肺动脉高压、右心衰、休克甚至猝死。PTE时受损的肺血管内皮细胞、血栓中活化的血小板及中性粒细胞等释放血栓素 A_2、5-羟色胺、内皮素、血管紧张素Ⅱ等引起肺血管痉挛，加重肺动脉高压。急性PTE后血栓未完全溶解，或反复发生PTE则可能形成慢性血栓栓塞性肺动脉高压(CTEPH)和慢性肺心病。

2. 右心功能障碍　肺动脉高压引起右心室后负荷增加，右心室每搏做功增加。在栓塞早期，由于心肌收缩力和心率的代偿作用维持血流动力学相对稳定。随着右心室后负荷的进一步增加，右心室舒张末期压力显著升高，心排血量明显下降，右心室压升高，右心房扩大，体循环淤血，出现急性肺源性心脏病。

3. 左心功能障碍　肺循环堵塞后回流至左心房的血液减少，右心扩大致室间隔左移，左心室功能受损，心排血量下降，体循环低血压或休克。主动脉内低血压和右心房压升高，使冠状动脉灌注压下降，心肌血流减少，加之PTE时心肌耗氧增加，出现心肌缺血，心肌梗死，心源性休克甚至死亡。

(二) 对呼吸的影响　栓塞部位肺血流减少，肺泡无效腔量增大，肺内血流重新分布，通气/血流比例失调；右房压升高可引起卵圆孔开放，产生心内右向左分流；神经体液因素使支气管收缩，毛细血管通透性增高，间质和肺泡内液体增多或出血，肺泡表面活性物质生成减少导致肺泡萎陷，肺不张，肺内分流增加；如累及胸膜，则可出现胸腔积液。以上因素导致呼吸功能不全，出现低氧血症、代偿性过度通气或通气不足。由于肺组织同时接受肺动脉、支气管动脉和肺泡内气体弥散三重氧供，故PTE时较少出现肺梗死。

三、临床表现

80%以上PTE患者没有任何症状而被临床忽略。有症状的患者也缺乏特异性，临床表现轻重不一，严重者呼吸困难、发绀、昏厥、猝死，可迅速死亡。

1. 呼吸困难　不明原因的呼吸困难或气促，活动后明显，80%～90%有此表现。

2. 胸痛　发生率40%～70%。多为胸膜痛，4%～12%患者表现为心绞痛样痛。

3. 咯血　发生率11%～30%，咯血量不多，大咯血少见。呼吸困难、胸痛和咯血是PTE典型的三联征，但仅见于约20%的患者。

4. 其他症状　晕厥可为PTE的唯一或首发症状；烦躁不安、惊恐甚至濒死感；咳嗽、心悸等。

5. 体征　呼吸增快、发绀、肺部湿啰音或哮鸣音，肺血管杂音，胸膜摩擦音或胸腔积液体征。循环系统体征有心动过速，低血压甚至休克。颈静脉充盈或异常搏动，P2亢进或分裂，三尖瓣区收缩期杂音。可有低至中等度发热，少数有38℃以上高热。

6. DVT的症状和体征　考虑PTE的同时，需注意是否存在DVT。其表现为双下肢非对称性水肿；周径增粗、双侧下肢周径相差1 cm以上有临床意义；疼痛或压痛；浅静脉扩张；皮肤色素沉着甚至溃烂。但有半数以上的DVT患者无自觉症状或明显体征。

四、辅助检查

1. 血气分析与呼气末 CO_2 分压($P_{ET}CO_2$)　常表现为低氧血症、低碳酸血症、肺泡-动脉血氧分压差增大及呼吸性碱中毒。全身麻醉患者发生PTE可出现低氧血症、$PaCO_2$ 升高和 $P_{ET}CO_2$ 降低。

2. *D*-二聚体　是交联纤维蛋白在纤溶系统作用下产生的可溶性降解产物，急性PTE时升高，诊断PTE的敏感性为92%～100%，特异性为40%～43%，外伤、肿瘤、炎症、手术等 *D*-二聚体也可增高。酶联免疫吸附法(ELISA法)是较为可靠的检测方法，主要价值在于排除PTE。若＜500 μg/L可排除低度可疑的PTE，高度可疑PTE无论血浆 *D*-二聚体结果如何，都不能排除。此外，*D*-二聚体也能帮助判断DVT复发及溶栓疗效。

3. 心电图　无特异性，常表现为胸前导联T波倒置，部分病例可出现 $S_{I}Q_{III}T_{III}$(即Ⅰ导联S波加深，Ⅲ导联出现Q/q波及T波倒置)，完全或不完全性右束支传导阻滞，肺型P波，电轴右偏等。大面积急性PTE最相关的心电图表现为胸前导联T波倒置。21分心电图积分系统(表101-1)可评估PTE严重程度，心电图积分≥3分提示灌注缺损＞50%(敏感性70%，特异性95%)，但对急性轻中度PTE(灌注缺损30%～50%)的应用价值有限。

表101-1　21分心电图积分系统

心电图表现	分值
心动过速(＞100次/分)	2
不完全性右束支传导阻滞	2
完全性右束支传导阻滞	3
V_1～V_4 导联T波倒置	5
V_1 导联T波倒置(mm)	
＜1	0
1～2	1
＞2	2
V_2 导联T波倒置(mm)	
＜1	1

续 表

心电图表现	分 值
1～2	2
>2	3
V_3 导联 T 波倒置(mm)	
<1	1
1～2	2
>2	5
Ⅰ导联 S 波	0
Ⅲ导联 Q 波	1
Ⅲ导联 T 波倒置	1
$S_{Ⅰ}Q_{Ⅲ}T_{Ⅲ}$ 综合波	2

4. 胸片　多有异常表现,但缺乏特异性,肺动脉高压征象如肺动脉段凸出、右下肺动脉干增宽,右心室扩大,肺缺血征象如肺纹理稀疏、纤细等对 PTE 有一定诊断价值。

5. 超声心动图　在提示诊断和除外其他心血管疾患方面有重要价值。直接征象是在肺动脉近端或右心腔看到血栓,若患者临床表现符合 PTE,可直接明确诊断。间接征象多是右心负荷过重的表现,如右心室壁局部运动幅度下降,右心室、右心房扩大,三尖瓣反流速度增快,肺动脉干增宽等。

6. 下肢超声　对怀疑 PTE 患者应检测有无下肢 DVT。除常规下肢静脉超声外,对可疑患者推荐行加压静脉超声成像(compression venous ultrasonography, CUS)检查,即通过探头压迫观察等技术诊断下肢静脉血栓形成,静脉不能被压陷或静脉腔内无血流信号为 DVT 的特定征象。

7. 核素肺通气/灌注扫描(ventilation-perfusion ratio, V/Q)　目前临床上广泛应用的无创检测方法,典型征象是与通气显像不匹配的肺段分布灌注缺损,对诊断亚段以下 PTE 具有特殊意义。但特异性不高,肺部炎症、肺部肿瘤、慢性阻塞性肺疾病等均可造成局部通气血流失调。

8. 多排螺旋 CT　多排螺旋 CT 为无创检查方法,扫描速度快、图像清晰,敏感性为 90%,特异性为 78%～100%,已取代肺动脉造影成为诊断 PTE 的一线方法。可直观判断肺动脉栓塞的程度及范围。直接征象是各种形态的充盈缺损,间接征象为磨玻璃影、肺不张、肺实变影、肺动脉扩张、胸腔积液、心包积液等。多排螺旋 CT 的应用进一步提高了其在 PTE 中的诊断价值。低危患者如果 CT 结果正常,即可排除 PTE;高危患者如果 CT 显示段或段以上血栓,能确诊 PTE。

9. 磁共振成像(MRI)　适用于碘造影剂过敏的患者,对肺段以上肺动脉内栓子诊断的敏感性和特异性较高,对外周 PTE 诊断价值有限。扫描速度慢,费用高,目前不推荐在 PTE 诊断中常规使用。

10. 肺动脉造影　诊断 PTE 的"金标准",表现为栓塞血管腔内充盈缺损或完全阻塞,外周血管截断或枯枝现象。但其为有创性检查,伴有血管损伤、出血、心律失常等并发症,需严格掌握其适应证。

五、诊断

对存在危险因素,特别是存在多个危险因素的患者,需警惕 PTE 的发生。高危病例出现不明原因的呼吸困难、胸痛、晕厥和休克或伴有单侧或双侧不对称性下肢肿胀、疼痛等对诊断具有重要的提示意义。心电图、胸片、动脉血气分析和 *D*-二聚体(ELISA 法)有助于初步诊断。若超声发现下肢深静脉血栓增加诊断 PTE 的可能性。对疑诊病例合理安排核素肺通气/灌注扫描、CT、MRI、肺动脉造影等检查可进一步明确 PTE 诊断。

1. 可疑高危 PTE 的诊断策略　高危 PTE 患者存在低血压或休克,随时有生命危险,需要尽快作出诊断。对于高度不稳定患者,或不能进行其他检查,根据超声结果可诊断 PTE。若支持治疗后病情稳定,行多排螺旋 CT 常可确诊(图 101-1)。病情不稳定的患者经导管进行肺动脉造影死亡风险高,不建议应用。

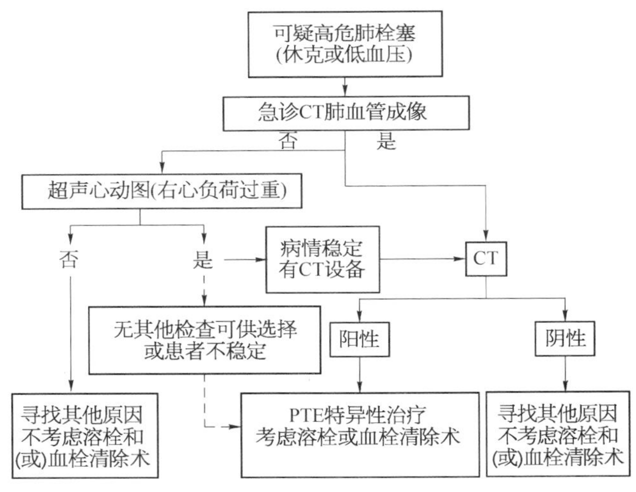

图 101-1　可疑高危 PTE 的诊断程序

2. 可疑非高危 PTE 的诊断策略　绝大多数的可疑非高危 PTE 可能并非 PTE,因此 CT 不作为这类患者的一线检查。经过合理的血浆 *D*-二聚体测定,结合临床可能性可以排除约 30%(图 101-2)。

3. 全身麻醉患者的诊断策略　若出现 $P_{ET}CO_2$ 下降,而 $PaCO_2$ 明显升高(动态观察),结合临床表现及辅助检查,尤其是超声心动图显示有右心功能不全的表现,即可诊断为 PTE。

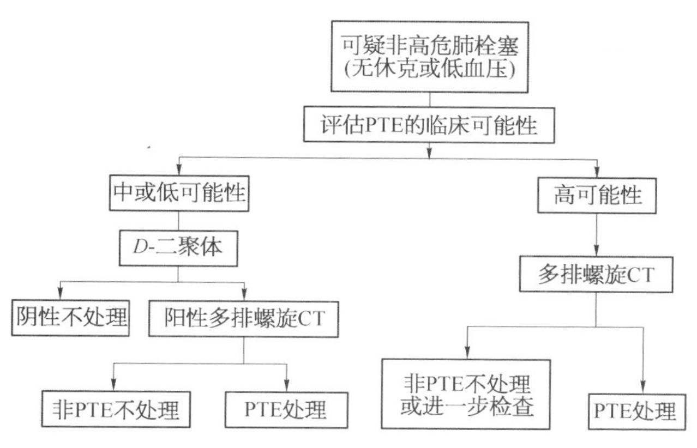

图 101-2 可疑非高危 PTE 的诊断程序

六、治疗

应根据病情严重程度迅速准确地制定相应的治疗方案，经治疗的 PTE 患者比不治疗者病死率低 5～6 倍。2000 年欧洲心脏病协会(ESC)将 PTE 分为大面积和非大面积。将伴有休克或低血压(收缩压<90 mmHg，或收缩压下降≥40 mmHg 持续 15 min 以上)定义为大面积 PTE，若不属于上述情况则诊断为非大面积 PTE。非大面积 PTE 中存在右心室运动减弱者命名为次大面积 PTE。大面积、次大面积等术语在临床实践中易使人联想到血栓的形状、分布等，引起混淆，故 2008 年 ESC 将 PTE 进行危险分层，以高危、中危、低危替代以往大面积等术语(表 101-2)。右心功能不全征象为：超声心动图提示右心室扩张、压力超负荷；CT 提示右心室扩张；右心导管检查提示右心室压力过高；脑钠肽(brain natriuretic peptide，BNP)或 N 末端脑钠肽前体(NT-proBNP)升高。心肌损伤标志为心肌钙蛋白 T 或 I 阳性。

表 101-2 根据预期的 PTE 相关早期病死率进行危险分层

PE 相关早期死亡风险	危险指标			处　理
	休克或低血压	右心功能不全	心肌损伤	
高危>15%	+	(+)[①]	(+)[①]	溶栓或栓子清除术
中危 3%～15%	−	+	+	住院治疗
		+	−	
		−	+	
低危<1%	−	−	−	早期出院或院外治疗

注：① 当存在休克或低血压时，无须检测右心室功能不全和(或)心肌损伤指标，已可归类为高危。

(一) 一般处理与呼吸循环支持治疗 对高度疑诊或者确诊的 PTE 患者，应密切监测患者呼吸、心率、血压、静脉压、心电图及动脉血气的变化；卧床休息，保持大便通畅，避免用力，以免促进深静脉血栓脱落；适当使用镇静、止咳、镇痛等对症治疗。

对有低氧血症的患者，采用鼻导管或面罩吸氧。当合并呼吸衰竭时，可使用经鼻面罩无创机械通气或经气管插管行机械通气。确诊后尽可能避免气管切开，以免在抗凝或溶栓治疗过程中出现局部大出血。对于出现右心功能不全但血压正常者，可使用多巴酚丁胺和多巴胺；若出现血压下降，可增大剂量或使用其他血管加压药物，如去甲肾上腺素等。对于液体负荷疗法需谨慎，因为过多的液体可能会加重右心室扩张进而影响心排血量。

(二) 抗凝治疗 抗凝治疗能预防血栓形成，使已存在的血栓缩小甚至溶解，但不能直接溶解已经存在的血栓。高度疑诊或确诊 PTE 的患者应立即给予抗凝治疗。

1. 普通肝素　推荐持续静脉泵入法，首剂负荷量 2 000～5 000 U 或 80 U/kg 静脉注射，继之以 18 U/(kg·h)泵入。根据 APTT 调整肝素剂量，使 APTT 尽快达到并维持于正常值的 1.5～2.5 倍。由于普通肝素可能会引起血小板减少症，故应监测血小板。

2. 低分子肝素(LMWH)　低分子肝素是从普通肝素中提取，抗凝血因子Ⅹa 活性强，保持了肝素的抗血栓作用而降低了出血的危险。低分子肝素按照体重给药，不需监测 APTT 和调整剂量，使用方便、安全，但对重度肥胖、孕妇、出血高风险者和肾功能不全者宜监测血浆抗凝血因子Ⅹa 活性来调整剂量。

3. 华法林　患者需要长期抗凝应首选华法林。初始通常与低分子量肝素联合使用，起始剂量为 2.5～3.0 mg/d，3～4 d 后开始测定国际标准化比值(international normalized ratio，INR)，当 INR 稳定在 2.0～3.0 时停止使用低分子量肝素，继续予华法林治疗。

4. 其他新型抗凝药物　选择性Ⅹa 因子抑制剂，目前在我国上市有磺达肝癸钠(药物临床试验确定的最佳剂量为 24 h 皮下给药 2.5 mg)和利伐沙班等药物，其适应证均为预防骨科术后静脉血栓形成等，目前国内还缺乏这些药物治疗 PTE 的经验。

(三) 溶栓治疗 溶栓是高危患者[PTE 致休克和(或)低血压]的一线治疗方案，中危患者在充分考虑出血风险的前提下选择性使用，低危患者不推荐。溶栓的时间窗一般为 14 d 以内，但近期有新发 PTE 征象可适当延长。

1. 禁忌证

(1) 绝对禁忌证　① 任何时间出血性或不明原因的脑卒中。② 6 个月内缺血性脑卒中。③ 中枢神经系统损伤或肿瘤。④ 3 周内大创伤、外科手术、头部损伤。⑤ 近 1 月内胃肠道出血。⑥ 已知的活动性出血。

(2) 相对禁忌证　① 6 个月内短暂性脑缺血发作。

② 口服抗凝药。③ 妊娠或分娩1周内。④ 不能压迫的血管穿刺。⑤ 创伤性心肺复苏。⑥ 难治性高血压(收缩压>180 mmHg)。⑦ 晚期肝病。⑧ 感染性心内膜炎。⑨ 活动性消化性溃疡。

2. 溶栓药物及溶栓方案　我国临床上常用的溶栓药物有尿激酶(UK)和重组组织型纤溶酶原激活剂(rt-PA)两种。UK为20 000 IU/kg持续静脉滴注2 h；rt-PA为50～100 mg持续静脉滴注2 h。尽管UK和rt-PA两种溶栓药物12 h疗效相当,但rt-PA能够更快发挥作用,降低早期死亡率,因此推荐首选rt-PA方案。近期有研究表明,50 mg rt-PA的临床效果与100 mg rt-PA相当,但前者出血风险显著降低。经导管肺动脉内局部注入rt-PA未显示比静脉溶栓有任何优势,且增加穿刺部位出血风险,因此这种给药方式应尽量避免。溶栓治疗结束后继续抗凝治疗。

3. 并发症　出血是溶栓治疗的主要并发症,可以发生在溶栓治疗过程中或治疗结束之后。治疗期间要严密观察患者神志、生命体征以及脉搏血氧饱和度变化等,注意检查全身各部位是否有出血征象,复查血常规,出现不明原因血红蛋白、红细胞下降时,注意是否有出血并发症。

(四) 介入治疗

1. 经导管吸栓碎栓术　适应证为肺动脉主干或主要分支的大面积PTE,并存有以下情况：① 溶栓和抗凝治疗禁忌。② 经溶栓或积极内科治疗无效。对于大多数PTE患者不推荐。

2. 腔静脉滤器置入术　可防止下肢深静脉血栓再次脱落引起PTE。适应证：① 下肢近端静脉血栓,但抗凝治疗禁忌或抗凝治疗出现并发症者。② 下肢近端静脉大块血栓溶栓治疗前。③ 经充分抗凝治疗后肺栓塞复发者。④ 伴有血流动力学不稳定的大块肺栓塞。⑤ 行导管介入治疗或肺动脉血栓剥脱术者。⑥ 伴严重肺动脉高压或肺源性心脏病患者。置入滤器只能预防PTE,没有治疗作用,仍需长期抗凝治疗。术后可能有滤器位置不当、张开不全、移位、下腔静脉血栓形成、再发PTE等并发症。为避免滤器长期留置体内带来的并发症,可选择植入可回收滤器,建议回收取出时间控制在12～14 d内。由于滤器置入对患者长期生存率无有益影响,目前对此法趋于保守状态。

(五) 手术治疗　适用于经积极的非手术治疗无效的紧急情况。适应证包括大面积PTE,肺动脉主干或主要分支完全堵塞,且有溶栓禁忌或经溶栓等内科治疗无效者。

七、预防

1. 基本预防　① 手术操作尽量避免静脉内膜损伤。② 规范使用止血带。③ 术后抬高患肢,防止深静脉回流障碍。④ 常规进行PTE知识宣教,鼓励患者勤翻身、早期活动。⑤ 术中和术后注意容量补充。⑥ 戒烟、戒酒、控制血糖、血脂等。

2. 机械预防　足底静脉泵、间歇充气加压装置及梯度压力弹力袜等,利用机械原理促使下肢静脉血流加速,减少血液滞留,降低术后下肢DVT。当有出血危险时,首选机械性预防措施。结合药物预防后,增加了抗栓效果。

3. 药物预防措施　应用普通肝素、低分子肝素、Ⅹa因子抑制剂、华法林等。

4. 制定预防方案　对不同人群制定相应的预防方案。

(1) 低危　40岁以下,无危险因素的小手术患者,应用弹力袜。

(2) 中危　有危险因素(VTE病史、肿瘤、高凝状态等)的小手术患者、40～60岁无危险因素的手术患者,应用弹力袜和间歇充气加压装置。

(3) 高危　60岁以上或40～60岁合并危险因素的手术患者,综合应用各种预防措施。

第二节　脂肪栓塞综合征

脂肪栓塞综合征(fat embolism syndrome, FES)是由于脂肪栓子或脂肪微粒进入血液循环所致的以急性呼吸障碍为特征的并伴有脑部和(或)全身症状的临床综合征,长骨、骨盆骨折和严重创伤后多见,也可发生于其他大手术、严重感染和脂代谢紊乱等。脂肪栓塞(fat embolism, FE)与FES不同,FE是病理诊断名词,指微循环中存在脂肪颗粒,而FES是临床综合征,是否发生FES与进入体内的脂肪量和患者的基础心肺功能有关。1862年,Zenker尸检严重创伤患者后首次描述了FES。Von Bergmann在1873年诊断了第一例FES。截至目前,FES的确切发生率(1%～29%)报道不一,青壮年居多,男性发病多于女性。伴随人口老龄化进程,髋部骨折、病理性骨折和骨性关节炎等患者不断增加,骨科手术特别是全髋和全膝关节置换术在提高患者生活质量的同时,也可能引起FES等围术期并发症。暴发型FES发病突然,进展迅速,死亡率高,麻醉医师应重视FES的早期诊断和治疗,以降低围术期致残率和死亡率。

一、病因

1. 骨折　多处骨折、股骨干骨折、骨盆骨折等。保守治疗或延迟手术患者 FES 发生率高，闭合性骨折患者 FES 发生率高于开放性骨折患者。

2. 骨科手术　扩髓、置入假体等操作引起髓内压升高导致脂肪颗粒进入循环。骨水泥关节置换术 FES 发生率比非骨水泥关节置换术高。

3. 脂肪组织损伤　烧伤、腹部手术、心胸手术、骨髓移植术、肾脏移植术和吸脂术等导致脂肪组织破坏，脂肪颗粒入血发生 FES，但远低于骨折后的发生率。

4. 其他　急性胰腺炎、输注脂肪乳剂、长期使用类固醇激素等也可诱发 FES，但发生率远低于创伤骨折。低血容量、低血压、DIC 等加重 FES 的病理改变。

二、发病机制和病理生理

FES 的发病机制尚未完全阐明，主要包括以下几种学说，目前认为可能是多因素共同作用的结果。

(一) 机械阻塞学说　该学说认为形成脂肪栓塞需要三个基本条件：机体脂肪组织的损伤、邻近脂肪组织的静脉窦破裂、在某些因素作用下脂肪颗粒经静脉窦进入血循环机械性栓塞全身小血管和毛细血管，发生各器官功能障碍。当脂肪栓子阻塞肺循环，引起肺通气功能障碍，通气/血流（V/Q）比值失调，肺内分流增加，PaO_2 和 SaO_2 降低。肺循环失代偿后，发生呼吸功能不全和肺源性心脏病，脂肪栓可由肺循环经肺内分流或卵圆孔进入体循环。脑血管或肾血管阻塞后导致中枢神经系统功能障碍和肾功能不全。尸检表明，90%的骨创伤患者在肺循环中存在脂肪颗粒。在骨盆或长骨骨折患者的肺动脉血标本中，70%可以检测出脂肪颗粒。但血管和肺中存在脂肪颗粒的患者不一定发生 FES，还有其他因素和机制发挥作用。

(二) 生物化学学说　机体在应激状态下，激活交感肾上腺皮质系统，儿茶酚胺分泌增加。儿茶酚胺动员大量的外周脂肪入血，并活化脂肪酶，活化的脂肪酶把甘油三酯分解为甘油和游离脂肪酸。局部高浓度的脂肪酸毒性产物对肺泡细胞和肺毛细血管内皮产生直接的毒性作用，使肺表面活性物质分泌减少，血管通透性增加，导致肺间质出血、水肿和化学性肺炎，严重者可发展为急性肺损伤（ALI）或急性呼吸窘迫综合征（ARDS）。

(三) 凝结学说　大量的脂肪颗粒阻塞微循环导致血流速度减慢，血中红细胞、血小板、乳糜微粒等在微循环中淤积，附着凝结于脂肪颗粒。活化的血小板激活凝血-纤溶系统产生级联效应，进一步发展成 DIC。如存在休克可使凝结更容易发生，形成凝结-阻塞-缺氧的恶性循环，加重机体损伤。

(四) 炎症学说　动物实验证实，血管内存在脂肪不一定引起炎症介质的产生，但如果存在 ARDS，创伤后的二次打击可诱发产生炎症介质。这些炎症介质激活单核细胞和内皮细胞诱发细胞表面组织因子的表达，继而激活外源性凝血系统促使微血栓形成。同时还可激活中性粒细胞释放各种介质，造成细胞内皮损伤、微血栓形成。炎症反应和凝血功能障碍的级联反应相互协同，互为因果，造成机体各器官功能障碍。

解释 FES 的病理生理需要综合这几种学说（图 101－3）。最初的机械因素可能有助于脂肪栓塞到肺部和全身血液循环。之后，游离脂肪酸和其他介质发挥其生化和毒性作用，引起血管炎、肺水肿、肺局部炎症反应等。凝血-纤溶系统的激活，DIC 的发生进一步加重肺损伤，迅速导致 ARDS 和全身性炎症反应综合征的发生。

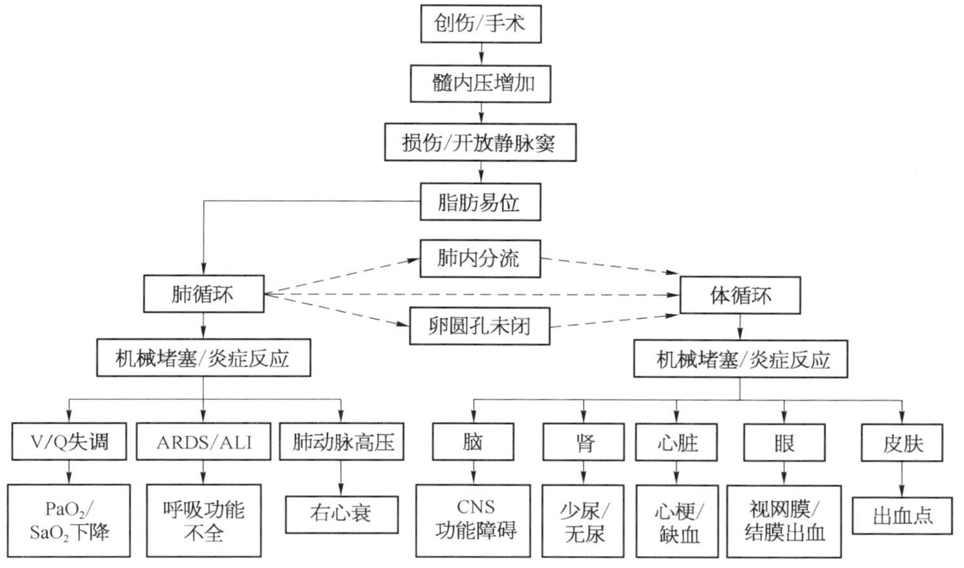

图 101－3　FES 的病理生理示意

三、临床表现和分型

(一) 临床表现 FES 多发生于创伤后 24～72 h,涉及多器官和系统,临床表现多样,典型的 FES 表现为以呼吸窘迫、意识改变和皮肤黏膜出血点为主的三联征。

1. 呼吸系统 75%的 FES 患者有不同程度的呼吸功能障碍。轻者表现为呼吸急促、轻度的低氧血症,严重者呼吸困难、发绀、呼吸衰竭、很快发展为 ARDS。96%的 FES 患者发生低氧血症,在呼吸系统症状出现之前即可存在。

2. 神经系统 嗜睡、焦虑、烦躁不安,甚至癫痫、精神错乱、昏迷等。神经系统的变化通常可逆,部分留有程度不同的后遗症。

3. 心血管系统 肺动脉压升高,体循环血压降低,心电图显示心动过速,心律失常、心肌缺血及右束支传导阻滞,严重者暴发心衰或心搏骤停。

4. 皮肤黏膜 25%～95%患者在伤后 24～48 h 出现出血点,通常位于胸部前外侧、腋部、颈部、口腔黏膜、结膜、脐部等处,大小不一,散在分布,持续数小时或数天后消失。

5. 发热 多在 38℃以上,除外创伤后应激或感染引起的发热,常提示脂肪栓塞。

(二) 临床分型

1. 不完全型(亚临床型、部分型) 大部分患者表现为此型,有胸闷气短等轻微症状或无症状,基本不会转为暴发型或出现典型症候群。

2. 完全型(典型、非暴发型) 多于 48 h 内出现呼吸衰竭、心搏加快、昏迷、皮肤出血点、高热等典型症状。

3. 暴发型(急性) 伤后短时期清醒,很快发生昏迷、谵妄、出现全身痉挛、四肢抽搐等神经系统症状,常于伤后即刻或 12～24 h 内突然死亡。

四、影像学检查

1. 胸片 胸部 X 线表现无特异性,多在临床症状出现后 24～48 h 内出现。多数胸片可表现为正常。典型改变为两肺纹理增粗,双侧多发的大块斑片状阴影,似"暴风雪样"改变(图 101－4),尤其在肺的上中部多见。

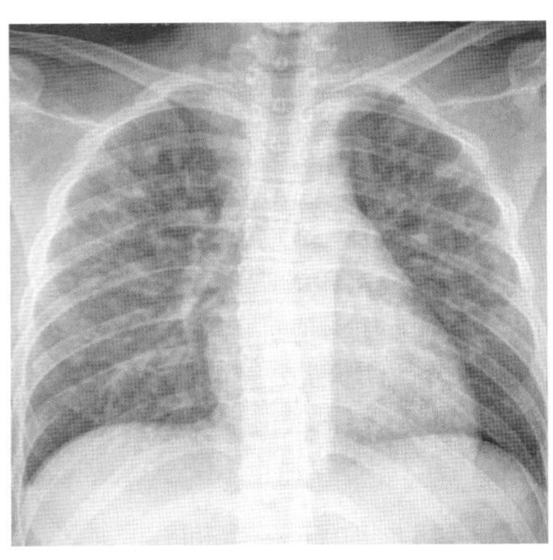

图 101－4 FES 患者胸片的"暴风雪样"改变

2. 胸部高分辨率 CT 可在出现明显的临床症状之前提示 FES。表现为双侧肺磨玻璃影、实变影、小叶间隔增厚、小叶中心结节及胸膜下的结节影等,反映了 FES 的病理生理过程及缺血和毒性作用对肺实质的影响。并有助于排除其他肺部病变。

3. 胸部螺旋 CT 由于脂肪颗粒栓塞在微循环,胸部螺旋 CT 的检查结果可能表现为正常。螺旋 CT 可以明确显示肺挫伤、急性肺损伤或 ARDS 的肺实质变化,也用于排除肺血栓栓塞。

4. 脑部 CT 和 MRI 进入脑血管的脂肪颗粒多停留在细小血管或终末支血管,脑 CT 无法识别,因此 CT 诊断脑脂肪栓塞阳性率低,但可排除脑内血肿或脑实质损伤等。MRI 比 CT 扫描更敏感,有助于早期诊断和判断患者的预后。MRI 表现为位于分水岭区白质、基底节区、脑干深部等的多发、散在、对称分布的点片状影,T_2 加权像更明显(图 101－5A)。扩散加权像显示为在低信号背景上的多发亮点,称之为"星空征"(图 101－5B)。

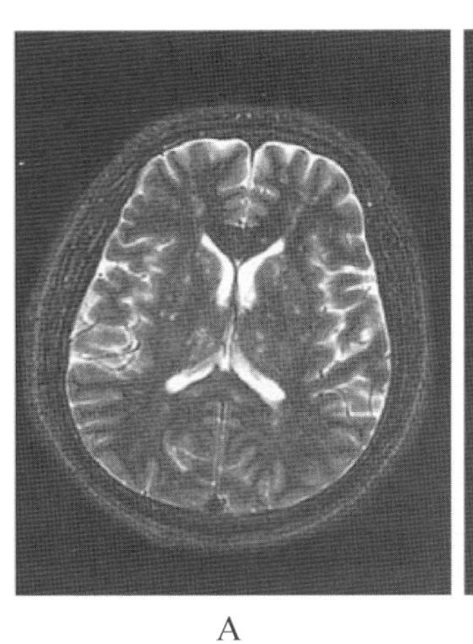

A

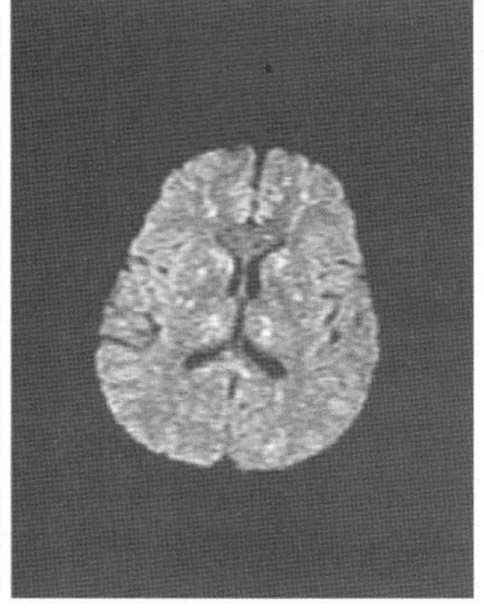

B

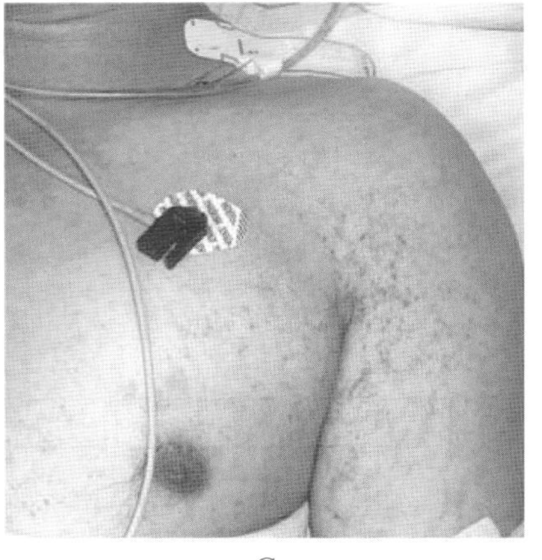

C

图 101－5 FES 患者脑部 MRI 表现和皮下出血点

五、实验室检查

1. 血气分析 FES患者基本都存在低氧血症，肺泡-动脉血氧分压差增高。PaO_2逐渐下降或下降至60 mmHg以下时，最具诊断意义。

2. 血常规 表现为血小板减少、贫血、血沉增快。血小板突发减少，可比入院时减少50%以上；血红蛋白比入院时下降20%以上；血沉＞70 mm/h具有诊断意义。

3. 脂肪颗粒检查 痰、尿、血中可检测出脂肪颗粒，支气管肺泡灌洗液内找到脂肪颗粒或30%以上的巨噬细胞脂肪染色阳性提示FES；栓塞部位或周围静脉血凝块快速冰冻切片油红染色，光镜下检出脂肪颗粒，具有诊断价值。

4. 其他检查 *D*-二聚体和血纤维蛋白原升高，血游离脂肪酸和甘油三酯增高，尿蛋白定量增高等。

六、诊断标准

FES尚无统一的诊断标准，主要依靠临床诊断并排除其他病因，实验室和影像学检查不具有特征性。应用较多的是Gurd和Wilson诊断标准。主要标准为：① 呼吸功能不全。② 中枢神经系统症状。③ 皮下出血点。次要标准为：① 发热。② 心动过速。③ 视网膜改变。④ 黄疸。⑤ 肾功能改变，无尿或少尿。⑥ 贫血，血红蛋白快速下降。⑦ 血小板迅速减少。⑧ 血沉增快。⑨ 脂肪巨球蛋白血症。存在2项主要标准或1项主要标准和4项次要标准，可以诊断FES。

有学者指出Gurd和Wilson标准未将较为客观的血气分析指标列入。Lindeque诊断标准加入了动脉血气分析结果，经此标准诊断的FES患者明显增加。Lindeque标准根据呼吸系统表现诊断FES，包括：① PaO_2持续＜60 mmHg。② $PaCO_2$持续＞55 mmHg或pH＜7.3。③ 足够镇静之后，呼吸频率仍持续＞35次/min。④ 呼吸做功增加。根据呼吸困难、使用辅助呼吸肌、心动过速、焦虑判断。存在股骨骨折和(或)胫骨骨折，加其中一项可诊断FES。

七、治疗

1. 呼吸支持治疗 鼻导管或面罩吸氧，给氧后低氧血症无改善可给予无创通气。必要时需行气管插管或气管切开，机械通气。呼气末正压(PEEP)有利于扩张萎陷的肺泡，增加功能残气量和肺顺应性，提高血氧分压。

2. 激素的应用 糖皮质激素可以保持血小板膜的稳定性，减轻或消除游离脂肪酸对呼吸膜的毒性作用，从而降低毛细血管通透性，减轻肺间质水肿，稳定肺泡表面活性物质，改善低氧血症。大剂量甲泼尼龙90 mg/kg应用＞4 d或6 mg/kg预防剂量应用＞2 d都被证明对FES有一定作用，但大剂量的激素副作用明显，且无前瞻性大规模随机对照研究肯定其对FES的治疗作用。

3. 容量支持 除应用晶体液外，推荐应用白蛋白。白蛋白在维持血容量的同时，与游离脂肪酸结合，降低其毒性，减轻机体损伤。及时补充红细胞和血小板，改善微循环。

4. 保护脑功能 对有脑功能损害的患者应避免过度镇静，以免影响对其脑功能的评价。应用利尿剂和脱水剂降低颅内压，维持脑灌注压，提高脑氧供以促进患者神经功能的恢复。

5. 高压氧治疗 有利于改善组织的氧供，提高脑的氧储备，防止脑水肿和脑缺氧进一步发展，恢复和保护神经系统功能，应尽早给予。

6. 其他对症治疗 包括一般支持疗法、抗生素及降脂药物的应用等。肝素、右旋糖苷、酒精等药物目前已被证明无效，不再使用。

八、围术期FES的监测

由于FES临床表现、影像学和实验室检查均无特异性，加强围术期监测有助于发现术前未发现的FES或术中发生FES的高危患者。

1. 血流动力学监测 对于存在FES危险因素且术前有心肺功能不全的患者，注重监测有创动脉压、静脉压和肺动脉压。肺动脉压力从基线突然增加，应提醒医师可能发生FES，如在右心导管抽取的肺静脉血中检测出脂肪颗粒则提示脂肪栓塞。应用肾上腺素、去甲肾上腺素、加压素、去氧肾上腺素等血管活性药物和补充容量纠正术中出现的低血压和心功能不全。

2. 呼吸监测 清醒患者术中出现呼吸急促，呼吸节律异常，进行性发展为呼吸困难、发绀。全麻患者SpO_2降低，$P_{ET}CO_2$降低，血气分析显示低氧血症和(或)高碳酸血症，应警惕FES并给予呼吸支持，纠正低氧血症，保证全身氧供。

3. 经食管超声心动图(TEE) TEE是监测术中FES的敏感手段，用于评估手术扩髓、置入内固定等操作引起脂肪入血的情况。TEE下呈现为小的白色片状物的脂肪颗粒在髓内压增高后流经右心，通过右心的脂肪栓子密度与SpO_2下降程度密切相关，重复进入右心的栓子增加右心和肺动脉压力，还可通过卵圆孔(图101-6)。然而TEE提示脂肪栓塞的患者不一定发展为FES。TEE还可排除肺血栓栓塞、心肌缺血引起的室壁运动异常以及其他原因引起的循环功能异常等。

4. 经颅多普勒超声检查(TCD) 用于发现和检测术中脑部的微血栓信号，但其用于围术期FES的诊断和治疗价值有待商榷。

5. 脑功能监测 术中或术后麻醉复苏过程中，患者出现谵妄、烦躁、意识不清或术后苏醒延迟，结合病史和手术部位应考虑发生FES，必要时行脑MRI扫描

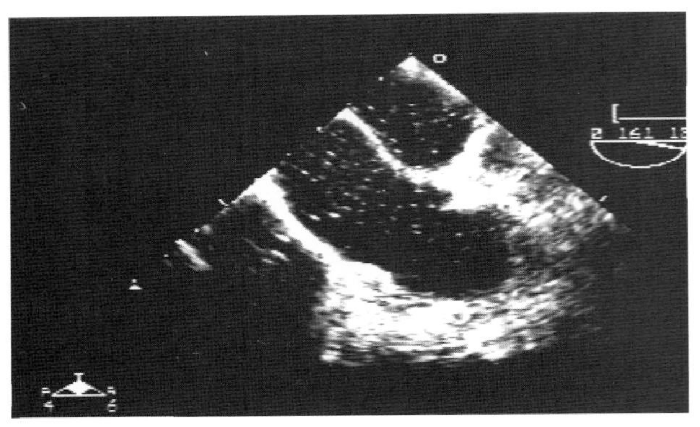

图 101－6 TEE 显示右心腔和左心腔内的脂肪颗粒

明确病因。保护患者脑功能，送入 ICU 进一步诊治。

九、预防

FES 无特异性的药物治疗，对严重创伤或多发骨折的患者，预防重于治疗。

(1) 早期妥善固定骨折，减少不必要的搬动。尽早(72 h 内)进行骨折部位切开复位内固定术，外固定、钢板螺钉固定，FES 的发生率低于髓内钉固定。对于多发骨折的高危或呈现亚临床型 FES 患者，宜简化手术操作(如选择外固定术)或分次手术。手术操作轻柔规范，充分冲洗骨折部位和吸引髓腔。

(2) 对于严重创伤、多发骨折患者，住院后纠正休克，改善微循环，监测动脉血气和 SpO_2，早期发现低氧血症，给予氧疗，降低 FES 对机体的损伤。

(3) 有研究认为术前小剂量预防性应用糖皮质激素可降低 FES 的发生，但尚需探讨。

(4) 麻醉医师术前认真访视患者，熟悉病史，提高对围术期 FES 的认识和防范。术中注重容量补充、加强监测并及时处理可能发生的 FES。

第三节 空 气 栓 塞

气体进入人体血管引起一系列的临床症状，称为气体栓塞(gas embolism)，可发生在多种手术和有创操作过程中。大多数情况下栓塞气体为空气，二氧化碳、氧化亚氮、氮气等医用气体也可引起栓塞。根据空气进入体内的途径和栓塞部位分为静脉空气栓塞(venous air embolism, VAE)和动脉空气栓塞(arterial air embolism, AAE)两类。病情严重程度和预后与进入循环的空气量、速度和患者的心肺功能代偿情况有关。

一、病因

1. 手术因素　坐位颅脑手术部位高于心脏，术野的静脉内压降低，空气通过硬脑膜和颅骨静脉窦进入。心脏手术体外循环中进气或复跳前气体未排尽，全髋置换和脊柱手术、经尿道前列腺电切术、中耳手术、颈部和血管手术及宫腔镜、腹腔镜(多见于腹腔镜子宫切除)、膀胱充气、气脑造影等需要加压充气的诊疗操作。

2. 麻醉因素　深静脉穿刺和拔管、放置漂浮导管、硬膜外阻滞应用空气阻力试验、加压输液和低血容量等。锁骨下静脉内插管输液，发生意外时，空气进入血管的速度为 100 ml/s，已有报道注入 100～300 ml 气体可致死。

3. 患者因素　较深的自主呼吸使中心静脉负压升高，卵圆孔未闭等。

二、病理生理

空气进入静脉后，沿各级静脉到达右心房和右心室。如空气量少，经右心室和肺动脉后分散到肺小动脉和毛细血管，损害较小；如空气量大，空气与血液混合成泡沫状，随血液循环到肺动脉并阻塞其分支，引起肺动脉高压，右心室后负荷增加，肺血流减少，左心室前负荷降低，心排血量下降，低血压，最终发生循环衰竭。肺通气/血流失调和肺内分流增加导致缺氧和高碳酸血症，严重缺氧可造成机体死亡。静脉内的空气栓子通过潜在未闭合的卵圆孔或房间隔缺损从右心进入左心动脉系统，造成体循环的空气栓塞，称为反常空气栓塞(paradoxical air embolism)。动脉空气栓塞是由于空气直接进入体循环或反常栓塞引起，最常见于心脏手术体外循环。少量空气进入体循环即可导致灾难性后果，气栓阻塞冠脉循环造成心肌缺血、心功能障碍、心搏骤停等，气体进入脑部可引起中枢神经系统损害。

除外机械堵塞的物理因素外，化学因素也在发挥作用。动物实验表明空气栓塞后微血管渗出增加，阻塞造成的肺动脉高压引起肺血管释放内皮素－1，在循环内湍流的微气泡加速血小板的恶化和促进毒性自由基的释放等，引起全身炎症反应综合征。

三、临床表现

少量气体可无任何临床表现。进入气体量在 0.5～2.0 ml/kg 时，出现不同程度的呼吸、循环和中枢神经系统功能不全。气体量＞2.0 ml/kg 后可导致心肺功能衰竭。

1. 呼吸系统　清醒患者表现为胸部不适、咳嗽、呼吸困难、发绀。肺顺应性下降，肺水肿，严重时出现类似ARDS的肺损伤表现。

2. 循环系统　低血压、心动过速或过缓、心律失常、心肌缺血、右心衰竭等。食管或胸前听诊可闻及磨轮样杂音(mill-wheel murmur)，中心静脉压和肺动脉压升高。

3. 中枢神经系统　头疼、烦躁不安、意识丧失、抽搐，严重者昏迷不醒或死亡。全麻患者发生空气栓塞后，术后可出现苏醒延迟或不醒。

四、监测

1. 经食管超声心动图(TEE)　TEE是监测心内气体栓子的最敏感方法。一般从经胃短轴和四腔长轴两个切面观察，直径<2 mm的栓子能清楚显示，还可监测节段性室壁活动异常和反常栓塞(图101-7)。全髋置换术中股骨假体植入时几乎每个患者都发生心内气栓，超过半数患者发生室壁活动异常，用TEE监测有助于早期诊断，但目前未广泛使用。

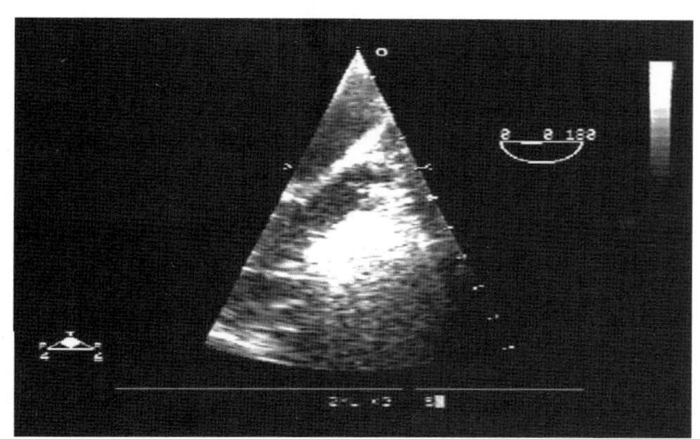

图101-7　TEE显示右心腔内高回声的空气栓子聚集成片

2. 食管或心前区多普勒超声血流探查和听诊　用多普勒超声可以观察到空气进入右心后心内血流方向和速度的变化。心前区多普勒无创、使用方便、对心内气栓非常敏感，但不能定量分析。国外坐位手术时一般常规使用。多普勒听诊空气栓塞典型的表现为磨轮样杂音。

3. 心前区听诊　当进入静脉的空气>1 ml/kg时，在心前区可听到典型的磨轮样杂音。

4. 呼气末二氧化碳($P_{ET}CO_2$)和血流动力学　当超声发现气栓，但$P_{ET}CO_2$没有降低，说明气栓还未明显影响循环。大量空气进入会造成肺动脉压和中心静脉压升高，血压下降，心律失常，$P_{ET}CO_2$降低，低氧血症和高碳酸血症。$P_{ET}CO_2$突然下降>5 mmHg即有诊断价值。$P_{ET}CO_2$监测敏感、无创，已广泛使用，但其表现非空气栓塞独有，特异性不高。如在上腔静脉导管内抽出气体基本上可以确诊空气栓塞，也有助于治疗。

5. 呼气末N_2($P_{ET}N_2$)　正常纯氧通气时，$P_{ET}N_2$基本为零。当发生静脉空气栓塞时，气栓中的N_2会弥散到肺泡中，引起$P_{ET}N_2$升高。$P_{ET}N_2$升高早于$P_{ET}CO_2$下降，特异性和敏感性高于$P_{ET}CO_2$，有助于静脉空气栓塞的早期诊断。

五、诊断

由于空气栓塞缺乏特异性表现，在麻醉手术期间即使较大的空气栓塞也比较难确诊。但麻醉医师要充分认识和关注可能发生的空气栓塞。患者有发生空气栓塞的危险因素(坐位颅脑手术、腔镜手术等)，术中发生$P_{ET}CO_2$和血压急剧下降，中心静脉压明显增高，清醒患者出现呼吸困难，剖宫产患者出现低血压和缺氧(排除低血容量)时应考虑空气栓塞。可尝试用注射器通过中心静脉导管抽吸空气，兼具诊断和治疗价值。结合$P_{ET}N_2$升高、心前区听诊、TEE和多普勒超声等可作出诊断。

六、治疗

一旦发生空气栓塞，需要立即采取措施阻止空气的进一步进入。应立即通告手术医师暂停手术，解除各种充压系统或体腔气体，用生理盐水或湿敷料覆盖术野，如果从骨面进气可以用骨蜡封填；检查静脉通路有无空气进入；如有可能，重新摆放体位使静脉压升高；经中心静脉导管或肺动脉导管回抽气体，但是否能抽出气体与导管的位置有关。辅助和控制呼吸，纯氧通气以提高动脉血氧饱和度并减少N_2含量从而减少气栓容积；停用N_2O，因其可使血管内气体容量扩张；快速补液增加静脉张力，应用血管活性药物维持血压。如心搏骤停，开始心肺复苏。

以往提倡将患者置于头低左侧卧位，使气泡位于右心房或右心室心尖部，直至气体溶解或从导管内吸出。现认为应谨慎使用该体位，气体的浮力不足以跟血流抗衡，头低位可能恶化脑水肿，左侧位也不利于可能需要的胸外按压。PEEP可以增加胸腔内压，降低空气栓塞发生率和阻止气栓进一步扩张，但会降低心排血量，也可能加剧反常栓塞。如果条件允许，后续可进行高压氧治疗。

七、预防

临床医师在手术和其他操作中尽量预防或减少空气进入循环。尽可能避免采用手术部位高于心脏水平的体位，心内隔膜缺损是坐位手术的绝对禁忌证。加压输注之前，排除静脉管道和液体袋中的气体。中心静脉穿刺置管和拔管时要仔细谨慎，保证血容量充足以预防低血压并增加中心静脉压。对空气栓塞高危患者，避免使用N_2O麻醉。改进手术操作，在全髋置换术中采用各种方法减少骨髓腔内的空气和压力，可不同程度地降低空气栓塞的发生率和严重程度。

第四节　羊水栓塞

羊水栓塞(amniotic fluid embolism，AFE)是羊水进入母体静脉系统引起肺栓塞、过敏性休克、DIC、肾衰竭或呼吸循环骤停等严重临床表现的综合征。Meyer在1926年首次报道了猝死产妇肺血管中发现了胎儿成分，但直到1941年Steiner和Lushbaugh才对AFE有了进一步的认识，将产时或产后即刻发生的突发性虚脱而后死亡定义为羊水栓塞。1995年，Clark等发现AFE主要是过敏反应，建议命名为"妊娠过敏反应综合征"。AFE起病急骤，进展迅速，病情复杂，是围生期凶险的急症之一，其发生率报道不一，美国目前为1∶12 953，欧洲为1∶53 800，死亡率为16%～80%。

一、病因

羊水中的有形物质如胎儿毳毛、角化上皮细胞、胎脂、胎粪、黏液等颗粒物进入母体血循环后引起。羊水中含有促凝物质，并对母体可能是致敏原，引起母体过敏性休克和DIC。正常情况下，羊水被封闭在羊膜囊内，由于母体和胎儿之间存在胎盘屏障，羊水不能与母体血循环接触。羊膜腔内压力增高、胎膜破裂和宫颈或宫体损伤处有开放的静脉或血窦是导致羊水栓塞发生的基本条件。高龄初产妇和多产妇、过期妊娠、多胎妊娠、自发或人为的过强宫缩、早产、急产、胎膜早破、前置胎盘、胎盘早剥、子宫不完全破裂、剖宫产术等均可诱发羊水栓塞的发生。

二、病理生理

羊水进入母体血循环后，引起肺动脉高压、变态反应、休克和DIC等一系列病理生理变化。

1. 肺动脉高压　羊水中的有形物质经肺动脉进入肺循环，阻塞肺小血管，这些物质还具有化学介质作用，刺激血小板和肺间质细胞释放前列腺素$F_{2\alpha}$、白三烯、5-羟色胺等使肺小血管痉挛。同时羊水有形物质激活凝血过程，在肺微循环内弥散形成血栓，进一步阻塞肺小血管。肺小血管阻塞后反射性兴奋迷走神经，引起支气管分泌物增加和痉挛，肺的通气和换气功能受损。机械性、化学性和反射性因素导致肺动脉高压，右心衰竭。由于右心衰竭引起肺血流减少及左心回心血量减少，左心排血量降低，最终循环衰竭，甚至死亡。

2. 过敏性休克　羊水有形物质作为抗原，激发母体的Ⅰ型变态反应，释放前列腺素、白三烯、组织胺、细胞因子等，产生过敏性休克样反应。多在羊水栓塞后立即出现血压骤降甚至消失，继续发展呈心肺功能衰竭表现。

3. DIC　妊娠时母体血呈高凝状态，羊水中的促凝物质进入母体循环后激活外源性凝血系统，在血管内产生大量的微血栓，消耗大量凝血因子和纤维蛋白原，发生DIC。由于DIC消耗了很多凝血物质和纤溶系统激活，产妇血液系统由高凝状态迅速转变为纤溶亢进、低凝状态，极易发生严重产后出血及失血性休克。

4. 多器官损伤　休克和DIC等病理变化常使母体多器官受损，以肾急性缺血导致肾功能障碍和衰竭最为常见。

三、临床表现

70%的AFE发生在分娩过程中，尤其在胎儿娩出前后的时间。最早可发生在妊娠20周，最迟发生在产后48 h内，也有流产或羊水穿刺后发生AFE的报道。发病迅速，多为突发呼吸循环功能不全、脑缺氧症状及凝血障碍。严重程度与羊水进入母体血循环的速度和量的多少，以及羊水有形成分有关。典型的临床表现分为肺动脉高压及呼吸循环衰竭、凝血障碍、急性肾衰竭三个阶段，三阶段可按顺序出现，但有时出现的症状不典型。

1. 第一阶段　分娩期或及产后早期产妇突然出现寒战、烦躁不安、呛咳、气急、发绀(SpO_2突然降低)、呕吐等前驱症状，继之发生呼吸困难、心动过速、血压下降且进行性加重、面色发白、四肢厥冷、抽搐、昏迷。有的突发肺水肿，口吐粉红色泡沫样痰，肺部听诊湿啰音。发病严重者可惊叫一声或打一哈欠后迅速死亡。

2. 第二阶段　主要为凝血功能障碍。当产妇渡过呼吸循环衰竭和休克阶段，约有1/3表现为难以控制的大量阴道流血、切口渗血、全身皮肤黏膜出血、血尿以及消化道大出血。部分患者出现溶血。当遇到产后不明原因的休克伴出血、血不凝，应考虑是否发生AFE。

3. 第三阶段　由于心肺功能衰竭、休克和DIC等导致肾缺血缺氧、肾实质损害，出现少尿、无尿、血尿、氮质血症等，可因肾功能衰竭而死亡。

四、诊断

目前对AFE无特异性的诊断措施，常采取临床表现结合实验室检查的排除诊断。

(一) 临床表现　胎儿娩出后或手术中产妇突然出现烦躁不安、寒战、尖叫、抽搐、呛咳、呼吸困难、发绀、出血、不明原因的休克等临床表现，应警惕发生

AFE,立即抢救。同时排除药物过敏、心衰、脑血管意外、癫痫、肺血栓栓塞、其他原因引起的产后出血等情况。

(二) 辅助检查

1. 血气分析　显示严重的低氧血症,脉搏血氧监测仪显示 SpO_2 大幅下降。

2. 胸片　双肺沿肺门分布弥漫点片状阴影,右心扩大、肺不张、肺水肿。

3. 心电图　心动过速、电轴右偏、ST－T 改变、心律失常及心搏骤停。

4. 多普勒超声检查　右心房、右心室扩大,心排血量下降。

5. 经食管超声心动图(TEE)　肺动脉高压,右心功能不全,房室间隔左偏,偶尔可看到心腔内的栓子。

6. 凝血功能的检查　动态监测血常规及凝血功能有助于 DIC 的诊治。① 血小板计数 $<100\times10^9$/L 或进行性下降。② 凝血酶原时间缩短或延长 3 s 以上或呈动态变化。③ 出血时间及凝血时间延长。④ 血浆纤维蛋白原 <1.5 g/L。⑤ 纤维蛋白降解产物增加,3P 试验阳性等均提示 DIC。

7. 其他化验检查　肝肾功能、血清离子及心肌酶谱等。

8. 血涂片查找羊水有形物质　采集下腔静脉血,镜检见到羊水成分可以确诊,但阳性率不足 50%。

9. 其他确诊 AFE 的标记性物质　神经氨酸－*N*－乙酰氨基半乳糖、粪卟啉锌、类胰蛋白酶和补体等。

五、治疗

早期诊断和早期治疗是抢救 AFE 成功的关键,根据病史和临床表现初步作出诊断,并在积极抢救的同时作进一步的检查以明确诊断。针对 AFE 的不同阶段变化及时处理:抗过敏、降低肺动脉压、纠正呼吸循环功能衰竭和改善低氧血症、抗休克、防止 DIC 和肾衰发生。对呼吸心搏骤停者,迅速进行心肺脑复苏。

(一) 加强监测　心电图、有创动脉压和中心静脉压监测,条件许可置入肺动脉导管,出入量监测,血气分析,血常规和凝血功能、血生化监测等。

(二) 纠正低氧血症,降低肺动脉高压

1. 供氧　保持呼吸道通畅,清醒患者面罩供氧,意识消失者立即气管插管机械通气,预防和减轻肺水肿,保证心、脑、肾等重要器官的氧供。

2. 降低肺动脉高压

(1) 盐酸罂粟碱　首选药物,30～90 mg 加于 10%～25%葡萄糖中缓慢静推,可松弛平滑肌,解除肺血管痉挛,扩张冠状动脉和脑的小动脉。

(2) 氨茶碱、654－2 或阿托品　解除肺血管痉挛,松弛支气管平滑肌。

(3) α 肾上腺素能拮抗药　酚妥拉明 5～10 mg 加于 10%葡萄糖液 100 ml 静脉滴注,能解除肺血管痉挛,降低肺动脉压力。

(三) 抗过敏治疗　尽快给予大剂量肾上腺皮质激素抗过敏,稳定溶酶体膜,保护机体细胞。地塞米松 20 mg加于 25% 葡萄糖液静脉推注,再加 20 mg 于 5%～10%葡萄糖液中滴注;氢化可的松 500～1 000 mg 静脉滴注。

(四) 抗休克治疗　扩充循环容量,使用麻黄碱、多巴胺、多巴酚丁胺等血管活性药物维持血压。酌情应用毛花苷丙、米力农等强心治疗,纠正酸中毒和电解质紊乱。

(五) 防治 DIC

1. 肝素　高凝期尽早使用肝素,症状发生 10 min 内效果最好。肝素 0.5～1 mg/kg 加于 5%～10%葡萄糖液中,30～60 min 内滴完,重复用药需在凝血时间监测下应用。禁用于继发纤溶期,肝素过量时用鱼精蛋白拮抗。

2. 补充凝血因子和血小板　输入新鲜血、新鲜冰冻血浆、纤维蛋白原、凝血酶原复合物及冷沉淀和血小板等。

3. 抗纤溶治疗纤溶亢进时,可用氨基己酸、氨甲环酸、抑肽酶等。

(六) 预防肾功能衰竭　监测尿量和电解质。补足血容量后仍少尿,应用呋塞米和甘露醇,条件允许采用透析治疗。选用肾毒性小的广谱抗生素。

(七) 体外膜肺氧合(ECMO)　有 AFE 生命体征消失后应用心肺复苏和 ECMO 抢救成功的个例报道。

(八) 产科处理　AFE 发生在第一产程时,应行剖宫产终止妊娠去除病因。若在第二产程发病,行阴道助产结束分娩。若产后出血无法控制,应行子宫切除减少出血,尽力保障产妇生命安全。

(刘金变　江　伟)

参考文献

[1] Jaff MR, McMurtry MS, Archer SL, et al. Management of massive and submassive pulmonary embolism, iliofemoral deep vein thrombosis, and chronic thromboembolic pulmonary hypertension: a scientific statement from the American Heart Association[J]. Circulation, 2011, 123: 1788－1830.

[2] Desciak MC, Martin DE. Perioperative pulmonary embolism: diagnosis and anesthetic management[J]. J Clin Anesth, 2011, 23: 153－165.

[3] Liu HK, Chen WC. Images in clinical medicine. Fat embolism syndrome[J]. N Engl J Med, 2011, 364: 1761.

[4] 中华医学会心血管病学分会肺血管病学组,中国医师协会心血管内科医师分会. 急性肺血栓栓塞症诊断治疗中国专家共

识[J]. 中华内科, 2010, 49: 74-81.
[5] 王辰. 临床呼吸病学[M]. 1 版. 北京: 科学技术文献出版社, 2009.
[6] Akhtar S. Fat embolism[J]. Anesthesiol Clin, 2009, 27: 533-550.
[7] Shaikh N. Emergency management of fat embolism syndrome [J]. J Emerg Trauma Shock, 2009, 2: 29-33.
[8] Torbicki A, Perrier A, Konstantinides S, et al. Guidelines on the diagnosis and management of acute pulmonary embolism: the Task Force for the Diagnosis and Management of Acute Pulmonary Embolism of the European Society of Cardiology (ESC)[J]. Eur Heart J, 2008, 29: 2276-2315.
[9] Kearon C, Kahn SR, Agnelli G, et al. Antithrombotic therapy for venous thromboembolic disease: American College of Chest Physicians Evidence-Based Clinical Practice Guidelines (8th Edition)[J]. Chest, 2008, 133(suppl 6): 454S-545S.
[10] Tapson VF. Acute pulmonary embolism[J]. N Engl J Med, 2008, 358: 1037-1052.
[11] Barral FG. Vena cava filters: why, when, what and how[J]. J Cardiovasc Surg, 2008, 49: 35-49.
[12] 王乐民. 肺栓塞与深静脉血栓形成[M]. 2 版. 北京: 人民卫生出版社, 2007.
[13] Kim CS, Kim JY, Kwon JY, et al. Venous air embolism during total laparoscopic hysterectomy: comparison to total abdominal hysterectomy[J]. Anesthesiology, 2009, 111: 50-54.
[14] Mirski MA, Lele AV, Fitzsimmons L, et al. Diagnosis and treatment of vascular air embolism [J]. Anesthesiology, 2007, 106: 164-177.
[15] Wang AZ, Zhou M, Jiang W, et al. The differences between venous air embolism and fat embolism in routine intraoperative monitoring methods, transesophageal echocardiography, and fatal volume in pigs[J]. J Trauma, 2008, 65: 416-423.
[16] 王爱忠, 张卫兴, 江伟. 全髋置换术中经食管超声心动图监测栓子和室壁运动异常的临床研究[J]. 临床麻醉学, 2008, 24: 373-375.
[17] Conde-Agudelo A, Romero R. Amniotic fluid embolism: an evidence-based review[J]. Am J Obstet Gynecol, 2009, 201: 445e1-445e13.

第一〇二章 急性肺水肿

在正常生理状态下，肺毛细血管膜具有一定的液体通透性，同时由于肺毛细血管内外静水压和蛋白渗透压之间的差异，使毛细血管外的压力处于相对负值，从而驱动肺毛细血管内的液体不断渗透到组织间隙，液体渗出的速度为 10～20 ml/h，大部分渗出的液体经淋巴引流回吸收入血液循环。因此，肺毛细血管与肺泡、肺组织间隙及肺淋巴管之间的液体渗出与回收处于动态平衡。当某种原因使上述平衡失调，从肺血管内滤出液体的量和速度超过淋巴管引流的能力，组织间隙和肺泡积存过多液体，即可发生急性肺水肿（acute pulmonary edema，APE），从而严重影响肺内气体的交换，出现危及生命的低氧血症。主要临床表现为呼吸困难，端坐呼吸，大汗淋漓，发绀，咳嗽，咯大量白色或粉红色泡沫痰，双肺散在湿啰音，X 线胸片可见以肺门为中心的两肺蝶形片状模糊阴影，后期可发生休克甚至死亡。动脉血气分析早期表现为低氧血症伴低碳酸血症，病情进展严重则表现为重度低氧血症伴高碳酸血症及混合性酸中毒。

急性肺水肿并非独立的疾病，是许多疾病引起的一个综合征，为一个动态的病理生理过程，也是导致患者发生急性呼吸衰竭的最常见原因之一，其预后与基础疾病、肺水肿严重程度、治疗是否及时和有无严重并发症有关。

第一节 病因与发病机制

一、病因

引起急性肺水肿的原因很多，临床上通常将其分为两种类型：心源性肺水肿（cardiogenic pulmonary edema，CPE）和非心源性肺水肿（noncardiogenic pulmonary edema，NCPE）。这两类肺水肿的临床表现类似，但其致病因素及发病机制并不相同，临床鉴别困难；而且在有些患者中这两种类型肺水肿的致病因素可能同时存在。

（一）心源性肺水肿 心源性肺水肿亦称高压性或血流动力性肺水肿，常见病因如下。

1. 心肌收缩功能异常　急性心肌梗死或缺血、暴发性病毒性心肌炎、肥厚性心肌病、扩张性心肌病、慢性心脏收缩或舒张功能衰竭、内分泌疾病（糖尿病、甲状腺功能减退等）、心肌抑制药物等。

2. 心脏负荷过重　过量输液或输血、急性或慢性主动脉瓣或二尖瓣关闭不全及先天性分流性心脏病等导致的前负荷过重、主动脉缩窄、严重高血压、肥厚性梗阻性心肌病等导致的后负荷过重。

3. 心脏机械性障碍　左心房黏液瘤、限制性心肌病、缩窄性心包炎、急性或大量心包积液等。

（二）非心源性肺水肿 非心源性肺水肿为高通透性肺水肿，也是急性肺损伤或急性呼吸窘迫综合征的病理表现。通常是由于各种原因导致肺毛细血管内皮细胞或肺泡上皮细胞损伤，使肺泡-毛细血管内皮屏障破坏，通透性增加，大量液体渗入肺间质和肺泡腔内所产生。按其具体性质可以分为五类。

1. 肺毛细血管通透性增高　细菌性或病毒性肺炎、吸入有害气体（如光气、氯气、氮氧化物、臭氧等可致中毒性肺水肿）、血液循环毒素（如四氧嘧啶、蛇毒等）、放射性肺炎、吸入性肺炎、溺水、弥散性血管内凝血、急性呼吸窘迫综合征、急性重症胰腺炎、免疫反应、过敏性肺炎、药物（琥珀胆碱，吗啡，升压药过量，吸入不纯氧化亚氮，新斯的明和 β 受体拮抗剂的应用不当）等。

2. 血浆胶体渗透压降低　肝肾疾病所致低蛋白血症、营养障碍、蛋白丢失性肠病等。

3. 淋巴引流障碍　肺移植术后、硅肺、淋巴癌、纤维性淋巴炎等。

4. 肺组织间隙负压增高　临床常见的有两种情况，即上呼吸道梗阻后肺水肿和胸腔、腹腔积液高负压抽吸所致复张后肺水肿。

5. 复合因素或原因不明　高原性肺水肿、神经源性肺水肿、肺切除术后、肺栓塞、肺实质性病变、肺移植、子痫、电击转复心律、体外循环、海洛因过量、妊娠高血压综合征、有机磷中毒等。

二、发病机制

在正常生理情况下，肺水含量占肺重的70%～80%，其中30%为细胞内液，20%为组织间液，50%为血管内液、淋巴液和肺泡内液。肺淋巴管内液量为4～5 ml，肺泡内液量约为20 ml。其中占肺水含量主要部分的肺泡腔内液体、组织间液、血浆和淋巴液之间不断进行液体交换，生成和回流保持动态平衡，对维持正常的肺呼吸功能具有重要意义。上述液体的移动取决于肺泡-间质-毛细血管膜的通透性以及肺毛细血管、肺间质、淋巴管和肺泡四个腔隙中各种物理学的作用。

(一) 肺泡-间质-毛细血管膜的通透性 成人肺约有30亿个肺泡。肺泡表面大部分为扁平的Ⅰ型上皮细胞所覆盖，并有少量立方状Ⅱ型上皮细胞。这些肺泡上皮细胞排列紧密，正常情况下液体不能透过。肺泡上皮的腔面有一层厚度为0.2～0.3 μm的薄层液体，表面覆盖有Ⅱ型上皮细胞分泌的表面活性物质，这种活性物质具有降低肺泡气-液界面的张力，维持肺泡扩张，减少呼吸做功，并防止肺泡萎陷和肺泡周围间质液向肺泡腔渗漏的功能。另外，近30年的研究表明肺泡上皮具有主动转运肺泡内液体的能力，在肺泡内液的清除中发挥重要作用。动物实验和体外研究证实肺泡上皮的液体主动转运系统包括：Na^+通道、Na^+-K^+-ATP酶和水通道蛋白。肺泡Ⅱ型上皮细胞经肺泡侧的Na^+通道摄取Na^+，然后由基底侧表面的Na^+-K^+-ATP酶将Na^+泵出至间质，同时伴随水的渗透性吸收；而水除伴随钠的转运外，还经肺泡上皮细胞表面的水通道蛋白排至组织间隙。

肺毛细血管总面积约为70 m^2，其内壁由一层连续的单层内皮细胞组成，内皮细胞间的紧密连接和黏着连接使得内皮内外的液体交换处于一个严格调控的状态，大分子物质通过内皮细胞进行跨细胞的主动转运，水分子通过内皮细胞上的水通道进行转运。正常情况下，肺毛细血管内皮细胞间的连接虽较紧密，但因其胞质的伸展较差，故较其他组织的毛细血管具有较高的通透性，除钠、钾、氯等离子外，不带电荷的代谢物如尿素也可通过，高分子物质如蛋白质则受到一定的限制。但当毛细血管静水压增高时，内皮间的裂隙受牵拉而增宽，或内皮细胞受内毒素等刺激而损伤时，可引起通透性增高，液体易通过内皮间隙漏入间质和肺泡内形成肺水肿。

(二) 影响肺内液体转运的物理学因素 除外肺泡-间质-毛细血管膜的通透性对液体转运的影响外，肺毛细血管内外液体的转运主要取决于促使液体流动和阻止其流动的力量之间的平衡。根据Starling定律：$Q_f = K_f[(P_c - P_{if}) - \sigma_f(\pi_c - \pi_{if})]$。其中，$Q_f$为毛细血管滤过率；$K_f$为液体过滤系数；$\sigma_f$为蛋白反射系数；$P_c$为毛细血管静水压；$P_{if}$为间质间隙静水压；$\pi_c$为毛细血管胶体渗透压；$\pi_{if}$为间质间隙胶体渗透压(图102-1)。

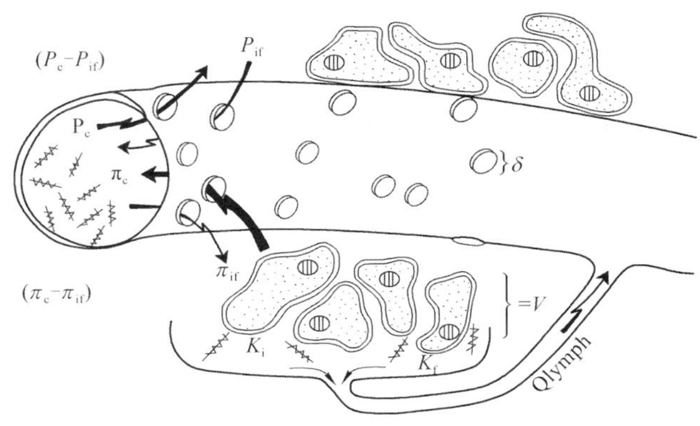

图102-1 肺内液体转运平衡(Starling定律)

正常情况下，液体进入肺组织的速率和液体从气道及肺间质清除的速率之间保持平衡；如液体的渗出速率超过回收速率，则导致肺水肿的发生。

1. 肺毛细血管内静水压 肺水从毛细血管进入肺间质的主要驱动力，正常值为4～12 mmHg，比左房压高1～2.7 mmHg，远较体循环毛细血管静水压(25 mmHg)低。当左房压>30 mmHg时，大量液体进入肺泡和肺间质形成急性肺水肿。

2. 肺毛细血管内血浆胶体渗透压 由血浆蛋白形成，主要取决于血浆白蛋白的浓度。正常值约为25 mmHg，与肺毛细血管静水压间的梯度为10～18 mmHg，其下降时可促使肺水肿形成。在降低的情况下，左房压稍有升高即可形成肺水肿。

3. 肺间质内静水压 正常值为−3～−17 mmHg，形成负压的原因不明，其可能与淋巴回流对肺组织间隙的"吸引"、肺组织的机械运动以及肺的弹性回缩有关。肺间质的负压可使肺毛细血管和肺泡腔内液体倾向于向肺组织间隙渗出或转移，并经淋巴管引流。肺间质静水压显著增加，肺泡内即可出现积液。

4. 肺间质内胶体渗透压 由血管外蛋白质及透明质酸形成，正常值为12～13.5 mmHg，是调节血管内液体渗出的重要因素。动物实验表明，当肺毛细血管静水压递增时，其渗液使肺组织间隙的蛋白质含量相应减低，血浆与组织间隙的胶体渗透压的梯度减低，对防止肺水肿的发生和恶化起到积极作用。

5. 肺淋巴引流 肺部有广泛的淋巴管分布，其内静水压低于大气压，有利于肺组织间隙和肺泡内液的引流。肺淋巴引流对防止肺水肿及维持肺正常换气功能至关重要。正常情况下从肺毛细血管滤出到肺间质的液体为10～20 ml/h，同时淋巴管通过节律性收缩不断将液体经胸导管引流到静脉系统，以防止肺内液体聚集，保持液体移动的动态平衡，其引流能力可随液体滤出量的增加而提高至基础值的10～15倍；另外，淋巴引流不仅可以带走组织间隙内过多的水分，而且还可以清除组织间液中过多的蛋白质，防止蛋白质积聚引起的组织间液胶体渗透压升高。

根据上述，当肺泡毛细血管内静水压增高、肺间质间隙静水压降低，或血浆胶体渗透压降低、间质间隙胶体渗透压增高时，毛细血管内液体向肺间质间隙渗出增多，并超过淋巴引流限度或淋巴引流功能受损，即可导致肺水肿。

在心源性肺水肿时，急性心功能衰竭或容量负荷过重导致肺循环淤血，微血管床内血量增多，肺毛细血管静水压急速增高促使血管内液体外渗增加，当毛细血管流体静水压急剧上升＞25 mmHg时即可发生肺水肿。水肿液先积聚于肺间质，当肺循环淤血未能得到有效纠正时，水肿液会进一步突破肺泡上皮，渗入肺泡形成肺泡水肿；另外，该水肿液中蛋白质含量低，并可稀释破坏肺泡表面活性物质，使肺泡表面张力加大，促使液体进入肺泡中，加重肺水肿。

非心源性肺水肿的发生机制主要是肺泡-毛细血管膜受损及通透性增加，导致液体和蛋白质向肺间质和肺泡腔渗出增多，水肿液中蛋白质含量较高，积聚在肺间质和(或)肺泡内。

第二节　诊断与鉴别诊断

一、临床表现

除引起肺水肿的原发疾病的表现外，急性肺水肿的先驱症状为恐惧、苍白、心动过速、血压升高、出冷汗等，随着病情进展其临床特征通常分为几个阶段。

1. 间质肺水肿　胸闷、频繁刺激性咳嗽；呼吸急促，阵发性呼吸困难，甚至端坐呼吸；心率增快、颈静脉怒张；可闻及哮鸣音；胸片可见肺纹理模糊，Kerley A线和B线；PaO_2下降、$PaCO_2$正常。

2. 肺泡性水肿　重度呼吸困难、末梢发绀、大汗、咯出大量粉红色泡沫痰、肺部广泛湿啰音和干啰音、胸片显示两肺广泛絮状阴影、PaO_2显著下降、$PaCO_2$降低或升高。

3. 休克期　病情恶化，大量液体由血管内向外渗，使血容量减少并加重低氧血症；心脏收缩无力，出现血压下降、全身发绀、四肢湿冷、意识模糊，产生心源性休克。

4. 终末期　未能及时纠治休克，或其他治疗不当，使休克及缺氧加重，出现昏迷、酸中毒、心律失常，最后导致死亡。

二、辅助检查

(一) 实验室检查　心源性肺水肿患者行心电图检查可发现心肌缺血、心肌梗死或严重心律失常，血浆肌钙蛋白水平升高；但是在某些非心源性肺水肿如脓毒症患者，即使没有冠心病基础也可出现血浆肌钙蛋白水平上升。

脑钠肽(BNP)是心室受到牵张或压力刺激后所分泌，可促进利尿、排钠及扩张血管；在充血性心衰患者中，BNP水平升高与心室舒张末期压力和肺动脉楔压相关。目前BNP常用于评估急性肺水肿是否为心源性的指标。BNP＜100 pg/ml，可以认为肺水肿为非心源性；BNP＞400 pg/ml，提示肺水肿为心源性；BNP为100～400 pg/ml时，则不足以进行心源性或非心源性肺水肿的鉴别。值得注意的是，在重症患者中即使没有心衰，其BNP水平仍会升高，左心室功能正常的脓毒症患者BNP水平甚至可以＞400 pg/ml；因此在重症患者，BNP＜100 pg/ml对诊断非心源性肺水肿更具价值，而BNP＞100 pg/ml则需结合临床具体分析。另外，在肾功能不全患者，建议依据BNP＜200 pg/ml来排除心源性肺水肿的诊断；由于右心室亦可分泌BNP，因此急性肺栓塞、肺动脉高压等肺部疾病的患者血浆BNP可中度升高。

(二) 胸部影像学检查

1. X线胸片　胸部X线检查可辅助判断是否存在肺水肿及肺水肿严重程度；早期X线胸片主要特点是肺上部、特别是肺尖部血管扩张和淤血，有显著的肺纹理增加；发展至间质性肺水肿和肺泡性肺水肿时期，影像学出现不同表现。

(1) 间质性肺水肿　主要特点为上肺血管、支气管、淋巴管的肺纹理增多、增粗和边缘模糊不清；肺血重新分布使正常时上肺血管比下肺血管细变为上肺野血管增粗；支气管轴位投影可见管壁环形厚度增宽，边缘模糊，称为袖口征；小叶间隔中积液使间隙增宽，形成小叶间隔线，即Kerley A、B、C线，以B线为常见，位于肺底部肋膈角上方，长1～2.5 cm，宽1～2 mm的水平线，A线为自肺野外中带斜行引向肺门的线性阴影，长2～5 cm，宽0.15～1 mm，且不分支、不与支气管血管走行一致，多见于上叶；C线为中下肺野出现细而交错的网状阴影；A、C线常见于急性发作的病例，而B线则常见于发病慢的病例(图102－2)。

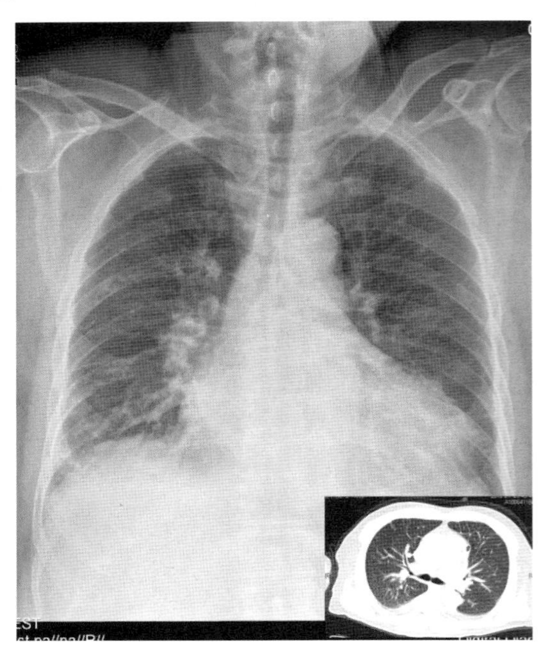

图 102－2　间质性肺水肿(X 线胸片和 CT)

(2) 肺泡性肺水肿　多种多样，分布和形态在不同患者中各有差异。肺泡内水肿积聚而出现密度均匀的致密阴影，形状大小不一，可呈为大片、小片、大小结节或粟状，病灶边缘模糊，与肺野界限很不清晰，可呈中央型、弥漫型和局限型。中央型多见，表现为两肺中内带对称分布的大片状阴影，肺门区密度较高，境界比较清楚，形如蝶翼称为蝶翼征，肺尖、肺底、肺野外带、叶间裂附近及大血管旁病变轻微或正常；弥漫型为两肺广泛分布的大小不一、密度不均、边缘模糊的阴影，常融合成片，分布不对称，以肺野内中带为主；局限型仅累及单侧或局限于一叶，多见于右侧，除片状阴影外，还可呈一个或数个较大的圆形阴影，轮廓清楚酷似肿瘤(图 102－3)。上述 X 线阴影可呈动态变化，最初发

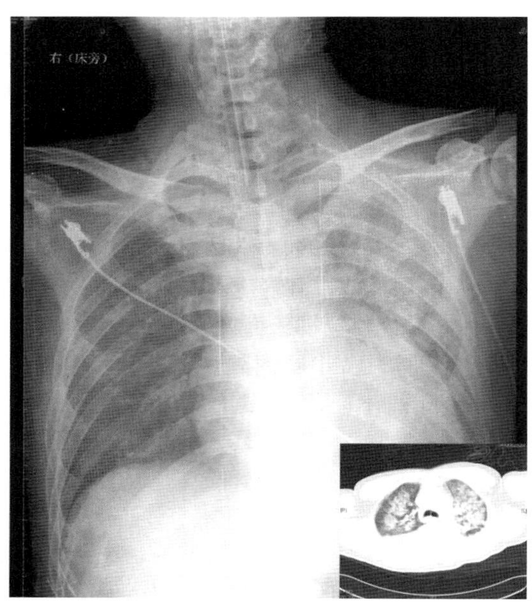

图 102－3　肺泡性肺水肿(X 线胸片和 CT)

生在肺下部、内侧及后部，很快向肺上部、外侧及前部发展，在数小时内或 1～2 d 可有显著变化；常伴双侧少量胸腔积液，心影增大。

X 线胸片诊断肺水肿具有局限性，只有当血管外肺水含量增加 30%以上时，才能出现上述可见的 X 线表现；肺泡出血、积脓及支气管肺泡癌也可出现与肺水肿类似的 X 线表现；另外，患者体位、吸气状态、正压通气、曝光异常等可使 X 线影像发生变化，降低 X 线胸片诊断肺水肿的敏感性和特异性。

有经验的医师可根据 X 线胸片的特征表现初步鉴别心源性和非心源性肺水肿(表 102－1)。

表 102－1　可能有助区别心源性和非心源性肺水肿的 X 线胸片特征

影像学特征	心源性肺水肿	非心源性肺水肿
心影大小	正常或增大	大多正常
血管蒂宽度	正常或增宽	正常或缩窄
血管分布影像	对称或反常	正常或对称
水肿液分布	弥漫或肺门周围	片状或周边肺野
胸腔积液	常见	少见
支气管袖口征	常见	少见
Kerley B 线	常见	少见
支气管充气征	少见	常见

2. 胸部 CT 检查　急性肺水肿患者进行胸部 CT 检查可以更为详细地评估肺部情况，尤其是观察肺间质改变优于 X 线胸片。间质性肺水肿时，CT 影像可见肺门血管影增粗，多数病变以肺野内中带较重，上叶肺血管增粗比下叶明显，有时合并肺气肿表现；而肺泡性肺水肿时，表现为肺透亮度降低，CT 值普遍增高，有斑片状及融合影，心源性和肾源性肺水肿病变在内、中带及背部多见，其他原因肺水肿以非中央型多见。

(三) 超声心动图　对于肺水肿或休克原因不明的患者，经胸壁二维超声心动图评价左心室功能与肺动脉导管直接测得数据高度吻合。因此，依据病史、临床表现、实验室检查及胸部影像学检查仍不能明确病因的重症肺水肿患者，应首选无创超声心动图检查。经食管超声心动图检查可以更加直接和准确获得心室活动及瓣膜功能信息，但是该操作相对禁忌较多，需应用镇静剂，并可导致口咽部出血、食管损伤、心律失常、营养管移位等并发症，限制其临床应用。

超声心动图检查如能发现心脏扩大、心室收缩功能明显减退、肺动脉压力增高、心室壁运动异常或减弱等可诊断心源性肺水肿。但是值得注意的是常规超声心动图对评估心室舒张功能敏感性低，故即使检查结果未见明显异常也不能完全排除心源性肺

水肿。

（四）血流动力学监测 有条件可行肺动脉漂浮导管置入以评估肺动脉楔压、心排血量、心室充盈压力及血管阻力等，其在临床上被认为是判断急性肺水肿是否为心源性的“金标准”。当测得肺小动脉楔压＞18 mmHg时，提示肺水肿为心源性或容量负荷过重导致；而非心源性肺水肿时，肺小动脉楔压常＜10 mmHg。

（五）肺功能改变 在肺间质水肿时，首先出现肺顺应性下降，小气道闭合容量减小，呼吸做功开始增加，只要肺泡-间质-毛细血管膜屏障保持相对完整，则肺换气功能尚可不受显著影响；发展至肺泡性肺水肿，则肺换气功能受损，通气/血流比值失衡，$PaCO_2$升高。肺功能试验的每项指标以及动脉血气分析都呈显著异常。

三、鉴别诊断

根据病史、临床表现、X线胸片等可以初步诊断急性肺水肿，要进一步明确其诱因需进行床旁心动超声、心电图、实验室检查，甚至需行肺动脉导管置入监测肺动脉压力、心室收缩能力、血管阻力等，用以鉴别心源性肺水肿和非心源性肺水肿，从而指导临床治疗。因此，鉴别诊断心源性与非心源性肺水肿具有重要的临床意义（表102－2）。

表102－2 心源性与非心源性肺水肿的鉴别诊断

项 目	心源性肺水肿	非心源性肺水肿
病史	有心脏病史	无心脏病史，有其他基础疾病，如感染、误吸、创伤等
体征	有心脏病体征	无心脏病体征
	心脏扩大	无心脏扩大
	心脏病理性杂音	无心脏病理性杂音
	S_3奔马律	无S_3奔马律
	肢端湿冷、脉细速	肢端温暖、脉有力
	颈静脉怒张（伴右心衰时）	无颈静脉怒张
	双下肺湿啰音	早期干啰音为主，后期双肺可满布湿啰音
辅助检查		
X线胸片	自肺门向外周蝴蝶状浸润影，肺上野血管影增深	肺门不大，肺野周围弥漫性片状浸润影
心电图	心肌缺血、心肌梗死、心律失常等异常表现	正常或非特异性改变
肌钙蛋白	明显升高	正常或轻度升高
超声心动图	心室收缩功能减弱	无心室收缩功能减弱
肺小动脉楔压	＞18 mmHg	＜18 mmHg
肺动脉舒张压-肺小动脉楔压	＜5 mmHg	＞5 mmHg
心排血量	降低	正常或增加
外周血管阻力	常升高	正常或下降
肺内分流	轻度升高	明显升高
血浆脑钠肽	＞400 pg/ml	＜100 pg/ml
水肿液性质	蛋白含量低	蛋白含量高
水肿液胶体渗透压/血液胶体渗透压	＜0.5	＞0.7

需要注意的是，在重症患者需动态观察及监测，在治疗的同时不断评估，综合考虑病程不同阶段可能存在的问题，随时调整治疗方案，而不应拘泥于一时或初始的诊断，否则可能延误治疗而导致患者死亡（图102－4）。

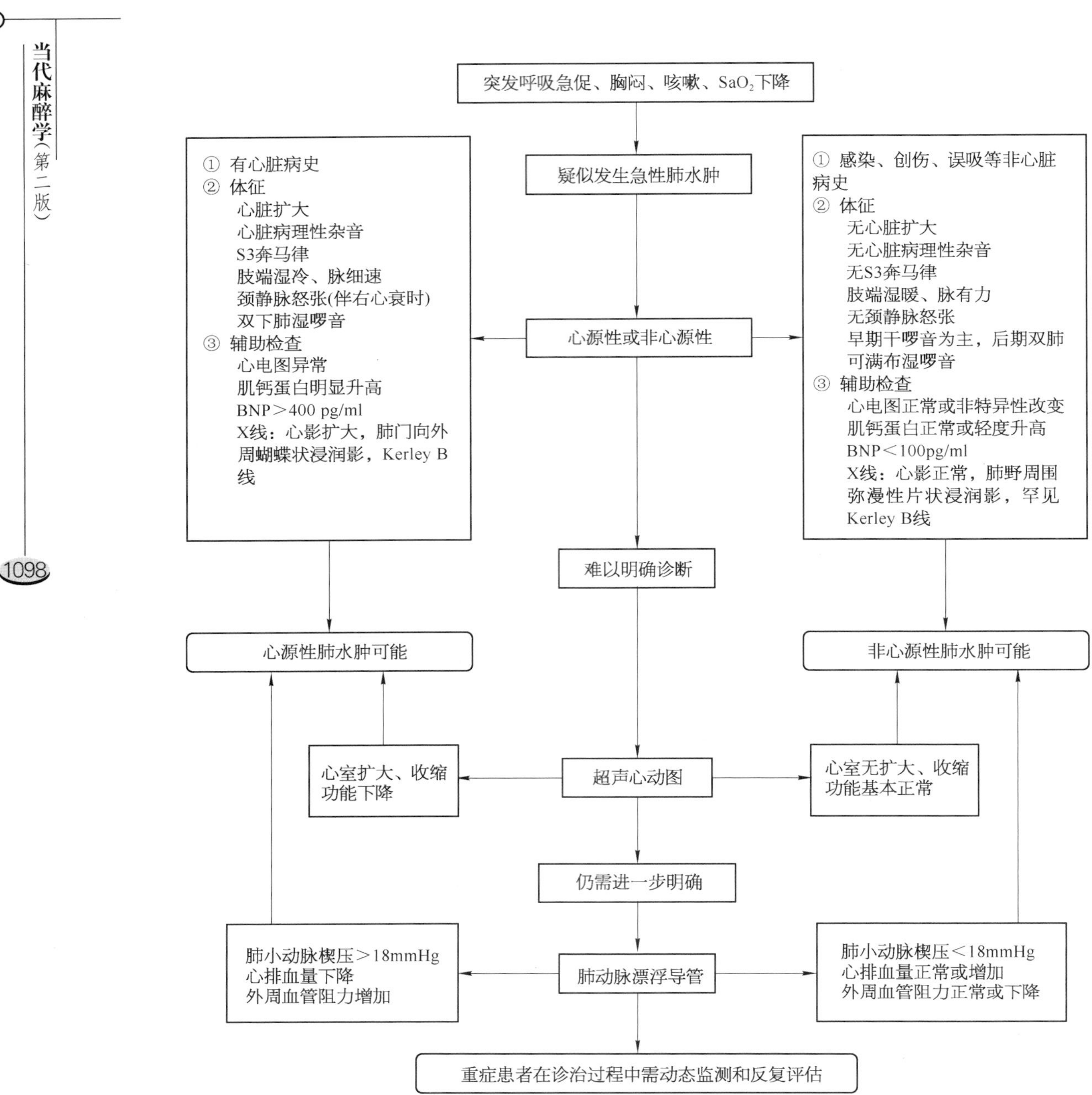

图 102－4　急性肺水肿评估简易流程

第三节　肺水肿类型

一、梗阻后肺水肿

梗阻后肺水肿(post-obstruction pulmonary edema，POPE)也称为负压性肺水肿(negative pressure pulmonary edema)，是严重上呼吸道梗阻过程中或梗阻解除后发生的可能危及生命的急性肺水肿。根据报道，在全麻患者中 POPE 的发生率为 0.05%～0.1%，通常表现为急性呼吸窘迫，需紧急处理。POPE 可分为两种类型。Ⅰ型是在急性呼吸道梗阻后用力吸气而发生，主要病因包括喉痉挛、会厌炎、喉气管支气管炎、痉挛性哮喘、气道异物、喉肿瘤、上气道创伤、气管导管阻塞、手术后声带麻痹、溺水等；Ⅱ型是慢性气道部分梗阻解除后而发生，主要病因包括腺样体增殖体切除和(或)扁桃体肿大切除术后、喉部肿块切除术后、后鼻孔狭窄矫正术后、梗阻性睡眠呼吸暂停综合征术后等。在全麻患者中喉痉挛是导致 POPE 最常见的原因，常发生于麻醉诱导期或苏醒期，在麻醉深度不适当的情况下，气管内插管困难或气道受到刺激所引起。当麻醉深度过浅，不足以预防喉痉挛反射时，分泌物或血液刺激声带局部可引起喉痉挛，口咽通气道、直接喉镜、气管插管操作等直接刺激喉部均可诱发喉痉挛，浅麻醉下手术操作有时也可引起反射性喉痉挛。对于麻醉未完全清醒的患者，气管拔管后最容易发生喉痉挛。

梗阻后肺水肿的发病机制涉及多个因素，主要包括急剧增加的胸腔负压、缺氧及高肾上腺素能状态。① 上呼吸道梗阻后用力吸气时，可使胸腔内负压由静息状态的$-5\ cmH_2O$迅速上升至$-140\ cmH_2O$，促使右心室回心血量增加，对左心室舒张末容积的影响不恒定，但致左心室舒张末压的增高显著，左心顺应性下降，导致肺静脉压明显增高，肺毛细血管静水压升高，同时胸腔内的高负压几乎可全部传导至血管周围的肺间质和肺泡，使肺血管的跨壁压显著增加，驱动血管内液体向肺间质和肺泡渗出，从而产生肺水肿。② 另一方面，上呼吸道梗阻时用力吸气，可出现严重缺氧和肾上腺素能神经活动亢进；缺氧导致肺血管阻力及肺毛细血管压力增高，并使肺毛细血管的通透性增加，而过度释放的儿茶酚胺可促使体循环血液向肺循环转移，肺循环血量明显增加，进一步促进肺水肿的发生。③ 在上述多因素的共同作用下，血管内的液体和蛋白成分从肺血管加速转移到肺间质，超过淋巴系统的清除能力，导致间质性肺水肿；当肺泡上皮细胞进一步损伤，屏障作用丧失，则发展成为肺泡性肺水肿。

POPE可以在急性上呼吸道梗阻时或梗阻解除后发生，但也有报道延迟至梗阻解除后24 h发生。诊断要点：① 有上呼吸道急性梗阻情况发生或慢性上呼吸道部分梗阻行梗阻解除术。② 急性气道梗阻解除后，仍存在呼吸功能不全，应高度怀疑上呼吸道梗阻后并发肺水肿。③ 表现为心动过速、低氧血症、呼吸困难、呼气延长、听诊有哮鸣音和湿啰音，放射学检查有或没有双肺浸润影。④ 急性或慢性上呼吸道梗阻，行气管插管后，气管内泡沫性分泌物突然增多。⑤ 急性喉痉挛解除后或由肿瘤、异物引起的上呼吸道梗阻解除后氧合反而恶化。⑥ 出现大量的粉红色泡沫状痰，X线胸片显示双侧肺门斑块状浸润及主肺动脉周围水肿，预示病情严重。⑦ 需排除吸入性肺炎、麻醉或手术期间输液过量、心源性等导致的肺水肿。

由于梗阻后肺水肿发展很快且病情严重，迅速诊断和及时治疗至关重要。在全麻过程中避免发生喉痉挛，避免麻醉深度不够、反复气管内插管、喉分泌物过多等；慎重选择全麻后拔管的时机，避免在兴奋期给予不必要的刺激，防止患者因咬合而引起的气管内插管阻塞，可以减少梗阻后肺水肿的危险。

二、复张性肺水肿

各种原因包括气胸、胸腔大量积液、胸腔或纵隔内巨大肿瘤等所致不同时间的肺萎陷，经胸腔闭式引流术快速抽气、抽液或肿瘤切除术后，解除对肺的压迫，使萎陷肺迅速复张，患侧肺或双肺在短时间内（数分钟至数小时内）发生急性肺水肿，称为复张性肺水肿（re-expansion pulmonary edema），病死率为20%左右。复张性肺水肿是急性间质性肺水肿，病理改变类似成人呼吸窘迫综合征或肺移植术后肺水肿。这种肺水肿相对少见，但可伴有不同程度的低氧血症，有时可出现复张性低血压，严重者危及生命。

目前对其发病的机制还不十分清楚，涉及多个因素：肺萎陷的程度、时间，肺复张速度，胸腔引流速度过快，应用负压吸引等。其中肺萎陷时间和使用负压吸引为最重要因素。肺萎陷时间长短与复张后肺水肿发生呈正相关，肺萎陷时间越长，越易发生肺水肿。① 萎陷的肺组织处于缺血、缺氧状态，一方面在复张后血流恢复，出现缺血再灌注损害，肺毛细血管通透性增加；另一方面肺泡Ⅱ型上皮细胞受损，肺泡表面活性物质缺失，使复张后肺顺应性下降，肺泡表面张力增加，促使毛细血管内液体向肺间质和肺泡转移，形成肺水肿。② 长期受压而萎陷的肺组织，在快速大量抽气、抽液后急剧复张，肺泡周围间质形成负压，促使液体从缺氧受损的肺毛细血管壁漏出至肺间质和肺泡，形成肺水肿。如果使用负压装置吸引，负压$>-20\ cmH_2O$时，肺复张后肺水肿发生显著增加。

复张性肺水肿液中蛋白质含量高，与血浆中的蛋白之比≥0.6，而肺毛细血管嵌压正常。多为单侧发病，也可累及对侧，临床表现与心源性肺水肿十分相似，一般诊断并不困难。有以下表现中的3项以上即可作出诊断：① 有胸腔积液、积气等肺受压萎陷病史。② 有胸腔引流、负压吸引或胸腔内手术后肺急性复张。③ 肺复张后短时间出现呼吸困难、剧烈咳嗽、咳出或吸出大量白色或粉红色泡沫样痰或液体，呼吸浅快。④ 听诊患侧肺或双侧肺有细小水泡音、心率增快。⑤ 若麻醉恢复期则表现自主呼吸浅快、气管导管咳出或吸出泡沫样痰或粉红色液体。⑥ SpO_2早期不稳定，继而持续下降。⑦ 影像学检查患肺弥漫性点状或片状模糊阴影；特殊检查有血液浓缩、肺内分流、低氧血症、代谢性酸中毒等。

复张性肺水肿应以预防为主，尽早发现并及时治疗，降低复张性肺水肿的发病率和死亡率，尤其一些年老体弱、恶性肿瘤、重症感染等患者，多有低蛋白血症和低氧血症，一旦发生复张性肺水肿易导致多器官功能衰竭造成死亡。对于胸腔大量积液、积气而肺长时间受压萎陷者，抽液、抽气和胸腔闭式引流速度要慢，首次排液量≤1 000 ml，若需负压吸引，其压力≤$-20\ cmH_2O$；开胸手术单肺通气时，要间歇性双肺通气，避免术侧肺长时间萎陷。麻醉苏醒过程中，最好手控气囊复张肺，速度要慢，潮气量适中；密切观察患者，凡短时间内发生胸闷、气短、心悸、持续或频繁咳嗽，要高度警惕复张性肺水肿的发生，立即停止有关操作，并可向胸内注入 200 ml 左右的气体或液体；控制输液的量和速度，密切观察尿量，必要时监测中心静脉压及床旁拍摄 X 线胸片观察。

三、神经源性肺水肿

神经源性肺水肿（neurogenic pulmonary edema，NPE）是指无心、肺、肾等疾病的情况下，由于中枢神经系统损伤导致的急性肺水肿，又称“中枢性肺水肿”或“脑源性肺水肿”。引起 NPE 的原因很多，常见发生于重型颅脑损伤、脑血管意外（以脑出血为主）、脑膜炎、脑炎、脑肿瘤及脑脓肿。

NPE 确切的发病机制目前尚不清楚。中枢神经系统病变或损伤后引起颅内压突然增高，导致视丘下部和延髓孤束核功能紊乱，引起交感神经系统兴奋，释放大量儿茶酚胺，进而全身血管收缩，血流动力学急剧变化，体循环内大量血液进入肺循环内，肺毛细血管床有效滤过压急剧增高，大量液体渗漏至肺间质和肺泡，从而形成急性肺水肿；同时体内血管活性物质（如组织胺和缓激肽等）大量释放，使血管通透性增加，大量血浆蛋白外渗导致急性肺水肿进一步加重。另外，交感神经系统激活，可通过兴奋 α 受体，促使钙内流，作用于细胞骨架，使细胞收缩，内皮细胞连接间隙扩大，血管通透性增加；同时中性粒细胞趋化作用增强，产生相对过量氧自由基损害肺组织等。总之，NPE 的发生不是单一因素造成，而是一个复杂的病理生理过程，可能是上述神经、体液、血管活性物质等多因素共同作用的结果。

NPE 在临床上以急性呼吸困难和进行性低氧血症为特征，早期仅表现为心率增快，血压升高，呼吸急促等非特异性临床表现，胸部 X 线检查也常无异常发现或仅有双肺纹理增粗模糊，早期诊断较为困难；继之可以迅速出现严重低氧血症，皮肤苍白湿冷、双肺湿啰音、粉红色泡沫痰、胸部 X 线检查双肺大片浸润影，此时虽可明确诊断，但已病情危重，救治成功率很低，病死率可高达 90%。临床诊断要点包括：① 急性中枢神经系统病变或颅脑损伤后数小时至数天内发生急性进行性呼吸困难和低氧血症。② 烦躁、呼吸急促、气道内咳出中等至大量粉红色泡沫痰。③ 听诊双肺可闻及湿啰音，X 线胸片显示双肺弥漫性片状浸润影。④ 血气分析表现为不同程度的 PaO_2 下降，$PaCO_2$ 早期可下降而晚期升高。⑤ 需排除误吸、输液过量、心源性肺水肿。

对 NPE 要有足够的重视，尽可能早期正确诊断，进行及时有效治疗。

四、高原性肺水肿

高原性肺水肿（high altitude pulmonary edema，HAPE）是人们由低海拔快速进入高海拔（≥2 500 m）地区后 2～5 d 内发生的急性非心源性肺水肿，在海拔 3 500 m 以上更易发病，是一种重型急性高原病，起病急、进展快，若不及时救治，可能危及生命。

高原性肺水肿的发病机制尚未完全阐明，高原低氧性肺动脉高压被认为是发病的中心环节。缺氧通过神经体液作用使肺小动脉强烈收缩而产生肺动脉高压。缺氧时交感神经兴奋，儿茶酚胺分泌增多，肺微血管内皮细胞产生的前列腺素 I_2（PGI_2）减少，而血小板血栓烷 A_2（TXA_2）相对增多，使肺微动脉、后微动脉和毛细血管前括约肌产生不均等收缩，引起肺微循环血量分布不均等或肺微血栓形成，导致肺微血管内液压升高和肺微血管栓塞，肺表面活性物质减少，致毛细血管-肺泡膜受损，微血管通透性增加，肺水肿产生；同时缺氧刺激下丘脑，引起外周小血管收缩，血液重新分布使肺血容量增加而致肺毛细血管静水压升高，促进肺水肿发生；血浆纤维蛋白原增高，纤维蛋白溶解活性下降，引起肺内毛细血管内纤维蛋白聚集、血栓形成、毛细血管阻塞，导致毛细血管壁通透性增加；肺泡和毛细血管内皮细胞变性，细胞连接间隙增大，使得毛细血管壁通透性增加，血管内液体外渗，加重肺水肿。

熟悉高原性肺水肿的临床特点，早期诊断并及时治疗。① 患者进入高原地区前无心、肺及血液系统的疾病，而进入高原地区后 1～7 d(亦有 3 h 至 10 d)内发病。② 早期表现有头痛、气喘、胸闷、失眠等一般高原反应，伴咳嗽、胸痛、胸闷、肺部有干啰音；病情加重可出现呼吸困难，咳白色泡沫痰，面部及唇、甲发绀，出冷汗等，双肺捻发音，X 线检查显示双肺野有密度较淡、边缘不清的云絮阴影。③ 部分患者病情可迅速进展，出现严重呼吸困难，不能平卧，咳大量粉红色泡沫痰，双肺满布湿啰音，出现意识改变，甚至昏迷、休克，危及生命。

高原性肺水肿的治疗原则为早期发现、严格卧床休息及充分氧疗。就地积极治疗，若条件允许及时运送到低海拔地区进行救治，病情可迅速好转。治疗措施主要针对缺氧致肺循环障碍，采取给氧、降低耗氧、降低肺动脉阻力、疏通肺微循环血流、改善微循环灌流等综合治疗，有条件者可使用高压氧舱治疗，高原性肺水肿主要是由于机体急性缺氧所致，高压氧能提高血氧含量，增加血氧弥散和组织氧储备，改善微循环的缺氧状态，保护心、脑、肝、肾等重要器官功能。

第四节 肺水肿的治疗

急性肺水肿发病机制复杂，起病突然，病情进展迅速，如不能及时有效治疗，可发生严重呼吸循环衰竭危及患者生命。治疗的原则为积极治疗原发病，充分给氧和辅助呼吸保证患者氧供，采用多种措施降低肺血管静水压，提高血浆胶体渗透压，改善肺毛细血管通透性，减轻气体交换障碍，同时应积极预防感染。

一、病因治疗

针对病因治疗是急性肺水肿的根本治疗，须从根本上迅速纠治引起肺水肿的各种原发病因和诱因：输液过量患者，应减少液体输入量和减慢输液速度并维持水、电解质平衡；急性心肌梗死患者，应及时溶栓或手术再通冠脉；发作性快速心律失常患者，应紧急药物或电击抗心律失常治疗；严重贫血患者，应成分输血以改善组织器官氧供；低蛋白血症患者，应适量补充白蛋白以提高血浆胶体渗透压；尿毒症患者，应采取积极的血液滤过或透析治疗；严重感染患者，应采取措施去除感染源并应用适当抗感染药物治疗；有害气体吸入中毒患者，应迅速脱离现场并给予解毒剂；药物使用过量患者，应立即停止应用相关药物并洗胃、透析及应用对抗药物；抢救休克或大出血患者时避免过快过量输液、输血；胸腔排气、排液治疗中速度宜慢等。

二、呼吸治疗

急性肺水肿患者发生严重低氧血症，甚至呼吸衰竭是其最突出的临床表现，应积极采取综合措施改善患者氧合，减少呼吸做功，包括以下几方面。

(一) 氧疗 对于有气促、呼吸困难及低氧血症的患者，吸入氧气可改善氧合并降低肺动脉压力，经鼻导管或经面罩吸氧是最基本和有效的治疗措施，其目的是提高并维持 PaO_2＞50～60 mmHg。简易面罩或鼻导管末端放置于悬雍垂上方，给予氧流量 6～10 L/min，F_IO_2 可达 45%～60%，可迅速改善轻症患者的低氧血症，但是对重症患者多难奏效；无重复呼吸面罩，氧流量 5～15 L/min，F_IO_2 可达 70%～90%，重症患者提供高浓度氧吸入，若仍不能纠正其低氧血症，则应考虑改用机械通气支持治疗。需要注意的是持续吸入高浓度氧时间不宜过长，一般≤2～4 h，如吸入浓度＞60%的氧气或吸入纯氧 2～3 d 以上可能就会出现氧中毒。

(二) 保持呼吸道通畅 对急性肺水肿患者要及时纠治低氧血症或进行机械通气支持，而保持呼吸道通畅是呼吸治疗的基础。感染、误吸、溺水等原因导致的肺水肿患者，气道内会有大量分泌物或异物堆积，需积极采取措施进行气道吸引或灌洗以改善通气；另外，严重肺水肿时，毛细血管渗漏出大量水肿液充满肺泡和气道内，形成泡沫痰，严重影响通气及换气功能。使用消泡剂可以减少或清除气道内泡沫样分泌物：① 在湿化罐中加入 75%～90%的乙醇，通过鼻导管、面罩供氧或机械通气经气管导管吸入；20%的乙醇超声雾化吸入或 95%乙醇气流雾化吸入；低浓度乙醇适用于昏迷患者，高浓度乙醇适用于清醒患者，但应注意需短时间、间歇吸入并防止乙醇的全身反应；吸入乙醇还能缓解支气管痉挛，扩张末稍血管和镇静作用。② 1%二甲硅油或 10%硅酮适用于各种原因导致的肺水肿，效果较乙醇好。

(三) 机械通气治疗 重症急性肺水肿患者缺氧状态难以改善，需行无创面罩机械通气或气管插管、气管切开机械通气。

(1) 临床常用的无创面罩持续气道内正压通气(CPAP)或双水平正压通气(BiPAP)可提供治疗所需氧浓度并避免气管插管。临床研究证实无创正压通气对急性心源性肺水肿疗效较好，可使萎陷的肺泡复张、减少水肿液渗出、增加功能残气量、改善氧合、减少呼吸做功，并减少回心血量和降低心室壁跨壁压，从而减轻心脏前、后负荷，提高心排血量，改善心功能。CPAP 压力在 10 cmH_2O 时具有一定疗效；BiPAP 是在 CPAP 的基础上增加了吸气时的压力支持，即压力支持通气(PSV)＋呼气末正压通气(PEEP)，在 3～5 min 内调节吸气压力(IPAP)到 10～15 cmH_2O，呼气压力(EPAP) 4～8 cmH_2O，对心源性肺水肿疗效较好，改善氧合的同时对循环影响较小。对于非心源性肺水肿(如 ARDS)患者，应用无创正压通气治疗效果不可靠，仅用于早期或轻症患者，希望能降低气管插管率和病死率。但是临床上很难判别患者是否早期或轻症 ARDS；另外，面罩容易漏气，难以维持 PEEP 在 5 cmH_2O 以上，给氧浓度不准确，易发生胃肠胀气，且不利于气道管理，因此限制其临床应用。

(2) 对于危重急性肺水肿患者，为了保证气道的通畅，吸引分泌物与有效供氧，常需行气管内插管或气管切开。在吸纯氧后，如动脉血氧分压仍＜70 mmHg，肺泡-动脉血氧分压差($A-aDO_2$)＞450 mmHg，或有大脑缺氧、呼吸性酸中毒及病情危重者，应迅速作气管插管或气管切开，进行机械正压通气治疗。呼吸模式可以应用辅助控制通气(ACMV)＋PEEP 或 CPAP＋PEEP。其中 PEEP 的合理调节至关重要，可以从 5 cmH_2O开始设定，根据肺顺应性变化来调节，直到肺顺应性不再增加，此时 PEEP 值为最佳值，这一 PEEP 值应当是获得最好的肺顺应性、萎缩肺泡膨胀、肺内分流最小、氧分压最高，对心排血量影响最小、无气压伤等并发症时的最小 PEEP 值。近年来的研究证实肺复张策略及小潮气量、低吸气峰压、允许性高碳酸血症的通气模式，可以明显改善 ARDS 患者的氧合，减少气压伤，减少机械通气时间和住 ICU 时间，但是对患者的总体预后是否有益仍不明确。

三、药物治疗

(一) 镇静剂　吗啡 5～10 mg 皮下注射或静脉注射，可镇静、改善呼吸困难、提高通气、降低胸腔负压；通过中枢性交感抑制而降低周围血管阻力；降低心肌代谢，减轻心脏负荷。对高血压性心脏病、冠心病、二尖瓣狭窄等心源性肺水肿效果最好。但是，吗啡在休克、昏迷、溺水、肺源性心病、中枢性肺水肿时禁用；老年患者应慎用；应用吗啡可使急性肺水肿患者的气管插管风险提高 5 倍。

(二) 利尿剂　呋塞米（速尿）是首选的利尿剂。注射呋塞米 40～100 mg 后 30～120 min 发挥利尿作用，通过利尿可以减少血容量，使毛细血管静水压下降，血浆胶体渗透压提高，从而改善肺水肿症状。呋塞米的作用可分为两个时相：快速相出现在注药后 10～30 min内，使血液从肺循环转移至外周；第二相才呈利尿反应。此外，静脉注射呋塞米还可以扩张静脉，减少静脉回流，在利尿作用发挥前即可减轻肺水肿。静注呋塞米 20～40 mg 后，如尿量达到 400～600 ml 可明显缓解肺水肿症状，如 20 min 后无效可再次给予 2 倍剂量；对大量水钠潴留和肾功能不全患者，初始即静注 80～100 mg。有研究提示，在心源性肺水肿患者单独应用呋塞米并不比应用硝酸甘油制剂更有益，反而可能使肾功能恶化，增加远期死亡率，因此建议应用利尿剂也应针对具体患者采取个体化制定方案；另外需注意的是在一些舒张性心衰导致的肺水肿患者，其容量本身不足，应避免使用利尿剂。

(三) 强心剂　洋地黄制剂主要应用于快速房颤或房扑诱发的急性肺水肿；在二尖瓣狭窄，广泛心肌梗死或溺水引起的肺水肿应谨慎应用。选用起效快、毒性小的强心剂，从小剂量开始。近 2 周来用过强心剂者，用毒毛花苷 K 0.125～0.25 mg 或去乙酰毛花苷（西地兰）0.2～0.4 mg 用葡萄糖液稀释缓慢静脉推注。需注意洋地黄制剂的治疗指数狭窄，并发症可能致命且难以诊断和治疗。磷酸二酯酶抑制剂可应用于洋地黄效果欠佳的心源性肺水肿患者。临床常用制剂为米力农，负荷量 25～50 μg/kg，5～10 min 缓慢静推，维持剂量 0.25～0.75 μg/(kg · min)。低血压、心动过速、严重主动脉或肺动脉瓣疾病时慎用米力农。

(四) 血管扩张剂　在急性肺水肿治疗中，血管扩张剂起效快、作用迅速。血管扩张剂可解除肺循环及体循环的小动静脉痉挛，体循环血管容量增加，同时血管阻力下降，减轻心脏前、后负荷，增加心排血量；使肺循环血液转向体循环，降低肺毛细血管静水压，减轻肺水肿；解除肺小血管痉挛，使动静脉分流减少，血氧饱和度增加；此外，增加冠状动脉血流，降低心肌耗氧量，改善左心室功能，增加心排血量，减轻肺淤血。

1. α 受体拮抗剂　临床常用酚妥拉明 0.1～1 mg/min持续静脉滴注，根据临床情况调整剂量，应注意监测血压及补充血容量，避免组织器官灌注不足。

2. 硝酸甘油　0.3～0.6 mg 舌下含服，10～15 min 后可根据情况重复给药，直至症状改善。但紧急情况下常用静脉滴注方法，起始剂量 5～10 μg/min，每 5～10 min 递增 5～10 μg/min，有效剂量为 20～200 μg/min。也有报道，在心源性肺水肿时应以大剂量硝酸甘油 400 μg/min，甚至达到 600 μg/min，具有很好的临床效果而无明显心脏并发症及血流动力学不稳定。需注意的是硝酸甘油半衰期为 3 min，但在 24 h 内连续使用可因硫氰化物消耗产生快速耐药。

3. 硝普钠　0.3～10 μg/(kg · min)持续静脉滴注，起效时间 2～5 min，半衰期为 3 min，用药期间需密切监测血压。硝普钠可导致冠状动脉窃血综合征，故在急性冠脉综合征时不宜使用；硝普钠还可削弱低氧性肺血管收缩机制，导致肺内分流增加和低氧血症。

4. 抗胆碱能药　主要有阿托品和 654－2，对中毒性肺水肿有较好的疗效，可扩张周围血管，减轻心脏负担与抑制支气管分泌过多液体。

(五) 氨茶碱　当无法鉴别为心源性或支气管性哮喘时，可首选应用。静脉注射氨茶碱对大多数肺水肿有益，可松弛支气管平滑肌，有效扩张支气管，轻度扩张小血管，改善心肌收缩力，增加肾血流量，具有轻度利尿和钠排出效用；但氨茶碱又有呼吸兴奋作用，可引起反射性呼吸困难，加快心率。氨茶碱 0.25 g 加入 20～40 ml 葡萄糖溶液稀释后，5～10 min 内缓慢静脉注射，注射速度不宜过快，避免发生室性心律失常、低血压、晕厥等不良反应。

(六) 肾上腺皮质激素　对肺水肿的治疗价值存在争议，其可以预防毛细血管通透性的增加，但还不能证实它能恢复已受损的毛细血管。一般认为，皮质醇能减轻炎症反应，降低肺毛细血管通透性，促进表面活性物质合成，改变心肌细胞代谢，增加心肌对化学能的利用并增强心肌收缩力，降低外周血管阻力和稳定溶酶体膜；具有良好的抗休克、解毒、抗炎及促进症状缓解作用，通常应用于高原性肺水肿、中毒性肺水肿和心肌炎合并肺水肿。临床上常用的药物有氢化可的松、地塞米松和甲泼尼龙，多主张在 24～48 h 内用大剂量激素负荷治疗：如氢化可的松 200～300 mg 首次静注，

24 h用量可达1 g以上；地塞米松30～40 mg首次静注，随后4～6 h内静注10～20 mg；或甲泼尼龙30 mg/kg冲击治疗。建议用药≤72 h，以免发生严重不良反应。

四、其他治疗

（一）主动脉内球囊反搏术 心源性休克伴有肺水肿患者可应用主动脉内球囊反搏（IABP）术。IABP可以提高冠状动脉灌注压，使冠状动脉血流增加；还可降低主动脉内舒张末压，减轻左心室后负荷，降低外周循环阻力和肺小动脉嵌压，缓解肺水肿。

（二）持续性血液净化 持续性血液净化（CBP）是近年广泛开展的技术，其作用是清除体内大量毒素及细胞因子，甚至通过超滤作用清除体内多余的液体进而减少血管外肺水，缓解肺水肿。

（李颖川 江 伟）

参考文献

［1］ Lorraine BW，Michael AM. Acute pulmonary edema［J］. N Engl J Med，2005，353：2788－2796.

［2］ Ashish U，Shawn MC，Edgar P. Postobstructive pulmonary edema［J］. Crit Car，2010，25：508. e1－508. e5.

［3］ Ford LE. Acute hypertensive pulmoney edema：a new paradigm［J］. Can J PhysiolPharmacol，2010，88：9－13.

［4］ Kaminski MV Jr，Haase TJ. Albumin and colloid osmotic pressure implications for fluid resuscitation［J］. Crit Care Clin，1992，8：311－321.

［5］ Johnson ER，Matthay MA. Acute lung injury：epidemiology，pathogenesis，and treatment［J］. J Aerosol Med Pulm Drug Deliv，2010，23：243－252.

［6］ Agarwal R，Aggarwal AN，Gupta D，et al. Non－invasive ventilation in acute cardiogenic pulmonary oedema［J］. Postgrad Med J，2005，81：637－643.

［7］ 刘大为. 实用重症医学［M］. 1版，北京：人民卫生出版社，2010.

［8］ Fiutowski M，Waszyrowski T，Krzeminska-Pakuła M，et al. Clinical presentation and pharmacological therapy in patients with cardiogenic pulmonary oedema［J］. Kardiol Pol，2004，61：561－569.

第一〇三章 围术期气胸的诊断和处理

胸膜腔由壁层胸膜和脏层胸膜构成,是不含空气的、密闭的、负压的潜在性腔隙。胸膜腔内积气称为气胸,多由肺组织、气管、支气管或食管破裂,空气溢入胸膜腔,或因胸壁伤口穿破胸膜,外界空气进入胸膜腔所致。此时胸膜腔内压力升高,负压变成正压,使肺脏压缩,静脉回心血流受阻,产生不同程度的肺、心功能障碍。围术期患者可因外伤、机械通气不当、手术或麻醉操作损伤、肺部本身疾病等原因发生气胸。围术期气胸的发病急,如发现或处理不及时可能对患者造成严重的后果。麻醉医师在围术期及时发现、诊断及处理气胸至关重要。

第一节 气胸的病理生理及分类

一、气胸的病理生理

在呼吸运动过程中,呼吸肌的舒缩引起胸廓的张缩,肺随胸廓的运动而张缩,肺容积的这种变化又造成肺内压和大气压之间的压力差,此压力差直接推动气体进出肺。肺之所以能随胸廓而运动,除了肺组织具有弹性外,重要的是在肺和胸廓之间存在密闭的、潜在的和呈负压的胸膜腔。胸膜腔由两层胸膜构成,即紧贴于肺表面的脏层和胸廓内壁的壁层。胸膜腔内的负压作用于肺,牵引其随胸廓而扩张。

胸膜腔的密闭性和负压对维持肺的扩张状态和肺通气具有重要的生理意义。如果胸膜破裂,胸膜腔与大气相通,空气将立即进入胸膜腔内,形成气胸,此时两层胸膜分开,肺将因其本身的弹性回缩力而塌陷,肺压缩后使通气功能发生障碍。另外,胸膜腔负压作用于胸腔内其他器官,特别是壁薄而可扩张性大静脉、腔静脉和胸导管等,有利于静脉血和淋巴液的回流。发生气胸时,血液和淋巴液回流也将受阻,重者可危及生命。

二、气胸的分类

根据胸膜腔压力情况气胸可以分为闭合性气胸、开放性气胸和张力性气胸三类。

(一) 闭合性气胸 闭合性气胸胸膜腔内压仍低于大气压。气胸形成后,胸膜腔内积气压迫肺裂口使之封闭,或者破口自动闭合,不再继续漏气。胸膜腔积气量决定伤侧肺的萎陷程度。伤侧肺萎陷使肺呼吸面积减少,将影响肺通气和肺换气功能,通气/血流比值也失衡。伤侧胸腔内负压减少可引起纵隔向健侧移位。

(二) 开放性气胸 胸壁伤口可成为胸膜腔与外界相通的开口,以致空气可随呼吸而自由出入胸膜腔内,形成开放性气胸。空气出入量与裂口大小有密切关系,胸壁缺损直径>3 cm时胸膜腔内压与大气压相等。由于伤侧胸膜腔内压显著高于健侧,纵隔向健侧移位,使健侧肺扩张也明显受限。呼气、吸气时,两侧胸膜腔压力出现周期性不均等变化,吸气时纵隔移向健侧,呼气时又移回伤侧。这种纵隔扑动和移位会影响静脉回心血流,引起循环障碍。

(三) 张力性气胸 张力性气胸胸膜腔内压力高于大气压,又称为高压性气胸。张力性气胸时,伤侧肺严重萎陷,纵隔显著向健侧移位,健侧肺受压,导致腔静脉回流障碍。由于胸膜腔内压高于大气压,使气体向支气管、气管周围疏松结缔组织或壁层胸膜裂伤处进入纵隔或胸壁软组织形成纵隔气肿或面、颈、胸部的皮下气肿。甚至发生心包积气和后腹膜积气。

第二节 围术期气胸的常见病因

一、胸部创伤

胸部创伤是患者术前发生气胸的常见病因。胸部创伤时肋骨骨折的断端、刀刃锐器或弹片火器等刺破胸膜均可导致气胸。如胸膜腔与外界相通，空气漏入胸膜腔内则为开放性气胸；如患者胸部创伤后，气管、支气管或肺损伤处形成活瓣，气体随每次吸气进入胸膜腔并积累增多，可导致胸膜腔内压力高于大气压，则为张力性气胸。

二、肺部疾病

部分患者因先天发育不良或患有肺气肿、支气管扩张等肺部疾病，病变的肺泡较薄弱，即形成肺大疱。肺大疱平时可以没有任何症状，但在突然用力，如剧烈咳嗽、提重物或体育运动时，气道压力突然增加，可导致肺大疱破裂，发生气胸。在手术、麻醉过程中，如对该类患者施以过高压力的辅助或控制呼吸，可使肺大疱破裂导致气胸发生。慢性支气管炎的患者气道内有痰液阻塞，使机械通气时产生的气道压力不均匀，非阻塞局部的肺泡承受的压力更大，以致使局部的肺泡承受的压力过大引起肺泡破裂发生气胸。

三、麻醉操作不当

(一) 气管插管损伤 气胸为气管插管较罕见的并发症，多与导管芯的使用不当有关。气管插管时，如果使用导管芯，应在导管斜口进入声门 1 cm 时及时抽出。如导管芯未及时抽出可能导致气管、食管损伤，甚至破裂而发生纵隔、皮下气肿和气胸。

(二) 神经阻滞 多见于臂丛神经阻滞、肋间神经阻滞、椎旁神经阻滞时，进针深度过深，伤及胸膜、肺组织而发生气胸。

(三) 中心静脉穿刺 颈内静脉或锁骨上、下静脉穿刺均可导致气胸发生。中心静脉穿刺引发气胸的发生率为 1%～10%，其中以锁骨下静脉穿刺的发生率较高，多与穿刺点、进针的方向和深度选择不当有关。

四、手术操作不当

(一) 颈部、气管手术 气管造口术、甲状腺切除手术(下极部位较低)、颈部广泛解剖(尤其累及颈深筋膜)手术有损伤胸膜、气管导致气胸的可能。

(二) 胸内手术 一侧胸内手术时损伤了对侧胸膜或肺组织没有及时发现和修补可导致对侧气胸。心脏手术正中切口，手术时也可能刺破胸膜而造成气胸。

(三) 膈肌下手术 脾、肾脏、腹腔镜手术都有伤及胸膜、膈肌的可能。胸膜损伤后，在全麻正压通气时，正压气体不断进入胸膜腔并积累增多，导致胸膜腔内压力高于大气压，发生张力性气胸。如果术中有膈肌损伤，缝合又不严密，易造成胸腔通过膈肌损伤缝隙及膈下引流管与大气相通而形成开放性气胸。

五、机械通气不当

肺组织在呼吸末处于功能残气位，吸气即刻进入压力-容积曲线的陡直段，跨肺压非常小，肺损伤的发生率非常低。一旦肺容积接近或者达到高位拐点，进入压力-容积曲线平坦段，少量增加通气量将引起跨肺压的显著升高，肺泡和周围血管间隙压力梯度明显增大，致使血管周围肺泡基底部破裂，导致肺泡内气体溢出，从而形成间质气肿、纵隔气肿、皮下气肿、气胸。高位拐点相当于平台压 35～40 cmH_2O 或吸气末肺容积 20 ml/kg。机械通气时，如果气道压力过高或潮气量太大，或患者肺顺应性差，或原有肺气肿、肺大疱、哮喘和肺脓疡等慢性肺部病变，可导致肺泡过度膨胀、跨肺压增高，有发生肺泡破裂引起气胸的风险。一旦发生气胸，在正压的作用下，吸气期气体极易进入胸腔迅速发展至张力性气胸，严重威胁患者生命。

第三节 围术期气胸临床表现与诊断

一、临床表现

围术期气胸的临床表现根据气胸的不同类型及肺萎陷程度的不同而表现不同。

(一) 闭合性气胸 闭合性气胸的临床表现取决于胸膜腔内积气的量与速度。小量气胸，肺萎陷在 30%

以下者,影响呼吸和循环功能较小,多无明显症状;大量气胸,患者可出现胸闷、胸痛和气促症状,体检可能发现伤侧胸廓饱满,呼吸活动度减低,气管向健侧移位,伤侧胸部叩诊呈鼓音,早期可闻及哮鸣声,呼吸音降低。胸部X线检查可显示不同程度的胸膜腔积气和肺萎陷(图103-1),伴有胸腔积液时可见液平面;但其显示的胸内积气征象,往往比实际气胸量程度低。

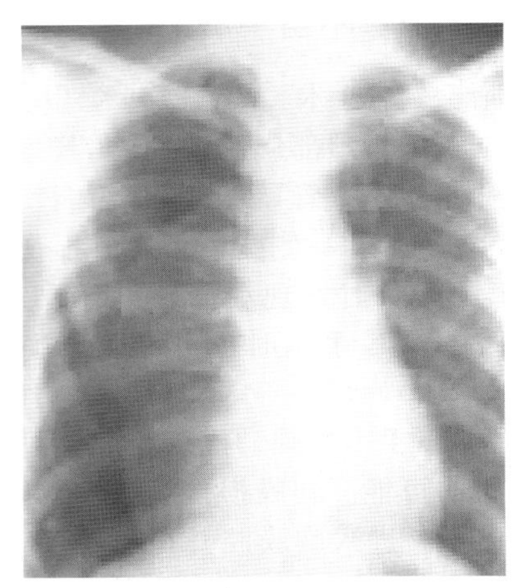

图103-1 闭合性气胸X线表现

(二) 开放性气胸 临床表现主要为患者明显呼吸困难、鼻翼煽动、口唇发绀,颈静脉怒张。患者呼吸困难的严重程度与胸壁缺损的大小密切相关。体检气管向健侧移位,伤侧胸部叩诊呈鼓音,呼吸音消失,严重者伴休克。胸部X线检查显示伤侧胸腔大量积气、肺萎陷,纵隔移向健侧。

(三) 张力性气胸 患者表现为严重或极度呼吸困难、烦躁、意识障碍、大汗淋漓,不少患者还有脉搏细数、血压降低等循环障碍表现。全麻状态下,患者则表现为SpO_2降低,气道压力增高、心动过速、低血压等表现。查体气管明显移向健侧,颈静脉怒张,多有皮下气肿。伤侧胸部饱满,叩诊呈鼓音;听诊呼吸音消失。胸部X线检查显示伤侧胸腔严重积气、肺完全萎陷,纵隔移向健侧,并有纵隔气肿和皮下气肿征象。胸腔穿刺时高压气体可将针芯向外推移。

二、围术期气胸诊断

部位麻醉过程中,当患者有胸闷、胸痛和呼吸困难的表现,或患者发生原因不明的缺氧表现,应提高警惕,仔细听两侧呼吸音,疑有气胸,应进一步明确诊断。全麻气管插管机械通气时,呼吸阻力增大、气道压力升高及呼吸音低或消失,在充分供氧下氧分压仍低,会发生低氧血症,特别是出现皮下气肿时应考虑气胸。此时应作床边胸部X线摄片或直接胸穿抽出气体即可确诊。近年文献报道,在ICU应用超声检查诊断气胸具有较高的敏感性和特异性,从胸部的腹侧到背侧,纵向和横向探测气胸,为在手术室或病房中危重患者气胸的诊断提供了简单、快速而安全有效的手段。超声与CT诊断气胸的一致性高于X线片。

第四节 围术期气胸的预防与处理

围术期气胸的处理应能做到早发现、早诊断、早处理,以免耽误患者病情,造成严重后果。

一、围术期气胸的预防

要高度重视常见易发诱因并加以预防。

麻醉前应详细询问病史,仔细阅读胸片,了解患者有无慢性支气管炎、支气管扩张、肺大疱等呼吸系统疾病及胸部创伤病史。有呼吸系统疾病患者,择期手术术前要禁烟1~2周,减少痰液和咳嗽,充分排痰。麻醉诱导前给予抗胆碱能药。诊断有气胸的胸部外伤患者,术前应及时行闭式引流术。

麻醉前应检查麻醉机限压阀的压力设置是否正确。气管插管后应仔细听诊呼吸音,确保气管导管的深度合适,避免导管位置过深,单侧肺潮气量过大,肺泡过度膨胀。控制通气时,应限制通气压力及潮气量,使平台压小于高位拐点,防止肺组织过度扩张;对于支气管哮喘等严重气道阻塞性疾病,应适度减少潮气量,采用小潮气量(4~7 ml/kg)通气,降低气道压力,延长呼气时间,以限制跨肺压和吸气末肺容量,同时允许一定程度的二氧化碳潴留,$PaCO_2$(60~80 mmHg)和pH的下降(pH 7.25~7.30),即允许性高碳酸血症。另外,机械通气时如患者发生"人机对抗"或呛咳可使气道压力瞬间增高,亦有发生肺泡破裂的风险。因此,机械通气时,应予患者充分镇静,必要时使用肌松药,避免此类问题发生。

有创麻醉操作时应仔细熟练,严格按规程操作。气管插管时应在导管斜口进入声门1 cm后及时抽出导芯,避免损伤气管、食管,发生纵隔、皮下气肿或气胸。中心静脉穿刺或神经阻滞穿刺时应定位准确,避免进针过深、反复穿刺。近年来,超声技术已应用到麻醉的许多方面,超声的应用有助于中心静脉穿刺的定位,提高穿刺成功率,减少气胸等并发症的发生率,可视技术在深静脉穿刺置管逐渐成为一种趋势。另外,对于不能配合的患者,如小儿,应在适当镇静、镇痛下操作,避免发生意外。

手术过程中应避免损伤膈肌、胸膜，若有损伤必须充分排气，确认修复。同时，术中、术后要加强监测、仔细随访，早期的正确诊断，及时排气、引流对患者的预后非常重要。

二、围术期气胸处理

（一）闭合性气胸的处理 小量闭合性气胸不需治疗，可在1～2周内自行吸收。当患者中量、大量气胸需积极进行胸膜腔穿刺术，或闭式胸腔引流术，尽早排出胸膜腔积气，促使肺早期膨胀。另外，当患者需使用机械通气或人工通气时，为防止闭合性气胸转变为张力性气胸，控制通气前须行闭式胸腔引流术，并保证胸腔引流管通畅无阻塞。

（二）开放性气胸的处理 开放性气胸的急救处理应将开放性气胸立即变为闭合性气胸，赢得抢救时间，并迅速转送。使用无菌敷料或清洁器材制作不透气敷料和压迫物，在伤员用力呼气末封盖伤口，并加压包扎。转运途中如患者呼吸困难加重，应在呼气时开放密闭敷料，排出高压气体后再封闭伤口。急诊入院后应给氧，补充血容量，纠正休克；清创、缝合胸壁伤口，并作闭式胸腔引流；给予抗生素预防感染等治疗。如疑有胸腔内脏器严重损伤或进行性出血，应开胸探查。

（三）张力性气胸的处理 张力性气胸是可迅速致死的危急重症。院前或院内急救需迅速使用粗针头穿刺胸膜腔减压，在紧急时可在针柄部外接剪有小口的柔软塑料袋或气球等，使胸腔内高压气体易于排出，而外界空气不能进入胸腔，进一步处理应安置闭式胸腔引流，使用抗生素预防感染。全麻术中一旦发生张力性气胸，应及时行闭式胸腔引流，降低胸腔内压力。闭式引流装置的排气孔外接可调节恒定负压的吸引装置，可加快气体排出，促使肺复张。如持续漏气而肺难以复张时，需考虑开胸手术探查或胸腔镜手术探查。

（四）闭式胸腔引流术

1. 闭式胸腔引流术的适应证　中量、大量气胸，开放性气胸，张力性气胸；胸腔穿刺术治疗下肺无法复张者；需使用机械通气或人工通气的气胸或血气胸者；拔除胸腔引流管后气胸或血气胸复发者。

2. 闭式胸腔引流术的方法　气胸引流一般在前胸壁锁骨中线第二肋间隙。取半卧位，消毒后在胸壁全层做局部浸润麻醉，切开皮肤，钝性分离肌层，经肋骨上缘置入带侧孔的胸腔引流管。引流管的侧孔应深入胸腔内2～3 cm。引流管外接闭式引流装置，保证胸腔内气体、液体克服3～4 cmH_2O的压力能通畅引流出胸腔，而外界空气、液体不会吸入胸腔。引流后肺复张良好，气体和液体排出，可在患者深吸气后屏气时拔除引流管，并封闭伤口。

（谢书奇　张晓庆）

参考文献

[1] Strange C, Huggins JT. Pneumothorax[J]. Encyclopedia of Respiratory Medicine, 2006: 474 - 479.

[2] 庄心良，曾因明，陈伯銮. 现代麻醉学[M]. 3版. 北京：人民卫生出版社，2003.

[3] Sandra L. Supraclavicular and infraclavicular block: pneumothorax[J]. Complications in Anesthesia (Second Edition), 2007: 251 - 253.

[4] Dark JF. Tension PneumothoraxFollowing Tracheotomy[J]. The Lancet, 1952, 259: 398 - 399.

[5] Tai YP, Wei CK, Lai YY. Intraoperative pneumothorax during laparoscopic cholecystectomy[J]. Acta Anaesthesiol Taiwan, 2006, 44: 231 - 234.

[6] Sophie A, Kimber Craig. Dougal AtkinsonPathophysiology ofrespiratory disease and itssignificance to anaesthesia[J]. Anaesthesia and intensive care medicine, 2010, 11: 397 - 402.

[7] Victor van Berkel, Elbert Kuo, Bryan F. Pneumothorax, bullous disease, and emphysema[J]. Surgical Clinics of North America, 2010, 90: 935 - 953.

[8] 杭燕南，庄新良，蒋豪，等. 当代麻醉学[M]. 1版. 上海：上海科学技术出版社，2002: 1241 - 1245.

[9] Yam amoto M, Ono A, Moriguchi K, et al. Central venouscatheterization by using ultrasound guidance to patients withterminal stage malignant tumors[J]. Gan To Kagaku Ryoho, 2008, 35: 2277 - 2279.

[10] Sabate A, Koo M. Quality improvement: ultrasonography-guided venous catheterization in organ transplantation[J]. Curr Opin Organ Transplant, 2009, 14: 281 - 285.

第一〇四章 围术期急性心力衰竭的治疗

急性心力衰竭(acute heart failure,AHF)简称急性心衰,是心脏结构性或功能性疾病所导致的一种临床综合征,为各种心脏病的严重阶段及最后共同通道,其特征包括:左室功能和神经激素调节异常,主要表现为呼吸困难、疲乏和体液潴留。心衰主要表现为血流动力学障碍。心室腔压力高于正常即为心功能不全(cardiac insufficiency)。心衰还表现为渐进性心室重构(ventricular remodeling)。

术前存在充血性心力衰竭,最主要的问题是增加麻醉和术中危险性,以及术后心脏病死亡率升高。因此,避免围术期促发心衰的危险因素,进行有效的干预,降低围术期心衰的发生率和死亡率。

第一节 术前心衰的评估与治疗

一、术前心衰的评估

(一) 心脏病性质及程度判断 收缩性心衰的临床表现为:左室增大、左室收缩期末容量增加及 LVEF≤40%;有基础心脏病的病史、症状及体征;有或无呼吸困难、乏力和液体潴留(水肿)等。

1. *病史及体格检查* 可提供各种心脏病的病因线索,如冠心病、瓣膜性心脏病、高血压、心肌病和先天性心脏病。需询问吸烟、饮酒、血脂异常、睡眠呼吸障碍、胸部放射史、接触心脏毒性药物。应特别关注非心脏疾病,例如结缔组织病、感染、肥胖、甲状腺功能亢进或减退、淀粉样变,以及嗜铬细胞瘤等病史。根据临床症状及体征判断左心衰竭、右心衰竭或全心衰竭。

2. *超声心动图及多普勒超声* 可用于诊断:① 心包、心肌或瓣膜疾病。② 定量或定性房室内径、心脏几何形状、室壁厚度、室壁运动,以及心包、瓣膜和血管结构;定量瓣膜狭窄、关闭不全程度,测量 LVEF,左室舒张期末和收缩期末容量(LVEDV,LVESV)。③ 区别舒张功能不全和收缩功能不全。④ 估测肺动脉压。⑤ 为评价治疗效果提供客观指标。

3. *核素心室造影及核素心肌灌注显像* 前者可准确测定左室容量、LVEF 及室壁运动。后者可诊断心肌缺血和心肌梗死(myocardial infarction, MI),并对鉴别扩张型心肌病或缺血性心肌病有一定帮助。

4. *X 线胸片* 提供心脏增大、肺淤血、肺水肿及原有肺部疾病的信息。

5. *心电图* 提供既往 MI、左室肥厚、广泛心肌损害及心律失常信息。有心律失常时应作 24 h 动态心电图记录。

6. *冠状动脉造影* 适用于有心绞痛或 MI,需血管重建,或临床怀疑 CHD 的患者;也可鉴别缺血性或非缺血性心肌病。

(二) 心功能不全的程度判断

1. *NYHA 心功能分级* Ⅰ级,日常活动无心衰症状;Ⅱ级,日常活动出现心衰症状(呼吸困难、乏力);Ⅲ级,低于日常活动出现心衰症状;Ⅳ级,在休息时出现心衰症状。反映左室收缩功能的 LVEF 与心功能分级症状并非完全一致。

2. *6 min 步行试验* 此方法安全,临床应用简便、易行,不但能评定患者的运动耐力,而且可预测患者预后。6 min 步行距离短的和距离长的患者,在 8 个月的随诊期间,死亡率分别为 10.23%和 2.99%;心衰的住院率分别为 22.16%和 1.99%。如 6 min 步行距离<300 m,提示预后不良。根据 US Carvedilol 研究设定的标准:6 min 步行距离<150 m 为重度心衰;150~450 m 为中重度心衰;>450 m 为轻度心衰,可作为参考。

(三) 液体潴留及其严重程度判断 短时间内体重增加预示液体潴留,每次随诊应记录体重,注意颈静脉充盈的程度、肝颈静脉回流征、肺和肝充血的程度(肺部啰音,肝脏肿大),检查下肢和骶部水肿、腹部移动性浊音,以发现腹水。液体潴留对决定利尿剂治疗十分重要。

(四) 其他生理功能评价

1. *有创性血流动力学检查* 主要用于严重威胁生命,并对治疗无反应的泵衰竭患者,或需与呼吸困难和低血压休克作鉴别诊断的患者。

2. 血浆脑钠肽(BNP)测定　有助于心衰诊断和预后判断。慢性心力衰竭(chronic heart failure，CHF)包括症状性和无症状性左室功能障碍，患者血浆 BNP 水平均升高。研究证实，BNP 诊断心衰的敏感性、特异性、阴性预测值和阳性预测值分别为 97%、84%、97% 和 70%。血浆 BNP 可用于鉴别心源性和肺源性呼吸困难，BNP 正常的患者如发生呼吸困难，基本可排除心源性。血浆高水平 BNP 预示严重心血管事件。心衰经治疗时，血浆 BNP 水平下降提示预后改善。大多数心衰呼吸困难的患者 BNP>400 pg/ml。BNP<100 pg/ml 时不支持心衰的诊断；BNP 为 100～400 pg/ml 还应考虑其他原因，如肺栓塞、慢性阻塞性肺部疾病、心衰代偿期等。

NT－proBNP 是 BNP 激素原分裂后没有活性的 *N*－末端片段，与 BNP 相比，半衰期更长、更稳定，其浓度可反映短暂时间内新合成的而不是贮存的 BNP 释放，因此更能反映 BNP 通路的激活。正常人血浆 BNP 和 NT－proBNP 的浓度相似。在左室功能障碍时，血浆 NT－proBNP 的水平超过 BNP 水平可达 4 倍。血浆 NT－proBNP 水平与年龄、性别和体重有关，老龄和女性升高，肥胖者降低，肾功能不全时升高。血浆 NT－proBNP 水平也随心衰程度加重而升高，在急性冠脉综合征、慢性肺部疾病、肺动脉高压、高血压、心房颤动(AF)时也会升高。BNP 亦有类似变化。50 岁以下的成人血浆 NT－proBNP 浓度 450 pg/ml 诊断急性心衰的敏感性和特异性分别为 93%和 95%；50 岁以上的人血浆浓度 900 pg/ml 诊断心衰的敏感性和特异性分别为 91%和 80%。NT－proBNP<300 pg/ml 为正常，可排除心衰，其阴性预测值为 99%。心衰治疗后 NT－proBNP<200 pg/ml 提示预后良好。肾功能不全，肾小球滤过率<60 ml/min 时 NT－proBNP 为 1 200 pg/ml 诊断心衰的敏感性和特异性分别为 85%和 88%。

3. 左右心室不同步收缩　心衰常并发传导异常，导致房室、室间和(或)室内运动不同步。房室不同步表现为心电图中 P－R 间期延长，使左室充盈减少；左右心室间不同步表现为左束支传导阻滞，使右室收缩早于左室；室内传导阻滞在心电图上表现为 QRS 时限延长(>120 ms)。以上不同步现象均严重影响左室收缩功能。

二、术前心衰的药物治疗

麻醉医师应了解常规治疗心衰的三大类药物，即利尿剂、血管紧张素转换酶抑制剂(ACEI)或血管紧张素Ⅱ受体拮抗剂(ARB) 和 β 受体拮抗剂。此外，为进一步改善症状、控制心率等，地高辛是第四个联用的药物。醛固酮受体拮抗剂可应用于重度心衰患者。

(一) 利尿剂　利尿剂通过遏制心衰时的钠潴留，减少静脉回流和降低前负荷，从而减轻肺淤血，提高运动耐量。对有液体潴留的心衰患者，利尿剂是唯一能充分控制心衰患者液体潴留的药物。合理使用利尿剂是成功治疗心衰的关键因素之一。如利尿剂用量不足造成液体潴留，会降低对 ACEI 的反应，增加使用 β 受体拮抗剂的风险。另一方面，不恰当的大剂量使用利尿剂则会导致血容量不足，增加 ACEI 和血管扩张剂发生低血压，以及 ACEI 和 ARB 出现肾功能不全的风险。

1. 适应证　所有心衰患者有液体潴留，均应给予利尿剂，且应在出现水钠潴留的早期应用。利尿剂缓解症状最为迅速，数小时或数天内即见效，而 ACEI、β 受体拮抗剂则需数周或数月，故利尿剂必需最早应用。应用利尿剂后即使心衰症状得到控制，临床状态稳定，亦不能将利尿剂作为单一治疗。利尿剂一般应与 ACEI 和 β 受体拮抗剂联合应用。

2. 围术期应用　在心力衰竭患者，当发现有体液潴留体征时应该增加剂量。有低血容量、低血压和电解质紊乱时应减少剂量。通常，利尿药用于控制心力衰竭时应该持续到手术当天，到能进食后再继续用药。在围术期，心力衰竭患者应该严密监测血容量，使用静脉注射髓襻利尿剂来控制容量过多。在用了利尿剂的患者都应考虑到电解质紊乱的可能，因为利尿剂会增加钾离子和镁离子的排泄。众所周知低钾血症会显著增加室性心动过速和室颤发生的风险。低钾血症和低镁血症必须在手术前得到及时纠正。保钾类利尿药如醛固酮拮抗剂(螺内酯和依普利酮)可以明显减少严重心力衰竭患者的死亡率。术前就应评估钾和镁的动态平衡，使用利尿剂时应特别关注易发生心律失常的患者。

3. 不良反应　包括电解质丢失、神经内分泌激活、低血压和氮质血症。当出现利尿剂抵抗时(常伴有心衰症状恶化)处理对策为静脉注射呋塞米 40 mg，继以持续静脉滴注(10～40 mg/h)，2 种或 2 种以上利尿剂联合使用，或短期应用小剂量的增加肾血流的药物如多巴胺 100～250 μg/min。

(二) 血管紧张素转换酶抑制剂　ACEI 是证实能降低心衰患者死亡率的药物。

1. 适应证　所有慢性收缩性心衰患者，NYHA Ⅰ、Ⅱ、Ⅲ、Ⅳ心功能各级患者(LVEF<40%)，都必须使用 ACEI，而且需要终身用药，除非有禁忌证或不能耐受。对于心衰高发危险人群可考虑用 ACEI 预防心衰。

2. 禁忌证和须慎用情况

(1) 对 ACEI 曾有致命性不良反应的患者，如曾有血管性水肿导致的喉头水肿、无尿性肾功能衰竭或妊娠妇女，绝对禁用。

(2) 以下情况须慎用　① 双侧肾动脉狭窄。② 血肌酐显著升高[>265.2 μmol/L(3 mg/dl)]。③ 高钾血症(>5.5 mmol/L)。④ 有症状性低血压(收缩压<90 mmHg)。⑤ 左室流出道梗阻的患者,如主动脉瓣狭窄,梗阻性肥厚型心肌病。

3. 围术期应用　使用ACEI,特别同时用β受体拮抗剂,诱导后增加发生严重低血压的风险。在手术前一日停用ACEI可以减少低血压的发生。尽管其存在争议,还是建议在术前24 h停用ACEI来预防低血压的发生。血管紧张素受体拮抗剂导致的低血压风险与ACEI所引起的大致相仿,都会影响升压药的反应能力。临床症状稳定的左室收缩功能障碍患者,在围术期继续使用ACEI是比较合理的,但是得密切监视。根据ESC心衰指南所建议的,在术前评估时发现有左室功能障碍的患者,应该在术前使用ACEI和β受体拮抗剂治疗。

4. 不良反应　① 与AngⅡ抑制有关的不良反应包括低血压、肾功能恶化、钾潴留;② 与缓激肽积聚有关的不良反应如咳嗽和血管性水肿。

(三) β受体拮抗剂　CHF时肾上腺素能受体通路的持续、过度激活对心脏有害。人体衰竭心脏去甲肾上腺素的浓度已足以产生心肌细胞的损伤,且慢性肾上腺素能系统的激活介导心肌重构,而β_1受体信号转导的致病性明显大于β_2、α_1受体。这就是应用β受体拮抗剂治疗CHF的根本基础。

β受体拮抗剂是一种很强的负性肌力药,临床试验亦表明,该药治疗初期对心功能有明显抑制作用,LVEF降低;但长期治疗(>3个月时)则改善心功能,LVEF增加;治疗4～12个月,能降低心室肌重构和容量、改善心室形状,提示心肌重构延缓或逆转。这种急性药理作用和长期治疗截然不同的效应被认为是β受体拮抗剂具有改善内源性心肌功能的"生物学效应"。β受体拮抗剂之所以能从心衰的禁忌药转而成为心衰常规治疗的一部分,就是因为走出"短期药理学"治疗的误区,发挥了长期治疗的"生物学"效应。

1. 适应证

(1) 所有慢性收缩性心衰,NYHAⅡ、Ⅲ级病情稳定患者,以及无症状性心力衰竭或NYHAⅠ级的患者(LVEF<40%),均需应用β受体拮抗剂。NYHA Ⅳ级心衰患者需待病情稳定(4 d内未静脉用药,已无液体潴留并体重恒定)后,在严密监护下由专科医师指导应用。

(2) 应尽早开始应用β受体拮抗剂,不要等到其他疗法无效时才用,因患者可能在延迟用药期间死亡。

(3) 一般应在利尿剂和ACEI的基础上加用β受体拮抗剂。

2. 禁忌证

(1) 支气管痉挛性疾病、心动过缓(心率<60次/min)、Ⅱ度及以上房室传导阻滞(除非已安装起搏器),均不能应用。

(2) 心衰患者有明显液体潴留,需大量利尿者,暂时不能应用,应先利尿,达到干体重后再开始应用。

3. 围术期应用　在左室收缩功能障碍所致的稳定性心力衰竭患者,其治疗用β受体拮抗剂不应停药。在失代偿性心力衰竭患者,β拮抗剂治疗可能需要减少,或者暂时停药。如果可能的话,非心脏手术应该延迟以便在积极的药物治疗下获得稳定的病情。

4. 不良反应监测

(1) 低血压　一般在首剂或加量的24～48 h内发生。首先停用不必要的扩血管剂。

(2) 液体潴留和心衰恶化　起始治疗前,应确认患者已达到干体重状态。如在3 d内体重增加>2 kg,立即加大利尿剂用量。如病情恶化,可将β受体拮抗剂暂时减量或停用,但应避免突然撤药。减量过程也应缓慢,每2～4 d减一次量,2周内减完。病情稳定后,必须再加量或继续应用β受体拮抗剂,否则将增加死亡率。如需静脉应用正性肌力药,磷酸二酯酶抑制剂较β受体剂更为合适。

(3) 心动过缓和房室阻滞　如心率<55次/min,或伴有眩晕等症状,或出现Ⅱ、Ⅲ度房室阻滞,应将β受体拮抗剂减量。

(四) 地高辛　长期以来,洋地黄对心衰的治疗均归因于正性肌力作用,即洋地黄通过抑制衰竭心肌细胞膜Na^+-K^+-ATP酶,使细胞内Na^+水平升高,促进Na^+-Ca^{2+}交换,提高细胞内Ca^{2+}水平,从而发挥正性肌力作用。然而,洋地黄的有益作用可能部分是与非心肌组织Na^+-K^+-ATP酶的抑制有关。副交感传入神经的Na^+-K^+-ATP酶受抑制,提高了位于左室、左房与右房入口处、主动脉弓和颈动脉窦的压力感受器的敏感性,抑制性传入冲动的数量增加,进而使中枢神经系统下达的交感兴奋性减弱。此外,肾脏的Na^+-K^+-ATP酶受抑,可减少肾小管对钠的重吸收,钠向远曲小管的转移增加,导致肾脏分泌肾素减少。即洋地黄并非只是正性肌力药物,而是通过降低神经内分泌系统的活性起到治疗心衰作用。

DIG试验主要观察NYHAⅡ、Ⅲ级的心衰患者,应用地高辛治疗2～5年,结果地高辛对总死亡率的影响为中性。是正性肌力药中唯一的长期治疗不增加死亡率的药物,且可降低死亡和因心衰恶化住院的复合危险。因此,地高辛治疗心衰的主要益处是改善临床状况,在不影响生存率的情况下降低因心衰住院的危险。其次,肯定了地高辛的长期临床疗效,特别是对重症患者;与传统观念相反,地高辛是安全的,耐受性良好。不良反应主要见于大剂量时,但治疗心衰并不需要大剂量。

1. 临床应用　① 适用于已在应用ACEI(或ARB)、β受体拮抗剂和利尿剂治疗,而仍持续有症状的慢性收缩性心衰患者。重症患者可将地高辛与ACEI(或ARB)、β受体拮抗剂和利尿剂同时应用。② 先将醛固酮受体拮抗剂加用于ACEI、β受体拮抗剂和利尿剂的治疗上，仍不能改善症状时，再应用地高辛。③ 如患者已在应用地高辛，则不必停用，但必须立即加用神经内分泌抑制剂 ACEI 和β受体拮抗剂治疗。④ 地高辛适用于心衰伴有快速心室率的房颤患者，但加用β受体拮抗剂对控制运动时的心室率效果更佳。⑤ 由于地高辛对心衰死亡率的下降没有作用，不推荐应用于 NYHA Ⅰ级心功能的患者。⑥ 急性心衰并非地高辛的应用指征，除非并有快速室率的房颤。

2. 禁忌证和慎用情况　① 伴窦房传导阻滞、Ⅱ度或高度房室阻滞患者，应禁忌使用地高辛，除非已安置永久性心脏起搏器。② 急性心肌梗死(AMI)后患者，特别是有进行性心肌缺血者，应慎用或不用地高辛。③ 与能抑制窦房结或房室结功能的药物(如胺碘酮、β受体拮抗剂)合用时必须谨慎。奎尼丁、维拉帕米、胺碘酮、克拉霉素、红霉素等与地高辛合用时，可使地高辛血药浓度增加，增加中毒的发生率，地高辛应减量。

3. 围术期应用　除了出现地高辛中毒或怀疑依从性，一般不是常规检测地高辛水平。术前应评估。地高辛维持量为每日 0.25 mg。70 岁以上，肾功能减退者宜用 0.125 mg，每日或隔日 1 次。术前需要持续用至手术当日。谨防地高辛中毒，阵发性房性心动过速和 2∶1 房室传导阻滞是地高辛毒性的特征性表现。

4. 不良反应　主要见于大剂量时，自从改用维持量疗法后，不良反应已大大减少。不良反应包括：① 心律失常(早搏、折返性心律失常和传导阻滞)。② 胃肠道症状(厌食、恶心和呕吐)。③ 神经精神症状(视觉异常、定向力障碍、昏睡及精神错乱)。不良反应常出现在血清地高辛浓度＞2.0 ng/ml 时，但也可见于地高辛水平较低时。无中毒者和中毒者血清地高辛浓度间有明显重叠现象，特别在低血钾、低血镁、甲状腺功能低下时。

(五) 其他药物

1. 醛固酮受体拮抗剂(MRA)　醛固酮有独立于 AngⅡ和相加于 AngⅡ的对心肌重构的不良作用，虽然短期使用 ACEI 或 ARB 均可以降低循环中醛固酮水平，但长期应用时，循环醛固酮水平却不能保持稳定。因此，如能在 ACEI 基础上加用醛固酮受体拮抗剂，进一步抑制醛固酮的不良作用，可望有更大的益处。醛固酮受体拮抗剂在心衰应用的要点：① 适用于中、重度心衰，NYHA Ⅲ或Ⅳ级患者，AMI 后并发心衰，且 LVEF＜40%的患者亦可应用。目前还推荐在 NYHA Ⅱ级心衰患者中应用。② 螺内酯起始量 10 mg/d，最大剂量为 20 mg/d，酌情亦可隔日给予。③ 该药主要危险是高钾血症和肾功能异常。入选患者的血肌酐浓度应＜176.8(女性)～221.0(男性)μmol/L(2.0～2.5 mg/dl)，血钾＜5.0 mmol/L。④ 一旦开始应用醛固酮受体拮抗剂，应立即加用襻利尿剂，停用钾盐，ACEI 类药物减量。

2. 血管紧张素Ⅱ受体拮抗剂(ARB)　ARB 可阻断所有经 ACE 途径或非 ACE 途径生成的 AngⅡ与 AT_1(血管紧张素Ⅱ的Ⅰ型受体)结合，从而阻断因 AT_1 过度兴奋导致的诸多在心衰发生发展中的不良作用，如血管收缩、水钠潴留、组织增生、胶原沉积、促进细胞坏死和凋亡等。ARB 还可能通过加强 AngⅡ与 AT_2(血管紧张素Ⅱ的Ⅱ型受体)结合来发挥有益的效应。ARB 在心衰临床应用的要点如下。

(1) 可用于心衰高发危险的人群，以预防心衰的发生；已有心衰症状的患者，不能耐受 ACEI 者，ARB 可替代 ACEI 作为一线治疗，以降低死亡率和并发症发生率；对于常规治疗(包括 ACEI)后心衰症状持续存在，且 LVEF 低下者，可考虑加用 ARB。

(2) ARB 中的坎地沙坦和缬沙坦明确证实可降低死亡率和病残率(表 104-1)。

(3) ARB 应用中需注意监测低血压、肾功能不全和高血钾等。

表 104-1　治疗慢性心衰的 ARB 及其剂量

药　物	起始剂量	推荐剂量
坎地沙坦	4～8 mg/d	32 mg/d
缬沙坦	20～40 mg/d	160 mg，bid
氯沙坦	25～50 mg/d	50～100 mg/d
厄贝沙坦	150 mg/d	300 mg/d
替米沙坦	40 mg/d	80 mg/d
奥美沙坦	10～20 mg/d	20～40 mg/d

3. 重组人脑利钠肽　有利钠、利尿和扩管作用，可明显改善血流动力学。奈西利肽是美国 FDA 批准的重组人脑利钠肽。FUSION-Ⅰ研究初步表明奈西利肽能改善慢性失代偿性心衰患者的症状和血流动力学状态，但随后的 FUSION-Ⅱ研究采用奈西利肽序贯疗法治疗慢性失代偿性心衰却得出了中性的结果，提示序贯疗法可能不适合慢性心衰患者。新活素是我国自主研发的重组人脑利钠肽，从目前已经完成的阶段性Ⅳ期临床研究结果来看，新活素用于治疗急性心衰和慢性心衰急性发作的患者，具有改善呼吸困难、利尿等作用；同时还可以提高左室射血分数(LVEF)，降低 NT proBNP。

(六) 神经内分泌抑制剂的联合应用

1. ACEI 和β受体拮抗剂的联合应用　① 在应用β受体拮抗剂前，ACEI 并不需要用至高剂量，应用低或中等剂量 ACEI 加β受体拮抗剂的患者，对改善症状和降低死亡的危险性更为有益。② 关于 ACEI 与β受体拮抗剂的应用顺序，CIBIS Ⅲ试验比较了先用比索洛尔或依那普利的效益。结果显示，两组的疗效或安全性均相似。事实上，先后并不重要，关键是两药合用，才能发挥最大的益处。临床试验已证实两者有协同作用,可进一步降低CHF患者的死亡率。

2. ACEI与醛固酮受体拮抗剂合用　醛固酮受体拮抗剂的临床试验均是与以ACEI为基础的标准治疗作对照,证实ACEI加醛固酮受体拮抗剂可进一步降低CHF患者的死亡率。

3. ACEI加用ARB　临床试验的结论并不一致。ARB是否能与ACEI合用以治疗心衰,目前仍有争论,ESC指南和ACC/AHA指南分别将其列为Ⅱa类和Ⅱb类推荐,B级证据。根据VALIANT试验,AMI后并发心衰的患者,不宜联合使用这两类药物。

4. ACEI、ARB与醛固酮受体拮抗剂三药合用　专家一致认为三药合用的安全性证据尚不足,会进一步增加肾功能异常和高钾血症的危险,故不能推荐。ACEI与醛固酮受体拮抗剂合用的循证医学证据是有利的,为Ⅰ类推荐。而ACEI与ARB合用,为Ⅱ类推荐。因此,ACEI与醛固酮拮抗剂合用,优于ACEI与ARB合用。

第二节　围术期心力衰竭的病因和诱因

一、心力衰竭的病因

(一) 原发性心肌舒缩功能障碍

1. 原发性弥漫性心肌病变　病毒性心肌炎、心肌病、心肌梗死等,由于心肌结构的完整性遭到破坏,心肌的收缩性减弱。是否出现心力衰竭,关键取决于心肌病变的程度、速度和范围。病变重、范围广、发展迅速,可导致急性心力衰竭。

2. 能量代谢障碍　冠状动脉粥样硬化、重度贫血以及心肌肥大时,心肌因长期供血绝对减少或相对不足而缺氧,心肌能量生成障碍,从而导致心肌收缩性逐渐减弱,以致最后引起心力衰竭。维生素B_1是丙酮酸脱羧酶的辅酶,当体内含量不足时,ATP生成减少,同时伴有能量利用障碍,则易发生心力衰竭。

(二) 心脏负荷过度

1. 压力负荷过度　左心压力负荷过度时,主动脉压增高,见于高血压、主动脉缩窄、主动脉瓣狭窄等;右心压力负荷过度时,肺动脉压升高,见于肺动脉高压、肺动脉狭窄等。压力负荷过度的心脏,经历代偿肥大阶段,最后转向心力衰竭。

2. 容量负荷过度　容量负荷过度,见于二尖瓣或主动脉瓣关闭不全时引起的左心室容量负荷过度;三尖瓣或肺动脉瓣关闭不全时引起的右心室容量负荷过度。心脏对容量负荷过度较对压力负荷过度的适应代偿能力大,故发生心力衰竭的时间较晚。

二、诱因

约有90%的心力衰竭病例伴有诱因。这些诱因通常是增加耗氧和(或)减少供氧,或者降低心排血量或抑制心肌收缩力。

1. 感染　感染加重心脏负荷,易诱发心力衰竭。主要机制为:① 发热时,交感神经系统兴奋,代谢增加,加重心脏负荷。② 交感神经兴奋,心率加快,既加剧心肌耗氧,又通过缩短舒张期降低冠脉血液灌流量而减少心肌供血供氧。③ 内毒素直接损伤心肌细胞。④ 若发生肺部感染,则进一步减少心肌供氧。

2. 妊娠与分娩　孕妇在妊娠期血容量可增加20%以上,加之心率加快、心排血量增多,心脏负荷加重;分娩时,精神紧张等因素兴奋交感-肾上腺髓质系统,除增加静脉回流血量、加剧心脏前负荷,尚可通过收缩外周阻力血管、加剧心脏的后负荷,心率加快导致耗氧增多及冠脉血流不足,从而引发心力衰竭。

3. 心律失常　房颤、室性心动过速、室颤等快速型心律失常也是心力衰竭的常见诱因。其诱发心力衰竭的机制主要为:① 房室协调性紊乱,导致心室充盈不足,射血功能障碍。② 舒张期缩短,冠脉血流不足,心肌缺血缺氧。③ 心率加快,耗氧量增加,加剧缺氧。心律失常既是心力衰竭的基本病因,也可使心功能不全患者从代偿期转向失代偿,发生心力衰竭。

4. 其他　手术过程中输液过多、过快,可以引起急性肺水肿;电解质紊乱诱发和加重心衰,常见于低血钠、低血钾、低血镁。心力衰竭的主要病因和诱因见表104-2。

表104-2　心力衰竭的主要病因和诱因

病因	原发性心肌舒缩功能障碍	心脏负荷过度
基本病因	1. 缺血性心肌病 2. 心肌炎和心肌病 3. 心肌代谢障碍性疾病(常见糖尿病心肌病)	1. 压力负荷过重(高血压、主动脉瓣狭窄、肺动脉瓣狭窄、肺动脉高压等) 2. 容量负荷过重(主动脉瓣/二尖瓣关闭不全、动脉导管未闭、房缺等)
诱因	感染、心律失常、血容量增加、过度体力劳累或情绪激动、治疗不当、原发性心肌病变加重或并发其他疾病	

第三节 急性心力衰竭的诊断与治疗

围术期心力衰竭以急性心力衰竭为主，是发生在原发心脏病或非心脏病基础上的急性血流动力学异常，导致以急性肺水肿、心源性休克为主要表现的临床综合征。通常与心肌缺血有关，有以下心血管危险因素至少1种的患者：年龄＞70岁、心绞痛、心肌梗死史、充血性心力衰竭、治疗的室性心律失常、治疗的糖尿病、运动耐量受限、高脂血症或吸烟等。围术期心脏并发症包括心肌梗死，其死亡率约5%，术后3 d内发病率最高。

一、临床表现

1. 症状 发病急剧，患者突然出现严重呼吸困难、端坐呼吸、烦躁不安，呼吸频率达30～40次/min，频繁咳嗽，严重时咳白色泡沫状痰或粉红色泡沫痰，患者有恐惧或濒死感。全麻气管插管患者，气管导管内可吸出大量血性分泌物。

2. 体征 患者面色灰白、发绀、大汗、皮肤湿冷。心率增快、心尖部第一心音减弱、舒张期奔马律(S3)、P2亢进。开始肺部可无啰音，继之肺部可满布湿啰音和哮鸣音，或有基础心脏病的相关体征。心源性休克时血压下降(收缩压＜90 mmHg，或平均压下降＞30 mmHg)、少尿(尿量＜17 ml/h)、神志模糊。急性右心衰主要表现为低心血量综合征，右心循环负荷增加，颈静脉怒张、肝大、低血压。

二、实验室和辅助检查

1. 心电图 了解有无急性心肌缺血、心肌梗死和心律失常，可提供急性心衰病因诊断依据。

2. X线胸片 提供心脏增大，肺淤血、肺水肿及原有肺部疾病信息。虽不能作为诊断依据，但有参考意义。

3. 负荷超声心动图 运动或药物负荷超声心动图可用于检测缺血是否为可逆性或持续性心功能不全的病因。有助于评价急性心肌梗死的机械并发症、室壁运动失调、心脏的结构与功能、心脏收缩和(或)舒张功能的相关数据，了解有否心包压塞。

4. 检测血浆脑钠肽(BNP)和*N*-末端脑钠肽前体(NT-proBNP) 有助于心衰诊断和预后判断。阴性预测值可排除急性心衰。诊断急性心衰的参考值为：NT-proBNP＞300 pg/ml和BNP＞100 pg/ml。

5. 心肌标志物检测 心肌肌钙蛋白(cTnT或cTnI)和CK-MB异常有助于诊断急性冠脉综合征。

6. 有创导管检查 置入Swan-Ganz漂浮导管进行血流动力学监测，有助于指导急性心衰的治疗。

7. 其他实验室检查

(1) 血常规 血红蛋白降低、贫血为心衰加重因素；白细胞增加、中性粒细胞增多提示感染诱因。

(2) 尿常规和肾功能检查 少量蛋白尿、透明或颗粒管型、红细胞，血尿素氮和肌酐升高，有助于与肾脏疾病和肾病性水肿相鉴别。

(3) 电解质和酸碱平衡检查 低钾、低钠血症和代谢性酸中毒是难治性心衰的诱因。电解质要根据检查结果补充，急性心衰时常有低氧血症，酸中毒与组织灌注不足可有二氧化碳潴留。

(4) 肝功能检查 丙氨酸氨基转移酶、γ-谷氨酰转肽酶和总胆红素轻度升高，有助于与非心源性水肿鉴别，低蛋白血症也见于右心衰晚期。

(5) 内分泌功能 心衰晚期可见甲状腺功能减弱、皮质醇降低，是心衰诱发加重和难治的原因。

三、一般性治疗

包括：① 去除或缓解基本病因。② 去除诱发因素，控制感染，治疗心律失常特别是心房颤动并快速心室率，纠正贫血，电解质紊乱，注意是否并发肺梗死等。③ 观察病情演变及定期随访。

四、改善血流动力学的药物治疗(详见第十五章)

(一) 利尿药 用于急性左心衰竭、急性肺水肿的利尿药物首选呋塞米，0.5～1 mg/kg静注；丁苯氧酸的利尿作用更强，可用于呋塞米无效的患者，急性肺水肿时用量为静注1～3 mg/(kg·次)。利尿剂可使体内潴留的液体排出，减轻器官组织水肿，减少体液容量和血容量，从而减轻心脏前负荷。应用时需避免水电解质平衡失调尤其是低钾血症和循环血容量减少，前者可诱发洋地黄中毒的心律失常，后者可加重心力衰竭。

(二) 正性肌力药

1. 洋地黄的应用 一般而言，急性心力衰竭并非地高辛的应用指征，除非伴有快速心室率的心房颤动。急性心力衰竭可使用快速洋地黄制剂，去毛花苷丙(西地兰)0.2～0.4 mg静注。

2. 儿茶酚胺 儿茶酚胺类药物包括多巴胺、多巴酚丁胺、肾上腺素、去甲肾上腺素和异丙肾上腺素。各种儿茶酚胺类的优势是血流动力学作用依赖于其对不同的α、β、多巴胺受体的激活程度，对心率、心律和心肌收缩力有多种影响(表104-3)。推荐剂量的儿茶酚胺药物参见表104-4。

表 104-3 儿茶酚胺和磷酸二酯酶抑制剂的血流动力学效果

药物	CO	dp/dt	HR	SVR	PVR	PCWP	MVO_2
多巴酚丁胺							
2～12 μg/(kg・min)	↑ ↑↑	↑	↑↑	↓	↓	↓	↑
多巴胺							
0～3 μg/(kg・min)	↑	↑	↑	↓	↓	↑	↑
3～8 μg/(kg・min)	↑↑	↑	↑	↓	↓	↑	↑
>8 μg/(kg・min)	↑↑	↑	↑↑	↑	—(↑)	↑或—	↑↑
异丙肾上腺素							
0.5～10 μg/min	↑↑	↑↑	↑↑	↓↓	↓	↓	↑↑
肾上腺素							
0.01～0.4 μg/(kg・min)	↑↑	↑	↑	↑(↓)	↑	↑或—	↑↑
去甲肾上腺素							
0.01～0.3 μg/(kg・min)	↑	↑	—(↑↓)	↑↑	—	—	↑
磷酸二酯酶抑制剂	↑↑	↑	↑	↓↓	↓↓	↓↓	↓

注：CO 为心排血量；dp/dt 为心肌收缩性；HR 为心率；SVR 为体血管阻力；PVR 为肺血管阻力；PCWP 为肺毛细血管压；MVO_2 为心肌氧耗。

表 104-4 儿茶酚胺药物的应用

[μg/(kg・min)]

药物	输注剂量
多巴胺①②	2～10
多巴酚丁胺②	2～10
肾上腺素③	0.03～0.20
去甲肾上腺素③	0.03～0.20
异丙肾上腺素③	0.02～0.10

注：① <2 μg/(kg・min)(肾和肠系膜动脉扩张)；② 如果 10 μg/(kg・min)无效，改用肾上腺素或去甲肾上腺素；③ 发挥作用剂量，可能需要比推荐剂量更高的剂量。

3. 磷酸二酯酶抑制剂　充血性心力衰竭的患者 β_1 受体下调，受体密度降低，对儿茶酚胺的反应性发生改变。米力农、氨力农通过选择性抑制磷酸二酯酶片段Ⅲ(或片段Ⅳ)，一种 cAMP 特异性磷酸二酯酶，增加细胞内 cAMP。可以增加心排血量，降低肺毛细血管压，降低双心室功能衰竭患者的体循环阻力和肺循环阻力。研究证明静脉应用米力农对充血性心力衰竭和体外循环后心室功能不全短期内有益。临床应用建议：对心脏移植前的终末期心力衰竭、心脏手术后心肌抑制所致的急性心力衰竭以及难治性心力衰竭可考虑短期支持应用 3～5 d。注意事项：米力农不可长期使用。可引起心室异位节律，在特发性肥厚性主动脉瓣下狭窄的患者中加重流出道梗阻。可导致低血压。不建议在急性心肌梗死中应用。

4. 儿茶酚胺和磷酸二酯酶抑制剂联合治疗　儿茶酚胺的治疗效应依赖于心肌细胞对 β_1 激动剂的反应能力。术前有充血性心力衰竭的患者有效地 β_1 受体数量因为下调而减少，意味着密度降低或解偶联，这样只有少数受体可与 β 激动剂结合。术后治疗心功能不全时，增加单一的 β_1 激动剂的剂量会出现药理学上的封顶效应。儿茶酚胺和磷酸二酯酶抑制剂联合应用可以明显增加 β_1 受体下调患者的 cAMP 水平。两种形式的治疗可以降低彼此的不良反应，在右心衰竭时很有效。

(三) 血管扩张剂　目前治疗急性心衰时，正性肌力药应用过多，而扩血管药使用转少，所以应掌握适应证，平衡这两类药物的使用。常用的血管扩张剂如硝酸甘油和硝普钠，主要用于急性或严重失代偿的慢性心力衰竭，处理围术期体循环或肺循环高压、心肌缺血、压力或容量过负荷导致的心室功能不全。两者共同的特征是起效快、超短效、可控性以及容易滴定。然而，它们的药理学差别还是很大的。缺血患者首选硝酸甘油，因其选择性扩张冠脉而不引起冠脉窃血。主要作用于静脉血管床，因而造成前负荷下降，而不会显著危及体循环动脉压力。从 50 μg/min 开始静滴，以效果调定剂量。硝普钠是作用更强的动脉扩张剂，由于冠脉窃血现象或降低冠脉灌注压，可能会加重心肌缺血。然而，其有效的降压作用可用于处理围术期高血压性疾病，以及在反流性瓣膜病术中或术后用来降低后负荷。硝普钠以 0.1 μg/(kg・min)开始静滴，然后根据患者反应调节剂量。高剂量可引起过度低血压、反射性心动过速；肝功能异常可出现氰化物堆积；肾功能异常可出现硫氰酸盐堆积；长期使用可使氰化物水平升高；溶液和粉剂均对光敏感，必须用不透光的材料包装。

五、主动脉球囊反搏术(IABP)

1. 基本原理　主动脉内球囊充气膨胀及放气萎陷与心脏的舒张及收缩同步。当心脏舒张时，主动脉瓣关闭，气囊迅速膨胀(时间与ECG上T波的后半部一致)，促使血液反流到主动脉根部，舒张压提高10～20 mmHg，增加冠状动脉血流。当心脏开始收缩时(主动脉瓣开放前瞬间)，气囊突然萎陷，造成主动脉腔内瞬间减压，降低了主动脉开放前所需的压力和左心室射血阻力，减轻左心室收缩负荷，心肌氧供需平衡和心室功能得以改善。

2. 适应证　急性心肌梗死并发心源性休克、顽固性快速性室性心律失常药物治疗无效者、难治性左心衰竭或弥漫性冠状动脉疾病伴顽固性心绞痛、心脏直视术后严重低心排血量综合征、心脏移植术前需要IABP辅助作为过渡手段。

3. 禁忌证　严重主动脉瓣关闭不全、主动脉瘤或主动脉夹层动脉瘤、心脏停搏、室颤、严重低血压、不可逆的脑损伤、周围血管疾病、心动过速＞130次/min或严重心律失常等。

4. 并发症　插管侧下肢缺血、切口部位感染、插管部位出血、血栓形成、动脉破裂、血小板减少、气囊破裂而发生气栓等。

第四节　舒张性心力衰竭的诊断及治疗

舒张功能的传统概念是指心室收缩后，在静脉回流正常时，心室恢复到原来容量及压力的能力。当舒张功能受损，心室压力和容量不能正常回复，而且不能满足机体需要时，则发生舒张性心衰(diastolic heart failure)。

近几年，舒张性心衰先后出现了几种新的诊断名称，包括收缩功能正常的心力衰竭(heart failure with preserved systolic function, HF-PSF)以及射血分数正常的心力衰竭(heart failure with normal ejection fraction, HF-NEF)等。尽管上述诊断新名称的应用有增多趋势，但仍是描述患者心脏射血分数正常或接近正常(＞0.50或＞0.45)，并存在心衰的症状、体征和临床表现。

舒张性心衰的基础原因包括老龄，此外，肥胖、高血压病、肥厚型心肌病、浸润和限制型心肌病、肺动脉高压、心包疾病和房颤患者发生舒张性心衰的人数明显高于收缩性心衰，而冠心病和心脏瓣膜病患者更多发生收缩性心衰。

一、发病机制

(一) 心肌细胞舒张障碍的分子学基础

1. 钙超载　试验与临床资料都已证明，存在舒张功能障碍的动物和人体都存在心肌细胞的钙超载。任何引起Ca^{2+}的再摄入和排出细胞外障碍的因素都能引起钙超载和舒张功能障碍，包括肌浆网再摄入Ca^{2+}的能力和速率下降，cAMP介导的磷酸化障碍，受磷蛋白的磷酸化下降等。而处于缺血、心肌肥大的心肌细胞容易发生钙超载。

2. 心肌细胞的僵硬　心肌的硬度与心肌细胞直接有关，而心肌细胞的僵硬度进行性增加是舒张功能障碍向舒张性心衰发展的重要因素。正常时，心肌细胞的弹性与肌联蛋白(Titin)密切相关，肌联蛋白横跨肌小节，在心肌细胞内起到分子弹簧链的作用。心肌细胞收缩时，肌联蛋白处于弹簧被压的状态，因而储存着弹性回复的势能(图104-1)。心肌细胞收缩结束时，肌联蛋白储存的势能将转化为弹性回复的动能，促进心肌细胞的舒张，心室肌的舒张使心房血液更易回流到心室，实现心室的早期充盈。当肌联蛋白的表达和数量受损时，心肌细胞的弹性将下降，僵硬度增加，并引起舒张功能减退。

(二) 左室压力/容积机制　心室压力/容积机制是从整体心脏宏观的视角进行阐述。舒张末期压力与容量的关系曲线在收缩性和舒张性两种类型的心衰显著不同。慢性容量负荷过重或扩张型心肌病患者常伴发收缩性心衰，发生后左室容积明显增大，心室扩张伴一定程度的左室舒张末压升高，但升高不十分明显，心室形态学此时的变化称为离心性重构[图104-2(a)]，使舒张末期压力与容量曲线右移。而高血压病、肥厚型心肌病、主动脉瓣狭窄的患者，长期存在压力负荷过重而可能发生舒张性心衰。表现为心室舒张末压的明显升高，左室容量明显缩小，影响了心室充盈，使压力与容量曲线左移，形成向心性重构[图104-2(b)]。

从图104-2可以看出，不论收缩性还是舒张性心衰，均有左室舒张末压的升高，只是两者引发的原因截然不同。换言之，收缩性心衰是因左室收缩功能障碍，不能有效射血而使舒张压升高，而舒张性心衰则是舒张功能障碍引起左室舒张末压升高，后者升高的程度更为明显。显然，左室舒张末压的升高将引起左房压升高，左房衰竭，进而引起肺静脉压升高，引起肺淤血、呼吸困难，甚至心室衰竭，这种殊途同归的过程可解释两种不同类型的心衰引起相同临床表现的机制。

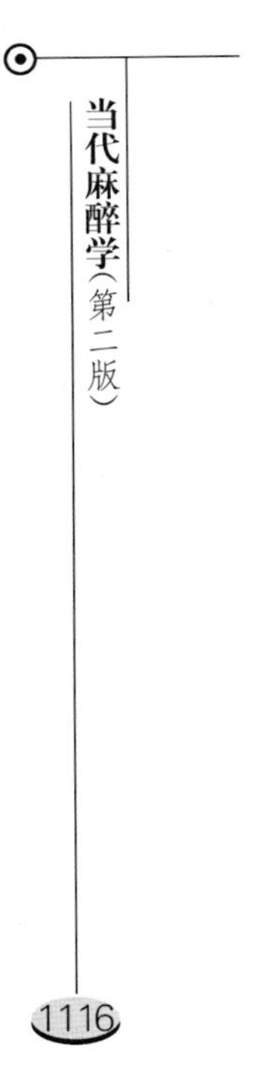

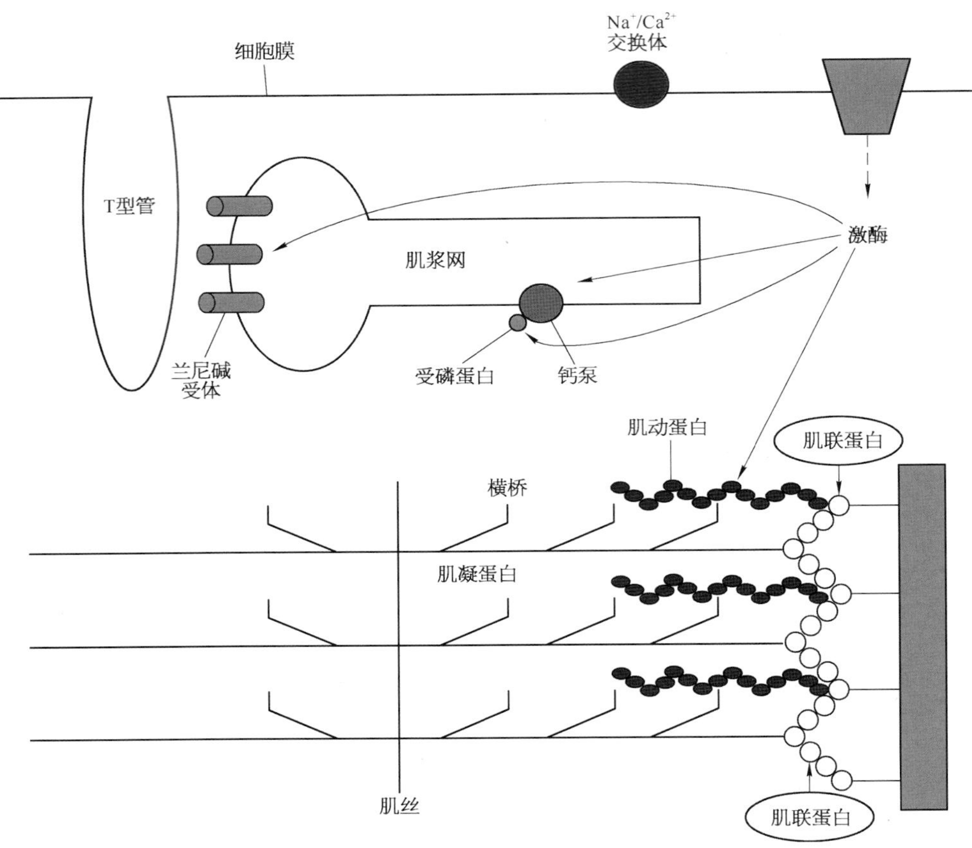

图 104-1 肌联蛋白及其作用

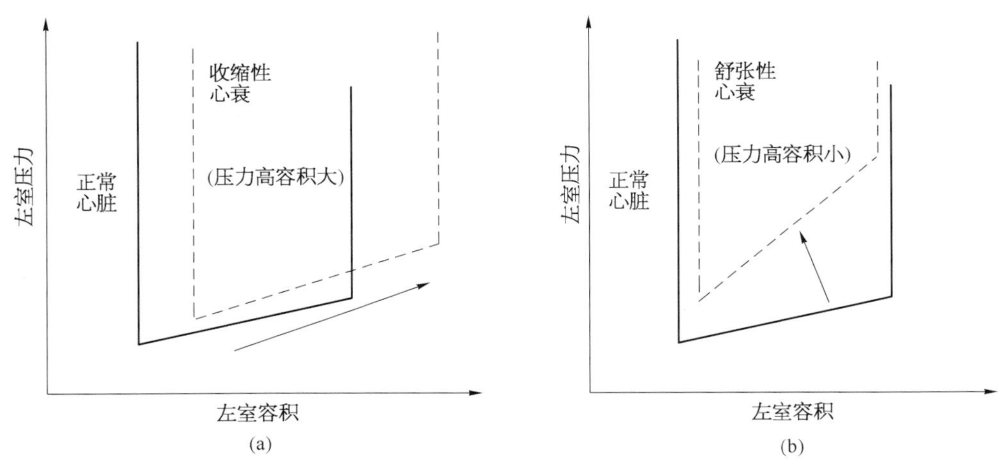

图 104-2 收缩性和舒张性心衰心室压力/容积关系

(a) 收缩性心衰;(b) 舒张性心衰。

二、临床诊断

舒张性心衰的诊断模式可简单归纳为1+1+1的诊断模式。具体而言,第一个"1"是指患者确有心衰的症状或体征,第二个"1"是指患者左室射血分数>45%~50%,第三个"1"代表有客观的实验室诊断依据而且诊断依据的积分需要达1分。舒张性心衰的实验室诊断方法分成有创和无创两种。

(一) 临床表现

1. 左心衰竭　舒张性心衰患者存在肺淤血时,可使患者出现心悸、气短、劳力性呼吸困难,夜间阵发性呼吸困难,甚至肺水肿。

2. 右心衰竭　右室舒张功能障碍发生后,患者将出现体循环淤血的多种临床表现,如颈静脉怒张、肝大、下肢浮肿等。临床充血性心衰综合征中,约70%由收缩性心衰引起,30%由舒张性心衰引起。

3. 心衰时的体征　仔细观察可以发现,收缩性心衰与舒张性心衰的体征存在一定的差别。

(1) 舒张性心衰患者的面色常呈暗红色、口唇暗紫,而收缩性心衰患者的面色苍白、口唇青紫。

(2) 舒张性心衰的早期，患者安静或轻度活动时无明显不适，运动加大时则明显胸闷、气短、唇紫、下肢浮肿，但颈静脉充盈、怒张不明显。而收缩性心衰患者休息时就有乏力，活动后心悸、气短加剧，乏力更明显。

(3) 急性左心衰时，听诊可闻奔马律。收缩性心衰时心室(S3)奔马律常见(+++)，心房(S4)奔马律少见(+)，舒张性心衰时相反，心房(S4)奔马律多见(+++)，心室奔马律少见(+)。

(4) 当超声心动图或其他影像学检查发现患者，尤其是老年人，存在孤立性左房扩大时，应当考虑是否存在舒张性心衰。对于有频发呼吸困难，体循环淤血而无肺部疾病者，都应考虑是否是舒张性心衰引起的肺淤血及相关症状。

(二) 有创性检查 应用有创性心腔内压力测定技术时，当肺动脉楔压>12 mmHg 或左室舒张末压>16 mmHg时，则实验室诊断指标积满 1 分而满足了第三个“1”的标准，使诊断成立(图 104-3，图 104-4)。

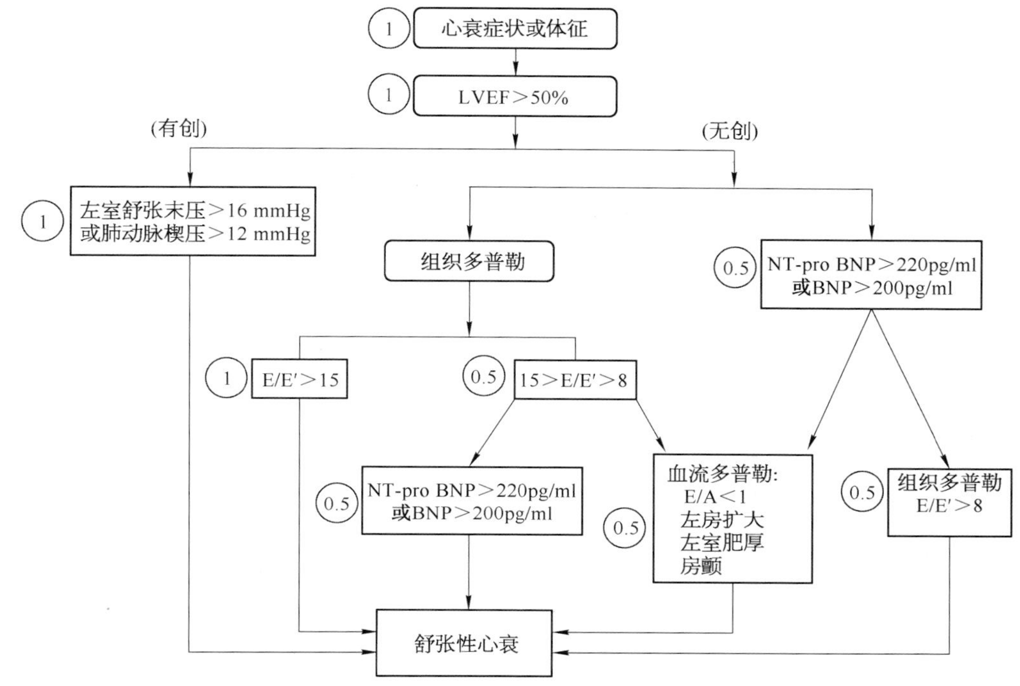

图 104-3 2007 年欧洲心脏病学会舒张性心衰的诊断流程

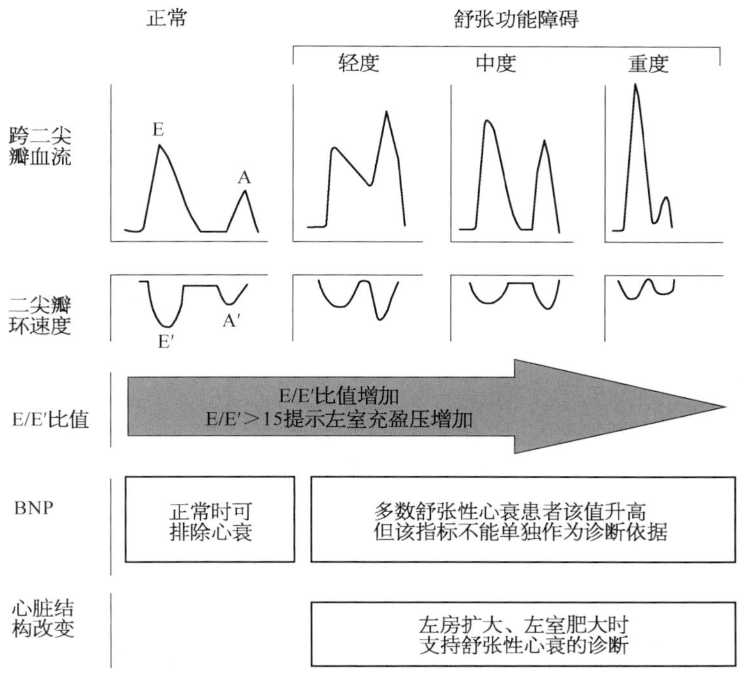

图 104-4 舒张性心衰诊断示意图

(三) 无创性检查

(1) 应用多普勒技术测定的 E/E′比值>15 时,则积 1 分而使诊断成立。

(2) 当多普勒测定 E/E′比值<15 而>8 时,该结果仅积 0.5 分,需再积 0.5 分才能满足累积 1 分的诊断条件。实验室检查能积 0.5 分的其他项目包括 NT-pro BNP>220 pg/ml、BNP>200 pg/ml,超声血流多普勒检查 E/A 比值<1、左房扩大、左室肥厚、存在房颤等,其中每项阳性均可获另外的 0.5 积分,使诊断成立。

(3) 当心衰血液生化标记物检查结果 NT-pro BNP>220 pg/ml 或 BNP>200 pg/ml 先获 0.5 积分时,还需获另外的 0.5 积分。此时,血流多普勒检查结果一项阳性或组织多普勒 E/E′比值>8 时,均可使实验室诊断的积分达到 1 分而满足诊断条件。

1+1+1 的诊断模式提示,舒张性心衰的临床诊断一定要有客观的、实验室的辅助诊断依据。其中有创性技术进行血流动力学测定的结果稳定而可靠,但有创性检查的费用高,检查过程复杂,患者不能普遍接受,不易重复检查,限制了临床使用。因此,诊断舒张性心衰目前临床应用最多的主要是超声心动图的各种检查。

测定 E/E′比值时,E 指血流多普勒测定的舒张早期 E 峰值,而 E′峰则是经组织多普勒技术测定的二尖瓣环的运动速度(m/s),测定时的取样容积位于二尖瓣环。该方法测定的二尖瓣环运动速度肯定与左室舒张期的充盈直接相关,能反映左室舒张早期充盈容积的变化。正常时,该值较高,幅度较大,随着左室舒张功能障碍的加重,E′值呈稳定的进行性下降,结果使 E/E′比值随左室舒张功能的下降呈稳定性升高。一般认为,E/E′>15 是舒张性心衰的肯定诊断指标,<8 时提示舒张功能正常。而 8<E/E′<15 时为可疑舒张功能障碍,还需增加其他诊断指标。

研究认为,E/E′比值是十分理想的左室舒张功能的评价指标:① E′峰值随年龄的增加而逐渐降低。② 左室舒张功能受损时,E/E′比值稳定上升,不受射血分数的影响,不受房颤或窦速的影响,也很少受左室充盈压和跨二尖瓣压力阶差的影响。③ 与有创血流动力学测定结果相关性高,E/E′>15 时左房压力可能>15 mmHg,E/E′<8 时左房压力可能正常,,E/E′为 8~15时为可疑阳性,还需更多的指标评估左房压力和舒张功能。其局限性是当二尖瓣环有病变时,如二尖瓣环钙化和缩窄性心包炎时,应用该指标判定左室舒张功能存在一定的局限性。

除超声心动图指标外,心衰的血液生化标记物 BNP 的测定对舒张性心衰的诊断也有重要价值,BNP 值正常时,不能作心衰的诊断,而 BNP 值升高时则支持心衰的诊断,但不能依据 BNP 值的单独升高而作舒张性心衰的诊断。

三、舒张性心衰的治疗

舒张性心衰有效的药物治疗尚未肯定,可以参考的资料仍然有限,无统一的规范化治疗方案。但目前临床应用治疗收缩性心衰的药物(洋地黄类除外)均能缓解舒张性心衰的症状,为了证实两者药物治疗类同的循证医学研究正在进行之中。

舒张性心衰的治疗的原则包括控制血压,减慢心室率,利尿减轻体液潴留,减少充血的症状和体征。而小剂量联合用药已成为舒张性心衰目前治疗的主要策略,治疗要点如下。

(1) 积极控制血压。舒张性心衰患者的达标血压宜低于单纯高血压患者的标准,即收缩压<130 mmHg,舒张压<80 mmHg。

(2) 控制 AF 心率和心律。心动过速时舒张期充盈时间缩短,心搏量降低。建议:① 慢性 AF 应控制心室率。② AF 转复并维持窦性心律,可能有益。

(3) 应用利尿剂可缓解肺淤血和外周水肿,但不宜过度,以免前负荷过度降低而致低血压。

(4) 采用血运重建治疗。由于心肌缺血可以损害心室的舒张功能,CHD 患者如有症状性或可证实的心肌缺血,应考虑冠脉血运重建。

(5) 逆转左室肥厚,改善舒张功能,可用 ACEI、ARB、β 受体拮抗剂等。维拉帕米有益于肥厚型心肌病。

(6) 地高辛不增加心肌的松弛性,不推荐应用于舒张性心衰(Ⅱb 类,C 级)。

(7) 如同时有收缩性心衰,则以治疗后者为主。

第五节　严重心功能不全患者的麻醉处理

一、处理原则

心力衰竭有很多病因造成,因而每个患者的临床表现也各不相同。有些患者很快出现心肌受损的表现,而有些患者尽管存在病理生理改变却仍能很好地代偿。只有在术前掌握冠状动脉的条件(包括旁路移植或支架术)、可能存在的瓣膜关闭不全或狭窄及是否存在明显的肺动脉高压才能保证在麻醉诱导和维持时维持血流动力学稳定。此外，心功能不全患者都应在术前评估重要脏器（特别是肝、肾、中枢神经系统）的受损程度。

二、术前准备

心力衰竭患者在术前应用利尿剂、β受体拮抗剂及用药物调节SVR（降低后负荷）。除了是否停用ACEI及利尿剂因个体差异决定，大多数用药在围术期可继续使用。

心力衰竭患者经常需在术前调节血容量状态，药物调节心肌收缩力及后负荷，如果有起搏器还要调整起搏器的设置，有时还要放置IABP。

术前给氧和监测生命体征是很明智的选择。尤其是术前使用抗焦虑药的患者，因为交感神经张力突然降低、贫血及使用抗焦虑药后通气不足导致呼吸性酸中毒而增加肺血管阻力，心力衰竭患者不能耐受。

三、麻醉药物及麻醉方法

（一）全身麻醉　轻度心功能不全患者能够耐受常用的镇静催眠药，衰竭的心脏通过交感神经水平上调来代偿，在麻醉诱导时如果削弱交感神经张力会导致心脏快速失代偿。心脏重度衰竭的患者如果出现生理或血流动力学异常（如高碳酸血症、缺血、低血压、心动过速或过缓、血容量突然改变及窦性节律改变）都会导致心脏快速失代偿，因此要尽可能选择能对心血管功能抑制较轻的麻醉药；此外在选择药物时要考虑到同时存在的肝肾功能不全；认识到血容量的影响并针对每个患者仔细调整。一旦发现血流动力学不稳定难以控制，应该正确地选择血管活性药和正性肌力药，如麻黄碱、去氧肾上腺素、多巴胺、肾上腺素、米利农、血管加压素、硝酸甘油及硝普钠等。

尽管心力衰竭患者彼此之间症状相似，但是仍然要认真处理好每个患者潜在的病理生理改变，正确选择麻醉药和剂量，维持血流动力学稳定。

对于严重心功能不全的患者，传统的麻醉方法是采用大剂量阿片类药物联合肌松药的方法。这种方法可以维持血流动力学稳定很长时间，但其不足之处在于镇静不够，诱导时会出现心动过缓或胸壁强直。

诱导时也可以选择对SVR及心肌收缩力无明显影响的依托咪酯（0.2～0.3 mg/kg）。丙泊酚可以降低血管张力、抑制心肌收缩力，因此不适于严重心力衰竭的患者。所有的吸入麻醉药（包括N_2O）都有一定程度的心肌抑制作用，术前准备充分、血流动力学稳定的患者可以使用异氟烷、七氟烷和地氟烷，但是由于异氟烷和地氟烷可以降低SVR，所以在使用时应该小心谨慎。和其他的吸入麻醉药相比，七氟烷的心肌抑制及降低SVR的作用最弱。吸入麻醉药除了有直接心肌抑制和血管扩张作用外，还会影响心肌自律性、传导性，导致折返现象及心律失常。

近年来氯胺酮的使用已大大减少，但是对于心功能重度受损的患者氯胺酮仍是很有用的药物。静注氯胺酮以1～2.5 mg/kg，然后以50～100 μg/(kg·min)维持输注，一般可以维持血流动力学稳定，保证镇痛和镇静充分。在使用氯胺酮之前使用咪达唑仑可以减轻患者清醒后的精神症状。持续使用氯胺酮时可以将咪达唑仑以0.5 μg/(kg·min)速度持续输注或每2～3 h注射1～2 mg。成人或老年人可以使用小剂量格隆溴铵（如0.2 mg）减少分泌物；新生儿和儿童可以使用10 μg/kg阿托品减少分泌物。

（二）神经阻滞麻醉　充血性心力衰竭患者行外周表浅手术时可选用神经阻滞麻醉，如臂丛神经阻滞或下肢神经阻滞，术中辅以适当镇静，不仅可以提高麻醉效果，使患者舒适，也有利于保持循环稳定。应该指出，如果神经阻滞麻醉下完成手术有困难，而不适当地或勉强采用神经阻滞，将增加患者心脏负担和危险性。

（三）椎管内麻醉　骶麻适用于肛门、会阴区手术和膀胱镜检查等，对血流动力学影响小，但在老年患者有时可能会出现阻滞不完全。蛛网膜下腔阻滞，若阻滞平面欠妥，对循环影响大，可致血压剧降，对心力衰竭患者有一定危险，因此仅适用于肛门、会阴和下肢手术，且麻醉平面必须控制在T10以下。连续硬膜外阻滞，应用分次小量注药，阻滞范围可适当控制，麻醉后外周血管阻力因交感神经阻滞而适度降低，心排血量因而得以增加。适用于腹腔和下肢手术，术后可保留导管进行镇痛治疗，效果确切。

总之，心力衰竭药物治疗的理论与实践正处于变革时期，要做到合理用药，应注意下述5个W，2个H，1个E和1个S，即用药对象（who），用药理由（why），用药及调药时机（when），用药及配伍（which drugs），药物治疗目标（what targets）；如何规范选药及调药（how to），用药费用（how much）；有效性（effect）和安全性（safety）。

（刘健慧　张晓庆）

参考文献

［1］ Bamani GV, Uber PA, Mehr a MR. Chronic heart failure: contemporary diagaosis and management[J]. Mayo Clin Prec, 2010, 85: 180-195.

［2］ Kenneth D, Alain CS, Gerasimos F, et al. ESC Guidelines for the diagnosis and treatment of acute and chronic heart failure 2008[J]. European Heart Journal, 2008, 29: 2388-2442.

[3] Metra M, Ponikowski P, Dickstein K, et al. Advanced chronic heart failure: a position statement from the Study Group on Advanced Heart Failure of the Heart Failure Association of the European Society of Cardiology[J]. Eur J Heart Fail, 2007, 9: 684-694.

[4] Stiefelhagen P. Heart risk patient before surgical intervention: how to keep him safe through operation[J]. MMW Fortschr Med, 2011, 153: 18-20.

[5] Urbinati S, Faggiano P, Colivicchi F, et al. After ACC/AHA and ESC guidelines: preoperative cardiological evaluation in non-cardiac surgery: certainties, controversial areas, and opportunities for a team approach[J]. Monaldi Arch Chest Dis, 2011, 76: 121-331.

[6] Wetsch WA, Lahm T, Hinkelbein J, et al. Cardiac insufficiency: acute right heart failure [J]. Anasthesiol Intensivmed Notfallmed Schmerzther, 2011, 46: 718-725.

[7] Mairesse S, Blacher J, Safar ME. Focus on beta-blockers for vascular specialists in 2012[J]. J Mal Vasc, 2011, 36: 339-347.

[8] Krzych ŁJ, Szurlej D, Kołodziej T, et al. Diagnostic accuracy of pre-operative NT-proBNP level in predicting short-term outcomes in coronary surgery: a pilot study[J]. Kardiol Pol, 2011, 69: 1121-1127.

[9] von Homeyer P, Schwinn DA. Pharmacogenomics of β-adrenergic receptor physiology and response to β-blockade [J]. Anesth Analg, 2011, 113: 1305-1318.

[10] Kortekaas KA, Lindeman JH, Versteegh MI, Stijnen T, Dion RA, Klautz RJ. Preexisting heart failure is an underestimated risk factor in cardiac surgery[J]. Neth Heart J, 2012, 20: 202-207.

[11] Pirracchio R, Cholley B, De Hert S, et al. Diastolic heart failure in anaesthesia and critical care[J]. Br J Anaesth, 2007, 98: 707-721.

[12] Zile MR, Gaesch WH, Anand IS, et al. Mode of death in patients with heart failure and a preserved ejection fraction: results from the Irbesartan in Heart Failure With Preserved Ejection Fraction Study (I-Preserve) trial[J]. Circuhtion, 2010, 121: 1393-1405.

[13] Maederl MT, Kaye DM. Heart failure with normal left ventricular ejection fraction[J]. J Am Coll Cardiol, 2009, 53(11): 905-918.

第一〇五章 术后中枢神经并发症

术后中枢神经系统并发症是指手术麻醉后不同程度中枢神经系统损害所致的神经病症、精神错乱以及神经官能症等,临床表现昏迷、脑卒中以及认知功能损害等,可在术后即刻出现或延迟数小时才出现。病症可很轻微,在短时间内即可恢复;也可很严重,甚至导致患者病残或死亡。麻醉手术后发生中枢神经系统并发症的诱发因素以及发病机制都非常复杂,是由多种因素共同作用而产生的一系列的神经系统功能紊乱。术后中枢系统并发症的发生会引起患者 ICU 停留时间和住院时间的延长、住院费用的增加以及死亡率的升高,其出院后需要进行康复治疗的可能性也相应增加。其中术后认知功能障碍对患者的生活质量健康状况以及工作能力的下降有着长期的影响。

对于这种复杂的围术期并发症现在没有简单的治疗方法。临床医师需要针对性地采取预防、诊断及治疗措施才能减少其发生率和致残率并改善预后,因此应关注围术期中枢神经系统并发症。

第一节 常见的中枢神经系统并发症

一、脑卒中

世界卫生组织对脑卒中(stroke)定义为:局部或者全脑由于血管原因产生的突发性神经损害,持续24 h 以上或者 24 h 以内死亡的。短暂性脑缺血(transient ischemic attack, TIA)是指出现症状<24 h 的,急性局灶性脑组织或视觉损伤,通常认为是血栓和栓塞引起。近来还有一种隐性脑卒中受到关注,这种脑缺血只有在影像学检查时才能发现并没有相关的症状,但它仍可以引起以后的神经功能的紊乱。脑卒中是导致并发症和死亡率升高的因素,尤其对于 65 岁以上的老年人。脑卒中分为缺血性脑卒中及出血性脑卒中,可表现为偏瘫、截瘫、单瘫、偏身感觉障碍、偏盲、象限盲、皮质盲等局灶性中枢神经功能缺损。缺血性脑卒中又称脑梗死,是各种原因导致脑动脉血流中断,局部脑组织发生缺血缺氧性坏死,并出现相应神经功能障碍,如局灶性脑梗死(图 105-1),严重者可见大面积的脑半球梗死(图 105-2),但 CT 扫描正常并不能排除发生卒中的可能,因为新的缺血区域在数小时甚至数天内可以正常,需结合临床体征作出正确判断。

出血性脑卒中又称为颅内出血,是脑卒中的常见形式。虽然其发病率低于缺血性脑卒中,但是预后差,其死亡率和病残率均高于缺血性脑卒中,可发生在术中血压出现剧烈波动时。脑出血发病主要原因是长期高血压、动脉硬化。绝大多数患者当时血压明显升高,导致血管破裂,引起脑出血。

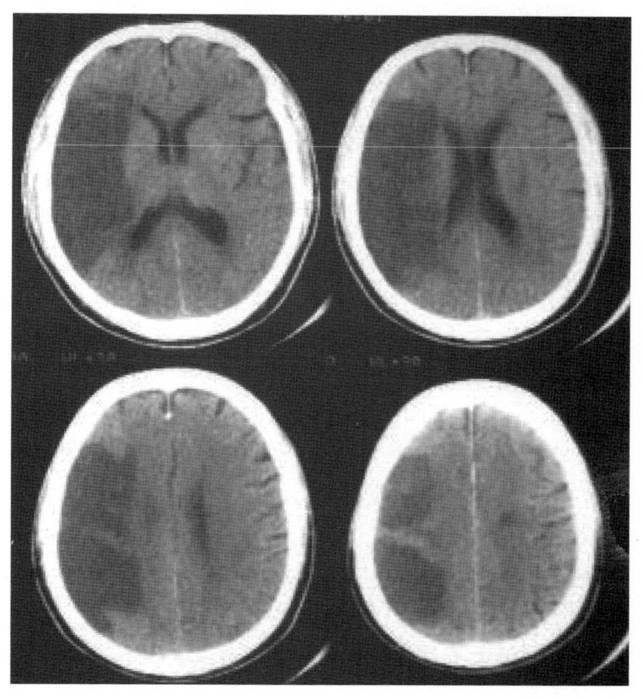

图 105-1 局灶性脑梗

短暂性脑缺血(TIA)发作是指脑动脉一过性供血不足引起短暂发作的局灶性脑功能障碍,即尚未发生脑梗死的一过性脑缺血。未治疗的 TIA 约 1/3 最终发展为脑梗死,有 TIA 病史者脑出血发生的危险性是正

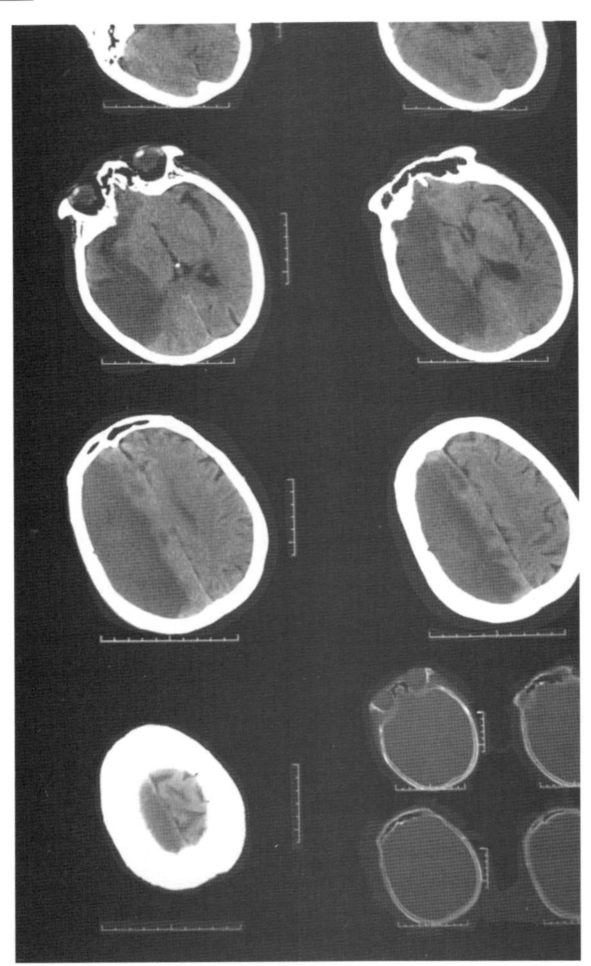

图 105-2　右半球脑梗死

常患者的4～5倍。因此,TIA是各类型脑卒中的重要危险因素,早期诊断和治疗本病对预防术后脑卒中发生有重要意义。

术后脑卒中的发生与手术类型有关,发病率依手术不同而不同。普外手术后发生率很低,其他手术由高到低依次是心外、神外、颈部手术,临床预防和治疗较为困难(表105-1)。围术期脑卒中的预后往往是毁灭性的,非手术对照组脑卒中的死亡率为12.6%,普通手术后围术期脑卒中死亡率为26%,而既往脑卒中史的手术患者围术期再次脑卒中死亡率高达87%。

表105-1　不同手术类型脑卒中发生率

手 术 种 类	脑卒中危险性(%)
普外手术	0.2
伴或不伴颈动脉斑块的普外手术	0.5
既往有脑卒中发作者的普外手术	2.9
有颈动脉狭窄和斑块或有症状者行普外手术	3.6
CABG手术回顾性研究	1.4
CABG手术前瞻性研究	2.0
既往有脑卒中或TIA者行CABG手术	8.5
CABG+心瓣膜手术	4.2～13.0
单侧颈动脉狭窄>50%者行CABG手术	3.0
双侧颈动脉狭窄>50%者行CABG手术	5.0
颈动脉阻塞者行CABG手术	7.0
有症状的椎-基底动脉狭窄者行手术	6.0

二、术后意识障碍

(一) 觉醒障碍

1. 苏醒延迟或昏迷(coma)　苏醒延迟与麻醉是否过深及患者的循环和呼吸功能有关,昏迷是一种觉醒状态、意识内容及躯体运动均完全丧失的极严重的意识障碍。麻醉后如患者长时间昏睡不醒,各种反射未见恢复,且有烦躁不安、呼吸困难或瞳孔散大等现象,提示缺氧已造成中枢神经系统损害,应立即进行抢救,包括给氧、人工呼吸、降低颅内压及头部降温等。

2. 嗜睡(drowsiness)　是患者在麻醉清醒2～4 d后出现的一种病理性嗜睡,表现为持续的、延长的睡眠状态。患者能被痛觉及其他刺激(如呼唤)唤醒,并有一定的言语和运动反应,能够执行简单的命令而与检查者合作,但往往因患者昏昏欲睡、反应迟钝常常不能达到令人满意的程度,而且当外界刺激消失后又复入睡。

3. 昏睡(lethargy)　是一种比嗜睡深但比昏迷浅的意识障碍,患者呈深度睡眠状态,对一般刺激如呼喊或移动患者肢体不能引起觉醒反应,只有在大声呼唤或用针刺患者皮肤等重度刺激时可出现觉醒、睁眼、呻吟、躲避,且觉醒反应不完全,反应迟钝,仅能进行简短、模糊而不完全的答话,反应时间维持很短。

(二) 意识障碍

1. 意识模糊(confusion)　患者觉醒功能低下,并有认识水平轻度下降,但能保持简单的精神活动,思考能力下降,记忆力减退,注意力涣散,感觉迟钝,对刺激的反应不及时、确切,对时间、地点、人物的定向能力出现障碍。

2. 谵妄状态(delirium)　通常是急性发生,一般在术后2～3 d内出现,症状呈波动性,典型特征是昼轻夜重。表现为意识内容清晰度降低,伴有觉醒-睡眠周期紊乱和精神运动行为障碍,患者与周围环境接触障碍,认识自己的能力减退,思维、近期记忆、理解与判断力均减退,言语不连贯并错乱,空间和时间判断力减退,语言能力也受到影响,但不伴有严重的意识障碍如昏迷。患者常有明显的幻觉、错觉和妄想,幻觉以视幻觉最为常见,其次为听幻觉。患者言语可以增多,不连贯或不易理解,有时则大喊大叫。常于夜间首次发现患者表现出焦虑和定向障碍,不少患者有着相同的前驱症状,如激动、迷惑或孤独,对进行识别实验产生逃避或发怒。根据患者的行为和警觉的不同，可将谵妄分为两个临床亚型，即焦虑型和安静型，前者警觉和活动增强，常常出现幻觉和错觉；后者警觉和活动减弱，表现为对刺激的反应性减退和孤僻的行为，常被误诊为抑郁症或者痴呆症。术后焦虑型容易发现，而安静型常被忽视。术后谵妄的恢复需要一定的时间，从几天到几个月不等，但大部分为 10～12 d，老年人需要的时间较长。发生术后谵妄的患者其术后致残和致死率均有所增加，相应的住院时间和费用均增加。出院后也会影响其生活质量和恢复。研究表明术后谵妄和术后认知功能障碍也有一定的相关性。

三、术后认知功能障碍

1955 年，Bedford 首次报道老年患者术后认知功能障碍(postoperative cognitive dysfunction，POCD)，并提出认知问题和麻醉药及低血压相关。2008 年 Monk 等进行前瞻性纵向研究，纳入非心脏大手术 1 064 例，分别在术前、出院时及术后 3 个月全部接受神经心理学测试，结果在出院时 POCD 发生率青年组(18～39 岁)为 36.6%，中年组(40～59 岁)为 30.4%，老年组(60 岁以上)为 41.4%，3 个月后 POCD 的发生率分别降为 5.7%、5.6%和 12.7%。发生 POCD 的老年患者可能发展为长期认知障碍，而且术后第一年有更高死亡率的风险。上海交通大学附属仁济医院等 4 所医院前瞻性研究，非心脏手术老年患者 135 例，年龄 65～86(73.3±5.5 岁)，术后 3～7 d 内随访，用“简易智能量表”评分，POCD 总发生率为 29.6%。Newman 等报道，冠脉搭桥手术患者术后认知功能下降发生率出院时为 53%，术后 6 周为 36%，术后 6 个月为 24%。

POCD 是一种轻度神经认知功能的紊乱(详见一〇六章)。这种神经功能紊乱的诊断必须结合神经心理测试，患者出现新的认知损害>2 周。表现为麻醉手术后记忆力、抽象思维、定向力障碍，同时伴有社会活动能力的减退，即人格、社交能力及认知能力和技巧的改变。依据认知障碍不同程度可分为轻度神经认知异常、健忘和痴呆 3 级。轻者持续时间短且可自愈，仅带来生活和工作烦恼，而较严重的认知障碍如丧失判断和语言概括能力，人格改变及最严重的阿尔茨海默病(Alzheimer disease，AD)等，则可导致患者降低或丧失社会、工作及生活自理能力。年龄增加、教育水平低、麻醉持续时间延长、二次手术、术后感染、呼吸系统并发症均使发生 POCD 的概率增加。患者早期的认知功能恶化是术后远期认知功能下降的重要预测因素。术后 3 个月仍存在 POCD，这将和术后 8 年之内的死亡率有相关性。

四、反应性精神病

由突然和十分剧烈的手术创伤而导致急性发病，多伴有不同程度的急性意识障碍。反应性精神病(reactive psychosis)的特点为：① 有异乎寻常的严重精神创伤的体验。② 在急剧的精神创伤后数分钟或数小时立即发病。③ 精神症状表现为不同程度的急性精神障碍，或伴有强烈体验的精神运动性兴奋，或精神运动性抑制。④ 历时短暂，一般≤48 h 即可恢复，预后良好，较少有残留症状。主要有以下几种表现形式。

(一) 朦胧状态(Twilight) 患者意识清晰度水平降低，对周围事物感知不清晰，表现迷惑，注意力不集中，定向障碍，可出现反映心理创伤内容的幻觉或妄想，言语凌乱，缺乏条理性。此种状态持续时间较短，一般数小时至数日内可缓解，事后对发作以后情况可部分或大部分遗忘。

(二) 反应性木僵(Reactive Stupor) 患者遭受剧烈精神创伤后，立即出现轻度的意识障碍，在此基础上突然僵住，呆若木鸡，患者情绪毫无反应，可长时间呆坐不动或卧床不起，对别人的呼唤和危险的来临亦无反应，较轻者可有轻度的精神运动性抑制而呈现亚木僵状态。持续时间为几小时或几天不等。木僵缓解后对部分病中经过可出现遗忘。

(三) 神游样反应(Fugue Response) 有的患者在急剧的精神创伤后可立即出现意识模糊，表情紧张、恐惧，无目的地向外奔跑或走去，一旦醒来对病中经过可有部分遗忘。

五、高热、抽搐和惊厥

常见于小儿麻醉，系婴幼儿体温调节中枢未发育健全，如高热不立即处理，可引起抽搐甚至惊厥。这些并发症预防更为重要。当抽搐已发生，应保持呼吸道通畅，立即吸氧，静脉注射少量硫喷妥钠，头部降温，恶性高热者应用丹曲林。

第二节 中枢神经系统并发症原因

一、术前病情

(一) 精神状态 术前多数患者对手术的恐惧和不了解都会有精神紧张、焦虑、夜间失眠等情感反应。这种紧张情绪可以引起机体的各个系统的变化如免疫、内分泌系统等，可诱发或加重术后精神功能异常。术前的急性应激状态引起的糖皮质激素的释放会对脑功能产生影响,造成短暂或长期的损害。应激(特别是焦虑和害怕)还可以引起一些蛋白和皮质醇的改变从而造成脑结构和功能的改变,影响术后中枢系统的正常活动。

(二) 全身各种疾病 术前有严重肝脏、肾脏和肺部疾病的患者,经历较大的手术和创伤后极易发展为肝性脑病、肾性脑病、肺性脑病,从而出现神经精神功能异常;术前存在内分泌疾病患者,疾病本身即可引起神经递质紊乱、高血糖、高代谢变化,手术后更易诱发精神紊乱。

(三) 水、电解质和酸碱紊乱

1. 缺水或水过多 术前水摄入过少或丢失过多,未及时纠正可形成细胞内缺水致脑细胞脱水;术前精神紧张、恐惧、术后疼痛及术后应激反应使抗利尿激素分泌过多可导致水过多致脑细胞肿胀,脑细胞脱水或肿胀均可发生神经精神功能障碍。

2. 电解质紊乱 慢性消耗性疾病导致血钠<120 mmol/L可引起无力、反应迟钝伴低血压,而血钠>150 mmol/L即可出现兴奋不安、肌张力增强、谵妄甚至昏迷;血钾<3.0 mmol/L 呈抑制状态,而血钾>5.5 mmol/L可出现感觉异常、嗜睡;低钙、低镁可出现烦躁不安、谵妄、惊厥甚至昏迷,高钙、高镁则可引起反应迟钝和不同程度的大脑抑制。

3. 酸碱平衡失调 代谢性和呼吸性酸碱紊乱引起的精神症状常与原发疾病相混淆,轻者头晕躁动、意识模糊,重者谵妄、抽搐、昏迷,一般需结合病因、原发病、血液生化予以鉴别治疗。

(四) 脑器质性疾病 如颅脑外伤、肿瘤、炎症和寄生虫病,脑变性疾病、脑血管疾病、癫痫发作等多伴有不同程度的神经精神功能障碍。如原有脑血管病(脑梗死、脑动脉瘤破裂、脑动静脉畸形等)的患者,各种手术后出现中枢并发症较无脑血管病变患者增加1.5倍。

二、手术因素

不同手术的特性对术后中枢神经功能影响不一样,心血管手术后中枢功能障碍的发生率仅次于神经外科手术;行冠状动脉搭桥术患者要比行外周较大血管手术患者更易出现神经和精神并发症。非心脏手术中髋关节置换和周围血管手术术后发生术后脑卒中的危险性就明显高于膝关节置换和普外科手术。头颈部手术会增加术后脑卒中0.2%~5%的发生率。颈部肿瘤切除术的患者,特别是伴有多种并发症的患者,围术期脑卒中的发生率升高。对病变血管的操作可能会引起斑块脱落、血管痉挛以及栓塞。

有报道其他可能引起脑血流减少的手术,如肩部手术时由于体位的因素可引起患者脑缺血导致术后脑卒中。这可能是由于体位性低血压和肢体过度扭转或者颈部过度屈曲造成脑血流下降加重了血栓栓子的形成。

三、麻醉因素

麻醉及术中管理是引起中枢神经功能紊乱的主要原因之一,而手术和麻醉并发症则直接促进中枢系统并发症的发生。

(一) 麻醉方法和药物

1. 麻醉方法 近来研究表明,全身麻醉和硬膜外麻醉相比,术后出现中枢神经系统并发症的比例并无显著性差异。虽然老年人术后出现长期认知障碍与麻醉有关,但与麻醉的方式的选择无明显相关性,可能麻醉药物及低氧血症等是更重要的影响因素。

2. 麻醉药物 早期研究认为少量的麻醉药物可以影响精神功能,现已证实极低的麻醉药残余作用即可影响神经功能。

(1) 术前用药 抗胆碱能药物常作为术前药、术中治疗心动过缓和术毕拮抗肌松药残余作用时的协同用药,可干扰脑信息的存储过程,导致记忆功能损害。用于麻醉前的抗胆碱能药阿托品、东莨菪碱和戊羟利定均为胆碱受体拮抗药,且能通过血脑屏障,可阻滞中枢胆碱受体引起胆碱能通路的功能紊乱,从而影响学习记忆功能。其中东莨菪碱的中枢作用比较明显,东莨菪碱对 M_1受体的拮抗作用引起中枢胆碱能通路功能下降可能是其主要原因。

(2) 吸入麻醉药 吸入麻醉药物中环丙烷与乙醚最容易引起谵妄,氧化亚氮发生较少,而氟烷、恩氟烷与异氟烷发生率中等。即使微量吸入麻醉药的残余仍可造成视觉合成、瞬时记忆、认知和运动技巧能力下降。地氟烷是目前吸入麻醉药中能让患者最快清醒的麻醉药,但快速清醒后手术室的陌生环境、疼痛刺激往往会加重患者潜意识中的恐惧心理,诱发术后谵妄。吸入麻醉后发育期的鼠脑产生广泛的神经退行性变,并导致海马神经元突触传递功能损害,进而产生持久的学习、记忆功能缺失。而当前应用的吸入全身麻醉药具有NMDA受体阻断特性或具有GABA受体调强的特性。应用谷氨酸等NMDA(*N*-甲基-*D*-天冬氨酸)受体拮抗剂或GABA(γ-氨基丁酸)激活剂能诱使发育期的脑产生广泛的细胞凋亡性神经退变。

(3) 静脉麻醉药 丙泊酚会影响患者精神运动功能,麻醉手术后都有一过性的反应时间延长,弹指速度减慢。氯胺酮对中枢神经系统有特异的抑制和兴奋双重选择性效应,能抑制大脑联络通路和脑新皮质系统,兴奋边缘系统,术后表现对周围的人和物淡漠,有反复噩梦、幻觉、谵妄等精神性不良反应。苯巴比妥类药和阿片药停用后均可以引起术后谵妄。

(二) 麻醉期间生理状况

1. 低氧或过度通气 低氧血症对脑功能影响取决

于低氧程度、维持时间和是否并发缺血等。低氧引起的脑功能损害是低氧后神经递质紊乱的结果，即使轻至中度缺氧，中枢胆碱能神经系统功能即明显下降导致脑功能受损；术中失血或极度血液稀释（血红蛋白＜6.0 g/L）致携氧能力降低也可引起脑内神经递质乙酰胆碱的合成减少，从而出现精神异常。而且低氧发生时循环不稳定，容易导致粥样斑块的脱落。过度通气导致低 CO_2 血症，使脑血管极度收缩、有效脑血流减少，已有研究证实过度通气后 3～6 d 内精神运动反应时间延长。

2. 低血压　临床上的显著低血压是指收缩压＜100 mmHg，可能预示着术后脑卒中的发生。Bangalore 等进行荟萃研究发现，非心脏手术患者应用β受体拮抗药后会使非致命性脑卒中、低血压的发生率升高。尽管低血压、β受体拮抗药和脑卒中有一定的关联，但并不能确定是直接原因。有研究认为麻醉术后长时间血压偏低患者出现精神障碍的发生率高于正常血压患者。低血压事件导致脑灌注压低，当脑动脉灌注压在一定范围内波动时，通过 Bayliss 效应能维持脑血流相对动态稳定，超过此界限，自动调节功能失效，局部脑组织的血供将发生障碍，发生动力型脑梗死。

3. 术中知晓　患者对手术过程以及拔管过程如有非常不愉快的回忆和痛苦，此即为“术中知晓”，可给患者带来巨大的精神痛苦。近年一些前瞻性研究表明，术中知晓的发生率，国外报道 0.1%～0.2%；国内多中心大样本的调查，术中知晓的发生率为 0.4%。基于每年巨大的全身麻醉手术量，术中知晓发生的实际数量应该引起麻醉科医师高度重视。术中知晓对患者术后的行为、情绪及康复过程都有不同形式和不同程度的影响，可诱发焦虑不安、濒死感、反复噩梦、不愿与别人谈及术中的不良经历等精神心理症状。术中知晓的相当数量患者可出现清醒后焦虑以及创伤后应激症候群（PTSD），且有些患者的症状会进一步发展，包括焦虑、易怒、失眠、频繁噩梦、抑郁以及死亡预感性，有的患者对医师和医院产生恐惧，或在梦中再度出现这类术中不愉快的经历，并且随着病程的延续，症状越来越重。

4. 术后疼痛　术后疼痛是机体对伤害性刺激的反应，但持续不断地疼痛是有病理性危害的。术后疼痛如果得不到缓解可以引起患者产生癔病样幻觉，并可出现谵妄。镇痛不足的患者发生术后谵妄的发生率是充分镇痛患者的 9 倍。

（三）体外循环　体外循环下心脏直视手术，持续时间长、创伤大，中枢神经系统并发症的发生率远较非体外循环手术患者高，主要原因是体外循环导致的脑栓塞或脑的低灌注。体外循环时间越长，并发症的发生率越高，也是术后神经系统障碍的重要因素之一。置管、注药或心内操作时进入循环系统的空气形成气栓；手术中脱落的动脉粥样斑块、组织碎片、脂肪颗粒、小的血栓以及体外循环管道的硅胶管或聚乙烯管道颗粒等可引起颗粒栓塞。体外循环肝素化后可表现凝血功能障碍，转流期间平均动脉压＞100 mmHg，颅内出血的发生率明显增加。若患者有外伤史，术后可并发颅内出血或血肿形成。由于严重的低心排、循环骤停、体外循环灌注流量过低或停止灌注等造成脑低灌注；复温时脑温过高、过快均可导致脑缺血及缺氧而造成脑损害。

四、心理因素

（一）医患关系　建立良好的医患关系是实施医疗活动的基础，良好的医患关系可增加患者对医师的信任，增强患者战胜疾病的信心，积极配合医师实施手术治疗。否则，未取得患者及家属的信任而施行手术治疗，会造成患者严重的精神创伤，严重者可引发医疗纠纷。

（二）术前病史与性格特征　一般认为术前有焦虑或抑郁、精神分裂症等精神病史，情绪不稳、多愁善感的患者，易产生负性情绪，加上住院手术更增添了精神紧张和畏惧的心理，若患者有严重病症或被医师告知有致残甚至生命危险的可能，随手术日期的临近，其惴惴不安的心情愈发加剧，更易出现或加重原有的精神障碍。

（三）性格特征　人与人之间的个性特征互不相同，在临床工作中，并非所有受到严重应激刺激的人都会出现精神症状，这表明了个体的人格特点或易感素质起了一定作用。另外，研究发现女性发生精神障碍的概率高于男性，推测与女性全身功能减退快于男性，受教育程度较低及慢性病患病率较高等有关。

五、其他

（一）年龄　随着手术方法的改进和技术的娴熟，死亡率的下降，过去从未做过的手术目前正在开展，越来越多的老年患者需要进行择期大型手术，但年龄越大，其术后并发症发生率越高。高龄患者术前高血压、糖尿病、高黏血症等多种高危因素并存，这些危险因素可导致全身血管的动脉硬化，因此年龄增加是术后脑卒中发生的主要危险因素。麻醉后防范中枢神经系统并发症的发生愈来愈引起临床的重视。研究发现 60 岁以上患者心脏手术后精神障碍的发生率为年轻人的 4 倍。

（二）术后感觉剥夺的环境因素　包括术后患者自己配戴的各种抢救用具，目睹他人死亡，术后进住环境不了解的加强监护及治疗室。在监护室患者由于没有钟表、自然光线，以及接触不到电视、收音机等使其产生了“时间缺失”感觉，这会导致患者意识混乱和觉醒周期的紊乱，更容易产生术后谵妄。

(三)人工呼吸综合征 部分患者术后出现低心排血量从而引起肺灌注量不足或并发肺部感染导致呼吸功能下降,长时间使用呼吸机,患者可出现抑郁状态、幻觉、妄想、谵妄等人工呼吸综合征的表现。

第三节 中枢神经系统并发症病理生理

机体处于应激状态时可出现明显的生物学改变,可造成情绪、行为等精神活动方面的变化。同时由于围术期脑血管处于非正常的生理状态,包括血栓形成、栓塞以及低灌注等使得脑血管病更容易发生。这些病理生理的变化是围术期神经系统并发症的基础。

一、脑血管病理改变

(一)脑血管栓塞 包括大血管的血栓,心律失常如房颤,主动脉弓动脉粥样硬化,以及各种操作均可以引起血栓的脱落、小血管闭塞等,心肺转流泵中释放的颗粒物也不能忽视,此外还有骨科术中脂肪栓塞,所有这些栓子均能导致脑血管栓塞,引起中枢神经并发症。

(二)分水岭脑梗死 脑皮质和脑实质有不同动脉系统衔接地带,这些区域动脉没有交通支,容易受到缺血的影响成为分水岭区域,相应的灌注压力较低。当流量血管存在动脉粥样硬化性狭窄时,栓子常引起分水岭梗死。脑实质的分水岭梗死和血管的血流动力学改变密切相关,可能是血管完全闭塞引起的,可能为低血压或低关注压和血管栓塞的协同作用。

(三)血管内皮功能 术后内皮功能的紊乱是造成血管栓塞的重要原因。可以通过释放一氧化氮(NO)、前列腺环素和一系列的内皮超极化因子调节血管张力,使血栓和炎症形成。其功能障碍可导致斑块退落、反应性血管痉挛和栓子形成。全身麻醉特别是采用氧化亚氮时会损害内皮功能,同时存在神经内分泌因素和应激状态就容易产生栓塞。

二、凝血功能紊乱

术中的组织损伤产生血栓前状态,这种状态可以在术后持续 14～24 h。血浆中组织型纤溶酶原激活物水平的降低,纤溶酶原激活物Ⅰ型抑制物活性的增加,以及纤维蛋白原降解产物、凝血酶-抗凝血酶复合物、血栓前体蛋白、*D*-二聚体的增加都促成血栓前状态。其他诸如全身麻醉、容量复苏不足等导致的术后脱水及卧床休息都会加重血液高凝状态。通常,在围术期停用抗血小板及抗凝药,可能加重血液的高凝状态,并进一步增加围术期脑血管意外发生的风险。

三、神经递质

中枢神经系统包括多种神经递质,其中与精神活动关系密切的有乙酰胆碱(acetylcholine, ACh)、肾上腺素(NE)、多巴胺(DA)、γ-氨基丁酸(GABA)和谷氨酸(Glu)。

(一)中枢胆碱能系统 ACh 是脑内广泛分布的一种重要神经递质,与学习和记忆密切相关,毒蕈碱样胆碱能突触是记忆的基础,胆碱能神经元的退化是造成阿尔茨海默病的重要病理因素。中枢胆碱能通路分布的广泛性和复杂性确定了其在影响神经精神功能方面的重要性,其对代谢障碍和中毒损害高度敏感,任何干扰脑氧化代谢和神经递质传递的疾病或药物均能引起临床精神变化。中枢胆碱能系统在中老年期主要表现为胆碱能系统数量减少和功能降低,主要出现在与认知功能密切相关的海马和邻近的颞叶皮质区域。最近研究发现全身麻醉药(包括吸入麻醉药和静脉麻醉药)对中枢胆碱能系统有明显的抑制作用,吸入麻醉药如氟烷和异氟烷尚可明显抑制神经末梢对 ACh 的摄取,限制 ACh 的合成速度。

(二)单胺类 包括 NE、DA 和 5-HT,主要涉及情感、行为障碍。NE 主要加强大脑应激的功能,与精神运动性阻滞、嗜睡有关;DA 主要参与锥体外运动和某些思维过程的协调,DA 水平低下或过高均可损害认知功能;5-HT 则控制觉醒水平、睡眠觉醒周期及情感焦虑等行为,5-HT 增多与躁狂有关,减少与抑郁有关。在正常状态下,NE、DA 和 5-HT 适当释放,维持正常的精神状态;应激时,交感神经兴奋,大量 NE 和 DA 释放可损害认知功能和意识水平,刺激越强烈,大脑皮质兴奋性异常增高,容易发生谵妄。

(三)氨基酸类 Glu 和 NMDA 受体是脑内重要的兴奋性神经递质,涉及学习和记忆功能,NMDA 受体通路是决定学习和记忆的关键。Glu 能神经纤维可直接投射到树突体上,促进 DA 功能;也可通过中间神经元介导,抑制 DA 功能。氟烷和异氟烷能抑制突触前膜 Glu 的释放和 NMDA 受体介导的兴奋性突触后电位。丙泊酚可以抑制 Glu 的释放和 NMDA 受体通道的活动。氯胺酮是 NMDA 受体拮抗剂,可以引起认知行为损害。

四、载脂蛋白 E

载脂蛋白 E(ApoE)可调节脂质代谢,维持胆固醇平衡,同时也参与神经系统的正常生长和损伤后修复,与细胞内代谢、海马突触可塑性、乙酰胆碱转移酶等有密切关系，与情节、语义记忆及心理速度相关。ApoEε4等位基因的出现与损伤引起的脑损害和不良预后有关，可以为阿尔茨海默病(AD)和动脉粥样硬化的危险性的预警。而且ApoEε4和炎症反应也有相关性。α_2－巨球蛋白(α_2－M)是继ApoE基因之后的另一AD风险基因。通过国际上近年来的流行病学调查和研究，发现ApoEε4和α_2－M蛋白同样是POCD的易感基因，与POCD存在一定的相关性，可作为强有力的预警指标。

五、生物标记

通常认为NSE是神经元损害的标志，而S100B是胶质细胞损害的标记。近年来研究表明，冠状动脉搭桥术后，中枢神经系统并发症患者术后，神经元特异性烯醇化酶(NSE)可以预示术后中枢神经系统紊乱。但也有研究发现，术后早期(24～48 h)认知功能障碍和S100相关，但和NSE无关。因此目前的研究还不能明确血浆中生物标记物和术后神经功能之间的关系。

六、炎症因子

大量证据表明，炎症参与了脑卒中病理生理多个阶段，并进一步说明脑外的炎症事件在脑卒中可能放大激活的验证路径，对脑卒中的易感性和预后产生重要影响。手术引发的急性全身炎症反应可能激惹或加剧了缺血性脑损伤。多种因子参与术后炎症反应，包括白介素－1、白介素－6和肿瘤坏死因子α，C反应蛋白水平也增加。多项研究表明白介素－6的水平与急性缺血性脑卒中患者院内死亡率的增加相关。

第四节 神经系统并发症的诊断

一、神经系统功能紊乱的临床诊断

当发现神经系统并发症时，应进行仔细的神经系统检查，尤其是寻找局灶性病变。由于药物残余作用在术后早期阶段，即使神经系统未受损，神经功能检查也可能异常。常见瞳孔对光反应迟钝或消失、反射亢进、下肢阵挛及巴氏征阳性等，如果是双侧性的，除非术前就有不对称反射，一般可由药物为代谢完全诱发。但神经功能异常，包括非对称性或局灶性神经功能异常，则提示已发生神经系统并发症，应进一步检查，作出包括定性、定位在内的明确诊断。

(一) 详细回顾病史 特别是TIA、癫痫、蛛网膜下腔出血、糖尿病、药物滥用及外伤史等。

(二) 影像学检查

1. CT扫描 有助于定性、定位，诊断脑梗死或脑出血。

2. 磁共振 有助于病灶的定性和定位，分辨力可能超过CT扫描。近来有研究采用功能磁共振(fMRI)检测脑活动和鉴别认知功能。fMRI可以测定局部脑血流和血量来反映脑活动情况。

3. 正电子成像术(PET) 可以根据脑血流和药物受体的活动来判断脑的代谢情况。可以判断麻醉深度，检测脑功能。

4. 近红外光分析仪(NIRS) 以透过颅骨测定脑功能，主要监测的为脑血流中血红蛋白的浓度。这个技术为检测脑认知功能提供了平台。

5. 颅脑超声 有助于诊断中线是否有移位，经颅超声血流图有助于了解颅内外血管以及脑血流的变化情况。

(三) 脑电图(EEG) 可以用标准导联(连续记录)或用改良导联计算机频谱分析进行EEG监测。这些方法对于发现局灶性或半球性的脑损害比较敏感。术前和术后的定量EEG变化，与CPB后出现的神经心理学障碍有密切的关系。

(四) 脑氧饱和度 监测脑氧供需平衡的方法有助于诊断脑缺血、缺氧的存在。

(五) 颅内压测定 有助于判断有无脑水肿存在。

(六) 脑脊液分析 脑特异性酶和蛋白的脑脊液分析正发展为检查轻度或亚临床脑损害的敏感方法。体外循环后脑脊液乳酸脱氢酶等明显增加，且可持续48 h以上，而非体外循环胸科大手术脑脊液内乳酸脱氢酶并不升高。

二、神经心理功能紊乱的诊断

神经心理功能紊乱其发病通常较为隐匿，目前主要由一系列复杂的标准化心理学量表测试来评价。这些神经心理学量表还可应用在对于其治疗方式有效性的评估中。最合适的量表应该集中于评估患者注意力和(或)集中力、精神运动速度、运动灵活度和言语学习等方面的测试。由于神经心理学测试结果可能受到情绪状态以及情绪状态变化的影响，所以应同时进行情绪状态评估。应当了解到神经心理学测试存在“学习效应”，即患者在一系列的认知功能测试中存在反复试验后测试结果有所改善的情况。合适的测试时间对精神功能的评测很关键。有些研究中，评测时间是在术前几周就进行，但大多数还是在入院后或者术前1 d或当日进行的。由于术前患者会出现焦虑和抑郁，可能会影响到测试的准确性，所以在术前应该对这种焦虑和抑郁也进行评估。精神紊乱在术后可以即刻出现，但很短暂，一般都归因于麻醉、术中用药、疼痛以及疲劳的影响。在术后恢复期(术后 4 周)测定可以发现持续和永久性的功能改变。研究发现早期认知功能的改变可能预示着长期的神经功能障碍，但确切的关系还没有定论。由于术后认知功能障碍在术后早期发生率最高，之后逐渐下降，所以同一测试应在患者稳定后(至少 3 个月后)再作一次的评估。为了确保评估的客观性和可靠性，应由同一位受过良好培训并且有资质的人员进行。应当在一个安静的环境中进行测验以减少注意力分散及测试中断。再次测试时最好在相似环境及时间下进行。常用诊断方法如下。

(一) 意识状态分级(表 105-2)

1. 浅昏迷　无意识，对强烈的声光刺激无反应，瞳孔缩小、无自主运动，但各种反射(角膜反射、瞳孔对光反应、吞咽反射)均存在。对疼痛刺激出现瞳孔散大、痛苦表情和防御反应。

表 105-2　我国应用的意识状态分级

分级	意　识　水　平
Ⅰ	清醒：意识清楚
Ⅱ	嗜睡：精神倦怠、欲睡，但能够正确回答问题
Ⅲ	朦胧：轻度意识障碍，反应迟钝，回答问题不正确，检查时不能合作
Ⅳ	半昏迷：意识大部分丧失，呼之不应或有较迟钝的反应，对疼痛刺激有反应(痛苦表情)，角膜反射存在，有咳嗽及吞咽动作
Ⅴ	昏迷：意识丧失，对刺激无反应，瞳孔光反射减弱或消失，多无咳嗽及吞咽动作

2. 中度昏迷　对各种外界刺激多无反应，瞳孔对光反应极迟钝，角膜反射减退，肌张力低。对强烈的疼痛刺激出现防御反射，大小便失禁或潴留。

3. 深度昏迷　对各种刺激均无反应，瞳孔散大，瞳孔对光反应和角膜反射消失，肌张力减退。对疼痛的防御反射消失，呼吸不规律，大小便失禁。

(二) Glasgow 昏迷评分法(表 31-1)　此法是为评定脑外伤患者的昏迷程度而设计(详见第三十一章)，也可用于其他原因引起的意识障碍程度的评定。其不足之处为缺乏瞳孔对光反应和角膜反射方面的资料。

根据分值可将患者脑神经状态分级，轻度昏迷为 13～15 分，中度昏迷为 9～12 分，重度昏迷为 3～8 分，植物状态≤3 分。记录形式，如 GCS9＝E2V4M3 表示 GCS9 分为睁眼活动 2 分＋言语反应 4 分＋运动功能 3 分。

(三) MMSE　MMSE 是最具影响的认知功能障碍的筛选工具之一，普遍用于美国 ECA 的精神疾病流行病学调查，最近 WHO 推荐的复合国际诊断用检查亦将其组合在内。该检查可以对定向力、注意力、计算力、回忆、语言和记忆力进行普查，最高得分为 30 分。分值为 24～27 分为轻度认知障碍，19～23 分为中度认知障碍，0～18 分为重度认知障碍。临床上判定为痴呆者得分为 24 以下，用于发现痴呆的敏感性达 92.5%，特异性为 79.1%，缺点是受教育程度的影响。

(四) WAIS　能较全面地反映人的认知、记忆和语言功能、图形辨别、计算能力和高级神经活动功能，但操作复杂、费时。

(五) WMS　侧重于记忆能力的评估，通过 MMSE 测试初步诊断有认知功能障碍患者，可进一步行 WMS 测试各种近、远期记忆和各种感官记忆。

第五节　预防和治疗

对术后中枢神经系统并发症要具体分析原因，有针对性地进行治疗。由于中枢神经并发症发生的早期就会给患者带来长期的影响，所以尽早及时采取相应的治疗非常的关键。

一、预防

(一) 脑卒中的预防

1. 近期脑卒中后手术时机选择　脑卒中后脑血管调节功能减退，脑血管对二氧化碳的反应性下降，容易受到低血压的影响而加重脑损伤。这种血管自主调节功能减退会出现在脑卒中后 8 h 内并且持续 2～6 个月，因此考虑择期手术时应尽可能等待脑血管功能恢复后实施。以往认为择期手术应在脑卒中后 1～3 个月，确有必要即刻的手术应密切监测患者血压避免出现脑缺血。如需紧急手术，术中应严密监测血压和脑缺血。

2. 术前准备

(1) 术前详细了解既往病史，对既往存在高血压、糖尿病、房颤病史以及有脑梗死史的老年患者应该提高警惕。

(2) 对于高血压患者应有效控制血压＜140/90 mmHg,对于糖尿病患者控制血糖在5～10 mmol/L。

(3) 有症状的颈动脉狭窄(狭窄70%以上)的患者术前应进行颈动脉介入治疗或动脉内膜切除术,但对无症状的颈动脉狭窄的患者是否采取相同措施仍存在争议。有研究表明,与动脉内膜剥脱术和动脉支架植入术相比,严格的药物治疗能提供更好的卒中二级预防。

(4) 房颤患者术前抗心律失常药和控制心率药物应在围术期继续使用,必要时应静脉给药。对于高危患者或有既往卒中或TIA发作的患者应考虑肝素治疗,并在恢复正常窦性心率后继续抗凝治疗30 d。

(5) 术前使用口服抗凝药有发生脑出血的危险,但也要和血栓形成平衡。目前建议继续华法林治疗是比较安全的,但也要注意手术操作中避免出血。

(6) 抗血小板药物的使用可以降低缺血脑卒中的风险但也增加了出血的概率。但目前还没有确切的使用指南,还在进行相关实验研究。

3. 术中措施

(1) 高风险的患者术后维持足够的脑灌注压是非常关键的。研究表明维持正常脑血管调节功能的平均动脉压为70 mmHg,维持血压能保持脑血管的自主调节功能是相对安全的。通常应维持血压在平均压或者收缩压的降低在基础值20%以内。

(2) 术中避免血液的凝固性增强和血流缓慢,漩涡状的血液可损伤血管内膜导致血栓形成,故术中适当扩容既可保持脑内一定的灌注压又能稀释血液,降低血黏度。

(3) 术中严格掌握止血药的使用,既往曾有消化道出血静脉滴注6-氨基己酸和氨甲苯酸引起脑梗死的报道。

(4) 围术期加强呼吸系统的监测,充足供氧和及时纠正低氧。

(5) 术中应避免严重的高血糖和低血糖,严格的血糖控制(4.4～6.1 mmol/L)的生存率会更高。对于危重患者术中血糖应维持在7.8～10 mmol/L。术前应继续他汀类药物的使用。

(二) 治疗 脑卒中处理的关键在于早发现、早诊断、早治疗。对于术后脑卒中患者支持治疗和并发症的预防非常重要。从护理诊断到神经科医师评估的时间应缩短,不应该等待外科医师结束一天手术后才进行处理。对疑似首要的影像学诊断方法是紧急非增强CT扫描,目的是在初步诊断后25 min内完善CT扫描。抗血栓药物和肝素的使用对术后急性脑卒中患者并不合适,但术前存在缺血性脑卒中的患者,静脉使用抗血栓药物还是适宜的。口服阿司匹林是比较安全的治疗脑卒中药物,可在围术期使用。一旦出现焦虑、躁狂、幻觉等精神症状,宜早期给药,注意检查有无诸如低心排血量综合征、电解质和酸碱平衡失调、缺氧等情况,及时予以纠正。维持呼吸功能、调整血压、控制血糖、调控体温、营养支持对减轻缺血缺氧性脑损伤有重要作用。起病后早期溶栓治疗是恢复梗死区血流的主要方法。另外可进行降纤治疗、抗凝治疗、扩血管治疗、脑保护治疗、中医中药治疗及外科手术等,昏迷患者可采用脱水、冬眠、低温、激素及溶栓治疗等措施。气栓患者,若呼吸循环情况允许,应尽早行高压氧舱治疗,以取得满意疗效。美国心脏病协会指南建议,急性缺血性脑卒中的患者至少在卒中后进行心脏监测,任何严重心律失常都应紧急治疗。

二、意识障碍的预防和治疗

认知障碍易于向阿尔茨海默病转化,现主张围术期加强术前准备、严格术中麻醉管理、完善围术期心理疗法,一旦发现有精神功能障碍,宜及早进行药物干预治疗。不仅包括维持呼吸循环的稳定、维持水和电解质平衡、纠正酸碱紊乱等常规治疗措施,更重要的是在上述治疗的同时消除脑组织本身所发生的不良反应。

(一) 预防措施

1. 术前

(1) 详细了解既往病史　对既往存在高血压、糖尿病、房颤病史以及有脑栓塞史的老年患者应该提高警惕。

(2) 心理准备　术前加强医患沟通,建立良好的医患关系;增加患者对医务人员的信赖感及手术的安全感能预防和减轻患者术前的应激状态。

(3) 患者状态准备　对原有心血管疾患者,应维持心功能于最佳状态;控制血糖,停止吸烟以控制肺部感染。

2. 加强术中麻醉管理

(1) 保持呼吸、循环稳定　围术期维持血流动力学稳定;维持脑血流相对动态稳定;避免缺氧、极度过度通气和长时间低血压。

(2) 维持机体内环境稳态　保持体内水电酸碱平衡。

(3) 加强监测　进行脑氧饱和度和麻醉深度监测,避免术中知晓。术中知晓轻度患者对麻醉手术有痛苦的回忆,术后出现焦虑、反复噩梦等神经功能官能症;重度患者可导致患者永久性精神损害,睡眠紊乱、噩梦、日间焦虑,导致创伤后应激综合征的发生。

3. 改进手术麻醉技术　进一步改进和完善心脏外科技术、灌注技术和麻醉技术,加强体外循环术中脑保护,维持必要的脑血灌注量,尽量避免脑缺血、缺氧及栓塞,采用功能良好的氧合器和微栓过滤器。同时需注意血液复温应缓慢;及时应用大剂量激素;麻醉后尽早体表尤其头部降温;深低温体循环时间＜60 min;维持适度平稳的灌注压;避免CPB中血流动力学急剧波动,谨防严重血液稀释、破坏和血浆渗透压急剧改变。对于非心脏手术的患者,也应提高手术麻醉技术,减少术中低血压和低氧的发生,麻醉期合理用药,维持体液及电解质平衡。加强手术中监护,避免脑低灌注,积极预防和治疗术中栓塞(空气栓塞、脂肪栓塞)的发生。

4. 完善术后管理

(1) 维持合理的血压和脑血流量,在补充容量的基础上适当应用升压药。

(2) 对术后需脑保护的患者应选择浅低温,掌握好降温时窗以降低脑代谢,减少脑耗氧量,稳定细胞膜的通透性,改善脑氧供需平衡。

(3) 动态监测,维持水电解质和酸碱的平衡。

(4) 充分的镇静止痛。

(二) 药物治疗

1. 褪黑素　是一种人体产生的激素,可以调节术后患者的认知状态和睡眠-觉醒周期,对术后谵妄有重要影响。研究发现患者血浆褪黑素的浓度和术后谵妄的发生直接相关。合理使用褪黑素可以降低术后谵妄的发生率。

2. 精神抑制药和苯二氮䓬类　这两类药物是临床上常用的抗谵妄药物。精神抑制药可以通过拮抗多巴胺介导的神经传递以稳定神经功能,降低患者对外界的敏感和易激惹,常用药物有氟哌啶醇和氟哌利多。一般主张从小剂量开始,在短期内规则用药,如持续焦虑不安,每隔 20 min 剂量加倍,直至症状消退。苯二氮䓬类常和精神抑制药联合使用,抗谵妄效果比单独使用精神抑制药好,而且可以减轻精神抑制药的不良反应。劳拉西泮有起效快、镇静缓和以及低血压风险小等优点,故临床常用。

3. 非经典神经松弛药　是一类新的神经类药物,如利哌利酮、氯氮平、齐拉西酮等,这类药物与多巴胺受体和 5 - HT_2 受体结合从而发挥优于传统神经松弛药的作用。可以治疗抑郁症的认知障碍、消极等症状。目前已有这类药物用于术后谵妄的研究,其作用还有待进一步证实。

4. Ca^{2+} 通道拮抗药　尼卡地平、尼莫地平能选择性扩张脑血管,增加脑血流,保证大脑的充足血供,防治脑血管痉挛引起的脑缺血。

5. 兴奋性氨基酸拮抗药　脑外伤或脑缺血再灌注损伤期间,兴奋性氨基酸水平明显升高,通过加强兴奋性突触传递,更进一步地介导脑损害。兴奋性氨基酸拮抗药通过降低兴奋性氨基酸水平可起到减轻或避免脑损害的作用。包括竞争性 NMDA 受体拮抗药如 Selfotel;NMDA 受体相关离子载体拮抗药如苯环利定、右美沙芬和镁剂。

总之,随着全球老龄化的到来以及医学技术的发展,更多的老年人和危重疑难疾病需接受手术治疗,麻醉手术后引起的精神功能障碍造成的医学和社会问题将会日趋严重,进一步了解和控制麻醉及其药物对人体的影响,具有重要的医学和社会和经济意义。

(王震虹　刘仁玉)

参考文献

[1] McKhann GM, Grega MA, Borowicz Jr LM, et al. Stroke and encephalopathy after cardiac surgery: an update[J]. Stroke, 2006, 37: 562 - 571.

[2] Franco Cavaliere1, Ferdinando D'Ambrosio, Carmen Volpe, et al. Postoperative delirium[J]. Current Drug Targets, 2005, 6: 807 - 814.

[3] Ng JL, Chan MT, Gelb AW. Perioperative stroke in noncardiac, nonneurosurgical surgery[J]. Anesthesiology, 2011, 115: 879 - 890.

[4] Leung JM, Sands LP, Wang Y, et al. Apolipoprotein E e4 allele increases the risk of early postoperative delirium in older patients undergoing noncardiac surgery[J]. Anesthesiology, 2007, 107: 406 - 411.

[5] Chaves ML, Camozzato AL, Ferreira ED, et al. Serum levels of S100B and NSE proteins in Alzheimer's disease patients[J]. J Neuroinflammation, 2010, 7: 6.

[6] 尹毅青,罗爱伦,郭向阳. 冠状动脉搭桥术后中枢神经系统并发症病人围术期神经内分泌和术后神经心理的变化[J]. 中华麻醉学, 2005, 6: 405 - 409.

[7] David Borsook, Edward George, Barry Kussman, et al. Anesthesia and perioperative stress: consequences on neural networks and postoperative behaviors[J]. Prog Neurobiol, 2010, 92: 601 - 612.

[8] Monk TG, Weldon BC, Garvan CW, et al. Predictors of congnitive dysfunction after major noncardiac surgery[J]. Anesthesiology, 2008, 108: 18 - 30.

[9] Zhang Ting-Jie, Hang Jian, Hang Yan-Nan. Hippocampus bcl-2 and bax expression and neuronal apoptosis aftermoderate hypothermic cardiopulmonary bypass in rats[J]. Anesthesia and Analgesia, 2006, 102: 1018 - 1025.

[10] Newman MF, Kirchner JL, Phillips-Bute B, et al. Longitudinal assessment of neurocognitive function after coronary • artery bypass surgery[J]. N Engl J Med, 2001, 344: 395 - 402.

第一〇六章 术后认知功能障碍

术后认知功能障碍(POCD)是老年患者术后常见的并发症,随着社会老龄化、老年患者手术骤增,POCD发病率也逐渐升高,备受医务人员、患者及其家属的关注。POCD使住ICU和住院时间延长,医疗费用增加,甚至使老年患者术后长期自理能力和生活质量降低,使并发症和死亡率增加,对家庭和社会造成一定影响。

认知是指人脑反映客观事物的特征与联系,并揭示事物对人的意义与作用的心理活动,包括感觉、知觉、注意、智能、记忆、思维、自知力和定向力等。认知功能障碍指上述心理过程出现异常、认知事物发生障碍,包括感知障碍、记忆障碍、智能障碍、注意障碍、思维障碍、定向障碍和自知力缺失,以及致复合功能如执行功能的损害。

有研究报道,麻醉结束后即刻脑功能会受到明显的影响,表现为意识水平被抑制以及注意力、记忆和反应时间均受损。例如,全麻结束后,尽管患者表面上似乎已完全清醒,但在其后数小时内可能仍处于一种完全记忆缺失状态。麻醉手术后脑功能恢复正常的过程受许多因素影响,临床观察到有些患者认知功能可以恢复较快,而老年或原有脑血管病变等患者可能持续更长时间,甚至产生永久性的精神或认知功能障碍。Monk等报道1 640例非心脏大手术术前和术后3个月仍有POCD的患者术后1年的死亡率较高。

术后早期精神障碍(mental dysfunction)包括谵妄(delirium)和POCD。谵妄是一种以意识水平改变和注意力紊乱为特征的急性的、可逆的精神紊乱状态,一般2~3(2.1±0.9)d内自愈,持续4.0±5.1 d,很少持续至第七日。谵妄通常通过紊乱评估测试(CAM)诊断。CAM包含4个临床标准:① 急性发作,病程波动。② 注意力不集中。③ 思维紊乱。④ 意识水平改变。如同时出现①和②,加上出现③或④即可诊断谵妄。短时的认知障碍在术后1周左右就可能出现,谵妄与术后早期认知功能障碍有关。现在认为真正的POCD应该是一种认知功能的细微减退,这种状态可持续数周、数月,甚至更长时间,这需要通过神经心理学测试来验证。它可以被定义为一种以记忆力受损、学习困难和注意力减退为特征的轻度认知功能障碍。

以上数种出现在术后的认知功能障碍需要与阿尔茨海默病(AD)相鉴别。痴呆由大脑病变引起,通常是慢性的或呈进行性发展,在此过程中会出现记忆力(memory)、思考力、定向力(disorientation)、理解力、计算能力、学习能力、语言和判断力在内的大脑皮质的多种高级功能紊乱,但意识却不受影响。在认知功能受损之前有时会出现情感控制、社会行为能力或行动能力的减退。

第一节 POCD发病率及其差异性的原因分析

一、POCD的发病率

文献报道POCD的发病率,心脏手术后为28%~100%,非心脏手术为7%~26%。而手术后1~6月降至2%~10%,在术后6个月时为5%。

心脏手术后大多会出现不同程度的认知功能障碍。有研究报道短期认知功能变化发生率为33%~83%,长期认知功能变化为20%~60%。包括患者自身因素如年龄、术后多久开始测试、测试方法、分析和判断标准等导致了心脏术后POCD发生率报道不一。Newman等调查一组261位患者的术前及CABG术后出院前、6周、6个月及5年的情况,发现在出院时,认知功能减退的发生率为53%,6个月时减少至24%。66%患者完成5年随访,发现其中42%的患者在整体认知测试中的表现较他们的基础表现差,分析认为长期认知功能减退的发生可能受到高龄、较低的教育程度、基础评分较高等的影响。比较发现非体外循环不停跳冠脉搭桥术(OPCAB)后和传统体外循环冠脉搭桥术(CCAB)后认知功能障碍的发病率没有显著差异。北京大学第一附属医院报道430例冠脉搭桥手术,OPCAB与CCAB术后1周认知功能障碍的发病率也没有显著差异,分别为55.2%和47.0%。

二、非心脏术后 POCD 的发病率

Moller 等研究了 1 218 例全麻下接受非心脏大手术的老年患者，总结出认知功能障碍发病率术后 1 周为 25.8%，术后 3 个月为 9.9%，明显高于非手术对照组在同样时间间隔后的认知功能障碍发病率(分别为 3.4%和 2.8%)。Monk 等研究非心脏大手术后认知功能障碍的影响因素，结果显示 1 064 例中出院时青年组(16～39 岁)36.6%、中年组(40～59 岁)30.4%和老年组(60 岁以上)41.4%存在 POCD，至术后 3 个月时 12.7%老年组仍存在 POCD，由此可见老年患者有更高的发展为长期 POCD 和死亡的风险。在小手术后老年患者 POCD 术后 1 d 的发病率比先前报道的术后 7 d 高。国内报道 POCD 发病率不一，有 29.6%，也有 40.5%，这主要和样本量大小以及评价标准不一有关。近年来中年患者术后 POCD 的报道也屡见不鲜，有研究者通过神经心理测试和 Z－score 分析等对中年患者(40～60 岁)麻醉术后 POCD 发病率进行统计，发现术后 1 周 POCD 发病率为 19.2%。

三、POCD 发病率差异性的原因分析

尽管 POCD 在 50 多年前就被发现并加以描述，但直到现在，仍然没有敏感的客观指标进行检测，大多是通过主观的神经心理测试进行评判。而这些不同的神经心理测试方法正是导致 POCD 发病率报道不一的主要原因。目前动物实验多采用迷宫实验，临床多采用简易精神状态量表(mini-mental state examination, MMSE)等进行记忆力功能测试，虽有一定的有效性，但还没有一种方法被公认可作为专门诊断 POCD 的金标准，因此采用多种方法联合使用可能会增强敏感性。血清 S－100β 蛋白和神经元特效烯醇酶(NSE)曾被用做 POCD 的血生化指标，但并没有得到公认，还需进一步寻找有效的、敏感的客观指标。

总之，POCD 虽然逐渐被认识，但由于其定义、评价标准、对照设定的标准等不一致，导致现在还缺乏统一的有显著意义的发病率。因此，有必要进一步通过严格的流行病学方法进行多中心大样本的调查，以期对 POCD 的发病率作出准确的统计。

第二节　POCD 的病因和相关危险因素

一、衰老对脑的影响

年龄增加是术后中枢神经系统功能障碍的主要因素之一。研究显示，老年患者脑血管自动调节功能仍然能够适应脑氧代谢的要求，其术后认知功能可能与老年患者中枢神经系统退行性改变有关。而麻醉、手术能加重这种退行性改变而导致脑功能损伤。老年人中枢神经系统退行性改变主要包括以下几个方面。

(一) 形态学方面　随着年龄的增加，脑的重量降低和神经元数目减少，神经元体积减小，树突和突触数目减少。星状细胞和小胶质细胞随年龄增加而增生，被激活时可产生细胞因子，这可能与精神疾病有关。

(二) 生理学方面　脑血流量绝对值下降 10%～20%，但这与动脉硬化无关，而是由脑重量减轻引起的，脑血流量和脑氧代谢率仍然同年龄相适应，血管自动调节能力仍然存在，对 CO_2 和低氧血症的反应可能正常。脑海马皮质激素受体逐渐减少，可导致肾上腺分泌激素的负反馈机制的减弱。一些研究表明，老年人海马神经元损害或激素受体数目减少与皮质激素水平的升高密切相关，也与认知功能的损害相关。

(三) 生化方面　许多神经递质系统随年龄而改变，如多巴胺摄取位点、转运体和水平都下降。同样，皮质 5－羟色胺(5－HT)、α_2 和 β_1 以及 GABA 结合位点也下降。乙酰胆碱(ACh)在脑内广泛分布，是中枢神经系统的一种重要神经递质，参与注意、记忆和睡眠过程，而且对代谢性和毒性侵害高度敏感。中枢胆碱能活性标记物随年龄增加而减少，这在阿尔茨海默病患者中尤其明显。临床上拟胆碱能药如胆碱酯酶抑制剂(如毒扁豆碱)或烟碱样兴奋药(如烟碱)可增强注意力和记忆力，改善阿尔茨海默病患者的症状。但随着年龄增加，患者对抗胆碱能药物的敏感性也增加，这也可能是老年人更易发生 POCD 的原因之一。

(四) 认知功能方面　主要表现为反应时间和认知过程减慢，动态性评估、适应能力、对新环境因素的反应减退，以及短期记忆损害。

二、疾病、长期酗酒和服用某些药物

长期酗酒和服用苯二氮䓬类药物可增加老年患者 POCD 的发生率；长期服用三环类抗抑郁药、抗癫痫药物、组胺 H_2受体拮抗剂、心脏药物(如地高辛)、β受体拮抗剂、皮质甾体类、非甾体抗炎药也使发生 POCD 的危险性增加。另外，抑郁、焦虑、感官缺陷、高血压、糖尿病、内分泌紊乱、电解质失衡、氨基酸失调、维生素缺乏、低蛋白血症等因素都与 POCD 的发生密切相关。

三、低氧血症

术中发生低氧血症会促发 POCD。研究表明，术中低氧是 POCD 的高危因素之一，缺氧对神经功能的影响取决于缺氧的程度。Weiskopf 等证实，血红蛋白降低到 70 g/L 并不影响术后认知功能，但如果降到 60 g/L以下则明显影响术后认知状态。

四、低血压或高血压和手术应激反应

患者术中血压波动明显，血压异常升高，或较长时间低血压，术后易并发 POCD。手术引起损伤、炎症和应激反应，即使没有发生血压降低或升高，术后也可发生 POCD。

五、体外循环

(一) 体外循环与微栓塞　微栓子进入脑血管，使脑血流灌注减少，同时可引发炎症反应。利用经颅多普勒的几项研究证实，栓子栓塞常常发生在心脏手术中，尤其是插入主动脉套管的操作过程中，这些栓子的大小各异，可以由空气、碎屑、脂类等组成。然而这些栓子在临床上的重要性仍难以证实。一些研究报道栓子的数目和短期的认知功能结局间有细微的关系，但是另一些研究却发现两者之间没有明显的统计学相关性。

几项利用弥散加权成像(DWI)技术的研究证明，术后脑部的 DWI 图像中有新的局部缺血灶出现，但这种图像中的损伤与神经心理学测试中表现出的认知减退之间的关系并不明确。CABG 术后 DWI 图像上出现新的损伤灶确认与栓子的不断形成相一致，但是某一数量的栓子与 DWI 图像上新损伤病灶产生之间的关系仍不清楚。

(二) 组织低灌注　尽管已公认 CABG 术中延长低灌注的时间会使患者处于大脑局部缺血损伤的危险境地，但在特定的情况下，患者能耐受何种程度和持续多久的低灌注仍不清楚。老年患者和有并发症的患者的危险性可能较大，因为他们的大脑血管的自动调节功能发生了改变。Abildates 等发现等待 CABG 手术患者术前的整体大脑血流较对照组少，但两者在神经心理学测试的表现和术后大脑整体或局部血流变化之间并没有相关联系。而 Caplan 和 Hennerici 认为术中脑血流量的下降会减少形成栓子物质的清除，大脑中的分水岭区域对这种情况尤为敏感。

(三) 系统炎症反应　有研究发现心肺转流的使用与系统炎症反应有关，可以导致机体发生从轻度的肺功能障碍到暂时性的多器官功能衰竭等一系列改变。目前认为系统炎症反应与中枢神经系统功能障碍之间的确存在因果联系，但仍缺乏直接的证据将某一程度的系统炎症反应与认知功能结局联系起来。Westaby 等研究了 100 例进行择期 CABG 手术的患者，发现他们血浆炎症标志物水平与其术后 5 d 及 3 个月的神经心理学测试表现的改变之间没有显著的统计学相关性。

六、麻醉药物的影响

(一) 抗胆碱能药　抗胆碱能药(如阿托品、东莨菪碱)与术后早期认知功能障碍有关。该类药物导致与剂量相关的记忆功能损害。用作术前用药时，东莨菪碱的致遗忘作用最明显，阿托品的作用强度次之，由于格隆溴铵(glycopyrrolate)不易透过血脑屏障，其抗胆碱能作用主要局限于周围神经系统。Simpson 等发现当全麻条件一致时，术前用药为阿托品的患者术后出现明显的短时记忆缺失，而使用格隆溴铵的患者术后无明显的认知功能改变。至于抗胆碱能药物是否能引起术后长期认知功能障碍还不清楚。

(二) 吸入麻醉药　即使在极低浓度下，吸入麻醉药对认知功能仍有影响。Bruce 等对健康志愿者的观察发现，50×10^{-5} 的氧化亚氮和 1×10^{-6} 的氟烷吸入即可造成视觉感受、瞬时记忆、认知、运动反应等能力的下降。亚麻醉浓度的恩氟烷、异氟烷对认知功能也有类似作用。由于存在着蓄积作用，很多麻醉药在麻醉结束后的一段时间可维持低水平血浓度，这可能是术后早期认知功能低下的一个可能因素。近期的研究表明吸入麻醉药对中枢胆碱能系统有抑制作用，是否通过这种机制影响术后认知功能有待进一步证实。

近期文献报道异氟烷具有神经毒性，通过 caspase 激活、细胞凋亡、Aβ 寡聚和积聚、神经炎症、蛋白高度磷酸化、线粒体功能障碍引起神经毒性促进阿尔茨海默病病理改变。异氟烷的化学结构，代谢时没有地氟烷稳定，异氟烷和地氟烷可能对术后认知功能存在不同影响，应用地氟烷患者术后认知功能明显下降。值得注意的是，目前认为包括氙气在内的吸入麻醉药对脑具有双重作用，如低浓度时发挥脑保护作用，高浓度时则出现神经毒性作用，寻找平衡点可能对防治 POCD 有帮助。现已有学者关注于氙气缓解异氟烷对发育中啮齿动物大脑神经细胞凋亡的作用，为吸入麻醉药改善神经损伤提供了新思路，可能成为防治 POCD 的新方法。

(三) 镇静药　苯二氮䓬类药物可造成术后短暂的认知功能降低。咪达唑仑在发挥镇静作用的同时损伤外显和内隐记忆，可能是造成 POCD 的原因。但只有外显记忆损伤对儿童有影响。对 5～10 岁儿童拔牙术(七氟烷麻醉)进行随机安慰剂对照研究，发现术前口服小剂量(0.2 mg/kg)咪达唑仑造成术后选择反应时间、迷宫实验和数字测试的能力下降，并且顺行遗忘可维持 48 h。其他不同剂量的咪达唑仑得到相同的结果。对比丙泊酚、异氟烷和七氟烷对老年患者术后认知功能的影响，发现术后短期内均出现认知功能减退，但丙泊酚较吸入麻醉恢复得更快。Sieber 等最新研究显示相比深度镇静(BIS 维持在 50 左右),使用丙泊酚轻度镇静(BIS 值维持>80)可以使术后谵妄的发生率下降 50%。

(四) 麻醉性镇痛药 镇痛药对认知功能影响的临床研究并不多,在老年人冠脉搭桥术,使用大剂量芬太尼(50 mg/kg)和术后 3 个月及 12 个月 POCD 发病率并不相关,而小剂量芬太尼(10 mg/kg)可能和术后 1 周 POCD 发病率较高有关。舒芬太尼应用于神经外科手术对认知功能的影响比瑞芬太尼要小。麻醉性镇痛药对术后认知功能影响有待进一步研究。

(五) 局部麻醉药 由于局麻后也发生 POCD,这使人想到局麻药吸收入血后是否也会影响到患者的认知功能。Parikh 等认为局麻药可诱发术后精神紊乱的发生,但局麻药与 POCD 是否有关还不清楚。

七、麻醉方法的影响

近 20 年来,国外许多学者进行了大量的全麻与局麻的比较研究。Anwer 等对成年人和老年人在整形或泌尿手术时采用全麻或局麻(包括硬膜外或腰麻)进行比较,发现虽然术后 1 d 和 3 d 在成年人或老年局麻患者中认知功能和术前水平相比没有显著变化,但是在老年全麻患者中认知功能在术后 1 d 明显减退,尽管在术后 3 d 时有所恢复,但仍明显低于术前水平。结果表明在老年患者中全麻是发生早期 POCD 的很有意义的一个危险因素。POCD 在这些患者术后能持续 3 d,在保持较好的术后神经心理功能方面局麻比全麻更有利于老年患者。有其他研究发现老年患者在全麻或局麻后 3 个月认知障碍的发病率没有显著差异。提示全麻似乎和长期 POCD 没有因果关系。但局麻可能减少术后死亡率和早期 POCD 发病率。研究择期髋关节置换与膝关节置换手术的患者,发现全麻组与脊麻组认知功能无差异,但全麻组在术后 24 h 表现出了选择性反应时间(精神运动方面)的减慢,术后 2 周已得到恢复。在 ISPOCD 的研究中,则认为选择全麻还是局麻对老年人术后认知功能发病率无明显的影响。Hole 等是唯一报道全麻后 POCD 发病率高于脊麻的。60 例行膝关节置换术的患者进行术前与术后认知功能评估,术后 4 个月及 10 个月再次以书信问卷的形式进行评估。结果 31 例全麻患者有 8 例出现 POCD,29 例脊麻仅 1 例发生 POCD。在出院后的随访中,全麻组有 1 例发生完全性痴呆。虽然导致全麻后 POCD 发生率增高的原因尚不清楚,但这些 POCD 患者术后动脉血 CO_2 分压发生了显著下降。

八、麻醉深度及术后镇痛方法

Farag E 等随机将 74 位患者分为低 BIS(平均 38.9)组和高 BIS(平均 50.7)组进行非心脏手术(脊柱、腹部或骨盆手术)研究麻醉深度和 POCD 的关系,结果表明在选择性手术过程中麻醉维持期的深度可以影响术后认知功能行为 4~6 周,尤其在手术过程保持患者略低的 BIS 对信息加工速度方面的认知功能有好处,总之,一定深度的麻醉(BIS 平均值 39)比浅麻醉(BIS 平均值 51)对术后 4~6 周认知功能的恢复更好,尤其在加工信息能力方面。最近 Sands 等对 225 例在麻醉下接受较大非心脏手术的患者通过多元回归分析,发现术后疼痛和治疗用药与 POCD 发病没有相关性,但是术后镇痛方法却与 POCD 发病显著相关,对比术后通过使用自控静脉镇痛泵接受术后镇痛的患者,那些通过口服镇痛药进行术后镇痛的患者发生 POCD 的风险更低。

九、遗传因素

最近人们认识到,对药物、炎症、创伤及其他有害因素的敏感性的个体差异性可以用基因多样性来解释。此类遗传因子对痴呆的发展具有重要意义,但不是决定其表型的唯一因素。基因多样性表现为炎症反应和药物代谢的个体差异性是由于药物代谢系统细胞色素 P450 的多态性。某种药物代谢非常缓慢可能与恢复延迟相关,而代谢过快可导致高浓度的中间降解产物。这两种情况都可以导致受体功能紊乱,但是否与 POCD 相关尚待证实。

第三节 POCD 发病机制的研究

一、神经机制

(一) 中枢胆碱能系统 胆碱能系统与学习记忆密切相关,乙酰胆碱(ACh)是脑内广泛分布的调节型神经递质,支配全部大脑皮质和旧皮质,控制众多与各皮质区域有关的脑功能。

许多研究表明抗胆碱能药物与 POCD 有关。有研究发现大鼠使用东莨菪碱后出现认知功能障碍,表现出近于自然衰老的空间学习记忆障碍。拟胆碱能药物可增强注意力和记忆力,改善 AD 患者的症状。动物实验研究吸入异氟烷对东莨菪碱致空间认知障碍大鼠的脑内 ACh 系统的影响,发现大鼠海马毒蕈碱性受体

(muscarinic receptor, M-R)密度有短暂改变，活性增强，其机制可能是抑制中枢突触前 ACh 的释放和通过改变受体构象抑制海马 CAI 区的 N-甲基-D-天冬氨酸(NMDA)受体抑制 ACh 的释放。

中枢胆碱能系统在学习、记忆、注意力等认知功能调节起关键作用，目前只有年龄被公认为术后早期及长期认知功能障碍发生的确定性危险因素。这也提示衰老所引起的中枢胆碱能系统退行性改变与术后认知功能障碍的发生可能有重要联系。

(二) NMDA 受体与海马突触长时程增强 海马突触(hippocampal synaptic)在内外环境因素的影响下具有传递效能发生适应性变化的可塑性能力。海马突触长时程增强(long-term potentiation, LTP)是突触传递效率持续性增强的表现，可能是学习记忆的分子基础。研究证实 LTP 形成后，动物的学习能力明显增强。相反，对 LTP 的抑制则会导致动物记忆过程出现障碍。NMDA 受体通道复合体在 LTP 产生和维持过程中起重要作用，因此也对学习记忆功能至关重要。

麻醉药物通过抑制 NMDA 受体，阻断突触后胆碱能神经元的突触传递，抑制海马突触的长时程突触增强，易化突触长时程减弱(long-term potentiation depression, LTD)，影响学习和记忆，在 POCD 发生中具有重要的意义。

氯胺酮是 NMDA 受体非竞争性拮抗剂，通过减少 NMDA 受体通道开放时间和频率，阻滞伤害性刺激引起的兴奋性传递，产生镇痛和麻醉作用。阻断 NMDA 受体将降低突触可塑性，损害学习记忆功能。长期口服氯胺酮后可产生持久的间断记忆和语义记忆的损害。Morgan 等报道，氯胺酮滥用者其记忆会发生不可逆性损害。动物实验证明氯胺酮能够促使大鼠部分区域神经细胞凋亡，对认知功能有短暂的抑制作用。

丙泊酚是目前临床最为常用的短效静脉麻醉药，能抑制 NMDA 受体通道活性，抑制脑内突触前膜谷氨酸的释放。应用细胞外记录兴奋性突触后电位的方法和膜片钳技术从整体动物水平和脑水平研究了丙泊酚对 LTP 和 LTD 的影响，证实丙泊酚在易化 LTD 表达的同时，也抑制 LTP 的维持，提示这种影响可能导致 POCD 的产生。谢玉波等研究丙泊酚对海马 CAI 区突触传递和可塑性的影响，认为丙泊酚对大鼠海马 CAI 区突触传递具有双重影响，出现抑制和兴奋两种效果，损害大鼠海马 CAI 区锥体神经元 LTP 的维持而易化 LTD。

吸入麻醉药的相关研究发现七氟烷和地氟烷阻断突触后胆碱能神经元的突触传递及抑制 LTP，影响学习和记忆。而最近一项动物实验使用异氟烷对 4～5 个月的雄鼠麻醉，但不给予手术操作，发现术后 24 h 异氟烷组较空白组学习能力有所提高，异氟烷引起选择性海马 NMDA 受体 NR2β 亚型功能受体增量调节，增强海马 CAI 区 LTP 作用，发生海马依赖性的认知功能改善。

二、非神经机制

(一) 细胞因子介导的炎症反应 手术可以激活免疫系统，产生外周炎症反应。大量临床研究表明，手术大小和创伤程度与围术期炎症反应程度相关，而手术大小与 POCD 发病率密切相关，手术创伤引起的外周炎症反应可直接或间接激活中枢神经(CNS)胶质细胞产生炎症因子，引起中枢神经系统炎症反应，可能是导致 POCD 发生的重要因素。

有人发现 C-反应蛋白与心血管疾病的老年患者认知功能相关。许多动物试验发现手术操作可激活固有免疫系统，引起促炎因子表达增加，同时存在行为学异常。老年鼠外周注射脂多糖后引起体内广泛炎症反应，脑内促炎因子(IL-6、IL-1β、TNFα)增加，并有明显的行为异常和认知障碍的表现。给大鼠麻醉下行脾切除术，在海马区域发现神经胶质激活作用和炎症的生化标志(IL-1β 和 TNFα 的 mRNA)，海马 IL-1β 水平显著增高，接受手术的大鼠学习记忆功能受损。

CNS 炎症反应影响认知功能机制可能有：① 炎症因子干扰神经活动，影响突触连接的功能。② 小胶质细胞被活化后产生大量炎症因子诱发脑内炎症反应或直接损伤神经元，导致脑内发生自身免疫反应，能产生神经毒性并引起神经退行性变。③ 海马区高 IL-1β 可影响突触的可塑性，从而影响长时程增强电位(LTP)，造成记忆和学习功能受损。TNFα、IL-1β 可刺激大脑内除神经元以外的其他细胞的肌动蛋白，造成肌动蛋白再生，引起神经退行性变。

(二) 生化标志物 衰老所引起的中枢神经系统退行性和脑组织酶类的改变与术后认知功能障碍的发生有着重要的联系。

1. 神经元特异性烯醇化酶(neuron specific enolase, NSE) NSE 与 S-100β 是糖酵解途径的关键酶，主要存在于神经元和神经内分泌细胞胞质中。当细胞损伤时从受损的神经元漏出通过血脑屏障进入脑脊液和体循环，血液和脑脊液中 NSE 水平的升高与神经元损伤程度呈正相关，可用于反映脑损伤严重程度及预后。

S-100β 蛋白是 Ca^{2+} 结合蛋白中的成员，有 S-100αβ、S-100ββ 两个亚型，主要存在于神经胶质细胞和施万细胞，在中枢神经系统中主要影响神经胶质细胞的生长、增殖、分化，维持钙稳态，并对学习记忆等发挥一定作用。当中枢神经系统细胞损伤 S-100 蛋白从胞液中渗出通过血脑屏障进入脑脊液和体循环，血液和脑脊液中 S-100β 蛋白水平也可反映脑损伤严重程度及预后。

有研究表明，体外循环术后血浆 NSE 和 S-100β 蛋白浓度增高，并认为 NSE 和 S-100β 蛋白与 POCD 的发生密切相关，可作为心脏手术后中枢神经系统损伤的早期血清标志物。观察老年患者腹部手术后 S-

100ββ蛋白指标，发生POCD患者术毕及术后48 h S-100ββ蛋白出现增高，非POCD患者术后6 h S-100ββ蛋白恢复至术前水平。

但Rasmussen等在老年腹部手术中研究没有发现NSE和S-100β与POCD有关。可能是因为NSE除了在神经元表达外，在神经内分泌细胞中也有表达。S-100β蛋白也存在着中枢以外的细胞表达，主要在血管内膜细胞、脂肪组织、肌肉组织和骨髓中，这些组织如果受到损伤，血清S-100β蛋白水平会明显升高。如果麻醉手术对脑损害较轻微时，血清S-100β与NSE蛋白的表达会更多地受中枢神经以外细胞表达的影响，从而不能很好地反应脑损害。

2. β-淀粉样蛋白（amyloid β-protein，Aβ）　Aβ是AD患者脑中老年斑的主要成分，Aβ沉积后，聚集为淀粉样斑块，引起神经元细胞毒性损伤及神经元纤维变性。Aβ的增加或改变可能是AD病理过程的启动因素，Aβ的堆积可能是AD发病的关键。

有研究结果表明，吸入麻醉剂可以增加脑内Aβ含量和促进细胞凋亡。Eckenhof等研究发现，异氟烷作用于神经胶质瘤细胞6 h后Aβ寡聚化增强，同时细胞毒性也增强。临床剂量的异氟烷增强AD患者神经胶质瘤细胞中Aβ的聚集和细胞毒性，促进细胞凋亡。异氟烷诱导Aβ聚集和细胞凋亡可能是POCD的危险因素，并提示了谵妄和痴呆潜在的发病联系。这些结果可能会影响到异氟烷在个别大脑内水平过高或有POCD风险加大的老年患者中的使用。

3. Tau蛋白　Tau蛋白在神经系统中含量丰富，是微管相关蛋白（microtubule associated protein，MAP）中含量最高的一种，主要在神经元和轴突中表达。正常成熟脑中，Tau蛋白是可溶性的，含2～3个磷酸化位点，可促进微管的形成，保持微管的稳定性，以保证神经细胞胞体与轴突间营养物质运输的基础。AD和Tau蛋白改变有关。病理状态下Tau蛋白的可溶性发生了改变，特定位点发生磷酸化，超磷酸化的Tau蛋白不仅自身与微管蛋白的结合能力下降，还与微管蛋白竞争性地结合正常的微管相关蛋白，包括Tau、MAP1、MAP2等，从而使微管解聚，影响了轴浆的运输，造成神经元的变性，最终引起AD的发生。

Planel等研究发现麻醉和Tau蛋白变化有联系，其结果表明Tau蛋白磷酸化并不是麻醉本身引起的，而是麻醉药介导的低温抑制了磷酸酶活性并继发Tau蛋白过度磷酸化，当体温恢复正常后Tau蛋白水平也恢复正常。这可能是POCD发生的原因。

（三）载脂蛋白E基因　载脂蛋白E基因（ApoE）与胆固醇代谢有关，并参与中枢神经系统的正常生长、功能维护和损伤后的修复过程。目前研究最多的与POCD有关的基因是ApoE4。

ApoE基因与AD危险性相关，在术后早期谵妄中发挥重要作用。研究发现在控制了年龄、受教育的情况和性别等综合影响因素后整体认知功能的衰退与ApoE4等位基因相关。有研究表明含有等位基因ApoE4的个体患AD的危险性相对增加。可见ApoE位点表达增加与AD的发生有关，是AD发病年龄预测、诊断及判断预后的一个重要因素。而认知功能障碍是痴呆的主要临床表现。

但ApoE4与POCD的相关性颇有争议。一些学者认为ApoE4与POCD显著相关，Abildstrom等研究了272个含有ApoE4基因亚型患者非心脏手术后认知状况，认为术后1周和术后3个月POCD与ApoE4有关。在老年患者全髋人工关节置换术中的研究认为ApoE4等位基因与POCD的发病有关。而在心肺转流术的老年患者的研究认为术后出现的认知功能损害与ApoE4无关。研究认为在心脏旁路转流术中ApoE4与术后认知功能损害无关。也有在非心脏手术中的研究认为ApoE4与术后认知功能损害无关。ApoE与POCD的关系还有待进一步证明。

虽然目前对POCD已作了大量研究，但由于POCD并非单一的疾病，更可能是种多病因综合征，临床表现复杂多样，涉及机制也非常复杂，还存在众多未知领域，需要进一步地研究。

第四节　POCD的检测与诊断

一、神经心理学研究的局限性

方法学上的问题一直是研究POCD中的一个难题，所以难以有统一的发病率结论。认知功能障碍的表现主要在以下两个方面。① 记忆力障碍，包括短期记忆障碍、辅助记忆障碍和长期记忆障碍。② 失语、失用、失认及抽象思维或判断力损害。临床上测试POCD的方法很多，早期研究工作主要有简易智能测试、Wechsler记忆表、老年智能状态检测、Wechsler成人智能量表、简易智能量表（MMSE），见表106-1。其中大部分量表均需将患者教育程度纳入考虑。主要内容有：卡片分类、计算、复述词组或物品、数字广度测验、回忆经历、视觉或听觉记忆测试、数字抄写等。尽管这些测试具有较高的可信度，但对术后患者产生的细微改变不是很灵敏。由于各种测试都有一定局限性，得出的结论常有差异。近期已有种类众多的、可用于重复评估的神经心理学测试，如改良的霍普金斯语言学习量表（HVLT－R）、改良的简易视觉空间记忆量表（BVMT－R）、Benton判断直线方向量表、数字跨度量表、数字符号量表、HVLT－R延迟回忆量表、HVLT－R辨别指数、BVMT－R延迟回忆量表、BVMT－R辨别指数、路径测试表和语言流畅量表。这些量表对不同类型认知功能损伤高度敏感，已广泛应用于神经心理学。但是量表太多，询问时间很长，较难推广。

通常这些研究是由一系列医疗和非医疗的专家（专业人员）来评估的，脑功能的评估则需要专业人士的参与，这些专业人士尤其要懂得如何进行测试以及应对患者作出的反应，力争获得患者测试时的最佳成绩。最理想的做法是这些测试由相同的受过培训的神经心理学家在相同的环境里来进行评估。

二、测定的时限

测量POCD时一个非常重要的问题就是测定的时限。如果在术前1 d或当日进行评估，患者通常会对即将到来的手术感到焦虑，因此，每次进行神经心理学测试时应同时评估患者的焦虑和抑郁程度。术后认知功能的问题通常出现在手术后数天内并且一般是暂时性的。早期评估能够很好地检测出暂时性认知功能紊乱，而手术后数天测定可能受手术后常规调整的影响，如镇痛药、疼痛和疲劳。随后在恢复期的评估很可能检测出持续性或永久性的改变。有证据显示出院前的早期评估可以预测长期的认知功能减退，但两者间的确切关系还需进一步阐明。

三、主观认知和认知改变的委托判断

尽管神经心理学测试是检测POCD使用最多的方法，但有时还采用另一种方法，即询问患者认知功能改变的自我感觉。这些研究采用的方法有认知功能障碍调查表、认知行为评定量表、认知量表、认知困难评分或者精神检查，以明确术后主观认知功能障碍。如Khatri及其同事使用认知功能困难评分发现有16%的患者在行冠状动脉搭桥术后的6周内自觉有认知功能困难。此外，Ward及其同事使用认知功能障碍调查表发现，3 d前接受全身麻醉的患者与接受局部麻醉的患者相比，认知功能下降并有统计学意义。

尽管有研究已明确了与临床患者生活质量有关的委托判断的可靠性，但对患者认知方面的研究却寥寥无几。Thornto及其同事研究了认知功能改变的委托判断，发现患者认知功能的改变很有可能由患者的配偶或关系密切的亲属发现。Bergh及其同事研究发现，配偶对患者注意力和记忆力的分级与患者本人一致。

然而，患者主观报告与正式认知评估之间的关系尚不明确。大量研究发现，患者情绪和对认知困难感知的相关性要比神经心理学测试评分和主观报告的相关性更高，更加焦虑和抑郁的患者有更多的认知问题。有证据表明由于情绪压抑的患者对消极信息处理的偏差，接着会导致认知行为感知的扭曲。

表106－1　简易智能量表（MMSE）

序号	评　价　项　目	正确	错误
1①	现在我要问你一些问题来检查您的记忆力与计算能力，多数很简单		
	今年是二零几几年？	1	0
	现在是什么季节？	1	0
	现在是几月份？	1	0
	今天是几号？	1	0
	今天星期几？	1	0
	这是什么城市？	1	0
	这是什么区？	1	0
	这是什么医院？	1	0
	这是第几层楼？	1	0
	这是什么地方和什么科室？	1	0
2②	现在我告诉你3种东西的名称，我说完后请重复一遍。请记住这3种东西，过一会儿我还要问您（请仔细说清楚，每样东西1 s）。（告诉）这3种东西是："树"、"钟"、"汽车"。请重复		
	树	1	0
	钟	1	0
	汽车	1	0
3③	请您算一算，从100减去7是多少？然后从所得的数算下去，每次都减7，并把每减一个7的答案告诉我，直到我说停为止		

续 表

序号	评 价 项 目	正确	错误
	100－7＝93	1	0
	93－7＝86	1	0
	86－7＝79	1	0
	79－7＝72	1	0
	72－7＝65	1	0
4	现在请您说出刚才我让你记住的那 3 种东西		
	树	1	0
	钟	1	0
	汽车	1	0
5	(检查者出示自己的手表)		
	请问这是什么?	1	0
	(检查者出示自己的铅笔)		
	请问这是什么?	1	0
6④	请您跟我说“四十四只狮子”	1	0
7	(检查者给受试者发一张卡片,上面写着“请闭上您的眼睛”)		
	请念一念这句话,并按上面的意思去做	1	0
8	我给您一张纸,请按我说的去做,现在开始		
	用右手拿着这张纸	1	0
	用两只手把它对折起来	1	0
	放在您的左腿上	1	0
9⑤	请您把最想对医师说的话写成一句完整的话	1	0
10⑥	请照着下图的样子把它画下来	1	0

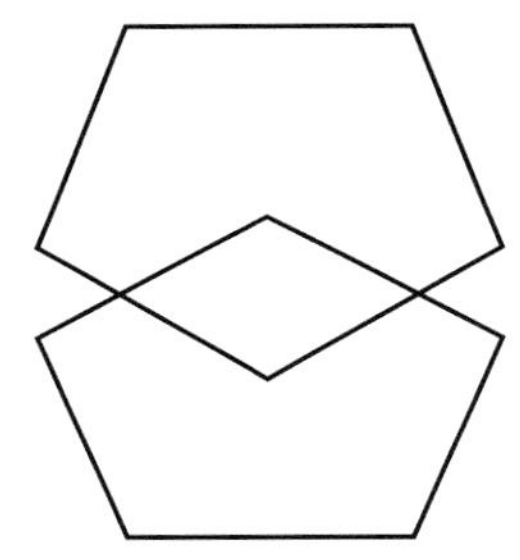

注:① 总分范围为 0～30 分,正常与不正常的分界值与受教育程度有关。文盲组(未受教育)17 分,小学组(受教育年限<6 年)20 分,中学组或以上(受教育年限>6 年)24 分。分界值以下为认知功能缺陷,以上为正常。检查过程应尽量避免外界干扰。老年人容易灰心、丧气或放弃,应多鼓励,一次检查一般需 5～10 min。

② 只许主试者讲一遍;不要求受试者按物品次序答;若第一遍有错误,则先记分;然后告诉患者错误所在,并再请他回忆,直至正确;但最多只能“学习”5 次。

③ 该项为临床常用的“连续减 7”检测,同时检查受试者的注意力,不要重复被试的答案,不能用笔算。若一项算错,则扣该项的分,若后一项正确,则得该项的分。如 100－7＝93(正确,得分),93－7＝88(应该为 86,不正确,不得分),88－7＝81(正确,得分)。

④ 只许说 1 遍,只有正确咬字清楚才记 1 分。

⑤ 句子必须要有主语、谓语且有意义。

⑥ 只有绘出 2 个五边形图案,交叉处形成 1 个小四边形才算对,记 1 分。

第五节 POCD 的防治

一、POCD 的预防

由于 POCD 的发病机制尚不清楚,因此 POCD 以预防为主。

降低心脏手术后大脑并发症发生率的措施,需要以导致这些问题的原因为依据。早期研究给出了一些显著危险因素，包括高龄、左心室功能不全和 CPB 持续时间。这些因素中能够被改变的仅仅是最后一条，通过改变 CPB 的管理和相关技术或者避免使用 CPB 来进行干预。临床上在 CPB 时对 pH、温度、动脉管道过滤器、血糖、血细胞比容、氧合器、动脉斑块的处理等管理技术，降低了 POCD 的发生率。

对于非心脏手术后的 POCD，麻醉医师要提高对该病的认识，术前最好作一些认知功能方面的检查，以排除原有精神障碍或神经系统病变以及 AD 等疾病。术前谈话要向家属讲明老年人术后可能发生认知功能方面的改变，加强术前心理支持及术后随访，有利于及时诊断治疗。术前尽可能调整好患者的全身状况，围麻醉期合理用药，预防和治疗低氧血症及低血压，维持营养、体液及电解质平衡。对疑有脑部病变或脑栓塞、脑出血者应行脑 CT 检查。麻醉手术期间最重要是避免发生低氧血症和维持血流动力学稳定。

二、POCD 的治疗

大量的研究尝试使用公认的神经保护药物用来保护大脑免受任何损害及治疗 POCD。这些研究结果各不相同，关键在于许多研究与临床治疗尚有差距。

POCD 的药物治疗包括：

1. 钙拮抗剂　钙拮抗剂对神经元有保护作用。尼卡地平、尼莫地平、氟桂利嗪、桂利嗪等均为脂溶性，易透过血脑屏障，使在脑内浓度达到较高水平。有人发现钙拮抗剂的扩血管作用，对脑血管比外周血管更为敏感，因此一定剂量可以在不影响动脉压的前提下使脑血管扩张。静脉注射尼莫地平（0.1 μg/kg），脑血流量增加 2 倍，心肌血流量增加 1.5 倍，而其他器官血液量并不增加。

2. 自由基清除剂　自由基在细胞损伤中的作用越来越受到重视。当自由基的产生超过清除能力时，未被清除的自由基可诱发连锁反应导致细胞损伤。维生素 E 是一种抗氧化剂，可抑制脂肪酸释放的脂氧化酶的活性，并稳定膜磷脂上的多不饱和脂肪酸，可作为递氢体防止酯过氧化物形成。甘露醇和二甲基亚枫可防止缺血时自由基所诱导的损害，可能是羟基的特异清除剂。许多资料提出，外源性 SOD、别嘌醇和维生素 E 等多种自由基清除剂联合应用，从不同途径阻止自由基产生，有一定疗效。

（洪　涛　闻大翔　杭燕南）

参考文献

[1] Steinmetz J, Christensen KB, Lund T, et al. Long-term consequences of postoperative cognitive dysfunction [J]. Anesthesiology, 2009, 110: 548 - 555.

[2] Ruodolph JL, Marcantonio ER, Culley DJ, et al. Delirium is associated with early postoperative dysfunction [J]. Anaesthisia, 2008, 63: 941 - 947.

[3] Robinson TN, Raeburn CD, Tran ZV, et al. Postoperative delirium in the elderly: risk factors and outcomes[J]. Ann Surg, 2009, 249: 173 - 178.

[4] Inouye SK. Delium in older persons[J]. N Engl J Med, 2006, 354: 1157 - 1165.

[5] Newman MF, Kirchner JL, Phillips BB, et al. Longitudinal assessment of neurocognitive function after coronary artery bypass surgery[J]. N Engl J Med, 2001, 344: 395 - 402.

[6] Jensen BO, Hughes P, Rasmussen LS, et al. Cognitive outcomes in elderly high-risk patients after off-pump versus conventional coronary artery bypass grafting: a randomized trial[J]. Circulation, 2006, 113: 2790 - 2795.

[7] Moller JT, Cluitmans P, Ra smussen LS, et al. Long - term postoperative cognitive dysfunction in the elderly. ISPOCDI study. ISPOCD investigators. International Study of Post-Operative Cognitive Dysfunction [J]. Lancet, 1998, 351: 857 - 861.

[8] Rohan D, Buggy DJ, Crowley S, Increased incidence of postoperative cognitive dysfunction 24 hr after minor surgery in the elderly[J]. Canadian Journal of Anaesthesia, 2005, 52: 137 -142.

[9] Liu YH, Wang DX, Li LH, The effects of cardiopulmonary bypass on the number of cerebral microemboli and the incidence of cognitive dysfunction after coronary artery bypass graft surgery[J]. Anesth Analg, 2009, 109: 1013 - 1022.

[10] Weiskopf RB, Kramer JH, Viele M, et al. Acute severe isovolemic anemia impairs cognitive function and memory in humans[J]. Anesthesiology, 2000, 92: 1646 - 1652.

[11] Monk TG, Weldon BC, Garvan CW, et al. Predictors of cognitive dysfunction after major noncardiac surgery [J]. Anesthesiology, 2008, 108: 18 - 30.

[12] Rammes G, Starker LK, Haseneder R, et al. Isofluraneanaesthesia reversibly improves cognitive function and long-term potentiation (LTP) via an up-regulation in NMDA receptor 2B subunit expression[J]. Neuropharmacology, 2009, 56: 626 - 636.

[13] YH, Wang DX, Li LH, et al. The effects of cardiopulmonary bypass on the number of cerebral microemboli and the incidence of cognitive dysfunction after coronary artery bypass graft surgery[J]. Anesth Analg, 2009, 109: 1013 - 1022.

[14] Loepke AW, Istaphanous GK, McAuliffe JJ, et al. The effects of neonatal isoflurane exposure in mice on brain cell viability, adult behavior, learning and memory[J]. Anesth Analg, 2009, 108: 90 - 104.

[15] Zhang Ting-Jie, Hang Jian, Hang Yan-Nan. Hippocampus bcl-2 and bax expression and neuronal apoptosis after moderate hypothermic cardiopulmonary bypass in rats[J]. Anesthesia and Analgesia, 2006, 102: 1018 - 1025

[16] Gunstad J, Bausserman L, Paul RH, et al. C - reactive protein, but not homocysteine, is related to cognitive dysfunction in older adults with cardiovascular disease[J]. J Clin Neurosei, 2006, 13: 317 - 326.

[17] Cibelli M, Fidalgo AR, Terrando N, Ma D, et al. Role of interleukin-1beta in postoperative cognitive dysfunction[J]. Ann Neurol, 2010, 68: 360-368.

[18] Godbout JP, Chen J, Abraham J, et al. Exaggerated neuroinflammation and sickness behavior in aged mice after activation of the peripheral innate immune system[J]. FASEB J, 2005, 19: 1329-1331.

[19] Xie Z, Dong Y, Maeda U, et al. The common inhalation anesthetic isoflurane induces apoptosis and increases amyloid beta protein levels[J]. Anesthesiology, 2006, 104: 988-994.

[20] Abildstrom H, Christiansen M, Siersma V D, et al. Apolipoprotein E genotype and cognitive dysfunction after noncardiac surgery[J]. Anesthesiology, 2004, 101: 855-861.

[21] McDonagh DL, Mathew JP, White WD. Cognitive function after major noncardiac surgery, apolipoprotein E4 genotype, and biomarkers of brain injury[J]. Anesthesiology, 2010, 112: 852-859.

[22] Zhang Bin, Tian Ming, Zhen Yu, et al. The effects of isoflurane and desflurane on cognitive function in humans[J]. Anesthesia & Analgesia, 2012, 114: 410-415.

[23] Silbert BS, Evered LA, Scott DA, et al. The apolipoprotein E epsilon4 allele is not associated with cognitive dysfunction in cardiac surgery[J]. Ann Thorac Surg, 2008, 86: 841-847.

[24] 曹建国,洪涛,闻大翔,等.老年患者术后精神和认知障碍的发病率及相关因素分析[J].上海医学,2005,28: 939-941.

[25] 张挺杰,皋源,江燕,等.老年病人术后精神障碍的发生率和病因分析[J].临床麻醉学,2003,19: 98-99.

[26] 张挺杰,皋源,杭燕南.老年病人冠脉塔桥术中脑氧代谢与术后精神障碍的关系[J].中华麻醉学,2003,23: 805-808.

[27] 洪涛,闻大翔,杭燕南.血清S100β变化与老年患者腹部手术后认知功能障碍的关系[J].临床麻醉学,2006,22: 571-574.

[28] 李兴,闻大翔,陈杰,等.老年患者术后认知功能障碍发生率及相关因素的多中心研究[J].临床麻醉学杂志,2009,25: 652-654.

[29] Tagarakis GI, Tsolaki-Tagaraki F, Tsolaki M, et al. The role of apolipoprotein E in cognitive decline and delirium after bypass heart operations[J]. Am J Alzheimers Dis Other Demen, 2007, 22: 223-228.

第一〇七章 起搏、复律和除颤

心泵功能有赖于心房和心室节律地收缩和舒张，从而保证正常的心排血量，严重的心律失常将导致显著的血流动力学改变，影响重要脏器的供血，甚至危及生命。在药物治疗无效的情况下，紧急启动电学治疗是抢救危重病患者的有效措施，也是心肺复苏的急救手段。电疗法(electrical therapy)包括直流电心脏复律(cardioversion)和除颤(defibrillation)。其优点为：① 随意调节和起效迅速。② 精确控制心率。③ 无药物不良反应和避免药物相互作用。④ 无心肌抑制和扩血管作用。⑤ 新的严重心律失常发生率少。本章重点讨论心脏起搏、复律与除颤在围术期、ICU 和急救中的应用及装起搏器患者围术期的处理。

第一节 心脏起搏

晶体管发明数年后，1958 年以电池为电源的起搏器(pacemaker，PM)创新了致命性电传导异常的治疗。随着技术的成熟，PM 用于房室同步起搏并改善心搏功能障碍患者的生活质量，减少了心肌病患者心室收缩非对称现象。1980 年植入性心电复律-除颤器(implantable cardioverter-defibrillator，ICD)首次用于抗快速性心律失常或休克，并于 1985 年得到美国 FDA 认可，使这项技术进一步扩展到治疗房性和室性快速性心律失常(除了原来的缓慢型心律失常外)。目前的 ICD 是 PM 技术的延伸和发展，每个植入性 ICD 除了有抗快速性心律治疗功能外，都兼有全面的 PM 功能。

随着人口老龄化的进程，安装 PM 或者 ICD 实施手术的患者也不断增多，因此，对该类患者安全有效的围术期管理十分重要、麻醉和 ICU 医师应熟悉起搏器原理，掌握适应证、使用方法和相应的围术期处理。

PM 是产生人工电脉冲的装置，由起搏脉冲发生器、电极导线和电极组成。起搏电极分心外膜电极、心肌电极、胸壁电极和心内膜电极(导管电极)。发生器发放起搏脉冲，经导线电极传到心肌，引起心肌兴奋和收缩(图 107-1)。心肌对各种形式的微电流刺激可产生收缩反应是人工心脏起搏的生理基础。人工心脏起搏主要用于治疗缓慢型心律失常，也可用于治疗快速型心律失常。起搏器包括如下基本功能。

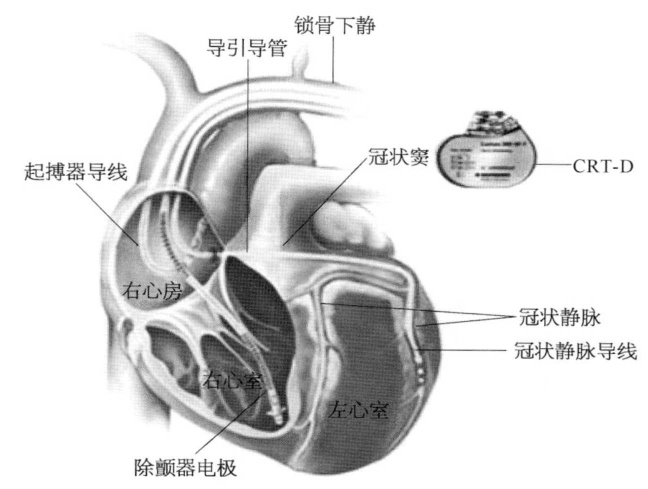

图 107-1 起搏器体内示意

1. 起搏功能　一般设定 60～70 次/min。

2. 感知功能　感知一次心电活动(P 波和 QRS 波)，起搏器停止、发放一次起搏脉冲，是按需起搏器的必备功能。

3. 传导功能　无论自主或起搏后出现的心电活动，均可传到右心室引发电活动，是 DDD 起搏器的重要性功能。

4. 变时性功能　起搏器的频率可随机体代谢需求而变化，是具有频率应答功能的起搏器。

5. 自动调节功能　起搏器记录患者心率和心律失常资料，经归纳、分析和计算得到起搏器最佳工作参数运转。

6. 诊断功能　通过诊断程储存记录，供医师分析参考。

一、起搏器分类

(一) 体外起搏器(临时起搏器)

1. 单腔起搏器(心室或心房起搏)　通过感知灵敏度旋钮的选择可在体外调节按需频率起搏及固定频率

起搏。起搏频率范围为 30～180 次/min,也可通过超速抑制而终止快速心律失常。

2. 双腔起搏器(房室顺序起搏) 主要用于心脏手术引起的暂时性房室传导阻滞,能使心房和心室顺序收缩以维持心功能正常。

(二) 埋藏式起搏器(永久起搏器) 国际统一用五位字母代码命名法(表 107-1)。第一位字母描述起搏器腔室,第二位字母描述感知腔室,第三位字母描述起搏器在感知到心内活动后的工作方式,第四、五位字母描述起搏器的其他特性,如频率反应,不需要时可删除。

表 107-1 起搏器五位字母代码命名法

位 置	第Ⅰ位	第Ⅱ位	第Ⅲ位	第Ⅳ位	第Ⅴ位
功能	起搏心腔	感知心腔	应答方式	程序控制	抗心动过速
代码	V(心室)	V(心室)	T(触发)	P(简单程控)	B(触发成串脉冲刺激)
	A(心房)	A(心房)	I(抑制)	M(多功能程控)	N(正常频率竞争抑制)
	D(双腔)	D(双腔)	D(T 和 I)	O(无程控功能)	S(频率扫描刺激转复)
		O(无感知)	O(无反应)	R(频率调整)	D(超速抑制)
			R(频率反应)		E(体外控制脉冲发放)
					O(无抗快速心律失常功能)

1. 单腔起搏器

(1) 非同步型起搏器(VOO、AOO) 频率固定无感知功能,现已少用。

(2) 同步型起搏器 分为心室同步型起搏器(VVT、VVI)和心房同步型起搏器(AAT、AAI)。有感知功能,可避免竞争心律发生。感知自身搏动后的反应方式有两种:① 触发型同步起搏器(VVT、AAT),现已少用。② 抑制型同步起搏器(VVI、AAI),又称按需型起搏器,是目前应用最多的一种起搏器。心搏频率低于起搏器预设的起搏频率,起搏器将按预定的起搏频率起搏心脏,并可避免竞争心律。当存在外界持续强电磁干扰时,起搏器将转为固定频率起搏以避免窦房结长时间抑制而导致的心动过缓和心搏暂停。

VVI 单纯起搏心室,失去正常房室顺序收缩,使心排血量降低。另外,对于房室传导正常的患者,可发生房室逆传,引起心房逆行充盈和排空,并消除或减弱压力感受器的反射,使外周血管阻力下降和大脑灌注不足。两者相加就可能引发"起搏器综合征",表现为头晕、气急、心悸、低血压,甚至心衰、休克、晕厥等,适用于房室传导阻滞患者;AAI 由于通过自然房室传导途径激动心室,不存在发生"起搏器综合征"的可能,适用于病窦综合征而房室传导正常的患者。

2. 双腔起搏器

(1) 心房同步心室起搏器(VAT) 心房感知心室起搏,形成人工 P-R 间期,符合生理起搏,但缺乏心室感知功能,可引起心室竞争心律,已少用。

(2) 心房同步心室按需型起搏器(VDD) 和 VAT 相比,VDD 对心房和心室均有感知功能,可避免心室竞争心律,但可引起由起搏器诱发的环路性心动过速。

(3) 心室按需型房室顺序起搏器(DVI) 心房电极只有起搏功能,心室电极则兼有起搏和感知功能,心房和心室脉冲发放的统一由心室电极感知 R 波来控制,因而保证了房室顺序收缩,避免了房室逆传诱发的环路性心动过速;但可诱发室上性心动过速或偶可诱发房颤。

(4) 房室全能型起搏器(DDD) 具有房室双腔顺序起搏、房室双重感知及触发与抑制双重反应(即同时感知和起搏心房心室的功能),并取 DVI、AAI 和 VDD 等各种起搏器优点。DDD 起搏的主要形式如图 107-2 所示。适用于病窦综合征伴或不伴房室传导阻滞、永久性或间歇性房室传导阻滞、双束支传导阻滞等。但

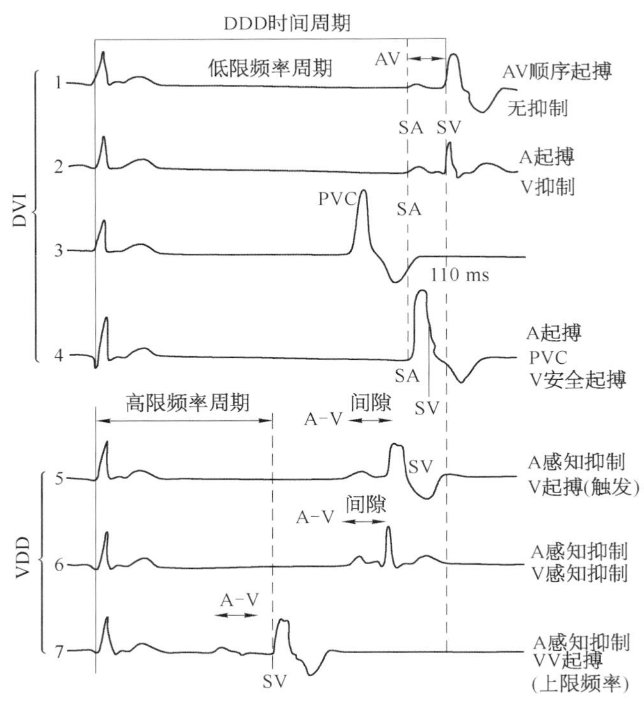

图 107-2 DDD 起搏的主要形式

DDD也会引起起搏介导性心动过速或串活抑制现象。DDD现已广泛应用于临床。

3. 频率应答式起搏器　应用不同的生理生化指标，如体动、呼吸频率、心内温度和pH值、心内血氧饱和度、右心室收缩力及起搏引发的Q－T间期等作为感知参数，自动调节起搏频率。

4. 抗快速心律失常起搏器　具有感知和及时终止心动过速，以及在心动过速终止或超速抑制时，可按需起搏。目前多限于治疗药物引起的室上性心动过速，而治疗室性心动过速时可诱发室颤。

5. 植入式自动心脏复律-除颤器(AICD)　能够自动检测室颤和室性心动过速，并行心脏起搏、转复和心内电击。具有程控功能，既可起搏缓慢心律，也能抑制快速心律失常，也可复律和除颤，适用于各种心律失常的治疗。

二、适应证

(一) 临时性起搏器

(1) 急性心肌梗死。起搏指标为：① 心率<50次/min、阿托品治疗无效的心动过缓。② 完全性房室传导阻滞。③ 不完全房室传导阻滞，莫氏Ⅰ型心律<50次/min及莫氏Ⅱ型。④ 急性双束支传导阻滞及三束支传导阻滞。

(2) 高血钾引起的心肌传导阻滞。

(3) 冠心病发生完全性房室传导阻滞、心动过缓、宽QRS波逸搏心律。

(4) 超速起搏抑制经电复律及药物治疗无效的顽固性心动过速。

(5) 心脏术后心动过缓或房室传导阻滞。

(6) 触电、溺水所致的心脏停搏。

(二) 永久性起搏器

(1) 病窦综合征。

(2) 完全性房室传导阻滞，阿-斯综合征，心率<45次/min。

(3) 双束支和三束支传导阻滞，症状明显者。

(4) 手术损伤传导系统引起房室传导阻滞。

(5) 异位快速心律失常，药物治疗无效，可应用抗心动过速起搏器或自动复律-除颤器(ICD)。

(6) 长Q－T综合征。

(7) 肥厚型梗阻性心肌病。

(三) AICD

(1) 室性心动过速和心室颤动。

(2) 心肌梗死后EF≤30%(MADIT Ⅱ)。

(3) 任何病因心肌病EF≤35%(SCD－HeFT)及肥厚性心肌病。

(4) 等待心脏移植。

(5) 长Q－T综合征。

(6) 心律失常性右心室发育不良。

(7) Brugada综合征(右束支传导阻滞，V_1－V_3导联ST段抬高)。

三、起搏方式

(一) 静脉内起搏法(图107－3)

1. 临时性经静脉心内膜起搏　用双电极导管经周围静脉送至右心室，电极接触心内膜，起搏器置于体外而起搏。

2. 永久性经静脉心内膜起搏　用单电极导管从头静脉、锁骨下静脉、颈外静脉送至右心室，接触心内膜，带有无关电极的起搏器埋藏在胸壁胸大肌前皮下组织中而起搏。锂电池供电，一般可用6～8年。

(二) 静脉外起搏法

1. 胸壁外起搏　在ICU的备用的除颤仪上有起搏功能，需要特殊起搏电极。将后面电极置于患者背部肩胛骨和脊柱的心脏水平位置，前面电极置于心前

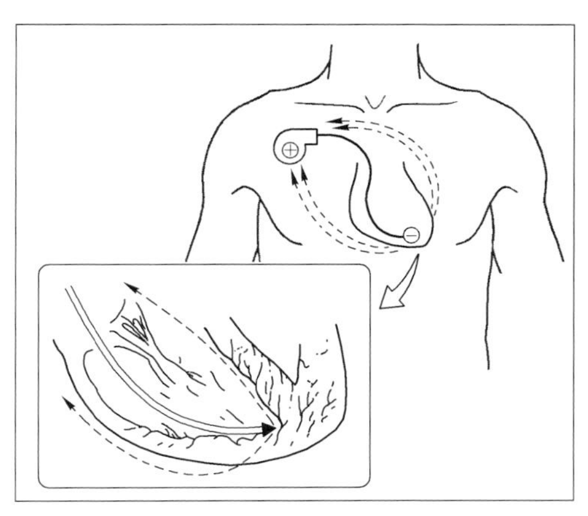

(a)

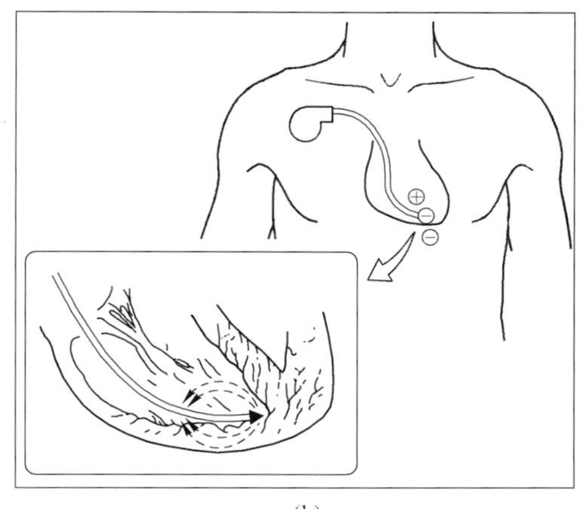

(b)

图107－3　单极和双极起搏

(a) 单电极导管从头静脉、锁骨下静脉、颈外静脉送至右心室，接触心内膜，带有无关电极的起搏器埋藏在胸壁胸大肌前皮下组织中而起搏；(b) 双电极导管经周围静脉送至右心室，电极接触心内膜，起搏器置于体外而起搏。

区位置(女性在左乳房下缘),导线连接好电极后接上起搏器,起搏器按需输出起搏脉冲。设置心率较患者自身心率快 10 次/min,电流 20～80 mA,逐渐增加。用于永久起搏器失效或心脏手术后心表面起搏导线脱落以及阿-斯综合征急救时使用,一般使用 24～48 h。

2. 食管电极起搏　食管电极经口或鼻至食管的心脏水平位置,连接起搏器,起搏器发出脉冲起搏心肌。根据电极的深度,分为经食管心房起搏和经食管心室起搏。适用于心搏骤停的紧急起搏或超速抑制终止快速性心律失常。

3. 心外膜起搏　将作用电极固定于右心室心外膜上,无关电极置于皮肤,导线连接好电极后接上起搏器,起搏器可按需同步输出起搏脉冲。适用于心脏手术患者预防和治疗心脏复跳后心律失常,如心动过缓及房室传导阻滞等。

四、注意事项

1. 掌握性能和操作方法　使用或安装前,对起搏器进行安全检查。永久性起搏器应注意电池能源的检测和更换。

2. 加强监测　使用过程中密切注意血压和 ECG 变化,注意起搏器诱发的新的心律失常。常用起搏器的心电图如图 107－4 所示。术中用电灼时,应将起搏器调到非同步。

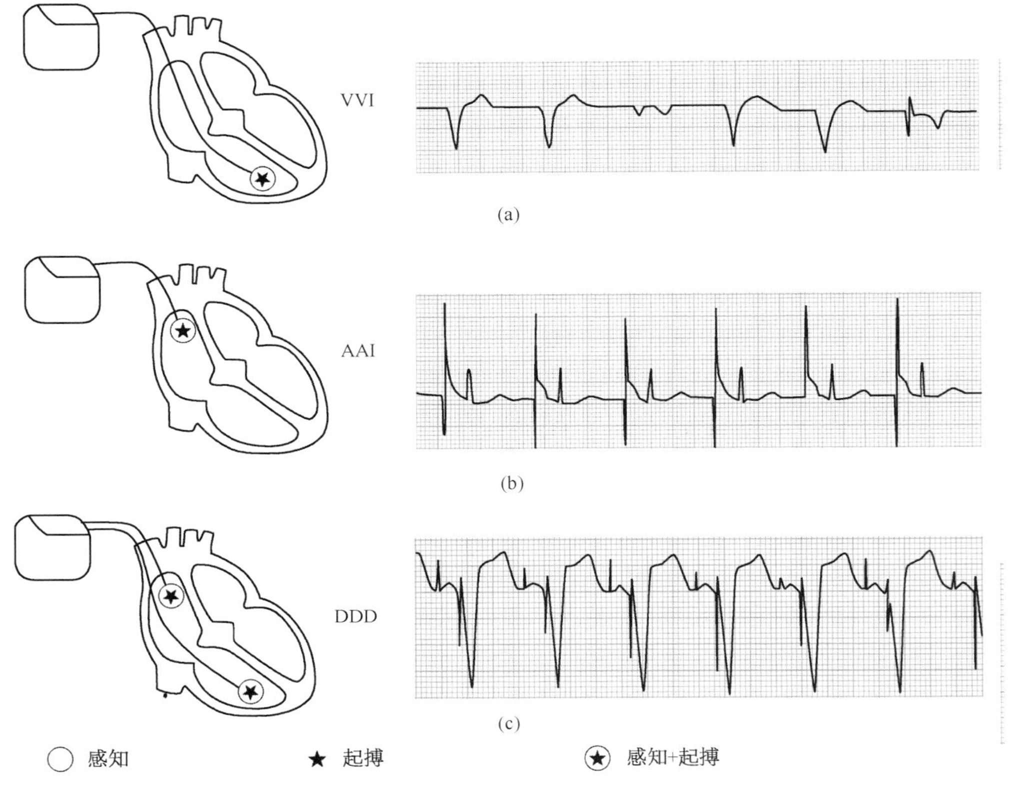

图 107－4　起搏器心电图

3. 调节起搏频率、电流和电压　体外临时起搏频率成人 80～100 次/min,小儿 100～120 次/min,起搏阈值电流 3～5 mA,电压 3～6 V,按需调节。永久性体内起搏阈值电流 0.5～1.0 mA,电压 0.5～1.0 mV。如安置时电流或电压过高,可致起搏器失灵。各参数调节的意义见表 107－2。

表 107－2　起搏器参数调节的意义

起搏器参数	调节	意　义
频率	增加	心排血量增加
	减少	心肌氧耗减少
		判断心脏的自身频率
起搏阈值	增加	提高起搏成功率
	减少	延长电池寿命
敏感度	增加	减小敏感度的值常会引起过度敏感
	减小	增加敏感度的值
		常用于 T 波感知的过度敏感

4. 其他仪器干扰　有呼吸频率监测的 ECG 监护仪通过胸廓电阻抗的变化判断呼吸动作,监护仪心电监护电极上会释放出一个探测电流,该电流可能干扰起搏器功能,连接后可能会导致心动过速,甚至可能导

致危及生命的结果。

5. 起搏功能障碍　原因有：① 电极位置不当或导线接触不良。② 血钾浓度影响。③ 心肌梗死及心肌电位抑制。④ 强电磁场或电刀干扰。

五、起搏并发症

(1) 经静脉心内膜起搏法可引起心脏穿孔，电极脱位，膈肌、胸壁或腹肌抽动，血栓栓塞，心律失常，局部感染等。

(2) 起搏器介导心动过速为DDD起搏器常见并发症，是心房电极感知了心室逆向传播而引起的心房除极波，心动过速频率与起搏器限频一致，通过程控延长不应期可以消除。

(3) 起搏器综合征包括心悸、头晕、疲劳等不适症状。

六、安装起搏器患者的围术期处理

(一) 术前

(1) 了解患者起搏器的使用病因，确认起搏器的生产厂商和类型。请相关科室或起搏器的专家会诊测试起搏器工作是否正常、起搏器电源是否充足、患者在短时间脱离起搏器条件下是否可以维持循环稳定，围术期程序重设。

(2) 安装常规起搏器的患者并不需要特殊的检查。胸片很少显示导线的问题，不是所有的起搏器在胸片上具有特征性的表现。但对于安装双心室起搏器的患者，特别是准备放置中心静脉导管时，需要拍胸片以确认冠状窦电极导线位置，因为患者冠状窦电极导线可能出现自发性移位。

(3) 与手术医师讨论手术类型和手术范围，有条件时应使起搏器距离手术野＞25 cm。将一些功能(如抗心律失常等)置于关闭状态。对具分钟通气量(生物阻抗)感应器的任何装置应给予特殊关注，应该关闭心率增强或心率感知装置。

(4) 确定有起搏系统依赖的患者可能需要将程序重设为非同步起搏模式，且起搏频率大于患者的基础心率。脐以上手术需用单极电刀时，植入临时起搏装置(经过测试，可能需要程序重设)。

(5) 重大手术为保证充分氧供，可考虑提高起搏心率下限。

有下列情况的需重新设置起搏器程控。

(1) 任何具有心率反应性的装置。

(2) 特殊的起搏指征(如肥厚型梗阻性心脏病、扩张性心肌病、小儿患者)。

(3) 起搏器依赖患者。

(4) 胸部或腹部大手术。

(5) 应该关闭的频率增强功能。

(6) 特殊操作或检查，如碎石术、经尿道切除、宫腔镜、电惊厥疗法、应用琥珀胆碱、MRI(某些品牌禁忌使用)。

MRI会导致快速起搏、抑制和重设DDD起搏器而一过性转为非同步起搏，甚至无输出。必须行MRI检查时，应会同心内和放射科医师与仪器厂家商讨，将起搏器电压无脉宽调至最小OOO模式。并准备体外起搏装置。检查过程严密监测，完毕后重新设置起搏功能。

(二) 术中　强离子束辐射(strong ionizing beams of radiation)、磁共振和外科使用电凝器是术中常见的电磁干扰，尤其是电凝器可使安放永久性起搏器的患者面临巨大危险，因电凝器可多方面干扰起搏器的正常工作：① 如电凝的部位接近起搏器，起搏器的内部线路可能被破坏。② 当电凝电流沿室腔起搏电极传入时可诱发室颤。③ 接触起搏电极前端的心肌可被灼伤，继而可致起搏无效。④ 电凝引起骨骼肌收缩所产生的肌电活动可抑制起搏器起搏，出现心脏停搏。⑤ 电凝的脉冲辐射频率可改变起搏器的功能。

可请相关专家会诊，根据患者情况开启相关术中关闭的功能。通常，大多数ICD在外科手术尤其是计划使用单极电刀时应关闭抗快速心律治疗功能。用程序关闭比磁体放置更可靠，磁体只能在咨询ICD专家后使用。

虽然大多数起搏器在持续电磁干扰时能自动转换成固定频率起搏，但间断或变化的电磁干扰仍可暂时抑制起搏器功能，导致心动过缓或心脏停搏。心脏和胸腔手术使用电刀危险较大，而远离心脏部位使用电刀危险相对较小，以下措施有助于减少电磁干扰对起搏器的影响：① 双极电凝的电流位于双极之间，应尽量选用，但功率较低，仅适用于小出血点电凝；若单极电凝必须使用，接地线应远离起搏器(＞15 cm)，使电流影响减至最小。② 起搏器不能位于电凝顶端与接地线之间。③ 心脏复律除颤时电极板放置部位如图107－5、图107－6所示，并尽量使用最低输出功率。④ 术中机械通气机、体外冲击波碎石和整个身体的移动等机械因素可抑制或改变起搏器的功能；各种原因诱发的肌颤、药物引起的肌抽搐运动(如氯胺酮、琥珀胆碱、依托咪酯和丙泊酚)或经皮神经刺激等，亦可抑制或不慎地触发起搏器发放脉冲，故应加强监测，及时发现和纠正心肌电位抑制。全身麻醉过度通气时，可能增加起搏器心率，可关闭起搏器的频率-应答功能。长Q－T综合征患者避免使用氟哌利多及七氟烷、异氟烷、地氟烷等吸入麻醉药。⑤ 最好使用双极电刀和电凝，如果只能使用单极设备，电刀比电凝对起搏器影响较小，同时注意电刀回路远离心脏。⑥ 头颈部手术，电极片应放置在起搏器或除颤器对侧的肩部后上方。起搏器或除颤器对侧的胸壁外科手术(如乳房切除术)也采用同样的肩部位点放置电极片。⑦ 对于起搏器或除颤器同侧的胸壁外科手术，电极片应放置在同侧臂部。如有必要，回

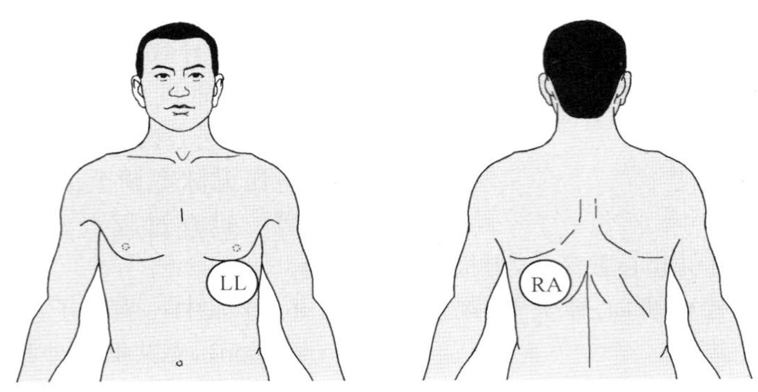

图 107-5 一般患者除颤电极板放置位置

LL：电极在心尖部；RA：电极于左肩胛骨下。

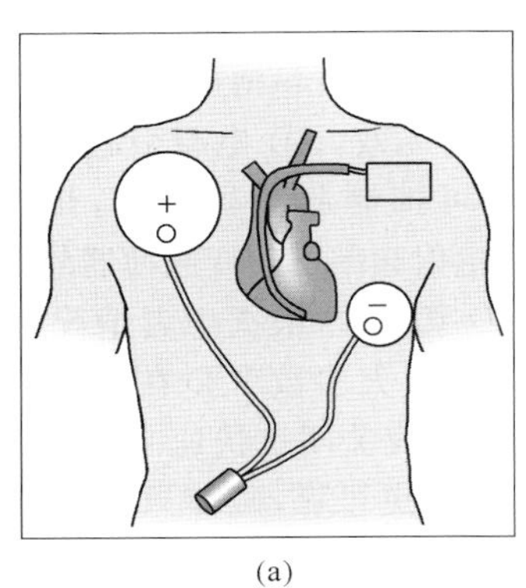

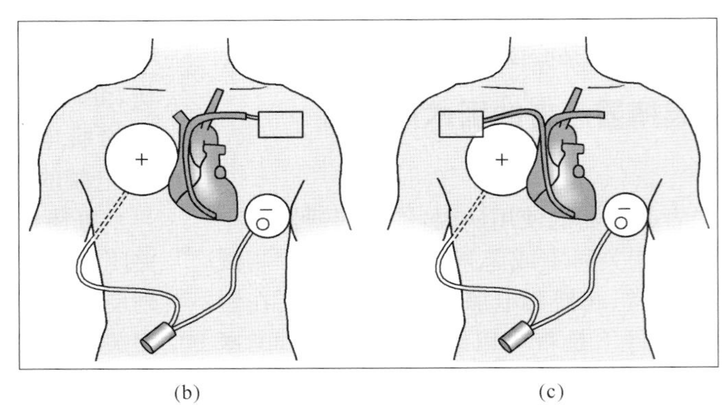

(a) (b) (c)

图 107-6 装起搏器患者除颤电极板位置

(a) 起搏器在左侧，电极板放置于右锁骨下和心尖区；(b) 起搏器在左侧，电极板放置于心尖区和右肩胛骨下；(c) 起搏器在右侧，电极板放置于心尖区和右肩胛骨下。

路导线应在相应区域，并进行消毒或者铺巾。这样消毒导线可以很好地顺着手臂至肩部，然后固定，联接到起搏器或除颤器。⑧ 不管手术部位，常规都把电极片放在患者大腿。当单极电刀在脐以上使用时，这种位置产生的电刀电流回路可能将起搏器或除颤器、电极或两者都包括在内而引发干扰，电流回路电极片应放置在防止诱发电极电流发生的位置。⑨ 在搬动患者或摆体位时应注意防止临时经静脉起搏器的电极发生移位甚或房、室穿孔，这在过度屈曲、伸展肢体或头颈时偶可发生(锁骨下经路不易发生)。运送患者时应严密监测 ECG 或脉搏波形，并准备好阿托品、异丙肾上腺素或肾上腺素以便在起搏器失功情况下使用，增加逸搏心律的频率。另最好备有经皮起搏装置以便急用。

严密监测心率和心律，将心电图监护仪的滤波功能关闭，同时心电监护必须能够识别起搏信号。患者监测必须保证起搏电活动转变为心肌机械收缩能力，具体方法可采用脉搏血氧饱和度或有创动脉波形监测心率。双心室起搏患者往往依赖双室起搏改善心排血量，所以双室起搏的患者需要监护每搏量。应及时发现起搏器功能异常，尽量缩短电凝时间，如不能做到(如经尿道前列腺电切术)则可考虑改用非同步起搏模式(如 VOO 或 VVI)，按固定频率起搏。必要时屏蔽起搏发生器，避免直接离子束辐射；如有 ECG 明置变化，应立即停用电刀。

(三) 术后 术后应检测装置，可以清除发生器记忆中的任何数据(如误认为心律失常或电极问题的干扰信号)。任何通过程序关闭快速型心律失常治疗功能的带 ICD 病例术后必须监测装置，应该成为对受到过电磁干扰患者的处理标准。对于不使用单极电刀、无输血、少量输液治疗、无重大问题发生的病例，作者在实际工作中也不要求术后对发生器进行检测。

带心脏发生器(起搏器和除颤器)患者围术期指南见表 107-3。

(四) 起搏器失灵 起搏器失灵一般的原因是发生器故障、电极导线传导故障、夺获失败。

发生起搏器失灵应及时作出相应的处理。若患者心率可满足灌注，生命征平稳，可先观察，找出原因予以处理。若灌注不足，应按以下步骤处理，并随时准备心肺复苏。

(1) 放置磁铁，观察起搏器是否转为非同步模式，磁铁将消除这些装置的感知功能。许多磁铁模式激活的自动捕获装置在放置磁铁后可使起搏波幅增加，重新夺获。

表 107-3 安装心脏发生器(起搏器和除颤器)患者围术期指南

术前要点	术中要点
1. 麻醉前让有资格的权威机构对起搏器或除颤器进行检测	1. 利用指脉搏氧饱和度仪或动脉波形监测心脏节律和外周脉搏
2. 获得检测报告的复印件,确保装置在适当的安全范围	2. 关闭 ECG 监测仪的"干扰过滤"作用
3. 当患者计划行大手术或在发生器 25 cm 范围内手术时,接近择期更换期限时,考虑更换装置	3. 避免单极电刀的使用
4. 判断患者的自主心律和(或)心率,决定是否需要起搏支持	4. 如有可能,使用双极电刀;如不可能,"单纯切割"(单极电刀)比"混合"或者"电凝"好
5. 如果有磁体模式存在,计划使用磁体时,确认磁体存在时的心率和心律	5. 电刀的电流回路应防止电流跨越发生器-心脏回路。如果电极片必须放置在前臂远端,导线用消毒铺巾覆盖
6. 如果有分钟通气量感知,应通过程序关闭	6. 如果电刀导致室性过感知、起搏静止或快速心律,应限制无节律期或对心脏发生器进行程序重设
7. 通过程序关闭所有心率增强功能	术后要点
8. 考虑增加起搏心率以优化大手术时的组织氧供	术后由权威机构进行装置检测,某些心律增强可以重新启动,确定最佳心率和起搏参数。ICD 患者应监护至抗快速心律治疗恢复为止
9. 如果是除颤器,应关闭抗快速心律治疗功能	

(2) 经胸、经静脉或经食管开始临时起搏。体外起搏时,心电图信号可能被误读。任何体外起搏都将抑制体内起搏器的功率输出,是后者不产生心肌夺获。

(3) 给予拟交感活性药物,降低心肌去极化阈值,增加心肌变时性。可用肾上腺素 0.5～1 μg/min 或多巴胺 5～20 μg/(kg·min),使用异丙肾上腺素时要注意低血压,抗毒蕈碱样药物(阿托品、格隆溴铵)可能有一定作用。

(4) 找出并纠正心肌缺血原因。

(5) 纠正电解质酸碱紊乱。

(6) 上述方法无效时,应考虑手术放置心脏表面起搏导线。

第二节 复律和除颤

心脏电复律(cardioversion)与除颤(defibrillation)是利用高能电脉冲直接或经胸壁作用于心脏来治疗异位性心律失常,使之转复为窦性心律的方法。

1944 年,Beek 等人首先报道开胸除颤成功的病例,以后交流电除颤器问世,并在一段时间内起重要作用。1960 年体外心脏按压术成功后,交流电除颤器被直流电除颤器代替。直流电除颤器由一个可调的高压直流电系统组成,可使储存能量的电容器充电,电容器通过一个限流电感与电极板相连,输送到患者身上的电荷可以是单相的,近年开始使用双相波,依次分档或连续调节至几千伏特,持续 3～4 s。除颤仪的基本波形有两种:① 衰减的半正弦波。② 近似方形的菱形波,波宽 4～12 ms。

一、除颤仪的结构、原理及分类

(一) 结构和原理 应用物理学强电流抑制原理,以短暂高能量的脉冲电流通过心肌,使所有心肌在瞬间同时除极,抑制心肌中各种异位兴奋灶和折返途径,从而使窦房结的正常冲动得以再次控制整个心脏的活动,恢复窦性心律。心脏复律和除颤必备条件:① 窦房结功能正常。② 心肌纤维一次全部除极。

除颤仪的电路结构包括电源、充电电路与放电电路,以及相应的控制电路。在电除颤时,除颤仪首先按选定的能量水平向电容器充电,形成数千伏的高电压,然后仪器再向人体心脏释放强大的瞬时电脉冲。相关公式为:能量=电流×电压×时间;电流=电压/阻抗。

根据电流脉冲通过心脏的方向,除颤仪分为单相波除颤仪和双相波除颤仪。单相波除颤仪释放单向电流脉冲,双相波除颤仪先后释放两个方向相反的电流脉冲。

(二) 除颤仪分类

1. 普通除颤仪

(1) 单相波除颤仪 又分为单相衰减正弦波型(monophasic damped sine waveform,MDS)除颤仪和单相切角指数波型(monophasic truncated exponential waveform,MTE)除颤仪。MDS 除颤仪所释放的电流脉冲强度是逐渐衰减至基线水平的,波型宛如半个正弦曲线;而 MTE 则是急速下降的。目前仍在临床使用的单相波除颤仪,绝大多数属于 MDS 除颤仪。单相波除颤仪主要有两个缺点:① 除颤需要的能量水平比较高,电流峰值比较大,对心肌功能可能造成一定程度的损伤。② 对人体经胸阻抗的变化没有自动调节功能,特别是对高经胸阻抗者除颤效果不佳。使用 MDS 除颤仪对成人实施电除颤时,以往采用的是能量递增方案,但是近年文献推荐无论是首次还是后续电击一律采用 360 J。

(2) 双相波除颤仪　又分为双相切角指数波型(biphasic truncated exponential waveform,BTE)除颤仪和双相方波型(rectilinear biphasic waveform,RBW)除颤仪。BTE 除颤仪和 RBW 除颤仪在除颤电流波型或工作原理上有所不同。双相波除颤技术的基本原理是:正相电流将心肌细胞的钠离子通道充分打开,较小的负相电流即可使心肌细胞除极。

平均电流是除颤的有效成分,平均电流越高,除颤有效率越高。能量和电流峰值是除颤所导致心肌功能损伤的主要因素。与 MDS 相比,BTE 可以维持一定的有效电流,提高了首次除颤的成功率;由于电流峰值较低,因此它对心肌功能的损害程度也是较轻的;另外,针对人体经胸阻抗的变化,它可以通过一定方式给予补偿,使高经胸阻抗者的除颤成功率得到提高。RBW 则通过所谓"数码电阻桥"技术,自动测量人体经胸阻抗,快速调节除颤仪内部的数控阻抗,以使总阻抗(机内阻抗+经胸阻抗)保持不变,进而维持除颤电流的"恒定"。双相波除颤仪的优势有:① 随经胸阻抗而变化,首次电击成功率较高。② 选择的能量较小,电流峰值较低或相对恒定,对心肌功能的损伤轻微。由于具有上述优势,双相波取代单相波是除颤仪与电除颤技术的发展趋势。与单相波除颤仪相比,一般来说双相波除颤仪通常选择较低的能量水平(具有首次除颤低能量 150 J)。BTE 除颤仪首次电击能量成人为 150～200 J,RBW 为 120 J;后续电击选择相同或递增的能量水平。

目前常用的心脏除颤器为直流除颤器,由心电图示波仪、记录仪、胸内外除颤器以及同步触发、电极和电源等部件组成。必须具备:① 能将数 10 kV 的高压直流电贮存在大电容中,在 2～4 ms 内向心脏放电,电功率可达 360～400 J。② 同步除颤脉冲应落在 R 波的下降支上(绝对不应期),避开 T 波顶峰附近的易损期。③ 非同步除颤可在任何时间放电。除颤器的基本波形有:① 衰减的半正弦波。② 近似方形的菱形波,波宽 4～12 ms。③ 具有双向波形。单相波与双相波除颤波形如图 107－7、图 107－8 所示。

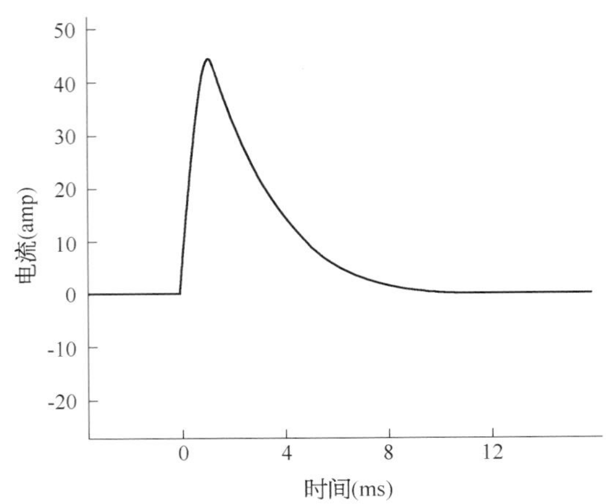

图 107－7　单相波除颤波形(单相衰减正弦波)

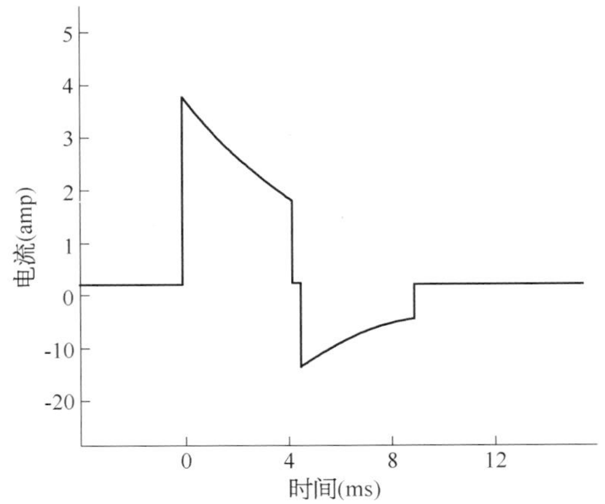

图 107－8　双相波除颤波形(双相锯齿波)

2. 自动体外除颤仪　20 世纪 90 年代中后期以来,一种携带方便、操作简单、智能化的自动体外除颤仪(AED)开始在北美与欧洲推广普及。凭借微型计算机技术,AED 可以自动分析与判断可除颤性心律(室颤或无脉性室性心动过速),并且通过语音提示和(或)屏幕显示的方式,建议操作者实施电击。鉴于双相波的优越性,现代的 AED 一般采用的是双相波除颤技术。AED 的小型化和智能化,不仅使其非常便于在院内特别是院前急救中使用,而且也使除颤仪的使用者,由专业人员延伸至非专业人员。AED 安装在机场、码头、剧院和商场等公共场所,推广普及 AED 由非专业人员在现场使用,对室颤(或无脉性室性心动过速)性心搏骤停实施电除颤。电除颤在经历了几十年的发展之后,由单相波除颤发展至单相波与双相波并存,直至以 BTE 和 RBW 为代表的双相波除颤成为技术的主流,但是安全、迅速、准确、高效则始终是电除颤技术追求的基本目标。

二、适应证和禁忌证

1. 电复律适应证

(1) 房颤,包括心室率快,药物治疗无效,病程在一年以内,预激综合征合并快速房颤。

(2) 房扑,如慢性房扑,药物治疗效果较差,可首选。尤其是伴有心室率快、血流动力学恶化的患者,如房扑 1∶1 传导。

(3) 室上性心动过速,当刺激迷走神经、异搏定、升压药或洋地黄治疗无效时选用电复律治疗。

(4) 室性心动过速,心室率＞150 次/min,药物治

疗不佳。

(5) 预激综合征伴心动过速。

(6) 病情危急,而心电图无法立即识别的快速心律失常。

2. 除颤适应证 室颤和室扑。

3. 电复律禁忌证

(1) 房颤未用洋地黄治疗,室率<50～60 次/min,或洋地黄中毒引起的房颤。

(2) 室上性心律失常伴完全性房室传导阻滞。

(3) 伴有病窦综合征的异位快速心律失常。

(4) 复律后在胺碘酮的维持下又复发房颤或不能耐受药物维持治疗。

(5) 阵发性心动过速频繁发作者。

(6) 严重水电解质紊乱,尤其是低血钾未纠正者。

(7) 心脏明显增大者,或心力衰竭未纠正,或有风湿活动,或有急性心肌炎者。

(8) 拟进行心脏瓣膜置换手术者。

三、使用方法

(一) 复律 复律前先用洋地黄控制心率,改善心功能,复律前 1～2 d 停用。房颤患者复律前行食管超声心动图检查,排除心房血栓,以免复律后引起栓塞并发症。应用抗心律失常药,目前充分肯定胺碘酮的作用,可提高复律成功率,同时防止转复后心律失常复发。

复律当天早晨禁食,术前肌注咪达唑仑 3～5 mg。复律过程中应有 ECG 和血压监测。麻醉药首选依托咪酯 0.3 mg/kg,也可小剂量丙泊酚。

房颤、室上性或室性心动过速采用同步复律。体外复律先用 100～150 J(房扑 25～50 J),以后可每次增加 50～100 J,最多不>300～400 J。负极放在左肩后,正极置于胸骨中段,或负极放在心尖区,正极置于胸骨后缘第二肋间。安放好电极板后同步放电,重复进行时,每次间隔 3 min 以上,最多 3～4 次。

(二) 除颤 除颤器均在紧急情况下使用,故常规应充足电池,消毒电极板。使用前测试除颤器,充电 50 ms,机内放电后指针回到零点则说明除颤器正常。胸外除颤时电极放在心前区,另一电极放在心脏背后。胸内除颤电极板紧压在心脏左右两侧。能量从小剂量开始,胸外成人 360 J 或≤400 J,小儿 2 J/kg,双向波除颤 200 J。胸内成人 15～30 J 或 20～40 J,小儿 5～20 J。

四、注意事项

(1) 复律和除颤时要加强呼吸和循环监测,密切观察 ECG 变化。

(2) 电能应从小剂量开始,避免造成心律失常及心肌损害。

(3) 复律后发生心律失常应用药物治疗。

五、并发症

并发症一般不多,也不严重。主要有皮肤灼伤、心律失常、心肌损害、栓塞、急性肺水肿和呼吸抑制等。

(周仁龙 杭燕南)

参考文献

[1] The American Society of Anesthesiologists Task Force on Perioperative Management of Patients with Cardiac Rhythm Management Devices. Practice advisory for the perioperative management of patients with cardiac rhythm management devices: pacemakers and implantable cardioverter-defibrillators [J]. Anesthesiology, 2005, 103: 186 - 198.

[2] Pili-Floury S, Farah E, Samain E, et al. Perioperative outcome of pacemaker patients undergoing noncardiac surgery[J]. Eur J Anaesthesiol, 2008, 25: 514 - 516.

[3] Schwartz AJ. ASA refresher courses in anesthesiology[M]. Philadelphia: Lippincott-Raven, 1997.

[4] Dononan KD, Hockings BEF. Cardiac pacing[J]. Intensive Care Manual, 1997, 10: 105 - 117.

[5] International Liaison Committee on Resuscitation. 2005 International Consensus on Cardiopulmonary Resuscitation and Emergency Cardiovascular Care Science with Treatment Recommendations[J]. Circulation, 2005, 112: 17 - 24.

[6] Wallden J, Gupta A, Carlsen HO. Supraventricular tachycardia induced by Datex patient monitoring system[J]. Anesth Analg, 1998, 86: 1339.

[7] Southorn PA, Kamath GS, Vasdev GM, Hayes DL. Monitoring equipment induced tachycardia in patients with minute ventilation rate-responsive pacemakers[J]. Br J Anaesth, 2000, 84: 508 - 509.

[8] Rozner MA, Nishman RJ. Electrocautery-induced pacemaker tachycardia: why does this error continue[J]. Anesthesiology, 2002, 96: 773 - 774.

[9] Lau W, Corcoran SJ, Mond HG. Pacemaker tachycardia in a minute ventilation rate-adaptive pacemaker induced by electrocardiographic monitoring[J]. Pacing Clin Electrophysiol, 2006, 29: 438 - 440.

[10] Rozner MA. Management of implanted cardiac defibrillators during eye surgery[J]. Anesth Analg, 2008, 106: 671 - 672.

[11] 杭燕南,周大春,等. 循征临床麻醉学[M]. 2 版. 北京: 人民卫生出版社,2010.

[12] 黄定九. 内科理论与实践[M]. 上海: 科学技术出版社,2009.

[13] Miller RD, Eriksson LI, Fleisher LA, et al. Miller's Anesthesia [M]. 7th ed. Philadephia: Churchill Livingstone Inc, 2009.

[14] Yao FF. Yao & Artusio's Anesthesiology [M]. 6th ed. Philadelphia: Churchill Livingstone Inc, 2008.

第一〇八章 心肺复苏

呼吸心脏停搏时采取的一切抢救措施称心肺复苏(cardiopulmonary resuscitation, CPR)。复苏的最终目的是促使患者的神志清醒和脑功能恢复,因此又可称为心肺脑复苏(cardiopulmonary cerebral resuscitation, CPCR)。CPR主要包括有效人工呼吸、电击除颤和胸外心脏按压三大要素,及时和正确实施CPR,可使患者抢救率大大提高。心搏骤停患者的神志在10～15 s内就可丧失,5 min内大脑细胞能量贮备就全部耗竭。所以在4 min内实施心肺复苏,8 min内能获得进一步生命支持的患者预后较好。

早在19世纪,学者们就开始了呼吸心脏停搏的抢救工作,如今多种手法人工呼吸是在这基础上演变而来的。现代CPR技术从20世纪50年代末和60年代初开始,1954年Zoll和Kouwenhoven等人研究成功电除颤技术,1956年抢救成功1例心室颤动患者。1955年我国天津医学院王源旭等率先报道应用胸外心脏按压抢救心脏停搏患者成功。

院外心搏骤停的风险高低受环境温度的影响,有研究共纳入196 032例成人心搏骤停患者。心搏骤停发病率在1月较高,6月和7月较低(1月和6月相比,发病率比值=1.61; 95%置信区间为1.58～1.65);65岁以上患者关联更显著(发病率比值=1.85,95%置信区间为1.80～1.90)。冬季平均环境温度每降低1℃,心搏骤停风险增加1.31%。

在美国,手术室内与麻醉有关的死亡率为每年8.2/1 000 000;其中麻醉药过量以及治疗剂量的麻醉药的不良反应是其最主要的死亡因素,而85岁以上的患者麻醉相关死亡率最高。过去与麻醉有关的主要因素为麻醉药过量或呼吸道问题,也可能是多因素的。近年由于无创脉率-血氧饱和度和呼气末二氧化碳等监测手段应用,麻醉领域在安全问题上已得到显著改善。但是在一些落后的国家及地区,麻醉相关死亡率仍然较高。一般认为麻醉最危险的时候是诱导和复苏的时候。但据统计大部分麻醉意外发生在麻醉维持期。术前死亡占10.7%,术中56%,术后33.3%。手术室内与麻醉有关的心搏骤停后的死亡率详见表108-1。

表108-1 手术室内与麻醉有关的心搏骤停后的死亡率

作者	年份	麻醉例数	单位	因麻醉死亡的死亡率
杭燕南	1990～1997	31 634	仁济医院(上海)	1∶31 634
薛张纲	1995～1998	29 999	仁济、中山、第一、第六医院(上海)	0∶29 999
邓硕曾、叶菱、刘进等	2006～2008	150 000	华西医院(四川)	1∶200 000
Lienhart	1999		法国	4.7∶100 000
Li	1999～2005		美国	平均每年8.2∶1 000 000

第一节 心脏停搏原因、类型和复苏步骤

一、心脏停搏的原因

(一) 按发生地点分

1. 手术室内发生心脏停搏的因素

(1) 神经反射因素　神经反射往往是导致心搏骤停的直接因素,在缺氧、二氧化碳蓄积的基础上更易发生。如在颈、胸部手术刺激传出迷走神经引起反射;也有刺激传入神经引起传出迷走神经反射,如扩张肛门、刺激咽喉及气管隆突、刺激骨膜及牵拉内脏(尤其是牵拉胆囊)等,均可能发生反射性心搏骤停。

(2) 血气和酸碱变化　严重缺氧、高碳酸血症均可引起室颤，继发心脏停搏，或为反射性心搏骤停的因素。全麻加深过快、椎管内麻醉阻滞范围过广及麻醉操作失误都可导致心脏停搏。

(3) 术前准备不足及麻醉选择不当　麻醉用药过量，麻醉药物、麻醉方法及麻醉人员选择错误。

(4) 疾病和体位因素　如先天性畸形(心脏缺损、膈疝)，心包压塞，心脏或大血管受压或牵拉、扭曲，患者体位的急剧搬动。尤其在全麻下由仰卧位突然翻身成俯卧位等引起急骤的血流动力改变，术前低血容量，高热患者均可能促进心脏停搏。

(5) 手术因素　手术部位对心脏停搏的发生有很大影响，如胸腔、腹腔内及颅内手术均较其他部位容易发生心脏停搏；长时间复杂大手术及失血较多的手术更易诱发心脏停搏。

2. 手术室外常见因素　在手术室外最常见的心脏停搏为缺血性心脏病和心肌炎患者所引起的室性心律失常，继而心脏停搏。还有各种严重意外如溺死、触电、窒息、严重过敏反应、药物中毒及交通事故均可导致心脏停搏。

(二) 按心源性和非心源性分

1. 心源性　心肌缺血、心肌梗死、心肌病、心瓣膜病、心包压塞、严重心律失常、阿-斯综合征、心力衰竭和心血管造影并发症等。

2. 非心源性　窒息、缺氧、二氧化碳潴留、呼吸衰竭、电击、溺水、药物中毒、过敏反应、大量出血、电解质紊乱、酸碱失衡、麻醉意外和肺梗死等。

二、心脏停搏的类型

心脏停搏有如下3种类型。

1. 心室纤维性颤动(ventricular fibrillation，VF)　心肌纤维失去了协调一致的有力收缩，而呈现极不规律的快速颤动(每分钟600次以上)，因而心脏不能有效地排出血液。

2. 心室停顿(ventricular standstill)　此时心脏的一切活动消失，心电图上无心室活动波型，呈等电位线型。

3. 心电机械分离(electric mechanical dissociation，EMD)　指心肌完全停止收缩而生物电活动存在。心电图显示宽而畸形、振幅低的QRST波，频率每分钟为20～30次。此时虽仍有心室波群，但已无泵血功能，血压及心音均不能测及。

3种类型中以VF为多见，Eagren统计262例心脏停搏中，VF 142例(54.2%)，心室停顿78例(29.8%)，EMD 24例(9.2%)，其他如室性心动过速4例(1.5%)，心动过缓3例(1.1%)。心脏停搏类型与1年存活率有关，VF 1年存活率26%，心室停顿14.1%，EMD 4.2%，而室性心动过速0%。

引起心搏骤停的因素彼此影响、互相转换的4个基本环节如图108-1所示。

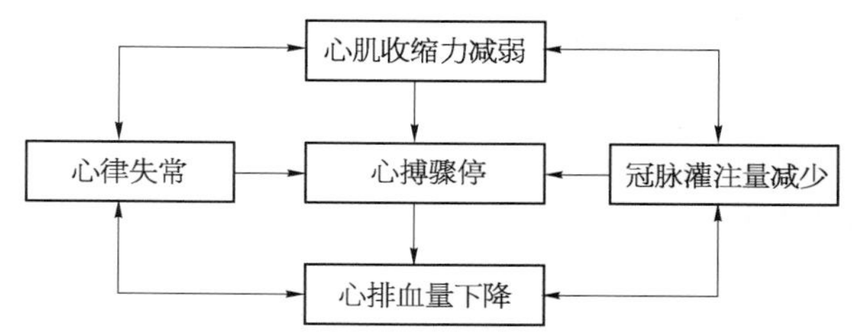

图108-1　引起心搏骤停的彼此影响、互相转换的4个基本环节

不论哪种类型心脏停搏，其后果相同，都是有效循环停止，全身缺血、缺氧，因此临床表现也相同。只要患者神志突然丧失，摸不到大动脉搏动，心脏停搏的诊断即可成立。手术患者凡伤口不出血，应立即想到是否出现心脏停搏，如此时摸不到颈动脉搏动，即可确定诊断，并立即开始抢救。

三、心肺复苏的步骤

根据各脏器对缺血缺氧的耐受时间不同，一般说来，大脑组织4～6 min，小脑10～15 min，延髓20～25 min，交感神经节为60 min，心肌约30 min，而肺组织耐受的时间稍长一些。如复苏超过上述时间，则可能造成各脏器不同程度的或不可逆性损害。因此，CPR实施应争分夺秒，根据文献报道早期诊断、早期人工呼吸供氧、早期胸外心脏按压、早期应用肾上腺素、早期除颤及早期头部降温可提高CPR成功率和患者的存活率。

心肺复苏过程可分为三个阶段，即：① 初期复苏或基本生命支持(basic life support，BLS)。② 二期复苏或进一步生命支持(advanced cardiac life support，ACLS)。③ 后期复苏(prolonged life support，PLS)。BLS多用于现场抢救，包括从以前的ABC改为现在的CAB三步骤，即胸外心脏按压(cardiac compression)、保持气道通畅(airway)及进行口对口人工呼吸(breathing)。ACLS包括心脏用药(drugs)、心电图(ECG)监测，诊断和治疗各种心律失常、电击除颤(fibrillation treatment)、建立静脉通路和维持呼吸循环稳定。PLS包括病情估计(gauge)、以恢复神志为重点的脑复苏(cerebral resuscitation)及重病监测治疗(intensive care)。

第二节 初期复苏

近年来提出的存活链(chain of survival)概念是CPR的重要组成部分。2010年新发布的美国心脏协会心血管急救成人生存链中的环节包括：① 立即识别心搏骤停并启动急救系统。② 尽早进行心肺复苏，着重于胸外按压。③ 快速除颤。④ 有效的高级生命支持。⑤ 综合的心搏骤停后治疗。而早期电击除颤是存活的关键。早期的心肺复苏可使心脏维持于心室颤动状态，从而保持生存的希望，如此时能早期进行电击除颤，可以提高存活率(表108-2)。

自心脏停搏至开始CPR的时间称停搏时间，可分为：① 发现心脏停搏至呼叫急救医疗中心时间。② 自呼叫至急救中心人员到达现场时间。③ 到达现场至第一次电击除颤时间。这三个阶段，其时间据统计分别为3 min、7.6 min及2.5 min，总停顿时间为13.1 min，这些病例的存活率是14%。如停搏时间<6 min，存活率为28%；停搏时间>6 min，存活率降至5%以下。当急救者发现心脏停搏患者，如先呼叫急救中心，再做CPR，这样电击除颤时间可以提前，存活率可以提高。

表108-2 美国部分地区早期电击除颤与存活率(%)

	未用早期除颤存活率(存活数/病例数)	应用早期除颤存活率(存活数/病例数)
金郡	7(4/56)	26(10/38)
爱荷华州	3(1/31)	19(12/64)
明尼苏达州西南部	4(1/27)	17(6/36)
明尼苏达州西北部	3(3/118)	10(8/81)
威斯康星州	4(32/893)	11(33/304)

由于器械改进，自动电击除颤器的应用，使非医务人员也可应用电击除颤，甚至可以通过电话线在家庭内进行除颤。直流电电击除颤对心脏停搏并不造成危险，即使现场无ECG监测，也可应用。有些国家救护车内均配置电击除颤及急救技术员。文献报道早期CPR和除颤能使存活率大大提高(图108-2)。

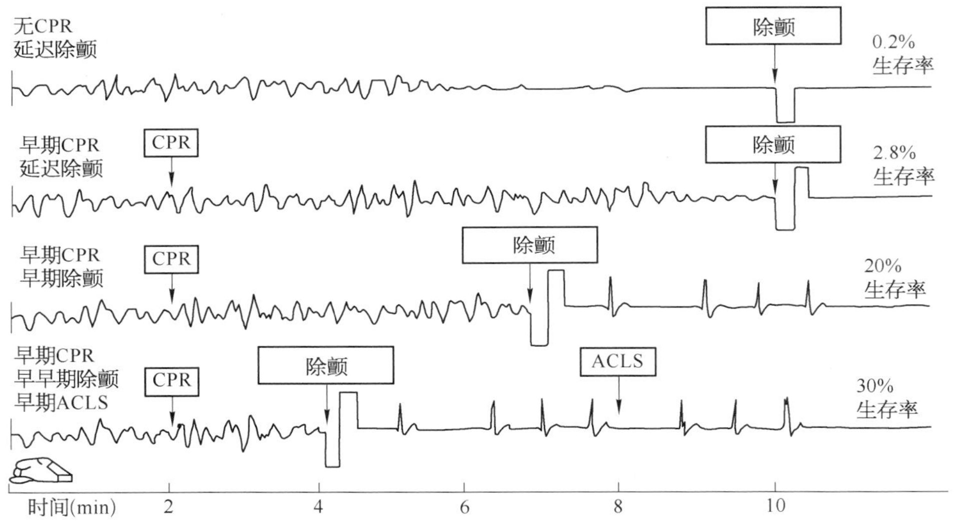

图108-2 早期CPR和除颤与存活率的关系

一、心脏按压

(一) 胸前区叩击 不应该用于无目击者的院外心搏骤停。如果除颤器不是立即可用，则可以考虑为有目击者、监护下的不稳定型室性心动过速(包括无脉性室性心动过速)患者进行胸前捶击，但不应因此延误给予CPR和电击。一次叩击可产生5～10 J电能，使部分心肌除颤，因而心脏起搏。

(二) 胸外心脏按压 胸外心脏按压是CPR的常规救治方法，应在医院内、外现场进行，在心脏停搏后立即开始，如院内抢救有直接动脉测压，舒张压<35 mmHg则应开始实施。标准的胸外心脏按压仅产生3%～30%的正常颈总动脉血流量，平均动脉压和心排血量较低，与心脏停搏前相比，脑血流<30%，心肌血流<10%。

20世纪60年代提出胸外心脏按压的机制是心泵机制，即胸部按压时心脏在胸骨与脊柱之间受挤压，因而心室内产生正压，使血液流入主动脉和肺动脉。放松时心内压力下降，二尖瓣和三尖瓣开放，心脏充盈

(图 108-3)。但 20 世纪 70 年代后期以来,对心泵机制提出不同看法,主要是有的患者在心导管检查时出现心室颤动,患者用力咳嗽,增加胸膜腔内压,可保持意识清醒和很高的主动脉平均压 147 mmHg,患者最终痊愈。以后对人和动物在胸外心脏按压时进行超声心动图、心血管造影、胸腔内置管等观察,发现所谓"收缩期"(按压时),房室瓣是开放而并不关闭,左室容积也不缩小,按压时主动脉直径减小而并不增大,胸内在血管压力与各心室的压力同样增加,按压时胸膜腔内压增高。以上变化说明按压时,胸膜腔内压增高,此压力传递至胸内的心脏和血管,再传至胸外的各动脉,推动血液前进。此时房室瓣是开放的,心脏只是个被动通道,并无泵的功能。在按压解除时,胸膜腔内压下降,低于大气压,静脉系统的血液又回流入心脏,称为胸泵机制(图 108-4)。在按压胸骨下陷期间,头臂循环的颈静脉闭合,建立了跨脑血管床的灌注压。有节律的胸外按压和放松期间,主动脉和右房间的压力差是心肺复苏期间心肌灌注的主要决定因素,此压力差也是心脏复苏成功的决定因素。研究表明,胸外心脏按压导致人工循环属于胸泵机制占 80%,心泵机制占 20%。但两者的作用究竟以哪一种起主要作用,有时以不同患者而异,也视不同病情而定。

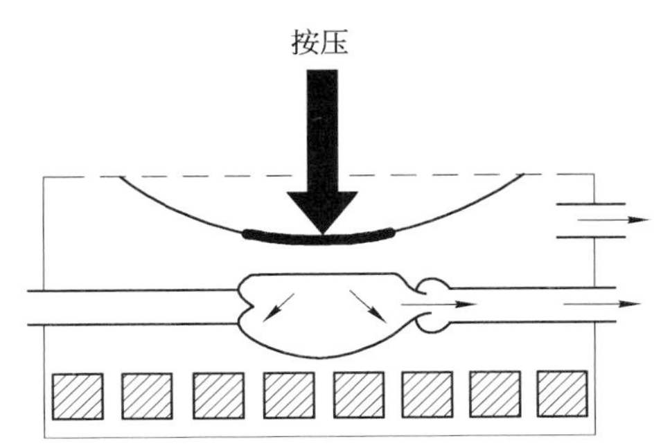

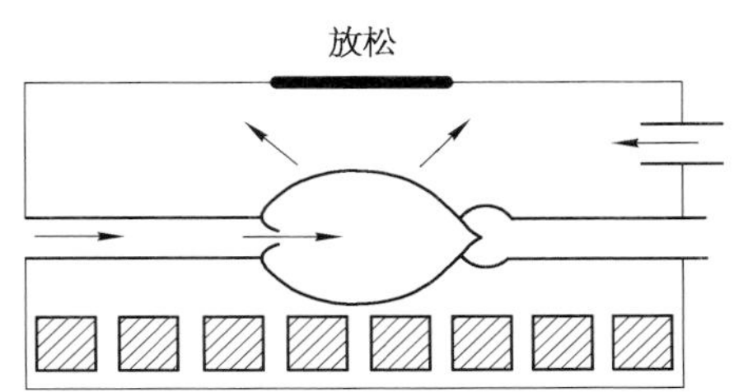

图 108-3 胸外心脏按压的心泵机制

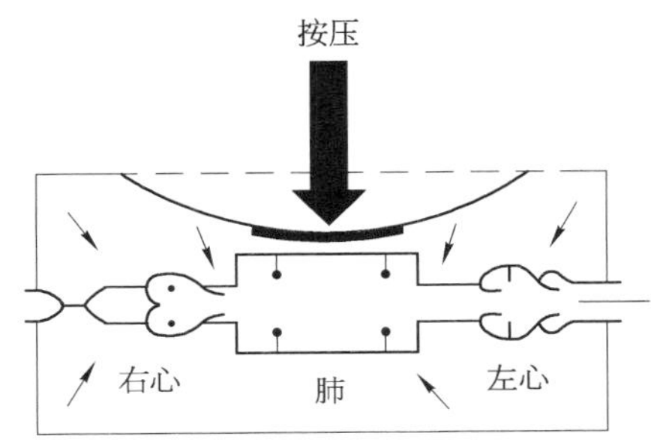

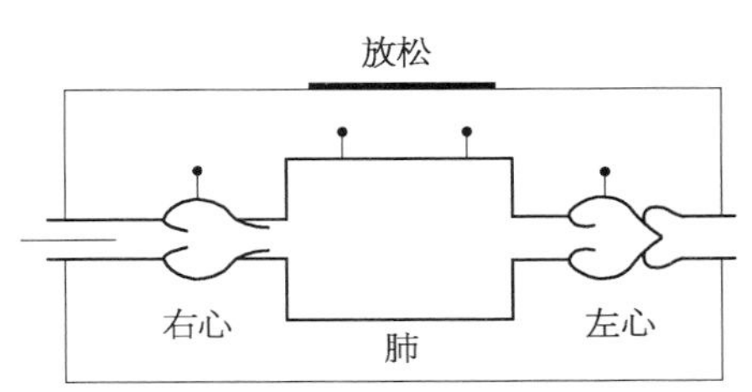

图 108-4 胸外心脏按压的胸泵机制

《2010 年美国心脏协会心肺复苏及心血管急救指南》主张以每分钟至少 100 次按压的速率进行胸外按压,成人的按压幅度至少约 5 cm,按压与放松时间比为 1∶1,保证每次按压后胸廓回弹,尽可能减少胸外按压的中断,并将中断时间控制在 10 s 以内。胸外心脏按压时可与人工通气同时进行,可增加脑灌注压。无论是单人还是双人操作时,按压与通气比值均为 30∶2,甚至在施救者未经培训或经过培训但不熟练的情况下可只进行单纯胸外按压。胸外按压时心排血量低,心肌、脑血流量少,是其不足之处。动物实验证明,一般为心脏停搏之前的 10%~33%。如加用肾上腺素则心排血量增加,几乎全部心排血量流向横膈以上器官,脑血流为正常的 20%~50%,而下肢血流降低至正常的 5%以下。随复苏时间延长,血流量逐渐减少,但血流分布不变。实验研究指出,心肌血流达到每分钟 15~30 ml/100 g 时可以成功复苏,胸外心脏按压时获得适当心排血量,使主动脉舒张压>40 mmHg,而冠状动脉灌注压>20~25 mmHg 时容易复跳。近来在患者 CPR 中通过创伤性测压,也得到证实。为了提高心肺复苏质量,按压时还应该注意二氧化碳波形图,如果 $P_{ET}CO_2$<10 mmHg,同时建立有创动脉测压,当舒张期压力<20 mmHg,则尝试提高按压的质量。

(三) 胸内心脏按压 胸内心脏按压效果确实,其脑血流量和心肌血流量比胸外心脏按压明显增高(表 108-3)。胸内心脏按压(60 次/min),可产生平均动脉压>50 mmHg,为正常的 45%以上,心脏指数为正常的 52%。不增高胸膜腔内压和中心静脉压,心脑灌流量

表 108-3 心脏按压时脑和心肌血流量(%)

	脑血流量	心肌血流量
正常心脏跳动	100	100
胸外心脏按压	<30	<10
胸内心脏按压	>60	>50

明显增加，而颅内压明显低于胸外心脏按压。

动物实验已证实心脏停搏经短期胸外心脏按压无效后，用开胸心脏按压，可提高存活率；但心脏停搏时间长(>25 min)，即使直接用胸内心脏按压也无效。故医院内心脏复苏时，先行胸外心脏按压，如效果不佳，应尽快改为胸内心脏按压。胸内心脏按压的适应证为：① 胸外心脏按压无效和胸部挤压伤。② 胸廓先天性畸形和胸廓成形术后。③ 严重肺气肿和肺栓塞。④ 伴有心包、心肌或心瓣膜损伤和心包填塞。⑤ 顽固性心室纤颤，体外除颤无效者。⑥ 原患室壁瘤。⑦ 妊娠后期。⑧ 长期接受皮质类固醇治疗、骨质松脆者。⑨ 继发于重度低温的心搏骤停。⑩ 胸内手术中发生心搏骤停。医务人员必须掌握胸外及胸内心脏按压两种方法。

二、维持气道通畅

维持气道通畅是心肺复苏的必要条件，造成上呼吸道梗阻的主要原因是舌根后坠和呼吸道内异物。张口、头后仰、托下颌并将颏部抬起，可保持气道通畅(图108-5)。对误吸食物而致气管堵塞，应用吸引器将口内食物和分泌物吸干净。此外可用膈下腹部猛压使异物排出。膈下腹部猛压由于能抬高膈肌，可迫使肺部排出足量的空气，形成人工咳嗽，使气道内的堵塞异物移动或排出。为维持气道通畅，膈下腹部猛压需重复进行5次。

三、人工呼吸

(一) 口对口人工呼吸 建议潮气量为500～600 ml(6～7 ml/kg)，同时强调在该潮气量下应该有胸廓起伏。但是不要为了胸廓起伏而使用过大的潮气量或压力，避免潮气量过大过强，不必要的过度通气可能会引起胃膨胀和其他并发症。每次人工呼吸时间>1 s，使吹入气流压力低，不超过食管开放压约20 cmH_2O，通气压力应<15 cmH_2O，潮气量≤500 ml，从而降低反流误吸的机会。口对口人工呼吸吹入气是操作者的呼出气，其氧含量较低(16%)，二氧化碳含量较高(2%～4%)，但因通气量大，故患者 PaO_2 及 $PaCO_2$ 可接近正常低值。

(二) 食管气管联合导管 为了尽快进行人工呼吸，在急救时可先插入食管气管联合导管(esophageal tracheal combitube)，该导管由三个腔和两个气囊组成，急救时可盲目插入，如进入气管，充气后即可人工呼吸，若插到食管，两个气囊充气后将食管堵塞，人工呼吸时，可通过另一孔进入气管进行有效通气。同时也可防止胃内容物反流而致误吸。

(三) 面罩或喉罩通气和气管插管人工呼吸 患者一旦发生呼吸心脏停搏，应立即进行面罩通气，同时准备气管插管，有时患者呼吸尚未完全停止，患者虽然奄奄一息，但牙关紧闭，或声门暴露困难，也应先面罩通气，或用喉罩通气，再设法气管插管。

四、其他心肺复苏技术及装置

1. 气动CPR背心(pneumatic CPR vest) 气动CPR背心为机械胸外按压器，完全是根据胸泵机制设计的，能提供更适当的按压频率、力量和时间，并节约急救者体力，有气动、电动和手控等不同型号。其按压面积较大，因此可减少损伤。此外，背心式CPR可以自动除颤。临床实验研究表明，应用气动CPR背心后除发现患者的主动脉与冠状动脉灌注压提高外，6 h和24 h生存率亦获提高。但是，最终患者的存活出院率仍为零。

2. 插入式腹部反搏术CPR(interposed abdominal counterpulsation CPR, IAC-CPR) IAC-CPR是在胸外心脏按压的舒张期进行腹部按压，可增加主动脉舒张压和冠状动脉灌注压，增加静脉回流和强化胸泵机制。但在医院外心搏骤停的随机研究中，没有提高患者的存活率，所以有待在医院中进一步研究其有效性和安全性。

3. 主动加压-减压CPR(active compression decompression CPR, ACD-CPR) ACD-CPR应用负压吸引技术，提起胸部和胸骨，使胸腔主动减压，结果

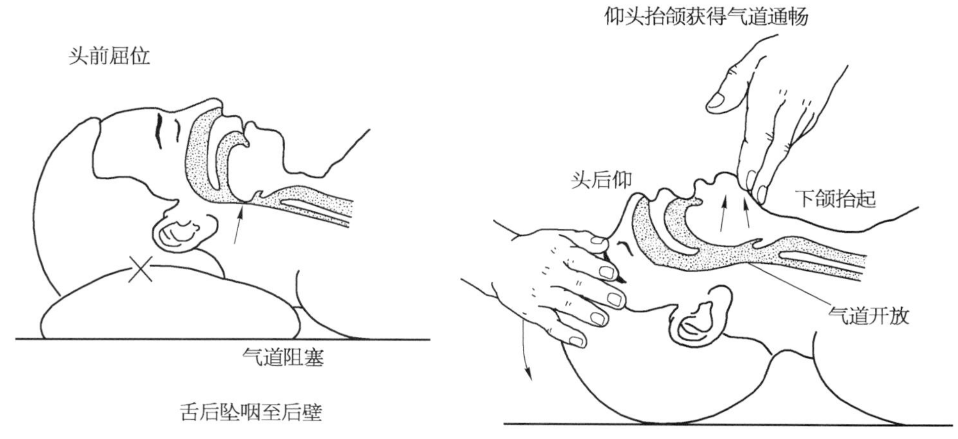

图108-5 头后仰、颌抬起保持呼吸道通畅

显示 ACD－CPR 虽可增加复苏成功率，但存活率无区别。其原理是在 CPR 期间按压和减压交替产生的增加的血流，更大的胸腔内负压，从而使静脉回心血量增加。在按压期间胸腔内压力增加使得血流被按压出胸腔。之后又在 ACD－CPR 的基础上连接了 ITD 装置（ITD 是一个小型、便携、轻巧的塑料装置，在胸外按压过程中能暂时性地阻止完全被动的空气流动），该仪器能够产生比使用 ACD 进行 CPR 或者单独使用标准 CPR 时产生更大的胸腔内负压。一些来自巴黎的研究显示 ITD，即有效地使用气管内插管或者面罩，和 ACD－CPR结合使用后（32％）比单独使用 ACD－CPR（22％）($P=0.02$)明显地提高了 24 h 的存活率。

4. 机械胸壁外按压　压力分散带 CPR（AutoPulse CPR）是通过拉紧或放松压力绑带，产生按压和放松胸部的过程。有研究表明，AutoPulse CPR 与标准 CPR 进行对照实验，结果用 AutoPulse CPR 的血流动力学状态更好，脑血流量也有了明显的提高，但是其对长期生存率的优势尚未被证明。

五、体外循环用于心肺复苏

1976 年 Kenneth 对肺栓塞、心肺创伤和急性药物过量所致的心脏停搏 39 例，经常规心肺复苏无效，采用股动脉及股静脉插管进行体外循环抢救，其成功率达 64％。Safar 犬实验心室颤动（时间 4～30 min）进行体外循环复苏，发现体外循环有利于心脏复苏，但心脏停搏时间＞15 min，脑复苏均告失败。Mooney 对 11 例经传统心肺复苏失败的心脏停搏患者采用体外循环复苏，血流动力学均得到改善，总生存率 64％。体外循环可以调节机体血流量、温度及血液成分，改善微循环灌注，增加淋巴回流，减少组织水肿，促进组织液和血液的交换，有利于细胞代谢，并可减少组织的代谢性酸中毒。对药物中毒患者，体外循环预充液将全身血液稀释，可降低体内药物浓度，并在体外循环运转灌注下，将心肌等组织的药物转移到血液，再经体外循环管道上的透析装置排出，从而达到恢复心搏的目的。国内阜外医院对心脏手术后心脏停搏患者进行紧急体外循环，平均动脉压可为 40～80 mmHg，在体外循环下再次手术，患者抢救成功。故有条件的单位，可以试用，以提高复苏成功率。

六、心肺复苏效果监测

血气分析对心肺复苏全身灌注的评估无价值。动脉血 SaO_2 增高，$PaCO_2$ 降低，pH 降低；而静脉血 SaO_2 降低，$PaCO_2$ 增高，pH 与动脉血数值差异大，这些差异是由于胸外心脏按压提供全身灌注有限以及无氧代谢积聚所致。

$P_{ET}CO_2$ 测定有较高价值，心脏停搏时 $P_{ET}CO_2$ 下降至零，心肺复苏开始 $P_{ET}CO_2$ 上升，已证实心肺复苏期间 $P_{ET}CO_2$ 与心排血量、心肌灌注压呈正相关。$P_{ET}CO_2$ 增高可能是自主循环恢复的第一个指征，可预测心脏复苏成功。心脏复苏期间，在低流量情况下，肺泡无效腔量较大，CPR 时，$P_{ET}CO_2$ 常常＜10 mmHg，当

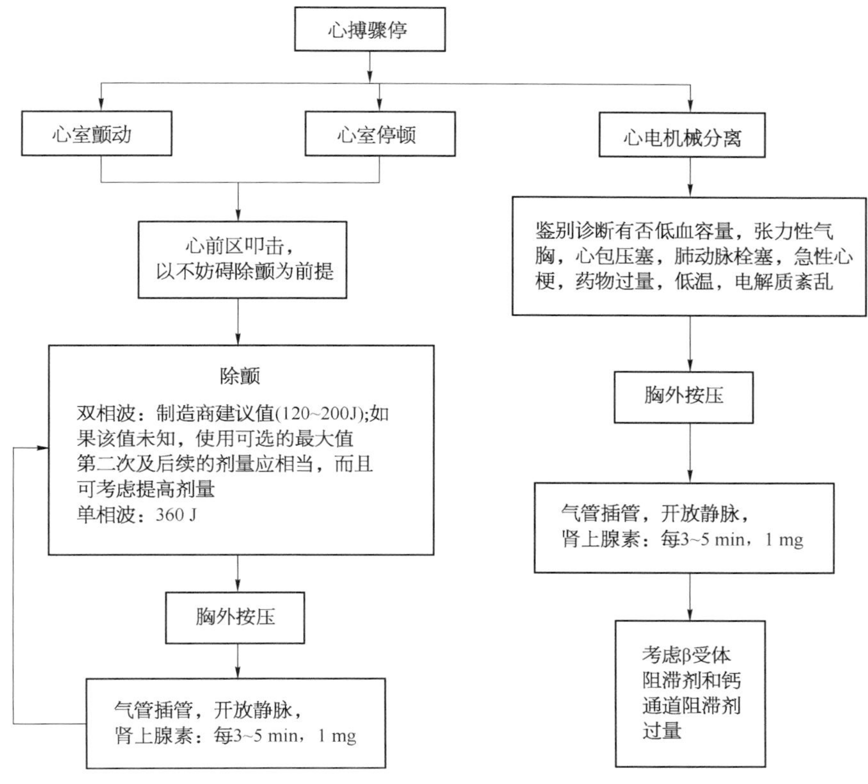

图 108－6　心搏呼吸停止的急救程序

复苏成功后，心排血量增加，$P_{ET}CO_2$升高到 20 mmHg 以上。$P_{ET}CO_2$突然增加，并>40 mmHg，是重建自主循环的最早征象。$P_{ET}CO_2$>15 mmHg 比<10 mmHg 的病例预后好。$P_{ET}CO_2$受多种因素影响，应注意分析。自主心跳和自主呼吸恢复是心肺复苏有效的征象，而瞳孔缩小，对光反射恢复也是临床判断心肺复苏效果的有用指标。

七、心搏呼吸停止急救程序

根据《2010 年美国心脏协会心肺复苏及心血管急救指南》和临床实践经验，归纳心搏呼吸停止的急救程序如图 108-6 所示。

第三节 二期复苏

BLS 处理是徒手操作，且现场条件有限，故应尽早将患者转送至医院进行 ACLS，以获得更好的复苏治疗。在转送途中，应继续人工呼吸和心脏按压，小型自动呼吸机适应于未作气管插管的患者在救护车中应用。

一、气道控制

为了达到有效通气，应作气管插管，这是控制气道的最佳方式。插管后可给氧并行人工呼吸，或应用呼吸机进行机械通气，达到有效氧合和通气，对于一些不能及时插管的患者改用面罩或喉罩进行插管。

二、维持循环

应用机械压胸器代替人工胸外按压，应用抗休克裤可减少腹部及下肢血容量，提供一定程度的自身输血，可提升血压，有助于心脏复苏。将患者下肢抬高也可达到同样目的。同时静脉输液，补充血容量，放置心电图，明确心脏停搏类型，如心搏已恢复，可监测心律情况，及时进行复苏及心律失常的治疗。

三、电击除颤

心电图证实心室颤动时，必须用电击除颤治疗。电击除颤指用适当的电压，短时期内以一定的电流冲击心脏，使心肌纤维完全去极化，以消除异位兴奋灶，然后由窦房结重新传下冲动，恢复正常心律。电击除颤分胸外和胸内除颤两种，由于加于体表的电能仅 30%通过胸壁而达心肌，因此胸外除颤所需的电能(电压×电流×时间=电能)大于胸内除颤。电击除颤有一个阈值，电击能量不足，不可能终止心室颤动，而除颤能量过高，可引起心律失常和心肌损伤。目前尚未确定第一次双相波形电击除颤的最佳能量。同样，不能确定单相波或双相波哪种波形对提高心搏骤停后的 ROSC 发生率或存活率更好。不同制造商采用不同的双相波形电击配置，而且并未直接比较为人体使用这些配置的相对有效性。由于波形配置存在上述不同，从业人员应使用制造商推荐的能量剂量(120～200 J)。如果制造商的推荐剂量未知，可以考虑使用最大剂量进行除颤。而用单相波除颤时可以直接从 200 J 开始，若首次除颤无效则可逐步增加除颤剂量。心室颤动如在 3 min 内电击，70%～80%病例可恢复窦性心率。由于自动体外除颤器(ACD)使用方便，每一病房护士均可掌握使用，甚至在现场救护车内、飞机、火车内非医务人员稍加训练均可应用，因此改善了心室颤动患者的预后，也提高了存活率。

胸内电击除颤电能为 20～30 J，必要时可增加。在冠心病监护病室可应用经食管途径除颤，电击探头放置于食管，使用的电能较低。

植入除颤和(或)起搏器已经应用于临床，效果良好，但价格昂贵，在大多数国家尚难推广。

四、药物治疗

ACLS 应用药物治疗的目的是：① 增加心肌和脑血流，提高心肌灌注压，使心搏尽早恢复。② 提高室颤阈，为电击除颤创造条件。③ 纠正酸中毒。④ 治疗心律失常。⑤ 增加心肌兴奋性和传导性。⑥ 保护大脑，减轻长时间和严重缺氧的影响。

(一) 用药途径　心脏停搏的用药途径，以往只有心内注射一种。心内注射需暂停复苏操作，不利于心脑供血，并可损伤胸膜和冠状血管，可能发生气胸和血胸等并发症，应尽量避免应用。Redding 对窒息犬心脏停搏模型进行胸外按压及正压通气，并用肾上腺素按 0.1 mg/kg 剂量分组作心内、气管内和股静脉内注射，其自主循环恢复时间相同，因此提出三种注药途径同样有效。目前推荐静脉及气管内用药。静脉给药快速安全有效，易于掌握。最近研究应用外周静脉给药，药物到达心脏明显延迟，故应选用颈外静脉或中心静脉途径。Kohn 在心肺复苏时，用吲哚氰绿经右锁骨下静脉或右肘前静脉注入，在股动脉采血，发现注入中心静脉，30 s 染料浓度达峰值，5 min 出现第二次峰值，而注入外周静脉时，90 s 未见染料，4 min 才出现，5 min 没有出现峰值浓度，经中心静脉注射后 60 s 染料浓度比外周静脉注射后 5 min 最高浓度大 3 倍。Hedges 用^{99}Tc

标记的白蛋白注射，证实犬心脏停搏模型中心静脉注药左心室药物峰值时间是 118±54 s，而经外周静脉注药峰值时间是 258±142 s，前者比后者缩短 1/2。但中心静脉穿刺要求中断胸外心脏按压，且操作要求较高，可能产生并发症，股静脉穿刺不影响心肺复苏操作，且用药后很快进入心脏，可以选用，但穿刺置管应插至横膈以上，以保证效果。无中心静脉而必须选用外周静脉时，应尽量用肘部静脉而不用肢体远端静脉。静脉用药后，应快速静脉点滴输液 30 ml，以加速药液进入心脏。

复苏患者常进行气管插管，药物可经气管途径注入，方法是将 30 cm 长的细塑料管或心导管，经气管导管插入气管隆突或支气管内，将药液用 0.9%NaCl 液或蒸馏水稀释至 10 ml，注入气管内，并行加压张肺 5～6 次，使药液迅速进入支气管及肺泡内，该处黏膜吸收迅速。气管支气管的血液直接回流至左心房，故注入气管内的药物迅速吸收后在心脏可达到很高的浓度。据研究，最快注药后 11～16 s 即产生心脏效应。肾上腺素、阿托品、利多卡因等均可经气管内给药，但碳酸氢钠因容量大，不能经气管内途径给药。注入气管内的药物剂量是静脉内用药的 2～2.5 倍。药物吸收可能受肺不张、肺水肿的影响。肾上腺素局部血管收缩作用也可能减少支气管内吸收。气管内用药后因通气/血流比值改变，以及分流的增加，PAO_2 可能下降，应注意监测。

最近提出骨髓内用药，特别适宜于小儿无静脉途径时。常选用胫骨远端穿刺，因该处骨皮质较薄，在胫骨内踝处旋转进针，至髓腔时阻力消失，回抽有血，指示已进入骨髓腔，注入药物后迅速被静脉窦吸收至中心循环，其吸收及分布方式与静脉内注射相同。

心内注射仅适用于其他途径用药无效时，自胸骨左缘第四肋进针，或在剑突下左肋缘进针，回抽有血，提示针已进入右心室内，据统计仅 72%心内注射进入心脏，并发症有气胸、血胸、心肌冠状血管损伤、心包出血等，其最大缺点是中断心肺复苏。

(二) 常用药物

1. 肾上腺素　肾上腺素主要通过兴奋 α 受体，收缩外周血管、提高主动脉舒张压，增加冠状动脉灌注，同时收缩颈外动脉，增加脑血流量，因此有利于心脑的复苏，而其 β 受体兴奋作用在复苏中并不重要。现公认肾上腺素是治疗心脏停搏的首选药物，可使停搏的心脏恢复跳动。室颤患者用肾上腺素，可使颤动波由细弱转为粗大，心肌色泽由发绀转为红润，为电击除颤创造条件。最近研究发现肾上腺素在 CPR 中剂量与心脏复跳率呈正相关。因保证心脑血供充分，是 CPR 成功的关键。心肌血流量＝冠状动脉灌注压/心肌血管阻力，冠状动脉灌注压可用主动脉舒张压减左室舒张末压之差表示。心脏停搏进行 CPR 时，左室舒张末压和心肌血管阻力均降至最低，故要增加心肌血流量，应提高冠状动脉灌注压，即应增加主动脉舒张压(ADP)。研究指出，长时间心脏停搏，CPR 时主动脉舒张压仅 20 mmHg，用 0.015～0.02 mg/kg 肾上腺素后，主动脉舒张压增加很少，无临床意义。用 0.2 mg/kg 肾上腺素可使心肌灌注压增加到 40 mmHg。患者复苏晚期分别用肾上腺素 1 mg、3 mg、5 mg 注射，主动脉舒张压在 5 mg 肾上腺素时增加最多。大剂量肾上腺素不仅显著提高心肌灌注压，而且心脏复跳率也明显增加，脑血流也明显增多，大脑皮质、桥脑、中脑、延髓及颈脊髓各部位血流均大于每 100 g 脑组织 10 ml/min。故有人主张用大剂量肾上腺素治疗心脏停搏，因心脏停搏时肾上腺素能受体发生改变，α_1 受体亚型的结合位点减少，由神经因素所控制的血管收缩效应相对缺乏，肾上腺素能受体对增加了的内源性儿茶酚胺产生脱敏感或耐受性，为了使外周血管收缩，可能需要大剂量肾上腺素能受体。β 受体兴奋作用可使心肌氧耗增加，曾对比研究 35 例应用大剂量肾上腺素与 33 例应用标准剂量肾上腺素的心脏停搏患者，使用肾上腺素后的并发症如一过性高血压、肺水肿、心律失常，心肌缺血及神经系统状态在两组中并无明显差别。大剂量肾上腺素(0.1～0.2 mg/kg)虽可使心脏灌注压升高，从而使心脏复跳率增加，但临床 2 400 例统计，大剂量肾上腺素并未提高存活率，也未改善神经系统后遗症。Lidner 等比较标准剂量和大剂量肾上腺素的出院率和存活率结果见表 108－4。目前主张肾上腺素剂量为 1 mg 稀释至 10 ml静注或气管内注入，每 3～5 min 使用一次，如果对常规标准剂量肾上腺素反应欠佳，则必要时用大剂量(5 mg)静注。

表 108－4　标准剂量和大剂量肾上腺素的出院率结果

作　者	大剂量	大剂量/标准剂量	P 值(出院率)
Lindner	5 mg	14/5	NS
Stiell 等	7 mg	3/5	NS
Callaham 等	15 mg	1.7/1.2	NS
Brown 等	0.2 mg/kg	5/4	NS

2. 血管加压素　血管加压素为非肾上腺素能外周血管升压药物，兴奋 V_1 受体，加快浦肯野纤维和心肌传导，并改善重要脏器血流，因而促进自主循环恢复。

将精氨酸血管加压素(vasopressin，AVP)用于 CPR 的前瞻性研究，有 40 名院外发生室颤的患者除颤无效，使用肾上腺素(1 mg iv)或 AVP(40U iv)治疗。结果显示使用血管加压素组复苏成功及存活＞24 h 的病例数远远超过肾上腺素组。200 名在住院期间进行 CPR 的患者随机分为 2 组，分别接受肾上腺素(1 mg iv)或 AVP(40U iv)治疗，并没有发现两者在维持自主循环及生存率方面的差异。冠心患者用 AVP 不增加心肌耗氧，但增加冠脉灌注、重要脏器血流和大脑氧供，一次用 20～40 IU 或 0.8 IU/kg。血管加压素可能对心脏停搏和心电机械分离有效。尽管许多试验均提示与等效肾上腺素相比，AVP 不能提高 ROSC 的存活率。但是一项纳入 1 186 人的多中心随机院外各种心律的心搏骤停患者的研究表明，给予 40 U 血管加压素显著增加出院率，但对神经系统恢复无影响。由于血管加压素与肾上腺素作用相同，在治疗无脉性心搏骤停中，无论是第一次或以后，都可以用 40 U 的血管加压素代替等效的肾上腺素。血管加压素是除肾上腺素外的另一种备选药物，但目前尚缺乏足够的资料来建议首先使用血管加压素。

3. 碳酸氢钠　心脏停搏会导致乳酸中毒及呼吸性酸中毒。动物实验心脏停搏后在维持通气的情况下行 CPR 而不用药物治疗，动脉血 pH 自 7.34 降至 7.19，而脑脊液中 pH 及 $PaCO_2$ 无明显改善，未进行 CPR 者除血 pH 下降外，脑脊液 pH 自 7.34 降至 6.94，$PaCO_2$ 自 47 mmHg 升至 123 mmHg；另一实验发现心脏停搏经控制呼吸后，2 min 内动静脉血气发生显著变化，$PaCO_2$ 自 40 mmHg 降至 20±1.5 mmHg，$PvCO_2$ 升至 56±2 mmHg，动脉血 pH 为 7.59±0.03，静脉血 pH 为 7.30±0.02，这种动脉与静脉血气的显著差异主要由于肺动脉血流减少，不能有效地将二氧化碳经肺排出所致，故 CPR 时仅凭动脉血气分析不能确切反映已存在的静脉酸血症。根据上述实验认为心脏停搏后机体发生的酸中毒，早期可能以呼吸因素为主，表现为呼吸性酸中毒。此外，并发现在 CPR 30 min 后，动脉血浆毫渗量已自 310±2 mmol/kg 增加到 334±5 mmol/kg，而血浆 HCO_3^- 浓度无明显改变。

心脏停搏所致酸中毒，临床上主张用碳酸氢钠($NaHCO_3$)纠正，但 $NaHCO_3$ 剂量如>2 mmol/kg，可引起代谢性碱中毒，而动静脉血及脑脊液的呼吸性酸中毒仍未能纠正，且 $NaHCO_3$ 能使心脏停搏后已升高的血浆毫渗量进一步升高。$NaHCO_3$ 大量输注是有害的，临床已证实：① $NaHCO_3$ 不能提高除颤成功率和存活率。② 代谢性碱中毒时，氧离曲线左移，$Hb-O_2$ 离解速度延迟，不利于组织对氧的摄取。③ $NaHCO_3$ 输注过多，pH 增高导致低钾血症，引起严重心律失常。④ $NaHCO_3$ 进入体内，HCO_3^- 与 H^+ 反应生成 H_2CO_3，H_2CO_3 很快离解成 CO_2 和 H_2O，CO_2 可通过细胞膜，加重细胞内酸中毒。CO_2 并可通过血脑屏障，使脑脊液 CO_2 增高，脑脊液中 pH 更低(HCO_3^- 不能通过血脑屏障)。当 CO_2 进入心肌细胞后，加重心肌酸中毒，抑制收缩力，并使心肌细胞能量代谢降低，ATP 生成减少。过去认为输注 $NaHCO_3$，使心排血量增加，现证实输注 $NaHCO_3$ 与心排血量无明显相关。⑤ 大量输注 $NaHCO_3$，使血浆形成严重的高钠性高渗状态，细胞内钠增多，引起心脑细胞水肿。⑥ 可使同时输入的儿茶酚胺灭活。

总之，CPR 后引起以呼吸性酸中毒为主的复合性酸中毒，早期可用过度通气纠正，保持 $PaCO_2$ 在 25～35 mmHg。心脏停搏时间短，乳酸酸中毒不严重，此时以改善肺、肾功能为主，并根据 pH 适当应用碳酸氢钠。应用碳酸氢钠的适应证是：① 心脏停搏时间>10 min，pH<7.2。② 心脏停搏前已有代谢酸中毒或高血钾。③ 孕妇心脏停搏，pH<7.30，因酸中毒使子宫胎盘血管的 α 肾上腺素能受体兴奋，小血管收缩有血流量下降危险。$NaHCO_3$ 剂量为 1 mmol/kg 静脉滴注(5% $NaHCO_3$ 溶液 1 ml=0.6 mmol)。$NaHCO_3$ 输注时必须作过度通气，以排出增加的 CO_2，避免造成继续性脑脊液中毒，加重脑损害。应根据血气分析 pH 及酸碱情况，决定是否追加 $NaHCO_3$。加 $NaHCO_3$ 药液容量大，不宜用气管内给药。

4. 利多卡因　可减慢心肌动作电位四相自动去极化的速率，从而控制其自律性，抑制心室的异位激动。利多卡因适应于室性异位节律，包括频发室性早搏、室性心动过速及心室颤动。急性心肌梗死时，预防应用利多卡因能降低心室颤动发生率。当电击除颤及用肾上腺素后仍有心室颤动，可应用利多卡因。剂量为 1～2 mg/kg 静注，气管内给药为静注的 3～5 倍，稀释至 10 ml。静注总量可达 3 mg/kg，每 10 min 0.5 mg/kg。

5. 胺碘酮　两项双盲随机对照临床研究指出，在院外用胺碘酮 300 mg 治疗难治性室颤(VF)和无脉性室性心动过速(VT)，与安慰剂或利多卡因 1.5 mg/kg 比较可以提高入院后患者的存活率。另有人体和动物研究证明胺碘酮可改善 VF 和 VT 对除颤的反应。心搏骤停患者如为 VF 或 VT，初始剂量为 150～300 mg，溶于 20～30 ml 生理盐水或葡萄糖液内快速推注。对血流动力学不稳定的 VT 及反复或顽固性 VF 或 VT，应增加剂量再快速静推 150 mg，随后按 1 mg/min 的速度静滴 6 h，再减至 0.5 mg/min，每日最大剂量≤2 g。

胺碘酮的主要不良反应是低血压和心动过缓，预防的方法是减慢给药速度，若已出现临床症状，可通过补液，给予升压药、正性变时药或临时起搏。

6. 溴苄胺　溴苄胺心血管作用较复杂，开始时释放儿茶酚胺，继而有神经节后肾上腺素能阻滞作用，可引起低血压，用于治疗心室颤动及室性心动过速。溴苄胺不用做抗心律失常的第一线药物，但当心室颤动应用电击除颤、肾上腺素、利多卡因治疗无效时，或室性心动过速不能用利多卡因及普鲁卡因胺控制时，可应用溴苄胺，剂量为 250 mg 静注。

7. 去甲肾上腺素　用于一些改良措施，人类资料较少，但这些资料均认为去甲肾上腺素和肾上腺素在早期复苏中具有相等效果。一项前瞻性研究表明去甲肾上腺素无益且可恶化神经系统预后。

8. 阿托品 《2010年美国心脏协会心肺复苏及心血管急救指南》不再建议在治疗无脉性心电活动和心脏停搏时常规性地使用阿托品，并已将其从高级生命支持的心搏骤停流程中去掉。但对窦性心动过缓和发生在窦房结的房室传导阻滞治疗有效，对室性心搏停顿者可以试用，对有急性心肌缺血或梗死时慎用。窦性心动过缓治疗以0.5 mg行静脉内注射，随继每5 min注射1次，直至达到疗效或总量达到2 mg。阿托品经稀释后，也可行气管内给药。

9. 腺苷 腺苷能抑制房室结及窦房结活动，对涉及包括房室结的再活动通路的室上性心动过速有效。如室上性心动过速并非由于房室结或窦房结再活动所致，用腺苷无效。建议在未分化的稳定型、规则的、单型性、宽QRS波群心动过速的早期处理中使用腺苷，对于治疗和诊断都有帮助。必须注意，由于腺苷会导致心律变成室颤，所以不得用于非规则宽QRS波群心动过速。腺苷半衰期短，首次剂量6 mg静注(3～5 s)，1～2 min后可重复应用12 mg。

10. 异丙肾上腺素 只兴奋β肾上腺素能受体，用药后心肌收缩力虽增加，但心率增快，心肌做功增加，氧耗量增高，在缺血性心脏病可加重心肌缺血，引起心律失常。心脏停搏患者不用，因外周血管扩张，心肌血流量下降。异丙肾上腺素只适用于房室传导阻滞用阿托品无效的病例。

11. 氯化钙 虽然钙能增加心肌收缩力，但对心脏停搏患者的前瞻性及回顾性研究未发现应用钙剂有助于心脏停搏的恢复，在缺血和再灌注期间大量钙离子积聚于细胞内，对机体有害(见第二十九章)，故心脏停搏患者不宜用钙剂。只有在高钾血症、低钙血症及钙通道拮抗药过量的情况下才给予钙剂，剂量为2～4 mg/kg静注，必要时可以重复。

12. 维拉帕米 维拉帕米是逆转阵发性室上性心动过速且QRS不增宽的首选药物。维拉帕米通过阻断钙流入心肌和血管平滑肌内，有效地抑制快速房室结传导。已证实维拉帕米能有效地减少缺血后冠状动脉再灌注引起的室性心律失常。维拉帕米减少心肌收缩力，可加剧左心功能不全患者的充血性心衰，导致心动过缓和低血压。维拉帕米剂量为1～2 mg稀释后缓慢静注，2 min后重复，以后用5 mg加于5%葡萄糖液250 ml中静脉滴注。

13. 溶血栓药 溶血栓药作为纤维蛋白溶酶原(plasminogen)的激活剂，激活溶解的纤维蛋白溶酶原及表面结合的纤维蛋白溶酶原，形成纤维蛋白溶酶。当表面结合的纤维蛋白溶酶原转化为纤维蛋白溶酶时，即产生血栓溶解。纤维蛋白溶酶在纤维蛋白附近产生，消化纤维蛋白，并溶解血凝块。不同的溶血栓药对经壁急性心肌梗死的疗效及降低病死率无差别，但应在症状出现后6 h内用药。

第四节 后期复苏

心脏复跳后，全身缺氧所致的一系列病理生理改变仍然存在，有些病变在心搏恢复后还可加重。据统计，心搏恢复后60%病例在2周内死亡，而存活者有10%～40%有不同类型的神经并发症。文献报道CPR患者出院率仅18%，一年内存活率仅12.5%，30年来CPR存活率没有明显提高。因此，BLS处理后应在重症监测病房(ICU)进行重点监护治疗，包括维持呼吸循环功能，酸碱内稳及电解质失衡的处理，肾功能衰竭及感染防治以及脑复苏等。

一、支持呼吸功能

在ICU，应保证患者通气良好，无低氧血症，患者均应作机械通气，监测血氧饱和度及$P_{ET}CO_2$，并作血气分析。对气管导管应经常吸引分泌物，机械通气>48 h，应按具体情况考虑气管切开。机械通气时应避免纯氧吸入，过度通气保持$PaCO_2$在30 mmHg左右，不宜过低。当$F_IO_2=1.0$，而$PaO_2<100$ mmHg，应选用呼气末正压通气(PEEP)，PEEP过大可影响循环，并可增高颅内压，一般用5～10 cmH_2O，当患者自主呼吸恢复，可选择同步指令通气(SIMV)，逐步停用呼吸机。

二、维持循环稳定

患者常规监测动脉压，最好进行桡动脉或股动脉穿刺插管，直接测量动脉压，并可同时作血气分析和酸碱测定。经颈内静脉穿刺测中心静脉压。中心静脉压既反映血容量情况，又提示心血管功能，也是脱水治疗的可靠指标。应常规监测心电图及尿量，当左心功能不全时宜测肺动脉压及肺毛细血管楔压及心排血量。

维持循环稳定包括根据中心静脉压补充血容量，以及用正性肌力药或血管收缩药静脉滴注维持血压，一般用多巴胺静脉点滴。心脏停搏患者常有心律失常，Myerburg指出心搏恢复后24 h内84%患者有慢性室性心律失常，可应用利多卡因、维拉帕米及其他抗心律失常药治疗。

三、酸碱内稳及水电解质平衡

应监测各项代谢指标及水出入量，根据血气分析决定是否输注碱性药物。对血钾、血钙根据化验而进行针对性治疗。观察417例心脏停搏患者，发现高血糖者预后差，故复苏患者输液以平衡液为主，只有在明确有低血糖时才输注葡萄糖液。

四、保护脏器功能

心脏停搏后，各脏器均有缺氧性改变，需注意保护肝、肾、脑等器官功能，心搏恢复即刻放冰帽头部降温，应特别重视脑复苏和脑保护，有关脑复苏请参阅第一一二章。

五、心肺脑复苏终止抢救的标准(do not resuscitate orders，DNR)

现场复苏应坚持持续进行，在现场抢救中不应轻易作出停止复苏的决定。如有条件确定下列诸指标均存在时可考虑终止复苏。

(1) 脑死亡(详见第一一二章)。

(2) 无心跳及脉搏，心电呈直线。有上述两个条件，再加上已作复苏30 min以上，可考虑患者真正死亡而终止复苏。

(周仁龙　马宵雯　杭燕南)

参考文献

[1] Gaieski DF, Abella BS, Goyal M. CPR and postarrest care: overview, documentation, and databases[J]. Chest, 2012, 141: 1082 - 1089.

[2] Lienhart A, Auroy Y, Péquignot F, et al. Survey of anesthesia-related mortality in France[J]. Anesthesiology, 2006, 105: 1087 - 1097.

[3] Li G, Warner M, Lang BH, et al. Epidemiology of anesthesia-related mortality in the United States, 1999 - 2005 [J]. Anesthesiology, 2009, 110: 759 - 765.

[4] Tony Smith. Alternative cardiopulmonary resuscitation devices[J]. Critical Care, 2002, 8: 219 - 223.

[5] Plaisance P, Soleil C, Lurie KG, et al. Use of an inspiratory impedancethreshold device on a facemask and endotracheal tube to reduce intrathoracic pressures during the decompression phase of active compression-decom-pression cardiopulmonary resuscitation [J]. Crit Care Med, 2005, 33: 990 - 994.

[6] Mittal S, Ayati S, Stein KM, et al. Transthoracic cardioversion of atrial fibrillation: comparison of rectilinear biphasic versus damped sine wave monophasic shocks[J]. Circulation, 2000, 101: 1282 - 1287.

[7] Page RL, Kerber RE, Russell JK, et al. Biphasic versus monophasic shock waveform for conversion of atrial fibrillation: the results of an international randomized, double-blind multicenter trial[J]. J Am Coll Cardiol, 2002, 39: 1956 -1963.

[8] Scholten M, Szili-Torok T, Klootwijk P, et al. Comparison of monophasic and biphasic shocks for transthoracic cardioversion of atrial fibrillation[J]. Heart, 2003, 89: 1032 - 1034.

[9] Glover BM, Walsh SJ, McCann CJ, et al. Biphasic energy selection for transthoracic cardioversion of atrial fibrillation. The BEST AF Trial[J]. Heart, 2008, 94: 884 - 887.

[10] Reisinger J, Gstrein C, Winter T, et al. Optimization of initial energy for cardioversion of atrial tachyarrhythmias with biphasic shocks[J]. Am J Emerg Med, 2010, 28: 159 - 165.

[11] Rea TD, Cook AJ, Stiell IG, et al. Predicting survival after out-of-hospital cardiac arrest: role of the Utstein data elements[J]. Ann Emerg Med, 2010, 55: 249 - 257.

[12] Wenzel V, Raab H, Dünser MW. Role of arginine vasopressin in the setting of cardiopulmonary resuscitation[J]. Best Pract Res Clin Anaesthesiol, 2008, 22: 287 - 297.

[13] Stadlbauer KH, Wenzel V, Krismer AC, et al. Vasopressin during uncontrolled hemorrhagic shock: less bleeding below the diaphragm, more perfusion above[J]. Anesth Analg, 2005, 101: 830 - 832.

[14] Krismer AC, Dünser MW, Lindner KH, et al. Vasopressin during cardiopulmonary resuscitation and different shock states: a review of the literature[J]. Am J Cardiovasc Drugs, 2006, 6: 51 - 68.

[15] Wenzel V, Raab H, Dünser MW. Role of arginine vasopressin in the setting of cardiopulmonary resuscitation[J]. Best Pract Res Clin Anaesthesiol, 2008, 22: 287 - 297.

[16] Mizzi A, Tran T, Mangar D, Camporesi EM. Amiodarone supplants lidocaine in ACLS and CPR protocols [J]. Anesthesiol Clin, 2011, 29: 535 - 545.

第一〇九章 脑 复 苏

减少心脏停搏后缺氧性的脑损伤称为脑复苏(cerebral resuscitation)。传统观念认为常温下大脑细胞耐受完全性缺血缺氧的时间上限为 5 min,超过此时限,即使自主循环恢复,脑细胞仍将遭受不可逆性损伤。脑损伤是心肺脑复苏后致残的主要原因,因此加强脑复苏方面的救治非常重要。

第一节 脑缺血再灌注损伤的病理生理

临床上通常把脑分为大脑、小脑和脑干。人类大脑非常发达,尤其是大脑皮质高度发达,总面积约为 2 200 cm^2。一般来说,成人脑组织重量仅为体重的 2%;脑血流量为 750 ml/min,即 50 ml/(100 g·min),占心排血量的 15%;脑氧耗量为 3.5 ml/(100 g·min),占全身氧耗量的 20%,其中大约 60%能量用于维持脑的电生理功能,维持脑的兴奋性,40%用于脑细胞的内环境的平衡及脑细胞膜的稳定。

与脑的高氧耗量相比,脑的高能磷酸键和葡萄糖的储备均最低,需要持续供应氧和葡萄糖以维持正常的脑功能。脑的高代谢率及高血流灌注的特点决定了脑组织易受缺血和缺氧性损害。脑氧耗和氧供失衡造成的局灶性或弥漫性缺血、缺氧是多种因素导致脑损伤的共同途径。当脑完全缺血 6~8 s,脑的氧储备即完全消耗,患者意识丧失;10~20 s 后自发和诱发脑电活动异常,细胞膜离子泵功能开始衰竭;2 min 内脑干的活动消失,呼吸几乎停止,瞳孔散大;3~4 min 内脑的葡萄糖被耗竭;5 min 内腺苷三磷酸(ATP)被耗竭。

当自主循环功能恢复,脑组织再灌注后,脑缺血性改变仍继续发展。研究表明,在脑损伤的过程中,由于缺血后再灌注所引起的脑损伤远大于缺血缺氧直接引起的脑损伤。如无再灌注损伤,脑细胞在完全缺血后 60 min 仍可保持结构基本完整。在再灌注后,相继发生脑充血、脑水肿及持续低灌注状态,使脑细胞继续缺血缺氧,导致细胞变性和坏死,称为脑再灌注损伤(reperfusion injury)。脑细胞从缺血到完全坏死的病理变化过程是非常复杂的。有人观察到,在心脏停搏 5 min后,以正常压力恢复脑的灌流,可见到多灶性"无再灌流现象",即解除缺血原因并没有使缺血区得到充分血流灌注的反常现象。该现象可能与红细胞凝聚、血管痉挛及有害物质的释放等因素有关。因此,脑复苏的主要任务是防治脑水肿和颅内压升高,以减轻或避免脑组织的再灌注损伤,保护脑细胞功能。

缺血后没有再灌注就没有复苏的机会,再灌注损伤是脑复苏必须跨越的难关,再灌注损伤开始愈早,不可逆损伤愈轻。脑缺血再灌注损伤的病理生理改变,主要表现在以下四个方面。

一、ATP 丧失

循环停止 5 min 脑内 ATP 即耗竭。能量匮缺是脑缺血损伤的始动变化,并可引起:① 细胞膜泵障碍,不能维持细胞内外离子自体稳定。Na^+-K^+-ATP 酶依赖泵和 Ca^{2+}-ATP 酶依赖泵发生障碍,使得 K^+ 逸出至细胞外,Na^+ 和 Ca^{2+} 进入细胞内。② 突触前囊泡贮存的谷氨酸和天门冬氨酸等兴奋性神经递质释放,可直接引起神经元毒性,同时激活兴奋性氨基酸(EEA)的几种促离子型谷氨酸受体(iGluR),如 *N*-甲基-*D*-天冬氨酸(NMDA)受体、α 氨甲基-异恶唑-丙酸(AMPA)受体、海人藻酸(KA)受体和多种促代谢型谷氨酸受体(mGluR),其中 NMDA 和 AMPA 是脑缺血损伤的重要神经递质。

急性缺血时,AMPA 和 KA 受体被激活,Na^+ 通道开放,细胞膜去极化,Na^+ 内流,细胞内水肿,快速神经损伤可在几小时内发生。持续缺血时,NMDA 受体上调,再灌注后 Ca^{2+} 通道和 NMDA 受体通道开放,Ca^{2+} 内流,胞质内游离 Ca^{2+} 增多,磷脂酶和蛋白酶激活,游离脂肪酸和自由基释放,同时促使血栓素、白三烯及前列腺素类增多,导致血管通透性增加和血管痉挛,引发细胞损伤的瀑布反应。

二、细胞内 Ca^{2+} 失调

参与细胞内钙调节的因素包括 Ca^{2+}-ATP 依赖

酶、内质网和线粒体的摄钙作用、调钙蛋白和钙结合蛋白、钠钙拮抗运转系统等，这些都依赖 ATP 供能。细胞内 Ca^{2+} 的正常功能包括参与蛋白激酶、磷脂酶和磷酸二脂酶的调节。

在缺血后和再灌注过程中细胞质游离钙都明显增高，激活钙依赖性降解酶，并促进氧自由基形成，导致蛋白磷酸化和去磷酸化过程异常，继之基因表达、酶和受体功能障碍，细胞代谢受阻直至死亡。

三、游离脂肪酸(FFA)和自由基效应

细胞膜 FFA 升高与缺血时间平行。在缺血再灌注过程中 FFA 释放加速，由此产生强破坏性的氧自由基，如 OH^- ·、NO·、·OH、O_2^- ·等。自由基增多的机制包括：① 缺血过程中蓄积的腺苷酸在再灌注过程中被黄嘌呤氧化酶代谢。② 钙激活磷脂酶 C 并伴有细胞内钾释放，单独或协同引起磷脂裂解，释放 FFA，主要是花生四烯酸。③ 再灌注期间环氧化酶和磷脂酶代谢为花生四烯酸。④ 脂质过氧化和经环氧化酶途径形成前列腺素、血栓素类和超氧化物。自由基的链式反应使血管膜通透性增高，间质水肿，血管阻塞，并进一步导致相关的细胞和线粒体的损伤；自由基也可直接破坏细胞蛋白质和核酸。

四、毛细血管内皮损伤

毛细血管内皮损伤是神经元再灌注损伤的主要原因之一。人脑毛细血管内皮细胞培养实验证明，再灌注过程中细胞内黏附分子的转录和翻译增加。细胞内黏附分子促进粒细胞黏附于毛细血管内皮表面，启动了延迟性低灌注过程。再灌注过程中毛细血管内皮细胞超氧物形成，使内皮细胞表面的活性抗凝素转化为活性促凝素，也使粒细胞和血小板阻塞微血管。内皮细胞和中性粒细胞产生的自由基还可使脑血管麻痹，在缺血的半影区形成充血、水肿和栓塞。

第二节 脑复苏治疗

脑复苏的适应证一方面取决于初期复苏是否及时和有效，另一方面更应参照复苏过程中神经系统的体征。心脏停搏距心肺复苏开始的时间常难估计准确，而监测神经系统的体征对于此段时间的推断更具有意义。体温升高及肌张力的亢进、痉挛、抽搐乃至惊厥，都是脑缺氧性损伤的体征，说明脑缺氧的时间较长。体温的上升常先于肌张力的改变，但如不连续监测，则未必能及时发现。对肌张力的改变也应反复检测。估计心肺复苏不够及时，且已呈现明显的脑缺氧性损伤体征者，应立即进行脑复苏。对心脏停搏时间短(4 min 以内)的患者盲目地进行脑复苏，很可能使原来能自然恢复的病程复杂化，甚至丧失恢复的机会。如果脑损伤的程度已使患者的肌张力完全丧失(即“软瘫”)时，病情往往已接近“脑死亡”的程度，目前的脑复苏措施还无法使其恢复。

在没有特效药物的情况下，采用保(低温和药物降低脑代谢，保护脑组织)、促(减轻脑水肿，增加脑血流量)、补(高压氧和 ATP 补充代谢基质)、抗(自由基清除药、钙拮抗药等拮抗再灌注损伤效应)的综合疗法是合理和可行的。近来，基因治疗和神经元再生治疗在脑复苏中具有广泛的应用潜力，采用多种方法联合治疗可使脑功能得到更理想的恢复。

一、降低脑代谢，保护脑组织

低温有降低氧耗、稳定生物膜、抑制磷脂酶活化、抑制氧自由基和脂质过氧化反应、减轻脑水肿及减少多种内源性毒性介质释放等作用，可减轻或终止脑的再灌注损伤的进程，为脑细胞功能的恢复创造了有利条件。研究表明体内温度每降低 1℃，脑血流量降低约 6.7%，颅内压下降 5.5%，脑代谢率降低 6%～7%。

低温是一项复杂的技术，不宜认为凡是心脏停搏者都必须降温。心脏停搏未>3～4 min 或患者已呈软瘫状态时，不是低温的适应证。心脏停搏时间较久、患者呈现体温升高趋势或有肌紧张及痉挛表现时，应立即降温。实施低温时要做到及早降温，即在心搏恢复后尽早采取有效的降温措施，最好能在复苏开始后的 5 min 内施行，若延迟到 6 h 后开始，降温效果不佳；降温以头部为主，即以头部冰帽配合冰袋或变温毯体表降温，还可以使用输注冰生理盐水、血管内降温导管等体内降温技术；深度足够，持续降温。在降温的具体程度和持续时间上，国内外有一定差异。国内主张 30～33℃，持续 24 h，而国外建议 34～35℃，持续1～3 h降温。降温亦可持续到患者神志开始恢复或好转为止，期间可用足量冬眠药和肌松药控制寒战及血管痉挛。另一方面，动物实验表明，降温会导致心脏指数下降、心室功能减退、微循环重新分布及组织获氧能力降低，这些改变主要与血乳酸水平升高有关。复温时只需逐步减少冰袋或升高变温毯温度使体温缓慢回升即可。降温所用的辅助药则宜于体温恢复 1～2 d 后再行停药。

冬眠药、巴比妥类、丙泊酚、异氟烷等药物有降低脑代谢、延长心脏停搏后脑皮质去极化时间的作用。巴比妥类还有降低颅内压、减轻钙内流及抑制自由基形成等作用，在全脑缺血缺氧时有脑保护作用。

二、减轻脑水肿，改善脑灌注

心搏骤停后常发生广泛脑水肿，其产生可能既是血管源性的，又是细胞毒性的。脑水肿会导致颅内高压，加重脑灌注不足，应予脱水治疗。脑复苏时的脱水应以减少细胞内液和血管外液为主，而血管内液不仅不应减少和浓缩，还应保持正常或高于正常并适当稀释。脱水应以增加液体排出量来完成，不应使入量低于代谢需要。脱水时应维持血浆清蛋白>30 g/L，维持血浆渗透浓度在 280～300 mmol/L。脱水治疗一般以渗透性利尿药（如甘露醇）为主，襻利尿药（如呋塞米）为辅助措施，主要原因是襻利尿药作用快速，但长期使用不利于电解质平衡，而渗透性利尿药的作用相对缓和且持久。

甘露醇有减轻细胞水肿、降低颅内压、减低血液黏稠度及自由基清除作用。复苏早期可先用一次甘露醇，剂量 0.5～1 g/kg，在 20～30 min 内静脉滴注完毕，降低颅内压作用可维持 4～6 h。以后根据颅内压、尿量及血浆渗透浓度的测定结果来决定是否仍需使用甘露醇，必要时可加用呋塞米 20～40 mg。但血浆渗透浓度不宜>310～340 mmol/L，因为过度脱水会引起血容量不足、血液黏度增加及脑血流减少。大量排尿的患者，必须严密监测电解质变化。脱水疗法对细胞中毒性和间质性脑水肿均有较好疗效，但对血管源性脑水肿无效。白蛋白的利尿作用缓和且持久，可与甘露醇同时使用。而且白蛋白有利于维持血浆胶渗透压和血容量，以缓解因脱水而致血容量不足。脑水肿的发展一般在第 2～3 日达到高峰，因此脱水治疗应持续 5～7 d。

皮质激素可抑制血管内凝血，减低毛细血管通透性，维护血脑屏障完整性，对血管源性脑水肿有较好疗效，但对已经形成的水肿作用难以肯定。激素的应用宜尽早开始，大剂量甲泼尼龙（甲强龙 1 000 mg）在脊髓损伤的 8 h 内应用，可减轻局部水肿，保护细胞脂质不受自由基损伤，明显降低致残率。新一类皮质激素 α_1 氨类固醇（lazaroid），避免了应用糖皮质激素后引起的高糖血症、胃肠道出血及免疫抑制等不良反应。具有抗炎和抑制自由基反应的甾体药，已证实在脑出血患者和部分性脑缺血实验动物中有较好的脑保护作用。

在复苏早期采取“3H”原则，及较高血压、较高脑灌注量和适当的血液稀释（血细胞比容 30%～35%）似乎是合理的方法。心搏骤停后，脑血流自身调节功能受损，此时脑血流更多地依赖于脑灌注压，因此使患者的血压控制于平时较高水平，以利于脑内微循环的重建。但应避免长时间高血压以免增高颅内压，加重脑水肿。

过度通气可降低动脉内二氧化碳分压（$PaCO_2$），降低颅内压（由于 $PaCO_2$ 每下降 1 mmHg，每 100 g 脑组织脑容积减少 0.04～0.05 ml），提高脑灌注压[脑灌注压（CPP）= 平均动脉压（MAP）－颅内压（ICP）]。另一方面，过度通气又使脑血管收缩，血流量减低（$PaCO_2$ 每下降 1 mmHg，每 100 g 脑组织每分钟血流量减少 1.5～2.0 ml），可能加重缺血缺氧性损伤；过度通气也可能通过增加气道压、脑静脉压力和颅内压，而进一步减少脑血流。反之，$PaCO_2$ 升高可引起颅内压增高、脑水肿、颅内“窃血”现象（正常脑组织血管扩张、缺血区脑组织血管收缩）等不良结果。因此，在脑复苏时将 $PaCO_2$ 维持在何种水平需根据患者脑损伤的不同原因、脑复苏不同阶段及患者自身的其他情况，动态参考患者神经功能、血气分析及其他检查结果来调整 $PaCO_2$ 水平。

三、防止再灌注损伤

（一）兴奋性氨基酸（excitatory amino acids，EEA）拮抗剂 现已开发了此类药物，其作用是阻断钠通道从而抑制谷氨酸盐释放。拉莫三嗪（lamotrigine）作为一类 EEA 拮抗剂，通过抑制谷氨酸盐释放，对抗脑纹状体的损伤，拮抗 1-甲基-4-苯-1,2,3,6-四氢吡啶（MPTP）多巴胺能的神经毒性，同时对丙二酸盐和 3-硝基丙酸的神经毒性也有一定的抑制作用。

氨酸盐结合点的竞争性拮抗剂、离子通道结合的非竞争性拮抗剂、甘氨酸位点拮抗剂及聚胺位点拮抗剂等诸多能调控 NMDA 受体的化合物，在实验模型中对卒中、癫痫和脑外伤的作用均显著，其中 CGS19755 和 D-CCPene 是最强有力的竞争性 NMDA 拮抗剂。MK-801、CNS1102 和苯环己哌啶主要通过非竞争性阻断谷氨酸盐，从而在离子通道内的位点上起作用。然而，7-氯犬尿烯酸、HA966 和 ACEA1021 等药物通过阻断位点而破坏 NMDA 受体的功能。

NMDA 受体在学习记忆方面起重要作用，并存在两面性：生理情况下，突触内的 NMDA 受体优先被激活，促进神经细胞存活，发挥神经保护作用；然而在病理情况下，突触外的 NMDA 受体被激活，导致神经细胞变性死亡。非竞争性 NMDA 受体拮抗剂的潜在优点是效用依赖性，其阻断 NMDA 受体的功效随着谷氨酸盐浓度成比例地增强，因此在谷氨酸释放过多时具有优越性。然而，NMDA 受体拮抗剂如苯环己哌啶等在人体可产生拟精神分裂样的不良反应。

（二）自由基清除剂 体外实验证明多种不同的自由基清除剂均能抑制兴奋性毒性，但体内实验的证据有限。自由基旋转捕集剂有 α-苯基-*N*-三丁基硝酸灵（PBN）、S-PBN 和 DMPO。PBN 和 S-PBN 显著延长了治疗窗(最大可延长 1～2 h)。治疗窗是指在受到伤害后的时间内给治疗仍能获得效果,在灶性缺血后 12 h,给 PBN 仍有效。另一类自由基清除物为超氧化物歧化酶(SOD),其半衰期短(6 min),但抗自由基疗效差,而改良的自由基清除药聚二醛结合的 SOD(PEG - SOD,半衰期 5 d)抗自由基效果较好。PEG - SOD 和 PBN 均已被证实可以改善颅脑损伤患者及双侧动脉阻塞动物模型的神经学预后,是目前最有价值的两种自由基清除药。此外,常见的自由基清除剂还有 21 -氨基类固醇和双氢脂肪酸盐。

近年来,使用氢气清除体内氧自由基成为研究热点。研究表明,给动物呼吸一定浓度的氢气或者饮用饱和氢气水,可以中和体内的羟自由基和亚硝酸阴离子,从而起到治疗脑缺血再灌注损伤的效果。使用氢抗氧化优点显著,氢与氧自由基反应生成水,而未反应的氢可通过呼吸排出体外,无毒副作用;此外,其还原性较弱,只与活性强的氧自由基反应,不与活性弱的氧反应,起到选择性抗氧化的作用。另外大量的临床及基础研究认为依达拉奉(edaravone)可清除自由基,具有良好的脑保护作用。

(三) 一氧化氮合酶(NOS)抑制剂 NOS 有三种同工酶,即神经元型、内皮型和诱导型 NOS(nNOS、eNOS 和 iNOS)。eNOS 可增加缺血区血供,具有神经保护作用,而 nNOS 和 iNOS 由于造成线粒体损伤和细胞能量耗竭而显神经毒性。

NOS 抑制剂可分为非选择性抑制剂和选择性抑制剂。非选择性抑制剂如 *L* -硝基-精氨酸甲酯(*L* - NAME),在小剂量时可部分或选择性抑制 nNOS 活性,减少 NO 的产生及脑梗死体积,产生神经保护作用,但在大剂量时抑制 eNOS 的作用较强,使血管收缩,脑灌注减少,加重了脑损伤。选择性抑制剂如选择性 nNOS 抑制剂 7 - NI 和选择性 iNOS 抑制剂氨基胍(AG)。在活体内,特异性的 nNOS 抑制剂 7 - NI 明显减少灶性缺血的梗死区,其原理可能是 7 - NI 阻断源于 nNOS 的 NO 产生,明显地抑制 NMDA 受体引起的纹状体兴奋性毒性损伤,但其对 KA 或 AMPA 受体引起的损伤无作用。此外,NO 的毒性是由于它和细胞内的超氧阴离子结合形成过氧亚硝基阴离子,使酪氨酸残余物硝基化。7 - NI 可抑制过氧亚硝基阴离子引起的羟基增加和 3 -硝基酪氨酸形成。7 - NI 也削弱了 MPTP 诱发的多巴胺能毒性,挫抑了 MPTP 诱发的纹状体 3 -硝基酪氨酸。AG 作为一种 iNOS 抑制剂,经动物实验证实可减少 NO 产生,降低 NO 毒性作用,减轻脑组织和血管损伤,保护缺血半暗带,从而缩小梗死灶面积;同时,还可抑制非酶基化终产物的聚集,从而避免毛细血管大量阻塞,增加血管灌注;然而其临床疗效及安全性还需进一步研究和观察。

(四) 钙通道拮抗剂 愈来愈多实验研究表明钙通道拮抗剂可保护脑细胞、解除脑血管痉挛、改善脑微循环。脑缺血再灌注动物模型显示心脏停搏后立刻给予钙通道拮抗剂,如利多氟嗪、氟桂利嗪和尼莫地平,可减少神经功能的缺陷和脑损伤。另一方面这些药物虽可增加心排血量,但易引起血压下降,这对神经功能的恢复不利,因此使用前可考虑适当扩容,必要时使用小量升压药。

维拉帕米、硝苯地平、尼卡地平和地尔硫䓬等钙通道拮抗剂的脑保护作用则缺乏证据支持。经典的钙通道拮抗剂衍生出的 L 型选择性和非选择性的拮抗剂也未显示出临床疗效。新型神经元特异性 N 型钙通道拮抗剂已用于实验室和临床,但效果仍有争议。

四、高压氧治疗

高压氧治疗可以显著提高脑复苏患者的预后,治疗时间越早,患者的预后越好。复苏早期脑组织仍处于低灌注状态下,高压氧治疗的效益最为明显。高压氧治疗下颈动脉血流降低,颅内压下降,而椎动脉血流并不减少,网状激活系统和脑干的血流变化不大,有利于恢复觉醒和维持基本生命活动。

一般采取 2～3 个大气压的高压氧治疗可收缩脑血管,增加血管阻力却丰富血供,纠正脑缺氧,降低颅内压,减轻脑水肿。高压氧条件下血液运输氧的方式和能力发生改变,物理溶解氧明显增加,3 个大气压下吸纯氧的 PaO_2 较 1 个大气压下吸空气可提高 21 倍,氧弥散力提高,有效弥散距离明显增加,可为缺血组织提供一定的氧供应。且高压氧治疗可降低红细胞血小板的聚集,明显改善缺血缺氧引起的血瘀。在复苏后期,由于高压氧治疗可增强组织活力,促进侧支循环形成和重建,对神经细胞的恢复、再生及脑循环的重建有治疗作用。

总之,高压氧在脑复苏中能起到其他任何治疗不能替代的重要作用,但在治疗过程中应复合其他治疗方法,以期达到更好的治疗效果。

五、营养脑细胞,促进脑功能恢复

ATP 是脑的能源,镁是许多酶的协同因子和生理性钙通道拮抗药。ATP - $MgCl_2$ 可减轻细胞外钙内流,也可减轻脑血管痉挛,还为脑代谢提供基质,应予补充。需注意的是两者都有扩血管和降压作用,静脉注射不宜过速。除此之外,在缺血再灌注损伤时,尽早给予神经生长因子(NGF)、脑源性神经生长因子(BDNF)及胶质源性的神经生长因子(GDNF)等,可以减少细胞凋亡因子的表达,有利于缺血再灌注损伤后神经细胞的存活及后期神经功能恢复。理论上胞二磷胆碱、吡啦西坦、神经生长因子、脑蛋白水解物、1,6 -二磷酸果糖等药物均能改善脑功能,促进意识恢复作用,但上述药物的临床疗效均不确切,在脑复苏中的作用尚需进一步研究。

全脑缺血前和缺血过程中高糖血症会加重脑损伤。心肺复苏的早期因为应激反应不至于发生低血糖，故不应输注含糖溶液，尤其不应输注含高浓度糖的液体，以免加重脑低灌注期的乳酸性酸中毒，从而加重脑损伤。

六、基因治疗

随着分子生物学技术的进步，基因治疗在缺血性脑损伤中逐渐成为近年研究的热点并体现出了广泛的应用前景。基因治疗很关键的一点是通过正确的途径将治疗基因转染到合适组织中，如半暗带、血管或内皮细胞。目前，采用病毒载体的基因治疗已在动物模型中取得成功。通过基因治疗可调节兴奋性毒性作用、减轻钙超载、降低炎症反应和增加 HSP、抗凋亡基因及血管活性因子的表达，从而发挥神经元保护作用。在动物大脑中动脉缺血模型实验显示，基因治疗能显著缩小脑梗死面积。这些研究往往在脑缺血前将病毒载体导入细胞，这是因为缺血或再灌注区组织的转录和翻译过程受到抑制，基因表达延迟，表达效率较低。因而，基因转染的过程中需将基因注射到半暗带区域，因为该区基因的转录和翻译效率虽然降低，但未被完全抑制。

尽管基因治疗技术在不断发展，但仍存在许多障碍，如研究更安全、高效的载体、提高载体转染率以及进一步了解哪一种基因更适合脑缺血的基因治疗等都是待解决的问题。

七、神经元再生

近年大量研究表明，中枢神经系统是一个动态的、可塑的器官，具有潜在的自我修复和再生功能。目前神经元的修复主要有两种方法。

（一）补充法 补充法指利用神经元增殖来补充损伤或坏死的神经元，采用 TGF－γ 因子诱导侧脑室旁的神经增殖，并使这些新增殖的细胞迁移到纹状体；但这些细胞仅在纹状体受到损伤后才进行分化，提示在神经元的分化过程中需要一种未知信号。然而，即使决定内源性祖细胞增殖的所有重要的内环境信号均已设定好，发育中心的迁移距离仍可能成为补充法的一大障碍。

（二）移植法 移植法指培育一批能分化为特定神经元体系的祖细胞，然后将其移植到脑损伤区域。这种细胞替代疗法已在治疗帕金森病和亨廷顿病的动物模型上取得了初步成功。但只有当祖细胞移植后的环境适合其特异性分化时，移植法才可能取得成功，且只有移植到发育中心的祖细胞才能向设定的方向分化，在其他脑组织区则不会分化。细胞分化状态可能是一个非常重要的因素，使用未分化的胚胎干细胞进行移植时可明显提高移植区组织的生存率。因此，采用细胞移植法对脑组织进行修复需要一个合适的细胞状态及支持性环境。

八、其他

苯妥英钠可减轻低氧引起的有害离子转移。金属螯合剂去铁胺可减少氧自由基产生。无毒性抗氧化剂氧化二氮衍生物有三个，三者的亲水性和电荷不同，三者和胲（即还原的氧化二氮）作为自身再生性抗氧化剂起催化作用，终止自由基连锁反应、氧化有害的金属离子和清除细胞内超氧化物，从而达到保护脑的作用。此外，氧化二氮能维护血-脑屏障的完整性，而胲和去铁胺却无此优点。SOD 能改善临床的恢复，但对脑水肿和血-脑屏障没有作用。动物实验表明逆行脑灌注利多卡因和心瓣膜手术的麻醉诱导期滴注利多卡因均显示出脑保护作用。研究表明，甚至不阻滞脑电活动的低浓度利多卡因，在海马区缺血模片夹模型上也可阻滞钠通道，减轻钠内流程度，减少 ATP 在缺血过程中的丧失，从而发挥脑保护作用。但在整体动物未能证实利多卡因有脑复苏疗效，可能与脑缺血后所发生的缺血-再灌注反应有瀑布反应的性质，而单一作用药物难以阻断已形成的瀑布反应有关。氟西汀作为一个选择性的 5-羟色胺再吸收抑制剂有神经元保护作用，其作用机制可能与抗炎有关。

总之，有关阻止或对抗再灌注损伤瀑布反应的疗法是脑复苏研究最活跃的领域，无疑也是提高脑复苏效果的希望所在。目前尚未能发现疗效确切、不良反应少的药物，低温、高压氧、脱水及冬眠疗法仍是基本治疗手段。

第三节 脑复苏转归

一般说来，1～2 min 短时间全脑缺血，经有效复苏患者可在心跳、血压恢复后数小时内自行清醒，听觉恢复是清醒的第一个征象。心脏停搏时间较长或心肺复苏短时间内效果不佳者，患者常昏迷数小时至 1 d 以上，在此过程中可能出现躁动，肌张力增高甚至抽搐等表现，应使用镇静药和肌松药进行控制，同时继续上述脑复苏治疗。此时若使用纳洛酮催醒，将在中枢脑啡肽被拮抗同时诱发中枢儿茶酚胺的释放,导致高代谢反应,产生大量自由基,应视为禁忌。

严重脑缺血患者即使意识恢复仍会遗有后遗症,以新皮质、海马、大脑顶叶皮质等纤维受损导致的智力记忆力减退、情感改变、共济失调等为突出表现。

植物状态是一种睁眼意识障碍,患者有睡眠-醒觉周期,对自己和外界完全失去认知,但患者脑干反射可能完全保留。植物状态表明大脑皮质存在弥漫性缺氧损伤、丘脑坏死或常见于脑外伤所致的弥漫性轴突损伤而继发皮质下白质病变。心脏停搏复苏后呈植物状态持续3个月以上者,尚无恢复意识的报道。脑复苏的最终结局根据 Glasgow - Pittsburg 总体情况分级(OPC)可分为5个等级。

(1) OPC-1级——脑及总体情况优良　清醒、健康,思维清晰,能从事工作和正常生活,可能有轻度神经及精神障碍。

(2) OPC-2级——轻度脑和总体残废　清醒,可自理生活,能在有保护的环境下参加工作,或伴有其他系统的中度功能残废,不能参加竞争性工作。

(3) OPC-3级——中度脑和总体残废　清醒,但有脑功能障碍,依赖旁人料理生活,轻者可自行走动,重者痴呆或瘫痪。

(4) OPC-4级——植物状态(vegetative state)或大脑死亡　昏迷,无神志,对外界无反应,可自动睁眼或发声,无大脑反应,呈角弓反张状。

(5) OPC-5级——脑死亡　无呼吸,无任何反射,脑电图呈平线。脑死亡即全脑死亡,意味着一切抢救都是徒劳无益的。

第四节　脑死亡诊断标准

脑死亡(brain death)是指全脑功能不可逆的丧失。通常情况下,全脑包括除脊髓以外的所有中枢神经系统结构,然而国际脑电图学和临床神经生理学学会定义脑死亡的区域也包括颈髓第一节段,但不包括颈髓第二节段以下的脊髓。而包括英国在内的一些欧洲国家则采用了另一套脑死亡标准,即不包括双侧脑皮质,也就是所谓的脑干死亡,脑电图检查不作为诊断标准。

一、临床诊断程序

对于脑死亡的患者,不必再做徒劳无益的治疗,因此对脑死亡的患者的诊断要客观、准确、严格。脑死亡的临床诊断程序有以下三步。

(1) 明确脑死亡的病因。

(2) 排除可能引起类似于脑死亡表现的潜在的可逆性病症。

(3) 证明存在脑死亡的临床体征,即深昏迷、脑干反射消失和呼吸停止。

此外,脑死亡的确诊试验(如脑电图)并非必须但最好做,两项确诊试验之间至少应间隔6 h。

二、脑死亡的表现和判断方法

(一) 临床检查

1. 意识状态　深昏迷,患者无任何自主活动。

2. 瞳孔改变　双瞳孔散大直径>5 mm。

3. 脑干反射　包括角膜反射、瞳孔对光反射、咽反射、前庭反射、睫毛反射、咳嗽反射和吞咽反射等全部消失。

4. 深浅反射　各种深浅反射和病理反射消失,但脊髓反射可能保留。

5. 无自主呼吸　可进行呼吸暂停实验,即对应用机械通气者应先吸纯氧10 min,后停止机械通气,同时自气管导管内给予6 L/min纯氧吸入,10 min后或$PaCO_2$升至45 mmHg以上无自主呼吸,为脑死亡的证据。

6. 心率加快,血压下降　由于脑干迷走中枢和血管运动中枢调节受损,大多数脑死亡者心率增快,血压降低,需用升压药物。

7. 低温、多尿、高糖血症　由于视丘下部和垂体受损伤,可出现低温、多尿、高糖血症表现。

(二) 辅助检查

1. 脑电图(EEG)　始终呈等电线或直线。

2. 脑干听觉诱发电位(BAEP)和体感诱发电位(SEP)　听觉诱发电位和体感诱发电位N_{20}以后的波形消失。

3. 脑血管造影(CAG)　脑血管造影时造影剂仅充盈在颅底动脉内,脑内主要分支动、静脉内均无造影剂充盈。

4. 核素脑扫描　从动脉或静脉内注入放射性^{99}Tc或^{131}Xe,除颅底大动脉或静脉窦内,颅内无放射性显示,脑的正常形态消失。

5. 脑内动静脉氧分压差测定　颈内动静脉氧分压差消失或甚微,表示脑细胞几无代谢。

6. 计算机断层扫描(CT)或磁共振成像(MRI)检查　在注入增强对比剂后,脑内大血管不显影。

7. 经颅多普勒超声(TCD)　测定大脑前动脉、大脑中动脉和基底动脉无信号、无血流或逆流现象。

8. 头颅扇形扫描 大脑中动脉和大脑前动脉搏动消失。

9. 单电子发射断层扫描(SPECT) 无血流进入脑细胞。

10. 阿托品试验 静脉注射1～5 mg阿托品，阳性者心率加速>15～20次/min，脑死亡患者心率不改变。此种方法是判断脑死亡简单的方法。

在判断脑死亡时应排除一些可造成类似状态的情况：① 低温，尤其是温度<32℃者。② 镇静剂、止痛剂、严重乙醇中毒者。③ 重度休克。④ 内分泌和代谢障碍，如肝昏迷、高渗性昏迷及尿毒症昏迷等。

三、脑死亡的诊断标准

自1968年美国哈佛标准问世以后，世界大部分国家相继制定脑死亡诊断标准，作为可获取供体脏器的医学标准。各国诊断标准无根本差别，都简单、明确、易于操作。

(一) 我国目前建议的标准

(1) 深昏迷，无意识，无任何自主活动。

(2) 无自主呼吸，在停机械通气充分供氧，$PaCO_2$>60 mmHg时仍无自主呼吸，但试验中如有心率、血压明显改变应立即终止试验。

(3) 无任何脑干反射，包括瞳孔对光反射、角膜反射、吞咽反射、咳嗽反射、疼痛反射等。

(4) 阿托品试验阳性。

(5) 排除低温(<35℃)、麻醉药、肌松药、大量镇静药、止痛药、严重代谢和内分泌紊乱所致假象。

(二) 在条件允许下可做的检查

(1) EEG。

(2) CT或MRI。

(3) CAG。

(4) CT血管成像(CTA)。

(杨建军 徐建国)

参考文献

[1] 徐建国. 脑复苏[J]. 中华麻醉学，1997，17：383-385.

[2] Morrison LJ, Deakin CD, Morley PT, et al. Advanced life support: 2010 International Consensus on Cardiopulmonary Resuscitation and Emergency Cardiovascular Care Science With Treatment Recommendations[J]. Circulation, 2010, 122: S345-S421.

[3] Tracey KJ. Physiology and immunology of the cholinergic antiinflammatory pathway[J]. J Clin Invest, 2007, 117: 289-296.

[4] Wong CH, Crack PJ. Modulation of neuro-inflammation and vascular response by oxidative stress following cerebral ischemia-reperfusion injury[J]. Curr Med Chem, 2008, 15: 1-14.

[5] Minamishima S, Kida K, Tokuda K, et al. Inhaled nitric oxide improves outcomes after successful cardiopulmonary resuscitation in mice[J]. Circulation, 2011, 124: 1645-1653.

[6] Lao N, Nie H, Xu LX, et al. Efficacy of intracarotidpropofol infusion and impact of cerebral blood flow alteration[J]. Br J Anaesth, 2009, 102: 234-239.

[7] Baker AH, Sica V, Work LM, et al. Brain protection using autologous bone marrow cell, metalloproteinase inhibitors, and metabolic treatment in cerebral ischemia[J]. Proc Natl Acad Sci USA, 2007, 104: 3597-3602.

[8] Fallon J, Reid S, Kinyamu R, et al. In vivo induction of massive proliferation, directed migration, and differentiation of neural cells in the adult mammalian brain[J]. Proc Natl Acad Sci USA, 2000, 97: 14686-14691.

[9] Ohsawa I, Ishikawa M, Takahashi K, et al. Hydrogen acts as a therapeutic antioxidant by selectively reducing cytotoxic oxygen radicals[J]. Nat Med, 2007, 13: 688-694.

[10] Bradley SM. Update in cardiopulmonary resuscitation[J]. Minerva Cardioangiol, 2011, 59: 239-253.

[11] Morley PT. Drugs during cardiopulmonary resuscitation[J]. CurrOpinCrit Care, 2011, 17: 214-218.

[12] Sandroni C, Nolan J. ERC 2010 guidelines for adult and pediatric resuscitation: summary of major changes[J]. Minerva Anestesiol, 2011, 77: 220-226.

第一一〇章 疼痛的现代概念和急性疼痛的病理生理

随着社会和经济的发展,急、慢性疼痛已经成为严重影响人们生活质量的常见疾病之一。许多顽固性疼痛患者长期遭受疼痛的折磨,这对于临床医师也提出了挑战。国际疼痛学会把 2004 年 10 月 11 日定为首个世界镇痛日,标志着疼痛越来越得到关注。2007 年卫生部 227 号文件关于在《医疗机构诊疗科目名录》中增加一级诊疗科目“疼痛科”,代码“27”,其主要业务范围为慢性疼痛的诊断治疗,并要求二级以上医院必须建立疼痛科。在疼痛诊疗执业资质方面,麻醉科医师具有不可替代的地位。麻醉学的任务不仅仅局限在手术镇痛、重症监护及复苏,越来越多的麻醉工作者从手术室走出来,运用各种神经阻滞技术及微创介入手术承担起疼痛诊疗工作。

第一节 疼痛的定义及分类

一、疼痛的定义

世界卫生组织(WHO, 1979 年)和国际疼痛学会(IASP, 1986 年)给疼痛的定义是:“疼痛是一种不愉快的感觉和情绪上的感受,伴随着现有的或潜在的组织损伤”。从定义看,引起疼痛原因可有明确的组织损伤,也可没有明确的组织损伤,并具有复杂的生理、心理活动参与。包括两个成分:① 伤害性刺激作用于机体所引起的痛觉。② 个体对伤害性刺激的痛反应,并伴有较强烈的情绪色彩,表现为一系列的躯体运动反应和自主神经内脏性反应。另外,从广义来讲,疼痛的形式多种多样。组织损伤时的感觉是典型的疼痛,妨碍工作或睡眠的感觉是疼痛,影响情绪的感觉是疼痛。不典型的疼痛包括麻痛、冷痛、灼痛、压痛、紧缩痛等。

1995 年,美国疼痛学会主席 James Campbell 提出将疼痛列为第五大生命体征,与血压、体温、呼吸、脉搏一起,是生命体征的重要指标。慢性疼痛是一种疾病。

二、疼痛的分类

(一) 按照疼痛部位分类

1. 躯体性疼痛(somatic pain)

(1) 表浅疼痛　痛源来自皮肤或皮下组织。其特点为:富含疼痛感受器,疼痛范围明确、固定,且持续时间短。

(2) 深部疼痛　痛源来自韧带、肌腱、骨、血管及神经。其特点为:疼痛感受器含量不足,疼痛呈钝痛,定位相对不明确,持续时间较长。

2. 内脏性疼痛(visceral pain)　痛源主要来自内脏器官。其特点为:① 疼痛感受器相对不足,区域产生钝痛,定位较差,持续时间通常比躯体性疼痛持续时间长。② 疼痛通常由牵拉、炎症及缺血因素引起。③ 身体的某一部位的疾病常可引起另一部位或区域的疼痛,也称为牵涉痛,如心肌缺血、胆囊炎。

3. 神经源性疼痛　神经病理性疼痛(neuropathic pain)的痛源来自周围或中枢神经系统的某一或某些部分轻微损伤或功能紊乱。其特点为:① 无伤害性感受。② 神经组织受到正常或异常血管压迫、肿瘤压迫、各种外来伤害而发生损害或功能紊乱。③ 常规止痛药物治疗无效,而对抗癫痫药物有效。④ 痛觉异常,疼痛可由非正常的疼痛刺激引起,如触觉。如臂丛挫裂伤、幻肢痛、脑卒中后疼痛(丘脑痛)、带状疱疹后遗神经痛等。

4. 交感神经相关性疼痛　复杂区域疼痛综合征(complex regional pain syndrome, CRPS)是有明显的损伤或没有明显的损伤造成交感神经系统损害或功能失调,表现为肢体疼痛、局部温度变化、营养不良、发汗障碍及功能受限。可分为交感神经反射性萎缩症和灼痛综合征,前者有明确的组织损伤,后者可没有明显的组织损伤。常规治疗无效,而交感神经阻滞或毁损对此疼痛有一定疗效。

(二) 按照病因分类

1. 外伤性疼痛　有明显的机械性创伤、物理性创伤、扭挫闪伤等病史。其疼痛特点为：① 外伤病史确切。② 外伤后突然发生疼痛。③ 疼痛较剧烈，多随时间的延长而减轻。

2. 病理性疼痛　包括炎性疼痛和内源性疼痛。

(1) 炎性疼痛　生物源性炎症和化学源性炎症所引起的疼痛。

(2) 内源性疼痛　指机体内环境紊乱所致的疼痛，包括：① 血运源性疼痛。血管痉挛、狭窄、栓塞闭阻或中断所致。② 免疫源性疼痛。自身免疫性疾病和变态反应性疾病所致。③ 内分泌源性疼痛。疼痛症状由内分泌疾病所引起。④ 代谢性病变引起的疼痛。钙、磷代谢障碍引起的骨性疼痛；嘌呤代谢引起的痛风等。⑤ 神经源性疼痛。各种神经痛和综合征、症候群。⑥ 肿瘤性疼痛。由肿瘤压迫和破坏邻近组织，肿瘤压迫空腔脏器，肿瘤压迫血管，肿瘤分泌致痛性细胞因子或神经递质，肿瘤直接侵犯神经等引起。⑦ 心源性疼痛。常见的有炎症、缺血或破裂等所致的疼痛。

(三) 按照疼痛性质分类

1. 钝痛　酸痛、胀痛、闷痛。

2. 锐痛　刺痛、切割痛、绞痛。

3. 灼痛和冷痛　多有交感神经系统病变或血管病变引起的疼痛感受。

4. 放射痛　疼痛按照神经支配可发射到远端肢体，如椎间盘突出引起的根性痛。

5. 牵涉痛　内脏疼痛可引起躯体特定部位的疼痛感觉，如心绞痛可引起左侧肩背部疼痛，胆囊炎可引起右侧肩部及上肢疼痛。

(四) 按照病程分类

1. 短暂性疼痛　一过性痛觉发作。

2. 急性疼痛(acute pain)　突然或逐渐发生，疼痛程度轻至重度，持续时间通常≤3 个月，甚至目前认为疼痛发生≤1 个月。其特点如下。

(1) 激活自主神经系统的交感神经部分，如脉搏、呼吸频率及血压升高，瞳孔扩大，出汗。

(2) 与组织损害相关，随组织愈合而逐渐消失。

(3) 急性疼痛的行为表现有不能休息、焦虑、痛苦、哭叫、揉擦或固定痛处等。

(4) 定位准确，具有较强的保护性意识或反射。

(5) 可以有明显的组织损伤痕迹。

急性疼痛根据部位和性质的不同，可分为以下几种类型。

(1) 急性术后疼痛　多见于各种手术后早期，其原因多为手术造成的组织损伤以及伤口修复期炎症反应释放多种炎症介质所致，也见于手术造成的各种神经损伤引起的病理性神经痛。

(2) 急性软组织疼痛　外伤等因素导致肌肉、肌腱、韧带等急性损伤产生疼痛。

(3) 急性骨、关节疾病所致疼痛　各种骨折、关节急性损伤或炎症、脊柱小关节急性卡压等。

(4) 急性神经性疼痛　急性带状疱疹、格林-巴利综合征、各种急性神经卡压综合征、急性神经挫裂伤、急性颈腰椎间盘突出症等。

(5) 急性胸痛　心绞痛及急性心梗、急性肺栓塞、急性胸主动脉夹层、急性胸膜炎等。

(6) 急腹症　急性坏死性胰腺炎、急性化脓性胆管炎、急性空腔脏器破裂、急性绞窄性肠梗阻、急性嵌顿疝、宫外孕破裂、卵巢囊肿蒂扭转、急性肠系膜动脉栓塞、急性泌尿系结石。

(7) 急性外周动脉栓塞，如下肢急性动脉栓塞。

(8) 急性头痛　急性脑膜炎、急性脑出血、急进性高血压、急性神经性头痛等。

(9) 急性肿瘤相关性疼痛　肿瘤侵犯壁层胸膜或腹膜、肿瘤侵犯脊髓或神经、肿瘤引起病理性骨折、肿瘤急性压迫血管或空腔脏器等。

(10) 其他　如各种免疫性疾病导致的急性疼痛、原因不明的急性疼痛等。

急性疼痛是指机体在各种物理、化学、创伤及感染等伤害性因素作用下出现的急剧、短暂、局部的疼痛，伴有组织的损伤。它既是一种保护性信号，提醒机体正在遭受某种伤害，需要立即注意并及时躲避；又是一个症状，是机体发生某种疾病的警告，提醒医师去寻找病因进行治疗。

3. 慢性疼痛　发病缓或急转缓，持续时间或时间段发作通常>3 个月，目前甚至认为疼痛发作持续>1 个月就可认为是慢性疼痛。其特点如下。

(1) 激活自主神经系统的副交感神经部分，如皮肤干燥、温热、瞳孔正常或缩小。

(2) 与组织损伤无关，常持续到组织损伤愈合后。

(3) 慢性疼痛的行为表现有抑郁、逃避、失望及身体活动减少。

(4) 无特殊的保护性意识或反射。

(5) 定位模糊、不准确。

(6) 可以影响到社会性活动和人际关系。

第二节　疼痛发生的机制

疼痛发生的机制尚不完全清楚。一般认为神经末梢即伤害性感受器(nociceptors)受到各种伤害性刺激(物理的或化学的)后,经过传导系统(脊髓)传至大脑,而引起疼痛感觉。同时,中枢神经系统对疼痛的发生及发展具有调控作用。

一、伤害性感受器

包括感觉神经的游离端、终末神经小体和无施万鞘的末梢轴索。根据身体分布的部位及接受刺激的不同,可将伤害性感受器分为皮肤、肌、关节和内脏伤害感受器。由这些感受器将接收到的刺激传到脊髓,进而通过上行传导束传入大脑,形成疼痛感觉。

二、疼痛在末梢的传导

疼痛通过细的有髓鞘的 Aδ 纤维和无髓鞘的 C 传导神经纤维来完成。其中有髓鞘的 Aδ 纤维传导速度快,传导针尖样刺痛和温度觉;无髓鞘的 C 纤维传导速度慢,传导钝痛和灼热痛。疼痛通过 Aδ 纤维和 C 纤维传导至脊髓后角,再通过脊髓丘脑束将疼痛传导到脑。粗神经纤维不直接传导痛觉,但由其传入的冲动可通过"闸门"机制抑制痛觉向中枢的传导。另外,由脑干网状结构发出的与疼痛有关的下行抑制通路,主要通过缝际核产生的 5-羟色胺,以及网状结构产生的脑啡肽和内啡肽,使脊髓后角的传入信号减弱。

三、疼痛在中枢的传导

主要有两条途径:① 经脊髓丘脑束到丘脑再逐渐传至大脑皮质,使机体感知疼痛的有无和发生部位。② 经脊髓网状系统传至脑干网状结构、丘脑下部及大脑边缘系统,引起机体对疼痛刺激的情绪反应和自主神经系统的反应。

四、疼痛的感知和识别

疼痛冲动传入中枢后,其感知和识别需要经过整合及分析。其中,中央回负责感知疼痛部位;网状结构、大脑边缘系统、额叶、顶叶、颞叶等广泛大脑皮质负责综合分析,并对疼痛产生情绪反应,发出反射性或意识性运动。除了上述疼痛机制外,近年来的研究表明,外周敏化和中枢敏化过程在疼痛的发生机制中起着重要作用。

(一) 外周敏化(peripheral sensitization)　在组织损伤和炎症反应时,受损部位的细胞如肥大细胞、巨噬细胞和淋巴细胞等释放多种炎症介质。同时,伤害性刺激本身也可导致神经源性炎症反应,进一步促进炎症介质释放。这些因素使平时低强度的阈下刺激也可导致疼痛,这就是"外周敏化"过程。

外周敏化发生后可表现为:

(1) 静息疼痛或自发性疼痛(spontaneous pain)　指在无外周伤害性刺激情况下所产生的痛觉,系由外周伤害性感受器自主激活所致。

(2) 原发性痛觉过敏(primary hyperalgesia)　尽管疼痛刺激轻微,但疼痛反应剧烈,系因感受器对伤害性刺激反应过强所致。

(3) 异常疼痛　受非伤害性刺激如轻压时即可引起疼痛。

(二) 中枢敏化(central sensitization)　组织损伤后,不仅受损伤区域对正常的无害性刺激反应增强,邻近部位未损伤区对机械刺激的反应也增强,即所谓的继发性痛觉过敏。这是因疼痛发生后,中枢神经系统发生可塑性(plasticity)变化,脊髓背角神经元兴奋性增强,呈现"上扬"(wind-up)效应,也即中枢敏化过程。在疼痛传递过程中,有许多神经递质作用于脊髓的多种受体。其中,*N*-甲基-*D*-天冬氨酸(NMDA)受体与脊髓背角的"上扬"效应、中枢敏化的发生以及外周感受区域的扩大等现象密切相关。

第三节　急性疼痛的相关神经结构

一、传递疼痛的神经元

感觉传入神经元是中枢神经系统与外界环境发生联系的媒介。对于传入纤维来说,无论支配内脏、血管、脑膜,还是支配肌肉、关节或皮肤,所有受支配的器官都能够将局部微环境中的刺激转变为神经干上的动作定位，然后传向中枢。初级传入神经纤维都具有相似的结果，包括中枢端、外周端和胞体。

外周感觉末梢都具有高度特化的结构，能够对刺激信号进行换能，也就是说能够将某一特定形式的刺激转化为神经细胞膜上钠通道介导的去极化，从而引起轴突的激活，其激活的程度即轴突放电频率与刺激强度呈一定比例。直径大的轴突通常结构较为复杂，如环层小体或牵张感受器；小直径的传入纤维通常以游离的神经末梢形式存在，而不具备显著特化的结构，但事实上这些游离神经末梢本身结构也非常复杂，因为它们可以被多种刺激形式所激活。

根据传入纤维外周末梢的特性、轴突直径、有无髓鞘、传导速度以及对特定刺激的反应对其进行如下分类：

1. Aβ 纤维　直径大、有髓鞘，传导速度最快，激活阈值也最低，属于机械感受器。在病理情况下与痛觉超敏和其他疼痛症状有密切关系。

2. Aδ 纤维　直径较小、薄髓鞘，传导速度相对较慢，对低阈值和高阈值的机械或热刺激具有反应，属于多觉感受器。Aδ 纤维中的低阈值传入纤维可被非伤害性温度刺激所激活；而高阈值传入纤维可被伤害性温度刺激激活，这类纤维被称为温度伤害感受器。

3. C 纤维　小直径、无髓鞘，传导速度最慢，是感觉传入神经元中数量最多的一类。属于高阈值纤维，对高强度的温度、机械和化学刺激敏感，被称为 C 多觉伤害性感受器。

二、脊髓背角

脊髓背角(spinal dorsal horn)是处理伤害性信息的复杂的重要神经结构，主要包括伤害特异性(NS)神经元和广动力范围(WDR)神经元。并具有对疼痛传入信息特征性编码作用。

(一) 痛觉神经元

1. 伤害特异性(NS)神经元　主要位于Ⅰ层和Ⅴ层，包含两类伤害特异性神经元群。其中一类接受高阈值机械和温度敏感的 Aδ 纤维和多觉 C 纤维的传入投射，另一类只接受高阈值 Aδ 纤维机械感受器的传入信息。

2. 广动力范围(WDR)神经元　主要分布于Ⅴ层，也有少量位于Ⅰ层，该神经元接受高阈值机械和温度敏感的 Aδ 纤维、多觉 C 纤维以及低阈值 Aβ 纤维机械感受器的共同投射。

(二) 脊髓背角的信息编码作用　背角的生理结构决定了其功能的复杂性。已经证实，Ⅰ层投射通路负责介导慢性事件引发的长时程、长潜伏期反应。Ⅰ层神经元能够对痛、温觉的信息进行整合，通过脊髓丘脑束向上投射。这些接受高阈值机械和温度信息传入的伤害特异性神经元的活动可被鞘内注射吗啡所抑制，表明脊髓的伤害性信息传递受到阿片类递质的调节。伤害性刺激可导致背角胶状质细胞释放 P 物质和神经激肽 A；伤害性温度刺激能够引起生长抑素的释放，而机械性刺激则不能，提示背角对传入信息具有特征性编码作用。

(三) 脊髓背角在病理性神经痛中的作用　Aδ 感受器纤维主要终止于脊髓背角Ⅰ层和Ⅱ层，并发出侧支止于Ⅴ层和Ⅹ层。同样，经 Lissauer 束进入脊髓背角外侧部的 C 纤维也终止于Ⅰ层、Ⅱ层和Ⅴ层。大直径有髓鞘的 Aβ 纤维主要与Ⅲ、Ⅳ和Ⅴ层神经元形成突触联系。损伤可导致脊髓背角的细胞构筑发生明显变化。Woolf 及其同事发现，周围神经损伤后大直径有髓鞘的轴突末梢会伸向Ⅰ层和Ⅱ层，这可能是病理性神经痛产生触诱发痛和其他疼痛症状的基础。

三、丘脑

丘脑既是感觉信息的终点站，也是将感觉信息向皮质传递的中继站。丘脑内侧核和板内核接受来自脊髓、三叉系统和网状结构的纤维投射，转而将其传递到大脑皮质的广泛区域，这种投射不具有体表对应的特征。与之相反，腹侧基底丘脑接受来自新脊丘系和新三叉丘系的传入投射，并进一步投射到躯体感觉皮质(SⅠ、SⅡ)，这种投射是高度体表对应的，与感觉辨别和刺激定位有关。

丘脑的腹侧基底复合体包含腹侧丘脑核和后丘脑核，可进一步分为腹后外侧核和腹后内侧核，这些神经元主要接受对侧躯体和头面部的感觉传入。丘脑对于各种觉醒状态下的伤害性信息传入具有调制作用。White 和 Sweet 曾报道，损伤丘脑腹侧基底复合体会产生镇痛作用，但同时会显著破坏患者的空间分辨能力。在脊髓横断的患者，丘脑的神经纤维仍保留体表对应关系，并产生较多的自发性活动。

四、网状结构、下丘脑、边缘系统

网状结构与痛情绪的产生有关，疼痛引起的厌恶情绪以及动机的产生都是由网状结构来调节；下丘脑是产生自主神经反应和内分泌反应的重要核团，当机体受到伤害时，无论是躯体损伤还是内脏损伤都涉及下丘脑的激活；边缘系统是端脑、间脑和中脑一些结构的总称，包括端脑的杏仁核、海马、伏核、视前区等，间脑的下丘脑和一小部分丘脑，以及被盖区和中脑中缝核和导水管周围灰质(PAG)。这些脑区和皮质其他区域之间的相互作用极为复杂和多样性，决定了疼痛刺激引起的反应也是复杂多样的。

五、大脑皮质

大脑皮质接受感觉信息的区域主要位于 SⅠ 和 SⅡ，其功能是对感觉信息进行精确辨别。SⅠ 位于中央后回,接受同侧丘脑腹侧基底部的纤维投射。SⅡ面积较小,主要位于顶叶皮质。

感觉皮质在伤害性信息处理中的作用一直处于争论之中。早先的研究证实,SⅠ有许多神经元能够被伤害性刺激所激活,但这种激活很局限。进一步研究发现,SⅠ神经元具有整合功能,它们能够编码刺激的强度。NO-cGMP通路可能介导了皮质对伤害性信息的处理。

六、下行痛抑制通路

Melzack和Wall于1965年提出,中枢神经系统存在一个条件伤害性传入的系统。该理论认为,脊髓背角的伤害性信息传入受到两个方面的调制,一是刺激传入纤维产生的调制作用,二是高级中枢的下行调节作用。几年以后Reynolds证实,电刺激大鼠导水管周围灰质(PAG)能够产生抗伤害作用,主要是通过释放内源性阿片肽而发挥作用。这个系统还有延髓的中缝核(NRM)的5-羟色胺和脑桥的蓝斑(LC)的NE等神经结构共同参与。阿片肽(opioid peptide)是下行痛觉调控中最重要的激活和调控因子,当组织受到损伤及应激状态下,除产生致痛性炎症因子外,免疫细胞、神经元、垂体及肾上腺都会释放内源性阿片肽,包括内啡肽、脑啡肽和强啡肽。这些脑啡肽在外周初级神经元与阿片受体结合,可以降低末梢感受器活性,减弱动作电位的传导,抑制末梢的炎症前神经肽(P物质、降钙素基因相关肽)的释放。内源性阿片肽还可与脑、脊髓背角、神经节的阿片受体结合,激活下行痛抑制系统,产生镇痛效应。

第四节 躯体与内脏器官的神经支配

疼痛传递主要有两类神经,一类是体感神经,另一类是交感神经,前者主要传递皮肤、肌肉等感觉和痛觉,后者主要传递内脏、血管等感觉和痛觉。

一、与疼痛有关的体感神经

(一) 头面部痛觉传递 脑神经中与痛觉传递有关的神经主要有:三叉神经、舌咽神经及迷走神经。三叉神经主要支配头面部大部分区域、上下牙及舌前2/3区域疼痛传导;舌咽神经主要支配舌后1/3区域、咽部及外耳道疼痛传递;迷走神经与舌咽神经痛有密切关系。另外,该三种神经与颅内疼痛传递有非常密切的关系。颈神经中$C_{1\sim4}$与颅外痛觉有密切关系。三叉丘系是传递头面部疼痛的主要通路。脑神经支配区域和功能如图110-1所示。

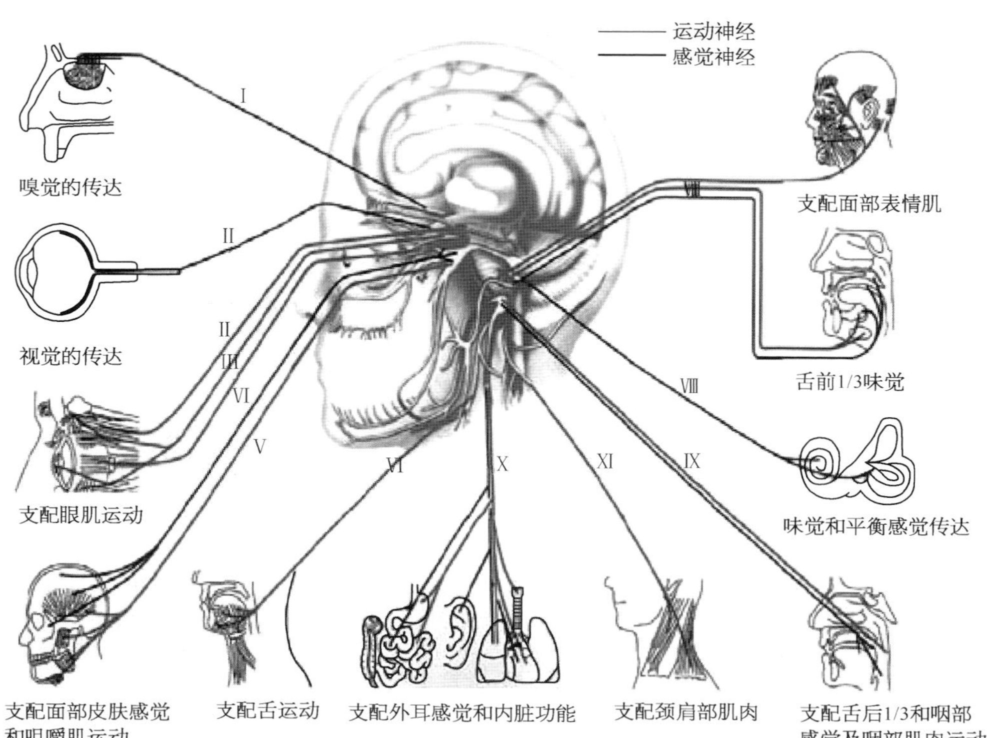

图110-1 脑神经支配区域和功能

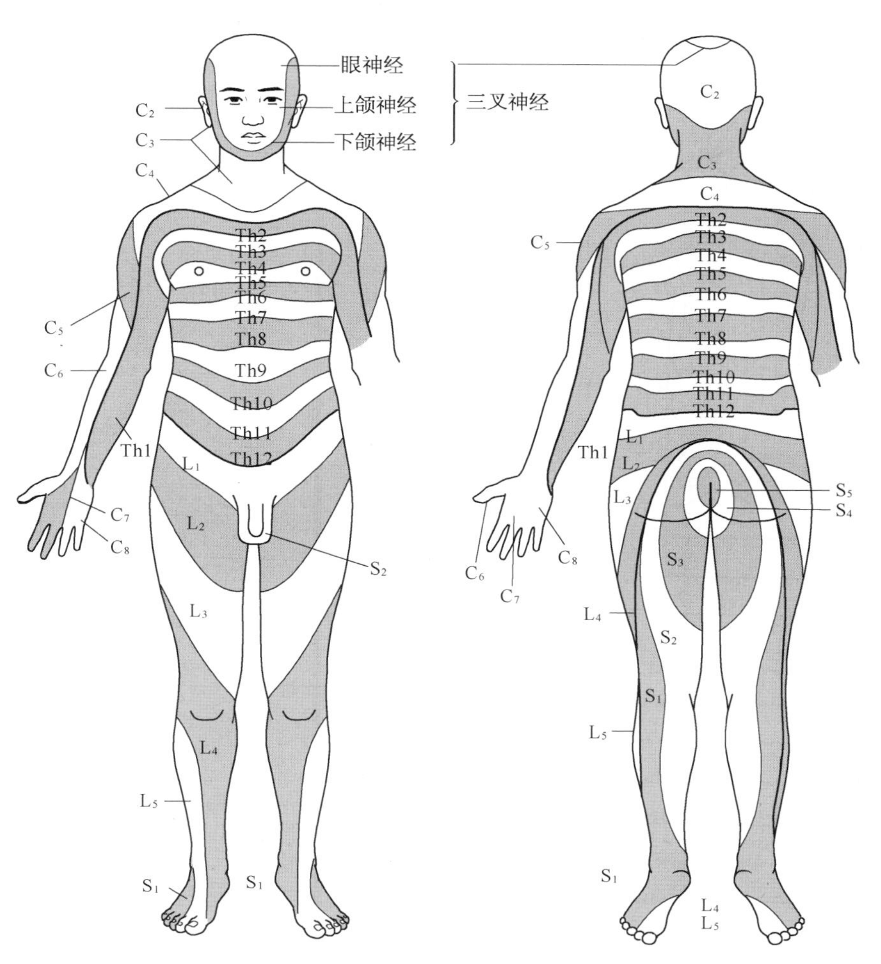

图 110－2 躯体神经支配范围

(二) 躯体痛觉传递 传递躯体痛觉的神经主要由脊神经传递，包括 8 对颈神经(C_1 和 C_2 神经与躯体痛无关)，12 对胸神经，5 对腰神经及 5 对骶神经。不同脊神经在躯体有明确的分布范围，经脊丘束点对点地传递到大脑感觉皮质。其支配范围如图 110－2 所示。

二、与内脏疼痛有关的交感神经

位于脊髓胸段全长及 $L_{1\sim3}$ 节段的灰质侧角。成对交感干位于脊柱两侧，呈链锁状，由交感干神经节和节间支连接而成，每侧有 22～25 个神经节称椎旁节，可分颈、胸、腰、骶和尾五部分，各部发出分支至一定的器官，调节心脏及其他内脏器官的活动并感知内脏损伤性疼痛和血管性疼痛。与内脏和血管疼痛有关的交感神经节和神经丛主要有颈交感神经节、腹腔神经丛和上腹下神经丛等。内脏疼痛传递与脊髓平面对应关系如图 110－3 所示。

(一) 颈交感神经节 颈部交感神经节位于颈血管鞘的后方，颈椎横突的前方。一般每侧有三个颈交感神经节，分别称为颈上神经节、颈中神经节和颈下神经节。颈下神经节也称为星状神经节或颈胸节，其形状不规则，大于颈中神经节，位于第 7 颈椎横突基部和第 1 肋骨颈之间的前方，椎动脉的后方，斜角肌群的内侧，肺尖在其下方；颈部交感神经节呈卵圆形，长约 2 cm，宽约 1 cm。颈部交感神经节的下界位于胸膜后方，被疏松的蜂窝组织及脂肪组织所包裹。另外，颈部交感神经节发出的灰交通支连接第 7、第 8 颈神经和第 1 胸神经，还发出分支围绕锁骨下动脉及其分支组成丛，并随该动脉到达腋动脉第 1 段。该节的另一些分支分别围绕椎动脉组成椎动脉丛，沿椎动脉上行，进入颅腔，围绕椎动脉及基底动脉，直到大脑后动脉，在此和起自颈内动脉的神经丛会合。颈部交感神经节发出的心下神经沿锁骨下动脉后方，气管的前方下降，加入心丛而参与支配心脏的活动。

颈部交感神经节周围有椎动脉、锁骨下动脉、颈动脉、颈静脉，气管、食管以及迷走神经、臂丛神经、颈丛神经等重要结构。其神经纤维分布于脑及脑膜、耳鼻咽喉、泪腺、腮腺、舌下腺、心肺大血管、气管支气管及头颈部的皮肤等。生理功能主要表现为交感肾上腺系统的兴奋而产生的交感神经系统反应，如血管收缩、心肌收缩力增加、传导功能加速、心率加快，扩张支气管、扩瞳、松弛睫状肌，促进肝糖原分解、升高血糖、肾上腺髓质激素分泌增加等。

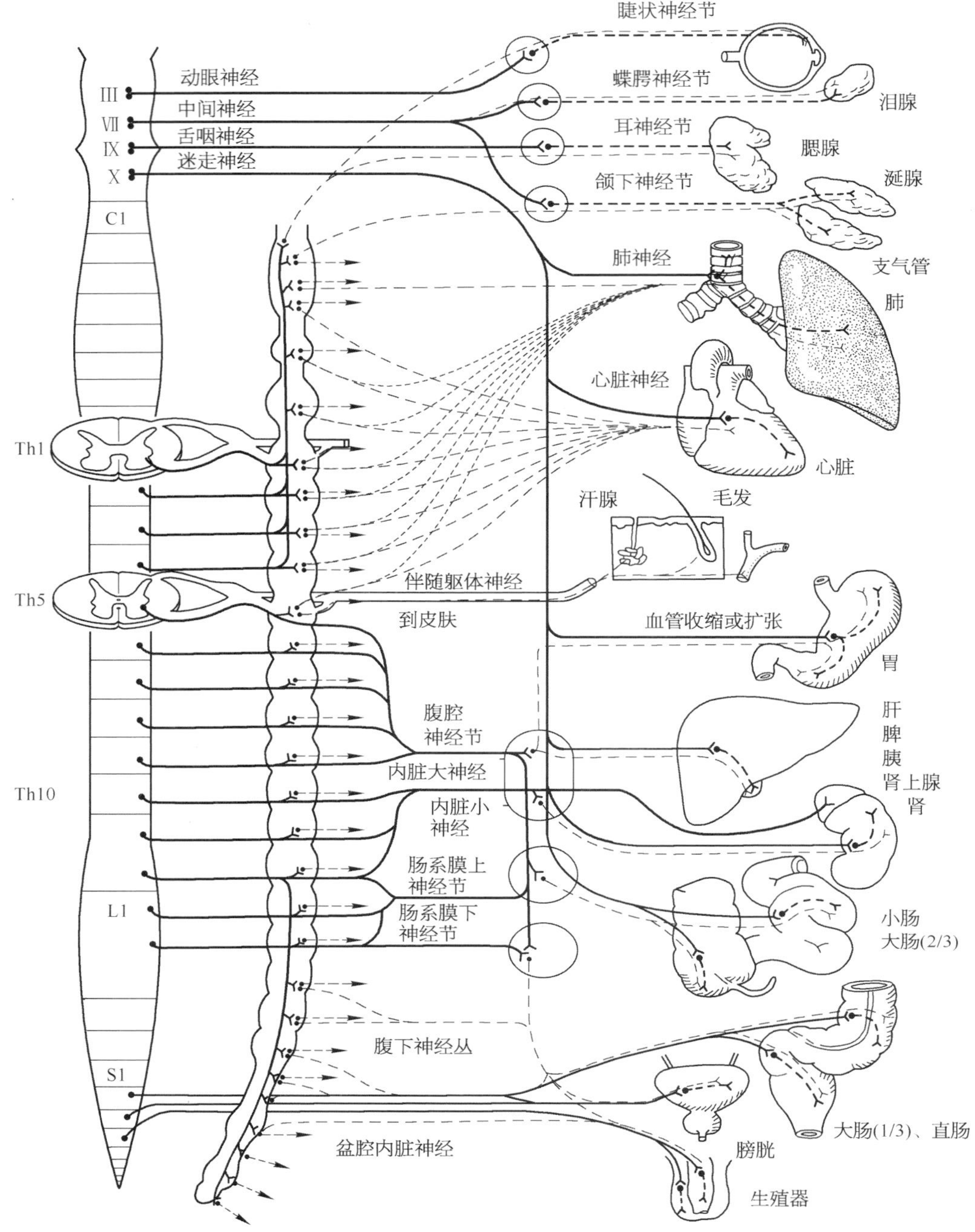

图 110-3　内脏疼痛传递与脊髓平面对应关系

(二) 腹腔神经丛　腹腔神经丛是内脏交感神经、副交感神经和内脏感觉神经在到达所支配的脏器前相互交织而成网状结构，它是人体内最大的自主神经丛，位于 T_{12}～L_1 水平，在腹主动脉上前方或前侧方，围绕腹腔动脉和肠系膜上动脉的根部，丛内主要含有腹腔神经节、肠系膜上神经节和主动脉肾节等。腹腔神经丛的前方有胰及位于胰后方的门静脉或肠系膜上静脉及脾静脉；左外侧有左膈脚及左肾上腺；右外侧有右膈脚及下腔静脉。

腹腔神经丛由两个神经节及交叉成网的神经纤维组成。交感神经传出纤维内脏大神经($T_{5\sim9}$)、内脏小神经($T_{10\sim11}$)大多数在此与环节后纤维换站。部分经椎旁交感神经节($L_{1\sim2}$)换站后的节后纤维，以及主要来自右侧迷走神经的副交感神经纤维均取道腹腔神经节丛。腹部内脏的交感神经传入纤维亦途经此处，它们中不包括左半结肠、直肠及盆腔器官的传入神经纤维。

腹腔神经丛及丛内神经节发出的分支形成许多副丛，这些副丛伴随血管支配相应的脏器的功能，如肝脏、胰腺、胃、肾及肠系膜等，其发出的神经纤维不仅调节胰腺的内、外分泌功能，同时与腹部的痛觉有关。

(三) 上腹下神经丛　上腹下神经丛位于 L_5 和 S_1 椎体前，腹主动脉末端及其分叉下部。神经纤维来自腹主动脉丛、肠系膜下丛以及腰神经节第 3～4 内脏神经。随髂内动脉分成左右腹下神经丛，连接下腹下丛，其分支至输尿管丛、精索丛、膀胱丛、直肠丛及髂丛。

盆神经的副交感神经纤维也经下腹下丛加入此神经丛，至上腹下丛左侧随乙状结肠血管、降结肠血管及其分支分布，支配结肠左曲或横结肠左侧、降结肠以及乙状结肠。

第五节　急性疼痛的病理生理变化

一、组织损伤后的神经传入活动

各种伤害性刺激作用到机体，当达到一定强度时，可造成机体组织的损伤，引起局部各种炎症因子、细胞因子及代谢产物等释放，刺激和致敏神经末梢，引起疼痛反应。组织急性损伤时，可引起不同神经纤维发生变化：① 沉默性感觉传入纤维开始放电，并且在原发刺激去除后仍然持续放电。② 高阈值传入纤维的激活阈值显著降低，表现为中等强度的刺激便可使其激活，这一现象称为外周敏化。当组织损伤或发生炎症时，这些沉默纤维便会有自发放电和激活阈值的显著降低。

二、持续性传入活动的机制

(一) 传入神经的离子通道变化　组织损伤累及了周围的感觉神经末梢，使其钠离子通道活动增强，导致自发放电增多。研究显示，钳夹和挤压皮肤时，可导致处于静默状态的传入神经纤维发生放电。当短暂钳夹刺激时，它产生相应的短暂放电；当用力挤压造成组织损伤时，可产生长时间的持续放电。

(二) 组织损伤造成局部化学物质的释放　组织损伤引起局部多种化学物质的释放，这些化学物质导致传入神经纤维激活和敏化，产生过度的动作电位沿轴突向脊髓传导，引起脊髓背角神经元去极化；同时背角的激活又反过来通过轴突分支逆行传向外周，形成轴突反射，使远端神经末梢去极化，引起神经末梢释放一些肽类物质，如 P 物质(SP)、降钙素基因相关肽(CGRP)、血管活性肠肽等。这些化学因子能够激活炎症细胞，使之释放缓激肽、细胞因子、K^+ 和 H^+，以及炎症导致血浆外渗的炎症物质等，共同导致游离神经末梢的激活和敏化。这些化学因子主要有：

1. 单胺类和氨基酸类　多种理化刺激可使肥大细胞、嗜碱性粒细胞和血小板释放组胺和 5-羟色胺；以及机械性损伤、热刺激、组织损伤的某些副产物，如凝血酶、胶原、肾上腺素、花生四烯酸、前列腺素、白三烯等。

2. 激肽类　躯体损伤时可导致多种激肽类物质的释放，尤其以缓激肽最为重要。缓激肽的激活涉及一系列的生化级联反应，该反应始于因子Ⅻ和胰蛋白酶所激活。缓激肽通过作用于游离神经末梢上的特异受体 B_1/B_2 而发挥作用。

3. 脂肪酸类　肥大细胞和嗜碱性粒细胞被激活后，其膜磷脂在磷脂酶 A_2 的作用下分解产生花生四烯酸，后者通过环氧化酶(COX)和脂氧化酶途径进一步代谢，分别形成前列腺素和白三烯。多种前列腺素类物质都能直接激活 C 纤维，如 PGE_2。另外一些物质如 PGI_2、TXA_2、白三烯等都能显著易化 C 纤维的兴奋性。这些效应都是通过特异的细胞膜受体介导的。

4. 细胞因子　在炎症反应中，巨噬细胞被激活，释放一些细胞因子如白介素，白介素能够对 C 纤维产生强大的敏化作用。

5. 肽类　外周 C 纤维末梢能够释放 CGRP 和 SP，导致局部血管扩张，血浆外渗，使感觉神经元敏化。

6. H^+ 和 K^+　组织损伤中 H^+ 和 K^+ 浓度升高，直接激活 C 纤维，易化其放电，使其对特定刺激的反应增强，产生痛觉过敏。

7. 蛋白激酶类　炎症细胞能够释放激肽释放酶和胰蛋白酶，使结合在传入纤维表面的蛋白质分解，分解产物作用于受体(PARs)，使末梢去极化产生神经冲动，引起受伤组织中 CGRP 和 SP 的释放。

三、脊髓在急性疼痛中的作用

(一) 传入纤维终止于脊髓背角　大直径、有髓鞘神经纤维主要终止于背角深层(Rexed Ⅲ～Ⅵ层)，小直径、有髓鞘纤维终止于边缘地带(Rexed Ⅰ层、Ⅱ层腹侧部以及Ⅲ层全层)，小的无髓鞘 C 纤维则终止于Ⅱ层、Ⅴ层以及中央管周围的Ⅹ层。

(二) 神经元释放的递质　维激活产生兴奋性突出后电位，向脊髓背角释放兴奋性神经递质，从而激活下一级神经元；另外，反复的传入兴奋可使脊髓背角邻近部位的神经元出现易化，导致神经元感受野扩大。这些递质包括 SP、CGRP、兴奋性氨基酸如谷氨酸等。

(三) 内源性镇痛系统(endogenous pain control system)　内源性镇痛系统在急性疼痛的传递和易化方面发挥重要作用，但同时也会产生镇痛反应，包括脊髓背角内的抑制性神经元、闸门学说、阿片类神经递质等，以及下行性抑制系统在脊髓内释放的 5-羟色胺和去甲肾上腺素等物质，在一定程度上又可产生一定的镇痛效应。

四、下行性抑制系统

急性疼痛经传入神经—脊髓背角—丘脑上行激动系统(脊髓丘脑束)传递,同时可激活下行性抑制系统,以减轻痛反应。下行性抑制系统主要包括导水管周围灰质(释放内源性阿片类物质)、延髓的中缝核(释放5-羟色胺)和脑桥的蓝斑(释放去甲肾上腺素)等结构,这些结构发射纤维到脊髓背角,实现对痛觉的调制。

五、急性疼痛的可塑性变化

(一) 外周敏化 致炎物质刺激神经元感受野可导致组织内炎症物质的释放,同时伴有伤害性感受器阈值的降低,称之为外周敏化(peripheral sensitization)。当痛觉纤维发生敏化后,其对正常情况下的非伤害性刺激也能产生反应,称之为痛觉超敏。

缓激肽能够使C和Aδ纤维发生敏化,使之对前列腺素、氢离子、5-羟色胺以及热和机械刺激的反应增强。缓激肽还能促进前列腺素的生成,从而又使缓激肽所作用的神经末梢发生敏化。

外周敏化的细胞内机制可能由腺苷酸环化酶和第二信使——环磷酸腺苷(cAMP)介导,后者可活化蛋白激酶A(PKA),催化钾离子通道发生磷酸化,从而使细胞膜钾电导减弱,膜兴奋性增加。

初级传入纤维末梢有许多5-HT_{2A}受体,激活这些受体可使G蛋白耦合的钾离子流减弱,细胞膜兴奋性增加。

当炎症发生时,DRG和其他一些细胞内的一氧化氮合酶(NOS)表达上调,使伤害性感受器末梢释放神经肽,引起痛敏。

(二) 中枢敏化 中枢敏化(central sensitization)是中枢神经系统在痛觉形成过程中表现出来的一种可塑性变化。神经元能够在数分钟内发生功能上的改变,但若伤害性刺激持续存在,可使神经系统发生永久性改变。

中枢敏化与Aβ纤维有关。初级传入纤维受到伤害后,粗纤维和细纤维都会产生异常的点活动,其中Aβ纤维对交感支配的敏感性增加。高阈值的C和Aδ纤维似乎与触诱发痛关系不大,Aβ纤维介导了机械性触诱发痛的形成。

还有证据表明,引起持续性痛的原因在于几种不同的传入轴突在脊髓背角发生汇聚投射,这种汇聚引起神经元敏化、抑制神经元活动减少以及下行传导通路的改变。

(三) 神经元敏化 高强度的电刺激或伤害性刺激激活C纤维后,导致背角广动力范围(WDR)神经元上的NMDA受体过度兴奋、细胞内钙离子水平增高以及蛋白激酶活化,从而引起敏化。敏化过程涉及两种性质上完全不同的突触变化:① 突触效能的增强。② 沉默突触的激活。

兴奋性氨基酸、缓激肽和降钙素基因相关肽(CGRP)能够通过直接增加细胞膜阳离子流、干扰细胞内的信号转导机制以及调节受体和递质的基因表达来影响背角神经元的活动。背角神经元的敏化过程还涉及AMPA、NK、代谢性谷氨酸受体(mGlu)和CGRP受体。AMPA激活使细胞膜去极化,细胞内钙离子浓度升高。AMPA受体在10～15 min内即可发生磷酸化,使其敏感性增加。

C纤维受到刺激后,其末梢会释放P物质和神经肽A(NKA),它们分别作用于各自的受体NK-1和NK-2,促进背角神经元的敏化。

研究显示,细胞内钙浓度、钙离子流和蛋白激酶活化是背角神经元敏化的重要细胞内机制。

(四) 神经元活动减弱 与急性疼痛的关系不密切,而与慢性疼痛的痛觉过敏和机械超敏有密切的关系。

(五) 通道的变化 神经损伤后初级传入神经元电特性会发生显著改变。有学者认为,钠通道介导了神经损伤所致的神经元超兴奋。实验证实,受损伤轴突有钠通道的异常聚集。最近的研究发现,神经轴切后Nav1.8(SNS/PN3)和Nav1.9(NaN)基因发生上调。研究显示,损伤后钾离子通道亚型也发生变化。在急性情况下hIKI型钾通道免疫活性减弱主要发生在大直径DRG。

钙通道有许多亚型,根据α亚单位的结构不同将其分为L-、P/Q-、N-、R-和T-型。N-型钙通道介导感觉神经元、交感神经元和中枢神经元的兴奋-分泌耦合反应。特异的钙通道阻滞剂能够在一定程度上治疗神经病理性疼痛,抑制DRG的异位活动。一些抗癫痫药物如卡马西平和加巴喷丁能够有效缓解神经病理性疼痛,其作用机制与钙通道有关。

(六) 神经中枢的可塑性变化 急慢性痛可引起脊髓以上中枢结构的变化,如丘脑核躯体感觉皮质。一些研究显示,丘脑—皮质信号通路和皮质—丘脑信号通路在调节脊髓上疼痛信息处理中具有重要作用。

最近发现,当外周持续施加伤害性热刺激时,丘脑神经元的敏感程度远远高于皮质。一些皮质神经元通过改变其放电频率实现对刺激强度的编码。但还有一些研究报道,皮质神经元的敏化比丘脑神经元明显。

GABA、NMDA、兴奋性氨基酸以及谷氨酸能神经递质系统都参与脊髓上系统对疼痛的感知和调制。有资料显示,NMDA系统参与维持炎症痛的痛觉超敏,该过程可能有NO的参与。研究者还提出,其他可能的介质,如神经肽、神经营养素、细胞因子等对于高级痛觉中枢的功能起着一定的调节作用。

第六节 急性疼痛对机体的影响

一、心血管系统

伤害性感受器受到刺激，引起急性疼痛，导致机体产生应激反应，释放一系列的内源性活性物质，导致血压增高，心率增快，甚至心律失常。

二、呼吸系统

急性疼痛通常可导致呼吸加快。但胸部损伤或胸腹部手术后患者常由于疼痛而不敢呼吸，导致呼吸功能减退，可能促使肺部感染和肺不张的发生。在高危患者和术前呼吸功能减退的患者常导致通气/血流比例异常、缺氧和二氧化碳蓄积。

三、神经内分泌系统

急性疼痛引起合成代谢类激素水平下降，多种分解代谢类激素释放增加，产生相应的病理生理改变。肾上腺素、皮质醇、生长激素、高血糖素、甲状腺激素等水平的升高，引起血糖增高，水钠滞留，脂肪和蛋白质分解代谢增强，患者发生负氮平衡。

四、胃肠道和泌尿系统

疼痛引起的交感神经系统兴奋反射性地抑制胃肠道功能，胃肠道功能出现紊乱，导致肠麻痹、恶心呕吐，甚至胃肠道的细菌和毒素进入血液循环，诱发内毒素血症和败血症。疼痛引起膀胱平滑肌张力下降，排尿困难，尿滞留。

五、心理、行为

疼痛对情绪的影响形成恶性循环。疼痛引起患者恐惧、紧张、易怒、失眠、焦虑等心理和精神状态的变化。患者注意力过于集中，情绪过度紧张，烦躁等又会加重疼痛。

六、血液系统

疼痛应激引起血液黏度、血小板功能、血液凝固系统、抗凝系统和纤溶系统发生改变。主要表现为血小板黏附能力增强，纤溶系统活性下降，机体处于高凝状态，发生静脉血栓的概率增加。

七、免疫系统

疼痛应激可导致淋巴细胞减少，白细胞增多，网状内皮细胞处于抑制状态，单核细胞活性下降。患者细胞免疫和体液免疫功能受到抑制。

总之，急性疼痛的病理生理变化涉及组织损伤引起的外周神经敏化、脊髓及脊髓以上中枢神经的可塑性变化，涉及神经电生理、生化及解剖等方面的变化，因此非常复杂。了解急性疼痛的病理生理变化，有助于把急性损伤引起的疼痛和病理变化降低到最低程度，防止发生慢性疼痛阶段，使治疗更加趋于复杂化。

（张挺杰　冯　艺）

参考文献

[1] Brown DA, Passmore GM. Some new insights into the molecular mechanisms of pain perception[J]. J Clin Invest, 2010, 120: 1380 - 1383.

[2] Binshtok AM, Wang H, Zimmermann K, et al. Nociceptors are interleukin-1beta sensors[J]. J Neurosci, 2008, 28: 14062 - 14073.

[3] Cheng JK, Ji RR. Intracellular signaling in primary sensory neurons and persistent pain[J]. Neurochem Res, 2008, 33: 1970 - 1978.

[4] Wang S, Dai Y, Fukuoka T, et al. Phospholipase C and protein kinase A mediate bradykinin sensitization of TRPA1: a molecular mechanism of inflammatory pain[J]. Brain, 2008, 131: 1241 - 1251.

[5] Gold MS, Weinreich D, Kim CS, et al. Redistribution of Na(V)1.8 in uninjured axons enables neuropathic pain[J]. J Neurosci, 2003, 23: 158 - 166.

[6] Li CY, Song YH, Higuera ES, et al. Spinal dorsal horn calcium channel alpha2delta-1 subunit upregulation contributes to peripheral nerve injury-induced tactile allodynia[J]. J Neurosci, 2004, 24: 8494 - 8499.

[7] Amaya F, Wang H, Costigan M, et al. The voltage-gated sodium channel Na(v)1.9 is an effector of peripheral inflammatory pain hypersensitivity[J]. J Neurosci, 2006, 26: 12852 - 12860.

[8] Zhu W, Galoyan SM, Petruska JC, et al. A developmental switch in acute sensitization of small dorsal root ganglion (DRG) neurons to capsaicin or noxious heating by NGF[J]. J Neurophysiol, 2004, 92: 3148 - 3152.

[9] Chichorro JG, Lorenzetti BB, Zampronio AR. Involvement of bradykinin, cytokines, sympathetic amines and prostaglandins in formalin-induced orofacial nociception in rats[J]. Br J Pharmacol, 2004, 141: 1175 - 1184.

[10] Kawabata A. Prostaglandin E2 and pain — an update[J]. Biol Pharm Bull, 2011, 34: 1170 - 1173.

[11] Carlton SM, Du J, Tan HY, et al. Peripheral and central sensitization in remote spinal cord regions contribute to central

neuropathic pain after spinal cord injury[J]. Pain, 2009, 147: 265 - 276.

[12] Xiao WH, Bennett GJ. Persistent low-frequency spontaneous discharge in A-fiber and C-fiber primary afferent neurons during an inflammatory pain condition[J]. Anesthesiology, 2007, 107: 813 - 821.

[13] Fuchs A, Rigaud M, Hogan QH. Painful nerve injury shortens the intracellular Ca^{2+} signal in axotomized sensory neurons of rats[J]. Anesthesiology, 2007, 107: 106 - 116.

[14] Campbell JN, Meyer RA. Mechanisms of neuropathic pain [J]. Neuron, 2006, 52: 77 - 92.

[15] Djouhri L, Koutsikou S, Fang X, et al. Spontaneous pain, both neuropathic and inflammatory, is related to frequency of spontaneous firing in intact C-fibernociceptors [J]. J Neurosci, 2006, 26: 1281 - 1292.

[16] Caviedes BE, Herranz JL. Advances in physiopathology and the treatment of neuropathic pain[J]. Rev Neurol, 2002, 35: 1037 - 1048.

[17] Saegusa H, Kurihara T, Zong S, et al. Suppression of inflammatory and neuropathic pain symptoms in mice lacking the N - type Ca^{2+} channel[J]. EMBO J, 2001, 20: 2349 - 2356.

[18] Gustin SM, Peck CC, Wilcox SL, et al. Different pain, different brain: thalamic anatomy in neuropathic and non-neuropathic chronic pain syndromes[J]. J Neurosci, 2011, 31: 5956 - 5964.

[19] Campero M, Bostock H, Baumann TK, et al. A search for activation of C nociceptors by sympathetic fibers in complex regional pain syndrome[J]. Clin Neurophysiol, 2010, 121: 1072 - 1079.

第一一一章 针刺及相关技术在围术期的应用

针灸起源于中国,是祖国医学的重要部分,几千年来在中国人民的疾病预防和治疗方面发挥着重要的作用。进入20世纪70年代,随着其治疗的有效性逐渐为世界各地的人民所认同,以及其现代科学机制不断被揭示,针灸相关的治疗技术开始融入西方主流医学,并显现出其操作简便、效果明确以及不良反应少等独特优势。

近20年来,人们将针刺及其相关技术,如电针、穴位压迫、经皮穴位电刺激、穴位埋针等,应用于围术期,以治疗和预防与手术和麻醉相关的并发症。目前,针刺技术的应用可分为三个主要方面:① 术前准备,如抗焦虑。② 术中辅助麻醉,调控内环境和维持血流动力学稳定、心肌保护等。③ 防治或减轻术后并发症,如术后恶心、呕吐、疼痛等。

第一节 针刺与术前镇静

由于患者对本身疾病和手术所致疼痛的担心,或者是进入手术室这种陌生环境,患者术前常常处于一种紧张、恐惧和焦虑的状态。缓解患者的术前焦虑状态对于改善患者依从性,提高舒适度,减少围术期不良记忆,以及降低因交感神经过度兴奋所引发的不良事件(如心肌缺血、麻醉或镇痛药物用量增多等)具有重要的临床意义。最常用的药物为苯二氮䓬类药物(如咪达唑仑),但是,对于较为短小的手术或检查可能导致术后的苏醒延迟。近年来的研究显示,应用穴位刺激等技术可显著改善患者术前的焦虑状态,而且操作简便,无苏醒延迟等不良反应。

一、印堂穴的应用

印堂穴是经外奇穴之一,位于人体的面部,两眉头连线中点(图111-1)。中医学认为该穴位具有安神定惊、醒脑开窍、宁心益智、疏风止痛、通经活络之功。2003年Fassoulaki等通过招募志愿者的研究发现,按压印堂穴10 min可以产生显著的镇静作用,客观评价指标表现为脑电双频指数(BIS)显著降低(图111-2),主观评价指标表现为测试者语言镇静评分(verbal sedation score,VSS)显著降低;2005年Agarwal等将这一方法应用于术前患者,发现10 min的穴位按压确实能够改善术前的焦虑状态,降低BIS值,并且这种镇静作用在按压结束后,可持续30 min。2008年Wang等将这一方法进行了改进应用于在麻醉状态下行胃肠镜检查的儿童(13±3岁),即在麻醉前将带有一直径0.5 mm圆珠的胶贴(直径2 cm),保持一定压力固定于

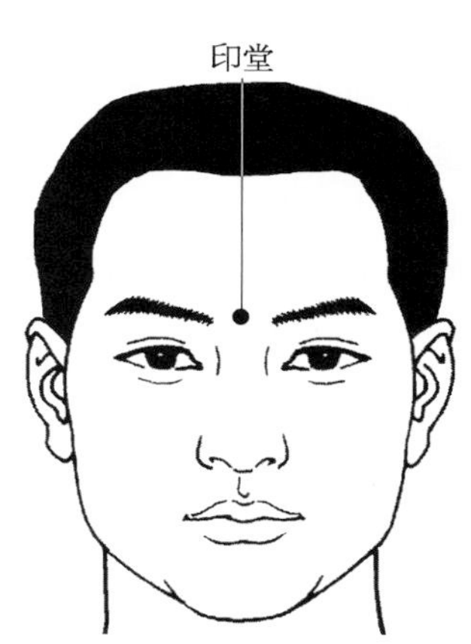

图111-1 印堂穴位于眉间

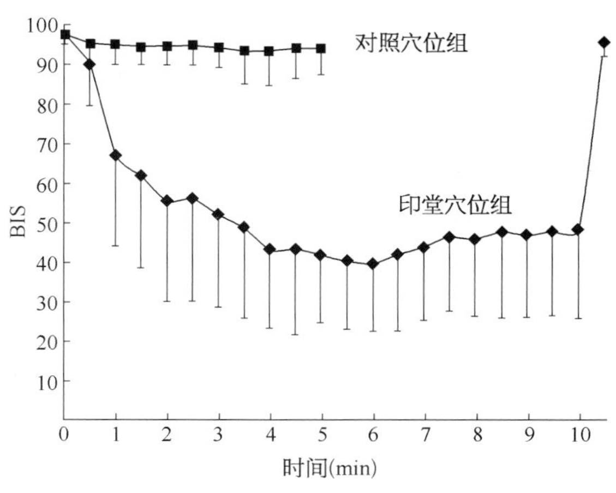

图111-2 按压印堂穴对脑电双频指数(BIS)的影响

印堂穴，直到检查结束，结果显示与对照组相比，贴后30 min印堂穴组儿童的焦虑评分显著下降(图 111－3)，但在随后的麻醉过程中，BIS 值以及丙泊酚的用量并没有显著改变。

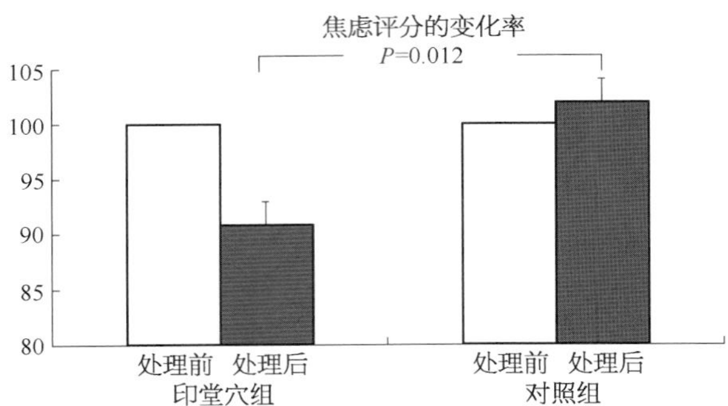

图 111－3 按压印堂穴对胃肠镜检查儿童术前焦虑的影响

二、耳针的应用

耳郭主要由弹性纤维软骨、软骨膜、韧带、退化了的耳肌及覆盖在最外层的皮下组织和皮肤所构成。耳郭的皮下有极为丰富的神经、血管、淋巴分布。春秋战国时期，我国已经发现耳郭与人体各器官组织存在着一定的生理联系，分布着上百个可以用来防治疾病的常用穴位。20 世纪 50 年代，法国人诺吉提出了人的耳朵形如胚胎倒影的理论，并在全息理论指导下提出了供耳部针灸推拿使用的耳穴图。

刺激耳穴也是术前镇静的一个常用方法。Wang 等选用非惯用侧耳部 3 个与调节脑功能、镇静和血压有关的耳穴(图 111－4)，给予穴位压迫针刺激，不但可以减少普通志愿者社会生活中的焦虑，而且可以减少门诊手术患者术前的焦虑状态。另外，在有母亲陪伴的手术患儿麻醉诱导前，将此方法术前应用于患儿母亲，可显著降低患儿母亲的焦虑评分(图 111－5)，从而间接改善患儿的焦虑状态(图 111－6)，并显著增加麻醉诱导过程中患儿的依从性。Kars 等将该方法应用于牙科手术患者的术前焦虑，并与术前镇静的常规药物——咪达唑仑(鼻腔内给药)进行了对比，结果显示耳针刺激具有与咪达唑仑相似的抗焦虑作用，而且增加患者在医疗过程中的依从性。

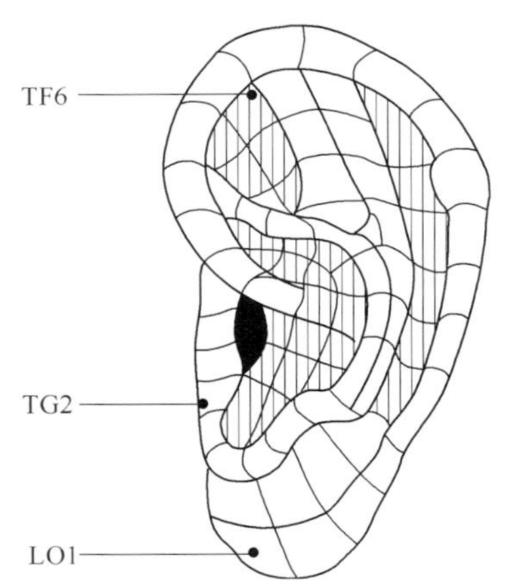

图 111－4 抑制术前焦虑的相关耳穴

LO1：叶区，对应脑功能；TG2：耳屏区，对应镇静；TF6：三角窝区，调控高血压。

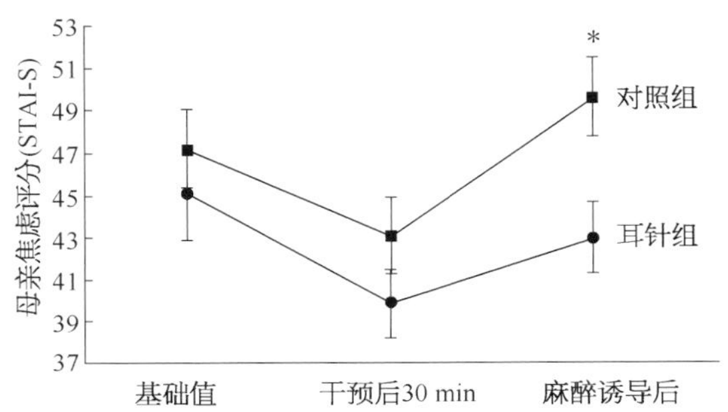

图 111－5 耳针对手术患儿母亲术前焦虑的直接影响

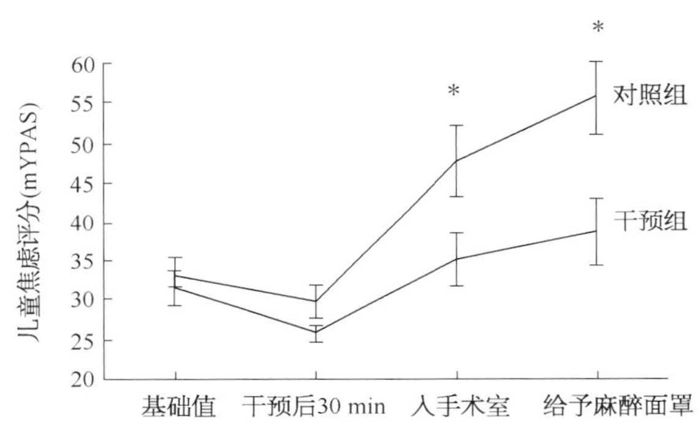

图 111－6 母亲耳针对手术患儿术前焦虑的间接影响

另外，在应用耳穴的同时，也可以根据手术或相关的检查范围，复合应用其他穴位。一项关于结肠镜检查患者镇静问题的前瞻性、随机、对照、双盲研究显示，在结肠镜检查过程中，应用电针可减少焦虑、不适感以及镇静药物的用量，选择的穴位为合谷、足三里、三阴交、阳陵泉以及耳部的神门穴。患者分为三组：针灸穴位组、假穴位组和对照组。所有患者均在检查前给予 0.02 mg/kg 的咪达唑仑，结果显示，针刺组需要增加咪达唑仑的比率为 30%，假穴位针刺组为 80%，而对照组为 90%。

第二节 针刺与围术期镇痛

一、术中辅助镇痛

减少术中吸入麻醉药和阿片类药物的药量，可以减少与麻醉药物剂量相关的毒性反应或并发症，并缩短苏醒时间。鉴于以往针灸常被用来治疗急、慢性疼痛，如慢性腰背痛、手术后的切口痛等，而且动物实验研究也显示电针刺激合谷、内关等穴位可促进内源性阿片肽的释放，产生显著的镇痛作用，因此人们推测，将针刺及其相关技术作为常规麻醉的一种辅助镇痛技术手段，可能起到减少术中麻醉药物的作用。但是，目前关于此问题的研究结论并不一致。

在一项随机、盲法、对照的研究中，Sim 等在术前清醒状态下给予患者电针刺激双侧的足三里和内关穴位，或者假针刺。结果发现，与对照组相比，术中电针高、低频交替刺激双侧的足三里和内关穴位组可显著减少妇科全麻手术中阿片类药物的用量，但是假针刺组同样能够减少镇痛药物的用量，且与电针穴位组无显著性差异。该结果提示安慰效应可能也能够产生一定的镇痛效应。

为了消除这种可能的安慰剂效应，澳大利亚研究者 Greif 等通过一项随机、双盲、交叉设计的实验，让志愿者在麻醉状态下接受耳屏处经皮穴位电刺激，测定其吸入麻醉药——地氟烷的 MAC(使 50%患者对切皮等伤害性刺激不发生体动反应的肺泡最小有效浓度）值，而另外一天，在不电刺激的状态下，再次测定地氟烷的 MAC。结果显示，与未电针刺激情况下测定的 MAC 相比，电针组的 MAC 值下降了（11±7)%($P<0.001$)(图 111-7)。由于被测试者是在麻醉状态下给予电针刺激，可以消除安慰剂效应，从而证明该种电针刺激方式可以减少麻醉药物用量。Taguchi 等测定了麻醉诱导后电针刺激耳部的神门等四个穴对地氟烷 MAC 值的影响，得到了相似的结果，即地氟烷 MAC 降低了(8.5±7)%。

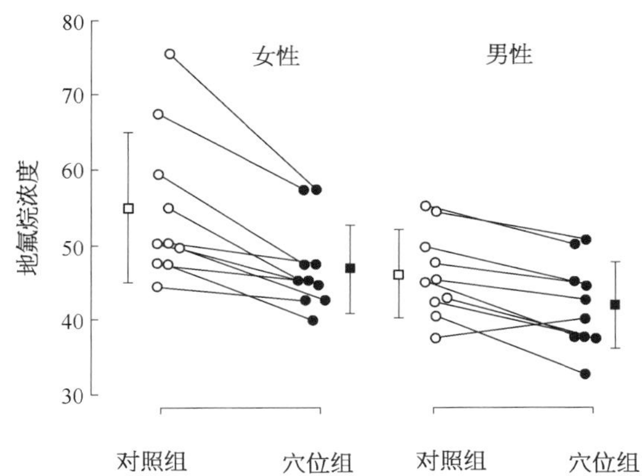

图 111-7 耳屏电刺激对地氟烷 MAC 的影响

但是，采用同样的实验设计，在麻醉状态下，电针刺激志愿者的足三里、阳陵泉、昆仑等穴位，然后测定地氟烷的 MAC。结果显示，与未电针刺激情况下测定的 MAC 相比，电针组地氟烷的 MAC 没有显著的改变[(4.6±0.6)% vs. (4.6±0.8)%；$P=0.8$]。另外，还有研究显示，无论是在麻醉诱导前，还是诱导后刺激足三里、三阴交、梁丘等穴位，地氟烷的 MAC 值都没有显著的改变。而 Kvorning 等研究甚至得出了完全相反的结果，即麻醉后电针刺激患者的足三里、合谷、内关、阳陵泉、太冲、三阴交等穴位，非但不能够降低七氟烷的 MAC，反而升高 MAC 值，即降低了七氟烷的效能。

Lee 等针对该问题进行了荟萃分析，纳入了 1979～2004 年间的 19 项前瞻性、随机、对照临床研究，手术种类包括取卵术，膝关节镜检查，腹部、盆腔、甲状腺和牙科手术，其中 15 项采用的是电针，4 项采用手法针刺，而穴位的选取、电针的频率和持续时间等各研究之间差异较大，大部分试验针刺是在麻醉前完成的，即患者清醒状态下完成针刺。这些研究根据对照组的不同可分为两类，一类是单纯麻醉组，一类是与假针刺组相比。与单纯麻醉组相比的 15 项研究中，有 7 项研究结果是有效，6 项无效，而有 2 项则是相反结果，即增加麻醉药物的用量；而在 5 项高质量临床试验结果中，有 2 项研究是有效，3 项是无效；与假针刺组相比的 4 项研究均为高质量的临床试验，其中有 3 项研究结果是无效，1 项则是相反结果，即增加麻醉药物的用量，也就是说针刺没有显示出比安慰剂更好的镇痛效果。

根据这项系统评价，尚不能认为针刺可以作为减少术中麻醉或镇痛药用量的常规有效手段。但是，由于手术种类、患者本身、刺激穴位、实验设计、针灸技术的不同以及模式的多样性都会影响研究的结果，尚不能就此否定针刺在减少术中麻醉或镇痛药的作用。但在一些特定手术，或一些特殊患者(如对麻醉药严重过敏的患者)，针刺作为一种辅助镇痛手段，可能发挥其积极作用。

二、术后镇痛

目前的研究认为术前或术中应用针刺及其相关技术对于减少术后阿片类镇痛药的用量，以及降低患者视觉疼痛评分具有较好的效果，但是穴位的选择、刺激的模式对于术后镇痛的效果起着至关重要的作用，否则可能产生相反的效果。

足太阳膀胱经(bladder meridian, BL)是人体十二经脉之一,简称膀胱经。循行部位起于目内眦(睛明穴),上达额部,左右交会于头顶部(百会穴)。本经脉分支从头顶部分出,到耳上角部。直行本脉从头顶部分别向后行至枕骨处,进入颅腔,络脑,回出分别下行到项部(天柱穴),下行交会于大椎穴,再分左右沿肩胛内侧,脊柱两旁(1.5 寸),到达腰部(肾俞穴),进入脊柱两旁的肌肉,深入体腔,络肾,属膀胱。该经共有 67 个穴位,其中有 49 个穴位分布在头面部、项背部和腰背部,18 个穴位分布在下肢后面的正中线上和足的外侧部。主治泌尿生殖系统、精神神经系统、呼吸系统、循环系统、消化系统的病症。

鉴于中、下部胸椎上的胆经穴位主要对应于上腹部器官,而下部胸椎到腰椎的胆经穴位主要对应于下腹部器官,日本研究者 Kotani 等研究了围术期刺激这些穴位对腹部手术后疼痛、镇痛药物用量等的影响。主要方法是:手术前 2 h,在患者的 T_9～L_3 脊椎旁2.5 cm,即胆经上的 BL18～BL24 等穴位,选用 5 mm 长,直径 0.16 mm,尾部为一圆环的皮内针(以防止针完全进入皮肤内的作用),近乎水平方向刺入穴位皮下后,用胶布固定至手术后 4 d,而对照组只是将针固定于皮肤表面,而不刺入皮下。术中采用静脉全身麻醉,主要为氟哌利多和芬太尼,术后采用硬膜外给予布比卡因和吗啡镇痛,并根据患者的镇痛需要给予静脉注射吗啡。结果显示,从恢复室出来到术后第二日,上腹部和下腹部手术患者静息和咳嗽状态下的切口痛和深部内脏痛的疼痛视觉评分,针刺组均显著低于对照组($P<0.05$),且与对照组相比,针刺组术后 4 d 吗啡的需要量减少了 50%(图 111-8);而与阿片类药物相关的并发症,如瘙痒、嗜睡、恶心呕吐等,针刺组也显著减少;术后皮质激素和儿茶酚胺含量针刺组也减少了 30%～50%。

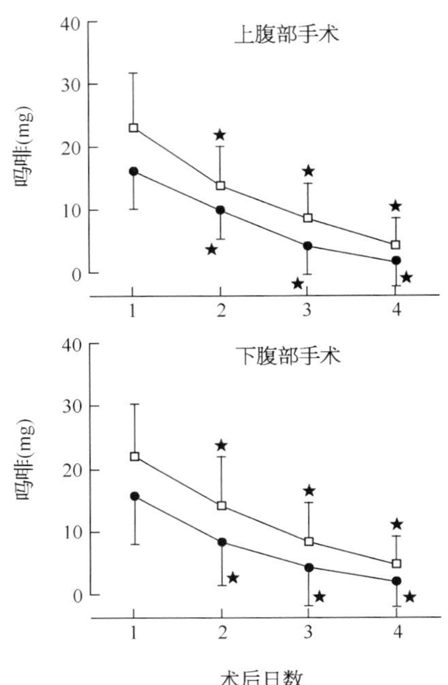

图 111-8 针刺背部腧穴对腹部手术术后镇痛药吗啡用量的影响

●为针刺组;□为对照组。

足三里穴是“足阳明胃经”的主要穴位之一,位于外膝眼下四横指,胫骨边缘,是一个强壮身心的大穴。传统中医认为,按摩足三里有调节机体免疫力、增强抗病能力、调理脾胃、补中益气、通经活络、疏风化湿、扶正祛邪的作用。近年来的研究显示,刺激该穴位可减少手术后(特别是腹部手术)镇痛药物的用量。Lin 等在子宫切除手术患者麻醉前 20 min 给予高频(100 Hz)或低频(2 Hz)电针刺激足三里,术后给予患者自控镇痛(PCA)结果发现,对照组、假针刺组、低频电针组和高频电针组术后有镇痛需求的时间分别为 10 min、18 min、28 min、28 min;而在术后首个 24 h 内,与对照组相比,假针刺组、低频电针组、高频电针组可以显著降低吗啡需要量 21%、43%和 61%。

除了电针刺激外,还可以采用无创的方法刺激足三里穴。Chen 等的研究显示,下腹部手术后,给予经皮穴位电刺激足三里也可减少患者术后吗啡的需要量约 35%,与阿片类镇痛药物相关的嗜睡、恶心、呕吐等并发症也显著降低;而且,经皮电刺激的强度与术后镇痛的效果成正比。Wang 等的研究显示,与对照组相比,高电流强度(9～12 mA)在合谷等穴位采用经皮电刺激疗法(transcutaneous electric nerve stimu-lation, TENS)可减少术后患者吗啡需要量 65%,低电流强度(4～5 mA)TENS 减少吗啡需要量约 34%。

另外,还有研究者采用含有辣椒素的膏药在麻醉前贴于子宫切除术患者的足三里穴,并在术后连续贴 3 d,每日 8 h。结果显示,与对照组相比,术后首个 24 h 阿片类镇痛药的需要量显著减少,术后 72 h 静息与咳嗽状态下的疼痛视觉评分也显著降低(图 111-9)。

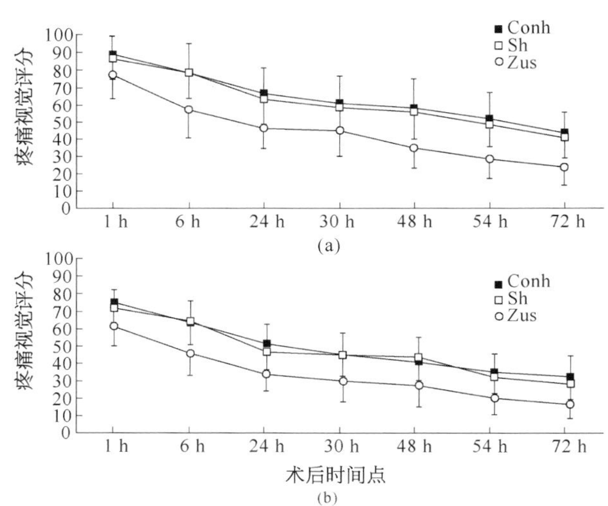

图 111-9 刺激足三里对术后咳嗽和静息状态下疼痛视觉评分的影响

(a) 咳嗽;(b) 静息。

Sun 等就针刺在术后镇痛中的作用进行了荟萃分析，纳入1966～2007年间的15项随机、对照临床试验，共1 166名患者，其中668名患者给予了针刺处理，手术种类、麻醉方式、针刺方式、穴位选择、针刺时机等见表111－1。分析结果显示阿片类药物的用量在术后8 h、24 h、72 h分别减少了3.14 mg、8.33 mg和9.14 mg；术后视觉疼痛评分在术后8 h和72 h显著降低；术后阿片类药物相关并发症也显著降低，其中恶心的相对危险度（*RR*）为0.67；嗜睡为0.65；镇静为0.78；瘙痒为0.75；尿潴留为0.29。因此，该项研究表明，围术期应用针刺技术可作为术后镇痛的一项有效辅助手段。

表111－1 针刺及相关技术在术后镇痛应用的相关研究

作者	穴位	手术及麻醉方式	针刺种类	针刺时机	持续时间
Lin, et al	ST36	子宫切除术，全麻	电针	术前	20 min
Usichenko, et al	耳穴：神门、肺、膝关节	膝部手术，全麻	耳针	术前	1 d
Usichenko, et al	耳穴：神门、肺、膝关节	髋关节置换手术，全麻	耳针	术前	3 d
Kim, et al	ST36	子宫切除术，全麻	辣椒素膏药	术前	每日8 h，共3 d
Kotani, et al	BL18～BL24（上腹部） BL20～BL26（下腹部）	腹部手术，全麻＋硬膜外	手动针刺	术前	4 d
Sim, et al	ST36，PC6	子宫切除术，全麻	电针	术前和术后	45 min
Wang, et al	LI4	下腹部手术，全麻	电针	术后	30 min （术后2 h）
Chiu, et al	LI4，LU7	痔切除术，局麻	电针	术后	30 min
Chen, et al	ST36	子宫切除术，全麻	电针	术后	30 min（术后2 h）
Wong, et al	LI4，GB34，TE8，GB36	开胸手术，全麻	电针	术后	每次20～30 min，共7 d
Michalek-Sauberer, et al	耳穴：神门、牙齿、口	智齿拔除，局麻	耳针	术前	术前48 h
Wang, et al	BL25，GB31，BL26，GB 30，BL62，BL23，BL36，BL 40，GB34	椎间盘手术（未说明）	手动针刺	术前和术后	每日2～3次，每次15 min，3～6 d
Lao, et al	LI4，ST6，ST7，TE17	口腔颌面手术，局麻	手动针刺	术后	20 min
Lao, et al	LI4，ST6，ST7，TE17	口腔颌面手术，局麻	手动针刺	术后	20 min
Felhendler, et al	ST1，ST45，SP1，SP21，SP4，BL1，BL67，KI1，KI27，KI4，GB1，GB 44，LR1，LR14，LR5	膝关节镜，全麻	手动针刺	术后	未说明

第三节 针刺与术后恶心呕吐

术后恶心呕吐（PONV）是全身麻醉和神经阻滞麻醉后常见的并发症，通常会延缓患者术后的恢复，与多种因素有关，如女性、PONV病史、运动病、吸烟、术后应用阿片类镇痛药等。尽管麻醉技术和药物的改善以及新一代的抗呕吐药物的应用显著降低了PONV的发生率，但是至少70%以上的高危患者仍受到该问题的困扰，并且目前应用的抗呕吐药也只能减少PONV的发生率约25%，这些药物存在一定的副作用。因此，有必要寻找更有效的防治PONV的方法。

一、针刺防治PONV的系统评价

目前，针刺技术用于治疗PONV是围术期应用最广，研究最多的一个方面，内关穴则是治疗PONV最常选用的穴位，位于前臂正中，腕横纹上2寸，桡侧屈腕肌腱同掌长肌腱之间。Shiao 等就针刺技术在成年患者防治PONV的研究进行了系统评价和荟萃分析，纳入了过去30年中的33项随机、对照临床研究。其中关于对“恶心”影响的研究24项，共计2 925名患者；对

“呕吐”影响的研究29项，共计3 982名患者；对“抗呕吐药物用量”影响的研究19项，共计2 589名患者。结果显示，与对照组相比，针刺穴位可以显著减少恶心、呕吐及抗呕吐药物的发生率，其相对危险度(*RR*)分别为0.6、0.51、0.63。

但是，也有研究显示针刺内关穴并不一定能够改善所有手术后的PONV。Allen等就针刺内关穴对椎管内麻醉下剖宫产手术术中或术后恶心呕吐作用的相关研究进行了系统评价，纳入了1996～2006年间6项随机、对照临床研究，共计649名患者，其中326人接受内关穴刺激，323人为加针刺组或安慰对照组，4项研究为双侧内关穴位压迫，1项研究为单侧穴位压迫，1项研究为经皮穴位电刺激。在麻醉前5～60 min开始穴位刺激，结果显示，在5项报道术中恶心发生率的研究中，有2项显示刺激内关穴可显著减少恶心的发生，但有3项显示无作用；报道术后恶心发生率的有4项研究，只有1项研究为阳性结果；而在5项报道术中呕吐的研究中，都显示为阴性结果；在4项报道术后呕吐的研究中，有2项为阴性结果；在4项报道术后抗呕吐药应用量的研究中，有3项为阴性结果，即穴位刺激不减少抗呕吐药物的用量。因此，这些研究结果尚不能确定刺激内关穴能够减少椎管内麻醉下剖宫产手术PONV的发生。

二、穴位刺激模式

除了手针刺激内关穴以外，还有电针、针刺与穴位按压结合、穴位生理盐水注射、经皮电刺激、激光刺激、辣椒素膏药贴等多种刺激方式，最合适的刺激方式尚无定论。无创的刺激方法易于操作、无痛，且患者乐于接受，但是可能没有有创的方式更有效，因为应用无创刺激的相关研究更容易产生阴性结果，而且还有研究显示只能产生部分作用，即对恶心有效，但对呕吐没有效果。另外，肌松监测仪上的神经刺激器也可以用来刺激内关穴达到抗PONV的作用。Arnberger等在麻醉过程中，将肌松监测仪的神经刺激器置于手腕正中神经所在位置(即内关穴)，而对照组将神经器置于手腕尺神经所在位置。结果显示，与对照组相比，术后24 h内关穴刺激组PONV的发生率显著降低(45% vs. 61%；$P=0.022$)，恶心的发生率由56%降低至40%，但呕吐的发生率无显著性变化(28% vs. 23%，$P=0.439$)。

三、穴位刺激的时机

针刺内关穴的时机对疗效的影响尚有争议。有研究显示，在麻醉前清醒状态下给予电针效果可能更好。Vicker等回顾了33项关于针刺治疗化疗、怀孕或手术导致的恶心、呕吐，发现在麻醉诱导后，给予内关穴位刺激一般与对照组无显著性差异，而在清醒时给予电针刺激的疗效则优于对照组。而对12项高质量随机、对照临床试验(约2 000名患者)的进一步分析显示，尽管研究者、患者、穴位刺激的方式有所不同，但在清醒状态下刺激内关穴确实能够更有效地防治PONV。

四、穴位刺激在防治儿童PONV中的应用

20世纪90年代，内关刺激技术开始尝试应用于儿童PONV的防治，但绝大部分的研究结果为阴性。清醒状态下患儿常不能接受针刺，这些研究的针刺时机一般都选择在麻醉诱导以后，而不是在清醒时状态下，因此针刺时机被认为是产生阴性结果的一个可能原因。为了使患儿能够在清醒状态下接受针刺，Rusy等采取了以下措施：在扁桃体手术结束后麻醉苏醒前将针刺入穴位，用胶布将针尾贴于皮肤固定，电针刺激仪与针体连接后，用软布将患儿的整个手臂覆盖使针刺避免被看到，然后让患儿从麻醉状态苏醒；一旦苏醒，则打开刺激仪，给予4 Hz的电流刺激20 min。结果显示，与对照穴位(P2)刺激组($n=40$)相比，针刺内关组($n=40$)恶心的发生率显著下降(63% vs. 93%，$P<0.001$)，而且呕吐发生的时间更晚，需要药物治疗的比例也显著下降(58% vs. 83%；$P<0.02$)，但是在该研究中针刺内关组呕吐的发生率并没有显著改变。

随着针刺技术的改善以及更加合理的试验设计，更多的研究发现针刺可以有效防治儿童PONV，而且在麻醉状态给予针刺同样有效。Wang等在手术结束后麻醉苏醒前，给予患儿(7～16岁)采用内关穴注射0.2 ml 50%葡萄糖的方法。结果显示，与假穴位组相比，穴位注射可以显著降低患儿在麻醉恢复室中恶心(32% vs. 56%)和呕吐(12% vs. 33%)的发生率，但是在24 h以后，内关注射的抗PONV作用消失。Somri等选择4～12岁在全麻下行牙齿矫正术的患儿，待麻醉诱导后，在内关穴和上脘穴(上腹部前正中线上，当脐中上5寸)行针刺，留针15 min后开始手术。结果显示，与对照组相比，针刺穴位患儿术后PONV的发生率显著降低，与抗呕吐药物昂丹司琼(选择性5-HT_3受体拮抗剂)效能相似；且患儿父母的满意率也显著提高。

因此，刺激内关穴也可防止儿童PONV的发生率，针刺技术和穴位的选择是发挥其效能的关键，而与患儿是否处于麻醉状态关系不大。

五、抗PONV穴位的选择

几乎所有临床试验所选择的穴位都包括内关穴，这种穴位选择的简化固然有利于针刺的推广和应用，但这并不意味着该穴位适合所有患者，而且穴位选择的简单化和模式化可能也是许多研究并未显示出针刺效能的一个重要原因。传统针灸是根据患者体质、病情或症状的不同来选择不同的穴位或穴位组合，内关

穴并不是防治PONV的唯一穴位。有研究显示，为了防治斜视矫正术后的PONV，Chu等研究者选择了天柱穴(BL10)、大杼(BL11)、阳陵泉(GB34)等穴位，结果与对照组相比，针刺组PONV的发生率显著下降(24% vs. 64%)；而另外两项同样是治疗斜视矫正术后PONV的研究，选用的内关穴，研究结果却显示刺激该穴位没有抗PONV的作用。天柱穴、大杼、阳陵泉均在足太阳膀胱经上，该经起于目内眦(睛明穴)，可治疗与眼睛相关的疾病，而内关穴属于手厥阴心包经，该经起于胸中，出来归属于心包，贯穿横膈，联络上、中、下三焦。其分支从胸中分出，到达两肋部；在腋下3寸的部位向上至腋窝下，不经过眼睛。这些研究表明，如果不根据经络的特异性以及主治的相关疾病选择合适的穴位，可能无法发挥针灸的有效作用。

第四节 针刺与围术期心肌保护

一、术中复合电针刺激的心肌保护作用

从20世纪80年代开始，上海交通大学医学院附属仁济医院根据中医“经穴所在，主治所及”的理论原则，从手厥阴心包经(内关)和手太阴肺经(云门、列缺)双重取穴，在体外循环辅助下实施心内直视手术的过程中，对患者的这些穴位施以电针刺激，以期激发机体内在的调节机制，从而达到保护脏器功能、降低围术期并发症的发生率和死亡率、促进患者康复的目的。经过20年多年的临床实践探索以及较为系统的临床和动物实验研究发现，与传统的全麻下体外循环心内直视手术相比，术前和术中复合电针刺激可产生心肌保护作用，降低术后并发症的发生率，改善预后。复合电针刺激的优点主要反映在三个方面：① 术中和术后血管活性药物的使用率均显著减少(分别为21% vs. 56.3%和11% vs. 31%)。② 意识障碍和脑栓塞的发生率显著下降(复合针刺组未发生，非针刺组14.4%)。③ ICU的平均住院天数显著缩短。在相关机制的研究中，通过临床实验和动物实验(猪、兔心肌缺血/再灌注模型、大鼠体外循环模型)研究发现，电针刺激可能至少是通过三个方面改善患者预后的：① 对心肌缺血/再灌注损伤具有保护作用，表现为心肌细胞的超微结构显著改善，肌酸磷酸激酶(CPK)及其同工酶(CK-MB)释放减少(图111-10)，并且可能与热休克蛋白和超氧化物歧化酶(SOD)表达增加，线粒体损伤减轻，氧自由基释放减少，从而减少心肌细胞损害有关。② 抑制炎症细胞因子释放，增强机体免疫系统功能，表现为IL-8水平降低和自然杀伤细胞活性增强。③ 抑制手术创伤和体外循环引起的交感激活和HPA轴过度应激，表现为血中促肾上腺皮质激素、皮质醇、血糖、儿茶酚胺以及血管紧张素Ⅱ水平降低。④ 对固有免疫系统具有强大的调节作用，可使内毒素血症大鼠的死亡率由80%下降至20%，而且合谷穴的作用强于内关穴的作用(图111-11)，这种免疫调节作用与自主神经系统密切相关，在中枢是通过激活毒蕈碱型胆碱能受体，在

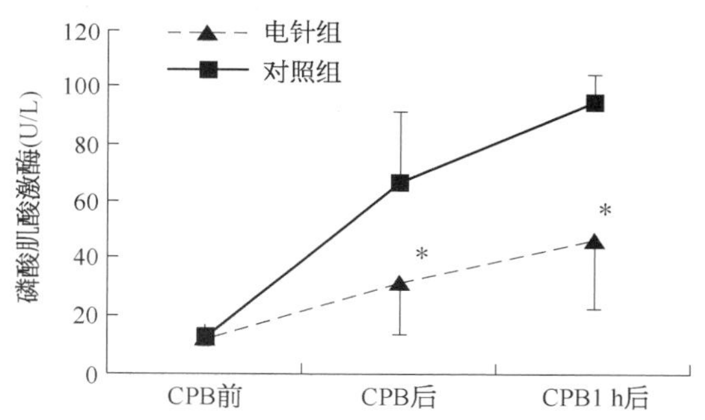

图111-10 心脏手术复合电针刺激对心肌的保护作用

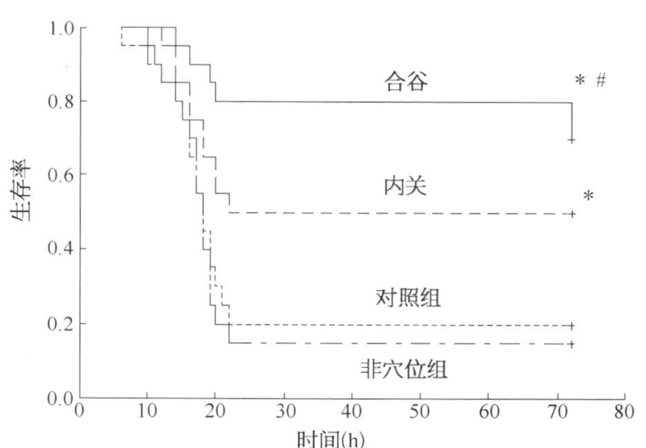

图111-11 电针刺激可显著提高内毒素血症大鼠生存率

外周通过迷走神经和交感神经的协同作用。

另外，在术前给予电针刺激也可以取得心肌保护作用。Yang等在术前给予心脏瓣膜置换手术患者连续5 d电针内关、云门、列缺等穴位刺激，每次30 min。结果显示，与对照组相比，术后6 h、12 h、24 h血浆肌钙蛋白的含量显著下降，术后正性肌力药物的用量也显著减少，术后重症监护病房停留天数缩短(4.6±0.5 d vs. 3.4±0.2 d，$P<0.05$)。

二、电针的心血管调节作用

针刺内关穴不但能够对心肌缺血或者缺血/再灌注产生心肌保护作用，而且还能够对心血管系统有调

节作用,以达到血流动力学的稳定。心脏手术后心率增快、血压降低是常见的并发症,与术后交感兴奋以及自主神经调节功能紊乱有关。Maggie 等在心脏手术术后给予患者双侧内关穴经皮电刺激,每次 40 min,连续 5 d。结果显示,与非穴位刺激组(刺激仪置于内关处,但不给予电流刺激)和对照组相比,经皮穴位刺激组的心率显著减慢,在术后第四日恢复到术前水平,其他两组则依然有升高的趋势(图 111-12);而平均动脉压在

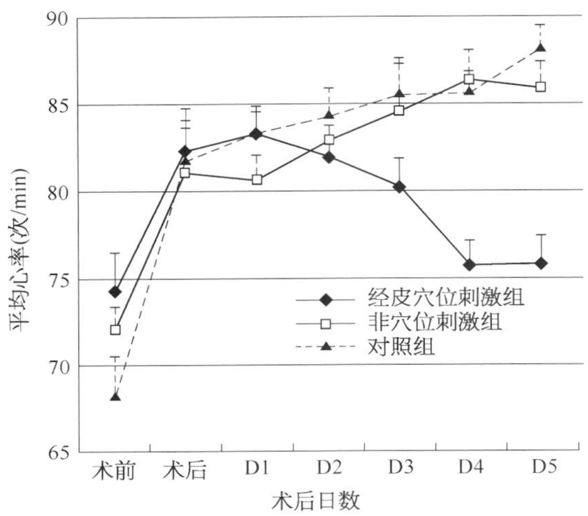

图 111-12　心脏手术患者术后经皮穴位电刺激对心率的调节作用

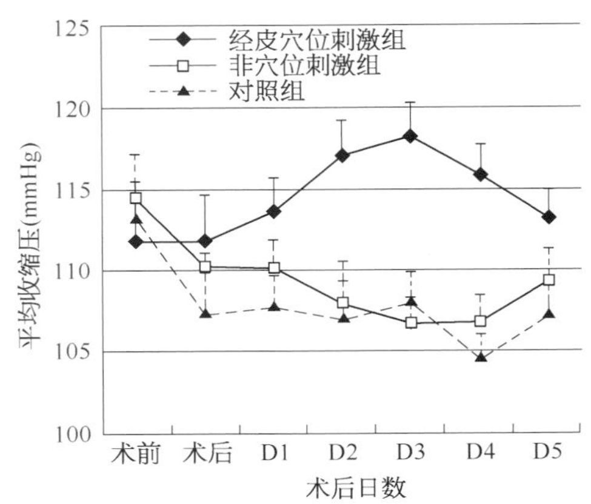

图 111-13　心脏手术患者术后经皮穴位电刺激对血压的调节作用

术后 1~4 d 均显著升高(图 111-13)。

为了减少剖宫产手术患者蛛网膜下腔麻醉后低血压的发生率,Arai 等在手术过程中,给予患者内关穴和间使穴经皮电刺激。结果显示,与对照组相比,穴位刺激组产妇低血压的发生率显著降低(33% vs. 83%);手术过程中穴位刺激组最低收缩压为 94 mmHg,显著高于对照组和假针刺组(70 mmHg 和 81 mmHg),而且,麻黄碱的用量也显著少于对照组和假针刺组。

(宋建钢　王祥瑞)

参考文献

[1] Fassoulaki A, Paraskeva A, Patris K, et al. Pressure applied on the extra 1 acupuncture point reduces bispectral index values and stress in volunteers[J]. Anesth Analg, 2003, 96: 885-890.

[2] Agarwal A, Ranjan R, Dhiraaj S, et al. Acupressure for prevention of pre-operative anxiety: a prospective, randomised, placebo controlled study[J]. Anaesthesia, 2005, 60: 978-981.

[3] Wang SM, Escalera S, Lin EC, et al. Extra-1 acupressure for children undergoing anesthesia[J]. Anesth Analg, 2008, 107: 811-816.

[4] Wang SM, Peloquin C, Kain ZN. The use of auricular acupuncture to reduce preoperative anxiety[J]. Anesth Analg, 2001, 93: 1178-1180.

[5] Wang SM, Maranets I, Weinberg ME, et al. Parental auricular acupuncture as an adjunct for parental presence during induction of anesthesia[J]. Anesthesiology, 2004, 100: 1399-1404.

[6] Karst M, Winterhalter M, Münte S, et al. Auricular acupuncture for dental anxiety: a randomized controlled trial [J]. Anesth Analg, 2007, 104: 295-300.

[7] Sim CK, Xu PC, Pua HL, et al. Effects of electroacupuncture on intraoperative and postoperative analgesic requirement[J]. Acupunct Med, 2002, 20: 56-65.

[8] Greif R, Laciny S, Mokhtarani M, et al. Transcutaneous electrical stimulation of an auricular acupuncture point decreases anesthetic requirement[J]. ANESTHESIOLOGY, 2002, 96: 306-312.

[9] Taguchi A, Sharma N, Ali SZ, et al. The effect of auricular acupuncture on anaesthesia with desflurane[J]. Anaesthesia, 2002, 57: 1159-1163.

[10] Morioka N, Akça O, Doufas AG, et al. Electro-acupuncture at the Zusanli, Yanglingquan, and Kunlun points does not reduce anesthetic requirement[J]. Anesth Analg, 2002, 95: 98-102.

[11] Chernyak G, Sengupta P, Lenhardt R, et al. The timing of acupuncture stimulation does not influence anesthetic requirement[J]. Anesth Analg, 2005, 100: 387-392.

[12] Kvorning N, Christiansson C, Beskow A, et al. Acupuncture fails to reduce but increases anaesthetic gas required to prevent movement in response to surgical incision [J]. Acta Anaesthesiol Scand, 2003, 47: 818-822.

[13] Lee H, Ernst E. Acupuncture analgesia during surgery: a systematic review[J]. Pain, 2005, 114: 511-517.

[14] Kotani N, Hashimoto H, Sato Y, et al. Preoperative intradermal acupuncture reduces postoperative pain, nausea and vomiting, analgesic requirement, and sympathoadrenal responses[J]. Anesthesiology, 2001, 95: 349-356.

[15] Lin JG, Lo MW, Wen YR, et al. The effect of high and low frequency electroacupuncture in pain after lower abdominal surgery[J]. Pain, 2002, 99: 509 - 514.

[16] Chen L, Tang J, White PF, Sloninsky A, et al. The effect of location of transcutaneous electrical nerve stimulation on postoperative opioid analgesic requirement: acupoint versus nonacupoint stimulation[J]. Anesth Analg, 1998, 87: 1129 - 1134.

[17] Wang B, Tang J, White PF, et al. Effect of the intensity of transcutaneous acupoint electrical stimulation on the postoperative analgesic requirement[J]. Anesth Analg, 1997, 85: 406 - 413.

[18] Kim KS, Nam YM. The analgesic effects of capsicum plaster at the Zusanli point after abdominal hysterectomy[J]. Anesth Analg, 2006, 103: 709 - 713.

[19] Sun Y, et al. Acupuncture and related techniques for postoperative pain: a systematic review of randomized controlled trials[J]. British Journal of Anaesthesia, 2008, 101: 151 - 160.

[20] Shiao SY, Dune LS. Metaanalyses of acustimulations: effects on nausea and vomiting in postoperative adult patients[J]. Explore (NY), 2006, 2: 202 - 215.

[21] Allen TK, Habib AS. P6 stimulation for the prevention of nausea and vomiting associated with cesarean delivery under neuraxial anesthesia: a systematic review of randomized controlled trials[J]. Anesth Analg, 2008, 107: 1308 - 1312.

[22] Arnberger M, Stadelmann K, Alischer P, et al. Monitoring of neuromuscular blockade at the P6 acupuncture point reduces the incidence of postoperative nausea and vomiting [J]. Anesthesiology, 2007, 107: 903 - 908.

[23] Vickers AJ. Can acupuncture have specific effects on health? A systematic review of acupuncture antiemesis trials[J]. JR Soc Med, 1996, 89: 303 - 311.

[24] Rusy LM, Hoffman GM, Weisman SJ. Electroacupuncture prophylaxis of postoperative nausea and vomiting following pediatric tonsillectomy with or without adenoidectomy [J]. Anesthesiology, 2002, 96: 300 - 305.

[25] Wang SM, Kain ZN. P6 acupoint injections are as effective as droperidol in controlling early postoperative nausea and vomiting in children[J]. Anesthesiology, 2002, 97: 359 - 366.

[26] Somri M, Vaida SJ, Sabo E. Acupuncture versus ondansetron in the prevention of postoperative vomiting. A study of children undergoing dental surgery[J]. Anaesthesia, 2001, 56: 927 - 932.

[27] Chu YC, Lin SM, Hsieh YC, et al. Effect of BL - 10 (tianzhu), BL - 11 (dazhu) and GB - 34 (yanglinquan) acuplaster for prevention of vomiting after strabismus surgery in children [J]. Acta Anaesthesiol Sin, 1998, 36: 11 - 16.

[28] Lewis IH, Pryn SJ, Reynolds PI, et al. Effect of P6 acupressure on postoperative vomiting in children undergoing outpatient strabismus correction[J]. Br J Anaesth, 1991, 67: 73 - 78.

[29] Yentis SM, Bissonnette B. Ineffectiveness of acupuncture and droperidol in preventing vomiting following strabismus repair in children[J]. Can J Anaesth, 1992, 39: 151 - 154.

[30] 王祥瑞,王震虹,林函,等.电针刺对缺血再灌注后心肌的保护作用[J].中国药物与临床,2005,5: 328 - 331.

[31] Wang X, Xiao J, Sun D. Myocardial protective effects of electroacupuncture and hypothermia on porcine heart after ischemia/reperfusion[J]. Acupuncture & Electro-Therapeutic RES, 2003, 28: 193 - 200.

[32] Wang X, Lin H, Wang Z. Protective effects of electroacupuncture and salviae tiorrhizae on myocardial ischemia/reperfusion in rabbits[J]. Acupuncture & Electro - Therapeutic RES, 2003, 28: 175 - 182.

[33] Wang Xiangrui, Yu Qinyan, Yan Jun, et al. Protective effect of electroacupucture and ischemic preconditionging on the circulatory function in pigs with ischemia/reperfusion myocardial injury[J]. CJIM, 2003, 9: 124 - 127.

[34] 卢中平,王祥瑞,孙大金.电针刺激对缺血再灌注心肌保护中IL - 8的作用机制[J].针刺研究,2003,28: 210 - 213.

[35] 杨庆国,杭燕南,孙大金,等.针药复合麻醉对心内直视手术患者下丘脑-垂体-肾上腺皮质轴反应和糖代谢的影响[J].中国中西医结合,2001,21: 729 - 731.

[36] Song JG, Li HH, Cao YF, et al. Electroacupuncture improves survival in rats with lethal endotoxemia via the autonomic nervous system[J]. Anesthesiology, 2012, 116: 406 - 414.

[37] Yang L, Yang J, Wang Q, et al. Cardioprotective effects of electroacupuncture pretreatment on patients undergoing heart valve replacement surgery: a randomized controlled trial[J]. Ann Thorac Surg, 2010, 89: 781 - 786.

[38] Arai YC, Kato N, Matsura M, et al. Transcutaneous electrical nerve stimulation at the PC - 5 and PC - 6 acupoints reduced the severity of hypotension after spinal anaesthesia in patients undergoing Caesarean section[J]. Br J Anaesth, 2008, 100: 78 - 81.

第一一二章 非麻醉性镇痛药在围术期的应用

非甾体类抗炎药是围术期常用的非麻醉性镇痛药,与阿片类药物的镇痛机制不同,非甾体类抗炎药是通过抑制花生四烯酸转化为前列腺素(prostaglandin, PG),并抑制白细胞介素等炎症因子的释放,从而减少炎症因子对外周感觉神经末梢的刺激,达到止痛的效果。非甾体类抗炎药可增强阿片类药物的镇痛效果,还可以减少阿片类药物的用量,降低与阿片类药物相关不良反应的发生率,如呼吸抑制、瘙痒和胃肠功能障碍等。需要注意的是,虽然使用非甾体类抗炎镇痛药不产生耐药性及依赖性,但有封顶效应,即用药剂量达到一定水平时,增加用药剂量不增强镇痛效果,相反不良反应的发生率显著增加。鉴于手术创伤所引起的炎性反应在术后痛的发生、发展中起着重要的作用,临床上常常选择非甾体类抗炎药与阿片类药合用。

第一节 非甾体抗炎镇痛药

一、非甾体抗炎镇痛药的药效学

非甾体类抗炎镇痛药(non-steroidal anti-inflammatory drugs, NSAIDs)具有解热、镇痛、抗炎及抗风湿等作用。由于这类药物与肾上腺皮质激素在抗炎、抗风湿等方面有相似的作用,但其化学结构和作用机制却完全不同,故称之为非甾体类抗炎镇痛药。

(一) 解热作用 抗炎镇痛药由于能够抑制局部PG的生成和释放,使体温调节点回移,增加散热反应的过程,起到解热的作用。

(二) 镇痛作用 由于局部受到刺激损伤使一些致痛的化学物质产生并释放出来。这些物质包括缓激肽、组胺、5-羟色胺以及PG等。目前认为PG本身的致痛作用较弱,但可引起局部组织对疼痛刺激的敏感性增加,痛阈下降。抗炎镇痛药由于能够抑制PG的生成,故可起到镇痛作用。

(三) 抗炎、抗风湿作用 PG也是一种重要的致炎物质,它可使局部血管扩张,使毛细血管的通透性增加,还对其他炎症介质产生增敏作用,并可促使白细胞外渗于局部。这些均说明PG与炎症过程有着密切的关系。抗炎镇痛药同样通过抑制PG的合成而发挥抗炎作用。而这类药物的抗风湿也主要通过其上述解热、镇痛,特别是抗炎作用来完成的。

(四) 抑制血小板凝集效应 血小板上的AA在环氧化酶(COX)等酶的作用下可代谢生成血栓素 A_2(thromboxane A_2, TXA_2)。TXA_2 极不稳定,很快转化为稳定的血栓素 B_2(thromboxane B_2, TXB_2),而血管壁内皮细胞释放的AA经COX作用则转化为前列环素(prostacyclin, PGI)。TXA_2 和 PGI_2 均具有强烈的生物学活性,TXA_2 能诱发血小板释放反应,加速血小板凝集,而 PGI_2 的作用则相反,具有抑制血小板凝集和使血管舒张的作用,两者在体内形成一种生理性的平衡调节机制,当平衡被打破时,将导致凝血功能异常。

二、非甾体抗炎镇痛药的药代动力学

大多数NSAIDs类药物口服吸收良好,胃内食物对其生物利用度无明显影响,但可减慢其吸收速度。药物在肝内经氧化(还原)及葡萄糖醛酸结合代谢,细胞色素 CYP_3A 及 CYP_2C 参与代谢过程,部分代谢物由胆汁排入肠道,经肝肠循环再吸收,引起胃肠道刺激,同时延长半衰期。NSAIDs药物的蛋白结合率都很高,主要与血浆白蛋白结合,代谢终产物经肾脏排泄。

(一) 非甾体类抗炎药的化学结构分类

1. 酸类非甾体类抗炎药 大多非甾体类抗炎药为酸类。pKa为3.5~5.5,蛋白结合率高(90%~95%),药代动力学参数及临床应用剂量范围差异大。酸类非甾体类抗炎药可开放血管内皮,在肠、肾和骨髓内浓度高。酸性环境下(炎症组织、上消化道、肾集合管)该类药物的浓度更高,因此其不良反应主要发生于上述组织器官。上呼吸道慢性炎症可导致药物在黏膜蓄积,是阿司匹林诱发哮喘的原因。

酸类非甾体类抗炎药据其酸性强度,再分为四类:

① 低强度、短半衰期，如布洛芬，用于偶发、轻度炎症痛。② 高强度、短半衰期，如双氯芬酸、氯诺昔康、酮咯酸、吲哚美辛，用于急性痛和慢性疼痛的暴发痛。酮咯酸和氯诺昔康可注射。③ 中强度、中半衰期，如萘普生。④ 高强度、长半衰期，如昔康类(美洛昔康、吡罗昔康)，此类药有高度肠循环，半衰期数天，用于慢性痛，但胃肠道不良反应较重。

2. 非酸类非甾体类抗炎药　代表药是对乙酰氨基酚(para cetamol，扑热息痛)，pKa为中性，血浆蛋白结合率低，全身均匀分布，有解热镇痛作用，几乎无抗炎作用，肾毒性低，胃肠道不良反应小，是急慢性疼痛治疗的重要药物。对乙酰氨基酚抑制周围和脊髓前列腺素释放，并对有脊髓镇痛作用的血清素有一定效应。对乙酰氨基酚易于透过血脑屏障，故有中枢和外周双重作用。对乙酰氨基酚发生消化道溃疡、血小板功能减低等严重不良反应较少，但长期用药可能导致肝脏毒性。

(二) 非甾体类抗炎药的作用机制分类　除了按化学结构分类外，临床更习惯于按照药物的作用机制分类。

1. 选择性COX-1抑制剂　只抑制COX-1，对COX-2无活性，目前只有小剂量阿司匹林(100 mg/d)被列入此类。

2. 非选择性COX抑制剂　包括大部分传统的NSAIDs类药物，如布洛芬、双氯酚酸、吲哚美辛、奈普生等。它们对COX-1和COX-2均有明显的抑制作用，既有较强的抗炎镇痛作用，也有较明显的胃肠道等不良反应。

3. 选择性COX-2抑制剂　主要有美洛昔康、尼美舒利、萘丁美酮和依托度酸。这类药物在常规剂量下主要抑制COX-2，对COX-1的作用甚弱，胃肠道的不良反应较少，但在大剂量时也会抑制COX-1而产生胃肠道不良反应。

4. 特异性COX-2抑制剂　目前主要是指塞来昔布(西乐葆)和罗非昔布(万洛)。这类药物即使大剂量使用，也主要是抑制COX-2，而几乎不抑制COX-1。因此，胃肠道不良反应较少，但长期应用存在心血管方面的风险。

NSAIDs对COX-1和COX-2抑制程度可用药物的IC_{50}值来表示。IC_{50}即抑制50%酶活性所需的药物浓度，IC_{50}越高，药物抑制酶活性的能力越低，因此，药物的IC_{50} COX-2/IC_{50} COX-1的比值越小，说明该药对COX-2的选择性抑制作用越大，相应胃肠道不良反应越少。

(三) 非甾体类抗炎药的临床给药途径

(1) 非甾体类抗炎药大多为口服途径用药。

(2) 双氯芬酸和对乙酰氨基酚可直肠给药。直肠给药吸收相对较慢且不稳定。长期用药、粒细胞减少、合并肛门直肠疾病及感染的患者不宜直肠给药。

(3) 对乙酰氨基酚、氯诺昔康、酮咯酸、酮洛芬和双氯芬酸等少数几种药物可用于注射给药。该类药物的注射用药主要用于术后镇痛联合用药，以增加镇痛效果，减少阿片类镇痛药的用药剂量。

三、非甾体抗炎镇痛药的作用机制

非甾体类抗炎镇痛药结构不同而有相似的药理作用。研究发现，这些药物均能抑制体内COX从而抑制PG的合成。PG是机体内重要的、具有高度生物活性的物质。PG的前体是花生四烯酸，存在于细胞膜内，其通过COX和5-酯氧酶途径生成PG、血栓素A_2(TXA_2)和白烯酸(LT)。而非甾体类抗炎药能够抑制COX的活性，从而影响到PG的生成。自从发现了这一点，对此类药作用机制的了解有了很大的发展。目前对该类药物的解热、镇痛、抗炎、抗风湿等治疗作用以及它们的一些较为共同的不良反应均可以此点作出解释。

COX有两种异构酶，称为COX-1和COX-2，前者在胃肠壁、肾脏和血小板，后者在炎症组织。COX-1属于正常组织成分，而保持组织的正常生理功能，如维持胃肠正常血流量，黏膜正常分泌，保护黏膜不受损害，维持肾血流量，水电解质平衡等，以及COX-1催化产生的血栓素A_2(TAX_2)能使血小板聚集而有利于止血。一旦COX-1被药物抑制，这种正常生理功能受损，则会出现恶心、呕吐、胃溃疡和出血，胃和血小板功能障碍等不良反应。因此，一种较显著的解热、镇痛、抗炎药，应具有选择性的抑制COX-2，而不抑制COX-1或抑制作用弱。

四、药物的不良反应

(一) 对胃肠道的影响　胃肠道损伤是NSAIDs最常见的不良反应，包括腹胀、消化不良、恶心、呕吐、腹泻和消化道溃疡等，严重者可致穿孔、出血甚至死亡。不良反应的发生与药物的种类、剂量、疗程以及是否有溃疡病史、患者年龄和吸烟史等因素相关。

1. NSAIDs引发胃肠道损伤的机制

(1) 加重黏膜的酸损害因素　多数的NSAIDs是弱有机酸，一方面能直接对胃黏膜造成损伤，另一方面有些药物如阿司匹林和吲哚美辛等还能刺激胃酸分泌而损伤胃黏膜屏障。在正常胃液(pH2.5)的酸性环境中NSAIDs多成非离子状态，由于胃黏膜表面呈亲脂性，故非离子化的NSAIDs易于进入胃黏膜细胞，在胃黏膜细胞内环境(pH 7.0)的作用下，进入其中的药物又离解成离子状态，这种现象称为“离子捕集”(iontrapping)。通过这种方式，NSAIDs能迅速扩散入胃黏膜细胞，使细胞膜通透性发生改变，造成细胞内的K^+、Na^+离子外流进入胃液内，同时胃液当中的H^+则逆向扩散入黏膜内,造成黏膜细胞的损伤。

(2) 抑制黏膜中 PG 生成　胃黏膜中的 PG 具有重要的生理作用,它能刺激碳酸氢盐分泌,抑制胃酸生成,增加黏膜层厚度,并扩大胃壁和胃上皮细胞间的 pH 梯度,同时能促进胃黏膜血流,增加细胞表面磷脂而加强表面疏水性,促进上皮细胞的修复再生,而 NSAIDs 通过抑制 COX,使 PG 的合成减少,削弱了胃黏膜的保护作用,引起胃黏膜损伤。

(3) 白介素介导的胃黏膜损伤　在花生四烯酸代谢中,由于 NSAIDs 抑制了 COX 代谢途径,使脂氧化酶代谢途径增强,白介素(IL)合成增加,IL 可介导血管收缩。同时,在脂氧化酶代谢过程中产生大量氧自由基,直接损伤血管,造成胃黏膜缺血性损伤。

2. NSAIDs 致胃肠道损伤的防治　胃肠道损伤是传统的 NSAIDs 最常见的并发症,在应用时应注意以下几点。

(1) 高危患者不用或慎用。消化道溃疡未愈或用类固醇激素者不宜应用,有溃疡病史或老年患者慎用。

(2) 选用反应较轻的药物或包有肠溶衣的药片。

(3) 短期使用。

(4) 联合应用 H 受体拮抗剂,对防治 NSAIDs 的急慢性胃黏膜损伤可能是有益的。

(5) 前列腺素 E、E_2 均能有效地预防或减少 NSAIDs 引起的胃肠道损伤而发挥保护作用。

(二) 对血液系统的影响　NSAIDs 对血液系统的损害,表现为血细胞减少和缺乏,其中以粒细胞减少和再生障碍性贫血较为常见,一般发生率不高。多数 NSAIDs 药物都可抑制血小板凝集,降低血小板黏附力,使出血时间延长,但除阿司匹林外,除此之外的其他 NSAIDs 对血小板的影响是可逆的。长期服用阿司匹林的患者,需停药一周,待新的血小板生成后,方可消除阿司匹林对凝血功能的影响。

(三) 对肝脏、肾脏的影响　NSAIDs 类药物所致的肝损害,表现为轻度的转氨酶升高或严重的肝细胞坏死。大剂量长期使用对乙酰氨基酚可导致严重肝损害,尤其在并存肝脏疾患的情况下,这是由于对乙酰氨基酚经肝细胞色素 P450 氧化酶代谢后,产生过量活性代谢产物 *N*-乙酰对苯醌亚胺所致。NSAIDs 导致的肾损害表现为急性肾衰、肾病综合征、肾乳头坏死、水肿、高血钾和(或)低血钠等,其原因为 NSAIDs 能抑制肾脏前列腺素的合成,使肾血流量减少而导致肾功能损害。

(四) 对心血管系统的影响　多数传统的 NSAIDs 对血压正常者有轻度升压作用,可能与其阻断花生四烯酸代谢的 COX 途径,导致 PG 生成减少有关。NSAIDs 对多数抗高血压药物的药效也有部分或完全的拮抗作用。抗高血压药与 NSAIDs 并用,约 1%的患者发生明显的药物相互作用,对老年人或肾素活性低的高血压患者危险性更大。NSAIDs 可减弱噻嗪类、襻利尿药、肾上腺素能拮抗药以及血管紧张素转换酶(ACE)抑制剂的抗高血压作用。

罗非昔布(万络)被召回后,特异性COX-2抑制剂在心血管方面的安全性备受关注,尤其对于存在血栓栓塞性疾病危险因素的患者。在理论上,特异性 COX-2抑制剂能明显抑制血管内皮生成 PGI_2,但对于血小板产生的 TXA_2 的影响较小,从而打破了两者之间的平衡,促进了血小板凝集和血管收缩。在实践中,关于罗非昔布的循证医学证据显示,长期大量使用罗非昔布将增加心血管意外的风险。而一项关于塞来昔布的荟萃分析则显示,塞来昔布与安慰剂和非选择性 NSAIDs 比较,心血管意外的发生率无显著性差异。对于上述结果,有分析指出,塞来昔布与罗非昔布虽同属特异性 COX-2 抑制剂,但由于两者的化学结构和 IC_{50} COX-2/IC_{50} COX-1 不同,因此药理作用也不同,否认了罗非昔布的心血管不良事件属于特异性 COX-2 抑制剂“类效应”的观点,认为塞来昔布可以安全地用于临床。但美国食品和药品管理局还是要求在塞来昔布的说明书中加入黑框警告——该类药物存在心血管方面的风险。鉴于此,在临床实践中,应具体问题具体分析,对于有胃肠道疾患和心血管风险的患者采取不同的治疗方式。

(五) 对神经系统的影响　NSAIDs 引起的神经系统常见的不良反应有头痛、头晕、耳鸣、耳聋、嗜睡、失眠、感觉异常和麻木等,还可发生视神经炎和球后神经炎;偶有多动、兴奋、肌阵挛、震颤、共济失调及幻觉等。通常 NSAIDs 引起神经系统症状的发生率<5%。但吲哚美辛可高达 10%～15%。大剂量阿司匹林有可能引发水杨酸综合征(salicylism syndrome),表现为眩晕、耳鸣、呕吐、精神错乱及呼吸中枢兴奋等,严重者可导致通气过度甚至呼吸性碱中毒。

(六) 过敏反应　NSAIDs 的过敏反应可表现为皮疹、荨麻疹、瘙痒及光敏,也有中毒性表皮坏死松懈以及多形红斑。阿司匹林过敏反应常表现为哮喘急性发作,在用药后 2 h 内发生,且既往多有过敏史,其发生的原因为阿司匹林过度抑制了 AA 代谢途径中的 COX 路径,从而使另外一条代谢路径 LOX 路径的代谢产物,比如白三烯等增多,导致气道高反应的发生。

五、常用非甾体类抗炎镇痛药

(一) 阿司匹林

1. 药理特点　阿司匹林(aspirin)又称乙酰水杨酸(acetylsabcylic acid),为白色结晶状粉末,无臭,味微酸,微溶于水。PG 可使机体对痛觉敏感,提高损伤感受器对机械性、化学性刺激的敏感性,降低痛阈。阿司匹林通过抑制 PG 的合成,使局部 PG 生成减少,从而获得镇痛作用。阿司匹林的镇痛作用属于外周性,镇痛作用温和，最适用于躯体的轻、中度钝痛，特别是伴有局部炎症的疼痛。阿司匹林还有抗炎、解热及抗血小板聚集等作用。口服后可在胃及小肠前部吸收，生物利用度为(68±3)%，45～60 min后达血药浓度的高峰，镇痛时间为3～6 h。

2. 围术期应用　阿司匹林已较少用于急性或慢性疼痛。目前围术期应用主要利用其抗血小板聚集的药理特性，用于抗凝和预防血栓形成。

3. 不良反应和禁忌证　发生率与用药剂量有关。长期用药可引起胃和十二指肠溃疡、出血，血小板功能低下、肝功能损伤、耳鸣和听力减退。过量应用可导致水杨酸中毒，患者表现为头痛、眩晕、耳鸣、视力减退、呕吐、大量出汗、谵妄，甚至高热、脱水、虚脱、昏迷。少数患者可有过敏反应，出现皮疹、哮喘。该药禁用于对阿司匹林过敏，胃、十二指肠溃疡，或有出血倾向的患者。同时用抗凝药，慢性胃、十二指肠病变，肝、肾功能障碍者慎用。

(二) 对乙酰氨基酚

1. 药理特点　对乙酰氨基酚为白色结晶或晶粉，无臭，味微苦，易溶于热水，微溶于水。为一种弱前列腺素合成抑制剂，有镇痛解热作用，但无抗炎作用。应用相同剂量，其镇痛效果和持续时间与阿司匹林相等，但不引起胃肠道反应。口服后吸收迅速，镇痛时间为3～6 h。适用于急性或慢性疼痛。

2. 用法用量　0.25～0.5 g，bid或qid。一日量不宜>4 g。

3. 不良反应和禁忌证　少数患者可有恶心、呕吐、多汗、腹痛。剂量过高会引起肝功能损害。禁忌用于肝、肾功能不全者。妊娠及哺乳期慎用。

(三) 吲哚美辛

1. 药理特点　吲哚美辛(indometacin)又名消炎痛，为类白色或微黄色结晶状粉末，几乎无臭无味。通过抑制体内PG合成而有解热、镇痛及消炎作用。本品镇痛解热作用较阿司匹林强，但抗血小板聚集作用不如阿司匹林。本品口服吸收好，在血中90%与蛋白结合，生物半衰期为7～12 h，主要由肝脏代谢，适用于急性或慢性疼痛。

2. 用法用量　25 mg，bid或tid。吲哚美辛控释胶囊75 mg口服qd，或25 mg口服bid。吲哚美辛栓剂50 mg肛内用药qd或bid。

3. 不良反应和禁忌证　与阿司匹林的不良反应相似。癫痫、帕金森病、精神障碍患者慎用。

(四) 布洛芬

1. 药理特点　布洛芬(ibuprofen，brufen)为白色结晶粉末，稍有特异臭。具有抗炎、镇痛和解热作用。临床上其镇痛作用优于阿司匹林。缓释制剂的生物利用度好，血中布洛芬浓度高于普通片，生物半衰期为4～9 h，镇痛作用可以维持12 h。适用于急性或慢性疼痛，特别是不能耐受阿司匹林的患者。

2. 用法用量　200 mg，b. i. d.，或300 mg，b. i. d.。缓释片需整片吞服，不可嚼碎。

3. 不良反应和禁忌证　偶有轻度消化不良、皮疹、胃肠道出血和肝功能损伤。禁忌用于严重的肝肾功能不全、活动性胃肠道溃疡患者。消化道溃疡、支气管哮喘、心功能不全、妊娠及哺乳期患者慎用。

(五) 双氯芬酸钠

1. 药理特点　双氯芬酸钠(diclofenac sodium)为白色或类白色微粒，属于非甾体类抗炎药，具有消炎和止痛的作用。可抑制PG的合成，并有阻止血小板聚集的作用。适用于急性或慢性疼痛。

2. 用法用量　肠溶片或缓释胶囊，成人初次剂量50 mg，每日3次。直肠用药，成人25 mg/粒，直肠1次用药。注射液，成人75 mg，深部肌内注射，每日1～2次。最好选择口服用药。

3. 不良反应和禁忌证　胃肠道不适、恶心、头晕、头痛、过敏反应(如瘙痒、皮疹、哮喘和水肿)。禁忌用于胃溃疡、严重肝、肾功能或造血功能紊乱，对乙酰水杨酸或其他非甾体类抗炎药过敏者，孕妇或哺乳者。有胃肠溃疡病史者，不明原因的胃肠道疾病，肝肾功能损害，高血压、哮喘、鼻息肉和慢性呼吸道感染患者慎用。

(六) 萘普生

1. 药理特点　萘普生(naproxen)为白色颗粒胶囊或片剂。属于非甾体类抗炎药，具有消炎和止痛的作用。可抑制PG的合成，并有阻止血小板聚集的作用。适用于急性或慢性疼痛。

2. 用法用量　口服用药，首次用药1 000 mg/d，分1～2次服。维持用药，口服，每日500 mg，分1～2次；最大剂量每日750 mg，1次服用。直肠用药，每日500 mg，直肠1次用药。

3. 不良反应与禁忌证　胃肠道不适、恶心、呕吐、口炎、腹泻、便秘、头晕、头痛、过敏反应(如瘙痒、皮疹、哮喘和水肿)等。禁忌用于对本药过敏者，胃、十二指肠溃疡、严重肝、肾功能或造血功能紊乱者。有胃肠溃疡病史，肝、肾功能不良，高血压、哮喘、鼻息肉和慢性呼吸道感染患者慎用。

(七) 塞来昔布

1. 药理特性　塞来昔布(celebrex，celecoxib)，又名西乐葆，为白色不透明硬胶囊形片。塞来昔布是具有独特作用机制的二芳香杂环类新一代化合物，即COX-2特异性抑制剂。塞来昔布与基础表达的COX-1的亲和力极弱，治疗剂量的塞来昔布不干扰组织中与COX-1相关的正常生理过程，尤其在胃、肠、血小板和肾等组织中。因此，胃肠道不良反应少，安全性较好。塞来昔布口服吸收良好，2～3 h达到血浆峰浓度。胶囊口服后的生物利用度为99%。在治疗剂量范围内，塞来昔布具有线性且与剂量成正比的药代动力学。

2. 适应证　塞来昔布适用于急性疼痛和骨关节炎及类风湿关节炎的患者，用于急性疼痛的治疗。

3. 用法用量　每次 400 mg，每日 2 次口服，必要时可在用药后 4～6 h 追加 200 mg。用于骨关节炎治疗的剂量为 200 mg，每日 1 次口服，临床最大剂量每日 400 mg。用于类风湿关节炎的剂量为每次 100 mg 或 200 mg，每日 2 次口服。

(八) 氯诺昔康

1. 药理特点　氯诺昔康(lornoxicam)属于烯醇酸类化合物，为 COX-1 和 COX-2 的平衡抑制剂，不抑制脂氧化酶的活性，因此不抑制白三烯的合成，也不将花生四烯酸向脂氧化酶途径分流。大剂量时对 IL-6 和诱导型一氧化氮合酶有抑制作用，能激活阿片神经肽系统，发挥中枢性镇痛作用。

氯诺昔康口服生物利用度在 90%以上，故静脉和口服药物之间剂量转换几乎为 1∶1。口服 2.5 h 后达血药峰浓度，肌内注射 0.4 h 后达峰，血浆蛋白结合率 99%，在血浆中以原形和羟基化代谢物的形式存在，其羟基化代谢物不显示药理活性，平均半衰期 3～5 h，65 岁以上老年人血浆清除率降低 30%～40%，清除半衰期将延长。氯诺昔康 1/3 经肾脏、2/3 经肝脏清除，主要通过肝脏细胞色素 P450 酶系统进行代谢，与西咪替丁、口服抗凝药、锂盐及某些治疗糖尿病的药物合用可导致氯诺昔康血药浓度增高。氯诺昔康还可能增加甲氨蝶呤和环孢素的血药浓度，能降低地高辛的肾脏清除率。其最常见的不良反应是头晕、头痛、肠胃功能障碍；注射剂可能引起注射部位的疼痛、发热、刺痛样紧张感等。

2. 适应证及用法用量　氯诺昔康有片剂和注射剂两种类型，片剂主要用于各种轻至中度的急、慢性疼痛，包括风湿性、外伤性和炎症性疼痛的治疗。用于急性疼痛治疗，通常每日剂量为 8～16 mg(2～4 片)，分 2 次口服；用于风湿性疼痛时，每日剂量为 12～16 mg(3～4 片)，分 2～3 次口服。

氯诺昔康注射剂主要用于急性中度手术后疼痛以及急性坐骨神经痛，可以肌内注射或静脉注射，建议起始剂量为 8 mg，镇痛效果不佳可追加 8 mg，在术后第一日总量可用至 24 mg，其后的剂量为 8 mg，每日 2 次，每日总剂量不应＞16 mg。

(九) 美洛昔康

1. 药理特点　美洛昔康(meloxicarn)属于烯醇酸类化合物，为选择性 COX-2 抑制剂。1996 年在南非首次上市。作为选择性 COX-2 抑制剂，美洛昔康具有解热、镇痛和抗炎作用，同时表现出良好的胃肠道耐受性，其对炎症部位 PG 合成的抑制作用强于对胃肠黏膜或肾脏等部位的作用。新近研究表明，它还可能具有抗肿瘤，抑制神经系统的炎症性脱髓鞘病变，改善帕金森病的症状，预防糖尿病并发症及避孕等药理作用。

美洛昔康经口或肛门给药均吸收良好，进食不影响药物吸收。连续用药 3～5 d 可达稳态，连续治疗 1 年以上的患者体内药物浓度和初次达稳态的患者相似。在血浆中，99%以上的药物与血浆蛋白结合，它能很好地渗入滑液，浓度接近血浆中的一半。美洛昔康在体内通过氧化其结构中的噻唑基部分的甲基而发生转化，代谢后的产物经尿液及粪便排出，其代谢非常彻底，极少以原形排出。美洛昔康的半衰期是 20 h，轻、中度肝或肾功能不全对美洛昔康药代动力学影响不大，其平均血浆清除率为 8 ml/min，老年人的消除率降低。美洛昔康的药物相互作用有：与抗凝剂合用将增加出血的风险；能增加锂的血浆浓度，与锂剂同时服用时应注意监测锂的血药浓度；美洛昔康能增加甲氨蝶呤的血液毒性；与利尿药同时使用可能使患者发生急性肾功能不全；可能减弱抗高血压药物的药效；在胃肠道中，考来烯胺(消胆胺)与美洛昔康结合可加快美洛昔康的排除；有可能增加环孢素的肾毒性。

2. 适应证及用法用量　美洛昔康用于类风湿关节炎的治疗剂量为 15 mg，每日 1 粒口服；骨关节炎的剂量为 7.5 mg，每日 1 粒口服，治疗期间剂量可酌情增减。对于存在潜在风险的患者，治疗开始剂量应为每日 7.5 mg，以后酌情调整药物用量。严重肾衰竭的患者透析时，每日剂量不应＞7.5 mg。美洛昔康每日最大推荐剂量为 15 mg。

(十) 氟比洛芬酯注射液

1. 药理特点　氟比洛芬酯注射液(flurbiprofen axeiil injection)，商品名凯份，属于丙酸类药物，氟比洛芬酯注射液于 1992 年在日本首先上市，用于治疗术后痛和癌痛，它是由脂微球(lipid micro-spheres，LM)和其中包裹的氟比洛芬组成的溶液，其中 LM 是一种以脂肪油为软基质并被磷脂膜包封的微粒体分散系，平均直径为 200 nm，外膜为卵磷脂，内层为软基质油，其中包裹脂溶性药物。该结构使药物具有：① 靶向性，使包裹药物在炎症部位聚集，从而增强药效。② 控制包裹药物的释放，延长药物作用时间。③ 使药物易于实现跨膜吸收，从而缩短起效时间。静脉使用氟比洛芬酯的解热、镇痛和抗炎作用强于酮洛芬(肌内注射)和阿司匹林-*D*,*L*-赖氨酸(静脉注射)；与喷他佐辛(肌内注射)镇痛作用相似，但持续的时间更长；安全系数(UD_{50}/ED_{50}，引起 50%动物胃黏膜损伤的剂量/50%有效剂量)是口服制剂的 3～20 倍。静脉给药后 LM 与血浆蛋白结合，并迅速从血中消失，消除半衰期约为 12 min，而微球中的大部分药物逐渐移行至血中，被血中酯酶迅速水解成为其活性代谢物氟比洛芬。成人单次静脉注射 5 ml(50 mg)，5～10 min 后血药浓度即达峰值(8.9 μg/ml)。用药剂量在 10～80 mg 时，血药浓度呈线性。药物消除半衰期为 5.8 h，主要以羟化物和结合物的形式经肾脏排泄，很少发生药物蓄积，氟比洛芬的蓄积主要出现在严重肾功能不全的患者，受年龄影响不大，但由于缺少临床观察，儿童和老年人应慎用；孕妇和哺乳期妇女应避免使用。当氟比洛芬酯与第三代喹诺酮类抗生素如诺氟沙星、洛美沙星和依诺沙星等合用时，可能会引起痉挛。还有报道静脉使用后出现胸闷、冷汗、血压降低、四肢麻痹等休克症状及急性肾功能不全、胃肠道出血等。

2. 适应证及用法用量　成人常用剂量为静脉注射 50 mg/次，注药时间应在 1 min 以上，24 h 内用药≤200 mg，也可将其溶于 100 ml 生理盐水中 30 min 内静脉滴注。

(十一) 帕瑞昔布钠注射液

1. 药理特点　帕瑞昔布钠注射液(parecoxib sodium injection)，商品名特耐，是伐地昔布的前体药物，伐地昔布为选择性 COX-2 抑制剂。帕瑞昔布在体内经肝脏酵水解，迅速而完全地转化为有活性的伐地昔布和丙酸，伐地昔布血浆蛋白结合率可达 98%，血浆半衰期为 22 min，其在肝脏内可经多种途径消除，包括细胞色素 P450 同工酶(CYP_3A_4 和 CYP_2C_9)及磺胺葡萄糖醛化(约占 20%)等，伐地昔布的羟化代谢产物也具有药理活性，但含量少。约 70% 的药物以非活性代谢物形式经尿液排泄。静脉注射或肌内注射帕瑞昔布钠后，伐地昔布的消除半衰期约为 8 h。老年人及有轻度肝损害的患者需酌情减少剂量，轻、中度肾功能损害对药物的代谢无明显影响。

禁用帕瑞昔布钠的情况有：活动性消化道溃疡或胃肠道出血；支气管痉挛、急性鼻炎、鼻息肉、血管神经性水肿、荨麻疹以及服用阿司匹林或非甾体抗炎药出现过过敏反应的；严重肝功能损伤；炎症性肠病；充血性心力衰竭；冠脉搭桥术后；缺血性心脏病、外周动脉血管或脑血管疾病。帕瑞昔布与华法林等抗凝血药物同时使用将增加此类药物的出血倾向，但它不影响阿司匹林抑制血小板聚集的作用。帕瑞昔布与其他 NSAIDs 类药同时使用将增加消化道溃疡等并发症的风险。帕瑞昔布能减弱利尿药及抗高血压药的作用，当与 ACEI 类降压药或利尿药合用时将增加发生急性肾功能不全的风险。帕瑞昔布与环孢素或他克莫司合用将增加这些药物的肾毒性。在药物相互作用方面，肝酵抑制剂如酮康唑(CYP_3A_4 抑制剂)、氟康唑(CYP_2C_9 抑制剂)或肝酶诱导剂如利福平、苯妥英钠、卡马西平及地塞米松等能影响帕瑞昔布的代谢，同时帕瑞昔布还能影响其他经肝酶代谢的药物，如右美沙芬(经 CYP_2D_6 代谢)、奥美拉唑(经 CYP_2C_{19} 代谢)、苯妥英钠、地西泮或丙米嗪(经 CYP_2C_{19} 代谢)等，尤其对治疗剂量窗狭窄的药物如氟卡尼、普罗帕酮及美托洛尔等，合用时应密切监测，注意用药安全。

2. 适应证　帕瑞昔布钠注射液适用于手术后疼痛的短期治疗，建议临床连续使用≤3 d。帕瑞昔布钠注射液与丙泊酚、咪达唑仑、芬太尼、阿芬太尼及吸入性麻醉药之间无明显相互作用，但与阿片类药物合用时具有协同作用，能减少阿片类药物的用量，因此非常适合于术中及术后镇痛。

3. 用法用量　推荐剂量为 40 mg 静脉注射或肌内注射，随后可间隔 6～12 h 再给予 20 mg 或 40 mg，每日总剂量≤80 mg。通常对于老年患者(≥65 岁)不必进行剂量调整，但体重≤50 kg 的老年患者，帕瑞昔布的初始剂量应减至常规推荐剂量的一半，且每日最高剂量应减至 40 mg。轻度肝功能损伤(Child - Pugh 评分 5～6 分)不必进行剂量调整，中度肝功能损伤(Child - Pugh 评分 7～9 分)应慎用帕瑞昔布，剂量应减至常规推荐剂量的一半且每日最高剂量降至 40 mg。帕瑞昔布钠禁用于严重肝功能损伤的患者。轻、中度肾功能损伤对药物代谢无明显影响，但有液体潴留的患者应密切观察。不推荐用于青少年和儿童。为避免发生沉淀，帕瑞昔布钠需要专用的溶液配制，也可用 0.9% 氯化钠注射液、5% 葡萄糖注射液或 0.45% 氯化钠加 5% 葡萄糖注射液配制，不可与乳酸林格液或其他药物同时配制。

(十二) 依托考昔片

1. 药理特点　依托考昔片(etoricoxib)，商品名安康信(ARCOXIA)，其具有如下药理特性。

(1) 急速起效，持久有效　大约 1 h 能达到血药浓度高峰，迅速缓解疼痛。半衰期为 22 h，能有效维持药效 24 h，不会出现夜间疼痛状况。

一项以拔牙后疼痛为疼痛模型的临床研究显示，依托考昔片 24 min 即可缓解疼痛，镇痛效果持续长达 24 h。

(2) 强效镇痛抗炎　骨关节炎临床研究显示，依托考昔片 60 mg 即等效于高剂量双氯芬酸(150 mg)，依托考昔片 30 mg 即等效于高剂量布洛芬(2 400 mg)或者塞来昔布 200 mg。痛风临床研究显示，依托考昔片 120 mg 与痛风治疗金标准吲哚美辛效果相同，但胃肠道不良事件发生率更低。

(3) 胃肠道与心血管安全性　长期使用依托考昔片的安全性可以从 MEDAL 项目中得到证明，MEDAL 项目纳入了 34 701 名 OA 和 RA 患者，严格按照科学方法模拟“真实世界”条件的设计，纳入了有心血管疾病风险的患者，最长治疗时间为 40 个月，是迄今为止规模最大和时间最长的以心血管不良事件作为研究终点的高选择性 COX-2 抑制剂与传统 NSAIDs 药物临床对比的研究项目。MEDAL 项目研究了依托考昔片与目前全世界最广泛使用的传统 NSAIDs 药物双氯芬酸在血栓性心血管疾病方面的不良反应发生率，结果显示依托考昔片 60 mg 和 90 mg 组与双氯芬酸 150 mg 组血栓性心血管事件发生率无统计学差异，但胃肠道的安全性和耐受性更好。

2. 适应证　适用于治疗急性和慢性骨关节炎及急性痛风性关节炎。

3. 用法用量　用于口服，可与食物同服或单独服用。骨关节炎推荐剂量为 30 mg 每日 1 次。对于症状不能充分缓解的人，可以增加至 60 mg 每日 1 次。在使用本品 60 mg 每日 1 次，4 周以后疗效仍不明显时，其他治疗手段应该被考虑。急性痛风性关节炎推荐剂量为 120 mg 每日 1 次。本品 120 mg 只适用于症状急性发作期，最长使用 8 d。

使用剂量大于推荐剂量时，尚未被证实有更好的疗效或目前尚未进行研究。因此，治疗骨关节炎最大推荐剂量为每日≤60 mg。治疗急性痛风性关节炎最大推荐剂量为每日≤120 mg。

因为选择性 COX－2 抑制剂的心血管危险性会随剂量升高和使用时间延长而增加，所以应尽可能缩短时间和使用每日最低有效剂量。应定期评估患者症状的缓解情况和患者对治疗的反应。

老年人及不同性别、不同种族的人不需要调整剂量。对于肝功能不全者，轻度肝功能不全患者(Child－Pugh 评分 5～6 分)，使用本品剂量不应＞60 mg 每日 1 次；中度肝功能不全患者(Child－Pugh 评分 7～9 分)，应当减量，不应超过每隔 1 d 60 mg 的剂量，且可以考虑 30 mg 每日 1 次的使用剂量；对重度肝功能不全患者(Child－Pugh 评分＞9 分)，目前尚无临床或药代动力学资料。对于肾功能不全者，患有晚期肾脏疾病(肌酐清除率＜30 ml/min)的患者不推荐使用本品；对轻度肾功能不全(肌酐清除率≥30 ml/min)患者不需要调整剂量。

第二节　其他非麻醉性镇痛药

一、加巴喷丁

(一) 药物特点

1. 药效学　加巴喷丁(gabapentin)具有明显抗癫痫作用和镇痛作用；小剂量时有镇静作用，并可改善精神运动性功能。加巴喷丁的作用机制尚不明确。加巴喷丁在结构上与神经递质 GABA 相关，但不与 GABA 受体产生相互作用；既不能代谢转化为 CABA 或 GABA 激动剂，也不是 GABA 摄取或降解的抑制剂。对许多常见受体位点无亲和力，如苯二氮䓬受体、谷氨酸受体等；加巴喷丁在大鼠脑内的结合位点分布于新皮质和海马，具有高亲和力的结合蛋白是一种 Ca^{2+} 通道的辅助亚单位，其相关功能尚未阐明。最近发现加巴喷丁可以作用于 Ca^{2+} 通道的亚单位 $\alpha_2\delta$。另外，加巴喷丁的作用也可能与 GABA、突触前 NMDA 受体、去甲肾上腺素、脊髓 α_2 肾上腺素能受体、腺苷 A_1 受体有关。

2. 药代动力学　口服易吸收，2～3 h 达血药浓度峰值。生物利用度与剂量有关，当分 3 次口服每日剂量 900 mg 时，生物利用度约为 60%；当剂量增加时，生物利用度降低。食物对加巴喷丁的吸收速度和程度只有轻微的影响。加巴喷丁与血浆蛋白结合率＜3%。静脉注射加巴喷丁 150 mg 后的表观分布容积约为 58 L。癫痫患者脑脊液中加巴喷丁的稳态谷浓度大约为相应血浆浓度的 20%。加巴喷丁不诱导肝药酶，在人体内的代谢不明显，其药理作用来自母体化合物的活性。加巴喷丁主要以原形通过肾脏排泄，消除半衰期为 5～7 h，肾脏损伤时其排泄减慢。加巴喷丁可以通过血液透析从血浆中清除。

3. 药物相互作用　与其他抗癫痫药(苯妥英钠、卡马西平、丙戊酸钠、苯巴比妥)和避孕药等无明显相互作用。吗啡可以使加巴喷丁血药浓度增高，应引起注意。

(二) 用法及用量　治疗成人带状疱疹后神经痛时，第一日口服单剂量 300 mg；第二日 600 mg，分 2 次；第三日 900 mg，分 3 次；以后每日剂量可增至 1 800～3 600 mg，分 3 次，直至疼痛缓解。

治疗癫痫时，如果年龄＞12 岁，初始剂量为一日 900 mg，分 3 次；有效剂量为 1 日 900～1 800 mg，分 3 次，必要时一日剂量可达 2 400 mg 或 3 600 mg。如果年龄为 3～12 岁，初始剂量为一日 10～15 mg/kg，分 3 次，在 3 d 以上的时间内可增至有效剂量；5 岁以上小儿的有效剂量为一日 25～35 mg/kg，分 3 次，3～4 岁小儿的有效剂量为一日 40 mg/kg，分 3 次，必要时一日剂量可达 50 mg/kg。一般无需监测加巴喷丁的血药浓度。＜3 岁的幼儿的有效剂量尚未确定。

(三) 不良反应及注意事项

1. 不良反应　常见不良反应有头晕、嗜睡、运动性共济失调、疲劳、眼球震颤、周围性水肿等，小儿可出现恶心、呕吐、发热、急躁易怒等。这些不良反应常见于用药早期，只要从小剂量开始，缓慢地增加剂量，多数患者都能耐受，毒性较低。

2. 注意事项　避免药物过量。换药或停药应逐渐减量，至少在 1 周以上的时间内逐步进行。加巴喷丁可引起神经系统抑制，故驾驶员、机器操作者慎用。肾功能不良者应减少剂量。孕妇、哺乳期妇女和老年人慎用。

(四) 临床应用

1. 适应证　适用于治疗神经病理性疼痛，如成人带状疱疹后神经痛及 12 岁以上的部分性癫痫发作(伴随或不伴随继发全身性发作)的辅助治疗。

2. 禁忌证　禁用于对加巴喷丁过敏者。

二、普瑞巴林

普瑞巴林(pregabalin)，商品名乐瑞卡(Lyrica)，为 γ-氨基丁酸类似物，也译为普加巴林，为加巴喷丁的换代药品。

(一) 药物特点

1. 药效学　普瑞巴林为抗惊厥药和抗癫痫药，药理作用表现为抗惊厥、抗癫痫、抗焦虑和止痛。普瑞巴林的确切作用机制尚不清楚，可能与加巴喷丁相似。普瑞巴林主要作用于中枢神经系统的电压依赖性 Ca^{2+} 通道，与 Ca^{2+} 通道辅助性亚单位 $\alpha_2\delta$ 蛋白结合后产生抗癫痫和止痛的作用；普瑞巴林与 $\alpha_2\delta$ 蛋白具有高度的亲和力，结合后可以减少神经元的超兴奋性，对神经兴奋产生抑制作用。普瑞巴林可能通过调节 Ca^{2+} 通道功能而减少个别 Ca^{2+} 依赖性神经递质的释放，如抑制 K^- 诱导的谷氨酸盐释放、抑制 K^+ 诱导的[3H]去甲肾上腺素释放。长期应用普瑞巴林可以增加 GABA 转运蛋白的浓度和功能性 GABA 的转运速率。

2. 药代动力学　口服吸收快，15 h 内可达血药浓度峰值；起效快，达稳态血药浓度的时间为 24～48 h。生物利用度≥90%，明显高于加巴喷丁(60%)。不与血浆蛋白结合，表观分布容积约为 0.5 L/kg。进入体内后的主要代谢产物为 *N*-甲基化衍生物。几乎以原药形式经尿液排泄，因而不会产生明显的药物相互作用，虹浆消除半衰期约为 6 h。普瑞巴林能通过血脑屏障和胎盘，能分泌入乳汁。

3. 药物相互作用　与其他药物无明显相互作用。可与其他药物合用，以增强疗效。

(二) 用法及用量　用于糖尿病性神经痛治疗时，初始剂量为一日 150 mg，分 3 次，根据药物疗效和耐受性，可以在 1 周内增加剂量至一日 300 mg。最大推荐剂量为一日 300 mg，分 3 次。用于带状疱疹后神经痛治疗时，推荐剂量为一日 150～300 mg，一日 2 次或一日 3 次。初始剂量为一日 150 mg，一日 2 次或一日 3 次，根据药物疗效和耐受性，可以在 1 周内增加剂量至每日 300～600 mg。

用于成人部分性癫痫发作辅助治疗时，推荐初始剂量为一日 150 mg 或更低，一日 2 次或一日 3 次，最大剂量一日为 600 mg。

(三) 不良反应及注意事项

1. 不良反应　普瑞巴林的不良反应多为轻、中度，常见的不良反应是口干、头晕、嗜睡、视力模糊、体重增加、水肿、肌酸激酶上升、血小板计数降低、心电图 P-R 间期延长等。

2. 注意事项　避免药物过量和突然停药。肾功能下降者应减少剂量。小儿、老人、孕妇及哺乳期妇女慎用。

(四) 临床应用　普瑞巴林为加巴喷丁的换代产品，药代动力学优良，具有口服生物利用度高、达峰时间短、半衰期长的特点。普瑞巴林起效快，药效持续时间长，抗惊厥活性比加巴喷丁强 3～10 倍，治疗部分性癫痫发作及对其他抗癫痫药物无效的顽固性癫痫时，疗效优于加巴喷丁，治疗神经性疼痛的疗效两者相当。

1. 适应证　适用于糖尿病性神经痛和带状疱疹后神经痛的治疗，也适用于部分性癫痫发作、广泛性焦虑的辅助治疗。

2. 禁忌证　禁用于对普瑞巴林过敏者。

(郑拥军　王祥瑞)

参考文献

[1] Swift A. Osteoarthritis 2: pain management and treatment strategies[J]. Nurs Times, 2012, 112: 25-27.

[2] Tfelt-Hansen P. Clinical pharmacology of current and future drugs for the acute treatment of migraine: a review and an update[J]. Curr Clin Pharmacol, 2012, 7: 66-72.

[3] Senye M, Mir CF, Morton S, et al. Topical nonsteroidal anti-inflammatory medications for treatment of temporomandibular joint degenerative pain: a systematic review[J]. J Orofac Pain, 2012, 26: 26-32.

[4] Smith HS. Perioperative intravenous acetaminophen and NSAIDs[J]. Pain Med, 2011, 12: 961-981.

[5] Wickerts L, Warren Stomberg M, Brattwall M, et al. Coxibs: is there a benefit when compared to traditional non-selective NSAIDs in postoperative pain management[J]. Minerva Anestesiol, 2011, 7: 1098-1124.

[6] Watson CP, Gilron I, Sawynok J, et al. Nontricyclic antidepressant analgesics and pain: are serotonin norepinephrine reuptake inhibitors (SNRIs) any better[J]. Pain, 2011, 152: 2206-2210.

[7] Bennett MI. Effectiveness of antiepileptic or antidepressant drugs when added to opioids for cancer pain: systematic review[J]. Palliat Med, 2011, 25: 553-559.

[8] Barrot M, Yalcin I, Choucair-Jaafar N, et al. From antidepressant drugs to beta-mimetics: preclinical insights on potential new treatments for neuropathic pain[J]. Recent Pat CNS Drug Discov, 2009, 4: 182-189.

[9] Swenson JR, Doucette S, Fergusson D. Adverse cardiovascular events in antidepressant trials involving high-risk patients: a systematic review of randomized trials[J]. Can J Psychiatry, 2006, 51: 923-929.

[10] Sullivan MD, Robinson JP. Antidepressant and anticonvulsant medication for chronic pain[J]. Phys Med Rehabil Clin N Am, 2006, 17: 381-400.

[11] Littlejohn GO, Guymer EK. Fibromyalgia syndrome: which antidepressant drug should we choose[J]. Curr Pharm Des, 2006, 12: 3-9.

[12] Salerno SM, Browning R, Jackson JL. The effect of antidepressant treatment on chronic back pain: a meta-analysis [J]. Arch Intern Med, 2002, 162: 19-24.

[13] Robertson CR, Flynn SP, White HS, et al. Anticonvulsant neuropeptides as drug leads for neurological diseases[J]. Nat Prod Rep, 2011, 28: 741-762.

[14] Wiffen PJ, Collins S, McQuay HJ, et al. WITHDRAWN. Anticonvulsant drugs for acute and chronic pain [DB]. Cochrane Database Syst Rev, 2010: CD001133.

[15] Gilron I. Review article: the role of anticonvulsant drugs in postoperative pain management: a bench-to-bedside perspective [J]. Can J Anaesth, 2006,53: 562-571.

[16] Wiffen P, Collins S, McQuay H, et al. Anticonvulsant drugs for acute and chronic pain[DB]. Cochrane Database Syst Rev, 2005: CD001133.

[17] Wiffen P, McQuay H, Carroll D, et al. Anticonvulsant drugs for acute and chronic pain[DB]. Cochrane Database Syst Rev, 2000: CD001133.

[18] Siler AC, Gardner H, Yanit K, et al. Systematic review of the comparative effectiveness of antiepileptic drugs for fibromyalgia[J]. J Pain, 2011, 12: 407-415.

[19] Gutierrez-Alvarez AM, Beltran-Rodriguez J, Moreno CB. Antiepileptic drugs in treatment of pain caused by diabetic neuropathy[J]. J Pain Symptom Manage, 2007, 34: 201-208.

[20] Ettinger AB, Argoff CE. Use of antiepileptic drugs for nonepileptic conditions: psychiatric disorders and chronic pain [J]. Neurotherapeutics, 2007, 4: 75-83.

[21] Taylor CP, Angelotti T, Fauman E. Pharmacology and mechanism of action of pregabalin: the calcium channel alpha2-delta (alpha2-delta) subunit as a target for antiepileptic drug discovery[J]. Epilepsy Res, 2007, 73: 137-150.

[22] Hamandi K, Sander JW. Pregabalin: a new antiepileptic drug for refractory epilepsy[J]. Seizure, 2006, 15: 73-78.

第一一三章 神经阻滞治疗顽固性疼痛

神经阻滞(nerve block)是治疗顽固性疼痛的重要和有效方法,也是疼痛治疗不可或缺的技术。在神经干、丛、节的周围注射局麻药,阻滞其冲动传导,使所支配的区域产生麻醉作用。治疗性神经阻滞与神经阻滞麻醉的相同和区别如下:

1. 相同　两者都是对特定的神经进行阻滞,从而产生该神经所支配区域感觉减退或消失。

2. 区别　神经阻滞麻醉是通过高浓度局部麻醉药作用在正常神经,阻断神经传导,从而获得一定区域的感觉消失,其目的是为手术提供镇痛,手术结束后感觉可恢复,对神经本身并不产生明显的影响;而治疗性神经阻滞除了应用局部麻醉药,还加入对病变神经具有治疗性的药物如激素和甲钴胺或腺苷钴胺等,旨在消除神经炎症,促进神经功能和结构恢复。对于无法修复的顽固性神经损伤性疼痛或某些区域的顽固性疼痛,可采用乙醇、多柔比星或酚甘油等毁损性药物,或通过射频热凝等物理方法,对神经进行长期阻滞或永久毁损,达到消除疼痛的目的。因此,治疗性神经阻滞旨在对神经的结构和功能产生影响,达到消除病因或毁损神经,从根本上消除疼痛。

第一节　神经阻滞治疗顽固性疼痛的机制

一、消除神经炎症

如椎间盘突出症,由于髓核物质流出导致机体免疫炎症反应,刺激诱发神经根产生无菌性炎症,引起沿神经分布的放射痛。神经阻滞通过局麻药降低神经兴奋性,激素可消除神经根炎症和水肿,神经营养药可促进神经髓鞘的修复,从而在一定程度上治疗疾病。

二、修复神经和恢复神经功能

病理性神经痛由于神经结构发生损害,如神经纤维的断裂、神经脱髓鞘,并可出现痛觉神经和触觉神经发生短路,导致痛觉超敏和痛觉过敏。治疗性神经阻滞可修复神经损害,恢复神经正常传递功能,缓解疼痛。

三、长期阻滞或毁损神经

对于严重的神经损伤已无法修复,但残留顽固性神经痛,可采用乙醇、酚甘油等化学毁损,或通过射频热凝物理方法毁损。对于顽固性内脏疼痛或癌痛,也可采取这种方法。

第二节　治疗性神经阻滞的种类、方法和实施途径

一、神经阻滞的种类

(一)神经节阻滞(ganglion block)　半月神经节阻滞、背根神经节阻滞、蝶腭神经节阻滞、腰交感神经节阻滞、颈交感神经节阻滞等。

(二)神经丛阻滞(plexus block)　颈丛神经阻滞、臂丛神经阻滞、腹腔神经丛阻滞、上腹下神经丛阻滞等。

(三)神经干阻滞(nerve trunk block)　上颌神经阻滞、下颌神经阻滞、肋间神经阻滞、股神经阻滞、尺神经阻滞等。

(四)椎管内阻滞(intra-spinal canal block)　颈胸腰硬膜外阻滞、腰椎侧间隙阻滞、骶管阻滞等。

(五)椎旁神经阻滞(paravertebral nerve block)　颈椎旁神经阻滞、胸椎旁神经阻滞、腰椎旁神经阻滞等。

二、神经阻滞的方法

(一) 药物阻滞 通过局麻药、激素和神经营养药来达到阻滞神经传导、消除神经炎症、恢复神经结构和功能。

(二) 化学阻滞 通过乙醇、多柔比星、酚甘油等达到长期阻滞或毁损神经,从而消除疼痛。

(三) 物理阻滞 通过经皮电刺激、射频或冷冻方法达到阻滞神经传导,消除疼痛。

三、实施途径

(一) 不借助影像和电生理设备 根据解剖、技术和经验来完成神经阻滞,这是疼痛治疗中最常用的途径。

(二) 影像引导下 在C臂机、CT或B超等定位下,对神经进行准确阻滞,如C臂机引导下选择性神经根阻滞、CT引导下半月神经节阻滞、B超引导下臂丛阻滞和股神经阻滞等。

(三) 电生理引导下 在电刺激下定位到目标神经,然后注射拮抗药物或进行化学或物理毁损等。

第三节 神经阻滞用于疼痛治疗

一、诊断性神经阻滞(diagnostic nerve block)

对于疑难性疼痛,无法明确其确切原因,有几种可能的病因都可以引起其疼痛,在这种情况下可应用局麻药对怀疑之神经进行试验性阻滞,若疼痛消失则说明疼痛与此神经有关;若疼痛不缓解,则可排除此神经之病因,可另行其他神经阻滞或治疗。此种方法称为诊断性治疗,是疼痛诊疗中非常重要的一项技术。

(一) 诊断性神经阻滞的必要性

1. 神经分布的重叠性 人体许多区域存在多个神经重叠分布,如头部的神经分布有三叉神经系统与颈神经的重叠、胸背部疼痛有胸神经(肋间神经)与颈神经(胸长神经和肩胛背神经)的重叠、臀部及大腿有腰神经后支与腰神经前支的重叠、阴囊感觉有腰神经(腹股沟神经和生殖股神经)和骶神经的双重支配等。正是由于神经分布的复杂性导致诊断的困难,此时诊断性神经阻滞具有重要意义。

2. 内脏痛(visceral pain)与躯体痛(somatic pain) 内脏的感觉多数由交感神经系统传递,但内脏痛存在定位模糊,并可出现牵涉痛,疼痛牵涉躯体特定部位,使机体误以为是具体局部疼痛,如心绞痛可放射至左肩臂、胆囊炎可有右上肢牵涉痛、胰腺疾病可放射至背部等。在这种情况下,行局部神经阻滞对缓解疼痛无明显作用。

3. 神经痛(neuralgia)与局部疼痛 许多神经痛可表现为外周组织局部疼痛,如原发性三叉神经痛可引起牙痛,腰椎间盘突出可引起足跟痛等。在这种情况下组织局部阻滞疼痛无缓解,而行三叉神经阻滞和腰神经阻滞可显著缓解疼痛。

4. 交感神经痛(sympatheticalgia)与躯体神经痛(somatic neuralgia) 交感神经损害引起的交感神经痛,如反射性交感神经萎缩症和灼痛综合征,用常规的疼痛区域支配之感觉神经阻滞效果不佳,而采用所属区域的交感神经阻滞有明显疗效。

5. 缺血性疼痛(ischemic pain)与神经痛 对于下肢各种动脉缺血性疾病,如脉管炎和下肢动脉闭塞症引起的下肢疼痛,采用腰神经阻滞无明显疗效,而采用腰交感神经阻滞效果明显。尤其是当糖尿病患者下肢疼痛是由于糖尿病诱发的外周神经病变还是糖尿病导致的下肢动脉粥样化鉴别尤其重要。

6. 中枢痛(central pain)与外周痛(peripheral pain) 对于幻肢痛和卒中后丘脑痛,外周神经阻滞无疗效。

7. 其他 颅内痛与颅外痛、胸腔内痛与胸壁痛、腹腔痛与腹壁痛的鉴别等。对于这些疾病,诊断性阻滞十分重要。

(二) 选择性神经阻滞的方法 神经阻滞用于疼痛诊断的结果变异较多,因此操作时应着重考虑解剖标准并使用合适的对照,因为安慰剂反应在疼痛患者中普遍存在,削弱了无对照研究的诊断意义。对于阳性结果必须考虑给予恰当的解释。

1. 痛点阻滞(pain spot block) 肌筋膜疼痛综合征是以受损肌肉运动时疼痛以及触痛为特征的,常与椎间关节、神经根疾病肌筋膜综合征的疼痛有关。确定患者的疼痛是否是肌筋膜来源的有助于治疗,因为对于这些疾病治疗截然不同。局部注射时疼痛出现、注射后疼痛缓解维持达局麻药预期的作用时间,常表明肌筋膜痛是患者疼痛的部分原因。

2. 躯体神经阻滞(somatic nerve block) 进行诊断性神经阻滞的常见目的除了判断疼痛的来源,还可预测外周神经减压或神经破坏术后的疗效和预后。某神经阻滞后疼痛缓解并不一定能完全确定神经病变的部

位，可能有某个伤害性刺激分布在阻断神经的分布区域或在附近而被神经阻滞所阻断。

3. 内脏神经阻滞(visceral nerve block) 可以鉴别胸、腹、盆腔的疼痛是内脏性还是躯体性的病变，如果能确定疼痛是内脏来源的，应致力于腹腔或盆腔原发病灶的治疗，如果是难以治愈的恶性疼痛，则可考虑神经阻滞或切断内脏神经支配以及其他综合疗法。

胰腺癌行神经破坏术前可以采用诊断性腹腔神经丛阻滞，因为局部肿瘤扩散和广泛的炎症可以削弱腹腔神经丛阻滞的效果。阻断下腹腔神经丛的上部主要可以预测随后的神经破坏术的预后。

4. 骶髂关节阻滞(sacroiliac joint block) 骶髂关节注射局麻药可用于鉴别腰背痛与此关节的关系，特别是广泛的退行性病变，有时可以帮助临床医师用关节注射局麻药来预测关节内注射激素的疗效和预后。

5. 椎间关节阻滞(facet joint block) 椎间关节是邻近椎骨背面相互联结的成对小关节，决定着相邻椎体的运动。脊神经背根初级支的内侧支支配椎间关节、棘上韧带的感觉，椎间关节囊有丰富的伤害性神经支配，穿过关节囊，支配滑膜皱折，每个椎间关节接受来自邻近椎间孔或上一节段椎间孔出椎管的脊神经支配。脊柱的其他结构也有丰富的神经支配，如前、后纵韧带，椎间盘的环形韧带，前硬脊膜以及肋椎关节。刺激这些组织引起的疼痛可以发生在脊柱位置无改变时，因此可以与椎间关节痛相区别。

椎间关节阻滞结果符合下述要求，可以考虑疼痛是椎间关节来源的：

(1) 进针时刺激产生的疼痛与平常的疼痛相似。

(2) 局麻药注射后疼痛缓解。

(3) 体表感觉检查显示没有脊神经节段阻滞的表现。

6. 椎旁神经阻滞(paravertebral nerve block) 在一些复杂的神经根痛患者中，神经根炎症与疼痛的关系尚不能确定，病理程度也不清楚。CT 或 MRI 以及肌电图的检查结果可能与临床征象不符。确定疼痛来源在已施行椎板切除术的患者中尤其困难。

椎旁脊神经注射(也称椎间孔注射或神经根注射)可以判断一些患者的疼痛来源，当进针产生的疼痛与患者日常的疼痛相类似、注射局麻药后疼痛缓解，可以考虑神经根病变为疼痛的来源，这种方法经常可用来指导手术计划如确定椎间孔切开部位。

7. 枕大神经阻滞(greater occipital nerve block) 枕大神经是 C_2 脊神经后支的延续，是分布于头皮的感觉神经。第二颈髓和枕大神经与头痛产生有关。枕大神经痛和颈椎间关节病变是颈源性头痛的原因，与偏头痛和紧张性头痛的区别在于疼痛的分布、颈部症状体征所涉及的区域(对侧颈、肩、上肢痛；颈部触痛或体位性疼痛；颈部活动范围减小)。疼痛可以从颈部向前辐射，常有头部和颈部外伤史。枕大神经阻滞暂时消除疼痛是评价颈源性头痛的主要标准。

8. 选择性交感神经阻滞(selected sympathetic nerve block) 交感神经传出活性可能是一些疼痛的诱发因素，如交感神经在反射性交感神经痛中起着重要作用，使局部血流和营养发生改变。由于这些改变，目前认为交感神经在大量原因不明的疼痛中(被归类为反射性交感神经性营养失调或皮肤灼痛)起着重要的作用，但是其病理生理机制尚不清楚。在这种情况下，支配区域选择性交感神经阻滞可以为诊断提供依据并指导进一步的治疗。如果神经阻滞能缓解疼痛，可进一步采用神经阻滞、神经破坏药物或手术疗法破坏神经进行治疗。

二、神经阻滞治疗慢性顽固性疼痛疾病

(一) 椎间盘突出症(intervertebral disc herniation)

颈椎间盘突出症和腰椎间盘突出症是临床上常见病，也是引起颈肩上肢、腰和下肢疼痛麻木的主要疾病。早期的椎间盘突出症或轻中度椎间盘突出症患者采用神经阻滞方法常可获得满意效果，有些甚至疼痛治愈。

1. 阻滞方法 椎旁神经阻滞，硬膜外阻滞。

2. 阻滞部位 根据患者的症状、体征和影像学检查确定椎间盘突出的平面及受累的神经根，采取椎旁神经阻滞或硬膜外阻滞，对于腰椎间盘突出症还可行腰椎侧间隙(侧隐窝)阻滞。更精确的治疗还有在影像引导下行选择性神经根阻滞。

3. 药物 一般选用局麻药如 0.25%利多卡因，这样对运动神经不会造成阻滞，同时在药液中加入激素如曲安奈德 10 mg，可同时加入维生素 B_{12}、甲钴胺或腺苷钴胺等神经营养药物。神经阻滞一般每周 1 次，4～5 次为一疗程。

(二) 神经痛 三叉神经痛、舌咽神经痛、枕大神经痛、肋间神经痛、股神经痛、股外侧皮神经痛、臀上皮神经痛等神经阻滞治疗。这里主要对三叉神经痛和舌咽神经痛的神经阻滞治疗进行描述，其他神经定位比较容易，不再阐述。

1. 原发性三叉神经痛(primary trigeminal neuralgia) 这是头面部疼痛常见的疾病之一，主要根据三叉神经三支分布区域的疼痛来选择需要阻滞的神经。主要有半月神经节阻滞、上颌神经阻滞、下颌神经阻滞、眶上神经阻滞、眶下神经阻滞等，所用药物为利多卡因、激素及神经营养药。对于顽固性三叉神经痛可选用 CT 引导下经颅底卵圆孔穿刺半月神经节化学毁损或射频热凝术治疗。

2. 舌咽神经痛(glossopharyngeal neuralgia) 主要引起咽部、舌根及耳内疼痛，可进行舌咽神经阻滞来缓解疼痛。主要定位方法为在茎突前缘找到舌咽神经，

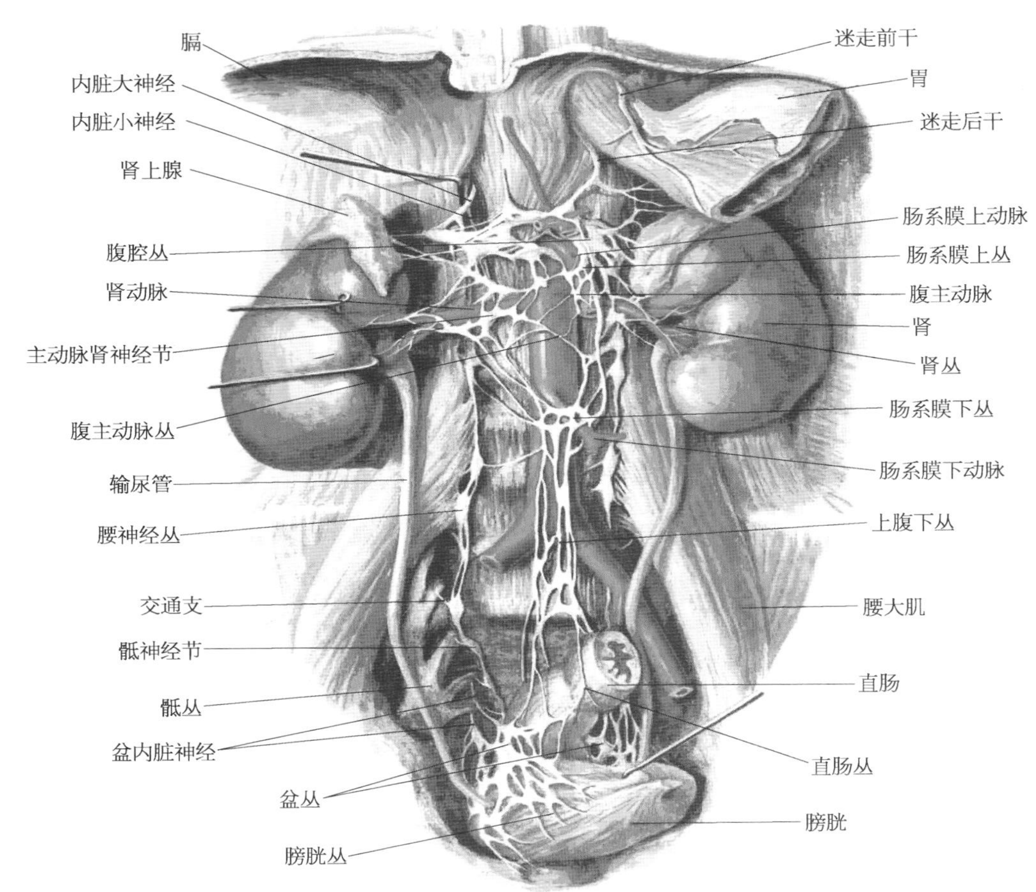

图 113－1　腹腔神经丛及上腹下神经丛

注射局麻药、激素及神经营养药。对于顽固性舌咽神经痛也可行舌咽神经射频热凝术治疗。

(三) 内脏神经痛及腹部或盆腔癌痛　内脏神经毁损是治疗此类疼痛的最有效方法，近年来主要在影像引导下，尤其在 CT 引导下，行毁损或阻滞，不但效果好，而且并发症少。

1. 腹腔神经丛毁损(celiac plexus lesion)　腹腔神经丛是内脏交感神经、副交感神经和内脏感觉神经在到达所支配的脏器前相互交织而成网状结构，是人体内最大的自主神经丛，位于 T_{12}～L_1 水平，在腹主动脉上前方或前侧方，围绕腹腔动脉和肠系膜上动脉的根部，丛内主要含有腹腔神经节、肠系膜上神经节和主动脉肾节等，如图 113－1 所示。腹腔神经丛的前方有胰及位于胰后方的门静脉或肠系膜上静脉及脾静脉；左外侧有左膈脚及左肾上腺；右外侧有右膈脚及下腔静脉。腹腔神经丛及丛内神经节发出的分支形成许多副丛，这些副丛伴随血管支配相应的脏器的功能，如肝脏、胰腺、胃、肾及肠系膜等，其发出的神经纤维不仅调节胰腺的内、外分泌功能，同时与腹部的痛觉有关。

研究显示阻断采用 75%～95%的乙醇 20～50 ml，胰腺癌疼痛的治疗效果为 63%，在最初的 2 周疼痛缓解的优良率可达 89%。约有 90%的患者在 3 个月内可达到疼痛部分和完全缓解，有 70%～90%的患者可以保持终身不痛。主要并发症包括局部疼痛(96%)、腹泻(44%)以及低血压(38%)。神经系统并发症(无力和麻痹)的发生率为 1%。

2. 内脏神经阻滞　内脏神经阻滞是另一种治疗腹部疼痛的方法，阻滞的位置较高，偏背侧，在 T_{12} 或 T_{11} 椎体的前侧缘，针应该紧贴椎体以减少气胸发生的可能。总的来说，在此水平神经破坏药的需求较少，两侧的需要量为 10%苯酚 3～5 ml。一项前瞻性的研究结果显示在各种途径的腹腔神经丛阻滞中，后经皮腹腔神经丛阻滞、经动脉腹腔神经丛阻滞(30 ml 无水乙醇)以及双侧内脏神经阻滞每侧用 7 ml 无水乙醇的镇痛效果无显著差异，除了体位性低血压的发生率在经动脉途径的发生率较低，其他不良反应、并发症的发生率也较相似。

3. 上腹下神经丛毁损(superior hypogastric plexus lesion)　上腹下神经丛位于 L_5 和 S_1 椎体前，腹主动脉末端及其分叉下部，如图 113－1 所示。神经纤维来自腹主动脉丛、肠系膜下丛以及腰神经节第 3～4 内脏神经。随髂内动脉分成左右腹下神经丛，连接下腹下丛，其分支至输尿管丛、精索丛、膀胱丛、直肠丛及髂丛。

上腹下神经丛毁损或阻滞用来控制盆腔疼痛，阻断神经节已被用于控制妇科或直肠肿瘤引起的会阴疼痛。

(四) 复杂区域疼痛综合征(complex regional pain syndrome, CRPS) 交感神经阻滞(sympathetic nerve block)常被用于复杂的局部疼痛综合征(CRPS)的治疗。交感神经阻滞主要用于治疗成年人与 CRPS 有关的交感神经功能改变(如血流、温度和泌汗功能改变,水肿),并缓解疼痛。

根据部位的不同,可选择阻滞颈交感神经阻滞(星状神经节阻)、胸交感神经阻滞及腰交感神经阻滞。首选在影像引导下进行,对于症状顽固者可行乙醇或酚甘油毁损。

(五) 下肢缺血性疼痛(lower limb ischemic pain) 腰交感神经节阻滞和神经破坏(lumbar sympathetic ganglion block or lesion)已经用于阻塞性外周血管疾病。交感神经阻滞后,约有 80%患者的静息痛可以缓解,并伴有交感神经阻断的表现如泌汗减少,血管收缩反应减轻,皮肤血流、温度增加,治疗效果可持续约半年。

腰交感神经节一般有四对,位于腰椎前外侧,一般 L_2 和 L_4 椎体前外侧的交感神经节位置比较固定,是常选用的部位。腰交感神经节周围有下腔静脉和主动脉,因此在 CT 引导下更加安全和准确,乙醇和酚甘油可获得长期阻滞效果。

(六) 带状疱疹(herpes zoster)及带状疱疹后遗神经痛(post-herpetic neuralgia, PHN) 神经阻滞是治疗此类疼痛的重要手段,根据疱疹侵犯神经而选择阻滞部位。在带状疱疹早期可治愈;若发展为带状疱疹后遗神经痛则治疗起来非常困难,可多次进行神经阻滞,必要时对受损神经进行化学或物理毁损。

若带状疱疹侵犯交感神经可出现交感神经性疼痛,这种情况尤其多发生在四肢带状疱疹,可行交感神经阻滞或毁损治疗。

(七) 幻肢痛(phantom limb pain) 截肢后约有 70%患者存有幻肢痛,许多因素影响着急症手术后痛向长期慢性疼痛的转换,术前患肢疼痛与术后出现幻肢痛有着密切的关系。可能与术前中枢神经系统敏感化导致截肢后慢性疼痛有关。研究显示,交感神经毁损对幻肢痛有一定的治疗作用。对于顽固性幻肢痛患者可安置植入性脊髓电刺激仪治疗。

(八) 晚期癌痛(cancer pain) 在一些癌症患者,全身给阿片类药物对疼痛的治疗效果不是很满意,这可能与肿瘤压迫或侵犯神经系统和皮肤、病理性骨折以及肿瘤治疗本身有关。大量研究显示椎管内联合局麻药和阿片类药物在晚期肿瘤患者可以取得满意的镇痛效果。对于可长期存活的癌痛患者可安置植入性编程吗啡泵治疗。

总之,神经阻滞是治疗顽固性疼痛的非常有效的方法,在应用此项技术时首先要对疼痛有一个明确的诊断和评估,同时必须结合影像学、查体等情况。掌握好神经阻滞技术需要系统的解剖知识和熟练的穿刺技术,同时还要对可能出现的并发症和不良反应有详尽的认识,并具有处理这些问题的能力。对于较为复杂或风险较大的操作,如腹腔神经丛、上腹下神经丛、腰交感神经节及颅内半月神经节阻滞或毁损,应该在影像引导下进行,以提高疗效、准确性及减少并发症。

三、各种神经阻滞操作方法

(一) 颈椎旁神经阻滞(cervical paravertebral nerve block)

1. *C_2 椎旁神经阻滞* 取坐位或仰卧位颈下垫枕,乳突下一横指或下颌角平齐处,胸锁乳突肌后缘为 C_2 横突后结节。垂直进针触及 C_2 横突后结节,回抽无血无脑脊液后,注入 0.25%利多卡因 5 ml+曲安奈德 5 mg。适应证为:颈源性头痛;头部带状疱疹神经痛。

2. *颈椎旁神经阻滞(侧入路法)* 取坐位或仰卧位颈下垫枕,胸锁乳突肌后缘与颈横纹交界处为 C_4,再往下 1.5 cm 为 C_5,或 C_6 上一节为 C_5。在胸锁乳突肌后缘触及横突后结节。垂直进针触及横突后结节,回抽无血无脑脊液后,注入 0.25%利多卡因 5 ml+曲安奈德 5 mg。适应证为:颈源性肩背及上肢痛、肩关节周围炎;肩背或上肢带状疱疹神经痛。

3. *颈椎旁神经阻滞(后入路法)* 棘突旁开 3 cm,长度为 8~10 cm 的 5 号长穿针垂直刺入直至抵住椎板外侧。将针退至皮下,针尖稍向外进针,进针深度超过垂直 1 cm。玻璃注射器注气无阻力即到椎旁,注入 0.25%利多卡因 5 ml+曲安奈德 5 mg(图 113-2)。

(二) 胸椎旁神经阻滞(thoracic paravertebral nerve block) 侧卧位,患侧朝上,在所需要阻滞的节段上一位胸椎棘突旁开 2~3 cm,消毒局麻,用 7 号长穿针垂直刺入,针尾连接装有生理盐水的玻璃注射器并加压,直至针尖触及椎板外侧(图 113-3)。然后退针至皮下,针尖方向沿椎板外缘刺入,此时左手缓慢进针,右手同时持续推注注射器芯,一旦刺透肋横突韧带则右手阻力消失,进入椎旁间隙,回吸无血、无气、无脑脊液,即可注入 0.25%~0.5%利多卡因 10 ml+曲安奈德 10 mg。适应证为:胸部损伤疼痛、肋间神经炎、肋软骨炎、腹痛、带状疱疹神经痛、心绞痛、交感神经痛。

(三) 腰椎神经阻滞(lumbar paravertebral nerve block)

1. *腰椎旁阻滞* 侧卧位,患侧向上,确定穿刺部位的腰椎棘突间隙连线下 1/3 处,旁开 2.5~3.0 cm,7 号长穿针垂直刺入触及横突,然后退针至皮下,针稍向头侧或尾侧偏斜重新刺入,深度增加 1~1.5 cm,穿透横突间韧带进入椎旁,注射器注气阻力消失,即可注入 0.25%利多卡因+适量曲安奈德,共 10~12 ml(图 113-4)。适应证为:腰椎间盘突出症;腰部及下肢带状疱疹神经痛。

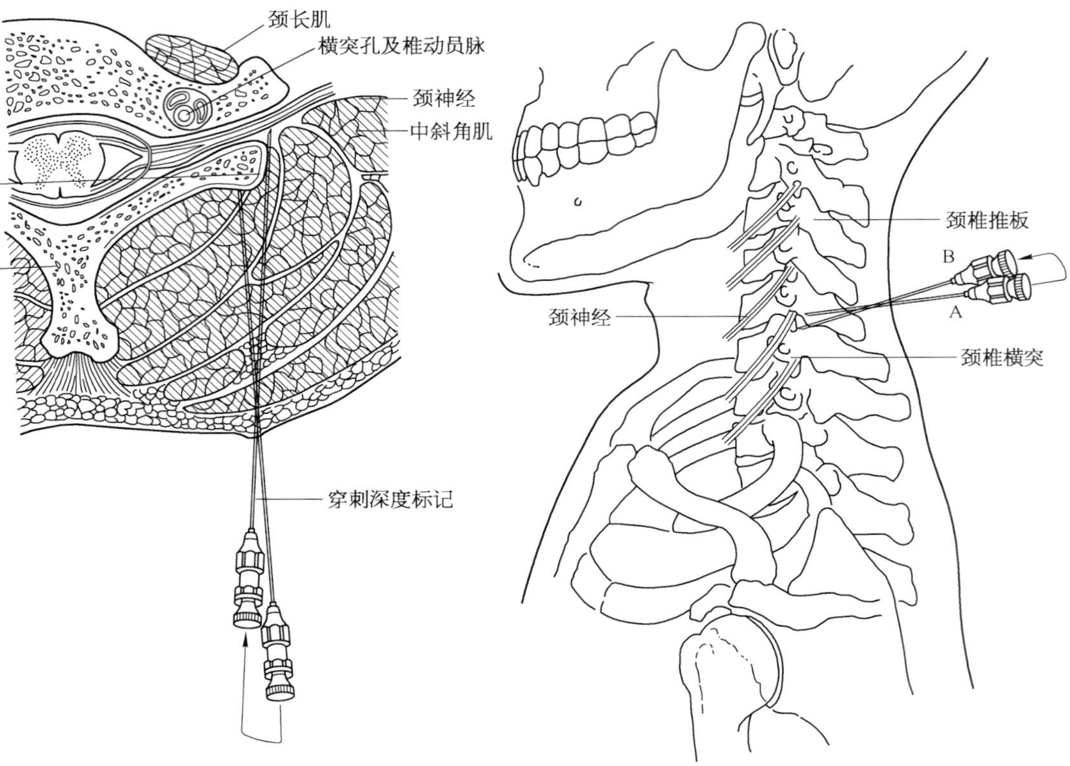

颈长肌
横突孔及椎动员脉
颈神经
中斜角肌
横突后结节
棘突
穿刺深度标记
颈椎推板
B
A
颈神经
颈椎横突

图 113－2　颈椎旁神经阻滞(后入路法)

胸膜
交感神经
椎间孔
前支
肋–横突韧带
肋骨
后支
椎板
穿刺深度标记
2
1

胸椎旁穿刺水平面示意图

椎间孔
横突
肋–横突韧带
神经根
肋骨

胸椎旁穿刺侧面观

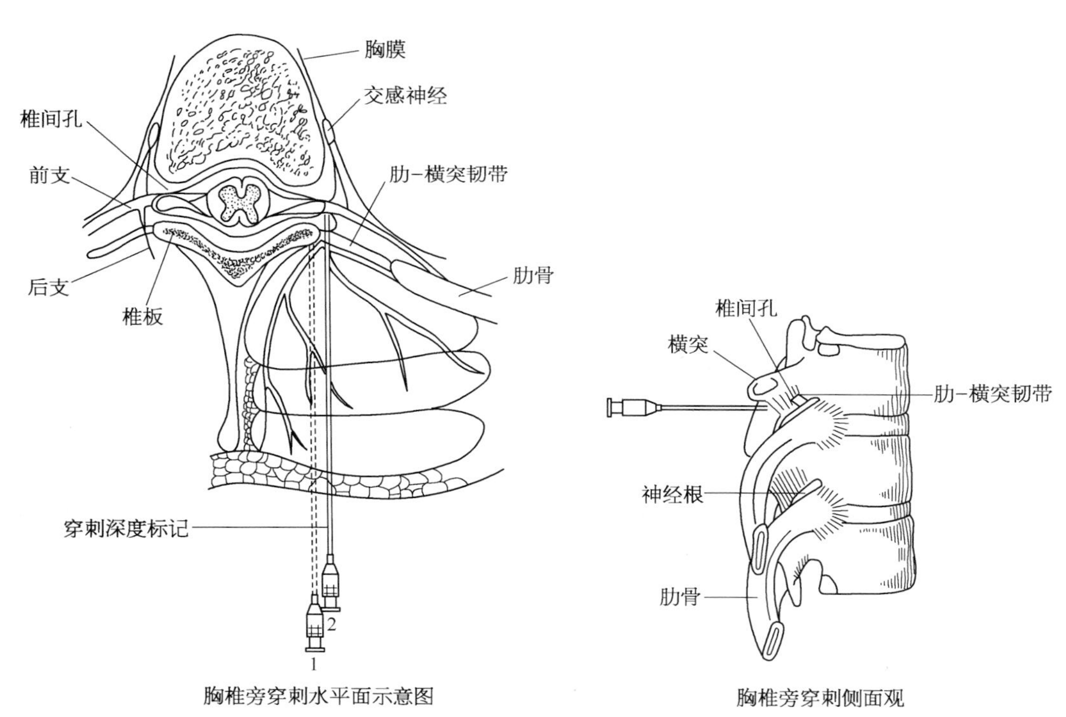

图 113－3　胸椎旁神经阻滞

2. 腰椎硬膜外侧间隙注射(小关节内侧缘法)　棘突旁开 0.8～1.0 cm，8～10 cm 5 号长穿针垂直刺入，针尖稍向外侧直至抵住关节突。退针少许，针尖稍向内滑过小关节内侧缘，进针过程中玻璃注射器始终保持正压(图 113－5)。玻璃注射器注气阻力突然减小，则提示针尖进入硬膜外侧间隙，此时注入 0.25%利多卡因 10 ml＋曲安奈德 10 mg。适应证为：腰椎间盘突出症、腰部及下肢带状疱疹神经痛。

(四) 骶管阻滞(sacral block)　俯卧位，髋下垫枕，确定骶裂孔，消毒铺巾，在其下方 1 cm 处局麻，用带有

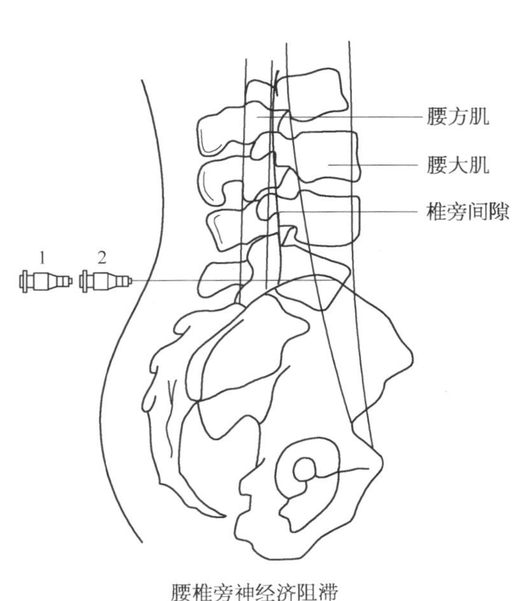

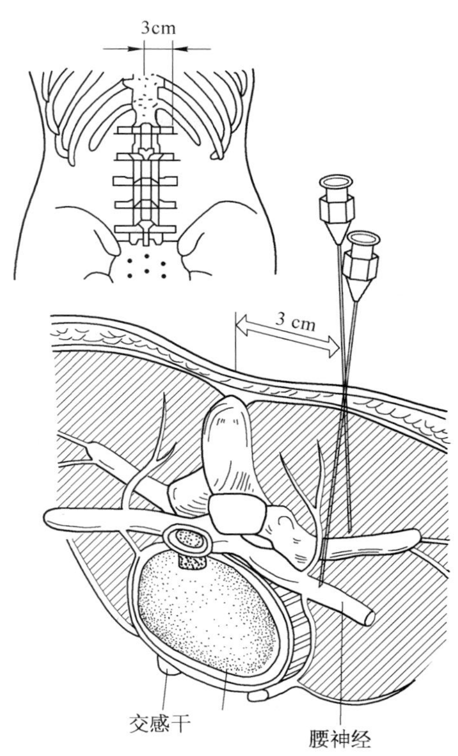

图 113－4　腰椎旁神经阻滞

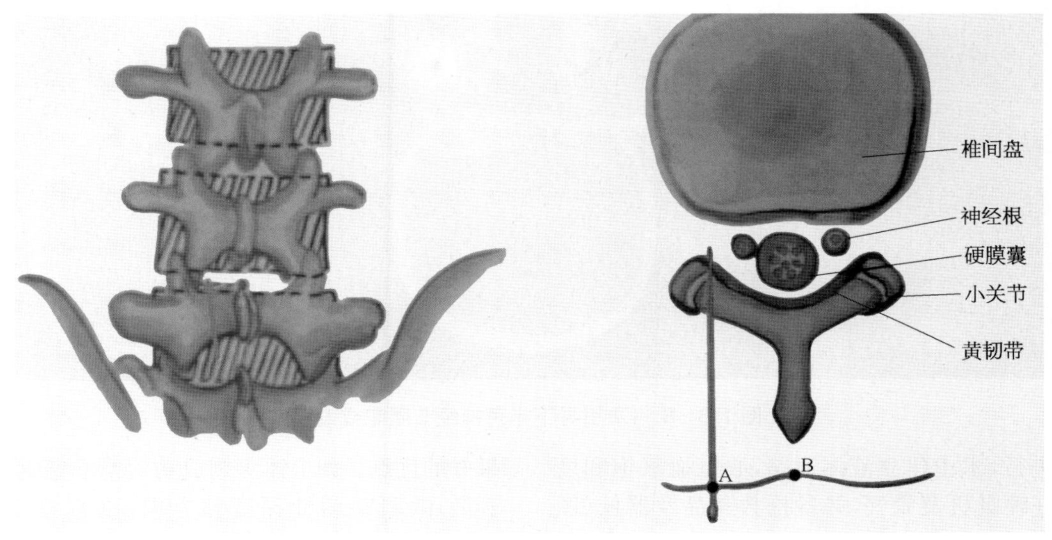

图 113－5　腰椎硬膜外侧间隙注射

空气玻璃注射器的 9 号针，与皮肤成 15°～25°或更小的角度刺入骶裂孔(图 113－6)。当针尖刺破骶尾韧带时注射器阻力消失，回吸无血无脑脊液，注气皮下无气肿，即可注入 0.25％利多卡因 20 ml＋曲安奈德 10 mg。适应证为：会阴痛、痛经、低位腰椎间盘突出症(0.25％利多卡因 40 ml)。

(五) 枕大神经阻滞(greater occipital nerve block)

坐位，头前曲(前额抵于枕上)，确定乳突与寰枢关节连线或 C_2 棘突与乳突后缘连线中点为穿刺点；或在乳突和枕骨粗隆连线上，均分三等份的两点，内侧点为枕大神经穿刺点，外侧为枕小神经穿刺点(图 113－7)。在枕大神经穿刺点用 5 号针垂直进针直达枕骨，充分回吸无血后注射 0.6％～1％利多卡因 5～6 ml＋曲安奈德 5 mg。适应证为：枕大神经痛；颈源性头痛；带状疱疹神经痛。

(六) 三叉神经阻滞(trigeminal nerve block)

1. 半月神经节阻滞或毁损(gasserian ganglion block or lesion)　在 C 臂或 CT 引导下进行，但最好在

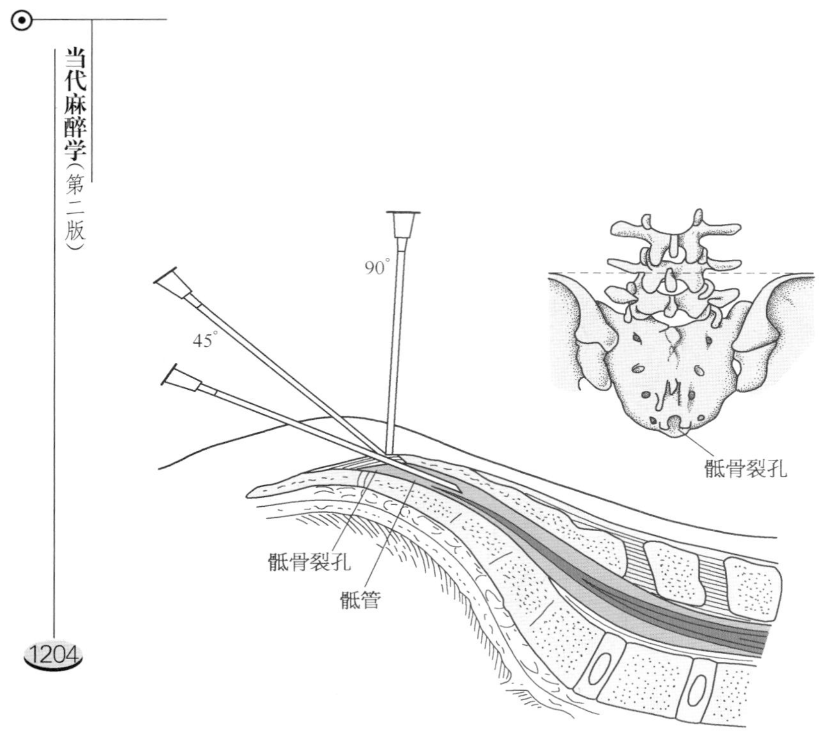

图 113-6 骶管注射

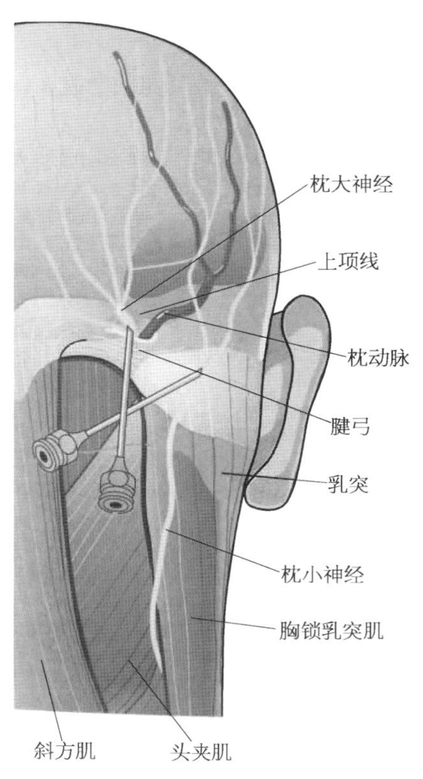

图 113-7 枕大神经阻滞

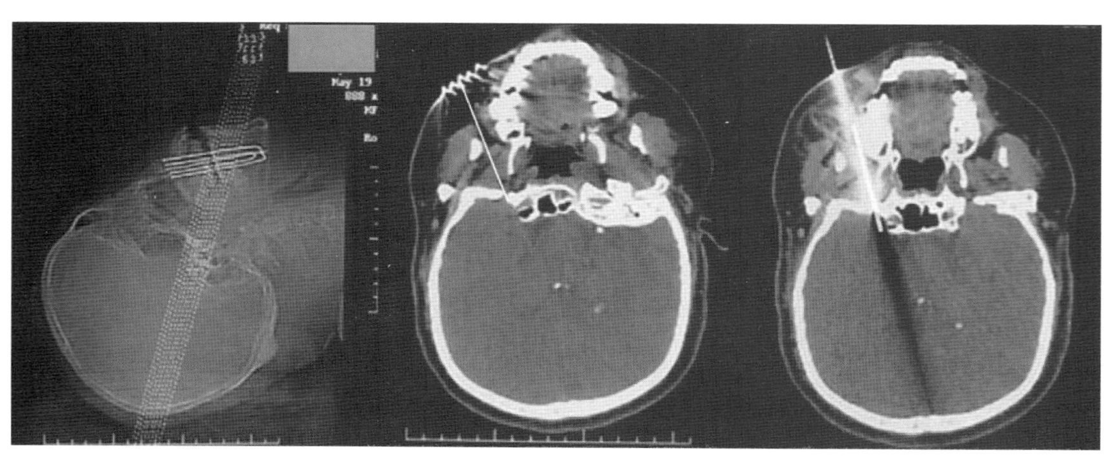

图 113-8 CT 引导下半月神经节阻滞或毁损

CT 引导下进行,术中建立液体通路,心电血氧饱和度检测,准备好呼吸机及氧气,并备抢救药品及器械(图 113-8)。患者取仰卧位,肩下垫枕,固定头部于后仰位(枕颏位)。CT 扫描定位,扫描线应与下颌第二磨牙(口角外约 2.5 cm)至外耳道前 2 cm 连线平行进行薄扫,确定口角外穿刺点及至卵圆孔穿刺角度和深度,并用标记笔标记。常规消毒铺巾,局麻下经口外侧穿刺入卵圆孔进入半月神经节。在穿刺针进入卵圆孔时患者会出现下颌支电击样疼痛反应。回抽无血无脑脊液后给予 1%利多卡因 0.5～1.0 ml,观察患者无异常反应,并出现原疼痛部位感觉减退及疼痛消失后,再给予多柔比星、酚甘油或乙醇 0.5 ml。

目前采用射频热凝毁损具有定位准确、安全和效果好的优点。如上述穿刺成功后给予感觉刺激和运动刺激,微调穿刺针深度和方向,以感觉刺激 0.15～0.3 mV诱发出原有区域疼痛后,静脉给予丙泊酚全麻,给予射频热凝(75℃,90 s)。近年来脉冲射频开始应用,参数为 2 Hz、20 ms、42℃,共 3～8 min,对半月神经节不产生毁损作用,且术后面部感觉无明显减退。适应证为:原发性三叉神经痛(一支到三支),也可用于三叉神经分布区的癌痛、放疗后疼痛和带状疱疹后遗神经痛的治疗。

2. 眶上神经阻滞(supraorbital nerve block) 平卧,取头正中位,在患侧眶上缘内 1/3 处或在眉中点可触及眶上孔或切迹,消毒铺巾,左手示指保护好眼球,右手用 5 号针垂直刺入切迹,寻找到异感后注射 1%利多卡因 0.5～1 ml＋曲安奈德 1 mg(图 113－9)。适应证为：三叉神经第一支痛；带状疱疹神经痛。

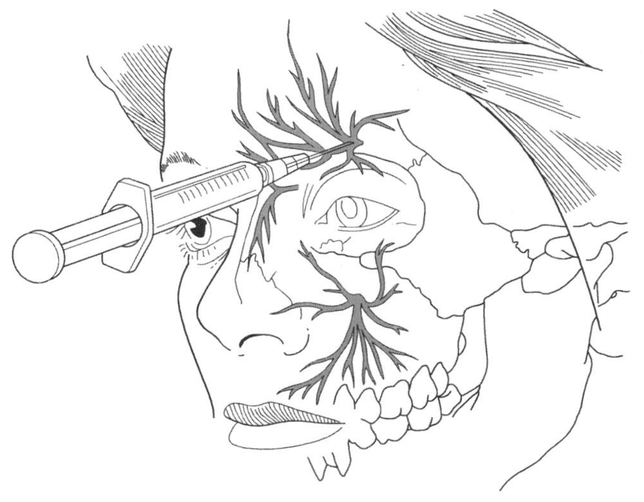

图 113－9 眶上神经阻滞

3. 眶下神经阻滞(infraorbital nerve block) 平卧，取头正中位，在眶下缘 1 cm 距鼻中线 3 cm 处可触及眶下孔。左手中指按压于眶下缘保护眼球，示指压于眶下孔下，右手持注射器在眶下孔下方向外上方刺入 0.5～1 cm 出现落空感进入眶下孔，可有放射至上唇的异感，此时即可注射 1%利多卡因 1～2 ml＋曲安奈德 1 mg(图 113－10)。适应证为：三叉神经第二支痛；眶下神经痛、带状疱疹神经痛。

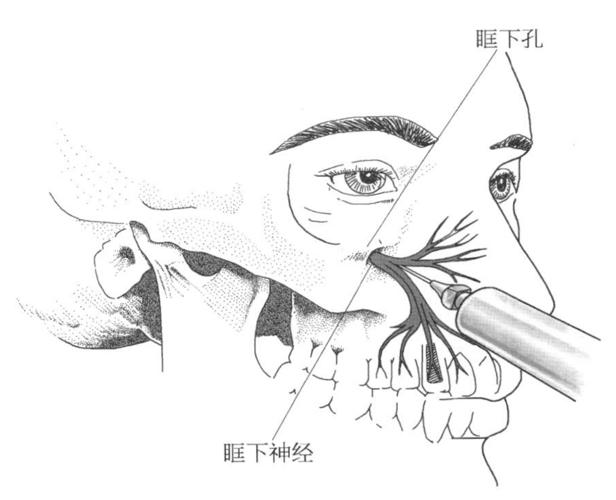

图 113－10 眶下神经阻滞

4. 上颌神经阻滞(maxillary nerve block) 平卧，头偏向健侧，确定颧弓中点和下颌切迹中点。患者微张口，在两中点连线前内 1/3 为穿刺点(图 113－11)。消毒铺巾，局麻后用 7 号长穿针垂直进针 3.5～5 cm 可触及翼突外板，将标记置于距离皮肤 1.5 cm 处。再将穿刺针退至皮下，调整穿刺针角度对准瞳孔方向进针，针尖滑过翼突外板前缘，针深达所定标记处，可出现颧弓以下口角以上部位异感。回吸无血，即可注射 1%利多卡因 2～3 ml＋曲安奈德 2 mg，拔针后按压穿刺点数分钟。适应证为：三叉神经第二支痛；带状疱疹神经痛。

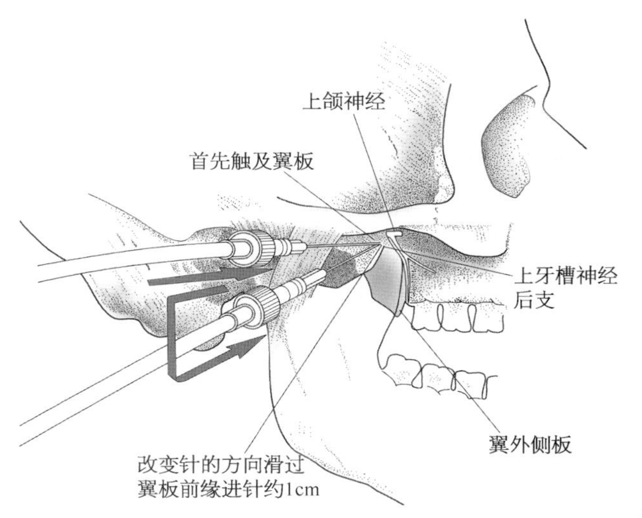

图 113－11 上颌神经阻滞

5. 下颌神经阻滞(mandibular nerve block) 平卧，取头正中位，于颧弓至下颌切迹中点下 1/3 处为穿刺点(图 113－12)。患者微张口，消毒铺巾，局麻后用 7 号长穿针垂直进针 3.5～5 cm 可触及翼突外板，做距离皮肤 1.25 cm 深度标记后，退针至皮下，再向外耳道方向或外后方重新进针达标记处，使针尖滑过翼突外板，可出现下颌或舌部电击样异感。回吸无血，即可注射 1%利多卡因 2～3 ml＋曲安奈德 2 mg，拔针后按压穿刺点数分钟。适应证为：三叉神经第三支痛；带状疱疹神经痛。

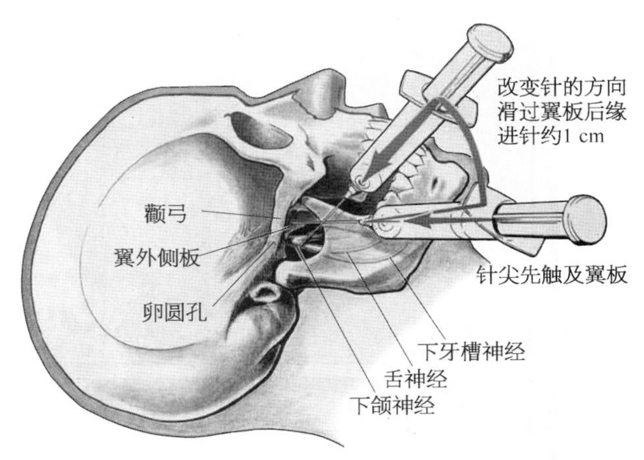

图 113－12 下颌神经阻滞

(七) 舌咽神经阻滞(glossopharyngeal nerve block) 平卧，头偏向健侧。选择乳突尖端与下颌角之间连线中点为穿刺点，消毒后用 5 号短针与皮肤呈直角穿刺，缓慢进针 2～2.5 cm，触及茎突后沿茎突后缘进针 0.5～1 cm，回吸无血，即可注入 1%利多卡因 2 ml＋曲安奈德 2 mg。适应证为舌咽神经痛。

(八) 星状神经节阻滞(stellate ganglion block)或颈

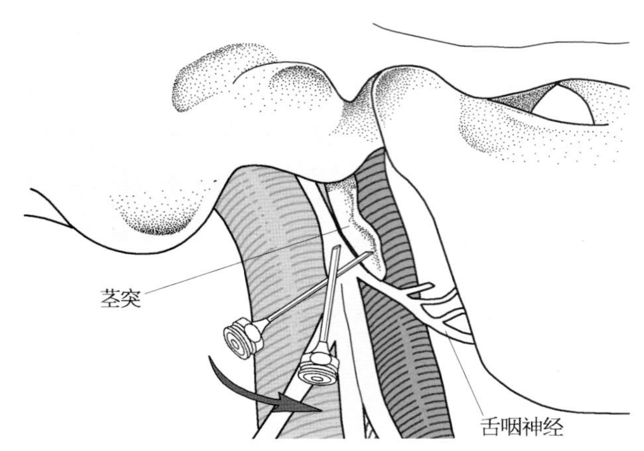

图 113-13 舌咽神经阻滞

交感神经节阻滞(cervical sympathetic ganglion block) 仰卧位,肩下垫薄枕,头稍后仰,微张口。选 C_6 横突水平,右手示指和中指从颈动脉鞘与气管之间垂直压下,此时食管气管位于两指内侧,胸锁乳突肌和颈动脉位于两指外侧,从示指和中指间垂直进针(图 113-14)。碰到横突后回抽无血无液,即可注入 0.6%~0.8%利多卡因 8~10 ml。2~3 min 后出现霍纳征,即眼睑下垂、结膜充血、瞳孔扩大、面红无汗、鼻塞。

适应证为:带状疱疹、反射性交感神经萎缩症、多汗症、干燥综合征;头痛、脑血管痉挛、脑血栓、脑梗死;面痛、面神经麻痹;耳鼻喉科疾病如突发性耳聋、耳鸣、过敏性鼻炎等;上肢疾病如闭塞性脉管炎、雷诺综合征、肩周炎等;心脏疾病如心绞痛、心肌梗死、心动过速、高血压等;呼吸系统疾病如支气管哮喘、慢性支气管炎等;眼科疾病;不定陈述综合征;原发性痛经。

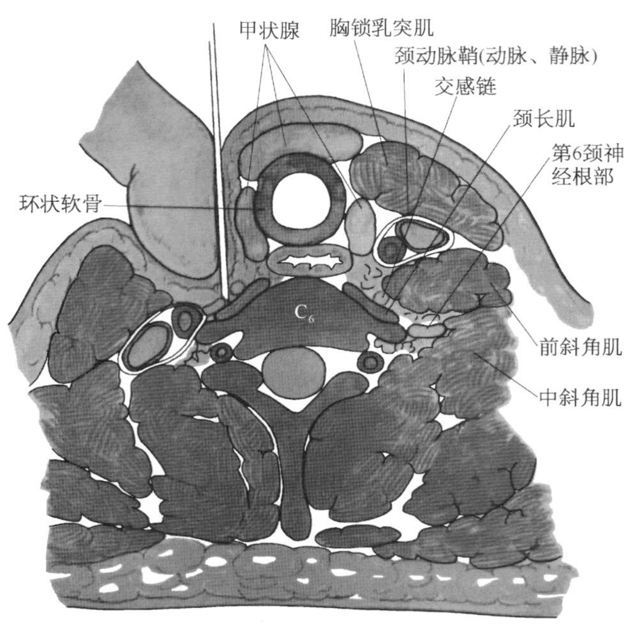

图 113-14 星状神经节阻滞或颈交感神经节阻滞

(九)腹腔神经丛阻滞或毁损(celiac plexus block or lesion) 在 CT 引导下进行,建立液体通路,心电血氧饱和度监测。患者取俯卧位,CT 定位,确定穿刺点及穿刺方向、深度,并用标记笔标记。常规消毒铺巾,局麻下经所确定的穿刺点及穿刺方向由 T_{12}~L_1 椎旁穿刺至主动脉前外侧,注射造影剂显示造影剂包绕主动脉(图 113-15)。给予注射 2%利多卡因 5 ml,数分钟后患者诉疼痛明显缓解,然后注射 75%乙醇 20 ml,术中补液并保持血压稳定,术后俯卧位 6~8 h。

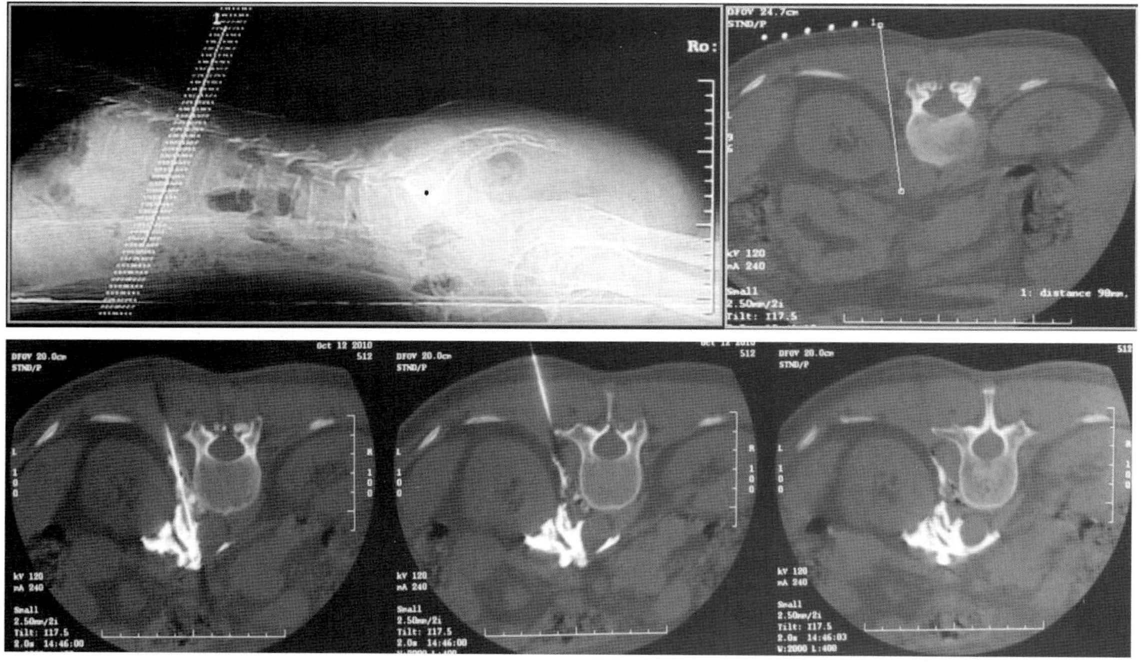

图 113-15 CT 引导下腹腔神经节阻滞或毁损

腹主动脉周围白色影为造影剂显影。

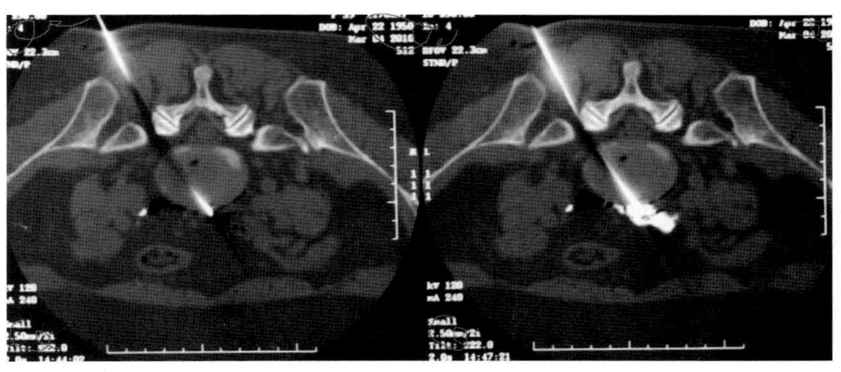

图 113-16　CT 引导下上腹下神经丛阻滞或毁损

椎体前方白色影为造影剂显影。

适应证为：腹腔脏器原发或转移性恶性肿瘤引起的内脏疼痛；腹腔血管痉挛性疼痛；急腹症如胰腺炎、胆囊炎术后引起的疼痛（不适于慢性胰腺炎引起的疼痛）；也适用于良性内脏神经痛的治疗。

(十) 上腹下神经丛阻滞或毁损(superior hypogastric plexus block or lesion)　在 CT 或 C 臂引导下进行。首先建立静脉通路，监测生命体征，准备好抢救药品和设备。患者取俯卧位，定位穿刺点和穿刺路径，消毒铺巾，穿刺针经 $L_5 \sim S_1$ 椎间盘中央向椎体前缘穿刺，当注射器空气压缩阻力消失后，CT 扫描针尖已经穿过前纵韧带，注射造影剂碘海醇 5 ml，见造影剂分布在椎体前缘和大血管周围（图 113-16）。注射 2%利多卡因 5 ml，数分钟后患者诉疼痛明显缓解，再次注射 75%或 95%乙醇 10 ml，包扎穿刺点，安返病房，仰卧位 6～8 h。

适应证为：慢性、顽固性盆腔脏器疼痛，如直肠癌、前列腺癌、卵巢癌、膀胱癌、骶骨转移癌以及其他下腹部癌性转移性疼痛等。

(十一) 腰交感神经节阻滞或毁损(lumbar sympathetic ganglion block or lesion)　在 CT 引导下进行。首先建立静脉通路，准备好抢救药品和设备。患者取俯卧位，监测生命体征。一般选择 L_2 为穿刺平面。CT 定位穿刺点和穿刺角度及深度，使穿刺路线从腰椎旁紧贴 L_2 横突尖到椎体前外侧。用 20 G 15～20 cm 穿刺针按照设定路径穿刺到目标位置，注射造影剂，显示造影剂位于椎体前外侧而不向后侧椎间孔区域弥散（图 113-17）。注射 2%利多卡因 5 ml，5～10 min 观察患者下肢温度有无升高，疼痛有无缓解。若出现下肢温度明显升高和疼痛缓解，可注射 75%或 95%乙醇 20～40 ml。包扎穿刺点，安返病房，严格俯卧位 6～8 h。

适应证为：下肢交感性疼痛疾病如灼性神经痛、幻肢痛、下肢带状疱疹后遗神经痛等；下肢血管痉挛性疾病如雷诺病；血栓闭塞性脉管炎；下肢动脉闭塞症；糖尿病末梢神经痛；缺血性坏死性下肢溃疡；冻伤后疼痛等。

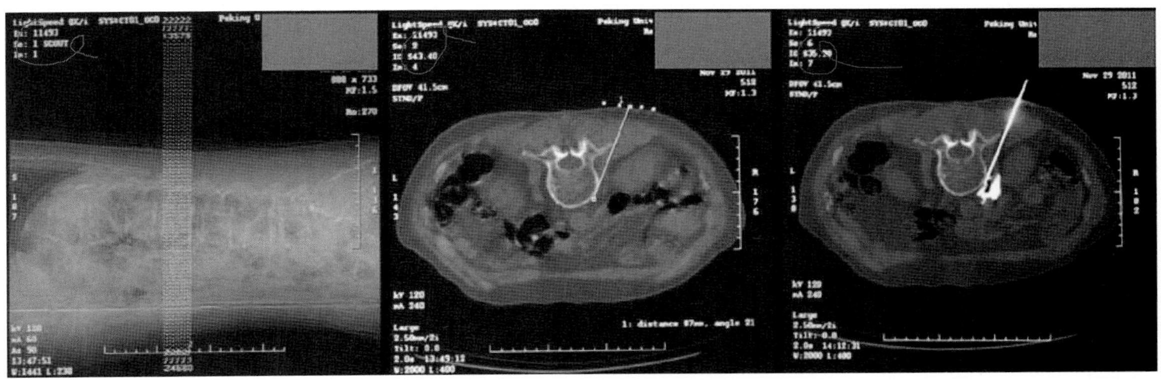

图 113-17　CT 引导下腰交感神经阻滞或毁损

椎体前外侧白色影为造影剂显影。

（张挺杰　冯　艺）

参考文献

[1] Nagaro T, Higaki N, Takechi K, et al. Nerve block for the treatment of chronic pain[J]. Masui, 2008, 57: 1371-1378.

[2] Strobel K, Pfirrmann CW, Schmid M, et al. Cervical nerve root blocks: indications and role of MR imaging[J].

Radiology, 2004, 233: 87－92.

[3] Narozny M, Zanetti M, Boos N. Therapeutic efficacy of selective nerve root blocks in the treatment of lumbar radicular leg pain[J]. Swiss Med Wkly, 2001, 131: 75－80.

[4] Manchikanti L, Singh V, Falco FJ, et al. Evaluation of the effectiveness of lumbar interlaminar epidural injections in managing chronic pain of umbar disc herniation or radiculitis: a randomized, double-blind, controlled trial[J]. Pain Physician, 2010, 13: 343－355.

[5] Waggershauser T, Schwarzkopf S, Reiser M. Facet blockade, peridural and periradicular pain therapy[J]. Radiologe, 2006, 46: 520－526.

[6] Yamauchi M, Suzuki D, Niiya T, et al. Ultrasound-guided ervical nerve root block: spread of solution and clinical effect [J]. Pain Med, 2011, 12: 1190－1195.

[7] Hara K, Sakura S, Shido A. Ultrasound-guided lateral femoral cutaneous nerve block: comparison of two techniques [J]. Anaesth Intensive Care, 2011, 39: 69－72.

[8] Wolter T, Knoeller S, Berlis A, et al. CT-guided cervical selective nerve root block with a dorsal approach[J]. AJNR Am J Neuroradiol, 2010, 31: 1831－1836.

[9] Wolter T, Mohadjer M, Berlis A, et al. Cervical CT-guided, selective nerve root blocks: improved safety by dorsal approach[J]. AJNR Am J Neuroradiol, 2009, 30: 336－337.

[10] Udupi BP, Chouhan RS, Dash HH, et al. Comparative evaluation of percutaneous retrogasserian glycerol rhizolysis and radiofrequency thermocoagulation techniques in the management of trigeminal neuralgia[J]. Neurosurgery, 2012, 70: 407－413.

[11] Mercadante S, Nicosia F. Celiac plexus block: a reappraisal [J]. Region Anesth Pain Med, 1998, 23: 37－48.

[12] Yang IY, Oraee S, Viejo C, et al. Computed tomography celiac trunk topography relating to celiac plexus block[J]. Reg Anesth Pain Med, 2011, 36: 21－25.

[13] Mashiah A, Soroker D, Pasik S, et al. Phenol lumbar sympathetic block in diabetic lower limb ischemia [J]. J Cardiovasc Risk, 1995, 2: 467－469.

[14] Forslund L, Kövamees A, McCarthy G. Sympathetic blocks [J]. Acta Chir Scand Suppl, 1978, 482: 67－68.

[15] Hyatt KA. Overview of complex regional pain syndrome and recent management using spinal cord stimulation[J]. AANA J, 2010, 78: 208－212.

[16] Yucel I, Demiraran Y, Ozturan K, et al. Complex regional pain syndrome type I: efficacy of stellate ganglion blockade [J]. J Orthop Traumatol, 2009, 10: 179－183.

[17] Tajima K, Iseki M, Inada E, et al. The effects of early nerve blocks for prevention of postherpetic neuralgia and analysis of prognostic factors[J]. Masui, 2009, 58: 153－159.

[18] Gomes RT, de Nazareth Pedras RB, da Silva JF, et al. Sympathetic nerve blocks in mandibular herpes zoster and postherpetic neuralgia[J]. Headache, 2007, 47: 728－730.

第一一四章 手术室外的镇静与镇痛

近年来随着诊断和治疗技术的进步以及非住院手术的迅速发展,检查治疗项目的种类增加,复杂精细程度达到新水平,适应证范围扩大。与医学模式转变相适应,促进无痛技术在诊断和治疗领域的广泛应用,手术室外镇静与镇痛(麻醉)业务需求呈现快速增长,包括CT、MRI、超声等检查以及消化内镜、支气管镜、泌尿外科腔镜、妇产科腔镜、心导管(DSA)检查及治疗性操作等。临床工作需求麻醉科医师走出手术室进入影像科参与多科的介入治疗,进入不同科室侵入性检查场所,如消化内镜室、气管镜室、宫腔镜室等,以及口腔科门诊、眼科、耳鼻喉科等为儿童患者进行专科检查治疗区域,实施手术室外麻醉和手术室外镇静与镇痛(sadation/analgesia)。手术室外麻醉技术与传统手术室内麻醉有所不同,这既构成了对麻醉科的挑战,也促进了麻醉科的发展。

第一节 镇静与麻醉监控镇静术

一、概念的概念

(一) 镇静 镇静(sedation)是指通过药物或非药物使患者意识产生不同水平的抑制,从患者对物理刺激和语言指令产生应答反应且保留其独立维持呼吸道通畅的能力,对物理刺激和语言指令产生相应反应,到患者意识消失,不能接受指令,保护性反射迟钝或完全消失的深度抑制,但生命体征稳定,产生遗忘和不同程度的中枢性镇静与镇痛。

局部麻醉虽可完成手术,但不能消除恐惧和焦虑。因此需要一种让患者易于接受的,既可以减轻恐惧和焦虑的程度,又安全无痛的方法。根据镇静与镇痛程度可分为:

1. 轻度镇静(minimal sadation) 使用药物使患者处于镇静状态,虽然对认知和合作有影响,但对物理刺激和语言指令产生相应反应。并保留其独立维持呼吸道通畅的能力和心血管功能稳定。

2. 中度镇静(moderate sadation) 意识有抑制,但对语言指令和物理刺激仍然产生相应反应,可保持气道通畅和自主呼吸,通常心血管功能也能维持稳定。

3. 深度镇静(deep sedation) 即患者意识消失,不能接受指令,物理刺激不易唤醒;保护性反射迟钝或大部消失,需要辅助气道通畅和支持呼吸功能,心血管功能尚稳定;中枢性镇痛、遗忘:有出现高危并发症的可能。

4. 麻醉(anesthesia) 全身麻醉药使患者意识消失,不能唤醒,对疼痛刺激也没有反应。影响呼吸和心血管功能,常需支持呼吸和机械通气(使用肌松药)。

(二) 镇静程度评分 临床以Ramsy镇静评分和警觉/镇静评分(observer's assessment of the alertness/sedation, OAA/S)较为常用,详见表114-1和表114-2。

表114-1 Ramsy镇静评分标准

分级	评估依据
Ⅰ级	患者焦虑、躁动不安
Ⅱ级	患者安静合作
Ⅲ级	患者仅对指令有反应
Ⅳ级	患者入睡,轻扣眉间或对声光刺激反应灵敏
Ⅴ级	患者入睡,轻扣眉间或对声光刺激反应迟钝
Ⅵ级	患者深睡或麻醉状态

表114-2 警觉/镇静评分(OAA/S)

反应性	语言	面部表情	眼睛	评分
对正常语调呼名反应快	正常	正常	无眼睑下垂	5
对正常语调呼名反应冷淡	稍减慢或含糊	稍微放松	凝视或眼睑下垂	4
仅对大声呼名有反应	不清或明显变慢	明显放松	凝视或眼睑明显下垂	3
对呼名没有反应,仅对轻推动有反应	吐字不清			2
对推动无反应				1

二、麻醉监控镇静技术

针对临床医师特别对于非麻醉专业的临床医师施行的“清醒镇静术”，由于对“清醒”一词理解得不全面，忽略对患者安全的监测而发生严重并发症，提出强调安全性和专业性更强的镇静术新概念——麻醉监控镇静(monitored anesthesia care, MAC)。该定义由美国麻醉医师协会(ASA)提出，要求必须为麻醉专业技术人员负责的执行麻醉监护标准的镇静术。国内按词义翻译有几种不同的表达：“监控麻醉”“麻醉监控管理”“监测下麻醉管理”。但如按 ASA 对 MAC 的含义的解释，应有三个条件即：① 麻醉专业技术人员负责实施并始终在场。② 执行临床麻醉的监护标准。③ 给患者实施非临床麻醉的镇静术或局麻下安全管理。因此如译成“麻醉监控镇静技术”可能更接近这一概念的意义表达。

麻醉监控镇静技术(MAC)最先用于眼科麻醉中。主要方法为在局部麻醉或区域阻滞的基础上给予适当镇静，并加以生命指征监测，通过维持适当的镇静深度，减轻患者的紧张焦虑心理，平稳地度过手术。一些青少年和大部分成人都可以在区域阻滞或表面麻醉加 MAC 下进行。其主要优点包括：术中患者血流动力学稳定，术中患者精神放松，没有紧张不适的感觉，术后恢复迅速，特别对于非住院手术患者可以早期离院。根据这一技术特点，麻醉监控镇静术已较多地用于诸多治疗领域，取得了良好镇静、镇痛和遗忘的效果，有利于稳定患者生理功能和心理保护。MAC 是在临床上被广泛认可和使用的概念。

实施 MAC 主要方法包括：

1. 单次用药　在局部注射麻醉药前给予丙泊酚 0.5 mg/kg，以减轻局部注射痛，术中可以根据情况追加丙泊酚和小量阿片类药物以增强镇痛效果。

2. 连续用药　在局部注射麻醉药前给予丙泊酚 0.5 mg/kg，继以微量泵持续注入镇静剂量的丙泊酚 2～3 mg/(kg・h)，酌情加用阿片类药物。

3. 靶控技术　由于个体对药物反应存在一定差异，为了避免出现镇静不足或镇静过度，采取靶控输注的方式以达到用药个体化，方法如下：

(1) 舒芬太尼单次注射(bolus)剂量 0.1 μg/kg＋丙泊酚 Ce 或 Cp 为 1.0 μg/ml。

(2) 双通道靶控舒芬太尼 0.06～0.08 μg/ml＋丙泊酚 Ce 或 Cp 1.0 μg/ml，两药都达到靶浓度开始注入局麻药操作。

上述浓度应该算中度镇静。丙泊酚靶浓度 1.0 μg/ml时，患者可维持镇静 OAA/S 评分 4～3 分，对于 50 岁以上患者，该浓度基本可达到 OAA/S 评分 3 分；丙泊酚靶浓度 1.5 μg/ml，大多数患者可达到 OAA/S 评分 3 分，部分可到 2 分，有镇静过深危险。清醒镇静时，建议丙泊酚浓度是 0.4～0.8 μg/ml。

术中必须给予监测，包括血压、心电图、脉率-血氧饱和度，以及镇静指标的监测。镇静指标主要用来评价镇静深度，避免出现镇静不足或镇静过度。最主要的指标为 OAA/S 镇静评分，达到 2～3 分即可，＞3 分要防止镇静过度的出现。常用的麻醉监控镇静术吸入用药有氧化亚氮 30%～50%、七氟烷 0.5%～1%。

麻醉监控镇静术给药必须是渐进性的，在患者舒适和安全之间获得一个满意的平衡点，防止镇静过深，同时对呼吸、循环系统的变化持续监护，否则难以保证患者安全。如需逆转过深镇静，可用相应拮抗药。

常用麻醉监控镇静术的静脉用药见表 114－3。

表 114－3　常用麻醉监控镇静术的静脉麻醉药用药及剂量

用　药	负荷剂量(μg/kg)	维持量[μg/(kg・min)]
咪达唑仑	10～40	0.25～1.0
氟哌利多	5～17	
丙泊酚	250～1 000	10～50
氯胺酮	300～500	15～30
依托咪酯	100～200	7～14
芬太尼	1～2	0.01～0.03
瑞芬太尼	0.3～1	0.01～0.03
舒芬太尼	0.1～0.5	0.005～0.015
曲马朵	500～1 000	4～5
右美托咪定	0.5～1	0.003～0.012

第二节　手术室外镇静与镇痛的特点及实施

一、手术室外镇静与镇痛的临床需求及医疗安全环境的不利因素

(一) 手术室外镇静与镇痛的临床需求　现代诊疗技术经过了 20 余年快速发展，新的、更复杂的诊治手段不断地应用于临床。与此同时，减少医疗费用的要求也日益增加。为了适应这样的双重社会需求，手术室外治疗环境下有创技术性操作和无创侵入性方法相

继涌现。然而以往单纯局麻常有镇痛不全使患者在躯体上和心理上均承受巨大压力，手术前就陷入恐惧焦虑之中，尤其对于儿童患者。因此手术室外接受诊疗患者需要监护下的镇静与镇痛术或麻醉，使其在术中处于镇静、不动、无知觉，甚至是无意识状态。但是在镇静与镇痛或麻醉状态下患者的保护性反射被不同程度抑制，麻醉安全保障的相应措施必须落实，包括麻醉医师和相应设备，只有这样手术室外的镇静与镇痛术才能造福社会，使患者受益。麻醉科专业技术主导的手术室外的镇静与镇痛术有如下优点：

(1) 人性化医疗服务，在患者就医过程中，即使小的有创诊疗过程也能够得到舒适、无痛、安全的麻醉处理，尤其对于小儿患者，可减轻精神创伤，利于疾病的快速准确诊断和治疗，更新了人们的医疗观念。

(2) 降低医疗成本，包括医疗费用和就医时间成本，既往需住院或手术室内的检查或治疗可以在手术室外进行，节约医疗资源和费用；患者可以灵活选择时间进行手术室外的检查和治疗，同时也缓解医院床位紧张状况。

(3) 优化医疗资源配置，增加医疗设施的利用率。

(4) 麻醉监控镇静术提高了医疗安全标准。

(二) 手术室外镇静与镇痛的不利条件

1. 空间限制　手术室外环境最常见的是当初建筑设计时没有考虑到多科室合作的需要，室内空间相当不足，各种检查仪器设备如血管造影仪器、C型臂透视仪、扫描仪及激光仪、放射源、摄影机等设备妨碍麻醉医师靠近患者，存在安全隐患。

2. 救助困难　这些场所常远离中心手术室，麻醉医师需与不熟悉临床麻醉的人员一起工作，一旦发生紧急情况或麻醉设备故障时较难得到及时帮助。

3. 缺乏麻醉设备　手术室外医疗场所常缺乏中心供氧、N_2O及废气排气系统、负压吸引器，有时缺乏立即可用的麻醉机、生命监护及复苏设备。

4. 麻醉监护困难　在放射线场所进行镇静与镇痛时，麻醉医师需要穿厚重的射线防护服，行动不便，增加麻醉操作和管理的困难。在血管造影、CT、MRI检查和放疗期间，麻醉医师有时不能在患者身边，需要通过观察窗或监护设备观察患者和监护仪。在暗室内操作，要求有灯光观察患者的位置状况、皮肤颜色、呼吸运动和监护仪等。由于手术室外诊疗场所仪器设备和导线管线众多，可能对麻醉监护仪器造成干扰，影响病情分析判断。

二、手术外镇静与镇痛环境要求与生命监测

(一) 对进行手术室外镇静与镇痛的场所的基本要求　基本要求包括：① 供氧源。② 负压吸引装置。③ 麻醉废气排放系统。④ 常用麻醉设备，如麻醉机、气管插管成套装置。⑤ 电源设施和漏电保护。⑥ 照明设施。⑦ 适宜的空间。⑧ 急救设备和药物。⑨ 呼救及通讯设施。⑩ 麻醉后恢复室及监测设备。

(二) 生命监护项目　生命监护项目有：① 循环监测，包括持续监测ECG、心率、无创血压至少每5 min测量1次。② 氧合监测，包括氧气流量、脉率-血氧饱和度监测(必要时血气分析检查)、观察皮肤甲床色泽。③ 通气监测，包括呼吸幅度临床体征、通气量与呼吸力学监测，呼末二氧化碳监测(近期研究报道发现发生呼吸抑制后$P_{ET}CO_2$变化早于SpO_2)。④ 体温监测，维持合适体温对长时间检查或治疗，对小儿体温监测更为重要。

三、手术室外镇静与镇痛的病例选择和麻醉前准备

(一) 病例选择

1. 适应证　手术室外进行检查和治疗的患者几乎都可以进行镇静与镇痛，但由于某些检查和治疗的特殊性以及实施镇静与镇痛的场所条件及救助系统限制，手术室外进行镇静与镇痛仍需谨慎。一般认为应选择操作对机体生理功能干扰较小，检查及治疗程序不复杂，估计出血量少，术后疼痛易于控制的患者。患者应无严重心肺疾患，ASA 1～3级，但随着检查及治疗科技的进步，特别是麻醉技术的进步，对于高龄患者，甚至一些高危患者，已不再是手术室外镇静与镇痛(麻醉)的禁忌证，只要术前得到充分治疗和评估，全身情况控制良好者，仍可实施手术室外镇静与镇痛。

2. 禁忌证　① 有误吸的风险。② 可能存在气道梗阻和(或)上气道解剖异常。③ ICP增高。④ 对CO_2升高反应不敏感。哮喘反复发作者及慢性阻塞性肺病伴高碳酸血症患者呼吸中枢化学感受器对CO_2的改变反应差，其呼吸主要靠低氧对化学感受器的驱动。当镇静术中吸入高浓度氧将减少通气，加重二氧化碳潴留。⑤ 存在药物代谢异常。有药物代谢遗传缺陷家族史包括恶性高热家族史的患者。⑥ 未按要求行禁食与禁饮者。⑦ 急性呼吸道感染者。

(二) 镇静与镇痛前评估与准备

1. 镇静与镇痛前评估　拟行手术室外镇静与镇痛的患者接受身体状况综合评估对于确保临床工作安全是必要的。术前麻醉评估门诊(anesthesia preoperative evaluation clinic, APEC)可明显提高医院工作效率，减轻患者对检查和治疗的紧张情绪，降低围术期并发症，保障患者安全。在APEC，可以通过如下几种方法完成评估：① 术前1 d或术日晨直接访视与评估。② 已建立个人健康网络信息档案的，可以通过电脑查询进行评估。③ 电话交谈询问病史进行评估。④ 个人病历材料进行评估。⑤ 对于手术较复杂和(或)病情较复杂者，应在术前1 d由麻醉科医师对病情进行会诊、评估和(或)必要的处理。

2. 镇静与镇痛前准备

(1) 交流沟通 检查和(或)治疗前可通过咨询或发放与之相关的科普资料、壁报及签署手术麻醉同意书等形式与患者沟通,进行心理疏导,消除患者对检查和(或)治疗及麻醉的恐惧心理。

(2) 术前处理 对合并有其他疾病或正在接受治疗的患者,术前应根据检查治疗或镇静与镇痛需要进行相应的处理。高血压病是围术期心血管功能的重要影响因素,术前应用β受体阻滞剂,可减少术中的血压波动和围术期心肌缺血的发生率,β受体阻滞剂和α_2受体激动剂等抗高血压药可持续应用到手术当日;吸烟患者术前应戒烟;术前应根据患者年龄及检查治疗的需要规定禁食水时间。有研究表明,术前2 h饮用各种饮料并不增加残留胃内容量,且饮水可冲淡胃液,刺激胃排空,减少胃液量。因此,胃肠功能正常的患者,麻醉前2 h饮用少量水应不属禁忌。糖尿病患者应注意保持血糖水平稳定,术前需较长时间禁食水的患者术前可减量或停止应用降糖药,防止低血糖发生。急性呼吸道感染者术前应积极治疗。

四、手术室外镇静与镇痛常用药物

对拟施行镇静与镇痛的患者术前需制定镇静与镇痛(或麻醉)方案。常用镇静与镇痛和麻醉药物如下。

(一) 咪达唑仑 咪达唑仑是当前临床应用的唯一的水溶性苯二氮䓬类药物。具有催眠、抗焦虑、抗惊厥和顺行性遗忘作用,是常用的进行镇静治疗的药物。单次静脉注射咪达唑仑后30 s内起效,分布半衰期为0.31±0.24 h,消除半衰期2.4±0.8 h,静脉输注的药代动力学与单次静脉注射相似。可采取分次静脉注射或持续静脉输注的方法,也可与其他有镇痛效能的药物(芬太尼、氯胺酮等)合用。肌注0.07 mg/kg,静脉注射0.05~0.07 mg/kg,致患者入睡,但意识并未丧失,表现为顺行性遗忘。老年患者需减量,单次静注1~1.5 mg,缓慢静注(1~2 min)。患儿口服咪达唑仑0.50 mg/kg可达到较容易与家长分离的效果。当以0.15 mg/kg剂量静脉快速注射给药会抑制呼吸,应注意避免。咪达唑仑可以提高局麻药的中毒阈值。咪达唑仑过量可用氟马西尼拮抗。

(二) 水合氯醛 常用于(<3岁)小儿,直肠给药,剂量25~100 mg/kg,总剂量≤1 g。起效时间30~60 min,1 h达高峰,可持续6~8 h。该药对呼吸系统副作用小,但用药后仍应注意严密观察生命指征,应防止镇静过度致呼吸抑制。

(三) 氯胺酮 氯胺酮是非竞争性NMDA受体拮抗剂,是唯一具有镇静、镇痛和麻醉作用的静脉麻醉药。该药脂溶性较高,能很快透过血脑屏障,在30 s内发挥作用,静脉注射氯胺酮后1 min,肌注后5 min血浆药物浓度达峰值。约1 min作用达峰值,单次静脉注射2 mg/kg的麻醉持续时间为10~15 min。氯胺酮的麻醉体征与其他静脉麻醉药不同。神志完全消失时,各种反射如角膜反射、咳嗽反射与吞咽反射依然存在,易于保持呼吸道通畅,但保护作用减弱,分泌增多,肌张力增强。临床镇静与镇痛常用负荷剂量静注0.3~0.5 mg/kg,维持剂量15~30 μg/(kg·min),口服或直肠给药6~10 mg/kg,肌注2~4 mg/kg。氯胺酮不良反应为心率增快,血压和颅内压升高。

氯胺酮苏醒期患者常常出现精神激动和梦幻现象,所以避免在此期声光刺激,并避免不良的暗示语言。此外,麻醉前给予抗胆碱能药如东莨菪碱抑制腺体分泌也很必要。

(四) 丙泊酚 为临床上普遍应用的静脉麻醉药物,其镇静作用起效迅速,持续时间短,苏醒快而完全,丙泊酚具有很强的亲脂性,静脉注射后迅速地从血液分布到全身各器官和组织中。丙泊酚在肝内很快代谢为水溶性无药理学活性的化合物而经肾脏排泄。由于丙泊酚的清除率超过肝血流量,故认为有肝外代谢与肾外排泄途径。丙泊酚对肝肾功能无影响。丙泊酚1.5~2.5 mg/kg用于麻醉诱导,1 min内意识消失,4~8 min清醒。丙泊酚用于清醒镇静可单次静脉注射首剂量0.25~1.0 mg/kg,间断静脉推注10~20 mg维持;或以100~150 μg/(kg·min)持续输注3~5 min给予首剂量,再以25~75 μg/(kg·min)输注维持。丙泊酚深度镇静的首剂量为1~2.5 mg/kg,维持剂量为75~200 μg/(kg·min)。必须注意深度镇静对呼吸循环功能的抑制,密切监测生命体征,控制、保持气道通畅和有效通气。

(五) 芬太尼 芬太尼起效快,常用于短时间镇痛,其呼吸抑制作用时间比镇痛作用长,快速注药可引起呼吸停止和胸部肌肉僵硬。负荷剂量为0.05~2 μg/kg,缓慢静注。维持量为0.01~0.03 μg/(kg·min)。<3个月的小儿易发生严重的呼吸抑制,可用纳洛酮拮抗(纳洛酮0.01 mg/kg静注)。

(六) 瑞芬太尼 瑞芬太尼是激动μ受体的短效阿片类药。临床上其效价与芬太尼相似。其稳态分布容积0.39 L/kg,清除率41.2 ml/(kg·min),终末半衰期9.5 min。其作用消失快主要是由于被组织和血浆中非特异性酯酶迅速水解,即使输注4 h,也无蓄积作用,其持续输注半衰期仍为3.7 min。

瑞芬太尼对呼吸和循环有抑制作用,其程度与等效剂量的芬太尼相似,但持续时间较短,停药后恢复更快。临床初步研究表明,消除切皮反应瑞芬太尼的ED_{50}为0.03 μg/(kg·min)。瑞芬太尼与丙泊酚同时输注用于持续镇静时,可使患者保留自主呼吸的瑞芬太尼最大输注速率为0.05 μg/(kg·min)。其缺点是剂量稍大可引起呼吸抑制和心动过缓,尤其是老年患者应倍加注意。此外,手术结束停止输注后没有镇痛效应，因此在手术后较早就需要使用镇痛药。

(七) α_2 肾上腺素受体激动剂 临床常用的是可乐定和右旋美托咪啶。α_2 肾上腺素受体激动剂通过作用于蓝斑和脊髓的 α_2 受体产生镇静催眠作用和镇痛作用。可乐定是一种咪唑类化合物，为部分选择性 α_2-AR 激动药，能产生良好的抗焦虑、镇静作用。口服后 30 min 起效，在 60～90 min 内达到峰值水平，且围术期血流动力学稳定作用优于芬太尼、舒芬太尼和利多卡因。术前 30 min 口服可乐定 5 mg/kg，可产生明显镇静作用，减少其他镇静药及阿片类药的用量。右美托咪定是美托咪啶的右旋异构体，属咪唑类衍生物。与可乐定相比，右美托咪定与 α_2受体的亲和力提高了 8 倍，受体选择性比(α_2 ∶ α_1)为 1 620 ∶ 1，可产生更为有效的镇静、抗焦虑和镇痛作用。右美托咪定起效时间约 15 min，持续输注 1 h 达到峰浓度，其消除半衰期短，为 2～3 h。临床主要应用于镇静、镇痛、催眠，减少麻醉药用量以及减轻气管插管时的应激反应。右美托咪定没有其他镇静剂的呼吸抑制作用，术中应用可明显减少其他镇静与镇痛药及麻醉药物的用量。右美托咪定的降血压和延缓心率作用是心动过速和高血压患者的选择用药，心肌缺血风险较大的患者也可以选用。对于有高风险的呼吸系统并发症患者(如肥胖患者和阻塞性睡眠呼吸暂停综合征患者)，具有呼吸功能稳定特征的右美托咪定无疑是最合适的镇静药物。右美托咪定静脉输注的负荷剂量为 0.5～1 μg/kg，维持量为 0.2～0.7 μg/(kg·h)。为避免该药对患者血流动力学的影响，以 10 min 缓慢输注负荷剂量为宜。肌注右美托咪定 2 μg/kg 用于短小手术镇静时，可用选择性 α_2受体拮抗剂阿替美唑拮抗其镇静作用。右美托咪定能达到满意的镇静效果和较高的患者满意度，但缺点是右美托咪定镇静术后恢复的时间较长。

(八) 吸入麻醉药 30%～50%氧化亚氮(笑气)和氧气混合气体吸入已较早应用于口腔科拔牙等镇静与镇痛。含氟吸入麻醉剂七氟烷的优点为诱导迅速、无刺激味、可控性强，体内消除迅速，苏醒快。可应用于小儿或成人的门诊短小手术或检查性操作的深度镇静和麻醉，并联合可弯曲喉罩行气道管理。

(九) 局麻药 局麻和区域阻滞、皮肤和黏膜浸润麻醉使手术部位镇痛充分，能减少镇静与镇痛药的用量。

镇静与镇痛用药既可单独应用亦可联合应用，单独用药应根据手术具体需要尽量选用对呼吸循环影响小、给药途径方便、镇静程度易控制的药物。联合用药可以降低单一药物应用剂量并减少不良反应发生率，应根据手术的不同镇静与镇痛需要选择药物组合方案，以取得最佳的镇静与镇痛效果。咪达唑仑是最常联合应用的药物，其可与氯胺酮、氧化亚氮、阿片类药物等联合应用。

五、手术室外镇静与镇痛常见并发症及防治

(一) 呼吸抑制和低氧血症 常用镇静催眠药、麻醉性镇痛药和短效麻醉药静脉注射后可有潮气量减少，呼吸频率减慢以及呼吸抑制，对于年老体弱者更易发生。如果对接受一般镇静术的患者可能发生呼吸抑制和低氧血症的危险认识不足，缺少必要的监测以至于延误处理，将导致严重并发症危及患者生命，需要予以特别关注。

丙泊酚静脉注射后多为一过性呼吸停止，2～3 min 后恢复，咪达唑仑则时间较长。镇静催眠药与麻醉性镇痛药物之间有协同作用，辅助应用阿片类药物也容易引起呼吸抑制。

深度镇静后患者可出现下颌松弛、舌后坠或术前未用抗胆碱能药物而致口腔、呼吸道分泌物增加，均可造成上呼吸道梗阻，患者可出现不同程度的三凹征和阻塞性腹式呼吸体征，SpO_2 监测数值下降并报警，低氧血症致口唇甲床发绀等。气道梗阻应针对原因及时处理(托下颌，清除口咽分泌物等)，可置入鼻咽通气道，同时将氧气导管通入鼻咽通气道供氧，必要时加压氧吸入治疗等。发生呼吸抑制后应暂停操作，予面罩给氧、人工辅助呼吸。咪达唑仑镇静的呼吸抑制必要时可静脉注射氟马西尼 0.2～0.3 mg 拮抗。小儿术前哭闹流涕，深度镇静或麻醉后可出现屏气，呼吸抑制造成低氧血症，因此对于小儿深度镇静或麻醉应特别注意对呼吸的监测，及时发现并处理呼吸抑制和低氧血症，面罩加压氧吸入，必要时插入喉罩或气管导管控制呼吸。应用心导管介入性治疗时，导管进入肺动脉可引起低氧血症，应及时告知操作医师并给予处理。

(二) 低血压 失血、有效循环量不足、严重心律失常、手术体位改变及缺氧等是引起低血压的常见原因。在心导管检查时失血以及抽血做血氧测定，造影剂引起渗透性利尿等对于婴幼儿有时难以耐受，可能会导致低血容量及低血压。心导管检查期间应常规开放静脉，以便及时输液输血及应用药物。应根据不同原因，对低血压及时治疗。术前低血容量者应补足血容量加以纠正，调整镇静深度或麻醉深度。血压低伴有心率减慢者可应用麻黄碱 5～10 mg 或阿托品 0.15～0.5 mg静注，疗效不理想可改用多巴胺 1.0～1.5 mg 静注。心导管检查术中常规进行心电图、脉率-血氧饱和度、血压监测。

(三) 反流误吸 由于贲门松弛或胃排空迟缓(如糖尿病性胃轻瘫)至胃内压力过高，手术刺激如眼科手术的眼胃反射等原因，胃内容物逆流到咽喉腔，当容量>25 ml 就有发生误吸的危险。对于呕吐误吸要迅速诊断，果断处理。应彻底吸除口腔及气管内逆流误吸物，静脉注射地塞米松 10～20 mg 或甲泼尼龙 40～80 mg，同时尽快注射肌肉松弛药后全身麻醉状态下经双腔气管插管行大容量肺灌洗术。减轻支气管阻塞，改善肺功能，缓解缺氧症状。必要时行支气管镜下吸引，有呼吸窘迫症状应行人工呼吸支持。

(四) 心律失常 手术之前有心律失常者,镇静和手术期间易再发。在手术当中,疼痛刺激、不良反射(迷走神经兴奋)如眼心反射、低氧血症、酸中毒或心排血量降低时等均可导致心律失常。心导管检查术中常见心律失常,多因导管或造影剂直接刺激心内膜所致,将导管前端退离室壁,暂停或轻柔操作,常可恢复。对于窦性心动过速应首先纠治病因如低血容量、体温增高、紧张焦虑、低氧血症、疼痛刺激等,药物治疗可在心电图和血压监测下缓慢静注艾司洛尔 0.25～0.5 mg/kg,必要时连续输注。窦性心动过缓,首先排除原因,循环良好,可不必处理,若心率在 50 次/min 以下伴血压下降者,可用阿托品 0.3～0.4 mg 静注,并加用麻黄碱5～10 mg 静注。窦房结功能低下伴有症状,术前应考虑安装临时起搏器。

室上性心动过速可使用各种方法刺激迷走神经,常可终止发作;合并低血压者用去氧肾上腺素 0.1～0.2 mg静注,亦可用洋地黄类药物。联合应用地高辛和β受体阻滞剂可显著降低术中和术后室上性心律失常。心导管操作中心律失常以室性早搏、室性或室上性心动过速及传导阻滞为多见,室性早搏占 60%,最为常见,偶发通常不需要药物治疗。但每分钟早搏＞5 次,或多源性、连续 3 次以上者或早搏发生在前一个 QRS 波接近 T 波峰值时则应处理。通常室性早搏首选利多卡因 1～2 mg/kg 静注,间隔 20 min 可重复 1 次,维持用 1～4 mg/min。其他严重心律失常和高度房室传导阻滞,必须立即停止操作,并针对病因进行紧急处理。

(五) 体温过低 小婴儿体温调节功能不全,易随环境温度而改变体温,常有体温下降。扫描室温度一般＜25℃,应注意监测患儿体温和保暖。由于放射科检查台上无法使用电热毯保温,有时可用加热小床垫。应注意维持室温,并监测小儿体温,一旦体温下降,要及时采取复温措施。

(六) 造影剂反应 部分患者对造影剂可发生严重过敏反应,可发生肺动脉高压、急性肺水肿、中枢神经系统紊乱。术前应仔细询问病史并做好积极预防及急救措施。

(七) 术后疼痛 是手术室外镇静与镇痛常见的并发症,由于担心局麻药过量的毒性反应及静脉镇痛药物的副作用,术中的镇静与镇痛策略较少考虑到术后的镇痛作用,术后创口的疼痛刺激极大降低患者的舒适度和满意度,甚至影响手术的效果,因此有创操作术后应积极进行镇痛治疗。在手术前即应制定术后镇痛方案,局部麻醉药切口浸润或相应神经支配区的区域阻滞或神经干阻滞,与全身性镇痛药(NSAIDs、曲马朵或阿片类)的联合应用,使患者全身性镇痛药的需要量明显降低,相应的药物不良反应发生率随之降低,镇痛效果满意,可能达到患者清醒状态下的良好镇痛。

(八) 术后恶心呕吐(PONV) 由于手术刺激及术中镇静与镇痛药物的应用,患者术后可发生恶心呕吐。患者对 PONV 比对疼痛还要恐惧。目前对 PONV 治疗方法主要是利用 5-HT_3受体的特异性拮抗剂进行防治,效果良好。但此类药物最好在手术结束前给药,才能最大限度地预防术后 PONV。此外,预防性使用地塞米松(＞8 mg)可增强 5-HT_3受体拮抗剂镇吐效果。为防止术中恶心呕吐引起误吸术前应常规禁食水。术中严密观察患者,发现恶心呕吐及时清除,保持呼吸道通畅,防止误吸。

第三节 常见的手术室外镇静与镇痛

一、放射科检查的镇静与镇痛

(一) CT 检查

1. 检查中注意的问题 为获取清晰扫描图像,CT 检查时要求患者保持静止不动。但部分成人与小儿由于紧张、恐惧或精神障碍不能保持静止不动而无法完成 CT 扫描,需要在药物镇静下才能完成检查,尤其婴幼儿不能合作必须在深度镇静下进行检查。此时需要保持患者呼吸道通畅,防止呼吸抑制,行腹部 CT 检查时常在消化道特异部位注射造影剂以提高图像质量区别周围组织,胃肠道压力增高或积液的患者在较深的镇静状态下,食管反流有发生误吸的可能,因此需进行气道管理,备好负压吸引装置并随时可用。检查中常规吸氧,并进行血氧监测。

2. 镇静与镇痛用药选择 由于 CT 设备的不断改进,检查扫描速度已达每幅影像仅需 2～10 s,CT 检查除增强造影剂时需静脉穿刺外均属无创检查,检查过程中仅需保持不动数分钟。儿童水合氯醛口服或灌肠可有满意的镇静及制动效果,常用剂量为 50～100 mg/kg,对于大龄儿童可静注丙泊酚 1～2 mg/kg,或小剂量氯胺酮 0.5～1 mg/kg 完成 CT 检查。依托咪酯注药后不自主运动可能会影响 CT 扫描效果,所以一般不单独用于 CT 检查的镇静。氯胺酮进行镇静或麻醉时可能会引起唾液分泌增加,影响呼吸道通畅,需引起注意。疑有颅内高压的患者慎用深度镇静或阿片类药物,$PaCO_2$增高可加重颅内高压引起意外。CT 扫描操作期间由于对位和扫描仪机架移动可引起麻醉呼吸环路的扭曲或脱开，需随时通过透视窗密切观察患者及监测仪器运转情况，发现异常必要时需着防护服入室处理。

(二) MRI检查 MRI是一种生物磁学核自旋成像技术。与CT相比，MRI最大优点为无放射性伤害，显像快速、准确，尤其对软组织有极好的分辨率。MRI系统的组成包括磁铁系统、射频系统和计算机图像重建系统。

1. MRI对环境和机体的影响 主要为：① 强静磁场的作用。正常人体内含铁微量，仅有微量的顺磁性。在没有铁磁性外源物质情况下，MRI的静磁场对人体没有明显的损害。在有铁磁性物质存在时，无论其埋植在体内或在磁场范围内，都可能是危险因素。② 随时间变化的梯度场可诱导机体内产生电场而兴奋神经和肌肉组织，在足够强度下甚至罕见地引起心脏意外收缩。③ 射频的致热效应使组织温度升高。④ 噪声可能损伤人的听力。⑤ 当使用造影剂时，个别患者出现过敏反应。

2. MRI检查时需要注意的问题 MRI检查室内最大危险来自MRI检查仪器产生的强大磁场，铁器件或其他磁性物品容易被MRI机器强力吸附，易引起患者和医务人员受伤害。禁忌铁器件及其他磁性物品包括带有铁磁性物质麻醉机和监护仪以及静脉输注系统进入检查室。非磁兼容的抢救车应该放在安全区内。不要使用加强气管导管，因为置入体内的含有铁磁性的生物装置或其他物品有可能发生移位和功能异常，此外包括弹片、植入式自动心脏除颤仪以及植入式生物泵。体内安装起搏器、动脉瘤夹闭金属夹、血管内有金属丝和宫内金属节育环的患者也是MRI的禁忌证。

磁兼容麻醉机，磁兼容监护仪与配备相应的无线ECG模块、换能器、脉搏氧饱和度仪、呼气末二氧化碳监护仪及血压计，磁兼容静脉输注系统可放置于MRI检查室。需注意监测EEG采用专用电极片，连接导线以直线放置，避免成环形，且不与皮肤直接接触。

3. MRI检查镇静患者生命监测注意事项 在磁场附近大多监测仪受到干扰，信号、图像及读数可能失真，应仔细观察患者实际情况与监测是否符合。

由于血液是电导体，在静态磁场的作用下产生一定的电势(Hall效应)，添加到心电信号上使波形失真，应进行仔细甄别。可用自动血压计定时测量血压，注意管道延长可使读数低于测得值。与MRI兼容的SpO_2监护仪可用于大多数扫描仪，由氧监测仪探头和导线散射出的射频波也可影响图像的质量。$P_{ET}CO_2$监测是判断通气是否恰当最有效的方法，注意由于取样管过长使信号的传导有明显的时间延迟。由于呼吸回路管道加长，必须严密观察通气过程胸腹壁活动以防通气不足。MRI室温度较低，婴幼儿在该环境中体温容易下降；另一方面，扫描过程中产生的热量也可增加患者的体温，因此MRI的患者均应监测体温。温度探头使用射频滤波器，注意其产热有可能造成患者局部烧伤。噪声可使镇静状态的患者BIS值随噪声分贝成正比升高。

4. 镇静或麻醉处理时应注意 磁共振检查根据诊断需要一般需时10～30 min。在此期间需将身体置于狭窄幽闭的空间，内有噪声，要求受检者保持不动，因为体动将干扰扫描形成伪影与假象，或使图形变得模糊不清。应注意：① 对不合作成人及儿童做MRI检查应在深度镇静或全麻下进行，并进行适当约束，防止从检查台上坠落。② 患者进行MRI扫描时，医护人员无法靠近。头颅扫描时被置于空间较小的线圈筒体内，使麻醉人员观察患者和控制气道受到很大限制。对镇静患者由于舌后坠打鼾引起的呼吸道不通畅检查前可放置非磁性口咽通气道并清理口腔分泌物。③ 镇静或全麻诱导都应在MRI室外进行，远离磁场的影响，因大多数麻醉设备带有铁磁性物质，可受磁性的影响。在室内进行喉镜检查时必须使用锂电池和磁兼容喉镜。④ 妥善安全移动患者，保持呼吸通畅，防止呕吐误吸。

5. 小儿MRI行深度镇静的管理 多数小儿进行MRI扫描时需要深度镇静。用丙泊酚进行深度镇静是非常有效的，诱导迅速、维持平稳及苏醒较快。镇静诱导在MRI室外进行，用丙泊酚1～2 mg/kg静脉注射，或首先给予0.5～1 mg/kg预注量后再予负荷量1 mg/kg，小儿很快达到睡眠状态。给予鼻导管吸氧，丙泊酚维持量为6 mg/(kg·h)。有条件最好用MRI兼容输液泵持续输注给药。可使用微量滴管代替磁性微泵输注丙泊酚稀释液。把丙泊酚的总量(mg)，即约小儿体重(kg)×6加入晶体液稀释至100 ml，静滴的速度等于微泵输注的速度。如10 kg的小儿，60 mg丙泊酚6 ml，然后用94 ml晶体液稀释至100 ml，即0.6 mg/ml。根据一次性输液器类型调整滴速达到深度镇静，迅速转入MRI室，术中SpO_2、$P_{ET}CO_2$和BIS镇静深度监测。MRI检查完成后停止静脉滴注小儿可迅速苏醒。也可使用MRI兼容麻醉机七氟烷吸入深度镇静，给药方法为首先吸入8%七氟烷进行麻醉诱导插入喉罩，然后予1.5%七氟烷维持，保留自主呼吸。该方法清醒期躁动及呕吐发生率较丙泊酚高。

右美托咪定深度镇静方法为首先静脉缓慢注射1 μg/kg后给予0.5 μg/(kg·h)静脉维持给药至扫描结果。该药复苏时间较丙泊酚长。

(三) 介入神经放射学和血管造影检查 随着神经血管介入检查和治疗技术的不断进步，其操作更加复杂和精细化，但相应患者的心脑血管意外风险也在增加。为保证神经血管介入检查治疗的顺利进行和患者的安全，麻醉医师经常参与检查和治疗，为患者实施镇静与镇痛或麻醉。

1. 需镇静与镇痛(或麻醉)的患者　包括:① 小儿以及不能配合检查和治疗的成人患者(如意识障碍者)。② 检查和治疗时需绝对制动的患者。③ 需要特殊处理的患者(如检查和治疗中需要控制血压)。④ 需要舒适化医疗服务的患者。⑤ 其他高风险手术患者等。

2. 常见的介入神经放射学和血管造影检查镇静与镇痛术

(1) 脑血管造影术的镇静与镇痛　脑血管造影是经颈内动脉注射造影剂以观察脑部解剖异常情况,如脑血管病、脑部肿瘤、动-静脉畸形等。

镇静与镇痛时应注意:① 患者术前禁食水和造影剂的渗透性利尿作用可能会导致血容量不足,麻醉中应注意液体出入量,必要时留置导尿。② 术中常规鼻导管或面罩吸氧,ECG、BP、SpO_2、$P_{ET}CO_2$监测,部分患者需要连续有创动脉压监测。③ 选择镇静与镇痛方案应当考虑患者的病理生理情况,病态肥胖、鼾症、饱胃及昏迷等患者在未建立人工气道前禁忌药物深度镇静,可选择口(鼻)咽通气道、喉罩(饱胃禁忌)及气管插管等保持患者气道通畅。④ 颅内压升高、蛛网膜下腔出血、脑动脉瘤、动-静脉畸形或术中需过度通气(降低脑血流和颅内压)者一般宜采用气管插管机械通气。⑤ 为利于观察脑血管造影后的神经功能体征,特别是对于老年患者和有卒中、脑缺血病史、高血压、糖尿病和肾功能不全的患者,镇静与镇痛药物的选择应注意选用短效药,掌握镇静深度,以利于术后患者较快苏醒及神经学检查。⑥ 造影剂不良反应包括高张性造影剂可引起渗透性利尿,引起血流动力学变化;术前患有糖尿病、黄疸、伴有肾脏血流减少的心血管疾病和多发性骨髓瘤的患者,应避免使用造影剂;服用二甲双胍降糖药的患者宜停药 48 h 后再行造影检查;有造影剂过敏病史的患者再次发生严重反应的可能性更高。过敏性休克和呼吸道水肿是严重的特异反应表现,应配备良好的急救和复苏设备;在检查前夜和术日晨分别应用甲泼尼龙 50 mg,术前即刻静脉注射苯海拉明 50 mg,发生率和严重程度都可能减少。

(2) 心导管检查与介入治疗　心导管检查经常同时进行冠状动脉造影,通常在局麻下即可,但适当镇静和镇痛可明显缓解患者紧张情绪,降低心肌耗氧量,对患者有益。常用镇静药物如咪达唑仑、阿片类药物如芬太尼或静脉麻醉药丙泊酚单独或复合应用都可以达到良好镇静与镇痛效果。由于在检查中要进行多种测量和反复抽取血样,为了保证对血流动力学和分流计算的准确性,注意镇静与镇痛药物的相互协同作用,保持呼吸和心血管状态的相对稳定。

成人心导管检查镇静与镇痛时应注意:① 术中常规进行 ECG、SpO_2、BP 监测及鼻导管吸氧;检查重点在肺循环血流动力学时,需保持血气在平时范围以反映实际病情。② 注意保持呼吸道通畅。③ 检查中常发生室性或室上性心律失常,注意应用造影剂后可能继发室性心律失常甚至室颤,需及时处理心肌缺血和心律失常。术前需准备除颤器、急救复苏药物及麻醉气管插管抢救设备等。④ 心律失常是最常见的并发症,常与导管尖端与心肌接触有关,移动导管尖端心律失常即可消失。有时需要药物抗心律失常治疗或电复律终止心律失常。也可见到Ⅱ～Ⅲ度房室传导阻滞,窦性心动过缓需用阿托品,无效者可用异丙肾上腺素。术前怀疑窦房结功能不良、严重的心动过缓影响血流动力学者需安装临时起搏器。

小儿心导管检查注意:① 大多数儿童不能够耐受心导管检查创伤性操作,必须进行深度镇静与镇痛或麻醉。② 需避免镇静过深呼吸受抑制,必要时开放人工气道。③ 术中镇静与镇痛保持深浅适度及平稳,既要预防心率、血压和心功能剧烈改变,又要避免分流增大、高碳酸血症和低碳酸血症。④ 氯胺酮常应用于小儿心导管检查,该药可增加氧耗,但不会影响诊断的准确性。⑤ 除常规监测外,还应进行血气分析,监测代谢性酸中毒情况。⑥ 注意小儿术中保暖及监测体温。⑦ 注意术中失血量,小儿对失血的耐受性低于成人。严重发绀的患者红细胞增多,应充分补充液体,以减少造影剂引起血液高渗和微栓塞发生。

二、内镜检查镇静与镇痛

(一) 胃肠镜及胆道逆行造影(ERCP)检查　药物镇静与镇痛的优点是:

(1) 舒适医疗,无痛苦及记忆。

(2) 有助于精细操作的诊断和治疗。

(3) 可减少因操作及疼痛引起的心、脑血管等并发症的发生。

镇静与镇痛下胃肠镜检查术前应至少禁食 8 h,禁饮 4 h,如患者存在胃排空延迟或幽门梗阻,禁食时间应再延长。肠镜检查的患者术前还需口服泻药进行肠道清理。药物镇静与镇痛前需开放患者静脉通路,适量补液。镇静与镇痛药物可选择丙泊酚或咪达唑仑,也可辅用阿片类药物。丙泊酚用量为负荷量 1～1.5 mg/kg 静注,维持剂量为 2～6 mg/(kg·h)静注或每 2～4 min 推注 10～30 mg。胃镜检查通常一次负荷剂量即可完成,以进食管开口及幽门时刺激特大。肠镜在经肝曲时刺激较重,抵达回盲部后即可停止给药。终止给药后 5～10 min患者即可苏醒,经麻醉后恢复室观察生命体征稳定后可转回病房,或观察半小时后即可有人陪同离院。丙泊酚镇静术中可辅助咪达唑仑 0.02～0.04 mg/kg 静注或少量阿片类药物。单独应用咪达唑仑镇静用量为 0.08～0.12 mg/kg 静注,也可辅助少量阿片类药物,术毕如苏醒较慢可用氟马西尼拮抗。

镇静与镇痛并发症主要有:

(1) 呼吸抑制　丙泊酚多为一过性呼吸停止,2～

3 min 后恢复。咪达唑仑则时间较长。注意镇静与镇痛药物之间的协同作用,辅助应用阿片类药物也容易引起呼吸抑制。发生呼吸抑制后应暂停操作,予面罩给氧、人工呼吸。咪达唑仑镇静呼吸抑制必要时可静脉注射氟马西尼 0.2～0.3 mg 拮抗。气道梗阻时应及时处理,可置入鼻咽通气道,同时将氧气导管通入鼻咽通气道供氧。

(2) 反流误吸　迅速诊断,及时处理。

(3) 心动过缓　阿托品 0.5 mg 静注,无效时可追加,必要时给予异丙肾上腺素。

(4) 低血压　快速输液扩容,可给予麻黄碱 10～15 mg 静注,可重复使用,必要时应用多巴胺或去氧肾上腺素。

(二) 纤维支气管镜　大部分患者可在黏膜表面麻醉或镇静与镇痛下进行支气管镜检查,但对于小儿或不能忍受的成人需在深度镇静或全身麻醉下进行。纤维支气管镜对气道黏膜的刺激强度一般要大于胃肠镜检查胃肠道的刺激。药物镇静与镇痛前需开放患者静脉通路,便于静脉给药及补液。术前给予抗胆碱能药物如阿托品、东莨菪碱等抑制呼吸道腺体分泌。镇静与镇痛药物可选择丙泊酚或咪达唑仑,也可辅用阿片类药物(如芬太尼、舒芬太尼、瑞芬太尼等)。丙泊酚用量为负荷量 1～1.5 mg/kg 静注,维持剂量为 2～5 mg/(kg・h)静注或每 2～3 min 推注 10～30 mg,术中可辅助应用阿片类药物如芬太尼 1～2 μg/kg 或瑞芬太尼 1～2 μg/kg缓慢静脉滴注。术中注意观察呼吸,可有一过性呼吸暂停。检查期间采用常频或高频喷射通气供氧辅助呼吸,频率 40～120 次/min,趋动压力 0.15～0.2 MPa,I∶E 为 1∶1.5,或使用检查的同时使用可通气的改良面罩辅助呼吸多可自行恢复。终止给药后 5～10 min患者即可苏醒,经麻醉恢复室观察生命体征稳定后可转回病房。

并发症主要有:

(1) 心律失常　心动过缓或心动过速均可出现,应及时处理。缺氧和高碳酸血症可引起心律失常,应加强通气予以纠正。

(2) 喉、支气管痉挛　多发生于支气管镜插入声门时,应立即停止检查,拔出支气管镜,可使用氨茶碱支气管扩张剂、激素等,必要时行气管内插管及人工辅助通气。

(3) 气道梗阻　支气管镜检查其特殊性在于发生气道梗阻的危险性明显增加,气道内黏膜出血、分泌物增多、气道黏膜损伤水肿均可导致梗阻。应注意加强监护和吸氧,及时清除血液和气道分泌物。

三、口腔科门诊治疗的镇静与镇痛

(一) 口腔科门诊镇静与镇痛术患者及治疗范围

1. 口腔科门诊治疗的镇静与镇痛　主要针对一些特殊患者,主要包括重度牙科焦虑者,在口腔治疗中可能有潜在危险的心脑血管患者,儿童治疗依从性差者以及任何有清醒镇静辅助治疗必要性的患者。

口腔科门诊相关手术包括:拔牙术、龋齿充填术、种植外科手术、口腔软组织肿物切除术、间接盖髓术、活髓切断术、根管治疗术、预成冠修复、窝沟封闭、洁治术、氟化物涂膜等。所需镇静程度多处于清醒镇静和中度镇静阶段。而对需要进行全身麻醉的儿童口腔科较复杂手术治疗,不具备安全设施和技术条件的医疗单位并不适宜安排在门诊条件下开展。

2. 口腔科镇静与镇痛　主要通过清醒镇静、对治疗依从性差的儿童的深度镇静辅助口腔科医师完成手术与治疗。需要达到两个目标:① 降低患者在口腔治疗中的应激反应,减少疼痛及不适感觉。② 对于不合作的患儿要予以镇静与镇痛制动,以方便检查和治疗。

(二) 口腔科门诊镇静与镇痛药物的选择

1. 咪达唑仑　咪达唑仑是常用的镇静催眠药,其给药途径多样,起效迅速,镇静抗焦虑等作用优于地西泮和劳拉西泮,但无镇痛作用。4～14 岁儿童(ASA 1～2 级)口服咪达唑仑 0.2～0.6 mg/kg,可以提供安全的儿童齿科镇静,患儿术中心率、动脉氧饱和度、呼吸频率保持平稳,家长接受率高。烦躁不安是其最主要的不良反应。

2. 丙泊酚　丙泊酚是可控性比较好的静脉麻醉药物,具有起效迅速、苏醒快的特点,近年来也日渐被口腔科门诊所应用。对重度牙科焦虑成年患者行局麻神经阻滞前静脉注射丙泊酚 0.5～1.0 mg/kg 可产生明显的抗焦虑和一定的顺行性遗忘作用。接受拔牙治疗依从性差的儿童丙泊酚深度镇静的首剂量为 1～2.5 mg/kg,可分次给药;维持剂量为 75～200 μg/(kg・min)。注意不使呼吸受到严重抑制,使患儿顺利完成治疗。丙泊酚的缺点是其存在注射痛、易镇静过深和作用不稳定。

3. 吸入麻醉药　30%～50%氧化亚氮与氧气混合经面罩、鼻导管或鼻罩吸入,其作用强度可以通过氧气流量进行调节。需要通过患儿的主动吸入,因此适用于配合较好的患儿。具有镇静起效迅速、易掌握的优点,但在单独使用的情况下,其镇痛效果不够强,且抗焦虑作用弱。

七氟烷具有果香味,无刺激性,诱导迅速,可控性强,体内消除迅速,苏醒快等优点。七氟烷吸入深度镇静给药方法为首先吸入 7%～8%七氟烷进行麻醉诱导插入可弯曲喉罩,然后予 1.5%～2.0%七氟烷维持,保留自主呼吸。该方法清醒期躁动及呕吐发生率较丙泊酚高。

以上药物可以单独应用也可联合用药,联合用药可以降低单一药物应用剂量并减少不良反应发生率,取得满意的镇静效果。一般咪达唑仑是联合用药的基础药物,可与氯胺酮、氧化亚氮及阿片类药物联用,镇

静与镇痛效果满意,但应注意加强监测呼吸及血流动力学改变。

(三) 术中需要注意的问题 无论是清醒镇静还是深度镇静,在进行口腔科治疗时都应注意:

(1) 最主要的是共用气道问题。麻醉医师需要解决气道入路对口腔治疗的影响以及在整个治疗中保持气道通畅,同时需要与口腔医师共同选择好最佳的手术入路。

(2) 手术治疗可能位于不同的区域,需要移动患者口内的人工气道、开口器等固定器械,由此可能产生的意外应当引起足够的重视。

(3) 口腔治疗中会产生大量降温用水、唾液及血液或脓液滞留于口腔及咽腔,应及时清除。另外,预防治疗产生的碎屑及异物掉入口腔、咽腔甚至气管内,也需要治疗团队密切配合,严加防范。

(4) 镇静操作前要准备好急救设备,包括带气囊的呼吸面罩、呼吸设备及气管插管设备、心肺复苏设备及急救药品等,检查氧源及供氧管路情况。术中密切监测患者的生命体征,包括血压、心率、心律及氧饱和度等。如在治疗过程中,患者出现病情变化,要提醒医师终止操作,共同检查并及时处理。对于老年患者,应注意其原有各系统疾病,疼痛等不良刺激可诱发心脑血管意外。

(孙永兴　张炳熙)

参考文献

[1] 赵素真,邓硕曾. 门诊手术麻醉进展[J]. 临床麻醉学,2003,19: 127 - 128.

[2] 庄心良,曾因明,陈伯銮. 现代麻醉学[M]. 3 版. 北京: 人民卫生出版社,2004.

[3] 邹伟,陈海玲,张彩红. 门诊手术的麻醉现状[J]. 医学理论与实践,2001, 14: 317 - 320.

[4] Zelcer J, White PF. Monitored anesthesia care [M]// White PF. Outpatient anesthesia. New York: Churchill Livingstone, 1990: 243 - 262.

[5] Millar JM, Rudkin GE, Hitchcock M. Practical anaesthesia and analgesia for day surgery[M]. Oxford: Bioss Scientific Publishers Limited, 1997.

[6] MacLaren R, Plamondon JM, Ramsay KB, et al. A prospective evaluation of empiric versus protocol-based sedation and analgesia[J]. Pharmacotherapy, 2000, 20: 662 - 672.

[7] Hosey MT, Makin A, Jones RM, et al. Propofol intravenous conscious sedation for anxious children in a specialist paediatric dentistry unit[J]. Int J Paediatr Dent, 2004, 14: 2 - 8.

[8] Pino RM. The nature of anesthesia and procedural sedation outside of the operating room[J]. Curr Opin Anaesthesiol, 2007, 20: 347 - 351.

[9] Feldman JM, Kalli I. Equipment and environmental issues for nonoperating room anesthesia[J]. Curr Opin Anesthesiol, 2006, 19: 450 - 452.

[10] Heard C, Smith J, Creighton P, et al. A comparison of four sedation techniques for pediat ric dental surgery[J]. Paediatr Anaesth, 2010, 20: 924 - 930.

[11] 唐金良,林高翔,蒋奕红. 依托咪酯复合雷米芬太尼在小儿支气管镜检术中的应用[J]. 临床麻醉学,2005,21: 726 - 727.

[12] 胡萍,马净植,郭三兰,等. 心理干预影响儿童牙科治疗疼痛行为反应的研究[J]. 临床口腔医学,2010,26: 43 - 44.

[13] 黄世清,陈丽萍,李淑蓉,等. 咪唑安定与丙泊酚在胃镜检查中的临床应用[J]. 临床麻醉学,2004,20: 725 - 726.

[14] 肖晓山,周代伟,戴航,等. 丙泊酚在胃肠镜检查治疗中应用分析[J]. 中华麻醉学,2003,23: 857 - 858.

[15] 胥建党,何绍旋,张芝芳,等. 瑞芬太尼靶控输注结合丙泊酚用于结肠镜检查的麻醉[J]. 临床麻醉学,2004,20: 606 - 607.

术后镇痛

手术前患者的主要思想顾虑是手术效果及手术后疼痛，疼痛不仅使患者难以忍受，而且可产生严重的心理和生理影响。我国全面开展术后镇痛（postoperative pain management）工作已有30多年的历史，在观念上已取得手术医师、麻醉医师和患者及其家属的共识，同时在技术上有了较大进展，并积累了丰富的经验。多中心临床试验结果表明，积极的术后镇痛治疗可以缓解患者的紧张情绪，从而降低围术期心血管系统并发症的发生率；可使患者敢于深呼吸和咳嗽，从而降低肺不张、肺部感染的概率；可鼓励患者早期下床活动，从而降低下肢血栓形成及肺栓塞的发生，并有利于肠道恢复通气；可增强患者的免疫力、改善睡眠、促进机体的恢复。

第一节　手术后疼痛及对机体的影响

一、手术后疼痛的性质

疼痛是组织损伤或潜在组织损伤所引起的不愉快感觉和情感体验。根据疼痛的持续时间以及损伤组织的愈合时间，将疼痛划分为急性疼痛和慢性疼痛。急性疼痛持续时间通常<1个月，常与手术创伤、组织损伤或某些疾病状态有关；慢性疼痛为持续时间>3个月的疼痛，可在原发疾病或组织损伤愈合后持续存在。

手术后疼痛（postoperative pain），简称术后痛，是手术后即刻发生的急性疼痛（通常持续≤7 d），其性质为伤害性疼痛，也是临床最常见和最需紧急处理的急性疼痛。术后痛如果不能在初始状态下充分被控制，可能发展为慢性手术后疼痛（chronic post-surgical pain，CPSP），其性质也可能转变为神经病理性疼痛或混合性疼痛。研究表明小至腹肌沟疝修补术，大到胸腹部和心脏体外循环等大手术，都可发生CPSP，其发生率高达19%～56%，持续痛达半年甚至数十年。

CPSP形成的易发因素包括：① 术前有>1个月的中到重度疼痛、精神易激、抑郁、多次手术。② 术中或术后损伤神经。② 采用放疗、化疗。其中最突出的因素是术后疼痛控制不佳和精神抑郁。

二、手术后疼痛的病理生理

手术后疼痛是机体受到手术刺激（组织损伤）后的一种反应，包括生理、心理和行为上的一系列反应。

（一）短期不利影响

1. 增加氧耗量　交感神经系统的兴奋增加全身氧耗，对缺血脏器有不良影响。

2. 对心血管功能的影响　心率增快、血管收缩、心脏负荷增加、心肌耗氧量增加，冠心病患者心肌缺血及心肌梗死的危险性增加。

3. 对呼吸功能的影响　手术损伤后伤害性感受器的激活能触发多条有害脊髓反射弧，使膈神经兴奋的脊髓反射性抑制，引起术后肺功能降低，特别是上腹部和胸部手术后；疼痛导致呼吸浅快、呼吸辅助肌僵硬致通气量减少、无法有力地咳嗽，无法清除呼吸道分泌物，导致术后肺部并发症。

4. 对胃肠运动功能的影响　导致胃肠蠕动的减少和胃肠功能恢复的延迟。

5. 对泌尿系统功能的影响　尿道及膀胱肌运动力减弱，引起尿潴留。

6. 对骨骼肌肉系统的影响　肌肉张力增加，肌肉痉挛，限制机体活动并促进深静脉血栓形成。

7. 对神经内分泌系统的影响　神经内分泌应激反应增强，引发术后高凝状态和免疫抑制；交感神经兴奋导致儿茶酚胺和分解代谢性激素的分泌增加，合成代谢性激素分泌降低。

8. 对心理情绪方面的影响　可导致焦虑、恐惧、无助、忧郁、不满、过度敏感、挫折、沮丧；也可造成家属恐慌、手足无措的感觉，甚至引发家庭危机。

9. 对睡眠的影响　睡眠障碍会产生心情和行为上的不良影响。

（二）长期不利影响

（1）术后疼痛控制不佳是发展为慢性疼痛的危险因素。未用术后镇痛或镇痛效果不全，可发展为术后慢性痛，术后1年内发生率20%～70%。

（2）术后长期疼痛（持续 1 年以上）是行为改变的风险因素。并导致焦虑、抑郁等心理疾病，影响生活质量。

第二节 疼痛评估及镇痛管理监测

疼痛评估是术后疼痛有效管理的重要环节。

一、疼痛强度评分法

（一）视觉模拟评分法（visual analogue scales，VAS） 一条长 100 mm 的标尺，一端标示“无痛”，另一端标示“最剧烈的疼痛”，患者根据疼痛的强度标定相应的位置（图 115－1）。

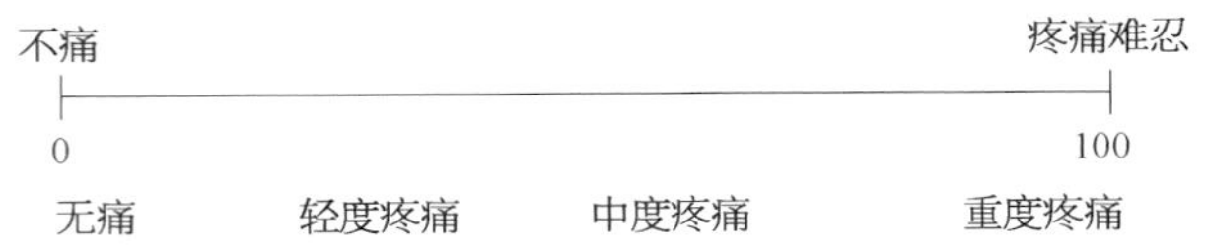

图 115－1 视觉模拟评分法（VAS）

（二）数字等级评定量表（numerical rating scale，NRS） 用 0～10 数字的刻度标示出不同程度的疼痛强度等级，0 为无痛，10 为最剧烈疼痛，4 以下为轻度痛（疼痛不影响睡眠），4～7 为中度痛，7 以上为重度痛（疼痛导致不能睡眠或从睡眠中痛醒）（图 115－2）。

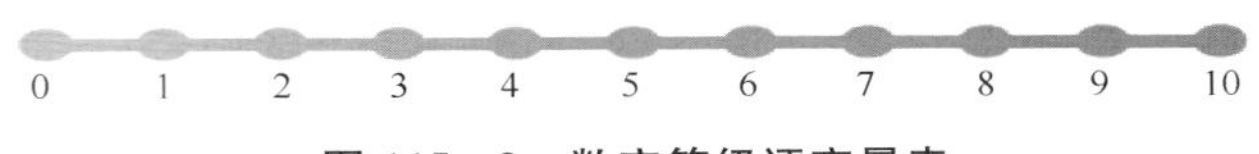

图 115－2 数字等级评定量表

（三）言语等级评分法（verbal rating scale，VRS） 将描绘疼痛强度的词汇通过口述表达为无痛、轻度痛、中度痛、重度痛。

（四）Wong－Baker 面部表情量表（Wong－Baker faces pain rating scale） 由 6 张从微笑或幸福直至流泪的不同表情的面部象形图组成。这种方法适用于交流困难，如儿童（3～5 岁）、老年人、意识不清或不能用言语准确表达的患者（图 115－3）。

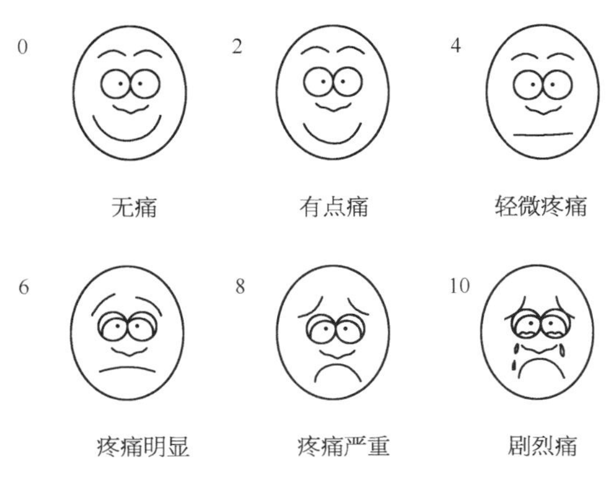

图 115－3 Wong－Baker 面部表情量表

（五）舒适度评分（BCS） BCS 分数可以反映静息和运动的疼痛情况，0 级为持续疼痛，1 级为安静时无痛，深呼吸或咳嗽时疼痛加重，2 级为平卧安静时无痛，深呼吸或咳嗽及转动体位时轻微疼痛，3 级为深呼吸也无痛，4 级为咳嗽时也无痛。

二、治疗效果的评估

术后镇痛要求达到：① 安全止痛。② 清醒止痛。③ 运动止痛。④ 低不良反应止痛。⑤ 患者高满意度止痛。

应定期评价药物或治疗方法疗效和副反应，并据此作相应调整。在疼痛治疗结束后应由患者评估满意度。原则包括：评估静息和运动时的疼痛强度，只有运动时疼痛减轻才能保证患者术后躯体功能的最大恢复；在疼痛未稳定控制时，应反复评估每次药物治疗和（或）方法干预后的效果；原则上静脉给药后 5～15 min、口服用药后 1 h，药物达最大作用时应评估治疗效果；对于 PCA 患者应该了解无效按压次数、是否寻求其他镇痛药物；疼痛和对治疗的反应包括副作用均应清楚地记录在表上；对突如其来的剧烈疼痛，尤其是生命体征改变（如低血压、心动过速或发热）应立即评估，同时对可能的切口裂开、感染、深静脉血栓等情况作出新的诊断和治疗；疼痛治疗结束时应由患者对医护人员处理疼痛的满意度，及对整体疼痛处理的满意度分别作出评估。可采用 VAS 评分，0 为十分满意，10 为不满意。

评估疼痛应定时进行，作为术后镇痛治疗小组的一项常规工作，如能绘制出疼痛缓解曲线图，能更好记录患者的疼痛和镇痛过程。

三、急性疼痛管理的目标和监测

（一）急性疼痛管理的目标 急性疼痛管理的目标是要达到：① 最大限度的镇痛（术后即刻镇痛，无镇痛空白期；持续镇痛；避免或迅速制止突发性疼痛；防止转为慢性痛）。② 最小的不良反应（无呼吸、循环抑制及胃肠道不适、恶心、呕吐等）。③ 最佳的躯体和心理功能（不但安静时无痛，还应达到运动时镇痛）。④ 最好的生活质量和患者满意度。

（二）疼痛患者的监护 指定专门的或参与疼痛治疗工作的医务人员记录患者镇痛前后生命体征改变、镇痛效果、不良反应及处理方法和结果。监测和记录每日不应＜2～3 次，在每次变更镇痛药或镇痛方法后至少应监测一次药物达最大作用时的镇痛效果和不良反应(静脉镇痛药达最大作用时间一般为3～20 min，口服药为1 h)。根据2009年更新的美国麻醉医师学会关于椎管内应用阿片类药物致呼吸抑制的预防、发现和处理指南，硬膜外注射吗啡镇痛或PCEA需要监测呼吸，包括频率、幅度和氧合状态(SpO_2)，最初12 h每1 h监测1次，随后12 h每2 h监测1次，24 h后每4 h监测1次，至少持续至48 h。

第三节 术后镇痛的常用方式

一、口服用药

一般认为对手术后的中、重度急性疼痛的患者不宜采用口服镇痛药物。非肠胃道小手术可口服给药。常用口服麻醉性镇痛药物有吗啡控(缓)释片(美施康定)，非麻醉性镇痛药有布洛芬、塞来昔布、双氯芬酸等，神经安定药有苯二氮䓬类、吩噻嗪类药物。

二、皮下注射镇痛

吗啡镇痛作用开始快而维持时间短，皮下注射10 mg，5 min起效，维持2 h。哌替啶50 mg，持续时间长达4～6 h。

三、肌内注射镇痛

肌注吗啡或哌替啶之后，患者血浆药物浓度的差别可达3～5倍，药物的峰效应时间为4～108 min。这些因素可导致某些患者镇痛不全或并发症的发生。一般认为只可临时使用，不主张反复多次给药。

四、静脉注射镇痛

连续静脉用药之前一般需注射一次负荷剂量的药物。COX抑制药用于术后镇痛的主要指征为：中小手术后镇痛；大手术与阿片类药物或曲马朵联合或多模式镇痛，可显著减少的阿片类药使用；大手术后PCA停用后，残留痛的镇痛；术前给药，发挥术前抗炎和抑制超敏作用。

传统的COX抑制药在抑制COX-2时同时抑制了COX-1，抑制COX-1将引起一系列不良反应，使用初期表现为胃肠道反应，可能出现恶心、出血，长时间使用可能对肾功能有损害作用，目前已很少使用该类药物。特异性的COX-2抑制剂在起到镇痛作用时，则无此不良反应，氯诺昔康、氟比洛芬酯、帕瑞昔布等目前已广泛使用于术后镇痛(表115-1)。

表115-1 注射用NSAIDs类药物

注射液	剂量范围(mg)	起效时间(min)	持续时间(h)	用法和用量
氯诺昔康	8～24	20	6	IV：每次8 mg，2～3次/d，每日剂量≤24 mg
酮咯酸	30～120	20	≤6	IV/IM：开始每次30 mg，以后15～30 mg/6 h，最大剂量每日≤120 mg，连续用药≤2 d
氟比洛芬酯	50～200	5～20	8	IV：每次50 mg，3～4次/d，也可50 mg首剂，100～150 mg/d
帕瑞昔布	40～80	13	2	IV/IM：首次剂量40 mg，随后40 mg/12 h，连续用药≤3 d

五、神经阻滞镇痛

(一) 肋间神经阻滞 胸腹部手术后的疼痛可以通过阻滞支配切口区域及其相邻的上下各一条肋间神经而达到有效的镇痛。但不能阻断来自内脏或腹膜的深部疼痛。为解除深部疼痛还需配合应用镇痛药。一般用0.25%布比卡因每日注射1次，持续2～4 d。肋间神经阻滞后，患者能进行深呼吸，并能有效地咳嗽排痰。

(二) 臂丛神经阻滞 臂丛神经阻滞对上肢术后疼痛很有效，可置管分次或连续注射，尤其在断肢再植手术中应用，既可镇痛又可解除血管痉挛，效果满意。

(三) 椎旁阻滞 除头部外，身体其他部位疼痛均可采用椎旁阻滞。此法可阻滞除迷走神经以外的所有(包括来自内脏的)疼痛感觉神经纤维。

六、椎管内注药镇痛

(一) 硬膜外腔注药镇痛

1. 硬膜外导管位置 硬膜外注入亲水性阿片类镇痛药如吗啡后约90 min，CSF中吗啡浓度达峰值，仅有少量的脂溶性非离子化的成分存留于硬膜外腔，而CSF中高浓度的吗啡易于向头侧扩散而产生广泛的镇痛作用，加入肾上腺素的吗啡用于硬膜外镇痛，可使其起效时间缩短，效能增强，但不良反应如皮肤瘙痒、恶心呕吐等发生率增高。亲脂性药物如芬太尼能与脊髓的脂质结合而趋向于产生节段性镇痛作用。因此，当选用亲脂性药物时，硬膜外穿刺置管位置应在相应的手术切口神经分布的区域。

2. 阿片类药物剂量和镇痛强度之间的关系　剂量愈大则镇痛作用愈强，剂量和镇痛强度的关系有一定范围，剂量不应太大，以免引起严重的不良反应。

3. 硬膜外阿片类药物镇痛效应和其他镇痛方法的比较　硬膜外注射阿片类镇痛药物可以有效地缓解术后患者的内脏疼痛以及躯体疼痛，有利于患者术后生理功能的恢复。硬膜外注射 5 mg 吗啡的患者，其 FEV_1 可恢复至对照值的 67%，而静脉注射 10 mg 吗啡仅使 FEV_1 恢复至对照值的 45%。胸部手术后患者分别接受硬膜外吗啡镇痛或静脉注射吗啡镇痛，前者可使呼吸功能明显改善。在关节手术后的患者，分别经硬膜外注射及肌内注射等剂量（0.05 mg/kg）的吗啡，前者的镇痛效果更为满意，作用时间也较长。术后硬膜外给药镇痛较肌内或静脉注射更为安全有效。

对于心肌供血不足及冠心病患者，胸段的有效硬膜外镇痛，能减轻患者的疼痛，降低外周血管阻力，降低心脏做功氧耗，同时有扩张冠状动脉的作用，能减轻心肌缺血的症状。但要注意抗凝药的应用，一般硬膜外导管在抗凝药使用之前放置。

4. 硬膜外镇痛的安全性问题　硬膜外镇痛的严重并发症包括误将药物注入蛛网膜下腔、呼吸抑制、硬膜外血肿或感染等。为减少这些并发症，应注意：① 采用低浓度的局麻药与阿片类镇痛药联合应用。② 每日检查硬膜外导管的置入部位，一旦疑有与硬膜外导管有关的感染征象，立即拔除导管。③ 抗凝治疗和凝血功能异常禁用硬膜外镇痛。④ 在硬膜外给药后最初的 24 h 以内，应每小时观察患者的呼吸频率和镇静状态的改变，以后每 4 h 监测记录 1 次。呼吸抑制是硬膜外镇痛较为严重的并发症，对年龄较大、用药量大以及全身情况较差（尤其有肺功能减退和肝肾功能障碍患者），应减少剂量，并应特别注意呼吸抑制的发生，建立常规的血氧饱和度监测。

（二）蛛网膜下腔注药镇痛　单次蛛网膜下腔注射阿片类镇痛药可提供长时间的镇痛作用，其起效时间与所给药物的脂溶性成正相关，而作用时间长短取决于药物的亲水成分。单次注射易引起的呼吸抑制，故而临床上更多采用硬膜外镇痛术。

第四节　患者自控镇痛

传统的镇痛方法是根据患者的需要间断口服、肌注或静注各种镇痛药，虽可取得一定的止痛效果，但大量研究表明这种用药方法不符合药代动力学原则，所以镇痛效果难以令人满意。按传统的方法使用常规剂量的镇痛药物进行疼痛治疗，常常存在用药量不足或剂量过大的危险，而许多新的镇痛药物的问世并未从根本上改变镇痛效果。此外由于条件所限，目前尚不能及时准确地测定患者血药浓度，并根据个体最低有效血药浓度来使用药物，因此临床上最简便而安全有效的用药原则是根据患者疼痛程度推测其血中止痛药浓度，用以指导药物使用、调节镇痛药物剂量，此即所谓按需镇痛和患者自控镇痛（patient control analgesia，PCA）。

按需镇痛在一定程度上避免了临床镇痛药应用的盲目性，但与常规剂量间断给药相比较，医护人员工作量明显增加，同时频繁地要求用药也增加了患者的心理压力和精神负担。因而，Sechzer 于 20 世纪 70 年代初期提出了 PCA 的治疗方法，即患者感觉疼痛时主动通过计算机控制的微量泵患者按压按钮向体内注射定量的药物，在遵循“按需止痛”的原则前提下，减少医护人员操作，减轻患者心理负担。PCA 是现代镇痛治疗的最佳方式，随着 PCA 应用在病理生理学、心理学、药代动力学及治疗学方面的深入研究，PCA 范畴不断扩大，治疗效果不断提高，PCA 是目前疼痛治疗的重要手段之一。

一、PCA 药理学基础

（一）药代动力学原理　不同途径 PCA，如静脉患者自控镇痛（patient control intravenous analgesia PCIA）或硬膜外患者自控镇痛（patient control epidural analgesia，PCEA），其镇痛机制不同，不同个体在不同条件下，所需最低有效止痛药剂量和最低有效镇痛血药浓度（MEAC）也不同。使用常规剂量止痛药物，存在着剂量不足和用药过量的双重危险。同时，有许多报道证实，间断注射或口服止痛药难于保证患者血液中稳态药物浓度，患者血浆药物浓度波动较大，或低于 MEAC 或接近中毒水平（图 115－4），持续静脉注射过程中血药浓度逐渐升高而难于维持在恒定水平（图 115－5），只有 PCA 治疗可维持血药浓度接近 MEAC。局麻药也一样（图 115－6），PCEA 时利多卡因血药浓度-时间曲线（图 115－7）在给予负荷剂量后，其峰值血药浓度（C_{max}）出现的时间（T_{max}）为 15 min，每给一次单次给药剂量，利多卡因的血药浓度在原基础上显著上升，45 min 后降回原水平，证实此方法安全稳定可靠，有利于维持

MEAC并达到满意的镇痛效果。若麻醉性镇痛药过量，患者可表现出镇静、嗜睡，甚至呼吸抑制等不良反应。局麻药也一样，若单位时间的药物剂量过多或持续用量过大，血药浓度持续增高或过高，局麻药的毒性如心脏毒性等也可表现出来，故合理选择用药与用药模式极为重要。

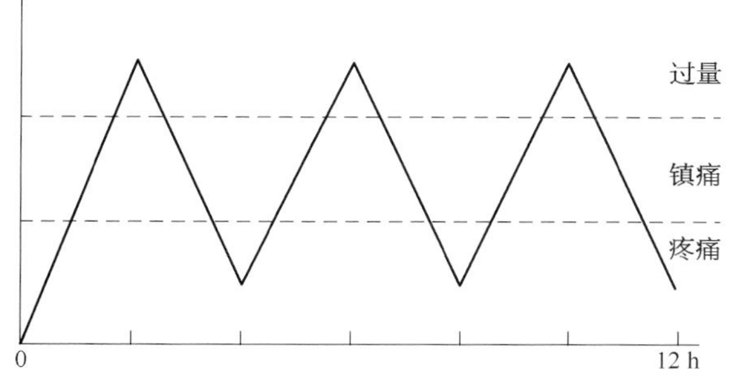

图 115－4　间断肌注吗啡患者血药浓度变化

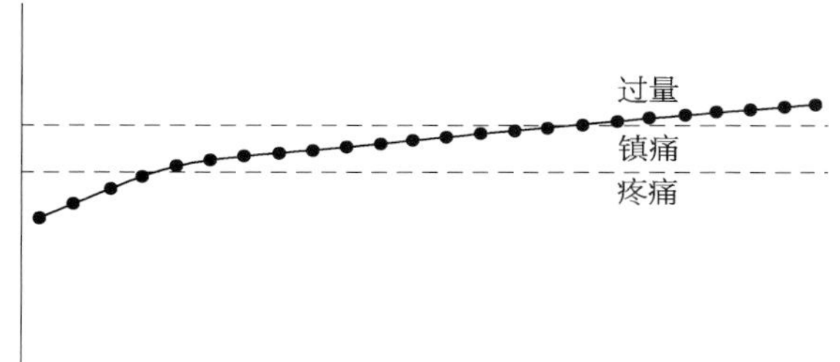

图 115－5　静脉持续输注吗啡血药浓度变化

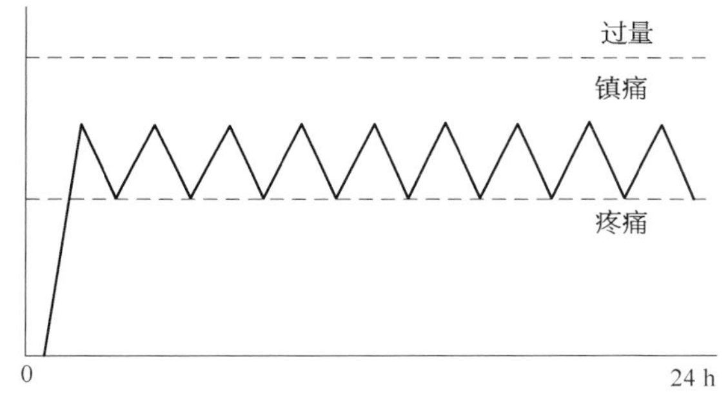

图 115－6　静脉 PCA 患者血药浓度变化

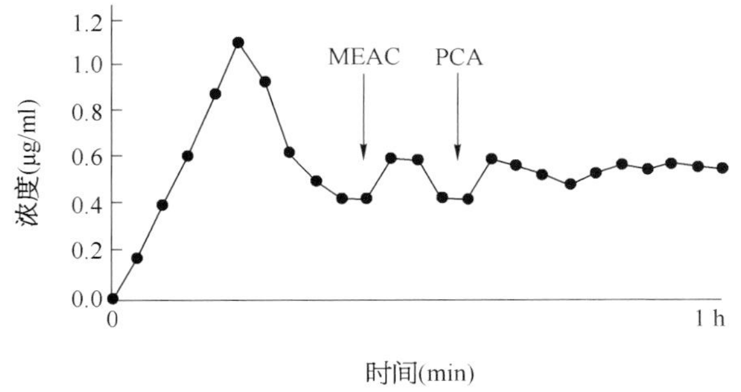

图 115－7　硬膜外腔利多卡因血药浓度-时间曲线

(二) PCA 药物和剂量选择　理想的用于 PCA 镇痛药应起效快，作用时间中等，此外其镇痛作用不应有封顶效应(ceilinag effect)，且不引起恶心、呕吐和呼吸抑制。作用时间太短(如阿芬太尼)或太长的镇痛药均不宜用于PCA。选择PCA药物时应该综合权衡利弊。吗啡和芬太尼是PCA最常用的镇痛药。

药物的脂溶性较强，起效时间较短。哌替啶、氧吗啡酮的脂溶性大于吗啡。临床表现为使用哌替啶或氧吗啡酮与使用吗啡(即使给予足够的基础剂量)比较，使用时前者术后1 h疼痛程度较轻，最初6 h过后，两者作用的区别就不明显。此外，有些研究表明，不同药物的镇痛作用是有差异的，哌替啶和吗啡在休息时镇痛水平和不良反应发生情况无明显差异，但在深呼吸时，吗啡镇痛效果较强，哌替啶在剖宫产术后患者活动时所引起的镇痛效应没有吗啡作用强。

芬太尼也广泛用于术后镇痛，芬太尼起效比脂溶性差的药物要迅速。阿芬太尼与哌替啶或芬太尼比较具有较小的镇静作用，但与吗啡或舒芬太尼比较，研究发现前6 h内用阿芬太尼的患者镇痛不够完全，其作用时间太短。舒芬太尼具有很多PCA理想药物的特点，如具有高度脂溶性，中等作用时间，已成为有效的PCA用药。

(三) PCA 药物剂量

1. PCIA 常用麻醉性镇痛药剂量　静脉注射麻醉性镇痛药后，需透过血脑屏障才能发挥镇痛效应。由于血浆中药物与血浆蛋白结合，加之有的麻醉性镇痛药物脂溶性低，不宜通过血脑屏障，因此当静脉给药镇痛时，只有少量通过血脑屏障到达中枢神经系统，故PCIA用药量大。表115－2为麻醉性镇痛药临床常用PCIA用药剂量。

2. PCEA 常用麻醉性镇痛药剂量　脊髓阿片受体的发现为椎管内使用麻醉性镇痛药提供了理论依据。硬膜外吗啡镇痛与静脉注射吗啡具有不同的药代动力学及药效学特征。研究表明，吗啡注入硬膜外腔后通过三种途径到达中枢神经系统：① 经静脉丛到达脑内。② 透过硬膜外渗入脑脊液到达脊髓后角罗氏胶质内。③ 渗入脑脊液后上行到达延髓网状结构，吗啡注入硬膜外腔后很快能在脑脊液中测到吗啡，可持续达6～7 h之久，但血液中测不到吗啡。当脑脊液吗啡消失后，由于吗啡从脊髓作用部位清除缓慢，临床镇痛作用仍能持续达18 h之久。因此，硬膜外吗啡镇痛属直接镇痛，既能在脊髓水平阻断伤害性刺激向中枢的传导，又能激活内源性镇痛系统，临床镇痛效果确切。

但不同麻醉性镇痛药物椎管内使用时，止痛作用机制并非完全相同。一般认为，随着药物脂溶性增加，其椎管内止痛起效速度加快，但作用持续时间缩短，同时其脊髓局部作用减弱。如与吗啡相比，哌替啶椎管内镇痛起效快(5～15 min)，作用持续时间短(4～12 h)，

表 115-2 麻醉性镇痛药临床常用 PCIA 用药剂量

药 物	浓 度	负荷剂量	单次给药剂量	锁定时间(min)	持续输注	备 注
吗啡	1 mg/ml	2~4 mg	0.5~1.5 mg	10~15	0.5~1.5 mg/h	腹部及整形外科大手术
芬太尼	10~20 μg/ml	25~75 μg	10~30 μg	10~15	10~15 μg/h	起效快,短需持续背景流量
舒芬太尼	1~2 μg/ml	2~4 μg	2~4 μg	10~15	1~2 μg/h	镇痛强度强,持续时间长
曲马朵	5~10 mg/ml	50~100 mg	20~30 mg	6~10	10~15 mg/h	可用于呼吸功能不全患者

同时椎管内用量与静脉镇痛用量相互接近(两者相差仅 20%),而椎管内吗啡止痛使用量较静脉使用量低 70%。更加高脂溶性镇痛药舒芬太尼,由于椎管内有效止痛的血药浓度及用药量与静脉注射时相差无几,因此可以认为舒芬太尼、哌替啶等高脂溶性药物椎管内使用时主要作用部位仍在大脑,其在硬膜外腔使用意义稍逊于吗啡。然而,由于此类药物毒性作用小,镇痛快速效力强,且 PCEA 可间断追加给药,因此哌替啶等在椎管内使用亦有其自身优势。PCEA 常用麻醉性镇痛药的剂量见表 115-3。

3. 儿童和青少年 PCA 常用麻醉性镇痛的剂量 儿童和青少年以 PCIA 最为适宜,儿童和青少年麻醉性镇痛药常用剂量见表 85-8。

表 115-3 麻醉性镇痛药临床常用 PCEA 用药剂量*

药 物	浓 度	负荷剂量	PCA 剂量(ml)	锁定时间(min)	持续输注(ml/h)
吗啡	50 μg/ml	2~4 mg	4~8	10~15	6~12
芬太尼	5~10 μg/ml	50~75 μg	2~4	10~15	5~10
舒芬太尼	1~2 μg/ml	5~10 μg	2~4	10~15	5~8

注:* 可按不同容量(100 ml 或 250 ml)配制,按患者病情调节剂量。

二、PCA 的临床分类及给药模式

(一) PCA 的临床分类 PCA 根据 PCA 给药途径可分为静脉 PCA(PCIA)、硬膜外腔 PCA(PCEA)、外周神经阻滞 PCA(PCNA)和皮下 PCA(PCSA),其中前两种临床最为常用。

1. 患者静脉自控镇痛 PCIA 操作简单,适用药物较多,麻醉性镇痛药、非麻醉性镇痛药、非甾体抗炎药以及具有镇痛作用的麻醉药如氯胺酮等均可使用。PCIA 起效快、效果可靠、适应症广泛,如癌性疼痛、术后疼痛、创伤疼痛、烧伤后疼痛及炎症疼痛均可使用,但其用药针对性差,对全身影响较大,并发症较多,其镇痛效果略逊于 PCEA。

2. 患者硬膜外腔自控镇痛 PCEA 最早使用局部麻醉药布比卡因和利多卡因,由于前者作用时间长,镇痛效果确切,目前多选用 0.125%~0.25%布比卡因与麻醉性镇痛药物联合使用,临床研究证明局部麻醉药和麻醉性镇痛药物的联合应用有协同作用,可降低两种药物用量,减少药物的毒性和不良反应,具有更好地阻断伤害性刺激引起的不良代谢和内分泌反应。PCEA 用药量较 PCIA 明显减少,止痛效果可靠持续时间长久,且作用范围局限,对全身影响相对较小,可用胸腹部、下肢术后急性疼痛或癌性疼痛及分娩镇痛。但其操作相对较复杂,无菌要求较高,麻醉性镇痛药物,尤其吗啡硬膜外腔注射有发生延迟性呼吸抑制的危险,故 PCEA 的应用具有较高的选择性。长效局麻药罗哌卡因(ropivacaine)用于 PCEA 镇痛,心脏毒性较小,对下肢运动影响轻。

3. 患者神经阻滞自控镇痛 近年才有患者自控注射局麻药进行外周神经阻滞治疗肢体术后疼痛的报道,可将药液注入臂丛鞘、股神经鞘、腰丛或坐骨神经处,如 0.125%布比卡因 2~5 ml/h 持续注入臂丛神经,时间为 30 min,PCA 最大剂量每小时 15 ml,亦可在局麻药中加入小剂量吗啡或丁丙诺啡。

4. 患者皮下注射自控镇痛 可采用吗啡、丁丙诺啡、氯胺酮行 PCSA。

(二) PCA 的给药模式及用药时机

1. PCA 的给药模式

(1) 单纯 PCA 即患者完全自控,感觉疼痛时可自行按压单次给药钮。

(2) 持续给药+PCA　用持续方法给一定剂量的基础药物,感觉疼痛时自行给药。

(3) 负荷剂量+持续剂量+PCA(loading dose contrneuons PCA,LCP)　先给一个负荷量,再给持续剂量的药物,患者感觉疼痛时再自行给药。

(4) 阻滞+PCA　在手术结束时先行区域性神经阻滞,再使用上述模式的PCA,这样可明显减少镇痛药的用量。

有研究表明,用负荷剂量镇痛效果明显优于无负荷剂量组,且能更利于维持患者所需的MEAC。PCA使用LCP模式给药具有以下优点:① 负荷剂量能快速使血液中药物浓度达到MEAC,持续用药能使血液镇痛药浓度更为恒定。② 能提高镇痛效果,尤其是便于睡眠期间的镇痛维持。③ 患者易于通过间断按压单次给药钮追加药物达到满意的镇痛效果。但LCP模式也有一定的缺点,主要表现在由于个体差异难以确定合适的持续给药剂量、速度,尤其是睡眠状态患者,可能出现用药过量。

2. PCA的用药时机

(1) 超前镇痛(pre-emptive analgesia)　在手术之前即开始PCA治疗,如联合麻醉的患者,先行硬膜外LCP,然后全麻诱导。

(2) 术后镇痛　手术结束时VAS=0~2或手术结束后间隔一段时间VAS>5时开始PCA治疗。上述不同时间使用PCA时,负荷剂量不尽相同,尤其是患者明显疼痛时(VAS>5)负荷剂量可能需要增加。

三、PCA的各项参数指标及其意义

(一) 负荷剂量(loading dose)　负荷剂量指PCA开始时首次用药剂量。静脉给予负荷剂量药能使镇痛的血药浓度迅速达到最低有效镇痛血药浓度(MEAC),使患者迅速达到无痛状态。如果在开始PCA治疗前不加以负荷剂量,则镇痛效果延长。不同患者间MEAC值可相差4~5倍之多,不同药物的MEAC值亦不同,再加上MEAC值还随手术种类、时间和患者的活动情况而变化,所以MEAC值差异性较大。故负荷剂量大小最好根据镇痛效果来决定。椎管内麻醉患者PCA开始前椎管内所注入的麻醉药可视为负荷剂量。

(二) 单次给药(bolus)剂量　PCA开始后,患者疼痛未能完全消除或疼痛复发时所追加的药物剂量,此剂量是患者自己通过按压PCA装置上的特殊按钮来给药。该剂量的目的在于维持一定的血浆镇痛药物浓度,使其保持在最低有效水平。因此单次给药剂量不可过大,以免造成血药浓度骤升,产生过度镇静等不良反应;但单次给药剂量亦不能过小,如过小必然会增加用药次数,造成镇痛效果不佳。由于不同人之间的疼痛忍耐力和对镇痛药的反应差异十分显著,使得单次给药剂量的个体差异很大,故根据每个患者的情况对其进行调整十分重要,如果患者在足够次数的给药后仍觉镇痛不完全,则将剂量增加25%~50%,如过度镇静则将剂量减少25%~50%。PCA所采用的小剂量多次给药目的在于维持一定的血浆镇痛药物浓度但又不产生由于血药浓度骤升所引起的过度镇静等不良反应。

(三) 锁定时间(lockout time, LT)　LT指的是该时间内PCA装置对患者再次给药的指令不作反应,即两次给药时间间隔,LT可防止在前次所用药物峰效应之前重复用药而造成过量中毒,是一种自我保护措施,LT将减少患者无意中过量给药的潜在危险性。LT的长短需根据药物的起效速度,以及PCA不同给药途径而定。LT还受单次给药剂量大小影响。单次给药剂量大,LT较大。此外LT可反映药物在作用部位达到足够镇痛浓度所需的时间。

(四) 连续给药或背景剂量(basal infusion)　为了减轻患者的操作负担,有人试行PCA在一定的基础上进行,即在连续给药的基础上由患者施行PCA。然而基础剂量亦可引起某些敏感患者镇痛药物过量,所以这种方法在某种意义上违反了PCA的原始构思。但在患者PCA时选择性地应用连续给药有以下优点:① 使血浆镇痛药物浓度更稳定。② 提高镇痛效果,尤其适应于患者睡眠期间的镇痛维持。③ 患者易于通过间断启动单次给药钮追加药物,达到满意的镇痛效果。但常规使用连续给药亦有一定的缺点,如由于个体差异,难以确定合适的给药速度,尤其睡眠状态的患者,可能出现药物过量。此外大量研究表明,与单纯的PCA相比较,PCA加上连续给药的患者用药量明显增加,而镇痛效果差别不大。因此目前的观点认为,避免采用连续给药,在特定情况下如需用连续输注可按患者单次给药剂量的30%~50%作为连续给药量。

(五) 最大给药量(maximal dose)　最大给药量是PCA装置的一种自我保护措施。由于患者间个体差异较大,为防止反复用药造成过量中毒,PCA期间多以1 h或4 h为间隔限定最大单位时间使用量,其目的在于对单位时间内超过最大给药量的情况引起注意并加以限制。如国外吗啡静脉注射最大剂量为10~30 mg/4 h,哌替啶为100~300 mg/4 h,硬膜外丁丙诺啡为0.12~0.2 mg/h。

(六) PCA使用过程中的实时记录

1. 患者总按压数与实际进药次数之比(D/D)　PCA泵中电脑记录患者按压单次给药钮的总次数(demand)和实际进药次数(delivery)之比。PCA期间总按压次数可以反映患者用药需求欲望,即镇痛越不满意的患者想改变这种痛苦的愿望就越强烈,按压的次数就会越多,反之亦然。D/D比值可作为评价镇痛效果的一项客观指标。在D/D比值<2的患者中，镇痛效果优良率(VAS<3)占97%，提示D/D值是一项评定镇痛效果有价值的参考指标。当然此指标与设置的锁定时间、剂量大小或患者对不良反应有顾忌心态有一定的关系。

2. 输入药物总量　在PCA泵的显示屏上可随时显示治疗药物所进入机体的剂量，这样有利医务人员了解、评价和调整PCA。

3. 剩余药液容量　长时间PCA治疗后，泵盒中所剩药液的剂量可为继续进行PCA治疗多长时间提供参考数据。

(七) 用于疼痛程度和镇痛效果的评价　PCA可作为一种研究手段或工具，以此为依据，评价疼痛的严重程度，镇痛药物的强度。可从药代动力学的角度，评价用药方案合理与否以及作为减少不良反应措施效果的监测手段等。

四、与PCA有关的不良反应及其防治

(一) 呼吸抑制　使用麻醉性镇痛药最可怕的并发症是呼吸抑制。呼吸抑制[呼吸率<8次/min和(或)吸氧时SpO_2<90%]的患者，应立即停止术后镇痛，发生率为1%。呼吸抑制与镇痛生效同时发生，而且脂溶性强的药物呼吸抑制出现较快，呼吸频率和镇静评分均可用于反映呼吸抑制的情况。麻醉性镇痛药导致的呼吸抑制以呼吸频率减慢为特点，镇静评分达3分，分值3分以上提示可能存在呼吸抑制。老年患者由于呼吸系统存在退行性病变，对麻醉性镇痛药的敏感性增加，更易发生过度镇静和呼吸抑制。一旦发生呼吸抑制需及时治疗，治疗包括：① 给氧。② 终止麻醉性镇痛药应用，必要时人工辅助通气。③ 给予纳洛酮5～10 μg/kg或静脉注射0.1～0.2 mg/次，必要时可静脉滴注3～5 μg/(kg・h)。

(二) 恶心呕吐　麻醉和手术后有一定的恶心呕吐发生率，麻醉性镇痛药也能引起恶心呕吐，其引起的恶心呕吐是通过直接刺激化学受体，触发并使前庭器对运动反应敏感化。因此恶心呕吐成为接受PCA治疗患者最普遍的抱怨，发生率约为10%。但术后恶心呕吐不一定是镇痛药引起的，也可能是同时给予的其他药物或手术本身所致。治疗最初可以用氟哌利多或甲泼尼龙，如果不起效，则可将PCA剂量减小，因为其不良反应是剂量依赖性的。此外，还可以更换镇痛药，也可以静注小剂量枢复宁。对于运动性恶心的患者，用东莨菪碱常有效。

(三) 皮肤瘙痒　发生率约为5%，其瘙痒发生率是剂量依赖性的，用药量越多，发生率越高。轻度瘙痒可用抗组胺药治疗，发生严重瘙痒时，可停用该镇痛药，也可换用其他类型药物。严重者可静注10～20 mg丙泊酚。

五、PCA的应用前景

PCA是根据药代动力学的原理设计，并与微电脑相结合的高科技产物，在临床实践中深受医务人员和患者的欢迎。PCA的主要优点有：① PCA给药符合药代动力学的原理，更容易维持MEAC。② 镇痛药的使用能真正做到及时、迅速，基本解决了患者对镇痛药需求的个体差异。③ 有利于患者在不同时刻、不同疼痛强度下获得最佳镇痛效果。④ 降低了术后镇痛的并发症发生。⑤ 有利于患者维持机体生理功能稳定。⑥ 有利于患者充分配合治疗，有利于患者咳嗽排痰，促进早日康复。⑦ 显著减轻护士工作量。

最近国外报道了非创伤性患者自控镇痛途径，包括患者自控鼻腔内镇痛(patient-controlled intranasal analgesia, PCINA)及患者自控口腔内镇痛(patient-controlled oral analgesia, PCORA)。此两项患者自控镇痛途径，避免了为需提供镇痛途径而做的静脉穿刺，以及硬膜外腔穿刺置管等创伤性技术操作，具有患者接受性高，易于理解等特点。总之PCA的应用和开发前景极为乐观。

第五节　多模式镇痛

术后多模式镇痛(multimodal analgesia)技术，就是联合应用不同作用机制的镇药物或不同的镇痛措施，通过多种机制产生镇痛作用，以获得更好的镇痛效果而使不良反应减少至最小，这是术后镇痛技术的主要发展方向。理论上讲，多模式镇痛是通过联合应用能减弱中枢神经系统疼痛信号的阿片类药物，以及外周神经阻滞和主要作用于外周以抑制疼痛信号的NSAIDs药物。单一的药物是不能阻止复杂的疼痛和达到上述目的。

一、围术期疼痛的三个阶段

围术期可分为术前、术中和术后三个阶段，在这三个阶段中特有因素促使急性术后疼痛的发生和发展，包括：① 术前有害性刺激和疼痛。② 术中皮肤、肌肉、

神经等的切割所引起的伤害性传入冲动。③ 术后伤害性传入冲动如炎症反应和某些手术神经损伤后的异位神经元活动。这些因素均可能促使外周和中枢敏感化的发生，每一个因素均是术后镇痛的作用靶位。这三个阶段促进急性术后疼痛的作用依赖于手术的种类、组织损伤的范围和性质、手术的持续时间、手术至开始治疗的时间、预防性用药的药理学特点、术中是否应用其他镇痛药物以及术后镇痛的性质等方面。减少这三个阶段中上述因素的不良影响将有助于阻止外周和中枢敏感化的诱导和维持，而阻止敏感化的形成将减轻术后疼痛和减少镇痛药的需求量。超前镇痛的概念已经逐渐淡化，取而代之的镇痛新概念是多模式预防性镇痛(preventive analgesia)。

二、多模式术后镇痛的实施

多模式或多种药物平衡镇痛的原则是选用作用机制不同而不良反应也不相同的镇痛药，达到镇痛作用相加和不良反应不相加(剂量减小，不良反应低)的效果。从强调治疗时间的超前镇痛转移到采用持续的、多模式的、阻止痛敏感状态形成的预防性镇痛。以求得长时间、全面的、有效的、不良反应小的镇痛。

在术后镇痛的多模式对策中也可以实施阶梯治疗。

1. *轻度疼痛的小型体表手术* 如活检、甲状腺手术、腹股沟修补术、静脉曲张手术、腹腔镜检查、髓核摘除及门诊、日间小手术等。可使用NSAIDs、氟比洛芬酯(凯纷)、帕瑞昔布钠(特耐)、曲马朵、地佐辛、甲泼尼龙、芬太尼贴片(多瑞吉)及必要时使用局麻药伤口浸润或神经阻滞。

2. *中度疼痛的较大手术* 如乳房手术、髋关节置换术、子宫切除术、颌面外科手术、颅脑手术及心脏手术等。可用氟比洛芬酯(凯纷)、帕瑞昔布钠(特耐)、曲马朵、NSAIDs或阿片类药患者静脉自控镇痛，也可用局麻药伤口浸润或外周神经阻滞(单次或持续注射)，或采用多模式镇痛。

3. *重度疼痛的更广泛手术* 如矫形外科手术、上腹部手术或胸腔手术，其术后疼痛可能更加严重。可用PCEA复合静脉阿片类或非阿片类药物，或外周神经阻滞复合阿片类或非阿片类药物。

(曹建国 杭燕南)

参考文献

[1] Smith HS. Perioperative intravenous acetaminophen and NSAIDs[J]. Pain Med, 2011, 12: 961-981.

[2] Grosu I, de Kock M. New concepts in acute pain management: strategies to prevent chronic postsurgical pain, opioid-induced hyperalgesia, and outcome measures[J]. Anesthesiol Clin, 2011, 29: 311-327.

[3] Wickerts L, Warrén Stomberg M, Brattwall M, et al. Coxibs: is there a benefit when compared to traditional non-selective NSAIDs in postoperative pain management[J]. Minerva Anestesiol, 2011, 77: 1084-1098.

[4] Sultan P, Jigajinni S, McGlennan A, et al. The postoperative anaesthetic review[J]. J Perioper Pract, 2011, 21: 135-139.

[5] Grade M, Quintel M, Ghadimi BM. Standard perioperative management in gastrointestinal surgery[J]. Langenbecks Arch Surg, 2011, 396: 591-606.

[6] Slavin KV. Technical aspects of peripheral nerve stimulation: hardware and complications[J]. Prog Neurol Surg, 2011, 24: 189-202.

[7] Lui F, Ng KF. Adjuvant analgesics in acute pain[J]. Expert Opin Pharmacother, 2011, 12: 363-385.

[8] Chelly JE, Ghisi D, Fanelli A. Continuous peripheral nerve blocks in acute pain management[J]. Br J Anaesth, 2010, 105: 86-96.

[9] Wenk M, Schug SA. Perioperative pain management after thoracotomy[J]. Curr Opin Anaesthesiol, 2011, 24: 8-12.

[10] Liu SS, Togioka BM, Hurley RW, et al. Methodological quality of randomized controlled trials of postoperative epidural analgesia: validation of the Epidural Analgesia Trial Checklist as a specific instrument to evaluate methodology[J]. Reg Anesth Pain Med, 2010, 35: 549-555.

[11] Lago P, Garetti E, Merazzi D, et al. Pain Study Group of the Italian Society of Neonatology. Guidelines for procedural pain in the newborn[J]. Acta Paediatr, 2009, 98: 932-939.

[12] American Society of Anesthesiologists Task Force on Neuraxial Opioids. Practice guidelines for the prevention, detection, and management of respiratory depression associated with neuraxial opioid administration[J]. Anesthesiology, 2009, 110: 218-230.

第一一六章 危重患者镇静与镇痛

ICU中的危重患者常有焦虑、紧张、不安、疼痛和不适，少数患者可伴发精神症状和躁动，加之机械通气患者气管插管的影响，常需应用镇静(sedation)、镇痛(analgesia)，甚至肌松药，以达到安静、解除忧虑或减轻疼痛，促进睡眠及消除患者与呼吸机对抗等目的。因此，危重患者的镇静和镇痛已成为ICU常规治疗的组成部分。

第一节 危重患者的镇静

ICU的镇静水平应该是既能保持患者镇静又能容易被唤醒，以维持正常的睡眠苏醒周期。有些患者可能需要深度镇静以便机械通气。在治疗开始时就明确理想的镇静水平，并且随着患者临床状态的变化随时评估和调整。

一、镇静的目的和适应范围

ICU所有年龄段的患者50%以上具有焦虑症状，71%的患者至少发生过一次躁动。应用镇静的主要目的是增加患者舒适感，消除焦虑、谵妄和躁动，促进睡眠和减少与机械通气的对抗。适用范围包括如下几项。

(一) 焦虑、谵妄、躁动以及急性精神障碍

1. 焦虑(anxious)　焦虑是一种强烈的忧虑或恐惧状态，指无认知功能障碍的、令人不愉快的情绪及情感的改变。其特征包括躯体症状(如心慌、出汗)和紧张感。ICU患者焦虑的原因包括：① 病房环境，如噪声(仪器报警、人声呼喊和设备运行)，灯光刺激，室温过高或过低。② 对自己疾病和生命的担忧。③ 高强度的医源性刺激(频繁的监测、治疗，被迫更换体位)。④ 各种疼痛。⑤ 原发疾病本身的损害。⑥ 对诊断和治疗措施的不了解与恐惧。⑦ 对家人和亲朋的思念等。减轻焦虑的方法包括保持患者舒适，提供充分镇痛，改善环境和使用镇静药等。因此，焦虑患者应在充分镇痛和处理可逆性原因基础上开始镇静。此类患者仍能正常的思考和理解。

2. 躁动(agitation)　躁动是一种伴有不停动作的易激惹状态，或者说是一种伴随着挣扎动作的极度焦虑状态。在综合性ICU中，70%以上的患者发生过躁动。引起焦虑的原因均可以导致躁动。另外，某些药物的不良反、休克、低氧血症、低血糖、乙醇和其他药物的戒断反应，以及机械通气不同步等也是引起躁动的常见原因。研究显示最易使重症患者焦虑、躁动的原因依次为疼痛、失眠、经鼻或经口腔的各种插管、失去支配自身能力的恐惧感以及身体其他部位的各种管线限制活动。躁动可导致患者与呼吸机对抗，耗氧量增加，意外拔除身上各种装置和导管，甚至危及生命。在充分消除可逆诱因的前提下，躁动的患者应该尽快接受镇静治疗。

3. 谵妄(delirium)　谵妄是多种原因引起的一过性的意识混乱状态。短时间内出现意识障碍和认知功能改变是谵妄的临床特征，意识清晰度下降或觉醒程度降低是诊断的关键。ICU患者因焦虑、麻醉、代谢异常、缺氧、循环不稳定或神经系统病变等原因，可以出现谵妄症状，且长时间置身于陌生而嘈杂的ICU环境会加重谵妄的临床症状。表现为精神状态突然改变或情绪波动，注意力不集中，思维紊乱和意识状态改变，伴有或不伴有躁动状态；还可以出现整个白天醒觉状态波动，睡眠清醒周期失衡或昼夜睡眠周期颠倒。谵妄也可以表现为情绪过于低沉或过于兴奋或两者兼有。情绪低沉型谵妄往往预后较差，情绪活跃型谵妄比较容易识别。研究表明机械通气患者谵妄发病率可为70%～80%，且老年谵妄患者住院时间明显延长，每日住院费用及病死率均显著增加。不适当的使用镇静与镇痛药物可能会加重谵妄症状，有些谵妄患者，接受镇静药后会变得迟钝或思维混乱，甚至导致躁动。诊断谵妄的标准仍然是依据临床检查及病史。ICU谵妄诊断的意识状态评估法(the confusion assessment method for the diagnosis of delirium in the ICU，CAM-ICU)是一种适用于在ICU床边进行，专门为使用呼吸机患者诊断谵妄的方法。谵妄平均出现时间是入 ICU 后第二日，持续时间是 4.2±1.7 d。

当患者表现出焦虑和躁动时，首要的任务是确认并处理紊乱的生理状况，如低氧血症、低血糖、低血压、疼痛和乙醇及其他药物的戒断反应。

4. 急性精神障碍　是一种谵妄或精神活动减少综合征，以兴奋不安、定向障碍、精神错乱、震颤和不愉快的幻觉为特点，有精神运动和自主神经系统功能亢进的症状，甚至发生惊厥。此外，也可表现为精神活动减弱，注意力不集中、反应迟钝和健忘，严重时嗜睡或昏迷。然而有时患者出现兴奋不安和躁动，与谵妄相似。在 ICU 中急性精神障碍常发生在代谢性脑病及脑缺氧后，后者见于呼吸心搏骤停复苏后或体外循环心内直视术后的并发症，症状轻重与持续时间长短不一，重者可持续一周以上。急性精神障碍患者的治疗以镇静药为宜，常用小剂量苯二氮䓬类药静脉注射，如地西泮、咪达唑仑或劳拉西泮（lorazepam），剂量不可过大，不能立即用大剂量镇静药使患者安静，否则可发生中枢神经系统功能过度抑制，影响呼吸和循环功能。急性呼吸衰竭、急性严重哮喘、慢性阻塞性肺部疾病（COPD）及上呼吸道阻塞的患者不应使用，除非已经施行气管插管或气管切开和机械通气患者才考虑用药。

（二）床边检查和治疗　危重患者在进行床边检查和治疗时，常需要不同程度镇静。插胃管、导尿管及动脉或中心静脉穿刺置管时，可静脉注射少量地西泮或咪达唑仑，床边摄片或 CT 检查也可在同样方法下完成。胃镜或支气管镜检查时要求较高，往往需要较多镇静药，一般在静注地西泮或咪达唑仑后，再给少量哌替啶或芬太尼。用药剂量不宜固定，应按患者体重和全身情况而定，以免抑制呼吸和循环功能。气管切开或插入颅内压监测装置时，可用小剂量镇静和镇痛药后，在局麻下进行。但对不合作患者，有时必须用全身麻醉才能完成。

（三）机械通气　清醒患者施行机械通气常感不适和焦虑，有时患者自主呼吸与呼吸机发生对抗，应用镇静药和镇痛药可使患者安静，促进睡眠，患者呼吸易与呼吸机同步。需要时，可单次静注，也可静脉连续输注，后者镇静深度易于调节，对血流动力学影响也较小。因为撤离呼吸机时需要患者合作，所以常选作用时间较短的镇静药。

（四）生理应激反应　气管插管、气管内吸引、疼痛及其他不良刺激，可致血压升高，心率增快，心肌耗氧和呼吸做功增加，颅内压也可升高。特别是对疼痛或烦躁不安的患者应用吗啡和咪达唑仑可降低颅内压。如静脉连续输注小剂量丙泊酚，则效果更佳，既可降低颅内压，又可减少脑代谢，有利于患者恢复。新生儿由于疼痛或其他恶性刺激，也可发生应激反应，导致肺高压危险，应用镇静药和镇痛药也是十分必要的。

（五）睡眠障碍　睡眠障碍可能会延缓组织修复，降低细胞免疫功能。睡眠障碍的类型包括失眠、过度睡眠和睡眠-觉醒节律紊乱等。失眠是一种睡眠质量或数量达不到正常需要的主观感觉体验，失眠或睡眠被扰乱在 ICU 极为常见，原因包括：① 持续噪声（来自仪器的报警、工作人员和设备）。② 灯光刺激。③ 高强度的医源性刺激（频繁的测量生命体征、查体、被迫更换体位）。④ 疾病本身的损害以及患者对自身疾病的担心和不了解。患者在 ICU 睡眠的特点是短暂睡眠，醒觉和快速动眼（REM）睡眠交替。⑤ 患者快动眼睡眠明显减少，非快动眼睡眠期占总睡眠时间的比例增加，睡眠质量下降，使得患者焦虑、抑郁或恐惧，甚至躁动，延缓疾病的恢复。尽管采用各种非药物措施（减少环境刺激、给予音乐和按摩治疗等），在 ICU 内许多患者仍然有睡眠困难，多数患者需要结合镇痛、镇静药物以改善睡眠。

二、镇静和躁动的评估

应经常评估镇静深度和躁动程度，结合危重患者临床病情所需的镇静目标，及时调整镇静药物及剂量，从而减少镇静的不良反应，同时增加镇静的有效性。目前临床常用的镇静评分系统（sedation scoring system）有 Ramsay 评分、Riker 镇静躁动评分（sedation-agitation scale，SAS）、肌肉活动评分法（motor activity assessment scale，MAAS）等主观性镇静评分及脑电双频指数（BIS）等客观性镇静评估。

（一）Ramsay 评分　Ramsay 评分临床上使用最为广泛的镇静评分标准，分为六级，分别反映三个层次的清醒状态和三个层次的睡眠状态（表 116-1）。Ramsay 评分被认为是可靠的镇静评分标准，但缺乏特征性的指标来区分不同的镇静水平。

表 116-1　Ramsay 评分

分数	描　　述
1	患者焦虑、躁动不安
2	患者配合，有定向力，安静
3	患者对指令有反应
4	嗜睡，对轻叩眉间或大声听觉刺激反应敏捷
5	嗜睡，对轻叩眉间或大声听觉刺激反应迟钝
6	嗜睡，无任何反应

（二）Riker 镇静躁动评分　SAS 是第一个被证明在成年危重病患者中可靠有效的评分系统，根据患者七项不同的行为对其意识和躁动程度进行评分（表 116-2）。

表 116-2 Riker 镇静躁动评分(SAS)

分值	定义	描述
7	危险躁动	拉拽气管内插管,试图拔除各种导管,翻越床栏,攻击医护人员,在床上辗转挣扎
6	非常躁动	需要保护性束缚并反复语言提示劝阻,咬气管插管
5	躁动	焦虑或身体躁动,经言语提示劝阻可安静
4	安静合作	安静,容易唤醒,服从指令
3	镇静	嗜睡,语言刺激或轻轻摇动可唤醒,并能服从简单指令,但又迅即入睡
2	非常镇静	对躯体刺激有反应,不能交流及服从指令,有自主运动
1	不能唤醒	对恶性刺激无或仅有轻微反应,不能交流及服从指令

注:恶性刺激指吸痰或用力按压眼眶、胸骨或甲床 5 s。

(三) 肌肉活动评分法 自 SAS 演化而来,通过七项指标来描述患者对刺激的行为反应(表 116-3),对危重病患者也有很好的可靠性和安全性。

表 116-3 肌肉运动评分法(MAAS)

分值	定义	描述
7	危险躁动	无外界刺激就有活动,不配合,拉扯气管插管及各种导管,在床上翻来覆去,攻击医务人员,试图翻越床栏,不能按要求安静
6	躁动	无外界刺激就有活动,试图坐起或将肢体伸出床沿。不能始终服从指令(如能按要求躺下,但很快又坐起来或将肢体伸出床沿)
5	烦躁但能配合	无外界刺激就有活动,摆弄床单或插管,不能盖好被子,能服从指令
4	安静、配合	无外界刺激就有活动,有目的的整理床单或衣服,能服从指令
3	触摸、叫姓名有反应	可睁眼,抬眉,向刺激方向转头,触摸或大声叫名字时有肢体运动
2	仅对恶性刺激有反应	可睁眼,抬眉,向刺激方向转头,恶性刺激时有肢体运动
1	无反应	恶性刺激时无运动

(四) 谵妄评估 谵妄的诊断主要依据临床检查及病史,目前推荐使用 ICU 谵妄诊断的意识状态评估法(CAM-ICU)。CAM-ICU 主要包含:患者出现突然的意识状态改变或波动、注意力不集中、思维紊乱和意识清晰度下降等几方面的评估(表 116-4)。CAM-ICU 是对 ICU 患者进行谵妄评估的可靠方法。

表 116-4 ICU 谵妄诊断的意识状态评估法(CAM-ICU)

临床特征	评价指标
特征 1:精神状态突然改变或起伏不定	1. 患者是否出现精神状态的突然改变 2. 过去 24 h 是否有反常行为,如时有时无或者时而加重时而减轻 3. 过去 24 h 镇静评分(SAS 或 MAAS)或昏迷评分(GCS)是否有波动
特征 2:注意力散漫	1. 患者是否有注意力集中困难 2. 患者是否有保持或转移注意力的能力下降 3. 患者注意力筛查(ASE)得分多少(如 ASE 的视觉测试时,对 10 个画面的回忆准确度;ASE 的听觉测试时,患者对一连串随机字母读音中出现"A"时点头或捏手示意)
特征 3:思维无序	1. 若患者已经脱机拔管,需要判断其是否存在思维无序或不连贯。常表现为对话散漫离题、思维逻辑不清或主题变化无常 2. 若患者在带呼吸机状态下,检查其能否正确回答以下问题 (1) 石头会浮在水面上吗 (2) 海里有鱼吗 (3) 一磅比两磅重吗 (4) 你能用锤子砸烂一颗钉子吗 3. 在整个评估过程中,患者能否跟得上回答问题和执行指令 (1) 你是否有一些不太清楚的想法 (2) 举几个手指头(检查者在患者面前举两个手指头) (3) 现在换只手做同样的动作(检查者不用再重复动作)
特征 4:意识程度变化(指清醒以外的任何意识状态,如警醒、嗜睡、木僵或昏迷)	1. 清醒:正常、自主地感知周围环境,反应适度 2. 警醒:过于兴奋 3. 嗜睡:瞌睡但易于唤醒,对某些事物没有意识,不能自主、适当地交谈,给予轻微刺激就能完全觉醒并应答适当 4. 昏睡:难以唤醒,对外界部分或完全无感知,对交谈无自主、适当的应答。当予强烈刺激时,有不完全清醒和不适当的应答,强刺激一旦停止,又重新进入无反应状态 5. 昏迷:不可唤醒,对外界完全无意识,给予强烈刺激也无法进行交流

注:若患者有特征 1 和 2,或者特征 3,或者特征 4,就可诊断为谵妄。

(五) 睡眠评估 患者自己的主诉是睡眠是否充分的最重要的指标,应重视对患者睡眠状态的观察及患者的主诉(主动地询问与观察)。如果患者没有自诉能力,由护士系统观察患者睡眠时间不失为一种有效措施,也可采用图片示意等方式来评估睡眠质量。

（六）镇静的客观评估

（1）过度镇静或当治疗性使用神经肌肉阻滞剂掩盖患者动作行为时，客观测试患者的镇静水平是有帮助的。

（2）客观镇静评估方法可使用心率变化和食管下段收缩性等指标，但是大部分是以脑电图（EEG）变化为基础。脑电图的原始信号通过一系列处理，从而简化床边解读并提高可信度，如脑电双频指数（BIS）使用100（完全苏醒）～0（等电位 EEG）的数字评分。

（3）尽管 BIS 可能是一个客观评估镇静或催眠药物效果的有前途的方法，但它在 ICU 环境中却有局限。在相同的主观镇静水平下，会得到不同 BIS 评分，而在轻度镇静时主观评分可能有更好的可重复性。如果患者没有接受神经肌肉拮抗药，肌肉的电活动可能干扰性地提高 BIS 评分。

三、常用镇静药和镇静治疗

ICU 理想的镇静药应具备的特征有：① 对呼吸和循环功能抑制轻微。② 不影响其他药物的生物降解。③ 消除方式不依赖于肝、肾和肺功能。④ 消除半衰期短，且代谢产物无生物活性。⑤ 无药物蓄积作用。目前 ICU 最常用的镇静药为苯二氮䓬类和丙泊酚，其常用的负荷剂量与维持剂量见表 116－5。药物选择往往是复杂的。

表 116－5 ICU 镇静药的药理及剂量用法

药物	静脉注射起效时间（min）	半衰期（h）	活性代谢产物	特殊不良反应	间断用药	持续注射用药（常用）
地西泮	2～5	20～120	有（镇静延长）	静脉炎	0.03～0.1 mg/kg q 0.5～6 h	
劳拉西泮	5～20	8～15	无	溶剂相关性酸中毒和肾衰（大剂量时）	0.02～0.06 mg/kg q 2～6 h	0.01～0.1 mg/(kg·h)
咪达唑仑	2～5	3～11	有（镇静延长尤其肾衰）		0.02～0.1 mg/kg q 0.5～2 h	0.04～0.2 mg/(kg·h)
丙泊酚	1～2	26～62	无	甘油三酯升高，注射部位疼痛	1～2 mg/kg	0.50～2.0 mg/(kg·h)或 5～50 μg/(kg·min)
氟哌啶醇	3～20	18～54	有（锥体外系症状）	Q－T 间期延长	0.02～0.1 mg/kg q 0.5～6 h	0.03～0.1 mg/(kg·h)

（一）苯二氮䓬类药物 苯二氮䓬类是较理想的镇静和催眠药物。通过与中枢神经系统内 γ-氨基丁酸受体的相互作用，产生剂量相关的催眠、抗焦虑和顺行性遗忘作用；其本身无镇痛作用，但与阿片类镇痛药有协同作用，可明显减少阿片类药物的用量。但其作用存在较大的个体差异。老年和肝肾功能受损患者药物清除减慢，肝酶抑制剂影响药物的代谢。故用药上须按个体化原则进行调整。苯二氮䓬类药物负荷剂量可引起血压下降，尤其是血流动力学不稳定的患者。反复或长时间使用苯二氮䓬类药物可产生药物蓄积或诱导耐药，且该类药物有可能引起反常的精神作用。用药过程中应经常评估患者的镇静水平以防镇静延长。ICU 常用的苯二氮䓬类药为咪达唑仑（midazolam）、劳拉西泮（lorazepam）及地西泮（diazepam）。

1. 咪达唑仑　是苯二氮䓬类中相对水溶性最强的药物。其作用强度是地西泮的 2～3 倍，其血浆清除率高于地西泮和劳拉西泮，故其起效快，持续时间短，清醒相对较快，适用于治疗急性躁动患者。但注射过快或剂量过大时可引起呼吸抑制、血压下降，低血容量患者尤为显著，持续缓慢静脉输注可有效减少其不良反应。咪达唑仑长时间用药后会有蓄积和镇静效果的延长，在肾衰患者中更明显；部分患者还可产生耐受现象。丙泊酚、西咪替丁、红霉素和其他细胞色素 P450 酶抑制剂可明显减慢咪达唑仑的代谢速率。

2. 劳拉西泮　是 ICU 患者长期镇静治疗的首选药物。由于其起效较慢，半衰期长，故不适于治疗急性躁动。劳拉西泮的优点是对血压、心率和外周阻力无明显影响，对呼吸无抑制作用。缺点是易于在体内蓄积，苏醒慢；其溶剂丙二醇长期大剂量输注可能导致急性肾小管坏死、代谢性酸中毒及高渗透压状态。

3. 地西泮　具有抗焦虑和抗惊厥作用，作用与剂量相关，依给药途径而异。大剂量可引起一定的呼吸抑制和血压下降。静脉注射可引起注射部位疼痛。地西泮单次给药有起效快、苏醒快的特点，可用于急性躁动患者的治疗。但其代谢产物去甲西泮和奥沙西泮均有类似地西泮的药理活性，且半衰期长，因此反复用药可致蓄积而使镇静作用延长。

苯二氮䓬类药物有其相应的竞争性拮抗剂——氟马西尼（flumazenil），但应慎重使用，需注意两者的药效学和药代动力学差异，以免因拮抗后再度镇静而危及生命。

(二) 丙泊酚 丙泊酚是一种广泛使用的静脉镇静药物，特点是起效快，作用时间短，撤药后迅速清醒，且镇静深度呈剂量依赖性，镇静深度容易控制。丙泊酚亦可产生遗忘作用和抗惊厥作用。

丙泊酚单次注射时可出现暂时性呼吸抑制和血压下降、心动过缓，对血压的影响与剂量相关，尤见于心脏储备功能差和低血容量的患者。丙泊酚使用时可出现外周静脉注射痛，因此临床多采用持续缓慢静脉输注方式。另外，部分患者长期使用后可能出现诱导耐药。

肝肾功能不全对丙泊酚的药代动力学参数影响不明显。丙泊酚的溶剂为乳化脂肪，提供热卡 1.1 cal/ml，长期或大量应用可能导致高甘油三酯血症；2%丙泊酚可降低高甘油三酯血症的发生率，因此更适宜于 ICU 患者应用。老年人丙泊酚用量应减少。因乳化脂肪易被污染，故配制和输注时应注意无菌操作，单次药物输注时间不宜>12 h。

丙泊酚具有减少脑血流、降低颅内压(ICP)、降低脑氧代谢率($CMRO_2$)的作用。用于颅脑损伤患者的镇静可减轻 ICP 的升高。而且丙泊酚半衰期短，停药后清醒快，利于进行神经系统评估。此外，丙泊酚还有直接扩张支气管平滑肌的作用。

(三) α_2 受体激动剂 α_2受体激动剂有很强的镇静和抗焦虑作用，且同时具有镇痛作用，可减少阿片类药物的用量，其亦具有抗交感神经作用，可导致心动过缓和(或)低血压。右美托咪定(dexmedetomidine)由于其 α_2受体的高选择性，是目前唯一兼具良好镇静与镇痛作用的药物，同时它没有明显心血管抑制及停药后反跳。其半衰期较短，可单独应用，也可与阿片类或苯二氮䓬类药物合用。它的消除半衰期仅 2 h，短于可乐定。随机双盲的镇静效果最大化和减少神经功能障碍(MENDS)研究提示，右旋美托咪啶能减少谵妄和昏迷发生，并有缩短 ICU 留滞天数和需呼吸机支持天数的趋势。右美托咪定快速注射可能短暂升高血压。特别是血管内容量不足或交感神经兴奋时，患者持续使用右美托咪定可出现心动过缓和低血压。因此，不可单次静注右美托咪定(0.5～0.6 μg/kg)，必须在严密监测下 10 min 左右静脉持续输注，维持剂量为 0.2～0.6 μg/(kg·h)，使用 24 h。

(四) 氯胺酮 氯胺酮是一种水溶性苯环己哌啶衍生物，通过 NMDA 受体拮抗兴奋性神经递质谷氨酸产生分离麻醉、镇痛和遗忘。其由于刺激交感神经造成心动过速、体循环和肺循环高压以及颅内高压，所以其作为镇静药在 ICU 的使用受限。氯胺酮的镇痛作用在处理重度烧伤时能发挥作用，它的支气管扩张作用在处理哮喘持续状态时亦可作为有用的辅助用药。临床观察提示氯胺酮的镇痛作用在亚麻醉剂量(0.25～0.5 mg/kg)即可产生，且持续时间长于其镇静作用。由于其拟交感效应，因而具备比其他药物较好的心血管稳定性。有报道氯胺酮镇静可发生高血压、心动过速和颅内压升高，单用氯胺酮产生精神紊乱的发生率为5%～30%。研究表明消除氯胺酮精神效应的最有效药物似是苯二氮䓬类，因此临床上常以小剂量氯胺酮(0.25～0.75 mg/kg)联合地西泮或咪达唑仑用于小儿或血流动力学不稳定患者的 ICU 镇静。

(五) 瑞芬太尼和基于镇痛的镇静 瑞芬太尼已作为单一药物为患者提供基于镇痛基础上的镇静。它为纯 μ 受体激动剂，通过血液和组织中非特异性酯酶代谢。其半衰期为环境敏感性，为 3～10 min，与输注持续时间无关。一项大型随机双盲对照研究发现，在大多数患者中瑞芬太尼不需丙泊酚即可提供有效和快速的镇静。基于镇痛的镇静与传统基于催眠的镇静相比，提示可缩短机械通气持续时间最多达 10 d。然而，应用瑞芬太尼伴有戒断症状、停药后镇痛不足等问题。在瑞芬太尼停止输注前应该开始给予长效阿片药，并且待其起效后停药。

(六) 神经安定药 氟哌啶醇(droperidol)是在 ICU 中用于治疗术后精神异常和谵妄的有效药物。其通过多巴胺能、α 肾上腺素能、组胺能、5-羟色胺能和胆碱能受体等起效。神经安定的理想效果包括减少运动活动、抗焦虑、减少攻击性和对外界环境漠不关心。其可作用于不同受体的特性亦会导致广泛不良反应，包括椎体外系反应、抗胆碱能反应、心律失常、低血压和抗精神病药恶性综合征等。

不适当的使用镇静与镇痛药物可能会加重谵妄症状，有些精神症状或谵妄的患者，接受镇静剂时会变得迟钝或思维混乱，导致躁动行为。氟哌啶作用比氟哌啶醇强，但可能会导致噩梦，或由于其直接扩张血管和抗肾上腺素能作用而致低血压。临床使用氟哌啶醇通常是间断静脉注射方式。氟哌啶醇有很长的半衰期(18～54 h)，对于急性发作谵妄的患者需给负荷剂量，以取得快速疗效。有研究采用如下给药方式：首剂负荷 2 mg，然后若躁动症状不缓解，每 15～20 min 重复 1 次(2.5～5.0 mg)。一旦谵妄症状受到控制，规律用药(如每 4～6 h 1 次)要继续几日，然后逐渐减量。也有报道用静脉持续泵入 3～25 mg/h 的方法，达到更加恒定的血浆药物浓度。氟哌啶醇的药代动力学可能会受到其他药物的影响。

四、镇静药的给药方式

镇静药的给药方式应以持续静脉输注为主，首先应给予负荷剂量以尽快达到镇静目标。负荷剂量一般用间断静脉注射，适合短时间镇静无需频繁用药的患者。对急性躁动患者可以使用咪达唑仑或丙泊酚来获得快速的镇静；需要快速苏醒的镇静，可选择丙泊酚；

短期的镇静可选用咪达唑仑或丙泊酚。

短期镇静(≤3 d),丙泊酚与咪达唑仑产生的临床镇静效果相似。而丙泊酚停药后清醒快,拔管时间明显早于咪达唑仑。但未能缩短患者在ICU的停留时间。劳拉西泮起效慢,清除时间长,易发生过度镇静。因此,ICU患者短期镇静宜主要选用丙泊酚与咪达唑仑。

长期镇静(>3 d),丙泊酚与咪达唑仑相比,丙泊酚苏醒更快、拔管更早。在诱导期丙泊酚较易出现低血压,而咪达唑仑易发生呼吸抑制,用药期间咪达唑仑可产生更多的遗忘。劳拉西泮长期应用的苏醒时间更有可预测性,且镇静满意率较高,因此劳拉西泮更适合在长期镇静时使用。

为避免药物蓄积和药效延长,可在镇静过程中实施每日唤醒计划,即每日定时中断镇静药物输注(宜在白天进行),以评估患者的精神与神经功能状态,该方案可减少用药量,减少机械通气时间和ICU停留时间。但患者清醒期须严密监测和护理,以防止患者自行拔除气管插管或其他装置。

大剂量使用镇静药治疗超过1周,可产生药物依赖性和戒断症状。苯二氮䓬类药物的戒断症状表现为躁动、睡眠障碍、肌肉痉挛、肌阵挛、注意力不集中、经常打哈欠、焦虑、躁动、震颤、恶心、呕吐、出汗、流涕、声光敏感性增加、感觉异常、谵妄和癫痫发作。因此,为防止戒断症状,停药不应快速中断,而是有计划地逐渐减量。

五、谵妄治疗

对谵妄状态必须及时治疗,一般少用镇静药物,以免加重意识障碍。但对于躁动或有其他精神症状的患者则必须给药予以控制,防止意外发生。镇静与镇痛药使用不当可能会加重谵妄症状。氟哌啶醇(haloperidol)是治疗谵妄常用的药物。其不良反应为锥体外系症状(EPS),还可引起剂量相关的Q-T间期延长,增加室性心律失常的危险,宜小剂量用药并须监测ECG。既往有心脏病史的患者更易出现此类不良反应。临床使用氟哌啶醇的方式通常是间断静脉注射。氟哌啶醇半衰期长,对急性发作谵妄的患者需给予负荷剂量,以快速起效。躁动型谵妄必须及时治疗,氟哌啶醇为常用药物。使用氟哌啶醇过程中须严密监测ECG变化。

六、镇静的管理和注意事项

在危重患者镇静中,不能评估精神状态是深度镇静的主要缺点。根据流程进行的每日镇静中断提供了一个时间段,在此期间内可根据患者个体化需求来评估和调整镇静深度。这将使存储在脂肪中的药物蓄积效应降至最低,在停止镇静后通过再分布回到循环中。但不是所有的患者都会在中断镇静后适时觉醒。为尽可能避免患者过度应激,导致自己拔除气管导管等突发事件,应中止唤醒尝试。

近来"唤醒和呼吸控制"(ABC)研究发现,将每日自主唤醒试验和每日自主呼吸试验结合的"唤醒和呼吸流程"(图116-1)对ICU中接受机械通气的患者有利。每日中断镇静组拔管时间早,机械通气时间短。既往研究证实,每日中断镇静可减少呼吸机相关性肺炎、静脉血栓栓塞、菌血症等危重病并发症的发生率。有趣的是,同组研究者也发现,每日中断镇静组未报道发生创伤后应激功能障碍,而未行每日中断镇静的患者中有三分之一发生。

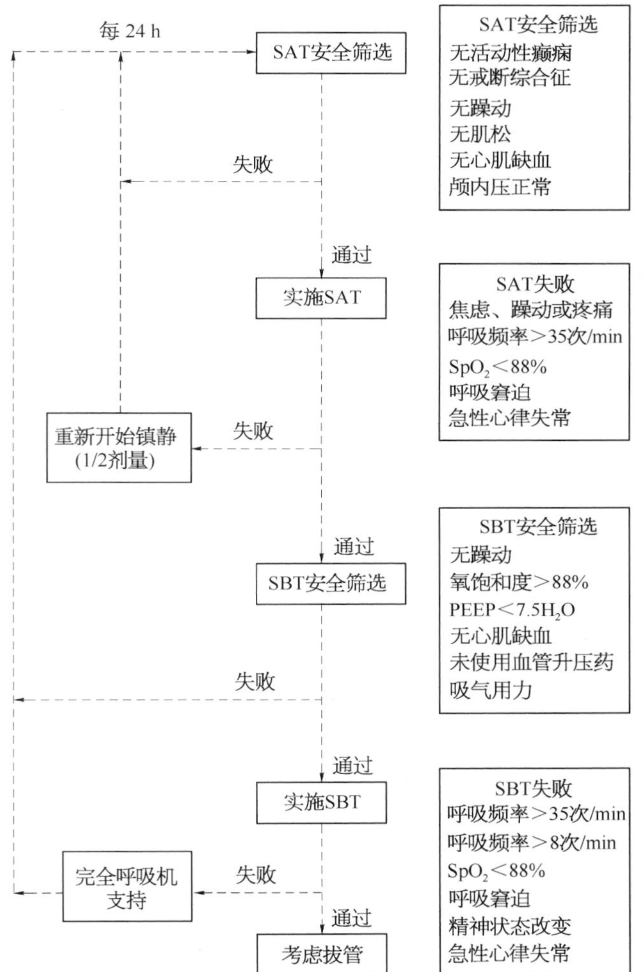

图116-1 唤醒和呼吸流程:自主唤醒试验(SATs)+自主呼吸试验(SBTs)

注意事项:① 对ICU患者的镇静与镇痛治疗更加强调"适度"的概念,"过度"与"不足"都可能给患者带来损害。为此,需要对重症患者疼痛与意识状态及镇痛与镇静疗效进行准确的评价。过度镇静能导致机械通气时间和ICU留滞时间延长,并增加医院内感染的风险。② 应对每个患者定期评估所需要的镇静程度,并运用评分系统监测患者镇静水平。目前尚无理想的镇静药,每种药物均有潜在的不良反应,因此都应谨慎使用。③ 目前唤醒和呼吸控制试验提示,将唤醒和呼吸流程,即每日自主唤醒和自主呼吸试验相结合应用,可改善 ICU 机械通气患者的治疗结局。

第二节　危重患者的镇痛

一、疼痛原因与危害

疼痛是因损伤或炎症刺激,或因情感痛苦而产生的一种不适的感觉。ICU 患者疼痛的诱发因素包括原发疾病、各种监测、治疗手段(显性因素)、长时间卧床制动及气管插管(隐匿因素)等。

疼痛导致机体应激、睡眠不足和代谢改变,进而出现疲劳和定向力障碍,导致心动过速、组织耗氧增加、凝血功能异常、免疫抑制和分解代谢增加等。疼痛还可刺激疼痛区周围肌肉的保护性反应,全身肌肉僵直或痉挛等限制胸壁和膈肌运动进而造成呼吸功能障碍。镇痛是为减轻或消除机体对痛觉刺激的应激及病理生理损伤所采取的药物治疗措施。镇痛药物可减轻重症患者的应激反应。有效的镇痛可消除术后患者的肺部并发症。

二、疼痛评估

疼痛评估应包括疼痛的部位、特点、加重及减轻因素和强度,最可靠有效的评估指标是患者的自我描述。使用各种评分方法来评估疼痛程度和治疗反应,应该定期进行、完整记录。常用评分方法如下。

1. 视觉模拟评分法(VAS)　用一条 100 mm 的水平直线,两端分别定为不痛到最痛。由被测试者在最接近自己疼痛程度的地方画垂线标记,以此量化其疼痛强度。VAS 已被证实是一种评价老年患者急、慢性疼痛的有效和可靠方法(见第一一五章)。

2. 数字等级评定量表(NRS)　NRS 是一个从 0～10 的点状标尺,0 代表不疼,10 代表疼痛难忍,由患者从上面选一个数字描述疼痛(见第一一五章)。其在评价老年患者急、慢性疼痛的有效性及可靠性上已获得证实。

3. Wong - Baker 面部表情量表(Wong - Baker faces pain rating scale)　由 6 种面部表情及 0～10 分(或 0～5 分)构成,程度从不痛到疼痛难忍。由患者选择图像或数字来反映最接近其疼痛的程度(见第一一五章)。Wong - Baker 面部表情量表与 VAS、NRS 有很好的相关性,可重复性也较好。

4. 术后疼痛评分法(Prince - Henry 评分法)　该方法主要用于胸腹部手术后疼痛的测量。从 0 分到 4 分共分为 5 级,评分方法见表 116 - 6。对于术后因气管切开或保留气管导管不能说话的患者,可在术前训练患者用 5 个手指来表达自己从 0～4 分的选择。

表 116 - 6　术后疼痛评分法

分值	描　　述
0	咳嗽时无疼痛
1	咳嗽时有疼痛
2	安静时无疼痛,深呼吸时有疼痛
3	安静状态下有较轻疼痛,可以忍受
4	安静状态下有剧烈疼痛,难以忍受

疼痛评估可以采用上述多种方法来进行,但最可靠的方法是患者的主诉。VAS 或 NRS 评分依赖于患者和医护人员之间的交流能力。当患者在较深镇静、麻醉或接受肌松药情况下,常常不能主观表达疼痛的强度。在此情况下,患者的疼痛相关行为(运动、面部表情和姿势)与生理指标(心率、血压和呼吸频率)的变化也可反映疼痛的程度,需定时仔细观察来判断疼痛的程度及变化。但是,这些非特异性的指标容易被曲解或受观察者的主观影响。应对 ICU 患者进行疼痛评估,选择恰当的方法定时评估疼痛程度及治疗反应并记录。

三、镇痛药和疼痛治疗

应考虑患者对镇痛药耐受性的个体差异,为每个患者制定治疗计划和镇痛目标;对血流动力学稳定患者,镇痛应首先考虑选择吗啡;对血流动力学不稳定和肾功不全患者,可考虑选择芬太尼或瑞芬太尼;急性疼痛患者的短期镇痛可选用芬太尼;瑞芬太尼是新的短效镇痛药,可用于短时间镇痛或持续输注的患者,也可用在肝肾功不全患者;持续静脉注射阿片类镇痛药物是 ICU 常用的方法,但需根据镇痛效果的评估不断调整用药剂量,以达到满意镇痛的目的。局麻药物联合阿片类药物经硬膜外镇痛可作为 ICU 术后患者的镇痛方法,但应合理选择药物、适时调整剂量并加强监测。

(一) 阿片类镇痛药　理想的阿片类药物应具有起效快、易调控、用量少、较少的代谢产物蓄积及价格低廉等优点。临床上应用的阿片类药物多为μ受体激动药。所有阿片受体激动药的镇痛作用机制相同，但某些作用，如组织胺释放、用药后峰值效应时间、作用持续时间等存在较大的差异，所以应根据患者特点、药理学特性及不良反应考虑选择药物。阿片类药物的不良反应主要是引起呼吸抑制、血压下降和胃肠蠕动减弱，老年患者尤其明显。阿片类药诱导的意识抑制可干扰对重症患者的病情观察，对一些患者还可引起幻觉、加重烦躁。

1. 吗啡　治疗剂量的吗啡对血容量正常患者的心血管系统一般无明显影响。低血容量患者则容易发生低血压，在肝肾功能不全时其活性代谢产物可造成延时镇静及不良反应加重。

2. 芬太尼　芬太尼具有强效镇痛效应，其镇痛效价是吗啡的100～180倍，静脉注射后起效快，作用时间短，对循环的抑制较吗啡轻。但重复用药后可导致明显的蓄积和延时效应。快速静脉注射芬太尼可引起胸壁、腹壁肌肉僵硬而影响通气。

3. 瑞芬太尼　瑞芬太尼是新的短效μ受体激动剂，在ICU可用于短时间镇痛的患者，多采用持续输注。瑞芬太尼代谢途径是被组织和血浆中非特异性酯酶迅速水解。代谢产物经肾排出，清除率不依赖于肝肾功能。在部分肾功不全患者的持续输注中，没有发生蓄积作用。对呼吸有抑制作用，但停药后3～5 min即可恢复自主呼吸。

4. 舒芬太尼　舒芬太尼镇痛作用为芬太尼的5～10倍，作用持续时间为芬太尼的2倍。一项与瑞芬太尼的比较研究证实，舒芬太尼在持续输注过程中随时间剂量减少，但唤醒时间延长。

5. 哌替啶(度冷丁)　哌替啶的效价约为吗啡的1/10，大剂量使用时，可导致神经兴奋症状(如欣快、谵妄、震颤、抽搐)，肾功能障碍者发生率高，可能与其代谢产物去甲哌替啶大量蓄积有关。哌替啶禁忌和单胺氧化酶抑制剂合用，两药联合使用可出现严重不良反应。所以在ICU不推荐重复使用哌替啶。

阿片类镇痛药物的使用方法以持续静注较为合理。间断肌内注射是一种传统的术后镇痛方法，但临床上需反复注射给药、患者的退缩心理以及药物起效所需时间等综合因素使镇痛效果不尽如人意。这种方法从根本上说不可能消除患者的药效和药代动力学的个体差异，尤其在血流动力学不稳定的患者不推荐使用肌内注射。持续静脉输注比肌内用药量少，血流动力学影响相对稳定，对一些短效镇痛药更符合药效学和药代动力学的特点，但需根据镇痛效果的评估不断调整用药剂量，以达到满意镇痛的目的。

(二) 非阿片类中枢性镇痛药　近年来合成的镇痛药曲马朵属于非阿片类中枢性镇痛药。曲马朵可与阿片受体结合，但亲和力很弱，对μ受体的亲和力相当于吗啡的1/6 000，对k和δ受体的亲和力则仅为对μ受体的1/25。临床上此药的镇痛强度约为吗啡的1/10。治疗剂量不抑制呼吸，大剂量则可使呼吸频率减慢，但程度较吗啡轻，可用于老年人。主要用于术后轻度和中度的急性疼痛治疗。

(三) 非甾体类抗炎镇痛药(NSAIDs)　NSAIDs的作用机制是通过非选择性、竞争性抑制前列腺素(PG)合成过程中的关键酶——环氧化酶(COX)，从而达到镇痛效果，代表药物如对乙酰氨基酚等。

对乙酰氨基酚可用于治疗轻度至中度疼痛，它和阿片类联合使用时有协同作用，可减少阿片类药物的用量。该药可用于缓解长期卧床的轻度疼痛和不适。该药对肝功能衰竭或营养不良造成的谷胱甘肽储备枯竭的患者易产生肝毒性，应予警惕。对于那些有明显饮酒史或营养不良的患者使用对乙酰氨基酚剂量应＜2 g/d，其他情况＜4 g/d。

NSAIDs用于急性疼痛治疗已有多年历史。虽然有不同的新型NSAIDs问世，但其镇痛效果和不良反应并无明显改善。其主要不良反应包括胃肠道出血、血小板抑制后继发出血和肾功能不全。在低血容量或低灌注患者、老年人和既往有肾功能不全的患者，更易引发肾功能损害。

(四) 局麻药物　局麻药物主要用于术后硬膜外镇痛，其优点是药物剂量小、镇痛时间长及镇痛效果好，目前常用药物为布比卡因和罗哌卡因。

1. 布比卡因　布比卡因的镇痛时间比利多卡因长2～3倍，比丁卡因长25%，但其高浓度会导致肌肉无力、麻痹，从而延迟运动恢复。降低布比卡因的浓度可大大降低这些并发症。

2. 罗哌卡因　罗哌卡因的心脏和神经系统的安全性比布比卡因高，小剂量时，对痛觉神经纤维具有选择性，对痛觉神经纤维的阻断优于运动神经纤维。

大量资料证实，局麻药加阿片类药用于硬膜外镇痛，不但降低了局麻药的浓度及剂量，镇痛效果也得到增强，同时镇痛时间延长。但应注意吗啡和芬太尼在脑脊液中的长时间停留可能导致延迟性呼吸抑制。除此之外，临床上还应关注硬膜外镇痛带来的恶心、呕吐、皮肤瘙痒、血压下降及可能发生的神经并发症。合理选择药物、适时调整剂量及加强监测是降低并发症的保证。

(五) 非药物镇痛治疗　非药物治疗包括心理治疗、物理治疗等手段。研究证实，疼痛既包括生理因素，又包括心理因素。在疼痛治疗中，应首先尽量设法去除疼痛诱因，并积极采用非药物治疗；非药物治疗能降低患者疼痛的评分及其所需镇痛药的剂量。

四、镇痛药的药理及用法用量

ICU镇痛药的药理及用法用量见表116-7。

表 116-7 ICU 镇痛药的药理及用法用量

药物	等效镇痛剂量	半衰期	活性代谢产物的效应	不良反应	间断用药剂量范围	持续用药剂量范围
芬太尼	200 μg	1.5～6 h	无	大剂量时强直	0.35～1.5 μg/kg, iv, q0.5～1 h	0.7～10 μg/(kg·h)
氢吗啡酮	1.5 mg	2～3 h	无		10～30 μg/kg, iv, q1～2 h	7～15 μg/(kg·h)
吗啡	10 mg	3～7 h	镇静,在肾功能不全时表现尤为明显	组织胺释放	0.01～0.5 mg/kg, iv, q1～2 h	0.07～0.5 mg/(kg·h)
哌替啶(度冷丁)	75～100 mg	3～4 h	神经兴奋,特别在肾功能不全时表现尤为明显	避免 MAOIs 和 SSRIs①	不推荐	不推荐
可待因	120 mg	3 h	镇静和镇痛	缺少潜力组织胺释放	不推荐	不推荐
瑞芬太尼		3～10 min	无			0.6～15 μg/(kg·h)
氟比洛芬酯(凯芬)		5.8 h	无	注射部位疼痛及皮下出血;恶心、呕吐	50 mg/次,iv,2～3 次/d	100～150 mg/d
帕瑞昔布(特耐)		转化为伐地昔布,消除半衰期约为 8 h	无	伤口感染,血液和淋巴系统异常	首次剂量 40 mg, iv	随后 40 mg/12 h,连续用药≤3 d
曲马朵		6 h	无	出汗、恶心、呕吐、钠差、头晕、无力、思睡	50～100 mg, iv	每日≤400 mg

注:① MAOI 指单胺氧化酶抑制剂,SSRI 指选择性血管紧张素摄取抑制剂。

第三节 气管插管患者的镇静与镇痛及肌松药在 ICU 中的应用

一、气管插管患者的镇静与镇痛

根据众多评估方法和治疗处理原则,美国危重病学会推荐采用如图 116-2 所示的机械通气患者镇静与镇痛流程。

二、肌松药在 ICU 中的应用

1995 年美国危重病学会发布了肌松药在 ICU 中应用的实践指南,2002 年重新评估,强调肌松药的应用是在其他措施(包括镇静药、镇痛药的使用及通气模式肺呼气参数的调整)无效的情况下最后选择的手段。近年有研究证实,急性呼吸窘迫综合征(ARDS)患者早期使用肌松药有助于提高 90 d 生存率并能缩短呼吸机脱机时间。

神经肌肉拮抗药不具镇静作用,因此接受神经肌肉拮抗药的患者必须充分镇静,且应定期评估是否继续需要神经肌肉阻滞。长期使用可出现慢性肌无力和危重症肌病。

ICU 中患者需要制动或消除自主呼吸与机械通气对抗,以及治疗全身痉挛性疾病,一般先用镇静药和镇痛药,达不到预期目的时应在有效镇静和镇痛基础上应用肌松药。肌松药使骨骼肌松弛但没有镇静与镇痛作用。肌松药用以消除患者自主呼吸与机械通气对抗所引起的通气量降低,以及气道内压升高所致的气道气压伤,减少对循环功能扰乱,消除抽搐或全身痉挛性疾病对呼吸循环功能的严重影响,降低氧耗和颅内压。

(一) 目的和使用范围

1. 防治气道压力过高和消除患者自发呼吸与机械通气对抗 较高的气道压力可加重机械通气对心血管功能和器官血流的影响,并易致肺气压伤;ARDS 及哮

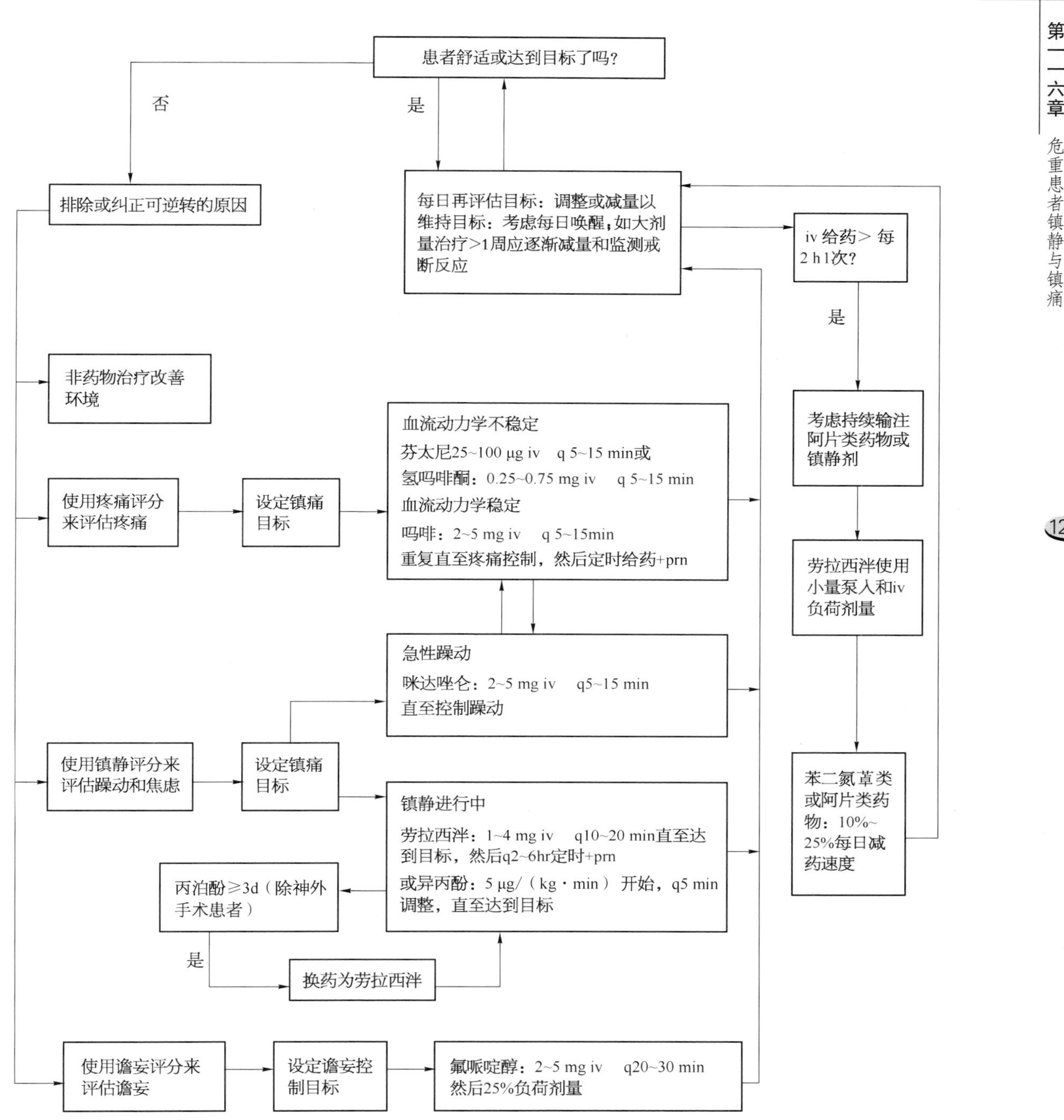

图 116－2 机械通气患者镇痛与镇静流程

喘持续状态的患者，气道压力升高，常发生患者呼吸与机械呼吸对抗；胸部外伤患者（气管或支气管破裂等）适当减低胸内压也很重要，以免加重对呼吸和循环的影响。但在用肌松药同时应注意去除气道压力升高的原因，若有低氧血症、代谢性酸中毒及肺顺应性降低等，在短期内不易纠正者，可使用肌松药。

2. 控制抽搐和胸壁僵直　破伤风、心肺复苏后脑缺氧抽搐、癫痫持续状态等痉挛性疾病，可影响呼吸和加重缺氧；大量芬太尼可使胸壁僵直，也影响通气。应用肌松药可使抽搐停止，保证有效通气。

3. 消除寒战、降低呼吸做功、减少氧耗　呼吸急促、用力或寒战，均使呼吸做功和氧耗增加，甚至导致缺氧，应用肌松药可使上述情况改善。

4. 降低颅内压　闭合性脑外伤及颅内肿瘤患者颅内压升高，应用肌松药有利于颅内血流通畅，同时给予镇静药和镇痛药，减轻疼痛和不良刺激，可使颅内压降低。

5. 治疗、诊断或病情需要严格制动　心脏等大手术后循环功能不稳定，应用肌松药有利于心血管功能的恢复。

（二）剂量和用法　机械通气使用肌松药的剂量常较手术麻醉时大。根据文献报道和临床经验，首次剂量相当于气管插管剂量，但个体差异较大，部分患者应用1/2插管剂量即可，少数患者可超过插管剂量，每小时静脉连续输注的剂量与气管插管剂量相近（表 116－8）。分析 ICU 中患者肌松药用量比手术麻醉时大的原因有：① 镇静药和镇痛药剂量不足，尤其是清醒患者肌松药的用量更大。② ICU 中患者与手术麻醉患者的病情不同，尤其是年轻人，原来无肺部疾患，肺顺应性明显降低，则肌松药的用药剂量较大。③ 长期用药可产生耐药性。

表 116－8 ICU 中患者常用肌松药的剂量和用法

肌松药	首次剂量（mg/kg）	单次静注（mg/kg）	连续输注［mg/(kg·h)］
阿曲库铵	0.4～0.5	0.1～0.15	0.3～0.6
顺阿曲库铵	0.1～0.15	0.05～0.1	0.1～0.15
维库溴铵	0.06～0.15	0.01～0.04	0.075～0.1
罗库溴铵	0.6～1.0	0.15～0.3	0.3～0.6

ICU 中应用肌松药，希望停药后肌张力迅速恢复，以便停药后能立即撤离呼吸机和评定脑功能，而 ICU 中肾功能损害非常常见，以肾脏排泄为主要消除途径的长效肌松药如阿库氯铵、泮库溴铵等不适合用于这类患者，以免时效延长。对呼吸功能不全和肾功能受损患者应用较多的肌松药是阿曲库铵和维库溴铵，因时效短，需持续静滴或静注维持肌松。阿曲库铵用量较手术麻醉时大，甚至高达 1.0 mg/(kg·h)，且仍需复合应用吗啡和咪达唑仑，但停药后肌张力恢复快而完全。维库溴铵的应用剂量个体差异大，代谢产物有肌松作用，长期用药停药后恢复时间延长，且规律性不好。持续性支气管哮喘患者，应避免使用甾类肌松药如维库溴铵、泮库溴铵等，以免产生甾类肌松药综合征；合并应用大剂量皮质激素治疗的患者更易发生，以致停药后肌张力长时间不恢复，产生严重软瘫、血肌酸激酶升高和肌坏死，需人工通气维持数月。对脓毒血症、肝肾功能衰竭和大剂量应用激素治疗的患者，肌松药不应长期应用，一般维持时间≤24 h。对哮喘持续状态且用激素治疗者，不宜选用甾类肌松药，更应避免长期用药。对自主呼吸与机械通气对抗的患者，应先针对病因，在应用肌松药前改变或选择合适的通气方式，调整镇静药和镇痛药用量，如未见效最后才考虑应用肌松药。

（三）ICU 患者应用肌松药注意事项

（1）ICU 中患者需用肌松药时，一般病情较手术时危重，气管切开和行机械通气者多，全身情况差，伴有水、电解质和酸碱平衡紊乱，脏器功能减退，甚或多脏器功能衰竭，这些均影响肌松药药效和药代动力学。

（2）ICU 患者使用肌松药用量较手术时大，用药时间长，其量可达手术期间的数倍乃至数十倍，用量远超过临床安全用药范围。ICU 患者连续使用肌松药可出现耐药性。

（3）患者肌膜和血脑屏障受损时，肌松药的持续应用易进入细胞内，甚至进入中枢神经系统，从而引起骨骼肌损害和中枢神经毒性。

（4）ICU 患者的治疗用药种类繁多，如抗生素、激素等，这些药物有可能与肌松药之间发生药物相互作用，影响药效且产生不良反应。

第四节 镇痛和镇静对器官功能的影响

镇痛和镇静对患者各器官功能的影响必须充分重视，在实施镇痛和镇静过程中应进行严密监测，以达到最好的个体化治疗效果，实现最小的毒副作用和最佳的效价比。

一、镇痛和镇静对呼吸功能的影响及处理

多种镇痛和镇静药物都可产生呼吸抑制。阿片类镇痛药引起的呼吸抑制由延髓 μ_2 受体介导产生，通常是呼吸频率减慢，潮气量不变。阿片类镇痛药的组胺释放作用可能使敏感患者发生支气管痉挛，故有支气管哮喘病史的患者宜避免应用阿片类镇痛药。

（一）镇痛镇静对呼吸功能的影响

（1）苯二氮䓬类可产生剂量依赖性呼吸抑制作用，通常表现为潮气量降低，呼吸频率增加，低剂量的苯二氮䓬类即可掩盖机体对缺氧所产生的通气反应，低氧血症未得到纠正，特别是未建立人工气道通路的患者需慎用。

（2）丙泊酚引起的呼吸抑制表现为潮气量降低和呼吸频率增加，负荷剂量可能导致呼吸暂停，通常与速度及剂量直接相关，给予负荷剂量时应缓慢静脉推注，并酌情从小剂量开始，逐渐增加剂量达到治疗目的。

（3）硬膜外镇痛最常见的不良反应是呼吸抑制，通常与阿片类药物有关。一些阿片类药物如吗啡具有亲水性的特点，其在中枢神经系统特别是脑脊液内的滞留时间延长，可能引起药物向头侧扩散，从而导致延迟性呼吸抑制。此并发症难以预测，可导致二氧化碳潴留并造成严重后果，应加强呼吸功能监测。

（4）深度镇静还可导致患者咳嗽和排痰能力减弱，影响呼吸功能恢复和气道分泌物清除，增加肺部感染机会。不适当的长期过度镇静治疗可导致气管插管拔

管延迟，ICU住院时间延长，患者治疗费用增高。

（二）镇痛和镇静期间呼吸功能监测

（1）强调呼吸运动的监测，密切观察患者的呼吸频率、幅度、节律、呼吸周期比和呼吸形式，常规监测脉率-血氧饱和度，酌情监测呼气末二氧化碳，定时监测动脉血氧分压和二氧化碳分压，对机械通气患者定期监测自主呼吸潮气量、分钟通气量等。第0.1秒口腔闭合压（$P_{0.1}$）反映患者呼吸中枢的兴奋性，必要时亦应进行监测。

（2）镇痛镇静不足时，患者可能出现呼吸浅促、潮气量减少、氧饱和度降低等；镇痛镇静过深时，患者可能表现为呼吸频率减慢、幅度减小、缺氧和（或）二氧化碳蓄积等，应结合镇痛镇静状态评估，及时调整治疗方案，避免发生不良事件。无创通气患者尤其应该引起注意。

（三）加强护理及呼吸治疗，预防肺部并发症 ICU患者长期镇痛镇静治疗期间，应尽可能实施每日唤醒计划。观察患者神智，在患者清醒期间鼓励其肢体运动与咳痰。在患者接受镇痛镇静治疗的过程中，应加强护理，缩短翻身、拍背的间隔时间，酌情给予背部叩击治疗和肺部理疗，结合体位引流，促进呼吸道分泌物排出，必要时可应用纤维支气管镜协助治疗。

二、镇痛和镇静对循环功能的影响及处理

（一）镇痛和镇静对循环功能的影响 镇痛镇静治疗对循环功能的影响主要表现为血压变化。

阿片类镇痛药在血流动力学不稳定、低血容量或交感神经张力升高的患者更易引发低血压。在血容量正常的患者中，阿片类药物介导的低血压是由于交感神经受到抑制，迷走神经介导的心动过缓和组胺释放的综合结果。芬太尼对循环的抑制较吗啡轻，血流动力学不稳定、低血容量的患者宜选择芬太尼镇痛。

苯二氮䓬类镇静剂在给予负荷剂量时可发生低血压，血流动力学不稳定，尤其是低血容量的患者更易出现，因此负荷剂量给药速度不宜过快。

丙泊酚所致的低血压与全身血管阻力降低和轻度心肌抑制有关，老年人表现更显著，注射速度和药物剂量是导致低血压的重要因素。

α_2受体激动剂具有抗交感神经作用，可导致心动过缓和（或）低血压。氟哌利多具有α肾上腺素能受体拮抗作用并直接松弛平滑肌，静注后出现与剂量、浓度和给药速度相关的动脉收缩压降低和代偿性心率增快。

氟哌啶醇可引起剂量相关的Q-T间期延长，增加室性心律失常的危险，宜小剂量给药，有心脏病史的患者更易出现，不宜使用。

硬膜外镇痛引起的低血压与交感神经阻滞有关，液体复苏治疗或适量的血管活性药可迅速纠正低血压。

（二）镇痛和镇静期间循环功能监测 严密监测血压、中心静脉压、心率和心电节律，尤其给予负荷剂量时，应根据患者的血流动力学变化调整给药速度，并适当进行液体复苏治疗，力求维持血流动力学平稳，必要时应给予血管活性药物。接受氟哌啶醇治疗时定期复查标准导联心电图。

镇痛镇静不足时，患者可表现为血压高、心率快，此时不要盲目给予药物降低血压或减慢心率，应结合临床综合评估，充分镇痛，适当镇静，并酌情采取进一步的治疗措施。切忌在没有镇痛和镇静基础上直接应用肌松药物。

三、镇痛和镇静对神经肌肉功能的影响

阿片类镇痛药可以加强镇静药物的作用，干扰对重症患者的病情观察，并在一些患者中引起幻觉加重烦躁。芬太尼快速静脉注射可引起胸、腹壁肌肉强直；哌替啶大剂量使用时，可导致神经兴奋症状（如欣快、谵妄、震颤、抽搐）。苯二氮䓬类镇静剂可能引起躁动甚至谵妄等反常兴奋反应。丁酰苯类药物易引起锥体外系反应，此与氟哌啶醇的一种活性代谢产物有关，多见于少年儿童和老年患者，氟哌啶醇较氟哌利多常见。苯二氮䓬类药能有效控制锥体外系症状。丙泊酚可减少脑血流，降低颅内压（ICP），降低脑氧代谢率（$CMRO_2$），氟哌利多亦能使脑血管收缩，脑血流减少，颅内压降低，但不降低脑代谢率。此两种镇静药对颅内压升高患者有利，对脑缺血患者需加强监测，慎重应用。长时间镇痛镇静治疗可影响神经功能的观察和评估，应坚持每日唤醒以评估神经肌肉系统功能。

ICU患者出现骨骼肌无力的原因是多方面的，与神经肌肉阻滞治疗相关的不良反应可分为两类，一是神经肌肉阻滞延长，与神经肌肉阻滞剂或其代谢产物的蓄积相关，停药后神经肌肉功能恢复时间可增加50%～100%。另一类是急性四肢软瘫性肌病综合征（AQMS），表现为急性轻瘫、肌肉坏死致磷酸肌酸激酶升高和肌电图异常三联症。初始是神经功能障碍，数天或数周后发展为肌肉萎缩和坏死。AQMS与长时间神经肌肉阻滞有关，应强调每日停药观察。其他相关因素中以皮质激素最引人注意。有报道同时接受皮质激素和神经肌肉阻滞治疗的患者AQMS发生率高达30%。因此对该类患者，应尽一切努力及早停止使用神经肌肉阻滞剂。长时间制动、长时间神经肌肉阻滞治疗使患者关节和肌肉活动减少，并增加深静脉血栓（DVT）形成的危险，应给予积极的物理治疗预防DVT形成并保护关节和肌肉的运动功能。

四、镇痛和镇静对消化功能的影响

阿片类镇痛药可抑制肠道蠕动导致便秘，并引起

恶心、呕吐、肠绞痛及奥狄括约肌痉挛;酌情应用刺激性泻药可减少便秘,止吐药尤其是氟哌利多能有效预防恶心、呕吐。

肝功能损害可减慢苯二氮䓬类药物及其活性代谢产物的清除,肝酶抑制剂也会改变大多数苯二氮䓬类药物代谢,因此肝功能障碍或使用肝酶抑制剂的患者应及时调节剂量。

胃肠黏膜损伤是非甾体抗炎药最常见的不良反应,可表现为腹胀、消化不良、恶心、呕吐、腹泻和消化道溃疡,严重者可致穿孔或出血。预防措施包括对有高危因素的患者宜慎用或不用;选择不良反应较小的药物或剂型;预防性使用 H_2 受体拮抗剂和前列腺素抑制剂。非甾体抗炎药还具有可逆性肝损害作用,特别是对肝功能衰竭或营养不良造成的谷胱甘肽储备枯竭的患者易产生肝毒性。

五、镇痛和镇静对代谢等其他功能的影响

大剂量吗啡可兴奋交感神经中枢,促进儿茶酚胺释放,增加肝糖原分解增加,使血糖升高,故应加强血糖监测和调控。丙泊酚以脂肪乳剂为载体,长时间或大剂量应用时应监测血甘油三脂水平,并根据丙泊酚用量相应减少营养支持中的脂肪乳剂供给量。丙泊酚输注综合征是由于线粒体呼吸链功能衰竭而导致脂肪酸氧化障碍,发生在长时间大剂量应用丙泊酚的患者[>5 mg/(kg・h)],表现为进展性心脏衰竭、心动过速、横纹肌融解、代谢性酸中毒、高钾血症。唯一有效的治疗措施是立即停药并进行血液净化治疗,同时加强对症治疗和呼吸循环功能支持。

肾功能方面,吗啡等阿片类镇痛药可引起尿潴留。氯羟安定的溶剂丙二醇具有一定的毒性作用,大剂量长时间输注时可能引起急性肾小管坏死、乳酸酸中毒及渗透性过高状态。非甾体抗炎药可引发肾功能损害,尤其低血容量或低灌注患者、高龄、既往有肾功能障碍的患者用药更应慎重。

凝血功能方面,非甾体抗炎药可抑制血小板凝聚导致出血时间延长,大剂量引起低凝血酶原血症,可考虑补充维生素 K 以防治。

免疫功能方面,研究发现,长期使用阿片样物质或阿片样物质依赖成瘾患者中免疫功能普遍低下,疼痛作为应激本身对机体免疫功能有抑制作用。在进行疼痛治疗时,镇痛药物能够缓解疼痛所致的免疫抑制,同时镇痛药本身可导致免疫抑制,如何调节好疼痛药、镇痛药和免疫三者之间关系尚需进一步深入研究。

(朱科明　邓小明)

参考文献

[1] Girard TP. Efficacy and safety of a paired sedation and ventilator weaning protocol for mechanically ventilated patients in intensive care (awakening and breathing controlled trial): a randomised controlled trial[J]. Lancet, 2008, 371: 126-134.

[2] Guttormson JL, Chlan L, Weinert C, et al. Factors influencing nurse sedation practices with mechanically ventilated patients: a US national survey[J]. Intens Crit Care Nurs, 2010, 26: 44-50.

[3] Jacobi J. Clinical practice guidelines for the sustained use of sedatives and analgesics in the critically ill adult[J]. Crit Care Med, 2002, 30: 119-136.

[4] Kress JP. Daily interruption of sedative infusions in critically ill patients undergoing mechanical ventilation[J]. N Engl J Med, 2000, 322: 1471-1477.

[5] Muellejans B. Remifentanil versus fentanyl for analgesia based sedation to provide patient comfort in the intensive care unit: a randomized, double-blind controlled trial[J]. Crit Care, 2004, 8: R1-R11.

[6] Payen JF, Bossen JL, Chanques G, et al. Pain assessment is associated with decreased duration of mechanical ventilation in the intensive care unit: a post-hoc analysis of the DOCOREA study[J]. Anesthesiology, 2009, 111: 1308-1316.

[7] Rigg J, Jamrozik K, Myles P, et al. Epidural anaesthesia and analgesia and outcome ofmajor surgery[J]. Lancet, 2002, 359: 1276-1282.

[8] Papazian L, Forel JM, Gacouin A, at al. Neuromuscular blockers in early acute respiratory distress syndrome[J]. N Engl J Med, 2010, 363: 1107-1116.

麻醉与复苏相关的标准

【美国麻醉医师协会(ASA)病情估计分级】

分级	标准
Ⅰ级	正常健康
Ⅱ级	有轻度系统性疾病
Ⅲ级	有严重系统性疾病,日常活动受限,但尚未完全丧失工作能力
Ⅳ级	有严重系统性疾病,已丧失工作能力,且经常面临生命威胁
Ⅴ级	无论是否手术,生命难以维持 24 h 以上

注:如系急症,在每级前加注“急”(或 E)字。

【正常各心腔压力】

部位	收缩压(平均)/舒张压(平均)(mmHg)	平均压(mmHg)
右房	4～6(5)/－2～2(1)	2～4(3)
右室	15～30(25)/2～5	
	35～80/1～5(新生儿)	
肺动脉	15～30(25)/5～10	10～20(15)
	35～80/20～40(新生儿)	25～40(新生儿)
肺小动脉楔压		5～12(8)
左房		5～10
左室	80～130/5～10	70～95
主动脉	80～130/60～90	70～95

【心脏功能分级】

心脏功能	屏气试验(s)	临床表现	临床意义	麻醉耐受力
Ⅰ级	＞30	普通体力劳动、负重、快速步行、上下坡、不感到心慌气短	心功能正常	良好
Ⅱ级	20～30	能胜任正常活动,但不能跑步或做较用力的工作,否则会心慌气短	心功能较差	如麻醉处理恰当,耐受力仍好
Ⅲ级	10～20	必须静坐或卧床休息,轻度体力活动后即出现心慌气短	心功能不全	麻醉前应充分准备,麻醉中避免增加心脏负担
Ⅳ级	≤10	不能平卧、端坐呼吸,肺底啰音,任何活动即出现心慌气短	心功能衰竭	麻醉耐受力极差,手术必须推迟

【呼吸困难程度分级】

分级	标准
0级	正常行走,无呼吸困难症状
Ⅰ级	能按需行走,但易疲劳

续 表

分级	标准
Ⅱ级	行走距离有限制，走1～2条街后，需停步休息
Ⅲ级	短距离行走即出现呼吸困难
Ⅳ级	静息时出现呼吸困难

【肝功能损害评估分级】

项目	肝功能损害		
	轻度	中度	重度
血清胆红素(μmol/L)	<25	25～40	>40
血清白蛋白(g/L)	35	28～35	<28
凝血酶原时间(s)	1～4	4～6	>6
脑病分级	无	1～2	3～4
每项异常记分	1	2	3
手术麻醉危险性评估	小	中	大

【肾功能损害程度】

	损害程度			
	轻度	中度	重度	正常值
肌酐(μmol/L)	176	353	707	53～140
尿素氮(mmol/L)	7.5～14.3	14.3～25	25～35.7	2.5～7.5

【乙型肝炎标志物检查的临床意义】

HBsAg	抗HBs	HBeAg	抗HBe	抗HBc	临床意义
－	－	－	－	－	正常
＋	－	－	－	－	急性乙肝病毒感染潜伏期后期
＋	－	＋	－	－	急性乙肝早期，传染性强
＋	－	＋	－	＋	急、慢性乙肝。病毒复制活跃，传染性强
＋	－	－	－	＋	急、慢性乙肝
＋	－	－	＋	＋	急、慢性乙肝，传染性弱
－	－	－	－	＋	乙肝病毒隐性携带者，窗口期，有既往感染史
－	－	－	＋	＋	急性乙肝病毒感染恢复期或有既往感染史
－	＋	－	＋	＋	乙肝恢复期，已有免疫力
－	＋	－	－	－	接种乙肝疫苗后或乙肝病毒感染后康复，已有免疫力

注：HBsAg为乙型肝炎表面抗原；抗HBs为乙型肝炎表面抗体；抗HBeAg为乙型肝炎e抗原；抗HBe为乙型肝炎e抗体；抗HBc为乙型肝炎核心抗体。

【美国创伤学会创伤分级】

项目	标准	评分
动脉收缩压(mmHg)	≥100	4
	70～90	3
	50～69	2
	<50	1
	0	0

续 表

项目	标准	评分
脉搏及毛细血管充盈(s)	正常(<2)	2
	延迟(>2)	1
	无脉搏	0
呼吸频率(次/min)	10～24	4
	24～35	3
	≥36	2
	1～9	1
	无	0
呼吸运动	正常	1
	反常	0
Glasgow 昏迷评分	14～15	5
	11～13	4
	8～10	3
	5～7	2
	3～4	1
总 分		2～16

评得分数	16	15	14	13	12	11	10	9	8	7	6	5	4	3	2
存活率(%)	99	98	96	93	87	76	60	42	26	15	8	4	2	1	0

【失血程度分级】

分级	Ⅰ	Ⅱ	Ⅲ
失血量(%)	<10	±30	50
意识	清醒	定向障碍	昏迷、躁动
血压	无变化	下降	测不出
脉搏	正常或↑	增快	显著增快、细弱
中心静脉压	正常或↑	↓	↓↓
呼吸抑制	无	轻	严重
尿量	正常	减少	无尿
血气分析	正常	PaO_2↓	PaO_2↓↓
		$PaCO_2$↓	$PaCO_2$↓或↑

【烧伤面积新九分法】　　(%)

部位			成人面积	儿童面积
头颈	发部	3		
	面部	3	1×9=9	9+(年龄－12)
	颈部	3		
双上肢	双上臂		8	
	双前臂	6	2×9=18	18
	双手	4		

续 表

部	位		成人面积	儿童面积
躯干	躯干前面	13	3×9=27	27
	躯干后面	13		
	会阴	1		
双下肢	双臀	5	5×9+1=46	46－(12－年龄)
	双大腿	21		
	双小腿	13		
	双足	7		

【贫血的分度】

临床分度	血红蛋白(g/L)	临床表现
轻度	120～91	症状轻微
中度	90～61	体力劳动后感到心慌、气短
重度	60～31	卧床休息时也感心慌、气短
极度	≤30	常合并贫血性心脏病

【DIC 实验室诊断标准(Colman 诊断标准,1971 年)】

序号	标准
(1)	血小板减少(<100×10^9/L)
(2)	凝血酶原时间延长(≥15.0 s)
(3)	纤维蛋白原含量减低(<0.15 g/L)

以上三项中两项异常,则需合并以下三项中的一项以上的异常

序号	标准
(1)	凝血酶固定时间(≥25 s)
(2)	纤维蛋白原降解产物(FDP)乳胶凝集法>1∶2 可疑,>1∶8 阳性或 3P 试验阳性
(3)	优球蛋白溶解时间缩短(≤120 min)
(4)	*D*-二聚体(*D*-dimer)>0.3 mg/ml

【急性生理和慢性健康评估(APACHE Ⅱ)】

A:急性生理评分(APS)

生理变量	高值			正常值			低值		
	4	3	2	1	0	1	2	3	4
体温(℃)	≥41	39～40.9		38.5～38.9	36～38.4	34～35.9	32～33.9	30～31.9	≤29.9
平均动脉压(mmHg)	≥160	130～159	110～129		70～109		50～69		≤49
心率(次/min)	≥180	140～179	110～139		70～109		55～69	40～54	≤39
呼吸频率(次/min),自主呼吸或机械通气	≥50	35～49		25～34	12～24	10～11	6～9		≤5

续 表

生理变量	高值				正常值		低值		
	4	3	2	1	0	1	2	3	4
氧合	≥500	350～499	200～349		<200				
	<500				>70	61～70		55～60	<55
动脉血 pH	≥7.7	7.6～7.69		7.5～7.59	7.33～7.49		7.25～7.32	7.15～7.24	<7.15
血钠浓度(mmol/L)	≥180	160～179	155～159	150～154	130～149		120～129	111～119	≤110
血钾浓度(mmol/L)	≥7	6～6.9		5.5～5.9	3.5～5.4	3～3.4	2.5～2.9		<2.5
血肌酐(mg/dl)，急性肾衰分值加倍	≥3.5	2～3.4	1.5～1.9		0.6～1.4		<0.6		
血细胞比容(%)	≥60		50～59.9	46～49.9	30～45.9		20～29.9		<20
血白细胞	≥40		20～39.9	15～19.9	3～14.9		1～2.9		<1
血 HCO_3^-(静脉，mmol/L)，无动脉血气时应用	≥52	41～51.9		32～40.9	22～31.9		18～21.9	15～17.9	<15

B：年龄评分

年龄	分值
<44	0
45～54	2
55～64	3
65～74	5
≥75	6

C：慢性健康评分

若患者有严重脏器功能不全或免疫抑制

a：对于非手术患者或急诊手术后患者	5
b：对于选择性手术后患者	2

脏器功能不全定义

肝脏：活检证实为肝硬化；继发于门高压的上消化道出血或肝衰及肝性脑病

心血管：NH 心脏分级为Ⅳ级

呼吸：慢性限制性、阻塞性或血管疾病，导致严重的活动受限，不能爬楼、不能做家务、慢性低氧、高碳酸血症、严重肺动脉高压(>40 mmHg)或呼吸机依赖

肾脏：接受慢性透析

免疫抑制：患者接受治疗导致抗感染能力下降，如免疫抑制剂、化学治疗、放射线、近期接受大剂量激素或有免疫功能不全疾病(AIDS、白血病、淋巴瘤)

APACHE Ⅱ 评分　　总分＝A＋B＋C

附录2 药物剂量与用法

【局部麻醉药】

药品名称	剂型规格	用法和用量	不良反应和注意事项
普鲁卡因 (奴佛卡因) procaine	针剂：0.1 g/支(10 ml/支)、0.1 g/支 (20 ml/支)、1 g/支(20 ml/支) 粉针剂：1 g/支、150 mg/支	成人和儿童： 用法　浓度(%)　剂量(mg) 局部浸润　0.25～1　1 000 神经阻滞　1～2　1 000 脊麻　5　150	不良反应：1. 毒性反应，引起烦躁、惊厥和昏迷，窦性停搏，心肌抑制等 2. 过敏和特异反应 3. 神经阻滞浓度＞5%，脊麻＞10%，可引起神经炎和神经坏死 注意事项：1. 控制浓度和最大剂量，避免注入血管 2. 术前用巴比妥类、西地泮等药预防毒性反应 3. 加入肾上腺素 4. 出现中毒症状，立即停药，并对症治疗 5. 与肌松药合用，增强肌松作用 6. 曝光、久贮或受热(高压灭菌)，可渐变黄，药效降低
丁卡因 (地卡因) tetracaine (dicaine)	针剂：40 mg/支(4 ml/支) 粉针剂：15 mg/瓶 眼膏剂：0.5% 软膏剂：0.5% 乳膏剂：1%	成人和儿童： 用法　浓度(%)　一次最大量(mg) 表面麻醉　≥0.25　40～60 软膏剂　0.5～1　40～60 神经阻滞　0.15～0.3　50～75 脊麻　0.3～0.5　5～15 硬膜外阻滞0.15～0.3　40～60 小儿： 用法　浓度(%)　一次最大量 脊麻　0.25～0.5　0.8 mg/岁 硬膜外阻滞0.1～0.2　1.2～1.5 mg/kg 与其他局麻药合用，浓度为0.1%～0.15%	不良反应：主要为中毒反应，尤其是黏膜表面吸收迅速，常无早期症候表现，却出现抽搐、呼吸心跳停止等 注意事项：控制用量，采用低浓度，对黏膜部位血管丰富，有充血、炎症、损伤等病变，更应注意。对酯类局麻药(如普鲁卡因)、丁氨苯甲酸及其衍生物等药物有过敏史者，禁用本药
利多卡因 (赛罗卡因) lidocaine	针剂：40 mg/支(2 ml/支)、100 mg/支(5 ml/支)、400 mg/支(20 ml/支) 软膏剂：2.5%、5% 气雾剂：2.4%	成人： 用法　浓度(%)　一次最大量(mg) 表面麻醉　2～4　200 局部浸润　0.5～1　400 神经阻滞　1～1.5　400 脊麻　2.5～5　50～100 硬膜外阻滞1～2　400 (常与丁卡因合用) 小儿： 用法　浓度(%)　一次最大量 神经阻滞　0.25～0.5　8～10 mg/kg 硬膜外阻滞0.7～1.5　8～10 mg/kg	0.5%浓度的毒性与普鲁卡因相似。1%浓度的毒性比普鲁卡因大40%。2%浓度比普鲁卡因大1倍 过敏反应极少。肝肾功能不全患者慎用 注意事项同普鲁卡因
布比卡因 (丁吡卡因) bupivacaine	针剂：12.5 mg/支(5 ml/支)、25 mg/支(5 ml/支)、37.5mg/支(5 ml/支)	成人： 用法　浓度(%)　一次最大量 神经阻滞　0.25～0.5　2 mg/kg 脊麻　0.25～0.75　10～15 mg 硬膜外阻滞 上腹部　0.25～0.35　2 mg/kg 下腹部　0.5～0.75　2 mg/kg	逾量或误入血管内可发生严重毒性反应，症状与其他局麻药相似。但出现心脏毒性症状较早，往往循环虚脱与惊厥同时发生，且易引起严重的室性心律失常，一旦心跳停止，复苏较困难。除一般局麻药中毒反应注意事项外，强调高浓度(0.75%)应慎用，并尽可能与其他毒性较低的局麻药合用

续 表

药品名称	剂型规格	用法和用量	不良反应和注意事项
罗哌卡因（耐乐品）ropivacaine	针剂：40 mg/支（20 ml/支）、75 mg/支（10 ml/支）、100 mg/支（10 ml/支）、150 mg/支（30 ml/支）	成人和儿童： 用法　浓度(%)　一次最大量 神经阻滞　0.5～1.0　175～250 mg 硬膜外阻滞　0.5～1.0　75～200 mg 脊麻　0.5～0.75　15～20 mg 分娩镇痛　0.2　初量 20～40 mg 维持 12～28 mg/h 术后镇痛　0.2　8～12 mg/h	不良反应和注意事项与其他局麻药相同。本品是新酰胺类局麻药，其最大特点是感觉和运动神经阻滞分离

【吸入全麻药】

药品名称	剂型规格	用法与用量	不良反应和注意事项
氧化亚氮（笑气）nitrous oxide	液态（于28℃，5 066 kPa 下），由大钢瓶（N_2O 重 22.7 kg）、小钢瓶（N_2O 重 3.0 kg）或由中央管道供气	成人： 用法　N_2O(%)　O_2(%) 麻醉诱导(<5 min)　70　30 调至　50～70　30～50 麻醉维持　40～50　50～60 儿童： 麻醉诱导　50　50 麻醉维持　50　50 通常与其他吸入或静脉麻醉药合用	不良反应：弥散性缺氧、副鼻窦性头痛、耳病、出血、气栓形成，骨髓抑制，动物实验有致畸作用。 注意事项：1. 避免吸入高浓度(>70%) 2. 吸前需去氮 3. 血氧饱和度监测 4. 不宜用于肠梗阻、气胸、坐位脑手术等，以防气栓形成 5. 停吸本药 5～10 min，在自主呼吸下宜继续吸入高浓度氧 40%，预防低氧血症发生
恩氟烷（恩氟醚）enflurane	溶液剂：250 ml/瓶	通常静脉全麻药诱导后，用于麻醉维持，浓度 0.2%～2.5%	不良反应：1. 抑制呼吸、循环 2. 吸入高浓度(>3%)，尤其是存在低二氧化碳血症，可诱发痉挛性脑电和惊厥 3. 升高颅内压 4. 子宫肌张力和收缩力减弱 注意事项：1. 避免长时间高浓度(>2%)吸入，加强呼吸、循环和药物浓度监测 2. 癫痫及颅高压患者不宜使用
异氟烷（异氟醚）isoflurane	溶液剂：100 ml/瓶	成人：通常静脉全麻药诱导后，用于麻醉维持，浓度 0.2%～2.5%。控制性降压时，吸入浓度可适当增加 儿童：先静脉全麻诱导后，用半开放或半紧闭法维持，浓度 0.2%～2%。控制性降压时浓度适当增加	不良反应少，诱导期可有咳嗽、屏气、呼吸道分泌物增多。麻醉过深可抑制呼吸和循环。使子宫肌张力和收缩力减弱 注意事项：避免长时间吸入高浓度(>2%)，因增加子宫出血，不宜用于产科麻醉
七氟烷（七氟醚）sevoflurane	溶液剂：250 ml/瓶	成人：通常静脉麻醉诱导后，吸入 0.5%～3% 维持麻醉 儿童：通常采用各种小儿通气回路系统，经面罩吸入本品，诱导期 2%～8%，维持 0.5%～3%。6 个月以上小儿可同时吸入氧(50%)和氧化亚氮(50%)	不良反应少，有屏气、咳嗽、心动过速或心动过缓、寒战等 注意事项：1. 本品与碱石灰相互作用，产生复合物 A 等，故应避免紧闭法，氧流量>2 L/min，对肝肾功能低下者尤应注意 2. 加强呼吸、循环监测 3. 术毕停用后苏醒快，应避免各种刺激，预防患者骚动、不合作

续 表

药品名称	剂型规格	用法与用量	不良反应和注意事项
地氟烷 (地氟醚) desflurane	溶液剂: 250 ml/瓶	成人:通常先静脉全麻诱导,经气管插管吸入维持麻醉,浓度3%~8%。选择低流量、小流量,半紧闭或紧闭法 儿童:通常静脉全麻诱导后,经面罩或气管导管吸入维持麻醉,浓度3%~8%	不良反应:刺激性较强,引起屏气、咳嗽、喉痉挛,氧合血红蛋白饱和(SpO_2 <90%)、分泌物增多、头痛、心动过缓或心动过速、血压升高或下降等 注意事项:1. 加强呼吸、循环和药物浓度监测 2. 吸入浓度应逐渐加大,浓度达6%~7%时,常引起刺激性咳嗽屏气等 3. 术毕清醒快,注意预防患者骚动不安 4. 小儿不宜用做诱导

【静脉全麻药】

药品名称	剂型规格	用法与用量	不良反应和注意事项
硫喷妥钠 (戊硫巴比妥钠) thiopental sodium	粉针剂:0.5 g/瓶、1.0 g/瓶	成人:全麻诱导时,2.5%溶液2~5 mg/kg,注速为1 ml/5 s,总量为0.5 g(老年或心脏病患者适当减量)。不宜用于全麻维持 抗惊厥治疗时,2.5%溶液6~8 mg/kg,分次静注至惊厥解除,总量<1 g 儿童:基础麻醉时,2%溶液10~15 mg/kg肌注,总量≤0.5 g;静脉诱导时,2.5%溶液2~4 mg/kg	不良反应:1. 呼吸、循环抑制 2. 屏气、咳嗽、喉及支气管痉挛 3. 皮疹、皮炎等过敏反应 4. 局部刺激,可引起静脉炎,误入动脉致其痉挛或血栓形成,漏出血管可致组织坏死 注意事项:1. 有巴比妥类过敏史者禁用 2. 呼吸道梗阻或难以保证呼吸道通畅患者,严重失代偿心脏病患者,休克、支气管哮喘、低血钾等患者禁用 3. 严重肝功能不全、婴幼儿、剖宫产者、老人、心脏功能低下、血容量不足等慎用或不用
氯胺酮 (凯他敏) ketamine	针剂:100 mg/支(2 ml/支)	成人:静注时,1~2 mg/kg,追加为首量的1/2至全量,可重复2~3次,总量<6 mg/kg 静滴时,0.1%溶液10~30 μg/(kg·min)维持 可用于单独或复合麻醉 小儿:基础麻醉时,4~6 mg/kg肌注。单独或复合麻醉用法和剂量与成人相同	不良反应:1. 神经精神症状,如噩梦、幻觉、谵忘、狂躁等 2. 心率加快、血压升高 3. 过量或静注过快,呼吸抑制甚至停止 4. 颅内压和眼压升高 注意事项:1. 高血压、子痫、癫痫、颅高压、眼高压、甲亢、精神病、心功能不全患者禁用 2. 在用抗高血压药或中枢抑制药后,宜减量、慢静注,否则可发生低血压、呼吸抑制
依托咪酯 (甲苄咪唑) etomidate	针剂:20 mg/支(10 ml/支)	成人:麻醉诱导时,0.2~0.3 mg/kg静注,注速15 s左右 可单次追加0.1~0.2 mg/kg,或以10~14 μg/(kg·min)维持 小儿:与成人相同	不良反应:1. 注射部位疼痛、静脉炎 2. 肌阵挛、咳嗽和呃逆 3. 呼吸抑制甚至暂停 4. 抑制肾上腺皮质功能 注意事项:1. 用前,先静注小量地西泮或咪达唑仑等,预防肌阵挛 2. 选择较大静脉,注速慢(15 s) 3. 癫痫、子痫患者禁用 4. 因抑制肾上腺皮质功能,不宜长期使用

续　表

药品名称	剂型规格	用法与用量	不良反应和注意事项
羟丁酸钠 （γ-羟基丁酸钠） sodium hydroxybutyrate	针剂：2.5 g/支（10 ml/支）	成人：全麻诱导时，50～80 mg/kg；麻醉维持时，常与其他麻醉药复合，1～2 h追加诱导量的1/2～2/3 小儿：全麻诱导时，80～100 mg/kg，麻醉维持同成人	不良反应：1. 分泌物增加、术后恶心呕吐，偶有躁狂、幻觉 2. 锥体外系症状 3. 一过性血钾下降 4. 心动过缓 5. 注药量过大或过快，可出现呼吸抑制或暂停 注意事项：低血钾、严重高血压、癫痫、心动过缓、心脏完全传导阻滞等禁用
丙泊酚 （异丙酚、得普利麻） propofol	针剂（乳剂）：200 mg/支（20 ml/支）、500 mg/支(50 ml/支)	成人：麻醉诱导时，1～2.5 mg/kg (20 mg/s)；维持时，4～12 mg/(kg・h)；部位麻醉辅助时，0.5 mg/kg静注后，以1～4 mg/(kg・h)维持；ICU辅助时，静注5～10 μg/kg，接着5～10 μg/(kg・min) 小儿：诱导时，2～2.5 mg/kg；维持时，6～12 mg/(kg・h)。辅助用量比成人稍大，用法与成人相同	不良反应：1. 静注部位疼痛，皮疹 2. 抑制呼吸循环 3. 抑制ACTH和皮质醇分泌 注意事项：1. 加强呼吸循环监测 2. 缓慢静注，剂量个体差异大，尤其是老年、心肺功能低下、血容量不足患者，应减量 3. 3岁以下小儿慎用 4. 静滴本品稀释浓度≥2 mg/ml 5. 要用5%葡萄糖或生理盐水稀释，不宜与其他药物伍用
咪达唑仑 （速眠安、多美康、力月西） midazolam	片剂：15 mg/片 针剂：5 mg/支(1 ml/支)、15 mg/支(3 ml/支)	成人：术前用药时，5～10 mg术前1 d晚口服。术前半小时肌注0.05～0.1 mg/kg，或术前10 min静注0.02～0.05 mg/kg。全麻诱导时，0.05～0.1 mg/kg。复合麻醉时，0.03～0.1 mg/(kg・min)或单次静注。ICU、部位麻醉辅助用药时，0.02～0.05 mg/kg缓慢静注，维持0.02～0.03 mg/(kg・min)。心律转复和内窥镜检查时，2～3 mg缓慢静注 小儿：用法与成人相同，剂量适当增加	不良反应：1. 静注部位灼感或疼痛 2. 头痛、恶心呕吐 3. 呛咳、通气量下降或呼吸暂停、心动过缓或心动过速、血压下降 注意事项：1. 加强呼吸、循环监测 2. 分次缓慢静注，预防呼吸循环抑制，尤其用做辅助用药时更应注意 3. 本品含有苯乙醇，不宜用做蛛网膜下腔和硬膜外腔注射 4. 与其他镇静药物等伍用，有协同作用，宜减量 5. 对老年、呼吸循环功能低下、血容量不足等患者，宜减量

【麻醉性镇痛药及其拮抗药】

药品名称	剂型规格	用法与用量	不良反应和注意事项
吗啡 morphine	针剂：10 mg/支(1 ml/支)	成人：肌注5～10 mg/次，每4～6 h可重复1次，一日最大剂量60 mg。癌症用量宜按病情需要。急症手术前用药，静注2.5～5 mg/次。术后镇痛1～2 mg溶于生理盐水5～10 ml中，硬膜外腔注射 小儿：5岁以上小儿2.5～5 mg肌注	不良反应：1. 头晕、困倦、烦躁不安、情绪改变 2. 恶心呕吐、口干 3. 尿少尿闭、便秘、上腹不适 4. 呼吸抑制、体位性低血压、心动过缓 5. 瘙痒、成瘾等 注意事项：1. 诊断不明的疼痛，不用本品 2. 临产和哺乳妇女、支气管哮喘、肺气肿、慢性肺源性心衰、呼吸衰竭、颅高压和颅脑损伤者禁用 3. 多痰咳嗽、过度肥胖、严重肝功能障碍、消化道及泌尿道阻塞或感染性疾病及嗜铬细胞瘤患者慎用 4. 吗啡过量可用纳洛酮拮抗 5. 应注意吗啡成瘾，对癌症镇痛治疗应按病情放宽使用

续 表

药品名称	剂型规格	用 法 与 用 量	不良反应和注意事项
哌替啶 (度冷丁) pethidine	针剂：50 mg/支(1 ml/支)、100 mg/支(2 ml/支)	成人：麻醉前给药时，1 mg/kg 麻醉前 0.5～1 h 肌注，或 0.5～1 mg/kg 麻醉前 10～15 min 静注。部位麻醉辅助用药时，20～30 mg静注，总量≤100 mg 儿童：术前用药或术后镇痛时，1～1.5 mg/kg	不良反应：1. 头昏、恶心呕吐、口干、出汗 2. 便秘、尿潴留 3. 肌强直、震颤，甚至惊厥 4. 低血压、心动过速、呼吸抑制 注意事项：1. 老年、儿童、心功能低下、血容量不足、呼吸抑制者适当减量或不用 2. 分娩前 4～6 h 内产妇禁用 3. 与吗啡相似的禁忌证 4. 易引起依赖性，宜及时调整剂量并停用
芬太尼 fentanyl	针剂：0.1 mg/支(2 ml/支)	成人：全麻诱导时，2～5 μg/kg，大手术 10～20 μg/kg。全麻维持时，1～2 μg/(kg·h)。神经安定镇痛时，与氟哌利多 1∶50 混合应用 儿童：主要用于全麻诱导和维持，静注 2～5 μg/kg，维持 1～2 μg/(kg·h)	不良反应：1. 眩晕、恶心呕吐 2. 抑制呼吸，尤其是延迟性呼吸抑制 3. 心动过缓 4. 胸壁和腹壁肌肉僵硬及喉和支气管痉挛 注意事项：1. 单次静注 0.05 mg 以上，SpO_2可出现下降，宜吸氧 2. 单次静注 0.1 mg 以上，可出现肌僵直，诱导时宜先注肌松药，再注本品 3. 禁忌证和其他注意事项同吗啡
苏芬太尼 (舒芬太尼) sufentanil	针剂：10 μg/支(2 ml/支)、50 μg/支(10 ml/支)、50 μg/支(1 ml/支)、250 μg/支(5 ml/支)	成人：全麻诱导时，一般手术 0.5～1 μg/kg，维持输注 0.15～0.7 μg/(kg·h)，单次静注 10～20 μg/次。辅助用药时，0.1～0.3 μg/kg 儿童：全麻诱导和维持 0.5 μg/kg 静注。辅助用药 0.15～0.25 μg/kg 静注	不良反应和注意事项与芬太尼相似
阿芬太尼 alfentanil	针剂：1 mg/支(1 ml/支)、1 mg/支(2 ml/支)、5 mg/支(10 ml/支)、500 mg/支(5 ml/支)	成人：全麻诱导时，20～50 μg/kg。维持时，每小时静注 50 μg/kg，或 30～50 μg/kg 静滴 辅助用药时，静注 7～12 μg/kg，需要时追加3～5 μg/kg 儿童：诱导时，10 μg/kg 静注。维持时，5 μg/kg 静注	恶心呕吐较多、呼吸抑制和暂停、低血压、心动过缓、肌肉强直、成瘾等 术前应给阿托品。静注慢(通常 0.1 mg/min)，注意呼吸变化，同时吸氧。本品作用短暂，一般无需拮抗
瑞芬太尼 (瑞捷) remifentanil		成人：全麻诱导 1 μg/(kg·min)，维持 0.25～1 μg/(kg·min)，也可分次静注 0.5 μg/kg，缝皮时改为 0.15 μg/kg	不良反应和注意事项与芬太尼相似。其显著优点是呼吸抑制作用较轻，反复静注或长时间静滴无蓄积
曲马朵 tramadol	针剂：50 mg/支(1 ml/支)、100 mg/支(2 ml/支)	成人：50～100 mg 静注或硬膜外腔注射，持续输注 20～40 mg/h	不良反应和注意事项与吗啡相似，但其不良反应发生率、依赖性较吗啡为低，为非麻醉性中枢性镇痛药
喷他佐辛 (镇痛新) pentazocine	片剂：25 mg/片、50 mg/片 针剂：15 mg/支、30 mg/支(1 ml/支)	主要用于慢性剧痛和麻醉前给药。成人30 mg/次肌肉或皮下注射，或 10～20 mg/次静注。口服 50 mg/次，间隔>4 h	不良反应：1. 眩晕、恶心呕吐、出汗 2. 呼吸抑制较强、易通过胎盘 注意事项：1. 孕妇和新生儿禁用 2. 心肌梗死、肝肾功能不全、颅高压、哮喘和癫痫患者慎用或禁用
地佐辛 Dezocine	针剂：5 mg/支(1 ml/支)	肌注：成人单剂 5～10 mg 静注：初剂量 5 mg，随后 2.5～10 mg/2～4 h	不良反应：1. 恶心呕吐 2. 头晕 3. 出汗、寒战、脸红、低血压、便秘、尿潴留、瘙痒、红斑

续 表

药品名称	剂型规格	用 法 与 用 量	不良反应和注意事项
纳洛酮 naloxone	针剂：0.4 mg/支(1 ml/支)	先静注0.3～0.4 mg或5 μg/kg，15 min后再静注0.6 mg或10 μg/kg，或继之以5 μg/(kg·h)静滴	1. 少数患者出现血压升高、肺水肿、心律失常，甚至室颤或心搏骤停 2. 时效短，单次用药后易使患者再昏睡和呼吸再抑制
硫酸吗啡(美施康定) morphine sulfate	10 mg，30 mg，60 mg	每隔12 h服用，可从10 mg开始逐渐加大剂量	注意事项：不可掰开、碾碎或咀嚼
羟考酮(奥施康定、氢可酮) oxycodone	5 mg控释片	每隔12 h服用，可从5 mg开始逐渐加大剂量	不良反应：头晕、嗜睡、恶心 注意事项：1. 勿空腹服用 2. 急性过量症状包括呼吸抑制、嗜睡、昏迷、肌无力、皮肤湿冷、瞳孔缩小、心动过缓、低血压

【镇静安定药】

药品名称	剂型规格	用 法 与 用 量	不良反应和注意事项
苯巴比妥(鲁米那) phenobarbital	针剂：0.05 g/支、0.1 g/支	抗惊厥时，肌注0.1～0.2 g/次，必要时4～6 h重复1次。0.2～0.4 g静注用于癫痫持续状态。术前用药时，0.1～0.2 g术前0.5～1 h肌注	不良反应：1. 后遗头晕、乏力等 2. 偶有皮疹和剥脱性皮炎 3. 过量抑制呼吸和循环 4. 有酶诱导作用使香豆素类、洋地黄等药效减弱 注意事项：1. 酶诱导代谢加快的药物用量宜适当增加 2. 与其他镇静或中枢抑制药合用宜减量 3. 严重肝、肾、肺功能不全或脑外伤呼吸抑制者禁用
地西泮(安定) diazepam	片剂：2.5 mg/片 针剂：10 mg/支(2 ml/支)	催眠、麻醉前给药时，5～10 mg口服(小儿0.2 mg/kg)。抗惊厥时，5～10 mg静注	不良反应：1. 嗜睡、共济失调 2. 过量或静注过速明显抑制呼吸循环 3. 局部刺激疼痛、静脉炎 注意事项：1. 适量、慢速静注 2. 肌注吸收慢且不规则，应口服或静注，或深部肌注 3. 临产妇、青光眼、重症肌无力禁用
氯丙嗪(冬眠灵) chlorpromazine	片剂：5 mg/片、12.5 mg/片、25 mg/片 针剂：25 mg/支(1 ml/支)、50 mg/支(2 ml/支)	成人：1. 止吐和抗呃逆时，10～12.5 mg缓慢静注 2. 麻醉前用药时，12.5～25 mg肌注(现已少用) 3. 组成冬眠合剂，已渐被神经安定镇痛合剂取代	不良反应：1. 嗜睡、乏力、口干 2. 心动过速、低血压 3. 锥体外系症状 4. 过敏反应及肝功能损害 5. 局部刺激 注意事项：1. 本品引起的低血压不宜用肾上腺素，而应用去甲肾上腺素类纠正 2. 有癫痫史、严重肝功能损害、过敏史、血容量不足、尿毒症和严重心血管疾病等禁用 3. 年老、体弱者慎用

续 表

药品名称	剂型规格	用 法 与 用 量	不良反应和注意事项
异丙嗪 (非那根) promethazine	片剂：12.5 mg/片 针剂：25 mg/支(1 ml/支)、50 mg/支(2 ml/支)	成人：抗过敏、抗呕吐和镇静催眠时，12.5～25 mg/次，一日 2～3 次口服。或 25～50 mg/次肌注、缓慢静注或静滴 小儿：每次 0.5～1 mg/kg，肌注或缓慢静注	不良反应：1. 嗜睡、口干、困倦 2. 偶有胃肠道症状、皮炎、白细胞减少、锥体外系症状 注意事项：1. 肝、肾功能不全者慎用 2. 不宜与氨茶碱混合注射 3. 避免与哌替啶、阿托品多次合用
氟哌利多 (氟哌啶) droperidol	针剂：5 mg/支(1 ml/支)、10 mg/支(2 ml/支)	成人：术前用药时，2.5～5 mg 术前 30～60 min肌注。抗呕吐时，1.25～5 mg 肌注或静注。辅助用药时，1.25～5 mg 静注。复合麻醉时，2.5～5 mg 静注。神经安定镇痛术时，按本品和芬太尼 50∶1 比例配成神经安定镇痛合剂静注 小儿：用法同成人，剂量为 0.1～0.15 mg/kg	不良反应：1. 锥体外系症状 2. 血管扩张、心率减慢和血压下降 3. 注射局部疼痛 注意事项：1. 控制剂量，尤其是老年、心功能低下、血容量不足等，预防发生锥体外系症状和低血压 2. 对嗜铬细胞瘤患者可引起显著高血压，宜避免作用 3. 神经安定镇痛术缺点较多，很少采用

【骨骼肌松弛药】

药品名称	剂型规格	用 法 与 用 量	不良反应和注意事项
琥珀胆碱 (琥胆、司可林) succinylcholine	针剂：50 mg/支(1 ml/支)、100 mg/支(2 ml/支)	全麻诱导气管插管时，成人 1～2 mg/kg (≤100 mg)，小儿 1.5～2 mg/kg 静注。维持时，0.08%～0.1%或以每分钟 20～40 μg/kg 静滴。需短时肌松时，0.5～1 mg/kg 静注(紧急情况下还可以气管内、肌注或舌下给药)	不良反应：1. 肌痛、肌球蛋白尿 2. 高血钾 3. 眼压、胃内压和颅内压升高 4. 心动过缓、偶发心脏停搏 5. 偶发恶性高热和脱敏感阻滞 注意事项：1. 严重创伤后 3～6 周、上或下神经元病变、脊髓病变引起截瘫、腹内严重感染 1 周以上等患者，使用本品易产生高血钾，应禁用 2. 严重肝病、饥饿、妊娠末期及产后、慢性肾衰、长期用抗胆碱酯酶药等使其肌松作用延长 3. 持续静滴或反复用药，不宜>500 mg，以免发生脱敏感阻滞 4. 本品与非去极化类肌松药作用彼此相互拮抗
筒箭毒碱 (管箭毒碱) tubocurarine	针剂：10 mg/支(1 ml/支)、15 mg/支(1.5 ml/支)	静注时，初量 0.1～0.2 mg/kg，使四肢肌松弛。0.4～0.5 mg/kg，使腹肌松弛。0.5～0.6 mg/kg 可用于插管。间隔 45～60 min，可追加初量的 1/5～1/3，维持术中肌松	不良反应：释放组织胺引起哮喘、低血压、过敏等 注意事项：1. 哮喘、嗜铬细胞瘤、血容量不足、休克、过敏体质和重症肌无力患者禁用 2. 与某些抗生素合用时效延长 3. 与吸入麻醉药合用，或肝肾功能障碍、肥胖和新生儿均宜减量。现临床已少用
泮库溴铵 (潘可罗宁) pancuronium bromide	针剂：4 mg/支(2 ml/支)	气管内插管时，0.1～0.15 mg/kg。间隔 40～60 min 可追加 0.04～0.1 mg/kg 或首量的1/4～1/2	不良反应：心率增快、血压升高、唾液和支气管分泌物增多等 注意事项：1. 静注 1 mg 也可出现轻度心率增快，不宜用于心动过速患者 2. 反复用药有蓄积 3. 吸入麻醉药、有些抗生素及期其他非去极化类肌松药均增强其作用
维库溴铵 vecuronium bromide	粉针剂：4 mg/支	成人及儿童，气管内全身麻醉时，静注首量 0.08～0.15 mg/kg，30 min 后追加 0.03～0.05 mg/kg，或以每分钟 1～2 μg/kg 静滴。ICU 中机械通气支持时，静注首量 0.08～0.1 mg/kg，后以每小时 0.03～0.06 mg/kg 输注	无明显不良反应。肝肾功能减退者本品作用时间延长应减量或不用 本品剂量大小与作用起效呈负相关，与持续时间呈正相关。吸入麻醉药、有些抗生素等有协同作用。过量可致呼吸抑制延长

续 表

药品名称	剂型规格	用 法 与 用 量	不良反应和注意事项
哌库溴铵（阿端）pipecuronium bromide	粉针剂：4 mg/支、10 mg/支	成人和儿童：首剂量 0.05～0.1 mg/kg 静注，90～120 min追加 0.015～0.03 mg/kg	本品起效慢、作用时间长，不宜做气管插管和短小手术。主要经肾排泄，肾功能不全应减量或不用，与吸入麻醉药、有些抗生素等有协同作用。过量可致长时间呼吸抑制
罗库溴铵（爱可松）rocuronium bromide	针剂：50 mg/支（5 ml/支）、100 mg/支（10 ml/支）	成人和儿童：气管插管 0.9～1.2 mg/kg。单次追加 0.2～0.3 mg/kg，静脉持续输注 9～12 μg/(kg・min)	肝功能不全时时效延长。与吸入麻醉药抗生素等有协同作用，宜适当减量。本品尤其适用于禁用琥珀胆碱的气管插管
阿曲库铵（卡肌宁）atracurium	针剂：25 mg/支（2.5 ml/支）	成人和儿童：气管插管全麻首量 0.5～0.6 mg/kg 静注，30～40 min 追加 0.1～0.2 mg/kg，或 7～9 μg/(kg・min) 静滴。ICU 维持机械通气，静注首剂 0.3～0.6 mg/kg，后以 4～8 μg/(kg・min) 静滴	不良反应：有一定组胺释放作用致皮肤潮红、轻度暂时性低血压或支气管痉挛，极少数有严重过敏或类过敏反应 注意事项：1. 剂量不宜>0.6 mg/kg 2. 经霍夫曼降解和酯解，不蓄积，肝肾功能不全或假性胆碱酯酶异常患者可使用 3. 吸入麻醉、非去极化类肌松药增强其作用 4. 应在 2℃～8℃ 避光保存。在 30℃ 的环境中一个月将降低 8% 的药效
顺阿曲库铵 cisatracurium	针剂：10 mg/支（5 ml/支）、20 mg/支(10 ml/支)	成人和儿童：气管插管 0.1～0.2 mg/kg，30～40 min 追加半量。ICU 机械通气首剂静注 0.1 mg/kg，后以 2.6 μg/(kg・min) 连续输注	与阿曲库铵比的显著优点是无组胺释放，其作用及注意事项与阿曲库铵类似
米库氯铵（美维松）mivacurium chloride	针剂：10 mg/支（5 ml/支）、20 mg/支(10 ml/支)	成人和儿童：气管插管时，0.2 mg/kg，气管插管全麻首量为 0.8～0.15 mg/kg，持续输注 3～15 μg/(kg・min)	剂量>0.25 mg/kg 可出现皮肤潮红、皮疹、低血压、心动过速或过缓以及支气管痉挛等组胺释放反应。但缓慢静注(>60 s)或控制剂量可减少上述反应发生

【拟胆碱药(抗胆碱酯酶药)】

药品名称	剂型规格	用 法 与 用 量	不良反应和注意事项
新斯的明 neostigmine	针剂：0.5 mg/支（1 ml/支）、1 mg/支(2 ml/支)	麻醉中主要用于拮抗非去极化类肌松药的作用。成人和儿童，缓慢静注(1 min 左右)0.04～0.06 mg/kg，总量≤3～5 mg。可用于治疗重症肌无力、室上性心动过速、术后腹胀和尿潴留。常皮下或肌注 0.5～1 mg，每日 1～2 次	不良反应：流涎、恶心呕吐、腹痛、腹泻、心动过缓和低血压等。过量可致胆碱危象主要表现为出汗、瞳孔缩小、心动过缓或心律失常、低血压 注意事项：1. 先静注阿托品 0.5～1 mg，心率增快后，再用本品 2. 总量一般≤3 mg，尤其对重症肌无力患者，应预防胆碱危象的发生 3. 心绞痛、机械性肠梗阻和尿路梗阻患者禁用，支气管哮喘和肠吻合术后患者慎用

续 表

药品名称	剂型规格	用 法 与 用 量	不良反应和注意事项
依酚氯胺(腾喜龙、艾宙酚) edrophonuim chloride	针剂：10 mg/支(1 ml/支)、100 mg/支(10 ml/支)	成人和儿童，拮抗肌肉松弛药作用时，5～10 mg 静注，需要时 5～10 min 1 次，总量≤40 mg。重症肌无力诊断或判断胆碱危象是否存在时，2～5 mg 静注	不良反应和新斯的明相似但较轻，注意事项、禁忌证和新斯的明相同

【抗胆碱药】

药品名称	剂型规格	用 法 与 用 量	不良反应和注意事项
阿托品 atropine	针剂：0.5 mg/支、1 mg/支、2 mg/支、5 mg/支、10 mg/支	麻醉前用药，成人 0.5 mg 术前 30 min 肌注或 0.2～0.5 mg 麻醉诱导前静注。小儿 0.01～0.03 mg/kg(<0.4 mg)肌内或静脉注射 治疗心动过缓，成人 0.3～1 mg/次静注 拮抗肌肉松弛引起心动过缓时，用新斯的明前或同时 0.02 mg/kg 静注	不良反应：口干、瞳孔散大、眼压升高、调节麻痹、视力模糊、心率加快、皮肤潮红和体温升高等，大剂量可引起中枢神经症状，甚至昏迷、呼吸衰竭 注意事项：1. 青光眼、前列腺肥大及器质性幽门梗阻 2. 甲状腺功能亢进、心功能不全或预激综合征、房扑、房颤等伴有明显心动过速、高热者慎用或禁用
东莨菪碱 scopolamine hyoscine	针剂：0.3 mg/支、0.5 mg/支(1 ml/支)	麻醉前用药，成人 0.3～0.5 mg，小儿 0.01～0.015 mg/kg，肌内注射	与阿托品略相同。对心脏作用较弱，故心脏病患者不宜用阿托品时可用本品。本品有较强的中枢抑制作用，老年人易引起烦躁、兴奋
格隆溴铵(胃长宁) glycopyrrolate bromide	针剂：0.2 mg/支(1 ml/支)、0.6 mg/支(3 ml/支)	麻醉前用药，4～8 μg/kg 肌注。0.2 mg 与1 mg 新斯的明合用拮抗非去极化类肌松药	外周的抗胆碱作用强，为阿托品的5～6 倍，因很难通过血脑屏障，而无明显中枢作用。其他条目参见阿托品

【拟肾上腺素药】

药品名称	剂型规格	用 法 与 用 量	不良反应和注意事项
肾上腺素(副肾素) adrenaline (epinephrine)	针剂：0.5 mg/支、1 mg/支(1 ml/支)	1. 与局麻药合用：浓度为 1/20～1/40 万(或 5 μg/ml) 2. 心肺复苏：成人 0.5～1 mg 生理盐水稀释至 10 ml 静注或 1～2 mg 稀释后气管内给药，剂量可用 0.2 mg/kg。小儿 0.01 mg/kg 静注或气管内给药 3. 过敏性休克：0.5～1 mg 皮下或肌内注射，或 0.1～0.5 mg 稀释后缓慢静注 4. 心脏术后低心排血量：1 mg 加入 5%葡萄糖或生理盐水 250 ml 静滴，速度为 2～8 μg/min 5. 支气管哮喘：0.25～0.5 mg 皮下注射，或肌内注射	不良反应：1. 可出现面色苍白、头痛、震颤、不安。剂量过大或快速静注可致血压骤升、心律失常甚至室颤 2. 与氟烷、胍乙啶等药合用易引起室性心律失常 注意事项：1. 根据用药目的，严格控制用量 2. 器质性心脏病、高血压、甲状腺功能亢进和糖尿病患者禁用 3. 用于阻滞末梢血管供应区，如手指、阴痉的局麻药禁止加用肾上腺素
去甲肾上腺素 noradrenaline (norepinephrine)	针剂：2 mg/支(1 ml/支)、10 mg/支(2 ml/支)	用于休克和嗜铬细胞瘤切除术后即刻，以维持血压稳定。2～10 mg(以去甲肾上腺素计算)加入 5%葡萄糖 250～500 ml 内静滴，根据效应调节滴速，速度为 2～8 μg/min	静滴时间过长、浓度过高或漏出血管外等可引起局部组织缺血坏死，一旦发生即局部浸润酚妥拉明或局麻药

续 表

药品名称	剂型规格	用法与用量	不良反应和注意事项
异丙肾上腺素（喘息定、治喘灵）isoprenaline（isoproterenol）	针剂：0.5 mg/支（0.5 ml/支）、1 mg/支（2 ml/支）	用于心动过缓、房室传导阻滞等时，每次3～5 μg静注，必要时可气管内给药或将0.5～1 mg加入5%葡萄糖500 ml内静滴，需心电图监护，一般0.05～0.1 μg/(kg·min)	不良反应：心悸、头晕。静滴浓度过高或过快，可引起室性早搏，心动过速甚至室颤 注意事项：1. 心率达140次/min或出现心律失常应停用 2. 心绞痛、心肌梗死、心动过速、甲状腺功能亢进患者禁用 3. 禁忌与氟烷合用，与碱性药物伍用
多巴胺 dopamine	针剂：20 mg/支（2 ml/支）	用于各种休克、低血压、心脏手术后等时，10～100 mg加入生理盐水或葡萄糖液250～500 ml内静滴。每分钟用量为：2～5 μg/kg兴奋多巴胺受体，扩张血管；5～10 μg/kg兴奋β受体，增强心肌收缩力。>10 μg/kg兴奋α受体，使周围血管收缩。需根据效应调节用量	不良反应：可有恶心、心悸、心动过速、心律失常、心绞痛、头痛等，停药后可消失。药液外渗可致局部组织坏死。小剂量可致低血压、大剂量可致高血压 注意事项：1. 根据不同用药目的调节用药量 2. 避免外渗
间羟胺（阿拉明）metaraminol	针剂：10 mg/支（1 ml/支）	适用于各种休克和术中低血压。成人每次5～10 mg肌注，0.3～0.5 mg静注。小儿每次0.04～0.1 mg/kg肌注。20～100 mg加入葡萄糖或生理盐水250～500 ml内静滴，根据效应调节滴速，40～100 μg/min	不良反应：与去甲肾上腺素类似，但较轻。持续用药可因快速耐受性而失效 注意事项：1. 甲状腺功能亢进、高血压、慢性心衰及糖尿病患者慎用 2. 血容量补足的基础上从小剂量开始使用 3. 与氟烷同时使用易引起心律失常 4. 不能与碱性药物、青霉素、苯妥英钠、二性霉素配伍
麻黄碱（麻黄素）ephedrine	针剂：30 mg/支、50 mg/支（1 ml/支）	常用于治疗麻醉引起的低血压时，成人15～30 mg肌注、10～15 mg静注，小儿0.5～1 mg/kg肌注	不良反应：头痛、心动过速等 注意事项：1. 高血压、动脉硬化、甲状腺功能亢进、冠心病，以及老年人慎用或禁用 2. 椎管内麻醉用药时须同时补足血容量，短期限反复用药易出现耐受性
甲氧明（甲氧胺）methoxamine	针剂：10 mg/支、20 mg/支（1 ml/支）	用于椎管内麻醉时低血压、室上性心动过速及心脏复苏时，成人5～10 mg肌注，2.5～10 mg静注，或者20 mg加入葡萄糖液中静滴。儿童每次0.25 mg/kg肌注	不良反应：可引起肾血管收缩，大剂量可使血压持续升高伴有头痛、心动过速、恶心、呕吐 注意事项：甲状腺功能亢进、高血压、心动过缓、急性心肌梗死等严重心脏病、动脉硬化和糖尿病患者慎用或禁用。不宜反复应用
去氧肾上腺素（新福林、苯肾上腺素）phenylephrine	针剂：10 mg/支（1 ml/支）	适用于麻醉或其他原因引起的低血压、室上性心动过速。成人皮下或肌内注射2～5 mg，静注50～100 μg/次（需严密监护）。静滴时，2～20 mg加入5%葡萄糖液250～500 ml内，根据血压调节滴速，20～50 μg/min	不良反应：1. 可致高血压、头痛、呕吐、心悸、反射性心动过缓、心律失常、用药局部刺激不适 2. 药液外漏可引起局部组织坏死 注意事项：1. 甲状腺功能亢进、高血压、动脉硬化、室性心动过速、糖尿病、孕妇禁用 2. 不宜用于应用单胺氧化酶抑制剂患者，不能与三环类抗抑郁药合用，不能与碱性药配用

【肾上腺素受体拮抗药】

药品名称	剂型规格	用法与用量	不良反应和注意事项
酚妥拉明 (利其丁) phentolamine	片剂：25 mg/片 针剂：5 mg/支、10 mg/支(1 ml/支)	1. 嗜铬细胞瘤切除围术期的高血压：术前 5～10 mg/次，2～3 次/d。术中 3～5 mg静注，或再继以 2.5～5 mg 加入 5%葡萄糖液 100 ml 静滴 2. 去甲肾上腺素等血管收缩药、硫喷妥钠外漏：5～10 mg 加入生理盐水或 1%普鲁卡因 20 ml 皮下浸润	不良反应：体位性低血压、心动过速、诱发心绞痛，可出现恶心、呕吐、腹痛、腹泻和诱发溃疡病 注意事项：低血压、严重动脉硬化、器质性心脏病、肾功能减退及溃疡病患者禁用
酚苄明 (酚苄胺) phenoxybenzamine	片剂：10 mg/片 针剂：100 mg/支(2 ml/支)	用于嗜铬细胞瘤术前准备和周围血挛病时，10 mg/次，2～4 次/d	不良反应体位性低血压、心动过速、鼻塞和中枢抑制、恶心呕吐、局部刺激 注意事项：肾功能不全、冠心病及脑血管疾病患者禁用
普萘洛尔 (心得安) propranolol	片剂：10 mg/片 针剂：5 mg/支(5 ml/支)	1. 嗜铬细胞瘤术前准备：10～20 mg 口服，每日 3 次 2. 降压、抗心律失常：5～30 mg 口服，每日 3 次。可用于甲亢术前准备 3. 心绞痛：10 mg 口服，每日 3 次，以后渐加量至每日 80～120 mg	不良反应：可有皮疹、紫癜、恶心、呕吐、腹泻、低血压、心动过缓、晕厥等 注意事项：1. 窦性心动过缓、心力衰竭、心脏传导阻滞、支气管哮喘、糖尿病患者、孕妇、过敏性鼻炎等禁用 2. 已洋地黄化、心脏极度扩大、心率不稳患者禁用 3. 心绞痛或冠心患者、术前准备用药过程中不应突然停药 4. 加重麻醉药的心脏抑制作用，术中加强循环监测
艾司洛尔 esmolol	针剂：200 mg/支	1. 室上性心动过速、房颤：每分钟 500 μg/kg用 1 min 负荷，继之每分钟 50 μg/kg 维持，根据疗效增量 2. 预防气管插管或拔管心血管反应：0.5～1 mg/kg 静注，或以 200～300 μg/(kg·min)静滴 3. 控制术中高血压及心动过速：每分钟 500 μg/kg 用 4 min 负荷，继之 100～300 μg/(kg·min)静滴	不良反应：心动过缓、低血压、诱发哮喘、静注部位红肿 注意事项：1. 明显心动过缓、病窦综合征、Ⅱ度以上房室传导阻滞、显性预激综合征等禁用 2. 哮喘、慢性阻塞性支气管肺疾病、血容量不足、老年患者等慎用 3. 华法林、吗啡可使本品血浓度提高，不宜伍用 4. 本品可使地高辛血浓度提高，慎用
拉贝洛尔 (柳安苄心定) labetalol	片剂：100 mg/片、200 mg/片 针剂：50 mg/支(5 ml/支)	1. 肾性高血压：100 mg 口服，2～3 次/d，可增至 200 mg，3～4 次/d 2. 重度高血压及其危象、嗜铬细胞瘤：100 mg 加入 5%葡萄糖液100 ml内静滴，单次静注 5～10 mg	不良反应：直立性低血压、眩晕，偶有疲乏、轻度便秘、头痛、恶心、梦幻、精神抑郁 注意事项：儿童、孕妇、哮喘及脑出血患者禁用

【正性肌力药】

药品名称	剂型规格	用法与用量	不良反应和注意事项
地高辛 digoxin	片剂：0.25 mg/片 针剂：0.25 mg/支(1 ml/支)、0.5 mg/支(2 ml/支)	治疗急慢性心力衰竭、室上性心律失常时，成人口服 0.125～0.25 mg，1～2 次/d。儿童洋地黄化 0.03～0.05 mg/kg，总量≤2 mg，现多用维持量法 8～10 μg/kg，每日分 2 次口服 静注时，成人首次 0.5 mg，2 h 后可重复 0.25～0.5 mg，儿童 0.02～0.03 mg/kg	不良反应：1. 消化道症状表现为食欲不振、恶心、呕吐、腹泻等 2. 乏力、黄视、复视、意识障碍或烦躁 3. 心脏症状表现为可有各种心律失常 4. 心力衰竭症状加重 注意事项：1. 个体差异，如老年人易中毒 2. 肾功能障碍及电解质紊乱如低血钾、低血镁易产生洋地黄过量 3. 心功能越差对洋地黄的耐受性越差 4. 对阵发性室性心动过速、房室传导阻滞及梗阻性心肌病者禁用

续 表

药品名称	剂型规格	用法与用量	不良反应和注意事项
毛花苷丙 （西地兰） lanatoside	针剂：0.4 mg/支（2 ml/支）	适用于急性心功能不全或慢性心功能不全急性发作，某些室上性快速心律失常。首量 0.4 mg，10 min 后可追加 0.2～0.4 mg，总量可达 1.2～1.6 mg。儿童 0.02～0.04 mg/kg缓慢注射	参见"地高辛"
多巴酚丁胺 （杜丁胺） dobutamine	针剂：20 mg/支（2 ml/支）	成人：加入葡萄糖液中静滴或微泵输注，2.5～10 μg/（kg·min） 儿童：静滴 2～5 μg/（kg·min），渐增至 10～15 μg/（kg·min）	如剂量过大可致心动过速及心律失常。肥厚型梗阻型心肌病患者禁用。不宜与β受体拮抗剂合用。重度主动脉瓣狭窄者慎用
氨力农 amrinone	针剂：50 mg/支、100 mg/支（2 ml/支）	主要用于顽固性心功能不全 成人：静注，0.75 mg/kg，单次最大≤2.5 mg/kg。后每分钟 6～10 μg 维持，每日总量 3.6～6 mg/kg 儿童：0.5 mg/kg 静注，后 5～10 μg/（kg·min）维持	不良反应：1. 血小板减少 2. 胃肠道症状如恶心呕吐、腹痛等 3. 心律失常、低血压 4. 肝功能异常 5. 过敏、发热、注射部位灼热感等 注意事项：1. 应用期间注意观察血小板计数和肝、肾功能 2. 重度肝、肾功能损害者禁用 3. 急性心肌梗死及心律失常慎用 4. 本药不能用葡萄糖液稀释，呋塞米不应在滴注本药的管道中给予
米力农 milrinone	针剂：10 mg/支（10 ml/支）	作用较氨力农强 10～40 倍 成人：静注 0.25～0.75 μg/kg，以 0.25～0.75 μg/（kg·min）维持 儿童：静注 0.01～0.05 μg/kg，以 0.1～0.75 μg/（kg·min）维持	参见氨力农，但较少见

【抗高血压及控制性降压药】

药品名称	剂型规格	用法与用量	不良反应和注意事项
可乐定 （氯压定、110 降压片） clonidine	片剂：0.075 mg/片、0.15 mg/片 针剂：0.15 mg/支（1 ml/支）	适用于中、重度高血压，以及术前用药 成人：口服 0.075 mg/次，3 次/d。最大剂量为 0.9 mg/日。注射时，0.15～0.3 mg/次，加入 25% 葡萄糖液 20～40 ml缓慢静注。静滴根据血压调节滴速 儿童：每次 1～2 μg/kg，2～3 次/d，口服 麻醉前用药：5 μg/kg，术前 90 min 口服	不良反应：口干、便秘、嗜睡、血管性水肿、抑郁、眩晕、浮肿、体重增加、心动过缓、食欲不振、头痛、体位性低血压、排尿困难、皮疹、软弱、乏力等 注意事项：1. 有脑血管病，冠状动脉供血不足，精神抑郁、近期心肌梗死，窦房结功能低下禁用 2. 静脉注射在降压前可产生短暂性的升压现象 3. 长期应用后突然停药可出现血压突然升高
乌拉地尔 urapidil	针剂：25 mg/支（5 ml/支）、50 mg/支（10 ml/支）	主要用于高血压危象和围术期高血压 静注 10～25 mg/次，必要时可重复 1 次。静滴 250 mg，加入到 5%～10%葡萄糖液 500 ml，开始 2 mg/min，以后根据血压调节	不良反应：心悸、心律失常、体位性低血压等 注意事项：对本药过敏者慎用

续 表

药品名称	剂型规格	用法与用量	不良反应和注意事项
尼卡地平 (硝苯苄胺啶) nicardipine	针剂：2 mg/支(2 ml/支)、10 mg/支(10 ml/支)	静注：10～30 μg/kg 静滴：以生理盐水或5%葡萄糖配成0.01%～0.02%，0.5～0.6 μg/kg开始，后根据血压调节	不良反应：较少，偶有心悸、面部潮红、恶心、头痛、肝功能轻度损害 注意事项：颅内出血、颅内压增高及对本药过敏者禁用
硝普钠 sodium nitroprusside	粉针剂：50 mg/瓶	用控制性降血压、高血压危象、心功能不全、低心排综合征 静注：10～20 μg/kg 静滴：25～50 mg溶入5%葡萄糖500 ml中，每分钟0.25～5 μg/kg静滴，根据血压水平调节滴速	不良反应：1. 氰化物中毒 2. 反射性心动过速、反跳性高血压，颅内压增高、凝血异常 3. 高铁血红蛋白血症 4. 通气/灌流比例失调 注意事项：1. 应用时间一般≤24～48 h，血中硫氰酸盐≤100 μg/ml 2. 现用现配、放置不能超过4 h，避光，药液内不能加其他药物 3. 明显肝肾功能不全、甲状腺功能减退以及主动脉缩窄和动静脉瘘引起的代偿性高血压禁用
硝酸甘油 nitroglycerin	片剂：0.3 mg/片、0.5 mg/片、0.6 mg/片 贴膏剂：25 mg/贴、50 mg/贴 气雾剂：80 mg/瓶 针剂：1 mg/支、2 mg/支、5 mg/支、10 mg/支(1 ml/支)	用于心绞痛、急性心肌梗死和急慢性心力衰竭以及控制性降血压 控制性降压时，0.01%药液静滴，开始0.5 μg/(kg·min)，随后增加到3～6 μg/(kg·min) 心功能不全、心肌梗死者可用上述药液根据需要调节滴速 心绞痛用法略	不良反应：1. 头痛、面部潮红、眩晕心悸等 2. 长时间应用可出现耐药性 3. 过量致高铁血红蛋白血症 4. 增加肺内分流、抑制血小板聚集，增加颅内压和眼内压 注意事项：1. 严重贫血、急性循环衰竭、脑出血、颅内压增高、肥厚梗阻性心肌病、青光眼、缩窄性心包炎禁用。严重肝硬化肾功能不全慎用 2. 发生低血压时，如需用升压药可用去氧肾上腺素，但不能用肾上腺素
腺苷 adenosine	针剂：1 mg/支、3 mg/支	控制性降压：开始0.01 mg/kg，每15 s增加1倍，直至0.32 mg/kg 阵发性室上性心动过速：静注6～12 mg	不良反应：1. 眩晕，一过性心动过缓，心律失常或房室传导阻滞 2. 偶有过敏或过敏性休克 注意事项：1. 哮喘，病窦综合征，冠心病患者及脑出血初期禁用 2. 注药缓慢可不出现降压

【抗心律失常药】

药品名称	剂型规格	用法与用量	不良反应和注意事项
普鲁卡因胺 (普鲁卡因酰胺) procainamide	针剂：0.1 g/支(1 ml/支)、0.2 g/支(5 ml/支)、0.5 g/支(10 ml/支)	适用于各种快速型心律失常(现已少用) 成人：静注0.1～0.2 g/次，稀释后静注。静滴10～15 mg/kg溶于5%葡萄糖液100 ml内静滴1 h，再以每小时1.5～2 mg/kg维持	不良反应：1. 胃肠道反应 2. 红斑狼疮样综合征 3. 传导阻滞、扭转型室性心动过速或室颤 现已很少应用
利多卡因 lidocaine	针剂：4 mg/支(2 ml/支)、40 mg/支(2 ml/支)、100 mg/支(5 ml/支)、400 mg/支(20 ml/支)	室性心律失常首选药 成人：静注，1～2 mg/kg以葡萄糖液稀释至40 ml缓慢静注，需要时5～10 min后，再注射0.5～1 mg/kg，总量≤250 mg。静滴，0.1%～0.2%(5%葡萄糖稀释)，1～4 mg/min。给药不方便时，300 mg肌注，或复苏时气管内给药1～2 mg/kg 儿童：静注1 mg/kg，每10～20 min静注1次，总量≤5 mg/kg，维持1～2 min静滴	不良反应及注意事项见局麻醉药条目 此外本品与奎尼丁、普鲁卡因、普萘洛尔、美西律合用可增强其毒性，甚至引起停搏。与西咪替丁合用可增加利多卡因的血药浓度

续 表

药品名称	剂型规格	用法与用量	不良反应和注意事项
美西律 (慢心律) mexileline	针剂：0.1 g/支 (2 ml/支)	治疗室性心律失常 静注：0.1～0.15 g/次，缓慢注射，总量≤0.35～0.4 g。静滴：静注后静滴1.5～2 mg/min，3～4 h后减至0.75～1 mg/min维持	不良反应：1. 胃肠道反应 2. 神经系统症状或感觉异常、反应迟钝、惊厥等 3. 偶可加重心衰或传导阻滞 注意事项：1. 传导阻滞、窦缓者禁用 2. 对本品过敏、肺动脉高压、高血压、肝肾功能不全、心力衰竭者慎用
普罗帕酮 (心律平) propafenone fenopraine	针剂：70 mg/支 (20 ml/支)	用于室性早搏、室性或室上性心动过速、预激综合征等 0.5～1 mg/kg缓慢静注，继之20～40 mg/h静滴	不良反应：心动过缓、传导阻滞、低血压等 注意事项：1. 严重心力衰竭、心源性休克、传导阻滞、明显窦缓严重阻塞性肺部疾病禁用 2. 与麻醉药或抑制心肌收缩力气药物合用可增强本品的作用
胺碘酮 (乙胺碘呋酮)	针剂：150 mg/支 (5 ml/支)	静注2～3 mg/kg，20 min内给完，然后静脉持续输注，24 h可用至900～1 200 mg	最有效抗心律失常药之一，可治疗难治性房性或室性心律失常。禁用于：① 窦房、房室或室内传导阻滞；② 碘过敏、孕妇或哺乳期妇女
溴苄铵 (甲苯磺酸溴苄乙铵) bretylium	针剂：0.25 g/支 (2 ml/支)	主要于其他药物无效的严重心律失常 3～5 mg/kg葡萄糖稀释至40 ml，10～20 min内慢注，可重复	不良反应：体位性低血压、心律失常、传导阻滞 注意事项：1. 严重心衰、心源性休克、严重心动过缓、传导阻滞、病窦综合征、血压过低禁用 2. 因有拮抗作用，不宜与钙全用
维拉帕米 (异搏定) verapamil	针剂：5 mg/支 (2 ml/支)	室上性或交界性室性心动过速、房颤伴快速室率、特发性尖端扭转型室性心动过速 每次2～4 mg稀释后缓慢静注，隔30 min可重复	不良反应：低血压、窦缓、窦性停搏、传导阻滞 注意事项：1. 低血压、重度心衰、心源性休克、Ⅱ～Ⅲ传导阻滞、病窦综合征、预激综合征合并心房颤动、心房扑动者禁用 2. 支气管哮喘、肝功能不全者慎用 3. 注射宜慢，并注意血压、心率变化，如心动过缓可用阿托品或肾上腺素，低血压用升压药

【中枢兴奋药】

药品名称	剂型规格	用法与用量	不良反应和注意事项
多沙普仑 doxapram	针剂：100 mg/支 (5 ml/支)	拮抗中枢抑制药过量的呼吸抑制及术后催醒 静注：每次0.5～1 mg/kg，10～20 min可重复，总量达2 mg/kg。静滴总量可达每日4 mg/kg 术后催醒：1～1.5 mg/kg，分1～2次注射，间隔5 min	不良反应：胸闷、呛咳、恶心、呕吐、头痛、多汗、精神错乱等 注意事项：1. 脑血管意外、冠心病、癫痫、心衰、哮喘、心律失常、严重心动过速、嗜铬细胞瘤等患者慎用 2. 可促进儿茶酚胺释放

续 表

药品名称	剂型规格	用 法 与 用 量	不良反应和注意事项
氟马西尼 (安易醒) flumazenil	针剂：0.5 mg/支(5 ml/支)、1 mg/支(10 ml/支)	苯二氮䓬类药物特异性拮抗药，用于相应的催醒 静注：首次 0.2 mg，后每分钟 0.1 mg，直到总量为 0.6～1 mg，≤2 mg	可有恶心、呕吐、焦虑、潮红、恐惧、心悸等反应 肝病患者及孕妇慎用，过敏者禁用
尼可刹米 (可拉明) nikethamide	针剂：0.25 g/支(1 ml/支)、0.375 g/支(1.5 ml/支)、0.5 g/支(2 ml/支)	用于中枢性呼吸抑制 肌注或静注：成人 0.25～0.5 g/次，最大剂量为 0.75 g/次，1～2 h 可重复 儿童肌内注射，6 月以下 75 mg/次，1～3 岁 125 mg/次，4～7 岁 175 mg/次，30 min可重复	剂量大可引起出汗、恶心、呛咳、面部潮红、全身瘙痒、血压升高、震颤等。应及时停药。若出现惊厥可注地西泮或小剂量硫喷妥钠对抗。急性血卟啉症患者慎用
洛贝林 lobeline	针剂：3 mg/支、5 mg/支、10 mg/支、20 mg/支(1 ml/支)	用于各种原因引起的呼吸抑制，特别是新生儿窒息 成人：肌注 3～10 mg/次，最大剂量为 20 mg/次，30 min 可重复。静注 3 mg/次，最大剂量为 6 mg/次 儿童：肌注 1～3 mg/次。静注 0.3～3 mg/次，30 min 可重复 新生儿窒息：脐静脉注射 3 mg/次	有恶心、呕吐、腹泻、咳嗽、头痛和震颤。过量致出无力、低血压、体温下降、心动过速等反应，甚至惊厥及昏迷
氨茶碱 aminophylline	片剂：0.1 g/片、0.2 g/片 针剂：0.25 g/支(10 ml/支)、0.25 g/支(2 ml/支)、0.125 g/支(2 ml/支)	麻醉催醒：1～2 mg/kg，稀释后缓慢静注 平喘：成人口服 0.1～0.2 g/次，3 次/d；静注 0.25 g/次，稀释后缓注(≥10 min)；静滴 0.25～0.5 g/次，每日≤2 g。儿童口服 2～3 mg/kg，3 次/d；静注或静滴每次 2～4 mg/kg	不良反应：1. 恶心、呕吐、胃部不适 2. 静脉用量大或过快可致头晕、心悸、心律失常、惊厥血压剧降等，甚至心搏骤停、气促和呼吸停止 3. 皮疹、蛋白尿 注意事项：1. 严重心血管病、高血压、心肌梗死、严重肺心病、消化性溃疡、肝功能障碍和甲状腺功能亢进患者禁用或慎用 2. 儿童对本品敏感易惊厥，应慎用 3. 静注时不可与维生素 C、氯丙嗪、胰岛素、去甲肾上腺素等配伍

【激素类药物】

药品名称	剂型规格	用 法 与 用 量	不良反应和注意事项
氢化可的松 (皮质醇) hydrocortisone cortisol	针剂：10 mg/支、25 mg/支、50 mg/支、100 mg/支	成人：静注或静滴，一般疗法 100～200 mg/次，1～2 次/d。大剂量突击疗法首剂 200～300 mg，每日可>1 g 儿童：静滴每日 4 mg/kg	不良反应：1. 静脉大量给药偶有过敏反应 2. 长期应用可引起医源性库欣面容和体态 3. 可出现精神症状，欣快感、激动不安、谵妄、定向力障碍，也可表现为抑制 4. 并发或加重感染 5. 下丘脑-垂体肾上腺轴受抑制 注意事项：1. 严重精神病史、活动性胃、十二指肠溃疡、明显糖尿病、严重高血压、未能用抗生素控制的感染等不宜用本品 2. 长期用药者应逐渐停药，并注意限钠补钾 3. 妊娠早期可致畸胎
甲泼尼松 (甲基强的松龙)		单剂 40～120 mg，也可静滴。威胁生命情况下用药 10～30 mg/kg，至少 30 min 静注	1. 用药数日后必须逐步递减用药剂量或逐步停药 2. 皮质类固醇可能会减弱抵抗力而使感染扩散 3. 甲状腺功能减退或肝硬化会增强皮质类固醇作用 4. 通常情况下应尽量缩短疗程

续 表

药品名称	剂型规格	用法与用量	不良反应和注意事项
倍他米松 （得宝松） betamethasone	针剂：7 mg/1 ml，15 mg/2 ml	维持量0.5～1 mg/d，肌注6～12 mg/次，静注5～15 mg/次 骶管内或关节腔内注射2～5 mg/次	长期应用可导致肾上腺皮质功能亢进，并加重感染，诱发加重消化道溃疡：糖尿病、高血压、动脉粥样硬化、骨质疏松、抑制生长发育，可引起肾上腺皮质功能不全
地塞米松 （氟美松） dexamethasone	针剂：1 mg/支、2 mg/支、5 mg/支	成人：静注或静滴2～20 mg/次，2～6 h可重复 儿童：肌注、静注或静滴1～2.5 mg/次，1～2次/d 新生儿：0.5～1 mg/次，1～2次/d	不良反应：参见可的松条目。但对水盐代谢影响极微、较大剂量服用易引起糖尿和类库欣综合征 注意事项：大剂量连续给药一般≤72 h。静脉滴注时用5%葡萄糖液稀释
胰岛素 insulin	针剂：400 U/支、800 U/支、1 000 U/支(10 ml/支)	围术期调控血糖方法：血糖＜8～12 mmol/L，可单次静注胰岛素0.1 U/kg，而＞12 mmol/L可静脉持续输注，简便计算公式为：血糖测定值－8＝胰岛素用量(U/h)，如测定值为12 mmol/L，则输注速度为12－8＝4 U/h，每2 h监测血糖1次 糖尿病患者术中：按胰岛素至少1 U与葡萄糖2.5～6 g之比酌情给予	不良反应：1. 低血糖反应，严重时可昏迷死亡 2. 少数过敏反应，荨麻疹、血管神经性水肿，甚至过敏性休克 3. 注射部位硬结、红肿 4. 长期用药有耐受性 注意事项：1. 发生低血糖，应即进食或静注高渗葡萄糖，应在血糖监测下，随时调整剂量，以免血糖大幅度波动 2. 肾上腺素、糖皮质激素、甲状腺素等可拮抗其降糖作用。胍乙啶、β受体拮抗药等可增强其降糖作用
高血糖素 （胰高血糖素、升血糖素） glucagon	针剂：1 mg/支、10 mg/支	低血糖：每次0.5～1 mg肌注、静注或静滴。20 min可重复 心力衰竭、心源性休克：每次3～5 mg稀释后静滴。或每小时5 μg/kg静滴，可持续24 h	无严重不良反应。偶有恶心、呕吐、过敏反应。与抗凝剂合用有可能引起出血。宜在2～8℃下保存
氨基己酸 （6-氨基己酸、ε-氨基己酸） aminocaproic acid	针剂：1 g/支、2 g/支、4 g/支	成人：静滴首剂4～6 g溶于生理盐水或5%葡萄糖液10～15 min滴完，维持1～1.25 g/h，直至出血停止，24 h总量≤20 g 儿童：静滴首剂0.08～0.12 g/kg，继之每小时0.033 g/kg 局部：0.5%溶液冲洗膀胱。拔牙后10%溶液漱口和蘸药液的棉球填塞伤口	不良反应：1. 恶心、呕吐和腹泻 2. 眩晕、头痛、耳鸣、全身不适、皮疹等 3. 快速静注可出现低血压、心动过缓、心律失常、少数可发生惊厥，心脏和肝脏损害大 4. 大剂量或疗程＞4周可出现肌痛、软弱、肌红蛋白尿，甚至引起肾功能衰竭 5. 血栓形成 注意事项：泌尿道术后的血尿患者、孕妇、有血栓形成倾向或过去有血栓栓塞性疾病病史者慎用
氨甲苯酸 （止血芳酸、对羧基苄胺、抗血纤溶芳酸） aminomethylbenzoic acid (PAMBA)	针剂：0.05 g/支、0.1 g/支	静注或静滴：0.1～0.3 g/次缓慢静注，葡萄糖或生理盐水稀释静滴，2～3次/d，每日总量≤0.6～0.8 g	毒性较氨基己酸、氨甲环酸均低，不易形成血栓。有腹泻、头晕、恶心、皮疹等。静注过快可致低血压、心动过缓。过量可形成血栓或诱发心肌梗死。肾功能不全者慎用，有血栓形成倾向或血栓栓塞史者禁用
氨甲环酸 tranexamic acid amikapron	针剂：0.1 g/支、0.25 g/支	静注：0.25～0.5 g/次，稀释至20 ml慢注，1～2次/d 静滴：每日总量可达2 g，生理盐水或葡萄糖液稀释至200 ml 局部：可止鼻衄，前列腺或膀胱术后冲洗	不良反应较氨基己酸少，可出现头痛、头晕、恶心、呕吐、胸闷及嗜睡等，快速静注可产生低血压，偶有药物过量致颅内血栓形成。有显著血栓形成倾向、阻塞性血管疾病史、蛛网膜下腔出血的患者禁用或慎用。肾功能不全或手术后血尿者慎用

【止血药和抗凝血药】

药品名称	剂型规格	用法与用量	不良反应和注意事项
酚磺乙胺（止血敏） etamsylate dicynone	片剂：0.25 g/片、0.5 g/片 针剂：0.25 g/支、0.5 g/支、1.0 g/支	预防手术出血：术前口服 0.5 g/次，4次/d，术前 30 min 静注或肌注 0.25～0.5 g 一般出血治疗：静注或肌注 0.25～0.75 g/次，2～3 次/d。新生儿每次 12.5 mg/kg，1 次/6 h 口服：成人 0.5～1.0 g/次，儿童每次 10 mg/kg，3 次/d	不良反应：恶心、头痛、皮疹、低血压等，静注可发生休克 注意事项：1. 本品不宜与其他药品或碱性药液配伍 2. 右旋糖酐拮抗本品的凝血作用 3. 不可与氨基己酸混合注射，以免中毒
垂体后叶素 pituitrin hypophysine	针剂：5 U/支、10 U/支	一般应用：5～10 U 肌注 急救治疗：10 U 加入 25% 葡萄糖液 20 ml慢注，或 10～20 U 加入 10% 葡萄糖 500 ml 静滴，必要时 6～8 h 重复 1 次，最大剂量为 20 U/次	不良反应：1. 恶心、腹痛、便意、面色苍白、出汗、心悸、胸闷等 2. 少数可发生血管神经性水肿，荨麻疹、支气管子喘等过敏反应 注意事项：高血压、冠心病、妊娠高血压综合征、动脉硬化、心力衰竭及过敏体质等禁用
维生素 K_1 phytomenadione	针剂：10 mg/支	每次数 10 mg 肌注或缓慢静注，术前每日可用 25～50 mg。小儿量同成人，新生儿 2.5～5 mg/次	不良反应：毒性低，静注过速可有面部潮红、出汗、血压下降甚至虚脱 注意事项：需缓慢静注
亚硫酸氢钠甲萘醌（维生素 K_3） menadione sodium bisulfile（vitamin K_3）	针剂：4 mg/支	止血：4 mg/次，2～3 次/d 防止新儿出血：产妇产前 1 周肌注 2～4 mg/d 胃肠道及胆道绞痛：8～16 mg/次	不良反应：胃肠道反应。大剂量对新生儿、早产儿可引起溶血性贫血、高胆红素血症黄疸。红细胞缺乏葡萄糖-6-磷酸脱氢酶者可诱发急性溶血性贫血。肝功能不良者慎用，可选取用维生素 K_1
鱼精蛋白 protamine	针剂：50 mg/支、100 mg/支	体外循环后拮抗肝素：按 1∶1～1.5∶1 的比例用药，或 2 mg/kg，以后根据 ACT 结果追加用药	浓度过高、注射过快，可发生低血压、心动过缓、呼吸困难、面红等。须缓慢注射，注药前先静注氯化钙 0.3～0.5 g
肝素 heparin	针剂：肝素钠 1 000 U/支、5 000 U/支、12 500 U/支 肝素钙 5 000 U/支、10 000 U/支 国产品 1 mg 相当于 125 U	适用于血栓栓塞性疾病、弥漫性血管内凝血 皮下注射：1～1.2 万 U/次，1 次/8 h。静注首剂 5 000 U/次，后 5 000～10 000 U/次，4～6 h 1 次 体外循环全身肝素化：3～4 mg/kg，维持 ACT 在 480 s 以上 体外抗凝或配肝素冲洗液：每毫升血液或生理盐水含肝素 2～4 U	不良反应：主要是出血。此外可引起血小板减少症、呕吐、流泪、头痛、瘙痒、发热、过敏反应、肌痛、骨痛，长期用可有脱发、骨质疏松等 注意事项：1. 监测凝血时间，如用过量或出血，可鱼精蛋白拮抗 1 mg 可中和肝素 1 mg 2. 有出血倾向、亚急性细菌性心内膜炎、肝肾功能不全、严重高血压、过敏性疾病、孕妇、用其他抗凝或抗血小板药物者慎用或禁用
枸橼酸钠（柠檬酸钠） sodium citrate	针剂：0.25 g/支	仅适用于体外抗凝，输血时每 100 ml 血加入 2.5%枸橼酸钠 10 ml 抗凝	输入含水量枸橼酸钠的血液或血浆过多过快，可引起低血钙、心功能不全，可适量静注葡萄糖酸钙或氯化钙
低分子肝素钙（速碧林）	注射液：0.4 ml/支(4 100 IU/支)	1. 预防深静脉血栓：体重<50 kg，0.2 ml；体重 50～70 kg，0.3 ml；体重>70 kg，0.4 ml 2. 治疗深静脉血栓：体重<50 kg，0.4 ml；体重 50～70 kg，0.6 ml；体重>70 kg，0.9 ml	不良反应：出血、ALT 轻度增高(停药即恢复) 注意事项：1. 与其他抗栓药有程度不一的协同作用，增加出血倾向 2. 部分患者耐药

【利尿、脱水药】

药品名称	剂型规格	用 法 与 用 量	不良反应和注意事项
呋塞米 （速尿） furosemide	针剂：20 mg/支	严重或急性水肿，成人 10～40 mg/次，必要时追加或静脉持续输注（1～2 mg/min），每日最大剂量≤1 g	不良反应：1. 恶心、呕吐 2. 电解质紊乱，尤其是低血钾 3. 大量或迅速利尿后，少数，尤其老年、瘦小者可出现低血容量、低血压，甚至休克 4. 大剂量静注可致急性听神经损害 注意事项：1. 本品不宜与氨基糖甙类抗生素联合应用 2. 大剂量静注时，注时≥5 min 3. 妊娠和哺乳期妇女、低血钾、洋地黄中毒、肝昏迷先兆等禁用
甘露醇 mannitol	注射液：20%250 ml/瓶（50 mg/瓶）	治疗脑水肿：每日 1～2 g/kg，一般每次 125～250 ml，4～6 h 次，或与其他脱水药交替使用 用于肾功能衰竭：先 3～5 min 内静注 20%甘露醇 50 ml，如每小时尿量＞40 ml可继续使用本品，每次 50～100 g，每日最大量 200 g。儿童剂量为 1～2 g/kg	不良反应：1. 注射过速或剂量过大可引起脑脱水或水、电解质紊乱，出现呕吐、发热、头痛、眩晕、抽搐等神经症状 2. 可使血浆渗透压增高、血容量增加，加重循环负荷 3. 久用损伤肾小管 注意事项：1. 肺充血、肺水肿、心功能不全慎用 2. 活动性脑出血，除非开颅手术，应慎用或少量用 3. 不宜与血液、钠、氯化钾等无机盐配伍，不可漏出血管外
山梨醇 sorbitol	注射液：25%250 ml/瓶（62.5 g/瓶）	25%山梨醇 250～500 ml 在 1 h 内滴完，必要时 4～6 h 可重复	不良反应轻微，但注射过快也可引起头痛及头晕等，偶尔可致血尿
托拉塞米 （特尼苏） torsemide	注射液：20 ml/瓶（20 mg/瓶）	5～20 mg 静注	不良反应：头痛、眩晕、疲乏、食欲减退、肌肉痉挛、恶心呕吐、高血糖、高尿酸血症、便秘、腹泻、电解质紊乱

附录3 常用临床疼痛检查标准

一、意识情况的分级

Ⅰ级：清醒状态，即患者意识清楚。

Ⅱ级：意识迟钝，即患者精神活动贫乏，对外界反应缓慢，理解问题难，能回答问题，但迟缓。

Ⅲ级：嗜睡状态，即好睡少动，唤醒后能回答问题，嗜睡程度较深者，对强的刺激才有反应。

Ⅳ级：朦胧状态，即经常处于嗜睡状态，对外界环境刺激有反应，呼之可应，但回答不切题或答非所问，定向力障碍，有时出现幻觉。

Ⅴ级：昏迷，即意识完全丧失，对各种刺激无反应或反应极差。

二、肌力分级

0级：毫无收缩。

1级：细微收缩，不能产生动作。

2级：所产生的力量不能对抗其自身重力。

3级：在和地心引力相反的方向中尚能完成其动作，但不能胜过一般阻力。

4级：能胜过一般阻力，但仍较弱。

5级：正常肌力。

三、瞳孔大小

正常一般光亮下，3～4 mm，双侧对称。＜2.5 mm者称瞳孔缩小。双侧瞳孔缩小可见于婴儿、老年及吗啡中毒。单侧瞳孔缩小可由于动眼神经受到刺激或颈交感神经破坏。双侧瞳孔扩大可见于疼痛、恐惧、甲状腺功能亢进、阿托品中毒、双侧天幕裂孔疝或枕骨大孔疝等。

四、脊椎

1. 脊椎的正常运动范围

(1) 颈椎段　① 前屈与后伸各为35°～45°；② 左、右侧屈各为45°；③ 左右旋转各为60°～80°。

(2) 胸、腰段　① 前屈90°，后伸30°；② 左右侧屈各为20°～30°；③ 左右旋转各为30°。

2. 颈椎病的好发部位　$C_{5\sim6}$间隙负荷和活动度最大，最易致劳损，发病率最高。其次为$C_{6\sim7}$和$C_{4\sim5}$间隙。神经根病变大致与骨质变化的节段相当。枕骨和C_1之间，$C_{1\sim2}$之间既无椎间盘亦无椎间孔，因此第1、2颈神经根都不从椎间孔通过，不致造成神经根病变。但脊髓病变不受这种限制。

3. 椎间盘突出的好发部位　最常见的为腰段，其次为颈段，胸段较少见。腰段以L_5～S_1最多，$L_{4\sim5}$次之，$L_{3\sim4}$再次之。$L_{1\sim2}$、$L_{2\sim3}$少见；颈段以$C_{5\sim6}$、$C_{6\sim7}$为最多，$C_{4\sim5}$、C_7～T_1次之。

五、腱反射强度的分度

0度（－）：不出现反应。

1度（＋）：低于正常的反应。

2度（＋＋）：正常反应。

3度（＋＋＋）：高于正常的反应。

4度（＋＋＋＋）：出现阵挛性反应。

以上也分别称为消失、低下、正常、活跃、亢进。

六、脊髓节段与皮肤感觉区关系

脊髓节段	皮肤感觉区
$C_{2\sim4}$	颈部、枕部及耳后部、肩胛部
C_5	上臂外侧部
C_6	拇指和示指
C_7	中指
C_8	无名指和小指
T_1	前臂内侧部
T_2	上臂内侧部
$T_{3\sim4}$	$T_{3\sim4}$肋间
T_5	乳腺部
$T_{6\sim7}$	乳头下区
T_8	肋弓下缘
T_9	上腹部
T_{10}	脐水平部
T_{11}	下腹部
T_{12}～L_1	腹股沟部
L_2	股前部
L_3	膝部
L_4	小腿前面和脚足踇指
L_5	足背部
S_1	足底部
S_2	小腿后侧部
S_3	股内侧部
$S_{4\sim5}$	臀部内侧部、肛门周围、外生殖器和会阴部

七、脊髓节段与主要随意肌和深浅反射的关系

脊髓节段	主要随意肌	深浅反射
$C_{2\sim4}$	颈部肌、膈肌	
C_5	三角肌	$C_{5\sim6}$，肱二头肌反射、肱桡肌反射
C_6	肱二头肌	$C_{6\sim7}$，肱三头肌反射
C_7	肱三头肌	$C_7 \sim T_1$，屈指反射
C_8	指屈肌	
$T_{1\sim2}$	小鱼际肌	
$T_{3\sim7}$	肋间肌	
$T_8 \sim L_1$	腹部肌	腹壁反射
L_2	髂腰肌	$L_{1\sim2}$，提睾反射
L_3	股四头肌	$L_{3\sim4}$，股内收肌反射和膝反射
L_4	股内收肌	
L_5	胫前肌（$L_4 \sim S_2$）	$L_5 \sim S_{1\sim2}$，跟腱反射
S_1	腓肠肌	$S_{1\sim2}$，跖反射
S_2	足跖部小肌	
$S_{3\sim5}$	会阴部诸肌	$S_{1\sim2}$，肛门反射

附录4 肌肉的起止和作用

一、颈肌

肌群	名称	英文名称	起点	止点	功能
颈浅肌	颈阔肌	platysma m.	锁骨下方的胸筋膜浅层	口角、下颌骨底和腮腺咬肌筋膜	下牵口角或张口
	胸锁乳突肌	sternocleidomastoid m.	胸骨柄前面、锁骨内侧端的上面	乳突及上项线外侧部	头向同侧屈、面向对侧上仰，或头后屈后仰
颈中肌	肩胛舌骨肌	omohyoid m.	下腹起于肩胛横韧带、肩胛骨上缘、喙突根部	上腹止于舌骨体外侧半部	下拉舌骨
	胸骨舌骨肌	sternohyoid m.	胸骨柄、胸锁关节囊及锁骨内侧端等的后面	舌骨体的内侧半部	下拉舌骨
	胸骨甲状肌	sternothyroid m.	胸骨柄和第1肋软骨的后面	甲状软骨板斜线	下拉喉
	甲状舌骨肌	thyrohyoid m.	甲状软骨板斜线	舌骨体和舌骨大角	下拉舌骨
	下颌二腹肌	mandible digastric m.	后腹：乳突切迹	前腹：下颌骨二腹肌窝	下拉下颌骨或上提舌骨
	茎突舌骨肌	stylohyoid m.	茎突根部	舌骨体侧面	拉舌骨向后上方
	下颌舌骨肌	mylohyoid m.	下颌骨体内面的下颌舌骨肌线	舌骨体侧面	拉舌骨向前上方
	颏舌骨肌	geniohyoid m.	下颌骨颏棘	舌骨体前面	拉舌骨向前上方
颈深肌	前斜角肌	scalenus anterior m.	第3～6颈椎横突前结节	第1肋骨斜角肌结节	颈侧屈和侧旋、前屈、上提第1～2肋骨
	中斜角肌	scalenus middle m.	第3～7颈椎横突后结节	第1肋骨中部上面	
	后斜角肌	scalenus posterior m.	第5～6颈椎横突后结节	第2肋粗隆	
	颈长肌	longus colli m.	下部：第1～3胸椎体侧部 中部：第5～6颈椎体侧部 上部：第3～6颈椎横突	第5～6颈椎横突 第2～4颈椎体侧部 寰椎前弓	颈前弯及侧弯
	头长肌	longus scapitis m.	第3～6颈椎横突	枕骨底部下面	颈前弯

二、背肌

肌群	名称	英文名称	起点	止点	功能
背浅肌层	斜方肌	trapezius m.	上项线、枕外隆凸、项韧带、隆椎和第1～12胸椎等的棘突及棘下韧带	锁骨外1/3、肩峰及肩胛冈	拉肩胛骨向内、向上或向下移动

续 表

肌群	名称	英文名称	起点	止点	功能
背浅肌层	背阔肌	latissimus dorsi m.	第7～12胸椎棘突、全部腰椎棘突(通过腰筋膜)、髂嵴、下3～4个肋骨及肩胛骨下角	肱肌小结节嵴	内收、内旋臂和降肩
	肩胛提肌	levator scapulae m.	第4～7颈椎横突的后结节	肩胛肌内侧角及其下方,脊柱缘的一部分	上提肩胛骨
	菱形肌	rhomboid m.	第6颈椎至第4胸椎棘突,向外下行	第2～5肋骨角的外方	提肋骨、助吸气
背中肌层	上后锯肌	serratus posterior superior m.	第6颈椎至第4胸椎棘突,向外下行	第2～5肋骨角的外方	提肋骨、助吸气
	下后锯肌	serratus posterior inferior m.	第11胸椎至第2腰椎棘突,向外上行	第9～12肋骨角的外方	向下后降肋骨,并固定肋骨,协助膈的吸气运动
	肋提肌	levatores costarum	小扇形,位于骶棘肌深侧,起于横突顶端	下一肋骨上缘(短肌)下二肋骨上缘(长肌)	提肋骨、助吸气
背深层肌外侧群	头夹肌	splenius capitis m.	第3～7颈椎的项韧带	乳突及上项线的外侧半	摇头和头后仰
	颈夹肌	splenius cervicis m.	第1～6胸椎的棘突和棘上韧带	上2～3个颈椎横突后结节	
	竖脊肌(髂肋肌)	erector spinae m. (iliocostalis m.)	总起于骶骨背面、腰椎棘突、髂嵴后部和胸腰背筋膜肋骨	肋骨,最上端止于第4～6颈椎横突后结节	竖直躯干,侧屈脊椎及头
	竖脊肌(最长肌)	erector spinae m. (longissimus m.)	全部胸椎及第1～3颈椎横突	全部胸椎、第2～6颈椎的横突和第2～12肋骨以及乳突	
	竖脊肌(棘肌)	erector spinae m. (spinalis m.)	背棘肌起于第11胸椎至第2腰椎的棘突	第2～8胸椎棘突的侧面	伸直脊柱
			颈棘肌起于第11胸椎至第3腰椎棘突	第2～4颈椎棘突的侧面	
背深层肌内侧群	横突棘肌	transversospinalis m.	浅:半棘肌,起于第2颈椎至第12胸椎横突	第1～4胸椎、第2～7颈椎棘突和项平面	竖直脊柱和旋转
			中:多裂肌,下起骶肌背面,上到第2颈椎	跨越2～3个椎骨,止于棘突	
			深:回旋肌,起于下一椎骨横突根部的背面	上一椎骨棘突根部的侧面	
	横突间肌	intertransverse m.	见于颈部及腰部,起止于相邻的横突		侧屈脊柱
	棘间肌	interspinous m.	见于颈部,起止于相邻的棘突		背屈脊柱颈部
背深层肌枕下群	头后大直肌	rectus capitis posterior major m.	枢椎棘突	下项线的外侧部	头背屈和摇头
	头后小直肌	rectus capitis posterior minor m.	寰椎后结节	项平面	头背屈
	头上斜肌	obliquus capitis superior m.	寰椎横突	下项线的外侧部	
	头下斜肌	obliquus capitis inferior m.	枢椎棘突	寰椎横突	摇头

三、肩肌

肌群	名称	英文名称	起点	止点	功能
外群	三角肌	deltoid m.	锁骨外1/3,肩峰和肩胛冈	肱骨三角肌粗隆	臂平举、臂内收内旋和后伸外旋
	冈上肌	supraspinatus m.	冈上窝和冈上筋膜	肱骨大结节上区	臂向平举略外旋
后群	冈下肌	infraspinatus m.	冈下窝和冈下筋膜	肱骨大结节中区	臂内收外旋
	小圆肌	teres minor m.	肩胛骨背面的下部和冈下筋膜	肱骨大结节下区和关节囊	臂内收外旋
前群	大圆肌	teres major m.	肩胛骨下角的背面和冈下筋膜	肱骨小结节	臂内收内旋稍后伸
	肩胛下肌	subscapularis m.	肩胛下窝	肱骨小结节和肩关节囊	臂内收内旋

四、臂肌

肌群	名称	英文名称	起点	止点	功能
上臂前群	肱二头肌	biceps brachii m.	长头:盂上粗隆	桡骨粗隆	臂前举,屈前臂并微旋内
	喙肱肌	coracobrachialis m.	肩胛骨喙突	肱中部前面及臂内侧肌间隔	臂前举微内收
	肱肌	brachialis m.	肱骨前面下半部及臂两侧肌间隔	尺骨粗隆、肘关节囊	屈前臂
上臂后群	肱三头肌	triceps brachii m.	长头:盂下粗隆	鹰嘴(内侧的一部肌纤维止于肘关节囊)	伸前臂并使臂微内收
			内侧头:肱骨后面,桡神经沟下,内、外侧肌间隔		
			外侧头:肱骨后面,桡神经沟以上和臂外侧肌间隔		
	肘肌	anconeus m.	肱骨外上髁	鹰嘴、尺骨背面上1/4部	协助伸前臂
前臂前群	肱桡肌	brachioradialis m.	肱骨外侧缘下1/3份和臂外侧肌间隔	桡骨茎突	屈肘
	旋前圆肌	pronator teres m.	浅头:肱骨上髁、臂内侧肌间隔 深头:尺骨冠突	桡骨中1/3部的前外侧面	屈肘,前臂旋前
	桡侧腕屈肌	flexor carpi radialis m.	肱骨内上髁及前臂筋膜	掌腱膜	屈肘,屈腕,腕外展
	掌长肌	palmaris longus m.	肱骨内上髁及前臂筋膜	第2、3掌骨底的前面	屈腕
	尺侧腕屈肌	flexor carpi ulnaris m.	肱骨内上髁和尺骨粗隆后而上2/3	豌豆骨	屈腕,腕内收
	指浅屈肌	flexor digitorum superficialis m.	肱骨内上髁,尺骨粗隆,桡骨3/5的前面	第2～5指中节指骨底	屈第2～5指中节指骨,屈腕,屈肘

续 表

肌群	名称	英文名称	起点	止点	功能
前臂前群	指深屈肌	flexor digitorum profundus m.	尺骨前面中部及前臂骨间膜	第2～5指的末节指骨底	屈第2～5指末节指骨，屈腕，屈全指
	拇长屈肌	flexor pollicis longus	桡骨中1/3份前面，肱骨内上髁	拇指末节指骨底	屈拇，屈腕
	旋前方肌	pronator quadratus m.	尺骨下1/4前面	桡骨下1/4前面	旋前
前臂后群	桡侧腕长伸肌	extensor carpi radialis longus	肱骨外上髁、外侧缘下部及臂外侧肌间隔	第2掌骨底背面	伸腕，腕外展
	桡侧腕短伸肌	extensor carpi radialis longus	肱骨外上髁、肘关节囊	第3掌骨底背面	
	指伸肌	extensor digitorum m.	肱骨外上髁和前臂筋膜	第2～5指的指背腱膜	伸肘，伸指，伸腕
	小指伸肌	extensor digiti minimi m.	肱骨外上髁和前臂筋膜	第5指的指背腱膜	伸小指
	尺侧腕伸肌	extensor carpi ulnaris m.	外上髁，前臂筋膜及肘关节囊	第5掌骨底	伸腕，腕内收
	旋后肌	supinator m.	尺骨旋后肌嵴，外上髁和肘关节囊等	桡骨上2/3	前臂旋后，伸肘
	拇长展肌	abductor pollicis longus	尺骨桡骨和前臂骨间膜等的中部背面	拇指第一节指骨底	伸拇指第1节，拇指外展
	拇短伸肌	extensor pollicis brevis	桡骨中部背面及骨间膜	拇指第一节指骨底	
	拇长伸肌	extensor pollicis longus	尺骨中部背面及骨间膜	拇指末节指骨底	伸拇指末节，腕外展
	示指伸肌	extensor indicis	尺骨中部背面及骨间膜	示指的指背腱膜	伸示指，伸腕

五、手肌

肌群	名称	英文名称	起点	止点	功能
外侧群	拇短展肌	abductor pollicis brevis m.	腕横韧带和手舟骨结节	拇指近节指骨底和外侧缘和外侧籽骨	外展拇指
	拇短屈肌	flexor pollicis brevis	浅头：腕横韧带 深头：腕辐状韧带及小多角骨	拇指近节指骨底的掌面及两侧籽骨	屈拇指
	拇对掌肌	opponens pollicis	大多角骨结节及腕横韧带	第1掌骨桡侧缘	对掌
	拇收肌	adductor pollicis	横头：第3掌骨的掌侧面 斜头：头状骨及腕状骨及腕横韧带	拇指近节指骨底	内收拇指及屈拇指
内侧群	小指展肌	abductor digiti minimi	豌豆骨和豆钩韧带	小指近节指骨底内侧缘	外展和屈小指
	小指短屈肌	flexor digiti minimi brevis	钩骨和腕横韧带	小指近节指骨底内侧缘	屈小指
	小指对掌肌	opponens digiti minimi	钩骨和腕横韧带	第5掌骨内侧缘	对掌

续 表

肌 群	名 称	英文名称	起 点	止 点	功 能
掌中群	蚓状肌	lumbricales	起于指深屈肌腱,经掌骨小头横韧带的掌侧,常指关节的桡侧到指背	止于指背腱膜和近节指骨背面	屈近节指骨,伸中节及末节
	骨间掌侧肌	palmar interossei m.	起于第2掌骨的尺侧半部、第4和第5掌骨的挠侧半部细腱经掌骨小头横韧带的背侧到指背	从第2指的尺侧和第4、第5指的桡侧止于同指近节指骨底和背面,以及指背腱膜	使第2和第5指靠拢中指,并屈近节指骨,伸中节和末节
	骨间背侧肌	dorsal interossei m.	掌骨骨间隙的两侧,细腱经过掌骨小头横韧带的背侧向前行	经第2、第3指和桡侧和第3、第4指的尺侧,止于第2～4指近节指骨底和背面,以及指背腱膜	使第2～4指离开中指,并屈近节指骨、伸中节和末节

六、髋肌

肌 群	名 称	英文名称	起 点	止 点	功 能
前群	髂腰肌(腰大肌)	iliopsoas m. (psoas major m.)	第12胸椎体和腰椎体侧面、横突	股骨小转子	紧张髂筋膜
	髂腰肌(髂肌)	iliopsoas m. (iliacus m.)	髂窝及髂前下棘的内侧	股骨小转子	
	髂腰肌(腰小肌)	iliopsoas m. (psoas minor m.)	第12胸椎体下部及第1腰椎体上部的外侧面	以薄腱膜止于髂耻隆起处的髂筋膜	
后群	臀大肌	gluteus maximus m.	髂翼外面,骶骨和尾骨后面,骶结节韧带等	股骨臂肌粗隆,一部分到髂胫束	伸大腿并外旋
	阔筋膜张肌	tensor fasciae latae m.	髂前上棘及其后侧的髂嵴一部分	髂胫束及髂胫束粗隆	屈大腿,伸小腿紧张髂胫束
	臀中肌	gluteus medius m.	髂翼外面(界于臀上线与臀后线之间)和臀筋膜	股骨大转子	外展大腿,微内旋
	臀小肌	gluteus minimus m.	髂翼外面(界于臀上线与臀下线之间)	股骨大转子前缘	外展大腿,微内旋
	梨状肌	piriformis m.	骶骨前面外侧部	股骨大转子尖端	外旋大腿,并助外展后伸
	闭孔内肌	obturator internus m.	闭孔膜及其周围骨部,上孖肌起于坐骨棘,下孖肌起于坐骨结节	股骨转子窝	外旋大腿
	股方肌	quadratus femoris m.	坐骨结节	转子间嵴	外旋大腿
下群	闭孔外肌	obturator externus m.	闭孔膜外面及其周围骨部	股骨大转子窝	外旋大腿,微内收

七、腿肌

肌群	名称	英文名称	起点	止点	功能
大腿前群	缝匠肌	sartorius m.	髂前上棘	胫骨体上端内侧面和小腿筋膜	屈大腿，屈小腿并微内旋
	股四头肌（股直肌）	quadriceps femoris m.（rectus femoris m.）	髂前下棘及髋臼上缘	通过膑骨与膑韧带止于胫骨粗隆	屈大腿（股直肌）伸小腿
	股四头肌（股中间肌）	quadriceps femoris m.（vastus intermedius m.）	股骨体前面上 3/4		
	股四头肌（股外侧肌）	quadriceps femoris m.（vastus lateralis m.）	股骨一外侧唇和大转子下部		
	股四头肌（股内侧肌）	quadriceps femoris m.（vastus medialis m.）	股骨一内侧唇	膝关节囊的前上部	紧张膝关节囊
	股四头肌（膝关节肌）	quadriceps femoris（articularis genus m.）	股骨体前面下 1/4		
大腿内侧群	耻骨肌	pectineus m.	耻骨梳及其附近	股骨的耻骨肌线	屈，内收并微外旋大腿
	长收肌	adductor longus	耻肌支前面和耻骨结节的下方	股骨嵴内侧唇中 1/3	内收和外旋大腿
	股薄肌	gracilis m.	耻骨支联合部和坐骨支耻骨部	胫骨粗隆内下方及小腿筋膜	内收微屈大腿、屈小腿微内旋
	短收肌	adductor brevis m.	耻骨支联合部	股骨嵴内侧唇上 1/3	内收外旋微屈大腿
	大收肌	adductor magnus	闭孔前下缘，坐骨结节	股骨嵴内侧唇上 2/3	内收外旋大腿
大腿后群	股二头肌	biceps femoris m.	长头：坐骨结节 短头：股骨嵴外侧唇	腓骨小头	伸大腿，屈小腿，微内旋
	半腱肌	semitendinosus m.	坐骨结节	胫骨粗隆内下方及小腿筋膜	伸大腿，屈小腿，微内旋
	半膜肌	semimembranosus m.	坐骨结节	前束：胫骨髁内侧面 下束：腘肌筋膜 内侧束：腘斜韧带	伸大腿，屈小腿，微内旋
小腿前群	胫骨前肌	tibialis anterior m.	胫骨上半部的外侧面、小腿骨间膜及小腿筋膜	第 1 楔骨内侧面及第 1 跖骨底	足背屈并内翻
	趾长伸肌	extensor digitorum longus	胫骨上端外侧面、脖骨小头、胫骨前嵴、小腿骨间膜、小腿筋膜及前肌间隔	第 2～5 趾的趾背腱膜，支腱止于第 5 跖骨底背面，为腓骨第三肌	足背屈、趾背伸
	踇长伸肌	long extensor m of great toe	小腿骨间膜和腓骨内侧面的中 3/5	踇趾末节趾骨底	伸踇趾、足背屈，内翻
小腿外侧群	腓骨长肌	peroneus longus m.	腓骨小头、腓骨外侧面上 2 凸，小腿筋膜及肌间隔	第 1 楔骨外侧面及第 1 跖骨底	足跖屈和外翻
	腓骨短肌	peroneus brevis	腓骨外侧下 1/3 份及肌间隔	第 5 跖骨粗隆及小趾伸肌腱	足跖屈和外翻

续 表

肌群	名称	英文名称	起点	止点	功能
小腿后群	腓肠肌	gastrocnemius m.	内侧头：内侧髁及附近腘平面 外侧头：外侧髁	以跟腱止于跟骨结节	足跖屈
	比目鱼肌	soleus m.	腓骨小头及后面、胫骨腘肌线及腱弓		
	跖肌	plantaris m.	腘平面外下部及关节囊		
	腘肌	popliteus	股骨外侧髁外侧面上缘	胫骨腘肌线	屈小腿并内旋
	趾长屈肌	flexor digitorum longus m.	胫骨后面中1/3份，小腿筋膜深层	第2～5趾末节趾骨底	屈末节趾骨、足跖屈和内翻
	踇长屈肌	long flexor m. of great toe	腓骨后面下1/3份、后肌间隔及小腿筋膜深层	踇趾末节趾骨底	足跖屈、踇趾跖屈
	胫骨后肌	tibialis posterior	胫骨腓骨后面及小腿骨间膜	足舟骨粗隆和第1楔骨，一小部止于第2～3楔骨和第2～4跖骨、骰骨等	足跖屈并内翻

附录5 麻醉科常用英文缩写

缩写	英文全称	中文全称
A/C	assisted/control ventilation	辅助/控制通气
AAA	abdominal aortic aneurysm	腹主动脉瘤
$A-aDO_2$	alveolar-arterial oxygen difference	肺泡-动脉血氧分压差
AAE	arterial air embolism	动脉空气栓塞
AAGBI	Association of Anaesthetists of Great Britain and Ireland	大不列颠及北爱尔兰麻醉医师协会
AAP	American Academy of Pediatrics	美国儿科协会
AAR	auto-mated anesthesia record	麻醉信息自动记录
AARS	Asia Australia Region Section	WFSA 亚澳地区分部
AB	actual bicarbonate	实际碳酸氢盐
ABD	automatic boundary detection	自动边缘识别系统
ABL	acceptable blood lose	可接受的失血量
ACC	American College of Cardiology	美国心脏病学会
ACCF	American College of Cardiology Foundation	美国心脏病学会基金会
ACCP	American College of Chest Physicians	美国胸科医师协会
ACD-CPR	active compression decompression CPR	主动加压-减压 CPR
ACEI	angiotensin-converting enzyme inhibitors	血管紧张素转化酶抑制剂
ACh	acetylcholine	乙酰胆碱
ACLS	advanced cardiac life support	进一步生命支持
ACoTS	acute coagulopathy of trauma-shock	急性创伤-休克凝血功能障碍
ACS	abdominal compartment syndrome	腹腔室隔综合征
ACS	acute coronary syndrome	急性冠脉综合征
ACS	American College of Surgeons	美国外科医师学会
ACT	activated clotting time	激活凝血时间
ACTH	adrenocorticotropic hormone	促肾上腺皮质激素
ADA	American Diabetes Association	美国糖尿病学会
AD	after discharge activity	后放电
AD	Alzheimer disease	阿尔茨海默病
ADH	antidiuretic hormone	抗利尿激素
ADP	aortic diastolic pressure	主动脉舒张压
AED	automated external defibrillator	自动体外除颤仪
AEP	auditory evoked potentials	听觉诱发电位
AEPI	auditory evoked potential index	听觉诱发电位指数
AFE	amniotic fluid embolism	羊水栓塞
AG	anion gap	阴离子间隙
AHA	American Heart Association	美国心脏协会
AHF	acute heart failure	急性心力衰竭
AHH	acute hypervolemic hemodilution	急性高血容量性血液稀释
AHR	airway hyperresponsiveness	气道高反应性

AI	aortic insufficiency	主动脉瓣关闭不全
AI	awake intubation	清醒气管插管
AICD	automatic implantable cardiac defibrillator	植入式自动心脏转复除颤器
AIDP	acute inflammatory demyelinative polyradiculoneuropathy	急性炎性脱髓鞘性多神经根神经病
AIFR	adequate initial fluid resuscitation	早期足量液体复苏
AIMS	anesthesia information management system	麻醉信息管理系统
AIN	acute interstitial nephritis	急性间质性肾炎
AKI	acute kidney injury	急性肾损伤
AKIN	acute kidney injury network	急性肾损伤网络
ALI	acute lung injury	急性肺损伤
A-LQTS	acquired Q-T interval prolongation syndrome	获得性Q-T间期延长综合征
AMI	acute myocardial infarction	急性心肌梗死
AMV	assisted mechanical ventilation	机械辅助呼吸
AMVL	anterior mitral valve leaflet	二尖瓣前叶
ANH	acute normovolemic hemodilution	急性等容量血液稀释法
ANIH	acute non-isovolumic hemodilution	急性非等容量血液稀释
ANP	atrial natriuretic peptide	心房钠尿肽
APCO	arterial pressure-based cardiac output	动脉压力测心排血量
APE	acute pulmonary edema	急性肺水肿
APEC	anesthesia preoperative evaluation clinic	麻醉评估门诊
APP	acute preoperative plateletpheresis	术前急性血小板分离技术
APRV	airway pressure release ventilation	气道压力释放通气
APTT	activate partial thromboplastin time	激活部分凝血酶原时间
AQMS	acute quadriplegic myopathy syndrome	急性四肢瘫痪肌病综合征
ARB	angiotensin Ⅱ receptor blocker	血管紧张素Ⅱ受体拮抗剂
ARCL	acceptable red cell lose	可接受的红细胞丢失
ARDS	acute respiratory distress syndrome	急性呼吸窘迫综合征
ARDS	adult respiratory distress syndrome	成人呼吸窘迫综合征
ARF	acute renal failure	急性肾功能不全
ARF	acute respiratory failure	急性呼吸衰竭
ASA	American Society of Anesthesiologists	美国麻醉医师学会
AS	aortic stenosis	主动脉瓣狭窄
ASD	atrial septal defect	房间隔缺损
ASE	American Society of Echocardiography	美国超声心动图学会
ASRA	American Society of Regional Anesthesia	美国部位麻醉协会
ATC	acute traumatic coagulopathy	急性创伤性凝血病
ATC	automatic tube compensation	自动导管补偿
ATG	antithymocyte globulin	抗胸腺细胞球蛋白
ATLS	advanced life support program	高级生命支持方案
ATN	acute tubular necrosis	急性肾小管坏死
AUC	area under the concentration time curve	浓度-时间曲线下面积
AUMC	area under the moment curve	时间曲线下面积
AVCD	atrioventricular canal defect	房室间隔缺损
AVDL	arterio-venous difference of lactate	静脉-动脉血乳酸含量差
AVM	arteriovenous malformation	颅内动静脉畸形
AVNRT	atrioventricular junctional reentrant tachycardia	房室交界区折返性心动过速
AVP	vasopressin	血管加压素

BAEPs	brain stem auditory evoked potentials	脑干听觉诱发电位
BARIS	bronchial asthma risk index score	支气管哮喘危险指数评分
BBB	blood brain barrier	血脑屏障
BCIS	bone cememt implantation syndrome	骨水泥植入综合征
BCLT	blood clot lysis test	全血凝块溶解试验
BET	bolus-elimination-transfer	单次大剂量静注加两种以上速率输注
BiPAP	bi-phasic positive airway pressure	双气道正压通气
BIS	bispectral index	脑电双频指数
BLS	basic life support	基本生命支持
BMI	body mass index	体重指数
BNP	brain natriuretic peptide	脑利钠肽
BPC	blood platelet count	血小板计数
BPV	blood pressure variability	血压变异性
BT	bleeding time	出血时间
BZ	benzodiazepine	苯二氮䓬类
CABG	coronary artery bypass grafting	冠脉旁路移植术(冠脉搭桥术)
CA	catecholamine	儿茶酚胺
CACI	computer-assisted continous infusion system	计算机控制输液系统
CAM - ICU	the confusion assessment method for the diagnosis of delirium in the ICU	ICU 谵妄诊断的意识状态评估
CARS	compensatory anti-inflammatory response syndrome	代偿性抗炎反应综合征
CAST	cardiac arrhythmia suppression test	心律失常抑制试验
CAST	cellular allergen stimulation test	嗜碱性粒细胞活化试验
CAV	cardiac allograft vasculopathy	同种异体心脏移植后血管病变
CAVC	complete atrioventricular canal	完全性房室通道/安全型房室间隔缺损
CBCL	child behavior checklist	小儿行为检测表
CBF	cerebral blood flow	脑血流
CBF	coronary blood flow	冠脉血流
CBP	continuous blood purification	持续性血液净化
CC	closing capacity	闭合气量
CCO	continuous cardiac output	连续心排血量
CDC	centers for disease control	疾病控制中心
CDFI	colored Doppler flow imaging technology	超声多普勒血流显像技术
CDH	congenital diaphragmatic hernia	先天性膈疝
CEA	carotid endarterectomy	颈动脉内膜剥脱术
CEIA	continuous epidural infusion analgesia	持续输注硬膜外镇痛
CFT	capillary fragility test	毛细血管脆性(束臂)试验
CHD	congenital heart defects	先天性心脏病
CHF	chronic heart failure	慢性心力衰竭
CHF	congestive heart failure	充血性心力衰竭
CI	cardiac index	心脏指数
CIN	contrast-induced nephropathy	造影剂肾病
CK	color kinesis technology	彩色室壁动态技术
CKD	chronic kidney disease	慢性肾脏疾病
CK-MB	creatine kinase	肌酸激酶
C_L	clearance	清除率

CLFM	conservative late fluid management	晚期限制性液体复苏
CL_H	hepatic clearance	肝脏清除率
C-LQTS	congenital Q-T interval prolongation syndrome	先天性Q-T间期延长综合征
CL_R	renal clearance	肾脏清除率
CMR	cerebral metabolic rate	脑代谢率
$CMRO_2$	metabolic rate of brain tissue	脑组织代谢率
CMV	control mechanical ventilation	机械控制通气
CNS	central nervous system	中枢神经系统
CoA	aortic coarctation	主动脉缩窄
CO	cardiac output	心排血量
COP	colloid osmotic pressure	胶体渗透压
COPD	chronic obstructive pulmonary disease	慢性阻塞性肺疾病
COX-2	cyclooxygenase-2	环氧化酶-2
CPAP	continuous positive airway pressure	持续正压通气
CPB	cardiopulmonary bypass	体外循环
CPCR	cardiopulmonary cerebral resuscitation	心肺脑复苏
CPE	cardiogenic pulmonary edema	心源性肺水肿
CPOE	computerized physician order entry	计算机化医嘱录入
CPP	cerebral perfusion pressure	脑灌注压
CPP	coronary perfusion pressure	冠状动脉灌注压
CPPV	continuous positive-pressure ventilation	持续正压通气
CPR	cardiopulmonary resuscitation	心肺复苏
CPSP	chronic post-surgical pain	慢性手术后疼痛
CRC	concentrated red cell	浓缩红细胞
CRF	chronic renal failure	慢性肾功能不全
CRH	corticotropin-releasing hormone	促肾上腺皮质激素释放激素
CRI	cardiac risk index	心脏危险指数
CRPS	complex regional pain syndrome	复杂局部疼痛综合征
CRRT	continuous renal replacement therapy	持续性肾替代治疗
CRT	clot retraction test	血块收缩试验
CSA	Chinese Society of Anesthesiology	中华麻醉学会
CSA	continuous spinal anesthesia	连续脊麻
CS	coronary sinus	冠状窦
CSEA	combined spinal-epidural anesthesia	腰硬联合麻醉
CSF	cerebrospinal fluid	脑脊液
CSFP	cerebral spinal fluid pressure	脑脊液压力
CSI	cerebral state index	脑状态指数
CT	clotting time	凝血时间
CTEPH	chronic thromboembolic pulmonary hypertension	慢性血栓栓塞性肺动脉高压
CTZ	chemoreceptor trigger zone	催吐化学感受区
CV	closing volume	闭合容积
CVP	central venus pressure	中心静脉压
CVR	cerebral vascular resistance	脑血管阻力
CVR	coronary vascular resistance	冠状血管阻力
CVVHD	continuous veno-venous hemodialysis	持续静脉-静脉血液透析
CW	continual wave Doppler	连续多普勒
DA	difficult airway	困难气道
$D_{a-jv}O_2$	difference of oxygen content between arterial and jugular blood	动脉-颈内静脉氧含量差

DBP	diastolic blood pressure	舒张压
DBS	deep brain stimulation	脑深部刺激
DBS	double burst stimulation	双短强直刺激
DCLHB	dual-aspirin cross-linked hemoglobin	双阿司匹林交联血红蛋白
DCM	dilated cardiomyopathy	扩张性心肌病
DCR	damage control resuscitation	创伤控制性复苏
DCS	damage control surgery	创伤控制性手术
DHCA	deep hypothermia and circulatory arrest	深低温停循环
DIC	diffuse intravascular clotting	弥散性血管内凝血
DKA	diabetic ketoacidosis	糖尿病酮症酸中毒
Dlco	diffusing capacity of the lung for CO	肺一氧化碳弥散量
DLT	double-lumen tube	双腔气管导管
DNR	do not resuscitate orders	心肺脑复苏终止抢救的标准
DO_2	oxygen delivery	氧输送
DORV	double outlet right ventricle	右心室双出口
DST	double-segment technique	两点穿刺技术
D-TGA	D-transposition of the great arteries	右型大动脉转位
DTI	Doppler tissue imaging	多普勒组织成像
DTIs	direct thrombin inhibitors	直接凝血酶抑制剂
DVT	deep venous thrombosis	深静脉血栓形成
EAA	excitatory amino acid	兴奋性氨基酸
EA	emergency agitation	苏醒期躁动
EBM	evidence-based medicine	循证医学
EBUS	endobronchial ultrasound	超声支气管镜
EBV	estimated blood volume	估计血容量
$ECCO_2R$	extracorporeal CO_2 removal	体外二氧化碳清除
ECF	extracellular fluid	细胞外液
ECG	electrocardiograph	心电图
ECLS	extracorporeal life support	体外生命支持
ECMO	extracorporeal membrane oxygenation	体外膜肺氧合
EDA	end-diastolic area	舒张末面积
EDPVR	end-diastolic pressure-volume relationship	舒张末压力-容量之间的关系
EDRF	vascular endothelial relaxation factor	血管内皮松弛因子
EEG	electroencephalogram	脑电图
EF	ejection fraction	射血分数
EGDT	early goal-directed therapy	早期目标导向治疗
EIP	end-inspiratory pause	吸气末停顿
ELT	euglobulin lysis time	优球蛋白溶解时间
ELVET	effective left ventricular ejection time	左心室有效射血时间
EMD	electric mechanical dissociation	心电机械分离
EPS	extrapyramidal symptoms	锥体外系症状
EPSS	E-point of septal separation	二尖瓣-室间隔间距
ERCM	estimated red cell mass	估计红细胞数量
ER	the rate of elimination	清除速率
ERV	expiratory reserve volume	补呼气量
ESA	end-systolic area	收缩末面积
ESA	European Society of Anesthesiologists	欧洲麻醉医师学会
ESC	European Society of Cardiology	欧洲心脏病协会

ESRD	end-stage renal disease	终末期肾病
ESWL	extracorporeal shock wave lithotripsy	体外冲击波碎石术
ETC	esophageal tracheal combitube	食管气管联合导管
ET	ejection time	射血时间
EVE	epidural volume extention	硬膜外填充
EVLW	extravascular lung water	血管外肺水量
FAC	fractional area change	面积缩小分数
FACTT	fluid and catheter treatment trial	液体治疗及导管监测试验
FDA	Food and Drug Administration	食品及药品管理局
FDP	fibrin degradation products	纤维蛋白降级产物
FE	fat embolism	脂肪栓塞
FENa	filtered fractional excretion of sodium	滤过钠排泄分数
FES	fat embolism syndrome	脂肪栓塞综合征
FESS	functional endoscopic sinus surgery	功能性鼻内镜
FEV1	forced expiratory volume in one second	一秒钟用力呼气量
FFP	fresh frozen plasma	新鲜冰冻血浆
FICB	fascia iliaca compartment block	髂筋膜间隙阻滞
F_IO_2	fraction of inspiratory oxygen	吸入氧浓度
$F_{I-ET}DO_2$	fraction of inspired and end-tidal oxygen concentration difference	吸入氧浓度和呼气末氧浓度差
FLMA	flexible laryngeal mask airway	可弯曲型喉罩
FLP	fresh liquid plasma	新鲜液体血浆
FOB	fiberoptic bronchoscope	光导纤维支气管镜
FP	frozen plasma	普通冰冻血浆
FRC	frozen red cell	冰冻红细胞
FRC	functional residual capacity	功能残气量
FTCA	fast track cardiac anesthesia	快通道心脏麻醉
FVC	forced vital capacity	用力肺活量
FVS	full ventilation support	全部呼吸支持
GBS	Guillain-Barre syndrome	格林-巴利综合征
GCS	Glasgow coma scale	Glasgow 昏迷程度评分
GCS	glucocorticoids	糖皮质激素
GDM	gestational diabetes mellitus	妊娠期糖尿病
GEB	gum elastic bougie	橡胶弹性探条
GEDV	global end-diastolic volume	全心舒张末容积
GFR	glomerular filtration rate	肾小球率过滤
GVHD	graft-versus-host disease	移植物抗宿主病
G-R	glucocorticoid receptor	糖皮质激素受体
3H	hypertension, hypervolemia, and hemodilution	高血压、高血容量和血液稀释
HABF	hepatic artery blood flow	肝动脉血流
HAPE	high altitude pulmonary edema	高原性肺水肿
HCC	hepatocellular carcinoma	肝细胞性肝癌
HELLP	hemolysis, elevated liver enzymes, and low platelets syndrome	HELLP 综合征
HER	electronic health record	电子健康记录
HES	hydroxyethyl starch	羟乙基淀粉
HFJV	high-frequency jet ventilation	高频喷射通气
HF-NEF	heart failure with normal ejection fraction	射血分数正常的心力衰竭
HFO	high frequency occilation	高频振荡
HFOV	high-frequency oscillatory ventilation	高频振荡通气

HFPPV	high frequency positive pressure ventilation	高频正压通气
HF-PSF	heart failure with preserved systolic function	收缩功能正常的心力衰竭
HFSS	heart failure survive score	心衰生存评分
HFV	high frequency ventilation	高频通气
HHW	heated humidified water	温化、湿化
HIPPA	health insurance portability and accountability act	医疗保险易行性和可说明性条例
HIT	heparin-induced thrombocytopenia	肝素诱导的血小板减少
HIV	human immunodeficiency virus	人类免疫缺陷病毒
HLHS	hypoplastic left heart syndrome	左心发育不良综合征
HME	heat and moisture exchanger	温湿交换器
HPA	hypothalamic-pituitary-adrenal axis	下丘脑-垂体-肾上腺皮质轴
HPB	hepatobiliary	胆道手术
HPS	hepatopulmonary syndrome	肝-肺综合征
HPS	hypertrophic pyloric stenosis	肥厚性幽门狭窄
HPV	hypoxic pulmonary vasoconstriction	缺氧性肺血管收缩
HR	heart rate	心率
HRS	hepatorenal syndrome	肝肾综合征
HRV	heart rate variability	心率变异性
HS	hypertonic saline	高渗盐水
HUS	hemolytic uremic syndrome	溶血性尿毒综合征
HVLP	high volume low pH	高容量低 pH 值
IAA	interrupted aortic arch	主动脉弓中断
IABP	intra-aortic ballon pump	主动脉内球囊反搏
IAC-CPR	interposed abdominal counterpulsation	插入式腹部反搏术
IAP	intra-abdominal pressure	腹内压
IAS	interauricular septum	房间隔
IASP	International Association for the study of Pain	国际疼痛研究协会
IBP	invasive blood pressure	有创血压
ICD	implantable cardioverter defibrillator	植入型心律转复除颤器
ICF	intracellular fluid	细胞内液
ICP	intracranial pressure	颅内压
ICU	intensive care unit	重症监护病房
IDH	isolated diastolic hypertension	单纯舒张期高血压
ID	internal diameter	管腔内径
IDT	intradermal test	皮内试验
IFV	interstitial fluid volume	组织间液
IGDT	individualized goal-directed fluid therapy	个体化液体治疗策略
IHD	intermittent hemodialysis	间断性血液透析
IHMD	infant hyaline membrane disease	新生儿肺透明膜病
ILMA	intubating laryngeal mask airway	气管插管型喉罩
IMV	intermittent mandatory ventilation	间歇指令通气
INB	intercostal nerve block	肋间神经阻滞
INR	international normalized ratio	国际标准化比率
IPB	interpleural block	胸膜间阻滞
IPC	intermittent pneumatic compression	间断气囊压迫
IPE	immediate postoperative extubation	手术室内拔管(术后即刻拔管)
IPPV	intermittent positive pressure ventilation	间歇正压通气
IPVS	lung protective ventilation strategy	肺保护性通气策略

IRV	inverse ratio ventilation	反比通气
ISH	isolated systolic hypertension	单纯收缩期高血压
ISPOCD	International Study of Postoperative Cognitive Dysfunction	国际术后认知功能障碍研究协作组
ITBVI	intrathoracic blood volume index	胸内血容量指数
ITBV	intrathoracic blood volume	胸内血容量
IVA	isovolumic acceleration	等容收缩期加速度
IVCF	inferior vena cava filter	下腔静脉滤器
IVC	inferior vena cava	下腔静脉
IVCS	inferior vena cava syndrome	下腔静脉综合征
IVCT	isovolumetric contraction time	等容收缩时间
IVH	intraventricular hemorrhage	脑室内出血
IVOX	intravascular oxygenator	血管内氧合器
IVRT	isovolumic relaxation time	等容舒张时间
IVS	interventricular septum	室间隔
IVUS	intravascular ultrasound	血管内超声心动图
JV	jet ventilation	喷射通气
KPTT	kaolin partial thromboplastin time	白陶土部分凝血活酶时间
LAD	left anterior descending	左前降支
LASEC	left atrial spontaneous echo contrast	左房自发显影
LCX	left circumflex	左回旋支
LD	Li dilution	锂稀释法
LD	loading dose	负荷剂量
LDUH	low-dose unfractionated heparin	低剂量普通肝素
LFPPV	low frequency positive ventilation	低频正压通气
LIMA	left internal mammary artery	左乳内动脉
Ljv	lactate content of the ball portion of the internal jugular vein	颈内静脉球部血乳酸含量
LMA	laryngeal mask airway	喉罩通气道
LMWH	low molecular weight heparin	低分子量肝素
LPRC	leucocyte-poor red cell	少白细胞红细胞
LQTS	Q－T interval prolongation syndrome	Q－T 延长综合征
LT	lockout time	锁定时间
LVDP	left ventricular end-diastolic pressure	左室舒张末期压
LVEDV	left ventricular end-diastolic volume	左室舒张末容积
LVEF	left ventricular ejection fraction	左心室射血分数
LVESV	left ventricular end-systolic volume	左室收缩末容积
LVIBP	lateral vertical infraclavicular block	外侧垂直锁骨下臂丛神经阻滞
LVOT	left ventricular outflow tract	左室流出道
LVOTO	left ventricular outflow tract obstruction	左室流出道梗阻
LVSWI	left ventricular stroke work index	左心室每搏功指数
MAAS	motor activity assessment scale	肌肉活动评分
MABL	maximum allowable blood loss	最大允许失血量
MAC BAR_{50}		阻滞肾上腺素能反应的肺泡气麻醉药浓度
MAC EI_{50}		半数气管插管肺泡气浓度
$MACawake_{50}$		半数清醒肺泡气浓度
MAC	minimal alveolar concentration	最低肺泡有效浓度
MAC	monitor anesthesia care	监测下麻醉处理

MAD	mucosal atomization device	黏膜湿化器
MAP	mean arterial pressure	平均动脉压
MC	microcirculation	微循环
MDCT	multidetector row computed tomography	多层螺旋 CT
MDF	myocardial-depressant factor	心肌抑制因子
MEAC	minimum effective analgesic concentration	最低有效止痛浓度
MELD	model for end-stage liver disease	终末期肝病模型评分
MEPs	motor evoked potentials	运动诱发电位
METs	metabolic equivalent levels	代谢当量水平
MG	myasthenia gravis	重症肌无力
MH	malignant hyperthermia	恶性高热
MIDCABG	minimal invasive direct coronary artery bypass grafting	微创 CABG 手术
MI	myocardial infarction	心肌梗死
MI	myocardial ischemia	心肌缺血
MLAEP	middle latency auditory evoked potentials	中潜伏期听觉诱发电位
MMEF	maximum mid-expiratory flow rate	最大呼气中期流速
MMSE	mini-mental state examination	简易心理状态测试表
MMV	mandatory minute volume ventilation	分钟指令通气
MOAA/S	modified observer's assessment of alertness/sedation	改良警觉镇静评分
MODS	multiple organ dysfunction syndrome	多器官功能障碍综合征
mPAP	mean pulmonary arterial pressure	平均肺动脉压
MR	mitral regurgitation	二尖瓣反流
MRS	magnetic resonance spectroscopy	磁共振波谱分析
MRT	mean residence time	平均驻留时间
MS	mitral stenosis	二尖瓣狭窄
MSOF	multisystem and organ failure	多系统和器官功能障碍
MTPs	massive transfusion plan	大量输血预案
MVP	mitral valvuloplasty	二尖瓣成形术
MVR	mitral valve replacement	二尖瓣瓣膜置换术
MVV	maximum ventilatory volume	最大通气量
N_2O	nitrous oxide	氧化亚氮
nAChR	nicotinic acetylcholine receptor	烟碱样乙酰胆碱受体
NACS	neurological and adaptive capacity score	足月新生儿的神经和适应能力评分
NAVA	neurally adjusted ventilatory assist	神经调节通气辅助模式
NCA	nurse controlled analgesia	护士或家长控制镇痛
N-CPAP	nasal continuous positive airway pressure	经鼻持续气道正压
NCPE	noncardiogenic pulmonary edema	非心源性肺水肿
NE	norepinephrine	去甲肾上腺素
NIBP	noninvasive blood pressure	无创血压
NI	Narcotrend index	Narcotrend 指数
NIV	non-invasive ventilation	无创机械通气
NMBA	neuromuscular block agent	神经肌接头阻滞药(骨骼肌松弛药)
NOS	nitric oxide synthase	一氧化氮合酶
NPE	neurogenic pulmonary edema	神经源性肺水肿
NPPBS	normal perfusion pressure breakthrough syndrome	正常灌注压突破综合征
NPPE	negative pressure pulmonary edema	负压性肺水肿
NPPV	noninvasive positive pressure ventilation	无创性正压通气
NREM	non-rapid eye movement	非快动眼睡眠

NRS	numerical rating scale	数字等级评定量表
NSAIDs	non-steroidal anti-inflammatory drugs	非甾体类抗炎药
NSTEMI	non-ST-elevation myocardial infarction	非 ST 段抬高型心梗
NTG	nitroglycerin	硝酸甘油
NYHA	New York Heart Association	美国纽约心脏病学会
OAA/S	observer's assessment of alertness/sedation	警觉镇静评分
OA	oesophageal atresia	食管闭锁
OCR	oculocardiac reflex	眼心反射
OHS	obesity hypoventilation syndrome	肥胖性低通气量综合征
OLC	open lung concept	"肺开放"策略
OLT	orthotopic liver transplantation	原位肝移植
OLV	one-lung ventilation	单肺通气
OM	obstuse marginal	钝缘支
OPCABG	off-pump coronary-artery bypass grafting	非体外循环 CABG 手术
OSA	obstructive sleep apnea	阻塞性睡眠呼吸暂停
OSAS	obstructive sleep apnea hyponea syndrome	阻塞性睡眠呼吸暂停综合征
PAC	pulmonary artery catheter	肺动脉导管
PADP	pulmonary artery diastolic pressure	肺动脉舒张压
PAdT	platelet adhesion test	血小板黏附试验
PAFR	peak atrial filling rate	峰值心房充盈率
PAgT	platelet aggregation test	血小板凝集试验
PaO_2/F_IO_2		氧合指数
PA	pulmonary atresia	肺动脉闭锁
PASP	pulmonary artery systolic pressure	肺动脉收缩压
PAVC	partial atrial septal defect	部分型或不完全型房室间隔缺损
PAVC	partial atrioventricular canal defect	部分型房室间隔缺损
PAV	proportional assist ventilation	比例辅助通气
PBF	portal blood flow	门静脉血流
PCA	patient controlled analgesia	患者自控镇痛
PCEA	patient controlled epidural analgesia	硬膜外自控镇痛
PCIA	patient controlled intravenous analgesia	静脉患者自控镇痛
PCINA	patient-controlled intranasal analgesia	患者自控鼻腔内镇痛
PCNA	patient controlled nerve analgesia	患者自控神经镇痛
PCORA	patient-controlled oral analgesia	患者自控口腔内镇痛
PCSA	patient controlled subcutaneous analgesia	皮下 PCA
PCS	patient controlled sedation	患者自控镇静
PCT	prothrombin consumption test	凝血酶原消耗试验
PCV	pressure controlled ventilation	压力控制通气
PCWP	pulmonary capillary wedge pressure	肺毛细血管楔压
PDA	patent ductus arteriosus	动脉导管未闭
PDA	posterior descending artery	后降支
PD	peritoneal dialysis	腹膜透析
PD	pharmacodynamics	药效动力学
PDPH	post-dural puncture headache	硬膜穿破后头痛
PDS	paroxysmal depolarization shift	爆发性去极化偏移
PDT	percutaneous dilational tracheotomy	经皮扩张气管切开术
PEAE	preoperative endoscopic airway examination	内镜下气道评估
PEEP	positive end-expiratory pressure	呼气末正压

PEFR	peak expiratory flow rate	最大呼气流速
PE	pulmonary embolism	肺栓塞
$P_{ET}CO_2$	end tidal partial pressure of CO_2	呼气末CO_2分压
PFO	patent foramen ovale	卵圆孔未闭
PHC	permissive hypercapnia	允许性高碳酸血症
PHN	post-herpetic neuralgia	带状疱疹后遗神经痛
PiCCO	pulse continuous cardiac output	脉搏轮廓分析连续心排血量测定
PID	peri-infarct depolarization	缺血周边区去极化
PIH	pregnancy-induced hypertension syndrome	妊娠高血压综合征
PI	perfusion index	灌注指数
PIP	peak inspiratory pressure	吸气峰压
PK	pharmacokinetics	药代动力学
PLS	prolonged life support	后期复苏
Plts	platelets	血小板
PLV	partial liquid ventilation	部分液体通气
PLV	pressure limited ventilation	压力限制通气
PM	pacemaker	起搏器
POCD	postoperative cognitive dysfunction	术后认知功能障碍
PONV	postoperative nausea and vomiting	术后恶心呕吐
POPE	post-obstruction pulmonary edema	梗阻后肺水肿
PPCM	peripartum cardiomyopathy	围生期心肌病
PPCs	postoperative pulmonary complications	术后肺部并发症
PPH	portal vein-pulmonary hypertension	门静脉-肺动脉高压
PPH	pulse pressure hypertension	脉压性高血压
PPS	parapharyngeal space	咽旁间隙
PPS	proportional pressure support	成比例压力支持
PPV	pulse-pressure variations	脉压变异
PRFR	peak rapid filling rate	峰值快速充盈率
PRIS	propofol infusion syndrome	丙泊酚输注综合征
PRVC	pressure regulated volume control	压力调节容量控制
PSG	polysomnography	多导睡眠仪
PSI	patient state index	患者状态指数
PS	pressure support	压力支持
PS	pulmonary stenosis	肺动脉狭窄
PSV	pressure support ventilation	压力支持通气
PSVT	paroxysmal supraventricular tachycardia	阵发性室上性心动过速
PTA	truncs arteriosus	永存动脉干
PTCA	percutaneous transluminal coronary angioplasty	经皮冠状动脉成形术
PTC	post tetanic count stimulation	强直刺激后计数
PTE	pulmonary thromboembolism	肺血栓栓塞
PTF	post-tetanic facilitation	强直后易化
PTH	parathyroid hormone	甲状旁腺激素
PTP	post-transfusion purpura	输血后紫癜
P_{TP}	transpulmonary pressure	跨肺压
PTSD	post trauma stress dysfunction	创伤后应激障碍
PTSD	post-traumatic stress disorder	创伤后应激症候群
PTT	partial thromboplastin time	部分凝血活酶时间
PVB	paravertebral block	椎旁阻滞

PVC	premature ventricular contractions	室性早搏
PVE	portal vein embolization	门静脉栓塞
PVI	pleth variability index	脉搏灌注变异指数
PvO_2	mixed venous oxygen pressure	混合静脉血氧分压
PVOD	pulmonary vascular obstructive disease	肺血管阻塞性疾病
PV	plasma volume	血浆溶液
PVRI	pulmonary vascular resistance index	肺血管阻力指数
PVR	pulmonary vascular resistance	肺循环阻力
PVS	partial ventilation support	部分通气支持
PW	pulse wave Doppler	脉冲多普勒
P-V Loop	pressure-volume loop	压力容量环
Q_S/Q_T		分流率
RAAS	renin-angiotensin-aldosterone system	肾素血管紧张素-醛固酮系统
RAP	right atrial pressure	右心房压
RAST	radioallergosorbent test	放射性变应原吸附试验
RBF	renal blood flow	肾血流量
RCA	right coronary artery	右冠状动脉
RCP	retrograde cerebral perfusion	逆行脑灌注
RCS	red cell suspension	红细胞悬液
RCT	randomized controlled test	随机对照试验
RDI	respiratory disturbance index	睡眠呼吸紊乱指数
REM	rapid eye movement	快动眼睡眠
RE	response entropy	反应熵
RIMA	right internal mammary artery	右乳内动脉
RI	recovery index	恢复指数
RI	respiratory index	呼吸指数
RLFP	regional low flow perfusion	局部低流量灌注
RM	recruitment maneuver	肺复张术
ROP	retinopathy of prematurity	早产儿视网膜病
ROSC	restoration of spontaneous circulation	自主循环恢复
RPGN	rapidly progressive glomerulonephritis	急进性肾炎
RPP	rate-pressure product	收缩压和心率乘积
RSI	rapid sequence intubation	快速顺序诱导气管插管
RSM	response surface methodology	响应曲面分析法
rSO_2	regional cerebral oxygen saturation	脑氧饱和度
RT	recalcification time	复钙时间
RT-3D-TEE	real-time three-dimensional transesophageal echocardiography	经食管实时三维超声心动图
RVEDP	right ventricular end-diastolic pressure	右心室舒张期末压
RVESV	right ventricular end-systolic volume	右室收缩期末容积
RVMPI	right ventricular myocardial performance index	右心心肌工作能力指数
RVOTO	right ventricular outflow tract obstruction	右室流出道梗阻
RVOT	right ventricular outflow tract	右心室流出道
RVP	right ventricular pressure	右心室压
RV	reserve volume	残气量
RWMA	regional wall movement abnormalities	局部室壁运动异常
SAHS	sleep apnea hypopnea syndrome	睡眠呼吸暂停低通气综合征
SAM	systolic anterior motion	收缩期前向运动
SARS	severe acute respiratory syndrome	严重急性呼吸综合征

SAS	sedation-agitation scale	镇静躁动评分
SAS	sleep apnea syndrome	睡眠呼吸暂停综合征
SBP	systolic blood pressure	收缩压
SB	standard bicarbonate	标准碳酸氢盐
SCUF	slow continuous ultrafiltration	持续低流量超滤
$ScvO_2$	saturation central venous oxygen	混合静脉血氧饱和度
SEPs	sensory evoked potentials	感觉诱发电位
SE	state entropy	状态熵
SFH	stroma-free hemoglobin	无基质血红蛋白液
sGaw	specific airway conductance	比气道传导率
SIMV	synchronized intermittent mandatory ventilation	同步间歇指令通气
SIRS	systemic inflammatory response syndrome	全身炎性反应综合征
SI	sustained inflation	控制性肺膨胀法
S_jvO_2	jugular venous oxygen saturation	颈静脉氧饱和度
SNP	sodium nitroprusside	硝普钠
SpO_2	pulse oxygen saturation	无创脉率-血氧饱和度
SPT	skin prick test	皮肤点刺试验
SPV	systolic pressure variation	收缩压变异性
SRI	strain rate imaging	应变率成像
SR	strain rate	应变率
SSD	subglottic secretion drainage	声门下分泌物引流
SSEPs	somatosensory evoked potentials	体感诱发电位
SSI	surgery stress index	手术应激指数
SST	single-segment technigue	单点穿刺技术
STEMI	ST-elevation myocardial infarction	ST 段抬高型心梗
STGT	simple thromboplastin generation time	简易凝血活酶生成时间
SVCS	superior vena cava syndrome	上腔静脉综合征
SVC	superior vena cava	上腔静脉
SVI	stroke volume index	每搏量指数
SVRI	systemic vascular resistance index	全身血管阻力指数
SVR	systemic vascular resistance	全身血管阻力
SV	single ventricular	单心室
SV	stroke volume	每搏量
SVT	supraventricular tachycardia	室上性心动过速
SVV	stroke volume variation	每搏量变异
SWMA	segmental wall movement abnormalities	节段性室壁运动异常
$t_{1/2}CS$	context-sensitive half-time	输注即时敏感半衰期
TAGVHD	transfusion associated graft versus host disease	输血相关性移植物抗宿主病
TAPB	transversus abdominis plane block	腹横肌平面阻滞
TAPVC	total anomalous pulmonary venous connection	完全性肺静脉异位连接
TAVC	transitional atrioventricular septal defect	过渡型房室间隔缺损
TBI	traumatic brain injury	创伤性脑损伤
TBNA	transbronchial needle aspiration	经支气管针吸活检
TBSA	total body surface area	全身体表面积
TCD	transcranial Doppler	经颅超声多普勒
TCI	target controlled infusion	靶控输注
TdP	torsade de pointes	尖端扭转型室性心动过速
TD	thermodilution	温度稀释法

TEA	thoracic epidural anesthesia	胸段硬膜外阻滞
TEB	thoracic electrical bioimpedance	胸部生物电阻抗
TEE	transesophageal echocardiography	食管超声心动图
TEG	thrombelastography	凝血弹性描记图
TENS	transcutaneous electrical nerve stimulator	经皮神经电刺激
TFBs	tracheobronchial foreign bodies	气道异物
TGA	transposition of great arteries	大动脉移位
TGI	transtracheal gas insufflation	气管内气体吹入法
TGT	thromboplastin generation time	凝血活酶生成时间
THA	total hip arthroplasty	全髋置换术
THBF	total hepatic blood flow	全肝血流
THR	total hip replacement	全髋关节置换术
TIA	transient ischemic attack	短暂性脑缺血发作
TIVA	totally intravenous anesthesia	全静脉麻醉
TJRA	total joint regional anesthesia	全关节区域麻醉
TKR	total knee replacement	全膝关节置换术
TLC	total lung capacity	肺总量
TND	transient neurocognitive dysfunction	暂时性认知功能障碍
TNS	transient neurologic syndrome	短暂性神经综合征
TOFr	TOF ratio	四个成串刺激比率
TOF	tetralogy of Fallot	法洛四联症
TOF	tracheo-oesophageal fistula	气管食管瘘
TOF	train of four stimulation	四个成串刺激
TPI	tip perfusion index	末梢灌注指数
TRALI	transfusion-related acute lung injury	输血相关的急性肺损伤
TRIM	transfusion-related immunomodulation	输血相关免疫调节
TSVR	total systemic vascular resistance	总外周血管阻力
TT	thrombin time	凝血酶时间
TTV	transfusion transmitted virus	输血传播病毒
TURP	transurethral resection of the prostate	经尿道前列腺电切除术
TVP	transurethral vaporization of the prostate	经尿道前列腺电汽化术
TV	tricuspid valve	三尖瓣
UA	unstable angina	不稳定性心绞痛
UFH	unfractionated heparin	未组分肝素
UPPP	uvulopalatopharyngoplasty	悬雍垂-腭咽成形术
V_A	alveolar ventilation	肺泡通气量
VAE	venous air embolism	静脉空气栓塞
VALI	ventilator-associated lung injury	机械通气相关性肺损伤
VAP	ventilation associated pneumonia	呼吸机相关肺炎
VAS	visual analogue scales	视觉模拟评分法
VATS	video-assisted thoracoscopic surgery	视频胸腔镜
VC	vital capacity	肺活量
Vdss	steady-state volume of distribution	稳态分布容积
V_d	volume of distribution	分布容积
V_E	expiratory volume	呼气量
VEPs	visual evoked potentials	视觉诱发电位
VFP	lower extremity venous pump	下肢静脉泵
VF	ventricular fibrillation	心室纤维性颤动

VILI	ventilator induced lung injury	呼吸机所致肺损伤
VIP	vasoactive intestinal peptide	血管活性肠肽
VKA	vitamin-K antagonist	维生素 K 拮抗剂
VO_2	oxygen consumption	氧消耗
VRS	verbal rating scale	语言等级评定量表
VSD	ventricular septal defect	室间隔缺损
VSS	verbal sedation score	语言镇静评分
VSV	volume support ventilation	容量支持通气
VTE	venous thromboembolism	静脉血栓栓塞
V_T	tidal volume	潮气量
VT	ventricular tachycardia	室性心动过速(室速)
WEB	wire-guided endobronchial blocker	有引导钢丝的堵塞导管
WFSA	World Federation of Societies of Anaesthesiologists	世界麻醉学医师协会联盟
WHO	World Health Organization	世界卫生组织
WMSI	wall motion score index	室壁运动记分指数
WMS	wall motion score	室壁运动记分法
WOB	work of breathing	呼吸功
WRC	washed red cell	洗涤红细胞
Xe	xenon	氙

索　　引

E

F

G

H

J

K

L

M

N

P

Q

R

S

T

W

X

Y

Z